CB020755

TRATADO DE Obstetrícia

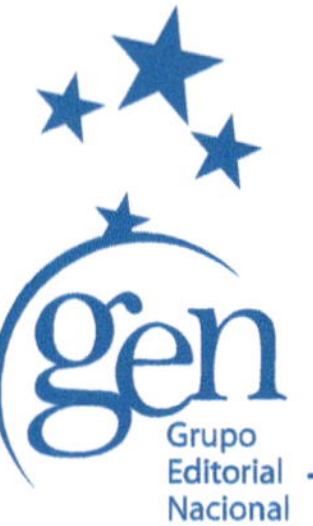

O GEN | Grupo Editorial Nacional – maior plataforma editorial brasileira no segmento científico, técnico e profissional – publica conteúdos nas áreas de ciências da saúde, exatas, humanas, jurídicas e sociais aplicadas, além de prover serviços direcionados à educação continuada e à preparação para concursos.

As editoras que integram o GEN, das mais respeitadas no mercado editorial, construíram catálogos inigualáveis, com obras decisivas para a formação acadêmica e o aperfeiçoamento de várias gerações de profissionais e estudantes, tendo se tornado sinônimo de qualidade e seriedade.

A missão do GEN e dos núcleos de conteúdo que o compõem é prover a melhor informação científica e distribuí-la de maneira flexível e conveniente, a preços justos, gerando benefícios e servindo a autores, docentes, livreiros, funcionários, colaboradores e acionistas.

Nosso comportamento ético incondicional e nossa responsabilidade social e ambiental são reforçados pela natureza educacional de nossa atividade e dão sustentabilidade ao crescimento contínuo e à rentabilidade do grupo.

TRATADO DE

Obstetrícia

Editores

Agnaldo Lopes da Silva Filho

César Eduardo Fernandes

Maria Celeste Osório Wender

Coordenadores

Álvaro Luiz Lage Alves

Olímpio Barbosa de Moraes Filho

Roseli Mieko Yamamoto Nomura

Rosiane Mattar

2ª edição

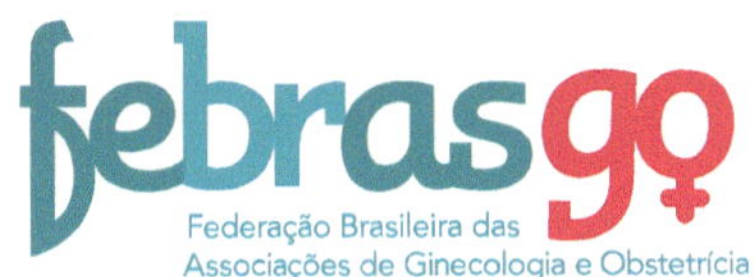

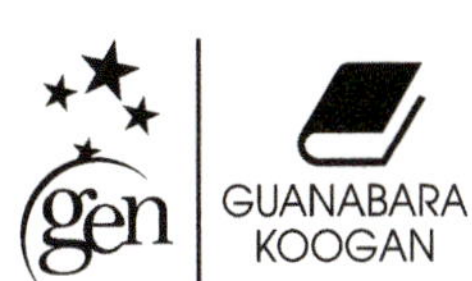

- Data do fechamento do livro: 25/02/2025.

- **Atendimento ao cliente: (11) 5080-0751 | faleconosco@grupogen.com.br**

- Capa: Bruno Sales

- Editoração eletrônica: R.O. Moura

- Ficha catalográfica

CIP-BRASIL. CATALOGAÇÃO NA PUBLICAÇÃO
SINDICATO NACIONAL DOS EDITORES DE LIVROS, RJ

T698
2. ed.

Tratado de obstetrícia / editores Agnaldo Lopes da Silva Filho, César Eduardo Fernandes, Maria Celeste Osório Wender ; coordenadores Álvaro Luiz Lage Alves ... [et al.]. - 2. ed. - Rio de Janeiro : Guanabara Koogan, 2025.
28 cm.

Inclui bibliografia e índice
ISBN 978-65-6111-006-8

1. Obstetrícia. I. Silva Filho, Agnaldo Lopes da. II. Fernandes, César Eduardo. III. Wender, Maria Celeste Osório. IV. Alves, Álvaro Luiz Lage.

CDD: 618.2
24-95397 CDU: 618.2

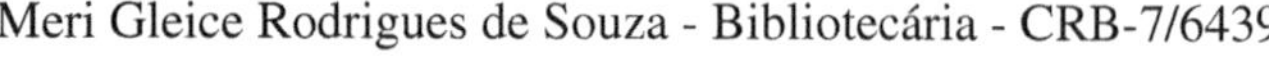

Meri Gleice Rodrigues de Souza - Bibliotecária - CRB-7/6439

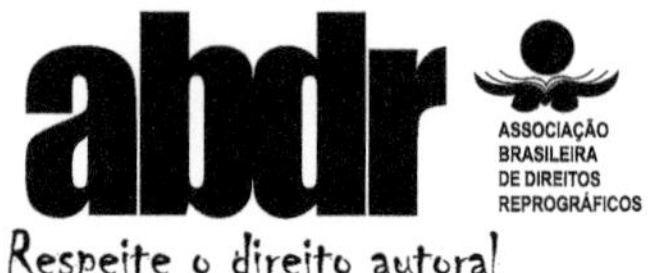

Coordenadores

Álvaro Luiz Lage Alves

Graduado em Medicina pela Faculdade de Ciências Médicas de Minas Gerais. Especialista em Ginecologia e Obstetrícia pela Santa Casa de Misericórdia de Belo Horizonte. Mestre e Doutor em Ginecologia e Obstetrícia pela Universidade Federal de Minas Gerais (UFMG). Professor Adjunto da Faculdade da Saúde e Ecologia Humana (FASEH). Membro da Comissão Nacional Especializada em Urgências Obstétricas da Federação Brasileira das Associações de Ginecologia e Obstetrícia (Febrasgo).

Olímpio Barbosa de Moraes Filho

Graduado em Medicina pela Universidade Federal de Pernambuco (UFPE). Mestre em Saúde da Mulher pela Universidade de Pernambuco (UPE). Doutor em Tocoginecologia pela Universidade Estadual de Campinas (Unicamp). Professor Adjunto da UPE. Regente da disciplina de Tocoginecologia da Faculdade de Ciências Médicas da UPE (FCM/UPE). Vice-Presidente da Federação Brasileira das Associações de Ginecologia e Obstetrícia (Febrasgo) na Região Nordeste. Membro da Comissão Nacional Especializada (CNE) de Violência Sexual e Interrupção Gestacional Prevista em lei da Febrasgo.

Roseli Mieko Yamamoto Nomura

Graduada em Medicina pela Faculdade de Medicina da Universidade de São Paulo (FMUSP). Especialista em Ginecologia e Obstetrícia pela FMUSP. Mestre e Doutora em Obstetrícia pela FMUSP. Professora Adjunta da Escola Paulista de Medicina/ Universidade Federal de São Paulo (EPM/Unifesp). Membro da Federação Brasileira das Associações de Ginecologia e Obstetrícia (Febrasgo). Membro da Comissão Nacional do Título de Especialista em Ginecologia e Obstetrícia da Febrasgo. Coordenadora Adjunta da Comissão Nacional de Ética em Pesquisa (Conep). Livre-Docente em Obstetrícia. Graduada em Direito, Especialista em Direito Médico e Direito Administrativo e Constitucional, Advogada membro da Ordem dos Advogados do Brasil de São Paulo (OAB-SP).

Rosiane Mattar

Graduada em Medicina pela Escola Paulista de Medicina/Universidade Federal de São Paulo (EPM/Unifesp). Especialista em Ginecologia e Obstetrícia pela EPM/ Unifesp. Mestre e Doutora em Obstetrícia pela EPM/Unifesp. Professora Titular do Departamento de Obstetrícia da EPM/Unifesp. Membro da Associação de Obstetrícia e Ginecologia do Estado de São Paulo (Sogesp) e da Federação Brasileira das Associações de Ginecologia e Obstetrícia (Febrasgo). Presidente da Comissão Nacional Especializada (CNE) de Gestação de Alto Risco da Febrasgo. Coordenadora Científica de Obstetrícia da Sogesp.

Colaboradores

Adolfo Liao

Graduado em Medicina pela Faculdade de Medicina da Universidade de São Paulo (FMUSP). Especialista em Medicina Fetal pela Fetal Medicine Foundation (FMF), de Londres. Professor Livre-Docente da FMUSP. Membro do Hospital Israelita Albert Einstein (HIAE).

Adriana Gomes Luz

Graduada em Medicina pela Pontifícia Universidade Católica de Campinas (PUC-Campinas). Especialista em Ginecologia e Obstetrícia pela PUC-Campinas e pela Federação Brasileira das Associações de Ginecologia e Obstetrícia (Febrasgo). Mestre e Doutora em Tocoginecologia pela Faculdade de Ciências Médicas da Universidade Estadual de Campinas (FCM/Unicamp). Professora Associada da FCM/Unicamp.

Alan Hatanaka

Graduado em Medicina pela Escola Paulista de Medicina/Universidade Federal de São Paulo (EPM/Unifesp). Especialista em Ginecologia e Obstetrícia pela Federação Brasileira das Associações de Ginecologia e Obstetrícia (Febrasgo). Mestre e Doutor em Ciências pela EPM/Unifesp. Professor Adjunto da EPM/Unifesp.

Alberto Borges Peixoto

Graduado em Medicina pela Universidade Federal do Triângulo Mineiro (UFTM). Especialista em Ginecologia, Obstetrícia e Medicina Fetal pela UFTM. Mestre em Medicina pela UFTM. Doutor em Obstetrícia pela Universidade Federal de São Paulo (Unifesp). Professor Adjunto do Departamento de Ginecologia e Obstetrícia da UFTM. Membro da Comissão Nacional Especializada em Medicina Fetal da Federação Brasileira das Associações de Ginecologia e Obstetrícia (Febrasgo). Pesquisador em Medicina Fetal do King's College Hospital, de Londres.

Alberto Trapani Júnior

Graduado em Medicina pela Universidade Federal de Santa Catarina (UFSC). Especialista em Ginecologia e Obstetrícia pela Secretaria Estadual da Saúde de Santa Catarina (SES/SC). Mestre e Doutor em Ciências Médicas pela UFSC. Professor da Universidade do Sul de Santa Catarina (UniSul) e da UFSC. Membro da Federação Brasileira das Associações de Ginecologia e Obstetrícia (Febrasgo).

Alessandra Cristina Marcolin

Graduada em Medicina pela Faculdade de Medicina de Ribeirão Preto/Universidade de São Paulo (FMRP/USP). Especialista em Medicina Fetal pela Federação Brasileira das Associações de Ginecologia e Obstetrícia (Febrasgo). Mestre em Ginecologia e Obstetrícia pela FMRP/USP. Doutora em Ginecologia e Obstetrícia pela FMUSP. Professora Associada da FMRP-USP. Membro da Associação de Obstetrícia e Ginecologia do Estado de São Paulo (Sogesp), do Colégio Brasileiro de Radiologia e Diagnóstico por Imagem (CBR) e da Febrasgo. Coordenadora do Setor de Medicina e Cirurgia Fetal do Hospital das Clínicas da FMRP/USP.

Alessandra de Cássia Barbosa Teixeira Moreira

Graduada em Medicina pela Faculdade de Medicina do ABC (FMABC). Especialista em Ginecologia e Obstetrícia pela Faculdade de Medicina de Jundiaí (FMJ). Médica Assistente do Hospital Universitário da FMJ.

Alexandre Massao Nozaki

Graduado em Medicina pela Faculdade de Ciências Médicas de Santos (FCMS). Especialista em Ginecologia e Obstetrícia pela Federação Brasileira das Associações de Ginecologia e Obstetrícia (Febrasgo). Mestre em Ciências pela Faculdade de Medicina da Universidade de São Paulo (FMUSP). Professor Associado da Universidade de Santo Amaro (UNISA). Membro da Comissão Nacional Especializada em Urgências Obstétricas da Febrasgo. Coordenador da Comissão de Residência Médica da Associação de Obstetrícia e Ginecologia do Estado de São Paulo (Sogesp).

Aline Veras Brilhante

Graduada em Medicina pela Universidade Federal do Ceará (UFC). Especialista em Ginecologia e Obstetrícia pelo Hospital Geral de Fortaleza (HGF). Mestre e Doutora em Saúde Coletiva pela Universidade de Fortaleza (Unifor). Professora Adjunta da Unifor. Membro da Comissão Nacional Especializada em Violência Sexual e Interrupção Gestacional Prevista em Lei da Federação Brasileira das Associações de Ginecologia e Obstetrícia (Febrasgo).

Ana Christina de Lacerda Lobato

Graduada em Medicina pela Universidade Federal de Minas Gerais (UFMG). Especialista em Ginecologia e Obstetrícia pela UFMG. Mestre em Perinatologia pela UFMG. Professora Adjunta da Universidade Professor Edson Antônio Velano (Unifenas). Membro da Associação dos Ginecologistas e Obstetras de Minas Gerais (Sogimig).

Ana Cristina Pinheiro Fernandes de Araujo

Graduada em Medicina pela Universidade Federal do Rio Grande do Norte (UFRN). Especialista em Tocoginecologia pela UFRN. Mestre em Medicina pela Faculdade de Medicina de Ribeirão Preto da Universidade de São Paulo (FMRP/USP). Doutora em Ciências Médicas pela FMRP/USP. Professora Titular da UFRN. Membro da Comissão Nacional Especializada em Hipertensão da Federação Brasileira das Associações de Ginecologia e Obstetrícia (Febrasgo).

Ana Lúcia Letti Müller

Graduada em Medicina pela Universidade Federal do Rio Grande do Sul (UFRGS). Especialista em Ginecologia e Obstetrícia pelo Hospital das Clínicas de Porto Alegre (HCPA). Mestre e Doutora em Ciências Médicas pela UFRGS. Membro da Associação dos Ginecologistas e Obstetras de Minas Gerais (Sogimig).

Ana Maria Kondo Igai

Graduada em Medicina pela Faculdade de Medicina da Universidade de São Paulo (FMUSP). Especialista em Ginecologia e Obstetrícia pelo Hospital das Clínicas da FMUSP. Doutora em Medicina pela FMUSP.

André Leiva

Graduado em Medicina pela Universidade Cidade de São Paulo (UNICID). Especialista em Medicina do Estilo de Vida pelo International Board of Lifestyle Medicine (IBLM).

Anibal Faúndes

Graduado em Medicina pela Universidad de Chile. Especialista em Obstetrícia e Ginecologia pela Federação Brasileira das Associações de Ginecologia e Obstetrícia (Febrasgo). Professor Titular da Universidade Estadual de Campinas (Unicamp). Membro da Febrasgo.

Antonio Braga

Graduado em Medicina pela Faculdade de Medicina de Valença (FMV). Especialista em Ginecologia e Obstetrícia pela Santa Casa da Misericórdia do Rio de Janeiro. Mestre e Doutor em Ginecologia, Obstetrícia e Mastologia pela Universidade Estadual Paulista "Júlio de Mesquita Filho" (Unesp). Pós-Doutor pela Harvard Medical School e pelo Imperial College of London. Professor Livre-Docente da Universidade Federal do Rio de Janeiro (UFRJ). Membro da Academia Nacional de Ginecologia e Obstetrícia (ABGO).

Antônio Celso Ayub

Graduado em Medicina pela Faculdade de Medicina da Universidade Federal do Rio Grande do Sul (UFRGS). Especialista em Ginecologia e Obstetrícia pela Federação Brasileira das Associações de Ginecologia e Obstetrícia (Febrasgo). Professor Adjunto na Universidade Federal de Ciências da Saúde de Porto Alegre (UFCSPA). Membro da Febrasgo.

Antonio Fernandes Moron

Graduado em Medicina pela Escola Paulista de Medicina/Universidade Federal de São Paulo (EPM/Unifesp). Especialista em Ginecologia, Obstetrícia e Medicina Fetal pela EPM/Unifesp. Mestre e Doutor em Obstetrícia pela EPM/Unifesp. Pós-Doutor em Medicina Fetal pela University of Wisconsin Medical School. Professor Titular do Departamento de Obstetrícia da EPM/Unifesp e Livre-Docente de Saúde Materna e Infantil da Faculdade de Saúde Pública da Universidade de São Paulo (FSP/USP). Membro da EPM/Unifesp.

Arthur Antolini-Tavares

Graduado em Medicina pela Faculdade de Ciências Médicas da Universidade Estadual de Campinas (FCM/Unicamp). Especialista em Anatomia Patológica pela FCM/Unicamp. Mestre e Doutorando em Saúde Materna e Perinatal pela FCM/Unicamp. Médico Patologista Assistente no Departamento de Patologia da FCM/Unicamp, na área de Patologia Fetoplacentária.

Audrey Krüse Zeinad

Graduada em Medicina pela Faculdade de Medicina da Universidade de São Paulo (FMUSP). Especialista em Clínica Médica e em Hematologia pelo Hospital das Clínicas da FMUSP (HC-FMUSP). Doutora em Hematologia e Hemostasia pelo HC-FMUSCP. Membro da Sociedade Brasileira de Trombose e Hemostasia (SBTH) e da International Society on Thrombosis and Haemostasis (ISTH).

Belmiro Gonçalves Pereira

Graduado em Medicina pela Faculdade de Ciências Médicas da Universidade Estadual de Campinas (FCM/Unicamp). Especialista em Ginecologia e Obstetrícia pela FCM/Unicamp. Mestre e Doutor em Tocoginecologia pela FCM/Unicamp. Membro da Comissão Nacional Especializada em Hiperglicemia da Federação Brasileira das Associações de Ginecologia e Obstetrícia (Febrasgo).

Bremen de Mucio

Graduado em Medicina pela Universidade da República Oriental do Uruguai. Especialista em Ginecologia e Obstetrícia pela Universidade da República Oriental do Uruguai. Mestre em Medicina Familiar e Comunitária pela Universidade de Montevidéu. Doutor em Perinatologia pela Universidade da República Oriental do Uruguai. Ex-Professor Adjunto de Ginecologia e Obstetrícia da Universidade da República Oriental do Uruguai.

Brena Melo

Graduada em Medicina pela Universidade Federal do Pernambuco (UFPE). Especialista em Tocoginecologia pelo Instituto de Medicina Integral Professor Fernando Figueira (IMIP). Mestre em Saúde Materno-Infantil pelo IMIP. Doutora em Ciências da Saúde pela Maastricht University. Professora e Coordenadora Acadêmica do Centro de Simulação da Faculdade Pernambucana de Saúde (FPS). Membro da Associação dos Ginecologistas e Obstetras de Pernambuco (Sogope).

Caio Antonio de Campos Prado

Graduado em Medicina pela Faculdade de Medicina de Ribeirão Preto/Universidade de São Paulo (FMRP/USP). Especialista em Ginecologia, Obstetrícia e Medicina Fetal pela FMRP/USP. Mestre em Tocoginecologia pela FMRP/USP. Membro da Gerar e Crescer. Médico do Hospital das Clínicas da FMRP/USP no Setor de Gestação de Alto Risco e do Centro de Referência da Saúde da Mulher de Ribeirão Preto (CRSMRP-Mater).

Camila Gabriele Silva Gama

Graduada em Medicina pela Faculdade de Medicina da Universidade Federal de Juiz de Fora (FMU/UFJF). Especialista em Ginecologia e Obstetrícia pela Fundação Hospitalar do Estado de Minas Gerais (FHEMIG) e pela Federação Brasileira das Associações de Ginecologia e Obstetrícia (Febrasgo), em Medicina Fetal pela Febrasgo e em Ultrassonografia em Ginecologia e Obstetrícia pelo Colégio Brasileiro de Radiologia (CBR). Pós-graduada em Medicina Fetal pela Cetrus Educação Médica. Membro da Rede Mater Dei de Saúde.

Carla Betina Andreucci Polido

Graduada em Medicina pela Faculdade de Ciências Médicas da Universidade Estadual de Campinas (FCM/Unicamp). Especialista em Ginecologia e Obstetrícia pela FCM/Unicamp. Mestre e Doutora em Ciências da Saúde pela FCM/Unicamp. Professora Adjunta 4 da Universidade Federal de São Carlos (UFSCar). Membro da Comissão Nacional Especializada em Urgências Obstétricas da Federação Brasileira das Associações de Ginecologia e Obstetrícia (Febrasgo).

Carlos Alberto Maganha

Graduado em Medicina pela Faculdade de Medicina do ABC (FMABC). Especialista em Ginecologia e Obstetrícia pelo Hospital das Clínicas da Faculdade de Medicina da Universidade de São Paulo (FMUSP). Mestre em Obstetrícia pela FMUSP. Professor da Faculdade de Ciências Médicas de São José dos Campos (Humanitas). Membro da Federação Brasileira das Associações de Ginecologia e Obstetrícia (Febrasgo).

Carlos Tadayuki Oshikata

Graduado em Medicina pela Pontifícia Universidade Católica de Campinas (PUC-Campinas). Especialista em Ginecologia e Obstetrícia pela PUC-Campinas. Mestre e Doutor em Ginecologia e Obstetrícia pelo Centro de Atenção Integral à Saúde da Mulher da Universidade Estadual de Campinas (CAISM-Unicamp). Professor Titular de Ginecologia e Obstetrícia da PUC-Campinas. Membro da Federação Brasileira das Associações de Ginecologia e Obstetrícia (Febrasgo) e da Associação de Obstetrícia e Ginecologia do Estado de São Paulo (Sogesp).

Carolina Burgarelli Testa

Graduada em Medicina pela Faculdade de Medicina da Universidade de São Paulo (FMUSP). Especialista em Ginecologia e Obstetrícia pela Federação Brasileira das Associações de Ginecologia e Obstetrícia (Febrasgo). Pós-Graduada em Segurança do Paciente em Maternidades pela Fundação Oswaldo Cruz (Fiocruz) e em Infertilidade Conjugal pela Santa Casa da Misericórdia de São Paulo. Membro do Hospital das Clínicas da FMUSP.

Carolina Leite Drummond

Graduada em Medicina pela Faculdade Ciências Médicas de Minas Gerais (FCM-MG). Especialista em Ginecologia e Obstetrícia pela Faculdade de Ciências Médicas da Universidade Estadual de Campinas (FCM/Unicamp), em Medicina Fetal pela Federação Brasileira das Associações de Ginecologia e Obstetrícia

(Febrasgo) e em Medicina Fetal pela Fetal Medicine Foundation (FMF), de Londres. Mestre em Medicina pela Faculdade de Ciências Médicas da Santa Casa de São Paulo (FCMSCSP). Professora Instrutora da Faculdade de Ciências Médicas da FCMSCSP.

Cecília Maria Roteli-Martins

Graduada em Medicina pela Faculdade de Ciências Médicas de Santos (FCMS). Especialista em Ginecologia e Obstetrícia pelo Hospital Maternidade Leonor Mendes de Barros (HMLMB). Mestre e Doutora em Medicina pela Faculdade de Ciências Médicas da Universidade Estadual de Campinas (FCM/Unicamp). Membro da Comissão Nacional Especializada em Vacinas da Federação Brasileira das Associações de Ginecologia e Obstetrícia (Febrasgo). Pesquisadora da Faculdade de Medicina do ABC (FMABC).

Cinthya de Jesus

Graduada em Medicina pela Escola Bahiana de Medicina e Saúde Pública (EBMSP). Especialista em Mastologia pela Universidade de Pernambuco (UPE). Pós-Graduada em Reconstrução Mamária pela Universidade Católica de Pernambuco (Unicap) e pelo Hospital de Câncer de Pernambuco (HCP). Supervisora da Residência Médica em Mastologia do Hospital Universitário Oswaldo Cruz (HUOC).

Clara de Moura Guimarães

Graduada em Medicina pelo Centro Universitário UniFTC. Especialista em Ginecologia e Obstetrícia pela Escola Paulista de Medicina/Universidade Federal de São Paulo (EPM/Unifesp).

Clarissa Maria de Albuquerque Pontes

Graduada em Medicina pela Faculdade Pernambucana de Saúde (FPS). Especialista em Ginecologia e Obstetrícia pelo Hospital das Clínicas da Universidade Federal de Pernambuco (HC-UFPE). Pós-Graduada em Reprodução Humana Assistida pela Faculdade de Ciências Médicas da Santa Casa de São Paulo (FCMSCSP). Médica Assistente do Centro de Reprodução Humana de Pernambuco.

Claudia Garcia Magalhães

Graduada em Medicina pela Universidade Estadual Paulista "Júlio de Mesquita Filho" (Unesp). Mestre e Doutora em Obstetrícia pela Unesp. Professora de Obstetrícia pela Unesp.

Cláudia Jacyntho

Graduada em Medicina pela Faculdade de Medicina de Campos dos Goitacazes. Título de Especialista em Ginecologia e Obstetrícia (TEGO) pela Federação Brasileira das Associações de Ginecologia e Obstetrícia (Febrasgo). Mestre em Ginecologia pela Universidade Federal do Rio de Janeiro (UFRJ). Doutora em Tocoginecologia pela Universidade Estadual de Campinas (Unicamp). Professora Aposentada das Faculdades Souza Marques e Gama Filho. Membro da Academia de Medicina do Rio de Janeiro.

Cleo Otaviano Mesa Jr.

Graduado em Medicina pela Universidade Federal do Paraná (UFPR). Especialista em Endocrinologia e Metabologia pela UFPR. Mestre e Doutor em Medicina Interna pela UFPR. Professor Adjunto da Pontifícia Universidade Católica do Paraná (PUC-PR). Membro da Sociedade Brasileira de Endocrinologia e Metabologia (SBEM). Médico do Serviço de Endocrinologia e Metabologia do Hospital das Clínicas da UFPR.

Conceição Aparecida de Mattos Segre

Graduada em Medicina pela Faculdade de Medicina da Universidade de São Paulo (FMUSP). Especialista em Pediatria pela Sociedade Brasileira de Pediatria (SBP). Mestre e Doutora em Pediatria pela FMUSP. Livre-Docente em Pediatria Neonatal pela Faculdade de Medicina da USP. Membro da SBP e da Sociedade de Pediatria de São Paulo.

Conrado Milani Coutinho

Graduado em Medicina pela Faculdade de Medicina da Universidade Federal de Juiz de Fora (FMU-UFJF). Especialista em Ginecologia e Obstetrícia, Ultrassonografia em Ginecologia e Obstetrícia e Medicina Fetal pela Federação Brasileira das Associações de Ginecologia e Obstetrícia (Febrasgo). Mestre em Tocoginecologia pela Faculdade de Medicina de Ribeirão Preto da Universidade de São Paulo (FMRP/USP). *Fellowship* Pós-Doutoral em Medicina Fetal pela St George's University of London. Membro da Comissão Nacional Especializada em Perinatologia da Febrasgo.

Corintio Mariani Neto

Graduado em Medicina pela Escola Paulista de Medicina/Universidade Federal de São Paulo (EPM/Unifesp). Especialista em Ginecologia e Obstetrícia pela Federação Brasileira das Associações de Ginecologia e Obstetrícia (Febrasgo). Mestre em Medicina pela Faculdade de Medicina da Universidade de São Paulo (FMUSP). Doutor em Tocoginecologia pela Faculdade de Ciências Médicas da Universidade Estadual de Campinas (FCM/Unicamp). Professor da Universidade Cidade de São Paulo (UNICID). Membro da Febrasgo e do Núcleo de Estudos sobre a Síndrome Alcoólica Fetal (SAF) da Sociedade de Pediatria de São Paulo (SBSP). Vice-presidente da Comissão Nacional de Aleitamento Materno da Febrasgo e do Núcleo de Estudos dos Mil Dias da SBSP.

Cristião Fernando Rosas

Graduado em Medicina pela Faculdade de Medicina da Universidade de Taubaté (UNITAU). Especialista em Ginecologia e Obstetrícia pelo Hospital e Maternidade Leonor Mendes de Barros (HMLMB).

Cristina A. F. Guazzelli

Graduada em Medicina pela Escola Paulista de Medicina/Universidade Federal de São Paulo (EPM/Unifesp). Especialista em Tocoginecologia pela EPM/Unifesp. Mestre e Doutora em Medicina pela EPM/Unifesp. Professora Livre-Docente de Obstetrícia da EPM/Unifesp. Membro da Federação Brasileira das Associações de Ginecologia e Obstetrícia (Febrasgo).

Daisy Martins Rodrigues

Graduada em Medicina pela Universidade Federal de Minas Gerais (UFMG). Especialista em Ginecologia e Obstetrícia pela UFMG. Mestre em Saúde da Mulher pela UFMG. Professora Adjunta da Faculdade Ciências Médicas de Minas Gerais (FCM-MG).

Débora Aliano

Graduada em Medicina pela Universidade do Extremo Sul Catarinense (UNESC). Especialista em Ginecologia e Obstetrícia pelo Hospital Homero de Miranda Gomes (HHMG).

Dênis José Nascimento

Graduado em Medicina pela Faculdade Evangélica do Paraná, atual Instituto Presbiteriano Mackenzie (IPM). Especialista em Ginecologia e Obstetrícia pelo Hospital Universitário Evangélico Mackenzie (HUEM). Mestre em Obstetrícia pela Escola Paulista de Medicina/Universidade Federal de São Paulo (EPM/Unifesp). Doutor em Obstetrícia pela Faculdade Evangélica do Paraná, atual IPM. Professor Associado da Universidade Federal do Paraná (UFPR). Membro da Federação Brasileira das Associações de Ginecologia e Obstetrícia (Febrasgo).

Dorival Antônio Vitorello

Graduado em Medicina pela Universidade Federal de Santa Catarina (UFSC). Especialista em Ginecologia e Obstetrícia pela Maternidade Carmela Dutra e em Ultrassonografia em Ginecologia e Obstetrícia pela Federação Brasileira das Associações de Ginecologia e Obstetrícia (Febrasgo) e pelo Colégio Brasileiro de Radiologia (CBR). Médico Especialista e Chefe do Serviço de Ultrassonografia e Medicina Fetal da Maternidade Carmela Dutra.

Edilberto Rocha

Graduado em Medicina pela Universidade Federal de Pernambuco (UFPE). Especialista em Ginecologia e Obstetrícia pela UFPE. Mestre em Neurociências do Comportamento pela UFPE. Doutor em Ciências Médicas pela Faculdade de Ciências Médicas da Universidade Estadual de Campinas (FCM/Unicamp). Professor Adjunto de Obstetrícia da UFPE. Membro da Rede Brasileira de Estudos sobre Hipertensão na Gravidez (RBEHG), da Comissão Nacional do Título de Especialista em Ginecologia e Obstetrícia (TEGO) da Federação Brasileira das Associações de Ginecologia e Obstetrícia (Febrasgo) e da Comissão Nacional de Hipertensão na Gravidez da Febrasgo. Coordenador da Linha Materno-Infantil do Hospital Santa Joana Recife (HSJR).

Edimárlei Gonsales Valério

Graduado em Medicina pela Universidade Federal do Rio Grande do Sul (UFRGS). Especialista em Ginecologia e Obstetrícia pelo Hospital das Clínicas de Porto Alegre (HCPA). Mestre e Doutor em Obstetrícia pela UFRGS. Pós-Doutor em Ginecologia e Obstetrícia pela UFRGS. Professor Associado da UFRGS. Membro da Federação Brasileira das Associações de Ginecologia e Obstetrícia (Febrasgo).

Edson Vieira da Cunha Filho

Graduado em Medicina pela Pontifícia Universidade Católica do Rio Grande do Sul (PUC-RS). Especialista em Ginecologia, Obstetrícia e Medicina Fetal pela PUC-RS. Mestre e Doutor em Ciências da Saúde pela PUC-RS. Membro da Comissão Nacional de Hipertensão da Federação Brasileira das Associações de Ginecologia e Obstetrícia (Febrasgo). Chefe do Serviço de Ginecologia e Obstetrícia do Hospital Moinhos de Vento (HMV). Secretário da Rede Brasileira de Estudos em Hipertensão na Gestação (RBEHG).

Eduardo Becker Jr.

Graduado em Medicina pela Universidade Federal do Rio Grande do Sul (UFRGS). Especialista em Medicina Fetal pela Federação Brasileira das Associações de Ginecologia e Obstetrícia (Febrasgo). Mestre e Doutor em Medicina pela UFRGS. Professor Adjunto da Escola de Medicina da Pontifícia Universidade Católica do Rio Grande do Sul (PUC-RS). Membro da Comissão Nacional de Medicina Fetal da Febrasgo. Chefe do Serviço de Medicina Fetal e Cirurgia Fetal do Hospital Moinhos de Vento em Porto Alegre, RS.

Eduardo Cordioli

Graduado em Medicina pela Escola Paulista de Medicina/Universidade Federal de São Paulo (EPM/Unifesp). Especialista em Ginecologia e Obstetrícia pela EPM/Unifesp. Mestre em Ciências pela EPM/Unifesp. Doutor em Medicina pela Faculdade Israelita de Ciências da Saúde Albert Einstein (FICSAE). Membro da Federação Brasileira das Associações de Ginecologia e Obstetrícia (Febrasgo).

Eduardo de Souza

Graduado em Medicina pela Escola Paulista de Medicina/Universidade Federal de São Paulo (EPM/Unifesp). Especialista em Ginecologia e Obstetrícia pela EPM/Unifesp. Mestre em Obstetrícia pela EPM/Unifesp. Doutor em Ciências pela EPM/Unifesp. Professor Associado da EPM/Unifesp.

Eduardo Felix Martins Santana

Graduado em Medicina pela Universidade de Santo Amaro (UNISA). Especialista em Ginecologia, Obstetrícia e Medicina Fetal pela Federação Brasileira das Associações de Ginecologia e Obstetrícia (Febrasgo) e pela Associação Médica Brasileira (AMB). Mestre e Doutor em Medicina pela Escola Paulista de Medicina/Universidade Federal de São Paulo (EPM/Unifesp). Professor Adjunto da EPM/Unifesp, da Faculdade Israelita de Ciências da Saúde Albert Einstein (FICSAE) e do Hospital Israelita Albert Einstein (HIAE).

Eduardo Zlotnik

Graduado em Medicina pela Faculdade de Medicina do ABC (FMABC). Especialista em Ginecologia e Obstetrícia pelo Hospital Maternidade-Escola Cachoeirinha (HMEC). Mestre em Obstetrícia pelo Hospital do Servidor Público Municipal (HSPM). Doutor em Ginecologia e Obstetrícia pela Faculdade de Medicina da Universidade de São Paulo (FMUSP). Professor do Hospital Israelita Albert Einstein (HIAE). Membro da Comissão Nacional Especializada em Trombose e Hemorragia da Federação Brasileira das Associações de Ginecologia e Obstetrícia (Febrasgo).

Edward Araujo Júnior

Graduado em Medicina pela Universidade Federal do Triângulo Mineiro (UFTM). Especialista em Ginecologia e Obstetrícia pela Faculdade de Medicina de Ribeirão Preto da Universidade de São Paulo (FMRP/USP). Mestre e Doutor em Ciências pela Escola Paulista de Medicina/Universidade Federal de São Paulo (EPM/Unifesp). Pós-Doutor pela University of Leiden. Professor Associado e Livre-Docente da EPM/Unifesp. Membro da Federação Brasileira das Associações de Ginecologia e Obstetrícia (Febrasgo).

Egle Couto

Graduada em Medicina pela Faculdade de Ciências Médicas da Universidade Estadual de Campinas (FCM/Unicamp). Especialista em Ginecologia e Obstetrícia pela Federação Brasileira das Associações de Ginecologia e Obstetrícia (Febrasgo). Mestre e Doutora em Medicina pela FCM/Unicamp. Professora da Pontifícia Universidade Católica de Campinas (PUC-Campinas). Membro da Comissão Nacional Especializada em Hemorragia e Trombose na Mulher da Federação Brasileira das Associações de Ginecologia e Obstetrícia (Febrasgo).

Elaine Christine Dantas Moisés

Graduada em Medicina pela Universidade Federal de Uberlândia (UFU). Especialista em Ginecologia e Obstetrícia pelo Hospital das Clínicas da Faculdade de Medicina de Ribeirão Preto da Universidade de São Paulo (HC-FMRP/USP) e em Hiperglicemia e Gestação pela Federação Brasileira das Associações de Ginecologia e Obstetrícia (Febrasgo). Mestre em Tocoginecologia pela FMRP/USP. Doutora em Tocoginecologia pela FMRP/USP. Professora Associada Livre-Docente da FMRP/USP. Membro da Associação de Obstetrícia e Ginecologia do Estado de São Paulo (Sogesp) e da Febrasgo. Presidente da Comissão Nacional Especializada em Hiperglicemia e Gestação da Febrasgo. Diretora Geral do Centro de Referência da Saúde da Mulher de Ribeirão Preto (CRSMRP-Mater).

Elaine Cristina Fontes de Oliveira

Graduada em Medicina pela Universidade Federal de Minas Gerais (UFMG). Especialista em Ginecologia e Obstetrícia pela UFMG. Mestre em Saúde da Mulher pela UFMG. Membro da Federação Brasileira das Associações de Ginecologia e Obstetrícia (Febrasgo).

Elaine Meireles Castro Maia

Graduada em Enfermagem pela Universidade Estadual do Ceará (UECE). Especialista em Terapia Intensiva pela UECE. Mestre em Enfermagem pela Universidade Federal do Rio Grande do Norte (UFRN). Doutora em Obstetrícia pela Escola Paulista de Medicina/Universidade Federal de São Paulo (EPM/Unifesp).

Eliana Amaral

Graduada em Medicina pela Faculdade de Medicina de Jundiaí (FMJ). Especialista em Ginecologia e Obstetrícia pela Faculdade de Ciências Médicas da Universidade Estadual de Campinas (FCM/Unicamp). Mestre e Doutora em Tocoginecologia pela FCM/Unicamp. Professora Titular de Obstetrícia da FCM/Unicamp. Membro da Federação Brasileira das Associações de Ginecologia e Obstetrícia (Febrasgo), da Associação de Obstetrícia e Ginecologia do Estado de São Paulo (Sogesp) e do Comitê de Infecções na Gestação da Federação Internacional de Ginecologia e Obstetrícia (Figo). Vice-presidente da Comissão Nacional Especializada em Pré-natal da Febrasgo.

Elton Carlos Ferreira

Graduado em Medicina pela Universidade Estadual Paulista "Júlio de Mesquita Filho" (Unesp). Especialista em Ginecologia e Obstetrícia pela Faculdade de Ciências Médicas da Universidade Estadual de Campinas (FCM/Unicamp). Mestre em Saúde Materna e Perinatal pela FCM/Unicamp. Doutor em Saúde Materna e Perinatal pela FCM/Unicamp. Professor Adjunto da Pontifícia Universidade Católica de Campinas (PUC-Campinas). Membro da Comissão Nacional Especializada em Gestação de Alto Risco da Federação Brasileira das Associações de Ginecologia e Obstetrícia (Febrasgo). Coordenador do Pré-Natal de Alto Risco do Hospital Vera Cruz e do Hospital Santa Tereza, de Campinas. Assistente Doutor da Divisão de Obstetrícia do Departamento de Tocoginecologia do Centro de Atenção Integral à Saúde da Mulher da Unicamp (CAISM-Unicamp).

Elza Uberti

Graduada em Medicina pela Universidade Federal do Rio Grande do Sul (UFRGS). Especialista em Ginecologia e Obstetrícia pela Federação Brasileira das Associações de Ginecologia e Obstetrícia (Febrasgo) e pela Associação Médica Brasileira (AMB). Mestre em Ciências da Saúde pela Universidade Federal de Ciências da Saúde de Porto Alegre (UFCSPA). Doutora em Patologia pela UFCSPA. Professora da Irmandade da Santa Casa de Misericórdia de Porto Alegre (ISCMPA). Membro da Associação de Obstetrícia e Ginecologia do Rio Grande do Sul (SOGIRGS) e da Associação Brasileira de Doença Trofoblástica Gestacional (ABDTG). Coordenadora do Centro de Doenças Trofoblásticas da ISCMPA.

Enoch Quinderé de Sá Barreto

Graduado em Medicina pela Universidade Estadual Paulista "Júlio de Mesquita Filho" (Unesp). Especialista em Ginecologia e Obstetrícia pela Escola Paulista de Medicina/Universidade Federal de São Paulo (EPM/Unifesp). Mestre e Doutor em Ciências pela EPM/Unifesp. Membro da Federação Brasileira das Associações de Ginecologia e Obstetrícia (Febrasgo). Médico Assessor de Medicina Fetal e Neurossonografia do Fleury Medicina e Saúde. Coordenador Técnico-Científico da Clínica Obstétrica do Hospital Maternidade-Escola Cachoeirinha (HMEC).

Évelyn Traina

Graduada em Medicina pela Escola Paulista de Medicina/Universidade Federal de São Paulo (EPM/Unifesp). Mestre e Doutora em Ciências pela EPM/Unifesp. Professora Adjunta da EPM/Unifesp. Membro da Comissão Nacional Especializada em Doenças Infectocontagiosas da Federação Brasileira das Associações de Ginecologia e Obstetrícia (Febrasgo).

Felipe Augusto Morales da Silva

Graduado em Medicina pela Universidade de Santo Amaro (UNISA). Especialista em Ginecologia e Obstetrícia pela Faculdade de Medicina do ABC (FMABC) e pela Federação Brasileira das Associações de Ginecologia e Obstetrícia (Febrasgo), em Medicina Fetal pela Febrasgo e pela Faculdade de Medicina da Universidade de São Paulo (FMUSP). Médico Materno-Infantil do Hospital Israelita Albert Einstein (HIAE).

Fernanda Garanhani de Castro Surita

Graduada em Medicina pela Faculdade de Ciências Médicas da Universidade Estadual de Campinas (FCM/Unicamp). Especialista em Ginecologia e Obstetrícia pela FCM/Unicamp. Mestre e Doutora em Tocoginecologia pela FCM/Unicamp. Professora Titular da FCM/Unicamp. Membro da Comissão Nacional Especializada em Violência Sexual e Interrupção Gestacional Prevista em Lei da Federação Brasileira das Associações de Ginecologia e Obstetrícia (Febrasgo). Coordenadora do Grupo de Pesquisa Saúde Reprodutiva e Hábitos Saudáveis (SARHAS).

Fernanda Parciasepe Dittmer

Graduada em Medicina pela Escola Paulista de Medicina/Universidade Federal de São Paulo (EPM/Unifesp). Especialista em Ginecologia, Obstetrícia e Medicina Fetal pela EPM/Unifesp.

Fernanda Santos Belem

Graduada em Medicina pela Faculdade de Medicina da Universidade de São Paulo (FMUSP). Especialista em Ginecologia e Obstetrícia pelo Hospital das Clínicas da FMUSP. Membro da Federação Brasileira das Associações de Ginecologia e Obstetrícia (Febrasgo).

Fernando A. C. Bastos

Graduado em Medicina pela Universidade do Estado do Pará (UEPA). Especialista em Ginecologia e Obstetrícia pelo Conjunto Hospitalar do Mandaqui. Mestre em Cirurgia Experimental pela UEPA. Membro da Comissão Nacional Especializada em Medicina Fetal da Federação Brasileira das Associações de Ginecologia e Obstetrícia (Febrasgo). Coordenador do Ambulatório de Medicina Fetal da Fundação Santa Casa de Misericórdia do Pará.

Fernando Maia Peixoto Filho

Graduado em Medicina pela Universidade Federal de Uberlândia (UFU). Especialista em Medicina Fetal pela Federação Brasileira das Associações de Ginecologia e Obstetrícia (Febrasgo). Mestre, Doutor e Pós-Doutor em Ciências Médicas pela Universidade Federal Fluminense (UFF). Professor Adjunto da Universidade do Estado do Rio de Janeiro (UERJ). Membro da International Society of Ultrasound in Obstetrics and Gynecology (ISUOG).

Flávia Cunha

Graduada em Medicina pela Universidade Federal Fluminense (UFF). Especialista em Ginecologia e Obstetrícia pela Universidade do Estado do Rio de Janeiro (UERJ). Mestre em Ciências Médicas pela UFF. Doutora em Medicina pela UERJ. Professora Adjunta da UERJ.

Francisco Edson de Lucena Feitosa

Graduado em Medicina pela Universidade Federal do Ceará (UFC). Especialista em Ginecologia e Obstetrícia pela Maternidade Escola Assis Chateaubriand. Mestre em Cirurgia pela UFC. Doutor em Obstetrícia pela Faculdade de Ciências Médicas da Universidade Estadual de Campinas (FCM/Unicamp). Professor Associado 4 da UFC. Membro da Maternidade Escola Assis Chateaubriand da UFC.

Francisco Lázaro Pereira de Sousa

Graduado em Medicina pela Universidade Federal da Paraíba (UFPB). Especialista em Ginecologia e Obstetrícia pelo Hospital Guilherme Álvaro. Mestre em Ciências pela Escola Paulista de Medicina da Universidade Federal de São Paulo (EPM/Unifesp). Doutor em Ciências pela EPM/Unifesp. Professor do Centro Universitário Lusíada (UNILUS). Membro da Rede Brasileira de Estudos sobre Hipertensão na Gravidez (RBEHG) e da Comissão Nacional de Hipertensão na Gravidez da Federação Brasileira das Associações de Ginecologia e Obstetrícia (Febrasgo).

Gabriel Costa Osanan

Graduado em Medicina pela Universidade Federal de Minas Gerais (UFMG). Especialista em Ginecologia e Obstetrícia pela UFGM. Mestre e Doutor em Saúde da Mulher pela UFMG. Professor Associado da UFMG. Membro da Comissão Nacional Especializada em Urgências Obstétricas da Federação Brasileira das Associações de Ginecologia e Obstetrícia (Febrasgo) e Membro Fundador da Rede Brasileira de Acretismo Placentário (REBRAC). Instrutor da Estratégia Zero Morte Materna por Hemorragia da Organização Pan-Americana da Saúde (OPAS). Presidente da Associação Brasileira de Doença Trofoblástica Gestacional.

Gabriela Cattel Albaracin

Graduada em Psicologia pela Faculdade de Ciências e Letras da Universidade Estadual Paulista "Júlio de Mesquita Filho" (FCL-Unesp). Especialista em Psicologia Clínica em Saúde Reprodutiva da Mulher e do Recém-Nascido pela Faculdade de Ciências Médicas da Universidade Estadual de Campinas (FCM/Unicamp). Mestre em Ciências da Saúde pela FCM/Unicamp. Professora da Fundação Hermínio Ometto (FHO/UNIARARAS).

Gabriela Granja Porto

Graduada em Odontologia pela Faculdade de Odontologia da Universidade de Pernambuco (FOP/UPE). Mestre e Doutora em Cirurgia e Traumatologia Bucomaxilofacial pela FOP/UPE. Professora Associada da FOP/UPE.

Geraldo Duarte

Graduado em Medicina pela Universidade Federal de Uberlândia (UFU). Mestre e Doutor em Ginecologia e Obstetrícia pela Escola Paulista de Medicina da Universidade Federal de São Paulo (EPM/Unifesp). Professor Titular da EPM/Unifesp. Coordenador do Setor de Moléstias Infectocontagiosas em Ginecologia e Obstetrícia do Hospital das Clínicas da EPM/Unifesp.

Gilmar S. Osmundo Jr.

Graduado em Medicina pela Faculdade de Medicina da Universidade de São Paulo (FMUSP). Especialista em Ginecologia e Obstetrícia pelo Hospital das Clínicas da FMUSP. Mestre em Ciências da FMUSP. Médico Assistente do Departamento de Obstetrícia do Hospital das Clínicas da FMUSP.

Giovanna Sandi Maroso

Graduada em Medicina pela Universidade Federal do Rio Grande do Sul (UFRGS).

Giuliana Annicchino

Graduada em Medicina pela Faculdade de Medicina do ABC (FMABC). Especialista em Ginecologia e Obstetrícia pelo Hospital Israelita Albert Einstein (HIAE).

Giuliane Jesus Lajos

Graduada em Medicina pela Faculdade de Ciências Médicas da Universidade Estadual de Campinas (FCM/Unicamp). Mestre e Doutora em Tocoginecologia pela FCM/Unicamp. Professora Associada da FCM/Unicamp. Membro da Comissão Nacional Especializada em Vacinas e Pré-natal da Federação Brasileira das Associações de Ginecologia e Obstetrícia (Febrasgo).

Guilherme de Castro Rezende

Doutor em Saúde da Mulher pela Universidade Federal de Minas Gerais (UFMG). Presidente da Comissão Nacional Especializada (CNE) de Ultrassonografia em Ginecologia e Obstetrícia da Federação Brasileira das Associações de Ginecologia e Obstetrícia (Febrasgo). Professor Adjunto da Faculdade Ciências Médicas de Minas Gerais (FCMMG).

Guilherme Loureiro Fernandes

Graduado em Medicina pela Faculdade de Medicina do ABC (FMABC). Especialista em Ginecologia e Obstetrícia pela FMABC. Mestre em Saúde pela Escola Paulista de Medicina da Universidade Federal de São Paulo (EPM/Unifesp).

Gustavo Raupp

Graduado em Medicina pela Pontifícia Universidade Católica do Rio Grande do Sul (PUC-RS). Especialista em Ginecologia e Obstetrícia pelo Hospital São Lucas da PUC-RS. Mestre em Ginecologia e Obstetrícia pela Universidade Federal do Rio Grande do Sul (UFRGS). Professor Assistente da Universidade do Sul de Santa Catarina (UniSul).

Gustavo Steibel

Graduado em Medicina pela Pontifícia Universidade Católica do Rio Grande do Sul (PUC-RS). Especialista em Ginecologia e Obstetrícia pelo Hospital São Lucas da PUC-RS. Mestre e Doutor em Ciências da Saúde pela PUC-RS.

Helaine Maria Bestetti Pires Mayer Milanez

Graduada em Medicina pela Faculdade de Ciências Médicas da Universidade Estadual de Campinas (FCM/Unicamp). Especialista em Ginecologia e Obstetrícia pela FCM/Unicamp. Mestre e Doutora em Tocoginecologia pela FCM/Unicamp. Professora Associada Livre-Docente da FCM/Unicamp. Membro do Comitê de Transmissão Vertical do Ministério da Saúde e da Comissão Nacional Especializada em Doenças Infectocontagiosas da Federação Brasileira das Associações de Ginecologia e Obstetrícia (Febrasgo).

Helena Borges Martins da Silva Paro

Graduada em Medicina pela Universidade Federal de Uberlândia (UFU). Especialista em Ginecologia e Obstetrícia pela UFU. Mestre em Ciências da Saúde pela UFU. Doutora em Ciências pela Faculdade de Medicina da Universidade de São Paulo (FMUSP). Professora Associada da UFU.

Helenilce de Paula Fiod Costa

Graduada em Medicina pela Universidade Federal do Triângulo Mineiro (UFTM). Especialista em Pediatria, Neonatologia e Nutrologia Pediátrica pela Sociedade Brasileira de Pediatria (SBP). Mestre em Pediatria pela Escola Paulista de Medicina da Universidade Federal de São Paulo (EPM/Unifesp). Membro da SBP.

Henri Augusto Korkes

Graduado em Medicina pela Pontifícia Universidade Católica de São Paulo (PUC-SP). Especialista em Ginecologia e Obstetrícia pela Federação Brasileira das Associações de Ginecologia e Obstetrícia (Febrasgo). Mestre e Doutor em Ciências pela Escola Paulista de Medicina da Universidade Federal de São Paulo (EPM/Unifesp). Professor Assistente da PUC-SP. Membro da Comissão Nacional de Hipertensão da Febrasgo e Membro Fundador da Rede Brasileira de Estudos sobre Hipertensão na Gravidez (RBEHG).

Hermann Grinfeld

Graduado em Medicina pela Faculdade de Medicina de Sorocaba, atual Pontifícia Universidade Católica de São Paulo (PUC-SP). Especialista em Pediatria pela Sociedade Brasileira de Pediatria (SBP). Mestre em Perinatologia pela Faculdade Israelita de Ciências da Saúde Albert Einstein (FICSAE). Doutor em Neurociências e Comportamento pela Faculdade de Medicina da Universidade de São Paulo (FMUSP). Professor Convidado do Instituto de Ciências Biomédicas da USP (ICB/USP). Membro da Academia de Medicina de São Paulo (AMSP). Vice-presidente Núcleo de Estudos "Álcool e Gravidez" da Sociedade de Pediatria de São Paulo (SBP-SP).

Heron Werner

Graduado em Medicina pela Universidade Federal do Estado do Rio de Janeiro (UNIRIO). Especialista em Ginecologia e Obstetrícia pela UNIRIO. Mestre em Obstetrícia pela Universidade Federal do Rio de Janeiro (UFRJ). Doutor em Radiologia pela UFRJ. Professor da UFRJ e Professor Visitante do Children's Hospital of Philadelphia. Membro da International Society of Ultrasound in Obstetrics and Gynecology (ISUOG), da Academia Brasileira de Ultrassonografia (ABU) e da Academia Latino-Americana de Ultrassonografia (ALAUS). Médico Assistente Estrangeiro da Universidade de Paris.

Humberto Sadanobu Hirakawa

Graduado em Medicina pela Universidade Estadual Paulista "Júlio de Mesquita Filho" (Unesp). Especialista em Ginecologia e Obstetrícia pela Unesp. Mestre e Doutor em Ginecologia, Obstetrícia e Mastologia pela Unesp. Professor Adjunto da Universidade Federal de São Carlos (UFSCar).

Ida Peréa Monteiro

Graduada em Medicina pela Universidade Federal do Ceará (UFC). Especialista em Ginecologia e Obstetrícia pela Federação Brasileira das Associações de Ginecologia e Obstetrícia (Febrasgo) e pela Associação Médica Brasileira (AMB). Mestre e Doutora em Ciências da Saúde pela Universidade de Brasília (UnB).

Inessa Beraldo de Andrade Bonomi

Graduada em Medicina pela Universidade do Vale do Sapucaí (Univás). Especialista em Ginecologia e Obstetrícia pela Federação Brasileira das Associações de Ginecologia e Obstetrícia (Febrasgo) e pela Associação Médica Brasileira (AMB). Mestre em Perinatologia pela Universidade Federal de Minas Gerais (UFMG). Professora Associada da Universidade Professor Edson Antônio Velano (Unifenas). Membro da Associação dos Ginecologistas e Obstetras de Minas Gerais (SOGIMIG).

Ingrid Schwach

Graduada em Medicina pela Faculdade de Ciências Médicas da Santa Casa de São Paulo (FCMSCSP). Especialista em Ginecologia e Obstetrícia pela FCMSCSP. Mestre e Doutora em Tocoginecologia pela FCMSCSP. Pós-Doutora pelo Texas Children's Hospital. Professora Assistente da Escola Paulista de Medicina da Universidade Federal de São Paulo (EPM/Unifesp). Membro da Comissão Nacional Especializada em Medicina Fetal da Federação Brasileira das Associações de Ginecologia e Obstetrícia (Febrasgo). Coordenadora do Setor de Cirurgia Fetal da Santa Casa de São Paulo (SCSP).

Iracema M. P. Calderon

Graduada em Medicina pela Universidade Estadual Paulista "Júlio de Mesquita Filho" (Unesp). Especialista em Ginecologia e Obstetrícia pela Unesp. Mestre e Doutora em Bases Gerais da Cirurgia e Cirurgia Experimental pela Unesp. Professora Titular da Unesp. Membro da Comissão Nacional Especializada em Hiperglicemia e Gestação da Federação Brasileira das Associações de Ginecologia e Obstetrícia (Febrasgo).

Isadora Cristina de Carvalho Campos

Graduada em Medicina pela Pontifícia Universidade Católica de Minas Gerais (PUC-Minas).

Izabela Voieta

Graduada em Medicina pela Universidade Federal de Minas Gerais (UFMG). Especialista em Infectologia pela UFMG. Mestre e Doutora em Ciências da Saúde, Infectologia e Medicina Tropical pela UFMG. Professora Titular da Faculdade de Minas (FAMINAS).

Izildinha Maesta

Graduada em Medicina pela Universidade Estadual Paulista "Júlio de Mesquita Filho" (Unesp). Especialista em Ginecologia e Obstetrícia pela Unesp. Professora Associada do Departamento de Ginecologia e Obstetricia da Unesp. Membro da Federação Brasileira das Associações de Ginecologia e Obstetrícia (Febrasgo), da Associação Brasileira de Doença Trofoblástica Gestacional (ABDTG) e da International Society for the Study of Trauma and Dissociation (ISSTD).

Jair Braga

Graduado em Medicina pela Universidade Federal do Rio de Janeiro (UFRJ). Especialista em Ginecologia e Obstetricia pelo Hospital Naval Marcílio Dias. Mestre em Ciências Morfológicas pela UFRJ. Doutor em Ciências Biológicas pela UFRJ. Membro da Comissão Nacional Especializada em Medicina Fetal da Federação Brasileira das Associações de Ginecologia e Obstetrícia (Febrasgo).

João Alfredo Piffero Steibel

Graduado em Medicina pela Pontifícia Universidade Católica do Rio Grande do Sul (PUC-RS). Especialista em Ginecologia e Obstetrícia pelo Hospital São Lucas da PUC-RS. Mestre em Clínica Médica pela PUC-RS. Doutor em Ginecologia, Obstetrícia e Mastologia pela Universidade Estadual Paulista "Júlio de Mesquita Filho" (Unesp). Ex-professor Titular da PUC-RS. Membro da Federação Brasileira das Associações de Ginecologia e Obstetrícia (Febrasgo) e da Associação de Obstetrícia e Ginecologia do Rio Grande do Sul (SOGIRGS).

Joffre Amim Junior

Graduado em Medicina pela Universidade Federal do Rio de Janeiro (UFRJ). Especialista em Obstetrícia, Medicina Fetal e Ultrassonografia pela Federação Brasileira das Associações de Ginecologia e Obstetrícia (Febrasgo). Mestre e Doutor em Obstetrícia pela UFRJ. Professor Titular de Medicina da UFRJ. Membro da Associação de Ginecologia e Obstetrícia do Estado do Rio de Janeiro (SGORJ).

Jorge Francisco Kuhn dos Santos

Graduado em Medicina pela Universidade de Mogi das Cruzes (UMC). Especialista em Ginecologia e Obstetrícia pela Federação Brasileira das Associações de Ginecologia e Obstetrícia (Febrasgo). Mestre em Obstetrícia pela Escola Paulista de Medicina da Universidade Federal de São Paulo (EPM/Unifesp).

Jorge Rezende Filho

Graduado em Medicina pela Universidade Federal do Rio de Janeiro (UFRJ). Especialista em Ginecologia e Obstetrícia pela UFRJ. Mestre e Doutor em Obstetrícia pela UFRJ. Professor Titular da UFRJ. Membro da Academia Nacional de Medicina (ANM).

Jorge Roberto Di Tommaso Leão

Graduado em Medicina pela Universidade Federal do Amazonas (UFAM). Especialista em Ginecologia, Obstetrícia e Medicina Fetal pela Federação Brasileira das Associações de Ginecologia e Obstetrícia (Febrasgo) e em Diagnóstico por Imagem com atuação em Ultrassonografia Geral pelo Colégio Brasileiro de Radiologia (CBR). Mestre e Doutor em Medicina pela Universidade do Estado do Amazonas (UEA). Professor Associado da UEA. Membro Titular da Academia Amazonense de Medicina (AMM). Coordenador do Serviço de Ultrassonografia Geral-Intervencionista e Preceptor da Residência Médica em Radiologia da Fundação Centro de Controle de Oncologia (FCECON). Presidente da Comissão Nacional Especializada em Ultrassonografia em Ginecologia e Obstetrícia da Febrasgo. Presidente da Sociedade de Radiologia e Diagnóstico por Imagem do Amazonas (SORAM).

Jorge Senise

Graduado em Medicina pela Faculdade de Ciências Médicas de Santos (FCMS). Especialista em Infectologia pelo Serviço de Infectologia do Hospital do Servidor Público Estadual de São Paulo (HSPE). Mestre em Infectologia pela Escola Paulista de Medicina da Universidade Federal de São Paulo (EPM/Unifesp). Doutor em Ciências Médicas pela EPM/Unifesp. Professor da Universidade de Santo Amaro (UNISA). Trabalha desde 1997 em Ambulatório Multidisciplinar com Transmissão Vertical de HIV.

José Carlos Peraçoli

Graduado em Medicina pela Faculdade de Ciências Médicas e Biológicas de Botucatu/Universidade Estadual Paulista "Júlio de Mesquita Filho" (Unesp). Especialista em Ginecologia e Obstetrícia pela Faculdade de Ciências Médicas e Biológicas de Botucatu/Unesp. Mestre em Tocoginecologia pela Faculdade de Medicina de Ribeirão Preto/Universidade de São Paulo (USP). Doutor em Clínica Médica pela Faculdade de Medicina de Botucatu/Unesp. Professor Titular da Faculdade de Medicina de Botucatu/Unesp. Membro da Rede Brasileira de Estudos sobre Hipertensão na Gravidez (RBEHG).

José Elias Soares da Rocha

Graduado em Medicina pela Universidade Federal de Alagoas (UFAL). Especialista em Tocoginecologia pela Federação Brasileira das Sociedades de Ginecologia e Obstetrícia (Febrasgo). Mestre e Doutor em Tocoginecologia pela Faculdade de Medicina de Ribeirão Preto/Universidade de São Paulo (USP). Professor Titular da Faculdade de Medicina (FAMED) da UFAL. Membro Titulado da Febrasgo. Ex-Presidente da Sociedade Alagoana de Ginecologia e Obstetrícia (SOALGO).

José Geraldo Lopes Ramos

Graduado em Medicina pela Universidade Federal do Rio Grande do Sul (UFRGS). Especialista em Ginecologia e Obstetrícia pelo Hospital das Clínicas de Porto Alegre (HCPA). Mestre e Doutor em Medicina pela UFRGS. Professor Titular de Medicina da UFRGS. Membro da Academia Nacional de Ginecologia e Obstetrícia (ABGO).

José Guilherme Cecatti

Graduado em Medicina pela Faculdade de Ciências Médicas da Universidade Estadual de Campinas (FCM/Unicamp). Especialista em Ginecologia e Obstetrícia pela FCM/Unicamp. Mestre em Epidemiologia pela London School of Hygiene and Tropical Medicine. Doutor em Tocoginecologia pela FCM/Unicamp. Professor Titular de Obstetrícia da FCM/Unicamp.

José Henrique Rodrigues Torres

Graduado em Direito pela Instituição Toledo de Ensino (ITE). Especialista em Direito das Relações Sociais pelo ITE. Professor Formador da Escola Nacional de Formação e Aperfeiçoamento de Magistrados (Enfam).

José Paulo de Siqueira Guida

Graduado em Medicina pela Faculdade de Ciências Médicas da Universidade Estadual de Campinas (FCM/Unicamp). Especialista em Obstetrícia pela FCM/Unicamp. Mestre em Ciências da Saúde pela FCM/Unicamp. Doutor em Ciências da Saúde pela FCM/Unicamp. Professor Assistente da FCM/Unicamp. Membro da Rede Brasileira de Estudos sobre Hipertensão na Gravidez (RBEHG).

Júlia Couto de Carvalho

Graduanda em Medicina pela Pontifícia Universidade Católica de Campinas (PUC-Campinas).

Juliana Barra

Graduada em Medicina pela Universidade Federal de Minas Gerais (UFMG). Especialista em Ginecologia e Obstetrícia pela UFMG. Mestre e Doutora em Medicina pela UFMG. Professora Adjunta da UFMG. Membro da Associação dos Ginecologistas e Obstetras de Minas Gerais (SOGIMIG), da Federação Brasileira das Associações de Ginecologia e Obstetrícia (Febrasgo) e da Comissão Nacional Especializada em Urgências Obstétricas. Coordenadora do Curso de Urgências Obstétricas.

Julio Elito Jr.

Graduado em Medicina pela Escola Paulista de Medicina da Universidade Federal de São Paulo (EPM/Unifesp). Especialista em Ginecologia e Obstetrícia pela EPM/Unifesp. Mestre em Obstetrícia pela EPM/Unifesp. Doutor em Ciências pela EPM/Unifesp. Professor Associado Livre-Docente da EPM/Unifesp.

Jurema Telles de Oliveira Lima Sales

Graduada em Medicina pela Universidade de Pernambuco (UPE). Especialista em Oncologia Clínica pela Associação Médica Brasileira (AMB) e pelo Conselho Federal de Medicina (CFM). Mestre em Ciências da Saúde pela UPE. Doutora em Oncologia pelo Instituto Nacional de Câncer (INCA). Professora Permanente do Instituto de Medicina Integral Professor Fernando Figueira (IMIP). Membro da Sociedade Brasileira de Oncologia Clínica (SBOC).

Jussara Mayrink

Graduada em Medicina pela Universidade Estadual de Campinas (Unicamp). Especialista em Ginecologia e Obstetrícia pela Unicamp. Mestre e Doutora em Gestação de Alto Risco pela Unicamp. Professora Adjunta na Universidade Federal de Minas Gerais (UFMG). Editora Associada do Periódico Internacional Women & Health.

Karayna Gil Fernandes

Graduada em Medicina pela Universidade Metropolitana de Santos (Unimes). Especialista em Tocoginecologia pela Faculdade de Medicina de Jundiaí (FMJ). Mestra em Ciências da Saúde pela FMJ. Doutora em Tocoginecologia pela Faculdade de Ciências Médicas da Universidade Estadual de Campinas (FCM/Unicamp). Professora Adjunta da FMJ. Membro da Comissão Nacional Especializada em Perinatologia da Federação Brasileira das Associações de Ginecologia e Obstetrícia (Febrasgo) e da Rede Brasileira de Estudos sobre Hipertensão na Gravidez (RBEHG).

Karina Felippe Monezi Pontes

Graduada em Medicina pelo Centro Universitário Lusíada (UNILUS). Especialista em Ginecologia e Obstetrícia pelo Hospital Ipiranga, em Ginecologia, Obstetrícia e Medicina Fetal pela Federação Brasileira das Associações de Ginecologia e Obstetrícia (Febrasgo) e em Ultrassonografia pelo Colégio Brasileiro de Radiologia (CBR). Mestranda em Medicina Fetal pela Escola Paulista de Medicina da Universidade Federal de São Paulo (EPM/Unifesp). Preceptora de Ginecologia e Obstetrícia da Faculdade de Medicina Nove de Julho (UNINOVE) e Preceptora da Residência Médica de Ginecologia e Obstetrícia do Hospital Ipiranga.

Karoline Bunn Borba

Graduada em Medicina pela Universidade do Sul de Santa Catarina (UniSul). Especialista em Ginecologia e Obstetrícia pelo Hospital Universitário Polydoro Ernani de São Thiago da Universidade Federal de Santa Catarina (UFSC). Mestra em Cuidados Intensivos e Paliativos pela UFSC. Doutora em Ciências Médicas pela UFSC. Professora Adjunta da UFSC. Membro da Federação Brasileira das Associações de Ginecologia e Obstetrícia (Febrasgo).

Lara Ferreira Camacho

Graduada em Medicina pela Faculdade de Ciências Médicas e da Saúde de Juiz de Fora (SUPREMA). Residente de Psiquiatria na Faculdade de Ciências Médicas da Universidade Estadual de Campinas (FCM/Unicamp).

Larissa Milani Coutinho

Graduada em Medicina pela Faculdade de Medicina da Universidade Federal de Juiz de Fora (FMU-UFJF). Especialista em Ginecologia e Obstetrícia pela Fundação Hospitalar do Estado de Minas Gerais (FHEMIG) e em Reprodução Assistida pela Federação Brasileira das Associações de Ginecologia e Obstetrícia (Febrasgo). Mestra em Saúde da Mulher pela Universidade Federal de Minas Gerais (UFMG). Doutora em Medicina Molecular pela UFMG. Professora Adjunta da FMU-UFJF. Membro da Associação dos Ginecologistas e Obstetras de Minas Gerais (SOGIMIG), da Associação Brasileira de Reprodução Assistida (SBRA), da European Society of Human Reproduction and Embryology (ESHRE) e da Sociedade Brasileira de Reprodução Humana (SBRH).

Larissa Rodrigues

Graduada em Enfermagem pelo Centro Universitário Nossa Senhora do Patrocínio (CEUNSP). Especialista em Enfermagem Obstétrica pelo Centro Universitário São Camilo. Mestra em Enfermagem pela Faculdade de Ciências Médicas da Universidade Estadual de Campinas (FCM/Unicamp). Doutora em Ciências da Saúde pela FCM/Unicamp. Professora da FCM/Unicamp.

Lázaro Bruno Borges Silva

Graduado em Medicina pela Universidade Federal de Uberlândia (UFU). Especialista em Nefrologia pela Faculdade de Medicina de Ribeirão Preto da Universidade de São Paulo (FMRP/USP). Doutor em Medicina pela FMRP/USP. Médico Assistente do Departamento de Clínica Médica do Hospital de Clínicas da FMRP/USP.

Leandro Gustavo de Oliveira

Graduado em Medicina pela Faculdade de Medicina de Itajubá (FMIT). Especialista em Ginecologia e Obstetrícia pela Escola Paulista de Medicina da Universidade Federal de São Paulo (EPM/Unifesp). Mestre em Ciências pela EPM/Unifesp. Doutor em Ciências pela EPM/Unifesp. Professor Associado da Universidade Estadual Paulista "Júlio de Mesquita Filho" (Unesp). Membro da Rede Brasileira de Estudos sobre Hipertensão na Gravidez (RBEHG) e da Comissão Nacional Especializada em Hipertensão da Federação Brasileira das Associações de Ginecologia e Obstetrícia (Febrasgo).

Leila Katz

Graduada em Medicina pela Universidade Federal do Pernambuco (UFPE). Especialista em Ginecologia e Obstetrícia pelo Instituto de Medicina Integral Professor Fernando Figueira (IMIP). Mestra em Saúde Materno-Infantil pelo IMIP. Doutora em Tocoginecologia pela Faculdade de Ciências Médicas da Universidade Estadual de Campinas (FCM/Unicamp). Professora Assistente da Universidade Católica de Pernambuco (UNICAP). Membro da Federação Brasileira das Associações de Ginecologia e Obstetrícia (Febrasgo) e da Rede Feminista de Ginecologistas e Obstetras.

Leila Wessler Faust

Graduada em Medicina pela Universidade do Extremo Sul Catarinense (UNESC). Especialista em Ginecologia e Obstetrícia pelo Hospital Universitário Polydoro Ernani de São Thiago da Universidade Federal de Santa Catarina (UFSC) e em Patologias do Trato Genital Inferior pela Sociedade Brasileira de Patologias do Trato Genital Inferior (PTGI).

Letícia Kortz Motta Lima

Graduada em Medicina pela Universidade Luterana do Brasil (Ulbra). Médica-Residente em Ginecologia e Obstetrícia do Hospital de Clínicas de Porto Alegre (HCPA).

Lia Cruz Vaz da Costa Damásio

Graduada em Medicina pela Universidade Federal do Piauí (UFPI). Especialista em Ginecologia e Obstetrícia pela Faculdade de Medicina da Universidade de São Paulo (FMUSP). Doutora em Ginecologia pela FMUSP. Professora Associada de Ginecologia da UFPI. Membro da Diretoria de Defesa e Valorização Profissional da Federação Brasileira das Associações de Ginecologia e Obstetrícia (Febrasgo).

Lilian de Paiva Rodrigues Hsu

Graduada em Medicina pela Universidade de Santo Amaro (UNISA). Especialista em Ginecologia e Obstetrícia pela Santa Casa da Misericórdia de São Paulo. Mestra em Ciências da Saúde pela Faculdade de Ciências da Saúde da Santa Casa de São Paulo (FCMSCSP). Doutora em Ciências da Saúde pela FCMSCSP. Presidente da Comissão Nacional Especializada em Pré-natal da Federação Brasileira das Associações de Ginecologia e Obstetrícia (Febrasgo).

Lisandra Stein Bernardes

Graduada em Medicina pela Faculdade de Medicina da Universidade de São Paulo (FMUSP). Especialista em Ginecologia e Obstetrícia pela Federação Brasileira das Associações de Ginecologia e Obstetrícia (Febrasgo). Mestra em Ginecologia e Obstetrícia pela FMUSP. Doutora em Ciências pela FMUSP. Professora da Faculdade Israelita de Ciências da Saúde Albert Einstein (FICSAE).

Luana Barros Caxias

Graduada em Medicina pela Universidade Federal do Vale do São Francisco (UNIVASF). Especialista em Ginecologia e Obstetrícia pelo Instituto de Medicina Integral Professor Fernando Figueira (IMIP).

Luana Sarmento Neves da Rocha

Graduada em Medicina pela Universidade Federal da Bahia (UFBA). Especialista em Medicina Fetal pela Faculdade de Medicina da Universidade de São Paulo (FMUSP). Doutora em Ciências Médicas pela FMUSP.

Lucas Barbosa da Silva

Graduado em Medicina pela Universidade Federal de Minas Gerais (UFMG). Especialista em Ginecologia e Obstetrícia pela UFMG. Doutor em Ginecologia pela Universidade Estadual Paulista "Júlio de Mesquita Filho" (Unesp). Membro da Comissão Nacional Especializada em Urgências Obstétricas da Federação Brasileira das Associações de Ginecologia e Obstetrícia (Febrasgo) e da Rede Brasileira de Acretismo Placentário (REBRAC).

Luciana Vieira Martins

Graduada em Medicina pela Faculdade Ciências Médicas de Minas Gerais (FCM-MG). Especialista em Ginecologia e Obstetrícia pelo Hospital Júlia Kubitschek da Fundação Hospitalar do Estado de Minas Gerais (FHEMIG) e em Ultrassonografia em Ginecologia e Obstetrícia pelo Hospital Municipal Odilon Behrens.

Luciane Rocha

Graduada em Medicina pela Universidade Federal do Amazonas (UFAM). Especialista em Cardiologia Pediátrica pelo Instituto do Coração do Hospital das Clínicas da Universidade de São Paulo (InCor-FMUSP), em Ecocardiografia Pediátrica e Fetal pela Beneficência Portuguesa (BP), em Cardiologia Pediátrica pela Sociedade Brasileira de Cardiologia (SBC) e em Ecocardiografia pelo Departamento de Imagem Cardiovascular da SBC. Mestra em Ciências pela FMUSP. Doutora em Ciências pela FMUSP. Professora Colaboradora da UFAM.

Luciano Marcondes Machado Nardozza

Graduado em Medicina pela Escola Paulista de Medicina da Universidade Federal de São Paulo (EPM/Unifesp). Especialista em Medicina Fetal pela EPM/Unifesp. Mestre em Obstetrícia pela EPM/Unifesp. Doutor em Ciências pela EPM/Unifesp. Professor Associado da EPM/Unifesp. Membro da Associação de Obstetrícia e Ginecologia do Estado de São Paulo (SOGESP) e da Federação Brasileira das Associações de Ginecologia e Obstetrícia (Febrasgo).

Luiz Portela

Graduado em Odontologia pela Faculdade de Odontologia da Universidade de Pernambuco (FOP/UPE). Especialista em Cirurgia e Traumatologia Bucomaxilofacial pela FOP-UPE. Mestre em Engenharia Biomédica pela Universidade Federal da Paraíba (UFPB). Doutor em Cirurgia e Traumatologia Bucomaxilofacial pela FOP/UPE. Professor Adjunto da FOP/UPE.

Luiza Graça Coutinho Sergunin

Graduada em Medicina pela Pontifícia Universidade Católica do Rio Grande do Sul (PUC-RS). Especialista em Medicina Fetal pela Escola Paulista de Medicina da Universidade Federal de São Paulo (EPM/Unifesp).

Maíra Libertad Soligo Takemoto

Graduada em Enfermagem pela Faculdade de Ciências Médicas da Universidade Estadual de Campinas (FCM/Unicamp). Especialista em Enfermagem Obstétrica pela Universidade Estadual do Rio de Janeiro (UERJ). Mestra em Enfermagem pela FCM/Unicamp. Doutora em Ciências Médicas pela UERJ.

Marcella Pase Casasola

Graduada em Medicina pela Universidade de Santa Cruz do Sul (Unisc). Especialista em Ginecologia e Obstetrícia pelo Grupo Hospitalar Conceição. Mestranda em Ginecologia e Obstetrícia pela Universidade Federal do Rio Grande do Sul (UFRGS).

Marcelo Luis Nomura

Graduado em Medicina pela Faculdade de Ciências Médicas da Universidade Estadual de Campinas (FCM/Unicamp). Especialista em Ginecologia e Obstetrícia pela FCM/Unicamp e Medicina Fetal pela Federação Brasileira das Associações de Ginecologia e Obstetrícia (Febrasgo). Mestre em Ginecologia e Obstetrícia pela FCM/Unicamp. Doutor em Ginecologia e Obstetrícia pela FCM/Unicamp.

Marcelo Santucci França

Graduado em Medicina pela Escola Paulista de Medicina da Universidade Federal de São Paulo (EPM/Unifesp). Especialista em Ginecologia, Obstetrícia e Medicina Fetal pela EPM/Unifesp. Mestre em Obstetrícia pela EPM/Unifesp. Doutor em Obstetrícia EPM/Unifesp. Professor Colaborador da Pós-graduação do Departamento de Obstetrícia da EPM/Unifesp. Membro da Fetal Medicine Foundation (FMF). Médico Pesquisador do Setor de Predição e Prevenção do Parto Pré-termo da Disciplina de Medicina Fetal da EPM/Unifesp.

Marcelo Tissiani

Graduado em Medicina pela Universidade Federal do Ceará (UFC). Especialista em Ginecologia e Obstetrícia pelo Hospital Universitário Evangélico de Curitiba (HUEC). Mestre em Engenharia de Biomateriais pela Universidade Federal de Campina Grande (UFCG). Doutor em Engenharia de Biomateriais pela UFCG. Professor Adjunto da Faculdade de Medicina Nova Esperança (FAMENE).

Marcelo Zugaib

Graduado em Medicina pela Escola Paulista de Medicina da Universidade Federal de São Paulo (EPM/Unifesp). Especialista em Ginecologia e Obstetrícia pela Federação Brasileira das Associações de Ginecologia e Obstetrícia (Febrasgo). Mestre e Doutor em Obstetrícia pela Faculdade de Medicina da Universidade de São Paulo (FMUSP). Professor Titular Jubilado da FMUSP. Membro da Academia Nacional de Medicina.

Márcio Dantas

Graduado em Medicina pela Universidade Federal de Uberlândia (UFU). Especialista em Nefrologia pela Faculdade de Medicina de Ribeirão Preto da Universidade de São Paulo (FMRP-USP). Mestre em Clínica Médica pela FMRP-USP. Doutor em Clínica Médica pela FMRP-USP. Professor Associado da FMRP-USP. Membro da Sociedade Brasileira de Nefrologia (SBN).

Marcio Valle Cortez

Graduado em Medicina pela Universidade Federal do Amazonas (UFAM). Especialista em Cirurgia do Aparelho Digestivo pela Beneficência Portuguesa (BP). Mestre em Medicina Tropical pela Universidade do Estado do Amazonas (UEA). Professor Adjunto da Universidade Nilton Lins.

Marcos Masaru Okido

Graduado em Medicina pela Faculdade de Medicina da Universidade Federal de Juiz de Fora (FMU-UFJF). Especialista em Ginecologia e Obstetrícia pelo Hospital das Clínicas da Faculdade de Medicina de Ribeirão Preto da Universidade de São Paulo (HCFMRP-USP). Mestre em Medicina pela FMRP-USP. Doutor em Tocoginecologia pela FMRP-USP. Professor Adjunto da Universidade Federal de São Carlos (UFSCar).

Maria José Guardia Mattar

Graduada em Medicina pela Faculdade de Medicina de Catanduva-SP. Especialista em Pediatria pela Sociedade Brasileira de Pediatria (SBP) e em Ciências da Saúde pelo Hospital Maternidade Leonor Mendes de Barros, da Secretaria de Saúde do Estado de São Paulo (HMLMB/SES-SP). Professora de Internato de Neonatologia da Universidade Cidade de São Paulo (Unicid). Membro do Departamento Científico de Aleitamento Materno da Sociedade de Pediatria de São Paulo (DCAM/SPSP), da Comissão Nacional Especializada (CNE) da Federação Brasileira das Associações de Ginecologia e Obstetrícia (Febrasgo), da Rede Brasileira de Bancos de Leite Humano (rBLH-BR).

Maria Laura Costa

Graduada em Medicina pela Faculdade de Ciências Médicas da Universidade Estadual de Campinas (FCM/Unicamp). Especialista em Tocoginecologia pela FCM/Unicamp. Mestra em Medicina pela FCM/Unicamp. Doutora em Medicina pela FCM/Unicamp. Pós-doutora pela Washington University. Professora Associada da FCM/Unicamp. Membro da Comissão Nacional Especializada em Hipertensão da Federação Brasileira das Associações de Ginecologia e Obstetrícia (Febrasgo). Diretora Científica da Rede Brasileira de Estudos sobre Hipertensão na Gravidez (RBEHG). Representante Nacional da Sociedade Internacional de Hipertensão na Gestação (ISSHP).

Maria Lúcia Rocha Oppermann

Graduada em Medicina pela Universidade Federal do Rio Grande do Sul (UFRGS). Especialista em Ginecologia e Obstetrícia pela Associação Médica Brasileira (AMB) e pelo Conselho Federal de Medicina (CFM). Mestra em Ciências da Saúde pela UFRGS. Doutora em Epidemiologia pela UFRGS. Professora Titular da UFRGS. Membro da Comissão Nacional Especializada em Hiperglicemia e Gestação da Federação Brasileira das Associações de Ginecologia e Obstetrícia (Febrasgo) e da Comissão Nacional do Título de Especialista em Ginecologia e Obstetrícia (TEGO) da Febrasgo.

Maria Rita de Figueiredo Lemos Bortolotto

Graduada em Medicina pela Faculdade de Medicina da Universidade de São Paulo (FMUSP). Especialista em Obstetrícia e Ginecologia pelo Hospital das Clínicas da FMUSP (HC-FMUSP). Mestre em Ciências pela FMUSP. Doutora em Obstetrícia e Ginecologia pela FMUSP. Coordenadora da Enfermaria de Gestação de Alto Risco do HC-FMUSP. Membro da Comissão Nacional Especializada (CNE) Gestação de Alto Risco da Federação Brasileira das Associações de Ginecologia e Obstetrícia (Febrasgo).

Maria Rita de Souza Mesquita

Graduada em Medicina pela Universidade de Santo Amaro (UNISA). Especialista em Ginecologia e Obstetrícia pelo Hospital Maternidade Leonor Mendes de Barros (HMLMB). Mestra em Obstetrícia pela Escola Paulista de Medicina da Universidade

Federal de São Paulo (EPM/Unifesp). Doutora em Obstetrícia pela EPM/Unifesp. Membro da Diretoria da Associação Médica Brasileira (AMB) e da Associação de Obstetrícia e Ginecologia do Estado de São Paulo (SOGESP).

Mariana Azevedo Carvalho

Graduada em Medicina pela Universidade Estadual Paulista "Júlio de Mesquita Filho" (Unesp). Especialista em Ginecologia e Obstetrícia pela Unesp e em Medicina Fetal pela Université Paris XI e Faculdade de Medicina da Universidade de São Paulo (FMUSP). Mestra em Ciências pela FMUSP. Doutora em Medicina pela FMUSP. Professora Colaboradora da FMUSP. Membro da Associação de Obstetrícia e Ginecologia do Estado de São Paulo (SOGESP), da Federação Brasileira das Associações de Ginecologia e Obstetrícia (Febrasgo) e da International Society of Ultrasound in Obstetrics and Gynecology (ISUOG).

Mariane de Olivera Menezes

Graduada em Obstetrícia pela Escola de Artes, Ciências e Humanidades da Universidade de São Paulo (EACH-USP). Mestra em Ciências pela Faculdade de Saúde Pública da USP (FSP-SP). Doutora em Tocoginecologia pela Universidade Estadual Paulista "Júlio de Mesquita Filho" (Unesp). Professora da Levatrice Cursos.

Marianna F. Brock

Graduada em Medicina pela Fundação Técnico-Educacional Souza Marques (FTESM). Especialista em Ginecologia e Obstetrícia pelo Instituto Fernandes Figueira (IFF). Mestra em Medicina pela Universidade do Estado do Amazonas (UEA). Doutora em Medicina pela UEA. Professora Associada da UEA. Membro da Comissão Nacional Especializada em Medicina Fetal da Federação Brasileira das Associações de Ginecologia e Obstetrícia (Febrasgo), da Comissão Nacional de Título de Especialista em Ginecologia e Obstetrícia (TEGO) da Febrasgo, da Comissão Nacional de Ultrassonografia do Colégio Brasileiro de Radiologia (CBR) e da Academia Amazonense de Medicina (AAM).

Marilza Vieira Cunha Rudge

Graduada em Medicina pela Universidade Estadual Paulista "Júlio de Mesquita Filho" (Unesp). Especialista em Ginecologia e Obstetrícia pelo Hospital do Servidor Público Estadual de São Paulo (HSPE). Doutora em Ciências pela Faculdade de Ciências Médicas da Universidade Estadual de Campinas (FCM/Unicamp). Professora Emérita da Unesp.

Mário Henrique Burlacchini de Carvalho

Graduado em Medicina pela Universidade Federal da Bahia (UFBA). Especialista em Obstetrícia pela Federação Brasileira das Associações de Ginecologia e Obstetrícia (Febrasgo). Mestre em Medicina pela Faculdade de Medicina da Universidade de São Paulo (FMUSP). Doutor em Ciências pela FMUSP. Professor Associado Livre-Docente da FMUSP. Membro da Comissão Nacional Especializada em Medicina Fetal da Febrasgo. *Ex-Research Fellow* em Medicina Fetal no King's College Hospital, de Londres.

Mario Julio Franco

Graduado em Medicina pela Universidade do Estado do Rio de Janeiro (UERJ). Especialista em Ginecologia e Obstetrícia pela Universidade Federal do Rio de Janeiro (UFRJ). Mestre em Clínica Obstétrica pela UFRJ. Membro da Clínica Materno-Fetal. Atual Presidente da Associação de Obstetrícia e Ginecologia de Santa Catarina (SOGISC). Ex-Coordenador do Núcleo de Medicina Fetal do Hospital Universitário da Universidade Federal de Santa Catarina (UFSC).

Marisa M. Aprile

Graduada em Medicina pela Faculdade de Ciências Médicas de Santos (FCMS). Especialista em Pediatria pela Sociedade Brasileira de Pediatria (SBP). Mestra em Pediatria pela Faculdade de Medicina da Universidade de São Paulo (FMUSP). Membro da SBP.

Mary Uchiyama Nakamura

Graduada em Medicina pela Escola Paulista de Medicina da Universidade Federal de São Paulo (EPM/Unifesp). Especialista em Ginecologia e Obstetrícia pela EPM/Unifesp. Mestra em Ciências pela EPM/Unifesp. Doutora em Ciências em EPM/Unifesp. Professora Titular da EPM/Unifesp. Membro da Federação Brasileira das Associações de Ginecologia e Obstetrícia (Febrasgo).

Mila Pontremoli Salcedo

Graduada em Medicina pela Universidade Federal de Ciências da Saúde de Porto Alegre (UFCSPA). Especialista em Ginecologia e Obstetrícia pela UFCSPA. Mestre em Patologia pela UFCSPA. Doutora em Medicina/Patologia pela UFCSPA. Professora Assistente de The University of Texas MD Anderson Cancer Center. Membro da Comissão Nacional Especializada (CNE) de Patologia do Trato Genital Inferior (PTGI) e da Comissão Nacional do Título de Especialista em Ginecologia e Obstetrícia (TEGO). Diretora de Prevenção de Câncer de Colo do Útero da Global Oncology, Cancer Network, The University of Texas MD Anderson Cancer Center.

Mirela Foresti Jimenez

Graduada em Medicina pela Universidade Federal do Rio Grande do Sul (UFRGS). Especialista em Ginecologia e Obstetrícia pelo Hospital de Clínicas de Porto Alegre (HCPA). Mestra em Medicina pela UFRGS. Doutora em Medicina pela UFRGS. Professora Associada da Universidade Federal de Ciências da Saúde de Porto Alegre (UFCSPA). Membro da Comissão Nacional Especializada em Abortamento, Parto e Puerpério da Federação Brasileira das Associações de Ginecologia e Obstetrícia (Febrasgo). Conselheira Ouvidora do Conselho Regional de Medicina do Rio Grande do Sul (CREMERS).

Mônica Iassanã dos Reis

Graduada em Enfermagem pela Universidade de Brasília (UnB). Especialista em Gestão Pública e Planejamento em Saúde pela Universidade Federal da Bahia (UFBA). Membro da Comissão Nacional Especializada em Mortalidade Materna da Federação Brasileira das Associações de Ginecologia e Obstetrícia (Febrasgo) e da Rede Brasileira de Acretismo Placentário (REBRAC).

Mônica M. de A. Pontes

Graduada em Odontologia pela Faculdade de Odontologia da Universidade de Pernambuco (FOP-UPE). Especialista em Dentística e Endodontia pela FOP-UPE. Mestra em Dentística e Endodontia pela FOP-UPE. Doutora em Dentística e Endodontia pela FOP-UPE. Professora de Dentística da FOP-UPE. Membro do Comitê de Ética em Pesquisa de Seres Humanos do Centro Integrado de Saúde Amauri de Medeiros (Cisam/UPE). Coordenadora Administrativa da Pró-reitoria Administrativa e Financeira (PROADMI) da Reitoria da UPE.

Nadia Stella Viegas dos Reis

Graduada em Medicina pela Faculdade de Medicina da Universidade Federal do Mato Grosso do Sul (FAMED/UFMS). Especialista em Ginecologia e Obstetrícia pela Federação Brasileira das Associações de Ginecologia e Obstetrícia (Febrasgo). Mestra em Medicina pela Faculdade de Medicina da Universidade de São Paulo (FMUSP). Doutora em Ciências pela FMUSP. Professora Adjunta da FAMED/UFMS. Membro da Comissão Nacional do Título de Especialista em Ginecologia e Obstetrícia (TEGO) da Febrasgo e da Comissão Nacional Especializada em Medicina Fetal da Febrasgo.

Nelson Sass

Graduado em Medicina pela Escola Paulista de Medicina da Universidade Federal de São Paulo (EPM/Unifesp). Professor Titular da EPM/Unifesp. Membro da Federação Brasileira das Associações de Ginecologia e Obstetrícia (Febrasgo) e Membro Fundador da Rede Brasileira de Estudos sobre Hipertensão na Gravidez (RBEHG). Responsável pelo Ambulatório de Hipertensão Arterial, Nefropatias e Transplantes Renais no Departamento de Obstetrícia da EPM/Unifesp.

Odette del Risco Sánchez

Graduada em Psicologia pela Universidad de La Habana (UH). Mestra em Sexologia e Sociedade pela UH. Doutora em Ciências da Saúde pela Faculdade de Ciências Médicas da Universidade Estadual de Campinas (FCM/Unicamp). Pós-doutoranda em Tocoginecologia pela FCM/Unicamp.

Osmar Ribeiro Colas

Graduado em Medicina pela Faculdade de Ciências Médicas de Santos (FCMS). Especialista em Ginecologia e Obstetrícia pela Casa Maternal e da Infância (CMI). Mestre em Obstetrícia pela Escola Paulista de Medicina da Universidade Federal de São Paulo (EPM/Unifesp). Membro da Federação Brasileira das Associações de Ginecologia e Obstetrícia (Febrasgo).

Otto Henrique May Feuerchuette

Graduado em Medicina pela Universidade Federal de Santa Catarina (UFSC). Especialista em Ginecologia e Obstetrícia pela Federação Brasileira das Associações de Ginecologia e Obstetrícia (Febrasgo). Mestre em Ciências da Saúde pela Universidade do Sul de Santa Catarina (UniSul). Doutor em Ciências da Saúde pela UniSul. Professor de Saúde Materno-Infantil da Anima Educação. Membro da Comissão Nacional Especializada em Doenças Infectocontagiosas da Febrasgo.

Patricia de Fátima Teixeira

Graduada em Medicina pela Universidade Federal do Rio de Janeiro (UFRJ). Especialista em Endocrinologia pela Sociedade Brasileira de Endocrinologia e Metabologia (SBEM). Mestra em Endocrinologia pela UFRJ. Doutora em Endocrinologia pela UFRJ. Professora da Pós-graduação em Endocrinologia da UFRJ.

Patricia El Beitune

Graduada em Medicina pela Universidade Federal de Santa Maria (UFSM). Especialista em Ginecologia e Obstetrícia pela UFSM. Mestra em Tocoginecologia pela Faculdade de Medicina de Ribeirão Preto da Universidade de São Paulo (FMRP-USP). Doutora em Tocoginecologia pela FMRP-USP. Pós-doutora pela London School of Hygienne and Tropical Medicine. Professora Associada do Departamento de Ginecologia e Obstetrícia da Universidade Federal de Ciências da Saúde de Porto Alegre (UFCSPA).

Paula Couto de Carvalho

Graduanda em Medicina pela Pontifícia Universidade Católica de Campinas (PUC-Campinas).

Raquel Autran

Graduada em Medicina pela Universidade Federal do Ceará (UFC). Especialista em Ginecologia e Obstetrícia pela Federação Brasileira das Associações de Ginecologia e Obstetrícia (Febrasgo), em Endoscopia Ginecológica pela Febrasgo e em Educação para as Profissões da Saúde pela UFC. Doutora em Ciências pela Faculdade de Medicina da Universidade de São Paulo (FMUSP). Professora Associada da UFC. Membro da Comissão Nacional Especializada em Patologia do Trato Genital Inferior da Febrasgo.

Renata C. S. de Azevedo

Graduada em Medicina pela Faculdade de Medicina da Universidade de Taubaté (UNITAU). Especialista em Psiquiatria pela Faculdade de Ciências Médicas da Universidade Estadual de Campinas (FCM/Unicamp). Doutora em Saúde Mental pela FCM/Unicamp. Professora Associada da FCM/Unicamp. Livre-Docente em Dependências Químicas.

Renato Kfouri

Graduado em Medicina pela Faculdade de Ciências Médicas de Santos (FCMS). Especialista em Pediatria pela Sociedade Brasileira de Pediatria (SBP). Mestre em Infectologia pela Escola Paulista de Medicina da Universidade Federal de São Paulo (EPM/Unifesp). Membro da SPB e da Sociedade Brasileira de Imunizações (SBIm). Vice-presidente da SBIm. Presidente do Departamento de Imunizações da SBP e Membro da Câmara Técnica Assessora do Programa Nacional de Imunizações (PNI).

Renato T. Souza

Graduado em Medicina pela Universidade Federal do Paraná (UFPR). Especialista em Ginecologia e Obstetrícia pela UFPR e em Gestação de Alta Complexidade pela Escola Paulista de Medicina da Universidade Federal de São Paulo (EPM/Unifesp). Mestre em Tocoginecologia pela Faculdade de Ciências Médicas da Universidade Estadual de Campinas (FCM/Unicamp). Doutor em Tocoginecologia pela FCM/Unicamp. Pós-doutor pela FCM/Unicamp. Membro da Comissão Nacional Especializada em Gestação de Alto Risco da Federação Brasileira das Associações de Ginecologia e Obstetrícia (Febrasgo).

Ricardo Carvalho Cavalli

Graduado em Medicina pela Faculdade de Medicina de Ribeirão Preto da Universidade de São Paulo (FMRP-USP). Especialista em Ginecologia e Obstetrícia pela FMRP-USP. Mestre em Ginecologia e Obstetrícia pela FMRP-USP. Doutor em Ginecologia e Obstetrícia pela FMRP-USP. Professor da FMRP-USP. Membro da FMRP-USP.

Ricardo Porto Tedesco

Graduado em Medicina pela Faculdade de Medicina de Jundiaí (FMJ). Especialista em Ginecologia e Obstetrícia pelo Hospital Maternidade-Escola Cachoeirinha (HMEC). Mestre em Tocoginecologia pela Faculdade de Ciências Médicas da Universidade Estadual de Campinas (FCM/Unicamp). Doutor em Tocoginecologia pela FCM/Unicamp. Professor Titular pela FMJ e Livre-Docente pela FCM/Unicamp. Membro da Comissão Nacional Especializada na Assistência ao Aborto, Parto e Puerpério da Federação Brasileira das Associações de Ginecologia e Obstetrícia (Febrasgo).

Rita de Cassia Sanchez

Graduada em Medicina pela Faculdade de Medicina da Universidade de São Paulo (FMUSP). Especialista em Ginecologia e Obstetrícia pela Federação Brasileira das Associações de Ginecologia e Obstetrícia (Febrasgo) e em Melhoria em Saúde pelo Institute for Healthcare Improvement (IHI). MBA em Gestão em Saúde pela Escola Paulista de Medicina da Universidade Federal de São Paulo (EPM/Unifesp). Doutora em Medicina pela FMUSP. Professora de Medicina do Hospital Israelita Albert Einstein (HIAE). Membro da Comissão Nacional Especializada em Parto da Febrasgo.

Rivia Mara Lamaita

Graduada em Medicina pela Universidade Federal de Minas Gerais (UFMG). Especialista em Reprodução Assistida pela Federação Brasileira das Associações de Ginecologia e Obstetrícia (Febrasgo). Mestra em Ginecologia pela UFMG. Doutora em Ginecologia pela Escola Paulista de Medicina da Universidade Federal de São Paulo (EPM/Unifesp). Professora Adjunta da UFMG e da Faculdade Ciências Médicas de Minas Gerais (FCM-MG). Membro da Comissão Nacional Especializada em Reprodução Assistida e Residência Médica da Febrasgo.

Roberto Magliano

Graduado em Medicina pela Universidade Federal da Paraíba (UFPB). Especialista em Ginecologia e Obstetrícia pelo Hospital Maternidade Leonor Mendes de Barros (HMLMB). Mestre em Obstetrícia pela Escola Paulista de Medicina da Universidade Federal de São Paulo (EPM/Unifesp).

Roberto Magliano de Morais Filho

Graduado em Medicina pela Faculdade de Medicina Nova Esperança (FAMENE). Residente de Clínica Médica do Abington Memorial Hospital, Jefferson Health.

Robinson Dias de Medeiros

Graduado em Medicina pela Universidade Federal do Rio Grande do Norte (UFRN). Especialista em Ginecologia e Obstetrícia pela Federação Brasileira das Associações de Ginecologia e Obstetrícia (Febrasgo). Mestre em Medicina pela UFRN. Doutor em Ciências da Saúde pela UFRN. Professor Associado 2 do Departamento de Tocoginecologia da UFRN. Membro da Comissão Nacional Especializada em Violência Sexual e Interrupção Gestacional Prevista em Lei da Febrasgo.

Rodolfo de Carvalho Pacagnella

Graduado em Medicina pela Faculdade de Medicina da Universidade de São Paulo (FMUSP). Especialista em Ginecologia e Obstetrícia pela FMUSP. Mestre em Saúde Coletiva pela FMUSP. Doutor em Tocoginecologia pela Faculdade de Ciências Médicas da Universidade Estadual de Campinas (FCM/Unicamp). Professor Associado da FCM/Unicamp. Membro da Federação Internacional de Ginecologia e Obstetrícia (Figo). Consultor da Organização Mundial da Saúde (OMS).

Rodrigo A. R. Souza Nogueira

Graduado em Medicina pela Faculdade de Medicina da Universidade de Taubaté (UNITAU). Especialista em Ginecologia e Obstetrícia pelo Hospital Maternidade Leonor Mendes de Barros (HMLMB). MBA Executivo em Administração: Gestão de Clínicas, Hospitais e Indústrias da Saúde pela Fundação Getulio Vargas (FGV). Líder do Centro Obstétrico do Grupo Santa Joana.

Rodrigo Dias Nunes

Graduado em Medicina pela Universidade Federal de Santa Catarina (UFSC). Especialista em Ginecologia e Obstetrícia pela Maternidade Carmela Dutra. Mestre em Ciências da Saúde pela Universidade do Sul de Santa Catarina (UniSul). Doutor em Ciências da Saúde pela UniSul. Professor da UniSul. Membro da Federação Brasileira das Associações de Ginecologia e Obstetrícia (Febrasgo), da Associação de Obstetrícia e Ginecologia de Santa Catarina (SOGISC), da Sociedad Española de Ginecología y Obstetricia (SEGO) e da Sociedade Portuguesa de Ginecologia (SPG).

Rodrigo Ruano

Graduado em Medicina pela Faculdade de Medicina da Universidade de São Paulo (FMUSP). Especialista em Ginecologia e Obstetrícia, Medicina Fetal e Ultrassonografia em Obstetrícia e Ginecologia pela Federação Brasileira das Associações de Ginecologia e Obstetrícia (Febrasgo) e Universidade de Paris. Doutor em Ciências pela FMUSP. Professor Titular do Departamento de Obstetrícia, Ginecologia e Ciências da Reprodução e do Departamento de Pediatria da University of Miami. Professor Adjunto do Departamento de Obstetrícia e Ginecologia da Faculdade de Ciências Médicas da Santa Casa de São Paulo (FCMSCSP). Professor Livre-Docente da FMUSP. Chefe do Serviço de Medicina Materno-Fetal da University of Miami e do Jackson Memorial Hospital.

Romulo Negrini

Graduado em Medicina pela Faculdade de Ciências Médicas da Santa Casa de São Paulo (FCMSCSP). Especialista em Ginecologia, Obstetrícia e Medicina Fetal da FCMSCSP. Mestre em Tocoginecologia pela FCMSCSP. Doutor em Ciências da Saúde pela FCMSCSP. Professor Instrutor da FCMSCSP. Coordenador de Obstetrícia do Hospital Israelita Albert Einstein (HIAE).

Rosana Richtmann

Graduada em Medicina pela Faculdade de Ciências Médicas de Santos (FCMS). Especialista em Infectologia pelo Instituto de Assistência Médica ao Servidor Público Estadual de São Paulo (IAMSPE). Doutora em Epidemiologia Hospitalar pela Universitat Klinikum Freiburg, da Alemanha. Membro da Sociedade Brasileira de Infectologia (SBI).

Rose Luce Gomes do Amaral

Graduada em Odontologia pela Universidade Federal do Pará (UFPA). Especialista em Infecções Genitais pela Sociedade Brasileira de Doenças Sexualmente Transmissíveis (SBDST). Mestra em Tocoginecologia pela Faculdade de Ciências Médicas da Universidade Estadual de Campinas (FCM/Unicamp). Doutora em Tocoginecologia pela FCM/Unicamp. Professora Colaboradora da Faculdade de Medicina de Jundiaí (FCJ). Chefe do Ambulatório de Infecções Genitais do Centro de Atenção Integral à Saúde da Mulher da Unicamp (CAISM-Unicamp).

Rosires Pereira de Andrade

Graduada em Medicina pela Universidade Federal do Paraná (UFPR). Especialista em Ginecologia e Obstetrícia pela Université Renée Descartes e Federação Brasileira das Associações de Ginecologia e Obstetrícia (Febrasgo). Mestra em Clínica Cirúrgica pela UFPR. Doutora em Princípios de Cirurgia pela Faculdade Evangélica do Paraná (FEMPAR). Professora Titular Aposentada de Reprodução Humana da UFPR. Diretora do Centro de Estudos e Pesquisas Médicas (CEPEME-CERHFAC) e Em Busca do Saber (EBS).

Rossana Cristina Fontes Cotta

Graduada em Medicina pela Universidade Federal de Minas Gerais (UFMG). Especialista em Pediatria pela Universidade de Brasília (UnB). Mestranda em Saúde da Mulher pela UFMG. Membro da Sociedade Brasileira de Pediatria (SBP) e Sociedade Brasileira de Pneumologia e Tisiologia (SBPT).

Rossana Pulcineli Vieira Francisco

Graduada em Medicina pela Pontifícia Universidade Católica de Campinas (PUC-Campinas). Especialista em Ginecologia e Obstetrícia pela Faculdade de Medicina da Universidade de São Paulo (FMUSP). Mestra em Medicina pela FMUSP. Doutora em Medicina pela FMUSP. Professora Associada do Departamento de Obstetrícia e Ginecologia da FMUSP.

Roxana Knobel

Graduada em Medicina pela Faculdade de Ciências Médicas da Universidade Estadual de Campinas (FCM/Unicamp). Especialista em Ginecologia e Obstetrícia pela FCM/Unicamp. Mestra em Tocoginecologia pela FCM/Unicamp. Doutora em Tocoginecologia pela FCM/Unicamp. Professora Titular da Universidade Federal de Santa Catarina (UFSC).

Sabrina Girotto Ferreira

Graduada em Medicina pela Faculdade de Medicina de Jundiaí (FMJ). Especialista em Ginecologia e Obstetrícia pela FMJ. Mestra em Ciências da Saúde pela Faculdade de Ciências Médicas da Universidade Estadual de Campinas (FCM/Unicamp). Professora Voluntária da FMJ. Membro da International Society of Ultrasound in Obstetrics and Gynecology (ISUOG). Com área de atuação em Ultrassonografia, Ginecologia, Obstetrícia e Medicina Fetal pela Federação Brasileira das Associações de Ginecologia e Obstetrícia (Febrasgo).

Samira El M. T. Haddad

Graduada em Medicina pela Faculdade de Ciências Médicas de Santos (FCMS). Especialista em Ginecologia e Obstetrícia pela Faculdade de Ciências Médicas da Universidade Estadual de Campinas (FCM/Unicamp) e em Terapia Intensiva de Adultos pelo Hospital Israelita Albert Einstein (HIAE). Mestra em Tocoginecologia pela FCM/Unicamp. Doutora em Ciências da Saúde pela FCM/Unicamp. Professora da Faculdade de Medicina de Guarujá (Unoeste). Membro da Associação de Obstetrícia e Ginecologia do Estado de São Paulo (SOGESP).

Sandra Regina Baltieri

Graduada em Enfermagem pela Faculdade Israelita de Ciências da Saúde Albert Einstein (Ensino Einstein). Especialista em Ciência da Melhoria pelo Institute Healthcare Improvement (IHI). MBA em Gestão de Saúde pelo Instituto de Ensino e Pesquisa Insper.

Sara Toassa Gomes Solha

Graduada em Medicina pela Universidade Federal do Paraná (UFPR). Especialista em Ginecologia e Obstetrícia pela Pontifícia Universidade Católica de São Paulo (PUC-SP). Mestra em Educação nas Profissões da Saúde pela PUC-SP. Doutoranda pela Universidade Estadual Paulista "Júlio de Mesquita Filho" (Unesp). Instrutora do Curso de Emergências Obstétricas da Associação de Obstetrícia e Ginecologia do Estado de São Paulo (SOGESP). Membro da Comissão Nacional Especializada em Gestação de Alto Risco pela Federação Brasileira das Associações de Ginecologia e Obstetrícia (Febrasgo).

Sckarlet Ernandes Biancolin

Graduada em Medicina pela Universidade Estadual Paulista "Júlio de Mesquita Filho" (Unesp). Especialista em Medicina Fetal pelo Hospital das Clínicas da Faculdade de Medicina de Ribeirão Preto da Universidade de São Paulo (FMRP-USP). Mestra em Obstetrícia pela FMRP-USP. Doutora em Obstetrícia pela FMRP-USP. Membro da Clínica Obstétrica do Hospital das Clínicas da FMRP-USP.

Sérgio Hecker Luz

Graduado em Medicina pela Universidade Federal do Rio Grande do Sul (UFRGS). Especialista em Ginecologia e Obstetrícia pela Federação Brasileira das Associações de Ginecologia e Obstetrícia (Febrasgo). Doutor em Ciências Médicas pela UFRGS. Ex-professor da Pontifícia Universidade Católica do Rio Grande do Sul (PUC-RS). Membro da Febrasgo.

Sérgio Henrique Pires Okano

Gruaduado em Medicina pela Faculdade de Medicina de Ribeirão Preto da Universidade de São Paulo (FMRP-USP). Especialista em Ginecologia e Obstetrícia pelo Hospital das Clínicas da FMRP-USP. Mestre em Ciências pela FMRP-USP. Professor Colaborador da FMRP-USP. Membro da Associação Brasileira de Estudos em Medicina e Saúde Sexual (ABEMSS).

Sérgio Hofmeister Martins-Costa

Graduado em Medicina pela Universidade Federal do Rio Grande do Sul (UFRGS). Especialista em Ginecologia e Obstetrícia pela Universidade Federal de Ciências da Saúde de Porto Alegre (UFCSPA). Mestre em Nefrologia pela UFRGS. Doutor em Ginecologia e Obstetrícia pela UFRGS. Professor Titular da UFRGS. Membro da Comissão Nacional Especializada em Hipertensão e Ética e Defesa Profissional da Federação Brasileira das Associações de Ginecologia e Obstetrícia (Febrasgo).

Sergio Kobayashi

Graduado em Medicina pela Faculdade de Medicina de Sorocaba, atual Pontifícia Universidade Católica de São Paulo (PUC-SP). Especialista em Medicina Fetal pela Federação Brasileira das Associações de Ginecologia e Obstetrícia (Febrasgo). Mestre em Obstetrícia pela Escola Paulista de Medicina da Universidade Federal de São Paulo (EPM/Unifesp). Doutor em Radiologia pelo Instituto Nacional de Radiologia (InRad) do Hospital das Clínicas da Faculdade de Medicina da Universidade de São Paulo (FMUSP). Membro Titular da Academia Brasileira de Ultrassonografia (ABU). Coordenador Científico de Imagem da Mulher em Obstetrícia e Medicina Fetal da Sociedade Paulista de Radiologia (SPR), do Grupo de Estudos em Ultrassonografia da SPR, da Comissão de Critérios de Adequação em Obstetrícia e Medicina Fetal do Colégio Brasileiro de Radiologia (CBR) e do Setor de Medicina Fetal do Hospital Sírio-Libanês. Médico Assistente do InRad da FMUSP. Vice-presidente da Comissão Nacional Especializada em Ultrassonografia da Febrasgo. Chefe da Equipe do Pronto-Socorro de Ginecologia e Obstetrícia da EPM/Unifesp.

Sergio Nicastri

Graduado em Medicina pela Faculdade de Medicina da Universidade de São Paulo (FMUSP). Especialista em Psiquiatria pela Associação Brasileira de Psiquiatria (ABP). Mestre em Saúde Pública pela Johns Hopkins University. Doutor em Medicina pela FMUSP.

Sheila Koettker Silveira

Graduada em Medicina pela Universidade Federal de Santa Catarina (UFSC). Especialista em Ginecologia e Obstetrícia pela Maternidade Carmela Dutra. Mestra em Ciência da Saúde da UFSC. Membro da Associação de Obstetrícia e Ginecologia de Santa Catarina (SOGISC).

Silvana Maria Quintana

Graduada em Medicina pela Universidade Federal de Santa Maria (UFSM). Especialista em Ginecologia e Obstetrícia pela UFSM. Mestra em Ginecologia e Obstetrícia pela Faculdade de Medicina de Ribeirão Preto da Universidade de São Paulo (FMRP-USP). Doutora em Ginecologia e Obstetrícia pela FMRP-USP. Professora de Ginecologia e Obstetrícia da FMRP-USP.

Silvia Regina Piza F. Jorge

Graduada em Medicina pelo Centro Universitário Lusíada (UNILUS). Especialista em Tocoginecologia pela Santa Casa da Misericórdia de São Paulo. Mestra em Tocoginecologia pela Faculdade de Ciências da Saúde da Santa Casa de São Paulo (FCMSCSP). Doutora em Tocoginecologia pela FCMSCSP. Professora Assistente da FCMSCSP. Membro da Federação Brasileira das Associações de Ginecologia e Obstetrícia (Febrasgo). Presidente da Comissão Nacional de Aleitamento Materno da Febrasgo.

Simone Carvalho

Graduada em Medicina pela Universidade de Pernambuco (UPE). Especialista em Ginecologia e Obstetrícia pela UPE. Mestre em Tocoginecologia pela UPE. Doutora em Tocoginecologia pela Faculdade de Medicina de Botucatu/Unesp. Professora Adjunta da UPE. Título de Especialista em Endoscopia Ginecológica e em Ginecologia e Obstetrícia pela Federação Brasileira das Associações de Ginecologia e Obstetrícia (Febrasgo).

Sue Yazaki Sun

Graduada em Medicina pela Escola Paulista de Medicina da Universidade Federal de São Paulo (EPM/Unifesp). Especialista em Ginecologia e Obstetrícia pela EPM/Unifesp. Mestra em Obstetrícia pela EPM/Unifesp. Doutora em Ciências pela EPM/Unifesp. Professora Livre-Docente da EPM/Unifesp.

Suzi Volpato

Graduada em Medicina pela Faculdade de Medicina de Ribeirão Preto da Universidade de São Paulo (FMRP-USP). Especialista em Ginecologia e Obstetrícia pelo Hospital das Clínicas da FMRP-USP. Mestra em Tocoginecologia pela FMRP-USP.

Tadeu Coutinho

Graduado em Medicina pela Faculdade de Medicina da Universidade Federal de Juiz de Fora (FMU-UFJF). Especialista em Ginecologia e Obstetrícia pela Federação Brasileira das Associações de Ginecologia e Obstetrícia (Febrasgo). Mestre em Saúde Coletiva pelo Instituto de Medicina Social da Universidade do Estado do Rio de Janeiro (IMS-UERJ). Doutor em Saúde Coletiva pelo IMS-UERJ. Professor Titular do Departamento Materno-Infantil da Faculdade de Medicina da Universidade Federal de Juiz de Fora (FAMED-UFJF). Membro da UFJF e Membro Titular da Academia Mineira de Medicina (AMM).

Tatiana Assunção Zaccara

Graduada em Medicina pela Universidade Federal de Goiás (UFG). Especialista em Ginecologia e Obstetrícia pelo Hospital das Clínicas da Faculdade de Medicina de Ribeirão Preto da Universidade de São Paulo (FMRP-USP). Doutora em Ciências da Faculdade de Medicina da Universidade de São Paulo (FMUSP).

Thiago Braido Dias

Graduado em Medicina pela Faculdade de Medicina de Ribeirão Preto da Universidade de São Paulo (FMRP-USP). Especialista em Anestesiologia pelo Hospital das Clínicas da Faculdade de Medicina de Ribeirão Preto da Universidade de São Paulo (FMRP-USP). Doutor em Ciências Biológicas pela FMRP-USP.

Venina Barros

Graduada em Medicina pela Faculdade de Medicina da Universidade de São Paulo (FMUSP). Especialista em Ginecologia e Obstetrícia pela FMUSP. Mestra em Medicina pela FMUSP. Doutora em Medicina pela FMUSP. Membro da Associação de Obstetrícia e Ginecologia do Estado de São Paulo (SOGESP) e da Federação Brasileira das Associações de Ginecologia e Obstetrícia (Febrasgo).

Vera Therezinha Medeiros Borges

Graduada em Medicina pela Escola Paulista de Medicina da Universidade Federal de São Paulo (EPM/Unifesp). Especialista em Ginecologia e Obstetrícia pela EPM/Unifesp. Mestra em Ginecologia, Obstetrícia e Mastologia pela EPM/Unifesp. Doutora em Ginecologia, Obstetrícia e Mastologia pela EPM/Unifesp. Professora Associada de Ginecologia, Obstetrícia e Mastologia pela EPM/Unifesp. Membro da Federação Brasileira das Associações de Ginecologia e Obstetrícia (Febrasgo).

Virginia Spinola Quintal

Graduada em Medicina pela Faculdade de Medicina da Universidade de São Paulo (FMUSP). Especialista em Pediatria e Neonatologia pela FMUSP. Mestra em Pediatria pela FMUSP. Doutora em Ciências da Saúde pela FMUSP. Membro da Sociedade de Pediatria de São Paulo (SPSP) e do Departamento Científico de Aleitamento Materno da SPSP. Professora de Pediatria da Faculdade de Medicina Nove de Julho (UNINOVE).

Yanka Barbosa Alves

Graduada em Odontologia pela Universidade Federal da Paraíba (UFPB). Especialista em Odontologia Legal pela Faculdade Centro Odontológico de Estudos e Pesquisas (COESP). Mestranda em Perícias Forenses pela Universidade de Pernambuco (UPE). Membro da Comissão de Perícias Forenses da Ordem dos Advogados do Brasil de Pernambuco (OAB-PE).

Apresentação

A saúde da mulher sempre foi e sempre será nossa prioridade. Meninas, adolescentes, mulheres, jovens, senhoras e idosas – cada fase tem particularidades e desafios, da assistência mais básica aos enfrentamentos mais difíceis e onerosos. Nossa missão, ao receber cada paciente no consultório, é entender seus questionamentos, sanar suas dúvidas e orientar sempre pelo melhor caminho e opção de tratamento, sempre empregando a evidência científica. Não nos guiamos por opiniões pessoais, mas pela solução mais adequada, baseada na ciência e em prol da saúde feminina. Com tantos desafios a serem superados, o que pode nos fazer ganhar essa luta pela saúde das mulheres é a união de todos os profissionais.

Por isso, nosso desejo é que este conteúdo seja seu livro de consultas, de cabeceira, de mesa. Um tipo de dicionário que ofereça respostas que nenhum buscador *online* ou inteligência artificial seria capaz de dar. Esse pode ser um pensamento audacioso de nossa parte, mas realmente acreditamos na preciosidade, no vasto conhecimento acadêmico e nas atualizações dos mais de 220 autores e coautores deste tratado.

Consideramos essas páginas como um verdadeiro manual, que traduz os novos conhecimentos, pesquisas, estudos e literatura em um resumo profundo, porém de fácil compreensão. Algo que seja fácil de absorver e seja a primeira referência que vem à mente diante de uma dúvida.

O conhecimento científico é o principal pilar da Federação Brasileira das Associações de Ginecologia e Obstetrícia (Febrasgo), que tem como missão valorizar os ginecologistas e obstetras e cuidar da saúde feminina em todo o Brasil. Seja você estudante, residente, médico de família, de consultório ou de sala de aula, nosso desejo é que faça bom uso deste material. Se você está lendo isso, caro leitor, é porque já faz parte dessa comunidade.

Por fim, e mais uma vez, queremos deixar registrado nosso agradecimento a todos os que tornaram este projeto possível e a toda a equipe da Febrasgo. Reiteramos ainda o compromisso da instituição em fomentar a educação continuada aos profissionais brasileiros de Ginecologia e Obstetrícia.

Os editores

Agnaldo Lopes da Silva Filho
César Eduardo Fernandes
Maria Celeste Osório Wender

Prefácio

Felizmente vivemos em uma época do êxito da ciência e dos conhecimentos tecnológicos direcionados à saúde. Estudos e pesquisas em todo o mundo permeiam a troca de informações entre os profissionais das áreas de Ginecologia e Obstetrícia em convenções e eventos nacionais e internacionais.

Contudo, o avanço da tecnologia não é exclusivo no campo da saúde: os eletrônicos, com suas inúmeras atualizações e novas versões, estão aí para provar isso. O conhecimento trilhou um vasto, porém rápido, caminho. Nos primórdios, a troca de informação era no estilo "boca a boca", de mestre para aprendiz. Depois, surgiram as literaturas, as salas de aula, as enciclopédias, os grandes estudiosos do segmento e os periódicos. Em um piscar de olhos, o conhecimento ficou mais acessível. Um clique garante o *download*, uma tradução ou referência científica, mas como analisar criticamente a infindável "montanha de informações"? Como nortear nossa prática médica baseada em reais evidências valorizáveis, sem desviar ou tomar atalhos tortos?

Nessa Era de informações rápidas, como "separar o joio do trigo" e, ao mesmo tempo, se manter atualizado com o que há de melhor na especialidade? O *Tratado de Obstetrícia* é a resposta para esse questionamento.

Este tratado, já tradicional em nossa comunidade, chega à sua mais nova edição. O grande desafio nesta publicação continua sendo o mesmo: reunir o melhor time de profissionais e organizar as melhores informações em um curto espaço de tempo.

Mais uma vez, conseguimos! E isso somente foi possível graças ao trabalho conjunto da comunidade acadêmica, da diretoria da Federação Brasileira das Associações de Ginecologia e Obstetrícia (Febrasgo), dos colaboradores da entidade, dos presidentes e representantes de cada Comissão Nacional Especializada (CNE), dos especialistas, dos autores convidados e, claro, de toda a equipe editorial, que cuidou de cada detalhe para dar vida a este material. Profissionais competentes que qualquer médico gostaria de ter como colega na mesma sala.

Sentimos um orgulho pueril ao ver cada um dos 113 capítulos deste livro finalizados. Como profissionais, entendemos que é nosso dever, com toda a equipe, trazer uma versão deste tratado que seja atualizada, informativa e extremamente detalhista. Assim, desejamos – e garantimos – uma excelente leitura!

Os editores

Agnaldo Lopes da Silva Filho
César Eduardo Fernandes
Maria Celeste Osório Wender

Sumário

PARTE 1

Anatomia e Fisiologia da Reprodução

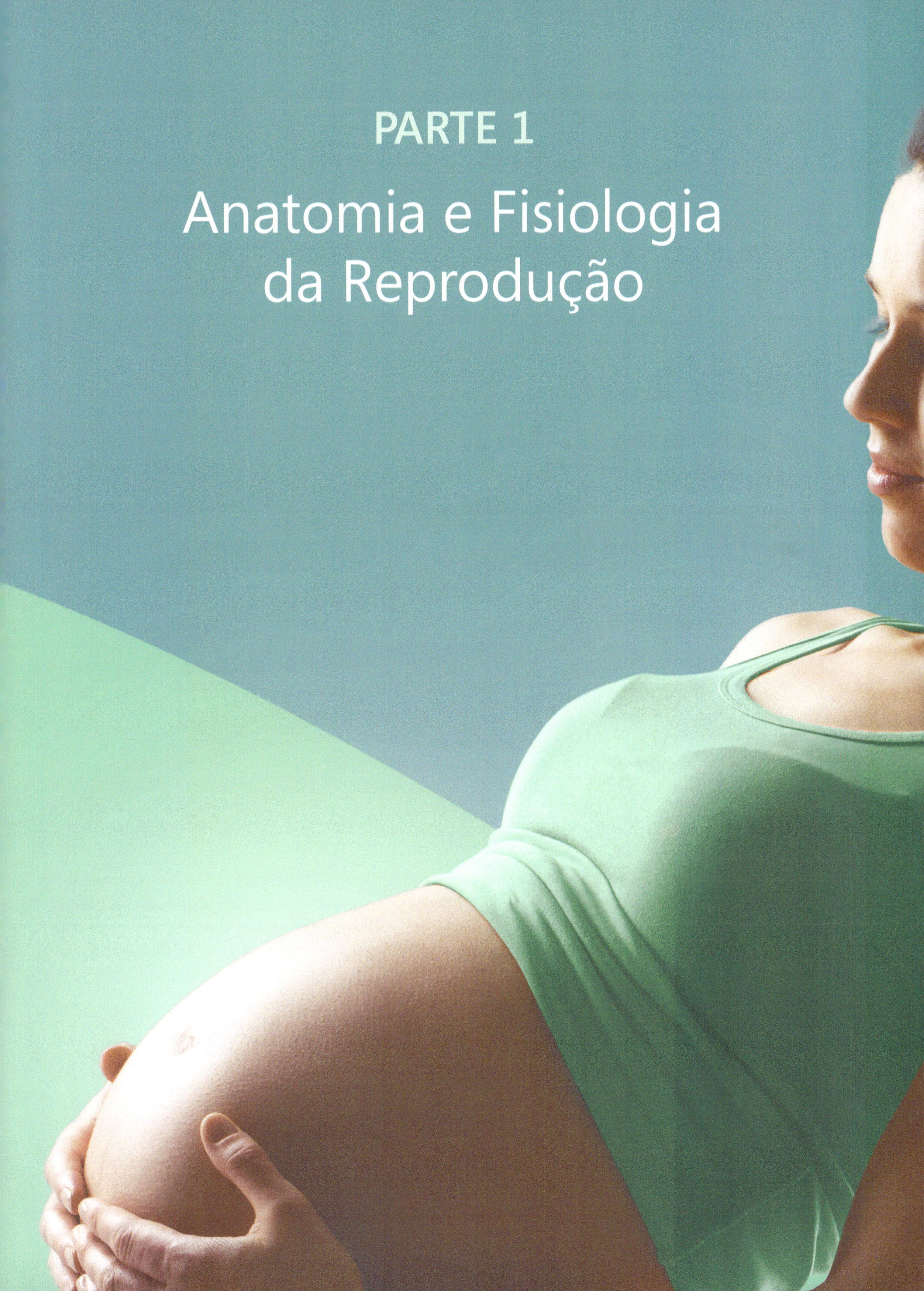

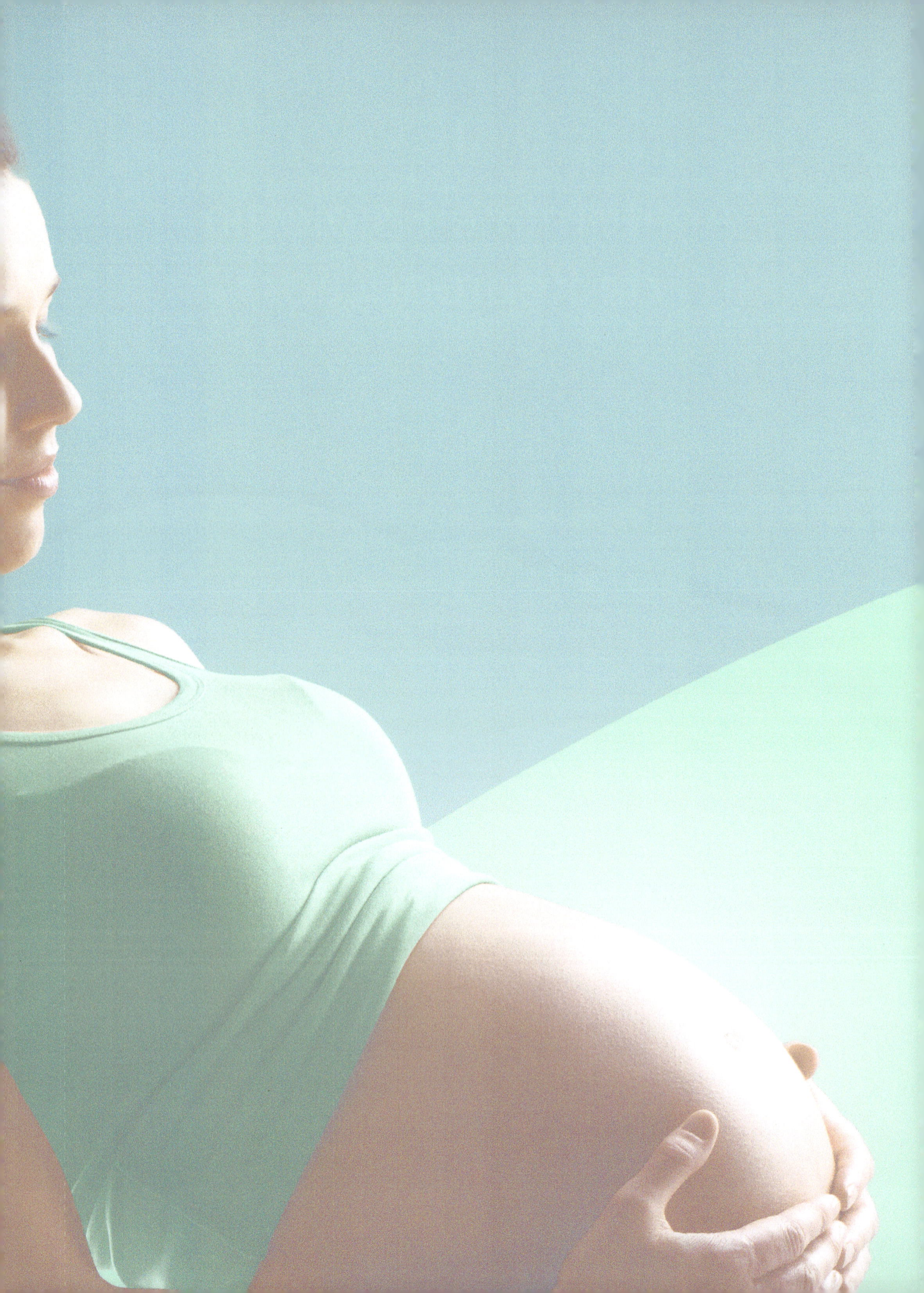

CAPÍTULO 1

Anatomia Aplicada à Obstetrícia

Flávia Cunha • Jorge Rezende Filho

INTRODUÇÃO

O trajeto, ou canal da parturição, estende-se do útero à fenda vulvar. Nele, há três estreitamentos anulares: o orifício cervical, o diafragma pélvico (urogenital) e o *óstio vaginal* (fenda vulvovaginal). Constituído de formações de diversas naturezas – partes moles do canal do parto –, é sustentado entre a sua porção superior, o corpo do útero e a porção inferior, perineovulvar, por cintura óssea, que se designa pelo nome de pequena pelve, pequena bacia ou escavação.

O sistema genital feminino é dividido em genitália externa e interna. A genitália externa ou vulva pode ser estudada em conjunto com o períneo, constituindo a região vulvoperineal. A genitália interna feminina se compõe, essencialmente, de um longo canal que se estende da superfície externa do corpo até a cavidade peritoneal, constituído por vagina, útero e tubas uterinas, além de um par de gônadas, que são os ovários (Rezende Filho, 2024).

BACIA

A bacia (ou pelve) constitui o canal ósseo, formado pelos dois ilíacos – o sacro e o cóccix –, com as respectivas articulações (sínfise púbica, sacroilíacas, sacrococcígea) (Figura 1.1). Entre o sacro e a quinta vértebra lombar, é possível acrescentar a articulação lombossacra, cujo vértice constitui o promontório.

A pelve divide-se em grande e pequena bacia ou escavação; a primeira apresenta reduzida expressão obstétrica e a última ainda requer estudo com aplicação no acompanhamento do trabalho de parto (trajeto duro do parto).

A grande bacia (ou pelve falsa) é limitada, lateralmente, pelas fossas ilíacas internas, e, posteriormente, pela coluna vertebral; os limites anteriores são representados pelo espaço que os músculos abdominais mais fortes demarcam. Superiormente, assinala-se circunferência, ou contorno, formada, na parte de trás, pela base do sacro; lateralmente, pelas cristas ilíacas; à frente, pela borda anterior do osso ilíaco.

Na obstetrícia, ainda que não apresente grande relevância, seu formato e suas dimensões oferecem noções relacionadas com a escavação.

Continuada na parte inferior pela escavação, a separação da grande bacia ocorre pelo anel do estreito superior.

A pequena bacia, escavação pélvica ou simplesmente escavação, limita-se, na parte de cima, pelo estreito superior; abaixo, pelo inferior.

O estreito superior é constituído (de trás para a frente) de saliência do promontório, borda anterior da asa do sacro, articulação sacroilíaca, linha inominada, eminência ileopectínea e borda superior do corpo do púbis e da sínfise púbica.

O estreito inferior é composto de borda inferior dos dois púbis (revestidos pelo ligamento *arcuatum*), ramos isquiopúbicos (ramos descendentes do púbis e ascendentes do ísquio), tuberosidades isquiáticas, borda medial ou interna dos grandes ligamentos sacrociáticos e extremidade do cóccix (articulação sacrococcígea, depois da retropulsão do cóccix); é, portanto, ósseo e ligamentoso.

Entre os dois estreitos está a escavação, em que há quatro paredes: anterior, posterior e duas laterais. A parede anterior é constituída de: face posterior ou pélvica do corpo do púbis e do seu ramo horizontal; lado interno do buraco obturado e face interna da respectiva membrana; face interna do ramo isquiopúbico e de parte da tuberosidade isquiática.

Em linha reta, a porção posterior mede em torno de 11 a 12 cm de altura, do promontório ao ápice do cóccix, e, seguindo o encurvamento do sacro, de 15 a 16 cm. É constituída de face

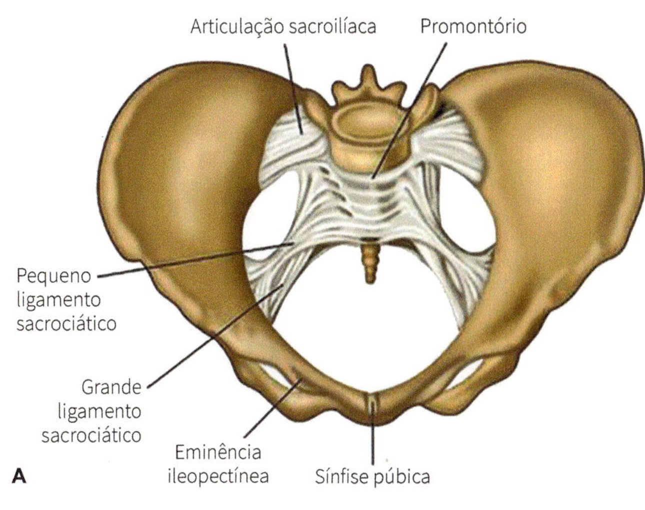

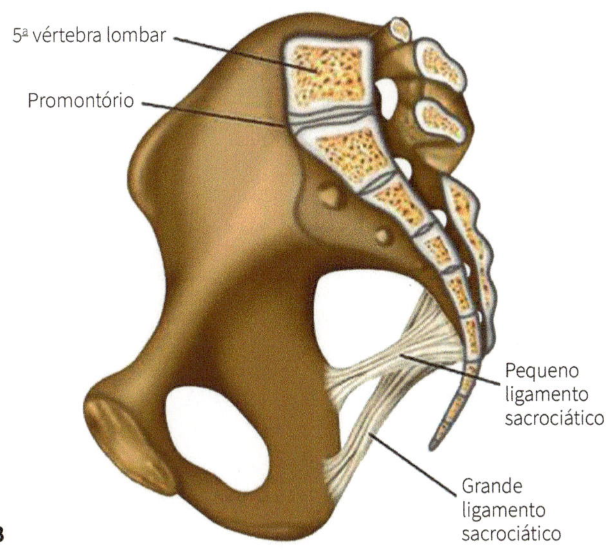

Figura 1.1 Bacia vista de cima (**A**) e em corte sagital (**B**).

anterior ou pélvica do sacro e do cóccix, medindo na parte superior aproximadamente 11 cm de largura, no nível da articulação lombossacra. O grau de concavidade da parede posterior da escavação varia, naturalmente, com o formato do sacro e é mais acentuado na mulher.

O estreito médio começa atrás, no ápice do sacro, passa pelas apófises transversas da quinta vértebra sacra, pela borda inferior dos pequenos ligamentos sacrociáticos, pelas espinhas ciáticas, pelos arcos tendíneos do elevador do ânus e, finalmente, termina à frente de seus feixes pubococcígeos, na face posterior do púbis.

Na grande bacia, é possível considerar diâmetros transversos e um anteroposterior. De um, a espinha ilíaca anterossuperior à do lado oposto, obtém-se o diâmetro biespinha (BE), que mede aproximadamente 24 cm; da parte mais saliente, de uma crista ilíaca, à do lado oposto, tem-se o diâmetro bicrista (BC), que mede, em geral, 28 cm. Traça-se o diâmetro anteroposterior da fosseta localizada abaixo da apófise espinhosa da última vértebra lombar (base do sacro), à borda superior da sínfise púbica; é chamado também "diâmetro sacropúbico externo (SPE)", "de Baudelocque" ou "*conjugata* externa", medindo, em geral, 20 cm (Grant, 2000).

Na pequena bacia, serão descritos, sucessivamente, os diâmetros dos estreitos superior, médio e inferior (Figuras 1.2 e 1.3).

No estreito superior, há um diâmetro anteroposterior, traçado do promontório à borda superior da sínfise púbica, chamado "*conjugata vera* anatômica", medindo 11 cm (Beck e Rosenthal, 1955).

Do mesmo promontório à face posterior do púbis, traçam-se a *conjugata vera* obstétrica (10,5 cm) e, ainda, a *conjugata diagonalis*, que não é do estreito superior nem do inferior, sendo apenas recurso clínico para avaliar os mencionados diâmetros anteroposteriores do estreito superior; sua extensão é, em geral, de 12 cm. O diâmetro transverso máximo vai do ponto mais afastado da linha inominada ao ponto do lado oposto, localizado, em geral, na junção do terço posterior com os dois terços anteriores do diâmetro anteroposterior, medindo de 13 a 13,5 cm (Beck Rosenthal, 1955).

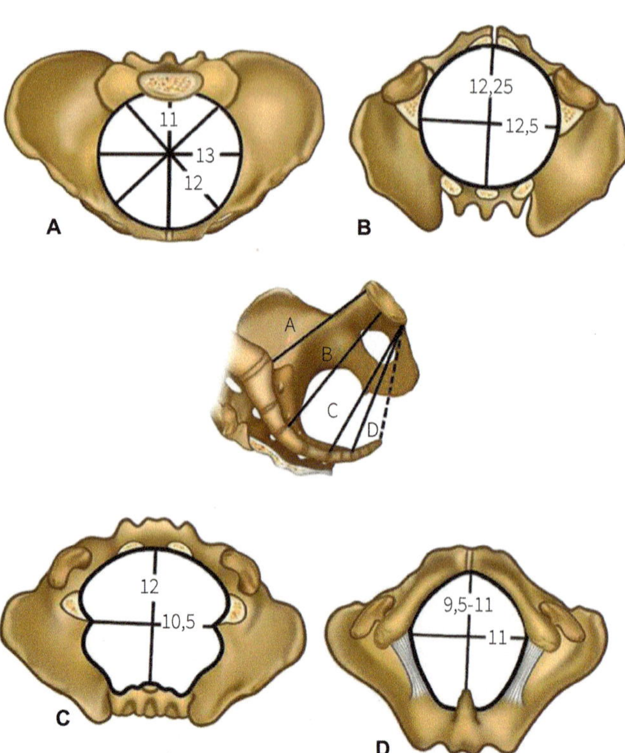

Figura 1.2 **A.** Estreito superior da bacia, visto de cima. **B.** Plano de maiores dimensões da escavação, visto de baixo. **C.** Plano de menores dimensões, estreito médio, visto de baixo. **D.** Estreito inferior visto de baixo. No centro, corte sagital indicando os planos sinalados em **A**, **B**, **C** e **D**.

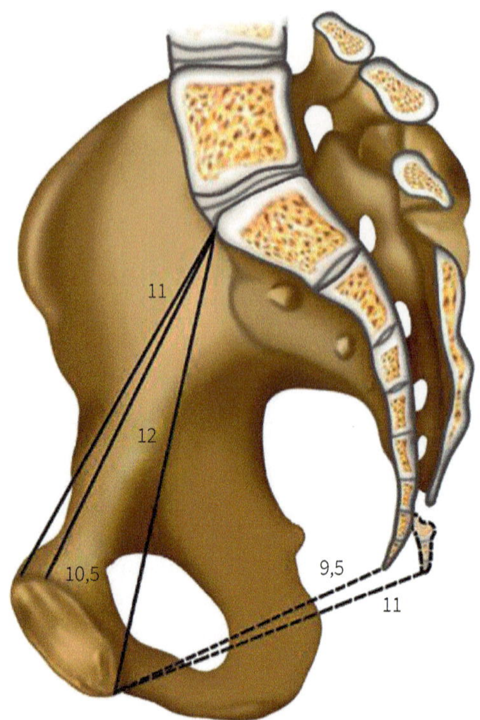

Figura 1.3 Corte sagital da bacia mostrando de cima para baixo e com os valores normais: *conjugata vera* anatômica, *conjugata vera* obstétrica, *conjugata diagonalis*, *conjugata exitus*, antes e depois da retropulsão do cóccix.

Os diâmetros oblíquos, chamados anteriormente "insinuação", vão de um ponto correspondente à eminência ileopectínea de um lado à sínfise sacroilíaca do lado oposto. Recebem, dos autores franceses, o nome de esquerdo e direito, de acordo com a eminência ileopectínea de onde partem. Para dirimir a divergência de nomenclatura, Bar (1902) propôs que se chamasse "primeiro diâmetro oblíquo" ao que parte da eminência ileopectínea esquerda e vai à sínfise sacroilíaca direita; e "segundo diâmetro oblíquo" ao que se origina da eminência ileopectínea direita e se encaminha à sínfise sacroilíaca esquerda (Grant, 2000). Suas medidas são de 12 a 12,75 cm e o primeiro é ligeiramente maior que o segundo (Montenegro e Rezende Filho, 2022).

No estreito médio, consideramos um diâmetro anteroposterior, medindo 12 cm, e outro transverso, BE ciática, com 10,5 cm.

No estreito inferior, há um diâmetro anteroposterior (*conjugata exitus*), cóccix subpúbico, medindo 9,5 cm; esse diâmetro é substituído pelo subsacro subpúbico, medindo 11 cm, após a retropulsão do cóccix. O diâmetro transverso é o bi-isquiático, medindo 11 cm (Beck e Rosenthal, 1955).

Morfologia da pelve

Há quatro tipos fundamentais de bacia (Figura 1.4): ginecoide, antropoide, androide e platipeloide. O elemento dominante na determinação do tipo de bacia é fornecido pela porção posterior do estreito superior, limitada pelo diâmetro transverso máximo, enquanto a região anterior tem importância secundária. Os tipos puros ocorrem menos frequentemente que os mistos, originados de combinações entre os vários grupos fundamentais (Moloy, 1951; Wilson, 1961) (Tabela 1.1; Figuras 1.5 e 1.6).

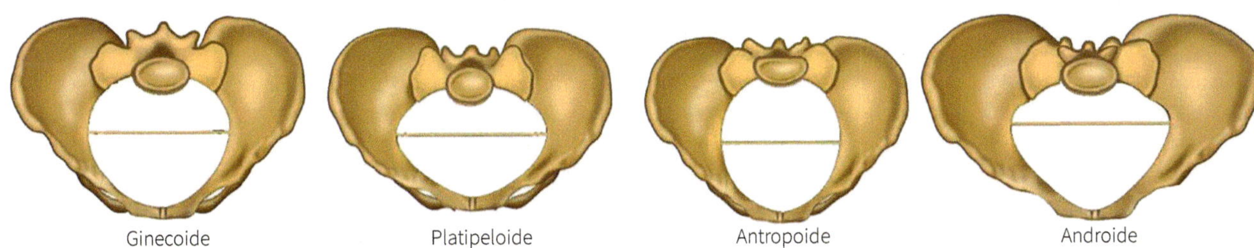

Figura 1.4 Morfologia da pelve. Os quatro tipos fundamentais de bacia.

Tabela 1.1 Principais características dos quatro tipos pélvicos fundamentais.

Tipo de pelve	Ginecoide	Antropoide	Androide	Platipeloide
Frequência	50%	25%	20%	5%
Estreito superior	Arredondado	Elíptico, alongado no sentido anteroposterior	Levemente triangular	Ovalado com diâmetro anteroposterior reduzido
Diâmetro transverso máximo	Afastado do promontório e do púbis	Diminuído e próximo do púbis	Perto do sacro	Aumentado e equidistante do sacro e do púbis
Chanfradura ciática	Ampla, pouco profunda	Mais ampla, pouco profunda	Estreitada, profunda	Ampla, pouco profunda
Espinhas ciáticas	Rombas	Não proeminentes	Muito proeminentes	Proeminentes
Sacro	Largo, côncavo, inclinação média	Estreito, longo	Estreitado, plano, longo, inclinado para frente	Largo, curto, côncavo
Paredes da escavação	–	Paralelas	Convergentes	Divergentes
Ângulo subpúbico	Médio	Levemente estreitado	Estreitado	Muito amplo
Diâmetro bi-isquiático	Grande	Menor	Reduzido	Aumentado
Diâmetro anteroposterior do estreito inferior	Grande	Maior	Pequeno	Menos reduzido
Prognóstico	Muito bom	Se não houver distocia no estreito superior, não haverá no restante da bacia	Distocias crescentes com a progressão da apresentação	Distocia maior na insinuação, amenizando posteriormente

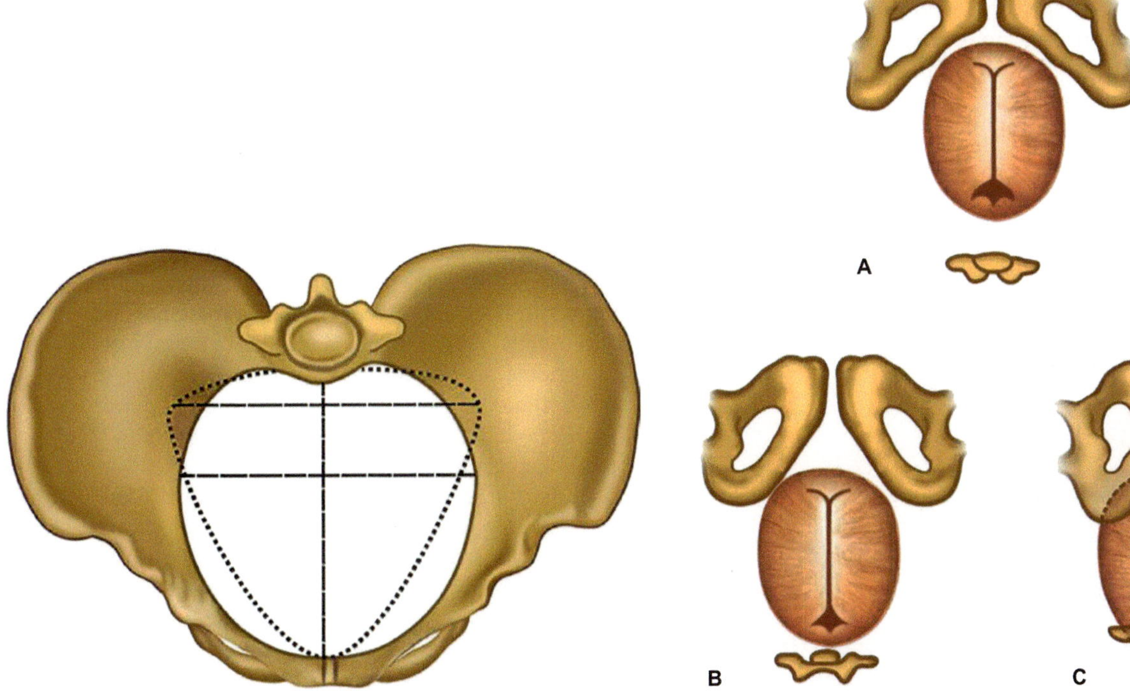

Figura 1.5 O formato da bacia é mais importante que os seus diâmetros; conforme as medidas, a morfologia pode ser diferente. Em traço cheio, o estreito superior da bacia ginecoide; em pontilhado, o estreito superior da bacia androide. (Adaptada de: Moloy, 1951.)

Figura 1.6 Abertura do arco subpúbico, variável com a morfologia da pelve. **A.** Na bacia ginecoide. **B.** Na bacia antropoide. **C.** Na bacia androide. As relações com a cabeça do feto, no período final do parto, estão igualmente figuradas. (Adaptada de: Wilson, 1961.)

Planos e eixos da bacia

São imaginários, traçados na entrada, na saída e em várias alturas da escavação pélvica. Merecem referência os planos paralelos de Hodge (Figura 1.7): o primeiro plano paralelo passa pela borda superior do púbis e pelo promontório; o segundo corresponde à borda inferior do púbis; o terceiro é traçado nas espinhas ciáticas; e o quarto parte da ponta do cóccix e mistura-se com o assoalho pélvico (Montenegro e Rezende Filho, 2022).

Em obstetrícia, eixos são as perpendiculares baixadas ao centro de cada plano. Há um eixo do plano do estreito superior, que passa no meio da *conjugata* anatômica e se prolonga, para cima e para frente, pela cicatriz umbilical, e, para trás e para baixo, pelo cóccix. O eixo do plano do estreito inferior, prolongado, passaria pela superfície do promontório e, embaixo, perfuraria o períneo, um pouco à frente do ânus.

O canal ósseo do parto divide-se, de acordo com Sellheim, em três espaços ou segmentos; um superior, reto, de secção oval – o espaço de estreito superior; outro médio, reto, de secção transversal circular – a escavação; e, finalmente, outro inferior. O primeiro compreende o espaço entre o plano que passa pelas espinhas do púbis e o promontório, até o plano das linhas inominadas; o segundo vai desse último até o plano que passa pela borda inferior da sínfise púbica e das espinhas ciáticas; o terceiro, entre esse plano até o da arcada do púbis (Montenegro e Rezende Filho, 2022).

O eixo dos dois primeiros prossegue em linha reta; o do último é côncavo, em torno da borda inferior da sínfise, formando, com o estreito superior, ângulo obtuso, aberto para frente. Os eixos têm grande valor prático: orientam o obstetra sobre a direção a dar às trações, tanto no parto a fórceps e na grande extração quanto nas embriotomias. Estando a paciente posicionada na borda do leito ou de mesa adequada, a direção do eixo de entrada é traçada de trás para a frente e de cima para baixo, no sentido do cóccix (ou dos pés do obstetra). Quase paralelo ao plano de apoio da paciente, está o eixo do estreito inferior (para os joelhos e depois para o peito do profissional); e, orientado para cima, está o eixo do estreito vulvar (no sentido da face do operador) (Montenegro e Rezende Filho, 2022).

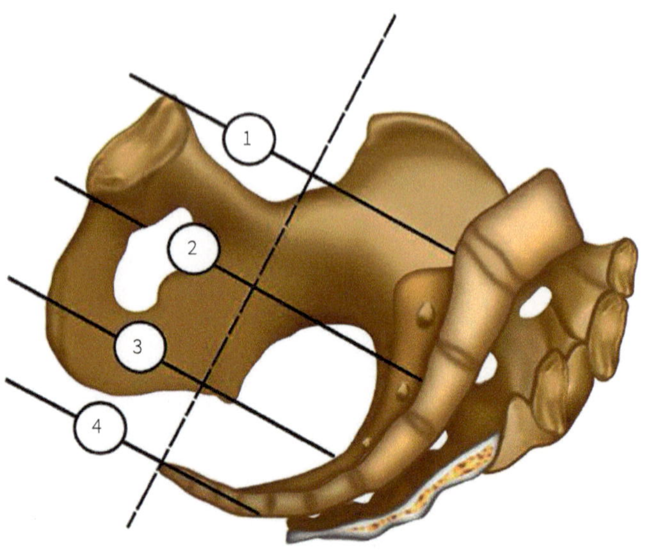

Figura 1.7 Planos de Hodge.

Exame da bacia

Atualmente, o estudo da pelve não é parte obrigatória da rotina obstétrica. Isso porque o tamanho da pelve materna não é uma avaliação absoluta; afinal, uma boa evolução do trabalho de parto dependerá do tamanho fetal e da força exercida pelo útero, além do tamanho e da forma da pelve materna. Em seu aspecto mecânico, o prognóstico do parto pode ser razoavelmente percebido, sendo concluído por meio da utilização correta dos métodos habituais de exame da bacia (quantidade e intensidade das contrações), da capacidade de moldagem da cabeça fetal durante seu trajeto pelo canal de parto e da apresentação e posição do feto. Além disso, a posição que a mulher assume no trabalho de parto e no parto também tem papel importante nesse contexto. Como já afirmava Barbour em 1934, "o melhor pelvímetro é a cabeça fetal". Assim, o diagnóstico de desproporção cefalopélvica não é possível fora do trabalho de parto (Rezende Filho, 2024).

No Brasil, as atuais Diretrizes de Operação Cesariana (2016) estabelecem que "a utilização de pelvimetria clínica não é recomendada para predizer a ocorrência de falha de progressão do trabalho de parto ou definir a forma de nascimento" (Rezende Filho, 2024).

Porém, em locais onde lançar mão de uma cesárea de urgência é impossível, pode-se optar por fazer a avaliação prévia da pelve em mulheres de alto risco para que se possa referenciá-las para serviços que oferecem condições de realizar uma cesárea intraparto de emergência, com o objetivo de reduzir as mortalidades materna e fetal. Infelizmente, isso ainda é uma realidade em locais longínquos de países em desenvolvimento, como, por exemplo, em várias nações da África (Rezende Filho, 2024).

São consideradas de risco para desproporção cefalopélvica as seguintes categorias:

- Mulheres muito jovens que engravidam antes do desenvolvimento completo da pelve
- Nulíparas
- Mulheres com altura inferior a 150 cm
- Mulheres com peso inferior a 50 kg
- Medidas de diâmetro bi-isquiático < 8 cm
- Mulheres com medidas do diâmetro pré-pubial de Trillat < 11 cm.

Em relação aos métodos utilizados para a avaliação do tamanho da pelve, podemos lançar mão de exame clínico (por meio da pelvimetria externa e interna), radiografia da pelve (em desuso), ultrassonografia e ressonância magnética (incluindo imagens em terceira dimensão), o que não é uma realidade nos países onde é mais necessário identificar as mulheres de alto risco. Portanto, é um completo contrassenso considerar o uso dessas tecnologias nesses locais (Rezende Filho, 2024).

Atualmente, na assistência moderna ao parto, a pelvimetria externa da grande bacia está praticamente abandonada, devido ao seu reduzido valor semiótico.

Na prática obstétrica atual, a pelvimetria interna é superficial. Pelo fato de o estreito superior ser inacessível, procura-se medir a chamada "*conjugata* oblíqua ou *diagonalis*", cujo valor é deduzido em 1,5 cm, a fim de se obter a *conjugata vera* obstétrica (Montenegro e Rezende Filho, 2022).

Ao introduzir o dedo, procura-se aplicar seu extremo (do índice, no toque unidigital, e do médio, no bidigital) sobre a saliência do promontório, e duas hipóteses podem ocorrer: ou ele é inatingível ou está acessível. Com o dedo explorador sobre o promontório, a borda radial do índice posiciona-se sob o ligamento *arcuatum* e, com o índice da outra mão, marca-se o ponto de encontro da face anterior do púbis com a mão que toca. A seguir, mede-se a distância entre esse ponto e a polpa digital do dedo que se aplicou no promontório, obtendo-se o valor da *conjugata diagonalis* (Benson, 1968) (Figura 1.8).

GENITÁLIA EXTERNA FEMININA

Vulva

A vulva inclui as seguintes estruturas (Figura 1.9):

- Monte de Vênus, pênil ou monte púbico (*mons veneris*)
- Pregas tegumentárias ou formações labiais: grandes e pequenos lábios
- Espaço interlabial ou fenda vulvar: vestíbulo, meato uretral, introito vaginal e hímen
- Órgãos eréteis: clitóris e bulbovestibulares
- Glândulas acessórias: parauretrais (ou de Skene) e vulvovaginais (ou de Bartholin).

A vulva representa a entrada da vagina e, em condições normais, cobre e protege o meato uretral.

Os grandes lábios se continuam em direção ao períneo para formar, na linha média, a comissura posterior ou fúrcula, limite inferior da vulva. Os pequenos lábios (ninfas) se separam anteriormente para englobar o clitóris, formando nele o freio e seu prepúcio. Posteriormente, fundem-se com os grandes lábios na porção média ou, muito raramente, vão mais abaixo até a fúrcula (ver Figura 1.9). O vestíbulo, espaço elíptico situado internamente em relação aos pequenos lábios, se estende do clitóris até a borda posterior do hímen (ver Figura 1.9). Os orifícios da uretra, vagina, glândulas parauretrais e de Bartholin têm suas aberturas no vestíbulo. O hímen, nas mulheres virgens, oclui parcialmente o orifício vaginal (ver Figura 1.9). Em geral, após o primeiro coito, e sempre depois do parto, a estrutura do hímen rompe-se, permanecendo vestígios conhecidos como "carúnculas mirtiformes" (Kistner, 1979).

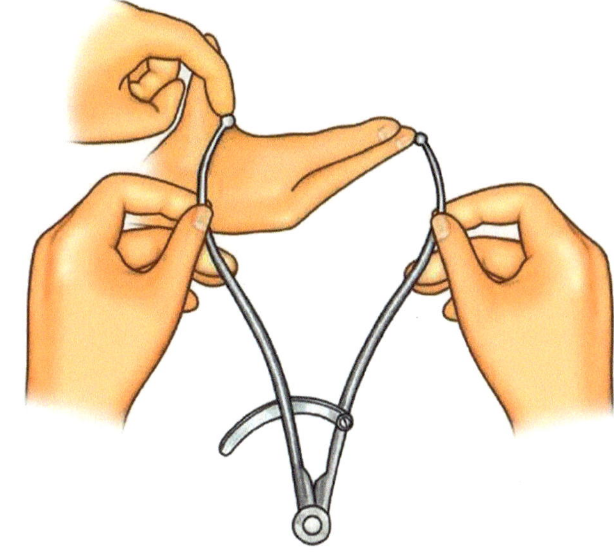

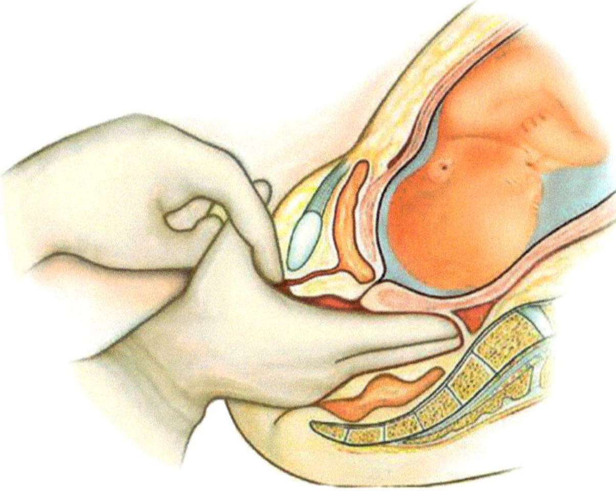

Figura 1.8 Medida da *conjugata diagonalis*. A cabeça da gestante deve ficar baixa e as coxas, ligeiramente fletidas sobre a bacia e em abdução. (Adaptada de: Benson, 1968.)

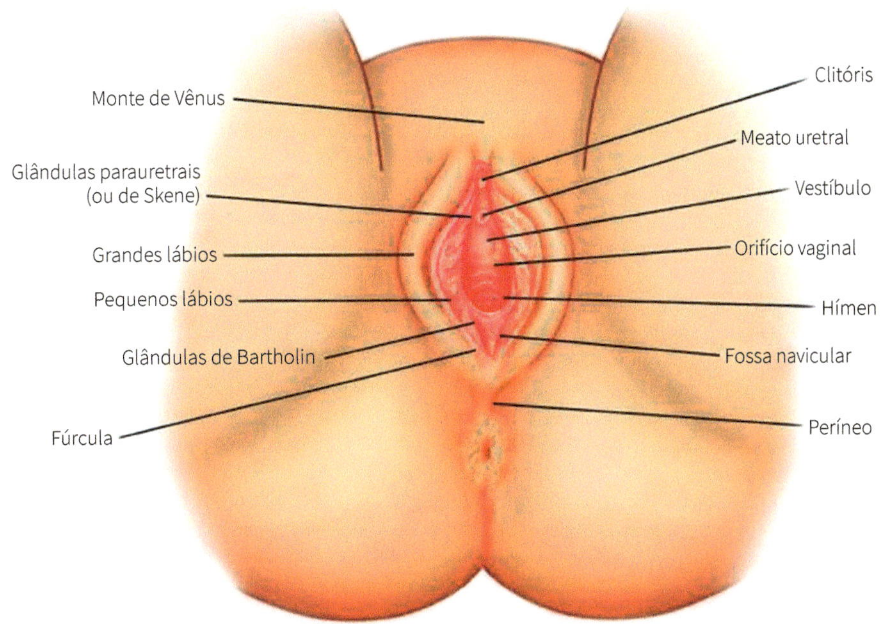

Figura 1.9 Genitália externa feminina. (Adaptada de: Kistner, 1979.)

O clitóris consta de dois corpos cavernosos que se inserem no ramo isquiopúbico e de porção distal, glande, a única visível (ver Figura 1.9). Os bulbovestibulares correspondem ao corpo esponjoso masculino. Consistem em duas estruturas eréteis, colocadas de cada lado do orifício vaginal, entre a fáscia inferior do diafragma urogenital e os músculos bulbocavernosos (Figura 1.10).

As glândulas parauretrais de Skene, homólogas da próstata masculina, têm seus orifícios externos localizados lateroposteriormente ao meato uretral (ver Figura 1.9). As glândulas vulvovaginais de Bartholin se localizam de cada lado do introito vaginal, apresentando orifícios na parte posterior do vestíbulo, entre os pequenos lábios e o hímen (ver Figuras 1.9 e 1.10). Correspondem às glândulas bulbouretrais no sexo masculino e secretam muco, especialmente durante o ato sexual.

Períneo

Conjunto de partes moles (músculos e aponeuroses) que fecha inferiormente a cavidade pélvica e é atravessado pelo reto, posteriormente, e pela vagina e pela uretra, anteriormente. O períneo anatômico é habitualmente dividido em anterior (ou genital) e posterior (ou retal), pelo traçado da linha bi-isquiática. Os músculos do períneo são (Figuras 1.10 e 1.11):

- Músculos do diafragma ou assoalho pélvico: levantador do ânus e coccígeo. Além desses, dois outros cobrem as paredes da pelve verdadeira: o obturador interno e o piriforme
- Músculos do períneo anterior: superficiais – transverso superficial, isquiocavernoso e bulbocavernoso; profundos – transverso profundo e esfíncter externo da uretra
- Músculo do períneo posterior: esfíncter externo do ânus.

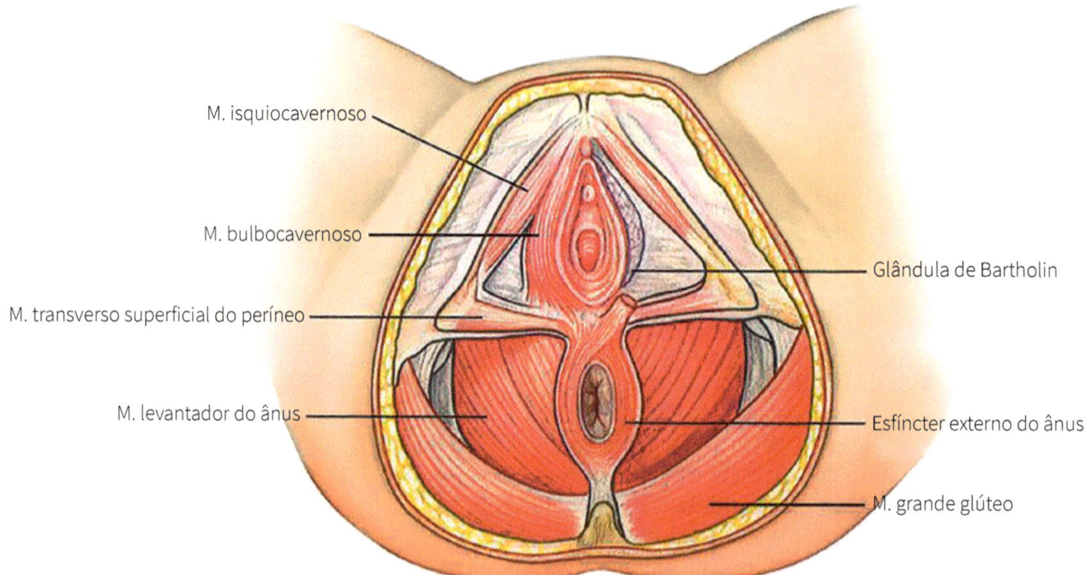

Figura 1.10 Períneo feminino. (Adaptada de: Netter, 1954.)

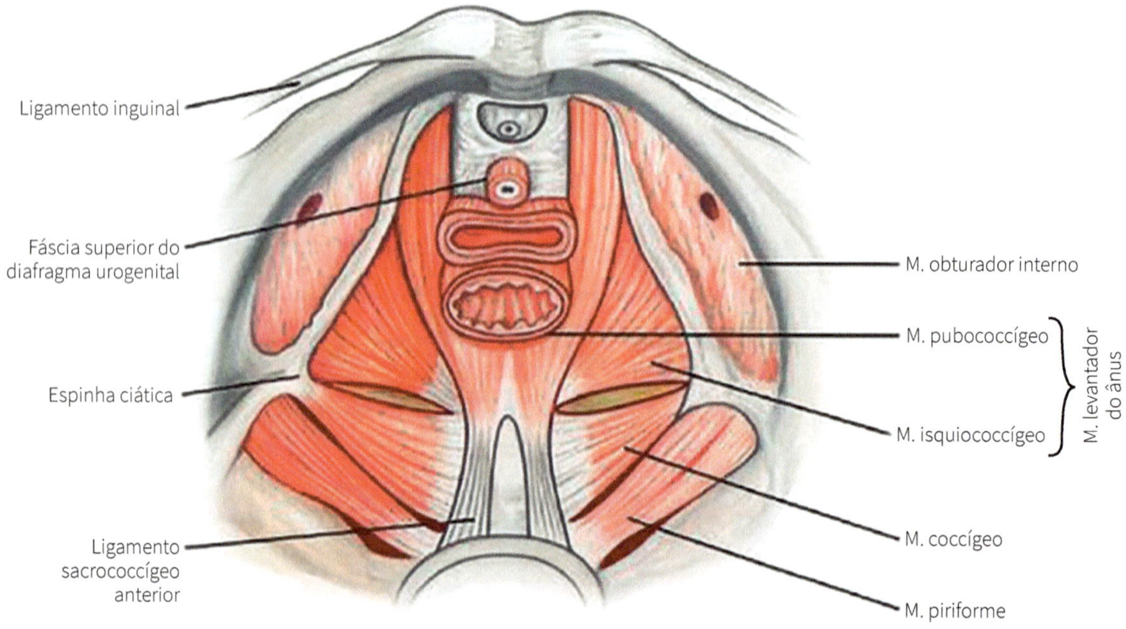

Figura 1.11 Diafragma pélvico visto de cima, na mulher. (Adaptada de: Netter, 1954.)

O sistema aponeurótico é complexo e pode ser separado em três planos (Figura 1.12):

- Aponeurose perineal superficial: cobre os músculos superficiais
- Aponeurose perineal média ou diafragma urogenital: dois folhetos aponeuróticos que englobam os músculos profundos do períneo anterior (transverso profundo e esfíncter externo da uretra), atravessados pela vagina e pela uretra (ver Figura 1.10)
- Aponeurose perineal profunda ou endopélvica: recobre, internamente, o assoalho pélvico, a bexiga, o útero, a vagina e o reto.

A vascularização da região vulvoperineal é assegurada pela artéria pudenda interna, ramo da hipogástrica, que imerge, na região, juntamente com o nervo, pelo canal de Alcock. O retorno venoso acompanha as artérias. A inervação se origina do pudendo interno, ramos genitais do grande e do pequeno abdominogenital e do genitocrural, além da porção perineal do pequeno ciático (Kistner, 1979) (Figura 1.13).

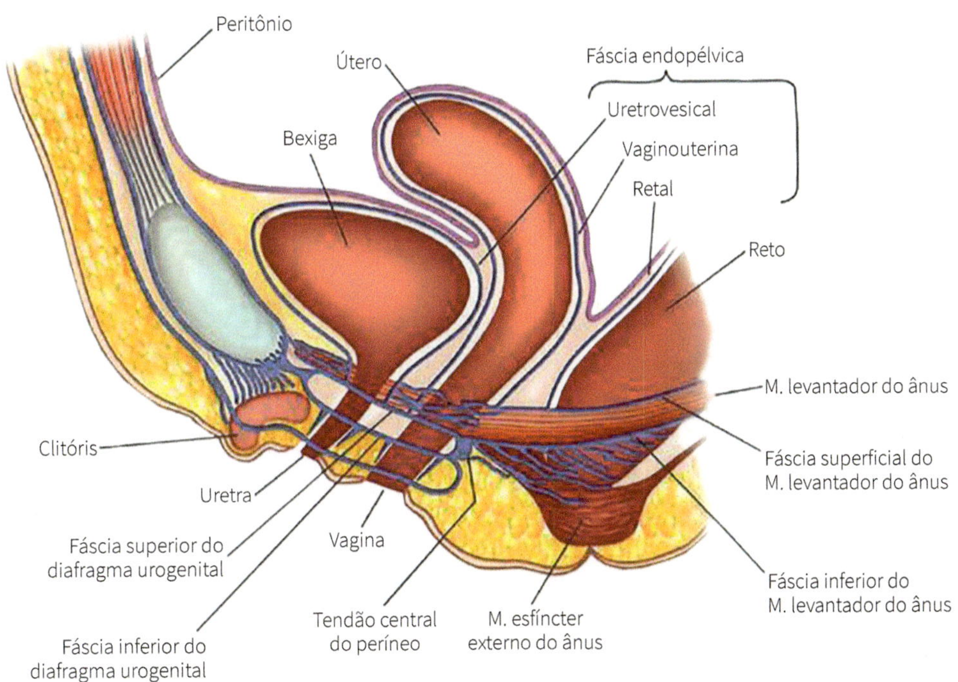

Figura 1.12 Aponeuroses do períneo feminino. (Adaptada de: Netter, 1954.)

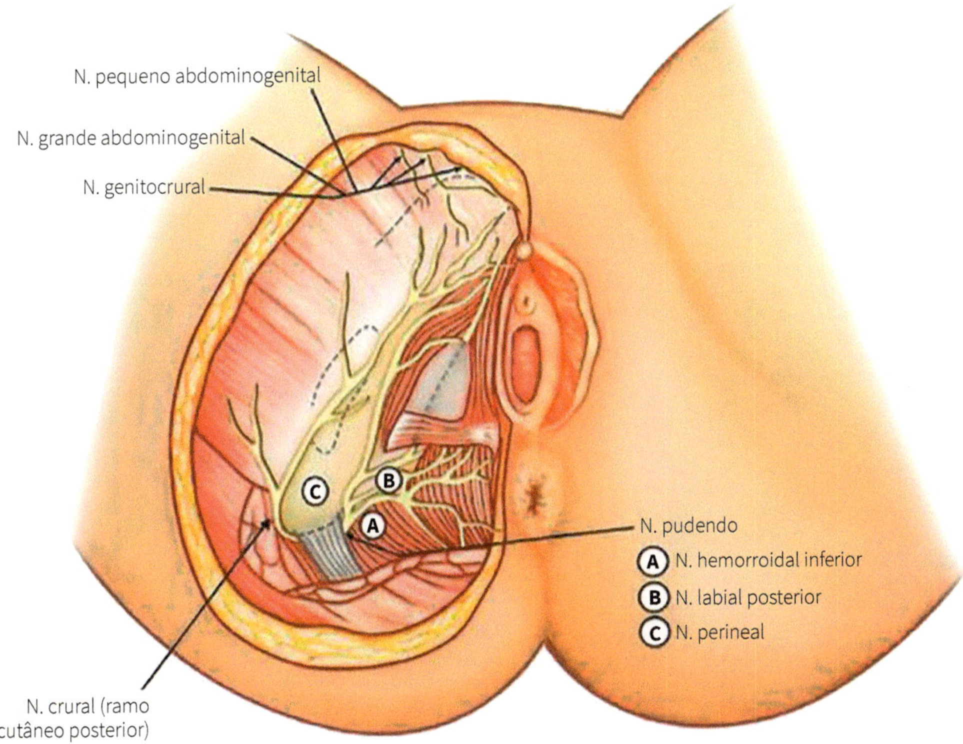

Figura 1.13 Inervação da genitália externa feminina. (Adaptada de: Kistner, 1979.)

GENITÁLIA INTERNA FEMININA

A vagina é o órgão da cópula destinado a receber o pênis e o sêmen ejaculado durante o coito. O útero retém o óvulo fecundado (ovo), possibilitando-lhe desenvolvimento e crescimento, e o expulsa, quando maduro (parto), ou antes disso (abortamento e parto pré-termo); é o *órgão da gestação*. As tubas uterinas recolhem o óvulo na superfície do ovário, após a postura, e o conduzem ao útero; são os ovidutos. Os ovários produzem os óvulos; são as gônadas (Montenegro e Rezende Filho, 2022).

A vagina é um canal que se interpõe da vulva até o útero (Figura 1.14). O útero é composto por três camadas separadas e distintas: (1) serosa, cobertura peritoneal externa; (2) miométrio, camada de músculo liso; (3) endométrio, membrana mucosa que reveste a cavidade uterina. O miométrio é formado por três camadas de fibras musculares lisas. Em cada uma delas há células musculares lisas que são mantidas em justaposição por tecido conjuntivo rico em fibras elásticas. O arranjo dos vasos sanguíneos entre os feixes musculares constitui método ideal de hemostasia após o secundamento (Kistner, 1979).

O útero é constituído por duas partes: o colo e o corpo. É o colo ou cérvice a porção caudal. Acima, continua-se como corpo uterino, sendo o ponto de junção nomeado "istmo". A vagina se dispõe em volta do colo, possibilitando separar-lhe uma porção supravaginal e outra vaginal (ver Figura 1.14). Na porção supravaginal, lateralmente, se inserem os ligamentos paracervicais (cardinais ou de Mackenrodt), que contêm os vasos uterinos. Posteriormente, a porção supravaginal está recoberta pelo peritônio e une-se ao sacro pelos ligamentos uterossacros (Figuras 1.15 e 1.16). A porção vaginal do colo (*portio vaginalis*)

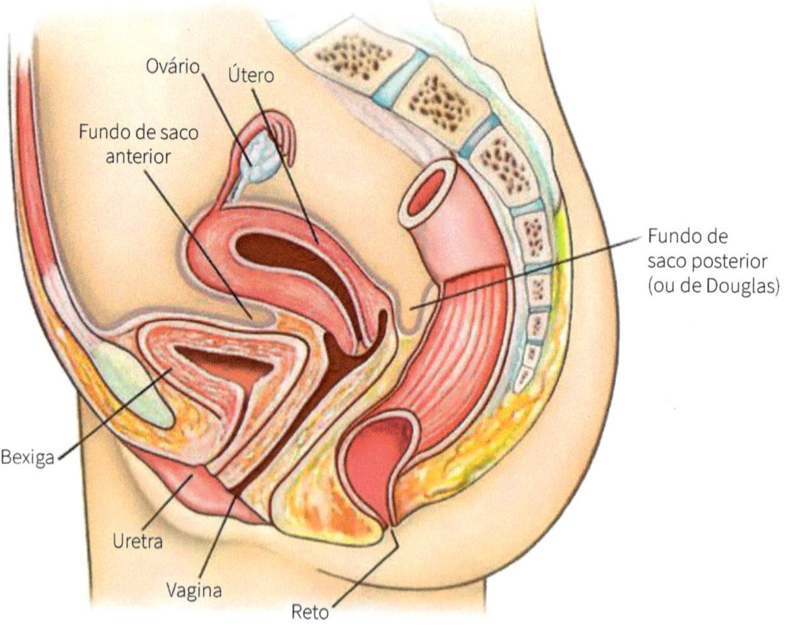

Figura 1.14 Secção sagital da pelve feminina. (Adaptada de: Kistner, 1979.)

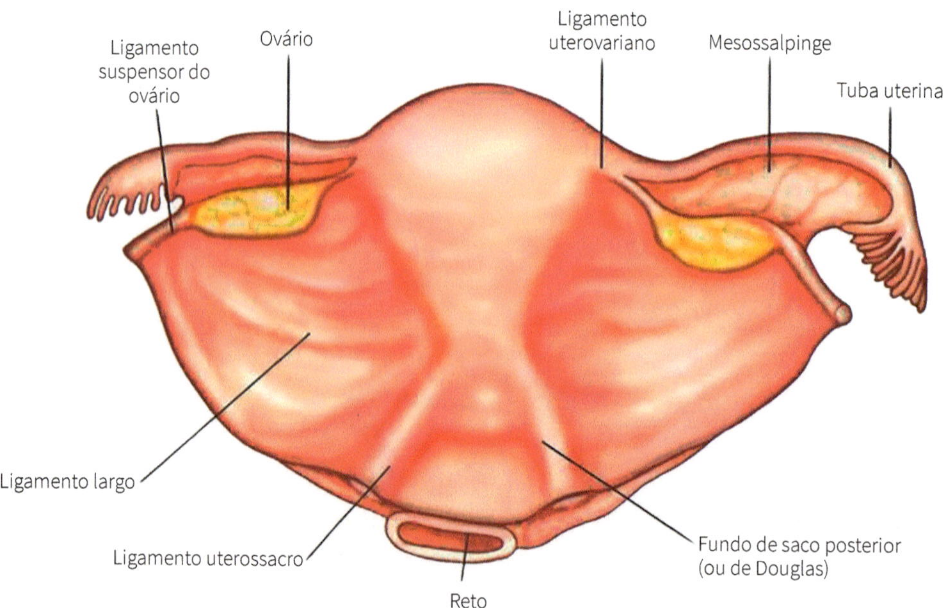

Figura 1.15 Vista posterior da genitália interna feminina. (Adaptada de: Kistner, 1979.)

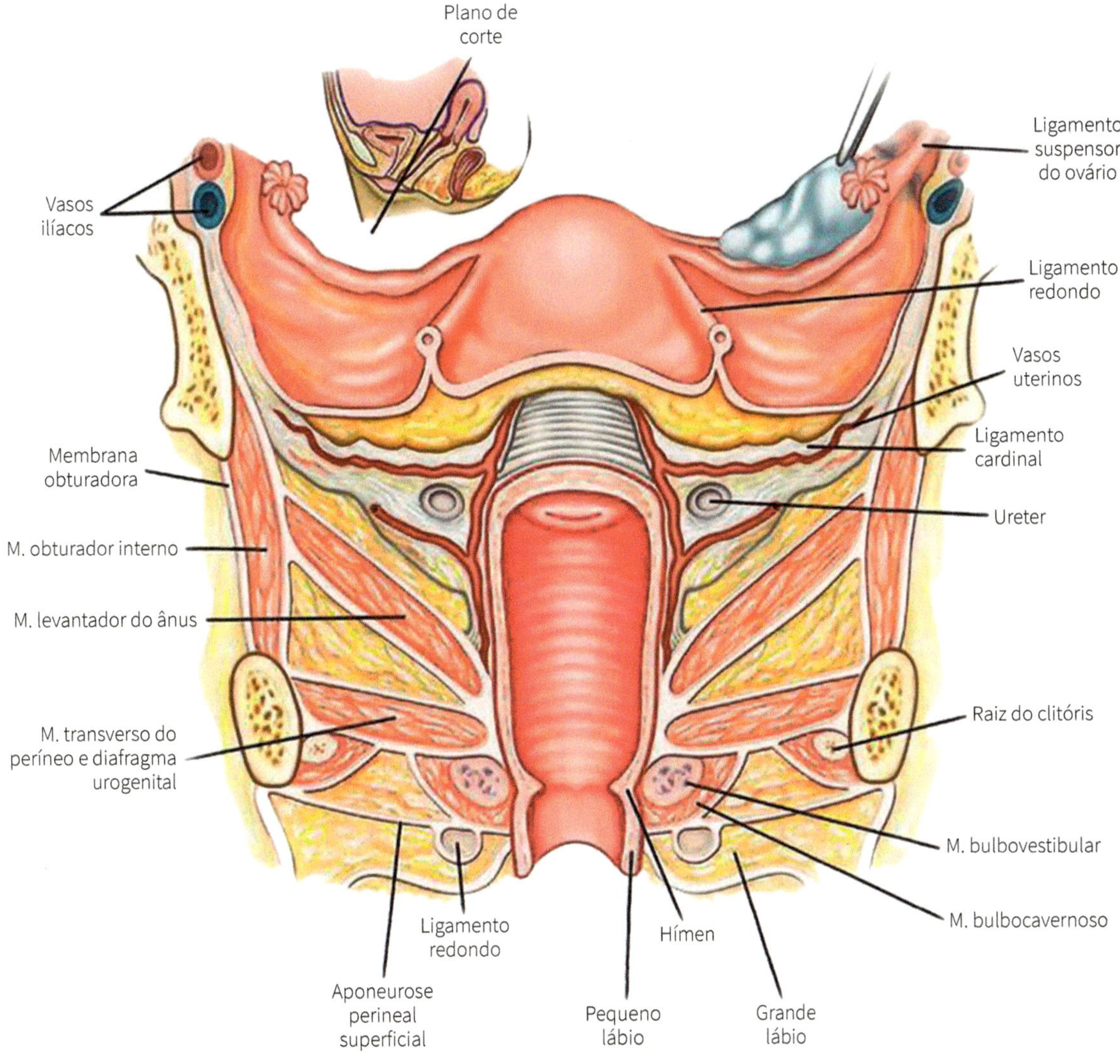

Figura 1.16 Secção frontal da pelve feminina. (Adaptada de: Netter, 1954.)

projeta-se na vagina entre os fundos de saco anterior e posterior. Em condições normais, o orifício externo limita o epitélio pavimentoso estratificado da porção vaginal, contíguo ao epitélio cilíndrico, glandular, que reveste o canal cervical ou endocérvice. A endocérvice se estende do orifício externo até o orifício interno histológico, onde começa o istmo (Kistner, 1979).

A porção superior do corpo uterino constitui o fundo, com ângulos denominados "cornos", onde penetram as tubas. A área estreitada que liga o corpo ao colo é o istmo. O canal do istmo é demarcado pelo orifício interno anatômico, que o separa da cavidade do corpo, e pelo orifício interno histológico, limite do canal cervical. O orifício histológico constitui zona de transição entre o epitélio endocervical e o endométrio. O istmo uterino, na gravidez, incorpora-se ao corpo para constituir o segmento inferior do útero. Os espaços entre os folhetos peritoneais que revestem a bexiga, o útero e o reto constituem os fundos de saco anterior e posterior (ou de Douglas) (ver Figura 1.14). As coberturas peritoneais do corpo uterino se juntam lateralmente e formam o ligamento largo (ver Figura 1.15). Os ligamentos redondos vão da face anterolateral do fundo uterino até os grandes lábios, após penetrarem no canal inguinal. Estruturalmente, o corpo uterino é composto de: serosa (peritônio), miométrio e endométrio (Kistner, 1979).

As tubas uterinas se dirigem de sua inserção nos cornos uterinos até os ovários, onde permanecem em aposição (ver Figura 1.15). Descrevem-se quatro regiões nas tubas: intersticial (ou intramural), *ístmica*, ampular e infundibular (com aproximadamente 25 fímbrias na sua parte mais distal). Suas paredes são formadas por serosa, muscular e mucosa, a última bastante pregueada, principalmente na porção mais externa (Kistner, 1979).

Os ovários estão ligados, anteriormente, à face posterior do ligamento largo pelo mesovário (ver Figura 1.15). A face posterior é livre. A região do ligamento largo que prende os ovários à pelve chama-se ligamento suspensor do ovário, por onde transitam os vasos ovarianos. Em um dos polos do ovário está o ligamento uterovariano (Kistner, 1979) (ver Figura 1.15).

A vascularização da genitália interna feminina está assegurada pelas artérias uterina, ovariana e vaginal (Figura 1.17).

O ramo ascendente da artéria uterina provê inúmeras artérias arqueadas que circundam o útero e emitem as artérias radiadas. Essas artérias radiadas se ramificam no terço interno do miométrio em artérias retas e artérias espiraladas. As artérias retas alcançam a camada basal do endométrio e terminam em capilares nessa região. As artérias espiraladas atravessam a espessura do endométrio e dão origem a capilares logo abaixo do epitélio (Kistner, 1979).

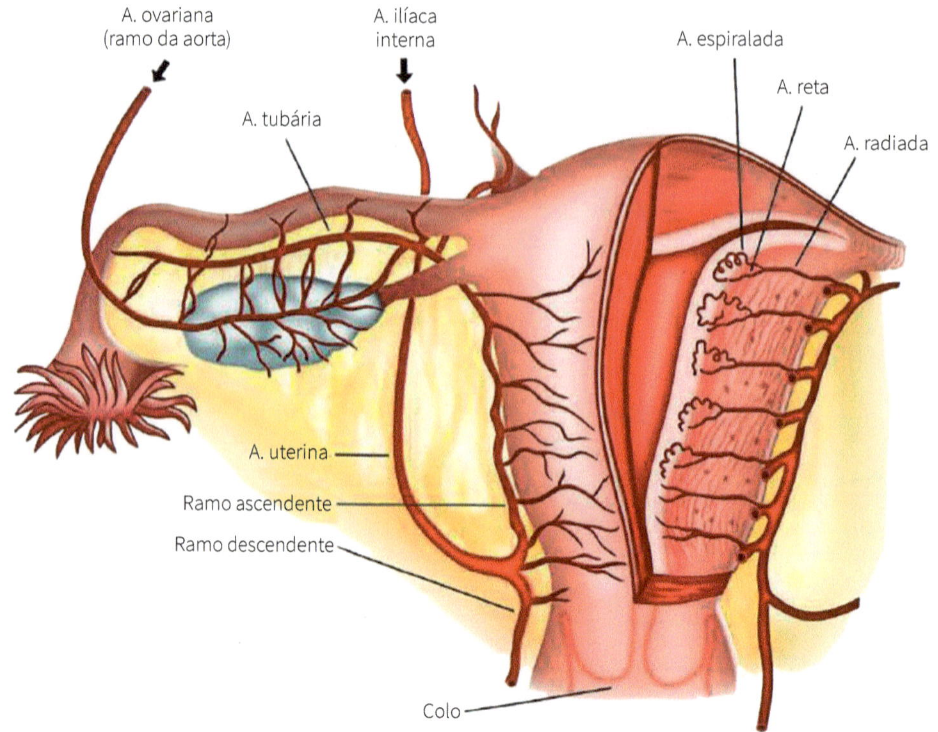

Figura 1.17 Vascularização do útero, do ovário e da tuba. (Adaptada de: Kistner, 1979.)

REFERÊNCIAS BIBLIOGRÁFICAS

BECK, A. C.; ROSENTHAL, A. H. *Obstetrical practice*. 6. ed. Baltimore: Williams & Wilkins, 1955.

BENSON, R. C. *Handbook of obstetrics and gynecology*. 3. ed. Los Altos: Lange Medical, 1968.

GRANT, I. M. Back to the future. Beisky's pelvimeter and Baudelocque conjugate. *BJOG*, v. 107, n. 7, 2000.

KISTNER, R. W. *Gynecology*: principles and practice. 3. ed. Chicago: Year Book, 1979.

MOLOY, H. C. *Evaluation of the pelvis in obstetrics*. Philadelphia: Sauders, 1951.

MONTENEGRO, C. A. B.; REZENDE FILHO, J. *Obstetrícia*. 13. ed. Rio de Janeiro: Guanabara Koogan, 2016.

NETTER, F. H. *Atlas de anatomia humana*. 3. ed. São Paulo: Artmed, 1954.

REZENDE FILHO, J. *Obstetrícia fundamental*. 15. ed. Rio de Janeiro: Guanabara Koogan, 2024.

WILSON, J. R. *Management of obstetrics difficulties*. Saint Louis: Mosby, 1961.

CAPÍTULO 2

Ovulação, Fecundação, Transporte e Nidação

Rivia Mara Lamaita

INTRODUÇÃO

A fertilização é um processo complexo no qual o espermatozoide interage com o oócito para criar um indivíduo. Inicia-se com os gametas se movendo através do sistema reprodutivo dos organismos masculino e feminino até se unirem no trato reprodutivo feminino. A interação subsequente entre os dois gametas requer etapas que resultam na sua fusão para produzir um zigoto, incluindo:

- Ligação do espermatozoide ao revestimento do oócito
- Ativação do oócito
- Formação de pronúcleos masculino e feminino
- Início da divisão celular e desenvolvimento inicial para gerar o embrião.

O desenvolvimento embrionário progride na tuba uterina até a cavidade uterina, o local de implantação. Nos últimos anos, assistimos ao crescimento de pesquisas sobre as mudanças moleculares que sustentam tais eventos. Esses avanços promoveram a compreensão da falha reprodutiva humana e contribuíram para a evolução, o desenvolvimento e a aplicação clínica das tecnologias em reprodução assistida.

OVULAÇÃO

A ovulação é um processo fisiológico definido pela ruptura do folículo dominante do ovário e liberação de um oócito maduro para a cavidade abdominal. O processo de ovulação é regulado pelos níveis de gonadotrofinas liberadas pela hipófise conhecidas como "hormônio foliculoestimulante (FSH)" e "hormônio luteinizante (LH)". A ovulação ocorre cerca de 14 dias antes da menstruação em um padrão cíclico se a função do eixo hipotálamo-hipófise-ovariano (EHHO) estiver bem regulada (Richards *et al.*, 1998).

Ao nascimento, os ovários contêm de 1 a 2 milhões de folículos primordiais, cada um contendo oócitos primários que podem fornecer à mulher folículos suficientes até que ela atinja sua quarta ou quinta década de vida, quando cessarão. Os oócitos desses folículos primordiais estão estacionados na prófase I da meiose até o início da puberdade (Richards *et al.*, 1998). Nessa fase da vida da mulher, os hormônios gonadotróficos passam a induzir a maturação do folículo primordial, permitindo ao oócito a finalização da meiose I, formando assim um folículo secundário. O oócito do folículo secundário inicia a meiose II, fase que não será concluída a menos que seja fertilizado. A cada ciclo ovulatório, o número de folículos dos ovários diminui progressivamente. Estima-se uma perda de quase 1.000 folículos no processo para a seleção de um folículo dominante que irá liberar o óvulo a ser fecundado. Esse processo é acelerado de uma maneira dependente da idade da mulher, principalmente a partir dos 30 anos de idade (Gilbert, 2019; Kara *et al.*, 2019; Laven, 2019).

As principais etapas dos eventos celulares envolvendo as células germinativas (oócitos) e as células somáticas (células da granulosa, da teca e do estroma) em um ciclo ovulatório são listadas a seguir (Figura 2.1) (Richards e Pangas, 2010; Taylor *et al.*, 2020b):

- Oócito (progride ao longo de uma série de etapas de maturação):
  - Os folículos primordiais possuem células germinativas imaturas e os folículos primários possuem oócitos estacionados na prófase I da meiose
  - Os oócitos primários possuem uma única camada de células da granulosa ao seu redor. Quando a camada de células da teca se desenvolve adjacente às células da granulosa, o folículo primário se desenvolve em um folículo secundário
  - Um folículo maduro ou folículo de Graaf é caracterizado pelo desenvolvimento de uma cavidade cheia de líquido chamada "antro". Imediatamente antes da ovulação, o folículo de Graaf inicia a meiose II e para na metáfase II. A meiose somente será concluída se o oócito for fertilizado
- Células somáticas:
  - Células da granulosa: circundam o oócito em crescimento. Apresentam receptores ao FSH liberado pela hipófise anterior e são responsáveis pela conversão de andrógenos em estrogênio antes do pico de LH. Após o pico de LH, as células da granulosa passam por uma transição chamada "luteinização", que as converte em células receptivas ao hormônio luteinizante
  - Células da teca: aparecem à medida que o folículo amadurece e são encontradas externamente às células da granulosa. Sua principal função é sintetizar andrógenos que se difundem nas células da granulosa para serem convertidos em estrogênio. As células da teca são reguladas pelo LH e passam por uma fase de luteinização como as células da granulosa, quando se tornam células tecaluteínas que produzem progesterona como parte do corpo-lúteo
  - Células estromais: células do tecido conjuntivo que criam a estrutura organizacional para os ovários, isto é, fibroblastos, células endoteliais, células epiteliais, dentre outras.

Os sistemas de órgãos envolvidos no controle do ciclo menstrual são descritos na Figura 2.2.

A ovulação depende do aparecimento do pico de LH que ocorre no meio do ciclo e se inicia 36 horas antes da ovulação. Em seguida, há ruptura da parede do folículo e liberação do complexo *cumulus-oophorus* (Taylor *et al.*, 2020b).

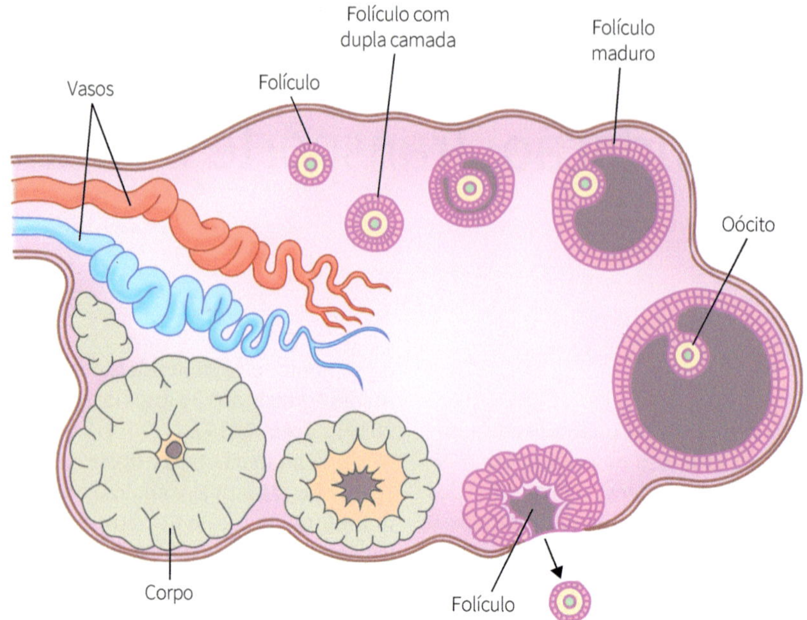

Figura 2.1 Desenvolvimento e maturação do folículo de Graaf.

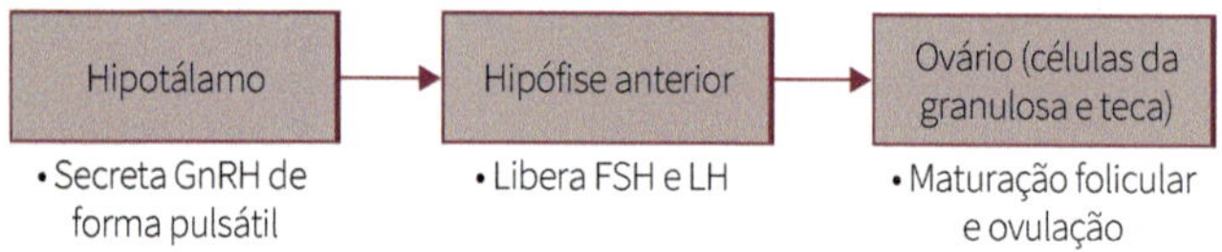

Figura 2.2 Sistemas de órgãos envolvidos no controle do ciclo menstrual. FSH: hormônio foliculoestimulante; GnRH: hormônio liberador de gonadotrofina; LH: hormônio luteinizante.

Os hormônios envolvidos na ovulação incluem (Tsutsumi e Webster, 2009; Kumar e Sait, 2011; Taylor *et al.*, 2020b):

- Hormônio liberador de gonadotrofina (GnRH): produzido e secretado pelo hipotálamo. É um hormônio liberador que estimula a liberação de FSH e LH pela hipófise anterior por meio de variações na frequência de pulso de GnRH. Os pulsos de GnRH de baixa frequência são responsáveis pela secreção de FSH, enquanto os pulsos de alta frequência são responsáveis pela secreção de LH. Durante a fase folicular do ciclo uterino, a secreção de estrogênio faz com que as células da granulosa aumentem autonomamente a sua própria produção de estrogênio, contribuindo para sua elevação. Essa elevação é comunicada ao hipotálamo e contribui para o aumento da frequência de pulso de GnRH, estimulando o pico de LH que eventualmente induz a ruptura folicular, a formação do corpo-lúteo e a síntese de progesterona
- Gonadotrofinas: a relação entre os hormônios FSH e LH é responsável pelo processo que induz o desenvolvimento folicular, a ruptura, a liberação e a recepção ou a descamação do endométrio. O FSH estimula o crescimento e a maturação de oócitos imaturos em folículos secundários maduros (graafianos) antes da ovulação. Os receptores de FSH são encontrados nas células da granulosa que circundam os folículos ovarianos em desenvolvimento. As células da granulosa produzem inicialmente o estrogênio necessário para amadurecer o folículo dominante em desenvolvimento. Após 2 dias de elevação sustentada dos níveis de estrogênio, o pico de LH causa a luteinização das células da granulosa em células receptoras de LH. Essa transição permite que as células da granulosa respondam aos níveis de LH e produzam progesterona. O LH é responsável pela indução da ovulação, pela preparação para a implantação uterina do oócito fertilizado e pela produção ovariana de progesterona por meio da estimulação das células da teca e das células da granulosa luteinizadas. Antes do seu pico, o LH interage com as células da teca que são adjacentes às células da granulosa no ovário. Essas células produzem andrógenos, que se difundem nas células da granulosa e se convertem em estrogênio para o desenvolvimento folicular. O pico de LH cria o ambiente para a ruptura folicular, aumentando a atividade das enzimas proteolíticas que enfraquecem a parede ovariana, permitindo a passagem do oócito
- A progesterona é um hormônio esteroide ovariano responsável por preparar o endométrio para a implantação do óvulo fertilizado e manutenção da gravidez. Se um óvulo fertilizado for implantado, o corpo-lúteo secreta progesterona no início da gravidez até que a placenta se desenvolva e assuma a produção de progesterona pelo restante do ciclo gravídico.

Após o pico de LH, o oócito retoma seu processo de maturação e é liberado e capturado pelas fímbrias da tuba uterina. O núcleo do oócito ou vesícula germinativa sofre uma série de alterações que envolvem a ruptura da vesícula germinativa, a retomada do processo de meiose e irá permanecer na metáfase II da meiose II, ou estágio do primeiro corpúsculo polar, a menos que ocorra a fertilização. A maturação meiótica é um evento essencial na ovulação porque é obrigatória para a fertilização normal. Durante o processo de maturação meiótica, as células granulosas do *cumulus* sofrem mucificação seguida de expansão. O pico pré-ovulatório de FSH parece iniciar o processo de expansão do *cumulus* (He *et al.*, 2021).

FECUNDAÇÃO E TRANSPORTE

A ovulação resulta na descarga do fluido folicular e do óvulo para a cavidade peritoneal. O complexo cúmulo-oócito (*cumulus-oophorus*) consiste no oócito rodeado pela zona pelúcida, a corona radiada com camadas de duas a três células da granulosa e uma matriz viscosa. Por convenção, as células do *cumulus* são designadas como corona *radiata* após a ovulação ter ocorrido. Normalmente, apenas um óvulo é liberado na ovulação e é captado pelo infundíbulo da tuba uterina (Taylor *et al.*, 2020a).

O infundíbulo é uma porção altamente especializada da tuba uterina em forma de funil (até 10 mm de diâmetro) que apresenta extensões longas e semelhantes a dedos da mucosa, as fímbrias, que varrem a superfície do ovário. O complexo cúmulo-oócito é transportado por meio de ação ciliar ao longo da superfície das fímbrias em direção à abertura da tuba uterina. A camada mucosa da tuba uterina é revestida por uma única camada de epitélio colunar que se distingue em epitélios ciliado e não ciliado, que sofrem alterações cíclicas em resposta às alterações hormonais do ciclo menstrual. Existem menos células ciliadas no istmo do que na porção ampular da tuba uterina. A atividade ciliar é responsável pela captação dos oócitos pelo óstio e pela movimentação através da ampola, bem como pela distribuição do líquido tubário, que auxilia na maturação e na fertilização dos gametas e facilita seu transporte e dos embriões. Sob a influência dos estrogênios da fase folicular do ciclo menstrual, os cílios do istmo batem em direção ao ovário. Ao mesmo tempo, os cílios da fímbria e os cílios da ampola próximos à fímbria batem na direção do útero. Dessa forma, o oócito será captado e, se os espermatozoides entrarem no útero nesse momento, eles serão direcionados para a tuba e impelidos para o oócito que o aguarda (Taylor *et al.*, 2020a).

É dentro da ampola que ocorre a fecundação; em humanos, o oócito passa cerca de 90% de sua permanência na ampola. Após a ovulação e na presença de uma concentração crescente de progesterona, os cílios e as contrações da camada muscular da tuba uterina pulsam do ovário em direção ao útero. Na maioria das espécies, o transporte do ovócito fertilizado através da trompa requer aproximadamente 3 dias (Silva e Serakides, 2016). O líquido tubário é rico em mucoproteínas, eletrólitos e enzimas. Esse fluido é abundante no meio do ciclo, quando gametas ou embriões estão presentes, e pode desempenhar um papel importante durante a fertilização e a clivagem inicial. Acredita-se que esse fluido seja formado por transudação seletiva do sangue e secreção ativa do revestimento epitelial (Taylor *et al.*, 2020a).

Na ejaculação, os espermatozoides passam rapidamente pelo ducto deferente e se misturam às secreções fluidas das vesículas seminais e da próstata.

Os 2 a 6 mℓ de ejaculado (sêmen ou fluido seminal) normalmente consistem em 40 a 250 milhões de espermatozoides misturados com fluido alcalino das vesículas seminais (60% do total) e secreção ácida (pH 6,5) da próstata (30% do total). O pH do sêmen normal varia de 7,2 a 7,8 (Suarez e Pacey, 2006).

No trato reprodutivo feminino, o transporte dos espermatozoides começa na parte superior da vagina, próximo à cérvice e termina na ampola da tuba uterina, onde os espermatozoides fazem contato com o oócito. O fluido vaginal ácido normalmente desempenha uma função bactericida na proteção do canal cervical de organismos patogênicos. Em cerca de 10 segundos, o pH da parte superior da vagina aumenta de 4,3 para 7,2. O efeito tampão dura apenas alguns minutos em humanos, tempo suficiente para que os espermatozoides se aproximem do colo do útero em um ambiente ideal (pH 6 a 6,5) para a motilidade espermática (Suarez e Pacey, 2006).

As próximas barreiras que os espermatozoides devem superar são o canal cervical e o muco cervical que o bloqueia. A composição e a viscosidade do muco cervical variam consideravelmente ao longo do ciclo menstrual. Composto por mucina cervical (uma glicoproteína com alta composição de carboidratos) e componentes solúveis, o muco cervical não é facilmente penetrável. Entre os dias 9 e 16 do ciclo, entretanto, seu conteúdo de água aumenta, e essa mudança facilita a passagem dos espermatozoides pelo colo do útero na época da ovulação (Suarez e Pacey, 2006; Taylor *et al.*, 2020a).

Pouco se sabe sobre a passagem dos espermatozoides através da cavidade uterina, mas a contração do músculo liso uterino, e não a motilidade espermática, parece ser o principal mecanismo de transporte intrauterino. Nesse ponto, os espermatozoides entram em uma das tubas uterinas. Estima-se que apenas algumas centenas de espermatozoides entram nas tubas uterinas, e a maioria entra na tuba que contém o oócito captado (Suarez e Pacey, 2006; Taylor *et al.*, 2020a).

Uma vez dentro da tuba uterina, os espermatozoides se acumulam no istmo e se ligam ao epitélio por cerca de 24 horas. Durante esse tempo, eles são influenciados por secreções para sofrerem a reação de capacitação que, em um primeiro momento, consiste na remoção do colesterol da superfície do esperma e depois na remoção de muitas das glicoproteínas que foram depositadas na superfície dos espermatozoides durante sua permanência no epidídimo. A capacitação é necessária para que os espermatozoides sejam capazes de fertilizar um óvulo, especificamente, para sofrer a reação acrossômica (Kim *et al.*, 2008).

A fertilização consiste em uma série de etapas que requerem imensa coordenação e comunicação entre o oócito e o espermatozoide, que serão descritas a seguir. Cada gameta deve passar por uma série de mudanças antes que o evento final de união possa ocorrer (Kim *et al.*, 2008) (Tabela 2.1).

A Figura 2.3 demonstra os acontecimentos durante o processo de fertilização do óvulo pelo espermatozoide (Kim *et al.*, 2008).

Tabela 2.1 Etapas sucessivas do processo de fertilização.

Penetração do esperma no *cumulus-oophorus*	Os mecanismos de penetração dos espermatozoides através da massa do *cumulus* podem envolver forças mecânicas e químicas. Espermatozoides hiperativados e hialuronidase ligada à membrana são necessários, e talvez suficientes, para digerir um caminho através da matriz extracelular das células do *cumulus*. Na fertilização humana, a presença do *cumulus-oophorus* é benéfica para a fertilização, em parte pela estimulação da conversão da proacrosina em acrosina e pelo início da reação acrossômica pelo espermatozoide
Interação do esperma com a zona pelúcida	A ligação da ZP3 (glicoproteína ligante ao espermatozoide presente na zona pelúcida) ao espermatozoide ativa cascatas de sinais intracelulares que culminam na fusão da membrana plasmática do oócito à membrana acrossomal externa subjacente, chamada de "reação acrossômica"
Penetração espermática na zona pelúcida	A penetração da zona pelúcida provavelmente envolve vários fatores, incluindo forças físicas, como a motilidade hiperativada dos espermatozoides, e envolve um aumento na amplitude da curvatura flagelar e geralmente assimetria de batimento, além de forças químicas, como proteases e glicosidases. As proteases podem ser da superfície do esperma, proteases ancoradas na membrana ou proteases solúveis do conteúdo acrossomal. O espermatozoide penetra através da zona espessa, abrindo uma fenda de penetração tão larga quanto a cabeça do espermatozoide
Fusão de membrana espermatozoide-ovócito	Depois que os espermatozoides se ligam à zona pelúcida e o acrossomo reage, eles penetram na zona e entram no espaço perivitelino, a região extracelular entre a zona e a membrana plasmática do oócito, onde ocorre a adesão final no processo de fertilização, ou seja, a adesão da membrana plasmática do espermatozoide à membrana plasmática do ovócito

Adaptada de: Kim *et al.*, 2008.

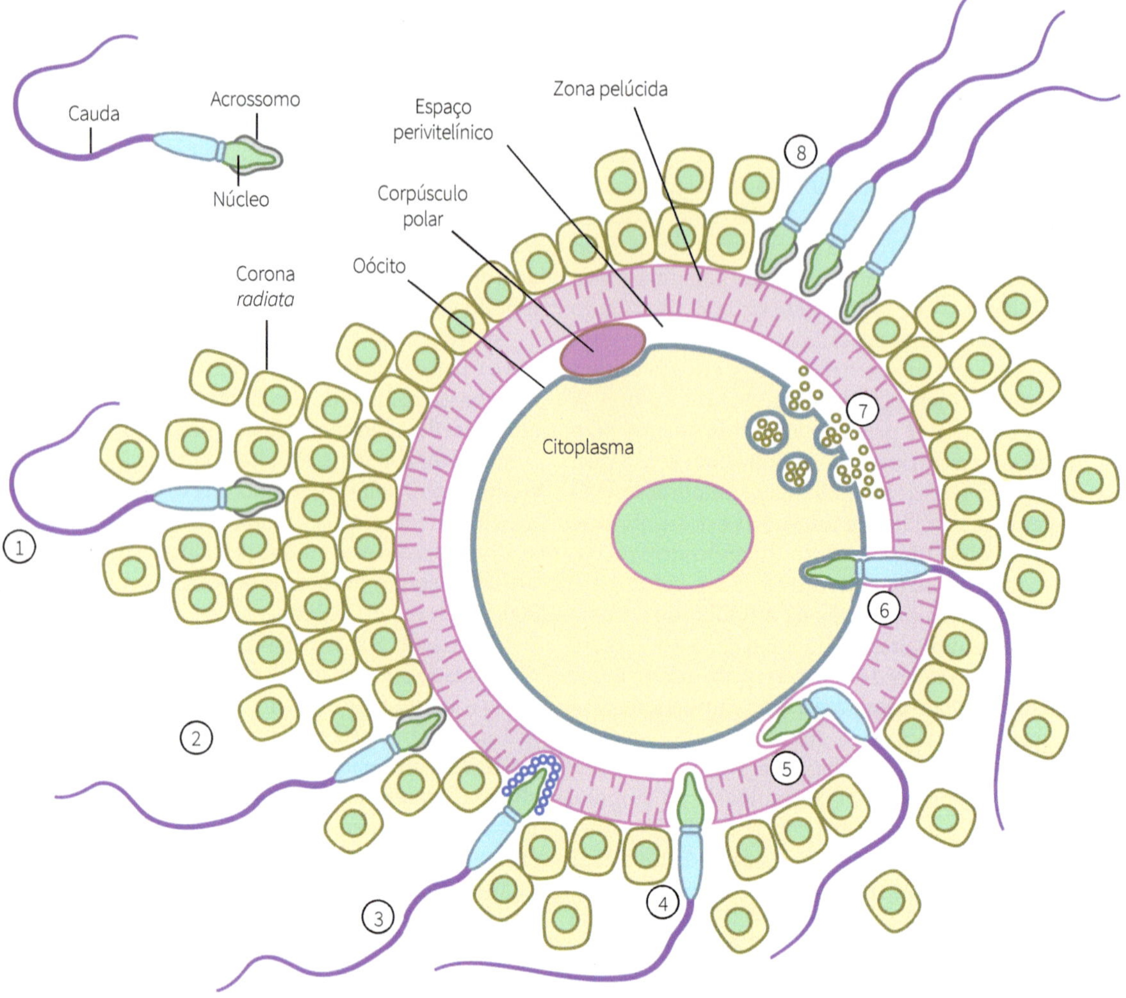

Figura 2.3 Processo de fertilização. (*1*) Penetração do espermatozoide nas células do *cumulus*; (*2*) ligação à zona; (*3*) exocitose do conteúdo acrossômico; (*4*) penetração na zona pelúcida; (*5*) entrada no espaço perivitelino; (*6*) ligação e fusão com o oócito na membrana plasmática; (*7*) reação cortical; (*8*) bloqueio da polispermia.

A fusão espermatozoide-óvulo induz oscilações de cálcio no óvulo logo no ponto de entrada do espermatozoide. Os sinais de cálcio induzem os dois eventos principais associados à ativação do óvulo: a quebra da segunda parada meiótica e a reação cortical.

Ativação do óvulo fecundado (ovo)

No momento da fusão, o ovo é interrompido na meiose II, dependendo do fator promotor da maturação, que é sustentado por uma atividade ooplásmica conhecida como "fator citostático". A recente caracterização de duas proteínas – o inibidor mitótico precoce 2 e a calcineurina fosfatase – elucidou a ligação entre o cálcio e a retomada da meiose II. Após a fusão, o aumento de cálcio que se segue induz a destruição precoce do inibidor mitótico 2 dependente de cálcio/calmodulina dependente de quinase II e a ativação transitória da calcineurina, resultando em conjunto na inativação do fator citostático e do fator promotor da maturação e na retomada da meiose II (Schmidt *et al.*, 2006).

Em resposta ao aumento dos níveis de cálcio intracelular no ovo, organelas especializadas conhecidas como "grânulos corticais" migram e se fundem com o oolema, liberando assim o seu conteúdo enzimático no espaço perivitelino. Essa reação cortical serve para impor um bloqueio à polispermia, tornando a zona impenetrável ao esperma (Schmidt *et al.*, 2006).

Formação de pronúcleos e singamia

Após a fusão, o núcleo do espermatozoide entra no ooplasma acompanhado por seu centríolo e flagelo. O centríolo masculino é necessário para a divisão celular, tendo o equivalente feminino sido perdido durante a fase de crescimento do oócito. Ao entrar no ooplasma, as membranas nucleares dos espermatozoides se dissolvem e a cromatina masculina altamente condensada sofre descondensação (Sousa e Tesarik, 2021).

A formação de pronúcleos no zigoto envolve a reforma de um envelope nuclear em torno de cada um dos genomas parentais haploides. Os pronúcleos migram um em direção ao outro e seus cromossomos constituintes sofrem replicação em preparação para a primeira divisão mitótica do embrião. Após a duplicação do DNA, as membranas pronucleares se rompem e os cromossomos maternos e paternos se unem pela primeira vez no primeiro fuso mitótico na singamia. Imediatamente depois disso, os cromossomos se separam na anáfase, o sulco de clivagem se forma e o zigoto unicelular se torna um embrião de duas células (Sousa e Tesarik, 2021).

Durante as divisões embrionárias iniciais, o aumento do número de células não é acompanhado por qualquer aumento no tamanho embrionário, refletido pela presença contínua da zona pelúcida (Figura 2.4) (Sousa e Tesarik, 2021).

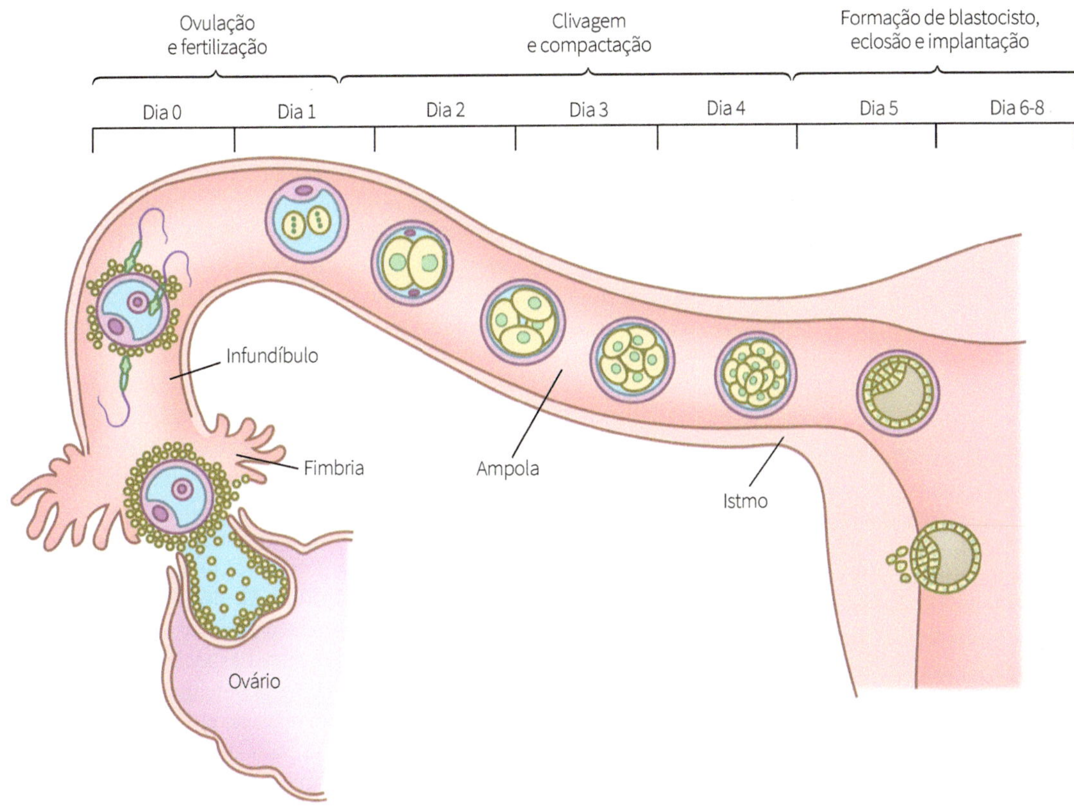

Figura 2.4 Principais eventos desde a ovulação até a implantação do blastocisto durante a primeira semana da vida humana.

O transporte tubário do embrião depende da atividade coordenada da musculatura lisa do oviduto, mediada pelo sistema nervoso simpático e mediadores lipídicos, cujos níveis atingem o pico durante a fase lútea, provavelmente refletindo o controle pela progesterona (Hess *et al.*, 2013).

Clivagem embrionária

Em comparação com a maioria das outras espécies, a clivagem dos mamíferos é um processo lento, medido em dias, não em horas. O desenvolvimento prossegue à taxa de aproximadamente uma divisão de clivagem por dia durante os primeiros 2 dias. Após o estágio de 2 células, a clivagem dos mamíferos é assíncrona, com 1 das 2 células (blastômeros) se dividindo para formar um embrião de 3 células. Por volta do estágio de 8 células (3 a 4 dias após a ovulação), o embrião sofre compactação, em que as superfícies da membrana entre as células embrionárias vizinhas, os blastômeros, tornam-se indistintas, levando à formação de uma mórula no estágio de 16 a 32 células. Nessa época, o embrião entra na cavidade uterina para iniciar sua interação com o endométrio (Prados *et al.*, 2012).

Pouco tempo depois, no estágio de 32 a 64 células (4 a 5 dias após a ovulação) o blastocisto é formado. O Na+ e a água movem-se através dos blastômeros externos, semelhantes ao epitélio, e acumulam-se nos espaços entre os blastômeros internos. Esse processo, que ocorre cerca de 4 dias após a fertilização, é chamado "cavitação", e o espaço cheio de líquido é conhecido como "blastocele" (cavidade do blastocisto). Nessa fase, o blastocisto apresenta cerca de 10^7 células e é caracterizado pela presença da blastocele e pela presença de dois tipos de células: um trofoectoderma externo (TE) ou trofoblasto, que é o precursor da placenta, e uma massa celular interna (MCI) colocada excentricamente, que dará origem ao embrião propriamente dito. O isolamento e a cultura de células da massa celular interna nessa fase resultam na derivação de uma linhagem de células-tronco embrionárias (Prados *et al.*, 2012).

Cada blastômero no estágio de duas e quatro células contribui com células tanto para a massa celular interna quanto para o trofoblasto. A extremidade do blastocisto que contém a massa celular interna é conhecida como "polo embrionário", e a extremidade oposta é chamada "polo anembrionário". O aparecimento desses dois tipos de células reflete as principais mudanças organizacionais ocorridas dentro do embrião e representa a especialização dos blastômeros em duas linhagens celulares distintas. As células da massa celular interna dão origem ao próprio corpo do embrião, além de várias estruturas extraembrionárias, enquanto as células do trofoblasto formam apenas estruturas extraembrionárias, incluindo as camadas externas da placenta (Prados *et al.*, 2012).

Com o aumento no número de células, a clivagem torna-se um período dominado por vários eventos críticos de desenvolvimento morfogenético. O primeiro é a transição dos produtos genéticos produzidos pela mãe para um especificamente pertencente ao zigoto. O seguinte é a polarização de blastômeros individuais, que resulta em dois tipos distintos de células no embrião: o trofoblasto e a massa celular interna (Shahbazi, 2020).

A maioria dos produtos de transcrição materna são degradados no estágio de duas células. Alguns deles, no entanto, estimulam a ativação do genoma embrionário, que começa a produzir RNA a partir de um número significativo de genes (> 1.500) no momento em que a clivagem avança para o estágio de quatro células. Alguns produtos genéticos paternos (p. ex., isoformas de betaglicuronidase e beta-2-microglobulina) aparecem no embrião muito cedo, enquanto os mRNA maternos de actina e histona ainda estão sendo usados para a produção de proteínas correspondentes (Shahbazi, 2020).

Uma das primeiras manifestações da expressão gênica embrionária é a polarização dos blastômeros do embrião de 8 e 16 células, de modo que eles tenham superfícies apicais e basais claramente reconhecíveis. A polarização dos blastômeros leva a uma das etapas mais importantes no desenvolvimento inicial dos mamíferos: a decisão que resulta no aparecimento de duas linhas separadas de células – o trofoblasto e a massa celular interna – a partir dos primeiros blastômeros homogêneos (Shahbazi, 2020).

Durante o processo de clivagem, o embrião permanece envolto em sua zona pelúcida sendo transportado pela tuba uterina para a cavidade uterina. Aproximadamente 6 dias depois, o embrião elimina sua zona pelúcida e se fixa ao revestimento uterino (Leese, 2012; Shahbazi, 2020).

IMPLANTAÇÃO EMBRIONÁRIA

As necessidades nutricionais do embrião mudam durante o desenvolvimento inicial. Assim, o embrião em estágio inicial de clivagem é relativamente quiescente do ponto de vista metabólico e utiliza piruvato como fonte de energia, enquanto os blastocistos demonstram alta atividade metabólica e usam glicose como único suprimento de energia. Em resposta a isso, a tuba uterina é rica em piruvato e aminoácidos não essenciais e pobre em glicose, enquanto a cavidade uterina é rica em glicose e aminoácidos essenciais (Leese, 2012; Shahbazi, 2020).

Uma implantação embrionária bem-sucedida compreende três importantes fases:

- Aposição
- Fixação (ou adesão)
- Penetração.

No ciclo menstrual, o endométrio humano é um tecido altamente regenerativo em resposta à estimulação do estrogênio durante a fase proliferativa (Silva e Serakides, 2016).

A mudança dinâmica do tecido endometrial após o estímulo dos hormônios esteroides sexuais é um processo complexo, controlado pelas interações de vários tipos de células, incluindo células epiteliais, estromais, endoteliais e imunológicas no endométrio.

Durante a fase folicular, o estrogênio induz a regeneração da proliferação dos tecidos endometriais, incluindo o epitélio, o estroma e o endométrio vascular.

A fase lútea inicial (secretora) é caracterizada pelo notável espessamento do endométrio acompanhado pela formação do corpo-lúteo (que é derivado do folículo roto). Durante essa fase, o corpo-lúteo secreta principalmente progesterona em preparação para a implantação do embrião. Os efeitos estimuladores da progesterona levam a uma série de alterações estruturais do endométrio, incluindo glândulas secretoras, edema endometrial, diferenciação de células do estroma e influxo de leucócitos (um processo denominado "pré-decidualização") (Wang *et al.*, 2020).

Durante a fase secretora, logo após a ovulação, o endométrio humano se transforma em uma estreita janela de *status* receptivo para aceitar o embrião, chamada "janela de implantação". Os estudos mostraram que essa janela abre rapidamente com uma ativação transcriptômica descontínua nas células epiteliais e é acompanhada por uma mudança generalizada de decidualização nos fibroblastos de seu estroma (Silva e Serakides, 2016; Wang *et al.*, 2020).

A decidualização é essencial para a invasão trofoblástica e a placentação. Quando o blastocisto é implantado com sucesso, a progesterona sérica permanece em níveis elevados, o que preserva a decídua e remodela a camada endometrial basal (Wang *et al.*, 2020; Huang *et al.*, 2023).

Dinâmica da implantação

- Aposição: a receptividade uterina que corresponde à aposição do blastocisto é caracterizada por modificações celulares e estruturais do endométrio, especificamente a uma perda da polaridade das células epiteliais e formação de pinópodes, também conhecidos como "uteródomos", microprotrusões celulares epiteliais apicais do endométrio (Blanco-Breindel *et al.*, 2023)
- Adesão: durante a fixação, o blastocisto encontra maior permeabilidade vascular no lado de aposição do endométrio. Os trofoblastos penetram ainda mais no epitélio luminal e na lâmina basal no estroma do endométrio. O blastocisto é orientado com sua massa celular interna em direção ao epitélio nos dias 6 a 7 de desenvolvimento, quando começa a primeira etapa do desenvolvimento placentário (Blanco-Breindel *et al.*, 2023)
- Após a fixação do blastocisto ao epitélio luminal, a decidualização é iniciada no leito do estroma onde os blastocistos se implantam. Um epitélio luminal funcional é necessário para o desenvolvimento da decidualização do estroma, sugerindo que fatores e sinais específicos são transmitidos pelo epitélio ao estroma. Uma rede funcional de compartimentos interconectados envolvendo epitélio luminal, estroma e blastocisto é necessária para desenvolver a decidualização e a receptividade uterina para a implantação (Blanco-Breindel *et al.*, 2023).

Após a implantação, a camada externa do blastocisto – o trofoectoderma – gera as primeiras linhagens trofoblásticas, que se desenvolvem em 2 tipos de células, o citotrofoblasto e o sinciciotrofoblasto, já no dia 8 de desenvolvimento.

Além disso, a massa celular interna do blastocisto se desenvolve no segundo tecido extraembrionário bilaminar, o endoderma primitivo, também denominado "hipoblasto", que, por sua vez, forma o saco vitelino primário e o epiblasto pluripotente que dará origem ao embrião propriamente dito.

CONSIDERAÇÕES FINAIS

O estabelecimento da interface feto-materna depende predominantemente de eventos altamente organizados, incluindo todo o processo necessário para fertilização e desenvolvimento do blastocisto, implantação, decidualização, diferenciação e invasão trofoblástica e placentação. O sucesso de cada evento envolve uma sucessão de diversas interações genéticas e celulares que devem ser executadas de maneira apropriada e dentro de um prazo ideal. Muito ainda precisa ser esclarecido sobre a equivalência entre os modelos animal e humano para entender completamente esse importante processo que dá início a uma nova vida.

REFERÊNCIAS BIBLIOGRÁFICAS

BLANCO-BREINDEL, M. F.; SINGH, M.; KAHN, J. *Endometrial receptivity*. Treasure Island: StatPearls, 2023.

GILBERT, R. O. Symposium review: mechanisms of disruption of fertility by infectious diseases of the reproductive tract. *Journal of Dairy Science*. v. 102, n. 4, p. 3754-3765, 2019.

HE, M. *et al.* Mechanisms of oocyte maturation and related epigenetic regulation. *Frontiers in Cell and Developmental Biology*. v. 9, 654028, 2021.

HESS, A. P. *et al.* The human oviduct transcriptome reveals an anti-inflammatory, anti-angiogenic, secretory and matrix-stable environment during embryo transit. *Reproductive Biomedicine Online*, v. 27, n. 4, p. 423-435, 2013.

HUANG, C-C. *et al.* Establishment of the fetal-maternal interface: developmental events in human implantation and placentation. *Frontiers in Cell and Developmental Biology*, v. 11, p. 1200330, 2023.

KARA, E. *et al.* Modulation of gonadotropins activity by antibodies. *Frontiers in Endocrinology*, v. 10, p. 15, 2019.

KIM, E. *et al.* Sperm penetration through cumulus mass and zona pellucida. *The International Journal of Developmental Biology*, v. 52, p. 677-682, 2008.

KUMAR, P.; SAIT, S F. Luteinizing hormone and its dilemma in ovulation induction. *Journal of Human Reproductive Sciences*, v. 4, n. 1, p. 2-7, 2011.

LAVEN, J. S. E. Follicle stimulating hormone receptor (FSHR) polymorphisms and polycystic ovary syndrome (PCOS). *Frontiers in Endocrinology*, v. 10, p. 23, 2019.

LEESE, H. J. Metabolism of the preimplantation embryo: 40 years on. *Reproduction*, v. 143, n. 4, p. 417-427, 2012.

PRADOS, F. J. *et al.* The cleavage stage embryo. *Human Reproduction*, v. 27, Suppl. 1, p. i50-71, 2012.

RICHARDS, J. S. *et al.* Molecular mechanisms of ovulation and luteinization. *Molecular and Cellular Endocrinology*, v. 145, n. 1-2, p. 47-54, 1998.

RICHARDS, J. S.; PANGAS, S. A. The ovary: basic biology and clinical implications. *Journal of Clinical Investigation*, v. 120, n. 4, p. 963-972, 2010.

SCHMIDT, A. *et al.* Cytostatic factor: an activity that puts the cell cycle on hold. *Journal of Cell Science*, v. 119, Pt 7, p. 1213-1218, 2006.

SHAHBAZI, M. N. Mechanisms of human embryo development: from cell fate to tissue shape and back. *Development*, v. 147, n. 14, dev190629, 2020.

SILVA, J. F.; SERAKIDES, R. Intrauterine trophoblast migration: a comparative view of humans and rodents. *Cell Adhesion & Migration*, v. 10, n. 1-2, p. 88-110, 2016.

SOUSA, M.; TESARIK, J. Syngamy, pronucleus, pronuclear breakdown and zygote. *Asian Pacific Journal of Reproduction*, v. 10, n. 5, p. 239-240, 2021.

SUAREZ, S. S.; PACEY, A. A. Sperm transport in the female reproductive tract. *Human Reproduction Update*, v. 12, n. 1, p. 23-37, 2006.

TAYLOR, H. S.; PAL, L.; SELI, E. Conception – Sperm and egg transport, fertilization, implantation and early embryogenesis. *In: Speroff's clinical gynecologic endocrinology and infertility*. 9th ed. Philadelphia: Wolters Kluwer, 2020a.

TAYLOR, H. S.; PAL, L.; SELI, E. Regulation of the menstrual cycle. *In: Speroff's clinical gynecologic endocrinology and infertility*. 9th ed. Philadelphia: Wolters Kluwer, 2020b.

TSUTSUMI, R.; WEBSTER, N. J. GnRH pulsatility, the pituitary response and reproductive dysfunction. *Endocrine Journal*, v. 56, n. 6, p. 729-737, 2009.

WANG, W. *et al.* Single-cell transcriptomic atlas of the human endometrium during the menstrual cycle. *Nature Medicine*, v. 26, p. 1644-1653, 2020.

CAPÍTULO 3

Imunologia da Reprodução

Egle Couto • Júlia Couto de Carvalho • Paula Couto de Carvalho

IMUNOLOGIA E GRAVIDEZ

O sucesso da gravidez humana depende, em grande parte, da adaptação do sistema imunológico materno a um embrião geneticamente diverso. O estudo da imunologia dos transplantes nos possibilitou questionar as razões pelas quais existe a necessidade de supressão do sistema imunológico do receptor na situação de transplantes, mas não na gravidez normal de um embrião/feto que tem carga genética parcialmente diferente do hospedeiro.

Os fatores imunológicos têm papel importante na ovulação, fertilização, implantação e manutenção da gravidez. O desequilíbrio das respostas imunológicas pode levar a infertilidade, falhas de implantação, aborto, pré-eclâmpsia, parto pré-termo, restrição de crescimento e óbito fetal.

Alterações marcantes ocorrem no útero durante a gestação, contribuindo para a aceitação imune do feto e da placenta. A adaptação local do sistema imune materno propicia essa coexistência (Hunt, 2006; Robertson, 2010; Stoller *et al.*, 2013; Mor e Abrahams, 2014), por meio da redução ou supressão de respostas citotóxicas e aumento de respostas adaptativas regulatórias (Guerin *et al.*, 2009; Leber *et al.*, 2010). Não há imunossupressão generalizada materna durante a gravidez, mas sim seletiva ou modulada. A quebra desses mecanismos imunorreguladores é associada a infertilidade, perda gestacional e outras complicações obstétricas (Ashary *et al.*, 2018; Ashary *et al.*, 2020; Modi e Bhartiya, 2015).

A interface materno-fetal apresenta características imunológicas únicas e essenciais para o sucesso da implantação (Mor e Abrahams, 2014). O tecido placentário e fetal é normalmente protegido das funções destrutivas das células imunes maternas por diversos mecanismos que serão descritos a seguir. Uma atividade reduzida das células imunes pode falhar ao criar a reação de implantação necessária, enquanto outras células imunes hiperativas podem levar à rejeição do embrião (Hinduja, 2018; Zhang *et al.*, 2020).

As células trofoblásticas formam uma camada que protege o embrião e as camadas internas dos componentes do sistema imune materno. As subpopulações de trofoblastos (células do citotrofoblasto extraviloso, citotrofoblastos da membrana coriônica e trofoblastos endovasculares) são expostas a elementos hematopoiéticos maternos na decídua, nas membranas fetais e no sangue materno que circula na superfície fetal da placenta (sinciciotrofoblastos) ou nas artérias espiraladas (trofoblastos endovasculares). Certas células trofoblásticas (citotrofoblasto viloso) são raramente expostas ao sangue materno.

A longa lista de citocinas e quimiocinas presentes no sítio de implantação e o papel crucial das células *natural killer* (NK) e seu respectivo controle representam tópicos que podem explicar diversos tipos de falha no desenvolvimento fetal e abortos. A falha de um único fator ou passo pode levar à perda gestacional.

MECANISMOS IMUNES PROTETORES PARA A GRAVIDEZ

Os mecanismos imunes que protegem a gravidez variam de acordo com o tipo e a localização das células trofoblásticas. Elas protegem o embrião e os componentes internos, como as membranas amnióticas, por meio de estratégias que evitam a detecção por células imunes citotóxicas maternas e a destruição celular mediada por anticorpos (Mor e Abrahams, 2014).

Antígeno leucocitário humano

A resposta celular imune primária que se desenvolve contra transplantes é direcionada para proteínas do complexo maior de histocompatibilidade (MHC) (Tilburgs *et al.*, 2010b). Em humanos, as proteínas do MHC são chamadas "antígenos leucocitários humanos" (HLA).

O HLA é peça-chave para o sistema de modulação imune; ele é expresso pelas células do trofoblasto e regula a interação com diferentes células imunes. Nas células trofoblásticas, as proteínas derivadas dos genes HLA são expressas como HLA classe I e classe II. A regulação da expressão de moléculas HLA classe I em subpopulações de trofoblastos parece proteger o feto contra ataques de células imunes maternas contra antígenos paternos. Os trofoblastos extravilosos não expressam antígenos HLA-A ou HLA-B, que são estimuladores primários da rejeição a transplantes. Eles expressam apenas HLA-C e as moléculas não clássicas HLA Ib, HLA-E, HLA-F e HLA-G (Hunt, 2006; Hackmon *et al.*, 2017; Ferreira *et al.*, 2017). Os genes que codificam esses antígenos têm poucos alelos, são expressos no trofoblasto extraviloso no primeiro trimestre e, conforme a gestação progride, sua expressão enfraquece (Hackmon *et al.*, 2017).

Os antígenos HLA-c, HLA-E, HLA-F e HLA-G modulam as respostas imunes maternas ao interagir com receptores KIR (do inglês *killer cell immunoglobulin-like receptors*) ou células NK deciduais, macrófagos, células T e com o receptor para células T nos linfócitos CD8+ (Hunt, 2006; Ferreira *et al.*, 2017; Petroff e Hunt, 2005; Hunt *et al.*, 2006a; Hunt *et al.*, 2006b). Assim, são ativados passos nas células NK e nos macrófagos que interferem em sua função citotóxica (Long, 1999; Shakhawat *et al.*, 2010). Além disso, HLA-E, HLA-F e HLA-G ativam passos que promovem a migração trofoblástica e a placentação. A redução da expressão de HLA-E e HLA-G e combinações de receptores KIR com variantes fetais de HLA-C apresentam correlação com perdas gestacionais (Ferreira *et al.*, 2017; Jiang *et al.*, 2021; Beaman *et al.*, 2012; Dahl e Hviid, 2012), baixo peso ao nascer e pré-eclâmpsia (Hiby *et al.*, 2004; Moffett e Colucci, 2015). O sinciciotrofoblasto, que forma a camada externa dos vilos placentários e é exposto ao sangue materno, não apresenta antígenos HLA classe I ligados à membrana (Hunt *et al.*, 1988).

Estudos mostraram que os níveis séricos do HLA-G solúvel e alguns polimorfismos no gene do HLA-G são associados a falhas de implantação recorrentes (Nowak *et al.*, 2020; Fan *et al.*, 2017). Além disso, alta taxa de compartilhamento nos *loci* do gene do HLA (HLA-A, B, C, DR, DQ) nos casais foi associada a falhas de implantação (Fan *et al.*, 2017; Elram *et al.*, 2005; Nilsson *et al.*, 2014). Acredita-se que o compartilhamento de mais de um *locus* pode levar a respostas imunes que inibem o desenvolvimento da tolerância imune materna, levando à falha de implantação. Os genes que codificam as moléculas paternas do HLA classe II (HLA-D) são inteiramente suprimidos nas células trofoblásticas. Nenhuma subpopulação trofoblástica expressa antígenos HLA classe II *in vivo* ou *in vitro* (Ban et *al.*, 2016).

Alterações epigenéticas

Foram identificados 448 diferentes *loci* com distúrbios de metilação em mulheres com falhas de implantação (Pathare e Hinduja, 2020). Os processos biológicos mais significantes associados a genes metilados foram processamento e apresentação de antígenos, produção de imunoglobulinas, regulação de interleucina (IL) 10 e IL-4, resposta imune celular T *helper* e resposta inflamatória, sugerindo que um defeito epigenético no endométrio poderia ser a causa de distúrbios imunes locais no endométrio, levando a falhas de implantação.

Família B17

Uma família de moléculas com função de estimulação e inibição de linfócitos, chamada "família B7", é expressa nas células trofoblásticas de placentas humanas e tem papel fundamental na tolerância ao feto. A proteína B7 H1 é expressa no sinciciotrofoblasto e interfere na ativação dos linfócitos que circulam no sangue materno. Ela interage com uma proteína dos linfócitos maternos chamada "proteína 1 de morte celular programada", promovendo o desenvolvimento de linfócitos T reguladores (Treg) e inibindo as células ativadas T *helper* 17 (Th17) (Petroff *et al.*, 2003; Petroff e Perchellet, 2010; Linscheid e Petroff, 2013). Outro membro da família B7, a B7 H3, regula a invasão trofoblástica e reduz a secreção da IL-8 e interferona (IFN) pelas células NK deciduais (Zhang *et al.*, 2023).

Superfamília TNF-α

Outra família de membros indutores de apoptose, a superfamília fator de necrose tumoral alfa (TNF-α), pode ter papel importante na proteção da placenta e membranas por meio da apoptose das células T citotóxicas. Os membros identificados no trofoblasto humano incluem TNF-α, FasL e TRAIL, além de outros menos caracterizados (Hunt *et al.*, 1996; Runic *et al.*, 1996; Phillips *et al.*, 1999; Phillips *et al.*, 2001). Todas essas moléculas, expressas tanto na forma de membrana quanto solúvel, podem eliminar células imunes ativadas que visam ao trofoblasto, pela transdução de um sinal apoptótico via receptores específicos.

Micropartículas

Micropartículas derivadas da placenta, como microvesículas e exossomos que contêm uma variedade de proteínas placentárias, têm papel na regulação do sistema imune. Estudos mostraram que o trofoblasto secreta FasL ativo via exossomos e microvesículas (Abrahams *et al.*, 2004a; Frängsmyr *et al.*, 2005). Alguns membros da família B7, assim como HLA-G e HLA-E, também podem ser liberados da placenta via exossomos e microvesículas (Jiang *et al.*, 2021; Kshirsagar *et al.*, 2012). A alteração da liberação dessas micropartículas pode estar envolvida na patogênese de complicações gestacionais, como pré-eclâmpsia (Mincheva-Nilsson e Baranov, 2010; Redman e Sargent, 2008; Holder *et al.*, 2012; Li *et al.*, 2020).

Agentes solúveis

A modulação imune materna durante a gestação pode ser conferida pela síntese de moléculas imunossupressoras e imunorreguladoras. Como exemplo, a placenta humana produz os agentes imunomoduladores solúveis progesterona, prostaglandina E2 e citocinas anti-inflamatórias, como IL-10 e IL-4 (Hunt, 2006; Petroff e Hunt, 2005; Hunt *et al.*, 2006b; Denison *et al.*, 1998).

Progesterona

A progesterona em altas concentrações suprime a resposta imune materna específica (Szekeres-Bartho *et al.*, 2009), altera o equilíbrio Th1/Th2 e inibe a produção do TNF-α pelos macrófagos (Szekeres-Bartho e Wegmann, 1996; Miller e Hunt, 1998), além de direcionar a produção de citocinas anti-inflamatórias pelas células placentárias, assim como faz com os linfócitos. Por exemplo, a IL-10 parece estimular a produção do HLA-G (Moreau *et al.*, 1999), e uma disfunção nesse passo pode ser importante na pré-eclâmpsia (Hennessy *et al.*, 1999). A prostaglandina E2 é produzida pelos macrófagos e células deciduais e reduz a proliferação de linfócitos.

Citocinas

Muitos efeitos das células T são mediados pela produção de citocinas. O tipo de citocinas produzido pode influenciar a manutenção ou não da unidade fetoplacentária. As células T humanas são classificadas de acordo com o padrão de produção de citocinas. As CD4+ tipo 1 (Th1) produzem IL-2, TNF-β e IFN-γ e são os principais efetores da defesa mediada por fagócitos, que é altamente protetora contra infecções. Por outro lado, as células T CD4+ tipo 2 (Th2) produzem IL-4, que estimula a produção de anticorpos IgE e IgG1, IL-5, IL-10 e IL-13, que inibem algumas funções de macrófagos.

A gestação humana é considerada uma condição anti-inflamatória com predomínio de citocinas Th2. Quando há o predomínio da resposta Th1, ocorrem mais perdas gestacionais (Phillips *et al.*, 2003; Inagaki *et al.*, 2003). O equilíbrio na produção e expressão de citocinas específicas e quimiocinas pela decídua e placenta é crítico para o recrutamento e a manutenção de células imunes pró-gestação (Salamonsen *et al.*, 2007). Estudos mostraram a relevância das citocinas liberadas por diferentes tipos de células e seu papel no desenvolvimento embrionário (Jarmund *et al.*, 2021; Sharma *et al.*, 2016; Godbole *et al.*, 2011; Giess *et al.*, 1999). O desequilíbrio dos perfis de citocinas é associado a várias complicações gestacionais (Kalu *et al.*, 2008).

Diversas interleucinas foram citadas como essenciais para a implantação embrionária e modulação imune na interface fetomaterna, como as citocinas IL-6, fator inibidor da leucemia (LIF), IL-1α, IL-1β e IL-1, fatores secretores como a glicodelina-A, fatores angiogênicos como fator de crescimento endotelial (VEGF) e fator de crescimento placentário (PLGF) (Sharma *et al.*, 2016; Hsi *et al.*, 1991).

Complemento

As células do trofoblasto expressam altos níveis das proteínas reguladoras de complemento CD46, CD55 e CD59 (Hsi *et al.*, 1991; Holmes *et al.*, 1992). As proteínas reguladoras do complemento são importantes para a proteção dos tecidos extraembrionários contra os anticorpos citotóxicos antipaternos, dado que a ativação do complemento leva à opsonização e à destruição dos alvos imunológicos (células fetais). Estudos em cobaias mostraram que a deposição de complemento C3b na vasculatura placentária no início da gestação cursou com perda do concepto (Triebwasser *et al.*, 2018) e, em humanos, a elevação da atividade do complemento foi associada à perda gestacional (Regal *et al.*, 2015).

RESPOSTA IMUNE CELULAR NA GRAVIDEZ

A programação do útero para uma implantação bem-sucedida da gestação semialogênica pode ocorrer a partir da introdução do sêmen, que contém não só antígenos paternos, mas também fatores imunomoduladores, como a prostaglandina E2 e o fator de crescimento transformador β (TGF-β) (Robertson *et al.*, 2006). Um embrião intacto deveria ser completamente protegido pelo trofoblasto. Entretanto, em mulheres com blastocisto anormal, antígenos paternos expostos podem ser detectados, resultando em reação de rejeição.

A mucosa uterina se diferencia durante a preparação para a implantação. O endométrio contém muitos leucócitos na segunda fase do ciclo menstrual, que continuam a aumentar quando ocorre a fecundação. As células NK, macrófagos e células T são as mais abundantes na decídua, enquanto as células B são virtualmente ausentes.

Em doenças imunológicas, o sistema imune reconhece de maneira enganosa tecidos próprios como estranhos e induz mecanismos de imunidade celular baseada em linfócitos T, macrófagos e células NK para destruí-los. Algumas mulheres com aborto recorrente podem ter ausência de componentes essenciais para proteção imunológica do embrião, e a melhor descrita é relacionada ao número e função das células NK.

Células *natural killer*

As células NK do sangue periférico e as células NK uterinas têm papel importante na implantação e no desenvolvimento placentário, regulando invasão trofoblástica, angiogênese e remodelação das artérias espiraladas uterinas. Ao mesmo tempo, protegem a gravidez contra a invasão de agentes patogênicos. Comprazem 5 a 20% dos linfócitos do sangue periférico e são, em sua maioria, CD56 de baixa densidade e CD16 ($CD56^{dim}CD16+$). O recrutamento excessivo de células NK e atividade citotóxica elevada são vistos em mulheres com falhas de implantação e aborto recorrente.

Células natural killer *uterinas*

As células NK uterinas, em sua maioria, expressam CD56 em alta densidade em sua superfície e não expressam CD16 ($CD56^{bright}CD16-$). Correspondem a aproximadamente 20% dos linfócitos endometriais na fase proliferativa do ciclo menstrual e aumentam na fase secretora, atingindo 60 a 70% na gestação inicial (Marron *et al.*, 2019; Feyaerts *et al.*, 2017). As células NK uterinas produzem citocinas IFN-α e TNF-α, são pouco citotóxicas e expressam receptores KIR e NKG2 (do inglês, *natural killer group 2*), que reconhecem HLA-C e HLA-E. Também mantêm homeostase endometrial ao remover células deciduais senescentes (Brighton *et al.*, 2017). Os mediadores imunológicos do endométrio podem ser vistos na Figura 3.1.

Células NK deciduais

O primeiro ajuste imunológico materno ao embrião é uma mudança importante nas proporções relativas de subpopulações de leucócitos no útero. As células NK endometriais mudam para NK deciduais ($CD56^{bright}CD16-$), fenótipo distinto das NK periféricas (Sacks, 2015). Células NK deciduais têm seu número reduzido na segunda metade da gravidez, mas, na fase de implantação, localizam-se na proximidade do trofoblasto extraviloso, reconhecendo o HLA-G e protegendo a gravidez. A origem das células NK deciduais permanece controversa e não é claro se elas são recrutadas da periferia, se o ambiente local direciona para esse fenótipo único, ou ambas. Sua função parece ser distinta, dado que vários genes, incluindo alguns com propriedades imunomoduladoras, são expressos nas NK deciduais, quando comparadas com as outras células NK (Koopman *et al.*, 2003). O trofoblasto invasor parece conter uma mistura de células NK deciduais, macrófagos e células dendríticas, respectivamente 70%, 20% e 2% de todas as células da decídua (Bulmer *et al.*, 1988; Gardner e Moffett, 2003; King *et al.*, 1989).

Do mesmo modo, as principais funções das células NK deciduais também podem ser únicas na gestação (Zhang *et al.*, 2016). Elas expressam altos níveis de fatores citotóxicos, mas não formam sinapses para entregar o conteúdo granular para as células trofoblásticas (Kopcow *et al.*, 2005). São importantes na atração e invasão trofoblástica, angiogênese decidual e placentária, vasculogênese fetal e modificações vasculares no útero (Croy *et al.*, 1997; Parr *et al.*, 1995; Stallmach *et al.*, 1995; Rätsep *et al.*, 2015) e podem eliminar células trofoblásticas infectadas por vírus – este outro mecanismo é protetor para o feto (Sen Santara *et al.*, 2021). Quando na interface materno-fetal, sofrem alterações fenotípicas e funcionais para agir como células efetoras da imunidade inata antiviral.

Alterações nas células NK e perdas gestacionais

Alterações em número e ativação das células NK deciduais ocorrem em complicações gestacionais, como infertilidade imunológica, aborto recorrente e pré-eclâmpsia (Hiby *et al.*, 2004; Hiby *et al.*, 2008; Queenan *et al.*, 2011; Moffett e Hiby, 2007; Kwak-Kim *et al.*, 2014; Williams *et al.*, 2009). O recrutamento ou a expansão excessivos dessas células, assim como atividade citotóxica elevada, foram associados a complicações como falha de implantação e aborto (Kwak-Kim *et al.*, 2014). Outros estudos sugerem que a deficiência no número de células NK uterinas está associada à perda gestacional recorrente, destacando a necessidade de avaliar os perfis de NK em pacientes com resultados gestacionais adversos (Fukui *et al.*, 2017; Lucas *et al.*, 2020). Células NK são um potencial marcador para diagnóstico (Kwak-Kim *et al.*, 2014). Entretanto, faltam ensaios bem controlados nesse sentido (Moffett *et al.*, 2004; De Carolis *et al.*, 2010).

Considerável número de estudos indicou que anormalidades quantitativas ou funcionais das células NK foram associadas a falhas de implantação recorrentes (Ho *et al.*, 2020; Santillán *et al.*, 2015; Kamoi *et al.*, 2015). Em um estudo, baixa porcentagem de CD56+CD16 e CD56+CD16+ medidas na fase folicular precoce foi indicador de menor taxa de implantação e gestação (Ho *et al.*, 2020). Alta porcentagem de células NK na fase lútea foi observada no sangue periférico de mulheres com

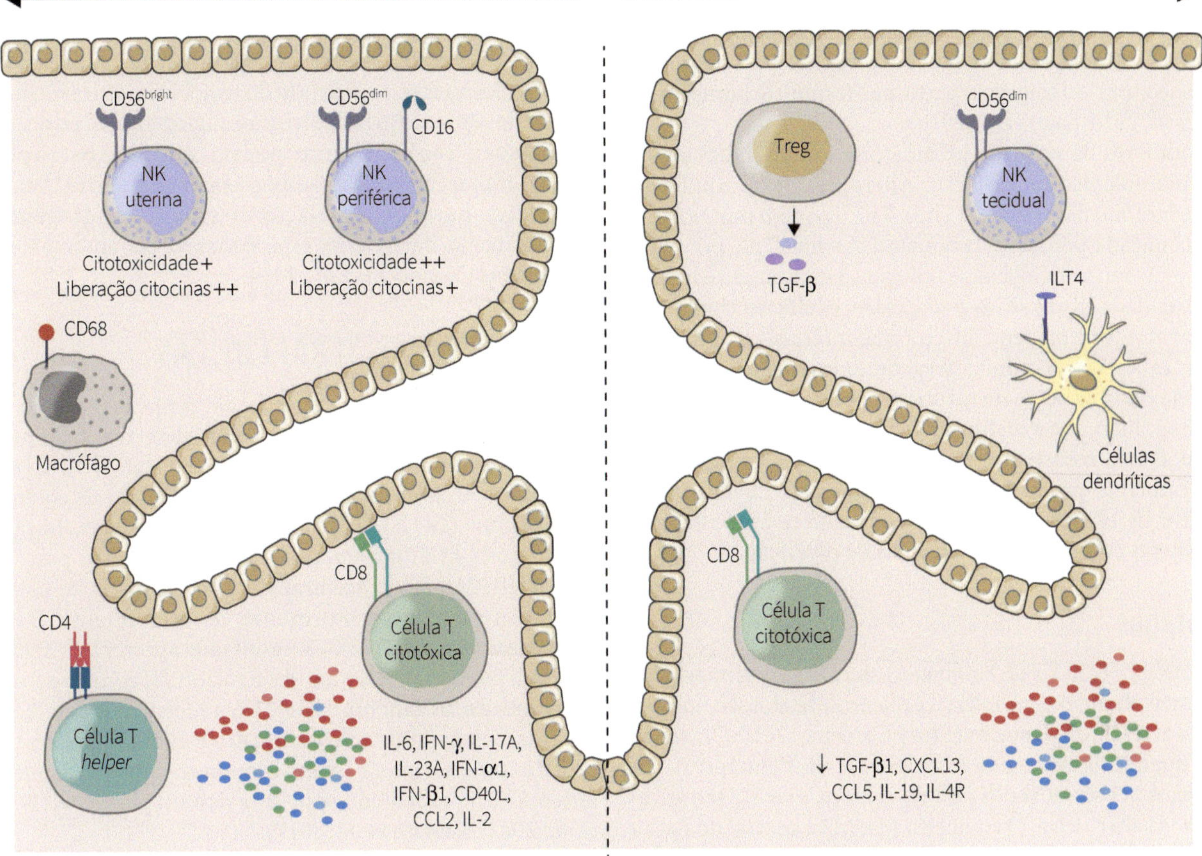

Figura 3.1 Mediadores imunológicos do endométrio.

falhas de implantação, quando comparadas com controles férteis (Santillán *et al.*, 2015), sugerindo que a dosagem das células NK sanguíneas pode ser uma estratégia útil na avaliação de mulheres com falhas de implantação idiopáticas.

A atividade citotóxica das células NK $CD56^{dim}$ é significativamente maior do que a das $CD56^{bright}$, enquanto a expressão das CD57 nas células NK tem correlação com o potencial citolítico (Poli *et al.*, 2009). Vários estudos associaram a alteração do tipo das células imunes nos tecidos uterinos com a ocorrência de falhas de implantação, incluindo alterações nas NK uterinas, células T, células dendríticas e Treg (Santillán *et al.*, 2015; Poli *et al.*, 2009; Liu *et al.*, 2018). Estudos correlacionaram o número alterado de células NK endometriais com falhas de implantação. Frequência significativamente mais alta de células CD56+ foi encontrada na fase lútea de mulheres com falhas de implantação idiopáticas do que em controles férteis (Santillán *et al.*, 2015).

Células T reguladoras

As células T aumentam na fase lútea, chegando a mais de 20% da população total de células imunes endometriais. As células T uterinas se expandem durante a gestação, e são Treg em sua maioria (Tilburgs *et al.*, 2010a). O papel crítico do equilíbrio das células NK uterinas e as Treg na interface materno-fetal tem sido enfatizado no sucesso reprodutivo (Rao *et al.*, 2022). No 1º trimestre, o percentual de células Treg aumenta na circulação e na decídua, na qual é três vezes maior. Células Treg são importantes na mediação da tolerância imune materna ao feto alogênico durante a implantação e gestação inicial, reconhecem antígenos paternos e migram para a interface materno-fetal, atraídas por hCG e outras quimiocinas (Murata *et al.*, 2021). Elas participam ativamente da implantação, invasão trofoblástica e desenvolvimento fetal. O aumento no número de células Treg foi associado a maior taxa de implantação (Liu *et al.*, 2017). Elas estão presentes na decídua de gestações normais, e sua presença e expansão na gravidez parecem ser provocadas de maneiras dependente e independente dos aloantígenos (Mjösberg *et al.*, 2010; Schumacher e Zenclussen, 2014). Há menor número dessas células no sangue e na decídua de mulheres com pré-eclâmpsia, sugerindo que as Treg têm papel na tolerância materna ao feto (Sasaki *et al.*, 2007; Williams, 2012).

Células T de memória

Depois do parto, subgrupos de células T CD8+ permanecem no útero como células T de memória e são importantes para induzir respostas imunes semelhantes em gestações posteriores. Elas têm papel na manutenção da gravidez e no crescimento placentário (Gamliel *et al.*, 2018), além de proteger contra infecções virais (Leber *et al.*, 2010). São células altamente diferenciadas, mas seu alvo antigênico não é claro (Tilburgs e Strominger, 2013; Zenclussen, 2013; Lissauer *et al.*, 2017).

Células Th17

Outra subpopulação de células T CD4+ produtoras de IL-17 também foi descrita em número aumentado na gravidez. As células Th17 produzem a citocina IL-17, que tem papel importante na interface materno-fetal. As células da decídua recrutam as células Th17 para participar da proliferação e invasão trofoblástica (Wu *et al.*, 2014); elas têm papel protetor contra agentes infecciosos na interface materno-fetal e foram encontradas em percentuais alterados em complicações gestacionais, como aborto espontâneo, pré-eclâmpsia e parto pré-termo (Schumacher e Zenclussen, 2014; Saito *et al.*, 2010).

O equilíbrio da resposta inflamatória imune induz a tolerância imunológica na gestação. Alterações nesse equilíbrio, com predomínio das respostas Th1 e Th17, podem causar falhas de implantação e perdas gestacionais. Citocinas Th2, por outro lado, promovem a angiogênese, reduzem a inflamação e inibem a citotoxicidade (Kwak-Kim *et al.*, 2014). Mulheres com perda gestacional recorrente tendem a ter maior resposta imune Th1 e menor expressão de células Treg, tanto no sangue periférico quanto na decídua, além de menor proporção da relação Treg/Th17, sugerindo que a disfunção das células Treg seja relacionada ao aborto recorrente (Kwak-Kim *et al.*, 2014; Liu *et al.*, 2017). Citocinas produzidas pelas células Th17, como IL-17, TGF-β1 e IL-10, são encontradas em maiores concentrações em mulheres com perdas gestacionais de repetição.

Macrófagos

Os macrófagos (células de Hoffbauer) são a segunda população celular mais abundante na interface materno-fetal, e seu número aumenta antes da implantação (Mor e Cardenas, 2010; Ono *et al.*, 2020), quando apresentam fenótipo M1 (inflamatório). Os macrófagos M1 são ativados pela via clássica, e os M2 são ativados pela via alternativa. O equilíbrio M1/M2 é necessário para a boa evolução da gravidez. Durante a placentação, são notados macrófagos com fenótipo M1 e M2 (anti-inflamatório) e, depois da placentação, há predomínio do padrão M2. Assim, os macrófagos encontrados na decídua humana são M2 e produzem fatores para modulação imune, como IL-4, IL-10 e TNF-α (Rieger *et al.*, 2004). Há um perfil anormal de macrófagos deciduais na interface materno-fetal de mulheres com aborto recorrente. Durante o trabalho de parto, ocorre novamente o acúmulo de macrófagos de padrão M1 (Ning *et al.*, 2016; Zhang *et al.*, 2017).

A interação trofoblasto/macrófagos é importante para promover a placentação normal durante a implantação, o desenvolvimento placentário, a regulação imune, a remodelação vascular e a homeostase tecidual (Wanf *et al.*, 2018; Abrahams *et al.*, 2004b; Fest *et al.*, 2007; Harris, 2010). Um número aberrante de macrófagos e sua ativação têm papel em complicações gestacionais, como pré-eclâmpsia, restrição de crescimento intrauterino ou parto pré-termo (Nagamatsu e Schust, 2010; Renaud e Graham, 2008; Eastabrook *et al.*, 2011; Tang *et al.*, 2011; Tang *et al.*, 2013; Young *et al.*, 2015).

Células dendríticas

As células dendríticas são apresentadoras de antígenos que se encontram no endométrio e placenta, importantes na condução das respostas imunes para o tipo Th2. Elas são essenciais para a implantação bem-sucedida e podem estar envolvidas na remodelação vascular materna (Krey *et al.*, 2008; Plaks *et al.*, 2008), promovem tolerância imune sistêmica na gravidez (Laresgoiti-Servitje *et al.*, 2010) e ficam retidas na decídua para prevenir a exposição de células T periféricas aos antígenos fetais (Collins *et al.*, 2009). Também influenciam a função das células NK e o perfil de citocinas na interface materno-fetal (Tagliani e Erlebacher, 2011; Qian *et al.*, 2015; Yang *et al.*, 2019).

Mastócitos

Os mastócitos presentes no endométrio não sofrem alterações ao longo do ciclo menstrual. Na gravidez, aumentam em número, localizam-se próximo do trofoblasto extraviloso e são envolvidos na invasão trofoblástica e angiogênese. Classicamente associados a reações alérgicas, podem contribuir para a placentação durante a gravidez (Gomez-Lopez *et al.*, 2014). Sua contribuição para remodelação tecidual, angiogênese e transformação das artérias espiraladas foi claramente descrita em cobaias (Woidacki *et al.*, 2014).

POSSIBILIDADES TERAPÊUTICAS

Diferentes imunomoduladores foram propostos para o tratamento de fatores imunológicos. Foram descritos estudos utilizando prednisona, imunoglobulina humana intravenosa (IGIV), tacrolimus, lesão endometrial, fator estimulador de colônias de granulócitos (G-CSF), plasma rico em plaquetas, Intralipid® intravenoso, hCG intrauterina, heparina de baixo peso molecular (HBPM), ácido acetilsalicílico, vitamina D, terapia com linfócitos paternos e hormônio de crescimento humano (Matthiesen *et al.*, 2012). Os resultados apresentados, em sua maioria, provêm de estudos observacionais, com poucos estudos controlados randomizados. Uma metanálise detalhada da maioria dessas intervenções mostrou efeito benéfico com a infusão intrauterina de células mononucleares de sangue periférico, G-CSF subcutâneo e plasma rico em plaquetas (Busnelli *et al.*, 2021; Kamath *et al.*, 2017).

O uso da prednisona reduziu o número de células NK periféricas e uterinas, aumentando a taxa de nascidos vivos em mulheres com aborto recorrente. A suplementação com vitamina D melhorou o perfil de células NK pela supressão da toxicidade. O uso da IGIV reduziu o número de células NK, atenuou sua atividade, diminuiu a relação Th1/Th2 e a produção de citocinas inflamatórias.

A imunização com linfócitos paternos ou de doador foi, no passado, um método popular de melhorar taxas de nascidos vivos (Mowbray *et al.*, 1985). Essa estratégia se desenvolveu porque a homozigosidade entre os casais, particularmente de alguns *loci* do HLA, é associada com redução na fertilidade (Ober *et al.*, 1998; Ober, *et al.*, 1999). Portanto, a imunização com linfócitos poderia introduzir uma medida necessária de reconhecimento e estimulação imune. Os mecanismos propostos foram a redução da taxa Th1/Th2 e sua produção de citocinas, alteração dos anticorpos citotóxicos antipaternos e aumento da expressão do fator bloqueador induzido pela progesterona. Há controvérsias quanto aos benefícios desse tratamento, e mais investigações sistemáticas são necessárias.

Apenas uma terapia não servirá para todas as mulheres, e devem ser desenvolvidas práticas personalizadas baseadas no perfil imunológico. Assim, foram propostos alguns interessantes tratamentos personalizados, com base nos resultados laboratoriais encontrados.

A terapia imunossupressora com tacrolimo foi proposta quando encontrada alteração da relação entre citocinas Th1/Th2 circulantes. O tacrolimo é um imunossupressor que reduz a alorreatividade e controla a rejeição imunológica ao inibir a proliferação de linfócitos, a geração de células T citotóxicas e a produção de citocinas derivadas de células T, como IL-2 e IFN-α (Nakagawa *et al.*, 2017; Hisano *et al.*, 2022; Nakagawa *et al.*, 2015). Quando a dosagem de células NK circulantes, realizada por citometria de fluxo (Ramos-Medina *et al.*, 2014), mostrou alterações, a terapia proposta foi a IGIV (Moraru *et al.*, 2012; Heilmann *et al.*, 2010), e uma metanálise mostrou que a terapia personalizada com IGIV com base em distúrbios imunológicos aumentou a taxa de gravidez e de nascidos vivos (Abdolmohammadi-Vahid *et al.*, 2019). Em mulheres com hiperativação imune endometrial, foram feitos suporte com progesterona e tratamento com prednisolona, vitamina E e Intralipid® para suprimir a inflamação e o estresse oxidativo, além da suspensão da atividade sexual para evitar exposição ao plasma seminal (Lédée *et al.*, 2016), o que resultou em 37% de nascidos vivos contra 19% nas não tratadas. No grupo com perfil endometrial hipoativo, a injúria endometrial intencional, suplementação da fase lútea com hCG e atividade sexual para exposição ao plasma endometrial para induzir inflamação foram sugeridas, resultando em 46,5% de nascidos vivos × 19% nas não tratadas. Em mulheres com NK uterinas alteradas, a terapia com IGIV mostrou benefício (Yang *et al.*, 2009), e prednisolona e Intralipid® melhoraram as taxas de gestação em mulheres com falhas de implantação (Singh *et al.*, 2019; Han *et al.*, 2021; von Woon *et al.*, 2020).

Apesar da profusão de estudos publicados sequencialmente, o completo entendimento dos mecanismos que permitem que a gravidez não seja bloqueada pelo sistema imunológico materno ainda não foi atingido. Portanto, as opções terapêuticas baseiam-se em um ou outro mecanismo proposto, mas não existem evidências claras sobre os possíveis benefícios desses tratamentos. É preciso aguardar estudos prospectivos, randomizados e controlados para que as terapêuticas comprovadamente benéficas sejam oferecidas às pacientes.

CONSIDERAÇÕES FINAIS

Embora se saiba bastante sobre as condições imunológicas que levam a uma gestação bem-sucedida, muito ainda deve ser esclarecido. Áreas promissoras de pesquisa incluem o envolvimento do HLA-G na angiogênese e doenças autoimunes e o efeito da ativação do complemento na desregulação da angiogênese, levando a complicações gestacionais. A utilização de novas técnicas genômicas, proteinômicas e de fenotipagem imune podem auxiliar no diagnóstico de causas imunológicas das perdas gestacionais, e imunomoduladores e a manipulação dos processos imunes inatos também podem fornecer novos caminhos para terapêutica.

REFERÊNCIAS BIBLIOGRÁFICAS

ABDOLMOHAMMADI-VAHID, S. *et al.* The effectiveness of IVIG therapy in pregnancy and live birth rate of women with recurrent implantation failure (RIF): a systematic review and meta-analysis. *Journal of Reproductive Immunology*, v. 134-135, p. 28-33, 2019.

ABRAHAMS, V. M. *et al.* First trimester trophoblast cells secrete Fas ligand which induces immune cell apoptosis. *Molecular Human Reproduction*, v. 10, n. 1, p. 55-63, 2004a.

ABRAHAMS, V. M. *et al.* Macrophages and apoptotic cell clearance during pregnancy. *American Journal of Reproductive Immunology*, v. 51, n. 4, p. 275-282, 2004b.

ASHARY, N.; LAHERI, S.; MODI, D. Homeobox genes in endometrium: from development to decidualization. *The International Journal of Developmental Biology*, v. 64, n. 1-3, p. 237-247, 2020.

ASHARY, N.; TIWARI, A.; MODI, D. Embryo implantation: war in times of love. *Endocrinology*, v. 159, n. 2, p. 1188-1198, 2018.

BAN, Y. *et al.* Effect of indoleamine 2,3-dioxygenase expressed in HTR-8/Svneo cells on decidual NK cell cytotoxicity. *American Journal of Reproductive Immunology*, v. 75, n. 5, p. 519-528, 2016.

BEAMAN, K. D. *et al.* Immune etiology of recurrent pregnancy loss and its diagnosis. *American Journal of Reproductive Immunology*, v. 67, n. 4, p. 319-325, 2012.

BRIGHTON, P. J. *et al.* Clearance of senescent decidual cells by uterine natural killer cells in cycling human endometrium. *Elife*, v. 6, p. e31274, 2017.

BULMER, J. N.; PACE, D.; RITSON, A. Immunoregulatory cells in human decidua: morphology, immunohistochemistry and function. *Reproduction, Nutrition, Développement*, v. 28, n. 6B, p. 1599-1613, 1988.

BUSNELLI, A. *et al.* Efficacy of therapies and interventions for repeated embryo implantation failure: a systematic review and meta-analysis. *Scientific Reports*, v. 11, n. 1, p. 1-31, 2021.

COLLINS, M. K.; TAY, C. S.; ERLEBACHER, A. Dendritic cell entrapment within the pregnant uterus inhibits immune surveillance of the maternal/fetal interface in mice. *The Journal of Clinical Investigation*, v. 119, n. 7, p. 2062-2073, 2009.

CROY, B. A. *et al.* Uterine natural killer cells: insights into lineage relationships and functions from studies of pregnancies in mutant and transgenic mice. *Natural Immunity*, v. 15, n. 1, p. 22-33, 1997.

DAHL, M.; HVIID, T. V. Human leucocyte antigen class Ib molecules in pregnancy success and early pregnancy loss. *Human Reproduction Update*, v. 18, n. 1, p. 92-109, 2012.

DE CAROLIS, C.; PERRICONE, C.; PERRICONE, R. NK cells, autoantibodies, and immunologic infertility: a complex interplay. *Clinical Reviews in Allergy and Immunology*. v. 39, n. 3, p. 166-175, 2010.

DENISON, F. C. *et al.* Cytokine secretion by human fetal membranes, decidua and placenta at term. *Human Reproduction*, v. 13, n. 12, p. 3560-3565, 1998.

EASTABROOK, G.; BROWN, M.; SARGENT, I. The origins and end-organ consequence of pre-eclampsia. *Best Practice & Research. Clinical Obstetrics & Gynaecology*, v. 25, n. 4, p. 435-447, 2011.

ELRAM, T. *et al.* Treatment of recurrent IVF failure and human leukocyte antigen similarity by intravenous immunoglobulin. *Reproductive Biomedicine Online*, v. 11, n. 6, p. 745-749, 2005.

FAN, W. *et al.* The HLA-G 14-bp polymorphism and recurrent implantation failure: a meta-analysis. *Journal of Assisted Reproduction and Genetics*, v. 34, n. 11, p. 1559-1565, 2017.

FERREIRA, L. M. R. *et al.* HLA-G: at the interface of maternal-fetal tolerance. *Trends in Immunology*, v. 38, n. 4, p. 272-286, 2017.

FEST, S. *et al.* Trophoblast-macrophage interactions: a regulatory network for the protection of pregnancy. *American Journal of Reproductive Immunology*, v. 57, n. 1, p. 55-66, 2007.

FEYAERTS, D. *et al.* Human uterine lymphocytes acquire a more experienced and tolerogenic phenotype during pregnancy. *Scientific Reports*, v. 7, n. 1, p. 2884, 2017.

FRÄNGSMYR, L. *et al.* Cytoplasmic microvesicular form of Fas ligand in human early placenta: switching the tissue immune privilege hypothesis from cellular to vesicular level. *Molecular Human Reproduction*, v. 11, n. 1, p. 35-41, 2005.

FUKUI, A. *et al.* Expression of natural cytotoxicity receptors and cytokine production on endometrial natural killer cells in women with recurrent pregnancy loss or implantation failure, and the expression of natural cytotoxicity receptors on peripheral blood natural killer cells in pregnant women with a history of recurrent pregnancy loss. *The Journal of Obstetrics and Gynaecology Research*, v. 43, n. 11, p. 1678-1686, 2017.

GAMLIEL, M. *et al.* Trained memory of human uterine NK cells enhances their function in subsequent pregnancies. *Immunity*, v. 48, n. 5, p. 951-62, 2018.

GARDNER, L.; MOFFETT, A. Dendritic cells in the human decidua. *Biology of Reproduction*, v. 69, n. 4, p. 1438-1446, 2003.

GIESS, R. *et al.* Leukaemia inhibitory factor gene mutations in infertile women. *Molecular Human Reproduction*, v. 5, n. 6, p. 581-586, 1999.

GODBOLE, G. *et al.* Decidualized endometrial stromal cell derived factors promote trophoblast invasion. *Fertility and Sterility*, v. 95, n. 4, p. 1278-1283, 2011.

GOMEZ-LOPEZ, N. *et al.* Immune cells in term and preterm labor. *Cellular and Molecular Immunology*, v. 11, n. 6, p. 571-581, 2014.

GUERIN, L. R.; PRINS, J. R.; ROBERTSON, S. A. Regulatory T-cells and immune tolerance in pregnancy: a new target for infertility treatment? *Human Reproduction Update*, v. 15, n. 5, p. 517-535, 2009.

HACKMON, R. *et al.* Definitive class I human leukocyte antigen expression in gestational placentation: HLA-F, HLA-E, HLA-C, and HLA-G in extravillous trophoblast invasion on placentation, pregnancy, and parturition. *American Journal of Reproductive Immunology*, v. 77, n. 6, 2017.

HAN, E. J. *et al.* Efficacy of intralipid administration to improve in vitro fertilization outcomes: a systematic review and meta-analysis. *Clinical and Experimental Reproductive Medicine*, v. 48, n. 3, p. 203-210, 2021.

HARRIS, L. K. Review: Trophoblast-vascular cell interactions in early pregnancy: how to remodel a vessel. *Placenta*, v.31, suppl., p. S93-S98, 2010.

HEILMANN, L.; SCHORSCH, M.; HAHN, T. CD3- CD56+ CD16+ natural killer cells and improvement of pregnancy outcome in IVF/ICSI failure after additional IVIG-treatment. *American Journal of Reproductive Immunology*, v. 63, n. 3, p. 263-265, 2010.

HENNESSY, A. *et al.* A deficiency of placental IL-10 in preeclampsia. *The Journal of Immunology*, v. 163, n. 6, p. 3491-3495, 1999.

HIBY, S. E. *et al.* Association of maternal killer-cell immunoglobulin-like receptors and parental HLA-C genotypes with recurrent miscarriage. *Human Reproduction*, v. 23, n. 4, p. 972-976, 2008.

HIBY, S. E. *et al.* Combinations of maternal KIR and fetal HLA-C genes influence the risk of preeclampsia and reproductive success. *The Journal of Experimental Medicine*, v. 200, n. 8, p. 957-965, 2004.

HINDUJA, I.; PATHARE, A. D. S.; ZAVERI, K. Immunological approach of personalized treatment for recurrent implantation failure patients undergoing IVF. *Global Journal of Reproductive Medicine*, v. 5, n. 4, 2018.

HISANO, M. *et al.* Changes in the T-helper 1 and 2 cell populations during pregnancy in tacrolimus-treated women with repeated implantation failure and recurrent pregnancy loss. *Human Fertility (Cambridge)*, v. 25, n. 5, p. 975-982, 2022.

HO, Y. K. *et al.* Peripheral CD56+CD16+ NK cell populations in the early follicular phase are associated with successful clinical outcomes of intravenous immunoglobulin treatment in women with repeated implantation failure. *Frontiers in Endocrinology*, v. 10, p. 937, 2020.

HOLDER, B. S. *et al.* Immune cell activation by trophoblast-derived microvesicles is mediated by syncytin 1. *Immunology*, v. 136, n. 2, p. 184-191, 2012.

HOLMES, C. H. *et al.* Complement regulatory proteins at the feto-maternal interface during human placental development: distribution of CD59 by comparison with membrane cofactor protein (CD46) and decay accelerating factor (CD55). *European Journal of Immunology*, v. 22, n.6, p. 1579-1585, 1992.

HSI, B. L.; HUNT, J. S.; ATKINSON, J. P. Differential expression of complement regulatory proteins on subpopulations of human trophoblast cells. *Journal of Reproductive Immunology*, v. 19, n. 3, p. 209, 1991.

HUNT, J. S. Stranger in a strange land. *Immunological Reviews*, v. 213, p. 36-47, 2006.

HUNT, J. S.; CHEN, H. L.; MILLER, L. Tumor necrosis factors: pivotal components of pregnancy? *Biology of Reproduction*, v. 54, n. 3, p. 554-562, 1996.

HUNT, J. S. *et al.* Expression of class I HLA genes by trophoblast cells. Analysis by in situ hybridization. *The Journal of Immunology*, v. 140, n. 4, p. 1293-1299, 1988.

HUNT, J. S. *et al.* The role of HLA-G in human pregnancy. *Reproductive Biology and Endocrinology*, v. 4, suppl. 1, p. S10, 2006a.

HUNT, J. S.; MCINTIRE, R. H.; PETROFF, M. G. Immunobiology of human pregnancy. In: NEILL, J. D. (ed.). *Knobil and Neill's physiology of reproduction*. 3. ed. St. Louis: Elsevier/Academic Press, 2006b. p. 2759. v. 2.

INAGAKI, N. *et al.* Analysis of intra-uterine cytokine concentration and matrix-metalloproteinase activity in women with recurrent failed embryo transfer. *Human Reproduction*, v. 18, n. 3, p. 608-615, 2003.

JARMUND, A. H. *et al.* Cytokine patterns in maternal serum from first trimester to term and beyond. *Frontiers in Immunology*, v. 12, p. 752660, 2021.

JIANG, L. *et al.* Extracellular vesicle-mediated secretion of HLA-E by trophoblasts maintains pregnancy by regulating the metabolism of decidual NK cells. *International Journal of Biological Sciences*, v. 17, n. 15, p. 4377-4395, 2021.

KALU, E. *et al.* Serial estimation of Th1:th2 cytokines profile in women undergoing in-vitro fertilization-embryo transfer. *American Journal of Reproductive Immunology*, v. 59, n. 3, p. 206-211, 2008.

KAMATH, M. S. *et al.* Use of granulocyte-colony stimulating factor in assisted reproductive technology: a systematic review and meta-analysis. *European Journal of Obstetrics, Gynecology, and Reproductive Biology*, v. 214, p. 16-24, 2017.

KAMOI, M. *et al.* NK22 cells in the uterine mid-secretory endometrium and peripheral blood of women with recurrent pregnancy loss and unexplained infertility. *American Journal of Reproductive Immunology*, v. 73, n. 6, p. 557-567, 2015.

KING, A. *et al.* Immunocytochemical characterization of the unusual large granular lymphocytes in human endometrium throughout the menstrual cycle. *Human Immunology*, v. 24, n. 3, p. 195-205, 1989.

KOOPMAN, L. A. *et al.* Human decidual natural killer cells are a unique NK cell subset with immunomodulatory potential. *The Journal of Experimental Medicine*, v. 198, n. 8, p. 1201-1212, 2003.

KOPCOW, H. D. *et al.* Human decidual NK cells form immature activating synapses and are not cytotoxic. *Proceedings of the National Academy of Sciences of the United States of America*, v. 102, n. 43, p. 15563-15568, 2005.

KREY, G. *et al. In vivo* dendritic cell depletion reduces breeding efficiency, affecting implantation and early placental development in mice. *Journal of Molecular Medicine (Berlin)*, v. 86, n. 9, p. 999-1011, 2008.

KSHIRSAGAR, S. K. *et al.* Immunomodulatory molecules are released from the first trimester and term placenta via exosomes. *Placenta*, v. 33, n. 12, p. 982-990, 2012.

KWAK-KIM, J. *et al.* Immunological modes of pregnancy loss: inflammation, immune effectors, and stress. *American Journal of Reproductive Immunology*, v. 72, n. 2, p. 129-140, 2014.

LARESGOITI-SERVITJE, E.; GÓMEZ-LÓPEZ, N.; OLSON, D. M. An immunological insight into the origins of pre-eclampsia. *Human Reproduction Update*, v. 16, n. 5, p. 510-524, 2010.

LEBER, A.; TELES, A.; ZENCLUSSEN, A. C. Regulatory T cells and their role in pregnancy. *American Journal of Reproductive Immunology*, v. 63, n. 6, p. 445-459, 2010.

LÉDÉE, N. *et al.* The uterine immune profile may help women with repeated unexplained embryo implantation failure after in vitro fertilization. *American Journal of Reproductive Immunology*, v. 75, n. 3, p. 388-401, 2016.

LI, H. *et al.* Unique microRNA Signals in Plasma Exosomes from Pregnancies Complicated by Preeclampsia. *Hypertension*, v. 75, n. 3, p. 762-771, 2020.

LINSCHEID, C.; PETROFF, M. Minor histocompatibility antigens and the maternal immune response to the fetus during pregnancy. *American Journal of Reproductive Immunology*, v. 69, n. 4, p. 304-314, 2013.

LISSAUER, D.; KILBY, M. D.; MOSS. P. Maternal effector T cells within decidua: The adaptive immune response to pregnancy? *Placenta*, v. 60, p. 140-144, 2017.

LIU, S. *et al.* Downregulation of ILT4+ dendritic cells in recurrent miscarriage and recurrent implantation failure. *American Journal of Reproductive Immunology*, v. 80, n. 4, p. e12998, 2018.

LIU, S. *et al.* The role of decidual immune cells on human pregnancy. *Journal of Reproductive Immunology*, v. 124, p. 44-53, 2017.

LONG, E. O. Regulation of immune responses through inhibitory receptors. *Annual Review of Immunology*, v. 17, p. 875-904, 1999.

LUCAS, E. S. *et al.* Recurrent pregnancy loss is associated with a pro-senescent decidual response during the peri-implantation window. *Communications Biology*, v. 3, n. 1, p. 37, 2020.

MARRON, K.; WALSH, D.; HARRITY, C. Detailed endometrial immune assessment of both normal and adverse reproductive outcome populations. *Journal of Assisted Reproduction and Genetics*, v. 36, n. 2, p. 199-210, 2019.

MATTHIESEN, L.; KALKUNTE, S.; SHARMA, S. Multiple pregnancy failures: an immunological paradigm. *American Journal of Reproductive Immunology*, v. 67, n. 4, p. 334-340, 2012.

MILLER, L.; HUNT, J. S. Regulation of TNF-alpha production in activated mouse macrophages by progesterone. *The Journal of Immunology*, v. 160, n. 10, p. 5098-5104, 1998.

MINCHEVA-NILSSON, L.; BARANOV, V. The role of placental exosomes in reproduction. *American Journal of Reproductive Immunology*, v. 63, n. 6, p. 520-533, 2010.

MJÖSBERG, J. *et al.* FOXP3+ regulatory T cells and T helper 1, T helper 2, and T helper 17 cells in human early pregnancy decidua. *Biology of Reproduction*, v. 82, n. 4, p. 698-705, 2010.

MODI, D.; BHARTIYA, P. Physiology of embryo-endometrial cross talk. *Biomedical Research Journal*, v. 2, n. 1, p. 83, 2015.

MOFFETT, A.; COLUCCI, F. Co-evolution of NK receptors and HLA ligands in humans is driven by reproduction. *Immunological Reviews*, v. 267, n. 1, p. 283-297, 2015.

MOFFETT, A.; HIBY, S. E. How Does the maternal immune system contribute to the development of pre-eclampsia? *Placenta*, v. 28, suppl. A, p. S51-S56, 2007.

MOFFETT, A.; REGAN, L.; BRAUDE, P. Natural killer cells, miscarriage, and infertility. *British Medical Journal*, v. 329, n. 7477, p. 1283-1285, 2004.

MOR, G.; ABRAHAMS, V., M. The immunology of pregnancy. In: CREASY, R. K. *et al.* (eds.). *Creasy and Resnik's maternal-fetal medicine*: principles and practice. 7th ed. Philadelphia: Elsevier, 2014. p. 80.

MOR, G.; CARDENAS, I. The immune system in pregnancy: a unique complexity. *American Journal of Reproductive Immunology*, v. 63, n. 6, p. 425-433, 2010.

MORARU, M. *et al.* Intravenous immunoglobulin treatment increased live birth rate in a Spanish cohort of women with recurrent reproductive failure and expanded CD56 + Cells. *American Journal of Reproductive Immunology*, v. 68, n. 1, p. 75-84, 2012.

MOREAU, P. *et al.* IL-10 selectively induces HLA-G expression in human trophoblasts and monocytes. *International Immunology*, v. 11, n. 5, p. 803-811, 1999.

MOWBRAY, J. F. *et al.* Controlled trial of treatment of recurrent spontaneous abortion by immunisation with paternal cells. *Lancet (London)*, v. 1, n. 8435, p. 941-943, 1985.

MURATA, H.; TANAKA, S.; OKADA, H. Immune tolerance of the human decidua. *Journal of Clinical Medicine*, v. 10, n. 2, p. 351, 2021.

NAGAMATSU, T.; SCHUST, D. J. The contribution of macrophages to normal and pathological pregnancies. *American Journal of Reproductive Immunology*, v. 63, n. 6, p. 460-471, 2010.

NAKAGAWA, K. *et al.* Immunosuppression with tacrolimus improved reproductive outcome of women with repeated implantation failure and elevated peripheral blood th1/th2 cell ratios. *American Journal of Reproductive Immunology*, v. 73, n. 4, p. 353-361, 2015.

NAKAGAWA, K. *et al.* Immunosuppressive treatment using tacrolimus promotes pregnancy outcome in infertile women with repeated implantation failures. *American Journal of Reproductive Immunology*, v. 78, n. 3, 2017.

NILSSON, L. L.; DJURISIC, S.; HVIID, T. V. F. Controlling the immunological crosstalk during conception and pregnancy: hLA-G in reproduction. *Frontiers in Immunology*, v. 5, p. 198, 2014.

NING, F.; LIU, H.; LASH, G. E. The role of decidual macrophages during normal and pathological pregnancy. *American Journal of Reproductive Immunology*, v. 75, n. 3, p. 298-309, 2016.

NOWAK, I. *et al.* Association of soluble HLA-G plasma level and HLA-G genetic polymorphism with pregnancy outcome of patients undergoing *in vitro* fertilization embryo transfer. *Frontiers in Immunology*, v. 10, p. 2982, 2020.

OBER, C. *et al.* Human leukocyte antigen matching and fetal loss: results of a 10-year prospective study. *Human Reproduction*, v. 13, n. 1, p. 33-38, 1998.

OBER, C.; HYSLOP, T.; HAUCK, W. W. Inbreeding effects on fertility in humans: evidence for reproductive compensation. *American Journal of Human Genetics*, v. 64, n. 1, p. 225-232, 1999.

ONO, Y. *et al.* CD206+ M2-like macrophages are essential for successful implantation. *Frontiers in Immunology*, v. 11, p. 557184, 2020.

PARR, E. L. *et al.* Synthesis and granular localization of tumor necrosis factor-alpha in activated NK cells in the pregnant mouse uterus. *Journal of Reproductive Immunology*, v. 28, n. 1, p. 31-40, 1995.

PATHARE, A. D. S.; HINDUJA, I. Aberrant DNA methylation profiling affecting the endometrial receptivity in recurrent implantation failure patients undergoing in vitro fertilization. *American Journal of Reproductive Immunology*, v. 83, n. 1, p. e13196, 2020.

PETROFF, M. G. *et al.* B7 family molecules are favorably positioned at the human maternal-fetal interface. *Biology of Reproduction*, v. 68, n. 5, p. 1496-1504, 2003.

PETROFF, M. G.; HUNT, J. S. Immunity at the maternal-fetal interface. In: MESTECKY, J. *et al.* (eds.). *Mucosal immunology*. 3. ed. New York: Academic Press, 2005. p. 1735.

PETROFF, M. G.; PERCHELLET, A. B7 family molecules as regulators of the maternal immune system in pregnancy. *American Journal of Reproductive Immunology*, v. 63, n. 6, p. 506-519, 2010.

PHILLIPS, T. A. *et al.* TRAIL (Apo-2L) and TRAIL receptors in human placentas: implications for immune privilege. *The Journal of Immunology*, v. 162, n. 10, p. 6053-6059, 1999.

PHILLIPS, T. A.; NI, J.; HUNT, J. S. Cell-specific expression of B lymphocyte (APRIL, BLyS)- and Th2 (CD30L/CD153)-promoting tumor necrosis factor superfamily ligands in human placentas. *Journal of Leukocyte Biology*, v. 74, n. 1, p. 81-87, 2003.

PHILLIPS, T. A.; NI, J.; HUNT, J. S. Death-inducing tumour necrosis factor (TNF) superfamily ligands and receptors are transcribed in human placentae, cytotrophoblasts, placental macrophages and placental cell lines. *Placenta*, v. 22, n. 8-9, p. 663-672, 2001.

PLAKS, V. *et al.* Uterine DCs are crucial for decidua formation during embryo implantation in mice. *The Journal of Clinical Investigation*, v. 118, n. 12, p. 3954-3965, 2008.

POLI, A. *et al.* CD56bright natural killer (NK) cells: an important NK cell subset. *Immunology*, v.126, n. 4, p. 458-465, 2009.

QIAN, Z. D.; HUANG, L. L.; ZHU, X. M. An immunohistochemical study of CD83- and CD1a-positive dendritic cells in the decidua of women with recurrent spontaneous abortion. *European Journal of Medical Research*, v. 20, n. 1, p. 2, 2015.

QUEENAN, J. T.; SPONG, C. Y.; LOCKWOOD, C. J. (eds.). *Queenan's management of high-risk pregnancy*: an evidence-based approach, 6th ed., Malden, MA: Blackwell Publishing Ltd., 2011.

RAMOS-MEDINA, R. *et al.* Experience in IVIg therapy for selected women with recurrent reproductive failure and NK cell expansion. *American Journal of Reproductive Immunology*, v. 71, n. 5, p. 458-466, 2014.

RAO, V. A.; KURIAN, N. K.; RAO, K. A. Cytokines, NK cells and regulatory T cell functions in normal pregnancy and reproductive failures. *American Journal of Reproductive Immunology*, v. 89, n. 2, p. e13667, 2022.

RÄTSEP, M. T. *et al.* Uterine natural killer cells: supervisors of vasculature construction in early decidua basalis. *Reproduction (Cambridge)*, v. 149, n. 2, p. R91-R102, 2015.

REDMAN, C. W.; SARGENT, I. L. Circulating microparticles in normal pregnancy and pre-eclampsia. *Placenta*, v. 29, suppl. A, p. S73-S77, 2008.

REGAL, J. F.; GILBERT, J. S.; BURWICK, R. M. The complement system and adverse pregnancy outcomes. *Molecular Immunology*, v. 67, n. 1, p. 56-70, 2015.

RENAUD, S. J.; GRAHAM, C. H. The role of macrophages in utero-placental interactions during normal and pathological pregnancy. *Immunological Investigations*, v. 37, n. 5, p. 535-564, 2008.

RIEGER, L. *et al.* Antigen-presenting cells in human endometrium during the menstrual cycle compared to early pregnancy. *Journal of the Society for Gynecologic Investigation*, v. 11, n. 7, p. 488-493, 2004.

ROBERTSON, S. A. Immune regulation of conception and embryo implantation-all about quality control? *Journal of Reproductive Immunology*, v. 85, n. 1, p. 51-57, 2010.

ROBERTSON, S. A.; O'LEARY, S.; ARMSTRONG, D. T. Influence of semen on inflammatory modulators of embryo implantation. *Society of Reproduction and Fertility Supplement*, v. 62, p. 231-245, 2006.

RUNIC, R. *et al.* Expression of Fas ligand by human cytotrophoblasts: implications in placentation and fetal survival. *The Journal of Clinical Endocrinology and Metabolism*, v. 81, n. 8, p. 3119-3122, 1996.

SACKS, G. Enough! Stop the arguments and get on with the science of natural killer cell testing. *Human Reproduction*, v. 30, n. 7, p. 1526-1531, 2015.

SAITO, S. *et al.* Th1/Th2/Th17 and regulatory T-cell paradigm in pregnancy. *American Journal of Reproductive Immunology*, v. 63, n. 6, p. 601-610, 2010.

SALAMONSEN, L. A.; HANNAN, N. J.; DIMITRIADIS, E. Cytokines and chemokines during human embryo implantation: roles in implantation and early placentation. *Seminars in Reproductive Medicine*, v. 25, n. 6, p. 437-444, 2007.

SANTILLÁN, I. *et al.* Where and when should natural killer cells be tested in women with repeated implantation failure? *Journal of Reproductive Immunology*, v. 108, p. 142-148, 2015.

SASAKI, Y. *et al.* Proportion of peripheral blood and decidual CD4(+) CD25(bright) regulatory T cells in pre-eclampsia. *Clinical and Experimental Immunology*, v. 149, n. 1, p. 139-145, 2007.

SCHUMACHER, A.; ZENCLUSSEN, A. C. Regulatory T cells: regulators of life. *American Journal of Reproductive Immunology*, v. 72, n. 2, p. 158-170, 2014.

SEN SANTARA, S. *et al.* Decidual NK cells kill Zika virus-infected trophoblasts. *Proceedings of the National Academy of Sciences of the United States of America*, v. 118, n. 47, p. e2115410118, 2021.

SHAKHAWAT, A. *et al.* Interaction between HLA-G and monocyte/macrophages in human pregnancy. *Journal of Reproductive Immunology*, v. 85, n. 1, p. 40-46, 2010.

SHARMA, S.; GODBOLE, G.; MODI, D. Decidual control of trophoblast invasion. *American Journal of Reproductive Immunology*, v. 75, n. 3, p. 341-350, 2016.

SINGH, N. *et al.* The effect of administration of intravenous intralipid on pregnancy outcomes in women with implantation failure after IVF/ICSI with non-donor oocytes: a randomised controlled trial. *European Journal of Obstetrics, Gynecology, and Reproductive Biology*, v. 240, p. 45-51, 2019.

STALLMACH, T. *et al.* The role of perforin-expression by granular metrial gland cells in pregnancy. *European Journal of Immunology*, v. 25, n. 12, p. 3342-3248, 1995.

STOLLER, M. *et al.* Effects of coronary sinus occlusion on myocardial ischaemia in humans: role of coronary collateral function. *Heart*, v. 99, n. 8, p. 548-555, 2013.

SZEKERES-BARTHO, J.; HALASZ, M.; PALKOVICS, T. Progesterone in pregnancy; receptor-ligand interaction and signaling pathways. *Journal of Reproductive Immunology*, v. 83, n. 1-2, p. 60-64, 2009.

SZEKERES-BARTHO, J.; WEGMANN, T. G. A progesterone-dependent immunomodulatory protein alters the Th1/Th2 balance. *Journal of Reproductive Immunology*, v. 31, n. 1-2, p. 81-95, 1996.

TAGLIANI, E.; ERLEBACHER, A. Dendritic cell function at the maternal-fetal interface. *Expert Review of Clinical Immunology*, v. 7, n. 5, p. 593-602, 2011.

TANG, Z. *et al.* Decreased levels of folate receptor-β and reduced numbers of fetal macrophages (Hofbauer cells) in placentas from pregnancies with severe pre-eclampsia. *American Journal of Reproductive Immunology*, v. 70, n. 2, p. 104-115, 2013.

TANG, Z. *et al.* Placental Hofbauer cells and complications of pregnancy. *Annals of the New York Academy of Sciences*, v. 1221, p. 103-108, 2011.

TILBURGS, T.; CLAAS, F. H.; SCHERJON, S. A. Elsevier Trophoblast Research Award Lecture: Unique properties of decidual T cells and their role in immune regulation during human pregnancy. *Placenta*, v. 31, suppl., p. S82-S86, 2010a.

TILBURGS, T.; SCHERJON, S. A.; CLAAS, F. H. Major histocompatibility complex (MHC)-mediated immune regulation of decidual leukocytes at the fetal-maternal interface. *Journal of Reproductive Immunology*, v. 85, n. 1, p. 58-62, 2010b.

TILBURGS, T.; STROMINGER, J. L. CD8+ effector T cells at the fetal-maternal interface, balancing fetal tolerance and antiviral immunity. *American Journal of Reproductive Immunology*, v. 69, n. 4, p. 395-407, 2013.

TRIEBWASSER, M. P. *et al.* Timing and mechanism of conceptus demise in a complement regulatory membrane protein deficient mouse. *American Journal of Reproductive Immunology*, v. 80, n. 4, p. e12997, 2018.

VON WOON, E. *et al.* Immunotherapy to improve pregnancy outcome in women with abnormal natural killer cell levels/activity and recurrent miscarriage or implantation failure: a systematic review and meta-analysis. *Journal of Reproductive Immunology*, v. 142, p. 103189, 2020.

WANF, X. Q. *et al.* Trophoblast-derived CXCL16 induces M2 macrophage polarization that in turn inactivates NK cells at the maternal-interface. *Cellular and Molecular Immunology*, v. 15, n. 12, p. 1038-1046, 2018.

WILLIAMS, P. J. *et al.* Altered decidual leucocyte populations in the placental bed in pre-eclampsia and foetal growth restriction: a comparison with late normal pregnancy. *Reproduction (Cambridge)*, v. 138, n. 1, p. 177-184, 2009.

WILLIAMS, Z. Inducing tolerance to pregnancy. *The New England Journal of Medicine*, v. 367, n. 12, p. 1159-1161, 2012.

WOIDACKI, K.; ZENCLUSSEN, A. C.; SIEBENHAAR, F. MAST cell-mediated and associated disorders in pregnancy: a risky game with an uncertain outcome? *Frontiers in Immunology*, v. 5, p. 231, 2014.

WU, H. X. *et al.* Decidual stromal cells recruit Th17 cells into decidua to promote proliferation and invasion of human trophoblast cells by secreting IL-17. *Cellular and Molecular Immunology*, v. 11, n. 3, p. 253-262, 2014.

YANG, H. *et al.* Proportional change of CD4+CD25+ regulatory T cells after lymphocyte therapy in unexplained recurrent spontaneous abortion patients. *Fertility and Sterility*, v. 92, n. 1, p. 301-305, 2009.

YANG, F.; ZHENG, Q.; JIN, L. Dynamic function and composition changes of immune cells during normal and pathological pregnancy at the maternal-fetal interface. *Frontiers in Immunology*, v. 10, p. 2317, 2019.

YOUNG, O. M. *et al.* Toll-like receptor-mediated responses by placental Hofbauer cells (HBCs): a potential pro-inflammatory role for fetal M2 macrophages. *American Journal of Reproductive Immunology*, v. 73, n. 1, p. 22-35, 2015.

ZENCLUSSEN, A. C. Adaptive immune responses during pregnancy. *American Journal of Reproductive Immunology*, v. 69, n. 4, p. 291-303, 2013.

ZHANG, D. *et al.* Decreased B7-H3 promotes unexplained recurrent miscarriage via RhoA/ROCK2 signaling pathway and regulates the secretion of decidual NK cells. *Biology of Reproduction*, v. 108, n. 3, p. 504-518, 2023.

ZHANG, J. *et al.* To serve and to protect: the role of decidual innate immune cells on human pregnancy. *Cell and Tissue Research*, v. 363, n. 1, p. 249-265, 2016.

ZHANG, T. *et al.* Early transient suppression of immune checkpoint proteins T-cell immunoglobulin mucin-3 and programmed cell death-1 in peripheral blood lymphocytes after blastocyst transfer is associated with successful implantation. *Fertility and Sterility*, v. 114, n. 2, p. 426-435, 2020.

ZHANG, Y. H. *et al.* Modulators of the balance between M1 and M2 macrophages during pregnancy. *Frontiers in Immunology*, v. 8, p. 120, 2017.

CAPÍTULO 4

Anatomia, Desenvolvimento e Fisiologia dos Anexos Embrionários e Fetais

Conrado Milani Coutinho • Larissa Milani Coutinho • Tadeu Coutinho

INTRODUÇÃO

Anexos embrionários e fetais são estruturas que derivam dos folhetos germinativos e que se atrofiam ou são eliminadas na ocasião do nascimento. São essenciais para o crescimento e o desenvolvimento do concepto, por exercerem funções como proteção, nutrição e excreção, entre várias outras.

Sob o ponto de vista obstétrico, são considerados como anexos fetais a placenta, o cordão umbilical e as membranas ovulares (âmnio e cório). Em conjunto com as membranas ovulares, o alantoide e a vesícula vitelina são considerados anexos embrionários e fetais pelos embriologistas; como desempenham funções importantes no desenvolvimento inicial do ovo, também serão abordados neste capítulo.

PLACENTA

A placenta é um órgão transitório específico da gravidez que apresenta origem mista, devido aos seus componentes materno e fetal. Seu desenvolvimento é essencial para o crescimento e o bem-estar do feto, além de ser um importante fator no determinismo da saúde na idade adulta. Dentre as inúmeras atividades importantes empreendidas pela placenta, podem ser destacadas as funções de intercâmbio materno-fetal e de produção endócrina e metabólica.

Formação

A estrutura e a morfologia gerais da placenta humana estão definidas a partir do início do quinto mês de gravidez, não se modificando com as etapas seguintes do seu desenvolvimento até o termo. A estrutura definitiva da placenta apresenta dois componentes: a) *placa basal*: porção materna constituída pela *decídua basal*; b) *placa coriônica*: porção ovular formada pelo *cório frondoso* ou *placentário*. As placas basal e coriônica estão separadas pela *câmara intervilosa* ou *espaço interviloso*, repleto de sangue materno.

Placa basal

Com a implantação do blastocisto no endométrio, ocorre a *reação decidual*, que se caracteriza pelo aumento do volume das células do estroma endometrial e pela acumulação de glicogênio e lipídios. A decidualização é dependente da presença de estrogênio e progesterona, além de fatores secretados pelo blastocisto implantado. Tem como função principal o preparo de um local imunologicamente adequado para o desenvolvimento do concepto.

O endométrio modificado recebe o nome de *decídua* ou *caduca*. Até o quarto mês, podem ser identificadas três porções da decídua: a) *decídua basal*: também denominada *placa basal* ou *decidual*, forma a porção materna da placenta, ao estabelecer relação íntima com o cório frondoso; b) *decídua capsular* ou *reflexa*: porção decidual que é elevada pelo desenvolvimento ovular e que, devido ao aumento do volume da cavidade coriônica, sofre estiramento e começa a degenerar; c) *decídua parietal* ou *vera*: recobre toda a cavidade uterina, com exceção da zona de implantação, e, ao fundir-se com o cório liso, oblitera toda a cavidade (Figura 4.1). Na placa basal, podem ser observadas três camadas: a) *camada basal*: é a porção profunda que origina os *septos deciduais*; b) *camada esponjosa*: no seu interior ocorre a separação placentária na dequitadura; c) *camada compacta*: é o segmento superficial totalmente eliminado no secundamento. As camadas compacta e esponjosa em conjunto formam a *camada funcional*, enquanto porções remanescentes da camada basal originam o novo endométrio após o parto.

Placa coriônica

O início do processo de formação da placenta ocorre efetivamente com a implantação endometrial, porém ocorrem eventos preparatórios em fases precoces do desenvolvimento ovular. Aos 3 dias após a fertilização, a mórula (12 a 16 blastômeros) já apresenta uma diferenciação entre as massas interna e externa de células. Simultaneamente à entrada da mórula na cavidade uterina, há acúmulo de líquido nos espaços intercelulares da massa celular interna, que, ao confluírem, formam uma cavidade única, a *blastocele*. O zigoto nesse estágio é denominado *blastocisto*. Nessa fase, as células da massa interna (*embrioblasto*) deslocam-se para um dos polos, denominado *polo embrionário*, e as células da massa externa (*trofoblasto*) aplanam-se e formam a parede do blastocisto. O embrioblasto vai originar o embrião, enquanto o trofoblasto e o mesoderma somático extraembrionário formarão o cório.

O blastocisto inicia o processo de implantação em torno do sexto dia, quando ocorre a diferenciação do trofoblasto em *citotrofoblasto*, a camada interna que constitui a parede do blastocisto, e *sinciciotrofoblasto*, cujas células estão em contato direto com o endométrio e apresentam grande capacidade de proliferação e invasão. Com 9 dias pós-fertilização, o blastocisto está totalmente incluído no endométrio e, no local da implantação, ocorre deposição de fibrina ou, ocasionalmente, de um coágulo sanguíneo. Ainda mais raramente, esse pequeno coágulo pode se desprender e o sangramento resultante originar erros no cálculo da duração da gravidez.

No início, toda a superfície do blastocisto é recoberta por *vilosidades coriônicas*. As vilosidades coriônicas primárias são

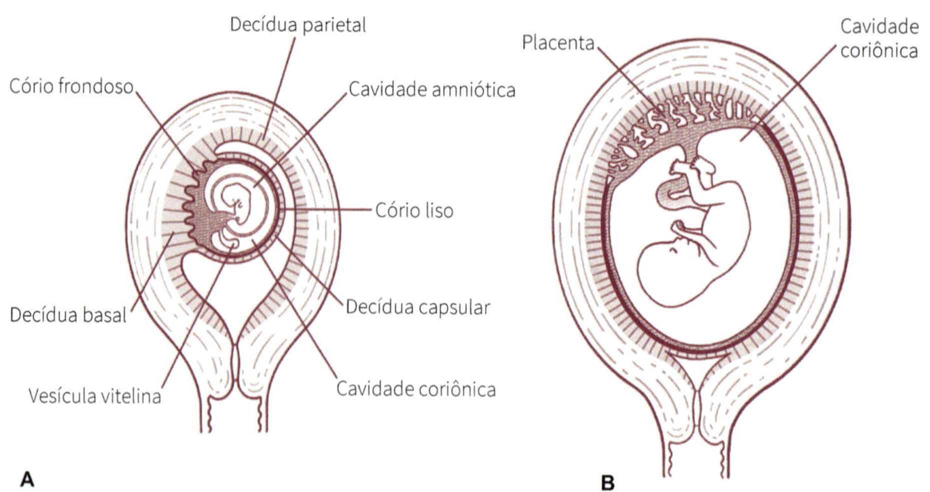

Figura 4.1 Desenhos esquemáticos que mostram a relação das membranas ovulares com a parede uterina. **A.** Ausência de vilosidades no cório liso e presença da vesícula vitelina no interior da cavidade coriônica (final do segundo mês). **B.** Desaparecimento da cavidade coriônica e da cavidade uterina (final do terceiro mês).

estruturas sólidas constituídas por citotrofoblasto, internamente, e sinciciotrofoblasto, externamente. Em torno de 12 dias pós-fecundação, cordões mesenquimais derivados do mesoderma extraembrionário invadem as colunas sólidas de trofoblasto e surgem as vilosidades secundárias. A transformação em vilosidades terciárias ocorre com o início da angiogênese na área central do tecido mesenquimal (Figura 4.2).

A multiplicação, as conexões e a extensão das vilosidades terciárias primitivas formam o sistema capilar vilositário, encontrado inicialmente em toda a superfície do cório. A porção do cório diretamente conectada ao embrião é mais vascularizada e desenvolve-se formando o cório frondoso, considerado o principal componente da placenta. As vilosidades localizadas fora do polo embrionário param de crescer e sofrem degeneração devido à restrição do suprimento sanguíneo local. Essa porção do cório é denominada "cório liso" ou "membranoso" e está acolada à decídua parietal. Na 12ª semana, está completa a diferenciação entre o cório frondoso e o liso.

As vilosidades terciárias primitivas constituem o único precursor de todas as estruturas vilosas, como os troncos vilosos de primeira, segunda e terceira ordens e, também, as vilosidades terminais, que são os últimos segmentos da árvore vilosa e responsáveis pelas trocas materno-fetais. A hipertrofia de cada vilosidade primitiva origina um tronco de primeira ordem, que, ao dividir-se, resulta sequencialmente nos troncos de segunda e terceira ordens. Os troncos vilosos contêm artérias e veias que se ramificam e carreiam o sangue fetal para os capilares das vilosidades terminais. Os troncos vilosos de terceira ordem ocupam 2/3 basais do espaço interviloso, onde o sangue materno circula e banha as vilosidades. No termo da gestação, o número de vilosidades atinge 50 milhões e a extensão linear da sua rede capilar é avaliada em 50 km. A área total da superfície vilosa no final da gestação alcança entre 12 e 14 m^2.

O conjunto dos troncos vilosos que compartilham a mesma origem recebe o nome de *cotilédone* ou *lóbulo*. Os septos deciduais delimitam os cotilédones, porém não impedem a comunicação sanguínea entre eles, porque não alcançam a placa coriônica. O número em torno de 20 a 40 cotilédones permanece estável durante toda a gestação. O crescimento placentário é dependente da hipertrofia dos cotilédones e do aumento progressivo da distância entre os troncos vilosos de terceira ordem. Estima-se que o volume de cada cotilédone aumente em cerca de 500 vezes entre 12 e 40 semanas de gestação.

Circulação placentária

A circulação sanguínea na placenta é constituída por duas circulações independentes: a) *circulação materna* ou *circulação uteroplacentária*; b) *circulação fetal* ou *circulação fetoplacentária* (Figura 4.3). As duas circulações são separadas pela superfície

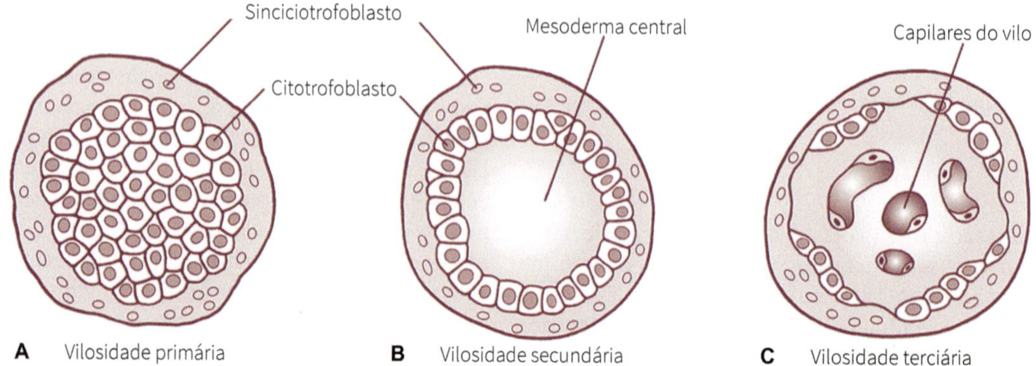

Figura 4.2 Desenhos esquemáticos (cortes transversais) do desenvolvimento de uma vilosidade coriônica. **A.** Vilosidade primária, com células citotrofoblásticas centrais recobertas por camada de sinciciotrofoblasto. **B.** Vilosidade secundária, que apresenta centro mesodérmico revestido por células do citotrofoblasto e do sinciciotrofoblasto. **C.** Vilosidade terciária, com a presença de capilares no interior do mesoderma.

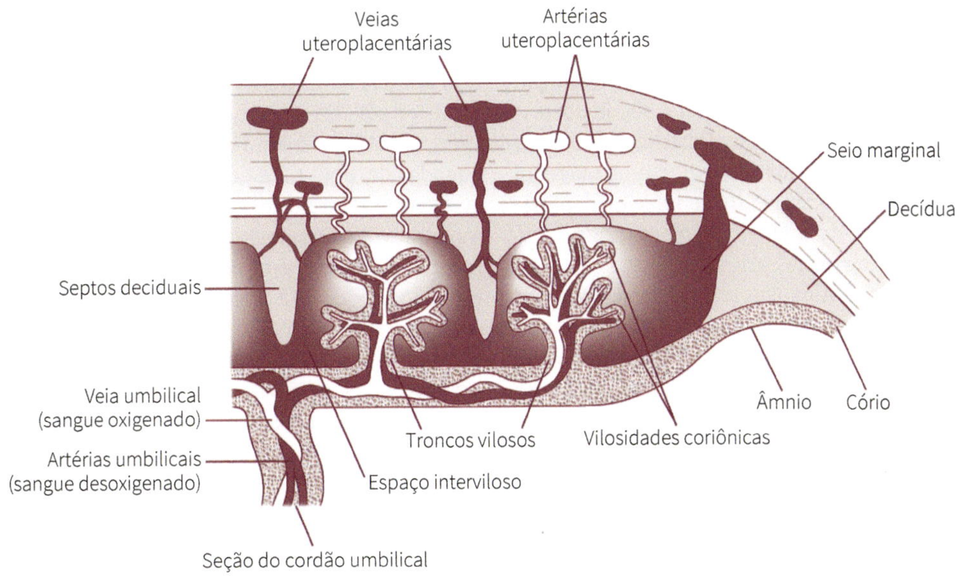

Figura 4.3 Desenho esquemático das circulações uteroplacentária e fetoplacentária (segunda metade da gestação).

placentária de trocas ou *barreira placentária*, que é constituída exclusivamente por tecidos ovulares. No entanto, a barreira placentária não garante a separação absoluta entre as circulações fetal e materna, um fato que pode ser constatado pela presença constante de células fetais no sangue materno em gestações de evolução normal.

Inicialmente, a barreira placentária apresenta as seguintes estruturas: endotélio capilar fetal, tecido conjuntivo no centro das vilosidades, citotrofoblasto e sinciciotrofoblasto. A partir do quarto mês, a barreira diminui em muito a sua espessura, porque a maioria das vilosidades perde a camada citotrofoblástica e o tecido conjuntivo que envolve os capilares fetais, os quais aumentam em número e tamanho. Como consequência, o endotélio capilar põe-se em contato com a camada sincicial, possibilitando um aumento significativo das trocas materno-fetais. A espessura da barreira placentária diminui progressivamente no transcurso da gravidez e alcança cerca de 4 μm no termo gestacional.

Circulação uteroplacentária

O desenvolvimento da circulação uteroplacentária ocorre a partir de duas ondas de invasão das artérias espiraladas maternas pelo trofoblasto. A primeira onda ocorre antes de 12 semanas pós-fertilização e consiste na invasão e na modificação das artérias espiraladas até a transição entre decídua e miométrio. A segunda onda acontece entre 12 e 16 semanas e envolve segmentos intramiometriais das artérias espiraladas.

Nesse processo, o trofoblasto intravascular destrói o endotélio e, principalmente, a musculatura lisa e o tecido conjuntivo da camada média das artérias espiraladas, que se transformam em vasos uteroplacentários mais amplos e de baixa resistência. Tais modificações permitem a acomodação vascular ao aumento maciço da perfusão uterina que ocorre durante a gestação. A remodelação das artérias espiraladas ocorre em 95% dos vasos do leito placentário e com menor intensidade na periferia intervilosa. O sangue materno chega ao espaço interviloso através da placa basal e, devido à pressão arterial materna, banha em jatos a placa coriônica antes de dispersar-se lateralmente. A porção periférica do espaço interviloso é denominada *seio marginal* e está quase sempre desprovida de vilosidades. A capacidade total do espaço interviloso é de aproximadamente 150 mℓ, um volume que é substituído três a quatro vezes por minuto. A microscopia eletrônica demonstrou a presença na superfície sincicial de microvilosidades que aumentam a área de contato e as trocas com o sangue materno. Após banhar as microvilosidades, o sangue é drenado através de orifícios venosos existentes na placa basal e retorna ao organismo materno pelas veias uterinas. Em geral, enquanto as artérias são perpendiculares à parede uterina, as veias são paralelas. Esse arranjo estrutural auxilia no fechamento das veias e previne a saída do sangue materno do espaço interviloso durante as contrações uterinas. No final da gravidez, existem aproximadamente 120 orifícios das artérias espiraladas no espaço interviloso e o fluxo sanguíneo materno na circulação uteroplacentária atinge cerca de 600 mℓ/min. Após 30 semanas, um plexo venoso proeminente separa a decídua basal do miométrio, participando da formação de um plano de clivagem para a dequitadura.

Circulação fetoplacentária

O sangue pouco oxigenado proveniente do feto chega à placenta através das duas artérias umbilicais que começam a se dividir após atravessar o âmnio placentário. As divisões arteriais repetem-se sequencialmente através da árvore vilosa e acabam constituindo uma rede de capilares dentro das vilosidades terminais. A formação de um complexo e extenso sistema arteríolo-capilar-venoso no interior das vilosidades permite a aproximação adequada para as trocas entre os sangues fetal e materno. A quantidade de fluxo sanguíneo fetal que chega à placenta é dependente do débito cardíaco do concepto e da resistência vascular exercida pelas arteríolas do sistema viloso terminal. A resistência vascular na circulação fetoplacentária depende da ação de substâncias vasoconstritoras e vasodilatadoras, porque não existe inervação autônoma local. No final da gestação, o fluxo sanguíneo umbilical médio é de 120 mℓ/kg/min. O retorno ao feto do sangue com alto teor de oxigênio ocorre através da veia umbilical única.

Aspectos macroscópicos

A placenta humana tem forma discoidal e achatada, é deciduada e, também, hemocorial, porque ocorre contato direto entre a superfície trofoblástica e o sangue materno. O ritmo de crescimento da placenta é superior ao do feto no início da gravidez e os pesos placentário e fetal só se igualam em torno de 17 semanas de gestação. No termo das gestações de evolução normal, a placenta alcança um peso entre 400 e 500 g, correspondente a um sexto do peso fetal, volume médio de 460 mℓ, espessura de 1 a 3 cm e diâmetro entre 15 e 20 cm. A placenta delivrada apresenta duas faces e tem volume inferior e, particularmente, espessura menor do que antes do secundamento. A face fetal, que corresponde à placa coriônica, encontra-se em contato com a cavidade amniótica e apresenta aspecto liso e brilhante, devido ao revestimento pelo âmnio. O cordão normalmente está inserido no centro da face fetal e, mais raramente, na margem placentária (7%) e nas membranas ovulares (1%). A face materna corresponde à placa basal, tem coloração vinhosa e exibe um número estável de 10 e 38 subdivisões, denominadas "lobos". Os lobos continuam a crescer individualmente durante toda a gravidez, mas com velocidade diminuída nas últimas semanas gestacionais. Os sulcos de profundidade variável entre os lobos correspondem aos septos deciduais que foram fragmentados durante a dequitadura.

Funções

As funções placentárias envolvem principalmente a promoção de intercâmbio gasoso materno-fetal, a transferência de nutrientes ao concepto, a excreção de catabólitos de origem fetal e a produção de hormônios e enzimas.

A via transplacentária é responsável pela transferência materno-fetal de oxigênio (O_2) e de nutrientes e também pela passagem inversa de dióxido de carbono (CO_2) e produtos do metabolismo fetal. Os principais mecanismos que contribuem para a transferência entre os compartimentos materno e fetal são difusão simples (gases em geral, água e a maioria dos eletrólitos), difusão facilitada (glicose), transporte ativo (vitaminas), ultrafiltração (sódio), endocitose (albumina e imunoglobulinas) e soluções de continuidade na barreira placentária (hemácias e leucócitos). Alguns fatores podem interferir no tipo e na quantidade das substâncias que são transferidas, de forma passiva ou ativa, através da superfície da barreira placentária: concentrações da substância nos plasmas materno e fetal; fluxo sanguíneo materno no espaço interviloso; fluxo sanguíneo fetal nos capilares vilosos; áreas disponíveis para trocas na superfície das vilosidades e nos capilares fetais; quantidade da substância que é metabolizada pela placenta durante a transferência; presença de carreadores proteicos específicos nos plasmas materno e fetal; e propriedades físicas (difusão) e bioquímicas (transporte ativo) da barreira.

A produção de níveis elevados de estrogênios, progesterona e gonadotrofina coriônica humana (hCG, do inglês *human chorionic gonadotropin*) pelo complexo feto-placenta é a principal responsável pelas mais importantes alterações hormonais que ocorrem durante a gravidez.

A placenta assume a produção dos hormônios esteroides (estrogênios e progesterona) no lugar dos ovários entre a sétima e a décima semana de gestação. A produção placentária de estrogênios utiliza precursores esteroidais sanguíneos, que são produzidos pelas adrenais fetais e maternas, particularmente o sulfato de deidroepiandrosterona. Embora mais de 20 estrogênios tenham sido isolados no sangue e na urina das gestantes, os mais importantes são estradiol, estrona e estriol. Constituem exemplos das principais funções gestacionais dos estrogênios o aumento do fluxo sanguíneo uteroplacentário, a promoção de hipertrofia e hiperplasia do endométrio, o aumento da contratilidade uterina e o estímulo do desenvolvimento mamário. Nas últimas semanas, a gestação humana com evolução normal é um estado hiperestrogênico: a quantidade produzida pelo sinciciotrofoblasto em 1 dia é equivalente àquela secretada pelas gônadas de, pelo menos, mil mulheres ovulatórias.

Quanto à síntese de progesterona, é necessária uma reação hormonal em dois estágios: o colesterol é convertido, inicialmente, em pregnenolona, que é transformada em progesterona na segunda etapa do processo. O colesterol utilizado na produção placentária de progesterona é captado majoritariamente na circulação materna, contrastando com a produção dos estrogênios que depende, principalmente, de precursores das adrenais do feto. A progesterona desempenha papel fundamental na manutenção de um ambiente uterino adequado, na promoção da quiescência miometrial e na supressão da resposta imunitária materna contra os antígenos fetais. No termo da gravidez, as concentrações sanguíneas de progesterona alcançam valores 10 a 5.000 vezes maiores do que fora da gestação, dependendo da fase do ciclo ovariano.

A hCG é o mais importante hormônio glicoproteico produzido pela placenta. A molécula de hCG é constituída pelas subunidades α e β. A subunidade β é específica e responsável pelas suas propriedades biológicas, diferenciando a hCG de outros hormônios proteicos de origem hipofisária: hormônio luteinizante (LH), hormônio folículo-estimulante (FSH) e hormônio tireoestimulante (TSH). A principal função da hCG é dar suporte ao corpo-lúteo no início da gravidez. Nas primeiras semanas, os níveis sanguíneos do hormônio dobram a cada 2 a 3 dias, atingem um pico máximo entre 8 e 12 semanas (50.000 a 150.000 mUI/mℓ) e, a seguir, decrescem gradualmente até níveis baixos (3.000 a 10.000 mUI/mℓ), que permanecem inalterados até o termo da gestação.

Quanto à função metabólica, a produção e o provável armazenamento de nutrientes pela placenta ocorrem, principalmente, no início da gravidez. A síntese de substâncias, como glicogênio, colesterol e ácidos graxos, está diretamente relacionada à produção hormonal placentária e às trocas materno-fetais.

SISTEMA AMNIÓTICO

O *sistema amniótico* ou *âmnico* é uma unidade morfofuncional constituída pelo conjunto das membranas ovulares (âmnio e cório) e o líquido amniótico (LA). O âmnio internamente e o cório liso externamente revestem a *cavidade amniótica*, que abriga o feto e o LA. O sistema amniótico apresenta propriedades fisiológicas próprias e as trocas materno-amnióticas e feto-amnióticas, em conjunto com as trocas materno-fetais, suprem o ovo e, posteriormente, o feto de líquidos, solutos e nutrientes essenciais para o seu desenvolvimento.

Membranas ovulares

Âmnio

Em torno de 7 a 8 dias de desenvolvimento embrionário e simultaneamente ao desenvolvimento do cório, pode ser identificado o âmnio ou membrana amniótica. As células subjacentes à região dorsal do embrião transformam-se em células amniogênicas e surge inicialmente uma minúscula vesícula, que se expande e envolve de forma gradual o embrião. A face interna da cavidade recém-formada, denominada "cavidade amniótica", é recoberta pelo âmnio e está preenchida pelo LA.

A membrana amniótica é uma estrutura biológica translúcida que recebe denominações diferentes segundo a sua localização: *âmnio membranoso* – porção aderida ao cório liso; *âmnio placentário* – recobre o cório frondoso; e *âmnio funicular* – envolve o cordão umbilical.

O âmnio não contém nervos, fibras musculares lisas, vasos linfáticos e, mais importante, vasos sanguíneos. Seus nutrientes e o oxigênio são fornecidos pelos líquidos coriônico e amniótico e pelos vasos da superfície fetal. O mecanismo utilizado para fornecimento dos nutrientes ao âmnio é a difusão, enquanto a energia utilizada pela membrana deriva primariamente de um processo glicolítico anaeróbico, devido ao suprimento restrito de oxigênio.

À microscopia, a estrutura da membrana amniótica engloba cinco camadas (Figura 4.4), que nem sempre exibem limites precisos e estão dispostas na seguinte sequência, de dentro para fora: a) Epitélio amniótico: é banhado pelo LA e apresenta uma estrutura complexa. É constituído geralmente por camada única de células cúbicas, com inúmeros vacúolos no citoplasma e núcleos bem nítidos. Nas bordas livres das células, existem inúmeras microvilosidades que aumentam a superfície de trocas entre o âmnio e o LA. São também observados canais entre a maioria das células. Essa camada mais interna produz substâncias – colágeno tipos III e IV e glicoproteínas não colágenas, como a fibronectina – que constituem a membrana basal. b) Membrana basal: é uma membrana delgada de tecido reticular que está firmemente aderida ao epitélio amniótico e à camada compacta. c) Camada compacta: é desprovida de células e, devido à sua maior densidade, constitui o principal esqueleto fibroso do âmnio. Os tipos de colágeno da camada compacta – colágeno intersticial tipos I e II e filamentoso tipos V e VI – são produzidos pelas células mesenquimais da camada fibroblástica. A camada compacta aparentemente é o mais significativo obstáculo à agressão inflamatória, pois apresenta resistência à infiltração leucocitária. d) Camada fibroblástica: é a camada mais espessa do âmnio e sua estrutura é complexa, sendo constituída por fibroblastos incorporados a uma massa de reticulina. O componente celular ocasionalmente apresenta atividade fagocitária (células de Hofbauer ou macrófagos). e) Camada esponjosa: é a porção mais externa da membrana amniótica e está em contato com a outra membrana ovular, o cório. Seu conteúdo é acelular e rico em proteoglicanos hidratados e glicoproteínas, que são responsáveis pelo seu aspecto esponjoso no exame histológico. É bastante flexível e capaz de grande distensão.

A espessura do âmnio é variável entre 0,02 e 0,5 mm, dependendo da quantidade de mucina e líquido na camada esponjosa. O âmnio desempenha funções importantes que, claramente, desmentem a noção de que é uma simples membrana que contém LA: a) ativo metabolicamente, está envolvido no transporte de água e solutos para a homeostase do LA e na produção de grande variedade de compostos bioativos; b) é o principal responsável pela elasticidade das membranas ovulares.

A utilização da membrana amniótica para desenvolvimento de um espectro amplo de tratamentos é cada vez mais crescente, pois suas células apresentam propriedades pluripotentes, promovem epitelização, não originam tumores e a sua utilização não suscita questões de cunho ético. As aplicações clínicas do âmnio se devem às suas várias e relevantes características, tais como propriedades anti-inflamatória, antibacteriana, antiviral e imunológica, além das ações antiangiogênica e pró-apoptótica. Dentre as suas principais utilizações, se destacam a reconstrução da superfície ocular e a utilização em tratamentos cutâneos, ginecológicos e de regeneração de tecidos. Ainda mais promissor é o fato de que, a despeito do conhecimento já adquirido acerca da estrutura, das funções e das características do âmnio, novas pesquisas deverão ampliar as suas aplicações clínicas, incluindo o campo da oncologia.

Cório

Após a implantação do blastocisto no endométrio, as suas paredes se transformam na camada externa das membranas ovulares que circundam o embrião durante o seu desenvolvimento e que

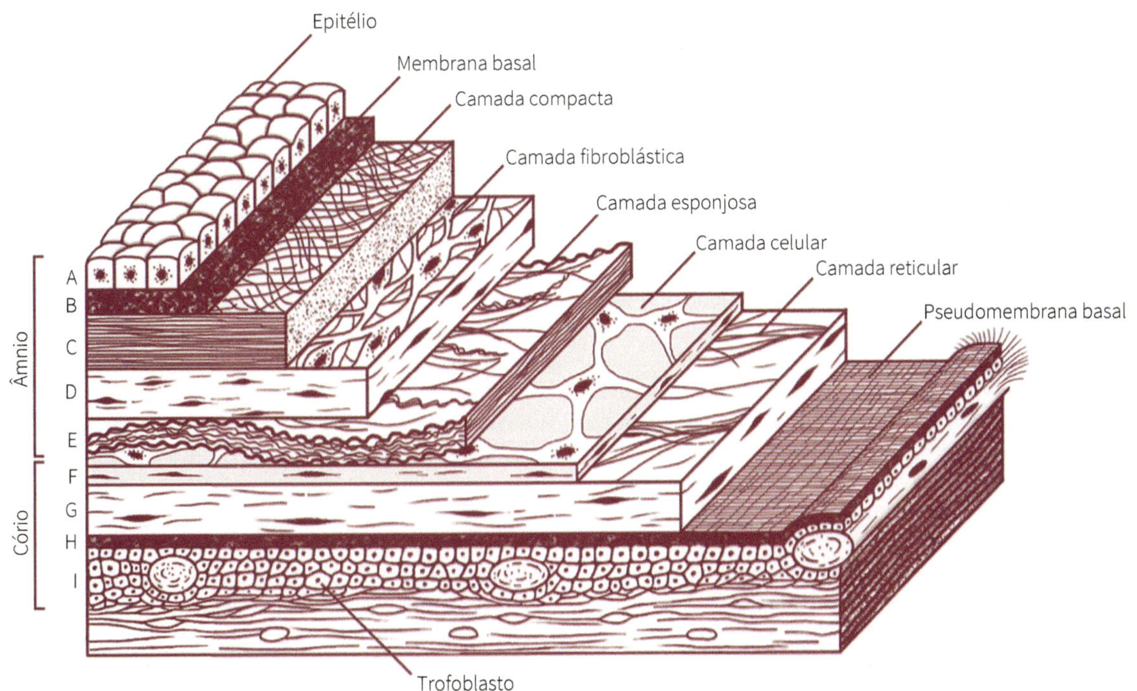

Figura 4.4 Desenho esquemático das estruturas microscópicas do âmnio e do cório. (Adaptada de: Delascio e Guariento, 1981.)

é denominada "cório". A diferenciação entre cório liso ou membranoso e cório frondoso ou placentário inicia-se nas primeiras semanas da gestação e completa-se no transcorrer do terceiro mês. Enquanto o cório frondoso evolui como principal componente da placenta, a restrição do aporte sanguíneo causa degeneração das vilosidades na porção coriônica voltada para a cavidade endometrial, formando o cório liso.

No final do terceiro mês, a aposição do âmnio e do cório liso resulta na obliteração do celoma extraembrionário ou cavidade coriônica. As duas membranas permanecem ligeiramente aderidas e não intimamente conectadas, podendo ser separadas facilmente em qualquer fase da gestação. Em geral, o cório liso tem aspecto rugoso e despolido. É mais espesso (até 1 mm) e apresenta menor elasticidade do que o âmnio.

A estrutura microscópica do cório abrange quatro camadas: a) camada celular: é a porção delgada em contato com o âmnio, que é formada por uma rede de fibroblastos e pode estar ausente no final da gravidez; b) camada reticular: é a camada coriônica mais espessa, constituída por fibras reticulares, fibroblastos e macrófagos; c) pseudomembrana basal: é uma camada fina com conteúdo rico em fibras reticulares e constitui uma espécie de membrana basal para o trofoblasto; d) camada trofoblástica: é constituída por um agregado descontínuo de células trofoblásticas, apresenta espessura variável (de 2 a 10 níveis celulares) e distinção pouco nítida entre as suas células e as pertencentes à decídua capsular. Por meio do seu componente frondoso, o cório desempenha diferentes funções, principalmente a garantia de trocas gasosas e nutrientes e a produção hormonal, originada do sinciotrofoblasto. Como o mais externo dos anexos embrionários, também confere proteções mecânica e térmica, além de atuar como barreira imunológica entre as circulações fetal e materna, auxiliando na segurança do feto contra infecções.

Líquido amniótico

O LA é necessário para a normalidade do crescimento e do desenvolvimento do feto, ao desempenhar várias funções durante a gestação. O LA também permite fácil acesso a células e produtos do metabolismo do concepto e tem sido utilizado para diagnóstico pré-natal mais frequentemente do que qualquer outro tecido gestacional. A análise dos seus componentes permite a obtenção de dados sobre doenças genéticas e cromossômicas, além de informações acerca da vitalidade e da maturidade fetais.

Características do líquido amniótico

No início da gestação, o LA é claro e transparente, tornando-se turvo e grumoso nas proximidades do termo, devido à presença de partículas de origens fetal e amniótica. Colorações esverdeadas, amareladas ou acastanhadas podem significar sofrimento fetal, doença hemolítica e óbito fetal respectivamente.

O LA é composto de 98 a 99% de água e de 1 a 2% de elementos sólidos, representados por substâncias orgânicas e inorgânicas. Apresenta densidade de 1,006 kg/m^3 e pH neutro (7,0). Com o evoluir da gestação, aumenta a participação fetal, enquanto diminui a contribuição materna na composição do LA. Os principais componentes sólidos do LA estão em suspensão e em dissolução. Em suspensão, estão presentes principalmente células descamadas do feto e do âmnio, verniz caseoso e lanugem. A presença de células, que é praticamente nula até a 14ª semana gestacional, aumenta progressivamente e apresenta acréscimo brusco a partir da 37ª semana. O conteúdo em dissolução é composto por elementos orgânicos e inorgânicos. Os componentes inorgânicos são representados pelos eletrólitos, enquanto os compostos orgânicos abrangem grande variedade de substâncias, tais como: proteínas, aminoácidos, substâncias nitrogenadas não proteicas (ureia, creatinina, ácido úrico etc.), lipídios, carboidratos, imunoglobulinas, enzimas, vitaminas, pigmentos biliares, prostaglandinas de origem decidual e hormônios.

Volume amniótico

Existem evidências de que o volume total de LA é renovado diariamente, segundo um processo altamente dinâmico. A despeito da tendência geral de aumento progressivo, o volume amniótico normal do LA varia de forma individual, particularmente em meados do terceiro trimestre, quando atinge o máximo. Também ocorrem oscilações na sua relação com o volume fetal: no início, o volume amniótico é superior ao fetal; em torno do quinto mês, os dois volumes se igualam; e, no final da gestação, há predominância do volume do concepto.

A quantificação do volume do LA nos dois terços finais da gestação foi realizada primeiramente por meio de técnicas de diluição, e os achados iniciais foram confirmados pelos métodos semiquantitativos ultrassonográficos. Todos os métodos demonstraram que um acréscimo de volume ocorre progressivamente entre 10 e 30 semanas de gestação: de valor inferior a 10 mℓ com 8 semanas a 630 mℓ com 22 semanas e 770 mℓ com 28 semanas. Após 30 semanas, diminui o ritmo de aumento e o volume pode permanecer constante de 34 a 36 semanas (cerca de 1.000 mℓ). Com o termo gestacional, o volume diminui de forma acentuada, alcançando 515 mℓ com 41 semanas e, posteriormente, decresce 33% a cada semana, compatível com a incidência aumentada de oligoidramnia nas gestações prolongadas. Anomalias anatômicas fetais, como agenesia renal e atresia de esôfago, e alterações transitórias, como desidratação materna e anemia fetal, são exemplos de causas de modificações importantes nos processos normais de produção e reabsorção do LA. Dessa forma, o diagnóstico de oligoidramnia e polidramnia está frequentemente associado a aumento das taxas de morbimortalidade perinatal. Mesmo com feto normal, a anormalidade do volume do LA está associada à piora dos prognósticos fetal e neonatal. No entanto, a diminuição do LA próximo ao termo da gestação representa uma progressão natural, e não uma alteração patológica.

Produção, circulação e reabsorção do líquido amniótico

Na produção e na reabsorção do LA, está envolvida uma série de mecanismos interdependentes entre os organismos materno e fetal, a placenta e as membranas ovulares, o que resulta em proporções variáveis de acordo com a idade gestacional (Figura 4.5). No primeiro trimestre, o LA tem sido objeto de poucos estudos e o real mecanismo da sua produção ainda não é totalmente conhecido. Nesse período, o LA provavelmente é um transudato do plasma fetal, como consequência da pele não queratinizada do concepto, ou do plasma materno, produzido através da decídua ou da superfície placentária, ou de ambos. É isotônico com os plasmas materno e fetal, porém contém concentração mínima de proteínas. Apresenta também uma tensão extremamente baixa de oxigênio e concentração aumentada de produtos do metabolismo anaeróbico.

Na segunda metade da gestação, a regulação do volume do LA sofre maior influência da diurese e da deglutição fetais, porque a queratinização da pele do feto dificulta a difusão cutânea, o que resulta em diferenciação crescente entre a sua composição e a plasmática.

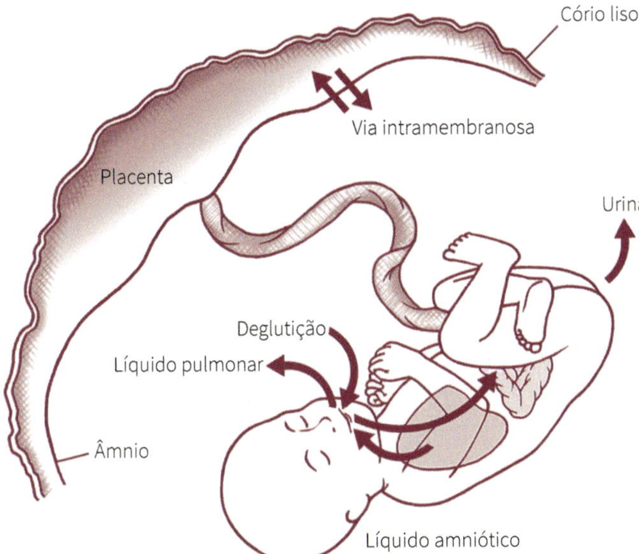

Figura 4.5 Desenho esquemático dos principais mecanismos de produção e reabsorção do líquido amniótico.

Os rins fetais começam a produzir urina com 12 semanas de gestação e só após 20 semanas a produção do LA passa a depender principalmente do volume urinário fetal. O débito urinário fetal aumenta de 110 mℓ/kg/hora na gravidez de 20 semanas para 200 mℓ/kg/hora no termo, o que representa cerca de 30% do peso corporal/dia ou 1.000 mℓ/dia. Após 40 semanas, pode haver tendência de diminuição do fluxo urinário fetal, particularmente quando ocorre oligoidramnia. Como a urina fetal é acentuadamente hipotônica (80 a 140 mOsm/kg de água), nas proximidades do termo, a osmolaridade do LA diminui progressivamente para níveis de 250 a 260 mOsm/kg de água, isto é, em torno de 85 a 90% da osmolaridade do plasma materno. Os níveis de ureia, creatinina e ácido úrico no LA são 2 a 3 vezes maiores do que no plasma fetal, devido às altas concentrações dessas substâncias na urina do feto.

O líquido pulmonar também tem participação importante na formação do LA, porém em menor escala. Diferentemente da urina fetal, o fluido pulmonar é isotônico com o plasma do concepto. A presença de fosfolipídios alveolares (lecitina, esfingomielina e fosfatidilglicerol) no LA, que são utilizados na predição da maturidade fetal, evidencia a participação do líquido pulmonar na sua produção. No final da gravidez, a produção do fluido alveolar atinge cerca de 340 mℓ/dia (10% do peso corporal/dia), porém a metade é deglutida e não alcança o LA. Dessa forma, a parcela do líquido pulmonar que participa da formação do LA corresponde a cerca de 1/6 da produção de urina fetal.

Quanto à reabsorção do LA, o principal mecanismo envolvido é a deglutição fetal. No transcorrer de 24 horas, a deglutição fetal ocorre segundo episódios variáveis em frequência e duração. No início da gravidez, esse processo parece desempenhar um pequeno papel na reabsorção do LA, pois a quantidade deglutida é pequena quando comparada ao volume total do LA. Entretanto, nas proximidades do termo, a participação da deglutição torna-se substancial, podendo alcançar 760 mℓ/dia. Portanto, o volume diário reabsorvido por essa via quase se iguala à quantidade total de LA e corresponde a cerca de 20 a 25% do peso corporal/dia. A deglutição também contribui para crescimento e desenvolvimento do sistema digestório fetal.

No entanto, a quantidade de líquido deglutida pelo feto é inferior ao volume produzido em conjunto pelos rins e pulmões fetais. Como o volume do LA não aumenta bruscamente na segunda metade da gestação, outra via de reabsorção do líquido deve estar envolvida. A rota mais provável é a via intramembranosa, por meio da qual o LA é absorvido diretamente pelo âmnio placentário em direção aos vasos fetais. No termo da gravidez, a via intramembranosa pode ser responsável pela reabsorção de 400 mℓ/dia. Canais de água formados por proteínas que estão presentes na membrana corioamniótica e na placenta humana, denominados *aquaporinas*, atuam na reabsorção de líquidos pela via intramembranosa.

Em síntese, o somatório da reabsorção realizada pela deglutição fetal e pela via intramembranosa aproxima-se do volume conjunto produzido pelos fluxos de urina e líquido pulmonar sob condições homeostáticas.

Outras vias de absorção têm sido investigadas, porém não há comprovação da sua importância na regulação do volume do LA. Na via transmembranosa, o LA flui diretamente para o sangue materno através do âmnio membranoso. No entanto, a quantidade de líquido envolvida nessa via é extremamente pequena em comparação com a via intramembranosa (10 mℓ/dia), porque a vascularização dos tecidos maternos nas proximidades do cório membranoso é restrita. Ao contrário da importante participação do líquido pulmonar na produção do LA, a reabsorção de líquido pela árvore respiratória fetal também parece não ter relevância na regulação do volume amniótico. Apenas na presença de asfixia ou sofrimento fetal grave ocorre absorção de líquido pelos pulmões do concepto, por meio de um processo com mediação endócrina.

Em todas as rotas de produção e reabsorção do LA, água e solutos sempre se movem na mesma direção (*bulk flow*, ou fluxo em massa), exceto nas vias intramembranosa e transmembranosa, nas quais o fluxo pode ser bidirecional (*i. e.*, fluxo osmótico de água e difusão de solutos).

Funções

Durante a gestação, o LA exerce algumas importantes funções, como: a) proteção contra traumatismos externos; b) prevenção de adesões entre o feto e a membrana amniótica; c) prevenção de contratura dos membros ao permitir a livre movimentação fetal; d) contribuição para o desenvolvimento dos pulmões fetais; e) auxílio no controle da temperatura corporal do feto; f) atuação como barreira contra infecções, devido às suas propriedades bacteriológicas. No trabalho de parto, em conjunto com o âmnio e o cório, o LA forma a bolsa das águas, que atua como cunha hidráulica na dilatação do colo uterino.

CORDÃO UMBILICAL

Formação

A formação do *cordão umbilical* ou *funículo* decorre primariamente da curvatura cefalocaudal do disco embrionário, que permite a união entre o âmnio e a camada ectodérmica superficial na região ventral do embrião. A linha de reflexão entre essas estruturas apresenta forma ovalada e é denominada *anel umbilical primitivo* (Figura 4.6). No transcorrer do segundo mês, o anel contém as seguintes formações: a) pedículo de fixação, que inclui o alantoide e os vasos umbilicais; b) pedículo vitelino, que é acompanhado dos vasos vitelinos ou onfalomesentéricos; c) conduto de comunicação entre os celomas intraembrionário e extraembrionário.

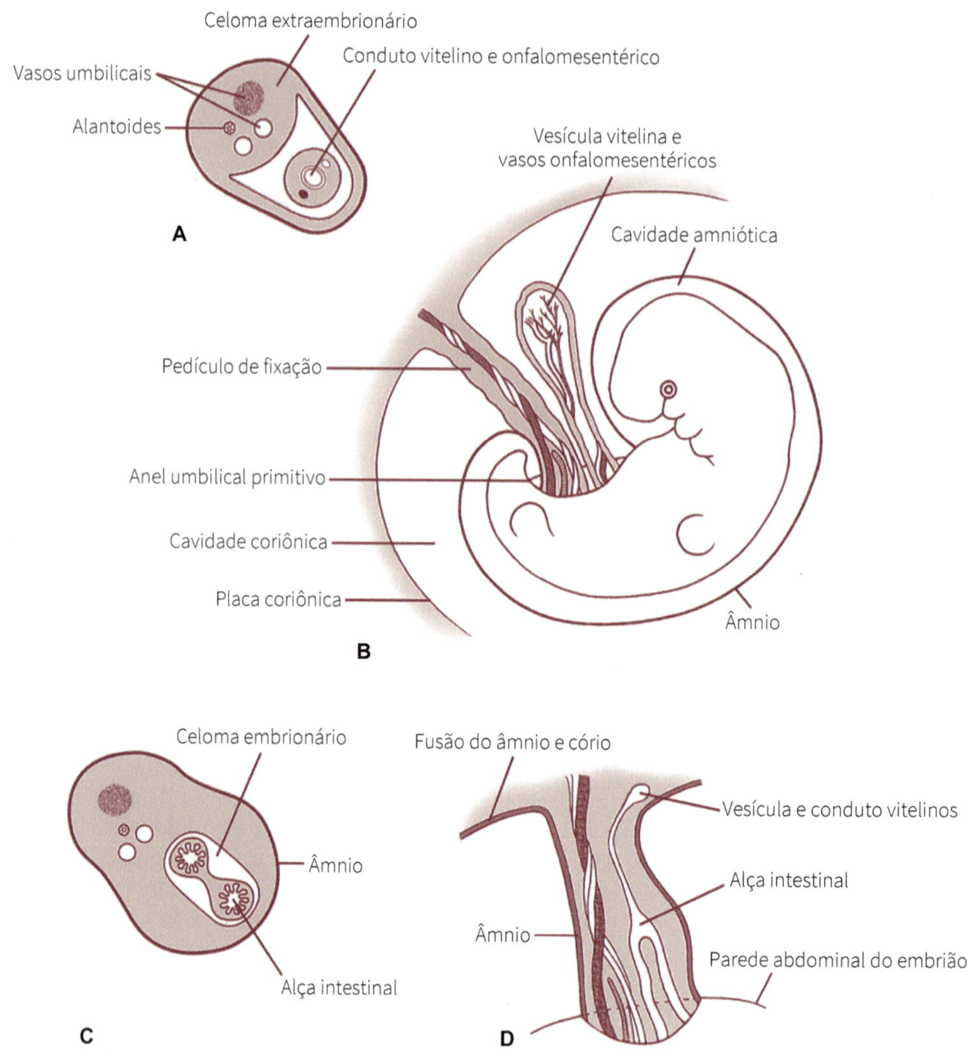

Figura 4.6 Desenhos esquemáticos sobre a formação do cordão umbilical. **A** e **B.** Conteúdo do anel umbilical primitivo. **C** e **D.** Conteúdo do cordão umbilical primitivo.

Em meados do terceiro mês, como consequência do crescimento embrionário, ocorre redução do anel umbilical primitivo, que resulta em maior aproximação do seu conteúdo. De forma simultânea, a cavidade amniótica cresce rapidamente, o âmnio se funde com o cório e a cavidade coriônica ou exocelômica desaparece. O âmnio recobre também os pedículos de fixação e vitelino, formando o *cordão umbilical primitivo*. Nessa fase, o cordão inclui a vesícula vitelina e o pedículo vitelino, os vasos umbilicais e vestígios do alantoide, além de algumas alças intestinais (hérnia umbilical fisiológica).

No final do terceiro mês, as alças intestinais remanescentes retornam ao corpo do embrião e desaparece a cavidade celômica no cordão umbilical. Com as obliterações do alantoide, do conduto vitelino e dos vasos vitelinos, permanecem normalmente como conteúdo do cordão umbilical duas artérias e uma veia envolvidas pela *geleia de Wharton*, um tecido conjuntivo indiferenciado. A presença de artéria umbilical única é a anormalidade funicular mais frequente e pode estar associada a síndromes genéticas e a malformações, principalmente renais e cardíacas. Sua incidência varia de 0,2 a 1,6% entre fetos cromossomicamente normais e de 9 a 11% em portadores de aneuploidia, além de ser mais frequente em natimortos do que em nascidos vivos. Diante do diagnóstico de artéria umbilical única, que está presente em 1:5.200 gestações, existe consenso sobre a necessidade inicial de uma avaliação ultrassonográfica minuciosa da anatomia fetal.

O sangue do cordão umbilical é uma das fontes de células-tronco adultas que atualmente têm sido utilizadas nos transplantes de medula óssea. As artérias umbilicais são ramos anteriores das artérias ilíacas internas. Na vida extrauterina, as porções maiores dos seus segmentos intra-abdominais constituem os ligamentos umbilicais laterais, enquanto as partes menores formam as artérias vesicais superiores. Normalmente, a veia umbilical direita desaparece nas fases precoces do desenvolvimento fetal, persistindo apenas a veia umbilical esquerda até o nascimento. No período neonatal, o segmento intra-abdominal obliterado da veia umbilical única forma o ligamento redondo do fígado.

Anatomia e fisiologia

O cordão umbilical é uma estrutura tubular espiralada que se estende do abdome do feto até a superfície fetal da placenta ou placa coriônica. No termo da gestação, apresenta diâmetro de 0,8 a 2,0 cm e comprimento médio de 55 cm, podendo variar entre 30 e 100 cm. O cordão umbilical normal pesa cerca de 100 g, é recoberto pelo âmnio (âmnio funicular) em toda a sua extensão e apresenta tonalidade brancacenta e superfície lisa e brilhante. A geleia de Wharton tem aspecto mesenquimatoso, é rica em mucopolissacarídeos, sustenta e protege os vasos umbilicais. Contribui também para a regulação das trocas entre os vasos umbilicais e a cavidade amniótica.

Com frequência, a tortuosidade dos vasos umbilicais cria nodulações superficiais, os falsos nós, sem repercussões patológicas. Nos casos de funículos longos, são comuns as circulares em torno do pescoço ou do tronco do feto. Os nós verdadeiros são um evento raro (aproximadamente 1% das gestações), ocorrem particularmente no segundo trimestre da gestação e podem sofrer estrangulamento e comprometer a vitalidade fetal. Os cordões considerados anormalmente curtos (comprimento inferior a 30 cm) podem resultar raramente em descolamento prematuro de placenta, inversão uterina ou hemorragia intrafunicular.

A inserção placentária pode ser central, intermediária ou periférica (incluindo a *placenta em raquete*). Entre as inserções anômalas do funículo, merece destaque a inserção velamentosa, quando a implantação ocorre nas membranas antes de alcançar a placenta. Nas inserções velamentosas, quando os vasos umbilicais se antepõem à cabeça, são nomeados *vasa previa* (1:5.200 gestações) e sua ruptura resulta em alta mortalidade fetal.

As artérias umbilicais possuem diâmetros menores do que a veia e apresentam paredes musculares e muitas fibras elásticas. Essas estruturas, em conjunto com os espessamentos endoteliais espiralados, contribuem para a resistência às pressões intrauterinas e trações fetais e também para a constrição e contração rápida dos vasos umbilicais após o clampeamento do cordão umbilical. As artérias umbilicais transportam o sangue do organismo fetal para a placenta, enquanto a veia é responsável pelo retorno do sangue oxigenado e rico em nutrientes para o feto. O sangue da veia umbilical apresenta a maior saturação de oxigênio da circulação fetal (80%), o que torna o retorno venoso de fundamental importância para a oxigenação dos tecidos fetais. O fluxo sanguíneo na veia umbilical penetra no organismo fetal através de duas rotas de menor resistência. A primeira rota utiliza o ducto venoso, o maior ramo da veia umbilical, que drena 25% do fluxo proveniente da placenta para a veia cava inferior. Nesse trajeto, não há suprimento de oxigênio a tecidos e o sangue bem oxigenado é carreado diretamente para o coração fetal. A resistência no ducto venoso é controlada por um esfíncter que está localizado na sua origem umbilical e é inervado por um ramo do nervo vago. A segunda via é formada pelos numerosos vasos do sistema venoso porta-hepático. Devido ao consumo intra-hepático de oxigênio, esse sangue relativamente desoxigenado é drenado pelas veias supra-hepáticas em direção à veia cava inferior, que também recebe o retorno do fluxo sanguíneo menos oxigenado proveniente dos segmentos inferiores do organismo fetal.

VESÍCULA VITELINA

Formação

A vesícula vitelina ou saco vitelino surge no início do desenvolvimento embrionário e sofre atrofia com a evolução da gestação (Figura 4.7). No final da segunda semana, o saco vitelino primitivo está definitivamente formado pelo conjunto da cavidade exocelômica e de uma membrana delgada constituída por células mesoteliais planas, denominada "membrana de Heuser". No final do terceiro mês, com a formação do celoma extraembrionário, o saco vitelino primitivo diminui de tamanho e dá origem ao saco vitelino secundário ou definitivo. No início do quinto mês, a vesícula vitelina apresenta consistência sólida e dimensões diminutas, podendo persistir, durante toda a gestação, no cordão umbilical, junto à superfície fetal da placenta. Mais raramente, a porção intra-abdominal da vesícula vitelina pode permanecer como um divertículo do íleo, denominado "divertículo de Meckel", que, no entanto, é considerado a anomalia congênita mais comum do sistema digestório.

Funções

A vesícula vitelina desempenha algumas funções importantes para o desenvolvimento embrionário humano, mesmo não sendo responsável pelo armazenamento de nutrientes como em

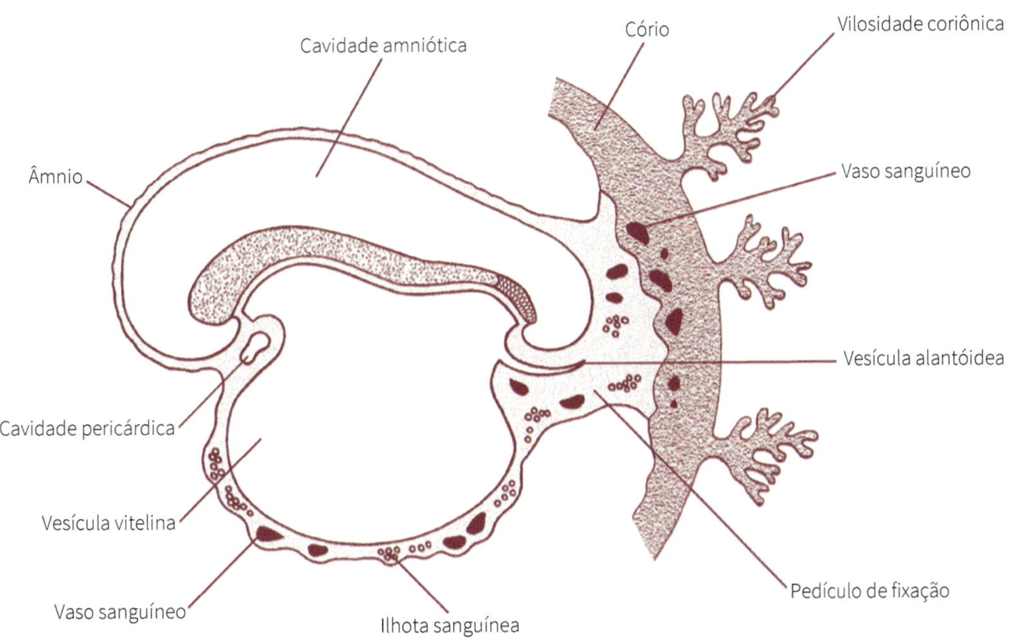

Figura 4.7 Desenho esquemático que mostra a formação de estruturas extraembrionárias (19 dias de desenvolvimento embrionário).

outras espécies. São elas: a) transferência de nutrientes para o embrião durante a segunda e a terceira semana, quando a circulação uteroplacentária ainda não se estabeleceu; b) atividade hematopoética da terceira até a sexta semana, quando o fígado inicia a formação de elementos sanguíneos; c) na terceira semana, células germinativas primordiais aparecem nas paredes da vesícula vitelina e migram posteriormente para desenvolver as gônadas; d) na quarta semana, a parte dorsal do saco vitelino é incorporada ao embrião, constituindo o intestino primitivo. Esse tecido endodérmico também dá origem a epitélios do trato respiratório.

Outras funções da vesícula vitelina incluem a produção de células-tronco e macrófagos primitivos, além da síntese de proteínas como albumina, alfafetoproteína e apolipoproteína.

VESÍCULA ALANTOIDIANA

Formação

Em torno do 16º dia de desenvolvimento, a vesícula alantoidiana ou alantoide se forma como um pequeno divertículo na parede posterior do saco vitelino, que se estende ao pedículo de fixação. Quando ocorre a curvatura cefalocaudal do disco embrionário, a parte proximal do alantoide fica incluída no corpo do embrião entre o umbigo e a bexiga, enquanto a porção distal permanece no pedículo de fixação. Com o desenvolvimento da bexiga, o alantoide regride e forma o úraco, que, após o nascimento, se transforma em cordão fibroso que vai do fundo vesical à cicatriz umbilical, denominado "ligamento umbilical mediano".

Funções

A vesícula alantoidiana desempenha funções importantes no desenvolvimento embrionário humano: a) função hematopoética, entre a terceira e a sexta semana; b) transformação dos seus vasos sanguíneos na veia e nas artérias umbilicais, essenciais para a sobrevivência do concepto. Antes da oclusão do seu lúmen no segundo trimestre, o úraco também facilita a eliminação de escórias nitrogenadas fetais através da placenta, via cordão umbilical.

REFERÊNCIAS BIBLIOGRÁFICAS

ADAMS, K. M. *et al.* The changing maternal "self" hypothesis: a mechanism for maternal tolerance of the fetus. *Placenta*, v. 28, n. 5-6, p. 378-382, 2007.

BEALL, M. H. *et al.* Regulation of amniotic fluid volume. *Placenta*, v. 28, n. 8-9, p. 824-832, 2007.

BEALL, M. H.; ROSS, M. G. Amniotic fluid dynamics. *In*: RESNIK, R. *et al.* (eds.). *Creasy & Resnik's Maternal-Fetal Medicine*: principles and practice. 6. ed. Philadelphia: Saunders Elsevier, 2009. p. 47-54.

BENIRSCHKE, K. Normal early development. *In*: RESNIK, R. (eds.). *Creasy & Resnik's Maternal-Fetal Medicine*: principles and practice. 6. ed. Philadelphia: Saunders Elsevier, 2009. p. 37-45.

BOURNE, G. L. The microscopic anatomy of the human amnion and chorion. *American Journal of Obstetrics and Gynecology*, v. 79, n. 6, p. 1070-1073, 1960.

BRACE, R. A. Physiology of amniotic fluid volume regulation. *Clinical Obstetrics and Gynecology*, v. 40, n. 2, p. 280-289, 1997.

BRACE, R. A.; WOLF, E. J. Normal amniotic fluid volume changes throughout pregnancy. *American Journal of Obstetrics and Gynecology*, v. 161, n. 2, p. 382-388, 1989.

BROSENS, J. J.; PIJNENBORG, R.; BROSENS, I. A. The myometrial junctional zone spiral arteries in normal and abnormal pregnancies: a review of the literature. *American Journal of Obstetrics and Gynecology*, v. 187, n. 5, p. 1416-1423, 2002.

BUDDHA, S. *et al.* Imaging of urachal anomalies. *Abdominal Radiology*, v. 44, n. 12, p. 3978-3989, 2019.

CHARNOCK-JONES, D. S.; BURTON, G. J. Placental vascular morphogenesis. *Best Practice & Research Clinical Obstetrics Gynecology*, v. 14, n. 6, p. 953-968, 2000.

COLLINS, S. L. *et al.* Developmental changes in spiral artery blood flow in the human placenta observed with colour Doppler ultrasonography. *Placenta*, v. 33, n. 10, p. 782-787, 2012.

CUNNINGHAM, F. G. *et al.* Implantation, embryogenesis, and placental development. *In*: CUNNINGHAM, F. G. *et al. Williams Obstetrics*. 23. ed. Nova Iorque: McGraw-Hill, 2010. p. 1104-1125.

DELASCIO, D.; GUARIENTO, A. *Obstetrícia Normal Briquet*. 3. ed. São Paulo: Sarvier, 1981.

DIEDRICH, K. *et al.* The role of the endometrium and embryo in human implantation. *Human Reproduction Update*, v. 13, n. 4, p. 365-377, 2007.

GULERIA, I.; SAYEGH, M. H. Maternal acceptance of the fetus: true human tolerance. *The Journal of Immunology*, v. 178, n. 6, p. 3345-3351, 2007.

HARGITAI, B.; MARTON, T.; COX, P. M. Examination of the human placenta. *Journal of Clinical Pathology*, v. 57, n. 8, p. 785-792, 2004.

HEDRIANA, L. Ultrasound measurement of fetal urine flow. *Clinical Obstetrics and Gynecology*, v. 40, n. 2, p. 337-351, 1997.

HUPPERTZ, B.; KAUFMANN, P.; KINGDOM, J. Trophoblast turnover in health and disease. *Fetal and Maternal Medicine Review*, v. 13, n. 2, p. 103-118, 2002.

JAMES, J. L.; CARTER, A. M.; CHAMLEY, L. W. Human placentation from nidation to 5 weeks of gestation. Part I: What do we know about formative placental development following implantation? *Placenta*, v. 33, n. 5, p. 327-334, 2012a.

JAMES, J. L.; CARTER, A. M.; CHAMLEY, L. W. Human placentation from nidation to 5 weeks of gestation. Part II: Tools to model the crucial first days. *Placenta*, v. 33, n. 5, p. 335-342, 2012b.

JONES, H. N.; POWELL, T. L.; JANSSON, T. Current topic. Regulation of placental nutrient transport: a review. *Placenta*, v. 28, n. 8, p. 763-774, 2007.

KING, A. E. *et al.* Expression of natural antimicrobials by human placenta and fetal membranes. *Placenta*, v. 28, n. 2-3, p. 161-169, 2007.

LI, H. *et al.* Immunosuppressive factors secreted by human amniotic epithelial cells. *Investigative Ophthalmology & Visual Science*, v. 46, n. 3, p. 900-907, 2005.

LYALL, F. Priming and remodeling of human placental bed spiral arteries during pregnancy – a review. *Placenta*, v. 26, supl A, p. 31-36, 2005.

MAMEDE, A. C. *et al.* Amniotic membrane: from structure and functions to clinical applications. *Cell and Tissue Research*, v. 349, n. 2, p. 447-458, 2012.

MOORE, K. L.; PERSAUD, T. V. N. *Embriologia clínica*. 8. ed. Rio de Janeiro: Elsevier, 2008.

NIKNEJAD, H. *et al.* Properties of the amniotic membrane for potential use in tissue engineering. *European Cells & Materials Journal*, v. 15, p. 88-99, 2008.

PIJNENBORG, R. *et al.* Uteroplacental arterial changes related to interstitial trophoblast migration in early human pregnancy. *Placenta*, v. 4, n. 4, p. 397-413, 1983.

PIJNENBORG, R.; VERCRUYSSE, L.; HANSSENS, M. The uterine spiral arteries in human pregnancy: facts and controversies. *Placenta*, v. 27, n. 9, p. 939-958, 2006.

SEEDS, A. E. Current concepts of amniotic fluid dynamics. *American Journal of Obstetrics and Gynecology*, v. 138, n. 5, p. 575-586, 1980.

TODA, A. *et al.* The potential of amniotic membrane/amnion-derived cells for regeneration of various tissues. *Journal of Pharmacological Science*, v. 105, n. 3, p. 215-228, 2007.

WANG, S. *et al.* Expression of aquaporin-8 in human placenta and chorioamniotic membranes: evidence of molecular mechanism for intramembranous amniotic fluid resorption. *American Journal of Obstetrics and Gynecology*, v. 185, n. 5, p. 1226-1231, 2001.

CAPÍTULO 5

Fisiologia Fetal

Luana Sarmento Neves da Rocha • Marcelo Zugaib • Lisandra Stein Bernardes • Tatiana Assunção Zaccara • Rossana Pulcineli Vieira Francisco

DESENVOLVIMENTO E CRESCIMENTO FETAIS

O período fetal inicia-se a partir da 9ª semana após a data da última menstruação, quando o feto já apresenta características humanas, e termina com o nascimento (Sadler, 2005). Caracteriza-se por ser um período de grande crescimento e diferenciação celulares que resultam no rápido desenvolvimento dos órgãos e sistemas formados no estágio embrionário.

O crescimento fetal resulta de uma série de diferentes processos anabólicos que estão precisamente integrados. O desenvolvimento prévio à implantação placentária envolve rápida hiperplasia celular com metabolismo anaeróbico. O surgimento da circulação fetoplacentária permite a respiração aeróbica, aumentando o aporte de oxigênio (O_2) e nutrientes para os tecidos e elevando as taxas de multiplicação e diferenciação celulares (Rodeck e Whittle, 2005).

O tamanho final do recém-nascido é o resultado da interação entre o genoma do embrião/feto e o ambiente uterino materno (Rodeck e Whittle, 2005; Zugaib e Francisco, 2023). Acredita-se que o tamanho do feto ao nascimento seja geneticamente predeterminado, porém os fatores ambientais como as condições nutricionais e de saúde maternas, idade materna, paridade, comorbidades, entre outros, influenciam no tamanho final do feto (Rodeck e Whittle, 2005).

O processo pelo qual os fetos aumentam em tamanho e função envolve complexos eventos celulares, incluindo não somente a proliferação (hiperplasia), o crescimento (hipertrofia) e a diferenciação celulares, mas também eventos de indução, migração, agregação, interação e apoptose (Rodeck e Whittle, 2005; Zugaib e Francisco, 2023).

A velocidade do crescimento fetal pode ser estimada em aumento de 5 g/dia ao redor da 14ª à 15ª semana, passando para 10 g/dia na 20ª semana, e aumentando para 30 g/dia na 32ª à 34ª semana. O pico de velocidade média é de cerca de 230 g/semana em torno de 33 a 36 semanas, diminuindo após essa idade gestacional e atingindo ganho nulo em torno de 41 a 42 semanas (Williams *et al.*, 1982).

Os hormônios maternos não atravessam a barreira placentária em quantidades fisiologicamente importantes, ou são inativados quando o fazem, de forma que não fazem parte da regulação do desenvolvimento e crescimento fetais. Por outro lado, hormônios e outros fatores de crescimento produzidos pelo próprio feto estão envolvidos nesses processos, alterando tanto o metabolismo quanto a expressão de genes nos tecidos fetais (Rodeck e Whittle, 2005).

PLACENTA

A placenta é um órgão específico da gestação, cujo funcionamento adequado é essencial para o crescimento e desenvolvimento fetais e para a manutenção de uma gestação saudável. Ela executa múltiplas funções, entre as quais estão a realização de trocas gasosas materno-fetais, garantindo o aporte de O_2 ao feto e a excreção de gás carbônico; o transporte de nutrientes ao feto e a excreção de metabólitos; e a produção local de hormônios, proteínas e enzimas. Ela tem forma discoidal e é do tipo hemocoriônico, em que o sangue materno tem contato direto com as células trofoblásticas que recobrem os vasos fetais (Zugaib e Francisco, 2023).

O desenvolvimento placentário inicia-se com a implantação do blastocisto, no 6º dia após a fertilização, quando há penetração da camada de células trofoblásticas do blastocisto no endométrio materno, estabelecendo íntimo contato com o estroma subjacente (Rodeck e Whittle, 2005). É dessa camada de células trofoblásticas que se origina a placenta. A partir do 4º mês, ela está completamente formada, com morfologia e estrutura definitivas, seguindo seu desenvolvimento sem mudanças na sua arquitetura geral e organização (Zugaib e Francisco, 2023).

A função placentária é assegurada pela íntima proximidade entre o leito capilar fetal e o sangue materno. A face fetal da placenta é recoberta pelo âmnio, abaixo do qual se situam os vasos fetais coriônicos. O sangue fetal pouco oxigenado flui para a placenta pelas duas artérias umbilicais. A partir da inserção do cordão umbilical na placenta, os vasos umbilicais dividem-se abaixo do âmnio, formando ampla rede de capilares em suas divisões terminais. O sangue oxigenado retorna da placenta para o feto pela veia umbilical única (Zugaib e Francisco, 2023).

O processo de invasão trofoblástica das artérias espiraladas torna baixa a resistência nos vasos uteroplacentários, o que permite o aumento da perfusão uterina. O transporte de substâncias através da placenta ocorre por diversos mecanismos: difusão simples ou facilitada, transporte ativo e pinocitose, entre outros. Sua permeabilidade aumenta até a 36ª semana de gestação, diminuindo a seguir até o parto (Zugaib e Francisco, 2023).

LÍQUIDO AMNIÓTICO

A cavidade amniótica é um ambiente dinâmico e complexo formado pelas membranas fetais (cório e âmnio, feto e líquido amniótico [LA]). A natureza e a quantidade do LA modificam-se com a progressão da gestação (Coady e Bower, 2016); sua presença em quantidade adequada em todos os períodos da gravidez é essencial para o crescimento e o desenvolvimento fetais normais. Entre as suas funções, encontram-se: proteção mecânica; atenuação de efeitos compressivos no cordão umbilical; proteção do feto contra infecções; controle de temperatura; e desenvolvimento normal dos pulmões e dos aparelhos musculoesquelético e gastrointestinal (Abramovich, 1970; Zugaib e Francisco, 2023).

O LA que circunda o feto em desenvolvimento permite um crescimento simétrico. Sua falta causa compressão das superfícies fetais, resultando em deformações como as vistas na síndrome de Potter (Rodeck e Whittle, 2005).

A regulação do volume de LA depende da interação entre o feto, o organismo materno e a placenta, refletindo um delicado equilíbrio entre produção e reabsorção (Coady e Bower, 2016). Seu volume expande-se progressivamente até em torno de 33 a 34 semanas, quando atinge um pico, daí declinando progressivamente até o termo (Brace e Wolf, 1989).

Antes da 12ª semana de gestação, a produção de LA decorre principalmente da passagem passiva de líquidos através da membrana amniótica, seguindo um gradiente osmótico. Nesse período, a composição do líquido é basicamente um ultrafiltrado do plasma materno (Coady e Bower, 2016; Seeds, 1980; Brace, 1995; Zugaib e Francisco, 2023).

A partir do início do segundo trimestre, o néfron fetal apresenta pequena capacidade de excreção de água por meio da filtração glomerular, porém sua principal contribuição para a formação do LA inicia-se a partir da 20ª semana. Além dos rins fetais, nesse período também os pulmões contribuem para sua produção, com secreção de cerca de 200 a 400 mℓ de fluido por dia (Zugaib e Francisco, 2023).

As principais vias primárias de reabsorção são a deglutição fetal, que se inicia quase simultaneamente à micção fetal, e a absorção de líquido através das superfícies corporal fetal e placentária (Zugaib e Francisco, 2023). Esta última constitui a via intramembranosa, que se refere ao movimento de água e de solutos na circulação fetal através dos vasos na superfície da placenta, da pele fetal e do cordão umbilical, devido à diferença osmótica entre a circulação do feto e o LA (Coady e Bower, 2016; Gilbert e Brace, 1989).

Também existe a via transmembranosa, em que ocorrem trocas entre a cavidade amniótica e o sangue que circula nas paredes uterinas, mas que parece ter menor contribuição na composição do LA (Rodeck e Whittle, 2005).

Entre a 17ª e a 20ª semana, começa a queratinização da pele fetal. Após a queratinização completa, a pele fetal torna-se impermeável, reduzindo sua participação na regulação do volume de LA (Parmley e Seeds, 1970).

Próximo ao termo, o volume de LA parece ser regulado substancialmente pela deglutição fetal, de forma que a quantidade deglutida quase se iguala ao volume total de LA. O ato da deglutição contribui também para o desenvolvimento do trato gastrointestinal (TGI) (Ross e Nijland, 1997).

Considerando-se todos os mecanismos de produção e absorção do LA, acredita-se que aproximadamente 95% do total de líquido são renovados por dia, próximo ao termo na gestação. Qualquer interferência nesses mecanismos reguladores pode resultar em alterações significativas do volume de LA (Smith, 1991; Brace e Wolf, 1989).

Por exemplo, o fluxo urinário fetal reduz em condições de insuficiência placentária e em situações em que há obstrução no trato urinário e aumenta em condições associadas à falência cardíaca. Situações que impliquem prejuízo à deglutição fetal concorrem para o aumento do LA, como em casos de fetos com obstruções esofágicas ou duodenais ou em casos de anomalias neurológicas, sendo uma delas a anencefalia.

SISTEMA NERVOSO CENTRAL

O sistema nervoso central dos humanos, assim como o de todos os mamíferos, deriva do ectoderma embrionário. A partir da 3ª semana pós-fertilização já surge o neuroectoderma, formando a placa neural, que mais tarde dará origem ao tubo neural (Saladin, 2011). Com a continuação do desenvolvimento embrionário, ao redor da 6ª semana ocorre a formação das três vesículas encefálicas primárias: o prosencéfalo (encéfalo anterior), o mesencéfalo (encéfalo médio) e o rombencéfalo (encéfalo posterior) (Gilbert, 2013).

Ao longo da 5ª semana de gestação, o prosencéfalo forma o telencéfalo (hemisférios cerebrais) e o diencéfalo (tálamo e hipotálamo). O mesencéfalo está envolvido com os reflexos visuais e auditivos. O rombencéfalo divide-se em mielencéfalo e metencéfalo, o primeiro dando origem ao bulbo e o último, ao cerebelo e à ponte (Sadler, 2005; Zugaib e Francisco, 2023).

A bainha de mielina é uma estrutura lipoproteica presente ao redor dos axônios no sistema nervoso dos vertebrados que permite a condução dos impulsos nervosos de forma saltatória, mais rápida e eficaz. O período de mielinização inicia-se no segundo trimestre da gestação e estende-se até as fases mais jovens da vida adulta. Começa pelo sistema nervoso periférico, primeiro com as raízes motoras e depois com as sensitivas. Em seguida, ocorre a mielinização do sistema nervoso central e de alguns grandes tratos neuronais, estando os aferentes mielinizados antes dos eferentes. Nas áreas de associação dos hemisférios cerebrais, a mielinização só ocorre bem depois do nascimento (Zugaib e Francisco, 2023).

SISTEMA CARDIOVASCULAR

Circulação fetal

O sistema cardiovascular fetal apresenta características próprias, diferindo da circulação neonatal nos aspectos anatômico e funcional (Zugaib e Francisco, 2023). As comunicações vasculares presentes exclusivamente no organismo fetal determinam fluxos preferenciais de sangue, sendo elas: o *ducto venoso*, o *forame oval* e o *canal arterial*.

O cordão umbilical liga o feto à placenta e é composto por três vasos: duas artérias e uma veia. A veia umbilical leva sangue oxigenado e rico em nutrientes da placenta e, portanto, do organismo materno, para o feto, enquanto as artérias umbilicais trazem de volta o sangue com menor teor de O_2 do feto para a placenta (Rudolph e Heymann, 1967).

Ao adentrar o feto, a veia umbilical penetra o fígado, onde ocorre a primeira das comunicações vasculares mencionadas anteriormente, o *ducto venoso*. Cerca de metade do fluxo sanguíneo oxigenado proveniente da veia umbilical é direcionada para o sistema venoso porta-hepático, enquanto a outra metade é direcionada, pelo *ducto venoso*, à veia cava inferior, e daí diretamente ao coração, pelo átrio direito.

Ao chegar ao coração, a maior parte do sangue no átrio direito proveniente da veia cava inferior é encaminhada para o átrio esquerdo pelo *forame oval*, evitando a passagem pelo leito pulmonar, que não realiza trocas gasosas durante a vida fetal. A pequena porção do sangue que chega ao ventrículo direito é ejetada pelo tronco da pulmonar, enfrentando grande resistência no leito vascular pulmonar. Devido à resistência aumentada, ocorre passagem do sangue do tronco pulmonar para a aorta descendente através do *canal arterial*.

A pequena quantidade de sangue que passa pelo leito pulmonar retorna ao átrio esquerdo pelas veias pulmonares, misturando-se com o sangue oxigenado proveniente do átrio direito. Ao chegar ao ventrículo esquerdo, esse sangue é ejetado pela aorta, atingindo a circulação sistêmica, e retornando à placenta através das artérias umbilicais, que se originam das ilíacas comuns (Zugaib e Francisco, 2023).

Há suprimento adequado de O_2 aos tecidos apesar da sua baixa tensão na circulação fetal, o que se deve aos seguintes fatores: hemoglobina fetal com alta afinidade pelo O_2, baixo consumo de O_2 nos tecidos e presença de uma circulação que privilegia os órgãos nobres, direcionando sangue com maior teor de O_2 a eles (Goldsmith, 2011).

A hemoglobina fetal pode transportar até cerca de 20 a 30% mais O_2 do que a hemoglobina materna, dada uma mesma pressão de O_2. Isso decorre da sua maior afinidade pelo gás, o que é demonstrado pela curva de dissociação do O_2 desviada para a esquerda em relação à curva da hemoglobina materna (Zugaib e Francisco, 2023).

Após o nascimento, ocorrem alterações no sistema circulatório fetal que são responsáveis pelo equilíbrio na distribuição de O_2 e nutrientes aos órgãos e sistemas de maneira adequada. Tais alterações incluem o fechamento do ducto venoso, do forame oval e do canal arterial, além da obliteração das artérias e da veia umbilical (Sadler, 2005).

Sangue fetal

O desenvolvimento das células sanguíneas tem início nos primeiros 2 meses de vida intrauterina (Rodeck e Whittle, 2005). Nas primeiras fases da vida embrionária, a hematopoiese se inicia na vesícula vitelínica. No feto, ocorre primeiro no fígado e depois no baço e na medula óssea, local que se torna mais evidente como produtor de células vermelhas após o 5º mês de gestação (Zugaib e Francisco, 2023).

O processo da eritropoiese é controlado pela eritropoietina fetal (EPO), sendo inicialmente produzida no fígado e, depois, nos rins (Pahal *et al.*, 2000). Apesar de baixas concentrações plasmáticas, a EPO apresenta-se funcionante, pois o hematócrito é mantido durante todo o desenvolvimento fetal (Rodeck e Whittle, 2005).

SISTEMA RESPIRATÓRIO

O desenvolvimento pulmonar pode ser dividido em cinco períodos: embrionário (3 a 7 semanas), pseudoglandular (8 a 16 semanas), canalicular (17 a 25 semanas) e sacular (26 semanas até o nascimento) (Burri, 1994; Zugaib e Francisco, 2023). O período alveolar ocorre a partir do nascimento e não se completa antes dos 8 anos de idade (Rodeck e Whittle, 2005; Zugaib e Francisco, 2023). A partir do estágio canalicular, o pulmão fetal é preenchido por fluido alveolar, cuja produção chega a atingir de 200 a 400 mℓ/dia (Duenhoelter e Pritchard, 1976).

A presença de LA em quantidades normais durante o desenvolvimento pulmonar é crucial para a formação e a função adequada dos alvéolos e da árvore brônquica. O mecanismo exato pelo qual o oligoâmnio ou o anidrâmnio alteram a estrutura do sistema respiratório ainda permanece desconhecido. Entretanto, sabe-se que a força exercida pelo LA dentro das vias aéreas promove seu crescimento a partir da distensão mecânica e por meio do estímulo à produção de diversos fatores de crescimento, como o fator de crescimento derivado de plaquetas (PDGF) e o fator de crescimento do tecido conjuntivo (CTGF), além do estímulo à expressão de fibras de colágeno e elastina (Wu *et al.*, 2017).

Para que a função pulmonar ao nascimento seja efetiva, a presença do surfactante pulmonar é essencial. Quando não está presente, ou existe em quantidades inadequadas, a expansão pulmonar é dificultada e a troca gasosa fica prejudicada (Rodeck e Whittle, 2005). Ele é produzido pelas células epiteliais pulmonares – pneumócitos – do tipo II, sendo inicialmente liberado após a 30ª semana, e daí em quantidades crescentes até o termo (Rodeck e Whittle, 2005).

Os movimentos respiratórios fetais são observados no desenvolvimento normal do produto conceptual e iniciam-se a partir da 11ª semana. Trata-se apenas de movimentos torácicos fetais, já que não exercem função respiratória. Refletem o amadurecimento da função do centro respiratório cerebral e servem para preparar a musculatura envolvida no sistema respiratório (Abu-Shaweesh, 2004).

O padrão mais prevalente consiste em movimentos rápidos e de pequena amplitude, com frequência de 1 a 1,5 movimento por segundo (Florido *et al.*, 2005). Caracterizam-se como movimentos paradoxais, pois na inspiração ocorre retração da caixa torácica e expansão do abdome à custa da contração do diafragma, sem atuação da musculatura intercostal fetal (Zugaib e Francisco, 2023).

A maturação pulmonar ocorre, em geral, ao redor da 35ª semana de gestação, mas a partir de 24 semanas o feto já apresenta estruturas pulmonares capazes de realizar trocas gasosas.

TRATO GASTROINTESTINAL

A formação dos órgãos do TGI ocorre entre a 4ª e a 5ª semana do desenvolvimento, por meio de uma série de evaginações, prolongamentos e dilatações do polo embrionário. São formadas três regiões distintas do intestino – anterior, médio e posterior –, que darão origem a porções específicas do TGI (Sanderson, 2017).

Durante a 6ª semana do desenvolvimento, a cavidade abdominal temporariamente se torna pequena demais para acomodar todo seu conteúdo, levando à protrusão do intestino para dentro do celoma extraembrionário residual na base do cordão umbilical. É uma herniação fisiológica visível à ultrassonografia até 10 semanas (Zugaib, 2012; Zugaib e Francisco, 2023).

O estômago se forma na 4ª semana após a concepção, a partir de uma dilatação fusiforme da porção cefálica do tubo embrionário. Nas semanas seguintes, ocorre mudança do crescimento e de sua posição, com sua descida para o abdome em torno da 6ª/7ª semana. Por volta de 11 semanas, a musculatura da parede gástrica já se encontra desenvolvida (Zugaib; Zugaib e Francisco, 2023).

A deglutição fetal inicia-se entre a 10ª e a 12ª semana de gestação, período em que o intestino delgado inicia o peristaltismo e é capaz de transportar a glicose ativamente. A maior parte do fluido deglutido é absorvida (Ross e Nijland, 1998). A deglutição fetal exerce papel progressivamente maior na regulação do volume de LA com o evoluir da gestação, sendo o principal responsável por sua remoção no último trimestre. O movimento do LA pelo TGI promove o crescimento e o desenvolvimento do canal alimentar (Zugaib e Francisco, 2023).

Nos fetos humanos, a deglutição parece ser essencialmente controlada pelo tronco encefálico, uma vez que as áreas corticais também envolvidas nesse processo durante a vida adulta são ainda bastante imaturas na vida fetal (Douglas, 2002).

O intestino delgado apresenta peristalse visível à ultrassonografia a partir de 18 semanas de gestação. Inicialmente, as ondas peristálticas apresentam movimentos vigorosos e rápidos com duração inferior a 3 segundos. Com o evoluir da gestação, os movimentos tornam-se ainda mais vigorosos e de maior duração (Zugaib, 2012).

O conteúdo do intestino fetal – mecônio – é formado por vários produtos de secreção, como células fetais descamadas, lanugem e vérnix caseoso (Coady e Bower, 2016). Contém fragmentos deglutidos e não digeridos que se encontravam no LA. Sua coloração verde-escura é causada pela biliverdina (Ahanya *et al.*, 2005).

A liberação de mecônio pode ser provocada pelo peristaltismo intestinal normal do feto maduro ou por maior atividade parassimpática na resposta à hipóxia fetal, com estimulação colinérgica do cólon descendente e liberação de mecônio para a cavidade amniótica (Ahanya *et al.*, 2005; Zugaib e Francisco, 2023). A formação de mecônio inicia-se entre a 16ª e a 20ª semana de gestação (Zugaib, 2012).

A hematopoiese hepática inicia-se na 6ª semana de gestação, sendo responsável pelo tamanho relativamente grande que o fígado adquire entre a 7ª e a 9ª semana de gestação (Zugaib e Francisco, 2023). Quando há anemia fetal, ocorre estímulo à eritropoiese medular e extramedular, principalmente no fígado e no baço. Em casos muito graves, a maior parte da estrutura hepática é tomada por ilhotas de células eritropoiéticas, levando à interrupção das funções hepáticas habituais e à disfunção celular, culminando em insuficiência hepática (Zugaib, 2012).

O baço funciona como um órgão hematopoiético entre 12 e 24 semanas de gestação, mas a produção de linfócitos e monócitos continua durante toda a vida (Zugaib e Francisco, 2023). O pâncreas fetal responde à hiperglicemia com secreção de insulina, que pode ser detectada no plasma a partir de 12 semanas (Zugaib, 2012). A maioria das enzimas pancreáticas está presente após 16 semanas e aumenta com a idade gestacional (Terada e Nakanuma, 1995).

TRATO UROGENITAL

Três conjuntos de órgãos excretores são formados durante o período embrionário: pronefro, mesonefro e metanefro. O rim definitivo, metanéfrico, só se forma se for precedido pelo desenvolvimento normal e subsequente regressão das duas formas primitivas anteriores (Rodeck e Whittle, 2005). O metanefro começa a produzir urina em torno de 11 a 13 semanas de vida fetal (Zugaib, 2012), quando a alça de Henle se torna funcional e se inicia a reabsorção tubular.

A urina fetal torna-se o componente majoritário do LA a partir da metade do segundo trimestre, e tem função primordial no desenvolvimento pulmonar, não só pelo fator mecânico, mas também pelo estímulo à produção de proteínas e fatores de crescimento (Zugaib, 2012; Wu *et al.*, 2017).

Na vida intrauterina, os rins sofrem mudanças na sua posição, além do desenvolvimento propriamente dito: inicialmente são intrapélvicos e depois sofrem ascensão; à medida que sobem, vão se afastando entre si e seu hilo, inicialmente ventral, faz uma rotação e assume sua posição anteromedial (Quintero, 1996). Mesmo após o nascimento, os rins continuam a se desenvolver, com a formação de néfrons adicionais e seu crescimento por hipertrofia (Rizzo *et al.*, 1987).

Diferente do rim do adulto, o rim fetal possui baixo fluxo sanguíneo, recebendo apenas 3% do débito cardíaco total, em comparação com os 25% que recebem os rins adultos. De forma semelhante, a taxa de filtração glomerular fetal é de cerca de metade a do rim adulto e não apresenta a mesma capacidade de concentração e diluição da urina (Rodeck e Whittle, 2005; Terada e Nakanuma, 1995). A urina é hipotônica em relação ao plasma fetal e apresenta baixas concentrações de eletrólitos (Zugaib e Francisco, 2023).

A diferenciação sexual do fenótipo de um indivíduo é determinada pelo gênero cromossômico, estabelecido no momento da fertilização e submetido à diferenciação gonadal (Zugaib e Francisco, 2023). A diferenciação sexual é um processo ordenado e sequencial, em que o gênero cromossômico direciona o desenvolvimento da gônada para ovário ou testículo, e a gônada diferenciada determina o desenvolvimento fenotípico (Cederroth *et al.*, 2007).

SISTEMA ENDÓCRINO

Sistema hipotálamo-hipófise

O hipotálamo tem sua origem na parte mais ventral do diencéfalo e está completamente desenvolvido ao redor de 14 semanas após a concepção. O sistema porta-hipotálamo-hipófise completa sua formação ao redor de 20 semanas e faz a conexão vascular funcional entre o hipotálamo e a adeno-hipófise. É por meio dele que a adeno-hipófise recebe os fatores secretados pelo hipotálamo (Zugaib e Francisco, 2023). Entretanto, mesmo antes desse momento, a hipófise pode ser controlada pelo hipotálamo por meio da difusão de peptídeos hipotalâmicos.

Tireoide

Os hormônios tireoidianos desempenham papel fundamental no crescimento e desenvolvimento de vários órgãos e tecidos fetais (Zugaib, 2012). Ao redor da 12ª semana de gestação, a tireoide fetal é capaz de armazenar iodo para a produção de hormônio liberador de tireotrofina (TRH), hormônio tireoestimulante (TSH) e hormônios tireoidianos (Rizzo *et al.*, 1987). O TSH exerce papel principal na estimulação da produção hormonal e do crescimento da glândula e a tiroxina (T4) é o principal hormônio tireoidiano produzido na vida intrauterina (Zugaib, 2012; Gardner e Shoback, 2011).

Adrenal

O córtex da glândula adrenal pode ser identificado a partir de 4 semanas de gestação, mas apenas por volta da 25ª semana torna-se o responsável pela síntese primária de esteroides. A medula da adrenal se forma por volta da 7ª semana, e ao final da 8ª semana a glândula encontra-se completamente formada (Gardner e Shoback, 2011).

A síntese de corticosteroides pela glândula adrenal se inicia ao redor da 13ª semana de gestação, sendo o cortisol produzido na zona externa do córtex da glândula, enquanto o sulfato de deidroepiandrosterona é produzido na sua porção mais interna (Rodeck e Whittle, 2005).

REFERÊNCIAS BIBLIOGRÁFICAS

ABRAMOVICH, D. R. Fetal factors influencing the volume and composition of liquor amnii. *BJOG*, v. 77, n. 10, p. 865-877, 1970.

ABU-SHAWEESH, J. M. Maturation of respiratory reflex responses in the fetus and neonate. *Seminars in Neonatology*, v. 9, n. 3, p. 169-180, 2004.

AHANYA, S. N. *et al.* Meconium passage in utero: mechanisms, consequences and management. *Obstetrical & Gynecological Survey*, v. 60, n. 1, p. 45-56, 2005.

BRACE, R. A. Progress toward understanding the regulation of amniotic fluid volume: water and solute fluxes in and through the fetal membranes. *Placenta*, v. 16, n. 1, p. 1-18, 1995.

BRACE, R. A.; WOLF, E. J. Normal amniotic fluid volume changes throughout pregnancy. *American Journal of Obstetrics and Gynecology*, v. 161, n. 2, p. 382-388, 1989.

BURRI, P. H. Structural development of the lung in the fetus and neonate. *In*: HANSON, M. A. (eds.). *Fetus and neonate*: breathing. Cambridge: Cambridge University Press, 1994. p. 3.

CEDERROTH, C. R. *et al.* Genetic programs that regulate testicular and ovarian development. *Molecular and Cellular Endocrinology*, v. 265, p. 3-9, 2007.

COADY, A. M.; BOWER, S. *Twining anomalias fetais.* 3. ed. Rio de Janeiro: Elsevier, 2016.

DOUGLAS, C. R. *Tratado de fisiologia aplicada às ciências médicas*. 5. ed. Rio de Janeiro: Guanabara Koogan, 2002.

DUENHOELTER, J. H.; PRITCHARD, J. A. Fetal respiration: quantitative measurements of amniotic fluid inspired near term by human and rhesus fetuses. *American Journal of Obstetrics and Gynecology*, v. 125, n. 3, p. 306-309, 1976.

FLORIDO, J. *et al.* Analysis of fetal breathing movements at 30-38 weeks of gestation. *Journal of Perinatal Medicine*, v. 33, n. 1, p. 38-41, 2005.

GARDNER, D. G.; SHOBACK, D. *Greenspan's Basic & Clinical Endocrinology*. 9. ed. New York: McGraw Hill, 2011. p. 562.

GILBERT, S. *Developmental biology*. 10. ed. Sunderland (MA): Sinauer Associates Inc., 2013.

GILBERT, W. M.; BRACE, R. A. The missing link in amniotic fluid volume regulation: intramembranous absorption. *Obstetrics & Gynecology*, v. 74, n. 5, p. 748-754, 1989.

GOLDSMITH, J. P. Delivery room resuscitation of the newborn. *In*: MARTIN, R. J.; FANAROFF, A. A.; WALSH, M. C. (eds.). *Neonatal-perinatal medicine: diseases of the fetus and infant*. 9. ed. St. Louis: Elsevier Mosby, 2011. v. 1, p. 449.

PAHAL, G. S. *et al.* Normal development of human fetal hematopoiesis between eight and seventeen week's gestation. *American Journal of Obstetrics and Gynecology*, v. 183, n. 4, p. 1029-1034, 2000.

PARMLEY, T. H.; SEEDS, A. E. Fetal skin permeability to isotopic water (THO) in early pregnancy. *American Journal of Obstetrics and Gynecology*, v. 108, n. 1, p. 128-131, 1970.

QUINTERO, R. A. Advances in diagnostic and treatment technology. *Dialogues in Pediatric Urology*, v. 19, p. 4-5, 1996.

RIZZO, N. *et al.* Prenatal diagnosis and obstetrical management of multicystic dysplastic kidney disease. *Prenatal Diagnosis*, v. 7, n. 2, p. 109-118, 1987.

RODECK, C. H.; WHITTLE, M. J. *Medicina fetal*: fundamentos e prática clínica. Rio de Janeiro: Revinter, 2005.

ROSS, M. G.; NIJLAND, M. J. Development of ingestive behavior. *American Journal of Physiology-Regulatory, Integrative and Comparative Physiology*, v. 274, n. 4, p. R879-R893, 1998.

ROSS, M. G.; NIJLAND, M. J. Fetal swallowing: relation to amniotic fluid regulation. *Clinical Obstetrics and Gynecology*, v. 40, n. 2, p. 352-365, 1997.

RUDOLPH, A. M.; HEYMANN, M. A. The circulation of the fetus in utero. *Circulation Research*, v. 21, n. 2, p. 163-184, 1967.

SADLER, T. W. *Langman embriologia médica*. 9. ed. Rio de Janeiro: Guanabara Koogan, 2005.

SALADIN, K. *Anatomy & Physiology*: the unity of form and function. New York: McGraw Hill, 2011. p. 514.

SANDERSON, I. Overview of the development of the gastrointestinal tract. *UpToDate*, 2017.

SEEDS, A. E. Current concepts of amniotic fluid dynamics. *American Journal of Obstetrics and Gynecology*, v. 138, n. 5, p. 575-586, 1980.

SMITH, C. V. Amniotic fluid volume assessment: oligohydramnios. *The Nebraska Medical Journal*, v. 76, n. 1, p. 14-15, 1991.

TERADA, T.; NAKANUMA, Y. Expression of pancreatic enzymes (alpha-amylase, trypsinogen, and lipase) during human liver development and maturation. *Gastroenterology*, v. 108, n. 4, p. 1236-1245, 1995.

WILLIAMS, R. L.; CREASY, R. K.; CUNNINGHAM, G. C. Fetal growth and perinatal viability in California. *Obstetrics & Gynecology*, v. 59, p. 624-631, 1982.

WU, C. S.; CHEN, C. M.; CHOU, H. C. Pulmonary hypoplasia induced by oligohydramnios: findings from animal models and a population-based study. *Pediatrics & Neonatology*, v. 58, n. 1, p. 3-7, 2017.

ZUGAIB, M. (ed.). *Medicina fetal*. 3. ed. São Paulo: Atheneu, 2012.

ZUGAIB, M.; FRANCISCO, R. P. V. (ed.). *Zugaib obstetrícia*. 2. ed. Barueri: Manole, 2012.

ZUGAIB, M.; FRANCISCO, R. P. V. (ed.). *Zugaib obstetrícia*. 5. ed. Santana de Parnaíba: Manole, 2023.

CAPÍTULO 6

Modificações Fisiológicas na Gestante

Adriana Gomes Luz

INTRODUÇÃO

Durante o período gestacional, o organismo feminino passa por uma complexa série de adaptações fisiológicas projetadas para atender às demandas específicas do metabolismo fetal. Essas mudanças se revelam por meio de sinais e sintomas e representam desafios ao distinguir entre o que é considerado estado normal e o que pode indicar uma condição patológica.

As transformações ocorrem em diversos níveis, abrangendo aspectos anatômicos, fisiológicos e bioquímicos, e permeiam não apenas o período gestacional, mas também persistem no pós-parto. Essa dinâmica evolutiva é resultado da interação intricada entre três sistemas vitais: o materno, o fetal e o placentário. Compreender essas alterações é essencial tanto para a gestante quanto para os profissionais de saúde, a fim de garantir uma abordagem adequada diante das nuances que acompanham esse período da vida reprodutiva da mulher.

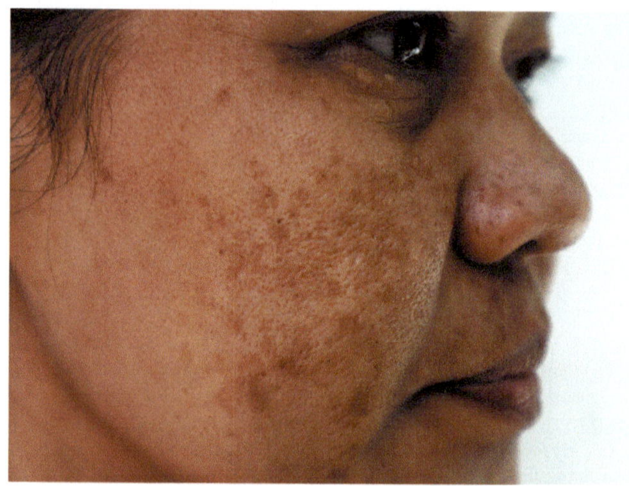

Figura 6.1 Melasma.

PELE

A gravidez desencadeia diversas alterações na pele materna, cuja etiologia exata ainda não foi completamente estabelecida, mas parece estar predominantemente relacionada a influências hormonais.

As alterações vasculares, resultantes da ação do estrogênio e de outros fatores, incluem aranhas vasculares ou angiomas, mais comuns na parte superior do tronco, rosto e braços, juntamente com o eritema palmar, presente em mais de 50% das gestantes, e estão associados a níveis elevados de estrogênio circulante, regredindo após o parto.

Estrias gravídicas são causadas por alterações no tecido conjuntivo, presentes em mais da metade das mulheres grávidas; elas surgem no abdome inferior, mamas e coxas, inicialmente roxas ou rosadas, eventualmente tornando-se brancas ou prateadas em virtude do estiramento normal da pele, não relacionadas ao ganho ponderal. Não existe um método eficaz de prevenção ou eliminação dessas estrias após o aparecimento. Seu desenvolvimento pode estar ligado a uma predisposição genética.

A hiperpigmentação, resultado de elevados níveis de estrogênio e do hormônio estimulador de melanócitos, pode afetar diversas áreas, como umbigo, períneo e a linha alba do abdome, que escurece para formar a linha nigra. O melasma (Figura 6.1), a manifestação mais impactante esteticamente, presente em até 75% das mulheres grávidas, também é comum e pode persistir após a gestação. Embora o melasma decorrente da gravidez geralmente regresse em 1 ano, opções de tratamento pós-parto incluem agentes clareadores, *peelings* químicos e terapias com *laser* e luz.

Nevos cutâneos podem aumentar em tamanho e pigmentação temporariamente, desaparecendo após o parto, mas a remoção é recomendada para nevos que mudam rapidamente, por risco de malignidade.

Durante a gravidez, ocorre aumento da sudorese écrina e da produção de sebo, resultando em queixas frequentes de acne.

O crescimento capilar é mantido durante a gravidez, com mais folículos na fase de crescimento (anágena) e menos na fase de repouso (telógena). No entanto, no pós-parto, ocorre significativa perda capilar de 2 a 4 meses após a gravidez em virtude do aumento no número de cabelos na fase telógena. Essa perda é transitória, normalizando-se 6 a 12 meses após o parto. Devemos tranquilizar as pacientes quanto à preocupação com a "queda de cabelo".

Historicamente, foi relatado que as unhas crescem mais rapidamente durante a gravidez e, às vezes, desenvolvem sulcos transversais, ceratose subungueal, onicólise distal e melanoniquia. A lâmina ungueal pode ficar mole ou quebradiça. No entanto, alguns pesquisadores relatam apenas onicocriptose e leuconiquia aumentadas na gravidez.

SISTEMA REPRODUTIVO

Os impactos da gestação na vulva assemelham-se aos efeitos observados em outras áreas da pele. Devido ao aumento da vascularização, varicosidades vulvares são comuns e geralmente retrocedem após o parto. Um acréscimo na transudação vaginal, juntamente com a estimulação do epitélio vaginal, resulta em secreção vaginal densa e abundante, conhecida como "leucorreia da gestação". O epitélio da endocérvice se exterioriza para a ectocérvice, associado a um tampão mucoso.

Durante a gravidez, há aumento significativo de vascularização e hiperemia na pele e nos músculos do períneo e da vulva, enquanto o tecido conjuntivo subjacente torna-se mais flexível. Essa vascularização intensificada tem impacto notável na vagina e no colo do útero, resultando na tonalidade violeta característica do sinal de Jacquemier-Chadwick e sinal de Kluge.

Dentro da cavidade vaginal ocorre expressivo aumento no volume das secreções cervicais durante a gestação, resultando em uma secreção de aspecto branco e ligeiramente espessa. O pH mantém-se ácido, oscilando entre 3,5 e 6. Essa acidez é um desdobramento do aumento da produção de ácido lático pelo *Lactobacillus acidophilus* durante o metabolismo das reservas energéticas de glicogênio no epitélio vaginal. As transformações nas paredes vaginais são marcadas pela preparação para a distensão associada ao trabalho de parto, incluindo um considerável espessamento do epitélio, afrouxamento do tecido conjuntivo e hipertrofia das células musculares lisas. O sinal de Osiander refere-se à percepção da pulsação das artérias vaginais dilatadas nos fórnices laterais.

Durante a gestação, o útero experimenta um aumento considerável de peso, passando de um tamanho não gestante de 70 g para cerca de 1.100 g no termo, principalmente pela hipertrofia das células miometriais existentes. As paredes uterinas engrossam e se fortalecem significativamente nos primeiros meses da gravidez, mas gradualmente se tornam mais finas. No termo, o miométrio apresenta apenas 1 a 2 cm de espessura, tornando possível a palpação do feto através das paredes uterinas macias e facilmente modeláveis.

A hipertrofia uterina nas fases iniciais da gravidez é provavelmente desencadeada pela ação do estrogênio e, talvez, da progesterona. Nas primeiras semanas, o útero mantém sua configuração original piriforme ou em formato de pera. À medida que a gestação progride, o corpo e o fundo uterino tornam-se globulares e quase esféricos, por volta das 12 semanas de gestação. Subsequentemente, o órgão cresce mais rapidamente em comprimento do que em largura, assumindo formato ovoide.

Ao alcançar as 12 semanas, o útero expandido estende-se para fora da pelve, entra em contato com a parede abdominal anterior, desloca os intestinos lateral e superiormente e, por fim, quase alcança o fígado. Com a ascensão uterina, geralmente ocorre uma rotação para a direita; a dextrorrotação possivelmente é causada pelo retossigmoide no lado esquerdo da pelve. À medida que o útero ascende, os ligamentos largo e redondo experimentam tensão, o que pode ocasionar dor em alguns movimentos. Do mesmo modo, a cavidade uterina expande-se para um volume de até 5 ℓ, em comparação com menos de 10 mℓ no estado não gestante.

Desde o início da gravidez, o útero apresenta contrações irregulares, frequentemente percebidas como cólicas leves. No segundo trimestre, essas contrações podem ser identificadas por meio de um exame. Em 1872, J. Braxton Hicks destacou essas contrações pela primeira vez, e hoje são conhecidas por seu nome. Elas surgem de maneira imprevisível e esporádica e, em geral, não seguem um padrão rítmico, com intensidade variando entre 5 e 25 mmHg. Inicialmente, a frequência das contrações de Braxton Hicks é baixa, mas seu número aumenta nas últimas 2 semanas. Nesse período, o útero pode contrair a cada 10 a 20 minutos, apresentando algum grau de ritmicidade. Simultaneamente, a atividade elétrica uterina é inicialmente baixa e descoordenada, progredindo para intensidade e sincronia crescentes até o termo. Essa sincronia se desenvolve duas vezes mais rápido em multíparas em comparação com nulíparas. No final da gravidez, as contrações podem causar algum desconforto e ser responsáveis pelo que é comumente chamado "falso trabalho de parto".

Mamas

Durante a gestação, ocorre um rápido aumento no tamanho das mamas nas primeiras 8 semanas, seguido por um crescimento constante. Em muitos casos, o aumento total varia entre 25 e 50%. Os mamilos tornam-se mais volumosos e móveis, enquanto a aréola apresenta aumento em tamanho e pigmentação mais profunda, decorrente da expansão das glândulas de Montgomery.

O fornecimento sanguíneo para as mamas aumenta em preparação para a lactação. Algumas gestantes podem experimentar sensibilidade nas mamas ou nos mamilos, além de uma sensação de formigamento. A ação do estrogênio estimula o crescimento ductal, enquanto a hipertrofia alveolar é resultado da influência da progesterona. No final da gestação, é possível expressar um líquido espesso e amarelado dos mamilos, conhecido como "colostro", mais comum em mulheres multíparas. Em última análise, o processo de lactação depende das ações sinérgicas do estrogênio, progesterona, prolactina, lactogênio placentário humano, cortisol e insulina.

METABOLISMO NUTRICIONAL DURANTE A GRAVIDEZ

Durante a gestação, o metabolismo materno passa por adaptações significativas nos sistemas de carboidratos, lipídios e proteínas para atender às crescentes demandas do feto em desenvolvimento.

Metabolismo de carboidratos

A gravidez normal é caracterizada por um quadro metabólico particular, evidenciando hipoglicemia leve em jejum, seguida de hiperglicemia pós-prandial e hiperinsulinemia (Figura 6.2). Esse aumento basal na insulina plasmática durante a gestação está associado a respostas singulares à ingestão de glicose. Em especial, após uma refeição oral contendo glicose, as gestantes apresentam períodos prolongados de hiperglicemia e hiperinsulinemia, além de supressão mais pronunciada de glucagon. Notavelmente, essa resposta não pode ser atribuída a um aumento significativo no metabolismo da insulina, uma vez que sua meia-vida não é apreciavelmente alterada durante a gravidez. Em vez disso, reflete um estado de resistência periférica à insulina induzido pela gravidez.

Essa resistência à insulina, mediada principalmente pelo lactogênio placentário humano (hPL), aumenta à medida que a gravidez avança e assegura um fornecimento sustentado de glicose ao feto no período pós-prandial. Progesterona e estrogênio também contribuem para essa resistência, enquanto no fígado se observa um aumento na síntese e no armazenamento de glicogênio, além da inibição da gliconeogênese. Adicionalmente, a unidade feto placentária exerce constante demanda nos níveis de glicose materna, resultando em hipoglicemia durante os períodos de jejum. De fato, ao final da gravidez normal, a sensibilidade à insulina é reduzida em 30 a 70% em comparação com mulheres não grávidas. Essas adaptações metabólicas fornecem uma compreensão mais profunda dos complexos

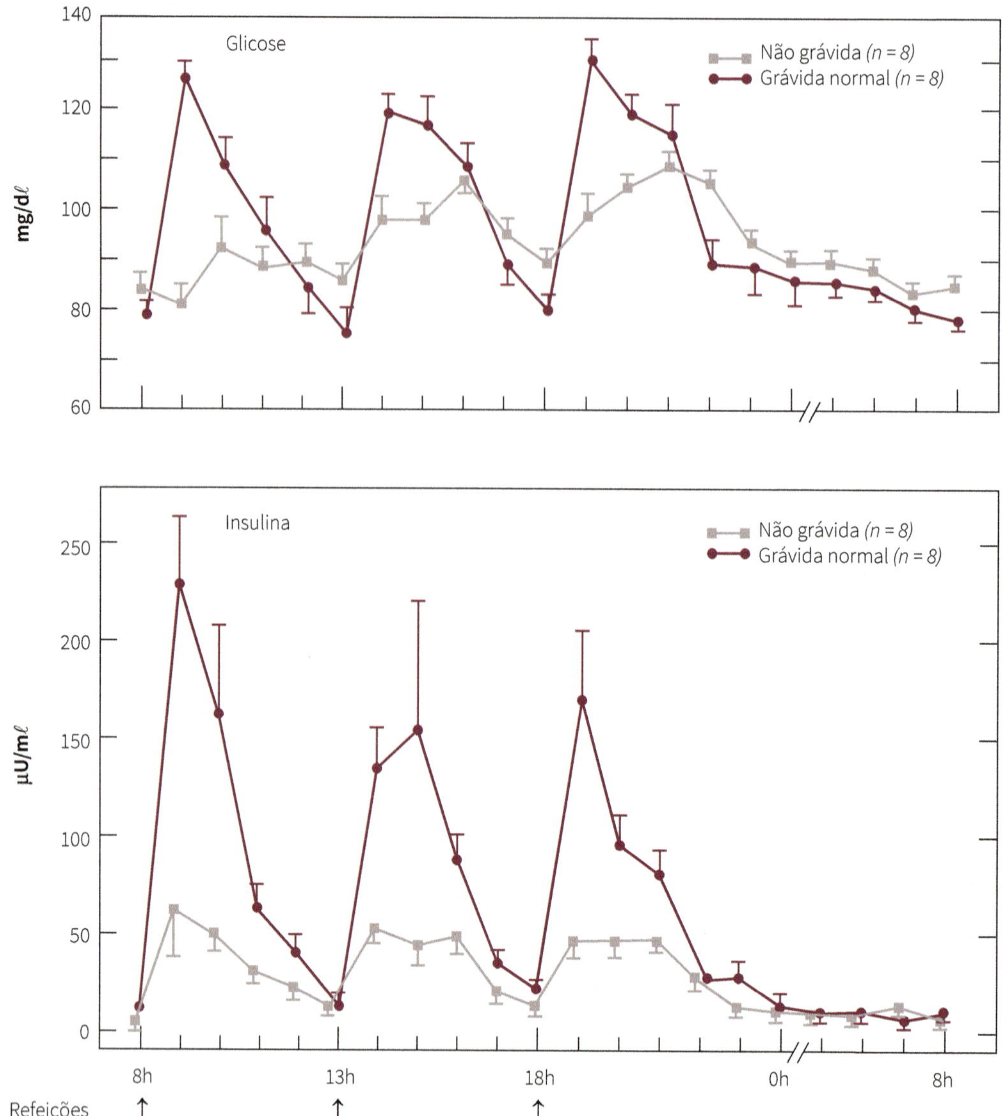

Figura 6.2 Alterações diurnas na glicose plasmática e na insulina no fim de gravidez normal. (Adaptada de Phelps, 1981.)

mecanismos que sustentam a homeostase glicêmica durante a gestação, garantindo o suprimento adequado de nutrientes para o desenvolvimento fetal.

Metabolismo lipídico

Durante a gravidez, ocorre aumento significativo nas concentrações de lipídios, lipoproteínas e apolipoproteínas no plasma. Esse aumento é atribuído à crescente resistência à insulina e à estimulação estrogênica, ambos desempenhando papel crucial na indução da hiperlipidemia gestacional. Nos dois primeiros trimestres, a elevada síntese lipídica e a ingestão alimentar contribuem para o acúmulo de gordura materna. Entretanto, no terceiro trimestre, essa tendência se inverte à medida que a atividade lipolítica aumenta e a lipase lipoproteica diminui, resultando na redução da captação de triglicerídeos circulantes no tecido adiposo, favorecendo a utilização materna de lipídios como fonte de energia e preservando glicose e aminoácidos para o feto.

A hiperlipidemia materna, uma das alterações mais consistentes e marcantes no metabolismo lipídico no final da gravidez, é caracterizada por aumentos significativos nos níveis de triacilglicerol e colesterol nas lipoproteínas de muito baixa densidade (VLDL), lipoproteínas de baixa densidade (LDL) e lipoproteínas de alta densidade (HDL) em comparação com mulheres não grávidas. Os níveis médios de colesterol sérico total, LDL-C, HDL-C e triglicerídeos atingem valores de 267 ± 30 mg/dℓ, 136 ± 33 mg/dℓ, 81 ± 17 mg/dℓ e 245 ± 73 mg/dℓ, respectivamente, no terceiro trimestre. Após o parto, essas concentrações experimentam uma diminuição; a amamentação contribui para a redução dos níveis de triglicerídeos maternos, enquanto aumenta os de HDL-C.

Embora a hiperlipidemia esteja teoricamente associada à disfunção endotelial, estudos indicam melhorias nas respostas de vasodilatação durante a gravidez, atribuídas, em parte, ao aumento nas concentrações de HDL-C, que provavelmente inibem a oxidação do LDL, protegendo assim o endotélio. Essas descobertas sugerem que o aumento do risco de doença cardiovascular em mulheres multíparas pode estar relacionado a fatores distintos da hipercolesterolemia materna.

Após o parto, ocorre uma rápida reversão das concentrações de todos os lipídios para níveis comparáveis aos encontrados fora do estado de gravidez. A amamentação desempenha papel crucial na normalização dos níveis lipídicos pós-gravidez. Essas dinâmicas temporais no metabolismo lipídico durante a gestação e no pós-parto acrescentam uma camada adicional de complexidade ao entendimento desses processos fisiológicos. O equilíbrio delicado entre armazenamento e mobilização de gordura destaca a adaptação dinâmica do organismo materno para atender às demandas energéticas variáveis ao longo do curso da gravidez e além.

Metabolismo proteico

A gravidez implica a ingestão e a utilização de aproximadamente 1 kg de proteína acima do normal em um estado não grávido. No termo, metade dessa proteína adicional é destinada ao feto e à placenta, enquanto a outra metade é compartilhada entre útero, mamas, hemoglobina materna e proteínas plasmáticas. Essas adaptações no metabolismo nutricional garantem o fornecimento adequado de nutrientes essenciais para o desenvolvimento fetal, destacando a complexidade e a precisão do equilíbrio metabólico durante a gestação. A concentração diferenciada de aminoácidos nos compartimentos fetal e materno é notável. O transporte facilitado através da placenta é fator preponderante, embora o processo regulatório subjacente ainda não seja completamente compreendido. A placenta desempenha papel crucial na concentração e no transporte de aminoácidos na circulação fetal, além de participar ativamente na síntese, oxidação e transaminação de certos aminoácidos não essenciais. O transporte placentário varia tanto entre indivíduos quanto para diferentes aminoácidos, refletindo a complexidade dessa interação dinâmica.

Surpreendentemente, a ingestão materna de proteínas não parece ser fator determinante crítico do peso ao nascer, especialmente entre mulheres bem nutridas. Contudo, análises recentes, como o estudo conduzido por Stephens *et al.* (2015), indicam que as recomendações atuais para a ingestão de proteínas podem estar subestimadas. Essas diretrizes, extrapoladas de adultos não grávidos, podem não refletir adequadamente as demandas reais durante a gestação. As estimativas prospectivas de Stephens *et al.* (2015) sugerem necessidades médias de 1,22 g/kg/dia de proteína para o início da gravidez, aumentando para 1,52 g/kg/dia no final da gestação, valores que superam a recomendação atual de 0,88 g/kg/dia. Essas descobertas destacam a necessidade de uma revisão cuidadosa das orientações nutricionais para garantir o suporte adequado à saúde materna e fetal durante a gravidez.

ADAPTAÇÕES MUSCULOESQUELÉTICAS NA GRAVIDEZ

À medida que a gestação progride, torna-se evidente uma lordose lombar compensatória, caracterizada por uma convexidade anterior na coluna lombar. Essa alteração postural é funcionalmente benéfica, uma vez que auxilia na manutenção do centro de gravidade da mulher sobre as pernas, evitando um deslocamento anterior decorrente do aumento do útero. Contudo, essa mudança de postura frequentemente resulta em queixas de dor lombar em praticamente todas as mulheres grávidas. O crescimento intra-abdominal do útero exerce uma pressão crescente, podendo agravar defeitos herniários, mais notavelmente na região umbilical e na parede abdominal, como a diástase dos músculos retos abdominais.

Desde o início da gestação, os efeitos hormonais da relaxina e da progesterona induzem uma relativa frouxidão nos ligamentos, porém sem correlação direta com os níveis séricos de estradiol, progesterona ou relaxina. A sínfise púbica, por exemplo, separa-se aproximadamente entre a 28ª e a 30ª semana. A separação da sínfise, comum em muitos partos, pode causar dor, especialmente quando ultrapassa 1 cm. O relaxamento ligamentar associado a esses hormônios, aliado à mudança no centro de gravidade, pode resultar em marcha instável e, consequentemente, em quedas mais comuns durante a gravidez.

Manifestações como dor, dormência e fraqueza nas extremidades superiores ocorrem ocasionalmente. Esses sintomas podem ser atribuídos à acentuada lordose, à flexão anterior do pescoço e à queda da cintura escapular, que exercem tração na região ulnar e nos nervos medianos. Esse quadro pode se assemelhar à síndrome do túnel do carpo. O fortalecimento das articulações inicia imediatamente após o parto e geralmente se completa em 3 a 5 meses.

Essas adaptações musculoesqueléticas, fundamentais para a sustentação da gravidez, destacam a complexidade e a eficiência do corpo feminino em responder às demandas físicas específicas durante esse período.

ADAPTAÇÕES HEMATOLÓGICAS NA GRAVIDEZ

A adaptação anatômica primária do sistema hematológico materno é um aumento acentuado no volume plasmático, dos glóbulos vermelhos e dos fatores de coagulação. O volume plasmático materno começa a aumentar já na sexta semana de gestação. Por volta das 12 semanas, está aproximadamente 15% maior em comparação com o volume anterior à gravidez, atinge seu máximo volume entre 30 e 34 semanas de gestação e depois se estabiliza.

O aumento médio do volume plasmático é de aproximadamente 50% em gestações únicas, e maior em gestações múltiplas. O volume de glóbulos vermelhos também aumenta durante a gravidez, embora em menor extensão do que o volume plasmático, em média cerca de 450 mℓ. O volume sanguíneo materno aumenta 35% a termo (Figura 6.3).

A hipervolemia induzida pela gravidez desempenha várias funções. Primeiro, atende às demandas metabólicas do útero dilatado e de seu sistema vascular altamente hipertrofiado. Em segundo lugar, fornece nutrientes e elementos abundantes para sustentar a placenta e o feto em rápido crescimento. Terceiro, o volume intravascular expandido protege a mãe e, por sua vez, o feto, contra os efeitos deletérios do retorno venoso prejudicado nas posições supina e ereta. Por fim, protege a mãe contra os efeitos adversos da perda de sangue associada ao parto.

Concentração de hemoglobina e hematócrito

Em virtude do grande aumento plasmático, tanto a concentração de hemoglobina quanto o hematócrito diminuem ligeiramente durante a gravidez – é a chamada "anemia fisiológica" (dilucional). A anemia fisiológica foi definida como níveis de hemoglobina < 11 g/dℓ no primeiro e terceiro trimestres e < 10,5 g/dℓ no segundo trimestre. A anemia mais grave decorre mais comumente da deficiência de ferro, e não da hipervolemia gestacional. A concentração de hemoglobina a termo é em média de 12,5 g/dℓ, e em aproximadamente 5% das mulheres está abaixo de 11,0 g/dℓ.

O uso de ferro na gravidez tem como objetivo prevenir a deficiência desse mineral na mãe, e não prevenir a deficiência de ferro no feto ou manter a concentração de hemoglobina materna, propiciando maior fornecimento de oxigênio ao feto

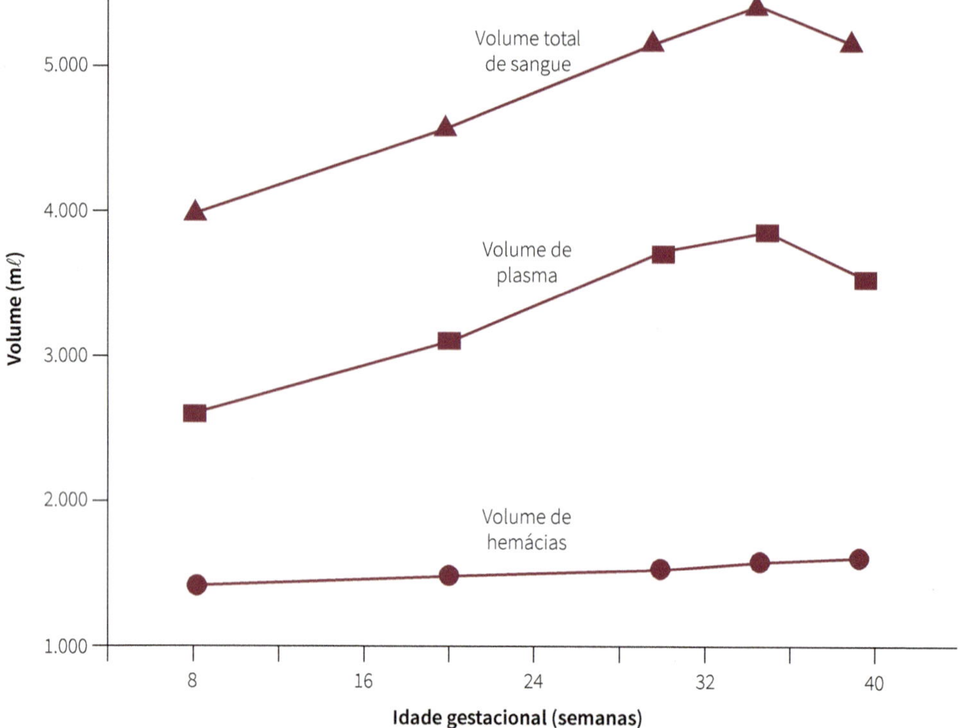

Figura 6.3 Volume sanguíneo total, volume plasmático e volume de hemácias na gravidez normal.

e promovendo a troca de dióxido de carbono do feto para a mãe. O aumento no fornecimento de oxigênio aos pulmões e na quantidade de hemoglobina no sangue resulta em aumento significativo na capacidade total de transporte de oxigênio. Além disso, a respiração compensa a alcalose decorrente da gravidez, induzindo uma alteração na curva de dissociação do oxigênio materno para a esquerda, conforme o efeito Bohr. Nos pulmões maternos, observa-se aumento na afinidade da hemoglobina pelo oxigênio, ao passo que, na placenta, o gradiente de dióxido de carbono entre o feto e a mãe aumenta, facilitando sua transferência do feto para a mãe.

Para satisfazer às necessidades maternas de ferro em uma mulher que não esteja anêmica, recomendam-se 60 mg de ferro elementar diariamente. O ferro proveniente de fontes alimentares pode não ser suficiente. O American College of Obstetricians and Gynecologists (ACOG) recomenda suplemento de ferro com 27 mg (presente na maioria das vitaminas pré-natais). Na forma de sulfato ferroso, 60 mg de ferro equivalem a uma dosagem de 300 mg. Pacientes anêmicas devem receber 60 a 120 mg de ferro.

A contagem de leucócitos e a contagem de plaquetas podem variar durante a gravidez. A contagem de glóbulos brancos normalmente aumenta ligeiramente durante a gravidez, retornando aos níveis normais durante o puerpério. A contagem de glóbulos brancos (leucócitos) começa a aumentar no segundo mês de gravidez e estabiliza no segundo ou terceiro trimestre, variando de 5.000 a 12.000/ℓ, podendo aumentar para 30.000/ℓ durante o trabalho de parto e o puerpério, principalmente em decorrência do aumento de granulócitos, presumivelmente associada ao estresse, em vez de a uma verdadeira resposta inflamatória associada à doença (faixa típica de leucócitos: 9.000 a 15.000 células/mm^3).

A contagem de plaquetas pode diminuir ligeiramente, mas permanece dentro da faixa normal do estado não grávido. A causa mais comum de trombocitopenia leve é a trombocitopenia gestacional (faixa típica de contagem de plaquetas: 100.000 a 149.000/mm^3), que não requer nenhuma intervenção e se resolve após o parto.

A gravidez é um estado pró-trombótico em virtude de alterações em vários fatores pró-coagulantes e anticoagulantes. A maioria das gestantes não necessita de teste de coagulação; porém, se o teste for realizado, o tempo de protrombina (TP) e o tempo de tromboplastina parcial ativada (TTPa) são, em geral, normais ou ligeiramente diminuídos (encurtados). Certos testes de coagulação, como o dímero D, diminuem a precisão na previsão da probabilidade de tromboembolismo venoso (TEV) durante a gravidez. A concentração de vários fatores de coagulação aumenta durante a gravidez. O fibrinogênio (fator I) aumenta em 50%, assim como os produtos de degradação da fibrina e os fatores VII, VIII, IX e X. A protrombina (fator II) e os fatores V e XII permanecem inalterados. Em contraste, a concentração dos principais inibidores da coagulação, proteína C ativada e proteína S, diminui.

O risco de tromboembolismo duplica durante a gravidez e aumenta para 5,5 vezes o risco normal durante o puerpério. A gravidez é considerada um estado de hipercoagulabilidade, com risco aumentado de TEV tanto durante a gravidez quanto no puerpério. As alterações hematológicas relacionadas à gravidez geralmente retornam aos valores basais 6 a 8 semanas após o parto.

ADAPTAÇÕES DO SISTEMA CARDIOVASCULAR NA GRAVIDEZ

As modificações na função cardíaca tornam-se evidentes nas primeiras 8 semanas de gravidez, conforme destacado por Hibbard *et al.* (2014). O aumento do débito cardíaco já se manifesta na quinta semana, refletindo uma redução na resistência vascular sistêmica e um aumento na frequência cardíaca.

Observou-se que, em comparação com as medidas pré-gravidez, a pressão arterial sistólica braquial, a pressão arterial diastólica e a pressão arterial sistólica central diminuem significativamente 6 a 7 semanas após o último período menstrual.

Em cerca de 10% das mulheres grávidas, a compressão supina dos grandes vasos pelo útero resulta em hipotensão arterial significativa, conhecida ocasionalmente como "síndrome hipotensiva supina". Além disso, quando em posição supina, a pressão arterial uterina – e, portanto, o fluxo sanguíneo uterino – é consideravelmente inferior ao registrado na artéria braquial. A literatura apresenta evidências conflitantes quanto ao impacto direto dessas condições nos padrões da frequência cardíaca fetal em gestações de baixo risco e sem complicações. Essas alterações podem ser observadas de modo semelhante em casos de hemorragia ou durante a administração de analgesia espinhal.

Durante a gravidez, a pulsação em repouso aumenta aproximadamente 10 bpm. Nelson *et al.* (2015) descobriram um aumento significativo na frequência cardíaca entre 12 e 16 semanas e entre 32 e 36 semanas de gestação, tanto para mulheres com peso normal quanto para aquelas com excesso de peso. Entre as semanas 10 e 20, inicia-se a expansão do volume plasmático, resultando em aumento na pré-carga (Figura 6.4), que está associado a volumes e frações de ejeção do átrio esquerdo significativamente maiores.

As mudanças na função ventricular durante a gravidez são influenciadas tanto pela diminuição da resistência vascular sistêmica quanto pelas alterações no fluxo arterial pulsátil. Diversos fatores contribuem para essa alteração na função hemodinâmica, tornando possível que as demandas fisiológicas do feto sejam atendidas, ao mesmo tempo que se mantém a integridade cardiovascular materna. A Figura 6.5 resume essas mudanças durante a última metade da gravidez e os efeitos da postura materna.

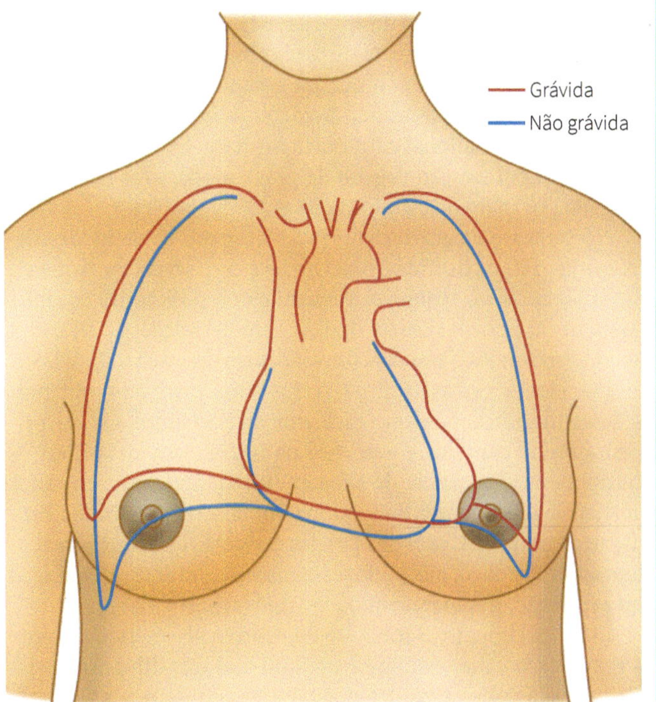

Figura 6.4 Mudanças no contorno do coração, pulmões, e caixa torácica. (Adaptada de Bonica e McDonald, 1995.)

Coração

À medida que o diafragma se eleva progressivamente durante a gravidez, ocorrem deslocamentos no posicionamento cardíaco, incluindo um movimento para a esquerda e para cima, resultando em uma rotação em seu longo eixo. Esse rearranjo provoca

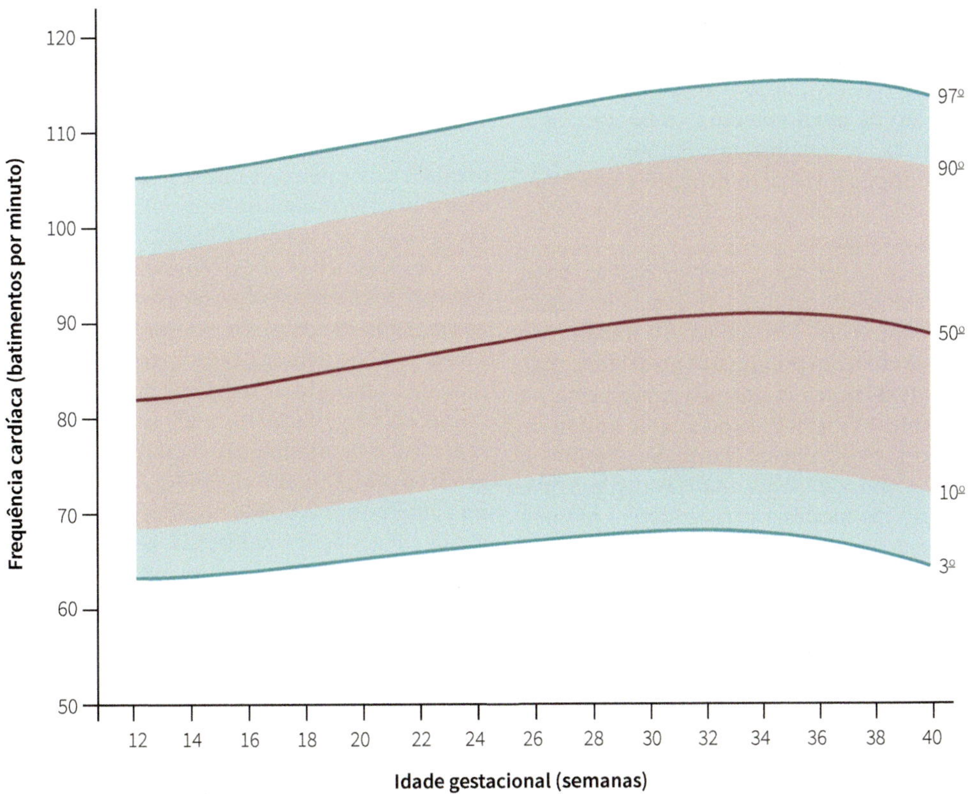

Figura 6.5 Percentis suavizados para frequência cardíaca materna durante a gravidez em batimentos por minuto.

um deslocamento lateral do ápice em relação à sua posição usual, resultando em uma silhueta cardíaca ampliada nas radiografias torácicas. Além disso, é comum que gestantes apresentem algum grau de derrame pericárdico benigno, o que pode contribuir para aumento adicional na silhueta cardíaca. Esses fatores complicam a identificação precisa de graus moderados de cardiomegalia por meio de estudos radiográficos simples.

No contexto da gravidez normal, observam-se alterações eletrocardiográficas distintas; o desvio leve do eixo para a esquerda é o mais comum, atribuível à mudança na posição do coração. Além disso, podem ocorrer ondas Q em derivações II, III e avF, assim como ondas T planas ou invertidas em derivações III, V1-V3.

Durante a gestação, muitos dos sons cardíacos normais sofrem modificações, que incluem: divisão ampliada da primeira bulha cardíaca e aumento na intensidade de ambos os componentes; ausência de alterações definidas nos elementos aórticos e pulmonares da segunda bulha; e terceira bulha nitidamente audível. Cerca de 90% das gestantes também apresentam sopro sistólico, que pode se intensificar durante a inspiração ou expiração, desaparecendo logo após o parto.

Estruturalmente, o aumento do volume plasmático durante a gravidez normal reflete-se no aumento das dimensões sistólica e diastólica final do coração. No entanto, a espessura septal e a fração de ejeção permanecem inalteradas. Isso se deve às mudanças dimensionais acompanhadas por uma remodelação ventricular substancial, caracterizada pela expansão da massa ventricular esquerda em 30 a 35% a curto prazo. Enquanto o coração não grávido é capaz de remodelar-se em resposta a estímulos como hipertensão e exercício, essa plasticidade cardíaca abrange um *continuum* que inclui crescimento fisiológico, como o induzido pelo exercício, e hipertrofia patológica, como na hipertensão.

Mudanças intraparto

Alterações hemodinâmicas significativas podem ocorrer durante o parto decorrentes de múltiplos fatores, como dor, contrações uterinas, esforço, involução uterina, hemorragia, infecção e administração de medicamentos, como anestesia, analgesia ou tocólise (p. ex., terbutalina, nifedipino).

O débito cardíaco durante o trabalho de parto é um fenômeno dinâmico que envolve mudanças significativas, conforme evidenciado por diversos estudos:

Em pacientes sem anestesia peridural, o débito cardíaco basal entre as contrações apresenta aumento de 12% acima dos níveis pré-parto. Durante as contrações, à medida que o trabalho de parto avança, observa-se aumento progressivo no débito cardíaco, atingindo média de 34% acima dos níveis pré-parto na dilatação total. Esse aumento é atribuído ao sangue impulsionado para a circulação sistêmica pelos sinusoides uterinos a cada contração uterina, assim como à dor, que eleva a pré-carga. Mesmo com a aplicação de anestesia peridural, que reduz a sensação de dor, o incremento associado às contrações uterinas persiste. Na segunda etapa do trabalho de parto, o esforço envolvido no ato de empurrar resulta em aumento no débito cardíaco de até 50% acima do nível pré-parto.

Durante cada contração uterina, a pressão arterial sistólica e diastólica pode aumentar em 15 a 25% e 10 a 15%, respectivamente. A elevação da pressão arterial sistêmica está relacionada à duração e à intensidade das contrações, à posição da parturiente (minimizada na posição lateral esquerda) e ao grau de dor e ansiedade experimentados. Esses aumentos na pressão arterial associados à contração uterina são refletidos por um aumento na pressão no líquido amniótico, nas veias intratorácicas, no líquido cefalorraquidiano e no compartimento extradural.

ADAPTAÇÕES PULMONARES FISIOLÓGICAS NA GRAVIDEZ

Aproximadamente 2/3 das grávidas apresentam sensação de dispneia (frequentemente descrita como "falta de ar"). Esse sintoma costuma ter início durante o primeiro ou segundo trimestre; sua frequência aumenta durante o segundo trimestre e geralmente se estabiliza durante o terceiro trimestre.

A dispneia fisiológica da gravidez é um achado isolado relacionado, em parte, à hiperventilação induzida pela progesterona. Ela não é acompanhada por outros sinais e sintomas de doença cardiopulmonar, como tosse, sibilos, febre, taquipneia, dor pleurítica ou outra dor torácica, hemoptise, hipoxemia, taquicardia, ritmo cardíaco irregular ou reações mediadas por imunoglobulina E (IgE). Em geral, tem início gradual no primeiro ou segundo trimestre. Os resultados dos exames de imagem, da oximetria de pulso e dos exames laboratoriais são normais para a gravidez.

Quando uma paciente grávida relata dispneia, o médico deve considerar todo o quadro clínico para distinguir se os sintomas são decorrentes de um novo distúrbio agudo (p. ex., embolia pulmonar), exacerbação de uma doença subjacente (p. ex., asma) ou hiperventilação fisiológica induzida por progesterona.

Das alterações anatômicas, o diafragma sobe aproximadamente 4 cm durante a gravidez (Figura 6.6). O ângulo subcostal aumenta sensivelmente à medida que o diâmetro transversal da caixa torácica aumenta aproximadamente 2 cm. A circunferência torácica aumenta cerca de 6 cm, mas não o suficiente para evitar a redução dos volumes pulmonares residuais criados pelo diafragma elevado. Mesmo assim, a excursão diafragmática é maior em mulheres grávidas do que em mulheres não grávidas.

Os indícios da necessidade de uma avaliação urgente incluem frequência cardíaca > 120 bpm, frequência respiratória > 24 respirações/minuto, saturação de pulso de oxigênio < 95%, uso de músculos respiratórios acessórios, dificuldade para falar frases completas em voz alta, estridor, sons respiratórios ou percussão assimétricos, estertores difusos, sudorese, dor cervical ou torácica subesternal, cianose, hemoptise, estado mental deprimido ou agitado e edema orofaríngeo.

O fornecimento de oxigênio durante a gravidez é caracterizado pelo aumento do volume corrente, que claramente excede as demandas de oxigênio associadas à gestação. Além disso, a massa total de hemoglobina e, por conseguinte, a capacidade total de transporte de oxigênio, aumentam significativamente durante uma gestação normal, assim como o débito cardíaco. Isso resulta na diminuição da diferença arteriovenosa de oxigênio na mãe. Durante a gravidez, o consumo de oxigênio registra aumento aproximado de 20%, chegando a ser cerca de 10% maior em gestações multifetais. Durante o trabalho de parto, o consumo de oxigênio eleva-se entre 40 e 60%.

ADAPTAÇÕES DO SISTEMA RENAL NA GRAVIDEZ

O tamanho dos rins aumenta de 1,0 a 1,5 cm durante a gravidez. O volume renal aumenta em até 30%, principalmente em decorrência do aumento no volume vascular renal e intersticial. A taxa de filtração glomerular (TFG) e o fluxo sanguíneo renal crescem acentuadamente durante a gravidez, resultando na

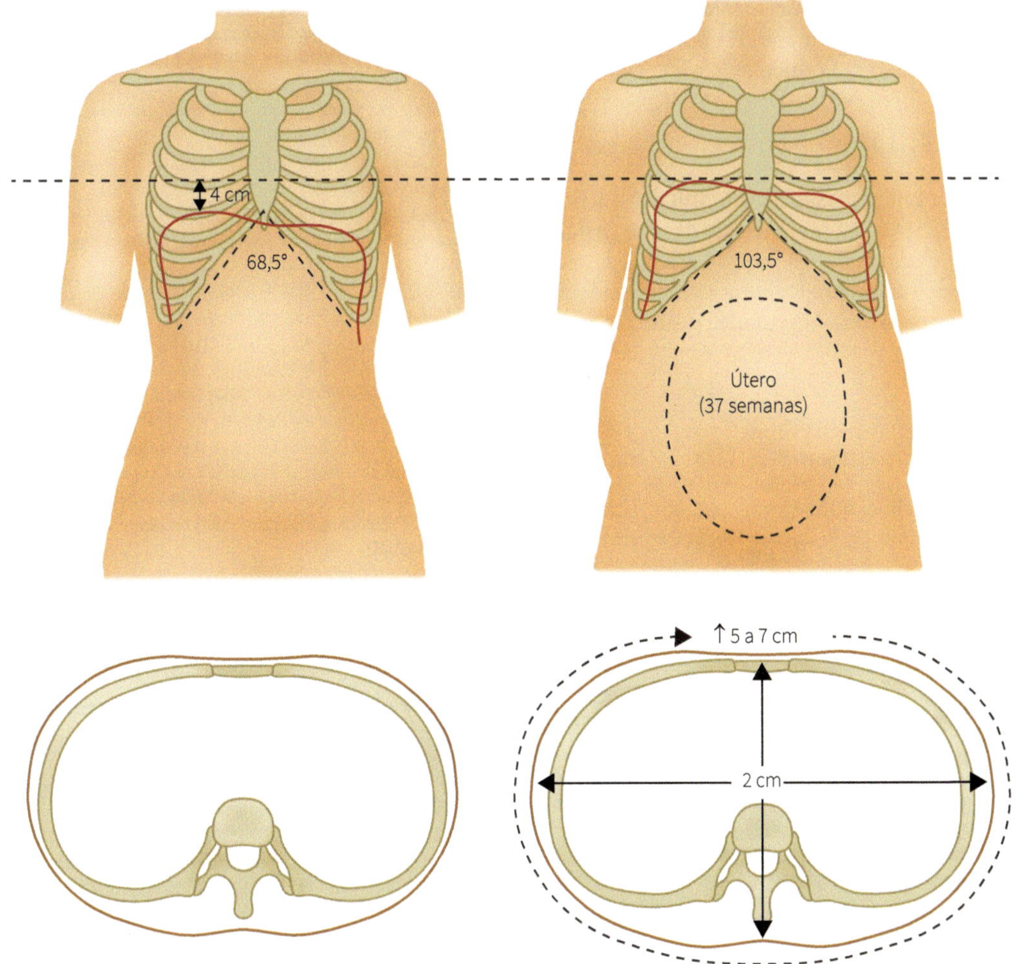

Figura 6.6 Medições da parede torácica em não grávidas (*esquerda*) e grávidas (*direita*). O ângulo subcostal aumenta, assim como os diâmetros anteroposterior e transverso da parede torácica e a circunferência da parede torácica. Essas alterações compensam a elevação de 4 cm do diafragma, de modo que a capacidade pulmonar total não é significativamente reduzida. (Adaptada de Hegewakd e Crapo, 2011.)

queda fisiológica da concentração sérica de creatinina. Uma creatinina sérica de 0,75 mg/dℓ ou superior em uma paciente grávida provavelmente reflete insuficiência renal significativa.

Diversos mecanismos contribuem para a diminuição da resistência vascular e o aumento do fluxo plasmático renal e da TFG durante a gravidez. A redução da responsividade vascular a vasopressores como angiotensina 2, norepinefrina e hormônio antidiurético está bem documentada. Além disso, o hormônio ovariano e vasodilatador relaxina é um mediador-chave do aumento da sinalização do óxido nítrico na gravidez. O melhor método para estimar com precisão a TFG na gravidez é por meio da coleta de urina de 24 horas para depuração de creatinina. A integridade da coleta deve ser confirmada pela verificação da excreção de creatinina em 24 horas (10 a 15 mg de creatinina/dia/kg de peso corporal é consistente com uma coleta completa).

Outras alterações fisiológicas na gravidez incluem alcalose respiratória, hiponatremia leve, glicosúria e proteinúria até 300 mg/dia. Frequência urinária e noctúria são comuns, mas não costumam requerer tratamento específico. Incontinência urinária também pode ocorrer durante a gravidez.

A dilatação ureteral fisiológica (hidronefrose e hidroureter) é comum no período gestacional e resulta de efeitos hormonais, compressão externa e alterações intrínsecas na parede ureteral. A progesterona reduz o tônus ureteral, o peristaltismo e a pressão de contração.

O envolvimento mais proeminente do ureter direito pode ser decorrente da dextrorrotação do útero pelo cólon sigmoide, da torção do ureter ao cruzar a artéria ilíaca direita e/ou da proximidade da veia ovariana direita. Os vasos dilatados no ligamento suspensor do ovário podem comprimir o ureter na borda da pelve óssea.

O aumento uterino pode fazer com que os ureteres fiquem alongados, tortuosos e deslocados lateralmente à medida que a gravidez avança.

As alterações fisiológicas induzidas pela gravidez nos rins e no trato urinário retornam ao estado de não gravidez 4 a 6 semanas após o parto.

ADAPTAÇÕES DO SISTEMA GASTRINTESTINAL NA GRAVIDEZ

As alterações anatômicas e funcionais no sistema gastrintestinal que ocorrem durante a gravidez resultam da ação combinada do útero em expansão e dos efeitos hormonais da gestação. Essas mudanças geram uma série de sintomas relacionados à gravidez, que podem variar de desconforto leve a incapacidade grave.

A principal alteração anatômica relacionada à gravidez é o deslocamento do estômago e dos intestinos em decorrência do aumento do útero. Embora o estômago e os intestinos mudem de posição, seu tamanho não é alterado. O fígado e o trato biliar também não mudam de tamanho, mas a veia porta se dilata em virtude do aumento do fluxo sanguíneo.

CONSIDERAÇÕES FINAIS

Este capítulo resumiu a interconexão das modificações fisiológicas e seu papel fundamental na manutenção de uma gestação saudável. Ao entender esses processos, os profissionais de saúde estarão mais bem capacitados para fornecer cuidados adequados às gestantes, garantindo uma experiência positiva e segura para mãe e bebê.

REFERÊNCIAS BIBLIOGRÁFICAS

ALDABE, D. *et al.* Pregnancy-related pelvic girdle pain and its relationship with relaxin levels during pregnancy: a systematic review. *European Spine Journal*, v. 21, n. 9, p. 1769-1976, 2012.

ALVAREZ, H.; CALDEYRO-BARCIA, R. Contractility of the human uterus recorded by new methods. *Surgery, Gynecology & Obstetrics*, v. 91, n. 1, p. 1-13, 1950.

ARMSTRONG, S. *et al.* Cardiac index in term pregnant women in the sitting, lateral, and supine positions: an observational, crossover study. *Anesthesia and Analgesia*, v. 113, n. 2, p. 318-322, 2011.

BAUER, K. A. Maternal adaptations to pregnancy: Hematologic changes. In: *UpToDate*, 2022. Disponível em: <https://pro.uptodatefree.ir/Show/429>.

BERNSTEIN, I. M.; ZIEGLER, W.; BADGER, G. J. Plasma volume expansion in early pregnancy. *Obstetrics and Gynecology*, v. 97, n. 4, p. 669-672, 2000.

BIEBER, A. K. *et al.* Pigmentation and pregnancy: knowing what is normal. *Obstetrics and Gynecology*, v. 129, n. 1, p. 168-173, 2017.

BOBROWSKI, R. A. Pulmonary physiology in pregnancy. *Clinical Obstetrics and Gynecology*, v. 53, n. 2, p. 285-300, 2010.

BONICA, J. J.; MCDONALD, J. S. (eds.). *Principles and Practice of Obstetric Analgesia and Anesthesia.* 2nd ed. Baltimore, MD: Williams & Wilkins, 1995. p. 47.

CHONG, M. F. *et al.* Maternal protein intake during pregnancy is not associated with offspring birth weight in a multiethnic Asian population. *The Journal of Nutrition*, v. 145, n. 6, p. 1303-1310, 2015.

CLEAL, J. K. *et al.* (2011). Facilitated transporters mediate net efflux of amino acids to the fetus across the basal membrane of the placental syncytiotrophoblast. *The Journal of Physiology*, v. 589, pt. 4, p. 987-997, 2011.

CONG, J. *et al.* Quantitative analysis of left atrial volume and function during normotensive and preeclamptic pregnancy: a real-time three-dimensional echocardiography study. *The International Journal of Cardiovascular Imaging*, v. 31, n. 4, p. 805-812, 2015.

CUNNINGHAM, F. *et al. Williams Obstetrics.* 25th ed. McGraw-Hill Education, 2018.

CUTFORTH, R.; MACDONALD, C. B. Heart sounds and murmurs in pregnancy. *American Heart Journal*, v. 71, n. 6, p. 741-747, 1966.

ELLING, S. V.; POWELL, F. C. Physiological changes in the skin during pregnancy. *Clinics in Dermatology*, v. 15, n. 1, p. 35-43, 1997.

ENEIN, M. *et al.* Echocardiography of the pericardium in pregnancy. *Obstetrics and Gynecology*, v. 69, n. 6, p. 851-853, 1987.

GALAN, H. L. *et al.* The transplacental transport of essential amino acids in uncomplicated human pregnancies. *American Journal of Obstetrics and Gynecology*, v. 200, n. 1, p. 91.e1-7, 2009.

GARFIELD, R. E. *et al.* Comparing uterine electromyography activity of antepartum patients versus term labor patients. *American Journal of Obstetrics and Gynecology*, v. 193, n. 1, p. 23-29, 2005.

GERAGHTY, L. N.; POMERANZ, M. K. Physiologic changes and dermatoses of pregnancy. *International Journal of Dermatology*, v. 50, n. 7, p. 771-782, 2011.

GERSH, B. J. Maternal adaptations to pregnancy: cardiovascular and hemodynamic changes. In: *UpToDate*. 2022. Disponível em: <https://pro.uptodatefree.ir/show/443>.

GOVINDAN, R. B. *et al.* Tracking the changes in synchrony of the electrophysiological activity as the uterus approaches labor using magnetomyographic technique. *Reproductive Sciences*, v. 22, n. 5, p. 595-601, 2015.

GUNDERSON, E. P. Impact of breastfeeding on maternal metabolism: implications for women with gestational diabetes. *Current Diabetes Reports*, v. 14, n. 2, p. 460, 2014.

HEGEWAKD, M. J.; CRAPO, R. O. Respiratory physiology in pregnancy. *Clinics in Chest Medicine*, v. 32, n. 1, p. 1-13, 2011.

HERRERA, E.; ORTEGA-SENOVILLA, H. Lipid metabolism during pregnancy and its implications for fetal growth. *Current Pharmaceutical Biotechnology*, v. 15, n. 1, p. 24-31, 2014.

HIBBARD, J. U.; SHROFF, S. G.; CUNNINGHAM, F. G. Cardiovascular alterations in normal and preeclamptic pregnancies. In: TAYLOR, R. N.; ROBERTS, J. M.; CUNNINGHAM, F. G. (eds.). *Chesley's Hypertensive Disorders in Pregnancy*. 4th ed. Amsterdam: Academic Press, 2014. p. 618.

HUNTER, S.; ROBSON, S. C. Adaptation of the maternal heart in pregnancy. *British Heart Journal*, v. 68, n. 6, p. 540-543, 1992.

IBRAHIM, S. *et al.* Effect of maternal position and uterine activity on periodic maternal heart rate changes before elective cesarean section at term. *Acta Obstetricia et Gynecologica Scandinavica*, v. 94, n. 12, p. 1359-1366, 2015.

LAUBE, D. W. *et al. Obstetrics and gynecology*. 6th ed. Amsterdam: Academic Press, 2010.

LIPPI, G. *et al.* Lipid and lipoprotein profile in physiological pregnancy. *Clinical Laboratory*, v. 53, n. 3-4, p. 173-177, 2007.

LIND, T. *et al.* Insulin disappearance rate in pregnant and non-pregnant women, and in non-pregnant women given GHRIH. *European Journal of Clinical Investigation*, v. 7, n. 1, p. 47-52, 1977.

LOWE, W. L.; KARBAN, J. Genetics, genomics and metabolomics: new insights into maternal metabolism during pregnancy. *Diabetic Medicine*, v. 31, n. 3, p. 254-262, 2014.

MAHENDRU, A. A. *et al.* Maternal cardiovascular changes from prepregnancy to very early pregnancy. *Journal of Hypertension*, v. 30, n. 11, p. 2168-2172, 2012.

MARNACH, M. L. *et al.* Characterization of the relationship between joint laxity and maternal hormones in pregnancy. *Obstetrics and Gynecology*, v. 101, n. 2, p. 331-335, 2003.

MATUSHANSKY, J. *et al.* Nail changes during pregnancy: a cross-sectional survey of patients at an academic center. *Skin Appendage Disorders*, v. 9, n. 1, p. 27-29, 2022.

NELSON, D. B. *et al.* The effects of maternal position and habitus on maternal cardiovascular parameters as measured by cardiac magnetic resonance. *American Journal of Perinatology*, v. 32, n. 14, p. 1318-1323, 2015.

OUZOUNIAN, J. G.; ELKAYAM, U. Physiologic changes during normal pregnancy and delivery. *Cardiology Clinics*, v. 30, n. 3, p. 317-329, 2012.

PANITCHOB, N. *et al.* Computational modeling of amino acid exchange and facilitated transport in placental membrane vesicles. *Journal of Theoretical Biology*, v. 365, p. 352-364, 2015.

PHELPS, D. L. *Retinopathy of prematurity*: an estimate of vision loss in the United States – 1979. *Pediatrics*, v. 67, n. 6, p. 924-926, 1981.

RABOTTI, C.; MISCHI, M. Propagation of electrical activity in uterine muscle during pregnancy: a review. *Acta Physiologica*, v. 213, n. 2, p. 406-416, 2015.

SAARELAINEN, H. *et al.* Pregnancy-related hyperlipidemia and endothelial function in healthy women. *Circulation Journal*, v. 70, n. 6, p. 768-772, 2006.

STEPHENS, T. V. *et al.* Protein requirements of healthy pregnant women during early and late gestation are higher than current recommendations. *The Journal of Nutrition*, v. 145, n. 1, p. 73, 2015.

SUNITHA, M.; CHANDRASEKHARAPPA, S.; BRID, S. V. Electrocardiographic QRS axis, Q wave and T-wave changes in 2nd and 3rd trimester of normal pregnancy. *Journal of Clinical and Diagnostic Research*, v. 8, n. 3, BC17-21, 2014.

TAMÁS, P. *et al.* Effects of maternal central hemodynamics on fetal heart rate patterns. *Acta Obstetricia et Gynecologica Scandinavica*, v. 86, n. 6, p. 711-714, 2007.

TYLER, K. H. Physiological skin changes during pregnancy. *Clinical Obstetrics and Gynecology*, v. 58, n. 1, p. 119-124, 2015.

VØLLESTAD, N. K.; TORJESEN, P. A.; ROBINSON, H. S. Association between the serum levels of relaxin and responses to the active straight leg raise test in pregnancy. *Manual Therapy*, v. 17, n. 3, p. 225-230, 2012.

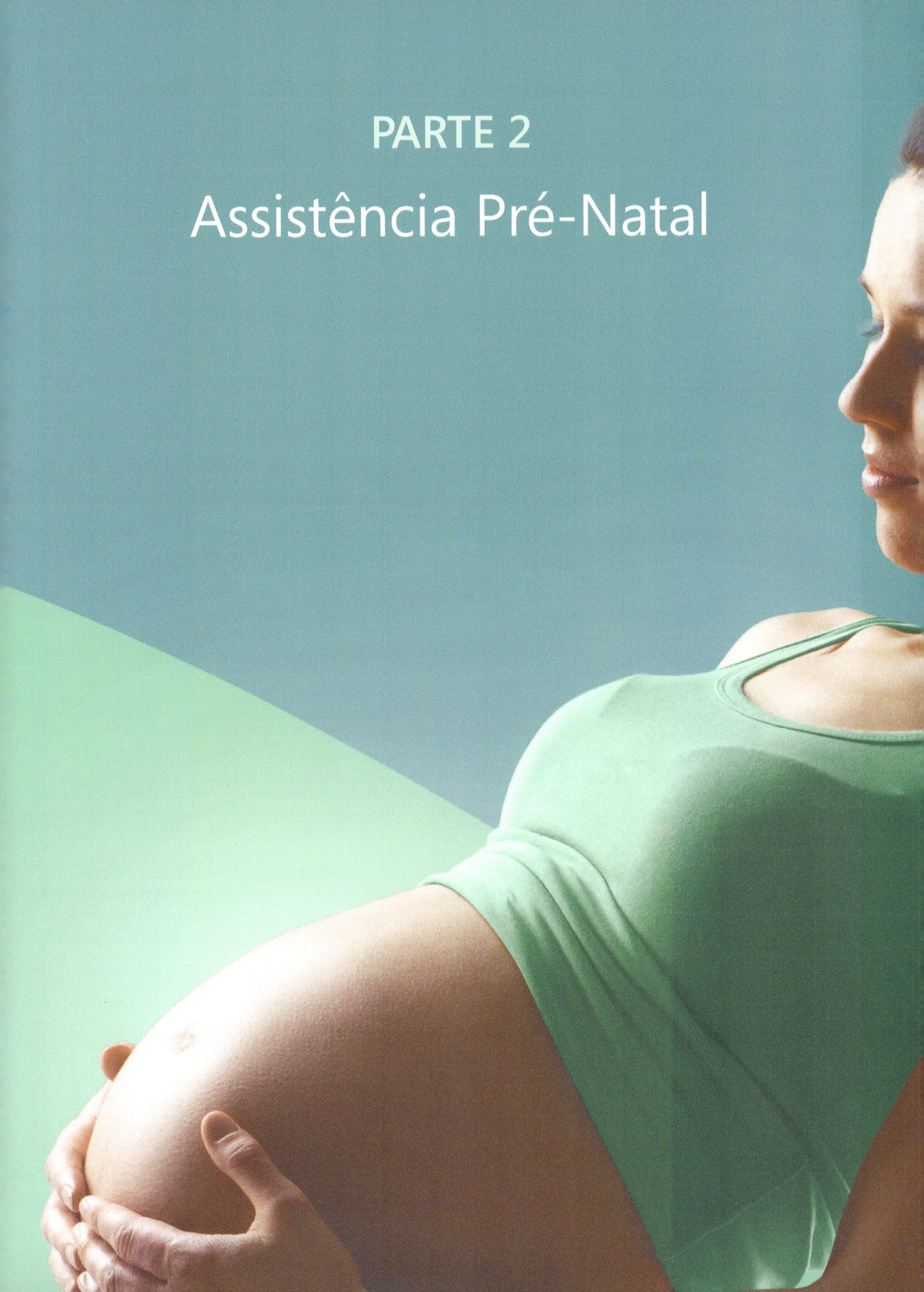

PARTE 2

Assistência Pré-Natal

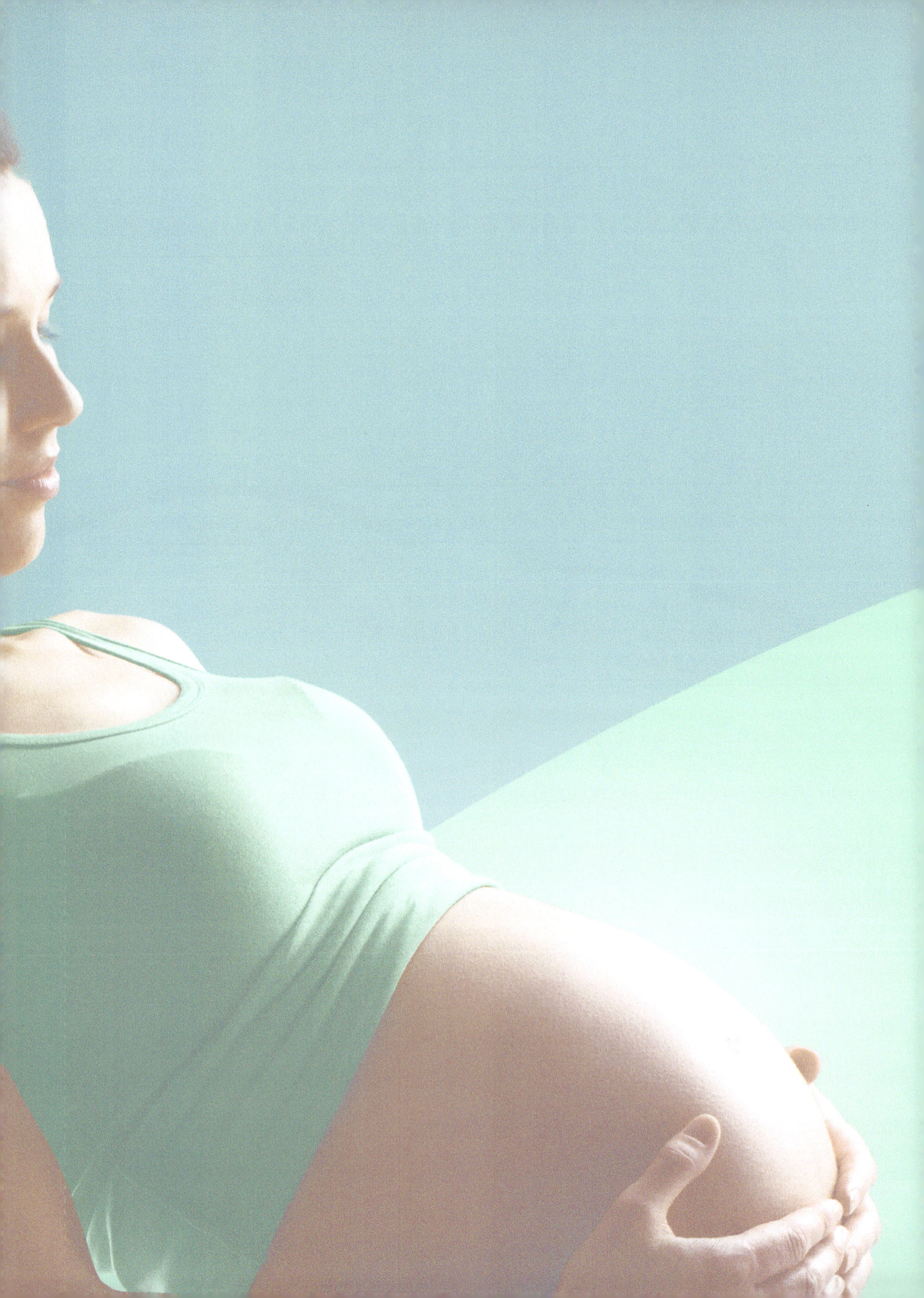

CAPÍTULO 7

Diagnóstico Clínico e Laboratorial da Gravidez

Olímpio Barbosa de Moraes Filho • Anibal Faúndes

INTRODUÇÃO

O diagnóstico de gravidez deve ser o mais precoce possível, porque permite o imediato início do pré-natal, o que representa papel fundamental em termos de prevenção e/ou detecção precoce de doenças tanto maternas como fetais, permitindo o desenvolvimento saudável do feto e reduzindo os riscos da gestante.

O diagnóstico de gravidez precoce baseia-se principalmente na avaliação laboratorial da gonadotrofina coriônica humana (hCG) na urina ou no sangue. A história e o exame físico não são métodos altamente sensíveis para o diagnóstico precoce, mas o conhecimento dos achados característicos de gravidez normal pode ser útil para alertar o clínico para a possibilidade de uma gravidez anormal, como a gravidez ectópica ou a presença de distúrbios coexistentes.

O acesso ao profissional de saúde e à tecnologia adequada para a detecção precoce da gravidez possibilita (Ministério da Saúde, 2013):

- Início do pré-natal em tempo oportuno
- Identificação de situações para uso de anticoncepção de emergência: relação desprotegida, ocorrida em até 5 dias, em situação de gravidez indesejada; ocorrência de violência sexual
- Orientação para planejamento reprodutivo
- Identificação, acolhimento e atendimento de mulheres em situação de gravidez indesejada e violência sexual
- Detecção de situações de risco para gravidez indesejada
- Orientação para mulheres e casais com dificuldades conceptivas
- Identificação de situações de exposição ao risco de infecção por doenças sexualmente transmissíveis (DSTs), vírus da imunodeficiência humana (HIV) e hepatites virais com oferta dos testes rápidos para a mulher e parceria sexual.

SINAIS CLÍNICOS

A gravidez deve ser suspeitada sempre que uma mulher em idade reprodutiva apresentar atraso menstrual, principalmente quando maior que 1 semana. A suspeita clínica devida ao atraso menstrual é mais forte se seus ciclos menstruais são regulares e as relações sexuais são sem uso ou com uso inconsistente de contracepção. No entanto, mesmo as mulheres que relatam uso consistente de contracepção podem engravidar, porque nenhum método é 100% efetivo.

O atraso da menstruação pode ser um sintoma difícil de avaliar, porque algumas mulheres têm ciclos menstruais irregulares. Além disso, o sangramento de pequena monta é relativamente comum na gravidez precoce normal, e muitas vezes ocorrendo no mesmo período em que seria esperada a menstruação (Ananth e Savitz, 1994; Harville *et al.*, 2003). Em um estudo prospectivo, em torno de 9% das mulheres experimentaram pelo menos 1 dia de sangramento vaginal durante as primeiras 8 semanas de gravidez (Harville *et al.*, 2003).

Didaticamente, os achados na gravidez podem ser divididos em sinais de presunção, probabilidade e certeza, descritos a seguir.

- **Sinais de presunção**
  - Náuseas e vômitos
  - Polaciúria
  - Atraso menstrual até 14 dias
  - Aumento da sensibilidade álgica mamária
  - Cloasma gravídico ou máscara gravídica: manchas provocadas pelo aumento da produção de melanina circundando parte da testa, ao redor do nariz, bochecha e lábio superior
  - Linha *nigra*: pigmentação da linha alba
  - Sinal de Halban: aumento da lanugem nos limites do couro cabeludo
  - Tubérculos de Montgomery: glândulas sebáceas hipertrofiadas nas aréolas
  - Rede de Haller: aumento da vascularização venosa na mama
  - Sinal de Hunter: hiperpigmentação da aréola primária e aparecimento da aréola secundária com limites imprecisos.
- **Sinais de probabilidade**
  - Atraso menstrual maior que 14 dias
  - Amolecimento do colo uterino percebido pelo toque (semelhante à consistência labial) a partir de 6 semanas de gestação
  - Sinal de Hegar: amolecimento do istmo uterino (durante o toque bimanual, a sensação é semelhante à separação do corpo da cérvice)
  - Sinal de Piskacek: assimetria uterina à palpação
  - Sinal de Nobile-Budin: percepção pelo toque do preenchimento do fundo de saco pelo útero gravídico (útero se torna globoso)
  - Sinal de Osiander: percepção do pulso da artéria vaginal ao toque vaginal
  - Sinal de Jacquemier: coloração violácea do meato urinário e da vulva, entre 8 e 12 semanas
  - Sinal de Kluge: coloração violácea da vagina, entre 8 e 12 semanas
  - Alterações do muco cervical: torna-se viscoso, mais espesso e não se cristaliza
  - Aumento do volume uterino: o útero aumenta de tamanho em cerca de 1 cm por semana após 4 semanas de gestação. A correlação entre o tamanho uterino e a idade gestacional é frequentemente descrita em termos de fruta (p. ex., tamanho de 6 a 8 semanas = pera pequena, tamanho de 8 a 10 semanas = laranja, tamanho de 10 a 12 semanas = toranja ou *grapefruit*). O útero permanece um órgão pélvico até

aproximadamente 12 semanas de gestação, quando se torna suficientemente grande para se palpar abdominalmente logo acima da sínfise do púbis, a menos que a mulher seja obesa. Na 16ª semana, o fundo uterino é palpável a meio caminho entre a sínfise do púbis e o umbigo.

- **Sinais de certeza**
  - Ausculta dos batimentos cardiofetais com o estetoscópio de Pinard (a partir de 20 semanas) ou o sonar (a partir de 10 a 12 semanas)
  - Percepção de partes e movimentos fetais pelo examinador: por meio da palpação abdominal, é possível perceber movimentos do feto a partir de 18 a 20 semanas
  - Sinal de Puzos (rechaço fetal intrauterino): durante o exame bimanual, um discreto impulso no útero, por meio do fundo de saco anterior, deslocará o feto no líquido amniótico para longe do dedo do examinador. A tendência do retorno do feto faz com que ele seja novamente palpável.

GONADOTROFINA CORIÔNICA HUMANA

A hCG é secretada na circulação materna após a implantação, que ocorre 6 a 12 dias após a ovulação (Cole *et al.*, 2009; Wilcox *et al.*, 1999). Esse é o primeiro momento em que a hCG pode ser detectada com um teste ultrassensível, e valores acima de 25 mUI/mℓ sugerem gravidez em curso. A concentração de hCG duplica a cada 29 a 53 horas durante os primeiros 30 dias após a implantação de gravidez intrauterina viável; aumento mais lento é sugestivo de gravidez anormal (p. ex., morte ectópica, morte embrionária precoce).

Em um estudo de mulheres com ciclos menstruais normais que engravidaram, a concentração média de hCG no dia em que se esperava a menstruação foi de 239 mUI/mℓ no soro e 49 mUI/mℓ na urina (Cole *et al.*, 2006; Cole *et al.*, 2004).

A concentração máxima de hCG ocorre em 8 a 10 semanas de gestação, com média de 60.000 a 90.000 mUI/mℓ, mas novamente o intervalo de normalidade é bastante amplo (5.000 a 150.000 mUI/mℓ ou mais); assim, os níveis de hCG não são úteis para estimar a idade gestacional (Barnhart *et al.*, 2004; Seeber e Barnhart, 2006; Silva *et al.*, 2006; Batzer, 1980; Cole, 1997; O'Connor *et al.*, 1993; Braunstein *et al.*, 1976), exceto entre a 1ª e a 3ª semana após a concepção (Johnson *et al.*, 2013; Johnson *et al.*, 2009). Depois da 10ª semana, os níveis de hCG diminuem, atingindo concentração média de 12.000 mUI/mℓ na 20ª semana, novamente com ampla gama de normalidade (2.000 a 50.000 mUI/mℓ ou mais). A concentração de hCG permanece relativamente constante de 20 semanas até o termo (Jou *et al.*, 2000).

O que chamamos "hCG" é um heterodímero constituído das subunidades alfa e beta. A subunidade beta da hCG é medida em testes de gravidez porque a subunidade alfa também pode ser encontrada em outros hormônios, como o hormônio luteinizante (LH), o hormônio tireoestimulante (TSH) e o hormônio foliculoestimulante (FSH). Isso explica por que o exame de hCG que usa sua fração beta pode levar a falso-positivo em várias situações, inclusive na pré-menopausa (Berg e Sturgeon, 2014).

ULTRASSONOGRAFIA

É possível visualizar o saco gestacional por meio da ultrassonografia transvaginal. O saco gestacional é visualizado entre 4,5 e 5 semanas de gestação (3 a 4 semanas após a ovulação), quando atinge tamanho de 2 a 4 mm no seu diâmetro médio. O saco vitelino é a primeira estrutura a ser visualizada no saco gestacional e aparece entre 5 e 6 semanas, permanecendo até aproximadamente 10 semanas; a atividade cardíaca pode ser detectada pela primeira vez em 5,5 a 6 semanas. Essas estruturas são observadas um pouco mais tarde com a abordagem transabdominal (Anderson e Ghaffarian, 2021).

Medições biométricas (p. ex., tamanho do saco gestacional, comprimento cabeça-nádega, diâmetro biparietal, comprimento do fêmur) são utilizadas para estimar a idade gestacional (*i. e.*, duração da gravidez) e a data de parto. O comprimento cabeça-nádega é o principal referencial para avaliar a idade da gravidez no primeiro trimestre.

A atividade cardíaca fetal geralmente é identificada na 5ª semana nos embriões com 2 mm. No entanto, é sabido que, em 5 a 10% das gestações normais, não se consegue identificar atividade cardíaca em embriões até 4 mm (Anderson e Ghaffarian, 2021; Mei *et al.*, 2019).

DIAGNÓSTICO

O diagnóstico de gravidez baseia-se na presença de qualquer um dos seguintes achados:

- Detecção de hCG no sangue ou na urina
- Identificação da gravidez por ultrassonografia
- Identificação da atividade cardíaca fetal por ultrassom Doppler.

O atraso menstrual, a atividade sexual com uso imperfeito de contracepção e a suspeita de gravidez de pacientes podem ser preditivos de que um teste de gravidez seja positivo. Entretanto, eles não são suficientemente confiáveis para diagnosticar ou excluir a gravidez. A náusea com ou sem vômito, se presente, aumenta a probabilidade de gravidez, mas algumas mulheres não experimentam esses sintomas ou simplesmente não experimentaram antes de serem testadas (Ramoska *et al.*, 1989; Bastian e Piscitelli, 1997; Stengel *et al.*, 1994; Bachmann, 1984; Zabin *et al.*, 1996; Robinson e Barber, 1977; Meeks *et al.*, 1995; Paul *et al.*, 2000). A probabilidade de gravidez aumenta se os sinais de gravidez estiverem presentes, mas a ausência desses sinais não exclui a gravidez. Obviamente, a capacidade de detectar sinais físicos de gravidez é altamente dependente da experiência do examinador (Bastian e Piscitelli, 1997; Meeks *et al.*, 1995; Paul *et al.*, 2000).

A hCG pode ser detectada no soro 6 a 8 dias após o presumido dia da concepção (Braunstein *et al.*, 1976; Lenton *et al.*, 1982; Lenton *et al.*, 1991). No entanto, os testes de gravidez são mais prováveis de serem positivos no dia esperado da menstruação (Chard, 1992).

Conforme discutido anteriormente, o intervalo normal para a concentração de hCG durante a maior parte do primeiro trimestre é bastante longo; assim, os níveis de hCG geralmente não são úteis para estimar a idade gestacional (Barnhart *et al.*, 2004; Seeber e Barnhart, 2006; Silva *et al.*, 2006; Batzer, 1980; Cole, 1997; O'Connor *et al.*, 1993; Braunstein *et al.*, 1976), exceto de 1 a 3 semanas após a concepção. Muito cedo na gestação, o aumento dos títulos de hCG é semelhante entre as mulheres com gravidez viável e permite a estimativa da duração da gravidez com precisão de 93% (Johnson *et al.*, 2013; Johnson *et al.*, 2009).

Tipos de testes de gravidez

Testes de gravidez se baseiam na detecção da hCG secretada pelo trofoblasto, tanto na urina como no soro.

A hCG começa a ser produzida antes da implantação do embrião, e imediatamente após a implantação já é encontrada no sangue em níveis que duplicam a intervalos de cerca de 48 a 72 horas. A dosagem de hCG permite o diagnóstico de gravidez antes do atraso menstrual, com mais sensibilidade que qualquer outro método disponível.

Fatores que influenciam a escolha de fazer o teste na urina ou no soro incluem a duração do atraso menstrual, necessidade de precisão, conveniência e custo. Uma vez que os testes de urina são ligeiramente menos sensíveis do que os do soro, os testes de soro são preferíveis quando o atraso da menstruação é menor que 1 semana, especialmente quando a exclusão da gravidez é um fator importante no atendimento à paciente.

Teste de gravidez no soro

O método mais sensível para detectar hCG no início da gravidez é um teste de gravidez no soro. Os testes de gravidez séricos qualitativos normalmente detectam níveis de hCG de 5 a 10 mUI/mℓ, enquanto um teste de beta-hCG de soro quantitativo de alta sensibilidade pode medir valores de hCG tão baixos quanto 1 a 2 mUI/mℓ. A concentração mediana de hCG é maior no soro do que na urina (O'Connor *et al.*, 1993; Davies *et al.*, 2003); portanto, no início da gravidez, um teste de gravidez no soro pode ser positivo, enquanto o teste de gravidez na urina ainda é negativo. Como o resultado pode dar positivo mesmo antes do atraso menstrual, o teste no soro é indicado para situações em que cuidados com a mulher exigem exclusão de gravidez, como, por exemplo, a exposição a teratógenos (Bastian e Haywood, 2020).

A única vantagem potencial do teste de gravidez no soro qualitativo em relação ao teste quantitativo é que o resultado do teste qualitativo pode ser dado com mais rapidez (Furtado *et al.*, 2012). O resultado do teste qualitativo pode ficar disponível em 15 minutos, mas, como as amostras são tipicamente processadas em lotes, pode levar muito mais tempo para se obter um resultado.

Teste de gravidez na urina

O teste de gravidez na urina não precisa de laboratório e leva apenas 1 a 5 minutos para se ter o resultado. Na prática clínica, o resultado apresenta positividade para valores de hCG urinário a partir de 20 a 50 mUI/mℓ. Como a concentração de beta-hCG na urina pode ser muito menor do que no soro, os testes de gravidez na urina podem não ser positivos quando a beta-hCG sérica é positiva (Norman *et al.*, 1987; Díaz-Cueto *et al.*, 1994). Uma amostra aleatória de urina pode ser usada para testar, porque a produção de hCG não é circadiana e uma baixa gravidade específica da urina não parece alterar a sensibilidade da detecção de hCG, a menos que o teste usado tenha alto limite para a positividade de hCG ou a amostra de urina seja extremamente diluída (Ikomi *et al.*, 1998).

O exame de urina (nível para teste positivo: 20 a 50 UI/mℓ) é adequado para confirmar suspeita de gravidez em mulheres com atraso menstrual (Bastian e Haywood, 2020).

Testes rápidos de gravidez (caseiro ou de farmácia)

Os testes rápidos de gravidez (TRG), mais conhecidos como "testes caseiros ou de farmácias", estão disponíveis desde a década de 1970, mas somente nos últimos anos eles se tornaram amplamente acessíveis, economicamente viáveis e confiáveis do ponto de visto clínico.

Há atualmente no mercado farmacêutico dezenas de marcas diferentes de testes de gravidez que podem ser feitos sem a necessidade de laboratório e que fornecem o resultado em poucos minutos. Já existem até testes digitais que fornecem o resultado por escrito de forma clara e inequívoca. Eles detectam hCG na urina usando métodos de ensaio imunométrico (Cole *et al.*, 2004). O desempenho do TRG é afetado pela técnica e interpretação dos usuários (Bastian *et al.*, 1998).

A maioria dos produtos tem orientação de uso após o atraso menstrual de 7 ou mais dias (Ministério da Saúde, 2013; Cole *et al.*, 2004).

O TRG mais utilizado no Brasil é o de tira. Para fazer esse teste, a tira deve ser retirada da embalagem somente na hora de fazer o exame. Após coletar a urina (preferencialmente, primeira urina do dia) (Ministério da Saúde, 2013) em um pote específico ou mesmo em copo plástico, a tira deve ser mergulhada na urina, sendo segurada pela extremidade azul. Após 1 minuto, retira-se a tira da urina e deixa-se em repouso sobre uma bancada por 5 minutos. A leitura do resultado deve ser feita aos 5 minutos.

Se o procedimento tiver sido bem feito, logo abaixo da área azul da tira surgirá uma fina faixa roxa ou rosada, que é chamada "faixa de controle". Essa primeira faixa indica apenas que o teste foi realizado com sucesso, ela não tem nada a ver com o resultado do teste em si. Se o exame for positivo, ou seja, se a mulher estiver grávida, abaixo da faixa de controle surgirá também outra faixa roxa ou rosada, que pode ter intensidade forte ou fraca. Se a gravidez ainda estiver muito inicial e os níveis de hormônio beta-hCG na urina ainda estiverem baixos, a reação da tira será fraca, assim como a intensidade da faixa. Portanto, se após 5 minutos existirem duas faixas roxas, por mais fraca que seja a segunda, isso indica um resultado positivo. Por outro lado, se a mulher não estiver grávida, e o resultado for negativo, só haverá uma única faixa visível, que é a faixa de controle. Se não houver faixa alguma, isso significa que o teste não foi bem feito e deve ser repetido com uma nova tira.

Os resultados positivos do TRG, se possível, devem ser confirmados com outros testes de dosagem de hCG ou outro exame de certeza, por exemplo, confirmação com Doppler de atividade cardíaca fetal ou visualização ultrassonográfica da gravidez.

No Brasil, o Ministério da Saúde disponibiliza o TRG para as equipes de atenção básica e maternidades. O teste pode ser realizado dentro ou fora da unidade de saúde, respeitando o direito de autonomia e sigilo. Em qualquer das circunstâncias, o acolhimento deve ser realizado pelo profissional de saúde no sentido de garantir informação qualificada e fortalecer o vínculo com a usuária (Ministério da Saúde, 2013).

Causas de resultado falso-negativo nos testes de dosagem de hCG

A causa mais comum de um resultado falso-negativo é quando a ovulação ocorreu mais tarde que o esperado e o teste é realizado muito próximo da concepção (Wilcox *et al.*, 2001; McChesney *et al.*, 2005).

Se há suspeita de gravidez, apesar de negativo, o teste deve ser repetido em 1 semana. Esperar 1 ou 2 semanas após uma falha menstrual, antes de realizar um teste de gravidez na urina, não só minimiza resultados falsos-negativos, mas também diminui a tendência de realizar um teste de hCG no soro (sérico) para excluir ou confirmar a gravidez muito precoce após um teste de urina negativo. Mulheres com ciclos irregulares devem esperar pelo menos 14 dias a partir de um ato sexual antes de obter um teste de gravidez (Cole, 2009).

Causas de um teste falso-positivo

Raramente, um teste sorológico de gravidez positivo não é devido à gravidez. Os imunoensaios modernos para hCG, seja na urina ou no soro, identificam especificamente a subunidade beta do hCG, tornando a reação cruzada com subunidades de outros hormônios LH, FSH e TSH improvável.

Testes de gravidez falso-positivos são raros e devidos a (Wilcox *et al.*, 2001; McChesney *et al.*, 2005; Cole, 2009):

- Erro do operador, particularmente com TRG
- Gravidez bioquímica (abortamento subclínico ou logo após a implantação)
- Interferência da hCG administrada como parte do tratamento da infertilidade. A hCG exógena deve ser eliminada por 2 semanas após a injeção
- Secreção de hCG por um tumor
- Secreção pituitária de hCG, tipicamente em mulheres perimenopáusicas
- Interferência por anticorpos humanos contra anticorpos animais ou humanos (teste sérico positivo, mas o teste de urina geralmente é negativo).

ORIENTAÇÕES APÓS O TESTE SOROLÓGICO

Teste negativo – Não deseja a gravidez

Orientar e oferecer os métodos contraceptivos. Ofertar testes rápidos (sífilis, HIV e hepatites virais).

Teste negativo – Deseja a gravidez

Verificar se se trata de esterilidade conjugal e dar os encaminhamentos cabíveis. Afastada a esterilidade conjugal, oferecer consulta preconcepção. Prescrever o uso do ácido fólico, com orientações.

Teste positivo – Deseja a gravidez

Iniciar a rotina de pré-natal e reforçar o convite para a participação da parceria sexual durante as consultas, favorecendo o engajamento do parceiro(a) em ações educativas e preventivas.

Teste positivo – Não deseja a gravidez

Nem sempre a mulher adulta, jovem ou adolescente está aguardando a confirmação da gravidez como um motivo de comemoração, pois em algumas situações ela não desejaria estar grávida. Muitas vezes, a confirmação da gravidez provoca medo, preocupação e sofrimento.

O possível julgamento acerca do início da vida sexual das adolescentes pode constituir uma barreira no acesso aos serviços de saúde. As mulheres que já têm filhos podem pensar que serão criticadas por uma nova gravidez. A maneira como cada mulher recebe a notícia de que está grávida é muito subjetiva e pode variar dependendo do momento de vida de cada uma, da maneira como acha que sua parceria sexual reagirá à notícia, do apoio ou rechaço que receberá da família e amigos, de questões relacionadas ao trabalho e estudos, entre outros fatores. Portanto, sigilo, acolhimento e confidencialidade são fatores-chave para que assistência seja de boa qualidade.

No caso de adolescentes, principalmente com idade entre 10 e 14 anos incompletos, ou pessoa com deficiência, é necessário que o profissional esteja atento para uma abordagem adequada que considere a possibilidade de violência sexual. Se for o caso, proceder ao atendimento e ao encaminhamento adequado de acordo com a legislação vigente e normas técnicas. Orientar sobre os direitos acerca da gestação: atenção ao pré-natal, assistência ao parto e ao nascimento, rede de proteção social com condições diferenciadas para a continuidade dos estudos, licença-maternidade, programas específicos para famílias de baixa renda e utilização de creche, e encaminhar para orientações com assistente social da rede de saúde local, se for o caso.

Por tudo isso, o médico e outros profissionais de saúde capacitados devem:

- Ofertar mediação de conflitos familiares decorrentes da gravidez não planejada, em que o fator familiar é determinante para a não aceitação da gravidez
- Orientar sobre possibilidades de adoção, caso opte(m) pela continuidade da gestação e não haja desejo ou condições de permanecer com a criança
- Informar que a legislação brasileira permite a interrupção da gestação para os casos previstos em lei (violência sexual, risco de morte para a mulher, anencefalia fetal)
- Informar acerca do risco de práticas caseiras para a interrupção da gravidez
- Orientar sobre sinais e sintomas de alerta, caso haja interrupção da gravidez de modo inseguro: febre, calafrios, hemorragia, dor abdominal, dor no baixo-ventre, secreção vaginal com odor fétido, dor ao urinar. Ressaltar a importância de procurar o hospital mais próximo caso apresente quaisquer desses sintomas (Ministério da Saúde, 2013).

REFERÊNCIAS BIBLIOGRÁFICAS

ANANTH, C. V.; SAVITZ, D. A. Vaginal bleeding and adverse reproductive outcomes: a meta-analysis. *Paediatric and Perinatal Epidemiology*, v. 8, n. 1, p. 62-78, 1994.

ANDERSON, J.; GHAFFARIAN, K. R. Early pregnancy diagnosis. *StatPearls Publishing*, 2021.

BACHMANN, G. A. Myth or fact: can women self-diagnose pregnancy? *The Journal of the Medical Society of New Jersey*, v. 81, n. 10, p. 857-858, 1984.

BARNHART, K. T. *et al.* Symptomatic patients with an early viable intrauterine pregnancy: HCG curves redefined. *Obstetrics & Gynecology*, v. 104, n. 1, p. 50-55, 2004.

BASTIAN, L. A. *et al.* Diagnostic efficiency of home pregnancy test kits: a meta-analysis. *Archives of Family Medicine*, v. 7, n. 5, p. 465-469, 1998.

BASTIAN, L. A.; HAYWOOD, L. B. Clinical manifestations and diagnosis of early pregnancy. *UpToDate*, 2020.

BASTIAN, L. A.; PISCITELLI, J. T. Is this patient pregnant? Can you reliably rule in or rule out early pregnancy by clinical examination? *The Journal of the American Medical Association*, v. 278, n. 7, p. 586-591, 1997.

BATZER, F. R. Hormonal evaluation of early pregnancy. *Fertility and Sterility*, v. 34, n. 1, 1980.

BERG, P.; STURGEON, C. Pregnancy testing with hCG-future prospects. *Trends in Endocrinology & Metabolism*, v. 25, n. 12, p. 637-648, 2014.

BRASIL. Ministério da Saúde. Secretaria de Atenção à Saúde. Departamento de Ações Programáticas Estratégicas. Série Direitos Sexuais e Direitos Reprodutivos – Caderno nº 8. *Teste Rápido de Gravidez na Atenção Básica*: Guia Técnico. Brasília, DF, 2013.

BRAUNSTEIN, G. D. *et al.* Serum human chorionic gonadotropin levels throughout normal pregnancy. *American Journal of Obstetrics and Gynecology*, v. 126, n. 6, p. 678-681, 1976.

CHARD, T. Pregnancy tests: a review. *Human Reproduction*, v. 7, n. 5, p. 701-710, 1992.

COLE, L. A. Human chorionic gonadotropin tests. *Expert Review of Molecular Diagnostics*, v. 9, n. 7, p. 721-747, 2009.

COLE, L. A. Immunoassay of human chorionic gonadotropin, its free subunits, and metabolites. *Clinical Chemistry*, v. 43, n. 12, p. 2233-2243, 1997.

COLE, L. A. *et al.* Accuracy of home pregnancy tests at the time of missed menses. *American Journal of Obstetrics and Gynecology*, v. 190, n. 1, p. 100-105, 2004.

COLE, L. A. *et al.* Hyperglycosylated hCG in gestational implantation and in choriocarcinoma and testicular germ cell malignancy tumorigenesis. *The Journal Reproductive Medicine*, v. 51, n. 11, p. 919-929, 2006.

COLE, L. A.; LADNER, D. G.; BYRN, F. W. The normal variabilities of the menstrual cycle. *Fertility and Sterility*, v. 91, n. 2, p. 522-527, 2009.

DAVIES, S.; BYRN, F.; COLE, L. A. Human chorionic gonadotropin testing for early pregnancy viability and complications. *Clinics in Laboratory Medicine*, v. 23, n. 2, p. 257-264, 2003.

DÍAZ-CUETO, L. *et al.* Amplitude regulation of episodic release, in vitro biological to immunological ratio, and median charge of human chorionic gonadotropin in pregnancy. *The Journal of Clinical Endocrinology & Metabolism*, v. 78, n. 4, p. 890-897, 1994.

FURTADO, L. V. *et al.* Should the qualitative serum pregnancy test be considered obsolete? *American Journal of Clinical Pathology*, v. 137, n. 2, p. 194-202, 2012.

HARVILLE, E. W. *et al.* Vaginal bleeding in very early pregnancy. *Human Reproduction*, v. 18, n. 9, p. 1944-1947, 2003.

IKOMI, A. *et al.* The effect of physiological urine dilution on pregnancy test results in complicated early pregnancies. *BJOG*, v. 105, n. 4, p. 462-465, 1998.

JOHNSON, S. R. *et al.* Accuracy of a home-based device for giving an early estimate of pregnancy duration compared with reference methods. *Fertility and Sterility*, v. 100, n. 6, p. 1635-1541, 2013.

JOHNSON, S. R. *et al.* Levels of urinary human chorionic gonadotrophin (hCG) following conception and variability of menstrual cycle length in a cohort of women attempting to conceive. *Current Medical Research and Opinion*, v. 25, n. 3, p. 741-748, 2009.

JOU, H. J. *et al.* Second trimester maternal serum hCG level in an Asian population: normal reference values by ultrasound dating. *Journal of Maternal-Fetal Medicine*, v. 9, n. 2, p. 118-121, 2000.

LENTON, E. A. *et al.* Normal and abnormal implantation in spontaneous in-vivo and in-vitro human pregnancies. *Reproduction*, v. 92, n. 2, p. 555-565, 1991.

LENTON, E. A.; NEAL, L. M.; SULAIMAN, R. Plasma concentrations of human chorionic gonadotropin from the time of implantation until the second week of pregnancy. *Fertility and Sterility*, v. 37, n. 6, p. 773-778, 1982.

MCCHESNEY, R. *et al.* Intact HCG, free HCG beta subunit and HCG beta core fragment: longitudinal patterns in urine during early pregnancy. *Human Reproduction*, v. 20, n. 4, p. 928-935, 2005.

MEEKS, G. R.; CESARE, C. D.; BATES, G. W. Palpable uterine artery pulsation as a clinical indicator of early pregnancy. *The Journal of Reproductive Medicine*, v. 40, n. 3, p. 194-196, 1995.

MEI, J. Y.; AFSHAR, Y.; PLATT, L. D. First-trimester ultrasound. *Obstetrics and Gynecology Clinics of North America*, v. 46, n. 4, p. 829-852, 2019.

NORMAN, R. J. *et al.* Relationship between blood and urine concentrations of intact human chorionic gonadotropin and its free subunits in early pregnancy. *Obstetrics & Gynecology*, v. 69, n. 4, p. 590-593, 1987.

O'CONNOR, R. E. *et al.* The comparative sensitivity and specificity of serum and urine HCG determinations in the ED. *The American Journal of Emergency Medicine*, v. 11, n. 4, p. 434-436, 1993.

PAUL, M.; SCHAFF, E.; NICHOLS, M. The roles of clinical assessment, human chorionic gonadotropin assays, and ultrasonography in medical abortion practice. *American Journal of Obstetrics and Gynecology*, v. 183, n. 2, p. S34-S43, 2000.

RAMOSKA, E. A.; SACCHETTI, A. D.; NEPP, M. Reliability of patient history in determining the possibility of pregnancy. *Annals of Emergency Medicine*, v. 18, n. 1, p. 48-50, 1989.

ROBINSON, E. T.; BARBER, J. H. Early diagnosis of pregnancy in general practice. *The Journal of the Royal College of General Practitioners*, v. 27, n. 179, p. 335-338, 1977.

SEEBER, B. E.; BARNHART, K. T. Suspected ectopic pregnancy. *Obstetrics & Gynecology*, v. 107, n. 2, p. 399-413, 2006.

SILVA, C. *et al.* Human chorionic gonadotropin profile for women with ectopic pregnancy. *Obstetrics & Gynecology*, v. 107, n. 3, p. 605-610, 2006.

STENGEL, C. L.; SEABERG, D. C.; MACLEOD, B. A. Pregnancy in the emergency department: risk factors and prevalence among all women. *Annals of Emergency Medicine*, v. 24, n. 4, p. 697-700, 1994.

WILCOX, A. J. *et al.* Natural limits of pregnancy testing in relation to the expected menstrual period. *The Journal of the American Medical Association*, v. 286, n. 14, p. 1759-1761, 2001.

WILCOX, A. J.; BAIRD, D. D.; WEINBERG, C. R. Time of implantation of the conceptus and loss of pregnancy. *New England Journal of Medicine*, v. 340, n. 23, p. 1796-1799, 1999.

ZABIN, L. S. *et al.* Adolescents with negative pregnancy test results: an accessible at-risk group. *The Journal of the American Medical Association*, v. 275, n. 2, p. 113-117, 1996.

CAPÍTULO 8

Fundamentos e Conceitos de Assistência Pré-Natal

Lilian de Paiva Rodrigues Hsu

INTRODUÇÃO

A assistência pré-natal pode ser definida como o cuidado prestado a gestantes a fim de garantir as melhores condições materno-fetais durante a gravidez e inclui identificação de fatores de risco, prevenção e manejo de doenças relacionadas ou associadas à gestação, assim como promoção e educação em saúde (OMS, 2016). Essa assistência, quando qualificada, pode reduzir a mortalidade materna e perinatal.

Estima-se que 830 mulheres morrem diariamente, em todo o mundo, por complicações relacionadas à gravidez ou parto. A maioria dessas mortes é evitável. Dados da Organização Pan-Americana da Saúde (OPAS, s/d) mostram que cerca de 2,7 milhões de recém-nascidos morreram em 2015, e outros 2,6 milhões nasceram mortos. No mesmo ano, foram determinados os Objetivos de Desenvolvimento Sustentável (ODS) com expectativas que suas metas sejam cumpridas até 2030. Nesse plano de ação global, a redução da mortalidade materna foi repactuada na Meta ODS 3.1 (reduzir a taxa de mortalidade materna global para menos de 70 mortes por 100.000 nascidos vivos) e na Meta 3.2 (acabar com as mortes evitáveis de recém-nascidos e crianças menores de 5 anos), com todos os países objetivando reduzir a mortalidade neonatal para pelo menos até 12 por 1.000 nascidos vivos (ONU, 2015).

As estratégias para atingir tais resultados requerem atenção assistencial e organizacional dos serviços de saúde, nas quais a assistência pré-natal tem papel relevante.

Todas as mulheres devem receber cuidados nas diferentes fases que envolvem a maternidade: no planejamento, durante a gravidez (pré-natal), no parto e nas semanas que se seguem ao parto.

CONSULTA PRECONCEPCIONAL

O casal que planeja a concepção deve ser motivo de atenção do profissional de saúde. Os cuidados devem integrar anamnese minuciosa que possibilite identificar os principais pontos de vulnerabilidade que necessitem de intervenções a fim de minimizar os riscos gestacionais. Desse modo, por meio de propedêutica clínica e laboratorial, a mulher será orientada quanto a alimentação, estado nutricional, importância do esquema de imunização, uso de fármacos, suplementos vitamínicos, importância de controle de doenças associadas, assim como diagnóstico e tratamento de infecções que possam levar à transmissão vertical ou aumentar a morbidade neonatal.

Fazem parte dessa abordagem os esclarecimentos e as orientações necessários para que se estabeleça relação de confiança, com o objetivo de que os melhores resultados possam ser alcançados nas diferentes etapas. A suplementação com ácido fólico deve ser indicada, para prevenção dos defeitos abertos de tubo neural (DTN) (Hsu e Bordini, 2004).

ASSISTÊNCIA PRÉ-NATAL

Como boa prática, a primeira consulta da gestante deve ser realizada o mais precocemente possível, preferencialmente até a 12ª semana de gestação (Brasil, 2013).

Nesse primeiro atendimento, o objetivo primário é obter informações que possibilitem classificar a gestação como de risco habitual ou de alto risco. Essa classificação é dinâmica e deverá ser revista a cada consulta, durante o seguimento pré-natal.

O número ideal de consultas é igual ou superior a seis (Brasil, 2013). A periodicidade recomendada é mensal até a 28ª semana, quinzenal entre a 28ª e 36ª semana e semanal da 36ª semana até o parto (Brasil, 2013). No entanto, esses intervalos podem ser flexibilizados de acordo com as necessidades identificadas (SBIBAE, 2019).

Com base no Sistema de Informações sobre Nascidos Vivos (Sinasc), a proporção de brasileiras que declararam realizar sete ou mais consultas de pré-natal passou de 60,6% em 2010 para pouco mais de 71,0% em 2020. Esse aumento ocorreu com incremento de 22,6% e 19,5% das raças/cores preta e parda, respectivamente (Brasil, 2023d).

A anamnese e o exame clínico-obstétrico da gestante devem sempre ser realizados com o intuito de rastrear possíveis agravos que possam comprometer o bem-estar materno e fetal. São avaliadas curvas de peso materno, pressão arterial e desenvolvimento uterino, em paralelo a situações clínicas de intercorrências gravídicas. A complementação no seguimento envolve recursos bioquímicos, biofísicos e de imagem (Peixoto *et al.*, 2019).

Os exames laboratoriais deverão fazer parte da rotina do pré-natal, atentando para situações especiais em que propedêutica especializada possa ser necessária.

A Lei nº 14.737, publicada no *Diário Oficial da União* em 2023, garante à gestante o direito a um acompanhante de sua escolha em consultas, exames e procedimentos realizados em unidades de saúde públicas ou privadas (Brasil, 2023a).

O atendimento individualizado, pelo menos uma vez durante a gravidez, é ocasião oportuna para a abordagem sobre violência doméstica ou outros aspectos da história pessoal da mulher, pois a presença do parceiro pode inibir tal manifestação (Department of Health, 2020).

Atualmente, existe uma diversidade de arranjos familiares e configurações diversas de gênero, que incluem casais heterossexuais, casais homoafetivos, famílias monoparentais e outras tantas possibilidades legitimadas pela sociedade e que são reconhecidas pelo Código Civil Brasileiro. Os princípios fundamentais da equidade garantem direitos iguais a todas as pessoas (Brasil, 2023). A relação estabelecida durante o atendimento deve ser aberta, livre de julgamentos de valores, com acolhimento das expectativas, proporcionando conforto e apoio para a resolução de conflitos (SBIBAE, 2019).

Em geral, a primeira consulta pré-natal costuma ser mais longa do que a maioria das posteriores, em virtude do volume de informações que precisam ser trocadas no início da gravidez (Department of Health, 2020). Nessa ocasião, discutir as diversas avaliações e testes que são oferecidos no primeiro trimestre contribui para a duração da primeira abordagem. É importante explicar que nenhuma avaliação ou teste é obrigatório e que as mulheres têm o direito de tomar decisões, desde que bem orientadas a respeito. As gestantes e suas famílias devem ser esclarecidas sobre a importância da assistência pré-natal, da amamentação e da vacinação. Ao mesmo tempo, situações de vulnerabilidade socioeconômica e familiar devem ser avaliadas, assim como a aceitação da gravidez por parte da mulher e de seu companheiro (SBIBAE, 2019). Essas informações são importantes e irão direcionar o atendimento da equipe multidisciplinar.

A anamnese deve ser detalhada e minuciosa, contemplando as seguintes etapas: nome; idade; aspectos epidemiológicos; história obstétrica atual; antecedentes pessoais, ginecológicos, obstétricos e familiares; uso de medicações; uso de substâncias lícitas ou ilícitas; histórico de imunizações prévias (Brasil, 2013).

ESTRATIFICAÇÃO DO RISCO OBSTÉTRICO NO PRÉ-NATAL

O objetivo da estratificação de risco (Brasil, 2022) é predizer quais mulheres têm maior probabilidade de apresentar eventos adversos à saúde. Tais predições podem ser usadas para otimizar os recursos em busca de equidade no cuidado de maneira que se ofereça a tecnologia necessária para quem precisa dela.

Condições clínicas de identificação de maior risco na gestação atual

Características individuais e condições sociodemográficas

- Idade < 15 anos e > 40 anos
- Obesidade, com índice de massa corporal (IMC) > 40 kg/m^2
- Baixo peso no início da gestação (IMC < 18 kg/m^2)
- Transtornos alimentares (bulimia, anorexia)
- Dependência ou uso abusivo de tabaco, álcool ou outras substâncias.

História reprodutiva anterior

- Abortamento espontâneo de repetição (três ou mais em sequência)
- Parto pré-termo em qualquer gestação anterior (especialmente < 34 semanas)
- Restrição de crescimento fetal em gestações anteriores
- Óbito fetal de causa não identificada
- Incompetência istmocervical
- Isoimunização Rh
- Acretismo placentário
- Pré-eclâmpsia precoce, eclâmpsia ou síndrome HELLP.

Condições clínicas prévias à gestação

- Hipertensão arterial crônica
- Diabetes *mellitus* prévio à gestação
- Tireoidopatias
- Cirurgia bariátrica
- Transtornos mentais
- Antecedentes de tromboembolismo
- Cardiopatias maternas
- Doenças hematológicas
- Nefropatias
- Neuropatias
- Hepatopatias
- Doenças autoimunes
- Ginecopatias (malformações uterinas, útero bicorno, miomas grandes)
- Câncer diagnosticado
- Transplantes
- Portadoras do vírus HIV.

Intercorrências clínicas/obstétricas na gestação atual

- Síndromes hipertensivas (hipertensão gestacional e pré-eclâmpsia)
- Diabetes *mellitus* gestacional com necessidade de uso de insulina
- Infecção urinária alta
- Cálculo renal com obstrução
- Restrição de crescimento fetal
- Feto acima do percentil 90% ou suspeita de macrossomia
- Oligoâmnio/polidrâmnio
- Suspeita atual de insuficiência istmocervical
- Suspeita de acretismo placentário
- Placenta prévia
- Hepatopatias (p. ex., colestase gestacional ou elevação de transaminases)
- Anemia grave ou anemia refratária ao tratamento
- Suspeita de malformação fetal ou arritmia fetal
- Isoimunização Rh
- Doenças infecciosas na gestação
- Suspeita ou diagnóstico de neoplasia maligna
- Transtorno mental.

Faz parte do atendimento manter a gestante confortável, em local adequadamente iluminado. Após a higiene das mãos, deve-se solicitar o consentimento da mulher antes de proceder ao exame clínico.

O Ministério da Saúde orienta que os componentes que devem ser incluídos na primeira visita pré-natal são: peso, altura, pressão arterial, avaliação de mucosas, tireoide, mamas, pulmões, coração, abdome e extremidades (Brasil, 2013). O exame ginecológico inclui a inspeção dos genitais externos, exame especular, coleta de material para exame de colpocitologia oncótica cervical e toque vaginal. O exame obstétrico inclui inspeção do abdome, palpação obstétrica, avaliação da altura uterina, ausculta dos batimentos cardíacos fetais e registro dos movimentos fetais.

A medida e a avaliação da altura uterina e a ausculta dos batimentos cardíacos fetais com sonar podem ser realizadas após a 12ª e 14ª semanas. A partir da 20ª semana, é possível a ausculta com estetoscópio de Pinard e registro dos movimentos fetais.

SEGUIMENTO PRÉ-NATAL

Nas visitas subsequentes, torna-se obrigatório avaliar possíveis queixas e sintomas apresentados, pesar a paciente, aferir a pressão arterial, verificar as mucosas, presença de edemas, medir a altura uterina e auscultar os batimentos cardíacos fetais. Deve-se avaliar o mamilo e proceder às orientações sobre lactação e a importância do aleitamento.

DETERMINAÇÃO DA IDADE GESTACIONAL

O cálculo do tempo de gestação pode ser determinado de diferentes maneiras, com base nos meios apresentados a seguir.

Data da última menstruação (DUM). Para se calcular a idade gestacional em mulheres com ciclos menstruais regulares e sem uso de contraceptivos hormonais anteriores à concepção. Calcula-se o número de dias desde o início do último ciclo menstrual até o dia da consulta. O total é dividido por sete (número de dias da semana: divisor); o resultado (quociente) é expresso em semanas, e as frações (resto), em dias.

Disco (gestograma). A seta deve ser colocada sobre o dia e o mês correspondentes ao início do último ciclo menstrual. O disco fornece o número de semanas no momento da consulta atual.

Aplicativo (app). Atualmente, existem diferentes aplicativos para *smartphones* em que a data do início do último fluxo menstrual é inserida para se obter o cálculo até o dia da pesquisa.

Ultrassonografia. Quando realizada no primeiro trimestre, a ultrassonografia é o exame mais preciso para estabelecer ou confirmar a idade gestacional. A idade gestacional estimada antes de se completar a 14ª semana de gestação, com base na medição do comprimento cabeça-nádega (CCN), tem precisão de ± 5 a 7 dias. As mensurações do CCN são mais precisas quanto mais precocemente forem realizadas no primeiro trimestre. Se a datação por ultrassonografia realizada antes da 14ª semana de gestação diferir em mais de 7 dias da data da última menstruação (DUM), a avaliação ultrassonográfica deve passar a ser considerada. Alterações de datação para discrepâncias menores são apropriadas com base em quão precocemente, no primeiro trimestre, o exame de ultrassom foi realizado e a confiabilidade da avaliação clínica da DUM (ACOG, 2017). Caso a gravidez tenha sido resultado de técnica de reprodução assistida, deve-se utilizar a idade do embrião e a data de sua transferência (p. ex., para um embrião de 5 dias, o tempo estimado de gestação seria de 261 dias a partir da data de implantação do embrião). A idade gestacional deve ser atualizada a cada consulta.

Data provável do parto. A data provável do parto é estimada considerando a duração média da gestação normal (280 dias ou 40 semanas). O cálculo pode ser feito pela regra de Näegele com base na DUM, que consiste em somar 7 dias e subtrair 3 meses à data referida como início da última menstruação. Essa regra é adaptada nas seguintes situações (Brasil, 2013):

- DUM ocorreu no mês de janeiro: adicionar 9 meses ao mês do último ciclo menstrual
- Número de dias a serem somados é superior ao número de dias restantes para o final do mês: contabilizar os dias excedentes para o mês seguinte e adicionar 1 ao fim do cálculo do mês provável para ocorrer o parto.

AVALIAÇÃO DO ESTADO NUTRICIONAL E DO GANHO DE PESO GESTACIONAL

A alimentação equilibrada contribui para hábitos saudáveis e evitam o ganho de peso excessivo.

A avaliação do estado nutricional da gestante consiste na tomada da medida do peso e da altura, o que permite a classificação do IMC.

Quando não informado pela mulher, o peso pré-gestacional pode ser obtido a partir de dados de prontuário, ou aferido no início da gestação. A altura materna deve ser obtida no início da gravidez. Essas medidas são utilizadas para calcular o IMC pré-gestacional e, assim, classificar o estado nutricional entre baixo peso, peso normal ou eutrofia, sobrepeso ou obesidade (Tabela 8.1). A partir dessa classificação, a curva de monitoramento adequada deverá ser escolhida.

As orientações sobre o ganho de peso adequado durante o pré-natal seguem as novas recomendações de ganho de peso gestacional (GPG) para gestantes brasileiras (Surita *et al.*, 2023). O estado nutricional pré-gestacional irá determinar as recomendações sobre o ganho de peso durante a gravidez (Figura 8.1). O GPG deve ser calculado em todas as consultas de pré-natal. Ganho de peso insuficiente ou excessivo está associado à ocorrência de desfechos maternos e neonatais adversos.

Além da avaliação dos parâmetros clínicos e obstétricos, a rotina complementar mínima inclui outros exames (Tabela 8.2 e Figura 8.2) (Brasil, 2013; Fiocruz, 2021).

O uso das curvas de ganho de peso específicas para as mulheres brasileiras é a atual recomendação das diretrizes nacionais, adotadas pelo Ministério da Saúde.

Não há consenso para o rastreamento de rotina para infecção por citomegalovírus (CMV) no pré-natal, uma vez que o diagnóstico da doença aguda é extremamente difícil (SBIBAE, 2019).

Nas gestantes Rh(–), deve-se solicitar o Rh paterno. Eletroforese de hemoglobina deve ser solicitada se a gestante for negra, tiver antecedentes familiares de anemia falciforme ou apresentar história de anemia persistente.

Se a gestante for sabidamente Rh(+), deve-se solicitar apenas a pesquisa de anticorpos irregulares e finaliza-se a investigação. Se ela for Rh(–), deve-se solicitar o fator Rh paterno.

Tabela 8.1 Recomendação de ganho de peso gestacional segundo o índice de massa corporal (IMC) pré-gestacional.

IMC pré-gestacional (kg/m²)	Classificação nutricional	Até 13 semanas (1º trimestre)	Até 27 semanas (2º trimestre)	Até 40 semanas (3º trimestre)
< 18,5	Baixo peso	0,2 a 1,2	5,6 a 7,2	9,7 a 12,2
≥ 18,5 e < 25	Eutrofia	–1,8 a 0,7	3,1 a 6,3	8,0 a 12,0
≥ 25 e < 30	Sobrepeso	–1,6 a –0,05	2,3 a 3,7	7,0 a 9,0
≥ 30	Obesidade	–1,6 a –0,05	1,1 a 2,7	5,0 a 7,2

Adaptada de: Surita *et al.*, 2023.

Baixo peso (IMC < 18,5 kg/m²)

Ganho de peso recomendado até 40 semanas de gestação: 9,7 a 12,2 kg

P90
P50
P34
P18
P10

Ganho de peso gestacional (kg)

1º trimestre | 2º trimestre | 3º trimestre

Semana de gestação

Gráfico de acompanhamento do ganho de peso

Eutrofia (IMC ≥ 18,5 kg/m² e < 25,0 kg/m²)

Ganho de peso recomendado até 40 semanas de gestação: 8 a 12 kg

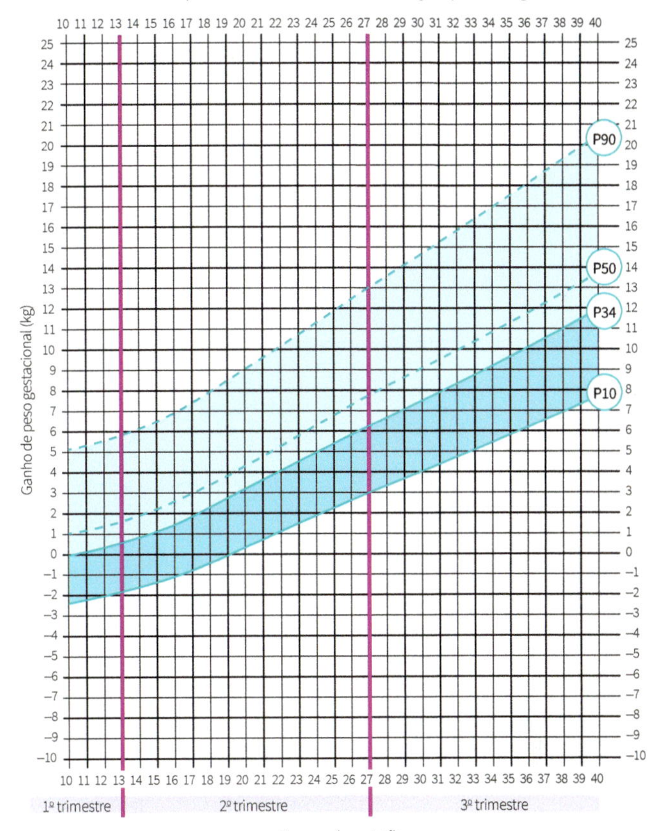

Gráfico de acompanhamento do ganho de peso

Sobrepeso (IMC ≥ 25,0 kg/m² e < 30,0 kg/m²)

Ganho de peso recomendado até 40 semanas de gestação: 7 a 9 kg

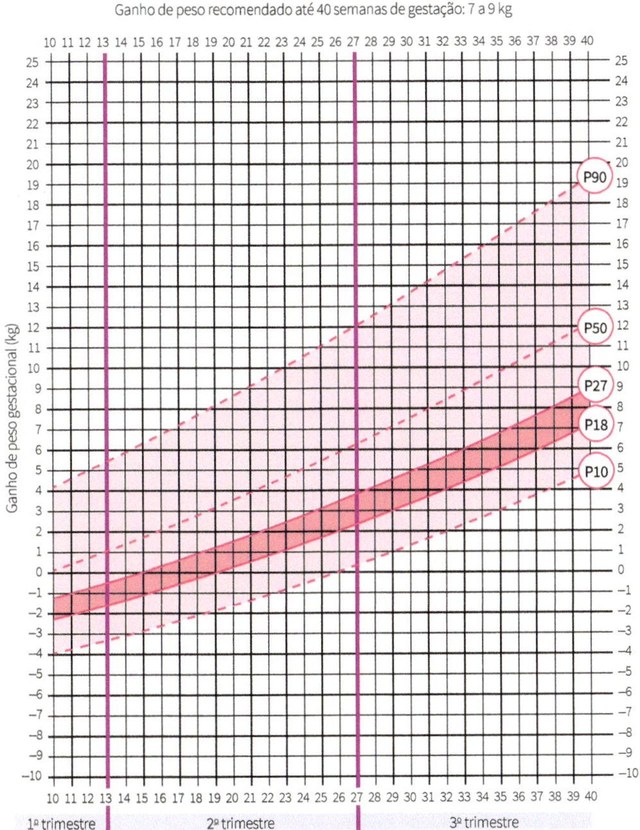

Obesidade (IMC ≥ 30,0 kg/m²)

Ganho de peso recomendado até 40 semanas de gestação: 5 a 7,2 kg

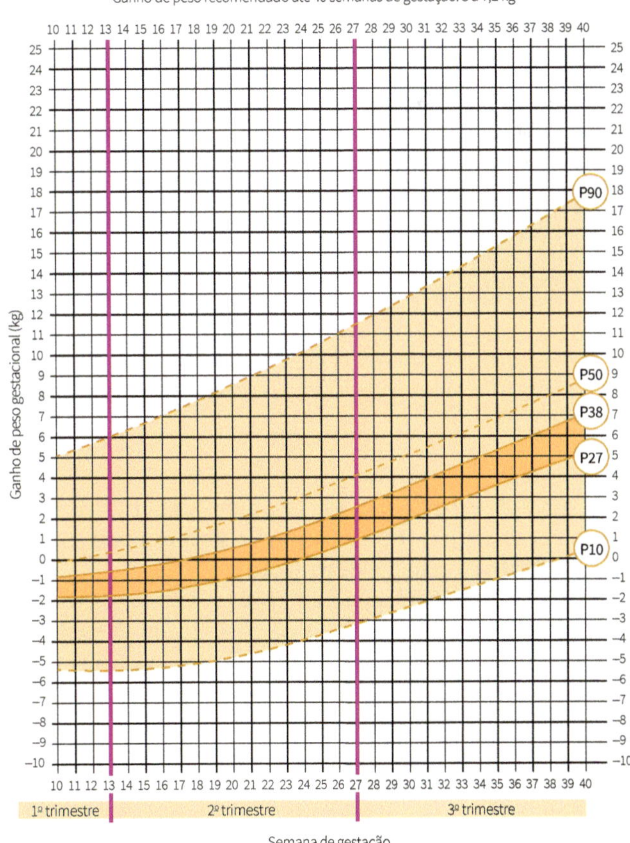

Figura 8.1 Curvas de ganho de peso gestacional para mulheres brasileiras, de acordo com o índice de massa corporal (IMC) pré-gestacional. (Utilizada de: Mussoi, 2023.)

Tabela 8.2 Exames complementares recomendados no pré-natal.

	Propedêutica complementar	Quando realizar	
		Primeira consulta	3º trimestre
Exames laboratoriais	Hemograma completo	X	X
	Tipagem sanguínea ABO/Rh	X	X
	Coombs indireto (se fator Rh negativo)	X	X
	Glicemia de jejum	X	X
	Teste rápido de triagem para sífilis ou VDRL/RPR	X	X
	Teste rápido HIV, anti-HIV	X	X
	Sorologia para toxoplasmose (IgM e IgG)	X	X
	Sorologia para hepatite B (HbsAg)	X	X
	Urina I (sumário de urina)/urocultura	X	X
	TSH	Início do 1º trimestre	
	Teste oral de tolerância à glicose (TOTG 75 g)	24 a 28 semanas	
	Estreptococos β-hemolíticos	35 a 37 semanas	
Quando necessário	Colpocitotologia oncótica cervical		
	Exame de secreção vaginal		
	Protoparasitológico		
	Swab para rastreamento de clamídia e gonococo		
Exame de imagem	Ultrassonografia (US) obstétrica	1ª consulta	
	US morfológica de 1º trimestre	Entre 11 e 13 semanas e 6 dias	
	US morfológica de 2º trimestre	Entre 20 e 24 semanas	
	US obstétrica	3º trimestre	

IgG: imunoglobulina G; IgM: imunoglobulina M; RPR: *rapid plasm reagin*; TSH: hormônio tireoestimulante; VDRL: *venereal disease research laboratory*. (Adaptada de: Brasil, 2013; Fiocruz, 2021.)

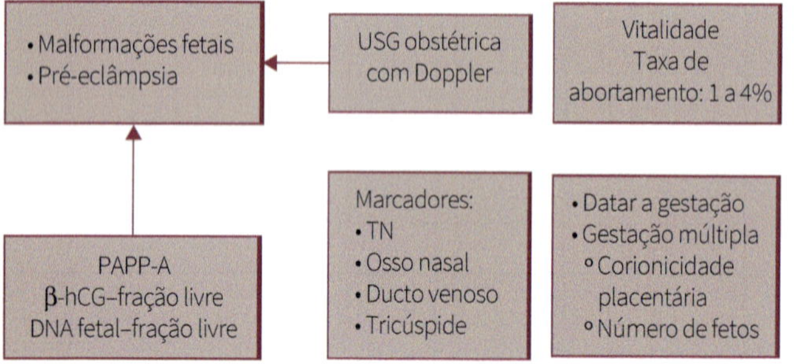

Figura 8.2 Exames complementares recomendados no 1º trimestre. β-hCG: betagonadotrofina coriônica humana; PAPP-A: proteína A plasmática associada à gestação; TN: translucência nucal; USG: ultrassonografia.

Caso o pai da criança seja Rh(+) ou desconhecido, deve-se solicitar nova pesquisa de anticorpos irregulares a cada 4 semanas a partir da 24ª semana de gestação.

As mulheres com tipagem Rh(–) não sensibilizadas devem receber imunoglobulina anti-D na 28ª semana de gestação. Essa profilaxia deve ser repetida no parto ou em momento em que se avalie como de maior exposição e risco para isoimunização Rh.

A glicemia de jejum no primeiro trimestre é indicada para o rastreamento de diabetes *mellitus* na gestação. Valores inferiores a 92 g/dℓ são considerados normais. Valores entre 92 e 125 g/dℓ sugerem o diagnóstico de diabetes *mellitus* gestacional, e valores acima de 125 g/dℓ como diabetes *mellitus* diagnosticado na gestação, *overt diabetes*. Nos casos de valores de glicemia de jejum normais, deve-se solicitar o teste oral de tolerância à glicose (TOTG) 75 g entre 24 e 28 semanas. Na presença de pelo menos um valor alterado, é feito o diagnóstico de diabetes gestacional. Os valores de normalidade são: 0 hora até 92 g/dℓ; 1 hora até 180 g/dℓ e 2 horas até 153 g/dℓ (SBIBAE, 2019).

O rastreamento de alterações cromossômicas fetais durante a gestação pode ser realizado por meio de marcadores ultrassonográficos, como a medida da transluscência nucal (TN), osso nasal, fluxo do ducto venoso, regurgitação tricúspide e ângulo facial, e parâmetros bioquímicos, como dosagem de betagonadotrofina coriônica humana (β-hCG) livre, proteína A plasmática associada à gestação (PAPP-A) e hormônio de crescimento placentário (PLGF) (Nicolaides, 2011). O teste não invasivo para trissomias fetais (NIPT, do inglês *noninvasive prenatal testing*) analisa fragmentos de DNA fetal livre circulantes no sangue periférico materno, e é feito em uma amostra colhida já a partir da 10ª semana de gestação.

O ultrassom morfológico de 2º trimestre, na maioria das vezes, é realizado entre 20 e 24 semanas de gestação. O principal objetivo desse exame é fornecer informações como determinar a idade gestacional, caso ainda não tenha sido estabelecida em exame de primeiro trimestre, e realizar medidas fetais para a detecção de anomalias de crescimento no final da gravidez. Outros objetivos são (Salomon, 2011):

- Verificar a atividade cardíaca
- Confirmar número de fetos
- Observar aparência e localização placentária
- Medir o comprimento do colo uterino.

Esse exame possibilita, ainda, definir e classificar anomalia fetal, determinar prognóstico fetal, instituir terapêutica fetal, programar assistência pré e pós-natal e decidir a via de parto.

Já no 3º trimestre, os parâmetros avaliados na ultrassonografia com Doppler são:

- Feto:
  - Apresentação
  - Estimativa de peso
  - Percentil de crescimento
  - Vitalidade
  - Morfologia
- Volume do líquido amniótico (LA)
- Localização placentária
- Cordão umbilical.

Intervenções nutricionais

A alimentação equilibrada contribui para hábitos saudáveis e evita o ganho de peso excessivo. Algumas vezes, pode ser necessária uma reeducação alimentar, pela alta prevalência de sobrepeso e obesidade em nossa população. Uma dieta adequada deve fornecer energia, proteína, vitaminas e minerais de modo balanceado.

As intervenções necessárias devem ser desenvolvidas de maneira personalizada para que o GPG seja adequado.

Ácido fólico, metilfolato, vitamina B9

A suplementação periconcepcional é considerada medida efetiva para diminuir a ocorrência e a recorrência de DTN. O ácido fólico precisa passar por processos enzimáticos necessários à metabolização para a sua forma ativa L-5-metiltetra-hidrofolato (L-metilfolato, 5-MTHF) envolvida nos processos biológicos e que circula no plasma. A enzima metilenotetra-hidrofolato redutase (MTHFR) é de fundamental importância para fornecer 5-MTHF. A presença de polimorfismo do gene da MTHFR promove menor atividade enzimática e menor produção de L-metilfolato.

Suplementos compostos pelo L-metilfolato não necessitam de metabolização, por ser composto pela forma ativa da vitamina. Ele pode ser utilizado, com boa eficácia, para a prevenção de DTN em mulheres sabidamente portadoras de polimorfismo (Hsu, 2020). A dose recomendada é de 400 µg/dia.

Nas mulheres com fatores de risco, entre eles história prévia de gestação acometida por DTN, diabetes *mellitus* prévio à gestação, uso de antagonistas dos folatos como em casos de uso de anticonvulsivantes, obesidade com IMC > 35 kg/m^2, polimorfismo genético da MTHFR, síndromes de má-absorção (doença celíaca, doença de Crohn, cirurgias bariátricas, retocolite ulcerativa, entre outras), a dose recomendada é de 4,0 mg/dia (Febrasgo, 2021).

A Organização Mundial da Saúde (OMS, 2013), por meio de diretriz baseada em evidências, orienta que a suplementação diária de ácido fólico possa se estender ao longo de toda a gestação, e não apenas no período periconcepcional. Tal orientação visa aprimorar os resultados perinatais e também reduzir as taxas de anemia materna e baixo peso ao nascimento.

Metanálise que avaliou 756.365 crianças, de 10 países, com idade entre 11 meses e 15 anos, mostrou que a suplementação pré-natal, em comparação com nenhuma suplementação, reduziu significativamente (cerca de 58%) o risco associado ao transtorno do espectro autista em crianças (Iglesias-Vázquez *et al.*, 2019).

Suplementação com múltiplos micronutrientes

Dados de estudos randomizados sugerem que a suplementação materna com múltiplos micronutrientes diminui o risco de baixo peso ao nascimento e melhora os resultados de saúde infantil. Metanálise envolvendo 17 ensaios clínicos randomizados realizados em 14 países de baixa e média renda compararam a suplementação de vários micronutrientes associados ao ferro e ácido fólico *versus* suplementação apenas de ferro e ácido fólico em 112.953 gestantes. O início de suplementos com múltiplos micronutrientes antes da 20ª semana de gestação proporcionou maiores reduções de parto prematuro, baixo peso ao nascer e pequenos para a idade gestacional (Smith *et al.*, 2017). Essa evidência fez com que a Organização Mundial da Saúde (OMS) atualizasse suas recomendações quanto ao uso de suplementos contendo múltiplos micronutrientes, incluindo ácido fólico e ferro e intervenção com potencial de impacto rápido (WHO, 2020).

Ferro

A suplementação reduz o risco de anemia materna e deficiência de ferro na gravidez, a incidência de baixo peso ao nascer e mortalidade perinatal, bem como mortalidade materna e obstétrica.

O Programa Nacional de Suplementação de Ferro orienta a o uso de sulfato ferroso na gravidez. Essa medida tem como meta a prevenção da anemia (Brasil, 2013), definida como redução na concentração de hemoglobina, tendo como consequência a redução da reserva de ferro no organismo.

Recomenda-se suplementação oral diária de ferro com 30 mg a 60 mg de ferro elementar para as grávidas; a dose mais elevada é indicada para locais onde a anemia em gestantes é ≥ 40%. Doses de 60 mg de ferro elementar estão presentes em 300 mg de sulfato ferroso hepta-hidratado, ou 180 mg de fumarato ferroso. Nos casos de baixa adesão pelos efeitos colaterais apresentados, o uso pode ser intermitente, com 120 mg oral de ferro elementar, 1 vez/semana, em populações com prevalência de anemia < 20% em gestantes (OMS, 2016).

Vitamina D

Considerada essencial para a saúde humana, a deficiência de vitamina D em gestantes foi associada a complicações. Uma revisão sistemática (Palacios *et al.*, 2019) mostrou que a suplementação de vitamina D em mulheres grávidas provavelmente reduz o risco de pré-eclâmpsia, diabetes gestacional e baixo peso ao nascer e pode reduzir o risco de hemorragia pós-parto grave.

São necessários ensaios clínicos randomizados maiores e rigorosos de alta qualidade para avaliar os efeitos da suplementação de vitamina D na gravidez, particularmente em relação ao risco de eventos adversos maternos.

De acordo com a Sociedade Brasileira de Endocrinologia e Metabologia (SBEM) os valores de normalidade de 25-OH vitamina D acima de 30 ng/mℓ são os recomendados para alguns grupos de risco, entre eles as gestantes (Maeda *et al.*, 2014). O American College of Obstetricians and Gynecologists (ACOG) recomenda o rastreamento para hipovitaminose D apenas para gestantes com fatores de risco para deficiência (ACOG, 2011). Para os casos de deficiência, preconiza de 1.000 a 2.000 UI/dia; para as gestantes e lactantes, de maneira geral, 600 UI/dia.

A Federação Brasileira das Associações de Ginecologia e Obstetrícia recomenda que a suplementação oral de vitamina D seja realizada para todas as grávidas a partir da12ª semana de gestação (Mariani Neto *et al.*, 2017). As doses variam de 400 a

2.000 UI/dia e podem ser utilizadas sem a necessidade de se quantificarem as concentrações de 25-OH vitamina D. As mulheres grávidas sintomáticas ou com deficiência severa podem receber até 4.000 UI/dia.

VACINAÇÃO

O período gestacional é ocasião oportuna para atualizar o esquema vacinal ou administrar as vacinas recomendadas para esse período. As vacinas e os esquemas recomendados na gestação se encontram nas Tabelas 8.3 e 8.4 (SBIM, 2023).

A vacinação contra covid-19 durante a gravidez e o puerpério tem sido recomendada amplamente para prevenir doença grave e mortes nessa população. As gestantes e as puérperas têm recomendação de se vacinar com a vacina contra a covid-19 em qualquer idade gestacional. Com a finalidade de ampliação da proteção materna e possivelmente transferência para o feto de anticorpos maternos, uma dose da vacina contra a covid-19, em 2024, deve ser considerada para gestantes que tenham recebido a última dose há mais de 6 meses, durante o período gestacional. Para as gestantes, não haverá exigência quanto à comprovação da situação gestacional; basta que a mulher confirme seu estado de gravidez (Brasil, 2023c).

ATIVIDADE FÍSICA

Todas as grávidas devem ter um programa de atividade física regular. Gestantes previamente sedentárias, com ou sem sobrepeso, obesas ou não, devem ser orientadas quanto aos benefícios de serem ativas fisicamente, salvo gestantes que apresentem contraindicações.

Gestantes devem praticar semanalmente pelo menos 150 minutos de atividade física de intensidade moderada. Essa atividade deve ser distribuída em pelo menos 3 dias da semana, preferindo, sempre que possível, a prática diária (ACOG, 2015).

A escolha da atividade deve envolver exercícios aeróbicos, condicionamento físico (musculação, pilates), alongamentos e ioga (Mottola *et al.*, 2018).

Revisão sistemática mostrou que atividade física associada a dieta diminui em média em 20% o risco de ganho de peso excessivo, reduz em média 20% o risco de diabetes gestacional e pode prevenir o aparecimento de hipertensão na gravidez. Outros benefícios podem incluir menor risco para parto cesáreo e macrossomia fetal (Muktabhant *et al.*, 2015).

PLANO DE PARTO

O plano de parto é um documento elaborado pela gestante sobre suas preferências, desejos e expectativas com relação ao parto e ao nascimento. As decisões envolvem escolhas sobre o acompanhante que ela deseja que esteja presente, o ambiente em que será realizado o parto, os métodos para alívio da dor, o tipo de alimentação ou bebidas que vai ingerir, a posição a ser adotada até a expulsão fetal e quem corta o cordão umbilical.

O ideal é que o plano possa ser elaborado pela gestante ao longo do pré-natal, com base nos esclarecimentos obtidos pelos profissionais envolvidos e nas experiências próprias ou de outras mulheres. O plano de parto deve ser impresso e entregue à equipe envolvida em seu atendimento na maternidade de escolha.

A gestante deve ser informada sobre a conduta em eventuais situações de risco, nas quais o plano de parto pode não ser atendido em sua íntegra.

O uso desse instrumento é um incentivo a toda a equipe profissional para o cumprimento dos acordos realizados com a gestante e sua família, proporcionando práticas de cuidado no parto mais respeitosas.

Tabela 8.3 Vacinas recomendadas na gestação.

Vacinas	Esquemas	Recomendações
Tríplice bacteriana acelular do tipo adulto (difteria, tétano e coqueluche) – dTpa ou dTpa-VIP	Previamente vacinada, com pelo menos três doses de vacina contendo o componente tetânico	Uma dose de dTpa a partir da 20ª semana de gestação, o mais precocemente possível
	Vacinação incompleta, tendo recebido uma dose de vacina contendo o componente tetânico	Uma dose de dT e uma dose de dTpa, a partir da 20ª semana de gestação Intervalo mínimo de 1 mês entre elas
	Em gestantes não vacinadas e/ou histórico vacinal desconhecido	Duas doses de dT Uma dose de dTpa a partir da 20ª semana de gestação Intervalo mínimo de 1 mês entre elas
Hepatite B	3 doses: 0-1-6 meses	A qualquer tempo no pré-natal
Influenza (gripe)	Dose única anual	

DT: difteria e tétano; dTpa: difteria, tétano e coqueluche; dTpa-VIP: difteria, tétano, coqueluche e poliomielite.

Tabela 8.4 Vacinas em situações especiais e contraindicadas na gestação.

Recomendadas em situações especiais	Esquemas	Contraindicadas
Hepatite A	Duas doses, no esquema 0 a 6 meses	Tríplice viral (sarampo, caxumba e rubéola) HPV4
Pneumocócicas	Gestantes de risco para doença pneumocócica invasiva	
Meningocócicas conjugadas (ACWY/C)	Uma dose Avaliar a situação epidemiológica	
Meningocócica B	Duas doses Intervalo de 1 a 2 meses	Varicela (catapora)
Febre amarela*	Risco da infecção supera os riscos potenciais da vacinação Dose única	

*Gestantes que viajam para países que exigem o Certificado Internacional de Vacinação e Profilaxia (CIVP) devem ser liberadas da vacinação pelo médico assistente, se não houver risco em contrair a infecção.

PRÉ-NATAL DO PARCEIRO

As estratégias recomendadas se estendem a todos que se colocam ao lado de uma pessoa que gesta (que pode ser tanto uma mulher cisgênero quanto um homem transgênero), apoiando e cumprindo sua função de parceiro no exercício da parentalidade.

Deve-se sensibilizar e qualificar os profissionais de saúde para acolher e envolver os parceiros, desde o diagnóstico de gravidez, permitindo desde o início que se estabeleçam vínculos com a criança que virá a nascer, com especial atenção aos pais adolescentes e jovens (Brasil, 2023b).

CONSIDERAÇÕES FINAIS

A assistência pré-natal pode auxiliar as mulheres a aumentar a confiança em sua capacidade de dar à luz sem intervenções desnecessárias. As mulheres procuram por informação para participar com segurança nas decisões dos cuidados no trabalho de parto e no processo do nascimento fisiológico (Avery *et al.*, 2014). A confiança materna pode ser trabalhada para que o parto fisiológico faça parte de um processo normal e no qual a mulher se sinta segura. Gestantes de risco habitual podem se tornar de alto risco no momento do parto e, com isso, apresentar maior risco de complicações.

REFERÊNCIAS BIBLIOGRÁFICAS

ACOG Committee Opinion No. 495: Vitamin D: Screening and supplementation during pregnancy. *Obstetrics and Gynecology*, v. 118, n. 1, p. 197-198, 2011.

ACOG Committee Opinion No. 650: Physical Activity and Exercise During Pregnancy and the Postpartum Period. *Obstetrics and Gynecology*, v. 126, n. 6, p. e135-e142, 2015.

ACOG Committee Opinion No 700: Methods for estimating the due date. *Obstetrics and Gynecology*, v. 129, n. 5, p. 150-154, 2017.

AVERY, M. D. *et al.* A systematic review of maternal confidence for physiologic birth: characteristics of prenatal care and confidence measurement. *Journal of Midwifery & Women's Health*, v. 59, n. 6, p. 586-595, 2014.

BRASIL. Lei nº 14.737, de 27 de novembro de 2023. Altera a Lei nº 8.080, de 19 de setembro de 1990 (Lei Orgânica da Saúde), para ampliar o direito da mulher de ter acompanhante nos atendimentos realizados em serviços de saúde públicos e privados. *Diário Oficial da União*, Brasília, 27 de novembro de 2023. Seção 1, p. 3. 2023a.

BRASIL. Ministério da Saúde. Secretaria de Atenção à Saúde. Departamento de Atenção Básica. *Atenção ao pré-natal de baixo risco*. Brasília: Ministério da Saúde, 2013. Disponível em: https://bvsms.saude.gov.br/bvs/publicacoes/cadernos_atencao_basica_32_prenatal.pdf.

BRASIL. Ministério da Saúde. Secretaria de Atenção Primária à Saúde. Departamento de Gestão do Cuidado Integral. *Guia do pré-natal do parceiro para profissionais de saúde*. Brasília: Ministério da Saúde, 2023b. Disponível em: https://bvsms.saude.gov.br/bvs/publicacoes/guia_pre_natal_profissionais_saude_1ed.pdf.

BRASIL. Ministério da Saúde. Secretaria de Atenção Primária à Saúde. Departamento de Ações Programáticas. *Manual de gestação de alto risco*. Brasília: Ministério da Saúde, 2022. Disponível em: https://bvsms.saude.gov.br/bvs/publicacoes/manual_gestacao_alto_risco.pdf.

BRASIL. Ministério da Saúde. Secretaria de Vigilância em Saúde e Ambiente. Departamento de Imunização e Doenças Imunopreveníveis. *Estratégia de vacinação contra a covid-19 – 2024*. Brasília: Ministério da Saúde, 2023c. Disponível em: https://www.gov.br/saude/pt-br/vacinacao/publicacoes/estrategia-de-vacinacao-contra-a-covid-19-2024.

BRASIL. Ministério da Saúde. Secretaria de Vigilância em Saúde e Ambiente. *Saúde da População Negra*. Boletim Epidemiológico. Número especial 10 out. 2023. Brasília: Ministério da Saúde, 2023d. Disponível em: https://www.gov.br/saude/pt-br/centrais-de-conteudo/publicacoes/boletins/epidemiologicos/especiais/2023/boletim-epidemiologico-saude-da-populacao-negra-numero-especial-vol-2-out.2023.

DEPARTMENT OF HEALTH. *Clinical Practice Guidelines*: Pregnancy Care. Canberra: Australian Government Department of Health, 2020. Disponível em: https://www.health.gov.au/resources/pregnancy-care-guidelines.

FEDERAÇÃO BRASILEIRA DAS ASSOCIAÇÕES DE GINECOLOGIA E OBSTETRÍCIA (FEBRASGO). *Prevenção dos defeitos abertos do tubo neural*. 2. ed. São Paulo: FEBRASGO, 2021. p. 36.

FUNDAÇÃO OSWALDO CRUZ (FIOCRUZ). Instituto Nacional de Saúde da Mulher, da Criança e do Adolescente Fernandes Figueira. Portal de Boas Práticas em Saúde da Mulher, da Criança e do Adolescente. Postagens: principais questões sobre exames de rotina do pré-natal. [online]. Rio de Janeiro: Fundação Oswaldo Cruz, 2021. Disponível em: https://portaldeboaspraticas.iff.fiocruz.br/atencao-mulher/principais-questoes-sobre-exames-de-rotina-do-pre-natal.

HSU, L. P. R. A importância do metilfolato na prevenção dos defeitos abertos do tubo neural. *FEMINA*, v. 48, p. 134-138, 2020.

HSU, L. P. R.; BORDINI, G. D. Cuidados pré-concepcionais. In: URBANETZ, A. A.; Ramos, J. G. (eds.). *PROAGO – Programa de Atualização em Ginecologia e Obstetrícia*. Porto Alegre: Artmed Panamericana, 2004. p. 97-120.

IGLESIAS VÁZQUEZ, L.; CANALS, J.; ARIJA, V. Review and meta-analysis found that prenatal folic acid was associated with a 58% reduction in autism but had no effect on mental and motor development. *Acta Paediatrica*, v. 108, n. 4, p. 600-610, 2019.

MAEDA, S. S. *et al.*; Brazilian Society of Endocrinology and Metabology (SBEM). Recommendations of the Brazilian Society of Endocrinology and Metabology (SBEM) for the diagnosis and treatment of hypovitaminosis D. *Arquivos Brasileiros de Endocrinologia e Metabologia*, v. 58, n. 5, p. 411-433, 2014.

MARIANI NETO, C. Papel da vitamina D na gestação. *In: A importância da vitamina D na saúde da mulher*. São Paulo: Federação Brasileira das Associações de Ginecologia e Obstetrícia, 2017. p. 28-37.

MOTTOLA, M. F. *et al.* 2019 Canadian guideline for physical activity throughout pregnancy. *British Journal of Sports Medicine*, v. 52, p. 1339-1346, 2018.

MUKTABHANT, B. *et al.* Diet or exercise, or both, for preventing excessive weight gain in pregnancy. *The Cochrane Database of Systematic Reviews*, v. 2015, n. 6, p. CD007145, 2015.

MUSSOI, T. D. *Avaliação nutricional na prática clínica*: da gestação ao envelhecimento. 2. ed. Rio de Janeiro: Guanabara Koogan, 2023.

NICOLAIDES, K. H. Turning the pyramid of prenatal care. *Fetal Diagnosis and Therapy*. v. 29, n. 3, p. 183-196, 2011.

ORGANIZAÇÃO DAS NAÇÕES UNIDAS (ONU). *Transformando nosso mundo*: a Agenda 2030 para o Desenvolvimento Sustentável. Rio de Janeiro: ONU, 2015.

ORGANIZAÇÃO MUNDIAL DA SAÚDE (OMS). *Diretriz:* Suplementação diária de ferro e ácido fólico em gestantes. Genebra: OMS, 2013.

ORGANIZAÇÃO MUNDIAL DA SAÚDE (OMS). *Recomendações da OMS sobre cuidados pré-natais para uma experiência positiva na gravidez*. Geneva: OMS, 2016.

ORGANIZAÇÃO PAN-AMERICANA DA SAÚDE (OPAS). *Saúde materna s/d*. Disponível em: https://www.paho.org/pt/topicos/saude-materna.

PALACIOS, C. *et al.* Regimens of vitamin D supplementation for women during pregnancy. *The Cochrane Database of Systematic Reviews*. v. 10, n. 10, p. CD013446, 2019.

PEIXOTO *et al.* Assistência pré-natal. In: FERNANDES, C. E.; SÁ, M. F. S. *Tratado de Obstetrícia FEBRASGO*. Rio de Janeiro: Elsevier; 2019. p. 54-150.

SALOMON, L. J. *et al.* Practice guidelines for performance of the routine mid-trimester fetal ultrasound scan. *Ultrasound in Obstetrics & Gynecology*. v. 37, n. 1, p. 116-126, 2011.

SANTOS, F. *et al.* Os significados e sentidos do plano de parto para as mulheres que participaram da Exposição Sentidos do Nascer. *Cadernos de Saúde Pública*, v. 35, n. 6, p. e00143718, 2011.

SMITH, E. R. *et al.* Modifiers of the effect of maternal multiple micronutrient supplementation on stillbirth, birth outcomes, and infant mortality: a meta-analysis of individual patient data from 17 randomised trials in low-income and middle-income countries. *The Lancet. Global Health*, v. 5, n. 11, p. e1090-e1100, 2017.

SOCIEDADE BENEFICENTE ISRAELITA BRASILEIRA ALBERT EINSTEIN (SBIBAE). *Nota técnica para organização da rede de atenção à saúde com foco na atenção primária à saúde e na atenção ambulatorial especializada*: saúde da mulher na gestação, parto e puerpério. São Paulo: Hospital Israelita Albert Einstein, 2019. Disponível em: https://atencaobasica.saude.rs.gov.br/upload/arquivos/202001/03091259-nt-gestante-planificasus.pdf.

SOCIEDADE BRASILEIRA DE IMUNIZAÇÕES (SBIM). *Calendário de vacinação SBIm – Gestante*. Recomendações da Sociedade Brasileira de Imunizações 2024/2025. Disponível em: https://sbim.org.br/images/calendarios/calend-sbim-gestante.pdf.

SOLHA, S. T. *et al.* Rastreio, diagnóstico e manejo do hipotireoidismo na gestação. *FEBRASGO Position Statement*, n. 10, 2022.

SURITA, F. G. C. *et al.* Guidelines on how to monitor gestational weight gain during antenatal care. *Revista Brasileira de Ginecologia e Obstetrícia*, v. 45, n. 2, p. 104-108, 2023.

WORLD HEALTH ORGANIZATION (WHO). WHO antenatal care recommendations for a positive pregnancy experience. Nutritional interventions update. Multiple micronutrient supplements during pregnancy. Geneva: WHO, 2020.

CAPÍTULO 9

Hierarquização Assistencial no Pré-Natal

José Carlos Peraçoli • Maria Laura Costa • Samira El M. T. Haddad • Eliana Amaral

INTRODUÇÃO

A assistência pré-natal é uma das ações de saúde mais importantes, pois contribui para reduzir a morbimortalidade da mulher durante a gestação e ao longo da vida, assim como do feto e do recém-nascido, no período perinatal e na vida futura.

Os três principais componentes da assistência pré-natal são: avaliação de risco, promoção/educação em saúde e intervenção terapêutica (Rosen *et al.*, 1991). Cuidados pré-natais de alta qualidade podem prevenir ou reconhecer e tratar no momento adequado as complicações maternas e fetais. As complicações da gravidez e do parto são a principal causa de morbidade e mortalidade em mulheres em idade reprodutiva em todo o mundo (Linden, 2021).

A estratificação de risco no início do acompanhamento das gestantes contribui com a melhor organização da assistência pré-natal, de modo que sejam acompanhadas no local mais apropriado, por equipe de saúde qualificada para atender às suas necessidades, podendo-se, também, planejar adequadamente o parto. Para gestantes de menor risco, a estratificação evita intervenções inadequadas e permite que sua assistência seja prestada pela unidade de saúde/equipe de saúde próxima à sua residência. Mulheres com situações que demandam cuidados especiais devem ser referenciadas para centros secundários/terciários, com infraestrutura e profissionais de saúde preparados para atendê-las da maneira mais qualificada possível (Vause e Clarke, 2014).

A estratificação em níveis diferenciados de risco contribui para otimizar a assistência pré-natal, reservando recursos humanos e materiais específicos para a assistência às situações de maior risco de morbimortalidade, buscando evitar complicações ou identificá-las e intervir sobre elas o mais cedo possível e, potencialmente, reduzir custos desnecessários, incluindo os custos de deslocamento da gestante, de insumos, da equipe de saúde e de investimento em infraestrutura. A assistência pré-natal hierarquizada visa proporcionar às gestantes assistência coordenada multidisciplinar, realizada por profissionais de saúde com nível de especialização apropriado e em ambiente com instalações preparadas para dar suporte às necessidades do binômio mãe/feto, desde o início até a resolução da gestação.

Para gestantes sem situações de risco identificáveis, os cuidados podem ser prestados por obstetra, médica(o) de família ou enfermeira(o) obstétrica(o)/obstetriz, em unidade básica de saúde próxima à sua residência. As gestantes em situações de alto risco exigirão cuidados de equipe de saúde especializada e multiprofissional, em serviço de referência secundário ou terciário com instalações neonatais que ofereçam cuidados específicos. Outras especialidades também podem fornecer contribuições, como hematologia, medicina intensiva, genética, odontologia, bem como saúde reprodutiva e sexual (serviços de aborto e contracepção) (Vause e Clarke, 2014). Além disso, para que a hierarquização da assistência pré-natal obtenha bons resultados maternos e perinatais, é fundamental que as vias de encaminhamento (referência/contrarreferência) sejam eficientes, isto é, gestantes em situação de baixo risco, ao se apresentarem em situação de risco, devem ser prontamente referenciadas e recebidas por serviços secundários/terciários. Isso significa ter garantia de fácil e rápido acesso, seja a serviço de pré-natal especializado ou a unidade de internação. Esses serviços especializados devem atender as gestantes portadoras de comorbidades prévias à gestação e as que, ainda que hígidas até engravidarem, manifestem comorbidades latentes (não diagnosticadas previamente) ou decorrentes da gestação.

No entanto, as condições potenciais de risco devem ser analisadas considerando a melhoria das possibilidades de comunicação entre as equipes de cuidado da atenção básica e da atenção especializada, que justificavam muitas das transferências para acompanhamento pré-natal de referência. Na última década, uma das mudanças mais significativas na saúde foi o papel crescente da internet e das redes sociais para acesso à informação e como facilitadora da comunicação. Isso não só impactou os indivíduos na sua vida pessoal, como também influenciou no desempenho de suas funções, incluindo a relação médico-paciente, o contato com os serviços de saúde, entre profissionais, dos profissionais com os usuários e pacientes. Os avanços que possibilitam crescente utilização da telemedicina têm se revelado de grande importância, o que se evidenciou durante a pandemia SARS-CoV-2.

Assim, a telessaúde e a saúde digital já são ferramentas de otimização do atendimento incorporadas na hierarquização assistencial no pré-natal (Monaghesh e Hajizadeh, 2020). Os serviços de referência para gestações de alto risco no estado de São Paulo, como os serviços universitários da Universidade de Campinas e da Universidade de São Paulo, utilizam rotineiramente a comunicação para discussão de caso e orientação dos profissionais da atenção primária, em diferentes municípios. Assim, reduz-se a necessidade de deslocamento da gestante e oferece-se apoio aos profissionais para condução de situações mais simples, que podem ser acompanhadas na unidade básica próxima à residência da gestante, compartilhando acompanhamento para reduzir a necessidade de deslocamentos, ou orientando a forma mais efetiva de encaminhamento para atendimento especializado.

Ainda a respeito da adequada organização pré-natal, as centrais reguladoras de vagas especializadas devem ser sempre acionadas quando há necessidade de transferências, sobretudo em situações de urgência/emergência durante o cuidado pré-natal. No estado de São Paulo, a Central de Regulação de Oferta de Serviços de Saúde (Cross) realiza o processo de identificação de vagas nos serviços de referência de alto risco e orientação dos serviços encaminhadores do Sistema Único de Saúde (SUS).

Assim, não basta que os profissionais de saúde saibam identificar uma lista de condições clínicas pela anamnese e/ou exame físico. Para que seja possível uma redução significativa dos desfechos maternos e perinatais adversos, é preciso investir na comunicação entre as equipes, em uma perspectiva de linha de cuidado mais ampla, que começa no aconselhamento preconcepção (p. ex., de uma mulher diabética ou hipertensa ou cardiopata previamente à gestação), durante a gestação e no puerpério, para planejamento reprodutivo. Assim, o acesso à contracepção segura deve ser uma prioridade para condições de morbidade materna prévias à gestação ou identificadas durante esse período. No entanto, dados recentes da América Latina demonstram que o baixo nível socioeconômico e a pouca idade são fatores de risco para o uso inadequado de contracepção segura, incluindo os métodos de longa duração, conhecidos pela sigla LARC (*long-acting reversible contraception*). No geral, entre as mulheres sexualmente ativas, o uso de LARC foi inferior a 5% em 13 dos 23 países (Ponce de Leon *et al.*, 2019).

DEFINIÇÃO DE RISCO

A identificação de que a gestação não é de risco, dentro do que se pode prever ainda no seu início, não garante que tal condição será mantida ao longo de toda a gestação. Portanto, o conceito de *baixo risco* de forma rígida não se aplica, sendo mais adequado usar a nomenclatura de *risco habitual*. Esse conceito se alinha com a recomendação de reavaliação contínua de risco, a cada contato da gestante com os serviços de saúde, visto que muitas condições podem se modificar no transcorrer do período gestacional, do ponto de vista clínico, psicossocial, nutricional etc. Essa abordagem, de avaliação contínua de risco, é uma das recomendações da Organização Mundial da Saúde (WHO, 2016).

Segundo Coco *et al.* (2014), 88% das gestações evoluem de modo fisiológico e necessitam apenas de assistência básica, enquanto as demais requerem assistência adicional e específica. A comunicação efetiva para a prevenção, a detecção e o controle precoce de complicações na gestação é uma competência necessária dos serviços de saúde e seus profissionais, a fim de planejar as melhores estratégias de tratamento e minimizar os riscos maternos e perinatais. A gestação é considerada de risco se houver condições clínicas ou obstétricas que possam comprometer a saúde ou colocar em risco a vida da mãe, do feto ou de ambos.

IDENTIFICAÇÃO DAS GESTAÇÕES DE MAIOR RISCO

A identificação de marcadores de risco na história clínica, no exame físico ou nos exames subsidiários deve alertar para um cuidado qualificado, assim como a identificação de complicações associadas a determinada situação específica. Entretanto, essa situação nem sempre é sinônimo de transferência de cuidados, e pode-se buscar a segunda opinião nos serviços de referência. Caso o encaminhamento seja necessário, a gestante deve ter sua assistência pré-natal monitorada pela unidade de origem, por meio de visitas domiciliares.

Seguindo a classificação proposta pelo *Manual de Assistência Pré-natal do Estado de São Paulo* (Lavras *et al.*, 2017), as situações de risco e o nível de complexidade para sua assistência podem ser agrupados conforme apresentado a seguir, direcionando assim o nível de cuidado sugerido e considerando a possibilidade de contato facilitado com o serviço de referência por estratégias de telessaúde. A proposta de organização do cuidado inclui:

- Identificar as características pessoais e sociodemográficas (Tabela 9.1), bem como os antecedentes clínicos/cirúrgicos e obstétricos (Tabela 9.2): assistência pré-natal na atenção básica
- Identificar morbidade prévia e atual: discutir ou referenciar a pré-natal de risco para avaliação de especialista e definição da complexidade da assistência pré-natal (como em situações de cardiopatia e hipertensão arterial prévias)
- Diagnosticar doença obstétrica na gravidez atual: discutir e decidir a indicação de ser referenciada para assistência pré-natal de alto risco (p. ex., placenta prévia e acreta exige serviço de alta complexidade)
- Diagnosticar situações de urgência/emergência obstétrica: assistência imediata em pronto atendimento ou hospitalar, o que for mais acessível.

Morbidade prévia e atual: acompanhamento em serviço obstétrico especializado

- Aneurismas
- Aterosclerose
- Alterações genéticas maternas
- Alterações osteoarticulares de interesse obstétrico
- Câncer
- Cardiopatias
- Cirurgia bariátrica
- Doenças autoimunes (lúpus eritematoso sistêmico, outras colagenoses)
- Doenças inflamatórias intestinais crônicas
- Doenças psiquiátricas com acompanhamento (psicoses, depressão grave etc.)
- Endocrinopatias (diabetes melito, tireoidopatias)
- Epilepsia
- Ginecopatias (malformação uterina, miomatose, tumores anexiais e outras)
- Hanseníase
- Hemopatias
- Hipertensão arterial crônica, com ou sem medicação (Lavras *et al.*, 2017)
- Infecção urinária de repetição
- Nefropatias
- Pneumopatias
- Doenças infecciosas (hepatites, toxoplasmose, infecção pelo HIV, sífilis de difícil tratamento e outras infecções sexualmente transmissíveis)
- Doenças infecciosas especiais (SARS-CoV-2 e dengue)
- Cirurgia abdominal prévia com história de complicações
- Tromboembolismo
- Tuberculose
- Asma grave.

Tabela 9.1 Características pessoais e sociodemográficas.

Condição	Orientações para seguimento na atenção básica
Menos que 5 anos de estudo regular no ensino fundamental	Atenção para nível de compreensão das orientações, especialmente recomendações escritas. Buscar formas alternativas de comunicação; solicitar acompanhante quando percebida limitação de entendimento
Ocupação com esforço físico excessivo, trabalho noturno, carga horária extensa, rotatividade de horário, exposição a agentes físicos, químicos e biológicos e níveis altos de estresse	Avaliação de adequação de atividade, função, carga horária e solicitação médica formal ao empregador para mudança de função ou área de trabalho. Orientar pausas periódicas para descanso, especialmente após as refeições
Suporte familiar ou social inadequado	Oferecer/solicitar avaliação psicológica e do serviço social
Situação afetiva conflituosa	Oferecer/solicitar acompanhamento psicológico e social, estar atento para risco de *violência doméstica* (investigação periódica)
Transtorno mental	Encaminhar para avaliação psicológica/CAPS, monitoramento e vigilância de piora de sintomas, especialmente piora depressiva, ideação suicida. Valorizar queixas subjetivas. Investigar o abuso de substâncias psicoativas e fumo
Condições ambientais desfavoráveis, como vulnerabilidade social	Oferecer/solicitar avaliação do serviço social
Dependência de drogas lícitas ou ilícitas	Encaminhamento para CAPS AD, oferecer/solicitar acompanhamento psicológico, rever periodicidade de consultas. Pesquisar situação de rua e comportamentos sexuais de risco
Gestantes encarceradas	Oferecer condições para que essa situação não seja o motivo de falta de assistência pré-natal
Violência doméstica, abuso, assédio moral	Oferecer/solicitar avaliação psicológica e serviço social. Oferecer apoio e abordar importância e possibilidade de denúncia em caso de violência
Altura menor que 1,45 m	Atenção para crescimento uterino e valorização de queixas de contrações uterinas ou perdas vaginais
Idade inferior a 15 e superior a 35 anos	No caso de adolescentes, buscar adequação da atenção obstétrica respeitando as particularidades sociais e psicológicas da faixa etária, maior risco de complicações (como prematuridade). É recomendada a realização de grupos de orientações e consultas dirigidas para essa população
Índice de massa corporal (IMC) inicial que evidencie: • Baixo peso (< 20 kg/mm^2) • Sobrepeso (25 a 29,99 kg/m^2) • Obesidade (≥ 30 kg/m^2)	Oferecer/solicitar avaliação e acompanhamento nutricional, orientações quanto à atividade física

CAPS: Centro de Atenção Psicossocial. (Adaptada de: Lavras *et al.*, 2017.)

Tabela 9.2 Antecedentes obstétricos.

Condição	Orientações para seguimento na atenção básica
Abortamento habitual de 1º trimestre (a partir do segundo aborto consecutivo)	Oferecer/solicitar avaliação psicológica, pesquisar história de manipulação/cirurgia uterina prévia, alterações endocrinológicas (diabetes, tireoidopatias), miomatose, malformações uterinas, consanguinidade, alterações genéticas familiares, exposição a substâncias tóxicas, trombose
Cirurgia uterina anterior (que não seja cesárea)	Recomendado agendamento de cesárea, fora do início de trabalho de parto, a partir de 39 semanas
Esterilidade/infertilidade	Oferecer/solicitar avaliação psicológica, pesquisar história de manipulação/cirurgia uterina prévia, malformações uterinas, miomatose, alterações endocrinológicas (diabetes, tireoidopatias)
Intervalo interpartal menor que 2 anos	Atenção para sinais de trabalho de parto prematuro. Pesquisar rede de apoio para auxílio ao cuidado dos filhos, avaliar afastamento laboral de companheiro familiar/acompanhante na eventualidade de cuidado especial durante a gestação. Oferecer planejamento familiar
Macrossomia fetal	Atenção para o desenvolvimento fetal, pesquisa de diabetes melito
Nuliparidade e grande multiparidade (> 4 gestações)	Pesquisar rede de apoio para auxílio ao cuidado do(s) filho(s), oferecer planejamento familiar
Pré-eclâmpsia/eclâmpsia (prevenção)	Orientar atividade física (pelo menos 140 minutos/semana). Introduzir AAS (100 mg/dia à noite entre a 12ª e a 36ª semana) e carbonato de cálcio (500 mg/dia até o final da gestação)
Recém-nascido com restrição de crescimento ou malformado	Pesquisar história de infecções prévias (toxoplasmose, sífilis, citomegalovírus), complicações clínicas (hipertensão, lúpus), malformação familiar. Solicitar ultrassom morfológico de 1º e 2º trimestres, ecocardiografia fetal, se disponíveis. Acompanhamento da curva de crescimento fetal
Síndromes hemorrágicas em partos anteriores	Afastar diagnóstico atual de placenta prévia, orientações sobre possibilidade de recorrência no parto atual, parto preferencialmente em hospital com suporte para urgências e emergências obstétricas
Duas ou mais cesarianas prévias	Afastar diagnóstico atual de acretismo placentário realizando ultrassonografia no final do 3º trimestre. Recomendação de parto cesáreo a partir de 39 semanas
Acretismo placentário	Afastar diagnóstico na gestação atual (ultrassom), com atenção especial aos casos de placenta prévia e antecedente de cesárea
Perdas gestacionais de 2º ou 3º trimestre	Podem ser acompanhadas na atenção básica *após avaliação com especialista* para definição da conduta na atenção pré-natal
Prematuridade prévia	Pode ser acompanhada na atenção básica *após avaliação com especialista* para definição da conduta na atenção pré-natal. Iniciar uso de progesterona natural 200 mcg/dia por via vaginal a partir da 16ª semana e realizar medida seriada do colo uterino (semanal/quinzenal) entre 18 e 24 semanas para identificar se há encurtamento do colo (≤ 25 mm). Se confirmar, realizar cerclagem até 24 semanas
Morte perinatal explicada ou inexplicada	Podem ser acompanhadas na atenção básica após avaliação com especialista para definição da conduta na atenção pré-natal

AAS: ácido acetilsalicílico. (Adaptada de: Lavras *et al.*, 2017.)

Doença obstétrica na gravidez atual: acompanhamento em serviço obstétrico especializado

- Aloimunização
- Amniorrexe prematura
- Restrição de crescimento fetal
- Gestação múltipla
- Oligo ou polidrâmnio
- Hidropisia fetal
- Malformações fetais maiores
- Óbito fetal
- Síndromes hemorrágicas
- Síndromes hipertensivas (pré-eclâmpsia, hipertensão arterial crônica com pré-eclâmpsia superposta)
- Trabalho de parto prematuro
- Gravidez prolongada.

Situações clínicas de urgência/emergência obstétrica

- Vômitos incoercíveis não responsivos ao tratamento
- Anemia grave (Hb ≤ 8 g/dℓ)
- Casos clínicos que necessitem de avaliação hospitalar: cefaleia intensa e súbita, sinais neurológicos, crise aguda de asma etc.
- Crise hipertensiva (PA ≥ 160/110 mmHg)
- Sinais premonitórios de eclâmpsia (escotomas cintilantes, cefaleia típica occipital, epigastralgia ou dor intensa no hipocôndrio direito com ou sem hipertensão arterial grave e/ou proteinúria)
- Eclâmpsia/convulsões
- Edema pulmonar
- Hipertermia (T axilar ≥ 37,8°C), na ausência de sinais ou sintomas clínicos de infecção das vias respiratórias superiores
- Suspeita de trombose venosa profunda
- Suspeita/diagnóstico de abdome agudo
- Suspeita/diagnóstico de pielonefrite, infecção ovular ou outra infecção que necessite de internação hospitalar
- Prurido gestacional/icterícia
- Hemorragias na gestação (incluindo descolamento prematuro de placenta, placenta prévia)
- Idade gestacional de 41 semanas ou mais.

INFRAESTRUTURA E EQUIPE DE SAÚDE PARA ASSISTÊNCIA AO PRÉ-NATAL DE RISCO HABITUAL

A rede de atenção à saúde deve estar preparada para garantir acesso e acolhimento de todas as mulheres, durante qualquer fase da gestação, com início o mais precocemente possível, de forma coordenada entre atenção básica, unidade de atendimento ao parto e atenção especializada, quando necessário. É responsabilidade dos gestores proporcionar uma linha de cuidado bem estabelecida e ativa, que permita o melhor atendimento, de preferência antes mesmo da gravidez, com ações de planejamento reprodutivo, que continua durante a gestação e se prolonga para além do parto, incluindo o acompanhamento do puerpério.

Além do atendimento por profissionais qualificados e atualizados, seguindo os padrões mínimos de qualidade estabelecidos pelos protocolos vigentes no país, a unidade de saúde que presta assistência a gestantes precisa oferecer atividades de promoção e prevenção, que complementam as de cura e reabilitação de complicações e doenças eventualmente diagnosticadas no período gestacional. Para atingir essa meta de qualidade, é fundamental também conhecer as condições de vida e de saúde da comunidade de origem da gestante e seu contexto específico, incluindo família, trabalho e outros aspectos que possam ser relevantes para suas crenças e práticas durante a gestação, parto e puerpério. Aspectos como atividade física, nutrição, características do trabalho, exposições ambientais e ocupacionais devem ser abordados (Barrientos *et al.*, 2024).

Essa postura exige entender a assistência pré-natal como um plano de cuidados que precisa alinhar as necessidades e as expectativas da gestante com a necessária oferta de serviços. Para atingir esse objetivo, é essencial ter adequada infraestrutura, profissionais capacitados [médicas(os), enfermeiras(os), enfermeiras(os) obstétricas(os) e/ou obstetrizes], organização dos processos de trabalho, atualização nos aspectos técnicos da assistência pré-natal e acesso aos recursos diagnósticos e terapêuticos essenciais. A equipe de saúde da assistência pré-natal deve fazer o monitoramento das faltas, empenhar-se em caracterizar o problema que as originou e apoiar a superação das dificuldades percebidas, com utilização de visita domiciliar para esse fim. Também é importante ressaltar a preocupação com o pós-parto, sendo fundamental garantir o acompanhamento no puerpério, com discussão do futuro reprodutivo.

O acompanhamento da gestante na atenção básica deve ser multiprofissional e compartilhado pela equipe, com competência e disposição para fornecer apoio, considerando as condições clínicas, nutrição e hábitos, além de sua dinâmica familiar e social. O atendimento clínico de pré-natal de baixo risco pode ser compartilhado por médica(o) e enfermeira(o), enfermeira(o) obstétrica(o) ou obstetriz, complementado por atuação de agente de saúde e outros profissionais a depender da situação. A equipe deve dar especial atenção às gestantes de grupos mais suscetíveis a complicações, incluindo adolescentes, portadoras de dificuldade de comunicação, de necessidades especiais, usuárias de drogas, encarceradas, imigrantes, com dificuldade socioeconômica e/ou da estrutura familiar, entre outras, e particularizando cuidados específicos sempre que necessário.

O envolvimento da parceria contribui com os resultados perinatais, dá tranquilidade e segurança à gestante e ainda oferece oportunidade para o cuidado ampliado da família, em um conceito de família saudável. Também se deve estimular a participação do companheiro ou alguém de escolha da gestante no momento do parto, procurando tornar factível a visita prévia à maternidade. Esse acompanhante deve ser orientado sobre a fisiologia e os cuidados no trabalho de parto e parto, juntamente com a gestante, para que esta faça escolhas compartilhadas após discutir com a equipe de atendimento suas opiniões e opções, quando isso for pertinente e possível. Nesse sentido, os planos de parto podem ser valiosos e poderosos instrumentos de esclarecimento e apoio nas decisões compartilhadas.

Para adequado registro clínico, os seguintes instrumentos devem apoiar a dinâmica da assistência pré-natal:

- Ficha de acompanhamento pré-natal: para registro dos dados relevantes da gestação, parto e puerpério e dados do concepto (utilizar ficha das Secretarias de Estado da Saúde ou do SUS)

- Cartão da gestante: para ser preenchido com as informações principais sobre a evolução da gestação, anotando-se os riscos quando existirem, além dos exames laboratoriais, de imagem e dados sobre a vacinação. O Cartão deve ser utilizado como um instrumento dinâmico, atualizado a cada consulta, servindo de comunicação entre as consultas e os atendimentos posteriores e em outros serviços. A gestante deve estar com ele continuamente (utilizar cartão das Secretarias de Estado da Saúde ou do SUS)
- Relatório de encaminhamento: com texto legível, sem abreviaturas ou códigos, contendo todos os dados relevantes, incluindo o nome do profissional, seu número de registro profissional e assinatura. Em caso de registro de forma eletrônica, todos os campos preenchidos e, se houver videochamada para discussão do caso, uma síntese da discussão deve ser adicionada ao relatório.

INFRAESTRUTURA E EQUIPE DE SAÚDE PARA ASSISTÊNCIA AO PRÉ-NATAL DE ALTO RISCO

Segundo Lockwood e Magriples (2023), gravidez de alto risco é um termo amplo que abrange gestantes com condições médicas ou cirúrgicas, problemas obstétricos passados ou atuais, fatores sociais ou demográficos que aumentam o risco de desfecho fetal ou neonatal adverso ou um parto complicado. No entanto, não existe uma definição precisa.

Situações de alto risco exigem tanto uma infraestrutura de maior complexidade como profissionais de saúde com especialização, ou seja, ambos capacitados para prestar assistência a situações emergenciais (unidades de pronto atendimento) ou dar suporte para situações de gravidade ou complexidade ou em condições de resolução da gestação com segurança (maternidades e serviços de neonatologia qualificados como nível de atenção secundária/terciária).

Se, por um lado, a política da hierarquização da saúde é disponibilizar grande número de serviços de atenção primária à saúde, favorecendo que a gestante tenha fácil acesso e agilidade em iniciar sua assistência pré-natal, pela complexidade, especificidade e alto custo, os serviços de atenção secundária/terciária deverão ser distribuídos em locais estratégicos para suprir a demanda das unidades de atenção primária.

Gestantes com comorbidades médicas se beneficiam de cuidados multidisciplinares por uma equipe que inclui obstetra e especialistas clínicos ou cirurgiões, e possivelmente especialistas em genética, anestesia e neonatologia (Lockwood e Magriples, 2024).

O resultado desejado de uma gestação, em que se consegue higidez materna e do concepto, depende diretamente do entrosamento entre os diferentes níveis de atenção à saúde. Assim, os serviços de atenção primária devem estar ligados a determinados serviços de atenção secundária/terciária, que serão referência para situações que demandam esse tipo de assistência. Por outro lado, deve haver essa ligação/comprometimento da atenção secundária/terciária com a atenção primária.

ASSISTÊNCIA PRÉ-NATAL EM GRUPO: INCLUSÃO DE MAIOR PROTAGONISMO DA GESTANTE

Tradicionalmente, o cuidado pré-natal se desenvolve por meio de consultas periódicas e individuais ao longo de toda a gestação (Lavras *et al.*, 2017). Atualmente, uma alternativa ao cuidado tradicional é o pré-natal em grupo. Nessa modalidade, um conjunto de gestantes participa de um programa estruturado de avaliações conjuntas, liderado por um profissional de saúde. Esse modelo se norteia pela premissa de que certos tipos de cuidados de saúde podem ser mais eficazes se oferecidos dessa forma. Além disso, o grupo proporciona apoio psicossocial entre pares, potencialmente reduzindo o estresse e a sensação de isolamento durante a gravidez e o parto.

O pré-natal em grupo foi inicialmente concebido para atender às necessidades de pacientes de risco habitual, após o primeiro trimestre da gestação (Rising, 1998). Com o passar do tempo, o modelo em grupo foi expandido com êxito para uma variedade de populações, incluindo pacientes com HIV, diabetes gestacional, em uso de substâncias ilícitas e com histórico de partos prematuros. Também se constituíram grupos de adolescentes, mulheres em ambientes de reclusão, ambientes com recursos limitados, entre outros (Kershaw *et al.*, 2009; Trotman *et al.*, 2015; Weber Yorga e Sheeder, 2015).

Embora as características ideais às candidatas ao pré-natal em grupo ainda não estejam claramente definidas, o modelo parece especialmente adequado para gestantes que buscam uma participação mais ativa e conexões sociais durante a gravidez (Weber Yorga e Sheeder, 2015).

Existem vários modelos de pré-natal em grupo, embora nenhum seja considerado ideal. O Centering Pregnancy (Rising, 1998), amplamente reconhecido, substitui o cuidado pré-natal tradicional por consultas em grupo, integrando educação, apoio social e autocuidado. Outras abordagens menos estudadas incluem modelos mistos de grupo e atendimento individual, além de grupos pré-natais reforçados por mídias sociais (Lathrop e Pritham, 2014; Cunningham *et al.*, 2017; Gabbe *et al.*, 2017). Adaptações ao modelo são usadas em países como Austrália (Teate *et al.*, 2011; 2013), Inglaterra (Gaudion *et al.*, 2010), Suécia (Andersson, 2008; Andersson *et al.*, 2013), Irã (Jafari *et al.*, 2010), Canadá (Benediktsson *et al.*, 2013), Malawi e Tanzânia (Patil *et al.*, 2013).

A assistência é prestada por enfermeira(o), médica(o) de família ou obstetra a grupos de 8 a 12 mulheres com idade gestacional semelhante. Os grupos se encontram entre 8 e 10 vezes durante a gestação, em reuniões agendadas e com duração de 90 a 120 minutos. Todos os cuidados com a gestação são oferecidos nessa configuração de grupo, ocorrendo avaliação individualizada em determinados momentos da gestação, para identificação do desenvolvimento fetal (ganho de peso e altura uterina), solicitação e devolução de resultados de exames de rotina ou quando houver alguma necessidade específica. Os grupos integram a avaliação pré-natal habitual com informações, educação e apoio entre pares. Dá-se ênfase ao autocuidado. Mulheres com gestação de alto risco recebem concomitantemente assistência prestada por especialista em obstetrícia, além de participar das sessões do grupo.

As condições essenciais do Centering Pregnancy (Rising, 1998) incluem:

- Assistência à saúde dentro do espaço do grupo
- Gestantes envolvidas em atividades de autocuidado
- Identificação de liderança facilitadora no grupo
- Plano geral para cada consulta (reunião)
- Atenção a um conteúdo central, embora a ênfase possa variar
- Condução do grupo fundamentada na contribuição de cada membro
- Grupo conduzido em um círculo, mantendo-se o tamanho proposto, considerado ideal (8 a 12 gestantes) para o processo
- Composição do grupo estável, mas não rígida
- Envolvimento de pessoas de apoio familiar opcional
- Tempo disponível para socializar com os membros do grupo.

As sessões de acompanhamento em grupo podem se estender para além do período pós-parto, incorporando cuidados infantis e parentais, com a inclusão de profissionais de saúde pediátrica na equipe. As mulheres continuam recebendo cuidados pós-natais com o mesmo grupo com o qual compartilharam o pré-natal (Picklesimer *et al.*, 2015; Bialostozky *et al.*, 2016).

Existem vantagens do modelo em grupo com relação ao modelo individual (Rising, 1998; Massey *et al.*, 2006; Jafari *et al.*, 2010; Rowley *et al.*, 2016). Os participantes podem se beneficiar ao ouvirem respostas para perguntas que talvez não tenham considerado, podem ficar mais motivados ao receber apoio do grupo para alcançar metas que seriam desafiadoras individualmente, como a cessação do tabagismo. Além disso, há a criação de uma comunidade entre os participantes, permitindo o compartilhamento de experiências. A dinâmica de grupo pode oferecer um ambiente de apoio para discutir questões sensíveis, como violência doméstica.

Para os profissionais e serviços de saúde, responder a perguntas em grupo se mostra mais eficiente do que discutir e repetir as mesmas informações individualmente. Em grupos de gestantes com características semelhantes, os profissionais podem perceber mais claramente nuances específicas que facilitem o desenvolvimento de estratégias culturalmente apropriadas para lidar com problemas comuns, além de o modelo ser adaptável às necessidades de diferentes populações. Em locais com restrições estruturais, o cuidado em grupo pode otimizar a utilização de infraestrutura e recursos humanos.

Por outro lado, algumas desvantagens e desafios podem ser observados no modelo em grupo (Tilden *et al.*, 2014; Mazzoni e Carter, 2017; ACOG, 2018), como falta de flexibilidade no agendamento e maior duração das consultas, alguma perda de privacidade, dificuldade de formação de vínculo com profissionais de saúde, necessidade de se sentir confortável falando e ouvindo em um ambiente de grupo, além de dificuldades para implantação e sustentabilidade do modelo localmente.

Os modelos de cuidados pré-natais em grupo oferecem perspectivas promissoras para aprimorar ações de educação e promover apoio social durante o período pré-natal, ao mesmo tempo que garantem o cumprimento de recomendações como avaliação de riscos e exame físico. Embora estudos evidenciem alto grau de satisfação das gestantes e resultados obstétricos comparáveis aos cuidados individuais, a implementação e a manutenção de modelos específicos de grupo podem enfrentar desafios. Estudos são necessários para explorar possíveis diferenças nos desfechos obstétricos entre os modelos de cuidados individuais e em grupo, além de identificar as populações que possam se beneficiar mais de cada abordagem.

REFERÊNCIAS BIBLIOGRÁFICAS

ACOG Committee Opinion No. 731: Group Prenatal Care. *Obstetrics & Gynecology*, v. 131, p. e104, 2018.

ANDERSSON, E. Group based care versus individual care – effects on parents satisfaction and health. 2008. ClinicalTrials.gov (http://clinicaltrials.gov/) [accessed 3 October 2013].

ANDERSSON, E.; CHRISTENSSON, K.; HILDINGSSON, I. Mothers' satisfaction with group antenatal care versus individual antenatal care – a clinical trial. *Sexual and Reproductive Healthcare*, v. 4, p. 13-20, 2013.

BARRIENTOS, G.; RONCHI, F.; CONRAD, M. L. Nutrition during pregnancy: Influence on the gut microbiome and fetal development. *American Journal of Reproductive Immunology*, v. 91, p. e13802, 2024.

BENEDIKTSSON, I. *et al.* Comparing Centering Pregnancy® to standard prenatal care plus prenatal education. *BioMed Central Pregnancy and Childbirth*, v. 13, Suppl 1, p. S5, 2013.

BIALOSTOZKY, A.; MCFADDEN, S. E.; BARKIN, S. A novel approach to well-child visits for Latino children under two years of age. *Journal of the Health Care for the Poor and Underserved*, v. 27, p. 1647, 2016.

COCO, L.; GIANNONE, T. T.; ZARBO, G. Management of high-risk pregnancy. *Minerva Ginecologica*, v. 66, p. 383-389, 2014.

CUNNINGHAM, S. D. *et al.* Expect with me: development and evaluation design for an innovative model of group prenatal care to improve perinatal outcomes. *BMC Pregnancy Childbirth*, v. 17, p. 147, 2017.

GABBE, P. T. *et al.* Improving maternal and infant child health outcomes with community-based pregnancy support groups: outcomes from Moms2B Ohio. *Maternal and Child Health J*, v. 21, p. 1130, 2017.

GAUDION, A. *et al.* Adapting the Centering Pregnancy model for a UK feasibility study. *British Journal of Midwifery*, v. 19, p. 433-438, 2010.

JAFARI, F. *et al.* Comparison of Carpino S, maternal and neonatal outcomes of group versus individual prenatal care: a new experience in Iran. *Health Care for Women International*, v. 31, p. 571-584, 2010.

KERSHAW, T. S. *et al.* Pregnancy as a window of opportunity for HIV prevention: effects of an HIV intervention delivered within prenatal care. *American Journal of Public Health*, v. 99, p. 2079, 2009.

LATHROP, B.; PRITHAM, U. A. A pilot study of prenatal care visits blended group and individual for women with low income. *Nursing for Women's Health*, v. 18, p. 462, 2014.

LAVRAS, C. C. C. *et al. Pré-natal e puerpério* – Manual técnico (Manual de Consulta Rápida para os Profissionais de Saúde) – Secretaria da Saúde do Estado de São Paulo, 2017.

LINDEN, K. Expanding the concept of safety in antenatal care provision. *Lancet*, v. 398, p. 4, 2021.

LOCKWOOD, C. J.; MAGRIPLES, U. Prenatal care: initial assessment. *Up To Date*, Jan 22, 2024.

LOCKWOOD, C. J.; MAGRIPLES, U. Prenatal care: second and third trimesters. *Up To Date*, Oct 2, 2023.

MASSEY, Z.; RISING, S. S.; ICKOVICS, J. Centering Pregnancy group prenatal care: Promoting relationship-centered care. *Journal of Obstetric, Gynecologic & Neonatal Nursing*, v. 35, p. 286, 2006.

MAZZONI, S. E.; CARTER, E. B. Group prenatal care. *American Journal of Obstetrics & Gynecology*, v. 216, p. 552-556, 2017.

MONAGHESH, E.; HAJIZADEH, A. The role of telehealth during the COVID-19 outbreak: a systematic review based on current evidence. *BioMed Central Public Health*, v. 20, p. 1193, 2020.

PATIL, C. *et al.* Centering Pregnancy-Africa: a pilot of group antenatal care to address Millennium Development Goals. *Midwifery*, v. 29, p. 1190-1198, 2013.

PICKLESIMER, A.; HEBERLEIN, E.; COVINGTON-KOLB, S. Group prenatal care: has its time come? *Clinical Obstetrics and Gynecology*, v. 58, p. 380, 2015.

PONCE DE LEON, R. G. *et al.* Contraceptive use in Latin America and the Caribbean with a focus on long-acting reversible contraceptives: prevalence and inequalities in 23 countries. *The Lancet Global Health*, v. 7, p. e227-e235, 2019.

RISING, S. S. Centering pregnancy: an interdisciplinary model of empowerment. *Journal of Nurse-Midwifery*, v. 43, p. 46-54, 1998.

ROSEN, M. G.; MERKATZ, I. R.; HILL, J. G. Caring for our future: a report by the expert panel on the content of prenatal care. *Obstetrics & Gynecology*, v. 77, p. 782, 1991.

ROWLEY, R. A. *et al.* Group prenatal care: a financial perspective. *Maternal and Child Health J*, v. 20, p. 1, 2016.

TEATE, A. *et al.* Women's experiences of group antenatal care in Australia – the Centering Pregnancy Pilot Study. *Midwifery*, v. 27, p. 138-145, 2011.

TEATE, A.; LEAP, N.; HOMER, C. S. Midwives' experiences of becoming Centering Pregnancy facilitators: a pilot study in Sydney, Australia. *Women and Birth*, v. 26, p. e31–e36, 2013.

TILDEN, E. L. *et al.* Group prenatal care: review of outcomes and recommendations for model implementation. *Obstetrics & Gynecology Survey*, v. 69, p. 46, 2014.

TROTMAN, G. *et al.* The effect of centering pregnancy versus traditional prenatal care models on improved adolescent health behaviors in the perinatal period. *Journal of Pediatric and Adolescent Gynecology*, v. 28, p. 395, 2015.

VAUSE, S.; CLARKE, B. Risk stratification and hierarchy of antenatal care. *Best Practice & Research Clinical Obstetrics and Gynaecology*, v. 28, p. 483-94, 2014.

WEBER YORGA, K. D.; SHEEDER, J. L. Which pregnant adolescents would be interested in group-based care, and why? *Journal of Pediatric and Adolescent Gynecology*, v. 28, p. 508, 2015.

WORLD HEALTH ORGANIZATION (WHO). *WHO recommendations on antenatal care for a positive pregnancy experience*. 2016.

CAPÍTULO 10

Imunizações Ativa e Passiva Durante a Gravidez: o que Pode e o que Não Pode Ser Feito

Cecília Maria Roteli-Martins • Renato Kfouri • Rosana Richtmann

INTRODUÇÃO

As doenças infecciosas, evitáveis pela imunização ativa e passiva, são responsáveis por significativas morbidade e mortalidade materna, neonatal e infantil. Alterações na resposta imunológica nas gestantes – justificadas para permitir que a mulher tolere o feto semialogênico – podem interferir com o desenvolvimento da resposta imune específica aos agentes patogênicos. Essas alterações específicas da gestação podem alterar a suscetibilidade da mulher e do feto a determinadas doenças infecciosas e aumentar o risco de resultados mais graves, principalmente as doenças do trato respiratório (SBP *et al.*, 2020).

Em relação aos recém-nascidos (RN), especialmente os prematuros, seus sistemas imunitários adaptativos imaturos são particularmente vulneráveis à morbidade e à mortalidade em decorrência de infecções. A imunização das gestantes pode protegê-las diretamente contra infecções evitáveis por vacinação e, ao fazê-lo, proteger potencialmente os fetos e os RN por meio de anticorpos específicos transferidos da mãe durante a gravidez (WHO, 2014).

O período da gestação exige cuidados específicos para assegurar a saúde das mulheres, do feto e, futuramente, de sua criança. É o momento ideal para as medidas de prevenção, incluindo a conscientização sobre a importância da imunização não só para a gestante, mas para todos os familiares e seus conviventes (SBP *et al.*, 2020).

As infecções maternas durante a gestação estão associadas a morte fetal, malformações, atraso do crescimento intrauterino, parto prematuro, rotura prematura de membranas, infecções neonatais e manifestações tardias, ao longo da infância e da adolescência. A maioria dessas infecções são evitadas quando estratégias de imunização ativa e passiva são adequadamente implantadas, assegurando uma gestação sem complicações associadas a infecções (Lajos *et al.*, 2017).

A infecção congênita mais comum, o citomegalovírus humano (CMV), pode ter consequências devastadoras para o neonato, incluindo anomalias de crescimento e desenvolvimento, como microcefalia, hepatoesplenomegalia, coriorretinite e perda auditiva neurossensorial (Goderis *et al.*, 2014). Também o vírus Zika (ZIKV), que é um patógeno congênito recentemente identificado no surto global de 2015-2016, pode resultar em microcefalia e comprometimento do desenvolvimento neurológico em bebês, conhecido como "síndrome congênita do Zika" (SCZ) (Rasmussen *et al.*, 2016). O aumento de anticorpos na infecção pelo vírus também tem sido associado ao risco de SCZ infantil, indicando que as respostas de anticorpos maternos preexistentes ou as respostas precoces à infecção podem contribuir para a transmissão congênita do ZIKV (Robbiani *et al.*, 2019). Trabalhos recentes também destacaram o papel potencial das respostas IgM plasmáticas na neutralização viral, uma vez que um anticorpo IgM neutralizante ultrapotente foi isolado de uma mulher grávida infectada pelo ZIKV que deu à luz uma criança saudável, apesar da viremia materna prolongada (Singh *et al.*, 2022).

Por sua vez, os RN normalmente correm risco de doença grave e hospitalização por vírus respiratórios, como influenza e vírus sincicial respiratório (VSR) nos primeiros meses e anos de vida. Felizmente, tanto a IgG transferida pela placenta quanto pela amamentação modificam o risco dessa doença, demonstrando o papel importante dos anticorpos maternos passivos na proteção dos lactentes contra vírus que infectam o trato respiratório no período pós-natal. Níveis elevados de IgG anti-influenza A no sangue do cordão umbilical foram associados a risco significativamente reduzido de infecções do trato respiratório durante os primeiros 6 meses de vida (Albrecht *et al.*, 2022).

Além disso, a gravidade da pneumonia causada pelo VSR foi inversamente relacionada aos níveis de anticorpos neutralizantes (nAbs) presentes no sangue do cordão umbilical. A presença desses anticorpos está associada a risco reduzido de hospitalização por VSR em crianças saudáveis com menos de 6 meses de vida e entre crianças de 6 a 11 meses com sibilância recorrente (Stensballe *et al.*, 2009).

Fatos científicos históricos demonstram a importância da vacinação no período gestacional. Durante a pandemia de influenza nos anos 1917-1918, em Chicago (EUA), a taxa de mortalidade de mulheres grávidas por influenza foi de 45%. Em 2009, na pandemia de influenza A-H1N1, apesar de as gestantes corresponderem a 1% da população norte-americana, 5% dos óbitos ocorreram nesse grupo, dos quais 91% se deram durante o primeiro ou segundo trimestres da gestação. Outra grande preocupação é quando a mulher adquire rubéola durante as primeiras semanas de gravidez, pois a taxa de transmissão da doença para o feto, que pode levar à síndrome da rubéola congênita (SRC), apresenta-se em torno de 90%. Aproximadamente 105.000 crianças nascem anualmente, no mundo, com a SRC; a vacinação contra a rubéola é o principal método para a prevenção da doença (SBP *et al.*, 2020).

Na recente pandemia de covid-19, causada pelo SARS-CoV-2, a infecção foi associada com desfechos graves para as gestantes e seus fetos, e a vacinação nas grávidas resultou em diminuição significativa do risco da doença sintomática e da mortalidade nessa população especial (Dick *et al.*, 2022).

A importância dos anticorpos maternos transferidos pela placenta está bem estabelecida; níveis de anticorpos elevados são associados com proteção neonatal contra diversos patógenos. Assim, a imunização ativa materna, induzindo a produção de anticorpos da classe IgG, funciona para ajudar a proteger os RN contra infecções. Importante ressaltar que a maioria das mulheres, quando atinge a idade fértil, já está imunizada com suas próprias vacinas mais cedo na vida (como tétano ou coqueluche) ou foi exposta a certas infecções (como VSR), apresentando anticorpos preexistentes contra essas infecções, mas em níveis baixos (Fouda *et al.*, 2018).

A ideia da imunização materna é que, para a maioria das mulheres, a vacina específica para a doença reforce seu sistema imunitário, mas também direcione o sistema imunológico a dar uma resposta específica à vacina. O objetivo é gerar anticorpos em quantidade suficiente para atravessar a placenta e permanecer elevados na corrente sanguínea do RN durante o período de maior risco (SBP *et al.*, 2020).

Embora os anticorpos maternos naturalmente adquiridos e induzidos pela vacina diminuam ao longo do tempo, a imunização materna fornece níveis suficientes de proteção até que o RN tenha idade suficiente para receber as vacinas infantis (ou seja, influenza, difteria-tétano-coqueluche acelular [dTaP] e vacinas contra covid-19) e/ou ultrapasse a idade de maior risco de doença grave (Marchant *et al.*, 2017).

Na transferência placentária de anticorpos IgG da mãe para a circulação fetal, a IgG materna é absorvida pelos endossomos dentro da célula sinciciotrofoblástica e se liga ao receptor FcRn. Com a acidificação do endossomo, que tem o pH mais baixo que a circulação fetal, ocorre então a transcitose dos anticorpos para o lado fetal do sinciciotrofoblasto. O endossomo se funde com a membrana do sinciciotrofoblasto e os anticorpos IgG são liberados na circulação fetal. O pH fisiológico mais elevado na circulação fetal promove a dissociação da IgG do receptor FcRn (Etti *et al.*, 2022).

A transferência transplacentária de anticorpos maternos aumenta ao longo de todo o curso da gestação, e os anticorpos maternos são transferidos através da placenta unidirecionalmente, em forma de carregamento. A transferência mínima de anticorpos tem início no primeiro trimestre e aumenta progressivamente, de modo que, a partir de 30 semanas de idade gestacional, os níveis de anticorpos IgG fetais podem atingir cerca de 50% dos níveis de anticorpos maternos. Em uma gravidez saudável a termo (> 37 semanas), a concentração de anticorpo materno no sangue fetal (sangue do cordão) tende a ultrapassar a taxa de concentração no sangue materno (Albrecht *et al.*, 2022; Atwell *et al.*, 2022).

A transferência de anticorpos via leite materno também pode fornecer imunidade passiva adicional nos primeiros meses de vida do RN pela transferência de anticorpos da classe IgA, que é produzida pelas células B plasmáticas na glândula mamária e sofre transcitose para secreção no leite materno. Aumentos de IgA no leite materno durante a lactação sugerem que a mãe protege o RN de patógenos específicos presentes no ambiente circundante da mãe (Albrecht *et al.*, 2022).

IMUNIZAÇÃO ATIVA

Ao avaliar a situação vacinal de uma gestante, importantes premissas são válidas nesse período:

- Quando a grávida não tem comprovação da vacina questionada, ela deve ser considerada não vacinada
- Se a gestante não tiver completado o esquema de doses de determinada vacina, deve-se dar continuidade ao esquema iniciado a partir do momento em que ocorreu a interrupção, pois doses recebidas e registradas sempre são consideradas doses válidas
- Vacinas com componentes vivos, a princípio, são contraindicadas em gestantes (SBIm, 2020).

Importante destacar que, além do período gestacional, a preconcepção e o puerpério são momentos extremamente oportunos para atualização da situação vacinal da mulher.

Períodos de imunização ativa

O ideal é que a vacinação ocorra antes da gestação, na preconcepção, de acordo com as recomendações e calendários previstos para cada idade, especialmente a administração de imunizantes não recomendados durante a gestação, lactação e puerpério. É papel do profissional da Saúde, especialmente dos ginecologistas e obstetras, orientar as mulheres em idade fértil a procurar os serviços de saúde para o planejamento de gestações, buscando manter seu calendário vacinal atualizado. Essa iniciativa possibilita prevenir a mulher de várias infecções e/ou doenças, especialmente com as vacinas de vírus vivos atenuados, que não poderão ser utilizadas em uma gestação, pelo risco teórico de causarem teratogenicidade (p. ex., varicela, rubéola, caxumba, sarampo, dengue e febre amarela). Importante ressaltar que, em situações de surto, a vacina da febre amarela pode ser aplicada em gestantes; para lactantes de crianças menores de 6 meses, deve-se ter o cuidado de suspender a lactação por 10 dias se as condições epidemiológicas justificarem seu uso (Tan *et al.*, 2018).

A vacinação rotineira de adolescentes e adultos deve ser sempre incentivada como cuidado para a saúde, especialmente em mulheres em idade fértil. No momento da vacinação é importante avaliar, como parte da consulta, uma potencial gravidez, evitando que recebam vacinas contraindicadas nesse período. Mulheres que recebem vacinas de vírus vivos atenuados deverão ser orientadas a evitar a gravidez nos 28 dias após a imunização. Mulheres grávidas, inadvertidamente vacinadas com vacinas atenuadas, devem ser tranquilizadas e informadas que os riscos de complicações fetais são teóricos e que a gestação deve ser acompanhada em seu pré-natal rotineiro (Lajos *et al.*, 2017).

Mulheres portadoras de doenças crônicas ou imunocomprometidas devem receber vacinas especiais, de acordo com sua condição. Esses imunobiológicos estão disponíveis para situações consideradas de risco nos Centros de Referência para Imunobiológicos Especiais (CRIE) (Brasil, 2023b).

A vacina contra o papilomavírus humano (HPV), mesmo sendo de partícula viral modificada e não de vírus vivo, não tem recomendação durante a gestação, por falta de evidências em relação à sua segurança quando administrada nesse período. Entretanto, nas vacinações inadvertidas, além da suspensão de doses subsequentes, é recomendado tranquilizar a gestante com dados dos estudos que mostram não haver registro de reações adversas ou malformações fetais relacionadas a esse produto (Lajos *et al.*, 2017).

No período de preconcepção da mulher adulta, deve-se recomendar especialmente as vacinas contra hepatite B, hepatite A, HPV, difteria, tétano, coqueluche, sarampo, caxumba, rubéola, varicela (para as suscetíveis), dengue e febre amarela (Lajos *et al.*, 2017).

Na gestação, algumas vacinas são fortemente recomendadas de rotina, outras são contraindicadas e algumas podem ser aplicadas conforme o risco individual ou o momento epidemiológico local (Tabela 10.1).

Vacinas recomendadas na gestação

As vacinas atualmente recomendadas durante a gestação são:

- Vacina contra influenza
- Vacina contra hepatite B, para as não previamente imunizadas
- Vacinas contra tétano e coqueluche, na formulação tríplice acelular tipo adulto: dTpa (difteria, tétano e coqueluche)
- Vacina contra covid-19, inativada e de RNA modificado (mRNA).

Vacina contra influenza

Recomendada para toda gestante a cada nova gestação, em qualquer fase gestacional, preferencialmente no período que antecede a temporada de circulação do vírus influenza na região em que ela more. Sua proteção dura em média 6 a 12 meses após a aplicação. A vacina contra influenza está também recomendada para puérperas até 45 dias após o parto e lactantes (Robbiani *et al.*, 2019).

No Brasil, estão licenciadas duas diferentes vacinas contra influenza: a trivalente, que contém uma cepa de influenza A-H1N1, uma A-H3N2 e uma variante de influenza B; e a tetravalente, que se associa a uma cepa de uma segunda linhagem B, aumentando o espectro de proteção. A vacina a ser recomendada e utilizada em qualquer trimestre da gestação é a vacina trivalente ou tetravalente, ambas inativadas. A trivalente está disponível durante todo o ano pelo Programa Nacional de Imunizações (PNI) na rede pública, e a tetravalente na rede privada. Estudos atuais não demonstram inferioridade da trivalente em relação à tetravalente (Febrasgo, 2023).

São consideradas de maior risco as gestantes, puérperas e mulheres que sofrerem abortamento até 2 semanas após a ocorrência. Essas condições estão associadas a maior risco de complicações após infecções por influenza, como hospitalização, admissão em unidades de terapia intensiva e óbito. As alterações fisiológicas nos sistemas imunológico, respiratório e cardiovascular das gestantes, além das alterações anatômicas funcionais, levam à redução da capacidade pulmonar e ao aumento do consumo e da demanda de oxigênio, elevando, assim, o risco de hipoxemia nas gestantes e puérperas, o que contribui para o agravamento da doença (Kachikis *et al.*, 2018).

Além disso, a influenza durante a gravidez aumenta o risco de parto prematuro, baixo peso ao nascer e óbito fetal. Também os RN podem apresentar risco aumentado para complicações da infecção por influenza, em decorrência das condições do nascimento ou pela própria doença (Eick *et al.*, 2011).

O risco de hospitalização por influenza na gestação é quatro vezes maior que nas mulheres da mesma idade não grávidas, e aumenta exponencialmente com a evolução da gravidez. Esse risco se acentua se a gestante for portadora de alguma comorbidade, como diabetes *mellitus*, doença pulmonar crônica, cardiopatias, entre outras, incluindo as imunocomprometidas (Eick *et al.*, 2011).

A imunização contra a gripe durante a gestação protege a mãe e o RN nos primeiros meses após o nascimento, uma vez que lactentes menores de 6 meses estão em maior risco de hospitalização e óbito pela doença. Para essa faixa etária, não há, até o momento, vacinas licenciadas, e as formulações atuais apresentam baixa imunogenicidade (Eick *et al.*, 2011).

Nos EUA, em virtude das altas taxas de complicações da gripe durante a gestação e do baixo risco de eventos adversos, desde a década de 1950 as vacinas inativadas contra influenza eram recomendadas para mulheres grávidas que apresentavam fatores de risco. A partir de 1997, seu uso foi recomendado no segundo ou terceiro trimestre e, desde 2004, está indicada para todas as mulheres grávidas durante os períodos de sazonalidade do vírus influenza (Mak *et al.*, 2008).

O efeito protetor da imunização materna contra influenza sobre o RN, com a detecção de anticorpos em sangue do cordão umbilical, foi demonstrado em vários trabalhos. Estudo no hemisfério Norte demonstrou que a vacina contra influenza sazonal de 2010-2011, administrada pelo menos 2 semanas antes do parto, induziu aumento dos títulos de anticorpos no sangue do cordão umbilical de 5 a 17 vezes, com taxas de soroproteção em RN entre 6 e 34 vezes, dependendo das cepas elegíveis e do intervalo entre a vacinação e o parto (Blanchard-Rohner *et al.*, 2013).

Também os RN de mulheres vacinadas contra a gripe durante a gestação apresentaram títulos de anticorpos mais altos comparados aos de mães não vacinadas, ao nascimento e entre 2 e 3 meses de vida. Esse estudo mostrou, ainda, que essa proteção se restringiu aos 6 primeiros meses de vida, e após esse período não foram mais detectados níveis de anticorpos protetores nesses RN (Eick *et al.*, 2011).

A influenza nas gestantes também aumenta o risco de desenvolvimento de complicações bacterianas secundárias à infecção viral, especialmente por *Staphylococcus aureus* e *Streptococcus pneumoniae*, com maior tendência de pneumonia necrosante. Além disso, a amamentação não é motivo de precaução e tampouco contraindicação para a lactante receber a vacina contra influenza (Lajos *et al.*, 2017).

Tabela 10.1 Vacinas e gestação.

Vacina	Indicadas durante a gestação	Podem ser consideradas durante a gestação*
dTpa	Sim	
Influenza	Sim	
Hepatite B	Sim	
Hepatite A		Sim
Hepatite A+B		Sim
Pneumocócicas		Sim
Meningocócicas C e ACWY		Sim
Meningocócica B		Sim
Febre amarela		Sim
Tríplice viral	Não	
Varicela	Não	
HPV	Não	
Dengue	Não	
Covid-19	Sim	

*Avaliação de risco-benefício. (Adaptada de SBIm, 2020.)

Vacina dTpa (difteria-tétano-pertússis acelular)

A coqueluche é uma doença grave, principalmente quando acomete lactentes jovens nos primeiros 3 meses de vida, período associado a maior número de óbitos. Essa doença é transmitida por meio de gotículas respiratórias de indivíduos próximos infectados. Para garantir proteção máxima para os lactentes, ainda no início do esquema vacinal, é preconizado que a gestante receba, após a 20ª semana de gestação, uma dose da vacina tríplice bacteriana acelular do tipo adulto, a cada gravidez (Lajos *et al.*, 2017) (Tabela 10.2).

A vacina dTpa aplicada após a 20ª semana de gestação é suficiente para induzir proteção contra o tétano neonatal em gestantes com história prévia de imunização completa (três doses) com vacinas contendo o componente tetânico, ou que tenham recebido duas doses de dT previamente. Em casos de história vacinal incompleta, com apenas uma dose de dT, recomenda-se uma dose de dT após o primeiro trimestre e uma dose de dTpa após 20 semanas da gestação. Nos casos de histórico de vacinação não realizada ou desconhecida, recomendam-se duas doses de dT - a primeira no início da gestação e a segunda após 4 semanas. A terceira dose deve ser realizada com a vacina combinada dTpa, após 20 semanas de idade gestacional. Mulheres que não receberam a vacina dTpa durante a gravidez devem ser imunizadas no período pós-parto imediato (SBIm, 2020).

A administração da vacina dTpa em mulheres grávidas foi recomendada em resposta a um grande surto de coqueluche que ocorreu nacional e internacionalmente, como nos EUA, especialmente a partir de 2012 (CDC, 2013; Brasil, 2023c).

Mudanças epidemiológicas nos últimos anos indicam que a coqueluche é uma doença que afeta todas as idades, podendo surgir como quadro clínico atípico com tosse prolongada por mais de 14 dias em adolescentes e adultos, e frequentemente é subdiagnosticada e não tratada. *Bordetella pertussis* é um cocobacilo gram-negativo com afinidade exclusiva pelas mucosas das vias respiratórias humanas, e sua principal transmissão se dá pelo contato direto das secreções do trato respiratório por meio da tosse ou espiro (Lajos *et al.*, 2017).

Assim, adolescentes e adultos sem atualização de doses de reforço são a principal fonte de transmissão da coqueluche para crianças no primeiro ano de vida, que ainda não completaram sua vacinação (Baptista *et al.*, 2010).

A estratégia casulo, ou *cocooning*, volta-se para a imunização dos que apresentam maior risco de transmitir a doença aos lactentes no ambiente doméstico, que funciona como unidade epidêmica da doença. Pais (principalmente a mãe), irmãos, avós, cuidadores e outros familiares são as principais fontes de infecção para eles. No início, o objetivo foi a prevenção da coqueluche; no entanto, essa estratégia deve contemplar a prevenção de outras infecções que também são graves para os lactentes e que podem ser transmitidas pelos contactantes adolescentes ou adultos que com eles convivam. Recomenda-se a vacina desses contactantes contra coqueluche, varicela, influenza e tríplice viral. Para reduzir a doença e o risco à vida na criança < 6 meses de vida, a melhor combinação é a vacinação da gestante e a estratégia *cocoon*. Entretanto, a baixa cobertura da vacinação dTpa reforça a dificuldade de implementar a proteção infantil e a importância do papel do médico ginecologista e obstetra (Lee e Choi, 2017; Blain *et al.*, 2016).

Um estudo realizado no norte da Califórnia, com 148.981 RN, com o objetivo de avaliar a eficácia da vacinação materna contra coqueluche na proteção do RN e do lactente no primeiro ano de vida, mostrou que a vacinação materna com dTpa foi altamente protetora contra a coqueluche infantil, especialmente nos primeiros 2 meses de vida (91,4%). No primeiro ano, mesmo após as crianças terem sido vacinadas contra coqueluche, houve evidência de proteção adicional da vacinação com dTpa materna em 69% (Baxter *et al.*, 2017).

Importante reforçar que o PNI contempla a vacina dTpa para gestantes e puérperas até 45 dias, e a partir de 2020 passou a disponibilizar a vacina também para profissionais da saúde e parteiras tradicionais (Brasil, 2020).

O tétano é uma doença aguda, frequentemente fatal, causada por uma exotoxina produzida por *Clostridium tetani*. O tétano neonatal pode ocorrer nos primeiros 28 dias de vida por meio da contaminação do coto umbilical de RN de mães que não têm circulação suficiente de anticorpos durante a gestação, e assim não conseguem transferir proteção passiva pela passagem transplacentária (Lajos *et al.*, 2017).

A difteria é uma doença aguda do trato respiratório superior causada pelo bacilo aeróbico gram-positivo *Corynebacterium diphtheriae*. A transmissão se dá pelo contato direto das secreções (exsudato) do trato respiratório por meio da tosse e espirro. As complicações mais frequentes são obstrução respiratória, miocardite, neurite e alterações renais. A difteria tem letalidade de 5 a 10% dos casos (Lajos *et al.*, 2017).

Vacina contra hepatite B

Os principais objetivos da vacinação contra a hepatite B na gestação, além da proteção das mães contra o vírus durante a gravidez, é também proteger o RN. Para gestantes não imunizadas anteriormente, o esquema é de três doses (0-1-6 meses), podendo ser iniciado já no primeiro trimestre. Caso não haja comprovação vacinal prévia ou o esquema vacinal da gestante esteja incompleto, a orientação é iniciar o esquema ou dar continuidade e completar as doses faltantes. Gestantes com comprovação de esquema completo de três doses não precisam ser vacinadas durante a gravidez (SBP *et al.*, 2020).

Na ausência de profilaxia pós-natal da infecção, o risco de um RN ser infectado pelo vírus da hepatite B (HBV) por exposição intrauterina e, principalmente, perinatal de parturientes positivas para antígeno de superfície do vírus da hepatite B (HBsAg) é de 70 a 90%, caindo para 5 a 20% em parturientes HBsAg-positivas e antígeno E do vírus da hepatite B (HBeAg)-negativas.

Tabela 10.2 Vacina dTpa na gestação e no puerpério.

Vacina	Histórico vacinal	Conduta na gravidez	Conduta no puerpério
dTpa – tríplice bacteriana acelular do tipo adulto (difteria, tétano e coqueluche)	Vacinação completa prévia (3 doses de vacina com componente tetânico)	1 dose de dTpa (a partir de 20 semanas de cada gestação)	1 dose de dTpa, se não foi vacinada durante a gestação (preferencialmente nos primeiros 45 dias)
	Vacinação prévia incompleta (2 doses de vacina com componente tetânico)	1 dose de dTpa (a partir de 20 semanas de cada gestação)	
	Vacinação prévia incompleta (1 dose de vacina com componente tetânico)	1 dose de dT (no início da gestação) e 1 dose de dTpa (a partir de 20 semanas de gestação)	
	Vacinação não realizada ou desconhecida	2 doses de dT (no início da gestação, com intervalo de 1 mês) e 1 dose de dTpa (a partir de 20 semanas)	

Com a administração da vacina e da imunoglobulina específica nas primeiras 12 horas de vida, o risco de desenvolvimento da doença no RN cai para menos de 5%. A transmissão vertical é associada a maior risco de infecção crônica na criança (AAP *et al.*, 2018).

Atenção especial deve ser dada a mulheres com risco aumentado de infecção pelo HBV durante a gravidez, conforme segue:

- Contatos domiciliares ou parceiros sexuais que sejam positivos para antígeno de superfície da hepatite B
- Mais de um parceiro durante o período anterior de 6 meses da gestação
- Tratamento recente de infecção sexualmente transmissível
- Usuárias de substâncias injetáveis atuais ou recentes
- Pessoas que vivem com doença hepática crônica
- Pessoas que vivem com HIV
- Viajantes para áreas de alta endemicidade (SBIm, 2020).

Vacina contra covid-19

A vacinação contra covid-19 durante a gravidez e o puerpério tem sido recomendada amplamente para prevenir doença grave e mortes nessas populações. No Brasil, o número de mortes maternas decorrentes de covid-19 representou quase 10% do total anual de mortalidade materna, em estudo que analisou o período de 1 ano durante a pandemia de covid-19 (Takemoto *et al.*, 2020).

Além disso, a covid-19 está relacionada com maiores taxas de prematuridade, e os RN têm maior risco de complicações associadas à doença, incluindo insuficiência respiratória e outros desfechos graves. Assim, a transferência de anticorpos (IgG) maternos para o feto é um benefício adicional da vacinação de gestantes (Brasil, 2023a).

Desse modo, as gestantes e as puérperas têm recomendação para vacinação contra covid-19 em qualquer idade gestacional. Em um contexto de ampliação da proteção materna e possivelmente de transferência de anticorpos maternos para o bebê, há de se considerar uma dose da vacina contra covid-19 em 2024 para gestantes que tenham recebido a última dose há mais de 6 meses durante o período gestacional. Para as gestantes, não haverá exigência quanto à comprovação da situação gestacional – basta que a mulher confirme seu estado de gravidez no momento da vacinação. Considera-se puérpera a mulher no período até 45 dias após o parto, a qual está incluída na população indicada para a vacinação. Para isso, deve apresentar documento que comprove o puerpério (certidão de nascimento, cartão da gestante, documento do hospital onde ocorreu o parto, entre outros) (Brasil, 2023a).

Vacina contra febre amarela

Diferentemente das outras vacinas de vírus vivos atenuados, que são contraindicadas para gestantes, a vacina contra febre amarela deve ser utilizada com precaução. Nas áreas onde a doença é endêmica, o risco-benefício deve ser avaliado com cautela, em virtude do potencial teórico de transmissão do vírus vacinal ao feto. Nas situações em que os benefícios sejam avaliados como superiores aos riscos, a gestante deverá ser vacinada (SBP *et al.*, 2020).

Gestantes que viajam para países que exigem o Certificado Internacional de Vacinação e Profilaxia (CIVP), caso não exista risco de contrair a infecção no país de destino, devem ser dispensadas da vacinação por meio de declaração do médico assistente. A vacina contra febre amarela também deve ser evitada em nutrizes até que o lactente complete 6 meses de vida. Nos casos em que a vacinação não pode ser postergada, deve-se suspender o aleitamento materno por 10 dias após a vacinação (Lajos *et al.*, 2017).

Até o momento, não existe consenso sobre a duração da proteção conferida pela vacina contra febre amarela. Conforme o risco epidemiológico, uma segunda dose pode ser considerada pela possibilidade de falha vacinal (SBIm, 2020).

Vacina contra hepatite A

Apesar da insuficiência de dados sobre a segurança do imunizante contra hepatite A durante a gestação, é uma vacina de vírus inativado e deve ser considerada para as gestantes expostas a alto risco de infecção. No Brasil, a hepatite A é endêmica e, portanto, quando a situação epidemiológica justificar, a vacina poderá ser aplicada (SBP *et al.*, 2020).

Vacinas pneumocócicas

As vacinas pneumocócicas conjugadas 10-valente (VCP10), 13-valente (VPC13) ou 15-valente (VPC15) são recomendadas para gestantes que apresentem comorbidades, como doença cardíaca crônica, doença pulmonar crônica, diabetes *mellitus*, doença hepática crônica, implante coclear, imunodeficiências congênitas e/ou adquiridas, doença falciforme ou outras hemoglobinopatias e asplenia anatômica ou funcional. Dessa maneira, o esquema sequencial com VPC13 ou VPC15 seguida da vacina polissacarídica 23-valente (VPP23) não apresenta risco teórico para gestantes e feto, devendo ser considerado nas mulheres com fatores clínicos de risco para doença pneumocócica invasiva.

Sempre que possível, deve-se utilizar o esquema sequencial VPC13 ou VPC15 e, 2 a 6 meses após, VPP23. Para mulheres adolescentes e adultas que já tenham recebido a VPP23 e não foram vacinadas anteriormente com VPC13 ou VPC15, recomenda-se um intervalo de 12 meses para a aplicação de VPC13 ou VPC15 e de 5 anos para a aplicação da segunda dose da VPP23, com intervalo mínimo de 2 meses entre as vacinas conjugadas e polissacarídica. As vacinas VPC10 e VPC13 não estão disponíveis na rede pública, e a VPP23 está disponível nos CRIE para populações especiais (SBIm, 2020).

Vacinas meningocócicas

As vacinas meningocócicas conjugadas mono (C) ou tetravalentes (ACWY) não têm dados de segurança em relação a seu uso durante a gestação, até o momento. No entanto, em situações específicas, de alto risco para a gestante, elas podem ser recomendadas. O mesmo critério é usado em relação à vacina meningocócica B (Lajos *et al.*, 2017).

Vacina da dengue

A Agência Nacional de Vigilância Sanitária (Anvisa) aprovou a vacina contra dengue tetravalente atenuada Qdenga®, fabricada pelo laboratório Takeda. O imunizante foi licenciado para uso em pessoas entre 4 e 60 anos, independente de exposição prévia ao vírus, em esquema de duas doses com intervalos de 3 meses. Os estudos clínicos demonstraram eficácia de 63% contra doença sintomática de qualquer gravidade e 85% contra internação, em um período de 54 meses após a administração da segunda dose. Antes do Brasil, a vacina já havia sido licenciada na União Europeia. Com relação à segurança, por se tratar de vacina de vírus vivo atenuada, está contraindicada para imunocomprometidos, gestantes e mulheres durante o período de amamentação (SBIm, 2020).

Orientações específicas para recém-nascidos de mães com comorbidades selecionadas na gestação

Os RN de mães que receberam imunossupressores durante a gravidez podem precisar adiar a imunização com algumas vacinas vivas atenuadas, como a BCG e a vacina contra rotavírus, que deverão ser aplicadas, por segurança, somente após os períodos de imunossupressão do lactente de acordo com cada situação (SBP *et al.*, 2020).

Futuro da imunização materna para a proteção do recém-nascido

Além das atuais vacinas disponíveis para gestantes, encontram-se, em diferentes estágios de desenvolvimento, novas vacinas com a principal finalidade de prevenir doenças infecciosas neonatais. As principais vacinas candidatas incluem aquelas contra VSR, estreptococo do grupo B (EGB), vírus do herpes simples (VHS), CMV e ZIKV, doenças para as quais atualmente não existem vacinas disponíveis.

Vacinação materna contra o vírus sincicial respiratório

O VSR é o principal agente causador de infecções do trato respiratório inferior em lactentes e crianças menores de 2 anos, faixa etária na qual as infecções são mais graves, principalmente em RN e lactentes que nasceram prematuramente (Lajos *et al.*, 2017).

O VSR é um pneumovírus pertencente à família Paramyxoviridae. O genoma viral consiste em 10 genes que codificam 11 proteínas. O vírus contém três glicoproteínas de superfície transmembrana codificadas, a de fusão (F), de ligação (G) e a pequena proteína SH hidrofóbica. Existe também uma proteína da matriz não glicosilada (M). As glicoproteínas F e G induzem a maioria da resposta de anticorpos neutralizantes à infecção. A glicoproteína G é um receptor para a adesão celular. A proteína F induz a fusão em culturas de células, a partir das quais o vírus derivou seu nome, e provavelmente é responsável pela adesão e disseminação do vírus nas células do hospedeiro (Ali *et al.*, 2020).

Em 2023, vacinas contra o VSR foram aprovadas pela Food and Drug Administration (FDA), duas para idosos e uma delas para uso em gestantes. Também no ano de 2023 foi aprovado um novo anticorpo monoclonal de uso em RN, para profilaxia das infecções causadas por VSR. Essas novidades terapêuticas surgem aproximadamente 60 anos após um estudo clínico no qual uma vacina inativada em formol, testada em crianças, resultou em eventos de exacerbação da doença no grupo vacinado e, consequentemente, foi abandonada. As investigações sobre a falha dessa primeira vacina levaram à identificação de uma proteína estável de conformação com a glicoproteína de fusão celular (F), que possibilitou que a comunidade científica realizasse progressos na pesquisa e desenvolvimento desses novos imunizantes contra o VSR que agora são apresentadas (Febrasgo, 2023).

A estratégia de vacinação materna para proteção do lactente é necessária pela baixa imunogenicidade das vacinas nas crianças nessa idade, justamente quando elas estão mais suscetíveis a desenvolver formas mais graves da doença pelo VSR. Essa estratégia tem sido preconizada pela Organização Mundial da Saúde (OMS) (Modjarrad *et al.*, 2016).

Vacina materna contra estreptococos do grupo B

A colonização por EGB durante a gravidez pode levar à doença invasiva por EGB em RN, incluindo meningite ou sepse, com alto risco de mortalidade. Também está associada a natimortos, infecções maternas e prematuridade. Existem lacunas de dados em relação ao comprometimento do desenvolvimento neurológico (NDI), especialmente após sepse por EGB, que limitam as estimativas globais da infecção (Kfouri *et al.*, 2021).

Nos RN, em virtude do início precoce da doença, a administração de uma vacina contra o EGB ao nascimento não gera resposta imune com a rapidez necessária para prevenir a infecção, que apresenta alta letalidade. Assim, a imunização materna está identificada como potencial estratégia para prevenir a doença neonatal precoce, quando associada à profilaxia antibiótica intraparto, administrada às parturientes positivas para EGB na triagem pré-natal. Existem 10 sorotipos capsulares da bactéria, e o conhecimento de sua prevalência em cada região é crucial para estimar a proteção de vacinas multivalentes candidatas (Vojtek *et al.*, 2018). Estudo brasileiro demonstrou que o genótipo capsular Ia do EGB foi o mais prevalente entre as gestantes em São Paulo, seguido pelos sorotipos V, II, III e Ib, que juntos corresponderam a 97,9% dos isolados (Kfouri *et al.*, 2021).

Vacina materna para vírus da Zika

Diversas vacinas contra o ZIKV foram desenvolvidas e testadas para controlar futuras epidemias e para prevenir a SCZ. Os estudos para esses imunizantes incluem vacinas inativadas, baseadas em DNA e mRNA, que entraram em ensaios clínicos de fase I/II em adultos saudáveis (Gaudinski *et al.*, 2018; Modjarrad *et al.*, 2016). As evidências de que uma vacina materna contra a infecção pelo ZIKV pode proteger bebês de doenças congênitas vêm de estudos em camundongos prenhes vacinados com uma vacina ZIKV viva atenuada, além de estudos com vacina contra ZIKV baseada em DNA. Anticorpos maternos específicos para ZIKV transferidos para os animais em teste através da placenta e do leite protegeram os RN da infecção pelo ZIKV (Sáfadi *et al.*, 2021).

Vacina materna contra vírus do herpes simples e citomegalovírus

Em virtude dos riscos do herpes neonatal e do CMV congênito, essas vacinas candidatas estão sendo avaliadas com prioridade para mulheres soronegativas, antes da gravidez. Atualmente, existem diversas vacinas em ensaios clínicos (Vojtek *et al.*, 2018).

Segurança da vacinação na gestante

A vacinação durante a gestação tem prioridade em uma abordagem que considera a imunização ao longo da vida e talvez seja a única imunização pela qual duas gerações se beneficiam diretamente, de uma única vez, e de maneira eficiente (Bergin *et al.*, 2018).

No entanto, ainda há alguns questionamentos sobre a segurança da vacinação durante a gravidez. A maioria dessas dúvidas diz respeito às possíveis repercussões no feto e no RN, além de possíveis efeitos para a gestante. Vacinas compostas de microrganismos inativados (dTpa e influenza) já têm segurança bastante conhecida (Sukumaran *et al.*, 2015).

Durante a pandemia de covid-19 houve importantes avanços para a promoção da vacinação materna, com estudos mostrando a segurança, na vida real, para o binômio gestante-feto (Dick *et al.*, 2022).

Um estudo retrospectivo analisou a chance de abortamento em gestantes que receberam uma vacina de mRNA contra a covid-19 nos 28 dias anteriores ao aborto espontâneo, comparado com a chance de gestações de sucesso em mulheres que receberam a vacina contra a covid-19 também 28 dias anteriores às gestações que evoluíram. Esse estudo mostrou probabilidades semelhantes de vacinação recente contra a covid-19 tanto entre mulheres que sofreram aborto espontâneo quanto aquelas com gravidez em curso (Kharbanda *et al.*, 2021).

Diversos estudos mostraram que as proporções de gravidez e resultados neonatais em vacinados com mRNA são semelhantes às incidências anteriores à pandemia de covid-19 em relação a defeitos congênitos, em comparação com coortes históricas pré-covid-19; o risco cumulativo de aborto espontâneo estava dentro da faixa de risco esperada (Olson, 2021; Shimabukuro *et al.*, 2021).

Um estudo norueguês com mulheres grávidas também não encontrou evidências de risco aumentado de abortamento após a vacinação contra a covid-19 (Magnus *et al.*, 2021).

Assim, os dados apontam que, para as vacinas atualmente preconizadas durante a gestação, os benefícios são evidentes e superam largamente alguns eventos adversos existentes.

Vacinação no puerpério

O puerpério pode ser classificado em quatro fases distintas: imediato (primeiras 24 horas pós-parto), mediato (das 24 às 72 horas pós-parto), tardio (de 72 horas até 11 dias pós-parto) e remoto (12 a 45 dias após o parto). A vacinação da mulher durante o puerpério também deve ser lembrada, aproveitando essa fase como excelente oportunidade para atualizar as vacinas indicadas para sua faixa etária. A vacina contra influenza, a dTpa e a vacina da covid-19 têm indicação formal pelo PNI para puérperas até 45 dias que eventualmente não tenham sido vacinadas durante a gestação (Brasil, 2023a).

Algumas vacinas contraindicadas durante a gestação devem ser recomendadas no puerpério, como a tríplice viral, a da varicela e a do HPV, mesmo para as mulheres que estejam amamentando. Já a vacina da febre amarela deve ser evitada em nutrizes até que o lactente complete 6 meses. No entanto, se a vacinação for necessária, deve-se suspender o aleitamento materno por 10 dias após a administração da vacina. Após os 6 meses de vida da criança, a nutriz pode receber a vacina sem precisar suspender o aleitamento. A vacina da dengue está contraindicada durante o período de amamentação (SBIm, 2020).

IMUNIZAÇÃO PASSIVA

A imunização passiva artificial pode ser heteróloga, conferida por transfusão de anticorpos obtidos do plasma de animais previamente vacinados, geralmente equinos, ou homóloga, conferida por transfusão de anticorpos obtidos do plasma de seres humanos. A imunoglobulina humana (homóloga) é extraída de voluntários, e é muito menos reatogênica que os soros (heteróloga) (Brasil, 2023b).

A imunoglobulina humana normal (padrão ou *standard*), obtida de doadores não selecionados, tem maior espectro de proteção, pois inclui anticorpos capazes de proteger contra mais de uma doença. Entretanto, em virtude da baixa concentração de anticorpos específicos, são poucas as doenças infecciosas que podem ser evitadas por intermédio de seu uso (p. ex., sarampo, hepatite A) e, pela existência de vacinas contra essas doenças, o uso desse tipo de imunoglobulina tem sido cada vez menos frequente (Brasil, 2023b).

A imunização passiva durante a gravidez envolve a administração de anticorpos pré-formados para conferir proteção imediata contra patógenos ou doenças específicas. Essa abordagem é utilizada quando há necessidade de proteção rápida, como em casos de exposição a certas doenças infecciosas ou quando a vacinação não é viável ou segura durante a gravidez (Siegrist, 2018).

A seguir, estão listados alguns princípios básicos sobre imunização passiva durante a gravidez.

Objetivo? Fornecer proteção temporária para a mãe e/ou feto contra certas doenças infecciosas. Isso pode ajudar a prevenir resultados adversos associados à infecção materna durante a gravidez.

Quando? A imunização passiva pode ocorrer em qualquer momento durante a gravidez, dependendo das circunstâncias específicas e da doença em questão. Em alguns casos, pode ser administrada profilaticamente se houver risco conhecido de exposição a certos patógenos (profilaxia pré e pós-exposição).

Quais produtos? A imunização passiva durante a gravidez geralmente envolve a administração de anticorpos específicos, humanos ou derivados de animais, que visam ao agente infeccioso em questão. Esses anticorpos podem ser administrados por infusão intravenosa ou injeção intramuscular.

Dados de segurança? A segurança da imunização passiva durante a gravidez depende de vários fatores, incluindo o tipo de anticorpo usado, sua origem e as circunstâncias específicas da gravidez. Em geral, os benefícios da imunização passiva na prevenção de doenças graves ou complicações de doenças infecciosas superam os riscos potenciais. No entanto, a decisão de administrar imunização passiva durante a gravidez deve ser tomada caso a caso, após cuidadosa consideração dos potenciais riscos e benefícios.

Um exemplo comum de imunização passiva de doença não infecciosa durante a gravidez é a administração de imunoglobulina anti-D (imunoglobulina Rh) a mulheres grávidas Rh-negativas para prevenir a doença hemolítica do RN. Outro exemplo é a administração de imunoglobulina contra hepatite B a RN de mães HBsAg-positivas para prevenir a transmissão perinatal/vertical HBV.

Imunização passiva para enfermidades específicas

Hepatite B

A imunoglobulina contra hepatite B (HBIG) é uma preparação contendo anticorpos específicos contra o vírus, administrada para prevenir a hepatite B em situações específicas, como após exposição a materiais biológicos contaminados com o vírus (p. ex., agulhas).

Durante a gestação, costuma ser indicada para evitar a transmissão vertical do HBV da mãe para o bebê, em casos de exposição de gestantes não imunizadas (Eke *et al.*, 2017). Já a administração da HBIG no RN, logo ao nascer, tem alta eficácia na prevenção da transmissão vertical do HBV.

Quando administrada corretamente e em combinação com a vacinação contra hepatite B ao RN, a HBIG pode reduzir significativamente o risco de infecção pelo HBV no bebê.

A proteção oferecida pela HBIG declina em poucos meses, daí a real necessidade de realizar a imunização ativa por meio de vacinas no RN.

A profilaxia pós-exposição é recomendada para neonatos de todas as mães HBsAg-positivas, independentemente do *status* de HBeAg ou anticorpo E do vírus da hepatite B (HBeAb). A presença de HBeAg indica maior infecciosidade. Embora a administração de HBIG e vacina nos neonatos tenha reduzido significativamente as taxas de portadores de HBV, aproximadamente 1 a 9% das transmissões verticais do vírus não foram eliminadas por essas intervenções (Chen *et al.*, 2020).

A seguir, estão listados alguns pontos importantes sobre o uso da HBIG durante o período perinatal:

- A HBIG é frequentemente administrada a RN de mães com HBsAg positivo para prevenir a transmissão perinatal do HBV (Goderis *et al.*, 2014)
- A HBIG também está indicada nas situações de exposição de risco para o HBV em gestante não imune
- A dose de HBIG para RN cuja mãe é HBsAg-positiva é de 0,5 mℓ/kg; em outras situações, a dose é de 0,06 mℓ/kg
- No RN, a HBIG pode ser aplicada intramuscular simultaneamente com a vacina, mas em outro local (face anterolateral das coxas)
- A amamentação está liberada nessas situações.

Varicela-zóster

Assim como a HBIG, a imunoglobulina contra o vírus varicela-zóster (VZIG) é uma preparação contendo anticorpos contra um vírus específico – nesse caso, o vírus varicela-zóster (VVZ), que causa a varicela (catapora) e o herpes-zóster (cobreiro).

A VZIG pode ser administrada durante a gravidez em determinadas situações, como em mulheres grávidas não imunes que tiveram exposição recente ao VVZ. A administração da VZIG pode ajudar a prevenir ou reduzir a gravidade da infecção pelo VVZ durante a gravidez, o que poderia representar risco maior para a mãe e o feto. No entanto, a decisão de administrar VZIG durante a gestação deve ser feita após cuidadosa avaliação do risco e benefício para a mãe e o feto, e sempre sob orientação médica.

Em relação aos RN, a VZIG está indicada nas seguintes situações (Brasil, 2023b):

- Para o RN cuja mãe tenha apresentado quadro clínico de varicela (não zóster) nos 5 últimos dias de gestação ou até 48 horas depois do parto
- Para RN prematuros nascidos entre 28 e 36 semanas de gestação expostos à varicela, quando a mãe tiver história negativa para a doença
- Para RN prematuros nascidos com menos de 28 semanas de gestação ou com menos de 1.000 g de peso expostos à varicela, independentemente da história materna de varicela.

A VZIG é administrada em dose única de 125 UI para cada 10 kg de peso (a dose mínima é de 125 UI, e a dose máxima é de 625 UI), nas primeiras 96 horas após ocorrido o contato. Quanto mais precoce a administração, melhor.

Tétano neonatal

O tétano neonatal, também conhecido como "mal de 7 dias", ocorre em bebês de mães inadequadamente imunizadas. A doença se manifesta por meio da tetanospasmina, uma exotoxina criada por *Clostridium tetani*. O efeito da toxina é a desinibição de neurônios que controlam impulsos excitatórios do córtex motor, o que resulta em aumento do tônus muscular, espasmos dolorosos e instabilidade autonômica generalizada. Esses efeitos são de longa duração, e a recuperação exige crescimento de novos terminais dos nervos axonais. A tetanolisina é outra toxina produzida pela bactéria do tétano, principalmente durante a fase inicial; ela apresenta propriedades hemolíticas e provoca danos na membrana de outras células. A contaminação do coto umbilical é a principal causa de tétano em RN (Brook, 2021).

A imunoglobulina humana antitetânica (IGHAT) está recomendada na dose de 250 UI, por via intramuscular, para:

- RN que apresentem situação de risco para tétano cujas mães apresentem história vacinal desconhecida ou que não tenham antecedente vacinal que garanta proteção contra o tétano neonatal (vacina adsorvida difteria e tétano adulto com esquema de três doses ou reforço com dT ou dTpa há menos de 5 anos)
- RN prematuros com lesões potencialmente tetanogênicas, independentemente da história vacinal da mãe.

A dose da IGHAT é de 500 UI para RN (dose única) e 3.000 U a 6.000 U para crianças e adultos (Brasil, 2023b).

Sarampo

O sarampo durante a gravidez tem efeito deletério no resultado perinatal, que se caracteriza por abortos frequentes, trabalho de parto prematuro e aumento do risco de perda fetal/neonatal. A incidência de morte materna e outras complicações do sarampo durante a gravidez é maior do que o esperado para mulheres não grávidas (Chiba *et al.*, 2003).

Não existe imunoglobulina específica para o vírus do sarampo; porém, nas situações de gestantes expostas ao vírus e gestantes sem evidência prévia de imunidade, está indicada o uso de imunoglobulina humana *standard*.

Pessoas com pelo menos uma dose válida de vacina contra o sarampo (administrada acima de 12 meses de vida) ou que tenham história prévia de sarampo são consideradas com imunidade prévia e, portanto, não têm indicação de receber imunoglobulina humana.

A dose de imunoglobulina humana a ser administrada é de 150 mg/kg de peso por via intravenosa (o equivalente a 3 mℓ/kg de peso na formulação de 50 mg/mℓ, apresentação intravenosa, atualmente disponível no Brasil). Pode-se utilizar também a imunoglobulina intramuscular. A profilaxia deverá ser aplicada em até 6 dias após a exposição (PMSP, 2019; SES/SP, 2019).

A vacina do sarampo é contraindicada durante a gestação, pois são produzidas com o vírus vivo, apesar de atenuado. A gestação tende a diminuir a imunidade da mulher, o que deixa o sistema imunológico mais vulnerável e, por isso, a vacina pode desenvolver a doença ou complicações.

A recomendação do Ministério da Saúde é que a mulher que faça planos de engravidar tome todas as doses da vacina antes, podendo ser a tríplice ou a tetraviral, e mantenha atualizada toda a rotina prevista no Calendário Nacional de Vacinação, para se proteger e proteger o bebê.

CONSIDERAÇÕES FINAIS

Mulheres que planejam engravidar ou que já estejam grávidas devem atualizar seu calendário vacinal, principalmente quando informadas sobre o objetivo de tornar o período gestacional mais seguro e saudável, estendendo a proteção para o feto.

Entretanto, ainda temos baixas taxas de adesão à vacinação pré-natal para as gestantes, especialmente entre mulheres com baixo nível socioeconômico, baixa escolaridade, alguns grupos raciais e étnicos, além daquelas com comportamentos alternativos.

A baixa adesão pelas vacinas no período gestacional pode ser justificada por falta de indicação pelos profissionais da saúde, falta de informação sobre a suscetibilidade e maior potencial de gravidade que algumas infecções podem acarretar na gestante, assim como o receio dos possíveis eventos adversos e o risco de prejuízos ao feto. Também faltam informações sobre os reais benefícios que a vacina materna proporciona ao feto e ao RN.

A gestação, como bem sabemos, é um período no qual vacinas de vírus vivo atenuado são contraindicadas; assim, temos que lançar mão de profilaxias diferenciadas, tendo como objetivo a saúde materno-fetal.

Nos CRIE, alguns imunizantes estão disponíveis gratuitamente à população brasileira, com regras e critérios bem estabelecidos. Diante de dúvidas sobre a conduta mais adequada para a gestante, sempre temos a possibilidade de discutir e/ou encaminhar a paciente para um desses centros especializados.

O tema de imunizações na preconcepção, na gestação e no puerpério deve ser abordado nas consultas de ginecologia, obstetrícia e pediatria. Esses são momentos ímpares na vida da mulher, que devem ser valorizados por todos os profissionais da saúde, em especial pelos ginecologistas-obstetras, que devem incluir as imunizações em sua prática clínica, e também pelos pediatras, protagonistas na orientação e no aconselhamento vacinal da família.

REFERÊNCIAS BIBLIOGRÁFICAS

ALBRECHT, M. *et al.* Infant immunity against viral infections is advanced by the placenta-dependent vertical transfer of maternal antibodies. *Vaccine*, v. 40, n. 11, p. 1563-1571, 2022.

ALI, A. *et al.* Systematic review on respiratory syncytial virus epidemiology in adults and the elderly in Latin America. *International Journal of Infectious Diseases*, v. 90, p. 170-180, 2020.

AMERICAN ACADEMY OF PEDIATRICS (AAP); KIMBERLIN, D. W. *et al.* (eds.). *Red Book*: 2018 Report of the Committee on Infectious Diseases. 31st ed. Itasca: AAP, 2018.

ATWELL, J. E. *et al.* Biological factors that may impair transplacental transfer of RSV antibodies: Implications for maternal immunization policy and research priorities for low- and middle-income countries. *Vaccine*, v. 40, n. 32, p. 4361-4370, 2022.

BAPTISTA, P. N.; MAGALHÃES, V. S.; RODRIGUES, L. C. The role of adults in household outbreaks of pertussis. *International Journal of Infectious Diseases*, v. 14, n. 2, p. e111-114, 2010.

BAXTER, R. *et al.* Effectiveness of Vaccination During Pregnancy to Prevent Infant Pertussis. *Pediatrics*, v. 139, n. 5, p. e20164091, 2017.

BERGIN, N.; MURTAGH, J.; PHILLIP, R. K. Maternal vaccination as an essential component of life-course immunization and its contribution to preventive neonatology. *International Journal of Environmental Research and Public Health*, v. 15, n. 5, p. 847, 2018.

BLAIN, A. E. *et al.* Assessment of the Cocooning Strategy for Preventing Infant Pertussis-United States, 2011. *Clinical Infectious Diseases*, v. 63, suppl. 4, p. s221-s226, 2016.

BLANCHARD-ROHNER, G. *et al.* Influenza vaccination given at least 2 weeks before delivery to pregnant women facilitates transmission of seroprotective influenza-specific antibodies to the newborn. *The Pediatric Infectious Disease Journal*, v. 32, n. 12, p. 1374-1380, 2013.

BRASIL. Ministério da Saúde. *Calendário Nacional de Vacinação 2020*. Brasília: Ministério da Saúde, 2020. Disponível em: https://www.gov.br/saude/pt-br/vacinacao/calendario.

BRASIL. Ministério da Saúde. Secretaria de Vigilância em Saúde e Ambiente. Departamento de Imunização e Doenças Imunopreveníveis. *Informe técnico operacional de vacinação contra a covid-19*. Brasília: Ministério da Saúde, 2023a.

BRASIL. Ministério da Saúde. Secretaria de Vigilância em Saúde e Ambiente. Departamento de Imunizações e Doenças Imunopreveníveis. *Manual dos Centros de Referência para Imunobiológicos Especiais*. Brasília: Ministério da Saúde, 2023b.

BRASIL. Ministério da Saúde. Secretaria de Vigilância em Saúde e Ambiente. *Informe epidemiológico da coqueluche*. Brasil, 2016 a 2017. Brasília: Ministério da Saúde, 2023c. Disponível em: https://www.gov.br/saude/pt-br/assuntos/saude-de-a-a-z/c/coqueluche/arquivos/informe-epidemiologico-da-coqueluche-brasil-2016-a-2017.pdf/.

BROOK, I. Neonatal tetanus. *Pediatric Emergency Medicine Journal*, v. 8, n. 1, p. 1-7, 2021.

CENTERS FOR DISEASE CONTROL AND PREVENTION (CDC). Updated recommendations for use of tetanus toxoid, reduced diphtheria toxoid, and acellular pertussis vaccine (Tdap) in pregnant women – Advisory Committee on Immunization Practices (ACIP), 2012. *Morbidity and Mortality Weekly Report*, v. 62, n. 7, p. 131-135, 2013.

CHEN, Z. *et al.* Antenatal administration of hepatitis B immunoglobulin and hepatitis B vaccine to prevent mother to child transmission in hepatitis B virus surface antigen positive pregnant women: A systematic review and meta-analysis. *Medicine (Baltimore)*, v. 99, n. 16, p. e19886, 2020.

CHIBA, M. E. *et al.* Measles infection in pregnancy. *The Journal of Infection*, v. 47, n. 1, p. 40-44, 2003.

DICK, A. *et al.* Safety of third SARS-CoV-2 vaccine (booster dose) during pregnancy. *American Journal of Obstetrics & Gynecology, Maternal-Fetal Medicine*, v. 4, n. 4, p. 100637, 2022.

EICK, A. A. *et al.* Maternal influenza vaccination and effect on influenza virus infection in young infants. *Archives of Pediatrics and Adolescent Medicine*, v. 165, n. 2, p. 104-111, 2011.

EKE, A. C. *et al.* Hepatitis B immunoglobulin during pregnancy for prevention of mother-to-child transmission of hepatitis B virus. *The Cochrane Database of Systematic Reviews*, v. 2, n. 2, p. CD008545, 2017.

ETTI, M. *et al.* Maternal vaccination: a review of current evidence and recommendations. *American Journal of Obstetrics And Gynecology*, v. 226, n. 4, p. 459-474, 2022.

FEDERAÇÃO BRASILEIRA DAS ASSOCIAÇÕES DE GINECOLOGIA E OBSTETRÍCIA (FEBRASGO). Primeiro Fórum FEBRASGO de Vacinação da Mulher. São Paulo, 2023.

FOUDA, G. G. *et al.* The impact of IgG transplacental transfer on early life immunity. *ImmunoHorizons*, v. 2, n. 1, p. 14-25, 2018.

GAUDINSKI, M. R. *et al.* Safety, tolerability, and immunogenicity of two Zika virus DNA vaccine candidates in healthy adults: randomised, open-label, phase 1 clinical trials. *Lancet (London)*, v. 391, n. 10120, p. 552-562, 2018.

GODERIS, J. *et al.* Hearing loss and congenital CMV infection: a systematic review *Pediatrics*, v. 134, n. 5, p. 972-82, 2014.

KACHIKIS, A.; ECKERT, L. O.; ENGLUND, J. Who's the target: mother or baby? *Viral Immunology*, v. 31, n. 2, p. 184-94, 2018.

KFOURI, R. D. A. *et al.* Capsular genotype distribution of group B streptococcus colonization among at-risk pregnant women in São Paulo, Brazil. *The Brazilian Journal of Infectious Diseases*, v. 25, n. 3, p. 101586, 2021.

KHARBANDA, E. O. *et al.* Spontaneous abortion following covid-19 vaccination during pregnancy. *Journal of the American Medical Association*, v. 326, n. 16, p. 1629-1631, 2021.

LAJOS, G. J.; FIALHO, S. C. A. V.; TEIXEIRA, J. C. Imunização na gravidez, puerpério e amamentação. In: Federação Brasileira das Associações de Ginecologia e Obstetrícia (FEBRASGO). Programa vacinal para mulheres. São Paulo: FEBRASGO, 2017. p. 129-39. (Série Orientações e Recomendações FEBRASGO; no.2/Comissão Nacional Especializada de Vacinas).

LEE, H. J.; CHOI, J. H. Tetanus-diphtheria-acellular *pertussis* vaccination for adults: an up to date. *Clinical and Experimental Vaccine Research*, v. 6, n. 1, p. 22-30, 2017.

MAGNUS, M. C. *et al.* Covid19 vaccination during pregnancy and first-trimester miscarriage. *The New England Journal of Medicine*, v. 385, n. 21, p. 2008-2010, 2021.

MAK, T. K. *et al.* Influenza vaccination in pregnancy: current evidence and selected national policies. *The Lancet. Infectious Diseases*, v. 8, n. 1, p. 44-52, 2008.

MARCHANT, A. *et al.* Maternal immunisation: collaborating with mother nature. *The Lancet. Infectious Diseases*, v. 17, n. 7, p. e197-e208, 2017.

MODJARRAD, K. *et al.* WHO consultation on Respiratory Syncytial Virus Vaccine Development Report from a World Health Organization Meeting held on 23-24 March 2015. *Vaccine*, v. 34, n. 2, p. 190-197, 2016.

OLSON, C. CDC COVID-19 Vaccine Task Force. COVID-19 vaccine safety in pregnancy: Updates from the v-safe covid-19 vaccine pregnancy registry. Centers for Disease Control and Prevention, 2021. Disponível em: https://www.cdc.gov/vaccines/acip/meetings/downloads/slides-2021-09-22/09-covid-Olson-508.pdf.

PREFEITURA MUNICIPAL DE SÃO PAULO (PMSP). Secretaria Municipal da Saúde. Coordenadoria de Vigilância em Saúde. Programa Municipal de Imunizações - DVE/COVISA. *Medidas de controle de sarampo - Atualizada em julho 2019*. São Paulo, 2019. Disponível em: https://www.prefeitura.sp.gov.br/cidade/secretarias/upload/medidas_de_%20controle_%20sarampo_2019.pdf.

RASMUSSEN, S. A. *et al*. Zika virus and birth defects–reviewing the evidence for causality. *The New England Journal of Medicine*, v. 374, n. 20, p. 1981-1987, 2016.

ROBBIANI, D. F. *et al*. Risk of Zika microcephaly correlates with features of maternal antibodies. *The Journal of Experimental Medicine*, v. 216, n. 10, p. 2302-2315, 2019.

SÁFADI, M. A. P.; ALMEIDA, F. J.; KFOURI, R. A. Zika virus outbreak in Brazil-Lessons learned and perspectives for a safe and effective vaccine. *The Anatomical Record*, v. 304, n. 6, p. 1194-201, 2021.

SECRETARIA DE ESTADO DA SAÚDE DE SÃO PAULO (SES/SP). Coordenadoria de Controle de Doenças. Divisão de Imunização. Centro de Vigilância Epidemiológica "Prof. Alexandre Vranjac". *Uso de imunoglobulina humana na profilaxia pós-exposição ao sarampo*. São Paulo, 2019. Disponível em: https://www.saude.sp.gov.br/resources/cve-centro-de-vigilancia-epidemiologica/areas-de-vigilancia/imunizacao/doc/imuni19_informe_uso_imunoglobulinas.pdf.

SHIMABUKURO, T. *et al*. Preliminary findings of mRNA Covid-19 vaccine safety in pregnant persons. *The New England Journal of Medicine*, v. 384, n. 24, p. 2273-2282, 2021.

SIEGRIST, C. A. Vaccine immunology. In: PLOTKIN, S. A. *et al*. (eds.). *Vaccines*. 7. ed. Philadelphia: Elsevier, 2018.

SINGH, T. *et al*. Zika virus-specific IgM elicited during pregnancy exhibits ultrapotent neutralization. *Cell*, v. 185, n. 25, p. 4826-4840.e17, 2022.

SOCIEDADE BRASILEIRA DE IMUNIZAÇÕES (SBIm). *Calendário de Vacinação SBIm Gestante*. Recomendações da Sociedade Brasileira de Imunizações (SBIm) - 2020/2021. São Paulo: SBIm, 2020. Disponível em: https://sbim.org.br/images/calendarios/calend-sbim-gestante.pdf.

SOCIEDADE BRASILEIRA DE PEDIATRIA (SBP); SOCIEDADE BRASILEIRA DE IMUNIZAÇÕES (SBIm); FEDERAÇÃO BRASILEIRA DAS ASSOCIAÇÕES DE GINECOLOGIA E OBSTETRÍCIA (FEBRASGO). *Documento Técnico*. Imunização na gestação, pré-concepção e puerpério. São Paulo: SBP, 2020. Disponível em: https://www.febrasgo.org.br/pt/noticias/item/1215-imunizacao-na-gestacao-pre-concepcao-e-puerperio-documento-tecnico-sbp-sbi-e-febrasgo.

STENSBALLE, L. G. *et al*. Respiratory syncytial virus neutralizing antibodies in cord blood, respiratory syncytial virus hospitalization, and recurrent wheeze. *The Journal of Allergy and Clinical Immunology*, v. 123, n. 2, p. 398-403, 2009.

SUKUMARAN, L. *et al*. Safety of tetanus toxoid, reduced diphtheria toxoid, and acellular pertussis and influenza vaccinations in pregnancy. *Obstetrics and Gynecology*, v. 126, n. 5, p. 1069-1074, 2015.

TAKEMOTO, M. L. S. *et al*. The tragedy of COVID-19 in Brazil: 124 maternal deaths and counting. *International Journal of Gynaecology and Obstetrics*, v. 151, n. 1, p. 154-156, 2020.

TAN, T.; FLAHERTY, J.; GERBIE, M. *The Vaccine Handbook*: A Practitioner's Guide to Maximizing Use and Efficacy across Lifespan. New York: Oxford University Press, 2018.

VOJTEK, I. *et al*. Maternal immunization: where are we now and how to move forward? *Annals of Medicine*, v. 50, n. 3, p. 193-208, 2018.

WORLD HEALTH ORGANIZATION (WHO). Global Advisory Committee on Vaccine Safety. *Safety of Immunization during Pregnancy*: A review of the evidence. Geneva: WHO, 2014. p. 7.

CAPÍTULO 11

Nutrição Durante a Gravidez

Patricia El Beitune • Mirela Foresti Jimenez • Mila Pontremoli Salcedo • Antônio Celso Ayub • Ricardo Carvalho Cavalli • Geraldo Duarte

INTRODUÇÃO

Durante todo o período gestacional, mãe e feto passam por um período de rápida transformação, com expressivas alterações fisiológicas, anatômicas e metabólicas, tornando-o um período de maior vulnerabilidade a alterações da dieta. Prever situações de maior risco a deficiências nutricionais e corrigi-las oportunamente pode trazer importantes benefícios para a saúde materna e de seu filho a curto e longo prazos, incluindo saúde materna ideal, saúde, desenvolvimento e crescimento fetal ideal, redução dos riscos de defeitos congênitos, bem como redução de riscos de problemas crônicos de saúde para a mãe e seu filho. Idealmente, a mulher deveria manter seu peso normal antes da concepção e limitar seu ganho de peso aos limites recomendados de 11,5 a 16 kg para mulheres com peso pré-gestacional adequado. No decorrer deste capítulo abordaremos os aspectos gerais dos macronutrientes e, de forma mais detalhada, os micronutrientes com as recomendações diárias e os efeitos da suplementação das principais vitaminas e minerais durante a gestação, informando sobre benefícios e paraefeitos potenciais quando de sua utilização sistemática.

RECOMENDAÇÕES GERAIS PARA A INGESTA DIETÉTICA

Na avaliação pré-gestacional e a cada consulta de pré-natal, deve-se encorajar a mulher a (Kaiser *et al.*, 2014):

1. Consumir uma variedade de alimentos para obter o valor calórico energético e os nutrientes necessários, bem como a meta ideal de ganho ponderal.
2. Priorizar frutas e vegetais frescos adequadamente higienizados, carnes magras (frango, peixes selecionados e produtos com reduzido percentual de gordura).
3. Evitar bebidas alcoólicas, tabagismo e drogas ilícitas.

Necessidades calóricas

As calorias constituem-se no fator nutricional isolado mais importante para a determinação do peso da criança ao nascimento. A ingesta recomendada consiste, em média, em 30 kcal/dia do peso magro, flexibilizando o aumento da ingesta calórica em 340 kcal/dia no segundo trimestre e em 452 kcal/dia no terceiro trimestre. Necessidades calóricas específicas são baseadas no índice de massa corpórea (IMC) pré-gestacional, idade materna, trimestre gestacional, ganho de peso e nível de atividade física (Kaiser e Allen, 2008; Kaiser *et al.*, 2014). O ganho adequado de peso na gestação pode ser utilizado como indicador de ingesta energética suficiente (DynaMed Plus, 2017). As recomendações do Instituto de Medicina (2009) para ganho de peso durante a gestação são sumariadas na sequência e seguem como base o peso materno pré-gravídico:

- 12,5 a 18 kg para mulheres com IMC $< 18{,}5$ kg/m^2
- 11,5 a 16 kg para mulheres com IMC de 18,5 a 24,9 kg/m^2
- 7 a 11,5 kg para mulheres com IMC de 25,0 a 29,9 kg/m^2
- 5 a 9 kg para mulheres com IMC $\geq 30{,}0$ kg/m^2.

Glicídios

A recomendação diária de glicídios durante a gestação é de 175 g/dia, superior aos 130 g/dia para mulheres não gestantes. A ingesta diária deve corresponder a aproximadamente 45 a 65% da composição nutricional diária (Kaiser e Allen, 2008; Kaiser *et al.*, 2014).

Proteínas

A unidade fetoplacentária consome aproximadamente 1 kg de proteína durante a gestação; a maior parte dessa exigência é confinada ao segundo e terceiro trimestre gestacional. Para cumprir essa exigência, a gestante deveria ingerir 1,1 g/kg/dia de proteína, moderadamente maior do que 0,8 g/kg/dia recomendado para mulheres na menacme. Do total do aporte calórico diário, cerca de 10 a 35% devem ser reservados às proteínas, com um aporte adicional de 25 g/dia a partir do segundo trimestre, em comparação a mulheres na menacme (Kaiser e Allen, 2008; Kaiser *et al.*, 2014).

Lipídeos

A ingesta de ácidos graxos poli-insaturados de cadeia longa é benéfica para o neurodesenvolvimento fetal e tem tendência a benefício modesto na redução de nascimentos pré-termo. Na pirâmide alimentar, reserva-se a sua ingesta a cerca de 20 a 35% da composição dietética diária (DynaMed Plus, 2017).

Aconselhamento dietético preconcepção pode reduzir o nascimento pré-termo em mulheres inicialmente desnutridas (Ota *et al.*, 2015a).

Aconselhamento nutricional periconcepção se associou com redução de parto pré-termo, de acordo com dois ensaios clínicos randomizados (ECRs) que incluíram 449 mulheres com adequado IMC. Demonstrou-se redução de 54% em relação ao grupo de mulheres sem esse aconselhamento nutricional (risco relativo [RR] 0,46; intervalo de confiança [IC] 95% 0,21 a 0,98). No contexto da ingesta proteica de forma balanceada, em análise de três ECRs com 632 mulheres inicialmente desnutridas, o aconselhamento nutricional se associou com aumento do peso das crianças ao nascimento (média de 490 g; IC 95% 428 a 551 g). Esse benefício não se sustentou quando se interveio em um grupo de mulheres adequadamente nutridas (Ota *et al.*, 2015a).

Aconselhamento dietético que promove baixo índice glicêmico e ingesta de alimentos saudáveis pode melhorar o índice glicêmico materno, aumentar a ingesta de fibras e proteínas e reduzir o risco de peso materno gestacional excedente às metas recomendadas (McGowan *et al.*, 2013).

No início da gestação, 800 mulheres foram randomizadas para aconselhamento dietético com o objetivo de favorecer a ingesta materna de alimentos saudáveis com baixo índice glicêmico. Duzentas e trinta e cinco mulheres no grupo intervenção e 285 no grupo controle foram incluídas na análise, após fornecerem diários alimentares adequadamente finalizados. O ensaio clínico randomizado demonstrou que o grupo de estudo apresentou índice glicêmico materno reduzido, maior ingesta de proteínas e de fibras e risco reduzido de exceder as metas de ganho de peso gestacional (McGowan *et al.*, 2013).

Ingesta hídrica

Durante a gestação, recomenda-se a ingesta de 2 a 3 ℓ/dia de água, que pode ser complementada com alimentos e outras bebidas, completando 3 ℓ/dia. No entanto, numerosos fatores (p. ex., temperatura ambiental, umidade e atividade física) podem influenciar essa necessidade (Institute of Medicine, 2006).

Probióticos

Algumas revisões sugeriram que o consumo de probióticos (*Lactobacillus* e *Bifidobacterium*) durante a gestação poderia ter benefícios na redução de eventos relacionados com reação inflamatória e pré-eclâmpsia, além de melhorar o metabolismo da glicose (VandeVusse *et al.*, 2013). No entanto, uma metanálise de estudos randomizados mostrou que não houve redução de diabetes *mellitus* gestacional (DMG), mas sim aumento do risco de pré-eclâmpsia (Davidson *et al.*, 2021). Portanto, sem evidências claras de benefício, não são recomendados.

Ingesta de peixes

Quantias moderadas, de 2 a 3 porções/semana, cerca de 220 a 340 g/semana de peixes e frutos do mar com baixo teor de mercúrio (salmão, atum, tilápia, bacalhau, linguado, incluindo crustáceos como camarão, mexilhões, entre outros) são recomendados durante a gestação para completar as necessidades de ácidos graxos com ômega-3 (FDA, 2017).

Ingesta de peixe em mais de 1 vez/semana associou-se com risco reduzido de nascimento pré-termo em gestações com feto único (Leventakou *et al.*, 2014).

Baseado em uma revisão sistemática de estudos observacionais com 19 estudos de coorte avaliando a ingesta de peixe durante a gestação sobre o crescimento fetal e o prognóstico ao nascimento em uma população de 151.880 mulheres com gestações únicas, demonstrou-se que mulheres que se alimentaram mais de 1 vez e menos de 3 vezes/semana apresentaram menor risco de parto pré-termo (RR 0,87; IC 95% 0,82 a 0,92), achado semelhante àquelas que consumiram peixe em mais de 3 vezes/semana (Leventakou *et al.*, 2014).

Moderado consumo de peixe (três porções ou cerca de 340 g/semana) antes de 22 semanas de gestação se associa com risco reduzido de parto pré-termo recorrente (Klebanoff *et al.*, 2011).

Nesta revisão sistemática, 852 mulheres avaliadas antes das 22 semanas de gestação com consumo de três porções de peixe (340 g) por semana apresentaram 40% menor risco de recorrência de parto pré-termo (*odds ratio* [OR] 0,6; IC 95% 0,38 a 0,95) em relação a mulheres do grupo controle. Não se identificou redução adicional nas taxas de parto pré-termo entre mulheres que consumiram mais de três porções por semana (Klebanoff *et al.*, 2011).

Ingesta materna de peixe mais de 3 vezes/semana aumenta discretamente o crescimento infantil rápido e o risco de sobrepeso ou obesidade aos 6 anos de idade (Stratakis *et al.*, 2016).

Baseado em metanálise de estudos de coortes retrospectivos, 31% das crianças expostas apresentaram crescimento infantil rápido, do nascimento aos 2 anos de idade (OR 1,22; IC 95% 1,05 a 1,42), em análise de 2.739 crianças. Além disso, 15,2% das crianças expostas intraútero apresentaram sobrepeso ou obesidade aos 6 anos de idade comparadas ao grupo controle com baixa exposição intraútero de peixe semanal, até 1 vez/semana (OR 1,22; 95% IC 1,01 a 1,47), em análise de 1.469 crianças. Esse desfecho desfavorável, de sobrepeso ou obesidade infantil, não se verificou de forma significativa entre as crianças expostas à ingesta materna moderada de peixe, assim considerado o consumo de 2 a 3 vezes/semana (Stratakis *et al.*, 2016).

Ausência de consumo de peixes e frutos do mar durante a gestação associa-se com déficit do neurodesenvolvimento em crianças comparado a mães com elevado consumo desses alimentos durante a gestação (Hibbeln *et al.*, 2007).

Estudo de coorte com 11.875 gestantes no Reino Unido que preencheram o questionário de frequência alimentar materna com 32 semanas de gestação demonstrou que gestantes sem qualquer consumo de alimentos marinhos durante a gestação tiveram crianças que apresentaram 30% maior risco de atraso na comunicação aos 6 meses (OR 1,3; IC 95% 1,04 a 1,63) e 26% de risco aos 18 meses (OR 1,26; IC 95% 1,03 a 1,53), 25% de risco de atraso do desenvolvimento da motricidade fina aos 18 meses (OR 1,25; IC 95% 1,04 a 1,51), 24% de risco de déficit no desenvolvimento social aos 30 meses (OR 1,24; IC 95% 1,01 a 1,53), 44% de risco de atraso no comportamento pró-social aos 7 anos (OR 1,44; IC 95% 1,05 a 1,97) e 48% de risco de quociente de inteligência verbal reduzido aos 8 anos (OR 1,48; IC 95% 1,2 a 1,9) em comparação aos filhos de mães com consumo gestacional de três porções ou mais de peixes durante a semana, cerca de 340 g (Hibbeln *et al.*, 2007).

Sal

Há evidência insuficiente para recomendar redução no consumo de sal durante a gestação (Duley *et al.*, 2005).

Baseado em uma revisão sistemática com evidência limitada, que avaliou dois ECRs com 603 mulheres, em que se compararam gestantes com ingesta de sal reduzida com gestantes que permaneceram com sua dieta normal, não se identificaram diferenças entre os grupos quanto a hipertensão gestacional, pré-eclâmpsia, admissão hospitalar, cesarianas, óbito fetal, crianças pequenas para a idade gestacional (PIG), nascimentos pré-termo, índices de Apgar e admissão em CTI neonatal. Dessa forma, a evidência atualmente disponível é insuficiente para recomendar redução no consumo de sal durante a gestação (Duley *et al.*, 2005).

Se, por um lado, redução do consumo de sal na gestação não parece melhorar os desfechos para a mãe e para o seu filho, por outro lado, é prudente não aumentar o consumo de sódio, nem consumir produtos industrializados, embutidos e lanches prontos artificialmente com alta concentração de sódio na gestação, visto que estudos experimentais, em modelos animais, têm associado o aumento de ingesta de sódio a risco de disfunção cognitiva e neurovascular (Faraco *et al.*, 2018).

Adoçantes

Sabendo que a ingestão de açúcares é fortemente vinculada a comorbidades associadas à obesidade, recomendações para a redução do seu consumo são práticas progressivas e estimuladas (Johnson *et al.*, 2009). Como resultado, adoçantes têm substituído os açúcares e têm se tornado de uso frequente. A American Dietetic Association (2004) afirma que o uso de adoçantes é seguro para consumo durante a gestação dentro de limites de ingestas aceitáveis, enquanto o Institute of Medicine dos EUA não faz recomendações específicas para o uso durante a gestação, mas recomenda precaução contra o uso de adoçantes em crianças, considerando escassez de dados quanto aos efeitos adversos a longo prazo.

Publicações atuais sugerem que o consumo crônico de adoçantes pode, paradoxalmente, aumentar o risco de obesidade e de doenças metabólicas (Swithers, 2013). Mecanismos propostos para essa associação incluem alterações do metabolismo dos glicídios, desequilíbrio da microbiota intestinal, ou disfunção do centro da saciedade e da compensação calórica (Azad *et al.*, 2016).

Estudos de coorte documentam que o consumo de bebidas adoçadas artificialmente durante a gestação pode se associar com parto pré-termo, predisposição a doenças alérgicas e fraturas de antebraço entre as crianças expostas (Maslova *et al.*, 2013; Petherick *et al.*, 2014; Petersen *et al.*, 2015).

VITAMINAS

Um número significativo de gestantes ingere menos que o necessário de vitaminas (Dietary Guidelines Advisory Committee, 2020); por isso, é importante avaliar a qualidade da alimentação para identificar as necessidades.

Vitamina A

A vitamina A e suas moléculas biologicamente ativas, os retinoides, são essenciais para o crescimento, desenvolvimento e reprodução, tendo papéis importantes na visão, embriogênese, espermatogênese, desenvolvimento da pele, regulação do sistema imunológico e na diferenciação das células epiteliais. Durante a gestação, tanto a ingesta deficiente quanto a ingesta excessiva dessa vitamina estão associadas com defeitos congênitos (cérebro, olho, ouvido, aparelho geniturinário, coração e sistema vascular), dependendo de qual sistema fetal está em fase de diferenciação no momento da exposição. Adicionalmente, tem se aventado associação de níveis baixos de vitamina A no cordão umbilical com a presença de fetos com restrição do crescimento intrauterino. Na deficiência dessa vitamina, outros efeitos marcantes se relacionam a risco de morbidade e mortalidade a curto e longo prazos no período puerperal associado a processos infecciosos, especialmente relacionados a infecções por vários patógenos através dos olhos e dos tratos intestinal e respiratório (El Beitune *et al.*, 2003).

Em países nos quais a deficiência da vitamina A é um problema de saúde pública, a suplementação pode ser benéfica para gestantes. Acredita-se que a exposição fetal à hipovitaminose A possa predispor a autismo infantil (Riebold *et al.*, 2011). Por outro lado, convém reforçar que níveis elevados de vitamina A durante a gestação são considerados teratogênicos. Baseados em evidências epidemiológicas, não é possível estabelecer uma curva dose-resposta precisa ou um limite acima do qual a ingesta de vitamina A possa ser danosa durante o primeiro trimestre, o período de maior suscetibilidade à teratogenicidade. Entretanto, aceita-se que uma dose entre 10.000 e 25.000 UI de vitamina A expõe o feto a maior risco teratogênico (Oakley e Erickson, 1995). A ingesta de vitamina A na gestação deveria ser limitada às recomendações diárias preconizadas. As principais fontes de vitamina A são o óleo de fígado de peixe, carnes e produtos animais. Dentre os vegetais, destacam-se cenoura, brócolis, espinafre, beterraba, melancia e tomate. Fígado e seus produtos derivados contêm quantidades variáveis e algumas vezes muito elevadas de vitamina A (10.000 a 38.000 UI por porção típica de 100 g). Esse tipo de alimentação deveria ser evitado durante a gestação, pois consumos superiores a 700 mcg ou 2.310 UI são superiores às recomendações diárias preconizadas.

Os resultados associados de três grandes ECRs em Nepal, Gana e Bangladesh, com mais de 153.500 mulheres, não demonstraram benefícios na redução da mortalidade materna ou perinatal com a suplementação de vitamina A. Entretanto, as populações estudadas eram heterogêneas quanto ao estado de vitamina A ao início do estudo e houve problemas quanto ao seguimento de mulheres. Há boa evidência de que a suplementação de vitamina A no pré-natal reduza a cegueira noturna, a anemia materna e a infecção puerperal para mulheres que vivem em áreas onde a deficiência de vitamina A é comum ou que sejam portadoras do HIV (McCauley *et al.*, 2015).

Estudo conduzido na África, entre 1995 e 2005, com gestantes portadoras do HIV, no qual nenhuma das participantes recebeu antirretroviral, incluiu quatro ECRs com 6.995 mulheres, com delineamento apresentando baixo risco de vieses, e demonstrou-se que a suplementação de vitamina A durante o pré-natal ou no puerpério provavelmente tenha pouco ou nenhum efeito na transmissão vertical do HIV em mulheres sem uso de antirretrovirais (Wiysonge *et al.*, 2017).

Em outra revisão sistemática, demonstrou-se que não há benefícios com diferentes doses de suplementação de vitamina A em mulheres saudáveis no pós-parto, sobre desfechos de morbidade e mortalidade materna e infantil. Embora a suplementação de vitamina A aumente a concentração de retinol no leite materno, esse aumento não se traduziu em benefícios à saúde tanto da mãe quanto de seus filhos (Oliveira *et al.*, 2016).

Vitamina B1 (tiamina)

Atua como coenzima no metabolismo dos carboidratos e aminoácidos, desempenhando importante função na conversão da glicose sanguínea em energia. Além disso, participa de algumas reações metabólicas fundamentais no tecido nervoso, coração, formação de hemácias e manutenção da musculatura lisa e esquelética. Com base em dados da literatura, acredita-se que seja a vitamina da qual exista o maior número de pessoas com carência, devido ao alcoolismo e à alimentação desbalanceada. Sua deficiência é conhecida como "beribéri" e pode causar alterações nos sistemas nervoso, cardíaco e circulatório.

Sua recomendação diária é de 1,4 mg. As principais fontes de tiamina são carne de porco, legumes e cereais. Para a gestante com hiperêmese gravídica, é fundamental a utilização, além de um antiemético, de suplementação de B1, pelo risco raro, mas grave, muitas vezes irreversível, de encefalopatia de Wernicke. Nesse contexto, a encefalopatia de Wernicke em seu estágio inicial pode simular características da enxaqueca, e isso progressivamente agravará a deficiência de tiamina, formando um círculo vicioso e que aumentará a cronicidade das crises de enxaqueca. A interrupção desse círculo com a suplementação de tiamina pode ser uma terapia promissora em um subgrupo de pacientes com enxaqueca crônica (Prakash *et al.*, 2016).

Vitamina B2 (riboflavina)

De forma semelhante à tiamina, a riboflavina é essencial para a produção de energia no organismo e na produção de um dos maiores antioxidantes naturais produzidos pelo corpo humano, a glutationa. Por não ser armazenada em quantidades significativas no organismo, precisa ser continuamente reposta por meio da alimentação, a fim de se evitar a sua carência. Recomenda-se o consumo diário de 1,4 mg. Sua deficiência produz efeitos sobre a pele e as mucosas, sobressaindo-se rachaduras no canto da boca, nos lábios, vermelhidão da língua, eczema de face e genitais, perda de cabelo, problemas reprodutivos e degenerativos do sistema nervoso central. Sua carência frequentemente é associada à deficiência de outras vitaminas do complexo B. A riboflavina, a exemplo da tiamina, pode desempenhar importante função no manejo da enxaqueca. Considerando que a enxaqueca tem etiologia multifatorial, a riboflavina influencia a disfunção mitocondrial e tem sido utilizada como tratamento profilático em pacientes com enxaqueca (Shaik e Gain, 2015).

As principais fontes de riboflavina são os derivados lácteos, carnes, frutas e cereais.

Vitamina B3 (niacina)

Participa do metabolismo energético corporal, atuando em conjunto com outras vitaminas e minerais. Sua deficiência é caracterizada por alterações na pele e lesões nas mucosas, sendo denominada "pelagra". O consumo diário recomendado é de 18 mg. Pode ser encontrada em carne, peixes e cereais (Thompson, 2005).

Vitamina B5 (ácido pantotênico)

Desempenha funções metabólicas associadas à oxidação dos ácidos graxos e colesterol e na síntese de esteróis, destacando-se as relacionadas à produção de hormônios da glândula adrenal e à produção de energia. Sua deficiência pode causar dor abdominal, vômitos, cãibras, sensação de queimação nos calcanhares, fadiga, insônia e sinais de redução da imunidade. Pode ser encontrada em carnes, batata, ovos, tomates e cereais não refinados (Thompson, 2005).

Vitamina B6 (piridoxina)

A piridoxina é essencial na biossíntese de ácido nucleico e proteínas e necessária para o funcionamento adequado de inúmeras enzimas. Entre as vitaminas do complexo B, é a única que participa do metabolismo dos três macronutrientes: os lipídeos, proteínas e carboidratos. Auxilia na multiplicação de todas as células e na produção de hemácias e de células do sistema imunológico. Estudos em animais demonstram que a vitamina B6 é importante para o funcionamento do receptor N-metil-D-aspartato, necessário para o processo de aprendizado e memória.

Em metanálise, publicada em 2008, incluíram-se 21 estudos para os graus mais leves de náuseas e vômitos. Os tratamentos utilizados foram variados e incluíram desde gengibre, acupressão (ponto P6), anti-histamínicos e piridoxina. De modo global, identificou-se redução de 84% das náuseas com o uso desses antieméticos. De acordo com essa revisão, a piridoxina é a mais efetiva na redução da gravidade das náuseas na gestação inicial. Entretanto, uma nova revisão sistemática, publicada em 2015, não identificou provas suficientes para detectar benefícios clínicos da suplementação de vitamina B6 durante a gestação ou trabalho de parto, além do demonstrado em um ECR sugerindo proteção contra cáries dentárias, com redução de 16 a 32% nesse risco (Salam *et al.*, 2015). Mesmo quanto ao manejo de náuseas e vômitos durante a gestação, há escassa evidência de elevada qualidade para recomendar qualquer intervenção específica para seu manejo durante o primeiro trimestre. Isso não é o mesmo que dizer que as intervenções estudadas são inefetivas, mas sim que há insuficientes provas para recomendar qualquer intervenção (Matthews *et al.*, 2015).

Há também pouca evidência de consistência e qualidade suportando qualquer intervenção para o manejo de hiperêmese gravídica (Boelig *et al.*, 2016).

Vitamina B9 (ácido fólico)

O ácido fólico apresenta papel fundamental na síntese do ácido nucleico e proteínas, modulando a competência e a resistência do sistema imune a infecções. Apesar de várias fontes alimentares de folato, a deficiência dessa vitamina é frequente, visto que é facilmente degradável pelo cozimento. A sua forma ativa, a 5-metilenotetraidofolato, é obtida após a conversão do folato pela enzima di-hidrofolato redutase, com consequente absorção no duodeno e jejuno proximal. As melhores fontes de folato são os vegetais verdes, destacando-se espinafre, aspargo, repolho, brócolis, além de vísceras, levedo de cerveja, carnes, arroz, feijão e laranja (Thompson, 2005).

Estudos epidemiológicos têm associado à suplementação de ácido fólico a redução do risco de defeitos do fechamento do tubo neural (DTN) desde a década de 1960. Os DTNs compreendem espinha bífida, anencefalia e encefalocele e, segundo dados de países em desenvolvimento, afetam em torno de 1,5/1.000 gestações. Recomenda-se que mulheres que planejam gestar devam ser informadas dos benefícios na redução de defeitos do fechamento do tubo neural conseguida com a utilização de suplementação com ácido fólico de pelo menos 400 mcg/dia 1 mês antes da concepção até 12 semanas de gestação. A suplementação de todas as mulheres em idade fértil, independentemente de planejarem gestação, deveria ser estimulada com doses de 0,4 a 0,8 mg de ácido fólico ao dia. Essa recomendação é fortalecida pelo fato de metade das gestações ocorrer sem qualquer planejamento, resultando em redução no risco de DTN em 69% (De-Regil *et al.*, 2015).

Doses maiores do que as listadas anteriormente são necessárias para otimizar a redução dos defeitos de tubo neural em situações especiais; para esse fim, recomenda-se a suplementação de 800 mcg para mulheres tentando a concepção e maiores doses, como 4 a 5 mg/dia, para mulheres sabidamente de risco para recém-nascidos com defeitos do tubo neural (De-Regil *et al.*, 2015).

Em uma revisão sistemática com 31 ECRs incluindo 17.771 mulheres, identificou-se que a suplementação com ácido fólico não teve impacto sobre indicadores do prognóstico gestacional como parto pré-termo (RR 1,01; IC 95% 0,73 a 1,38) e óbito fetal e neonatal (RR 1,33; IC 95% 0,96 a 1,85). Identificou-se aumento na média de peso das crianças ao nascimento (diferença média de 135,75 g; IC 95% 47,85 a 223,68 g). Por outro lado, essa revisão sistemática não demonstrou impacto sobre a melhora nas taxas de anemia e do nível de hemoglobina (Hb) materno no pré-parto, apesar do aumento dos níveis séricos de folato. Houve redução significativa, em torno de 79%, na incidência de anemia megaloblástica (RR 0,21; IC 95% 0,11 a 0,38). Dessa forma, os achados demonstram inconclusivas evidências do benefício da suplementação de ácido fólico durante a gestação sobre o prognóstico gestacional (Lassi *et al.*, 2013).

O uso do ácido fólico nas doses tradicionais de 0,4 a 0,8 mg/dia na periconcepção se associa também à redução em 44% de casos de crianças com desordens do espectro do autismo, enquanto a redução de casos de autismo é da ordem de 68% com o uso do ácido fólico materno durante a gestação (Levine *et al.*, 2018). Entretanto, vale recordar que a suplementação medicamentosa, se oferecida de forma sistemática, à exceção de mulheres com filho anterior acometido por defeitos do tubo neural ou em casos de gestante em uso de anticonvulsivantes, não deveria exceder 1 mg de folato/dia, pelo risco de mascaramento de anemia por deficiência de vitamina B12 e seus graves efeitos advindos do atraso na instituição terapêutica sinalizados por dano neurológico permanente, além do risco teórico de que tanto a deficiência quanto o excesso de suplementação de ácido fólico possam se relacionar a autismo futuro em crianças expostas a essas situações intraútero (David Mankuta, dados não publicados; John Hopkins School of Public Health, 2016).

Vitamina B12 (cianocobalamina)

A cianocobalamina é a forma sintética e estável da vitamina B12, e sua forma ativa, a metilcobalamina, é convertida biologicamente dentro das células. Essa vitamina atua na formação de hemácias, na síntese de DNA e para o equilíbrio do sistema nervoso, sendo essencial para a síntese de proteínas, fosfolipídeos e neurotransmissores. Até 90% dos pacientes com deficiência de vitamina B12 apresentam complicações neurológicas que nem sempre são revertidas com a administração dessa vitamina. Portanto, diante de situações de risco em potencial para sua deficiência por má alimentação ou má absorção, o ideal é a prevenção. A sua deficiência em crianças associa-se a um padrão clínico consistente de irritabilidade, anorexia e déficit de crescimento físico e mental. Reduzidos níveis de vitamina B12 nos primeiros anos de vida da criança podem causar prejuízo no desenvolvimento cognitivo e da fala. As fontes animais destacam-se como as principais fontes alimentares dessa vitamina. Dentre as causas de má absorção, sobressai-se a redução da secreção de ácido pelo estômago e da produção do fator intrínseco, situações comuns em pacientes submetidos à cirurgia bariátrica, o que reduz a capacidade de extração da vitamina B12 ligada a proteínas nos alimentos (Thompson, 2005; DynaMed Plus, 2017).

Tem-se demonstrado resistência insulínica em crianças de 6 e 8 anos expostas a hipovitaminose B12 intraútero (Stewart *et al.*, 2011).

Anemia macrocítica causada por deficiência de vitamina B12 (anemia perniciosa) pode ser encontrada em mulheres que possuem resseção gástrica parcial ou total ou em mulheres com doença de Crohn. Recomenda-se que mulheres que tenham gastrectomia total utilizem suplementação com 1.000 mcg (1 mg) de vitamina B12, intramuscular, no mínimo a intervalos mensais (Devlieger *et al.*, 2014).

Vitamina B12 injetável e oral são métodos efetivos de reposição. A forma injetável, entretanto, leva à rápida melhora e deveria ser considerada em pacientes com deficiência grave ou sintomas neurológicos graves. Optando-se pela via oral de reposição da vitamina B12, esta deve ser com doses de 1 mg/dia, indefinidamente, sendo boa opção a via sublingual. Quando da opção pela via oral, os níveis séricos deveriam ser monitorizados para assegurar tratamento adequado (Sharabi *et al.*, 2003; Achebe e Gafter-Gvili, 2017; Langan e Goodbred, 2017).

Colina

A colina é um nutriente essencial presente em alguns alimentos e no complexo B de vitaminas. Está envolvida em processos metabólicos associados à transmissão nervosa, por meio da acetilcolina; à estrutura das membranas celulares e no transporte de gorduras no fígado, por meio da fosfatidilcolina; e ao metabolismo da homocisteína, reduzindo o risco cardíaco, por meio de seu metabólito betaína. A deficiência desse nutriente pode contribuir para o desenvolvimento de doenças, deficiência no crescimento e problemas de memória. Pode ser obtida com a ingestão de alimentos de origem vegetal ou animal. Dentre os principais alimentos que contêm colina, destacam-se carnes bovinas, fígado, peixes, amendoim, ovos, feijão, leite, soja, lecitina de soja, levedo, germe de trigo e lentilha. Durante a gravidez e a lactação, a reserva materna de colina encontra-se diminuída, ao passo que a demanda por colina é alta nesse período, já que grandes quantidades desse nutriente são necessárias para divisão celular, expansão e síntese de lipoproteínas. Na gestação, a colina é necessária para a produção da lipoproteína fosfatidilcolina, que atua no desenvolvimento cerebral do feto, em especial na área do hipocampo e encéfalo frontal, antes e após o nascimento. Estudos indicam que a colina melhora a resposta do feto ao estresse, já que o consumo desse nutriente pelas gestantes mostra níveis de cortisol reduzidos (Zeisel, 2013; Maciel e Terrazzan, 2017).

O Institute of Medicine (1998) e a Agência Nacional de Vigilância Sanitária (Anvisa, 2005) recomendam o consumo de 450 mg/dia para grávidas e 550 mg/dia para lactantes.

O reforço à ingesta de alimentos ricos em colina, bem como sua suplementação em casos de reduzida ingesta, são intervenções possíveis para promover o desenvolvimento fetal cerebral e reduzir o risco de doença mental subsequente (Freedman e Ross, 2015). Nesse contexto, em estudo recente com mulheres no terceiro trimestre randomizadas para consumir até o parto 480 mg de colina/dia (n = 13) ou 930 mg de colina/dia (n = 13), acessou-se a velocidade de processamento e a memória visual espacial avaliadas aos 4, 7, 10 e 13 meses de idade (n = 24). Identificaram-se melhores resultados no grupo cujas mães ingeriram 2 vezes a quantidade diária recomendada. Adicionalmente, mesmo no grupo com 480 mg de colina/dia, houve efeito melhor quanto maior o tempo de exposição durante o pré-natal, demonstrando benefícios cognitivos para as crianças expostas intraútero (Caudill *et al.*, 2017).

Vitamina C (ácido ascórbico)

A vitamina C atua como antioxidante em humanos, participa na síntese do colágeno, biossíntese de norepinefrina e modulação do metabolismo da tirosina e auxilia no aumento da absorção do ferro. As maiores fontes consistem em frutas e verduras. De modo geral, a dieta sozinha é bastante capaz de suprir as necessidades dessa vitamina durante a gestação e sua suplementação não está indicada. Recente revisão sistemática que incluiu 29 ECRs, totalizando 24.300 mulheres, demonstrou que os dados não suportam a suplementação de vitamina C isolada ou em combinação com outros suplementos para a prevenção do óbito fetal ou neonatal, restrição de crescimento intrauterino, parto pré-termo ou pré-eclâmpsia. Não há provas convincentes de que a suplementação de vitamina C isolada ou em combinação com outros suplementos resulte em outros benefícios ou danos importantes; portanto, as evidências atuais não justificam a suplementação de vitamina C durante a gestação (Rumbold *et al.*, 2015b).

Vitamina D

A vitamina D é a única cuja forma biologicamente ativa é um hormônio. Pode ser produzida na pele, a partir dos raios ultravioleta B (UVB) do sol e também é obtida em menor frequência da alimentação, especialmente peixes, fígado, gema de ovo e gordura do leite. A deficiência da vitamina D pode ocorrer quando a sua demanda é excedida, como em períodos de rápido crescimento como os observados na fase intraútero, infância, adolescência e durante a gestação e lactação. A reserva de vitamina D no recém-nascido é amplamente determinada pelo estado de vitamina D da mãe.

Dentre suas funções, destaca-se o envolvimento da vitamina D na regulação da diferenciação celular e da apoptose, a morte celular programada, exercendo suas funções no crescimento do esqueleto e no desenvolvimento do cérebro e do sistema imune. Estudos pré-clínicos em filhos de mães com deficiência de vitamina D demonstram déficit de processamento da atenção e aumento da sensibilidade a agentes que induzem psicose, enquanto estudos epidemiológicos têm associado essa deficiência a possível desenvolvimento de convulsões e esquizofrenia. Inquestionavelmente, sabe-se que a deficiência grave de vitamina D resulta em raquitismo em crianças e osteomalacia tanto em crianças quanto em adultos (Urrutia e Thorp, 2012)

Para a mãe, a deficiência de vitamina D também está implicada em uma variedade de outras condições, como diabetes tipo 1, alguns cânceres e doenças cardiovasculares, mas a evidência para os últimos é menos conclusiva. Uma metanálise revelou uma relação significativa entre níveis de hipovitaminose D e incidência de *diabetes mellitus* gestacional (Poel *et al.*, 2012).

Enquanto preocupações surgem quanto ao excesso de sua ingesta, o limite superior de segurança para a suplementação de vitamina D foi sugerido em 25 mcg/dia (1.000 UI), embora se aceite que doses de 4.000 UI (100 mcg) utilizadas na gestação não se associem a aumento de risco para efeitos adversos, sendo a melhor posologia associada a níveis adequados circulantes de vitamina D, especialmente em gestantes negras.

Estima-se que 5 a 15 minutos de exposição solar entre as 10 e 15 horas sejam suficientes para estimular a produção cutânea de pré-vitamina D3 em pessoas de pele clara. Entretanto, a eficiência e a quantidade da radiação UVB emitida para a produção da vitamina D dependem da estação do tempo, hora do dia e da localização, além disso, pessoas de pele mais escura apresentam mais dificuldade para aproveitar a radiação UVB para a produção dessa vitamina, e a utilização de roupas e o uso sistemático de fotoprotetores atuam como importantes barreiras que predispõem à hipovitaminose D. Baseando-se nas evidências revistas, identificam-se os seguintes grupos como vulneráveis para a deficiência de vitamina D (Wagner *et al.*, 2012):

- Mulheres com baixo poder aquisitivo
- Sul-asiáticos e mulheres negras
- Mulheres com baixa ingesta dietética de fontes de vitamina D como produtos derivados de animais, ovos e ricos em lipídeos (óleos de peixe, carnes, margarinas fortificadas com vitamina D e cereais matinais)
- Mulheres com idade entre 19 e 24 anos
- Mulheres com limitada exposição à luz solar (menos de 15 minutos ao dia)
- Mulheres obesas.

Com base no exposto, todas as mulheres deveriam ser informadas no início do pré-natal sobre a importância de estoques adequados de vitamina D durante a gestação e no período da lactação para a sua saúde e a de seus filhos. Para alcançar isso, as mulheres devem receber recomendações dietéticas nutricionais e orientação quanto à exposição solar; em mulheres vulneráveis a esse tipo de deficiência, devem-se prescrever 15 mcg (600 UI) ou doses maiores de vitamina D por dia. Embora existam evidências de benefícios da suplementação de vitamina D para mulheres em risco para esse tipo de deficiência, há pouco embasamento que sustente essa suplementação em casos de gestantes saudáveis atualmente consideradas de baixo risco para a deficiência. Uma revisão sistemática demonstrou resultados inconsistentes quando ao seu benefício durante a gestação. Portanto, a evidência quanto a benefícios do uso sistemático de vitamina D durante a gestação para o prognóstico materno e infantil persiste indefinido (De-Regil *et al.*, 2016) e, até o presente, as evidências são insuficientes para definir recomendações clínicas para sua suplementação (Roth *et al.*, 2017),

Vitamina E

Constitui-se em uma vitamina lipossolúvel cuja função é proteger as células contra os danos causados pelos radicais livres, melhorando a resposta imunológica.

Vinte e um ECRs incluindo 22.129 mulheres demonstram que os resultados não suportam suplementação rotineira de vitamina E em combinação com outros suplementos para a prevenção de óbito fetal ou neonatal, parto pré-termo, pré-eclâmpsia, ruptura prematura de membranas ou restrição de crescimento intrauterino. Portanto, os dados atuais reafirmam que a suplementação da vitamina E não traz benefícios durante o período da gestação, quando administrada a gestantes saudáveis, sem deficiência dessa vitamina, e pode eventualmente ter efeitos danosos em função de efeitos pró-oxidativos (Rumbold *et al.*, 2015a).

Vitamina K

Sabe-se que os recém-nascidos pré-termo são expostos a risco maior de hemorragia cerebral (hemorragia periventricular). Possivelmente, esse evento sinalize dano cerebral e pode repercutir em incapacidade neurológica até casos extremos de paralisia cerebral. Especulou-se que a vitamina K poderia favorecer a coagulação do sangue nos recém-nascidos e talvez pudesse reduzir o risco desse tipo de hemorragia. A revisão dos ensaios em que se utilizou vitamina K, administrada na forma injetável a mulheres imediatamente antes do nascimento da criança pré-termo, não evidenciou redução significativa nas taxas de hemorragia periventricular em crianças pré-termo (Crowther e Crosby, 2010).

Recentemente, análise de ECR com 299 crianças, de qualidade questionável, não demonstrou diferenças significativas para o desenvolvimento de paralisia cerebral com a administração de vitamina K e fenobarbital antes do nascimento da criança pré-termo para prevenir hemorragia periventricular neonatal (Shepherd *et al.*, 2017).

SUPLEMENTAÇÃO VITAMÍNICA MÚLTIPLA

O uso de qualquer suplementação polivitamínica antes ou no início da gestação não previne o abortamento (Balogun *et al.*, 2016).

De forma semelhante, não se identificaram evidências de que a suplementação com polivitamínicos a lactantes melhore os indicadores de saúde para a mãe e seu filho. Entretanto, os resultados dessa análise foram limitados pelo pequeno número de estudos disponíveis e limitado tamanho amostral (Abe *et al.*, 2016).

Estudo caso controle com 45.300 crianças com idade média de 10 anos (± 1,4 ano), ao final do seguimento, identificou 572 casos (1,3%) que receberam o diagnóstico de desordens do espectro associado ao autismo (ASD). Exposição materna ao ácido fólico ou polivitamínicos antes da gestação se associou a menor risco de ASD nas crianças expostas, uma proteção de 61% contra esse diagnóstico (RR 0,39; IC 95% 0,30 a 0,50). O uso materno durante a gestação de polivitamínicos e/ou ácido fólico reduziu a probabilidade de ASD nas crianças expostas intraútero em 73% (RR 0,27; IC 95% 0,22 a 0,33). A exposição materna a suplementos polivitamínicos prévia à gestação reduziu o risco de ASD em 64% e, com o uso durante a gestação, promoveu redução de 65% (RR 0,35; IC 95% 0,28 a 0,44). Essa casuística demonstra que a suplementação materna de ácido fólico e polivitamínicos antes e durante a gestação está associada a risco reduzido de ASD nas crianças expostas comparadas aos filhos de mães sem exposição (Levine *et al.*, 2018).

MINERAIS

Acredita-se que a possibilidade de ocorrência de estados de insuficiência de minerais seja maior do que a de estados de insuficiência de vitaminas. As pessoas com maior risco dessas deficiências são as que ingerem dietas de baixas calorias, vegetarianos, gestantes e idosos.

Cálcio

O desenvolvimento do esqueleto fetal requer aproximadamente 30 g de cálcio durante a gestação, especialmente no último trimestre. Esse total representa relativamente uma pequena porcentagem do cálcio corporal materno total e é facilmente mobilizável dos estoques maternos quando necessário. A absorção do cálcio aumenta durante a gestação e permite o estabelecimento de reserva progressiva durante a gestação. A ingesta diária para o elemento cálcio em mulheres entre 19 e 50 anos é de 1.000 mg/dia durante a gestação e a lactação e aumenta para 1.300 mg para meninas de 14 a 18 anos.

Não parece ser efetiva sua suplementação para mulheres nulíparas e saudáveis nas quais a ingesta de cálcio base esteja adequada, mesmo quando o objetivo é prevenir desordens hipertensivas durante a gestação. Essa conclusão é devida aos resultados de um pequeno estudo no qual o grupo de intervenção com cálcio (800 mg) também recebeu antioxidantes e outros suplementos. Baseado nesses resultados, há insuficiente evidência sobre a efetividade da suplementação de cálcio na prevenção de desordens hipertensivas da gestação (Hofmeyr e Manyame, 2017).

Ferro

O ferro é necessário para o desenvolvimento placentário, fetal e para expansão da massa eritrocitária materna. A gestação até o termo requer cerca de 500 a 800 mg de ferro materno. Estima-se que a necessidade de ferro absorvido aumente de 0,8 mg/dia no início da gravidez para 7,5 mg/dia no fim, com uma necessidade média de 4,4 mg/dia durante todo o curso da gestação (Means, 2020).

Os especialistas recomendam aumento no consumo de ferro de 15 mg/dia (para aproximadamente 30 mg/dia), uma quantia rapidamente encontrada na maioria das formulações de vitamina pré-natal. Essa é uma suplementação adequada para mulheres não anêmicas. A maioria dos estudos registra que a suplementação de ferro significativamente diminui a prevalência de anemia materna no momento do parto. Apesar desse benefício, não está claro se a suplementação de ferro em gestantes bem nutridas e não anemiadas melhore o prognóstico gestacional, sendo os dados conflitantes a esse respeito.

A anemia crônica grave é comum em mulheres em países em desenvolvimento. Identificou-se que Hb com níveis inferiores a 6 g/dℓ está associada com volume de líquido amniótico reduzido, vasodilatação cerebral fetal e padrões cardiotocográficos de estado fetal não tranquilizador, além de relatos de riscos aumentados para parto pré-termo, aborto espontâneo, baixo peso neonatal e óbito fetal (ACOG, 2008).

Adicionalmente, já se tem identificado aumento do risco de mortalidade materna em mulheres com Hb inferior a 7 g/dℓ. A anemia grave crônica está geralmente associada com estoques inadequados de ferro devidos a deficiência nutricional e a infecções helmínticas intestinais, deficiência ao folato devida a baixa ingesta, e estados hemolíticos crônicos, como os que ocorrem secundários à malária. Idealmente, a anemia grave poderia ser prevenida e o prognóstico gestacional melhorado com orientação nutricional e medidas de controle à infecção. Para gestantes sem anemia, a Organização Mundial da Saúde (OMS) recomenda a suplementação semanal de 120 mg de ferro elementar associado a 2.800 μg (2,8 mg) de ácido fólico, de modo a prevenir anemia e melhorar o prognóstico gestacional (WHO, 2012a).

Não há dúvidas de que a suplementação de ferro reduza a prevalência de anemia materna por ocasião do parto, mas não está definido se essa suplementação em gestantes não anemiadas, bem nutridas, melhore o prognóstico gestacional.

Revisão sistemática recente demonstrou que a suplementação diária com ferro reduz o risco de anemia materna e deficiência de ferro na gestação; entretanto, o efeito benéfico sobre outros desfechos materno e infantil é desconhecido (Peña-Rosas *et al.*, 2015a).

Achados sugerem que administração de ferro em regime intermitente produz prognóstico materno e infantil semelhante ao da suplementação diária, mas foi associada com menores efeitos adversos e reduzido risco de elevados níveis de Hb na segunda metade da gestação, embora o risco de anemia leve próximo ao termo tenha sido elevado. Enquanto a qualidade da evidência acessada foi considerada baixa, o uso intermitente pode ser alternativa viável à suplementação diária de ferro entre gestantes que não têm anemia e possuem adequado cuidado pré-natal (Peña-Rosas *et al.*, 2015b).

Quando analisadas as vias intramuscular e intravenosa, comparadas com a via oral, identificaram-se melhores índices hematológicos, apesar de efeitos adversos como dados sobre trombose venosa e reações alérgicas graves terem sido insuficientemente avaliados. O tratamento com ferro oral diário melhora os índices hematológicos, apesar de efeitos adversos como a hemoconcentração serem mais prevalentes, bem como efeitos adversos gastrointestinais potenciais em comparação ao uso intermitente de ferro. A utilização de ferro oral associou-se com irritação gástrica e alteração do hábito intestinal, com constipação ou diarreia, sendo efeitos frequentemente encontrados (Peña-Rosas *et al.*, 2015a).

Todas as gestantes deveriam ser triadas para anemia e aquelas com deficiência de ferro deveriam ser tratadas com suplementação de ferro. As mulheres com anemia (primeiro ou terceiro trimestres com níveis de Hb < 11 g/dℓ ou segundo trimestre com Hb ≤ 10,7 g/dℓ com ferritina sérica reduzida, geralmente inferior a 30 ng/mℓ) deveriam receber suplementação com ferro elementar adicional de 30 a 120 mg/dia até que a anemia fosse corrigida. Um paciente com deficiência de ferro absorve até 28% da ingesta de ferro, se ingerido fora do horário das refeições (Cook e Reedy, 1995). O ferro total absorvido aumenta com doses crescentes até um máximo de consumo de 160 mg de ferro elementar/dia. Dados recentes sugerem que a suplementação diária fracionada em 2 a 3 vezes pode adicionar pouco benefício em comparação à dose única diária (Moretti *et al.*, 2015). Duas semanas após o início de ferro oral, o aumento da Hb em 1 g ou mais sugere absorção adequada. A suplementação deve ser continuada até que a reserva de ferro seja restabelecida, geralmente em 2 a 3 meses (Okam *et al.*, 2016).

Falha na resposta à terapia com ferro deveria ser seguida imediatamente com investigação adicional e pode sugerir um diagnóstico errôneo, doença coexistente, má absorção, uso de comprimidos entéricos revestidos ou uso associado de antiácidos, bem como má aderência ou sangramento.

Em resumo, a deficiência de ferro e/ou a anemia por deficiência de ferro complicam quase 50% das gestações em todo o mundo, impactando negativamente os resultados maternos e fetais.

A deficiência de ferro pode causar uma série de sintomas, como fadiga, má qualidade de vida e síndrome das pernas inquietas. Também está associada a complicações maternas, como início prematuro do trabalho de parto, aumento das taxas de cesariana, hemorragia pós-parto e morte. As complicações fetais incluem taxas aumentadas de recém-nascidos com baixo peso ao nascer e pequenos para a idade gestacional.

A anemia materna pré-natal também tem sido relacionada com transtornos do espectro autista em neonatos, embora a causa não esteja estabelecida. A deficiência no recém-nascido está ligada ao comprometimento da memória, do processamento e do vínculo, com alguns desses déficits persistindo na idade adulta.

Apesar da prevalência e das consequências associadas à deficiência de ferro na gravidez, os dados mostram que ela é rotineiramente subtratada. Devido às alterações fisiológicas da gravidez, todas as gestantes devem receber suplementação oral de ferro. No entanto, a biodisponibilidade do ferro oral é fraca e, muitas vezes, ineficaz na prevenção e no tratamento da deficiência. Do mesmo modo, frequentemente causa sintomas gastrointestinais que podem piorar a qualidade de vida durante a gravidez.

Formulações intravenosas de ferro administradas em séries de doses únicas ou múltiplas estão agora disponíveis. Há dados crescentes que sugerem que as formulações intravenosas mais recentes são seguras e eficazes no segundo e no terceiro trimestre e devem ser fortemente consideradas em mulheres grávidas sem resposta ideal à reposição oral de ferro (Benson *et al.*, 2022).

Zinco

Evidências advindas de estudos observacionais indicavam que níveis reduzidos de zinco plasmático se associavam a maiores taxas de crianças com menor peso ao nascimento. Analisou-se o resultado de 32 estudos em que se utilizou suplementação com polivitamínicos. Considerando exclusivamente os ECRs, quatro avaliaram a suplementação de zinco e não forneceram boas evidências de aumento do peso neonatal ou de redução da incidência de baixo peso nesse grupo particular de gestantes. As evidências para a redução de 14% nas taxas de nascimento pré-termo com a suplementação de zinco comparado ao grupo placebo foram representadas nos ECRs incluindo mulheres de baixo nível socioeconômico, e isso tem relevância em áreas de elevada mortalidade perinatal. Não houve evidência convincente de que a suplementação com zinco durante a gestação resulte em outros benefícios importantes e úteis. Visto que a associação com nascimento pré-termo poderia refletir desnutrição materna, estudos que se direcionam a incrementar o estado nutricional global de populações de áreas empobrecidas, mais do que focar na suplementação com zinco ou micronutrientes, são uma prioridade relevante (Ota *et al.*, 2015b).

Iodo

A Associação Americana de Tireoide recomenda que mulheres recebam 150 mcg de suplementos diários de iodo durante a gestação e a lactação, e que todas as preparações de suplementação de polivitamínicos e minerais contenham pelo menos 150 mcg de iodo. Recentemente, a OMS e o Fundo das Nações Unidas para a Infância (Unicef) aumentaram a recomendação de ingesta de iodo durante a gestação e lactação para 250 µg/dia, porque o iodo é essencial para a produção de hormônios tireoidianos normais, necessários para o desenvolvimento do sistema nervoso e do cérebro durante a gestação. Estudos epidemiológicos registram que deficiência grave de iodo materno resulta em déficit do desenvolvimento mental das crianças expostas, incluindo quociente de inteligência rebaixado a níveis leves a moderados, repercutindo em desempenho escolar e acurácia de leitura comprometidos.

De acordo com a mais recente revisão sistemática, os dados são insuficientes para extrair conclusões sobre benefícios e efeitos adversos da suplementação rotineira de iodo em mulheres antes, durante ou após a gestação. A evidência disponível sugere que a suplementação de iodo reduz o risco de hipertireoidismo no pós-parto e aumenta o risco de efeito adverso relacionado à intolerância digestiva na gestação. São evidências de baixa ou muito baixa qualidade (Harding *et al.*, 2017).

Ômega-3 – ácido docosaexaenoico (DHA)

Formulação contendo ômega-3, especialmente na forma de ácido docosaexaenoico (ômega-3-DHA), presente em óleos de peixes e na amamentação materna sob livre demanda, é clinicamente considerada como nutriente essencial para o desenvolvimento do cérebro e do sistema nervoso central da criança. No último trimestre gestacional, o cérebro fetal aumenta em tamanho, enquanto há o acúmulo progressivo de DHA favorecendo o desenvolvimento visual e cerebral fetal. A ingesta adequada de DHA durante a gestação e a lactação é necessária para a formação celular apropriada e para assegurar crescimento fetal saudável incluindo peso, estatura e circunferência cefálica adequados ao nascimento. Mulheres que ingerem DHA têm maior probabilidade de evoluir com idade gestacional maior ao momento da interrupção gestacional em relação àquelas que não utilizam. O melhor desenvolvimento da criança também é verificado pelas diversas faixas etárias acompanhadas, como identificado aos 2,5 anos, pela antecipação da coordenação dos olhos e mãos; aos 5,5 anos, demonstrando-se que a criança exposta intraútero e na lactação apresenta melhora de acuidade visual, desenvolvimento, eficiência da atenção e melhor prognóstico neurológico; à idade de 7 anos, pela maior habilidade em resolver problemas, no desenvolvimento do quociente de inteligência e do processamento de informação, reduzindo significativamente a incidência de crianças mentalmente lentificadas (Morse, 2012).

Quanto à prematuridade, apesar de estudos clínicos relacionarem o consumo regular de peixes com a melhora do prognóstico neonatal, a suplementação de ômega-3 durante a gestação não reduz a incidência de parto pré-termo e não se identificou melhora do prognóstico neonatal com a sua suplementação (Saccone e Berghella, 2015).

SUPLEMENTAÇÃO MINERAL E DE POLIVITAMÍNICOS ASSOCIADOS

O Institute of Medicine recomenda suplementos polivitamínicos para gestantes que não consomem ingesta adequada. Mulheres em maiores riscos para deficiências dietéticas incluem aquelas que estão com gravidez múltipla, tabagistas, adolescentes, vegetarianas, usuárias de substâncias ilícitas e mulheres com intolerância à lactose.

Ajustes individuais deveriam ser feitos baseados nas necessidades específicas da mulher. Mulheres bem nutridas podem prescindir de polivitamínicos para satisfazer essas necessidades diárias, mas, na ausência de avaliação cuidadosa por nutrologista e nutricionista, é aceitável recomendá-los. Uma análise de 17 ECRs (137.791 mulheres), em que se avaliou a suplementação de polivitamínicos contendo ferro e ácido fólico *versus* suplementação com ferro isolado (combinado ou não com ácido fólico), demonstrou 8% de redução no risco de crianças PIG e 12% de redução no risco de baixo peso ao nascimento. Esses achados suportam o efeito de que os suplementos com polivitamínicos contendo ferro e ácido fólico melhoram alguns importantes desfechos ao nascimento em países em desenvolvimento, onde as deficiências a múltiplos nutrientes são comuns em idade reprodutiva (Haider e Bhutta, 2017). Nesse contexto, mulheres que receberam polivitamínicos com ferro e ácido fólico apresentaram menor risco de óbito fetal (Balogun *et al.*, 2016).

SUPLEMENTAÇÃO DESNECESSÁRIA E SEUS EFEITOS ADVERSOS

A utilização de autossuplementação é comum e tem levado a numerosos casos de toxicidade a vitaminas e minerais, devido ao abuso de medicações sem exigência de receituário médico. Substâncias específicas identificadas como potencialmente tóxicas, quando ingeridas em grandes quantidades, incluem, mas não são limitadas a ferro, selênio, vitaminas A (> 10.000 UI/dia pode ser teratogênica), iodo (quantidades excessivas podem ser tóxicas e causar bócio fetal) e D (que pode causar hipercalcemia). Quanto à vitamina D, a dose tóxica é escassamente definida, enquanto a sua deficiência parece ser bastante comum, muito mais do que a ingesta excessiva (Biesalski e Tinz, 2017).

CONSIDERAÇÕES FINAIS

Apesar do interesse contínuo na função e na importância da dieta materna no processo de evolução de uma gestação saudável, não se tem compreensão clara de como o estado nutricional materno influencia o desenvolvimento e o crescimento fetal. Evidências epidemiológicas recentes inferem associação entre o inadequado desenvolvimento fetal e doenças na fase adulta, fortalecendo a necessidade de reconsideração das influências que agem sobre o feto e a função que a nutrição materna possa ter. As necessidades diárias estão aumentadas durante a gestação (Tabela 11.1). Para a mãe, estar exclusivamente dependente de sua ingesta diária para cumprir as exigências metabólicas representaria um grande desafio, baseado em uma estratégia de alto risco. Indiscutivelmente, as reservas nutricionais adequadas são importantes para o prognóstico bem-sucedido. Enquanto existem inúmeros estudos observacionais que avaliam aspectos nutricionais na gestação, há um número ainda limitado de estudos randomizados e bem controlados sobre o tema.

Até o presente, não existem evidências de benefício da suplementação de polivitamínicos e minerais a mulheres sem deficiências a esses micronutrientes. A interpretação futura de estudos nutricionais terá como desafio considerar as diferenças metabólicas entre mulheres que podem influenciar suas habilidades para suprir adequadamente as necessidades nutritivas fetais, avaliar as interações dos diversos micronutrientes e considerar as diferenças no momento da introdução da suplementação durante o pré-natal. A consideração desses fatores conjuntamente certamente levará à compreensão mais clara das conexões entre o aspecto nutricional materno, o desenvolvimento e o crescimento fetal.

Até que alcancemos esse nível de compreensão, é razoável esperar que a mulheres que iniciem a gestação seja fornecida orientação nutricional adequada, baseada no melhor de nossa

Tabela 11.1 Recomendações diárias de vitaminas e minerais durante o período gravídico puerperal.

Vitaminas/minerais	Gestantes	Puérperas (lactantes)
Vitaminas lipossolúveis		
Vitamina A	770 μg	1.300 μg
Vitamina D*	5 μg	5 μg
Vitamina E	15 mg	19 mg
Vitamina K	90 μg	90 μg
Vitaminas hidrossolúveis		
Vitamina C	85 mg	120 mg
Tiamina	1,4 mg	1,4 mg
Riboflavina	1,4 mg	1,6 mg
Niacina	18 mg	17 mg
Vitamina B6	1,9 mg	2 mg
Folato	600 μg	500 μg
Vitamina B12	2,6 μg	2,8 μg
Minerais		
Cálcio*	1.000 mg	1.000 mg
Fósforo	700 mg	700 mg
Ferro	27 mg	9 mg
Zinco	11 mg	12 mg
Iodo	220 μg	290 μg
Selênio	60 μg	70 μg

*Recomendações dispostas como ingesta adequada (IA) são substitutas à recomendação diária autorizada (RDA). Uma IA substitui a RDA quando há insuficiente evidência disponível para determinar uma RDA. A IA está baseada em estimativas determinadas observacional ou experimentalmente e foram obtidas da média de ingesta nutricional por um grupo (ou grupos) populacionais saudáveis de mulheres com mais de 18 anos. (Adaptada de Gillen-Goldstein *et al.*, 2018.)

compreensão sobre as necessidades mínimas recomendáveis, sendo inaceitável a inércia em relação a gestantes com deficiência nutricional manifesta. A suplementação materna com ácido fólico de 400 mcg a 1 mg/dia no período periconcepção até 12 semanas, com posterior suplementação de ferro elementar de 30 mg/dia e ômega-3 no terceiro trimestre, é a recomendação atualmente sugerida para mulheres saudáveis durante a gestação. Suplementações adicionais de vitaminas e minerais durante o período gestacional devem ser coerentes com a análise detalhada de risco de deficiência a esses nutrientes, de forma que se possa contribuir para a promoção do melhor prognóstico gestacional e das crianças expostas intraútero.

As recomendações de ingesta dietética para a gestante incluem:

- Consumo de quantidades moderadas de peixes e frutos do mar (220 a 340 g/semana) com baixo teor de mercúrio se associa com risco reduzido de nascimento pré-termo
- Gestantes que não comem peixe ou ovos devem consumir sementes de linhaça, nozes, óleo de canola ou produtos fortificados em gordura poli-insaturada para assegurar uma adequada ingesta de ácidos graxos com ômega-3 (DHA) – pelo menos 200 mg/dia em sua forma *in natura*
- Consumo de alimentos que contenham diversidade e valor nutritivo de forma a alcançar as recomendações diárias de macronutrientes e de vitaminas e minerais
- Gestantes deveriam evitar alimentos que as ponham em risco de desenvolver contaminação, intoxicação de origem alimentar ou que se associem a risco aumentado de prognóstico gestacional adverso, incluindo:
  - Saladas e carnes frias, em duvidoso estado de conservação
  - Leite não pasteurizado ou produtos lácteos, como queijo não pasteurizado
  - Ovos crus ou parcialmente cozidos (ou alimentos que contenham ovos crus)
  - Aves, peixes, carnes vermelhas cruas ou malcozidas.

As recomendações de suplementação de vitaminas e minerais incluem:

- Suplementação de ácido fólico 400 mcg/dia na periconcepção e durante as 12 primeiras semanas de gestação (4.000 mcg/dia para mulheres diabéticas, com histórico pessoal ou familiar de crianças com defeito do tubo neural) é altamente recomendada para prevenir defeitos do tubo neural
- Para gestantes em uso de fenitoína, fenobarbital e outros antagonistas dos folatos, considerar a suplementação de folato 4.000 mcg/dia durante toda a gestação
- Suplementação de ferro elementar (30 mg/dia para mulheres não anemiadas, 60 mg/dia para mulheres com anemia) associa-se com risco reduzido de crianças com baixo peso ao nascimento e anemia materna
- Suplementação de polivitamínicos pode reduzir a mortalidade infantil e melhorar o prognóstico infantil em mulheres subnutridas ou com anemia, mas pode não melhorar o prognóstico gestacional em mulheres sem risco nutricional
- Suplementação de cálcio ≥ 1 g/dia durante a gestação em mulheres com baixo consumo de laticínios e seus derivados reduz o risco de doença pré-eclâmpsia e de morbidade grave
- Considerar suplementação de ômega-3 1.000 mg/dia no terceiro trimestre para gestantes com escasso consumo de peixes
- Considerar suplementação de vitamina D 600 UI/dia para gestantes sob risco de deficiência de vitamina D.

REFERÊNCIAS BIBLIOGRÁFICAS

ABE, S. K. *et al.* Supplementation with multiple micronutrients for breastfeeding women for improving outcomes for the mother and baby. *Cochrane Database of Systematic Reviews*, n. 2, 2016.

ACHEBE, M. M.; GAFTER-GVILI, A. How I treat anemia in pregnancy: iron, cobalamin, and folate. *Blood*, v. 129, n. 8, p. 940-949, 2017.

AMERICAN COLLEGE OF OBSTETRICIANS AND GYNECOLOGISTS. Practice Bulletin. Anemia in pregnancy. *Obstetrics and Gynecology*, v. 112, n. 1, p. 201-207, 2008.

AMERICAN DIETETIC ASSOCIATION. Position of the American Dietetic Association: use of nutritive and nonnutritive sweeteners. *Journal of the American Dietetic Association*, v. 104, n. 2, p. 255-275, 2004.

AZAD, M. B. *et al.* Canadian Healthy Infant Longitudinal Development Study Investigators. Association between artificially sweetened beverage consumption during pregnancy and infant body mass index. *The Journal of the American Medical Association Pediatrics*, v. 170, n. 7, p. 662-670, 2016.

BALOGUN, O. O. *et al.* Vitamin supplementation for preventing miscarriage. *Cochrane Database of Systematic Reviews*, n. 5, CD004073, 2016.

BENSON, A. E. *et al.* The incidence, complications, and treatment of iron deficiency in pregnancy. *European Journal of Haematology*, v. 109, n. 6, p. 633-642, 2022.

BIESALSKI, H. K.; TINZ, J. Multivitamin/mineral supplements: rationale and safety. *Nutrition*, vol. 26, p. 60-66, 2017.

BOELIG, R. C. *et al.* Interventions for treating hyperemesis gravidarum. *Cochrane Database of Systematic Reviews*, n. 5, CD010607, 2016.

BOTHWELL, T. H. Iron requirements in pregnancy and strategies to meet them. *The American Journal of Clinical Nutrition*, vol. 72, Suppl 1, p. 257S-64S, 2000.

BRASIL. Anvisa – Agência Nacional de Vigilância Sanitária. *Resolução RDC nº 269 de 22 de setembro de 2005*. Regulamento técnico sobre a ingestão diária recomendada (IDR) de proteína, vitaminas e minerais. Brasília, DF, 2005. Disponível em: https://bvsms.saude.gov.br/bvs/saudelegis/anvisa/2005/rdc0269_22_09_2005.html. Acesso em: 24 fev. 2018.

CAUDILL, M. A. *et al.* Maternal choline supplementation during the third trimester of pregnancy improves infant information processing speed: a randomized, double-blind, controlled feeding study. *The FASEB Journal*, v. 32, n. 4, p. 2172-2180, 2018.

COMMITTEE ON PRACTICE BULLETINS – Obstetrics. *Practice Bulletin No. 187*: Neural Tube Defects. *Obstetrics and Gynecology*, v. 130, n. 6, p. e279-e290, 2017.

COOK, J. D.; REDDY, M. B. Efficacy of weekly compared with daily iron supplementation. *The American Journal of Clinical Nutrition*, v. 62, n. 1, p. 117-120, 1995.

CROWTHER, C. A.; CROSBY, D. D. Vitamin K prior to preterm birth for preventing neonatal periventricular haemorrhage. *Cochrane Database of Systematic Reviews*, n. 1, 2010.

DAVIDSON, S. J. *et al.* Probiotics for preventing gestational diabetes. *Cochrane Database of Systematic Reviews*, n. 4, 2021.

DE-REGIL, L. M. *et al.* Effects and safety of periconceptional oral folate supplementation for preventing birth defects. *Cochrane Database of Systematic Reviews*, n. 12, 2015.

DE-REGIL L. M. *et al.* Vitamin D supplementation for women during pregnancy. *Cochrane Database of Systematic Reviews*, n. 1, 2016.

DEVLIEGER, R. *et al.* Micronutrient levels and supplement intake in pregnancy after bariatric surgery: a prospective cohort study. *PLoS One*, v. 9, n. 12, 2014.

DIETARY GUIDELINES ADVISORY COMMITTEE. 2020. Scientific report of the 2020 Dietary Guidelines Advisory Committee: advisory report to the Secretary of Agriculture and the Secretary of Health and Human Services. U.S. Department of Agriculture, Agricultural Research Service. Washington, DC, 2020. Disponível em: https://www.dietaryguidelines.gov/sites/default/files/2020-07/ScientificReport_of_the_2020DietaryGuidelinesAdvisoryCommittee_first-print.pdf. Acesso em: 20 jan. 2024.

DULEY, L.; HENDERSON-SMART, D.; MEHER, S. Altered dietary salt for preventing pre-eclampsia, and its complications. *Cochrane Database of Systematic Reviews*, n. 4, 2005.

EL BEITUNE. P. *et al.* Deficiência de vitamina A e associações clínicas. *Archivos Latinoamericanos de Nutrición*, v. 53, n. 4, p. 355-363, 2003.

FARACO, G. *et al.* Dietary salt promotes neurovascular and cognitive dysfunction through a gut-initiated TH17 response. *Nature Neuroscience*, v. 21, n. 2, p. 240-249, 2018.

FLEMING, M. E.; QASEEM, A.; DEGEORGE, K. (eds.). *Nutrition in pregnancy*. Available at: https://www.dynamed.com/management/nutrition-in-pregnancy#GUID-B61D893A-E1AA-41B7-82BC-3229FECBC5E6. Updated 13 Feb 2024, cited 25 Apr. 2024.

FOOD AND DRUG ADMINISTRATION (FDA). FDA Press Release, 2017 – *FDA and EPA issue final fish consumption advice*. Disponível em: https://www.fda.gov/food/cfsan-constituent-updates/fda-and-epa-issue-fish-consumption-advice. Acesso em: 13 jan. 2018.

FREEDMAN, R.; ROSS, R. G. Prenatal choline and the development of schizophrenia. *Shanghai Archives of Psychiatry*, v. 27, n. 2, p. 90-102, 2015.

GALLOWAY, M.; RUSHWORTH, L. Red cell or serum folate? Results from the National Pathology Alliance benchmarking review. *Journal of Clinical Pathology*, v. 56, n. 12, p. 924-926, 2003.

GARNER, C. D.; LOCKWOOD, C. J.; BARSS, V. A. (eds.) Nutrition in pregnancy. *UpToDate*, Netherlands Wolters-Kluver, 2018.

GILLEN-GOLDSTEIN, J.; FUNAI, E. F.; ROQUE, H. *Nutrition in pregnancy*. UpToDate Jul 24 2018]. Netherlands Wolters-Kluver, 2018.

GOODRICH, A. J. *et al.* Joint effects of prenatal air pollutant exposure and maternal folic acid supplementation on risk of autism spectrum disorder. *Autism Research*, v. 11, n. 1, p. 69-80, 2018.

HAIDER, B. A.; BHUTTA, Z. A. Multiple-micronutrient supplementation for women during pregnancy. *Cochrane Database of Systematic Reviews*, n. 4, 2017.

HAMAOUI, E.; HAMAOUI, M. Nutritional assessment and support during pregnancy. *Gastroenterology Clinics*, v. 32, n. 1, p. 59-121, 2003.

HARDING, K. B. *et al.* Iodine supplementation for women during the preconception, pregnancy and postpartum period. *Cochrane Database of Systematic Reviews*, v. 3, 2017.

HIBBELN, J. R. *et al.* Maternal seafood consumption in pregnancy and neurodevelopmental outcomes in childhood (ALSPAC study): an observational cohort study. *The Lancet*, v. 369, n. 9561, p. 578-585, 2007.

HOFMEYR, G. J.; MANYAME, S. Calcium supplementation commencing before or early in pregnancy, or food fortification with calcium, for preventing hypertensive disorders of pregnancy. *Cochrane Database of Systematic Reviews*, n. 9, 2017.

INSTITUTE OF MEDICINE. *Dietary Reference Intakes*: The Essential Guide to Nutrient Requirements. Washington, DC: The National Academies Press, 2006. Disponível em: https://nap.nationalacademies.org/catalog/11537/dietary-reference-intakes-the-essential-guide-to-nutrient-requirements. Acesso em: 20 jan. 2024.

INSTITUTE OF MEDICINE. *Dietary Reference Intakes for thiamin, riboflavin, niacin, vitamin B6, folate, vitamin B12, pantothenic acid, biotin and choline*. Prepublication copy. Food and Nutrition Board. Washington, DC: The National Academy Press, 1998.

INSTITUTE OF MEDICINE. *Nutrition during pregnancy*. Washington, DC: The National Academy Press, 1990.

INSTITUTE OF MEDICINE. *Weight gain during pregnancy*: reexamining the guidelines. Washington, DC: The National Academies Press, 2009.

JOHNS HOPKINS SCHOOL OF PUBLIC HEALTH. *Too much folate in pregnant women increases risk for autism*. 2016. Disponível em: https://www.jhsph.edu/news/news-releases/2016/too-much-folate-in-pregnant-women-increases-risk-for-autism-study-suggests.html. Acesso em: 24 fev. 2018.

JOHNSON, R. K. *et al.* American Heart Association Nutrition Committee of the Council on Nutrition, Physical Activity, and Metabolism and the Council on Epidemiology and Prevention. Dietary sugars intake and cardiovascular health: a scientific statement from the American Heart Association. *Circulation*, v. 120, n. 11, p. 1011-1020, 2009.

KAISER, L.; ALLEN, L. H. American Dietetic Association. Position of the American Dietetic Association: nutrition and lifestyle for a healthy pregnancy outcome. *Journal of American Dietetic Association*, v. 108, n. 3, p. 553-561, 2008.

KAISER, L.; PROCTER, S. B.; CAMPBELL, C. G. Academy of Nutrition and Dietetics. Practice paper of the Academy of Nutrition and Dietetics: nutrition and lifestyle for a healthy pregnancy outcome. *Journal of Academic Nutrition and Dietetics*, v. 114, n. 9, p. 1099-1103, 2014.

KLEBANOFF, M. A. *et al.* Eunice Kennedy Shriver National Institute of Child Health and Human Development (NICHD) Maternal-Fetal Medicine Units Network (MFMU). Fish consumption, erythrocyte fatty acids, and preterm birth. *Obstetrics and Gynecology*, v. 117, n. 5, p. 1071-1077, 2011.

LANGAN, R. C.; GOODBRED, A. J. Vitamin B12 deficiency: recognition and management. *American Family Physician*, v. 96, n. 6, p. 384-389, 2017.

LASSI, Z. S. *et al.* Folic acid supplementation during pregnancy for maternal health and pregnancy outcomes. *Cochrane Database of Systematic Reviews*, n. 3, 2013.

LEVENTAKOU, V. *et al.* Fish intake during pregnancy, fetal growth, and gestational length in 19 European birth cohort studies. *The American Journal of Clinical Nutrition*, v. 99, n. 3, p. 506-516, 2014.

LEVINE, S. Z. *et al.* Association of maternal use of folic acid and multivitamin supplements in the periods before and during pregnancy with the risk of autism spectrum disorder in offspring. *The Journal of the American Medical Association Psychiatry*, v. 75, n. 2, p. 176-184, 2018.

MACIEL, C. L. Z.; TERRAZZAN, A. C. Role of choline in human pregnancy: literature review. *Brazilian Journal of Development*, v. 3, n. 3, p. 481-492, 2017.

MASLOVA, E. *et al.* Consumption of artificially-sweetened soft drinks in pregnancy and risk of child asthma and allergic rhinitis. *PLoS One*, v. 8, n. 2, 2013.

MAST, A. E. *et al.* Clinical utility of the soluble transferrin receptor and comparison with serum ferritin in several populations. *Clinical Chemistry*, v. 44, n. 1, p. 45-51, 1998.

MATCHAR, D. B. *et al.* Performance of the serum cobalamin assay for diagnosis of cobalamin deficiency. *The American Journal of the Medical Sciences*, v. 308, n. 5, p. 276-283, 1994.

MATTHEWS, A. *et al.* Interventions for nausea and vomiting in early pregnancy. *Cochrane Database of Systematic Reviews*, n. 9, 2015.

MCCAULEY, M. E. *et al.* Vitamin A supplementation during pregnancy for maternal and newborn outcomes. *Cochrane Database of Systematic Reviews*, n. 10, 2015.

MCGOWAN, C. A. *et al.* The influence of a low glycemic index dietary intervention on maternal dietary intake, glycemic index and gestational weight gain during pregnancy: a randomized controlled trial. *Nutrition Journal*, v. 12, n. 140, p. 1-9, 2013.

MEANS, R. T. Iron deficiency and iron deficiency anemia: implications and impact in pregnancy, fetal development, and early childhood parameters. *Nutrients*, v. 12, n. 2, p. 447, 2020.

MODABBERNIA, A. VELTHORST, E.; REICHENBERG, A. Environmental risk factors for autism: an evidence-based review of systematic reviews and meta-analyses. *Molecular Autism*, v. 8, n. 13, p. 1-16, 2017.

MONTENEGRO, C. A.; SANTOS, F. C.; REZENDE-FILHO, J. Anemia e gravidez. *Revista HUPE*, v. 14, n. 2, p. 29-33, 2015.

MORALES, E. *et al.* Deficit of vitamin D in pregnancy and growth and overweight in the offspring. *International Journal of Obesity*, v. 39, n. 1, p. 61-68, 2015.

MORETTI, D. *et al.* Oral iron supplements increase hepcidin and decrease iron absorption from daily or twice-daily doses in iron-depleted young women. *Blood*, v. 126, n. 17, p. 1981-1989, 2015.

MORSE, N. L. Benefits of docosahexaenoic acid, folic acid, vitamin d and iodine on foetal and infant brain development and function following maternal supplementation during pregnancy and lactation. *Nutrients*, v. 4, n. 7, p. 799-840, 2012.

OAKLEY JR, G. P.; ERICKSON, J. D. Vitamin A and birth defects. Continuing caution is needed. *New England Journal of Medicine*, v. 333, n. 21, p. 1414-1415, 1995.

OKAM, M. M.; KOCH, T. A.; TRAN, M. H. Iron deficiency anemia treatment response to oral iron therapy: a pooled analysis of five randomized controlled trials. *Haematologica*, v. 101, n. 1, 2016.

OLIVARES, M. *et al.* Acute inhibition of iron bioavailability by zinc: studies in humans. *Biometals*, v. 25, n. 4, p. 657-664, 2012.

OLIVEIRA, J. M.; ALLERT, R.; EAST, C. E. Vitamin A supplementation for postpartum women. *Cochrane Database of Systematic Reviews*, v. 3, 2016.

OTA, E. *et al.* Antenatal dietary education and supplementation to increase energy and protein intake. *Cochrane Database of Systematic Reviews*, n. 6, 2015a.

OTA, E. *et al.* Zinc supplementation for improving pregnancy and infant outcome. *Cochrane Database of Systematic Reviews*, n. 2, 2015b.

PANIZ, C. *et al.* Fisiopatologia da deficiência de vitamina B12 e seu diagnóstico laboratorial. *Jornal Brasileiro de Patologia e Medicina Laboratorial*, v. 41, n. 5, p. 323-334, 2005.

PEÑA-ROSAS, J. P. *et al.* Daily oral iron supplementation during pregnancy. *Cochrane Database of Systematic Reviews,* n. 7, 2015a.

PEÑA-ROSAS, J. P. *et al.* Intermittent oral iron supplementation during pregnancy. *Cochrane Database of Systematic Reviews,* n. 10, 2015b.

PETERSEN, S. B. *et al.* Maternal dietary patterns during pregnancy in relation to offspring forearm fractures: prospective study from the Danish National Birth Cohort. *Nutrients,* v. 7, n. 4, p. 2382-2400, 2015.

PETHERICK, E. S.; GORAN, M. I.; WRIGHT, J. Relationship between artificially sweetened and sugar-sweetened cola beverage consumption during pregnancy and preterm delivery in a multi-ethnic cohort: analysis of the Born in Bradford Cohort Study. *European Journal of Clinical Nutrition*, v. 68, n. 3, p. 404-407, 2014.

POEL, Y. H. *et al.* Vitamin D and gestational diabetes: a systematic review and meta-analysis. *European Journal of Internal Medicine*, v. 23, n. 5, p. 465-469, 2012.

PRAKASH, S.; KUMAR SINGH, A.; RATHORE, C. Chronic migraine responding to intravenous thiamine: a report of two cases. *Headache,* v. 56, n. 7, p. 1204-1209, 2016.

RIEBOLD, M. *et al.* All-trans retinoic acid upregulates reduced CD38 transcription in lymphoblastoid cell lines from Autism spectrum disorder. *Molecular Medicine*, v. 17, n. 7-8, p. 799-806, 2011.

ROTH, D. E. *et al.* Vitamin D supplementation during pregnancy: state of the evidence from a systematic review of randomised trials. *BMJ*, v. 359, 2017.

RUMBOLD, A. *et al.* Vitamin E supplementation in pregnancy. *Cochrane Database of Systematic Reviews,* n. 9, 2015a.

RUMBOLD, A. *et al.* Vitamin C supplementation in pregnancy. *Cochrane Database of Systematic Reviews*, n. 9, 2015b.

SACCONE, G.; BERGHELLA, V. Omega-3 long chain polyunsaturated fatty acids to prevent preterm birth: a systematic review and meta-analysis. *Obstetrics and Gynecology*, v. 125, n. 3, p. 663-672, 2015.

SALAM, R. A.; ZUBERI, N. F.; BHUTTA, Z. A. Pyridoxine (vitamin B6) supplementation during pregnancy or labour for maternal and neonatal outcomes. *Cochrane Database of Systematic Reviews,* n. 6, 2015.

SHAIK, M. M.; GAN, S. H. Vitamin supplementation as possible prophylactic treatment against migraine with aura and menstrual migraine. *BioMed Research International*, v. 2015, 2015.

SHARABI, A. Replacement therapy for vitamin B12 deficiency: comparison between the sublingual and oral route. *British Journal of Clinical Pharmacology*, v. 56, n. 6, p. 635-638, 2003.

SHEPHERD, E. *et al.* Antenatal and intrapartum interventions for preventing cerebral palsy: an overview of Cochrane systematic reviews. *Cochrane Database of Systematic Reviews*, n. 8, 2017.

STEWART, C. P. *et al.* Low maternal vitamin B-12 status is associated with offspring insulin resistance regardless of antenatal micronutrient supplementation in rural Nepal. *The Journal of Nutrition*, v. 141, n. 10, p. 1912-1917, 2011.

STRATAKIS, N. *et al.* Fish intake in pregnancy and child growth: a pooled analysis of 15 European and US birth cohorts. *The Journal of the American Medical Association Pediatrics*, v. 170, n. 4, p. 381-390, 2016.

SWITHERS, S. E. Artificial sweeteners produce the counter intuitive effect of inducing metabolic derangements. *Trends in Endocrinology & Metabolism*, v. 24, n. 9, p. 431-441, 2013.

THANGARATINAM, S. *et al.* Interventions to reduce or prevent obesity in pregnant women: a systematic review. *Health Technology Assessment Programme: Executive Summaries*, v. 16, n. 31, p. 1-8, 2012.

THOMPSON, J. Vitamins, minerals and supplements: part two. *Community Practioner*, v. 78, n. 10, p. 366-368, 2005.

URRUTIA, R. P.; THORP, J. M. Vitamin D in pregnancy: current concepts. *Current Opinion in Obstetrics and Gynecology*, v. 24, n. 2, p. 57-64, 2012.

VANDEVUSSE, L.; HANSON, L.; SAFDAR, N. Perinatal outcomes of prenatal probiotic and prebiotic administration: an integrative review. *The Journal of Perinatal & Neonatal Nursing*, v. 27, n. 4, p. 288-301, 2013.

WAGNER, C. L. et al. Vitamin D and its role during pregnancy in attaining optimal health of mother and fetus. *Nutrients*, v. 4, n. 3, p. 208-230, 2012.

WORLD HEALTH ORGANIZATION (WHO). *Guideline*: daily iron and folic acid supplementation in pregnant women. Genebra: WHO, 2012a.

WORLD HEALTH ORGANIZATION (WHO). *Guideline*: Intermittent iron and folic acid supplementation in non-anaemic pregnant women. Genebra: WHO, 2012b.

WIYSONGE, C. S. *et al.* Vitamin A supplements for reducing mother-to-child HIV transmission. *Cochrane Database of Systematic Reviews*, n. 9, 2017.

ZEISEL, S. H. Nutrition in pregnancy: the argument for including a source of choline. *International Journal of Women's Health*, v. 5, p. 193-199, 2013.

CAPÍTULO 12

Atividade Física Durante a Gravidez

Lilian de Paiva Rodrigues Hsu

INTRODUÇÃO

A atividade física é definida como qualquer movimento corporal produzido por músculos esqueléticos que requerem gasto de energia. Segundo a Organização Mundial da Saúde (OMS), a atividade física envolve todos os movimentos na vida cotidiana, incluindo trabalho, recreação, exercício e atividades esportivas. Quando realizada de maneira regular e contínua, com intensidade de leve a moderada, a atividade física proporciona inúmeros benefícios.

Inatividade física é a prática de atividade física insuficiente para atender às atuais recomendações. Já comportamento sedentário é qualquer comportamento de vigília sentado, reclinado ou com postura deitada com baixo gasto energético (WHO, 2022a).

A prática de atividade física regular implica promoção da saúde, qualidade de vida e prevenção e atraso no aparecimento ou melhora de distúrbios cardiovasculares, diabetes *mellitus* tipo II, hipertensão arterial, sobrepeso e obesidade. A atividade física melhora o humor e a saúde mental, alivia a depressão e facilita o gerenciamento do estresse (WHO, 2022b).

O exercício físico consiste na prática de uma atividade que envolve intensidade, duração e frequência e tem como objetivo a melhora do condicionamento físico. A OMS reconhece a promoção de atividade física como prioridade em saúde pública e, em 2018, lançou o *Plano de Ação Global sobre Atividade Física 2018-2030* (GAPPA). A finalidade é aumentar a conscientização sobre a necessidade de esforços governamentais em todo o mundo, para alcançar a meta global que consiste na redução em 15% da prevalência de inatividade física até 2030 (WHO, 2022a).

A pesquisa Vigitel – vigilância de fatores de risco e proteção para doenças crônicas por inquérito telefônico (Brasil, 2023) – mostrou que a frequência de prática de atividade física no tempo livre equivalente a 150 minutos semanais de atividade moderada foi de 40,6%, com 36,2% de mulheres participantes. A frequência dessa condição reduziu com o aumento da idade e aumentou fortemente com o nível de escolaridade. As mulheres não atingiram nível suficiente de prática de atividade física em 43,1%. A frequência dessa condição aumentou com a elevação da idade e diminuiu com o melhor nível de escolaridade.

ADAPTAÇÕES GRAVÍDICAS

As mudanças anatômicas e fisiológicas que ocorrem por ocasião da gestação têm como objetivo suprir as necessidades maternas e fetais. Determinadas por influência hormonal, elas envolvem todo o organismo materno e levam a importantes alterações nas respostas ao exercício agudo e ao condicionamento físico (Wolfe e Weissgerber, 2003).

O ganho ponderal durante a gravidez envolve aumento da massa uterina, desenvolvimento mamário, massa placentária, líquido amniótico e volume sanguíneo, além do próprio feto. A massa gorda normalmente aumenta em aproximadamente 4 kg. Esse aumento de peso pode afetar a postura, o equilíbrio e a coordenação dos movimentos da gestante.

Sintoma frequentemente relatado é a lombalgia, decorrente da sobrecarga da coluna vertebral em virtude de hiperlordose lombar, afrouxamento dos ligamentos da cintura pélvica, retenção de líquido no tecido conjuntivo e aumento do peso corporal. Essas condições interferem na qualidade de vida da mulher (Liddle e Pennick, 2015).

As recomendações atuais orientam a atividade física na promoção da saúde materna, fetal e neonatal (Brown *et al.*, 2018; Mottola *et al.*, 2018). Os benefícios dessas medidas são inúmeros: reduzem o percentual de massa gorda, aumentam a transferência de oxigênio (O_2) e reduzem a difusão de dióxido de carbono (CO_2) por meio da placenta, favorecendo o desenvolvimento fetal (Campos *et al.*, 2021).

Uma metanálise confirma que dieta e atividade física reduzem o ganho ponderal gestacional (i-WIP Collaborative Group, 2017). Esse efeito benéfico foi observado de maneira consistente independentemente de índice de massa corporal (IMC) materno, idade, paridade, etnia ou condição médica preexistente, sugerindo efeito benéfico sobre ganho ponderal gestacional.

ATIVIDADE FÍSICA DURANTE A GRAVIDEZ

A gestante que deseja manter ou iniciar a prática de atividade física ou um programa de exercícios deve primeiramente ser submetida à avaliação médica. As características individuais, o estilo de vida e a presença de algumas doenças devem direcionar a escolha da atividade a ser praticada durante o período gestacional. Além disso, a gestante deve ser orientada quanto a reações adversas que possam surgir e exigir, assim, a interrupção de sua atividade.

As mulheres alcançam inúmeros benefícios proporcionados pela atividade física durante a gestação: menor risco para aumento excessivo de peso, principalmente nas gestantes obesas (Daly *et al.*, 2017), redução de riscos para diabetes gestacional, hipertensão arterial, pré-eclâmpsia (Gregg e Ferguson, 2017), ganho ponderal excessivo, depressão, parto prematuro, varizes, trombose venosa profunda, trabalho de parto prolongado, parto cesáreo, além de melhorar fadiga, edema, dor lombar e cãibras (Campos *et al.*, 2021). Comparado com a não prática de exercícios, o exercício pré-natal diminuiu a gravidade da lombalgia durante e após a gravidez, mas não diminuiu as chances de ocorrência em nenhum momento (Davenport *et al.*, 2019).

Revisão sistemática e metanálise envolvendo 5.075 gestantes evidenciou que o exercício aeróbico por cerca de 30 a 60 minutos, com frequência de 2 a 7 vezes/semana, está associado a menor risco para doença hipertensiva gestacional em geral e diminuição em 16% da incidência de parto cesáreo (Magro-Malosso *et al.*, 2017).

Estudo controlado randomizado avaliou a resposta em um programa de condicionamento físico prescrito. Houve redução significativa na primeira fase do trabalho de parto entre as mulheres que seguiram o programa de exercício em comparação ao grupo controle (Perales *et al.*, 2016).

Uma pesquisa com 950 mulheres grávidas mostrou que a dor lombar é uma queixa frequente na gravidez, presente em 68,5% delas (Wang *et al.*, 2004). A prática de qualquer exercício físico foi associada a redução significativa na dor e melhora na incapacidade funcional, segundo revisão de ensaios clínicos randomizados (Liddle e Pennick, 2015).

Do ponto de vista psicológico, observa-se redução de fadiga, estresse, ansiedade e depressão, além de melhorar o bem-estar e a qualidade de vida. No entanto, em virtude de adaptações gravídicas que ocorrem nesse período, são necessárias algumas precauções (Evenson *et al.*, 2014). As respostas fisiológicas ao exercício, como mudanças na frequência cardíaca, débito cardíaco, ventilação e gasto de energia, são maiores do que na mulher não grávida e podem se acentuar à medida que a gravidez evolui (O'Toole, 2003). As alterações hormonais promovem relaxamento das articulações e podem expor a gestante a maior risco de lesões.

Atividades aeróbicas são consideradas uma modalidade aceitável. Os exercícios devem ser de baixo impacto, observando-se sua intensidade e duração. A ativação de grandes grupos musculares acarreta melhora da circulação sanguínea, do metabolismo da glicose, da resistência periférica à ação da insulina e dos níveis tensionais.

Algumas modalidades de exercícios, como levantamento de peso, saltos, flexões e extensões de tronco com maior amplitude de movimento, atividades físicas de contato como esportes coletivos (voleibol, futebol, basquetebol, futsal e handebol), hipismo, esportes aquáticos – esqui aquático e mergulho (Batista *et al.*, 2003) – devem ser evitadas, pois podem levar a desequilíbrio, queda e possível trauma materno e fetal.

Essas restrições são impostas pelas modificações da biomecânica corporal da gestante e levam a instabilidades em sua cadeia cinética musculoesquelética. Assim, as principais alterações são abdome protuso, expansão da caixa torácica, elevação do diafragma, aumento das mamas, tensão na coluna vertebral e quadril, aumento da pressão sobre a musculatura do assoalho pélvico e compressões nervosas, aumento do peso corporal, marcha anserina, hiperlordose lombar, alterações provenientes da mudança do centro de gravidade levando muitas vezes à perda de equilíbrio, projeção dos ombros para a frente, menor estabilidade das articulações de joelhos e tornozelos (Foti *et al.*, 2000; Cunningham *et al.*, 2013).

A fisiologia fetal também é afetada pela atividade materna. A frequência cardíaca do feto aumenta durante e logo após o exercício (ACOG, 2015). Um estudo avaliou o impacto do exercício em mulheres grávidas e mostrou boa tolerância fetal (Szymanski e Satin, 2012), o que confirma que exercícios de intensidade leve a moderada durante a gravidez são seguros para o feto.

Uma metanálise envolvendo 36 ensaios clínicos randomizados avaliou o peso ao nascimento de grávidas que praticaram exercícios supervisionados. As mulheres que exerceram atividade física foram menos propensas a dar à luz a recém-nascido grande para a idade gestacional. Não houve alteração na probabilidade de ter um recém-nascido pequeno para a idade gestacional (Wiebe *et al.*, 2015).

O exercício de intensidade moderada não aumenta o risco para parto prematuro. Programas de exercícios aeróbicos realizados de 35 a 90 minutos, 3 a 4 vezes/semana, foram avaliados por metanálise que evidenciou não haver diferença significativa na taxa de nascimento prematuro para mulheres que se exercitaram em comparação àquelas que não o fizeram ao longo da gestação (Di Mascio *et al.*, 2016).

O American College of Obstetricians and Gynecologists (ACOG) recomenda que todas as gestantes saudáveis se exercitem com intensidade moderada durante pelo menos 30 minutos na maioria dos dias da semana. Essa recomendação recebeu o apoio do American College of Sports Medicine (ACOG, 2015; ACSM, 2000).

A atividade física reduziu as chances de ganho ponderal gestacional excessivo e retenção de peso pós-parto de acordo com revisão sistemática e metanálise (Ruchat *et al.*, 2018), que avaliou 84 estudos únicos (n = 21.530).

Algumas recomendações devem ser observadas antes de se iniciar a atividade física durante a gravidez. Devem ser priorizados exercícios leves ou moderados, que envolvam grandes grupos musculares, em ritmo contínuo, em horários de menor temperatura do dia, ingerindo quantidade necessária de líquidos, usando roupas confortáveis que permitam a dissipação do calor (ACOG, 2015).

Além dessas recomendações para as grávidas manterem-se ativas, as gestantes sedentárias também devem ser encorajadas a praticar exercícios físicos para ter uma gestação mais saudável. Botelho e Miranda (2011) orientam que as gestantes sedentárias iniciem um programa de exercícios físicos respeitando seus limites e suas preferências. As primeiras sessões podem ser de menor duração, frequência e intensidade leves, 40 a 60% da frequência cardíaca máxima (FCM = 220 – idade da gestante). O aumento de intensidade, frequência e duração deve ser gradativo, até que seja atingido o grau de recomendação para as grávidas ativas.

Outro modo de avaliar o desempenho da gestante é por meio da escala de Borg (Tabela 12.1), criada pelo fisiologista sueco Gunnar Borg, que classifica, de maneira subjetiva, o esforço despendido a partir da percepção individual. A escala varia de 6 a 20, em que 6 é considerado muito fácil ou sem esforço e 20 é considerado muito exaustivo ou com pleno esforço (Wolfe *et al.*, 1989). A escala de Borg pode ser utilizada para qualquer atividade aeróbica, e é recomendada como opção prática na observação da intensidade de esforço. Essa escala deve ficar entre 12 e 14 (relativamente fácil a relativamente cansativo). O gasto calórico pode ser de 16 MET por semana (1 MET, ou equivalente metabólico, representa o consumo de 3,5 mℓ de oxigênio para cada kg de massa corporal a cada minuto), o que corresponde à caminhada de 3,2 km/hora em 6,5 horas por semana, ou, de preferência, exercícios em bicicleta ergométrica 4,7 horas por semana (Nascimento *et al.*, 2014).

Outra opção em resposta ao exercício é o *Talk Test*, em que a gestante é orientada a manter uma conversa durante o exercício físico, o que assegura que ele está sendo realizado em intensidade leve a moderada, prevenindo-se o esforço físico excessivo (Verderi, 2009).

Frequência e duração

Para que a gestante possa ser mais bem orientada quanto à duração e à frequência de sua atividade, é necessário avaliar seu histórico referente à atividade física.

Tabela 12.1 Escala linear de percepção subjetiva do esforço – Borg.

6	Muito fácil
7	
8	
9	Fácil
10	
11	Relativamente fácil
12	
13	Ligeiramente cansativo
14	
15	Cansativo
16	
17	Muito cansativo
18	
19	Exaustivo
20	

Adaptada de ACOG, 2015.

Mulheres previamente sedentárias podem iniciar com mínimo de sessões de 15 minutos, 3 vezes/semana, progredindo para 30 minutos, 4 vezes/semana, até que possam atingir a meta recomendada de 150 minutos de exercício aeróbico por semana ou 30 minutos de exercício, 5 vezes/semana. As mulheres não sedentárias podem manter sua prática de exercícios ou adaptá-la de acordo com sua tolerabilidade. Essas recomendações são concordantes com a maioria das diretrizes mundiais. Especificamente, o Canadá e o Reino Unido indicam um mínimo de sessões de 15 minutos, 3 vezes/semana, progredindo para 30 minutos, 4 vezes/semana, mesmo com intensidade reduzida. A Dinamarca recomenda pelo menos 30 minutos de atividade de intensidade moderada diariamente. No Japão, a duração dos exercícios aeróbicos pode ser de até 60 minutos, 2 a 3 vezes/semana. Na Noruega, a recomendação diária é de 30 minutos de atividade aeróbica. A Espanha orienta frequência de 3 vezes/semana, sem duração especificada (Evenson *et al.*, 2014). Segundo o ACOG, a prática deve ser de 30 minutos ou mais de exercício moderado na maioria ou, quando possível, em todos os dias da semana. Para o US Department of Health and Human Services (USDHHS, Departamento de Saúde e Serviços Humanos dos EUA), as mulheres saudáveis que ainda não são altamente ativas devem fazer pelo menos 150 minutos/semana de atividade aeróbica de intensidade moderada durante a gravidez e no período pós-parto (Evenson *et al.*, 2014).

Atividades recomendadas

Exercício aeróbico

Metaboliza o oxigênio como principal fonte de energia e envolve demanda cardiorrespiratória. Compreende flexão e extensão de grandes grupos musculares de maneira rítmica por tempo prolongado. Exercícios aeróbicos de baixo impacto, como caminhada, natação, ciclismo ergométrico ou hidroginástica, são considerados seguros.

Para gestantes saudáveis, a prática de exercícios de intensidade moderada pode ser recomendada após decisão compartilhada entre o médico e o profissional de educação física ou fisioterapeuta, podendo ser adaptadas para as mulheres previamente sedentárias ou com comorbidades (Campos *et al.*, 2021).

Caminhada

Atividade de baixo risco que ajuda a manter a condição física da gestante e pode ser praticada durante todo o período gestacional. Recomendada para mulheres previamente sedentárias e que desejam iniciar uma atividade física durante a gestação. Essa atividade tem como principais benefícios a manutenção do condicionamento físico e o controle do ganho ponderal. Deve-se atentar ao fato de que o ganho de peso adquirido ao longo da gravidez pode levar à sobrecarga nas articulações, principalmente as dos joelhos (Verderi, 2009).

Natação

As atividades aquáticas são recomendadas, por não oferecerem impacto às articulações. Elas promovem benefícios para o feto em virtude do efeito termorregulador da água, estabilizando a elevação da temperatura corporal. Para a gestante, trazem melhorias para a circulação sanguínea e fortalecimento muscular. Considerada atividade de baixo risco por oferecer pouca chance de lesão, a natação é adequada para ser praticada durante a gestação. A água deve estar em temperatura aproximada entre 28 e 30°C (Batista *et al.*, 2003). A frequência e a intensidade dos exercícios devem ser estabelecidas por profissional, de acordo com a liberação médica, respeitando as condições físicas de cada gestante.

Hidroginástica

Como a natação, a hidroginástica está entre as atividades mais praticadas pelas gestantes, tendo sido amplamente recomendada. Inclui exercícios aeróbicos, respiratórios e de alongamento, trabalhando com todos os grupos musculares (USDHHS, 2008). A hidroginástica proporciona diversos benefícios para a grávida e para o feto: os exercícios de alongamentos aquáticos diminuem a formação de edemas, a sobrecarga articular e os desconfortos musculares e ainda melhoram a termorregulação, possibilitando ao feto maior estabilidade quanto à elevação de temperatura (Wolfe *et al.*, 1989).

Alongamento

Esses exercícios são recomendados durante toda a gestação, com ênfase maior no último mês, com a preparação para o parto (Batista *et al.*, 2003). Devem ser de baixa intensidade, realizada preferencialmente em posição de decúbito dorsal ou sentada, para evitar riscos de queda; também podem ser realizados de maneira dinâmica ou estática (USDHHS, 2008).

Treinamento da resistência muscular

Promovem contrações musculares em determinados segmentos corporais, que se opõem a movimentos ou contra uma resistência. São utilizados para aumentar o tônus, a força e a resistência muscular, e auxiliam na adaptação às alterações posturais, redução de dores musculoesqueléticas e prevenção de eventuais quedas durante a gestação (Campos *et al.*, 2021).

Os exercícios para fortalecimento muscular propiciam melhor adaptação do organismo às alterações posturais adquiridas com a evolução da gravidez e contribuem para a prevenção de traumas e quedas. Os indicados para o período gestacional são ioga, pilates, musculação com cargas leves, treinamento funcional e treino com circuito.

Poucos são os estudos que avaliaram essas práticas, o que reforça a necessidade de acompanhamento por profissional capacitado, que poderá adequar o exercício de acordo com a capacidade e tolerabilidade de cada gestante (Verderi, 2009).

CONTRAINDICAÇÕES DA ATIVIDADE FÍSICA NA GESTAÇÃO

As principais contraindicações para a prática da atividade física durante a gestação estão apresentadas na Tabela 12.2.

A prática da atividade física deve ser interrompida caso ocorram alguns sintomas e sinais, como sangramento vaginal, dispneia antes do esforço, vertigem, cefaleia, precordialgia, dor torácica, fraqueza muscular, dor ou edema de panturrilhas, perda de líquido amniótico, contrações uterinas regulares e diminuição da movimentação fetal (ACOG, 2015; WHO, 2020).

Quedas ou traumatismo

A segurança de um esporte deve ser determinada com base nos movimentos necessários para participar dele. Algumas diretrizes descartam esportes que envolvem riscos de quedas, traumatismos ou colisões (p. ex., basquetebol, andar de bicicleta ao ar livre, esportes de combate como boxe e caratê, hóquei, hóquei no gelo, ginástica, andar a cavalo, exercícios isométricos, *mountain bike*, escalada, condução de carro de corrida, esportes praticados com raquete, corrida, mergulho, surfe, patinação, esqui, futebol e voleibol [Batista *et al.*, 2003]).

Uma preocupação se deve ao fato de as alterações hormonais presentes durante o ciclo gravídico levarem ao relaxamento dos ligamentos e das articulações, tornando-os mais propensos a lesões.

Posição

A atividade física realizada em decúbito dorsal após a 16ª semana de gestação leva à redução do débito cardíaco e à hipotensão ortostática causada pelo menor retorno venoso decorrente da compressão do útero gravídico sobre a veia cava. Desse modo, diretrizes recomendam evitar a posição supina durante a atividade física. A diretriz canadense sugere que a gestante assuma posição lateral, sentada ou em pé (Gregg e Ferguson, 2017; Evenson *et al.*, 2014).

Tabela 12.2 Contraindicações para atividade física aeróbica na gestação.

Absolutas	Relativas
Instabilidade hemodinâmica cardíaca	Anemia
Doença pulmonar restritiva	Arritmia cardíaca materna
Incompetência istmocervical (IIC)	Bronquite crônica
Gestação múltipla com risco de parto prematuro	Diabetes *mellitus* tipo 1 mal controlado
Sangramento persistente de 2º ou 3º trimestre	Obesidade mórbida extrema
Placenta prévia	Baixo peso extremo (IMC < 12)
Trabalho de parto prematuro	Restrição de crescimento fetal
Ruptura prematura de membranas	Hipertensão arterial mal controlada
Pré-eclâmpsia ou hipertensão induzida pela gravidez	Hipertireoidismo mal controlado
Anemia grave	Limitações ortopédicas

IMC: índice de massa corporal. (Adaptada de ACOG, 2015.)

Altitude e profundidade

Algumas observações devem ser feitas a respeito da prática da atividade em altitudes elevadas. A recomendação considerada segura para a prática de exercícios moderados é de 1.800 a 2.500 metros pela diretriz canadense e de 1.800 metros pelo ACOG (2015). As gestantes devem ser orientadas a interromper imediatamente a atividade na presença de sinais de doença de altitude e procurar por atendimento médico. Aquelas que praticam mergulho devem ser orientadas sobre o fato de o feto não ser protegido da doença de descompressão e a circulação pulmonar fetal não conseguir filtrar as bolhas formadas na corrente sanguínea materna.

Atletas de elite

Não há consenso sobre a definição de "atleta de elite". Além disso, é difícil, em termos práticos, definir e medir o grau de esforço durante o exercício. Uma definição é do atleta que treina durante todo o ano em nível alto, pelo menos 5 dias por semana, em média 2 horas diárias, atingindo ou excedendo seis níveis de equivalentes metabólicos usados para descrever atividade física vigorosa (Pivarnik *et al.*, 2016).

As diretrizes do USDHHS e do ACOG para o exercício na gravidez indicam que é seguro e razoável que as grávidas que já participam da atividade aeróbica de intensidade vigorosa continuem a ser altamente ativas durante a gestação, em concordância com o conselho formado pelos profissionais que prestam cuidados a atletas (ACOG, 2015; USDHHS, 2008).

Essas atletas precisam de supervisão, a fim de garantir progressão segura dos exercícios durante a gravidez. As alterações fisiológicas associadas à gestação podem exigir alteração na rotina de treinamento. Atletas de alto desempenho podem precisar de suporte nutricional adicional para garantir ganho de peso adequado (Artal e Hopkins, 2013).

Durante a gestação, as atletas apresentam menor frequência cardíaca de repouso e maior volume sistólico, com melhor tolerância a esforços de alta intensidade.

Testes de treinamento e resistência, como maratonas, aumentam o risco para hipertermia materna em sessões de exercícios superiores a 60 minutos e hipoglicemia fetal, e por isso devem ser evitados. Importante manter hidratação e ingestão calórica adequadas ao aumento das necessidades metabólicas para manter a homeostase fetal (Campos *et al.*, 2021).

Os dados são insuficientes para afirmar que o exercício de alta intensidade é seguro durante a gravidez; são necessários estudos bem desenhados que considerem os princípios éticos e a segurança materno-fetal. A recomendação é uma decisão compartilhada entre a atleta e a equipe multidisciplinar que a assiste.

CONSIDERAÇÕES FINAIS

A gestação é o momento oportuno para a promoção à saúde. É preciso conscientizar os profissionais de saúde quanto à importância da prática de atividade física durante a gravidez. Assim, essa abordagem deve ser incluída durante a assistência pré-natal. Toda gestante saudável deve ser incentivada a iniciar ou continuar um programa de atividade física, sempre em busca de melhor bem-estar físico, social e mental, com acompanhamento médico integrado à assistência de profissional especializado, que oriente e supervisione tais atividades, respeitando as preferências, particularidades, tempo de gravidez e resposta física em relação às diferentes atividades possíveis de serem praticadas ao longo da gestação.

As mulheres anteriormente ativas podem continuar a atividade física durante a gravidez. Para aquelas que atualmente não cumprem essa condição, recomenda-se um ajuste progressivo em relação ao início da prática adotada. A adequação da atividade física pode ser necessária à medida que a gravidez evolui. Nos períodos em que não seja possível seguir as orientações por cansaço e/ou desconfortos da gravidez, as mulheres podem ser incentivadas a respeitar seus limites na prática dos exercícios e retomar as recomendações quando possível (Mottola *et al.*, 2018).

REFERÊNCIAS BIBLIOGRÁFICAS

ACOG Committee Opinion No. 650: Physical activity and exercise during pregnancy and the postpartum period. *Obstetrics and Gynecology*, v. 126, n. 6, p. e135-e142, 2015.

AMERICAN COLLEGE OF SPORTS MEDICINE (ACSM). *ACSM's guidelines for exercise testing and prescription*. 6th ed. Philadelphia: Lippincott, Williams and Wilkins; 2000.

ARTAL, R.; HOPKINS, S. Exercise. *Clinical Update in Women's Health Care*, v. 12, p. 1, 2013.

BATISTA, D. C. *et al.* Atividade física e gestação: saúde da gestante não atleta e crescimento fetal. *Revista Brasileira de Saúde Materno Infantil*, v. 3, n. 2, p. 151-158, 2003.

BOTELHO, P. R.; MIRANDA, E. F. Principais recomendações sobre a prática de exercícios físicos durante a gestação. *Revista Cereus*, v. 3, n. 2, p. 1-10, 2011.

BRASIL. Ministério da Saúde. Secretaria de Vigilância em Saúde e Ambiente. Departamento de Análise Epidemiológica e Vigilância de Doenças Não Transmissíveis. *Vigitel Brasil 2023*: vigilância de fatores de risco e proteção para doenças crônicas por inquérito telefônico. Brasília, DF: Ministério da Saúde; 2023. Disponível em: https://www.gov.br/saude/pt-br/centrais-de-conteudo/publicacoes/svsa/vigitel/vigitel-brasil-2023-vigilancia-de-fatores-de-risco-e-protecao-para-doencas-cronicas-por-inquerito-telefonico.

BROWN, H. L. *et al.*; AMERICAN HEART ASSOCIATION (AHA); AMERICAN COLLEGE OF OBSTETRICIANS AND GYNECOLOGISTS (ACOG). Promoting risk identification and reduction of cardiovascular disease in women through collaboration with obstetricians and gynecologists: a presidential advisory from the American Heart Association and the American College of Obstetricians and Gynecologists. *Circulation*, v. 137, n. 24, p. e843-852, 2018.

CAMPOS, M. D. S. B. *et al.* Position statement on exercise during pregnancy and the post-partum period. *Arquivos Brasileiros de Cardiologia*, v. 117, n. 1, p. 160-180, 2021.

CUNNINGHAM, F. *et al.* Maternal physiology. In: CUNNINGHAM, F. *et al.* (eds.). *Williams Obstetrics*. New York: McGraw-Hill, 2013.

DALY, N. *et al.* A medically supervised pregnancy exercise intervention in obese women: a randomized controlled trial. *Obstetrics and Gynecology*, v. 130, n. 5, p. 1001-1010, 2017.

DAVENPORT, M. H. *et al.* Exercise for the prevention and treatment of low back, pelvic girdle and lumbopelvic pain during pregnancy: a systematic review and meta-analysis. *British Journal of Sports Medicine*, v. 53, n. 2, p. 90-98, 2019.

DI MASCIO, D. *et al.* Exercise during pregnancy in normal- weight women and risk of preterm birth: a systematic review and meta-analysis of randomized controlled trials. *American Journal of Obstetrics and Gynecology*, v. 215, n. 5, p. 561-571, 2016.

EVENSON, K. R. *et al.* Guidelines for physical activity during pregnancy: comparisons from around the world. *American Journal of Lifestyle Medicine*, v. 8, n. 2, p. 102-121, 2014.

FOTI, T.; DAVIDS, J. R.; BAGLEY, A. A biomechanical analysis of gait during pregnancy. *The Journal of Bone and Joint Surgery. American volume*, v. 82, n. 5, p. 625-632, 2000.

GREGG, V. H.; FERGUSON, J. E. Exercise in pregnancy. Clinics in Sports Medicine, v. 36, n. 4, p. 741-752, 2017.

INTERNATIONAL WEIGHT MANAGEMENT IN PREGNANCY (i-WIP) COLLABORATIVE GROUP. Effect of diet and physical activity-based interventions in pregnancy on gestational weight gain and pregnancy outcomes: meta-analysis of individual participant data from randomised trials. *British Medical Journal*, v. 358, p. j3119, 2017.

LIDDLE, S. D.; PENNICK, V. Interventions for preventing and treating low-back and pelvic pain during pregnancy. *The Cochrane Database of Systematic Reviews*, v. 2015; n. 9, p. CD001139, 2015.

MAGRO-MALOSSO, E. R. *et al.* Exercise during pregnancy and risk of gestational hypertensive disorders: a systematic review and meta-analysis. *Acta Obstetricia et Gynecologica Scandinavica*, v. 96, n. 8, p. 921-931, 2017.

MOTTOLA, M. F. *et al.* No. 367-2019 Canadian guideline for physical activity throughout pregnancy. *Journal of Obstetrics and Gynaecology Canada*, v. 40, n. 11, p. 1528-37, 2018.

NASCIMENTO, S. L. *et al.* Recommendations for physical exercise practice during pregnancy: a critical review. *Revista Brasileira de Ginecologia e Obstetrícia*, v. 36, n. 9, p. 423-431, 2014.

O'TOOLE, M. L. Physiologic aspects of exercise in pregnancy. *Clinical Obstetrics and Gynecology*, v. 46, n. 2, p. 379-389, 2003.

PERALES, M. *et al.* Benefits of aerobic or resistance training during pregnancy on maternal health and perinatal outcomes: A systematic review. *Early Human Development*, v. 94, p. 43-48, 2016.

PIVARNIK, J. M.; SZYMANSKI, L. M.; CONWAY, M. R. The elite athlete and strenuous exercise in pregnancy. *Clinical Obstetrics and Gynecology*, v. 59, n. 3, p. 613-619, 2016.

RUCHAT, S. M. *et al.* Effectiveness of exercise interventions in the prevention of excessive gestational weight gain and postpartum weight retention: a systematic review and meta-analysis. *British Journal of Sports Medicine*, v. 52, n. 21, p. 1347-1356, 2018.

SZYMANSKI, L. M.; SATIN, A. J. Exercise during pregnancy: fetal responses to current public health guidelines. *Obstetrics and Gynecology*, v. 119, n. 3, p. 603-610, 2012.

US DEPARTMENT OF HEALTH AND HUMAN SERVICES (USDHHS). *Physical activity guidelines advisory committee report 2008*:A1-H14. Washington, DC: U.S. Department of Health and Human Services, 2008.

VERDERI, B. L. P. *Gestante*: elaboração de programa de exercícios. 2. ed. São Paulo: Phorte, 2009.

WANG, S. M. *et al.* Low back pain during pregnancy: prevalence, risk factors, and outcomes. *Obstetrics and Gynecology*, v. 104, n. 1, p. 65-70, 2004.

WIEBE, H. W. *et al.* The effect of supervised prenatal exercise on fetal growth: a meta- analysis. *Obstetrics and Gynecology*, v. 125, n. 5, p. 1185-1194, 2015.

WOLFE, L. A. *et al.* Physiological interactions between pregnancy and aerobic exercise. *Exercise and Sport Sciences Reviews*, v. 17, p. 295-351, 1989.

WOLFE, L. A.; WEISSGERBER, T. L. Clinical physiology of exercise in pregnancy: a literature review. *Journal of Obstetrics and Gynaecology Canada*, v. 25, n. 6, p. 473-483, 2003.

WORLD HEALTH ORGANIZATION (WHO). *Global status report on physical activity 2022*. Geneva: WHO, 2022a. Disponível em: https://iris.who.int/bitstream/handle/10665/363607/9789240059153eng.pdf?sequence=1.

WORLD HEALTH ORGANIZATION (WHO). *Physical activity*. Geneva: WHO, 2022b. Disponível em: https://www.who.int/news-room/fact-sheets/detail/physical-activity.

WORLD HEALTH ORGANIZATION (WHO). *WHO guidelines on physical activity and sedentary behavior*. Geneva: WHO, 2020. Disponível em: https://iris.who.int/bitstream/handle/10665/336656/9789240015128eng.pdf?isAllowed=y&sequence=1a.

CAPÍTULO 13

Orientações Contraceptivas no Pré-Natal e no Puerpério

Anibal Faúndes • Olímpio Barbosa de Moraes Filho

INTRODUÇÃO

A gravidez não planejada atinge grande número de mulheres no mundo e em nosso país. Mais de 100 milhões de mulheres ou aproximadamente 18% das que vivem com seus parceiros, em países em desenvolvimento, desejam evitar a gravidez, mas não fazem uso de nenhum método contraceptivo (Ross e Winfrey, 2002). Essa situação é ainda pior no grupo de 69 países mais pobres do mundo, objeto de programa global específico, mas onde mais de 21,6% das mulheres em união desejavam prevenir a gestação, mas não usavam métodos modernos em 2017 (Brasil, 2009). Esses dados mostram a falta de informação e orientação sobre o uso de anticoncepcionais disponíveis e do conhecimento da necessidade individual de cada mulher. Em nosso país, em 2006, dados da Pesquisa Nacional de Demografia e Saúde da Mulher e da Criança mostraram que apenas 54% das mulheres haviam planejado sua gravidez e em 18% era indesejada (Cahill *et al.*, 2018).

Essas gestações não planejadas são consideradas de risco, pois frequentemente estão associadas a alguns tipos de hábito ou intercorrências obstétricas; dentre tantas, se destacam: retardo do início do pré-natal ou realização de forma inadequada, tabagismo, recém-nascido de baixo peso e não aleitamento (Gipson *et al.*, 2008).

Outra preocupação é a ocorrência de nova gravidez em curto espaço de tempo, o que interfere não só nas complicações materno-fetais, mas também apresenta repercussão social e econômica (Zhu *et al.*, 1999). Uma revisão sistemática de Conde-Agudelo *et al.* (2006) que incluiu 77 estudos realizados em países dos seis continentes analisou a associação entre intervalo entre gestações (IEG) e resultados neonatais, tais como prematuridade, baixo peso ao nascimento, pequeno para a idade gestacional (PIG), morte fetal e neonatal precoce. IEGs de menos de 6 meses estiveram significativamente associados a aumento de prematuridade (*odds ratio* = 1,40), PIG (*odds ratio* = 1,26) e baixo peso ao nascimento (*odds ratio* = 1,61). Intervalos de 6 a 17 meses estiveram significativamente associados a esses três resultados perinatais adversos. Além disso, mulheres com cesárea segmentar anterior submetidas à prova de trabalho de parto com IEG menor de 16 meses tiveram risco aumentado de ruptura uterina (Conde-Agudelo *et al.*, 2006). Até o momento, não há um conceito-padrão sobre esse período, mas vários estudos têm mostrado que um bom intervalo entre um parto e outro varia de 18 a mais de 23 meses. Esses fatores aumentam o risco de morbimortalidade materna e ou perinatal, por causa de maior incidência de doenças hipertensivas e hemorrágicas (Zhu *et al.*, 1999). A explicação é atribuída à depleção nutricional materna, à teoria de competição materno-fetal e aos fatores ambientais (Zhu *et al.*, 1999). As gestantes necessitam ser informadas sobre esse risco durante o pré-natal ou puerpério.

Dessa forma, os períodos durante a gravidez e o pós-parto são decisivos para conhecimento, orientação e estímulo de uso de anticoncepção.

QUAL O MELHOR MOMENTO PARA A ORIENTAÇÃO DE ANTICONCEPÇÃO: DURANTE O PRÉ-NATAL OU APÓS O PARTO?

O principal objetivo do planejamento familiar é reduzir o número de gestações não planejadas, que consequentemente não são desejadas na maior parte dos casos. A incidência de uso de métodos contraceptivos em nosso país vem aumentando, mas ainda há muitas mulheres que necessitam de auxílio na orientação e escolha (Cahill *et al.*, 2018).

A gravidez e o período pós-parto são momentos adequados para falar de métodos anticoncepcionais, pois há aumento de motivação para usá-los. Durante o pré-natal, a gestante tem contato próximo e constante com profissionais de saúde, devido às várias consultas, nas quais muitos assuntos podem ser abordados e discutidos. Esse momento favorece o relacionamento médico-paciente e o questionamento das necessidades individuais de anticoncepção. Há tempo para refletir na escolha do melhor método contraceptivo ou naquele que mais agrade a mulher. A orientação interfere diretamente na decisão sobre o uso e o tipo de contracepção que será utilizada. Há algumas evidências que mostram maior receptividade na orientação e informação sobre contracepção durante o pré-natal, principalmente na decisão para métodos definitivos como a laqueadura tubária (Walton *et al.*, 1987).

Pensando na possibilidade do início imediato após o parto vaginal ou cesáreo, particularmente do dispositivo intrauterino (DIU), isso só pode ser realizado se a mulher recebeu orientação durante o pré-natal e tomou a livre decisão de escolher esse método anticoncepcional para ser inserido no pós-parto imediato.

Durante a internação, no pós-parto o contato médico ou da enfermagem é diário, propiciando a conversa sobre métodos contraceptivos. Se essas orientações já foram feitas durante o pré-natal, necessitam ser reforçadas para a escolha do melhor ou mais adequado anticoncepcional. A puérpera precisa de cuidados especiais, pois vivencia alterações físicas, emocionais e sociais, que incluem depressão, aleitamento e alteração de libido e de vida sexual (Shaw e Kaczorowski, 2007).

Uma metanálise em 2010 avaliou a eficácia da informação e da orientação de métodos contraceptivos durante o pós-parto. Ela concluiu que o uso de anticoncepcionais aumentou e teve como consequência menor número de gestações não planejadas. Os melhores resultados obtidos foram entre as pacientes que participaram de grupos educativos sobre métodos contraceptivos por duas ou mais vezes (Lopez *et al.*, 2010).

No México, a orientação de anticoncepção durante o pré-natal aumentou em 2 vezes a utilização de contraceptivos (*condom*, DIU e esterilização cirúrgica) quando comparada à orientação oferecida apenas no puerpério (Barber, 2007).

No puerpério e durante todo processo de amamentação, o medo de uma nova gestação está quase sempre presente, sendo, portanto, importante que se ofereça contracepção segura e adequada sem interferir no desenvolvimento da criança e estimulando ao máximo o aleitamento materno.

Os benefícios do aleitamento materno são sobejamente conhecidos há muito tempo, tanto na consolidação do vínculo afetivo e psicológico entre mãe e filho quanto na redução da morbidade e mortalidade neonatal e infantil, principalmente por meio da transmissão de imunoglobulinas, pela modificação da flora bacteriana do trato gastrintestinal do bebê e pela exposição reduzida a patógenos presentes na água ou em outro leite (Van der Wijden e Kleinen, 2003). As mães que amamentam apresentam menor sangramento no pós-parto, involução uterina mais rápida e atraso da ovulação, aumentando, assim, o intervalo interpartal (Van der Wijden e Kleinen, 2003).

Essas considerações sobre a necessidade de preservar o aleitamento levaram a Organização Mundial da Saúde (OMS) a colocar apenas o DIU com cobre na categoria 1 (sem restrições) de elegibilidade para início imediato ou nas primeiras 48 horas após o parto, colocando na categoria 2 (vantagens superam possíveis desvantagens) a pílula de progestógeno, os implantes subdérmicos e o sistema intrauterino (SIU) com levonorgestrel. A injeção trimestral de acetato de medroxiprogesterona está na categoria 3 (desvantagens superam possíveis vantagens), porque se desconhecem os possíveis efeitos sobre o recém-nascido do progestógeno presente no leite materno. O Center for Disease Control and Prevention (CDC) dos EUA tem um critério um pouco mais liberal, colocando na categoria 1 todos os progestógenos após 30 dias do parto, enquanto a OMS faz o mesmo apenas após 6 semanas pós-parto (Sridhar e Salcedo, 2017).

RETORNO DA FERTILIDADE

O retorno da ovulação após o término da gravidez depende basicamente de como está sendo conduzido o processo de amamentação. Em mulheres que não amamentam, a função do eixo hipófise-hipotálamo geralmente se normaliza entre 4 e 6 semanas após o parto, com o início da ovulação ocorrendo em média ao redor de 40 a 45 dias de puerpério. Mas algumas puérperas que não amamentam apresentam ovulação precocemente, por volta do 25º dia (Jackson e Glasier, 2011). Na presença de aleitamento materno exclusivo, não ocorre a função cíclica normal do eixo hipófise-hipotálamo, devido à hiperprolactinemia, com consequente alteração nos níveis de gonadotrofinas e na ovulação. O padrão de amamentação é importante na manutenção da amenorreia e da anovulação, sendo o número de sucções (mais de 5 vezes/dia) e a duração das mamadas (mais de 80 minutos/dia) fatores básicos. Estudos prospectivos têm referido que a primeira menstruação em mulheres que amamentam ocorre em média 28 semanas após o parto (McNeilly *et al.*, 1982). Os ciclos iniciais são frequentemente associados com fase lútea inadequada e com relativa infertilidade, tendo uma média de início de retorno de ovulação por volta de 33 semanas (McNeilly *et al.*, 1982).

Deve-se frisar, no entanto, que, embora seja importante e sobejamente conhecido o efeito anticoncepcional da lactação do ponto de vista de saúde pública, ela não pode ser considerada método confiável individualmente, principalmente após os primeiros 60 dias, na dependência do esquema de amamentação, da presença ou não de amenorreia e da suplementação alimentar do lactente.

MÉTODO DE AMENORREIA DA LACTAÇÃO

O aleitamento materno apresenta efeito contraceptivo e tem valor no espaçamento do intervalo interpartal, principalmente em países como o nosso, em desenvolvimento. Durante a lactação, ocorrem elevados níveis de prolactina, que são responsáveis pela inibição da secreção de hormônios hipotalâmicos, que interferem no eixo hipotálamo-hipófise-ovário. Há alteração na liberação de estrogênio que interfere na ovulação. O aleitamento como método contraceptivo se baseia na ausência de ovulação e amenorreia, causada pelas modificações hormonais já descritas (McNeilly *et al.*, 1982). A efetividade desse método depende da intensidade e da frequência das mamadas. Puérperas que amamentam de forma exclusiva (quando o aleitamento é a única fonte de alimento para o recém-nascido), com menos de 6 meses pós-parto e em amenorreia, devem ser avisadas de que a eficácia desse método é de aproximadamente 98% (Perez *et al.*, 1992). Estudo prospectivo que avaliou a incidência de gravidez em mulheres que amamentavam exclusivamente e se encontravam em amenorreia observou uma taxa de falha de 0,9 a 1,2% nos primeiros 6 meses (WHO, 1999). A parada da amamentação reduz os níveis de prolactina e ocorre o retorno da ovulação em 14 a 30 dias (WHO, 1999).

Atualmente, poucas mulheres conseguem manter o aleitamento exclusivo durante os primeiros 6 meses, mas podem ser orientadas a usar o método de amenorreia da lactação (LAM) enquanto isso ocorrer. Revisão sistemática publicada em 2008 revelou que a mulher que amamenta exclusivamente e se encontra em amenorreia possui baixo risco de gravidez nos 6 primeiros meses após o parto, o que foi denominado "subfertilidade da lactação" (Wijden *et al.*, 2008).

Alguns fatores podem facilitar o retorno da fertilidade, como redução da frequência das mamadas, parada ou diminuição das mamadas noturnas, introdução de suplementos (chá, suco de frutas, alimentos sólidos), separação do bebê (retorno ao trabalho), ansiedade, estresse ou alguma doença materna ou do recém-nascido (Wijden *et al.*, 2008).

Mulheres que se utilizam do LAM devem ser orientadas de que a eficácia desse método diminui quando decresce o número de mamadas, a menstruação retorna ou com mais de 6 meses após o parto. Considera-se retorno da menstruação a ocorrência de sangramento por mais de 2 dias e há necessidade de uso de absorvente (Wijden *et al.*, 2008).

Em puérperas que apresentam alguma doença clínica ou cirúrgica, com risco de piora na gravidez, métodos mais eficazes devem ser escolhidos.

Quando deve ser iniciada a utilização do método anticoncepcional?

Nas puérperas que não amamentam ou quando o aleitamento é misto, o início do uso de método contraceptivo deve ser até a terceira ou quarta semana após o parto (WHO, 1999). Em presença de aleitamento materno exclusivo, pode-se iniciar a anticoncepção mais tardiamente, a partir da sexta semana após o parto, sendo aconselhável que não se ultrapasse o período de três meses sem método algum (WHO, 1999).

Em mulheres em amenorreia, é recomendável que, antes da introdução de qualquer método contraceptivo, se afaste a hipótese de gravidez.

ORIENTAÇÃO E ESCOLHA DE ANTICONCEPÇÃO

Após o parto, além das características inerentes a qualquer método contraceptivo, tais como eficácia, segurança, eventos adversos e reversibilidade, deve-se atentar para a possibilidade de efeitos sobre a lactação e o recém-nascido. Algumas opções podem ser limitadas devido às alterações que podem causar na qualidade ou quantidade do leite.

Os métodos devem ser avaliados de acordo com os critérios de elegibilidade para uso de contraceptivos estipulados pela OMS (WHO, 2015).

MÉTODOS CONTRACEPTIVOS

Critérios de elegibilidade para uso dos métodos anticoncepcionais

A OMS vem se preocupando em nortear a indicação de critérios clínicos de elegibilidade para uso de métodos contraceptivos, por meio da classificação em quatro categorias, estabelecendo a conveniência ou restrição ao uso de determinado anticoncepcional (WHO, 2015):

- Categoria 1: o método pode ser usado sem restrição
- Categoria 2: o método pode ser usado com restrições; são situações nas quais as vantagens em usar o método superam os riscos. Nessa categoria, o método não é a primeira escolha e, quando usado, deve ser acompanhado com cautela
- Categoria 3: os riscos decorrentes do seu uso superam os benefícios, sendo necessário acompanhamento rigoroso da usuária
- Categoria 4: o método não deve ser usado, pois apresenta risco inaceitável.

Os métodos podem ser classificados em transitórios e definitivos. Os transitórios mais utilizados são os de barreira, DIU e os hormonais.

Métodos de barreira

São métodos que evitam a gravidez, impedindo a ascensão dos espermatozoides ao trato genital superior. Atuam por meio de obstáculos mecânicos ou físicos. São divididos em masculino – o *condom* – e feminino – compreende o *condom* feminino, o diafragma e os espermicidas. Todas essas opções podem ser utilizadas durante a amamentação (Kapp e Curtis, 2009).

Algumas orientações sobre o uso desses métodos devem ser feitas de forma específica para as mulheres no puerpério e durante o aleitamento. O epitélio vaginal da puérpera está atrófico, com lubrificação diminuída; assim, é recomendável o emprego dos métodos de barreira associados a lubrificantes. A eficácia desses métodos depende do seu uso correto, sendo importante que a mulher esteja consciente da necessidade de colocá-lo em todas as relações sexuais, respeitando as instruções sobre seu uso.

***Condom* masculino.** Dar preferência aos lubrificados ou associar o emprego de espermicidas, contornando a falta de lubrificação vaginal e aumentando a sua eficácia.

***Condom* feminino.** As características de uso são semelhantes às encontradas fora do puerpério. Necessita ser colocado antes de qualquer contato genital, e durante a penetração, deve-se se certificar de que o pênis encontra-se dentro do dispositivo. A opção de uso desse método oferece proteção contra doenças sexualmente transmissíveis, tendo uma vantagem em relação ao *condom* masculino, que é a cobertura dos genitais externos.

Diafragma. Iniciar o uso após 6 semanas do parto, quando já ocorreu toda involução uterina, pois sua eficácia depende da medida correta do tamanho, com adequada localização anatômica no canal vaginal (WHO, 1999). Em casos em que a puérpera já era usuária de diafragma, impõe-se nova medida. A associação com espermicida traz as mesmas vantagens referidas para o *condom*.

Espermicidas. Formam uma barreira química ao acesso dos espermatozoides ao trato reprodutivo feminino. Não há relatos de alterações no aleitamento ou de efeitos colaterais para o lactente. Recomendações recentes da OMS sugerem que apenas mulheres de baixo risco para doenças sexualmente transmissíveis usem espermicidas contendo nonoxinol-9. O uso repetido ou em altas doses de nonoxinol-9 está associado com aumento de risco de lesões genitais, que podem propiciar a aquisição de infecção por HIV (WHO, 1999).

Dispositivo intrauterino

É um método bastante seguro e conveniente durante o puerpério e não interfere no processo de lactação e no desenvolvimento da criança. Oferece como vantagens alta eficácia e longa duração, sem apresentar maior incidência de complicações do que fora desse período (WHO, 2015).

A inserção do DIU pode ser feita por via vaginal imediatamente após a dequitação (até 10 minutos) ou até 48 horas do parto, ou por via abdominal durante a cesárea antecedendo a histerorrafia (categoria 1) (WHO, 2015).

Em revisão sistemática publicada em 2010, os autores concluíram que a inserção logo após o parto parece ser segura, eficaz, apesar do pequeno número de estudos comparativos com colocações em outros momentos (Grimes *et al.*, 2010). Esse procedimento não apresenta aumento de complicações, como perfurações ou infecções, mas pode evoluir com discreta elevação no número de expulsões (Grimes *et al.*, 2010). Estudo realizado no Brasil confirmou que a inserção do DIU com cobre nos primeiros 10 minutos após o parto não aumenta em nada o sangramento pós-parto, nem a incidência de endometrite ou de outras infeções (Welkovic *et al.*, 2001).

Outros estudos referem menor taxa de expulsão quando a inserção do DIU é feita nos primeiros 10 minutos após a dequitação na cesárea do que no parto vaginal (Kapp e Curtis, 2009).

A inserção logo após o parto apresenta como vantagens a alta motivação da mulher, facilidade e conveniência, principalmente para as que têm dificuldade de acesso a serviços médicos. As taxas de continuidade de uso do método são similares às das inserções em outros momentos.

Em alguns países como na China, México e Egito, essa conduta é adotada e se tornou popular (Grimes *et al.*, 2010).

A colocação do DIU deve ser evitada após 48 horas até 4 semanas pós-parto, pois existe maior risco de perfuração (categoria 3) (WHO, 2015). Na presença de infecção puerperal, o DIU não deve ser colocado (categoria 4) (WHO, 2015).

Quanto ao uso de DIU com levonorgestrel, semelhante ao dispositivo que contém cobre, pode ser inserido logo após o parto (categoria 2) (WHO, 2015). Estudos não têm mostrado alterações no aleitamento nem no acompanhamento do desenvolvimento dessas crianças durante o período de utilização; é um método que pode ser inserido até 48 horas pós-parto (categoria 2) ou após 4 semanas do parto (categoria 1) (WHO, 2015).

O uso desse método tem apresentado alta eficácia e aceitabilidade entre as usuárias. Em trabalho randomizado e controlado, não foram observadas diferenças na duração do aleitamento materno e no crescimento de bebês entre usuárias de DIU com cobre quando comparado ao DIU que contém levonorgestrel (Shaamash *et al.*, 2005).

Métodos hormonais

Os anticoncepcionais hormonais são utilizados e preferidos por muitas mulheres. No período logo após o parto e durante o aleitamento, alguns cuidados devem ser tomados.

Há a hipótese de que os hormônios transferidos para o recém-nascido durante o aleitamento podem ter valores maiores que o esperado na circulação sanguínea infantil (Halderman e Nelson, 2002). Mas é importante ser referido que a transferência dos hormônios pelo leite é pequena e alguns estudos colocam em dúvida que ela realmente exista (Patel *et al.*, 1994).

O método contraceptivo hormonal é classificado de acordo com sua composição, combinado quando contém progestógeno associado ao estrogênio ou só com progestógenos.

Com progestógeno isolado (oral, injetável trimestral, implante subdérmico)

Podem ser empregados durante o aleitamento, sem afetar o crescimento e o desenvolvimento do recém-nascido, e não alteram o volume do leite produzido, nem a concentração de proteínas, lípides ou lactose (Nilsson *et al.*, 1986; WHO, 1994; Phillips *et al.*, 2016). A orientação é para início após 6 semanas do parto e devem ser os preferidos quando a opção desejada pela puérpera for a contracepção hormonal (WHO, 2015). A excreção desses hormônios pelo leite é pequena, correspondendo a menos de 1% da dose materna. Poucos trabalhos avaliaram a metabolização desses hormônios nos lactentes, mas há estudo que acompanhou por 8 anos crianças cujas mães utilizaram contraceptivos hormonais e que não evidenciou alteração no crescimento ou desenvolvimento (Nilsson *et al.*, 1986; WHO, 1994).

Em outras publicações, como em uma revisão sistemática em 2010, os autores concluíram que, mesmo com o início precoce do anticoncepcional, ou seja, logo após o parto, não houve interferência no sucesso da amamentação (Kapp *et al.*, 2010). A eficácia desses métodos é alta, correspondendo a taxa de falha menor que 1%.

- A minipílula (0,35 mg de noretisterona ou 0,03 mg de levonorgestrel ou 0,5 mg de linestrenol) pode ser mantida até 6 meses ou até a paciente menstruar, geralmente coincidindo com o início da complementação alimentar da criança (categoria 1) (WHO, 2015)
- Anticoncepcional hormonal oral contendo doses maiores de progestógeno (75 mcg de desogestrel) apresenta maior eficácia que as minipílulas, podendo ser mantido mesmo após o término da lactação. Estudos recentes não observaram alterações na composição ou quantidade do leite materno (categoria 1) (WHO, 2015)
- A injeção trimestral de acetato de medroxiprogesterona (150 mg), por via intramuscular, deve ser iniciada após 6 semanas do parto (categoria 1), e seu uso antes desse período deve ser evitado (categoria 3) (Sridhar e Salcedo, 2017; WHO, 2015). É um método de alta eficácia, com facilidade de uso e poucos efeitos colaterais. Estudos não detectaram qualquer efeito clinicamente mensurável sobre a saúde ou o crescimento de bebês amamentados por mulheres que usaram esse método a partir das 6 semanas após o parto (categoria 1). Outro dado positivo é a referência de que usuárias desse método apresentam maior duração do aleitamento exclusivo quando comparadas às que utilizam outros (Jimenez *et al.*, 1984)
- O implante subdérmico (etonogestrel) apresenta alta eficácia associada a praticidade e conveniência. Estudos que avaliaram a ação hormonal no aleitamento não observaram efeitos sobre o sucesso, continuidade da lactação e desenvolvimento da criança (Diaz *et al.*, 1997; Taneepanichskul *et al.*, 2006). Tem como vantagem ser um método de longa duração (até 5 anos) (Ali *et al.*, 2016), com rápido retorno à fertilidade após sua remoção. Pode ser inserido após 6 semanas do parto (categoria 1) (WHO, 2015).

Trabalhos recentes têm mostrado que mulheres nas quais o implante foi colocado precocemente, entre 1 e 3 dias após o parto, não apresentaram diferenças no aleitamento, quando comparadas às com inserção após 4 a 8 semanas (Gurtcheff *et al.*, 2011).

Recente versão da Cochrane mostrou que a taxa de inserção foi maior quando inserido no pós-parto imediato em comparação com a postergação da inserção para visita posterior, mas a taxa de continuação de uso e de gravidez aos 12 meses foi a mesma em ambos os grupos (Sothornwit *et al.*, 2017).

As mulheres que optam por utilizar método só com progestógeno devem ser avisadas de que a incidência de amenorreia durante o aleitamento é alta, mas pode ocorrer sangramento irregular.

Hormonal combinado (via oral, injetável, transdérmica ou vaginal)

Durante a gravidez, ocorrem alterações hematológicas como aumento de fatores de coagulação e de fibrinogênio, com decréscimo de anticoagulantes naturais, levando a maior risco de fenômenos tromboembólicos. Algumas mulheres apresentam aumento adicional no risco, por terem mais de 35 anos ou por serem fumantes. Dessa forma, os contraceptivos hormonais combinados não devem ser utilizados nas primeiras semanas após o parto, pois aumentam a chance de complicações tromboembólicas (categoria 4) (WHO, 2015).

Jackson *et al.*, em 2011, publicaram revisão sistemática sobre risco de trombose venosa durante puerpério, após avaliação de 13 estudos. O aumento observado foi de 22 a 84 vezes nos primeiros 42 dias após o parto, quando comparado a paciente não grávida saudável e em idade reprodutiva (Jackson *et al.*, 2011). Esse risco está muito elevado logo após o parto, mas declina nos primeiros 21 dias, retornando a valores basais após 42 dias (Jackson *et al.*, 2011).

Além disso, por ação do componente estrogênico, pode ocorrer diminuição da quantidade de leite, não alterando significativamente a concentração de proteínas, gorduras e lactose. Na presença de aleitamento o contraceptivo hormonal combinado não deve ser usado antes de 6 semanas do parto (categoria 4) e deve ser evitado, se houver a chance de usar outro método, até 6 meses após o parto (categoria 3) (WHO, 2015).

A passagem dos hormônios para o lactente ocorre em geral em proporções inferiores a 1% da dose materna (Kapp e Curtis, 2010).

Os métodos hormonais combinados não devem ser indicados quando ocorrer aleitamento materno exclusivo. Se forem utilizados em pacientes que já estejam menstruando e com amamentação mista, a opção mais adequada será o uso de contraceptivo hormonal de baixa dose (estrógeno ≤ 30 mcg), ingerindo-se a pílula de preferência logo após a mamada, ou no início do intervalo mais longo entre elas.

ANTICONCEPÇÃO DE EMERGÊNCIA

Mulheres que estão amamentando podem usar anticoncepção de emergência sem restrições (WHO, 2015). O uso desse contraceptivo é recomendado para mulheres que tiverem relação desprotegida ou falha de método. No entanto, não há indicação se ocorrer antes de 21 dias pós-parto (WHO, 2015). O seu uso deve ser feito preferencialmente após a mamada.

LIGADURA TUBÁRIA

Por ser considerada definitiva, a ligadura tubária deve ser resultante de decisão consciente e amadurecida da mulher, tomada de preferência no início da gestação. As condições do recém-nascido devem ser levadas sempre em consideração.

Devem ser respeitadas as novas orientações da Lei nº 14.443, de 2022, que dá direito à ligadura tubária às gestantes com capacidade civil plena e maiores de 21 anos, ou com pelo menos dois filhos vivos, desde que haja manifestação antecipada da vontade, com prazo mínimo de 60 dias antes do parto para ter aconselhamento multidisciplinar e condições médicas para realizar o procedimento. No entanto, não se faz necessária a manifestação antecipada da vontade quando há comprovada necessidade, como em cesarianas sucessivas anteriores ou em condições clínicas que coloquem em risco a vida ou a saúde da mulher em possível futura gravidez. Não é mais necessária a autorização do cônjuge (Brasil, 2022).

Mesmo expressando esse desejo 60 dias antes do parto, dependendo das condições assistenciais do hospital e da situação da mãe por ocasião do parto, pode não ser possível realizar a ligadura no momento do parto. Nesse caso, o motivo para a negação da ligadura tubária por ocasião do parto deve ser registrado no prontuário. Ao mesmo tempo, deve ser oferecido outro método contraceptivo e/ou encaminhamento para que seja garantida a ligadura tubária em outro momento.

CONSIDERAÇÕES FINAIS

Informações e orientações sobre métodos contraceptivos devem ser oferecidas à mulher ou ao casal durante o último trimestre da gravidez ou logo após o parto. A escolha do método contraceptivo e o momento de início são de extrema importância para o bom aleitamento materno. Mulheres que estejam amamentando devem ser orientadas de que a suplementação alimentar do recém-nascido, o retorno da menstruação e o período após 6 meses do parto aumentam as chances da fertilidade. Todos os métodos contraceptivos devem ser oferecidos às mulheres que estejam amamentando. A escolha é sempre opção da mulher, obedecendo às indicações e às características de cada método.

REFERÊNCIAS BIBLIOGRÁFICAS

ALI, M. *et al.* Extended use up to 5 years of the etonogestrel-releasing subdermal contraceptive implant: comparison to levonorgestrel-releasing subdermal implant. *Human Reproduction*, v. 31, n. 11, p. 2491-2498, 2016.

BARBER, S. L. Family planning advice and postpartum contraceptive use among low-income women in Mexico. *International Family Planning Perspectives*, v. 33, n. 1, p. 6-12, 2007.

BRASIL. Lei nº 14.443 de 2022. Regula o artigo 10 da Lei nº 9.263, de 1996, que trata de Planejamento Familiar, estabelece penalidades e esclarece outras providências. *Diário Oficial da União*. Poder Executivo. Brasília, DF, 2022.

BRASIL. Ministério da Saúde. *Pesquisa Nacional de Demografia e Saúde da Criança e da Mulher* – PNDS 2006: dimensões do processo reprodutivo e da saúde da criança. Centro Brasileiro de Análise e Planejamento. Brasília: Ministério da Saúde, 2009.

CAHILL, N. *et al.* Modern contraceptive use, unmet need, and demand satisfied among women of reproductive age who are married or in a union in the focus countries of the Family Planning 2020 initiative: a systematic analysis using the Family Planning Estimation Tool. *The Lancet*, v. 391, n. 10123, p. 870-882, 2018.

CONDE-AGUDELO, A.; ROSAS-BERMÚDEZ, A.; KAFURY-GOETA, A. C. Birth spacing and risk of adverse perinatal outcomes: a meta-analysis. *The Journal of the American Medical Association*, v. 295, n. 15, p. 1809-1823, 2006.

DIAZ, S. *et al.* Fertility regulation in nursing women IX: Contraceptive performance, duration of lactation, infant growth, and bleeding patterns during use of progesterone vaginal rings, progestin-only pills, Norplant implants, and Copper T 380-A intrauterine devices. *Contraception*, v. 56, n. 4, p. 223-232, 1997.

GIPSON, J. D.; KOENIG, M. A.; HINDIN, M. J. The effects of unintended pregnancy on infant, child, and parental health: a review of the literature. *Studies in Family Planning*, v. 39, n. 1, p. 18-38, 2008.

GRIMES, D. A. *et al.* Immediate post-partum insertion of intrauterine devices. *Cochrane Database of Systematic Reviews*, n. 5, 2010.

GURTCHEFF, S. E. *et al.* Lactogenesis after early postpartum use of the contraceptive implant. *Obstetrics and Gynecology*, v. 117, n. 5, p. 1114-1121, 2011.

HALDERMAN, L. D.; NELSON, A. L. Impact of early postpartum administration of progestin-only hormonal contraceptives compared with nonhormonal contraceptives on short-term breast-feeding patterns. *American Journal of Obstetrics and Gynecology*, v. 186, n. 6, p. 1250-1258, 2002.

JACKSON, E.; CURTIS, K.; GAFFIELD, M. Risk of venous thromboembolism during the postpartum period: a systematic review. *Obstetrics and Gynecology*, v. 117, n. 3, p. 691-703, 2011.

JACKSON, E.; GLASIER, A. Return of ovulation and menses in postpartum, non-lactating women: a systematic review. *Obstetrics and Gynecology*, v. 117, n. 3, p. 657-662, 2011.

JIMENEZ, J. *et al.* Long-term follow-up of children breast-fed by mothers receiving depot-medroxyprogesterone acetate. *Contraception*, v. 30, n. 6, p. 523-533, 1984.

KAPP, N.; CURTIS, K. M. Combined oral contraceptive use among breastfeeding women: a systematic review. *Contraception*, v. 82, n. 1, p. 10-16, 2010.

KAPP, N.; CURTIS, K. M. Intrauterine device insertion during the postpartum period: a systematic review. *Contraception*, v. 80, n. 4, p. 327-336, 2009.

KAPP, N.; CURTIS, K.; NANDA, K. Progestogen-only contraceptive use among breastfeeding women: a systematic review. *Contraception*, v. 82, n. 1, p. 17-37, 2010.

LOPEZ, L. M.; HILLER, J. E.; GRIMES, D. A. Education for contraceptive use by women after childbirth. *Cochrane Database of Systematic Reviews*, n. 20, 2010.

MCNEILLY, A. S. *et al.* Fertility after childbirth: adequacy of post-partum luteal phases. *Clinical Endocrinology,* v. 17, n. 6, p. 609-615, 1982.

NILSSON, S. *et al.* Long-term follow-up of children breast-fed by mothers using oral contraceptives. *Contraception*, v. 34, n. 5, p. 443-457, 1986.

PATEL, S. B. *et al.* At what 'infant-age' can levonorgestrel contraceptives be recommended to nursing mothers? *Advances in Contraception*, v. 10, n. 4, p. 249-255, 1994.

PEREZ, A.; LABBOK, M.; QUEENAN, J. T. Clinical study of the amenorrhea method for family planning. *The Lancet,* v. 339, n. 8799, p. 968-970, 1992.

PHILLIPS, S. J. *et al.* Progestogen-only contraceptive use among breastfeeding women: a systematic review. *Contraception*, v. 94, n. 3, p. 226-252, 2016.

ROSS, J. A.; WINFREY, W. L. Unmet Need for contraception in the developing world and the former Soviet Union: an updated estimate. *International Family Planning Perspectives*, v. 28, n. 3, p. 138-143, 2002.

SHAAMASH, A. H. *et al.* A comparative study of the levonorgestrel-releasing intrauterine system Mirena versus the Copper T380A intrauterine device during lactation: breast-feeding performance, infant growth and infant development. *Contraception*, v. 72, n. 5, p. 346-351, 2005.

SHAW, E.; KACZOROWSKI, J. Postpartum care-what's new? Current Opinion in *Obstetrics and Gynecology*, v. 19, n. 6, p. 561-567, 2007.

SOTHORNWIT, J. *et al.* Immediate versus delayed postpartum insertion of contraceptive implant for contraception. *Cochrane Database of Systematic Reviews*, n. 4, 2017.

SRIDHAR, A.; SALCEDO, J. Optimizing maternal and neonatal outcomes with postpartum contraception: impact on breastfeeding and birth spacing. *Maternal Health, Neonatology and Perinatology*, v. 3, n. 1, 2017.

TANEEPANICHSKUL, S. *et al.* Effects of the etonogestrel-releasing implant Implanon and a non-medicated intrauterine device on the growth of breast-fed infants. *Contraception*, v. 73, n. 4, p. 368-371, 2006.

VAN DER WIJDEN, C.; KLEINEN, J. Lactational amenorrhea for family planning. *Cochrane Database of Systematic Reviews*, n. 4, 2003.

WALTON, S. M.; GREGORY, H.; COSBIE-ROSS, G. Family planning counseling in an antenatal clinic. *British Journal of Family Planning*, v. 13, p. 136-139, 1987.

WELKOVIC, S. *et al.* Post-partum bleeding and infection after post-placental IUD insertion. *Contraception*, v. 63, n. 3, p. 155-158, 2001.

WIJDEN, C.; KLEIJNEN, J.; BERK, T. Lactational amenorrhea for family planning. *Cochrane Database of Systematic Reviews*, n. 2, 2008.

WORLD HEALTH ORGANIZATION (WHO). *Medical Eligibility Criteria for Contraceptive Use*. 5. ed. Geneva: WHO, 2015.

WORLD HEALTH ORGANIZATION (WHO). Task Force for Epidemiological Research on Reproductive Health. Special Programme of Research, Development, and Research Training in Human Reproduction, Progestogen-only contraceptives during lactation, II: Infant development. *Contraception*, v. 50, n. 1, p. 55-69, 1994.

WORLD HEALTH ORGANIZATION (WHO). Task Force on Methods for the Natural Regulation of Fertility. The WHO Multinational Study of breastfeeding and Lactation Amenorrhoea III. Pregnancy during breast-feeding. *Fertility and Sterility*, v. 72, p. 431-440, 1999.

ZHU, B. P. *et al.* Effect of the interval between pregnancies on perinatal out health: a review of the literature. *New England Journal of Medicine*, v. 340, n. 8, p. 589-594, 1999.

CAPÍTULO 14

Ultrassom Obstétrico: Rotina, Datação e Avaliação do Crescimento

Sergio Kobayashi • Marianna F. Brock

INTRODUÇÃO

A ultrassonografia é um exame subsidiário fundamental para o acompanhamento pré-natal, tanto nas gestações de baixo risco quanto nas de alto risco, e é essencial para propiciar intervenções adequadas durante a gravidez, o parto e o pós-parto. No entanto, é uma modalidade de imagem dependente não só da qualidade do equipamento empregado, mas também do médico ultrassonografista. Diversos fatores podem afetar as imagens obtidas, interferindo diretamente no diagnóstico e no monitoramento da gestação.

A experiência e a capacidade do operador são provavelmente os fatores mais importantes na elaboração de diagnósticos que afetam diretamente o atendimento à paciente. Outros fatores, como o hábito corporal da paciente (biotipo), histórico de cirurgias abdominais prévias (qualidade da parede abdominal), posição fetal persistente, redução do volume do líquido amniótico (oligoidrâmnio), gestações múltiplas (gemelidade), algumas malformações fetais e idade gestacional (período inadequado), podem afetar a qualidade da imagem e o desempenho diagnóstico da ultrassonografia. Assim, recomenda-se a sistematização criteriosa do exame ultrassonográfico nas diferentes idades gestacionais para otimizar os resultados.

Notadamente, os equipamentos ultrassonográficos estão se tornando progressivamente menores e mais avançados, com qualidade de imagem e recursos cada vez melhores. Aparelhos de ultrassom portáteis podem ser usados facilmente à beira do leito (*point-of-care ultrasound* [POCUS]) e tornam a ultrassonografia mais disponível para os usuários, especialmente em ambientes com recursos limitados, pacientes com doenças agudas e em emergências.

BIOSSEGURANÇA

A utilização dos modos B e M parece segura em qualquer idade gestacional. A utilização do Doppler no primeiro trimestre tem fundamental importância, em particular na avaliação do fluxo do ducto venoso e da valva tricúspide, bem como na avaliação da anatomia do coração, dos vasos umbilicais e renais e no rastreio de pré-eclâmpsia (PE). A preocupação com possível efeito de aquecimento dos tecidos pode ser minimizada com o uso do Doppler pelo menor tempo possível e com a observação do índice térmico, também conhecido como "TI" (*thermal index*), como costuma aparecer na maioria dos equipamentos de ultrassonografia. Portanto, a ultrassonografia obstétrica é segura na prática clínica. É fundamental que todo médico ultrassonografista tome o cuidado de minimizar o tempo de exposição do concepto e utilize a menor potência possível necessária para realizar um bom exame ultrassonográfico, seguindo o princípio do ALARA (*as low as reasonably achievable*, ou "tão baixo quanto razoavelmente possível").

PRINCIPAIS DIRETRIZES

A Organização Mundial da Saúde (OMS), em suas recomendações para atendimento pré-natal de 2016, indica um exame ultrassonográfico antes de 24 semanas de gestação (exame precoce) para estimar a idade gestacional, melhorar a detecção de anomalias fetais e gestações múltiplas, reduzir a indução do parto para gestante pós-termo e melhorar a experiência gestacional da mulher. A OMS não recomenda ultrassonografia de rotina após 24 semanas se a gestante já tiver realizado um exame precoce. Se o exame precoce não foi realizado, as partes interessadas podem considerar fazer um exame mais tarde na gravidez para identificar número de fetos, apresentação e localização placentária.

O American College of Obstetricians and Gynecologists (ACOG) 2016-2022 recomenda a ultrassonografia para todas as gestantes. A idade gestacional e a frequência dos exames dependem de indicação individualizada. A seguir, estão listadas as normas propostas pelo ACOG:

- Se um único exame de triagem for realizado, a idade gestacional ideal é entre 18 e 20 semanas. Nesse período, o desenvolvimento fetal e a ultrassonografia possibilitam a detecção de anomalias fetais. Também são incluídas informações adicionais importantes, como avaliação da placenta e do cordão umbilical, confirmação de gestação única ou diagnóstico de gestação múltipla, avaliação do comprimento cervical (triagem para comprimento cervical curto) e avaliação do crescimento fetal
- Se dois exames de triagem forem realizados, o primeiro deve ser feito entre 7 e 10 semanas ou entre 11 e 14 semanas. O exame realizado entre 7 e 10 semanas serve para datação da idade gestacional; entre 11 e 14 semanas, o exame deve ser realizado em serviços especializados, e é indicado para datação da idade gestacional, avaliação da translucência nucal (TN) e estudo anatômico fetal precoce (que pode detectar pelo menos 50% das principais anormalidades fetais às 14 semanas). O aumento da TN é um marcador ultrassonográfico para algumas aneuploidias e síndromes genéticas, cardiopatias congênitas e algumas anomalias não cardíacas. Em todos os exames do primeiro trimestre também são avaliadas a atividade cardíaca, o número de embriões/fetos e, em gestações múltiplas, a corionicidade e a amnionicidade.

Em alguns países (exceto os EUA), o Doppler das artérias uterinas é realizado em 11+0 a 14+0 semanas para avaliar a impedância vascular uteroplacentária, como parte de um teste de triagem precoce integrado para prever a PE pré-termo. O segundo exame de triagem é realizado no segundo trimestre, entre 18 e 20 semanas, para pesquisa anatômica, crescimento e idade gestacional, conforme discutido anteriormente

- Se um terceiro exame de triagem for realizado, no terceiro trimestre, os principais objetivos são: avaliar o crescimento fetal e o volume de líquido amniótico, assim como rastrear anomalias fetais que se desenvolveram após o exame entre 18 e 20 semanas ou que não tenham sido diagnosticadas naquele exame. As indicações mais comuns para os exames do terceiro trimestre são: avaliação do crescimento fetal em pacientes de risco para restrição do crescimento ou macrossomia e avaliação de anomalias fetais de difícil detecção no segundo trimestre (p. ex., acondroplasia heterozigótica). Os exames do terceiro trimestre são comumente realizados entre 32 e 36 semanas. Pacientes com risco elevado para restrição do crescimento fetal (RCF) geralmente fazem dois exames no terceiro trimestre, um com 32 semanas e outro com 36 semanas.

A International Society of Ultrasound in Obstetrics & Gynecology (ISUOG) considera boa prática a realização de:

- Exame entre 11 e 14 semanas, a fim de confirmar a viabilidade, estabelecer a idade gestacional com precisão, determinar o número de fetos, identificar anomalias estruturais maiores e rastrear aneuploidias e PE precocemente
- Exame entre 18 e 24 semanas, enfatizando a avaliação anatômica fetal, realizada por profissional capacitado, procurando por possíveis alterações não identificadas no primeiro trimestre. Também avaliar a vitalidade fetal e o número de fetos (se gestação gemelar, classificar corionicidade e amnionicidade), confirmar a idade gestacional, avaliar o crescimento fetal, avaliar a placenta e o líquido amniótico. Além disso, realizar avaliação transvaginal do colo uterino para predição e prevenção de parto prematuro
- Exame entre 32 e 36 semanas, para avaliar vitalidade fetal, apresentação, anatomia e crescimento, volume de líquido amniótico, localização placentária e estudo Doppler fetoplacentário. Existem outras indicações para a ultrassonografia no terceiro trimestre, como nos casos de sangramentos vaginais, redução dos movimentos fetais, ruptura prematura das membranas e suspeita de anormalidades no crescimento fetal com base no exame físico. Além disso, a ultrassonografia pode ser utilizada para orientar outros procedimentos nesse período, como a versão cefálica externa. Até o momento, não há evidências científicas convincentes de que o exame ultrassonográfico de rotina no terceiro trimestre na população de baixo risco melhore os resultados perinatais ou maternos. Essa diretriz não aborda se a ultrassonografia no terceiro trimestre deve ser oferecida rotineiramente a todas as gestações únicas de baixo risco. Portanto, o momento da ultrassonografia entre 32 e 36 semanas deve ser decidido com base nas características maternas e fetais individuais, no nível de risco da gravidez e nos objetivos e recursos locais.

A Comissão Nacional Especializada em Ultrassonografia em Ginecologia e Obstetrícia (CNE em USGO) da Federação Brasileira das Associações de Ginecologia e Obstetrícia (Febrasgo) recomenda a realização de três exames ultrassonográficos de rotina, conforme nossos protocolos publicados em 2021: no primeiro trimestre (entre 11 semanas e 13+6 semanas,) no segundo trimestre (entre 20 e 24 semanas) e no terceiro trimestre (entre 32 e 36 semanas). Em gestações de alto risco, por intercorrências maternas e/ou fetais, podem ser realizados mais exames, de acordo com as indicações obstétricas (Febrasgo, 2021a).

Primeiro trimestre (entre 11 e 13+6 semanas). Esse exame tem importância fundamental no seguimento pré-natal. Além de identificar a localização da gestação, o número de conceptos e a viabilidade fetal, ele possibilita avaliar a anatomia fetal, calcular o risco de aneuploidias e auxiliar na predição e na prevenção da PE (Febrasgo, 2021b).

Segundo trimestre (entre 20 e 24 semanas). Nessa fase gestacional, com o maior desenvolvimento da gestação, os principais objetivos do exame são (Febrasgo, 2021a):

- Avaliar e documentar o crescimento fetal
- Avaliar e documentar a presença de malformações estruturais fetais, quer sejam maiores ou menores
- Avaliar e documentar a presença de marcadores de cromossomopatias, quer sejam maiores ou menores
- Avaliar e documentar a posição placentária
- Realizar a avaliação suplementar, sempre por via vaginal, para o rastreamento de parto pré-termo, por meio da medida do comprimento cervical
- Se possível, realizar avaliação suplementar, por meio da história clínica e do Doppler pulsátil com medida do índice de pulsatilidade (IP) médio das artérias uterinas, e pressão arterial média da gestante, para o rastreamento de PE. O exame bioquímico para auxiliar no rastreamento poderá ser utilizado, caso esteja disponível.

Terceiro trimestre (entre 32 e 36 semanas). Nessa fase gestacional, pouco acima da metade da gravidez, com o maior desenvolvimento da gestação, os principais objetivos do exame são (Febrasgo, 2021a):

- Avaliar e documentar a situação e a apresentação do feto
- Avaliar e documentar a atividade cardíaca fetal
- Avaliar e documentar o crescimento fetal
- Avaliar e documentar a presença de alterações estruturais fetais não diagnosticadas anteriormente ou no seguimento das malformações fetais diagnosticadas previamente
- Avaliar e documentar a adequação do líquido amniótico e a posição placentária
- Realizar avaliação suplementar, por meio de Doppler pulsátil com medida do IP das artérias umbilicais, da artéria cerebral média e IP médio de artérias uterinas.

Apesar dos benefícios bem conhecidos, a ultrassonografia ainda não está suficientemente disponível em muitas áreas rurais, remotas e em locais de poucos recursos. A escassez de médicos adequadamente treinados e habilitados em ultrassom também é uma das causas do baixo acesso ao exame. Podemos citar, ainda, outras causas de barreiras ao acesso das gestantes ao exame, como a conscientização da importância, a distância e o acesso aos hospitais e centros de diagnóstico, custos financeiros e até mesmo as políticas de saúde e educação.

ROTINA

Muitas metanálises de ensaios randomizados avaliaram a utilidade do exame de ultrassom pré-natal de rotina. Os ensaios incluídos foram geralmente de qualidade baixa ou moderada.

As principais indicações da ultrassonografia em Obstetrícia estão listadas na Tabela 14.1. Em gestações de alto risco, exames fetais mais detalhados (ultrassonografia morfológica) podem ser indicados. As indicações para um exame anatômico mais detalhado incluem, mas não estão limitadas a:

- Feto em maior risco para anomalias genéticas ou congênitas, com base no histórico obstétrico ou familiar, intercorrências maternas (p. ex., idade materna avançada, diabetes), exposição materna a fatores teratógenos, concepção por fertilização *in vitro* (FIV), aumento da TN, gestação múltipla, triagem anormal de sangue pré-natal (teste pré-natal não invasivo [NIPT])
- Anomalia fetal conhecida ou suspeita, ou restrição de crescimento de início precoce na gravidez atual

Tabela 14.1 Principais indicações do exame ultrassonográfico durante a gestação.

Primeiro trimestre
• Confirmar gravidez intrauterina • Avaliar suspeita de gravidez ectópica • Avaliar sangramento vaginal • Avaliar dor pélvica • Estimar a idade gestacional • Diagnosticar ou avaliar gestações múltiplas (corionicidade e amnionicidade) • Confirmar atividade cardíaca • Adjunto à coleta das vilosidades coriônicas, transferência de embriões ou localização e remoção de dispositivo intrauterino • Avaliar anomalias fetais (anencefalia, anormalidades de membros, inserção anormal do cordão abdominal fetal) • Avaliar massas pélvicas ou anexias maternas ou anomalias uterinas • Rastrear aneuploidia fetal (medir a translucência nucal) • Avaliar a suspeita de mola hidatiforme ou outra doença trofoblástica gestacional
Segundo e terceiro trimestres
• Realizar triagem de anomalias fetais • Avaliar anatomia fetal • Estimar idade gestacional • Avaliar crescimento fetal • Avaliar sangramento vaginal • Avaliar dor abdominal ou pélvica • Avaliar o comprimento cervical • Determinar a apresentação fetal • Avaliar gestação múltipla • Adjunto à amniocentese ou outro procedimento • Avaliar discrepância entre o tamanho uterino e a idade gestacional • Avaliar massas pélvicas • Avaliar suspeita de mola hidatiforme ou outra doença trofoblástica gestacional • Adjunto à cerclagem cervical • Suspeita de gravidez ectópica • Suspeita de óbito fetal • Suspeita de anormalidades uterinas • Avaliar bem-estar fetal • Suspeita de anormalidades do líquido amniótico • Suspeita de descolamento placentário • Adjuvante a manobras de versão externa • Avaliar ruptura prematura de membranas ou trabalho de parto prematuro • Avaliar marcadores bioquímicos anormais • Avaliar acompanhamento de anormalidades fetais • Avaliar/acompanhar a placenta, incluindo suspeita de placenta prévia, vasa prévia e espectro da placenta acreta • História de anomalia congênita anterior • Avaliar condição fetal em pré-natais de início tardio • Avaliar achados que possam aumentar o risco de aneuploidia

Adaptada de Committee on Practice Bulletins – Obstetrics e the American Institute of Ultrasound in Medicine, 2016.

- Outras condições concernentes ao feto, como infecções congênitas, transtorno materno do uso de opioides, aloimunização, oligoidrâmnio ou polidrâmnio.

Um estudo ultrassonográfico só deve ser realizado com indicação médica válida. O uso não médico da ultrassonografia obstétrica é desencorajado pelas principais sociedades médicas, incluindo o ACOG, o American Institute of Ultrasound in Medicine (AIUM), a ISUOG, o Colégio Brasileiro de Radiologia (CBR) e a Febrasgo.

DATAÇÃO

A ultrassonografia possibilita uma estimativa precisa da idade gestacional quando realizada antes de 22 semanas de gestação, principalmente entre 7 e 10 semanas. O conhecimento da idade gestacional tem valor inestimável para o adequado gerenciamento pré-natal, porque todas as condutas e decisões médicas dependem dessa informação.

Sempre que se der início a uma ultrassonografia obstétrica, é fundamental obter uma anamnese direcionada, avaliar as anotações da carteirinha pré-natal e todos os exames ultrassonográficos anteriores. É importante a correlação com a data da última menstruação (DUM) e a data provável do parto (DPP).

Terminologias

Idade gestacional

A idade gestacional é estabelecida com base no intervalo de tempo a partir do primeiro dia da DUM, que também pode ser chamado "idade menstrual". Por outro lado, a "idade pós-concepção" ou "idade embrionária" é estabelecida com base no tempo desde a concepção e, portanto, é cerca de 14 dias a menos do que a idade gestacional ou menstrual em uma paciente com ciclo menstrual de 28 dias. Os termos "pós-concepção" e "idade embrionária" não são usados clinicamente ao discutir a gravidez, mas são usados por embriologistas e dismorfologistas para descrever eventos iniciais do desenvolvimento.

Data provável do parto

A DPP é de 280 dias a partir da DUM e 266 dias a partir da data de concepção.

Estimativa da idade gestacional

A melhor estimativa da idade gestacional é feita com base em uma DUM confiável, e confirmada pelo comprimento cabeça-nádega (CCN) no primeiro trimestre (Figura 14.1). O CCN medido no primeiro trimestre (até 13+6 semanas), se disponível, é o método ultrassonográfico mais preciso para determinar a idade gestacional e a DPP, principalmente quando realizado entre 7 e 10 semanas de gestação. O CCN é mais preciso do que qualquer outro parâmetro biométrico do segundo e terceiro trimestre para a determinação da idade gestacional, porque há menos variação biológica nas medições embrionárias e fetais no primeiro trimestre do que no final da gestação. O CCN também é mais preciso do que o diâmetro médio do saco gestacional (DMSG) (Figura 14.2).

A DPP confirmada ou derivada da primeira avaliação ultrassonográfica da idade gestacional (CCN até 13+6 semanas ou biometria fetal a 14 a 21+6 semanas se não houver CCN) torna-se a DPP da gestante, e essa DPP não deve ser alterada por exames ultrassonográficos subsequentes.

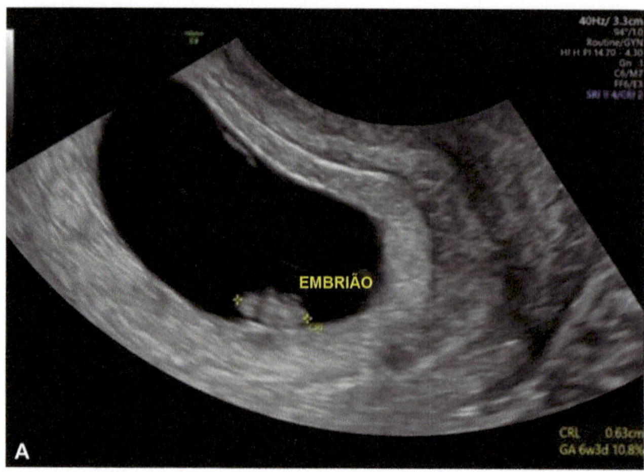

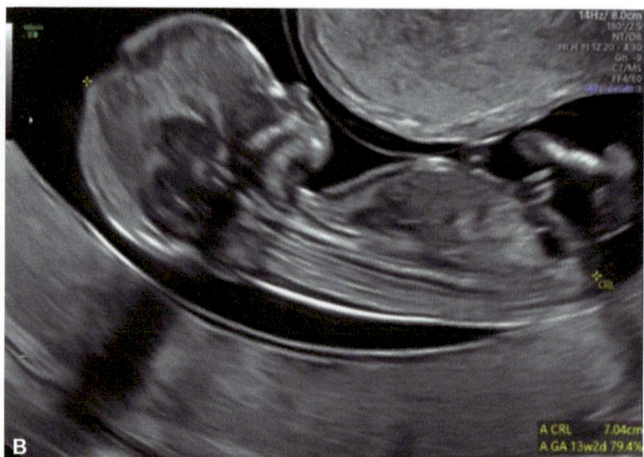

Figura 14.1 A. Comprimento cabeça-nádega (CCN) com 6+3 semanas. **B.** CCN com 13+2 semanas.

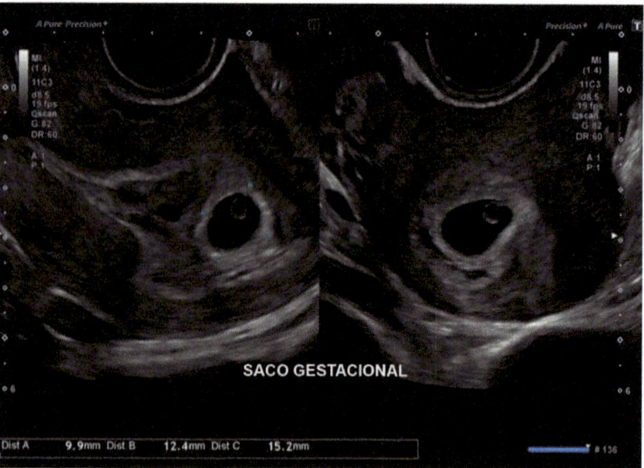

Figura 14.2 Diâmetro médio do saco gestacional.

Se nenhum exame ultrassonográfico foi realizado antes de 22 semanas, a datação da gravidez pode ser considerada subótima.

Dois cenários clínicos especiais devem ser considerados:

- Gestação gemelar: se houver discrepância nas medições biométricas entre os gêmeos, é consenso geral que a idade gestacional e a DPP deva ser baseada nas medições para o gêmeo maior
- Gravidez por FIV: em casos de fertilização assistida, a idade gestacional deve ser calculada pelo tempo decorrido desde a transferência embrionária ou dos gametas, acrescidos dos dias desde a data da fertilização em si (nos casos de FIV) e das 2 semanas que diferenciam a idade gestacional obstétrica da idade gestacional embrionária.

Os exames ultrassonográficos do primeiro trimestre podem ser realizados por via transvaginal (USTV) e/ou transabdominal (USTA). Nos estágios iniciais da gravidez, principalmente antes de 10 semanas, a USTV geralmente fornece imagens mais claras e precisas, enquanto a USTA pode ser incapaz de detectar uma gestação intrauterina muito precoce; entretanto, ela fornece uma avaliação mais abrangente da pelve e do abdome inferior. Consideramos boa prática associar as duas vias para um exame mais abrangente e minucioso nos exames realizados antes de 10 semanas de gestação, iniciando pela USTA e depois a USTV (Figura 14.3). Portanto, a USTV é recomendada para avaliação do saco gestacional e outras estruturas embrionárias iniciais, como a vesícula vitelina (Figura 14.4), o embrião (Figura 14.5) e a identificação precoce da atividade cardíaca (Figura 14.6). A medição do CCN no início do primeiro trimestre geralmente é mais fácil com a USTV do que com a USTA.

A USTA é usada para biometria e estudo fetal no final do primeiro trimestre (entre 11 e 13+6 semanas), e no segundo e terceiro trimestres. A USTV pode ser utilizada para complementar

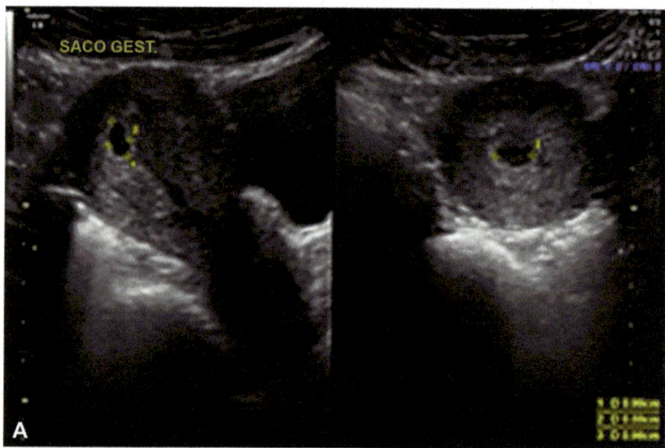

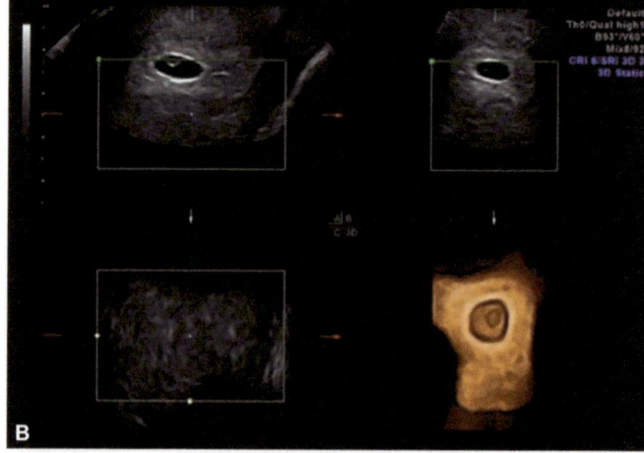

Figura 14.3 A. Ultrassonografia por via transabdominal em gestação inicial de 5+3 semanas. **B.** Ultrassonografia por via transvaginal em idade gestacional de 5+3 semanas (mesmo exame).

o exame ultrassonográfico no final do primeiro trimestre (morfológico do primeiro trimestre), para estudo do colo uterino no rastreio de parto pré-termo complementando o exame morfológico do segundo trimestre (Figura 14.7), para avaliar a posição placentária e buscar sinais do espectro da placenta acreta em casos de placenta prévia, e na complementação da neurossonografia nos fetos em apresentação cefálica.

É de fundamental importância que o médico que está realizando o acompanhamento pré-natal seja explícito em solicitar a ultrassonografia obstétrica por via transvaginal no pedido médico, no momento oportuno e com indicações precisas, além da solicitação da ultrassonografia obstétrica ou morfológica que será realizada por via abdominal.

As estimativas da idade gestacional são estabelecidas com base no pressuposto de que o tamanho do concepto se correlaciona com a idade. Medições de parâmetros biométricos adicionais podem ser úteis quando há discrepâncias biométricas.

O saco gestacional é o primeiro marco ultrassonográfico de gravidez e pode ser visualizado com cerca de 4,5 a 5 semanas pela USTV. A medida do DMSG também propicia a estimativa precoce da idade gestacional, mas não deve ser usada para calcular a idade gestacional quando o polo embrionário já é visível.

O polo embrionário pode ser visualizado com aproximadamente 6 semanas de gestação. O CCN deve ser usado para estimar a idade gestacional quando medir até 84 mm (13+6 semanas de gestação), e o diâmetro biparietal (DBP) deve ser usado para medições quando o CCN for > 84 mm.

Portanto, no primeiro trimestre, se a DUM for conhecida e os ciclos menstruais forem regulares, mantém-se a idade gestacional calculada pela DUM quando a diferença da idade gestacional calculada pela DUM e a idade gestacional calculada pelo CCN for < 5 dias; quando essa diferença for ≥ 5 dias, fica estabelecida como idade gestacional a calculada pelo CCN, por meio de nomogramas que correlacionam o CCN com a idade gestacional.

Não menos importante é a avaliação da vitalidade embrionária/fetal (Figura 14.8). Os batimentos cardíacos embrionários devem ser registrados para confirmar a viabilidade. Os critérios de viabilidade embrionária que devem ser utilizados são:

- CCN ≥ 7 mm sem batimentos cardíacos
- DMSG ≥ 25 mm sem embrião ou vesícula vitelina
- Embrião sem atividade cardíaca detectada em ultrassonografia realizada 14 dias após o exame que identificou saco gestacional sem vesícula vitelina
- Embrião sem atividade cardíaca detectada em ultrassonografia realizada 11 dias após o exame que identificou saco gestacional com vesícula vitelina.

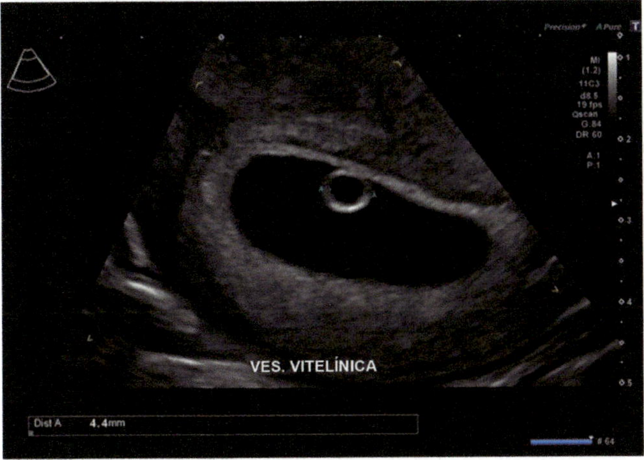

Figura 14.4 Vesícula vitelina normal com 8+3 semanas.

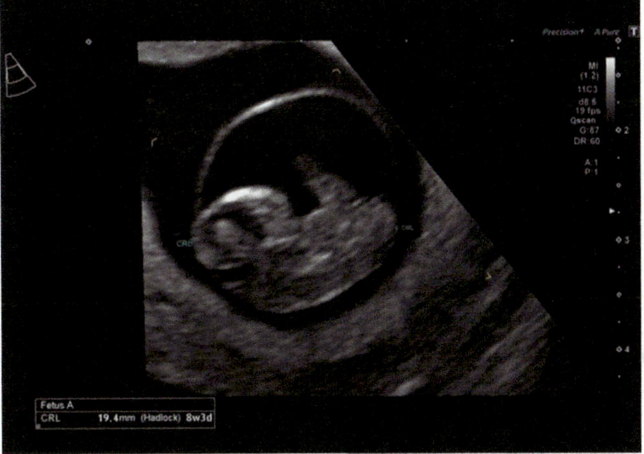

Figura 14.5 Comprimento cabeça-nádega em embrião normal com 8+3 semanas.

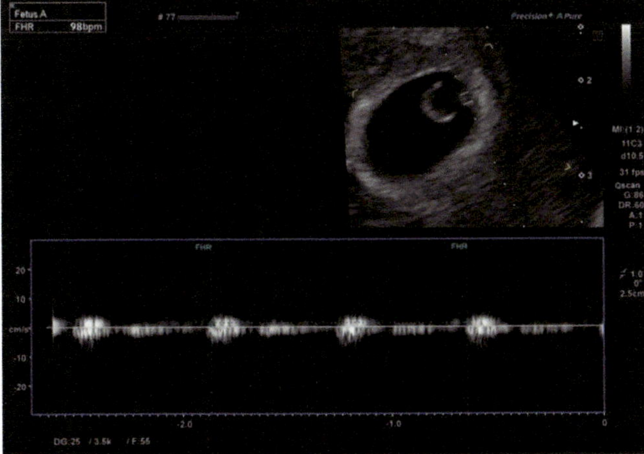

Figura 14.6 Atividade cardíaca normal em embrião com comprimento cabeça-nádega de 1,7 mm.

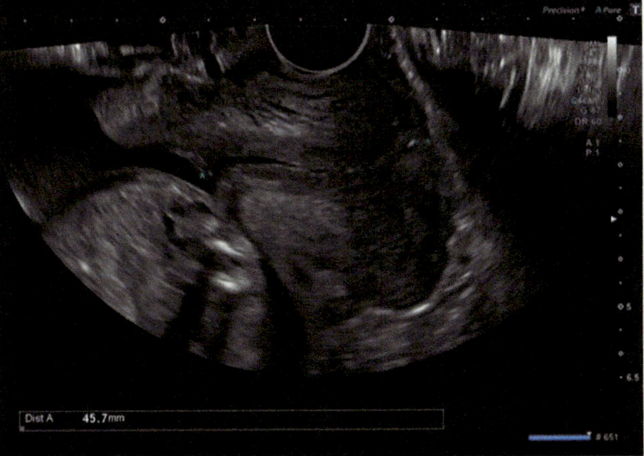

Figura 14.7 Avaliação transvaginal do colo uterino para rastreio de parto prematuro com 21+2 semanas, mostrando colo de aspecto normal.

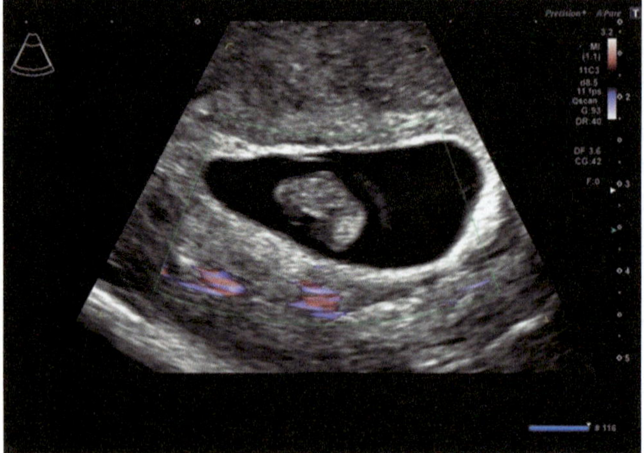

Figura 14.8 Embrião com CCN de 11,5 mm sem batimentos cardíacos, compatível com gestação inviável, não evolutiva.

Termos como gestação anembrionada, ameaça de aborto, abortamento retido, abortamento completo e abortamento incompleto devem ser evitados no léxico. A nomenclatura recomendada pela literatura atual está referida na Tabela 14.2.

Após o primeiro trimestre, as medições biométricas preferidas para avaliação da idade gestacional são uma combinação do DBP, circunferência cefálica (CC), comprimento do fêmur (CF) e circunferência abdominal (CA). Antes de 16 semanas, a precisão de DBP, CC, CF e CA para estimar a idade gestacional é de ± 7 dias, mas isso cai gradualmente para 3 a 4 semanas no terceiro trimestre.

A biometria fetal após 22+0 semanas de gestação não é suficientemente precisa para alterar a datação menstrual sem acompanhamento ultrassonográfico correlativo. Avaliações seriadas com 3 a 4 semanas de intervalo podem ser úteis. O crescimento fetal adequado nesse intervalo de tempo suporta a estimativa ultrassonográfica da idade gestacional, enquanto o crescimento subótimo pode sugerir um feto pequeno para a idade gestacional. O crescimento fetal acelerado sugere um feto grande para a idade gestacional.

O peso fetal é estimado usando fórmulas que incorporam medidas de DBP, CC, CA e CF. Nenhuma fórmula é consistentemente superior, e o erro aleatório na estimativa do peso fetal excedeu 14% do peso ao nascer em 5% dos fetos, em uma revisão sistemática.

Tabela 14.2 Terminologia para definir viabilidade gestacional.

Léxico	Achados ultrassonográficos
Gestação viável	Saco gestacional inserido no endométrio com embrião/feto com atividade cardíaca identificada
Gestação inviável	Gestação não pode resultar em um recém-nascido vivo (inclui gestação ectópica)
Gestação intrauterina de viabilidade incerta	Saco gestacional inserido no endométrio com embrião com atividade cardíaca não identificada, sem que os critérios de viabilidade ou inviabilidade sejam confirmados
Gestação ectópica	Gestação fora da cavidade uterina-endométrio
Gestação de localização desconhecida	β-hCG > 1.000 a 2.000 mUI/mℓ, sem identificação do saco gestacional intrauterino ou ectópico pela ultrassonografia transvaginal

hCG: gonadotrofina coriônica humana. (Fonte: Febrasgo, 2021b.)

Diâmetro biparietal

O DBP é um parâmetro biométrico altamente reprodutível. Consideramos o DBP para a avaliação da idade gestacional quando o CCN é > 84 mm (a partir de 14+0 semanas de gestação), e o CCN para a avaliação da idade gestacional quando o CCN é ≤ 84 mm. A variação significativa após 22 semanas é provavelmente decorrente da maior variação biológica normal na forma e no tamanho fetal com o avanço da idade gestacional.

Circunferência cefálica

A medida da CC pode ser mais confiável do que a do DBP na determinação da idade gestacional quando há variações na forma do crânio, como dolicocefalia ou braquicefalia. Alguns estudos demonstraram superioridade da CC quando comparado com o DBP (Figura 14.9).

Comprimento do fêmur

O CF pode ser medido a partir de 12 semanas de gestação em virtude de seu tamanho e ecogenicidade (Figura 14.10). Como em outras medidas biométricas, a variação significativa após 22 semanas é provavelmente decorrente de uma grande variação biológica normal na forma e no tamanho fetal com o avanço da idade gestacional. O CF médio parece variar ligeiramente entre

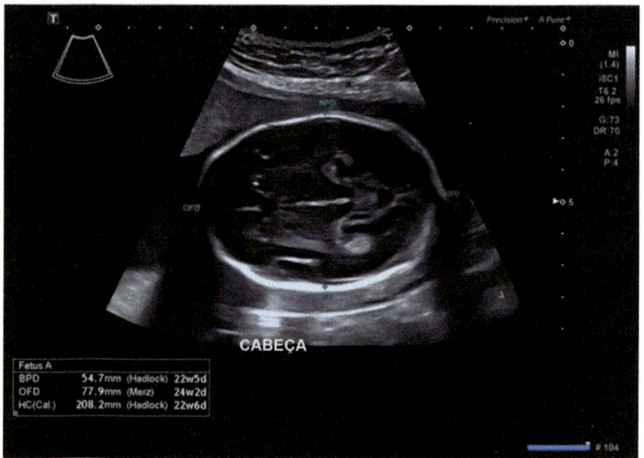

Figura 14.9 Diâmetro biparietal e circunferência cefálica normal com 23 semanas de gestação.

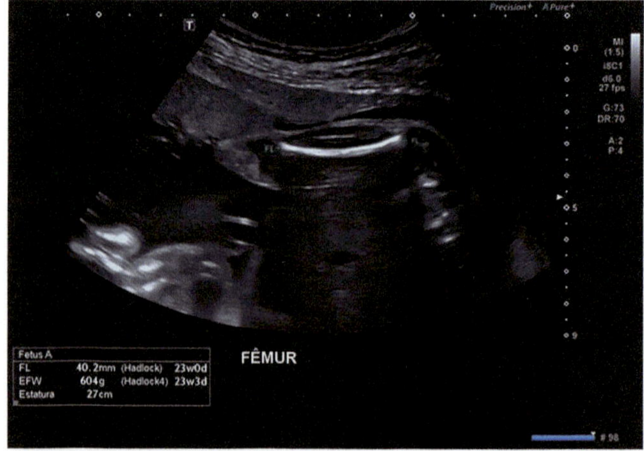

Figura 14.10 Comprimento do fêmur normal com 23 semanas de gestação.

os grupos étnicos (mais curto em indivíduos asiáticos e mais longo em indivíduos negros em comparação com indivíduos brancos/hispânicos) e foi observada já no final do primeiro trimestre. O fêmur curto pode ser um achado normal ou um marcador de aneuploidia (p. ex., trissomia 21). O fêmur muito encurtado (abaixo do percentil 5) pode estar associado a displasias esqueléticas ou restrição de crescimento fetal de início precoce.

Circunferência abdominal

A CA parece ter capacidade ligeiramente menor de prever a idade gestacional no início do segundo trimestre do que o DBP, a CC e o CF (Figura 14.11). Parte da variabilidade pode ser decorrente erro na técnica ultrassonográfica, juntamente com variações biológicas naturais. Como em outras medidas biométricas, a variação significativa após 22 semanas é provavelmente em virtude da grande variação biológica normal na forma e no tamanho fetal com o avanço da idade gestacional.

Em virtude da maior margem de variação, a CA é mais frequentemente usada para estimativas de peso fetal e avaliações de crescimento em vez de avaliação da idade gestacional. No entanto, a CA pode ser uma medida adicional valiosa para a datação durante o segundo trimestre, especialmente em fetos com anormalidades cranianas ou de membros, e também é um parâmetro isolado importante na avaliação de RCF.

AVALIAÇÃO DO CRESCIMENTO FETAL

O crescimento fetal depende de vários fatores, incluindo função uteroplacentária, doença materna, função cardiovascular materna, nutrição materna, altitude, tabagismo, uso de substâncias ilícitas e presença de condições patológicas, como infecção, aneuploidia e algumas outras condições genéticas. O crescimento fetal prejudicado está associado a risco aumentado de mortalidade e morbidade perinatal e resultados adversos a longo prazo para o recém-nascido.

O crescimento fetal é um processo dinâmico. Sua avaliação requer múltiplas observações do tamanho fetal ao longo do tempo, com a determinação precisa da idade gestacional e das dimensões fetais (biometria). Como já foi esclarecido, a idade gestacional é estabelecida com base na combinação de histórico menstrual (DUM) e dos exames ultrassonográficos, idealmente a medida do CCN no primeiro trimestre.

O peso fetal estimado (PFE) é calculado usando uma fórmula que incorpora medidas do DBP, CC, CA e CF, normalmente em gestações a partir de 24 semanas. A curva de biometria mais comumente usada para o PFE nos EUA e no Brasil é baseada na fórmula de Hadlock. A variação inerente entre o PFE calculado e o peso real ao nascimento no intervalo de confiança de 95% foi > 14% em todos os estudos em que o PFE foi documentado, e teve variabilidade intraobservador e interobservador. Tanto a biometria quanto o peso fetal também podem ser avaliados pelas tabelas Intergrowth, segundo as diretrizes da ISUOG.

O PFE calculado é comparado com um padrão de crescimento de referência para determinar seu percentil para a idade gestacional, e pode variar com base na população estudada para o desenvolvimento das curvas de normalidade. Vários estudos de base populacional desenvolveram curvas específicas de crescimento fetal para populações específicas. Um grande estudo longitudinal observacional prospectivo multinacional conduzido pela OMS para avaliar a trajetória do crescimento fetal normal mostrou variação significativa desse crescimento entre os diversos países, e que o crescimento é impactado pelo sexo fetal e por fatores maternos, incluindo paridade, altura e peso. Em reconhecimento a essas observações, foram desenvolvidas curvas de crescimento personalizadas que ajustam a curva de referência com base nessas características e, assim, potencialmente melhoram a precisão da avaliação do tamanho e crescimento fetal ao longo do tempo. No entanto, estudos comparativos relataram dados conflitantes sobre o uso de curvas de crescimento personalizadas em comparação com a fórmula de Hadlock para aumentar a detecção de fetos pequenos com maior risco de morbidades pós-natais; portanto, o uso contínuo de padrões de base populacional (como Hadlock nos EUA) é apropriado.

Quando a datação da gravidez é desconhecida, um único exame ultrassonográfico pode não ser capaz de estimar adequadamente a idade gestacional e o crescimento fetal. Nesses casos, são necessárias ultrassonografias seriadas que devem ser realizadas com pelo menos 2 a 3 semanas de intervalo entre os exames, e devem incluir biometria fetal, avaliação do líquido amniótico (Figura 14.12) e avaliação Doppler das artérias umbilicais.

A curva de crescimento para gestações múltiplas pode ser semelhante às gravidezes únicas até aproximadamente 32 semanas, quando o ritmo de crescimento diminui. Em gêmeos dicoriônicos, cada feto tem um risco independente de RCF com

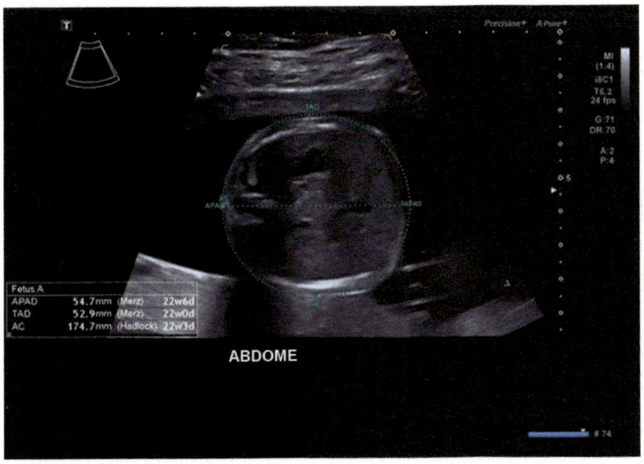

Figura 14.11 Circunferência abdominal normal com 21+4 semanas de gestação.

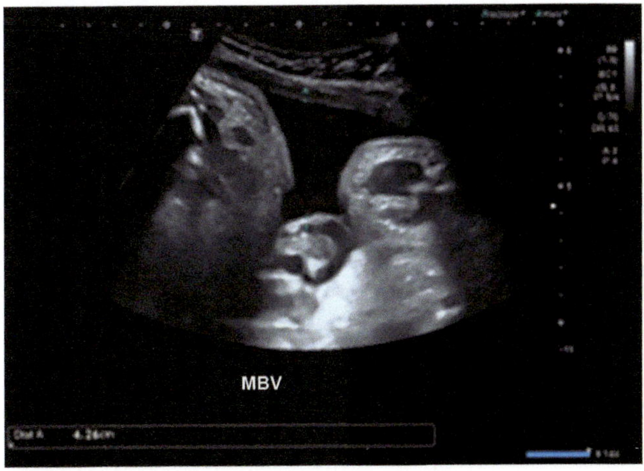

Figura 14.12 Avaliação da quantidade de líquido amniótico pela técnica do maior bolsão vertical (MBV) (neste exame, normal).

base nos fatores de risco. Gêmeos monocoriônicos têm risco maior de RCF com base no compartilhamento placentário discordante, assim como de outras doenças inerentes desse tipo de gemelidade.

Quando o feto está com biometria e/ou peso abaixo do percentil 10 ou há uma queda de 2 quartis (50 percentis) na curva de crescimento, o diagnóstico de RCF deve ser aventado. Nesses casos, é necessário acompanhamento mais rigoroso, com maior número de ultrassonografias a fim de mapear o crescimento e a vitalidade fetal, e avaliação conjunta com a Dopplervelocimetria dos territórios uteroplacentários por meio do estudo das artérias uterinas (Figura 14.13), do território fetoplacentário por meio do estudo das artérias umbilicais (Figura 14.14) e do território fetal pelo estudo das artérias cerebrais médias (Figura 14.15) e do ducto venoso. O parâmetro isolado mais sensível e clinicamente factível no diagnóstico de RCF é a medida da CA. Os principais diagnósticos diferenciais incluem erro de datação, feto pequeno constitucional e restrição do crescimento por aneuploidia, infecção congênita ou malformação fetal. Uma vez diagnosticada a RCF, a gestação deve ser acompanhada em centro terciário por equipe multidisciplinar.

Quando o feto está com biometria acima do percentil 90, o diagnóstico de feto grande para a idade gestacional deve ser considerado. O exame ultrassonográfico é a modalidade padrão utilizada para diagnóstico de macrossomia fetal e do feto grande para a idade gestacional. A CA é o parâmetro mais importante para avaliação do risco de macrossomia. A avaliação de uma CA aumentada na ultrassonografia deve levar à reavaliação fetal em cerca de 3 a 4 semanas, especialmente em pacientes diabéticas. A presunção de feto grande para a idade gestacional geralmente pode ser feita após dois exames sucessivos que mostram um aumento da CA. Se a CA permanecer abaixo do percentil 90, a realização de mais exames ultrassonográficos não aumenta seu valor preditivo. A taxa de crescimento da CA ao longo do tempo, começando por volta de 21 a 22 semanas, também demonstrou ser útil na previsão do feto grande para a idade gestacional e macrossomia.

CONSIDERAÇÕES FINAIS

Conforme os protocolos da Febrasgo (2021a,b,c), recomendamos, sempre que possível, a realização de três exames ultrassonográficos de rotina: o primeiro exame entre 11 semanas e 13+6 semanas, o segundo exame entre 20 e 24 semanas, e o terceiro entre 32 e 36 semanas.

Em gestações de alto risco por intercorrências maternas e/ou feto-anexiais, podemos realizar mais exames conforme indicações médicas individualizadas. Assim, cada gestante e cada gestação deve ser particularizada caso a caso.

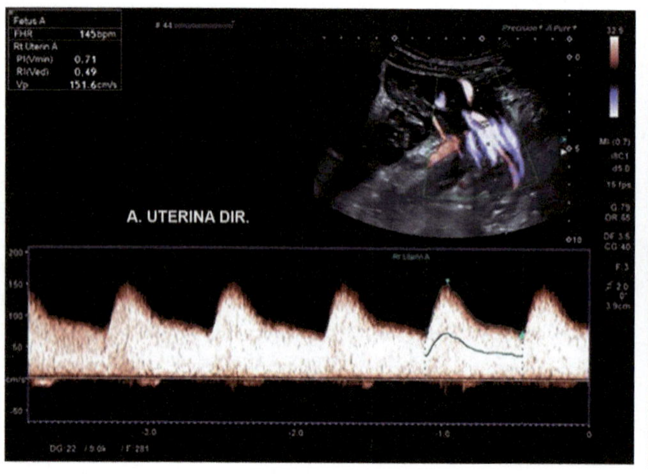

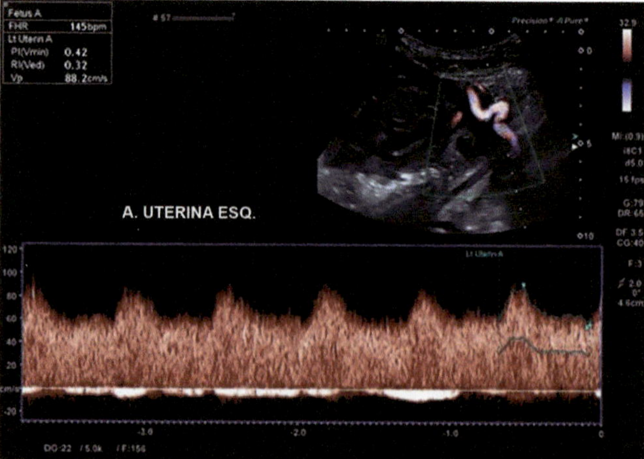

Figura 14.13 Doppler das artérias uterinas direita e esquerda, normal com 37+1 semanas.

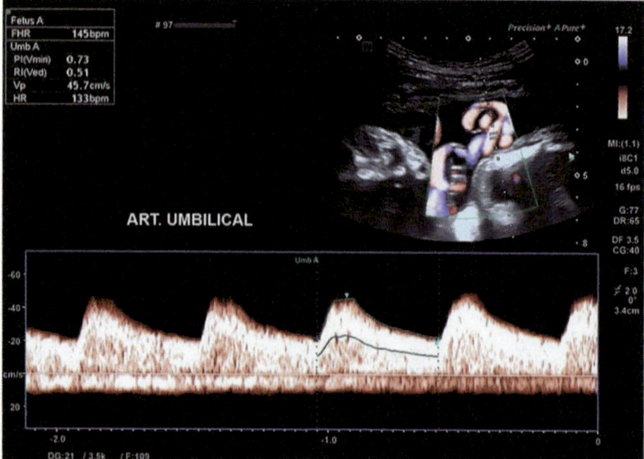

Figura 14.14 Doppler das artérias umbilicais, normal com 37+1 semanas.

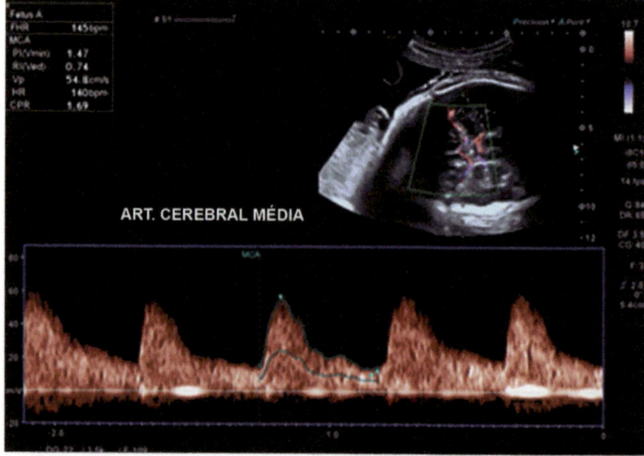

Figura 14.15 Doppler das artérias cerebrais médias, normal com 37+1 semanas.

REFERÊNCIAS BIBLIOGRÁFICAS

ABRAMOWICZ, J. S., AHN, J. T. *Fetal macrosomia*. Waltham, MA: UptoDate, 2024.

AMERICAN COLLEGE OF OBSTETRICIANS AND GYNECOLOGISTS (ACOG). Macrosomia: ACOG Practice Bulletin, Number 216. *Obstetrics and Gynecology*, v. 135, n. 1, p. e18-e35, 2020.

BHIDE, A. *et al.* ISUOG Practice Guidelines (updated): use of Doppler velocimetry in obstetrics. *Ultrasound in Obstetrics and Gynecology*, v. 58, n. 2, p. 331-339, 2021.

BROWN, I. *et al.* Ultrasound findings and detection of fetal abnormalities before 11 weeks of gestation. *Prenatal Diagnosis*, v. 41, n. 13, p. 1675-1684, 2021.

CARVALHO, J. S. *et al.* ISUOG Practice Guidelines (updated): fetal cardiac screening. *Ultrasound in Obstetrics and Gynecology*, v. 61, n. 6, p. 788-803, 2023.

COMMITTEE ON PRACTICE BULLETINS - OBSTETRICS; THE AMERICAN INSTITUTE OF ULTRASOUND IN MEDICINE. Practice Bulletin No. 175: Ultrasound in Pregnancy. *Obstetrics and Gynecology*, v. 128, n. 6, p. e241-e256, 2016.

COUTINHO, C. M. *et al.* ISUOG Practice Guidelines: role of ultrasound in the prediction of spontaneous preterm birth. *Ultrasound in Obstetrics and Gynecology*, v. 60, n. 3, p. 435-456, 2022.

DOUBILET, P. M. *et al.* Diagnostic criteria for nonviable pregnancy early in the first trimester. *New England Journal of Medicine*, v. 369, n. 15, p. 1443-1451, 2013.

FEDERAÇÃO BRASILEIRA DAS ASSOCIAÇÕES DE GINECOLOGIA E OBSTETRÍCIA (FEBRASGO). *Avaliação ecográfica do líquido amniótico: técnicas e valores de referência*. Protocolos FEBRASGO – Obstetrícia, nº 61. Comissão Nacional Especializada em Ultrassonografia em Ginecologia e Obstetrícia. São Paulo: FEBRASGO, 2020.

FEDERAÇÃO BRASILEIRA DAS ASSOCIAÇÕES DE GINECOLOGIA E OBSTETRÍCIA (FEBRASGO). *Ultrassonografia morfológica do segundo trimestre*. Protocolos FEBRASGO – Obstetrícia, nº 62. Comissão Nacional Especializada em Ultrassonografia em Ginecologia e Obstetrícia. São Paulo: FEBRASGO, 2021a.

FEDERAÇÃO BRASILEIRA DAS ASSOCIAÇÕES DE GINECOLOGIA E OBSTETRÍCIA (FEBRASGO). *Ultrassonografia no primeiro trimestre de gestação*. Protocolos FEBRASGO – Obstetrícia, nº 63. Comissão Nacional Especializada em Ultrassonografia em Ginecologia e Obstetrícia. São Paulo: FEBRASGO, 2021b.

FEDERAÇÃO BRASILEIRA DAS ASSOCIAÇÕES DE GINECOLOGIA E OBSTETRÍCIA (FEBRASGO). *Ultrassonografia obstétrica do terceiro trimestre de gestação*. Protocolos FEBRASGO – Obstetrícia, nº 100. Comissão Nacional Especializada em Ultrassonografia em Ginecologia e Obstetrícia. São Paulo: FEBRASGO, 2021c.

INTERNATIONAL SOCIETY OF ULTRASOUND IN OBSTETRICS AND GYNECOLOGY (ISUOG) *et al.* ISUOG Practice Guidelines (updated): performance of 11–14-week ultrasound scan. *Ultrasound in Obstetrics and Gynecology*, v. 61, n. 1, p. 127-143, 2023.

KARIM, J. N. *et al.* Systematic review of first-trimester ultrasound screening for detection of fetal structural anomalies and factors that affect screening performance. *Ultrasound in Obstetrics and Gynecology*, v. 50, n. 4, p. 429-441, 2017.

KHALIL, A. *et al.* ISUOG Practice Guidelines: performance of third-trimester obstetric ultrasound scan. *Ultrasound in Obstetrics and Gynecology*, v. 63, n. 1, p. 131-147, 2024.

KHALIL, A. *et al.* ISUOG Practice Guidelines: role of ultrasound in congenital infection. *Ultrasound in Obstetrics and Gynecology*, v. 56, n. 1, p. 128-151, 2020.

KHALIL, A. *et al.* ISUOG Practice Guidelines: role of ultrasound in twin pregnancy. *Ultrasound in Obstetrics and Gynecology*, v. 47, n. 2, p. 247-263, 2016.

LEES, C. C. *et al.* ISUOG Practice Guidelines: diagnosis and management of small-for-gestational-age fetus and fetal growth restriction. *Ultrasound in Obstetrics and Gynecology*, v. 56, n. 2, p. 298-312, 2020.

MARI, G. *Fetal growth restriction: Pregnancy management and outcome*. Waltham, MA: UpToDate, 2024.

MEI, J. Y.; AFSHAR, Y.; PLATT, L. D. First-trimester ultrasound. *Obstetrics and Gynecology Clinics of North America*, v. 46, n. 4, p. 829-852, 2019.

MURUGAN, V. A. *et al.* Role of ultrasound in the evaluation of first-trimester pregnancies in the acute setting. *Ultrasonography*, v. 39, n. 2, p. 178-89, 2020.

PETOUSIS, S. *et al.* World Federation for Ultrasound in Medicine Review Paper: incidental findings during obstetrical ultrasound. *Ultrasound in Medicine and Biology*, v. 48, n. 1, p. 10-19, 2022.

SALOMON, L. J. *et al.* ISUOG Practice Guidelines: ultrasound assessment of fetal biometry and growth. *Ultrasound in Obstetrics and Gynecology*, v. 53, n. 6, p. 715-723, 2019.

SALOMON, L. J. *et al.* ISUOG Practice Guidelines (updated): performance of the routine mid-trimester fetal ultrasound scan. *Ultrasound in Obstetrics and Gynecology*, v. 59, n. 6, p. 840-856, 2022.

SALVESEN, K. *et al.* ISUOG statement on the safe use of Doppler for fetal ultrasound examination in the first 13 + 6 weeks of pregnancy (updated). *Ultrasound in Obstetrics and Gynecology*, v. 57, n. 6, p. 1020, 2021.

SHIPP, T. D. *Overview of ultrasound examination in obstetrics and gynecology*. Waltham, MA: UpToDate, 2024.

WEITZNER, O. *et al.* National and international guidelines on the management of twin pregnancies: a comparative review. *American Journal of Obstetrics and Gynecology*, v. 229, n. 6, p. 577-578, 2023.

CAPÍTULO 15

Rastreamento de Alterações Cromossômicas e Genéticas Fetais

Carolina Leite Drummond • Mário Henrique Burlacchini de Carvalho

INTRODUÇÃO

As anormalidades cromossômicas podem ocorrer por ausência ou adição de cromossomos inteiros, também chamadas "monossomias" ou "trissomias", mas também por microdeleções e duplicações marcadas pela perda ou ganho de uma pequena porção de determinado cromossomo (McFeely, 1993).

Quando grandes quantidades de material genético são alteradas, podem resultar em gravidez inviável ou em recém-nascido com risco de vida ou anomalias estruturais ou intelectuais limitantes (McFeely, 1993).

Os objetivos do rastreamento pré-natal são detectar problemas de saúde que possam afetar a mulher, o feto ou o recém-nascido e fornecer à paciente e ao obstetra-ginecologista informações suficientes para uma tomada de decisão assertiva para o melhor acompanhamento da gestação (Salomon *et al.*, 2013).

O padrão ouro para o diagnóstico de anomalias cromossômica na gestação se dá pela análise do cariótipo fetal, por meio de exames invasivos tradicionalmente oferecidos para gestantes com idade materna avançada. No entanto, essa estratégia acarreta risco de abortamento inerente ao método e apresenta baixa taxa de detecção de anomalias. A introdução de testes de rastreamento tornou possível uma triagem mais eficaz das gestantes, com maior chance de ter um feto acometido que justificasse o risco do exame invasivo, incrementado, assim, a taxa de detecção das anomalias (Salomon *et al.*, 2013).

Originalmente, os testes de rastreamento concentravam-se na detecção da trissomia 21 (T21, ou síndrome de Down) por meio de marcadores bioquímicos maternos e ultrassonografia, avaliados no segundo trimestre da gestação (Wald *et al.*, 1988).

O avanço da ultrassonografia tornou possível uma análise mais precoce do feto, e o rastreamento foi progressivamente concentrando-se no primeiro trimestre da gestação, com a avaliação da translucência nucal (TN) e de outros marcadores ultrassonográficos, como o osso nasal e a Dopplervelocimetria do ducto venoso (DV) e da válvula tricúspide (VT) (Snijders *et al.*, 1998).

Posteriormente, os marcadores bioquímicos do soro materno foram associados ao rastreamento ultrassonográfico, incorporados como padrão pela maioria dos centros em todo o mundo, também conhecidos como "rastreamento combinado do primeiro trimestre da gestação" (Spencer *et al.*, 1999).

Com o avanço das técnicas moleculares, testes utilizando a fração livre do DNA fetal no sangue materno permitiram detectar anomalias cromossômicas mais comuns durante a gestação, além de doenças genéticas, de maneira não invasiva e com acurácia bastante elevada (Gil *et al.*, 2017).

Atualmente, existe uma grande variedade de testes pré-natais e exames diagnósticos disponíveis no mercado; cada um oferece níveis variados de informação e desempenho, bem como vantagens e limitações (Practice Bulletin No. 163, 2016).

Desse modo, é de grande importância que tanto o obstetra que acompanha a gestante quanto o especialista em medicina fetal que irá realizar o exame pré-natal tenham conhecimento sobre as características de cada teste e em que circunstâncias eles devem ser oferecidos.

Este capítulo visa fornecer informações sobre os principais testes de rastreamento de anomalias cromossômicas e genéticas e como o obstetra deve realizar o aconselhamento gestacional.

São pontos importantes que serão abordados:

- Aconselhamento pré-teste
- Fatores de risco das anomalias cromossômicas e genéticas
- Como rastrear essas anomalias
- Cálculo de risco fetal
- Aconselhamento pós-teste.

ACONSELHAMENTO PRÉ-TESTE

Tendo em vista a diversidade de testes disponíveis, é primordial o aconselhamento das gestantes antes de sua realização. Além disso, o obstetra deve saber interpretá-los (Wilson *et al.*, 2013).

Primeiramente, é importante esclarecer para a gestante a diferença entre teste de rastreamento (rastreio ou triagem) e exame diagnóstico genético.

Teste de rastreamento

Os testes de rastreamento pré-natal são aqueles que fornecem uma estimativa de risco de um feto ser acometido por determinada anomalia cromossômica ou genética. Em geral, apresentam resultado como alto ou baixo risco para a patologia em questão.

Um bom teste de rastreamento deve ter alta sensibilidade e baixa taxa de falso-positivo – ou seja, alta especificidade. Quanto maior a sensibilidade do teste, maior número de casos anormais serão detectados no grupo de gestantes de alto risco para determinada patologia.

Como os testes de rastreamento não são diagnósticos, existe a possibilidade de um resultado falso-positivo – ou seja, casos normais que serão classificados como de alto risco pelo teste. Em geral, os casos de falso-positivos são vistos como estresse desnecessário durante a gestação.

Também pode haver resultados falso-negativos, nos quais, dentre os casos classificados como de baixo risco, podem existir casos de doença não detectados pelo teste de rastreamento.

Assim, é importante informar à gestante que os testes genéticos pré-natais não são capazes de identificar todas as anormalidades.

Além disso, deve-se esclarecer que existe uma ampla gama de apresentações clínicas, ou fenótipos, para muitas doenças genéticas que os testes de rastreamento não são capazes de detectar.

Exame diagnóstico

Diferente do rastreamento, o exame de diagnostico genético pré-natal destina-se a identificar qual condição genética específica está ou não presente no feto. Essa investigação pode ser realizada por meio da análise citogenética por banda G do cariótipo fetal (Figura 15.1) ou por técnicas moleculares para análise do DNA fetal ou de um gene específico (Salomon *et al.*, 2019).

A desvantagem do exame diagnóstico é a necessidade de coleta de amostra fetal por meio de um exame invasivo, como amniocentese ou biopsia de vilosidades coriônicas, o que acarreta um risco de abortamento de 0,5 a 1%, mesmo quando realizados por profissionais experientes (Salomon *et al.*, 2019).

Esses conceitos são importantes para o aconselhamento préteste, no qual o obstetra esclarece as dúvidas e auxilia a paciente em sua decisão, compreendendo os benefícios e as limitações de cada teste de rastreamento ou de diagnóstico pré-natal das anomalias cromossômicas (ACOG Committee on Practice Bulletins–Obstetrics *et al.*, 2020).

FATORES DE RISCO DAS ANOMALIAS CROMOSSÔMICAS E GENÉTICAS

A prevalência de anomalias cromossômicas na gestação é de aproximadamente 1 em 150 nascidos vivos. A T21 (síndrome de Down) é a mais comum delas, com prevalência de aproximadamente 1 em 700 nascidos vivos, seguida das trissomias dos cromossomos 18 (T18) e 13 (T13). A frequência das principais anomalias cromossômicas está descrita na Tabela 15.1 (Hassold *et al.*, 2007).

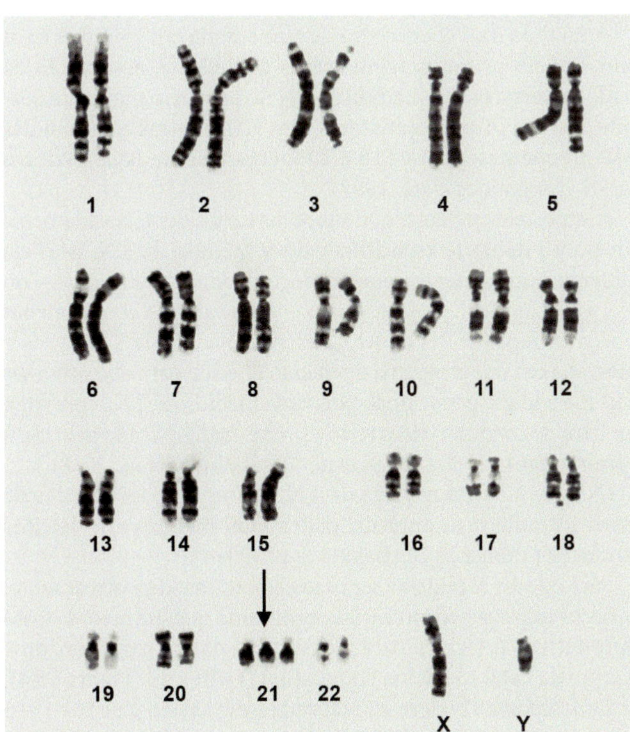

Figura 15.1 Análise do cariótipo fetal por banda G evidenciando cópia extra do cromossomo 21, característica da síndrome de Down.

Tabela 15.1 Frequência das principais anomalias cromossômicas.

Anomalia	Prevalência em nascidos vivos
Trissomia 21	1:700
Trissomia 18	1: 3.000
Trissomia 13	1: 6.000
47, XXY	1:500
45, X	1: 2.500

A incidência das aneuploidias podem variar de acordo com a idade materna, antecedentes de anomalias e hereditariedade. Uma gestação acometida por determinada anomalia cromossômica eleva o risco de recorrência em uma nova gestação para a mesma anomalia em questão. O risco de recorrência é de 1% na população geral, podendo chegar a 10% nos casos de pais portadores de translocação (Jackson *et al.*, 2018).

Quanto maior a idade materna, maior o risco de certas trissomias no feto. Em cerca de 97% dos casos, isso ocorre pela não disjunção dos cromossomos replicados durante a divisão celular, principalmente durante a meiose I da formação do oócito.

A idade materna é fator de risco para as aneuploidias T21, T18 e T13; no entanto, não tem influência sobre a prevalência da triploïdia e alterações dos cromossomos sexuais – monossomia do X, XXY, XYY e XXX (Figura 15.2) (Jackson *et al.*, 2018).

As microdeleções parecem não ter relação direta com idade materna avançada. Com base em uma revisão sistemática, gestantes com menos de 36 anos têm risco maior de anormalidades de microarranjos em comparação com a T21. As variações do número de cópias ocorrem em aproximadamente 0,4% das gestações (Hillman *et al.*, 2013).

Idade materna ≥ 35 anos como indicação de cariótipo fetal já foi o principal método de rastreamento utilizado. No entanto, para uma taxa fixa de 5% de falso-positivos, a sensibilidade da idade materna ≥ 35 anos é de aproximadamente 30%. Atualmente, com o progressivo adiamento da maternidade, globalmente observado, a porcentagem de gestantes > 35 anos aumentou, levando à necessidade de métodos de rastreamento de anomalias cromossômicas mais eficazes (Resta, 2005). Segundo o Departamento de Informação e Informática do Sistema Único de Saúde (Datasus, s.d.), no ano de 2022, 17,5% dos partos de nascidos vivos no Brasil ocorreram em mulheres com idade ≥ 35 anos (Datasus, s.d.).

Assim, idade materna, idade gestacional e antecedente obstétrico de cromossomopatia servem como base para o cálculo de risco fetal, também chamado "risco *a priori*" ou "risco basal", que serão combinados com os demais testes de rastreamento.

RASTREAMENTO DE ANOMALIAS CROMOSSÔMICAS E GENÉTICAS

De acordo com as recomendações do American College of Obstetricians and Gynecologists (ACOG) de 2020, todos os teste de rastreamento de anomalias cromossômicas e genéticas no período pré-natal devem ser esclarecidos e oferecidos de maneira universal para todas as gestantes, preferencialmente

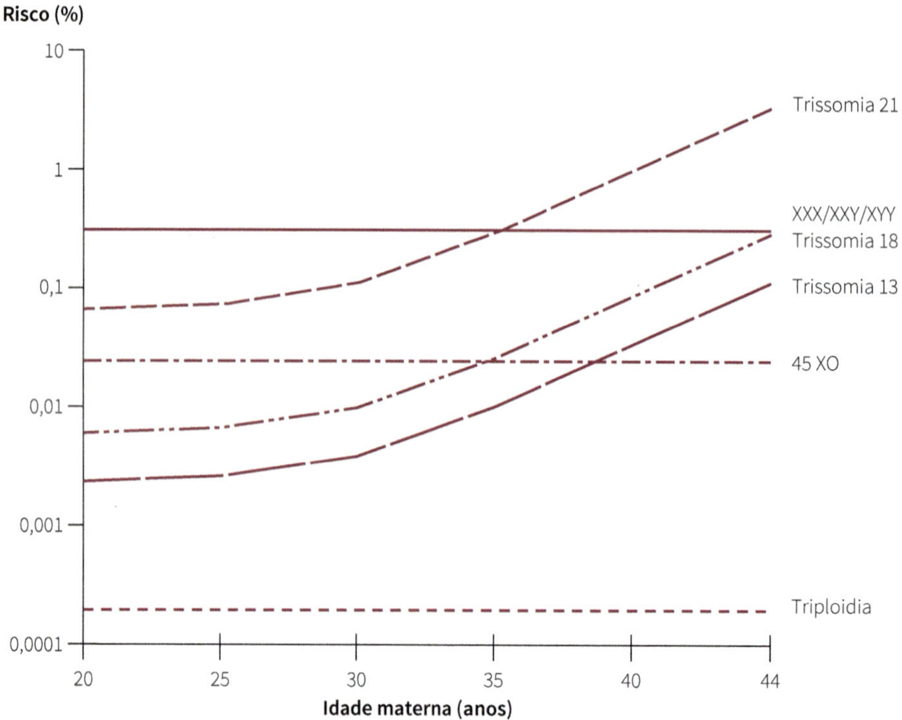

Figura 15.2 Risco de anomalias cromossômicas relacionado à idade materna.

no primeiro trimestre da gestação, independente da idade materna e de seus antecedentes (ACOG Committee on Practice Bulletins–Obstetrics *et al.*, 2020).

O rastreamento pré-natal para a detecção de aneuploidias no primeiro trimestre da gestação pode ser realizado pela avaliação do risco fetal com base nos fatores de risco maternos, associados aos marcadores ultrassonográficos e bioquímicos, quando disponíveis, ou pela análise não invasiva do sangue materno. São eles:

- Marcadores ultrassonográficos
  - Medida da TN
  - Osso nasal
  - Doppler da VT
  - Ducto venoso
- Marcadores bioquímicos (quando disponíveis)
  - Fração livre do β-hCG)
  - Proteína plasmática A associada à gestação (PAPP-A).

Avaliação do DNA fetal livre no sangue materno

Duas abordagens de rastreio das anomalias cromossômicas na gestação vêm sendo propostas (Bilardo *et al.*, 2023):

- Rastreamento ultrassonográfico, se possível associado aos marcadores bioquímicos do primeiro trimestre, como primeira linha
- Rastreamento pela análise do DNA livre fetal no sangue materno, de maneira universal, como primeira linha.

Para que o rastreamento de anomalias cromossômicas seja reprodutível e eficaz, são necessários treinamento e padronização da avaliação dos marcadores ultrassonográficos do primeiro trimestre. A Fetal Medicine Foundation (FMF, s.d.), com sede em Londres, fornece treinamento e certificação gratuitamente pela internet, com auditorias anuais e licenças respectivas de cada marcador para a realização do cálculo de risco fetal.

Marcadores ultrassonográficos

Translucência nucal

A TN é definida pelo acúmulo de líquido subcutâneo na região cervical posterior do feto, visualizada na ocasião da ultrassonografia de primeiro trimestre. Quanto maior a medida da TN, maior é o risco de o feto ser acometido por uma anormalidade cromossômica, genética ou anomalia estrutural, e pior é o prognóstico gestacional (Nicolaides *et al.*, 1992).

A medida da TN encontra-se aumentada em 75% dos fetos com T21 no primeiro trimestre da gestação. A associação da idade materna com a medida da TN no primeiro trimestre permite detectar 70 a 80% dos fetos com T21 e outras aneuploidias mais frequentes, como T18 e T13, com taxa de falso-positivo de 5% (Nicolaides *et al.*, 1992).

É importante salientar que não se deve considerar isoladamente um ponto de corte específico para a medida da TN, pois ela aumenta normalmente com o avanço da idade gestacional – ou seja, a TN aumenta proporcionalmente ao valor do comprimento cabeça-nádega (CCN) do feto. Assim, a medida da TN deve ser integrada em um programa de cálculo de risco para que possa ser ajustada à idade gestacional, pois cada medida de TN representa um fator de correção (risco relativo), que é multiplicado pelo risco *a priori* (Figura 15.3) (Kagan *et al.*, 2006; Wright *et al.*, 2018).

Quanto maior a medida da TN, maiores são as chances de morte intraútero, de anormalidades fetais maiores e de defeitos cardíacos (Tabela 15.2) (Bakker *et al.*, 2014).

Para que a TN pudesse ser usada como teste de rastreamento, foi necessária sua padronização, permitindo que sua medida fosse reprodutível. A técnica para mensuração da TN segue a padronização da Fetal Medicine Foundation (FMF, s.d.) (Figura 15.4).

A medida da TN deve ser realizada entre as semanas 11 e 13+6 de gestação, quando o CCN do feto corresponde a 45 a 84 mm. O exame deve ser realizado por operadores certificados e que utilizam o *software* da Fetal Medicine Foundation (FMF, s.d.).

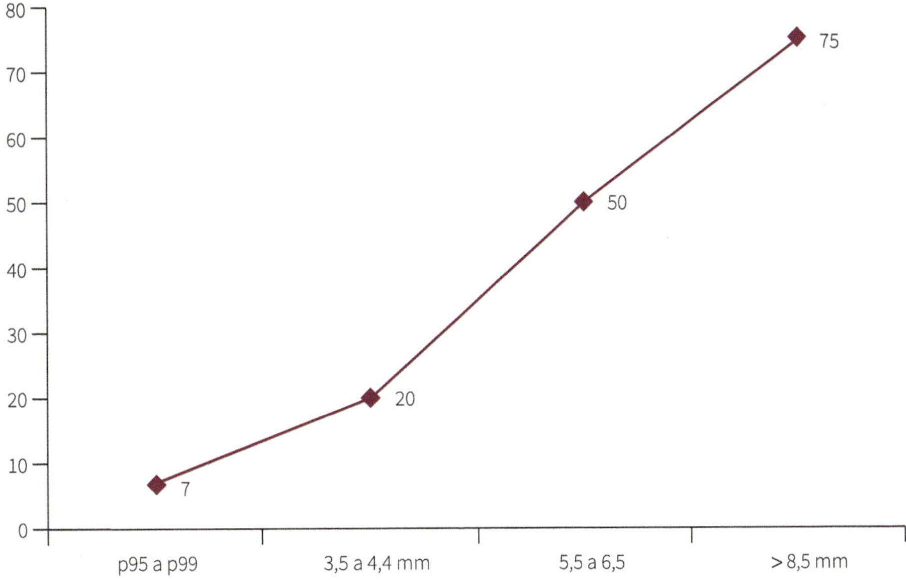

Figura 15.3 Fator de correção frente à medida da translucência nucal.

Tabela 15.2 Relação entre a espessura da translucência nucal aumentada e as prevalências de anomalias cromossômicas, abortamento ou óbito fetal e malformações graves. A última coluna mostra a prevalência estimada de neonatos sem malformações graves.

Translucência nucal	Anomalias cromossômicas	Óbito fetal	Malformações graves	Vivo e sem malformações
Abaixo do percentil 95	0,2%	1,3%	1,6%	97%
Percentil 95 a 99	3,7%	1,3%	2,5%	93%
≥ 6,5 mm	64,5%	19,0%	46,2%	15%

Fonte: Nicolaides *et al.*, 2014.

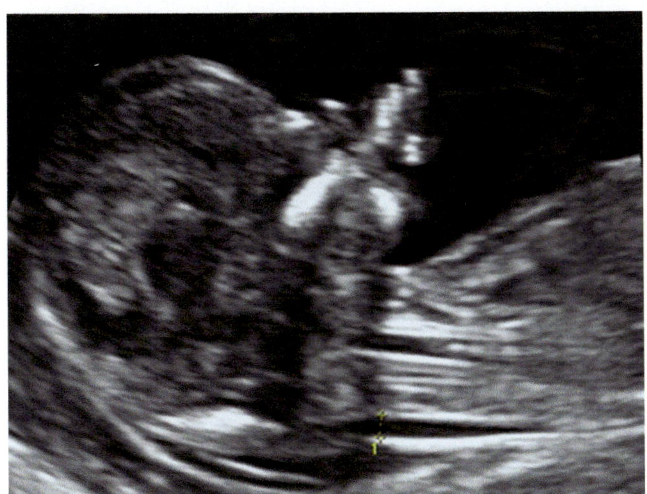

Figura 15.4 Corte sagital do feto em posição neutra com ampliação da cabeça e tronco fetal.

Marcadores menores

Quando se associa história materna e TN aos demais marcadores, como frequência cardíaca fetal, osso nasal, Dopplervelocimetria da VT e do DV, a sensibilidade do rastreamento das aneuploidias aumenta para 85%, e o número de falso-positivos é reduzido para 2 a 3%, comparado ao uso da TN e idade materna apenas (Avgidou *et al.*, 2005).

Osso nasal

O osso nasal não é visível ao exame ultrassonográfico entre 11 e 13+6 semanas, em 60 a 70% dos fetos com T21 e em cerca de 2% dos fetos cromossomicamente normais (Figura 15.5) (Kagan *et al.*, 2009a).

Dopplervelocimetria do ducto venoso

O DV é representado por uma onda trifásica na qual a onda a representa a contração atrial e, assim, a força do coração. O aumento da impedância ao fluxo no DV fetal, com onda a ausente ou invertida, entre 11 e 13 semanas de gestação está associado a aneuploidias fetais, defeitos cardíacos e outros resultados adversos da gravidez (Figura 15.6) (Maiz *et al.*, 2009).

A inclusão do DV ao rastreamento combinado do primeiro trimestre melhora a taxa de detecção de T21, T18 e T13 e síndrome de Turner para 96, 92, 100 e 100%, respectivamente, para uma taxa de falso-positivos de 3% (Maiz *et al.*, 2009).

O DV alterado no primeiro trimestre também eleva o risco de defeito cardíaco congênito em 7 vezes, com acurácia variando entre 66 e 81% em detectar anomalias cardíacas, de acordo com uma revisão sistemática (Savoia *et al.*, 2023).

Dopplervelocimetria da válvula tricúspide

A regurgitação tricúspide entre 11 e 13 semanas de gestação foi observada em cerca de 1% dos fetos euploides, em 55% dos fetos com T21, em 30 a 33% dos fetos com T18 e T13 e em 37% daqueles com síndrome de Turner (Kagan *et al.*, 2009b).

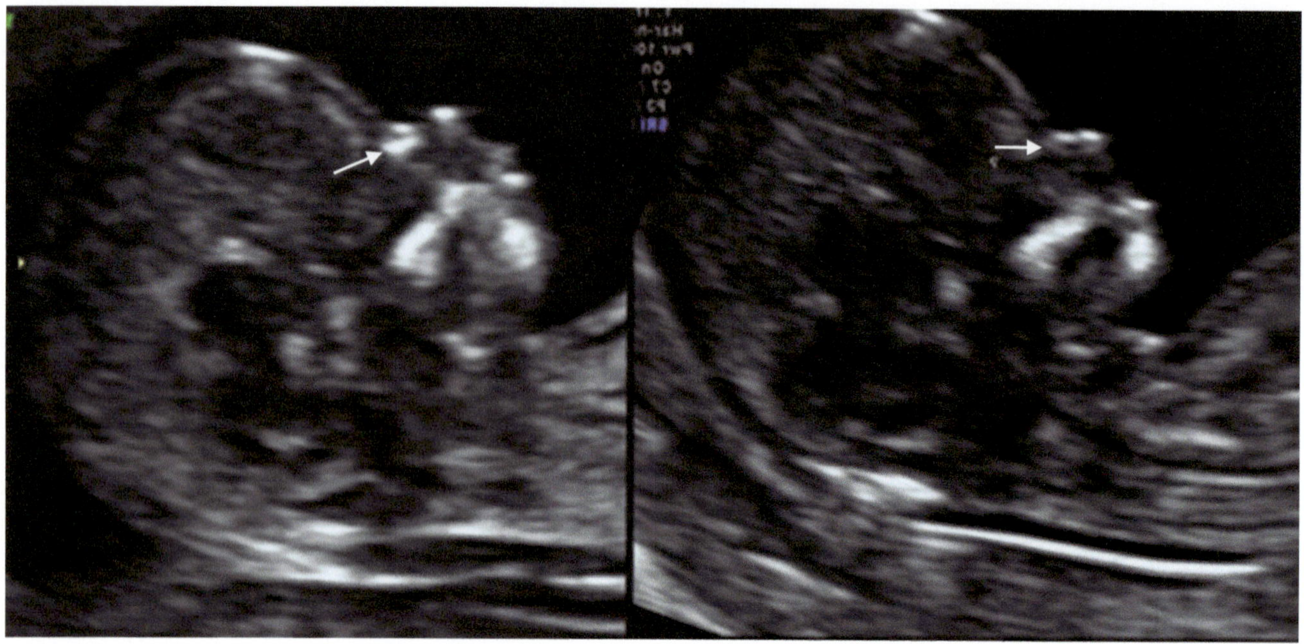

Figura 15.5 Comparação entre osso nasal presente (*à esquerda*) e ausente (*à direita*).

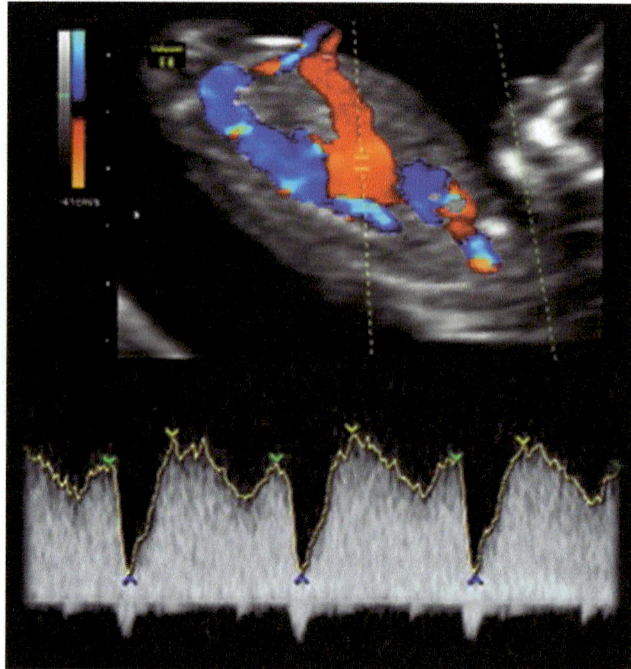

Figura 15.6 Representação do ducto venoso ao Doppler colorido e seu aspecto característico.

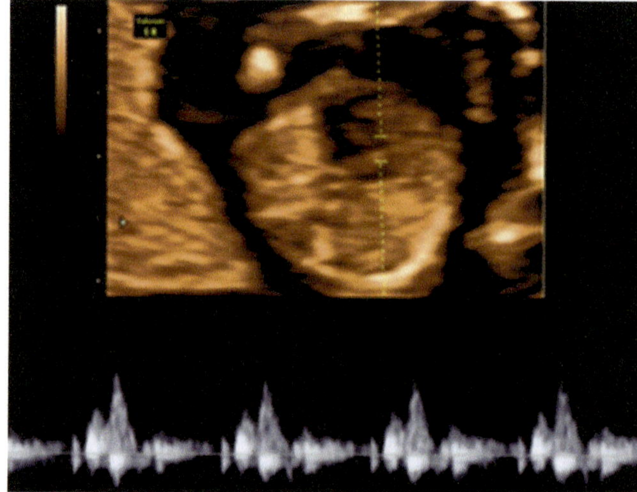

Figura 15.7 Doppplervelocimetria da válvula tricúspide em seu aspecto característico.

A inclusão do fluxo sanguíneo tricúspide (Figura 15.7) na triagem combinada do primeiro trimestre melhora a taxa de detecção da T21 (96%), da T18 (92%), da T13 (100%) e da síndrome de Turner (100%) (Kagan *et al.*, 2009b).

Estudo recente observou maior frequência de defeito cardíaco em fetos com regurgitação tricúspide ou DV anormal. Esses achados, quando associados à TN acima do percentil 95, foram encontrados em 55,5% dos fetos com defeito cardíaco (intervalo de confiança [IC] 95%, 48,5 a 62,3%) e em 8,8% daqueles sem defeito cardíaco (IC 95%, 8,6 a 9,0%) (Minnella *et al.*, 2020).

Os achados de alteração de fluxo da VT e do DV no primeiro trimestre servem como alerta para aconselhar a gestante quanto ao risco aumentando de cardiopatia fetal caso o cariótipo fetal se revele normal. Deve-se indicar a avaliação complementar precoce do coração fetal nesses casos, por meio de ecocardiograma fetal a partir de 18 semanas.

Marcadores bioquímicos maternos

Os marcadores bioquímicos utilizados no rastreamento do primeiro trimestre são fração livre da β-hCG e PAPP-A. Ambos os hormônios se apresentam em níveis distintos em gestações com feto acometido por alteração cromossômica em relação aos fetos normais (Spencer *et al.*, 1999).

Quanto mais alto o nível da fração livre da β-hCG e mais baixo o nível de PAPP-A, mais alto o risco de T21. Já nos casos de T18 e T13, ambos os hormônios se encontram reduzidos (Spencer *et al.*, 1999).

Os valores absolutos desses marcadores não devem ser interpretados isoladamente, mas utilizando calculadoras de risco que realizam os ajustes de acordo com fatores maternos e idade gestacional, para o cálculo de risco fetal integrado aos demais marcadores ultrassonográficos.

A associação da idade materna, medida da TN com a idade da gestante e incluindo os marcadores séricos maternos, fração livre da β-hCG e PAPP-A, conhecida como "rastreamento combinado", permite detectar em torno de 90% das aneuploidias mais frequentes, com uma taxa de falso-positivo de 2 a 5% (Tabela 15.3). Quando realizado em uma única visita, o exame é também conhecido como "OSCAR" (*one stop clinic for assessment of risk*) (Bindra *et al.*, 2002).

Assim, a avaliação dos marcadores ultrassonográficos e bioquímicos, realizados na ocasião da ultrassonografia morfológica do primeiro trimestre, constitui exame importante no rastreamento precoce de aneuploidias e de alterações estruturais maiores no feto. Quanto maior a associação desses marcadores, maior a taxa de detecção (ver Tabela 15.3) (Kagan *et al.*, 2010).

Rastreamento com teste pré-natal não invasivo

O rápido progresso da tecnologia molecular, juntamente com a descoberta de DNA fetal livre de células no plasma materno, levou a novos métodos de triagem chamados "testes pré-natais não invasivos" (NIPT, do inglês *non invasive prenatal test*), ou triagem pré-natal de DNA fetal livre de células (cfDNA), sem incorrer no risco de aborto espontâneo (Holzer *et al.*, 2019).

Nos Países Baixos, o NIPT passou a ser incorporado como rotina na prática clínica, como primeira linha de abordagem no rastreio de anomalias cromossômicas para todas as mulheres grávidas, em virtude de suas inúmeras vantagens (Pös *et al.*, 2019).

O que é o DNA fetal livre no sangue materno?

O cfDNA é produzido tanto pela gestante quanto pela unidade fetoplacentária. A principal fonte do cfDNA de origem "fetal" é a apoptose das células placentárias (o sinciciotrofoblasto), enquanto a origem materna vem das células hematopoéticas brancas. Feto e placenta originados de um óvulo fertilizado são geneticamente idênticos; assim, o cfDNA de origem placentária pode ser utilizado para identificar as alterações genéticas no feto. O mosaicismo confinado à placenta leva a diferenças genéticas entre o feto e a placenta, que podem ser fonte de erros do teste. O cfDNA circulante, qualquer que seja sua origem, é altamente fragmentado, apresentando padrões diferentes entre o cfDNA materno e fetal. Essas diferenças podem ser usadas tanto para rastrear distúrbios específicos, como aneuploidia, quanto para determinar a fração fetal. O cfDNA tem meia-vida média de 1 hora, e depois do parto é totalmente eliminado da circulação materna em até 2 dias. Desse modo, o cfDNA de gestações pregressas não interfere em gestações futuras (Chan *et al.*, 2004).

Tabela 15.3 Taxa de detecção de diferentes métodos de rastreamento para trissomia do cromossomo 21, considerando taxa de falso-positivo de 5%.

Método de rastreamento	Taxa de detecção (%)
Idade materna	30
Idade materna e translucência nucal entre 11 e 13+6 semanas	70 a 80
Idade materna e translucência nucal e β-hCG livre e PAPP-A entre 11 e 13+6 semanas	85 a 90
Idade materna e translucência nucal e osso nasal entre 11 e 13+6 semanas	90
Idade materna e translucência nucal e osso nasal e β-hCG livre e PAPP-A entre 11 e 13+6 semanas	95

Fonte: Nicolaides *et al.*, 2014.

Quais são as metodologias para realização do teste pré-natal não invasivo?

Existem basicamente quatro metodologias laboratoriais de análise do cfDNA para identificação de risco de aneuploidias fetais. Todas elas têm acuracidade muito semelhante e elevada. O teste consiste na coleta de sangue periférico, em tubo de ensaio específico, de gestante assumidamente euploide em volume de 10 mℓ (Lo *et al.*, 1997).

Sequenciamento do genoma completo

O método mais comum sequencia fragmentos de cfDNA em todo o genoma. O cromossomo de origem do fragmento é identificado por meio do alinhamento com o genoma humano. Também é conhecido como "método de contagem" ou "sequenciamento *shotgun*", e pode exigir vários milhões de fragmentos mapeados para obter um resultado confiável (Lo *et al.*, 1997).

Metodologias direcionadas

As metodologias direcionadas concentram-se nos cromossomos (ou regiões cromossômicas) que são de maior interesse, normalmente 21, 18 e 13. Ao direcionar cromossomos selecionados, menos sequências precisam ser alinhadas e menos recursos são necessários. Alvos potenciais em outros cromossomos são possíveis.

Polimorfismos de nucleotídio único

Esse método baseia-se na leitura de dezenas de milhares de polimorfismos de nucleotídio único (SNP) altamente polimórficos localizados nos cromossomos de interesse (em geral, 21, 18 e 13) e avalia se um cromossomo adicional está presente. Os métodos SNP podem identificar aneuploidia em gestações gemelares e zigosidade gemelar. Apenas uma amostra materna é necessária; no entanto, o teste SNP não pode ser empregado em casos relativamente incomuns de gravidez obtida por doação de óvulos, gravidez em receptor de transplante de medula óssea ou órgão ou portador gestacional, porque o plasma materno contém cromossomos confundidores adicionais. Nesses casos, o médico precisa garantir que as amostras sejam enviadas para um laboratório que utilize outra metodologia (Norwitz *et al.*, 2019).

Microarranjos (*microarray*)

Esse método utiliza uma plataforma de microarranjos que quantifica várias centenas de *loci* únicos em cada um dos cromossomos-alvo (em geral, 21, 18 e 13). Os produtos resultantes são sequenciados; as contagens de sequência para cada um dos cromossomos-alvo são ajustadas para reduzir o viés. Tal como acontece com a metodologia do genoma completo, as contagens aumentam quando o feto apresenta trissomia de um dos cromossomos-alvo (Sparks *et al.*, 2012).

Amplificação por círculo rolante

O método de amplificação por círculo rolante (RCA) tem como alvo fragmentos selecionados de cfDNA. Sondas especificamente projetadas para esses fragmentos ligam-se a cada cromossomo-alvo (em geral, 21, 18 e 13). Usando a RCA, esses produtos são amplificados em produtos fluorescentes que podem ser visualizados e contados em uma placa de microscópio automatizado. Tal como acontece com outros métodos, as contagens aumentam quando o feto apresenta trissomia de um dos cromossomos-alvo (Wang *et al.*, 2013).

Fração fetal

A fração fetal é importante para a interpretação do NIPT. Trata-se da quantidade de cfDNA circulante no sangue materno derivado da unidade fetoplacentária. A concentração relativa de cfDNA fetal aumenta 0,1% por semana entre 10 semanas e aproximadamente 20 semanas de idade gestacional, e depois aumenta rapidamente (1% por semana) até o termo. Em geral, um mínimo de 3 a 4% de fração fetal é necessário para que o teste obtenha resultado confiável (Canick *et al.*, 2013).

Alguns fatores podem reduzir a fração fetal:

- Idade gestacional precoce: a fração fetal é substancialmente menor antes das 10 semanas de gestação, por isso a maioria dos laboratórios exige que as pacientes esperem até pelo menos 10 semanas de gestação para coleta (Canick *et al.*, 2013)
- Coleta de amostras: a coleta adequada de amostras e a estabilização do cfDNA são importantes para preservar a fração fetal (Canick *et al.*, 2013)
- Obesidade materna: à medida que o peso materno aumenta, a fração fetal diminui. Essa relação inversa foi atribuída à diluição relativa do cfDNA fetal no maior volume plasmático materno de pacientes com obesidade. O aumento do cfDNA de origem materna em pacientes com obesidade também pode ser decorrente da inflamação crônica e da morte celular associada (Haghiac *et al.*, 2012)
- Cariótipo fetal: a fração fetal média é menor em gestações com feto com T18 e maior em gestações com um feto com T21 do que gestações com feto euploide. Os fetos triploides têm frações fetais extremamente baixas, geralmente abaixo de 4% (Becking *et al.*, 2023; Nicolaides *et al.*, 2014; Palomaki *et al.*, 2015)
- Outros fatores menos comuns (Burns *et al.*, 2017; Lee *et al.*, 2018; Palomaki *et al.*, 2021)
  - Uso materno de heparina de baixo peso molecular antes das 20 semanas de gestação
  - Concepção por fertilização *in vitro*
  - Gestação gemelar, pois a fração fetal por feto é menor em gêmeos.

Conduta diante da baixa fração fetal

Antes da coleta do NIPT, é importante a realização de ultrassonografia fetal para datação precisa da gestação, identificação de gestações anembrionárias, *vanishing twin* e óbitos fetais, detecção de gestação múltipla, identificação de malformações fetais e de marcadores ultrassonográficos de aneuploidias. Diante da não obtenção do resultado do NIPT por baixa fração fetal ou algum outro motivo (inconclusivo), o exame pode ser recoletado, depois de uma reavaliação ultrassonográfica para identificar os fatores que podem influenciar a não obtenção do resultado. A recoleta deve ser feita em idade gestacional correta; pacientes obesas devem ter um intervalo de pelo menos 2 semanas entre as coletas e, se em uso de anticoagulante, esse deve ser suspenso. O American College of Medical Genetics and Genomics não recomenda a recoleta do NIPT; no entanto, ele o reconhece como opção diante da ansiedade dos casais. A chance de obtenção de resultado de uma coleta varia de 46 a 87%. É importante lembrar que algumas alterações, como T18 e triploidia, podem ser responsáveis pela baixa fração fetal e a não obtenção do resultado (Dungan *et al.*, 2023).

Acurácia do teste pré-natal não invasivo

O rastreamento do cfDNA tem alta acurácia, com maior sensibilidade e menor falso-positivo se comparado aos outros testes de rastreamento, TN, bioquímica, ultrassonografia morfológica do segundo trimestre. Em metanálise com 35 estudos que avaliaram a sensibilidade do NIPT, observou-se taxa de detecção de 99,7% para T21, 97,9% para T18 e 99% para T13. A taxa de detecção de aneuploidia dos cromossomos sexuais foi superior a 95%. O valor preditivo do teste varia de acordo com a presença ou não de fatores de risco. A Tabela 15.4 descreve sensibilidade, falso-positivos e valor preditivo positivo (VPP) em gestantes de baixo risco (25 anos) e VPP em gestantes de alto risco (40 anos) (Norton *et al.*, 2014).

Algumas aneuploidias não são detectadas pelos NIPT, como casos de mosaicismo de T21, T18 e T13, triploidia, rearranjos balanceados ou não balanceados, inserções, deleções e tetraploidias (Norton *et al.*, 2014).

Podem ocorrer falso-positivos do NIPT. Além da fração fetal baixa e de seus fatores de risco discutidos previamente, outras condições podem ser responsáveis por falso-positivo no resultado (Palomaki *et al.*, 2015; Burns *et al.*, 2017; Lee *et al.*, 2018; Palomaki *et al.*, 2021; Dungan *et al.*, 2023):

- Mosaicismo confinado à placenta: fenômeno em que a anormalidade cromossômica está presente apenas na placenta e não no feto
- Óbito de um gemelar (*vanishing twin*): em geral, tecido trofoblástico remanescente ocorre quando há óbito de apenas um gemelar. Na condição de *vanishing twin*, não é recomendado o uso de NIPT

Tabela 15.4 Sensibilidade, falso-positivos e valor preditivo positivo do NIPT para detecção de aneuploidias em gestantes de baixo risco (25 anos) e de alto risco (40 anos).

Cromossomos	n	Sensibilidade (%) (IC 95%)	Falso-positivos (%) (IC 95%)	Valor preditivo positivo 25 anos	Valor preditivo positivo 40 anos
T21	1.963	99,7 (99,1 a 99,9)	0,04 (0,02 a 0,07)	51	93%
T18	563	97,9 (94,9 a 99,1)	0,04 (0,03 a 0,07)	15	69%
T13	119	99,0 (65,8 a 100)	0,04 (0,02 a 0,07)	7	50%
XO	36	0,14 (0,05 a 0,38)	0,14 (0,05 a 0,38)	41	41%
47XXY	17	100 (83,6 a 97,8)	0,004 (0 a 0,08)	29	52%
47XYY				25	25%
47XXX				27	45%

IC: intervalo de confiança; n: número de casos.

- Aneuploidia materna: um falso-positivo de NIPT pode estar associado a anomalias cromossômicas maternas, incluindo 47,XXX, mosaicismo de síndrome de Turner e mesmo microdeleção 22q11.2
- Câncer materno: células cancerígenas malignas aumentam a liberação de cfDNA por apoptose, levando a falso-positivo no NIPT. Os principais tipos oncológicos encontrados em casos de falso-positivo do NIPT foram linfoma de célula B, leucemia, leiomiossarcoma, adenocarcinoma inespecífico, tumores neuroendócrinos, carcinomas anal e colorretal, carcinoma de ovário e linfoma de Hodgkin (Bianchi *et al.*, 2015)
- Transplante de órgãos: mulheres que receberam transplante de medula ou de órgão de doadores masculinos podem, durante a gestação, ter a determinação do sexo fetal errada pelo NIPT. Não se recomenda o uso do NIPT nessas condições. Em caso de transfusão sanguínea, deve-se esperar pelo menos 4 semanas para coleta do NIPT
- Erros no processamento de amostras: erros humanos na coleta, no armazenamento ou no envio das amostras.

TESTE PRÉ-NATAL NÃO INVASIVO EM SITUAÇÕES ESPECIAIS

Teste pré-natal não invasivo em gestação gemelar

Assim como na gestação única, o NIPT também é o teste de rastreamento com melhor desempenho na gestação gemelar; no entanto, o número de estudos e casuística não são grandes. O teste pode ser aplicado na gestação de dois fetos vivos, mas algumas considerações devem ser feitas. A fração fetal média é menor na gestação gemelar, e as taxas de não obtenção do resultado são maiores. Em gestações dizigóticas, o NIPT não é capaz de identificar o feto alterado diante de um resultado positivo para trissomias. Nesse caso, será necessário correlacionar com os achados ultrassonográficos. Para aconselhamento, a sensibilidade e a taxa de falso-positivos na gestação gemelar são muito semelhantes às da gestação única (Mackie *et al.*, 2017; Palomaki *et al.*, 2021).

Determinação do sexo fetal

A sensibilidade e a especificidade para a determinação do sexo fetal com base no NIPT são de 98,9% e 99,6% respectivamente. O NIPT é um recurso para casais com risco aumentado para condições recessivas ligadas ao X, como distrofia muscular de Duchenne, hemofilia e síndrome do X frágil (Gil *et al.*, 2017).

Microdeleções

O NIPT pode incluir o painel de microdeleções. Nesse caso, o teste é denominado "NIPT ampliado" ou "NIPT estendido". O painel de microdeleção inclui a síndrome da microdeleção 22q11 (síndrome de Di George), microdeleção 4p (síndrome de Wolf-Hirschhorn), síndrome de *cri-du-chat*, síndrome de Angelman e Prader-Willi, essas duas últimas microdeleções do 15q. Por se tratar de condições muito raras, pouco são os estudos que avaliam a acurácia do método na detecção dessas alterações, de modo que a sensibilidade e a especificidade são pouco conhecidas. A chance de o teste positivo ser considerado verdadeiro-positivo (VPP) é baixa. A utilização do painel de microdeleção também aumenta a taxa de falso-positivo do teste, levando a um aumento do número de procedimentos invasivos diagnósticos. O teste confirmatório dessas alterações seria pela técnica do *microarray* (Dondorp *et al.*, 2015). Dentre o painel de microdeleções estudadas, a síndrome Di George apresenta o melhor desempenho, com sensibilidade de 75%, especificidade de 99,8%, VPP de 23,7% e valor preditivo negativo de 99,9% (Dar *et al.*, 2022).

A American Gynecological & Obstetrical Society e a Society for Maternal-Fetal Medicine não recomendam o uso do NIPT ampliado (ACOG Committee on Practice Bulletins–Obstetrics *et al.*, 2020).

Doenças monogênicas e recessivas

O rastreamento de doenças monogênicas pelo NIPT já está disponível e é focado em condições em que a genitora não é carreadora do alelo mutado. O rastreamento inclui algumas doenças autossômicas dominantes nas quais a variante está no alelo paterno, doenças autossômicas dominante *de novo* e condições autossômicas recessivas em que os pais são carreadores de variantes diferentes no gene afetado. Acondroplasia, síndrome de Noonan, osteogênese imperfeita, síndromes que cursam com craniossinostose, síndrome de Rett, distrofia muscular, neurofibromatose tipo 1, fibrose cística e hiperplasia congênita de suprarrenal podem ser rastreadas pelo NIPT. O risco de mutação autossômica dominante nova é de 0,3 a 0,5% entre filhos de genitor ≥ 40 anos. Apesar de esses painéis estarem disponíveis clinicamente, sua eficácia é desconhecida e eles não são recomendados pelas sociedades médicas (Drury *et al.*, 2016).

A International Society of Ultrasound in Obstetrics and Gynecology (ISUOG) alerta que o uso do NIPT como primeira linha no rastreio de anomalias cromossômicas não isenta a necessidade da avaliação morfológica fetal com medida da TN, não sendo necessária a avaliação dos marcadores menores nesse caso. Por outro lado, os procedimentos invasivos continuam a ser importantes, especialmente por seu valor diagnóstico na confirmação de resultados positivos ou inconclusivos do NIPT ou na detecção de malformações sugestivas de doença raras (Bilardo *et al.*, 2023).

CÁLCULO DO RISCO FETAL

O cálculo do risco de uma gestante ter um feto com anomalia cromossômica considera basal o risco estimado pela idade materna e seus antecedentes gestacionais. Além disso, quando multiplicados por uma série de fatores (ou riscos relativos), levando-se em conta idade gestacional, TN, marcadores ultrassonográficos e bioquímicos, determinam o risco final individual para cada paciente.

O programa é normalmente disponibilizado gratuitamente pela FMF a profissionais habilitados. Dentro do programa são preenchidos campos obrigatórios referentes à gestante, ao exame ultrassonográfico e marcadores bioquímicos, quando disponibilizados. Ao final do preenchimento, o programa reproduz um cálculo de risco final discriminado para T21, T18 e T13 (FMF, s.d.).

O aconselhamento sobre o risco leva em conta pontos de corte em termos de frações que devem sempre ser comparados com o risco basal de cada paciente, podendo ser categorizados como risco elevado (> 1:100), risco intermediário (entre 1:100 e 1:1000) e baixo risco (< 1:1.000) (Figura 15.8) (Kagan *et al.*, 2010).

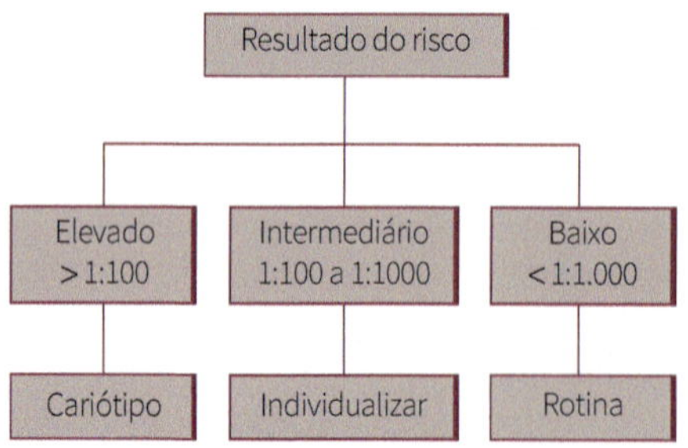

Figura 15.8 Fluxograma que esquematiza como prosseguir a investigação a partir do cálculo de risco da paciente.

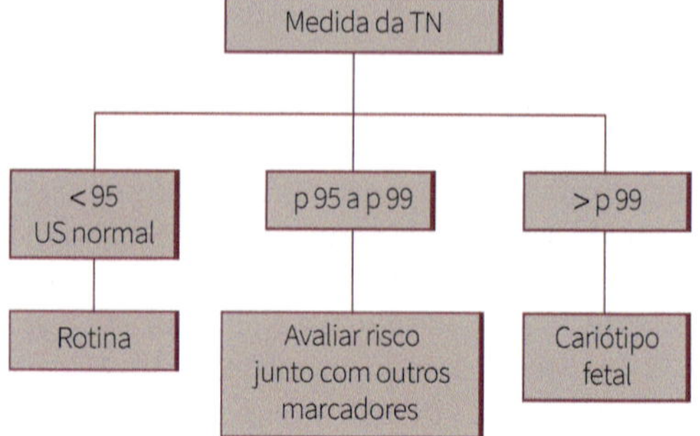

Figura 15.9 Fluxograma que esquematiza como prosseguir a investigação a partir da medida da translucência nucal (TN). US: ultrassonografia.

ACONSELHAMENTO PÓS-TESTE (FRENTE AO RISCO CALCULADO)

Risco elevado

Deve-se indicar estudo do cariótipo fetal para as gestantes que apresentarem risco fetal elevado (p. ex., > 1:100) pela combinação dos marcadores de primeiro trimestre. Essa estratégia se justifica pelo fato de o risco do procedimento invasivo se restringir a uma pequena parcela da população rastreada, em geral 2% das gestantes, em virtude do maior risco de anomalias cromossômicas nesse grupo, além de esse risco se equiparar ao risco inerente ao procedimento invasivo (Kagan *et al.*, 2010).

O aconselhamento deve ser individualizado frente à identificação de malformações estruturais no feto ou quando a medida da TN se apresentar muito elevada, acima do percentil 99 (Kagan *et al.*, 2006).

Quando a TN se encontrar acima do percentil 99 (em geral, acima de 3,5 mm) (Figura 15.9), deve-se oferecer análise de cariótipo fetal independente de outros marcadores, em virtude do aumento importante da chance de cromossomopatias associadas. O risco de aneuploidia aumenta consideravelmente com a medida da TN, apresentando prevalência de 65% quando a TN se apresenta com 6,5 mm ou mais. O estudo do cariótipo fetal também deve ser indicado frente a alterações estruturais maiores identificadas no exame do primeiro trimestre (Kagan *et al.*, 2006).

Risco intermediário

Para as gestantes com risco fetal intermediário sem malformações à ultrassonografia, pode-se oferecer pesquisa de anomalias cromossômicas pelo DNA livre no sangue materno (NIPT) em virtude das altas sensibilidade e especificidade desse teste.

Estudos de custo-efetividade demonstram uma tendência em oferecer o NIPT como estratégia inicial em países de primeiro mundo – ou seja, oferecer o NIPT para a população geral antes do rastreamento ultrassonográfico. No entanto, em virtude do custo ainda elevado na maioria do países, a estratégia de escolha é oferecer o NIPT ao grupo de risco intermediário pelo rastreamento combinado, também chamado "rastreamento contingente" (Holzer *et al.*, 2019).

Nos casos de risco intermediário em que a medida da TN se encontra aumentada, porém abaixo do percentil 99 (< 3,5 mm), é importante a avaliação em conjunto com outros marcadores menores, avaliando o risco individual da paciente. É importante tranquilizar o casal quanto à maior chance de resultado normal do cariótipo fetal nesses casos. A chance de o recém-nascido nascer sem malformação grave é de 97% quando a TN encontra-se abaixo do percentil 95, e de 93% quando a TN está entre os percentis 95 e 99%. Para esses casos, é importante a avaliação ainda mais cautelosa de prega nucal e do coração fetal no acompanhamento ultrassonográfico (Holzer *et al.*, 2019).

Risco baixo

Para as gestantes de baixo risco, indica-se seguimento ultrassonográfico de rotina. Esse grupo representa a maioria da população (85%). Deve-se orientar que, apesar do risco baixo risco para anomalias cromossômicas, existe um risco pequeno de falso-negativo do rastreamento, principalmente se alguma alteração estrutural for observada nos exames subsequentes. É de grande importância a realização da ultrassonografia morfológica do segundo trimestre (Kagan *et al.*, 2010).

Translucência nucal aumentada com cariótipo normal

O resultado de cariótipo normal associado à TN aumentada requer algumas considerações pela possibilidade de o feto apresentar alteração genética ou cromossômica submicroscópica potencialmente patológica nesses casos.

A análise de cariótipo fetal convencional por banda G pode não identificar alterações cromossômicas submicroscópicas, as quais podem ser identificadas por meio de hibridização genômica comparativa baseada em microarranjos (CGH-*array*), que pode detectar 3,6% de alterações gênicas adicionais quando o cariótipo é normal (Hillman *et al.*, 2013).

Estudos recentes e sociedades internacionais defendem que fetos com TN acima do percentil 95 ou acima de 3,5 mm devem ser submetidos à análise de cariótipo convencional e os casais devem ser aconselhados sobre o CGH-*array* (II-2E) (Hillman *et al.*, 2013).

Também existe aumento de risco de defeitos cardíacos, e deve-se sugerir ecocardiograma fetal para esses fetos entre 20 e 22 semanas, principalmente em gestações com TN de 3,5 mm ou mais. Caso haja resolução completa do edema de nuca no segundo trimestre do achado e nenhum outro achado anormal for identificado, deve-se informar os pais de que a chance de terem uma criança com alguma anormalidade ou alteração de neurodesenvolvimento é a mesma da população geral (Bakker *et al.*, 2014).

CONSIDERAÇÕES FINAIS

Os testes de rastreamento permitem tranquilizar as pacientes quando os resultados são normais, identificar doenças para as quais o tratamento pré-natal pode trazer benefícios, otimizar os resultados neonatais, garantindo o local apropriado para o parto e cuidados dos recém-nascidos afetados, além de permitirem a oportunidade de interrupção da gravidez em determinadas situações ou nos países em que essa opção é possível (Salomon *et al.*, 2013).

As principais sociedades nacionais e internacionais estabelecem que cada paciente deve ser aconselhada durante a gravidez sobre todas as opções de testes de rastreio para anomalias cromossômicas fetais. É importante que os profissionais envolvidos estejam preparados para discutir não só o risco de anomalias cromossômicas fetais, mas também benefícios e limitações relativos dos testes de rastreio e diagnóstico disponíveis (Salomon *et al.*, 2019).

O teste para anomalias cromossômicas deve ser uma escolha informada do paciente, feita com base em informações adequadas e precisas, contexto clínico do paciente, recursos de saúde acessíveis, valores, interesses e objetivos. Todos os pacientes devem receber testes de triagem e diagnóstico, e todos os pacientes têm o direito de aceitar ou recusar o teste após aconselhamento. O aconselhamento deve ser esclarecedor e individualizado para cada paciente para o auxílio na tomada de decisões, muitas vezes complexas (American College of Obstetricians and Gynecologists' Committee on Practice Bulletins—Obstetrics *et al.*, 2020).

REFERÊNCIAS BIBLIOGRÁFICAS

AMERICAN COLLEGE OF OBSTETRICIANS AND GYNECOLOGISTS' COMMITTEE ON PRACTICE BULLETINS - OBSTETRICS; COMMITTEE ON GENETICS; SOCIETY FOR MATERNAL-FETAL MEDICINE. Screening for fetal chromosomal abnormalities: ACOG Practice Bulletin, Number 226. *Obstetrics and Gynecology*, v. 136, n. 4, p. e48-e69, 2020.

AVGIDOU, K. *et al.* Prospective first-trimester screening for trisomy 21 in 30,564 pregnancies. *American Journal of Obstetrics and Gynecology*, v. 192, n. 6, p. 1761-1767, 2005.

BAKKER, M.; PAJKRT, E.; BILARDO, C. M. Increased nuchal translucency with normal karyotype and anomaly scan: What next? *Best Practice and Research Clinical Obstetrics and Gynaecology*, v. 28, n. 3, p. 355-366, 2014.

BECKING, E. C. *et al.* Association between low fetal fraction in cell-free DNA screening and fetal chromosomal aberrations: A systematic review and meta-analysis. *Prenatal Diagnosis*, v. 43, n. 7, p. 838-853, 2023.

BIANCHI, D. W. *et al.* Noninvasive prenatal testing and incidental detection of occult maternal malignancies. *Journal of the American Medical Association*, v. 314, n. 2, p. 162-169, 2015.

BILARDO, C.M. *et al.* ISUOG Practice Guidelines (updated): performance of 11–14-week. ultrasound scan. *Ultrasound in Obstetrics and Gynecology*, v. 61, p. 127-143, 2023.

BINDRA, R. *et al.* One-stop clinic for assessment of risk for trisomy 21 at 11-14 weeks: a prospective study of 15,030 pregnancies. *Ultrasound in Obstetrics and Gynecology*, v. 20, n. 3, p. 219-225, 2002.

BURNS, W. *et al.* The association between anticoagulation therapy, maternal characteristics, and a failed cfDNA test due to a low fetal fraction. *Prenatal Diagnosis*, v. 37, n. 11, p. 1125-1129, 2017.

CANICK, J. A. *et al.* The impact of maternal plasma DNA fetal fraction on next generation sequencing tests for common fetal aneuploidies. *Prenatal Diagnosis*, v. 33, n. 7, p. 667-674, 2013.

CHAN, K. C. *et al.* Size distributions of maternal and fetal DNA in maternal plasma. *Clinical Chemistry*, v. 50, n. 1, p. 88-92, 2004.

DAR, P. *et al.* Cell-free DNA screening for prenatal detection of 22q11.2 deletion syndrome. *American Journal of Obstetrics and Gynecology*, v. 227, n. 1, p. 79.e1-11, 2022.

DATASUS - DEPARTAMENTO DE INFORMAÇÃO E INFORMÁTICA DO SISTEMA ÚNICO DE SAÚDE. Nascidos vivos - Brasil. Disponível em: <http://tabnet.datasus.gov.br/cgi/tabcgi.exe?sinasc/cnv/nvuf.def>.

DONDORP, W. *et al.*; EUROPEAN SOCIETY OF HUMAN GENETICS; AMERICAN SOCIETY OF HUMAN GENETICS. Non-invasive prenatal testing for aneuploidy and beyond: challenges of responsible innovation in prenatal screening. *European Journal of Human Genetics*, v. 23, n. 11, p. 1438-1450, 2015.

DRURY, S. *et al.* Implementing non-invasive prenatal diagnosis (NIPD) in a national health service laboratory; from dominant to recessive disorders. *Advances in Experimental Medicine and Biology*, v. 924, p. 71-77, 2016.

DUNGAN, J. S. *et al.*; ACMG BOARD OF DIRECTORS. Noninvasive prenatal screening (NIPS) for fetal chromosome abnormalities in a general-risk population: An evidence-based clinical guideline of the American College of Medical Genetics and Genomics (ACMG). *Genetics in Medicine*, v. 25, n. 2, p. 100336, 2023.

FMF - THE FETAL MEDICINE FOUNDATION. Disponível em: <https://fetalmedicine.org/>.

GIL, M. M. *et al.* Analysis of cell-free DNA in maternal blood in screening for aneuploidies: updated meta-analysis. *Ultrasound in Obstetrics and Gynecology*, v. 50, n. 3, p. 302-314, 2017.

HAGHIAC, M. *et al.* Increased death of adipose cells, a path to release cell-free DNA into systemic circulation of obese women. *Obesity (Silver Spring)*, v. 20, n. 11, p. 2213-2219, 2012.

HASSOLD, T.; HALL, H.; HUNT, P. The origin of human aneuploidy: where we have been, where we are going. *Human Molecular Genetics*, v. 16, n. spec 2, p. R203-R208, 2007.

HILLMAN, S. C. *et al.* Use of prenatal chromosomal microarray: prospective cohort study and systematic review and meta-analysis. *Ultrasound in Obstetrics and Gynecology*, v. 41, n. 6, p. 610-620, 2013.

HOLZER, I. *et al.* Value of increased nuchal translucency in the era of noninvasive prenatal testing with cell-free DNA. *International Journal of Gynaecology and Obstetrics*, v. 145, n. 3, p. 319-323, 2019.

JACKSON, M. *et al.* The genetic basis of disease. *Essays in Biochemistry*, v. 62, n. 5, p. 643-723, 2018.

KAGAN, K. O. *et al.* Fetal nasal bone in screening for trisomies 21, 18 and 13 and Turner syndrome at 11-13 weeks of gestation. *Ultrasound in Obstetrics and Gynecology*, v. 33, n. 3, p. 259-264, 2009a.

KAGAN, K. O. *et al.* Relation between increased fetal nuchal translucency thickness and chromosomal defects. *Obstetrics and Gynecology*, v. 107, n. 1, p. 6-10, 2006.

KAGAN, K. O. *et al.* Tricuspid regurgitation in screening for trisomies 21, 18 and 13 and Turner syndrome at 11+0 to 13+6 weeks of gestation. *Ultrasound in Obstetrics and Gynecology*, v. 33, n. 1, p. 18-22, 2009b.

KAGAN, K. O. *et al.* Two-stage first-trimester screening for trisomy 21 by ultrasound assessment and biochemical testing. *Ultrasound in Obstetrics and Gynecology*, v. 36, n. 5, p. 542-547, 2010.

LEE, T. J. *et al.* Cell-free fetal DNA testing in singleton IVF conceptions. *Human Reproduction*, v. 33, n. 4, p. 572-578, 2018.

LO, Y. M. *et al.* Presence of fetal DNA in maternal plasma and serum. *Lancet*, v. 350, n. 9076, p. 485-487, 1997.

MACKIE, F. L. *et al.* The accuracy of cell-free fetal DNA-based non-invasive prenatal testing in singleton pregnancies: a systematic review and bivariate meta-analysis. *British Journal of Obstetrics and Gynaecology*, v. 124, n. 1, p. 32-46, 2017.

MAIZ, N. *et al.* Ductus venosus Doppler in screening for trisomies 21, 18 and 13 and Turner syndrome at 11-13 weeks of gestation. *Ultrasound in Obstetrics and Gynecology*, v. 33, n. 5, p. 512-517, 2009.

MCFEELY, R. A. Chromosome abnormalities. *The Veterinary Clinics of North America. Food Animal Practice*, v. 9, n. 1, p. 11-22, 1993.

MINNELLA, G. P. *et al.* Diagnosis of major heart defects by routine first-trimester ultrasound examination: association with increased nuchal translucency, tricuspid regurgitation and abnormal flow in ductus venosus. *Ultrasound in Obstetrics and Gynecology*, v. 55, n. 5, p. 637-644, 2020.

NICOLAIDES, K. H. *et al.* Fetal nuchal translucency: ultrasound screening for chromosomal defects in first trimester of pregnancy. *British Medical Journal*, v. 304, n. 6831, p. 867-869, 1992.

NICOLAIDES, K. H. *et al.* Prenatal detection of fetal triploidy from cell-free DNA testing in maternal blood. *Fetal Diagnosis and Therapy*, v. 35, n. 3, p. 212-217, 2014.

NORTON, M. E.; JELLIFFE-PAWLOWSKI, L. L.; CURRIER, R. J. Chromosome abnormalities detected by current prenatal screening and noninvasive prenatal testing. *Obstetrics and Gynecololy*, v. 124, n. 5, p. 979-986, 2014.

NORWITZ, E. R.*et al.* Validation of a single-nucleotide polymorphism-based non-invasive prenatal test in twin gestations: determination of zygosity, individual fetal sex, and fetal aneuploidy. *Journal of Clinical Medicine*, v. 8, n. 7, p. 937, 2019.

PALOMAKI, G. E. *et al.* Circulating cell free DNA testing: are some test failures informative? *Prenatal Diagnosis*, v. 35, n. 3, p. 289-293, 2015.

PALOMAKI, G. E. *et al.* International Society for Prenatal Diagnosis Position Statement: cell free (cf)DNA screening for Down syndrome in multiple pregnancies. *Prenatal Diagnosis*, v. 41, n. 10, p. 1222-1232, 2021.

PÖS, O.; BUDIŠ, J.; SZEMES, T. Recent trends in prenatal genetic screening and testing. *F1000Research*, v. 8, p. F1000 Faculty Rev-764, 2019.

PRACTICE BULLETIN No. 163: Screening for Fetal Aneuploidy. *Obstetrics and Gynecology*, v. 127, n. 5, p. e123-e137, 2016.

RESTA, R. G. Changing demographics of advanced maternal age (AMA) and the impact on the predicted incidence of Down syndrome in the United States: Implications for prenatal screening and genetic counseling. *American Journal of Medical Genetics. Part A*, v. 133A, n. 1, p. 31-36, 2005.

SALOMON, L. J. *et al.* ISUOG practice guidelines: performance of first-trimester fetal ultrasound scan. *Ultrasound in Obstetrics and Gynecology*, v. 41, n. 1, p. 102-113, 2013.

SALOMON, L. J. *et al.* Risk of miscarriage following amniocentesis or chorionic villus sampling: systematic review of literature and updated meta-analysis. *Ultrasound in Obstetrics and Gynecology*, v. 54, n. 4, p. 442-451, 2019.

SAVOIA, F. *et al.* The diagnostic performance of the ductus venosus for the detection of cardiac defects in the first trimester: a systematic review and diagnostic test accuracy meta-analysis. *Archives of Gynecology and Obstetrics*, v. 308, n. 2, p. 435-451, 2023.

SNIJDERS, R. J. *et al.* UK multicentre project on assessment of risk of trisomy 21 by maternal age and fetal nuchal-translucency thickness at 10-14 weeks of gestation. Fetal Medicine Foundation First Trimester Screening Group. *Lancet*, v. 352, n. 9125, p. 343-346, 1998.

SPARKS, A. B. *et al.* Selective analysis of cell-free DNA in maternal blood for evaluation of fetal trisomy. *Prenatal Diagnosis*, v. 32, n. 1, p. 3-9, 2012.

SPENCER, K. *et al.* A screening program for trisomy 21 at 10-14 weeks using fetal nuchal translucency, maternal serum free beta-human chorionic gonadotropin and pregnancy-associated plasma protein-A. *Ultrasound in Obstetrics and Gynecology*, v. 13, n. 4, p. 231-237, 1999.

WALD, N. J. *et al.* Maternal serum screening for Down's syndrome in early pregnancy. *British Medical Journal*, v. 297, n. 6653, p. 883-887, 1988.

WANG, E. *et al.* Gestational age and maternal weight effects on fetal cell-free DNA in maternal plasma. *Prenatal Diagnosis*, v. 33, n. 7, p. 662-666, 2013.

WILSON, K. L. *et al.* NSGC practice guideline: prenatal screening and diagnostic testing options for chromosome aneuploidy. *Journal of Genetic Counseling*, v. 22, n. 1, p. 4-15, 2013.

WRIGHT, D. *et al.* A mixture model of nuchal translucency thickness in screening for chromosomal defects. *Ultrasound in Obstetrics and Gynecology*, v. 31, n. 4, p. 376-383, 2008.

CAPÍTULO 16

Introdução do Parceiro na Assistência Pré-Natal

Geraldo Duarte • Suzi Volpato • Alessandra Cristina Marcolin • Elaine Christine Dantas Moisés • Silvana Maria Quintana

INTRODUÇÃO

Sob vários aspectos, a inclusão do parceiro no cenário da assistência pré-natal traz em seu contexto significativos avanços que impactam positivamente a saúde do homem, da mulher e a saúde perinatal. Com todo esse potencial de benesses, seria de se esperar que a atenção pré-natal estendida ao parceiro fosse aceita naturalmente no cenário da consulta pré-natal ou nos grupos de gestantes que ocorrem nos serviços públicos de saúde, mas ainda há algumas dificuldades na sua implantação de forma ampliada. Sempre escudado na premissa de que o parceiro não quer participar do pré-natal da companheira, sua presença é frequentemente desconsiderada na maioria dos cenários (Duarte, 2007).

O pré-natal do parceiro (PNP) de forma sistematizada teve origem no Hospital das Clínicas da Faculdade de Medicina de Ribeirão Preto da Universidade de São Paulo (FMRP-USP) em 2005, atendendo os parceiros de gestantes oriundas do Sistema Único de Saúde (SUS). Nessa época, já foi possível verificar aspectos importantes sobre o que esses parceiros pensavam acerca de sua presença durante a consulta pré-natal. Uma parte deles afirmou que não se interessam em continuar participando do programa, mas outra parte significativa (chegando a 94% entre parceiros de gestantes de alto risco) gostaria de participar. Praticamente todos os parceiros tinham uma ideia clara da importância dessa estratégia, mas também sabiam da resistência dos serviços de pré-natal em aceitá-los na consulta. Curiosa também foi a observação dos motivos norteadores do citado "desinteresse", liderados pelo receio de não serem bem acolhidos pela equipe de saúde, receio em não entender o que seria orientado, medo de participar no momento do parto e não conseguir abonar a sua falta no serviço (Duarte, 2007).

Pesquisa desenvolvida por Alves (2017) confirmou que o PNP possibilitou diagnósticos precoces de hipertensão arterial, alterações do metabolismo lipídico e do metabolismo glicídico em número expressivo dos parceiros, propiciando o tratamento precoce. Paralelamente, observou que as taxas de aprovação dos parceiros em participarem das consultas de pré-natal foram elevadas, bem como o grau de satisfação das gestantes-parturientes-puérperas com a presença de seus parceiros durante o pré-natal, que foi próximo de 90%. O principal argumento citado para justificar o grau de satisfação foram as oportunidades que seus parceiros tiveram tanto para o diagnóstico precoce de doenças sistêmicas quanto de se informarem de forma adequada sobre gravidez, parto e puerpério.

Infelizmente, grande parte dos profissionais da equipe de saúde que são ligados à saúde obstétrica no SUS (do pré-natal ao puerpério) ainda desconhece que considerar o parceiro como parte ativa do processo de atenção pré-natal traz excelentes resultados na adesão da grávida ao pré-natal e às orientações dele emanadas (Duarte, 2007). Além disso, o reconhecimento da parceria pela equipe de saúde reforça laços e compromissos da gestante e de seu parceiro, cujos resultados impactam de maneira positiva a saúde mental, a redução do uso de álcool e a melhoria dos padrões de saúde perinatal (Fábio, 2015; Berthelot *et al.*, 2024; Petersen Williams *et al.*, 2024).

Considerando o impacto da inclusão do parceiro na atenção pré-natal sobre as taxas de diagnóstico de infecções sexualmente transmitidas (IST) e da saúde perinatal, foi realizada importante pesquisa entre gestantes e recém-nascidos do SUS na cidade de Ribeirão Preto, SP. Mais uma vez, a estratégia demonstrou todo o seu potencial de melhorar tanto o diagnóstico das IST nesses parceiros quanto a redução da transmissão vertical dessas infecções (Fábio, 2015).

Apesar de não existir um grande número de contribuições científicas ao PNP na literatura indexada, nos últimos anos, tem sido observado um movimento promissor nesse sentido, apesar de sua timidez (Levtov *et al.*, 2015; Wood *et al.*, 2024). Do ponto de vista prático, nota-se que esse movimento é mais visível em países asiáticos e africanos (Bich *et al.*, 2016; Tancred *et al.*, 2016; Chattopadhyay e Govil, 2021; Yehualashet *et al.*, 2024).

SAÚDE DO HOMEM

De forma objetiva, o homem procura o sistema de saúde em situações de urgência/emergência e/ou por insistência de suas parceiras. Associados aos aspectos culturais, os estereótipos de gênero, predominando secularmente em nossa cultura patriarcal, potencializam práticas baseadas em crenças e valores do que é ser masculino (Brasil, 2016). Por sua vez, a doença é considerada um sinal de fragilidade e, de forma geral, os homens resistem em reconhecê-la como inerente à sua própria condição biológica. A participação da parceria na estratégia do PNP seria uma oportunidade ímpar de trazer o parceiro para o cuidado de sua saúde (Duarte, 2007; Alves, 2017; Brasil, 2013; 2023).

O QUE É O PRÉ-NATAL DO PARCEIRO?

Após refletir sobre a melhor forma de denominar uma estratégia de saúde que acolhe, inclui e cuida do parceiro durante o pré-natal sob vários aspectos, sejam comportamentais ou de saúde orgânica, trazendo também claros benefícios perinatais, concluiu-se que "pré-natal do parceiro" seria uma terminologia adequada para a estratégia (Duarte, 2007). Essa designação foi adotada também pelo Ministério da Saúde (Brasil, 2013; 2023).

Desde o desenvolvimento conceitual inicial do PNP, considerou-se que, para obter o máximo de seus benefícios, seria necessário desenvolvê-lo com seus três componentes fundamentais, independentemente de raça, cor, origem ou classe social (Duarte, 2007). São eles:

- Humanístico e de afeto
- Saúde do casal
- Saúde perinatal.

No contexto da atenção à saúde do homem, o PNP propicia seus benefícios a todos os homens relacionados direta ou indiretamente ao processo reprodutivo e à paternalidade, sejam pais biológicos ou não, cisgêneros ou transgêneros, gays, bissexuais ou heterossexuais, que se colocam ao lado de uma pessoa que gesta (que pode ser tanto uma mulher cisgênero como homem transgênero), apoiando e cumprindo sua função de parceiro no exercício real da paternagem. Também é necessário entender e reconhecer a diversidade de arranjos familiares e configurações de gênero diversas e plurais, que incluem casais heterossexuais, casais homossexuais e até as famílias monoparentais, todas legitimadas pela sociedade e reconhecidas oficialmente (Brasil, 2023). Mesmo sendo uma pequena fração dos casais em nosso país, as famílias de conformações diferentes de homem/mulher precisam ser vistas e respeitadas em todos os cenários de cuidado da gestante, da puérpera, do neonato e da parceria de vida.

IMPORTÂNCIA DOS COMPONENTES DO PRÉ-NATAL DO PARCEIRO

Desde o início da prática do PNP no Hospital das Clínicas da FMRP-USP utilizando seus três componentes, os resultados demonstraram seu potencial para reduzir as taxas de transmissão vertical das IST e de violência doméstica (Duarte, 2007). Por diversos motivos, sendo o principal deles o desconhecimento, o PNP enfrenta dificuldades para sua implantação em outras comunidades. Dificuldades que foram desde a não aceitação da estratégia até a sua fragmentação. Infelizmente, é comum considerar que determinado serviço, equivocadamente, considere que tenha adotado a estratégia do PNP porque fazem a triagem das IST entre os parceiros. Igualmente, alguns serviços imaginam que adotaram o PNP ao permitirem a presença do parceiro na sala durante a consulta pré-natal. Deve ser lembrado que essas iniciativas são importantes, mas não significam o PNP em sua plenitude. Espera-se que os serviços que fragmentaram o PNP, ao constatarem que a estratégia tem muito mais potencial de benefícios quando exercida na sua totalidade, optem por adotá-la em sua integralidade (Duarte *et al.*, 2018).

Os três componentes conceituais do PNP possuem características dinâmicas e de entrelaçamento indivisível, partilham seus deveres no cumprimento das promessas inseridas em seus contextos específicos. Além disso, conseguem potencializar os benefícios auferidos em cada um dos componentes separadamente, em uma mescla de preocupações com a saúde da família, em última análise. Não há, portanto, um "divisor de águas" entre eles, apenas objetivos diferentes em seus contextos, facilitando pedagogicamente explicar os seus papéis (Duarte *et al.*, 2018).

Considerando o componente humanístico e de afeto, verifica-se sua importante função de humanizar a relação por meio do ensino ao parceiro do processo gestacional, do parto e do puerpério. Sem dúvida, o componente humanístico presente nessa estratégia potencializa os benefícios de todas as formas de cuidado. O sentimento da "maternagem" precisa ser estendido e complementado pela "paternagem". Paralelamente, o parceiro irá sentir-se mais preparado para se fazer presente no momento do parto, em melhores condições de auxiliar sua companheira durante o trabalho de parto e parto e no puerpério (principalmente na amamentação) (Duarte, 2007). Apesar de serem variáveis importantes, a participação do parceiro na tomada de decisões referentes ao processo reprodutivo ainda é baixa, talvez reflexo da passividade do passado (Levtov *et al.*, 2015). Além dos aspectos obstétricos, a presença do parceiro poderia evitar mais uma oportunidade perdida de estreitar laços de afeto e reduzir o estresse, reduzindo a violência e melhorando objetivamente a saúde emocional do casal (Ludermir *et al.*, 2010; Steen *et al.*, 2012; Alvarenga *et al.*, 2024). Sabe-se também que a transição para a paternidade tem uma trajetória mais tranquila se iniciada no período pré-natal (Silva *et al.*, 2021).

Sob a expectativa do componente da saúde do casal na estratégia do PNP, verifica-se nítida melhora das taxas de diagnóstico precoce das IST no parceiro, permitindo seu tratamento antes que a gestante se infecte. Também é importante o diagnóstico precoce da hipertensão arterial (Lovibond *et al.*, 2011; Fábio, 2015), da dislipidemia e de alterações do metabolismo glicídico (Mortaz *et al.*, 2012; Alves, 2017). Benefícios objetivos também são esperados em casais cujos parceiros apoiam objetivamente suas parceiras no tocante à redução dos processos depressivos durante a gravidez (Tohotoa *et al.*, 2012; Gawlik *et al.*, 2014). Tem sido demonstrado que a participação do parceiro nas visitas pré-natais relaciona-se com redução da frequência de depressão materna e paterna relacionadas à gravidez e ao puerpério (Field *et al.*, 2006; Walsh e Garfield, 2024), além de menores taxas de alcoolismo. Portanto, buscar os fatores que reduzem as taxas de depressão tanto na gestante quanto no parceiro deve fazer parte de nossas preocupações que começam no pré-natal.

Sobre a saúde perinatal, as informações existentes na literatura permitem concluir que a inclusão do parceiro na assistência pré-natal associa-se com a redução das taxas de prematuridade, baixo peso ao nascer e restrição de crescimento (Fábio, 2015). Extrapolando esses dados para a esfera administrativa, eles parecem traduzir benefício global para o sistema de saúde. Segundo os resultados de McQueen *et al.* (2015), alguns dos benefícios vão além do período gestacional, demonstrando-se que o sucesso da amamentação é diretamente ligado à atenção e ao apoio do parceiro. Sem dúvida, por ser um processo de aprendizado longo, o sucesso da amamentação será mais assertivo se o seu ensino for iniciado durante o pré-natal (Bich *et al.*, 2016). Contextos sociais inadequados, incluindo a não aceitação da gravidez pelo parceiro e a falta de seu apoio, também podem influenciar negativamente as taxas de adesão ao pré-natal e de prematuridade, em decorrência da insegurança e do estresse materno (Dole *et al.*, 2003).

Se houver o entendimento de que a presença do parceiro na consulta pré-natal de sua companheira é indicada e desejável, deveremos atentar para que esse parceiro não seja prejudicado em seu trabalho, criando mecanismos para eventual abono de falta no serviço (Duarte, 2007; Brasil, 2013).

ESTRATÉGIAS PARA IMPLANTAÇÃO DO PRÉ-NATAL DO PARCEIRO E BENEFÍCIOS ESPERADOS

Com as premissas descritas previamente, fica fácil deduzir que, para incluir o parceiro na assistência pré-natal, deve-se, primeiramente, convencer a comunidade de sua conveniência e importância e, na sequência, priorizar em que se deve investir inicialmente. Para a implantação do PNP, deverão ser avaliadas as especificidades das várias comunidades que decidem adotar essa ação em saúde. São várias as estratégias utilizadas, a exemplo da que foi utilizada no Hospital das Clínicas da FMRP-USP, que decidiu abrir um prontuário para o parceiro, dando-lhe individualidade, autonomia e acesso. Os benefícios agregados com a inclusão do parceiro na assistência pré-natal, benefícios maternos, paternos e perinatais estão demonstrados na Tabela 16.1.

Partindo do princípio que, de modo geral, o homem brasileiro chega ao sistema de saúde em casos de urgência/emergência ou estimulado pela parceira (Duarte *et al.* 2018), isso é traduzido, na prática, por baixa adesão aos programas preventivos oficiais de saúde, apesar dos esforços do Plano Nacional de Saúde do Homem (Brasil, 2013; 2016). Nesse contexto, utilizar o argumento da paternidade saudável para sensibilizá-lo sobre os efeitos benéficos do diagnóstico e controle precoces de uma série de doenças, evitando agravos futuros de sua saúde, da sua parceira e do seu filho, parece ser uma excelente estratégia (Duarte, 2007). Uma boa opção é perguntar à gestante qual seria a melhor forma de acessar e convidar o seu parceiro: se por carta, mensagem eletrônica ou por meio da própria gestante (Yende *et al.*, 2017). Portanto, o PNP é uma opção lógica e factível para ser efetivada no SUS, congregando os vários Programas Nacionais de Saúde, como o Pré-Natal na Atenção Básica (Brasil, 2012) e Saúde do Homem (Brasil, 2023). O apoio da Federação Brasileira das Associações de Ginecologia e Obstetrícia (Febrasgo) para a estratégia do PNP é fundamental, pois os tocoginecologistas são responsáveis pela maior parte da assistência pré-natal no país.

No tocante à parte técnica da inclusão do parceiro na assistência pré-natal visando melhorar todos os parâmetros que compõem o PNP, as primeiras dificuldades divisam a inclusão de mais custos à diversidade de recursos necessários e dirigidos a esse cuidado, entendidos como cronicamente insuficientes para atender à demanda das próprias gestantes, realidade no Brasil e em outros países (Medley *et al.*, 2004; Duarte *et al.*, 2018). Nesse ponto, torna-se necessária uma reflexão ampliada sobre o tema, pois o simples fato de ensinar ao parceiro o que a gestante aprende na consulta ou nas reuniões de gestantes potencialmente aufere todos os benefícios contextuais do componente de humanização e do afeto. Dentro desse domínio, observa-se maior apoio do parceiro no pré-natal, reforço na adesão das orientações médicas, maior segurança no parto, maior apoio no puerpério, maior adesão às orientações anticonceptivas visando ao controle para as próximas gestações, menores taxas de depressão materna/paterna e menores taxas de violência doméstica (Moraes *et al.*, 2017; Maken *et al.*, 2018; Chattopadhyay e Govil, 2021). Teoricamente, o custo para implantar essa fase da intervenção é baixo, mas a equipe precisa estar treinada e comprometida com o princípio dessa intervenção (Fábio, 2015).

Desde que haja entendimento e disponibilidade empática de todos os integrantes da equipe de saúde que apresentam interface na assistência pré-natal, a qual apresenta conformação diferente de uma comunidade para outra (medicina, enfermagem, fisioterapia, assistência social, psicologia e nutrição), para incorporação dessa nova modalidade de cuidado pré-natal ampliado, estará criado o ambiente para o envolvimento político da medida. Como já mencionado anteriormente, as premissas aqui descritas mostram que, para incluir o parceiro na assistência pré-natal, é preciso convencer a comunidade de sua conveniência e importância e priorizar os investimentos iniciais (Duarte *et al.*, 2018). Não se pode esquecer que qualquer ato médico inovador precisa, além de mostrar sua importância para a coletividade, convencer de forma objetiva as autoridades administrativas da saúde de nosso país. O apoio político para a iniciativa do PNP é importante passo para sua implantação de forma ampliada e para o seu sucesso (Duarte, 2007). Para essa primeira parte da estratégia, referente apenas à presença do parceiro na consulta pré-natal da gestante, não haverá ônus para o sistema de saúde, pois se imagina que o parceiro utilizará os mesmos recursos de orientação previstos para a assistência pré-natal regular (Brasil, 2012). Sem custos, essa parte da intervenção com o parceiro é sempre bem-vinda politicamente.

Considerando a parte técnica do PNP visando melhorar a saúde orgânica do casal, será necessário ampliar o investimento em alguns exames laboratoriais. Entre as doenças passíveis de controle e/ou tratamento na faixa etária desses pais, as que apresentam as melhores razões de custo/benefício são *diabetes mellitus*, dislipidemias, infecção pelo vírus da imunodeficiência humana (HIV), sífilis e as hepatites pelos vírus B e C (Duarte, 2007; Laurentino *et al.*, 2024). Para o diagnóstico da hipertensão

Tabela 16.1 Benefícios esperados com a inclusão do parceiro no pré-natal.

Benefícios maternos	Benefícios paternos	Benefícios perinatais
Maior apoio no pré-natal	Diagnóstico precoce de hipertensão arterial	Aumento das taxas de amamentação
Reforço na adesão das orientações médicas	Diagnóstico precoce da sífilis e infecções pelos vírus das hepatites B e C e da imunodeficiência humana	Redução das taxas de transmissão vertical da sífilis e infecções pelos vírus da imunodeficiência humana, hepatites B e C
Maior segurança no parto	Diagnóstico precoce de dislipidemia	Redução das taxas de prematuridade
Maior apoio no puerpério	Diagnóstico precoce de *diabetes mellitus*	Redução das taxas de recém-nascido de baixo peso
Maior adesão às orientações anticonceptivas visando às próximas gestações	Aumento das taxas de paternagem responsável	Redução das taxas de restrição de crescimento intraútero
Menores taxas de violência doméstica	Menores taxas de violência doméstica	Redução das taxas de delinquência juvenil*
Menores taxas de depressão e uso de drogas lícitas e ilícitas	Menores taxas de depressão e uso de drogas lícitas e ilícitas	Maior inclusão social e melhor rendimento escolar*
Redução da mortalidade materna*		

**Nota*: A maioria dos benefícios para a família citados nesta tabela já foi comprovada, restando a confirmação daqueles sinalizados com asteriscos, respostas que demandarão tempo maior de seguimento dessas crianças de forma sistematizada.

arterial, não há necessidade de investimento, visto que pode ser utilizado o mesmo esfigmomanômetro utilizado para aferir a pressão arterial da gestante.

Nesse panorama de custos e benefícios, o diagnóstico de algumas das IST do parceiro, a dislipidemia, alterações do metabolismo glicídico e diagnóstico precoce da hipertensão arterial apresentam prioridade ímpar. Vale destacar a necessidade de estabelecer fluxo de atendimento dos parceiros diagnosticados com alguma dessas doenças. Eles deverão ser encaminhados para as clínicas especializadas de seguimento, tratamento e controle de suas doenças (Campbell e Chen, 2010; Fábio, 2015; Brasil, 2023).

Uma das principais fragilidades da saúde pública no controle das IST em gestantes é a notificação do parceiro (Brasil, 2022). Apesar dos avanços utilizando os meios digitais para notificação da parceria sexual de forma geral, o contato e a orientação face a face com esta parceria ainda são considerados a forma ideal (Woodward *et al.*, 2024). No pré-natal, os problemas surgem com a notificação do parceiro e continuam na tentativa de convencê-lo da necessidade diagnóstica e de adesão ao tratamento. A notificação compulsória do parceiro de mulheres não grávidas é mais praticada nos países desenvolvidos, mas os resultados demonstram efetividade que não alcança padrões de excelência (Hogben *et al.*, 2004). Na maioria dos países em desenvolvimento, a notificação do parceiro tem se mostrado intervenção de elevado risco, trazendo em seu contexto problemas tão graves quanto a própria doença que se quer controlar (Ferreira *et al.*, 2013; Duarte *et al.*, 2018). As tentativas de alguns países que quiseram instituir essa notificação ao parceiro recuaram após verem que não resultaram em aumento da adesão e que as gestantes se afastavam do cuidado médico em decorrência da pressão e medo de seus parceiros. Não existe nenhum país no mundo onde esse tópico esteja resolvido de forma que possa ser considerado totalmente adequado. No Brasil, esse tema é abordado constantemente em congressos e simpósios de ginecologia e obstetrícia, doenças infecciosas, IST e de prevenção, além das inúmeras reuniões técnicas do Ministério da Saúde para tratar desse tema, sem nenhuma conclusão que seja ética, consensual e aplicável sem restrições. Com todos esses problemas já confirmados com a notificação do parceiro de mulheres não grávidas, não se espera que seja diferente para mulheres grávidas. Entretanto, a gravidez é uma situação que demanda intervenções objetivas do controle das IST, visto que o espectro da transmissão vertical está sempre presente e não há tempo nem espaço para falhas na administração dessa situação.

Como visto, convocar um parceiro para aconselhamento e oferta de diagnóstico e tratamento é um tema que ainda está longe da convergência entre os profissionais da área de saúde e a sociedade civil organizada, com ásperas interfaces entre aspectos éticos, humanitários e sanitários (Dolbear *et al.*, 2002). Mesmo nos países industrializados, alguns autores ainda questionam se a convocação do parceiro seria uma medida que ajuda ou prejudica a paciente (Ferreira *et al.*, 2013). Se o parceiro tem adesão a essa intervenção, o resultado é adequado, conforme atestam algumas publicações (Trelle *et al.*, 2007). No entanto, sem adesão, existe o risco de ruptura de relacionamentos e, em alguns casos, de terminar em violência (Clark *et al.*, 2007).

No caso da estratégia de inclusão do parceiro na assistência pré-natal, com o parceiro sendo aconselhado a fazer os exames sorológicos de detecção dessas infecções na primeira consulta da gestante, a questão da notificação fica resolvida para aquelas doenças cujo diagnóstico sorológico já faz parte da rotina laboratorial do pré-natal, entre eles o vírus da hepatite B e da hepatite C, *Treponema pallidum* e HIV (Duarte, 2007; Santos *et al.*, 2017). Sabe-se que essas doenças apresentam padrão de cronicidade (na maioria das vezes são assintomáticas), para as quais o *screening* sorológico tem papel fundamental. Sem dúvida, o número de exames para o parceiro pode ser ampliado ou reduzido, dependendo dos padrões adotados pelas diversas comunidades como "exames laboratoriais rotineiros" durante o pré-natal. Para as doenças sintomáticas na mulher (a exemplo da tricomoníase e da gonorreia), mas que não demandam diagnóstico no parceiro para que ele seja tratado, também será mais fácil convencê-lo da necessidade da terapia, visto que ele já está frequentando o serviço. Por essa razão, imagina-se que o pré-natal conjunto da gestante-parceiro seja uma alternativa ética, exequível e coerente, com elevado potencial de reduzir as taxas de transmissão vertical das infecções aqui abordadas, bem como das taxas de violência doméstica. Relembra-se que o diagnóstico precoce das IST pode evitar a transmissão vertical de seus agentes, impactando de forma benéfica tanto a saúde do casal quanto a saúde perinatal (Fábio, 2015).

Considerando a lógica, utilizar o pré-natal como cenário para diagnóstico e controle do uso de drogas lícitas e ilícitas pela mãe e por seu parceiro parece ser racional e adequado, mas precisa de treinamento dos profissionais e ter conotações proativas, pois, se essa estratégia for inadequadamente utilizada para buscar o parceiro para esse controle, os resultados serão ruins (Cohen, 2018). Sabe-se que sem o controle da adição do parceiro dificilmente se consegue afastar a gestante desse fator de agravo para a saúde do casal (Frank *et al.*, 2002). Também não há como negar o papel do alcoolismo como um dos mais importantes fatores ligados à violência entre homens e mulheres (Zaleski *et al.*, 2010; Petersen Williams *et al.*, 2024).

Outro grave risco à saúde da gestante é a violência doméstica, que extrapola os aspectos orgânicos das agressões, prejudicando objetivamente o prognóstico da saúde mental da puérpera, incluindo a ideação suicida (Howard *et al.*, 2013). A busca desse parceiro sexual para a assistência pré-natal, ensinando-o e tentando convencê-lo de que sua atitude pode objetivamente prejudicar tanto sua parceira quanto o seu próprio filho, tem o potencial de redirecionar o comportamento dele (Han e Stewart, 2014).

Uma das variáveis na qual a influência do PNP ainda não pôde ser comprovada foi a mortalidade materna. Por ser evento de baixa frequência, será necessário que haja estudos prospectivos a longo prazo especialmente desenhados para responder a essa questão (Duarte *et al.*, 2018; Tokhi *et al.*, 2018).

Falando sobre o componente da saúde perinatal do PNP, entre os benefícios observados sobressaem: melhor prognóstico da saúde perinatal, redução das taxas de transmissão vertical das IST (Fábio, 2015), maior adesão à amamentação e redução das taxas de depressão materna/paterna no período puerperal (Goodman, 2004), além de redução das taxas de alcoolismo paterno nesse período (Duarte *et al.*, 2018).

Na prática, sabe-se que, para algumas IST, a reexposição significa nova infecção potencial, mesmo que a paciente tenha sido tratada anteriormente, a exemplo da sífilis. Por outro lado, para outras, a exemplo da infecção pelo HIV, a reexposição aumenta a carga viral sistêmica, principal marcador da transmissão vertical desse vírus. Nos dois cenários, existe o risco de aumento da transmissão perinatal desses microrganismos. Resumindo, sabendo-se da saúde do parceiro na primeira consulta, intervenções profiláticas podem ser orientadas e instituídas, com certeza reduzindo o percentual de exposição a esses microrganismos e de infecção fetal e neonatal (Duarte, 2007; Desgrées-Du-Loû *et al.*, 2009; Aluisio *et al.*, 2011). Além disso, as pesquisas comprovam que a presença do parceiro aumenta a taxa de adesão da gestante aos testes sorológicos e ao uso de antirretrovirais (Farquhar *et al.*, 2004).

Considerando-se que o risco de transmissão vertical das infecções é mais elevado nas suas formas agudas, evitá-las é de lógica irreparável e perfeitamente factível, melhorando os indicadores de saúde perinatal. Para isso, é necessário saber da condição de portador do parceiro já na primeira consulta, incluindo o uso de preservativo nas orientações a esse casal no caso de alguma IST ser diagnosticada no parceiro (Duarte, 2007; Duarte *et al.*, 2018). Sem o envolvimento do parceiro nessa profilaxia, a transmissão vertical do HIV é uma realidade, argumento valioso na implementação da pesquisa sorológica do parceiro (Medley *et al.*, 2004; Wood *et al.*, 2024). Importante contribuição de Betancourt *et al.* (2010) demonstrou o valor da estratégia centrada no apoio à família sobre a redução da transmissão vertical das infecções, notadamente a infecção pelo HIV, que em sua fase aguda, na mais otimista das projeções, tem risco de transmissão em mais de 60% dos casos. O uso do telefone celular auxilia na adesão para o teste do HIV e o pré-natal (Lyimo *et al.*, 2024).

O risco de transmissão vertical do vírus da hepatite B é objetivo em gestantes sem cuidados imunoprofiláticos específicos. Nas portadoras crônicas, a taxa de transmissão vertical é de 8%, risco que atinge 80% nos casos de infecções agudas adquiridas no final da gravidez. Portanto, na primeira consulta do pré-natal, sabendo-se que o parceiro é portador desse vírus, cria-se a oportunidade ideal para implementar estratégias que evitam a infecção aguda materna, evitando a transmissão perinatal do microrganismo em questão. Para as portadoras do vírus da hepatite C, as taxas de transmissão vertical em portadoras crônicas dessa infecção variam de 3 a 6%, subindo para 28% em casos de viremia elevada, o que ocorre na fase aguda da infecção. Essas são as mais fortes indicações da pesquisa sorológica de IST entre os parceiros que aderem ao PNP (Duarte *et al.*, 2018).

Resumindo, a estratégia de inserir o parceiro na atenção pré-natal é um convite à reflexão sobre caminhos ainda não trilhados para solucionar alguns dos problemas assistenciais que existem na abordagem de casais com IST em todo o planeta, mas principalmente nos países em desenvolvimento (Clark *et al.*, 2007; Workowski *et al.*, 2021). Nesse contexto, além da possibilidade de resolver a questão da convocação do parceiro da gestante portadora de IST, a extensão do cuidado pré-natal a ele cria a possibilidade de evitar tanto a exposição (gestante não infectada) quanto a reexposição (gestante infectada) a microrganismos com potencial de transmissão perinatal. Sob a perspectiva profilática, seus benefícios são evidentes, necessitando de avaliações específicas para comprovação prática dessa premissa em populações diferentes daquelas previamente testadas (Duarte, 2007; Katz *et al.*, 2009).

PREPARO PARA A IMPLANTAÇÃO DO PRÉ-NATAL DO PARCEIRO

Antes da implantação da estratégia de inclusão do parceiro no pré-natal, será necessário um período de preparação e treinamento da equipe, preparo de material pedagógico e do estabelecimento de fluxos de atendimento adequados para o atendimento do parceiro com alguma doença diagnosticada por essa intervenção. Para isso, as parcerias são necessárias, a exemplo dos médicos que farão o seguimento clínico-laboratorial dos parceiros identificados com as doenças pesquisadas (HIV, sífilis, hepatites B e C, dislipidemia, *diabetes mellitus* e hipertensão arterial) em seus ambulatórios específicos. O PNP terá dois focos: diagnosticar essas doenças e ensinar sobre as modificações gravídicas, parto e puerpério (com amamentação, obviamente), incluindo técnicas de acolhimento do parceiro, sua abordagem e como sanar as suas dúvidas (Duarte, 2007). O uso do telefone celular auxilia na adesão ao teste do HIV e ao pré-natal (Lyimo *et al.*, 2024). Sem dúvida, o comprometimento e a capacitação da equipe de saúde são os principais fatores para o sucesso da estratégia de incluir o parceiro na atenção pré-natal.

O estudo de Fábio (2015) demonstrou que, se a equipe de saúde responsável pelo atendimento do parceiro (acolhimento e consultas sequenciais) não estiver motivada, o insucesso é certo. Nesse estudo, foi demonstrado que, em determinadas unidades de saúde, o sucesso de adesão do parceiro chegou a 94%. Por outro lado, em unidades com equipes não motivadas para a adoção da estratégia PNP, a adesão foi inferior a 10%.

Outra estratégia de grande valia para o sucesso da implantação do PNP é a opção pelo material pedagógico. Podem ser produzidas cartilhas, *folders* ou mesmo vídeos explicativos, com linguajar próprio para as gestantes e os parceiros, o qual deverá ser exibido nas salas de espera ou em reuniões de grupos de gestantes (com participação dos parceiros). O conteúdo visa orientar parceiros e gestantes sobre os aspectos reprodutivos, modificações gravídicas, evolução da gravidez, parto, puerpério e amamentação. Em todos os tópicos, deverá ser enfatizado o valor da parceria, amizade e união da família como redutores de violência, independentemente de sua formação (Duarte *et al.*, 2018; Brasil, 2023).

DINÂMICA DO ATENDIMENTO DO PARCEIRO

Na primeira consulta, é necessário apresentar e explicar ao parceiro o que é a "inclusão do parceiro na assistência pré-natal", ressaltando os aspectos positivos dessa estratégia para a sua saúde, de sua mulher e de seu futuro filho. A seguir, é apresentada uma sequência prática desse atendimento, considerando a primeira consulta e as consultas sequenciais de retorno (Duarte, 2007; Brasil, 2023).

Primeira consulta

A seguir, será apresentado o fluxo de atendimento do PNP adotado no HC-FMRPUSP. Na primeira consulta, o acolhimento do parceiro é fundamental, mas não é tudo. Mesmo sentindo-se acolhido, se ele não vislumbrar o valor da estratégia PNP como um valor agregado para a sua saúde, da sua parceira e de seu futuro filho, a adesão pode não ser alcançada. Portanto, nessa primeira consulta reside a chance do sucesso da adesão do parceiro.

- Durante o atendimento do parceiro (com a gestante), o médico fará seu acolhimento e oferecerá a ele a oportunidade de participar do referido programa, após explicar do que se trata. Essa primeira abordagem pode ser auxiliada pelo pessoal de apoio, frequentemente da enfermagem

- Havendo aceitação do parceiro em participar do programa, ele terá sua pressão arterial aferida e serão solicitados os seguintes exames:
  - Sorologias para HIV, sífilis, hepatite B e hepatite C
  - Colesterol total/frações e triglicerídeos
  - Glicemia de jejum
- Se a pressão arterial estiver normal, nada a fazer. Se estiver alterada, encaminhar para a rede básica
- Convidá-lo para frequentar as reuniões das gestantes ou a vir nas consultas de pré-natal com a parceira (ou os dois, se ele aceitar)
- Se existir algum material educativo sobre a estratégia do PNP, sobre a gravidez, parto e puerpério, fornecê-lo(s) ao parceiro
- Fornecer atestado para o parceiro utilizando o CID Z76.3
- Marcar retorno na agenda específica do PNP.

Segunda consulta

- Nessa consulta, o parceiro vem para ver os resultados dos seus exames. Após o acolhimento, comentar sobre os resultados de seus exames, dentre eles os resultados das sorologias. Se forem negativas, orientá-lo sobre como mantê-las negativas
- A empatia é importante, e o profissional deve estar sempre disponível para dirimir dúvidas sobre a gravidez
- Se alguma das sorologias for positiva, encaminhar para atendimento de acordo com o fluxo previamente acertado conforme a localidade
- Se os exames de colesterol ou glicemia de jejum forem alterados, encaminhar para atendimento de acordo com o fluxo previamente acertado conforme a localidade
- Convidá-lo para frequentar as reuniões das gestantes ou a vir nas consultas de pré-natal com a parceira (ou os dois, se ele aceitar)
- Se existir algum material educativo sobre a estratégia do PNP, sobre a gravidez, parto e puerpério, fornecê-lo(s) ao parceiro
- Fornecer atestado para o parceiro utilizando o CID Z76.3
- Marcar retorno na agenda específica do PNP.

Consultas subsequentes

- Acolher o parceiro respondendo às suas dúvidas
- Convidá-lo para frequentar as reuniões das gestantes ou a vir nas consultas de pré-natal com a parceira (ou os dois, se ele aceitar)
- Se existir algum material educativo sobre a estratégia do PNP, sobre a gravidez, parto e puerpério, fornecê-lo(s) ao parceiro
- Fornecer atestado para o parceiro utilizando o CID Z76.3
- Marcar retorno na agenda específica do PNP.

CONSIDERAÇÕES FINAIS

A estratégia de inserir o parceiro na assistência pré-natal com o argumento da "paternagem sadia" parece ser de lógica inquestionável, agregando valores para a saúde perinatal e, em última análise, mais saúde para todo o núcleo familiar (Duarte, 2007; Alves, 2017; Fábio, 2015; Tokhi *et al.*, 2018; Suandi *et al.*, 2020; Jansen *et al.*, 2024). Representa também redução das oportunidades perdidas para a melhora da saúde familiar e de rupturas de relacionamentos conjugais (Clark *et al.*, 2007; Berthelot *et al.*, 2024). Para isso, ainda será necessário criar estratégias para conscientizar o parceiro desses benefícios, viabilizar abono para sua falta ao trabalho e mecanismos de reforço para sua presença, por exemplo o uso de mensagens telefônicas (Bonifácio *et al.*, 2020). Com os recursos da inteligência artificial, vislumbra-se a perspectiva de que a estratégia do PNP poderá ter nessa tecnologia uma aliada importante, trazendo para o PNP avanços já consolidados do seu uso na assistência pré-natal em seus vários níveis de complexidade (Lee *et al.*, 2023; Mackert *et al.*, 2024).

REFERÊNCIAS BIBLIOGRÁFICAS

ALUISIO, A. *et al.* Male antenatal attendance and HIV testing are associated with decreased infant HIV infection and increased HIV-free survival. *Journal of Acquired Immune Deficiency Syndromes*, v. 56, n. 1, p. 76-82, 2011.

ALVARENGA, W. A. *et al.* Elements of fatherhood involved in the gestational period: a scoping review. *Revista Brasileira de Enfermagem*, v. 77, n. 1, p. e20230029, 2024.

ALVES, M. I. *Inclusão do parceiro na assistência pré-natal*. 2017. Dissertação (Mestrado). Faculdade de Medicina de Ribeirão Preto da Universidade de São Paulo, Ribeirão Preto, 2017.

BERTHELOT, N. *et al.* Spillover effects on the relationship with the partner of a mentalization-based intervention for pregnant women. *Infant Mental Health Journal*, 2024. Epub ahead of print.

BETANCOURT, T. S. *et al.* Family-centred approaches to the prevention of mother to child transmission of HIV. *Journal of the International AIDS Society*, v. 13, n. Suppl 2, p. S2, 2010.

BICH, T. H. *et al.* Father's involvement and its effect on early breastfeeding practices in Vietnam. *Maternal & Child Nutrition*, v. 12, n. 2, p. 768-777, 2016.

BONIFÁCIO, L. P. *et al.* PRENACEL partner – use of short message service (SMS) to encourage male involvement in prenatal care: a cluster randomized trial. *Reproductive Health*, v. 17, n. 1, p. 45, 2020.

BRASIL. Ministério da Saúde. Atenção ao Pré-natal de Baixo Risco. Cadernos de Atenção Básica, número 32. Brasília: Ministério da Saúde, 2012.

BRASIL. Ministério da Saúde. *Guia de saúde do homem para agente comunitário de saúde*. Brasília: Ministério da Saúde, 2016.

BRASIL. Ministério da Saúde. Secretaria de Atenção Primária à Saúde. Departamento de Gestão do Cuidado Integral de Atenção Primária à Saúde. *Guia do pré-natal do parceiro para profissionais de saúde*. Brasília: Ministério da Saúde, 2023.

BRASIL. Ministério da Saúde. Secretaria de Ciência, Tecnologia, Inovação e Insumos Estratégicos em Saúde. Secretaria de Vigilância em Saúde. *Protocolo clínico e diretrizes terapêuticas para prevenção da transmissão vertical do HIV, sífilis e hepatites virais*. Brasília: Ministério da Saúde, 2022.

BRASIL. Ministério da Saúde. Secretaria de Políticas de Saúde. *Fortalecimento da Política Nacional de Atenção Integral à Saúde do Homem (PNAISH)*: compromisso *versus* ação na atenção básica. Brasília: Ministério da Saúde, 2013.

CAMPBELL, N. R.; CHEN, G. Canadian efforts to prevent and control hypertension. *Canadian Journal of Cardiology*, v. 26, n. Suppl. C, p. 14C-17C, 2010.

CHATTOPADHYAY, A.; GOVIL, D. Men and maternal health care utilization in India and in selected less-developed states: evidence from a large-scale survey 2015-16. *Journal of Biosocial Science*, v. 53, n. 5, p. 724-744, 2021.

CLARK, J. L. *et al.* NIMH Collaborative HIV/STD Prevention Trial. Partner notification for sexually transmitted diseases in Peru: knowledge, attitudes, and practices in a high-risk community. *Sexually Transmitted Diseases*, v. 34, n. 5, p. 309-313, 2007.

COHEN, L. B. Informing consent: medical malpractice and the criminalization of pregnancy. *Michigan Law Review*, v. 116, n. 7, p. 1297-1316, 2018.

DESGRÉES-DU-LOÛ, A. *et al.* ANRS 1201/1202/1253 Ditrame Plus Study Group. Beneficial effects of offering prenatal HIV counselling and testing on developing a HIV preventive attitude among couples. Abidjan, 2002-2005. *AIDS and Behavior*, v. 13, n. 2, p. 348-355, 2009.

DOLBEAR, G. L.; WOJTOWYCZ, M.; NEWELL, L. T. Named reporting and mandatory partner notification in New York State: the effect on consent for perinatal HIV testing. *Journal of Urban Health*, v. 79, n. 2, p. 238-244, 2002.

DOLE, N. *et al.* Maternal stress and preterm birth. *American Journal of Epidemiology*, v. 157, p. 14-24, 2003.

DUARTE, G. Extensão da assistência pré-natal ao parceiro como estratégia de aumento da adesão ao pré-natal e redução da transmissão vertical das infecções. *Revista Brasileira de Ginecologia e Obstetrícia*, v. 29, p. 171-174, 2007.

DUARTE, G.; ALVES, M. I.; MARCOLIN, A. C. Introdução do parceiro na assistência pré-natal. In: Fernandes, C. E.; Sá, M. F. S. (Eds.). *Tratado de obstetrícia da FEBRASGO*. São Paulo: Elsevier, 2018. p. 143-151.

FÁBIO, S. V. *Pré-natal do parceiro como estratégia de redução da transmissão vertical das doenças sexualmente transmissíveis e melhora dos indicadores de saúde perinatal*. 2015. Dissertação (Mestrado). Faculdade de Medicina de Ribeirão Preto da Universidade de São Paulo, Ribeirão Preto, 2015.

FARQUHAR, C. *et al*. Antenatal couple counseling increases uptake of interventions to prevent HIV-1 transmission. *Journal of Acquired Immune Deficiency Syndromes*, v. 37, n. 5, p. 1620-1626, 2004.

FERREIRA, A. *et al*. Strategies for partner notification for sexually transmitted infections, including HIV. *Cochrane Database Systematic Reviews*, n. 10, CD002843, 2013.

FIELD, T. *et al*. Prenatal paternal depression. *Infant Behavior and Development*, v. 29, n. 4, p. 579-583, 2006.

FRANK, D. A. *et al*. Forgotten fathers: an exploratory study of mothers' report of drug and alcohol problems among fathers of urban newborns. *Neurotoxicology and Teratology*, v. 24, n. 3, p. 339-347, 2002.

GAWLIK, S. *et al*. Prevalence of paternal perinatal depressiveness and its link to partnership satisfaction and birth concerns. *Archives of Women's Mental Health*, v. 17, n. 1, p. 49-56, 2014.

GOODMAN, J. H. Postpartum depression beyond the early postpartum period. *Journal of Obstetric, Gynecologic & Neonatal Nursing*, v. 33, n. 4, p. 410-420, 2004.

HAN, A.; STEWART, D. E. Maternal and fetal outcomes of intimate partner violence associated with pregnancy in the Latin American and Caribbean region. *International Journal of Gynecology & Obstetrics*, v. 124, n. 1, p. 6-11, 2014.

HOGBEN, M. *et al*. Physicians' opinions about partner notification methods: case reporting, patient referral, and provider referral. *Sexually Transmitted Infections*, v. 80, n. 1, p. 30-34, 2004.

HOWARD, L. M. *et al*. Domestic violence and perinatal mental disorders: a systematic review and meta-analysis. *Public Library of Sciences Medicine*, v. 10, n. 5, p. e1001452, 2013.

JANSEN, E. *et al*. Program collaborators for Environmental influences on Child Health Outcomes. The role of fathers in child development from preconception to postnatal influences: Opportunities for the National Institutes of Health Environmental influences on Child Health Outcomes (ECHO) program. *Developmental Psychobiology*, v. 66, n. 2, p. e22451, 2024.

KATZ, D. A. *et al*. HIV testing men in the antenatal setting: understanding male non-disclosure. *International Journal of STD & AIDS*, v. 20, n. 11, p. 765-767, 2009.

LAURENTINO, A. C. N. *et al*. Health care of sexual partners of adolescents with gestational syphilis and their children: an integrative review. *Ciência & Saúde Coletiva*, v. 29, n. 5, p. e12162023, 2024.

LEE, S. J. *et al*. Interpretable machine learning to predict adverse perinatal outcomes: examining marginal predictive value of risk factors during pregnancy. *American Journal of Obstetrics & Gynecology Maternal Fetal Medicine*, v. 5, n. 10, p. 101096, 2023.

LEVTOV, R. *et al*. *State of the world's fathers*: a MenCare advocacy publication. Washington (DC): Promundo, Rutgers, Save the Children, Sonke Gender Justice, the MenEngage Alliance, 2015.

LOVIBOND, K. *et al*. Cost-effectiveness of options for the diagnosis of high blood pressure in primary care: a modelling study. *Lancet*, v. 378, n. 9798, p. 1219-1230, 2011.

LUDERMIR, A. B. *et al*. Violence against women by their intimate partner during pregnancy and postnatal depression: a prospective cohort study. *Lancet*, v. 376, n. 9744, p. 903-910, 2010.

LYIMO, A. *et al*. Efficacy of mobile phone intervention to increase male partner antenatal care attendance for HIV testing in Moshi municipal, Tanzania: a randomized controlled trial. *BioMed Central Pregnancy Childbirth*, v. 24, n. 1, p. 306, 2024.

MACKERT, M. *et al*. Father's playbook: from health communication research to prenatal health intervention. *Health Communication*, v. 14, p. 1-5, 2024.

MAKEN, Z. H. *et al*. Factors influencing father's antenatal and perinatal involvement in maternal health care. *The Journal of Maternal-Fetal & Neonatal Medicine*, v. 31, n. 19, p. 2569-2575, 2018.

MCQUEEN, K. *et al*. Prevalence and factors affecting breastfeeding among Aboriginal women in Northwestern Ontario. *Journal of Obstetric, Gynecologic & Neonatal Nursing*, v. 44, n. 1, p. 51-68, 2015.

MEDLEY, A. *et al*. Rates, barriers and outcomes of HIV serostatus disclosure among women in developing countries: implications for prevention of mother-to-child transmission programs. *Bulletin of the World Health Organization*, v. 82, n. 4, p. 299-307, 2004.

MORAES, C. L. *et al*. Prevalence of physical intimate partner violence in the first six months after childbirth in the city of Rio de Janeiro, Brazil. *Cadernos de Saúde Pública*, v. 33, n. 8, p. e00141116, 2017.

MORTAZ, S. *et al*. Impact of screening and early detection of impaired fasting glucose tolerance and type 2 diabetes in Canada: a Markov model simulation. *ClinicoEconomics and Outcomes Research*, v. 4, p. 91-97, 2012.

PETERSEN WILLIAMS, P. *et al*. Perceptions of perinatal alcohol use and treatment needs in Cape Town, South Africa: a qualitative study. *Frontiers in Psychiatry*, v. 15, p. 1199647, 2024.

SANTOS, R. R. D. *et al*. Knowledge and compliance in practices in diagnosis and treatment of syphilis in maternity hospitals in Teresina – PI, Brazil. *Revista Brasileira de Ginecologia e Obstetrícia*, v. 39, n. 9, p. 453-463, 2017.

SILVA, C.; PINTO, C.; MARTINS, C. Transition to fatherhood in the prenatal period: a qualitative study. *Ciência & Saúde Coletiva*, v. 26, n. 2, p. 465-474, 2021.

STEEN, M. *et al*. Not-patient and not-visitor: a metasynthesis fathers' encounters with pregnancy, birth and maternity care. *Midwifery*, v. 28, n. 4, p. 362-371, 2012.

SUANDI, D.; WILLIAMS, P.; BHATTACHARYA, S. Does involving male partners in antenatal care improve healthcare utilization? Systematic review and meta-analysis of the published literature from low- and middle-income countries. *International Health*, v. 12, n. 5, p. 484-498, 2020.

TANCRED, T. *et al*. Birth preparedness and place of birth in Tandahimba district, Tanzania: what women prepare for birth, where they go to deliver, and why. *BioMed Central Pregnancy Childbirth*, v. 16, n. 1, p. 165-174, 2016.

TOHOTOA, J. *et al*. Can father inclusive practice reduce paternal postnatal anxiety? A repeated measures cohort study using the Hospital Anxiety and Depression Scale. *BioMed Central Pregnancy Childbirth*, v. 12, p. 75, 2012.

TOKHI, M. *et al*. Involving men to improve maternal and newborn health: a systematic review of the effectiveness of interventions. *Public Library of Sciences One*, v. 13, n. 1, p. e0191620, 2018.

TRELLE, S. *et al*. Improved effectiveness of partner notification for patients with sexually transmitted infections: systematic review. *British Medical Journal*, v. 334, n. 7589, p. 354, 2007.

WALSH, T. B.; GARFIELD, C. F. Perinatal mental health: father inclusion at the local, state, and national levels. *Health Affairs*, v. 43, n. 4, p. 590-596, 2024.

WOOD, F. E. *et al*. Involving men in pregnancy: a cross-sectional analysis of the role of self-efficacy, gender-equitable attitudes, relationship dynamics and knowledge among men in Kinshasa. *BioMed Central Pregnancy Childbirth*, v. 24, n. 1, p. 444, 2024.

WOODWARD, C. *et al*. Digital interventions for STI and HIV partner notification: a scoping review. *Sexually Transmitted Infections*, v. 100, n. 4, p. 242-250, 2024.

WORKOWSKI, K. A. *et al*. Sexually Transmitted Infections Treatment Guidelines, 2021. *Morbidity and Mortality Weekly Report*, v. 70, n. 4, p. 1-187, 2021.

YEHUALASHET, D.; Gemeda, H.; Negash, B. T. Male partners' involvement in birth preparedness and complication readiness plan in Dale district, Sidama regional state, Ethiopia, 2021. *BioMed Central Women's Health*, v. 24, n. 1, p. 175, 2024.

YENDE, N. *et al*. Acceptability and preferences among men and women for male involvement in antenatal care. *Journal of Pregnancy*, v. 2017, p. 4758017, 2017.

ZALESKI, M. *et al*. Intimate partner violence and contribution of drinking and sociodemographics: The Brazilian National Alcohol Survey. *Journal of Interpersonal Violence*, v. 25, n. 4, p. 648-665, 2010.

CAPÍTULO 17

Pré-Natal, Parto e Puerpério na Diversidade Sexual

Sérgio Henrique Pires Okano • José Paulo de Siqueira Guida • Fernanda Garanhani de Castro Surita

INTRODUÇÃO

A expressão da sexualidade humana pode ser entendida de acordo com características físicas e socioculturais. O sexo anatômico, ou biológico, é aquele determinado pela presença de características sexuais primárias oriundas da ação cromossômica e hormonal na vida intrauterina que, fenotipicamente, pode variar entre macho e fêmea. Por outro lado, o papel de homem ou mulher na sociedade relaciona-se ao conceito de gênero, determinado por questões políticas, sociais, históricas e culturais, e não exclusivamente pelo fenótipo sexual de uma pessoa. Da mesma maneira, a presença de certa genitália ou a identidade de gênero não definem o comportamento ou a orientação sexual de uma pessoa. A Tabela 17.1 traz definições dos termos associados à diversidade sexual e de gênero.

A população LGBTQIAP+, ou sexo-gênero diversa, enfrenta invisibilidade e inúmeras dificuldades de acesso às redes de saúde por preconceito, desconhecimento dos serviços de saúde e despreparo dos profissionais (Health Care for Transgender and Gender Diverse Individuals, 2021). A questão da diversidade sexual é pouco discutida na Graduação e na Residência Médica, tornando os generalistas e alguns especialistas inseguros com relação aos cuidados específicos dessa população. Este capítulo tem como objetivo fornecer instrumentos para que o profissional responsável pelo acolhimento dessa população consiga oferecer um cuidado ao ciclo gravídico-puerperal de maneira respeitosa e baseado em evidências.

Tabela 17.1 Nomenclaturas e definições.

Nomenclaturas	Definições
Sexo anatômico	Definido pela presença de características sexuais primárias. A presença de pênis define o sexo masculino; vulva e vagina, o feminino; e condições com genitália com características intermediárias, como genitália portadora de distúrbios do desenvolvimento sexual, ou pessoa intersexo (nome em desuso pela literatura médica)
Identidade de gênero	Característica de um indivíduo em relação à percepção de seu papel de gênero em um contexto social, podendo ser homem, mulher ou pessoa não binária
Orientação sexual	Característica relacionada ao desejo romântico, afetivo ou sexual de uma pessoa
Cis, cisgênero	Pessoa cuja identidade de gênero é congruente com o sexo designado ao nascimento
Trans, transgênero	Pessoa cuja identidade de gênero não é congruente com o sexo designado ao nascimento
Pessoa não binária	Pessoa cuja identidade de gênero não tem relação com a binaridade homem-mulher, podendo transitar ou não se identificar com essas identidades
Heterossexual	Pessoa cuja orientação sexual é voltada para pessoas de outro gênero
Homossexual	Pessoa cuja orientação sexual é voltada para o mesmo gênero
Bissexual	Pessoa cuja orientação sexual é voltada para pessoas independentemente do gênero

PLANEJAMENTO REPRODUTIVO

Pessoas férteis com vagina e útero que se relacionam sexualmente com pessoas com pênis podem engravidar, e por isso devem receber aconselhamento contraceptivo. Pela falta de estudos com a população LGBTQIAP+, infere-se que as indicações e contraindicações aos métodos contraceptivos hormonais devam ser as mesmas propostas pelos critérios de elegibilidade da Organização Mundial da Saúde (OMS) para uso de contraceptivos ou do Centers for Disease Control and Prevention (CDC) para as mulheres cis (Curtis *et al.*, 2016; WHO, 2015). Até o momento, não existem dados sobre riscos da associação de métodos contraceptivos ao tratamento hormonal de afirmação de gênero com testosterona (Bonnington *et al.*, 2020). A literatura é escassa sobre o tema; entretanto, a sugestão por contracepção reversível de longa duração (LARCS) pode ser uma estratégia interessante tanto por sua efetividade contraceptiva quanto para mitigar a associação de medicações por via oral com o gênero feminino (Okano *et al.*, 2022).

Direito ao reconhecimento familiar pela população LGBTQIAP+

Apesar de ainda não ser promulgado em forma de lei, o reconhecimento de casamento entre pessoas do mesmo sexo no Brasil como entidade familiar, por analogia à união estável, ocorreu pela Ação Direta de Inconstitucionalidade (ADI) nº 4.277, proposta pela Procuradoria-Geral da República, e da Arguição de Descumprimento de Preceito Fundamental (ADPF) nº 132 (Brasil, 2011). A ADI nº 4.277 alegou que a discriminação de pessoas por seu gênero e sexo fere a cláusula pétrea da Constituição Federal que garante a liberdade de um indivíduo em dispor de sua própria sexualidade, direito a intimidade, à vida privada e exposição autônoma de sua sexualidade. Em adição, em 2013, o Conselho Nacional de Justiça (CNJ), por meio da Resolução nº 175, de 14 de maio de 2013, determinou que cartórios estariam proibidos de recusar a habilitação ou a celebração do casamento civil entre pessoas do mesmo gênero e sexo (Conselho Nacional de Justiça, 2013).

O reconhecimento da união estável de família homotransafetiva por parte do Supremo Tribunal Federal (STF), indiretamente, contemplou os direitos de adoção e do uso de técnicas de reprodução assistida (TRA) para essa população. As TRA para pessoas solteiras, casais homoafetivos e pessoas transgêneras também estão amparadas pela Resolução nº 2.322/2022 do Conselho Federal de Medicina (CFM) (Conselho Federal de Medicina, 2022).

Planejamento reprodutivo

Nas TRA, embriões podem ser formados pelo uso de gametas próprios ou doados anonimamente, ou por parente de até quarto grau que não tenha consanguinidade com o outro doador. A gestação de substituição ou cessão temporária de útero é permitida a casais que não possam gestar ou não tenham útero, podendo ser realizada por um parente com útero de até quarto grau que já tenha prole. Para casais nos quais ambas as pessoas tenham útero, a gestação compartilhada torna-se uma opção. Nessa técnica, o embrião formado pelo óvulo de uma das partes do casal é colocado no útero da outra, permitindo a participação dupla na gestação.

Fora as TRA disponíveis, existem outros procedimentos não assistidos que podem ser considerados por essas famílias. A descrição dessas técnicas está na Tabela 17.2. O direito legal ao registro da coparentalidade está garantido apenas nos casos de TRA; as demais situações requerem judicialização.

PRÉ-NATAL DA DIVERSIDADE SEXUAL

Antes de abordar as particularidades dessa assistência, é importante ressaltar que, *a priori*, não havendo risco obstétrico, o pré-natal deverá ser feito na Atenção Primária à Saúde (APS). Inclusão e acolhimento são a chave para uma boa adesão ao acompanhamento e melhores resultados perinatais. A literatura ainda é escassa quanto aos cuidados perinatais da população LGBTQIAP+, embora ela reforce que questões particulares devem envolver bom senso, empatia e garantia dos direitos humanos. Nas situações nas quais a APS não conta com pessoas preparadas ou que se sintam confortáveis com o atendimento pré-natal da população LGBT+, principalmente dos homens *trans* e pessoas não binárias, sugere-se o encaminhamento para serviços específicos para evitar violências desnecessárias decorrentes do despreparo das equipes de atendimento. Para mitigar essa questão decorrente da desinformação quanto à saúde da diversidade sexual no consultório, deve-se ampliar o debate desde a formação acadêmica e retomar a discussão com profissionais já atuantes. Essas medidas são fundamentais e devem ser questão prioritária na garantia dos direitos de todas as pessoas que gestam dentro da comunidade LGBTQIAP+.

Tabela 17.2 Técnicas utilizadas para gestar em populações LGBTQIAP+.

Técnicas não assistidas	
Coito	Casais que tenham genitálias diferentes e são férteis, independentemente de sua identidade de gênero, podem gestar por meio da relação sexual. Nessas situações, deve-se discutir com transmasculinos a necessidade da suspensão da testosterona previamente à tentativa de gravidez
Autoinseminação	Pessoas que possuam útero e desejem gestar podem utilizar sêmen a fresco inoculado no canal vaginal com auxílio de uma seringa durante o período fértil
Técnicas de reprodução assistida	
Doação de gametas	Pode ser utilizado gameta (óvulo ou espermatozoide) de doador anônimo ou de parente de até quarto grau (desde que não haja consanguinidade com a pessoa que doará o outro gameta)
Gestação compartilhada	Em casais formados por duas pessoas com útero, é possível a gestação no útero de uma das partes com o embrião formado pelo óvulo da parceria
Cessão temporária de útero ou gestação de substituição	É a técnica de reprodução assistida na qual a gestação se dá no corpo de uma pessoa que não pertence ao casal. Pelas regras atuais, essa pessoa deve ser parente de até quarto grau de um dos membros do casal ou possuir liberação do Conselho Federal de Medicina para gestação. Não é permitida a comercialização de útero de substituição no Brasil

Situações que promovam constrangimento, mesmo que por desconhecimento, e até situações de preconceito podem ser consideradas crime desde 2019, quando o Supremo Tribunal Federal (STF) equiparou ao racismo a discriminação por orientação sexual ou identidade de gênero (Brasil, 1989).

A gestação é um período de intensas modificações físicas no corpo que gesta, o que, por si só, pode trazer inúmeros questionamentos sobre o que é fisiológico. Nesse mesmo sentido, as alterações hormonais e todo o imaginário de como será o crescimento fetal, o parto e a vida após o nascimento podem desencadear uma sobrecarga emocional. Complicações na saúde de quem gesta ou do feto também podem impactar sobre as questões da saúde física e mental da pessoa que gesta.

Em consonância com os Objetivos do Desenvolvimento Sustentável (ODS), a assistência pré-natal visa assegurar saúde de qualidade, em seu mais amplo sentido, garantindo acesso a cuidados qualificados a todas as pessoas que gestam e seus recém-nascidos, reduzindo a morbimortalidade associada ao ciclo gravídico-puerperal a curto, médio e longo prazos, e das complicações e das desigualdades em saúde. A periodicidade de consultas, exames laboratoriais e ultrassonográficos, vacinação e cuidados gerais do pré-natal estão detalhados no Capítulo 8, *Fundamentos e Conceitos de Assistência Pré-Natal*.

O atendimento à mulher lésbica que gesta, o qual não apresenta diferenças com relação à prática clínica de outras gestantes, muitas vezes pode não dar a devida atenção às questões relacionadas com a sexualidade e a parentalidade. Do mesmo modo, casais masculinos homoafetivos que realizam gestação de substituição podem ter sua participação no processo gestacional negligenciada.

O atendimento a pessoas *trans* e não binárias pode ser desafiador e gerar inseguranças para quem oferta esse cuidado. Embora a literatura seja escassa sobre o tema, sugere-se a interrupção do uso da testosterona em transmasculinos, de maneira empírica, em torno de 3 meses antes da concepção. Quando a gestação ocorre em vigência do uso da testosterona, a aplicação ou uso do hormônio deve ser imediatamente interrompido, pelo risco de virilização fetal e aborto (Kinnear e Moravek, 2023). A suspensão da terapia hormonal de afirmação de gênero (THAG) pode levar ao retorno de características sexuais femininas, podendo exacerbar sentimentos de disforia. A literatura mostra que são três as estratégias mais frequentemente adotadas por transmasculinos durante o período gestacional: assumir uma personalidade cisgênero feminina; esconder a gravidez, mantendo sua identidade de gênero; ou apresentar-se como um homem grávido. A escolha por qualquer uma dessas estratégias é de foro íntimo do paciente, e deve ser apoiada. Fatores como o apoio da comunidade, o risco de disforia e a exposição a discriminações podem ter peso determinante na escolha do paciente. A postura em relação à gestação poderá ser replicada durante o momento do parto, e deve ser respeitada pela equipe de saúde (Wingo *et al.*, 2018). Pessoas transgênero que gestam também podem enfrentar dificuldades para a realização de exames complementares e a garantia de acesso a internação e regulação, uma vez que o sistema de regulação pode ser restrito ao gênero feminino.

Um estudo conduzido nos EUA avaliou dois grandes bancos de dados (Medicaid e um banco comercial). Foram identificadas 256 pessoas *trans* e 1.255.942 pessoas cisgênero em um dos bancos de dados e 1.651 pessoas *trans* e 1.465.565 pessoas cisgênero no segundo banco de dados que tiveram um parto, e foi feita comparação de alguns resultados entre os resultados gestacionais de pessoas cisgênero e as pessoas *trans*. Nesse estudo, as pessoas *trans* gestantes eram mais jovens (idade média, 23,48 ± 5,50 *versus* 26,65 ± 5,44 anos), menos brancas (33,6% *versus* 49,8%) e mais propensas a ter alguma condição crônica (22,7 *versus* 14,9%). As condições crônicas mais prevalentes em comparação a pessoas cisgênero foram ansiedade ou depressão (5,5% *versus* 3,4%; p = 0,001). Nesse mesmo estudo houve menores taxas de cesariana e não houve diferença com relação à prematuridade entre os homens *trans* e pessoas cisgênero (Stroumsa *et al.*, 2023).

Em resumo, não existem dados que considerem de alto risco o pré-natal da pessoa LGBTQIAP+ simplesmente por sua identidade de gênero ou orientação sexual. Entretanto, alguns cuidados específicos precisam ser levados em conta, como questões relacionadas ao uso da testosterona durante a gestação, piora de sintomas ansiosos e depressivos, redes de apoio e indução da amamentação. Questões legais podem ser discutidas durante o processo pré-gestacional e reforçadas durante o pré-natal. A discussão da indução da amamentação e do registro legal serão discutidas posteriormente neste capítulo.

Ferramentas importantes na atenção pré-natal

Plano de parto

Discutir o trabalho de parto, parto, pós-parto imediato e o futuro reprodutivo faz parte da consulta pré-natal. O Plano de Parto é uma ferramenta que propicia à pessoa gestante e ao profissional de saúde a construção de discussões sobre a gestação, dúvidas e incertezas que possam surgir durante o ciclo gravídico-puerperal. Ele é considerado um instrumento de facilitação da comunicação entre a parturiente e a equipe de assistência hospitalar e é recomendado pela OMS desde 1986.

Há várias maneiras de fazer um Plano de Parto. Idealmente, o documento deve conter tópicos de informação e comunicação para sistematizar a conversa entre a pessoa gestante e quem a atende ou com um serviço de saúde que realizará seu atendimento. O Plano de Parto é também um modo de garantir que todas as pessoas conheçam seus direitos e possibilidades de escolhas, além de possibilitar uma discussão horizontal dessas questões (WHO, 2022a).

Há carência de estudos específicos sobre o Plano de Parto para diversidade sexual. Como em outras situações, a empatia e o respeito das escolhas pessoais devem ser o foco da discussão. A escolha pela cesariana eletiva pode ser uma solicitação dessas populações, na tentativa de reduzir a exposição do corpo durante o trabalho de parto; como em qualquer outra situação, o desejo da pessoa que irá parir deve ser respeitado.

Grupos educativos

A realização de grupos educativos é um instrumento que vem ganhando cada vez mais força no pré-natal. Compartilhar experiências durante a gestação é um modo de aprendizado e de redução da ansiedade com relação ao parto e puerpério. Os grupos educativos podem ser conduzidos por profissionais de diversas áreas (medicina, enfermagem, psicologia, nutrição, serviço social, entre outros) e é uma estratégia de abordagem horizontal, por meio da qual, em uma roda de conversa acolhedora, questões próprias do grupo envolvido geram discussões e trocas de experiências.

A inclusão de pessoas da diversidade sexual (principalmente dos homens *trans* e das pessoas não binárias) em um grupo de gestantes *cis* pode ser uma oportunidade de normatização do processo gestacional na pluralidade de corpos. Como o tema ainda é carregado de tabus, recomenda-se que o profissional que conduz o grupo seja capaz de realizar intervenções necessárias para não criar situações de constrangimentos e abordar de maneira incisiva falas preconceituosas, caso ocorram.

Os grupos devem abordar questões clássicas como fisiologia da gestação, aleitamento, cuidados neonatais e planejamento reprodutivo, além de ampliar o cuidado pré-natal para aspectos nutricionais, atividade física, violência de gênero, direitos das pessoas que gestam, saúde mental, saúde bucal, sexualidade e outras esferas que estejam presentes na vida da pessoa gestante. Conhecer o local onde ocorrerá o parto e a internação das pessoas também devem ser encorajados (Sharma *et al.*, 2018). Embora não existam estudos específicos para grupos de intervenção na diversidade sexual, acreditamos que todas as pessoas que gestam podem se beneficiar dessa abordagem se conduzida por equipe experiente.

Importantes dicas para acolhimento adequado no pré-natal da diversidade sexual são:

- Respeito às identidades e às orientações sexuais durante a consulta, atentando-se para o uso de nome social e aos papéis de gêneros relacionados à parentalidade do casal e da pessoa que gesta. Jamais negue atendimento ou a realização de exames em virtude do gênero da pessoa
- A condução do pré-natal não apresenta diferenças com relação ao pré-natal de risco habitual de mulheres *cis*. Lembre-se que **ser LGBTQIAP+ não aumenta o risco da gestação**
- Em transmasculinos em uso de testosterona, realizar a suspensão da medicação previamente ao planejamento gestacional ou assim que descoberta a gestação, nos casos não planejados
- Ofertar indução da amamentação quando houver necessidade, sobretudo quando a pessoa que gesta tiver uma parceria do gênero feminino, ou nos casos de útero de substituição, quando pelo menos uma das partes opte por amamentar
- Discutir questões legais do registro e licenças relacionadas à pessoa que gesta ou ao casal responsável pelo feto/recém-nascido
- Atentar-se às demandas relacionadas à saúde mental e à triagem de violências
- Discutir estratégias para mitigar a violência e o preconceito durante o trabalho de parto e a internação, ofertando, inclusive, a confecção do Plano de Parto.

Acesso à saúde mental

A triagem para depressão e ansiedade, assim como outros transtornos mentais durante o período pré-natal e pós-parto, já é recomendação da OMS desde 2022. Apesar dessa recomendação, muitas barreiras se impõem para que a triagem seja universalmente colocada em prática na assistência pré-natal, destacando-se o despreparo das equipes de saúde, o modelo médico-centrado e a falta de implementação de políticas específicas na área da saúde mental.

O uso de escalas específicas, como a Escala de Beck, a de percepção do estresse (*Perceived Stress Scale* [PSS-14]), o Questionário da Saúde do Paciente (*Patient Health Questionnaire-9* [PHQ-9]) e Escala de Edimburgo (*Edinburgh Postnatal Depression Scale* [EPDS]) podem auxiliar na triagem e devem ser ofertadas ao longo do pré-natal e puerpério (Papapetrou *et al.*, 2023; Thomas *et al.*, 2023; WHO, 2022b).

O ciclo gravídico-puerperal tem impacto único na saúde mental e no bem-estar dos indivíduos em geral, e de maneira singular na maioria das pessoas LGBTQIAP+. Essa população enfrenta desigualdades no nível dos sistemas e exclusão dos cuidados em saúde sexual e reprodutiva, incluindo o cuidado obstétrico. Uma revisão sistemática que incluiu 26 estudos, com 1.199 participantes LGBTQIAP+ em idade fértil, apontou questões específicas de saúde mental perinatal desses indivíduos, incluindo heteronormatividade, cisnormatividade, isolamento, exclusão dos cuidados tradicionais de gravidez, estigma e situações angustiantes decorrentes da natureza de gênero da gravidez, reforçando a falta de conhecimento dos profissionais de saúde em relação ao cuidado com a diversidade sexual. Os indivíduos LGBTQIAP+ descreveram barreiras no acesso aos cuidados de saúde mental e lacunas nos sistemas de saúde. Estratégias para melhorar os cuidados incluem educação dos prestadores, uso de linguagem inclusiva e pronomes adequados, atenção aos dados de documentos, práticas informadas sobre traumas, formação em humildade cultural e cuidados singularizados para pessoas LGBTQIAP+ (Kirubarajan *et al.*, 2022).

Triagem da violência de gênero

Outra questão importante é a triagem de rotina da violência de gênero. Sabe-se que a população LGBTQIAP+ está mais exposta à violência sexual e a outros tipos de violência que pessoas cisgênero (Blackburn *et al.*, 2023; Montenegro *et al.*, 2024). Os serviços de pré-natal e de consultas pós-parto são espaços onde a violência pode ser abordada pelas equipes multiprofissionais, de acordo com princípios éticos, sob a perspectiva da integralidade do cuidado. Ginecologistas e obstetras são fundamentais na identificação de pessoas em situação de violência e no oferecimento de apoio e informações de qualidade. A periodicidade das consultas e o vínculo com equipes multiprofissionais são fatores que favorecem essa discussão (Surita e Sánchez, 2022).

Mulheres lésbicas e transmasculinos podem engravidar em decorrência de estupros. Essa população está sujeita a um tipo específico de violência sexual chamado "estupro corretivo", no qual a violência sexual tem por objetivo "corrigir" o comportamento sexual da pessoa LGBTQIAP+. A identificação dessas gestações decorrentes de violência, portanto, deve levantar discussões sobre o desejo de parentalidade ou de interrupção, se esse for o desejo da pessoa que está gestando.

A Lei nº 11.340/2006, conhecida como "Lei Maria da Penha", entende a violência doméstica e familiar contra a mulher como: "(...) qualquer ação ou omissão baseada no gênero que lhe cause morte, lesão, sofrimento físico, sexual ou psicológico e dano moral ou patrimonial". Trata-se da violência que ocorre na relação íntima de afeto, ou no ambiente em que a pessoa vive, independentemente de sua identidade de gênero.

A violência doméstica e familiar pode assumir várias facetas, como física, psicológica, sexual, patrimonial e moral (Brasil, 2006). Esses tipos de violência podem se sobrepor e estar presentes na vida das pessoas que compõem as redes de apoio e nos vínculos mais próximos, o que dificulta a percepção e o acesso à discussão do tema.

A inclusão do tema da violência de gênero na rotina assistencial está sustentada na necessidade de implementar abordagens centradas na pessoa, com base na integralidade nos cuidados em saúde. A atenção pré-natal e os cuidados pós-parto são considerados "serviços sentinela", o que significa que, dentro desses espaços, deve ser favorecida a escuta ativa do discurso sobre possíveis situações de violência atual ou pregressa. Várias organizações internacionais, incluindo a OMS e a International Federation of Gynecology and Obstetrics (FIGO), desenvolveram orientações éticas sobre abordagem da violência de gênero nesses ambientes. Especificamente, o American College of Obstetricians and Gynecologists (ACOG) estabeleceu que, durante a gravidez e o puerpério, é necessário implementar uma triagem sistemática que deve, primeiramente, ocorrer na primeira consulta pré-natal e pelo menos uma vez por trimestre, além do retorno pós-parto. A abordagem desse tema nos serviços de pré-natal e pós-natal requer a preparação dos profissionais para o acolhimento de relatos de violência que se apresentem nas consultas, assim como a elaboração de perguntas que favoreçam uma abordagem direta ou indireta nos serviços de saúde, criando um ambiente no qual todas as pessoas se sintam confortáveis para falar sobre o tema (WHO, 2016; WPSI, 2016). Para mais informações sobre a triagem de violência durante e o pré-natal, ver Capítulo 19, *Abordagem da Violência Doméstica no Pré-Natal*.

ASSISTÊNCIA RESPEITOSA AO PARTO

O parto deve garantir desfechos clínicos adequados tanto para a pessoa parturiente quanto para o recém-nascido, para o que colabora uma assistência tecnicamente adequada, tanto durante a progressão do trabalho de parto como também ao longo de todo o pré-natal. Entretanto, em nosso atual nível de desenvolvimento, entregar desfechos clínicos adequados do binômio não é suficiente – também é preciso que a experiência de parto seja positiva.

Nesse sentido, a OMS propõe que todo parto seja ancorado em três pilares: cuidado respeitoso, comunicação efetiva da equipe com a pessoa parturiente e presença de acompanhante ao longo de todo o trabalho de parto e parto. Essas medidas devem ser implementadas em todos os cenários de assistência ao parto, uma vez que são culturalmente aceitáveis em todos os contextos e têm baixos custos de implementação.

Em cenários de diversidade sexual, os mesmos princípios propostos pela OMS devem ser respeitados, buscando-se, assim, uma experiência positiva ao parto por parte dessas famílias. No contexto brasileiro, o parto é um fenômeno altamente medicalizado e hospitalar, de tal maneira que o contato com os serviços de saúde, em especial por homens *trans* grávidos, pode ser um momento extremamente discriminatório. Desse modo, é fundamental que os serviços de saúde estejam preparados para garantir uma experiência adequada para o parto, a partir da conscientização dos profissionais quanto à diversidade sexual da população (Wingo *et al.*, 2018).

As maiores dificuldades no acolhimento respeitoso ao parto de pessoas LGBTQIAP+ são aquelas relacionadas a se evitar uma assistência discriminatória ou violenta contra a população, em especial entre os transmasculinos. A evolução das fases de parto e a assistência aos períodos clínicos do parto não guarda qualquer particularidade, de tal maneira que os cuidados relacionados à privacidade, à confidencialidade e à autonomia sejam garantidos.

A literatura científica é extremamente escassa em relação à assistência ao parto para famílias plurais; assim, é preciso avaliar as considerações aqui colocadas como fruto de opiniões de especialistas, mais que evidências consolidadas e testadas à luz do método científico. Entretanto, alguns aspectos são importantes durante a assistência ao parto e podem ter particularidades que devem ser consideradas pelas equipes de saúde. Neste capítulo, optamos por nos aprofundar em alguns deles.

Presença de acompanhante no parto

O direito à presença de acompanhante de escolha da pessoa parturiente durante o trabalho de parto, parto e pós-parto imediato é regulamentado, no Brasil, pela Lei Federal nº 11.108 de 2005 (Brasil, 2005). Em casais compostos por mulheres ou por um homem *trans*, é improvável que haja restrições à presença da parceria da pessoa parturiente; entretanto, entre casais de homens que estão gerando um filho em uma gestação de substituição, é possível que haja barreiras para a presença de ambos os pais, como acompanhantes da pessoa parturiente. É necessário colocar que o direito de uma assistência respeitosa em seu parto, que inclui a presença de acompanhante de sua livre escolha – que pode ou não ser o casal responsável pela criança –, bem como garantias em relação à sua privacidade são direitos da pessoa parturiente. Aos pais legais, é importante a garantia de acesso livre e imediato ao seu recém-nascido. Caso haja o desejo, por parte da parturiente, que os pais acompanhem seu parto, sugere-se que os serviços de saúde permitam a presença de ambos os pais, garantindo que a experiência positiva de parto seja expandida a todos os envolvidos.

Medo do parto

O medo do parto é um fenômeno comum em grande parte das gestações; as pessoas temem o desconhecido, e como cada parto é um momento único na vida daquela pessoa, a experiência de parturição é envolta em aspectos que podem trazer receio. A presença de riscos clínicos e obstétricos, ainda que minorados pelo avanço do conhecimento científico e da qualidade da assistência obstétrica, tem o condão de majorar os medos associados ao parto. Por fim, é inegável que populações vulneráveis, como os casais de lésbicas, *gays* e pessoas *trans*, sofram com discriminação em diversos cenários da sociedade, o que se estende para os serviços de saúde, constituindo mais uma fonte de receios e medos durante o processo de parto (Malmquist *et al.*, 2019).

PUERPÉRIO

Cuidados gerais do puerpério

Assim como os cuidados pré-natais e de sala de parto, os cuidados puerperais não se diferenciam daqueles oferecidos às outras parturientes do sexo feminino, incluindo avaliação do quarto período, atenção à micção, eliminação de flatos e aceitação de líquidos e alimentos, identificação de quadros dolorosos e o fornecimento de analgesia, quando necessário. Durante a internação, avaliar aleitamento, orientar cuidados com as mamas e importância do ato e, na alta, discutir o planejamento contraceptivo (WHO, 2022b).

É importante ressaltar que, durante a internação, deve-se manter o respeito à individualidade e à identidade da pessoa, assim como com sua parceria. Reforçamos que o uso de nome social e termos adequados aos papéis parentais é essencial, e que se deve evitar associações binárias com os papéis parentais ou com constituições familiares plurais, nos quais a figura materna ou paterna possa ser ausente. O quadro de *blues* e depressão puerperal também deve ser avaliado. Uma coorte retrospectiva identificou que mulheres que pertencem às minorias sexuais são mais propensas a serem triadas para depressão pós-parto durante o pós parto (*odds ratio* [OR] 1,77; intervalo de confiança [IC] 95% 1,22 a 2,52; p = 0,002) e mais propensas ao diagnóstico de depressão nesse período (OR 2,38; IC 95% 0,99 a 5,02; p = 0,03) do que as mulheres heterossexuais (Lapping-Carr *et al.*, 2023).

Em atendimentos relacionados à diversidade sexual, é preciso atentar às demandas específicas, como o desejo ao aleitamento da pessoa parturiente ou de sua parceria, demandas contraceptivas, discutir o retorno da prescrição da testosterona no caso de transmasculino e, por fim, orientar quanto ao registro legal da criança e às licenças que devem ser fornecidas aos pais. Essas particularidades serão discutidas a seguir neste capítulo.

Amamentação

Além da discussão da amamentação com casais homoafetivos femininos, também deve-se discutir o desejo das pessoas *trans* de amamentar. O processo de amamentação pode melhorar a imunidade do lactente, fazer com que haja contato com a microbiota do parturiente e que seja formado vínculo entre o binômio, reduzir o sangramento no pós-parto; aumentar o gasto energético materno; e inibir o eixo hipofisário-gonadal, favorecendo contracepção (Meek, 2012).

Em transmasculinos, a suspensão da testosterona e a produção de estrógenos e progestógenos durante o período gestacional promovem o desenvolvimento mamário e, eventualmente, levam à produção láctea, até mesmo em pacientes que realizaram a mamoplastia masculinizadora (Wolfe-Roubatis e Spatz, 2015). Quando há riscos de o processo de amamentação exacerbar sintomas disfóricos, pode-se recomendar o uso de medicações para a suspensão da amamentação *trans* femininas e parcerias cisgênero (no caso de mulheres *cis* lésbicas) podem ser submetidas ao estímulo à produção láctea para a amamentação por meio de técnicas como a de Newman-Goldfarb (Newman e Goldfarb, 2002). Dois modelos para indução da lactação (um curto e outro longo) são descritos a seguir.

Protocolo longo (6 a 8 meses)

1. Prescrever contracepção combinada de média dosagem durante 4 a 6 meses.
2. Associar um galactagogo (iniciar com 10 mg, 4 vezes/dia durante 1 semana e após aumentar para 20 mg).
3. Suspender a contracepção 6 semanas antes do nascimento.
4. Iniciar estímulo de sucção com bomba elétrica.
5. Assim que possível, iniciar a lactação.

Protocolo curto (1 a 2 meses)

1. Prescrever contracepção combinada de média dosagem durante 4 semanas.
2. Associar um galactagogo (iniciar com 10 mg, 4 vezes/dia durante 1 semana e após aumentar para 20 mg).
3. Assim que ocorrer o ingurgitamento mamário, após a quarta semana de uso da medicação, suspender a contracepção.
4. Iniciar estímulo de sucção com bomba elétrica.
5. Assim que possível, iniciar a lactação.

Contracepção e retorno da testosterona

O retorno da THAG pode acontecer após 4 a 6 semanas do parto (Agénor *et al.*, 2020). Embora estudos revelem a baixa passagem láctea da testosterona em usuários e ausência de efeitos virilizantes no lactente, o uso desse hormônio pode reduzir a produção láctea, prejudicando o sucesso da amamentação (Ellis *et al.*, 2015).

A prescrição da contracepção, quando necessária, pode ocorrer e ser seguida logo após o parto. Como já discutido, as indicações e contraindicações dos métodos hormonais não diferem daquelas contempladas para as demais mulheres cisgênero no período puerperal.

Registro legal e licenças

Até o momento, não existem leis que contemplem a pluralidade das definições de família com relação ao registro e licença para famílias homotransparentais. O não reconhecimento da parentalidade, além de invalidar a existência dessas famílias, resulta em perdas de direitos civis como herança e processos sucessórios.

O registro do nascimento do recém-nascido é confirmado pela Declaração de Nascido Vivo (DNV). Desde 2021, a DNV modificou o campo mãe para parturiente, buscando, assim, contemplar identidades masculinas que gestam e pessoas que gestam por cessão temporária de útero. Nessa última situação, foi também incluído um campo na DNV que identifica o responsável legal pela criança.

Com relação à Certidão de Nascimento, a última modificação ocorreu em 2017, quando os campos "mãe, pai, avós maternos e avós paternos" foram substituídos pelos campos "filiação" e "avós". Essa mudança foi responsável pela inclusão de pais cujo gênero declarado é o mesmo. Apesar disso, casais homoafetivos ainda apresentam dificuldades com esse registro, uma vez que a oficialização desse casal na certidão só é garantida, sem judicialização, nos casos em que a criança foi gerada pelas TRA.

Outro ponto que precisa ser considerado com relação ao pós-parto é a licença-maternidade e a licença-paternidade na pluralidade das famílias da diversidade sexual. A licença parental é o direito de pais e mães que passam pelo processo de parto ou de adoção receberem licença remunerada durante o período de 120 dias (180 dias, em situações específicas) à pessoa parturiente ou do gênero feminino, e de 5 dias para as pessoas do gênero masculino (Brasil, 2013). Com relação à adoção, o parágrafo 5º do artigo 392-A da Consolidação das Leis do Trabalho (CLT) garante a concessão a apenas um dos adotantes, independentemente de orientação sexual ou identidade de gênero (Brasil, 1943). Atualmente, discute-se pelo STF a possibilidade de estender a licença-maternidade à mãe que não é gestante; no entanto, as leis ainda não contemplam esses direitos à pluralidade das formações familiares.

CONSIDERAÇÕES FINAIS

O desconhecimento das melhores práticas voltadas para o acolhimento e seguimento de pessoas LGBTQIAP+ pode resultar em má assistência e em negligência aos cuidados essenciais durante o período de gestação. Conhecimento e validação das identidades, preparo das equipes, além de educação continuada, podem melhorar o acesso dessa população às redes de saúde e sua manutenção. A literatura ainda carece de evidências baseadas em estudos de boa qualidade científica com relação aos cuidados da população LGBTQIAP+, sobretudo a população *trans*, durante o ciclo gravídico-puerperal. A conduta deve ser pautada no respeito e nas particularidades desse atendimento, como o rastreio de sintomas depressivos e ansiedade e de violência. A investigação de condições clínicas, como o uso de THAG, e a discussão de questões legais e da amamentação devem ser a regra.

REFERÊNCIAS BIBLIOGRÁFICAS

AGÉNOR, M. *et al.* Contraceptive beliefs, decision making and care experiences among transmasculine young adults: A qualitative analysis. *Perspectives on Sexual and Reproductive Health*, v. 52, n. 1, p. 7-14, 2020.

BLACKBURN, A. M. *et al.* Preventing sexual violence in sexual orientation and gender diverse communities: A call to action. *European Journal of Psychotraumatology*, v. 15, n. 1, p. 2297544, 2023.

BONNINGTON, A. *et al.* Society of Family Planning clinical recommendations: Contraceptive counseling for transgender and gender diverse people who were female sex assigned at birth. *Contraception*, v. 102, n. 2, p. 70-82, 2020.

BRASIL. Lei nº 5.452, de 1º de maio de 1943. Aprova a Consolidação das Leis do Trabalho. *Diário Oficial da União*. Brasília, 09 ago. 1943. Seção 1, p. 11937.

BRASIL. Lei nº 7.716, de 5 de janeiro de 1989. Define os crimes resultantes de preconceito de raça ou de cor. *Diário Oficial da União*. Brasília, 06 jan. 1989. Seção 1, p. 369.

BRASIL. Lei nº 11.108, de 7 de abril de 2005. Altera a Lei nº 8.080, de 19 de setembro de 1990, para garantir às parturientes o direito à presença de acompanhante durante o trabalho de parto, parto e pós-parto imediato, no âmbito do Sistema Único de Saúde – SUS. *Diário Oficial da União*. Brasília, 08 abr. 2005. Seção 1, p. 1.

BRASIL. Lei nº 11.340, de 7 de agosto de 2006. Cria mecanismos para coibir a violência doméstica e familiar contra a mulher, nos termos do § 8º do art. 226 da Constituição Federal, da Convenção sobre a Eliminação de Todas as Formas de Discriminação contra as Mulheres e da Convenção Interamericana para Prevenir, Punir e Erradicar a Violência contra a Mulher; dispõe sobre a criação dos Juizados de Violência Doméstica e Familiar contra a Mulher; altera o Código de Processo Penal, o Código Penal e a Lei de Execução Penal; e dá outras providências. *Diário Oficial da União*. Brasília, 08 ago. 2006. Seção 1, p. 1.

BRASIL. Lei nº 12.873, de 24 de outubro de 2013. Autoriza a Companhia Nacional de Abastecimento a utilizar o Regime Diferenciado de Contratações Públicas - RDC, instituído pela Lei nº 12.462, de 4 de agosto de 2011, para a contratação de todas as ações relacionadas à reforma, modernização, ampliação ou construção de unidades armazenadoras próprias destinadas às atividades de guarda e conservação de produtos agropecuários em ambiente natural; (...). *Diário Oficial da União*. Brasília, 25 out. 2013. Seção 1, p. 1.

BRASIL. Supremo Tribunal Federal. Ação Direta de Inconstitucionalidade 4277. Relator Ministro Ayres Britto. Brasília, 04 mai. 2011. p. 616-20. Disponível em: <http://redir.stf.jus.br/paginadorpub/paginador.jsp?docTP=AC&docID=628635>.

CONSELHO FEDERAL DE MEDICINA (CFM). Resolução CFM nº 2.320/2022. Adota normas éticas para a utilização de técnicas de reprodução assistida – sempre em defesa do aperfeiçoamento das práticas e da observância aos princípios éticos e bioéticos que ajudam a trazer maior segurança e eficácia a tratamentos e procedimentos médicos, tornando-se o dispositivo deontológico a ser seguido pelos médicos brasileiros e revogando a Resolução CFM nº 2.294, publicada no Diário Oficial da União de 15 de junho de 2021, Seção 1, p. 60. *Diário Oficial da União*, 20 de setembro de 2022, Seção 1, p. 107.

CONSELHO NACIONAL DE JUSTIÇA (CNJ). Resolução nº 175 de 14 de maio de 2013. Dispõe sobre a habilitação, celebração de casamento civil, ou de conversão de união estável em casamento, entre pessoas de mesmo sexo. Disponível em: <https://atos.cnj.jus.br/atos/detalhar/1754>.

CURTIS, K. M. *et al.* U.S. Medical Eligibility Criteria for Contraceptive Use, 2016. *Morbidity and Mortality Weekly Report. Recommendations and Reports*, v. 65, n. 3, p. 1-103, 2016.

ELLIS, S. A.; WOJNAR, D. M.; PETTINATO, M. Conception, pregnancy, and birth experiences of male and gender variant gestational parents: it's how we could have a family. *Journal of Midwifery and Women's Health*, v. 60, n. 1, p. 62-69, 2015.

HEALTH CARE FOR TRANSGENDER AND GENDER DIVERSE INDIVIDUALS: ACOG Committee Opinion, Number 823. *Obstetrics and Gynecology*, v. 137, n. 3, p. e75-88, 2021.

KINNEAR, H. M.; MORAVEK, M. B. Reproductive capacity after gender-affirming testosterone therapy. *Human Reproduction*, v. 38, n. 10, p. 1872-1880, 2023.

KIRUBARAJAN, A. *et al.* LGBTQ2S+ childbearing individuals and perinatal mental health: A systematic review. *British Journal of Obstetrics and Gynaecology*, v. 129, n. 10, p. 1630-1643, 2022.

LAPPING-CARR, L. *et al.* Perinatal depression screening among sexual minority women. *Journal of the American Medical Association Psychiatry*, v. 80, n. 11, p. 1142-1149, 2023.

MALMQUIST, A. *et al.* Minority stress adds an additional layer to fear of childbirth in lesbian and bisexual women, and transgender people. *Midwifery*, v. 79, p. 102551, 2019.

MEEK, J. Y. *New mother's guide to breastfeeding*. Itasca, IL: American Academy of Pediatrics, 2012.

MONTENEGRO, M.; MARCANTONIO, T.; WISEBLATT, A. Prevalence and variations of sexual violence victimization among US-based Latino adults and adolescents: A systematic literature review. *The Journal of Sex Research*, v. 61, n. 5, p. 811-824, 2024.

NEWMAN, J.; GOLDFARB, L. *Newman-Goldfarb Protocols*. The Protocols for Inducing Lactation and Maximizing Milk Production: The Regular Protocol. Suitable for intended mothers expecting a baby via surrogacy or adoptive mothers with a long lead time. Canadian Breastfeeding Foundation, 2002. Disponível em: <https://www.canadianbreastfeeding-foundation.org/induced/regular_protocol.shtml>.

OKANO, S. H. P.; PELLICCIOTA, G. G. M.; BRAGA, G. C. Contraceptive counseling for the transgender patient assigned female at birth. *Revista Brasileira de Ginecologia e Obstetrícia*, v. 44, n. 9, p. 884-890, 2022.

PAPAPETROU, C. *et al.* Screening for perinatal depression and stress: a prospective cohort study. *Archives of Gynecology and Obstetrics*, Online ahead of print, 2023.

SHARMA, J.; O'CONNOR, M.; RIMA JOLIVET, R. Group antenatal care models in low- and middle-income countries: a systematic evidence synthesis. *Reproductive Health*, v. 15, n. 1, p. 38, 2018.

STROUMSA, D. *et al.* Pregnancy outcomes in a US cohort of transgender people. *Journal of the American Medical Association*, v. 329, n. 21, p. 1879, 2023.

SURITA, F. G.; SÁNCHEZ, O. D. R. Routine enquiry for domestic violence during antenatal care: An opportunity to improve women's health. *Revista Brasileira de Ginecologia e Obstetrícia*, v. 44, n. 3, p. 211-213, 2022.

THOMAS, S. *et al.* Feasibility of training primary healthcare workers to identify antenatal depression. *Cambridge Prisms: Global Mental Health*, v. 10, p. e57, 2023.

WINGO, E.; INGRAHAM, N.; ROBERTS, S. C. M. Reproductive health care priorities and barriers to effective care for LGBTQ people assigned female at birth: a qualitative study. *Women's Health Issues*, v. 28, n. 4, p. 350-357, 2018.

WOLFE-ROUBATIS, E.; SPATZ, D. L. Transgender men and lactation: what nurses need to know. *Maternal Child Nursing, the American Journal of Maternal Child Nursing*, v. 40, n. 1, p. 32-38, 2015.

WOMEN'S PREVENTIVE SERVICES INITIATIVE (WPSI). Recommendations for preventive services for women: final report. Interpersonal and Domestic Violence. Washington, D.C.: ACOG, 2016. Disponível em: <https://www.womenspreventivehealth.org/recommendations/interpersonal-and-domestic-violence/>.

WORLD HEALTH ORGANIZATION (WHO). *Making plans for childbirth when pregnant*. Geneva: WHO, 2022a.

WORLD HEALTH ORGANIZATION (WHO). *Medical eligibility criteria for contraceptive use*. 5th ed. Geneva: WHO, 2015.

WORLD HEALTH ORGANIZATION (WHO). *WHO recommendations on antenatal care for a positive pregnancy experience*. Geneva: WHO, 2016.

WORLD HEALTH ORGANIZATION (WHO). *WHO recommendations on maternal and newborn care for a positive postnatal experience*. Geneva: WHO, 2022b.

CAPÍTULO 18

Cuidados da Saúde Bucal na Gestante

Mônica M. de A. Pontes • Gabriela Granja Porto • Luiz Portela • Clarissa Maria de Albuquerque Pontes • Yanka Barbosa Alves

INTRODUÇÃO

A mulher em período gestacional está em um estado fisiológico considerado único, pois é nele que há alterações temporárias na estrutura física, no metabolismo, nos níveis hormonais e em seu sistema imunológico, além de seu estado psicológico estar alterado (Jang *et al.*, 2021; Kandan *et al.*, 2011; Nuriel-Ohayon *et al.*, 2016).

Os impactos que as mudanças fisiológicas causam na saúde bucal das gestantes são bem documentados na literatura, destacando-se o aumento dos níveis de inflamação periodontal em decorrência de níveis hormonais elevados (Pirie *et al.*, 2007). Essas mudanças também incluem ganho de peso, hipotensão posicional quando deitadas, necessidade de urinar com maior frequência, diminuição da capacidade respiratória, entre outras (California Dental Association *et al.*, 2010). Da mesma maneira, a gestação pode levar a mudanças comportamentais na mulher, com alterações na dieta e hábitos de saúde bucal, o que também pode impactar nas condições de saúde bucal de gestantes (Steinberg *et al.*, 2013).

Nessa fase, há mudanças evidentes na microbiota oral das gestantes, quando comparadas a mulheres não grávidas. Estudos comprovam que a quantidade de microrganismos cultiváveis total nas mulheres grávidas é significativamente maior em comparação a mulheres não grávidas, apresentando-se dessa forma em todas as fases da gestação (Fujiwara *et al.*, 2017; Jang *et al.*, 2021).

ALTERAÇÕES HORMONAIS

Em mulheres grávidas, há tendência a picos na secreção de progesterona e estrogênio, resultando na hipervascularização periodontal, bem como alterações na produção de colágeno e maior suscetibilidade ao crescimento do biofilme oral. Essa condição pode exacerbar gengivite ou periodontite preexistentes (Anunciação *et al.*, 2023; Kessler, 2017; Wu *et al.*, 2015). Por outro lado, na gestação é comum observar o aumento de salivação, náuseas e enjoos, dificultando a escovação e causando alterações sobre o periodonto, especialmente a gengivite gravídica, além de facilitar o desenvolvimento da cárie dental (Fiocruz, 2022).

A cavidade oral é colonizada por um microbioma complexo e diversificado. Estima-se que sejam reconhecidas mais de 700 espécies de bactérias comensais presentes na cavidade oral, incluindo espécies bacterianas e fúngicas (Escapa *et al.*, 2018; Jang *et al.*, 2021).

Uma saúde oral estável depende de uma flora microbiana equilibrada. Durante a gravidez, alterações na comunidade microbiana podem impactar na saúde oral materna, em resultados do nascimento e na saúde oral do bebê. Com isso, é notória a necessidade de entender as alterações da flora oral durante a gravidez, a vinculação à saúde materna e suas implicações no resultado do parto (Jang *et al.*, 2021; Xiao *et al.*, 2020).

Apesar da diversidade do microbioma oral na gravidez, nota-se nessa condição, principalmente, um aumento do nível de agentes patogênicos periodontais, como *Aggregatibacter actinomycetemcomitans*, *Porphyromona gingivalis* e *Prevotella intermedia* (Borgo *et al.*, 2014; Jang *et al.*, 2021).

Porphyromonas gingivalis e *Porphyromonas intermedia* desencadeiam uma reação inflamatória nos tecidos próximos à área de acúmulo de biofilme. Isso pode ser explicado porque, na região dos sulcos gengivais, há diminuição das concentrações de oxigênio, o que contribui para o desenvolvimento de condições adequadas para o crescimento de microrganismos anaeróbios e capnofílicos (Carneiro *et al.*, 2010).

DOENÇA PERIODONTAL NA GRAVIDEZ

A doença periodontal é caracterizada pela inflamação dos tecidos que circundam e sustentam os dentes. Classifica-se como gengivite quando a inflamação gengival é reversível, e periodontite quando há inflamação crônica com recessão gengival acompanhada por perda de tecido conjuntivo e osso alveolar (Armitage *et al.*, 2004; Daalderop *et al.*, 2018).

A literatura relaciona a doença periodontal durante a gravidez como forma de alerta para riscos maiores de nascimentos prematuros, baixo peso ao nascer e pré-eclâmpsia (Daalderop *et al.*, 2018). É considerado prematuro o nascimento de um bebê antes das 37 semanas de idade gestacional. Além disso, há a presença de número mais elevado de *Porphyromonas gingivalis* nas mulheres que sofrem partos prematuros. Consta também que o aumento de *A. actonomycetemcomitans* e *Porphyromonas gingivalis* durante o início da gestação predispõe as mulheres a maior risco de doenças periodontais (Jang *et al.*, 2021).

Por outro lado, pesquisas demonstram baixa adesão ao pré-natal odontológico e relatam que os principais fatores complicadores do acesso e utilização dos serviços odontológicos foram os relacionados aos aspectos socioeconômicos, culturais e educacionais. Nesse contexto, fica clara a necessidade de a mulher receber acompanhamento odontológico também durante a gestação. Entretanto, parece existir, por parte das gestantes, desinformação sobre a importância da consulta odontológica no pré-natal e/ou receio de realizá-la.

TRATAMENTO ODONTOLÓGICO NA GRAVIDEZ

Uma das causas para a baixa procura por acompanhamento de um cirurgião-dentista durante o período gestacional são as crenças e os mitos de que o tratamento odontológico possa ser prejudicial ao bebê. Independente da região, estudos concordam que a expectativa da dor física e a insegurança são determinantes na opção pela não realização do pré-natal odontológico (Silva *et al.*, 2020).

Há, ainda, a falta de segurança de alguns cirurgiões-dentistas para atender pacientes gestantes, que acabam por protelar o tratamento odontológico dessas pacientes para depois do nascimento do bebê, quando, na maioria das vezes, o problema pode ser resolvido durante a gestação. É sabido que, desde que o profissional tenha conhecimento sobre os cuidados que deve ter no acompanhamento odontológico à gestante, incluindo a posição da paciente durante o atendimento, os tipos de anestésicos recomendados, a indicação de exames radiográficos e de medicação, não haverá problemas para o binômio mãe-bebê (Silva *et al.*, 2020).

Tratamento farmacológico

Ainda existem muitas dúvidas sobre o manejo farmacológico em pacientes grávidas. Considerando o tipo de intervenção a ser realizada durante a gestação, uma avaliação cuidadosa do cirurgião-dentista deve ser feita levando-se em conta as particularidades dos tratamentos (dor, conforto na consulta, sobreposição de condições médicas), sempre avaliando a necessidade e oportunidade de realizar o procedimento, bem como os potenciais benefícios da intervenção. Preconiza-se que as abordagens terapêuticas relacionadas à cárie dentária sigam a nova filosofia de odontologia de mínima intervenção, com preservação de tecido dentário, avaliação de risco, prevenção em saúde bucal e retornos individualizados (Brasil, 2022).

Recomenda-se que fármacos como anti-inflamatórios não esteroidais (incluindo os inibidores seletivos de cicloxigenase 2 [COX-2]), dipirona e tetraciclina, considerados não seguros para utilização durante a gravidez, não sejam prescritos pelo cirurgião-dentista (Bookstaver *et al.*, 2015; Committee Opinion No. 711, 2017; FDA, 2020; SMFM, 2017). O único analgésico não opioide seguro para utilização na gravidez é o paracetamol. Em relação aos anestésicos locais, recomenda-se o uso da lidocaína associada à adrenalina como primeira escolha. Os antibióticos macrolídios (eritromicina, claritromicina e azitromicina) são frequentemente utilizados como segunda opção em casos de alergia às penicilinas; entretanto, as evidências científicas acerca de sua segurança ainda são frágeis, a respeito da classificação de risco apresentada nesse documento (Omranipoor *et al.*, 2020). Não há estudos de segurança em gestantes com os demais anestésicos na forma de apresentação para uso odontológico, como prilocaína, mepivacaína, bupivacaína e articaína. Os painelistas entendem que não há situações que justifiquem o uso de bupivacaína em virtude de sua longa duração e da articaína, que apresenta alta lipossolubilidade (SMSC *et al.*, 2021).

CONSIDERAÇÕES FINAIS

Considerando o período gestacional, recomenda-se a realização dos procedimentos odontológicos curativos (tratamentos periodontais e não periodontais) durante toda a gestação, pontuando a necessidade de considerar o incômodo e o desconforto das gestantes em estágios mais avançados da gestação, bem como a presença de comorbidades que necessitem de avaliação criteriosa do cirurgião-dentista e da equipe de saúde. Nos casos em que o pré-natal não seja de risco habitual, os cirurgiões-dentistas devem redobrar o contato com profissionais médicos e enfermeiros da equipe da Atenção Primária à Saúde ou atenção ambulatorial especializada, responsável pelo pré-natal da gestante (Brasil, 2022).

Ao ter ciência sobre os riscos da doença periodontal em gestantes, é preciso desenvolver estratégias preventivas destinadas a reduzir os riscos das mulheres grávidas, como a disseminação de informação sobre o tema para a população em geral, com a indispensabilidade de acompanhamento do pré-natal odontológico, com médicos reconhecendo e encaminhando para os cuidados de saúde oral como parte integrante dos cuidados pré-natais globais (Daalderop *et al.*, 2018).

Entretanto, o ideal é que a mulher seja encaminhada ao cirurgião-dentista tão logo descubra a gravidez (Silva *et al.*, 2020). Sugere-se ao menos uma consulta pré-natal odontológica de orientação, com foco na individualidade da paciente, detecção de possíveis fatores de risco para desfechos adversos na gestação e promoção de saúde materno-infantil. Inclusive é uma recomendação do Ministério da Saúde que esta pode e deve fazer tratamento odontológico durante a gestação. As orientações do cirurgião-dentista devem incluir a importância da higiene bucal, efeitos nocivos do uso de chupeta e mamadeira e promoção da alimentação saudável, incluindo o estímulo à amamentação e efeitos negativos do açúcar (SMSC, 2021).

REFERÊNCIAS BIBLIOGRÁFICAS

ANUNCIAÇÃO, B. H.; AZEVEDO, M. J.; PEREIRA, M. D. L. Knowledge, attitudes, and practices of prenatal care practitioners regarding oral health in pregnancy–A systematic review. *International Journal of Gynaecology and Obstetrics*, v. 162, n. 2, p. 449-461, 2023.

ARMITAGE, G. C. Periodontal diagnoses and classification of periodontal diseases. *Periodontology 2000*, v. 34, p. 9-21, 2004.

BOOKSTAVER, P. B. *et al.* A review of antibiotic use in pregnancy. *Pharmacotherapy*, v. 35, n. 11, p. 1052-1062, 2015.

BORGO, P. V. *et al.* Associação entre condição periodontal e microbiota subgengival em mulheres durante a gravidez: um estudo longitudinal. *Journal of Applied Oral Science*, v. 22, n. 6, p. 528-533, 2014.

BRASIL. Ministério da Saúde. Secretaria de Atenção Primária à Saúde. Departamento de Saúde da Família. *Diretriz para a prática clínica odontológica na atenção primária à saúde: tratamento em gestantes*. Brasília: Ministério da Saúde; 2022.

CALIFORNIA DENTAL ASSOCIATION (CDA) FOUNDATION; AMERICAN COLLEGE OF OBSTETRICIANS AND GYNECOLOGISTS (ACOG), DISTRICT IX. Oral health during pregnancy and early childhood: evidence-based guidelines for health professionals. *Journal of the California Dental Association*, v. 38, n. 6, p. 391-403, 405-440, 2010.

CARNEIRO, G. G. V. S. *et al.* Actinomicose cervicofacial: relato de caso clínico. *Revista de Cirurgia e Traumatologia Buco-maxilo-facial*, v. 10, n. 1, p. 21-26, 2010.

COMMITTEE OPINION No. 711: Opioid use and opioid use disorder in pregnancy. *Obstetrics and Gynecology*, v. 130, n. 2, p. e81-e94, 2017.

DAALDEROP, L. A. *et al.* Periodontal disease and pregnancy outcomes: overview of systematic reviews. *Journal of Dental Research Clinical and Translational Research*, v. 3, n. 1, p. 10-27, 2018.

ESCAPA, I. F. *et al.* New insights into human nostril microbiome from the expanded Human Oral Microbiome Database (eHOMD): A resource for species-level identification of microbiome data from the aerodigestive tract. *Microbial Systems*, v. 3, n. 6, p. e00187-18, 2018.

FOOD AND DRUG ADMINISTRATION (FDA). Nonsteroide anti-inflammatory drugs (NSAIDs): drug safety communication – avoid use of NSAIDs in pregnancy at 20 weeks or later. FDA, 2020. Disponível em: <https://www.fda.gov/safety/medical-product-safety-information/nonsteroidal-anti-inflammatory-drugs-nsaids-drug-safety-communication-avoid-use-nsaids-pregnancy-20>.

FUJIWARA, N. *et al.* Significant increase of oral bacteria in the early pregnancy period in Japanese women. *Journal of Investigative and Clinical Dentistry*, v. 8, n. 1, p. e12189, 2017.

FUNDAÇÃO OSWALDO CRUZ (FIOCRUZ). Instituto Nacional de Saúde da Mulher, da Criança e do Adolescente Fernandes Figueira. Portal de Boas Práticas em Saúde da Mulher, da Criança e do Adolescente. Postagens:

Cuidados com a saúde bucal na gestação. Rio de Janeiro, 22 nov. 2022. Disponível em: <https://portaldeboaspraticas.iff.fiocruz.br/atencao-mulher/cuidados-saude-bucal-gestacao/>.

JANG, H. *et al.* Oral microflora and pregnancy: a systematic review and meta-analysis. *Scientific reports*, v. 11, n. 1, p. 16870, 2021.

KANDAN, P. M.; MENAGA, V.; KUMAR, R. R. R. Oral health in pregnancy (guidelines to gynaecologists, general physicians & oral health care providers). *Journal of the Pakistan Medical Association*, v. 61, n. 10, p. 1009, 2011.

KESSLER, J. L. A literature review on women's oral health across the life span. *Nursing for Women's Health*, v. 21, n. 2, p. 108-121, 2017.

NURIEL-OHAYON, M.; NEUMAN, H.; KOREN, O. Microbial changes during pregnancy, birth, and infancy. *Frontiers in Microbiology*, v. 7, p. 1031, 2016.

OMRANIPOOR, A. *et al.* Association of antibiotics therapy during pregnancy with spontaneous miscarriage: a systematic review and meta-analysis. *Archives of Gynecology and Obstetrics*, v. 302, n. 1, p. 5-22, 2020.

PIRIE, M. *et al.* Dental manifestations of pregnancy. *The Obstetrician and Gynaecologist*, v. 9, p. 21-6, 2007.

SECRETARIA MUNICIPAL DE SAÚDE DE CAMPINAS (SMSC). *Pré-natal odontológico*. Campinas, 2021. Disponível em: <https://saude.campinas.sp.gov.br/programas/bucal/protocolos/Orientacoes_Pre_natal_Odontologico.pdf>.

SILVA, C. C. *et al.* Acesso e utilização de serviços odontológicos por gestantes: revisão integrativa de literatura. *Ciência e Saúde Coletiva*, v. 25, n. 3, p. 827-835, 2020.

SOCIETY FOR MATERNAL-FETAL MEDICINE PUBLICATIONS COMMITTEE (SMFM). Prenatal acetaminophen use and outcomes in children. *American Journal of Obstetrics and Gynecology*, v. 216, n. 3, p. B14-B15, 2017.

STEINBERG, B. J. *et al.* Oral health and dental care during pregnancy. *Dental Clinics of North America*, v. 57, n. 2, p. 195-210, 2013.

WU, M.; CHEN, S.W.; JIANG, S. Y. Relationship between gingival inflammation and pregnancy. *Mediators of Inflammation*, v. 2015, p. 623427, 2015.

XIAO, J.; FISCELLA, K. A.; GILL, S. R. Oral microbiome: possible harbinger for children's health. *International Journal of Oral Science*, v. 12, n. 1, p. 12, 2020.

CAPÍTULO 19

Abordagem da Violência Doméstica no Pré-Natal

Fernanda Garanhani de Castro Surita • Odette del Risco Sánchez

INTRODUÇÃO

Como parte dos cuidados do pré-natal, é importante identificar, acolher e validar as histórias de mulheres em situação de violência e, consequentemente, oferecer atendimento especializado. Isso requer trabalho coordenado do profissional médico com as equipes multidisciplinares, além de articulação com os serviços disponíveis na rede socioassistencial.

As ações no âmbito da saúde também podem fazer a diferença pela proximidade e acessibilidade dos serviços de saúde em relação às mulheres e seus dependentes. A implementação de um rastreamento de maneira sistemática na atenção pré-natal também deve estar sustentada no compromisso com a formação de profissionais capacitados, além de fomentar uma cultura institucional que garanta abordagem ética, solidária e humanista.

DEFINIÇÕES

A violência contra a mulher é reconhecida pela Organização Mundial da Saúde (OMS) como problema de saúde pública e violação dos direitos humanos persistente, generalizado e enraizado na desigualdade de gênero (WHO, 2019). A exposição à violência impacta os indivíduos e provoca desfechos adversos do ponto de vista social e econômico, com graves consequências para as famílias, comunidades e a sociedade em geral.

A OMS define violência como "uso de força física ou poder, em ameaça ou, na prática, contra si próprio, outra pessoa ou contra um grupo ou comunidade que resulte ou possa resultar em sofrimento, morte, dano psicológico, desenvolvimento prejudicado ou privação" (Dahlberg e Krug, 2006).

Essa definição, em um sentido mais abrangente, leva à compreensão de que a violência abarca uma variedade de comportamentos marcados por relações de poder e controle, incluindo atos intencionais, assim como negligências ou omissões. A tipologia proposta pela OMS inclui três grandes categorias: violência autodirigida, violência interpessoal e violência coletiva (Dahlberg e Krug, 2006).

Especificamente, a violência doméstica encontra-se dentre as formas de violência interpessoal. Segundo a Lei nº 11.340, de 7 de agosto de 2006, conhecida como "Lei Maria da Penha", a violência doméstica é definida como "qualquer ação ou omissão baseada no gênero que lhe cause morte, lesão, sofrimento físico, sexual ou psicológico e dano moral ou patrimonial" (Brasil, 2006). Na legislação, é estabelecido que, independentemente da orientação sexual, os ambientes e vínculos nos quais os episódios de violência doméstica podem acontecer incluem (Brasil, 2006):

- A unidade doméstica, que abarca o espaço de convívio permanente de pessoas, com ou sem vínculo familiar, e as esporadicamente agregadas
- O âmbito da família, formada por indivíduos que são ou se consideram aparentados, unidos por laços consanguíneos, por afinidade ou por vontade expressa
- Na relação íntima de afeto, na qual o agressor conviva ou tenha convivido com a ofendida, independentemente de coabitação.

Cabe ressaltar, com base nessa definição, que a violência doméstica vai além dos atos ocorridos no espaço físico do lar, abrangendo também os vínculos e as relações interpessoais como cenários em que as violências podem ser materializadas (Delziovo *et al.*, 2022).

Violência por parceiro íntimo refere-se ao comportamento em um relacionamento que cause danos físicos, sexuais ou psicológicos, incluindo atos de agressão física, coerção sexual, abuso psicológico e comportamentos controladores. Essa definição abrange a violência cometida por cônjuges e parceiros atuais e anteriores. Além de agressões físicas, elas incluem comportamentos que assustem, intimidem, aterrorizem, manipulem, machuquem, humilhem, culpem, controlem e vitimizem as mulheres de diversas maneiras (United Nations, s.d.). Episódios de violência podem ocorrer em vários tipos de relacionamentos, incluindo o matrimônio e casais que coabitam ou namoram, afetando pessoas de todos os níveis socioeconômicos e escolaridades (United Nations, s.d.).

TIPOS DE VIOLÊNCIA E SUA DINÂMICA

Entre os tipos de violência, são reconhecidas a violência física, a psicológica, a sexual, a moral e a patrimonial. Deve-se ressaltar que elas não são excludentes e, em geral, acontecem simultaneamente (Krug *et al.*, 2002).

De acordo com a Lei Maria da Penha, as principais características das violências são (Brasil, 2006):

- Violência física: qualquer ação que ofenda a integridade ou a saúde corporal
- Violência psicológica: qualquer comportamento que cause dano emocional ou diminuição da autoestima; que prejudique e perturbe o pleno desenvolvimento ou que pretenda degradar ou controlar ações, comportamentos, crenças e decisões, por meio de ameaça, constrangimento, humilhação, manipulação, isolamento, vigilância constante, perseguição insistente, insulto, chantagem, ridicularização, exploração e limitação do direito de ir e vir; ou qualquer outra forma que cause danos à saúde psicológica
- Violência sexual: presenciar, manter ou participar de relação sexual não desejada, mediante intimidação, ameaça, coação ou uso da força; que induza a mulher a comercializar ou a utilizar, de qualquer modo, sua sexualidade; que a impeça de usar métodos contraceptivos ou que a force ao matrimônio, à gravidez, ao aborto ou à prostituição; ou que limite ou anule o exercício dos direitos sexuais e reprodutivos

- Violência moral: qualquer atuação que configure calúnia, difamação ou injúria
- Violência patrimonial: qualquer atitude que caracterize retenção, subtração, destruição parcial ou total de objetos, instrumentos de trabalho, documentos pessoais, bens, valores e direitos ou recursos econômicos, incluindo os destinados a satisfazer suas necessidades.

Considerando as diversas manifestações da violência, é importante que os profissionais se mantenham atentos aos relatos das pacientes, visando identificar formas de violência que possam apresentar-se tanto de maneira implícita quanto explícita no discurso e nas demandas das mulheres nos serviços de saúde. As formas de violência mais frequentes estão apresentadas na Tabela 19.1 (Sánchez *et al.*, 2023a).

A violência doméstica opera como um ciclo. Isso mostra como, em geral, a violência se intensifica mediante episódios que se tornam recorrentes e que aumentam em gravidade e frequência (Sánchez *et al.*, 2023a). O ciclo da violência foi descrito pela psicóloga Lenore Walker com base em entrevistas conduzidas com mulheres em situação de violência em seus relacionamentos íntimos (Figura 19.1). Nele é descrita uma série de padrões que possibilitam entender o comportamento cíclico da violência. No modelo, em geral, estão incluídas três etapas, sendo possível identificar uma fase de acúmulo de tensões, seguida do episódio agudo e, por fim, a continuação (denominada "lua de mel"), etapa de pedido de desculpas e procura de reconciliação até que o ciclo se repita (Sánchez *et al.*, 2023a; Walker, 2015).

As etapas do ciclo da violência não conseguem abranger a individualidade compreendida nas experiências de vida das mulheres em situação de violência ou explicar os complexos conflitos que elas enfrentam para romper esse ciclo. No entanto, considerar o caráter cíclico da violência nos direciona para o reconhecimento de que eventos passados e recentes de violência podem estar presentes em diversas etapas da vida, afetando negativamente a qualidade de vida e o bem-estar de mulheres, meninas e adolescentes. Além disso, possibilita compreender a existência de processos de naturalização e banalização de práticas violentas, historicamente exercidas contra as mulheres.

É importante ressaltar que a violência nesse âmbito não deve ser entendida como um assunto "privado" ou de "caráter doméstico". Esse imaginário contribui para invisibilizar a responsabilidade de profissionais, gestores, instituições, do próprio Estado e da sociedade em geral para intervir frente a situações de violação de direitos humanos.

Tabela 19.1 Formas mais frequentes da violência contra a mulher.

Violência física	Bater, espancar, empurrar, chutar, atirar objetos na direção da mulher, sacudir, provocar lesões com objetos cortantes e uso de arma de fogo
Violência psicológica	Ataques à autoestima, controlar, isolar, perseguir, ameaçar, insultar, assediar, chantagear, distorcer e omitir fatos para deixar a mulher em dúvida sobre sua memória e sanidade
Violência moral	Acusar, expor a vida pessoal, proferir xingamentos que procuram desvalorizar e emitir juízos morais sobre a conduta da mulher
Violência patrimonial	Controlar os recursos financeiros, destruir documentos pessoais, furtar, extorquir, privar de bens ou recursos econômicos, causar danos propositais a objetos da mulher
Violência sexual	Relacionamento indesejado/estupro, impedimento ao uso de métodos contraceptivos, gravidez, aborto ou prostituição forçada

Adaptada de Sánchez *et al.*, 2023a.

EPIDEMIOLOGIA

A violência está presente na vida das mulheres de diversas maneiras; no entanto, as estatísticas revelam que é no espaço doméstico e nas relações afetivas que se encontra a maior frequência desses episódios (Sánchez *et al.*, 2023a).

Dados recentes das Nações Unidas apontam que, no mundo, cerca de 641 milhões de mulheres entre 15 e 49 anos sofreram violência física e/ou sexual por parceiro e, na América Latina, 25% delas têm sido vítimas desse tipo de violência (WHO, 2021). Os dados também mostram que cerca de 25% das adolescentes (15 a 19 anos) já sofreram alguma dessas formas da violência, revelando que violências por parceiro íntimo são vivenciadas desde cedo (WHO, 2021).

No Brasil, dados recentes têm revelado um aumento da violência doméstica durante o ano de 2022, com crescimento tanto de feminicídios quanto de registros de agressões. Nesse período, cerca de 18,6 milhões de mulheres foram vítimas de violência

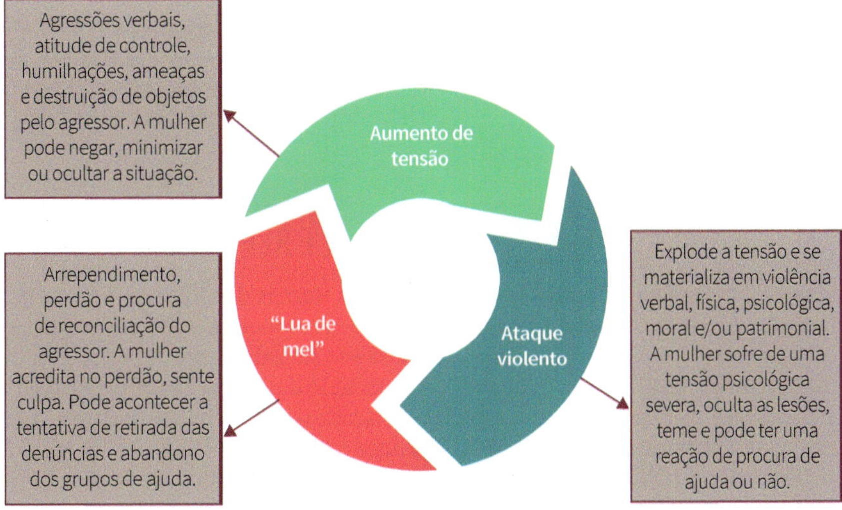

Figura 19.1 Desenho esquemático do ciclo da violência. (Adaptada de Sánchez *et al.*, 2021.)

(Bueno *et al.*, 2023). No Brasil, as violências são a segunda causa de morte e chegam a ocupar o primeiro lugar em alguns estados. O espaço do lar se torna, para algumas mulheres, adolescentes e meninas, um lugar pouco acolhedor, no qual seus direitos e segurança se mostram constantemente ameaçados. Além disso, a subnotificação da violência é um problema frequente que incide nas estimativas sobre o número real de casos.

POLÍTICAS PÚBLICAS

O atendimento a mulheres em situação de violência requer compromisso dos profissionais, mas também do Estado, com o desenvolvimento de ações intersetoriais direcionadas ao bem-estar da mulher, respeitando sua autonomia e oferecendo todo o suporte necessário para romper o ciclo da violência. O Brasil é signatário de instrumentos com foco na garantia dos direitos humanos fundamentais das mulheres, como a Convenção sobre a Eliminação de Todas as Formas de Discriminação contra as Mulheres (CEDAW, 1979), a Conferência Internacional sobre Direitos Humanos (Viena, 1993), a Conferência Internacional sobre População e Desenvolvimento (Cairo, 1994), a Convenção Interamericana para Prevenir, Punir e Erradicar a Violência Contra a Mulher (Convenção de Belém do Pará, 1994) e a 4ª Conferência Mundial sobre a Mulher (Beijing, 2005) (D'Oliveira e Schraiber, 2013). Esses mecanismos são marcos importantes para o desenvolvimento de políticas públicas de enfrentamento da violência de gênero e a criação de dispositivos de monitoramento dos avanços na direção de sua erradicação no país.

No contexto brasileiro, em 2001 foi estabelecida a Política Nacional de Redução da Morbimortalidade por Acidentes e Violências, reconhecendo a violência como questão de saúde pública, trazendo ao longo dos anos uma série de ações voltadas à vigilância, prevenção das violências e mitigação de seus impactos na vida das mulheres (Brasil, 2001). Recentemente, o Plano de Ações Estratégicas para o Enfrentamento das Doenças Crônicas e Agravos não Transmissíveis no Brasil 2021-2030 reconhece os impactos da violência na morbimortalidade da população brasileira e aponta que "os óbitos ocasionados por tal causa violenta contribuem para a sobrecarga dos serviços de saúde, sistema judiciário e aparelhos sociais, revelando falhas existentes nos mecanismos e nas políticas públicas frente à intensificação desse processo" (Brasil, 2021). Desde 7 de agosto de 2006, o Brasil dispõe da Lei nº 11.340, a Lei Maria da Penha (Brasil, 2006), específica para violência doméstica e familiar, que é um marco na legislação nacional para combater a violência de gênero.

CONSIDERAÇÕES GERAIS SOBRE VIOLÊNCIA E SAÚDE DA MULHER

Sinais e sintomas podem emergir como demandas, muitas vezes vagas ou mal explicadas nos serviços de saúde, tornando difícil aos profissionais observar a associação dessas manifestações clínicas com a exposição à violência.

A violência tem impacto na vida das mulheres, com consequências em sua saúde física e mental e no bem-estar a curto, médio e longo prazos. Entre elas, encontram-se a morte por feminicídio, o suicídio e outras consequências não fatais, mas que afetam substancialmente a qualidade de vida das mulheres (WHO, 2021).

Mulheres que vivenciaram episódios de violência fazem mais uso dos serviços de saúde, como serviços de emergência, ambulatório hospitalar, serviços da atenção primária, farmácia e serviços especializados (Bonomi *et al.*, 2009; García-Moreno *et al.*, 2015). Um estudo aponta que a violência causa mais mortes às mulheres de 15 a 44 anos que doenças como câncer e malária, inclusive quando comparadas as mortes provocadas por acidentes de trânsito e guerras (Gomes *et al.*, 2005).

Durante períodos de crises humanitárias e emergências sanitárias, diversos fatores individuais, relacionais, comunitários e sociais que aumentam as vulnerabilidades das mulheres à violência são exacerbados. Nesses contextos, os profissionais da saúde são fundamentais para detectar e responder à violência contra a mulher. Isso reforça a necessidade de manutenção de serviços que garantam o direito das mulheres à atenção à saúde sexual e reprodutiva e a preparação dos profissionais para acolher e implementar intervenções que atuem nessa problemática (Sánchez *et al.*, 2020).

Resultados da Pesquisa Nacional de Saúde de 2019 demostram que, das mulheres vítimas de violências nos últimos 12 meses, cerca de 60% sofreram impactos na saúde física, psicológica ou sexual. Entre as que sofreram qualquer forma de violência, 57% relataram medo, tristeza, desânimo, dificuldades para dormir, ansiedade, depressão ou outras consequências psicológicas. Os dados apontaram que 37% das mulheres que sofreram violência física ou sexual relataram hematomas, cortes, fraturas, queimaduras ou outras lesões físicas ou ferimentos; entre as que sofreram violência sexual, 5,3% relataram diagnóstico de infecções sexualmente transmissíveis ou gravidez indesejada (Brasil, 2023).

Ainda com relação à saúde mental, depressão, ansiedade, estresse pós-traumático, dificuldades de sono, transtornos alimentares, abuso de substâncias e comportamentos suicidas são algumas das consequências das violências sofridas por mulheres (Krug *et al.*, 2002; D'Oliveira *et al.*, 2019).

A OMS também aponta outras questões relacionadas à saúde das mulheres, como cefaleia, dores nas costas e no abdome, distúrbios gastrintestinais, fibromialgia e limitações na mobilidade. Além dessas, outras situações impactam o bem-estar e a qualidade de vida das mulheres, como dificuldades para a realização de atividades cotidianas, gerando isolamento e incapacidade de trabalhar, assim como limitações na capacidade de cuidar de si mesma e de seus filhos (OPAS, s.d.).

A diversidade de violências presentes na vida das mulheres mostra que é necessário preparar os serviços de saúde e os profissionais para oferecer uma atenção adequada às demandas que possam emergir nos diferentes níveis de atenção, em especial aqueles que acolhem queixas vinculadas à saúde da mulher.

IMPACTOS DA VIOLÊNCIA NA SAÚDE SEXUAL E REPRODUTIVA

Diversas formas de violência abrangem violações aos direitos sexuais e reprodutivos e afetam gravemente a integridade física e a saúde sexual e reprodutiva das mulheres, além de causar insatisfação das vítimas com a vida, com o próprio corpo e com a atividade sexual, afetando seus relacionamentos interpessoais (Souza *et al.*, 2012).

Um estudo multipaíses conduzido pela OMS demonstrou que parceiros das vítimas de violência eram significativamente mais propensos a recusar-se a usar preservativo (García-Moreno et al., 2005). Mulheres vítimas de violência física ou sexual são 1,5 vez mais propensas a contrair infecção sexualmente transmissível e, em algumas regiões, aumentam as chances de diagnóstico de HIV (Surita e Sánchez, 2022). Comportamentos que visam ao controle dos corpos das mulheres também configuram formas pelas quais os efeitos da violência se manifestam. A violência pode ser observada em atos que impeçam o uso de métodos contraceptivos, coerção reprodutiva, "estupros corretivos", estupro conjugal, entre outras atitudes que limitem a autonomia sobre seus corpos, identidades e a livre expressão de sua sexualidade (Sánchez *et al.*, 2023a).

Durante o período gravídico-puerperal, a exposição a situações de violência pode trazer ainda mais vulnerabilidade às mulheres. As situações de violência podem iniciar na gestação ou ser intensificadas nesse período e após o parto, como continuidade de situações de violência anteriores (Surita e Sánchez, 2022; Sánchez *et al.*, 2023b). No período gravídico-puerperal, as formas "sutis" ou "implícitas" da violência podem ser intensificadas, o que exige uma compreensão aprofundada da dinâmica e das características da violência nessa etapa da vida da mulher (Surita e Sánchez, 2022; Sánchez *et al.*, 2023b).

Por ser um fenômeno multicausal, a variabilidade da prevalência da violência é uma questão comumente observada vinculada às peculiaridades dos contextos socioculturais. Em países de baixa e média renda, durante a gestação, tem sido observada uma variação de 2 a 13,5% na prevalência da violência contra a mulher (Devries *et al.*, 2010). Em relação aos tipos de violência, a média da prevalência mundial, durante a gravidez, de violência física é de 9,2%, (7,7 a 11,1%), psicológica 18,7% (15,1 a 22,9%) e sexual 5,5% (4 a 7,5%) (Román-Gálvez *et al.*, 2021).

Um estudo conduzido em um hospital terciário entre 600 gestantes e puérperas constatou que, durante a gravidez e o puerpério, as mulheres podem vivenciar violência física e psicológica no ambiente doméstico, perpetrada especificamente por parceiros íntimos. Os achados demonstram que 23% das participantes têm antecedentes de violência física ou psicológica, e para 2,3% delas a violência física aconteceu durante a gestação. Por outro lado, 3,3% das entrevistadas relatam ter medo do parceiro ou familiares, resultado que pode oferecer informações sobre as situações de insegurança às quais as mulheres se encontram expostas (Sánchez *et al.*, 2023b).

A violência por parte do parceiro também aumenta a probabilidade de gravidez não planejada, aborto espontâneo, morte fetal, parto prematuro e nascimento de bebês com baixo peso (OPAS, s.d.). Nesse sentido, serviços voltados aos cuidados em saúde sexual e reprodutiva devem oferecer espaços seguros para a abordagem, o acolhimento e o enfrentamento dessa problemática e suas consequências para a saúde das mulheres.

A OPORTUNIDADE DO PRÉ-NATAL E O PAPEL DO GINECOLOGISTA-OBSTETRA

O pré-natal é uma oportunidade para abordar o tema da violência – entre outros motivos, pelo contato sistemático das mulheres com os serviços de saúde, a criação de vínculos entre ela e equipe de saúde e a sensibilização e o preparo da equipe de atendimento.

Várias organizações profissionais têm reforçado a importância de incluir o rastreamento de rotina da violência doméstica como parte dos cuidados pré-natais. O American College of Obstetricians and Gynecologists (ACOG) estabeleceu a implementação da triagem de violência na primeira consulta pré-natal, pelo menos uma vez por trimestre, e na revisão pós-parto (Sánchez *et al.*, 2023a).

No Brasil, a Federação Brasileira das Associações de Ginecologia e Obstetrícia (Febrasgo) tem se mostrado favorável à preparação dos ginecologistas e obstetras para identificar situações de risco, acolher e apoiar essas mulheres, garantindo a notificação dos casos e o encaminhamento para serviços adequados de rede intersetorial (Febrasgo, 2023).

A OMS recomenda a triagem da violência doméstica em contextos específicos, ou seja, na garantia de condições mínimas para abordar a violência nos ambientes de saúde, por meio de protocolos, treinamento dos profissionais, ambiente privado, confidencialidade e um sistema de encaminhamento (WHO, 2016).

Dahlberg e Krug (2006) propõem uma classificação das abordagens em cada nível com base no aspecto temporal das ações de prevenção, que inclui:

- Prevenção primária: ações que pretendem prevenir a violência antes de ela acontecer
- Prevenção secundária: ações voltadas às reações imediatas, incluindo assistência médica, serviços de emergência ou atenção após violência sexual
- Prevenção terciária: ações centradas nos cuidados prolongados após o episódio de violência, incluindo reabilitação e reintegração, para diminuir os impactos de suas consequências.

No entanto, na maioria das ocasiões os serviços de saúde têm se ocupado em cuidados de emergência frente a lesões decorrentes da violência e nos processos de reabilitação e recuperação. É compreensível a atuação frente às consequências imediatas da violência, mas é preciso maior investimento na prevenção primária (Dahlberg e Krug, 2006).

Como já referido, os serviços de pré-natal são considerados serviço sentinela. Isso significa que o rastreamento da exposição à violência entre gestantes é um recurso a ser empregado na rotina assistencial (SMS, 2007).

No Hospital da mulher Prof. Dr. José Aristodemo Pinotti – Centro de Atenção Integral à Saúde da Mulher da Universidade Estadual de Campinas (Caism/Unicamp), foi instituída a triagem da violência doméstica nas consultas ambulatoriais. Apesar das dificuldades de implementação, a triagem tem mobilizado as equipes de saúde, inclusive médicos e alunos em formação, no estudo e abordagem do tema, assim como na ampliação do cuidado integral da mulher. O instrumento é simples e aborda a ocorrência ou não de violência, se foi pregressa ou atual e o tipo identificado, além da avaliação do risco a que essa mulher está exposta, para então direcionar a paciente ao atendimento (Sánchez *et al.*, 2021).

Nos ambientes de saúde, é primordial promover discussões sobre a integralidade do cuidado como questão fundamental na atenção a gestantes e puérperas. A criação de linhas de cuidados específicas para esse tema torna possível ampliar a discussão sobre a formação de ginecologistas e obstetras qualificados para a abordagem da violência nos serviços de pré e pós-natal.

Um estudo qualitativo sobre as percepções das gestantes e puérperas sobre a violência doméstica no Brasil demonstrou as diversas dificuldades que as mulheres enfrentam para interromper o ciclo de violência e acessar as redes de apoio. No entanto, os serviços de saúde, e em especial a consulta de pré-natal, são considerados por essas mulheres espaços qualificados e de segurança para tratar dessa problemática (Sánchez *et al.*, 2023c).

Como parte da atenção pré-natal, os grupos educativos conduzidos pelas equipes multiprofissionais são oportunidades para realizar ações educativas de prevenção à violência doméstica, incluindo temáticas voltadas à educação das mulheres em relação a seus direitos. Também ressaltamos a importância do trabalho em equipe nos ambientes de saúde como estratégia para lidar com as angústias e preocupações que a abordagem desse tema pode gerar nos próprios profissionais.

O desenvolvimento de ações que visem promover a abordagem da violência em serviços de saúde requer a integração de ações de prevenção, promoção e educação em saúde, e em especial na formação e capacitação de profissionais para abordagem de temas sociais que impactam no bem-estar das populações.

Durante a gestação e no pós-parto, o aumento do contato das mulheres com os serviços de saúde é uma oportunidade para identificar situações de violência. Assim, profissionais da saúde desempenham papel fundamental no acolhimento e nas intervenções nesse escopo.

Nos serviços de pré-natal, uma abordagem ética e humanizada na rotina assistencial deve ser prevista a fim de identificar mulheres em situação de vulnerabilidade e oferecer assistência qualificada àquelas expostas a situações de violência. Nesse cenário, torna-se necessário implementar intervenções centradas nas necessidades das mulheres e na integralidade dos cuidados em saúde.

Introduzir essa abordagem para os ginecologistas e obstetras nos cuidados durante a gestação e após o parto também contribuirá para que as mulheres que frequentam o pré-natal possam identificar as instituições de saúde como locais seguros onde serão acolhidas e apoiadas (Surita e Sánchez, 2022).

Nesse sentido, além da observação de sinais e sintomas clínicos aqui descritos, é recomendável que o profissional esteja atento a outros elementos sugestivos de exposição à violência doméstica – entre eles, questões comportamentais como entrada tardia no pré-natal e comportamento controlador do acompanhante (Sánchez *et al.*, 2023a) (Tabela 19.2).

A violência doméstica pode emergir no espaço de consulta como demanda espontânea. No entanto, nem sempre isso acontece; por isso, o uso de estratégias de busca ativa com perguntas abertas que explorem a dinâmica familiar e os vínculos com a parceria pode contribuir para a detecção de situações de vulnerabilidade (Tabela 19.3). Igualmente, ações educativas tanto individuais quanto em grupo são estratégias que devem ser implementadas nos serviços de pré-natal para prevenir a violência.

Tabela 19.2 Sinais e sintomas associados à violência doméstica.

Manifestações físicas	Agudas, como inflamações, contusões e hematomas Crônicas, deixando sequelas para toda a vida, como limitações no movimento motor, traumatismos, instalação de deficiências físicas etc. Dores crônicas: gastrintestinais, cefaleias
Saúde sexual e reprodutiva	Lesões repetidas ou mal explicadas, dor pélvica, dispareunia e demais problemas sexuais Infecções urinárias, infecções sexualmente transmissíveis de repetição e HIV Gestações não desejadas, atraso no início do pré-natal
Saúde mental	Insônia, pesadelos, falta de concentração, irritabilidade, falta de apetite Depressão, ansiedade, síndrome do pânico, estresse pós-traumático Abuso de álcool e outras substâncias, tentativa de suicídio e ideação suicida Problemas emocionais e comportamentais das crianças
Queixas gerais	Consultas repetidas sem diagnóstico claro, parceiro intrusivo nas consultas, falta constante à própria consulta e à das crianças

HIV: vírus da imunodeficiência humana. (Adaptada de: D'Oliveira *et al.*, 2019; Sánchez *et al.*, 2023a.)

Tabela 19.3 Estratégias para o rastreamento da violência contra a mulher em consulta.

Acolher o relatório espontâneo	Ataques a entes queridos, objetos pessoais ou a animais de estimação Restrição de liberdades individuais (impedimento de trabalhar fora, estudar ou sair de casa mesmo para visitas familiares) Práticas que resultam em restrições de liberdades, como não disponibilizar dinheiro, ameaças de agressão ou brigas verbais associadas às saídas Humilhação (maus-tratos, desqualificações públicas ou privadas), xingamentos e ofensas por conhecidos e/ou familiares Discussões e brigas verbais frequentes Ameaças de agressão, ameaças com armas ou instrumentos de agressão física Relações sexuais forçadas Submissão a práticas sexuais indesejadas Agressão física de qualquer espécie
Perguntas diretas	Como você deve saber, atualmente não é raro escutarmos sobre pessoas que foram agredidas física, psicológica ou sexualmente ao longo de suas vidas, e sabemos que isso pode afetar a saúde, mesmo anos mais tarde. Isso aconteceu alguma vez com você?
Perguntas indiretas	Está tudo bem em sua casa, com seu companheiro? ou Você está com problemas no relacionamento familiar? ou Você se sente humilhada ou agredida? ou Você acha que os problemas em casa estão afetando sua saúde? ou Você e seu marido (ou filho, ou pai, ou familiar) brigam muito? ou Quando vocês discutem, ele fica agressivo?

Adaptada de: D'Oliveira *et al.*, 2019; Sánchez *et al.*, 2021.

Na consulta, é importante que o profissional (Sánchez *et al.*, 2023a):

- Mostre-se empático, solidário e livre de julgamentos e ofereça acolhimento
- Escute ativamente a história da mulher, validando e respeitando suas vivências
- Respeite o tempo da mulher em situação de violência para revelar tanto os episódios de violência quanto sua autonomia para tomar decisões para seu enfrentamento
- Avalie riscos e ofereça informações que permitam à mulher elaborar um plano de segurança
- Identifique a rede de suporte social para a construção do plano de cuidados junto à mulher, se assim ela desejar
- Observe aspectos da comunicação verbal e não verbal na interação
- Ofereça informações de qualidade que garantam a efetivação de direitos da mulher e seus dependentes.

A notificação compulsória à vigilância epidemiológica tem relevância para os acompanhamentos dos casos e o aperfeiçoamento de políticas públicas. A Lei nº 10.778/2003 estabelece a notificação compulsória em território nacional dos casos de violência contra a mulher atendida em serviços de saúde públicos ou privados. Posteriormente, mediante a Portaria nº 104/2011, foi universalizada a notificação de violência doméstica, sexual e outras formas de violências, substituída em 2014 pela Portaria nº 1.271, que institui também a notificação imediata dos casos de violência sexual em âmbito municipal (Brasil, 2016).

De modo geral, o papel dos profissionais e das instituições de saúde está centrado em garantir assistência de qualidade segundo as necessidades da mulher em situação de violência, incluindo acolhimento, ações de prevenção, atenção à saúde em emergências e urgências, acompanhamento, reabilitação e intervenções frente aos agravos à saúde mental e integridade física, assim como garantir o acesso ao direito de abortamento legal e cuidados estabelecidos para os casos de violência sexual, conforme a legislação vigente (Brasil, 2016).

Nesse sentido, devem ser mantidos os cuidados necessários para garantir a privacidade, a confidencialidade e adotar atitudes que visem preservar a segurança tanto da gestante quanto do profissional e da equipe de saúde e assistência. Um aspecto essencial é o apoio à gestante na tomada de decisões para que estejam baseadas em informações de qualidade, assim como a facilitação do acesso à rede socioassistencial segundo as necessidades.

Na relação do profissional-gestante resulta importante estabelecer um vínculo de confiança, respeito e acolhimento. É preciso evitar comentários pessoais ou que tendam a culpabilizar e revitimizar as mulheres (Sánchez *et al.*, 2023a).

Ressaltamos que a abordagem desse tema no espaço da consulta requer preparação dos profissionais para formular perguntas livres de julgamento, oferecer respostas adequadas e conhecer a rede intersetorial a fim de evitar situações de revitimização.

Além da busca ativa das sobreviventes de violência, o desenvolvimento de planos de cuidado com base na colaboração com as equipes multidisciplinares e a rede intersetorial tem se mostrado elemento necessário na abordagem da violência doméstica.

A violência doméstica é um fenômeno complexo e multidimensional. Assim, as intervenções no setor da saúde requerem a articulação com a redes de atendimento às mulheres em situação de violência. Alguns núcleos e serviços que compõem essa rede são (Brasil, 2016; D'Oliveira *et al.*, 2019; Sánchez *et al.*, 2023a).

- Serviços da Atenção Básica – Núcleos de Apoio à Saúde da Família (NASF), demais serviços de saúde, entre eles ambulatórios especializados, hospitais, policlínicas
- Núcleos de Prevenção das Violências e Promoção da Saúde
- Centros de Atenção Psicossocial (CAPS)
- Centros de Referência de Assistência Social (CRAS)
- Centros de Referência Especializados de Assistência Social (CREAS)
- Centro de Referência de Atendimento à Mulher
- Casa da Mulher Brasileira
- Vara de Violência Doméstica e Familiar contra a Mulher (Fórum)
- Delegacia (comum ou da mulher)
- Central de Atendimento à Mulher – Ligue 180
- Defensoria Pública
- Ministério Público
- Pontos de economia solidária
- Casa-abrigo
- Organizações não governamentais (ONGs).

A construção de um plano de cuidado por uma perspectiva multidisciplinar e intersetorial encontra-se atrelada às decisões da mulher, devendo ser ela mesma o centro da tomada de decisões sobre o cuidado (D'Oliveira *et al.*, 2009).

A troca de informações entre os profissionais é importante para a construção do plano de cuidados junto às mulheres em situação de violência. Também ressaltamos a importância do trabalho em equipe nos ambientes de saúde como estratégia para lidar com as angústias e preocupações que a abordagem desse tema possa gerar nos profissionais.

CONSIDERAÇÕES FINAIS

A complexidade e a multidimensionalidade dessa problemática demandam a criação de ações que contribuam para a diminuição das barreiras que mulheres, profissionais e gestores enfrentam para notificar as violências que acontecem nas relações afetivas, de convivência e/ou parentesco. O Ministério da Saúde reconhece que grande parte dos crimes contra as mulheres acontece no ambiente doméstico e é praticada por parceiros íntimos, o que gera às vítimas perdas de 1 ano de vida potencialmente saudável a cada 5 anos (Brasil, 2012).

Apesar de diversos fatores poderem aumentar a vulnerabilidade à exposição à violência doméstica, esta pode acontecer a qualquer pessoa, independente de raça/cor de pele, idade, orientação sexual, religião ou gênero. Entretanto, na literatura têm sido apontadas desigualdades tanto na exposição à violência como na procura por serviços de ajuda, sendo observado que diversas vulnerabilidades sociais limitam o acesso das vítimas a serviços de apoio (Baragatti *et al.*, 2019).

Em relação à dinâmica da violência, é possível observar que a maioria das vítimas de feminicídio tinha vivenciado uma série de violências anteriormente. Para profissionais da saúde, principalmente ginecologistas-obstetras, que têm a oportunidade de realizar um acompanhamento pré-natal e assim estreitar os vínculos de confiança, compreender o comportamento da violência e sua dinâmica possibilita abordagens mais adequadas às necessidades de mulheres em situação de violência e de prevenção para todas as pessoas que estão sob seus cuidados.

Também devemos destacar que a violência, como um problema transgeracional, pode estar presente na vida das mulheres em diversas etapas do ciclo da vida. É preciso criar estratégias diversas que abranjam a atenção à violência nos diferentes estágios do ciclo de vida, além da proposta mais direcionada ao pré-natal. Nesse sentido, é necessário desenvolver ações sistemáticas com base nas melhores práticas disponíveis, compreendendo os impactos das estratégias para a saúde das populações. Abordar a violência doméstica como questão de saúde pública propicia o avanço na compreensão da urgência na sensibilização e capacitação de estudantes da área da saúde, profissionais e gestores do setor para abordar esse tema nos ambientes de saúde.

REFERÊNCIAS BIBLIOGRÁFICAS

BARAGATTI, D. Y. *et al.* Rota crítica de mulheres em situação de violência: revisão integrativa. *Revista Panamericana de Salud Pública*, v. 43, p. e34. 2019.

BONOMI, A. E. *et al.* Health care utilization and costs associated with physical and nonphysical-only intimate partner violence. *Health Services Research*, v. 44, n. 3, p. 1052-1067, 2009.

BRASIL. Lei nº 11.340, de 7 de agosto de 2006. Cria mecanismos para coibir a violência doméstica e familiar contra a mulher, nos termos do § 8º do art. 226 da Constituição Federal, da Convenção sobre a Eliminação de Todas as Formas de Discriminação contra as Mulheres e da Convenção Interamericana para Prevenir, Punir e Erradicar a Violência contra a Mulher; dispõe sobre a criação dos Juizados de Violência Doméstica e Familiar contra a Mulher; altera o Código de Processo Penal, o Código Penal e a Lei de Execução Penal; e dá outras providências. *Diário Oficial da União*. Brasília, 7 ago. 2006. Seção 1, p. 1.

BRASIL. Ministério da Saúde. *Protocolos da Atenção Básica*: Saúde das Mulheres. Brasília: Ministério da Saúde; 2016.

BRASIL. Ministério da Saúde. Secretaria de Atenção à Saúde. Departamento de Ações Programáticas Estratégicas. *Prevenção e tratamento dos agravos resultantes da violência sexual contra mulheres e adolescentes*: norma técnica. 3. ed. Brasília: Ministério da Saúde; 2012.

BRASIL. Ministério da Saúde. Secretaria de Vigilância em Saúde. Departamento de Análise de Situação de Saúde. *Política Nacional de Redução de Morbimortalidade por Acidentes e Violências*. Portaria MS/GM nº 737 de 16/5/01, publicada no DOU nº 96 seção 1E de 18/5/01. Brasília: Ministério da Saúde; 2001.

BRASIL. Ministério da Saúde. Secretaria de Vigilância em Saúde. Departamento de Análise em Saúde e Vigilância de Doenças Não Transmissíveis. *Plano de Ações Estratégicas para o Enfrentamento das Doenças Crônicas e Agravos não Transmissíveis no Brasil 2021-2030*. Brasília: Ministério da Saúde; 2021.

BRASIL. Ministério da Saúde. Secretaria de Vigilância em Saúde e Ambiente. Saúde da mulher brasileira: uma perspectiva integrada entre vigilância e atenção à saúde. *Boletim Epidemiológico*, n. especial, mar. 2023.

BUENO, S. *et al. Visível e invisível*: a vitimização de mulheres no Brasil. 4. ed. São Paulo: Fórum Brasileiro de Segurança Pública, 2023. Disponível em: <https://forumseguranca.org.br/wp-content/uploads/2023/03/visiveleinvisivel-2023-relatorio.pdf>.

DAHLBERG, L. L.; KRUG, E. G. *Violência*: um problema global de saúde pública. *Ciência & Saúde Coletiva*, v. 11, suppl., p. 1163-1178, 2006.

DELZIOVO, C. R. *et al.* Guia para o manejo de situações de violência doméstica contra a mulher na APS. Florianópolis: UFSC; 2022. Disponível em: <https://unasus.ufsc.br/saudedamulher/files/2022/02/GUIA_ViolenciaMulheres_V4-1.pdf>.

DEVRIES, K. M. *et al.* Intimate partner violence during pregnancy: analysis of prevalence data from 19 countries. *Reproductive Health Matters*, v. 18, n. 36, p. 158-170, 2010.

D'OLIVEIRA, A. F. P. L. *et al.* Atenção integral à saúde de mulheres em situação de violência de gênero: uma alternativa para a atenção primária em saúde. *Ciência & Saúde Coletiva*, v. 14, n. 4, p. 1037-1050, 2009.

D'OLIVEIRA, A. F. P. L. *et al. Protocolo de atendimento a mulheres em situação de violência*. São Paulo: Departamento de Medicina Preventiva da Faculdade de Medicina da Universidade de São Paulo (FMUSP), University of Bristol, Jun. 2019. Disponível em: <https://sites.usp.br/generoviolenciaesaude/protocolo-de-atendimento-geral/>.

D'OLIVEIRA, A. F. P. L.; SCHRAIBER, L. B. Mulheres em situação de violência: entre rotas críticas e redes intersetoriais de atenção. *Revista de Medicina*, v. 92, n. 2, p. 134-140, 2013.

FEDERAÇÃO BRASILEIRA DAS ASSOCIAÇÕES DE GINECOLOGIA E OBSTETRÍCIA (FEBRASGO). *Ginecologistas e Obstetras têm papel fundamental na identificação da violência contra a mulher, diz Diretora da FEBRASGO.* 03 ago. 2023. Disponível em: <https://www.febrasgo.org.br/pt/noticias/item/1722-ginecologistas-e-obstetras-tem-papel-fundamental-na-identificacao-da-violencia-contra-a-mulher-diz-diretora-da-febrasgo>.

GARCÍA-MORENO, C. *et al.* The health-systems response to violence against women. *Lancet*, v. 385, n. 9977, p. 1567-1579, 2015.

GARCÍA-MORENO, C. *et al. WHO multi-country study on women's health and domestic violence against women*: initial results on prevalence, health outcomes and women's responses. Geneva: WHO, 2005.

GOMES, R.; MINAYO, M. C. S.; SILVA, C. F. R. Violência contra a mulher: Uma questão transnacional e transcultural das relações de gênero. In: BRASIL. Ministério da Saúde. Secretaria de Vigilância em Saúde. *Impacto da violência na saúde dos brasileiros*. Brasília: Ministério da Saúde, 2005. p. 117-140.

KRUG, E. G. *et al.* (eds.). World report on violence and health. Geneva: World Health Organization; 2002.

ORGANIZAÇÃO PAN-AMERICANA DA SAÚDE (OPAS). *Violência contra as mulheres*. [s.d.] Disponível em: <https://www.paho.org/pt/topics/violence-against-women>.

ROMÁN-GÁLVEZ, R. M. *et al.* Worldwide prevalence of intimate partner violence in pregnancy. A systematic review and meta-analysis. *Frontiers in Public Health*, v. 9, p. 738459, 2021.

SÁNCHEZ, O. R.; ALVES, A. C.; SURITA, F. G. C. *Violência contra a mulher*: cartilha para profissionais de saúde na atenção pré-natal e pós-natal. Campinas: Caism/Unicamp; 2021.

SÁNCHEZ, O. R.; DANTAS-SILVA, A.; SURITA, F. G. Avaliação da violência doméstica em serviço de atenção pré-natal e pós-parto. In: FEDERAÇÃO BRASILEIRA DAS ASSOCIAÇÕES DE GINECOLOGIA E OBSTETRÍCIA (FEBRASGO); LUZ, S. H.; JÁRMY-DI BELLA, Z. I. K. (orgs.). *PROAGO*: Programa de Atualização em Ginecologia e Obstetrícia. Ciclo 19. Porto Alegre: Artmed Panamericana. 2023a. p. 11-32.

SÁNCHEZ, O. R. *et al.* Domestic violence: A cross-sectional study among pregnant and postpartum women. *Journal of Advanced Nursing*, v. 79, n. 4, p. 1525-1539, 2023b.

SÁNCHEZ, O. R. *et al.* Perceptions of Brazilian women at a public obstetric outpatient clinic regarding domestic violence: a qualitative study. *BMJ Open*, v. 13, n. 6, p. e071838, 2023c.

SÁNCHEZ, O. R. *et al.* Violence against women during the COVID-19 pandemic: An integrative review. *International Journal of Gynaecology and Obstetrics*, v. 151, n. 2, p. 180-187, 2020.

SECRETARIA MUNICIPAL DA SAÚDE (SMS). Coordenação de Desenvolvimento de Programas e Políticas de Saúde (CODEPPS). *Mulheres em situação de violência doméstica e sexual*: orientações gerais. São Paulo: SMS, 2007.

SOUZA, F. B. C. *et al.* Aspectos psicológicos de mulheres que sofrem violência sexual. *Reprodução & Climatério*, v. 27, n. 3, p. 98-103, 2012.

SURITA, F. G.; SÁNCHEZ, O. R. Routine enquiry for domestic violence during antenatal care: An opportunity to improve women's health. *Revista Brasileira de Ginecologia e Obstetrícia*, v. 44, n. 3, p. 211-213, 2022.

UNITED NATIONS (UN). *What is domestic abuse?* [s.d.] Disponível em: <https://www.un.org/en/coronavirus/what-is-domestic-abuse>.

WALKER, L. E. Looking back and looking forward: Psychological and legal interventions for domestic violence. *Ethics, Medicine and Public Health*, v. 1, n. 1, p. 19-32, 2015.

WORLD HEALTH ORGANIZATION (WHO). *RESPECT women*: Preventing violence against women. Geneva: WHO, 2019.

WORLD HEALTH ORGANIZATION (WHO). *Violence against women prevalence estimates, 2018*: global, regional and national prevalence estimates for intimate partner violence against women and global and regional prevalence estimates for non-partner sexual violence against women. Geneva: WHO, 2021.

WORLD HEALTH ORGANIZATION (WHO). *WHO recommendations on antenatal care for a positive pregnancy experience*. Geneva: WHO, 2016.

PARTE 3

Doenças e Complicações Ligadas ao Processo Gestacional

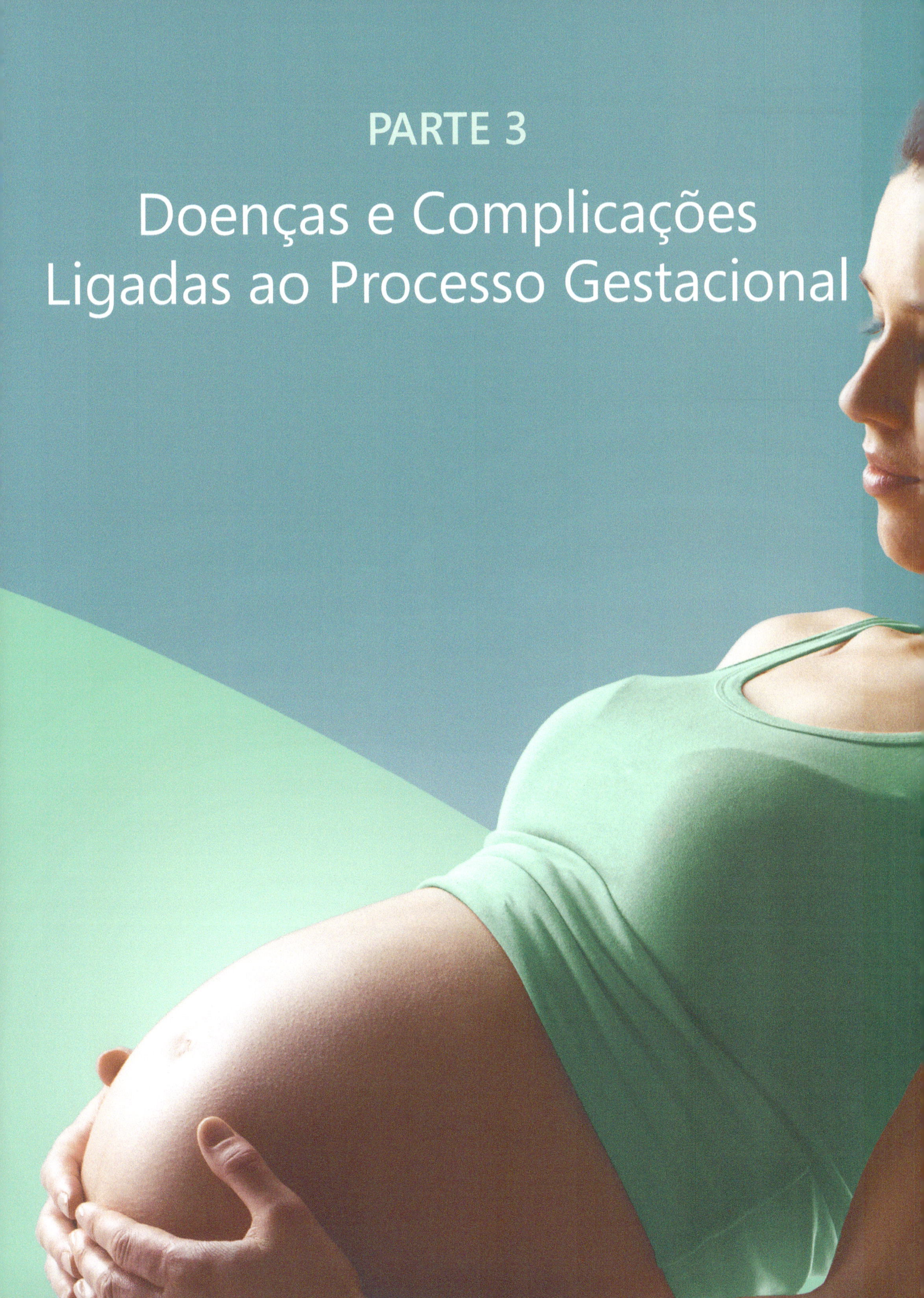

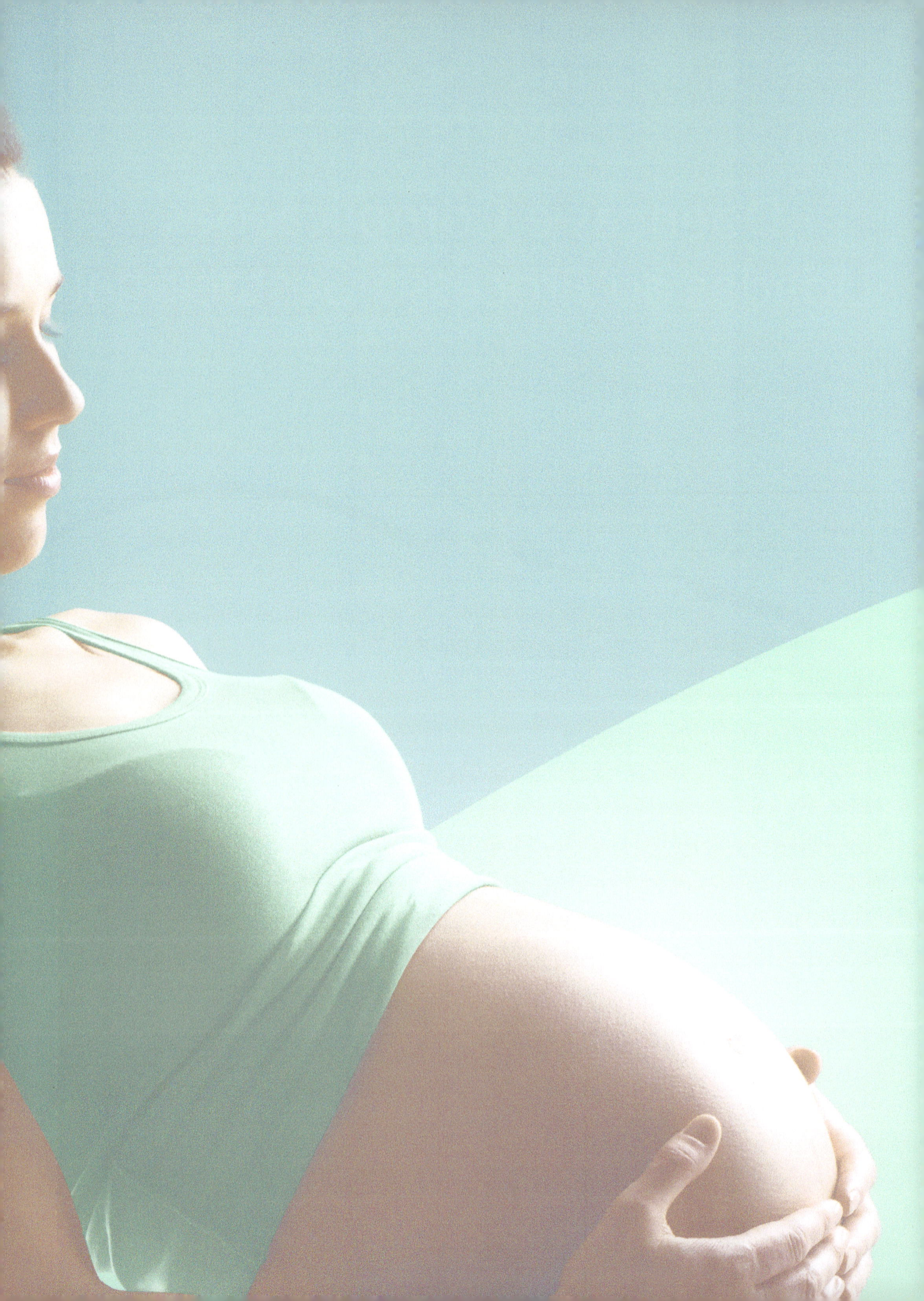

CAPÍTULO 20

Gravidez Ectópica

Julio Elito Jr.

INTRODUÇÃO

A gravidez ectópica é tema relevante quando avaliamos as síndromes hemorrágicas do primeiro trimestre da gestação. Apesar dos avanços tecnológicos propiciados pelo diagnóstico precoce, a gravidez ectópica continua responsável por elevadas morbidade e mortalidade materna. O aumento da sua incidência é um grande desafio não apenas para o obstetra, mas também para o clínico ou cirurgião que atua em pronto-socorro. O prognóstico dessa entidade é ominoso, pois pode comprometer o futuro reprodutivo da paciente. É importante ressaltar que a hemorragia resultante da gravidez ectópica ainda é a principal causa de mortalidade materna relacionada com a gravidez no primeiro trimestre e é responsável por 4% de todas as mortes relacionadas à gestação, apesar dos avanços dos métodos de diagnóstico que levam à detecção e ao tratamento mais precoce (Creanga *et al.*, 2011).

Em contraposição ao quadro nocivo da doença, atualmente existem alguns aspectos benéficos para seu diagnóstico e tratamento. Destaque especial deve ser dado ao desafio de fazer o diagnóstico na fase mais precoce, ou seja, antes de ocorrer a ruptura tubária. Com o aprimoramento dos exames subsidiários, como as dosagens da fração beta da gonadotrofina coriônica humana (β-hCG) e a ultrassonografia transvaginal (USTV), o diagnóstico é realizado com maior precisão e em fase mais inicial.

Outro aspecto de relevância na atualidade é o emprego de tratamentos conservadores, como a cirurgia laparoscópica com técnicas que preservam a tuba, além dos tratamentos clínicos, com a conduta expectante ou medicamentosa. O tratamento dessas gestações mudou dramaticamente ao longo dos anos, ao ponto que em alguns centros o manejo preferido é o tratamento farmacológico com metotrexato (MTX) em vez da cirurgia. Essas alternativas terapêuticas só podem ser realizadas no diagnóstico precoce da gravidez ectópica quando ela está íntegra (Elito Jr. *et al.*, 1999; Barnhart *et al.*, 2016).

DEFINIÇÃO

A gravidez ectópica é definida quando a implantação e o desenvolvimento do blastocisto ocorrem fora da sede normal, ou seja, da grande cavidade corporal do útero. A palavra deriva do radical grego *ektopos*, que significa "fora de lugar".

SINONÍMIA

O termo "gravidez ectópica" é mais amplo e preferível a "gravidez extrauterina", porque inclui a gravidez na porção intersticial da tuba, na região cervical e na cicatriz da cesárea.

LOCALIZAÇÃO

A localização mais frequente da gravidez ectópica é a tubária (96% dos casos). No entanto, a gestação ectópica não tubária pode ocorrer no ovário, no colo uterino, na cicatriz da cesárea e na cavidade abdominal.

DADOS EPIDEMIOLÓGICOS

A incidência da gestação ectópica é de 6,4 a 20,7 a cada 1.000 gestações (Hoover *et al.*, 2010). Observa-se discreta tendência de aumento nessas taxas, relacionadas não só ao incremento nos casos de doença inflamatória pélvica, principalmente infecções por *Chlamydia*, mas também às técnicas de fertilização assistida e ao número crescente de mulheres que fazem uso de tabaco. É importante ressaltar que, após a ocorrência do primeiro quadro de gravidez ectópica, a recorrência é de cerca de 15%; já nas mulheres com dois ou mais episódios prévios de gestação ectópica, essa taxa é de pelo menos 25% (Barnhart *et al.*, 2016). A gravidez ectópica ainda é um desafio para a saúde pública e responde por 4% das mortes relacionadas ao período gestacional (Creanga *et al.*, 2011). Além disso, é considerada a principal causa de mortalidade materna no primeiro trimestre da gravidez.

FATORES DE RISCO

A principal causa da gravidez ectópica é o comprometimento da anatomia tubária normal por fatores como infecção, cirurgia, anomalias congênitas ou tumores. A distorção anatômica pode ser acompanhada por comprometimento funcional decorrente de atividade ciliar danificada. O maior risco está associado a história de gravidez ectópica anterior ou cirurgia tubária. Pacientes com fatores de risco, como gravidez ectópica prévia, cirurgia tubária prévia (esterilização feminina, reanastomose tubária), infertilidade, doença inflamatória pélvica, endometriose, usuárias de dispositivo intrauterino (DIU), anticoncepção de emergência e tabagismo, devem receber cuidados especiais (Elito Jr. *et al.*, 2008).

QUADRO CLÍNICO

O quadro clínico mais comum da gravidez ectópica é o sangramento vaginal no primeiro trimestre, acompanhado ou não de dor abdominal. Em alguns casos, a gravidez ectópica pode ser totalmente assintomática. Por isso, o diagnóstico é tão desafiador. O médico deve levar em consideração a gravidez ectópica em pacientes em idade reprodutiva com sangramento vaginal e/ou dor abdominal que estejam grávidas, mas sem gravidez intrauterina confirmada.

As manifestações clínicas geralmente aparecem com 6 a 8 semanas de atraso menstrual. Os sintomas precoces da gravidez podem ser menos comuns em pacientes com gravidez ectópica, uma vez que os níveis hormonais podem ser mais baixos do que na gravidez normal.

O sangramento vaginal pode variar desde escassa coloração marrom até hemorragia. O sangramento geralmente é intermitente, mas pode ocorrer como episódio único ou contínuo. O sangramento vaginal associado à gravidez ectópica é normalmente precedido por amenorreia. No entanto, algumas pacientes podem interpretar erroneamente o sangramento como menstruação normal e podem não perceber que estão grávidas antes de desenvolverem sintomas associados à gravidez ectópica. O sangramento vaginal que ocorre na gravidez ectópica é decorrente da descamação do endométrio decidualizado.

No quadro clínico, é preciso dar ênfase, pela gravidade, à gravidez tubária complicada (aborto ou ruptura). A dor, que é o sintoma principal, é sincopal (sensação de desmaio ou perda da consciência) e lancinante na ruptura tubária, e em caráter de cólicas no aborto. O hemoperitônio que se estabelece acentua e generaliza a dor a todo o abdome, com ocorrência de náuseas e vômitos. Em alguns casos, há dor escapular decorrente de dor referida por irritação diafragmática pelo hemoperitônio. No exame físico geral, destacam-se sinais que caracterizam estado hipovolêmico: palidez cutaneomucosa sem perda sanguínea visível, taquicardia e hipotensão arterial. No exame físico especial, podem-se evidenciar reação peritoneal, descompressão brusca dolorosa e diminuição de ruídos hidroaéreos intestinais. No exame dos genitais internos, há intensa dor – grito de Douglas (sinal de Proust) – com a palpação do fundo de saco posterior. O útero apresenta-se ligeiramente aumentado e amolecido e, nos anexos, tumoração palpável só é detectada em metade dos casos.

Para evitar que a paciente evolua para quadro grave de abdome agudo hemorrágico decorrente da ruptura tubária, é preciso atentar para a realização do diagnóstico precoce, ou seja, de gestação tubária íntegra. Nessas situações, a história clínica é pouco esclarecedora, podendo, às vezes, cursar com a tríade clássica de dor abdominal, atraso menstrual e sangramento genital. O exame clínico muitas vezes não é elucidativo. Deve-se lançar mão de exames subsidiários, como a dosagem da β-hCG e a USTV.

DIAGNÓSTICO

O diagnóstico precoce da gravidez ectópica é importante para reduzir o risco de ruptura tubária, além de melhorar o sucesso das condutas conservadoras. Na vigência de atraso menstrual, o sangramento genital e/ou a dor abdominal são sintomas sugestivos de gravidez ectópica. Nesses casos, deve ser realizado acompanhamento cuidadoso até o diagnóstico ser elucidado. Na paciente de risco para gravidez ectópica, hemodinamicamente estável, a patologia deve, em geral, ser diagnosticada de maneira não invasiva pela ultrassonografia, isto é, sem a necessidade da laparoscopia e antes de ocorrer a ruptura tubária. O diagnóstico precisa ser complementado com a realização de exames subsidiários, como a evolução dos títulos da β-hCG, a USTV e, excepcionalmente, com a curetagem uterina, realizada com o objetivo de verificar a presença da reação de Arias-Stella ou descartar o diagnóstico mediante a presença de restos ovulares.

O emprego da ultrassonografia no diagnóstico da gravidez ectópica deve ser realizado de preferência por via transvaginal. O exame consiste em primeiro analisar a cavidade uterina, com o intuito de descartar uma gravidez tópica pela visibilização do saco gestacional (SG) ou de restos ovulares. A USTV consegue visibilizar o SG intrauterino com 5 semanas de atraso menstrual. Posteriormente, devem ser avaliados os ovários, procurando identificar, sempre que possível, o corpo-lúteo. Por fim, o exame consiste em analisar a presença de massa anexial, que deve ser caracterizada conforme o seu aspecto (hematossalpinge, anel tubário e embrião vivo). É frequente o achado de líquido livre na cavidade peritoneal. Em alguns casos em que a β-hCG é positiva e a USTV não consegue identificar a localização da gestação (*i. e.*, não se visibiliza SG na cavidade uterina e nem massa anexial), definimos como gravidez de localização desconhecida. Nessas situações, devem-se associar, na investigação, os valores quantitativos da β-hCG, cujo valor discriminatório é de 2.000 mUI/mℓ – ou seja, com valores superiores a esse, a gestação intrauterina deveria ser confirmada à USTV. A ausência de imagem de gestação tópica com valores da β-hCG acima da zona discriminatória é indicativa de gestação anormal, exceto nos casos de gravidez múltipla, mediante o risco de se interromper uma gestação viável. Em um estudo com 651 pacientes com sangramento ou dor no primeiro trimestre que evoluíram com gravidez intrauterina viável, o SG foi observado em diferentes níveis de β-hCG na seguinte proporção: 1.500 mUI/mℓ (80% tiveram um SG visualizado), 2.000 mUI/mℓ (91%) e 3.510 mUI/mℓ (99%) (Connolly *et al.*, 2013). Desse modo, alguns protocolos consideram o valor discriminatório da β-hCG para 3.500 mUI/mℓ com o objetivo de se evitarem iatrogenias. Contudo, se os valores iniciais da β-hCG forem inferiores aos da zona discriminatória e a USTV não visualizar gravidez tópica ou ectópica, é necessária a dosagem seriada da β-hCG. Os valores da β-hCG tendem a aumentar a um ritmo de evolução de 50% ou mais a cada 48 horas na gravidez tópica viável incipiente. Para pacientes nos quais o nível inicial de β-hCG é < 10.000 mUI/mℓ, a taxa real esperada de aumento ao longo de 48 horas depende do nível inicial de β-hCG; a taxa de aumento esperada é de 49% para um nível inicial de β-hCG de < 1.500 mUI/mℓ, 40% para um nível inicial de β-hCG de 1.500 a 3.000 mUI/mℓ e 33% para um nível inicial de β-hCG de > 3.000 a < 10.000 mUI/mℓ (Barnhart *et al.*, 2016).

Quando os valores da β-hCG ultrapassarem o valor discriminatório, a USTV deve ser realizada para documentar a presença ou a ausência de gravidez intrauterina. A ausência de SG tópico com β-hCG acima da zona discriminatória, com curva de evolução anormal ou títulos em declínio, sugere uma gravidez inviável; na maioria dos casos, a USTV consegue distinguir a gravidez ectópica de um abortamento. Esses conceitos foram resumidos no fluxograma de diagnóstico não invasivo da gravidez ectópica, demonstrado na Figura 20.1.

TRATAMENTO

O diagnóstico da gravidez ectópica tem sido realizado de maneira mais precoce e, em geral, com métodos não invasivos. Como consequência, a apresentação clínica da gravidez ectópica tem mudado de uma situação de risco à vida com necessidade de cirurgia de emergência para uma nova situação com condições mais favoráveis, por vezes com pacientes assintomáticas. Essa modificação resultou em uma grande mudança na conduta, com mais opções terapêuticas. Dentre elas, destacamos a cirurgia, que pode ser a salpingectomia ou a salpingostomia por via laparotômica ou laparoscópica; e o tratamento clínico, que pode

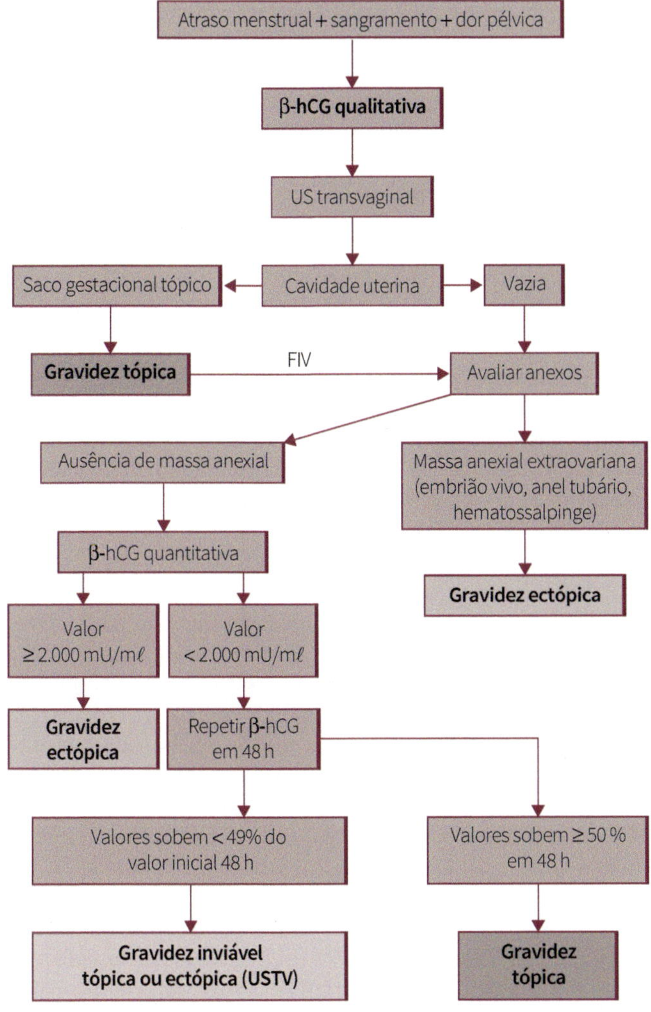

Figura 20.1 Associação entre β-hCG e ultrassonografia. (Adaptada de: Elito Jr. *et al.*, 2008.)

ser feito pela conduta expectante ou por tratamento medicamentoso com MTX, que pode ser ministrado de maneira sistêmica ou pelo tratamento local guiado por USTV.

Tratamento cirúrgico

A cirurgia é a conduta-padrão no tratamento da gravidez ectópica. A laparotomia é imperativa nos casos de abdome agudo hemorrágico com instabilidade hemodinâmica. A cirurgia deve ser realizada em pacientes com contraindicação do tratamento com MTX: presença de embrião vivo na gravidez tubária, massa anexial > 5,0 cm e β-hCG > 5.000 mUI/mℓ. A cirurgia também pode ser opção para as pacientes que desejem outro procedimento cirúrgico simultâneo: esterilização feminina, remoção de hidrossalpinge (em paciente que deseja futura fertilização *in vitro*) ou tratamento de endometriose.

A operação clássica é a salpingectomia total (tipo Fritsch), que se efetua pinçando previamente o arco vascular tubovárico da mesossalpinge, de fora para dentro. Realiza-se a exérese da tuba com tesoura; a ligadura das estruturas que haviam sido apreendidas previamente é realizada com fio absorvível (Vycril 2.0). Não se recomenda a secção em cunha da porção intramural da tuba, porque a possibilidade de gravidez ectópica no coto tubário é remota, além de determinar aumento da perda sanguínea, uma vez que essa região é ricamente vascularizada. Assinala-se, também, que a ressecção em cunha da tuba pode constituir fator predisponente de ruptura uterina em futuras gestações tópicas.

A laparotomia (Tabela 20.1) deve ser realizada nos casos de ruptura tubária com instabilidade hemodinâmica. Nas demais situações, a via preferencial é a laparoscópica, por inúmeras vantagens (Tabela 20.2), entre elas menor tempo de internação, recuperação mais rápida e menores custos.

A grande controvérsia atual no tratamento cirúrgico, nas pacientes desejosas de preservar o futuro reprodutivo, é entre a cirurgia radical (salpingectomia) e a cirurgia conservadora (salpingostomia).

A salpingectomia está indicada nas pacientes com prole constituída, nos casos de lesão tubária irreparável, nas tentativas de salpingostomia com sangramento persistente, quando ocorre recidiva de gravidez ectópica na mesma tuba e quando os títulos da β-hCG são muito elevados (Tabela 20.3). Estudos demonstraram que valores > 5.000 mUI/mℓ estão associados à invasão do trofoblasto na serosa da tuba, comprometendo sua preservação (Elito Jr. *et al.*, 2014b; Ferreira *et al.*, 2014). Elito Jr. *et al.* (2005b) realizaram estudo avaliando a permeabilidade tubária por meio da histerossalpingografia após tratamento conservador e concluíram que pacientes com títulos da β-hCG > 5.000 mUI/mℓ tiveram maior possibilidade de obstrução tubária.

Na década de 1950 surgiram cirurgias mais conservadoras. Sua indicação ocorre nas pacientes com desejo de preservar a fertilidade e em situações precoces com gravidez ectópica íntegra. Os procedimentos podem ser realizados por laparotomia ou laparoscopia, dando-se preferência a esta última. Entre as cirurgias conservadoras, temos a salpingostomia linear, que consiste na incisão de 2 cm, aproximadamente, no ponto de maior abaulamento da borda antimesentérica da tuba, por onde é efetuado o esvaziamento. A incisão não é suturada, mas fechada por segunda intenção.

A expressão fimbrial deve ser evitada, podendo ser realizada em gravidez tubária distal quando o processo de abortamento tubário estiver em franca evolução.

Tabela 20.1 Principais indicações da laparotomia.

- Choque hipovolêmico
- Localização não tubária (cervical, abdominal)
- Massas anexiais grandes > 5,0 cm
- Múltiplas aderências

Tabela 20.2 Principais vantagens da via laparoscópica.

- Melhores resultados estéticos
- Menor perda sanguínea
- Menor incidência de infecção
- Menor desconforto pós-operatório (menos analgésicos)
- Menor tempo de internação
- Recuperação mais rápida
- Menores custos
- Retorno precoce às atividades habituais

Tabela 20.3 Principais indicações da salpingectomia.

- Prole constituída
- β-hCG elevada
- Lesão tubária irreparável
- Salpingostomia com sangramento
- Gravidez ectópica prévia

A salpingostomia está indicada nos casos em que se pretende preservar a fertilidade. Teoricamente, a salpingostomia, em comparação com a salpingectomia, procura manter a integridade da tuba e, destarte, a capacidade reprodutiva. Um dos riscos da cirurgia conservadora é a persistência de tecido trofoblástico (3 a 20%); portanto, é importante acompanhar a evolução dos títulos de β-hCG no pós-operatório (Barnhart *et al.*, 2016). Títulos em declínio requerem apenas acompanhamento. Por outro lado, quando em ascensão, está indicado tratamento com dose única de MTX (50 mg/m^2 intramuscular – IM). O risco aumentado de persistência do tecido trofoblástico é encontrado nos casos de diagnóstico muito precoce, quando a massa anexial é inferior a 2 cm e quando títulos da β-hCG iniciais são elevados (Barnhart *et al.*, 2016).

Tratamento clínico

Nos últimos anos, houve aumento da indicação do tratamento não cirúrgico da gravidez ectópica, que pode ser realizado por conduta expectante ou tratamento medicamentoso com MTX.

Conduta expectante

O primeiro relato da conduta expectante não é novo, datando de 1955. Lund (1955) realizou estudo prospectivo observando a evolução de 119 pacientes com gravidez ectópica não submetidas à cirurgia, e 57% dos casos evoluíram para cura espontânea. Observou-se que muitas gravidezes ectópicas evoluem espontaneamente para abortamento tubário e reabsorção, sem que haja sangramento importante ou ruptura da tuba. Na época, não havia ainda os recursos da β-hCG nem da USTV, o que limitava a segurança da conduta expectante.

Outros autores empregaram a conduta expectante com índice de sucesso variando de 48 a 100%. O acompanhamento foi realizado com dosagens seriadas da β-hCG. O tempo médio para os valores da β-hCG ficarem negativos foi de 20 dias (variando de 4 a 67 dias). Nos casos de sucesso da conduta expectante, os títulos de β-hCG eram inferiores, com média de 374 mUI/mℓ, enquanto nos casos de insucesso os valores eram superiores, com média de 741 mUI/mℓ (Elito Jr. e Camano, 2006).

A conduta expectante na gravidez ectópica não está bem estabelecida como o tratamento sistêmico com MTX (Elito Jr. *et al.*, 2008; Elito Jr. *et al.*, 1999; Barnhart *et al.*, 2016). A revisão da Cochrane avaliando a eficácia da conduta expectante foi inconclusiva, uma vez que a maioria dos estudos não tinha boa metodologia (Hajenius *et al.*, 2007).

Diante dessa lacuna da literatura, van Mello *et al.* realizaram estudo randomizado comparando a conduta expectante com o tratamento sistêmico com MTX e observaram que 60% das mulheres evoluíram sem intercorrências após a conduta expectante. Nesse estudo, indicaram a cirurgia em 1/41 (2%) paciente do grupo MTX e 4/32 (13%) no grupo da conduta expectante. A indicação para intervenção cirúrgica foi a queixa de dor persistente, e nenhuma ruptura das trompas foi observada no intraoperatório. O estudo multicêntrico de van Mello *et al.* (2013) não foi duplo-cego, mas uma pesquisa aberta e aleatória. Essa é uma limitação desse estudo multicêntrico, porque fica mais sujeito a viés. Na literatura consultada até o momento, identificamos poucos trabalhos que realizaram estudo duplo-cego na gravidez tubária empregando a conduta expectante. Silva *et al.* (2015) têm o único trabalho duplo-cego na literatura até o momento utilizando o MTX na dose única de 50 mg/m^2 IM, protocolo que já está consagrado em toda a literatura médica no tratamento da gravidez ectópica. Os autores realizaram estudo duplo-cego, randomizado, cujos critérios de inclusão foram estabilidade hemodinâmica, β-hCG inicial < 2.000 mUI/mℓ, títulos de β-hCG em declínio em 48 horas, massa anexial < 5 cm e desejo de gravidez futura. O critério de exclusão foi a presença de embrião vivo. As pacientes foram divididas em dois grupos: em 10 casos foi administrado MTX 50 mg/m^2 IM em dose única, e em 13 pacientes foi prescrito o placebo IM. O acompanhamento foi feito por meio da dosagem da β-hCG no quarto e sétimo dias. Quando a queda foi > 15% nesse intervalo, a paciente foi acompanhada com dosagens semanais da β-hCG até os títulos ficarem negativos.

O critério de sucesso do tratamento foi quando a β-hCG ficou negativa. A falha do tratamento ocorreu quando houve necessidade de cirurgia. O sucesso do tratamento nas pacientes que receberam o placebo foi de 92,3% (12/13) e no grupo MTX foi de 90% (9/10), sem significância estatística ($p > 0,99$). O tempo para que os títulos de β-hCG se tornassem negativos foi de 22 ± 15,4 dias no grupo MTX e de 20,6 ± 8,4 dias no grupo placebo ($p = 0,80$). Esse estudo mostrou que não houve diferença estatisticamente significativa no tratamento com MTX e placebo, com sucesso e tempo necessário para os títulos da β-hCG se tornarem negativos semelhantes (Silva *et al.*, 2015).

Os principais critérios preditores de sucesso da conduta expectante são: valores iniciais baixos da β-hCG, declínio dos títulos da β-hCG em 48 horas, ausência de SG avaliado pela ultrassonografia e período prolongado desde a data da última menstruação (van Mello *et al.*, 2013; Silva *et al.*, 2015).

Em relação aos valores iniciais da β-hCG, em geral, eles são baixos. Silva *et al.* (2015) observaram que a média da β-hCG no grupo MTX foi de 883 ± 729 mUI/mℓ e no grupo placebo foi de 794 ± 868 mUI/mℓ ($p = 0,4458$). van Mello *et al.* (2013) também obtiveram valores baixos da β-hCG, e a média da β-hCG no grupo MTX foi de 535 ± 500 mUI/mℓ e na conduta expectante, de 708 ± 376 mUI/mℓ. Elito Jr. e Camano (2006), empregando a conduta expectante, observaram que a média dos títulos da β-hCG foi de 648,8 ± 754,7 mUI/mℓ. Os trabalhos demonstraram que os valores foram baixos da β-hCG, o que corrobora a segurança do tratamento em pacientes com títulos da β-hCG < 2.000 mUI/mℓ.

Um dos principais critérios de seleção para a conduta expectante é o declínio dos títulos da β-hCG em 48 horas. Silva *et al.* (2015) observaram que a média da queda dos níveis da β-hCG em 48 horas foi de 20,3% no grupo MTX e de 31,1% no grupo placebo. O declínio dos títulos da β-hCG reflete a involução da gestação. Ferreira *et al.* (2014) demonstraram que nas pacientes com declínio da β-hCG que foram submetidas à salpingectomia, o estudo imuno-histoquímico da tuba apresentou baixa proliferação celular avaliada pelo Ki-67. Esse achado dá maior segurança para o emprego da conduta expectante. Portanto, o declínio da β-hCG em 48 horas é fator preditivo de sucesso para a conduta expectante.

O diagnóstico da gravidez ectópica nem sempre é muito precoce. Silva *et al.* (2015) observaram que o tempo médio de atraso menstrual das pacientes do estudo foi de 8,3 semanas. Conforme demonstrado por Elito Jr. e Camano (2006), os casos acompanhados pela conduta expectante apresentavam maior tempo de atraso menstrual e, nesse momento, poderiam estar na fase de declínio dos níveis da β-hCG. Possivelmente, a fase de maior risco de ruptura tubária já teria passado e nenhum tratamento seria necessário, pois o caso estaria em processo de involução com reabsorção do trofoblasto, evoluindo para cura espontânea. Naquele estudo, a taxa de sucesso foi de 95,4%, e o tempo de atraso menstrual foi de 8,87 semanas.

O tempo necessário para a regressão dos títulos da β-hCG para níveis pré-gravídicos é de aproximadamente 3 semanas (Elito Jr. e Camano, 2006; van Mello *et al.*, 2013; Silva *et al.*, 2015).

Os dados das pesquisas demonstram que as pacientes com gravidez ectópica com títulos baixos da β-hCG e com declínio dos títulos em 48 horas apresentam maior segurança para a conduta expectante, sem a necessidade de expor a paciente ao uso de quimioterápico, diminuindo os riscos para a gestante e, ao mesmo tempo, reduzindo os custos hospitalares decorrentes do tempo de internação.

Solangon *et al.* (2023) realizaram revisão sistemática sobre a conduta expectante e concluíram que não houve diferença significativa no sucesso do tratamento, necessidade de intervenção cirúrgica ou tempo de resolução da gravidez ectópica tubária entre a conduta expectante e o tratamento com MTX nas pacientes clinicamente estáveis com baixo β-hCG. Atualmente, a conduta expectante deve ser oferecida como estratégia inicial para mulheres clinicamente estáveis com baixos níveis de β-hCG, especialmente se < 1.000 UI/ℓ. As diretrizes do American College of Obstetricians and Gynecologists (2018), do Royal College of Obstetricians and Gynecologists (Elson *et al.*, 2016) e do National Institute for Health and Care Excellence (Webster *et al.*, 2019) sobre gravidez ectópica já endossaram o uso da conduta expectante na gravidez tubária quando clinicamente seguro.

Tratamento medicamentoso

O tratamento medicamentoso da gravidez ectópica com MTX foi estabelecido no final da década de 1980. O MTX é um antagonista do ácido fólico que inativa a di-hidrofolato redutase e a síntese *de novo* das purinas e pirimidinas – e, portanto, do DNA celular. Desse modo, age nas células trofoblásticas de divisão rápida e impede sua multiplicação (Elito Jr. *et al.*, 2008; Barnhart *et al.*, 2016). Pelo risco da persistência do tecido trofoblástico, é mandatório um monitoramento rigoroso dos níveis séricos de β-hCG (Elito Jr. *et al.*, 2008; Barnhart *et al.*, 2016).

Os principais critérios para a indicação do MTX são: estabilidade hemodinâmica, diâmetro da massa anexial ≤ 3,5 cm, β-hCG inicial ≤ 5.000 mUI/mℓ, ausência de dor abdominal, desejo de gravidez futura e termo de consentimento assinado. As contraindicações são: gravidez intrauterina, imunodeficiência, anemia, leucopenia (leucócitos < 2.000 células/mm³) ou trombocitopenia (plaquetas < 100.000), sensibilidade prévia ao MTX, na vigência de doença pulmonar, disfunção importante hepática e renal, amamentação, imagem de gravidez ectópica com embrião apresentando batimentos cardíacos, declínio dos títulos da β-hCG no intervalo de 24/48 horas antes do tratamento, recusa em receber transfusão sanguínea e impossibilidade de continuar o acompanhamento. Antes de iniciar o tratamento, devem ser realizados os seguintes exames de rotina: hemograma completo, enzimas hepáticas (TGO e TGP), creatinina e tipagem sanguínea ABO-Rh.

Existem dois esquemas consagrados para a ministração do MTX: o de dose única e o de múltiplas doses. No protocolo de dose única, é ministrado MTX na dose de 50 mg/m² por via intramuscular. O acompanhamento se faz por dosagens da β-hCG, realizadas no quarto e sétimo dia após o início do tratamento. As pacientes com redução dos títulos de β-hCG > 15%, apurada entre o quarto e o sétimo dia, apresentam bom prognóstico, devendo ser acompanhadas com dosagens semanais da β-hCG até que se atinjam os níveis pré-gravídicos. Quando a redução for < 15%, no sétimo dia após o emprego do MTX é ministrada nova dose de MTX, seguindo a mesma sistematização predita. Se não houver queda dos títulos, a cirurgia deverá ser indicada (Cecchino *et al.*, 2014).

O protocolo de múltiplas doses consiste na aplicação IM de MTX na dose de 1 mg/kg (nos dias 1, 3, 5 e 7) alternando com leucovorina (ácido folínico) na dose de 0,1 mg/kg ou comprimido de ácido folínico de 15 mg (nos dias 2, 4, 6 e 8). O acompanhamento é feito com dosagem de β-hCG no dia da aplicação inicial do MTX e sempre dosado antes de aplicar uma futura dose de MTX; caso os títulos caiam mais que 15% nesse intervalo, não é necessária uma nova dose de MTX e, nesse protocolo, não se deve dar mais que quatro doses de MTX. Outro ciclo de quatro doses deve ser iniciado no 14º dia, se os títulos da β-hCG estiverem 40% acima do valor inicial (dia 0). Aproximadamente 50% das pacientes não necessitarão do tratamento completo de quatro doses do MTX.

O acompanhamento nos dois protocolos (dose única e múltiplas doses), quando os títulos estão em declínio, é feito com a dosagem semanal da β-hCG até os títulos ficarem negativos. Em geral, os títulos ficam negativos em 4 a 6 semanas; no entanto, casos com títulos iniciais da β-hCG elevados podem necessitar de 6 a 8 semanas para os níveis regredirem.

Apesar das novas perspectivas e estudos com diferentes sugestões de utilização do MTX, a maioria das revisões sistemáticas e dos estudos randomizados disponíveis utilizou o protocolo de dose única ou múltiplas doses, conforme indicado na Tabela 20.4 (Cecchino *et al.*, 2014). A maior metanálise comparando os dois protocolos data de 2003, quando Barnhart *et al.*

Tabela 20.4 Comparação dos protocolos de dose única e múltiplas doses de metotrexato.

Dose	Dose única	Múltiplas doses
MTX LEU	50 mg/m² Não utilizada	1 mg/kg 0,1 mg/kg
Via de administração	IM	IM
Frequência	Repetir semanalmente se o valor de β-hCG não cair 15% entre o 4º e o 7º dia após o uso (máximo de 3 doses)	Máximo de quatro doses de MTX (1º, 3º, 5º e 7º dias) alternado com leucovorina (2º, 4º, 6º e 8º dias) até queda de 15% de β-hCG
Dosagem de β-hCG	1º, 4º e 7º dias	No 1º dia e depois dosar antes das próximas aplicações até cair 15%
Vigilância de β-hCG (após tratamento inicial)	Semanalmente, até ser indetectável	Semanalmente, até ser indetectável

β-hCG: fração beta da gonadotrofina coriônica humana; IM: intramuscular; LEU: leucovorina; MTX: metotrexato. (Fonte: Cecchino *et al.*, 2014.)

analisaram dados de 26 artigos, totalizando 1.327 pacientes tratadas com MTX. A taxa de sucesso geral relatada foi de 89%; quando os dois grupos foram avaliados isoladamente, as taxas de sucesso do grupo de mulheres tratadas com o protocolo de dose única foram de 88,1%, enquanto as pacientes tratadas com múltiplas doses responderam em 92,7% das vezes. No entanto, é importante salientar que nenhum dos estudos incluídos nessa análise era controlado ou cego (Elito Jr. *et al.*, 2008).

A eficácia e a segurança do uso do MTX em casos de gravidez ectópica já foram amplamente demonstradas (Cecchino *et al.*, 2014). Na literatura, a taxa de sucesso do MTX varia de 75 a 96%, independentemente do modo de administração (Elito Jr. *et al.*, 2008; Barnhart *et al.*, 2016). Dois estudos prospectivos e randomizados não conseguiram identificar diferenças estatisticamente significativas entre grupos recebendo MTX em dose única ou em múltiplas doses (Elito Jr. *et al.*, 2008). O protocolo de uma única dose de 50 mg/m^2 é mais comumente utilizado, já que requer menos dias de internação e apresenta poucos efeitos colaterais (Cecchino *et al.*, 2014). Na gravidez tubária com títulos de β-hCG < 5.000 mUI/mℓ, a principal indicação é o tratamento com dose única de MTX (Elito Jr. *et al.*, 2008; Barnhart *et al.*, 2016; Cecchino *et al.*, 2014).

Recentemente, novos estudos têm sido realizados na tentativa de se estabelecer um regime mais seguro, com eficácia similar e mínimos efeitos colaterais. Para tanto, alguns pesquisadores inclusive desenvolveram ensaios com duas doses do MTX, aplicadas no dia 0 e 4 (Barnhart *et al.*, 2007). Esse protocolo tem eficácia e segurança semelhantes às do tratamento com dose única; no entanto, apresenta melhores resultados com títulos da β-hCG mais elevados, na faixa entre 3.600 mUI/mℓ e 5.000 mUI/mℓ (Barnhart *et al.*, 2007). Outros autores procuraram associar o MTX com outros fármacos, como a mifepristona e o gefitinibe (Horne *et al.*, 2014). A combinação do MTX com o gefitinibe mostrou que o tempo necessário para a β-hCG ficar negativa foi mais rápido, mas apresentou alguns efeitos colaterais menores, como *rash* cutâneo, acne e diarreia (Horne *et al.*, 2014). Essa associação foi utilizada em uma série de casos de gravidez não tubária com títulos elevados da β-hCG e demonstrou ser tratamento seguro, com resolução da gravidez ectópica mais rápido e apresentando alguns efeitos colaterais menores do gefitinibe (Horne *et al.*, 2014).

Outro medicamento que recentemente foi utilizado para tratar a gravidez tubária foi o letrozol, que é um inibidor reversível da aromatase de terceira geração. O mecanismo de ação do letrozol é de bloquear a produção de estrogênio em mulheres em idade reprodutiva. Ele tem sido utilizado como tratamento hormonal no câncer de mama e pode reduzir os níveis de estradiol no início da gestação, interferindo nas funções fisiológicas da progesterona necessárias para manter a gravidez.

Estudo não randomizado prospectivo utilizou o letrozol na gravidez tubária com sucesso de 86% (12/14 casos) (Mitwally *et al.*, 2020). Ensaio clínico randomizado com 90 pacientes comparou o uso do MTX associado a letrozol e MTX com placebo e observou resultados semelhantes: em cada grupo houve sete falhas (Rezaei *et al.*, 2021). Ensaio clínico randomizado observou que 10 mg de letrozol por 10 dias resultaram na resolução da gravidez tubária em 85% dos casos (17/20 casos) (Alabiad *et al.*, 2022).

Após apresentar diversas possibilidades de tratamento e baseados na evidência científica atual, a recomendação do tratamento sistêmico medicamentoso de gravidez tubária com MTX na dose única de 50 mg/m^2 é a opção mais vantajosa, por ser um tratamento mais simples, com menos efeitos colaterais e, em geral, a primeira opção nos casos de gravidez tubária, quando, na maioria dos casos, os títulos da β-hCG são < 5.000 mUI/mℓ. Por outro lado, nos casos de localização atípica da gravidez ectópica, como gestação intersticial, cervical ou a da cicatriz de cesárea, que, em geral, cursam com títulos de β-hCG elevados, > 5.000 mUI/mℓ, o protocolo com múltiplas doses é imperativo e sua indicação é reforçada em virtude da alta morbimortalidade, além do problema de as intervenções cirúrgicas serem mutiladoras.

Recomenda-se evitar durante o tratamento: relações sexuais até os títulos da β-hCG ficarem negativos; exposição solar para diminuir o risco de dermatites pelo MTX; bebidas alcoólicas; aspirina; comidas e vitaminas que contenham ácido fólico. Deve-se também evitar nova concepção até o desaparecimento da gravidez ectópica na USTV e por período de 3 meses após a utilização do MTX (por risco de teratogenicidade).

A USTV seriada após o tratamento com MTX é desnecessária, pois as alterações detectáveis no exame são incapazes de demonstrar ou predizer a falha do tratamento – exceto quando existe suspeita de ruptura tubária recente. Os efeitos adversos mais observados do tratamento com MTX são: distensão abdominal, aumento da β-hCG entre o primeiro e o quarto dia após o MTX, sangramento genital e dor abdominal. Os efeitos colaterais mais relatados são: irritação gástrica, náuseas, vômitos, estomatites, tontura, neutropenia, alopecia reversível e pneumonite.

Em relação à profilaxia anti-D na gravidez ectópica, existem controvérsias. O emprego da imunoglobulina anti-D em pacientes com Rh negativo, independentemente do tipo de tratamento utilizado na gravidez ectópica, é a regra adotada por diversas diretrizes (Barnhart *et al.*, 2016). No entanto, uma recomendação do Reino Unido orienta utilizar a imunoglobulina anti-D nos casos de gravidez ectópica tratados cirurgicamente, mas não indica a profilaxia nas pacientes tratadas com MTX (National Institute for Health and Care Excellence, 2012). Como existem poucos estudos consistentes apoiando essa conduta, a recomendação é de realizar a profilaxia com imunoglobulina anti-D em todas as pacientes com gravidez ectópica com Rh negativo (Barnhart *et al.*, 2016; Cecchino *et al.*, 2014).

Parâmetros orientadores do tratamento medicamentoso com metotrexato

Os critérios de inclusão e exclusão considerados na escolha do tratamento medicamentoso ainda são muito controversos (Cecchino *et al.*, 2014). A maioria dos autores concorda quanto ao emprego do MTX preferencialmente em casos de estabilidade hemodinâmica, ausência de batimento cardíaco fetal e sem sinais de ruptura (Elito Jr. *et al.*, 2008; Barnhart *et al.*, 2016). Também ressaltam a importância de se excluírem indícios de alergia ao MTX, bem como doença renal, hepática e hematológica, além da necessidade do consentimento informado e do seguimento e vigilância após o uso do fármaco (Elito Jr. *et al.*, 2008; Elito Jr. *et al.*, 1999; Barnhart *et al.*, 2016).

O parâmetro mais importante para o tratamento medicamentoso com MTX na gravidez ectópica é a β-hCG. Sabe-se que as taxas de sucesso caem conforme aumenta a titulação inicial da β-hCG. Menon *et al.*, em uma revisão sistemática com 503 pacientes tratadas com MTX, constataram que as taxas de falha terapêutica são substancial e estatisticamente maiores quando os valores de β-hCG excedem 5.000 mUI/mℓ. Nesse estudo, os resultados apontam que, para cada 10 mulheres tratadas, haverá uma falha a mais no grupo com titulações acima dessa mencionada (Menon *et al.*, 2007). Como as diferenças entre os critérios utilizados na determinação do valor de corte nem sempre são explícitas nos vários estudos, fica muito difícil comparar os resultados. As recomendações do National Collaborating Centre for Women's and Children's Health (NCC-WCH) para tratamento da gravidez ectópica baseadas no valor da β-hCG é de oferecer como primeira opção de conduta o MTX quando os valores da β-hCG forem < 1.500 mUI/mℓ e a massa anexial for < 3,5 cm (NICE, 2012). Por outro lado, se a β-hCG for > 5.000 mUI/mℓ, a recomendação é pela cirurgia (NICE, 2012). Em casos com β-hCG entre 1.500 e 5.000 mUI/mℓ, devem-se oferecer tanto o MTX quanto a cirurgia. As pacientes que optarem pelo MTX devem ser informadas de que as possibilidades de insucesso do tratamento aumentam e que existe risco de serem internadas na urgência por ruptura tubária (NICE, 2012).

Outro fator que gera muita discussão entre os especialistas é o tamanho máximo da massa anexial extra-ovariana avaliada na USTV que pode ser tratada com MTX. Enquanto alguns só admitem o tratamento medicamentoso em massas com diâmetro de até 3,5 cm (Barnhart *et al.*, 2016), outros alargam a utilização para massas > 3,5 cm (Cecchino *et al.*, 2014).

Inúmeros preditores de falha da terapia medicamentosa foram identificados ao longo dos anos, e os mais comuns são: atividade cardíaca embrionária, tamanho e volume da massa > 4 cm, concentração inicial de β-hCG > 5.000 mUI/mℓ, presença de sangue na cavidade peritoneal, taxa de aumento da β-hCG > 50% nas 48 horas que antecedem o uso do MTX, aumento rápido e contínuo da β-hCG durante o uso do MTX (Tabela 20.5) (Practice Committee of American Society for Reproductive Medicine, 2013).

Costa Soares *et al.* demonstraram que um aumento < 11,1% nas concentrações de β-hCG em 48 horas resultou em taxas de sucesso de 86% com o uso de MTX. Nesse mesmo trabalho, ficou evidente que um aumento significativo e rápido da β-hCG em 48 horas impõe risco adicional para falha terapêutica (Costa Soares *et al.*, 2008). Trabalhos correlacionam a espessura endometrial com os índices de sucesso ou falha terapêutica do MTX. Nos primeiros estudos publicados, Costa Soares *et al.* encontraram valores médios de 6,4 mm de espessura endometrial e 1.936,2 mUI/mℓ de β-hCG nos casos de sucesso com terapia medicamentosa. Já nos casos de insucesso, os valores médios de espessura endometrial e β-hCG eram de 11,7 mm e 6.831,3 mUI/mℓ, respectivamente (Costa Soares *et al.*, 2004). Tais achados permitiram concluir que a espessura endometrial reflete as taxas hormonais e que, quanto maior o nível de β-hCG, maior a espessura do endométrio e pior o prognóstico com uso do MTX (Costa Soares *et al.*, 2004).

Apesar de os resultados com o tratamento medicamentoso serem muito favoráveis, com índices ao redor de 80%, a falha de 20% é preocupante. Para minimizar as falhas desse tratamento, diversos pesquisadores têm estudado os fatores preditivos de sucesso do tratamento com MTX.

Tabela 20.5 Fatores relacionados com maior taxa de falha terapêutica com o uso do metotrexato (MTX).

Preditores de falha do tratamento com metotrexato
• Atividade cardíaca embrionária
• Tamanho e volume da massa (> 4 cm)
• Alta concentração inicial de β-hCG (> 5.000 mUI/mℓ)
• Presença de sangue na cavidade peritoneal
• Aumento rápido da β-hCG antes do MTX (> 50%/48 h)
• Aumento contínuo e rápido da β-hCG durante MTX

Fonte: Practice Committee of American Society for Reproductive Medicine, 2013.

Tabela 20.6 Índice Orientador de Elito-Camano do tratamento sistêmico com dose única de metotrexato (50 mg/m² IM).

Parâmetros	Pontuação 0	Pontuação 1	Pontuação 2
β-hCG mUI/mℓ	> 5.000	1.500 a 5.000	< 1.500
Aspecto da imagem ecográfica	Embrião vivo	Anel tubário	Hematossalpinge
Diâmetro máximo da massa anexial em cm	> 3,0 a 3,5	2,6 a 3,0	< 2,5
Doppler colorido	Elevado risco	Médio risco	Baixo risco

Adaptada de: Elito Jr. *et al.*, 1999.

Com o intuito de minimizar os riscos, foi elaborado o Índice Orientador de Elito-Camano para o tratamento sistêmico com a dose única de MTX (Tabela 20.6). Quando o escore for > 5, a situação é muito favorável para a realização do tratamento sistêmico da gravidez ectópica com dose única de MTX. Quando o escore for ≤ 5, não aconselhamos o tratamento sistêmico, mas a realização da videolaparoscopia com a possibilidade, dependendo das condições da pelve, de se realizar cirurgia conservadora (Elito Jr. *et al.*, 1999).

Tratamento local com metotrexato

O MTX pode ser ministrado localmente na gravidez ectópica, em geral guiado por USTV. Para realizar esse procedimento, é necessário sedar a paciente e realizar a injeção com agulha calibre 16 acoplada à sonda vaginal. A dose do MTX é de 1 mg/kg. Essa técnica, comparada com o tratamento sistêmico, apresenta desvantagens, pois o tratamento sistêmico é mais prático, fácil de ministrar, menos dependente das habilidades do especialista e totalmente não invasivo. A principal indicação para o tratamento local é a presença de embrião vivo e nos casos de localização atípica da gravidez ectópica (Cecchino *et al.*, 2014).

LOCALIZAÇÃO ATÍPICA DA GRAVIDEZ ECTÓPICA

As gravidezes ectópicas não tubárias representam menos de 10% de todas as ectópicas, mas estão associadas a elevada morbidade (Cecchino *et al.*, 2014). A cirurgia é a conduta usual; no entanto, pelo risco de serem mutiladoras, o tratamento com MTX passou a ser uma alternativa terapêutica importante.

Nos casos de gravidez ectópica de localização atípica, foram descritos outros tipos de tratamento, com destaque para o tratamento local com aplicação do MTX no SG guiado por USTV, a embolização da artéria uterina (EAU) associada ao uso de MTX intra-arterial (quimioembolização), dilatação e curetagem (DC), ou mesmo a histerectomia na falha dos tratamentos conservadores. O emprego de tais condutas foi realizado em casos de gravidez na cicatriz uterina de cesárea ou naquelas de localização cervical (Cecchino *et al.*, 2014).

Gravidez ectópica de cicatriz de cesárea

A gravidez na cicatriz de cesárea é a forma mais rara de gravidez ectópica. Desde o primeiro caso, descrito em 1978, até 2001, houve apenas 19 ocorrências relatadas. Em 2006, havia 155 casos e, em

2011, o número de casos descritos na literatura foi de 751, o que mostra um rápido aumento na incidência desse tipo de gravidez. A incidência estimada é de 1 em 1.800 até 1 em cada 2.216 gestações, com taxa de 6,1% de todas as gestações ectópicas em mulheres com história de cesariana prévia (Cecchino *et al.*, 2014).

A base da fisiopatologia é a invasão do blastocisto no miométrio por meio de uma comunicação mínima entre a cicatriz de cesárea anterior e a cavidade endometrial.

A gravidez ectópica de cicatriz de cesárea tende a ter comportamento mais agressivo em virtude do risco de ruptura uterina e sangramento no primeiro e segundo trimestres da gravidez.

Os fatores de risco são o número de cesarianas anteriores, curto intervalo de tempo entre a cesariana e a gravidez atual, fertilização *in vitro*, curetagem e útero retrovertido, que pode levar a maior deiscência da cicatriz de cesariana, aumentando a chance de implantação do SG nessa região.

A USTV permite o diagnóstico precoce da doença antes de resultados trágicos, como a ruptura do útero ou sangramento excessivo. Também torna possível a realização do tratamento conservador em vez de cirurgias mutiladoras, como a histerectomia, poupando a fertilidade. Além disso, propicia o diagnóstico diferencial com o aborto em curso, gravidez molar e gravidez ectópica cervical. Em virtude da falta de consenso no diagnóstico ultrassonográfico, 28 *experts* internacionais em ultrassonografia obstétrica e ginecológica foram convidados a participar de um consenso entre especialistas (Jordans *et al.*, 2022). A primeira etapa foi determinar o local da gravidez no primeiro trimestre: gravidez intrauterina, gravidez de implantação baixa, gravidez na cicatriz de cesariana ou aborto espontâneo. A segunda etapa foi avaliar os casos de gravidez na cicatriz da cesárea. Nesses casos, avaliar a correlação do SG com a linha da cavidade uterina e a linha da serosa uterina. Podemos ter três situações:

- A maior parte do SG cruza a linha da cavidade uterina (nesses casos, avaliar se a maior parte do SG está localizada na cavidade uterina ou no canal cervical)
- A maior parte do SG não cruza a linha da cavidade uterina e nem abaúla a serosa uterina (a gravidez está localizada completamente no miométrio)
- O SG abaúla a linha da serosa uterina.

O diagnóstico pode ser feito pela ultrassonografia (Figura 20.2) e complementado pela ressonância magnética (Figura 20.3) (Leite *et al.*, 2016).

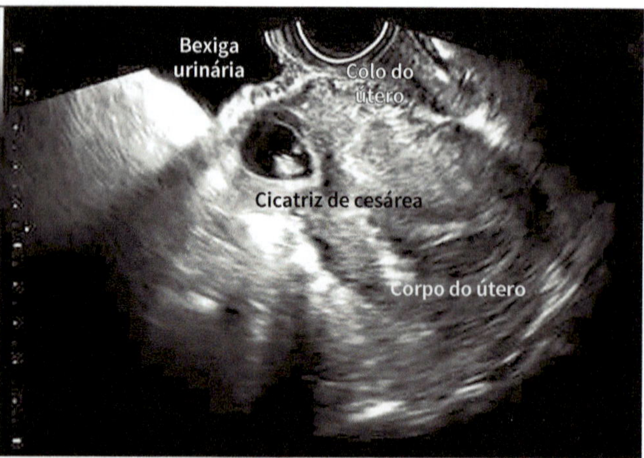

Figura 20.2 Gravidez de cicatriz de cesárea – útero retrovertido com saliência na região ístmica com presença de saco gestacional com embrião. (Arquivo de imagens do autor.)

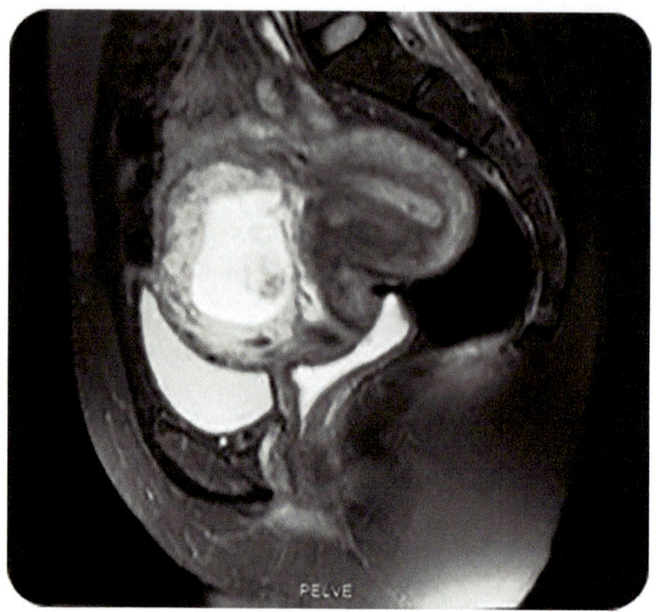

Figura 20.3 Ressonância magnética demonstrando a cavidade uterina vazia com massa na região da cicatriz da cesárea. (Arquivo de imagens do autor.)

De acordo esses três tipos de apresentação da gravidez ectópica na cicatriz de cesárea avaliada pela ultrassonografia, podemos ter evoluções diferentes. A primeira situação é a que o SG ultrapassa a linha da cavidade uterina, e o desenvolvimento da gravidez pode ocorrer para dentro da cavidade uterina. Nesses casos, a evolução da gravidez resulta no acretismo placentário. No entanto, aqueles em que o SG não ultrapassa a linha da cavidade uterina e a serosa, ou abaúla a serosa, apresentam maior risco, pois a progressão da gravidez, nessas situações, pode levar a ruptura uterina e hemorragia no primeiro trimestre de gestação.

A conduta expectante com embrião vivo é uma situação de risco com elevada morbidade materna e perinatal. O aconselhamento da paciente deve considerar os riscos da manutenção da gravidez. Calì *et al.* (2018) realizaram estudo retrospectivo de casos de gravidez na cicatriz da cesárea com embrião vivo que optaram pela manutenção da gestação. Os autores observaram que ocorreu hemorragia em 52% dos casos, ruptura uterina em 20,2% das pacientes, acretismo placentário em 75%, com realização de histerectomia em 75,8% dos casos (15,2% no 1º e 2º trimestres e 60,6% no 3º trimestre) (Calì *et al.*, 2018). Em uma revisão sistemática de 44 casos de gravidez na cicatriz da cesárea com embrião vivo, observou-se que a histerectomia foi realizada em 70% dos casos, a perda gestacional ocorreu antes de 24 semanas em 27% das vezes e o parto antes de 34 semanas em 25% dos casos remanescentes (Jayaram *et al.*, 2018).

No aconselhamento da gestante, é importante avaliar se a gravidez na cicatriz da cesárea é exógena, quando abaúla a linha da serosa uterina. Se o manto miometrial for < 5 mm, o risco de ruptura no 1º trimestre será elevado. Por outro lado, se o aspecto ultrassonográfico é de gravidez endógena quando o SG ultrapassa a linha da cavidade uterina, com manto miometrial > 5 mm apresentando crescimento para cavidade uterina, existe a possibilidade de a gestação evoluir, atingindo o limite da viabilidade. No entanto, a maioria desses casos apresenta acretismo placentário, e o risco de parto prematuro e da realização da cesárea com histerectomia ocorre em cerca de 70% das vezes.

Como a conduta expectante tem um prognóstico materno ruim, em virtude de complicações catastróficas, incluindo sangramento maciço, coagulação intravascular disseminada e ruptura uterina, e o prognóstico fetal é de risco de prematuridade extrema e internação em UTI neonatal, o tratamento é recomendado após o diagnóstico com base nas evidências disponíveis.

A intervenção cirúrgica no tratamento de gravidez ectópica na cicatriz da cesárea é necessária na presença de sangramento importante e, nessas circunstâncias, se possível, tentar a embolização das artérias uterinas antes da curetagem ou histerectomia.

A DC com subsequente inserção intrauterina do cateter de Foley pode ser uma opção por sua simplicidade. No entanto, os riscos desse tratamento são a hemorragia e a necessidade de histerectomia secundária. Esse tratamento deve ser considerado apenas em casos selecionados.

A excisão por histeroscopia é outra opção. Durante o procedimento, o ultrassom pélvico pode ajudar a evitar complicações.

A excisão por laparotomia ou laparoscopia pode ser tentada. Esses procedimentos geralmente são realizados se o tratamento local com MTX falhar ou após a ruptura uterina.

Em geral, a histerectomia é realizada mediante a falha dos outros tratamentos para controlar o sangramento. Esse procedimento não é a primeira linha para a maioria dos ginecologistas, pois sela o futuro obstétrico da paciente.

Técnicas minimamente invasivas para evitar esse procedimento cirúrgico foram propostas. Algumas delas são a injeção local de MTX guiada por USTV, o tratamento sistêmico com MTX e a quimioembolização das artérias uterinas.

O tratamento sistêmico com MTX não é eficaz nos casos em que o embrião apresente batimentos cardíacos. Essa conduta deve ser evitada nessa condição, pois atrasa um tratamento mais eficaz.

Na gravidez em cicatriz de cesariana, quando o embrião apresenta batimentos cardíacos, uma das opções de conduta é o tratamento local com MTX (1 mg/kg) guiado por USTV (Leite *et al.*, 2016). Esse tipo de tratamento é amplamente utilizado, porque além de ser eficaz, é simples e tem baixo custo.

Nos casos em que o embrião/feto não tem batimentos cardíacos, opta-se pelo tratamento sistêmico com MTX. Se os níveis de β-hCG forem baixos (< 5.000 mUI/mℓ), recomenda-se a dose única de MTX 50 mg/m² (mesmo tratamento para gravidez tubária). Por outro lado, se os níveis forem maiores (> 5.000 mUI/mℓ), recomenda-se o protocolo de doses múltiplas de MTX (1 mg/kg) nos dias 1, 3, 5 e 7 e ácido folínico 15 mg VO nos dias 2, 4, 6 e 8.

No tratamento com MTX, o acompanhamento é ambulatorial com exames semanais de β-hCG até a resolução. Durante o acompanhamento, a ultrassonografia não é realizada rotineiramente. Ela deve ser realizada após 3 meses de quando a β-hCG atingir um valor negativo. O ultrassom deve ser repetido durante o tratamento em qualquer caso de suspeita de complicação. Em geral, após 3 a 6 meses a imagem da gravidez ectópica desaparece; é recomendável realizar histerossalpingografia e histeroscopia para melhor avaliação da cavidade uterina e planejamento reprodutivo adequado para essas pacientes (Cecchino *et al.*, 2014).

Nos casos em que a resolução demore muito tempo, outros tratamentos podem ser oferecidos, como aspiração manual do SG sob visão ultrassonográfica ou histeroscopia para remover o tecido gestacional com coagulação do local de implantação.

Outra opção de tratamento na gravidez ectópica na cicatriz da cesárea é a quimioembolização das artérias uterinas. Petersen *et al.* (2016), em uma revisão sistemática sobre tratamentos para a gravidez de cicatriz de cesariana, mostraram que a EAU combinada com DC teve bons resultados, pois apresentava baixo risco de sangramento e histerectomia.

O procedimento pode ser realizado sob raquianestesia e sedação com profilaxia antibiótica padrão. Após a assepsia da região da virilha, a artéria femoral comum direita ou esquerda é puncionada pela técnica de Seldinger, introdutor 5F, e o procedimento continua como na embolização do mioma uterino, com cateterização da artéria uterina esquerda e, subsequentemente, na artéria uterina direita. O MTX é injetado transarterialmente antes da embolização com micropartículas oclusas, sempre > 500 μ para evitar embolização do ovário (Elito Jr. *et al.*, 2013). Apesar da oclusão arterial, o risco de sangramento grave não é desprezível em virtude da restauração gradual da circulação normal em aproximadamente 3 semanas. A DC com aspiração a vácuo 24 a 48 horas após a quimioembolização intra-arterial reduz a incidência de sangramento (Petersen *et al.*, 2016).

Não há consenso sobre as diretrizes para o tratamento da gravidez em cicatriz de cesariana, e várias opções de tratamento são propostas na literatura (isoladas ou combinadas). Mediante essa lacuna da literatura, estamos realizando projeto de pesquisa avaliando a eficácia e a segurança da injeção local de MTX guiada por USTV e a quimioembolização das artérias uterinas com aspiração manual intrauterina (AMIU) 24/48 horas após o procedimento em termos de resolução da gravidez com declínio do β-hCG e complicações.

Gravidez intersticial

A gravidez intersticial representa elevada morbidade, com taxa de 2,2% de mortalidade materna. Aproximadamente 4,7% das gestações ectópicas implantam no segmento intersticial da tuba. Esses casos cursam com elevados títulos de β-hCG. Quando o embrião está vivo, o tratamento local com MTX está indicado. Nos casos de embrião morto com títulos elevados de β-hCG, o tratamento sistêmico com múltiplas doses de MTX é a opção terapêutica preferencial. A ressecção cornual ou a histerectomia em situações de emergência podem ser necessárias (Cecchino *et al.*, 2014).

Gravidez cervical

A gestação ectópica cervical é definida pela implantação e desenvolvimento do concepto no canal cervical. Entre todas as gestações ectópicas, representa em torno de 0,4% dos casos. Acompanha-se de elevada morbimortalidade, podendo acarretar hemorragia intensa, pela rica vascularização do colo do útero e pouca quantidade de fibras musculares. A etiologia não está bem estabelecida; porém, alguns fatores predisponentes foram relacionados, como curetagens uterinas e cesáreas prévias, síndrome de Asherman, antecedente de cirurgias no útero e colo do útero e fertilização *in vitro*. O diagnóstico é aventado por meio da história clínica e do exame físico e confirmado pela ultrassonografia.

A paciente com atraso menstrual e teste de gravidez positivo pode encontrar-se assintomática, com queixa de sangramento vaginal, ou até apresentando intensa hemorragia vaginal. Ao exame vaginal, o colo se mostrará aumentado e congesto, com tumoração dolorosa (colo em tonel). Acrescente-se, porém, que muitas vezes as queixas e o exame físico são inespecíficos, tornando difícil o diagnóstico clínico.

O diagnóstico precoce é realizado com a ultrassonografia, contribuindo para o sucesso das terapias conservadoras. Os achados ultrassonográficos incluem: cavidade uterina vazia; eco endometrial espessado em virtude da reação decidual; útero em formato de ampulheta; canal cervical aumentado; SG no interior do canal exibindo ou não batimentos cardíacos; tecido placentário circundando o SG; orifício interno do colo fechado (Figura 20.4).

Com o desenvolvimento de protocolos de tratamentos conservadores, a necessidade de histerectomias vem diminuindo, de 89,5% antes de 1987 para 21% em 1994. As opções de tratamentos conservadores podem ser categorizadas em: tamponamento, que é realizado com balão intracervical após curetagem; cerclagem para a redução do fluxo sanguíneo das artérias cervicais associada a aspiração manual intrauterina do colo uterino; redução do suprimento sanguíneo, por meio da embolização ou ligadura arterial uterina; exérese do tecido trofoblástico, pela ressecção histeroscópica, cervicotomia ou curetagem; feticídio intra-amniótico, com injeção local de cloreto de potássio e MTX e quimioterapia sistêmica, realizada com MTX IM.

Nos casos de embrião morto com títulos elevados da β-hCG, o tratamento sistêmico com múltiplas doses de MTX é a opção terapêutica preferencial (Cecchino *et al.*, 2014). Quando o embrião está vivo, está indicado o tratamento local com cloreto de potássio e MTX. Elito Jr. *et al.* (2014a) publicaram uma série de oito casos de gravidez cervical com embrião vivo tratados com a punção do SG guiada por USTV e injeção de MTX (1 mg/kg). Todas as pacientes foram tratadas com sucesso. A β-hCG inicial variou de 3.013 a 71.199 mUI/mℓ. Apenas um caso evoluiu com infecção. Não houve necessidade de outras intervenções nessa série de casos. O intervalo de tempo para os títulos da β-hCG ficarem negativos foi de 2 a 12 semanas. O período para desaparecimento da imagem da gravidez ectópica avaliada pela ultrassonografia foi de 3 a 14 semanas. Duas pacientes tiveram gravidez intrauterina subsequente. Os autores concluíram que o tratamento conservador da gravidez ectópica cervical com embrião vivo utilizando punção guiada por USTV e injeção de MTX é efetivo e evita outras intervenções mutiladoras (Elito Jr. *et al.*, 2014a).

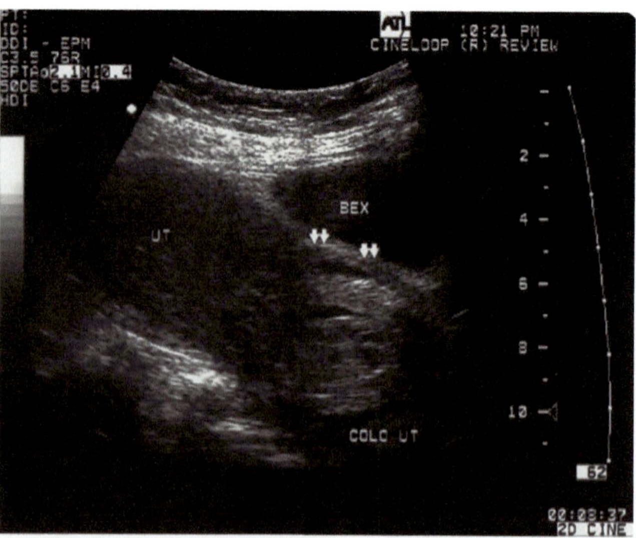

Figura 20.4 Ultrassonografia pélvica demonstrando gravidez cervical, útero em formato de ampulheta, cavidade uterina vazia e colo com massa heterogênea no seu interior. (Arquivo de imagens do autor.)

Gravidez ovariana e abdominal

Em ambas as situações, o diagnóstico, na maioria das vezes, é realizado durante o intraoperatório. Desse modo, o tratamento com MTX é utilizado esporadicamente.

Na gestação abdominal (1,5% dos casos) ocorre gestação livre na cavidade peritoneal. Como as condições para o concepto são precárias, ele sucumbe na maioria das vezes (Holzhacker *et al.*, 2008).

Quando a gestação evolui, a placenta desenvolve-se em qualquer porção ou órgão da cavidade abdominal. Observamos frequentemente sintomas digestivos de sub oclusão e excessiva dor abdominal aos movimentos fetais. A superficialidade do feto é nítida à palpação, bem como a ausculta dos batimentos cardíacos fetais. A ultrassonografia poderá demonstrar que o útero está vazio e comprimido pelo feto e pela placenta.

No que diz respeito ao tratamento, estando o feto vivo, será expectante até a 36ª semana. Na presença de feto morto e após a 36ª semana, impõe-se a laparotomia. Deve-se dispor de volume apreciável de sangue e de veias cateterizadas que possibilitem infundir grande volume rapidamente, controle de pressão venosa central e diurese. Na cirurgia, uma vez retirado o feto, observa-se a placenta e, em particular, o sítio de sua implantação. Nos casos em que a placenta está aderida a grandes vasos, pode-se não realizar sua exérese para evitar hemorragias maciças. O cordão é ligado bem próximo ao seu local de implantação. Evidentemente, há possibilidade de complicações, de infecção, formação de abscesso, bridas e obstrução intestinal (Holzhacker *et al.*, 2008).

Gravidez heterotópica

É quando ocorre uma gestação intrauterina combinada com uma extrauterina. A incidência é de 1/30.000 gestações espontâneas (Sun *et al.*, 2012). Com as técnicas de reprodução assistida, a incidência atual é de 1% dos casos de ectópica pós-fertilização *in vitro* (Elito Jr. *et al.*, 2008; Cecchino *et al.*, 2014). Infelizmente, 50% dos casos são diagnosticados após a ruptura tubária. A conduta mais utilizada é a cirurgia; caso o diagnóstico seja feito com a tuba íntegra, a laparoscopia é a via preferencial. O tratamento clínico com MTX está contraindicado. Alternativa que pode ser utilizada em casos de exceção com embrião vivo é a punção guiada por USTV e injeção de cloreto de potássio.

FUTURO REPRODUTIVO

Devem-se salientar os aspectos relacionados à fertilidade futura após tratamento da gravidez ectópica, que pode ser determinada, diretamente, por gestação subsequente espontânea e, indiretamente, por meio da histerossalpingografia.

Diversos estudos compararam a eficácia da salpingectomia ou da salpingostomia em relação ao futuro reprodutivo. Existe grande controvérsia na literatura, sem consenso. Outros estudos comparam o futuro reprodutivo entre o tratamento clínico e o cirúrgico. O índice de gravidez intrauterina é de 65%, e a recidiva de gestação ectópica é de 13% (Elito Jr. *et al.*, 2008; Barnhart *et al.*, 2016; Cecchino *et al.*, 2014).

Foi realizado estudo multicêntrico e randomizado comparando a salpingostomia e a salpingectomia em termos de futuro reprodutivo. A conclusão desse estudo foi que, em pacientes com gravidez tubária e tuba contralateral saudável, a salpingostomia não melhorou significativamente as perspectivas de fertilidade em comparação com a salpingectomia (Mol *et al.*, 2014).

Alguns estudos já demonstraram que o tratamento clínico não afeta a permeabilidade tubária; 84% dos casos tratados com MTX e 78% com a conduta expectante apresentaram tubas pérvias (Elito Jr. *et al.*, 2005a). Valores elevados da β-hCG > 5.000 mUI/mℓ foram correlacionados com a invasão do trofoblasto na parede da tuba até atingir a serosa e maior risco de ruptura tubária (Elito Jr. *et al.*, 2014a). Além disso, existe relação de proporcionalidade entre altos níveis de β-hCG tratados clinicamente e maior risco para obstrução tubária (Elito Jr. *et al.*, 2005b). Diversos marcadores sorológicos foram pesquisados para o diagnóstico precoce da gravidez ectópica (Elito Jr. *et al.*, 2010), dentre eles o fator de crescimento vasculoendotelial (VEGF). Cabar *et al.* (2010) observaram que valores elevados tanto da β-hCG quanto do VEGF estavam associados à profundidade da invasão do trofoblasto na parede da tuba.

No Departamento de Obstetrícia da Escola Paulista de Medicina da Universidade Federal de São Paulo (EPM-Unifesp), recomenda-se que, após a conduta, seja realizada a histerossalpingografia. Pacientes submetidas a salpingectomia com obstrução da tuba remanescente são encaminhadas para tratamento com fertilização *in vitro*. Nas condutas cirúrgicas conservadoras, realiza-se a histerossalpingografia após 2 meses da salpingostomia e após 3 a 6 meses do tratamento com MTX ou conduta expectante. A histerossalpingografia deve ser realizada após o tratamento clínico, quando a imagem da gestação tubária desaparece na USTV. Caso o resultado seja de tubas obstruídas, está indicada a fertilização *in vitro*. Por outro lado, na presença de tubas pérvias, avalia-se cada caso em particular. Em pacientes jovens sem história prévia de infertilidade, orienta-se aguardar a gestação espontânea. No entanto, em pacientes com mais de 35 anos e história de infertilidade, indica-se a reprodução assistida.

Alguns trabalhos demonstraram que a reserva ovariana não fica comprometida após o tratamento com MTX (Hill *et al.*, 2014; Barnhart, 2009).

CONSIDERAÇÕES FINAIS

O diagnóstico da gravidez ectópica deve ser realizado precocemente, antes de ocorrer a ruptura, combinando a USTV com a dosagem da β-hCG. Diversas opções de tratamento podem ser utilizadas. É preciso respeitar as indicações tanto das intervenções cirúrgicas quanto do tratamento clínico (Figura 20.5).

A laparotomia está indicada nos casos de instabilidade hemodinâmica. A laparoscopia é a via preferencial para o tratamento da gravidez tubária. A salpingectomia deve ser realizada em pacientes com prole constituída, e a salpingostomia naquelas com desejo reprodutivo e títulos da β-hCG < 5.000 mUI/mℓ. O tratamento com MTX é uma conduta consagrada, podendo ser indicado como primeira opção. Os principais critérios para indicação do MTX são massa anexial < 3,5 cm, β-hCG < 5.000 mUI/mℓ e ausência de embrião vivo. A dose única de 50 mg/m² IM é a preferencial. O protocolo com múltiplas doses deve ficar restrito para os casos de localização atípica com valores de β-hCG > 5.000 mUI/mℓ. A conduta expectante deve ser indicada nos casos de declínio dos títulos da β-hCG em 48 horas antes do tratamento e quando os títulos iniciais são < 2.000 mUI/mℓ. As evidências apontam para uma tendência crescente na escolha do tratamento clínico para casos de gravidez ectópica. No tratamento sistêmico com MTX na gravidez tubária, comprovou-se maior eficácia nos casos com baixas titulações de β-hCG e massas com diâmetro reduzido. Em relação à conduta expectante, as pesquisas demonstram que há maior segurança para as pacientes com gravidez ectópica com títulos baixos da β-hCG e declínio dos títulos em 48 horas. Os casos de gravidez ectópica de localização atípica (não tubária) estão associados com maior morbidade e podem ser tratados com MTX sistêmico, injeção local guiada por ultrassonografia ou quimioembolização das artérias uterinas. O tratamento clínico da gravidez não tubária evita cirurgias mutiladoras. A escolha do tratamento depende, em grande parte, da experiência do serviço e do desejo reprodutivo da mulher.

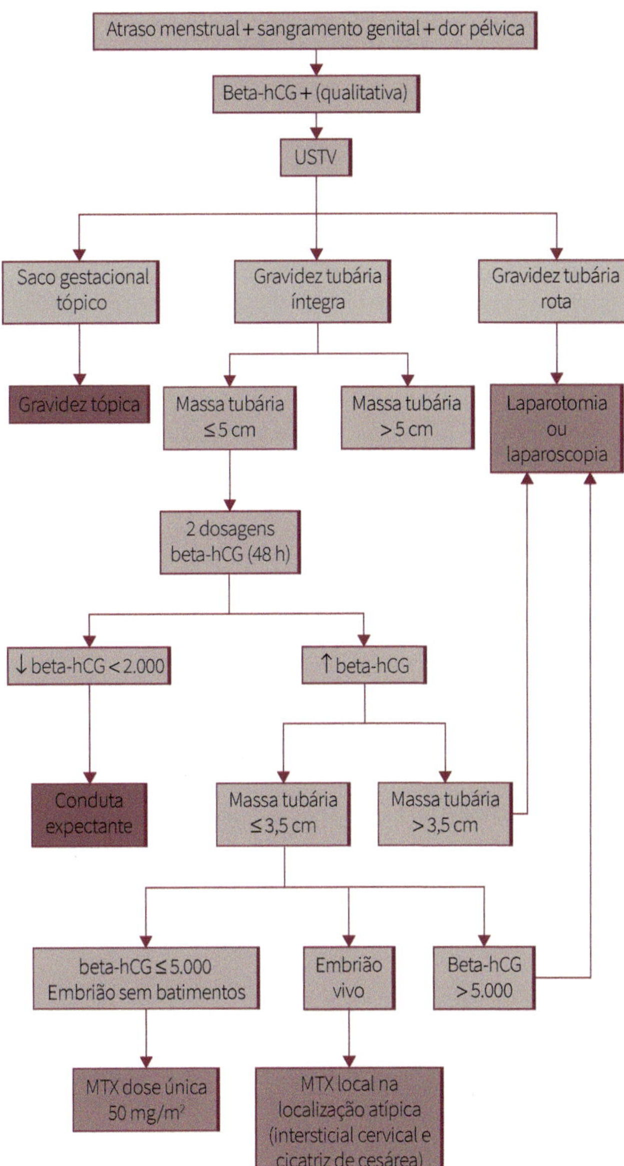

Figura 20.5 Fluxograma para o tratamento da gravidez ectópica. (Fonte: Barnhart *et al.*, 2016.)

REFERÊNCIAS BIBLIOGRÁFICAS

ALABIAD, M. A. *et al.* Evaluation of different doses of the aromatase inhibitor letrozole for the treatment of ectopic pregnancy and its effect on villous trophoblastic tissue. *Reproductive Sciences*, v. 29, n. 10, p. 2983-2994, 2022.

AMERICAN COLLEGE OF OBSTETRICIANS AND GYNECOLOGISTS' COMMITTEE ON PRACTICE BULLETINS—GYNECOLOGY. ACOG Practice Bulletin No. 193: Tubal ectopic pregnancy. *Obstetrics and Gynecology*, v. 131, n. 3, p. e91-e103, 2018.

BARNHART, K. *et al.* Use of "2-dose" regimen of methotrexate to treat ectopic pregnancy. *Fertility and Sterility*, v. 87, n. 2, p. 250-256, 2007.

BARNHART, K. T. Clinical practice: ectopic pregnancy. *New England Journal of Medicine*, v. 361, n. 4, p. 379-387, 2009.

BARNHART, K. T. *et al.* Differences in serum human chorionic gonadotropin rise in early pregnancy by race and value at presentation. *Obstetrics and Gynecology*, v. 128, n. 3, p. 504-511, 2016.

CABAR, F. R. *et al.* Vascular endothelial growth factor and β-human chorionic gonadotropin are associated with trophoblastic invasion into the tubal wall in ectopic pregnancy. *Fertility and Sterility*, v. 94, n. 5, p. 1595-1600, 2010.

CALÌ, G. *et al.* Outcome of cesarean scar pregnancy managed expectantly: systematic review and meta-analysis. *Ultrasound in Obstetrics and Gynecology*, v. 51, n. 2, p. 169-175, 2018.

CECCHINO, G. N.; ARAUJO Jr., E.; Elito Jr., J. Methotrexate for ectopic pregnancy: when and how. *Archives of Gynecology and Obstetrics*, v. 290, n. 3, p. 417-423, 2014.

CONNOLLY, A. *et al.* Reevaluation of discriminatory and threshold levels for serum β-hCG in early pregnancy. *Obstetrics and Gynecology*, v. 121, n. 1, p. 65, 2013.

COSTA SOARES, R.; ELITO Jr., J.; CAMANO, L. Increment in beta-hCG in the 48-h period prior to treatment: a new variable predictive of therapeutic success in the treatment of ectopic pregnancy with methotrexate. *Archives in Gynecology and Obstetrics*, v. 278, n. 4, p. 319-324, 2008.

COSTA SOARES, R. *et al.* Endometrial thickness as an orienting factor for the medical treatment of unruptured tubal pregnancy. *Acta Obstetricia et Gynecologica Scandinavica*, v. 83, n. 3, p. 289-292, 2004.

CREANGA, A. A. *et al.* Trends in ectopic pregnancy mortality in the United States: 1980-2007. *Obstetrics and Gynecology*, v. 117, n. 4, p. 837-843, 2011.

ELITO Jr., J.; CAMANO, L. Unruptured tubal pregnancy: different treatments for early and late diagnosis. *São Paulo Medical Journal*, v. 124, n. 6, p. 321-324, 2006.

ELITO Jr., J. *et al.* Association study of vascular endothelial growth factor and polymorphisms of its gene with ectopic pregnancy. *American Journal of Reproductive Immunology*, v. 63, n. 2, p. 120-125, 2010.

ELITO Jr., J. *et al.* Conservative management of cervical pregnancy with embryonic heart activity by ultrasound-guided local injection: an eight case series. *Journal of Maternal-Fetal and Neonatal Medicine*, v. 27, n. 13, p. 1378-1381, 2014a.

ELITO Jr., J. *et al.* Values of beta-human chorionic gonadotrofin as a risk factor for tubal pregnancy rupture evaluated by histopathology. *Journal of Maternal-Fetal and Neonatal Medicine*, v. 27, n. 6, p. 637-639, 2014b.

ELITO Jr., J. *et al.* Predictive score for the systemic treatment of unruptured ectopic pregnancy with a single dose of methotrexate. *International Journal of Gynaecology and Obstetrics*, v. 67, n. 2, p. 75-79, 1999.

ELITO Jr., J. *et al.* Uterine artery embolization with methotrexate infusion as treatment for cesarean scar pregnancy. Case report. *Medical Ultrasonography*, v. 15, n. 3, p. 240-243, 2013.

ELITO Jr., J. *et al.* Unruptured ectopic pregnancy: diagnosis and treatment. State of art. *Revista Brasileira de Ginecologia e Obstetrícia*, v. 30, n. 3, p. 149-159, 2008.

ELITO Jr., J.; HAN, K. K.; CAMANO, L. Tubal patency after clinical treatment of unruptured ectopic pregnancy. *International Journal of Gynaecology and Obstetrics*, v. 88, n. 3, p. 309-313, 2005a.

ELITO Jr., J.; HAN, K. K.; CAMANO, L. Values of beta-human chorionic gonadotropin as a risk factor for tubal obstruction after tubal pregnancy. *Acta Obstetricia et Gynecologica Scandinavica*, v. 84, n. 9, p. 864-867, 2005b.

ELSON, C. J. *et al.* Diagnosis and management of ectopic pregnancy. RCOG Green-top Guideline. *British Journal of Obstetrics and Gynaecology*, v. 123, p. e15-e55, 2016.

FERREIRA, D. F. *et al.* Trophoblastic infiltration in tubal pregnancy evaluated by immunohistochemistry and correlation with variation of Beta-human chorionic gonadotropin. *Pathology Research International*, v. 2014, p. 302634, 2014.

HAJENIUS, P. J. *et al.* Interventions for tubal ectopic pregnancy. *Cochrane Database of Systematic Reviews*, v. 2007, n. 1, p. CD000324, 2007.

HILL, M. J. *et al.* Ovarian reserve and subsequent assisted reproduction outcomes after methotrexate therapy for ectopic pregnancy or pregnancy of unknown location. Fertility and Sterility, v. 101, n. 2, p. 413-419, 2014.

HOLZHACKER, S. *et al.* Advanced intraligamentary abdominal pregnancy: case report. *Revista da Associação Médica Brasileira*, v. 54, n. 5, p. 387-389, 2008.

HOOVER, K. W.; TAO, G.; KENT, C. K. Trends in the diagnosis and treatment of ectopic pregnancy in the United States. *Obstetrics and Gynecology*, v. 115, n. 3, p. 495, 2010.

HORNE, A. W. *et al.* Combination gefitinib and methotrexate treatment for non-tubal ectopic pregnancies: a case series. *Human Reproduction*, v. 29, n. 7, p. 1375-1379, 2014.

JAYARAM, P. *et al.* Expectant management of caesarean scar ectopic pregnancy: a systematic review. *Journal of Perinatal Medicine*. v. 46, n. 4, p. 365-372, 2018.

JORDANS, I. P. M. *et al.* Definition and sonographic reporting system for Cesarean scar pregnancy in early gestation: modified Delphi method. *Ultrasound in Obstetrics and Gynecology*, v. 59, n. 4, p. 437-449, 2022.

LEITE, J. F.; FRAIETTA, R.; ELITO Jr., J. Local management with methotrexate of cesarean scar ectopic pregnancy with live embryo guided by transvaginal ultrasound: a case report. *Revista da Associação Médica Brasileira (1992)*, v. 62, n. 2, p. 184-185, 2016.

LUND, J. J. Early ectopic pregnancy; comments on conservative treatment. *Journal of Obstetrics and Gynaecology of the British Empire*, v. 62, n. 1, p. 70-76, 1955.

MENON, S.; COLINS, J.; BARNHART, K. T. Establishing a human chorionic gonadotropin cutoff to guide methotrexate treatment of ectopic pregnancy: a systematic review. *Fertility and Sterility*, v. 87, n. 3, p. 481-484, 2007.

MITWALLY, M. F. *et al.* Aromatase inhibitor letrozole: a novel treatment for ectopic pregnancy. *Fertility and Sterility*, v. 114, n. 2, p. 361-366, 2020.

MOL, F. *et al.* Salpingotomy *versus* salpingectomy in women with tubal pregnancy (ESEP study): an open-label, multicentre, randomised controlled trial. *Lancet*, v. 383, n. 9927, p. 1483-1489, 2014.

NATIONAL INSTITUTE FOR HEALTH AND CARE EXCELLENCE (NICE). Ectopic pregnancy and miscarriage: diagnosis and initial management. 12 dez. 2012. Disponível em: <https://www.nice.org.uk/guidance/cg154>.

PETERSEN, K. B. *et al.* Cesarean scar pregnancy: a systematic review of treatment studies. *Fertility and Sterility*, v. 105, n. 4, p. 958-967, 2016.

PRACTICE COMMITTEE OF AMERICAN SOCIETY FOR REPRODUCTIVE MEDICINE. Medical treatment of ectopic pregnancy: a committee opinion. *Fertility and Sterility*, v. 100, n. 3, p. 638-644, 2013.

REZAEI, Z. *et al.* The effective role of adding letrozole to methotrexate in the management of tubal ectopic pregnancies, a randomized clinical trial. *Iranian Journal of Pharmaceutical Research*, v. 20, n. 4, p. 378-384, 2021.

SILVA, P. M. *et al.* Effectiveness of expectant management versus methotrexate in tubal ectopic pregnancy: a double-blind randomized trial. *Archives in Gynecology and Obstetrics*, v. 291, n. 4, p. 939-943, 2015.

SOLANGON, S. A. *et al.* Methotrexate vs expectant management for treatment of tubal ectopic pregnancy: An individual participant data meta-analysis. *Acta Obstetricia et Gynecologica Scandinavica*, v. 102, n. 9, p. 1159-1175, 2023.

SUN, S. Y. *et al.* Diagnosis of heterotopic pregnancy using ultrasound and magnetic resonance imaging in the first trimester of pregnancy: a case report. *Case Reports in Radiology*, v. 2012, p. 317592, 2012.

VAN MELLO, N. M. *et al.* Methotrexate or expectant management in women with ectopic pregnancy of unknown location and low serum hCG concentrations? A randomised comparison. *Human Reproduction*, v. 28, n. 1, p. 60-67, 2013.

WEBSTER, K. *et al.* Ectopic pregnancy and miscarriage: diagnosis and initial management: summary of updated NICE guidance. *British Medical Journal*, v. 367, p. l6283, 2019.

CAPÍTULO 21

Doença Trofoblástica Gestacional

Antonio Braga • Sue Yazaki Sun • Izildinha Maesta • Elza Uberti

INTRODUÇÃO

A doença trofoblástica gestacional (DTG) pode ser definida como uma anomalia proliferativa que acomete as células que compõem o tecido trofoblástico placentário, cito e sinciciotrofoblasto, ainda que seus diferentes estágios histológicos difiram na propensão para regressão, invasão, metástase e recorrência (Seckl *et al.*, 2013).

Todas as formas de apresentação da DTG são caracterizadas pela presença sérica de um marcador tumoral biológico e específico, o fragmento beta da gonadotrofina coriônica humana (β-hCG), um hormônio glicoproteico produzido quase na totalidade pelo sinciciotrofoblasto placentário (Ngan *et al.*, 2015).

A análise histológica minuciosa permite distinguir os diferentes estágios da doença, a saber: mola hidatiforme completa (MHC) (Figura 21.1) e mola hidatiforme parcial (MHP) (Figura 21.2), mola hidatiforme invasora (MHI) (Figura 21.3), coriocarcinoma (CCA) (Figura 21.4), tumor trofoblástico do sítio placentário (TTSP) (Figura 21.5) e tumor trofoblástico epitelioide (TTE) (Figura 21.6).

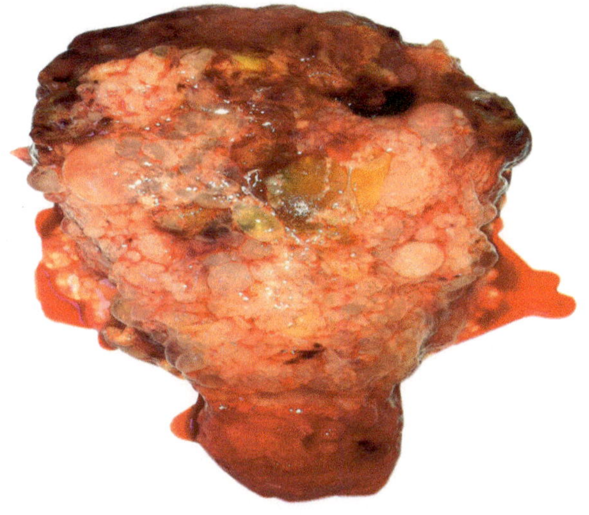

Figura 21.1 Macroscopia de mola hidatiforme completa de segundo trimestre. Notar as vesículas de grandes dimensões e a ausência de anexos fetais.

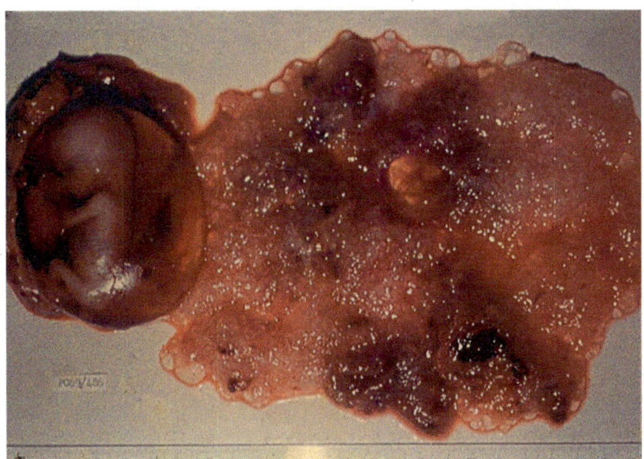

Figura 21.2 Macroscopia de mola hidatiforme parcial de segundo trimestre.

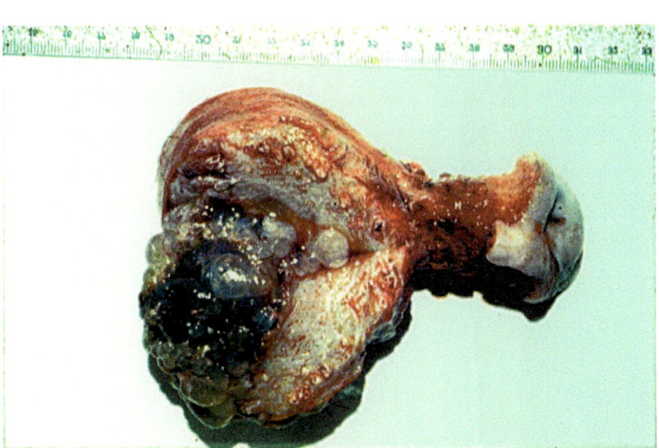

Figura 21.3 Mola invasora. Notar a presença de vesículas ocupando a intimidade miometrial. Histerectomia feita por rotura uterina e hemoperitônio.

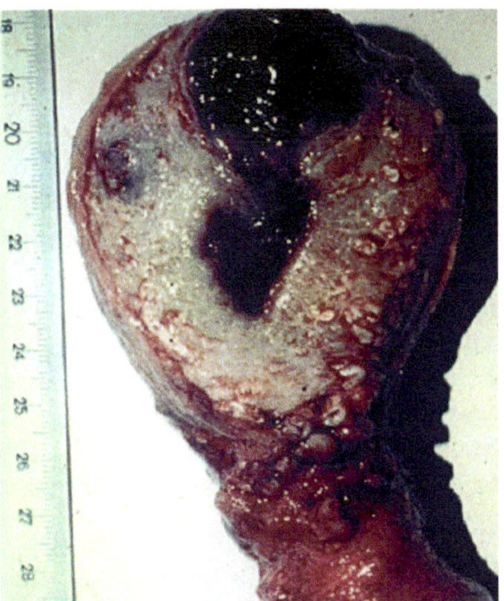

Figura 21.4 Coriocarcinoma. Observa-se grande área necro-hemorrágica ocupando grande parte do útero. Histerectomia feita por quimiorresistência.

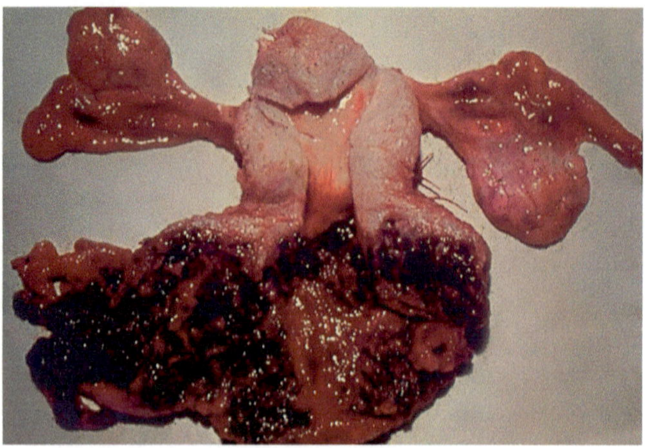

Figura 21.5 Tumor trofoblástico do sítio placentário. Presença de grande metástase vaginal, sangrante. Tentou-se exérese da área tumoral, sem sucesso, levando a paciente a óbito por choque hemorrágico.

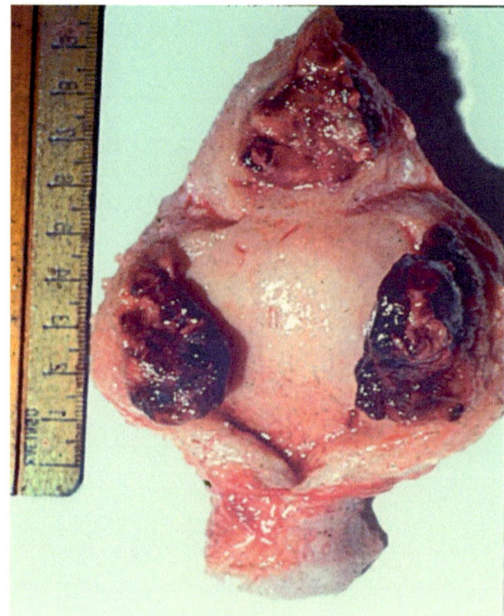

Figura 21.6 Tumor trofoblástico epitelioide. Pode-se observar área neoplásica uterina. Histerectomia feita por quimiorresistência, na vigência de níveis baixos persistentes de gonadotrofina coriônica humana (hCG).

EPIDEMIOLOGIA

A prevalência da DTG apresenta variação ampla em diferentes regiões do mundo (Altieri *et al.*, 2003). A prevalência da mola hidatiforme (MH) varia de 23 a 1.300/100.000 gravidezes, enquanto as formas malignas são mais raras (2,5 a 7/100.000 gestações). Estudos originados em países desenvolvidos costumam citar taxas baixas da doença (1/1.000 a 1.500 gravidezes), ao passo que as publicações asiáticas e latino-americanas frequentemente referem taxas mais altas (1/12 a 1/500 gravidezes) (Altieri *et al.*, 2003; Ferraz *et al.*, 2014). No Brasil, estima-se que ocorra 1 caso de gravidez molar em cada 200 a 400 gestações (Ferraz *et al.*, 2014).

FATORES DE RISCO

Os dois principais fatores de risco para DTG são, principalmente, a idade materna superior a 35 anos e a história prévia de DTG. O risco de desenvolvimento da DTG em uma população de mulheres em idade procriativa está significativamente aumentado naquelas cuja idade é superior a 35 anos e discretamente aumentado nas mulheres com menos de 20 anos, mostrando ter essa doença predileção para os extremos reprodutivos. Quanto ao segundo fator de risco, estudos americanos e ingleses têm citado que mulheres com história de gravidez molar (MHC, MHP ou neoplasia trofoblástica gestacional [NTG]) têm cerca de 1 a 2% de chance de recorrência da doença em gestações subsequentes, comparado a incidência de 0,1% na população geral. A taxa de recorrência é muito maior após duas gravidezes molares (16 a 28%).

MANIFESTAÇÕES CLÍNICAS

Nos dias atuais, a ampla disponibilidade da ultrassonografia (US) e da dosagem de β-hCG sérica tem originado, cada vez mais, diagnósticos precoces da DTG, muitas vezes antes do aparecimento das primeiras manifestações clínicas.

A despeito das modificações observadas ao longo dos anos, a suspeição da gravidez molar se inicia quando do sangramento transvaginal em gestação incipiente, a caracterizar ameaça ou aborto consumado, associado à presença de β-hCG no sangue materno. A confirmação da doença virá com a realização de exame ultrassonográfico, mas principalmente com o estudo anatomopatológico de material abortado.

As manifestações clínicas incluem (Belfort e Braga, 2004):

- **Sangramento transvaginal de repetição e intensidade variável:** é comum e resulta da separação do tecido molar da decidua subjacente. Inicialmente, em pacientes que referem atraso menstrual, mimetiza quadro de aborto incompleto
- **Útero aumentado de volume para a idade gestacional:** presente em cerca de 20 a 50% dos casos, quer devido à presença do tecido molar, quer pela retenção de coágulos (Figura 21.7)

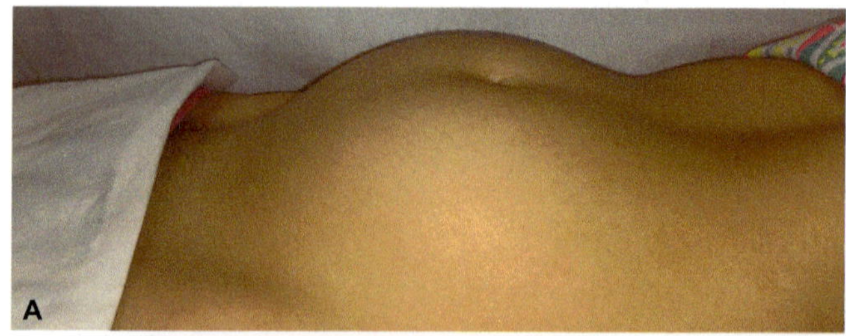

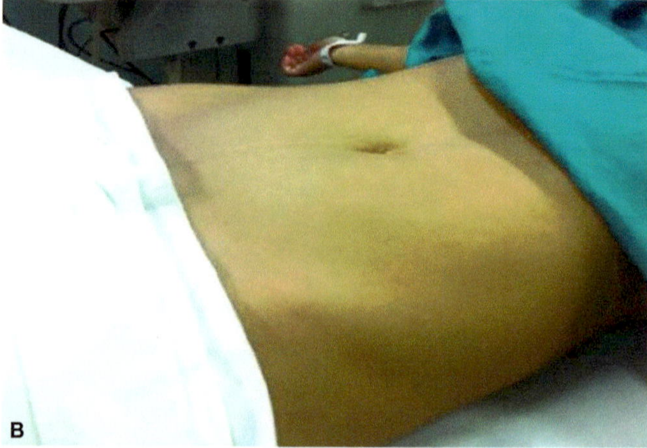

Figura 21.7 A. Paciente com gravidez molar de segundo trimestre, com fundo de útero estimado medindo 24 cm. **B.** A mesma paciente logo após a aspiração uterina, com importante redução do volume uterino.

- **Cistos tecaluteínicos:** presentes em cerca de 20% dos casos. Representam uma forma de hiperestimulação ovariana, resultante de níveis circulantes elevados de β-hCG sobre a teca dos ovários. Esses cistos são frequentemente bilaterais, multiloculados e, na imensa maioria das vezes, apresentam remissão em algumas semanas ou meses após a negativação do hormônio gonadotrófico. Entretanto, podem representar sequelas trofoblásticas. O desenvolvimento desses cistos tecaluteínicos é secundário ao efeito hormônio luteinizante (LH)-*like*, promovido pelos elevados valores de hCG (Figura 21.8)
- **Náuseas e vômitos:** são sintomas comumente referidos. Em gestações molares evoluídas, associadas a úteros volumosos e grande quantidade de material intracavitário, a hiperêmese poderá apresentar-se de maneira incoercível e de difícil inibição
- **Hipertireoidismo:** ocorre em cerca de 5% das portadoras de gravidez molar. Por outro lado, costuma apresentar normalização espontânea com a regressão do hCG e cura da doença molar. Algumas pacientes exigirão terapia antitireoidiana e bloqueio de sintomas periféricos até a remissão definitiva de β-hCG
- **Sinais de pré-eclâmpsia antes da 20ª semana de gestação:** a pré-eclâmpsia leve poderá ser observada em aproximadamente 25% das pacientes, embora a literatura costume citar taxas inferiores. De modo geral, não necessitam de tratamento específico, ainda que alguns autores citem a associação da gestação molar a quadros de pré-eclâmpsia grave e síndrome HELLP (hemólise, enzimas hepáticas elevadas, plaquetopenia)
- **Eliminação de vesículas hidrópicas pela vagina, de entremeio com o sangue:** em aproximadamente 25% das vezes, a paciente informa a eliminação de vesículas, vilosidades hidrópicas entremeadas aos coágulos eliminados pela vagina. O diagnóstico precoce da gestação molar, baseado em imagens ultrassonográficas, associado a tratamento imediato, poderá, eventualmente, impedir a identificação desses sintomas (Figura 21.9).

ASPECTOS CLÍNICOS E CITOGENÉTICOS DA DOENÇA TROFOBLÁSTICA GESTACIONAL

Seguem-se aspectos clínicos importantes e que merecem citação especial (Seckl *et al.*, 2013; Ngan *et al.*, 2015).

- A MHC é o resultado da fecundação de um óvulo vazio por um espermatozoide que se duplica ou por dois espermatozoides, resultando em um ovo com cariótipo 46,XX ou 46,XY (*partenogenoma*). Assim, devido às características inteiramente de origem paterna, uma MHC deve ser considerada um aloenxerto paterno. A aneuploidia também pode ocorrer e raramente MHs tetraploides têm sido descritas
- A MHP é o resultado da fecundação de um óvulo haploide por dois espermatozoides ou duplicação de um espermatozoide, resultando em um cariótipo triploide (69,XXX, 69,XXY ou 69,XYY). A MHP é o único tipo de DTG que está associado à presença de um feto, com atividade cardíaca fetal, em algum

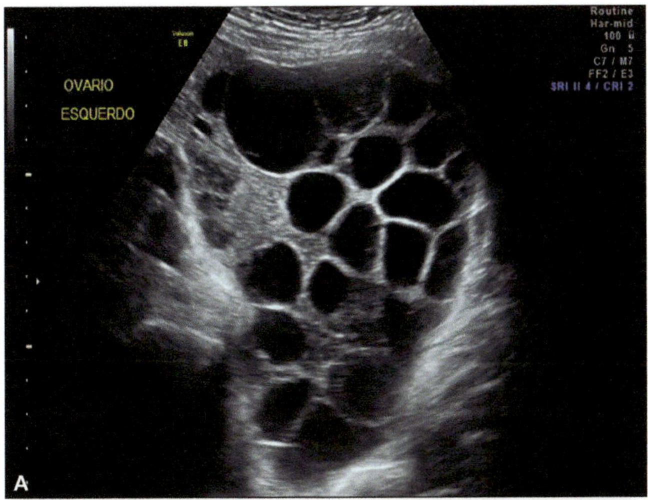

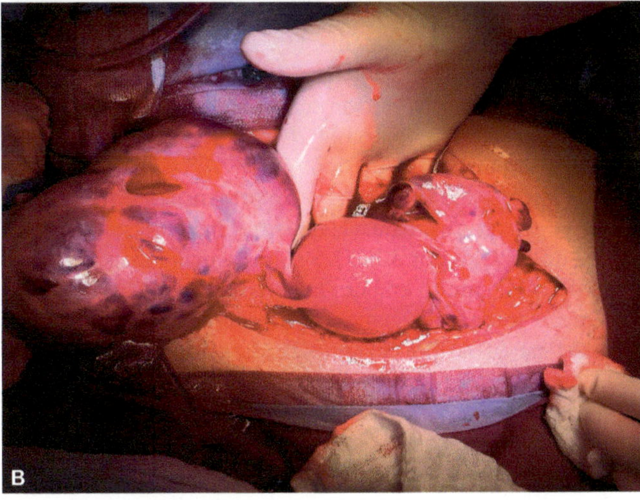

Figura 21.8 A. Ultrassonografia mostrando cisto tecaluteínico gigante decorrente da hiperestimulação ovariana por conta dos elevados níveis de gonadotrofina coriônica humana (hCG). **B.** Laparotomia exploradora para tratamento de hemoperitônio devido à rotura de cistos tecaluteínicos em paciente com gravidez molar. Foi feita apenas ooforoplastia para controle hemostático.

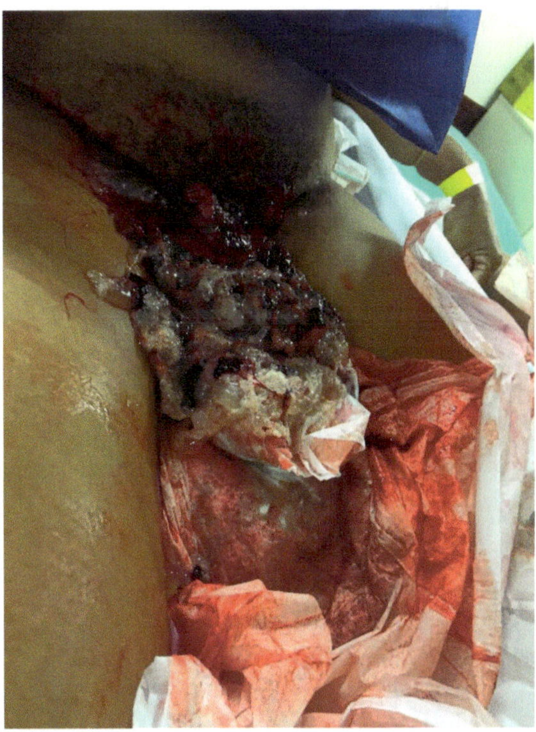

Figura 21.9 Hemorragia transvaginal com grande eliminação de vesículas molares, em gestação de segundo trimestre com atraso diagnóstico.

momento da gestação, identificada por detetor dos batimentos cardíacos ou por US. Além disso, a MHP pode associar-se a alta taxa de óbito intrauterino, quase sempre relacionado à triploidia, característica desse tipo de MH. Por isso, a MHP frequentemente se apresenta erroneamente diagnosticada como gestação interrompida/anembrionada. O diagnóstico correto só será firmado com o estudo anatomopatológico do material obtido com o esvaziamento uterino. As MHPs são muito menos propensas à progressão para NTG
- A NTG pode ocorrer após uma gravidez molar ou não molar. As taxas de NTG são de aproximadamente 15 a 20% após uma MHC e de 3 a 5% após uma MHP (Braga *et al.*, 2017).

O sintoma mais comum das mulheres com NTG é o sangramento transvaginal. A perfuração uterina originando quadro de hemoperitônio é rara, ainda que possa ocorrer em pacientes cuja evolução histológica não tenha sido detectada (Braga *et al.*, 2016c).

Aproximadamente 15% das pacientes têm doença localizada após o esvaziamento de uma gravidez molar e outros 4% têm doença metastática. A maioria dos casos de NTG localizada tem origem em uma MHI, ainda que alguns espécimes possam originar-se em um CCA. A doença metastática, por sua vez, tem origem frequente em casos de CCA.

A NTG após uma gravidez não molar é diagnosticada pela anatomopatologia ou pela curva de eliminação ascendente ou em platô de β-hCG. O diagnóstico relaciona-se, quase sempre, ao CCA e raramente ao TTSP (Biscaro *et al.*, 2013).

- Coriocarcinoma: o CCA ocorre em aproximadamente 1/150.000 gestações normais, 1/15.000 abortos e 1/40 gravidezes molares completas. Cerca de 50% dos casos de CCA surgem após uma MHC, 25% após uma gravidez normal e 25% após aborto espontâneo ou gravidez ectópica (Braga *et al.*, 2018). O CCA é a forma de NTG mais agressiva e caracteriza-se pela invasão vascular precoce e metástases generalizadas. Frequentemente, cursa com sangramento transvaginal irregular. A apresentação clínica típica é a hemorragia pós-parto tardia, que persiste além das habituais 6 a 8 semanas. No entanto, o sangramento vaginal anormal pode desenvolver-se 1 ano ou mais após uma gravidez de evolução normal. O sangramento genital pode apresentar características de gravidade nos casos dos tumores invadirem o miométrio ou os vasos uterinos.

  Sintomas respiratórios (tosse, dor torácica e hemoptise), de hemorragia intracerebral, gastrintestinais e urológicos são indicativos de doença metastática. O envolvimento hepático em casos de doença avançada pode causar dor epigástrica ou no quadrante superior direito do abdome.

  O exame físico frequentemente revela útero aumentado de volume e cistos ovarianos bilaterais. Metástases vaginais estão presentes em cerca de 30% dos casos; essas lesões apresentam vascularização aumentada e são propensas a sangramento
- Tumores trofobásticos do sítio placentário: são tumores raros, de crescimento lento, derivados das células intermediárias do citotrofoblasto. Eles representam menos de 0,2% de todos os casos de DTG. Costumam apresentar-se de meses a anos após uma gestação de termo. O sangramento vaginal irregular, a amenorreia e o útero pouco aumentado são achados comuns. Em comparação com os outros estágios histológicos da DTG, a concentração do β-hCG no plasma de pacientes portadoras de TTSP é relativamente baixa em relação ao volume tumoral. Mais de 30% das pacientes já apresentam metástases quando do diagnóstico. Metástases em linfonodos ocorrem em 6% das pacientes acometidas pelo tumor (Seckl *et al.*, 2013; Ngan *et al.*, 2015)
- O tumor trofoblástico epitelioide é também de rara ocorrência e cursa com sangramento genital irregular, geralmente após algum tipo de processo gestacional, e níveis baixos de β-hCG. Metástases pulmonares ocorrem em aproximadamente 25% e o óbito, em cerca de 10%. O diagnóstico diferencial deve ser feito com o TTSP e o CCA (Seckl *et al.*, 2013; Ngan *et al.*, 2015).

DIAGNÓSTICO

Anamnese

Por ser doença da gravidez, o atraso menstrual geralmente está presente.

A paciente com MH queixa-se principalmente de sangramento vaginal, tornando essa doença uma das causas de hemorragia de primeira metade da gravidez, a ser considerada com o abortamento e a gravidez ectópica. Esse sangramento, habitualmente indolor, inicia-se, em geral, entre a 4ª e a 16ª semana de amenorreia, estando presente entre 75 e 95% das pacientes. Entre um e outro episódio hemorrágico, pode-se observar a eliminação de secreção serosa clara, de odor desagradável, decorrente da liquefação dos coágulos intrauterinos. A eliminação de vesículas é excepcional, mas, quando ocorre, pode-se firmar o diagnóstico.

Devido às intensas alterações endócrinas, é comum a presença de náuseas e vômitos incoercíveis – hiperêmese gravídica, suscetível de levar 36% das pacientes a emagrecimento e desidratação. De modo geral, todas as manifestações comuns à gravidez encontram-se exacerbadas na gravidez molar.

Com o emprego sistemático da US na avaliação precoce da gravidez, têm-se observado cada vez mais pacientes com MH cujo diagnóstico antecipa o aparecimento de qualquer manifestação clínica.

Exames físico e ginecológico

Ao exame físico, é comum encontrar útero aumentado para a idade gestacional, assim entendido quando sua altura excede em 4 cm o tamanho esperado. Salienta-se que essa situação, presente em aproximadamente 41% das pacientes, é fator de risco para NTG pós-molar. Demais disso, essas pacientes apresentam maior risco de cursar com embolização trofoblástica maciça para os pulmões, o que demanda cuidado durante o esvaziamento uterino.

O exame pélvico também revela a presença de cistos tecaluteínicos dos ovários, uni ou bilaterais, resultantes da estimulação da teca dos ovários por β-hCG. Sua incidência é mais baixa nos casos de MHP, muito embora haja tendência de encontrá-los com maior frequência quando a propedêutica incorpora a US, diagnosticando-se-lhes em aproximadamente 16% das pacientes. A benignidade e a regressão espontânea desses cistos determinam conduta expectante, exceto nos excepcionais casos de torção anexial ou eventual rotura hemorrágica, ambos cursando com abdome agudo e determinando intervenção cirúrgica.

A avaliação da pressão arterial pode diagnosticar pré-eclâmpsia precoce, antes da 20ª semana de gravidez, que acomete cerca de 10% das pacientes com MH. Vale salientar os préstimos da hidralazina no controle da pressão arterial e do sulfato de magnésio nos casos raros que evoluem para eclâmpsia/eclâmpsia iminente.

Manifestação clínica de hipertireoidismo ocorre em cerca de 2% dos casos de MH e consiste em taquicardia, hipertensão arterial, tremores finos, intolerância ao calor, fraqueza muscular, sudorese, reflexos hiperativos, perda de peso e ansiedade. Muitos desses sinais e sintomas confundem-se com o quadro clínico da MH. Assim, a função tireoidiana é avaliada com a dosagem de hormônio tireoestimulante (TSH) e tiroxina (T4) livre em pacientes com MH.

Exames complementares

Dosagem da gonadotrofina coriônica humana

A característica mais marcante da MH é a de exibir marcador biológico, representado pela hCG (de Souza *et al.*, 2017). Trata-se de glicopeptídeo, com duas subunidades, alfa e beta, combinadas por ligações não covalentes. Salienta-se que a subunidade alfa é homóloga à subunidade alfa do LH, hormônio folículo-estimulante (FSH) e TSH. Isso pode determinar tanto reação cruzada com testes menos precisos como manifestações clínicas decorrentes de reação cruzada. O LH e o FSH poderão estimular a policistose ovariana e o TSH, o hipertireoidismo.

Uma dosagem quantitativa de β-hCG é importante na hipótese diagnóstica de MH, uma vez que seus níveis estarão mais elevados do que os esperados para a idade gestacional de uma gestação normal. Vale salientar que a US de primeiro trimestre nesses casos, por vezes feita por operador inexperiente ou por US de baixa resolução, vai sugerir mais frequentemente a interrupção prematura da gravidez. É de real valor ter um resultado de β-hCG quantitativa no tempo da US para o diagnóstico diferencial entre aborto hidrópico e MH.

Ainda de valia será a dosagem de β-hCG nos casos em que o exame histopatológico é inconclusivo ou quando não se dispõe de avaliação histopatológica de produto de esvaziamento uterino. Embora não de senso comum, a experiência tem-nos mostrado como são frequentes os produtos de aborto que são desprezados nas maternidades, sem análise histopatológica. Para esses casos, a dosagem de β-hCG será capaz de detectar se existe tecido trofoblástico persistente, em especial 4 semanas depois do esvaziamento uterino. Vale lembrar que miomas uterinos submucosos degenerados apresentam à US imagem semelhante à da MH. A dosagem de β-hCG é importante, uma vez que miomas não produzem gonadotrofina coriônica.

Ultrassonografia

A partir de 1970, a US mudou a história natural da DTG, de modo que hoje cerca de 90% dos diagnósticos dessa afecção são feitos por esse recurso propedêutico (Lima *et al.*, 2016). O uso da US na rotina pré-natal de primeiro trimestre permitiu a diminuição das complicações clínicas da MH, tais como anemia, hiperêmese, pré-eclâmpsia e hipertireoidismo. O diagnóstico de MH pela US também tornou possível o planejamento cirúrgico com vistas ao esvaziamento uterino, preferencialmente por vácuo-aspiração (V-A) uterina (Lima *et al.*, 2017).

Os modernos aparelhos ultrassonográficos permitem a descrição pormenorizada da DTG. A MHC é facilmente visualizada à US, quando se observa eco endometrial hiperecoico, preenchido por imagens hipo-anecogênicas, irregulares, centrais ou margeando o miométrio, na ausência de embrião-feto. É frequente a identificação de útero aumentado para a idade gestacional e policistose de ovários (múltiplos cistos simples, de 4 a 8 cm, anecogênicos, geralmente bilaterais). As vesículas, até a oitava semana de gestação, apresentam tamanho inferior a 2 mm, podendo alcançar de 10 mm a vários centímetros, próximo à 18ª semana. Nesses casos, 80% das MHC são diagnosticadas à US (Figura 21.10).

O impacto da idade gestacional nesse diagnóstico é inquestionável. Em torno de 25 a 50% das gravidezes molares não são diagnosticadas à US devido à idade gestacional precoce (Braga *et al.*, 2016c).

Não oferece dificuldade o diagnóstico da MHP, após a 12ª semana de gravidez, estando íntegro o feto. À US, a visualização de imagens císticas na placenta e de feto com malformações sinaliza a triploidia, compatível com MHP. Malformações grosseiras do feto são mais bem vistas no segundo trimestre. Infelizmente, esse não é o cenário mais frequente, pois concepto triploide evolui com óbito em idade gestacional precoce. A degeneração da placenta e a reabsorção embrionária, nesses casos de MHP, confundem-se com aborto hidrópico, à US. O saco gestacional apresenta-se aumentado e com limite interno pouco definido. O útero apresenta dimensões compatíveis com a idade gestacional. Em verdade, cenário tão inespecífico faz com que somente 30% dos casos de MHP de primeiro trimestre ou de início do segundo trimestre sejam diagnosticados pela US (Figura 21.11).

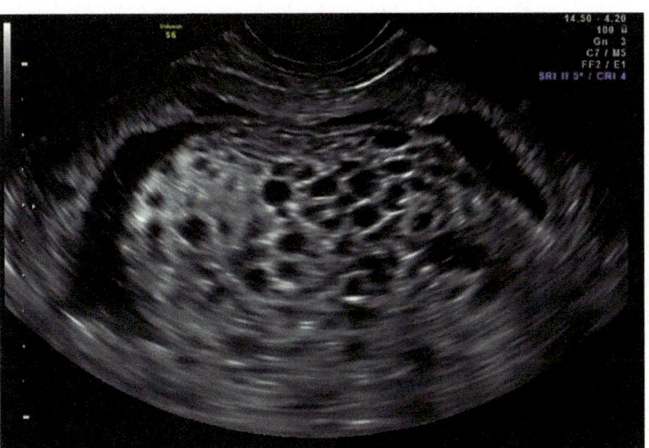

Figura 21.10 Ultrassonografia sugestiva de mola hidatiforme completa. São evidentes as formações anecogênicas permeando a cavidade endometrial.

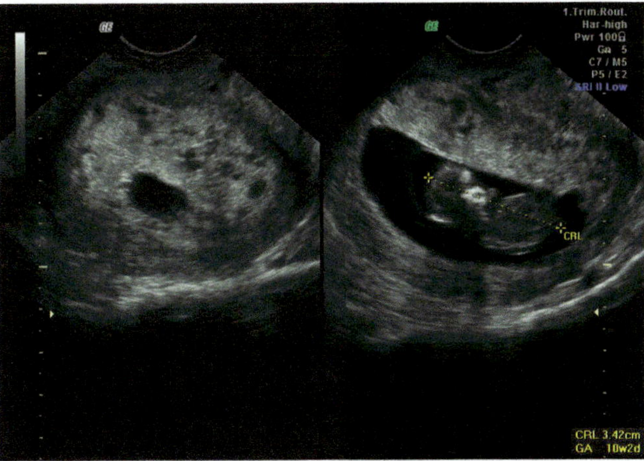

Figura 21.11 Ultrassonografia compatível com mola hidatiforme parcial. Percebe-se a presença embrionária algo hidrópica diante de área placentária repleta de material amorfo e sonoluscente.

Embora incomum, a gravidez gemelar com MHC e feto coexistente (Figura 21.12), sem aparente malformação, confunde-se com a MHP. Nesses casos, a análise do cariótipo do feto é importante para que se estabeleça a conduta obstétrica. As técnicas da biópsia do vilo corial e da amniocentese são utilizadas para amostras de células fetais e, então, exame do cariótipo (Maestá e Braga, 2012).

Exame histopatológico

Constitui a forma mais comum de confirmação do diagnóstico de MH.

A MHC apresenta-se à macroscopia com vesículas na totalidade placentária e ausência de tecido fetal e membranas ovulares. As vesículas, entremeadas em coágulos sanguíneos, são descritas como "cachos de uva". De aparência translúcida, as vesículas, cheias de líquido claro, apresentam diâmetro de 1 a 1,5 cm no primeiro trimestre e de 1,5 a 3 cm no segundo trimestre, podendo pesar até 2.000 g, ocupando até 3 litros. Sabe-se que cada vesícula é uma vilosidade corial que se tornou macroscópica pela intensa degeneração hidrópica do estroma vilositário. A MHP caracteriza-se pela presença focal de vesículas na placenta, associada à presença de concepto e/ou membranas ovulares. As vesículas são menores (5 mm no primeiro trimestre até 2 cm no segundo trimestre) e entremeiam área de vilosidades normais. O feto é pequeno e apresenta múltiplas malformações características da triploidia, raramente ultrapassando o segundo trimestre vivo (Seckl *et al.*, 2013; Ngan *et al.*, 2015).

A microscopia da MHC segue os critérios morfológicos estabelecidos por Szulman e Surti. Os aspectos histológicos são bem definidos no segundo trimestre pela presença de vilosidades aumentadas, avasculares, com edema do estroma e formação de cisterna central. Há marcada proliferação trofoblástica circunferencial, ou seja, em toda a volta da superfície vilositária (Seckl *et al.*, 2013; Ngan *et al.*, 2015). A MHP apresenta vilosidades hidrópicas com cisternas centrais, entremeadas por vilosidades normais. As membranas ovulares estão presentes e concepto, por vezes. A proliferação trofoblástica é focal na superfície vilositária, com discreta anaplasia. Invaginações do tecido trofoblástico podem não mostrar continuidade com a superfície da vilosidade, assim as células trofoblásticas são vistas como inclusões dentro do estroma vilositário. Há vasos contendo hemácias nucleadas, fetais, a indicar a existência de concepto, ainda que seus remanescentes não possam ser evidenciados pela consequente degeneração do embrião.

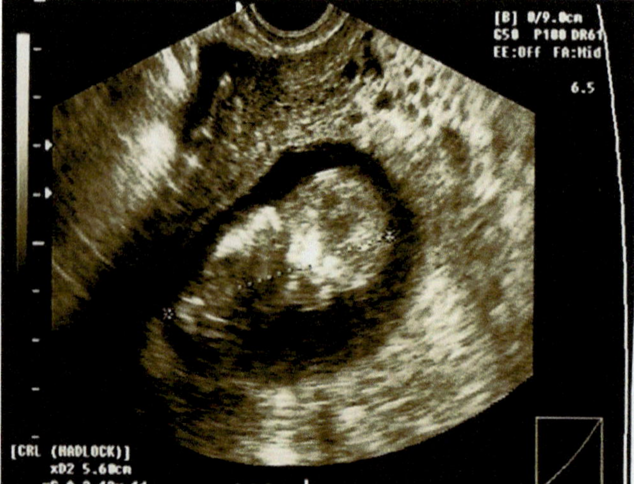

Figura 21.12 Ultrassonografia mostrando gravidez molar gemelar: um ovo representando um feto normal e outro característico de mola hidatiforme completa.

A interrupção da gravidez molar dentro do primeiro trimestre torna difícil o diferencial entre MHC, MHP e aborto hidrópico, pelo uso dos aspectos histológicos clássicos. Assim sendo, técnicas de apoio, como imuno-histoquímica (marcador p57KIP2) e estudo genético (citogenética, citometria de fluxo, análise de microssatélites) são úteis para distinguir MHC de MHP ou aborto hidrópico.

Genética

Em torno de 75 a 80% dos casos de triploidia são decorrentes de MHP, e os restantes 20 a 25% dos conceptos triploides têm origem materna e constituem estado de *diginia*. Nesses casos, os oócitos deixam de sofrer divisão redutora, mantendo DNA diploide materno 46,XX, sendo fertilizados por espermatozoide normal, haploide, gerando ovos 69,XXX ou 69,XXY.

A citometria de fluxo permite distinguir entre diploidia (no caso de MHC) e triploidia (MHP ou aborto) no material placentário, o que nem sempre resolve o diagnóstico, uma vez que 20 a 25% das triploidias decorrem de aborto hidrópico por *diginia*. A técnica de análise de microssatélites determina a origem parental dos cromossomos, sendo útil no diferencial entre MHC, MHP e aborto hidrópico. A hibridização fluorescente *in situ* (FISH) evidencia o cariótipo e detecta alterações cromossômicas. A vantagem da técnica de FISH é que pode ser realizada em tecido molar estocado em blocos de parafina.

Imuno-histoquímica

O gene que codifica a proteína p57KIP2 se expressa por seu alelo materno, por isso sua presença na imuno-histoquímica só é detectada nos casos em que genes maternos estão presentes. Na MHC, ambos os complementos cromossômicos são de origem paterna (androgenética). Assim, o marcador p57KIP2 não se expressa ou mostra baixa frequência nesse tipo de MH. Pelo contrário, na MHP e no aborto hidrópico, genes maternos estão presentes, então a positividade para expressão do p57KIP2 encontra-se acima de 50% das células. Vale considerar que a expressão do p57KIP2 é importante no diferencial da MHC de MHP ou aborto hidrópico, enquanto a ploidia do tecido molar é essencial para distinguir entre MHP e aborto hidrópico (Seckl *et al.*, 2013; Ngan *et al.*, 2015).

TRATAMENTO DA MOLA HIDATIFORME

O tratamento da MH consiste em duas fases: o esvaziamento uterino e o seguimento pós-molar.

Avaliação pré-esvaziamento uterino

Após a internação da paciente, procede-se à avaliação clínica e laboratorial prévia à intervenção cirúrgica. A avaliação clínica consiste em anamnese, exame físico completo e exame ginecológico. A investigação laboratorial inclui: hemograma; tipagem sanguínea e fator Rh; detecção quantitativa do β-hCG plasmática; avaliação da função tireoidiana (TSH e T4 livre), especialmente quando o tamanho uterino for superior a 16 semanas de idade gestacional e/ou valor de β-hCG sérica acima de 100.000 mUI/mℓ; sorologia para sífilis e anti-HIV, conforme norma técnica do Ministério da Saúde do Brasil. A maioria dos especialistas recomenda uma radiografia de tórax pré-esvaziamento uterino, principalmente quando de MH com altura uterina superior a 16 cm; nesses casos, a insuficiência respiratória poderá estar presente em 27% dos casos. Exames adicionais deverão ser realizados conforme as complicações clínicas observadas, isto é, avaliação laboratorial para pré-eclâmpsia quando se associa quadro de hipertensão arterial; eletrólitos, função renal e hepática em caso de hemorragia ou hipertireoidismo (Maestá e Braga, 2012).

É necessário reserva de duas unidades de hemácias para o procedimento cirúrgico devido à possibilidade de sangramento aumentado durante o esvaziamento uterino, principalmente nos casos de MH que cursam com úteros aumentados de volume superiores a 16 semanas.

Aspiração intrauterina (vácuo-aspiração)

É a técnica de escolha para o esvaziamento molar pelo menor risco de perfuração uterina, infecção e permanência de restos molares na cavidade uterina (Figura 21.13). Seguindo a dilatação do colo uterino em 8 mm, torna-se adequado o uso de ocitocina durante a V-A, posto que esse fármaco promoverá contratilidade uterina durante o procedimento.

Deve ser enfatizado que pacientes com Rh negativo necessitam receber a imunoglobulina anti-Rh após a curetagem uterina, independentemente do tipo de gestação molar, porque o trofoblasto expressa o antígeno RhD.

Em mulheres com 40 anos ou mais e número de filhos definido, a histerectomia (HTA) pode ser uma alternativa viável, posto que reduz a ocorrência de NTG pós-molar. Estudo do New England Trophoblastic Disease Center observou desenvolvimento de NTG pós-molar em 53% das pacientes com idade entre 40 e 49 anos, especialmente aquelas que apresentavam β-hCG pré-esvaziamento uterino superior a 175.000 mUI/mℓ. A HTA elimina o risco de invasão local, mas não previne a disseminação de tecido trofoblástico (metástases), logo, é necessário seguimento pós-molar cuidadoso após o procedimento.

Preparo do colo uterino

Prostaglandina (misoprostol) ou laminária podem ser utilizados para auxiliar o amadurecimento do colo uterino em pacientes selecionadas, especialmente quando do diagnóstico precoce da MH, antes do aparecimento de sangramento transvaginal e cólicas no baixo-ventre. O intervalo de tempo entre o preparo cervical e o efetivo esvaziamento uterino não deverá ser superior a 6 horas. Pacientes com idade avançada, com antecedente de dilatação do colo uterino e/ou partos vaginais prévios podem se beneficiar com o preparo do colo uterino pré-esvaziamento. A oposição dos especialistas quanto ao esvaziamento uterino com ocitócicos deve-se ao risco de embolização trofoblástica para os pulmões em decorrência das contrações uterinas com colo uterino ainda impérvio. Além disso, o risco de complicações com o uso de ocitócicos antes da dilatação do colo uterino, como hemorragia e insuficiência respiratória, pode estar presente em pacientes com MH avançada e tamanho uterino superior a 16 semanas.

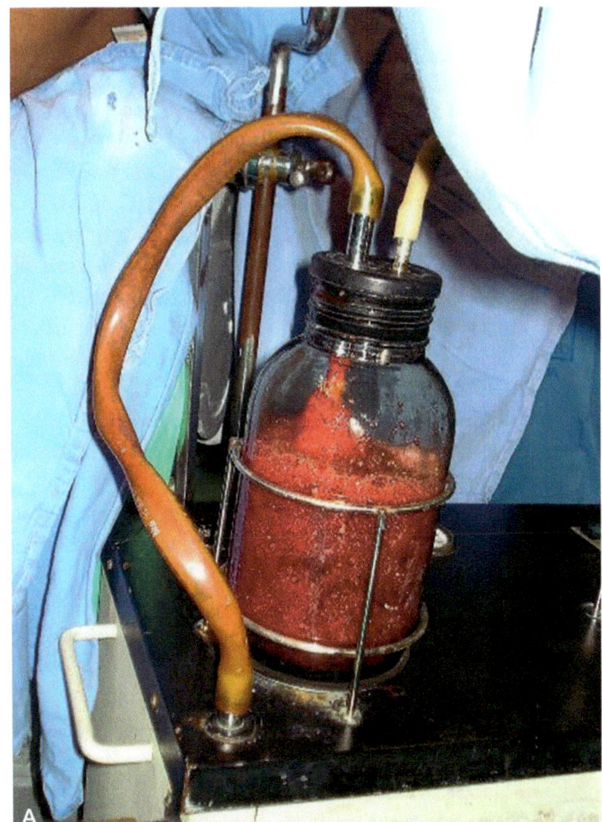

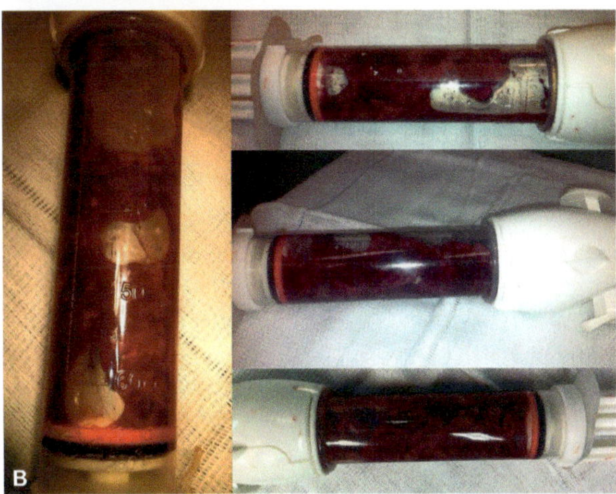

Figura 21.13 **A.** Aspirador elétrico utilizado para o esvaziamento uterino molar. Notar a grande quantidade de material molar coletado. **B.** Aspirador manual intrauterino para o tratamento de gravidez molar. Trata-se de alternativa barata e amplamente disponível no Brasil para realizar esvaziamento uterino molar.

Seguimento pós-molar com remissão espontânea da mola hidatiforme

Na maioria das pacientes, ocorre diminuição progressiva dos valores de β-hCG e nenhum tratamento adicional é necessário. Entretanto, o seguimento pós-molar pontual e rigoroso é importante para que se possa garantir que evolução clínica da MH foi para a remissão espontânea. O principal item do seguimento é a dosagem de β-hCG plasmático quantitativo, mensurado semanal ou quinzenalmente, até a normalização por três dosagens consecutivas, seguido de avaliação mensal durante 6 meses (Delmanto *et al.*, 2007). Tem sido adotada alta precoce nos casos de MHP atestada por imuno-histoquímica (p57 kip-2). Após a remissão da gravidez molar, comprovada por três dosagens semanais menores que 5 UI/ℓ, apenas mais uma dosagem de hCG quantitativa 30 dias após a remissão poderá ser necessária. Nos casos em que o marcador biológico continuar normal, a alta do seguimento e a consequente liberação para nova gestação deverão ser concedidas. Já nos casos de MHC ou MHP em que não tiver sido possível realizar imuno-histoquímica, a alta poderá ser concedida após 3 meses de dosagens mensais normais, depois da remissão, quando a normalização da hCG tiver ocorrido com menos de 56 dias do esvaziamento uterino. Nos casos em que a remissão tiver ocorrido com mais de 56 dias do esvaziamento uterino, o seguimento habitual com dosagens mensais de hCG deverá ser feito até a alta.

O início da contracepção deve ser proposto imediatamente após o esvaziamento uterino e permanece durante o tempo de seguimento. O uso de anticoncepcional hormonal oral é a escolha mais comum das pacientes. É seguro e não aumenta o risco de NTG (Dantas *et al.*, 2017; Braga *et al.*, 2016b).

Na alta do seguimento, deve ser proposta orientação adequada às pacientes com desejo de nova gravidez. Assim, é importante: (1) uso de ácido fólico (400 mcg/dia) preconcepção, 60 a 90 dias antes da concepção, mantendo-o até a 12ª semana de gravidez; (2) realização de US obstétrica entre a 8ª e a 10ª semana de gravidez, para que possa ser descartada a repetição da MH, que ocorre em 1 a 2% dos casos; (3) exame de β-hCG quantitativa 6 semanas depois do término de qualquer tipo de gravidez, ectópica ou intrauterina, para identificar a ocorrência de NTG (Belfort e Braga, 2003; Braga *et al.*, 2009).

Seguimento pós-molar com evolução para neoplasia trofoblástica gestacional

Aproximadamente 15 a 40% das pacientes desenvolvem NTG pós-molar, que é diagnosticada pela curva de regressão anormal de β-hCG, seja pelos valores estacionários (curva em platô) ou em elevação (curva em ascensão). O platô é definido por quatro valores ou mais de β-hCG, por pelo menos 3 semanas consecutivas (1º, 7º, 14º e 21º dia), enquanto o aumento do valor de β-hCG em 10% ou mais, por pelo menos 2 semanas consecutivas (1º, 7º e 14º dia), indica curva em ascensão. Nos casos de platô ou ascensão de β-hCG, são necessários exame clínico e ginecológico, US transvaginal (USTV) com dopplerfluxometria e radiografia de tórax. O exame ginecológico inclui a inspeção dos órgãos genitais externos e o exame especular, que pode às vezes surpreender nódulo violáceo ou escurecido, sangrante à manipulação (Figura 21.14). A USTV com dopplerfluxometria é importante para que se descarte gravidez e se avalie doença na pelve, já que permite a localização de lesões lacunares na parede uterina com padrão de hipervascularização. Tem importância, além da dopplerfluxometria das artérias uterinas, o mapeamento a cores do miométrio e da região pélvica com vistas à identificação de massa heterogênea hipervascular, com baixa resistência vascular ao Doppler. À USTV, também são avaliados os ovários, já que existe a possibilidade de cistos tecaluteínicos (Biscaro *et al.*, 2013).

A radiografia de tórax é essencial, uma vez que os pulmões são os órgãos mais frequentemente acometidos por metástases (disseminação hemática); quando positiva, é utilizada para a contagem do número de metástases pulmonares (Figura 21.15). A realização de tomografia computadorizada (TC) de tórax com radiografia normal é controversa, porque, mesmo com micrometástases, o prognóstico do tratamento da neoplasia é excelente e semelhante aos casos de neoplasia não metastática.

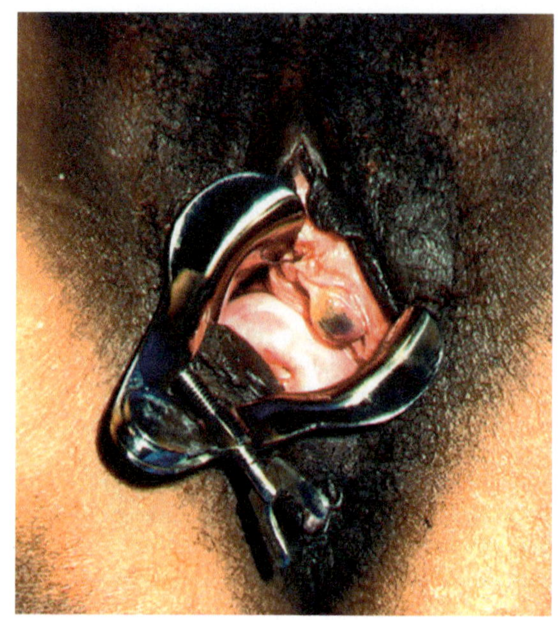

Figura 21.14 Metástase de neoplasia trofoblástica gestacional na vagina.

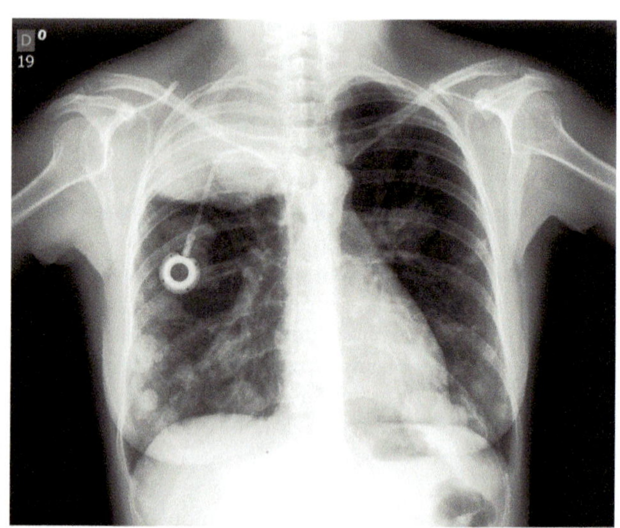

Figura 21.15 Metástase de neoplasia trofoblástica gestacional no pulmão.

Nos casos de NTG, não é rotina a investigação de metástases cerebrais e hepáticas por métodos de imagem. A ressonância nuclear magnética (RNM) do cérebro e do abdome (superior ao estudo dessas áreas por TC) é necessária somente nos casos de metástases pulmonares, ou se houver diagnóstico histológico de CCA. A justificativa é que as metástases pulmonares são primárias e decorrem da disseminação via venosa, enquanto as cerebrais e hepáticas são secundárias e arteriais. Em geral, as metástases cerebrais e hepáticas ocorrem depois da presença de metástases pulmonares (Lima *et al.*, 2016).

O uso de PET-CT, que reúne tomografia computadorizada (CT) com tomografia por emissão de pósitrons (PET), é de ajuda para identificar locais de doença metabolicamente ativa. A indicação da PET-CT, embora não habitual para o diagnóstico, tem valor na neoplasia resistente à quimioterapia (QT) e também na recidiva, uma vez que pode localizar tecido tumoral ativo e a possibilidade de ressecção cirúrgica (regaste cirúrgico) (Lima *et al.*, 2016).

Merece especial atenção o fato de o diagnóstico da NTG ser químico-hormonal (dosagem seriada de β-hCG) e de não necessitar de exame histopatológico, tampouco da identificação de lesões nos exames de imagem. A NTG precoce, frequentemente, não apresenta manifestação clínica, é assintomática e não aparece nos exames de imagem. Assim, é fato que, na falta de seguimento pós-molar rigoroso, a NTG não é suspeitada até a fase de doença avançada com metástases.

TRATAMENTO DA NEOPLASIA TROFOBLÁSTICA GESTACIONAL

Sistema de estadiamento da FIGO 2000

Antes de se iniciar o tratamento da NTG, é necessário estadiar a paciente conforme o sistema da Federação Internacional de Ginecologia e Obstetrícia (FIGO) 2000, como mostra a Tabela 21.1. Isso determinará os grupos prognósticos de NTG, baixo e alto risco, para resistência ao tratamento com QT por agente único. O estadiamento da NTG associa a distribuição anatômica da NTG (estádios I, II, III e IV) com o escore de risco da Organização Mundial da Saúde modificado, o qual utiliza fatores prognósticos para a resistência à QT por agente único. Um valor de 0, 1, 2 ou 4 é dado para cada fator de risco e o somatório desses valores classifica a paciente nos grupos de baixo ou alto risco: escore de 6 ou menos é doença de baixo risco, tratada com agente único de QT; escore de 7 ou mais é doença de alto risco e necessita de QT por múltiplos agentes (Ngan *et al.*, 2002). O estádio IV é considerado NTG de alto risco e independe do valor do escore (Ngan *et al.*, 2002).

Tratamento da neoplasia trofoblástica gestacional de baixo risco (estádio I, II ou III: escore inferior a 7)

As pacientes são tratadas inicialmente com agente único, metotrexato (MTX) ou actinomicina D (ACTD). Vários protocolos têm sido utilizados para o tratamento ambulatorial com MTX ou ACTD, a maioria fundamentada em estudos retrospectivos dos grandes centros de referência. Variação de 50 a 93% nas taxas de remissão completa ao tratamento quimioterápico de primeira linha reflete diferenças de dosagens, esquemas e vias de administração, bem como critérios de seleção das pacientes. Em geral, os protocolos MTX e ácido folínico (MTX/FA – 8 dias, MTX 1 mg/kg nos dias 1, 3, 5 e 7 seguido por FA 0,1 mg/kg nos dias 2, 4, 6 e 8), MTX sem ácido folínico em regime de 5 dias (0,4 mg/kg – máximo de 25 mg/dia durante 5 dias) e ACTD (0,5 mg/dia em regime de 5 dias ou 1,25 mg^2 a cada 15 dias) são mais efetivos que outros protocolos de agente único. Como a citotoxicidade desses medicamentos depende da fase do ciclo celular, quanto maior o tempo de exposição das células trofoblásticas ao quimioterápico, maior número dessas células estarão em ciclo e serão destruídas (Lurain, 2011; Uberti *et al.*, 2015).

Protocolos com uso do MTX são preferidos para tratamento de primeira linha da NTG de baixo risco pela eficácia, menor toxicidade e baixo custo. Em geral, a ACTD é tratamento de primeira linha na contraindicação para o uso do MTX (aumento das enzimas hepáticas, edema, derrames, cistos grandes de ovários ou quando as pacientes não tiverem condições socioeconômicas para aderir ao tratamento com MTX pela distância de seus domicílios).

Além do tipo de protocolo de QT por agente único, outros fatores associados à falha do tratamento inicial incluem idade avançada, valor elevado de β-hCG pré-tratamento quimioterápico, antecedente de gravidez não molar, presença de doença metastática e escore de risco FIGO 5-6. Todavia, mesmo nessas situações, fica mantida a indicação de quimioterapia contendo agente único, inicial ou em sequência. Esses regimes cursam com elevadas taxas de remissão e mínima toxicidade. Em casos de neoplasias amplamente curáveis, é essencial sempre ofertar tratamentos menos tóxicos, uma vez que, diante de quimiorresistência, a quimioterapia com múltiplos regimes ainda possibilitará a cura dessas pacientes.

Em geral, pacientes que desenvolvem resistência ao MTX são tratadas com ACTD (regime de 5 dias ou dose única a cada 15 dias). A observação de resistência da NTG de baixo risco para ambos, MTX e ACTD, indica tratamento com múltiplos agentes.

Tabela 21.1 Sistema de estadiamento para neoplasia trofoblástica gestacional (FIGO, 2002).

Estadiamento				
Estádio I	Doença restrita ao corpo do útero			
Estádio II	NTG em pelve, vagina, anexos, ligamento largo			
Estádio III	NTG com extensão para os pulmões, com ou sem envolvimento genital			
Estádio IV	Todos os outros locais de metástases			
Escore de risco	0	1	2	4
Idade (anos)	< 40	≥ 40	–	–
Gestação anterior	Mola	Aborto	Termo	–
Intervalo (meses) entre gestação antecedente e NTG	< 4	4 a 6	7 a 12	> 12
β-hCG (UI/ℓ) pré-tratamento da NTG	$< 10^3$	10^3 a 10^4	$> 10^4$ a 10^5	$> 10^5$
Maior tumor (cm), incluindo útero	–	3 a 4 cm	≥ 5 cm	–
Sítio de metástases	–	Baço, rim	Gastrointestinal	Cérebro, fígado
Nº de metástases	–	1 a 4	5 a 8	> 8
Falha da QT	–		Agente único	2 ou mais agentes

hCG: gonadotrofina coriônica humana; NTG: neoplasia trofoblástica gestacional; QT: quimioterapia.

A maioria dos especialistas recomenda consolidação do tratamento da NTG de baixo risco com três ciclos adicionais, depois de alcançado o primeiro valor normal de β-hCG (< 5 mUI/mℓ), quer tenha sido utilizado MTX ou ACTD – chamado "QT de consolidação". Isso é especialmente aconselhado para pacientes com estádio I, que necessitaram de agente único alternativo ou de múltiplos agentes, e para todas pacientes com metástase (estádio II ou III) (Lurain, 2011; Uberti *et al.*, 2015; Michelin *et al.*, 2007).

A HTA é uma alternativa para tratamento inicial da NTG de baixo risco em pacientes de idade avançada (superior a 40 anos) e prole definida. Entretanto, é aconselhável uma dose de QT transoperatória e tratamento de consolidação pós-operatória, com três ciclos de QT, quando o resultado do exame anatomopatológico identifica CCA, uma vez que esse tumor apresenta característica invasora vascular precoce. Outras indicações de HTA seriam para tratamento das complicações do tumor, isto é, hemorragia genital, perfuração uterina e infecção pélvica. Além disso, é preconizado o tratamento cirúrgico para úteros com acometimento extenso por grande massa tumoral, posto que diminui a quantidade e a duração da QT.

Tratamento da neoplasia trofoblástica gestacional de alto risco (estádio I, II ou III: escore ≥ 7; estádio IV)

O protocolo EMA/CO (etoposídeo, MTX, ACTD na fase 1 e ciclofosfamida e vincristina na fase 2), formulado pelo grupo do Charing Cross Hospital (Londres, UK), apresenta-se como QT primária de escolha para NTG de alto risco, com taxas de resposta completa entre 70 e 80%. Alguns especialistas preferem o protocolo EP/EMA modificado (etoposídeo e cisplatina na fase 1 e etoposídeo, MTX e ACTD na fase 2, como primeira linha de tratamento para NTG de alto risco, considerando o efeito sinérgico da associação cisplatina e etoposídeo e o desenvolvimento de resistência na fase 2 (CO – ciclofosfamida e vincristina) do esquema EMA/CO (Seckl *et al.*, 2013; Maestá *et al.*, 2007).

Independentemente do protocolo usado, a QT deve ser mantida por pelo menos três ciclos após a negativação de β-hCG, caracterizando o tratamento de consolidação, minimizando-se, assim, a NTG recidivante.

Aproximadamente 30% das pacientes com NTG de alto risco desenvolvem resistência ou apresentam recidiva seguindo o uso do protocolo EMA/CO. Em geral, para essas pacientes, o tratamento de segunda linha é o protocolo EP/EMA, embora o grupo do Charing Cross Hospital tenha elaborado estudo prospectivo visando testar o protocolo TP/TE (paclitaxel/cisplatina-paclitaxel/etoposídeo), de menor toxicidade (em andamento).

A cirurgia é útil para remoção de doença residual localizada e resistente ao tratamento quimioterápico em pacientes com NTG de alto risco, especialmente HTA e ressecção pulmonar. Também, na NTG recidivada, o resgate cirúrgico é apropriado para pacientes com foco isolado (solitário) de doença ativa.

Importante salientar que, anteriormente ao procedimento cirúrgico, deve-se propor o rastreamento da NTG por exames de imagem (TC de tórax, RM do abdome, pelve e cérebro – excluir RM do cérebro se não houver metástase pulmonar – e, quando disponível, PET-CT). A finalidade é a de exclusão de múltiplas metástases, situação na qual somente a QT combinada é aplicada. Consolidação com tratamento quimioterápico é indicada dentro de 1 a 2 semanas após a cirurgia.

Em alguns serviços, a radioterapia (RT), em combinação com a QT por múltiplos agentes, é indicada para o tratamento de metástases cerebrais e hepáticas, dependendo da extensão das lesões, por seu efeito hemostático e antitumoral. O uso do MTX intratecal é uma alternativa de tratamento para metástases cerebrais, em substituição à irradiação do crânio.

Pacientes portadoras de NTG resistente são frequentemente expostas a grande quantidade de agentes e protocolos quimioterápicos. São exaustivamente tratadas, requerem QT intensiva, cirurgia e/ou RT. Nesses casos, pode ser necessário o uso de fator estimulante de colônias granulocíticas (GSF) para que se evite a descontinuidade do tratamento devido à neutropenia e à possibilidade de resistência à QT. A administração de múltiplos agentes quimioterápicos exige apoio de um oncologista clínico, posto que são necessários habilidade e conhecimento para controle da toxicidade.

A coordenação multidisciplinar por especialista com conhecimento geral de todas as modalidades terapêuticas da NTG, em um centro de referência, melhora o prognóstico e a sobrevida das pacientes (Dantas *et al.*, 2012; Braga *et al.*, 2016a).

FUTURO REPRODUTIVO APÓS A DOENÇA TROFOBLÁSTICA GESTACIONAL

Até o momento atual, a prevenção primária de qualquer DTG é não engravidar. As pacientes que tiveram remissão espontânea da MH apresentam 98 a 99% de chance de desenvolver gravidez normal subsequente. Há risco de 1 a 2% de nova MH, o qual, embora pequeno, é cerca de 4 a 50 vezes maior se comparado com a população em geral. Assim, diante de uma nova gravidez, as pacientes devem ser orientadas a ter especial atenção à realização de US no primeiro trimestre, a fim de detectar precocemente a evolução normal da gestação. Da mesma forma, ao término de qualquer gravidez, a paciente deve ser submetida a dosagem de hCG após 42 dias, a fim de afastar a rara possibilidade de NTG pós-parto (Belfort e Braga, 2003; Braga *et al.*, 2009; Braga *et al.*, 2006).

REFERÊNCIAS BIBLIOGRÁFICAS

ALTIERI, A. *et al.* Epidemiology and aetiology of gestational trophoblastic diseases. *The Lancet Oncology*, v. 4, n. 11, p. 670-678, 2003.

BELFORT, P.; BRAGA, A. Recurrent gestational trophoblastic disease. *Revista Brasileira de Ginecologia e Obstetrícia*, v. 25, n. 1, p. 61-66, 2003.

BELFORT, P.; BRAGA, A. The changing clinical presentation of molar pregnancy. *Revista Brasileira de Ginecologia e Obstetrícia*, v. 26, n. 6, p. 483-488, 2004.

BERKOWITZ, R. S.; GOLDSTEIN, D. P. Clinical practice: molar pregnancy. *New England Journal of Medicine*, v. 360, n. 16, p. 1639-1645, 2009.

BISCARO, A.; BRAGA, A.; BERKOWITZ, R. S. Diagnosis, classification and treatment of gestational trophoblastic neoplasia. *Revista Brasileira de Ginecologia e Obstetrícia*, v. 37, n. 1, p. 42-51, 2013.

BRAGA, A. *et al.* A twin pregnancy with a hydatidiform mole and a coexisting live fetus: prenatal diagnosis, treatment, and follow-up. *Journal of Ultrasonography*, v. 17, n. 71, p. 299-305, 2017.

BRAGA, A. *et al.* Centralized Coordination of decentralized assistance for patients with gestational trophoblastic disease in Brazil: a viable strategy for developing countries. *The Journal of Reproductive Medicine*, v. 61, p. 224-229, 2016a.

BRAGA, A. *et al.* Changing trends in the clinical presentation and management of complete hydatidiform mole among Brazilian women. *International Journal of Gynecologic Cancer*, v. 26, n. 5, p. 984-990, 2016c.

BRAGA, A. *et al.* Epidemiological report on the treatment of patients with gestational trophoblastic disease in 10 Brazilian referral centers: results after 12 years since International FIGO 2000 Consensus. *The Journal of Reproductive Medicine*, v. 59, p. 241-247, 2014.

BRAGA, A. *et al.* Gravidez após quimioterapia para neoplasia trofoblástica gestacional. *Femina*, v. 34, n. 11, p. 773-779, 2006.

BRAGA, A. *et al.* Hormonal contraceptive use before hCG remission does not increase the risk of gestational trophoblastic neoplasia following complete hydatidiform mole: a historical database review. *BJOG*, v. 123, p. 1330-1335, 2016b.

BRAGA, A. *et al.* Is chemotherapy always necessary for patients with nonmetastatic gestational trophoblastic neoplasia with histopathological diagnosis of choriocarcinoma? *Gynecologic Oncology*, v. 148, n. 2, p. 239-246, 2018.

BRAGA, A. *et al.* Maternal and perinatal outcomes of first pregnancy after chemotherapy for gestational trophoblastic neoplasia in Brazilian women. *Gynecologic Oncology*, v. 112, n. 3, p. 568-571, 2009.

BRAGA, A. *et al.* Predictors for single-agent resistance in FIGO score 5 or 6 gestational trophoblastic neoplasia: a multicentre, retrospective, cohort study. *The Lancet Oncology*, v. 22, n. 8, p. 1188-1198, 2021.

DANTAS, P. R. S. *et al.* Does hormonal contraception during molar pregnancy follow-up influence the risk and clinical aggressiveness of gestational trophoblastic neoplasia after controlling for risk factors? *Gynecologic Oncology*, v. 147, p. 364-370, 2017.

DANTAS, P. R. S. *et al.* Influence of hydatidiform mole follow-up setting on postmolar gestational trophoblastic neoplasia outcomes: a cohort study. *The Journal of Reproductive Medicine*, v. 57, n. 4, p. 305-309, 2012.

DELMANTO, L. R. M. G. *et al.* A curva de regressão da gonadotrofina coriônica humana é útil no diagnóstico precoce da neoplasia trofoblástica gestacional pós-molar? *Revista Brasileira de Ginecologia e Obstetrícia*, v. 29, n. 10, p. 506-510, 2007.

DE SOUZA, J. M. Q. *et al.* Comparison of 2 human chorionic gonadotropin immunoassays commercially available for monitoring patients with gestational trophoblastic Disease. *International Journal of Gynecologic Cancer*, v. 27, n. 7, p. 1494-1500, 2017.

ELIAS, K. M. *et al.* Complete hydatidiform mole in women aged 40 to 49 years. *The Journal of Reproductive Medicine*, v. 57, n. 5-6, p. 254-258, 2012.

FERRAZ, L. *et al.* Impacto da ingestão dietética e do estresse oxidativo em pacientes com doença trofoblástica gestacional. *Femina*, v. 42, p. 153-159, 2014.

LIMA, L. L. A. *et al.* Clinical and radiological correlations in patients with gestational trophoblastic disease. *Radiologia Brasileira*, v. 49, n. 4, p. 241-250, 2016.

LIMA, L. L. A. *et al.* The role of surgery in the management of women with gestational trophoblastic disease. *Revista do Colégio Brasileiro de Cirurgiões*, v. 44, n. 1, p. 94-101, 2017.

LURAIN, J. R. Gestational trophoblastic disease II: classification and management of gestational trophoblastic neoplasia. *American Journal of Obstetrics and Gynecology*, v. 204, n. 1, p. 11-18, 2011.

MADI, J. M. *et al.* Perinatal outcomes of first pregnancy after chemotherapy for gestational trophoblastic neoplasia: a systematic review of observational studies and meta-analysis. *American Journal of Obstetrics and Gynecology*, v. 226, n. 5, p. 633-645, 2022.

MAESTÁ, I.; BRAGA, A. Challenges of the treatment of patients with gestational trophoblastic disease. *Revista Brasileira de Ginecologia e Obstetrícia*, v. 34, n. 4, p. 143-146, 2012.

MAESTÁ, I. *et al.* Tratamento da neoplasia trofoblástica gestacional de alto risco resistente à quimioterapia. *Femina*, v. 35, n. 12, p. 797-805, 2007.

MICHELIN, O. C. *et al.* Tratamento da neoplasia trofoblástica gestacional resistente ao metotrexate. *Femina*, v. 35, n. 1, p. 35-40, 2007.

NGAN, H. Y. S. *et al.* FIGO Staging and risk factor scoring for trophoblastic neoplasia. *International Journal of Gynecology & Obstetrics*, v. 77, p. 285-287, 2002.

NGAN, H. Y. *et al.* Update on the diagnosis and management of gestational trophoblastic disease. *International Journal of Gynecology & Obstetrics*, v. 131, p. S123-S126, 2015.

SECKL, M. J. *et al.* Gestational trophoblastic disease: ESMO Clinical Practice Guidelines for diagnosis, treatment and follow-up. *Annals of Oncology*, v. 24, p. vi39-50, 2013.

UBERTI, E. M. *et al.* Treatment of low-risk gestational trophoblastic neoplasia comparing biweekly eight-day Methotrexate with folinic acid versus bolus-dose Actinomycin-D, among Brazilian women. *Revista Brasileira de Ginecologia e Obstetrícia*, v. 37, n. 6, p. 258-265, 2015.

CAPÍTULO 22

Abortamento: Classificação, Diagnóstico e Conduta

Olímpio Barbosa de Moraes Filho • Cristião Fernando Rosas • Ricardo Porto Tedesco • Ida Peréa Monteiro

INTRODUÇÃO

O aborto é uma síndrome hemorrágica com interrupção da gravidez, definido pela Organização Mundial da Saúde (OMS) dentro de uma grande variedade de condições clínicas e não clínicas (WHO, 2022).

Dentre as causas obstétricas diretas registrada em 2020, o aborto representa a quarta causa de mortalidade materna no Brasil, diferentemente do que ocorre em países desenvolvidos, onde as taxas de morte por aborto são reduzidas. Mulheres jovens e em plena idade produtiva e reprodutiva são as mais sujeitas a complicações, como hemorragias, infecções, perfurações de órgãos e infertilidade, levando-as desnecessariamente à morte ou acarretando sequelas à sua saúde física, mental e reprodutiva (Brasil, 2022b).

Ao lidar com o atendimento ao abortamento, a equipe de saúde deve refletir sobre a influência de suas convicções pessoais em sua prática profissional, para que, assim, tenha uma atitude destituída de julgamentos arbitrários e rotulações. Essa postura nem sempre é fácil, uma vez que muitos cursos de graduação e a formação em serviço não têm propiciado uma dissociação entre os valores individuais (morais, éticos, religiosos) e a prática profissional. Pelo contrário, não preparam os profissionais para lidar com os sentimentos, com a questão social, enfim, com elementos que vão além da prática biomédica (Brasil, 2011).

Em 2021, a Federação Brasileira das Associações de Ginecologia e Obstetrícia (Febrasgo) emitiu um *Position Statement* traçando as diretrizes para o atendimento em violência sexual e o papel da formação médica. Nele, a Febrasgo afirma que "os cursos de Medicina e Programas de Residência Médica em Ginecologia e Obstetrícia devem oferecer oportunidades de aprendizagem teórica e prática aos estudantes, para que eles possam desenvolver competências profissionais relacionadas à atenção integral a pessoas em situação de violência sexual e aborto previsto em lei" (Latham *et al.*, 2021).

CLASSIFICAÇÃO DOS TIPOS DE ABORTO

Precoce ou tardio

O aborto pode ser precoce ou tardio, conforme a idade gestacional – até a 12ª semana e entre a 13ª e a 22ª semana nos casos de abortos espontâneos, e sem limite de tempo gestacional na situação de abortos induzidos (WHO, 2022). Os abortos precoces, com menos de 12 semanas, respondem por 80% dos casos e reconhecem maior multiplicidade de causas (Brasil, 2011). Além da etiologia, os abortos precoces e tardios também apresentam condutas terapêuticas diferentes.

Espontâneo ou induzido

Em 2019, a OMS adotou a 11ª revisão da Classificação Internacional de Doenças (CID-11), que diferencia conceitualmente o aborto espontâneo do aborto induzido (WHO, 2022).

O aborto espontâneo é o que se dá sem nenhuma intervenção externa e pode ser causado por doenças da mãe ou por anormalidades do embrião ou antes de 22 semanas de gestação ou com peso < 500 g (Código: JA00.0 – CID-11) (WHO, 2022).

A incidência de aborto espontâneo, clinicamente reconhecido na população em geral, é de 10 a 15%. No entanto, por meio de testes altamente sensíveis da gonadotrofina coriônica humana (hCG), evidenciou-se que a magnitude da perda gestacional após a implantação é da ordem de 62%. Quando não se dispõe de tais métodos, as gestações interrompidas precocemente acontecem sem diagnóstico de abortamento, e o fenômeno é encarado como atraso menstrual seguido de menstruação profusa. Por isso, o aborto espontâneo é a complicação mais frequente da gravidez, e a maioria ocorre no primeiro trimestre.

A idade materna e o número de aborto anteriores são os dois fatores de risco mais importantes para um novo abortamento. Com o avançar da idade, há declínio no número e na qualidade dos ovócitos, principalmente depois dos 35 anos. As anormalidades cromossômicas são as causas mais frequentes de aborto espontâneo.

Já o aborto induzido, também referido como interrupção artificial da gravidez, é conceituado como a "expulsão ou extração completa de uma mulher de um embrião ou feto (independente da duração da gravidez), após uma interrupção deliberada de uma gravidez em curso por meios medicamentosos ou cirúrgicos, que não se destina a resultar em um nascido vivo" (Código JA00.1 – CID-11) (WHO, 2022). Ou seja, no conceito de aborto induzido não há relação com o tempo gestacional, peso ou viabilidade fetal. A quantidade de mulheres brasileiras que declarou ter realizado aborto na vida é eloquente. Em termos aproximados, aos 40 anos, quase uma em cada cinco mulheres brasileiras fez um aborto; em 2015 ocorreram cerca de meio milhão de abortos. Considerando que a maioria dos abortos é feita de maneira ilegal e, portanto, insegura, essa prática é um dos maiores problemas de saúde pública do Brasil – no país, ele é comum e ocorre com frequência entre mulheres de todas as idades, casadas ou não, mães ou não, independente da religião, em todos os níveis educacionais, trabalhadoras ou não, em todas as classes sociais, em todos os grupos raciais e em todas as regiões. Conforme pesquisa de 2010 (Diniz e Medeiros, 2010), 22% das mulheres brasileiras de 35 a 39 anos, residentes em áreas urbanas, já provocaram ou induziram aborto. No levantamento, a prática se mostrou mais frequente entre mulheres com menor nível de escolaridade, independentemente da filiação religiosa.

Seguro e inseguro

Aborto seguro e abortamento inseguro são termos frequentemente usados em documentos internacionais da OMS (WHO, 1992, 2007).

Um aborto seguro é aquele realizado por médico bem treinado, com os meios necessários e em ambiente adequado. De acordo com a OMS, o procedimento, quando feito com os métodos recomendados, respeitando a duração da gravidez sendo assistido por profissionais, é simples e seguro, o que implica risco extremamente baixo. Mais recentemente, aborto seguro é reconhecido como aquele realizado de acordo com os guias e protocolos da OMS e dentro da legalidade, com pouco ou nenhum estigma (Sedgh *et al.*, 2016).

Em contraste, o aborto inseguro é procedimento de risco para interromper uma gravidez indesejada, realizado por pessoas que não têm as habilidades necessárias ou em ambiente sem os padrões médicos mínimos, ou ambos (WHO, 1992).

É importante que, diante de um caso de aborto induzido de maneira insegura ou provocado cladestinamente, do ponto de vista ético, não haja juízo de valor nem julgamento, pois é dever de todos os profissionais da Saúde acolher respeitosamente para não causar qualquer transtorno ou constrangimento à paciente (Brasil, 2011).

A prática vem demonstrando ser imprescindível que o Código Penal seja reformulado para que contemple uma ampliação dos permissivos legais referentes ao aborto. O elevado número de abortos inseguros realizados anualmente e suas consequências para a saúde reprodutiva das mulheres demonstram que a criminalização desse ato não tem sido suficiente para diminuir sua incidência (WHO, 2007). Assim, a atual legislação, bastante restritiva, está levando as mulheres a um itinerário de maior risco social em busca de medicamentos proibidos ou mesmo de práticas rudimentares, como a introdução de objetos na vagina e chás e preparados orgânicos aplicados no fundo do útero.

Em países cujas leis foram flexibilizadas para estar mais adequadas aos direitos sexuais e reprodutivos, evitando-se, assim, a clandestinidade do aborto inseguro, constatou-se redução da mortalidade materna pela melhora da qualidade e presteza do atendimento (WHO, 2007). Nesse sentido, a Federação Internacional de Ginecologia e Obstetrícia (FIGO) recomenda a descriminalização total do aborto (FIGO, 2022).

FORMAS CLÍNICAS E CONDUTAS

O aborto não se apresenta com roupagem clínica única. Pode-se diagnosticá-lo por meio de sinais e sintomas diversos que, agrupados aqui e acolá, caracterizam várias formas clínicas do aborto:

- Aborto evitável ou ameaça de abortamento
- Aborto inevitável
- Aborto completo
- Aborto incompleto
- Aborto retido
- Aborto infectado
- Aborto habitual e aborto induzido previsto em lei.

Deixamos de referir o aborto tubário e o molar por serem entidades clínicas de características singulares e, como tal, devendo assumir autonomia como entidades individualizadas na obstetrícia e abordadas em capítulos específicos.

Cada forma clínica do aborto, com as exceções do aborto habitual e do aborto induzido previsto em lei, será apreciada isoladamente com atenção especial, voltada para a conceituação, a sintomatologia, o diagnóstico e o tratamento.

Aborto evitável ou ameaça de aborto

Como o próprio nome sugere, é aquele no qual há chances de reversão do quadro, isto é, existem perspectivas no que diz respeito à evolução da gestação. Dois grandes sintomas o caracterizam: o sangramento e a dor. O primeiro é de pequena monta, e o segundo traduz a contratilidade do útero, que promove cólicas leves e é incapaz de induzir modificações cervicais (Surita e Albuquerque, 2006).

Cada mulher deve ser cuidadosamente examinada para que os diagnósticos diferenciais possam ser descartados, tais como: aborto inevitável e gravidez ectópica. Ao exame físico especular, podem-se encontrar sangue coletado ou sangramento ativo de leve intensidade e colo uterino impérvio (Pinto e Silva e Surita, 2000). Ao toque vaginal combinado, constatam-se útero com tamanho compatível com o atraso menstrual, colo impérvio e sangramento de pequena monta.

Ao exame ecográfico transvaginal, observam-se saco gestacional regular, batimento cardíaco fetal regular e > 100 bpm, área de descolamento ovular < 40% do diâmetro do saco gestacional (Barra *et al.*, 2006).

A conduta é expectante; não há indicação de internação hospitalar, mesmo na presença de hematoma retroplacentário. Não há conduta médica a ser tomada para alterar a evolução ou não de um quadro de aborto (Savaris, 2011). A recomendação de repouso no leito não demonstrou benefícios (Aleman *et al.*, 2005; Gobbe *et al.*, 2001). Deve-se receitar analgésico se a paciente apresentar dor, evitar relações sexuais durante a perda sanguínea e retornar em caso de aumento do sangramento para reavaliação.

Aborto inevitável

É o aborto não mais compatível com o prosseguimento da gestação. Traduz-se clinicamente pela dilatação da cérvice, que se deixa permear pelo dedo, que detecta, na maioria das vezes, as membranas ovulares ou o próprio embrião. Outra característica do aborto inevitável é o sangramento profuso que compromete a hemodinâmica da paciente, mesmo com cérvice impermeável ao dedo. Há proporcionalidade entre as dimensões do útero e a idade gestacional estimada pela data da última menstruação (DUM) (Surita e Albuquerque, 2006).

Outro quadro de aborto inevitável é quando a nidação do ovo fecundado é seguida pelo não desenvolvimento do embrião, condição conhecida como "gravidez anembrionada" ou "ovo cego". Os níveis hormonais reduzem quando o embrião deixa de se desenvolver, o que reduz os sintomas de gravidez. Para expulsar o saco gestacional gerado, ocorre sangramento, que costuma ser de pequena monta, acompanhado por cólicas (Hertig e Sheldon, 1943).

A OMS recomenda o uso de medicamentos ou métodos cirúrgicos para o tratamento do aborto (Tabela 22.1) (WHO, 2022). Entre as possibilidades medicamentosas, destacam-se o regime combinado mifepristona + misoprostol, misoprostol isolado ou, ainda, o regime de letrozol + misoprostol. Se a opção antes de 14 semanas de gestação for o tratamento cirúrgico, recomendam-se as técnicas aspirativas, entre as quais aspiração

Tabela 22.1 Métodos de tratamento do aborto (WHO, 2022).

Aborto < 14 semanas		Aborto ≥ 14 semanas	
Aborto medicamentoso	**Aborto cirúrgico**	**Aborto medicamentoso**	**Aborto cirúrgico**
Mifepristona + misoprostol	Aspiração manual intrauterina	Mifepristona + misoprostol	Dilatação e evacuação
Misoprostol isolado	Aspiração elétrica	Misoprostol isolado	Aspiração avançada a vácuo
Letrozol + misoprostol			

manual intrauterina (AMIU) ou aspiração elétrica (AE) (WHO, 2022). Estudos observacionais indicam que a aspiração a vácuo se associa com menos complicações que a dilatação e curetagem (D&C). Além disso, não há evidências que apoiem a verificação com cureta depois de uma aspiração a vácuo. A OMS não recomenda o uso da curetagem uterina (D&C), por estar mais associada a complicações (WHO, 2022).

Nas gestações com mais de 14 semanas, pelo tamanho uterino, recomenda-se o regime de mifepristona + misoprostol ou misoprostol isolado para promover o esvaziamento uterino (WHO, 2022). Em seguida, caso necessário, deve-se complementar com aspiração a vácuo (AMIU/AE), se o caso estiver dentro dos critérios clínicos de utilização do método (tamanho uterino e grau de dilatação cervical). Na impossibilidade das técnicas aspirativas, a curetagem uterina deve ser realizada, se necessário. Se houver contraindicação ao uso de medicamentos, ou a opção da mulher for pelo tratamento cirúrgico, recomenda-se a técnica cirúrgica de dilatação e evacuação (D&E), associada ou não à aspiração a vácuo avançada com uso de AE, e utilização de cânulas de 14 a 16 mm para amniotomia e aspiração do líquido amniótico (WHO, 2023a,b).

Como medidas complementares, administram-se solutos fisiológicos ou glicosados ou, ainda, sangue, caso a dinâmica circulatória esteja comprometida.

Aborto incompleto

É a forma clínica mais frequente. O diagnóstico é eminentemente clínico, geralmente caracterizado pela sintomatologia esboçada. O concepto é expulso, permanecendo a placenta ou restos placentários. O ovo é eliminado parcialmente. A sintomatologia é evidenciada por sangramento, que é o sintoma maior; o útero se reduz em proporções e fica menor que o esperado para a idade gestacional; as dores assumem as características de cólicas no intento de expulsar o conteúdo refratário. A cérvice é dilatada, e o comprometimento do estado geral da paciente está na dependência do grau da hemorragia. O aborto incompleto é bem mais frequente após a oitava semana gestacional (Surita e Albuquerque, 2006).

Existem três opções para o manejo do aborto incompleto, de acordo com as condições clínicas e a preferência da mulher: manejo expectante, aspiração a vácuo ou tratamento medicamentoso com misoprostol (WHO, 2023a,b).

A conduta expectante pode resultar em sucesso quando a idade gestacional é de até 8 semanas ou quando o útero tem muito pouco resíduo e a mulher consentir com um tempo mais prolongado de aguardo, podendo ser necessária uma intervenção (WHO, 2023a,b).

Em abortos incompletos < 14 semanas de idade gestacional, pode-se oferecer o tratamento medicamentoso com regime de misoprostol isolado ou o tratamento cirúrgico por vácuo-aspiração por AMIU ou AE (WHO, 2023a,b).

Em abortos incompletos com úteros > 14 semanas, pode-se realizar curetagem digital complementada por aspiração a vácuo avançada, ou até mesmo por curetagem.

A evidência é limitada para o regime medicamentoso ideal para assistência após a 13ª semana de gestação, mas revisões sistemáticas apontam que o uso de misoprostol resultou em taxas de expulsão mais elevadas dentro de 24 a 48 horas (Dickinson e Evans, 2002; WHO, 2018).

Em abortos incompletos com tamanho uterino ≤ 12 semanas, recomenda-se em dose única o regime de misoprostol 400 μg sublingual (SL), ou misoprostol 600 μg por via oral (VO), ou misoprostol 800 μg bucal (BU). Entre 13 e 17 semanas, recomenda-se regime de misoprostol 400 μg BU/SL a cada 3 horas até a expulsão. Entre 18 e 24 semanas, recomenda-se regime de misoprostol 400 μg BU/SL a cada 3 horas até a expulsão (FIGO, 2023).

Aborto completo

Diz-se do aborto em que há eliminação integral do ovo, o que ocorre quase como regra quando o aborto é espontâneo abaixo de 8 semanas. É uma forma clínica que segue a anterior, que não experimenta intervenção. A sintomatologia é representada pela diminuição ou mesmo parada do sangramento e das cólicas após a expulsão de ovo íntegro. Se não se presencia o fenômeno e o diagnóstico é apenas por meio da anamnese, é de bom alvitre realizar ecografia pélvica, que ratificará ou não o diagnóstico (Surita e Albuquerque, 2006).

A conduta é apenas expectante, com monitoramento da hemorragia.

A curetagem uterina de rotina após expulsão completa do feto e placenta é injustificada. O uso de misoprostol com ou sem mifepristona mesmo acima de 12 semanas resulta em taxas baixas (< 10%) de placenta retida (Ashok *et al.*, 2004). Evacuação uterina por aspiração a vácuo (ou curetagem, onde a aspiração não estiver disponível) para remover restos placentários só deve ser realizada em indivíduos com sangramento intenso, febre ou retenção placentária além de 3 a 4 horas desde a expulsão do feto (WHO, 2023a,b).

Aborto retido

O conceito clássico é do concepto que permanece na cavidade uterina sem vitalidade. O aborto retido é caracterizado pela morte fetal ou embrionária imatura que não é expelida do útero por pelo menos 8 semanas (Código JA03 – CID-11) (WHO, 2022). Os sinais gravídicos experimentam regressão, a ecografia mostra o coração inerte, a altura do fundo uterino diminui e a circunferência abdominal míngua, a turgescência mamária desaparece, bem como os sintomas ligados à presunção de gravidez. O diagnóstico é sugerido pela sintomatologia e confirmado por ecografia, que não falha (Pinto e Silva e Surita, 2000).

O tratamento expectante é justificado pelo fato de que, nas 3 semanas que se seguem ao decesso do ovo, a grande maioria redunda em trabalho de abortamento com expulsão do produto da concepção de maneira completa. No entanto, a intervenção com misoprostol ou vácuo-aspiração é o procedimento mais adotado. Precedendo qualquer método terapêutico, o coagulograma se impõe quando a retenção é > 4 semanas.

Portanto, para o aborto retido em gestação no primeiro trimestre (precoce), deve-se aguardar naturalmente o início do trabalho de abortamento com controle clínico ou proceder ao esvaziamento uterino mecanicamente, por AMIU ou AE, ou ainda farmacologicamente, com o uso preferencial do regime combinado de mifepristona + misoprostol, por ser mais efetivo do que o regime de misoprostol isolado (WHO, 2023a,b).

Em abortos retidos ou gestações anembrionadas em gestações ≤ 12 semanas, a dose recomendada no regime combinado é mifepristona 200 mg via oral e após 1 a 2 dias administra-se misoprostol 800 μg BU/SL/via vaginal (VV) em dose única. Se a gestação ≥ 10 semanas, deve-se manter a administração de misoprostol BU/SL/VV a cada 3 horas até a expulsão do conteúdo uterino (FIGO, 2023).

Deve-se explicar à paciente detalhadamente as vantagens e desvantagens de cada método, seus efeitos colaterais, complicações, custos e implicações futuras. Se decidido pelo esvaziamento cirúrgico, a utilização prévia de preparação cervical antes de 12 semanas não é obrigatória, mas pode ser realizada em casos selecionados, como adolescentes, nulíparas, estenose cervical e cirurgia prévia do colo uterino (WHO, 2022). Para o preparo cervical, sugere-se mifepristona 200 mg, via oral, 24 a 48 horas antes do procedimento, ou misoprostol 400 μg, via sublingual, 1 a 2 horas antes do procedimento, ou ainda misoprostol 400 μg, via vaginal ou bucal, 2 a 3 horas antes (WHO, 2023a,b), a fim de promover o amolecimento do colo e facilitar a realização do procedimento. Antes de 12 semanas, desaconselha-se o uso de dilatadores osmóticos para maturação cervical (WHO, 2022).

Em casos de aborto retido tardio (segundo trimestre entre 14 e 24 semanas), D&E e aborto medicamentoso são opções seguras e eficazes para o aborto induzido e óbito fetal no segundo trimestre da gravidez (WHO, 2023a,b). Se um(a) provedor(a) treinado(a) em D&E estiver disponível, o aconselhamento da mulher em abortos tardios deve incluir os riscos e benefícios da D&E *versus* aborto medicamentoso. Em casos de tratamento cirúrgicos de abortos retidos tardios > 12 semanas, deve-se sempre realizar preparação prévia do colo uterino com medicamentos (mifepristona, misoprostol) ou dilatadores osmóticos ou combinação de ambos. No caso de tratamento medicamentoso em abortos retidos entre 13 e 17 semanas, recomenda-se o regime combinado de mifepristona + misoprostol com administração de mifepristona 200 mg via oral e, após 1 a 2 dias, misoprostol 400 μg a cada 3 horas BU/SL/VV até a expulsão, ou o regime de misoprostol isolado 400 μg a cada 3 horas BU/SL/VV até a expulsão. Entre 18 e 24 semanas, recomenda-se mifepristona 200 mg via oral e, após 1 a 2 dias, misoprostol 400 μg a cada 3 horas BU/SL/PV até a expulsão, ou regime de misoprostol isolado 400 μg a cada 3 horas BU/SL/PV até a expulsão (FIGO, 2023).

Aborto infectado

Embora mais escasso hoje do que há duas décadas, o abortamento infectado continua a responder por fatia não desprezível da morbidade e mortalidade materna, principalmente em países como o Brasil, onde grande parte das mulheres pobres não tem acesso ao aborto seguro. O aborto infectado é uma das complicações do aborto incompleto, e sua etiologia quase sempre resulta da tentativa de esvaziar o útero por meio de técnicas inadequadas e inseguras (introdução de sondas, agulhas, laminárias e soluções variadas).

A anamnese tem, portanto, importante valor na definição diagnóstica, ao identificar na história o episódio provocador. O contexto clínico é multifacetário, e a sintomatologia está na dependência direta do grau de evolução da entidade patológica em epígrafe (Stubblefield e Grimes, 1994; Rana *et al.*, 2004).

O sangramento, em geral, não é profuso. Costuma se manifestar por sangue aguado, escuro, tipo "lavado de carne", costumeiramente com odor fétido. Nas formas iniciais, em que apenas o endométrio e o miométrio estão comprometidos pelo processo infeccioso, além dos sintomas de aborto incompleto, detectam-se outros que traduzem infecção, principalmente febre em torno de 38°C e dor média tipo cólicas intermitentes (apesar de bom estado geral). O exame físico é possível, com dor moderada à mobilização do colo uterino e à palpação abdominal.

Se o processo progrediu para estágios mais avançados, injuriando o peritônio pélvico, a sintomatologia passa a ser mais enriquecida e, além de temperatura mais elevada (39°C), a dor é mais intensa e o estado geral é comprometido com taquicardia, algum grau de desidratação, com pele e mucosas descoradas. A palpação uterina é difícil em virtude da contratura dos retos abdominais resultante da dor e/ou reação peritoneal. No toque vaginal combinado, constata-se colo uterino aberto, muitas vezes com saída de conteúdo purulento; no entanto, o exame é bastante doloroso em decorrência da reação peritoneal, praticamente impossibilitando a mobilização do útero.

Se o caso evoluir para sepse, a gravidade aumentará e o estado geral será fortemente deteriorado, com sinais tóxicos evidentes, altas temperaturas refratárias à medicação, calafrios, cianose, desidratação, hipotensão, taquicardia, pulso filiforme com distensão abdominal e vômitos. Com frequência, o próprio decesso materno é o epílogo desses casos, apesar de toda a terapêutica supostamente efetiva. Na sequência, o quadro pode evoluir para insuficiência renal aguda e formação de abscesso intraperitoneal (Rana *et al.*, 2004). O diagnóstico é fácil, embasando-se no quadro clínico já referido, ajudado pelo leucograma infeccioso e pela ecografia pélvica, ao evidenciar as coleções purulentas porventura acumuladas no fundo de saco de Douglas ou mesmo no restante do abdome.

O tratamento resume-se em administrar o antibiótico adequado e remover o foco infeccioso. Nas formas iniciais, opta-se pela clindamicina associada à gentamicina ou amicacina. Nos casos mais graves, associa-se a penicilina G ou a ampicilina. Ainda como parte do tratamento clínico, deve-se equilibrar o estado geral da paciente com a administração de solutos e até mesmo sangue, se necessário. O tratamento definitivo é o cirúrgico, com remoção do foco infeccioso após as providências já sugeridas, representado preferencialmente por AMIU; quando não for possível, deve-se proceder com a curetagem uterina, quase sempre traduzida nos restos placentários infectados. Se as medidas mobilizadas não resultarem em melhora do quadro clínico ou quando houver suspeita de perfuração uterina, lesão de alça e abscesso pélvico, procedimentos mais radicais são exigidos, impondo-se laparotomia seguida de extirpação do foco, inclusive histerectomia, se necessário (Stubblefield e Grimes, 1994; Rahangdale, 2009).

TÉCNICAS DE ESVAZIAMENTO UTERINO

O esvaziamento intrauterino é a remoção do conteúdo uterino. Esse procedimento está indicado no abortamento incompleto, inevitável, retido, óbito fetal intrauterino, aborto infectado, gestação anembrionada, mola hidatiforme e na interrupção legal da gestação (aborto legal). O esvaziamento uterino pode ser realizado de maneira farmacológica ou mecânica.

No primeiro trimestre da gestação (< 14 semanas), a escolha vai depender da segurança e eficácia do método, das condições clínicas, da disponibilidade do método e da preferência pessoal da mulher após consentimento informado acerca das vantagens e desvantagens de cada método, sua segurança e eficácia. A OMS não recomenda D&C, por estar relacionada a maiores riscos de complicações. A recomendação é sua substituição por técnicas medicamentosas e aspirativas (WHO, 2022).

No segundo trimestre da gestação, é possível utilizar os métodos com medicamentos (regime combinado de mifepristona + misoprostol ou misoprostol isolado) ou cirúrgicos. Nesse caso, recomenda-se a D&E ou, em algumas situações, a aspiração a vácuo avançada (WHO, 2023a,b). A técnica da D&E requer equipe treinada e materiais e insumos específicos, nem sempre disponíveis. A D&E é a técnica cirúrgica utilizada para evacuar o útero em gestações de segundo trimestre (entre ≥ 14 a 24 semanas pela DUM), tendo como indicações o aborto induzido, o óbito fetal de segundo trimestre e, em situações especiais, na ruptura prematura extremamente precoce de membranas. A D&E é mais recomendada sempre que a rápida evacuação uterina é necessária (p. ex., indicações maternas emergenciais), ou quando um menor sangramento é recomendado (p. ex., anemia grave, distúrbios de sangramento, história de trombose venosa profunda (TVP), uso de anticoagulantes), ou, ainda, se existem outras contraindicações ao aborto medicamentoso. Já o aborto medicamentoso no segundo trimestre pode ser preferível para as mulheres com obesidade severa, presença de malformações uterinas ou fibromas (às vezes), ou cirurgia cervical prévia, ou, ainda, se a mulher quer evitar uma intervenção cirúrgica, e se não está disponível pessoal capacitado para realizar a D&E.

São contraindicações para o aborto medicamentoso: reação alérgica prévia a um dos medicamentos envolvidos na indução, porfiria hereditária, insuficiência suprarrenal crônica, confirmação ou suspeita de gravidez ectópica. O aborto medicamentoso é recomendado com cautela, e a depender de critério clínico, nos casos de corticoterapia prolongada (inclusive a presença de asma severa não controlada quando no uso de mifepristona), transtornos hemorrágicos, anemia severa, cardiopatia preexistente ou fatores de risco cardiovascular. Se tiver inserido dispositivo intrauterino (DIU), deve-se retirá-lo antes de começar o esquema de tratamento.

O aborto farmacológico é o método mais utilizado, complementado, na maioria das vezes, com curetagem após a expulsão do feto (Lukman e Pogharian, 1996; Gemzell-Danielsson *et al.*, 2007).

Em condições excepcionais, nas quais os demais procedimentos falhem, é possível a realização de uma microcesariana, como último recurso (Brasil, 2011).

FARMACOLOGIA

A técnica farmacológica para tratamento do aborto, tanto do retido e, mais recentemente, do incompleto, desponta como opção ao método cirúrgico a partir do uso do misoprostol em obstetrícia.

O modo mais efetivo de promoção do aborto farmacológico e com menos efeitos colaterais é a combinação de mifepristona + misoprostol (Tabela 22.2). No Brasil, infelizmente, não temos ainda mifepristona; apenas o misoprostol está disponível, em comprimidos para uso por via vaginal de 25, 100 e 200 µg para uso hospitalar, conforme a Portaria MS/GM nº 1.044, de 5 de maio de 2010, e a Resolução RDC nº 13, de 26 de março de 2010. No entanto, além da via vaginal, o misoprostol pode ser utilizado pelas vias sublingual (por baixo da língua), oral e bucal (entre a região bucinadora) (Morris *et al.*, 2017) (Figura 22.1).

Como principais vantagens do uso do misoprostol, podemos elencar: custo acessível, ausência da possibilidade de perfuração uterina e formação sinequial, redução dos riscos de sequelas inerentes à dilatação do colo uterino e eliminação do risco anestésico.

Como desvantagens, temos o tempo de resolução, algumas vezes de até 7 dias, os efeitos colaterais até a expulsão do conteúdo da cavidade uterina, como cólica, sangramento, náusea e calafrios, a necessidade eventual de complementação cirúrgica e, principalmente, a ansiedade pela espera (Gemzell-Danielsson *et al.*, 2007).

Aborto retido e inevitável no primeiro trimestre

Para o aborto medicamentoso no aborto retido em gestação anembrionada de primeiro trimestre, recomendam-se dois regimes combinados (mifepristona + misoprostol) e/ou doses múltiplas do misoprostol isolado.

No aborto retido ≤ 12 semanas, recomenda-se preferencialmente o regime combinado por ser mais efetivo, administrando-se mifepristona 200 µg via oral e, após 1 a 2 dias, dose única de misoprostol 800 µg BU/SL/VV. Se o aborto retido estiver entre ≥ 10 e ≤ 12 semanas, mantém-se o misoprostol 800 µg BU/SL/VV a cada 3 horas até a expulsão do conteúdo uterino. No regime de misoprostol isolado, recomenda-se administrar misoprostol 800 µg BU/SL/VV a cada 3 horas até a expulsão (FIGO, 2023).

No aborto inevitável ou em curso ≤ 12 semanas, recomenda-se administrar misoprostol 800 µg BU/SL/VV a cada 3 horas até a expulsão do conteúdo (FIGO, 2023).

Até 12 semanas de gestação, não se faz necessária internação para o uso de misoprostol (WHO, 2023a,b). No Brasil, como o misoprostol é de uso exclusivo hospitalar, uma opção para as mulheres que não desejam ficar internadas e que tenham menos de 12 semanas de gestação é a inserção do misoprostol na triagem, na dose de quatro comprimidos de 200 µg (800 µg) via vaginal, com intervalo entre as doses subsequentes de acordo com a disponibilidade da mulher de permanecer na triagem ou de retornar à maternidade, variando de 3 até 24 horas. Nesses casos, o acesso da paciente à maternidade deve ser fácil e rápido. Além disso, deve-se orientá-la e fornecer medicamentos para que possam ser usados, se necessário, como anti-inflamatórios, analgésicos e antieméticos. Os serviços médicos devem estabelecer critérios para cada caso, levando-se em conta o estado físico e psicológico da paciente e a facilidade de comunicação com a paciente e seus familiares.

Se a opção for pelo tratamento cirúrgico em abortos retidos, óbito fetal, gestação anembrionada ou aborto inevitável em gestações < 14 semanas, indica-se AMIU ou AE para evacuação uterina. Não se recomenda a evacuação uterina pela técnica de D&C (WHO, 2022).

Tabela 22.2 Misoprostol – novo protocolo FIGO 2023.

≤ 12 semanas	13 a 17 semanas	18 a 24 semanas	25 a 27 semanas	≥ 28 semanas	Pós-parto
Aborto induzido Misoprostol 800 mcg (BU/SL/VV) – 1 dose ≥ 10 semanas: 1 dose a cada 3 h até expulsão[a]	**Aborto induzido** Misoprostol 400 mcg (BU/SL/VV) a cada 3 h até expulsão[e]	**Aborto induzido** Misoprostol 400 mcg (BU/SL/VV) a cada 3 h até expulsão[e]	**Aborto induzido** Misoprostol 200 mcg (BU/SL/VV) a cada 4 h até expulsão[e,i]	**Aborto induzido** Misoprostol 50 a 100 mcg VV a cada 4 h **ou** Misoprostol 50 a 100 mcg VO a cada 2 h[f,i]	**Profilaxia de HPP** Misoprostol 600 mcg SL – 1 dose
Aborto retido/gravidez anembrionada Misoprostol 800 mcg (BU/SL/VV) – 1 dose ≥ 10 semanas: 1 dose a cada 3 h até expulsão[a]	**Aborto retido** Misoprostol 400 mcg (BU/SL/VV) a cada 3 h até expulsão[e]	**OFIU** Misoprostol 400 mcg (BU/SL/VV) a cada 3 h até expulsão	**OFIU** Misoprostol 200 mcg (BU/SL/VV) a cada 4 h até expulsão[e]	**OFIU** Misoprostol 25 a 50 mcg VV a cada 4 h **ou** Misoprostol 50 a 100 mcg VO a cada 2 h[f]	**Tratamento de HPP** Misoprostol 800 mcg SL – 1 dose
Aborto incompleto 400 mcg misoprostol SL – 1 dose 600 mcg misoprostol VO – 1 dose 800 mcg misoprostol BU – 1 dose[d]	**Aborto incompleto** Misoprostol 400 mcg (BU/SL) a cada 3 h até expulsão	**Aborto incompleto** Misoprostol 400 mcg (BU/SL) a cada 3 h até expulsão	**Indução do parto** Misoprostol 25 a 50 mcg VV a cada 4 h[g,h] **ou** Misoprostol 50 a 100 mcg VO a cada 5 h[f,g,h]	**Indução do parto** Misoprostol 25 a 50 mcg VV a cada 4 h **ou** Misoprostol 50 a 100 mcg VO a cada 2 h[f,g]	
Preparação cervical antes da aspiração Não obrigatório[b]	**Preparação cervical antes da aspiração** Misoprostol 400 mcg (BU/SL/VV) 1 a 3 h antes do procedimento[c]	**Preparação cervical antes da aspiração (recomendado o uso de múltiplas modalidades)** Dilatadores osmóticos 1 a 2 dias antes do procedimento[d]	**Notas:** As administrações VO e SL estão associadas a mais efeitos colaterais. Evitar VV se em presença de sangramento vaginal. Misoprostol é SEGURO abaixo de 28 semanas, MESMO com histórico de cesariana prévia. O misoprostol não é recomendado em mulheres com idade gestacional ≥ 28 semanas com cesariana anterior. *Não* existe dose máxima de misoprostol. Se o aborto não for concluído após 5 doses, você poderá continuar com doses adicionais ou descansar por 12 horas e começar novamente. Misoprostol *não* está contraindicado em grandes multíparas. A aspiração intrauterina de rotina após aborto medicamentoso não é necessária ou recomendada.		

[a]Abortos induzido e retido < 12 semanas podem ser manejados ambulatorialmente. [b]Considerar usar misoprostol 400 mcg, 1 a 2 horas antes do procedimento em pacientes ≤ 17 anos. [c]Considerar usar dilatadores osmóticos em pacientes ≤ 17 anos ou em pacientes com estenose de colo de útero. [d]Pode ser usado misoprostol 400 mcg, 1 a 2 horas antes do procedimento, se mifepristona não estiver disponível. [e]Doses baseadas na *Society of family planning guidelines (2011, 20133) – A comprehensive systematic review and meta-analysis*, publicado em 2020. [f]Dose baseada no *Cochrane Database Syst Rev (CD014484)*, publicado em 2021. [g]Misoprostol bucal e sublingual não são recomendados para indução do trabalho de parto de gestações viáveis, sendo associados a maior frequência de taquissistolias e sofrimento fetal. [h]Faltam evidências fortes para a dosagem de misoprostol para esta indicação nesta idade gestacional. [i]A cardioplegia fetal induzida deve ser considerada para aborto induzido após viabilidade fetal. BU: bucal; HPP: hemorragia pós-parto; OFIU: óbito fetal intrauterino; SL: sublingual; VO: via oral; VV: via vaginal.

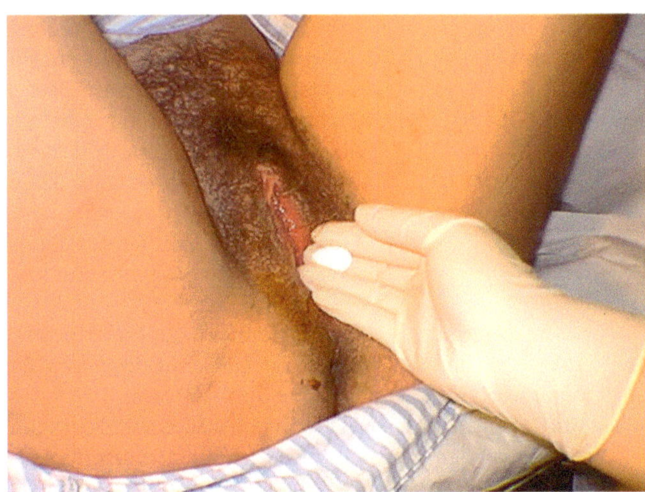

Figura 22.1 Misoprostol vaginal.

Aborto incompleto no primeiro trimestre

Podem ser oferecidas duas opções para a evacuação uterina no aborto incompleto de primeiro trimestre: método cirúrgico por AMIU ou AE, ou o método de aborto medicamentoso. Se a opção da mulher for pelo aborto medicamentoso, recomenda-se em aborto incompleto ≤ 12 semanas o uso de misoprostol 400 μg sublingual, ou 600 μg via oral, ou 800 μg via bucal, em dose única, sem a obrigatoriedade de internação hospitalar (FIGO, 2023).

São condições necessárias para o tratamento medicamentoso do aborto incompleto de primeiro trimestre: idade gestacional ≤ 12 semanas pela DUM e tamanho uterino compatível, e que se apresente com sangramento moderado e hemodinamicamente estável, sem infecção, com bom estado geral, e que a paciente aceite voluntariamente utilizar tratamento medicamentoso pós-consentimento informado. Nesse sentido, previamente ao tratamento medicamentoso do aborto é preciso dar adequada e completa informação e esclarecimento à mulher sobre os eventos clínicos esperados que advirão do tratamento medicamentoso, e que se espera uma efetividade ao redor de 94% no tratamento do aborto incompleto de primeiro trimestre com misoprostol 600 μg VO e 400 μg SL. É importante informá-la sobre os potenciais efeitos colaterais do misoprostol, como febre e calafrios, que podem ocorrer 1 a 2 horas após a administração do medicamento e que devem desaparecer em até 8 horas após a última dose. Podem ocorrer náuseas, vômitos e diarreia autolimitados, que geralmente cessam em 2 a 6 horas após a última dose, controlados com hidratação, antieméticos e loperamida, se necessário (Kruse *et al.*, 2000).

O manejo adequado da dor é recomendado pela OMS a todas as mulheres em processo de evacuação intrauterina, independentemente do método. Para o aborto medicamentoso, em qualquer idade gestacional, recomendam-se rotineiramente medicamentos para a dor (WHO, 2022). Cólicas podem começar até 30 minutos depois da primeira dose de misoprostol, podendo durar por 4 a 8 horas. Nesse sentido, recomenda-se, no aborto tratado com medicamentos, a administração de ibuprofeno (400 a 800 mg, 3 a 4 vezes/dia) ou diclofenaco (50 mg, 2 vezes/dia) e analgésicos, se necessário, como acetaminofen, além de medidas não farmacológicas (Livshits *et al.*, 2009). Por vezes, em idades gestacionais > 12 semanas, a anestesia epidural pode ser necessária (WHO, 2022).

Após a administração do misoprostol, poderá ocorrer perda de coágulos e resíduos, sangramento que diminui dentro de 24 horas, que pode persistir por 2 semanas; 20% das mulheres sangram ou apresentam pequena sujidade por até 4 semanas (Von Hertzen *et al.*, 2007).

Em todo tratamento de aborto, particularmente no aborto medicamentoso em que o acompanhamento será domiciliar, é mister orientar sobre os sinais e sintomas de alerta que podem indicar complicações e requerem retorno à unidade de emergência:

- Continuidade de sangramento maior do que dois absorventes noturnos encharcados em 1 hora por 2 horas seguidas
- Dor abdominal severa depois de 24 horas do uso da última dose de misoprostol
- Sentir-se muito mal, com ou sem febre, com muita náusea, vômitos ou diarreia por mais de 24 horas após a última dose de misoprostol
- Odor vaginal forte e ruim, ou corrimento vaginal
- Febre (≥ 38°C) que perdura por mais de 24 horas após a última dose de misoprostol.

Em razão da alta eficácia e segurança do procedimento de aborto farmacológico de primeiro trimestre, a OMS recomenda que a abordagem seja realizada por meio de telemedicina, para prestar cuidados no aborto farmacológico na totalidade ou em parte (WHO, 2022).

Se a opção for por aborto cirúrgico de primeiro trimestre, recomenda-se oferecer medicação para dor (anti-inflamatórios não esteroides) de maneira sistemática e administrar o bloqueio paracervical e analgésicos (midazolam ou diazepam). A OMS sugere oferecer a opção de tratamento combinado da dor mediante sedação consciente e bloqueio paracervical, quando se disponha de sedação consciente. Não se recomenda o uso sistemático de anestesia geral (WHO, 2022).

Entre os cuidados e avaliação pré-procedimento (aborto medicamentoso ou cirúrgico), impõe-se determinar o tamanho do útero e sua posição por meio de exame de toque bimanual e a existência ou não de dilatação cervical para uma precisa indicação quanto à melhor técnica, além de avaliar fatores de risco, a fim de descartar gravidez ectópica, como escapes menstruais na última semana, dor pélvica unilateral ou bilateral importante na última semana, cirurgia tubária prévia, DIU *in situ* no momento da concepção e gravidez ectópica prévia. Para elaborar um diagnóstico correto antes de realizar um procedimento de evacuação intrauterina, a avaliação da paciente deverá incluir a elaboração da história clínica, exame físico e exames auxiliares, quando necessários. Quanto aos exames laboratoriais no aborto incompleto de primeiro trimestre, deve-se solicitar hematócrito e hemoglobina quando com sinais e sintomas de anemia; tipagem sanguínea e Rh não são necessários antes de 12 semanas, e o diagnóstico e rastreamento de infecções sexualmente transmissíveis (ISTs) não deve atrasar o tratamento (WHO, 2012). Não se recomenda a administração de imunoglobulina anti-D antes de um aborto medicamentoso ou cirúrgico em gestação com menos de 12 semanas. O tratamento de referência para a administração de anti-D se aplica a partir das 12 semanas de idade gestacional (WHO, 2022).

Estudos apontaram que, em infecção pós-aborto depois da realização de aspiração intrauterina antes da 13ª semana de gestação, a taxa de infecção variou de 0,01 a 2,44%, e após D&E variou de 0,8 a 1,6% nos EUA (Achilles *et al.*, 2011). Metanálise da Cochrane de 19 ensaios clínicos aleatorizados controlados mostrou que a administração de antibióticos profilácticos no momento da aspiração intrauterina para o aborto induzido antes da 13ª semana de gestação reduziu significativamente o risco de infecção (Low *et al.*, 2012).

Antes de um aborto cirúrgico (AMIU/AE, D&E), independentemente do risco de infecção pélvica inflamatória da paciente, recomenda-se profilaxia adequada pré ou perioperatória com antibióticos (WHO, 2023a,b). Antibioticoprofilaxia com doxiciclina (200 mg via oral) ou azitromicina (500 mg via oral) ou metronidazol (500 mg via oral) pode ser usada previamente ao aborto cirúrgico, 1 a 2 horas antes do procedimento de evacuação uterina (IPAS, 2023). Não se recomenda o uso de antibioticoprofilaxia previamente ao aborto medicamentoso (WHO, 2022).

Aborto retido e inevitável no segundo trimestre

A presença de ossos fetais no abortamento retido de segundo trimestre resultou no uso de misoprostol seguido por esvaziamento mecânico como a conduta mais frequentemente usada.

A recomendação de primeira escolha para o tratamento medicamentoso do aborto retido entre 13 e 24 semanas é o regime combinado de mifepristona + misoprostol, por ser mais eficaz que o regime de misoprostol isolado (WHO, 2022).

Quando o mifepristona está disponível para o tratamento do aborto retido ou óbito fetal entre 13 e 24 semanas, recomenda-se administrar mifepristona 200 μg via oral, seguido após 1 a 2 dias de misoprostol 400 μg a cada 3 horas pelas vias bucal, sublingual ou vaginal até a expulsão (FIGO, 2023). O regime de misoprostol isolado para o aborto retido de segundo trimestre entre 13 e 24 semanas é a administração de misoprostol 400 μg a cada 3 horas pelas vias bucal, sublingual ou vaginal até a expulsão. Se houver equipe treinada, qualificada e experiente no tratamento cirúrgico de abortos tardios, recomenda-se D&E ou aspiração a vácuo avançada (FIGO, 2023).

As pacientes deverão ser internadas em unidade hospitalar quando no segundo trimestre para acompanhamento e evolução.

Até o fim da década de 1980, o tratamento do aborto incompleto era essencialmente cirúrgico. Em 1993, iniciou-se a opção do tratamento farmacológico com o misoprostol. Nos anos seguintes, dezenas de trabalhos foram publicados demonstrando bons resultados com o uso de misoprostol em aborto incompleto. Em abril de 2009, a OMS incluiu o misoprostol na lista de medicamentos essenciais para o tratamento do aborto incompleto (WHO, 2012).

As mulheres selecionadas para utilizar misoprostol para tratamento do aborto incompleto são aquelas sem alterações hemodinâmicas. Deve-se informar claramente que os melhores resultados ocorrem quando abaixo de 12 semanas. Quando a gestação é acima de 12 semanas, faz-se necessário, na maioria das vezes, o esvaziamento cirúrgico. É importante orientar, ainda, sobre o tempo da possível resposta e dos efeitos colaterais do uso da substância.

Aborto incompleto de segundo trimestre

Podem disponibilizar-se métodos medicamentosos ou D&E/aspiração a vácuo avançada para o tratamento de aborto incompleto em tamanho uterino acima de 13 semanas. Na prática, é o tamanho uterino, e não a idade gestacional, que deve ser usado para determinar o tratamento para assistência pós-aborto ou aborto incompleto. Nenhum estudo comparou tratamento medicamentoso *versus* aspiração intrauterina ou D&E para assistência pós-aborto durante ou após a 13ª semana (IPAS, 2023). É fundamental informar a paciente sobre o tempo mais prolongado para a expulsão dos restos ovulares e do aumento do risco de esvaziamento incompleto do útero no tratamento medicamentoso (WHO, 2022).

Em úteros com volume superior a 13 semanas e dilatação cervical maior de 12 mm de diâmetro, pode-se oferecer a aspiração a vácuo avançada com AE, que suporta a adaptação de cânulas de até 16 mm de diâmetro, permitindo que o cuidado se faça até 16 semanas de gestação (OMS, 2023a).

Revisões sistemáticas da literatura sugerem que, pelo menos, 200 μg administrados por via vaginal, sublingual ou bucal, a cada 6 horas, são um regime eficaz. Se a opção for pelo aborto medicamentoso, recomenda-se para o aborto incompleto de segundo trimestre entre 13 e 24 semanas a administração de misoprostol 400 μg a cada 3 horas por via sublingual ou bucal ou, ainda, vaginal na ausência de sangramento vaginal até expulsão da placenta (WHO, 2022; FIGO, 2023).

A paciente deverá ser informada dos possíveis efeitos colaterais do misoprostol e, se necessário, deverão ser fornecidos medicamentos para aliviá-los. Assim, poderão ser usados anti-inflamatórios se houver dor, antieméticos para náuseas e vômitos, e hidratação no caso de diarreia. Se houver suspeita de infecção ou hemorragia, a paciente deverá procurar imediatamente o serviço hospitalar para tratamento cirúrgico.

PREPARAÇÃO CERVICAL PARA O ABORTO CIRÚRGICO

No esvaziamento mecânico, a utilização prévia de preparação cervical < 12 semanas não é obrigatória, mas pode ser realizada em casos selecionados (adolescentes, nulíparas, estenose cervical e cirurgia prévia do colo uterino). Nesses casos, sugere-se preparo cervical com mifepristona 200 mg via oral 24 a 48 horas prévias ao procedimento, ou misoprostol 400 μg sublingual 1 a 2 horas antes do procedimento, ou ainda misoprostol 400 μg vaginal ou bucal 2 a 3 horas antes do procedimento, que promove amolecimento do colo e facilita a realização do aborto cirúrgico (Morris *et al.*, 2017). A OMS não recomenda o uso de dilatadores osmóticos em casos com menos de 12 semanas (WHO, 2023a,b).

Em gestações ≥ 12 a 19 semanas, recomenda-se previamente a todos os abortos cirúrgicos a preparação cervical com medicação isolada (prefere-se mifepristona + misoprostol) ou dilatadores osmóticos associada a medicação (mifepristona, misoprostol ou regime combinado), ou ainda uma combinação de ambos (WHO, 2023a,b).

Em gestações com menos de 19 semanas, para a preparação cervical recomendam-se dilatadores osmóticos associados a medicação (mifepristona, misoprostol ou ambos) (WHO, 2023a,b).

Mecânica

Os três métodos para a remoção do conteúdo uterino são: aspiração intrauterina (manual ou elétrica), curetagem e D&E (WHO, 2022). De acordo com a OMS, a AMIU é o método preferido no primeiro trimestre e uma das estratégias para diminuir a morte materna (Shwekerela *et al.*, 2007). Embora a OMS e a FIGO recomendem a substituição da curetagem uterina pela aspiração intrauterina ou as técnicas medicamentosas, muitos estabelecimentos no Brasil ainda a usam para esvaziamento uterino no primeiro trimestre de gravidez como método de primeira escolha (Brasil, 2011), diferente dos EUA, onde a AMIU é o método de esvaziamento uterino mais utilizado até idade gestacional ≤ 13 semanas e 80 a 90% desses procedimentos são realizados em ambulatórios (Jatlaoui *et al.*, 2016).

Procedimentos iniciais

Antes do esvaziamento intrauterino, todas as condições presentes que ameacem a vida da mulher devem ser tratadas imediatamente. O médico deve investigar sinais de choque, hemorragia, infecção pélvica ou cervical, sepse, perfuração ou injúria abdominal, que ocorrem comumente no aborto induzido na clandestinidade ou incompleto (WHO, 1981). Ainda se faz necessário:

- Verificar o tamanho do útero segundo as semanas de gestação, sua posição (anteverso, retroposto, sinistroposto etc.) e a permeabilidade ou não do colo uterino
- Classificar o tipo de aborto: ameaça, completo, incompleto, inevitável, retido ou óbito fetal intrauterino e mola hidatiforme
- Verificar os fatores de risco ou suspeita de gravidez ectópica: sangramento vaginal ou sangramento vaginal de escape na última semana; dor pélvica unilateral ou dor pélvica bilateral importante na última semana; cirurgia tubária prévia; DIU *in situ* no momento da concepção; gravidez ectópica prévia
- Solicitar exames auxiliares, quando necessários, para estabelecer o diagnóstico e o manejo mais adequado e seguro: hematócrito e hemoglobina (apenas se sinais e sintomas de anemia); tipagem sanguínea e Rh (não é necessário se < 12 semanas), rastreamento/diagnóstico ISTs (não deve atrasar tratamento)
- Identificar se existem complicações do aborto: infecções, hemorragias, perfuração uterina, lacerações cervicais ou outras
- Identificar o estado emocional da paciente
- Independentemente do risco de infecção, recomendar profilaxia adequada com antibióticos (não se recomenda o uso de antibióticos profiláticos para aborto medicamentoso)
- Para aborto medicamentoso ou cirúrgico antes das 12 semanas de gestação, não se recomenda a administração de imunoglobulina anti-D.

O procedimento não deve ser realizado até que o tamanho e a posição do útero e da cérvix tenham sido determinados. Fibromas grandes ou anomalias uterinas podem dificultar a determinação do tamanho do útero e a realização de procedimentos intrauterinos. Para diminuir o risco de danos, o colo uterino deve ser previamente dilatado, o que pode ser feito lentamente com o uso de misoprostol ou rapidamente com as velas de Pratt ou velas de Denniston, sob anestesia neste caso (Brasil, 2011).

Quando a dilatação mecânica for necessária em um procedimento, é recomendado que o profissional faça um bloqueio paracervical. Se o orifício já estiver aberto, o bloqueio paracervical pode não ser necessário. No entanto, a mulher ainda pode sentir dor quando a cânula passar pelo orifício, causando fricção ao longo dos nervos do canal cervical, e quando o orifício se contrair após o esvaziamento intrauterino. Uma vez que o bloqueio paracervical dificilmente causa algum dano, ele geralmente é recomendado como técnica de manejo da dor (Kulier *et al.*, 2001).

Aspiração manual intrauterina

A AMIU é criação significativa para a saúde das mulheres, que nos últimos 50 anos se mostrou versátil, eficaz e segura, facilitando um tratamento humanístico, empático, gentil e respeitoso da mulher e de menor custo para o sistema de saúde. A AMIU consiste em uma técnica que aspira o conteúdo do útero por meio de uma cânula conectada a um aspirador manual, que cria um vácuo. A fonte de vácuo não requer eletricidade; o procedimento pode ser adaptado a todos os níveis de atenção.

A aspiração como meio de remover o conteúdo uterino, em vez do uso prévio de cureta dura de metal, surgiu na China em 1958. No Reino Unido, a AMIU surgiu em 1967, e nos EUA começou a ser usada nos anos 1970, com o desenvolvimento da cânula Karmann, uma cânula macia e flexível que evitava a necessidade de dilatação cervical inicial, reduzindo, assim, o risco de perfuração do útero.

O esvaziamento uterino por aspiração é uma opção mais segura e tão efetiva quanto a curetagem uterina no primeiro trimestre da gravidez. Apresenta as vantagens da substituição da anestesia geral por analgésicos ou, ainda, por bloqueio paracervical, encurtamento da permanência hospitalar pela maior agilidade no atendimento e precocidade da alta, o que contribuiria para a redução dos custos hospitalares para a instituição e do custo social para a paciente, que muitas vezes tem pressa para retornar ao seu domicílio, e finalmente aumenta o nível de satisfação das pacientes. Esse procedimento utiliza instrumento de fácil manuseio e sua técnica é de simples execução, destinando-se, portanto, também a serviços médicos de menor complexidade ou com menores recursos, como forma de melhorar os resultados e diminuir os riscos para as pacientes (Kizza e Rogo, 1990; Castleman e Mann, 2002).

Revisões sistemáticas demonstraram que a aspiração intrauterina é tão eficaz quanto a curetagem no tratamento de abortos precoces incompletos e retidos, reduzindo o tempo do procedimento, a perda de sangue e a dor (Kulier *et al.*, 2011; Ghosh *et al.*, 2021).

A OMS e a FIGO recomendam aspiração a vácuo nos abortos cirúrgicos antes de 14 semanas e não a prática da dilatação e da curetagem uterina instrumental, incluída a verificação com cureta (ou seja, para "completar" o aborto) depois da aspiração a vácuo. Estudos observacionais indicam que a aspiração a vácuo se associa com menos complicações que a D&A, e não há evidência que apoie a verificação com cureta depois da aspiração a vácuo (FIGO, 2011; OMS, 2022).

A aspiração pode ser realizada tanto com uma bomba elétrica (aspiração a vácuo elétrica ou AE) ou com um vácuo manual produzido por uma AMIU. Ambos os métodos utilizam o mesmo nível de sucção, podendo ser considerados equivalentes em termos de eficácia e segurança.

As indicações da AMIU são:

- Aborto incompleto
- Aborto inevitável
- Aborto retido ou óbito fetal intrauterino
- Gestação anembrionada
- Aborto infectado
- Mola hidatiforme
- Interrupção legal da gravidez do primeiro trimestre
- Retenção de restos placentários
- Obtenção de amostras de tecido endometrial.

São contraindicações do procedimento a ser realizado com AMIU:

- Gravidez com volume uterino superior a 13 semanas ao exame
- Dilatação cervical maior de 12 mm
- Perfuração uterina diagnosticada.

Etapas para execução da aspiração manual intrauterina (Lukman e Pogharian, 1996)

Etapa 1: antibiótico profilático via oral. As opções de esquemas de antibióticos são (Achilles *et al.*, 2011):

- 200 mg de doxiciclina
- 500 mg ou 1 g de azitromicina
- 500 mg ou 1 g de metronidazol.

Etapa 2: preparo dos instrumentos. Os *kits* para AMIU disponíveis no mercado são compostos por oito cânulas (4 mm, 5 mm, 6 mm, 7 mm, 8 mm, 9 mm, 10 mm e 12 mm) (Figura 22.2). As cânulas

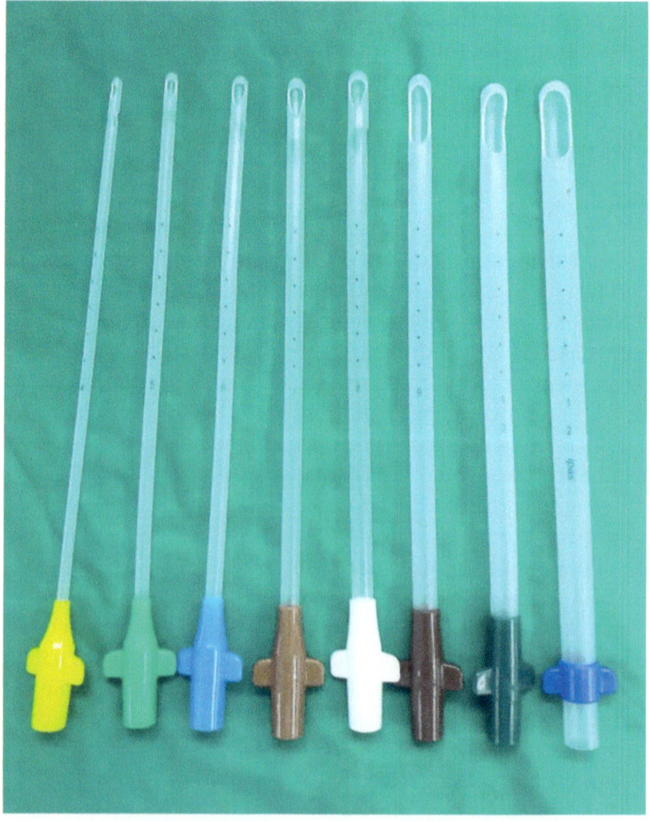

Figura 22.2 Cânulas Karmann: 4 mm (*amarela*), 5 mm (*verde-claro*), 6 mm (*azul-claro*), 7 mm (*marrom-claro*), 8 mm (*branca*), 9 mm (*marrom-escuro*), 10 mm (*verde-escuro*), 12 mm (*azul-escuro*).

apresentam marcadores em seu corpo; o primeiro marcador dista 6 cm da ponta da cânula, facilitando a realização de uma histerometria indireta. O aspirador AMIU *Plus* tem um cilindro com volume de 60 mℓ, podendo ser reutilizável por meio de técnicas de limpeza, esterilização e armazenamento, e apresenta compatibilidade com cânulas AMIU *EasyGrip* e Karmann. Ao se formar o vácuo, adquire-se uma pressão negativa interna de 24 a 26 polegadas ou 609,6 a 660,4 mmHg. Um frasco de silicone se destina à lubrificação interna do anel negro do êmbolo com o interior do cilindro do aspirador.

Deve-se usar sempre uma cânula de tamanho apropriado para o tamanho do útero e a dilatação cervical presente. O emprego de uma cânula muito pequena pode resultar em tecido retido ou perda de sucção. Os limites de tamanhos de cânula sugeridos em relação ao tamanho do útero desde a DUM são: tamanho uterino de 4 a 6 semanas pela DUM: cânulas de 4 a 7 mm; tamanho uterino de 7 a 9 semanas pela DUM: cânulas de 5 a 10 mm; tamanho uterino de 9 a 12 semanas pela DUM: cânulas de 8 a 12 mm.

Etapa 3: preparo da paciente. A percepção da mulher de sua dor é fortemente afetada por seu nível de ansiedade e pela quantidade de informação que ela tem sobre sua condição e sobre o procedimento. A paciente deve ser informada antecipadamente sobre o que acontecerá durante o procedimento, o tempo de demora e quando é possível que ela sinta dor. O profissional deve avisá-la que as cólicas que ela sentirá próximo ao fim do procedimento indicarão que a intervenção está terminando (Yordy *et al.*, 1993). Recomenda-se manejo adequado da dor a todas as mulheres em processo de ter uma evacuação intrauterina, independentemente do método a ser realizado. É preciso abordar os aspectos físicos, psicossociais e de procedimento associados com a dor, para diminuir o risco do procedimento. A mulher, junto com seu(sua) prestador(a) de serviços, formula um plano de acordo suas necessidades e preferências.

É importante observar previamente durante a preparação e avaliação da paciente alguns aspectos do procedimento associados com a dor durante a aspiração a vácuo, como a necessidade de dilatação cervical, o grau e o tempo de manipulação do útero durante a evacuação e a técnica e os diâmetros das cânulas a serem utilizadas. Além disso, alguns aspectos psicossociais estão associados com maior intensidade da dor durante a aspiração a vácuo, como ansiedade e depressão. Por fim, avaliar a presença de fatores físicos associados com maior intensidade da dor durante a aspiração por vácuo, tais como nuliparidade, idade gestacional mais avançada, dismenorreia, idade jovem (IPAS, 2023).

Para um manejo efetivo da dor na AMIU, é necessário proporcionar um ambiente tranquilo, uma comunicação clara, empática, que tranquilize a paciente, uma adequada combinação de medicamentos prévios ao procedimento (anti-inflamatórios e analgésicos) e anestesia e técnica cirúrgica suave. Além dos medicamentos para a dor, algumas medidas de apoio podem ajudar (Winkler *et al.*, 1995; Parry e Risi, 2001).

Recomendações para um adequado manejo da dor previamente a um tratamento de aborto cirúrgico < 14 semanas (WHO, 2022; RCOG, 2022; IPAS, 2023):

- Oferecer medicação para a dor de maneira sistemática (anti-inflamatórios não esteroides, ibuprofeno ou naproxeno) e administrar a quem o desejar 30 minutos a 1 hora antes do procedimento
- Administração prévia de analgésicos e ansiolíticos auxilia na diminuição da ansiedade. Diazepam VO, 10 mg, 1 hora antes do procedimento, ou intravenoso, 2 a 5 mg, 20 minutos antes do procedimento; ou midazolam. Meperidina intramuscular, 100 mg, 30 minutos antes do procedimento, ou intravenosa, 100 mg, 5 a 15 minutos antes do procedimento, diluída em 100 mℓ de soro glicosado (Kulier *et al.*, 2001)
- Uso do bloqueio paracervical com técnica padrão
- Não se recomenda o uso sistemático de anestesia geral.

Passos pré-procedimento:

- Verificar pessoalmente que o instrumental para a AMIU e o equipamento em geral, os insumos e materiais estão disponíveis (Figuras 22.3 e 22.4)
- Ordenar o instrumental e os materiais na mesa de apoio, segundo a sequência de seu uso
- Avaliar integralmente a mulher e tratar suas complicações
- Avaliar cuidadosamente qual será o manejo da dor, adequando-o à necessidade individual de cada paciente.

Etapa 4: preparação antisséptica do colo uterino.

Etapa 5: realização do bloqueio paracervical. O bloqueio paracervical com anestesia local é um método eficaz de tratamento da dor e deve fazer parte de todos os procedimentos de aspiração intrauterina, colocação do dilatador osmótico e D&E (IPAS, 2023).

Recomenda-se um bloqueio paracervical com 20 mℓ de lidocaína a 1%, injetados a uma profundidade de 3 cm, pois a injeção mais profunda de anestésico (3 cm) melhora o controle da

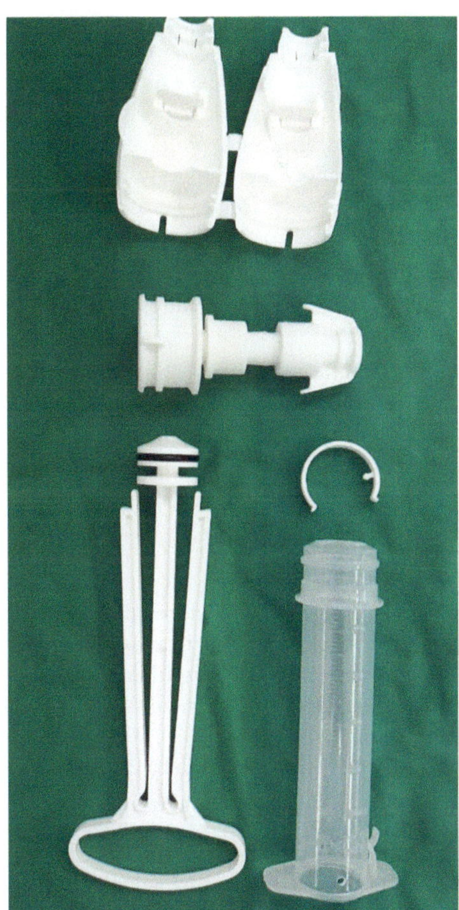

Figura 22.3 Aspirador de aspiração manual intrauterina desmontado.

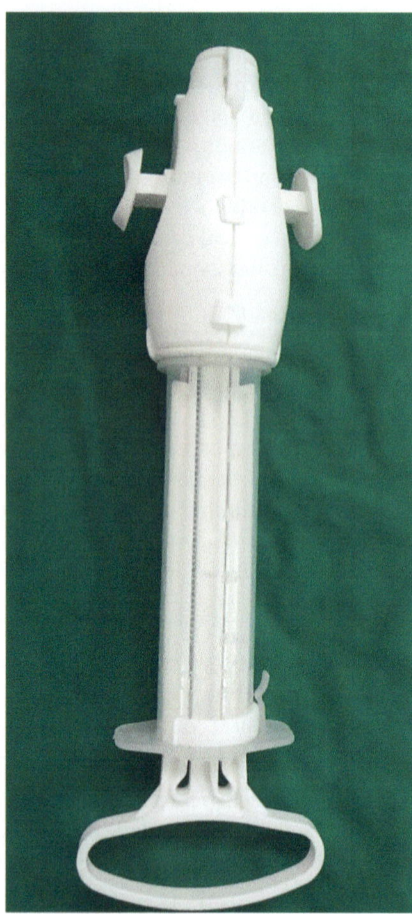

Figura 22.4 Aspirador de aspiração manual intrauterina montado.

dor em comparação com a injeção superficial (1,5 cm). Se não estiver disponível lidocaína a 1%, pode-se substituir por 10 mℓ de lidocaína a 2%, embora a evidência que corrobora o uso de lidocaína a 2% seja escassa. Deve-se usar a técnica de injeção paracervical de dois pontos ou de quatro pontos (2, 4, 8 e 10 horas), na transição cervicovaginal (IPAS, 2023).

Há várias alternativas para o bloqueio paracervical. As mais comumente usadas são:

- Lidocaína: 20 mℓ de solução a 1%
- Lidocaína: 10 mℓ de solução a 2%
- Bupivacaína: 20 mℓ de solução a 0,25%.

A anestesia local com bloqueio paracervical é recomendada a todos os procedimentos de AMIU. O material padrão necessário para o bloqueio paracervical é:

- Espéculo vaginal
- Solução antisséptica (PVPI ou clorexidina não alcoólica)
- Agulha raqui 22 G para injeção do anestésico ou agulhas 23 convencionais com extensor de agulha
- Agulha 18 G para aspiração da medicação
- Seringa de 20 mℓ
- Lidocaína a 1% 20 mℓ ou lidocaína a 2% 10 mℓ.

Técnica do bloqueio paracervical (IPAS, 2023):

- Assepsia e antissepsia da vagina e colo uterino
- Geralmente de 10 a 20 mℓ de uma solução de lidocaína a 1 a 2% (sempre menos de 200 mg)
- Utilize 20 mℓ de uma solução de lidocaína a 1% ou 10 mℓ de solução de lidocaína a 2%
- Injete 1 a 2 mℓ de anestésico onde se colocará a pinça de Pozzi (às 10 ou 12 horas, tomando como referência a circunferência do relógio)
- Coloque a pinça de Pozzi suavemente no local da injeção
- Exerça suave tração para movimentar a cérvice e expor a transição entre o epitélio liso cervical e o tecido vaginal
- Os 19 a 18 mℓ restantes se injetam em quantidades iguais na união cervicovaginal às 2, 4, 8 e 10 horas do relógio; os sítios às 4 e 8 horas são os preferenciais para o bloqueio
- A quantidade máxima é de 4 a 5 mℓ em cada sítio de injeção (2, 4, 8 e 10 horas) na transição cervicovaginal
- Dose máxima de 20 mℓ de lidocaína 1% ou 4,5 mg/kg no colo ou 200 mg no total
- Nunca introduza a agulha às 3 e 9 horas do relógio, para evitar acidentes vasculares
- A injeção deve ser de maneira contínua e lenta, de superficial (1,5 cm) a profunda, a uma profundidade máxima de 3 cm
- Ao introduzir a ponta da agulha, oriente-a medialmente e internamente dentro do colo uterino
- Aspire sempre antes de injetar (tracionando levemente o êmbolo para atrás) para evitar fazê-lo em um vaso sanguíneo
- Espere 3 a 5 minutos antes de dilatar ou manusear o colo uterino, para dar tempo de a anestesia local fazer seu efeito
- Efeitos colaterais: vertigens, gosto metálico, "língua grossa", dormência, zumbido nos ouvidos (acalmar, orientar)
- Reações alérgicas: urticárias (anti-histamínicos)
- Insuficiência respiratória (adrenalina 0,4 mg por via subcutânea).

Preparação cervical se for efetuada previamente ao aborto cirúrgico com menos de 12 semanas:

- Mifepristona 200 mg VO entre 24 e 48 horas antes do procedimento
- Misoprostol 400 μg por via sublingual entre 1 e 2 horas antes do procedimento
- Misoprostol 400 μg por via vaginal ou via oral entre 2 e 3 horas antes do procedimento
- Não se recomenda o uso de dilatadores osmóticos para a preparação do colo uterino ≤ 12 semanas.

A via sublingual é mais eficaz para a administração de misoprostol. Deve administrar-se a medicação adequada para a dor.

O instrumental necessário para o procedimento inclui:

- Espéculo vaginal
- Tenáculo ou pinça Pozzi
- Pinza Foerster ou De Lee
- Recipiente para tecido obtido ou cuba-rim
- Dilatadores Denniston ou Pratts
- Solução antisséptica
- Seringa e anestésico
- Gazes pequenas
- Luvas estéreis e campos estéreis.

Tempos do procedimento de AMIU:

- Avaliação ginecológica e indicação do procedimento
- Antibioticoprofilaxia e medicações anti-inflamatórias e analgésicas ou ansiolíticas
- "Aconselhamento de emergência" – "analgesia verbal" e apoio emocional
- Solicitar à paciente que esvazie a bexiga
- Antissepsia com suavidade
- Anestesia individualizada (paracervical com ou sem sedação ou raramente com anestesia geral)

- Fixação da cérvice com "Pozzi"
- Dilatação cervical, se for necessária
- Estabelecimento do vácuo
- Introdução da cânula – histerometria indireta
- Conexão do aspirador AMIU *Plus* à cânula
- Aspiração do conteúdo (bombeamento rotativo)
- Retirada do material e procedimentos de descontaminação
- Revisão dos tecidos
- Planejamento reprodutivo pós-aborto.

Etapa 6: dilatação da cérvix, se necessário.

Etapa 7: inserção da cânula e realização de histerometria para confirmar o tamanho e a posição do útero.

- Aplique tração suave sobre a cérvice, gentilmente
- Faça movimentos rotatórios com a cânula enquanto exerce pressão, suavemente
- Insira a cânula devagar, até que ela toque no fundo do útero, e logo retroceda 1 cm. Uma alternativa é inserir a cânula apenas até passar pelo orifício interno do colo uterino. Lembre-se de que a cânula deve ficar ajustada ao canal cervical
- À medida que ela é introduzida, note a profundidade uterina pelos pontos ou marcas visíveis na cânula até que toque o fundo uterino (histerometria indireta).

Etapa 8: conexão do aspirador à cânula (Figura 22.5).

- Com o aspirador com vácuo armado
- Tome cuidado para não fazer movimento de empurrar a cânula para dentro do útero, mas tracionando a cânula em direção ao aspirador, conectando-a firmemente.

Etapa 9: aspiração do conteúdo uterino.

- Solte os botões para começar a sucção
- Faça movimentos rotatórios de 180° com a cânula, gentilmente, em todas as direções
- Movimente a cânula para dentro e para fora, observando atentamente os pontos para avaliar histerometria
- Não deixe a fenestra da cânula escapar para fora do orifício externo do colo uterino, para não perder o vácuo.

A válvula de ajuste da seringa deve ser aberta para transferir o vácuo, através da cânula, para o útero e, ao mesmo tempo, para aspirar seu conteúdo por meio de movimentos de "vaivém" firmes e cuidadosos da cânula. Sangue de aspecto espumoso ou de cor rosa, sem tecido, sensação granulosa sentida quando a cânula passa sobre a superfície do útero e contração uterina em torno da cânula, agarrando-a, indicando que o útero está se contraindo, são indícios de que o útero está vazio. Além disso, a paciente queixa-se de cólica ou dor (Yordy *et al.*, 1993).

Etapa 10: planejamento reprodutivo. Inserção de um DIU ou um implante anticonceptivo, ou qualquer método de escolha da mulher.

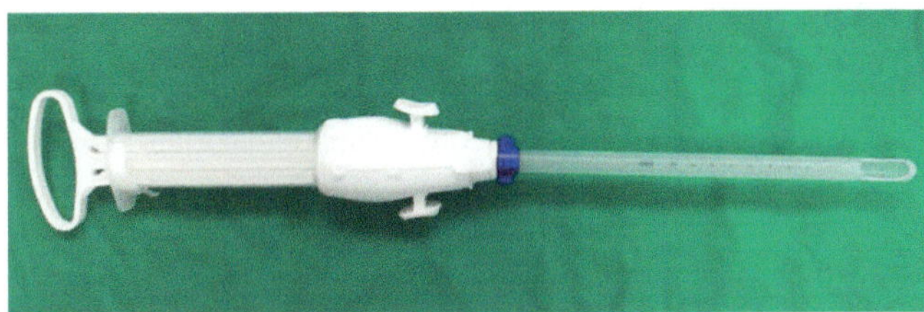

Figura 22.5 Aspirador acoplado com a cânula.

Curetagem

Curetagem, também conhecida como "D&C", envolve a dilatação da cérvix por meio das velas de Hegar (Figura 22.6) e o uso curetas metálicas (Figura 22.7) para raspar as paredes do útero. Por ter diâmetro variável e ser de material rígido (aço), pode provocar acidentes, como perfuração do útero.

No primeiro trimestre, a curetagem uterina não deve ser utilizada para o esvaziamento uterino, a não ser quando não seja possível a utilização da AMIU (Shwekerela *et al.*, 2007).

A indicação de curetagem uterina encontra-se nos casos de abortamentos incompletos do segundo trimestre. Já nas gestações com feto intrauterino após 12 semanas, deve-se promover a indução farmacológica com misoprostol e, após a expulsão fetal, faz-se a curetagem uterina (WHO, 2007).

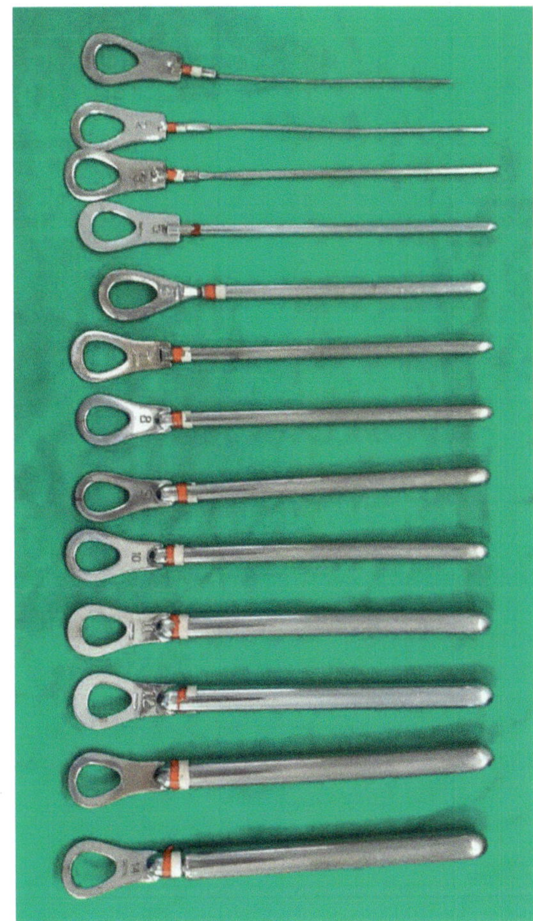

Figura 22.6 Velas de Hegar.

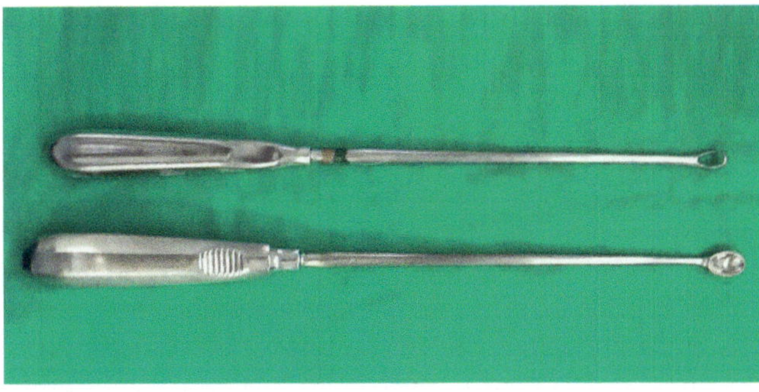

Figura 22.7 Curetas metálicas.

Antes de se iniciar a curetagem, devem ser tomados alguns cuidados:

- Esvaziamento vesical
- Antissepsia rigorosa da genitália interna e externa
- Anestesia geral, raquidiana ou peridural, ou sedação, que pode variar de leve a intensa
- Administração de ocitocina ou misoprostol para promover maior retração do útero, diminuindo o sangramento e os riscos de perfuração uterina. Exame ginecológico, definindo-se o tamanho do útero, sua posição e estado dos anexos.

Após esses cuidados, segue-se a curetagem:

- Etapa 1: inserção de espéculo
- Etapa 2: exposição e tracionamento do colo uterino com pinça de Pozzi ou Museaux
- Etapa 3: dilatação instrumental do colo, caso necessário, com velas de Hegar
- Etapa 4: histerometria para confirmar tamanho e posição do útero
- Etapa 5: remoção com pinça de Winter (pinça de ovos) do conteúdo uterino, retirando-se a maior quantidade de tecido possível
- Etapa 6: raspagem do útero com cureta selecionada
- Etapa 7: exame do tecido.

A pinça de Winter e a cureta devem ser introduzidas suavemente até alcançarem o fundo do útero, e devem ser removidas completamente após cada movimento. Deve-se realizar a raspagem até que se perceba que a cavidade uterina esteja limpa, com a sensação de aspereza ao passar a cureta.

COMPLICAÇÕES DOS MÉTODOS DE ESVAZIAMENTO INTRAUTERINO

Os efeitos colaterais mais comumente observados após procedimentos de esvaziamento intrauterino são cólicas abdominais, náuseas leves a moderadas, vômitos, dor e sangramento semelhante à menstruação. Outras complicações ocorrem raramente e incluem reação vagal em função da dor e do medo, esvaziamento incompleto, lesão cervical, perfuração uterina, embolia gasosa, infecção pélvica, sepse e hemorragia (Parry e Risi, 2001).

PREVENÇÃO DA ALOIMUNIZAÇÃO Rh-D

Para um aborto medicamentoso ou cirúrgico antes das 12 semanas, não se recomenda a administração de imunoglobulina anti-D. A partir das 12 semanas de idade gestacional, aplica-se o tratamento de referência para a administração de anti-D. Após 12 semanas, geralmente se recomenda a dose de 300 μg.

PLANEJAMENTO REPRODUTIVO PÓS-ABORTAMENTO

Os serviços de saúde que prestam esse atendimento precisam garantir o acolhimento adequado a essas mulheres, aproveitando a oportunidade para informar sobre a utilização de métodos anticoncepcionais, bem como garantir efetivamente o acesso a eles ainda no estabelecimento de saúde. Os esclarecimentos devem ser de tal ordem que garantam uma escolha informada e consciente. A oferta de métodos deve ser ampla, para que a mulher faça a melhor escolha de acordo com suas condições clínicas, sociais, econômicas e pretensões reprodutivas (Magotti *et al.*, 1995).

O atendimento a mulheres em situação de aborto não estará completo sem o aconselhamento reprodutivo. Esse aconselhamento deve contemplar a informação de que a fecundidade poderá ser restabelecida em torno de 15 dias após o aborto, antes do advento de nova menstruação, podendo ocorrer nova gravidez nesse período. Desse modo, a mulher deve ser orientada a iniciar a anticoncepção entre o primeiro e o quinto dia após o aborto, ainda que informe não pretender ter relações sexuais a curto prazo (Faúndes e Hardy, 1991; Brasil, 2002; 2011).

Nos casos de aborto induzido, a mulher provavelmente não deseja outra gravidez no momento. Nesse caso, todos os esforços da equipe de saúde devem ter por objetivo assegurar uma decisão consciente e tornar disponíveis todos os métodos contraceptivos legalmente aceitos no país. Nos casos de gravidez resultante de falha de um método contraceptivo, deve-se discutir as causas do insucesso para os esclarecimentos necessários, de modo a evitar que tal fato se repita (Faúndes e Hardy, 1991).

Na eventualidade de o aborto ter sido espontâneo, pode ser que a mulher manifeste desejo de engravidar imediatamente. Nesse caso, é imprescindível informá-la da necessidade de se esclarecerem as causas do aborto antes de se tentar uma nova gestação, principalmente nos casos de aborto de repetição (Brasil, 2011).

É também indispensável promover o conceito de dupla proteção: contra a gravidez e as doenças de transmissão sexual. Nesse sentido, paralelamente ao fornecimento de informações sobre contracepção, não se pode deixar de prover informação completa sobre o uso de preservativos e sobre como obtê-los (Brasil, 2002; 2011).

OFERTA DE MÉTODOS ANTICONCEPCIONAIS

Nos casos de aborto sem nenhuma complicação, não há restrições para uso de métodos contraceptivos (Faúndes e Hardy, 1991). A mulher pode optar por qualquer um deles.

Dispositivo intrauterino

A inserção do DIU pode ser realizada imediatamente após o esvaziamento uterino (AMIU ou curetagem) nas mulheres sem nenhum sinal ou suspeita de infecção, antes da alta hospitalar, no retorno à unidade de saúde dentro dos primeiros dias pós-aborto ou na primeira menstruação após o esvaziamento (Brasil, 2011). Há restrição para o uso do DIU quando o aborto foi infectado ou há dúvidas sobre essa situação, ou ainda se foi praticado em condições inseguras.

Contraceptivos hormonais orais, injetáveis (mensal ou trimestral), transdérmicos ou anel vaginal

Os contraceptivos hormonais devem ser iniciados do primeiro ao quinto dia após o abortamento. Considerando que muitas mulheres terão dificuldades para comparecer à unidade de saúde nesse prazo, é imperioso que os métodos estejam disponíveis no hospital onde se dá o atendimento ao aborto, para que se inicie o método escolhido dentro do prazo recomendado (Brasil, 2011).

Esterilização cirúrgica

A esterilização pode ser oferecida; entretanto, de acordo com a Lei nº 9.263/96, que regulamenta as ações de planejamento familiar no Brasil, e com a Portaria nº 048, de 11 de fevereiro de 1999, do Ministério da Saúde, só poderá ser realizada 42 dias após o aborto e obedecendo aos demais pressupostos legais (Brasil, 1997).

Devem ser respeitadas as novas orientações da Lei nº 14.443 de 2022, que dá o direito às mulheres com capacidade civil plena e maiores de 21 anos de idade ou, pelo menos, com dois filhos vivos, desde que haja manifestação antecipada da vontade com prazo mínimo de 60 dias antes para aconselhamento multidisciplinar e ter condições médicas para realizar o procedimento. Não se faz mais necessária a autorização do cônjuge (Brasil, 2022a).

Anticoncepção hormonal de emergência

A orientação sobre anticoncepção hormonal de emergência deve obrigatoriamente constar do portfólio dos serviços que atendem mulheres em condição de abortamento, principalmente porque sempre haverá mulheres convictas de que não voltarão a ter relações sexuais em curto espaço de tempo e, por esse motivo, não usarão proteção, expondo-se a uma nova gravidez não planejada (Brasil, 2002).

Preservativo masculino e feminino

As camisinhas devem sempre ser oferecidas, ressaltando-se a necessidade da dupla proteção contra gravidez e contra as doenças de transmissão sexual (Faúndes e Hardy, 1991; Brasil, 2002).

Métodos naturais

Os métodos naturais não são recomendados antes de restabelecidos os ciclos menstruais (Faúndes e Hardy, 1991; Brasil, 2002).

REFERÊNCIAS BIBLIOGRÁFICAS

ACHILLES, S. L.; REEVES, M. F.; SOCIETY OF FAMILY PLANNING. Prevention of infection after induced abortion: release date October 2010: SFP guideline 20102. *Contraception*, v. 83, n. 4, p. 295-309, 2011.

ALEMAN, A. *et al.* Bed rest during pregnancy for preventing miscarriage. *Cochrane Database of Systematic Reviews*, v. 2005, n. 2, p. CD003576, 2005.

ASHOK, P. W. *et al.* Midtrimester medical termination of pregnancy: a review of 1002 consecutive cases. *Contraception*, v. 69, n. 1, p. 51-58, 2004.

BARRA, D. A. *et al.* Importance of ultrasonography for the prediction and diagnosis of abortion. *Femina*, v. 34, n. 12, p. 829-834, 2006.

BRASIL. Lei nº 14.443 de 2022. Altera a Lei nº 9.263, de 12 de janeiro de 1996, para determinar prazo para oferecimento de métodos e técnicas contraceptivas e disciplinar condições para esterilização no âmbito do planejamento familiar. *Diário Oficial da União*. Brasília, 5 set. 2022a. Seção 1, p. 5.

BRASIL. Ministério da Saúde. Secretaria de Atenção à Saúde. Departamento de Ações Programáticas Estratégicas. *Atenção humanizada ao abortamento*: norma técnica. 2. ed. Série de Direitos Sexuais Reprodutivos – Caderno nº 4. Brasília: Ministério da Saúde, 2011.

BRASIL. Ministério da Saúde. Secretaria de Políticas de Saúde. Área Técnica de Saúde da Mulher. *Assistência em Planejamento Familiar*: Manual Técnico. 4. ed. Brasília: Ministério da Saúde, 2002.

BRASIL. Ministério da Saúde. Secretaria de Vigilância em Saúde. Mortalidade Materna no Brasil, 2009 a 2020. *Boletim Epidemiológico*, v. 53, n. 20, 2022b.

CASTLEMAN, L.; MANN, C. Manual vacuum aspiration (MVA) for uterine evacuation: pain management. Chapel Hill: IPAS, 2002.

DICKINSON, J. E.; EVANS, S. F. The optimization of intravaginal misoprostol dosing schedules in second-trimester pregnancy termination. *American Journal of Obstetrics and Gynecology*, v. 186, n. 3, p. 470-474, 2002.

DINIZ, D.; MEDEIROS, M. Aborto no Brasil: uma pesquisa domiciliar com técnica de urna. *Ciência & Saúde Coletiva*, v. 15, supl. 1, p. S959-S996, 2010.

FAÚNDES, A.; HARDY, E.; CECATTI, J. G. Planejamento familiar e saúde materno-infantil. *Femina*, v. 19, n. 3, p. 189-198, 1991.

GEMZELL-DANIELSSON, K. *et al.* Misoprostol to treat missed abortion in the first trimester. *International Journal of Gynaecology and Obstetrics*, v. 99, suppl. 2, p. S182-S185, 2007.

GOBBE, M.; FAZZIO, M.; BONI, T. Current role of bed-rest in threatened abortion. *Minerva Ginecologica*, v. 53, n. 5, p. 337-340, 2001.

GHOSH, J. *et al.* Methods for man aging miscarriage: A network meta-analysis. *Cochrane Database of Systematic Reviews*, v. 6, n. 6, p. CD012602, 2021.

HERTIG, A. T.; SHELDON, W. H. Minimal criteria required to prove prima facie case of traumatic abortion or miscarriage. An analysis of 1000 spontaneous abortions. *Annals of Surgery*, v. 117, n. 4, p. 596-606, 1943.

INTERNATIONAL FEDERATION OF GYNECOLOGY AND OBSTETRICS (FIGO). FIGO calls for the total decriminalization of safe abortion. 28 fev. 2022. Disponível em: https://www.figo.org/resources/figo-statements/figo-calls-total-decriminalisation-safe-abortion.

INTERNATIONAL FEDERATION OF GYNECOLOGY AND OBSTETRICS (FIGO). FIGO Consensus Statement: Uterine Evacuation. 12 jul. 2011. Disponível em: https://www.figo.org/news/figo-consensus-statement-uterine-evacuation.

INTERNATIONAL FEDERATION OF GYNECOLOGY AND OBSTETRICS (FIGO). FIGO Mifepristone & misoprostol and misoprostol only dosing charts 2023. Dez. 2023. Disponível em: https://www.figo.org/figo-mifepristone-misoprostol-and-misoprostol-only-dosing-charts-2023.

IPAS. *Actualizações Clínicas em Saúde Reprodutiva*. Jackson E. (ed.). Chapel Hill:: Ipas, 2023. p. 18-22.

JATLAOUI, T. C. *et al.* Abortion Surveillance – United States, 2013. *Morbidity and Mortality Weekly Report. Surveillance Summaries*, v. 65, n. 12, p. 1-44, 2016.

KIZZA, A. P.; ROGO, K. O. Assessment of the manual vacuum aspiration (MVA) equipment in the management of incomplete abortion. *East African Medical Journal*, v. 67, n. 11, p. 812-822, 1990.

KRUSE, B. *et al.* Management of side effects and complications in medical abortion. *American Journal of Obstetrics and Gynecology*, v. 183, suppl. 2, p. S65-S75, 2000.

KULIER, R. *et al.* Medical methods for first trimester abortion. *Cochrane Database of Systematic Reviews*, v. 2011, n. 11, p. CD002855, 2011.

KULIER, R, *et al.* Métodos quirúrgicos para la interrupción del embarazo durante el primer trimestre. *Cochrane Database of Systematic Reviews*, v. 2001, n. 4, p. CD002900, 2001.

LATHAM, A. E. *et al.* Diretrizes para o atendimento em violência sexual: o papel da formação médica. *FEBRASGO Position Statement*, v. 43, abr. 2021.

LIVSHITS, A. *et al.* Ibuprofen and paracetamol for pain relief during medical abortions: a double-blind randomized controlled study. *Fertility and Sterility*, v. 91, n. 5), p. 1877-1880, 2009.

LOW, N. *et al.* Perioperative antibiotics to prevent infection after first trimester abortion. *Cochrane Database of Systematic Reviews*, v. 2012, n. 3, p. CDOO5217, 2012.

LUKMAN, H. Y.; POGHARIAN, D. Management of incomplete abortion with manual vacuum aspiration in comparison to sharp metallic curette in an Ethiopian setting. *East African Medical Journal*, v. 73, n. 9, p. 598-603, 1996.

MAGOTTI, R. F. *et al.* Cost-effectiveness of managing abortions: manual vacuum aspiration (MVA) compared to evacuation by curettage in Tanzania. *East African Medical Journal*, v. 72, n. 4, p. 248-251, 1995.

MORRIS, J. L. *et al.* FIGO's updated recommendations for misoprostol used alone in gynecology and obstetrics. *International Journal of Gynaecology and Obstetrics*, v. 138, n. 3, p. 363-366, 2017.

PARRY, M.; RISI, L. Non-pharmacological/bio-behavioural approaches to pain management: Why we use vocal-anesthesia at Marie Stopes. *Background*, vol. 1. London: Marie Stopes International, 2001.

PINTO E SILVA, J. L.; SURITA, F. G. C. Abortamento espontâneo. In: NEME, B. *Obstetrícia básica*. 2. ed. São Paulo: Sarvier, 2000. p. 552-561.

RAHANGDALE, L. Infections complications of pregnancy termination. *Clinical Obstetrics and Gynecology*, v. 52, n. 2, p. 198-204, 2009.

RANA A, *et al.* Induced septic abortion: a major factor in maternal mortality and morbidity. *Journal of Obstetrics and Gynaecology Research*, v. 30, n. 1, p. 3-5, 2004.

ROYAL COLLEGE OF OBSTETRICIANS AND GYNAECOLOGISTS. (RCOG). *Best practice in abortion care*. London: RCOG, 2022.

SAVARIS, R. F. Abortamento. In: FREITAS, F. *et al. Rotinas em obstetrícia*. 6. ed. Porto Alegre: Artmed, 2011. p. 97-109.

SEDGH, G. *et al.* Insights from an expert group meeting on the definition an measurement of unsafe abortion. *International Journal of Gynecology and Obstetrics*, v. 134, n. 1, p. 104-106, 2016.

SHWEKERELA, B. *et al.* Misoprostol for treatment of incomplete abortion at the regional hospital level: results from Tanzania. *British Journal of Obstetrics and Gynaecology*, v. 114, n. 11, p. 1363-1367, 2007.

STUBBLEFIELD, P. G.; GRIMES, D. A. Septic abortion. *New England Journal of Medicine*, v. 33, n. 5, p. 310-313, 1994.

SURITA, F. G. C.; ALBUQUERQUE, R. M. Abortamento. In: BAR, H. F. *Ginecologia & Obstetrícia*. Recife: Edupe, 2006. p. 365-374.

VON HERTZEN, H. *et al.*; WHO Research Group on Postovulatory Methods of Fertility Regulation. Efficacy of two intervals and two routes of administration of misoprostol for termination of early pregnancy: a randomised controlled equivalence trial. *Lancet*, v. 369, n. 9577, p. 1938-1946, 2007.

WINKLER, J.; OLIVERAS, E.; MCINTOSH, N. (eds.). Post abortion care – A reference manual for improving quality of care. The Postabortion Care Consortium, 1995. Disponível em: https://pdf.usaid.gov/pdf_docs/PNABX057.pdf.

WORLD HEALTH ORGANIZATION (WHO). *Clinical practice handbook for quality abortion care*. Geneva: World Health Organization, 2023a.

WORLD HEALTH ORGANIZATION (WHO). *International Classification of Diseases 11th Revision*. The global standard for diagnostic health information. Geneva: WHO, 2022.

WORLD HEALTH ORGANIZATION (WHO). *Medical management of abortion*. Geneva: WHO, 2018.

WORLD HEALTH ORGANIZATION (WHO). *Misoprostol only dosing chart. Recommended Regimens*. Geneva: WHO, 2023b.

WORLD HEALTH ORGANIZATION (WHO). *Safe abortion*: technical and policy guideline for health systems. 2. ed. Geneva: WHO, 2012.

WORLD HEALTH ORGANIZATION (WHO). *The prevention and management of unsafe abortion*: report of a Technical Working Group. Geneva: WHO; 1992.

WORLD HEALTH ORGANIZATION (WHO). *Unsafe abortion*: Global and regional estimates of the incidence of unsafe abortion and associated mortality in 2003. 5. ed. Geneva: WHO; 2007.

WORLD HEALTH ORGANIZATION (WHO) Task Force on Prostaglandins for Fertility Regulation. Vaginal administration of 15-methyl-PGF2α methyl ester for preoperative cervical dilatation. *Contraception*, v. 23, n. 3, p. 251-259, 1981.

YORDY, L.; LEONARD, A. H.; WINKLER, J. *Guia de aspiração manual intrauterina para médicos*. Carrboro: IPAS; 1993.

CAPÍTULO 23

Hiperêmese Gravídica

Roseli Mieko Yamamoto Nomura • Ana Cristina Pinheiro Fernandes de Araujo

INTRODUÇÃO

As modificações fisiológicas logo no início da gravidez podem levar a náuseas com ou sem vômitos, sintomas que, muitas vezes, levam à suspeita de uma gravidez. Porém, tais alterações podem impactar sobremaneira a qualidade de vida, caso ocorram de forma persistente ou grave. Hiperêmese exige maiores cuidados e aciona um alerta, pois traduz um espectro de sintomas graves que podem causar angústia, ansiedade, depressão e desequilíbrio metabólico, interferindo diretamente nas atividades da gestante (Balaban e Yates, 2017). A definição mais aceita para hiperêmese gravídica é aquela que considera perda de peso superior a 5% do peso corporal pré-gestacional. Além disso, anormalidades como desidratação e desnutrição (cetonúria) costumam estar presentes. A hiperêmese é a segunda causa mais frequente de internação hospitalar durante a gravidez, após o parto pré-termo.

A prevalência de náuseas e vômitos na gestação é calculada em torno de 85%; em 25% dos casos, observa-se exclusivamente o quadro de náusea matinal (*morning sickness*), e o restante das gestantes apresenta diversos graus de êmese associados a náuseas (Clark *et al.*, 2012). O período de incidência entre 5 e 9 semanas ocorre em mais de 90% das gestações, reduzindo progressivamente e tornando-se ocasional além de 20 semanas. Os quadros tardios devem ser reavaliados para confirmar se realmente se trata de náuseas e vômitos observados durante a gravidez ou se teriam outra causa etiológica (Miller, 2002).

O início das náuseas após o primeiro trimestre exige atenção redobrada, pois aumenta a possibilidade de a causa não ser decorrente da gravidez, e sim de outras doenças orgânicas, as quais serão abordadas na parte sobre diagnóstico diferencial.

PATOGÊNESE E FATORES DE RISCO

Ao longo da história da medicina, houve várias tentativas de estabelecer o fator etiológico de náuseas e vômitos na gravidez (NVG). Não há evidências de que haja um único fator etiológico, sendo a patogênese desconhecida e multifatorial (Bustos *et al.*, 2017; Judith *et al.*, 2024).

Historicamente, já foi especulado que as NVG poderiam ser a manifestação de uma doença psicossomática, na qual o processo emético seria a forma de exteriorizar os conflitos intrapsíquicos, o que poderia conferir a essa teoria importante papel na composição etiológica das NVG. Entre as variáveis situacionais que compõem essa teoria, já foi postulado que seriam a manifestação subconsciente da rejeição da mulher a uma gravidez não desejada (FitzGerald, 1984; Uguz *et al.*, 2012). No entanto, essa teoria não é aceita universalmente. Um estudo desenvolvido na Noruega mostrou que a angústia e a depressão seriam mais efeitos do que causa da NVG (Kjeldgaard *et al.*, 2017a). Os eventos adversos ou estressantes na vida da gestante com seu meio social que poderiam estar associados com NVG são gravidez não programada, rejeição à maternidade, rejeição ao pai, imaturidade emocional, temor do ganho de peso, situações de violência, pobreza, busca de compensações, insegurança, limitações financeiras e estabilidade no emprego, entre outras. Como sumário, não se nega a importância dessas situações de estresse potencializando sinergicamente o aparecimento e a manutenção do processo emético em gestantes predispostas, mas não é correto considerá-las como responsáveis isoladas pelo aparecimento das NVG.

As mudanças hormonais, como a elevação de estrogênios e progesterona, têm sido relacionadas com a patogênese da doença. O relaxamento da musculatura lisa e a diminuição do tempo de trânsito intestinal são as consequências mais citadas; no entanto, no final da gravidez, os hormônios sexuais, principalmente os estrogênios, estão elevados e não se associam a náuseas e vômitos. Outra teoria provável é o pico da gonadotrofina coriônica humana (hCG) no primeiro trimestre (Figura 23.1), fato observado de forma exacerbada em gestações múltiplas e mola hidatiforme. O papel de outros hormônios na patogênese tem sido estudado, mas não há dados consistentes sobre essa relação (Lee e Saha, 2011). A motilidade gástrica parece ser anormal, com lentidão e disritmia, em pacientes com hiperêmese; associada à diminuição do tônus do esfíncter esofágico inferior, incorre em refluxo e azia, que trazem sensação de náuseas. Pacientes com persistência de NVG devem ser avaliadas quanto à possível existência da doença de refluxo (Judith *et al.*, 2024).

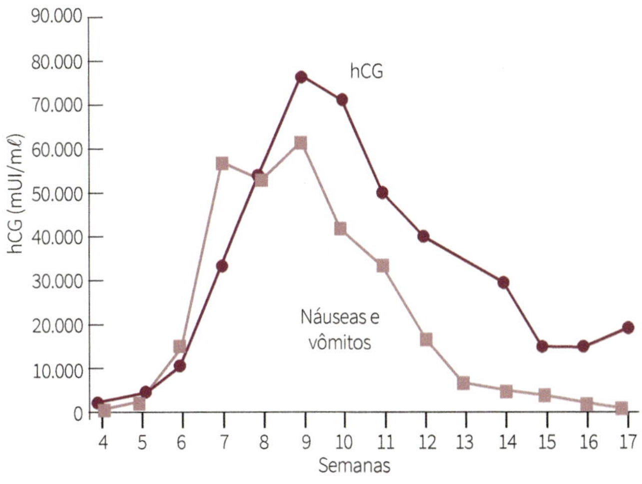

Figura 23.1 Relação entre o pico da gonadotrofina coriônica humana (hCG) e o pico dos sintomas das náuseas e dos vômitos da gravidez.

É descrita significativa relação com náuseas, vômitos e hiperêmese em gestantes com a infecção pelo *H. pylori*, quando comparado com mulheres assintomáticas (*odds ratio* [OR] 3,21, intervalo de confiança de 95% [IC95%] 2,01 a 5,10) (Niemeijer *et al.*, 2014). O teste mostrou sensibilidade para diagnóstico em 73% (IC95% 62 a 81,4%) e especificidade de 55% (IC95% 47,4 a 61,5%). Vale ressaltar a heterogeneidade desses trabalhos na revisão sistemática, que não diferenciou entre doença aguda e doença prévia por *H. pylori*.

Um componente genético foi sugerido com base em estudos que mostram risco aumentado de hiperêmese entre parentes (irmãs, filhas e netas) de mulheres previamente afetadas. Fato que corrobora essa assertiva é que a incidência em gravidezes subsequentes entre mulheres com mesmo parceiro e aquelas que mudam de parceiro é semelhante, mostrando o papel individual das NVG. Tem sido descrita, em pesquisa genética, a associação entre os genes *GDF15* e *IGFBP7*, que pode ter papel promissor na patogênese. Ambos têm expressão nas células do trofoblasto com ação direta na placentação, na regulação do ganho de peso e na ativação de neurônios no hipotálamo e na área postrema (centro do vômito) (Fejzo *et al.*, 2022). Outras teorias tentam explicar náuseas e vômitos na gravidez como sendo decorrentes da deficiência específica de nutrientes (zinco e B12), alteração lipídica, mudanças no sistema nervoso autonômico e desregulação imunológica.

DIAGNÓSTICO

Na avaliação inicial, é importante pesquisar sangramento genital e aumento uterino além do esperado para a idade gestacional, visto que o diagnóstico diferencial com neoplasia trofoblástica e com gestação múltipla deve ser lembrado. Ainda na anamnese, é de fundamental importância avaliar dados epidemiológicos familiares (principalmente mães e irmãs com o mesmo problema) e pessoais da gestante (repetição), seus hábitos, vacinação prévia, estilo de vida, estabilidade conjugal, independência financeira e histórico de violência.

O início das náuseas e dos vômitos ocorre por volta de 5 a 6 semanas de gestação, com pico em aproximadamente 9 semanas e redução, em geral, por volta de 16 a 20 semanas. No entanto, os sintomas podem continuar até o terceiro trimestre em 15 a 20% das mulheres e até o parto em 5%. Na forma leve comum de NVG, a gestante mantém os sinais vitais, com exame físico e exames laboratoriais normais, e a gravidez tem seu curso normal.

Em estudo que buscou estabelecer um consenso internacional (Jansen *et al.*, 2021) para definição de hiperêmese gravídica, os seguintes aspectos foram considerados relevantes:

- Sintomas de aparecimento em gravidez inicial, geralmente abaixo de 16 semanas
- Sintomatologia grave de náuseas e vômitos
- Incapacidade de comer ou beber normalmente
- Limitação das atividades diárias
- Sinais de desidratação materna.

Os critérios comuns para o diagnóstico da hiperêmese são vômito persistentes, perda de peso superior a 5% do peso corporal pré-gestacional e cetonúria não relacionada a outras causas. O quadro clínico decorre, inicialmente, de perdas hidroeletrolíticas e, posteriormente, da desnutrição. A deficiência de carboidratos acelera o metabolismo dos lipídios, resultando na cetonúria. Quando a desnutrição é avançada, a deficiência de tiamina (vitamina B1) pode levar ao quadro neurológico da síndrome de Wernicke-Korsakoff.

A hiperêmese gravídica pode ser classificada em duas formas clínicas, de acordo com a intensidade:

- Forma média: êmese por 2 a 4 semanas, com perda ponderal discreta (até 5% do peso pré-gestacional) e frequência cardíaca abaixo de 100 bpm
- Forma grave: perda ponderal acentuada (de 6 a 8%), pulso rápido (acima de 100 bpm) e cetonúria pontual; pode apresentar hipotensão ortostática, anormalidades laboratoriais (eletrólitos, tireoide e fígado), sinais de hipovolemia e salivação excessiva.

O diagnóstico diferencial (Tabela 23.1) envolve diversas doenças que podem acometer diferentes órgãos e sistemas. Quando a gestante apresenta náuseas e vômitos após 9 semanas, outras condições, em sua maioria intercorrentes na gravidez, devem ser investigadas.

Repercussões maternas

Mulheres com hiperêmese gravídica podem apresentar níveis elevados de T4 livre no soro e aumento do TSH. Essas anormalidades resultam do estímulo do receptor de TSH pelos altos níveis de hCG (Groot *et al.*, 2012; ACOG, 2018). Trata-se de hipertireoidismo fisiológico, conhecido como "hipertireoidismo gestacional transitório", que também pode estar associado à gravidez gemelar ou molar, raramente são sintomáticas e não estão associadas a efeitos adversos. O tratamento expectante é o recomendado, normalizando-se os níveis elevados de hormônio tireoestimulante (TSH) e tiroxina (T4) livre com a queda da hCG após o 1º trimestre.

A hiperêmese gravídica pode estar associada a morbidade significativa, como encefalopatia de Wernicke, ruptura esplênica, ruptura esofágica, pneumotórax e necrose tubular aguda.

Tabela 23.1 Diagnóstico diferencial de náuseas e vômitos da gravidez.

Doenças gastrintestinais	Gastrenterite Hepatite Obstrução intestinal Úlcera péptica Pancreatite Colecistite Apendicite
Doenças do sistema geniturinário	Pielonefrite Calculose renal Uremia Torção do ovário Mioma degenerado
Doenças metabólicas	Cetoacidose diabética Porfiria Doença de Addison Hipertireoidismo
Doenças neurológicas	Lesões vestibulares Enxaqueca Tumores do SNC
Outras	Intoxicação/Intolerância medicamentosa Psiquiátricas
Condições relacionadas com a gravidez	Esteatose hepática aguda da gravidez Pré-eclâmpsia

SNC: sistema nervoso central. (Adaptada de: ACOG, 2018.)

A morte por hiperêmese gravídica é muito rara, mas tem sido associada à síndrome de Wernicke-Korsakoff. A síndrome de Wernicke por deficiência de vitamina B1 corresponde à instalação de sintomas agudos como ataxia com alterações predominantemente da marcha, disfunção vestibular, confusão e uma variedade de anormalidades da motilidade ocular, frequentemente bilaterais. O quadro pode evoluir para a condição crônica, chamada "síndrome de Korsakoff", caracterizada por perda da memória de fixação, desorientação temporal e espacial. A morbidade psicossocial associada à hiperêmese gravídica pode resultar na decisão de interromper a gravidez. Uma revisão sistemática demonstrou escores significativamente maiores na escala de depressão e ansiedade em mulheres com hiperêmese gravídica (Kjeldgaard *et al.*, 2017b).

Repercussões fetais

Com vômitos leves ou moderados, há pouco efeito aparente no resultado da gravidez. A paciente deve ser informada de que a ocorrência de NVG, e mesmo da hiperêmese gravídica, na maioria das vezes, evolui com bom prognóstico materno e fetal. É observada menor incidência de abortamento espontâneo em mulheres com NVG.

Não foi demonstrada associação significativa entre hiperêmese gravídica e anomalias congênitas. Em revisão sistemática e metanálise, foi encontrada maior incidência de recém-nascidos de baixo peso, pequenos para a idade gestacional e prematuros na hiperêmese gravídica (Veenendaal *et al.*, 2011).

Diagnóstico laboratorial

A avaliação laboratorial pode ser dispensada na maioria das pacientes com NVG. Em casos de hiperêmese gravídica, alguns exames laboratoriais podem ser requisitados para estabelecer o diagnóstico diferencial e verificar a gravidade da doença.

TRATAMENTO

O tratamento inicial é manter condutas conservadoras, mudanças alimentares, preconizadas por refeições fracionadas e ricas em proteínas, bem como mudanças de estilo de vida, que podem reduzir a intensidade das NVG. Mulheres com náuseas devem comer a curtos intervalos de tempo (a cada 2 horas), antes ou logo que sentirem fome, para evitar o estômago vazio, o que pode agravar as náuseas. A eliminação de alguns alimentos é recomendada, evitando-se a ingesta de café, comidas picantes, com odor, ricas em gordura ou muito doces. Deve-se estimular a ingesta de alimentos proteicos, secos, salgados e hipocalóricos, os quais podem reduzir as náuseas.

As evidências sobre a eficácia da acupressão P6, da acupressão auricular e da acustimulação do ponto P6 são limitadas, mas podem ser utilizados por não estarem associados a efeitos adversos na gravidez. O uso de produtos de gengibre pode ser útil para as mulheres, mas as evidências de eficácia também foram limitadas (Matthews *et al.*, 2015).

No caso de gestantes com náuseas e vômitos persistentes, a avaliação inicial padrão inclui aferição de peso, pressão arterial e frequência cardíaca, bem como exames laboratoriais e ultrassonografia obstétrica, para identificar idade gestacional, gestação gemelar ou molar. A avaliação básica inicial inclui eletrólitos séricos e cetonas na urina. Em casos de maior complexidade, com quadros exacerbados da doença, devem ser solicitados: ureia, creatinina, hemograma completo, testes da função hepática, função tireoidiana, amilase, fósforo, magnésio e cálcio. As enzimas hepáticas podem estar aumentadas em cerca de 50% dos casos, com valores levemente elevados, em geral inferiores a 300 UI/ℓ. A hiperbilirrubinemia pode ocorrer, mas raramente excede 4 mg/dℓ. Em cerca de 10 a 15% das pacientes pode haver aumento de amilase e lipase. A depleção de magnésio pode causar hipocalcemia, produzindo resistência ao hormônio da paratireoide (PTH). A ultrassonografia de abdome para avaliação do fígado é indicada se houver suspeita de doença hepática, e, na suspeita de apendicite, imagens adicionais podem ser necessárias.

Na falha das medidas conservadoras, é indicado o uso de medicações de 1ª linha, que incluem a associação piridoxina (vitamina B6) e doxilamina (anti-histamínico H1) (McParlin *et al.*, 2016; Khorasani *et al.*, 2020). A conduta recomendada para tratamento de NVG está hierarquizada na Figura 23.2, e as medicações estão apresentadas na Tabela 23.2 (Nomura e Araujo, 2022). Anti-histamínicos de 2ª linha, que incluem dimenidrinato, meclizina e difenidramina, mostram-se seguros no tratamento de NVG, com menos efeitos colaterais maternos ou melhor perfil de segurança fetal, em comparação com outros medicamentos.

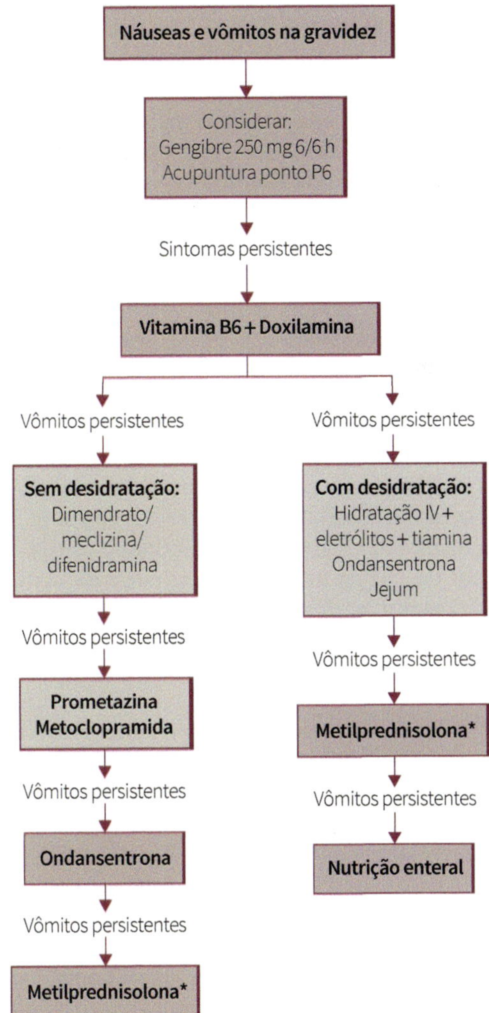

Figura 23.2 Tratamento hierarquizado de náuseas e vômitos na gravidez. *Casos refratários geralmente são tratados com uma dose curta de glicocorticoides, mas pode ser iniciada a clorpromazina em pacientes selecionadas. IV: via intravenosa. (Adaptada de: Nomura e Araujo, 2022.)

Tabela 23.2 Tratamento farmacológico das náuseas e dos vômitos na gravidez.

Medicação	Dose	Comentário
Gengibre	125 a 250 mg VO 6/6 h	–
Vitamina B6 (piridoxina) + doxilamina	Piridoxina 10 a 25 mg 8/8 h + doxilamina 25 mg ao deitar; 12,5 mg pela manhã e à noite, se necessário	Medicação de 1ª linha
Doxilamina (anti-histamínico)	12,5 a 25 mg VO 8/8 h	–
Prometazina (fenotiazínico)	25 mg VO ou IM 4/4 h ou 8/8 h	–
Metoclopramida	10 mg VO ou IM 6/6 h ou 8/8 h	–
Meclizina	25 mg VO 4/4 h ou 6/6 h	Medicação de 2ª linha
Difenidramina	25 a 50 mg VO 4/4 h ou 6/6 h	
Dimenidrato	25 a 50 mg VO 4/4 h ou 6/6 h	
Ondansetrona	4 a 8 mg VO ou IV 6/6 h	–
Metilprednisolona	16 mg VO ou IV 8/8 h por 3 dias; reduzir durante 2 semanas	Evitar no 1º trimestre

IM: via intramuscular; IV: via intravenosa; VO: via oral.

No entanto, os anti-histamínicos devem ser evitados em mulheres que tomam ondansetrona ou outros medicamentos que prolongam o intervalo QT (Pasternak *et al.*, 2013).

Os antagonistas dos receptores da dopamina também podem ser utilizados para o tratamento de NVG. As três principais classes são benzamidas (metoclopramida), fenotiazinas (prometazina) e butirofenonas (droperidol). Efeitos colaterais maternos com o uso da metoclopramida podem ocorrer, como distúrbios do movimento induzidos por drogas. A prometazina é principalmente um agente bloqueador do receptor H1, mas também é um antagonista fraco da dopamina (Tsakiridis *et al.*, 2019).

A ondansetrona, um antagonista seletivo no receptor de 5-hidroxitriptamina-3 (5-HT3) da serotonina, pode ser utilizada na dose de 4 mg por via intravenosa (IV) a cada 12 horas. Entretanto, seu uso no início da gravidez é controverso, devendo ser individualizado e ponderados os riscos e os benefícios durante a gravidez. O tratamento com a ondansetrona para a hiperêmese gravídica deve ser reservado para mulheres cujos sintomas não foram adequadamente resolvidos com outros métodos. As gestantes devem ser aconselhadas a respeito dos dados disponíveis e do possível pequeno risco associado de anomalias cardiovasculares (especialmente defeitos do septo) e fenda palatina (Huybrechts *et al.*, 2018; Lemon *et al.*, 2019). O prolongamento do intervalo QT, descrito no uso da ondansetrona, pode ocorrer particularmente em pacientes com fatores de risco para arritmia, hipocalcemia e hipomagnesemia. Dor de cabeça, fadiga, constipação intestinal e sonolência são os efeitos colaterais mais comuns relacionados ao medicamento.

A administração de corticosteroide em ciclo curto na hiperêmese gravídica deve ser cautelosa, respeitando-se o 1º trimestre da gravidez. O esquema usual é a metilprednisolona, na dose de 16 mg por via oral ou intravenosa a cada 8 horas, por 3 dias. Para pacientes que respondem ao tratamento, a dose deve ser reduzida progressivamente, no prazo de 2 semanas. As que não responderem dentro de 3 dias provavelmente não responderão mais, e o tratamento deve ser interrompido.

As terapias adjuvantes com antiácidos, bloqueadores H2 e inibidores da bomba de prótons podem ser utilizadas. Os antiácidos contendo alumínio, magnésio ou cálcio são seguros para mulheres grávidas e preferíveis aos que contêm bismuto ou bicarbonato, que podem ter efeitos adversos como alcalose metabólica materna ou fetal e sobrecarga de líquidos. Os antagonistas do receptor H2 ranitidina e cimetidina têm bom perfil de segurança materno e fetal.

Outras intervenções

- Acupuntura: revisão sistemática de estudos com intervenção não mostrou benefício em relação ao placebo. Porém, um estudo randomizado mostrou discreta melhora estatisticamente significativa nos escores de quantificação da êmese na gravidez. As evidências são limitadas pela metodologia usada; embora não mostre benefício, não está associada a efeitos adversos na gravidez
- Psicoterapia: pode ser útil como terapia adjuvante, principalmente por reduzir o estresse das náuseas e auxiliar em casos nos quais a ansiedade é fator etiológico do desencadeamento dos vômitos
- Marijuana: tem sido utilizada para redução de náuseas e vômitos em população não grávida, porém o American College of Obstetricians and Gynecologists (ACOG) adverte que os efeitos colaterais são importantes e seu uso não é recomendado na gravidez (ACOG, 2015).

Tratamento da hiperêmese gravídica

O tratamento da hiperêmese gravídica deve ser multidisciplinar e feito em ambiente hospitalar. Em casos de vômitos incoercíveis e desidratação, configurando assim a hiperêmese gravídica, é mandatória a hospitalização com hidratação venosa e eliminação da ingesta. Os exames laboratoriais, em geral, são úteis para avaliação metabólica.

Gestantes com hiperêmese gravídica que não respondem à terapia medicamentosa e não medicamentosa, que continuam vomitando e perdendo peso, podem ser beneficiadas com a nutrição enteral por sonda nasogástrica, com resposta favorável. Em caso de insucesso, decorridos 7 dias de tentativa (Judith *et al.*, 2024), pode ser iniciada a nutrição parenteral. Importante ressaltar a elevada taxa de complicações importantes, como o risco significativo de 25% de infecção no cateter de administração, podendo levar a sepse e eventos tromboembólicos na gestante. A tromboprofilaxia não é administrada de rotina, porém deve ser avaliada em pacientes de risco para tromboembolismo venoso (Judith *et al.*, 2024).

Os cuidados gerais incluem:

- Internação
- Controles de peso e de diurese diários
- Correção de distúrbios hidreletrolíticos
- Não suplementação de derivados de ferro, pois aumentam os sintomas

- Apoio psicológico, em especial da família; se necessário, recorrer à psicoterapia
- Alimentação:
  - Jejum por 24 a 48 horas ou até a estabilização do quadro, retornando progressivamente à dieta líquida e, em seguida, alimentos sólidos. Dar preferência a alimentos pobres em lipídios e ricos em carboidratos, em pequenas porções, em pequenos intervalos (a cada 3 horas)
  - Alimentação parenteral pode ser necessária em casos mais graves e rebeldes ao tratamento. Deve ser mantida enquanto persistirem os sintomas. Quando a via parenteral for usada por mais de 48 horas, realizar a reposição de vitaminas do complexo B e vitamina C, uma vez que o organismo não possui reservas dessas vitaminas hidrossolúveis
  - Retomada gradual da dieta oral, depois de cessados os vômitos por, no mínimo, 48 horas.

O abortamento terapêutico tem indicação quando não houver outro meio de preservar a vida da paciente, apenas nos casos não responsivos ao tratamento clínico adequado.

REFERÊNCIAS BIBLIOGRÁFICAS

AMERICAN COLLEGE OF OBSTETRICIANS AND GYNECOLOGISTS (ACOG). Committee on Obstetrics Practice Bulletins. ACOG Practice Bulletin N. 189: nausea and vomiting of pregnancy. *Obstetrics and Gynecology*, v. 131, n. 1, p. e15-e30, 2018.

AMERICAN COLLEGE OF OBSTETRICIANS AND GYNECOLOGISTS (ACOG). Committee on Obstetric Practice. Committee Opinion N. 637. Marijuana use during pregnancy and lactation. *Obstetrics and Gynecology*, v. 126, n. 1, p. 234, 2015.

BALABAN, C. D.; YATES, B. J. What is nausea? A historical analysis of changing views. *Autonomic Neuroscience*, v. 202, p. 5-17, 2017.

BUSTOS, M.; VENKATARAMANAN, R.; CARITIS, S. Nausea and vomiting of pregnancy – What's new? *Autonomic Neuroscience*, v. 202, p. 62-72, 2017.

CLARK, S. M.; COSTANTINE, M. M.; HANKINS, G. D. Review of NVP and HG and early pharmacotherapeutic intervention. *Obstetrics and Gynecology International*, v. 2012, p. 252676, 2012.

FEJZO, M. S. *et al.* Whole-exome sequencing uncovers new variants in GDF15 associated with hyperemesis gravidarum. *British Journal of Obstetrics and Gynaecology*, v. 129, n. 11, p. 1845, 2022.

FITZGERALD, C. M. Nausea and vomiting in pregnancy. *The British Journal of Medical Psychology*, v. 57, Pt 2, p. 159-65, 1984.

GROOT, L. D. *et al.* Management of thyroid dysfunction during pregnancy and postpartum: an evidence society clinical practice guideline. *The Journal of Clinical Endocrinology and Metabolism*, v. 97, p. 2543, 2012.

HUYBRECHTS, K. F. *et al.* Association of maternal first-trimester ondansetron use with cardiac malformations and oral clefts in offspring. *Journal of the American Medical Association*, v. 320, n. 23, p. 2429-2437, 2018.

JANSEN, L. A. W. *et al.* The Windsor definition for hyperemesis gravidarum: A multistakeholder international consensus definition. *European Journal of Obstetrics and Gynecology and Reproductive Biology*, v. 266, n. 15-22, 2021.

JUDITH, A. *et al.* Nausea and vomiting of pregnancy: treatment and outcome. *Uptodate*, March/2024.

KHORASANI, F. *et al.* A systematic review of the efficacy of alternative medicine in the treatment of nausea and vomiting of pregnancy. *Journal of Obstetrics and Gynecology*, v. 40, n. 1, p. 10-19, 2020.

KJELDGAARD, H. K. *et al.* History of depression and risk of hyperemesis gravidarum: a population-based cohort study. *Archives of Women's Mental Health*, v. 20, n. 3, p. 397-404, 2017a.

KJELDGAARD, H. K. *et al.* Hyperemesis gravidarum and the risk of emotional distress during and after pregnancy. *Archives of Women's Mental Health*, v. 20, n. 6, p. 747-756, 2017b.

LEE, N. M.; SAHA, S. Nausea and vomiting of pregnancy. *Gastroenterology Clinics of North America*, v. 40, n. 2, p. 309, 2011.

LEMON, L. S. *et al.* Ondansetron use in the first trimester of pregnancy and the risk of neonatal ventricular septal defect. *International Journal of Epidemiology*, pii: dyz255, 2019.

MATTHEWS, A. *et al.* Interventions for nausea and vomiting in early pregnancy. *Cochrane Database Syst Rev*. n. 9, p. CD007575, 2015.

MCPARLIN, C. *et al.* Treatments for hyperemesis gravidarum and nausea and vomiting in pregnancy: a systematic review. *Journal of the American Medical Association*, v. 316, n. 13, p. 1392-1401, 2016.

MILLER, F. Nausea and vomiting in pregnancy: the problem of perception – is it really a disease? *American Journal of Obstetrics and Gynecology*, v. 186, n. 5 Suppl Understanding, p. S182-3, 2002.

NIEMEIJER, M. N. *et al.* Diagnostic markers for hyperemesis gravidarum: a systematic review and metaanalysis. *American Journal of Obstetrics and Gynecology*, v. 211, n. 2, p. 150.e1, 2014.

NOMURA, R.; ARAUJO, A. C. P. F. Hiperêmese gravídica. *In:* Rezende Filho, J. (Ed.). *Rezende Obstetrícia*. 14. ed. Rio de Janeiro: Guanabara Koogan, 2022.

PASTERNAK, B.; SVANSTROM, H.; HVIID, A. Ondansetron in pregnancy and risk of adverse outcomes. *New England Journal of Medicine*, v. 368, p. 814, 2013.

TSAKIRIDIS, I. *et al.* The management of nausea and vomiting of pregnancy: synthesis of national guidelines. *Obstetrical and Gynecological Survey*, v. 74, n. 3, p. 161-169, 2019.

UGUZ, F. *et al.* Is hyperemesis gravidarum associated with mood, anxiety and personality disorders: a case-control study. *General Hospital Psychiatry*, v. 34, n. 4, p. 398-402, 2012.

VEENENDAAL, M. V. *et al.* Consequences of hyperemesis gravidarum for offspring: a systematic review and meta-analysis. *British Journal of Obstetrics and Gynaecology*, v. 118, n. 11, p. 1302-13, 2011.

CAPÍTULO 24

Síndrome do Colo Curto

Alan Hatanaka • Marcelo Santucci França • Eduardo de Souza • Évelyn Traina • Luiza Graça Coutinho Sergunin • Rosiane Mattar

INTRODUÇÃO

De acordo com a Organização Mundial da Saúde (OMS), o nascimento prematuro é definido como aquele que ocorre antes das 37 semanas completas de gestação (WHO, 2023). O limite inferior foi estabelecido pelo Conselho Regional de Medicina do Estado de São Paulo (Cremesp), em 2020, como sendo o recém-nato com peso corporal ≥ 500 g, comprimento crânio-calcâneo ≥ 25 cm, comprimento crânio-nádega ≥ 15 cm ou idade gestacional ≥ 20 semanas. Assim, a presença de qualquer uma das condições citadas indica um recém-nascido prematuro, e não um abortamento (Cremesp, 2020).

A taxa global estimada de parto prematuro (PP) manteve-se estável entre 2010 e 2020, com 9,9% (9,1 a 11,2) e 9,8% (9,0 a 11), respectivamente, representando mais de 13 milhões de recém-nascidos pré-termo (Ohuma *et al.*, 2023). No Brasil, esse quadro não foi distinto do resto do mundo. Dados obtidos por meio do Departamento de Informática do Sistema Único de Saúde (DataSUS) demonstram que, enquanto em 2012 tivemos 11,81% de nascimentos < 37 semanas, em 2022 esse número permaneceu praticamente inalterado, com 11,79% (302.099 partos prematuros). No grupo de nascimentos em idades gestacionais mais prematuras, esse número também permaneceu inalterado. Nascituros entre 22 e 27 semanas aumentaram de 0,47 para 0,54% (n = 13.837) e entre 28 e 31 semanas passaram de 1,04 para 1,06% (n = 27.281), totalizando 41.118 recém-nascidos com menos de 32 semanas de gestação (Figura 24.1) (Brasil, 2023).

É fundamental elucidar que, no Brasil, a viabilidade (sobrevida de mais de 50% dos neonatos) está ao redor de 26 semanas e que, com 28 semanas, cerca de 50% sobrevivem sem sequelas maiores (Myrhaug *et al.*, 2019; RBPN, 2022), segundo dados da Rede Brasileira de Pesquisas Neonatais (RBPN).

Ressalte-se que, embora os índices de prematuridade não tenham reduzido, a taxa de mortalidade infantil vem diminuindo lentamente: de 16 a cada 1.000 nascidos vivos em 2010 para 13,3 a cada 1.000 nascidos vivos em 2019.

Tradicionalmente, atribui-se à prematuridade a maior responsabilidade pelo óbito neonatal no Brasil; entretanto, não há dados precisos a respeito na literatura. Guinsburg *et al.*, em 2021, demonstraram que, no estado de São Paulo, houve nítida redução das desordens respiratórias e infecciosas como causas de mortalidade neonatal entre 2004 e 2013, provavelmente pela melhora na assistência neonatal. Quando se comparam indiretamente esses dados aos disponíveis no DataSUS, observa-se conformidade com essa redução. Entre 2004 e 2013, as desordens respiratórias representavam 25% das causas de óbito neonatal em São Paulo (Guinsburg *et al.*, 2021); em 2022, dados nacionais demonstram redução para 16%, utilizando a mesma metodologia. As causas infecciosas passaram de 17 para 11%, e as malformações, que representavam 20% das causas de óbito neonatal, praticamente tiveram sua proporção inalterada, com 21%.

Se, por um lado, fica evidente que é premente a adoção de medidas que reduzam a taxa de prematuridade durante o pré-natal, por outro lado, deve-se considerar que o rastreamento do parto prematuro é complexo. O *screening* de uma doença deve focar alterações precoces que sua etiologia possa causar; entretanto, o parto pré-termo tem origem multifatorial, não sendo possível estabelecer um único método de rastreamento para determinar sua ocorrência (Romero *et al.*, 2014).

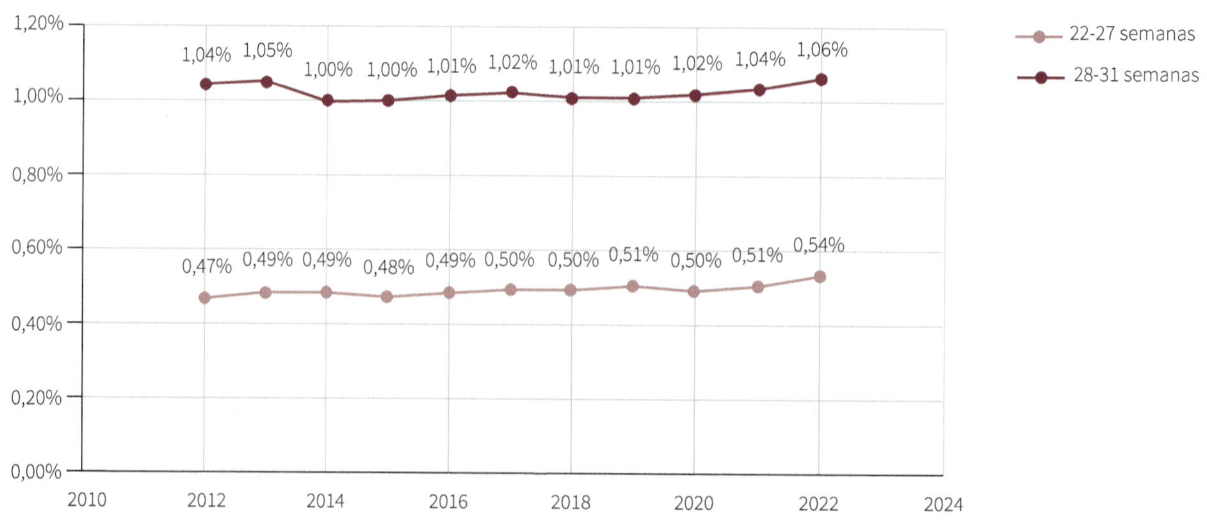

Figura 24.1 Taxa de parto prematuro com menos de 32 semanas entre 2012 e 2022 no Brasil. (Fonte: Brasil, 2023.)

Utilizando o conhecimento etiológico do parto prematuro, inúmeras pesquisas foram realizadas com foco em seu rastreamento, sendo uma das mais eficazes a associação de dados clínicos com a ultrassonografia transvaginal para avaliar a morfologia e o comprimento do colo uterino (Celik *et al.*, 2008; Silva *et al.*, 2023; Andrade Júnior *et al.*, 2023; Bortoletto *et al.*, 2021; de Carvalho *et al.*, 2005; Iams *et al.*, 1996). O encurtamento do colo pode preceder o trabalho de parto ou a rotura de membranas por dias ou semanas (Coutinho *et al.*, 2022). Comprimentos do colo ≤ 25 mm estão associados a nascimentos com menos de 37, 34, 32 e 28 semanas em cerca de 42%, 26%, 19% e 9%, respectivamente (Romero *et al.*, 2018).

Esses achados indicaram o embrião de uma nova situação patológica que os tocólogos viriam a defrontar e que alguns denominam "síndrome do colo curto". Isso porque, da mesma forma que o parto prematuro tem origem multifatorial, o comprimento do colo curto pode ocorrer por inúmeras causas, como infecções, insuficiência istmocervical, malformações müllerianas, alterações no colo uterino, antecedentes cirúrgicos, doenças clínicas, entre outras.

Este capítulo tem o objetivo de elucidar as principais causas de encurtamento do colo e discorrer sobre as intervenções possíveis baseando-se em dados científicos.

ULTRASSONOGRAFIA DO COLO UTERINO

Antes de discorrer sobre aspectos terapêuticos, é fundamental abordar questões técnicas sobre a ultrassonografia do colo uterino. Na prática clínica, frequentemente nos deparamos com mensurações cervicais inadequadas, que podem levar a condutas precipitadas ou à falta de intervenção comprovadamente eficaz. Assim, defendemos a teoria de que as universidades devam introduzir em seus planos de ensino de residência médica o treinamento em ultrassonografia do colo uterino.

A reprodutibilidade é essencial para que qualquer método preditivo tenha desempenho adequado, e a medição do comprimento cervical deve sempre ser realizada seguindo um protocolo sequencial e padronizado (Coutinho *et al.*, 2022; Goldberg *et al.*, 1997). O treinamento e a certificação da mensuração do colo uterino podem ser realizados gratuitamente a partir do *site* da Fetal Medicine Foundation, de Londres (FMF, s.d.); entretanto, o treinamento prático e orientado é fundamental.

Recomenda-se que a avaliação do comprimento do colo seja realizada por via vaginal, pois apresenta melhor reprodutibilidade interexaminador – coeficiente de correlação intraclasse 0,96 (intervalo de confiança [IC] 95% 0,94 a 0,97) *versus* 0,71 (IC 95% 0,57 a 0,84). Outrossim, a avaliação abdominal detecta apenas 43% dos colos com comprimento abaixo de 25 mm e superestima o colo em uma média de 14 mm (Hernandez-Andrade *et al.*, 2012).

Para a mensuração adequada, os seguintes passos devem ser obedecidos:

1. Solicitar que a gestante esteja com a bexiga vazia.
2. Explicação detalhada do exame e obtenção de consentimento.
3. A mulher deve estar em posição de litotomia dorsal com as pernas afastadas a tal ponto que permita a movimentação do transdutor, recoberta por lençol.
4. Recobrir o transdutor com preservativo sob visão direta da paciente.
5. O transdutor deve ser de alta resolução (5 MHz ou mais).
6. Introdução do transdutor endovaginal em direção ao fórnice anterior, garantindo que um corte sagital seja obtido.
7. A imagem deve incluir o orifício interno, o externo e o canal endocervical.
8. A medida do comprimento não deve incluir o segmento inferior. Um marcador anatômico útil são as glândulas endocervicais. O segmento inferior não dispõe da imagem hipoecogênica das glândulas endocervicais. Incluir o segmento inferior pode alongar equivocadamente o comprimento endocervical atual.
9. Os lábios anterior e posterior do colo devem ter a mesma medida; medidas diferentes podem sugerir excesso de compressão.
10. A imagem utilizada para medida deve ser magnificada até que o colo ocupe 75% da imagem.
11. A pressão excessiva do transdutor pode alongar o colo. Para evitar isso, o transdutor deve ser retirado até que fique a imagem borrada e reintroduzido lentamente, assegurando que não ocorra pressão excessiva.
12. A medida deve ser realizada paralisando a imagem em três tempos separados. O comprimento mais curto será o relatado. O exame deve ser gravado também em clipe.
13. A duração do exame deve estar entre 3 e 5 minutos.
14. A presença de afunilamento deve ser relatada. O afunilamento é definido como a dilatação da porção superior do canal. A largura do afunilamento deve ser de pelo menos 5 mm. O afunilamento só pode ser confirmado se as paredes forem formadas por mucosa endocervical. Por outro lado, se a parede for composta pelo segmento inferior, será erroneamente considerado como afunilamento.
15. A presença de mudanças dinâmicas deve ser observada (prolapso das membranas pelo canal). Isso pode ocorrer por contração uterina.
16. Se o colo for curvo, a função *trace* pode ser usada para medir o colo e, se não estiver disponível, pode ser feita em duas retas.
17. Observar a presença de material particulado na cavidade amniótica (sinal do *sludge*) na proximidade do colo.

O comprimento do colo uterino normalmente é estável entre 14 e 28 semanas de gestação, quando passa a diminuir gradualmente (Iams *et al.*, 1996). Metanálise publicada em 2021 demonstrou que, entre 16 e 24 semanas, a média do comprimento do colo é de 37,96 mm (IC 95% 36,68 a 39,24) (Bortoletto *et al.*, 2021). No segundo trimestre, o colo do útero é mais curto em mulheres de origem africana ou asiática, em mulheres jovens (< 20 anos) e naquelas com índice de massa corporal (IMC) baixo (< 18,5 kg/m^2) (Bortoletto *et al.*, 2021).

Em qualquer teste de triagem, a seleção de um valor de corte é um equilíbrio entre sensibilidade e taxa de resultado positivo (Coutinho *et al.*, 2022). Utilizando o ponto de corte de 20 mm, obtém-se sensibilidade de 22% para nascimento < 35 semanas, com valor de *screening* positivo de 1,8% das mulheres rastreadas. Se o ponto de corte for elevado para 25 mm, a sensibilidade passará para 33%, e o valor de *screenings* positivos aumentará para 4,1% (Domin *et al.*, 2010). Para ser considerado colo uterino curto, o ponto de corte de ≤ 25 mm parece ser o consenso na literatura atual (Coutinho *et al.*, 2022; Romero, 2018; Hatanaka *et al.*, 2022).

A mensuração do colo por via vaginal mostra-se custo-efetiva (Romero *et al.*, 2018; Werner *et al.*, 2011; 2015), com evidências de que sua implementação possa reduzir a incidência de prematuridade (Son *et al.*, 2016).

A International Society of Experts in Ultrasound for Obstetrics & Gynecology (ISUOG) (Coutinho *et al.*, 2022), a Federação Brasileira das Sociedades de Ginecologia e Obstetrícia (FEBRASGO) e a Sociedade de Obstetrícia e Ginecologia do Estado de São Paulo (SOGESP) (Coutinho *et al.*, 2022) recomendam a realização universal da ultrassonografia do colo uterino no momento da ultrassonografia morfológica de segundo trimestre em mulheres de baixo risco para parto prematuro espontâneo (Grau de Recomendação A).

A associação dos antecedentes de alto risco para parto prematuro eleva a sensibilidade na detecção de parto < 35 semanas de 33 para 65% e o valor preditivo positivo de 26 para 33% (Iams *et al.*, 1996; Crane *et al.*, 2008). São consideradas gestantes de alto risco aquelas com antecedente de parto prematuro espontâneo, história duvidosa de insuficiência istmocervical, antecedente de conização, cirurgia de alta frequência, dilatações repetitivas do colo uterino, malformações müllerianas e gestação gemelar.

Nas gestantes de alto risco, recomenda-se a realização seriada da ultrassonografia transvaginal a cada 2 semanas, iniciando aproximadamente da 14ª à 16ª semana de gestação (Coutinho *et al.*, 2022; Romero, 2018; Hatanaka *et al.*, 2022; Carvalho *et al.*, 2014) (Grau de Recomendação A). Nesse grupo, não deve ser ignorado o comprimento do colo uterino entre 26 e 30 mm, recomendando-se o controle ultrassonográfico semanal até 26 semanas (Coutinho *et al.*, 2022).

Marcadores ultrassonográficos secundários

Com o intuito de elevar a sensibilidade no rastreamento da prematuridade, diversos marcadores secundários têm sido pesquisados, tendo destaque o sinal do *sludge* do líquido amniótico e o sinal do afunilamento.

O sinal do *sludge* consiste na presença de agregados de partículas densas observadas pela ultrassonografia, próximas ao orifício interno do colo uterino (Espinoza *et al.*, 2005). Seu achado pode significar a presença de infecções ou partículas sólidas, como mecônio ou sangue (Figura 24.2) (Romero *et al.*, 2007), e está associado ao aumento do risco de parto prematuro, de acordo com inúmeras publicações nacionais e internacionais (Bujold *et al.*, 2006; Himaya *et al.*, 2011; Hatanaka *et al.*, 2016; 2019; Yoneda *et al.*, 2018; Pergialiotis *et al.*, 2020; Tsunoda *et al.*, 2020; Yasuda *et al.*, 2020), elevando o risco de nascimento < 35 semanas de 8,5 para 27% (*odds ratio* [OR] 3,08; IC 95% 1,13 a 8,34) (Hatanaka *et al.*, 2019).

O sinal do afunilamento, embora frequentemente relatado nos laudos ultrassonográficos, não está associado de maneira independente a parto prematuro, devendo ser descrito apenas nos casos de colo uterino curto (Berghella *et al.*, 2007; Grimes-Dennis e Berghella, 2007).

Outros sinais secundários, como ausência do eco glandular endocervical, sinal do deslizamento cervical e elastografia, ainda necessitam de maior número de pesquisas para determinação da sua real significância na prática clínica (Hernandez-Andrade *et al.*, 2013; Pires *et al.*, 2006; Afzali *et al.*, 2012; Asakura *et al.*, 2009; Sun *et al.*, 2023). A elastografia, sobretudo, parece ser um método promissor.

PREVENÇÃO DO PARTO PREMATURO

Como discorrido anteriormente, a medida do colo uterino deve ser associada aos antecedentes clínicos da mulher, o que torna a tomada de decisão em relação à conduta muitas vezes confusa. Neste capítulo, tentaremos elucidar as nuances para cada situação clínica.

Antecedente de parto prematuro em gestação de feto único

Sabe-se que um dos maiores fatores de risco isolados para parto prematuro é o antecedente obstétrico de parto prematuro espontâneo. Nessas gestantes, independentemente da mensuração do colo uterino, o uso da progesterona natural micronizada 200 mg/dia por via vaginal reduz o risco de nascimento antes de 37 semanas (risco relativo [RR] 0,64; IC 95% 0,50 a 0,81) e 34 semanas (RR 0,62; IC 95% 0,42 a 0,92) (Conde-Agudelo e Romero, 2022a).

Conforme protocolo de rastreamento, essas pacientes devem ser seguidas com a ultrassonografia transvaginal para avaliação do comprimento do colo uterino. No grupo de mulheres com ultrassonografia do colo uterino > 25 mm entre 18 e 24 semanas, mesmo com antecedente de parto prematuro, a progesterona não parece ter efeito na redução do risco (Conde-Agudelo e Romero, 2022b).

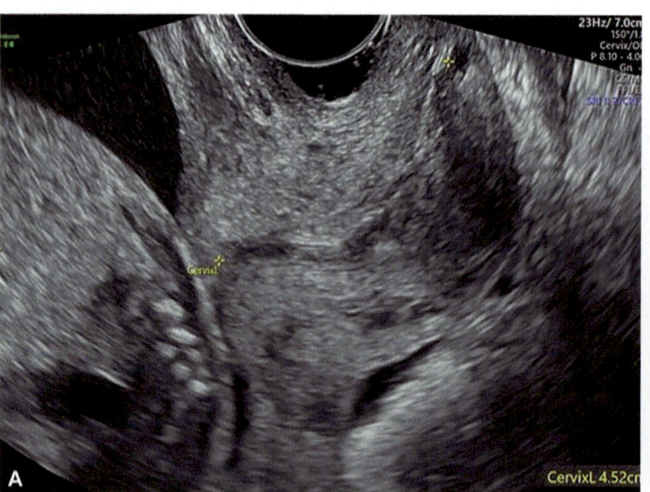

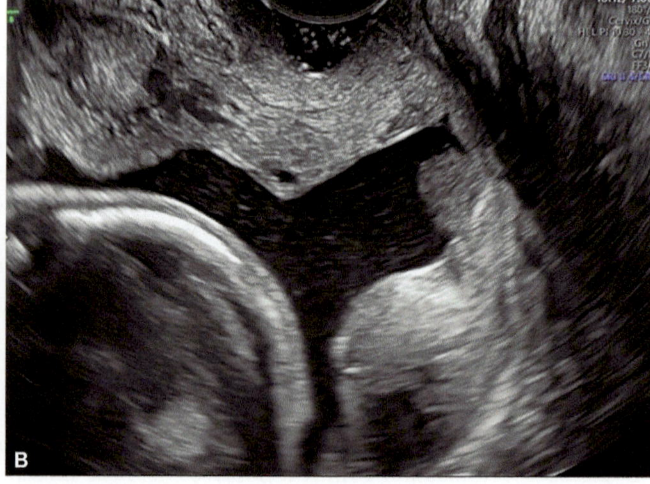

Figura 24.2 A. Medida do comprimento do colo uterino com 45,2 mm. **B.** Sinal do afunilamento e presença do sinal do *sludge* do líquido amniótico. O comprimento do colo não é mensurável nesta imagem. (Fonte: acervo pessoal do Dr. Alan Hatanaka.)

Embora esses resultados sejam oriundos de revisão sistemática publicada em 2022 (Conde-Agudelo e Romero, 2022b), no momento, não recomendamos a suspensão do uso da progesterona por via vaginal após a mensuração do comprimento do colo ≥ 25 mm em mulheres com antecedente de parto prematuro. Essa afirmação fundamenta-se nos trabalhos com o uso da substância considerando apenas os antecedentes obstétricos, nos quais as gestantes utilizaram a medicação até 36 semanas e encontraram redução do risco de prematuridade (Conde-Agudelo e Romero, 2022a).

Recomendações para gestantes com antecedente de parto prematuro em gestação de feto único

Para gestantes assintomáticas com gestação única, com antecedente de parto prematuro espontâneo, independentemente da mensuração do colo uterino, está indicado o uso vaginal da progesterona natural micronizada 200 mg/dia até 36 semanas.

História duvidosa de insuficiência istmocervical

Pacientes com história típica de insuficiência istmocervical, na ausência de contraindicações, devem ser submetidas à cerclagem eletiva após a ultrassonografia morfológica de primeiro trimestre (Trainá *et al.*, 2022; ACOG, 2014). A história típica pode ser caracterizada por abortamentos tardios espontâneos ou partos prematuros extremos, associados à cervicodilatação com pouca ou nenhuma dor e sangramento, com feto nascendo vivo e anatomicamente normal. A secreção mucoide vaginal e a dilatação cervical sem desconforto ou percepção de contrações reforçam o diagnóstico (Trainá *et al.*, 2022).

Em algumas mulheres, a perda gestacional é sugestiva; entretanto, não configura história típica de insuficiência istmocervical. Nesses casos, o controle por meio da ultrassonografia transvaginal deve ser realizado a partir das 14 semanas de gestação, de preferência semanalmente, de modo a não aumentar o risco para parto prematuro ou perda gestacional, quando comparado à cerclagem universal (Coutinho *et al.*, 2022; Brown *et al.*, 2011). Durante a monitorização do colo uterino, o achado de comprimentos cervicais ≤ 25 mm indica a realização da cerclagem. O procedimento reduz o risco de parto prematuro em cerca de 43% em mulheres com história de perda gestacional de segundo trimestre (RR 0,57; IC 95% 0,33 a 0,99) (ACOG, 2014; Berghella *et al.*, 2005).

A cerclagem de urgência, com colo muito encurtado ou dilatado, não é tecnicamente simples. Nas mãos de profissional inexperiente, há considerável risco de rotura das membranas ou posicionamento ineficiente dos fios. Segundo a literatura, a técnica a ser realizada deve ser a de McDonald modificada, ou seja, com dois fios. Revisão sistemática da biblioteca Cochrane sugere que o acréscimo de um fio aumenta o tempo de gestação em média de 2,63 semanas (IC 95% 0,87 a 4,39) (Pergialiotis *et al.*, 2015).

Recomendações para gestantes com história duvidosa de insuficiência istmocervical

O controle ultrassonográfico do colo por meio da ultrassonografia transvaginal deve ser realizado semanalmente a partir das 14 semanas de gestação. O achado de comprimentos cervicais ≤ 25 mm indica a realização da cerclagem do colo uterino.

Gestação única sem antecedentes de alto risco e comprimento do colo ≤ 25 mm

Em gestantes com feto único, ausência de antecedentes de alto risco para parto prematuro e comprimento do colo ≤ 25 mm, o uso da progesterona natural micronizada na dose de 200 mg por via vaginal reduz o risco de parto prematuro < 34 semanas de 26% para 17% (RR 0,65; IC 95% 0,51 a 0,83), < 32 semanas de 19 para 12% (RR 0,64; IC 95% 0,48 a 0,86) e < 28 semanas (RR 0,67; IC 95% 0,45 a 0,99) (Romero, 2018).

Essa importante metanálise de dados individuais demonstrou em seus dados secundários que a progesterona não tem efeito no nascimento < 33 semanas em mulheres com comprimentos do colo < 10 mm (RR 0,97; IC 95% 0,59 a 1,59). A terapêutica apresentou melhor desempenho com comprimentos do colo entre 10 e 20 mm (RR 0,59; IC 95% 0,42 a 0,81) e entre 21 e 25 mm (RR 0,55; IC 95% 0,22 a 1,38) (Romero *et al.*, 2018).

O trabalho também analisou a ação do tratamento em relação à idade gestacional do diagnóstico. Quando o colo ≤ 25 mm foi detectado entre 18 e 21 semanas, a progesterona apresentou pouco ou nenhum efeito (RR 0,82; IC 95% 0,46 a 1,47), tendo melhor desempenho em encurtamentos do colo mais tardios, entre 22 e 25 semanas (RR 0,58; IC 95% 0,42 a 0,78) (Romero *et al.*, 2018).

Os resultados de Romero *et al.* (2018) foram confirmados por uma nova revisão sistemática, o EPPPIC *Trial*, que demonstrou redução de nascimento prematuro < 34 semanas em 22% dos casos (RR 0,78; IC 95% 0,68 a 0,90) com o uso da progesterona por via vaginal (Stewart *et al.*, 2021).

Esses dados sugerem que, embora a evidência em relação à redução do risco de nascimento < 34 semanas com o uso da progesterona vaginal seja robusta, a redução de no máximo 1/3 na porcentagem de nascimentos < 34 semanas não permite encerrar a procura por melhores intervenções. Considerando que o mecanismo de ação da progesterona esteja ligado à ação anti-inflamatória e de quiescência miometrial, especial atenção tem sido despendida nas pesquisas associando métodos mecânicos adjuvantes, como a cerclagem e o pessário.

A cerclagem em pacientes com colo uterino ≤ 25 mm sem antecedente de parto prematuro não está associada à redução do risco de parto prematuro < 35 semanas (RR 0,88; IC 95% 0,63 a 1,23), < 34, < 32 e < 28 semanas; por isso, não deve ser recomendada rotineiramente (Berghella *et al.*, 2017).

Interessante trabalho retrospectivo abordou o encurtamento progressivo do colo uterino e demonstrou que, em gestantes em uso de progesterona vaginal por colo curto, que evolutivamente reduziram o comprimento cervical < 10 mm, a realização da cerclagem reduziu o risco de parto prematuro < 37 semanas e 84 para 44%, < 34 semanas de 82 para 38%, < 32 semanas de 79 para 24% e < 28 semanas de 63 para 15% (Enakpene *et al.*, 2018). Esses dados são concordantes com metanálise de dados individuais realizada por Berghella *et al.* em 2017.

Em 2012, Goya *et al.* publicaram trabalho randomizado na revista *Lancet* comparando o uso de uma órtese cervical de silicone, o pessário cervical, com a conduta expectante. A população inclusa foi de gestantes com comprimento do colo ≤ 25 mm entre 18 e 22 semanas de gestação, justamente no intervalo de idade gestacional em que a progesterona tem pior desempenho (Romero *et al.*, 2018). Os resultados foram impactantes, com redução do risco de nascimento espontâneo

< 34 semanas de 27 para 6% (OR 0,18; IC 95% 0,08 a 0,37). O pessário utilizado foi o de Arabin com tamanho único, de maior diâmetro 65 mm, altura 25 mm e abertura central de 32 mm.

Estudos posteriores foram realizados, com resultados conflitantes, sendo o maior deles realizado pela Fetal Medicine Foundation, de Londres, não encontrando superioridade no uso do pessário para redução da chance de nascimento < 34 semanas (OR 1,12; IC 95% 0,75 a 1,69) (Nicolaides *et al.*, 2016).

Algumas diferenças devem ser apontadas entre os dois estudos. No estudo da Fetal Medicine Foundation, a idade gestacional de inclusão foi mais tardia, entre 20 e 24 semanas e 6 dias. Em ambos os grupos, a progesterona foi utilizada quando o comprimento do colo era ≤ 15 mm. Cinco pacientes do grupo progesterona realizaram cerclagem e duas do grupo pessário o fizeram. Das 465 mulheres incluídas no grupo pessário, 114 (24,5%) solicitaram a retirada antes de 34 semanas. O tamanho do pessário não foi único, sendo a decisão do tamanho da órtese decidida pelo médico que a colocaria (Nicolaides *et al.*, 2016).

O maior estudo multicêntrico randomizado da literatura até o momento foi conduzido no Brasil, publicado em 2022 (Pacagnella *et al.*, 2022). O Estudo P5 utilizou o pessário AM, incluindo 936 gestantes de 18 a 22 semanas e 6 dias com colo ≤ 30 mm. Embora para o objetivo primário, que era o desfecho neonatal, não tenha havido diferença significativa, houve redução do risco de nascimento prematuro espontâneo < 34 semanas de 9,4 para 6,3% (RR 0,61; IC 95% 0,39 a 0,96), < 32 semanas de 9,8 para 5,7% (RR 0,55; IC 95% 0,35 a 0,86) e < 28 semanas de 5,5 para 2,1% (RR 0,37; IC 95% 0,18 a 0,74). Ambos os grupos utilizaram progesterona vaginal.

Em 2022, a revista *Cochrane* publicou revisão sistemática versando sobre o uso do pessário, concluindo que seu uso pode ter efeito na redução do parto prematuro, mas que os resultados devem ser vistos com cautela, por ultrapassarem de maneira limítrofe a linha da significância estatística. O uso do pessário em comparação com a progesterona não atingiu significância para redução do risco de parto prematuro < 34 semanas (RR 0,72; IC 95% 0,52 a 1,02) ou < 37 semanas (RR 0,89; IC 95% 0,73 a 1,09) (Abdel-Aleem *et al.*, 2022). Outras revisões não foram concordantes com a revista *Cochrane*, não demonstrando vantagem em relação ao uso do pessário (Saccone *et al.*, 2017; Zhuang *et al.*, 2023; Conde-Agudelo *et al.*, 2020).

Considerando as evidências conflitantes e a heterogeneidade dos principais estudos, não podemos considerar como consenso o uso do pessário, tampouco descartá-lo como opção terapêutica.

Em gestantes com comprimento cervical entre 21 e 25 mm, apenas 3,1% evoluirão com nascimento ≤ 34 semanas sem o uso da progesterona e a média de idade gestacional de nascimento é de 38,4 +/− 2,3 semanas (de Carvalho *et al.*, 2005). Entendemos que, nesse grupo, o uso do pessário seria desnecessário e a prescrição da progesterona vaginal com controle ultrassonográfico semanal seria suficiente.

Naquelas cujo comprimento cervical está entre 16 e 20 mm, 26,2% têm parto ≤ 34 semanas e entre 10 e 15 mm, esse número passa a 62%. Consideramos, portanto, que nesse grupo de mulheres com colo entre 10 e 20 mm o pessário, associado à progesterona, tenha sua melhor indicação. Nas mulheres com colo < 10 mm, existem evidências científicas consoantes que apontam a cerclagem como a melhor opção (Berghella *et al.*, 2017; Enakpene *et al.*, 2018).

Recomendações para gestantes de baixo risco com comprimento cervical ≤ 25 mm

- Para mulheres assintomáticas com gestação única, sem histórico prévio de parto prematuro espontâneo e com comprimento do colo ≤ 25 mm, é recomendada a administração de progesterona natural micronizada por via vaginal 200 mg, desde a detecção do colo curto até 36 semanas
- Recomendamos o controle evolutivo das mulheres com colo uterino curto em uso de progesterona, até 26 semanas
- Em gestantes de baixo risco com comprimento cervical entre 10 e 20 mm, entre 18 e 24 semanas, recomendamos a associação do pessário com a progesterona vaginal
- Nas gestantes de baixo risco com comprimento cervical < 10 mm entre 18 e 24 semanas, a realização da cerclagem de emergência trata-se do único método que demonstra redução das taxas de parto prematuro.

Gestação única com antecedente de parto prematuro e comprimento do colo ≤ 25 mm

Conforme já descrito neste capítulo, gestantes com antecedente de parto prematuro espontâneo devem utilizar progesterona natural micronizada por via vaginal até 36 semanas, independentemente da mensuração colo uterino (Conde-Agudelo e Romero, 2022a).

Berghella *et al.*, em 2011, publicaram metanálise comparando a realização de cerclagem em mulheres com gestação única, com antecedente de parto prematuro espontâneo < 34 semanas e medida do colo ≤ 25 mm antes de 24 semanas. A cerclagem comparada com a não cerclagem reduziu o risco de nascimento < 35 semanas de 41,3 para 28,4% (RR 0,70; IC 95% 0,55 a 0,89), < 32 semanas de 29,5 para 19,2% (RR 0,66; IC 95% 0,48 a 0,91), < 28 semanas de 20,1 para 12,8% (RR 0,64; 0,43 a 0,96) (Berghella *et al.*, 2011).

Embora esses achados tenham encontrado diferença estatística, deve-se considerar que a comparação foi em relação à conduta expectante e não ao uso da progesterona. Em revisão sistemática de 2018, Conde-Agudelo *et al.* compararam de maneira indireta o desempenho do pessário e da progesterona em gestantes com antecedente de parto prematuro, feto único e colo ≤ 25 mm. Concluíram que a cerclagem e o uso de progesterona vaginal são igualmente eficazes na prevenção de parto prematuro em pacientes com gravidez única, antecedente de prematuridade e colo ≤ 25 mm (RR 0,97; IC 95% 0,66 a 1,44).

Em pacientes com antecedente de parto prematuro, a associação da progesterona vaginal à cerclagem indicada por colo curto mostra benefícios quando comparada à monoterapia. O uso adjuvante da progesterona reduz o risco de parto prematuro < 37 semanas (RR 0,75; IC 95% 0,58 a 0,96), < 34 semanas (RR 0,50; IC 95% 0,32 a 0,79), < 32 semanas (RR 0,34; IC 95% 0,12 a 0,98) e < 28 semanas (RR 0,56; IC 95% 0,35 a 0,87).

Não há na literatura dados robustos sobre o uso de pessário em mulheres com antecedente de parto prematuro espontâneo associado ao colo uterino curto. No momento, nessa população específica, não recomendamos seu uso fora de protocolos de pesquisa.

Frente a achados conflitantes de eficácia da progesterona e cerclagem, não recomendamos rotineiramente realização da cerclagem em mulheres com gestação única e antecedente de parto prematuro. Recomendamos o controle seriado do comprimento do colo uterino em mulheres já em uso da progesterona e, em caso de encurtamento, a cerclagem deve ser indicada.

Recomendações para gestantes com antecedente de parto prematuro espontâneo e comprimento do colo ≤ 25 mm

- Gestantes com antecedente de parto prematuro espontâneo devem fazer uso vaginal da progesterona natural micronizada e realizar controle ultrassonográfico do colo por meio da ultrassonografia transvaginal, semanalmente, a partir das 14 semanas de gestação
- Frente ao achado de comprimentos cervicais ≤ 25 mm, recomendamos a realização da cerclagem do colo uterino, mantendo o uso da progesterona vaginal.

Outros fatores de risco associados ao aumento do risco de parto prematuro

Mulheres submetidas à cirurgia de alta frequência (CAF) antes da gestação têm aumento do risco de parto prematuro em 85% (RR 1,85; IC 95% 1,59 a 2,15), enquanto aquelas submetidas à conização têm aumento de mais de 3 vezes (RR 3,41; IC 95% 2,38 a 4,88) (Bruinsma e Quinn, 2011; Gatta *et al.*, 2017). A profundidade da cirurgia parece ter importância no prognóstico do parto prematuro, pois enquanto a profundidade da excisão é ≥ 10 mm, há aumento de 2,6 vezes do risco de parto prematuro (RR 2,6; IC 95% 1,3 a 5,3) e profundidades menores que 10 mm resultaram em aumento não significativo de risco de 1,5 vez (RR 1,5; IC 95% 0,6 a 3,9).

A cerclagem profilática em mulheres com antecedente de conização parece aumentar o risco de parto prematuro e de morbidade perinatal; portanto, a cerclagem não deve ser realizada de maneira rotineira (Miyakoshi *et al.*, 2021; Park *et al.*, 2021; Cho *et al.*, 2018).

O controle por meio da ultrassonografia transvaginal nessas mulheres parece manter a relação com o risco de parto prematuro (Firichenko *et al.*, 2021). Assim, nos parece razoável a introdução de progesterona vaginal para aquelas pacientes com antecedente de cirurgia do colo, acompanhada de controle seriado do colo uterino. Em casos de encurtamento ≤ 25 mm, indicamos a cerclagem do colo uterino.

As malformações müllerianas estão associadas a uma taxa de 25% de parto prematuro, que significaria um aumento do risco de mais de 3 vezes (OR 3,89; IC 95% 3,11 a 4,88). Também, elevam em mais de 15 vezes o risco de insuficiência istmocervical (OR 15,13; IC 95% 11,74 a 19,50) (Panagiotopoulos *et al.*, 2022). Existem poucos estudos a respeito do impacto da cerclagem nas malformações uterinas; desta forma, a conduta deve ser semelhante às cirurgias cervicais, com controle do comprimento do colo uterino e cerclagem se houver evolução com colo curto.

Recomendações para gestantes com malformação mülleriana ou cirurgias do colo uterino associadas a comprimento do colo ≤ 25 mm

Gestantes com antecedente de malformação mülleriana, CAF ou conização devem realizar controle ultrassonográfico do colo uterino a partir de 14 semanas. Frente ao achado de comprimentos cervicais ≤ 25 mm, recomendamos a realização da cerclagem do colo uterino.

Gestação múltipla

No Brasil (2023), recém-nascidos de gestações múltiplas correspondem a cerca de 2,1% do total de nascidos vivos; entretanto, representam 14% do total de partos < 34 semanas. Gestações gemelares duplas resultam em 59,6% de nascimentos < 37 semanas, 10,4% < 32 semanas e 3,7% < 28 semanas.

A medida do comprimento do colo uterino em gestações gemelares é preditora de parto prematuro, sofrendo pouca influência de outros fatores de risco clínico-obstétricos (Conde-Agudelo *et al.*, 2010). O comprimento do colo < 25 mm entre 20 e 24 semanas está associado a risco de nascimento < 28 semanas de 25%. O comprimento do colo < 20 mm está associado a risco de 42% para nascimento < 32 semanas e de 62% para nascimentos < 34 semanas.

Revisão da biblioteca *Cochrane* de 2017 sugere que o uso rotineiro da progesterona vaginal, independentemente do comprimento cervical, não reduz o risco de parto prematuro < 34 semanas em gestações gemelares (RR 0,83; IC 95% 0,63 a 1,09) (Dodd *et al.*, 2017).

O ensaio multicêntrico *EVENTS Trial* testou o uso de 600 mg de progesterona vaginal em gestações gemelares, iniciando entre 11 e 14 semanas. Os resultados sugerem que há redução do risco de parto pré-termo < 32 semanas para pacientes com comprimento do colo < 30 mm. Em contrapartida, o estudo sugere que o uso de progesterona vaginal pode aumentar o risco para aquelas com comprimento do colo > 30 mm (Rehal *et al.*, 2021).

Em 2022, metanálise de dados individuais mostrou que a progesterona vaginal reduz significativamente o nascimento < 33 semanas em gestação gemelar com comprimento do colo ≤ 25 mm no segundo trimestre em cerca de 40% (RR 0,60; IC 95% 0,38 a 0,95). Seu uso também reduz o risco de morbidade e mortalidade neonatal. Os resultados desse estudo devem ser vistos com cautela, em virtude do pequeno tamanho amostral (n = 95) e devem ser confirmados por futuros ensaios clínicos randomizados adequadamente dimensionados (Romero *et al.*, 2022).

A cerclagem na gestação gemelar não é recomendada na prevenção do parto prematuro em populações não selecionadas, pois os poucos dados disponíveis apontam para um possível aumento do risco de parto prematuro (RR, 2,15; IC 95% 1,15 a 4,01) (Coutinho *et al.*, 2022). Em gemeligestas com comprimento do colo ≤ 25 mm, a cerclagem não reduz o risco de parto prematuro < 37 semanas (RR 1,20; IC 95% 0,92 a 1,57), < 34 semanas (RR 2,13; IC 95% 0,74 a 6,15), 32 semanas (RR 1,62; IC 95% 0,52 a 4,99) e < 28 semanas (RR 1,40; IC 95% 0,48 a 4,08) (D'Antonio *et al.*, 2021), dados concordantes por publicação da biblioteca *Cochrane* (Rafael *et al.*, 2014).

Nos subgrupos de gemeligestas com comprimento do colo ≤ 15 mm ou dilatação ao exame físico, a realização da cerclagem reduz o risco de nascimento < 34 semanas (RR 0,73; IC 95% 0,59 a 0,91), < 32 semanas (RR 0,69; IC 95% 0,57 a 0,84) e 28 semanas (RR 0,54; IC 95% 0,43 a 0,67) (D'Antonio *et al.*, 2023).

Embora algumas pesquisas tenham sido realizadas utilizando o pessário, até o momento, não há evidências que sustentem seu uso na gestação gemelar.

Recomendações para gestantes com gestação múltipla

- Recomendamos o uso vaginal da progesterona natural micronizada 600 mg, em mulheres com gestação múltipla e comprimentos do colo uterino ≤ 25 mm
- Gemeligestas devem realizar controle ultrassonográfico do colo uterino a partir de 14 semanas. Frente ao achado de comprimentos cervicais ≤ 15 mm, recomendamos a realização da cerclagem do colo uterino.

ASPECTOS TÉCNICOS DA COLOCAÇÃO DO PESSÁRIO

Embora o pessário tenha sido projetado para ser um método simples e universalmente manuseado, trabalhos mostram que seu uso necessita de treinamento. Calcula-se que sejam necessárias 30 colocações para que o examinador seja considerado apto para o uso (França *et al.*, 2021).

Existem dois tipos de pessário, o de Arabin e o nacional Ingamed AM. O estudo de Goya *et al.* (2012) utilizou o pessário de Arabin com tamanho único, de maior diâmetro 65 mm, altura 25 mm e abertura central de 32 mm. Não recomendamos a escolha de outros tamanhos, pois as publicações que permitiram a escolha do tamanho do pessário não apresentaram resultados favoráveis (Nicolaides *et al.*, 2016). A publicação com maior tamanho amostral utilizou o pessário da Ingamed AM, que possui tamanho único, de maior diâmetro 70 mm, altura 20 mm e abertura central de 27 mm (Pacagnella *et al.*, 2022). O pessário AM possui endentações na abertura menor, que permitem maior aderência ao colo uterino, além de ser mais rígido que o pessário de Arabin (Figura 24.3).

O mecanismo de ação do pessário parece envolver a mudança de inclinação do colo uterino, que é desviado posteriormente. Com o desvio, a força exercida pelas membranas e polo cefálico não são projetadas em direção à endocérvice, e passam a pressionar o bordo anterior do pessário (Cobaleda *et al.*, 2019) (Figura 24.4).

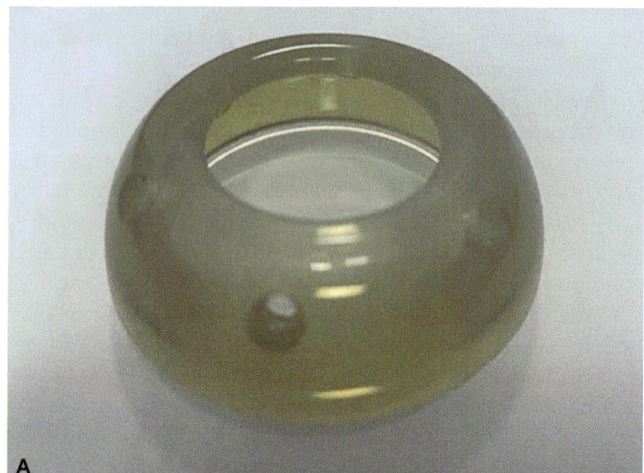

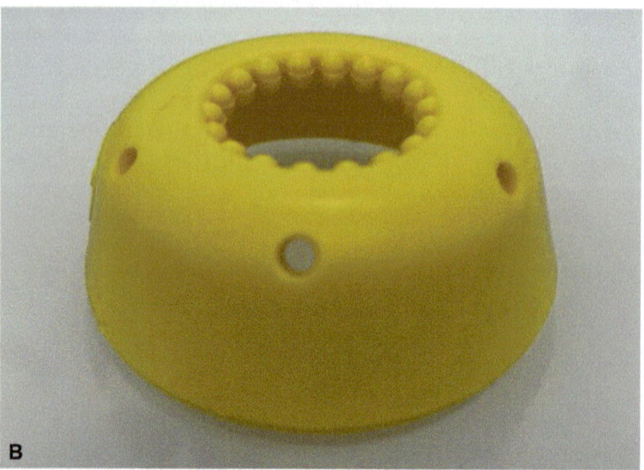

Figura 24.3 Pessários de Arabin (**A**) e Ingamed AM (**B**).

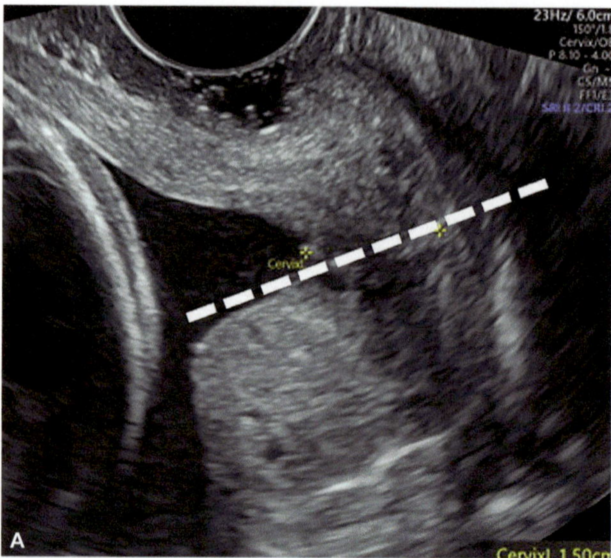

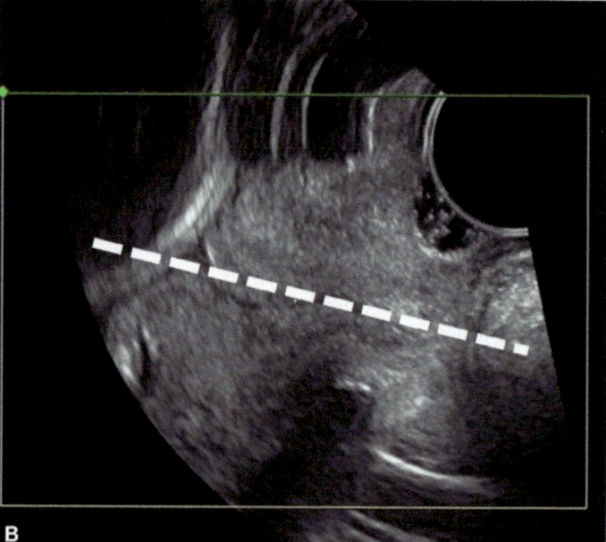

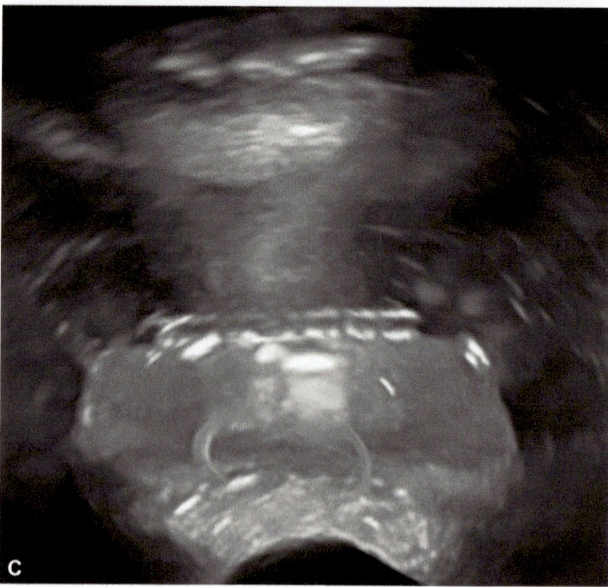

Figura 24.4 **A.** Colo uterino curto (15 mm) com afunilamento. **B.** Após 3 semanas da colocação do pessário, houve mudança de ângulo, alongamento do colo (30 mm), não há afunilamento e o polo cefálico está repousando sobre o bordo anterior do pessário. **C.** Imagem tridimensional do pessário normalmente inserido. (Fonte: acervo pessoal do Dr. Alan Hatanaka.)

São contraindicações para colocação do pessário: sangramento ativo, dilatação do colo uterino, inserção baixa de placenta, corioamnionite, infecções vaginais, contrações uterinas, alteração da vitalidade fetal, malformações fetais, doença materna grave, idade gestacional < 18 semanas e qualquer indicação de cerclagem do colo uterino. Deve ser obtida assinatura de consentimento informado.

É mandatório verificar se há sinais de infecções vaginais e tratá-las previamente ao procedimento. Recomendamos o uso de antibióticos por 24 a 48 horas antes da colocação do pessário, na presença do sinal do *sludge* do líquido amniótico. Essa recomendação evita o uso inadvertido do pessário em casos de corioamnionite, pois, na maioria das vezes, há piora flagrante do quadro infeccioso ou nascimento do concepto.

Após toque vaginal para orientação do direcionamento da colocação do pessário, devem ser realizados cuidadoso exame especular e limpeza com soro fisiológico de eventuais secreções ou resquícios de progesterona vaginal. Em nossa técnica, recomendamos o uso de lidocaína gel vaginal para que o pessário deslize mais facilmente e a paciente sinta o mínimo de desconforto.

Com a paciente em posição de litotomia, o pessário deve ser introduzido dobrado em direção ao colo (avaliado por meio do toque), com a abertura menor voltada anteriormente. Deve-se ter cuidado para não ocorrer a inversão do órtese. Por meio de toque, preferencialmente unidigital, deve-se encaixar o pessário no colo uterino, podendo ser realizados movimentos de rotação, na qual as endentações podem ser úteis para o examinador.

Após a inserção, a paciente não deve sentir dor, sendo possível o relato de sensação de pressão momentânea que cede espontaneamente após alguns minutos. Se a paciente se queixa de qualquer desconforto, a posição do pessário deve ser reconsiderada. É altamente recomendável que seja realizado exame ultrassonográfico para confirmar que os lábios anterior e posterior estejam completamente inseridos no interior do pessário.

Não são relatados efeitos adversos graves associados com a utilização do pessário cervical, embora haja relato de necrose de colo associada a contrações uterinas em uso do pessário.

Recomendamos o controle ultrassonográfico após 1 semana do procedimento. O corrimento vaginal aparece após cerca de 2 semanas, sendo caracteristicamente amarelo, inodoro e em grande quantidade, surgindo em salvas, após movimentações. Muitas vezes, a mulher pode ficar em dúvida em relação à amniorrexe, sendo necessária a avaliação por meio do exame físico e, eventualmente, o uso de testes bioquímicos para comprovação. Na presença de sinais sugestivos de vaginose bacteriana, preferimos o tratamento com clindamicina oral associada a probióticos apenas durante o tratamento, para prevenção da colite por *Clostridium difficile*.

O pessário deverá ser retirado com 37 semanas de gestação, frente a contrações uterinas, na presença de sangramento, na suspeita de corioamnionite ou na rotura prematura pré-termo das membranas.

SINAL DO *SLUDGE* DO LÍQUIDO AMNIÓTICO

Como descrito anteriormente, a presença do sinal do *sludge* do líquido amniótico está associada ao aumento do risco de parto prematuro. Sua origem pode ser oriunda de fatores infecciosos, hemorrágicos, mecônio e descamação de pele fetal.

A partir de relato de caso, o grupo de Romero *et al.* (2007) realizou amniocentese obtendo o material do *sludge* de uma parturiente de 27 semanas com nascimento iminente, resultando na obtenção de material semelhante a pus. A cultura do material revelou a presença de *Streptococcus mutans*, *Mycoplasma hominis* e *Aspergillus flavus*. Embora esse relato tenha causado grande impacto na comunidade médica, devemos interpretá-lo com cautela. Fica flagrante que o *sludge* pode ter origem infecciosa; entretanto, não podemos inferir que todos os casos são infecciosos.

Cerca de 1/3 dos partos prematuros espontâneos têm origem em infecções, a maioria delas ascendendo da vagina por meio da endocérvice. Os principais patógenos encontrados no líquido amniótico dessas mulheres são *Gardnerella vaginalis*, *Ureaplasma urealyticum*, *Mycoplasma hominis*, *Chlamydia trachomatis*, *Trichomonas vaginalis*, *Neisseria gonorrhoeae*, *Actinomyces* e *Candida* spp.

A associação entre ceftriaxona, claritromicina e metronidazol foi utilizada em pacientes em trabalho de parto prematuro submetidas à amniocentese com a presença de corioamnionite. Nessas gestantes, 84% tiveram parto > 37 semanas ou tiveram resolução da infecção amniótica detectada por meio da amniocentese de controle (Yoon *et al.*, 2019).

Diante desses achados, alguns autores começaram a pesquisar a influência do uso de antibióticos na presença do *sludge*; entretanto, os trabalhos científicos tiveram metodologias muito distintas (Bujold *et al.*, 2006; Fuchs *et al.*, 2015; Yoneda *et al.*, 2018; Hatanaka *et al.*, 2019; Cuff *et al.*, 2020; Yeo *et al.*, 2021).

Trabalho de coorte histórica realizada em âmbito nacional por Hatanaka *et al.* (2019) comparou uso de clindamicina e cefalexina nas pacientes com *sludge*, com os dados históricos dos desfechos das mulheres na mesma situação clínica. Apenas nas pacientes com comprimento do colo ≤ 25 mm e naquelas com malformação mülleriana, conização ou CAF, o uso dos antibióticos reduziu o risco de parto prematuro em cerca de 76% (OR 0,24; IC 95% 0,058 a 0,098). Importante ressaltar que o desenho do estudo não foi prospectivo e randomizado, com tamanho amostral limitado (n = 86).

Revisão sistemática foi realizada analisando o uso dos antibióticos na presença do *sludge* em gestantes de alto risco, sendo publicada em 2023. Embora tenha encontrado uma tendência à redução do risco em todas as idades gestacionais, não houve significância estatística para nascimento < 34 semanas (RR 0,35; IC 95% 0,08 a 2,14), < 32 semanas (RR 0,40; IC 95% 0,09 a 1,66) e < 28 semanas (RR 0,35; IC 95% 0,05 a 1,38). Esse achado reforça a necessidade da realização de trabalhos prospectivos randomizados a respeito do uso de antibióticos na presença do sinal do *sludge* em gestantes com colo uterino curto.

Frente à grande heterogeneidade das publicações, discussão interessante diz respeito à escolha do antibiótico a ser utilizado. Deve-se considerar a sensibilidade antibiótica aos principais patógenos encontrados no trabalho de parto prematuro e na presença do *sludge*, a concentração inibitória mínima, a resistência aos antimicrobianos, os efeitos colaterais, a segurança e os resultados clínicos.

A concentração sérica fetal de cada antimicrobiano e a concentração inibitória mínima para cada patógeno estão resumidas na Tabela 24.1. A interpretação dos dados expostos deve ser realizada com cautela. A concentração sérica fetal maior que a concentração inibitória mínima não significa, necessariamente, eficiência antibiótica. Inúmeros fatores de resistência aos antimicrobianos devem ser considerados como a via de administração, o tempo de uso, o uso indiscriminado de antibióticos e as mutações genéticas, assim como os efeitos colaterais.

Tabela 24.1 Concentração sérica fetal (CSF) e concentração inibitória mínima (CIM) dos antibióticos utilizados no tratamento do *sludge*, de acordo com as principais bactérias encontradas.

Antibiótico (CSF)	Clindamicina (3,35 µg/mℓ) (Viel-Theriault *et al.*, 2019)	Cefalexina (11,3 µg/mℓ) (Creatsas *et al.*, 1980)	Ceftriaxona (6,14 µg/mℓ) (Jung *et al.*, 2020)	Metronidazol (9,0 µg/mℓ) (Karhunen, 1984)	Claritromicina (0,18 µg/mℓ) (Witt *et al.*, 2003)	Azitromicina (0,07 µg/mℓ) (Witt *et al.*, 2003)
CIM (µg/mℓ)						
Ureaplasma urealyticum	4 a 16 (Witt *et al.*, 2003)	–	–	–	0,02 a 0,2 (Witt *et al.*, 2003)	0,5 a 4 (Witt *et al.*, 2003)
***Mycoplasma* sp.**	0,2 a 3,1 (Braun *et al.*, 1970)	–	–	–	16 a 128 (Witt *et al.*, 2003)	4 a 64 (Witt *et al.*, 2003)
***Fusobacterium* sp.**	≤ 0,12 (Kim *et al.*, 2022)	–	≤ 0,12 (Kim *et al.*, 2022)	≤ 0,12 a 0,5 (Kim *et al.*, 2022)	≤ 0,12 (Kim *et al.*, 2022)	–
Chlamydia trachomatis	0,25 a 2 (Harrison *et al.*, 1984)	–	–	–	≤ 0,15 (Samra *et al.*, 2001)	≤ 0,25 (Villa *et al.*, 2023)
Gardnerella vaginalis	≤ 0,03 a 0,25 (Ma *et al.*, 2022)	–	–	≤ 0,25 a > 32 (Goldstein *et al.*, 2002)	–	–
Trichomonas vaginalis	–	–	–	0,4 a 2 (Lin e Shaio, 1994)	–	–
Neisseria gonorrhoeae	0,125 a 2 (Adu-Sarkodie *et al.*, 1995)	–	0,002 a 0,004 (Zhao *et al.*, 2019)	–	–	≤ 2 (Workowski *et al.*, 2021)
***Streptococcus* sp.**	≤ 0,03 a 0,06 (Murdoch e Reller, 2021)	2 a ≥ 16 (Brander *et al.*, 1982)	0,06 a 0,06 (Murdoch e Reller, 2021)	–	0,05 (Witt *et al.*, 2003)	0,10 (Witt *et al.*, 2003)
Escherichia coli	–	≤ 1 (CLSI, 2020)	≤ 1 (CLSI, 2020)	–	–	–

Analisando apenas os dados da Tabela 24.1, a azitromicina parece ter menor eficiência antibiótica, tendo cobertura apenas para *Chlamydia trachomatis* (Waites *et al.*, 1992; Kenny e Cartwright, 2001; 2022; Witt *et al.*, 2003; Roberts *et al.*, 2008; Newton, 2009; Kim *et al.*, 2022; Marston *et al.*, 2016). A associação da clindamicina com a cefalexina demonstra boa cobertura antibiótica, com custo relativamente baixo, posologia com dois antibióticos e com demonstração de eficiência clínica (Hatanaka *et al.*, 2019). No entanto, é sabido que a clindamicina aumenta em 3 vezes a chance de colite pseudomembranosa por *Clostridium difficile* na gestante (RR 2,93; IC 99% 2,21 a 3,90) (Ma *et al.*, 2022; Braun *et al.*, 1970; Harrison *et al.*, 1984; Murdoch e Reller, 2021; Duffy *et al.*, 2020). Não menos importante, ressalta-se que não apresenta cobertura para *Ureaplasma urealyticum*, considerado responsável por 1/3 dos trabalhos de parto prematuros espontâneos relacionados a fatores infecciosos (Cobo *et al.*, 2017).

O esquema tríplice estudado por Romero *et al.* envolve o uso de claritromicina, metronidazol e ceftriaxona. Esse esquema não apresenta cobertura antibiótica para *Mycoplasma hominis* e *Mycoplasma genitalium* (Witt *et al.*, 2003), e há relatos recentes de resistência antibiótica à *Gardnerella vaginalis* (Goldstein *et al.*, 2002). Embora apresente menor número de efeitos colaterais, a posologia proposta é endovenosa e, portanto, de alto custo e alta complexidade logística. Soma-se a isso o fato de não haver estudos prospectivos que comprovem sua eficácia quando comparado à clindamicina associada à cefalexina.

Utilizar o esquema tríplice de forma oral reduziria o custo e tornaria mais prática a posologia; entretanto, a ceftriaxona só pode ser administrada por via endovenosa ou intramuscular. A troca pela cefalexina traria uma perda de sensibilidade para *Neisseria gonorrhoeae* e *Streptococcus* sp. Do ponto de vista de cobertura antibiótica, embora pareça lógico o uso da clindamicina com a claritromicina, deve-se lembrar que há indução da resistência à clindamicina quando administrada concomitante aos macrolídios, o que leva à contraindicação dessa associação.

Por fim, consideramos que ainda não há evidências nível A que comprovem a eficácia do uso de antibióticos na presença do *sludge*; portanto, o uso indiscriminado dos antimicrobianos deve ser combatido com veemência. Por outro lado, deve-se ressaltar que é consenso que sua presença gere significativo aumento do risco de prematuridade, além da evidência oriunda de coorte histórica, que o uso do antibiótico possa reduzir o risco de prematuridade de maneira significativa em casos de colo curto ou alto risco (Hatanaka *et al.*, 2019). Consideramos aceitável o uso de antibióticos apenas nesses casos específicos. A escolha antibiótica deverá considerar fatores de disponibilidade antibiótica, custo e de logística de cada local; entretanto, se a clindamicina for o antibiótico de escolha, deve-se associar um probiótico de boa qualidade.

Recomendações para gestantes com a presença do sinal do *sludge* do líquido amniótico

- A presença do sinal do *sludge* do líquido amniótico aumenta em cerca de 3 vezes o risco de parto prematuro
- Na presença de comprimento do colo ≤ 25 mm, antecedentes de parto prematuro espontâneo, malformação mülleriana ou cirurgias do colo uterino, consideramos o uso de antibióticos frente ao achado do *sludge*
- Não se justifica o uso de antibióticos apenas pela presença do sinal do *sludge* do líquido amniótico, em gestantes de baixo risco e colo uterino > 25 mm.

CONSIDERAÇÕES FINAIS

A chamada "síndrome do colo curto" é uma entidade nova, com origem multifatorial e tratamento complexo, a depender de inúmeros fatores clínicos e ultrassonográficos. É fundamental que a ultrassonografia do colo tenha sua morfologia analisada por profissional treinado, e por via vaginal.

As intervenções devem priorizar sempre a segurança materno-fetal, uma vez que que a infecção pode ser a origem de 1/3 dos partos prematuros espontâneos e as intervenções cirúrgicas exigem grande experiência do cirurgião. Recomendamos referenciar essas gestantes a Centros Especializados em Prematuridade, para que a conduta seja individualizada a cada caso.

REFERÊNCIAS BIBLIOGRÁFICAS

ABDEL-ALEEM, H. *et al.* Cervical pessary for preventing preterm birth in singleton pregnancies. *Cochrane Database of Systematic Reviews*, v. 2022, n. 12, 2022.

ADU-SARKODIE, Y. A. *et al.* The potential effect on Neisseria gonorrhoeae of the use of clindamycin vaginal cream in the empirical treatment of vaginal discharge. *Journal of Antimicrobial Chemotherapy*, v. 36, n. 3, p. 557-560, 1995.

AFZALI, N. *et al.* Cervical gland area: a new sonographic marker in predicting preterm delivery. *Archives of Gynecology and Obstetrics*, v. 285, n. 1, p. 255-258, 2012.

AMERICAN COLLEGE OF OBSTETRICIANS AND GYNECOLOGISTS (ACOG). Practice Bulletin No. 142. *Obstetrics & Gynecology*, v. 123, n. 2, p. 372-379, 2014.

ANDRADE JÚNIOR, V. L. de *et al.* A new model based on artificial intelligence to screening preterm birth. *The Journal of Maternal-Fetal & Neonatal Medicine*, v. 36, n. 2, 2023.

ASAKURA, H. *et al.* Significance of cervical gland area in predicting preterm birth for patients with threatened preterm delivery: Comparison with cervical length and fetal fibronectin. *Gynecologic and Obstetric Investigation*, v. 68, n. 1, p. 1-8, 2009.

BERGHELLA, V. *et al.* Cerclage for Short Cervix on Ultrasonography. *Obstetrics & Gynecology*, v. 106, n. 1, p. 181-189, 2005.

BERGHELLA, V. *et al.* Cerclage for short cervix on ultrasonography in women with singleton gestations and previous preterm birth. *Obstetrics & Gynecology*. v. 117, n. 3, p. 663-671, 2011.

BERGHELLA, V. *et al.* Cerclage for sonographic short cervix in singleton gestations without prior spontaneous preterm birth: systematic review and meta-analysis of randomized controlled trials using individual patient-level data. *Ultrasound in Obstetrics and Gynecology*, v. 50, n. 5, p. 569-577, 2017.

BERGHELLA, V. *et al.* Natural history of cervical funneling in women at high risk for spontaneous preterm birth. *Obstetrics & Gynecology*, v. 109, n. 4, p. 863-869, 2007.

BORTOLETTO, T. G. *et al.* Cervical length varies considering different populations and gestational outcomes: Results from a systematic review and meta-analysis. *Public Library of Science One*, v. 16, n. 2, e0245746, 2021.

BRANDER, P.; JOKIPIT, L.; JOKIPIT, A. M. M. The in vitro activity of ampicillin, amoxicillin, cephalexin, nitrofurantoin, sulphadiazine, and trimethoprim against Streptococcus agalactiae isolated from urinary and other infections. *Infection*, v. 10, n. 5, p. 299-302, 1982.

BRASIL. Ministério da Saúde. Sistema de Informações sobre Nascidos Vivos (SINASC). *DATASUS*. 2023. Disponível em: http://tabnet.datasus.gov.br/cgi/tabcgi.exe?sinasc/cnv/nvuf.def.

BRAUN, P.; KLEIN, J. O.; KASS, E. H. Susceptibility of genital mycoplasmas to antimicrobial agents. *Journal of Applied Microbiology*, v. 19, n. 1, p. 62-70, 1970.

BROWN, J. A. *et al.* History- or ultrasound-based cerclage placement and adverse perinatal outcomes. *Journal of Reproductive Medicine*, v. 56, n. 9-10, p. 385-392, 2011.

BRUINSMA, F.; QUINN, M. The risk of preterm birth following treatment for precancerous changes in the cervix: a systematic review and meta-analysis. *British Journal of Obstetrics and Gynaecology*, v. 118, n. 9, p. 1031-1041, 2011.

BUJOLD, E. *et al.* Intra-Amniotic Sludge, Short Cervix, and Risk of Preterm Delivery. *Journal of Obstetrics and Gynaecology Canada*, v. 28, n. 3, p. 198-202, 2006.

CARVALHO, M. H. B. de *et al. Cerclagem na Incompetência Cervical – Recomendações SOGESP*. 2014. Disponível em: http://dv.sogesp.com.br/rs/2014/04/2/.

CELIK, E. *et al.* Cervical length and obstetric history predict spontaneous preterm birth : development and validation of a model to provide individualized risk assessment. *Ultrasound in Obstetrics & Gynecology*, v. 31, n. 5, p. 549-554, 2008.

CHO, G. J. *et al.* Cerclage is associated with the increased risk of preterm birth in women who had cervical conization. *BioMed Central Pregnancy Childbirth*, v. 18, n. 1, p. 277, 2018.

CLINICAL AND LABORATORY STANDARDS INSTITUTE (CLSI). *Performance Standards for Antimicrobial Susceptibility Testing*. 30. ed. 2020.

COBALEDA, M. M. *et al.* Cervical modifications after pessary placement in singleton pregnancies with maternal short cervical length: 2D and 3D ultrasound evaluation. *Acta Obstetricia et Gynecologica Scandinavica*, v. 98, n. 11, p. 1442-1449, 2019.

COBO, T. *et al.* Impact of microbial invasion of amniotic cavity and the type of microorganisms on short-term neonatal outcome in women with preterm labor and intact membranes. *Acta Obstetricia et Gynecologica Scandinavica*, v. 96, n. 5, p. 570-579, 2017.

CONDE-AGUDELO, A. *et al.* Transvaginal sonographic cervical length for the prediction of spontaneous preterm birth in twin pregnancies: A systematic review and metaanalysis. *American Journal of Obstetrics & Gynecology*, v. 203, n. 2, p. 128.e1-128.e12, 2010.

CONDE-AGUDELO, A. *et al.* Vaginal progesterone is as effective as cervical cerclage to prevent preterm birth in women with a singleton gestation, previous spontaneous preterm birth, and a short cervix: updated indirect comparison meta-analysis. *American Journal of Obstetrics & Gynecology*, v. 219, n. 1, p. 10-25, 2018.

CONDE-AGUDELO, A.; ROMERO, R. Does vaginal progesterone prevent recurrent preterm birth in women with a singleton gestation and a history of spontaneous preterm birth? Evidence from a systematic review and meta-analysis. *American Journal of Obstetrics & Gynecology*, v. 227, n. 3, p. 440-461.e2, 2022a.

CONDE-AGUDELO, A.; ROMERO, R. Vaginal progesterone does not prevent recurrent preterm birth in women with a singleton gestation, a history of spontaneous preterm birth, and a midtrimester cervical length – 25 mm. *American Journal of Obstetrics & Gynecology*, v. 227, n. 6, p. 923-926, 2022b.

CONDE-AGUDELO, A.; ROMERO, R.; NICOLAIDES, K. H. Cervical pessary to prevent preterm birth in asymptomatic high-risk women: a systematic review and meta-analysis. *American Journal of Obstetrics & Gynecology*, v. 223, n. 1, p. 42-65.e2, 2020.

CONSELHO REGIONAL DE MEDICINA DO ESTADO DE SÃO PAULO (CREMESP). Consulta nº 197.356/2019 – sobre o entendimento de óbito fetal, no que tange a idade gestacional a ser considerada para a emissão de Declaração de Óbito para o natimorto, e quando considerar um aborto. 2020. Disponível em: https://cremesp.org.br/?siteAcao=Pareceres&dif=a&ficha=1&id=16570&tipo=PARECER&orgao=%20Conselho%20Regional%20de%20Medicina%20do%20Estado%20de%20S%E3o%20Paulo&numero=197356&situacao=&data=13-02-2020.

COUTINHO, C. M. *et al.* Practice Guidelines: role of ultrasound in the prediction of spontaneous preterm birth. *Ultrasound in Obstetrics & Gynecology*, v. 60, n. 3, p. 435-456, 2022.

CRANE, J. M. G.; HUTCHENS, D. Transvaginal sonographic measurement of cervical length to predict preterm birth in asymptomatic women at increased risk: a systematic review. *Ultrasound in Obstetrics and Gynecology*, v. 31, n. 5, p. 579-587, 2008.

CREATSAS, G. *et al.* A study of the kinetics of cephapirin and cephalexin in pregnancy. *Current Medical Research and Opinion*, v. 7, n. 1, p. 43-46, 1980.

CUFF, R. D. *et al.* Effect of antibiotic treatment of amniotic fluid sludge. *American Journal of Obstetrics & Gynecology Maternal-Fetal Medicine*, v. 2, n. 1, 100073, 2020.

D'ANTONIO, F. *et al.* Cervical cerclage for prevention of preterm birth and adverse perinatal outcome in twin pregnancies with short cervical length or cervical dilatation: A systematic review and meta-analysis. *Public Library of Science Medicine*, v. 20, n. 8, e1004266, 2023.

D'ANTONIO, F. *et al.* Role of progesterone, cerclage, and pessary in preventing preterm birth in twin pregnancies: A systematic review and network meta-analysis. *European Journal of Obstetrics & Gynecology and Reproductive Biology*, v. 261, p. 166-177, 2021.

DE CARVALHO, M. H. B. *et al.* Prediction of preterm delivery in the second trimester. *Obstetrics and Gynecology*, v. 105, n. 3, p. 532-536, 2005.

DODD, J. M. *et al.* Prenatal administration of progestogens for preventing spontaneous preterm birth in women with a multiple pregnancy. *Cochrane Database of Systematic Reviews*, 2017.

DOMIN, C. M.; SMITH, E. J.; TERPLAN, M. Transvaginal ultrasonographic measurement of cervical length as a predictor of preterm birth. *Ultrasound Q*. v. 26, n. 4, p. 241-248, 2010.

DUFFY, C. R. *et al.* Clindamycin, Gentamicin, and Risk of Clostridium difficile Infection and Acute Kidney Injury During Delivery Hospitalizations. *Obstetrics & Gynecology*, v. 135, n. 1, p. 59-67, 2020.

ENAKPENE, C. A. *et al.* Cervical cerclage for singleton pregnant patients on vaginal progesterone with progressive cervical shortening. *American Journal of Obstetrics & Gynecology*, v. 219, n. 4, p. 397.e1-397.e10, 2018.

ESPINOZA, J. *et al.* The prevalence and clinical significance of amniotic fluid "sludge" in patients with preterm labor and intact membranes. *Ultrasound in Obstetrics and Gynecology*, v. 25, n. 4, p. 346-352, 2005.

FIRICHENKO, S. V.; STARK, M.; MYNBAEV, O. A. The impact of cervical conization size with subsequent cervical length changes on preterm birth rates in asymptomatic singleton pregnancies. *Scientific Reports*, v. 11, n. 1, p. 19703, 2021.

FRANÇA, M. S. *et al.* Cervical pessary plus vaginal progesterone in a singleton pregnancy with a short cervix: an experience-based analysis of cervical pessary's efficacy. *The Journal of Maternal-Fetal & Neonatal Medicine*, v. 0, 0):1–11, 2021.

FUCHS, F. *et al.* Impact of amniotic fluid "sludge" on the risk of preterm delivery. *Journal of Maternal-Fetal and Neonatal Medicine*, v. 28, n. 10, p. 1176-1180, 2015.

GATTA, L. A.; KULLER, J. A.; RHEE, E. H. J. Pregnancy outcomes following cervical conization or loop electrosurgical excision procedures. *Obstetrical & Gynecological Survey*, v. 72, n. 8, p. 494-499, 2017.

GOLDBERG, J.; NEWMAN, R. B.; RUST, P. F. Interobserver reliability of digital and endovaginal ultrasonographic cervical length measurements. *American Journal of Obstetrics & Gynecology*, v. 177, n. 4, p. 853-858, 1997.

GOLDSTEIN, E. J. C. *et al.* In: vitro activities of garenoxacin (BMS 284756) against 108 clinical isolates of gardnerella vaginalis. *Antimicrobial Agents and Chemotherapy*, v. 46, n. 12, p. 3995-3996, 2002.

GOYA, M. *et al.* Cervical pessary in pregnant women with a short cervix (PECEP): an open-label randomised controlled trial. *Lancet*, v. 379, n. 9828, p. 1800-1806, 2012.

GRIMES-DENNIS, J.; BERGHELLA, V. Cervical length and prediction of preterm delivery. *Current Opinion in Obstetrics and Gynecology*, v. 19, n. 2, p. 191-195, 2007.

GUINSBURG, R. *et al.* Annual trend of neonatal mortality and its underlying causes: population-based study – São Paulo State, Brazil, 2004-2013. *BioMed Central Pediatrics*, v. 21, n. 1, p. 54, 2021.

HARRISON, H. R. *et al. In vitro* activity of clindamycin against strains of Chlamydia trachomatis, Mycoplasma hominis, and Ureaplasma urealyticum isolated from pregnant women. *American Journal of Obstetrics & Gynecology*, v. 149, n. 5, p. 477-480, 1984.

HATANAKA, A. R. *et al.* Amniotic fluid "sludge" is an independent risk factor for preterm delivery. *Journal of Maternal-Fetal and Neonatal Medicine*, v. 29, n. 1, p. 120-125, 2016.

HATANAKA, A. R. *et al.* Antibiotic treatment for patients with amniotic fluid "sludge" to prevent spontaneous preterm birth: A historically controlled observational study. *Acta Obstetricia et Gynecologica Scandinavica*, v. 98, n. 9, p. 1157-1163, 2019.

HATANAKA, A. R. *et al. Predição do Parto Pré-termo – Recomendações SOGESP*. 2022. Disponível em: http://www.sogesp.com.br.

HERNANDEZ-ANDRADE, E. *et al.* Evaluation of cervical stiffness during pregnancy using semiquantitative ultrasound elastography. *Ultrasound in Obstetrics and Gynecology*, v. 41, n. 2, p. 152-161, 2013.

HERNANDEZ-ANDRADE, E. *et al.* Transabdominal evaluation of uterine cervical length during pregnancy fails to identify a substantial number of women with a short cervix. *Journal of Maternal-Fetal and Neonatal Medicine*, v. 25, n. 9, p. 1682-1689, 2012.

HIMAYA, E. *et al.* Midtrimester intra-amniotic sludge and the risk of spontaneous preterm birth. *American Journal of Perinatology*, v. 28, n. 10, p. 815-820, 2011.

IAMS, J. D. *et al.* The Length of the Cervix and the Risk of Spontaneous Premature Delivery. *New England Journal of Medicine*, v. 334, n. 9, p. 567-573, 1996.

JUNG, Y. M. *et al.* 450: Transplacental transfer of ceftriaxone in pregnant women with preterm premature rupture of membranes. *American Journal of Obstetrics & Gynecology*, v. 222, n. 1, p. S295-S296, 2020.

KARHUNEN, M. Placental transfer of metronidazole and tinidazole in early human pregnancy after a single infusion. *British Journal of Clinical Pharmacology*, v. 18, n. 2, p. 254-257, 1984.

KENNY, G. E.; CARTWRIGHT, F. D. Susceptibilities of Mycoplasma hominis, M. pneumoniae, and Ureaplasma urealyticum to GAR-936, dalfopristin, dirithromycin, evernimicin, gatifloxacin, linezolid, moxifloxacin, quinupristin-dalfopristin, and telithromycin compared to their susceptibilities to reference macrolides, tetracyclines, and quinolones. *Antimicrobial Agents and Chemotherapy*, v. 45, n. 9, p. 2604-2608, 2001.

KIM, M. *et al.* Clinical Differences in Patients Infected with Fusobacterium and Antimicrobial Susceptibility of Fusobacterium Isolates Recovered at a Tertiary-Care Hospital in Korea. *Annals of Laboratory Medicine*, v. 42, n. 2, p. 188-195, 2022.

LIN, P. R.; SHAIO, M. F. A study on the *in vitro* susceptibility of Trichomonas vaginalis to metronidazole. *Zhonghua Min Guo Wei Sheng Wu Ji Mian Yi Xue Za Zhi*, v. 27, n. 1, p. :38-45, 1994.

MA, X. *et al.* Biofilm and pathogenic factor analysis of Gardnerella vaginalis associated with bacterial vaginosis in Northeast China. *Frontiers in Microbiology*, v. 13, 2022.

MARSTON, H. D. *et al.* Antimicrobial Resistance. *Journal of the American Medical Association*, v. 316, n. 11, p. 1193, 2016.

MIYAKOSHI, K. *et al.* Risk of preterm birth after the excisional surgery for cervical lesions: a propensity-score matching study in Japan. *The Journal of Maternal-Fetal & Neonatal Medicine*, v. 34, n. 6, p. 845-851, 2021.

MURDOCH, D. R.; RELLER, L. B. Antimicrobial susceptibilities of group B Streptococci isolated from patients with invasive disease: 10-year perspective. *Antimicrobial Agents and Chemotherapy*, v. 45, n. 12, p. 3623-3624, 2021.

MYRHAUG, H. T. *et al.* Survival and impairment of extremely premature infants: a meta-analysis. *Pediatrics*, v. 143, n. 2, 2019.

NEWTON, E. R. Antibiotics in maternal-fetal medicine. *The Global Library of Women's Medicine*, 2009.

NICOLAIDES, K. H. *et al.* A randomized trial of a cervical pessary to prevent preterm singleton birth. *New England Journal of Medicine*, v. 374, n. 11, p. 1044-1152, 2016.

OHUMA, E. O. *et al.* National, regional, and global estimates of preterm birth in 2020, with trends from 2010: a systematic analysis. *Lancet*, v. 402, n. 10409, p. 1261-1271, 2023.

PACAGNELLA, R. C. *et al.* Pessary plus progesterone to prevent preterm birth in women with short cervixes. *Obstetrics & Gynecology*, v. 139, n. 1, p. 41-51, 2022.

PANAGIOTOPOULOS, M.; TSEKE, P.; MICHALA, L. Obstetric complications in women with congenital uterine anomalies according to the 2013 European Society of Human Reproduction and Embryology and the European Society for Gynaecological Endoscopy Classification. *Obstetrics & Gynecology*, v. 139, n. 1, p. 138-148, 2022.

PARK, H. S. *et al.* Prophylactic cerclage to prevent preterm birth after conization: a cohort study using data from the National Health Insurance Service of Korea. *Yonsei Medical Journal*, v. 62, n. 12, p. 1083, 2021.

PERGIALIOTIS, V. *et al.* Double versus single cervical cerclage for the prevention of preterm births. *The Journal of Maternal-Fetal & Neonatal Medicine*, v. 28, n. 4, p. 379-385, 2015.

PERGIALIOTIS, V. *et al.* Presence of amniotic fluid sludge and pregnancy outcomes: A systematic review. *Acta Obstetricia et Gynecologica Scandinavica*, v. 99, n. 11, p. 1434-1443, 2020.

PIRES, C. R. *et al.* Cervical gland area as an ultrasonographic marker for preterm delivery. *International Journal of Gynecology & Obstetrics*, v. 93, n. 3, p. 214-219, 2006.

RAFAEL, T. J.; BERGHELLA, V.; ALFIREVIC, Z. Cervical stitch (cerclage) for preventing preterm birth in multiple pregnancy. *Cochrane Database of Systematic Reviews*, v. 2014, n. 9, 2014.

REDE BRASILEIRA DE PESQUISAS NEONATAIS (RBPN). *Sobrevida à alta hospitalar de acordo com a idade gestacional em semanas dos centros da RBPN entre 2014 e 2020*. 2022. Disponível em: https://redeneonatal.com.br/blog-rbpn/nossos-dados/sobrevida-2014-2020/.

REHAL, A. *et al.* Early vaginal progesterone versus placebo in twin pregnancies for the prevention of spontaneous preterm birth: a randomized, double-blind trial. *American Journal of Obstetrics & Gynecology*, v. 224, n. 1, p. 86.e1-86.e19, 2021.

ROBERTS, S. W.; HNAT, M.; BAWDON, R. E. Placental Transmission of Antibiotics. *The Global Library of Women's Medicine*, 2008.

ROMERO, R. Vaginal progesterone for preventing preterm birth gestations with a short cervix: a meta-analysis of individual patient data. *American Journal of Obstetrics & Gynecology*, v. 218, n. 2, p. 161-180, 2018.

ROMERO, R.; DEY, S. K.; FISHER, S. J. Preterm labor: One syndrome, many causes. *Science*, v. 345, n. 6198, p. 760-765, 2014.

ROMERO, R. *et al.* Vaginal progesterone for preventing preterm birth and adverse perinatal outcomes in singleton gestations with a short cervix: a meta-analysis of individual patient data. *American Journal of Obstetrics & Gynecology*, v. 218, n. 2, p. 161-180, 2018.

ROMERO, R. *et al.* Vaginal progesterone for the prevention of preterm birth and adverse perinatal outcomes in twin gestations with a short cervix: an updated individual patient data meta-analysis. *Ultrasound in Obstetrics & Gynecology*, v. 59, n. 2, p. 263-266, 2022.

ROMERO, R. *et al.* What is amniotic fluid 'sludge'? *Ultrasound in Obstetrics and Gynecology*, v. 30, n. 5, p. 793-798, 2007.

SACCONE, G. *et al.* Cervical pessary for preventing preterm birth in singleton pregnancies with short cervical length: a systematic review and meta-analysis. *Journal of Ultrasound in Medicine*, v. 36, n. 8, p. 1535-1543, 2017.

SAMRA, Z. *et al. In vitro* susceptibility of recent clinical isolates of Chlamydia trachomatis to macrolides and tetracyclines. *Diagnostic Microbiology and Infectious Disease*, v. 39, n. 3, p. 177-179, 2001.

SILVA, T. V. *et al.* Association between cervical length and gestational age at birth in singleton pregnancies: a multicentric prospective cohort study in the Brazilian population. *Reproductive Health*, v. 20, n. 1, p. 47, 2023.

SON, M. *et al.* A universal mid-trimester transvaginal cervical length screening program and its associated reduced preterm birth rate. *American Journal of Obstetrics & Gynecology*, v. 214, n. 3, p. 365.e1-365.e5, 2016.

STEWART, L. A. *et al.* Evaluating Progestogens for Preventing Preterm birth International Collaborative (EPPPIC): meta-analysis of individual participant data from randomised controlled trials. *Lancet*, v. 397, n. 10280, p. 1183-1194, 2021.

SUN, H. *et al.* Diagnostic accuracy of cervical elastography for predicting preterm delivery: Systematic review and meta-analysis. *Scottish Medical Journal*, v. 68, n. 3, p. 110-120, 2023.

THE FETAL MEDICINE FOUNDATION (FMF). *FMF Certification – Cervical Assessment*. [s.d.] Disponível em: https://fetalmedicine.org/fmf-certification-2/cervical-assessment-1.

TRAINÁ, E. *et al.* Abortamento. *In*: REZENDE FILHO, J. *et al. Rezende – Obstetrícia*. 14. ed. Rio de Janeiro: Guanabara Koogan, 2022. p. 302-315.

TSUNODA, Y. *et al.* The presence of amniotic fluid sludge in pregnant women with a short cervix: an independent risk of preterm delivery. *Journal of Maternal-Fetal and Neonatal Medicine*, v. 33, n. 6, p. 920-923, 2020.

VIEL-THERIAULT, I. *et al.* The transplacental passage of commonly used intrapartum antibiotics and its impact on the newborn management: A narrative review. *Early Human Development*, v. 135, ed. May, p. 6-10, 2019.

VILLA, L. *et al.* Phenotypic and genotypic antimicrobial susceptibility testing of Chlamydia trachomatis isolates from patients with persistent or clinical treatment failure in Spain. *Antibiotics*, v. 12, n. 6, p. 975, 2023.

WAITES, K. B.; CROUSE, D. T.; CASSELL, G. H. Antibiotic susceptibilities and therapeutic options for Ureaplasma urealyticum infections in neonates. *The Pediatric Infectious Disease Journal*, v. 11, n. 1, p. 23-29, 1992.

WERNER, E. F. *et al.* Cost-effectiveness of transvaginal ultrasound cervical length screening in singletons without a prior preterm birth: An update. *American Journal of Obstetrics & Gynecology*, v. 213, n. 4, p. 554.e1-554.e6, 2015.

WERNER, E. F. *et al.* Universal cervical-length screening to prevent preterm birth: a cost-effectiveness analysis. *Ultrasound in Obstetrics & Gynecology*. v. 38, n. 1, p. 32-37, 2011.

WITT, A. *et al.* Placental passage of clarithromycin surpasses other macrolide antibiotics. *American Journal of Obstetrics & Gynecology*, v. 188, n. 3, p. 816-819, 2003.

WORKOWSKI, K. A. *et al.* Sexually Transmitted Infections Treatment Guidelines, 2021. *Morbidity and Mortality Weekly Report Recommendations and Reports*, v. 70, n. 4, p. 1-187, 2021.

WORLD HEALTH ORGANIZATION (WHO). *Born too soon*: decade of action on preterm birth. Geneva: WHO, 2023. p. 1-126. Disponível em: https://creativecommons.org/licenses/by-nc-sa/3.0/igo.

YASUDA, S. *et al.* Association of amniotic fluid sludge with preterm labor and histologic chorioamnionitis in pregnant Japanese women with intact membranes: A retrospective study. *Journal of Obstetrics and Gynaecology Research*, v. 46, n. 1, p. 87-92, 2020.

YEO, L. *et al.* Resolution of acute cervical insufficiency after antibiotics in a case with amniotic fluid sludge. *The Journal of Maternal-Fetal & Neonatal Medicine*, p. 1-11, 2021.

YONEDA, N. *et al.* Sludge reflects intra-amniotic inflammation with or without microorganisms. *American Journal of Reproductive Immunology*, v. 79, n. 2, p. 1-8, 2018.

YOON, B. H. *et al.* Antibiotic administration can eradicate intra-amniotic infection or intra-amniotic inflammation in a subset of patients with preterm labor and intact membranes. *American Journal of Obstetrics & Gynecology*, v. 221, n. 2, p. 142.e1-142.e22, 2019.

ZHAO, Y. *et al.* Identification and expression analysis of ceftriaxone resistance-related genes in Neisseria gonorrhoeae integrating RNA-Seq data and qRT-PCR validation. *Journal of Global Antimicrobial Resistance*, v. 16, p. 202-209, 2019.

ZHUANG, Y. *et al.* Prevention of preterm birth by cervical pessary combined with vaginal progesterone: a systematic review and meta-analysis with trial sequential analysis. *Reproductive Sciences*, v. 30, n. 1, p. 93-110, 2023.

CAPÍTULO 25

Placenta Prévia e Desordens do Espectro do Acretismo Placentário

Conrado Milani Coutinho • Guilherme de Castro Rezende • Heron Werner • Lucas Barbosa da Silva • Gabriel Costa Osanan

PLACENTA PRÉVIA

A placenta prévia (PP) e a placenta de inserção baixa (PIB) são anomalias da implantação trofoblástica que podem cursar com aumento da morbidade e mortalidade materna e neonatal. Dessa forma, devem ser rastreadas ativamente durante o pré-natal e terem condução diferenciada das gestações de risco habitual.

Classificação

Diferentes definições e classificações para essas anormalidades da implantação placentária foram utilizadas no passado. Podem-se citar como exemplos os termos PP menor, maior, lateral, parcial, marginal e centro-total. Mais recentemente, com o intuito de melhor adequar o uso dos recursos diagnósticos de imagem durante o pré-natal e correlacioná-los aos riscos de complicações perinatais, proporcionando manejo individualizado das gestações de maior risco, preferiu-se simplificar as definições, conforme exposto na Tabela 25.1.

Desse modo, a utilização dos recursos diagnósticos de imagem durante o período pré-natal é condição indispensável para seu rastreamento e diagnóstico, sendo a ultrassonografia o método de primeira escolha por conta de sua maior disponibilidade de acesso e menor custo.

Outros quesitos indispensáveis para a identificação da PP/PIB são: a idade gestacional ideal para sua avaliação, a via de avaliação ultrassonográfica, a escolha do *cut-off* entre a borda inferior placentária e o orifício interno cervical, e a possibilidade de mudança entre essas classificações no decorrer da gestação, que serão objeto de discussão deste capítulo.

Incidência

A incidência de PP/PIB sofre importante influência da idade gestacional, em que se opta por fazer a avaliação por métodos de imagem. De forma geral, ocorrem mais frequentemente no início da gestação do que nas suas fases mais avançadas, motivo pelo qual não se recomenda seu rastreamento universal durante o primeiro trimestre gestacional. Estima-se que, para cada 10 placentas que recobrem o orifício interno cervical durante a primeira metade da gestação, apenas uma permanecerá prévia no momento de um parto a termo.

Durante o segundo trimestre gestacional, quando habitualmente se realiza a ultrassonografia morfológica, cerca de 10,6% das gestantes rastreadas pela via transvaginal apresentarão PIB ou PP, com 98,9% de resolução espontânea até o momento do parto. PP perfazem 2% desses achados de segundo trimestre, reduzindo para aproximadamente 0,5% dos casos no termo gestacional.

Tabela 25.1 Definição do tipo de inserção placentária conforme a distância da sua borda inferior em relação ao orifício interno cervical.

Tipo de inserção placentária	Definição
Placenta normoimplantada ou alta	Placenta cujo limite inferior está > 20 mm do orifício interno cervical
Placenta de inserção baixa	Placenta cujo limite inferior está ≤ 20 mm do orifício interno cervical, não o recobrindo
Placenta prévia	Placenta que recobre o orifício interno cervical

Fisiopatologia

A patogênese da PP e da PIB ainda não é completamente conhecida. Uma hipótese plausível para explicar a redução das taxas de PP e PIB no decorrer da gestação é a "migração" fisiológica da placenta em direção ao sentido cranial do útero, acompanhando seu progressivo crescimento. Acredita-se que esse fenômeno possa ser explicado por duas teorias: a primeira seria a formação do segmento uterino inferior à custa do alongamento da região ístmica, cuja extensão aumenta de 5 mm na metade da gestação para aproximadamente 50 mm no termo, e da incorporação do colo uterino durante o trabalho de parto à região segmentar; a segunda seria o fenômeno conhecido como "trofotropismo", em que a placenta direciona seu crescimento em busca da região uterina mais vascularizada, em detrimento da região cervical, mais rica em tecido fibroelástico e menos perfundida. Assim, a migração não ocorreria pela movimentação ativa da massa placentária, mas, sim, pelo crescimento unidirecional cranial, resultando em regressão e atrofia da porção inferior da placenta relacionados à sua relativa hipoperfusão. Essa teoria também poderia dar base fisiopatológica à ocorrência da inserção velamentosa do cordão umbilical e da vasa prévia.

O protocolo institucional adotado como limite para a distância entre o bordo placentário inferior e o orifício interno cervical também é motivo de debate e pode influenciar nas taxas de PP/PIB. O *cut-off* citado anteriormente de 20 mm tem sido o adotado de forma mais abrangente ao longo das últimas décadas pela maioria das sociedades internacionais. Contudo, em 2022, a Sociedade Internacional de Ultrassonografia em Ginecologia e Obstetrícia (ISUOG) optou por adotar o *cut-off* de 15 mm, justificando que este apresenta maior especificidade para a ocorrência de eventos adversos.

Fatores de risco

Vários fatores de risco estão associados ao aumento das taxas de PP e PIB (Tabela 25.2).

Dentre os fatores descritos, são considerados mais relevantes e independentes os antecedentes de placenta prévia, de cesáreas e/ou cirurgias intrauterinas, além das gestações multifetais. No que se refere à taxa de recorrência da placentação prévia, esta já foi descrita entre 4 e 8% das gestações subsequentes. Acredita-se que exista uma associação entre dano endo/miometrial prévio secundário ao processo inflamatório/cicatricial e à falha do processo fisiológico de migração trofoblástica em direção ao corpo uterino, o que pode estar relacionado à maior ocorrência de PIB e PP no termo. Essa associação será aprofundada ao longo dos tópicos sobre gestação em cicatriz de cesárea (GCC) e das desordens do espectro do acretismo placentário (EAP). Com relação às gestações múltiplas, principalmente as dicoriônicas, é fato que estas apresentam maior área de implantação placentária quando comparadas às gestações únicas, tornando mais provável a ocorrência de PIB e PP. Ademais, ressalta-se que, em razão da maior ocorrência contemporânea de alguns desses fatores de risco citados anteriormente, entre eles maiores taxas de cesarianas, cirurgias uterinas prévias, idade materna avançada, uso de técnicas de reprodução assistida, gestações múltiplas e tabagismo, é provável que a incidência de PIB/PP tenda a aumentar ao longo dos próximos anos. Outros fatores já referidos como de risco para PP/PIB, mas com menor força de associação, são o uso de substâncias ilícitas, a coexistência de endometriose e a gestação de fetos masculinos.

Rastreamento e diagnóstico

A PIB/PP pode ter apresentação clínica variável, desde completamente assintomática até com ocorrência de sangramentos vaginais durante o 2º ou 3º trimestres gestacionais. Estima-se que 90% das gestantes cujas placentas persistam na região ístmica uterina no 3º trimestre apresentem, pelo menos, um episódio de sangramento durante a gestação.

Quando sintomática, esses sangramentos são geralmente indolores (80 a 90% das vezes), de início e cessar súbitos, recorrentes e tendendo a apresentar volumes progressivamente maiores a cada episódio, podendo ou não estar associados ao desconforto em baixo-ventre ou contrações uterinas. Na maior parte das vezes, não é possível identificar fatores desencadeantes, mas o sangramento pode ser iniciado após relações sexuais, exames ginecológicos, trabalho de parto e atividade física exacerbada.

Tabela 25.2 Fatores de risco mais comumente associados à maior incidência de placenta prévia ou de inserção baixa.

Fator de risco	Aumento no risco relativo (em vezes)
Antecedente de placenta prévia	3 a 6
Antecedente de parto cesáreo ou outro procedimento cirúrgico intrauterino	2 a 3
Gestação múltipla	2 a 3
Multiparidade	2 a 3
Gestação após tratamento para reprodução assistida	1,5 a 2
Idade materna avançada	1,5 a 2
Tabagismo	1,5 a 2

À genitoscopia externa e ao exame especular, é possível observar sangue no fundo de saco vaginal, recobrindo vulva e paredes vaginais, além de sangramento mínimo ou exteriorizando ativamente pelo orifício cervical externo em alguns casos. Em raros casos, existindo dilatação do orifício cervical, pode ser possível visualizar tecido placentário.

Exames de toque vaginal devem ser evitados antes de se excluir a possibilidade de PIB/PP, pois podem provocar hemorragia maciça por descolamento prematuro da placenta.

Aumento da morbimortalidade materna e neonatal é principalmente observado nos quadros que cursam com sangramentos genitais mais abundantes, em idades gestacionais mais precoces, e naqueles cujo diagnóstico não foi realizado antes do momento da assistência ao parto.

O rastreamento da PP e da PIB baseado na pesquisa de fatores de risco apresenta baixa sensibilidade. Da mesma forma, o diagnóstico embasado na presença de sangramento vaginal e na avaliação especular também não resulta em boa *performance*, pois muitos casos são assintomáticos até fases tardias da gestação. Ademais, o exame ginecológico pode ser inconclusivo quando o colo uterino estiver fechado ou em casos de sangramento não ativo ou abundante. Assim, o exame de toque vaginal deve ser evitado enquanto não se descartar a possibilidade de implantação baixa da placenta, por conta do risco de hemorragia grave por lesão traumática.

Assim, tanto o rastreamento quanto o diagnóstico da PIB/PP deverão ser realizados por métodos complementares de imagem, sendo a primeira escolha a ultrassonografia (USG) obstétrica pelas vias transabdominal e transvaginal. Apesar de a ressonância nuclear magnética (RM) possibilitar diagnóstico acurado, sua menor disponibilidade, maior custo e tempo para processamento das imagens e obtenção do laudo são os motivos que relegam esse método diagnóstico ao segundo plano.

Deve-se ressaltar que a avaliação da placenta está entre os requisitos mínimos elencados por várias sociedades nacionais e internacionais para avaliação durante as ultrassonografias rotineiras de 1º ou 2º trimestre. Por conta do frequente e já descrito fenômeno da migração placentária, a descrição da sua localização é de menor importância antes das 14 semanas gestacionais, não devendo constar do laudo de ultrassonografia (USG), exceto quando sua implantação estiver relacionada a cicatrizes de cesariana prévia (ver tópicos sobre GCC/EAP). Entretanto, a descrição da localização placentária, sua relação e distância ao orifício interno cervical devem ser sempre avaliadas a partir do 2º trimestre e constar no laudo do exame. Com relação à seleção do transdutor e à via de insonação, na maioria dos casos, a avaliação transabdominal será suficiente para se confirmar a placentação alta ou prévia. Caso a relação da borda inferior da placenta com o orifício interno cervical não esteja clara por essa via, o acesso transvaginal deverá ser preconizado, pois a menor distância entre o transdutor e as estruturas avaliadas e a exiguidade de obstáculos ao feixe sonoro propicia imagens de melhor qualidade. A recomendação cada vez mais frequente, sempre que possível, para se realizar a USG transvaginal durante o exame anatômico de 2º trimestre no contexto de rastreamento do parto pré-termo (medida do comprimento cervical) permite associar as estratégias de rastreamento da PIB/PP, da presença de istmocele e da pesquisa por vasa prévia nessa mesma ocasião.

Caso o rastreamento ultrassonográfico de 2º trimestre seja positivo para PP ou PIB, deve-se realizar o aconselhamento quanto ao maior risco de complicações, em especial maior incidência de sangramento e suas consequências. A hipótese diagnóstica de PIB/PP deve ser anotada de forma clara, destacada e acessível no cartão de pré-natal, de modo que todo profissional em atendimento de urgência tenha pronto acesso a essa informação e saiba que não deve realizar exame de toque vaginal em uma avaliação inicial. O acompanhamento pré-natal dessas gestantes também deve ser diferenciado, com consultas pré-natais mais frequentes, especialmente nos casos mais sintomáticos, com orientação ativa a procurarem serviços de pronto atendimento sempre que houver sangramento ou contrações uterinas, além de ser necessário programar reavaliação ultrassonográfica do posicionamento placentário no 3º trimestre gestacional, entre 32 e 36 semanas. Caso haja persistência da PIB/PP no 3º trimestre, recomenda-se que essas gestantes sejam encaminhadas a serviços de referência de alto risco, no qual terão acesso facilitado a unidades de pronto atendimento com maiores recursos para atenção às emergências hemorrágicas, acesso a unidades transfusionais, a leitos de cuidado intensivo materno e neonatal. Também deverão ser avaliadas por ultrassonografistas experientes, pois apresentam maior risco para outras complicações da 2ª metade da gestação, como o descolamento prematuro de placenta, o EAP e a presença de inserção velamentosa de cordão, com risco de rotura de vasa prévia.

Toda gestante atendida em consulta pré-natal ou pronto atendimento com queixa de sangramento vaginal de 2º ou 3º trimestres deve ser avaliada quanto à possibilidade de apresentarem PIB ou PP. Conforme já mencionado, a pesquisa por fatores de risco, a análise das características do sangramento e a busca pela localização placentária nas USG prévias são fundamentais e devem preceder a realização de toque vaginal.

Sempre que for possível afastar a hipótese de PIB/PP, deve-se concentrar na investigação das demais etiologias para sangramentos genitais. Os diagnósticos diferenciais mais frequentes para PIB/PP são os abortamentos tardios, insuficiência cervical, trabalho de parto pré-termo, rotura uterina, descolamento prematuro de placenta, rotura de vasa prévia, rotura de seio marginal, EAP, trauma, etiologia neoplásica, entre outros, que serão abordados em capítulos específicos.

Tratamento

O planejamento do momento e do local do parto para pacientes com PIB/PP persistentes dependerá da sintomatologia apresentada durante o pré-natal. A internação deverá ser direcionada para hospital equipado para atender eventuais demandas transfusionais, preparado para o atendimento às emergências hemorrágicas perinatais, e que possibilite acesso rápido às unidades de terapia intensiva materna e neonatal.

Frente ao sangramento vultuoso, com risco aumentado para morbimortalidade materna, a resolução da gravidez pode ser necessária de forma emergente e em qualquer idade gestacional, em detrimento das consequências do nascimento pré-termo.

Para gestantes com episódios de sangramentos mais amenos, porém frequentes, além daquelas com fatores de risco adicionais para parto pré-termo, consideração deve ser dada à interrupção da gestação no período pré-termo tardio (entre 34 e 36 semanas e 6 dias). Para essas pacientes, o uso de corticosteroides para aceleração da maturidade pulmonar fetal deve ser discutido com a família abaixo do limite de 34 semanas e quando se considerar que haja risco aumentado para parto na semana subsequente.

Para as gestantes com PP/PIB persistentes, mas assintomáticas, recomenda-se programação da interrupção da gestação entre 36 e 37 semanas e 6 dias.

Durante o pré-natal, não há tratamento alternativo para PIB e PP que não seja a programação para um parto seguro. Entretanto, frente ao rastreamento positivo pela USG obstétrica em fase precoce da gestação, é necessária a reavaliação ultrassonográfica da localização placentária entre 32 e 36 semanas gestacionais. As gestantes com placentas persistentemente baixas ou prévias no 3º trimestre são as de maior risco para sangramentos perinatais e complicações associadas, como descolamento de placenta, desordens do EAP e rotura de vasa prévia, devendo ser avaliadas por ultrassonografista experiente. Gestantes que apresentam sangramentos vultuosos devem receber atendimento de emergência por profissionais capacitados e seguirem os fluxogramas predefinidos, sendo monitorados os sinais vitais maternos e iniciada avaliação de vitalidade fetal. Dois acessos venosos calibrosos devem ser instalados e coletados exames essenciais, como o hemograma completo, tipagem sanguínea, pesquisa de anticorpos irregulares e coagulograma. Reserva de hemoderivados conforme protocolo institucional deve ser realizada. A internação hospitalar é essencial e a estabilização materna nesses casos tem como objetivo a resolução da gestação nas melhores condições possíveis para o binômio materno-fetal.

Frente aos casos mais leves, principalmente face a um primeiro episódio de sangramento de causa não determinada, a internação é geralmente realizada no intuito de se realizar a investigação diagnóstica. Apesar de não haver evidências do benefício do repouso físico relativo e sexual, essas são recomendações habitualmente preconizadas. A anemia materna deve ser corrigida por via oral ou parenteral, a depender da gravidade. Imunoglobulina anti-D deve ser administrada para gestantes RhD negativo não aloimunizadas, conforme protocolos assistenciais vigentes.

A decisão sobre internação ou manejo ambulatorial *a posteriori* dependerá de vários fatores, como o volume e número de episódios de sangramento, a presença de sangramento ativo, a estabilidade da paciente, comorbidades associadas, acesso ao hospital, entre outras. Tocólise habitualmente deve ser restrita a casos de exceção por conta do risco de comprometimento da vitalidade fetal. Corticoprofilaxia para maturação fetal, neuroproteção com sulfato de magnésio e intervenções para o tratamento da hemorragia obstétrica devem respeitar os protocolos assistenciais habituais.

No que tange à via de parto, PP persistente é indicação absoluta para realização de parto cesáreo. A anestesia geralmente será por bloqueio neuraxial, exceto em casos de emergência ou quando houver discrasia sanguínea, quando a anestesia geral poderá ser indicada. Para as gestantes com PIB e desejosas de parto vaginal, a distância entre a borda placentária inferior e o orifício interno cervical pode ser avaliada de forma sequencial por USG transvaginal até próximo ao parto. Revisão sistemática da literatura demonstrou que, para distâncias entre o orifício interno cervical e a borda inferior da placenta menores do que 10 mm, houve sucesso para parto vaginal em apenas 43% dos casos, enquanto, para distâncias entre 11 e 20 mm e superiores a 20 mm, houve sucesso para parto vaginal em 85 e 82% dos casos, respectivamente. Desta forma, considera-se que não haja contraindicação absoluta para tentativa de parto vaginal em PIB, principalmente nas circunstâncias cuja distância citada seja superior a 11 mm. Contudo, deve-se atentar para o fato de que as taxas de sangramentos nesses casos estão mais elevadas e as equipes devem estar aptas a tratar eventual hemorragia periparto intercorrente e conduzir parto cesáreo de forma rápida e segura, caso necessário. A Figura 25.1 reflete a proposta descrita para condução dos casos de PP/PIB.

PIB e PP são condições que cursam com aumento dos riscos de morbimortalidade materna e neonatal, tanto em decorrência das consequências do sangramento materno, quanto da necessidade de nascimento pré-termo. Contudo, são passíveis de rastreamento e diagnóstico precoce durante o pré-natal, possibilitando cuidado obstétrico individualizado, referência para serviços especializados e parto seguro, com o potencial de redução das complicações associadas.

DESORDENS DO ESPECTRO DO ACRETISMO PLACENTÁRIO

Gestação em cicatriz de cesárea

A GCC, também denominada por alguns autores como "gestação ectópica em cicatriz de cesariana", é uma complicação decorrente da implantação embrionária anômala sobre ou no interior do defeito (nicho) ocasionado por histerotomia prévia. Na maioria das vezes, e como o indicado pelo nome da condição, decorrerá da realização de cesarianas prévias. Contudo, gestações em cicatrizes uterinas decorrentes de outros procedimentos cirúrgicos (p. ex., miomectomia, ressecção histeroscópica de septos uterinos ou de gestações intersticiais prévias) também podem ocorrer e ter desfecho semelhante. Na fase inicial, caracteriza-se pela implantação do blastocisto no interior da região do nicho, sendo circundada por miométrio e tecido conjuntivo cicatricial. Com o evoluir da gestação, entretanto, o saco gestacional (SG) na maioria das vezes adentra a cavidade uterina, em direção à região fúndica, tornando seu reconhecimento pelos profissionais de imagem mais desafiador.

A GCC é uma complicação gestacional frequentemente não reconhecida de forma oportuna, podendo cursar com aumento da morbimortalidade materno-fetal por conta de eventos hemorrágicos em todos os trimestres gestacionais.

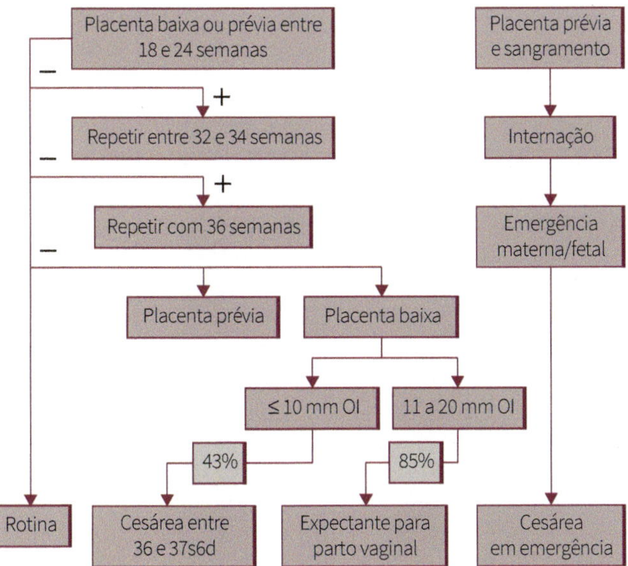

Figura 25.1 Proposta de seguimento e resolução da gestação nos casos de placenta de inserção baixa ou prévia. OI: orifício interno cervical.

Incidência

Em 1978, Larsen e Solomon fizeram o relato de um caso de hemorragia pós-abortamento associada à observação de um sáculo em cicatriz de cesariana prévia. A partir de então, relatos e séries de casos têm sido publicados indicando aumento da sua incidência, em especial a partir do início do século XXI, corroborando sua íntima associação com o aumento das taxas de cesárea em todo o mundo.

A despeito do aumento do número de citações, a GCC ainda é considerada uma complicação gestacional rara. Sua real incidência ainda é desconhecida, porém, alguns estudos relatam estimativas entre 1:2.216 e 1:1.800 de todas as gestações, com taxas de 0,15% em mulheres com cesariana prévia e de 6,1% dentre todas as gestações ectópicas em gestantes com, pelo menos, uma cesárea anterior. Um estudo chinês demonstrou aumento recente da incidência de GCC nos últimos anos. Enquanto apenas 3 diagnósticos foram feitos entre 2004 e 2008, nos 5 anos subsequentes novos 19 casos foram identificados naquele hospital.

Fisiopatologia

A associação entre o aumento das taxas de cesariana e o incremento na incidência das desordens do EAP tem sido observada desde o século XX. Entretanto, a identificação da GCC ocorreu mais tardiamente, assim como a correlação fisiopatológica entre essas complicações obstétricas.

A condição *sine quae non* para ocorrência da implantação anormal do blastocisto sobre ou no interior da cicatriz cirúrgica prévia é a presença do nicho cicatricial. Define-se nicho como qualquer indentação no local de uma cicatriz miometrial prévia, desde que tenha profundidade mínima de 2 mm. Esses defeitos miometriais podem ser simples ou complexos, estes últimos caracterizados pela presença de ramificações. Estima-se que aproximadamente 60% das mulheres submetidas a histerotomias comprometendo toda a espessura miometrial desenvolverão nichos cicatriciais, sendo 25% destes mais profundos, com espessura miometrial residual inferior a 3 mm.

Apesar da correlação entre EAP e cicatriz de cesariana prévia já ter sido descrita em um relato de caso por Sedlis *at al.* em 1957, as primeiras publicações que hipotetizaram uma associação evolutiva entre GCC e EAP foram realizadas aproximadamente 50 anos depois. Em 2012, Sinha e Mishra propuseram que GCC e EAP não deveriam ser tratadas como entidades patológicas distintas, mas, sim, como um quadro evolutivo da mesma condição. Essa associação foi fortalecida histopatologicamente por Timor-Tritsch *et al.* em 2014. Nessa pesquisa, dois experientes patologistas analisaram de forma cega espécimes cirúrgicos de GCC e de casos precoces de EAP. Concluiu-se que ambas as condições apresentavam características histopatológicas idênticas, com alto grau de correlação interobservador (kappa = 0,93). No mesmo ano, o mesmo grupo publicou uma série de 10 casos de GCC diagnosticados antes de 10 semanas gestacionais e seguidos ecograficamente em intervalos de 2 a 4 semanas. Já no segundo trimestre gestacional, todos os casos apresentaram sinais ecográficos de EAP, todas as pacientes evoluíram com necessidade de histerectomia no momento da cesariana, e todos os casos receberam diagnóstico histopatológico de placenta percreta. Entretanto, estudos posteriores demonstraram que essa associação evolutiva entre GCC e EAP não ocorre em todos os casos e, mesmo quando acontece, seu grau de gravidade e associação com eventos adversos é variável.

A história natural da GCC foi mais bem esclarecida após a publicação de uma revisão sistemática e metanálise de casos conduzidos de forma expectante, em 2018. Dentre seus resultados, gestantes com GCC com atividade cardíaca embrionária/fetal evoluem em aproximadamente 75% dos casos com diagnóstico cirúrgico ou patológico de EAP, sendo dois terços destes classificados como placenta percreta.

Fatores de risco

Os fatores de risco para GCC e EAP estão geralmente relacionados às condições que causam dano endometrial/decidual e à musculatura uterina. Desta forma, não só a cesariana, mas quaisquer procedimentos cirúrgicos uterinos, como miomectomia, histeroscopia, curetagem, ablação endometrial, ressecção cornual de gestação intersticial, remoção manual da placenta, dentre outras, configuram risco aumentado para implantações anormais em futuras gestações. A fertilização *in vitro* também já foi associada como fator de risco para a ocorrência de GCC.

A própria ocorrência de uma GCC tratada de forma conservadora é considerada fator de risco para recorrência dessa condição. Entretanto, a taxa de reincidência ainda é desconhecida. Relatos e séries de raros casos citaram taxas entre 5 e 40% de recorrência, enquanto uma revisão sistemática com metanálise envolvendo 44 estudos estimou reincidência em 17,6% do total de casos, sendo um pouco mais frequente naqueles tratados cirurgicamente (21%) do que nos tratados com técnicas conservadoras (15%).

Rastreamento, classificação e diagnóstico

A USG transvaginal em duas dimensões (2D) modo B, isoladamente ou em conjunto com USG tridimensional (3D) e o Doppler colorido, tem sido considerada o método padrão-ouro para o diagnóstico da GCC, sendo o método ideal para determinar a localização exata do SG. Alguns autores têm descrito o uso da RM no diagnóstico por imagem da GCC, mas parece não adicionar valor a ele, especialmente em fases gestacionais mais precoces. O uso dos recursos de imagem para rastreamento da GCC tem especial importância por conta do fato de um terço das portadoras ser completamente assintomáticas e, para aquelas que apresentam sintomas, sangramentos e cólicas uterinas leves, que são os sintomas mais frequentes, tendem a ser considerados por pacientes e provedores de saúde como sintomas corriqueiros durante o primeiro trimestre.

Pacientes com cesariana prévia são consideradas de alto risco para GCC. Portanto, todo ultrassonografista que examinar uma gestante com esse antecedente durante o primeiro trimestre, quer seja por algum sintoma ou viabilidade de acesso, deve prestar especial atenção à relação do SG com a cicatriz da cesariana e à parede uterina subjacente à placenta.

A localização do SG e da placenta depende muito da idade gestacional em que a gestante é examinada. Para a avaliação ultrassonográfica da GCC, julga-se que a idade gestacional ideal seria entre 6 e 7 semanas – datação realizada pela data da última menstruação (DUM) e/ou pela medida do comprimento cabeça-nádega (CCN). Entretanto, ela pode ser realizada durante todo o primeiro trimestre da gravidez. É fato que, após 9 semanas, o SG migra em direção ao fundo uterino, dificultando o diagnóstico da GCC. Contudo, nos casos mais graves, pode ocorrer um aumento progressivo da vascularização do trofoblasto e, após 11 semanas, surgirem sinais ecográficos sugestivos do EAP. Maior atenção deve ser dada ao fato de que, quando o diagnóstico é feito antes de 9 semanas, há associação com risco 5 a 6 vezes menor de morbidade materna (hemorragia grave, rotura uterina e necessidade de intervenção cirúrgica emergencial, principalmente), do que quando realizado após esse período.

A observação da relação entre o SG e o nicho da cicatriz da cesariana é considerada um fator essencial no diagnóstico da GCC. O SG pode estar localizado dentro ou junto ao nicho, o que corresponderia a uma GCC. Por outro lado, nos casos em que o SG se encontra próximo à cicatriz da cesariana ou ao nicho, mas sem contato direto com eles, sugere-se denominar e conduzir como uma "gravidez com baixa implantação".

Uma das estratégias propostas para sistematizar a identificação de uma GCC utiliza o conceito do "triângulo de alto risco para EAP", tendo como limites três linhas. Uma que tangencia a cavidade endometrial, outra sobre a cicatriz da cesariana e a terceira, que divide o útero, perpendicular ao seu eixo longitudinal, em duas porções, superior (em direção ao fundo) e inferior (em direção ao colo). A implantação da gravidez dentro do nicho de uma cesariana anterior, posição do SG abaixo da linha média perpendicular ao eixo longitudinal do útero e acima da linha média que tangencia a cavidade endometrial define a área denominada "triângulo de alto risco para EAP" (Figura 25.2).

Com os passar dos anos, constatou-se que diferentes apresentações de GCC apresentavam diferentes resultados gestacionais e taxas de eventos adversos, o que suscitou a busca de parâmetros

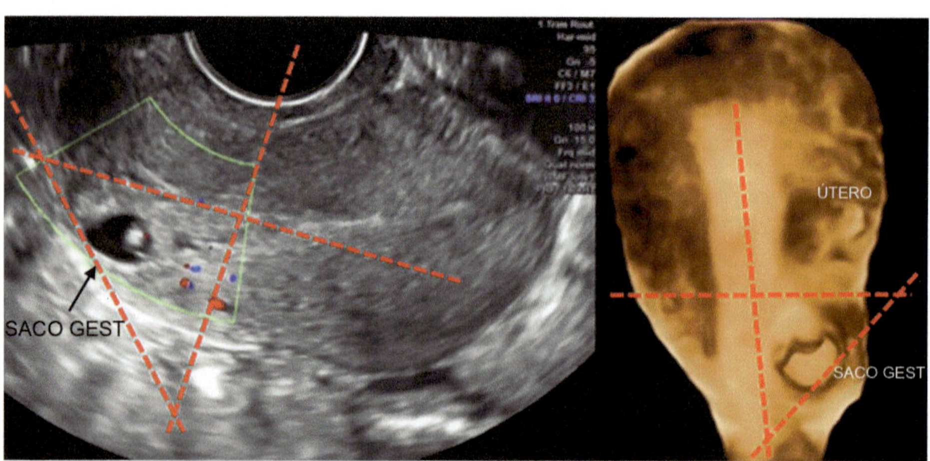

Figura 25.2 Gestação de 6 semanas em útero retrovertido com saco gestacional implantado na cicatriz da cesariana observados por ultrassonografia 2D e 3D (triângulo de alto risco para espectro do acretismo placentário).

clínicos e de imagem que auxiliassem no aconselhamento e tratamento desta condição. Com esse intuito, em 2017, Agten *et al.* propuseram uma classificação dos casos de GCC de modo a orientar o aconselhamento das famílias distinguindo dois tipos de apresentação com diferentes prognósticos. GCC tipo 1, também denominada "sobre a cicatriz" (*on the scar*) apresentava melhor resultado obstétrico do que a tipo 2, caracterizada pela implantação dentro do nicho da cicatriz (*in the niche*). Propuseram que não só a profundidade da implantação do SG seria importante para essa caracterização dos grupos, mas também a espessura miometrial residual. As portadoras de GCC que evoluíram com necessidade de histerectomia apresentaram espessura média de 1 mm, variando entre 0 e 2 mm, comparada com espessura média de 5 mm, com variação entre 4 e 9 mm, para aquelas que não necessitaram deste tratamento radical. Concluíram que gestantes com GCC tipo 2 e espessura miometrial residual < 2 mm eram aquelas mais propensas a desenvolverem EAP e maior morbidade.

Em 2022, um grupo de especialistas em GCC/EAP foi reunido para o desenvolvimento de uma nova proposta de classificação da GCC a partir da metodologia Delphi. De acordo com esta classificação, a descrição ecográfica da GCC deve ter como referência duas linhas imaginárias, a linha da cavidade uterina (LCU) e a linha da serosa (LS), classificando-se a GCC pela relação do SG com estas linhas (Figuras 25.3 e 25.4). A diferença da classificação de Agten *et al.* para a obtida pela metodologia Delphi está na subdivisão do tipo 2 da classificação de 2017 em tipos 2 e 3 da segunda. Os casos tipo 3 seriam aqueles cujo SG abaularia para além da LS, conferindo pior prognóstico. Dentre as propostas dos autores dessa classificação mais recente, ressaltam-se: a necessidade da avaliação ultrassonográfica precoce pela via transvaginal, preferencialmente entre 6 e 7 semanas, quando o SG tem contato mais facilmente identificado com o nicho da cesariana prévia; a necessidade de se acrescentarem cortes axiais aos sagitais para identificação de GCC implantada em defeitos laterais da histerotomia prévia, com contato mais próximo ao paramétrio e vasos uterinos; o potencial de mudança entre os tipos de GCC com o avançar da idade gestacional; além da necessidade de encaminhamento dos casos tipos 2 e 3 para serviços de referência especializados no diagnóstico e tratamento desta doença. Ainda não há uniformidade entre os serviços a respeito da adoção de uma ou outra classificação de GCC, nem dados na literatura que forneçam embasamento sobre esta decisão.

As espessuras do miométrio residual e do miométrio adjacente devem ser incluídas na descrição ecográfica, devendo ser realizadas após cuidadosa investigação de toda a superfície uterina para identificação e medida no local com menor espessura. Medidas do miométrio residual abaixo de 2 mm estão correlacionadas com prematuridade, eventos hemorrágicos, EAP no

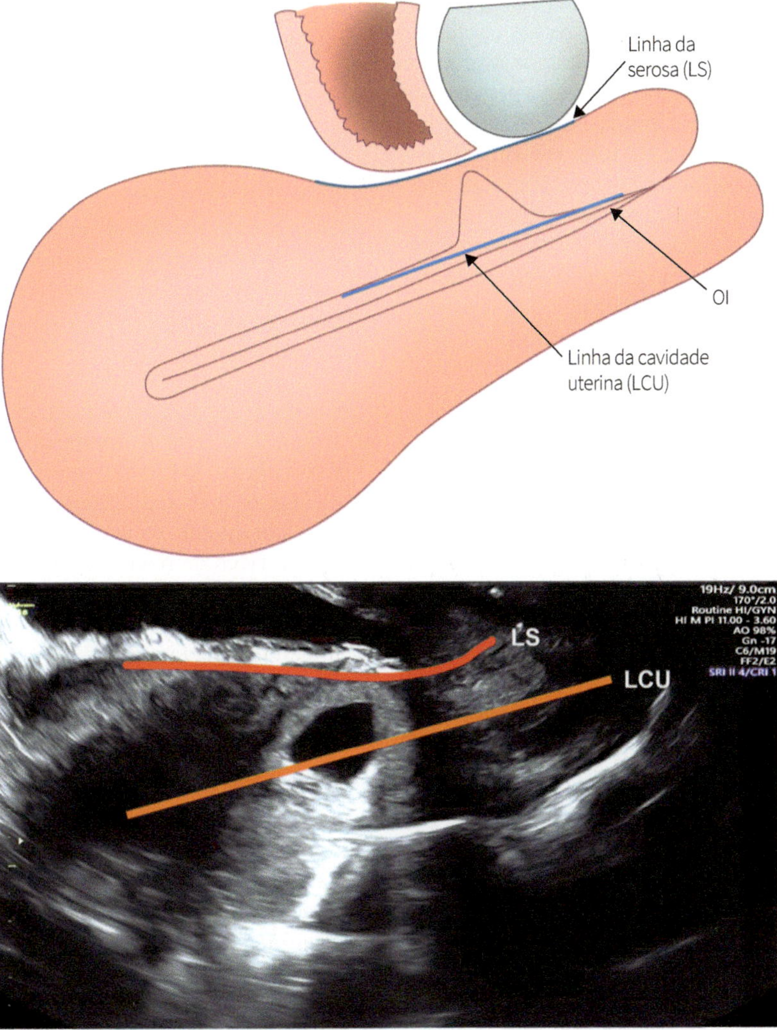

Figura 25.3 Descrição das linhas imaginárias. LCU: linha da cavidade uterina; LS: linha da serosa. (Fonte: Jordans *et al.*, 2022.)

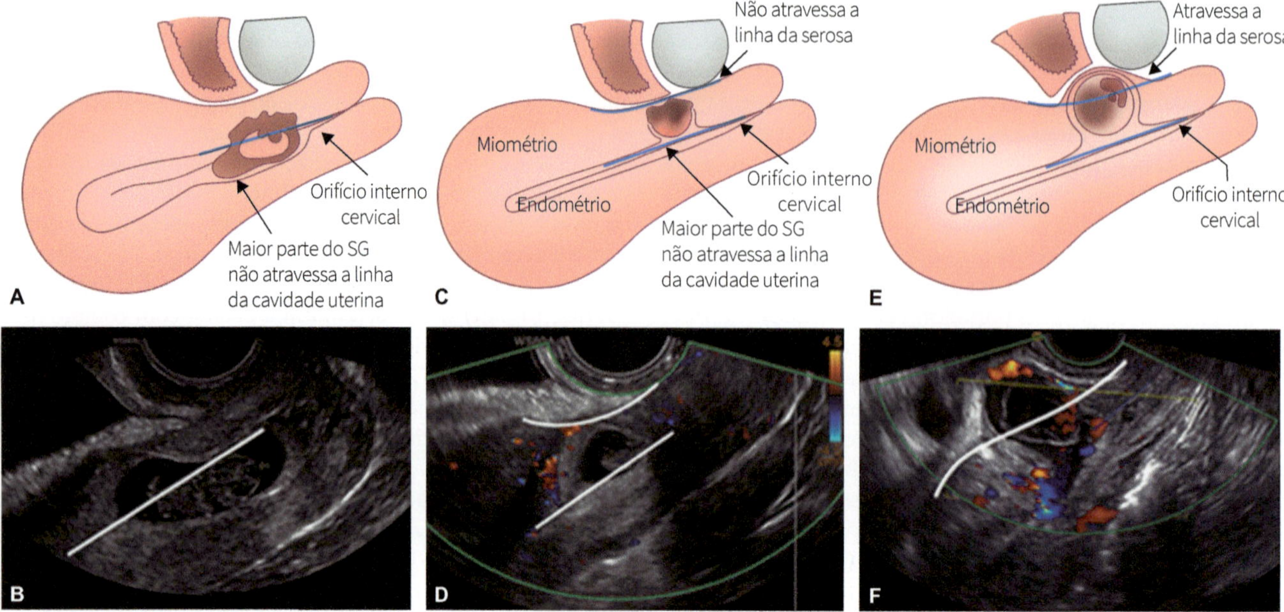

Figura 25.4 Descrição ecográfica da gestação em cicatriz de cesariana. **A** e **B.** Maior parte do SG atravessa a LCU/canal cervical. **C** e **D.** SG no miométrio, não atravessa as LCU e LS. **E** e **F.** SG atravessa a LS. SG: saco gestacional. (Fonte: Jordans *et al.*, 2022.)

momento do parto e histerectomia, enquanto aquelas maiores que 4 mm parecem estar correlacionadas com melhor prognóstico. O uso do Doppler colorido é recomendado, se disponível, para avaliação do padrão vascular do nicho, região cervical e regiões parauterinas. Janiaux *et al.* em 2022, após avaliarem 27 pacientes com GCC e 27 controles, observaram a presença de um padrão vascular aumentado nos casos de GCC, e concluíram que esse sinal, o desenvolvimento de EAP, rotura uterina e eventos hemorrágicos estão relacionados com a espessura do miométrio residual no primeiro trimestre da gestação (Figura 25.5).

Dentre os diagnósticos diferenciais da GCC, os mais prevalentes são aqueles causadores de sangramentos da primeira metade da gestação, como as ameaças de abortamento, a gestação molar e as gestações ectópicas, em especial as cervicais. A USG transvaginal tem papel-chave na exclusão dessas anomalias.

Tratamento

A baixa incidência, a falta de programas de rastreamento e a alta taxa de casos não diagnosticados de GCC dificultam propostas para a homogeneização das condutas desta intercorrência. Nota-se grande divergência de opinião entre os grupos que mais publicam sobre o tratamento da GCC. De forma geral, as bases para o tratamento bem-sucedido dependem dos seguintes fatores:

- Identificação precoce da implantação anômala, preferencialmente antes da 9ª semana gestacional, quando as taxas de complicação são menores
- Distinção entre casos com necessidade de tratamento emergente ou eletivo, caracterizando ou não necessidade de tratamento cirúrgico imediato
- Presença de viabilidade embrionária/fetal, visto que gestações não complicadas e sem frequência cardíaca detectável podem ser conduzidas de forma mais conservadora com bons resultados
- Classificação do tipo de GCC e aconselhamento da família a respeito das possibilidades terapêuticas, desde a interrupção da gestação até o manejo expectante
- Reconhecimento da composição familiar e desejo reprodutivo futuro da paciente, o que pode definir entre tratamentos cirúrgicos mais radicais ou conservadores
- Reconhecimento da necessidade de transferência da gestante para serviço de referência especializado e das opções terapêuticas disponíveis, além da maior *expertise* da equipe multidisciplinar envolvida com as opções terapêuticas e a preferência da família
- Disponibilidade de reavaliação ultrassonográfica e da queda da gonadotrofina coriônica humana (hCG), principalmente quando se optar por tratamentos conservadores.

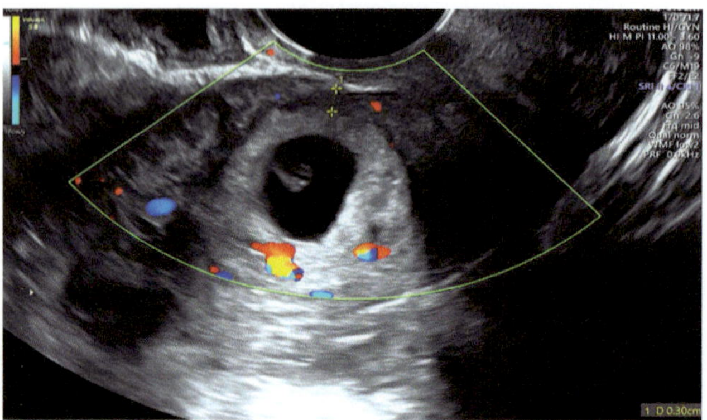

Figura 25.5 Medida da espessura miometrial residual pela ultrassonografia transvaginal.

A Figura 25.6 exemplifica uma estratégia para identificação da GCC e orientação terapêutica a depender das condições discutidas anteriormente.

Para GCC sem sinais de descompensação hemodinâmica e necessidade de tratamento imediato, o próximo passo necessário é definir a viabilidade da gestação. Revisão sistemática da literatura com metanálise de 2018 demonstrou que GCC sem batimentos cardíacos fetais evoluem para abortamento espontâneo não complicado em aproximadamente 70% dos casos, com risco de hemorragia grave da ordem de 22% e rotura uterina no

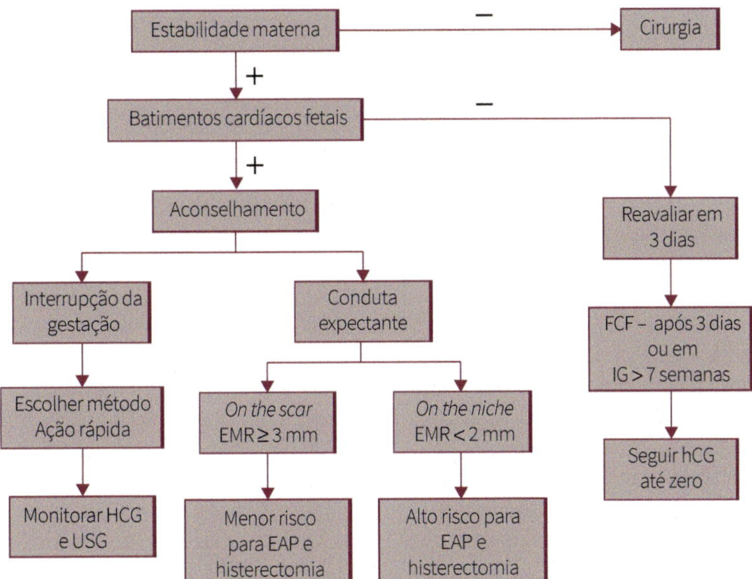

Figura 25.6 Proposta de seguimento e resolução da gravidez nos casos de gestação em cicatriz de cesárea. EAP: espectro do acretismo placentário; EMR: espessura miometrial residual; FCF: frequência cardíaca fetal/embrionária; hCG: gonadotrofina coriônica humana; IG: idade gestacional; USG: ultrassonografia.

primeiro trimestre de 13%. Portanto, essas situações podem ser conduzidas de forma expectante e monitorada ou com tratamentos médicos. Por outro lado, caso o embrião esteja vivo ao diagnóstico, o risco de complicações no primeiro e segundo trimestres aumenta significativamente. Abortamentos não complicados ocorrerão em apenas 13%, com taxas de aumentadas de sangramento grave (13%), rotura uterina (10%) e necessidade de histerectomia (15%). Caso essas gestações evoluam até o terceiro trimestre, os riscos escalam para 39% de hemorragia grave, 60% de necessidade de histerectomia, 10% de rotura uterina e 75% de EAP. Por outro lado, existe a possibilidade de nascimento de recém-nascido saudável. Portanto, vê-se a importância do aconselhamento criterioso, levando-se em consideração a classificação da GCC e todos os demais aspectos apresentados.

Para os casos de GCC cuja opção for a interrupção da gestação, esta irá basear-se em critérios que comprovem alto risco à vida para a gestante. Ainda não há consenso na literatura sobre a melhor opção terapêutica, com descrição de vários métodos menos invasivos ou cirúrgicos, de acordo com publicação de 2023 do Registro Internacional de GCC (*CSP Registry*), conforme disposto na Tabela 25.3.

Nota-se que os tratamentos considerados mais bem-sucedidos, ou seja, que não geraram necessidade de terapêutica complementar, foram a aspiração manual intrauterina guiada por ultrassonografia, a excisão cirúrgica da área acometida, seja por laparotomia ou laparoscopia, e o tratamento baseado na insuflação de balão intrauterino sobre a área do SG, todos com efetividade superior a 90% e taxas de complicações próximas a 10%. Já a histerectomia como 1ª opção, apesar da sua maior efetividade, apresenta complicações em três quartos das ocasiões, devendo ser eleita apenas em casos individualizados.

Com relação aos métodos medicamentosos, o uso isolado do metotrexato sistêmico tem sido relegado a segundo plano em razão da baixa efetividade (59%) e alta taxa de efeitos colaterais potencialmente graves, que podem atingir aproximadamente em um quarto dos casos. Entretanto, poucos especialistas ainda recomendam seu uso associado a outros tratamentos de primeira escolha, como com o balão intrauterino. Já a injeção de metotrexato ou cloreto de potássio no interior do SG é uma opção utilizada em serviços de medicina fetal. Sua eficácia como tratamento único atinge 75%, com taxa de complicações inferior a 10%. Tem como desvantagem o longo tempo para absorção completa da

Tabela 25.3 Métodos de tratamento para gestações em cicatriz de cesariana e suas particularidades.

Tipo de tratamento	Taxa média de sucesso como 1ª alternativa (%)	Taxa média de complicações (%)	Tipo de complicações descritas
Aspiração manual intrauterina	91,5	8,5	Hemorragia, retenção trofoblástica, trombose, sepse, lesão vesical
Excisão cirúrgica	91,8	13,5	Hemorragia, sepse, síndrome de Asherman, hematoma de ligamento largo
Tratamento com balão intrauterino	91,3	8,7	Hemorragia, vascularização miometrial aumentada
Injeção local de metotrexato e/ou cloreto de potássio	74,5	9,5	Hemorragia, síndrome de Asherman, reabsorção demorada (> 150 dias)
Metotrexato sistêmico	59,4	23,9	Hemorragia, toxicidade ao metotrexato, sepse, retenção trofoblástica, dano renal
Histerectomia primária	100	75	Hemorragia, lesão vesical

Fonte: Agten *et al.*, 2023.

GCC, que pode durar meses, sendo necessário acesso rápido da paciente ao serviço de saúde caso necessário, monitoramento seriado ultrassonográfico e do hCG. Conforme já mencionado, a publicação do *CSP Registry* também reforçou a importante relação inversa entre a idade gestacional de tratamento e a necessidade de método adicional e complicações esperadas. Deve-se levar em consideração que esse estudo analisou dados retrospectivos, com tratamentos não randomizados e selecionados de acordo com a *expertise* dos centros especializados. Desta forma, evidências mais robustas provenientes de ensaios clínicos prospectivos e randomizados são necessárias para melhor embasar estas recomendações. Da mesma forma, recomenda-se que as gestantes com GCC sejam prioritariamente referenciadas para tratamento em serviços especializados, cuja opção primária do tratamento poderá ser individualizada de acordo com a experiência da equipe, recursos disponíveis e preferência da família.

Outros métodos terapêuticos já foram descritos, como a ressecção por histeroscopia, a excisão transvaginal, a embolização das artérias uterinas e o ultrassom focalizado de alta intensidade (*high intensity focused ultrasound*). Altas taxas de sucesso foram relatadas para alguns destes, mas maior número de casos e estudos multicêntricos são necessários para propiciar melhor comparação com os métodos citados na Tabela 25.3.

Espectro do acretismo placentário

O EAP refere-se a um grupo heterogêneo de condições placentárias, caracterizadas por implantação anormal do trofoblasto no miométrio, podendo se estender até a serosa uterina, e resultando em dificuldade para separação da placenta após o parto.

Incidência

Os primeiros casos de EAP foram publicados ainda no século XIX por Ahlfeld, em 1875. Mas foi em 1885 que Keith Norman Macdonald publicou, com detalhes, um caso de "placenta aderida mórbida". Ao longo dos anos, o interesse nessa condição cresceu, com outras séries de casos sendo posteriormente descritas e agregando para o aumento do conhecimento sobre a epidemiologia dessa condição. Em 1927, Foster relatou um caso de EAP de um total de mais de 8 mil partos realizados no seu hospital. Em 1937, Irving e Hertig estimaram incidência de EAP nos EUA de 1 caso para cada 30 mil nascimentos. Esses números aumentaram drasticamente com o passar do tempo. Em 1997, Miller *et al.* encontraram incidência de EAP de 1 caso a cada 2.510 partos entre mais de 150 mil prontuários de gestantes e puérperas atendidas entre 1985 e 1994. Posteriormente, em 2005, Wu *et al.* encontraram incidência de 1 caso de EAP para cada 533 nascimentos. Nesse mesmo artigo, os autores destacaram o aumento das taxas de cesariana com o passar do tempo do estudo, que era de 12,5% em 1982 (seu início) e que chegou a 23% em 2002 (ao final do período do estudo). Mais recentemente, outro grande estudo americano que utilizou dados da *National Inpatient Sample* foi publicado, sinalizando prevalência surpreendente de 3,7/1.000 nascimentos, o que equivale a 1 caso a cada 272 partos. Por fim, em 2019, Jauniaux *et al.* publicaram revisão sistemática que demonstrou prevalência global de 0,17% dentre os estudos analisados, ou seja, a ocorrência de 1 caso de EAP para cada 590 nascimentos.

Classificação

Tradicionalmente, a classificação do EAP baseava-se nos detalhes anatomopatológicos relacionados à profundidade de inserção das vilosidades coriônicas. Originalmente, o EAP era categorizado em dois grupos principais: a placenta aderida, caracterizada pela ausência de decídua basal com aderência superficial ao miométrio, e as placentas invasivas, nas quais as vilosidades coriais penetram no miométrio em diferentes profundidades, podendo até ultrapassar a serosa.

Em 1966, Luke *et al.* propuseram uma classificação que dividia o EAP em três categorias, baseadas na profundidade da ancoragem trofoblástica: placenta acreta, increta e percreta. Essa classificação destacava a possibilidade de diferentes graus de ancoragem existirem simultaneamente dentro de uma única placenta, permitindo uma descrição mais detalhada da condição como localizada ou difusa (Figura 25.7).

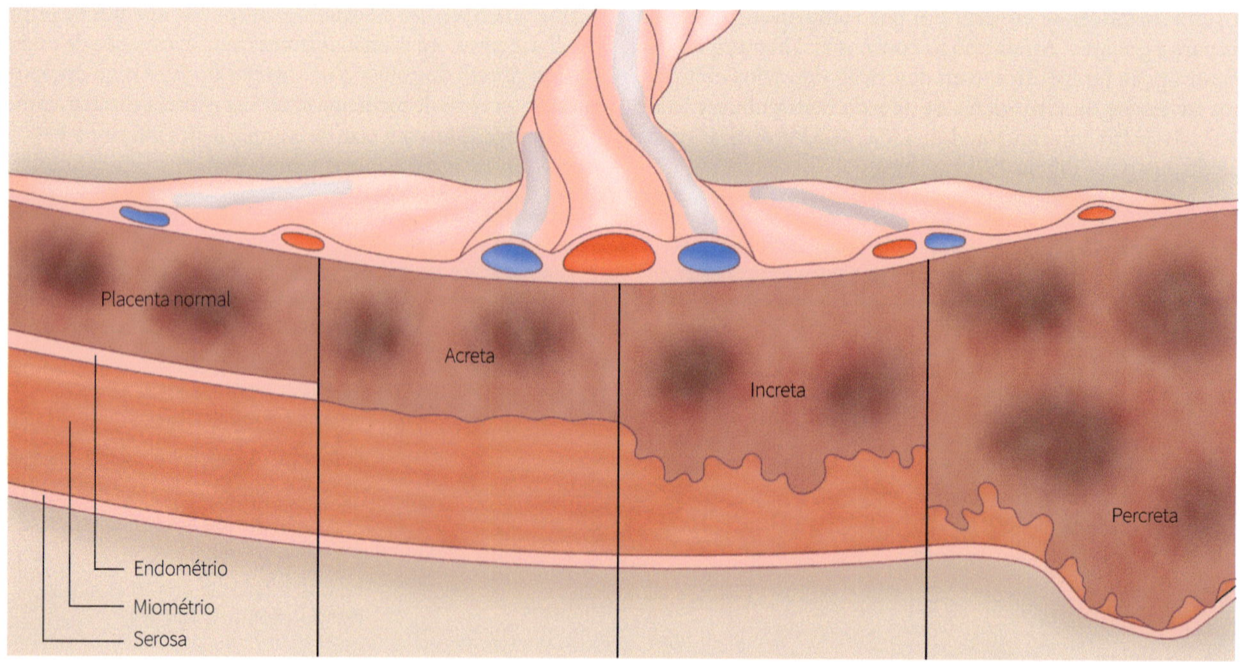

Figura 25.7 Classificação anatomopatológica do espectro do acretismo placentário segundo Luke *et al.* (Fonte: Silver e Branch, 2018.)

À medida que a compreensão da fisiopatologia do EAP evoluiu, novas classificações vêm sendo propostas na tentativa de agregar mais precisão e relevância clínica para abordar essa condição complexa. Nesse sentido, em 2019, a Federação Internacional de Ginecologia e Obstetrícia (FIGO) introduziu uma nova classificação para o EAP. Essa atualização incorporou critérios clínicos e histológicos, visando a uma avaliação mais abrangente dos casos e a homogeneização entre diferentes serviços (Tabela 25.4).

Em 2020, Hecht *et al.* propuseram outra classificação anatomopatológica para o EAP, com o intuito de melhorar a associação dos achados com a morbimortalidade materna. Segundo essa nova classificação anatomopatológica, a EAP é subdividida em:

- Grau p1: aderência macroscópica da placenta sem adelgaçamento da parede uterina. Placenta aderida "não invasiva" com cortes histológicos mostrando perda da camada decidual entre as vilosidades e o miométrio
- Grau p2: invasão do miométrio, com adelgaçamento da parede uterina sob a placenta, com pelo menos 25% de preservação da espessura do miométrio
- Grau p3A: invasão do miométrio e adelgaçamento da parede uterina sob a placenta, com < 25% de preservação da espessura do miométrio. A serosa está intacta
- Grau p3D: invasão miometrial profunda com disrupção da serosa uterina ("D" remete ao termo em inglês *Deep invasion*)
- Grau p3E: invasão miometrial profunda com acometimento de estruturas extrauterinas ("E", do termo em inglês *Extrauterine invasion*)
- Observação: não há categorias 3B ou 3C.

Em 2022, Palacios-Jaraquemada *et al.* propuseram uma classificação topográfica do EAP. Essa classificação se baseia em achados intraoperatórios (estadiamento cirúrgico) e tenta correlacionar a complexidade do EAP com o prognóstico e a dificuldade técnica operatória. Desse modo, a classificação topográfica não se limita à confirmação ou exclusão do EAP, mas busca definir qual parede uterina está afetada (anterior, lateral ou posterior), a presença de lesões acima do nível de reflexão peritoneal (lesões altas) ou abaixo desse nível (lesões baixas ou "subperitoneais") e a natureza da lesão (presença ou não de neovascularização, fibrose, plano de dissecção entre o útero e órgãos vizinhos). Nesse estadiamento, o EAP é subdividido em 5 tipos (Figura 25.8):

- Tipo 0: deiscência uterina. Sem contato direto com órgãos adjacentes
- Tipo 1: contato direto com a porção posterossuperior da bexiga

Tabela 25.4 Classificação FIGO para as desordens do espectro do acretismo placentário.

Grau 1: placenta anormalmente aderente (placenta aderente ou acreta)	**Critérios clínicos** **No parto vaginal ou cesariana:** não há separação após o uso de ocitocina profilática e tração controlada do cordão. Tentativas de remoção manual da placenta resultam em sangramento intenso, exigindo remoção mecânica ou procedimentos cirúrgicos **Macroscopia:** o útero não mostra "protuberância" placentária, nenhum tecido placentário é visto invadindo a superfície do útero e não há ou há mínima neovascularização **Critérios histológicos** Microscopia: ausência de decídua basal entre o tecido viloso e miométrio com vilosidades placentárias ligadas diretamente ao miométrio superficial O diagnóstico não pode ser feito em tecido placentário recém-extraído nem em biopsias aleatórias do leito placentário
Grau 2: placenta invasiva (increta)	**Critérios clínicos** **Na laparotomia:** encontram-se achados anormais sobre o leito placentário: coloração azulada/púrpura, distensão (protuberância placentária). Presença de hipervascularização, com denso emaranhado de vasos ou múltiplos vasos paralelos craniocaudalmente na serosa uterina Nenhum tecido placentário invadindo a serosa uterina. A tração suave do cordão resulta no útero sendo puxado para dentro sem separação da placenta **Critérios histológicos** Espécime de histerectomia ou ressecção parcial do miométrio mostra vilosidades placentárias dentro das fibras musculares e, às vezes, no lúmen da vasculatura uterina profunda (artérias radiais ou arqueadas)
Grau 3: placenta invasiva (percreta)	**Grau 3a: limitado à serosa uterina** **Critérios clínicos** **Na laparotomia:** achados anormais na superfície serosa uterina, com acometimento da serosa Sem invasão de outros órgãos (um plano cirúrgico claro pode ser identificado entre a bexiga e o útero) **Critérios histológicos** Espécime de histerectomia mostra tecido viloso dentro ou rompendo a serosa uterina
	Grau 3b: com invasão da bexiga urinária **Critérios clínicos** **Na laparotomia:** as vilosidades placentárias estão invadindo a bexiga, mas nenhum outro órgão Plano cirúrgico claro não pode ser identificado entre a bexiga e o útero **Critérios histológicos** Amostra de tecido viloso rompendo a serosa uterina e invadindo o tecido da parede da bexiga ou urotélio
	Grau 3c: com invasão de outros tecidos/órgãos pélvicos **Critérios clínicos** **Na laparotomia:** vilosidades placentárias são vistas invadindo o ligamento largo, parede vaginal, parede pélvica lateral ou qualquer outro órgão pélvico (com ou sem invasão da bexiga) **Critérios histológicos** Amostra evidenciando tecido viloso rompendo a serosa uterina e invadindo tecidos/órgãos pélvicos (com ou sem invasão da bexiga)

Fonte: Jauniaux *et al.*, 2019b.

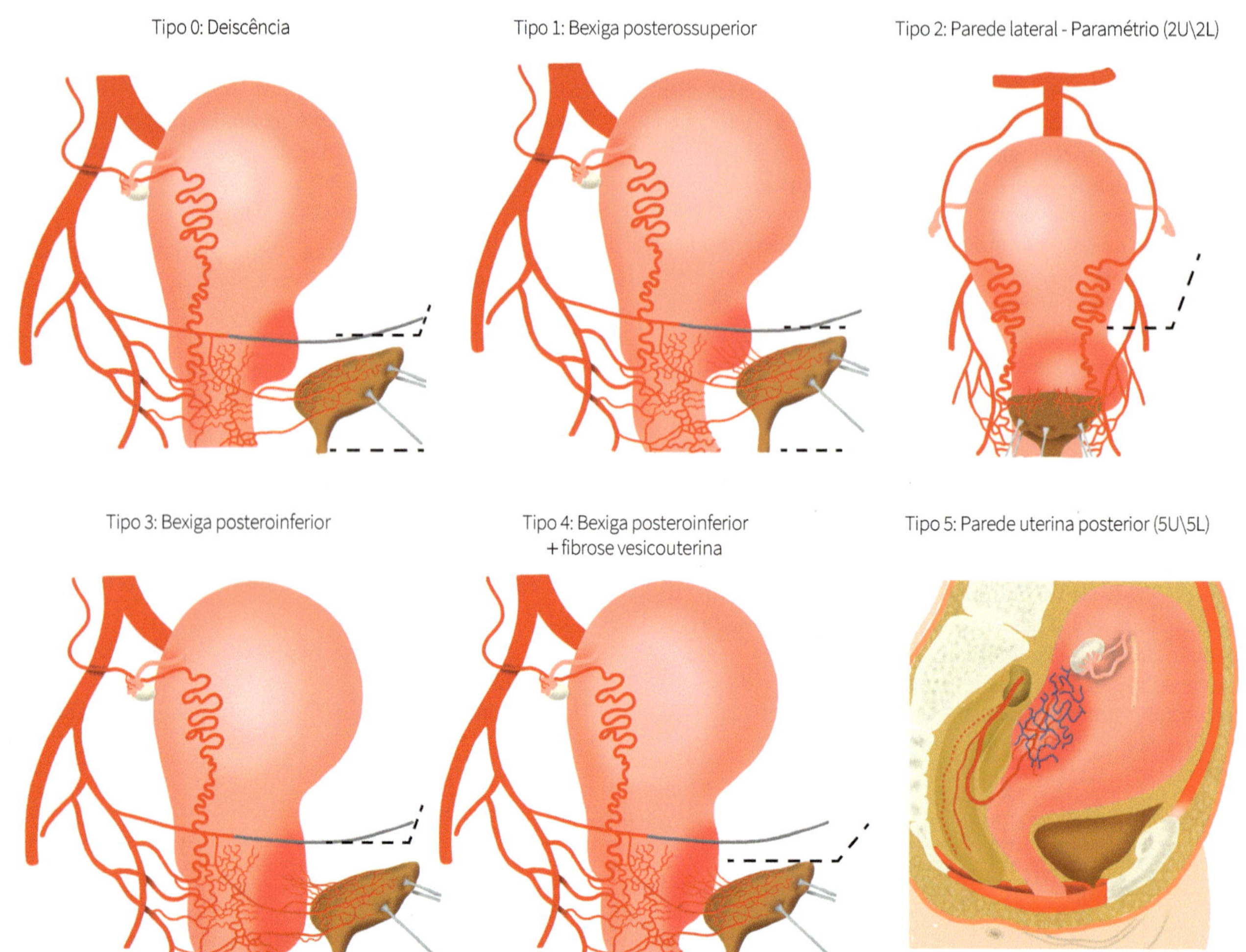

Figura 25.8 Classificação das desordens do espectro do acretismo placentário de acordo com o estadiamento intraoperatório. (Fonte: Nieto-Calvache *et al.*, 2023.)

- Tipo 2: acometimento miometrial contíguo ao paramétrio. Subdivide-se em:
  - Tipo 2U (*Upper part*): envolvimento de área parametrial superior
  - Tipo 2L (*Lower part*): envolvimento de área parametrial inferior
- Tipo 3: contato direto com a porção posteroinferior da bexiga
- Tipo 4: acometimento vesical posteroinferior complicado por fibrose
- Tipo 5: acometimento da parede uterina posterior. Subdivide-se em:
  - Tipo 5U (*Upper part*): envolvimento uterino posterosuperior
  - Tipo 5L (*Lower part*): envolvimento uterino posteroinferior.

A Figura 25.8 ilustra a classificação topográfica obtida durante o estadiamento cirúrgico.

Considerações adicionais sobre fisiopatologia

As bases fisiopatológicas do EAP foram inicialmente hipotetizadas por Irving e Hertig, em 1937. De acordo esses autores, a dificuldade na dequitação placentária se explicaria pela aderência direta da placenta ao miométrio, sem interposição parcial ou completa pela decídua basal. Em 1966, Luke *et al.* contribuíram com o conceito de "placenta invasiva", descrevendo pela primeira vez a classificação histopatológica de EAP baseada na profundidade da penetração vilosa nas camadas da parede uterina (acreta, increta, percreta). Essas hipóteses foram adotadas pela comunidade científica sem contraditório por quase um século, apesar de serem baseadas principalmente na análise histopatológica de espécimes cirúrgicos amplamente manipulados e de não terem levado em consideração os aspectos anatômicos pré e intraoperatórios.

Em 2008, Tantbirojn *et al.* estudaram 49 casos de histerectomia periparto, 38 deles com diagnóstico final de EAP. Após a análise histopatológica e imuno-histoquímica comparativa dos papéis da decídua basal e do trofoblasto extraviloso nesses casos, propuseram que os casos de placenta increta e percreta não seriam causados por invasão aprofundada do trofoblasto para o interior da cavidade miometrial, mas, sim, pela provável deiscência ocasionada por cicatrizes cirúrgicas anteriores. A presença dessas cicatrizes cirúrgicas explicaria não apenas a falta de decídua basal no local da EAP, mas também a intrusão trofoblástica atingindo as camadas mais profundas do miométrio e serosa. Em 2013, Sholapurkar apresentou 2 casos clínicos e reforçou os achados de Tantbirojn. Concluiu que a maior presença de casos de EAP no segmento uterino anterior após cesarianas prévias poderia ser explicada pela distensão acentuada de uma área miometrial com cicatrização deficiente, em que houve implantação do produto gestacional. Ambos os estudos foram precursores da atual tendência de se desvincular a fisiopatologia da EAP do potencial trofoblástico de "invasão anormal", similar aos quadros neoplásicos malignos, fortalecendo a teoria do papel preponderante da implantação em áreas de decídua e miométrio anormais.

A análise dos estudos apresentados e a experiência cirúrgica, radiográfica e histopatológica de 25 anos na condução de centenas de casos de EAP levaram Einerson *et al.* (2020) a publicarem um artigo científico enumerando as várias razões para se concluir que a hipótese secular de que a EAP ocorreria por conta da invasão trofoblástica destrutiva é incorreta. De acordo com esses autores, os eventos adversos associados ao EAP decorrem de: (1) região miometrial com decídua anormal secundária a cicatrizes cirúrgicas prévias; (2) implantação anormal sobre ou dentro deste nicho cicatricial; (3) deiscência uterina provocada pelo crescimento do SG; (4) hipervascularização pélvica; e (5) aderências a órgãos adjacentes consequentes às cirurgias uterinas prévias. Em 2023, o mesmo grupo publicou um estudo descritivo, prospectivo, que incluiu 34 gestantes consecutivas com diagnóstico de EAP que foram submetidas à histerectomia e cujos espécimes cirúrgicos foram analisados por ultrassonografia pós-operatória e por estudo anatomopatológico. Quatro observações foram consistentes em todos os casos analisados: (1) mesmo no ponto de máxima protrusão placentária, a superfície uterina era sempre lisa e recoberta por serosa ou tecido cicatricial, a não ser que a manipulação cirúrgica a lesasse; (2) todo caso de EAP avançado (increta – FIGO 2 e percreta – FIGO 3) demonstrava abaulamento placentário na região segmentar inferior correspondente à região de histerotomia prévia; (3) não se observou nenhum caso de extensão placentária além da serosa ou cápsula cicatricial, mesmo nos casos em que havia aderências firmes entre o útero e a bexiga; (4) sempre que se identificou tecido placentário além da serosa, o aspecto ecográfico irregular e frondoso foi secundário à manipulação cirúrgica e não estava presente antes do nascimento do neonato. Todas essas observações reforçam que EAP provavelmente é mediada pelo progressivo afilamento e remodelamento miometrial secundários à implantação anormal, na quase totalidade das vezes em região de cicatrizes de cesárea anteriores, e que o percretismo "invasivo" é improvável.

Em 2022b, Jauniaux *et al.* conduziram uma revisão sistemática de relatos de caso e uma coorte prospectiva de 101 casos de gestantes com cesárea prévia e PIB/PP com o intuito de investigar a existência de casos de percretismo invasivo. Embora dois cirurgiões tenham opinado que 43,5 e 53,5% dos achados intraoperatórios correspondiam a casos de placenta percreta, com moderado grau de concordância interobservadores, a análise microscópica dos espécimes não evidenciou nenhum caso real de percretismo. Além disso, quase um terço dos casos sem qualquer evidência de aderência anormal da placenta à tentativa de dequitação pós-operatória e sem sinais histopatológicos de EAP foram classificados como casos de percretismo por ambos os cirurgiões. Os achados desse estudo reforçam a hipótese de que as desordens do EAP não decorrem de placentação invasiva, mas, sim, de remodelamento de miométrio previamente danificado, e que não há evidências histopatológicas ou de literatura que indiquem que haja penetração de tecido trofoblástico além da serosa uterina. Conforme posteriormente demonstrado por Einerson *et al.*, a manipulação cirúrgica dos planos firmemente aderidos por aderências decorrentes de procedimentos operatórios prévios leva às lesões da superfície uterina com exposição de tecido placentário. Estas, aos olhos do cirurgião e principalmente do patologista, que, na maioria das vezes, não tem acesso às informações relacionadas ao aspecto uterino antes do nascimento do neonato, podem influenciá-los no incorreto diagnóstico de percretismo invasivo.

Do ponto de vista histopatológico, estudo de 2022 publicado por Jauniaux *et al.* analisou 40 espécimes cirúrgicos de casos com diagnóstico pré-natal de EAP e 7 peças de histerectomia com placenta normoimplantada como controles. A análise histopatológica comparativa demonstrou que, nos casos de EAP, em 53,8% das amostras havia vilos implantados profundamente, mas apenas 10,6% além da metade da espessura miometrial e nenhum atingindo a serosa uterina. Deposição fibrinoide densa, entre 0,5 e 2 mm de espessura, foi encontrada na interface uteroplacentária em aproximadamente 75% dos casos. Adicionalmente, nos espécimes do grupo-controle, observaram-se descontinuidade da placa basal e estrias de Nitabuch com o decorrer da gestação, além da ausência de deposição fibrinoide em todos os casos. Esses achados demonstram a fragilidade da hipótese que infere que a adesão direta dos vilos ao miométrio, sem interposição da decídua basal, seria a causa da aderência anormal da placenta nos casos de EPA. A presença de tecido fibrinoide entre os vilos e o miométrio, independentemente da profundidade da penetração trofoblástica e motivada por procedimentos cirúrgicos prévios, provavelmente justifica essa remodelação com perda do sítio de dequitação fisiológica que ocorre nas desordens do EAP.

Finalmente, com relação à hipervascularização habitualmente presente nos casos mais graves do EAP, Jauniaux *et al.* realizaram um estudo de caso-controle para melhor entender o desenvolvimento da circulação uteroplacentária nos casos de GCC diagnosticadas até 10 semanas gestacionais. Realizaram-se ultrassonografias obstétricas no primeiro e segundo trimestres gestacionais de 27 casos de GCC e 27 controles com placentas anteriores e persistentes na segunda avaliação. Observaram-se índices de vascularização ao color Doppler significativamente aumentados nos casos de GCC em comparação aos casos de placentação normal, além de menor espessura miometrial residual (< 2 mm em 55,6% dos casos de GCC). Aproximadamente 56% dos casos de GCC que foram conduzidos de forma expectante (18/27) tiveram diagnóstico de EAP. Em 8 dos 10 casos de EAP, a USG de segundo trimestre demonstrou hipervascularização subplacentária, e em 6 delas lacunas placentárias. Os autores concluíram que as diferenças encontradas nas circulações uteroplacentárias e intervilosas entre casos de GCC e controles são decorrentes da perda da estrutura miometrial normal nos primeiros casos e maior proximidade dos vilos trofoblásticos com artérias de maior diâmetro presentes na superfície externa uterina. Reforçam ainda que o fator mais relacionado a essas alterações vasculares, ao desenvolvimento de EAP e ao risco de rotura uterina parece ser a menor espessura miometrial residual no início da gestação. A relação entre espessura miometrial residual reduzida e aumento das taxas de efeitos adversos, propiciando melhor definição entre casos de GCC com melhor e pior prognóstico, também é apoiada por outros autores.

Rastreamento e diagnóstico

Os exames de imagem realizados para avaliar distúrbios do EAP não são o padrão-ouro para o diagnóstico, embora a referência ao "diagnóstico pré-natal" seja comumente usada. Na verdade, a imagem pré-natal é usada para estimar a probabilidade de risco para EAP, mas não estabelece especificamente o diagnóstico.

Entretanto, os exames por imagem têm papel essencial ao identificar as pacientes com alta probabilidade de EAP, permitindo o acesso a centros especializados, possibilitando a abordagem multidisciplinar e o planejamento prévio da melhor conduta a ser realizada, reduzindo sua morbidade e mortalidade.

Tanto a USG quanto a RM com foco na placenta estão associadas a taxas inerentes de falso-positivos e falso-negativos, que variam dependendo da qualidade da imagem e da experiência dos operadores que realizam e interpretam os exames.

O diagnóstico final do EAP, assim como da gravidade da implantação anômala, deve ser confirmado no momento do parto com base nos achados clínicos e/ou histopatológicos. Antes de se proceder ao exame de imagem, obter uma história completa é fundamental para avaliar o risco a *priori*. É importante ser capaz de identificar imagens anormais da placenta usando apenas sinais visuais sugestivos. Então, a identificação da paciente de risco para o EAP, quer seja na assistência pré-natal de qualquer complexidade e/ou em uma USG de rotina, tem sido proposta como estratégia fundamental para o seu rastreio durante o pré-natal.

Em 2019, Panaiatova *et al.* realizaram estudo no qual aplicaram um protocolo de rastreamento do EAP por USG entre 11 e 13 semanas de gravidez. Das 22.604 gestações avaliadas no estudo, 1.298 (6%) foram consideradas de alto risco para EAP por associar PIB com o histórico de cirurgia uterina prévia e, assim, foram encaminhadas a serviços especializados. Nesse serviço, essas gestantes foram submetidas à USG entre 12 e 16 semanas, 20 e 24 semanas, 28 e 34 semanas para confirmar o diagnóstico de EAP. Dentre o total de mulheres referenciadas (1.298), apenas 14 mantiveram a suspeita de EAP e, destas, 13 tiveram o diagnóstico confirmado no parto.

Coutinho *et al.*, em 2021, avaliaram o rastreamento pré-natal de rotina para EAP tomando por base o já instituído rastreio para PIB/PP durante a USG morfológica de 2º trimestre, realizada entre 18 e 24 semanas gestacionais. Gestantes com achado ecográfico de PIB/PP foram reavaliadas entre 32 e 34 semanas. Aquelas com PIB/PP persistente e histórico de cesarianas foram encaminhadas para investigação de EAP por profissionais experientes em serviço especializado. Essa estratégia mostrou boa acurácia e taxa de 1 diagnóstico de EAP para cada 3 casos encaminhados para o serviço diagnóstico de referência, possibilitando encaminhamento para hospital especializado no manejo e redução da morbimortalidade materna associadas ao EAP.

Nota-se, portanto, que independentemente da idade gestacional, há urgente necessidade de se organizarem protocolos de rastreamento de EAP locais baseados em duas importantes perguntas:

1. A placenta tem implantação baixa ou prévia?
2. A gestante foi previamente submetida à cesariana?

Respostas positivas para as duas perguntas durante qualquer momento da gestação levam a considerar-se um caso de rastreamento positivo para EAP. Frente a essa situação, deve haver também preparo local para encaminhamento dessa gestante ao serviço diagnóstico de referência, que excluirá ou confirmará a suspeição diagnóstica para EAP e, respectivamente, realizará a contrarreferência ao serviço primário ou a referência ao hospital com equipe multidisciplinar, que conduzirá a resolução da gestação de alto risco.

Nos serviços de referência diagnóstica, os profissionais especializados poderão lançar mão dos recursos de imagem apresentados a seguir para confirmação diagnóstica.

Ultrassonografia

A USG é a modalidade de imagem de primeira linha, sendo ideal na triagem pré-natal do EAP por ser um método amplamente disponível, de relativo baixo custo, rápido, confiável e não invasivo.

A sensibilidade e a especificidade podem ser superiores a 90% em centros de referência para o diagnóstico e tratamento do EAP. Entretanto, alguns estudos multicêntricos indicam que apenas cerca de 50% dos casos de EAP são identificados antes do parto, sugerindo que a placenta é frequentemente avaliada de forma inadequada, existindo grande variabilidade de experiência no reconhecimento dos achados de imagem.

Pode-se suspeitar do EAP no primeiro trimestre, caso seja observada uma implantação baixa do SG (conforme descrito no item sobre GCC), ocasionalmente com pequenas lacunas placentárias. Mais comumente, porém, o EAP é identificado na USG do segundo trimestre e, às vezes, só é confirmado posteriormente com encaminhamento a um centro de referência.

Os principais marcadores ecográficos são:

- **Lacunas intraplacentárias:** as lacunas são áreas hipoecoicas observadas na placenta (Figura 25.9). Elas correspondem a sensibilidade e especificidade para detecção do EAP em torno de 77 e 95%, respectivamente. É um dos sinais mais visualizados, mas nem sempre está presente no EAP, podendo também serem vistas nas placentas normais. Espaços hipoecoicos pequenos, de forma redonda ou ovoide, podem ser observados próximo ao centro dos cotilédones cada vez mais definidos, no terceiro trimestre, e grandes áreas hipoecoicas irregulares podem ser observadas em casos de hemorragia intraplacentária ou descolamento. Na USG com Doppler colorido, um fluxo de alta velocidade dentro das lacunas (> 15 cm/segundo) tem uma sensibilidade de 73% e uma especificidade de 86% para detecção de EAP
- **Perda da zona hipoecoica retroplacentária:** nos casos normais, a USG 2D mostra um espaço fino e hipoecoico entre a placenta e o miométrio. O achado de perda dessa linha, ou seja, uma espessura inferior a 1 mm, tem sensibilidade de 66% e especificidade de 98% para detecção de EAP (Figura 25.10). Entretanto, esse espaço é fácil de obliterar, especialmente se muita pressão for aplicada com o transdutor. É útil, nos casos em que se suspeita de perda da zona hipoecoica, usar a resolução mais alta possível na interface

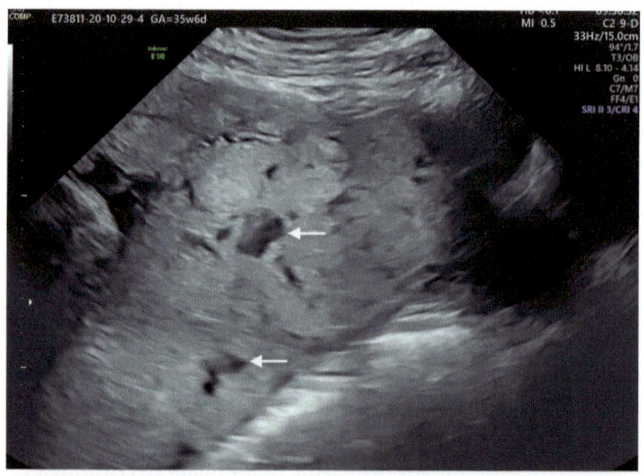

Figura 25.9 Ultrassonografia (36 semanas) demonstrando diversas áreas hipoecoicas (*setas*), correspondendo a lacunas.

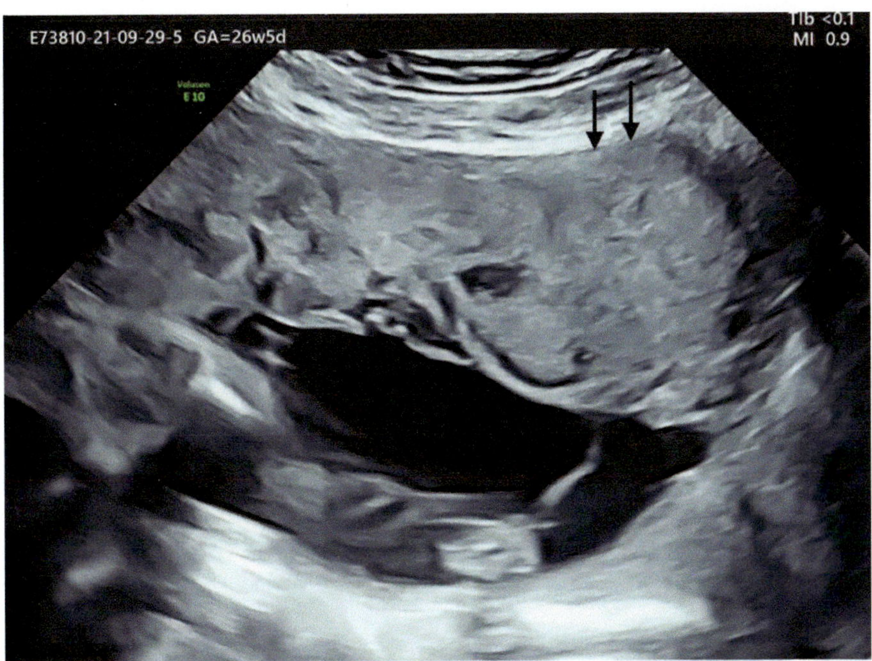

Figura 25.10 Ultrassonografia de 26 semanas demonstrando a perda do espaço fino e hipoecoico entre a placenta e o miométrio (*setas*).

uteroplacentária e, em seguida, aplicar e liberar suavemente a pressão com o transdutor. Se a interface estiver normal, esse espaço aparecerá quando a pressão com o transdutor for liberada. Foi relatado que a perda da zona hipoecoica apresenta a maior taxa de falso-positivos, se usada como marcador único. No entanto, se um espaço hipoecoico nítido puder ser visto em toda a interface uteroplacentária, o valor preditivo negativo será alto

- **Perda de integridade da linha hiperecoica da bexiga:** os sinais ecográficos de interrupção da parede da bexiga foram descritos como abaulamento focal, massas exofíticas e aparência "pontilhada" ou interrompida da parede da bexiga que é normalmente "eco brilhante". Uma aparência "pontilhada" provavelmente representa vasos em ponte que vão da placenta até a bexiga (Figura 25.11). Para esse marcador a sensibilidade é de aproximadamente 49,7% e a especificidade de 99,8%
- **Abaulamento placentário (massa exofítica):** o abaulamento de uma massa placentária indica que uma porção do tecido placentário é vista além dos limites habituais da serosa uterina, mais comumente em direção à bexiga (Figura 25.12). Dependendo do local e da extensão da área acometida, esse achado pode ser visto ao longo dos paramétrios, particularmente nas varreduras laterais transversais, e menos comumente na parede posterior uterina. Nos últimos anos, tem-se interrogado a existência de percretismo real, ou seja, da

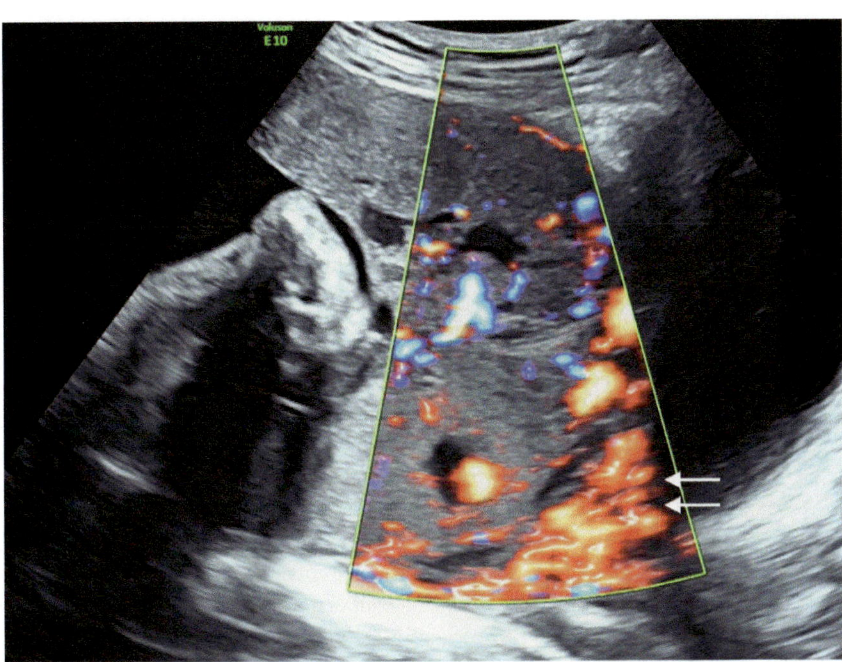

Figura 25.11 Ultrassonografia com Doppler colorido (29 semanas) demonstrando os vasos em ponte (*setas*) na interface uterovesical.

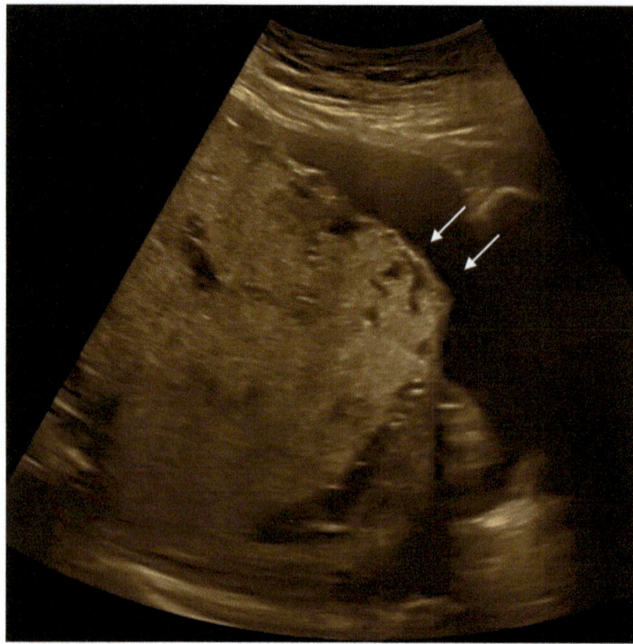

Figura 25.12 Ultrassonografia (33 semanas) demonstrando o abaulamento de uma massa placentária (*setas*) em direção ao interior do lúmen vesical.

presença de tecido placentário além dos limites da serosa ou da cápsula fibrosa formada pelas aderências cirúrgicas prévias. Portanto, o abaulamento é sinal comumente observado e decorre da menor espessura miometrial residual e menor força tênsil da parede uterina. Por outro lado, invasão de tecido trofoblástico a órgãos adjacentes não é esperada

- **Doppler colorido:** pode ser útil para identificar neovascularização, vasos em ponte que correm perpendicularmente à linha da bexiga/miométrio e vasos originados no paramétrio e que se comunicam ou ficam em proximidade com o tecido placentário. A "hipervascularização" é frequentemente referida como um achado em casos de EAP (Figura 25.13). Contudo, não há uma definição clara sobre o que é uma vascularização anormal do útero gravídico, deixando esse achado subjetivo

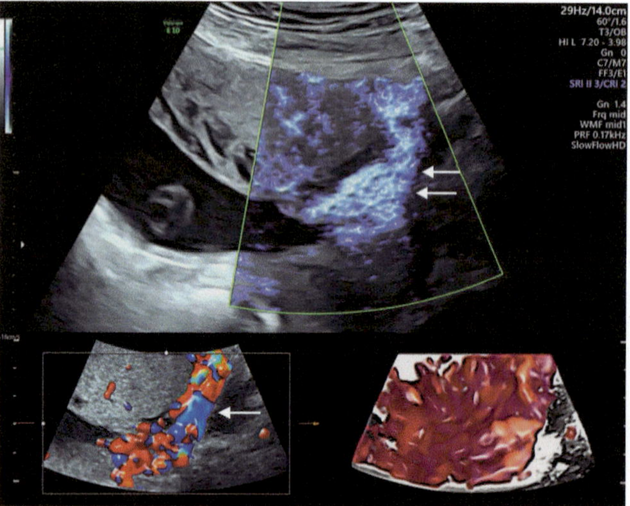

Figura 25.13 Ultrassonografia do Doppler colorido demonstrando hipervascularização (*setas*).

- **USG 3D:** não está disponível em todos os centros e, de forma geral, não agrega acurácia à avaliação em 2D, mas tem potencial quando usada por examinadores experientes, especialmente para melhor localização espacial e interpretação visual dos componentes da equipe cirúrgica (Figuras 25.13 e 25.14).

Para melhores resultados diagnósticos, recomendam-se estratégias para otimização das imagens ecográficas. As condições ideais para o diagnóstico pré-natal somente são possíveis se a placenta for identificada ao longo de toda a sua superfície. Há evidências de que o EAP seja mais difícil de ser identificado quando a placenta não for de implantação baixa ou retrovesical, e especialmente quando for posterior, pois regiões da interface podem ser sombreadas por partes fetais sobrepostas. Entretanto, existem meios para otimizar as imagens da USG.

- **Repleção vesical:** a avaliação da interface entre o segmento uterino inferior e a bexiga requer uma boa repleção vesical (200 a 300 mℓ). Quando a bexiga está vazia e sua parede frouxa, uma placenta baixa pode parecer falsamente "protuberante" em direção à bexiga ou, inversamente, hipervascularização com vasos em ponte pode ser de difícil identificação. O posicionamento da paciente e o do transdutor são igualmente importantes para avaliação adequada da linha vesical lisa e normalmente hiperecoica. Quando o transdutor estiver orientado no plano sagital sobre o segmento uterino inferior/bexiga, a curvatura desse segmento faz com que a porção mais inferior da interface uterovesical fique paralela ao feixe sonoro, resultando na perda de uma porção significativa da imagem. Esse artefato pode ser resolvido colocando a paciente na posição de *Trendelenburg* e, ao mesmo tempo, diminuindo o ângulo do transdutor, de modo que o cabo deste fique quase paralelo às pernas da paciente. O ângulo entre a linha da bexiga e o transdutor torna-se, então, orientado mais perpendicularmente ao feixe sonoro, e a interface pode ser vista de forma muito mais clara e completa. Em alguns casos, a USG transvaginal pode ser necessária para avaliar completamente o colo uterino e a porção inferior da bexiga. Seu uso próximo ao parto foi recentemente recomendado nos principais protocolos de avaliação pré-operatória de cesarianas complexas (Figura 25.15). Nos casos de EAP, a identificação de sinais ecográficos como aumento da vascularização cervical e espessura do miométrio inferior a 1 mm tem sido associada ao aumento do número de histerectomia
- **Varreduras ecográficas dinâmicas:** recomenda-se a aquisição de videoclipes (varreduras) da placenta para avaliar toda a interface uteroplacentária e sua topografia. Uma simples revisão de imagens estáticas pode ser insuficiente e pequenas áreas de comprometimento ou focais podem ser facilmente perdidas. É recomendável realizar varreduras no plano sagital e transversal de baixo para cima na linha média e novamente ao longo do paramétrio de cada lado para avaliar a invasão lateral da placenta. Esses clipes podem ser feitos primeiramente no modo escala de cinza e repetidos com a adição do Doppler colorido. Durante a visualização dos exames, uma protuberância sutil ou defeito miometrial pode ser perceptível quando uma área no miométrio previamente presente desaparece ou quando o contorno da superfície uterina muda. O uso do Doppler colorido às vezes pode ajudar a identificar a proximidade do tecido placentário com grandes vasos ou mesmo uma neovascularização junto ao paramétrio

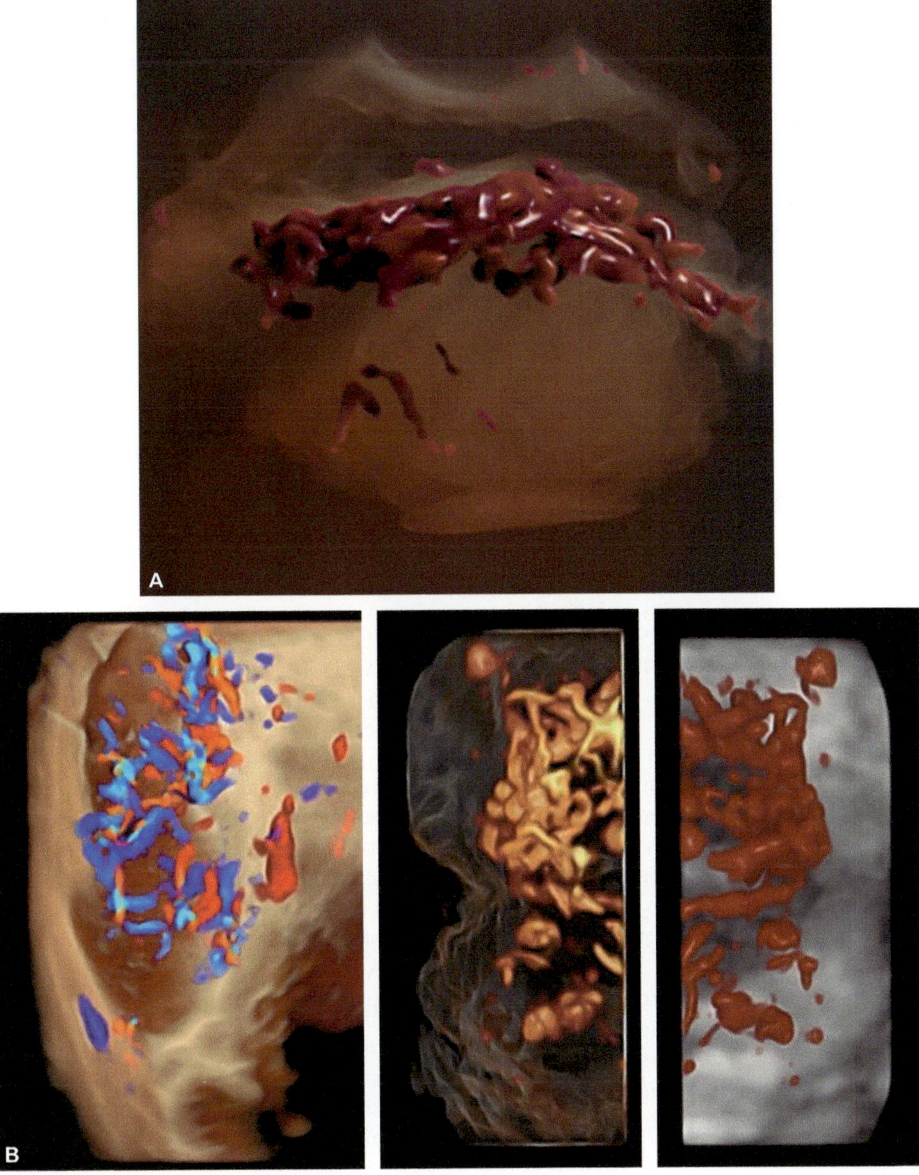

Figura 25.14 Diversas possibilidades de reconstrução à ultrassonografia 3D.

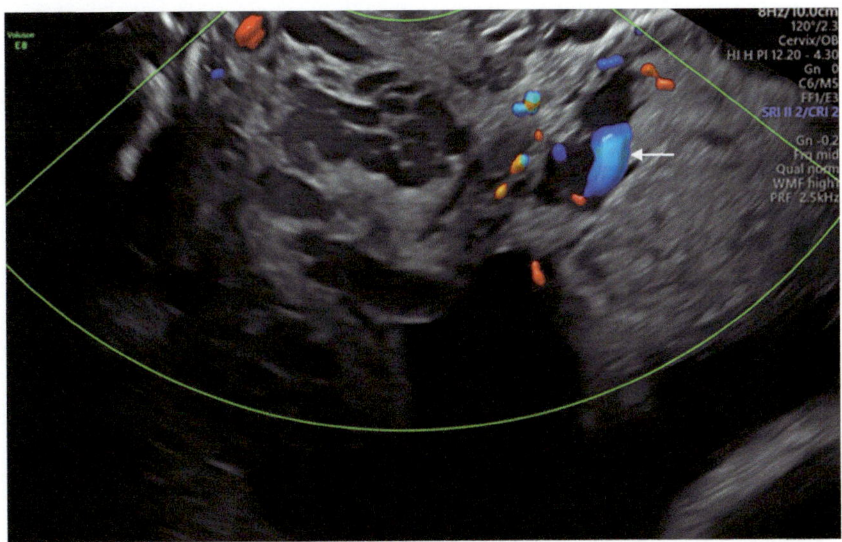

Figura 25.15 Ultrassonografia transvaginal demonstrando aumento da vascularização e áreas hipoecoicas (*seta*), sugerindo lagos intracervicais, no colo uterino.

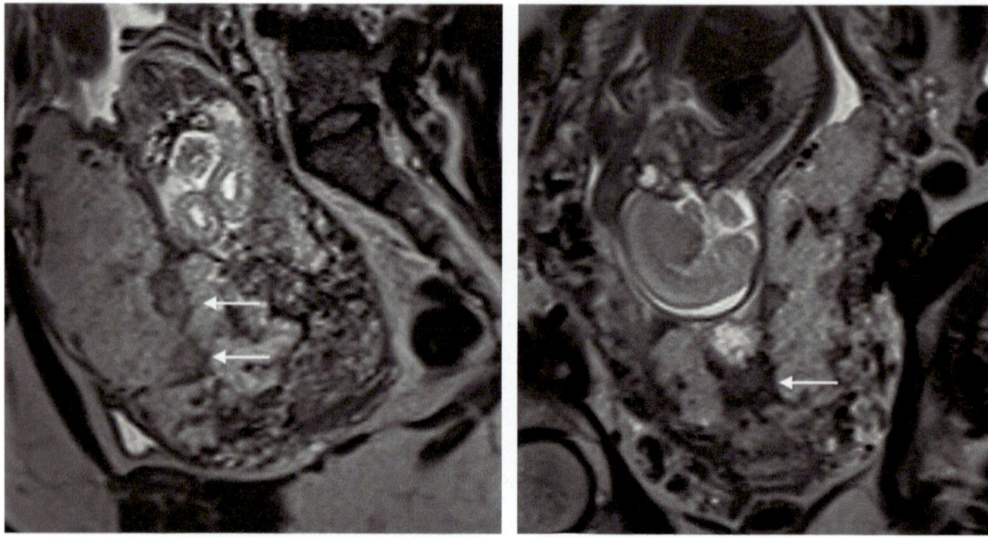

Figura 25.16 Sagital T2 demonstrando sinal heterogêneo da placenta e as lacunas em hipossinal (*setas*).

- **Obtenção de profundidade, ângulo e foco adequados:** a renderização 3D envolve um processo de aquisição e reconstrução baseado em fórmulas matemáticas altamente complexas incorporadas ao *software* da USG. A qualidade da aquisição de imagens 3D depende, em primeiro lugar, da qualidade das imagens 2D adquiridas usadas para reconstruir a imagem em formato 3D, tanto para renderizações estáticas quanto para uso em tempo real. Ao ampliar o ângulo de varredura para a aquisição 3D, permitirá a avaliação de uma área de superfície maior, mas também poderá permitir maior artefato de movimento se a gestante ou o feto se moverem durante a aquisição
- **Configurações do Doppler colorido:** fatores individuais, como índice de massa corporal da paciente, profundidade placentária e variações entre equipamentos de USG podem influenciar os resultados do Doppler colorido. É fundamental individualizar as configurações de ganho do Doppler. A técnica para obter uma boa configuração não depende do fabricante da USG. Deve-se aumentar o ganho até que o ruído (artefato) esteja presente (sinal de *Power* Doppler espalhado por toda a imagem) e, então, reduzir lentamente o ganho até um nível em que a dispersão e o artefato desapareçam e apenas o fluxo vascular seja visto.

Ressonância magnética

A RM tem sido utilizada com maior frequência nos últimos anos, sendo a sensibilidade e a especificidade para o diagnóstico do EAP comparáveis às da USG. No entanto, seu papel preciso na paciente em risco é muito debatido. Há uma variedade de algoritmos propostos para avaliação por imagem, desde protocolos apenas de USG até aqueles em que a RM é utilizada em todas as pacientes, para planejamento cirúrgico. A maioria reservou o uso adicional da RM para casos em que a USG tivesse limitações em fornecer todas as informações, seja para um diagnóstico ou para planejar um parto mais seguro. Seu papel é importante nos casos de placenta prévia posterior, obesidade materna ou discordância clínica/imagem.

O melhor período para seu uso está entre 24 e 30 semanas de gestação. A aquisição da sequência é feita em planos ortogonais da paciente com bexiga moderadamente cheia, complementado com imagens angulares ortogonais à placenta. Uma bobina de superfície "*phased array*" maximizará o sinal. As escolhas de sequência seguem os parâmetros das sequências fetais, mas com cortes geralmente mais espessos, e incluem imagens T2 *single-shot fast spin echo* (SSFSE) e *steady-state free precession* (SSFP) em três planos, com *gradient echo* T1 (GRE) ou sequência *Dixon* pelo menos no plano sagital (Figuras 25.16 e 25.17). Alguns defendem imagens com maior ângulo, apropriadas para o planejamento cirúrgico (Figura 25.18). A imagem ponderada em difusão tem sido sugerida como útil em alguns casos para definir melhor a interface placenta-miométrio (Figura 25.19). O uso do contraste deve ser evitado, exceto em algumas circunstâncias raras. A RM é altamente específica para placenta percreta.

Os principais achados são:

- Contorno uterino alterado
- Vascularização assimétrica
- Distorção da víscera adjacente
- Sinal heterogêneo.

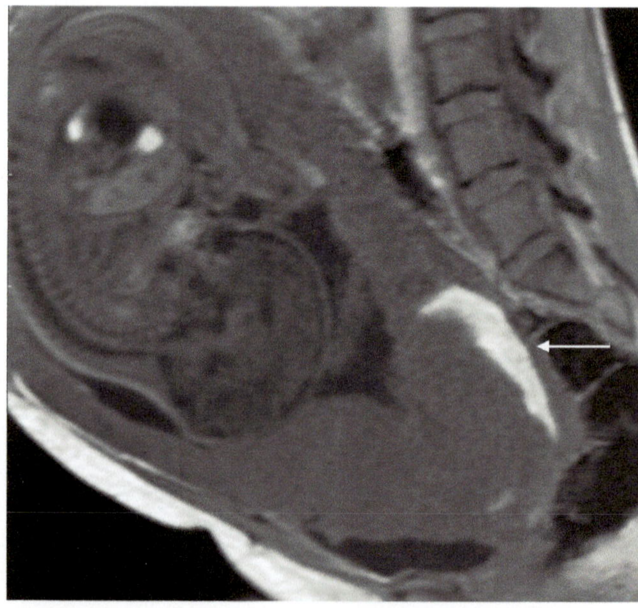

Figura 25.17 Sagital T1 demonstrando placenta prévia e área de sangramento em hipersinal (*seta*).

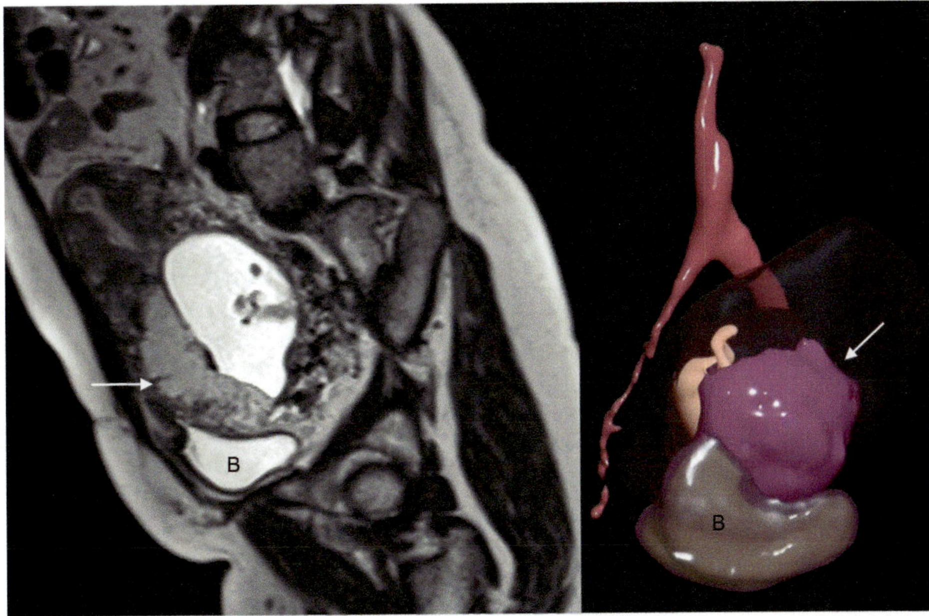

Figura 25.18 Reconstrução 3D de toda a pelve materna para planejamento cirúrgico demonstrando a placenta prévia e acreta (*seta*). Bexiga materna (B).

Sequência	Difusão ponderada
Tempo de exame	3 min 21 s
Voxel (mm)	1,6 × 1,6 × 4,5
Tempo de repetição (ms)	6.700
Tempo do ecocardiograma (ms)	154
Field of view (FOV)	300
Matriz (mm)	170 × 122
Cortes	20

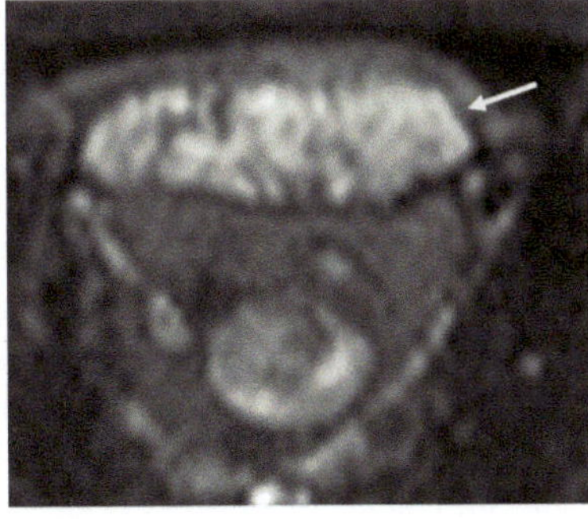

Figura 25.19 Imagem ponderada em difusão com protocolo definindo melhor a interface placenta-miométrio (*seta*).

Referência e cuidados pré-natais em serviço especializado

Os Centros de Referência (CR) especializados no tratamento do EAP desempenham papel vital no contexto da redução da morbimortalidade materna por essa condição, pois além de oferecerem equipe multidisciplinar altamente qualificada, também dispõem de uma infraestrutura de alta complexidade para o diagnóstico e tratamento eficazes.

Outro conceito utilizado para se referir aos serviços especializados no tratamento de EAP é o de "Centro de Excelência". Estudos retrospectivos tipo coorte demonstram diminuição da morbimortalidade materna de gestantes com EAP quando tratadas em centros especializados de experiência comprovada. Não existe consenso na definição de "centro de excelência", entretanto, o American College of Obstetricians and Gynecologists (ACOG) e a Sociedade Internacional para EAP (IS-PAS) apresentam os mesmos critérios na sua definição, que são:

- Equipe multidisciplinar (disponível 24 horas/7 dias) composta por:
  - Médico generalista ou obstetra, ambos com experiência materno-fetal
  - Especialista em imagem (USG com Doppler, RM)
  - Cirurgião pélvico (p. ex., oncologia ginecológica ou uroginecologia)
  - Anestesiologista (p. ex., anestesia obstétrica ou cardíaca)
  - Urologista
  - Cirurgião geral ou do trauma
  - Radiologista intervencionista
  - Neonatologista
- Unidade de terapia intensiva (UTI) e facilidades
  - Radiologia intervencionista
  - UTI adulto (com disponibilidade em 24 horas/7 dias de especialistas em terapia intensiva)
  - UTI neonatal
- Banco de sangue e facilidades
  - Capacidade para transfusão maciça
  - *Cell saver* e perfusionista
  - Experiência e acesso a hemoderivados alternativos
  - Orientação de especialistas em medicina transfusional ou hematologistas.

Pode-se perceber que poucos serviços no Brasil e nos países de médio ou baixo poder econômico teriam condições de preencher todos esses critérios e receber a certificação oficial.

Adicionalmente, esses consensos não definem um número mínimo de casos de pacientes com EAP tratadas por ano para serem considerados centros de excelência. Portanto, preferimos o uso do termo CR, havendo imperativa necessidade de identificação e organização dos fluxos locais que permitam rastreamento, diagnóstico e tratamento céleres de gestantes com suspeição para EAP em todo o território nacional.

Atualmente, recomenda-se que toda gestante com suspeita de EAP seja encaminhada para um desses CR para confirmação diagnóstica e tratamento apropriado. No Brasil, a disponibilidade desses centros é ainda mais concentrada nas regiões Sudeste e Sul, destacando a necessidade de maior distribuição geográfica que contemple as vastas dimensões do país e assegure o acesso universal a esse nível de cuidado. Nesse sentido, foi fundada no país a Rede Brasileira de Acretismo Placentário como estratégia para estudar, pesquisar e estimular formação de novos centros especializados.

Assim, atualmente, recomenda-se que todas as gestantes com suspeita de EAP (rastreamento positivo) sejam encaminhadas para um CR para confirmação diagnóstica. Frente à exclusão diagnóstica, as gestantes serão contrarreferenciadas aos serviços de origem. Por outro lado, frente à confirmação da suspeita diagnóstica de EAP, todo esforço deve ser empreendido para encaminhamento oportuno para serviços nos quais serão finalizados o acompanhamento pré-natal diferenciado e o planejamento do parto em ambiente equipado com os recursos necessários e equipe multidisciplinar para tratamento adequados.

Estabelecer um protocolo claro de encaminhamento para esses centros, que possuem a infraestrutura e a *expertise* necessárias para o manejo adequado do EAP, é essencial para garantir o acesso a um atendimento especializado e reduzir potenciais complicações, melhorando assim os desfechos para mãe e bebê.

No que tange aos cuidados pré-natais diferenciados em centros especializados, para além dos cuidados usuais, a implementação de estratégias antenatais específicas pode ajudar a mitigar os efeitos adversos do EAP na saúde materna é necessária. Essas estratégias incluem:

- Avaliação e tratamento de anemia materna, minimizando o impacto de possíveis perdas sanguíneas durante o parto
- Monitoramento rigoroso para sinais de trabalho de parto pré-termo e sangramentos, incluindo questionamentos sobre contrações, sangramentos ou rotura prematura de membranas durante as consultas
- Educação da gestante sobre sua condição obstétrica, esclarecendo dúvidas e discutindo os planos de cuidado adaptados ao seu contexto específico
- Diagnóstico e abordagem oportuna de infecções urinárias, que podem aumentar o risco de parto pré-termo e sepse materna
- Recomendação para moderação na atividade física, evitando esforços intensos. A recomendação quanto à atividade sexual pode variar, especialmente em casos associados à placenta prévia
- Condução de exames obstétricos cuidadosos, evitando o toque vaginal em casos de placenta prévia, exceto quando estritamente necessário
- Realização do teste de Coombs indireto em todas as gestantes com risco de EAP, inclusive aquelas RhD positivo, para detecção de anticorpos eritrocitários irregulares, que podem complicar a reserva de hemocomponentes
- Administração de imunoglobulina anti-Rh(D) para gestantes Rh(D) negativo com sangramento antenatal e pós-parto, nos casos de concepto Rh positivo ou desconhecido, para prevenção da doença hemolítica perinatal.

A determinação da idade gestacional ótima para o parto em casos de EAP permanece incerta. No entanto, existe um consenso sobre a importância de abordagem programada e eletiva, conduzida por uma equipe multidisciplinar experiente e em um centro de tratamento especializado. Essa estratégia visa minimizar as chances de intervenções emergenciais, que estão associadas a um aumento significativo no risco de hemorragia e consequente morbimortalidade materna. A Tabela 25.5 apresenta as recomendações de interrupção da gravidez, de acordo com protocolos de algumas sociedades científicas internacionais, para gestantes com suspeita de EAP e sem condições clínicas que exijam a antecipação ou o adiamento do nascimento.

Portanto, concordamos que a cesárea deverá ser realizada de forma eletiva entre 34 e 36 semanas nas pacientes estáveis e assintomáticas e de urgência se presença de sangramento vaginal intenso, rotura prematura de membranas e alto risco de parto prematuro. Aguardar além de 36 semanas não é aconselhável, uma vez que em torno de metade das mulheres com EAP necessitam de cesárea de urgência por hemorragia após 36 semanas. Existe uma correlação entre o comprimento do colo uterino menor que 25 mm e o maior risco de hemorragia. A corticoprofilaxia antenatal deverá ser realizada conforme os protocolos padronizados, geralmente até 34 semanas gestacionais.

Considerações da anatomia pélvica relevantes ao tratamento

O conhecimento dos detalhes anatômicos dos componentes arteriais que determinam o suprimento sanguíneo uterino e pélvico, assim como das suas variedades anatômicas e anastomóticas, são de suma importância para a abordagem do EAP. Novos conceitos anatômicos descritos por Palacios-Jaraquemada (2013) revelaram que existem três áreas vasculares distintas no sistema reprodutor feminino. Se em um corte sagital da pelve uma linha imaginária é desenhada perpendicularmente ao setor médio da parede vesical posterior, na reflexão peritoneal uterina pode ser identificada uma região topográfica acima da reflexão que compreende o corpo uterino, denominada "S1", e outra região topográfica mais inferior, denominada "S2", que corresponde ao segmento uterino inferior, colo uterino, porção superior da vagina e paramétrio (Figura 25.20). Uma segunda linha imaginária divide as regiões S2 e S3, que compreendem os terços médio e inferior da

Tabela 25.5 Protocolos de interrupção eletiva de casos de espectro do acretismo placentário segundo diferentes sociedades internacionais.

Sociedade científica	Recomendação da idade gestacional do parto
ACOG/SMFM	Entre 34 semanas e 35 semanas e 6 dias
RCOG	Entre 35 semanas e 36 semanas e 6 dias
SCOG	Entre 34 e 36 semanas
FIGO	Entre 34 e 37 semanas

ACOG/SMFM: American College of Obstetricians and Gynecologists/Society for Maternal-Fetal Medicine; RCOG: Royal College of Obstetricians and Gynaecologists; SCOG: Society of Obstetricians and Gynaecologists of Canada; FIGO: International Federation of Gynecology and Obstetrics.

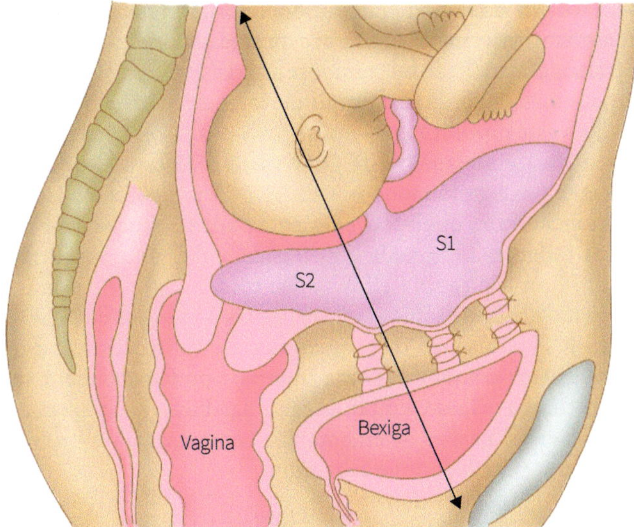

Figura 25.20 Esquema sagital da divisão das regiões vasculares genitais S1 e S2. (Fonte: Felipe Lage Starling [autorizada].)

vagina e a genitália externa (Figura 25.21). A região S1 é suprida com sangue dos ramos ascendentes da artéria uterina e, em menor proporção, pelos ramos descendentes da artéria ovariana, o que favorece o sucesso das técnicas de desvascularização e/ou sutura uterina compressiva (SUC). A artéria do ligamento redondo contribui muito pouco para a irrigação uterina, já que tem um quarto do diâmetro da artéria ovariana. Diferentemente, as regiões S2 e S3 são irrigadas por complexa rede de pedículos vasculares, que são ramos das artérias uterina, cervical, vaginal (inferior, média e superior), vesical superior, ilíaca interna e pudenda. Isso explica a ineficácia dos mecanismos hemostáticos tradicionais nessa região e a necessidade de procedimentos específicos para o controle hemorrágico. Assim, a hemostasia em cada uma dessas regiões (S1 e S2/S3) depende da origem do suprimento sanguíneo e não da condição que determina a hemorragia.

A neovascularização desordenada que ocorre no EAP leva à formação de vasos placentários com ausência ou desenvolvimento mínimo da túnica média muscular, impedindo o sucesso dos mecanismos hemostáticos tradicionais, como a eletrocoagulação. O controle hemostático só ocorre por meio de ligaduras duplas e as partículas de embolização podem atravessar as paredes elásticas desses vasos e necrosar tecidos extrauterinos. Além disso, o aumento de fatores angiogênicos (VEGF) promove alteração da anatomia pélvica e formação de uma complexa rede de vasos interconectados e interligando as artérias vesical, uterina e vaginal.

No EAP, os pedículos vasculares subperitoneais responsáveis pelo suprimento de S2/S3 são de difícil acesso cirúrgico. As artérias vaginal superior e média surgem da artéria ilíaca interna, uterina ou vesical inferior. A artéria vaginal inferior surge da artéria pudenda interna e é um pedículo anastomótico um terço mais calibroso que a artéria uterina nas placentas invasivas baixas. A artéria pudenda interna surge do tronco anterior da divisão posterior da artéria ilíaca interna. O sangramento proveniente desses vasos tende a disseminar ocultamente pelo retroperitônio, não sendo visualizado pela USG e necessitando de tomografia computadorizada da pelve para esclarecimento diagnóstico e exploração cirúrgica rápida, já que permite armazenar grandes volumes de sangue, levando a choque hemorrágico e coagulopatia grave. Foram identificados três níveis de anastomoses entre útero, placenta e órgãos contíguos. O sistema vesicouterino comunica as artérias uterinas com as porções superior e posterior da bexiga, visualizado durante a dissecção

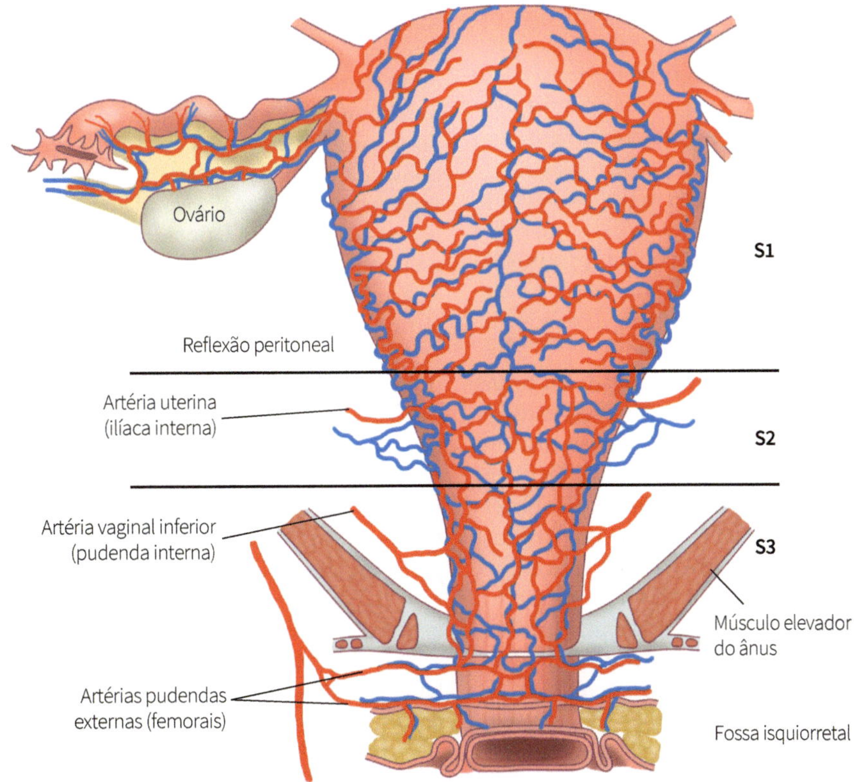

Figura 25.21 Representação da divisão das regiões vasculares genitais S1, S2 e S3. (Adaptada de: Palacios-Jaraquemada *et al.*, 2023b.)

da prega vesicouterina. O sistema vesicoplacentário, mais conhecido, promove a anastomose da placenta com o músculo detrusor por meio de cordas vasculares interligando os órgãos, sendo facilmente visualizado pela USG com Doppler com a bexiga semirrepleta. Já o sistema colpouterino é o menos conhecido, de mais difícil acesso cirúrgico e mais importante no suprimento sanguíneo das placentas invasivas baixas. Ele é visualizado com a dissecção profunda do espaço retrovesical até a parede vaginal anterior, paramétrios e paracolpos. Identificamos vasos varicosos paralelos ao longo eixo vaginal, provenientes da pelve profunda e assoalho pélvico. A embolização tem capacidade de controlar sangramentos provenientes do sistema vesicouterino e vesicoplacentário e não do colpouterino. O sistema colpouterino é controlado com suturas compressivas específicas como a istmocircular de Dedes e Zioga, ou em quadrados (de Cho, adaptada por Palacios-Jaraquemada), segmentar transversa em múltiplos de 8, entre outras.

Tratamento

Tratamento cirúrgico do espectro do acretismo placentário

O planejamento cirúrgico no EAP deve incluir o consentimento informado com discussão de todas as complicações potenciais (hemotransfusão, lesão de trato urinário e/ou intestinal, fístula urinária e/ou intestinal, histerectomia etc.). A paciente deverá ser abordada por equipe multidisciplinar (anestesiologista, hematologista e banco de sangue, neonatologista, radiologista intervencionista e equipe de enfermagem). O cirurgião deverá ter experiência em cirurgia pélvica avançada, com conhecimento em dissecção de paramétrio, retroperitônio e assoalho pélvico, reconstrução de bexiga e reimplante de ureteres e controle hemorrágico com técnicas de desvascularização uterina e pélvica e/ou suturas uterinas compressivas.

A anestesia poderá ser por bloqueio, anestesia geral ou combinada, na preferência do anestesiologista. Iniciar com raquianestesia ou anestesia peridural até a extração fetal, prosseguindo posteriormente para anestesia geral, é uma boa estratégia diante do prolongamento do tempo cirúrgico, frequentemente imposto pela necessidade de ampla dissecção das neoformações vasculares. Dois acessos venosos calibrosos e preferencialmente um acesso venoso central, monitorização invasiva da pressão arterial, meias de compressão pneumática, reserva de hemoderivados (protocolo de transfusão maciça), reserva de vagas em unidade de terapia intensiva adulto e neonatal promovem melhor segurança à paciente no procedimento cirúrgico e anestésico. Em situações de sangramento aumentado, deve-se sempre utilizar o ácido tranexâmico (evidência A).

A cistoscopia pré-operatória não é recomendada de rotina e não melhora a acurácia dos exames de imagem na identificação de invasão vesical (mesmo se hematúria) e se justifica somente para inserção de *stents* ureterais (duplo J). Os *stents* ureterais podem ser benéficos principalmente em placenta percreta com acometimento significativo e mais caudal (trígono vesical e paramétrios), em histerectomias muito complexas. Nessas situações, a presença de *stents* ureterais diminui o risco de lesão inadvertida dos ureteres pois a sua anatomia paramentrial e paracervical é distorcida pelo abaulamento e remodelamento miometrial/vascular no EAP e pelas aderências das cirurgias pélvicas e uterinas prévias.

O uso profilático de intervenção endovascular com inserção de cateter com balão nas artérias ilíacas internas, aorta infrarrenal e/ou embolização das artérias uterinas pode ser empregado para reduzir o sangramento perioperatório e a necessidade de hemotransfusão, mas sem alterar a morbidade cirúrgica. Eventos adversos graves (lesão ou trombose arterial e venosa, insuficiência vascular aguda de membros inferiores etc.) têm sido descritos com esse procedimento em até 5,3% dos casos. Uma revisão sistemática e metanálise de 2019 incluiu 15 estudos; destes, somente um estudo randomizado com 27 pacientes em Israel. Sua conclusão foi que o procedimento pode se associar a menor perda sanguínea estimada e necessidade de hemotransfusão, porém com segurança e eficácia não comprovadas em estudos de qualidade (D'Antonio *et al.*, 2019). Os consensos da FIGO e da IS-PAS ainda não o recomendam de rotina. Esses vasos (aorta, ilíaca comum e ilíacas internas) podem também ser submetidos à oclusão temporária por ligaduras ou compressão manual em situações de emergência hemorrágica ou descontrole hemostático durante a cirurgia.

Tratamento cirúrgico do espectro do acretismo placentário previamente diagnosticado

Não existe tratamento cirúrgico universal e padronizado para o EAP, uma vez que sua abordagem pode diferir de acordo com preferências pessoais ou maternas, experiência e habilidade do cirurgião e recursos hospitalares disponíveis durante o ato cirúrgico. Até o momento, o EAP pode ser tratado de quatro maneiras: (1) por meio da realização de histerectomia total; (2) deixando a placenta *in situ*; (3) removendo o tecido invadido junto com toda a placenta e restaurando a anatomia vesical e uterina; e (4) realizando uma histerectomia subtotal modificada nos casos de acometimento cervical baixo e/ou do trígono vesical.

A histerectomia é o tratamento histórico e mais comum para o EAP (Figura 25.22). É uma cirurgia muito mais complexa que a técnica habitual, por conta da hipervascularização e da distorção da anatomia promovida pela invasão placentária. Se a invasão ocorre na região istmocervical do útero, deve ser realizada a histerectomia total, pois a manutenção do colo uterino incorre em alta porcentagem de ressangramento no pós-operatório. Devemos enfatizar que, apesar de ser um tratamento definitivo, a histerectomia espolia mais a paciente com uma perda estimada adicional de 2 a 3 ℓ de sangue com a ressecção do órgão. A perda média na cirurgia é de 3 a 5 ℓ de sangue e mais de 90% das pacientes requerem hemotransfusão. Nesse sentido, tentando realizar uma cirurgia menos mórbida e que preservasse a fertilidade, técnicas inovadoras de preservação uterina foram criadas.

Existem dois princípios básicos que norteiam a intervenção cirúrgica programada de preservação uterina no EAP com diagnóstico antenatal: o procedimento com preservação uterina em um único tempo cirúrgico (*one step conservative surgery*) e o procedimento triplo P (*triple P procedure*). A abordagem cirúrgica em único tempo cirúrgico foi proposta inicialmente pela equipe da Universidade de Buenos Aires, liderada pelo professor Palacios-Jaraquemada e publicada na década de 1990. Consiste na resolução de todos os problemas causados pelo acretismo grave em uma única cirurgia por meio da desconexão cirúrgica dos órgãos invadidos (útero, placenta e bexiga), dissecção e exposição correta do compartimento dos órgãos pélvicos com seus espaços avasculares (necessários para os procedimentos hemostáticos intraoperatórios), ressecção completa do miométrio invadido e, finalmente, reconstrução vesical e uterina (Figura 25.23). O procedimento triplo P foi proposto em 2012 pela equipe do Hospital St. Georges, em Londres, coordenado pelo professor Edwin Chandraharan. Consiste na localização

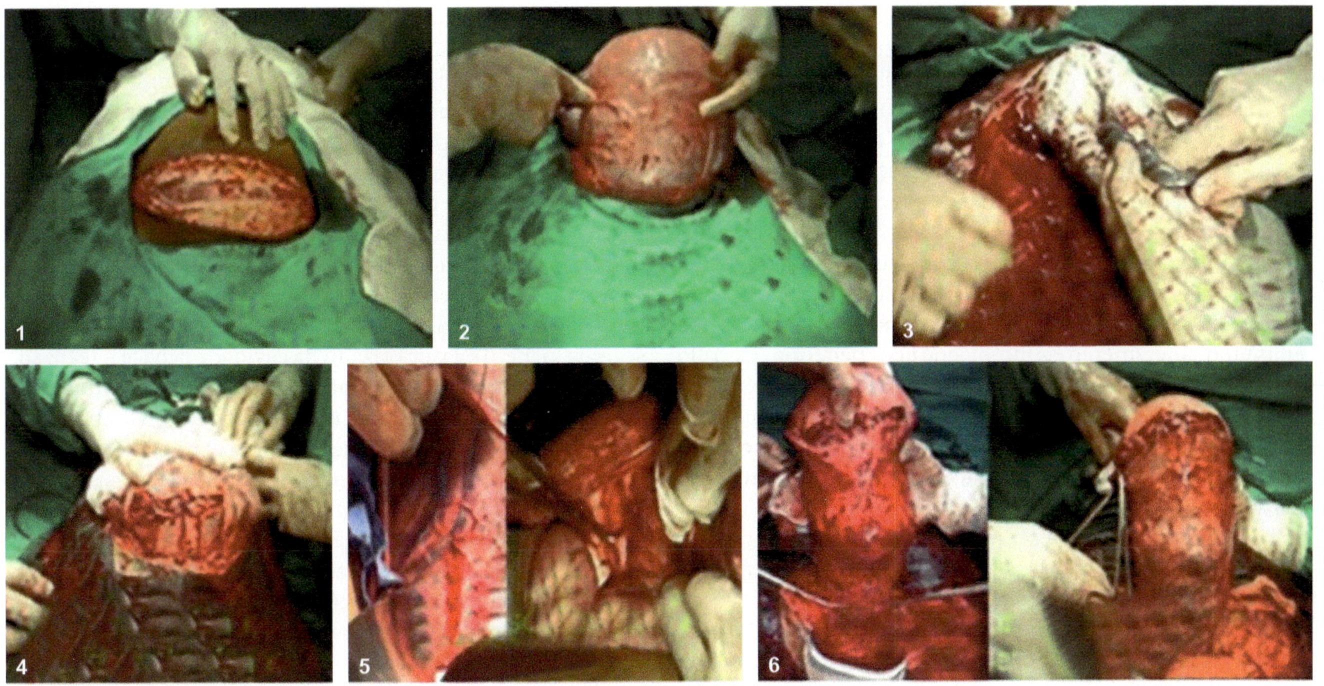

Figura 25.22 Passos da técnica de cesárea-histerectomia no tratamento cirúrgico do acretismo placentário. *1*, Ampliar a incisão; *2*, Otimizar a exposição uterina; *3*, Histerectomia fúngica + extração total + ligadura do cordão; *4*, Histerorrafia com a placenta *in situ*; *5*, Desvascularizar o útero; *6*, Histerectomia total com a placenta *in situ*. (Fonte: acervo da autoria.)

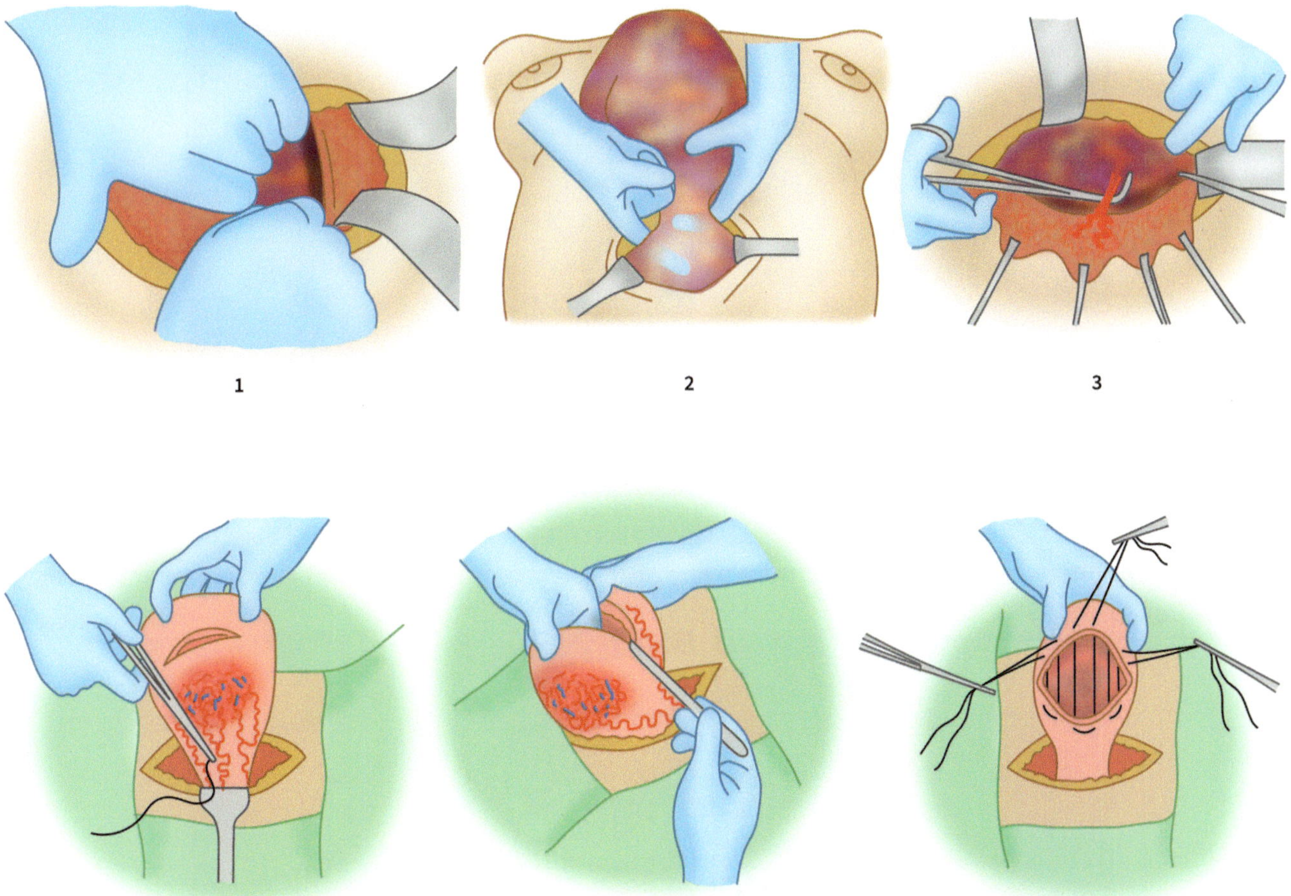

Figura 25.23 Etapas da cirurgia conservadora uterina para tratamento do espectro do acretismo placentário. *1*, Avaliação da parede lateral uterina; *2*, Avaliação da fibrose vesicouterina (manobra de Pelosi); *3*, Avaliação da parede anterior uterina; *4*, Controle do pedículo colpouterino; *5*, Ressecção da parede uterina acometida; *6*, Reconstrução da parede uterina. (Adaptada de: Nieto-Calvache *et al*., 2023.)

Perioperatória (Primeiro P) da placenta com retirada do feto via incisão transversa acima da borda superior da margem placentária (passo 1); desvascularização Pélvica (Segundo P – passo 2) e excisão miometrial sem a separação da Placenta (Terceiro P – passo 3) da parede uterina, ou seja, retirada em bloco. A técnica original sofreu modificações peculiares com a aplicação de um torniquete feito de sonda de Foley nº 12 no segmento uterino inferior (Wei *et al.*, 2017) ou com a associação da radiologia intervencionista com a introdução do balão endovascular profilático de oclusão temporária na divisão anterior das artérias ilíacas internas, ambos com o intuito de diminuir o sangramento e a morbidade perioperatória (Carrillo e Chandraharam, 2019).

A paciente deverá ser mantida em posição de litotomia ou decúbito dorsal com desvio uterino para esquerda e com as pernas separadas para permitir acesso vaginal durante o ato cirúrgico.

A incisão da pele pode ser mediana longitudinal ou transversa ampliada (Cherney, Maylard), sem vantagens comprovadas de uma técnica em relação à outra, ficando a opção de acordo com a preferência do cirurgião. A equipe do Hospital St. Georges criou uma técnica (*The St Georges Boat Incision*) de incisão na fáscia do reto abdominal com um retalho em forma de barco, que permite fácil acesso ao miométrio acima da borda placentária. A incisão uterina deverá ser realizada acima da borda superior da implantação placentária, de preferência fúndica, vertical ou transversa. O uso do ultrassom intraoperatório pode ser útil no mapeamento da margem placentária e na definição do melhor local de incisão uterina. Após a extração do concepto, o cordão deverá ser seccionado e ligado próximo à inserção placentária e a histerotomia rapidamente suturada, deixando a placenta *in situ*, sem tentar seu desprendimento. A sutura contínua permite um fechamento mais rápido com menor perda sanguínea do que com pontos separados. Em seguida, o útero é exteriorizado da cavidade pélvica e realizada a dissecção minuciosa da bexiga com ligadura e secção dos vasos comunicantes entre a mesma e a interface uteroplacentária até atingir o terço superior da vagina. Essa dissecção é facilitada com a bexiga semirrepleta de urina (200 a 300 mℓ) e pela lateral da mesma, por meio do espaço paravesical bilateralmente (Figuras 25.24 e 25.25). Em geral, a área de maior comprometimento miometrial e penetração placentária na região retrovesical se situa nas suas porções central e apical, em que ela aderiu no centro da cicatriz da histerotomia realizada na cesárea prévia. Esse local geralmente é menos vascularizado e mais propenso a implantações mais profundas e próximas à bexiga.

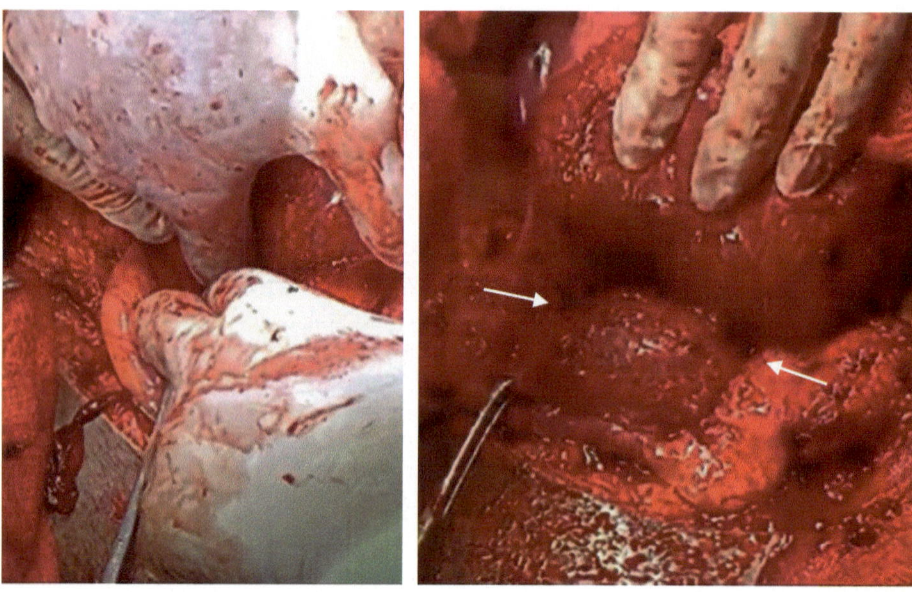

Figura 25.24 Mobilização e disseção vesical (*bypass* de Pelosi) efetuadas nas áreas de aderências vesicouterinas no tratamento cirúrgico do acretismo placentário. (Fonte: acervo da autoria.)

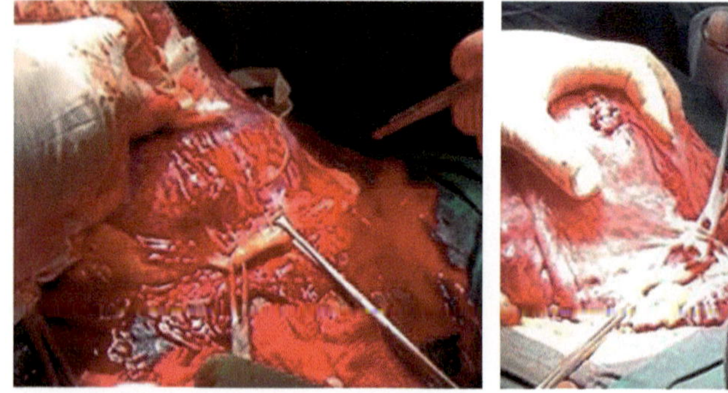
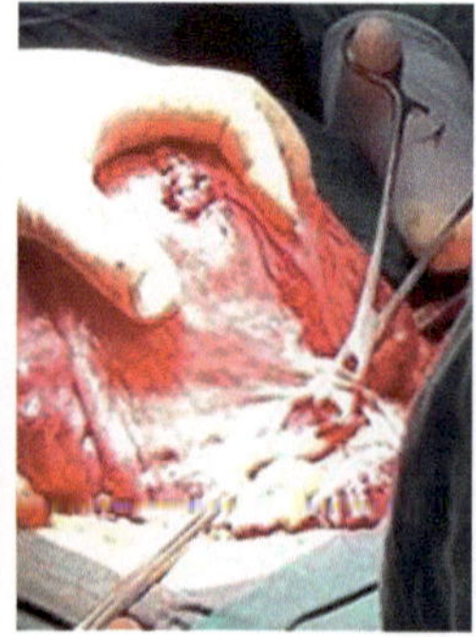
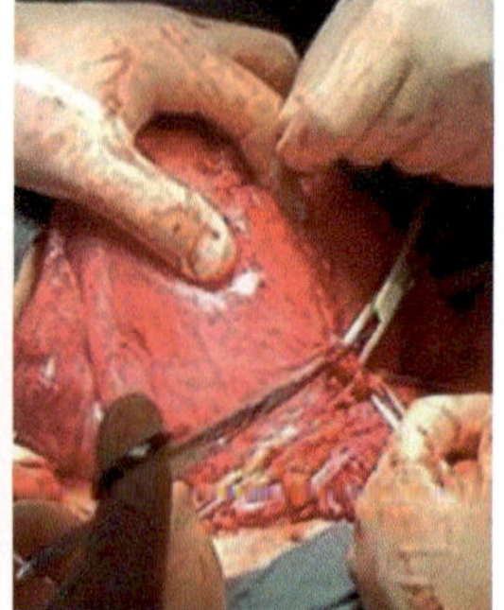

Figura 25.25 Ligaduras seletivas baixas de neoformações vasculares presentes no segmento uterino no tratamento cirúrgico do acretismo placentário. Exposição das neoformações vasculares presentes na reflexão vesicouterina por meio de tração com pinças Allis. Ligaduras duplas efetuadas com uso de passa-fio. (Fonte: acervo da autoria.)

Os acometimentos na região parametrial lateral e do trígono vesical são mais raros. Por isso, a dissecção do peritônio vesicouterino e o descolamento da bexiga da parede uterina pela sua borda lateral nos espaços paravesicais é mais fácil. Pela lateral, dissecamos a bexiga da parede uterina até visualizarmos a inserção do ureter nela. Em seguida, dissecamos com os dedos de forma romba e delicada, medialmente aos ureteres e inferiormente ao istmo uterino até realizarmos um túnel que permite comunicar os lados esquerdo e direito da borda lateral uterina, comunicando os dedos de ambas as mãos (estratégia descrita como *bypass* por Pelosi). Pelosi *et al.* recomendam realizar as ligaduras hemostáticas bilaterais começando pelas artérias uterinas e seguindo no túnel dissecado lateralmente pelo istmo e colo uterinos até alcançar os fórnices vaginais. Dessa forma, ele enucleia e diminui a irrigação para a área de bexiga aderida, e permite dissecá-la com menor sangramento (Figura 25.26). A decisão de preservação uterina ou de realização da histerectomia vai depender do desejo de manter a fertilidade, do tamanho da área comprometida ressecada da parede anterior uterina. A presença de acometimento parametrial, cervical e com área maior que 50% da superfície anterior uterina são critérios para realizar histerectomia total. Além disso, áreas do segmento uterino comprometidas em mais que 50% da circunferência axial do útero ou quando a perda tecidual no segmento uterino distal deixa menos de 2 cm de tecido sadio acima do colo uterino impossibilitam a reconstrução adequada da parede anterior, com alta chance de isquemia, infecção e necrose do órgão.

A conservação uterina deixando a placenta *in situ* (abordagem expectante) deverá ser evitada em razão de grandes riscos potenciais de hemorragia e infecção. Deverá ser realizada em situações críticas de risco à vida ou na falta de recursos técnicos apropriados (falta de experiência do cirurgião, ausência de banco de sangue etc.) durante o ato cirúrgico. Atualmente, não é uma técnica recomendada para EAP previamente diagnosticado e com cirurgia programada com equipe multiprofissional em centros de referência.

A histerectomia subtotal modificada foi proposta em 2023 por Palacios-Jaraquemada *et al.* para a EAP com comprometimento cervical e/ou do trígono vesical associado à fibrose. Essas situações são das mais complexas do ponto de vista de técnica e morbidade cirúrgica, já que requerem reimplante ureteral bilateral e/ou confecção de neobexiga na cirurgia extirpadora por conta do grau de comprometimento vesical. Na histerectomia subtotal, a área comprometida não é abordada do ponto de vista cirúrgico e é deixada *in situ* para reabsorção e fibrose cicatricial em segundo tempo (Figura 25.27).

Tratamento cirúrgico do espectro do acretismo placentário frente ao diagnóstico de surpresa

A ausência do diagnóstico pré-natal do EAP se vincula, invariavelmente, à ausência de rastreamento adequado nas gestantes portadoras de fatores de risco. Na vigência da cesariana, o diagnóstico de surpresa do EAP pode ser visual ou mediante dificuldade na remoção placentária. Nas placentas mais profundamente implantadas (incretas e percretas), as neoformações vasculares e vilosidades coriônicas que atingem a serosa uterina são identificadas sem muita dificuldade. No acretismo restrito à decídua basal, uma vez que as alterações na serosa uterina estão ausentes, frequentemente a suspeição ocorre diante da dificuldade de remoção da placenta. Na via vaginal do parto, EAP é um dos diagnósticos diferenciais nos casos de retenção placentária, caracterizada pela dequitação não completada além de 30 minutos do nascimento.

Mediante o diagnóstico de surpresa do EAP, a primeira conduta a ser adotada é não tentar remover a placenta. Uma vez que o fluxo sanguíneo nas placentas invasivas na gestação a termo se encontra entre 600 e 700 mℓ por minuto, a remoção indevida propiciará, invariavelmente, a rápida instalação de choque hemorrágico com a tríade letal (coagulopatia, acidose metabólica e hipotermia). Deverão ser realizados um mapeamento de toda a parede anterior uterina e a histerotomia acima da borda placentária. As opções de tratamento incluem histerectomia, excisão segmentar uteroplacentária seguida de restauração da anatomia uterina ou manutenção da placenta *in situ*. A conduta a ser escolhida deve ser a mais provável de evitar hemorragia maciça intraoperatória. Para realização da histerectomia ou da excisão segmentar uteroplacentária, são necessárias condições cirúrgicas ideais, o que inclui equipe experiente, disponibilidade de hemocomponentes, dentre outros. Casos essas condições não estejam presentes, esses tratamentos cirúrgicos devem ser realizados em dois tempos.

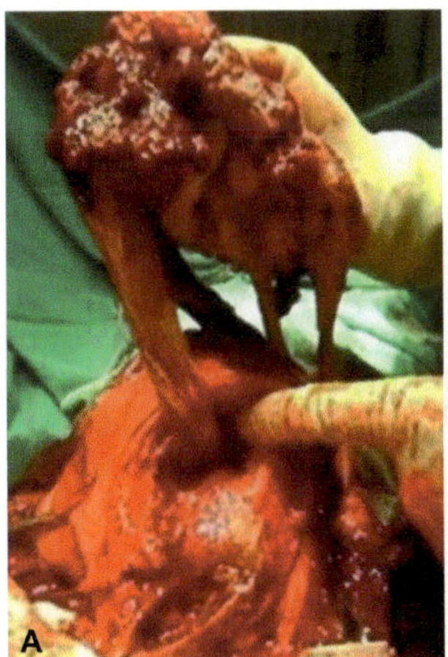

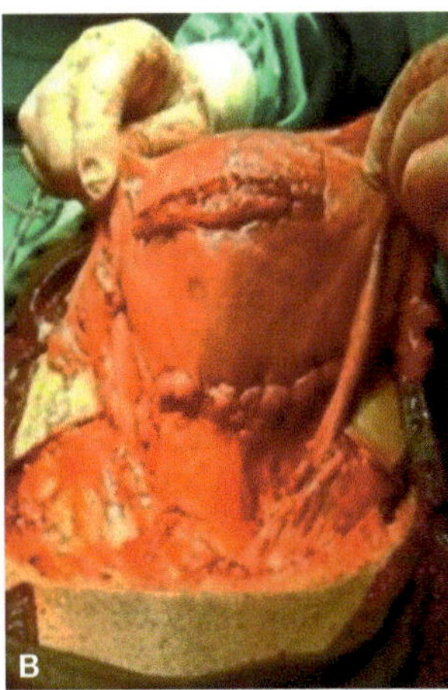

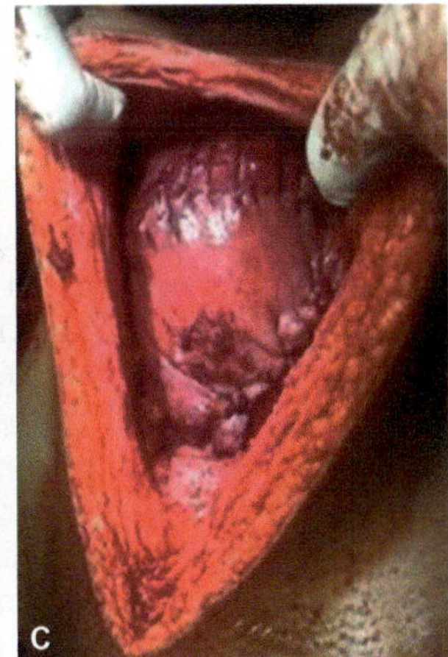

Figura 25.26 Excisão com exérese segmentar uteroplacentária seguida da restauração da anatomia uterina no tratamento cirúrgico do acretismo placentário. **A.** Exérese do segmento uterino acometido por invasão de cotilédones placentários e das membranas ovulares. **B.** e **C.** Resultado da restauração da anatomia uterina, com histerorrafia no fundo uterino e sutura entre o corpo uterino e a porção inferior residual do segmento. (Fonte: acervo da autoria.)

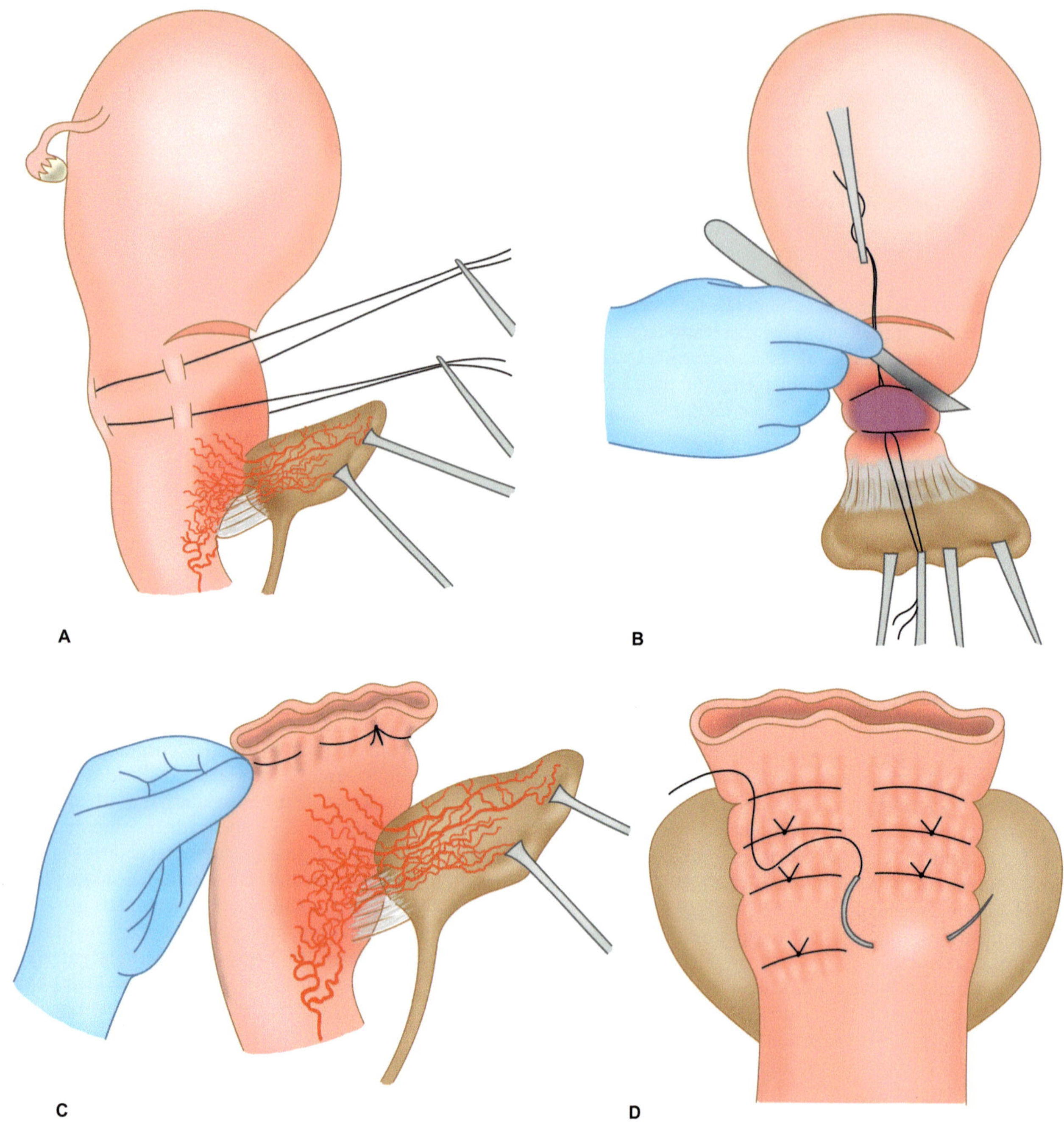

Figura 25.27 Etapas da histerectomia subtotal modificada no espectro do acretismo placentário com comprometimento cervical e do trígono vesical. **A.** Sutura hemostática circunferencial cervicouterina. **B.** Histerectomia subtotal modificada. **C.** Invasão cervical e vesical trigonal. **D.** Controle vascular do pedículo colpouterino. (Adaptada de: Palacios-Jaraquemada *et al.*, 2023a.)

Nessas situações, o ato cirúrgico deve se restringir à histerotomia pela técnica de Ward, sem descolar a placenta do miométrio e a extração fetal fora da área uterina invadida, seguidas de histerorrafia com a placenta *in situ* e laparorrafia. Nessas situações, a reabordagem definitiva (histerectomia ou excisão com exérese segmentar uteroplacentária seguida da restauração da anatomia uterina) é realizada após a reorganização das condições assistenciais (segundo tempo). Portanto, a cirurgia em dois tempos cirúrgicos só se justifica no diagnóstico intraoperatório do EAP com equipe cirúrgica inexperiente e em ambientes hospitalares sem recursos disponíveis.

Uma das situações mais catastróficas em termos de hemorragia maciça obstétrica é a lesão inadvertida da placenta no EAP. A histerotomia na área de implantação placentária promove uma perda sanguínea de tamanha magnitude que pode levar ao óbito materno em poucos minutos. Nessas situações, tem se recomendado medidas heroicas como a oclusão temporária de grandes vasos em uma tentativa de controlar o sangramento e permitir uma ressuscitação volêmica adequada. A oclusão das artérias ilíacas comuns tem mostrado bons resultados pois permite bloquear o componente anastomótico da artéria femoral para a pelve e o da artéria pudenda, ao interromper o fluxo na divisão posterior das artérias ilíacas internas. O tempo máximo de oclusão permitido é em média de 90 minutos, tempo relacionado com a sobrevida isquêmica da musculatura esquelética.

O controle vascular proximal mais racional para sangramentos pélvicos é a oclusão temporária manual ou cirúrgica da aorta infrarrenal (Figura 25.28). Na cesárea, a compressão aórtica

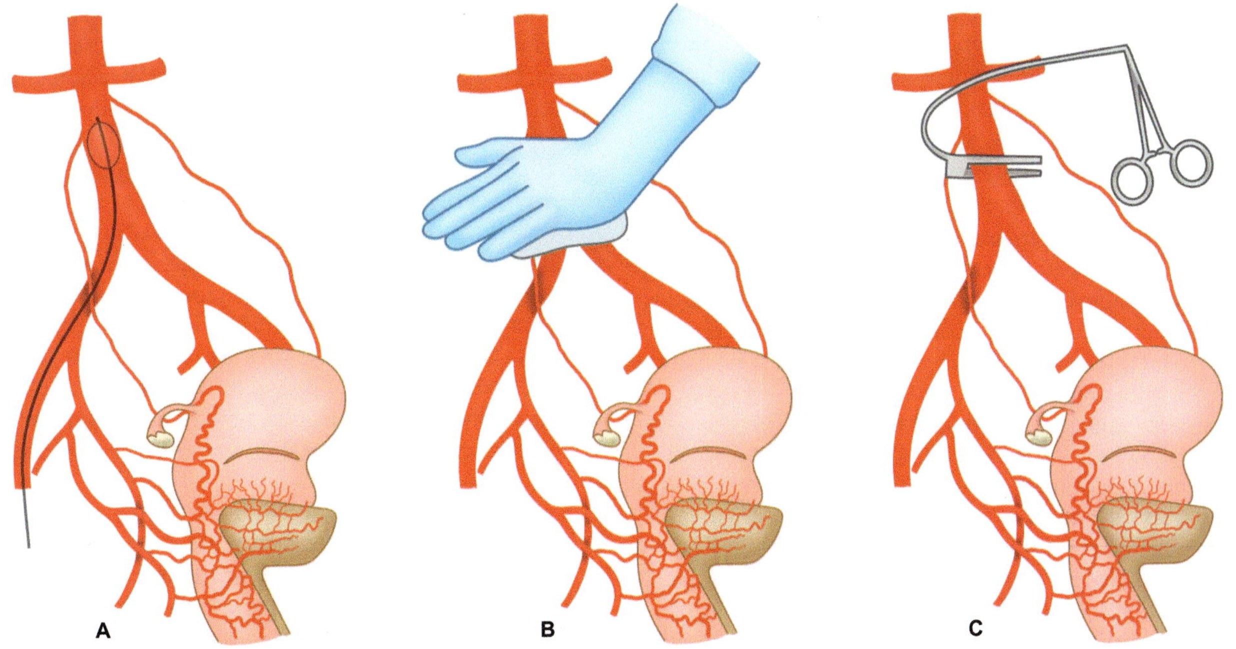

Figura 25.28 Técnicas de controle vascular aórtico no diagnóstico de surpresa de espectro do acretismo placentário com hemorragia maciça. A. Balão na aorta. B. Compressão manual da aorta. C. Campleamento da aorta.

bimanual é um procedimento simples e rápido. Após exteriorizar o útero da pelve, deslocar o cólon sigmoide para esquerda, a bifurcação aórtica é facilmente visualizada sobre o promontório, em nível umbilical. Uma simples pressão manual da aorta contra a espinha permite a interrupção do fluxo aórtico instantaneamente. A clampagem cirúrgica da aorta também é eficiente, porém necessita ser realizada por um cirurgião vascular ou cirurgião bem treinado. A oclusão temporária da aorta infrarrenal com balão endovascular para controle hemorrágico obstétrico foi inicialmente descrita em 1995 e tem sido utilizada com sucesso durante a histerectomia em EAP mais caudais, como em acometimento de paramétrios e trígono vesical. A ligadura da artéria ilíaca interna ou hipogástrica é provavelmente o mais antigo procedimento de controle vascular proximal na pelve, proposto por Kely, em 1894. Estudos em fisiologia e hemodinâmica demonstraram que sua oclusão diminui a pressão de pulso arterial distal em até 85%, com redução de 24% na pressão arterial média e diminuição de 48% do fluxo sanguíneo distal à ligadura ipsilateral. Entretanto, não altera o fluxo e o Doppler das artérias uterinas. Imediatamente após a sua oclusão, uma rede de circulações colaterais é formada, que inclui as artérias lombar e ileolombar, artérias sacrais média e lateral e as artérias retais média e superior. A demonstração dessa extensiva circulação colateral explica por que a ligadura das artérias hipogástricas é menos efetiva que a ligadura das artérias uterinas no controle hemorrágico uterino, com sucesso em aproximadamente 40% dos casos.

Outras técnicas têm sido descritas para controle hemorrágico emergencial no EAP, como a aplicação de bandagem externa elástica em volta do útero com faixa de Esmarch e a aplicação de SUC segmentares específicas para EAP. As técnicas mais indicadas para esse propósito são as SUC de Cho (adaptada por Palacios-Jaraquemada), Dedes e Zioga ou a SUC segmentar transversa em múltiplos de 8 (Figura 25.29).

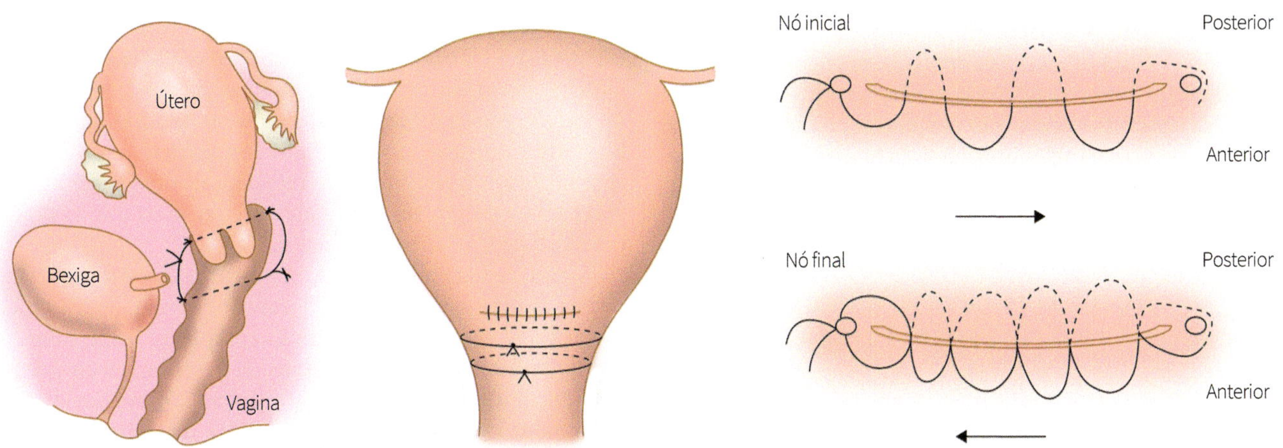

Figura 25.29 Suturas uterinas compressivas de Cho (adaptada por Palacios-Jaraquemada), Dedes e Zioga e segmentar transversa em múltiplos de oito. (Fonte: Felipe Lage Starling [autorizada].)

As estratégias descritas oferecem a vantagem da resolução cirúrgica em tempo único, enquanto a bandagem elástica uterina necessita de um segundo tempo cirúrgico após a estabilização clínica do paciente.

Conduta expectante no espectro do acretismo placentário

A manutenção da placenta *in situ* propositalmente sem a abordagem cirúrgica e aguardando sua completa absorção foi inicialmente descrita com sucesso na Itália, em 1933.

Diante da falha diagnóstica pré-natal seguida de diagnóstico perioperatório em condições cirúrgicas não ideais (falta de experiência da equipe, recursos hospitalares inadequados e/ou falta de hemoderivados), o ato cirúrgico deve se restringir a histerotomia e extração fetal fora da área uterina invadida, seguidas de histerorrafia com a placenta *in situ* e laparorrafia. Em situações de exceção, como nas implantações placentárias extrauterinas (em grandes vasos ou órgãos adjacentes) e cirurgias complexas com alto risco de complicações (comprometimento cervical, parametrial ou do trígono vesical), a manutenção da placenta *in situ*, associada ou não à embolização arterial, também pode ser o recurso mais seguro. Nessas situações, a reabordagem definitiva (histerectomia ou relaparotomia com exérese segmentar uteroplacentária seguida da restauração da anatomia uterina) pode ou não ser realizada após a reorganização das condições assistenciais (segundo tempo).

A abordagem expectante (sem abordagem cirúrgica complementar) parece estar associada a menores perda sanguínea e necessidade de transfusão do que a histerectomia ou cirurgia em segundo tempo cirúrgico em coortes retrospectivas. O sucesso na preservação do útero ocorre em 60 a 93% dos casos, mas com risco de morbidade materna grave de até 6%. Essas pacientes podem evoluir com quadros infecciosos e/ou hemorrágicos a qualquer momento, sendo necessária uma cirurgia de urgência. O uso profilático de antibióticos de largo espectro tem sido preconizado, mas sem benefícios comprovados. O uso de metotrexato nessas situações não tem sido recomendado pelos efeitos adversos graves potenciais como pancitopenia e nefrotoxicidade e por não mostrar benefício adicional em séries de casos. A embolização profilática das artérias uterinas na abordagem expectante não tem mostrado taxas maiores de preservação uterina e dois casos de necrose uterina foram descritos em estudos de coorte na literatura. Entretanto, a embolização terapêutica para hemorragia pós-parto em abordagens conservadoras pode evitar a histerectomia. Essas pacientes devem ser monitorizadas clinicamente por semanas a meses, já que a velocidade de absorção e expulsão placentária é incerta. Nessas situações de preservação uterina, a taxa de gravidez subsequente varia entre 86 e 89% e o risco de EAP recorrente varia de 22 a 29%.

CONSIDERAÇÕES FINAIS: TELEMEDICINA E CESARIANA DE ALTA COMPLEXIDADE

O diagnóstico pré-natal de EAP e seu tratamento não são fáceis, e a maioria dos obstetras não recebe treinamento abrangente durante sua residência para diagnosticar ou tratar essa doença. É essencial unir esforços em níveis regional e internacional para oferecer às mulheres o melhor atendimento possível. A telemedicina surge como estratégia para acelerar a implantação da regionalização da atenção a essa intercorrência. O suporte da telemedicina pode ser direcionado para serviços primários e especializados, melhorando o diagnóstico oportuno, promovendo tratamento individualizado e preciso, e fortalecendo grupos interdisciplinares locais. Ademais, estratégias de telemedicina podem ser utilizadas frente ao diagnóstico inesperado de um quadro de EAP, visto que profissionais mais experientes poderão guiar os menos habituados ao tratamento dessa intercorrência durante o procedimento cirúrgico, principalmente evitando a abordagem direta da área afetada pelo EAP e orientando o uso de estratégias de controle de hemorragia ou deferindo o tratamento definitivo até a transferência da paciente ou organização de uma equipe com maior *expertise* e materiais necessários para o seu tratamento.

Recentemente, iniciou-se discussão na literatura sobre a necessidade de explorarmos o conceito de cesarianas de alta complexidade. Estas são habitualmente relacionadas a múltiplas laparotomias e histerotomias prévias, gerando repercussões negativas a longo prazo por conta dos defeitos permanentes nas áreas de lesão cicatricial miometrial e também em razão de potenciais aderências e alterações da vascularização nos planos cirúrgicos. Dentre as possíveis complicações, enumeram-se as PIB, PP, GCC, EAP e rotura uterina, sem contar o risco de estruturas abdominais e pélvicas aderidas durante o acesso cirúrgico.

A ultrassonografia cuidadosa durante o pré-natal é uma ferramenta que pode contribuir para a identificação de cesarianas potencialmente complexas, permitindo o correto encaminhamento da gestante para serviço preparado para as potenciais dificuldades. Dessa forma, atenção deve ser dada ao antecedente de cirurgias uterinas prévias e à localização placentária. Todo profissional que conduza consultas pré-natais, desde o nível de atenção primária, deve se atentar a esse antecedente e deixar claro nas solicitações de ultrassonografias obstétricas o antecedente de cirurgias uterinas prévias, solicitando especial atenção à localização placentária. Os ultrassonografistas, por sua parte, devem também questionar ativamente as gestantes sobre o antecedente obstétrico. Entende-se que esta estratégia seja a mais efetiva para a redução dos casos não diagnosticados.

Entretanto, mesmo para profissionais de imagem especializados, pode ser difícil diferenciar, por exemplo, uma grande deiscência uterina com placenta subjacente de um EAP acometendo a região ístmica anterior. Mas o que realmente importa é definir se o caso em questão é de baixo ou alto risco cirúrgico. O diagnóstico definitivo entre EAP *versus* não EAP é o papel de um diagnóstico histopatológico direcionado. Mais do que isso, mesmo uma deiscência uterina extensa pode levar ao aumento do sangramento e à necessidade de uma histerectomia, resultados que podem eventualmente ser mais graves do que em casos de EAP menos extensos.

Assim, recomenda-se a adoção de uma estratégia sistemática de avaliação por imagem durante o pré-natal para a identificação de casos cirúrgicos mais complexos, especialmente aqueles relacionados ao aumento da vascularização pélvica, deiscência uterina e aderências, propiciando melhor direcionamento dos casos graves para equipes mais preparadas e o treinamento das gerações futuras de obstetras. Uma proposta recente com este objetivo foi apresentada por Jauniaux *et al.*, conforme a Tabela 25.6.

Tabela 25.6 Classificação do nível de dificuldade cirúrgica durante a cesárea eletiva.

Classificação	Recursos necessários
Nível I **Cesariana padrão** • Apresentação anômala fetal (pélvica, transversal ou instável) • Gravidez múltipla • Placenta posterior baixa ou placenta prévia marginal • Iteratividade (≤ 3 cesáreas) sem suspeita de anomalia placentária • Sem antecedente de vasa prévia • Infecção materna (herpes genital primário ou HIV) • Diabetes melito materno com polidrâmnio e/ou macrossomia fetal • Anomalias fetais com probabilidade de obstruir o parto (hidrocefalia ou tumor) • Antecedente de distocia de ombro grave ou ruptura perineal de 3º e 4º graus • Solicitação materna	Cirurgião ginecologista/obstetra e assistente qualificado (residente, estagiário ou auxiliar cirúrgico)
Nível II **Cesariana para especialista** • Placenta anterior baixa ou placenta prévia marginal em pacientes nulíparas • Leiomiomas no segmento uterino inferior obstruindo histerotomia transversal baixa, especialmente com apresentação fetal anômala • Cesariana na prematuridade extrema (< 28 semanas) para restrição de crescimento grave demandando histerotomia clássica • Iteratividade ≥ 4 cesáreas • Iteratividade com evidência ultrassonográfica ou à ressonância magnética de grande remodelamento do segmento uterino inferior • Iteratividade em pacientes com antecedente de cirurgia abdominal de grande porte, como doenças vesicais ou intestinais, reconstrução uterina (correção de útero didelfo ou múltiplas miomectomias) ou trauma abdominal • Cesariana em paciente com transplante renal na fossa pélvica	1 a 2 cirurgiões ginecologistas/obstetras sêniores Hemoderivados imediatamente disponíveis se houver presença de placenta prévia ístmica anterior Urologista ou cirurgião abdominal disponível, conforme necessário
Nível III **Cesariana para equipe multiprofissional** • Placenta prévia recobrindo o colo uterino em pacientes com cesáreas prévias • Placenta anterior baixa ou placenta prévia com evidência ultrassonográfica ou à ressonância magnética de remodelamento do segmento uterino inferior • Placenta baixa ou placenta prévia com exames de imagem indicando alta probabilidade de espectro do acretismo placentário	2 cirurgiões ginecologistas/obstetras sêniores Hemoderivados imediatamente disponíveis 2 anestesiologistas sêniores Cirurgião urologista disponível

Fonte: Jauniaux *et al.*, 2023b.

REFERÊNCIAS BIBLIOGRÁFICAS

ADU-BREDU, T. K. *et al.* International Society of Placenta Accreta SPECTRUM (IS-PAS) Low- and Middle-Income Countries Working Group. A simple guide to ultrasound screening for placenta accreta spectrum for improving detection and optimizing management in resource limited settings. *International Journal of Gynecology & Obstetrics*, v. 160, n. 3, p. 732-741, 2023.

AGTEN, A. K. *et al.* First-trimester cesarean scar pregnancy: a comparative analysis of treatment options from the international registry. *American Journal of Obstetrics & Gynecology*, v. S0002, n. 9378, p. 00758, 2023.

AGTEN, A. K. *et al.* The clinical outcome of cesarean scar pregnancies implanted "on the scar" *versus* "in the niche". *American Journal of Obstetrics & Gynecology*, v. 216, p. 510.e511-516, 2017.

ALFIREVIC, Z. *et al.* Pro forma for ultrasound reporting in suspect abnormality invasive placenta (AIP): an international consensus. *Ultrasound in Obstetrics & Gynecology*, v. 47, n. 3, p. 276-278, 2016.

ALLEN, L. *et al.* FIGO Placenta Accreta Diagnosis and Management Expert Consensus Panel. FIGO consensus guidelines on placenta accreta spectrum disorders: Nonconservative surgical management. *International Journal of Gynecology & Obstetrics*, v. 140, n. 3, p. 281-290, 2018.

ALVES, A. L. L. *et al.* Management of placenta accreta spectrum. *Revista Brasileira de Ginecologia e Obstetrícia*, v. 43, n. 9, p. 713-723, 2021.

AMERICAN COLLEGE OF OBSTETRICIANS AND GYNECOLOGISTS (ACOG); SOCIETY FOR MATERNAL-FETAL MEDICINE (SMFM). Obstetric Care Consensus No. 7: Placenta Accreta Spectrum. *Obstetrics & Gynecology*, v. 132, n. 6, p. e259-e275, 2018. Reaffirmed 2021.

ANDREWS, C. J. Report of a case of retained placenta, clinically placenta accreta. *J Am Med Assoc*. v. 82, n. 22, p. 1780, 1924.

BAILIT, J. L. *et al.* Morbidly adherent placenta treatments and outcomes. *Obstetrics & Gynecology*, v. 125, n. 3, p. 683-689, 2015.

BALLAS, J. *et al.* Identifying sonographic markers for placenta accreta in the first trimester. *Journal of Ultrasound in Medicine*, v. 31, n. 11, p. 1835-1841, 2012.

BENAVIDES-CALVACHE, J. P.; ADU-BREDU, T.; NIETO-CALVACHE, A. J. Prenatal placenta accreta spectrum diagnosis must go beyond confirming or ruling out the disease. *American Journal of Obstetrics & Gynecology Maternal-Fetal Medicine*, v. 5, n. 10, 101079, 2023.

BILARDO, C. M. *et al.* ISUOG Practice Guidelines (updated): performance of 11-14-week ultrasound scan. *Ultrasound in Obstetrics & Gynecology*, v. 61, n. 1, p. 127-143, 2023.

BOURGIOTI, C. *et al.* MRI prognosticators for adverse maternal and neonatal clinical outcomes in patients at high risk for placenta accreta spectrum (PAS) disorders. *Journal of Magnetic Resonance Imaging*, v. 50, n. 2, p. 602-618, 2019.

BUCA, D. *et al.* Influence of prenatal diagnosis of abnormally invasive placenta on maternal outcome: systematic review and meta-analysis. *Ultrasound in Obstetrics & Gynecology*, v. 52, p. 304-309, 2018.

BURCHELL, R. C. Arterial physiology of the human pelvis. *Obstetrics & Gynecology*, v. 31, p. 855-860, 1968.

BURCHELL, R. C. Internal iliac artery ligation: hemodinamycs. *Obstetrics & Gynecology*, v. 24, p. 737-779, 1964.

CALI, G. *et al.* Diagnostic accuracy of first-trimester ultrasound in detecting abnormally invasive placenta in high-risk women with placenta previa. *Ultrasound in Obstetrics & Gynecology*, v. 52, p. 258-264, 2018a.

CALI, G. *et al.* Natural history of Cesarean scar pregnancy on prenatal ultrasound: the crossover sign. *Ultrasound in Obstetrics & Gynecology*, v. 50, n. 100e4, 2017.

CALI, G. *et al.* Outcome of Cesarean scar pregnancy managed expectantly: systematic review and meta-analysis. *Ultrasound in Obstetrics & Gynecology*, v. 51, n. 2, p. 169-175, 2018b.

CALI, G. *et al.* Prenatal ultrasound staging system for placenta accreta spectrum disorders. *Ultrasound in Obstetrics & Gynecology*, v. 53, n. 6, p. 752-760, 2019.

CALI, G. *et al.* Value of first-trimester ultrasound in prediction of third-trimester sonographic stage of placenta accreta spectrum disorder and surgical outcome. *Ultrasound in Obstetrics & Gynecology*, v. 55, p. 450-459, 2020.

CAPECHI, E. Placenta accreta abbandonata in utero cesarizzato. Ritorno progressivo di questo allo stato normales enza alcuna complicanza (reasorbimiento autodigestione uterina della placenta?). Placenta accreta left in situ in utero with cesarea. Progressive restoration to normal state without any complication (autodigestion and uterine placental reabsorption?). *Policlin*. v. 40, p. 347, 1933.

CARNIELLO, M. O. *et al.* Diagnosis of placenta accreta spectrum in high-risk women using ultrasonography or magnetic resonance imaging: systematic review and meta-analysis. *Ultrasound in Obstetrics & Gynecology*, v. 59, p. 428-436, 2022.

CARRILLO, A. P.; CHANDRAHARAM, E. Placenta accreta spectrum: Risk factors, diagnosis, and management with special reference to the Triple P procedure. *Women's Health*. v. 15, p. 1-8, 2019.

CASTRO, P. T. *et al.* Placenta accreta: Virtual reality from 3D images of magnetic resonance imaging. *Journal of Clinical Ultrasound*, v. 50, n. 1, p. 119-120, 2022.

CHANDRAHARAN, E. *et al.* How to set up a regional specialist referral service for Placenta Accreta Spectrum (PAS) disorders? *Best Practice & Research Clinical Obstetrics & Gynaecology*, v. 72, p. 92-101, 2021.

CHANDRAHARAN, E. *et al.* The Triple-P procedure as a conservative surgical alternative to peripartum hysterectomy for placenta percreta. *International Journal of Gynecology & Obstetrics*, v. 117, p. 191-194, 2012.

CHITRIT, Y. *et al.* Absence of flow velocity waveform changes in uterine arteries after bilateral internal iliac ligation. *American Journal of Obstetrics & Gynecology*, v. 182, p. 727-728, 2000.

COLINS, S. L. *et al.* Proposal for standardized ultrasound descriptors of abnormally invasive placenta (AIP). *Ultrasound in Obstetrics & Gynecology*, v. 47, n. 3, p. 271-275, 2016.

COLINS, S. L. *et al.* Three-dimensional power doppler ultrasonography for diagnosing abnormally invasive placenta and quantifying the risk. *Obstetrics & Gynecology*, v. 126, n. 3, p. 645-653, 2015.

COLLINS, S. L. *et al.* Abnormally adherent and invasive placenta: a spectrum disorder in need of a name. *Ultrasound in Obstetrics & Gynecology*, v. 51, n. 2, p. 165-166, 2018.

COLLINS, S. L. *et al.* Evidence-based guidelines for management of abnormally invasive placenta: recommendations from the International Society for Abnormally Invasive Placenta (IS-AIP). *American Journal of Obstetrics & Gynecology*, v. 511, p. 26, 2019.

CONTI, E. A. Placenta accreta. *Am J Surg*. v. 44, n. 2, p. 443-449, 1939.

COUTINHO, C. M. *et al.* Effectiveness of contingent screening for placenta accreta spectrum disorders based on persistent low-lying placenta and previous uterine surgery. *Ultrasound in Obstetrics & Gynecology*, v. 57, n. 1, p. 91-96, 2021a.

COUTINHO, C. M. *et al.* ISUOG Practice Guidelines: role of ultrasound in the prediction of spontaneous preterm birth. *Ultrasound in Obstetrics & Gynecology*, v. 60, n. 3, p. 435-456, 2022.

COUTINHO, C. M. *et al.* Placenta accreta spectrum disorders and Cesarean scar pregnancy screening: are we asking the right questions? *Revista Brasileira de Ginecologia e Obstetrícia*, v. 43, n. 5, p. 347-350, 2021b.

COUTINHO, C. M. *et al.* Placenta accreta spectrum disorders: current recommendations from the perspective of antenatal imaging. *Revista Brasileira de Ginecologia e Obstetrícia*, v. 45, n. 6, p. 297-302, 2023.

COUTINHO, T.; COUTINHO, C. M.; COUTINHO, L. Gravidez ectópica em cicatriz de cesárea: uma complicação emergente. *Femina*. v. 42, n. 1, p. 19-26, 2014.

D'ANTONIO, F. *et al.* First trimester detection of abnormally invasive placenta in high-risk women: systematic review and meta-analysis. *Ultrasound in Obstetrics & Gynecology*, v. 51, p. 176-183, 2018.

D'ANTONIO, F. *et al.* Role of interventional radiology in pregnancy complicated by placenta accreta spectrum disorders: systematic review and meta-analysis. *Ultrasound in Obstetrics & Gynecology*, v. 53, p. 743-751, 2019.

EINERSON, B. D. *et al.* Placenta accreta Spectrum disorder: uterine dehiscence, not placental invasion. *Obstetrics & Gynecology*, v. 135, n. 5, p. 1104-1111, 2020.

EINERSON, B. D. *et al.* Ultrasonography of the explanted uterus in placenta accreta spectrum. *Obstetrics & Gynecology*, v. 141, n. 3, p. 544-554, 2023.

ELLER, A. G. *et al.* Maternal morbidity in cases of placenta accreta managed by a multidisciplinary care team compared with obstetric standard care. *Obstetrics & Gynecology*, v. 117, p. 331-337, 2011.

FORSTER, D. S. A case of placenta accreta. *Canadian Medical Association Journal*, v. 17, n. 2, p. 204-208, 1927.

FYLSTRA, D. L. Ectopic pregnancy within a cesarean scar: a review. *Obstetrics & Gynecology Survey*, v. 57, n. 8, p. 537-543, 2002.

HECHT, J. L. *et al.* Classification and reporting guidelines for the pathology diagnosis of placenta accreta spectrum (PAS) disorders: recommendations from an expert panel. *Modern Pathology*, v. 33, n. 12, p. 2382-2396, 2020.

HOBSON, S. R. *et al.* No. 383-Screening, diagnosis, and management of placenta accreta spectrum disorders. *Journal of Obstetrics and Gynaecology Canada*, v. 41, n. 7, p. 1035-1049, 2019.

HOROWITZ, J. M. *et al.* When timing is everything are placental MRI examinations performed before 24 weeks' gestation age reliable? *American Journal of Roentgenology*, v. 205, n. 3, p. 685-692, 2015.

IRVING, C.; HERTIG, A. T. A study of placenta accreta. *Surgery, Gynecology Obstetrics*, v. 64, p. 178-200, 1937.

JANSEN, C. H. J. R. *et al.* Risk of preterm birth for placenta previa or low-lying placenta and possible preventive interventions: A systematic review and meta-analysis. *Frontiers in Endocrinology*, v. 13, n. 921220, 2022.

JAUNIAUX, E. R. M. *et al.* Development of the utero-placental circulation in cesarean scar pregnancies: a case–control study. *American Journal of Obstetrics & Gynecology*, v. 226, p. 399.e1-10, 2022b.

JAUNIAUX, E. R. M. *et al.* Development of the utero-placental circulation in cesarean scar pregnancies: a case-control study. *American Journal of Obstetrics and Gynecology*, v. 226, n. 3, p. 399.e1-399.e10, 2022d.

JAUNIAUX, E. R. M. *et al.* Failure of placental detachment in accreta placentation is associated with excessive fibrinoid deposition at the utero-placental interface. *American Journal of Obstetrics and Gynecology*, v. 226, n. 2, p. 243.e1-243.e10, 2022c.

JAUNIAUX, E. R. M. *et al.* FIGO consensus guidelines on placenta accreta spectrum disorders: Prenatal diagnosis and screening. *International Journal of Gynecology & Obstetrics*, v. 140, n. 3, p. 274-280, 2018a.

JAUNIAUX, E. R. M. *et al.* FIGO Placenta Accreta Diagnosis and Management Expert Consensus Panel. FIGO classification for the clinical diagnosis of placenta accreta spectrum disorders. *International Journal of Gynecology & Obstetrics*, v. 146, n. 1, p. 20-24, 2019b.

JAUNIAUX, E. R. M. *et al.* FIGO Placenta Accreta Diagnosis and Management Expert Consensus Panel. FIGO consensus guidelines on placenta accreta spectrum disorders: Epidemiology. *International Journal of Gynecology & Obstetrics*, v. 140, n. 3, p. 265-273, 2018b.

JAUNIAUX, E. R. M. *et al.* Modified Delphi study of ultrasound signs associated with placenta accreta spectrum. *Ultrasound in Obstetrics & Gynecology*, v. 61, p. 518-525, 2023a.

JAUNIAUX, E. R. M. *et al.* Perinatal assessment of complex cesarean delivery: beyond placenta accreta spectrum. *American Journal of Obstetrics & Gynecology*, v. 229, n. 2, p. 129-139, 2023b.

JAUNIAUX, E. R. M. *et al.* Placenta praevia and placenta accreta: diagnosis and management: green-top Guideline No. 27a. *British Journal of Obstetrics and Gynaecology*, v. 126, n. 1, p. e1-e48, 2019a.

JAUNIAUX, E. R. M. *et al.* Prevalence and main outcomes of placenta accreta spectrum: a systematic review and meta-analysis. *American Journal of Obstetrics & Gynecology*, v. 221, n. 3, p. 208-218, 2019c.

JAUNIAUX, E. R. M. *et al.* Searching for placenta percreta: a prospective cohort and systematic review of case reports. *American Journal of Obstetrics & Gynecology*, v. 226, n. 6, p. 837.e1-837.e13, 2022a.

JAUNIAUX, E. R. M. *et al.* The role of transvaginal ultrasound in the third-trimester evaluation of patients at high risk of placenta accreta spectrum at birth. *American Journal of Obstetrics & Gynecology*, p. 1e1-11S, 2023c.

JAUNIAUX, E.; KINGDOM, J. C.; SILVER, R. M. A comparison of recent guidelines in the diagnosis and management of placenta accreta spectrum disorders. *Best Practice & Research Clinical Obstetrics & Gynaecology*, v. 72, p. 102-116, 2021.

JORDANS, I. P. M. *et al.* Definition and sonographic reporting system for Cesarean scar pregnancy in early gestation: modified Delphi method. *Ultrasound in Obstetrics & Gynecology*, v. 59, n. 4, p. 437-449, 2022.

JURKOVIC, D. *et al.* First-trimester diagnosis and management of pregnancies implanted into the lower uterine segment Cesarean section scar. *Ultrasound in Obstetrics & Gynecology*, v. 21, n. 3, p. 220-227, 2003.

KO, J. K.; LI, R. H.; CHEUNG, V. Y. Caesarean scar pregnancy: a 10-year experience. *Australian and New Zealand Journal of Obstetrics and Gynaecology*, v. 55, n. 1, p. 64, 2015.

KOUYOUMDJIAN, A. Velamentous insertion of the umbilical cord. *Obstetrics & Gynecology*, v. 56, n. 6, p. 737-742, 1980.

KUTUK, M. S.; AK, M.; OZGUN, M. T. Leaving the placenta in situ versus conservative and radical surgery in the treatment of placenta accreta spectrum disorders. *International Journal of Gynecology & Obstetrics*, v. 140, p. 338-344, 2018.

LARSEN, J. V.; SOLOMON, M. H. Pregnancy in a uterine scar sacculus – an unusual cause of postabortal haemorrhage: a case report. *South African Medical Journal*, v. 53, p. 142-143, 1978.

LAVERY, J. P. Placenta previa. *Clinical Obstetrics and Gynecology*, v. 33, n. 3, p. 414-421, 1990.

LUKE, R. K.; SHARPE, J. W.; GREENE, R. R. Placenta accreta: the adherent or invasive placenta. *American Journal of Obstetrics & Gynecology*, v. 95, p. 660-668, 1966.

MACDONALD, K. N. How to prevent septicaemia in cases of morbidly adherent placenta. *British Medical Journal*, v. 1, n. 1268, p. 779, 1885.

MATSUBARA, S.; TAKAHASHI, H.; BABA, Y. Handling aberrant vessels located in posterior bladder wall in surgery for abnormally invasive placenta: a non/less touch technique. *Archives of Gynecology and Obstetrics*, v. 296, p. 851-853, 2017.

MILLER, D. A.; CHOLLET, J. A.; GOODWIN, T. M. Clinical risk factors for placenta previa-placenta accreta. *American Journal of Obstetrics & Gynecology*, v. 177, n. 1, p. 210-214, 1997.

MILLISCHER, A. E. *et al.* Dynamic contrast enhanced MRI of the placenta: a tool for prenatal diagnosis of placenta accreta? *Placenta*, v. 53, p. 40-47, 2017a.

MILLISCHER, A. E. *et al.* Magnetic resonance imaging for abnormally invasive placenta: the added value of intravenous gadolinium injection. *British Journal of Obstetrics and Gynaecology*, v. 124, n. 1, p. 88-95, 2017b.

MOGOS, M. F. *et al.* Recent trends in placenta accreta in the United States and its impact on maternal-fetal morbidity and healthcare-associated costs, 1998-2011. *Journal of Maternal-Fetal & Neonatal Medicine*, v. 29, n. 7, p. 1077-1082, 2016.

MORLANDO, M. *et al.* Reproductive outcome after cesarean scar pregnancy: A systematic review and meta-analysis. *Acta Obstetricia et Gynecologica Scandinavica*, v. 99, n. 10, p. 1278-1289, 2020.

NIETO-CALVACHE, A. J. *et al.* Management of placenta accreta spectrum in low- and middle-income countries. *Best Practice & Research Clinical Obstetrics & Gynaecology*, v. 94, n. 102475, 2024.

NIETO-CALVACHE, A. J. *et al.* How to perform the one-step conservative surgery for placenta accreta spectrum move by move. *American Journal of Obstetrics & Gynecology Maternal-Fetal Medicine*, v. 5, n. 2, p. 100802, 2023.

NIETO-CALVACHE, A. J. *et al.* Telemedicine facilitates surgical training in placenta accreta spectrum. *International Journal of Gynecology & Obstetrics*, v. 158, n. 1, p. 137-144, 2022a.

NIETO-CALVACHE, A. J.; NIETO-CALVACHE, A. S.; AGUILERA, L. R. Telemedicine as a strategy to facilitate placenta accreta spectrum treatment. *Journal of Maternal-Fetal & Neonatal Medicine*, v. 35, n. 25, p. 8284-8285, 2022b.

PALACIOS-JARAQUEMADA, J. M. Caesarean section in cases of placenta praevia and accreta. *Best Practice & Research Clinical Obstetrics & Gynaecology*, v. 27, n. 2, p. 221-332, 2013.

PALACIOS-JARAQUEMADA, J. M. Surgical anatomy. *In*: PALACIOS-JARAQUEMADA, J. M. *Placental adhesive disorders*. Berlin: De Gruyter, 2012. p. 17-32.

PALACIOS-JARAQUEMADA, J. M. *et al.* Anterior placenta percreta: surgical approach, hemostasis, and uterine repair. *Acta Obstetricia et Gynecologica Scandinavica*, v. 83, p. 738-744, 2004.

PALACIOS-JARAQUEMADA, J. M. *et al.* Comprehensive surgical staging for placenta accreta spectrum. *Journal of Maternal-Fetal & Neonatal Medicine*, v. 35, n. 26, p. 10660-10666, 2022.

PALACIOS-JARAQUEMADA, J. M. *et al.* Placenta accreta spectrum with severe morbidity: fibrosis associated with cervical-trigonal invasion. *Journal of Maternal-Fetal & Neonatal Medicine*, v. 36, n. 1, p. 2183741, 2023a.

PALACIOS-JARAQUEMADA, J. M.; FIORILLO, A. Conservative approach in heavy postpartum hemorrhage associated with coagulopathy. *Acta Obstetricia et Gynecologica Scandinavica*, v. 89, p. 1222-1225, 2010.

PALACIOS-JARAQUEMADA, J. M.; NIETO-CALVACHE, A.; BASANTA, N. A. Anatomical basis for the uterine vascular control: implications in training, knowledge, and outcomes. *American Journal of Obstetrics & Gynecology Maternal-Fetal Medicine*, v. 5, n. 100953, 2023b.

PANAIOTOVA, J. *et al.* Screening for morbidly adherent placenta in early pregnancy. *Ultrasound in Obstetrics & Gynecology*, v. 53, p. 101-106, 2019.

PAULL, J. D. *et al.* Balloon oclusion of the abdominal aorta during cesarean hysterectomy for placenta percreta. *Anaesthesia & Intensive Care Medicine*, v. 23, p. 731-735, 1995.

PELOSI III, M. A.; PELOSI, M. A. Modified cesarean hysterectomy for placenta previa percreta with bladder invasion: Retrovesical lower uterine segment bypass. *Obstetrics & Gynecology*, v. 93, p. 830-833, 1999.

RAC, M. W. *et al.* Sonographic findings of morbidly adherent placenta in the first trimester. *Journal of Ultrasound in Medicine*, v. 35, n. 2, p. 263-269, 2016.

RESNICK, L. Placenta accreta with reports on two cases. *South African Medical Journal*, v. 26, n. 28, p. 561-564, 1952.

RILEY, D. P.; BURGESS, R. W. External abdominal aortic compression: the first aid for postpartum hemorrhage control. *Anaesthesia & Intensive Care Medicine*, v. 22, p. 571-575, 1994.

ROBERTS, C. L. *et al.* Trends and recurrence of placenta praevia: a population-based study. *Australian and New Zealand Journal of Obstetrics and Gynaecology*, v. 52, n. 5, p. 483-486, 2012.

ROBINSON, B. K.; GROBMAN, W. A. Effectiveness of timing strategies for delivery of individuals with placenta previa and accreta. *Obstetrics & Gynecology*, v. 116, p. 835-842, 2010.

ROTAS, M. A.; HABERMAN, S.; LEVGUR, M. Cesarean scar ectopic pregnancies: etiology, diagnosis, and management. *Obstetrics & Gynecology*, v. 107, n. 6, p. 1373-1381, 2006.

SALIM, R. *et al.* Precesarean prophylatic baloon catheters for suspected placenta accreta: a randomized controlled Trial. *Obstetrics & Gynecology*, v. 126, p. 1022-1028, 2015.

SALMANIAN, B. *et al.* The Society for Pediatric Pathology Task Force grading system for placenta accreta spectrum and its correlation with clinical outcomes. *American Journal of Obstetrics & Gynecology*, v. 226, n. 5, p. 720.e1-720.e6, 2022b.

SALMANIAN, B. *et al.* Timing of delivery for placenta accreta spectrum: The Pan-American Society for the Placenta Accreta Spectrum experience. *American Journal of Obstetrics & Gynecology Maternal-Fetal Medicine*, v. 4, n. 6, p. 100718, 2022a.

SALOMON, L. J. *et al.* ISUOG Practice Guidelines (updated): performance of the routine mid-trimester fetal ultrasound scan. *Ultrasound in Obstetrics & Gynecology*, v. 59, n. 6, p. 840-856, 2022.

SEDLIS, A.; FINN, J. W.; LOUGHRAN, C. H. Placenta accreta in cesarean scar; report of a case. *Obstetrics & Gynecology*, v. 9, n. 5, p. 575-579, 1957.

SENTILHES, L. *et al.* Placenta Accreta Diagnosis and Management Expert Consensus Panel. FIGO consensus guidelines on placenta accreta spectrum disorders: Conservative management. *International Journal of Gynecology & Obstetrics*, v. 140, n. 3, p. 291-298, 2018.

SHAINKER, S. A. *et al.* Special Report of the Society for Maternal Fetal Medicine Placenta Accreta Spectrum Ultrasound Marker Task Force: Consensus on definition of markers and approach to the ultrasound examination in pregnancies at risk for placenta accreta spectrum. *American Journal of Obstetrics & Gynecology*, v. 224, n. 1, B1-14SMFM, 2021.

SHAMSHIRZAS, A. A. *et al.* Maternal morbidity in patients with morbidly adherent placenta treated with and without a standardized multidisciplinary team. *American Journal of Obstetrics & Gynecology*, v. 212, p. 218e:1-9, 2015.

SHIH, J. C.; LIU, K. L.; SHYU, M. K. Temporary balloon occlusion of the common iliac artery: a new approach to bleeding control during cesarean hysterectomy for placenta percreta. *American Journal of Obstetrics & Gynecology*, v. 193, p. 1756-1758, 2005.

SHOLAPURKAR, S. L. Increased incidence of placenta praevia and accreta with previous caesareans – a hypothesis for causation. *Journal of Obstetrics and Gynaecology*, v. 33, n. 8, p. 806-809, 2013.

SILVER, R. M. Abnormal placentation: placenta previa, vasa previa, and placenta accreta. *Obstetrics & Gynecology*, v. 126, n. 3, p. 654-668, 2015.

SILVER, R. M. *et al.* Center of excellence for placenta accreta. *American Journal of Obstetrics & Gynecology*, v. 212, n. 5, p. 561-568, 2015.

SILVER, R. M.; BRANCH, D. W. Placenta accreta spectrum. *New England Journal of Medicine*, v. 378, n. 16, p. 1529-1536, 2018.

SINCLAIR, S. *et al.* Universal transvaginal cervical length screening during pregnancy increases the diagnostic incidence of low-lying placenta and placenta previa. *American Journal of Obstetrics & Gynecology Maternal-Fetal Medicine*, v. 3, n. 1, p. 100255, 2021.

SINHA, P.; MISHRA, M. Caesarean scar pregnancy: a precursor of placenta percreta/accreta. *Journal of Obstetrics and Gynaecology*, v. 32, n. 7, p. 621-3, 2012.

TANTBIROJN, P.; CRUM, C. P.; PARAST, M. M. Pathophysiology of placenta creta: the role of decidua and extravillous trophoblast. *Placenta*, v. 29, n. 7, p. 639-645, 2008.

TIMOR-TRITSCH, I. E. *et al.* Cesarean scar pregnancy and early placenta accreta share common histology. *Ultrasound in Obstetrics & Gynecology*, v. 43, n. 4, p. 383-395, 2014a.

TIMOR-TRITSCH, I. E. *et al.* Cesarean scar pregnancy is a precursor of morbidly adherent placenta. *Ultrasound in Obstetrics & Gynecology*, v. 44, n. 3, p. 346-353, 2014b.

TIMOR-TRITSCH, I. E. *et al.* Hidden in plain sight: role of residual myometrial thickness to predict outcome of Cesarean scar pregnancy. *Ultrasound in Obstetrics & Gynecology*, v. 62, n. 5, p. 624-632, 2023.

TIMOR-TRITSCH, I. E. *et al.* Recurrent Cesarean scar pregnancy: case series and literature review. *Ultrasound in Obstetrics & Gynecology*, v. 58, n. 1, p. 121-126, 2021.

VINOGRAD, A. *et al.* Placenta accreta is an independent risk factor for late pre-term birth and perinatal mortality. *Journal of Maternal-Fetal & Neonatal Medicine*, v. 28, n. 12, p. 1381-1387, 2015.

WARD, C. R. Avoiding an incision through the anterior previa at cesarean delivery. *Obstetrics & Gynecology*, v. 102, p. 552-554, 2003.

WEI, Y. *et al.* Evaluation of a modified "Triple P" procedure in women with morbidly adherent placenta after previous cesarean section. *Archives of Gynecology and Obstetrics*, v. 296, p. 737-743, 2017.

WU, S.; KOCHERGINSKY, M.; HIBBARD, J. U. Abnormal placentation: Twenty-year analysis. *American Journal of Obstetrics & Gynecology*, v. 192, p. 1458-1461, 2005.

ZLATNIK, M. G. *et al.* Placenta previa and the risk of preterm delivery. *Journal of Maternal-Fetal & Neonatal Medicine*, v. 20, p. 719-723, 2007.

ZOSMER, N. *et al.* Natural history of early first-trimester pregnancies implanted in Cesarean scars. *Ultrasound in Obstetrics & Gynecology*, v. 46, n. 3, p. 367-375, 2015.

CAPÍTULO 26

Descolamento Prematuro da Placenta

José Geraldo Lopes Ramos • Ana Lúcia Letti Müller • Edimárlei Gonsales Valério • Sérgio Hofmeister Martins-Costa

INTRODUÇÃO

A hemorragia obstétrica é uma das principais causas de morbimortalidade materna. A avaliação do risco hemorrágico gestacional é fundamental para a prevenção do sangramento periparto e sua consequente redução. Pacientes que apresentam episódios de hemorragia no segundo e terceiro trimestres da gestação fazem parte do grupo de alto risco de hemorragia puerperal e merecem toda a atenção, pois estão mais sujeitas a hemotransfusão e a terapias cirúrgicas de urgência e suas complicações perinatais (Clark *et al.*, 2008).

Visando reduzir as complicações decorrentes da hemorragia anteparto, o obstetra deve concentrar-se no diagnóstico preciso da causa e na estabilização hemodinâmica da paciente. O risco relativo de morbimortalidade por hemorragia e complicações cardiovasculares em gestantes com hemorragia de segundo e terceiro trimestres após diagnóstico de descolamento prematuro de placenta (DPP) é 1,76 vez maior (intervalo de confiança [IC] 95% de 1,24 a 2,50) (Ananth *et al.*, 2021).

DEFINIÇÃO, INCIDÊNCIA E ETIOLOGIA

O descolamento da placenta normalmente inserida antes do nascimento, ou DPP, é uma das mais graves complicações obstétricas com alta de mortalidade perinatal e materna. O comprometimento fetal se dá por asfixia intrauterina, e o materno está associado a quadros hemorrágicos acompanhados de coagulopatia (Faiz e Ananth, 2003; Tikkanen, 2011; Lueth *et al.*, 2022). A etiologia muitas vezes não pode ser determinada, na sua maioria atribuída ao sangramento de separação ou descolamento da borda placentária junto às membranas, principalmente no período que antecede o trabalho de parto. Sua incidência é observada entre 0,2 e 1% das gestações (Lueth *et al.*, 2022). O DPP ocorre em 60% das vezes no termo da gravidez, 25% entre 32 e 36 semanas e 14% abaixo das 32 semanas (Lueth *et al.*, 2022); 56% anteparto e 44% intraparto (Lueth *et al.*, 2022). É mundialmente reconhecido como situação ameaçadora à vida e com capacidade de evolução para situações de *near miss*, apresentando impacto significativo sobre a morbidade materna (hipovolemia, anemia, coagulopatia, hemotransfusão, cesariana de emergência, histerectomia e até morte) e perinatal (prematuridade, baixo peso ao nascer e sofrimento fetal) (Lueth *et al.*, 2022; Brasil, 2022).

Muco sanguinolento (*bloody show*) é o termo usado para descrever a pequena quantidade de sangue com muco que pode preceder em até 72 horas o início do trabalho de parto. Por vezes, dependendo da quantidade de sangue, ele poderá constar no diagnóstico diferencial de um descolamento ou placenta prévia (PP).

Toda mulher com diagnóstico de sangramento vaginal no segundo e terceiro trimestres da gestação deve ser submetida a minucioso exame clínico (especular com inspeção) para descartar qualquer lesão nessa região como causa do sangramento. O toque vaginal deve ser evitado enquanto não for descartada a presença de PP oclusiva, pelo risco de sangramento de grande quantidade provocado pela exploração digital transcervical. O toque só deve ser feito em situações nas quais não seja possível realizar uma ultrassonografia (US) para avaliar o sítio placentário e quando a paciente se encontrar em trabalho de parto. Nesses casos, o toque vaginal deverá ser feito por profissional experiente, de modo cuidadoso, em ambiente cirúrgico com possibilidade de se realizar uma cesariana de emergência (Ananth *et al.*, 2015).

Os fatores de risco mais comumente associados ao DPP estão listados na Tabela 26.1, bem como os mecanismos associados a alguns desses fatores (Ananth *et al.*, 2015; Ananth e Kinzler, 2022; Jenabi e Ebrahimzadeh Zagami, 2017).

No DPP crônico, o desenvolvimento anormal da artéria espiralada leva a necrose decidual, inflamação placentária, infarto e hemorragia venosa de baixa pressão. Tipicamente, isso ocorre na periferia da placenta, levando a um descolamento marginal. Esse processo normalmente é autolimitado e resulta em pequenas áreas de separação. As manifestações clínicas podem estar ausentes ou incluir sangramentos intermitentes, oligoidrâmnio e restrição do crescimento fetal associado a redistribuição de fluxo cerebral (Morales-Roselló *et al.*, 2017).

No feto prematuro, em casos bem avaliados e selecionados, pode-se tomar uma conduta expectante no DPP crônico. A conduta expectante antes das 35 semanas foi pesquisada historicamente por Bond *et al.* e Eliott *et al.*, resultando em um intervalo de nascimento de até 12 dias sem morte fetal intraútero. Atualmente, consideram-se o uso de corticoide para amadurecimento pulmonar fetal, hospitalização prolongada com monitorização intensiva materna e fetal e ultrassonografia para avaliar a evolução do hematoma em casos muito selecionados de prematuridade (Bond *et al.*, 1989; Elliott *et al.*, 1998; Souza *et al.*, 2022).

DIAGNÓSTICO E CLASSIFICAÇÃO

O diagnóstico baseia-se na sintomatologia. Por ser uma situação que pode apresentar-se com gravidade variada, o diagnóstico pode também ter graus variados de dificuldade. Na Tabela 26.2 encontra-se a classificação do DPP de acordo com os sinais e sintomas.

Na grande maioria das vezes, o quadro clínico manifesta-se por dor abdominal de intensidade variável, sangramento vaginal, dor lombar, contrações uterinas prematuras, hipertonia uterina e padrão cardíaco fetal não reativo. A dor abdominal é o sintoma mais frequente e mais precoce, presente em mais da metade dos casos de DPP (Kasai *et al.*, 2015).

Tabela 26.1 Fatores de risco para ocorrência de descolamento prematuro de placenta (DPP).

Fator de risco	Mecanismos e comentários	RR
DPP anterior	Fator mais fortemente relacionado Tendência a repetição, principalmente em casos mais graves	8,0 a 12,0
HAS, pré-eclâmpsia e eclâmpsia	Alteração vascular placentária crônica, com risco de evolução para ruptura e sangramento O tratamento anti-hipertensivo provavelmente reduz o risco (Bellos *et al.*, 2020)	4,5 a 5,5
Tabagismo	Pelos efeitos vasoconstritores, que levam à hipoperfusão placentária com consequentes isquemia, necrose, ruptura vascular e sangramento	1,4 a 2,5
Uso de cocaína e *crack*	Risco secundário à hipertensão arterial causada	5,0 a 10,0
Anomalias uterinas (Jenabi e Ebrahimzadeh Zagami, 2017)	Por implantação placentária defeituosa e consequente alteração na decídua Miomas, útero bicorno, sinequias, cesárea prévia/dano endometrial prévio seriam as principais alterações de risco	2,6
Trauma abdominal (agressão, acidente automobilístico)	Por ação direta ou indireta pelo movimento uterino rápido de aceleração-desaceleração e consequente estiramento do miométrio com perda de adesão placentária	13
Cordão umbilical curto	Brevidade absoluta ou relativa por circulares	1,0
RUPREME	Por descompressão uterina pela diminuição súbita do LA; risco aumentado em casos de polidrâmnio associado Por infecção: a corioamnionite tem papel importante na integridade da decídua, duplicando o risco de DPP e sendo maior nas gestações a termo	1,8 a 5,1
Trombofilias	Fator V de Leiden e homozigose de protrombina	1,8 a 2,2
Outros fatores	Relacionados a um processo de isquemia placentária crônica: Multiparidade Desnutrição Asma Hipotireoidismo – anticorpo antitireoperoxidase elevado Malformações congênitas Sangramento de primeiro trimestre RCF/PIG	

HAS: hipertensão arterial sistêmica; LA: líquido amniótico; PIG: feto pequeno para a idade gestacional; RCF: restrição de crescimento fetal; RR: risco relativo; RUPREME: ruptura prematura de membranas.

Tabela 26.2 Classificação do descolamento prematuro de placenta.

Grau	Sinais e sintomas	Comprometimento materno	Comprometimento fetal
0 (leve)	Assintomático Achado casual por US anteparto ou identificação de pequeno hematoma retroplacentário pós-parto	Não	Não
1 (leve)	Sangramento vaginal discreto Possibilidade de sensibilidade dolorosa uterina aumentada	Não	Não
2 (moderado)	Sangramento vaginal visível ou não Hipertonia e hipersensibilidade uterina dolorosa	Possível	Condição fetal não tranquilizadora
3 (grave) 3A: sem coagulopatia 3B: com coagulopatia	Sangramento vaginal visível ou não Útero lenhoso Dor abdominal intensa	Choque	Óbito fetal

US: ultrassonografia.

Diferentemente da PP, a US tem baixa sensibilidade para diagnosticar o DPP, mas a visualização de um hematoma retroplacentário tem alto valor preditivo positivo (Ananth e Kinzler, 2022). Dessa maneira, uma US "negativa" em paciente com clínica de DPP não afasta ou exclui o diagnóstico. O diagnóstico clínico tem maior relevância no DPP e varia de acordo com o grau de descolamento. Em casos leves e em idades gestacionais mais precoces, pode haver reabsorção do coágulo formado, com reaproximação da placa basal à parede uterina e evolução da gestação sem outros incidentes até o parto a termo. Pode-se considerar um achado ecográfico casual somente nas pacientes sem fatores de risco significativos para DPP.

Em alguns casos, o DPP pode ser considerado crônico, com sangramento intermitente, e podem surgir sinais de insuficiência placentária, tais como oligoidrâmnio e restrição de crescimento fetal.

Na evolução clínica do DPP, mais frequente, hemorragia externa ocorre em 80% dos casos, e sinais de hemorragia oculta sem apresentar exteriorização estão presentes nos outros 20%. Quando oculta, pode invadir a cavidade amniótica (hemoâmnio) e infiltrar o útero (útero de Couvelaire; Figura 26.1) e/ou exteriorizar-se pela vagina. São vistos coágulos que deprimem a superfície placentária formando a conhecida "cratera" retroplacentária (cratera de Nubíola; Figura 26.2). O útero de Couvelaire

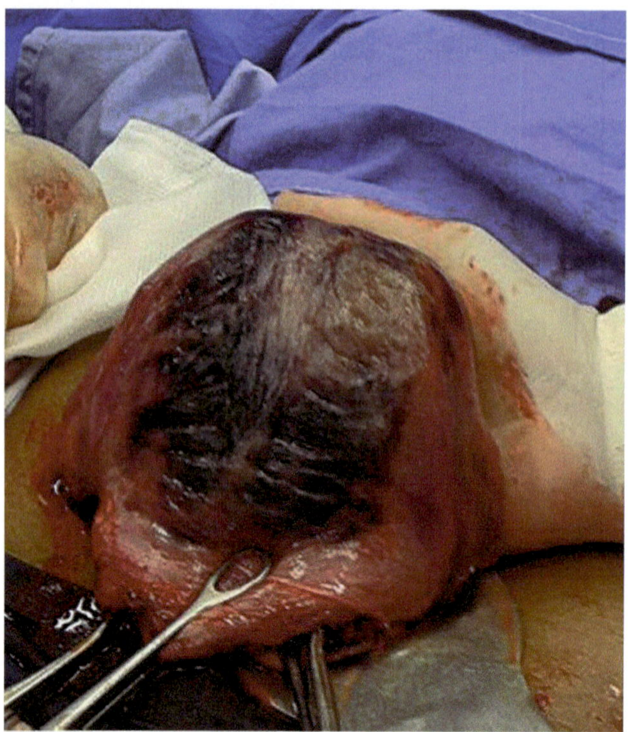

Figura 26.1 Útero de Couvelaire.

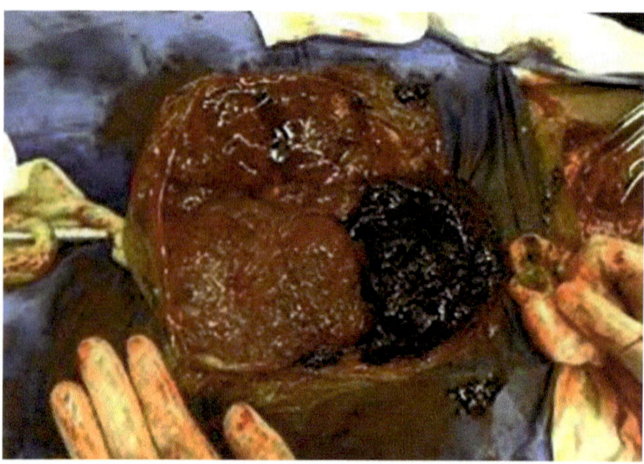

Figura 26.2 Hematoma retroplacentário e cratera de Nubíola (Chen *et al.*, 2017).

está associado frequentemente à atonia e à hemorragia puerperal com coagulopatia (Valério *et al.*, 2013).

O diagnóstico é considerado mais clínico do que histológico. Apenas 30 a 50% dos casos apresentam achados histológicos no exame da placenta, como acúmulo de sangue na decídua, compressão do espaço interviloso ou congestão do vilo (Chen *et al.*, 2017).

COMPLICAÇÕES

A hipovolemia materna depende do volume de sangramento (oculto + visualizado), e se manifesta pelos sinais habituais de taquicardia, taquipneia e sudorese. A vasoconstrição decorrente provoca queda no débito urinário e palidez cutânea. Nos casos mais graves de DPP, pode haver coagulopatia de consumo associada (coagulação intravascular disseminada [CIVD] caracterizada por tempo de tromboplastina parcial ativada (TTPa) e tempo de protrombina prolongados, fibrinogênio abaixo de 150 mg/dℓ e contagem de plaquetas abaixo de 100.000 μℓ), decorrente da liberação de tromboplastina na circulação materna (Witlin *et al.*, 2011; Ananth *et al.*, 2016).

O fibrinogênio tem correlação com a severidade do sangramento, com a presença de CIVD e a necessidade de transfusão. Níveis abaixo de 200 mg/dℓ têm valor preditivo positivo de 100% para apresentar hemorragia pós-parto, enquanto níveis acima de 400 mg/dℓ têm valor preditivo negativo de 79% (Charbit *et al.*, 2007).

O comprometimento da microcirculação com hipóxia tecidual e distúrbio metabólico provoca as complicações que se seguem ao DPP:

- Insuficiência hepática
- Alterações renais: necrose cortical bilateral e necrose tubular, com consequente insuficiência renal aguda, cujo prognóstico depende do tempo de duração do descolamento e da intensidade das alterações hemodinâmicas
- Síndrome de pulmão de choque: oximetria de pulso com pressão parcial de oxigênio (P_{O_2}) decrescente, pressão parcial de gás carbônico (P_{CO_2}) elevada e edema pulmonar são sugestivos do quadro associados ao exame de raios X com opacificação pulmonar
- Hemorragia intracraniana
- Hemorragia puerperal
- Alterações hipofisárias: necrose hipofisária com quadro de pan-hipofisarismo (síndrome de Sheehan).

Em cerca de 20% dos casos de DPP com coagulopatia, o útero fica hipotônico e resistente à ocitocina. Isso geralmente ocorre nos casos de fibrinólise grave.

O trabalho de parto, quando se instala, em geral evolui de maneira rápida, independentemente da idade gestacional. As contrações uterinas podem ser intensas mesmo diante de um colo uterino aparentemente desfavorável. Quando surge a hipertonia franca, não se percebe mais o intervalo entre as contrações ("tetania uterina"). No feto vivo, a ausculta pode mostrar taquicardia inicial e irregularidades da frequência cardíaca fetal (FCF); na cardiotocografia, percebem-se diminuição da variabilidade da linha de base, ausência de acelerações transitórias e, frequentemente, desacelerações do tipo II e bradicardia. Em 58,4% dos casos, tem-se um traçado cardiotocográfico anormal ou com padrão não tranquilizador, e mais tardiamente um padrão sinusoidal. Com uma extensão da área do descolamento maior do que 50%, a coagulopatia e a morte fetal são mais frequentes (Valério *et al.*, 2013).

A mortalidade perinatal varia de 3 a 12% (contra 0,6% em nascimentos sem DPP). Mais de 50% das mortes estão relacionadas a asfixia intrauterina e morte pós-natal, esta primariamente associada à prematuridade (Downes *et al.*, 2017).

CONDUTA

O diagnóstico e a conduta precoce são as únicas maneiras de minimizar o impacto que o DPP causa nos índices de morbidade e mortalidade materna e perinatal. A sequência inicial de passos para o manejo pode ser acompanhada na Tabela 26.3.

A Figura 26.3 apresenta a sequência de decisões para manejo dos casos de gestante de terceiro trimestre com sangramento vaginal no DPP. Reconhecendo rapidamente as situações de risco hemorrágico obstétrico, contribui-se efetivamente para a redução da taxa de mortalidade materna causada por essas patologias.

Tabela 26.3 Características e condutas sugeridas no diagnóstico diferencial da hemorragia de segundo e terceiro trimestres da gravidez: placenta prévia *versus* descolamento prematuro de placenta.

Característica	Placenta prévia	Descolamento prematuro de placenta
Tipo de sangramento	Início e cessar súbito Reincidente, progressivo	Hemorragia externa > 80% das vezes Abrupto
Sintomas: 1. Dor abdominal 2. Contrações	1. Ausente 2. Às vezes presente	1. Presente, intensidade variável 2. Geralmente presentes, às vezes com hipertonia
Sinais vitais maternos	Taquicardia, taquipneia e demais sinais de hipovolemia dependentes da quantidade de sangramento	Taquicardia, taquipneia, sudorese, palidez cutânea, redução de débito urinário, agitação consequentes à hipovolemia que pode não corresponder à quantidade de sangramento visualizado
Avaliação fetal	Normal	Padrão cardíaco fetal suspeito, não reativo ou sinusoidal
Fatores clínicos associados (mais frequentes)	Dano endometrial prévio, baixa nutrição/oxigenação placentária	Trauma, hipertensão, tabagismo, uso de drogas, RUPREME
Ultrassonografia	Confirma o diagnóstico	Baixa sensibilidade, mas a presença de um hematoma retroplacentário faz o diagnóstico
Conduta	1. Conservadora: sangramento controlado, mãe e feto estáveis, IG < 34 a 36 semanas* 2. Cesariana: sangramento aumentado, IG > 36 a 37 semanas (possibilidade da via de parto vaginal em alguns casos de placenta marginal ou baixa)	1. Feto vivo e viável: cesariana 2. Feto vivo e trabalho de parto adiantado: amniotomia e monitorização fetal contínua 3. Feto morto: avaliar risco materno e coagulação periodicamente, repor volemia e indução do trabalho de parto, se não houver contraindicação absoluta ou instabilidade hemodinâmica materna

*Uso de corticoide para maturidade pulmonar fetal antes da realização da cesariana. IG: idade gestacional; RUPREME: ruptura prematura de membranas.

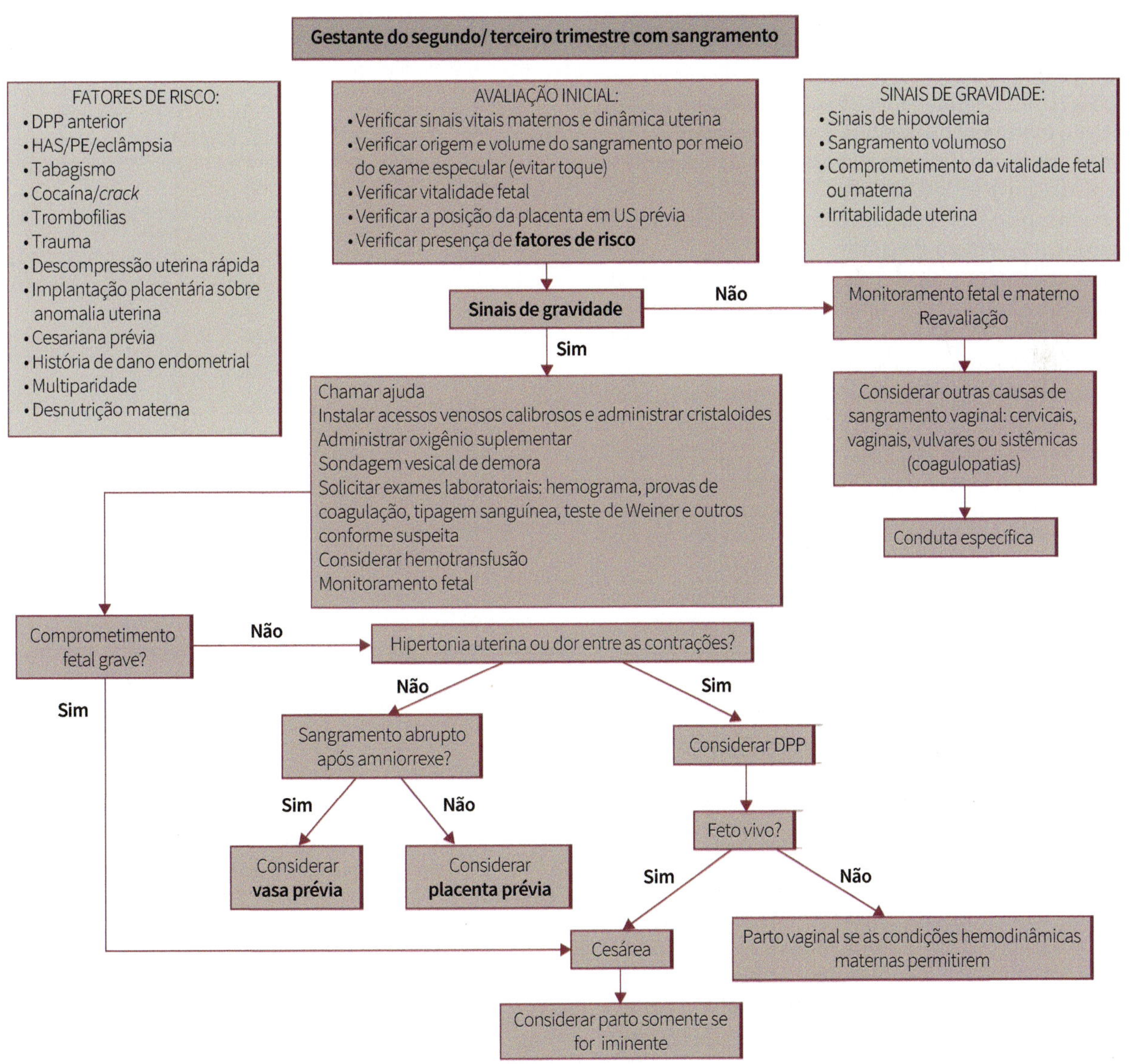

Figura 26.3 Fluxograma de decisões para o manejo do sangramento de segundo e terceiro trimestres da gravidez.

Os demais passos são os seguintes, compilando o manejo das diretrizes internacionais (muitas vezes executados de maneira concomitante, de acordo com a gravidade) (Safer Care Victoria, 2021; Ling e Mathews, 2021; Quantitative blood loss in obstetric hemorrhage, 2019):

1. Avaliação do abdome materno.
2. Avaliação dos sinais vitais e obtenção de acesso venoso calibroso para reposição volêmica com intuito de evitar o choque. No DPP grave, há uma tendência a se subestimar a hemorragia e a necessidade de repor hemocomponentes. Sondagem vesical de demora para controle de volume perdido *versus* infundido.
3. Solicitação de reserva de hemocomponentes e exames laboratoriais, que poderão incluir função renal e gasometria arterial, de acordo com a gravidade do quadro. O teste de Kleihauer-Betke é um exame referido na literatura que identifica por meio da citometria de fluxo a presença de células sanguíneas fetais na circulação materna; é pouco utilizado em nosso meio, com sensibilidade de apenas 4% (Atkinson *et al.*, 2015).
4. Monitorização fetal contínua, pois o feto está em risco de desenvolver hipóxia e acidose.
5. Na urgência, principalmente no pré-operatório de cesariana, deve-se realizar o teste do coágulo (teste de Weiner ou de Lee White), que é simples e rápido: colocar de 5 a 10 mℓ de sangue da paciente em um tubo de ensaio sem anticoagulante, segurar o tubo envolvendo-o com a mão e inverter o tubo a cada 30 segundos, por 5 minutos. A incapacidade de formar um coágulo estável sugere hipofibrinogenemia grave (< 150 mg/dℓ).
6. O tratamento do DPP e de suas complicações depende do esvaziamento do útero gravídico:
   - **Feto vivo**: com trabalho de parto muito adiantado, segue-se a amniotomia, podendo-se aguardar o parto por via baixa se isso ocorrer rapidamente, sempre sob vigilância contínua e monitorização da FCF. A amniotomia, além de abreviar o parto, diminui o risco de passagem de tromboplastina para a circulação materna. Na maioria dos casos suspeitos de DPP com feto vivo e viável, a cesariana é o melhor procedimento, estando associada a uma diminuição significativa da mortalidade neonatal (razão de chances [RC] 0,10; IC 95% 0,05 a 0,20; p = 0,0001) (Ananth *et al.*, 2016)
   - **Feto morto**: a morbidade materna está aumentada na presença de óbito fetal. Devem-se repor a volemia e os fatores de coagulação, restaurar o equilíbrio metabólico e aguardar o parto vaginal em 4 a 6 horas. Quando ocorre o óbito fetal, significa que existe uma grande área de DPP ou que o óbito ocorreu há mais tempo, com maior risco de complicações. A amniotomia e o uso de ocitocina estão indicados para abreviar o trabalho de parto
   - **Instabilidade hemodinâmica materna**: se o parto não é iminente, pode ser necessária a cesariana para controle rápido do sangramento e estabilização hemodinâmica, mesmo na presença de morte fetal.
7. Em casos assintomáticos, cujos únicos indícios de DPP são os achados ultrassonográficos ou em casos de grau 1 pré-termo, pode-se induzir a maturidade fetal com o uso de corticoides, com avaliação rigorosa da vitalidade fetal.

REFERÊNCIAS BIBLIOGRÁFICAS

ANANTH, C. V. *et al.* An international contrast of rates of placental abruption: an age-period-cohort analysis. *Public Library of Science One*, v. 10, n. 5, p. e0125246, 2015.

ANANTH, C. V. *et al.* Maternal cardiovascular and cerebrovascular health after placental abruption: a systematic review and meta-analysis (CHAP-SR). *American Journal of Epidemiology*, v. 190, n. 12, p. 2718-2729, 2021.

ANANTH, C. V. *et al.* Severe placental abruption: clinical definition and associations with maternal complications. *American Journal of Obstetrics and Gynecology*, v. 214, n. 2, p. 272.e1–272.e9, 2016.

ANANTH, C. V.; KINZLER, W. L. Acute placental abruption: pathophysiology, clinical features, diagnosis, and consequences. *UpToDate*. Jul. 2022. Disponível em: <https://www.uptodate.com/contents/acute-placental-abruption-pathophysiology-clinical-features-diagnosis-and-consequences>.

ATKINSON, A. L. *et al.* The sensitivity of the Kleihauer-Betke test for placental abruption. *Journal of Obstetrics and Gynaecology*, v. 35, n. 2, p. 139-141, 2015.

BELLOS, I. *et al.* Comparative efficacy and safety of oral antihypertensive agents in pregnant women with chronic hypertension: a network meta-analysis. *American Journal of Obstetrics and Gynecology*, v. 223, n. 4, p. 525-537, 2020.

BOND, A. L. *et al.* Expectant management of abruptio. placentae before 35 weeks' gestation. *American Journal of Perinatology*, v. 6, n. 2, p. 121-3, 1989.

BRASIL. Ministério da Saúde. Secretaria de Atenção Primária à Saúde. Departamento de Ações Programáticas. *Manual de gestação de alto risco*. Brasília: Ministério da Saúde, 2022.

CHARBIT, B. *et al.* The decrease of fibrinogen is an early predictor of the severity of postpartum hemorrhage. *Journal of Thrombosis and Haemostasis*, v. 5, n. 2, p. 266, 2007.

CHEN, A. L. *et al.* The histologic evolution of revealed acute abruptions. *Human Pathology*, v. 67, p. 187-197, 2017.

CLARK, S. L. *et al.* Maternal death in the 21st century: causes, prevention, and relationship to cesarean delivery. *American Journal of Obstetrics and Gynecology*, v. 199, n. 1, p. 36.e1-5; discussion 91-2. e7-11, 2008.

DOWNES, K. L.; SHENASSA, E. D.; GRANTZ, K. L. Neonatal outcomes associated with placental abruption. *American Journal of Epidemiology*, v. 186, n. 12, p. 1319, 2017.

ELLIOTT, J. P. *et al.* Chronic abruption–oligohydramnios sequence. *Journal of Reproductive Medicine*, v. 43, n. 5, p. 418-422, 1998.

FAIZ, A. S.; ANANTH, C. V. Etiology and risk factors for placenta previa: an overview and meta-analysis of observational studies. *Journal of Maternal-Fetal & Neonatal Medicine*, v. 13, n. 3, p. 175-190, 2003.

JENABI, E.; EBRAHIMZADEH ZAGAMI, S. The association between uterine leiomyoma and placenta abruption: A meta-analysis. *Journal of Maternal-Fetal & Neonatal Medicine*, v. 30, n. 22, p. 2742-2746, 2017.

KASAI, M. *et al.* Prediction of perinatal outcomes based on primary symptoms in women with placental abruption. *Journal of Obstetrics and Gynaecology Research*, v. 41, n. 6, p. 850-856, 2015.

LING, N.; MATHEWS, A. *Antepartum haemorrhage* – Guideline for Management. NHS University Hospitals of Leicester. Ago. 2021. Disponível em: https://secure.library.leicestershospitals.nhs.uk/PAGL/Shared%20Documents/Antepartum%20Haemorrhage%20UHL%20Obstetric%20Guideline.pdf.

LUETH, A. *et al.* Prospective evaluation of placental abruption in nulliparous women. *Journal of Maternal-Fetal & Neonatal Medicine*, v. 35, n. 25, p. 8603-800, 2022.

MORALES-ROSELLÓ, J. *et al.* Fetal cerebral and umbilical Doppler in pregnancies complicated by late-onset placental abruption. *Journal of Maternal-Fetal & Neonatal Medicine*, v. 30, n. 11, 1320-1324, 2017.

QUANTITATIVE blood loss in obstetric hemorrhage: ACOG Committee Opinion Number 794. *Obstetrics and Gynecology*, v. 134, n. 6, p. e150-e156, 2019.

RAMOS, J. G. L. *et al.* Hemorragia de segundo e terceiro trimestres da gestação. In: RAMOS, J. G. *et al. Rotinas em Obstetrícia*. 8. ed. Porto Alegre: Artmed, 2023. p. 325-41.

SAFER CARE VICTORIA. *Antepartum haemorrhage: assessment and management*. Nov. 2021. Disponível em: https://www.safercare.vic.gov.au/clinical-guidance/maternity/antepartum-haemorrhage-assessment-and-management.

SOUZA, G. S. *et al.* Condutas no descolamento prematuro de placenta. *Research, Society and Development*, v. 11, n. 5, p. e47411525784, 2022.

TIKKANEN, M. Placental abruption: epidemiology, risk factors and consequences. *Acta Obstetricia et Gynecologica Scandinavica*, v. 90, n. 2, p. 140-149, 2011.

VALÉRIO, E. G. *et al.* Descolamento prematuro de placenta – Útero de Couvelaire. *Clinical & Biomedical Research*, v. 33, n. 2, p. 184-5, 2013.

WITLIN, A. G.; SIBAI, B. M. Perinatal and maternal outcome following abruptio placentae. *Hypertension in Pregnancy*, v. 20, n. 2, p. 195-203, 2001.

CAPÍTULO 27

Alterações Morfológicas e Tumorais da Placenta, do Cordão Umbilical e das Membranas

Arthur Antolini-Tavares • Maria Laura Costa

INTRODUÇÃO

A placenta é um órgão transitório indispensável ao desenvolvimento do feto e à manutenção da gestação. São feitas por ela as regulações metabólicas e excretórias, tendo, além disso, importantes funções hormonal e imunológica.

Ela se origina do maciço celular externo, formado a partir do ovo com cerca de 12 a 32 células. Nas primeiras semanas do desenvolvimento, as vilosidades coriônicas estão presentes em toda a superfície do córion. À medida que ocorrem os dobramentos do embrião, o crescimento e a expansão da cavidade amniótica (movimento que provoca a redução da cavidade coriônica), as vilosidades se modificam: aquelas presentes no polo embrionário (região da cavidade coriônica que contém o embrião) continuam crescendo e as vilosidades coriônicas presentes no polo oposto começam a atrofiar, em virtude da compressão mecânica exercida pela cavidade amniótica no córion, que reduz a vascularização na região. No fim do primeiro trimestre de gestação, ocorrem a fusão do âmnio e do córion e a formação da placa amniocoriônica e do córion viloso ou frondoso (funcional) e da membrana amniocoriônica e do córion liso ou leve (não funcional).

A decídua é a camada funcional do endométrio do útero gravídico que será eliminada durante o parto e, de acordo com sua localização, é classificada em:

- **Decídua basal:** área em contato com a placa amniocoriônica
- **Decídua capsular:** área que está em posição oposta ao polo embrionário, isto é, que está em contato com a membrana amniocoriônica
- **Decídua parietal:** área situada na parede uterina oposta ao local da implantação do pré-embrião.

Com a progressão da gestação e o crescimento fetal, a cavidade amniótica se expande em direção à cavidade coriônica, conforme já descrito, e a membrana amniocoriônica se fusiona com a parede uterina do lado oposto, provocando o desaparecimento da decídua capsular e a obliteração da luz uterina, por volta da 17ª semana de gestação.

Por definição, a placenta é composta pela placa amniocoriônica (componente fetal), única região do córion que contém vilosidades viáveis (funcionais), e pela decídua basal (componente materno).

Durante a gestação, a placenta pode se inserir em posição mais caudal no útero, porém, com o desenvolvimento da gestação, localiza-se no fundo uterino em 95% delas. A definição da posição da placenta e sua forma se dá pela interação relativa entre a placenta e a nutrição vascular proporcionada pelo útero, fenômeno chamado "trofotropismo". Por esse motivo, a maior parte dos casos com diagnóstico ecográfico de inserção placentária anômala antes das 20 semanas tem resolução espontânea antes do parto e, por isso, não deve ser dado diagnóstico mórbido nesse período.

A termo, o disco da placenta normal pesa cerca de 500 g, tem formato circular com diâmetro de cerca de 22 cm, com as membranas inserindo-se na margem do disco e cordão umbilical de inserção central (90%), com distribuição radiada dos vasos (Figura 27.1). Há tabelas de referência para o peso do disco placentário segundo a idade gestacional (Pinar *et al.*, 1996; Boyd *et al.*, 2004). Sua espessura varia de 3,5 a 4 cm, com crescimento de cerca de 1 mm a cada semana da gestação, sendo esse dado importante para se avaliar a perfusão adequada da placenta.

A face materna (Figura 27.2) apresenta divisões que aumentam durante a gestação, chamadas "cotilédones", que, no entanto, não correspondem às unidades morfofuncionais da placenta.

Dessa forma, a placenta tem entre um sexto e um sétimo do peso fetal ao nascimento. A avaliação da relação entre o peso do concepto e o peso placentário pode fornecer informações relevantes sobre o estresse fetal intrauterino que afetem o desenvolvimento de ambos. Há várias tabelas disponíveis na literatura, como a compilada em Kraus *et al.* (*apud* Boyd *et al.*, 2004).

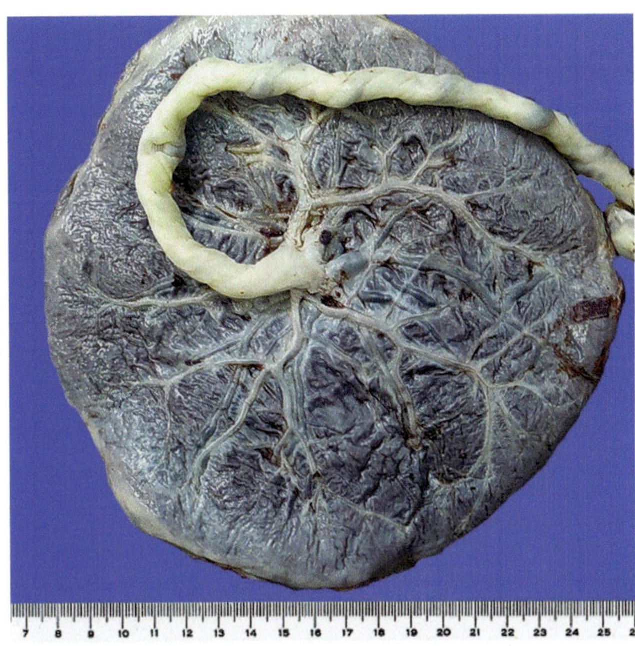

Figura 27.1 Face fetal da placenta.

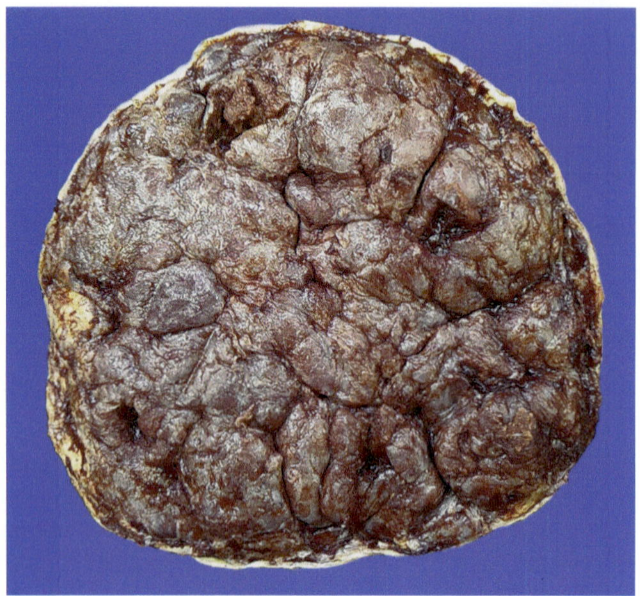

Figura 27.2 Face materna da placenta.

O cordão umbilical apresenta-se com três vasos (duas artérias circundando uma veia), envoltos por um tecido mesenquimatoso frouxo, rico em ácido hialurônico e glicosaminoglicanos, chamado "geleia de Wharton", que o protege de compressões. Em oposição ao restante do corpo, os ramos das artérias umbilicais percorrem superficialmente as veias. Pode haver um quarto vaso, em geral atrófico e venoso, persistente da circulação embrionária precoce, pois não houve o desaparecimento da veia umbilical direita às 7 semanas do desenvolvimento. O comprimento do cordão aumenta durante a gestação, pela atividade motora fetal e tração, porém mais lentamente no terceiro trimestre, atingindo de 40 a 70 cm a termo. O crescimento dos vasos arteriais ao redor do venoso promove voltas de 360° entre eles, dando aspecto de espirais. O índice normal é de uma a três espirais a cada 10 cm de cordão umbilical, sendo abaixo, hipoespiralamento, e acima, hiperespiralamento. Em cerca de 90% das gestações, o cordão insere-se na região central ou excentricamente no disco placentário.

ANORMALIDADES DO FORMATO

Placenta duplex, bilobulada ou bipartida

Trata-se de uma variação da morfologia placentária que se constitui de placenta separada em dois lobos de tamanhos semelhantes. Origina-se de atrofia placentária localizada, secundária a decidualização deficiente ou menor vascularização de parte do útero, como no istmo uterino, óstio tubário, sobre leiomiomas ou áreas submetidas a cirurgias prévias (Kaplan, 2008).

Ocorre em cerca de 4% das gestações e seus fatores de risco não são descritos.

Associa-se à inserção velamentosa do cordão e não aumenta o risco de anormalidades fetais.

Ao diagnóstico pré-natal, pode ser vista como dois discos separados de mesmo tamanho, com cordão mais frequentemente se inserindo em região que conecta os dois lobos do que em um deles. Pode ser confundida com gestação gemelar com dois discos.

As complicações podem ser sangramento de primeiro trimestre, descolamento, polidrâmnio, vasa prévia e hemorragia pós-parto por tecido retido.

Placenta multilobada

Presente quando há mais de um lobo acessório, podendo ser, portanto, trilobulada, tetralobulada etc. (Kaplan, 2008).

Incidência, fatores de risco, diagnóstico pré-natal e complicações são semelhantes aos de placenta bilobada.

Placenta sucenturiada

O termo vem do latim *succenturio*, que significa "substituto" (Suzuki e Igarashi, 2008; Rathbun e Hildebrand, 2024).

Variação da morfologia placentária que apresenta lobo(s) menor(es) e separado(s) do disco principal da placenta, definido pelo tamanho e por onde o cordão se insere, conectados entre si por vasos que atravessam somente membranas (velamentosos) (Figura 27.3). Em cerca de 5% das placentas, essas membranas comunicantes não contêm vasos (placenta *supuria*).

Ocorre em cerca de 2 casos a cada 1.000 gestações. São fatores de risco: gestante com mais de 35 anos e história de fertilização *in vitro*.

Ao diagnóstico pré-natal, podem ser vistos como lobos separados com mesma ecotextura do disco principal. Deve-se sempre avaliar o vaso comunicante e por vasos à frente do feto no óstio cervical interno (vasa prévia). Pode confundir com gestação gemelar com dois discos ou hematoma retroplacentário isoecoico.

As complicações podem ser vasa prévia e hemorragia pós-parto por tecido retido.

Placenta membranácea

Anormalidade rara (Tang *et al.*, 2019), em que os vilos coriônicos longe do polo embrionário falham em atrofiar e são todos funcionais, podendo recobrir toda (forma difusa) ou parcialmente a extensão das membranas placentária (Wilkins *et al.*, 1991). A placenta, então, tem uma fina espessura global (1 a 2 cm) e problemas de perfusão (Rathbun e Hildebrand, 2024).

Ocorre entre 1:20 mil a 40 mil gestações e seus fatores de risco são: endometrite prévia, irrigação ruim na decídua basal ou irrigação excessiva na decídua capsular, falha no desenvolvimento

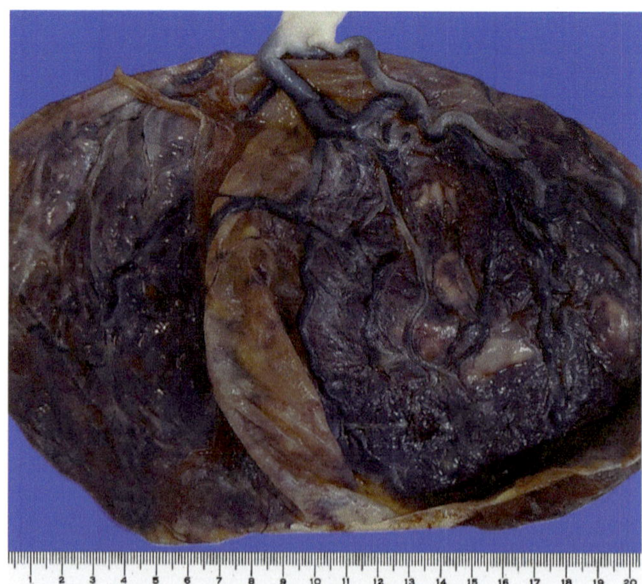

Figura 27.3 Placenta sucenturiada com lobo principal com cordão de inserção marginal e vasos velamentosos, suscetíveis a compressão.

trofoblástico (placentação primitiva), implantação profunda do ovo, atrofia ou hipoplasia do endométrio (Ravangard *et al.*, 2013). Associa-se com placenta prévia ou acreta em até 30% dos casos.

Diagnóstico pré-natal raramente é feito, porém pode ser suspeitado em sangramentos de repetição, com delimitação acurada das dimensões placentárias (Molloy *et al.*, 1983).

Como complicações, associa-se com sangramento no segundo ou no terceiro trimestre, indolor ou durante o trabalho de parto, placenta prévia, restrição de crescimento fetal, hemorragia anteparto recorrente, perdas gestacionais tardias, óbito fetal, hemorragia pós-parto e retenção placentária.

Placenta anelar, em ferradura ou zonária

Variante da placenta membranácea, com atrofia (total ou parcial) da região central, dando-lhe um aspecto de ferradura (mais frequente) ou de anel (Rathbun e Hildebrand, 2024; Steemers *et al.*, 1995).

A incidência é menor do que 1 para 6 mil gestações, e os fatores de risco, associações e diagnóstico pré-natal são semelhantes aos da placenta membranácea.

As complicações podem ser sangramentos anteparto e pós-parto e restrição de crescimento fetal.

Placenta fenestrada

Variação (Rathbun e Hildebrand, 2024) da morfologia placentária caracterizada por áreas focais de atrofia de vilos, recobertas por membrana coriônica.

ANORMALIDADES DAS MEMBRANAS PLACENTÁRIAS

Placenta circunvalada

Trata-se de placenta em que as membranas não se inserem na margem da placenta (Taniguchi *et al.*, 2014; Suzuki, 2008), mas, sim, no interior do disco, promovendo uma face fetal (ou placa coriônica) menor do que a placa basal ou dimensão total da placenta (extracorial). As margens são elevadas com dupla dobra de córion, âmnio, decídua degenerada e depósitos de fibrina, por vezes com hematomas marginais (Figura 27.4).

Ocorre em cerca de 1 a 7% das gestações (Sebire e Sepulveda, 2008) e tem como fatores de risco implantação superficial da placenta e hematomas marginais. Acredita-se que possa haver até herança familial.

No diagnóstico pré-natal, pode-se confundir com sinequias uterinas e bridas ou bandas amnióticas próximas à placenta, por conta da elevação da margem placentária ao método ultrassonográfico.

As complicações podem ser aumento do risco de sangramento por via vaginal no primeiro trimestre, ruptura prematura de membranas, prematuridade, insuficiência placentária, descolamento placentário (agudo e crônico) e restrição de crescimento fetal.

Placenta circum-marginada

Similar à placenta circunvalada, porém, a transição da membrana para o córion é plana (Figura 27.5) (Fadl *et al.*, 2017).

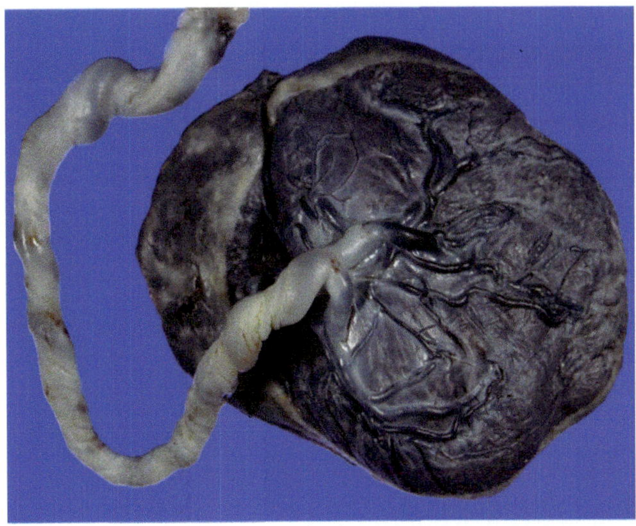

Figura 27.4 Exemplo de placenta com circum-marginação parcial na região à esquerda do disco.

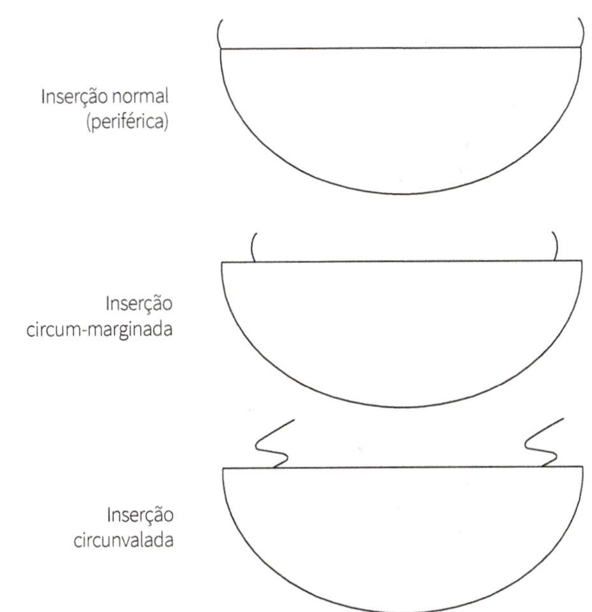

Figura 27.5 Esquema com a posição da inserção das membranas em casos de placentação extracorial.

Sua incidência também é similar à da placenta circunvalada. Entre os fatores de risco destaca-se implantação superficial da placenta.

O diagnóstico pré-natal é similar ao de placenta circunvalada. As complicações são clinicamente sem significado.

Sinequia uterina

Prega das membranas placentárias, considerada benigna (Korbin *et al.*, 1998), constituída por duas dobras de córion sob duas camadas de âmnio.

Ocorre em 0,45 a 0,47% das gestações, e entre os fatores de risco destaca-se antecedente de doença inflamatória pélvica (Lazebnik *et al.*, 1996).

Ao diagnóstico pré-natal, apresenta-se como uma placa comunicando por toda a extensão da parede uterina, com uma base e uma margem livre. Pode ter fluxo ao Doppler dentro da banda.

As complicações podem ser apresentações fetais anômalas e compartimentalização do líquido amniótico.

Banda amniótica

Fragmentos livres de membrana amniótica, com membrana coriônica intacta, que, ao contrário das sinequias, pode provocar constrições e amputações no feto. Há duas teorias de formação: a exógena (Torpin, 1965) é a mais aceita e afirma que há disrupção do âmnio, que permite ao embrião ou ao feto entrar na cavidade coriônica (celômica), sendo envolvido por fibras do mesoderma do âmnio; e a endógena, diz que há uma isquemia nas primeiras semanas da embriogênese.

ANORMALIDADE DA ESTRUTURA

Hipoplasia placentária

Placenta cujo peso do disco (*i. e.*, sem as membranas e o cordão) está abaixo do percentil 10 para a idade gestacional; porém, é mais grave e associa-se a maior morbidade quando se situa abaixo do percentil 3 (Boyd *et al.*, 2004). É um sinônimo de insuficiência placentária. Pode ter: crescimento prejudicado com morfologia normal, como constitucional ou genético, secundário a doenças maternas ou, em 1 a 2% das gestações, a mosaicismo restrito à placenta (ausente no feto); prejuízo no crescimento com morfologia anormal, como em aneuploidias (dismorfismo viloso) ou déficit de perfusão por vasos maternos precoce (promovendo hipoplasia vilosa distal); ou secundária à perda de parênquima funcional, como na hipoxia uteroplacentária crônica com infartos, obstruções na circulação fetal, inflamações crônicas no parênquima placentário e extensa deposição de fibrina.

São fatores de risco: hipertensão gestacional, incluindo pré-eclâmpsia prévia com sinais de gravidade ou precoce (causa mais comum); doenças autoimunes; trombofilias; inanição ou baixo ganho ponderal na gestação; tabagismo; vilosite crônica de alto grau (frequentemente associada a infecções congênitas); deposição de fibrina perivilosa maciça (infarto do assoalho materno) e intervilosite histiocítica crônica.

Associa-se a placentas com diâmetros e espessura menores (cerca de 2,5 cm a termo); cordões umbilicais de inserção velamentosa, curtos, hiperespiralados e finos; e artéria umbilical única.

As complicações incluem rotura da placenta por alterações morfológicas associadas, como lobos acessórios; restrição de crescimento fetal com aumento de morbidade neonatal; prematuridade; intolerância fetal ao trabalho de parto; e risco de natimortalidade.

Placentomegalia

Trata-se do aumento anormal da espessura da placenta ou do peso do disco acima do percentil 90 para a idade gestacional informada ou peso do disco superior a 800 g. Há maior morbidade em placentas que estão acima do percentil 97 (Boyd *et al.*, 2004). O disco costuma ter mais de 22 cm no maior diâmetro, podendo, a depender do edema, ser friável; o cordão umbilical pode ser edematoso (maior diâmetro e transluscência). Associa-se à macrossomia fetal e a processos mórbidos, como diabetes e obesidade maternos, sífilis, anemias materna ou fetal (isoimunização ou transfusão feto-fetal); hidropsia fetal; aneuploidia; e doenças de depósito na placenta (raríssimo). Como causas placentárias, há corangiose, corangioma, displasia mesenquimatosa e gestações molares. Nas duas últimas, podem ser observados cistos volumosos na placenta, inclusive pré-natais.

São fatores de risco: diabetes durante a gestação, com mau controle glicêmico; hidropsia fetal; aneuploidia, síndromes de hipercrescimento e infecções congênitas (STORCH).

No diagnóstico pré-natal, identificam-se espessamento do disco ao ultrassom, tumores com fluxo sanguíneo (corangioma), alterações fetais associadas a peso e malformações, a depender da etiologia.

As complicações podem ser trabalho de parto prematuro, prematuridade, polidrâmnio, distocias pela macrossomia, insuficiência placentária (pelo alto consumo de oxigênio) e hipoxia perinatal.

Displasia mesenquimatosa

Condição rara, caracterizada por placenta rica em vesículas semelhantes a cachos de uvas, como em uma gestação molar, tanto ao ultrassom quanto à análise macroscópica do disco (Figura 27.6). A apresentação clínica é inespecífica e variada: gestação normal com diagnóstico de displasia pós-natal, achado incidental da placenta ao ultrassom, elevação de α-fetoproteína sérica, restrição de crescimento fetal, óbito fetal, sangramento por via vaginal e prematuridade. Associa-se com cistos hepáticos ou malformações vasculares fetais ou síndrome de Beckwith-Wiedemann (placentomegalia, onfalocele, macroglossia e visceromegalias). Como diagnósticos diferenciais, apresenta: gestação molar parcial, degeneração hidrópica da placenta, corangioma, hematoma subcoriônico, infartos placentários e aborto espontâneo com degeneração hidrópica.

Geralmente, é subdiagnosticado e sub-reportado, tendo sido mais descrito em fetos femininos, com uma razão de cerca de 3,5:1.

Diagnóstico pré-natal mostra placenta espessada com áreas císticas e hipoecoicas, com alterações vasculares ao Doppler variando de avascularidade à dilatação de artérias e veias. À ressonância, pode-se diferenciar de uma gestação gemelar com mola hidatiforme completa e feto pelos achados de vesículas no

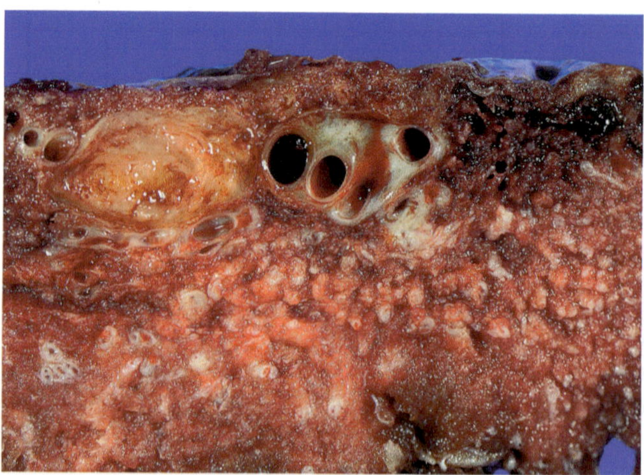

Figura 27.6 Foto da macroscopia de um caso com displasia mesenquimatosa exibindo espessura aumentada, com numerosos vilos-tronco e pequeno corangioma amarelado incidental no canto superior esquerdo.

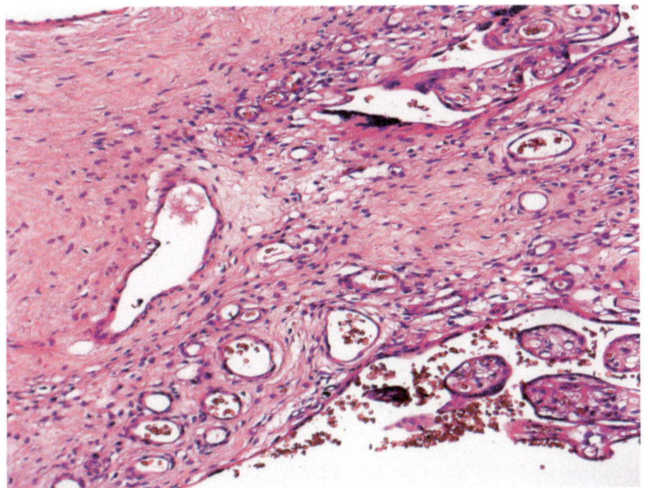

Figura 27.7 Fotomicrografia de proliferação de capilares em vilo-tronco, visíveis somente à microscopia, caracterizando a corangiomatose em um caso de displasia mesenquimatosa.

saco fetal correspondente na displasia e extrassacular na mola. Microscopicamente, pode haver corangiomatose parcial ou difusa em vilos muito aumentados (Figura 27.7).

O prognóstico varia muito, de fetos normais a risco aumentados de restrição de crescimento ou óbito.

ANORMALIDADES DA LOCALIZAÇÃO PLACENTÁRIA

Placenta prévia

Placenta prévia (do latim, "antes do caminho") é a placenta com inserção mais caudal no útero, próxima ou sobre o óstio interno do colo uterino (clinicamente, o segmento uterino). É uma condição que apresenta riscos elevados ao feto e à mãe (por hemorragia), sendo uma causa importante de sangramento anteparto indolor, mais frequente entre 34 e 38 semanas. Sua classificação depende da distância da borda do disco à margem placentária:

- **Grau I (menor):** placenta de implantação baixa, em que sua margem não atinge o óstio cervical interno (a cerca de 0,5 a 2 cm)
- **Grau II (menor):** prévia marginal, em que sua margem atinge o óstio, mas não o cobre
- **Grau III (maior):** prévia parcial, em que a placenta parcialmente cobre o óstio
- **Grau IV (maior):** prévia completa ou centro-total, em que a placenta recobre o óstio completamente.

Ocorre em 1:200 gestações e os fatores de risco são: placenta prévia anterior, parto cesáreo prévio, idade materna avançada, paridade elevada, placentas volumosas, gestações múltiplas, tabagismo materno, antecedente de remoção manual da placenta e fertilização assistida.

Associa-se com o espectro do acretismo placentário (cerca de 5%) e a inserção marginal ou velamentosa do cordão umbilical.

No diagnóstico pré-natal, é avaliada frequentemente por ultrassom transvaginal, embora a ressonância magnética seja o padrão-ouro, após as 20 semanas, por conta do seu crescimento relativo ao útero (trofotropismo).

Espectro da placenta acreta

O espectro da placenta acreta (EPA) descreve a invasão de elementos placentários, notadamente vilosidades coriônicas, pelo miométrio decorrente de defeito na decídua basal, mais frequentemente por uma cicatriz uterina deiscente do que por uma invasividade aumentada do trofoblasto (Hecht *et al.*, 2020). É classificada a partir da profundidade da invasão miometrial em:

- **Placenta acreta:** forma menos profunda, em que as vilosidades estão aderidas ao miométrio sem, contudo, invadi-lo
- **Placenta increta:** forma intermediária, em que as vilosidades parcialmente invadem miométrio
- **Placenta percreta:** forma grave, em que as vilosidades invadem todo o miométrio, podendo ultrapassar a serosa (Figura 27.8).

Quanto à incidência, tem-se:

- **Placenta acreta:** cerca de 75% dos casos, ocorre em cerca de 1:7 mil gestações
- **Placenta increta:** cerca de 25% dos casos, ocorre em cerca de 1:50 mil gestações
- **Placenta percreta:** cerca de 5% dos casos.

A incidência do EPA é crescente em razão da prática crescente de cesarianas. A incidência de "acretismo oculto", isto é, aquele detectado ao exame histológico da placenta, baseado na presença de miométrio aderido à placa basal sem interposição por decídua, é desconhecida.

Os fatores de risco incluem parto cesáreo prévio, placenta prévia, idade materna avançada, anormalidades uterinas (septo uterino, útero didelfo, sinequias uterinas, cirurgias uterinas e multiparidade). A combinação de parto cesáreo prévio e placenta prévia aumenta a probabilidade de acretismo, com mortalidade de até 7%.

No diagnóstico pré-natal, nota-se que as caraterísticas variam conforme a extensão da invasão e o método de avaliação depende frequentemente da *expertise* do avaliador (Carniello *et al.*, 2022). Os detalhes da avaliação do EPA serão abordados no Capítulo 25.

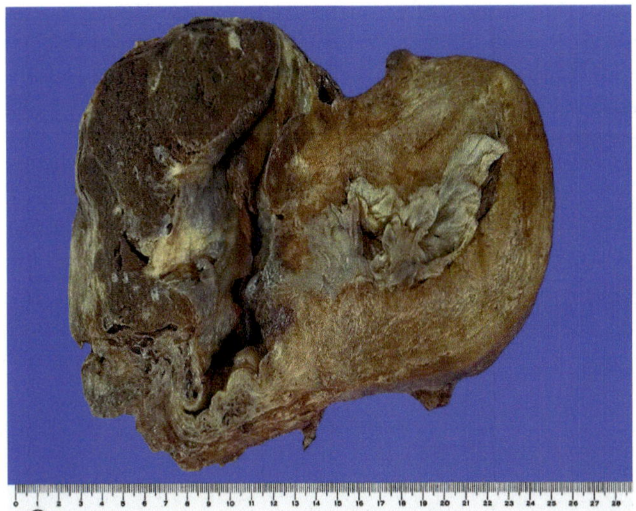

Figura 27.8 Corte coronal de um útero puerperal com placenta prévia centro-total percreta, localizada no istmo e observada no canto superior esquerdo.

ANORMALIDADES ESTRUTURAIS DO CORDÃO UMBILICAL

Espessura

O diâmetro é influenciado pelo número de vasos e pela quantidade de tecido e fluidos da geleia de Wharton. Há aumento progressivo até 32 semanas, quando há leve redução por perda de fluido no final da gestação (Proctor *et al.*, 2013).

Cordões (Kaplan, 2008) espessos (a fresco, com mais de 3 cm de diâmetro) associam-se a placentas maiores, macrossomia fetal e hidropsia, geralmente por aumento da geleia de Wharton e/ou do diâmetro vascular. Cordões finos (menores de 0,8 cm, a fresco) associam-se a prematuridade, pós-datismo, restrição de crescimento fetal, irrigação uteroplacentária diminuída e oligoidrâmnio.

Comprimento

Afetam o comprimento dos cordões (Naeye, 1985) a atividade motora do feto e o ambiente uterino para isso, como restrições (bridas amnióticas, gestação múltipla, oligoidrâmnio). Há menor crescimento do cordão no último trimestre de gestação.

Cordões curtos (abaixo de 32 a 35 cm a termo, a fresco) podem advir de movimento fetal diminuído, como no oligoidrâmnio e nas artrogriposes fetais, e podem, durante o trabalho de parto, causar sofrimento fetal, rotura e possivelmente descolamento placentário até inversão uterina. Cordões longos (acima de 70 cm, a fresco) estão associados a conceptos masculinos, maior atividade do feto e maiores altura materna, índice de massa corporal e paridade. Podem provocar insuficiência cardíaca fetal pelo excessivo trabalho hemodinâmico para a circulação do sangue fetal, além do risco de circulares de cordão ou nós verdadeiros e prolapso de cordão.

Cordões curtos ocorrem em 0,4 a 2% dos casos. Cordões longos, acima de 80 cm, ocorrem em 3,7%; e acima de 100 cm, em 0,5%.

Espiralamento

É o índice normal de 1 a 3 espirais (de 360°) a cada 10 cm de comprimento do cordão. Avalia o risco de o cordão sofrer compressões ou ter prejuízo de fluxo circulatório (Figura 27.9).

O hiperespiralamento ocorre em 20% das placentas e o hipoespiralamento ocorre em 7,5% dos cordões.

Quanto às complicações, o hiperespiralamento pode estar associado com aumento da pós-carga cardíaca fetal e torções e estenoses, provando obstrução ao fluxo circulatório fetal, com ou sem trombose na placa coriônica e em vilos-tronco, e prognóstico pior em cordões longos ou quando há repercussões em vasos de pequeno calibre (vilos avasculares à histologia). Um estudo correlacionou a maior profundidade dos sulcos do cordão (Figura 27.10) com piores prognósticos fetais (Ernst *et al.*, 2013). Cordões hipoespiralados estão mais suscetíveis a acotovelamentos e obstruções agudas de fluxo sanguíneo fetal e a circulares de cordão. São mais frequentes em fetos com aneuploidia ou com artéria umbilical única.

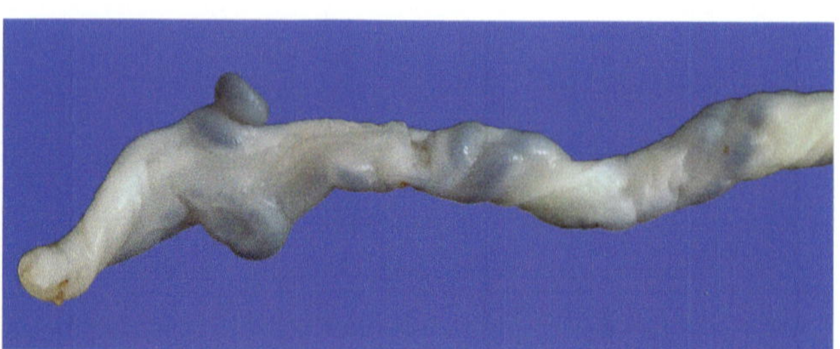

Figura 27.9 Cordão umbilical com espiralamento normal e um falso nó varicoso na extremidade esquerda da foto.

ANORMALIDADES NA INSERÇÃO DO CORDÃO UMBILICAL

Inserção marginal

Trata-se da inserção a menos de 1 a 2 cm da borda da placenta, dando a ela um aspecto "em raquete" que ocorre quando o cordão umbilical se insere justa ou perimarginal (Figura 27.11) (Rathbun e Hildebrand, 2024). Alguns autores afirmam que o prognóstico é pior com a inserção a menos de 1 cm da margem. Possivelmente associada ao trofotropismo da placenta.

Ocorre em 7 a 9% das placentas únicas e em 24 a 33% das gemelares.

Com o crescimento da placenta, pode tornar-se velamentosa. Por isso, é importante avaliar todos os cordões no pré-natal, que, embora tenha sensibilidade variada (69 a 100%), apresenta alta especificidade (99 a 100%) para inserções anômalas de cordão (Di Salvo *et al.*, 1998).

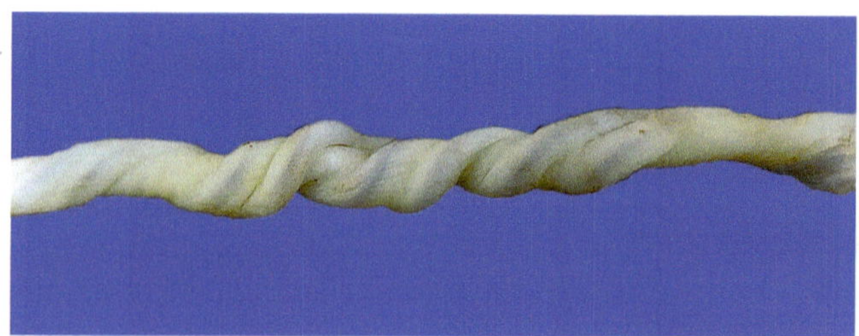

Figura 27.10 Cordão umbilical hiperespiralado com sulcos profundos, que definem pequenas áreas constritivas na espessura do cordão.

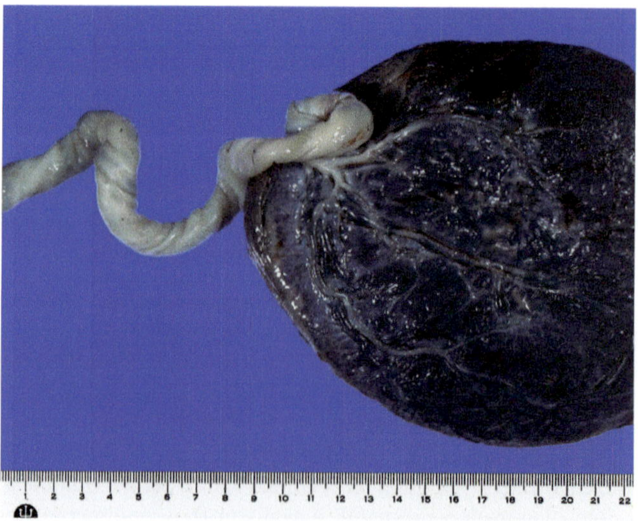

Figura 27.11 Placenta com cordão umbilical de inserção marginal e distribuição irregular dos vasos pela face fetal em um caso com restrição de crescimento fetal.

As complicações incluem restrição de crescimento fetal ou baixo peso, descolamento de placenta, pré-eclâmpsia, circular de cordão cervical e prematuridade (Ebbing *et al.*, 2013).

Velamentosa

Vasos do cordão inserem-se nas membranas corioamnióticas (ver Figura 27.3).

Ocorre em cerca de 1% das placentas únicas e 9 a 15% das gemelares. Associa-se a placentas bilobadas, gestações gemelares, anormalidades uterinas, presença de dispositivo intrauterino (DIU), artéria umbilical única, placenta prévia e natimortalidade.

As complicações podem ser: vasa prévia, restrição de crescimento intrauterino, crescimento fetal discordante em gestações gemelares e maior risco de transfusão feto-fetal.

Inserção furcada

Vasos se dividem e perdem a geleia de Wharton antes de atingir a superfície da placenta, podendo se romper.

Inserção interposta

Cordão com geleia de Wharton trafega abaixo do âmnio, projetando-se do disco mais adiante (Figura 27.12).

Como complicações, os vasos estão sujeitos a compressão e acotovelamento.

Prega amniótica (*tethered cord* ou *amnion web*)

Cordão fixo ao disco na sua porção terminal por uma prega de âmnio, que limita sua mobilidade (Figura 27.13).

Pode comprometer, como todas as demais alterações de inserção, o fluxo sanguíneo na circulação fetal.

VASA PRÉVIA

São vasos placentários e correm sobre ou próximo ao óstio cervical interno, à frente da apresentação fetal, sem o apoio do parênquima placentário ou mesmo da geleia de Wharton (como na inserção velamentosa). É uma causa potencial de hemorragia anteparto gravíssima, por compressão, ruptura ou exsanguinação. É classificada em dois tipos:

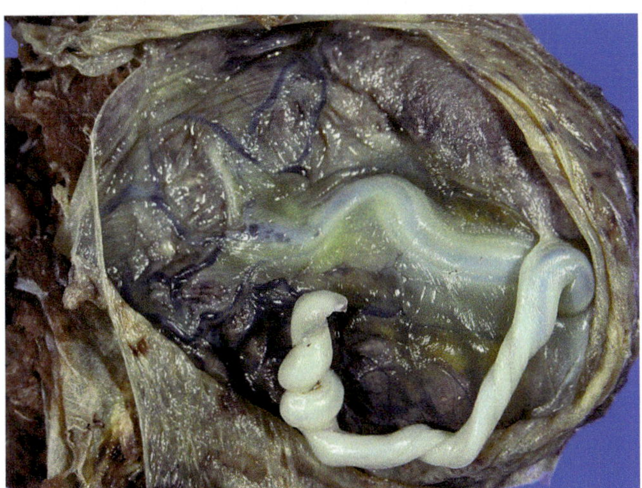

Figura 27.12 Cordão umbilical com longo trajeto na região subamniótica, com geleia de Wharton presente. Observa-se leve impregnação meconial nas membranas.

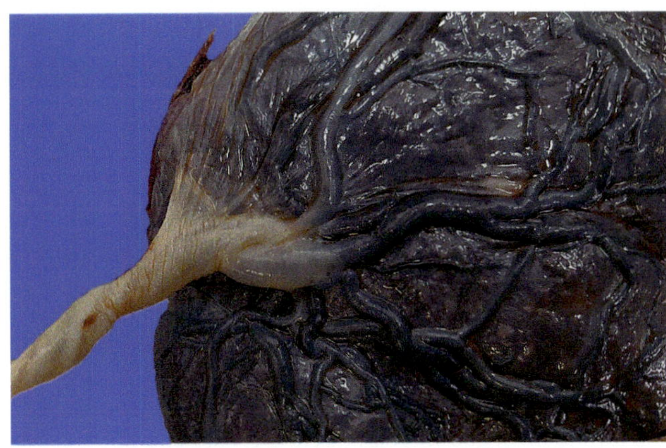

Figura 27.13 Cordão umbilical inserido na margem do disco placentário com prega de âmnio em sua porção terminal.

- **I (cerca de 90%):** conecta-se por vasos velamentosos à placenta
- **II:** conecta-se a trechos de placenta bilobada ou sucenturiada.

Ocorre em 0,6:1.000 gestações e tem como fatores de risco: gestações múltiplas, placenta de inserção baixa, alterações de forma placentária e fertilização *in vitro*.

No diagnóstico pré-natal, deve-se sempre avaliar se há vasa prévia em casos de alterações de morfologia placentária, pois indica resolução da gestação por via alta, evitando parto de urgência.

ANOMALIAS VASCULARES DO CORDÃO

Artéria umbilical única

Presença de uma só artéria. Ocorre em 1% dos partos.

Como existem as anastomoses arteriais próximas à inserção no disco (de Hirtl), deve-se avaliar o cordão em várias regiões dele para se estabelecer o diagnóstico.

Cerca de 20% dos conceptos afetados têm outras malformações maiores associadas, sobretudo geniturinárias, aparentes no período neonatal, ou têm menor peso e com mortalidade perinatal aumentada.

Falsos nós

Podem ser de aspecto gelatinoso ou conter vasos venosos tortuosos (varicosos) ou em espiral redundante. Não têm significado clínico reconhecido (ver Figura 27.9).

Aneurisma de vasos umbilicais

Dilatação da parede de vasos sanguíneos por enfraquecimento. Sua incidência é rara. Pode comprimir vasos adjacentes e, se afetar o fluxo na veia, resulta em óbito fetal.

Trombose e hematoma do cordão

Deve-se ao acúmulo de sangue na geleia de Wharton. A etiologia é raramente demonstrada, mas se especulam a ruptura de varizes pós-punção umbilical e a hemorragia de vasos vestigiais onfalomesentéricos. Localiza-se frequentemente na extremidade fetal. Tem prognóstico ruim se romper para a cavidade amniótica ou comprimir os vasos do cordão, levando à trombose.

Quanto à incidência, trata-se de lesão incomum.

Nós

Alça de cordão umbilical em volvo, que pode sofrer compressão vascular. Pode ser frouxo ou justo, e simples ou complexo. Presume-se que a formação ocorra da 9ª à 28ª semana da gestação pelo maior espaço amniótico e menor crescimento do cordão após esse período, ou mesmo durante a passagem pelo canal de parto.

Cerca de 0,35 a 2,1% dos cordões têm nós verdadeiros (0,1% tem nós duplos), que correspondem a 4% das complicações de cordão. Porém, têm a mesma frequência entre nascidos vivos e natimortos.

Os fatores de risco são: cordão umbilical longo, hiperespiralamento do cordão, polidrâmnio, sexo masculino (cordões maiores), fetos pequenos para a idade gestacional, pós-datismo, gestação gemelar monocoriônica-monoamniótica (risco de entrelaçamento), multiparidade, hipertensão arterial materna crônica, obesidade, diabetes na gestação e idade materna avançada.

Quanto às complicações, tem-se: estreitamento pode provocar compressão vascular, sobretudo venosa, levando a congestão placentária e estase arterial fetal, predispondo a trombose ou a choque obstrutivo (letal).

Entrelaçamento

Circulares em torno do pescoço e das extremidades, ou entre cordões em gestações gemelares monocoriônicas-monoamnióticas.

Ocorre em 23% dos partos e tem como fatores de risco cordões mais longos (em maiores de 115 cm, 90% cursam com circular cervical).

As complicações incluem prolongamento do trabalho de parto, risco de cuidados intensivos e restrição de crescimento fetal.

Ulceração de cordão

Necrose da camada muscular de artérias umbilicais, com úlceras lineares através da geleia de Wharton (Aronowitz *et al.*, 2018). É causa de hemoâmnio e de elevado risco perinatal; associa-se a estenose duodenal e polidrâmnio, porém sem etiologia definida.

Hemangioma

Lesão benigna composta por canais vasculares com degeneração mixoide da geleia de Wharton. Origina-se de ramificações aberrantes da artéria umbilical ou de vasos vestigiais do ducto onfalomesentérico.

Sua incidência é desconhecida e as complicações incluem hemorragia, elevação de α-fetoproteína e, menos frequentemente, hidropsia fetal.

CORANGIOMA

Não é uma neoplasia verdadeira, mas, sim, um hamartoma pela hiperproliferação capilar reativa à hipoxia, afetando, sobretudo, a placa coriônica e as regiões marginais do disco. Sinonímia: hemangioma placentário ou fibroangiomixoma (Figura 27.14). Pode ser vascular (ou angiomatoso) ou fibrótico (ou celular), sem significado clínico. Tem contrapartes microscópicas, que são:

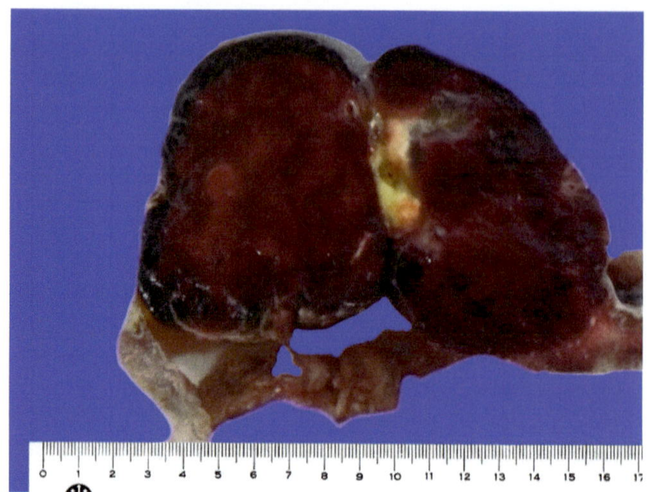

Figura 27.14 Corangioma marginal do tipo vascular ou angiomatoso diagnosticado no ultrassom pré-natal, sem repercussão ao feto.

- Corangiose: afeta vilos terminais
- Corangiomatose: vilos-tronco ou vilos secundários.

Desenvolve-se entre 32 e 37 semanas. Os menores de 1 cm costumam ser assintomáticos e incidentais à análise patológica da placenta. Os grandes (acima de 4 cm) podem provocar parto pré-termo, polidrâmnio, restrição de crescimento fetal, *shunts* arteriovenosos com sequestro de plaquetas e óbito fetal. Podem sofrer infarto ou regredir, geralmente com intervenção terapêutica (parto ou fetoscopia) em casos sintomáticos. Como diagnósticos diferenciais, há: infarto ou hematoma intervilosos, leiomiomas placentário ou uterino, feto acárdico ou papiráceo.

Trata-se do tumor placentário mais comum, em 0,5 a 1% das placentas, único ou multifocal. Associa-se a pré-eclâmpsia, gestações múltiplas e altas altitudes; pode recorrer e os conceptos podem ter hemangiomas infantis (até 50% de concordância em alguns estudos). Essa última associação pode ser em razão de fatores tróficos circulantes ou células endoteliais do hamartoma que entram na circulação fetal.

Coriocarcinoma intraplacentário

Neoplasia maligna constituída por cito e sinciciotrofoblastos, frequentemente limitados à superfície das vilosidades, sem invasão estromal e com focos de necrose. Ocorre em placentas não molares, portanto, com genética biparental e como um achado incidental, em oposição à maior frequência de coriocarcinoma gestacional após molas.

Ocorre em 1:160 mil, mas possivelmente é sub-relatado. Associa-se à transfusão feto-materna, com raros relatos de metástases neonatais e maternas (sobretudo pulmonares).

À macroscopia, pode ser confundido com infarto. Quando se associa à hipervascularização estromal, recebe o nome de corangiocarcinoma.

Leiomiomas intraplacentários

Lesão semelhante aos leiomiomas uterinos, podendo ocorrer dentro do disco placentário ou nas membranas, com fácil destacamento do útero e envolta por decídua. Sua origem placentária ainda é discutida.

Os relatos sobre essa lesão são escassos na literatura.

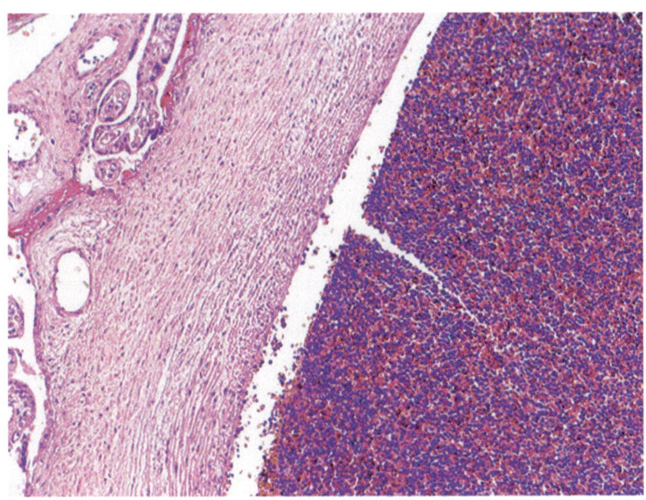
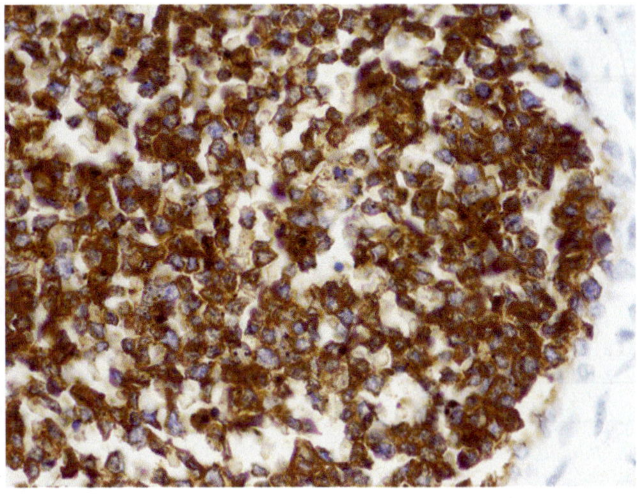

Figura 27.15 Na fotomicrografia à esquerda observam-se células pequenas e azuis, com escasso citoplasma, preenchendo a luz de um vaso umbilical. À direita, há marcação difusa ao método de imuno-histoquímica por CD45, antígeno presente nos leucócitos, caracterizando uma leucemia fetal.

Teratomas

Tumores nodulares constituídos por elementos do ecto, meso e endoderma, na porção fetal da placenta (entre âmnio e córion) ou anexo ao cordão umbilical, sem estrutura axial (uma característica do gêmeo acárdico ou do gêmeo papiráceo).

Os relatos sobre teratoma são escassos relatos na literatura.

O diagnóstico pré-natal é difícil, mas trata-se de tumor com ecogenicidade interna variável, como calcificações, gordura ou fluidos, ausência de polaridade e estruturas de cordão umbilical (Ahmed *et al.*, 2004).

Metástases placentárias

As metástases placentárias (Vera *et al.*, 2021) podem estar presentes no espaço interviloso (materno) ou na circulação fetal, e raramente pode haver invasão do estroma viloso. As células neoplásicas maternas atingem o espaço interviloso por via hematogênica. Em ordem decrescente de frequência, observam-se: melanoma, linfoma/leucemia, carcinoma mamário, carcinoma pulmonar e adenocarcinoma gástrico. As neoplasias fetais, em ordem decrescente de frequência, são: neuroblastoma, linfoma/leucemia, hepatoblastoma, melanoma, sarcoma e tumor rabdoide (Figura 27.15). Podem provocar, quando volumosas na circulação, a hipoxia do feto.

É um evento muito raro, pois menos de 0,1% das gestantes desenvolvem neoplasias e raramente há metástases. As metástases de tumores fetais são ainda mais raras. Não se tem a frequência exata de tumores macroscópicos e êmbolos não são visíveis facilmente, por isso se amostra amplamente para a histologia e se analisam o espaço interviloso e depósitos de fibrina.

No diagnóstico pré-natal, há nódulos que podem ser visíveis ao ultrassom.

Podem ser pigmentados, como no melanoma, e brancacentos, como nos linfomas. Em geral, a placenta é grande, pálida e hidrópica, o que traz outros diagnósticos diferenciais mais comuns, como infecções e anemia. Microscopicamente, há pequenas alterações de maturação detectadas em tumores de mama, que podem demonstrar proliferação vascular por conta de secreção de fator de crescimento do endotélio vascular (VEGF).

Diagnósticos diferenciais incluem: intervilosite histiocítica crônica, nevo congênito, eritroblastose fetal e tecidos fetais ectópicos.

DOENÇAS TROFOBLÁSTICAS GESTACIONAIS

São definidos pela Organização Mundial da Saúde (OMS) em quatro tipos: tumor trofoblástico epitelioide, tumor do sítio de implantação placentária, coriocarcinoma gestacional e tumor trofoblástico misto.

As gestações molares podem ser: parciais, completas e invasivas ou metastáticas.

Esses tumores serão detalhados no Capítulo 21.

REFERÊNCIAS BIBLIOGRÁFICAS

AHMED, N. *et al.* Sonographic diagnosis of placental teratoma. *Journal of Clinical Ultrasound*, v. 32, n. 2, p. 98-101, 2004.

ARONOWITZ, D. *et al.* Perinatal hemorrhage from ulceration of the umbilical cord: a potentially catastrophic association with duodenal and jejunal obstruction. *Journal of Pediatric Surgery*, v. 53, n. 9, p. 1669-1674, 2018.

BOYD, T. *et al.* Normative values for placental weights (N=15,419): Baystate Medical Center 1995-97. *In*: KRAUS, F. T. (orgs). *Placental pathology*: atlas of nontumor pathology. Washington, DC: The American Registry of Pathology, 2004. p. 312-316.

CARNIELLO, M. de O. *et al.* Diagnosis of placenta accreta spectrum in high-risk women using ultrasonography or magnetic resonance imaging: systematic review and meta-analysis. *Ultrasound in Obstetrics & Gynecology*, v. 59, n. 4, p. 428-436, 2022.

DI SALVO, D. N. *et al.* Sonographic evaluation of the placental cord insertion site. *American Journal of Roentgenology*, v. 170, n. 5, p. 1295-1298, 1998.

EBBING, C. *et al.* Prevalence, risk factors and outcomes of velamentous and marginal cord insertions: a population-based study of 634,741 pregnancies. *Public Library of Science One*, v. 8, n. 7, e70380, 2013.

ERNST, L. M. *et al.* Gross patterns of umbilical cord coiling: correlations with placental histology and stillbirth. *Placenta*, v. 34, n. 7, p. 583-588, 2013.

FADL, S. *et al.* Placental imaging: normal appearance with review of pathologic findings. *RadioGraphics*, v. 37, n. 3, p. 979-998, 2017.

HECHT, J. L. *et al.* Classification and reporting guidelines for the pathology diagnosis of placenta accreta spectrum (PAS) disorders: recommendations from an expert panel. *Modern Pathology*, v. 33, n. 12, p. 2382-2396, 2020.

KAPLAN, C. G. Gross pathology of the placenta: weight, shape, size, colour. *Journal of Clinical Pathology*, v. 61, n. 12, p. 1285-1295, 2008.

KORBIN, C. D.; BENSON, C. B.; DOUBILET, P. M. Placental implantation on the amniotic sheet: effect on pregnancy outcome. *Radiology*, v. 206, n. 3, p. 773-775, 1998.

LAZEBNIK, N. *et al.* The effect of amniotic sheet orientation on subsequent maternal and fetal complications. *Ultrasound in Obstetrics & Gynecology*, v. 8, n. 4, p. 267-271, 1996.

MOLLOY, C. E. *et al.* Ultrasonic diagnosis of placenta membranacea in utero. *Journal of Ultrasound in Medicine*, v. 2, n. 8, p. 377-379, 1983.

NAEYE, R. L. Umbilical cord length: clinical significance. *The Journal of Pediatrics*, v. 107, n. 2, p. 278-281, 1985.

PINAR, H. *et al.* Reference values for singleton and twin placental weights. *Pediatric Pathology & Laboratory Medicine*, v. 16, n. 6, p. 901-907, 1996.

PROCTOR, L. K. *et al.* Umbilical cord diameter percentile curves and their correlation to birth weight and placental pathology. *Placenta*, v. 34, n. 1, p. 62-66, 2013.

RATHBUN, K. M.; HILDEBRAND, J. P. Placenta abnormalities. 2022. *In*: *StatPearls*. Treasure Island (FL): StatPearls Publishing, 2024.

RAVANGARD, S. F.; HENDERSON, K.; FULLER, K. Placenta membranacea. *Archives of Gynecology and Obstetrics*, v. 288, n. 3, p. 709-712, 2013.

SEBIRE, N. J.; SEPULVEDA, W. Correlation of placental pathology with prenatal ultrasound findings. *Journal of Clinical Pathology*, v. 61, n. 12, p. 1276-1284, 2008.

STEEMERS, N. Y.; DE ROP, C.; VAN ASSCHE, A. Zonary placenta. *International Journal of Gynecology & Obstetrics*, v. 51, n. 3, p. 251-253, 1995.

SUZUKI, S. Clinical significance of pregnancies with circumvallate placenta. *Journal of Obstetrics and Gynaecology Research*, v. 34, n. 1, p. 51-54, 2008.

SUZUKI, S.; IGARASHI, M. Clinical significance of pregnancies with succenturiate lobes of placenta. *Archives of Gynecology and Obstetrics*, v. 277, n. 4, p. 299-301, 2008.

TANG, L. *et al.* Placenta membranacea: an anormaly of the placenta. *Medicine*, v. 98, n. 26, p. e16166, 2019.

TANIGUCHI, H. *et al.* Circumvallate placenta: associated clinical manifestations and complications-a retrospective study. *Obstetrics and Gynecology International*, v. 2014, n. 986230, 2014.

TORPIN, R. Amniochorionic mesoblastic fibrous strings and amnionic bands: associated constricting fetal malformations or fetal death. *American Journal of Obstetrics & Gynecology*, v. 91, p. 65-75, 1965.

VERA, W. *et al.* Placental pathology in cancer during pregnancy and after cancer treatment exposure. *Placenta*, v. 111, p. 33-46, 2021.

WILKINS, B. S.; BATCUP, G.; VINALL, P. S. Partial placenta membranacea. *British Journal of Obstetrics and Gynaecology*, v. 98, n. 7, p. 675-679, 1991.

LEITURAS RECOMENDADAS

BAERGEN, R. N. *Manual of Pathology of the Human Placenta*. 2. ed. New York: Springer, 2011.

KAPLAN, C. G. *Color Atlas of Gross Placental Pathology*. 2. ed. New York: Springer, 2007.

CAPÍTULO 28

Trabalho de Parto e Parto Pré-Termo: do Conceito ao Cuidado

Eduardo de Souza • Alan Hatanaka • Rosiane Mattar

INTRODUÇÃO

A prematuridade permanece como o mais sério problema perinatal, responsável por cerca de 75% de toda a morbidade e mortalidade neonatais. Suas repercussões ultrapassam o período neonatal; suas sequelas podem influenciar em até 1/3 das mortes infantis e 25 a 50% dos casos com alterações neurológicas tardias.

É definido como pré-termo ou prematuro o recém-nascido (RN) com menos de 37 semanas completas de gestação, ou 259 dias, não importando seu peso. Esse cálculo de idade gestacional é feito tomando-se por base o primeiro dia do último ciclo menstrual regular. Sua incidência, no mundo todo, não tem declinado nas últimas décadas, estimada em torno de 5 a 18%, proporcionando o nascimento de cerca de 15 milhões por ano de conceptos prematuros. No Brasil, situa-se ao redor de 11% dos partos, culminando com cerca de 300.000 RN prematuros por ano.

Quanto menor a idade gestacional, maiores costumam ser os dilemas envolvidos no processo de parturição e nas complicações neonatais. A idade gestacional do limite inferior da prematuridade tem sido determinada em 22 semanas, a fim de separá-la do abortamento. Verifica-se, portanto, que a faixa de idade gestacional envolvida com o pré-termo é bastante extensa, entre 22 e 37 semanas de gestação. Devemos registrar alguns conceitos importantes relacionados a esse longo intervalo, como o chamado "limite de viabilidade fetal", considerado a idade gestacional do serviço assistencial que proporciona, no mínimo, 50% de chances de sobrevida ao nascituro. Geralmente, inclui-se nesse conceito que o concepto não apresente sequelas ou disfunções graves no momento da alta hospitalar. Como o Brasil tem dimensões continentais e diferenças regionais muito acentuadas, não constitui tarefa simples estabelecer o limite de viabilidade fetal nacional; na região Sudeste, considerando-se hospitais que prestam assistência terciária, tem sido considerado entre 25 e 26 semanas de gestação.

Também deve-se destacar que cerca de 70% dos partos prematuros (PP) ocorrem na faixa entre $34^{0/7}$ e $36^{6/7}$ semanas, período esse denominado "prematuridade tardia". Embora os riscos inerentes a essa faixa de idade gestacional sejam mais brandos, estratégias preventivas protetoras desses nascimentos também merecem ser incentivadas, visto que esses conceptos frequentemente necessitam internação em regime de unidade de terapia intensiva (UTI) neonatal. Os RN entre $37^{0/7}$ e $38^{6/7}$ têm sido denominados "termo precoce", como maneira de valorizar o alcance de 39 semanas de gestação, sempre que possível, na busca da maturidade plena do concepto.

O parto pré-termo pode ser espontâneo ou realizado por indicação médica (terapêutico ou eletivo). Quando surge como evento espontâneo (70 a 80% dos casos), pode ser precedido por trabalho de parto prematuro (TPP) ou em decorrência da rotura prematura das membranas ovulares.

O PP eletivo ou terapêutico ocorre em cerca de 20 a 30% dos casos e é indicado para proteger os interesses da mãe e/ou do feto, na presença de patologias clínicas e/ou obstétricas determinantes de risco iminente. Esses nascimentos também têm apresentado incidência crescente nos últimos anos, principalmente em hospitais que prestam assistência terciária. Os estados hipertensivos maternos se destacam como a principal causa de prematuridade eletiva; outras causas frequentes são restrição de crescimento intrauterino, trombofilias, gestações gemelares com distúrbios de circulação entre os conceptos e casos de placenta prévia e acretismo placentário.

O tratamento da prematuridade, envolvendo mãe e RN, é muito oneroso. A despeito dos avanços na Perinatalogia e da criação das UTI neonatais, a prematuridade está entre os problemas médicos de mais difícil solução. Portanto, a prevenção do PP é um dos principais escopos da Obstetrícia moderna, alertando o tocólogo para avaliar o risco de sua ocorrência em toda a assistência pré-natal.

FATORES DE RISCO

Embora o mecanismo pelo qual a parturição prematura é iniciada não seja totalmente conhecido, não há dúvidas de que o desencadeamento do TPP é multifatorial. Mais recentemente, a fim de destacar essa característica, a prematuridade passou a ser considerada uma síndrome, causada por múltiplos processos patológicos. Pesquisadores têm discorrido, detalhadamente, sobre o papel da ativação da via pró-inflamatória no determinismo do TPP, principalmente com a ação de citocinas, interleucinas, proteases e prostaglandinas, contrapondo-se à ação da progesterona, que tenta manter a quiescência da fibra muscular uterina. Todo esse processo pode determinar mudanças cervicais, fundamentalmente em sua matriz extracelular, envolvendo elementos como colágeno, glicosaminoglicanas e ácido hialurônico, proporcionando diminuição da resistência tecidual, dissolução de "cimentos" intercelulares (como a fibronectina), favorecendo o esvaecimento e a dilatação da cérvice. Diversos outros processos têm sido relacionados à gênese do PP, como senescência decidual, fatores vasculares, hemorrágicos, hormonais, emocionais, nutricionais, entre outros.

A diminuição dos índices de PP espontâneo só será possível quando tivermos uma compreensão mais detalhada e profunda sobre os mecanismos responsáveis por essa síndrome.

Apesar de conhecermos vários fatores de risco associados à prematuridade, ressalte-se que em cerca de 30 a 40% dos casos a etiologia do parto pré-termo permanece como não esclarecida. Podemos, de maneira didática, à luz da literatura, destacar os considerados principais fatores associados ao parto pré-termo; obviamente, esses fatores devem ser valorizados não só de modo isolado, mas também considerando suas frequentes e múltiplas associações.

Alguns dados demográficos podem ser relacionados a essa maior possibilidade, como idade materna menor que 15 ou maior que 35 anos, estado socioeconômico e cultural adverso, ausência de controle pré-natal, história materna de um ou mais abortos espontâneos no segundo trimestre, pequeno intervalo interpartal, grande multiparidade, PP prévio, morte fetal anterior.

Fatores individuais comportamentais e de hábito de vida também têm sido associados a maior risco de PP, como atividade física exagerada ou extenuante, tabagismo, etilismo, uso de substâncias ilícitas, além de situações de estresse materno acentuado.

Dentre as condições relacionadas ao maior risco de parto pré-termo, ainda devem ser mencionadas as complicações maternas (obstétricas, clínicas e ginecológicas), das quais destacamos as principais: gestação múltipla, síndromes hipertensivas da gravidez, doença hemolítica perinatal, polidrâmnio, inserção baixa da placenta, descolamento prematuro da placenta, rotura prematura das membranas ovulares, corioamnionite, crescimento fetal restrito, insuficiência istmocervical, presença de colo uterino curto, sangramentos genitais na atual gestação (principalmente aqueles que ultrapassam o primeiro trimestre), presença de gestação concomitante com dispositivo intrauterino, anomalias congênitas fetais, diabetes *mellitus*, colagenoses, trombofilias, infecções maternas, traumas maternos durante a gestação (acidentais ou cirúrgicos), leiomiomas volumosos do útero, malformações uterinas (como úteros bicornos, didelfos, com septações profundas), cirurgias prévias (como miomectomias amplas e, principalmente, conizações do colo uterino).

Entre esses fatores, alguns merecem ser destacados; o antecedente obstétrico de prematuridade prévia adquire muita relevância. O relato de um PP prévio indica entre 15 e 25% de chance de novo parto pré-termo e 50% quando a gestante referiu dois PP em seu passado obstétrico. É nítido que esse antecedente, quando presente, deve alertar o pré-natalista para adoção de medidas especializadas para que a prematuridade não se repita. A anamnese pormenorizada, detalhando as condições do nascimento prematuro anterior, pode oferecer subsídios preciosos na busca dessa prevenção.

A etiologia infecciosa do TPP tem recebido muita atenção na atualidade, com realce para as infecções clínicas ou subclínicas dos sistemas genital e urinário, estimulando a busca de marcadores laboratoriais capazes de predizer a prematuridade. O processo inflamatório e infeccioso materno possibilita a ativação de uma cascata de eventos e culmina com a produção de ácido araquidônico, liberação de prostaglandinas e aparecimento de contrações uterinas. É notória a associação entre quadros infecciosos urinários (principalmente a pielonefrite) e a ocorrência de TPP. Algumas vulvovaginites e cervicites também têm sido implicadas na gênese do parto pré-termo, com mais destaque para a vaginose bacteriana; entretanto, esse desequilíbrio da flora vaginal, mesmo quando adequadamente tratado, não proporcionou diminuição da prematuridade. Por fim, devemos destacar que mesmo processos infecciosos fora do aparelho genital podem ser responsabilizados pelo PP. Um exemplo é a doença periodontal, enfermidade de natureza infecciosa associada primariamente à colonização das superfícies dos dentes por bactérias anaeróbias gram-negativas.

ESTÁGIOS DE PREVENÇÃO

Diversos estudiosos buscaram, ao longo dos anos, estabelecer uma graduação para as intervenções preventivas da prematuridade, classificando-as em primária, secundária e terciária.

Prevenção primária

Em termos ideais, essa atuação seria iniciada em consulta preconcepcional, dirigida a todas as mulheres em idade reprodutiva que estão planejando engravidar. Nesse momento, alguns fatores de risco já poderiam ser identificados e corrigidos. Intervenções educacionais envolvendo aspectos nutricionais (destinados, por exemplo, à desnutrição ou às dietas desequilibradas), sociais (como evitar a gravidez nos extremos etários: abaixo de 15 anos e acima de 35 anos ou o manejo de estresse psicossocial), atuação sobre hábitos e vícios de vida (como noções de higiene, tabagismo, etilismo, uso de substâncias ilícitas) poderiam ser muito úteis. A pesquisa e o adequado tratamento de infecções do trato genital inferior também podem ser realizados nessa consulta. Reconhecemos, no entanto, que embora seja desejável, a remoção ou a redução dessas causas epidemiológicas é difícil de ser realizada na prática obstétrica diária. Também precisamos ter ciência de que muitos desses fatores, mesmo quando controlados ou tratados, podem não trazer a redução desejada de PP, evidenciando a grande complexidade do problema.

A prevenção primária durante a gestação tem amparo em pré-natal de início precoce, com datação correta da idade gestacional e olhar atento do pré-natalista para a história obstétrica (anamnese cuidadosa), fatores de risco identificáveis, queixas recorrentes como cólicas e sangramento. O exame físico detalhado pode orientar o acompanhamento e a adoção de medidas corretivas. Pensar no risco de um parto pré-termo espontâneo durante as consultas pode orientar a avaliação de cada gestante no sentido de identificação precoce de risco. Esse estágio preventivo deve ser dirigido a todas as gestantes e deve destacar, além dos fatores mencionados anteriormente na consulta preconceptiva, atenção aos antecedentes obstétricos, cuidados odontológicos, rastreio urinário, infecções do trato genital inferior e avaliação da possibilidade de rastreamento pela medida do colo uterino por via vaginal em idade gestacional oportuna.

Prevenção secundária

Destinada às gestantes consideradas de maior risco para PP. Deve ser prestada em serviços secundários ou terciários de referência regional, se possível envolvendo as pacientes com antecedente positivo de PP, gemeligestas, portadoras de colo uterino curto, gestações cursando com sangramento genital após o primeiro trimestre ou com exacerbação da contratilidade uterina e aquelas com doenças clínicas associadas, pacientes com conização do colo e com malformações uterinas. É nesse nível preventivo de prematuridade que algumas ações têm sido pontuadas como úteis; merece destaque o uso de testes com marcadores bioquímicos, como a fibronectina fetal, a alfa-1-microglobulina placentária (PAMG-1) e a proteína-1 fosforilada ligada ao fator de crescimento insulina-símile (IGFBP-1). Também devem ser valorizadas estratégias como a indicação de cerclagem do colo uterino (em mulheres com insuficiência istmocervical), administração de progesterona, inserção de pessário cervical e o tratamento do *sludge*.

Obviamente, todos os esforços devem ser exercidos na compensação das intercorrências clínicas, com destaque para a prevenção da infecção do trato urinário, além de seguir as medidas preventivas da pré-eclâmpsia, quando indicadas (importante causa de prematuridade eletiva). O profissional experiente também saberá dosar, de maneira individual, as orientações a respeito do repouso materno e da abstinência sexual.

Prevenção terciária

A prevenção terciária objetiva melhorar o prognóstico dos conceptos prematuros. Muitos esforços têm sido direcionados para essa finalidade, com destaque para a instalação de tocólise (inibição do verdadeiro TPP), uso de corticoides buscando, entre outros efeitos, promover aceleração da maturidade pulmonar fetal, uso de antibióticos (como nos casos de corioamnionite e na prevenção da doença neonatal precoce pelo estreptococo do grupo B) e ministração de sulfato de magnésio com finalidade de neuroproteção do concepto com idade gestacional inferior a 32 semanas. Ainda podemos considerar nesse nível terciário preventivo a primorosa assistência ao parto, estabelecendo a melhor via para o nascimento (vaginal ou cesariana), sempre buscando evitar infecções, asfixia e trauma perinatais. Também deve ser aqui incluído o respeito ao protocolo assistencial aos casos de rotura prematura pré-termo de membranas, objetivando melhor prognóstico para a mãe e seu concepto. Por fim, vale salientar que, para se atingirem resultados mais satisfatórios, torna-se fundamental poder contar com estrutura hospitalar de cuidados intensivos neonatais de excelência.

Não poderíamos deixar de ressaltar um aspecto fundamental: o papel importante da avaliação interpartal. É fundamental, após o nascimento prematuro, uma avaliação crítica e retrospectiva de todo o processo gestacional e do parto, buscando fortalecer estratégia preventiva na próxima gravidez. Por meio de criterioso exame clínico e solicitação de exames subsidiários pertinentes para o caso, procura-se atuar nas causas envolvidas no determinismo da prematuridade. Dentre os principais exames, destacam-se a avaliação do aparelho urinário, o estudo da flora genital e, quando indicadas, as provas para estudo complementar ao diagnóstico de insuficiência istmocervical (p. ex., prova da vela 8, histerografia, ultrassonografia 3D, entre outros).

Algumas condições patológicas desencadeantes de PP têm características peculiares, merecendo estudo individualizado, como a gemelidade, a rotura prematura de membranas ovulares, a insuficiência istmocervical, as infecções do trato urinário e as infecções do trato genital. São eventos mórbidos incorporados à patologia obstétrica e possuidores de distintos aspectos etiológicos, fisiopatológicos, preventivos e terapêuticos, recebendo maior destaque nos capítulos 24, *Síndrome do Colo Curto*, e 44, *Infecções do Trato Urinário durante a Gravidez*. O colo uterino considerado curto, seu diagnóstico, sua associação com o *sludge* e suas propostas de tratamento (entre elas, a cerclagem, o uso da progesterona natural micronizada e o pessário cervical) são detalhados no Capítulo 24, *Síndrome do Colo Curto*.

USO DA PROGESTERONA NATURAL MICRONIZADA DURANTE O PRÉ-NATAL NA PREVENÇÃO DA PREMATURIDADE

A progesterona tem sido utilizada com sucesso, em algumas circunstâncias, contribuindo com a diminuição da prematuridade espontânea. Esse hormônio é estudado há décadas por pesquisadores em Obstetrícia e está relacionado ao desfecho obstétrico. Admite-se, na atualidade, sua capacidade de manter o útero em estado mais quiescente, ou seja, favorecendo o relaxamento miometrial; ele tem ampla atuação sobre diversos processos envolvidos no determinismo do parto pré-termo, como bloqueio da ação da ocitocina, síntese de prostaglandinas, apoptose celular e resposta inflamatória. A progesterona tem sido reconhecida, também, como poderoso imunomodulador, capaz de interferir na ação de citocinas, interleucinas, células *natural killer*, entre outras. A ação da progesterona em sua formulação intramuscular (caproato de 17-alfa-hidroxiprogesterona) já foi alvo de diversos estudos científicos com o objetivo de observar sua capacidade de postergar o deflagrar do TPP. No Brasil, não dispomos desse tipo de apresentação. Com a disponibilização da progesterona natural micronizada (formulação que permite melhor absorção), o uso por via vaginal desse produto passou a ser muito mais favorecido.

No início dos anos 2000, surgiram diversos estudos de boa metodologia valorizando a ação da progesterona natural micronizada por via vaginal na prevenção do TPP, principalmente nas gestantes consideradas de alto risco (aquelas com antecedente de PP espontâneo), e também naquelas com colo uterino considerado curto à ultrassonografia transvaginal realizada no segundo trimestre de gestação (entre 20 e 24 semanas). Os dados indicaram que o uso da progesterona, nessas eventualidades, poderia diminuir o risco da prematuridade em cerca de 40%. Nos anos seguintes, foram publicados estudos incluindo modelos de revisão sistemática e de metanálises, porém com resultados conflitantes a respeito do real benefício preventivo. Observa-se, portanto, que a literatura não é unânime em relação ao uso da progesterona natural micronizada por via vaginal na prevenção do parto pré-termo. A heterogeneidade das casuísticas, com a inclusão de gestantes com diferentes características, provavelmente traz dificuldades na obtenção e interpretação dos resultados dos trabalhos científicos.

De modo geral, até que novas evidências surjam, diante de história prévia de PP espontâneo, tem-se valorizado o uso da progesterona natural micronizada, entre 16 e 36 semanas de gestação, por via vaginal (200 mg), ao deitar, no período noturno, obtendo-se, assim, maior concentração uterina, suprimindo a primeira passagem hepática. Essa via tem a desvantagem de promover conteúdo vaginal mais espesso, com leve irritação local para algumas gestantes. O uso oral pode determinar mais efeitos adversos, como sonolência, fadiga, tonturas, cefaleia e obstipação intestinal.

O uso de progesterona encontra maior amparo na literatura diante do diagnóstico de colo uterino curto, ministrada a partir da detecção do comprimento cervical ≤ 25 mm (no segundo trimestre de gestação), até 36 semanas (200 mg por via vaginal).

Também se observa polêmica envolvendo o uso de progesterona na gestação gemelar como preventivo da prematuridade. Os resultados dos estudos, como mensagem prática para a assistência obstétrica diária, indicam que seu uso não deve ser recomendado de maneira rotineira e deve ser reservado às gemeligestas que cursam com colo curto à ultrassonografia transvaginal de segundo trimestre.

TESTE DA FIBRONECTINA FETAL COMO PREDITOR DO PARTO PRÉ-TERMO

A fibronectina fetal é a maior matriz proteica extracelular das membranas fetais e pode ser considerada marcador inflamatório/infeccioso do TPP. Sua presença na secreção cervicovaginal pode ser utilizada para selecionar gestantes que necessitem de medidas terapêuticas. Por outro lado, quando ausente, evita-se o uso desnecessário de medicamentos, tranquilizando ambos, gestante e obstetra. Normalmente, a fibronectina fetal está presente nos fluidos cervicovaginais durante as primeiras 20 semanas de gestação, sugerindo que os componentes da matriz extracelular, incluindo a fibronectina fetal, seriam liberados durante a fase proliferativa do desenvolvimento das membranas. Após a fusão do âmnio com o córion, a fibronectina fetal não deve mais ser encontrada nos fluidos cervicovaginais de gestações não comprometidas. Após a 24ª semana, a presença da fibronectina fetal na secreção vaginal é importante marcador do início da cascata de eventos que antecedem o parto, pois qualquer problema na interface materno-fetal, como infecção ascendente, contrações mecânicas e isquemia, antes do parto, pode causar liberação da fibronectina fetal para a vagina. O teste imunocromático é de fácil realização, com resultado em poucos minutos. Ressalte-se que os resultados negativos são mais consistentes para indicar que não vai ocorrer o PP. Seu valor preditivo negativo chega a cerca de 90 a 95%, tornando muito pouco provável a parturição em até 15 dias. É importante salientar que o exame deve ser realizado antes da manipulação vaginal e, portanto, antes da realização do toque vaginal.

Atualmente, existem testes similares envolvendo outras proteínas, como a PAMG-1 e a IGFBP-1. Eles são realizados de maneira semelhante e seus resultados também são concordantes com aqueles descritos nos estudos com a fibronectina. Esses testes encontram valor prático durante o pré-natal de gestantes de alto risco para PP e naquelas que se mostram sintomáticas, auxiliando na indicação do uso de substâncias tocolíticas e corticoides para aceleração pulmonar fetal.

USO DE CORTICOTERAPIA ANTENATAL

Há algumas décadas, percebeu-se a relação entre o uso de corticoides e a prevenção das complicações respiratórias neonatais. Os corticoides atuam nos pulmões fetais, principalmente nos pneumócitos do tipo 2, acelerando a maturidade pulmonar com produção de surfactante, favorecendo as trocas gasosas alveolares. Em 1972 foi publicado o primeiro ensaio clínico controlado e randomizado demonstrando os benefícios da administração pré-natal dos corticoides na redução nas taxas da síndrome do desconforto respiratório em RN prematuros. Diversos estudos foram realizados nas décadas seguintes, sempre como defensores desse uso dos corticoides. Revelou-se que o corticoide promovia outros efeitos benéficos, como estabilidade circulatória e menor frequência de hemorragias cerebrais e de enterocolite necrosante. A idade gestacional para uso do corticoide também foi se ampliando; já há algumas décadas, recomenda-se seu uso entre 24 e 34 semanas de gestação.

O chamado "ciclo de corticoide" pode ser realizado preferentemente com betametasona (12 mg/dia por via intramuscular [IM], em 2 dias consecutivos) ou com dexametasona (6 mg IM a cada 12 horas, por 2 dias). Seu efeito benéfico já pode ser notado após as primeiras horas do início da medicação, mas o efeito ideal ocorre após 24 horas de completado o esquema terapêutico. A ação tem duração de até 7 dias.

Atualmente, é valorizado o chamado "ciclo único de corticoterapia". Repetições semanais foram associadas a alterações maternas e conceptuais em várias publicações clínicas e experimentais. O uso de mais um ciclo, caracterizado como "de resgate", deve ficar restrito a casos excepcionais, realizados com intervalo de tempo superior a 2 semanas.

Revisões sistemáticas atualizadas continuam a valorizar o uso antenatal dos corticoides em gestantes de risco para parto pré-termo, com redução da mortalidade perinatal, mortalidade neonatal, enterocolite necrosante, necessidade de ventilação mecânica e infecções sistêmicas nas primeiras 48 horas de vida.

A corticoterapia antenatal é considerada uma grande, talvez a maior conquista terapêutica na luta que busca amenizar os efeitos da prematuridade para o concepto; no entanto, sua indicação deve ser precisa. Recentemente, surgiram alguns estudos relacionando o uso do corticoide com distúrbios cognitivos nas crianças cujas mães receberam o medicamento, mas não nasceram prematuras; esse dado, até que novas publicações surjam, valoriza o uso preciso e ponderado da corticoterapia.

A partir de 2010, surgiram estudos na literatura que observaram benefícios com o uso da corticoterapia antenatal em idades gestacionais superiores a 34 semanas de gestação, nos casos que não fizeram uso prévio desse medicamento. Esses estudos mostraram que o concepto pré-termo tardio era beneficiado, destacando-se menor incidência de síndrome do desconforto respiratório, maior índice de Apgar, menor necessidade de ressuscitação, menor admissão em UTI neonatal e menos necessidade de fototerapia para icterícia. Nos anos seguintes, importantes publicações confirmaram esses benefícios aos RN, alertando, porém, para o significativo maior risco de hipoglicemia neonatal. Todas essas publicações receberam algumas críticas relacionadas à metodologia empregada, como uso ou não de tocolíticos, tipos de esquema de corticoide, presença ou não de intercorrências clínicas associadas, tempo entre a aplicação do corticoide e o parto, causa da cesárea eletiva, entre outras. Também houve destaque para o fato de a literatura registrar diversas repercussões a curto, médio e longo prazos na vida de conceptos que tiveram hipoglicemia neonatal. Esse uso da corticoterapia tem sido recomendado por algumas sociedades médicas importantes, como a Society for Maternal-Fetal Medicine e o American College of Obstetricians and Gynecologists (ACOG). Tem sido consenso entre nós que essa prática não deve ser rotineira até que novas evidências surjam; e mais, que os supostos riscos e benefícios sejam apresentados aos responsáveis pelo concepto, além de expresso consentimento para seu uso.

TRABALHO DE PARTO PREMATURO – AGENTES TOCOLÍTICOS

A utilização de substâncias tocolíticas, capazes de inibir a atividade contrátil do miométrio, é uma estratégia importante para tentar reduzir os índices de prematuridade espontânea e subsequente morbidade e mortalidade neonatais, apesar de apresentar diversos aspectos controversos.

Os principais agentes tocolíticos citados na literatura são os betamiméticos (beta-2-adrenérgicos, principalmente terbutalina, salbutamol e ritodrina), bloqueadores de canais de cálcio (com destaque para o nifedipino), inibidores da síntese de prostaglandinas (inibidores da cicloxigenase, como a indometacina), sulfato de magnésio e os antagonistas de receptores de ocitocina (atosibana). Na prática diária, atualmente, devemos recorrer ao uso de três opções tocolíticas consideradas de primeira linha: terbutalina, nifedipino e atosibana. A indometacina é de uso muito restrito, e o sulfato de magnésio não deve mais ser utilizado com esse objetivo, em virtude da baixa eficácia associada a seu uso. Em nosso meio, é notória a frequente utilização de isoxsuprina como tocolítico. Por ser beta-1-adrenérgico, além de menor efeito tocolítico, seus efeitos colaterais são muito destacados, não devendo ser utilizado.

Merece destaque que a US Food and Drug Administration (FDA), desde 1980, só aprovou o betamimético ritodrina como substância tocolítica.

Os tocolíticos podem agir interferindo diretamente em mensageiros intracelulares responsáveis pela contração muscular, como os betamiméticos, o sulfato de magnésio e os bloqueadores de canais de cálcio. Os antagonistas de receptores de ocitocina e os inibidores da síntese de prostaglandinas atuariam interferindo diretamente nos estimulantes da contração miometrial.

Para o uso correto da tocólise, é necessário realizar adequadamente o diagnóstico de verdadeiro TPP, com presença de contrações uterinas regulares e alterações cervicais progressivas. Classicamente, deve-se ter duas ou três contrações em 10 minutos acompanhadas de dilatação cervical superior a 1 a 2 cm, ou esvaecimento maior que 80%. Casos duvidosos devem ser observados por período mais prolongado, em ambiente hospitalar, e pode-se lançar mão de outros recursos diagnósticos como a ultrassonografia transvaginal para avaliação morfológica do colo e a pesquisa da fibronectina fetal, da PAMG-1 ou da IGFBP-1 (descritas anteriormente).

Todos os tocolíticos apresentam efeitos adversos; por isso, antes do seu uso, deve-se ter conhecimento preciso da idade gestacional. Eles devem ser utilizados preferentemente até 34 semanas. A utilização entre 34 e 36 semanas deve ser individualizada, de acordo com as condições da paciente e do local de atendimento. As condições clínicas da parturiente, a vitalidade fetal e até o custo dos medicamentos devem ser avaliados rigorosamente. Uma vez iniciada a tocólise, é necessário prestar muita atenção à resposta clínica da paciente e ao aparecimento de possíveis efeitos colaterais e eventos adversos. Importante salientar que a tocólise não deve ser instituída em quadros clínicos duvidosos, possivelmente relacionados ao diagnóstico de descolamento prematuro de placenta e corioamnionite. Portanto, concomitantemente ao processo de tocólise deve-se proceder, quando disponível, a ultrassonografia obstétrica, Dopplerfluxometria, cardiotocografia, além de exames bioquímicos de sangue e urina (hemograma, proteína C-reativa, urina 1 e urocultura). Como regra prática útil, os casos propostos para tocólise devem estabelecer que a saúde materna e a conceptual estejam asseguradas.

Embora haja estudos na literatura que efetivamente comprovaram que o uso de tocolíticos promove prolongamento da gestação e melhoria do prognóstico neonatal, seu uso tem sido questionado em algumas publicações recentes. Autores destacam seus efeitos colaterais maternos e fetais, bem como a falta de comprovação evidente na melhoria do prognóstico neonatal, embora esses medicamentos consigam prolongar a gestação por mais algum tempo.

A qualidade dos estudos envolvendo o uso de tocólise também envolve polêmica na literatura. Há autores que alertam que a metodologia desses artigos é muito complicada, pois o estado de saúde das mães e dos conceptos deve ser levado em consideração; a própria etiopatogenia do TPP pode variar, na dependência da faixa de idade gestacional.

O objetivo da tocólise não é só inibir as contrações uterinas, mas principalmente ganhar tempo suficiente (pelo menos 48 horas, até 7 dias) para transferir a gestante para um centro de referência, bem como permitir o uso oportuno de corticoides para indução de maturidade pulmonar fetal, a fim de diminuir os agravos neonatais da prematuridade.

A seguir, discorreremos rapidamente a respeito dos principais tocolíticos, apresentando opções posológicas de uso.

Agonistas de receptores beta-2-adrenérgicos

Seu uso é cada vez menos recomendado como medicação de primeira escolha, em virtude da grande quantidade de efeitos adversos (mal-estar, palpitação, tremores, hiperglicemia, hipopotassemia, taquiarritmias e até edema agudo de pulmão); não é incomum a necessidade de interrupção do uso. O medicamento mais utilizado desse grupo é a terbutalina, administrada por via intravenosa (IV) contínua, preferencialmente com bomba de infusão.

Pode-se utilizar cinco ampolas em 500 mℓ de soro glicosado a 5%, iniciando com 10 a 20 gotas/minuto por via intravenosa – avaliar efeitos colaterais e a tolerância da paciente (a frequência cardíaca materna deve se manter abaixo de 120/minuto e os batimentos cardíacos fetais abaixo de 180/minuto). Se necessário, deve-se aumentar de 10 a 20 gotas/minuto a cada período de 20 ou 30 minutos até obter a inibição. Manter essa velocidade de infusão por até 12 horas. Preconiza-se o máximo de 40 gotas/minuto (120 mℓ/hora). Dose de manutenção: após 12 horas sem contrações, diminuir de 10 a 20 gotas/minuto, a cada período de 20 a 30 minutos, mantendo a dose mínima necessária por cerca de mais 12 horas. Não utilizar por mais de 48 horas.

Inibidores das prostaglandina-sintetases

Nesse grupo, o fármaco mais utilizado é a indometacina. Pode ser utilizado por via oral (VO) ou retal. Efeitos colaterais maternos podem incluir: náusea, vômito, gastrite e refluxo gastroesofágico. Alguns efeitos adversos fetais/neonatais são descritos (constrição do canal arterial fetal e ocorrência de oligoâmnio, que é maior quando o uso for acima de 48 horas ou se a idade gestacional for maior que 32 semanas). Portanto, seu uso não é recomendado a partir de 32 semanas de idade gestacional e em gestantes que já apresentam oligoâmnio e/ou restrição de crescimento fetal.

Para sua utilização recomenda-se uma dose de ataque de 50 a 100 mg via retal (supositório), seguida de 25 mg VO a cada 4 a 6 horas por até 48 horas. A forma em supositório pode ser preparada em farmácias de manipulação.

Bloqueadores de canal de cálcio

Seu uso como uterolítico é considerado *off label*. O medicamento mais utilizado desse grupo é o nifedipino, que tem sido recomendado como primeira escolha na tocólise. Os efeitos colaterais maternos mais comuns são rubor facial, cefaleia, náuseas e hipotensão (geralmente leve e fugaz). Está contraindicado diante de doenças cardiovasculares, disfunções hepáticas e em gestantes muito hipotensas; em hipertensas, principalmente nas que já estão em uso de anti-hipertensivos ou naquelas em que serão usadas doses elevadas de nifedipino, pode ocorrer hipotensão importante, com risco de repercussões fetais desfavoráveis.

A associação de nifedipino com o sulfato de magnésio pode potencializar o risco de bloqueio neuromuscular do magnésio, aumentando o risco de alterações nas funções cardíaca e pulmonar, além de hipotensão; portanto, deve haver cautela se essa associação ocorrer, com monitorização materna e fetal rigorosas.

A posologia recomendada do nifedipino não está suficientemente padronizada e há inúmeros esquemas de tratamento propostos. Destacam-se dois modelos posológicos:

- 10 mg via oral (comprimido simples), podendo repetir essa dose, se as contrações persistirem, a cada 20 minutos por mais duas vezes na primeira hora (dose total de 30 mg), seguida de dose de manutenção de 20 mg via oral a cada 8 horas, durante 48 horas
- 20 mg via oral (comprimido simples) na primeira hora e, como manutenção, 20 mg via oral de 6/6 horas ou 8/8 horas nas 48 horas seguintes.

Na dose de manutenção, pode-se usar o comprimido simples ou o revestido (de liberação retardada). Os comprimidos sempre devem ser engolidos inteiros, sem mastigar. Não utilizar via sublingual. A vigilância clínica materna é fundamental, bem como o controle da vitalidade fetal.

Antagonista do receptor da ocitocina

A atosibana é de utilização intravenosa, e sua dose é a mais bem estabelecida; apresenta menos efeitos adversos, porém tem custo muito superior ao de todos os outros tocolíticos, o que dificulta muito sua utilização.

A atosibana é totalmente administrada por via intravenosa, em três etapas, iniciando com *bolus* de 6,75 mg (0,9 mℓ) em 1 minuto, seguida imediatamente por uma infusão contínua (300 µg/min = 18 mg/h, que corresponde a uma taxa de infusão de 24 mℓ/h), durante 3 horas e, caso necessário, uma infusão, da mesma solução, porém de menor dosagem (100 µg/min = 6 mg/h, que corresponde a uma taxa de infusão de 8 mℓ/h), por até 45 horas. Não há contraindicações absolutas para o uso da atosibana, exceto as contraindicações formais para tocólise.

A associação de tocolíticos não é recomendada, nem o prolongamento de seu uso. Após o processo de inibição de TPP ser estabelecido, a terapêutica de manutenção mais aceita é a progesterona vaginal micronizada por via vaginal. Os estudos, apesar de serem considerados de metodologia adequada na busca das melhores evidências, expressam resultados conflitantes. Há pesquisadores que defendem o uso da progesterona na manutenção da tocólise, enquanto outros não documentam benefícios evidentes.

ASSISTÊNCIA AO TRABALHO DE PARTO PREMATURO

A diminuição da mortalidade neonatal entre RN prematuros só poderá ser alcançada quando a condução adotada durante a parturição conseguir evitar, ao máximo, a anoxia e o trauma fetal e, também, quando houver possibilidades plenas, em centros neonatais especializados, de dispensar cuidados intensivos ao pré-termo.

Julga-se de grande relevância, portanto, que o PP seja assistido em hospital de referência com recursos adequados na sala de parto e primorosa unidade de terapia neonatal. É impositivo o apuro dos profissionais das equipes médica e paramédica, com presença obrigatória de dois obstetras (pelo menos um com consolidada experiência), anestesiologista dedicado à obstetrícia, dois neonatologistas de excelência e equipe de enfermagem especializada e atuante.

Apesar de o sulfato de magnésio não apresentar atividade tocolítica satisfatória, nos últimos anos tem sido enfatizado seu papel na neuroproteção ao concepto, diminuindo as chances de paralisia cerebral. Diversos protocolos propostos por importantes sociedades são favoráveis à sua utilização em gestantes com idade gestacional inferior a 32 semanas. Recomendam-se 4 g por via intravenosa como dose de ataque, e 1 g por via intravenosa por hora até o parto, completando-se, no máximo, 24 horas de infusão. Na parturição iminente e mesmo na cesárea eletiva, indica-se sua utilização por um período de pelo menos 4 horas.

Permanece polêmica a natureza da via de parto do nascituro pré-termo. Dentre os fatores que mais a influenciam, destacam-se a idade gestacional e o peso fetal estimado. A parturição prematura em idade gestacional em torno da viabilidade fetal é a que se reveste de maior dramaticidade. A operação cesariana não deve ser, nessas idades gestacionais, indicada de rotina, mesmo diante de apresentações anômalas. Assim como outros, temos defendido que cada serviço deve padronizar, de acordo com suas características peculiares, os detalhes e os limites dessa assistência perinatal. Nesse particular, obviamente a vontade dos pais também deve ser valorizada. Como regra geral, abaixo da idade gestacional de viabilidade fetal, a via vaginal deve ser privilegiada, independentemente da apresentação fetal, para melhor resguardar a saúde e o porvir obstétrico materno.

Acima da idade gestacional da viabilidade fetal, a escolha da via de parto deverá acolher aquela que melhor resguarde o bem-estar materno e fetal. Essa decisão pode tornar-se muito dramática. Os dados da literatura não são uniformes, pois diversas variáveis permitem inúmeras distorções na análise de seus resultados; por exemplo, resultados neonatais por meio de morbidade ou mortalidade, cesáreas eletivas analisadas conjuntamente com aquelas realizadas intraparto em caráter emergencial, presença de patologias clínicas e/ou obstétricas associadas, tipos diferentes de apresentação fetal e de analgesia/anestesia, estado das membranas (íntegras ou rotas), estudo por faixas de peso fetal ou por idade gestacional, presença ou não de sofrimento fetal, experiência do cirurgião, entre outros.

Há autores que puderam associar menor risco de hemorragia intraventricular em conceptos prematuros, em gestações únicas resolvidas por cesariana. Outros, por sua vez, não observaram diferença nos resultados neonatais em função da via de parto no pré-termo. Especificamente, diante de pré-termo em apresentação pélvica, algumas publicações mais recentes têm destacado que a cesariana pode reduzir a morbidade e a mortalidade perinatais desses conceptos, principalmente quanto à diminuição de hemorragias intraventriculares graves e eventos traumáticos.

Mesmo diversas revisões sistemáticas a respeito da melhor via de parto para o concepto prematuro não conseguiram evidenciar os possíveis benefícios da cesariana nesses casos, estabelecendo a necessidade de novas pesquisas.

Com base no raciocínio prático e clínico, é possível afirmar que, diante de apresentação cefálica fletida, sem quaisquer outras intercorrências além da própria prematuridade, é possível considerar, com muita cautela, a via vaginal. Nas demais circunstâncias, a opção pela cesariana é preferível.

Deve-se, contudo, na via vaginal, tomar medidas de proteção ao concepto, com o objetivo de oferecer ao neonatologista crianças com as melhores condições possíveis. Nesse particular, algumas sugestões de detalhes nessa assistência têm sido recomendadas em alguns consensos e serão mencionadas a seguir.

A má oxigenação do concepto durante o trabalho parturitivo deverá ser rastreada em todos os casos, obrigatoriamente, pelo registro eletrônico contínuo dos batimentos cardíacos fetais e das contrações uterinas maternas por meio da cardiotocografia, lembrando que a interpretação dos registros nos conceptos muito prematuros pode oferecer maiores dificuldades. Caso a frequência cardíaca não possa ser monitorada continuamente, deverá ser avaliada a curtos intervalos, utilizando-se o sonar Doppler, por pessoal adequadamente treinado. Enfatize-se que o concepto pré-termo, à semelhança daquele que apresenta crescimento restrito, tem menor tolerância à asfixia que o de termo; por conseguinte, episódios hipóxicos repetidos, mesmo de curta duração, podem conduzir à acidose láctica muito mais precocemente.

A amniotomia deve ser praticada apenas no fim da cervicodilatação, com o objetivo de prevenir a contaminação da cavidade âmnica pelos microrganismos da vagina, minimizando-se, assim, a maior propensão dos prematuros aos processos infecciosos. Além disso, cumpre proteger o delicado polo cefálico fetal das pressões que podem acontecer durante sua parturição.

No que diz respeito ao uso de analgésicos, é de boa norma evitar fármacos sedativos ou narcóticos para impedir os riscos de depressão sobre os centros respiratórios fetais, em geral pouco maduros. Nesses casos, é possível utilizar outras técnicas de alívio das dores do trabalho de parto, como respiração adequada, massagens lombares, banhos de ducha morna, deambular, estimulação nervosa elétrica transcutânea, entre outras. Não se deve esquecer do apoio psicológico às parturientes com PP, imprescindível em momento tão delicado de suas vidas.

Quanto à anestesia, preconiza-se a de condução, raquidiana ou peridural, que, quando realizadas por profissionais experientes, não têm influenciado negativamente os resultados. Saliente-se, contudo, ser do conhecimento universal que esses bloqueios podem interferir na oxigenação intrauterina, mormente em bebês prematuros.

Defende-se o uso parcimonioso de ocitocina na prematuridade, evitando-se, assim, o desencadeamento de distocias funcionais hipercinéticas. Já a episiotomia pode ser seletiva, indicada nos casos em que haja resistência dos tecidos moles maternos ao frágil crânio do nascituro, principalmente se a musculatura perineal materna não estiver relaxada. Previnem-se, assim, os tocotraumatismos encefálicos, para os quais os fetos pré-termo são especialmente propensos. Poderá indicar-se o fórcipe de alívio nos conceptos com idade gestacional próxima ao termo, se houver necessidade.

Em casos de opção para a cesariana, a escolha quanto ao tipo de histerotomia requer cuidados. Acredita-se que a decisão deverá ser tomada apenas no intraoperatório, com a cavidade abdominal aberta, quando é possível inspecionar e palpar o segmento inferior uterino. Sabe-se que, quanto menor a idade gestacional, maior a possibilidade de ser indicado o talho uterino longitudinal, pois maior será a espessura do segmento inferior, sobretudo fora do trabalho de parto. O obstetra não deve hesitar, diante de segmento inferior não bem formado, em realizar incisão segmento-corporal longitudinal para a extração fetal, evitando a hipoxia e o tocotraumatismo. Prefere-se essa incisão miometrial àquela em "T invertido" para corrigir o erro de previsão. A tocólise intraoperatória pode ser necessária (como meia ampola de terbutalina por via subcutânea), com o objetivo de facilitar a extração fetal, no parto abdominal, principalmente diante de apresentações anômalas ou oligoâmnio, a fim de promover o relaxamento da musculatura uterina. Prematuros extremos podem ser beneficiados pela extração empelicada, buscando menor trauma.

Deve-se aguardar pelo menos 1 minuto para a ligadura do cordão umbilical, desde que não haja alguma contraindicação; sua ordenha sistemática é desaconselhável. Preconiza-se a assistência imediata do neonato, prestada por neonatologistas competentes, por meio de tecnologia moderna e especializada.

Devemos ainda destacar que o TPP é considerado fator de risco para o aparecimento da doença neonatal precoce pelo estreptococo do grupo B. Caso não tenha sido realizada a cultura vaginal e perianal (preconizada entre 35 e 37 semanas de gestação), recomenda-se o uso de antibiótico com essa finalidade (preferentemente penicilina cristalina ou ampicilina) até o parto.

Após o obstetra ter vencido os dilemas envolvidos na assistência ao concepto pré-termo, ele não deverá perder o interesse pela criança no período pós-natal; é fundamental, portanto, que o tocólogo faça visitas diárias ao berçário, mantendo contato com os neonatologistas e com os pais.

REFERÊNCIAS BIBLIOGRÁFICAS

ABOU-GHANNAM, G.; USTA, I. M.; NASSAR, A. H. Indomethacin in pregnancy: applications and safety. *American Journal of Perinatology*, v. 29, n. 3, p. 175-186, 2012.

ABRAMOVICI, A.; CANTU, J.; JENKINS, S. M. Tocolytic therapy for acute preterm labor. *Obstetrics and Gynecology Clinics of North America*, v. 39, n. 1, p. 77-87, 2012.

ALFIREVIC, Z.; MILAN, S. J.; LIVIO, S. Caesarean section versus vaginal delivery for preterm birth in singletons. *Cochrane Database of Systematic Reviews*, v. 2012, n. 6, p. CD000078, 2012.

AMERICAN COLLEGE OF OBSTETRICIANS AND GYNECOLOGISTS COMMITTEE ON OBSTETRIC PRACTICE SOCIETY FOR MATERNAL-FETAL MEDICINE. Committee Opinion No. 573: Magnesium sulfate use in obstetrics. *Obstetrics and Gynecology*, v. 122, n. 3, p. 727, 2013.

AMERICAN COLLEGE OF OBSTETRICIANS AND GYNECOLOGISTS' COMMITTEE ON PRACTICE BULLETINS—OBSTETRICS. Practice Bulletin No. 171: Management of Preterm Labor. *Obstetrics and Gynecology*, v. 128, n. 4, p. e155-e164, 2016.

AMIYA, R. M. *et al.* Antenatal corticosteroids for reducing adverse maternal and child outcomes in special populations of women at risk of imminent preterm birth: a systematic review and meta-analysis. *Public Library of Science One*, v. 11, n. 2, p. e0147604, 2016.

ATTAWATTANAKUL, N.; TANSUPSWATDIKUL, P. Effects of antenatal dexamethasone on respiratory distress in late preterm infant: a randomized controlled trial. *Thai Journal of Obstetrics and Gynaecology*, v. 23, n. 1, p. 25-33, 2015.

BAIN, E.; MIDDLETON, P.; CROWTHER, C. A. Different magnesium sulphate regimens for neuroprotection of the fetus for women at risk of preterm birth. *Cochrane Database of Systematic Reviews*, v. 2012, n. 2, p. CD009302, 2012.

BALCI, O. *et al.* The effect of antenatal steroids on fetal lung maturation between the 34th and 36th week of pregnancy. *Gynecologic and Obstetric Investigation*, v. 70, n. 2, p. 95-99, 2010.

BARZILAY, E.; GADOT, Y.; KOREN, G. Safety of vaginal delivery in very low birthweight vertex singletons: a meta-analysis. *Journal of Maternal-Fetal and Neonatal Medicine*, v. 29, n. 22, p. 3724-3729, 2016.

BERGENHENEGOUWEN, L. *et al.* Preterm breech presentation: a comparison of intended vaginal and intended cesarean delivery. *Obstetrics and Gynecology*, v. 126, n. 6, p. 1223-1230, 2015.

BERGENHENEGOUWEN, L. A. *et al.* Vaginal delivery versus caesarean section in preterm breech delivery: a systematic review. *European Journal of Obstetrics, Gynecology, and Reproductive Biology*, v. 172, p. 1-6, 2014.

BIANCHI, A.; JACOBSSON, B.; MOL, B. W.; FIGO Working Group for Preterm Birth. FIGO good practice recommendations on delayed umbilical cord clamping. *International Journal of Gynaecology and Obstetrics*, v. 155, n. 1, p. 34-36, 2021.

BLENCOWE, H. *et al.* Born too soon: The global epidemiology of 15 million preterm births. *Reproductive Health*, v. 10, suppl. 1, p. S2, 2013.

BORNA, S.; SAHABI, N. Progesterone for maintenance tocolytic therapy after threatened preterm labour: a randomized controlled trial. *Australian and New Zealand Journal of Obstetrics and Gynaecology*, v. 48, n. 1, p. 58-63, 2008.

BROCKLEHURST, P. *et al.* Antibiotics for treating bacterial vaginosis in pregnancy. *Cochrane Database of Systematic Reviews*, v. 2013, n. 1, p. CD000262, 2013.

BRUEY, N. *et al.* Preterm breech before 35 weeks of gestation: what is the influence of the delivery route on neonatal condition? *Gynécologie, Obstétrique et Fertilité*, v. 43, n. 11, p. 699-704, 2015.

CABAR, F. R. *et al.* Atosiban as a tocolytic agent: a new proposal of a therapeutic approach. *Revista Brasileira de Ginecologia e Obstetrícia*, v. 30, n. 2, p. 87-92, 2008.

CARITIS, S. Adverse effects of tocolytic therapy. *British Journal of Obstetrics and Gynaecology*, v. 112, n. 1, p. 74-78, 2005.

CHIEN, P. F. *et al.* The diagnostic accuracy of cervico-vaginal fetal fibronectin in predicting preterm delivery: an overview. *British Journal of Obstetrics and Gynaecology*, v. 104, n. 4, p. 436-444, 1997.

COMMITTEE ON OBSTETRIC PRACTICE. Committee Opinion No. 713: Antenatal corticosteroid therapy for fetal maturation. *Obstetrics and Gynecology*, v. 130, n. 2, p. e102-e109, 2017.

CONDE-AGUDELO, A.; ROMERO, R.; KUSANOVIC, J. P. Nifedipine in the management of preterm labor: a systematic review and metaanalysis. *American Journal of Obstetrics and Gynecology*, v. 204, n. 2, p. 134.e1-20, 2011.

CROWTHER, C. A. *et al.*; AMICABLE Group. Assessing the neuroprotective benefits for babies of antenatal magnesium sulphate: An individual participant data meta-analysis. *Public Library of Science Medicine*, v. 14, n. 10, p. e1002398, 2017.

DI RENZO, J. C. *et al.* Use of tocolytics: what is the benefit of gaining 48 hours for the fetus? *British Journal of Obstetrics and Gynaecology*, v. 113, n. 3, p. 72-77, 2006.

DODD, J. M. *et al.* Prenatal administration of progesterone for preventing preterm birth in women considered to be at risk of preterm birth. *Cochrane Database of Systematic Reviews*, v. 2013, n. 7, p. CD004947, 2013.

EFFECT of corticosteroids for fetal maturation on perinatal outcomes. *NIH Consensus Statement*, v. 12, n. 2, p. 1-24, 1994.

ELLIOTT, J. P. *et al.* The impact of acute tocolysis on neonatal outcome in women hospitalized with preterm labor at 32 to 34 week's gestation. *American Journal of Perinatology*, v. 26, n. 2, p. 123-128, 2009.

FARRON, G. *et al.* Prediction of preterm delivery by fetal fibronectin: a meta-analysis. *Obstetrics and Gynecology*, v. 92, n. 1, p. 153-158, 1998.

FLENADY, V. *et al.* Calcium channel blockers for inhibiting preterm labour and birth. *Cochrane Database of Systematic Reviews*, v. 2014, n. 6, p. CD002255, 2014b.

FLENADY, V. *et al.* Oxytocin receptor antagonists for inhibiting preterm labour. *Cochrane Database of Systematic Reviews*, v. 2014, n. 6, p. CD004452, 2014a.

GAMALELDIN, I. *et al.* Significant intraventricular hemorrhage is more likely in very preterm infants born by vaginal delivery: a multi-centre retrospective cohort study. *Journal of Maternal-Fetal and Neonatal Medicine*, v. 32, n. 3, p. 477-482, 2019.

GILES, W.; BISITS, A. The present and future of tocolysis. *Best Practice and Research. Clinical Obstetrics and Gynaecology*, v. 21, n. 5, p. 857-868, 2007.

GRABOVAC, M. *et al.* What is the safest mode of birth for extremely preterm breech singleton infants who are actively resuscitated? A systematic review and meta-analyses. *British Journal of Obstetrics and Gynaecology*, v. 125, n. 6, p. 652-663, 2018.

GYAMFI-BANNERMAN, C. *et al.* Antenatal betamethasone for women at risk for late preterm delivery. *New England Journal of Medicine*, v. 374, n. 14, p. 1311-1320, 2016.

HAAS, D. M. *et al.* Tocolytic therapy: a meta-analysis and decision analysis. *Obstetrics and Gynecology*, v. 113, n. 3, p. 585-94, 2009.

HUMBERG, A. *et al.*; German Neonatal Network (GNN). Delivery mode and intraventricular hemorrhage risk in very-low-birth-weight infants: observational data of the German Neonatal Network. *European Journal of Obstetrics, Gynecology, and Reproductive Biology*, v. 212, p. 144-149, 2017.

IAMS, J. D. *et al.* Primary, secondary, and tertiary interventions to reduce the morbidity and mortality of preterm birth (Preterm Birth 2). *Lancet*, v. 371, n. 9607, p. 164-175, 2008.

JAIN, V. *et al.* Guideline No. 398: Progesterone for prevention of spontaneous preterm birth. *Journal of Obstetrics and Gynaecology Canada*, v. 42, n. 6, p. 806-812, 2020.

JEFFCOAT, M. K. *et al.* Current evidence regarding periodontal disease as a risk factor in preterm birth. *Annals of Periodontology*, v. 6, n. 1, p. 183-188, 2001.

KAYEM, G. *et al.* Mortality and morbidity in early preterm breech singletons: impact of a policy of planned vaginal delivery. *European Journal of Obstetrics, Gynecology, and Reproductive Biology*, v. 192, p. 61-65, 2015.

KENYON, A. P.; PEEBLES, D. Myth: tocolysis for prevention of preterm birth has a major role in modern obstetrics. *Seminars in Fetal and Neonatal Medicine*, v. 16, n. 5, p. 242-246, 2011.

KING, J. F. *et al.* Calcium channel blockers for inhibiting preterm labour; a systematic review of the evidence and a protocol for administration of nifedipine. *Australian and New Zealand Journal of Obstetrics and Gynaecology*, v. 43, n. 3, p. 192-198, 2003.

KUPER, S. G. *et al.* Maternal and neonatal outcomes in indicated preterm births based on the intended mode of delivery. *Obstetrics and Gynecology*, v. 130, n. 5, p. 1143-1151, 2017.

LOCKWOOD, C. J. *et al.* Fetal fibronectin in cervical and vaginal secretions as a predictor of preterm delivery. *New England Journal of Medicine*, v. 325, n. 10, p. 669-674, 1991.

MACHADO JÚNIOR, L. C.; PASSINI JÚNIOR, R.; ROSA, I. R. M. Late prematurity: a systematic review. *Jornal de Pediatria*, v. 90, n. 3, p. 221-231, 2014.

MAGEE, L. A. *et al.* No. 376 – Magnesium sulphate for fetal neuroprotection. *Journal of Obstetrics and Gynaecology Canada*, v. 41, n. 4, p. 505-522, 2019.

MANSOURI, M. *et al.* Effect of antenatal betamethasone on prevention of respiratory distress syndrome among neonates with gestational age of 35-36 weeks. *Journal of Gorgan University of Medical Sciences*, v. 12, n. 3, p. 18-23, 2010.

MCGOLDRICK, E. *et al.* Antenatal corticosteroids for accelerating fetal lung maturation for women at risk of preterm birth. *Cochrane Database of Systematic Reviews*, v. 12, n. 12, p. CD004454, 2020.

MEDLEY, N. *et al.* Clinical guidelines for prevention and management of preterm birth: a systematic review. *British Journal of Obstetrics and Gynaecology*, v. 125, n. 11, p. 1361-1369, 2018.

MELCHOR, J. *et al.* Prediction of preterm delivery in symptomatic women using PAMG-1, fetal fibronectin and phIGFBP-1 tests: systematic review and meta-analysis. *Ultrasound in Obstetrics and Gynecology*, v. 52, n. 4, p. 442-451, 2018.

MOTTET, N.; RIETHMULLER, D. Mode of delivery in spontaneous preterm birth. *Journal de Gynécologie, Obstétrique et Biologie de la Reproduction*, v. 45, n. 10, p. 1434-1445, 2016.

MUGLIA, L. J.; KATZ, M. The enigma of spontaneous preterm birth. *New England Journal of Medicine*, v. 362, n. 6, p. 529-535, 2010.

NATIONAL INSTITUTE FOR HEALTH AND CARE EXCELLENCE (NICE). *Preterm labour and birth.* NICE guideline. 20 nov. 2015. Disponível em: <https://www.nice.org.uk/guidance/ng25>.

NATIONAL INSTITUTE OF HEALTH CONSENSUS DEVELOPMENT PANEL. Antenatal corticosteroids revisited: repeat courses – National Institutes of Health Consensus Development Conference Statement, August 17-18, 2000. *Obstetrics and Gynecology*, v. 98, n. 1, p. 144-150, 2001.

NAVATHE, R.; BERGHELLA, V. Progesterone as a tocolytic agent labor: a systematic review. *Current Opinion in Obstetrics and Gynecology*, v. 28, n. 6, p. 464-469, 2016.

NEILSON, J. P.; WEST, H. M.; DOWSWELL, T. Betamimetics for inhibiting preterm labour. *Cochrane Database of Systematic Reviews*, v. 2014, n. 2, p. CD004352, 2014.

NORMAN, J. *et al*; FIGO Working Group for Preterm Birth. FIGO good practice recommendations on the use of prenatal corticosteroids to improve outcomes and minimize harm in babies born preterm. *International Journal of Gynaecology and Obstetrics*, v. 155, n. 1, p. 26-30, 2021.

OBSTETRIC care consensus no. 6. summary: Periviable birth. *Obstetrics and Gynecology*, v. 130, n. 4, p. 926-928, 2017.

OFFENBACHER, S. *et al.* Maternal periodontitis and prematurity. Part I: Obstetric outcome of prematurity and growth restriction. *Annals of Periodontology*, v. 6, n. 1, p. 164-174, 2001.

OLSON, D. M. *et al.* Emerging tocolytics: challenges in designing and testing drugs to delay preterm delivery and prolong pregnancy. *Expert Opinion on Emerging Drugs*, v. 13, n. 4, p. 695-707, 2008.

PASSINI JR., R. *et al.* Brazilian Multicentre Study on Preterm Birth (EMIP): prevalence and factors associated with spontaneous preterm birth. *Public Library of Science One*, v. 9, n. 10, p. e109069, 2014.

PATEL, S. S.; LUDMIR, J. Drugs for the Treatment and prevention of preterm labor. *Clinics in Perinatology*, v. 46, n. 2, p. 159-172, 2019.

PORTO, A. M. F. *et al.* Effectiveness of antenatal corticosteroids in reducing respiratory disorders in late preterm infants: randomised clinical trial. *British Medical Journal*, v. 342, p. d1696, 2011.

PREDICTION and prevention of spontaneous preterm birth: ACOG Practice Bulletin, Number 234. *Obstetrics and Gynecology*, v. 138, n. 2, p. e65-e90, 2021.

RACUSIN, D. A. *et al.* Mode of delivery in premature neonates: does it matter? *American Journal of Perinatology Reports*, v. 6, n. 3, p. e251-e259, 2016.

ROBERTS, D. *et al.* Antenatal corticosteroids for accelerating fetal lung maturation for women at risk of preterm birth. *Cochrane Database of Systematic Reviews*, v. 3, n. 3, p. CD004454, 2017.

ROMERO, R.; DEY, S. K.; FISHER, S. J. Preterm labor: One syndrome, many causes. *Science*, v. 345, n. 6198, p. 760-765, 2014.

ROMERO, R. *et al.* Vaginal progesterone in women with an asymptomatic sonographic short cervix in the midtrimester decreases preterm delivery and neonatal morbidity: a systematic review and metaanalysis of individual patient data. *American Journal of Obstetrics and Gynecology*, v. 206, n. 2, p. 124.e1-19, 2012.

ROYAL COLLEGE OF OBSTETRICIANS AND GYNAECOLOGISTS (RCOG). *Perinatal management of pregnant women at the threshold of infant viability* – the obstetric perspective. (Scientific Impact Paper No. 41). 11 fev. 2014. Disponível em: <https://www.rcog.org.uk/guidance/browse-all-guidance/scientific-impact-papers/perinatal-management-of-pregnant-women-at-the-threshold-of-infant-viability-the-obstetric-perspective-scientific-impact-paper-no-41/>.

RUMA, M. S.; BITTNER, K. C.; SOH, C. B. Current perspectives on the use of fetal fibronectin testing in preterm labor diagnosis and management. *American Journal of Managed Care*, v. 23, suppl. 19, p. S356-S362, 2017.

SACCONE, G.; BERGHELLA, V. Antenatal corticosteroids for maturity of term or near term fetuses: systematic review and meta-analysis of randomized controlled trials. *British Medical Journal*, v. 355, p. i5044, 2016.

SENTILHES, L. *et al.* Prevention of spontaneous preterm birth: Guidelines for clinical practice from the French College of Gynaecologists and Obstetricians (CNGOF). *European Journal of Obstetrics, Gynecology, and Reproductive Biology*, v. 210, p. 217-224, 2017.

SHENNAN, A. *et al.* FIGO good practice recommendations on magnesium sulfate administration for preterm fetal neuroprotection. *International Journal of Gynaecology and Obstetrics*, v. 155, p. 31-33, 2021.

SHEPHERD, E. *et al.* Antenatal and intrapartum interventions for preventing cerebral palsy: an overview of Cochrane systematic reviews. *Cochrane Database of Systematic Reviews*, v. 8, n. 8, p. CD012077, 2017.

SIMHAN, H. N.; CARITIS, S. N. Prevention of preterm delivery. *New England Journal of Medicine*, v. 357, n. 6, p. 477-484, 2007.

SKOLL, A *et al.* No. 364 – Antenatal corticosteroid therapy for improving neonatal outcomes. *Journal of Obstetrics and Gynaecology Canada*, v. 40, n. 9, p. 1219-39, 2018.

SON, M.; GROBMAN, W. A.; MILLER, E. S. Is mode of delivery associated with the risk of necrotizing enterocolitis? *American Journal of Obstetrics and Gynecology*, v. 215, n. 3, p. 389.e1-4, 2016.

SOUZA, E. *et al.* Aspectos obstétricos da prematuridade. In: MORON, A. F.; CAMANO, L.; JÚNIOR, L. K. *Obstetrícia*. Barueri: Manole, 2011. p. 933-1012.

SOUZA, E. *et al.* Inibição de trabalho de parto prematuro. In: GIRALDO, P. (ed.). *Recomendações SOGESP*. São Paulo: Farol Editora, 2014. p. 289-310.

SOUZA, E.; FAVA, J. A síndrome da prematuridade. In: QUINTANA, S. M.; MATTAR, R.; FRANCISCO, R. P. V. (eds.). *Manual de Obstetrícia da SOGESP*. São Paulo: Editora dos Editores, 2020. p. 173-177.

SU, L. L.; SAMUEL, M.; CHONG, Y. S. Progestational agents for treating threatened or established preterm labour. *Cochrane Database of Systematic Reviews*, v. 1, p. CD006770, 2014.

SUFF, N.; STORY, L.; SHENNAN, A. The prediction of preterm delivery: What is new? *Seminars in Fetal and Neonatal Medicine*, v. 24, n. 1, p. 27-32, 2019.

TEDESCO, R. P. *et al.* Estimation of preterm birth rate, associated factors and maternal morbidity from a demographic and health survey in Brazil. *Maternal and Child Health Journal*, v. 17, n. 9, p. 1638-1647, 2013.

THANH, B. Y. L. *et al.* Mode of delivery and pregnancy outcomes in preterm birth: a secondary analysis of the WHO Global and Multi-country Surveys. *Scientific Reports*, v. 9, n. 1, p. 15556, 2019.

THOMAS, P. E.; PETERSEN, S. G.; GIBBONS, K. The influence of mode of birth on neonatal survival and maternal outcomes at extreme prematurity: a retrospective cohort study. *Australian and New Zealand Journal of Obstetrics and Gynaecology*, v. 56, n. 1, p. 60-68, 2016.

TSAKIRIDIS, I. *et al.* Antenatal corticosteroids and magnesium sulfate for improved preterm neonatal outcomes: A review of guidelines. *Obstetrical and Gynecological Survey*, v. 75, n. 5, p. 299-307, 2020.

VAN VLIET, E. O. G. *et al.* Nifedipine versus atosiban for threatened preterm birth (APOSTEL III): a multicentre, randomized controlled trial. *Lancet*, v. 387, n. 10033, p. 2117-2124, 2016.

WOLF, H. T. *et al.* Magnesium sulphate for fetal neuroprotection at iminente risk for preterm delivery: a systematic review with meta-analysis and trial sequential analysis. *British Journal of Obstetrics and Gynaecology*, v. 127, n. 10, p. 1180-1188, 2020.

CAPÍTULO 29

Rotura Prematura das Membranas Ovulares

Eduardo de Souza • Alan Hatanaka • Rosiane Mattar

INTRODUÇÃO

A rotura prematura das membranas ovulares (RPMO) é um tema extremamente controverso, com vários aspectos que não apresentam homogeneidade plena na literatura, possibilitando protocolos de conduta variáveis entre as escolas de medicina.

Conceitua-se como RPMO aquela que ocorre espontaneamente, fora do trabalho de parto, em gestações acima de 20 a 22 semanas. Sua incidência situa-se em torno de 10% de todas as gestações. Pode ocorrer no termo da gestação (cerca de 80% dos casos) ou na fase de prematuridade (antes de 37 semanas completas de idade gestacional), respondendo por cerca de 1/3 de todos os partos pré-termo; nesse caso, tem sido nomeada como "rotura prematura pré-termo das membranas ovulares".

A RPMO não encontra sinonímia ideal nos termos "bolsa rota", visto que a bolsa das águas se forma, classicamente, durante o trabalho de parto; nem no termo "amniorrexe prematura", uma vez que não é só o âmnio que se rompe para a saída do líquido amniótico. Alguns defendem o termo "corioamniorrexe prematura".

É importante salientar o conceito do chamado "período de latência", que é o tempo decorrido entre a rotura das membranas e o início espontâneo do trabalho de parto. A RPMO é considerada diretamente proporcional ao risco infeccioso e inversamente proporcional à idade gestacional.

Como não há total uniformidade sobre o tema, principalmente em relação à conduta a ser instituída, de modo geral, admite-se que os protocolos relacionados à RPMO devam ser considerados norteadores de conduta, permitindo variações de posturas, principalmente em relação à idade gestacional em que ocorre. O obstetra experiente e conhecedor da qualidade do serviço em que exerce suas atividades saberá particularizar cada caso.

ASPECTOS ETIOLÓGICOS

Não constitui tarefa fácil determinar com exatidão alguns aspectos da etiologia da RPMO, principalmente quando ocorre no período de prematuridade. Ela pode surgir como resultado de uma série de mecanismos patológicos que atuam de maneira isolada ou em conjunto. Sabe-se que há vários fatores causais, como aumento da pressão intrauterina (determinada, por exemplo, por polidrâmnio ou gemelidade), fraqueza estrutural do colo uterino (como na insuficiência istmocervical e nos casos de cervicodilatação precoce) e processo inflamatório/infeccioso local. Este último tem sido considerado o mais influente, principalmente em idades gestacionais mais precoces. Infecções vaginais ascendentes atingem o colo e o canal cervical, chegando à área das membranas (ainda mais facilitado diante de uma cervicodilatação precoce), promovendo enfraquecimento das estruturas e sua rotura. Muitos outros fatores de risco podem contribuir para o seu surgimento, com destaque para inserção baixa de placenta, infecções do trato urinário, tabagismo, excesso de movimentação fetal, fatores nutricionais e baixo nível socioeconômico.

DIAGNÓSTICO

Na maioria das vezes (85%), o diagnóstico é fundamentalmente clínico, estabelecido com base na anamnese e no relato de perda de líquido em quantidade variada, mas frequentemente contínua, pelos genitais. O exame físico costuma confirmar o diagnóstico; a palpação obstétrica pode revelar sensação de pouco líquido, e a eliminação do líquido amniótico já pode ser percebida na inspeção dos órgãos genitais externos. Ao exame especular, deve-se buscar a visualização direta do líquido amniótico saindo pelo orifício externo do colo uterino. Podem ser necessárias algumas medidas facilitadoras para detectar a eliminação líquida, como a mobilização e a discreta elevação do polo cefálico fetal pelo abdome materno, estímulos de tosse à mãe e a manobra de Valsalva.

Nos casos de dúvida diagnóstica, podemos nos valer de alguns exames do conteúdo cervicovaginal, com destaque para a cristalização do muco cervical em lâmina levemente aquecida (visão de "folha de samambaia"), vista no microscópio, além da medida do pH vaginal por meio de fitas (quando acima de 6,5 reforça o diagnóstico). A utilização da ultrassonografia obstétrica pode ser muito útil; a observação de líquido amniótico em quantidades reduzidas, embora podendo estar presente em outras circunstâncias, indica a corioamniorrexe quando associada a história típica de perdas líquidas.

Atualmente, podemos melhorar a acurácia diagnóstica por meio de testes imunocromáticos. Algumas proteínas, como a fibronectina fetal, a alfa-1-microglobulina placentária (PAMG-1) e a proteína-1 fosforilada ligada ao fator de crescimento insulina-símile (IGFBP-1), estão largamente presentes no líquido amniótico e podem ser pesquisadas na secreção coletada no meio vaginal por meio de testes específicos (Teste da Fibronectina Fetal®, Actim Prom® e AmniSure®). A literatura estabelece valores muito bons de sensibilidade e especificidade relacionados a esses testes; porém, são considerados de custo elevado e podem não estar disponíveis na prática diária.

Os diagnósticos diferenciais da RPMO devem ser feitos principalmente com perda de urina, corrimentos vaginais, saída do tampão mucoso e deciduose do colo uterino.

COMPLICAÇÕES

Muitas são as complicações que podem ocorrer em virtude da RPMO. Obviamente, essas complicações são muito mais frequentes quando essa intercorrência surge na prematuridade. A principal delas é a infecção da cavidade amniótica, comprometendo tanto mãe quanto feto em diferentes intensidades. Aparecem ainda como fatores complicadores da rotura o descolamento prematuro da placenta (2 a 5%) e o prolapso de cordão (11%). Diante de quadro de oligoâmnio severo e persistente, em idades gestacionais precoces, podem ocorrer distúrbios de desenvolvimento fetal, como hipoplasia pulmonar, deformidades características da face, das mãos e dos pés e crescimento intrauterino restrito.

O oligoâmnio pode também aumentar os riscos associados ao sofrimento fetal intraparto, por compressão do cordão umbilical durante a contração uterina. O desfecho neonatal, nesses casos, também impõe maiores morbidades ao recém-nascido, como desconforto respiratório, sepse, hemorragia intraventricular, enterocolite necrosante, além de morte. Não se deve desprezar o risco infeccioso para a gestante; quadros graves de corioamnionite podem surgir e culminar com evolução séptica grave.

CONDUTA

A conduta nos casos de RPMO é permeada pela análise da idade gestacional em que ocorre (quanto menor a idade gestacional, maiores são os possíveis agravos do nascimento prematuro) e presença ou ausência de sinais de infecção intra-amniótica (a infecção intrauterina influencia muito negativamente o prognóstico materno e conceptual). Assim, é frequente conceituar a conduta em "ativa", quando se decide pela resolução da gravidez por meio da análise desses fatores, e em conduta "expectante", na qual se busca o acompanhamento primoroso da gestação, objetivando crescimento e amadurecimento fetais.

Obviamente, essa conduta obstétrica também sofre influência das condições assistenciais do local de atendimento, principalmente no que se refere aos recursos oferecidos pelas unidades de terapia intensiva (UTI) neonatais. Muito importante destacar, portanto, que a datação da idade gestacional seja muito precisa, levando-se em conta os elementos clínicos e a ultrassonografia precoce. Igualmente relevante é ressaltar o cuidado na adoção de protocolos assistenciais fundamentalmente apoiados na idade gestacional; não devem ser seguidos de maneira rígida e imutável, sobretudo em um país como o Brasil, de dimensões continentais e realidades locais muito diversas. Quando estabelecemos, por exemplo, o limite de 24 semanas para uma determinada intervenção, em outras regiões e serviços pode ser mais adequado considerar 25 ou mesmo 26 semanas. O mesmo raciocínio crítico deve ser aplicado em idades gestacionais mais avançadas.

O limite de 34 semanas, determinante de postura específica para um serviço, às vezes só deverá ser seguido após 36 a 37 semanas em outra instituição. É claro que a qualidade de cada berçário e da UTI neonatal é o fator mais relevante para essa tomada de decisão com base na idade gestacional. Consideramos, portanto, que os protocolos assistenciais fundamentalmente apoiados na idade gestacional devem ser utilizados como norteadores da conduta.

Conduta na rotura prematura pré-termo das membranas ovulares

Na admissão da gestante com RPMO antes do termo, com vitalidade fetal assegurada e que será designada à conduta expectante, o toque não deve ser realizado, pois é ato facilitador de infecção. Isso realça a importância de esse primeiro exame ser praticado por profissional experiente, utilizando espéculo e luvas esterilizadas, empregando técnicas adequadas de antissepsia a fim de evitar contaminações.

Essa gestante deve ser, inicialmente, internada, avaliada clinicamente (pulso, temperatura, pressão arterial, tônus uterino, presença de fisometria) e laboratorialmente (urina tipo I, urocultura, hemograma e proteína C-reativa) para detecção de processo infeccioso e submetida à pesquisa de estreptococo do grupo B.

A regra geral é pela internação da gestante até o parto. Após alguns dias de internação, diante de casos com particularidades favoráveis (inclusive sociais), como boa quantidade de líquido amniótico residual e apresentação cefálica, alguns serviços podem oferecer assistência ambulatorial semanal. Entende-se que esse tipo de acompanhamento é de caráter excepcional, visto que aproximadamente 50% dos casos têm desfecho espontâneo em cerca de 1 semana.

Conduta antes da viabilidade fetal ou 24 semanas

A rotura prematura pré-termo das membranas ovulares nessa faixa de idade gestacional costuma ocorrer em menos de 1% das gestações. O prognóstico costuma ser desfavorável. O parto espontâneo tende a ocorrer em cerca de 70 a 80% das vezes em até 2 a 5 semanas após a rotura. A persistência do oligoâmnio pode promover, além de maior risco de infecção, escaras, deformidades fetais e compressões funiculares graves; também impede o normal desenvolvimento pulmonar fetal, corroborando a hipoplasia do órgão (em cerca de 20% dos casos), tornando praticamente inviável o investimento e a manutenção do estado gravídico. Em geral, mesmo com conduta expectante, o concepto não terá condições de desenvolvimento pós-natal. Há chances de complicações maternas com evolução para quadros sépticos graves. Deve-se prestar informações detalhadas ao casal sobre o prognóstico perinatal e os riscos maternos, abrindo questão para discussão e dúvidas advindas dessas informações.

Se a opção do casal for a manutenção da gravidez, procede-se aos cuidados maternos e fetais e pede-se para assinarem um documento, ou mesmo o prontuário, confirmando o recebimento das orientações sobre as condutas que serão seguidas. Se a proposta de indução for aceita (com misoprostol ou ocitocina), por risco de vida materno, devemos ter a anuência assinada pelo casal, bem como por dois profissionais especialistas do serviço. Às vezes, a concordância do casal só é fornecida após alguns dias, diante da persistência do oligoâmnio, e com boa relação médico-paciente. Compreendemos que os serviços devem particularizar a conduta, sobretudo nos casos com idade gestacional entre 22 e 24 semanas.

É muito infrequente ocorrer a cessação da perda de líquido e a restauração de seus níveis à normalidade; quando isso ocorre, associa-se a resultados maternos e perinatais mais favoráveis.

Conduta entre 24 e 34 semanas

Nessa faixa de idade gestacional, a maioria das escolas médicas, embasadas em ampla literatura especializada, adota a conduta expectante, visando aguardar crescimento e amadurecimento fetais, com vigilância atenta contra as complicações infecciosas e monitoração da vitalidade conceptual. Recomendam-se:

- Repouso relativo; a gestante pode utilizar o banheiro, bem como descansar e alimentar-se em posição sentada

- Hidratação por via oral (VO) generosa (mínimo de 2,5 ℓ/dia); reserva-se a hidratação intravenosa (IV) apenas quando o objetivo VO não é conseguido
- Controle de pulso, pressão arterial e temperatura a cada 6 horas
- Observação do tônus uterino e dos batimentos cardíacos fetais, diariamente
- Verificação do aspecto, odor e cor dos pensos de contenção vaginal, diariamente
- Controle de hemograma e proteína C-reativa a cada 2 a 3 dias
- Cardiotocografia diária
- Ultrassonografia obstétrica com Dopplerfluxometria e perfil biofísico fetal 2 vezes/semana
- Corticoterapia antenatal: valoriza-se, na ausência de sinais de infecção intra-amniótica, o ciclo único de betametasona (12 mg por via intramuscular [IM] a cada 24 horas, por 2 dias consecutivos) ou dexametasona (6 mg IM a cada 12 horas, também por 2 dias seguidos). É excepcional a repetição do ciclo de resgate de corticoterapia, reservando-se aos casos de período de latência prolongado, sem sinais de infecção, após mais de 2 semanas de intervalo, e com resolução planejada em, no máximo, 1 semana
- Tocolíticos: não devem ser prescritos. Esse item tem sido apontado como o de maior uniformidade na literatura. São raros os que defendem seu uso profilático durante o período de transferência da gestante para um hospital de atendimento terciário, ou como estratégia para ganhar tempo suficiente para a ministração da corticoterapia. Entende-se que essas condutas devem ser restritas a casos muito particularizados
- Antibióticos: provavelmente, o uso de antibióticos nos casos de rotura prematura pré-termo das membranas ovulares é o aspecto mais polêmico envolvido com o tema. Embora o emprego de antibióticos não seja unânime entre os serviços, recomenda-se sua ministração com o objetivo de prevenir a doença neonatal pelo estreptococo do grupo B; a ampicilina IV (2 g a cada 6 horas), durante 48 horas, tem cumprido essa função (deve ser iniciada após a coleta vaginal e perianal). Após esse período, a fim de aumentar o período de latência, a polêmica na literatura é muito grande. Alguns entendem que já dispomos de evidência científica favorável ao uso de esquema antibiótico por alguns dias, para melhorar o prognóstico perinatal; atualmente, ganhou relevância a prescrição para uso VO de amoxicilina (500 mg a cada 8 horas) por mais 5 dias, associada a dose única de 1 g de azitromicina, também VO. Há escolas que não adotam nenhum antibiótico além do esquema proposto para prevenção da doença neonatal pelo estreptococo do grupo B; há argumentos acerca de "qual germe efetivamente estamos tratando?". As melhores evidências sobre o uso de antibiótico nesses casos propõem formulações não disponíveis facilmente na prática diária, o que aumenta a polêmica.

São considerados motivos para interrupção dessa conduta expectante: sinais de infecção materna e/ou fetal; comprometimento da vitalidade fetal, maturidade fetal confirmada; desencadeamento espontâneo do trabalho de parto ou quando atingidas as 34 semanas de gestação (a depender de cada serviço).

A infecção clinicamente evidente costuma ocorrer em cerca de 15 a 35% dos casos. Os principais sinais de infecção intrauterina são: taquicardia materna e/ou fetal; aumento da sensibilidade uterina; febre materna; alterações no leucograma (leucócitos > 20.000/mm³ ou com desvio significativo à esquerda; se < 20.000, porém com aumento de 20% em relação a exames anteriores; lembramos que corticoides podem promover alterações no hemograma por cerca de 48 horas); e ausência de movimentos respiratórios fetais no perfil biofísico.

Conduta após 34 semanas

Em geral, podem ser conduzidos, como no termo, com resolução da gestação, principalmente nas maternidades em que haja suporte neonatal adequado, evitando-se a exposição do binômio mãe-feto ao risco infeccioso. Serviços com menor infraestrutura neonatal podem adotar conduta particularizada e expectante por mais tempo, até 36 semanas, principalmente em casos que cursam com quantidade ainda satisfatória de líquido amniótico, com boa vitalidade fetal e sem sinais clínicos e/ou subsidiários de infecção.

Há diversas publicações e manifestações de algumas instituições de prestígio valorizando a conduta expectante nos casos de rotura prematura pré-termo das membranas ovulares até $36^{6/7}$ semanas de gestação – obviamente, na ausência de sinais de infecção. Melhoria do desempenho neonatal tem sido documentada nesses casos, sem aumento dos riscos infecciosos. Adota-se até o uso de um ciclo de corticoterapia antenatal, nesses casos, desde que não tenha sido feito anteriormente. Parece que um dos fatores mais importantes na escolha de uma ou outra conduta seria a idade gestacional em que ocorreu a corioamniorrexe, além da quantidade de líquido amniótico. Entende-se que futuras publicações são necessárias para efetivamente tornar essa conduta realidade em nosso meio.

Conduta na rotura prematura das membranas ovulares no termo

Embora haja estudos que tentaram valorizar a postura expectante, aguardando o iniciar espontâneo do trabalho de parto sem indicar a indução, tentando obter maiores índices de partos vaginais, o posicionamento atual da literatura segue firme a favor da conduta ativa, visto que não se justifica correr o risco infeccioso nessa idade gestacional.

PARTO NOS CASOS DE ROTURA PREMATURA DAS MEMBRANAS OVULARES

Diante de RPMO, a resolução por via vaginal, na ausência de contraindicações, deve ser privilegiada, a fim de evitar maiores riscos infecciosos. Pode-se tentar a indução do trabalho de parto, com o uso de misoprostol ou ocitocina. Não se utiliza preparo de colo com sonda de Foley nesses casos. Recomenda-se vigilância contínua do bem-estar fetal no período intraparto, visto o maior risco de compressões funiculares que acompanham o oligoâmnio.

Deve-se atentar às normas de antibioticoprofilaxia em Obstetrícia, bem como aos cuidados puerperais pelo risco aumentado de quadros infecciosos maternos. Estima-se a chance de infecção pós-parto em torno de 15 a 25% dos casos. A doença neonatal pelo estreptococo do grupo B deve ser prevenida conforme protocolo específico. O uso do sulfato de magnésio na resolução de casos antes de 32 semanas deve ser ponderado como neuroprotetor para o concepto.

REFERÊNCIAS BIBLIOGRÁFICAS

ALEXANDER, J. M. *et al.* The impact of digital cervical examination on expectantly managed preterm rupture of membranes. *American Journal of Obstetrics and Gynecology*, v. 183, n. 4, p. 1003-1007, 2000.

AMED, A. M.; CAMANO, L.; SOUZA, E. Amniorrexe prematura. In: MORON, A. F.; CAMANO, L.; KULAY JÚNIOR, L (eds.). *Obstetrícia*. Barueri: Manole, 2011 p. 973-979.

ANANTH, C. V. *et al.* Preterm premature rupture of membranes, intrauterine infection and oligohydramnios: risk factors for placental abruption. *Obstetrics and Gynecology*, v. 104, n. 1, p. 71-77, 2004.

CHATZAKIS, C. *et al.* Effects on perinatal outcome of prophylactic antibiotics in preterm labor rupture of membranes: network meta-analysis of randomized controlled trials. *Ultrasound in Obstetrics and Gynecology*, v. 55, n. 1, p. 20-31, 2020.

DOTTERS-KATZ, S. K. *et al.* Maternal morbidity after previable prelabor rupture of membranes. *Obstetrics and Gynecology*, v. 129, n. 1, p. 101-106, 2017.

ERIKSEN, N. L. *et al.* Fetal fibronectin: a method for detecting the presence of amniotic fluid. *Obstetrics and Gynecology*, v. 80, n. 3 pt. 1, p. 451-454, 1992.

FERGUSON, S. E. *et al.* Preterm premature rupture of membranes. Nutritional and socioeconomic factors. *Obstetrics and Gynecology*, v. 100, n. 6, p. 1250-1256, 2002.

GARITE, T. J.; FREEMAN, R. K. Chorioamnionitis in the preterm gestation. *Obstetrics and Gynecology*, v. 59, n. 5, p. 539-545, 1982.

HARGER, J. H. *et al.* Risk factors for preterm premature rupture of fetal membranes: a multicenter case-control study. *American Journal of Obstetrics and Gynecology*, v. 163, n. 1, pt. 1, p. 130-137, 1990.

IGBINOSA, I. *et al.* Comparison of rapid immunoassays for rupture of fetal membranes. *BioMed Central Pregancy and Childbirth*, v. 17, n. 1, p. 128, 2017.

KIBEL, M. *et al.* Outcomes of pregnancies complicated by preterm premature rupture of membranes between 20 and 24 weeks of gestation. *Obstetrics and Gynecology*, v. 128, n. 2, p. 313-320, 2016.

KIVER, V. *et al.* Perinatal outcomes after previable preterm premature rupture of membranes before 24 weeks of gestation. *Journal of Perinatal Medicine*, v. 46, n. 5, p. 555-565, 2018.

LEE, J. Y.; AHN, T. G.; JUN, J. K. Short-term and long-term postnatal outcomes of expectant management after previable preterm premature rupture of membranes with and without persisten oligohydramnios. *Obstetrics and Gynecology*, v. 126, n. 5, p. 947-953, 2015.

LEE, S. E. *et al.* Measurement of placental alpha-microglobulin-1 in cervicovaginal discharge to diagnose rupture of membranes. *Obstetrics and Gynecology*, v. 109, n. 3, p. 634-640, 2007.

LEE, T. *et al.* Preterm premature rupture of membranes: risks of recurrent complications in the next pregnancy among a population-based sample of gravid women. *American Journal of Obstetrics and Gynecology*, v. 188, n. 1, p. 209-213, 2003.

LORTHE, E. *et al.* Impact of latency duration on the prognosis of preterm infants after preterm premature rupture of membranes at 24 to 32 week' gestation: a national population-based cohort study. *The Journal of Pediatrics*, v. 182, p. 47-52.e2, 2017.

MELAMED, N. *et al.* Factors affecting the duration of the latency period in preterm premature of membranes. *Journal of Maternal-Fetal and Neonatal Medicine*, v. 22, n. 11, p. 1051-1056, 2009.

MERCER, B. M. Preterm premature of the membranes. *Obstetrics and Gynecology*, v. 101, n. 1, p. 178-193, 2003.

MERCER, B. M. *et al.* The Preterm Prediction Study: prediction of preterm premature rupture of membranes through clinical findings and ancillary testing. The National Institute of Child Health and Human Development Maternal-Fetal Medicine Units Network. *American Journal of Obstetrics and Gynecology*, v. 183, n. 3, p. 738-745, 2000.

MIDDLETON, P. *et al.* Planned early birth *versus* expectant management (waiting) for prelabour rupture of membranes at term (37 weeks or more). *Cochrane Database of Systematic Reviews*, v. 1, n. 1, p. CD005302, 2017.

MOORE, R. M. *et al.* The physiology of fetal membrane rupture: insight gained from the determination of physical properties. *Placenta*, v. 27, n. 11-12, p. 1037-1051, 2006.

MORRIS, J. M. *et al.* Immediate delivery compared with expectant management after preterm pre-labour rupture of the membranes close to term (PPROMT trial): a randomized controlled trial. *Lancet*, v. 387, n. 10017, p. 444-452, 2016.

MURIS, C. *et al.* Management of premature rupture of membranes before 25 weeks. *European Journal of Obstetrics, Gynecology, and Reproductive Biology*, v. 131, n. 2, p. 163-168, 2007.

PRELABOR rupture of membranes: ACOG Practice Bulletin, Number 217. *Obstetrics and Gynecology*, v. 135, n. 3, p. e80-e97, 2020.

QUIST-NELSON, J. *et al.* Immediate delivery compared with expectant management in late preterm prelabor rupture of membranes. An individual participant data meta-analysis. *Obstetrics and Gynecology*, v. 131, n. 2, p. 269-279, 2018.

SEO, K.; MCGREGOR, J. A.; FRENCH, J. I. Preterm birth is associated with increased risk of maternal and neonatal infection. *Obstetrics and Gynecology*, v. 79, n. 1, p. 75-80, 1992.

SIM, W. H. *et al.* Maternal and neonatal outcomes following expectant management of preterm prelabour rupture of membranes before viability. *Journal of Perinatal Medicine*, v. 45, n. 1, p. 29-44, 2017.

THOMASINO, T. *et al.* Diagnosing rupture of membranes using combination monoclonal/polyclonal immunologic protein detection. *Journal of Reproductive Medicine*, v. 58, n. 5-6, p. 187-194, 2013.

WATERS, T. P.; MERCER, B. M. The management of preterm premature rupture of membranes near the limit of fetal viability. *American Journal of Obstetrics and Gynecology*, v. 201, n. 3, p. 230-240, 2009.

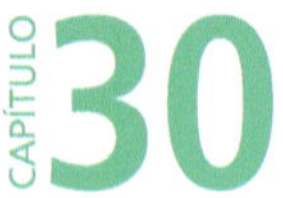

CAPÍTULO 30

Pré-Eclâmpsia e Eclâmpsia

Maria Laura Costa • José Geraldo Lopes Ramos • Edilberto Rocha • Vera Therezinha Medeiros Borges • José Carlos Peraçoli

INTRODUÇÃO

As síndromes hipertensivas da gravidez são a segunda principal causa de mortalidade materna global, na qual predominam as hemorragias, sendo ainda uma causa significativa de morbidade materna a curto e longo prazos (Kassebaum *et al.*, 2016). Também se associam a resultados perinatais adversos, como prematuridade e baixo peso ao nascer (Bakker *et al.*, 2011; Teng *et al.*, 2021). No Brasil, é a principal causa de morte materna e, quando consideramos os números absolutos de morte materna decorrentes das síndromes hipertensivas da gestação, entre 2010 e 2021, a variação é mínima, oscilando entre 311 e 338 casos (Figura 30.1) (Brasil, 2022).

A principal forma de manifestação da pré-eclâmpsia é uma síndrome multifatorial e multissistêmica, com ativação inflamatória que compromete todo o organismo materno. Aproximadamente 90% dos casos de pré-eclâmpsia ocorrem em período gestacional avançado (> 34 semanas) ou no período pós-parto e relacionam-se com bons resultados maternos e perinatais. No entanto, mesmo nesses casos, a ocorrência de desfechos maternos e perinatais graves não é rara. Os 10% restantes dos casos se manifestam antes de 34 semanas e geralmente se associam a desfechos maternos e perinatais graves, estes relacionados à prematuridade (Chappell *et al.*, 2021). Entre as potenciais complicações maternas destacam-se: acidente vascular cerebral, insuficiência cardíaca, edema pulmonar, crise convulsiva, insuficiência renal, coagulação intravascular disseminada e óbito materno. Em relação ao recém-nascido, observam-se elevadas taxas de complicações decorrentes da prematuridade, uma das principais causas do óbito perinatal (Steegers *et al.*, 2010; ACOG, 2019a).

Embora essa doença e suas complicações geralmente se resolvam em dias ou semanas após o término da gestação, mulheres com história de pré-eclâmpsia têm maior risco de morbimortalidade ao longo da vida, decorrentes de doenças cardiovasculares e metabólicas. Assim, esforços para aprimorar a compreensão dos mecanismos fisiopatológicos da doença, sua detecção precoce e novas modalidades de tratamento são imperativos para melhorar o controle e os resultados de saúde em gestantes com essa condição complexa (Ryckman *et al.*, 2013; Lu e Hu, 2019; Muijsers *et al.*, 2019; Opichka *et al.*, 2021).

EPIDEMIOLOGIA

Não existem informações precisas sobre a incidência de pré-eclâmpsia em todo o mundo, porém, estima-se que ocorra entre 3 e 5% das gestações. Revisão sistemática de dados globais e regionais mostra estimativa de 4,6% (Abalos *et al.*, 2013). Diferenças geográficas, sociais, econômicas e raciais podem explicar as diferentes taxas de pré-eclâmpsia observadas em diferentes populações, com estimativas de incidência de pelo menos 16% entre países de baixa e média rendas e superior a 25% em alguns países da América Latina (WHO, 1988; Firoz *et al.*, 2011; Zanette *et al.*, 2014; AOGC, 2019a). No Brasil, uma revisão sistemática recente identificou a incidência de 6,7% para pré-eclâmpsia (Guida *et al.*, 2022). A incidência da eclâmpsia é menor, mas consideravelmente variável, com estimativas de 0,015% na Finlândia a 2,9% em algumas regiões da África, ilustrando que essa variação depende, em parte, do acesso a cuidados obstétricos (Abalos *et al.*, 2013; Hodgins *et al.*, 2016; Jaatinen e Ekholm, 2016). Um estudo brasileiro identificou que, em áreas com maior renda *per capita*, a prevalência de eclâmpsia foi estimada em 0,2%, com morte

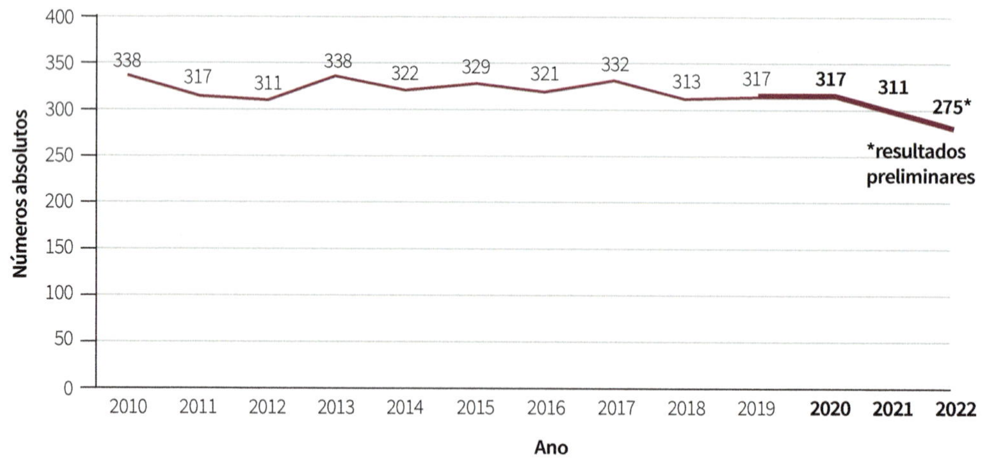

Figura 30.1 Número absoluto de mortes maternas por hipertensão arterial no Brasil no período de 2010 a 2022.

materna de 0,8%, enquanto, em regiões menos favorecidas, essas prevalências aumentaram, respectivamente, para 8,1 e 22% (Giordano *et al.*, 2014). Esses dados são corroborados por pesquisa que analisou taxas de óbitos maternos por pré-eclâmpsia e eclâmpsia no Brasil no período de 2017 a 2021, confirmando a expressiva importância dessa patologia como causa de morte materna, com destaque para as regiões Nordeste e Sudeste e prevalência de mulheres com escolaridade incompleta e de cor/raça parda (Silva Filho *et al.*, 2023). No contexto mundial, a pré-eclâmpsia resulta em 60 mil mortes maternas e mais de 500 mil nascimentos prematuros a cada ano. Entre 10 e 15% das mortes maternas diretas estão associadas à pré-eclâmpsia, sendo que 99% ocorrem em países de baixa e média rendas, constituindo-se como a segunda principal causa de óbito nessa população, superada pelas hemorragias pós-parto. No Brasil, a pré-eclâmpsia contribui com um quarto de todos os óbitos maternos registrados, sendo a principal causa de morte materna (WHO, 1988; Firoz *et al.*, 2011; Zanette *et al.*, 2014).

ETIOLOGIA

A identificação da(s) causa(s) exata(s) da pré-eclâmpsia determinará redução significativa da morbimortalidade materna e perinatal, pois permitirá que se desenvolvam ações que antecedam a gestação, impedindo seu desenvolvimento (prevenção primária) e que se aprimorem as ações que impeçam suas manifestações clínicas e laboratoriais (prevenção secundária). Entretanto, sua etiologia permanece desconhecida, em consequência das características multifatorial e multissistêmica e da diversidade populacional da doença.

Segundo August e Sibai (2024), a magnitude do risco em desenvolver a doença depende de fatores específicos. Na análise de revisões sistemáticas (Duckitt e Harrington, 2005; Bartsch *et al.*, 2016), destacam-se:

- História prévia de pré-eclâmpsia: aumenta em 8 vezes o risco de desenvolver pré-eclâmpsia na próxima gestação, em comparação com gestantes sem esse antecedente. Antecedente de pré-eclâmpsia com sinais de gravidade aumenta significativamente esse risco, atingindo entre 25 e 65% das gestações subsequentes (Sibai *et al.*, 1986; 1991; van Rijn *et al.*, 2006; Gaugler-Senden *et al.*, 2008), quando comparadas com 5 a 7% em gestação associada à pré-eclâmpsia sem sinais de gravidade (Campbell *et al.*, 1985; Xiong *et al.*, 2002)
- Ser primigesta: apresenta risco duas vezes maior, não estando definido o motivo de a primeira gestação atuar como fator predisponente para desenvolver pré-eclâmpsia. Uma teoria infere que a ausência de tolerância materna da primigesta aos antígenos paternos pode ter papel na patogênese da doença. Dados epidemiológicos apoiam essa teoria, uma vez que a proteção contra a pré-eclâmpsia em gestações subsequentes é menor ou desaparece quando ocorre mudança na paternidade; mulheres que usam métodos contraceptivos de barreira têm maior risco, que se reduz com aumento do tempo de atividade sexual antes da gestação (Rich-Edwards *et al.*, 2014). No entanto, intervalo longo entre gestações e não apenas a mudança de parceiro seria o motivo do maior risco (Skjaerven *et al.*, 2002)
- História familiar de pré-eclâmpsia em parente de primeiro grau: apresenta risco quase três vezes maior (Duckitt e Harrington, 2005), sugerindo o fator hereditariedade em alguns casos (Dawson *et al.*, 2002; Nilsson *et al.*, 2004)
- Condições clínicas preexistentes:
  - Diabetes clínico: risco de quase quatro vezes, que se relaciona a fatores como doença renal ou vascular subjacente, aumento da concentração plasmática de insulina e/ou da resistência à insulina e metabolismo lipídico anormal (Dekker e Sibai, 1998)
  - Hipertensão arterial crônica: risco cinco vezes maior. Embora essa intercorrência signifique importante risco de pré-eclâmpsia, representa apenas 5 a 10% dos casos da doença na população de gestantes (Roberts e Redman, 2017)
  - Doenças autoimunes
  - Lúpus eritematoso sistêmico: risco de quase 2 vezes
  - Síndrome antifosfolípide: risco de quase 3 vezes
  - Índice de massa corporal (IMC) > 25 kg/m^2 apresenta risco de duas vezes e IMC > 30 kg/m^2 apresenta risco de quase 3 vezes. O risco de manifestação de pré-eclâmpsia duplica a cada aumento de 5 a 7 kg/m^2 no IMC pré-gestacional (O'Brien *et al.*, 2003). Embora os riscos sejam baixos, o sobrepeso e a obesidade são altamente prevalentes em todo o mundo e, portanto, representam mais de 40% dos casos de pré-eclâmpsia (Roberts e Redman, 2017)
  - Doença renal crônica: risco de quase 2 vezes, que se relaciona com o grau de redução da taxa de filtração glomerular e com a presença ou não de hipertensão arterial. Em alguns estudos, cerca de 40 a 60% das gestantes com doença renal crônica avançada (estágios 3 a 5) desenvolveram pré-eclâmpsia (Bramham *et al.*, 2011; Nevis *et al.*, 2011)
  - Gestação múltipla: risco de quase 3 vezes, que aumenta com o número de fetos (Cassell *et al.*, 2004)
  - Idade materna avançada: ≥ 35 anos risco de 1,2 vez e ≥ 40 anos risco de 1,5 vez. Essas gestantes têm fatores de risco adicionais como diabetes *mellitus* e hipertensão arterial crônica, que predispõem ao desenvolvimento de pré-eclâmpsia.

A falta de uma etiologia bem definida e/ou única impede que se promova a prevenção primária (desenvolvimento) da doença.

FISIOPATOLOGIA

As tentativas de se identificar a etiologia da pré-eclâmpsia resultaram em inúmeras hipóteses para explicar a sua fisiopatologia (Maynard *et al.*, 2003; Roberts e Hubel, 2009; Quinn, 2014; Abou el Hassan *et al.*, 2015; Tanrikulu *et al.*, 2015; Gathiram e Moodley, 2016), o que pode significar que não existe uma única explicação para a fisiopatologia da doença (Brew *et al.*, 2016). É um aspecto da doença que se mantém "em construção".

No sentido de se facilitar a compreensão da fisiopatologia da pré-eclâmpsia, as teorias mais importantes foram integradas em dois estágios (pré-clínico e clínico), descritos por Redman (Redman, 1991). No estágio pré-clínico, a precariedade do desenvolvimento da placenta e do seu suporte sanguíneo materno é responsável pela hipoxia placentária, pelo estresse oxidativo e pelo estresse sistêmico inflamatório materno. No estágio clínico, como consequência das alterações anteriores, manifestam-se a hipertensão arterial associada a proteinúria, disfunção de órgãos maternos (fígado, rins, sistema nervoso central), envolvimento hematológico e/ou disfunção uteroplacentária (restrição de crescimento fetal, alteração dopplervelocimétrica) (Brown *et al.*, 2018). Posteriormente, Roberts e Hubel (2009) propuseram uma teoria mais complexa, na qual associam esses estágios a fatores constitucionais maternos, acreditando que a deficiência da perfusão placentária não é suficiente para causar a doença. Além disso, como a maioria das alterações metabólicas da pré-eclâmpsia representam exacerbação das alterações observadas na gestação fisiológica, é possível que, em gestante com fatores predisponentes, as alterações "normais" da gestação sejam suficientes para induzir o segundo estágio da doença.

Embora a teoria "de dois estágios" esteja bem estabelecida, nenhum deles explica o que inicia a doença e que fatores "externos" são realmente responsáveis pela placentação deficiente, pela inflamação exacerbada e outras características observadas na pré-eclâmpsia (Kell e Kenny, 2016).

Na gestação normal, o trofoblasto extraviloso invade as arteríolas espiraladas e obstrui seu lúmen até a 11ª semana de gestação, permitindo que apenas o plasma atinja o espaço interviloso (Hustin e Schaaps, 1987; Foidart *et al.*, 1992; Schaaps *et al.*, 2005). Essa perfusão placentária protege o feto, em fase de organogênese, dos efeitos prejudiciais e teratogênicos de radicais livres de oxigênio. A partir da 12ª semana de gestação, essa obstrução desaparece e o sangue materno pode chegar ao espaço interviloso (Lorquet *et al.*, 2010).

A invasão e a remodelação das arteríolas espiraladas produzidas pelo trofoblasto são necessárias para que a função placentária tenha desempenho adequado. Assim, as células trofoblásticas, que expressam moléculas de adesão de superfície celular do tipo epitelial, convertem-se em moléculas de adesão celular do tipo endotelial vascular à medida que a invasão progride, tornando-se assim a superfície luminal das arteríolas espiraladas revestida por esse tipo de célula. Esse processo transforma essas arteríolas em estruturas de baixa resistência, com alto fluxo e refratárias à ação de substâncias vasoativas. Essas mudanças são essenciais para o fornecimento adequado de sangue à placenta (de Wolf *et al.*, 1980; Zhou *et al.*, 1997). A extensão da invasão trofoblástica determina a posterior eficiência da placenta e a viabilidade fetal (Hunkapiller *et al.*, 2011).

Acredita-se que a isquemia placentária produz estresse oxidativo, libera na circulação materna *debris*, causa ativação da imunidade inata, libera citocinas pró-inflamatórias e causa desequilíbrio angiogênico caracterizado por predomínio dos fatores antiangiogênicos (fator solúvel tipo tirosinoquinase-1 [sFlt-1] e endoglina) em relação aos pró-angiogênicos (fator de crescimento placentário [PlGF] e fatores de crescimento endotelial [VEGFs]) (Silasi *et al.*, 2010).

Durante o segundo estágio fisiopatológico da pré-eclâmpsia, os fatores predisponentes maternos, associados à má perfusão da placenta, determinam as manifestações clínicas decorrentes da disfunção endotelial, caracterizada pelo aumento da permeabilidade vascular, pela excessiva peroxidação lipídica, ativação das plaquetas, ativação da cascata de coagulação, pelo estresse oxidativo e desbalanço entre os fatores vasoativos favorecendo a vasoconstrição (Sánchez-Aranguren *et al.*, 1991; Kolben *et al.*, 1995; Hubel *et al.*, 1996; Hung *et al.*, 2001; Burton e Jauniaux, 2004). Assim, todas as características clínicas da pré-eclâmpsia podem ser explicadas como respostas à disfunção endotelial generalizada (Roberts *et al.*, 1991; Redman *et al.*, 1999; Karumanchi *et al.*, 2023). A hipertensão arterial resulta do distúrbio do controle endotelial do tônus vascular, a proteinúria e o edema são causados pelo aumento da permeabilidade vascular e a coagulopatia é consequente da expressão endotelial anormal de pró-coagulantes. Cefaleia, convulsões, sintomas visuais, dor epigástrica e restrição de crescimento fetal são sequelas da disfunção endotelial na vasculatura de órgãos-alvo, como cérebro, fígado, rins e placenta (Karumanchi *et al.*, 2023).

Não há dúvida de que a pré-eclâmpsia é uma doença endotelial sistêmica materna, acreditando-se que exista uma "pré-eclâmpsia placentária" denominada "precoce" (abaixo de 34 semanas), caracterizada pela fisiopatologia exposta anteriormente, mas também uma "pré-eclâmpsia materna" denominada "tardia" (a partir de 34 semanas), que não é consequente à lesão placentária. Nessa situação, ocorre lesão do sinciciotrofobasto, decorrente de predisposições vasculares maternas, que determinam envelhecimento precoce da placenta (hipertensão arterial crônica, diabetes *mellitus* tipos 1 e 2, lúpus eritematoso sistêmico, síndrome antifosfolípide, doença renal crônica) (Dekker, 1999) ou condições obstétricas que aumentam a massa placentária sem aumentar correspondentemente o fluxo sanguíneo placentário (mola hidatiforme, hidropsia fetal, gestação múltipla) (Dekker, 1999; Mastrobattista *et al.*, 1997).

Independentemente do momento da manifestação clínica da pré-eclâmpsia (precoce ou tardia), as manifestações ocorrerão na segunda metade da gestação e serão semelhantes quanto ao diagnóstico, mas com maior probabilidade de se caracterizarem por sinais de gravidade na pré-eclâmpsia precoce.

Diagnóstico

Discutir o diagnóstico de pré-eclâmpsia envolve abordar os aspectos relacionados às formas de manifestação de hipertensão arterial na gravidez, cuja classificação mais utilizada mundialmente estabelece quatro formas: hipertensão arterial crônica (HAC), hipertensão gestacional, pré-eclâmpsia e HAC sobreposta por pré-eclâmpsia (ACOG, 2019a). Recentemente, a International Society for the Study of Hypertension in Pregnancy (ISSHP) incluiu outras três formas clínicas de hipertensão arterial na gravidez: a "síndrome do jaleco branco", a "hipertensão mascarada" e a "hipertensão gestacional transitória" (Magee *et al.*, 2022a). A Rede Brasileira de Estudos sobre Hipertensão na Gravidez (RBEHG) incorpora apenas o conceito de síndrome do jaleco branco, adotada pelas *guidelines* clínicas, por ser considerada fator de risco para o desenvolvimento de pré-eclâmpsia. Essa síndrome, em geral, está presente na primeira metade da gestação, sendo identificada pela presença de hipertensão arterial durante as consultas pré-natais em consultório, que não se mantém em avaliações domiciliares.

No contexto deste capítulo, merecem destaque alguns conceitos que implicam o diagnóstico de pré-eclâmpsia (Magee *et al.*, 2022a; Peraçoli *et al.*, 2023):

- Pré-eclâmpsia: manifestação de hipertensão arterial identificada após a 20ª semana de gestação, associada a proteinúria ou disfunção de órgãos-alvo como contagem de plaquetas < 150 mil/mm³, disfunção hepática com transaminases oxalacética (TGO) ou pirúvica (TGP) > 40 UI/ℓ, insuficiência renal (creatinina > 1 mg/dℓ), edema pulmonar, iminência de eclâmpsia ou eclâmpsia. Além disso, a associação de hipertensão arterial com sinais de disfunção placentária, como restrição de crescimento fetal e/ou alterações dopplervelocimétricas fetais, também deve chamar atenção para o diagnóstico de pré-eclâmpsia, mesmo na ausência de proteinúria

- Segundo as recomendações da ISSHP (Magee *et al.*, 2022a), a inclusão de novos valores de creatinina sérica, de contagem de plaquetas e de transaminases permite melhorar a assistência em casos limítrofes de pré-eclâmpsia, antecipando diagnósticos e evitando desfechos adversos
- Pré-eclâmpsia sobreposta à hipertensão arterial crônica: esse diagnóstico deve ser estabelecido em algumas situações específicas: 1) quando, após 20 semanas de gestação, ocorre o aparecimento ou piora da concentração de proteinúria já detectada na primeira metade da gravidez (aumento de pelo menos três vezes o valor inicial); 2) quando gestantes portadoras de hipertensão arterial crônica necessitam de aumento das doses terapêuticas iniciais ou associação de anti-hipertensivos; 3) na ocorrência de disfunção de órgãos-alvo; e 4) na presença de sinais de disfunção placentária progressiva, como restrição de crescimento fetal e/ou alterações dopplervelocimétricas fetais
- Hipertensão gestacional: manifestação de hipertensão arterial após a 20ª semana de gestação, em gestante previamente normotensa, porém sem proteinúria ou disfunção de órgãos-alvo. Essa forma de hipertensão deve desaparecer até 12 semanas após o parto. Assim, diante da persistência de valores elevados da pressão arterial, deve ser reclassificada como hipertensão arterial crônica, que provavelmente teve suas manifestações pormenorizadas em decorrência dos efeitos das modificações fisiológicas da primeira metade da gestação. Entretanto, é preciso estar sempre atento à possibilidade de evolução desfavorável de casos inicialmente diagnosticados como hipertensão gestacional, pois até 25% dessas gestantes evoluirão para pré-eclâmpsia.

Para a correta identificação dos conceitos apresentados, merecem destaque definições relacionadas à hipertensão arterial:

- Hipertensão arterial: valor de pressão arterial ≥ 140 e/ou 90 mmHg, avaliada após período de repouso, com a paciente sentada, pés e costas apoiados, uso de manguito apropriado, considerando-se como pressão sistólica o primeiro som de Korotkoff e, como pressão diastólica, o quinto som de Korotkoff, caracterizado pelo desaparecimento da bulha cardíaca. Nos casos de persistência das bulhas, até o final da desinsuflação do manguito deve-se considerar como pressão diastólica o abafamento da bulha. Na falta de manguito apropriado (circunferência do braço de < 22 cm, entre 22 e 32 cm e entre 32 e 42 cm – manguito pequeno, normal e largo, respectivamente) (Poon *et al.*, 2012) recomenda-se a utilização de tabelas de correção do valor da pressão arterial, que utilizam a circunferência braquial da paciente (aferida no nível da metade do braço) para o ajuste do valor aferido (Tabela 30.1) (Maxwell *et al.*, 1982; Calife *et al.*, 2010)
- Proteinúria: presença de pelo menos 300 mg de proteínas em urina de 24 horas ou da relação proteína/creatinina urinárias ≥ 0,3 (as unidades referentes à proteína e à creatinina devem estar em mg/dℓ) ou presença de pelo menos duas cruzes em amostra de urina isolada (*dipstick*). Entre esses critérios, a relação proteína/creatinina urinárias deve ser a primeira escolha, pois é uma determinação de execução fácil, de menor custo e mais confiável. Na impossibilidade de se determinar a proteinúria por um dos dois primeiros métodos, pode-se considerar a avaliação qualitativa de proteína em amostra de urina isolada, lembrando que esse método possui altas taxas de falso-negativos, pois identifica apenas albumina, excluindo proteínas de cadeias leves (ACOG, 2019a).

Tabela 30.1 Correção da pressão arterial (PA) de acordo com a circunferência do braço da paciente.

Circunferência do braço	Correção de PA sistólica (mmHg)	Correção de PA diastólica (mmHg)
20	+11	+7
22	+9	+6
24	+7	+4
26	+5	+3
28	+3	+2
30	0	0
32	–2	–1
34	–4	–3
36	–6	–4
38	–8	–6
40	–10	–7
42	–12	–9
44	–14	–10
46	–16	–11
48	–18	–13
50	–21	–14

Por ter fundamental importância na prática clínica, recomenda-se que as gestantes com diagnóstico de pré-eclâmpsia sejam classificadas quanto à presença ou não de sinais de gravidade (deterioração clínica e/ou laboratorial) e prontamente conduzidas de acordo com esses sinais, atentando-se sempre para a possibilidade de deterioração clínica rápida e progressiva.

Pré-eclâmpsia com sinais de gravidade (deterioração clínica e/ou laboratorial)

No passado, a pré-eclâmpsia foi classificada como doença leve ou grave, baseando-se na presença de manifestações clínicas e/ou laboratoriais que demonstrem comprometimento importante de órgãos-alvo. Porém, a terminologia leve ou grave pode induzir ao erro na assistência clínica/obstétrica dessas mulheres, uma vez que, frente ao diagnóstico de pré-eclâmpsia, existe o potencial de evolução inesperada para desfechos desfavoráveis. Por outro lado, ao se referir à doença como grave, pode-se determinar a antecipação do parto de maneira inadvertida e até mesmo iatrogênica. Portanto, os termos leve e grave foram substituídos, respectivamente, por sem sinais de gravidade e com sinais de gravidade.

Frente a uma situação de pré-eclâmpsia com sinais de gravidade, os principais parâmetros clínicos e laboratoriais que devem ser monitorados e tratados são:

- Crise hipertensiva: caracterizada por PA ≥ 160 e/ou 110 mmHg persistente após 15 minutos. Apresenta-se como situação grave tanto do ponto de vista materno quanto fetal e requer conduta imediata. A utilização de hipotensores de ação rápida deve ser instituída e, no contexto do diagnóstico de pré-eclâmpsia confirmado ou suspeito, mesmo na ausência de sintomatologia, o sulfato de magnésio ($MgSO_4$) deve ser administrado

- Emergência hipertensiva: caracteriza-se pela crise hipertensiva associada à sintomatologia clínica exuberante. Nesse cenário, a administração do $MgSO_4$ é imperativa e deve ser instituída o mais rápido possível, antes da terapia hipotensora. Nesse tipo de manifestação, recomenda-se iniciar a terapêutica imediata, não se aguardando 15 minutos para confirmação
- Iminência de eclâmpsia: manifestação de comprometimento do sistema nervoso central, referindo cefaleia, fotofobia, escotomas e/ou embaçamento visual, que pode evoluir para perda da visão. Dá-se importância também para a presença de náuseas e vômitos, bem como para a dor epigástrica ou em hipocôndrio direito, sintomas estes relacionados com comprometimento hepático, mais característico dos casos de síndrome HELLP. É comum ainda se identificar o quadro de hiper-reflexia. Nesse contexto, é imperativa a administração imediata do $MgSO_4$
- Eclâmpsia: manifestação de convulsões tônico-clônicas em gestante com pré-eclâmpsia. Manifestação de coma não precedido de iminência de eclâmpsia também deve ser considerada eclâmpsia e merece avaliação por exames de imagem. Lembre-se que, em alguns casos, a eclâmpsia se apresenta como quadro inicial, principalmente em pacientes cujo diagnóstico de pré-eclâmpsia não foi considerado apropriadamente
- Síndrome HELLP: o termo HELLP deriva do inglês e refere-se à associação de intensa hemólise (***H**emolysis*), comprometimento hepático (***E**levated **L**iver enzymes*) e consumo de plaquetas (***L**ow **P**latelets*), em paciente com diagnóstico de pré-eclâmpsia. Essas alterações são assim definidas:
  - Hemólise: caracterizada por dois ou mais dos seguintes parâmetros: anemia grave (concentração de hemoglobina $\leq$ 8 g/dℓ), concentração de desidrogenase láctica (DHL) > 600 UI/ℓ (classicamente considerada) ou igual/maior que duas vezes o maior valor do padrão do laboratório (ACOG, 2019a), concentração de bilirrubina indireta $\geq$ 1 mg/dℓ, concentração de haptoglobina < 25 mg/dℓ e presença de esquizócitos/equinócitos em sangue periférico
  - Comprometimento hepático: concentração de aspartato aminotransferase (AST) e/ou alanina aminotransferase (ALT) (TGO-TGP) > 70 UI/ℓ (classicamente considerada) ou igual/maior que duas vezes o maior valor do padrão do laboratório
  - Plaquetopenia: concentração de plaquetas inferior a 100 mil/mm^3
- Oligúria: diurese inferior a 500 mℓ/24 horas. A oligúria pode não se relacionar diretamente com o comprometimento da função renal, mas se apresenta em decorrência de intenso extravasamento líquido para o terceiro espaço, identificado pela presença de edema intenso (anasarca)
- Lesão renal aguda: creatinina sérica $\geq$ 1 mg/dℓ
- Dor torácica: associada ou não à respiração, podendo sinalizar tanto o comprometimento endotelial pulmonar quanto cardíaco. Salienta-se que essa queixa é frequentemente desvalorizada
- Edema pulmonar: nessa complicação, ocorre intenso comprometimento endotelial pulmonar associado ou não a insuficiência cardíaca e/ou hipertensão arterial grave, que se manifesta por dispneia intensa, transpiração excessiva, sibilos e, às vezes, escarro espumoso sanguinolento.

Em situações especiais, como apoio aos parâmetros clínicos e laboratoriais descritos, os *biomarcadores* podem auxiliar no diagnóstico e no seguimento de casos suspeitos de pré-eclâmpsia, pois as alterações de suas concentrações podem preceder os exames classicamente solicitados, como a proteinúria. Além disso, casos complexos em que se torna necessário considerar diagnósticos diferenciais, como lúpus eritematoso sistêmico em atividade, hipertensão arterial crônica e nefropatias, a concentração de biomarcadores pode ser fundamental para a tomada de decisão (Costa *et al.*, 2022).

O uso de biomarcadores se fundamenta no aspecto da fisiopatologia da pré-eclâmpsia relacionado com lesão do sinciciotrofoblasto, que determina produção exagerada de fatores antiangiogênicos (como o sFlt-1, do inglês: *fms-like Tyrosine kinase-1*) pelo tecido placentário. Na circulação materna, esses fatores atuam como receptores solúveis que se ligam aos fatores angiogênicos responsáveis pela homeostase endotelial (como o PlGF, do inglês *placental growth factor*).

Emprego dos fatores angiogênicos no auxílio ao diagnóstico da pré-eclâmpsia

Razão sFlt-1/PlGF < 38

Pode excluir o diagnóstico da pré-eclâmpsia por pelo menos 1 semana, com valor preditivo negativo (VPN) acima de 99%. Mesmo que o diagnóstico de pré-eclâmpsia se confirme nesse período, é pouco provável a manifestação da doença com sinais de gravidade.

Razão sFlt-1/PlGF > 85 (IG < 34 semanas) ou > 110 (IG > 34 semanas)

Deve chamar a atenção para o diagnóstico de pré-eclâmpsia quando existe suspeita clínica não confirmada por exames habituais. O achado dessa razão torna o diagnóstico fortemente suspeito, devendo-se acompanhar a gestante como pré-eclâmptica. Os exames que indicam sinais de gravidade da doença devem ser solicitados em intervalos menores, pois esse quadro deverá se manifestar em pouco tempo.

Razão sFlt-1/PlGF > 38 e < 85 (IG < 34 semanas) ou > 38 e < 110 (IG > 34 semanas)

Nessa situação, se a suspeita clínica persistir, recomenda-se considerar o diagnóstico e prestar assistência como pré-eclâmpsia.

Concentração de PlGF isolada < 100 pg/mℓ

Define o diagnóstico de pré-eclâmpsia. Nos casos de resultados limítrofes, se a suspeita clínica persistir, recomenda-se considerar o diagnóstico de pré-eclâmpsia. Se esse diagnóstico for descartado, a gestante deve ser reavaliada em pelo menos 1 semana.

O uso de biomarcadores merece as seguintes considerações:

- Não devem ser realizados para a confirmação do diagnóstico de pré-eclâmpsia se outros exames já se mostrarem alterados (p. ex., proteinúria, contagem de plaquetas)
- Não devem ser utilizados para se indicar a antecipação do parto
- Não devem ser realizados "de rotina" em gestantes SEM suspeita clínica de pré-eclâmpsia, ou seja, como "rastreio" da pré-eclâmpsia na segunda metade da gravidez.

Considerando-se a idade gestacional em que ocorre a manifestação clínica da pré-eclâmpsia, a doença pode ser classificada em "precoce" (< 34 semanas) ou "tardia" (≥ 34 semanas). Admite-se que essas duas formas de manifestação da doença diferem quanto à intensidade de suas manifestações e a disfunção placentária (Huppertz, 2008; von Dadelszen *et al.*, 2003).

A pré-eclâmpsia de início precoce geralmente se associa a maior comprometimento do desenvolvimento placentário e da circulação uteroplacentária, a dopplervelocimetria anormal das artérias uterinas, fetos com restrição de crescimento e piores desfechos maternos e perinatais (Murphy e Stirrat, 2000; Ness e Sibai, 2006).

A pré-eclâmpsia de início tardio frequentemente se associa com situações que determinam envelhecimento placentário precoce como síndromes metabólicas, inflamação e comprometimento endotelial crônico, representadas por obesidade, doenças crônicas (hipertensão arterial crônica, diabetes clínico 1 e 2) e doenças autoimunes (lúpus eritematoso sistêmico) ou crescimento placentário exagerado (hidropsia fetal, gestação gemelar e mola hidatiforme). A avaliação do compartimento uteroplacentário geralmente apresenta-se dentro da normalidade ou pouco alterada. Portanto, os desfechos maternos e perinatais são mais favoráveis, principalmente por ser uma manifestação mais próxima do termo. Porém, esses melhores desfechos apenas serão obtidos diante de controle adequado da doença (Sibai *et al.*, 2005).

Diagnóstico diferencial da síndrome convulsiva

A manifestação de convulsões após a 20ª semana de gestação deve sempre ser interpretada, em princípio, como eclâmpsia. Somente após criteriosa abordagem a consideração de outras causas diferenciais deve ser feita, sendo comum iniciar essa investigação quando não obtemos sucesso no controle do quadro convulsivo com o sulfato de magnésio.

Assim, as seguintes situações devem ser consideradas como diagnóstico diferencial:

- O diagnóstico de pré-eclâmpsia/eclâmpsia antes da 20ª semana de gestação é raro (de exclusão), devendo-se pensar na possibilidade de associação com doença trofoblástica gestacional
- Alterações neurológicas persistentes e casos refratários ao tratamento sugerem comprometimento anatômico, mesmo que o diagnóstico inicial tenha sido eclâmpsia. Assim, frente a casos de convulsões de difícil controle, principalmente na vigência de $MgSO_4$, deve-se realizar a investigação de acidente vascular cerebral
- Sinais e sintomas neurológicos que se desenvolvem de forma repentina podem estar associados a: acidente vascular cerebral, lesão cerebral expansiva, encefalopatias tóxicas e metabólicas, leucoencefalopatia posterior reversível (PRES), púrpura trombocitopênica trombótica e infecção do sistema nervoso central (Wright, 2014)
- Crises convulsivas sem déficits neurológicos podem ser desencadeadas por anormalidades metabólicas (hipocalcemia, hiponatremia, hipoglicemia), toxinas (abstinência de drogas ou álcool, intoxicação por drogas), infecção (meningite, encefalite, sepse) ou trauma encefálico recente. Entretanto, a ausência de déficits neurológicos não exclui uma anormalidade anatômica cerebral
- A gestação é fator desencadeante para alguns distúrbios associados à atividade convulsiva, como púrpura trombocitopênica trombótica e síndrome hemolítico-urêmica, que podem ser de difícil diferenciação com o quadro de eclâmpsia, quando associada à síndrome HELLP. Outra doença que pode iniciar sua manifestação clínica na gestação pelas manifestações neurológicas é o lúpus eritematoso sistêmico.

Portanto, a investigação com exames de imagem está indicada sempre que a gestante apresentar: déficit neurológico, coma, convulsões de difícil controle, alterações visuais persistentes, convulsões antes da 20ª semana de gestação não associadas à doença trofoblástica gestacional e ausência de diagnóstico prévio de epilepsia.

PREDIÇÃO

A pré-eclâmpsia se caracteriza por ser uma patologia de etiologia multifatorial, uma fisiopatologia complexa que determina diferentes manifestações clínicas, ter diversidade populacional torna difícil que um teste ou o conjunto de testes consiga predizer de forma eficaz qual gestante desenvolverá a doença (Hypertension..., 2019).

Segundo a literatura, os métodos de predição da ocorrência de pré-eclâmpsia se classificam em três categorias:

- Marcadores clínicos (história clínica, obstétrica e familiar): apresentam alta taxa de rastreamento positivo e baixa taxa de detecção (O'Gorman *et al.*, 2017a; 2017b, porém, é uma ferramenta de fácil aplicação, sem necessidade de conhecimento especializado por quem aplica, sem necessidade de tecnologia e, portanto, de baixo custo. Nesse sentido, todas as gestantes devem ser rastreadas para identificar o risco de manifestar pré-eclâmpsia por meio dos marcadores de risco clínicos, que se encontram na Tabela 30.2 (Peraçoli *et al.*, 2023)

Tabela 30.2 Marcadores clínicos recomendados para a identificação de gestantes com indicação de prevenção de pré-eclâmpsia (PE).

Risco considerado	Parâmetro clínico e/ou obstétrico
Alto (um fator de risco)	História de pré-eclâmpsia, principalmente associada a desfechos adversos
	Gestação múltipla
	Obesidade (IMC > 30)
	Hipertensão arterial crônica
	Diabetes tipos 1 e 2
	Doença renal
	Doenças autoimunes (lúpus eritematoso sistêmico, síndrome antifosfolípide)
	Gestação decorrente de reprodução assistida
Moderado (dois ou mais fatores de risco)	Nuliparidade
	História familiar de pré-eclâmpsia (mãe e/ou irmãs)
	Idade ≥ 35 anos
	Gestação prévia com desfecho adverso (descolamento prematuro de placenta, baixo peso ao nascer de termo, trabalho de parto prematuro)
	Intervalo > 10 anos desde a última gestação

IMC: índice de massa corporal.

- Marcadores biofísicos: embora algumas metanálises mostrem que o Doppler das artérias uterinas pode predizer gestantes com risco de pré-eclâmpsia (Cnossen *et al.*, 2008; Kleinrouweler *et al.*, 2013; Velauthar *et al.*, 2014), a maioria dos especialistas não recomenda esse exame para triagem no início da gravidez pela alta taxa de falso-positivos, o que causa ansiedade excessiva na gestante, e pelo alto custo (Conde-Agudelo *et al.*, 2004; Velauthar *et al.*, 2014)
- Marcadores bioquímicos (PlGF, sFlt-1/PlGF, PAPP-A e sEndoglin): os estudos que avaliaram os testes bioquímicos concluíram que não são suficientemente precisos para o rastreio da população em geral e que a qualidade metodológica global dos estudos disponíveis é geralmente fraca (Chappell *et al.*, 2021).

Quando os marcadores de risco clínicos forem negativos, havendo disponibilidade, as gestantes devem ser rastreadas pelo teste combinado (associação do valor da pressão arterial média [PAM: PAD + {PAS-PAD}/3, do índice de pulsatilidade da artéria uterina {IP} e da concentração do fator de crescimento placentário {PlGF}] entre 11 e 14 semanas de gestação) (Poon *et al.*, 2012).

Predição de desfechos adversos em gestantes com pré-eclâmpsia – FullPIERS

Visando predizer os desfechos adversos em gestantes com pré-eclâmpsia, no intuito de programar a resolução da gestação, desenvolveu-se um modelo matemático com valor preditivo para avaliar as chances de desfechos adversos em até 48 horas, a partir da admissão da gestante, que foi denominado "PIERS (*Preeclampsia Integrated and Estimated Risks*)" (von Dadelszen *et al.*, 2011). A "calculadora de risco" PIERS está disponível *online* (https://pre-empt.bcchr.ca/monitoring/fullpiers) e em aplicativos.

Os eventos adversos considerados no PIERS são: eclâmpsia, coma, cegueira central, descolamento de retina, acidente vascular cerebral, descolamento prematuro da placenta, coagulopatia, disfunção hepática grave, hematoma hepático, edema pulmonar, infarto do miocárdio, insuficiência renal aguda e ascite. Considerando que esses eventos são ameaçadores à vida da gestante, incluir uma ferramenta que possa pautar nossas decisões de forma mais objetiva parece ser útil em termos de proteção materna e fetal.

Portanto, trata-se de uma ferramenta com aplicabilidade clínica, considerando o baixo custo da sua implementação e sua efetividade. O objetivo de seu uso é identificar corretamente o risco de complicações individuais de uma gestante para se determinar o melhor momento para a resolução da gestação e evitar as possíveis complicações (Ukah *et al.*, 2019).

Importante ressaltar que não se recomenda o uso da calculadora quando algum desfecho adverso já estiver instalado, como eclâmpsia e síndrome HELLP. Além disso, quando a percepção da equipe assistencial identificar comprometimento materno preocupante (p. ex., queda progressiva da concentração de plaquetas, mesmo sem atingir valores críticos) a decisão clínica deve ser considerada.

Adquirir familiaridade na interpretação da calculadora fullPIERS pode contribuir para aprimorar a experiência clínica diante dos casos de pré-eclâmpsia. O desafio no seu uso é não haver um valor – um "*cutoff*" para a determinação de desfechos adversos ou resolução da gestação. Mais importante do que o valor em si é a comparação de valores na mesma gestante e seu comportamento evolutivo, além do uso da ferramenta para identificar casos com baixo risco de complicação (corroborando a conduta conservadora).

A Figura 30.2 ilustra o uso da calculadora fullPIERS com exemplo de situação clínica, dados laboratoriais e o cálculo resultante.

No exemplo da Figura 30.2, temos um caso muito grave, em idade gestacional precoce (22 semanas de gestação) e com alterações laboratoriais significativas. Vale como exemplo para uso da ferramenta, mas nem seria preciso para definir a conduta. Por outro lado, a Figura 30.3 demonstra um caso de pré-eclâmpsia precoce, porém com baixo risco de desfecho adverso, dando segurança para o controle da doença (conduta conservadora), pensando nas intervenções que podem melhorar o desfecho

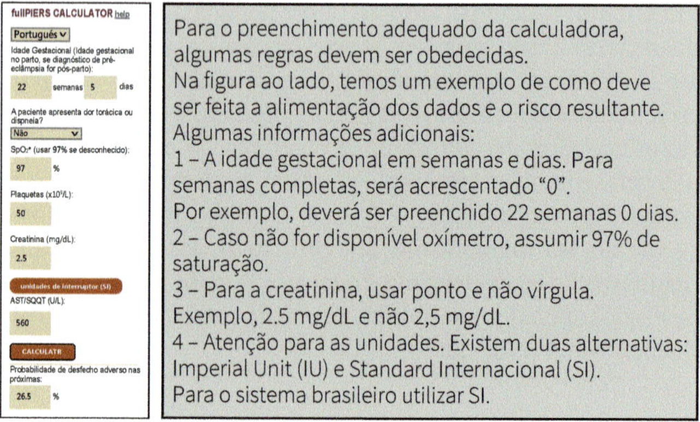

Figura 30.2 Calculadora fullPIERS com exemplo de situação clínica, dados laboratoriais e o cálculo resultante com 22 semanas de gestação.

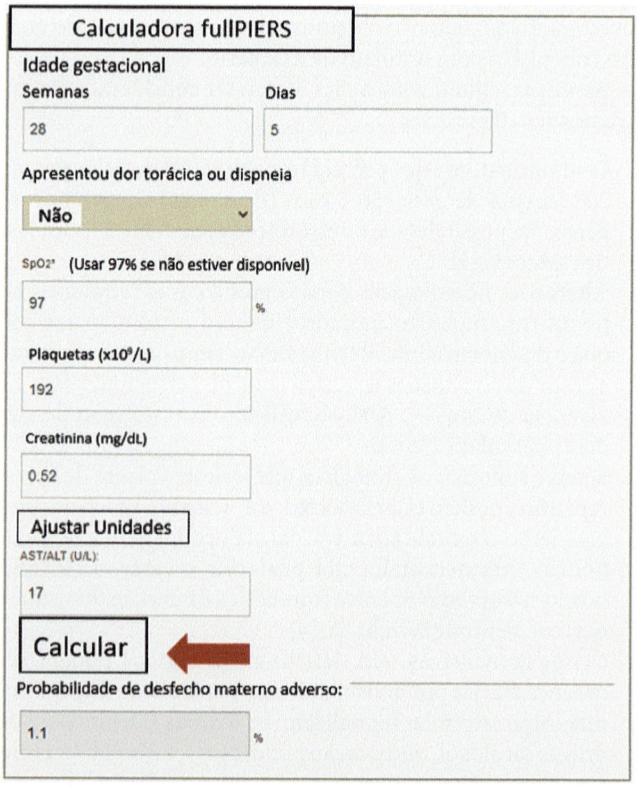

Calculadora fullPIERS
Idade gestacional
Semanas 28
Dias 5
Apresentou dor torácica ou dispneia: Não
SpO2* (Usar 97% se não estiver disponível): 97 %
Plaquetas (x10⁹/L): 192
Creatinina (mg/dL): 0.52
Ajustar Unidades
AST/ALT (U/L): 17
Calcular
Probabilidade de desfecho materno adverso: 1.1 %

Figura 30.3 Calculadora fullPIERS com exemplo de situação clínica, dados laboratoriais e o cálculo resultante.

perinatal (como corticoterapia para maturidade pulmonar fetal). É possível seguir os casos, fazendo cálculo seriado do fullPIERS, o que ajuda na interpretação da evolução da doença. Em alguns cenários, valores superiores a 2,2% se mostraram associados a pior desfecho (Guida *et al.*, 2021).

PREVENÇÃO

A prevenção de uma doença se classifica em primária (impedir a ocorrência), secundária (impedir a manifestação clínica) e terciária (impedir a manifestação dos sinais de gravidade).

Em relação à pré-eclâmpsia, a prevenção primária ainda não é possível por ser uma doença com características multifatoriais e ter diversidade populacional.

A prevenção secundária ainda não tem a eficácia desejável, ou seja, impedir que 100% da população de gestantes desenvolva as manifestações laboratoriais e clínicas da pré-eclâmpsia. A elevada incidência e as graves complicações maternas e perinatais relacionadas à doença despertaram a necessidade de se aplicarem estratégias para sua prevenção secundária. Entretanto, a maioria dos parâmetros avaliados não se mostrou eficaz (repouso, restrição de sal na dieta, vitaminas C, D ou E, ômega-3, ácido fólico e enoxaparina), provavelmente pela probabilidade de múltiplas etiologias, pela complexidade da patogênese e pela diversidade populacional da doença. Segundo a literatura atual (Davenport *et al.*, 2018; Duley *et al.*, 2019), as intervenções recomendadas e que resultam em redução dos riscos de desenvolver pré-eclâmpsia são estratificadas em não farmacológica (atividade física) e farmacológica (uso de ácido acetilsalicílico e suplementação de cálcio), que estão relacionadas a seguir:

- Atividade física: desde que não haja contraindicação, toda gestante deve ser orientada a realizar pelo menos 140 minutos por semana de exercício de intensidade moderada (caminhada rápida, hidroginástica, ciclismo estacionário com esforço moderado e treino de resistência)
- Ácido acetilsalicílico (AAS): deve ser iniciado a partir da 12ª semana de gestação (por não se ter certeza de riscos para o feto na fase de organogênese), de preferência antes da 16ª semana, tolerando-se esse início até a 20ª semana. Pelo risco de sangramento em procedimentos cirúrgicos, deve ser interrompido na 36ª semana
    - Dose: 100 mg/dia a noite (dosagem disponível no Sistema Único de Saúde [SUS])
- Suplementação de cálcio: a Organização Mundial da Saúde (OMS) recomenda suplementar cálcio na gestação em populações de áreas em que a ingesta dietética é baixa (WHO, 2013), entre as quais se inclui a população brasileira.
    - Dose: carbonato de cálcio (1 a 2 g/dia) ou citrato de cálcio (2 a 4 g/dia) fracionadas às refeições.

Um *trial* randomizado (Dwarkanath *et al.*, 2024) mostrou que a dose de 500 mg/dia de cálcio não é inferior a altas doses (1 a 2 g/dia) para a prevenção de pré-eclâmpsia. A maior dose do citrato se justifica por sua concentração de cálcio elementar ser a metade do carbonato. O citrato de cálcio não sofre grandes interferências de absorção quando ingerido fora da alimentação, sendo recomendado para gestantes com baixa acidez estomacal, doença inflamatória intestinal ou distúrbios de absorção (Mayo Clinic Staff, 2023). A administração de cálcio pode ser iniciada antes da 12ª semana e deve ser mantida até a resolução da gestação. Na prática, a principal fonte de cálcio é o leite e seus derivados. No entanto, outras fontes com menos gorduras devem ser lembradas. As hortaliças verde-escuras, como couve e brócolis, e alguns frutos do mar, como determinados peixes, são consideradas fontes alternativas (de França e Martini, 2018).

A prevenção primária deve ser uma ação da assistência pré-natal, sendo de responsabilidade da atenção primária à saúde no SUS.

A prevenção terciária visa reduzir os riscos de evolução da pré-eclâmpsia para situações de gravidade (crise hipertensiva, eclâmpsia e síndrome HELLP), que serão abordadas mais adiante. Essas situações devem receber assistência em nível secundário/terciário de saúde. Entretanto, a atenção primária à saúde deve estar atenta a essas situações e, quando presentes, prestar os cuidados iniciais.

CONDUTAS

Conduta clínica

No diagnóstico de pré-eclâmpsia, o foco do controle clínico é a prevenção da morbimortalidade materna e perinatal, por meio do diagnóstico oportuno, do tratamento da emergência hipertensiva, da prevenção da crise convulsiva (iminência de eclâmpsia) ou de sua recorrência (eclâmpsia) e da avaliação do bem-estar fetal (Facca *et al.*, 2020).

Para que o diagnóstico seja oportuno, é fundamental suspeitar da pré-eclâmpsia durante o pré-natal (especialmente nas gestantes com marcadores de risco clínicos), com atenção para o ganho de peso, principalmente quando acontece de maneira rápida, e se associado ao edema de mãos e face. Deve-se estar atento aos valores da pressão arterial e às queixas relacionadas a sinais e/ou sintomas de comprometimento de órgãos-alvo, como cefaleia, alterações visuais e dor epigástrica e/ou localizada em hipocôndrio direito. É preciso encaminhar as gestantes oportunamente para se confirmar esse diagnóstico e realizar controle adequado (Peraçoli *et al.*, 2023). Partes importantes desse controle são a definição do momento ideal do parto, o controle pressórico e a avaliação de gravidade.

Uma maneira de sistematizar as intervenções necessárias para evitar demoras e desfechos adversos associados à pré-eclâmpsia é considerar a "Regra dos 4 P" (Korkes *et al.*, 2024), com foco em **P**revenção adequada, **P**ré-natal atento, **P**arto oportuno e **P**uerpério seguro (Figura 30.4).

Tratamento não farmacológico

Dieta

Recomenda-se dieta normal sem restrição significativa de sal, uma vez que não há evidência de que essa conduta auxilie o controle da pressão arterial ou a prevenção de desfechos adversos. Além disso, essas gestantes podem precisar de múltiplas internações, e a manutenção de qualidade na dieta torna-se importante nesses momentos. Admite-se ainda que a restrição na ingesta de sódio possa reduzir o volume intravascular (ACOG, 2013).

Atividade física e hábitos saudáveis

Sugere-se que a redução da atividade física para gestantes com pré-eclâmpsia melhore o fluxo sanguíneo uteroplacentário e previna a exacerbação da hipertensão arterial, particularmente se não estiver controlada. Porém, não há evidências de que melhore significativamente os principais desfechos maternos e perinatais. Portanto, não há respaldo científico para recomendar o repouso absoluto para gestantes com pré-eclâmpsia (Meher *et al.*, 2005).

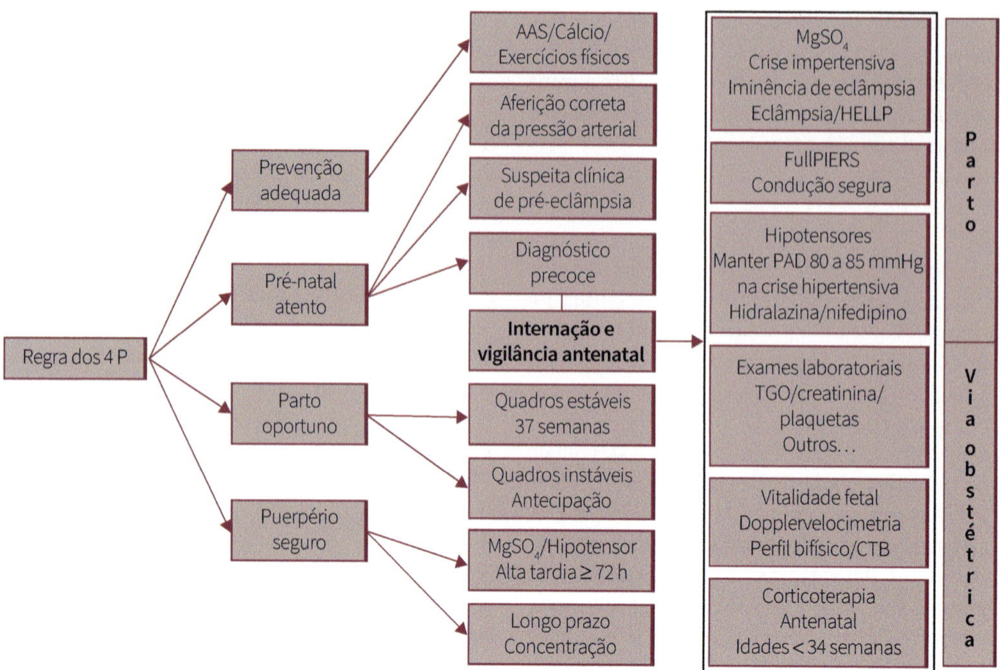

Figura 30.4 Regra dos 4 P. AAS: ácido acetilsalicílico; CTB: cardiotocografia basal; PAD: pressão arterial diastólica; TGO: transaminase oxaloacética.

Vale lembrar que o exercício físico é recomendado como *prevenção* da pré-eclâmpsia, realizando-se pelo menos 140 minutos por semana com intensidade moderada, definida como o suficiente para aumentar a frequência cardíaca e permitir falar, mas não cantar (Davenport *et al.*, 2018).

Acompanhamento laboratorial

O diagnóstico de pré-eclâmpsia necessita de acompanhamento com exames laboratoriais para identificar precocemente sinais de gravidade/deterioração clínica, como alterações renais e alterações sugestivas de síndrome HELLP ainda em seu estágio inicial, diagnosticada apenas pelas alterações laboratoriais, sem sinais e sintomas clínicos. A frequência desse acompanhamento depende da evolução e da gravidade do caso, recomendando-se de maneira geral sua realização pelo menos 1 vez/semana e sempre que surgir algum evento clínico, como é o caso da crise ou emergência hipertensiva e/ou sinais de eminência de eclâmpsia.

Deve-se colher hemograma (avaliar hematócrito, hemoglobina e contagem de plaquetas), determinar a concentração sérica de DHL, bilirrubinas totais, haptoglobina (padrão-ouro de anemia microangiopática), creatinina e TGO ou pirúvica TGP. Importante considerar que:

- Não há necessidade de dosagens repetidas de proteinúria – essa é importante para o diagnóstico
- A concentração de ureia não deve ser avaliada se não houver nítido comprometimento renal ou suspeita de síndrome hemolítico-urêmica
- Para a avaliação do comprometimento hepático, apenas a concentração de TGO se mostra suficiente
- A concentração de ácido úrico apresenta correlação com desfechos adversos, porém não se constitui em marcador para decisões clínicas.

Entre os critérios de diagnóstico de hemólise, as concentrações de haptoglobina e de DHL se alteram precocemente, enquanto as quedas da concentração de hemoglobina (< 8 g/dℓ) e alterações da concentração de bilirrubina indireta ocorrerão tardiamente ou em casos graves da doença, com maior risco de óbito materno-fetal.

Acompanhamento hospitalar ou ambulatorial

De maneira geral, toda gestante com diagnóstico de pré-eclâmpsia merece internação hospitalar para adequada vigilância materna e fetal, especialmente se a doença é precoce (< 34 semanas), considerando o grau de imprevisibilidade da pré-eclâmpsia e potencial gravidade. Entretanto, também é preciso reconhecer que longos períodos de internação não são fáceis para gestantes e familiares, além de representarem sobrecarga quando se trata de leitos hospitalares.

Assim, recomenda-se a internação quando houver suspeita ou confirmação do diagnóstico de pré-eclâmpsia, para que se possam avaliar adequadamente as condições materno-fetais, introduzir/ajustar as doses de anti-hipertensivos e orientar a gestante e familiares sobre o diagnóstico, os riscos e os tipos de complicações. Após um período inicial, que pode ser variável para cada gestante, pode-se considerar alta hospitalar (ou, talvez, o mais correto seja chamar "licença"), intercalando períodos de internação (ou de avaliação hospitalar) com períodos em domicílio. Serviços bem estruturados, com ambulatório específico e principalmente aqueles com programas de hospital-dia, são os mais adequados para esses casos.

Portanto, a decisão pelo acompanhamento hospitalar ou ambulatorial dependerá das condições socioeconômicas e culturais das gestantes, bem como da distância e da facilidade para acessar os locais de tratamento. Diante da identificação de quaisquer situações que possam comprometer a adequada vigilância da gestante, a internação permanente torna-se imprescindível.

Tratamento farmacológico

Atualmente, nenhuma terapia farmacológica está disponível para a cura da pré-eclâmpsia. Existem ensaios clínicos randomizados em andamento, com potenciais intervenções, essencialmente direcionados para os casos de pré-eclâmpsia de início precoce, visando ao prolongamento da gravidez. Fundamentadas na fisiopatologia da doença, essas intervenções incluem a plasmaférese para remover fatores antiangiogênicos (sFlt-1), os anticorpos monoclonais (contra fator de necrose tumoral α ou complemento) e a terapia gênica com silenciamento de genes direcionados à produção de sFlt-1 ou angiotensinogênio (Magee *et al.*, 2022b).

Anti-hipertensivos

A decisão de introduzir anti-hipertensivos deve considerar os riscos e benefícios para a mãe e o feto, considerando-se o valor da pressão arterial e a presença ou não de sinais e sintomas associados. Portanto, ao se considerar a necessidade de tratamento medicamentoso, recomenda-se, inicialmente, classificar a hipertensão arterial em:

- Hipertensão arterial leve: pressão arterial sistólica ≥ 140 e < 160 mmHg e/ou pressão arterial diastólica ≥ 90 e < 110 mmHg
- Hipertensão arterial grave: pressão arterial sistólica ≥ 160 mmHg e/ou pressão arterial diastólica ≥ 110 mmHg.

Todas as gestantes que manifestarem hipertensão arterial (pressão arterial ≥ 140 e/ou 90 mmHg) persistente devem ser tratadas com anti-hipertensivos, segundo protocolos nacionais (RBEHG) e internacionais (ISSHP), sendo o objetivo do tratamento manter os valores da pressão arterial diastólica em torno de 85 mmHg. Vale ressaltar que gestantes com hipertensão arterial crônica podem necessitar ajuste, redução ou até retirada de medicação no segundo trimestre da gestação, pela redução fisiológica da pressão arterial nessa fase da gestação.

O estudo clássico que norteia essa recomendação é o CHIPS *Trial* (estudo sobre o controle pressórico na gestação), que incluiu gestantes com hipertensão arterial crônica ou gestacional randomizadas para tratamento rigoroso da pressão arterial (*tight control*, com pressão arterial ao redor de 140×90 mmHg) *versus* tratamento menos rigoroso (*less tight*, com medicação a partir de pressão arterial diastólica ≥ 100 mmHg). O controle mais rigoroso da pressão arterial evidenciou menor taxa de hipertensão arterial grave, de contagem de plaquetas abaixo de 100 mil/mm³ e de aumento de transaminases, sem diferenças significativas em desfechos maternos graves (Cooper *et al.*, 2006). Posteriormente, outro estudo do mesmo grupo, específico para gestantes com hipertensão arterial crônica (CHIPS TRIAL) demonstrou que a estratégia de manter o valor da pressão arterial abaixo de 140×90 mmHg se associou a melhores desfechos gestacionais do que a estratégia de restringir o tratamento apenas para hipertensão arterial grave, sem aumentar o risco de recém-nascidos pequenos para a idade gestacional (Magee *et al.*, 2019). Esse achado é importante, uma vez que o uso de anti-hipertensivo muitas vezes foi associado ao risco de restrição de crescimento fetal.

Todos os anti-hipertensivos atravessam a barreira placentária, porém os agentes citados nas Tabelas 30.3 e 30.4 apresentam perfil de segurança aceitável para uso na gestação. Não existem evidências de que uma classe seja melhor do que outra; portanto, a decisão na escolha deve considerar a familiaridade do obstetra, a forma de administração em cada situação, ou seja, via oral ou intravenosa, o local e a disponibilidade na rede pública.

Na gestação, são contraindicados os inibidores da enzima conversora da angiotensina (IECA), os bloqueadores dos receptores da angiotensina II (BRA II) e os inibidores diretos da renina (alisquireno). Essas medicações se associam a anormalidades no

Tabela 30.3 Anti-hipertensivos recomendados para uso na gestação.

Classe	Agente	Posologia
Simpatolíticos de ação central, alfa2-agonistas	Metildopa (250 a 500 mg)	750 a 2.000 mg/dia 2 a 4 vezes/dia
Bloqueadores de canal de cálcio	Nifedipino Retard	20 a 100 mg/dia 1 a 3 vezes/dia
	Nifedipino de liberação rápida 10 e 20 mg	20 a 60 mg/dia 2 a 3 vezes/dia
	Anlodipino 2,5 a 5 e 10 mg	5 a 20 mg/dia 1 a 2 vezes/dia
Vasodilatador periférico*	Hidralazina 25 e 50 mg	50 a 150 mg/dia 2 a 3 vezes/dia
Betabloqueadores*	Metoprolol 25, 50 e 100 mg	100 a 200 mg/dia 1 a 2 vezes/dia
	Carvedilol 6,25 e 12,5 mg	12,5 a 50 mg/dia 1 a 2 vezes/dia Manter 12,5 mg/dia por 2 dias e aumentar a dose, se necessário

*Recomendam-se essas medicações como terceira escolha para associação de medicamentos ou na impossibilidade de uso dos de primeira escolha.

Tabela 30.4 Anti-hipertensivos recomendados para tratamento da crise ou da emergência hipertensiva em gestantes.

Agente	Dose inicial	Repetir, se necessário	Dose máxima
Hidralazina ampola (20 mg/mℓ)	5 mg IV	5 mg (20/20 min)	30 mg
A ampola de hidralazina contém 1 mℓ, na concentração de 20 mg/mℓ Diluir uma ampola (1 mℓ) em 19 mℓ de água destilada para se obter a concentração de 1 mg/mℓ			
Nifedipino ampola (10 mg)	10 mg VO	10 mg (20/20 min)	30 mg
Hidralazina ampola (infusão contínua)	5 mg/h Diluir 80 mg (4 mℓ de hidralazina) em 500 mℓ de soro fisiológico e manter infusão de 30 mℓ/h		
Nitroprussiato de sódio Ampola (50 mg/2 mℓ)	0,5 a 10 mcg/kg/min Infusão intravenosa contínua		
A ampola de nitroprussiato de sódio contém 2 mℓ – concentração de 50 mg/2 mℓ Diluir uma ampola (2 mℓ) em 248 mℓ de soro glicosado 5%, obtendo-se a concentração de 200 mcg/mℓ			

IV: via intravenosa; VO: via oral.

desenvolvimento dos rins fetais quando utilizadas a partir do segundo trimestre de gestação. Assim, as mulheres em uso dessas medicações devem ser orientadas a suspendê-las ou substituí-las quando programarem a gestação ou no primeiro trimestre, assim que confirmarem o diagnóstico. Importante tranquilizar essas gestantes quanto ao uso das medicações não permitidas no início da gestação, pois essas drogas não são teratogênicas e, sim, fetotóxicas, não havendo riscos de malformação com a utilização no primeiro trimestre (Tita *et al.*, 2022).

O planejamento ideal para esses casos é a orientação preconcepção. As recomendações quanto à utilização de diuréticos (tiazídicos ou furosemida) durante a gravidez é controversa, assim, considera-se mais segura a sua suspensão. Entretanto, em casos de edema pulmonar ou diante de comprometimento funcional renal, os diuréticos constituem classes de medicações importantes, sendo a furosemida a medicação de escolha.

A orientação durante a gravidez é prescrever medicação anti-hipertensiva única até a dose máxima e, na falta de controle da pressão arterial, associar uma segunda droga, lembrando que o uso de três ou mais drogas indica maior risco e possível necessidade de discutir resolução da gestação e investigação de gravidade (Davenport *et al.*, 2018).

Há consenso de que os casos de hipertensão arterial grave, também referidos como crise ou emergência hipertensiva, devem ser tratados com presteza (ver Tabela 30.3) com as gestantes internadas ou encaminhadas para centros de referência, a fim de se investigarem o comprometimento de órgãos-alvo e as condições fetais. Visando à prevenção de desfechos adversos, o uso de $MgSO_4$ é importante, especialmente para os casos com sintomas e necessidade de transferência para centro de referência.

O objetivo do tratamento na hipertensão arterial grave é reduzir os valores da pressão arterial de 15 a 25%, atingindo-se valores da pressão arterial sistólica entre 140 e 150 mmHg e da pressão arterial diastólica entre 90 e 100 mmHg. Deve-se evitar quedas bruscas da pressão arterial pelos riscos maternos (acidente vascular cerebral, infarto) e fetais (redução da perfusão uteroplacentária) relacionados a situações de baixo fluxo sanguíneo (Peraçoli *et al.*, 2023).

As características dessas medicações são:

- Hidralazina: vasodilatador periférico, amplamente utilizado em pré-eclâmpsia para o tratamento agudo da crise ou da emergência hipertensiva. A ação máxima da medicação ocorre em torno de 20 minutos. O monitoramento da pressão arterial é inerente à própria condição clínica, devendo-se também considerar a possibilidade de hipotensão, que deve ser prontamente corrigida com a elevação dos membros inferiores e a remoção de medicações ou fatores que possam estar agindo como potencializadores
- Nifedipino oral: bloqueador de canais de cálcio, também pode ser usado como terapia de primeira linha, especialmente quando o acesso intravenoso não está disponível. A ação máxima ocorre entre 30 e 40 minutos. Salienta-se que os comprimidos não devem ser mastigados ou se utilizarem formulações pela via sublingual. Além disso, as formulações de liberação lenta não são indicadas para o tratamento das emergências hipertensivas
- Nitroprussiato de sódio: potente vasodilatador arterial e venoso é recomendado especialmente para gestantes com edema pulmonar associado a comprometimento funcional cardíaco, por exercer importantes benefícios tanto na pré-carga quanto na pós-carga.

Cuidados no diagnóstico de pré-eclâmpsia com sinais de gravidade

Na vigência de crise convulsiva (eclâmpsia), consideram-se os princípios básicos de conduta: evitar trauma por queda, manter a permeabilidade das vias aéreas e prevenir a aspiração de vômitos (colocar a gestante em decúbito lateral esquerdo ou semissentada). São objetivos do tratamento: prevenção de hipoxia, tratamento de hipertensão arterial grave (se presente), prevenção de convulsões recorrentes (sulfato de magnésio) e avaliação do momento da resolução da gestação (com a gestante estável).

Nos casos de síndrome HELLP, é importante garantir avaliação seriada e suporte hemoterápico, com reserva de sangue e plaquetas, principalmente diante da programação de parto. O anestesiologista deve trabalhar em conjunto com o obstetra, para avaliar a possibilidade de bloqueio ou necessidade de anestesia geral, quando a contagem de plaquetas estiver abaixo de 70 mil/mm^3, segundo o American College of Obstetricians and Gynecologists (ACOG, 2019b).

Sulfato de magnésio ($MgSO_4$)

Desde a publicação dos resultados de *The Collaborative Eclampsia Trial*, o sulfato de magnésio é a droga de escolha para o tratamento da iminência de eclâmpsia e da eclâmpsia. Revisões sistemáticas indicam que o sulfato de magnésio é mais seguro e eficaz do que fenitoína, diazepam ou coquetel lítico (clorpromazina, prometazina e petidina) para a prevenção da recorrência dos quadros de eclâmpsia. Além disso, o $MgSO_4$ é de baixo custo, de fácil administração e não causa sedação (TETCG, 1995). Outro benefício que pode ser obtido com o $MgSO_4$ é a neuroproteção fetal, pois reduz os riscos de paralisia cerebral e disfunção motora grave em recém-nascidos prematuros (abaixo de 32 semanas de gestação). Assim, a utilização do $MgSO_4$ é altamente recomendada para os casos de iminência de eclâmpsia, eclâmpsia, síndrome HELLP (15% dessas pacientes evoluem com eclâmpsia) e pré-eclâmpsia com deterioração clínica e/ou laboratorial, incluindo hipertensão arterial de difícil controle, mesmo que assintomática. Salienta-se que a indicação de uso do $MgSO_4$ não representa a necessidade de resolução da gravidez. Contrariamente, pode contribuir para a estabilização clínica e laboratorial, permitindo que a gestação avance, reduzindo-se os casos de prematuridade e a realização do parto de maneira intempestiva. Nesse sentido, nem mesmo a necessidade de reutilização de $MgSO_4$ deve ser indicação absoluta de resolução da gestação, se a paciente estiver clínica e laboratorialmente estável e a vitalidade fetal preservada. Os principais esquemas de uso do sulfato de magnésio são o de Pritchard (1955) e o de Zuspan (1966) (Tabela 30.5), que devem ser empregados de acordo com a experiência de cada serviço, uma vez que são considerados de igual eficácia. Deve-se usar o sulfato de magnésio hepta-hidratado e estar atento à concentração disponível do magnésio:

- $MgSO_4$ 50% – ampola com 10 mℓ contém 5 gramas de magnésio
- $MgSO_4$ 20% – ampola com 10 mℓ contém 2 gramas de magnésio
- $MgSO_4$ 10% – ampola com 10 mℓ contém 1 grama de magnésio

O obstetra não deve ter receio quanto ao uso do $MgSO_4$, uma vez que o risco de complicações relacionadas a essa medicação são raras e deixar de administrá-la é mais preocupante do que

Tabela 30.5 Esquemas do sulfato de magnésio ($MgSO_4$) para prevenção e tratamento da eclâmpsia.

Esquemas de $MgSO_4$	Dose inicial	Dose de manutenção
Zuspan (IV e IM)	4 g IV (bólus) lentamente[a] + 10 g IM (5 g em cada nádega)[b]	5 g IM a cada 4 h (aplicação profunda)
Pritchard (IV exclusivo)	6 g IV (bólus) Administrar lentamente[a]	1 g IV/h em bomba de infusão

[a]Dose inicial IV (usada nos dois esquemas): $MgSO_4$ 50% (1 ampola de 10 mℓ contém 5 g de magnésio). Diluir 8 mℓ de $MgSO_4$ 50% (4 g) em 12 mℓ de água destilada ou soro fisiológico (SF) 0,9%. A concentração final terá 4 g/20 mℓ – infundir em bólus lentamente (15 a 20 min). *Outra opção*: diluir 8 mℓ em 100 mℓ de SF 0,9% – infundir em bomba de infusão contínua a 300 mℓ/h (volume total será infundido em torno de 20 min). [b]Preparo da dose de manipulação no esquema de Zuspan:

- 1 g/h: diluir 1 ampola de $MgSO_4$ 50% em 490 mℓ de SF 0,9%. A concentração final terá 1 g/100 mℓ. Infundir a solução IV na velocidade de 100 mℓ/h
- 2 g/h: diluir 2 ampolas (20 mℓ) de $MgSO_4$ 50% em 480 mℓ de SF 0,9% e manter a infusão de 100 mℓ/h.

Essa infusão está indicada para pacientes que se mantêm sintomáticas após o início da manutenção. Preparo da dose de manutenção no esquema de Pritchard: aplicar uma ampola de $MgSO_4$ 50% (5 g de magnésio) IM a cada 4 h. IM: via intramuscular; IV: via intravenosa.

a ocorrência de qualquer risco. Portanto, o $MgSO_4$ pode ser administrado em qualquer local em que houver sua indicação (pronto atendimento, enfermaria, no transporte). Recomendam-se apenas alguns cuidados, que devem ser seguidos (Peraçoli *et al.*, 2023):

- Se houver necessidade de referenciar a gestante para outro Serviço, o esquema preferencial é o intramuscular (Pritchard), pois confere maior segurança para o transporte
- Estabeleceu-se que a concentração terapêutica do íon magnésio varia de 4 a 7 mEq/ℓ (4,8 a 8,4 mg/dℓ), porém, não há evidências que apontem que essas concentrações devem ser atingidas para se obter o efeito da medicação. Entretanto, as concentrações que se relacionam com os casos de intoxicação estão mais bem definidas: o reflexo patelar fica abolido com 8 a 10 mEq/ℓ e há risco de parada respiratória a partir de 12 mEq/ℓ. A dose inicial dos dois esquemas (Pritchard e Zuspan), adequadamente administrada, não oferece riscos de intoxicação, sendo necessário, durante a administração da dose de manutenção (intravenosa ou intramuscular), a monitorização dos seguintes parâmetros: reflexo patelar presente, frequência respiratória ≥ 16 irpm e diurese ≥ 25 mℓ/hora. Diante de alterações nesses parâmetros, recomenda-se a redução ou interrupção da infusão intravenosa ou não realização da dose intramuscular. Procede-se, então, à determinação da concentração de magnésio e da função renal. Diante de valores dentro dos limites de normalidade, deve-se reiniciar o tratamento. O gluconato de cálcio (1 g por via intravenosa – 10 mℓ a 10% – administrado lentamente) deve ser utilizado nas situações de sinais de intoxicação pelo magnésio
- Nos casos de recorrência da crise convulsiva, administram-se mais 2 g do sulfato de magnésio (4 mℓ da formulação de 50% diluídos em 10 mℓ de água destilada ou soro fisiológico) por via intravenosa (bólus) e utiliza-se como manutenção a dose de 2 g/hora. Se dois desses não controlarem as convulsões, a droga de escolha será lorazepam: 4 mg por via intravenosa a uma velocidade máxima de 2 mg/minuto, podendo-se repetir em 3 a 5 minutos se a convulsão continuar. Na falta de acesso intravenoso, administra-se midazolam: 10 mg por via intramuscular (Norwitz, 2024). Recomenda-se, nesses casos, a investigação de complicações cerebrais, principalmente hemorragias intracranianas
- A avaliação da vitalidade fetal não deve ser feita enquanto se estabiliza a paciente, pois alterações transitórias podem ser mal interpretadas nesse momento e determinar atitudes intempestivas que podem comprometer o desfecho materno. Assim, a avaliação da vitalidade fetal será realizada apenas após a estabilização materna
- Em pacientes com lesão renal aguda ou doença renal crônica (creatinina ≥ 1 mg/dℓ), a dose de manutenção deve ser a metade da dose recomendada. Deve-se interromper a infusão do $MgSO_4$ apenas se a diurese for inferior a 25 mℓ/hora
- Cerca de 30% dos casos de eclâmpsia ocorrem no puerpério. Portanto, recomenda-se a manutenção do $MgSO_4$ durante 24 horas após a resolução da gestação ou após a última crise convulsiva
- A utilização de $MgSO_4$ não é indicação absoluta de resolução da gravidez. Assim, se a medicação for utilizada em razão de crise hipertensiva ou mesmo pelo receio quanto à possibilidade de evolução para desfechos adversos, mantém-se o $MgSO_4$ por 24 horas. Após a estabilização clínica (recuperação do nível de consciência, controle pressórico), a medicação pode ser retirada de maneira rápida.

Conduta obstétrica

Postergar a resolução de uma gestação com quadro de pré-eclâmpsia pode causar complicações maternas graves como edema pulmonar, falência renal, descolamento de retina, coagulação intravascular disseminada, descolamento de placenta e morte. Estudos demonstram que 25 a 63% dessas gestantes desenvolverão complicações graves, incluindo síndrome HELLP e eclâmpsia (Magee *et al.*, 2009; Belghiti *et al.*, 2011). Complicações da pré-eclâmpsia para o feto incluem a restrição de crescimento, a prematuridade e a morte intrauterina. O momento exato da resolução da gestação, em gestante com pré-eclâmpsia, é um desafio para a equipe que trata desses casos. A meta é prolongar a gestação sem aumentar a morbimortalidade materna e perinatal.

O prolongamento das gestações com pré-eclâmpsia ocorre em uma média de 15,4 dias (4 a 36 dias), o que pode ser um grande benefício em uma gestação de 26 semanas, como pode ser pouco significativo em uma gestante com 35 semanas (Odendaal *et al.*, 1990). A decisão da resolução da gestação deve ser compartilhada entre pais, obstetra, neonatologista e anestesiologista, considerando-se as condições do hospital e o grau de assistência perinatal possível de ser oferecida. A transferência de uma gestante pode ser realizada em situações em que há estabilidade do quadro clínico materno e necessidade de suporte perinatal mais adequado, de se disponibilizar unidade de terapia intensiva ou ter banco de sangue disponível.

Pré-eclâmpsia sem sinais de gravidade (deterioração clínica ou laboratorial)

Nas situações em que a pré-eclâmpsia está estável, a conduta pode ser expectante até 37 semanas de gestação. A adoção da prática de resolução da gestação a partir da 36ª semana em gestantes com pré-eclâmpsia sem sinais de gravidade, adotada na Holanda, determinou redução significativa da mortalidade materna e perinatal (Koopmans *et al.*, 2009; de Sonaville *et al.*, 2020). Assim, pode-se afirmar que a resolução de gestação com pré-eclâmpsia no termo reduz a morbimortalidade materna sem prejuízo ao recém-nascido, de maneira significativa a partir de 37 semanas.

Em gestantes que não atingiram o termo, preconiza-se a internação para o controle da pressão arterial, monitorar sinais e sintomas de iminência de eclâmpsia, avaliar periodicamente alterações laboratoriais (especialmente na identificação da síndrome HELLP) e realizar vigilância do bem-estar e crescimento fetal, principalmente por meio da dopplervelocimetria. Alguns protocolos avaliam alterações biofísicas a partir da cardiotocografia e do perfil biofísico.

Independentemente de haver ou não sinais de gravidade, a internação de gestante com pré-eclâmpsia deve cumprir as seguintes indicações:

- Tratar episódios de crise hipertensiva
- Prevenir convulsões com $MgSO_4$ nas formas graves
- Realizar avaliação seriada do grau de comprometimento materno-fetal
- Realizar avaliação laboratorial seriada, com a sugestão de acompanhar as gestantes com o uso da calculadora fullPiers (para quantificação do risco materno)
- Resolver a gestação, preferencialmente por indução do trabalho de parto (sempre após estabilidade clínica e diante de adequada vitalidade fetal).

Pré-eclâmpsia com sinais de gravidade (deterioração clínica ou laboratorial)

A presença de alterações clínicas indicará a resolução da gestação na dependência da prematuridade e do risco materno-fetal. Em situações clínicas graves com risco de morte materna, deve-se resolver a gestação independentemente da idade gestacional.

Situações clínicas graves:

- Síndrome HELLP
- Iminência de eclâmpsia refratária ao tratamento e eclâmpsia
- Descolamento prematuro de placenta
- Hipertensão refratária ao tratamento com três drogas anti-hipertensivas
- Edema pulmonar/comprometimento cardíaco
- Alterações laboratoriais progressivas
- Insuficiência renal, evidenciada principalmente por elevação progressiva das concentrações de ureia e creatinina, oligúria e anasarca
- Hematoma ou rotura hepática
- Alterações na vitalidade fetal.

Um fator importante na decisão da resolução da gestação é a idade gestacional, que deve ser norteada segundo a classificação apresentada a seguir.

Idade gestacional inferior a 23/24 semanas

A conduta expectante nessa idade gestacional está associada com alta mortalidade perinatal (acima de 80%) e morbimortalidade materna (27 a 71%), dados que indicam a resolução da gestação pela maioria dos protocolos (Bombrys *et al.*, 2008; van Oostwaard *et al.*, 2017). Nesse sentido, em gestante com pré-eclâmpsia associada a complicações graves, antes do limite da viabilidade neonatal, recomenda-se o término da gestação por conta do risco de morte materna e a baixa taxa de sobrevida neonatal. Entretanto, essa conduta deve ser compartilhada com os pais, uma vez que a manutenção da gestação implica possível prejuízo do neurodesenvolvimento do recém-nascido.

A idade gestacional limite para definição de viabilidade fetal pode variar a depender do serviço considerado, podendo ser 23 ou 24 semanas.

Idade gestacional ≥ 24 semanas e inferior a 34 semanas

Esse é o grupo de gestantes em que o desafio é maior. Nessas situações, mesmo com algum grau de deterioração clínica, pode-se correr alguns riscos tanto para a mãe quanto para o feto. Essas gestantes deverão estar internadas e ficar sob vigilância clínica intensiva, além de realizar exames laboratoriais no mínimo semanais, dependendo do índice de fullPiers (von Dadelszen *et al.*, 2011). A vigilância do bem-estar fetal deverá ser realizada por meio da dopplervelocimetria.

A pressão arterial deve ser monitorada a cada 4 horas na vigília, não se devendo acordar a gestante para se aferir a pressão arterial. O balanço hídrico deve ser avaliado, especialmente o débito urinário, e, em casos de oligúria (< 500 mℓ em 24 horas), a função renal deve ser determinada. Sintomas de gravidade como cefaleia, alterações visuais, dor epigástrica ou abdominal, sangramento vaginal e redução da movimentação fetal devem ser controlados diariamente, pois podem indicar a resolução da gestação.

A avaliação do bem-estar fetal deve ser regular a partir da estimativa de crescimento fetal a cada 2 semanas e da dopplervelocimetria semanal com avaliação da quantidade de líquido amniótico. O exame de cardiotocografia deve ser realizado na presença de restrição do crescimento fetal ou de alterações do fluxo da artéria umbilical ou do ducto venoso.

Os exames laboratoriais devem ser realizados entre 1 e 2 vezes/semana, de acordo com o índice de fullPiers. Os exames laboratoriais necessários são TGO ou TGP, creatinina sérica e contagem de plaquetas. A concentração da DHL e da haptoglobina auxiliam o diagnóstico de síndrome HELLP. Exames de coagulação serão solicitados somente nos casos de plaquetopenia. Na dependência dos valores dos exames laboratoriais e da manifestação clínica, deve-se repetir os exames mais precocemente (p. ex., a cada 6 horas).

A determinação da proteinúria não deve ser repetida, pois representa o diagnóstico de pré-eclâmpsia e não o seu prognóstico.

A administração de corticoide para acelerar a maturidade pulmonar fetal deve ser indicada quando houver aumento do índice fullPiers ou deterioração do quadro clínico. O uso do corticoide deve ser otimizado por reduzir a síndrome da membrana hialina no período de 2 a 7 dias, a partir da primeira dose.

A profilaxia com sulfato de magnésio será instituída na presença de sinais premonitórios de eclâmpsia ou na resolução da gestação. Nos casos de prematuros abaixo de 32 semanas, inicia-se no mínimo 4 horas antes do nascimento, para reduzir a incidência de hemorragia intraventricular perinatal.

Idade gestacional entre 34 e 37 semanas

A condução dos casos nesse intervalo de idade gestacional é igual à descrita para as idades gestacionais entre 23/24 e 34 semanas. Porém, ainda que as complicações relacionadas à prematuridade sejam menores a partir de 34 semanas, recomenda-se que, diante da melhora clínica e laboratorial materna, bem como de vitalidade fetal preservada, a resolução da gestação seja postergada para idade gestacional mais próxima do termo (van der Tuuk *et al.*, 2015).

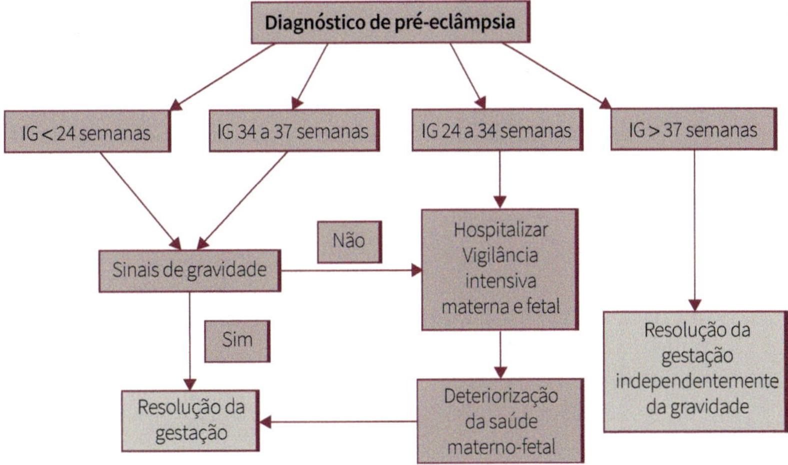

Figura 30.5 Fluxograma de decisões em situação de pré-eclâmpsia. IG: idade gestacional.

Via de parto

A indicação da via de parto deve seguir as indicações obstétricas habituais. O diagnóstico de pré-eclâmpsia por si não é indicação de cesariana. Mesmo as situações de gravidade, como a manifestação de eclâmpsia, se beneficiarão do nascimento por via vaginal. A indução do trabalho de parto deve seguir as mesmas indicações das gestantes sem pré-eclâmpsia, evitando-se indução prolongada. Em situação clínica grave, com possível tempo de indução prolongada, a indicação da via alta pode acelerar a recuperação materna e/ou preservar o bem-estar fetal. Obviamente, em situações graves em que a resolução da gestação é iminente, como no descolamento de placenta, a cesariana está indicada. Gestante com feto prematuro e plaquetopenia, que realizou o esquema de corticoterapia para acelerar a maturidade pulmonar fetal, pode se beneficiar de um nascimento mais rápido.

A segurança do feto na indução do trabalho de parto está bem documentada quando comparada com cesariana agendada. Indução não se associou ao aumento significativo das complicações neonatais mais importantes como membrana hialina, hemorragia ventricular, convulsão, sepse ou morte (Alanis *et al.*, 2008).

A monitorização materna e fetal intraparto deve ser contínua, no sentido de se identificarem precocemente eventuais complicações como deterioração da função hepática, hematológica ou renal, piora da hipertensão arterial, alterações neurológicas, descolamento prematuro de placenta ou traçado anormal na cardiotocografia. Não há indicação de monitorização invasiva. Na vigência de síndrome HELLP, com contagem de plaquetas abaixo de 70 mil/mm^3 e com indicação de cesariana, recomenda-se solicitar coagulograma, anestesia geral e repor plaquetas, realizar hemostasia cuidadosa e considerar a necessidade de dreno sentinela.

CUIDADOS NO PUERPÉRIO IMEDIATO

O puerpério da gestante hipertensa muitas vezes é negligenciado, pois existe o conceito de que a pré-eclâmpsia termina com a expulsão da placenta. Muitas dessas puérperas permanecem com quadro hipertensivo importante que necessita de cuidados clínicos.

A puérpera deve ser monitorizada quanto ao valor da pressão arterial a cada 2 horas nas primeiras 6 horas e, após, a cada 4 horas nas primeiras 48 horas. Quando há necessidade de sulfato de magnésio, deve-se mantê-lo até 24 horas pós-parto, sendo que, nas situações individuais em que a evolução foi muito favorável, poderá ser suspenso com 12 horas (Maia *et al.*, 2014).

Os exames laboratoriais são repetidos nas puérperas que tiveram manifestação de pré-eclâmpsia complicada, especialmente síndrome HELLP, devendo ser solicitados até que seus valores se normalizem.

Os medicamentos anti-hipertensivos devem ser mantidos, tendo como meta manter a pressão arterial sistólica abaixo de 120 mmHg e a diastólica abaixo de 90 mmHg. Em puérperas que apresentam redução da pressão arterial pós-parto, pode-se reduzir a dose do anti-hipertensivo, se necessário. Os medicamentos anti-hipertensivos utilizados são os mesmos indicados durante a gestação, estando liberados os inibidores da ECA por atingirem o leite materno em baixa concentração (Tabela 30.6).

Tabela 30.6 Anti-hipertensivos recomendados para uso no puerpério.

Classe	Agente	Posologia
Inibidores da enzina conversora de angiotensina	Enalapril (10 e 20 mg)	20 a 40 mg/dia 1 a 2 vezes/dia
	Captopril (25 e 50 mg)	75 a 150 mg/dia 3 vezes/dia
Simpatolíticos de ação central, alfa2-agonistas	Metildopa (250 e 500 mg)	750 a 2.000 mg/dia 2 a 4 vezes/dia
Bloqueadores de canal de cálcio	Nifedipino Retard	20 a 100 mg/dia 2 a 3 vezes/dia
	Nifedipino de liberação rápida (10 e 20 mg)	20 a 60 mg/dia 2 a 3 vezes/dia
	Anlodipino (2,5 a 5 e 10 mg)	5 a 20 mg/dia 1 a 2 vezes/dia
Vasodilatador periférico	Hidralazina (25 e 50 mg)	50 a 150 mg/dia 2 a 3 vezes/dia
Betabloqueadores	Metoprolol (25, 50 e 100 mg)	100 a 200 mg/dia 1 a 2 vezes/dia
	Atenolol (25, 50 e 100 mg)	50 a 150 mg/dia 1 a 3 vezes/dia
	Carvedilol (6,25 e 12,5 mg)	12,5 a 50 mg/dia 1 a 2 vezes/dia Manter 12,5 mg/dia por 2 dias e aumentar a dose, se necessário

A hipertensão arterial grave deverá ser controlada conforme a necessidade com nifedipino por via oral ou hidralazina intravenosa. Se o valor da pressão arterial voltar ao normal, pode-se suspender medicamentos anti-hipertensivos (Norwitz, 2023). Nas situações de pré-eclâmpsia complicada, recomenda-se o uso de furosemida em baixa dose (20 a 40 mg), pois diminui a necessidade de uso de novos anti-hipertensivos nas primeiras 72 horas (Martins-Costa *et al.*, 2023).

Embora os anti-inflamatórios não esteroides possam exacerbar a hipertensão arterial em não gestantes, no puerpério parecem ser seguros, devendo substituir os opioides (American College of Obstetricians and Gynecologists, 2020). Medicamentos destinados para a supressão da lactação, como a carbegolina ou a bromoergocriptina, devem ser evitados pelo risco de eventos vasculares cerebrais.

As puérperas com hipertensão arterial não devem receber alta precoce. Deverão ter a pressão arterial monitorada por 48 a 72 horas e revisão ambulatorial entre 7 e 10 dias. A profilaxia antitrombótica deve ser avaliada em puérperas que manifestaram pré-eclâmpsia complicada, que tiveram internações prolongadas (mais do que 7 dias), foram submetidas à cesariana ou tiveram algum fator adicional para trombose, como sangramento excessivo, IMC > 30 kg/m^2 ou hemotransfusão. Devem ser orientadas a usar meias elásticas e receber heparina profilática por 6 semanas (Oliveira *et al.*, 2019).

É uma ocorrência rara a manifestação da pré-eclâmpsia se iniciar no período pós-parto. Em situações de eclâmpsia ou hipertensão arterial com sinais premonitórios, deve-se administrar o sulfato de magnésio nas doses usuais já descritas.

O prognóstico dessas pacientes inclui a recorrência de pré-eclâmpsia entre 13 e 20% (van Oostwaard *et al.*, 2015), portanto, deverão ser submetidas à prevenção se ocorrer nova gestação.

PROGNÓSTICO A LONGO PRAZO

Até alguns anos, era corrente o conceito de que a cura da pré-eclâmpsia ocorria com a resolução da gestação. Entretanto, na atualidade, podemos inferir que essa "cura" significa que essa mulher deixou de correr risco de morte. Segundo Norwitz (2023), a gestação atuaria como fator de estresse cardiovascular para essa intercorrência no futuro.

A partir da década de 1990, a literatura mostra que, embora a cura da pré-eclâmpsia com a resolução da gestação pareça evidente, a realidade ao longo da vida da mulher é outra, indicando que essa intercorrência sinaliza a predisposição dessas mulheres a doenças cardiovasculares (hipertensão arterial crônica, coronariopatia, tromboembolismo, acidente vascular cerebral e insuficiência renal) e a síndromes metabólicas (diabetes, obesidade e dislipidemia) (Bellamy *et al.*, 2007; McDonald *et al.*, 2008; Wu *et al.*, 2017).

O grau de risco para doença cardiovascular tem dependência com o antecedente negativo ou positivo de pré-eclâmpsia e suas complicações. Assim, de acordo com o antecedente, o risco aumenta nas seguintes situações em gestação anterior (Behrens *et al.*, 2017; Dall'Asta *et al.*, 2021):

- Pré-eclâmpsia > normotensa
- Pré-eclâmpsia precoce (< 34 semanas) > pré-eclâmpsia tardia (≥ 34 semanas)
- Pré-eclâmpsia com sinais de gravidade > pré-eclâmpsia sem sinais de gravidade
- Pré-eclâmpsia associada a comorbidades > pré-eclâmpsia não associada a comorbidades.

No contexto mencionado, não há dúvida de que mulheres com antecedente de pré-eclâmpsia devem ser referenciadas para seguimento apropriado. Entretanto, as ações nesse sentido ainda são limitadas, havendo a necessidade de conscientização das mulheres e dos profissionais de saúde sobre os riscos cardiovasculares após manifestação de síndromes hipertensivas (pré-eclâmpsia e hipertensão gestacional).

Entre as ações estão orientações (Benschop *et al.*, 2018) que podem ser fornecidas pelo profissional de saúde que tiver a oportunidade de prestar assistência a essas mulheres – enfermeira(o), médica(o) clínica(o) e ginecologista:

- Promover amamentação prolongada
- Atingir IMC ideal
- Cessar tabagismo
- Manter dieta saudável
- Praticar atividade física regular.

Devemos considerar como desafios:

- Motivar as mulheres a participarem de um programa de prevenção cardiovascular
- Incentivar as sociedades médicas a desenvolverem protocolos específicos para essa demanda
- Desenvolver modelos de predição clínica e biomarcadores que personalizem o controle de risco cardiovascular.

REFERÊNCIAS BIBLIOGRÁFICAS

ABALOS, E. *et al.* Global and regional estimates of preeclampsia and eclampsia: a systematic review. *European Journal of Obstetrics & Gynecology and Reproductive Biology*, v. 170, p. 1-7, 2013.

ABOU EL HASSAN, M. *et al.* Preeclampsia: an old disease with new tools for better diagnosis and risk management. *Clinical Chemistry*, v. 61, p. 694-698, 2015.

ALANIS, M. C. *et al.* Early-onset severe preeclampsia: induction of labor vs elective cesarean delivery and neonatal outcomes. *American Journal of Obstetrics & Gynecology*, v. 199, p. 262.e1-e6, 2008.

AMERICAN COLLEGE OF OBSTETRICIANS AND GYNECOLOGISTS (ACOG). ACOG Practice Bulletin No. 202: Gestational Hypertension and Preeclampsia. *Obstetrics & Gynecology*, v. 133, e1-e25, 2019a.

AMERICAN COLLEGE OF OBSTETRICIANS AND GYNECOLOGISTS (ACOG). ACOG Committee Opinion No. 764: Medically Indicated Late-Preterm and Early-Term Deliveries. *Obstetrics & Gynecology*, v. 133, e151-e155, 2019a.

AMERICAN COLLEGE OF OBSTETRICIANS AND GYNECOLOGISTS (ACOG). Gestational hypertension and preeclampsia: ACOG Practice Bulletin, Number 222. *Obstetrics & Gynecology*, v. 135, e237-e260, 2020.

AMERICAN COLLEGE OF OBSTETRICIANS AND GYNECOLOGISTS (ACOG); Task Force on Hypertension in Pregnancy. Hypertension in pregnancy. Report of the American College of Obstetricians and Gynecologists Task Force on Hypertension in Pregnancy. *Obstetrics & Gynecology*, v. 122, p. 1122-1131, 2013.

AUGUST, P.; SIBAI, B. H. Preeclampsia: Clinical features and diagnosis. *UpToDate*. 2024.

BAKKER, R. *et al.* Blood pressure in different gestational trimesters, fetal growth, and the risk of adverse birth outcomes: the generation R study. *American Journal of Epidemiology*, v. 174, n. 7, p. 797-806, 2011.

BARTSCH, E. *et al.* Clinical risk factors for pre-eclampsia determined in early pregnancy: systematic review and meta-analysis of large cohort studies. *British Medical Journal*, v. 353, i1753, 2016.

BEHRENS, I. *et al.* Risk of post-pregnancy hypertension in women with a history of hypertensive disorders of pregnancy: nationwide cohort study. *British Medical Journal*, v. 358, n. j3078, 2017.

BELGHITI, J. *et al.* Benefits and risks of expectant management of severe preeclampsia at less than 26 weeks gestation: the impact of gestational age and severe fetal growth restriction. *American Journal of Obstetrics & Gynecology*, v. 205, p. 465.e1-e6, 2011.

BELLAMY L. *et al.* Pre-eclampsia and risk of cardiovascular disease and cancer in later life: systematic review and meta-analysis. *British Medical Journal*, v. 335, p. 974, 2007.

BENSCHOP, L. *et al.* Blood pressure profile one year after severe preeclampsia. *Hypertension*, v. 71, p. 491-498, 2018.

BOMBRYS, A. E. *et al.* Expectant management of severe preeclampsia at less than 27 weeks' gestation: maternal and perinatal outcomes according to gestational age by weeks at onset of expectant management. *American Journal of Obstetrics & Gynecology*, v. 199, p. 247.e1-e6, 2008.

BRAMHAM, K. *et al.* Pregnancy outcome in women with chronic kidney disease: a prospective cohort study. *Reproductive Sciences*, v. 18, p. 623-630, 2011.

BRASIL. Ministério da Saúde. 2022. Disponível em: http://svs.aids.gov.br.

BREW, O.; SULLIVAN, M. H.; WOODMAN, A. Comparison of normal and pre-eclamptic placental gene expression: a systematic review with meta-analysis. *Public Library of Sciences One*, v. 11, e0161504, 2016.

BROWN, M. A. *et al.* Hypertensive disorders of pregnancy: ISSHP classification, diagnosis, and management recommendations for international practice. *Hypertension*, v. 72, p. 24-43, 2018.

BURTON, G. J.; JAUNIAUX, E. Placental oxidative stress: from miscarriage to pre-eclampsia. *Journal of the Society for Gynecologic Investigation*, v. 11, p. 342-352, 2004.

CALIFE, K.; LAGO, T.; LAVRAS, C. *Atenção à gestante e à puérpera no SUS – SP*: manual técnico do pré-natal e puerpério. São Paulo: SES/SP, 2010.

CAMPBELL, D. M.; MACGILLIVRAY, I.; CARR-HILL, R. Pre-eclampsia in second pregnancy. *British Journal of Obstetrics and Gynaecology*, v. 92, p. 131-140, 1985.

CASSELL, K. A.; O'CONNELL, C. M.; BASKETT, T. F. The origins and outcomes of triplet and quadruplet pregnancies in Nova Scotia: 1980 to 2001. *American Journal of Perinatology*, v. 21, p. 439-445, 2004.

CHAPPELL, L. C. *et al.* Pre-eclampsia. *Lancet*, v. 398, n. 10297, p. 341-354, 2021.

CNOSSEN, J. S. *et al.* Use of uterine artery Doppler ultrasonography to predict pre-eclampsia and intrauterine growth restriction: a systematic review and bivariable meta-analysis. *Canadian Medical Association Journal*, v. 178, p. 701-711, 2008.

CONDE-AGUDELO, A.; VILLAR, J.; LINDHEIMER, M. World Health Organization systematic review of screening tests for preeclampsia. *Obstetrics & Gynecology*, v. 104, p. 1367-1391, 2004.

COOPER, W. O. *et al.* Major congenital malformations after first-trimester exposure to ACE inhibitors. *New England Journal of Medicine*, v. 354, p. 2443-2451, 2006.

COSTA, M. L. *et al.* Diagnosis and Management of Preeclampsia: Suggested Guidance on the Use of Biomarkers. *Revista Brasileira de Ginecologia e Obstetrícia*, v. 44, p. 878-883, 2022.

DALL'ASTA, A. *et al.* Cardiovascular events following pregnancy complicated by pre-eclampsia with emphasis on comparison between early- and late-onset forms: systematic review and meta-analysis. *Ultrasound in Obstetrics and Gynecology*, v. 57, p. 698-709, 2021.

DAVENPORT, M. H. *et al.* Prenatal exercise for the prevention of gestational diabetes mellitus and hypertensive disorders of pregnancy: a systematic review and meta-analysis. *British Journal of Sports Medicine*, v. 52, p. 1367-1375, 2018.

DAVIDGE, S. T. Oxidative stress and altered endothelial cell function in pre-eclampsia. *Seminars in Reproductive Endocrinology*, v. 16, p. 65-73, 1998.

DAWSON, L. M. *et al.* Familial risk of preeclampsia in Newfoundland: a population-based study. *Journal of the American Society of Nephrology*, v. 13, p. 1901-1906, 2002.

DE FRANÇA, N. A. G.; MARTINI, L. A. *Cálcio.* Funções Plenamente Reconhecidas dos Nutrientes. ILSI Brasil International Life Sciences Institute do Brasil, 2018. Disponível em: https://portaldeboaspraticas.iff.fiocruz.br/biblioteca/calcio-funcoes-plenamente-reconhecidas-de-nutrientes.

DE SONAVILLE, C. M. W. *et al.* Impact of hypertension and preeclampsia intervention trial at near term-I (Hypitat-I) on obstetric management and outcome in the Netherlands. *Ultrasound in Obstetrics and Gynecology*, v. 55, p. 58-67, 2020.

DE WOLF, F. *et al.* The human placental bed: electron microscopic study of trophoblastic invasion of spiral arteries. *American Journal of Obstetrics & Gynecology*, v. 137, p. 58-70, 1980.

DEKKER, G. A. Risk factors for preeclampsia. *Clinical Obstetrics and Gynecology*, v. 42, p. 422-435, 1999.

DEKKER, G. A.; SIBAI, B. M. Etiology and pathogenesis of preeclampsia: current concepts. *American Journal of Obstetrics & Gynecology*, v. 179, p. 1359-1375, 1998.

DUCKITT, K.; HARRINGTON, D. Risk factors for pre-eclampsia at antenatal booking: systematic review of controlled studies. *British Medical Journal*, v. 330, p. 565, 2005.

DULEY, L. *et al.* Antiplatelet agents for preventing pre-eclampsia and its complications. *Cochrane Database Systematic Reviews*, v. 2019, CD004659, 2019.

DWARKANATH, P. *et al.* Two randomized trials of low-dose calcium supplementation in pregnancy. *New England Journal of Medicine*, v. 390, p. 143-153, 2024.

FACCA, T. A. *et al.* Why is preeclampsia still an important cause of maternal mortality worldwide? *Revista Brasileira de Ginecologia e Obstetrícia*, v. 42, p. 586-587, 2020.

FIROZ, T. *et al.* Pre-eclampsia in low and middle-income countries. *Best Practice & Research Clinical Obstetrics & Gynaecology*, v. 25, p. 537-548, 2011.

FOIDART, J. M. *et al.* The human placenta haemochorial at the 13th week of pregnancy. *International Journal of Developmental Biology*, v. 36, p. 451-453, 1992.

GATHIRAM, P.; MOODLEY, J. Pre-eclampsia: its pathogenesis and pathophysiolgy. *Cardiovascular Journal of Africa*, v. 27, p. 71-78, 2016.

GAUGLER-SENDEN, I. P. *et al.* Severe, very early onset preeclampsia: subsequent pregnancies and future parental cardiovascular health. *European Journal of Obstetrics & Gynecology and Reproductive Biology*, v. 140, p. 171-177, 2008.

GIORDANO, J. C. *et al.* The burden of eclampsia: results from a multicenter study on surveillance of severe maternal morbidity in Brazil. *Public Library of Sciences One*, v. 9, e97401, 2014.

GUIDA, J. P. *et al.* Validation of the fullPIERS model for prediction of adverse outcomes in preeclampsia at a referral center. *Pregnancy Hypertension*, v. 23, p. 112-115, 2021.

GUIDA, J. P. S. *et al.* Prevalence of Preeclampsia in Brazil: An Integrative Review. *Revista Brasileira de Ginecologia e Obstetrícia*, v. 44, p. 686-691, 2022.

HODGINS, S. *et al.* A new look at care in pregnancy: simple, effective interventions for neglected populations. *Public Library of Sciences One*, v. 11, e0160562, 2016.

HUBEL, C. A. *et al.* Fasting serum triglycerides, free fatty acids, and malondialdehyde are increased in preeclampsia, are positively correlated, and decrease within 48 hours post-partum. *American Journal of Obstetrics & Gynecology*, v. 174, p. 975-982, 1996.

HUNG, T. H.; SKEPPER, J. N.; BURTON, G. J. *In vitro* ischemia-reperfusion injury in term human placenta as a model for oxidative stress in pathological pregnancies. *American Journal of Pathology*, v. 159, p. 1031-1043, 2001.

HUNKAPILLER, N. M. *et al.* A role for Notch signaling in trophoblast endovascular invasion and in the pathogenesis of pre-eclampsia. *Development*, v. 138, p. 2987-2998, 2011.

HUPPERTZ, B. Placental origins of preeclampsia: challenging the current hypothesis. *Hypertension*, v. 51, p. 970-975, 2008.

HUSTIN, J.; SCHAAPS, J. P. Echographic and anatomic studies of the materno trophoblastic border during the first trimester of pregnancy. *American Journal of Obstetrics & Gynecology*, v. 157, p. 162-168, 1987.

HYPERTENSION in pregnancy: diagnosis and management. NATIONAL Institute for Health and Care Excellence (NICE). 2019. Disponível em: https://pubmed.ncbi.nlm.nih.gov/31498578/.

JAATINEN, N.; EKHOLM, E. Eclampsia in Finland; 2006 to 2010. *Acta Obstetricia et Gynecologica Scandinavica*, v. 95, p. 787-792, 2016.

KARUMANCHI, S. A.; LIM, K. H.; AUGUST, P. Preeclampsia: pathogenesis. *UpToDate*. 2023.

KASSEBAUM, N. J. *et al.* Global, regional, and national levels of maternal mortality, 1990-2015: a systematic analysis for the Global Burden of Disease Study 2015. *Lancet*, v. 388, v. 10053, p. 1775-1812, 2016.

KELL, D. B.; KENNY, L. C. A dormant microbial component in the development of pre-eclampsia. *Frontiers in Medicine (Lausanne)*. v. 3, p. 60, 2016.

KLEINROUWELER, C. E. *et al.* Value of adding second-trimester uterine artery Doppler to patient characteristics in identification of nulliparous women at increased risk for pre-eclampsia: an individual patient data meta-analysis. *Ultrasound in Obstetrics and Gynecology*, v. 42, p. 257-267, 2013.

KOLBEN, M. *et al.* Measuring the concentration of various plasma and placenta extract proteolytic and vascular factors in pregnant patients with HELLP syndrome, pre-/eclampsia and highly pathologic Doppler flow values. *Gynakol Geburtshilfliche Rundsch*, v. 35, Suppl 1, p. 126-131, 1995.

KOOPMANS, C. M. *et al.* Induction of labour *versus* expectant monitoring for gestational hypertension or mild pre-eclampsia after 36 weeks' gestation (HYPITAT): a multicentre, open-label randomised controlled Trial. *Lancet*, v. 374, p. 978-988, 2009.

KORKES, H. A. *et al.* How can we reduce maternal mortality due to preeclampsia? The 4P rule (prevention, prenatal care, parturition, postpartum care). *Revista Brasileira de Ginecologia e Obstetrícia*, 2024 – no prelo.

LORQUET, S. *et al.* Aetiology and physiopathology of preeclampsia and related forms. *Acta Clinica Belgica*, v. 65, p. 237-241, 2010.

LU, H. Q.; HU, R. Lasting effects of intrauterine exposure to preeclampsia on offspring and the underlying mechanism. *AJP Rep*. v. 9, p. e275-291, 2019.

MAGEE, L. A. *et al.* Expectant management of severe preeclampsia remote from term: a structured systematic review. *Hypertension in Pregnancy*, v. 28, p. 312-347, 2009.

MAGEE, L. A. *et al.* Management of non-severe pregnancy hypertension – A summary of the CHIPS Trial (Control of Hypertension in Pregnancy Study) research publications. *Pregnancy Hypertension*, v. 18, p. 156-162, 2019.

MAGEE, L. A. *et al.* The 2021 International Society for the Study of Hypertension in Pregnancy classification, diagnosis & management recommendations for international practice. *Pregnancy Hypertension*, v. 27, p. 148-169, 2022a.

MAGEE, L. A.; NICOLAIDES, K. H.; VON DADELSZEN, P. Preeclampsia. *New England Journal of Medicine*, v. 386, p. 1817-1832, 2022b.

MAIA, S. B. *et al.* Abbreviated (12-hour) versus traditional (24-hour) postpartum magnesium sulfate therapy in severe pre-eclampsia. *International Journal of Gynecology & Obstetrics*, v. 126, p. 260-264, 2014.

MARTINS-COSTA, S. *et al.* Doença hipertensiva da gestação. *In*: RAMOS, J. G. *et al.* Rotinas em Obstetrícia. 8. ed. Porto Alegre: Artmed, 2023. p. 629-657.

MASTROBATTISTA, J. M. *et al.* The rate of severe preeclampsia is increased in triplet as compared to twin gestations. *American Journal of Perinatology*, v. 14, p. 263-265, 1997.

MAXWELL, M. H. *et al.* Error in blood-pressure measurement due to incorrect cuff size in obese patients. *Lancet*, v. 2:, p. 33-36, 1982.

MAYNARD, S. E. *et al.* Excess placental soluble fms-like tyrosine kinase 1 (sFlt1) may contribute to endothelial dysfunction, hypertension, and proteinuria in preeclampsia. *Journal of Clinical Investigation*, v. 111, p. 649-658, 2003.

MAYO CLINIC STAFF. *Calcium and calcium supplements*: Achieving the right balance. 2023. Disponível em: https://www.mayoclinic.org/healthy-lifestyle/nutrition-and-healthyeating/in-depth/calcium-supplements/art-20047097.

MCDONALD, S. D. *et al.* Cardiovascular sequelae of preeclampsia/eclampsia: a systematic review and meta-analyses. *American Heart Journal*, v. 156, p. 918-930, 2008.

MEHER, S.; ABALOS, E.; CARROLI, G. Bed rest with or without hospitalisation for hypertension during pregnancy. *Cochrane Database Systematic Reviews*, v. 2005, CD003514, 2005.

MUIJSERS, H. E. C. *et al.* Consider preeclampsia as a first cardiovascular event. *Current Cardiovascular Risk Reports*, v. 13, p. 21, 2019.

MURPHY, D. J.; STIRRAT, G. M. Mortality and morbidity associated with early-onset preeclampsia. *Hypertension in Pregnancy*. v. 19, p. 221-231, 2000.

NESS, R. B.; SIBAI, B. M. Shared and disparate components of the pathophysiologies of fetal growth restriction and preeclampsia. *American Journal of Obstetrics & Gynecology*, v. 195, p. 404-409, 2006.

NEVIS, I. F. *et al.* Pregnancy outcomes in women with chronic kidney disease: a systematic review. *Clinical Journal of the American Society of Nephrology*, v. 6, p. 2587-2598, 2011.

NILSSON, E. *et al.* The importance of genetic and environmental effects for pre-eclampsia and gestational hypertension: a family study. *British Journal of Obstetrics and Gynaecology*, v. 111, p. 200-206, 2004.

NORWITZ, E. R. Eclampsia. *UpToDate*. 2024.

NORWITZ, E. R. Preeclampsia: intrapartum and postpartum management and long-term prognosis. *UpToDate*. 2023.

O'BRIEN, T. E.; RAY, J. G.; CHAN, W. S. Maternal body mass index and the risk of preeclampsia: a systematic overview. *Epidemiology*, v. 14, p. 368-374, 2003.

O'GORMAN, N. *et al.* Accuracy of competing-risks model in screening for pre-eclampsia by maternal factors and biomarkers at 11-13 weeks' gestation. *Ultrasound in Obstetrics and Gynecology*, v. 49, p. 751-755, 2017b.

O'GORMAN, N. *et al.* Multicenter screening for pre-eclampsia by maternal factors and biomarkers at 11-13 weeks' gestation: comparison with NICE guidelines and ACOG recommendations. *Ultrasound in Obstetrics and Gynecology*, v. 49, p. 756-760, 2017a.

ODENDAAL, H. J. *et al.* Aggressive or expectant management for patients with severe preeclampsia between 28-34 weeks' gestation: a randomized controlled trial. *Obstetrics & Gynecology*, v. 76, p. 1070-1075, 1990.

OLIVEIRA, A. L. M. L. *et al.* Tromboembolismo e gravidez. *In*: FERNANDES, C. E. *et al.* Tratado de Obstetrícia da Febrasgo. Rio de Janeiro: Elsevier, 2019. p. 479-492.

OPICHKA, M. A. *et al.* Vascular dysfunction in preeclampsia. *Cells*, v. 10, p. 3055, 2021.

PERAÇOLI, J. C. *et al. Pré-eclâmpsia – Protocolo 2023*. Rede Brasileira de Estudos sobre Hipertensão na Gravidez (RBEHG), 2023. Disponível em: http://www.rbehg.com.br.

POON, L. C. *et al.* Protocol for measurement of mean arterial pressure at 11-13 weeks' gestation. *Fetal Diagnosis and Therapy*, v. 31, p. 42-48, 2012.

PRITCHARD, J. A. The use of the magnesium ion in the management of eclamptogenic toxemias. *Surgery, Gynecology and Obstetrics Archives*, v. 100, p. 131-140, 1955.

QUINN, M. J. Pre-eclampsia – The "uterine reinnervation" view. *Medical Hypotheses*, v. 83, p. 575-579, 2014.

REDMAN, C. W. Current topic: pre-eclampsia and the placenta. *Placenta*, v. 12, p. 301-308, 1991.

REDMAN, C. W.; SACKS, G. P.; SARGENT, I. L. Preeclampsia: an excessive maternal inflammatory response to pregnancy. *American Journal of Obstetrics & Gynecology*, v. 180, p. 499-506, 1999.

RICH-EDWARDS, J. W.; NESS, R. B.; ROBERTS, J. M. Epidemiology of pregnancy-induced hypertension. *In*: TAYLOR, R. *et al. Chesley's hypertensive disorders in pregnancy*. 4. ed. Amsterdam: Academic Press/Elsevier, 2014. p. 37-57.

ROBERTS, J. M.; HUBEL, C. A. The two-stage model of preeclampsia: variations on the theme. *Placenta*, v. 30, S32-S37, 2009.

ROBERTS, J. M.; REDMAN, C. W. G. Global Pregnancy Collaboration. Global Pregnancy Collaboration symposium: Prepregnancy and very early pregnancy antecedents of adverse pregnancy outcomes: Overview and recommendations. *Placenta*, v. 60, p. 103-109, 2017.

ROBERTS, J. M.; TAYLOR, R. N.; GOLDFIEN, A. Clinical and biochemical evidence of endothelial cell dysfunction in the pregnancy syndrome preeclampsia. *American Journal of Hypertension*, v. 4, p. 700-708, 1991.

RYCKMAN, K. K. *et al.* Pregnancy Complications and the Risk of Metabolic Syndrome for the Offspring. *Current Cardiovascular Risk Reports*, v. 7, p. 217-223, 2013.

SÁNCHEZ-ARANGUREN, L. C. *et al.* Endothelial dysfunction and preeclampsia: role of oxidative stress. *Frontiers in Physiology*, v. 5, p. 372, 2014.

SCHAAPS, J. P. *et al.* Shunting the intervillous space: new concepts in human uteroplacental vascularization. *American Journal of Obstetrics & Gynecology*, v. 192, p. 323-332, 2005.

SIBAI, B. M.; DEKKER, G.; KUPFERMINC, M. Pre-eclampsia. *Lancet*, v. 365, p. 785-799, 2005.

SIBAI, B. M.; EL-NAZER, A.; GONZALEZ-RUIZ, A. Severe preeclampsia-eclampsia in young primigravid women: subsequent pregnancy outcome and remote prognosis. *American Journal of Obstetrics & Gynecology*, v. 155, p. 1011-1016, 1986.

SIBAI, B. M.; MERCER, B.; SARINOGLU, C. Severe preeclampsia in the second trimester: recurrence risk and long-term prognosis. *American Journal of Obstetrics & Gynecology*, v. 165, p. 1408-1412, 1991.

SILASI, M. *et al.* Abnormal placentation, angiogenic factors, and the pathogenesis of preeclampsia. *Obstetrics and Gynecology Clinics of North America*, v. 37, p. 239-253, 2010.

SILVA FILHO, E. P. *et al.* Perfil epidemiológico dos óbitos por eclâmpsia no Brasil. *Brazilian Journal of Implantology and Health Sciences*, v. 5, p. 2021-2029, 2023.

SKJAERVEN, R.; WILCOX, A. J.; LIE, R. T. The interval between pregnancies and the risk of preeclampsia. *New England Journal of Medicine*, v. 346, p. 338, 2002.

STEEGERS, E. A. *et al.* Pre-eclampsia. *Lancet*, v. 376, n. 9741, p. 631-644, 2010.

TANRIKULU, L. *et al.* Neurovascular compression of medulla oblongata – Association for gestation-induced hypertension. *Medical Hypotheses*, v. 84, p. 605-610, 2015.

TENG, H. *et al.* Gestational systolic blood pressure trajectories and risk of adverse maternal and perinatal outcomes in Chinese women. *BioMed Central Pregnancy Childbirth*, v. 21, n. 1, p. 155, 2021.

THE ECLAMPSIA TRIAL COLLABORATIVE GROUP (TETCG). Which anticonvulsant for women with eclampsia? Evidence from the Collaborative Eclampsia Trial. *Lancet*, v. 345, p. 1455-1463, 1995.

TITA, A. T. *et al.* Chronic Hypertension and Pregnancy (CHAP) Trial Consortium. Treatment for Mild Chronic Hypertension during Pregnancy. *New England Journal of Medicine*, v. 386, p. 1781-1792, 2022.

UKAH, U. V. *et al.* Temporal and external validation of the fullPIERS model for the prediction of adverse maternal outcomes in women with pre-eclampsia. *Pregnancy Hypertension*, v. 15, p. 42-50, 2019.

VAN DER TUUK, K. *et al.* Prediction of neonatal outcome in women with gestational hypertension or mild preeclampsia after 36 weeks of gestation. *Journal of Maternal-Fetal & Neonatal Medicine*, v. 28, p. 783-789, 2015.

VAN OOSTWAARD, M. F. *et al.* Maternal and neonatal outcomes in women with severe early onset pre-eclampsia before 26 weeks of gestation, a case series. *British Journal of Obstetrics and Gynaecology*, v. 124, p. 1440-1447, 2017.

VAN OOSTWAARD, M. F. *et al.* Recurrence of hypertensive disorders of pregnancy: an individual patient data metaanalysis. *American Journal of Obstetrics & Gynecology*, v. 212, p. 624.e1-e17, 2015.

VAN RIJN, B. B. *et al.* Outcomes of subsequent pregnancy after first pregnancy with early-onset preeclampsia. *American Journal of Obstetrics & Gynecology*, v. 195, p. 723-728, 2006.

VELAUTHAR, L. *et al.* First-trimester uterine artery Doppler and adverse pregnancy outcome: a meta-analysis involving 55,974 women. *Ultrasound in Obstetrics and Gynecology*, v. 43, p. 500-507, 2014.

VON DADELSZEN, P. *et al.* Prediction of adverse maternal outcomes in pre-eclampsia: development and validation of the fullPIERS model. *Lancet*, v. 377, p. 219-227, 2011.

VON DADELSZEN, P.; MAGEE, L. A.; ROBERTS, J. M. Subclassification of preeclampsia. *Hypertension in Pregnancy*, v. 22, p. 143-148, 2003.

WORLD HEALTH ORGANIZATION (WHO). Geographic variation in the incidence of hypertension in pregnancy. World Health Organization International Collaborative Study of Hypertensive Disorders of Pregnancy. *American Journal of Obstetrics & Gynecology*, v. 158, p. 80, 1988.

WORLD HEALTH ORGANIZATION (WHO). *Guideline*: calcium supplementation in pregnant women. Geneva: WHO, 2013. Disponível em: http://apps.who.int/iris/bitstream/10665/85120/1/9789241505376_eng.pdf.

WRIGHT, W. L. Neurologic complications in critically ill pregnant patients. *Handbook of Clinical Neurology*, v. 141, p. 657-674, 2014.

WU, P. *et al.* Preeclampsia and future cardiovascular health: a systematic review and meta-analysis. *Circulation: Cardiovascular Quality and Outcomes*, v. 10, e003497, 2017.

XIONG, X.; FRASER, W. D.; DEMIANCZUK, N. N. History of abortion, preterm, term birth, and risk of preeclampsia: a population-based study. *American Journal of Obstetrics & Gynecology*, v. 187, p. 1013-1018, 2002.

ZANETTE, E. *et al.* Maternal near miss and death among women with severe hypertensive disorders: a Brazilian multicenter surveillance study. *Reproductive Health*, v. 11, p. 4, 2014.

ZHOU, Y.; DAMSKY, C. H.; FISHER, S. J. Preeclampsia is associated with failure of human cytotrophoblasts to mimic a vascular adhesion phenotype. One cause of defective endovascular invasion in this syndrome? *Journal of Clinical Investigation*, v. 99, p. 2152-2164, 1997.

ZUSPAN, F. P. Treatment of severe preeclampsia and eclampsia. *Clinical Obstetrics and Gynecology*, v. 9, p. 954-972, 1966.

CAPÍTULO 31

Síndrome HELLP

Nelson Sass • Henri Augusto Korkes • Maria Rita de Souza Mesquita • Leila Katz

INTRODUÇÃO

A síndrome HELLP, definida pelo acrônimo que sintetiza a presença de hemólise (H), elevação enzimas hepáticas (*enzymes of liver*) e plaquetopenia (*low platelets*), é uma forma de pré-eclâmpsia (PE) com sinais de gravidade em que a disfunção endotelial se manifesta principalmente pela ativação da coagulação e pela disfunção hepática, detectadas por meio de exames laboratoriais, sendo possível se apresentar clinicamente com pressão arterial normal e/ou sem proteinúria (Weistein, 1982).

Basicamente sua fisiopatologia consiste em uma disfunção endotelial exacerbada que resulta em intenso espasmo no território arteriolar, hemólise, isquemia perilobular hepática com liberação de enzimas e ativação do sistema de coagulação. A progressão desses danos leva a graves insuficiências hepática e renal associadas a coagulação intravascular disseminada (CIVD). Na edição mais recente da Classificação Internacional de Doenças (CID-11) (OMS, 2008), há um item específico para a síndrome HELLP (JA24.2), incluída no código JA24 como pré-eclâmpsia.

A síndrome HELLP é considerada uma forma especialmente grave da PE, com frequência estimada entre essas pacientes de até 20%. Variações na frequência podem ser decorrentes de diferentes critérios que incluem a possibilidade de ser parcial, ou seja, com a presença de apenas um ou dois dos critérios de definição. A exemplo da PE, quanto mais precocemente se instala (antes de 34 semanas), maior a gravidade do quadro clínico e dos riscos maternos e fetais (Martin *et al.*, 1993; Martin *et al.*, 1991).

No que diz respeito à síndrome HELLP parcial, a identificação de anormalidades laboratoriais em pacientes com PE é bastante comum. Diante dessa constatação, não há razões aceitáveis para antecipar o parto baseado exclusivamente nesse parâmetro, principalmente em idades gestacionais prematuras. Por outro lado, é recomendável cautela de forma a não subestimar esta situação, pois a alteração laboratorial inicial pode sinalizar um quadro em evolução, muitas vezes imprevisível. Essas pacientes devem ser acompanhadas de forma cuidadosa, evitando-se, assim, que evoluam para formas graves geralmente de difícil controle. Mais à frente, na abordagem terapêutica, discutiremos aspectos que podem pautar as decisões clínicas de forma a equilibrar os interesses maternos e do recém-nascido.

ASPECTOS ETIOPATOGÊNICOS

Como já mencionado, a síndrome HELLP se caracteriza por uma situação peculiar em que predomina a disfunção endotelial. Seu diagnóstico é, em essência, laboratorial e expressa comprometimento universal do organismo materno (Benedetto *et al.*, 2011):

- **Hemólise:** a vasoconstrição presente na doença instalada danifica o endotélio vascular, formando uma matriz de fibrina que prejudica a dinâmica da circulação das hemácias na microcirculação. Estas sofrem modificações estruturais e emergem na circulação formas anômalas, tais como esquizócitos e equinócitos, identificadas no esfregaço de sangue periférico e indicativas de anemia hemolítica microangiopática, um marco da síndrome
- **Elevação de enzimas hepáticas:** a alteração enzimática hepática deve-se à lesão de hepatócitos por obstrução dos sinusoides com fibrina, conforme já explicitado anteriormente. As dificuldades circulatórias levam a congestão e distensão da cápsula de Glisson (causa da dor em hipocôndrio direito), podendo ocorrer necrose periportal, focos hemorrágicos difusos ou confluentes com capacidade de formação de hematomas de grandes proporções que podem se manter restritos em posição subcapsular ou romper para a cavidade, gerando hemorragias catastróficas e geralmente fatais
- **Plaquetopenia:** as lesões endoteliais ativam as plaquetas, induzindo sua agregação, formação de trombos e liberação de aminas vasoativas que agravam o vasospasmo. O consumo exacerbado das plaquetas não consegue ser compensado pela medula óssea, resultando, assim, em plaquetopenia. Acrescente-se, ainda, que a ativação da coagulação pode progredir para a instalação de CIVD e quadros hemorrágicos de difícil controle.

DIAGNÓSTICO E QUADRO CLÍNICO

A expressão clínica da síndrome HELLP pode ser discreta, muitas vezes se confundindo com sintomas comuns da gravidez. De maneira geral, as pacientes se apresentam com queixas de mal-estar pouco definido, náuseas, cefaleia, icterícia e dor epigástrica e/ou em hipocôndrio direito. Essas últimas características são marcantes e devem ser valorizadas. Muitas pacientes não apresentam hipertensão arterial nem proteinúria, fazendo com que a hipótese de PE seja descartada. Por outro lado, pacientes com quadro típico de PE ou mesmo eclâmpsia apresentam frequentemente alterações laboratoriais típicas da síndrome HELLP.

Um aspecto aqui deve ser ressaltado: todas as gestantes com idade gestacional acima de 20 semanas que procuram assistência com queixa de dor em hipocôndrio direito, eventualmente associada com vômitos, devem ser consideradas elegíveis para o diagnóstico de síndrome HELLP e devidamente investigadas.

Os parâmetros laboratoriais adotados para a definição diagnóstica seguem os critérios clássicos sugeridos por Sibai *et al.* (1986), exibidos na Tabela 31.1.

Tabela 31.1 Critérios diagnósticos da síndrome HELLP, segundo Sibai *et al.* (1986).

	Tipo de exame	Valores de referência
Hemólise	Bilirrubinas totais	> 1,2 mg/dℓ
	Esfregaço de sangue periférico	Formas anômalas de hemácias (esquistocitose, anisocitose, equinocitose, pecilocitose)
	DHL	> 600 U/ℓ
Função hepática	TGO	> 70 UI (ou o dobro do valor normal do método usado)
Plaquetopenia	Contagem de plaquetas	> 100.000/mm³

DHL: desidrogenase lática; TGO: transaminase glutâmico-oxalacética.

Considerar a hipótese de síndrome HELLP e compreender a doença como progressiva serão passos importantes para evitar a evolução para casos muito graves. A presença de trombocitopenia em uma paciente com PE é um sinal laboratorial de alerta essencial. Muitas pacientes são avaliadas e dispensadas em vista de sintomas inespecíficos antes da definição diagnóstica, perdendo-se oportunidades preciosas para o diagnóstico precoce, que permite a adoção de medidas efetivas para a redução dos riscos maternos e perinatais.

A trombocitopenia é a principal e mais precoce modificação laboratorial encontrada, e alteração do tempo de protrombina, tempo parcial da tromboplastina e fibrinogênio apenas ocorrerão em fases avançadas, ou seja, quando a queda das plaquetas vai além de 30.000/mm³. Nessas ocasiões, a paciente pode apresentar quadro típico de coagulopatia, com hemorragia difusa (petéquias, sangramento gengival, hematúria, hematêmese, sangramento nos locais de punção e CIVD), além dos riscos nos procedimentos operatórios (episiotomia, cesárea).

O comprometimento hepático se mostra inicialmente com a elevação das enzimas, mas clinicamente chama a atenção a presença de icterícia. Pode progredir para situações dramáticas de grave disfunção comprometendo o equilíbrio metabólico, agravando as condições de coagulação do sangue, acarretando elevação da bilirrubina e podendo culminar com a formação de hematoma subcapsular, que pode se romper de forma espontânea.

Lesão renal não faz parte da clássica síndrome, mas é muito frequente a associação de lesão renal com síndrome HELLP. A hemólise e o acúmulo de bilirrubina presentes na síndrome HELLP são responsáveis pela síndrome hemolítico-urêmica, que pode ser agravada pela redução da pressão arterial decorrente de quadros hemorrágicos, responsáveis pela instalação de insuficiência renal aguda e consequente elevação das concentrações plasmáticas de ureia e creatinina. Valores de creatinina plasmáticas superiores a 1,1 mg/dℓ devem ser interpretados como disfunção renal grave (American College of Obstetricians and Gynecologists, 2013).

Ainda que seja destacado o comprometimento de órgãos-alvo específicos, o dano endotelial é universal, acarretando o comprometimento funcional de múltiplos órgãos. Dessa forma, muitas pacientes exibem desconforto respiratório ou mesmo edema pulmonar decorrente dos danos instalados nos capilares perialveolares, edema e hemorragias cerebrais e problemas no território placentário que podem culminar com o descolamento da placenta.

Um estudo brasileiro (Katz *et al.*, 2008b), que avaliou o perfil clínico e laboratorial de pacientes com síndrome HELLP atendidas em unidade de terapia intensiva (UTI), documentou que as principais complicações encontradas foram: oligúria (47%), necessidade de hemotransfusão (33%), hemorragia (34%), insuficiência renal aguda (20%), edema agudo de pulmão (7%) e óbito materno (4%). Essas informações ressaltam a necessidade do diagnóstico precoce e do encaminhamento dessas pacientes para centros terciários em tempo oportuno. Dessa forma, a pesquisa laboratorial de plaquetopenia, hemólise e alterações hepáticas deve ser recomendada para todas as pacientes com PE.

Diagnóstico diferencial

Várias entidades clínicas podem confundir o diagnóstico. Destacamos as hepatites virais agudas, colecistite aguda, pancreatite, lúpus, fígado gorduroso da gestação, púrpura trombocitopênica, síndrome hemolítico-urêmica e choque séptico ou hemorrágico. Acrescente-se ainda a possibilidade de arboviroses como a febre amarela e a dengue hemorrágica, entre outras.

ASPECTOS TERAPÊUTICOS

No estágio atual do conhecimento, não é possível afirmar que existam medidas terapêuticas efetivas, com exceção da antecipação do parto. Ainda assim essa decisão enfrenta desafios, tendo em vista os riscos maternos e perinatais, especialmente quando em idades gestacionais precoces, em que o parto antecipado pode resultar no agravamento das condições maternas e comprometimento do recém-nascido, incluindo a decretação de sua morte. Diante de tantos dilemas clínicos e éticos, as decisões precisam ser apoiadas por critérios mais objetivos possíveis.

O ponto mais essencial é identificar o problema o mais precocemente possível, de forma a possibilitar um plano de cuidados o mais eficiente possível e com menor dano materno e fetal. Para situações extremas, não há dúvidas sobre o que fazer, tendo sempre em mente que a segurança materna deve ser o foco principal nas decisões. Martin *et al.* (1991) sugerem uma classificação que leva em conta a contagem de plaquetas e pode ser útil para as decisões (Tabela 31.2). Dessa forma, pacientes em situação clínica classificada como classe I devem ser submetidas à antecipação do parto o mais rápido possível, em vista da instabilidade e imprevisibilidade de sua evolução. Para redução de danos, será muito importante que os procedimentos ocorram em locais que ofereçam suporte clínico especializado, incluindo a agilidade no acesso à hemoterapia (sangue, plaquetas e hemoderivados).

Para situações em que a conduta conservadora possa ser adotada em situações específicas, levando em conta que a HELLP pode se instalar muito rapidamente, o modelo pode ser utilizado de forma a otimizar as condições de assistência materna (programar a remoção para centro especializado) ou qualificar o prognóstico fetal por meio da administração de corticoides. O modelo pode apoiar e ser útil na evolução, além de ser preditor para desfechos maternos graves. Ressaltamos que o modelo *Preeclampsia Integrated and Estimated Risks* (PIERS) jamais deverá ser utilizado diante de

Tabela 31.2 Classificação prognóstica da síndrome HELLP segundo a contagem de plaquetas proposta por Martin *et al.* (1991).

Classes	Contagem de plaquetas
Classe I	≤ 50.000/mm³
Classe II	> 50.000/mm³ ≤ 100.000/mm³
Classe III	> 100.000 < 150.000 mm³

situações de risco elevado já estabelecido, como, por exemplo, plaquetas com valores inferiores a 100.000. Para tanto, o modelo PIERS, desenvolvido por Von Dadelszen *et al.* (2011), pode ser adotado, levando em conta que, na calculadora de risco, parâmetros importantes na definição da síndrome HELLP têm peso considerável para a predição de desfechos adversos em 48 horas.

A calculadora pode ser acessada em https://pre-empt.bcchr.ca/monitoring/fullpiers. Nesse local existe a opção de vários idiomas (Figura 31.1). Algumas recomendações para seu correto preenchimento:

- A idade gestacional deve ser preenchida em semanas e dias (29 semanas e 3 dias, por exemplo). Caso a data seja exata (29 semanas, por exemplo), no espaço referente aos dias deve ser colocado 0 (zero)
- No espaço referente às plaquetas, deve ser colocado o número principal, pois já é levado em conta $10^9/\ell$. Por exemplo: contagem de 110.000 plaquetas. Na calculadora, colocar apenas 110. E assim por diante

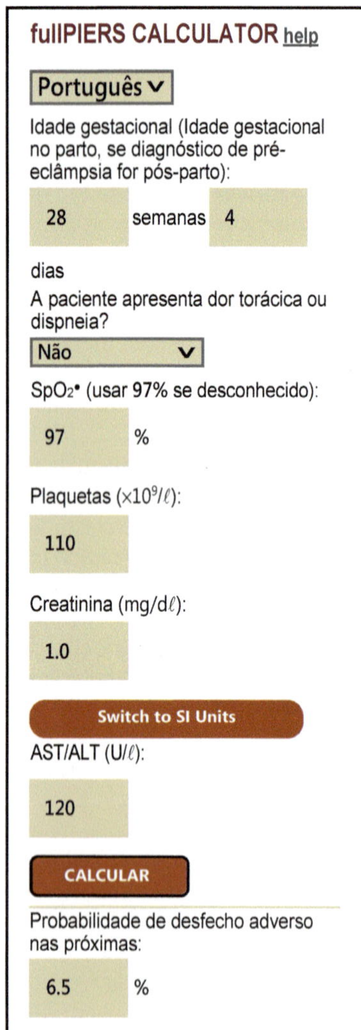

Figura 31.1 Calculadora PIERS. Disponível em: https://pre-empt.bcchr.ca/monitoring/fullpiers. Dado um exemplo da utilização da calculadora em português. Idade gestacional de 28 semanas e 4 dias, sem queixa de desconforto respiratório ou dor torácica, saturação 97%, plaquetas de 110.000 mm^3, creatinina 1,0 mg/dℓ e transaminase glutâmico-oxalacética/aspartato aminotransferase (TGO/AST) 120 UI. O cálculo estima risco de 6,5% da ocorrência de evento adverso em 48 horas. (Fonte: von Dadelszen *et al.*, 2011.)

- No espaço referente à creatinina plasmática, utilizar ponto, e não vírgula. Por exemplo, 1.2 mg/dℓ, e não 1,2 mg/dℓ
- Para que a calculadora se adapte às unidades utilizadas em nosso meio, clicar para que as unidades sejam SI (*Switch to SI Units*).

O modelo preditor avalia a probabilidade de ocorrência de eventos adversos em 48 horas, o que pode ser importante para o melhor planejamento do manejo clínico da paciente. A Tabela 31.3 relaciona os desfechos adversos considerados no modelo. Importante ressaltar que não se recomenda o uso da calculadora quando algum desfecho adverso já estiver instalado. A definição de tais eventos depende da interpretação do quadro clínico e laboratorial em cada cenário. Quando a percepção da equipe assistencial define tais eventos, não há razões aceitáveis para postergar as decisões em vista da possibilidade de rápido agravamento das condições maternas. Para sistematizar o tratamento, adotar a sequência proposta por Magann e Martin (1999) pode racionalizar uma sequência de passos de forma a reduzir os riscos maternos (Tabela 31.4).

Como destacado na Tabela 31.4, as medidas terapêuticas visam estabilizar a paciente para o melhor planejamento do parto. Nem todas as pacientes com síndrome HELLP se apresentam hipertensas ou com comprometimento cerebral sugestivo de eclâmpsia. Nessas pacientes, a evolução pode ser instável e imprevisível, devendo ser considerada como situação de pré-eclâmpsia grave. Desse modo, consideramos razoável a utilização de sulfato de magnésio *in dubio pro reo*. Por outro lado, muitas pacientes exibem quadro clássico de emergência hipertensiva e sinais cerebrais. Para essas, o uso de hipotensor de ação rápida, como a hidralazina ou nifedipino, e o sulfato de magnésio para prevenir eclâmpsia ou impedir sua recorrência são formalmente indicados.

Em relação ao uso de corticoides para o controle materno, a revisão sistemática da biblioteca Cochrane (Woudstra *et al.*, 2010) não identificou evidências suficientes para sua recomendação rotineira. Porém, metanálises mais recentes, que incluem tanto estudos observacionais como ensaios clínicos (Mao e Chen, 2015; Yang *et al.*, 2016) concluíram que essa ação aumenta a contagem de plaquetas e melhora os níveis de transaminase glutamicopirúvica/alanina aminotransferase (TGP/ALT), reduzindo o tempo de permanência hospitalar e necessidades de transfusão, porém não se associam com a redução de morbidade

Tabela 31.3 Desfechos adversos considerados pelo modelo PIERS.

Acidente vascular cerebral
Ascite
Cegueira central
Coagulopatia
Coma
Descolamento prematuro da placenta
Descolamento de retina
Disfunção hepática grave
Eclâmpsia
Edema pulmonar
Hematoma hepático
Infarto do miocárdio
Insuficiência renal aguda

Fonte: https://pre-empt.obgyn.ubc.ca/evidence/fullpiers.

Tabela 31.4 Doze passos para otimizar o tratamento da síndrome HELLP.

Diagnosticar	Considerar a hipótese diagnóstica. Dor em hipocôndrio direito é um sinal sugestivo. Prossiga na investigação laboratorial antes de complicações
Avaliar as condições maternas	Definir condições clínicas e laboratoriais, a necessidade de unidade de tratamento semi ou intensivo e realizar a propedêutica adequada
Avaliar e melhorar as condições fetais	Por meio de perfil biofísico e Doppler, avaliar as condições fetais. Corticoides em feto entre 24 e 34 semanas. Sulfato de magnésio para neuroproteção em feto entre 24 e 32 semanas. Programar o parto de acordo com a gravidade do quadro materno e condições fetais
Controlar a pressão arterial (PA)	Manter PA controlada. Caso necessário, hipotensores de ação rápida (hidralazina, nifedipino) quando PA diastólica ≥ 110 mmHg
Prevenir eclâmpsia	Administrar sulfato de magnésio nas pacientes com risco de convulsão
Controlar infusão de líquidos	Limitar a infusão até 100 mℓ/h de soro fisiológico e observar a diurese, que normalmente deve ser de pelo menos 30 mℓ/h
Realizar hemoterapia	Manter plaquetas acima de 50.000/mm³ para cesárea e de 20.000/mm³ para parto normal. Solicitar reserva de plaquetas e/ou de concentrado de hemácias de forma antecipada
Programar o parto	A indicação é obstétrica e deve ser individualizada para cada caso
Cuidado perinatal	Avaliar idade gestacional, maturidade pulmonar e viabilidade fetal
Cuidado pós-parto	Observar a recuperação clínico-laboratorial após o parto, principalmente as transaminases e as plaquetas e, se for o caso, manter sulfato de magnésio por 24 horas
Atentar para falência de órgãos	Estar alerta para sinais e sintomas de severidade
Aconselhar sobre o futuro	Orientar a paciente sobre riscos futuros e possibilidade de recorrência

Adaptada de: Magann e Martin, 1999.

geral ou de mortalidade materna. Na segunda metanálise, houve redução da permanência em UTI com o uso de corticoides (Yang *et al.*, 2106). De maneira semelhante, a metanálise Cochrane, mais recente, incluindo apenas ensaios clínicos randomizados, encontrou ausência de benefícios em desfechos terminais em pacientes submetidas a corticoterapia e seus recém-nascidos (Sun *et al.*, 2023).

Um estudo brasileiro (Katz *et al.*, 2008a) que incluiu 105 puérperas não identificou diferença significante em termos de recuperação da contagem de plaquetas, enzimas hepáticas, necessidade de hemoderivados e mortalidade ou morbidade materna. Nesse ensaio foram utilizadas doses de 10 mg intravenosas de dexametasona a cada 12 horas, por 4 dias. Nesse estudo, os casos foram incluídos independentemente da gravidade definida pela contagem de plaquetas. Dessa forma, ainda persistem dúvidas se, na dependência da gravidade, algum grupo poderia ser mais beneficiado por essa ação terapêutica.

Para responder a essa questão, estudos vêm sendo conduzidos nesse grupo específico de pacientes. Uma pesquisa incluindo 87 pacientes classe I de Martin randomizadas para dexametasona ou placebo não encontrou diferença em desfechos intermediários ou terminais com o uso do corticoide (Fonseca, 2019). Encontra-se em andamento um ensaio clínico randomizado multicêntrico brasileiro (COHELLP) (Katz *et al.*, 2013) que inclui apenas pacientes com síndrome HELLP classe I de Martin, cujo objetivo é verificar o possível impacto na recuperação da contagem plaquetária no período puerperal dessas pacientes.

Sendo assim, o uso de corticoides parece não ser ainda consensual em todos os protocolos assistenciais. Porém, considerando o nível de evidência atual, parece ser razoável que sejam utilizados em pacientes graves com contagem inferior a 50.000 plaquetas/mm³, principalmente nos locais de atendimento onde a disponibilidade de sangue e plaquetas não é adequada.

Conduta obstétrica

Não há razões aceitáveis para postergar o parto em pacientes com idade gestacional superior a 34 semanas. Nesses casos, o preparo do colo uterino com misoprostol, na dose de 25 mcg por via vaginal, a cada 6 horas, ou a colocação de sonda de Foley no canal cervical, por pelo menos 24 horas, podem resultar em parto vaginal, sendo esse considerado como um desfecho altamente positivo em termos de redução dos riscos maternos.

A conduta conservadora pode ser adotada nos casos com idade gestacional inferior a 34 semanas, em situações excepcionais em que o quadro clínico materno e laboratorial permita; apenas a utilização do corticoide antenatal representa redução consistente nos riscos neonatais. Entretanto, jamais adotar a conduta expectante diante da gravidade do quadro materno, pois a HELLP determina uma evolução grave rapidamente, aumentando os riscos de insuficiência renal, hepática, respiratória, cardiocirculatória ou de eclâmpsia, exigindo ações efetivas para a redução de riscos e impossibilitando intervenções para qualificar as condições do recém-nascido.

Parto e anestesia

A via de parto preferencial será a vaginal. Porém, elementos de conduta devem ser respeitados de forma a justificar a indicação de cesárea. Os principais serão as condições fetais avaliadas por métodos biofísicos (ultrassom e Doppler), apresentações anômalas do feto em idades gestacionais inferiores a 34 semanas e presença de duas ou mais cicatrizes de cesáreas. Casos graves sem contraindicação ao parto vaginal devem receber preparo do colo o mais rápido possível. Para essas pacientes, a episiotomia não deve ser realizada, em vista dos riscos de hemorragias e formação de hematomas no local. Da mesma forma, o parto instrumental, em especial o fórcipe, deve ser realizado apenas em situações especiais.

Quanto ao tipo de anestesia, a contagem de plaquetas será elemento essencial para essa decisão. A ráqui ou peridural estão contraindicadas nos casos com menos de 100.000 plaquetas/mm³, em vista do risco de hemorragia e/ou hematomas nesses espaços, que pode resultar em problemas neurológicos. Para essas circunstâncias, está indicada a anestesia geral, que implica riscos de outra natureza, tais como traumas e sangramentos durante a intubação orotraqueal.

Caso a cesárea seja indicada, é altamente desejável que seja realizada em centro especializado e que disponha de UTI para apoio materno. Da mesma forma, antes de sua realização, a disponibilidade de sangue e plaquetas será fundamental para a segurança materna. Considerando os riscos de hemorragia durante a cesárea em pacientes com contagem de plaquetas menor do que 50.000/mm³, recomenda-se a transfusão de plaquetas, precedendo o início do ato operatório, seguindo as doses preconizadas para a utilização desse hemoderivado.

A quantidade recomendada por dose é de uma unidade para cada 10 kg de peso, devendo ser repetida a cada 8 ou 12 horas, na dependência do quadro clínico. Cada unidade de concentrado de plaquetas eleva as plaquetas em cerca de 5.000 a 10.000 mm^3 em um adulto de 70 kg (Ramos *et al.*, 2017).

Cumpre destacar que a transfusão de plaquetas está indicada para todas as pacientes com trombocitopenia grave (< 20.000 plaquetas), mesmo sem sangramento e independentemente do tipo de parto planejado. Portanto, a disponibilidade e a agilidade na oferta de sangue e plaquetas para essas pacientes são elementos cruciais para a redução de morte materna em nosso país. Muitos locais não dispõem dessa logística, resultando em catástrofes maternas e perinatais que poderiam ser evitadas.

Ainda em relação aos procedimentos preparatórios para a cirurgia, a sondagem vesical de demora está indicada e deve ser realizada de forma cuidadosa em vista dos riscos de traumas uretrais e sangramentos de difícil controle.

Em relação à técnica cirúrgica, a incisão longitudinal pode ser considerada, em vista de menor risco de formação de hematomas. Em relação à incisão uterina, diante de idades gestacionais muito precoces, a incisão segmentocorporal pode ser necessária em uma área segmentar pouco acessível. Essa alternativa pode facilitar a extração fetal e reduzir os riscos de hemorragia.

A aplicação de drenos na área cirúrgica, em especial quando utilizada a técnica de Pfannestiel, permite o monitoramento do sangramento em pacientes mais graves. Podem ser utilizados métodos simples, como o tradicional Penrose ou sistemas de aspiração como o Portovac (polietileno com fenestras) ou Blake (silicone, macio, drenagem contínua). Esses sistemas de monitoramento podem permanecer pelo tempo necessário para se observarem a estabilização da paciente e a quantidade de drenagem (Ramos *et al.*, 2017).

A revisão uterina deve ser feita de forma cuidadosa, de modo a excluir a possibilidade de retenção de fragmentos placentários que resultarão em hemorragia materna. Na proporção das condições circulatórias maternas, não é raro ocorrer atonia uterina. Para prevenir essa situação, a paciente deve receber 10 UI de ocitocina por via intramuscular ou intravenosa imediatamente após a extração fetal. Caso a situação persista, deve-se considerar o uso de misoprostol por via retal (600 mcg). Eventualmente, a sutura hemostática de B-Lynch pode controlar a situação e evitar a realização de histerectomia puerperal.

ASSISTÊNCIA AO PUERPÉRIO

As primeiras 72 horas do período pós-parto são extremamente críticas, em vista da possibilidade da piora da situação materna decorrente do consumo de plaquetas e fatores de coagulação. Essa piora e mais acentuada após cesariana. Nesse período, é recomendável manter a paciente em uma unidade de tratamento intensivo ou sob vigilância judiciosa da equipe assistencial. Deve-se acompanhar a evolução clínica e laboratorial até que haja melhora da função hepática e tendência à elevação da contagem de plaquetas. O controle laboratorial deve ser feito a cada 24 horas e será realizado por hemograma com plaquetas, desidrogenase láctica (DHL), transaminases hepáticas e creatinina plasmática. A diurese deve ser controlada e mantida acima de 25 mℓ/hora. Caso presente, a pressão arterial deve ser mantida abaixo de 150/100 mmHg. Da mesma forma, caso pertinente, o sulfato de magnésio deverá ser mantido por pelo menos 24 horas. A diurese espontânea acima de 25 mℓ/hora e a normatização gradativa dos exames laboratoriais sinalizam para a remissão do processo.

PREVENÇÃO E ACONSELHAMENTO FUTURO

Não há prevenção primária para a síndrome HELLP. O uso de ácido acetilsalicílico (AAS) em baixas doses e a suplementação de cálcio são recomendações semelhantes para a redução nos riscos de PE em gestação subsequente. A melhor prevenção ainda é antecipar-se ao quadro, diagnosticando precocemente e, assim, amenizando a gravidade e as complicações da doença.

As pacientes que tiveram síndrome HELLP devem ser alertadas sobre o risco de recorrência da doença em gravidez subsequente, devendo ser orientadas para o uso de AAS e reposição de cálcio, além de seguimento pré-natal em centro de referência, iniciando o acompanhamento o mais precocemente possível. Nessas situações, cabe às equipes assistenciais projetar retornos diferenciados, de forma a identificar o mais precocemente possível a instalação da doença e adotar medidas efetivas em tempo oportuno.

REFERÊNCIAS BIBLIOGRÁFICAS

AMERICAN COLLEGE OF OBSTETRICIANS AND GYNECOLOGISTS. Task Force on Hypertension in Pregnancy. Hypertension in pregnancy. Report of the American College of Obstetricians and Gynecologists' Task Force on Hypertension in Pregnancy. *Obstetrics and Gynecology*, v. 122, n. 5, p. 1122-1131, 2013.

BENEDETTO, C. *et al.* Biochemistry of HELLP syndrome. *Advances in Clinical Chemistry*, v. 53, p. 85-104, 2011.

FRANÇA, E. B. *et al.* Grupo de tradutores da CID-11 para o português do Brasil. The translation into Portuguese of the 11th International Statistical Classification of Diseases and Related Health Problems (ICD-11). *Revista Brasileira de Epidemiologia*, v. 26, 2023.

FONSECA, J. E.; OTERO, J. C.; MESSA, C. Dexamethasone for the treatment of class I HELLP syndrome: a double-blind, placebo-controlled, multicenter, randomized clinical trial. *Pregnancy Hypertension*, v. 17, p. 158-164, 2019.

KATZ, L. *et al.* Postpartum dexamethasone for women with hemolysis elevated liver enzymes, and low platelets (HELLP) syndrome: a double blind, placebo-controlled, randomized clinical trial. *American Journal of Obstetrics and Gynecology*, v. 198, n. 3, 2008a.

KATZ, L. *et al.* Perfil clínico, laboratorial e complicações de pacientes com síndrome HELLP admitidas em uma unidade de terapia intensiva obstétrica. *Revista Brasileira de Ginecologia e Obstetrícia*, v. 30, n. 2, p. 80-86, 2008b.

KATZ, L. *et al.* COHELLP: collaborative randomized controlled trial on corticosteroids in HELLP syndrome. *Reproductive Health*, v. 10, n. 28, p. 1-6, 2013.

MAGANN, E. F.; MARTIN, J. N. Twelve steps to optimal management of HELLP syndrome. *Clinical Obstetrics and Gynecology*, v. 42, n. 3, p. 532-550, 1999.

MAO, M.; CHEN, C. Corticosteroid therapy for management of hemolysis, elevated liver enzymes, and low platelet count (HELLP) syndrome: a meta-analysis. *Medical Science Monitor*, v. 21, p. 3777-3783, 2015.

MARTIN JR, J. N. *et al.* The natural history of HELLP syndrome: patterns of disease progression and regression. *American Journal of Obstetrics and Gynecology*, v. 164, n. 6, p. 1500-1509, 1991.

MARTIN JR, J. N. *et al.* Analysis of 454 pregnancies with severe preeclampsia/eclampsia HELLP syndrome using the 3 class system of classification. *American Journal of Obstetrics and Gynecology*, v. 168, n. 1, p. 386-391, 1993.

ORGANIZAÇÃO MUNDIAL DA SAÚDE (OMS). CID-11. Classificação Estatística Internacional de Doenças e Problemas Relacionados à Saúde. Disponível em: https://icd.who.int/browse11/l-m/en. Acesso em: 14/12/2023.

RAMOS, J. G. L.; SASS, N.; COSTA, S. H. M. Preeclampsia. *Revista Brasileira de Ginecologia e Obstetrícia*, v. 39, n. 9, p. 496-512, 2017.

SIBAI, B. M. *et al.* Maternal-perinatal outcome associated with the syndrome of hemolysis, elevated liver enzymes, and low platelets in severe preeclampsia-eclampsia. *American Journal of Obstetrics and Gynecology*, v. 155, n. 3, p. 501-509, 1986.

SUN, W. J. *et al.* Administration of corticosteroid therapy for HELLP syndrome in pregnant women: evidences from seven randomized controlled trials. *Hypertension in Pregnancy*, v. 42, n. 1, 2023.

VON DADELSZEN, P. *et al.* PIERS Study Group. Prediction of adverse maternal outcomes in pre-eclampsia: development and validation of the fullPIERS model. *The Lancet*, v. 377, n. 9761, p. 219-227, 2011.

WEISTEIN, L. Syndrome of hemolysis, elevated liver enzymes and low platelet count: a severe consequence of hypertension in pregnancy. *American Journal of Obstetrics and Gynecology*, v. 142, n. 2, p. 159-167, 1982.

WOUDSTRA, D. M. *et al.* Corticosteroids for HELLP (hemolysis, elevated liver enzymes, low platelets) syndrome in pregnancy. *Cochrane Database of Systematic Reviews*, n. 9, 2010.

YANG, L. *et al.* Prognostic factors of the efficacy of high-dose corticosteroid therapy in hemolysis, elevated liver enzymes, and low platelet count syndrome during pregnancy: a meta-analysis. *Medicine,* v. 95, n. 13, 2016.

CAPÍTULO 32

Alterações do Volume de Líquido Amniótico: Oligoâmnio e Polidrâmnio

Giuliana Annicchino • Adolfo Liao

INTRODUÇÃO

O produto conceptual é envolto por líquido amniótico, durante todo o seu desenvolvimento intrauterino. Esse líquido é fundamental para o desenvolvimento e o crescimento adequados do feto, uma vez que, além de manter a homeostase térmica, proporciona proteção contra traumas mecânicos, evita fenômenos compressivos do cordão umbilical e permite a movimentação corporal, necessária para o adequado desenvolvimento dos sistemas muscular e esquelético (Brace, 1997; Sherer, 2002).

O volume de líquido amniótico é resultado de uma interação complexa e dinâmica entre fatores fetais, placentários e maternos (Ross *et al.*, 2001). Alterações nesse equilíbrio levam a mudanças do volume de líquido amniótico, tanto para mais, como para menos, e são associadas ao aumento do risco perinatal, além de complicações no parto e no puerpério (Chamberlain *et al.*, 1984).

A incorporação da avaliação ultrassonográfica na rotina do acompanhamento pré-natal tornou mais fácil e acessível o diagnóstico das alterações do volume de líquido amniótico e o acompanhamento das gestações de alto risco.

FISIOLOGIA

No início da gestação, o líquido amniótico é isotônico em relação ao plasma materno e fetal, sugerindo que seja resultado de processo de transudação através da decídua uterina, superfície placentária e pele fetal, a qual ainda não é queratinizada (Goodlin *et al.*, 1983; Beall *et al.*, 2007).

A partir de 20 semanas, com a queratinização da pele, as fontes principais de líquido amniótico passam a ser a urina e o fluido pulmonar fetal (Goodlin *et al.*, 1983; Brace, 1997). Já a remoção desse líquido se faz principalmente por meio da deglutição fetal e absorção intestinal, além da superfície das membranas que revestem o cordão umbilical, a face fetal da placenta e a parede uterina (Gilbert e Brace, 1989). Estima-se que, na segunda metade da gestação, a produção de urina fetal diária corresponda a aproximadamente 30% do seu peso corporal e que o volume de líquido deglutido, a cerca de 20 a 25% (Pritchard, 1965; Wladimiroff e Campbell, 1974).

Para as demais vias, as estimativas são baseadas em estudos experimentais. Em ovelhas, o fluido pulmonar é produzido em uma taxa aproximada de 10% do peso corpóreo; entretanto, somente metade ingressa a cavidade amniótica, sendo o restante deglutido pelo feto (Brace, 1997). Estudos experimentais sugerem que, para um feto de cerca de 3 kg, o volume de líquido amniótico absorvido pela superfície placentária seja de cerca de 400 mℓ/dia. Já o volume mobilizado através da membrana amniótica seria muito pequeno (Gilbert e Brace, 1989).

Até o presente, não se conhece o mecanismo preciso que regula o volume de líquido amniótico; é provável que seja resultante da interação entre os diversos mecanismos que controlam isoladamente cada uma das vias de entrada e saída de líquido da cavidade amniótica (Brace, 1997):

- Produção urinária fetal
- Deglutição fetal seguida de absorção intestinal
- Trocas através da pele fetal, da superfície da placenta e do cordão umbilical
- Fluido pulmonar fetal
- Secreções das cavidades oral e nasal
- Trocas através da membrana amniótica.

Em uma revisão de 705 gestações, observou-se que o líquido amniótico aumenta progressivamente ao longo das semanas de gestação. Com 8 semanas, o aumento de volume é de 10 mℓ/semana; já com 13 semanas atinge 25 mℓ/semana e, quando atinge o volume máximo, ao redor de 33 semanas, o incremento é de 60 mℓ/semana. O volume de líquido amniótico nessa fase é cerca de 930 mℓ. A partir de 39 semanas, observa-se redução do volume, que chega em média a 515 mℓ, com 41 semanas. A Figura 32.1 ilustra a mudança do volume de líquido amniótico e a magnitude da variação normal, a qual é proporcional ao valor médio encontrado em uma determinada idade gestacional (Goodlin *et al.*, 1983; Brace e Wolf, 1989).

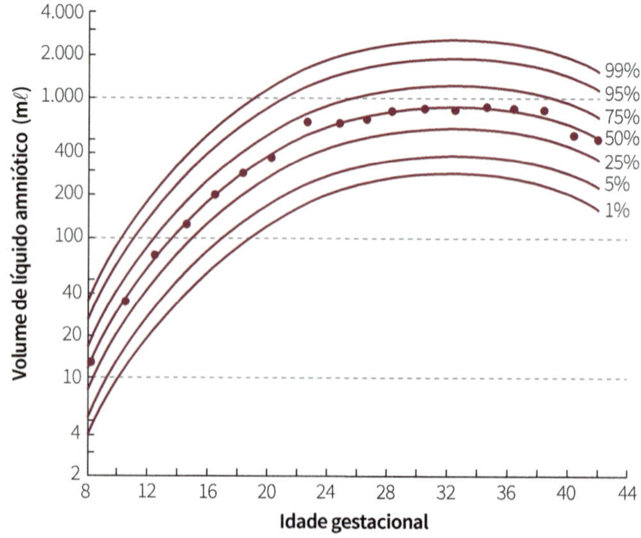

Figura 32.1 Volume de líquido amniótico em função da idade gestacional, representado em escala logarítmica. Os círculos indicam o valor médio; e as curvas, os respectivos percentis. (Adaptada de Brace e Wolf, 1989.)

AVALIAÇÃO E DIAGNÓSTICO

Avaliação clínica

Clinicamente, o volume de líquido amniótico pode ser avaliado por meio de palpação abdominal materna e medida da altura uterina. A palpação auxilia na identificação da situação e da apresentação fetal, e desvios da medida de altura uterina em relação aos valores esperados para determinada idade gestacional fazem suspeitar de alterações do volume de líquido amniótico e/ou do crescimento fetal.

A palpação obstétrica deve ser realizada antes da medida da altura uterina. Ela deve ser iniciada pela delimitação do fundo uterino, bem como de todo o contorno da superfície uterina. A identificação da situação e da apresentação fetal é feita buscando-se identificar os polos cefálico, pélvico e o dorso fetal. Mais comumente, o feto está em situação longitudinal, no 2º e 3º trimestres da gestação. Quando a situação é transversa, pode ocorrer redução da medida da altura uterina, falseando sua relação com a idade gestacional (Brasil, 2005).

Após a palpação, realiza-se a medida da altura uterina com fita métrica, flexível, não distensível, seguindo a técnica descrita a seguir (Figura 32.2):

- Posicionar a gestante em decúbito dorsal, com o abdome descoberto
- Delimitar a borda superior da sínfise púbica e o fundo uterino, procurando corrigir eventual dextroversão uterina
- Com uma das mãos, fixar a extremidade inicial da fita na borda superior da sínfise púbica
- Finalmente, passando a fita entre os dedos indicador e médio, localizar o fundo uterino com a borda cubital da outra mão.

A medida da altura uterina, registrada em centímetros, é então comparada com os valores de referência. O padrão utilizado pelo Ministério da Saúde do Brasil é derivado dos dados do Centro Latino-Americano de Perinatologia (CLAP); nele, os percentis 10 e 90 representam, respectivamente, os limites inferior e superior da normalidade (Brasil, 2005).

Suspeita-se da presença de oligoâmnio quando a medida da altura uterina está abaixo do percentil 10 esperado para a idade gestacional, quando as partes fetais são facilmente reconhecidas na palpação abdominal materna ou a gestante refere diminuição da movimentação fetal e/ou perda líquida vaginal (Brasil, 2005).

No polidrâmnio, a queixa mais frequente referida pelas gestantes é de dispneia. O exame clínico revela distensão do abdome materno com pele de aspecto liso, brilhante e com extensas estrias; a medida da altura uterina pode estar acima do percentil 90 esperado para a idade gestacional, e tanto a palpação das partes como a ausculta dos batimentos cardíacos fetais são dificultadas. Os membros inferiores maternos podem estar edemaciados pela dificuldade do retorno venoso. Quando o quadro é agudo, isto é, que se desenvolve em poucos dias, podem ser detectadas contrações uterinas decorrentes da sobredistensão uterina, caracterizando o trabalho de parto prematuro.

Dentre as vantagens em utilizar a altura uterina para rastreios de distúrbios no crescimento fetal e no líquido amniótico, podemos citar que este é um método simples, não invasivo e de baixo custo (Freire *et al.*, 2013).

Como desvantagem do método clínico de avaliação, temos o efeito de variáveis como: cor, paridade e peso materno, que causam variação na altura uterina e não são levados em consideração pela curva utilizada (Freire *et al.*, 2013).

Diante da suspeita de alteração do volume de líquido amniótico, no exame clínico, procedemos à propedêutica complementar. A ultrassonografia é considerada o método de referência para avaliação do volume de líquido amniótico, uma vez que permite avaliação objetiva com possibilidade de quantificação e acompanhamento seriado.

Avaliação ultrassonográfica

Durante o exame ultrassonográfico, o volume de líquido amniótico pode ser avaliado de forma qualitativa e subjetiva. Entretanto, essa técnica depende fundamentalmente da experiência do examinador, não permite um registro quantitativo, nem a comparação entre diferentes examinadores.

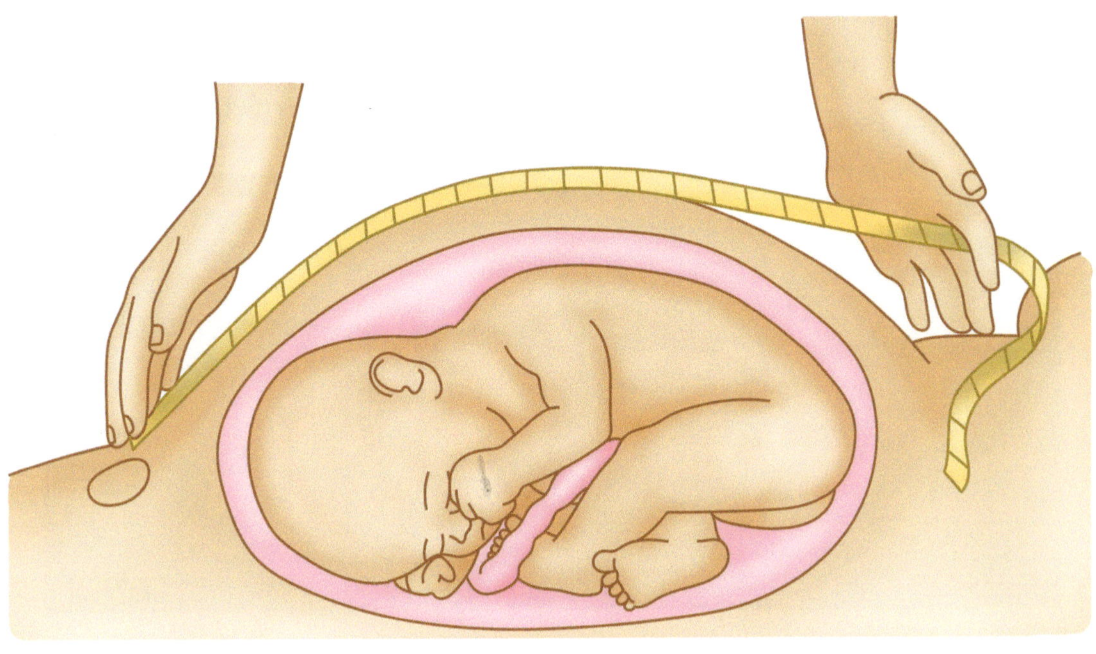

Figura 32.2 Ilustração da técnica de medida da altura uterina. (Fonte: Brasil, 2005.)

Por tais motivos, recomenda-se avaliação baseada nas técnicas semiquantitativas, destacando-se duas: a medida do maior bolsão vertical (MBV) e a avaliação do índice de líquido amniótico (ILA) (Williams, 1993; Nabhan e Abdelmoula, 2008).

A técnica baseada na medida do maior bolsão vertical foi proposta originalmente por Chamberlain, em 1984. Com a gestante posicionada em decúbito dorsal horizontal, é registrada a medida vertical do maior bolsão de líquido amniótico, que apresente diâmetro horizontal mínimo de 1 cm (Figura 32.3) (Chamberlain *et al.*, 1984; Dashe *et al.*, 2018);

Já a técnica do índice de líquido amniótico (Figura 32.4) foi proposta por Phelan e Rutherford, em 1987. Também realizada com a gestante em decúbito dorsal horizontal, o abdome materno é dividido em 4 quadrantes, tendo como limites o eixo vertical da linha média, e o eixo horizontal ao nível da cicatriz umbilical. O índice é calculado pela soma das medidas de maior bolsão vertical obtido em cada um dos quadrantes. O método é utilizado somente no 3º trimestre da gestação (Phelan *et al.*, 1987; Rutherford *et al.*, 1987).

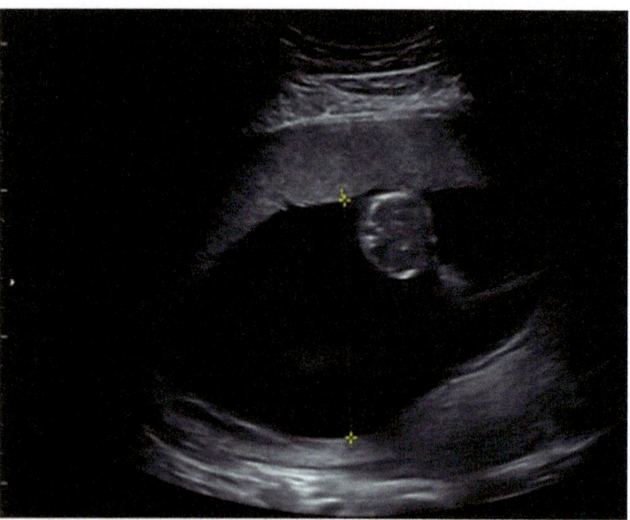

Figura 32.3 Imagem ultrassonográfica ilustrando técnica da medida do maior bolsão vertical de líquido amniótico. (Fonte: arquivo pessoal.)

Atualmente, dá-se preferência ao método da medida do maior bolsão vertical em virtude da simplicidade da técnica. Além disso, estudos comparando das duas técnicas para predição de desfechos obstétricos desfavoráveis não demonstraram superioridade de uma em relação à outra. Entretanto, a medida do ILA levou a maior frequência de diagnósticos de oligoâmnio, quando comparada à medida do MBV, o que acarretou maior taxa de intervenções, sem, contudo, melhorar o desfecho obstétrico (Nabhan e Abdelmoula, 2008).

Desse modo, com intuito de diminuir e evitar intervenções desnecessárias, recomenda-se avaliação do volume de líquido amniótico por meio da medida do maior bolsão vertical. Esta também é a técnica utilizada em gestações gemelares, pois permite a avaliação independente de cada cavidade amniótica. A Tabela 32.1 demonstra a classificação do volume de líquido amniótico de acordo com cada uma das técnicas descritas.

Tabela 32.1 Classificação do volume de líquido amniótico de acordo com a medida do maior bolsão vertical (MBV) e do índice de líquido amniótico (ILA).

Classificação	MBV	ILA
Oligoâmnio	< 2 cm	< 5 cm
Normal	2 a 8 cm	5 a 24 cm
Polidrâmnio	≥ 8 cm	≥24 cm

Adaptada de: Reddy *et al.*, 2014.

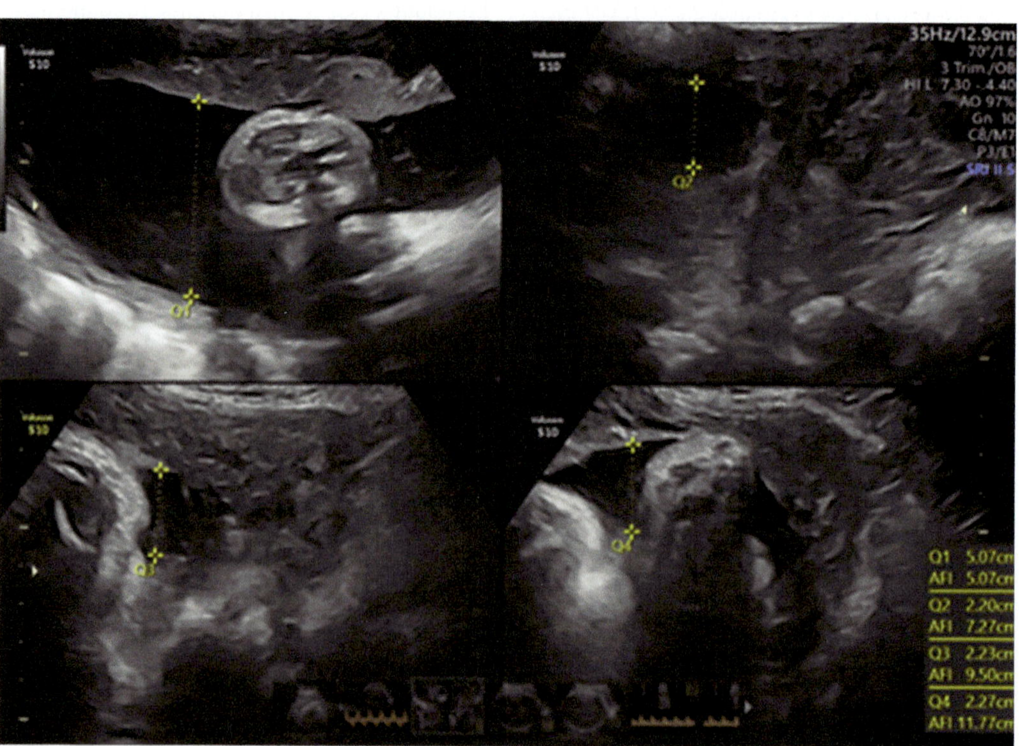

Figura 32.4 Imagem ultrassonográfica demostrando a medida do índice de líquido amniótico pela técnica dos quatro quadrantes. (Fonte: arquivo pessoal.)

OLIGOÂMNIO

É condição definida pelo achado de medida do maior bolsão vertical de líquido amniótico menor do que 2 cm, ou índice do líquido amniótico menor do que 5 cm. Quando há ausência de líquido amniótico, denomina-se "anidrâmnio" (Figura 32.5).

Em gestações únicas, a prevalência varia de 0,5 a 5%, dependendo das características da população estudada e do critério utilizado para definição de oligoâmnio (Rossi e Prefumo, 2013).

Causas

O mecanismo fisiopatológico subjacente pode estar relacionado a condições maternas, fetais e/ou placentárias (Brace, 1997; Sherer, 2002; Nabhan e Abdelmoula, 2008). A Tabela 32.2 lista as principais causas que devem ser investigadas.

Durante o 2º trimestre da gestação, as causas mais comuns incluem:

- Anomalias do sistema urinário fetal como a agenesia ou displasia renal bilateral, doença renal policística de herança autossômica recessiva e obstruções baixas do trato urinário (p. ex., válvula de uretra posterior, estenose/agenesia uretral) (Chamberlain *et al.*, 1984; Fägerquist *et al.*, 2001; Ross *et al.*, 2001)

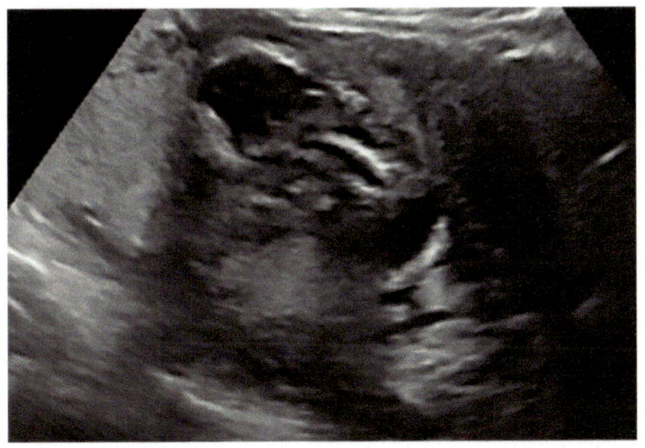

Figura 32.5 Imagem ilustrando a condição de anidrâmnio. (Fonte: arquivo pessoal.)

Tabela 32.2 Causas de oligoâmnio.

Origem	Causa
Materna	Doenças maternas: síndromes hipertensivas, colagenoses, síndrome antifosfolipídio, diabetes com vasculopatia
	Desidratação
	Medicamentos: inibidores da enzima conversora da angiotensina, inibidores da síntese de prostaglandina
Fetal	Anomalia renal bilateral, obstrução urinária baixa
	Infecções congênitas
	Óbito fetal
Placentária	Ruptura das membranas ovulares
	Pós-datismo
	Insuficiência placentária grave
	Síndrome de transfusão feto-fetal
Idiopática	

Adaptada de: Shipp *et al.*, 1996.

- Insuficiência placentária grave: nesses casos, além da restrição de crescimento fetal, a hipoxia fetal induz redistribuição hemodinâmica para priorizar a perfusão dos territórios nobres como cérebro, coração e adrenais fetais. A hipoperfusão renal ocasiona menor produção de urina fetal e consequente redução do volume de líquido amniótico (Chamberlain *et al.*, 1984; Fägerquist *et al.*, 2001)
- Ruptura das membranas ovulares.

Outras situações associadas ao oligoâmnio incluem infecções congênitas e uso de medicamentos como os inibidores da enzima conversora de angiotensina (ECA), bloqueadores de receptor de angiotensina e os inibidores de prostaglandinas (p. ex., indometacina) (Buttar, 1997). Pelo efeito dos inibidores da ECA no desenvolvimento renal do feto, o uso dessa classe de medicamentos é contraindicado na gestação.

Em gestações gemelares monocoriônicas diamnióticas, a associação de oligoâmnio em uma das cavidades amnióticas com polidrâmnio na outra cavidade amniótica é característica da síndrome de transfusão feto-fetal (Quintero *et al.*, 2000).

Finalmente, no terceiro trimestre, o diagnóstico de oligoâmnio está associado ao declínio da função placentária, especialmente no pós-datismo.

Morbidade associada

O oligoâmnio, por se tratar de marcador de insuficiência placentária e/ou comprometimento fetal, está associado a maior frequência de desfechos perinatais adversos (Sherer, 2002).

Quando grave e de início precoce, está associado a aumento da mortalidade perinatal (Shipp *et al.*, 1996) em razão de quadro de hipoplasia pulmonar fetal, o qual resulta da alteração do gradiente de pressão entre as vias aéreas fetais e a cavidade amniótica, o que leva à redução do volume de fluido presente nas vias aéreas – elemento fundamental para o estímulo do desenvolvimento pulmonar fetal.

Os quadros de anidrâmnio, instalados desde o segundo trimestre da gestação, também podem levar à compressão fetal e uma série de defeitos estruturais e anatômicos (como a sequência de Potter) (Ross *et al.*, 2001).

Em mulheres com ruptura prematura de membranas ovulares pré-termo, o oligoâmnio é um fator independente associado à síndrome de desconforto respiratório grave (Nicolini *et al.*, 1989; Weiner *et al.*, 2019).

Durante o fim do segundo trimestre e no terceiro trimestre, a redução do líquido amniótico pode levar à compressão do cordão umbilical, desacelerações transitórias da frequência cardíaca fetal e aumento na taxa de partos operatórios (Ross *et al.*, 2001).

Manejo

O manejo e o prognóstico de gestações complicadas por oligoâmnio dependem fundamentalmente de sua causa primária e da idade gestacional. A determinação da etiologia apoia-se na revisão cuidadosa da história e do exame clínico, incluindo a identificação de sinais e sintomas que indiquem ruptura das membranas, ou exposição a substâncias e/ou medicamentos; pesquisa do perfil sorológico para investigação de possíveis infecções congênitas; pesquisa ultrassonográfica de anormalidades estruturais, bem como avaliação do crescimento e parâmetros do bem-estar fetal.

Embora muitos estudos já tenham demonstrado que o oligoâmnio secundário à doença materna e/ou fetal esteja associado ao aumento de resultados perinatais adversos

(Patrelli *et al.*, 2012), a relação entre oligoâmnio isolado (idiopático) e eventos perinatais adversos é controversa. Alguns acreditam que o achado, mesmo quando isolado, e sem causa aparente, seja um marcador de hipoxemia fetal crônica e/ou função placentária deficiente, pois o resultado perinatal observado nesse grupo foi pior do que em grupo controle (Goodlin *et al.*, 1983; Patrelli *et al.*, 2012). Por esse motivo, recomenda-se vigilância da vitalidade fetal nessas gestações (Rabie *et al.*, 2017).

Hidratação materna

O estado de hidratação materna determina a osmolaridade e o volume intravascular, e parece ser o principal mecanismo regulatório materno do volume de líquido amniótico, com clara associação entre ambos (Goodlin *et al.*, 1983).

Assim, quando há redução do volume de líquido amniótico, associado a desidratação materna (p. ex., decorrente de quadros infecciosos agudos como diarreia e vômitos), a expansão volêmica materna pode melhorar o volume de líquido amniótico (Rabie *et al.*, 2017).

Em virtude da pluralidade e da complexidade dos mecanismos envolvidos na regulação e na determinação do volume de líquido amniótico, é difícil estabelecer com precisão a contribuição do estado de hidratação materna para o volume total. Provavelmente, o impacto da hidratação materna dependerá também da causa primária da redução do volume de líquido, uma vez que casos relacionados a anomalias fetais dificilmente se beneficiam dessa forma de intervenção.

Um estudo randomizado demonstrou que, em gestações únicas com oligoâmnio isolado, houve melhora do volume de líquido amniótico após hidratação oral e parenteral materna com 1.500 mℓ de solução isotônica por 6 dias (Rossi e Prefumo, 2013; Shrem *et al.*, 2016).

Amnioinfusão

Consiste na realização de amniocentese para infusão de soro fisiológico no interior da cavidade amniótica. Atualmente é reservado para fins de complementação diagnóstica, em casos de oligoâmnio grave e/ou anidrâmnio, criando melhores condições acústicas para avaliação ultrassonográfica e pesquisa de anormalidades fetais.

Uma revisão sistemática de 2023 investigou o papel da amnioinfusão em casos de ruptura prematura de membranas ovulares e não demonstrou benefícios em relação ao período de latência ou à mortalidade perinatal (Celik *et al.*, 2023).

Vigilância e parto

Não há evidências suficientes para determinar o melhor momento do parto, nessas gestações. Assim, diversas diretrizes internacionais não incluem recomendações específicas sobre o manejo de oligoâmnio isolado (NICE, 2021). O Colégio Americano de Obstetras e Ginecologistas (ACOG) sugere indução do parto entre 36 e 37 + 6 semanas de gestação, mesmo em casos de oligoâmnio isolado (ACOG, 2021).

Duas metanálises recentes observaram altas taxas de intervenção obstétrica (incluindo indução de parto e/ou partos operatórios) associadas ao oligoâmnio isolado. Entretanto, ambas concluíram que não há clara evidência dos benefícios nos desfechos, tanto a curto como a longo prazo (Rossi e Prefumo, 2013; Shrem *et al.*, 2016).

POLIDRÂMNIO

É condição definida pelo achado de medida do maior bolsão vertical de líquido amniótico maior do que 8 cm, ou índice do líquido amniótico superior a 25 cm (Figura 32.6).

O excesso de líquido amniótico complica cerca de 1 a 2% das gestações únicas, sendo idiopático em 50 a 70% das ocasiões (Golan *et al.*, 1993; Barnhard *et al.*, 1995).

Causas

O diagnóstico de polidrâmnio idiopático se faz somente após descartar quadro secundário a condições maternas, fetais e/ou placentárias.

A complicação materna mais frequentemente associada é o diabetes (15 a 24% dos casos), pois a hiperglicemia materna induz hiperglicemia fetal e subsequente diurese osmótica. A presença de polidrâmnio nessas gestantes é marcador de doença descompensada com necessidade de ajuste no tratamento e monitoramento mais rigoroso, tanto materno, como fetal (Dashe *et al.*, 2000).

Nos casos de origem fetal, o mecanismo de aumento do líquido amniótico pode se dar por:

- Comprometimento da deglutição fetal por compressão extrínseca do esôfago e traqueia, obstruções gastrintestinais altas ou distúrbios neuromusculares fetais
- Aumento do débito urinário fetal associado às anomalias renais ou quadro de circulação hiperdinâmica fetal com aumento do débito cardíaco, como nos quadros de anemia e cardiopatia, além dos tumores placentários.

Em gestação gemelares monocoriônicas, o polidrâmnio é um dos achados cardinais na síndrome de transfusão feto-fetal (Phelan *et al.*, 1990; Dashe *et al.*, 2018; Ross *et al.*, 2001). A Tabela 32.3 lista as principais causas que devem ser investigadas.

Morbidade associada

A morbiletalidade perinatal é significativamente maior nas gestações em que o polidrâmnio é o resultado de uma anomalia fetoplacentária ou condição materna mal controlada (Phelan *et al.*, 1990).

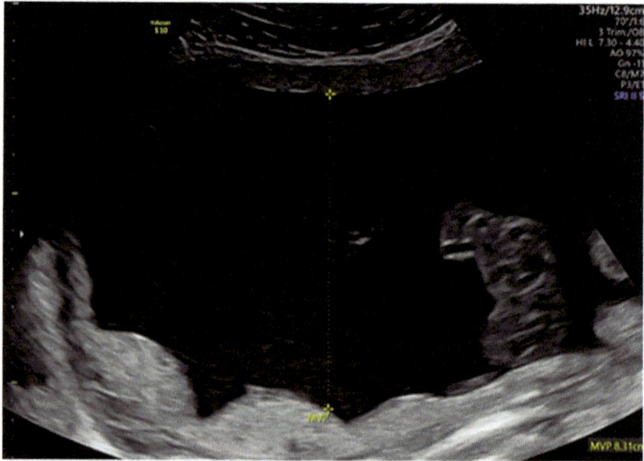

Figura 32.6 Imagem de polidrâmnio diagnosticado pela técnica de medida do maior bolsão vertical. (Fonte: arquivo pessoal.)

Tabela 32.3 Causas de polidrâmnio.

Origem	Causa
Materna (15 a 24%)	Diabetes materno
Fetal (11 a 33%)	Anomalias estruturais e cromossômicas
	Anemia
	Infecções congênitas
	Distúrbios metabólicos
Placentária	Tumor placentário (corioangioma)
	Síndrome de transfusão feto-fetal
Idiopática (50 a 70%)	

Adaptada de: Huri *et al.*, 2023.

Nos casos graves, com índice de líquido amniótico > 35 cm e distensão uterina excessiva, além do intenso desconforto materno, há aumento de apresentação fetal anômala, nascimentos prematuros e hemorragia pós-parto decorrente da atonia uterina. O risco de descolamento prematuro de placenta e/ou prolapso de cordão aumenta após descompressão uterina brusca, como ocorre após a ruptura das membranas (Phelan *et al.*, 1990).

Manejo

Os casos idiopáticos raramente exigem tratamento e devem ser conduzidos de forma não intervencionista (Dashe *et al.*, 2018). De fato, ocorre resolução espontânea em cerca de 37 a 68% dos casos. Nos demais casos, o tratamento será de acordo com a causa identificada.

Amniodrenagem

Consiste na realização de amniocentese para remoção do excesso de líquido amniótico, sendo indicada quando há dispneia e/ou dor abdominal materna importantes (Leung *et al.*, 2004).

Dado o caráter invasivo do procedimento, a taxa de complicações é de cerca de 3% e inclui ruptura de membranas, trabalho de parto prematuro e corioamnionite (Leung *et al.*, 2004). Quando o esvaziamento se dá de maneira muito rápida, aumenta o risco de descolamento prematuro de placenta.

A amniodrenagem também pode ser realizada no início do trabalho de parto, com o intuito de otimizar o padrão das contrações uterinas e reduzir o risco de esvaziamento e descompressão uterina súbitos.

Vigilância e parto

Nos casos idiopáticos, não há necessidade de modificação do protocolo de vigilância da vitalidade fetal durante a gestação ou evidências que indiquem a necessidade de antecipação do parto. A via de parto é de escolha obstétrica e não há contraindicação à indução do trabalho de parto (Phelan *et al.*, 1990; Dashe *et al.*, 2018).

CONSIDERAÇÕES FINAIS

A avaliação do líquido amniótico é um componente essencial do acompanhamento pré-natal. A quantidade de líquido amniótico é um marcador indireto importante da função placentária e da saúde fetal, podendo ser avaliada por meio de métodos objetivos semiquantitativos durante o exame ultrassonográfico.

Diante de alterações do volume de líquido amniótico, é fundamental investigar possíveis causas maternas, placentárias ou fetais passíveis de tratamento, com o intuito de alcançar os melhores desfechos obstétricos e perinatais.

REFERÊNCIAS BIBLIOGRÁFICAS

AMERICAN COLLEGE OF OBSTETRICIANS AND GYNECOLOGISTS (ACOG). American College of Obstetricians and Gynecologists' Committee on Obstetric Practices for MF Medicine. Indications for outpatient antenatal fetal surveillance: ACOG Committee Opinion, Number 828. *Obstetrics & Gynecology*, v. 137, p. e177-e197, 2021.

BARNHARD, Y. *et al.* Is polyhydramnios in an ultrasonographically an indication for genetic evaluation? *American Journal of Obstetrics and Gynecology*, v. 173, p. 1523-1527, 1995.

BEALL, M. H. *et al.* Amniotic fluid water dynamics. *Placenta*, v. 28, n. 8-9, p. 816-823, 2007.

BRACE, R. A. Physiology of amniotic fluid volume regulation. *Clinical Obstetrics and Gynecology*, v. 40, n. 2, p. 280-289, 1997.

BRACE, R. A.; WOLF, E. J. Normal amniotic fluid volume changes throughout pregnancy. *American Journal of Obstetrics and Gynecology*, v. 161, n. 2, p. 382-8, 1989.

BRASIL. Ministério da Saúde. Secretaria de Atenção à Saúde. Departamento de Ações Programáticas Estratégicas. Área Técnica de Saúde da Mulher. *Pré-natal e puerpério:* atenção qualificada e humanizada. Manual técnico. Brasília, 2005.

BUTTAR, H. S. An overview of the influence of ACE inhibitors on fetal-placental circulation and perinatal development. *Molecular and Cellular Biochemistry*, v. 176, n. 1-2, p. 61-71, 1997.

CELIK, E. *et al.* Amnioinfusion vs. standard management for the second trimester PPROM: a systematic review and meta-analysis of observational studies and RCTs. *J Matern Fetal Neonatal Med*, v. 36, n. 2, p. 2230511, 2023.

CHAMBERLAIN, P. F. *et al.* Ultrasound evaluation of amniotic fluid volume: I. The relationship of marginal and decreased amniotic fluid volumes to perinatal outcome. *American Journal of Obstetrics and Gynecology*, v. 150, n. 3, p. 245-249, 1984.

DASHE, J. S. *et al.* Correlation between amniotic fluid glucose concentration and amniotic fluid volume in pregnancy complicated by diabetes. *American Journal of Obstetrics and Gynecology*, v. 182, p. 901-904, 2000.

DASHE, J. S.; PRESSMAN, E. K.; HIBBARD, J. U. SMFM Consult Series #46: Evaluation and management of polyhydramnios. *American Journal of Obstetrics and Gynecology*, v. 219, p. B2-B8, 2018.

FÄGERQUIST, M. *et al.* Fetal urine production and accuracy when estimating fetal urinary bladder volume. *Ultrasound in Obstetrics and Gynecology*, v. 17, p. 132-139, 2001.

FREIRE, D. M. C.; CECATTI, J. G.; PAIVA, C. S. M. A altura uterina é capaz de diagnosticar os desvios do volume de líquido amniótico? *Revista Brasileira de Ginecologia e Obstetrícia*, v. 35, n. 2, p. 49-54, 2013.

GILBERT, W. M.; BRACE, R. A. The missing link in amniotic fluid volume regulation: intramembranous absorption. *Obstetrics & Gynecology*, v. 74, n. 5, p. 748-754, 1989.

GOLAN, A. *et al.* Hydramnios in singleton pregnancy: sonographic prevalence and etiology. *Gynecologic and Obstetric Investigation*, v. 35, p. 91-93, 1993.

GOODLIN, R. C.; ANDERSON, J. C.; GALLAGHER, T. F. Relationship between amniotic fluid volume and maternal plasma volume expansion. *American Journal of Obstetrics and Gynecology*, v. 146, n. 5, p. 505-511, 1983.

HURI, M.; DI TOMMASO, M.; SERAVALLI, V. Amniotic fluid disorders: from prenatal management to neonatal outcomes. *Children*, v. 10, p. 561, 2023.

LEUNG, W. C. *et al.* Procedure-related complications of rapid amniodrainage in the treatment of polyhydramnios. *Ultrasound in Obstetrics and Gynecology*, v. 23, n. 2, p. 154-158, 2004.

NABHAN, A. F.; ABDELMOULA, Y. A. Amniotic fluid index *versus* single deepest vertical pocket as a screening test for preventing adverse pregnancy outcome. *Cochrane Database Systematic Reviews*, v. 2008, n. 3, 2008.

NATIONAL INSTITUTE FOR HEALTH AND CARE EXCELLENCE (NICE). *Inducing labour*. London: National Institute for Health and Care Excellence (NICE) [Internet]. 2021. Available online: www.nice.org.uk/guidance/ng207.

NICOLINI, U. *et al.* Low amniotic pressure in oligohydramnios: Is this the cause of pulmonary hypoplasia? *American Journal of Obstetrics and Gynecology*, v. 161, p. 1098-1101, 1989.

PATRELLI, T. S. *et al.* Maternal hydration therapy improves the quantity of amniotic fluid and the pregnancy outcome in third-trimester isolated oligohydramnios: a controlled randomized institutional trial. *Journal of Ultrasound in Medicine*, v. 31, n. 2, p. 239-244, 2012.

PHELAN, J. P. *et al.* Amniotic fluid volume assessment with the four-quadrant technique at 36-42 weeks' gestation. *Journal of Reproductive Medicine*, v. 32, n. 7, p. 540-542, 1987.

PHELAN, J. P. *et al.* Polyhydramnios and perinatal outcome. *Journal of Perinatology*, v. 10, n. 4, p. 347-350, 1990.

PRITCHARD, J. A. Deglutition by normal and anencephalic fetuses. *Obstetrics & Gynecology*, v. 25, p. 289-297, 1965.

QUINTERO, R. A. *et al.* Selective versus non-selective laser photocoagulation of placental vessels in twin-to-twin transfusion syndrome. *Ultrasound in Obstetrics and Gynecology*, v. 16, n. 3, p. 230-236, 2000.

RABIE, N. *et al.* Oligohydramnios in complicated and uncomplicated pregnancy: a systematic review and meta-analysis. *Ultrasound in Obstetrics and Gynecology*, v. 49, p. 442-449, 2017.

REDDY, U. M. *et al.* Fetal imaging: executive summary of a joint Eunice Kennedy Shriver National Institute of Child Health and Human Development, Society for Maternal-Fetal Medicine, American Institute of Ultrasound in Medicine, American College of Obstetricians and Gynecologists, American College of Radiology, Society for Pediatric Radiology, and Society of Radiologists in Ultrasound Fetal Imaging workshop. *Obstetrics & Gynecology*, v. 123, n. 5, p. 1070-1082, 2014.

ROSS, M. G. *et al.* National Institute of Child Health and Development Conference summary: amniotic fluid biology-basic and clinical aspects. *Journal of Maternal-Fetal Medicine*, v. 10, n. 1, p. 2-19, 2001.

ROSSI, A. C.; PREFUMO, F. Perinatal outcomes of isolated oligohydramnios at term and post-term pregnancy: a systematic review of literature with meta-analysis. *European Journal of Obstetrics, Gynecology, and Reproductive Biology*, v. 169, p. 149-154, 2013.

RUTHERFORD, S. E. *et al.* Four-quadrant assessment of amniotic fluid volume. Interobserver and intraobserver variation. *Journal of Reproductive Medicine*, v. 32, p. 587-589, 1987.

SHERER, D. M. A review of amniotic fluid dynamics and the enigma of isolated oligohydramnios. *American Journal of Perinatology*, v. 19, n. 5, p. 253-266, 2002.

SHIPP, T. D. *et al.* Outcome of singleton pregnancies with severe oligohydramnios in the second and third trimesters. *Ultrasound in Obstetrics and Gynecology*, v. 7, n. 2, p. 108-113, 1996.

SHREM, G. *et al.* Isolated oligohydramnios at term as an indication for labor induction: a systematic review and meta-analysis. *Fetal Diagnosis and Therapy*, v. 40, p. 161-173, 2016.

WEINER, E. *et al.* Amniotic fluid volume at presentation with early preterm prelabor rupture of membranes and association with severe neonatal respiratory morbidity. *Ultrasound in Obstetrics and Gynecology*, v. 54, p. 767-773, 2019.

WILLIAMS, K. Amniotic fluid assessment. *Obstetrics & Gynecology Survey*, v. 48, p. 795-800, 1993.

WLADIMIROFF, J. W.; CAMPBELL, S. Fetal urine-production rates in normal and complicated pregnancy. *Lancet*, v. 1, n. 7849, p. 151-154, 1974.

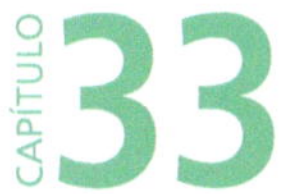

Restrição do Crescimento Fetal

Roseli Mieko Yamamoto Nomura • Alessandra Cristina Marcolin • Nadia Stella Viegas dos Reis

INTRODUÇÃO

O peso final de um recém-nascido (RN) é resultado da interação complexa entre fatores maternos, placentários, fetais e ambientais. A restrição do crescimento fetal (RCF) é uma doença multissistêmica, na qual o feto não consegue crescer até seu potencial biológico predeterminado, por algum insulto. Esse período intrauterino desfavorável pode levar a alterações na "programação fetal", predispondo ao desenvolvimento de complicações, a curto e longo prazos, como doenças cardiovasculares, metabólicas, renais, imunológicas e neurológicas. A RCF acomete cerca de 10% das gestações e é um dos principais contribuintes para a morbimortalidade perinatal (Francis *et al.*, 2014).

Apesar da gravidade da RCF, ainda há importantes controvérsias sobre abordagens diagnósticas e intervenções terapêuticas adequadas, seja no contexto da vigilância fetal ou sobre o momento oportuno de resolução da gestação. O maior conhecimento sobre a monitorização fetal, especialmente sobre a dopplervelocimetria, possibilitou melhor entendimento da hemodinâmica placentária e fetal, e, consequentemente, compreensão da história natural dessa condição. Isso possibilitou o estabelecimento de protocolos de seguimento e indicações criteriosas de resolução da gestação, que resultaram em redução da morbimortalidade perinatal (Lees *et al.*, 2020; Melamed *et al.*, 2021; Meler *et al.*, 2021).

ETIOLOGIA

A principal causa de RCF (80% dos casos) é a insuficiência ou disfunção placentária, que pode cursar com graus variados de prejuízo no fornecimento de oxigênio e nutrientes ao feto. Contudo, no restante dos casos, as causas da RCF podem envolver fatores maternos, fetais e/ou outras alterações placentárias (Tabela 33.1). O potencial genético de crescimento fetal pode ser prejudicado por diferentes processos, isolados ou associados, que podem ser investigados pela história, exame clínico e exames subsidiários (Nardozza *et al.*, 2017).

Fatores maternos

As doenças maternas podem estar associadas à RCF por prejudicarem o fluxo uteroplacentário, promoverem lesão vascular e causarem alterações funcionais na placenta. Por conseguinte, essas doenças prejudicam o fornecimento de nutrientes e oxigênio ao feto; elas incluem: hipertensão arterial, descolamento crônico de placenta, doença falciforme, nefropatias, trombofilias, doenças autoimunes, diabetes, infecções, malformações uterinas, leiomiomatose, entre outras. Algumas condições podem cursar com hipoxia materna crônica, como as cardiopatias cianóticas, as doenças pulmonares crônicas, anemia e moradia em locais de elevada altitude. A desnutrição e as doenças malabsortivas, como doenças inflamatórias intestinais,

Tabela 33.1 Fatores de risco associados à restrição de crescimento fetal (RCF).

Fatores maternos	Fatores fetais	Fatores placentários
Idade materna (< 16 ou > 35 anos)	Aneuploidias	Inserção anormal do cordão (velamentosa, marginal)
Etnia afrodescendente	Anomalias congênitas	Placenta prévia
Moradia em elevada altitude	Síndromes genéticas	Placenta bilobada
Condições socioeconômicas precárias	Exposição à radiação ionizante	Placenta circunvalada
Trabalho excessivo ou inapropriado	Infecções congênitas (TORCH, malária, Zika, SARS-CoV-2)	Tumores placentários (hemangioma)
Fatores genéticos maternos (RCF em gestação anterior)	Gestação múltipla	Displasia mesenquimal
Reprodução assistida	Fatores imunológicos	Artéria umbilical única
Abuso de substâncias (tabagismo, álcool, drogas ilícitas)	Doenças metabólicas e de depósito	Mosaicismo placentário
Uso de medicações (varfarina, anticonvulsivantes, antineoplásicos, antagonistas do ácido fólico etc.)		Gestação molar parcial
Desnutrição, doenças malabsortivas		Vilite crônica idiopática
Malformações uterinas, leiomiomas		Vilite infecciosa
Intervalo interpartal curto (< 2 anos)		Infecção placentária
Doenças maternas com vasculopatia/hipoxia		

TORCH: toxoplasmose, outros agentes (sífilis, vírus varicela-zóster, parvovírus B19 e HIV), rubéola, citomegalovírus (CMV) e herpes simples.

pancreatite e secundárias às cirurgias de *by-pass* gástrico, levam a ganho ponderal materno insuficiente e deficiências de nutrientes. A ingestão de menos de 1.500 kcal/dia traz efeitos no peso fetal e do RN.

O uso de drogas, tanto lícitas quanto ilícitas, está associado à RCF. O déficit de crescimento fetal é proporcional ao número de cigarros maternos consumidos por dia. O uso de álcool, cocaína, *crack*, além de seu potencial citotóxico e de interferência no fluxo placentário, ainda se associa a condições socioeconômicas desfavoráveis. Outras drogas necessárias para terapêuticas maternas reduzem o potencial de crescimento intrauterino, mas por vezes são necessárias para o controle de doenças maternas. Por outro lado, o efeito de um fármaco sobre o crescimento fetal depende de sua citotoxicidade, idade gestacional (IG), duração da exposição, dose e predisposição genética fetal.

Fatores fetais

As anomalias congênitas e desordens genéticas respondem por parcela significativa de RCF, com destaque para as trissomias 21, 18 e 13, anomalias dos cromossomos sexuais, defeitos abertos do tubo neural, cardiopatias, defeitos de fechamento de parede abdominal, uropatias obstrutivas, atresias/estenoses intestinais, displasias esqueléticas e doenças autossômicas recessivas. As infecções congênitas respondem por 5 a 10% dos casos de RCF e, nesses casos, é comum haver a placentite, que contribui para a privação na oferta de nutrientes e oxigênio para o feto. A gestação múltipla frequentemente se associa à RCF, possivelmente devido a insuficiência placentária, anomalias fetais e anastomoses placentárias na monocorionicidade.

Fatores placentários

A placenta desempenha papel essencial no crescimento e no desenvolvimento do feto. O peso placentário também é menor nos casos de fetos restritos quando comparados aos com peso fetal adequado. O descolamento prematuro da placenta pode ocorrer a qualquer momento da gestação, e, quando não leva à morte fetal ou à resolução da gestação, pode cursar com RCF. A ocorrência de infartos placentários reduz a área de trocas da placenta e aumenta a incidência de fetos restritos. As anormalidades do cordão umbilical ou de sua inserção também estão associadas a desordens na perfusão da placenta, assim como nos casos de inflamação crônica (vilite).

FISIOPATOLOGIA

O crescimento e o desenvolvimento normal do feto dependem tanto do fornecimento de nutrientes quanto das trocas de gases e líquidos através da placenta. A redução do transporte transplacentário de nutrientes, seja por déficit dos mecanismos de transporte secundário à hipoxia, como por perfusão placentária anormal, resulta em RCF. Com o menor aporte de nutrientes, iniciam-se a glicogenólise hepática e a redução da velocidade de crescimento da circunferência abdominal (CA) fetal. Com a persistência do déficit nutricional, há piora da capacidade do feto em manter o metabolismo oxidativo. Respostas metabólicas mais complexas são desencadeadas, havendo limitação da transferência de aminoácidos e quebra de proteínas musculares para neoglicogênese (Maulik, 2006; Hiersch e Yogev, 2018).

Em geral, a transferência placentária de ácidos graxos permanece inalterada. Ainda, ocorre aumento nos níveis de ácidos graxos livres e triglicerídeos por falha na deposição de gordura fetal, e parte dessas substâncias é metabolizada no fígado para lactato. Cérebro e coração fetais mudam suas principais fontes de nutrientes da glicose para lactato e cetonas, o que garante, com a capacidade tampão da hemoglobina fetal, que o equilíbrio ácido-base seja mantido por tempo variável. Com a piora da disfunção placentária, a queda da oxigenação e o aumento da produção de lactato estão exponencialmente correlacionados com o grau de acidemia no feto.

Concomitantemente às alterações metabólicas, há disfunções endócrinas que repercutem negativamente sobre o crescimento linear, cerebral e do esqueleto: a *down-regulation* do principal eixo endócrino de crescimento, envolvendo insulina, fator de crescimento semelhante à insulina (IGF)-I, IGF-II, relaciona-se à disfunção pancreática, causando resistência periférica a insulina; elevação do glucagon, ativação do eixo adrenal, com aumento dos níveis de cortisol; aumento das catecolaminas; disfunção tireoidiana (hipotireoidismo fetal) e distúrbios na formação óssea.

A grande maioria dos fetos restritos são assimetricamente pequenos e seguem esse padrão de privação nutricional importante. Contudo, cerca de 20% dos fetos restritos apresentam-se simetricamente pequenos, com redução relativamente proporcional no peso dos órgãos, em geral devido à diminuição do número de células. Embora possa resultar de grave prejuízo nutricional precoce, esse tipo é mais frequentemente relacionado a doenças genéticas, infecções ou outras causas; portanto, resulta de provável defeito endógeno que afeta a hiperplasia celular precoce.

Como a causa mais comum de RCF é a insuficiência placentária, o estudo do Doppler da circulação placentária e fetal permite a detecção não invasiva das alterações hemodinâmicas fetais e uteroplacentárias. A persistência de fluxo de alta resistência nas artérias uterinas (AUT) maternas, detectada por índices de pulsatilidade (IP) acima do percentil (p) 95, sugere prejuízo na invasão trofoblástica das artérias espiraladas, má adaptação placentária e redução da perfusão uteroplacentária. A redução do volume de fluxo sanguíneo venoso umbilical pode ser o primeiro sinal de comprometimento fetal (Ortigosa, 2012). O desenvolvimento placentário anormal ou oclusão vascular vilosa progressiva resulta em perda do leito vascular e aumento da resistência ao fluxo na placenta, com mudança na forma da onda da artéria umbilical (AU). Isso resulta em aumento do IP e redução da velocidade diastólica final na AU quando há perda de cerca de 30% de perfusão do território placentário. A ausência de fluxo na diástole (diástole zero [DZ]), ou mesmo o fluxo reverso (diástole reversa [DR]), podem ocorrer após dano de 60 a 70% da árvore vascular vilosa. O risco de hipoxemia e acidemia fetal é proporcional à gravidade da anormalidade no Doppler da AU.

Na circulação fetal, ocorrem adaptações para sua sobrevida nesse ambiente. A hipoxemia e a acidemia estimulam quimiorreceptores fetais, que desencadeiam respostas com redistribuição do fluxo sanguíneo. Há vasodilatação arterial nos órgãos "nobres" do feto (cérebro, coração e adrenais) e vasoconstrição nos demais territórios. Na avaliação da hemodinâmica fetal, verifica-se redistribuição de fluxo, pela queda na relação cerebroplacentária (RCP) (Nomura *et al.*, 2013; Vollgraff Heidweiller-Schreurs *et al.*, 2021). Ocorrem os seguintes mecanismos: primeiro, a vasoconstrição periférica e o aumento da resistência placentária provocam aumento da pós-carga do ventrículo direito do feto; segundo, há redução da pós-carga do ventrículo esquerdo por causa da vasodilatação cerebral. O resultado dessas diferenças de pressões é a distribuição de maior volume de sangue bem oxigenado para o coração e o cérebro.

Geralmente, a lesão placentária é progressiva, com agravamento da hipoxemia e acidemia. Ainda que ocorra priorização de fluxo oxigenado para o coração fetal, é possível que as demandas metabólicas não sejam atendidas, resultando na disfunção miocárdica (Costa *et al.*, 2013). Esse achado de comprometimento grave do feto pode ser demonstrado pelo estudo do Doppler do ducto venoso (DV), pelo aumento dos valores do IP para veias, indicando aumento da pressão no ventrículo direito fetal. Em casos extremos, a contratilidade e a complacência cardíacas ficam tão comprometidas que é possível detectar onda 'a' ausente ou reversa no DV. Ainda, podem ser observadas cardiomegalia com regurgitação tricúspide holossistólica e perda de autorregulação cerebral. Nesse ponto, temos a perda completa da homeostase cardiovascular.

Quando a transferência transplacentária de gases se torna crítica, há declínio da atividade fetal global, ou seja, dos parâmetros biofísicos que se alteram de maneira aguda pela hipoxemia e acidemia. Movimentos respiratórios e corpóreos e tônus fetal vão sendo abolidos, nessa sequência, segundo a teoria da hipoxia gradual. Da mesma forma, ocorrem diminuição da variabilidade da frequência cardíaca fetal e aparecimento de desacelerações na cardiotocografia (CTG) convencional ou redução da variação a curto prazo (*short term variation* – STV) na CTG computadorizada (CTGc) (Turan *et al.*, 2007; Maeda *et al.*, 2015).

O volume de líquido amniótico (LA) é influenciado pelos efeitos da hipoxemia e redistribuição hemodinâmica: a redução na perfusão renal reduz a diurese fetal e o volume de LA. A redução no fluxo sanguíneo para os pulmões pode contribuir também para diminuição na produção do exsudato alveolar, componente importante na formação do LA.

DIAGNÓSTICO DA RESTRIÇÃO DO CRESCIMENTO FETAL

Avaliação clínica

O primeiro passo para o diagnóstico de RCF é a determinação precisa da IG. A avaliação da IG com base na data da última menstruação pode ser incerta, devendo ser confirmada pela ultrassonografia (US) precoce, realizada no primeiro trimestre da gravidez (Salomon *et al.*, 2019).

Durante a assistência pré-natal, é importante identificar os fatores de risco para RCF, relatados nos antecedentes obstétricos, nas características dos partos e RN prévios, bem como na história atual, como ocorrência de doenças maternas ou fetais, exposição a agentes físicos e químicos, uso de drogas lícitas ou ilícitas, estado nutricional, condições socioeconômicas, alterações placentárias, entre outros.

No exame físico obstétrico, a aferição cuidadosa da altura uterina pode ser indicativa de desvios do crescimento fetal, sendo anormal quando é menor que a esperada para IG. Outro benefício da curva é a possibilidade de análise longitudinal das medidas e, assim, do crescimento fetal. Entretanto, acurácia da medida de altura uterina para diagnóstico de RCF não é elevada, pois fatores podem afetar a medida, mas pode melhorar quando a análise é associada a fatores de risco e com o avançar da gestação (Melamed *et al.*, 2009).

Avaliação do tamanho/peso do feto

A avaliação do tamanho fetal é erroneamente utilizada como sinônimo de crescimento fetal. O tamanho representa o feto em determinado momento (estático) da gestação, e é calculado pela US, incorporando a biometria da circunferência craniana (CC), diâmetro biparietal (DBP), circunferência abdominal (CA) e comprimento do fêmur, em equações para cálculo do peso fetal estimado (PFE). A curva mais utilizada para avaliação do PFE é baseada na fórmula de Hadlock *et al.* (1985), desenvolvida com base em observações de uma única amostra de gestantes (Hadlock *et al.*, 1991).

O crescimento fetal é um processo dinâmico que avalia a mudança do peso fetal e outros dados biométricos ao longo do tempo, e tem o potencial de discriminar melhor os fetos com risco de desfecho perinatal adverso, com base na identificação de padrões de crescimento anormais (Expert Panel on Women's Imaging *et al.*, 2019).

Embora haja grandes limitações do PFE para rastreio dos desvios de crescimento fetal, este é o parâmetro mais utilizado. O passo inicial na avaliação é a identificação do feto pequeno para a idade gestacional (PIG). Contudo, é importante diferenciar os termos feto PIG e RCF, que não devem ser usados como sinônimos.

Identificação do feto pequeno para a idade gestacional

A definição mais comum de feto PIG é aquele cujo PFE ou CA se encontra abaixo do p10 para a IG correspondente. Essa definição não difere o feto constitucionalmente pequeno daquele com restrição patológica do seu crescimento, decorrente da privação de nutrientes.

Em uma determinada população de gestantes, 10% dos fetos terão peso ao nascer abaixo do p10 e serão classificados como PIG. Do ponto de vista biológico, nem todos terão restrição de crescimento, e, ainda, poderá haver casos de RCF entre fetos com peso acima do p10.

O feto com peso adequado para a idade gestacional (AIG) pode apresentar restrição do crescimento caso não tenha atingido seu potencial de crescimento geneticamente determinado. Sendo assim, considerar feto PIG como sinônimo de RCF pode superestimar a RCF entre fetos pequenos ou promover falha diagnóstica entre fetos AIG.

Estudo multicêntrico verificou que fetos PIG com PFE abaixo do p3 são os que apresentam maior risco de resultado adverso. Quanto menor o peso do feto, maior é o risco de ser restrito e apresentar piores resultados perinatais (Pilliod *et al.*, 2012). Em ensaio clínico randomizado (Boers *et al.*, 2010) que avaliou fetos com PFE ou CA < p10 ou com desaceleração do crescimento no 3º trimestre, as gestantes foram submetidas à indução do trabalho de parto ou ao manejo expectante no termo da gestação. Não houve diferença nos resultados adversos perinatais entre a indução do parto e o manejo expectante. Entretanto, o estudo mostrou que o melhor preditor de desfecho neurológico adverso aos 2 anos de vida foi o peso ao nascer < p2,3 (Lees *et al.*, 2022).

A CA é parâmetro importante na identificação do feto patologicamente pequeno, devido à redução do tamanho do fígado, que reflete menor armazenamento de glicogênio e depleção de tecido adiposo na região abdominal. Isoladamente, a medida da CA é a mais sensível para detectar a RCF, com elevada especificidade (90%), alto valor preditivo negativo (91%) e valores preditivos superiores aos observados com o critério de PFE. Isso significa que, quando as medidas da CA são normais para a IG, a presença de RCF é pouco provável e, por isso, esse parâmetro deve ser valorizado na avaliação fetal.

Considerar o limite do p10 para o PFE e/ou CA como parâmetro isolado não é adequado para definir a RCF, uma vez que potencialmente expõe uma proporção significativa de fetos saudáveis a intervenções desnecessárias. Para considerar PFE ou CA como parâmetro isolado para identificar a RCF, o p3 parece ser o ponto de corte mais apropriado.

Velocidade do crescimento fetal

A velocidade de crescimento fetal ao longo da gestação é parâmetro importante no diagnóstico da RCF, uma vez que pode diminuir enquanto o PFE permanece acima do p10. Em estudo que avaliou nulíparas nos três trimestres gestacionais, foi constatado que fetos com peso estimado abaixo do p10 tiveram maior risco de morbidade neonatal precoce, morbidade grave e morte (risco relativo [RR]: 1,6; intervalo de confiança de 95% [IC95%]: 1,2 a 2,1). No entanto, quando a velocidade de crescimento da CA foi analisada, o risco de desfechos adversos aumentou significativamente para fetos que, além de PFE < p10, apresentaram menor velocidade de crescimento da CA (RR: 2,5; IC95%: 1,7 a 3,6). Os autores mostraram que o aumento do IP da artéria umbilical (AU), bem como a queda da velocidade de crescimento da CA, tem elevada associação com resultado neonatal adverso, em casos suspeitos de RCF (Sovio *et al.*, 2015).

Embora a redução na velocidade de crescimento fetal possa não ser suficiente como critério isolado para diagnóstico da RCF, esse é parâmetro de alerta. A redução na velocidade de crescimento fetal, caracterizada pela queda de dois quartis na medida da CA ou no PFE, indica suspeita de RCF.

Diagnóstico pelo consenso Delphi

A definição de RCF varia entre os diversos protocolos ou diretrizes publicados. Com o intuito de reduzir as discrepâncias e possibilitar resultados comparáveis, em 2016, foi publicado um consenso sobre o diagnóstico de RCF utilizando o método Delphi (Gordijn *et al.*, 2016). Nesse consenso, apresentado na Tabela 33.2, ficou claro que o PFE isoladamente é insuficiente para o diagnóstico da RCF, a menos que a CA e/ou o PFE estejam abaixo do p3. Também houve destaque para a redução da velocidade de crescimento como parâmetro de alerta para possível RCF. Para aumentar a especificidade do diagnóstico, foi acrescentada a avaliação de parâmetros funcionais relacionados à insuficiência placentária, pelo Doppler da AUT, da AU e da

Tabela 33.2 Definições baseadas no consenso para restrição do crescimento fetal (RCF) precoce e tardia, na ausência de anomalias congênitas.

RCF precoce: IG < 32 semanas	RCF tardia: IG ≥ 32 semanas
CA ou PFE < p3 ou AU com diástole zero/reversa ou CA ou PFE < p10, combinado com a. IP da AUT > p95 e/ou b. IP da AU > p95	CA ou PFE < p3 ou, pelo menos, dois dos seguintes critérios: a. CA ou PFE < p10 b. CA ou PFE com queda de 2 quartis nas curvas de crescimento c. RCP < p5 ou IP da AU > p95

AU: artéria umbilical; AUT: artéria uterina; CA: circunferência abdominal; IP: índice de pulsatilidade; p: percentil; PFE: peso fetal estimado; RCP: relação cerebroplacentária. (Adaptada de: Gordijn *et al.*, 2016.)

relação cerebroplacentária (RCP). Foram estabelecidos os critérios diagnósticos para a RCF de início precoce, como aquela que ocorre antes de 32 semanas de gestação, e os critérios para a RCF de início tardio, após 32 semanas.

FORMAS CLÍNICAS E MANEJO

Na atualidade, existem dois fenótipos de RCF que diferem significativamente em muitos aspectos, como prevalência, predição por US do primeiro trimestre, IG de início, achados histopatológicos placentários, velocidade de deterioração do bem-estar fetal, doença materna associada, gravidade e desfecho perinatal. A IG é amplamente aceita como critério principal para diferenciar a RCF precoce da tardia (Savchev *et al.*, 2014).

Restrição do crescimento fetal precoce

A RCF precoce está particularmente associada a doenças maternas que levam à má perfusão placentária. Portanto, são comuns os achados de aumento no IP da AUT e da AU. A hipoxemia fetal leva à redistribuição hemodinâmica no feto. Pelo estudo do Doppler, essas alterações precoces podem estar presentes por muitas semanas, antes que ocorra deterioração cardiovascular e metabólica de maior gravidade. Embora a DZ e a DR na AU representem a lesão placentária grave, ela ainda precede a deterioração fetal crítica, apesar de serem fortes preditores de resultado adverso perinatal. As manifestações tardias resultam do agravamento da insuficiência placentária e das condições cardiovasculares e metabólicas do feto, e são representadas pelas alterações no DV. Essa deterioração cardiovascular pode preceder ou ocorrer em paralelo com modificações na CTG convencional ou na CTGc e no perfil biofísico fetal (PBF) (Lees *et al.*, 2022).

Vigilância fetal na restrição do crescimento fetal precoce

Atualmente, não existe medida terapêutica eficaz para RCF precoce, embora o diagnóstico e o manejo adequado da pré-eclâmpsia possam prolongar algumas gestações. Como em 70% dos casos há doença hipertensiva, é essencial fazer monitoramento clínico e laboratorial materno. O valor dos biomarcadores no diagnóstico e no tratamento da RCF ainda permanece indefinido.

Uma vez diagnosticada, a gestante com RCF deve ser monitorada de acordo com protocolos bem estabelecidos, que levam em consideração a história natural da doença. Esses protocolos devem incluir avaliação por múltiplos parâmetros: Doppler materno e fetal, CTG (CTGc quando disponível), PBF e avaliação do volume de LA.

Na RCF precoce, a gravidez deve ser monitorada em serviços de nível terciário, que disponham de UTI neonatal. É importante o aconselhamento multidisciplinar de especialistas em neonatologia e medicina fetal. O monitoramento do bem-estar fetal e a decisão pelo momento do parto devem ser baseados em protocolos específicos, que incluam o Doppler do DV e, se disponível, a CTGc (Bilardo *et al.*, 2017). Nas situações em que a CTGc não estiver disponibilizada, além da avaliação com Doppler, pode-se utilizar a CTG convencional e o PBF. As alterações no IP para veias no Doppler do DV se associam a hipoxia e acidemia fetal (Baschat *et al.*, 2004).

A frequência do monitoramento fetal deve ser baseada na gravidade da RCF e nas anormalidades do Doppler da AU (Tabela 33.3). Na deterioração progressiva do Doppler da AU, com IP elevado, sugere-se avaliação por Doppler 1 a 2 vezes/semana, acompanhada de avaliação pela CTG e PBF. Nos casos

Tabela 33.3 Recomendações para monitoramento, momento e via de parto em casos com suspeita de restrição de crescimento fetal (RCF).

Achados	Monitoramento sugerido[a]	Momento e via de parto[b]
PIG, PFE entre p3 e p9, com LA e Doppler normais	– Doppler (AU, ACM) a cada 1 a 2 semanas – Crescimento a cada 2 semanas – Com ≥ 37 semanas, considerar CTG/PBF 1 a 2 vezes/semana[c]	37 a 39 semanas Via de parto: indução
RCF não complicada e PFE < p3, com LA e Doppler normais	– Doppler (AU, ACM) 1 a 2 vezes/semana – Crescimento a cada 2 semanas – Com ≥ 37 semanas, considerar CTG/PBF 1 a 2 vezes/semana[c]	36 a 39 semanas Via de parto: indução
RCF com alterações leves: – Alterações precoces do Doppler: a. IP AU > p95 ou b. IP da ACM < p 5 ou c. RCP < p5 – Oligoidrâmnio – Intervalo de crescimento subótimo – Suspeita de pré-eclâmpsia	– Considerar o monitoramento em regime de internação – Considerar corticoterapia para maturação pulmonar fetal – CTG/PBF 1 a 2 vezes/semana – Doppler (AU, ACM, DV) 1 a 2 vezes/semana – Crescimento a cada 2 semanas	33 a 37 semanas Via de parto: cesárea ou indução
RCF com DZ/DR	– Monitoramento em regime de internação – Corticoterapia para a maturação pulmonar fetal – CTG/PBF 1 a 2 vezes/dia – Doppler (AU, ACM, DV) diário – Crescimento a cada 2 semanas	DZ: 32 a 34 semanas[d] DR: 30 a 32 semanas[d] Via de parto: cesárea
RCF com Doppler de DV anormal	– Monitoramento em regime de internação – Corticoterapia para a maturação pulmonar fetal – CTG/PBF 2 vezes/dia – Doppler diário	26 a 30 semanas[d] Via de parto: cesárea

[a]A monitorização deve basear-se na integração de múltiplas modalidades (Doppler, PBF, CTG). [b]As indicações absolutas para o parto na viabilidade incluem: alterações no PBF/CTG ou indicação materna. [c]Faltam evidências sobre o teste adequado para prever o risco de deterioração fetal e sobre a estratégia de monitorização ideal em casos de fetos PIG não complicados, especialmente a termo. Existem diferenças na prática e alguns serviços não utilizam o PBF ou a CTG para a monitorização de fetos PIG sem complicações, desde que o Doppler seja normal. Sugere-se que a decisão sobre a utilização do PBF/CTG deve ser baseada nas práticas locais, no perfil de risco da população local e nos recursos disponíveis em cada contexto específico. [d]O momento deve ser individualizado com base nos resultados neonatais locais. Antes de 26 semanas, recomenda-se tomada de decisão cuidadosa e compartilhada com os pais e a equipe de neonatologia. ACM: artéria cerebral média; AU: artéria umbilical; CTG: cardiotocografia; DV: ducto venoso; DZ/DR: velocidade diastólica ausente ou reversa na artéria umbilical; IP: índice de pulsatilidade; PBF: perfil biofísico fetal; PIG: pequeno para a idade gestacional; RCP: relação cerebroplacentária. (Adaptada de: Melamed *et al.*, 2021.)

com DZ/DR na AU, recomenda-se maior frequência de exames, com avaliação diária do Doppler de AU, artéria cerebral média (ACM) e DV, além do monitoramento por CTG e PBF 1 a 2 vezes/dia (Melamed *et al.*, 2021).

Na RCF precoce, com DZ/DR na AU, o risco de morte fetal aumenta quando o Doppler do DV ou os padrões de CTG/CTGc se tornam anormais (Turan *et al.*, 2007). No entanto, atualmente não há evidências suficientes para indicar que o monitoramento com base apenas no Doppler do DV melhore o resultado perinatal, justificando-se a avaliação pelos diversos exames: CTG/CTGc/PBF (Melamed *et al.*, 2021).

O Doppler da ACM parece orientar o monitoramento antes de 32 semanas de gestação, mas não há evidências de que seja parâmetro útil para determinar o melhor momento para o parto. A centralização da circulação fetal é um mecanismo inicial na adaptação fetal frente à hipoxia. O Doppler da ACM altera-se precocemente na RCF precoce, com redução no IP indicando a vasodilatação cerebral. No entanto, há fraca associação entre baixos valores do IP da ACM e resultados neonatais adversos e anormalidades de neurodesenvolvimento em 2 anos (Lees *et al.*, 2015; 2020).

Indicações absolutas independentes da idade gestacional

Há critérios associados a grandes riscos à saúde materna ou do feto e, portanto, requerem o parto, independentemente da IG (Figura 33.1). Na pré-eclâmpsia, há necessidade da resolução da gestação quando há critérios de gravidade, como hipertensão de difícil controle, síndrome HELLP, insuficiência renal, edema pulmonar ou eclâmpsia, podendo ocorrer em até 30% das gestações com RCF. Indicações fetais absolutas de parto são aquelas relacionadas a anormalidades no PBF e/ou CTG. O PBF de 30 minutos com resultado 0, 2 ou 4 indica alta probabilidade de hipoxia fetal e requer o parto para evitar a morte fetal. Desacelerações recorrentes da frequência cardíaca fetal (FCF), variabilidade ausente, bradicardia mantida ou padrão sinusoidal ou variação a curto prazo menor que 2,6 ms na CTGc requerem o parto pela forte associação com a acidemia fetal (Fédération Internationale de Gynécologie Obstétrique [FIGO]) (Melamed *et al.*, 2021). Os demais achados são critérios relativos de resolução da gestação e, por isso, dependentes da IG (Thornton *et al.*, 2004; Baschat *et al.*, 2007; Lees *et al.*, 2013).

Resolução da gestação na restrição do crescimento fetal precoce

Nas gestações complicadas por RCF, os limites para intervenções são definidos quando os riscos superam os benefícios com a manutenção da gestação, considerando-se a prematuridade e o risco de hipoxia e perda fetal. Os principais riscos neonatais são a morte e a morbidade neonatal grave, com impactos a curto, médio e longo prazos na saúde da criança. Com o avançar da IG, tais riscos mudam significativamente. Contudo, a decisão de resolver a gestação é guiada não apenas pela IG, mas também pelo PFE, achados no monitoramento fetal e pelas condições clínicas maternas.

Na RCF precoce, a IG é o fator que mais impacta no neurodesenvolvimento infantil. No período da periviabilidade, entre 24 e 26 semanas, a decisão sobre o parto é um desafio,

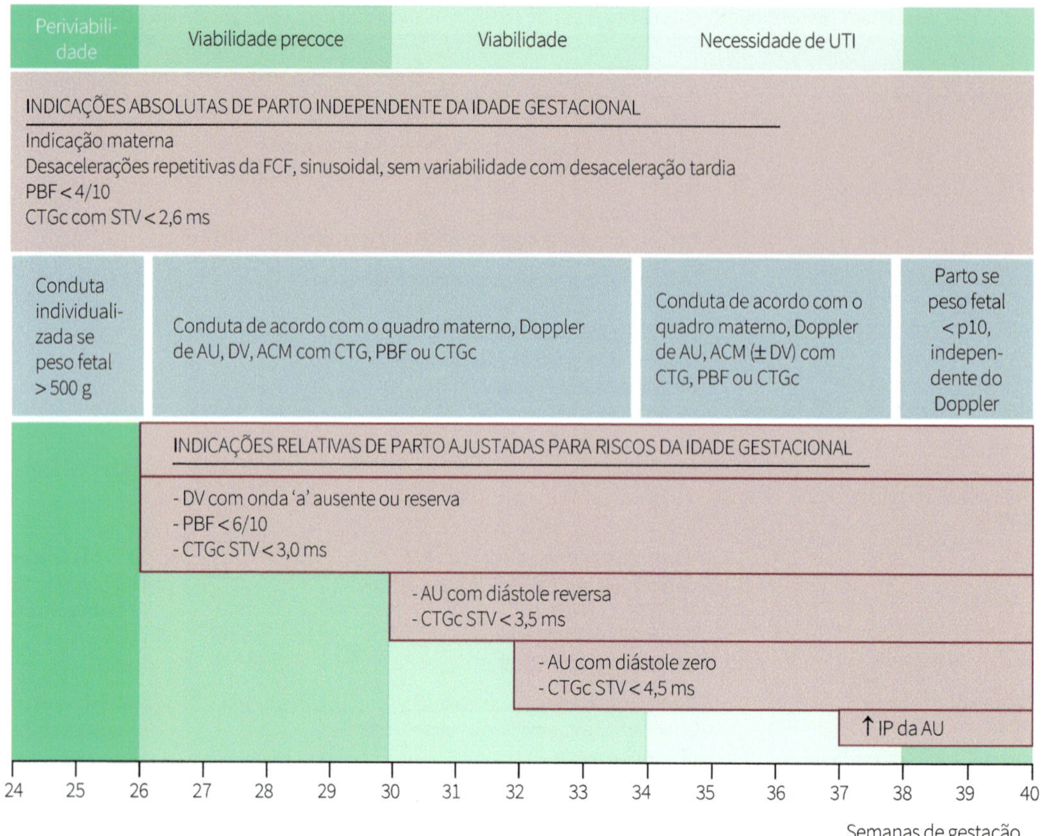

Figura 33.1 Critérios para resolução da gestação na restrição de crescimento fetal. ACM: artéria cerebral média; AU: artéria umbilical; CTG: cardiotocografia; CTGc: cardiotocografia computadorizada; DV: ducto venoso; FCF: frequência cardíaca fetal; IP: índice de pulsatilidade; p: percentil; PBF: perfil biofísico fetal; STV: *short term variation* – variação a curto prazo. (Adaptada de: Melamed *et al.*, 2021.)

pois as taxas de complicações perinatais são extremamente altas. Contudo, a IG limite deve se basear nos resultados neonatais de cada instituição antes da 26ª semana, e a tomada de decisão deve ser cuidadosa e compartilhada com os pais e a equipe de neonatologia. O impacto da prematuridade, do peso neonatal abaixo de 500 g e dos desafios na reanimação neonatal resultam em sobrevida neonatal inferior a 50%, e sobrevida intacta abaixo de 50% até 26 semanas. A cada dia que se prolonga a gravidez, há redução estimada de 2% na morte neonatal (Baschat *et al.*, 2007), bem como nas principais complicações neonatais, incluindo displasia broncopulmonar, hemorragia intraventricular de alto grau e enterocolite necrosante (Genzel-Boroviczény *et al.*, 2010; Wallenstein *et al.*, 2016).

Entre 26 e 28 semanas, apesar de ainda haver elevada taxa de complicações neonatais graves, a sobrevida do RN intacto é de cerca de 30%. A manutenção da gestação visa ao ganho na sobrevida sem sequelas. Como a morbidade neonatal ainda é alta nessa faixa de IG, a deterioração dos parâmetros fetais não parece ter impacto significativo nos resultados neonatais. Anormalidades significativas do Doppler do DV (onda 'a' ausente ou reversa), PBF inferior a 6 e STV menor que 3 ms na CTGc são indicações relativas para a resolução da gestação, considerando ainda o PFE (Melamed *et al.*, 2021). No Doppler do DV anormal, com IP para veias acima do p95, mas com fluxo positivo durante a sístole atrial, o intervalo médio para a deterioração progressiva do Doppler venoso pode ser de apenas 2 dias (Turan *et al.*, 2008). Há estudos indicando que anormalidades no Doppler do DV podem fornecer uma estimativa do equilíbrio ácido-base do feto e do risco de morte fetal (Rizzo *et al.*, 1996; Baschat *et al.*, 2004). Sendo assim, a opção de não intervir deve ser discutida com a paciente, permanecendo as indicações absolutas de parto.

Entre 28 e 30 semanas de gestação, a sobrevida aumenta aproximadamente 0,7% a cada dia que a gestação é mantida. Os RN com RCF nascidos antes de 30 semanas têm uma taxa três vezes maior de anormalidades no desenvolvimento e uma taxa até oito vezes maior de paralisia cerebral (Thornton *et al.*, 2004; Baschat, 2011). A deterioração do fluxo no DV pode ser tolerada enquanto a onda 'a' apresentar fluxo positivo. Onda 'a' com fluxo ausente ou reverso tem impacto adicional sobre a morbidade neonatal e, caso a gestação seja mantida nessa situação, o risco de morte em 1 semana é significativo. Por essa razão, o parto deve ser considerado a partir de 28 semanas, mesmo com elevado risco de resultados adversos neonatais. O PBF inferior a 6 e a variação a curto prazo menor que 3 ms na CTGc são indicações relativas para a resolução da gestação.

O Doppler da AU também assume relevância com evidências de que o risco de óbito de fetos com DR na AU ultrapassa o risco de morte e morbidade neonatal grave a partir de 30 semanas. Por isso, caso haja DR na AU, o parto deve ser considerado, especialmente após a corticoterapia para amadurecimento pulmonar fetal. Após 30 semanas, as taxas de sobrevivência neonatal excedem 90% e há redução significativa das principais complicações neonatais, de aproximadamente 35% com 30 semanas para menos de 10% com 34 semanas (Baschat *et al.*, 2007; Lees *et al.*, 2013; Sharp *et al.*, 2019).

Além das indicações de parto comentadas em outras faixas de IG também valerem entre 32 e 34 semanas, o risco de óbito de fetos com DZ na AU ultrapassa o risco de morte e morbidade neonatal grave entre 33 e 34 semanas. Por isso, caso haja DZ na AU, o parto deve ser considerado a partir de 32 semanas de gestação, priorizando a administração de um ciclo de corticosteroides, caso este ainda não tenha sido realizado.

Entre 34 e 38 semanas de gestação, os neonatos têm maior probabilidade de precisar de internação em terapia intensiva, mas apresentam riscos reduzidos de complicações graves (Boers *et al.*, 2010; 2012). O Doppler de AU anormal, com aumento de resistência, mas com diástole positiva e redistribuição/centralização hemodinâmica fetal, são indicações para o parto a partir do termo da gestação. Nos casos de RCF grave devido ao PFE abaixo do p3, alguns protocolos indicam a resolução da gestação com 36 semanas (Lees *et al.*, 2020).

Restrição de crescimento fetal tardia

A fisiopatologia da RCF tardia difere da RCF precoce, pois está associada à lesão placentária mais leve e/ou a desordens na difusão de oxigênio e nutrientes. Portanto, alterações no Doppler da AU e DV são pouco frequentes, e a capacidade preditiva de desfechos adversos perinatais é limitada. Por outro lado, os distúrbios nas trocas gasosas placentárias resultam em hipoxemia e redistribuição hemodinâmica no feto. Nesse cenário, o uso da RCP é essencial para identificar alterações sutis entre a perfusão placentária e fenômenos adaptativos fetais à hipoxemia.

Vigilância fetal na restrição do crescimento fetal tardia

Atualmente, o IP da ACM e a RCP são os parâmetros mais relevantes na vigilância da RCF tardia. O estudo retrospectivo mostrou que, em gestações com RCF em IG superior a 34 semanas, o intervalo médio entre a centralização hemodinâmica fetal, caracterizada pelo IP da ACM inferior ao p5, e a morte fetal foi de até 5 dias (Crimmins *et al.*, 2014). Esses mesmos autores mostraram que quase 90% dos natimortos ocorreram dentro de 1 semana após um resultado de PBF normal quando havia centralização hemodinâmica, reforçando a necessidade de avaliação seriada em curtos intervalos.

Algumas preocupações têm sido levantadas em relação à confiabilidade interobservador da medida do IP da ACM. Portanto, essa avaliação deve ser realizada e interpretada de forma criteriosa, podendo ser repetida após intervalo variável de tempo, até que resultado definitivo possa ser determinado. Alguns autores recomendam que a medição deva ser confirmada em 24 horas para evitar resultados falso-positivos, especialmente quando o momento do parto é baseado nesse achado.

Resolução da gestação na restrição do crescimento fetal tardia

Não há consenso sobre o momento do parto na RCF tardia, uma vez que faltam evidências científicas fortes com intervenções baseadas em achados do Doppler. Em estudo que comparou indução do trabalho de parto *versus* manejo expectante na RCF no termo, não houve influência nas taxas de cesárea ou de parto vaginal instrumentalizado (Boers *et al.*, 2010). Contudo, no grupo de indução do parto, mais neonatos foram admitidos à unidade de cuidados intermediários, e esse desfecho foi reduzido quando se considerou apenas a indução após 38 semanas de gestação. É importante destacar que fetos a termo com peso menor que p3 têm maior risco de morte; portanto, essas gestações não devem exceder 37 semanas de gestação, mesmo que apresentem Doppler normal.

Não há fortes evidências sobre qual o papel do Doppler da ACM na determinação da resolução da gestação na RCF tardia. O IP da ACM abaixo do p5 está associado a resultado perinatal adverso na RCF tardia; no entanto, não há evidências claras que apoiem seu uso para determinar o momento do parto (Lees *et al.*, 2022). Em gestações com sinais de centralização hemodinâmica fetal, o parto pode ser considerado entre 38+0 e 39+0 semanas de gestação (Lees *et al.*, 2020). É importante que cada unidade de assistência tenha um protocolo de monitorização específico e preciso, baseado na experiência e nos recursos locais.

Assistência ao parto na restrição do crescimento fetal

O parto na RCF deve idealmente ocorrer em centros com nível adequado de cuidados neonatais, com capacidade para monitorar continuamente esses fetos durante o trabalho de parto e realizar cesárea de urgência, quando indicada.

A RCF não é indicação de cesárea por si só, porém essa via de parto é frequente e deve ser considerada nos casos de maior gravidade, em que a taxa de sucesso no parto vaginal for baixa. Assim, cada caso deve ser particularizado e avaliado de acordo com múltiplos fatores, incluindo idade gestacional, gravidade da RCF, alterações no Doppler, doença materna associada, paridade, condições do colo uterino e preferência da paciente.

Nos casos de RCF precoce, como o principal objetivo é prolongar a gestação para maximizar a maturação fetal, quando o parto for indicado, o feto já foi exposto a algum grau de hipoxia ou acidose, e terá baixa probabilidade de tolerar o trabalho de parto. Por isso, o tipo de parto recomendado nessas situações é a cesárea.

Em contraste, a RCF tardia geralmente é menos grave, com menor probabilidade de hipoxia ou acidose fetal quando o parto é indicado. A taxa de parto vaginal, após indução do trabalho de parto, foi superior a 80% nas gestações com Doppler normal da AU (Boers *et al.*, 2010). A centralização fetal não é fator impeditivo para a indução do trabalho de parto.

Corticoterapia antenatal

O uso de corticosteroides no período antenatal em casos de RCF tem sido questionado, com base em relatos de níveis elevados de cortisol endógeno nesses fetos, quando comparados a fetos com crescimento normal (Economides *et al.*, 1988; Morrison, 2008). Fetos restritos apresentam alterações metabólicas, cardiovasculares e hormonais típicas, que refletem sua condição de deprivação crônica de nutrientes (Beltrand *et al.*, 2008). A exposição adicional a esteroides exógenos levantou preocupações de que possam produzir efeitos potencialmente prejudiciais nesses fetos já comprometidos. A exposição a corticosteroides resulta em alterações de Doppler em fetos com restrição de crescimento, como o aumento transitório do fluxo diastólico na artéria umbilical (Wallace e Baker, 1999; Senat e Ville, 2000) e na artéria cerebral média (Wijnberger *et al.*, 2004; Mulder *et al.*, 2009; Piazze *et al.*, 2012). Apesar disso, estudos apoiam a eficácia e a segurança da corticoterapia antenatal (Melamed *et al.*, 2016; Ting *et al.*, 2018), que devem ser administrados quando o parto é previsto, idealmente dentro de 1 a 7 dias antes do nascimento (Melamed *et al.*, 2015; 2021).

Quando os corticosteroides são administrados em casos de RCF grave com alterações no Doppler, recomenda-se a internação para que possa ser realizada a monitorização fetal. Por fim, é importante reconhecer que a "melhora" no Doppler da artéria umbilical é transitória e não representa uma verdadeira diminuição da resistência placentária (Cahill *et al.*, 2019). Essas alterações transitórias não devem ser interpretadas como uma melhora no estado fetal e não devem afetar a conduta adotada. Vale ressaltar que a ausência de qualquer alteração no fluxo diastólico final em resposta aos corticosteroides é preocupante e prediz a deterioração fetal subsequente (Simchen *et al.*, 2004).

Sulfato de magnésio para neuroproteção

A administração de sulfato de magnésio em gestantes com risco de parto prematuro tem papel neuroprotetor fetal, com redução no risco de mortalidade perinatal, paralisia cerebral e disfunção motora maior, e provavelmente reduz hemorragia intracraniana grave (Rouse *et al.*, 2008; Shepherd *et al.*, 2024). Os possíveis mecanismos envolvidos nos efeitos benéficos do sulfato de magnésio incluem a redução dos níveis de cálcio intracelular, a estabilização da pressão arterial, a normalização do fluxo sanguíneo cerebral, o bloqueio dos efeitos de neurotransmissores excitatórios, como o glutamato, e efeitos antioxidantes e anti-inflamatórios (Costantine e Drever, 2011). No entanto, o esquema ideal para a administração de sulfato de magnésio para fins de neuroproteção fetal ainda não está claro, e os protocolos disponíveis variam com relação a momento da administração, limite superior da idade gestacional, dose, duração e necessidade de repetição de doses (Committee Opinion N. 455, 2010; Magee *et al.*, 2011; Raju *et al.*, 2014).

Feto pequeno para a idade gestacional constitucional

Nessa categoria, estão os fetos cujo PFE se encontra entre o p3 e o p10, com Doppler normal. A princípio, esses fetos são saudáveis; no entanto, há evidências de associação desses fetos PIG com senescência placentária acelerada, sinais de hipoperfusão placentária, menor volume de fluxo venoso umbilical, alteração hemodinâmica materna e maiores taxas de resultados adversos perinatais, quando comparados a fetos adequados para a idade gestacional. Esses achados colocam em questão a possibilidade de esses fetos serem restritos, porém bem adaptados ao ambiente nutricional precário e com leve grau de disfunção placentária não diagnosticada.

Após o termo da gestação, a manutenção da gravidez deve ser ponderada contra os riscos de comprometimento fetal. Estudo mostrou que a indução do trabalho de parto, em casos com suspeita de RCF entre 36 e 41 semanas, não influenciou a incidência de resultados neonatais adversos nem as taxas de cesárea ou de parto vaginal instrumentalizado (Boers *et al.*, 2010). Entretanto, no grupo com conduta expectante, houve maior incidência de RN com peso abaixo do p3 e maior potencial de resultados adversos. Sugere-se a resolução da gestação entre 38 e 39 semanas de fetos PIG com Doppler normal (Van Wyk *et al.*, 2012; Trudell *et al.*, 2013). É possível realizar indução do trabalho de parto, com monitorização contínua da frequência cardíaca fetal.

REFERÊNCIAS BIBLIOGRÁFICAS

BASCHAT, A. A. Neurodevelopment following fetal growth restriction and its relationship with antepartum parameters of placental dysfunction. *Ultrasound in Obstetrics and Gynecology*, v. 37, n. 5, p. 501-514, 2011.

BASCHAT, A. A. *et al.* Predictors of neonatal outcome in early-onset placental dysfunction. *Obstetrics and Gynecology*, v. 109, n. 2 Pt 1, p. 253-261, 2007.

BASCHAT, A. A. *et al.* Venous Doppler in the prediction of acid-base status of growth-restricted fetuses with elevated placental blood flow resistance. *American Journal of Obstetrics and Gynecology*, v. 191, n. 1, p. 277-284, 2004.

BELTRAND, J. *et al.* Adaptive changes in neonatal hormonal and metabolic profiles induced by fetal growth restriction. *Journal of Clinical Endocrinology and Metabolism*, v. 93, n. 10, p. 4027-4032, 2008.

BILARDO, C. M. *et al.* Severe fetal growth restriction at 26-32 weeks: key messages from the TRUFFLE study. *Ultrasound in Obstetrics and Gynecology*, v. 50, n. 3, p. 285-290, 2017.

BOERS, K. E. *et al.* Induction *versus* expectant monitoring for intrauterine growth restriction at term: randomised equivalence trial (DIGITAT). *British Medical Journal*, v. 341, p. c7087, 2010.

BOERS, K. E. *et al.* Neonatal morbidity after induction vs expectant monitoring in intrauterine growth restriction at term: a subanalysis of the DIGITAT RCT. *American Journal of Obstetrics and Gynecology*, v. 206, n. 4, p. 344.e1-7, 2012.

CAHILL, L. S. *et al.* Effect of maternal betamethasone administration on fetoplacental vascular resistance in the mouse. *Biology of Reproduction*, v. 101, n. 4, p. 823-831, 2019.

COMMITTEE OPINION N. 455. Magnesium sulfate before anticipated preterm birth for neuroprotection. *Obstetrics and Gynecology*, v. 115, n. 3, p. 669-671, 2010.

COSTA, V. N. *et al.* Cord blood B-type natriuretic peptide levels in placental insufficiency: correlation with fetal Doppler and pH at birth. *European Journal of Obstetrics & Gynecology and Reproduction Biology*, v. 171, n. 2, p. 231-234, 2013.

COSTANTINE, M. M.; DREVER, N. Antenatal exposure to magnesium sulfate and neuroprotection in preterm infants. *Obstetrics and Gynecology Clinics of North America*, v. 38, n. 2, p. 351-366, xi, 2011.

CRIMMINS, S. *et al.* A comparison of Doppler and biophysical findings between liveborn and stillborn growth-restricted fetuses. *American Journal of Obstetrics and Gynecology*, v. 211, n. 6, p. 669.e1-10, 2014.

ECONOMIDES, D. L. *et al.* Plasma cortisol and adrenocorticotropin in appropriate and small for gestational age fetuses. *Fetal Therapy*, v. 3, n. 3, p. 158-164, 1988.

EXPERT PANEL ON WOMEN'S IMAGING *et al.* ACR Appropriateness Criteria® growth disturbances-risk of fetal growth restriction. *Journal of the American College of Radiology*, v. 16, n. 5S, p. S116-S125, 2019.

FRANCIS, J. H.; PERMEZEL, M.; DAVEY, M. A. Perinatal mortality by birthweight centile. *Australian & New Zealand Journal of Obstetrics & Gynaecology*, v. 54, n. 4, p. 354-359, 2014.

GENZEL-BOROVICZÉNY, O. *et al.* Predictive value of the 1-min Apgar score for survival at 23-26 weeks gestational age. *Acta Paediatrica*, v. 99, n. 12, p. 1790-1794, 2010.

GORDIJN, S. J. *et al.* Consensus definition of fetal growth restriction: a Delphi procedure. *Ultrasound in Obstetrics and Gynecology*, v. 48, n. 3, p. 333-339, 2016.

HADLOCK, F. P. *et al.* Estimation of fetal weight with the use of head, body, and femur measurements – A prospective study. *American Journal of Obstetrics and Gynecology*, v. 151, n. 3, p. 333-337, 1985.

HADLOCK, F. P.; HARRIST, R. B.; MARTINEZ-POYER, J. In utero analysis of fetal growth: a sonographic weight standard. *Radiology*, v. 181, n. 1, p. 129-133, 1991.

HIERSCH, L.; YOGEV, Y. Pregnancy: impact of maternal nutrition on intrauterine fetal growth. *World Review of Nutrition and Dietetics*, v. 117, p. 151-164, 2018.

LEES, C. C. *et al.* 2 year neurodevelopmental and intermediate perinatal outcomes in infants with very preterm fetal growth restriction (TRUFFLE): a randomised trial. *Lancet*, v. 385, n. 9983, p. 2162-2172, 2015.

LEES, C. C. *et al.* Clinical opinion: the diagnosis and management of suspected fetal growth restriction: an evidence-based approach. *American Journal of Obstetrics and Gynecology*, v. 226, n. 3, p. 366-378, 2022.

LEES, C. C. *et al.* ISUOG Practice Guidelines: diagnosis and management of small-for-gestational-age fetus and fetal growth restriction. *Ultrasound in Obstetrics and Gynecology*, v. 56, n. 2, p. 298-312, 2020.

LEES, C. *et al.* Perinatal morbidity and mortality in early-onset fetal growth restriction: cohort outcomes of the trial of randomized umbilical and fetal flow in Europe (TRUFFLE). *Ultrasound in Obstetrics and Gynecology*, v. 42, n. 4, p. 400-408, 2013.

MAEDA, M. F. Y. *et al.* Computerized fetal heart rate analysis in the prediction of myocardial damage in pregnancies with placental insufficiency. *European Journal of Obstetrics, Gynecology, and Reproductive Biology*, v. 190, p. 7-10, 2015.

MAGEE, L. *et al.* SOGC Clinical Practice Guideline. Magnesium sulphate for fetal neuroprotection. *Journal of Obstetrics and Gynaecology Canada*, v. 33, n. 5, p. 516-529, 2011.

MAULIK, D. Fetal growth restriction: the etiology. *Clinical Obstetrics and Gynecology*, v. 49, n. 2, p. 228-235, 2006.

MELAMED, N. *et al.* Antenatal corticosteroids and outcomes of small-for-gestational-age neonates. *Obstetrics and Gynecology*, v. 128, n. 5, p. 1001-1008, 2016.

MELAMED, N. *et al.* Association between antenatal corticosteroid administration-to-birth interval and outcomes of preterm neonates. *Obstetrics and Gynecology*, v. 125, n. 6, p. 1377-1384, 2015.

MELAMED, N. *et al.* FIGO (International Federation of Gynecology and Obstetrics) initiative on fetal growth: best practice advice for screening, diagnosis, and management of fetal growth restriction. *International Journal of Gynaecology and Obstetrics*, v. 152 Suppl 1, Suppl 1, p. 3-57, 2021.

MELAMED, N. *et al.* Sonographic fetal weight estimation: which model should be used? *Journal of Ultrasound in Medicine*, v. 28, n. 5, p. 617-629, 2009.

MELER, E. *et al.* Ten-year experience of protocol-based management of small-for-gestational-age fetuses: perinatal outcome in late-pregnancy cases diagnosed after 32 weeks. *Ultrasound in Obstetrics and Gynecology*, v. 57, n. 1, p. 62-69, 2021.

MORRISON, J. L. Sheep models of intrauterine growth restriction: fetal adaptations and consequences. *Clinical and Experimental Pharmacology & Physiology*, v. 35, n. 7, p. 730-743, 2008.

MULDER, E. J.; DE HEUS, R.; VISSER, G. H. Antenatal corticosteroid therapy: short-term effects on fetal behaviour and haemodynamics. *Seminars in Fetal & Neonatal Medicine*, v. 14, n. 3, p. 151-156, 2009.

NARDOZZA, L. M. *et al.* Fetal growth restriction: current knowledge. *Archives of Gynecology and Obstetrics*, v. 295, n. 5, p. 1061-1077, 2017.

NOMURA, R. M. *et al.* Doppler velocimetry of the fetal middle cerebral artery and other parameters of fetal well-being in neonatal survival during pregnancies with placental insufficiency. *Revista da Associação Médica Brasileira (1992)*, v. 59, n. 4, p. 392-399, 2013.

ORTIGOSA, C. *et al.* Fetal venous Doppler in pregnancies with placental dysfunction and correlation with pH at birth. *Journal of Maternal-Fetal & Neonatal Medicine*, v. 25, n. 12, p. 2620-2624, 2012.

PIAZZE, J.; DILLON, K. C.; CEREKJA, A. Betamethasone effects on umbilical arteries and ductus venosus Doppler velocity waveforms in growth-restricted fetuses. *Journal of Maternal-Fetal & Neonatal Medicine*, v. 25, n. 7, p. 1179-1182, 2012.

PILLIOD, R. A. *et al.* The risk of intrauterine fetal death in the small-for-gestational-age fetus. *American Journal of Obstetrics and Gynecology*, v. 207, n. 4, p. 318.e1-6, 2012.

RAJU, T. N. K. *et al.* Periviable birth: executive summary of a joint workshop by the Eunice Kennedy Shriver National Institute of Child Health and Human Development, Society for Maternal-Fetal Medicine, American Academy of Pediatrics, and American College of Obstetricians and Gynecologists. *Obstetrics and Gynecology*, v. 123, n. 5, p. 1083-1096, 2014.

RIZZO, G. *et al.* Doppler indices from inferior vena cava and ductus venosus in predicting pH and oxygen tension in umbilical blood at cordocentesis in growth-retarded fetuses. *Ultrasound in Obstetrics and Gynecology*, v. 7, n. 6, p. 401-410, 1996.

ROUSE, D. J. *et al.* A randomized, controlled trial of magnesium sulfate for the prevention of cerebral palsy. *New England Journal of Medicine*, v. 359, n. 9, p. 895-905, 2008.

SALOMON, L. J. *et al.* ISUOG Practice Guidelines: ultrasound assessment of fetal biometry and growth. *Ultrasound in Obstetrics and Gynecology*, v. 53, n. 6, p. 715-723, 2019.

SAVCHEV, S. *et al.* Evaluation of an optimal gestational age cut-off for the definition of early- and late-onset fetal growth restriction. *Fetal Diagnosis and Therapy*, v. 36, n. 2, p. 99-105, 2014.

SENAT, M. V.; VILLE, Y. Effect of steroids on arterial Doppler in intrauterine growth retardation fetuses. *Fetal Diagnosis and Therapy*, v. 15, n. 1, p. 36-40, 2000.

SHARP, A. *et al.* A prediction model for short-term neonatal outcomes in severe early-onset fetal growth restriction. *European Journal of Obstetrics, Gynecology, and Reproductive Biology*, v. 241, n. 109-118, 2019.

SHEPHERD, E. S. *et al.* Magnesium sulphate for women at risk of preterm birth for neuroprotection of the fetus. *Cochrane Database of Systematic Reviews*, v. 5, n. 5, p. CD004661, 2024.

SIMCHEN, M. J. *et al.* The fetal cardiovascular response to antenatal steroids in severe early-onset intrauterine growth restriction. *American Journal of Obstetrics and Gynecology*, v. 190, n. 2, p. 296-304, 2004.

SOVIO, U. *et al.* Screening for fetal growth restriction with universal third trimester ultrasonography in nulliparous women in the Pregnancy Outcome Prediction (POP) study: a prospective cohort study. *Lancet*, v. 386, n. 10008, p. 2089-2097, 2015.

THORNTON, J. G. *et al.* Infant wellbeing at 2 years of age in the Growth Restriction Intervention Trial (GRIT): multicentred randomised controlled trial. *Lancet*, v. 364, n. 9433, p. 513-520, 2004.

TING, J. Y.; KINGDOM, J. C.; SHAH, P. S. Antenatal glucocorticoids, magnesium sulfate, and mode of birth in preterm fetal small for gestational age. *American Journal of Obstetrics and Gynecology*, v. 218, n. 2S, p. S818-S828, 2018.

TRUDELL, A. S. *et al.* Risk of stillbirth after 37 weeks in pregnancies complicated by small-for-gestational-age fetuses. *American Journal of Obstetrics and Gynecology*, v. 208, n. 5, p. 376.e1-7, 2013.

TURAN, O. M. *et al.* Progression of Doppler abnormalities in intrauterine growth restriction. *Ultrasound in Obstetrics and Gynecology*, v. 32, n. 2, p. 160-167, 2008.

TURAN, S. *et al.* Computerized fetal heart rate analysis, Doppler ultrasound and biophysical profile score in the prediction of acid-base status of growth-restricted fetuses. *Ultrasound in Obstetrics and Gynecology*, v. 30, n. 5, p. 750-756, 2007.

VAN WYK, L. *et al.* Effects on (neuro)developmental and behavioral outcome at 2 years of age of induced labor compared with expectant management in intrauterine growth-restricted infants: long-term outcomes of the DIGITAT trial. *American Journal of Obstetrics and Gynecology*, v. 206, n. 5, p. 406.e1-7, 2012.

VOLLGRAFF HEIDWEILLER-SCHREURS, C. A. *et al.* Cerebroplacental ratio in predicting adverse perinatal outcome: a meta-analysis of individual participant data. *ritish Journal of Obstetrics and Gynaecology*, v. 128, n. 2, p. 226-235, 2021.

WALLACE, E. M.; BAKER, L. S. Effect of antenatal betamethasone administration on placental vascular resistance. *Lancet*, v. 353, n. 9162, p. 1404-1407, 1999.

WALLENSTEIN, M. B. *et al.* Failed endotracheal intubation and adverse outcomes among extremely low birth weight infants. *Journal of Perinatology*, v. 36, n. 2, p. 112-115, 2016.

WIJNBERGER, L. D. *et al.* Effect of antenatal glucocorticoid therapy on arterial and venous blood flow velocity waveforms in severely growth-restricted fetuses. *Ultrasound in Obstetrics and Gynecology*, v. 23, n. 6, p. 584-589, 2004.

CAPÍTULO 34

Doença Hemolítica Perinatal

Luciano Marcondes Machado Nardozza • Antonio Fernandes Moron

INTRODUÇÃO – IMPORTÂNCIA, DEFINIÇÃO, SINONÍMIA E INCIDÊNCIA

A transferência de elementos figurados do sangue fetal para o materno constitui a base da etiopatogenia da doença hemolítica perinatal (DHPN) (Zipursky *et al.*, 1963). Avaliaremos a aloimunização contra antígenos eritrocitários em pacientes obstétricas, evento que, quando tomado em conjunto com a incompatibilidade materno-fetal para o sistema ABO, está presente em 9% de nossas gestantes (Cianciarullo *et al.*, 2003).

A troca (reação) imunológica de antígenos e anticorpos entre indivíduos da mesma espécie é caracterizada como aloimunização. Essa troca pode envolver antígenos e anticorpos de todos os sistemas sanguíneos, em particular do sistema Rh. Ressalta-se que esse é o mais polimórfico dos grupos sanguíneos, com 48 antígenos sorologicamente definidos. O sistema Rh é altamente imunogênico e o anticorpo D está envolvido em 90% dos casos de aloimunização.

A DHPN é também reconhecida como "eritroblastose fetal" ou "aloimunização Rh", "isoimunização Rh" ou, ainda, "doença hemolítica aloimune".

Cabe ressaltar que o radical grego "*alo*" significa "outro", enquanto "*iso*" sugere "idêntico". Como a troca de antígenos e anticorpos ocorre entre indivíduos da mesma espécie, no entanto geneticamente distintos, o termo mais correto é aloimunização, e não isoimunização Rh.

Apesar dos significativos avanços das últimas cinco décadas, a doença ainda repercute de forma ominosa sobre o bem-estar do concepto e recém-nato, e mesmo com redução global da sua incidência, particularmente em nosso meio, não se observa tendência à sua erradicação, principalmente pela negligência em não se utilizar a profilaxia adequada.

Sua importância clínica deve-se à facilidade com a qual pessoas com Rh negativo podem ser estimuladas a produzirem anticorpos anti-Rh, basicamente após transfusão incompatível ou gestação de um feto Rh positivo. Entre nós, o antígeno Rh (D) está presente em torno de 85% dos indivíduos da raça branca, em 90 a 95% dos negros e praticamente em 100% dos amarelos e índios (Baiochi *et al.*, 2007).

Tornou-se evidente que somente uma pequena parte das mulheres com Rh negativo que davam à luz recém-nascidos com Rh positivo tornavam-se imunizadas e tinham crianças afetadas pela DHPN, sugerindo que há fatores protegendo a grande maioria das mães da aloimunização, entre eles o fato de que, por motivo ainda não esclarecido, até 1/3 dos indivíduos são incapazes de produzir anticorpos anti-D, mesmo depois de repetidos estímulos. Também se assinala o acentuado grau de proteção conferido pela incompatibilidade ABO entre mãe suscetível e recém-nascido, o que reduziria o risco de sensibilização de 16% para 2% nessa eventualidade (Bowman, 1985).

No nosso meio, no entanto, sua incidência vem caindo muito lentamente, pois a introdução da profilaxia ainda não é universal devido ao elevado custo e à desinformação médica.

ETIOPATOGENIA

Até o momento, mais de 400 antígenos de superfície foram descritos nos eritrócitos humanos, muitos dos quais, como veremos, estão implicados na DHPN e, por essa razão, são de particular interesse para a obstetrícia.

Embora mais de 40 antígenos eritrocitários já tenham sido associados à DHPN (Moise, 2000), cumpre ressaltar o papel de destaque do antígeno D, integrante do sistema Rh, cuja importância clínica reside em sua elevada imunogenicidade e consequente frequência com que provoca sensibilização na ausência de medidas profiláticas.

O sistema Rh, considerado o mais complexo dos sistemas de grupos sanguíneos, é controlado por dois genes — RHD e RHCE — localizados em *loci* intimamente relacionados, no braço curto do cromossoma 1.

As proteínas CcDEe constituem os principais antígenos do sistema, embora outros 44 já tenham sido identificados. São encontrados exclusivamente nos eritrócitos, o que os distingue dos antígenos do sistema ABO, presentes em diversos tecidos, fluidos e secreções.

O *status* de positivo ou negativo para o sistema Rh é definido de acordo com a presença ou ausência, respectivamente, do antígeno D, o que reflete sua "hegemonia" no sistema. Um indivíduo que possui o antígeno D é considerado Rh positivo, ainda que não carregue em seus eritrócitos o alelo dominante C ou E. Do ponto de vista teórico, esse indivíduo poderia ser considerado Rh negativo (para os alelos C e E).

Coombs *et al.*, em 1945, idealizaram uma forma para demonstrar a presença de aglutininas no soro. Injetando globulina humana do tipo IgG em coelhos, obtiveram anticorpo antiglobulina humana, nomeado "reagente de Coombs". A capacidade de se ligar a anticorpos aderidos a eritrócitos, promovendo aglutinação, constitui a essência do teste de Coombs indireto (CI), método ainda hoje utilizado para a detecção de anticorpos antieritrocitários durante o período pré-natal.

Atualmente, existem 29 sistemas de grupos sanguíneos ou especificidades, e sua classificação foi definida e padronizada pela Sociedade Internacional de Transfusão Sanguínea (ISBT) (Daniels *et al.*, 2004), de acordo com a data cronológica da sua detecção.

Os antígenos mais comumente associados à doença hemolítica são, além do D, os outros pertencentes ao sistema Rh, particularmente os antígenos E, e, C, c e Cw. Destacam-se ainda, na literatura, os pertencentes aos grupos sanguíneos Kell, MNS, Kidd, Duffy e Diego.

O sistema Kell, descrito por Coombs em 1946, é composto por 25 antígenos. Os antígenos Kell (K) e Cellano (k) são os de maior importância clínica, tanto no que se refere à doença hemolítica grave como à ocorrência de reações transfusionais. Após os sistemas ABO e Rh, constitui o terceiro em frequência de DHPN. O antígeno Kell (K) encontra-se envolvido no processo de crescimento e diferenciação eritrocitária. Está presente em cerca de 9% dos caucasianos e 2% dos negros. Já o antígeno k é encontrado em 99,8% dos caucasianos e, virtualmente, em todos os negros.

Houve aumento relativo, nas últimas décadas, no número de pacientes imunizadas a outros antígenos (não D). Um grande estudo (Smith *et al.*, 1967), pesquisando a frequência e distribuição dos anticorpos irregulares na população obstétrica, encontrou 299 casos em meio a mais de 18.000 gestantes (1,62%). Os anticorpos encontrados, em ordem decrescente, foram: anti-C, anti-E, anti-Kell, anti-Le , anti-Le , anti-I, anti-P, anti-M, anti-c, anti-Fy e anti-Jk (Smith *et al.*, 1967).

Impõe-se deixar uma mensagem visando melhorar o prognóstico da aloimunização por outros antígenos. O reconhecimento precoce dos fetos sujeitos a agravos é fundamental, a fim de se traçar estratégia terapêutica adequada. Nesse sentido, em que pese se tratar de enfermidade rara, defendemos o rastreamento de anticorpos antieritrocitários, na primeira consulta de pré-natal, de todas gestantes Rh positivo ou Rh negativo. Esse rastreamento universal, contestado por alguns grupos, por causa de aspectos econômicos, faz-se mandatório em pacientes com fatores de risco, tais como: antecedente de transfusão sanguínea, uso de drogas injetáveis e antecedente obstétrico de óbito fetal ou hidropisia de causa desconhecida.

As gestantes sensibilizadas por antígenos eritrocitários, que não pelo fator Rh, apresentam, de maneira geral, melhores resultados perinatais. É necessário, porém, individualizar os casos, uma vez que o comportamento biológico dos diferentes antígenos é diverso.

FISIOPATOLOGIA

O processo inicia-se com a penetração de eritrócitos Rh positivo na circulação de mulheres com Rh negativo, determinando a produção de anticorpos específicos. Os linfócitos e os macrófagos acham-se envolvidos nesse mecanismo de defesa imunológica. Os linfócitos dos tipos B e T são as principais células presentes nesse processo.

O contato da gestante com sangue incompatível por transfusão, ou quando ocorre passagem transplacentária de sangue fetal para a mãe com feto com Rh positivo, leva à resposta imune primária contra o antígeno Rh.

A resposta imune primária é lenta, levando de 6 semanas até 6 meses para acontecer, talvez pela imunodepressão característica do estado gravídico. Resulta na produção de imunoglobulina do tipo M (IgM), anticorpo de peso molecular 890.000 dáltons e coeficiente de sedimentação 19 Svedberg (19S). Esse anticorpo não cruza a barreira placentária e, portanto, não agride o feto. Em uma subsequente exposição da mãe ao antígeno Rh, uma rápida resposta celular e humoral se deflagra, com produção especificamente de anticorpos anti-Rh do tipo IgG, que são moléculas pequenas com peso molecular de 160.000 dáltons e coeficiente de sedimentação 7S, que cruzam a placenta, indo aderir à membrana do eritrócito Rh positivo e causando hemólise fetal (Peddle, 1984).

Alcançada a circulação fetal, os anticorpos ficam adsorvidos à superfície dos eritrócitos portadores de seu antígeno específico. O feto procura compensar a destruição de seus eritrócitos pelo incremento na eritropoiese medular e, mais tardiamente, pelo aparecimento de focos extramedulares de eritropoiese em fígado, baço, rins e placenta. Isso leva à hepatoesplenomegalia e ao aparecimento de células imaturas, principalmente reticulócitos e eritroblastos, circulando no sangue periférico, justificando o termo eritroblastose fetal.

Quando o processo atinge intensidade suficiente para a velocidade de hemólise superar a de formação de novas células sanguíneas, instala-se a anemia. A persistência do processo hemolítico leva à hepatomegalia crescente, ocasionando alteração na circulação hepática com hipertensão portal; concomitantemente a função do hepatócito é afetada, provocando hipoalbuminemia. Tal associação pontua o início do aparecimento da ascite.

A pequena faculdade de transporte de oxigênio pelos eritrócitos imaturos e a destruição das células sanguíneas mais velhas levam à anoxia anêmica, com comprometimento dos tecidos suscetíveis à carência de oxigenação. Há, por conseguinte, anoxia miocárdica e insuficiência cardíaca congestiva (ICC). A alteração na bomba miocárdica promove aumento da pressão hidrostática nas câmaras direitas. Segundo sugerem Fisk *et al.* (1990), em resposta a essa hipertensão, os miócitos atriais direitos secretam uma substância denominada "peptídeo atrial natriurético (PAN)", que é um potente diurético, além de proporcionar inibição da aldosterona e vasodilatação periférica. Esse evento poderia, em parte, explicar o aparecimento do polidrâmnio.

O outro efeito da hemólise é o aumento na produção da bilirrubina (Bb) do tipo não conjugado, que é transportada no plasma ligada à albumina. No feto, o complexo Bb-albumina é transportado pela placenta, onde a albumina é dissociada e a Bb não conjugada é metabolizada no organismo materno (Guariento e Delascio, 1987).

A Bb não agride o feto, daí não se verificar icterícia intraútero mesmo nos casos graves de doença, pois o pigmento é metabolizado pelo fígado materno. Após o parto, a situação é drasticamente alterada pelo desaparecimento repentino do compartimento materno, eficiente depósito de Bb.

Quando os níveis sanguíneos de Bb não conjugada começam a se tornar excessivamente elevados, pode haver difusão deles pela barreira hematoencefálica e impregnação dos núcleos da base do cérebro, levando ao quadro de encefalopatia bilirrubínica, conhecida por *kernicterus*.

Assim, julgamos, no epílogo dessas considerações, que os problemas relacionados ao feto e ao recém-nascido atingidos pela doença hemolítica são basicamente dois: a anemia e suas consequências intraútero e a anemia e a hiperbilirrubinemia após o parto (Figura 34.1).

DIAGNÓSTICO – ROTEIRO PROPEDÊUTICO

Anamnese

Os antecedentes obstétricos são de extremo valor, destacando-se a presença de icterícia ou transfusões no período neonatal, transfusões intrauterinas ou hidropisia fetal (ACOG, 1992). Também é de suma importância o relato da necessidade de reposição sanguínea pela paciente, devido à possibilidade de transfusões de tipos incompatíveis. Vários autores chamaram a atenção para o uso de drogas injetáveis como forma cada dia mais frequente e perigosa de sensibilização materna.

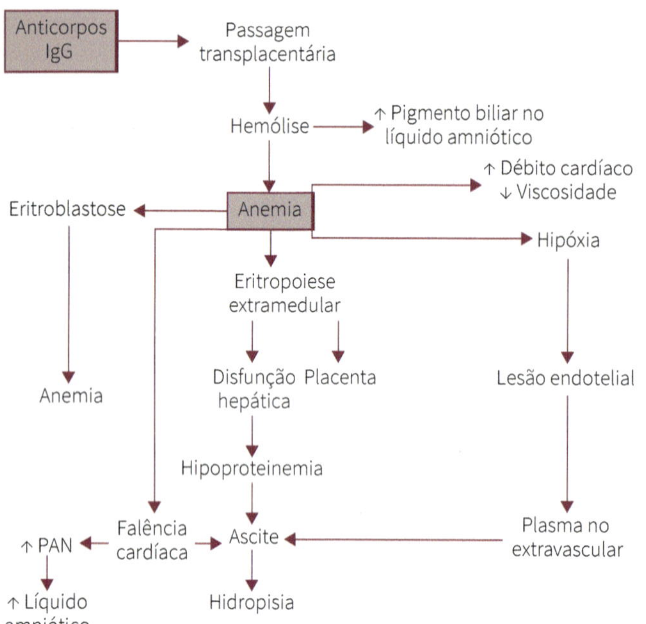

Figura 34.1 Representação esquemática da fisiopatologia da aloimunização Rh. IgG: imunoglobulina G; PAN: peptídeo atrial natriurético.

Sabe-se que a troca de parceiros também é um dado relevante, pois cônjuges Rh compatíveis podem não apresentar história clínica típica de sensibilização.

Determinação do tipo sanguíneo

Tipagem sanguínea materna. Toda gestante deve ser submetida à investigação do tipo sanguíneo Rh. Ressalte-se que em algumas ocasiões o fenótipo (tipagem sanguínea) pode não corresponder à genotipagem.

Tipagem sanguínea paterna. Nas gestantes com Rh negativo, o risco de sensibilização ocorre quando o pai é Rh positivo. A zigotagem do parceiro é exame opcional, geralmente indicado em casos de maior gravidade.

Pesquisa dos anticorpos antieritrocitários (teste de COOMBS indireto)

Em 1945, Coombs *et al.* descreveram o teste da antiglobulina, que simplificou a detecção e a quantificação da aloimunização.

A pesquisa de anticorpos irregulares por meio do teste de CI deve ser realizada para todas as gestantes. Na Universidade Federal de São Paulo (Unifesp), por questões financeiras, recomendamos que só se realize o teste de Coombs nas gestantes Rh positivo quanto há mau passado obstétrico ou transfusão ou uso de drogas. Essa dosagem deve ser realizada na primeira visita pré-natal e repetida na 28ª semana de gestação, embora haja evidência de que anticorpos detectados apenas no terceiro trimestre não causem DHPN (Rothenberg *et al.*, 1999).

A sensibilização materna só é caracterizada quando esse exame é positivo, isto é, existem anticorpos antieritrocitários na circulação materna. Nessa situação, é imprescindível a realização do painel de anticorpos irregulares visando à definição do(s) antígeno(s) envolvido(s).

Quando for caracterizada a DHPN por CI positivo, essa só terá repercussão clínica importante quando a titulação for superior ou igual a 1:16, já que níveis inferiores a esse não oferecem risco de anemia moderada ou severa na grande maioria dos casos.

Espectrofotometria do líquido amniótico

Visa à quantificação dos pigmentos biliares liberados na diurese fetal, cujos níveis são proporcionais à hemólise. O líquido amniótico é avaliado pela técnica de espectrofotometria. Provavelmente, a passagem da Bb não conjugada (aumentada pela hemólise) para o líquido amniótico resulta da transudação pelos vasos fetais da superfície placentária e também pelos pulmões e traqueia.

A amniocentese para a análise espectrofotométrica é realizada sob visão direta do ultrassom, evitando-se a punção de partes fetais e da placenta, para que não haja contaminação com sangue, aumentando, assim, a taxa de falso-positivos.

Atualmente, com o advento da Dopplervelocimetria, esse método está cada vez mais em desuso. Nardozza *et al.* (2005; 2007) mostraram a superioridade do uso do Doppler na detecção da anemia fetal, quando comparado à espectrofotometria. Demonstramos que, quando realizamos o rastreamento da anemia fetal pela Dopplervelocimetria da artéria cerebral média (ACM), obtemos maiores taxas de hemoglobina e hematócrito nos recém-nascidos e menor necessidade de transfusão pós-natal.

Determinação do Rh fetal

O sistema Rh possui mais de 45 antígenos em sua composição, com maior destaque para *D*, *C*, *c* e *E*, além do *e*, cuja base gênica para suas expressões está nos *loci* 1p34.3-p36.1. As proteínas que expressam o antígeno *D* são chamadas "RHD", enquanto as que se relacionam com os antígenos *C*, *c*, *E* e *e* são denominadas "RHCcEe" ou "RHCE" (Singleton *et al.*, 2000).

O fenótipo Rh negativo pode ser causado pela deleção parcial ou total de RHD, comum em indivíduos caucasianos. Nas populações negras e amarelas, além da deleção, pode ser observado o fenótipo Rh negativo na presença integral de RHD, porém com mutações na sua composição, determinando uma interrupção prematura na transcrição de RHD. Essas mutações podem definir genes híbridos e os chamados "pseudogenes RHD (RHDψ)". Nesses indivíduos, o genótipo é discordante do fenótipo, isto é, o genótipo é "Rh positivo" e, pela sua transcrição inadequada, o fenótipo é Rh negativo (Singleton *et al.*, 2000).

Na gestante com Rh negativo não sensibilizada, com feto com Rh negativo, poderia ser evitada a ministração da imunoglobulina anti-*D* na 28ª semana. Deve-se ressaltar que a possibilidade de contaminação materna pelo uso da imunoglobulina anti-*D* é rara, mas há relatos nesse sentido quanto ao vírus da hepatite. Nesse mesmo grupo de pacientes, seria feito menor número de exames laboratoriais (teste de CI), minimizando gastos e trazendo maior conforto à grávida. Nos casos de feto com Rh positivo, seriam tomadas medidas adequadas para a profilaxia antenatal.

Na gestante sensibilizada pelo antígeno *D*, ao saber que o feto é Rh negativo, significa dizer que não terá DHPN, tranquilizando a família. Outro aspecto importante é descaracterizar acompanhamento de "alto risco", com maior número de exames e consultas, prevenindo a prematuridade e a iatrogenia. Porém, sem dúvida alguma, o ganho emocional é extremamente relevante nesse contexto, dando segurança ao casal e ao profissional assistente (Figura 34.2).

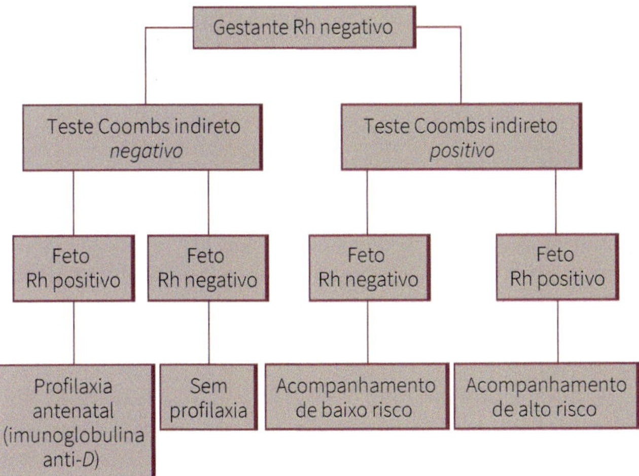

Figura 34.2 Proposição de acompanhamento da gestante com Rh negativo com conhecimento do Rh fetal.

Ultrassonografia

É método propedêutico pouco sensível para predizer os estados anêmicos do concepto, detectando-se apenas nos estados avançados. Seu maior objetivo é o rastreamento de sinais que possam sugerir o início da descompensação fetal a caminho da hidropisia.

Os achados mais importantes são: aumento do volume de líquido amniótico, ascite incipiente (halo anecogênico ao redor da bexiga e vesícula biliar, derrame pericárdico e, nos fetos masculinos, aumento da hidrocele), aumento da espessura placentária e surgimento de áreas de maior ecogenicidade dispersas pelo parênquima (representando a substituição do tecido placentário por tecido hematopoiético extramedular). A hidropisia fetal, grau máximo de comprometimento do concepto, é caracterizada por pelo menos dois derrames serosos (ascite, derrame pericárdico ou derrame pleural) acompanhados de edema de pele.

Em nossa vivência, as alterações ultrassonográficas no acompanhamento pré-natal das gestantes sensibilizadas são tardias, como já observou Oepkes (2000).

Nardozza *et al.*, em 2006, apuraram que as modificações placentárias, principalmente o aumento da espessura e a alteração textural, são os aspectos ultrassonográficos mais frequentes.

Dopplervelocimetria

Nas enfermidades que determinam anemia fetal, como a aloimunização Rh, a avaliação pela Dopplervelocimetria baseia-se no preceito fisiológico do aumento da velocidade média da coluna de sangue advinda do aumento do trabalho cardíaco e da diminuição da viscosidade sanguínea, devida à diminuição dos elementos figurados.

A avaliação do pico de velocidade sistólico (PVS) na ACM pela Dopplervelocimetria apresenta vantagens no diagnóstico da anemia fetal, quando comparada com a análise do líquido amniótico pela espectrofotometria, como já foi demonstrado por vários autores (Nardozza *et al.*, 2005; Nardozza *et al.*, 2007; Mari *et al.*, 2000). Esses estudos mostraram que a Dopplervelocimetria é método mais eficaz, seguro, não invasivo, de fácil repetição, fornece de imediato o resultado por ser um método direto e é o método de eleição na aloimunização Kell, em que a anemia ocorre principalmente por depleção medular, em vez de hemólise.

Mari *et al.* (1995) demonstraram que a ACM fornece resposta rápida à hipoxemia, fácil visibilização no ângulo 0°, menor variabilidade intra e interobservador e técnica difundida entre os ultrassonografistas.

Para a determinação do PVS-ACM, utilizamos a técnica padronizada por Mari *et al.* (2000). Em nosso meio, Nardozza *et al.* (2008) determinaram uma curva de referência para o PVS-ACM utilizando múltiplos da mediana nos mesmos moldes propostos por Mari *et al.* (2000), utilizando a população brasileira como amostra (Figura 34.3).

PROFILAXIA

Finn, em 1961, na Inglaterra, e Freda, Gordan e Pollack, em 1964, nos Estados Unidos, realizando estudos em voluntários, concluíram que era possível prevenir a aloimunização RhD pelo emprego da imunoglobulina anti-D.

A partir de 1968, a Food and Drug Administration (FDA) dos EUA aprovou a utilização da imunoglobulina anti-D profilaticamente após o parto, com 300 mcg de IgG anti-D entre 72 horas até 28 dias, ressaltando-se que, quanto menor o intervalo entre o evento e a aplicação da profilaxia, maior a eficácia (Bowman, 1985). Desde então, o risco de sensibilização nas mães que deram à luz fetos com Rh positivo e ABO compatíveis caiu de 16% nas que não recebiam a profilaxia para 1,5 a 2% naquelas tratadas, quando avaliadas até 6 meses após o parto. O percentual remanescente de falha da imunoglobulina deve-se provavelmente à ocorrência da sensibilização durante a gravidez, ou pela atuação de anticorpos menos frequentes que não o D, em que não há ação da gamaglobulina.

Visando diminuir ainda mais essa incidência, Bowman *et al.*, em 1978, propuseram a profilaxia antenatal, aplicando uma dose adicional de 300 mcg de imunoglobulina anti-D na 28ª semana

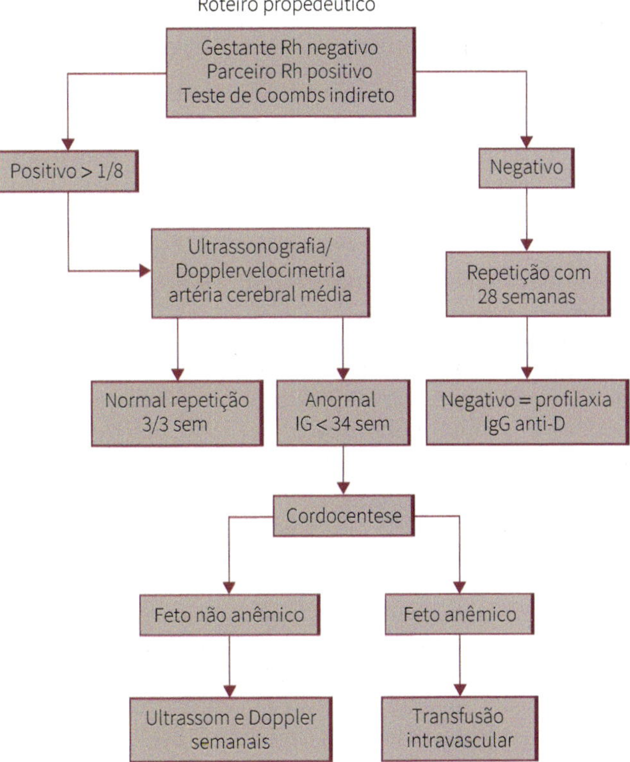

Figura 34.3 Acompanhamento da gestante com Rh negativo.

de gestação. Com essa medida, observaram que o risco de sensibilização, nos casos em que há passagem de sangue fetal para a circulação materna, reduziu-se para 0,007%, conforme o relato do próprio Bowman (1985).

A condição para a aplicação da imunoglobulina anti-D na profilaxia da aloimunização na gestação é que a mulher seja Rh negativa, não possua anticorpos anti-D (teste de CI negativo) e que o marido seja Rh positivo ou com tipagem indeterminada. Aplica-se a droga por via intramuscular, em dose que varia de 250 a 300 µg em nosso meio:

- Na 28ª semana
- Nas primeiras 72 horas depois do parto ou até em 28 dias (Bowman, 1985), em caso de omissão ou falta do produto, desde que o recém-nascido seja Rh positivo ou D fraco, apresente teste de Coombs direto (CD) negativo e que o parto ocorra após 3 semanas da primeira dose
- Em casos de abortamento, gestação molar ou ectópica, sangramentos genitais e trauma abdominal na gravidez, biópsia de vilo corial, amniocentese, funiculocentese, versão cefálica externa ou feto morto, todas com Rh negativo, CI negativo e parceiro Rh positivo ou desconhecido recebem profilaxia com 250 µg de anti-D intramuscular, preferencialmente nas primeiras 72 horas após o evento (Bowman, 1985), reaplicados a cada 12 semanas nas que se mantenham grávidas (Moise, 2002)
- Em não gestantes, com Rh negativo, não sensibilizadas, transfundidas inadvertidamente com sangue Rh positivo, administramos 12 µg de anti-D para cada mililitro de sangue incompatível. Quando se necessita o emprego de mais que cinco ampolas, a dose deve ser fracionada a cada 24 horas (Moise, 2002). Para transfusões incompatíveis acima de 900 mℓ, em homens ou mulheres com prole constituída, nada deve ser feito. Nas que desejam engravidar, entretanto, deve ser feita inicialmente exsanguinotransfusão de 1,5 volume, com sangue ABO compatível, Rh negativo, seguida de aplicação de anti-D na dose suficiente para neutralizar 25% do volume de sangue incompatível transfundido.

O termo hemorragia fetomaterna (HFM) excessiva vem sendo habitualmente empregado para designar os eventos nos quais o volume transferido de eritrócitos fetais para a circulação materna supere a capacidade de neutralização conferida pela dose de anti-D utilizada.

A escolha do método de avaliação da HFM depende da dose de anti-D padronizada no esquema de profilaxia, que, em última análise, vai nos dizer a partir de qual volume consideraremos a HFM excessiva e qual prova laboratorial melhor se aplica a essa condição. Esse teste idealmente deveria ter baixo custo, fácil execução, boa reprodutibilidade, baixo índice de falso-positivo e nenhum falso-negativo. O teste mais largamente aplicado para esse fim é o de Kleihauer-Betke, baseado na resistência da hemoglobina fetal à eluição ácida, permitindo que seja corada, visibilizada e avaliada quantitativamente (Baiochi *et al.*, 2005).

Toda imunoglobulina anti-D ainda é obtida somente a partir de plasma humano, um hemoderivado (Stockman, 2001), informação essa geralmente omitida às pacientes que recebem essa prescrição. Os doadores, em sua maioria, são mulheres pós-menopausadas, imunizadas por gestações, bem como homens imunizados voluntariamente, mantidos em estado hiperimune por reaplicações constantes de pequenas doses de eritrócitos Rh positivos. Essa rotina traz alguns riscos para os doadores, como: hepatites e imunização contra antígenos eritrocitários não D, além do risco inerente de ter de se submeter a plasmaférese para retirada da imunoglobulina.

TRATAMENTO – CONDUTA OBSTÉTRICA

As gestantes com Rh negativo não sensibilizadas devem realizar a genotipagem fetal. Aquelas cujos fetos são Rh negativo não necessitam receber a imunoglobulina anti-D na 28ª semana e terão seu parto no termo, salvo intercorrências clínicas ou obstétricas. Aquelas cujos fetos são Rh positivo realizarão a pesquisa de anticorpos antieritrocitários.

Nas gestações com teste de CI negativo, sem história de sangramento, sugere-se a repetição do exame ao redor da 28ª semana e, caso permaneça negativo, faz-se a profilaxia antenatal com imunoglobulina anti-D. A conduta obstétrica deverá ser tomada baseada em outros parâmetros clínicos e obstétricos.

Cabe lembrar que, após a ministração da imunoglobulina anti-D, a pesquisa de anticorpos antieritrocitários pode permanecer positiva, porém em títulos baixos.

Nas gestantes sensibilizadas, isto é, com teste de CI maior ou igual a 1:16, deve-se fazer o acompanhamento por meio da análise de Dopplervelocimetria do PVS-ACM. A manutenção da normalidade na Dopplervelocimetria e provas de vitalidade preservadas são fatores que não influenciarão na conduta obstétrica a ser tomada, podendo-se levar a gestação a termo, já que apresentam baixo risco para anemia moderada ou grave.

Porém, nos fetos que apresentam velocidades de ACM acima de 1,5 múltiplo de mediana, com idades gestacionais superiores a 34 semanas, o parto deve ser imediato. Quando próximo a 34 semanas, deve-se realizar um ciclo de corticoide para promover a aceleração da maturidade pulmonar, entre outras indicações.

Diante de fetos imaturos (abaixo de 34 semanas), com alterações de Dopplervelocimetria, sinais de hidropisia fetal ou mesmo ascite isolada, deve ser feita a cordocentese, análise do sangue fetal e, de acordo com o resultado, o imediato tratamento intrauterino. O sangue fetal coletado deve ser submetido à dosagem de hemoglobina e hematócrito e à tipagem sanguínea.

O tratamento intrauterino baseia-se na transfusão intravascular, na intraperitoneal ou em ambas. Essas terapias são variáveis a partir da 20ª semana de gravidez.

A antecipação do parto deve ocorrer próximo da 34ª semana com o uso de ciclo de corticoide materno durante a semana que antecede o parto.

Diante de casos de sensibilização grave com passado de perdas de repetição e ocorrência de hidropisia antes da 28ª semana, uma das últimas terapêuticas descritas é a infusão intravenosa materna de altas doses de gamaglobulina (0,4 g/kg/dia por 4 a 5 dias consecutivos), repetida a cada 15 a 21 dias, que pode ser mantida até a antecipação do parto, ou até a 28ª semana de gestação, melhorando, assim, o resultado perinatal das transfusões intrauterinas.

O manejo das aloimunizadas para o sistema Kell apresenta algumas particularidades. Uma vez que a grande maioria dos pais são Kell negativo (Bowman *et al.*, 1992), somente 5% dos recém-nascidos de gestantes aloimunizadas para esse fator apresentam DHPN. Assim, nesses casos, a abordagem do *status* antigênico paterno eliminará a necessidade de testes adicionais na maioria das vezes. Contudo, ns casos em que o feto de uma gestante aloimunizada carrega esse antígeno, tem sido relatada acentuação da anemia fetal por outro mecanismo que não somente a hemólise, em virtude da atuação desse anticorpo em células eritroides progenitoras, levando à redução na eritropoiese. A inibição na formação dos eritrócitos como um mecanismo adicional de anemia no feto faz com que as alterações da espectrofotometria do líquido amniótico não guardem boa correlação com seu nível de anemia (Vaughan *et al.*, 1994).

Devido à baixa frequência de aloimunização por outros anticorpos do sistema Rh (C, c, E, e) e anticorpos não Rh, faltam na literatura protocolos específicos, recomendando-se que nesses raros casos se siga o algoritmo usado na aloimunização Rh.

Com exceção da aloimunização RhD, não há estratégias específicas para profilaxia. Podemos sempre adotar medidas gerais que minimizem o risco de troca sanguínea feto-materna no período antenatal, evitando procedimentos invasivos no feto e seus anexos, bem como manobras de versão externa. Já no parto, deveríamos procurar realizá-lo pela via vaginal, não fazer uso excessivo de ocitocina, realizar amniotomia oportuna, evitar a remoção manual da placenta e não manter o clampeamento do cordão umbilical enquanto se aguarda a dequitação.

REFERÊNCIAS BIBLIOGRÁFICAS

AMERICAN COLLEGE OF OBSTETRICIANS AND GYNECOLOGISTS - ACGO. Management of isoimmunization in pregnancy. ACOG Technical Bulletin number 148 - October 1990. *International Journal of Gynecology & Obstetrics*, v. 37, n. 1, p. 57-62, 1992.

BAIOCHI, E.; CAMANO, L.; BORDIN, J. O. Evaluation of fetomaternal hemorrhage in postpartum patients with indication for administration of anti-D immunoglobulin. *Caderno de Saúde Pública*, v. 21, p. 1357-1365, 2005.

BAIOCHI, E. *et al.* Frequencies of blood groups, ABO and Rh D incompatibility in post-delivery women and their liveborn. *Revista da Associação Médica Brasileira*, v. 53, n. 1, p. 44-46, 2007.

BOWMAN, J. M. Controversies in Rh prophylaxis. Who needs Rh immune globulin and when should it be given? *American Journal of Obstetrics and Gynecology*, v. 151, n. 3, p. 289-294, 1985.

BOWMAN, J. M. *et al.* Maternal Kell blood group alloimmunization. *Obstetrics and Gynecology*, v. 79, n. 2, p. 239-244, 1992.

BOWMAN, J. M. *et al.* Rh isoimmunization during pregnancy: antenatal prophylaxis. *Canadian Medical Association Journal*, v. 118, n. 6, p. 623-627, 1978.

CIANCIARULLO, M. A.; CECCON, M. E.; VAZ, F. A. Prevalence of immunohematologic tests at birth and the incidence of hemolytic disease in the newborn. *Revista da Associação Médica Brasileira*, v. 49, p. 45-53, 2003.

COOMBS, R. R. A.; MOURANT, A. E.; RACE, R. R. A new test for the detection of weak and "incomplete" Rh agglutinins. *British Journal of Experimental Pathology*, v. 26, p. 255-266, 1945.

DANIELS, G. L. *et al.* Blood group terminology 2004: from the International Society of Blood Transfusion committee on terminology for red cell surface antigens. *Vox Sanguinis*, v. 87, p. 304-316, 2004.

FISK, N. M. *et al.* Amniotic pressure in disorders of amniotic fluid volume. *Obstetrics and Gynecology*, v. 76, n. 2, p. 210-214, 1990.

FREDA, V. J.; GORMAN, J. G.; POLLACK, W. Successful prevention of experimental Rh sensitization in man with an anti-Rh gamma2-globulin antibody preparation: a preliminary report. *Transfusion*, v. 4, n. 1, p. 26-32, 1964.

GUARIENTO, A.; DELASCIO, D. Doença hemolítica perinatal. Briquet. Patologia do Parto, Puerpério e Perinatal. São Paulo: Sarvier; 1987. p. 282-293.

LILEY, A. W. Intrauterine transfusion of foetus in haemolytic disease. *British Medical Journal*, v. 2, n. 5365, p. 1107-1109, 1963.

MARI, G. *et al.* Diagnosis of fetal anemia with Doppler ultrasound in the pregnancy complicated by maternal blood group immunization. *Ultrasound in Obstetrics and Gynecology*, v. 5, n. 6, p. 400-405, 1995.

MARI, G. *et al.* Noninvasive diagnosis by Doppler ultrasonography of fetal anemia due to maternal red-cell alloimmunization. Collaborative Group for Doppler Assessment of the Blood Velocity in Anemic Fetuses. *New England Journal of Medicine*, v. 342, n. 1, p. 9-14, 2000.

MOISE JR, K. J. Management of rhesus alloimmunization in pregnancy. *Obstetrics and Gynecology*, v. 100, n. 3, p. 600-611, 2002.

MOISE JR, K. J. Non-anti-D antibodies in red-cell alloimmunization. *European Journal of Obstetrics & Gynecology and Reproductive Biology*, v. 92, n. 1, p. 75-81, 2000.

NARDOZZA, L. M. *et al.* Nomogram of fetal middle cerebral artery peak systolic velocity at 23-35 weeks of gestation in a Brazilian population: pilot study. *The Journal of Maternal-Fetal & Neonatal Medicine*, v. 21, n. 10, p. 714-718, 2008.

NARDOZZA, L. M. M. *et al.* Alterações ultrassonográficas na gravidez Rh negativo sensibilizada avaliada pela espectrofotometria do líquido amniótico e pela Dopplervelocimetria da artéria cerebral média. *Radiologia Brasileira*, v. 39, n. 1, p. 11-13, 2006.

NARDOZZA, L. M. M. *et al.* Pregnancy outcome for Rh-alloimmunized women. *International Journal of Gynecolgy & Obstetrics*, v. 90, n. 2, p. 103-106, 2005.

NARDOZZA, L. M. M. *et al.* Rh alloimmunization: doppler or amniotic fluid analysis in the prediction of fetal anemia? *Archives of Gynecology and Obstetrics*, v. 275, p. 107-111, 2007.

OEPKES, D. Invasive versus non-invasive testing in red-cell alloimmunized pregnancies. *European Journal of Obstetrics & Gynecology and Reproductive Biology*, v. 92, n. 1, p. 83-89, 2000.

PEDDLE, L. J. The antenatal management of the Rh sensitized woman. *Clinics in Perinatology*, v. 11, n. 2, p. 251-256, 1984.

ROTHENBERG, J. M. *et al.* Is a third-trimester antibody screen in Rh+ women necessary? *The American Journal of Managed Care*, v. 5, n. 9, p. 1145-1150, 1999.

SINGLETON, B. K. *et al.* The presence of an RHD pseudogene containing a 37 base pair duplication and a nonsense mutation in Africans with the Rh D-negative blood group phenotype. *Blood*, v. 95, n. 1, p. 12-18, 2000.

SMITH, B. D.; HABER, J. M.; QUEENAN, J. T. Irregular antibodies in pregnant women. *Obstetrics and Gynecology*, v. 29, n. 1, p. 118-124, 1967.

STOCKMAN, J. A.; DE ALARCON, P. A. Overview of the state of the art of Rh disease: history, current clinical management, and recent progress. *Journal of Pediatric Hematology/Oncology*, v. 23, n. 6, p. 385-393, 2001.

VAUGHAN, J. I. *et al.* Erythropoietic suppression in fetal anemia because of Kell alloimmunization. *American Journal of Obstetrics and Gynecology*, v. 171, n 1, p. 247-252, 1994.

ZIPURSKY, A. *et al.* The transplacental passage of foetal red blood-cells and the pathogenesis of Rh immunisation during pregnancy. *The Lancet*, v. 2, n. 7306, p. 489-493, 1963.

CAPÍTULO 35

Gravidez Múltipla

Marianna F. Brock • Sckarlet Ernandes Biancolin • Mário Henrique Burlacchini de Carvalho

INTRODUÇÃO

Gestação gemelar é definida pela presença simultânea de dois ou mais embriões ou fetos, dentro ou fora da cavidade uterina. De acordo com o número de fetos pode ser classificada como dupla, tripla, quádrupla, quíntupla, sêxtupla, e assim sucessivamente. Cada produto da gestação é considerado como gêmeo.

Nas últimas três décadas, a incidência de gestação gemelar aumentou consideravelmente devido à postergação da gestação e consequente idade materna avançada e ao aumento da demanda por tratamentos de fertilidade.

As gestações gemelares são desafiadoras pois estão associadas a taxas mais altas de complicações quando comparadas com a gravidez única, com exceção dos pós-datismo e da macrossomia. O risco mais grave é a prematuridade, que é 6 vezes maior que nas gestações únicas, e é responsável pela maior parte do aumento da mortalidade perinatal, da morbidade neonatal e da morbidade a longo prazo dos gêmeos. Taxas mais elevadas de restrição de crescimento fetal e anomalias congênitas também contribuem para resultados adversos em nascimentos gemelares. A prematuridade nos gemelares antes de 32 semanas eleva o risco de hemorragia interventricular, periventricular e leucomalácia quando comparada a gestações únicas na mesma idade gestacional, podendo ser responsável pela prevalência aumentada de paralisia cerebral nessa população.

As complicações maternas são mais comuns nas gestações múltiplas e incluem hiperêmese, diabetes gestacional, hipertensão, anemia, hemorragia, parto cesariano e depressão pós-parto.

O manejo da gravidez gemelar, portanto, requer vigilância de rotina para detectar complicações e propiciar intervenções precoces.

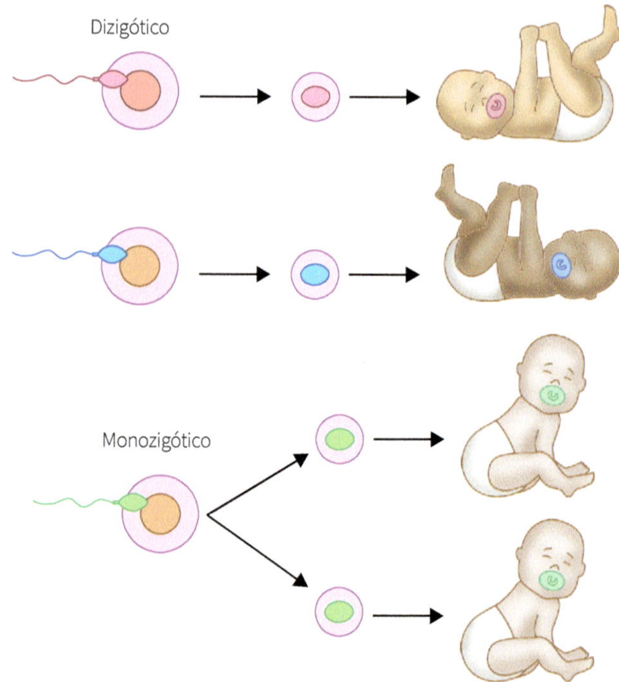

Figura 35.1 Zigocidade da gestação gemelar.

ETIOLOGIA

A gestação gemelar pode ser oriunda da fertilização de dois oócitos por dois espermatozoides gerando dois indivíduos geneticamente diferentes (gêmeos dizigóticos) ou da fertilização de um único oócito por um único espermatozoide que, posteriormente, se dividirá em duas estruturas idênticas, originando os gêmeos monozigóticos (Figura 35.1).

EPIDEMIOLOGIA

Prevalência

As gestações gemelares representam de 2 a 4% do número total de nascimentos. Gêmeos dizigóticos são mais comuns que gêmeos monozigóticos em uma proporção de aproximadamente 70 e 30%, respectivamente. A prevalência de gêmeos monozigóticos é relativamente estável em todo o mundo, de 3 a 5 por 1.000 nascimentos, e não é afetada por fatores específicos do paciente, exceto aqueles submetidos à fertilização *in vitro* (FIV). Nos gêmeos dizigóticos, a prevalência pode variar de menos de 8 gestações por 1.000 nascimentos no leste, sudeste e sul da Ásia, Índia e Oceania, 9 a 16 por 1.000 nascimentos nos EUA e na América Latina, até 17 ou mais por 1.000 nascimentos na África. No Brasil, a prevalência varia de 0,9 a 2,4%. Segundo dados do Sistema Único de Saúde (Datasus) em 2020, no nosso país as gestações únicas correspondem a 97,7% dos casos, as duplas a 2,1% e triplas ou mais, a 0,05%. As maiores taxas de gestação gemelar são encontradas na Nigéria e as menores taxas ocorrem no Japão.

Principais fatores que influenciam a prevalência de gêmeos dizigóticos

Utilização de tratamentos que melhoram a fertilidade (fertilização in vitro*, indução da ovulação, inseminação intrauterina)*

Gêmeos dizigóticos são mais comuns em gestações concebidas por fertilização *in vitro* do que em gestações concebidas naturalmente, uma vez que alguns pacientes são submetidos à dupla transferência de embriões. No entanto, a fertilização *in vitro* também parece aumentar o risco de clivagem embrionária, aumentando, assim, a probabilidade de gêmeos monozigóticos como único fator de risco conhecido para gemelaridade monozigótica. Gêmeos dizigóticos também são mais comuns em gestações concebidas apenas com agentes indutores de ovulação (sem fertilização *in vitro*) do que em gestações concebidas naturalmente, uma vez que esses medicamentos aumentam a probabilidade de ovulação e fertilização de múltiplos oócitos.

Idade materna

A frequência de gêmeos dizigóticos concebidos naturalmente aumenta com a idade materna. Isso pode estar relacionado ao aumento na concentração do hormônio foliculoestimulante com a idade da paciente. Embora a idade materna afete a prevalência de gêmeos, ela não parece afetar significativamente o resultado da gravidez gemelar. Dessa forma, gestantes acima de 35 anos, a despeito da maior incidência de gemelaridade, parecem ter o mesmo ou menor risco de resultados perinatais adversos que gestantes mais jovens com gestações gemelares em estudos observacionais.

Área geográfica/raça

Existem variações significativas na prevalência de gêmeos dizigóticos concebidos naturalmente em todo o mundo. No Japão, gêmeos dizigóticos concebidos naturalmente representaram 1,3 por 1.000 nascimentos, enquanto nos EUA e na Europa foram 8 por 1.000 nascimentos, e na Nigéria, 50 por 1.000 nascimentos.

A gemelaridade espontânea é mais comum na população negra do que na população branca.

Paridade

O aumento da paridade está relacionado ao aumento da probabilidade de gemelaridade dizigótica, mesmo após ajuste para a idade materna.

História familiar

Pode haver um componente genético expresso na mãe, mas que pode ser herdado de ambos os genitores. Assim, há maior probabilidade de gestação gemelar se houver histórico familiar materno de nascimentos gemelares. A história familiar do pai biológico parece ter pouco ou nenhum efeito no risco de sua parceira ter gêmeos, podendo, no entanto, transmitir a característica familiar para suas filhas.

Peso e altura maternos

Gestantes com obesidade (índice de massa corporal [IMC] ≥ 30 kg/m^2) e longilíneas (≥ 164 cm) têm maior probabilidade de gerar gêmeos dizigóticos do que aquelas com baixo peso (IMC < 20 kg/m^2) ou baixa estatura (< 155 cm).

CORIONICIDADE E AMNIONICIDADE

Corionicidade é o termo utilizado na caracterização do número de placentas nas gestações gemelares e é o principal determinante do desfecho perinatal.

Gêmeos monocoriônicos têm anastomoses intravasculares na placenta e podem ter compartilhamento placentário desigual, o que confere risco adicional de complicações graves exclusivas dessas gestações, como a sequência oligodrâmnio-polidrâmnio (síndrome de transfusão feto-fetal), sequência de policitemia e anemia gemelar, restrição seletiva do crescimento fetal e sequência de perfusão arterial reversa. Além das complicações associadas à gemelaridade monocoriônica, gêmeos monoamnióticos também correm risco de entrelaçamento de cordão umbilical e gemelaridade imperfeita. Como essas complicações aumentam o risco de dano neurológico e o óbito perinatal é 3 a 5 vezes maior quando comparados aos dicoriônicos, as recomendações para seguimento pré-natal e parto diferirão de acordo com a corionicidade. Assim, a precisão na sua determinação é vital para o manejo apropriado dessas gestações.

Nas gestações monozigóticas, o momento da divisão do óvulo geralmente determina a corionicidade. Gêmeos monozigóticos podem ter duas placentas separadas (dicoriônica/diamniótica) ou uma placenta com duas bolsas amnióticas (monocoriônica/diamniótica), ou, mais raramente, uma placenta e uma bolsa amniótica em comum (monocoriônica/monoamniótica) (Figura 35.2).

Amnionicidade refere-se ao número de bolsas amnióticas. A gestação monoamniótica tem maior risco de complicações, incluindo o enovelamento de cordão.

As gestações dizigóticas serão sempre dicoriônicas e diamnióticas. Nas gestações monozigóticas, a corionicidade dependerá do momento em que ocorreu a divisão da massa celular. Se a divisão celular ocorre nas primeiras 72 horas, a gestação será dicoriônica e diamniótica; se a divisão acontecer entre o 4º e 8º dia, a gravidez é monocoriônica e diamniótica; quando a clivagem for no 8º ao 13º dia, originará gestação monocoriônica e monoamniótica e, quando a clivagem ocorre após o 13º dia, teremos a gemelaridade imperfeita (ver Figura 35.2).

ROTINAS ULTRASSONOGRÁFICAS EM CONDIÇÕES ESPECÍFICAS

Datação da gestação: determinação da idade gestacional

Nas gestações concebidas de forma espontânea, a idade gestacional menstrual é comparada àquela determinada pela ultrassonografia, idealmente realizada no primeiro trimestre, de acordo com a medida do comprimento cabeça-nádega do maior feto obtida em imagem sagital estrita do feto em posição neutra. O maior feto foi determinado como referência para a datação em gestações múltiplas com o intuito de minimizar o erro na estimativa, tendo em vista a possibilidade de subestimar a idade gestacional caso o menor feto seja restrito.

As gestações múltiplas provenientes de reprodução assistida são datadas a partir da idade embrionária na implantação, ou seja, pela data da concepção.

Caso a idade gestacional seja maior que 14 semanas, deve-se utilizar a maior circunferência craniana.

Determinação da corionicidade e amnionicidade

Determinar a amnionicidade e a corionicidade é fundamental porque gêmeos monocoriônicos, como já descrito, têm uma circulação fetoplacentária compartilhada e um risco aumentado de complicações.

Essa avaliação deve ser realizada entre 11 e 13 semanas e 6 dias por ultrassonografia, utilizando a espessura da membrana amniótica no local da inserção placentária e o número de massas

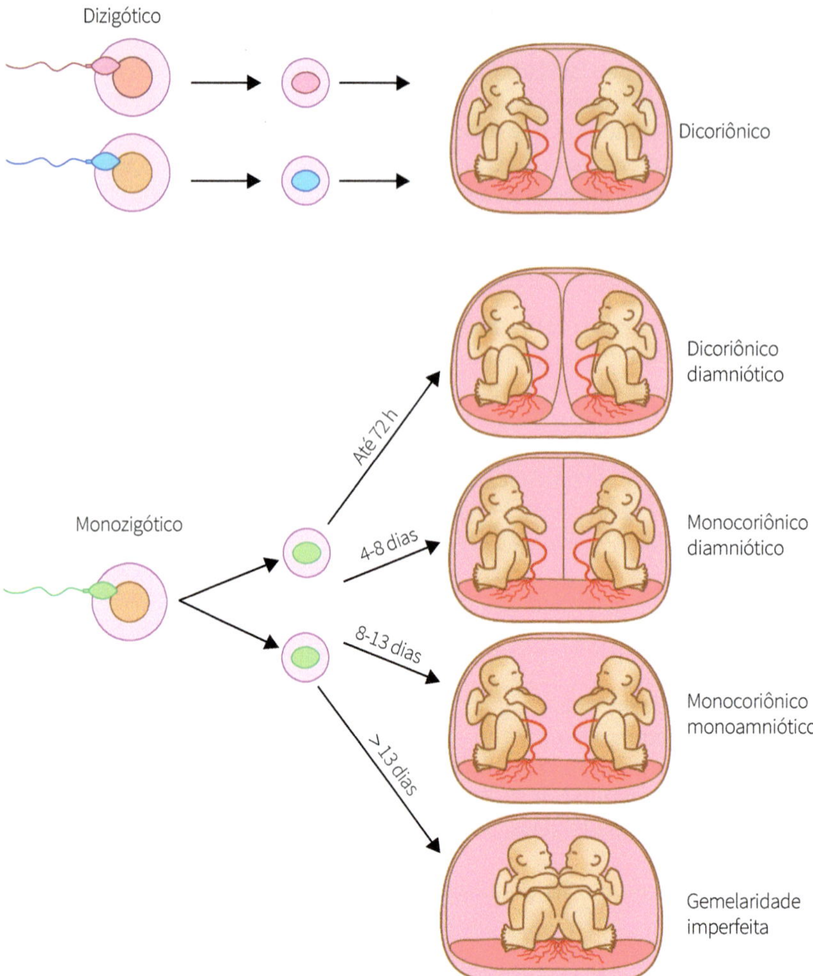

Figura 35.2 Corionicidade nos diferentes tipos de gestação gemelar.

placentárias. Na gestação dicoriônica, os gêmeos são separados por uma camada espessa de membrana coriônica, fundida com duas membranas amnióticas se assemelhando à letra grega lambda (Figura 35.3). Na gestação monocoriônica diamniótica, há apenas duas camadas amnióticas finas separando os dois fetos, assemelhando-se à letra T (ver Figura 35.3).

Após a 14ª semana, o diagnóstico de zigocidade fica comprometido, pois o sinal do lambda torna-se menos proeminente, podendo desaparecer, e as placentas dicoriônicas podem ficar adjacentes, aparentando uma única massa placentária. A identificação de fetos de sexos diferentes é um meio altamente confiável de confirmar uma gravidez dicoriônica, após o primeiro trimestre.

Identificada a corionicidade, deve-se determinar a amnionicidade (se os fetos compartilham ou não a mesma bolsa amniótica).

Identificação dos gêmeos

A identificação pré-natal dos gêmeos para o seguimento ultrassonográfico deve seguir uma estratégia fidedigna e consistente. Uma maneira que pode ser utilizada é o posicionamento do feto em relação ao útero: esquerda e direita ou superior e inferior. Pode-se deixar estabelecido como regra no serviço que o feto A é o situado à direita e o feto B, à esquerda. Quando os sexos fetais são diferentes, podemos identificá-los por essa característica. Idealmente, deve-se colocar o maior número de características possíveis, pois quanto mais dados, mais precisa será a identificação. Essa informação deve constar não só no laudo ultrassonográfico, mas também no cartão de pré-natal da gestante para que possa ser seguido nas outras avaliações e por outros avaliadores. Importante informar os pais que, no parto, pode acontecer de o denominado "feto 1" não ser o mais insinuado e, portanto, o primeiro a nascer, sobretudo nos partos cesarianos (*perinatal switch*).

Monitoramento ultrassonográfico rotineiro das gestações múltiplas

As gestações dicoriônicas não complicadas devem ser avaliadas por ultrassonografia no primeiro trimestre, detalhadamente no segundo trimestre e a cada 4 semanas a partir de então. Se houver complicações, as gestações dicoriônicas complicadas devem ser avaliadas com maior frequência, a depender da condição intercorrente e da sua gravidade (Figura 35.4).

As gestações gemelares monocoriônicas não complicadas devem ser avaliadas por ultrassonografia no primeiro trimestre e, a partir de então, a cada 2 semanas após a 16ª semana, a fim de detectar intercorrências em tempo hábil (Figura 35.5). Caso haja complicações, as gestantes devem ser avaliadas com maior frequência, de maneira individualizada, dependendo de sua condição e gravidade.

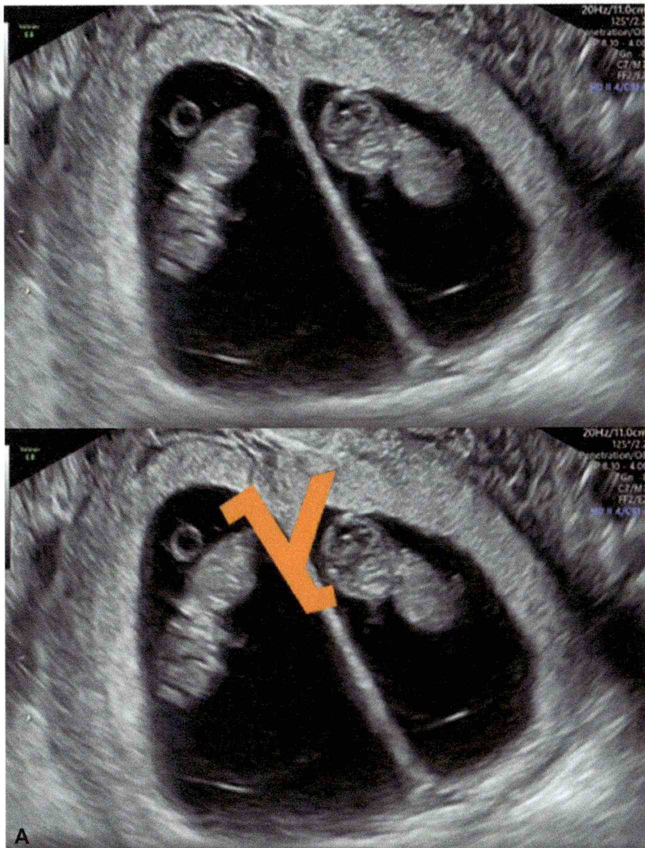

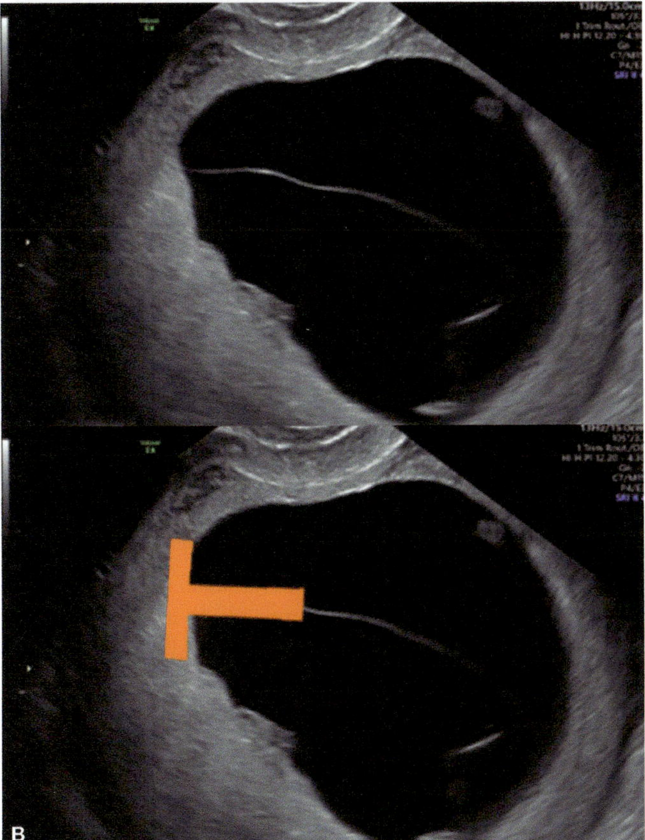

Figura 35.3 Corionicidade avaliada pela ultrassonografia. **A.** Gestação gemelar dicoriônica diamniótica; os gêmeos são separados por uma espessa camada de membranas coriônicas fundidas – sinal do lambda. **B.** Gestação gemelar monocoriônica diamniótica; os gêmeos são separados por apenas duas finas membranas amnióticas – sinal do T. (Fonte: acervo pessoal Marianna Brock.)

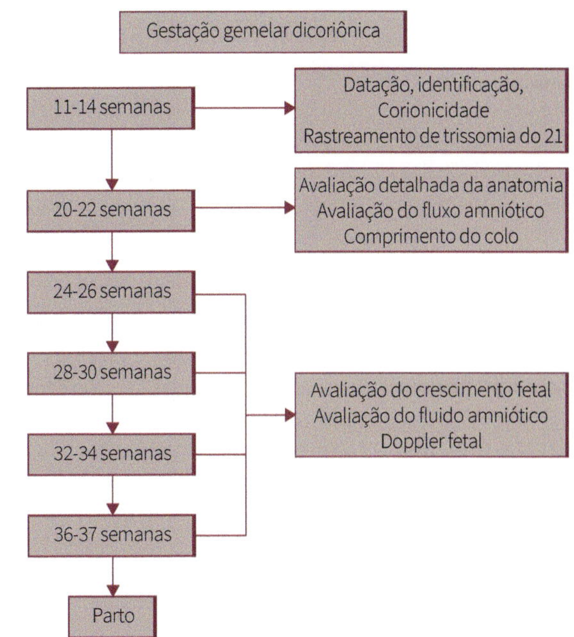

Figura 35.4 Monitoramento por ultrassonografia na gravidez gemelar dicoriônica não complicada. (Fonte: Khalil *et al.*, 2016.)

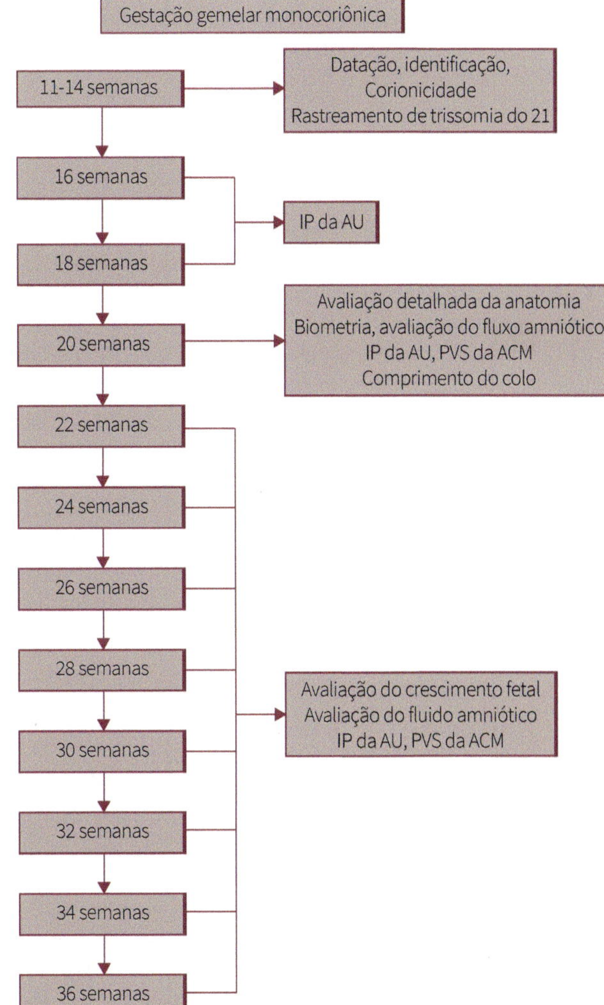

Figura 35.5 Monitoramento por ultrassonografia na gravidez gemelar monocoriônica não complicada. ACM: artéria cerebral média; AU: artéria umbilical; IP: índice de pulsatilidade; PVS: pico de velocidade sistólica. (Fonte: Khalil *et al.*, 2016.)

Rastreamento de anomalias cromossômicas

Na gestação múltipla, o rastreamento de anomalias cromossômicas é realizado de acordo com a medida da translucência nucal na ultrassonografia morfológica de primeiro trimestre. O cálculo de risco das aneuploidias na gestação monocoriônica é único, calculado por gravidez, baseado no risco médio dos dois fetos, pois eles compartilham o mesmo material genético; já nas gestações dicoriônicas, o risco é calculado por feto, tendo em vista que 90% deles são dizigóticos.

O rastreamento combinado do primeiro trimestre, incluindo no cálculo de risco a pesquisa dos biomarcadores séricos como a betagonadotrofina coriônica humana (β-hCG), fração livre, e a proteína A associada à gravidez (PAPP-A), também pode ser utilizado nas gestações gemelares, com sensibilidade de 86% em dicoriônicos e 87% em monocoriônicos.

O teste pré-natal não invasivo (NIPT) é outra possibilidade para as gestações múltiplas, sendo um método de rastreamento de aneuploidias com uma taxa de detecção e falso-positivo semelhantes a gestações únicas, 98,2% e 0,05%, respectivamente. É contraindicada a coleta do NIPT em gestações gemelares com parada de desenvolvimento de um dos fetos (*vanishing twin*), devido ao aumento da taxa de falso-positivo do exame. Nas gestações gemelares por ovodoação, também não é recomendado o uso do NIPT pela técnica de pesquisa de microarranjos por polimorfismos de nucleotídeo único (SNP, do inglês *single nucleotide polymorphism*), sendo possível apenas pela técnica de contagem (sequenciamento massivo).

Malformações fetais

A frequência de anomalia congênita é maior nas gestações múltiplas em comparação às únicas. As alterações mais frequentes relacionadas a gemelaridade incluem os defeitos de linha média, como defeito de fechamento do tubo neural (mielomeningocele, anencefalia) e da parede abdominal (gastrósquise e onfalocele), fenda labiopalatina, malformações cerebrais e cardíacas. A taxa de malformações maiores, que normalmente afetam apenas um gêmeo, é cerca de 1 em 25 dicoriônicos, 1 em 15 monocoriônicos diamnióticos e 1 em cada 6 gestações monoamnióticas.

Portanto, fetos de gestações múltiplas devem ter sua morfologia avaliada de forma detalhada nas ultrassonografias morfológicas de primeiro (11 a 13 semanas e 6 dias) e segundo trimestres (18 a 22 semanas e 6 dias). A ecocardiografia fetal é indicada para rastrear anormalidades cardíacas principalmente em gestações monocoriônicas.

Prematuridade

A maior causa de morbidade e mortalidade perinatal em gestações gemelares é o nascimento prematuro. Aproximadamente 50% dos partos nas gestações gemelares ocorrem antes do termo. A prematuridade ocorre não só por complicações das gestações gemelares que culminam na interrupção precoce da gestação, como também pelo aumento do volume uterino devido à gemelaridade, levando a contração miometrial e trabalho de parto precoce. A identificação das gestantes de risco aumentado para prematuridade pode ser feita de maneira eletiva por meio da medida do comprimento do colo uterino entre 20 e 24 semanas de gestação pela ultrassonografia transvaginal como ocorre em gestações únicas. Se o comprimento do colo for inferior ou igual a 25 mm, há risco aumentado para prematuridade. Nessas gestantes, apesar de ainda não haver consenso sobre qual o melhor método para prevenção do parto prematuro, pode-se prescrever a progesterona vaginal, semelhante às gestações únicas, pois parece haver uma tendência de redução da prematuridade com seu uso. No entanto, estudos ainda estão em andamento nas gestações gemelares para determinar o melhor método preventivo para predição do parto prematuro. Em gestações gemelares com colo uterino normal no segundo trimestre, o uso profilático rotineiro de tocolíticos, pessário, cerclagem ou progesterona vaginal não está indicado, pois não há evidências de que reduzam a prematuridade. Há indicação de cerclagem para colos com comprimento normal apenas quando houver história pregressa de incompetência cervical.

Caso haja dilatação cervical assintomática antes de 24 semanas, pode-se realizar cerclagem em vez de conduta expectante. Caso não seja possível realizar a cerclagem, o tratamento com progesterona vaginal, semelhante a pacientes com colo do útero curto, pode ser realizado.

Se a paciente entrar em trabalho de parto prematuro, um curso breve de tocólise pode ser utilizado para permitir um curso de corticosteroides. Devido à maior volemia materna, deve-se evitar tocólise com beta-agonistas (terbutalina), pelo maior risco de edema agudo de pulmão. Dar preferência para o uso da nifedipino ou de atosibana (quando disponível), prescritos nas mesmas doses das gestações únicas.

Não há evidências científicas de que, nas gestações gemelares, a hospitalização ou o repouso no leito aumente a idade gestacional no parto, além de que o repouso no leito ainda pode aumentar o risco de tromboembolismo e atrofia muscular.

Rotura prematura das membranas

A rotura prematura de membranas em gestação diamniótica geralmente ocorre na bolsa amniótica do primeiro gemelar. No entanto, pode acontecer no segundo gemelar, especialmente após procedimentos invasivos. A placentação dicoriônica parece proteger contra a propagação da infecção do saco gestacional do feto com membrana rota para o feto com membrana íntegra. Quando ocorre a rotura da membrana em gestações gemelares com 23 a 34 semanas, a morbidade materna ou neonatal e a idade gestacional mediana ao nascimento são semelhantes às gestações únicas. O manejo também é geralmente semelhante em gestações gemelares e únicas.

Restrição de crescimento fetal

A incidência da restrição de crescimento fetal (RCF) é de cerca de 10 a 20% das gestações gemelares, sendo menos frequente em dicoriônicas do que em monocoriônicas, 10,5 e 19,7%, respectivamente. Não existe na literatura um critério padronizado para a definição de RCF e, pela heterogeneidade de sua definição e o uso de curvas de crescimento não específicas para gemelares, há comprometimento da comparação entre estudos e da associação da restrição com evento adverso perinatal.

Recentemente, um grupo internacional de especialistas no estudo de RCF em gemelares determinou os parâmetros mais relevantes para a definição de RCF seletiva, denominado "consenso Delphi". Como resultado, obteve que, de acordo com a corionicidade, a definição deve constar de 1 critério isolado ou ao menos 2 critérios contributivos, demonstrados na Tabela 35.1.

Tabela 35.1 Definição de restrição de crescimento fetal seletiva de acordo com a corionicidade.

Critérios	Monocoriônica	Dicoriônica
Critério isolado	PEF de um dos fetos < percentil 3	PEF de um dos fetos < percentil 3
Critérios contributivos	PEF de um dos fetos < percentil 10	PEF de um dos fetos < percentil 10
	CA de um dos fetos < percentil 10	Discordância entre os pesos > 25%
	Discordância entre os pesos > 25%	IP-AU do feto menor > percentil 95
	IP-AU do feto menor > percentil 95	

CA: circunferência abdominal; IP-AU: índice de pulsatilidade da artéria umbilical; PEF: peso estimado fetal.

Na gestação dicoriônica complicada por RCF, o seguimento ultrassonográfico é semelhante ao de gestações únicas. O momento do parto deve ser determinado com base em uma avaliação de risco-benefício, considerando também o desejo dos pais, orientados por aconselhamento obstétrico e neonatal quanto à taxa de sobrevivência e ao risco de sequelas, baseado na idade gestacional e no peso estimado.

Nos monocoriônicos, diante do diagnóstico de RCF de um ou ambos os fetos, realiza-se avaliação do bem-estar fetal e da vitalidade com uso de ultrassonografia e dopplervelocimetria. A frequência das avaliações e o momento do parto são determinados pela classificação de Gratacós (Tabela 35.2), baseada no padrão do fluxo diastólico da artéria umbilical (Figura 35.6).

Diante de alteração grave de dopplervelocimetria umbilical (predominância de diástole reversa), do ducto venoso ou da vitalidade com risco de óbito fetal, indica-se resolução da gestação se houver viabilidade do maior feto. Ressalta-se a importância

Tabela 35.2 Classificação de Gratacós para RCF seletiva em gemelares monocoriônicos de acordo com o padrão de fluxo da artéria umbilical.

Tipo I	Doppler AU com fluxo diastólico presente
Tipo II	Doppler AU com DZ ou DR de forma constante (fixa)
Tipo III	Doppler AU com inconstantes períodos de diástole presente, DZ e DR de forma intermitente

AU: artéria umbilical; DR: diástole reversa; DZ: diástole zero; RCF: restrição de crescimento fetal.

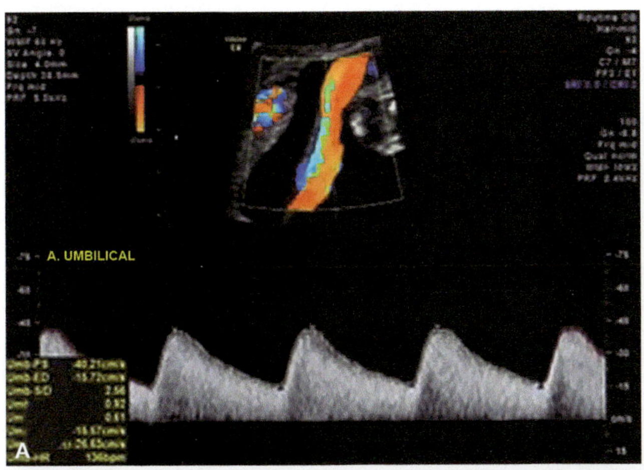

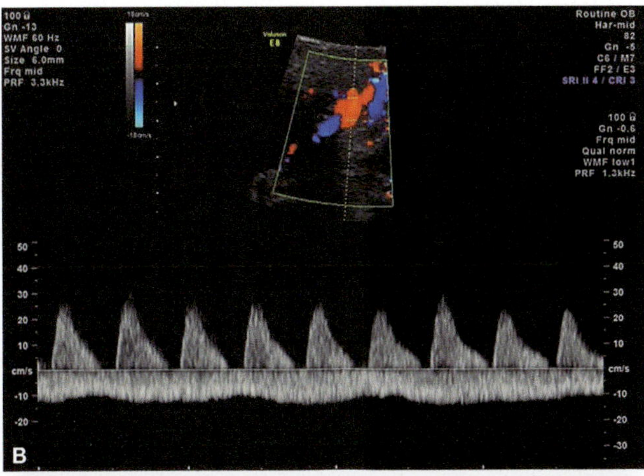

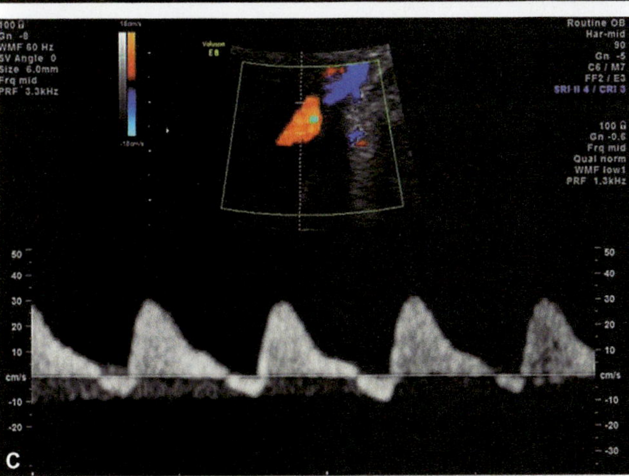

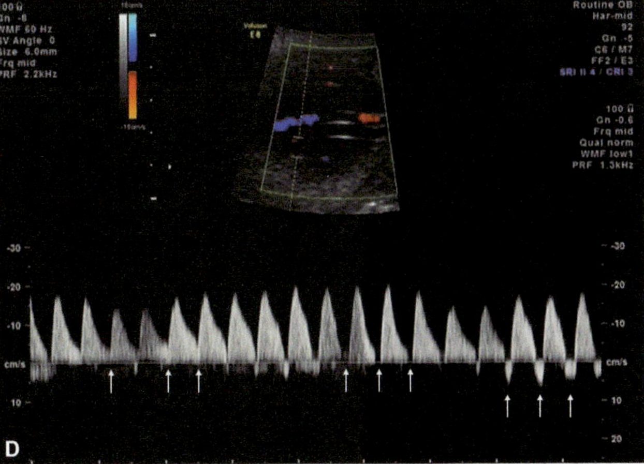

Figura 35.6 Imagens do fluxo diastólico da artéria umbilical, obtidas por dopplervelocimetria, de acordo com a classificação de Gratacós. **A.** Fluxo diastólico presente na artéria umbilical – Gratacós I. **B** e **C.** Fluxo da artéria umbilical com diástole zero constante (*à esquerda*) e diástole reversa constante (*à direita*) – Gratacós II. **D.** Fluxo intermitente da artéria umbilical com diástole presente, zero e diástole reversa inconstante – Gratacós III.

desses casos de RCF seletiva serem acompanhados em centro de referência, devido às peculiaridades de alterações na dopplervelocimetria umbilical que estão presentes na gestação monocoriônica.

Síndrome da transfusão feto-fetal

A síndrome de transfusão feto-fetal (STFF) ocorre em cerca de 10% das gestações monocoriônicas diamnióticas. É uma complicação grave e exclusiva da monocorionicidade que decorre do desequilíbrio hemodinâmico entre os fetos, através de calibrosas anastomoses arteriovenosas (AV), em que há transferência sanguínea de um feto (doador) para o outro (feto receptor) com fluxo unidirecional predominante. O feto doador sofre uma depleção de volume sanguíneo que acarreta oligúria (oligoâmnio) e, por aumento de volume sanguíneo circulante, o feto receptor mantém-se em poliúria (polidrâmnio).

O diagnóstico da STFF é feito a partir da ultrassonografia e baseia-se na sequência oligoâmnio-polidrâmnio, sendo a medida do maior bolsão vertical de líquido amniótico do feto doador < 2 cm e o do feto receptor > 8 cm (Figura 35.7). Normalmente o desenvolvimento da STFF é de instalação aguda e grave, ocorre com maior frequência entre 16 e 26 semanas de idade gestacional, e a sobrevida, sem tratamento, é inferior a 10% (ver Figura 35.7). Após a determinação do diagnóstico de STFF, deve-se estratificar a gravidade de acordo com a classificação de Quintero (ver Tabela 35.3).

O tratamento padrão-ouro para a STFF é a fotocoagulação a *laser* das anastomoses placentárias, por meio de fetoscopia, para os gemelares entre 16 e 26 semanas de idade gestacional. O benefício da abordagem cirúrgica nos estágios II-IV é bem estabelecido desde 2004, propiciando um aumento expressivo da taxa de sobrevivência e uma redução importante de morbidade neurológica. Quanto ao estágio I, o tratamento intrauterino é controverso, pois há possibilidade de regressão da STFF espontaneamente na maioria dos casos, sendo a taxa de progressão estimada em 27% para os estágios II-V. Estudo multicêntrico randomizado publicado em 2021 não mostrou diferença entre a conduta expectante e a cirúrgica no estágio I de Quintero. Entretanto, deve-se particularizar a conduta cirúrgica no estágio I nos casos em que há sintomatologia materna exacerbada relacionada ao polidrâmnio ou encurtamento do colo uterino nas avaliações ultrassonográficas. A taxa de sobrevivência de um e dos dois fetos, de forma geral, nos casos submetidos a ablação a *laser*, é de 86 e 50% respectivamente, com risco de sequelas neurológicas de cerca de 5%. Nos raros casos tardios, posteriormente a 26 semanas, realiza-se somente amniodrenagem ou indica-se o parto.

Em locais onde não se tem a fetoscopia disponível, a realização de repetidas amniodrenagens de alívio é paliativa, reduz o risco de abortamento espontâneo e posterga o parto. A taxa de sobrevida varia de 40 a 80%, porém cerca de 20% dos sobreviventes apresentam sequela neurológica.

A sequência anemia-policitemia (*twin anemia-polycythemia sequence* – TAPS) é outra forma de STFF, rara (5%), que ocorre de forma lenta e crônica pela presença de pequenas anastomoses AV (< 1 mm), na qual há diferença significativa de hemoglobina entre os fetos sem que haja a sequência oligoâmnio-polidrâmnio. Identificada normalmente no terceiro trimestre, seu diagnóstico

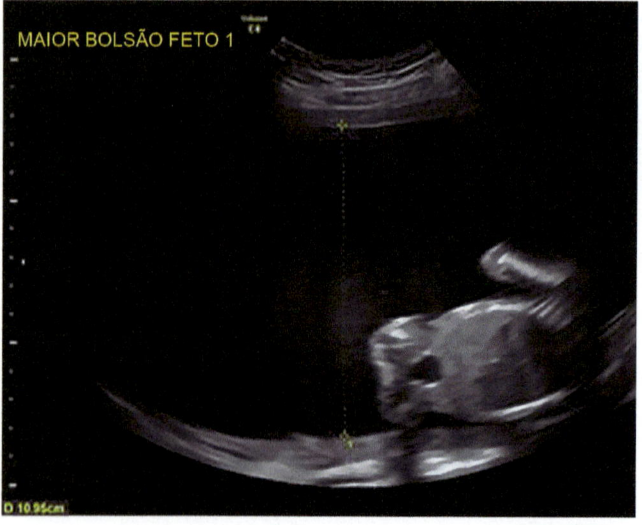

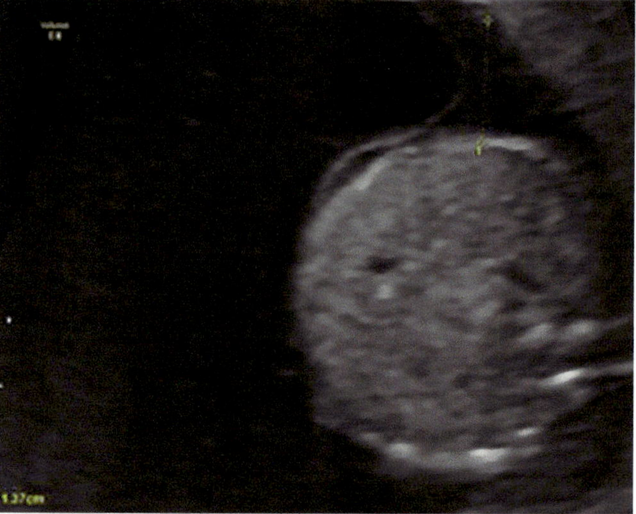

Figura 35.7 Imagens da sequência oligoâmnio-polidrâmnio em gemelares com síndrome de transfusão feto-fetal.

Tabela 35.3 Classificação de Quintero para síndrome de transfusão feto-fetal.

Estágio	Parâmetro ultrassonográfico	Critério
I	MBV de líquido amniótico	MBV < 2 cm no doador e MBV > 8 cm no receptor
II	Bexiga fetal	Bexiga do doador não repleta
III	Dopplervelocimetria de artéria umbilical, ducto venoso e veia umbilical	Fluxo diastólico ausente (DZ) ou reverso (DR) na AU, DV com onda "a" reversa ou VU com fluxo pulsátil
IV	Hidropisia fetal	Hidropisia em um ou nos dois fetos
V	Atividade cardíaca ausente	Óbito de um ou dos dois fetos

AU: artéria umbilical; DR: diástole reversa; DV: ducto venoso; DZ: diástole zero; MBV: maior bolsão vertical; VU: veia umbilical.

é feito pela diferença do pico de velocidade sistólica da artéria cerebral média (PVS-ACM) entre os fetos, sendo o PVS-ACM > 1,50 MoM do feto anêmico e PVS-ACM < 1 MoM do feto policitêmico. A TAPS pode ocorrer com maior frequência (13%) após ablação a *laser* das anastomoses placentárias, devido à persistência de pequenas anastomoses. A policitemia pode ter como consequência a trombose placentária e, a anemia grave, a presença da hidropisia fetal. A conduta expectante é prevista para a maioria dos casos, com avaliação ultrassonográfica semanal dos sinais de descompensação dos fetos. Há possibilidade de tratamento, em idade gestacional inviável ou diante da prematuridade extrema, com ablação a *laser* das anastomoses placentárias ou mesmo transfusão intrauterina do feto anêmico.

Gêmeo acárdico

A gestação de feto acárdico, ou sequência de perfusão arterial reversa, é uma complicação rara e exclusiva de uma gestação monocoriônica, caracterizada por uma alteração grave da perfusão de um dos fetos, de tal forma que seu polo cefálico e coração não se desenvolvem normalmente. Ocorre em cerca de 1% das gestações monocoriônicas em que, por meio de uma anastomose arterioarterial calibrosa, o gêmeo acárdico recebe perfusão sanguínea retrógrada do cogemelar normal (feto bomba), o que permite, em alguns casos, o desenvolvimento das estruturas do tronco e extremidades.

O diagnóstico é feito por ultrassonografia com a identificação, pelo estudo do Doppler, do fluxo arterial reverso no cordão umbilical do feto acárdico proveniente do feto-bomba (Figura 35.8).

Devido à sobrecarga hemodinâmica cardiovascular, cerca de 50% dos fetos-bomba desenvolvem insuficiência cardíaca grave durante a gestação. Esse quadro pode culminar no óbito do feto-bomba ou em parto prematuro decorrente do polidrâmnio acentuado.

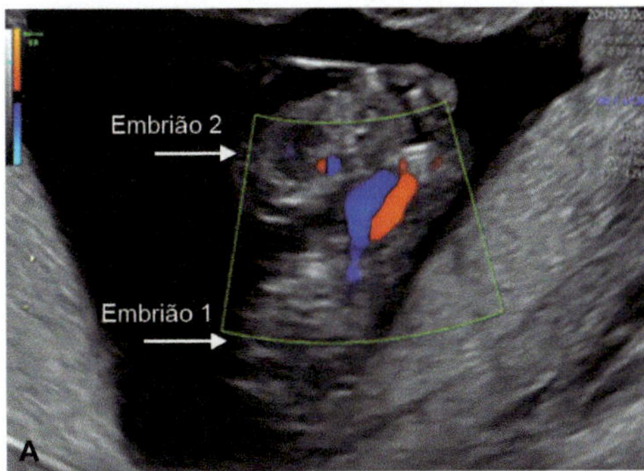

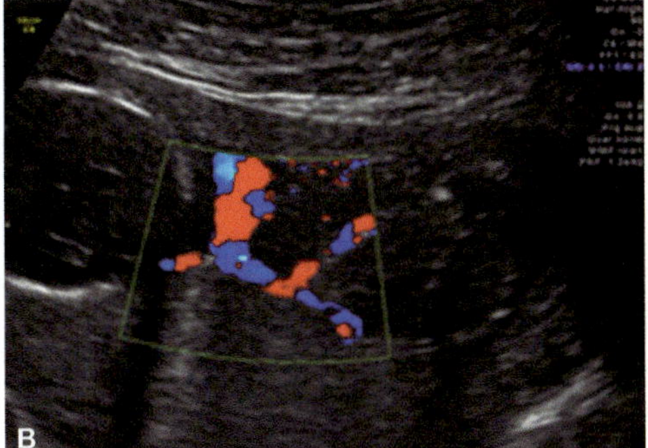

Figura 35.8 **A.** Embrião 1 (bomba) e embrião 2 (acárdico). **B.** Feto acárdico (*à direita*) com fluxo retrógrado na artéria umbilical proveniente do feto-bomba (*à esquerda*).

O tratamento intrauterino é feito com a interrupção do fluxo sanguíneo para o gêmeo acárdico, por meio da coagulação a *laser* dos vasos umbilicais, guiado por ultrassonografia. Pode ser feita também a embolização dos vasos intrapélvicos do acárdico com álcool absoluto, na indisponibilidade do tratamento com *laser*. A taxa de sobrevivência após o tratamento anteparto é de 80%. A idade gestacional da realização do tratamento é controversa, sendo possível a abordagem no primeiro trimestre (11 a 13 semanas) ou no início do segundo trimestre (16 a 18 semanas). A abordagem precoce pode ter maior complicação e, além disso, 50% dos acárdicos têm fluxo interrompido espontaneamente após 14 semanas. Nos casos em que não foi possível o tratamento intrauterino e que apresentam sinais de descompensação do feto-bomba, como alteração do ducto venoso, opta-se pela realização do parto (Figura 35.9). O parto é programado de forma eletiva com 32 semanas, nos casos não complicados.

Gêmeos monoamnióticos

As gestações monoamnióticas correspondem a 5% das gestações monocoriônicas. Seu diagnóstico é obtido pela identificação ultrassonográfica de ambos os fetos ocupando uma única cavidade amniótica sem membrana interposta. É uma gestação de alto risco para óbito súbito e imprevisível de um ou ambos os fetos (50 a 70%) dada a proximidade dos cordões umbilicais na placenta, com presença frequente de calibrosa anastomose arterioarterial, além da facilidade de enovelamento dos cordões umbilicais. Os pais devem ser aconselhados quanto ao risco de óbito súbito inesperado e, muitas vezes, sem possibilidade de prevenção.

O acompanhamento ultrassonográfico é realizado conforme o protocolo de gestação monocoriônica (quinzenal) até que o parto possa ser realizado, entre 32 e 34 semanas de gestação, por cesariana. Vale ressaltar que, nos casos complicados de gemelaridade monoamniótica, como a presença de malformação fetal grave, restrição de crescimento fetal seletiva, alteração do Doppler da artéria umbilical em pelo menos um dos fetos, a idade gestacional do parto preconizada é de 32 semanas. Deve-se prescrever corticosteroide para maturação pulmonar anteparto.

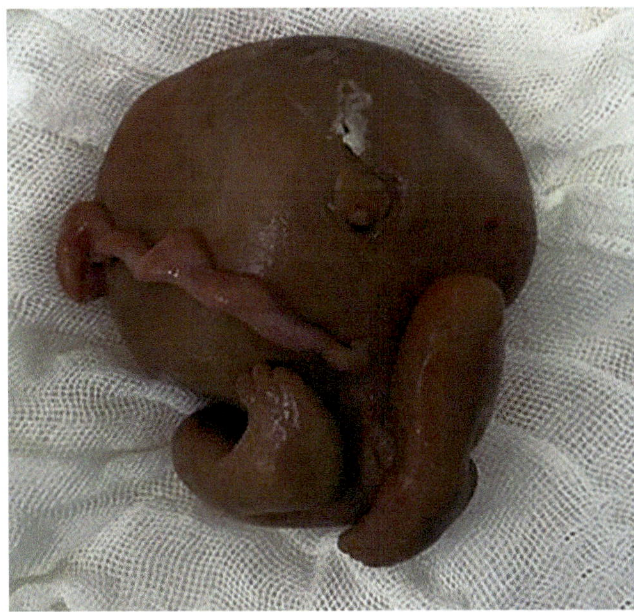

Figura 35.9 Imagem do feto acárdico após o parto. (Fonte: acervo pessoal Marianna Brock.)

Gêmeos unidos

A gemelaridade imperfeita pode ocorrer em gestações monozigóticas e é resultado da divisão tardia do polo embrionário, posteriormente ao 12º dia da concepção. É também uma condição rara, equivalente a 1% das gestações monocoriônicas.

O diagnóstico normalmente é feito pela ultrassonografia no primeiro trimestre da gestação, demonstrando os dois fetos com posição justaposta e fixa (Figura 35.10). Deve-se realizar uma avaliação morfológica acurada entre 14 e 16 semanas para determinar o prognóstico perinatal e a possibilidade de separação cirúrgica após o nascimento (Figura 35.11).

O prognóstico da gestação depende fundamentalmente de topografia, extensão e órgãos envolvidos na união. É essencial realizar ecocardiografia fetal, visto que um dos principais determinantes do prognóstico se relaciona ao tipo de anomalia estrutural cardíaca eventualmente presente. Casuísticas nacionais demonstram taxas de sobrevida global inferiores a 10%.

Nos casos em que não há possibilidade de sobrevida pós-natal, a interrupção da gestação com autorização judicial é uma possibilidade. Nos casos em que é realizada interrupção precoce da gestação ou que ocorre óbito intrauterino, com idade gestacional inferior a 24 semanas, dependendo das dimensões do maior diâmetro dos fetos únicos no momento do parto, pode-se tentar viabilizar o parto vaginal. A programação eletiva do parto deve ser individualizada de acordo com cada caso e, de uma forma geral, entre 32 e 34 semanas por parto cesariano (Figura 35.12).

Abortamento e óbito fetal

No primeiro trimestre, um número substancial de gestações múltiplas evoluirá para abortamento espontâneo de um ou de mais fetos, situação denominada *vanishing twin*. A probabilidade de parada de desenvolvimento fetal aumenta com o número de sacos gestacionais: 36% para gemelares, 53% para trigemelares e 65% para quadrigemelares (Figura 35.13).

No segundo e terceiro trimestres, mais de 5% dos gemelares e 17% dos trigemelares terão um ou mais fetos evoluídos para óbito. A corionicidade influencia diretamente na taxa de perda gestacional, sendo que os monocoriônicos apresentam risco aumentado quando comparados aos gemelares dicoriônicos. O risco de óbito ou sequela neurológica do gemelar sobrevivente está descrito na Tabela 35.4.

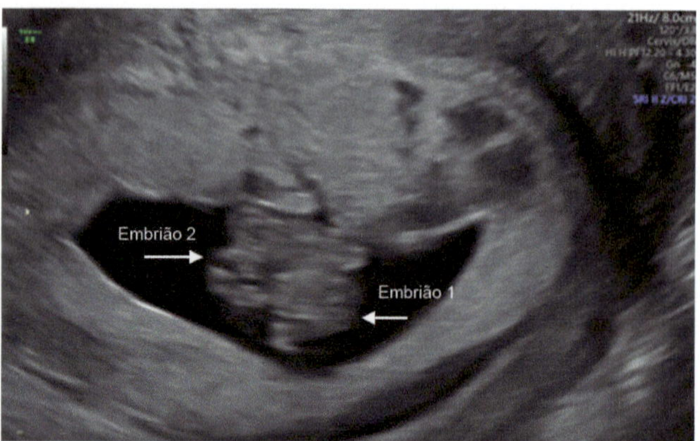

Figura 35.10 Gêmeos unidos em fase embrionária. Observam-se dois polos embrionários com posição justaposta e fixa. (Fonte: acervo pessoal Marianna Brock.)

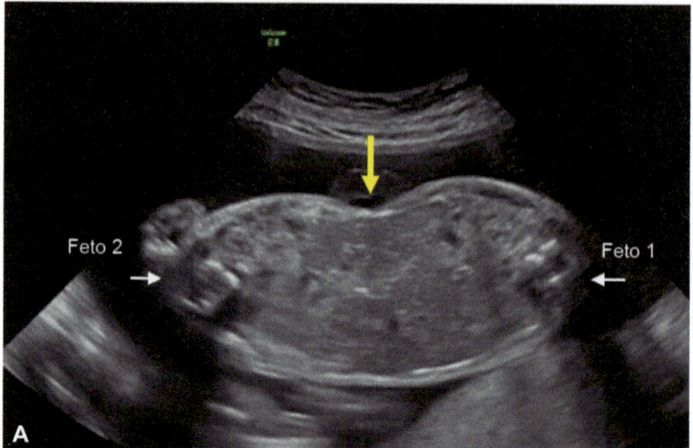

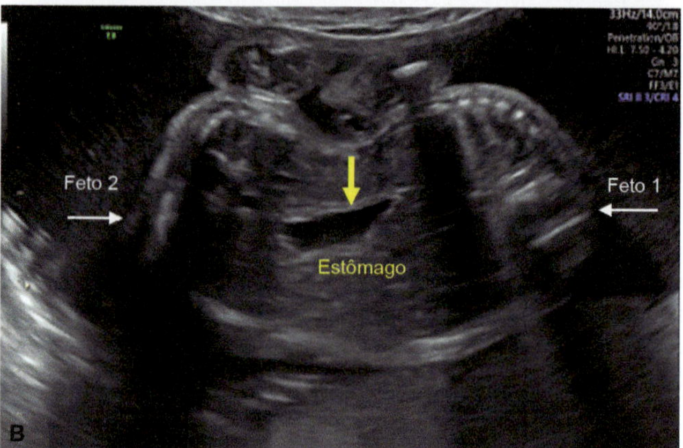

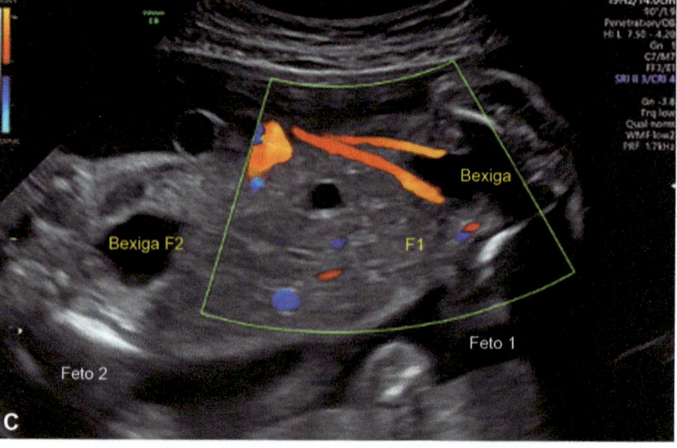

Figura 35.11 Gêmeos unidos – tóraco-onfalópagos. **A.** Fetos compartilhando fígado. **B.** Fetos unidos com estômago único. **C.** Fetos unidos pela pelve, mas com bexiga individualizada. (Fonte: acervo pessoal Marianna Brock.)

Após o óbito de um dos fetos, o manejo da gestação depende diretamente da corionicidade. Nos gemelares monocoriônicos, devido às anastomoses placentárias, com o óbito fetal podem ocorrer hipovolemia e hipotensão no gêmeo sobrevivente, resultando em uma anemia imediata, o que também pode causar seu óbito ou sequela neurológica. Quando o óbito ocorre em idade gestacional inferior a 34 semanas, normalmente indica-se conduta expectante com avaliação do PVS-ACM para pesquisa de sinais de anemia no feto sobrevivente. Se o PVS-ACM é normal nos primeiros dias, é improvável que a anemia fetal ocorra posteriormente. A resolução imediata da gestação geralmente não é indicada, pois, se o sobrevivente sofreu alguma injúria neurológica, isso ocorreu de forma aguda e anteriormente ao momento em que a morte foi diagnosticada.

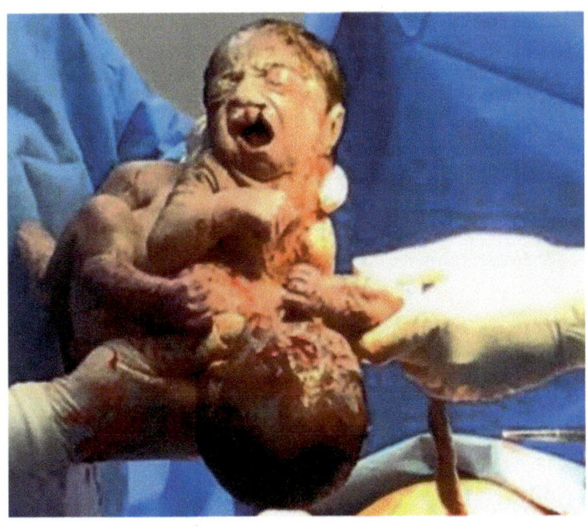

Figura 35.12 Gêmeos unidos: imagem do pós-parto cesariano. (Fonte: acervo pessoal Marianna Brock.)

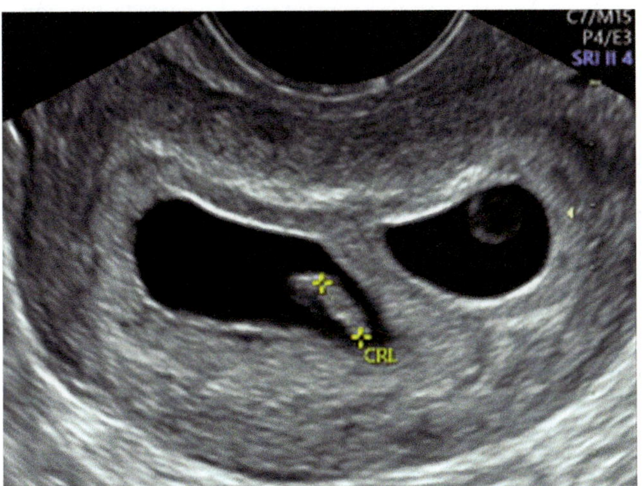

Figura 35.13 Gestação gemelar no primeiro trimestre com decesso de um dos embriões. (Fonte: acervo pessoal Marianna Brock.)

Tabela 35.4 Repercussão do óbito de um dos fetos em gestações gemelares, de acordo com a corionicidade.

	Monocoriônico (%)	Dicoriônico (%)
Óbito do outro gêmeo	15	3
Alteração ecográfica neurológica	34	16
Atraso de desenvolvimento neurológico	26	2
Parto pré-termo	68	54

A manutenção da gravidez tem benefício em termos de melhora da maturidade fetal e, uma vez optado pela conduta expectante, a biometria e a avaliação por Doppler de artéria umbilical e ACM devem ser feitas quinzenalmente, e o parto programado entre 34 e 36 semanas. O aconselhamento detalhado dos genitores deve incluir uma explicação sobre a possibilidade de haver morbidade neurológica a longo prazo.

Nos gemelares dicoriônicos, pela inexistência de anastomoses placentárias, o óbito de um dos fetos, sem nenhum outro fator determinante, não costuma representar uma ameaça para o sobrevivente. Implica geralmente maior risco de parto prematuro. A conduta é expectante e o parto deverá ser realizado no termo.

A coagulação intravascular disseminada materna raramente ocorre em gestações gemelares com um feto morto, não sendo obrigatório o controle com exames seriados.

ACOMPANHAMENTO PRÉ-NATAL

Muitos aspectos dos cuidados pré-natais de rotina e do aconselhamento de pacientes com gestações gemelares são os mesmos que nas gestações únicas. No entanto, como a gravidez gemelar está associada a taxas mais elevadas de quase todas as complicações potenciais da gravidez, requer um acompanhamento diferenciado baseado na corionicidade. Na gestação dicoriônica, as consultas podem ser mensais até a 28ª semana de gestação, quinzenais até 34 semanas e, após, semanais até o parto. Nas gestações monocoriônicas, devido ao maior risco de complicações, as consultas devem ser mensais até a 16ª semana, quinzenais até 34 semanas, e, após, semanais até o parto.

Ganho de peso

O ganho ponderal insuficiente ou excessivo está associado à ocorrência de desfechos maternos e neonatais adversos. Dessa forma, é necessário monitorar o peso no pré-natal. Para gravidez gemelar, o American College of Obstetricians and Gynecologists recomenda um ganho de peso gestacional de 16,8 a 24,5 kg para mulheres com peso normal, 14,1 a 22,7 kg para mulheres com sobrepeso e 11,3 a 19,1 kg para mulheres obesas.

Atividades física, sexual e laboral

No início da gravidez, as pacientes com gestações gemelares não complicadas geralmente podem seguir as mesmas recomendações de exercício/atividade física e trabalho que aquelas com gestações únicas, pois não foi estabelecida uma associação definitiva entre parto prematuro e exercício ou atividade física e trabalho em condições adequadas nas gestações gemelares. À medida que a gravidez avança, as mudanças físicas geralmente limitam a duração e o tipo de exercício realizado. Para pacientes com complicações como sangramento vaginal, colo do útero curto ou dilatado, placenta prévia, trabalho de parto prematuro ou vasa prévia, as restrições à atividade são prudentes.

Prevenção de pré-eclâmpsia

Pacientes com gestação gemelar têm risco aumentado para pré-eclâmpsia. Assim, a profilaxia com ácido acetilsalicílico em baixas doses, como é realizada nas gestações únicas, está indicada quando o cálculo de risco para pré-eclâmpsia for maior que 1:100. Esse cálculo de risco, baseado em dados clínicos maternos, pressão arterial média materna e índice de pulsatilidade médio das artérias uterinas, pode ser realizado consultando o *site* da Fetal Medicine Foundation: *https://www.fetalmedicine.org/research/assess/pré-eclâmpsia/first-trimester*.

A profilaxia da pré-eclâmpsia nas gestações gemelares ainda não apresenta consenso na literatura. A Comissão Nacional Especializada de Hipertensão da Febrasgo recomenda o uso universal de ácido acetilsalicílico (AAS) e cálcio para todas as gestações gemelares nas mesmas doses e pelo mesmo período de uso das gestações únicas (100 a 150 mg/dia; 12 a 36 semanas). O cálculo de risco individualizado com uso de informações clínicas, marcadores biofísicos (Doppler e PAM) e bioquímicos (PlGF e PAAP-A) também tem menores evidências nesse grupo. Diante desses desafios, a decisão de usar AAS em gestações gemelares pode ser compartilhada e individualizada com a paciente.

Suplementação calórica e vitamínica

Tanto a suplementação calórica quanto a vitamínica devem ser acrescidas na gestação gemelar. O aporte calórico deve aumentar em torno de 300 calorias por dia em relação às gestações únicas. A ingestão diária de energia pode ser dividida em três refeições e três lanches, sendo 20% das calorias provenientes de proteínas, 40% provenientes de carboidratos de baixo índice glicêmico e 40% provenientes de gordura. A suplementação de micronutrientes está descrita na Tabela 35.5.

Corticoterapia para maturação pulmonar fetal

As indicações, as dosagens e as idades gestacionais de uso são as mesmas das gestações únicas.

Tocólise

Quando necessária para realização de corticoterapia, utilizar preferencialmente nifedipino ou atosibana (quando disponível), prescritos nas mesmas doses das gestações únicas. Deve-se evitar o uso dos beta-agonistas (terbutalina) pelo maior risco de edema agudo de pulmão.

PARTO

Como dito anteriormente, as gestações gemelares apresentam risco aumentado de complicações intraparto, como anomalias da frequência cardíaca fetal e complicações relacionadas à má apresentação ou placentação, além de risco aumentado de natimortos. O parto nas gestações gemelares é diferente das gestações únicas e depende também da corionicidade.

Nas gestações gemelares não complicadas, a idade gestacional recomendada para o parto é:

- Gestações dicoriônicas diamnióticas – 38 semanas
- Gestações monocoriônicas diamnióticas: 36 semanas
- Gestações monocoriônicas monoamnióticas: 32 a 34 semanas.

Tabela 35.5 Suplementação de micronutrientes na gestação gemelar.

Micronutrientes	1º trimestre	2º trimestre	3º trimestre
Ferro (mg)	40	80	80
Cálcio (mg)	1.500	2.500	2.500
Vitamina D (UI)	1.000	1.000	1.000
Ácido fólico (mg)	1	1	1

Adaptada de: Goodnight e Newman, 2009.

Caso haja alguma intercorrência materna ou fetal que justifique, a resolução da gestação pode ser antecipada, sempre avaliando o risco de morte intrauterina com risco de prematuridade iatrogênica.

Via de parto

A via de parto que pode ser utilizada na gestação gemelar está demonstrada na Figura 35.14. Nas gestações monoamnióticas, há indicação de cesariana. A via de parto deve ser discutida com a paciente levando em consideração não só a vontade dela, como também a experiência do obstetra. Caso o obstetra não esteja confortável com as manobras de versão ou extração pélvica, deve-se optar pela realização da cesariana planejada.

Considerações sobre o parto gemelar

Nas gestações com primeiro gêmeo cefálico e o segundo não cefálico em que se optar por uma tentativa de trabalho de parto, não se deve realizar a extração pélvica, pois há risco de cabeça derradeira quando: o peso fetal estimado do segundo gemelar for 20% maior que o do primeiro gemelar ou quando o segundo estágio do trabalho de parto está prolongado ou a moldagem acentuada da cabeça do primeiro gêmeo sugere que a pelve pode não ser adequada para um parto pélvico. Nesses casos, pode ser realizada versão externa ou cesárea para nascimento do segundo gêmeo.

Nas pacientes com gestação diamniótica com uma cesariana prévia, pode-se oferecer uma experiência de trabalho de parto desde que a entrada em trabalho de parto seja espontânea e o monitoramento seja contínuo. Caso isso não seja possível, deve-se indicar cesariana, assim como nas pacientes com duas cesarianas anteriores.

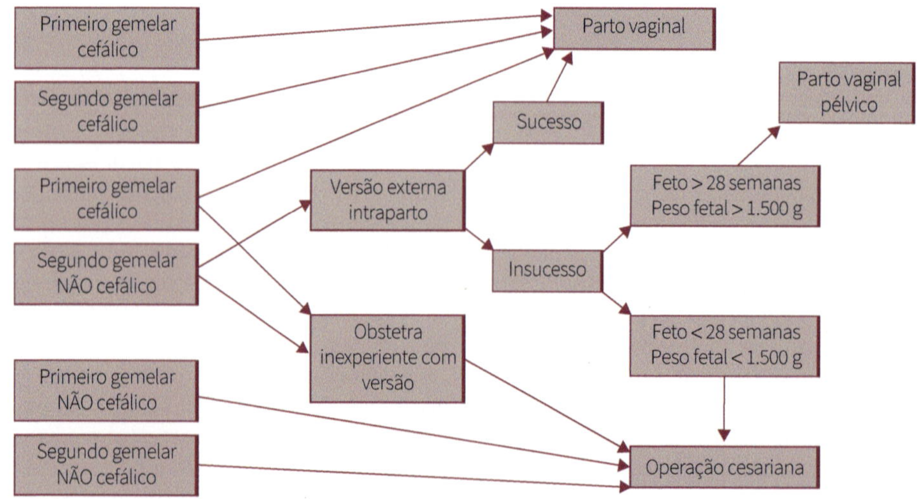

Figura 35.14 Escolha da via de parto na gestação gemelar diamniótica. (Adaptada de: Chaves Netto *et al.*, 2011.)

Nos gêmeos monocoriônicos, não há indicação de clampeamento tardio do cordão, pelo risco de transfusão aguda entre os gêmeos. Nos gêmeos dicoriônicos, pode-se postergar o clampeamento por 30 a 60 segundos.

Para indicar o parto, é importante sempre ponderar o risco de morte intrauterina com risco de prematuridade iatrogênica, assim como o diagnóstico do gemelar comprometido e das chances de sobrevivência e prognóstico para cada feto.

GESTAÇÕES TRIGEMELARES OU DE ORDEM MAIOR

As gestações múltiplas com três ou mais fetos cursam com agravamento de risco materno e perinatal proporcional ao número de fetos, impondo rigor ainda maior na vigilância pré-natal. O aumento dos riscos neonatais está relacionado principalmente ao nascimento prematuro iatrogênico ou espontâneo. Há também um risco 5 vezes maior de óbito fetal intrauterino e sete vezes maior de óbito neonatal. O aumento do risco materno se deve às condições fisiológicas extremas impostas à gestante, como anemia, aumento do volume sanguíneo, do débito cardíaco materno, aumento exacerbado do volume uterino levando a risco aumentado de rotura, aumento das taxas de pré-eclâmpsia e suas complicações.

Nascimentos múltiplos triplos e de ordem superior representaram 78,9 por 100.000 nascimentos nos EUA em 2022. No Brasil, estima-se uma incidência de 2,13%. Em áreas onde as técnicas de reprodução assistida estão amplamente disponíveis, a taxa de nascimentos triplos e múltiplos de ordem maior é superior à taxa que ocorre naturalmente. Outro fator que pode contribuir para o aumento da incidência de gestações gemelares é a idade materna avançada na concepção cada vez mais frequente.

Assistência pré-natal nas gestações múltiplas de grande ordem

A vigilância de gestações trigemelares deve incluir consultas e exames ultrassonográficos frequentes para avaliação clínica materna e do bem-estar fetal, especialmente após 20 semanas de gestação. Na segunda metade da gravidez, essas gestações apresentam risco aumentado de parto prematuro, pré-eclâmpsia ou discordância de crescimento fetal quando comparadas com a gestação única, exigindo vigilância estrita.

No primeiro trimestre, para poder orientar o manejo e o aconselhamento pré-natal, é fundamental determinar a corionicidade e amniocidade. Essa determinação do número de placentas e do número de bolsas amnióticas segue os mesmos preceitos descritos para a gestação gemelar e está demonstrada na Figura 35.15.

No primeiro trimestre, além da corionicidade, o exame ultrassonográfico pode detectar anormalidades associadas a resultados adversos, como anomalias congênitas, discordância no comprimento cabeça-nádega (que pode estar associada a aneuploidias ou síndrome de transfusão feto-fetal) e translucência nucal aumentada (que pode estar associada a aneuploidia, algumas anomalias congênitas ou síndrome de transfusão feto-fetal).

Nenhum marcador sérico ou teste de DNA livre no sangue materno está validado em gestações trigemelares ou de ordem maior. O risco de aneuploidia em uma gravidez tripla trizigótica é maior do que em uma gravidez única ou gemelar dizigótica, pois existem três riscos fetais independentes para aneuploidia. Dessa forma, é recomendado o aconselhamento genético a todas essas gestantes para discutir o risco de aneuploidia em um ou mais fetos. Caso haja indicação de um diagnóstico fetal, pode-se realizar biopsia de vilo corial ou amniocentese. É de suma importância avaliar e explicar à paciente os riscos e benefícios do procedimento antes de realizá-lo.

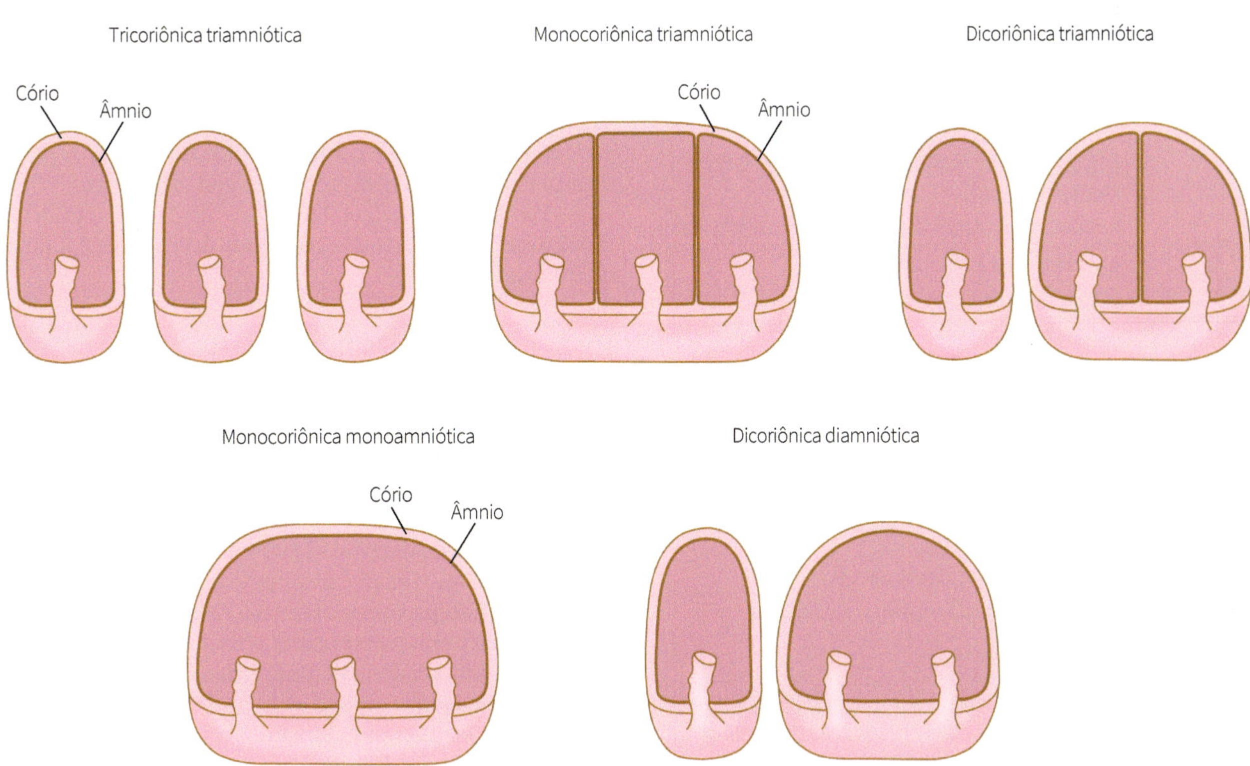

Figura 35.15 Corionicidade e amniocidade nas gestações trigemelares. (Fonte: Hayes, 2024.)

Aproximadamente na 20ª semana de gestação, deve ser realizado um exame ultrassonográfico detalhado para examinar a anatomia fetal, preferencialmente em centro especializado em medicina fetal. É importante usar uma estratégia consistente para identificar e rotular cada trigêmeo em exames ultrassonográficos seriados no segundo e terceiro trimestres, podendo-se utilizar os mesmos critérios das gestações gemelares.

As gestações tricoriônicas apresentam menos riscos de complicações e melhores resultados quando comparadas com os fetos que compartilham a mesma placenta. Assim, o acompanhamento ultrassonográfico está indicado a cada 2 a 4 semanas a partir da 20ª semana. A periodicidade do monitoramento ultrassonográfico nas gestações monocoriônicas triamnióticas está demonstrada na Tabela 35.6.

Nas gestações trigemelares diamnióticas e monocoriônicas ou monoamnióticas e dicoriônicas, dado o alto risco de entrelaçamento de cordão, além do acompanhamento descrito na Tabela 35.6, há indicação de internação das pacientes com 26 semanas para monitoramento contínuo da frequência cardíaca fetal a cada 8 horas.

Tabela 35.6 Protocolo de monitoramento para gestações múltiplas monocoriônicas triamnióticas.

Idade gestacional	Objetivo e frequência da ultrassonografia
11 a 14 semanas	Avaliação de idade gestacional e data estimada do parto
	Avaliação da corionicidade
	Avaliação de translucência nucal e morfologia
16 a 18 semanas	Tamanho fetal
	Anatomia fetal precoce com avaliação das bexigas fetais
	Avaliação de líquido amniótico (maior bolsão vertical)
	Avaliação do pico de velocidade sistólica via Doppler da artéria cerebral média
	Avaliação da velocidade diastólica final via Doppler da artéria umbilical
	Avaliação da ecogenicidade placentária
20 semanas	Tamanho fetal
	Anatomia fetal precoce com avaliação das bexigas fetais
	Avaliação de líquido amniótico (maior bolsão vertical)
	Avaliação do pico de velocidade sistólica via Doppler da artéria cerebral média
	Avaliação da velocidade diastólica final via Doppler da artéria umbilical
	Avaliação da ecogenicidade placentária
	Avaliação do local de inserção do cordão na placenta
20 ou 22 semanas	Ecocardiograma fetal
22 a 32 semanas	Exame seriado do crescimento fetal a cada 4 semanas
	Exame seriado a cada 2 semanas para avaliar: • Bexiga fetal • Líquido amniótico (maior bolsão vertical) • Pico de velocidade sistólica via Doppler da artéria cerebral média • Velocidade diastólica final via Doppler da artéria umbilical • Ecogenicidade placentária • Local de inserção do cordão na placenta
32 a 36 semanas	Exame seriado do crescimento fetal a cada 4 semanas
	Exames semanais para avaliar: • Perfil biofísico fetal • Pico de velocidade sistólica via Doppler da artéria cerebral média • Velocidade diastólica final via Doppler da artéria umbilical • Ecogenicidade placentária

Fonte: Hayes, 2024.

Embora a avaliação da cervicometria por ultrassonografia transvaginal seja um teste de triagem indicado em gestações únicas e gemelares, um comprimento cervical curto na gestação trigemelar não se mostrou sensível como preditor de prematuridade, não estando indicada sua realização. Também não há nenhuma evidência científica que embase a utilização de progesterona, cerclagem, pessário ou repouso na prevenção de parto prematuro em gestações trigemelares ou de ordem maior.

Para reduzir a morbidade neonatal, administração de corticosteroides (betametasona) em situações de risco iminente do parto e de sulfato de magnésio antes de 32 semanas para neuroproteção fetal está indicada como nas gestações únicas. Caso o intervalo entre a primeira administração do corticosteroide e o trabalho de parto ultrapasse 2 semanas, é necessária uma dose de resgate da betametasona. Não há indicação do uso do corticosteroide após a 34ª semana.

Normalmente, todos os fetos de uma gestação tripla nascem dentro de um curto intervalo. No entanto, em casos raros e selecionados, o nascimento de um ou dois fetos pode não ser sucedido do nascimento dos demais, denominado "parto com intervalo tardio", e pode melhorar a sobrevivência neonatal e reduzir a morbidade nos nascimentos prematuros muito precoces (abaixo de 24 semanas).

Pode-se administrar um tocolítico por 48 horas para permitir a administração de betametasona. No entanto, não há indicação de tocólise profilática para tratar contrações prematuras ou trabalho de parto prematuro em pacientes com trigêmeos. Não houve redução comprovada na incidência de parto prematuro, baixo peso ao nascer ou mortalidade neonatal, e o uso prolongado de betamiméticos está associado a um risco aumentado de eventos cardiovasculares na gestante, incluindo óbito materno.

A frequência da pré-eclâmpsia é maior em gestações triplas do que em gestações únicas. A pré-eclâmpsia ocorre mais precocemente e é mais grave, enquanto a síndrome HELLP (hemólise, enzimas hepáticas elevadas, contagem baixa de plaquetas) é mais frequente. Dessa forma, o uso de ácido acetilsalicílico em baixas doses para reduzir a ocorrência de pré-eclâmpsia e suas complicações deve ser iniciado preferencialmente a partir de 12 semanas e antes da 16ª semana e continuado diariamente até o parto. A dose preconizada é a mesma que nas gestações únicas.

As complicações referentes a corionicidade e amniocidade são similares às de gestações gemelares, devendo ser conduzidas da mesma forma.

Parto nas gestações múltiplas de grande ordem

O parto cesariano é a via preferida para todas as gestações de trigêmeos.

A decisão sobre o parto deve ser individualizada e dependerá das condições clínicas maternas e fetais. Sempre que possível, o momento do parto é baseado no tipo de amnionicidade, independentemente da maturidade pulmonar.

Nas gestações trigemelares monoamnióticas ou diamnióticas, é indicado parto cesariano na 32ª semana (entre 32+0 e 32+6 semanas), pois, nesses casos, o risco de morte fetal intrauterina é elevado, sendo maior que o risco de uma complicação pós-natal nessa idade gestacional.

Nas gestações triamnióticas não complicadas, mono, di ou tricoriônicas, o parto está indicado entre 35+0 e 35+6 semanas de gestação. Após esse período, há um risco aumentado de morte fetal.

Caso haja complicações, o parto deve ser antecipado levando em consideração o cenário clínico materno-fetal.

Gestações múltiplas apresentam risco aumentado de atonia uterina, hemorragia pós-parto e histerectomia de emergência; portanto, a preparação para essas complicações potenciais é importante.

REFERÊNCIAS BIBLIOGRÁFICAS

ALEXANDER, G. R. *et al.* What are the fetal growth patterns of singletons, twins, and triplets in the United States? *Clinical Obstetrics and Gynecology*, v. 41, n. 1, p. 114-125, 1998.

AMERICAN COLLEGE OF OBSTETRICIANS AND GYNECOLOGISTS. ACOG Committee opinion no. 548: weight gain during pregnancy. *Obstetrics and Gynecology*, v. 121.1, p. 210-212, 2013.

AMERICAN COLLEGE OF OBSTETRICIANS AND GYNECOLOGISTS. Multifetal gestations: twin, triplet, and higher-order multifetal pregnancies: ACOG Practice Bulletin, Number 231. *Obstetrics and Gynecology*, v. 137.6, p. e145-e162, 2021.

BAKEN, L. *et al.* Diagnostic techniques and criteria for first trimester conjoined twin documentation: A review of the literature illustrated by three recent cases. *Obstetrics and Gynecology Survey*, v. 68, p. 743, 2013.

BRIZOT, M. L. *Gêmeos unidos*. Tese. São Paulo: Faculdade de Medicina da Universidade de São Paulo, 2010.

BRIZOT, M. L, *et al.* Malformações fetais em gestação múltipla. *Revista Brasileira de Ginecologia e Obstetrícia*, v. 22, n. 8, p. 511, 2000.

CHASEN, S. T.; CHERVENAK, F. A. Twin pregnancy: labor and delivery. *UpToDate*. Accessed January 2024.

CHASEN, S. T.; LEVINE, D.; SIMPSON, L. L. Twin pregnancy: overview. *UpToDate*. Accessed January 2024.

CHASEN, S. T.; SIMPSON, L. L. Twin pregnancy: management of pregnancy complications. *UpToDate*. Accessed January 2024.

CHASEN, S. T.; SIMPSON, L. L. Twin pregnancy: routine prenatal care. *UpToDate*. Accessed January 2024b.

CHAVES NETTO, H.; SÁ, R. A. M.; OLIVEIRA, C. A. Gemelaridade. *In*: CHAVES NETTO, H.; SÁ, R. A. M.; OLIVEIRA, C. A. *Manual de condutas em obstetrícia*. 3. ed. Rio de Janeiro: Atheneu, 2011. p. 221-232.

D'ANTONIO, F. *et al.* Perinatal mortality, timing of delivery and prenatal management of monoamniotic twin pregnancy: systematic review and meta-analysis. *Ultrasound in Obstetrics & Gynecology*, v. 53, n. 2, p. 166-174, 2019.

FEDERAÇÃO BRASILEIRA DAS ASSOCIAÇÕES DE GINECOLOGIA E OBSTETRÍCIA (Febrasgo). Gravidez múltipla: identificação de riscos e conduta. São Paulo: Febrasgo, 2021. (Protocolo Febrasgo Obstetrícia, n. 18/ Comissão Nacional Especializada em Medicina Fetal).

GIL, M. M. *et al.* Screening for trisomies by cfDNA testing of maternal blood in twin pregnancy: update of The Fetal Medicine Foundation results and meta-analysis. *Ultrasound in Obstetrics & Gynecology*, v. 53, n. 6, p. 734-742, 2019.

GLANC, P. *et al.* ACR appropriateness criteria® multiple gestations. *Journal of the American College of Radiology*, v. 14.11, p. S476-S489, 2017.

GLINIANAIA, S. V. *et al.* Fetal or infant death in twin pregnancy: neurodevelopmental consequence for the survivor. *Archives of Disease in Childhood. Fetal and Neonatal Edition*, v. 86, n. 1, p. F9-F15, 2002.

GOODNIGHT, W.; NEWMAN, R. Optimal nutrition for improved twin pregnancy outcome. *Obstetrics & Gynecology*, v. 114, p. 1121, 2009.

HAYES, E. J. Triplet pregnancy. *UpToDate*. Accessed June 2024.

KHALIL A, *et al.* Consensus definition and essential reporting parameters of selective fetal growth restriction in twin pregnancy: a Delphi procedure. *Ultrasound in Obstetrics & Gynecology*, v. 53, n. 1, p. 47-54, 2019.

KHALIL A. *et al.* ISUOG Practice Guidelines: role of ultrasound in twin pregnancy. Practice Guideline. *Ultrasound in Obstetrics & Gynecology*, v. 47, n. 2, p. 247-263, 2016.

KOCH, A. K. *et al.* Timing of delivery for twins with growth discordance and growth restriction: an individual participant data meta-analysis. *Obstetrics & Gynecology*, v. 139, n. 6, p. 1155-1167, 2022.

LEWI, L. *et al.* Growth discordance. *Best Practice & Research Clinical Obstetrics and Gynaecology*, p. 295-303, 2014.

LIAO, A. W. *Valores de referência para parâmetros ultrassonográficos do crescimento fetal em gestações gemelares*. Tese. São Paulo: Faculdade de Medicina da Universidade de São Paulo, 2010.

NATIONAL INSTITUTE FOR HEALTH AND CARE EXCELLENCE (NICE). *Twin and triplet pregnancy*. 4 Sept. 2019. Disponível em: www.nice.org.uk/guidance/ng137 Acessado em: jan. 2024.

OLIVER, E. *et al.* Comparison of international guidelines on the management of twin pregnancy. *European Journal of Obstetrics & Gynecology and Reproductive Biology*, v. 285, p. 97-104, 2023.

PHAROAH, P. O.; ADI, Y. Consequences of in-utero death in a twin pregnancy. *Lancet*, v. 355, n. 9215, p. 1597-1602, 2000.

SENAT, M. V. *et al.* The value of middle cerebral artery peak systolic velocity in the diagnosis of fetal anemia after intrauterine death of one monochorionic twin. *American Journal of Obstetrics & Gynecology*, v. 189, n. 5, p. 1320-1324, 2003.

SLAGHEKKE, F. *et al.* Twin anemia-polycythemia sequence: diagnostic criteria, classification, perinatal management, and outcome. *Fetal Diagnosis and Therapy*, v. 27, p. 181, 2010.

STIRNEMANN, J. *et al.* Intrauterine fetoscopic laser surgery versus expectant management in stage 1 twin-to-twin transfusion syndrome: an international randomized trial. *American Journal of Obstetrics & Gynecology*, v. 224, n. 5, p. 528.e1-528.e12, 2021.

SURITA, F. G. *et al.* Orientações sobre como monitorar o ganho de peso gestacional durante o pré-natal. *Femina*, v. 51, n. 2, p. 70-76, 2023.

CAPÍTULO 36

Gravidez Prolongada

Inessa Beraldo de Andrade Bonomi • Ana Christina de Lacerda Lobato • Isadora Cristina de Carvalho Campos

INTRODUÇÃO

Gestação prolongada é definida como aquela que dura 42 semanas ou mais a partir da data da última menstruação (DUM). A duração das gestações únicas é de 40 semanas (280 dias) em média, contados do primeiro dia da DUM até a data provável do parto.

Antigamente, a gestação "a termo" era classificada como aquela que durava entre 3 semanas anteriores até 2 semanas após a data provável do parto, ou seja, de 37 semanas até 42 semanas de gestação. Acreditava-se que havia uma uniformidade nos desfechos neonatais nesse intervalo de tempo e que eles eram, em sua maioria, favoráveis. Atualmente, as evidências têm demonstrado que existem diferenças significativas nos resultados neonatais dentro desse intervalo de 5 semanas, especialmente nas complicações respiratórias neonatais. Após estudos, desde 2013, o American College of Obstetricians and Gynecologists (ACOG) e a Society for Maternal-Fetal Medicine (SMFM) passaram a recomendar que a classificação "termo" seja complementada pelas seguintes designações:

- Termo precoce (entre 37 e 38 6/7 semanas)
- Termo completo (entre 39 e 40 6/7 semanas)
- Termo tardio (entre 41 e 41 6/7 semanas)
- Pós-termo (42 0/7 ou mais semanas).

É de extrema importância a determinação precisa da idade gestacional e, para isso, a recomendação é de que se realize a avaliação ultrassonográfica do comprimento cabeça-nádega fetal entre 10 e 13 6/7 semanas. A datação gestacional que foi definida a partir de um ultrassom deve substituir as datas estabelecidas a partir da DUM quando houver as seguintes discrepâncias:

- Até 9 0/7 semanas: maior do que 5 dias
- Entre 9 0/7 e 15 6/7: maior do que 7 dias
- Entre 16 0/7 e 21 6/7: maior do que 10 dias
- Entre 22 0/7 e 27 6/7: maior do que 14 dias
- A partir de 28 semanas: maior do que 21 dias.

Dessa forma, com a classificação do tempo da gestação adequada, o termo "pós-maduro" ficou reservado e deve ser utilizado para definir apenas fetos que apresentam uma síndrome clínica rara, na qual se encontram sinais clínicos de uma gestação patologicamente prolongada. Os possíveis sinais encontrados nessa síndrome são pele enrugada e descamativa, corpo alongado e emagrecido, olhos abertos em estado de alerta e unhas e cabelos alongados.

As gestações prolongadas, que vão além da data provável do parto, causam angústia tanto para as pacientes quanto para a equipe assistencial, pela possibilidade de surgimento de eventos desfavoráveis. Aproximadamente 60% das mulheres entram em trabalho de parto espontaneamente após 40 semanas.

A gravidez prolongada está associada ao aumento da morbidade materna e fetal, elevando também o índice de mortalidade perinatal. Isso, muito provavelmente, se deve a alterações que levam a insuficiência placentária, aspiração de mecônio e/ou infecção intrauterina.

É importante ressaltar que a indução do trabalho de parto e a cesariana eletiva apresentam riscos potenciais. Assim, é necessário refletir sobre o melhor momento para se interromper uma gestação, considerando, evidentemente, os riscos e os benefícios entre a conduta expectante e a indicação de intervenção. Sempre que possível, a decisão deve ser discutida pela equipe e pelo casal.

INCIDÊNCIA

A incidência de gravidez prolongada ocorre em cerca de 3 a 14% de todas as gestações. Vale lembrar que o acesso à datação por meio de ultrassom precoce ajudou a reduzir a incidência de gestação prolongada de 12 para 3%.

A principal causa de gravidez pós-termo é a datação imprecisa, e as causas mais conhecidas dessa condição, assim como sua patogênese, ainda não são completamente compreendidas. Parece haver uma interação entre mecanismos hormonais, mecânicos e inflamatórios, com influências e predisposição genética, assim como o fenótipo materno.

FATORES DE RISCO

Nuliparidade e obesidade (índice de massa corporal [IMC] pré-gestacional acima de 25 kg/m^2) são os principais fatores significativamente associados a gestações prolongadas. Idade materna avançada (acima de 40 anos) também se apresenta como fator de risco. História prévia de gravidez prolongada pode aumentar em 20% o risco de recorrência em gestações subsequentes. Outros fatores de risco encontrados na literatura são feto do sexo masculino, predisposição genética e etnia caucasiana.

COMPLICAÇÕES

A gestação prolongada está associada ao aumento na morbidade materna e infantil, além da mortalidade infantil. A mortalidade intrauterina e a mortalidade neonatal também aumentam com o avanço da idade gestacional, com maior risco a partir de 42 semanas. A mortalidade perinatal após 42 semanas revelou-se o dobro da que ocorre com 40 semanas e, após 43 semanas, essa taxa aumentou significativamente em até 6 vezes.

O oligoâmnio é uma complicação relacionada à gestação prolongada e se deve a alterações hemodinâmicas fetais em resposta à hipoxemia, deixando o feto vulnerável à compressão do cordão, o que estimula a resposta parassimpática no feto, podendo desencadear a eliminação de mecônio e sua possível aspiração antes ou durante o parto. Na síndrome de aspiração meconial (SAM), ocorre insuficiência respiratória resultante de pneumonite química, com obstrução das vias respiratórias, disfunção do surfactante pulmonar e hipertensão pulmonar. Essa síndrome resulta da resposta fetal à hipoxia intrauterina, que aumenta a peristalse, relaxa o esfíncter anal e ocasiona *gasping* respiratório no feto.

Yoder *et al.* (2002) avaliaram que a redução na incidência da SAM em recém-nascidos e as práticas obstétricas que estão associadas e sugerem que intervenções obstétricas adequadas, como a redução dos partos pós-termo e o monitoramento rigoroso da frequência cardíaca fetal, podem ser eficazes na redução da SAM, melhorando os desfechos neonatais. A SAM está associada a maior morbidade respiratória para o recém-nascido, maior taxa de admissão em unidade de terapia intensiva neonatal e, consequentemente, maior mortalidade fetal e neonatal.

Outra complicação recorrente é a macrossomia fetal, consequência possível da maior duração da gestação. A macrossomia se relaciona com aumento no risco de tocotraumatismo e distocias, principalmente distocia de ombro, o que, por sua vez, aumenta o risco de traumas maternos e fetais, como lacerações graves perineais, fratura de clavícula e lesões no plexo braquial fetal. As gestações prolongadas possuem riscos de distocias que podem chegar a 9 a 12% dos partos, em comparação com o risco de 2 a 7% encontrado nas gestações com 40 semanas. Segundo o Institute of Medicine (IOM) e o National Research Council (2009), durante as últimas semanas de gestação, especialmente a partir de 37 semanas, o ganho de peso materno tende a desacelerar (0,2 a 0,5 kg).

Além disso, nas gestações prolongadas, as incidências de cesáreas chegam a ser 2 vezes maiores, associando-se a outras complicações, como endometrite, hemorragia e doenças tromboembólicas. A ansiedade materna é outro fator importante presente nesses quadros clínicos, contribuindo para aumentar a morbidade materna.

Entre as complicações fetais, há aumento na taxa de morte fetal intrauterina e mortalidade infantil até 2 anos de vida. O risco de óbito fetal aumenta 1,48 e 1,77 vez, com 41 e 42 semanas, respectivamente, em comparação ao existente com 40 semanas. Outras complicações fetais incluem: oligoâmnio e compressão funicular, tocotraumatismo, sofrimento fetal agudo, baixos índices de Apgar (< 4), aumento no risco de internação em unidade de terapia intensiva neonatal, acidemia fetal, hipoxia intraparto, hipoglicemia neonatal, convulsões neonatais, encefalopatia, sepse, macrossomia, lesão do plexo braquial e fratura clavicular.

Em resumo, são diversas as complicações da gestação prolongada. Dentre as complicações maternas, destacam-se: parto vaginal operatório e cesariana, trabalho de parto prolongado, distocia de ombro, laceração perineal grave, endometrite puerperal e hemorragia pós-parto. Entre as complicações fetais, há aumento na taxa de morte fetal intrauterina e mortalidade infantil até 2 anos de vida.

CONDUTA

Não há consenso quanto ao momento ideal para interrupção da gestação e a vigilância fetal pré-parto nas gestações prolongadas.

O ACOG propõe o início da vigilância fetal pré-parto em gestações com 41 semanas ou mais, mas não há evidências suficientes do melhor teste de vitalidade a ser realizado e qual a periodicidade. O Royal College of Obstetricians and Gynaecologists (RCOG) recomenda a realização de cardiotocografia sem estresse 2 vezes/semana e uma avaliação ultrassonográfica do líquido amniótico a partir de 42 semanas para mulheres que recusam a indução do parto. A Society of Obstetricians and Gynaecologists of Canada (SOGC) recomenda testes sem estresse e avaliação do volume de líquido amniótico 2 vezes/semana entre 41 e 42 semanas. O Ministério da Saúde (Brasil, 2022) recomenda vigilância do bem-estar fetal a partir das 40 semanas de gestação, por meio da contagem dos movimentos fetais (mobilograma) e por propedêutica subsidiária a cada 2 ou 3 dias (cardiotocografia e avaliação do volume de líquido amniótico), ressaltando que a dopplervelocimetria em gestações prolongadas não é recomendada, em virtude da pouca utilidade em predizer complicações.

Portanto, é recomendável iniciar o monitoramento fetal a partir de 40 semanas e manter conduta expectante, desde que a avaliação da vitalidade fetal seja normal e acessível, que não haja oligoâmnio e o peso fetal estimado pelo ultrassom esteja abaixo de 4 kg.

Para pacientes com exames de vigilância fetal pré-parto normais, deve-se considerar a indução do trabalho de parto após 41 semanas de gestação. A indução do parto com 41 semanas pode reduzir o risco de resultados perinatais adversos graves quando comparada com a conduta expectante até as 42 semanas em gestações únicas e não complicadas.

Destaca-se que a indução do parto a termo é a forma mais eficaz de prevenir a gestação prolongada; no entanto, a indução eletiva do parto também possui riscos aumentados, dentre eles, aumento de parto cesáreo. A indução eletiva do parto diminui o risco de morte fetal, síndrome de aspiração de mecônio e suas possíveis consequências, além de permitir que a mulher se programe para o parto. Por isso, sobretudo, outras medidas menos invasivas para estimular o parto espontâneo são recomendadas e devem ser estimuladas: o descolamento de membranas ovulares a partir de 38 semanas pode diminuir a incidência de gestações tardias e prolongadas, lembrando que essa prática é contraindicada em caso de placenta prévia e tem risco de sangramento e desconforto/dor; estimulação mamilar e acupuntura também podem ser consideradas para ajudar na prevenção da gravidez pós-termo. Quanto à relação sexual, não há evidências consistentes sobre os benefícios dessa prática para diminuir a gestação prolongada.

REFERÊNCIAS BIBLIOGRÁFICAS

AMERICAN COLLEGE OF OBSTETRICIANS AND GYNECOLOGISTS. ACOG Committee Opinion N. 579: Definition of term pregnancy. *Obstetrics & Gynecology*, v. 122, n. 5, p. 1139-1140, nov. 2013.

AMERICAN COLLEGE OF OBSTETRICIANS AND GYNECOLOGISTS. ACOG Practice Bulletin N. 107: Induction of labor. *Obstetrics & Gynecology*, v. 114, n. 2, p. 386-397, 2009.

BRASIL. Ministério da Saúde. Secretaria de Atenção Primária à Saúde. Departamento de Ações Programáticas. *Manual de gestação de alto risco* [recurso eletrônico]. Brasília: Ministério da Saúde, 2022. Capítulo 9: Gravidez prolongada, p. 133. Disponível em: http://bvsms.saude.gov.br/bvs/publicacoes/manual_gestacao_alto_risco.pdf.

CUNNINGHAM, F. G. *et al. Obstetrícia de Williams* [recurso eletrônico]; tradução: Adernar Valadares Fonseca; revisão técnica: Renato Sá, Fernanda Campos. 23. ed. Porto Alegre: AMGH, 2012. Dados eletrônicos.

DYNAMED. Postterm Pregnancy. EBSCO Information Services. Disponível em: https://www.dynamed.com/condition/postterm-pregnancy. Acesso em: 14 fev. 2024.

FEDERAÇÃO BRASILEIRA DAS ASSOCIAÇÕES DE GINECOLOGIA E OBSTETRÍCIA. *Orientações sobre como monitorar o ganho de peso gestacional durante o pré-natal.* N. 2, fevereiro 2023. FEBRASGO, 2023.

GOEL, A.; NANGIA, S. Meconium aspiration syndrome: challenges and solutions. *Research and Reports in Neonatology*, v. 7, p. 19-28, 2017.

INSTITUTE OF MEDICINE; NATIONAL RESEARCH COUNCIL. Committee to Reexamine IOM Pregnancy Weight Guidelines. *Weight Gain During Pregnancy: Reexamining the Guidelines.* Washington, DC: National Academies Press, 2009.

MONTENEGRO, C. A. B.; REZENDE FILHO, J. *Rezende obstetrícia fundamental.* 13. ed. Rio de Janeiro: Guanabara Koogan, 2014.

YODER, B. A. *et al.* Changing obstetric practices associated with decreasing incidence of meconium aspiration syndrome. *Obstetrics & Gynecology*, v. 99, n. 5, p. 731-739, 2002.

ZUGAIB, M.; FRANCISCO, R. P. V. (Orgs.). *Zugaib obstetrícia*. 4. ed. Barueri: Manole, 2020.

CAPÍTULO 37

Morte Fetal

Sue Yazaki Sun • Rosiane Mattar • Antonio Braga

INTRODUÇÃO

Em Obstetrícia, pode-se vivenciar duas tragédias: a morte materna e a morte fetal. Na maioria das vezes, são episódios que poderiam ser evitados e que trazem sofrimento para todos os envolvidos, seja a mulher, a família ou a equipe de saúde. O óbito fetal (OF) é uma das complicações da gestação de maior impacto obstétrico e psicológico para a mulher (Cacciatore, 2013), particularmente quando não se consegue explicar sua causa. Menos da metade dos países tem uma política de revisão dos óbitos fetais (Abrampah *et al.*, 2023).

A cada dia, ao redor do mundo, 7.000 mulheres vivenciam a experiência de ter um natimorto (Cacciatore, 2013). A taxa mundial de natimortalidade tem se mantido ao redor de 18 para 1.000 nascidos. A maioria deles ocorre em países de baixa renda e é evitável, particularmente o OF intraparto, que, com os causados por sífilis e malária, evidenciam falta da assistência ante e perinatal, e todos os esforços devem ser feitos para sua erradicação (Lawn *et al.*, 2016).

O *Every Newborn Action Plan* foi lançado em 2014 como uma resolução de assembleia da Organização Mundial da Saúde e tem como meta reduzir a taxa para 12 ou menos natimortos por 1.000 nascimentos em todos os países do mundo até 2030 (Lawn *et al.*, 2016).

Nos EUA, a taxa de natimortalidade foi de 5,96 por 1.000 nascimentos em 2013 (Page *et al.*, 2018). Naquele país, a *Stillbirth Collaborative Research Network* contabilizou 512 natimortos acima de 24 semanas de gestação e peso acima de 500 g no período de 2006 a 2008 e identificou que, em quase um quarto (22,3%) dos casos, as causas de óbito eram potencialmente evitáveis. Entre as causas evitáveis, a mais frequente foi a insuficiência placentária, seguida por doenças maternas (*diabetes mellitus*, hipertensão arterial, síndrome de anticorpo antifosfolípide, lúpus eritematoso sistêmico, hipertensão da gestação). Portanto, nos EUA e provavelmente em cenários de alta renda, a identificação e o manejo de gestações com insuficiência placentária é a ação que poderá promover efeito mais imediato na redução da natimortalidade (Page *et al.*, 2018).

No Brasil, a taxa de natimortalidade teve queda de 27% entre os anos de 1995 e 2009, mas depois parece estar mantendo-se em um patamar ao redor de 10 por 100.000 nascidos vivos. A taxa de natimortalidade varia entre as diferentes regiões do Brasil, sendo maior na região Nordeste (13,23 por 1.000 nascimentos) e menor que a taxa nacional nas regiões Sul (8,27 por 1.000 nascimentos), Centro-Oeste (9,72 por 1.000 nascimentos) e Sudeste (10,08 por 1.000 nascimentos). Esses números refletem as diferenças socioeconômicas e de acesso à saúde vigentes no nosso país.

Em hospital terciário do Recife, Oliveira e Costa (2013) estudaram 246 casos de *near miss* materno, entre os quais o desfecho fetal desfavorável foi elevado (OF em 48% a 19,5% e óbito neonatal em 19% a 7,7%). A pré-eclâmpsia grave associada a *near miss* materno aumentou em três vezes a chance de as pacientes apresentarem desfecho fetal desfavorável, comparadas àquelas com *near miss* sem pré-eclâmpsia grave. Isso mostra a relevância do adequado manejo dos distúrbios hipertensivos na gravidez para a preservação do binômio materno-fetal. Aquino e Cecatti (1998), em São Paulo, também identificaram a hipertensão arterial como uma das principais causas de morte fetal.

DEFINIÇÃO

O OF é a morte do produto conceptual, antes da sua expulsão ou extração completa do corpo da mãe, evidenciada pelos seguintes parâmetros: ausência de respiração ou outro sinal de vida, como batimentos cardíacos, pulsações do cordão umbilical ou movimentos efetivos dos músculos de contração voluntária. Há divergência quanto ao tempo de duração da gravidez na definição de OF, como veremos adiante.

A 10ª revisão da Classificação Internacional de Doenças (CID-10) define como OF precoce os óbitos de fetos com 500 g ou mais, ou com 22 semanas completas de gestação ou mais, ou medindo 25 cm ou mais; OF tardio de fetos com 1.000 g ou mais, ou 28 semanas ou mais, ou 35 cm ou mais. As perdas gestacionais abaixo de 22 semanas são consideradas como abortamento (Lawn *et al.*, 2016). Na CID-11, manteve-se a idade gestacional de 22 semanas, utilizando-se esse parâmetro como o principal para notificação (Blencowe *et al.*, 2024).

A Organização Mundial da Saúde, para fins de comparação de dados internacionais, define o OF como o critério considerado para OF tardio pela CID-10, ou seja, feto pesando 1.000 g ou mais e idade gestacional presumida maior ou igual a 28 semanas (Lawn *et al.*, 2016).

OF intraparto é aquele que ocorre após o início do trabalho de parto e antes do nascimento baseado na presença de batimento cardíaco fetal no início do trabalho de parto. A pele fetal começa a apresentar aspecto macerado após 6 a 12 horas do OF. Portanto, se a pele fetal apresentar aparência íntegra, supõe-se que o óbito ocorreu intraparto. A proporção de OF intraparto em relação ao antenatal é inversamente proporcional à renda do país: quanto menor a renda, maior a proporção de óbitos intraparto (Lawn *et al.*, 2016). Esses conceitos foram mantidos na CID-11 (Blencowe *et al.*, 2024).

EPIDEMIOLOGIA

A taxa de natimortalidade é calculada por meio do número absoluto de natimortos sobre o número absoluto de nascimentos multiplicados por 1.000.

Em 2015, estima-se que ocorreram 2,6 milhões de mortes fetais no terceiro trimestre, ao redor do mundo, e 1,3 milhão ocorreram intraparto (Lawn *et al.*, 2016). A maior parte dos óbitos fetais (98%) se concentra entre os países de baixa e média renda, e 76,2% deles ocorrem em países do sul da Ásia e da África Subsaariana, onde 60% dos partos ocorrem em áreas rurais com acesso restrito a planejamento familiar, cuidados de enfermagem obstétrica e hospitais com capacidade para atendimento obstétrico de emergência (Lawn *et al.*, 2016) (Figura 37.1). Nesses cenários, a maioria dos OFs ocorre intraparto, o que constitui indicador de baixa qualidade da assistência obstétrica, por escassez de monitorização de vitalidade fetal intraparto e demora na realização do parto quando detectadas condições de comprometimento fetal (Lawn *et al.*, 2016).

Em contrapartida, em países com assistência obstétrica e neonatal adequada, OFs intraparto são raros. Em países de alta renda, predominam os OFs anteparto associados a crescimento fetal restrito. Nessas localidades, os recursos permitem o diagnóstico de crescimento fetal restrito e outras desordens placentárias com consequente terminação da gravidez por indução de parto ou cesárea, levando ao aumento da taxa de prematuridade. Tendo em vista que após 30 semanas de gravidez o risco de OF na presença de Doppler de artéria umbilical com onda reversa supera o risco da prematuridade, a antecipação do parto parece justificável nessas situações (Figueras e Gratacos, 2017).

Os óbitos fetais são computados com os óbitos neonatais precoces para o cálculo da taxa de óbito perinatal, o indicador mais apropriado para a análise da assistência obstétrica e neonatal e dos serviços de saúde em todo o mundo.

FATORES DE RISCO

Existem vários fatores de risco associados à morte fetal, e os principais são: afrodescendência, nuliparidade, idade materna avançada, hipertensão, diabetes, obesidade, tabagismo, uso de drogas, etilismo e gestação múltipla (Stillbirth Collaborative Research Network Writing Group, 2011a; 2011b; Page *et al.*, 2013).

Mulheres negras têm maior taxa de natimortalidade que mulheres brancas, hispânicas ou asiáticas, e isso se deve a taxas mais elevadas de hipertensão, *diabetes mellitus*, descolamento prematuro de placenta e ruptura prematura de membranas ovulares entre as mulheres dessa etnia (Rosenstein *et al.*, 2014).

Mulheres nulíparas apresentaram maior risco de OF do que mulheres com um parto ou mais (Gardosi *et al.*, 2013; Rosenstein *et al.*, 2014).

A idade materna acima de 35 anos é associada à maior taxa de OF, tanto em nulíparas como em multíparas, e esse fator de risco está relacionado principalmente a anomalias congênitas e gestações múltiplas (Smith e Fretts, 2007; Gardosi *et al.*, 2013; Frey *et al.*, 2014).

Hipertensão arterial e *diabetes mellitus* são as principais complicações maternas associadas à morte fetal. Mulheres com diabetes têm duas a quatro vezes mais riscos de OF (Stillbirth Collaborative Research Network Writing Group, 2011a; 2011b; Stormdal Bring *et al.*, 2014; Wou *et al.*, 2014). A taxa de natimortalidade eleva-se para 50 por 1.000 nascimentos quando ocorrem eclâmpsia e síndrome HELLP. Cuidados preconcepção como controle glicêmico rigoroso podem reduzir o risco de morte fetal.

Obesidade, tabagismo, uso de drogas e etilismo são os principais fatores de risco modificáveis associados à morte fetal. Mulheres que param de fumar da primeira para a segunda gestação diminuem o risco de OF para níveis semelhantes aos de mulheres não fumantes (Gardosi *et al.*, 2013; Lawn *et al.*, 2016). A obesidade está associada a maior risco de OF mesmo na ausência de diabetes e hipertensão, principalmente em idades gestacionais tardias (Stacey *et al.*, 2011; Felisbino-Mendes *et al.*, 2014).

Mulheres com gestação múltipla têm quatro vezes mais chance de morte fetal do que aquelas com gestação única (Smith e Fretts, 2007). Isso se deve principalmente à síndrome de transfusão feto-fetal e ao maior risco de restrição de crescimento e malformações fetais observadas nas gestações múltiplas.

Algumas complicações gestacionais pregressas como parto pré-termo, restrição de crescimento fetal e pré-eclâmpsia aumentam o risco de OF na gestação seguinte (Stillbirth Collaborative

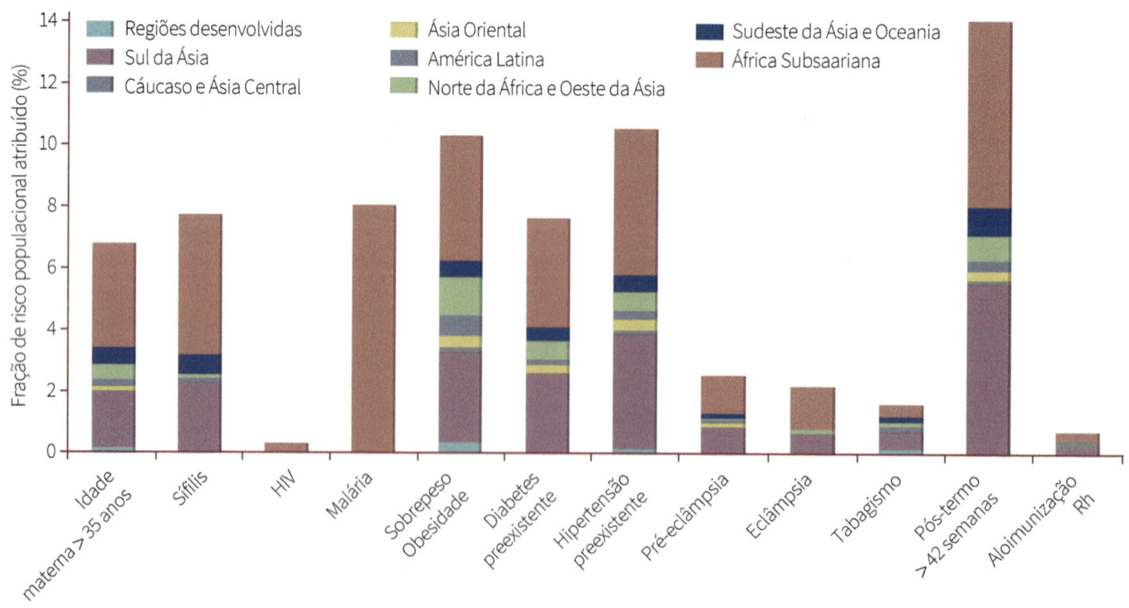

Figura 37.1 Variação regional do risco populacional de óbito fetal para fatores com dados de risco e de prevalência adequados. Observe que esses fatores não são mutuamente exclusivos e alguns como idade avançada, distúrbios não transmissíveis (sobrepeso, diabetes, hipertensão, pré-eclâmpsia, eclâmpsia e tabagismo) e fatores de estilo de vida podem se sobrepor. (Fonte: Lawn *et al.*, 2016. Reproduzida com autorização do autor.)

Research Network Writing Group, 2011a; Figueras e Gratacós, 2014; Morken *et al.*, 2014). Mulheres com história prévia de feto restrito, antes de 32 semanas, que nasceu vivo apresentam risco duas vezes maior de OF em gestação futura do que se apresentassem história pregressa de natimorto sem causa definida.

CAUSAS

As causas de OF podem ser divididas em causas fetais, placentárias e maternas (Tabela 37.1). Apesar dos avanços na medicina materno-fetal e na genética médica, 25% dos óbitos fetais ainda são classificados como de causa indefinida.

Causas fetais

As causas fetais de natimortalidade são responsáveis por 25 a 40% dos casos de OF e estão nesse grupo as anomalias genéticas e cromossômicas, as infecções congênitas e a hidropisia imune ou não imune.

As anomalias genéticas e cromossômicas são responsáveis por 1/3 dos natimortos e estão entre as principais causas de OFs não preveníveis (Smith e Fretts, 2007; Frey *et al.*, 2014; Jorgensen *et al.*, 2014). As principais cromossomopatias associadas a OF são: monossomia do X (23%), trissomia do 21 (23%), trissomia do 18 (21%) e trissomia do 13 (8%). As malformações mais comuns encontradas nos natimortos são: defeitos de fechamento do tubo neural, doença cardíaca complexa e hidrocefalia isolada (ACOG, 2009). Anormalidades congênitas correspondem a 7,4% dos OFs e algumas delas, notadamente os defeitos abertos do tubo neural, são preveníveis pela suplementação de ácido fólico previamente e no primeiro trimestre da gravidez (Lawn *et al.*, 2016).

As infecções congênitas respondem por 6% das mortes fetais. As principais infecções relacionadas à natimortalidade são sífilis, HIV, citomegalovírus, parvovírus B19, rubéola, varicela e listeriose (ACOG, 2009).

A hidropisia por aloimunização pelo fator Rh é uma causa de OF que vem diminuindo ao longo dos anos devido ao surgimento da imunoglobulina anti-D, possibilitando a prevenção do desenvolvimento dessa enfermidade (ACOG, 2009). No entanto, pode ocorrer devido a outros fatores, como o fator Kell, para o qual não há medida preventiva.

Tabela 37.1 Classificação dos óbitos fetais por causa.

Causas fetais	Anomalias hereditárias e cromossômicas Infecções congênitas Aloimunização Rh Hidropisias não imunes
Causas placentárias e anexiais	Descolamento prematuro de placenta Insuficiência placentária Síndrome de transfusão feto-fetal Corioamnionite Prolapso de cordão Ruptura de *vasa previa*
Causas maternas	Hipertensão Diabetes Síndrome anticorpo antifosfolípide Trombofilias hereditárias Traumas maternos
Causas indeterminadas	Não é possível descobrir a causa de óbito

Causas placentárias

Em torno de 15 a 25% dos óbitos fetais estão relacionados a alterações na placenta, membrana ou cordão umbilical (ACOG, 2009).

O descolamento prematuro de placenta é a causa identificável mais comum de OF e está associada a síndromes hipertensivas, uso de drogas ilícitas, tabagismo e ruptura prematura pré-termo de membranas. Quanto mais precoce a idade gestacional do descolamento prematuro de placenta, maior o risco de OF.

Muitos casos de morte fetal inexplicada são atribuídos à insuficiência placentária associada à restrição de crescimento fetal. O crescimento fetal restrito é detectável pela medida de altura uterina somente em 16% dos casos em população de baixo risco, e a ultrassonografia no terceiro trimestre aumenta a porcentagem de diagnóstico para 40 a 80% (Figueras e Gratacos, 2017). Considerando que cerca de 50% dos natimortos sem outra causa detectável de óbito têm restrição de crescimento fetal, julgamos importante a realização rotineira da ultrassonografia no terceiro trimestre, no intuito de diminuir a natimortalidade.

Corioamnionite é uma causa importante de OF precoce por sepse intrauterina e se deve principalmente à ruptura prematura pré-termo de membranas ovulares.

A transfusão feto-fetal é causa relevante de morte fetal em gestações gemelares monocoriônicas, pois leva ao óbito os dois conceptos, por restrição de crescimento fetal de um e insuficiência cardíaca do outro (ACOG, 2009).

As causas de OF relacionadas a alterações no cordão umbilical, como prolapso de cordão, ruptura de *vasa previa* e tromboses no cordão ocorrem mais em gestações de termo e pós-termo. Circular cervical de cordão umbilical não é associada a maior risco de OF (ACOG, 2009; Roescher *et al.*, 2014).

Causas maternas

As doenças maternas são responsáveis apenas por 5 a 10% das causas de OF, e as principais comorbidades maternas que levam à morte fetal são as doenças hipertensivas e o diabetes (ACOG, 2009).

As doenças autoimunes como a síndrome do anticorpo antifosfolípide também são causas de OFs e devem ser controladas no período perinatal para o bem-estar materno-fetal. No caso das trombofilias hereditárias, ainda não se comprovou sua associação com morbidade fetal e ainda não se observou diminuição de OF com o uso, na gravidez, de drogas anticoagulantes como a heparina.

Outras causas importantes de morte fetal são as complicações intraparto, como desproporção cefalopélvica e apresentações fetais anômalas que levam a asfixia fetal intraparto e óbito.

MANEJO MATERNO APÓS A MORTE FETAL

Investigação do óbito fetal

A determinação da causa do OF é de extrema importância tanto para ajudar no entendimento da perda fetal como para aconselhamento e prevenção em futura gestação. Para confirmar a causa do OF, é necessária a investigação do natimorto com o histórico materno. Para isso, é preciso avaliação minuciosa dos dados obstétricos, exame físico do natimorto, realização de autópsia e testes genéticos.

História clínica e obstétrica

A realização de história clínica e obstétrica detalhada permite a identificação de fatores de risco e causas de morte fetal.

Diante do diagnóstico de OF, é necessária primeiramente a investigação de hemorragia materno-fetal, afastando causas como o descolamento prematuro de placenta que colocam em risco o bem-estar materno.

Sobre a história familiar, é importante conhecer se existe abortamento espontâneo recorrente, tromboses, anomalias congênitas, atraso no desenvolvimento e consanguinidade.

História materna de trombose, exposição a medicamentos e agentes infecciosos, *diabetes mellitus*, hipertensão arterial crônica, trombofilias, lúpus eritematoso sistêmico, doenças autoimunes, epilepsia, anemia severa, doença cardíaca, tabagismo, etilismo e uso de drogas ilícitas podem estar associados ao OF.

Antecedentes obstétricos de abortamento espontâneo de repetição, gestação anterior com anomalia congênita ou restrição de crescimento fetal, hipertensão gestacional ou pré-eclâmpsia, diabetes gestacional, descolamento prematuro de placenta e natimorto são fatores importantes na história da paciente.

Com relação aos dados obstétricos da gestação atual, é necessário saber a idade gestacional do início do pré-natal e do diagnóstico do OF, a presença de complicações maternas, o ganho de peso na gestação, a existência de anomalias fetais e infecções maternas, a ocorrência de traumas abdominais, trabalho de parto prematuro e ruptura prematura de membranas ovulares.

Exames laboratoriais maternos

Além da revisão dos exames laboratoriais e ultrassonográficos realizados durante o pré-natal, faz-se necessária a realização de exames laboratoriais maternos após o diagnóstico de OF, na tentativa de identificar a causa do óbito. Os exames necessários no momento do diagnóstico de um OF estão na Tabela 37.2.

Exame físico do natimorto

Deve-se realizar exame físico em todo natimorto, sua placenta, membranas e cordão umbilical. A Figura 37.2 mostra o fluxograma para avaliação fetal e placentária de natimortos conforme o American College of Obstetricians and Gynecologists (ACOG, 2009).

Autópsia

As pacientes devem ser encorajadas a permitirem a realização de autópsia nos natimortos, pois em grande parte das vezes essa é a única maneira de se identificar a causa do OF. A autópsia deve incluir fotos, exames de imagens, estudo histopatológico e cultura bacteriana.

Testes genéticos

Os testes cromossômicos e gênicos se fazem necessários principalmente no caso de natimorto com restrição de crescimento de causa não identificada no pré-natal, características dismórficas, anomalias ou hidropisia não imune. Uma avaliação genética também está indicada em casos de perdas embrionárias e fetais recorrentes ou pais portadores de translocação balanceada e mosaicismo.

Os testes genéticos podem ser colhidos por amniocentese no momento do diagnóstico do OF, e essa é a melhor opção se a gestante decidir aguardar o parto (nível de evidência A).

Tabela 37.2 Exames laboratoriais necessários para investigação do óbito fetal.

Geral	Hemograma completo Tipagem sanguínea e teste de Coombs indireto Ácido biliar
Genético	Cariótipo fetal *Microarray* cromossômico
Metabólicos	Glicemia Hormônios tiroidianos
Sorologias	Parvovírus B19 Sífilis Citomegalovírus Toxoplasmose Rubéola
Anticorpos autoimunes	Anticoagulante lúpico Anticardiolipina B2 glicoproteína I
Investigação de trombofilias (somente nos casos de restrição de crescimento ou história familiar ou materna de trombose)	Mutação do fator V Leiden Mutação do gene da protrombina Níveis de antitrombina III Mutação da metilenotetra-hidrofolato redutase (MTHFR) Atividade das proteínas C e S

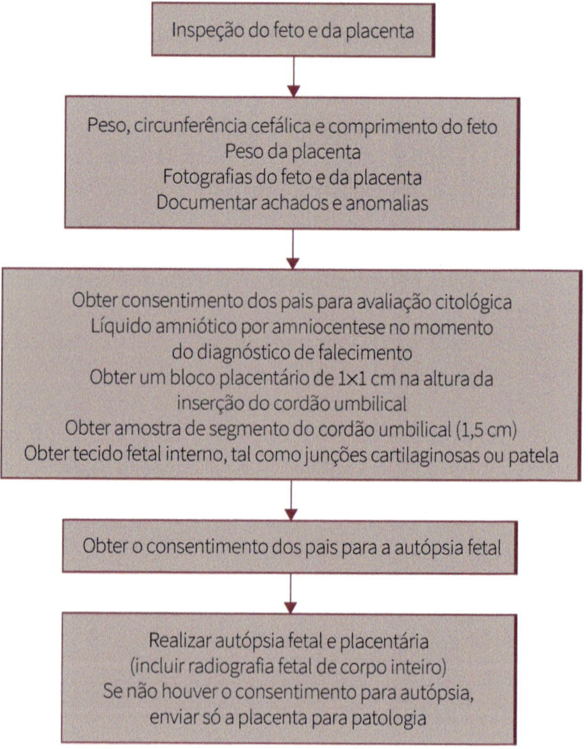

Figura 37.2 Fluxograma para avaliação fetal e placentária do natimorto. (Adaptada de: ACOG, 2009.)

Após o nascimento, pode-se realizar o teste genético por meio da análise de segmentos da placenta, do cordão umbilical, da junção costocondral ou da patela.

Aspectos psicológicos

O OF causa efeitos psicológicos profundos em mães, pais e familiares. Reações psicológicas agudas como medo, culpa e vontade de fugir podem levar à depressão pós-parto grave.

Além disso, o OF é responsável por problemas psicológicos a longo prazo como depressão, ansiedade, comportamento obsessivo-compulsivo, culpa, vergonha, conflitos conjugais, ideação suicida, uso de droga e estresse pós-traumático, que podem durar anos (Cacciatore, 2013; Ryninks *et al.*, 2014).

Assim, faz-se necessário o cuidado psicológico intensivo de pais e familiares de natimortos, a fim de minimizar os danos causados por essa perda. Algumas medidas podem ser tomadas, como permitir que haja contato entre mãe e natimorto, conversar sobre os medos e angústias, responder a todos os questionamentos dos pais e familiares, tentar elucidar a causa de óbito e oferecer acompanhamento psicológico prolongado.

Manejo do parto

O método e o momento do parto após o OF dependem da idade gestacional, da causa do óbito, da história obstétrica pregressa e do desejo materno. A maioria das mulheres prefere o parto imediato, mas o risco de coagulopatia ao aguardar o parto espontâneo é muito pequeno.

A indução do parto em idades gestacionais menores de 28 semanas pode ser feita com misoprostol 200 a 400 mcg via vaginal a cada 4 a 12 horas. A Federação Internacional de Ginecologia e Obstetrícia (FIGO) sugere o uso de 400 mcg a cada 3 horas para morte fetal em idade gestacional menor que 24 semanas, 300 mcg a cada 4 horas entre 24 e 27 semanas e 25 a 50 mcg a cada 4 horas após 28 semanas. Alguns estudos sugerem que o uso de misoprostol para indução do parto com menos de 28 semanas em útero com cicatriz de cesárea anterior é seguro (nível de evidência B), porém mais estudos são necessários para comprovar a efetividade e a segurança dessa conduta. Após 28 semanas, a indução do parto segue o mesmo protocolo das gestações com feto vivo (ACOG, 2009).

O parto cesáreo deve ser reservado para casos excepcionais, pois os riscos maternos do procedimento cirúrgico não são compensados por benefício fetal.

GESTAÇÃO SUBSEQUENTE À NATIMORTALIDADE PRÉVIA

Gestantes com história de natimorto em gestação anterior necessitam de acompanhamento pré-natal de alto risco em gravidez subsequente. Causas fetais hereditárias e causas maternas como diabetes, hipertensão, doenças autoimunes e, eventualmente, trombofilias hereditárias estão associados à recorrência de OF e devem receber aconselhamento preconcepção a fim de prevenir nova morte fetal. O American College of Obstetricians and Gynecologists recomenda o acompanhamento intensivo a partir de 32 semanas de gestação de mulheres com história prévia de OF, embora essa medida possa aumentar a taxa de prematuridade iatrogênica (ACOG, 2009).

CONSIDERAÇÕES FINAIS

O OF é uma complicação gestacional com consequências clínicas, obstétricas e psicológicas devastadoras, além de ser importante problema de saúde pública, pois reflete a qualidade dos cuidados perinatais e a qualidade do serviço de saúde de uma população.

No caso de um natimorto, é necessária investigação exaustiva da causa do OF para que se possa aliviar o sentimento de culpa dos pais e permitir o aconselhamento e a prevenção em futuras gestações. O apoio psicológico e a assistência obstétrica devem ser fornecidos a fim de minimizar os danos causado por uma perda fetal.

REFERÊNCIAS BIBLIOGRÁFICAS

ABRAMPAH, N. A. M.; OKWARAJI, Y. B.; YOU, D. *et al.* Global stillbirth policy review – outcomes and implications ahead of the 2030 sustainable development goal agenda. *International Journal of Health Policy and Management*, v. 12, 2023.

AMERICAN COLLEGE OF OBSTETRICIANS AND GYNECOLOGISTS (ACOG). ACOG Practice Bulletin n. 102: management of stillbirth. *Obstetrics and Gynecology*, v. 113, n. 3, p. 748-761, 2009.

AQUINO, M. M. A.; CECATTI, J. G. Epidemiologia do óbito fetal em população de baixa renda. *Revista Brasileira de Ginecologia e Obstetrícia*, v. 20, n. 2, p. 71-75, 1998.

BLENCOWE, H.; HUG, L.; MOLLER, A. B. *et al.* Definitions, terminology and standards for reporting of births and deaths in the perinatal period: International Classification of Diseases (ICD-11). *International Journal of Gynecology & Obstetrics*, 2024.

BRASIL. Ministério da Saúde. Estatísticas Vitais. Portal da Saúde do SUS. *Informações de Saúde*. Disponível em: http://tabnet.datasus.gov.br/cgi/tabcgi.exe?sim/cnv/fet10uf.def. Acesso em: 21 jan. 2018.

CACCIATORE, J. Psychological effects of stillbirth. *Seminars in Fetal and Neonatal Medicine*, v. 18, n. 2, p. 76-82, 2013.

FELISBINO-MENDES, M. S.; MATOZINHOS, F. P.; MIRANDA, J. J. *et al.* Maternal obesity and fetal deaths: results from the Brazilian cross-sectional Demographic Health Survey, 2006. *BioMed Central Pregnancy and Childbirth*, v. 14, n. 5, 2014.

FIGUERAS, F., GRATACOS, E. An integrated approach to fetal growth restriction. *Best Practice & Research Clinical Obstetrics & Gynaecology*, v. 38, p. 48-58, 2017.

FIGUERAS, F.; GRATACÓS, E. Update on the diagnosis and classification of fetal growth restriction and proposal of a stage-based management protocol. *Fetal Diagnosis and Therapy*, v. 36, n. 2, p. 86-98, 2014.

FREY, H.; ODIBO, A. O.; DICKE, J. M. *et al.* Stillbirth risk among fetuses with ultrasound-detected isolated congenital anomalies. *Obstetrics & Gynecology*, v. 124, n. 1, p. 91-98, 2014.

GARDOSI, J.; MADURASINGHE, V.; WILLIAMS, M. *et al.* Maternal and fetal risk factors for stillbirth: population-based study. *British Medical Journal*, v. 346, 2013.

JORGENSEN, M.; MCPHERSON, E.; ZALESKI, C. *et al.* Stillbirth: the heart of the matter. *American Journal of Medical Genetics Part A*, v. 164, n. 3, p. 691-699, 2014.

LAWN, J. E.; BLENCOWE, H.; WAISWA, P. *et al.* Stillbirths: rates, risk factors, and acceleration towards 2030. *Lancet*, v. 387, n. 10018, p. 587-603, 2016.

MORKEN, N. H.; KLUNGSØYR, K.; SKJAERVEN, R. Perinatal mortality by gestational week and size at birth in singleton pregnancies at and beyond term: a nationwide population-based cohort study. *BioMed Central Pregnancy and Childbirth*, v. 14, n. 1, p. 172, 2014.

OLIVEIRA, L. C.; COSTA, A. A. R. Óbitos fetais e neonatais entre casos de near miss materno. *Revista da Associação Médica Brasileira*, v. 59, n. 5, p. 487-494, 2013.

PAGE, J. M.; SNOWDEN, J. M.; CHENG, Y. W. *et al.* The risk of stillbirth and infant death by each additional week of expectant management stratified by maternal age. *American Journal of Obstetrics and Gynecology*, v. 209, n. 4, p. 375.e1-375.e7, 2013.

PAGE, J. M.; THORSTEN, V.; REDDY, U. M. *et al.* Potentially preventable stillbirth in a diverse U.S. cohort. *Obstetrics & Gynecology*, v. 131, n. 2, p. 336-343, 2018.

ROESCHER, A. M.; TIMMER, A.; ERWICH, J. J. H. M. *et al.* Placental pathology, perinatal death, neonatal outcome, and neurological development: a systematic review. *Public Library of Sciences One*, v. 9, n. 2, 2014.

ROSENSTEIN, M. G.; SNOWDEN, J. M.; CHENG, Y. W. *et al.* The mortality risk of expectant management compared with delivery stratified by gestational age and race and ethnicity. *American Journal of Obstetrics and Gynecology*, v. 211, n. 6, p. 660.e1-660.e8, 2014.

RYNINKS, K.; ROBERTS-COLLINS, C.; MCKENZIE-MCHARG, K. *et al.* Mothers' experience of their contact with their stillborn infant: an interpretative phenomenological analysis. *BioMed Central Pregnancy and Childbirth*, v. 14, n. 1, p. 203, 2014.

SMITH, G. C.; FRETTS, R. C. Stillbirth. *Lancet*, v. 370, n. 9600, p. 1715-1725, 2007.

STACEY, T.; THOMPSON, J. M.; MITCHELL, E. A. *et al.* Relationship between obesity, ethnicity and risk of late stillbirth: a case control study. *BioMed Central Pregnancy and Childbirth*, v. 11, n. 1, p. 3, 2011.

STILLBIRTH COLLABORATIVE RESEARCH NETWORK WRITING GROUP. Association between stillbirth and risk factors known at pregnancy confirmation. *Journal of The American Medical Association*, v. 306, n. 22, p. 2469-2479, 2011a.

STILLBIRTH COLLABORATIVE RESEARCH NETWORK WRITING GROUP. Causes of death among stillbirths. *Journal of The American Medical Association*, v. 306, n. 22, p. 2459-2468, 2011b.

STORMDAL BRING, H.; VARLI, I. A. H.; KUBLICKAS, M. *et al.* Causes of stillbirth at different gestational ages in singleton pregnancies. *Acta Obstetricia et Gynecologica Scandinavica*, v. 93, n. 1, p. 86-92, 2014.

WOU, K.; OUELLET, M. P.; CHEN, M. F. *et al.* Comparison of the aetiology of stillbirth over five decades in a single centre: a retrospective study. *British Medical Association Open*, v. 4, n. 6, 2014.

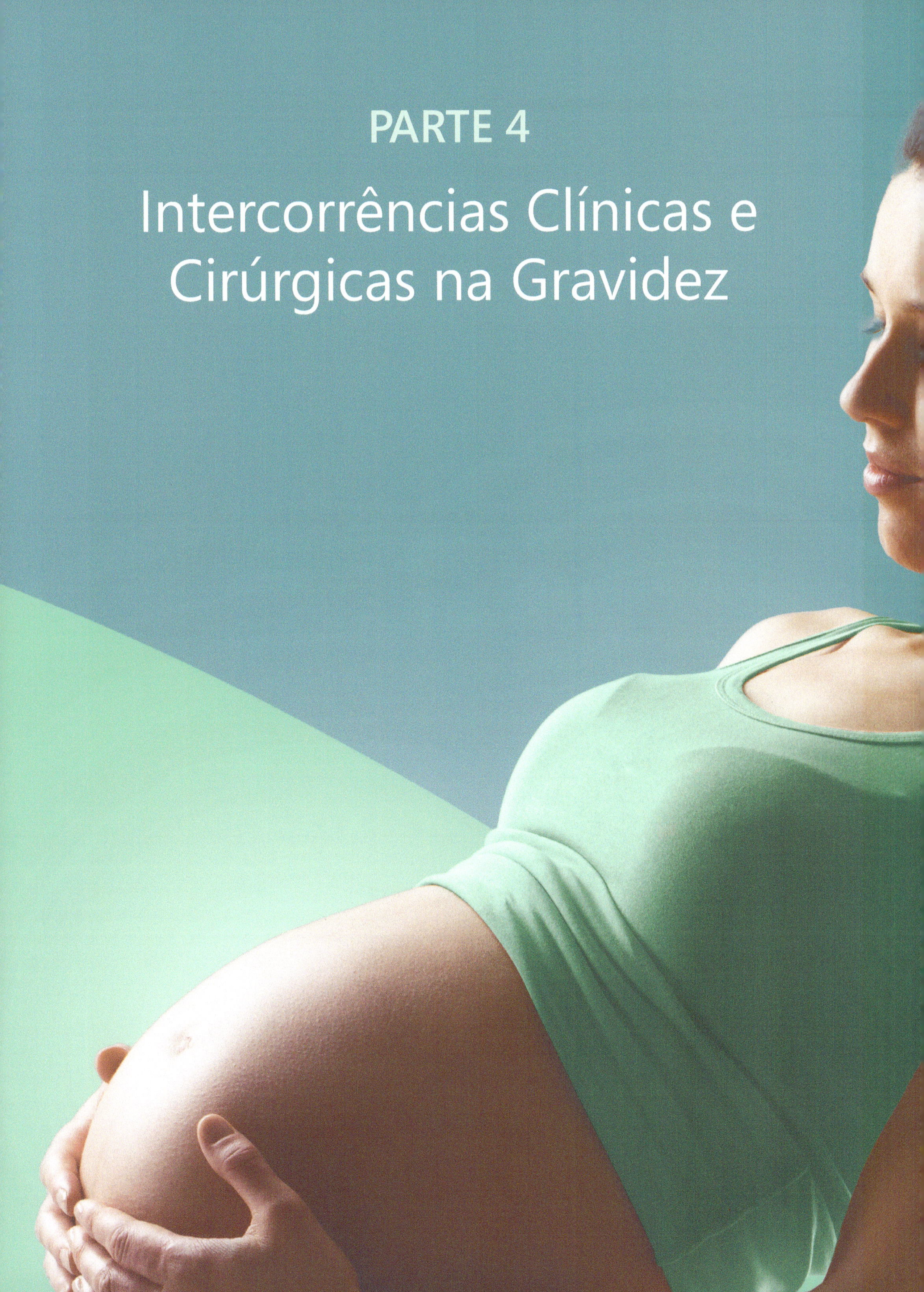

PARTE 4

Intercorrências Clínicas e Cirúrgicas na Gravidez

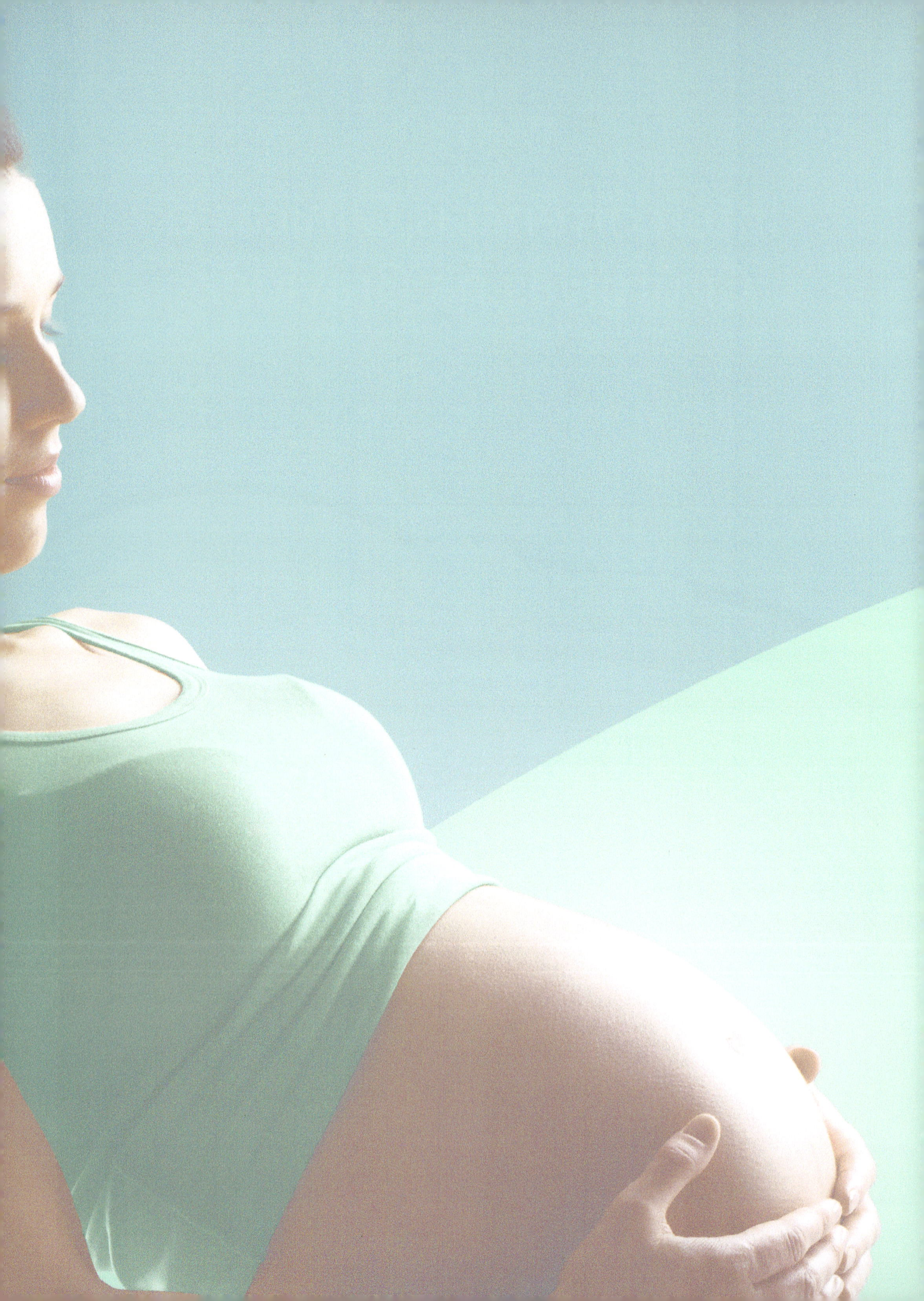

CAPÍTULO 38

Hipertensão Arterial Crônica e Gravidez

Vera Therezinha Medeiros Borges • Francisco Lázaro Pereira de Sousa

INTRODUÇÃO

A hipertensão arterial crônica (HAC) é um problema de saúde pública, devido à alta prevalência e morbimortalidade, sendo o principal fator de risco para as doenças cardiovasculares (DCV) e renais. Merece destaque que a DCV é a principal causa de morte em mulheres (Malachias *et al.*, 2016).

Em gestantes, a HAC está presente em 6 a 8% das gestações, e sua prevalência vem aumentando, influenciada pela obesidade e pelo aumento da idade da mulher ao engravidar (ACOG, 2019). Levando-se em consideração que os distúrbios hipertensivos são uma das causas principais de óbito materno, a HAC merece destaque quanto à importância de os profissionais da saúde que prestam assistência às gestantes e puérperas estarem qualificados para conduzirem o tratamento com condutas oportunas e efetivas no intuito de reduzir danos maternos e perinatais (Say *et al.*, 2014).

Define-se a HAC na gestação quando a pressão arterial sistólica (PAS) é ≥ 140 mmHg e/ou a pressão arterial diastólica (PAD) é ≥ 90 mmHg antes da gravidez ou identificada até a 20ª semana, e que persiste após a 12ª semana posterior ao parto (National High Blood Education Program Working Group, 2000; ACOG, 2013).

As adaptações hemodinâmicas do organismo materno, em algumas situações, podem permitir a instalação do estado hipertensivo, reconhecido clinicamente um pouco além da idade gestacional de 20 semanas, em razão da redução da pressão arterial própria da gravidez, realçando a importância de as decisões serem pautadas no contexto clínico e não apenas em um limite de época gestacional inflexível, mas que deve ser considerada como um indicador relevante. Além do mais, algumas gestantes com HAC podem apresentar proteinúria significativa decorrente de nefrosclerose (Sibai *et al.*, 1998) e outras mulheres que desenvolveram pré-eclâmpsia (PE) terão uma melhoria após as 12 semanas posteriores ao parto. Assim, algumas síndromes hipertensivas são, na prática, mais bem classificadas retrospectivamente (Berks *et al.*, 2009).

Para o diagnóstico da hipertensão, é imprescindível a correta aferição da pressão arterial (PA) usando a técnica adequada, incluindo manguitos adequados ou tabelas de correção da circunferência do braço (se necessário) e, ao utilizar aparelhos automáticos, que sejam validados para uso na gestante. A aferição deve ser obtida preferencialmente na posição sentada, aplicando-se o aparelho no membro superior e mantendo-o elevado na altura do coração. Deve-se considerar a PAD pelo quinto ruído de Korotkoff, correspondente ao desaparecimento da bulha (Maxwell *et al.*, 1982; Malachias *et al.*, 2016; Hurrell *et al.*, 2022).

A HAC é classificada quanto à sua etiologia em primária (90% dos casos) ou secundária (10%). As patologias associadas à HAC secundária são: doenças renais (p. ex., estenose de artéria renal, glomerulonefrites, nefrite lúpica, nefrite diabética), feocromocitoma, coarctação da aorta e colagenoses (p. ex., lúpus e esclerodermia). Também pode estar relacionada a endocrinopatias como diabetes, tireotoxicose, doença de Cushing e hiperaldosteronismo primário (Yoshizaki *et al.*, 2023).

A HAC na gestação também pode ser classificada em: leve a moderada (PAS = 140 a 159 mmHg e PAD = 90 a 109 mmHg) ou grave (PAS ≥ 160 mmHg e PAD ≥ 110 mmHg) (ACOG, 2013). Outro critério classificatório baseia-se apenas no valor da PAD e pode ser considerado: HAC leve (PAD 90 a 99 mmHg), HAC moderada (PAD 100 a 109 mmHg) e HAC grave (PAD ≥ 110 mmHg) (Sass, 2013).

Pesquisas que avaliam a interação materno-fetal embasadas na expressão clínica da HAC podem ter grande relevância para o estabelecimento do plano de ação (Lindheimer e Katz, 1985). Nessa área, os estudos científicos sobre as modificações vasculares no leito placentário conseguiram demonstrar que, quando a pressão arterial diastólica da gestante alcança valores ≥ 110 mmHg (HAC grave), ocorrem danos vasculares envolvendo as artérias espiraladas caracterizados por alterações das camadas arteriais e redução do lúmen, que potencialmente podem contribuir para a instalação de distúrbios que interfiram na homeostase do produto da concepção. Achados histológicos semelhantes também foram encontrados nas gestantes portadoras de HAC moderada (PAD 100 a 110 mmHg), pressupondo uma similaridade de danos ao fluxo sanguíneo nesse espaço vascular em ambos os grupos distintos de gestantes (Sousa *et al.*, 2008), bem como nas grávidas hipertensas que evoluíram com descolamento prematuro da placenta (Mesquita *et al.*, 2003), mas não sendo encontradas as mesmas alterações nos vasos uteroplacentários em gestantes saudáveis ou com HAC leve. Outras investigações nesta temática demonstraram a correlação entre as alterações na interface vascular materno-fetal e baixo peso do recém-nascido (Ramos *et al.*, 1995). Isso pode representar que as repercussões vasculares em órgãos-alvo atribuídas à HAC potencialmente se expressam também no leito placentário, restando compreender se as intervenções terapêuticas são capazes de evitar ou reduzir alterações histopatológicas com consequências clínicas.

EFEITOS DA HIPERTENSÃO ARTERIAL CRÔNICA NA GRAVIDEZ

Riscos maternos

A hipertensão arterial crônica aumenta o risco de acidentes vasculares cerebrais, edema agudo de pulmão, insuficiência renal e mortalidade materna (Gilbert *et al.*, 2007). Ressalta-se que, nos casos mais graves, quando a PA não está controlada, o risco de complicações aumenta acentuadamente (Sibai, 2002).

Do ponto de vista obstétrico, a HAC está associada a um aumento risco de PE, diabetes gestacional, descolamento prematuro de placenta e elevação na taxa de cesariana (Zetterström *et al.*, 2005; ACOG, 2013).

Riscos perinatais

A HAC na gravidez está associada a piores resultados perinatais. As complicações mais frequentes são: baixo peso ao nascer, parto prematuro, restrição de crescimento fetal e mortalidade perinatal. A incidência desses desfechos perinatais desfavoráveis parece estar relacionada com a duração e a gravidade da hipertensão arterial crônica (Bramahm *et al.*, 2014; Panaitescu *et al.*, 2017).

AVALIAÇÃO PRECONCEPÇÃO

O ideal é que as mulheres portadoras de hipertensão arterial crônica sejam avaliadas antes da concepção para abordar algumas questões que possam interferir no prognóstico materno e perinatal (ACOG, 2019).

Os principais aspectos a serem avaliados são:

- Identificação da concomitância com outras comorbidades: diabetes, obesidade, tabagismo
- Revisão e otimização das medicações anti-hipertensivas: devem ser suspensos os inibidores da enzima de conversão da angiotensina e os bloqueadores dos receptores da angiotensina e substituídos por outros anti-hipertensivos
- Avaliação da função renal: como geralmente os rins são os primeiros órgãos a serem acometidos pela HAC, é necessário determinar a concentração de creatinina sérica, o índice proteína/creatinina na urina e, se necessário, a coleta de proteinúria em urina de 24 horas. O índice proteinúria/creatinúria pode ser utilizado como teste de triagem, e caso esse índice ou a creatinina sérica estejam alterados, recomenda-se a coleta de proteinúria de 24 horas no intuito de avaliar a condição renal
- Avaliação cardíaca: recomenda-se uma avaliação cardíaca em mulheres com HAC mal controlada há mais de 4 anos ou com suspeita de hipertensão de longa data, com base na idade, pelo maior risco de hipertrofia cardíaca, disfunção e doença cardíaca isquêmica. O ecocardiograma transtorácico é o exame mais fidedigno para diagnóstico de hipertrofia e disfunção cardíaca. Quando não for disponível, o eletrocardiograma de 12 derivações pode ser usado como teste alternativo de primeira linha
- Identificação das causas secundárias de hipertensão arterial: embora a maioria das mulheres hipertensas em idade reprodutiva com HAC seja primária, a consideração de causas secundárias de hipertensão é importante, se ainda não avaliadas, uma vez que essas causas podem exigir exames e tratamento específicos, idealmente antes da gravidez. Deve ser suspeitada a HAC secundária quando a hipertensão é de difícil controle, particularmente em mulheres jovens (< 30 anos) sem antecedentes familiares de hipertensão
- Orientação quanto à avaliação e ao controle da pressão arterial domiciliar: importante que haja controle da pressão arterial com farmacoterapia em mulheres que estão considerando engravidar
- Modificação dos fatores de risco: necessária a orientação de perda de peso em mulheres com sobrepeso ou obesas, cessação do tabagismo, praticar atividade física para mulheres sedentárias.

ASSISTÊNCIA PRÉ-NATAL

Consultas pré-natais

Por ser uma doença preexistente, o ideal é que antes de engravidar a paciente esteja com a PA controlada e com avaliações que auxiliem na caracterização do grau de comprometimento de órgãos-alvo, principalmente naquelas com mais de 10 anos de doença.

As gestantes com HAC devem iniciar o pré-natal o quanto antes, de preferência por equipe multidisciplinar, incluindo enfermeiros, nutricionistas e psicólogos, que auxiliarão no seguimento pré-natal.

Logo na primeira consulta, o obstetra deve orientar sobre os aspectos que envolvem essas gestantes, como medidas preventivas para hipertensão, riscos cardiovasculares e PE, exames subsidiários, hábitos alimentares, exercícios físicos e suspensão e/ou adequação de medicações em uso, além da introdução de novos hipotensores, se necessário.

As consultas devem ser individualizadas. Os casos de HAC leve, sem outras complicações, podem ser acompanhados com retornos mensais até a 28ª semana; quinzenais, entre 28ª e 34ª semanas; e semanais, após a 34ª semana. As pacientes que necessitem de aumento da dose dos hipotensores ou quadros suspeitos de PE sobreposta devem retornar no máximo em 1 semana (Sass, 2013; Yoshizaki *et al.*, 2023). Aquelas que apresentam suspeita de PE, valores pressóricos igual ou acima de 160×110 mmHg, ou iminência de eclâmpsia devem sempre ser encaminhadas a serviço terciário de atenção à saúde e, havendo indicação do uso do sulfato de magnésio, recomenda-se iniciar ainda no local de atenção primária para posterior encaminhamento.

Durante o pré-natal, deve-se ter atenção especial a ganho de peso, altura uterina, edema e aferição correta da PA, uma vez que essas medidas podem auxiliar no diagnóstico de complicações nesse grupo de pacientes. Os indícios clínicos de PE sobreposta devem ser valorizados; este assunto será mais amplamente considerado no Capítulo 31, *Pré-Eclâmpsia e Eclâmpsia*.

Exames pré-natais

Além dos exames de rotina do pré-natal, é necessária uma avaliação inicial da função renal ainda no primeiro trimestre, o que inclui dosagem sanguínea de creatinina e pesquisa de alteração da permeabilidade glomerular para proteína. Para tal, por conta de praticidade e rapidez, recomenda-se que esta seja realizada pelo índice de proteinúria/creatinúria em amostra isolada de urina, cujo valor alterado é ≥ 0,3. A proteinúria de 24 horas pode ser uma segunda opção, que será positiva ao alcançar o valor de 300 mg/24 horas; no entanto, seu uso é desencorajado ambulatorialmente devido à dificuldade em se obterem coleta e armazenamento adequados. Essa avaliação da função renal no início da gestação será útil durante o seguimento e também para o diagnóstico diferencial de possível associação de PE sobreposta que possa ocorrer.

Outros exames, como fundoscopia, eletrocardiograma, ecocardiograma, ultrassonografia renal, entre outros, devem ser solicitados baseados em critérios clínicos de forma individualizada. Existem recomendações para se realizar eletrocardiograma para todas as gestantes, com o intuito de rastrear alterações isquêmicas e hipertrofia do ventrículo esquerdo.

Se o exame estiver alterado ou se a HAC for há mais de 5 anos, sugere-se a realização do ecocardiograma (Ankumah e Sibai, 2017; ACOG, 2019).

Os exames de ultrassonografia obstétrica devem seguir a rotina da assistência pré-natal, sendo que se recomenda a realização de exames ultrassonográficos mensais no terceiro trimestre para avaliação do crescimento fetal, uma vez que o risco de restrição de crescimento fetal (RCF) em gestantes com HAC pode chegar a 40% (Imdad *et al.*, 2011; Roman, 2017). Em casos suspeitos de RCF, deve-se realizar dopplervelocimetria, além de outros exames de vitalidade fetal, com frequência estabelecida de acordo com o caso (Yoshizaki *et al.*, 2023).

Prevenção da pré-eclâmpsia

A literatura recomenda o uso do ácido acetilsalicílico (AAS) (60 a 150 mg/dia) e do cálcio (Ca) (500 mg a 1,5 g/dia) para a obtenção da profilaxia secundária da PE (Silva *et al.*, 2010; Camargo *et al.*, 2013; Lajos *et al.*, 2014; Souza *et al.*, 2014; Souza *et al.*, 2019; Magee *et al.*, 2022), particularmente em grupos de risco para o desenvolvimento da PE, nos quais a redução dessa sobreposição pode atingir 10 a 60% (Rolnik *et al.*, 2017; Hofmeyr *et al.*, 2018). Nessa população, destacam-se as mulheres portadoras de HAC, bem como aquelas com história prévia de PE, obesidade, diabetes *mellitus* prévio, gemelaridade, síndrome do anticorpo antifosfolípide (SAAF), lúpus eritematoso sistêmico (LES) e doença renal crônica (Duckitt e Harrington, 2005; Milne *et al.*, 2005). A prescrição do AAS em alguns protocolos tem se iniciado após a 12ª semana, interrompendo-se seu uso com 36 semanas e o Ca inicia-se quando alcançada a mesma idade gestacional, sendo mantido até o parto.

Metanálise envolvendo 30 *trials* que incluiu 20.445 mulheres encontrou resultados favoráveis para a redução de PE em grávidas com baixa ingesta de cálcio com suplemento inferior a 1 g (Woo Kinshella *et al.*, 2022); na prática, poderá ser considerada uma suplementação de 500 mg/dia (Balk *et al.*, 2017).

As pesquisas demonstraram melhores resultados após a suplementação do cálcio quanto à redução da PE nas gestantes que apresentavam carência desse elemento (Hofmeyr *et al.*, 2018). Considerando a baixa ingesta de Ca nessa população (Brasil, 2011), em gestantes brasileiras de alto risco para PE, sugere-se a suplementação rotineira de Ca (Silva *et al.*, 2010; Camargo *et al.*, 2013; Lajos *et al.*, 2014; Souza *et al.*, 2014; Davenport *et al.*, 2018; Souza *et al.*, 2019; Woo Kinshella *et al.*, 2022).

ASPECTOS TERAPÊUTICOS

As ações empreendidas para tratamento da hipertensão arterial têm como meta reduzir os danos e evitar complicações inerentes dessa doença crônica não transmissível; por esse motivo, mesmo durante a gravidez, o plano terapêutico não deve ser interrompido, mas adaptado às limitações que o ciclo gravídico-puerperal impõe, sendo recomendável que as decisões clínicas sejam tomadas por obstetra afeito ao tema (Souza *et al.*, 2023). Os critérios de internação hospitalar a serem considerados são os seguintes:

- PAS ≥ 160 mmHg e/ou PAD ≥ 110 mmHg
- Diagnóstico de PE sobreposta
- Emergência hipertensiva
- HAC secundária descompensada
- Controle inadequado da PA
- Vitalidade fetal alterada.

Conduta não farmacológica – dieta e exercícios

Recomenda-se, de maneira geral, que as mulheres portadoras de HAC adotem uma dieta com restrição de sal (Webster *et al.*, 2019). Uma orientação para que não se exceda o consumo diário de sódio de 2 g pode ser benéfica. Para tal, se não existir restrição, o cloreto de sódio poderá ser substituído por cloreto de potássio, com o cuidado de não tornar a dieta impalatável. Poderá ser benéfico o estímulo para a ingestão de frutas, hortaliças, laticínios com baixo teor de gordura e cereais integrais, além de consumo moderado de oleaginosas e redução no consumo de gorduras, doces e bebidas com açúcar e carnes vermelhas (Malachias *et al.*, 2016).

Para pacientes com HAC bem controlada, a atividade física não é contraindicada; há uma preferência por exercícios de baixo impacto, sendo importante a orientação para a prática adequada quanto a frequência e intensidade (Martin e Brunner Huber, 2010; Sass, 2013). O exercício aeróbico 3 a 4 vezes/semana (30 a 60 minutos/sessão) é recomendado para prevenir o ganho de peso e reduzir os resultados adversos da gravidez, incluindo distúrbios hipertensivos e diabetes *mellitus* gestacional, a menos que seja contraindicado (Barakat *et al.*, 2016; Di Mascio *et al.*, 2016; Santos *et al.*, 2019; ACOG, 2020).

Considerando a associação comum entre a HAC e a obesidade materna, e que pode estar associada a maus resultados tanto para a mãe como para o feto, as mulheres com índice de massa corporal elevado (IMC ≥ 30 kg/m²) são aconselhadas a evitar um ganho de peso superior a 7 kg durante a gestação. Para gestantes com sobrepeso (IMC 25 a 29,9 kg/m²), a faixa de ganho de peso recomendada é de 6,8 a 11,2 kg (Dood *et al.*, 2014; Halpern *et al.*, 2019; Maxwell *et al.*, 2019).

Conduta farmacológica

O prescritor deve considerar de maneira imprescindível a potente interferência na farmacocinética das drogas, provocada pelas adaptações do organismo da grávida e da puérpera, bem como a influência desses fármacos na evolução do produto da concepção. Várias etapas, desde a ingestão do medicamento até sua ação final, subsistem a processos específicos promovidos pelo retardo no esvaziamento e na motilidade gástrica, além de eventuais náuseas e vômitos que podem interferir na absorção. Mesmo que de forma teórica, a distribuição e a depuração são influenciadas pelo aumento do volume plasmático e acúmulo de gordura, diminuição da albumina e das proteínas de ligação plasmática, aumento da ventilação minuto. Ocorre ainda incremento da depuração pelo fígado e rim. O conjunto dessas modificações frequentemente provoca decréscimo da ação farmacológica do medicamento (Halpern *et al.*, 2019).

A decisão sobre a prescrição de terapia farmacológica durante a gestação é um assunto recorrente nas atualizações de protocolos, principalmente para as mulheres portadoras de HAC leve, o que pode atingir até 80% das mulheres em alguns grupos. Isso inclui que algumas grávidas com hipertensão leve preexistente tratada podem apresentar quadros de hipotensão na primeira metade da gravidez ou no início do segundo trimestre em razão de queda fisiológica da PA durante esse período, o que justificaria a redução ou até mesmo a retirada dos hipotensores. No entanto, essa decisão deve ser cautelosa, sendo essencial um acompanhamento atento, possibilitando a retomada do tratamento oportunamente se necessário (Cífková, 2023).

O estudo multicêntrico e randomizado *Control of Hypertension in Pregnancy Study* (CHIPS) *Trial* contribuiu para a tomada de decisão por não ter demonstrado diferenças significativas quanto aos resultados perinatais entre os grupos com menor ou maior rigidez no controle pressórico (*less-tight* e *tight*, respectivamente), também não revelou nenhum fator protetor quanto à PE na população que foi conduzida com menor flexibilidade da pressão arterial (Magee *et al.*, 2015). No entanto, ficou evidente que o grupo *less-tight* apresentou maiores taxas de hipertensão grave ao longo da gestação. Posteriormente, o ensaio randomizado CHAP (*Chronic Hypertension and Pregnancy*) *Trial* (Tita *et al.*, 2022), desenvolvido em 61 centros dos EUA com mulheres com gravidez única, com idade gestacional inferior a 23 semanas e PAS entre 140 e 160 mmHg e PAD entre 90 e 105 mmHg, incluiu dois grupos com 1.208 gestantes que receberam hipotensor e 1.200 sem prescrição dessa classe de fármacos, caso não se instalassem critérios de gravidade, com o intuito de se manter a PA em 140/90 mmHg. Esse estudo demonstrou um efeito não observado anteriormente, que foi a redução no grupo medicado da instalação de PE com deterioração, bem como menor chance de descolamento prematuro de placenta, prematuridade eletiva antes da idade gestacional de 35 semanas, óbito fetal ou neonatal, sem prejudicar a progressão feto-anexial e não tendo causado o nascimento de recém-nascidos com baixo peso (Greene e Williams, 2022). É consenso na literatura mundial a necessidade de uso de medicamentos anti-hipertensivos em pacientes que apresentam níveis pressóricos ≥ 160 × 110 mmHg (Tranquilli *et al.*, 2014; Yoshizaki *et al.*, 2016; Abalos *et al.*, 2018). Em pacientes que apresentem sinais e sintomas que sugiram deterioração, como nas gestantes sintomáticas (iminência de eclâmpsia), deve-se associar o sulfato de magnésio. A partir da literatura atual, estabeleceu-se ênfase para a prescrição de fármacos mesmo na HAC leve (Yoshizaki *et al.*, 2016), visando à meta de se alcançar PA de 140 × 90 mmHg, principalmente na presença de lesões em órgãos-alvo.

Tipos de anti-hipertensivos

Os dados disponíveis são insuficientes para se concluir de maneira definitiva sobre o tratamento da hipertensão arterial durante a gravidez, particularmente quanto à escolha do melhor agente (Cífková, 2023).

Considerando as limitações medicamentosas em Obstetrícia, a prescrição de apenas uma classe tem frequentemente a preferência na maioria dos protocolos. Assim, otimizada a ação de um agente, reduziria a chance de complicações por associação de múltiplas drogas, após ser atingida a dose máxima da droga prioritária. Uma segunda opção é adicionada e, assim, na sequência, deve-se realçar que, diante de uma necessidade progressiva de adição de medicamentos, é imperativo que se reveja o diagnóstico e considere a possibilidade de sobreposição de PE (Sousa *et al.*, 2023).

O ensaio frequentemente citado sobre tratamento da hipertensão na gravidez com acompanhamento infantil adequado (7,5 anos) foi realizado ainda em 1982 com alfametildopa, atualmente raramente usada em mulheres não grávidas (Redman *et al.*, 1977; Cockburn *et al.*, 1982).

A alfametildopa é um inibidor adrenérgico de ação central, que tem permanecido como a droga de escolha inicial amplamente prescrita na prestação de cuidados obstétricos, quer seja pela larga experiência clínica durante a gravidez e/ou pela inexistência de relatos consistentes publicados quanto a efeitos deletérios para a gestante, mantendo estável o fluxo uteroplacentário e o padrão hemodinâmico fetal (Redman *et al.*, 1977). A recomendação de dosagem mais frequente varia de 750 a 2.000 mg/dia, divididas no mínimo 3 vezes/dia, não existindo vantagens na utilização de doses menores ou com intervalos de ingestão do fármaco acima de 8 horas (Sass, 2013). Podem ser encontrados protocolos com prescrições que alcançam 3.000 mg/dia (ACOG, 2019), embora seja exceção para alguns serviços.

Com relação aos bloqueadores de canais de cálcio, em publicação do ACOG (2015), baseada em estudos bem-controlados (Raheem *et al.*, 2012; Sheknar *et al.*, 2013), o nifedipino foi recomendado como medicação hipotensora de primeira linha, principalmente em casos de emergência hipertensiva (ACOG, 2015).

Os diuréticos tiazídicos são drogas consideradas seguras na gestação (Sass, 2013) e, atualmente, são acatadas como opção, com ressalvas no período de lactação. Por ser medicação de uso comum na prática clínica de cardiologistas, pacientes hipertensas crônicas que já utilizam essas drogas e engravidam podem ser aconselhadas a manter o uso (Churchill *et al.*, 2007; Sass, 2013; Abalos *et al.*, 2018).

A hidralazina é uma medicação vasodilatadora arterial, por via oral, e tem reduzido desempenho hipotensor, com efeitos indesejáveis sendo descritos: RCF, parto prematuro e baixo peso ao nascimento (Su *et al.*, 2013); preferimos utilizar por via intravenosa nas crises hipertensivas.

Fármacos que interferem na ação da angiotensina, como os inibidores da enzima de conversão da angiotensina, não devem ser utilizados durante a gravidez, sendo uma opção no puerpério, e os bloqueadores do receptor de angiotensina II não devem, de forma alguma, ser utilizados na gestação nem durante a lactação (Korkes *et al.*, 2012; Malachias *et al.*, 2016).

Com relação aos betabloqueadores, a perspectiva preocupante em causar restrição de crescimento fetal (Tanaka *et al.*, 2016) não foi comprovada (Abalos *et al.*, 2018). Salienta-se que sua utilização na gestação é verificada com certa frequência em outras situações clínicas, lembrando que o atenolol é contraindicado na gestação (Halpern *et al.*, 2019).

As medicações mais utilizadas na gestação, bem como suas apresentações e posologias, encontram-se elencadas na Tabela 38.1 (Martins-Costa *et al.*, 2023; Sousa *et al.*, 2023).

TRATAMENTO DE CRISE HIPERTENSIVA

O conceito de crise hipertensiva é quando a pressão arterial sistólica alcança valores ≥ 160 mmHg e/ou a diastólica com níveis ≥ 110 mmHg, o que pode provocar repercussões definitivas e óbito, principalmente por danos no sistema nervoso central (Nobre, 2010), complicação que pode ser provocada inclusive pela hipertensão sistólica grave isolada (Martin Jr. *et al.*, 2005). A distinção entre urgência ou emergência hipertensiva por vezes não possui limites claros, o que exige cautela para a sua diferenciação. Os casos de emergência são marcados pela apresentação de sintomatologia (ACOG, 2015; Malachias *et al.*, 2016) e exigem medidas terapêuticas imediatas, cuja meta é o declínio dos níveis tensionais, o que pode preservar

Tabela 38.1 Medicações anti-hipertensivas mais utilizadas na gestação.

Fármaco	Dose e intervalo	Considerações
Alfametildopa 250/500 mg	750 a 3.000 mg/dia VO 8/8 h ou 6/6 h	Inibidor adrenérgico de ação central Considerada droga inicial para tratamento de gestantes com hipertensão arterial crônica ou gestacional São descritos sonolência, distúrbio hepático, plaquetopenia, bradicardia, depressão pós-parto
Nifedipino 10/20/30/60 mg	30 a 120 mg/dia VO 1 vez/dia – 12/12 h – 8/8 h	Bloqueador de canal de cálcio Uso seguro na gestação e lactação São descritos cefaleia e rubor facial
Nifedipino Retard 10/20 mg	20 a 60 mg/dia VO 12/12 h	Bloqueador de canal de cálcio Uso seguro na gestação e lactação É descrita cefaleia e rubor facial
Anlodipino 2,5/10 mg	2,5 a 20 mg/dia VO 1 ou 2 vezes/dia	Bloqueador de canal de cálcio Uso seguro na gestação e lactação São descritos cefaleia
Metoprolol 25/50/100 mg	100 a 200 mg/dia VO 1 a 2 vezes/dia	Betabloqueador seletivo Contraindicada em bradicardia, bloqueio atrioventricular, histórico de asma brônquica e broncospasmo
Carvedilol 6,25/12,5	12,5 a 50 mg VO 1 a 2 vezes/dia	Betabloqueador seletivo Contraindicado em asma brônquica, broncospasmo, bloqueio atrioventricular, bradicardia Recomenda-se iniciar com 12,5 mg/dia durante 2 dias e aumentar a dose se não for suficiente
Hidroclorotiazida 12,5/25 mg	12,5 a 50 mg/dia VO 1 vez/dia	Diurético tiazídico Uso compatível na gestação, porém deve ser evitado no puerpério Geralmente terceira opção medicamentosa

VO: via oral. (Adaptada de: Sousa *et al.*, 2023.)

os mecanismos de autocontrole e prevenir sequelas permanentes por lesões definitivas no parênquima cerebral, descolamento prematuro da placenta e ruptura de hematoma hepático com suas graves repercussões, mas não necessariamente provocar a normalização da pressão arterial (Martins-Costa *et al.*, 2023).

Com esse intuito, é indispensável a precaução para se garantir que a redução dos valores da PA não ocorra subitamente, mas com um decréscimo de 15 a 25% da PA na primeira hora; após a primeira intervenção, deve-se buscar valores de PAS < 160 mmHg e PAD < 110 mmHg, o que idealmente deve ser realizado em um intervalo de 2 a 6 horas, pois declínios abruptos e demasiados podem causar acidente vascular cerebral, coma, infarto do miocárdio, insuficiência renal aguda, hipóxia fetal, morte materna e/ou fetal. Em especial, as mulheres portadoras de hipertensão arterial crônica se beneficiam com uma redução paulatina dos níveis pressóricos, pois a rigidez vascular provocada pelo longo tempo de dano vascular retarda o ajuste do fluxo sanguíneo, consequente à autorregulação cerebral no sistema nervoso central após declínio brusco da perfusão tecidual (Strandgaard, 1978).

Os agentes farmacológicos classificados como de primeira linha para o tratamento da emergência hipertensiva são hidralazina e nifedipino, que são considerados eficazes, bem como o labetalol (ACOG, 2015). No entanto, este último não se encontra disponível comercialmente no Brasil. A hidralazina apresenta resultados semelhantes para a redução da PA, como o nifedipino (Abalos *et al.*, 2018). Nessa conjuntura, uma metanálise demonstrou que a hidralazina provoca mais hipotensão materna e efeitos deletério fetais, como bradicardia, em comparação com o nifedipino ou o labetalol quando ministrado para redução a curto prazo da pressão arterial (Magee *et al.*, 2003). O nitroprussiato de sódio passa a ser a opção de eleição em casos de emergência hipertensiva quando intercorrente a encefalopatia hipertensiva ou crise hipertensiva sem controle pelos demais fármacos, o edema agudo de pulmão (EAP) ou a insuficiência cardíaca congestiva (ICC), priorizando os interesses maternos, por conta da potência benéfica de resposta vascular dessa droga, mesmo que eventualmente possam ocorrer repercussões danosas fetais (Sass *et al.*, 2007; ACOG, 2015; Malachias *et al.*, 2016). As medicações citadas e algumas características encontram-se resumidas na Tabela 38.2.

Tabela 38.2 Medicações anti-hipertensivas mais utilizadas em emergência hipertensiva.

Droga	Dose	Comentários
Hidralazina Frasco/ampola 20 mg/mℓ – 1 mℓ	5 mg IV de ataque (reavaliar em 20 min) Repetir 5 a 10 mg IV (reavaliar em 20 min) Repetir 5 a 10 mg IV (reavaliar em 20 min) Mudar a droga	Agente de primeira linha no tratamento da emergência hipertensiva na gestação e no puerpério Efeitos colaterais: taquicardia e hipertermia Contraindicado em insuficiência cardíaca congestiva e cardiopatias grave
Nifedipino Comprimido 10 a 20 mg	10 a 20 mg VO de ataque (reavaliar em 20 min) Repetir 20 mg VO (reavaliar em 20 min) Repetir 20 mg VO (reavaliar em 20 min) Mudar a droga	Agente de primeira linha no tratamento da emergência hipertensiva Efeitos colaterais: taquicardia e cefaleia
Nitroprussiato de sódio Frasco/ampola 50 mg/2 mℓ	0,25 a 10 μg/kg/min em infusão IV contínua	Droga de exceção na emergência hipertensiva, porém utilizada com mais frequência em casos de EAP e ICC Monitoramento cuidadoso da PA. Equipo protegido da luz

EAP: edema agudo de pulmão; ICC: insuficiência cardíaca congestiva; IV: via intravenosa; PA: pressão arterial; VO: via oral. (Fonte: Peraçoli *et al.*, 2020.)

É essencial que, no plano terapêutico aplicado a uma crise hipertensiva, possa ser considerada a associação de PE com parâmetros de deterioração clínica. Assim, será indispensável que a infusão do sulfato de magnésio integre a conduta medicamentosa, e que não sejam prescrito nesse cenário apenas os agentes hipotensores. Essa estratégia é justificada em razão de o sulfato de magnésio agir como anticonvulsivante (Altman *et al.*, 2002), manter o fluxo sanguíneo e diminuir a pressão intracerebral (Belfort *et al.*, 2008), o que previne ou abranda a encefalopatia hipertensiva e o barotrauma na microcirculação cerebral (TETCG, 1995). Embora a ação redutora da PA, do sulfato de magnésio, seja aparentemente discreta, foi verificado que esse medicamento diminui a pressão arterial sistólica, a pressão arterial diastólica e a pressão arterial média, além de aumentar a frequência cardíaca (Souza *et al.*, 2010), podendo ser ministrado no princípio do tratamento e contribuindo para que se evite a politerapia.

O sequenciamento ideal deve seguir o roteiro apresentado adiante, com base em um planejamento que privilegie a segurança, com identificação das prioridades, comunicação efetiva no time multidisciplinar, infusão oportuna dos medicamentos e monitoramento dos seus efeitos (Martins-Costa *et al.*, 1992; Magee *et al.*, 2003).

1. Posicionar a paciente em decúbito lateral esquerdo.
2. Providenciar venóclise em veia periférica com soro glicosado a 5%.
3. Administrar hipotensor de ação rápida e repetir, se necessário, de acordo com a posologia da droga de escolha pelo Serviço. Considerar iniciar a infusão de fármacos pelo sulfato de magnésio quando a pré-eclâmpsia estiver sobreposta.
4. Verificar a PA materna a cada 5 minutos por 20 minutos após a administração da medicação.
5. Avaliar a frequência cardíaca fetal (cardiotocografia) por pelo menos 20 minutos após a administração da medicação.
6. Repetir a medicação, se necessário (PA ≥ 160 × 110 mmHg), até a dose máxima para cada medicamento.
7. Manter a PA < 160 × 110 mmHg e > 135 × 85 mmHg.

ASSISTÊNCIA AO PARTO EM GESTANTES COM HIPERTENSÃO ARTERIAL CRÔNICA

A associação de HAC na gravidez não impõe a realização de cesariana. A via vaginal apresenta vantagens próprias e, possivelmente, nesse grupo de mulheres, no qual é comum a associação de comorbidades, essa via de parto pode representar ainda mais benefícios, devendo a decisão por tipo de parturição ser baseada em fundamentos obstétricos (David *et al.*, 2015). O controle da vitalidade fetal intraparto deve ser esmerado, considerando o potencial de danos placentários, realizado de modo individualizado e atento à condição dinâmica da parturição. A filosofia de atendimento acolhedor e reservando as intervenções às necessidades específicas deve prevalecer, sem necessidade sistemática em se abreviarem as etapas da parturição. A Figura 38.1 traz uma sugestão de condutas seguindo parâmetros como idade gestacional e a expressão clínica da doença (Sass *et al.*, 2006).

Caso ocorra pré-eclâmpsia sobreposta, essa condição seguirá as decisões do protocolo relacionadas à complicação, sendo necessária a verificação da expressão clínica, como a instalação de coagulopatia. Quando necessária uma interrupção eletiva da gestação, a indução poderá ser iniciada por preparo cervical, o que seguirá as recomendações gerais para esse procedimento.

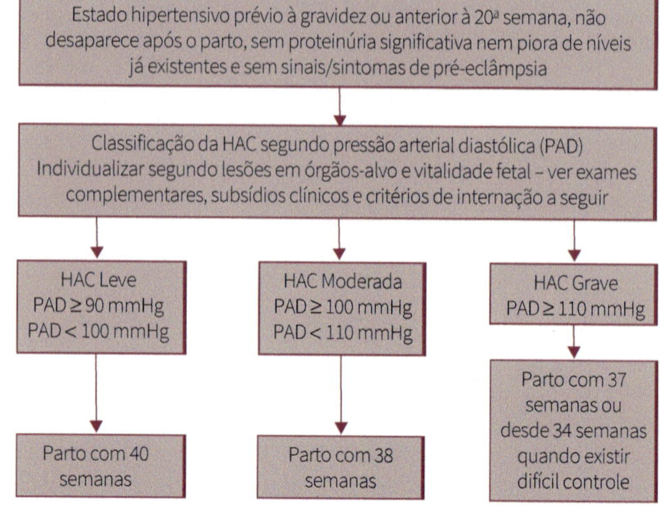

Subsídios para avaliação clínica:
- É de etiologia secundária? Considerar internação se necessitar de avaliação complementar
- É uma urgência/emergência hipertensiva?
- Há lesões em órgãos-alvo que demandem conduta imediata?

(Em caso positivo, internar e seguir protocolo específico)

Avaliações complementares:
- Suspeita de PE sobreposta (TGO ou TGP/creatinina/plaquetas)
- Suspeita de HELLP (TGO-TGP/plaquetas/DHL/bilirrubinas totais)
- HAC de longa data (ecocardiograma/ECG, fundo de olho)
- Se creatinina ≥ 1,2 mg/dℓ ou suspeita de injúria renal (sódio/potássio/ureia/ácido úrico/*clearance* de creatinina/USG de rins e vias urinárias/proteinúria de 24 h)
- Perfil biofísico fetal/CTB/USG obstétrica/Dopplervelocimetria

Critérios de internação:
- PAD ≥ 110 mmHg
- Diagnóstico de PE sobreposta
- Emergência hipertensiva
- HAC secundária descompensada
- Controle inadequado da PA
- Vitalidade fetal comprometida

Figura 38.1 Modelo de fluxograma assistencial, sugestões de condutas seguindo parâmetros como idade gestacional e expressão clínica da hipertensão arterial crônica (HAC). CTB: cardiotocografia basal; DHL: desidrogenase lática; ECG: eletrocardiograma; PA: pressão arterial: PE: pré-eclâmpsia; TGO: transaminase oxalacética ou AST (aspartato aminotransferase); TGP: transaminase pirúvica ou ALT (alanina aminotransferase); USG: ultrassonografia. (Adaptada de: Sousa *et al.*, 2023.)

HIPERTENSÃO ARTERIAL NO PUERPÉRIO

O período após o parto requer a continuação da vigilância. A atenção multiprofissional não deve ser reduzida após a extração fetoplacentária. É nessa época que, diferente do que poderia se conceber, é possível ocorrerem complicações fatais como edema agudo de pulmão e insuficiência cardíaca, particularmente entre as portadoras de complicações ventriculares e/ou renais, crises hipertensivas graves e suas consequências, e eclâmpsia puerperal quando intercorrente a PE, a qual pode se instalar pela primeira vez após o parto (Kang *et al.*, 2017; Perdigão *et al.*, 2021).

Por esse motivo, a linha de cuidado direcionada ao puerpério necessita ser fortalecida, tanto no âmbito hospitalar quanto no ambulatorial, considerando-se, inclusive, que pode ocorrer piora dos níveis pressóricos progressivamente do 3º ao 6º dia do pós-parto (Bayliss *et al.*, 2022), o que pode ser consequência da redistribuição de líquido do interstício para o interior dos vasos sanguíneos de até 6 a 8 ℓ, bem como de 950 mEq de sódio e/ou descompensação de hipertensão crônica subjacente (Sibai, 2012). Causas iatrogênicas podem elevar os níveis pressóricos nesse período, como a utilização de medicações anti-inflamatórias, controle inadequado da dor, agentes ergotamínicos ou medicações para inibição da lactação, como a bromocriptina e a cabergolina (Alsaad *et al.*, 2016). Não existe consenso sobre qual é o melhor hipotensor no puerpério. Drogas com segurança no período puerperal e na amamentação incluem: nifedipino, anlodipino, enalapril, captopril, propranolol, entre outras (Ghuman *et al.*, 2009). Entre os betabloqueadores também são descritos o carvedilol e o metoprolol; este último é eliminado em concentrações maiores no leite materno e, por isso, é sugerido que a amamentação seja realizada depois de 3 a 4 horas do uso da droga (Briggs *et al.*, 2002).

A alfametildopa, comumente prescrita no puerpério, foi apontada como contribuinte para a manifestação de *blues* puerperal e ideação suicida (Nayak e Nachane, 2018; Wiciński *et al.*, 2020); porém, não se determinou, até o momento, que essa eventual intercorrência contraindique seu uso, mas sim que deve ser fortalecido o monitoramento psicoafetivo da puérpera. No caso de anormalidades nessa esfera, considerar a suspensão desse fármaco no intuito de potencializar o tratamento.

As medicações mais utilizadas no puerpério, bem como suas apresentações e posologias, encontram-se descritas na Tabela 38.3 (Martins-Costa *et al.*, 2023; Sousa *et al.*, 2023).

A furosemida é uma opção de droga a ser prescrita no puerpério, na dose de 20 mg/dia, durante 5 dias, com o intuito de contribuir com o controle pressórico, reduzindo a chance de formas graves de HAC após o parto, pois essa droga incrementa a diurese e favorece a prevenção da elevação súbita do volume intravascular decorrente da absorção do edema intersticial (Haupurg e Jeyabalan, 2022).

A alta hospitalar dessas mulheres deve ser realizada de modo qualificado, se garantidas orientações quanto aos sinais de alarme, idealmente por escrito e sobre quais os pontos de atenção estão disponíveis em casos de intercorrências. Esse é um momento que também deve ser explorado para se promover aconselhamento sobre planejamento familiar. A adoção de métodos contraceptivos de longa duração representa, nessas mulheres de risco, exuberante oportunidade, inclusive pela frequente inter-relação com outras condições debilitantes da saúde. Destaca-se a possibilidade da inserção do DIU (dispositivo intrauterino), tanto no momento do parto quanto ou nas primeiras 48 horas de puerpério, ainda na maternidade (Cameron, 2014).

A equipe multiprofissional deverá estar atenta não apenas para o panorama biológico que envolve esse suporte, mas também para empreender esforços em geral, contribuindo para uma experiência positiva para a mulher, cônjuge e familiares em toda a sua jornada no ciclo gravídico-puerperal, que pode estar marcada por apreensão e incertezas. A condição psicoafetiva também deve ser monitorada, atentando-se que situações heterogêneas e súbitas podem se instalar, o que pode limitar a adaptação e a compressão do processo. Nesse amplo contexto, têm destaque as situações de internação em Unidade de Terapia Intensiva, tanto materna quanto neonatal, com ênfase para as circunstâncias de luto perinatal. A condição de morbidade materna grave deve ser reconhecida e servir de acionamento para a revisão de processos assistenciais em busca de melhorias.

Esforços devem ser realizados para a promoção da amamentação, quando não estiver contraindicada, buscando se reduzir os obstáculos para tal, antes mesmo da internação.

O aconselhamento sobre as repercussões futuras deve ser garantido em alguma etapa do atendimento, particularmente na saída hospitalar, quanto à necessidade de estilo de vida saudável, de se evitarem potencializadores de complicações, da adesão ao tratamento, do seguimento regular e do porvir obstétrico.

Em ampla perspectiva, a filosofia da prestação de cuidados deve permanecer sob a égide da qualidade e segurança, buscando apoiar estas mulheres e dirimir as consequências desse distúrbio hipertensivo.

Tabela 38.3 Medicações anti-hipertensivas mais utilizadas no puerpério.

Droga	Dose	Comentários
Captopril 25/50 mg	50 a 150 mg/dia VO 8/8 h ou 12/12 h	Inibidor da enzima conversora da angiotensina (IECA) Uma das primeiras opções de medicações no puerpério Seu uso é contraindicado na gestação
Enalapril	10 a 40 mg/dia	IECA Uma das primeiras opções de medicações no puerpério Seu uso é contraindicado na gestação
Anlodipino 2,5/10 mg	2,5 a 10 mg/dia VO 1 a 2 vezes/dia	Bloqueador de canal de cálcio Uso seguro na gestação e lactação
Metoprolol 25/50/100 mg	100 a 200 mg/dia VO 1 a 2 vezes/dia	Betabloqueador seletivo Contraindicado em bradicardia, bloqueio atrioventricular, histórico de asma brônquica e broncospasmo
Carvedilol 6,25/12,5 mg	12,5 a 50 mg/dia VO 1 a 2 vezes/dia	Betabloqueador seletivo Recomenda-se iniciar com 12,5 mg/dia durante 2 dias; se não for suficiente, aumentar a dose
Alfametildopa 250/500 mg	750 a 3.000 mg/dia VO 8/8 h ou 6/6 h	Inibidor adrenérgico de ação central Considerada droga inicial para tratamento de gestantes com hipertensão arterial crônica ou gestacional
Nifedipino 10/20 mg 30/60 mg	30 a 60 mg/dia VO 1 vez/dia, 12/12 h ou 8/8 h	Bloqueador de canal de cálcio Uso seguro na gestação e lactação
Nifedipino Retard 10/20 mg	20 a 60 mg/dia VO 12/12 h	Bloqueador de canal de cálcio Uso seguro na gestação e lactação

VO: via oral. (Adaptada de: Sousa *et al.*, 2023.)

REFERÊNCIAS BIBLIOGRÁFICAS

ABALOS, E. *et al.* Antihypertensive drug therapy for mild to moderate hypertension during pregnancy. *Cochrane Database Systematic Review*, v. 10, n. 10, CD002252, 2018.

ALSAAD, D. *et al.* A retrospective drug use evaluation of cabergoline for lactation inhibition at a tertiary care teaching hospital in Qatar. *Therapeutics and Clinical Risk Management*, v. 12, p. 155-160, 2016.

ALTMAN, D. *et al.* Do women with pre-eclampsia, and their babies, benefit from magnesium sulphate? The Magpie Trial: a randomised placebo-controlled trial. *Lancet*. v. 359, n. 9321, p. 1877-1890, 2002.

AMERICAN COLLEGE OF OBSTETRICIANS AND GYNECOLOGISTS (ACOG). Committee on Practice Bulletins – Obstetrics. ACOG Practice Bulletin No. 203: Chronic Hypertension in Pregnancy. *Obstetrics and Gynecology*, v. 133, n. 1, p. e26-e50, 2019.

AMERICAN COLLEGE OF OBSTETRICIANS AND GYNECOLOGISTS (ACOG). Committee Opinion No. 623: Emergent therapy for acute-onset, severe hypertension during pregnancy and the postpartum period. *Obstetrics and Gynecology*, v. 125, n. 2, p. 521-525, 2015.

AMERICAN COLLEGE OF OBSTETRICIANS AND GYNECOLOGISTS (ACOG). Physical Activity and Exercise During Pregnancy and the Postpartum Period: ACOG Committee Opinion Summary, Number 804. *Obstetrics and Gynecology*, v. 135, n. 4, p. 991-993, 2020.

AMERICAN COLLEGE OF OBSTETRICIANS AND GYNECOLOGISTS (ACOG); Task Force on Hypertension in Pregnancy. Hypertension in pregnancy. Report of the American College of Obstetricians and Gynecologists' Task Force on Hypertension in Pregnancy. *Obstetrics and Gynecology*, v. 122, n. 5, p. 1122-1131, 2013.

ANKUMAH, N. E.; SIBAI, B. M. Chronic hypertension in pregnancy: diagnosis, management, and outcomes. *Clinical Obstetrics and Gynecology*, v. 60, n. 1, p. 206-214, 2017.

BALK, E. M. *et al.* Global dietary calcium intake among adults: a systematic review. *Osteoporosis International*, v. 28, n. 12, p. 3315-3324, 2017.

BARAKAT, R. *et al.* Exercise during pregnancy protects against hypertension and macrosomia: randomized clinical trial. *American Journal of Obstetrics and Gynecology*, v. 214, n. 5, p. 649.e1-8, 2016.

BAYLISS, H.; BEEVERS, D. G.; CHURCHILL, D. A study of puerperal blood pressure in hypertensive and normotensive pregnancies. *Hypertension in Pregnancy*. v. 21, Suppl 1, p. 33, 2022.

BELFORT, M.; ALLRED, J.; DILDY, G. Magnesium sulfate decreases cerebral perfusion pressure in preeclampsia. *Hypertension in Pregnancy*, v. 27, n. 4, p. 315-327, 2008.

BERKS, D. *et al.* Resolution of hypertension and proteinuria after preeclampsia. *Obstetrics and Gynecology*, v. 114, n. 6, p. 1307-1314, 2009.

BRAMHAM, K. *et al.* Chronic hypertension and pregnancy outcomes: systematic review and meta-analysis. *British Medical Journal*, v. 348, g2301, 2014.

BRASIL. INSTITUTO BRASILEIRO DE GEOGRAFIA E ESTATÍSTICA (IBGE). Coordenação de Trabalho e Rendimento. Pesquisa de Orçamentos Familiares: 2008-2009. *Análise do Consumo Alimentar Pessoal no Brasil*. Brasília: Biblioteca do Ministério do Planejamento, Orçamento e Gestão. Brasília (DF): IBGE, 2011. Disponível em: http://biblioteca.ibge.gov.br/visualizacao/livros/liv50063.pdf.

BRIGGS, G. G.; FREEMAN, R. K.; YAFFE, S. J. (eds). *Drugs in pregnancy and lactation*. 6. ed. Philadelphia: Lippincott Williams & Wilkins, 2002.

CAMARGO, E. B. *et al.* Survey of calcium supplementation to prevent preeclampsia: the gap between evidence and practice in Brazil. *BioMed Central Pregnancy and Childbirth*. v. 13, p. 206, 2013.

CAMERON, S. Postabortal and postpartum contraception. *Best Practices in Clinical Obstetrics and Gynecology*, v. 28, n. 6, p. 871-880, 2014.

CHURCHILL, D. *et al.* Diuretics for preventing pre-eclampsia. *Cochrane Database Systematic Review*, v. 1, CD004451, 2007.

CÍFKOVÁ, R. Hypertension in pregnancy: a diagnostic and therapeutic overview. *High Blood Pressure Cardiovascular Prevention*, v. 30, n. 4, p. 289-303, 2023.

COCKBURN J. *et al.* Final report of study on hypertension during pregnancy: the effects of specific treatment on the growth and development of the children. *Lancet*. v. 1, n. 8273, p. 647-649, 1982.

DAVENPORT, M. H. *et al.* Prenatal exercise for the prevention of gestational diabetes mellitus and hypertensive disorders of pregnancy: a systematic review and meta-analysis. *British Journal of Sports Medicine*, v. 52, n. 21, p. 1367-1375, 2018.

DAVID, M. L. *et al.* 144-POS: comparative analysis of vaginal delivery among pregnant women with chronic arter. *Pregnancy and Hypertension*, v. 5, n. 1, p. 74-75, 2015.

DI MASCIO, D. *et al.* Exercise during pregnancy in normal-weight women and risk of preterm birth: a systematic review and meta-analysis of randomized controlled trials. *American Journal of Obstetrics and Gynecology*, v. 215, n. 5, p. 561-571, 2016.

DODD, J. M. *et al.* Antenatal lifestyle advice for women who are overweight or obese: LIMIT randomised trial. *British Medical Journal*, v. 348, g1285, 2014.

DUCKITT, K.; HARRINGTON, D. Risk factors for pre-eclampsia at antenatal booking: systematic review of controlled studies. *British Medical Journal*, v. 330, n. 7491, p. 565, 2005.

GHUMAN, N. *et al.* Hypertension in the postpartum woman: clinical update for the hypertension specialist. *Journal of Clinical Hypertension (Greenwich)*. v. 11, n. 12, p. 726-733, 2009.

GILBERT, W. M.; YOUNG, A. L.; DANIELSEN, B. Pregnancy outcomes in women with chronic hypertension: a population-based study. *Journal of Reproductive Medicine*, v. 52, n. 11, p. 1046-1051, 2007.

GREENE, M. F.; WILLIAMS, W. W. Treating hypertension in pregnancy. *New England Journal of Medicine*, v. 386, n. 19, p. 1846-1847, 2022.

HALPERN, D. G. *et al.* Use of medication for cardiovascular disease during pregnancy: JACC state-of-the-art review. *Journal of the American College of Cardiology*, v. 73, n. 4, p. 457-476, 2019.

HAUSPURG, A.; JEYABALAN, A. Postpartum preeclampsia or eclampsia: defining its place and management among the hypertensive disorders of pregnancy. *American Journal of Obstetrics and Gynecology*, v. 226, n. 2S, p. S1211-S1221, 2022.

HOFMEYR, G. J. *et al.* Calcium supplementation during pregnancy for preventing hypertensive disorders and related problems. *Cochrane Database Systematic Review*, v. 10, n. 10, CD001059, 2018.

HURRELL, A. *et al.* The assessment of blood pressure in pregnant women: pitfalls and novel approaches. *American Journal of Obstetrics and Gynecology*, v. 226, n. 2S, S804-S818, 2022.

IMDAD, A. *et al.* Screening and triage of intrauterine growth restriction (IUGR) in general population and high-risk pregnancies: a systematic review with a focus on reduction of IUGR related stillbirths. *BioMed Central Public Health*. v. 11, Suppl 3, S1, 2011.

KANG, E. *et al.* Prevalence, risk factors and associated complications of postpartum hypertension in rural Haiti. *Pregnancy and Hypertension*, v. 10, p. 135-142, 2017.

KORKES, H. *et al.* PP138. Human fetal malformations associated with the use of angiotensin II receptor antagonist. *Pregnancy and Hypertension*, v. 2, n. 3, p. 314-315, 2012.

LAJOS, G. J. *et al.* Intracluster correlation coefficients for the Brazilian Multicenter Study on Preterm Birth (EMIP): methodological and practical implications. *BioMed Central Medical Research Methodology*, v. 14, p. 54, 2014.

LINDHEIMER, M. D.; KATZ, A. I. Hypertension in pregnancy. *New England Journal of Medicine*, v. 313, n. 11, p. 675-680, 1985.

MAGEE, L. A. *et al.* Hydralazine for treatment of severe hypertension in pregnancy: meta-analysis. *British Medical Journal*, v. 327, n. 7421, p. 955-960, 2003.

MAGEE, L. A. *et al.* Less-tight versus tight control of hypertension in pregnancy. *New England Journal of Medicine*, v. 372, n. 5, p. 407-417, 2015.

MAGEE, L. A.; NICOLAIDES, K. H.; VON DADELSZEN, P. Preeclampsia. *New England Journal of Medicine*, v. 386, p. 19, p. 1817-1832, 2022.

MALACHIAS, M. *et al.* 7ª Diretriz Brasileira de Hipertensão Arterial. *Arquivos Brasileiros de Cardiologia*, v. 107, n. 3, Suppl. 3, p. 1-83, 2016.

MARTIN JR., J. N. *et al.* Stroke and severe preeclampsia and eclampsia: a paradigm shift focusing on systolic blood pressure. *Obstetrics and Gynecology*, v. 105, n. 2, p. 246-254, 2005.

MARTIN, C. L.; BRUNNER HUBER, L. R. Physical activity and hypertensive complications during pregnancy: findings from 2004 to 2006 North Carolina Pregnancy Risk Assessment Monitoring System. *Birth*. v. 37, n. 3, p. 202-210, 2010.

MARTINS-COSTA, S. *et al.* Randomized, controlled trial of hydralazine versus nifedipine in preeclamptic women with acute hypertension. *Clinical and Experimental Hypertension Part B*, v. 11, n. 1, p. 25-44, 1992.

MARTINS-COSTA, S. H. *et al.* Doença hipertensiva na gestação. *In*: RAMOS, J. G. L. *et al.* (orgs). *Rotinas em obstetrícia*. 8. ed. Porto Alegre: Artmed, 2023. p. 654-657.

MAXWELL C. *et al.* Guideline No. 392 – Pregnancy and Maternal Obesity Part 2: Team Planning for Delivery and Postpartum Care. *Journal of Obstetrics and Gynaecology Canada*, v. 41, n. 11, p. 1660-1675, 2019.

MAXWELL, C. *et al.* Guideline No. 391 – Pregnancy and Maternal Obesity Part 1: Pre-conception and Prenatal Care. *Journal of Obstetrics and Gynaecology Canada*, v. 41, n. 11, p. 1623-1640, 2019.

MAXWELL, M. H. *et al.* Error in blood-pressure measurement due to incorrect cuff size in obese patients. *Lancet*. v. 2, n. 8288, p. 33-36, 1982.

MESQUITA, M. R. S. *et al.* O leito placentário no descolamento prematuro da placenta. *Revista Brasileira de Ginecologia e Obstetrícia*, v. 25, n. 8, p. 585-591, 2003.

MILNE, F. *et al.* The pre-eclampsia community guideline (PRECOG): how to screen for and detect onset of pre-eclampsia in the community. *British Medical Journal*, v. 330, n. 7491, p. 576-580, 2005.

NATIONAL HIGH BLOOD PRESSURE EDUCATION PROGRAM WORKING GROUP. Report of the National High Blood Pressure Education Program Working Group on High Blood Pressure in Pregnancy. *American Journal of Obstetrics and Gynecology*, v. 183, n. 1, p. S1-S22, 2000.

NAYAK, A. S.; NACHANE, H. B. Risk analysis of suicidal ideations and postpartum depression with antenatal alpha methyldopa use. *Asian Journal of Psychiatry*, v. 38, p. 42-44, 2018.

NOBRE, F. VI Diretrizes Brasileiras de Hipertensão. *Arquivos Brasileiros de Cardiologia*, v. 95, p. 1-51, 2010.

PANAITESCU, A. M. *et al.* Association of chronic hypertension with birth of small-for-gestational-age neonate. *Ultrasound in Obstetrics and Gynecology*, v. 50, n. 3, p. 361-366, 2017.

PERAÇOLI, J. C. *et al. Pré-eclâmpsia/eclâmpsia – Protocolo nº 01*. Rede Brasileira de Estudos sobre Hipertensão e Gravidez (RBEHG), 2020.

PERDIGÃO, J. L. *et al.* Furosemide for accelerated recovery of blood pressure postpartum in women with a hypertensive disorder of pregnancy: A randomized controlled trial. *Hypertension*. v. 77, n. 5, p. 1517-1524, 2021.

RAHEEM, I. A. *et al.* Oral nifedipine versus intravenous labetalol for acute blood pressure control in hypertensive emergencies of pregnancy: a randomised trial. *British Journal of Obstetrics and Gynaecology*, v. 119, n. 1, p. 78-85, 2012.

RAMOS, J. G. *et al.* Placental bed lesions and infant birth weight in hypertensive pregnant women. *Brazilian Journal of Medical and Biological Research*, v. 28, n. 4, p. 447-455, 1995.

REDMAN, C. W.; BEILIN, L. J.; BONNAR, J. Treatment of hypertension in pregnancy with methyldopa: blood pressure control and side effects. *British Journal of Obstetrics and Gynecology*, v. 84, n. 6, p. 419-426, 1977.

ROLNIK, D. L. *et al.* Aspirin versus Placebo in Pregnancies at High Risk for Preterm Preeclampsia. *New England Journal of Medicine*, v. 377, n. 7, p. 613-622, 2017.

ROMAN, A. *Hypertensive disorders*. Maternal-fetal evidence based guidelines. 3. ed. Boca Raton: CRC Press Taylor & Francis Group, 2017. p. 1-23.

SANTOS, S. *et al.* Impact of maternal body mass index and gestational weight gain on pregnancy complications: an individual participant data meta-analysis of European, North American and Australian cohorts. *British Journal of Obstetrics and Gynaecology*, v. 126, n. 8, p. 984-995, 2019.

SASS, N. Hipertensão arterial crônica. *In*: SASS, N.; OLIVEIRA, L. G. (orgs). *Obstetrícia*. São Paulo: Guanabara Koogan, 2013.

SASS, N. *et al.* Does sodium nitroprusside kill babies? A systematic review. *Sao Paulo Medical Journal*, v. 125, n. 2, p. 108-111, 2007.

SASS, N.; SOUSA, F. L. P.; CAMANO, L. Síndromes hipertensivas na gravidez: assistência ao parto. *In*: SASS, N.; CAMANO, L.; MORON, A. F. *Hipertensão arterial e nefropatias na gravidez*. Rio de Janeiro: Guanabara Koogan, 2006. p. 280-288.

SAY, L. *et al.* Global causes of maternal death: a WHO systematic analysis. *Lancet Global Health*, v. 2, n. 6, p. e323-e333, 2014.

SHEKHAR, S. *et al.* Oral nifedipine or intravenous labetalol for hypertensive emergency in pregnancy: a randomized controlled trial. *Obstetrics and Gynecology*, v. 122, n. 5, p. 1057-1063, 2013.

SIBAI, B. M. Chronic hypertension in pregnancy. *Obstetrics and Gynecology*, v. 100, p. 369-377, 2002.

SIBAI, B. M. Etiology and management of postpartum hypertension-preeclampsia. *American Journal of Obstetrics and Gynecology*, v. 206, n. 6, p. 470-475, 2012.

SIBAI, B. M. *et al.* Risk factors for preeclampsia, abruptio placentae, and adverse neonatal outcomes among women with chronic hypertension. National Institute of Child Health and Human Development Network of Maternal-Fetal Medicine Units. *New England Journal of Medicine*, v. 339, n. 10, p. 667-671, 1998.

SILVA, C. A. *et al.* Evaluation of calcium and folic acid supplementation in prenatal care in São Paulo. *São Paulo Medical Journal*, v. 128, n. 6, p. 324-327, 2010.

SOUSA, F. L. *et al.* Estudo da morfologia vascular do leito placentário na hipertensão arterial crônica. *Revista da Associação Médica Brasileira*, v. 54, n. 6, p. 537-542, 2008.

SOUSA, F. L. P. de *et al. Hipertensão Arterial Crônica – Protocolo nº 01/2023*. Rede Brasileira de Estudos sobre Hipertensão na Gravidez (RBEHG), 2023.

SOUZA, A. S. *et al.* Effect of the loading dose of magnesium sulfate ($MgSO_4$) on the parameters of Doppler flow velocity in the uterine, umbilical and middle cerebral arteries in severe preeclampsia. *Hypertension in Pregnancy*. v. 29, n. 2, p. 123-134, 2010.

SOUZA, E. A. de *et al.* Calcium intake in high-risk pregnant women assisted in a high-complexity hospital. *Molecular Biology Reports*, v. 46, n. 3, p. 2851-2856, 2019.

SOUZA, E. V. *et al.* Aspirin plus calcium supplementation to prevent superimposed preeclampsia: a randomized trial. *Brazilian Journal of Medical and Biological Research*, v. 47, n. 5, p. 419-425, 2014.

STRANDGAARD, S. Autoregulation of cerebral circulation in hypertension. *Acta Neurologica Scandinavica. Supplementum*. v. 66, p. 1-82, 1978.

SU, C. Y. *et al.* Pregnancy outcomes of anti-hypertensives for women with chronic hypertension: a population-based study. *Public Library of Sciences One*, v. 8, n. 2, e53844, 2013.

TANAKA, K. *et al.* Beta-blockers and fetal growth restriction in pregnant women with cardiovascular disease. *Circulation Journal*, v. 80, n. 10, p. 2221-2226, 2016.

THE ECLAMPSIA TRIAL COLLABORATIVE GROUP (TETCG). Which anticonvulsant for women with eclampsia? Evidence from the Collaborative Eclampsia Trial. *Lancet*. v. 345, n. 8963, p. 1455-1463, 1995.

TITA, A. T. *et al.* Treatment for mild chronic hypertension during pregnancy. *New England Journal of Medicine*, v. 386, n. 19, p. 1781-1792, 2022.

TRANQUILLI, A. L. *et al.* The classification, diagnosis, and management of the hypertensive disorders of pregnancy: A revised statement from the ISSHP. *Pregnancy and Hypertension*, v. 4, n. 2, p. 97-104, 2014.

WEBSTER, K. *et al.* Diagnosis and management of hypertension in pregnancy: summary of updated NICE guidance. *British Medical Journal*, v. 366, p. l5119, 2019.

WICIŃSKI, M. *et al.* Methyldopa as an inductor of postpartum depression and maternal blues: A review. *Biomedicine and Pharmacotherapy*, v. 127, 110196, 2020.

WOO KINSHELLA, M. L. *et al.* Calcium for pre-eclampsia prevention: A systematic review and network meta-analysis to guide personalised antenatal care. *British Journal of Obstetrics and Gynaecology*, v. 129, n. 11, p. 1833-1843, 2022.

YOSHIZAKI, C. T. *et al.* Hipertensão arterial sistêmica. *In*: ZUGAIB, M.; FRANCISCO, R. P (orgs). *Obstetrícia*. 5. ed. São Paulo: Manole, 2023. p. 932-944.

YOSHIZAKI, C. T. *et al.* Hipertensão arterial sistêmica. *In*: ZUGAIB, M.; FRANCISCO, R. P. organizadores. *Obstetrícia*. 3. ed. São Paulo: Manole, 2016. p. 886-897.

ZETTERSTRÖM, K. *et al.* Maternal complications in women with chronic hypertension: a population-based cohort study. *Acta Obstetricia et Gynecologica Scandinavica*, v. 84, n. 5, p. 419-424, 2005.

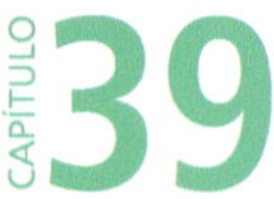

Diabetes *Mellitus* e Gravidez

Elaine Christine Dantas Moisés • Iracema M. P. Calderon • Rosiane Mattar • Rossana Pulcineli Vieira Francisco

INTRODUÇÃO

Nas últimas décadas, observou-se relevante incremento na prevalência de diabetes *mellitus* (DM) entre mulheres em idade reprodutiva e, consequentemente, durante o período gestacional e pós-parto. Esse aumento está relacionado a diversos fatores, como crescimento populacional, aumento da idade materna, estilo de vida sedentário e, principalmente, uma epidemia de sobrepeso e obesidade (WHO, 2016, 2021; American Diabetes Association Professional Practice Committee, 2024b).

Dados da Federação Internacional de Diabetes revelam que o número de pessoas adultas com a doença tem aumentado repetidamente, totalizando 537 milhões no mundo em 2021. Nesse mesmo ano, houve 6,7 milhões de mortes relacionadas a DM. Ressalte-se que três em cada quatro adultos com DM vivem em países em desenvolvimento (IDF, 2021). No Brasil, a doença atinge cerca de 17 milhões de adultos ou 10,2% da população, conforme dados da pesquisa Vigitel Brasil 2023 (Brasil, 2023); cerca de 46% dos casos de diabetes no país não são diagnosticados (IDF, 2021).

A prevalência de hiperglicemia em gestações varia conforme os critérios diagnósticos adotados e a população analisada. Ela é mais comum em países em desenvolvimento, com acesso limitado ao cuidado materno, o que torna o quadro ainda mais preocupante. Atualmente, a hiperglicemia é uma das condições médicas mais comumente encontradas durante o ciclo gravídico-puerperal. Em 2021, cerca de 21 milhões de recém-nascidos (16,7%) eram filhos de mães com algum grau de hiperglicemia durante a gestação (IDF, 2021). Estimativas globais indicam que um em cada seis partos ocorre em mulheres com algum grau de hiperglicemia; 83,6% desses casos são decorrentes de DM gestacional (DMG) (Hod *et al.*, 2015; IDF, 2021).

Considerando especificamente o DMG, sua prevalência varia mundialmente de 1 a 37,7%, com média global de 16,2% das gestações. Nas Américas Central e do Sul, a frequência varia de 7,1 a 16,6%, com média de 11,2% (Behboudi-Gandevani *et al.*, 2019; McIntyre *et al.*, 2019). Pelos critérios atualmente adotados, a prevalência de DMG no Brasil é de aproximadamente 18% (Trujillo *et al.*, 2015; OPAS, 2016).

Para a população feminina, a ocorrência de DMG é o principal fator de risco para o desenvolvimento subsequente de diabetes tipo 2 (DM2) e síndrome metabólica. Portanto, é crucial o reconhecimento precoce da hiperglicemia durante a gravidez e o período puerperal, não apenas para mitigar os desfechos perinatais negativos, mas também para prevenir distúrbios metabólicos maternos a longo prazo (Mathieu *et al.*, 2014; Daly *et al.*, 2018; Kramer *et al.*, 2019; McIntyre *et al.*, 2019; Alejandro *et al.*, 2020; Li *et al.*, 2020).

Além dos eventos adversos perinatais, os descendentes de mães diabéticas também estão sujeitos a complicações ao longo de suas vidas, com probabilidade elevada de desenvolver obesidade, síndrome metabólica e DM, determinando um círculo vicioso de risco metabólico e cardiovascular (Clausen *et al.*, 2008; Dabelea *et al.*, 2008; Alejandro *et al.*, 2020).

DEFINIÇÕES E CLASSIFICAÇÃO

O DM representa um conjunto de distúrbios endócrinos caracterizados por hiperglicemia consequente à deficiência insulínica, que pode ser decorrente de produção pancreática reduzida, liberação inadequada e/ou aumento da resistência periférica à insulina. Essa condição é dividida nas seguintes categorias (American Diabetes Association Professional Practice Committee, 2024a):

- Diabetes *mellitus* tipo 1 (DM1): caracterizado pela destruição das células beta do pâncreas, frequentemente levando à deficiência completa de insulina
- Diabetes *mellitus* tipo 2 (DM2): marcado por aumento na resistência à insulina e deterioração gradual na capacidade de secretar insulina
- Diabetes *mellitus* de tipos específicos: inclui casos decorrentes de anomalias genéticas que afetam as células beta pancreáticas ou a ação da insulina, distúrbios pancreáticos ou induzidos por certos medicamentos ou substâncias
- Diabetes *mellitus* gestacional (DMG): identificado durante a gravidez; não se enquadra nos critérios de diabetes pré-gestacional não diagnosticado previamente.

No período gravídico-puerperal, em virtude de impactos diversos no prognóstico materno e perinatal, como também da necessidade de individualização dos recursos a serem disponibilizados, ressalta-se a importância da adequada identificação das mulheres já sabidamente diagnosticadas como portadoras de DM anterior à gestação e daquelas gestantes que apresentam hiperglicemia, porém sem diagnóstico prévio (Diagnostic Criteria and Classification of Hyperglycaemia First Detected in Pregnancy, 2014; Hod *et al.*, 2015; OPAS, 2016; ACOG Practice Bulletin No. 190, 2018; American College of Obstetricians and Gynecologists' Committee on Practice Bulletins–Obstetrics, 2018; American Diabetes Association Professional Practice Committee, 2024a; Febrasgo *et al.*, 2019).

Os principais protocolos de manejo de DM recomendam que a hiperglicemia inicialmente detectada em qualquer momento da gravidez deva ser categorizada e diferenciada em DM diagnosticado na gestação (do inglês *overt diabetes*) ou em DMG. Nesse contexto, a hiperglicemia durante a gestação é diferenciada nas seguintes categorias (Figura 39.1) (Diagnostic Criteria and Classification of Hyperglycaemia First Detected in Pregnancy, 2014; Hod *et al.*, 2015; OPAS, 2016; ACOG Practice

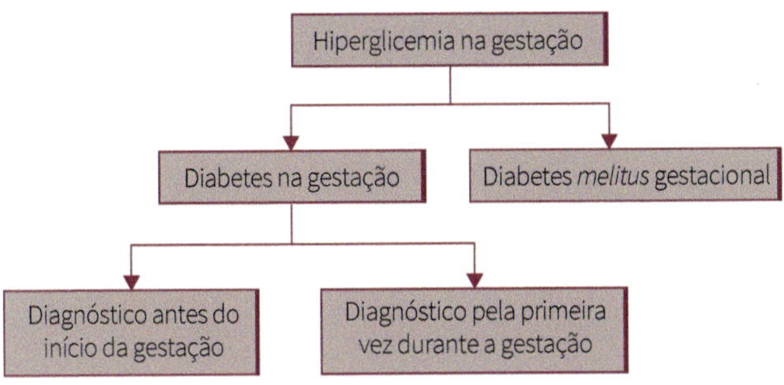

Figura 39.1 Hiperglicemia na gestação.

Bulletin No. 190, 2018; American College of Obstetricians and Gynecologists' Committee on Practice Bulletins–Obstetrics, 2018; Febrasgo *et al.*, 2019):

- Diabetes *mellitus* pré-gestacional (DMPG): gestante com diagnóstico de DM prévio à gestação
- Diabetes *mellitus* gestacional (DMG): gestante com hiperglicemia detectada pela primeira vez durante a gravidez, com níveis glicêmicos sanguíneos que não atingem os critérios diagnósticos para DM
- Diabetes *mellitus* (DM) diagnosticado na gestação (*overt diabetes*): gestantes sem diagnóstico prévio de DM, com hiperglicemia detectada na gravidez e com níveis glicêmicos sanguíneos que atingem os critérios da Organização Mundial da Saúde (OMS) para a DM em não gestantes.

DIAGNÓSTICO DE HIPERGLICEMIA NA GESTAÇÃO

Em 2010, o consenso dos *International Association of Diabetes and Pregnancy Study Groups* (IADPSG) sugeriu modificação dos critérios diagnósticos para DMG, baseando-se nos resultados do estudo HAPO (do inglês, *Hyperglycemia and Adverse Pregnancy Outcome*), que avaliou mais de 25.000 gestantes submetidas ao teste oral de tolerância à glicose (TOTG) 75 g e correlacionou seus resultados com os desfechos perinatais (HAPO Study Cooperative Research Group *et al.*, 2008; International Association of Diabetes and Pregnancy Study Groups Consensus Panel *et al.*, 2010). Essas recomendações foram posteriormente validadas e consolidadas pela American Diabetes Association (ADA), American College of Obstetricians and Gynecologists (ACOG), OMS e Federação Internacional de Ginecologia e Obstetrícia (FIGO) (Diagnostic Criteria and Classification of Hyperglycaemia First Detected in Pregnancy, 2014; Hod *et al.*, 2015; ACOG Practice Bulletin No. 190, 2018; American Diabetes Association Professional Practice Committee, 2024a).

A implementação desses critérios enfrenta desafios, especialmente em decorrência do aumento de identificação de diagnósticos e, consequentemente, dos custos associados ao acompanhamento e tratamento dessas gestantes. Por isso, em 2015, a FIGO sugeriu que cada país adotasse a melhor abordagem para o diagnóstico de DMG, considerando os recursos disponíveis (Hod *et al.*, 2015).

Com o objetivo de desenvolver um método de diagnóstico viável em âmbito nacional, a Federação Brasileira das Associações de Ginecologia e Obstetrícia (Febrasgo), a Sociedade Brasileira de Diabetes (SBD), a Organização Pan-Americana de Saúde/Organização Mundial da Saúde – Escritório do Brasil (OPAS/OMS-Brasil) e o Ministério da Saúde propuseram em 2016 um protocolo para diagnóstico de hiperglicemia na gestação. Esse protocolo considera a necessidade de avaliação universal de todas as gestantes e a escolha do método diagnóstico mais adequado conforme a capacidade técnica e financeira regional (OPAS, 2016).

O protocolo utilizou como parâmetros básicos as seguintes premissas:

- É extremamente importante distinguir os casos de diabetes preexistente e aqueles que surgem durante a gravidez (International Association of Diabetes and Pregnancy Study Groups Consensus Panel *et al.*, 2010; Diagnostic Criteria and Classification of Hyperglycaemia First Detected in Pregnancy, 2014; Hod *et al.*, 2015; American Diabetes Association Professional Practice Committee, 2024a). Essa diferenciação é crucial em virtude do aumento da incidência de DM2 não diagnosticado em mulheres férteis e não grávidas (IDF, 2021)
- Os critérios propostos por IADPSG (2010), OMS (2014) e FIGO (2015) baseiam-se em desfechos perinatais, permitem identificar a maioria das mulheres com DMG e, consequentemente, com risco de desenvolvimento de complicações metabólicas a longo prazo, representando a melhor estratégia a ser aplicada em saúde populacional (International Association of Diabetes and Pregnancy Study Groups Consensus Panel *et al.*, 2010; Diagnostic Criteria and Classification of Hyperglycaemia First Detected in Pregnancy, 2014; Hod *et al.*, 2015)
- O TOTG com sobrecarga de 75 g de glicose anidra apresenta sensibilidade e especificidade elevadas para o diagnóstico de DMG (International Association of Diabetes and Pregnancy Study Groups Consensus Panel *et al.*, 2010; Diagnostic Criteria and Classification of Hyperglycaemia First Detected in Pregnancy, 2014; Hod *et al.*, 2015; ACOG Practice Bulletin No. 190, 2018; American Diabetes Association Professional Practice Committee, 2024a)
- A reanálise do Estudo Brasileiro de Diabetes Gestacional (EBDG), utilizando os critérios de IADPSG (2010), OMS (2014) e FIGO (2015), definiu que 86% dos casos de DMG diagnosticados pelo TOTG de 75 g podem ser identificados apenas pela glicemia de jejum, com valores ≥ 92 mg/dℓ (Trujillo *et al.*, 2015).

Dependendo da viabilidade financeira e técnica das diversas regiões do Brasil, o protocolo oferece duas estratégias de diagnóstico de hiperglicemia gestacional (OPAS, 2016; Febrasgo *et al.*, 2019):

- Viabilidade técnica e financeira total (disponibilidade de glicemia de jejum e de TOTG 75 g): apresenta taxa de detecção de aproximadamente 100%, recomenda a glicemia de jejum (até 20 semanas de gestação) para diagnóstico de DMG e DM diagnosticado na gestação. Se a glicemia de jejum for inferior a 92 mg/dℓ, prossegue-se com o TOTG de 75 g entre 24 e 28 semanas. Em casos de acompanhamento pré-natal tardio, o TOTG é realizado imediatamente para um diagnóstico precoce (Figura 39.2)
- Viabilidade técnica e financeira parcial (disponibilidade apenas de glicemia de jejum): apresenta taxa de detecção de aproximadamente 86%; a estratégia se limita à glicemia de jejum no início do pré-natal e entre 24 e 28 semanas, caso a primeira glicemia, realizada antes de 24 semanas, apresente valores abaixo de 92 mg/dℓ (Figura 39.3).

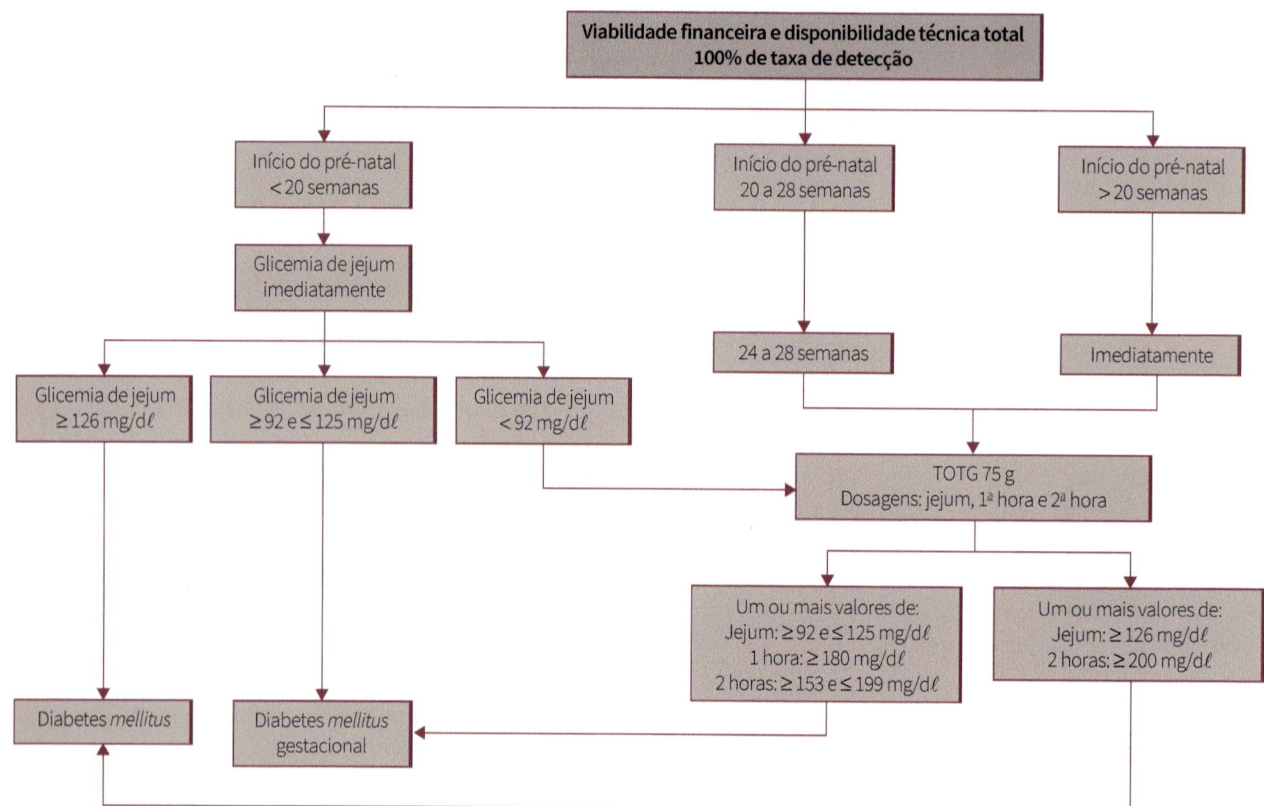

Figura 39.2 Diagnóstico de diabetes na gestação e diabetes *mellitus* gestacional em situação de viabilidade financeira e disponibilidade técnica total. TOTG: Teste oral de tolerância à glicose.

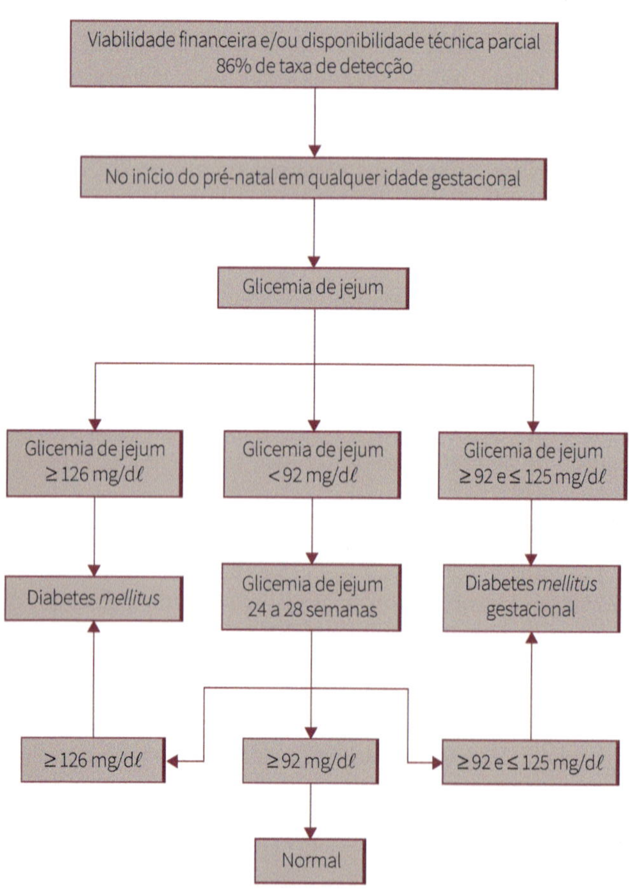

Figura 39.3 Diagnóstico de diabetes na gestação e diabetes *mellitus* gestacional em situação de viabilidade financeira e/ou disponibilidade técnica parcial.

CUIDADOS PRECONCEPCIONAIS

A identificação do DM na gravidez deve ser iniciada com a anamnese na primeira consulta pré-natal, visando reconhecer casos diagnosticados antes da gestação (OPAS, 2016; Febrasgo *et al.*, 2019). Idealmente, essa identificação deve ocorrer durante a consulta preconcepcional, permitindo a avaliação dos riscos maternos e fetais e o planejamento da gravidez para o período mais adequado (Brasil, 2021).

No entanto, consultas preconcepcionais nos casos de DM ainda são raras, influenciando as taxas elevadas de malformações fetais (Kitzmiller *et al.*, 2010). Durante essas consultas, aspectos importantes a serem avaliados incluem: controle glicêmico, autocuidado em diabetes (incluindo automonitoramento, dieta e gestão de hipoglicemias e hiperglicemias) e o manejo de complicações e comorbidades associadas a essa condição. No aconselhamento preconcepcional de pacientes com DM, os objetivos incluem (American College of Obstetricians and Gynecologists' Committee on Practice Bulletins–Obstetrics, 2018; Alexopoulos *et al.*, 2019; Broughton e Douek, 2019; Brasil, 2021; American Diabetes Association Professional Practice Committee, 2024c):

- Esclarecimento: riscos maternos, fetais e neonatais
- Avaliação e otimização do tratamento de comorbidades e complicações do DM, especialmente retinopatia proliferativa e nefropatia
- Capacitação para autocuidado eficaz, incluindo monitoramento glicêmico e terapia nutricional e programa de atividades físicas
- Alcançar hemoglobina glicada (HbA1c) ≤ 6%, nível no qual o risco de malformações se iguala ao da população geral

- Ajuste de medicamentos para a segurança fetal (insulina e anti-hipertensivos), incluindo suspensão do uso de estatinas e inibidores da enzima conversora de angiotensina (IEVA)/antagonistas dos receptores da angiotensina (ARA2) em virtude dos riscos fetais associados a esses medicamentos
- Suplementação de ácido fólico (mínimo 400 mcg/dia)
- Planejamento da gestação: contracepção para evitar gravidez não planejada até controle glicêmico adequado.

SEGUIMENTO PRÉ-NATAL DA GESTANTE COM HIPERGLICEMIA

O seguimento de mulheres com hiperglicemia na gestação requer abordagem multidisciplinar e abrangente, envolvendo orientação dietética por nutricionista especializado e experiente no cuidado de gestantes, prática regular de atividades físicas e acompanhamento contínuo dos níveis de glicemia por glicosimetria capilar diária desde o início do tratamento (ACOG Practice Bulletin No. 190, 2018; American College of Obstetricians and Gynecologists' Committee on Practice Bulletins–Obstetrics, 2018; OPAS, 2019; American Diabetes Association Professional Practice Committee, 2024c).

Terapia nutricional

O primeiro pilar no tratamento da gestante com hiperglicemia é a terapia nutricional. O ideal é a orientação dietética estruturada por nutricionista experiente no acompanhamento de gestantes, fundamental para alcançar controle eficaz dos níveis de glicose no sangue. Estima-se que entre 70 e 85% das mulheres com DMG consigam regular os níveis de glicose apenas com a terapia nutricional (ACOG Practice Bulletin No. 190, 2018; OPAS, 2019; American Diabetes Association Professional Practice Committee, 2024c).

A dieta deve ser distribuída em seis refeições diárias e consistir em cerca de 45 a 50% de carboidratos (preferencialmente complexos), 30 a 35% de lipídios e 15 a 20% de proteínas. Permite-se o uso com moderação de adoçantes naturais, como estévia e sucralose, não ultrapassando as quantidades máximas de seis sachês ou 15 gotas/dia (Archibald *et al.*, 2018; OPAS, 2019; American Diabetes Association Professional Practice Committee, 2024c).

Recomenda-se a ingestão diária de 1.800 a 2.200 calorias, ajustadas conforme a classificação nutricional de acordo com o índice de massa corporal (IMC) da gestante e a idade gestacional. Mulheres com peso adequado requerem aproximadamente 30 kcal/kg/dia, aquelas com sobrepeso necessitam de 25 kcal/kg/dia, e as obesas, 20 kcal/kg/dia (peso atual), considerando o aporte mínimo de 1.800 kcal/dia para prevenir cetose. Mulheres abaixo do peso ideal podem precisar de até 40 kcal/kg/dia para atingir o ganho de peso recomendado, além de objetivos de glicemia e ingestão adequada de nutrientes. Durante o primeiro trimestre, não se recomenda um aumento calórico, mas estima-se a necessidade de acréscimo de 340 kcal/dia no segundo e de 452 kcal/dia no último trimestre (Human Energy Requirements, 2005; Most *et al.*, 2019; OPAS, 2019; American Diabetes Association Professional Practice Committee, 2024c).

Atividade física

É fundamental definir as modalidades de movimentos corporais que podem ser desempenhadas pela mulher durante a gestação (Dipietro *et al.*, 2019; Physical Activity and Exercise During Pregnancy and the Postpartum Period, 2020):

- Atividade física: movimento corporal resultado de contração muscular e com gasto energético acima do basal
- Exercício: atividade física composta por movimentos corporais planejados, estruturados e repetitivos, para melhorar a aptidão física
- Esporte: atividade física que envolve conceitos de desempenho e competição.

O exercício é componente essencial para aumentar a sensibilidade à insulina e o uso de glicose pela célula; portanto, é crucial para o controle da glicemia (de Barros *et al.*, 2010). Contudo, é essencial verificar quaisquer contraindicações ao exercício durante o acompanhamento pré-natal. As principais estão apresentadas na Tabela 39.1 (Meah *et al.*, 2020; Physical Activity and Exercise During Pregnancy and the Postpartum Period, 2020; Yang *et al.*, 2022).

Na elaboração de um programa de exercícios, deve-se orientar (OPAS, 2019 ; Bull *et al.*, 2020; Physical Activity and Exercise During Pregnancy and the Postpartum Period, 2020; Yang *et al.*, 2022):

- Evitar: esportes de contato, quedas, isometria de grandes grupos musculares, manutenção de decúbito horizontal após o primeiro trimestre
- Recomendar atividades como caminhada, natação, hidroginástica, ciclismo (em bicicleta estacionária), aeróbica de baixo impacto, ioga (evitar posturas que dificultem o retorno venoso), pilates (evitar posturas que dificultem o retorno venoso), exercícios de resistência
- Acompanhamento e orientação profissionais
- Vestuário e calçados confortáveis
- Ingestão calórica antes do exercício
- Hidratação antes, durante e após exercício
- Adequação de horários e condições ambientais: evitar hipertermia
- Orientação sobre sinais de alerta que indicam a descontinuidade do exercício: sangramento vaginal, dor abdominal, contrações dolorosas regulares, perda de líquido amniótico, dispneia antes do esforço, tontura, dor de cabeça, dor no peito, fraqueza muscular afetando o equilíbrio, dor ou edema na panturrilha
- Avaliar níveis glicêmicos (glicosímetro) antes do exercício. É essencial atentar-se para o risco de hipoglicemia durante os exercícios, especialmente em pacientes com DM1.

Tabela 39.1 Contraindicações de exercícios durante a gestação.

Absolutas	Relativas
Doenças respiratórias graves	Distúrbios respiratórios leves
Doença cardíaca grave adquirida ou congênita com intolerância ao exercício	Doença cardíaca congênita ou adquirida leve
Arritmia não controlada ou grave	Diabetes tipo 1 bem controlado
Descolamento prematuro da placenta	Pré-eclâmpsia leve
Vasa prévia	Ruptura prematura de membranas
Diabetes tipo 1 não controlado	Placenta prévia após 28 semanas
Restrição de crescimento intrauterino	Doença da tireoide não tratada
Trabalho de parto prematuro ativo	Transtorno alimentar sintomático e grave
Pré-eclâmpsia grave	Múltiplas deficiências nutricionais
Insuficiência cervical	Desnutrição crônica
	Tabagismo (> 20 cigarros/dia) com comorbidades

Para preveni-la, as gestantes devem verificar sua glicemia antes de se exercitar e, se estiver abaixo de 100 mg/dℓ, fazer um lanche prévio. Deve-se também estar ciente do risco de cetoacidose se a glicemia estiver acima de 200 mg/dℓ, suspendendo o exercício nessas situações
- Progressão gradual: a frequência cardíaca deve ser mantida nos limites de 60 a 80% do valor máximo definido para a idade; geralmente, recomenda-se não ultrapassar 140 bpm
- Duração de 30 a 40 minutos, dos quais 5 minutos voltados para aquecimento e 5 minutos para a desaceleração, 5 ou mais dias por semana.

Controle glicêmico

O monitoramento da glicemia é fundamental para o adequado controle glicêmico e possibilita identificar os alimentos que mais alteram os níveis de glicose. O monitoramento da glicemia pode ser realizado por:

- Automonitoramento glicêmico (SMBG): avaliação pela glicemia capilar; é dependente da paciente, informa a glicemia momentânea, infere tendência, não detecta hipoglicemia noturna ou assintomática
- Monitoramento contínuo da glicemia (CGM): avaliação pela glicemia intersticial, apresenta uma visão global e as tendências; a acurácia depende da glicemia capilar; reflete melhor as variações de glicose em nível celular (Yoo e Kim, 2020).

A glicosimetria capilar diária é realizada em vários momentos (entre quatro e sete períodos): jejum, após o café da manhã, antes e após o almoço, antes e após o jantar e durante a madrugada. A glicemia pós-prandial é medida 1 ou 2 horas após o início das refeições (ACOG Practice Bulletin No. 190, 2018; American College of Obstetricians and Gynecologists' Committee on Practice Bulletins–Obstetrics, 2018; OPAS, 2019; American Diabetes Association Professional Practice Committee, 2024c).

A parceria interinstitucional entre a Febrasgo, a SBD, a OPAS/OMS-Brasil e o Ministério da Saúde propôs em recomendação conjunta a estratificação de periodicidade de monitoramento glicêmico de acordo com a viabilidade financeira e a disponibilidade técnica, considerada total quando o glicosímetro e todos os insumos são fornecidos sem restrição às gestantes, e parcial quando há restrição do aparelho e/ou dos insumos suplementares, conforme a Tabela 39.2 (OPAS, 2019).

Os alvos glicêmicos são definidos para cada período, conforme descrito na Tabela 39.3. Um controle glicêmico adequado é atingido quando pelo menos 70% das medições estão dentro dos valores normais. Deve-se ter cuidado para evitar hipoglicemia (valores < 63 mg/dℓ) (ACOG Practice Bulletin No. 190, 2018; American College of Obstetricians and Gynecologists' Committee on Practice Bulletins–Obstetrics, 2018; OPAS, 2019; American Diabetes Association Professional Practice Committee, 2024c).

Tabela 39.3 Valores referenciais do perfil glicêmico.

Horário da coleta	Limite inferior	Limite superior
Jejum	63 mg/dℓ	95 mg/dℓ
1 h pós-prandial	63 mg/dℓ	140 mg/dℓ
2 h pós-prandial	63 mg/dℓ	120 mg/dℓ
Pré-prandiais e madrugada	63 mg/dℓ	100 mg/dℓ

A HbA1c, embora útil fora da gestação, não é um método confiável durante a gravidez em virtude de fatores como a hemodiluição fisiológica e o *turnover* acelerado das células vermelhas. Para gestantes com DMPG, a HbA1c no início da gravidez é útil para avaliar o controle metabólico periconcepcional e o risco de malformações fetais. Após essa avaliação, o monitoramento glicêmico capilar torna-se a principal ferramenta de controle (Hod *et al*., 2015; ACOG Practice Bulletin No. 190, 2018; American College of Obstetricians and Gynecologists' Committee on Practice Bulletins–Obstetrics, 2018; American Diabetes Association Professional Practice Committee, 2024c).

Tabela 39.2 Periodicidade do monitoramento da glicemia capilar de acordo com o risco gestacional e viabilidade financeira e disponibilidade técnica.

Viabilidade financeira e disponibilidade técnica total	Viabilidade financeira e disponibilidade técnica parcial
Gestantes com tratamento não farmacológico exclusivo	
Perfil diário de 4 pontos Jejum, pós-café, pós-almoço, pós-jantar	Perfil de 4 pontos, 3 vezes/semana Jejum, pós-café, pós-almoço, pós-jantar
Gestantes com tratamento farmacológico	
Perfil diário de 6 pontos Jejum, pós-café, antes do almoço, pós-almoço, antes do jantar, pós-jantar	Perfil diário de 4 pontos Jejum, pós-café, pós-almoço, pós-jantar

INSULINOTERAPIA

A insulinoterapia desempenha papel crucial no manejo da glicemia. Ela é essencial para todas as pacientes com DM1, que geralmente já fazem uso de insulina anteriormente à gestação, e também é necessária para as gestantes com DMG e DM2 com controle glicêmico considerado inadequado (ACOG Practice Bulletin No. 190, 2018; American College of Obstetricians and Gynecologists' Committee on Practice Bulletins–Obstetrics, 2018; OPAS, 2019; American Diabetes Association Professional Practice Committee, 2024c).

Existem várias categorias de insulina (ação prolongada, rápida e ultrarrápida), com posologias distintas a depender das características farmacocinéticas e farmacodinâmicas de cada uma, conforme demonstrado na Tabela 39.4. A administração em diferentes dosagens e horários ajuda a atingir os objetivos de controle da glicemia (Mathieu *et al*., 2017; ACOG Practice Bulletin No. 190, 2018; American College of Obstetricians and Gynecologists' Committee on Practice Bulletins–Obstetrics, 2018; OPAS, 2019; American Diabetes Association Professional Practice Committee, 2024c).

Tabela 39.4 Tipos de insulinas utilizadas na gestação e seus respectivos tempos de ação.

Tipo insulina	Nome	Início de ação	Pico de ação	Duração
Ultrarrápida	Lispro Asparte	1 a 15 min	1 a 2 h	4 a 5 h
Rápida	Regular	30 a 60 min	2 a 4 h	6 a 8 h
Lenta	NPH	1 a 3 h	5 a 7 h	13 a 18 h
Ultralenta	Glargina Detemir	30 min	Não faz	12 a 24 h
Ultralenta	Degludeca	1 a 2 h	Não faz	25 a 42 h

NPH: *Neutral Protamine Hegedorn*.

Diferentes respostas clínicas podem ser observadas, de acordo com o tipo de DM (ACOG Practice Bulletin No. 190, 2018; American College of Obstetricians and Gynecologists' Committee on Practice Bulletins–Obstetrics, 2018; OPAS, 2019; American Diabetes Association Professional Practice Committee, 2024c). A maioria das mulheres com DMG atinge adequado controle glicêmico com métodos não farmacológicos. Se o controle glicêmico não for satisfatório após 1 ou 2 semanas de mudança do estilo de vida (adequação alimentar e exercício), inicia-se o tratamento medicamentoso. A insulina humana de ação prolongada (NPH) é de fácil manejo e, em geral, suficiente para alcançar controle glicêmico adequado. A dose inicial de insulina NPH é de 0,5 UI/kg do peso atual, distribuída em três aplicações diárias: metade antes do café da manhã, 1/4 antes do almoço e 1/4 às 22 horas, ao deitar-se. O controle glicêmico deve ser reavaliado a cada 1 ou 2 semanas para ajustes na dosagem de insulina. Se os valores pré-prandiais estiverem normais, mas houver hiperglicemia pós-prandial, deve-se considerar a adição/ajuste de insulina de ação rápida ou ultrarrápida na refeição em que o controle esteja inadequado. Caso a glicemia de jejum esteja elevada, deve-se incluir a medição da glicose às 3 horas da madrugada e considerar aumento na dose das 22 horas.

Pacientes com DM2 podem ser controladas com dieta e insulina, em substituição ao antidiabético oral que geralmente estaria usando. Assim, é recomendada a combinação de NPH com insulina rápida ou ultrarrápida (análogos asparte ou lispro). Nesses casos, a dose inicial de insulina deve variar conforme o trimestre da gestação: 0,5 UI/kg/dia no primeiro, 0,7 UI/kg/dia no segundo e 0,9 UI/kg/dia no terceiro trimestre. Inicialmente, 2/3 da dose total diária devem ser de NPH e 1/3 de insulina rápida ou análogos ultrarrápidos, minimizando o risco de hipoglicemia.

Pacientes com DM1 habitualmente usam insulina desde o período pré-gestacional e necessitam de sucessivos ajustes na dosagem e posologia ao longo da gravidez, evoluindo preferencialmente para múltiplas doses diárias de insulina (MDDI).

É importante notar que as diretrizes para a dosagem inicial de insulina são apenas um ponto de partida, e ajustes subsequentes são frequentemente necessários para alcançar o controle glicêmico ideal. Esses ajustes devem ser feitos com base na análise dos valores de glicemia capilar ao longo de 1 semana, independentemente do tipo de diabetes.

Sistema de infusão contínua de insulina

Em diversos países, o uso de sistemas de infusão contínua de insulina (SICI) é amplamente adotado, especialmente entre pacientes com DM1. Se uma paciente já estiver utilizando SICI ao iniciar o acompanhamento pré-natal, recomenda-se a continuação desse método, realizando os ajustes necessários. Pacientes que não alcançam controle glicêmico satisfatório com doses fracionadas de insulina podem também se beneficiar do SICI, bem como aquelas com nefropatia avançada, em especial as que requerem diálise durante a gestação (American College of Obstetricians and Gynecologists' Committee On Practice Bulletins–Obstetrics, 2018; Nørgaard *et al.*, 2018).

USO DE METFORMINA NA GESTAÇÃO

Sabe-se que a metformina atravessa a barreira placentária e que, até o momento, não existem relatos de malformações decorrentes do uso desse medicamento. No entanto, ainda faltam estudos a longo prazo que avaliem potenciais efeitos adversos na fase adulta, especialmente em relação a um possível aumento na incidência de câncer de pâncreas. Portanto, ao ponderar sobre o uso de hipoglicemiantes orais durante a gestação, é fundamental discutir essas considerações com a paciente, assegurando seu consentimento para o tratamento.

A parceria interinstitucional da Febrasgo, SBD, OPAS/OMS-Brasil e o Ministério da Saúde recomenda a insulina como primeira escolha no tratamento farmacológico para controle glicêmico durante a gestação e considera uso da metformina como terapêutica alternativa nas seguintes situações (OPAS, 2019):

- Falta de adesão da paciente ao uso de insulina
- Não acessibilidade à insulina
- Dificuldade na autoadministração de insulina
- Estresse para a paciente em níveis exacerbados decorrentes do uso de insulina e que determine restrição alimentar não corrigida mesmo após orientação adequada
- Necessidade de altas doses diárias de insulina (> 100 UI) sem resposta adequada no controle glicêmico e ganho de peso excessivo em uso de insulina.

PROPEDÊUTICA MATERNA

Pacientes com diabetes pré-gestacional requerem avaliação cuidadosa quanto a eventuais danos a órgãos-alvo, que deve ser iniciada preferencialmente no período pré-gestacional e repetida periodicamente, de acordo com as condições clínicas, incluindo as seguintes análises (ACOG Practice Bulletin No. 190, 2018; American College of Obstetricians and Gynecologists' Committee on Practice Bulletins–Obstetrics, 2018; Brasil, 2021):

- Avaliação clínica: aferição de pressão arterial em ambos os braços (preferencialmente com teste ortostático), ausculta cardíaca e respiratória, avaliação de sopros carotídeos e pulsos periféricos, palpação de tireoide, avaliação da sensibilidade periférica, tremores, hiporreflexia ou hiper-reflexia, fundo de olho (oftalmologista)
- Propedêutica complementar: HBA1c, creatinina sérica, taxa de filtração glomerular estimada, hormônio tireoestimulante (TSH) e antiperoxidase tireoidiana (anti-TPO), relação albumina/creatinina urinária ou proteinúria de 24 horas, eletrocardiograma (se idade materna ≥ 35 anos e sintomas cardiovasculares, hipertensão arterial ou vasculopatia).

PROPEDÊUTICA FETAL

Pacientes com diabetes pré-gestacional apresentam risco aumentado de malformações fetais, sendo necessária a investigação por meio de ultrassonografia morfológica e ecocardiograma fetal. Além disso, ressalta-se que a vasculopatia materna pode levar a insuficiência placentária e restrição do crescimento fetal. Nesses casos, torna-se fundamental monitorar a função placentária e hemodinâmica fetal por meio da Dopplervelocimetria (Hod *et al.*, 2015; ACOG Practice Bulletin No. 190, 2018; American College of Obstetricians and Gynecologists' Committee on Practice Bulletins–Obstetrics, 2018; Mitric *et al.*, 2019; Brasil, 2021).

Para todas as mulheres com hiperglicemia na gestação, independentemente do tipo de diabetes, deve-se planejar uma avaliação regular da vitalidade fetal (clínica, perfil biofísico fetal e cardiotocografia) a partir do momento em que o feto é viável, além de ultrassonografias obstétricas mensais para monitorar o crescimento fetal (Hod *et al.*, 2015; ACOG Practice Bulletin No. 190, 2018; American College of Obstetricians and Gynecologists' Committee on Practice Bulletins–Obstetrics, 2018; Mitric *et al.*, 2019; Brasil, 2021).

A parceria entre Febrasgo, SBD, OPAS/OMS-Brasil e Ministério da Saúde recomenda a estratificação de indicação de recursos de avaliação fetal considerando o risco gestacional e a viabilidade financeira e disponibilidade técnica (Tabelas 39.5 e 39.6) (Brasil, 2021):

MOMENTO DO PARTO

A resolução de gestação em mulher com hiperglicemia configura-se como estratégia para otimizar o prognóstico materno e perinatal, devendo-se definir o momento e a via de parto adequados de acordo com o risco gestacional (Brasil, 2021).

As recomendações das diversas sociedades de especialistas e as evidências científicas apresentam variações quanto à idade gestacional ideal para a resolução de gestação de mulheres com hiperglicemia (Feghali *et al.*, 2016; Melamed *et al.*, 2016; Alberico *et al.*, 2017; ACOG Practice Bulletin No. 190, 2018; American College of Obstetricians and Gynecologists' Committee on Practice Bulletins–Obstetrics, 2018; Biesty *et al.*, 2018; Brasil, 2021). Contudo, há consenso em considerar a resolução da gestação antes de 37 semanas apenas em situações de evidência de comprometimento materno e/ou fetal e de evitar-se prolongar para além da 41ª semana de gestação (ACOG Practice Bulletin No. 190, 2018; American College of Obstetricians and Gynecologists' Committee on Practice Bulletins–Obstetrics, 2018; Brasil, 2021)

Caso o peso fetal estimado ultrapasse 4.000 g ou evidenciem-se anormalidades nos exames de vitalidade fetal, aumenta o risco de óbito intrauterino e recomenda-se a realização do parto, independentemente da idade gestacional. Nas demais situações, deve-se considerar o risco gestacional de acordo com o controle

Tabela 39.5 Propedêutica e periodicidade de avaliação de crescimento e bem-estar fetal em diabetes *mellitus* gestacional de acordo com risco gestacional e disponibilidade de recursos técnicos e financeiros.

Condição clínica	Tratamento não farmacológico (classe A1)		Tratamento farmacológico (classe A2)	
Recursos técnicos e financeiros	Parciais	Totais	Parciais	Totais
US para datação da gestação	X	X	X	X
US morfológica (1º trim.)		X		X
US morfológica (2º trim.)		X		X
Ecocardiografia fetal	s/n	s/n	s/n	s/n
US obstétrica no momento do diagnóstico de DMG	X	X	X	X
US obstétrica para avaliar crescimento fetal*		X		X
US obstétrica para avaliar crescimento fetal entre 28 e 32 semanas*	X		X	
US obstétrica para avaliar crescimento fetal na 36ª semana*	X		X	
CMF diário a partir de 28 semanas	X	X	X	X
CTG anteparto		34 sem	32 sem	32 sem
PBF		34 sem	32 sem	32 sem
PBF simplificado**		34 sem	32 sem	32 sem
Doppler AU	s/n	s/n	s/n	s/n

*Individualizar se desvios de crescimento fetal (< percentil 10 ou > percentil 90). **Avaliação de cardiotocografia anteparto complementada pela avaliação do líquido amniótico à ultrassonografia. AU: artéria umbilical; CMF: contagem de movimentos fetais; CTG: cardiotocografia; PBF: perfil biofísico fetal; s/n: sem necessidade; US: ultrassonografia.

Tabela 39.6 Propedêutica e periodicidade de avaliação de crescimento e bem-estar fetal em diabetes pré-gestacional e diabetes *mellitus* diagnosticado na gestação, de acordo com risco gestacional e disponibilidade de recursos técnicos e financeiros.

Condição clínica	Sem vasculopatia		Com vasculopatia	
Recursos técnicos e financeiros	Parciais	Totais	Parciais	Totais
US para datação da gestação	X	X	X	X
US morfológica (1º trim.)		X		X
US morfológica (2º trim.)	X	X	X	X
Ecocardiografia fetal		X		X
US obstétrica para avaliar crescimento fetal*	X	X	X	X
CMF diário a partir de 28 semanas	X	X	X	X
CTG anteparto a partir de 28 semanas	X	X	X	X
PBF a partir de 28 semanas	X	X	X	X
PBF simplificado**	X	X	X	X
Doppler AU e aa. uterinas entre 26 e 28 semanas	X	X	X	X
Doppler AU e aa. uterinas entre 32 e 34 semanas		X	X	X

*Individualizar se desvios de crescimento fetal (< percentil 10 ou > percentil 90). **Avaliação de cardiotocografia anteparto complementada pela avaliação do líquido amniótico à ultrassonografia. aa.: artérias; AU: artéria umbilical; CMF: contagem de movimentos fetais; CTG: cardiotocografia; PBF: perfil biofísico fetal; US: ultrassonografia.

Tabela 39.7 Resolução da gestação de acordo com risco gestacional.

Tipo de DM	Controle glicêmico	Tratamento	Idade gestacional de parto
DMG	CG adequado	Não farmacológico	39 semanas a 40 semanas e 6 dias
	CG adequado	Não farmacológico Farmacológico	39 semanas a 39 semanas e 6 dias
	CG descompensado	Não farmacológico Farmacológico	37 semanas a 38 semanas
DM pré-gestacional e DM diagnosticado na gestação	CG adequado	Não farmacológico Farmacológico	38 semanas a 39 semanas e 6 dias
	CG descompensado	Não farmacológico Farmacológico	Individualizar Avaliar necessidade antes de 37 semanas

CG: controle glicêmico; DM: diabetes *mellitus*; DMG: diabetes *mellitus* gestacional.

glicêmico e repercussões maternas e/ou fetais (Tabela 39.7). A escolha da via de parto dependerá de indicações obstétricas (Hod *et al.*, 2015; ACOG Practice Bulletin No. 190, 2018; American College of Obstetricians and Gynecologists' Committee on Practice Bulletins–Obstetrics, 2018; Brasil, 2021).

Controle glicêmico intraparto

A hiperglicemia materna determina hiperglicemia e hiperinsulinismo fetal, podendo ocasionar hipoglicemia neonatal, complicação metabólica mais comum no recém-nascido. Embora a literatura ainda apresente evidências inconsistentes sobre o impacto do controle glicêmico intensivo intraparto na incidência de hipoglicemia neonatal, as sociedades científicas mantêm a recomendação dessa intervenção (NICE, 2015; ACOG Practice Bulletin No. 190, 2018; American College of Obstetricians and Gynecologists' Committee on Practice Bulletins–Obstetrics, 2018; Diabetes Canada Clinical Practice Guidelines Expert Committee *et al.*, 2018; Zhang *et al.*, 2019; Rudland *et al.*, 2020; Dashora *et al.*, 2022; American Diabetes Association Professional Practice Committee, 2024c).

O controle glicêmico intraparto é estabelecido com base no monitoramento glicêmico, infusão de soro glicosado e aplicação de insulina. A hipoglicemia deve ser corrigida aumentando-se a infusão de soro glicosado, e a hiperglicemia, diminuindo a infusão de glicose e aplicando insulina de ação rápida (Tabela 39.8).

CUIDADOS NO PÓS-PARTO

Após o parto, as mulheres devem receber orientação nutricional adaptada ao puerpério e à amamentação. A amamentação deve ser incentivada, pois oferece benefícios tanto para o recém-nascido quanto para a mãe, reduzindo, especialmente em casos de DMG, a incidência de intolerância à glicose e DM2.

Nesse período, o tratamento farmacológico iniciado na gestação deve ser suspenso em mulheres com DMG e a insulina pode ser substituída pela metformina nos casos de DM2. O ajuste do tratamento farmacológico de puérperas com DM1 inclui a redução da dose de insulina imediatamente após o parto para aproximadamente 30 a 50% da dose diária ao final da gestação e ajustes progressivos de acordo com a avaliação dos níveis glicêmicos (Tabela 39.9) (ACOG Practice Bulletin No. 190, 2018; American College of Obstetricians and Gynecologists' Committee on Practice Bulletins–Obstetrics, 2018; McCance e Casey, 2019; Brasil, 2021).

Avaliação pós-parto de pacientes com DMG

É esperado que o metabolismo de carboidratos de uma mulher retorne ao estado pré-gestacional após o parto. No entanto, o risco de desenvolver DM2 ou intolerância à glicose continua

Tabela 39.8 Controle glicêmico intraparto.

Condições	Ajuste de insulina	Controle glicêmico
Maturação cervical Insulina basal bolus	Manter doses habituais de insulinas NPH e regular	Manter dieta Glicemia capilar pré e pós-prandiais
Indução TP sem jejum Insulina basal bolus	Administrar Insulina basal pela manhã Insulina bolus: se alimentação	Glicemia capilar a cada 1 ou 2 h Glicose IV 5 a 10% (50 mℓ/h) se jejum
TP espontâneo DMG: tratamento não farmacológico	Insulina bolus de acordo com a glicemia 86% não necessitam manejo de insulina	Manter dieta leve Glicemia capilar a cada 3 a 4 h
TP espontâneo Insulina basal bolus	Avaliar dose já administrada 1/3 a 1/2 dose diária de insulina basal Insulina bolus de acordo com a glicemia	Glicemia capilar a cada 1 ou 2 h Glicose IV 5 a 10% (50 mℓ/h) se jejum
Parto cesárea programado Insulina basal bolus	Jejum ≥ 8 h (cirurgia pela manhã) 1/3 a 1/2 dose diária de insulina basal	Glicemia capilar a cada 1 ou 2 h Glicose IV 5 a 10% (50 mℓ/h) se jejum

DMG: diabetes *mellitus* gestacional; IV: via intravenosa; NPH: insulina humana de ação prolongada; TP: trabalho de parto.

Tabela 39.9 Controle glicêmico no puerpério imediato de acordo com o tipo de diabetes *mellitus*.

Tipo	Ajuste medicamentoso
DMG	Suspender tratamento farmacológico
DM2	Metformina
DM1	Reduzir insulina para 30 a 50% da dose diária ao final da gestação e ajustar conforme os níveis glicêmicos
DM diagnosticado na gestação	Individualizar tratamento farmacológico de acordo com a avaliação glicêmica pós-parto

DM: diabetes *mellitus*; DM1: diabetes *mellitus* tipo 1; DM2: diabetes *mellitus* tipo 2; DMG: diabetes *mellitus* gestacional.

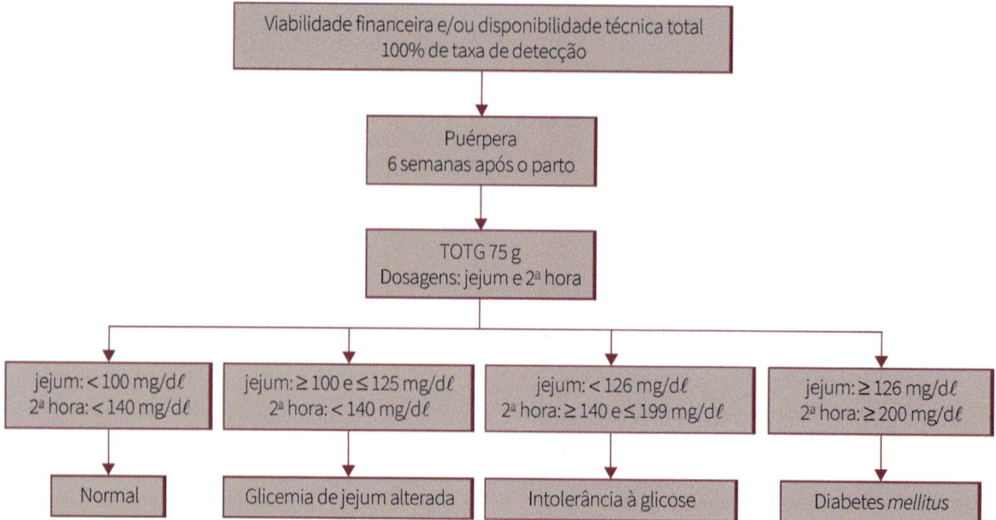

Figura 39.4 Diagnóstico de diabetes *mellitus* tipo 2, glicemia de jejum alterada e intolerância à glicose em situação de viabilidade financeira e disponibilidade técnica total. TOTG: teste oral de tolerância à glicose.

elevado, com taxas variando entre 3 e 65% (Mathieu *et al.*, 2014; Hod *et al.*, 2015; Daly *et al.*, 2018; Kramer *et al.*, 2019; McIntyre *et al.*, 2019; Alejandro *et al.*, 2020; Li *et al.*, 2020; Brasil, 2021). Portanto, recomenda-se que mulheres que tiveram DMG sejam reavaliadas e reclassificadas 6 semanas após o parto, seguindo os critérios estabelecidos para a população não grávida (Hod *et al.*, 2015; OPAS, 2016; Febrasgo *et al.*, 2019; American Diabetes Association Professional Practice Committee, 2024a).

No Brasil, existem duas abordagens sugeridas para essa reclassificação pós-parto (OPAS, 2016; Febrasgo *et al.*, 2019). O método mais preciso e considerado padrão-ouro para diagnosticar diabetes e intolerância à glicose é o TOTG com 75 g, realizado 6 semanas após o parto. O diagnóstico de DM2 é feito quando a glicemia de jejum é ≥ 126 mg/dℓ ou se a glicemia duas horas após a ingestão de 75 g de glicose for ≥ 200 mg/dℓ. Temos o diagnóstico de glicemia de jejum alterada se o valor do jejum ficou entre 100 e 125 mg/dℓ, e de intolerância à glicose se a glicemia após 2 horas da sobrecarga com 75 g estiver entre 140 e 199 mg/dℓ com jejum < 126 mg/dℓ (Diagnostic Criteria and Classification of Hyperglycaemia First Detected in Pregnancy, 2014; OPAS, 2016; American Diabetes Association Professional Practice Committee, 2024a) (Figura 39.4).

Se a realização do TOTG não for possível, a glicemia de jejum pode ser utilizada como alternativa. Considera-se DM se glicemia de jejum ≥ 126 mg/dℓ e glicemia de jejum alterada se entre 100 e 125 mg/dℓ (Figura 39.5). No entanto, estima-se que 34% dos casos de intolerância à glicose ou diabetes não sejam diagnosticados por esse método, o que pode impactar negativamente na qualidade de vida e aumentar o risco de complicações futuras (OPAS, 2016; Febrasgo *et al.*, 2019).

Importante destacar que, mesmo se o resultado do TOTG com 75 g de glicose for normal no pós-parto, a mulher deverá ser monitorada anualmente, por glicemia de jejum, TOTG com 75 g de glicose ou medição da HbA1c (Diagnostic Criteria and Classification of Hyperglycaemia First Detected in Pregnancy, 2014; Hod *et al.*, 2015; OPAS, 2016). Além disso, essas mulheres devem manter o estilo de vida iniciado na gravidez, com adequação alimentar, prática de exercícios e controle do peso corporal, para prevenir ou retardar o desenvolvimento do DM2.

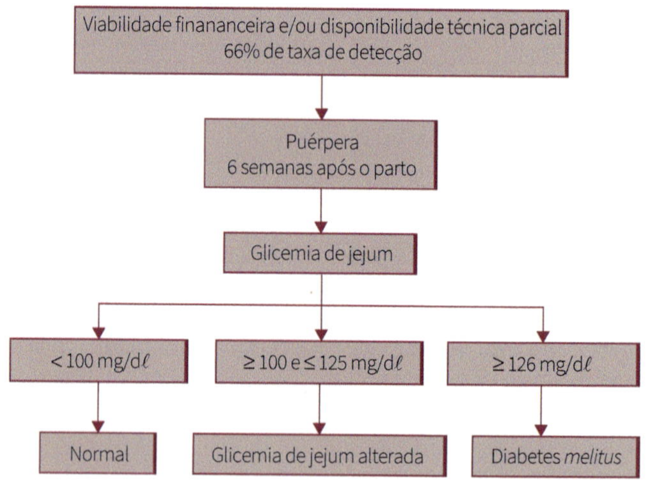

Figura 39.5 Diagnóstico de diabetes *mellitus* tipo 2 e glicemia de jejum alterada em situação de viabilidade financeira e/ou disponibilidade técnica parcial.

REFERÊNCIAS BIBLIOGRÁFICAS

ACOG PRACTICE BULLETIN No. 190: Gestational diabetes mellitus. *Obstetrics and Gynecology*, v. 131, n. 2, p. e49-64, 2018.

ALBERICO, S. *et al.* Immediate delivery or expectant management in gestational diabetes at term: the GINEXMAL randomised controlled trial. *British Journal of Obstetrics and Gynaecology*, v. 124, n. 4, p. 669-677, 2017.

ALEJANDRO, E. U. *et al.* Gestational diabetes mellitus: A harbinger of the vicious cycle of diabetes. *International Journal of Molecular Sciences*, v. 21, n. 14, p. E5003, 2020.

ALEXOPOULOS, A. S.; BLAIR, R.; PETERS, A. L. Management of preexisting diabetes in pregnancy: a review. *Journal of the American Medical Association*, v. 321, n. 18, p. 1811-1819, 2019.

AMERICAN COLLEGE OF OBSTETRICIANS AND GYNECOLOGISTS' COMMITTEE ON PRACTICE BULLETINS–OBSTETRICS. ACOG Practice Bulletin No. 201: Pregestational diabetes mellitus. *Obstetrics and Gynecology*, v. 132, n. 6, p. e228-e248, 2018.

AMERICAN DIABETES ASSOCIATION PROFESSIONAL PRACTICE COMMITTEE. 2. Diagnosis and classification of diabetes: Standards of care in diabetes-2024. *Diabetes Care*, v. 47, suppl. 1, p. S20-S42, 2024a.

AMERICAN DIABETES ASSOCIATION PROFESSIONAL PRACTICE COMMITTEE. 8. Obesity and weight management for the prevention and treatment of type 2 diabetes: Standards of care in diabetes-2024. *Diabetes Care*, v. 47, suppl. 1, p. S145-S157, 2024b.

AMERICAN DIABETES ASSOCIATION PROFESSIONAL PRACTICE COMMITTEE. 15. Management of diabetes in pregnancy: Standards of care in diabetes-2024. *Diabetes Care*, v. 47, suppl. 1, p. S282-S294, 2024c.

ARCHIBALD, A. J.; DOLINSKY, V. W.; AZAD, M. B. Early-life exposure to non-nutritive sweeteners and the developmental origins of childhood obesity: global evidence from human and rodent studies. *Nutrients*, v. 10, n. 2, p. 194, 2018.

BEHBOUDI-GANDEVANI, S. *et al.* The impact of diagnostic criteria for gestational diabetes on its prevalence: a systematic review and meta-analysis. *Diabetology and Metabolic Syndrome*, v. 11, p. 11, 2019.

BIESTY, L. M. *et al.* Planned birth at or near term for improving health outcomes for pregnant women with gestational diabetes and their infants. *Cochrane Database of Systematic Reviews*, v. 2018, n. 1, p. CD012910, 2018.

BRASIL. Ministério da Saúde. Organização Pan-Americana da Saúde. Federação Brasileira das Associações de Ginecologia e Obstetrícia. Sociedade Brasileira de Diabetes. *Cuidados obstétricos em diabetes melito gestacional no Brasil*. Brasília: Ministério da Saúde, 2021.

BRASIL. Ministério da Saúde. Secretaria de Vigilância em Saúde e Ambiente. Departamento de Análise Epidemiológica e Vigilância de Doenças Não Transmissíveis. *Vigitel Brasil 2023*: vigilância de fatores de risco e proteção para doenças crônicas por inquérito telefônico: estimativas sobre frequência e distribuição sociodemográfica de fatores de risco e proteção para doenças crônicas nas capitais dos 26 estados brasileiros e no Distrito Federal em 2023. Brasília: Ministério da Saúde, 2023.

BROUGHTON, C.; DOUEK, I. An overview of the management of diabetes from pre-conception, during pregnancy and in the postnatal period. *Clinical Medicine (London, England)*, v. 19, n. 5, p. 399-402, 2019.

BULL, F. C. *et al.* World Health Organization 2020 guidelines on physical activity and sedentary behaviour. *British Journal of Sports Medicine*, v. 54, n. 24, p. 1451-1462, 2020.

CLAUSEN, T. D. *et al.* High prevalence of type 2 diabetes and pre-diabetes in adult offspring of women with gestational diabetes mellitus or type 1 diabetes: the role of intrauterine hyperglycemia. *Diabetes Care*, v. 31, n. 2, p. 340-346, 2008.

DABELEA, D. *et al.* Association of intrauterine exposure to maternal diabetes and obesity with type 2 diabetes in youth: the SEARCH Case-Control Study. *Diabetes Care*, v. 31, n. 7, p. 1422-1426, 2008.

DALY, B. *et al.* Increased risk of ischemic heart disease, hypertension, and type 2 diabetes in women with previous gestational diabetes mellitus, a target group in general practice for preventive interventions: A population-based cohort study. *Public Library of Science Medicine*, v. 15, n. 1, p. e1002488, 2018.

DASHORA, U. *et al.* Managing hyperglycaemia during antenatal steroid administration, labour and birth in pregnant women with diabetes – an updated guideline from the Joint British Diabetes Society for Inpatient Care. *Diabetic Medicine*, v. 39, n. 2, p. e14744, 2022.

DE BARROS, M. C. *et al.* Resistance exercise and glycemic control in women with gestational diabetes mellitus. *American Journal of Obstetrics and Gynecology*, v. 203, n. 6, p. 556.e1-6, 2010.

DIABETES CANADA CLINICAL PRACTICE GUIDELINES EXPERT COMMITTEE *et al.* Diabetes and pregnancy. *Canadian Journal of Diabetes*. v. 42, suppl. 1, p. S255-S282, 2018.

DIAGNOSTIC CRITERIA AND CLASSIFICATION OF HYPERGLYCAEMIA FIRST DETECTED IN PREGNANCY: a World Health Organization Guideline. *Diabetes Research and Clinical Practice*, v. 103, n. 3, p. 341-363, 2014.

DIPIETRO, L. *et al.* Benefits of physical activity during pregnancy and postpartum: An umbrella review. *Medicine and Science in Sports and Exercise*, v. 51, n. 6, p. 1292-1302, 2019.

FEDERAÇÃO BRASILEIRA DAS ASSOCIAÇÕES DE GINECOLOGIA E OBSTETRÍCIA (FEBRASGO) *et al.* Rastreamento e diagnóstico de diabetes mellitus gestacional no Brasil. *Femina*, v. 47, n. 11, p. 786-796, 2019.

FEGHALI, M. N. *et al.* Timing of delivery and pregnancy outcomes in women with gestational diabetes. *American Journal of Obstetrics and Gynecology*, v. 215, n. 2, p. 243.e1-7, 2016.

HAPO STUDY COOPERATIVE RESEARCH GROUP *et al.* Hyperglycemia and adverse pregnancy outcomes. *New England Journal of Medicine*, v. 358, n. 19, p. 1991-2002, 2008.

HOD, M. *et al.* The International Federation of Gynecology and Obstetrics (FIGO) initiative on gestational diabetes mellitus: A pragmatic guide for diagnosis, management, and care. *International Journal of Gynaecology and Obstetrics*, v. 131, suppl. 3, p. S173-S211, 2015.

HUMAN ENERGY REQUIREMENTS: report of a joint FAO/WHO/UNU Expert Consultation. *Food and Nutrition Bulletin*, v. 26, n. 1, p. 166, 2005.

INTERNATIONAL ASSOCIATION OF DIABETES AND PREGNANCY STUDY GROUPS CONSENSUS PANEL *et al.* International Association of Diabetes and Pregnancy Study Groups recommendations on the diagnosis and classification of hyperglycemia in pregnancy. *Diabetes Care*, v. 33, n. 3, p. 676-682, 2010.

INTERNATIONAL DIABETES FEDERATION (IDF). *IDF Diabetes Atlas*. Brussels: IDF, 2021.

KITZMILLER, J. L. *et al.* Preconception care for women with diabetes and prevention of major congenital malformations. *Birth Defects Research. Part A, Clinical and Molecular Teratology*, v. 88, n. 10, p. 791-803, 2010.

KRAMER, C. K.; CAMPBELL, S.; RETNAKARAN, R. Gestational diabetes and the risk of cardiovascular disease in women: a systematic review and meta-analysis. *Diabetologia*, v. 62, n. 6, p. 905-914, 2019.

LI, Z. *et al.* Incidence rate of type 2 diabetes mellitus after gestational diabetes mellitus: A systematic review and meta-Analysis of 170,139 women. *Journal of Diabetes Research*, v. 2020, p. 3076463, 2020.

MATHIEU, C.; GILLARD, P.; BENHALIMA, K. Insulin analogues in type 1 diabetes mellitus: getting better all the time. *Nature Reviews. Endocrinology*, v. 13, n. 7, p. 385-399, 2017.

MATHIEU, I. P.; SONG, Y.; JAGASIA, S. M. Disparities in postpartum follow-up in women with gestational diabetes mellitus. *Clinical Diabetes*, v. 32, n. 4, p. 178-182, 2014.

MCCANCE, D. R.; CASEY, C. Type 1 diabetes in pregnancy. *Endocrinology and Metabolism Clinics of North America*, v. 48, n. 3, p. 495-509, 2019.

MCINTYRE, H. D. *et al.* Gestational diabetes mellitus. *Nature Reviews, Disease Primers*, v. 5, n. 1, p. 47, 2019.

MEAH, V. L.; DAVIES, G. A.; DAVENPORT, M. H. Why can't I exercise during pregnancy? Time to revisit medical 'absolute' and 'relative' contraindications: systematic review of evidence of harm and a call to action. *British Journal of Sports Medicine*, v. 54, n. 23, p. 1395-1404, 2020.

MELAMED, N. *et al.* Induction of labor before 40 weeks is associated with lower rate of cesarean delivery in women with gestational diabetes mellitus. *American Journal of Obstetrics and Gynecology*. v. 214, n. 3, p. 364.e1-8, 2016.

MITRIC, C.; DESILETS, J.; BROWN, R. N. Recent advances in the antepartum management of diabetes. *F1000 Research*. v. 8, F1000 Faculty Rev-622, 2019.

MOST, J. *et al.* Energy intake requirements in pregnancy. *Nutrients*, v. 11, n. 8, p. 1812, 2019.

NATIONAL INSTITUTE FOR HEALTH AND CARE EXCELLENCE (NICE). *Diabetes in pregnancy*: management from preconception to the postnatal period. NICE Guideline 63. Fev. 2015. Disponível em: <https://www.nice.org.uk/guidance/ng3>.

NØRGAARD, K. *et al.* Efficacy and safety of rapid-acting insulin analogs in special populations with type 1 diabetes or gestational diabetes: systematic review and meta-analysis. *Diabetes Therapy*, v. 9, n. 3, p. 891-917, 2018.

ORGANIZAÇÃO PAN-AMERICANA DA SAÚDE (OPAS). Ministério da Saúde. Federação Brasileira das Associações de Ginecologia e Obstetrícia. Sociedade Brasileira de Diabetes. *Rastreamento e diagnóstico de diabetes melito gestacional no Brasil*. Brasília: OPAS, 2016.

ORGANIZAÇÃO PAN-AMERICANA DA SAÚDE (OPAS). Ministério da Saúde. Federação Brasileira das Associações de Ginecologia e Obstetrícia. Sociedade Brasileira de Diabetes. *Tratamento do diabetes mellitus gestacional no Brasil*. Brasília: OPAS, 2019.

PHYSICAL ACTIVITY AND EXERCISE DURING PREGNANCY AND THE POSTPARTUM PERIOD: ACOG Committee Opinion, Number 804. *Obstetrics and Gynecology*, v. 135, n. 4, p. e178-e188, 2020.

RUDLAND, V. L. *et al.* ADIPS 2020 guideline for pre-existing diabetes and pregnancy. *Australian and New Zealand Journal of Obstetrics and Gynaecology*, v. 60, n. 6, p. E18-E52, 2020.

TRUJILLO, J. *et al.* Impact of the International Association of Diabetes and Pregnancy Study Groups criteria for gestational diabetes. *Diabetes Research and Clinical Practice*, v. 108, n. 2, p. 288-295, 2015.

WORLD HEALTH ORGANIZATION (WHO). *Global report on diabetes*. Geneva: WHO, 2016. Disponível em: <https://www.who.int/publications/i/item/9789241565257>.

WORLD HEALTH ORGANIZATION (WHO). *Report of expert and stakeholder consultations on the WHO Global Diabetes Compact*. Geneva: WHO, 2021. Disponível em: <https://www.who.int/publications/i/item/9789240019782>.

YANG, X. *et al.* Clinical practice guidelines that address physical activity and exercise during pregnancy: A systematic review. *Journal of Midwifery and Women's Health*, v. 67, n. 1, p. 53-68, 2022.

YOO, J. H.; KIM, J. H. Time in range from continuous glucose monitoring: A novel metric for glycemic control. *Diabetes and Metabolism Journal*, v. 44, n. 6, p. 828-839, 2020.

ZHANG, M. *et al.* Current guidelines on the management of gestational diabetes mellitus: a content analysis and appraisal. *BioMed Central Pregnancy and Childbirth*, v. 19, n. 1, p. 200, 2019.

CAPÍTULO 40

Cardiopatia e Gravidez

Carolina Burgarelli Testa • Maria Rita de Figueiredo Lemos Bortolotto • Vera Therezinha Medeiros Borges

INTRODUÇÃO

Ao longo do ciclo gravídico-puerperal, ocorrem inúmeras modificações no sistema cardiovascular, que aumentam a sobrecarga ao coração. Neste capítulo, será abordado como essas alterações podem afetar a evolução das gestantes portadoras de cardiopatias.

EPIDEMIOLOGIA

A incidência de cardiopatia e gravidez varia de 1 a 4% de todas as gestações, sendo uma das principais causas indiretas de morte materna. Entretanto, com o avanço da cardiologia, tanto na melhoria dos métodos de diagnóstico quanto das alternativas terapêuticas, tem havido uma mudança significativa no prognóstico das doenças cardiovasculares e nos tipos de cardiopatias das mulheres em idade fértil.

Importante destacar a diferença das etiologias das cardiopatias observada entre a população dos países desenvolvidos com as dos países em desenvolvimento, como o Brasil. Enquanto em nosso país ainda predominam as doenças adquiridas, em especial as valvopatias decorrentes da doença reumática (Avila *et al.*, 2003), nos países desenvolvidos, como Canadá e EUA, predominam os casos de cardiopatias congênitas (Siu *et al.*, 2001).

MODIFICAÇÕES FISIOLÓGICAS DO SISTEMA CARDIOVASCULAR DURANTE O CICLO GRAVÍDICO-PUERPERAL

As modificações do aparelho cardiovascular ocorrem em resposta à gestação, visando suprir o aumento das necessidades metabólicas e hemodinâmica do binômio mãe e feto. A incapacidade de adaptação da gestante pode causar descompensação da doença cardíaca prévia ou ocasionar a primeira manifestação de uma doença até então desconhecida.

As principais alterações cardiocirculatórias são:

- Aumento do volume sanguíneo (40 a 45% dos valores pré-gravídicos): inicia precocemente seu aumento (desde a 4ª semana), atingindo o pico entre 28ª e 34ª semanas de gestação e depois estabiliza até o parto. A expansão do volume plasmático (45%) é acompanhada por um menor aumento no volume dos glóbulos vermelhos (33%). Com isso, há redução no hematócrito, com pico de hemodiluição ocorrendo entre 24ª e 26ª semanas (Sanghavi e Rutherford, 2014)
- Aumento do débito cardíaco (30 a 50% dos valores pré-gravídicos): o maior aumento ocorre até a 28ª semana de gestação, atingindo um platô e mantendo-se estável até o termo. O aumento do débito cardíaco ocorre à custa do volume sistólico, no início da gestação, e de frequência cardíaca no final da gestação. Durante o trabalho de parto, o débito cardíaco aumenta em torno de 24% durante as contrações uterinas, sendo lançados em torno de 250 a 300 mℓ de sangue na circulação materna a cada contração. Logo após o parto, o débito cardíaco se eleva, devido ao aumento do retorno venoso por descompressão da veia cava, atingindo o pico entre 10 e 15 minutos pós-parto e declinando depois, sendo que a maior queda ocorre nas primeiras 2 semanas (Meah *et al.*, 2016).
- Diminuição da resistência periférica: ocorre desde o início da gestação, atingindo seu menor valor no segundo trimestre (18ª a 20ª semana), mantendo-se nesse nível até o termo (Duvekot e Peeters, 1994).
- Diminuição da pressão arterial: decorre da diminuição acentuada da resistência periférica. A pressão arterial sistólica (PAS) diminui desde o início até a metade da gestação; posteriormente, eleva-se e atinge os valores pré-gestacionais quando se aproxima do termo. A queda da pressão diastólica é mais acentuada que da pressão sistólica, sendo que o menor valor é atingido no meio da gestação, retornando a níveis pré-gravídicos próximo do termo (Grindheim *et al.*, 2012).

DIAGNÓSTICO CLÍNICO DE CARDIOPATIA NA GESTAÇÃO

As modificações cardiovasculares que ocorrem durante a gestação podem, algumas vezes, simular doença cardiovascular, tornando o seu diagnóstico mais difícil.

As gestantes sem patologias podem se queixar de dispneia, cansaço, edema e palpitações. No exame físico, pode-se encontrar *ictus* impulsivo e deslocado para a esquerda no final da gestação, hiperfonese e desdobramento da primeira e segunda bulha, sopro sistólico audível em borda esternal esquerda ou foco pulmonar. Portanto, os sintomas e sinais da gestação são semelhantes aos de doença cardiovascular. Para interpretação desses dados, devem ser considerados a época da gestação, a intensidade e a relação com atividade física.

É fundamental obter uma anamnese completa, com especial atenção na caracterização dos sintomas e sinais associados às alterações fisiológicas da gravidez. Os sintomas e sinais sugestivos de cardiopatia são: dispneia e/ou ortopneia progressiva, dispneia paroxística noturna, hemoptise, síncope após esforço, dor precordial, cianose, estase jugular persistente, sopro sistólico intenso, sopro diastólico e arritmia sustentada.

ESTRATIFICAÇÃO DE RISCO DA GRAVIDEZ NA PRESENÇA DE DOENÇA CARDIOVASCULAR

Toda mulher com cardiopatia, especialmente as com patologias mais graves, deve ser aconselhada a realizar uma avaliação pre-concepção, para receber informação sobre possível contraindicação, sobre os riscos a serem considerados e medicações contraindicadas na gestação.

O risco das complicações cardiovasculares durante a gestação depende de alguns fatores: tipo de cardiopatia, função ventricular, tamanho da lesão valvar, classe funcional, presença de cianose, grau de hipertensão pulmonar, entre outros. Portanto, a estimativa de risco deve ser individualizada.

Para a estratificação do risco materno, foram criados vários escores; atualmente, o mais preciso e recomendado é o da Organização Mundial da Saúde (OMS) modificada (Thorne *et al.*, 2006) (Tabela 40.1).

REPERCUSSÕES DA CARDIOPATIA SOBRE A GRAVIDEZ

A evolução da gestação e o bem-estar materno e fetal estão diretamente relacionados às adaptações hemodinâmicas maternas. Mesmo em pacientes hígidas, estudos correlacionam recém-nascidos de baixo peso ao nascimento a débito cardíaco menor em relação àquelas que tiveram recém-nascidos de peso adequado (Borges *et al.*, 2001; Vasapollo *et al.*, 2008).

As repercussões da cardiopatia sobre a gravidez dependem da magnitude da repercussão clínica e do tipo de terapêutica utilizada para manter a paciente em condições clínicas estáveis. Mulheres portadoras de doenças cardiológicas podem apresentar dificuldades adaptativas às modificações fisiológicas previamente descritas com consequente aumento do número de eventos cardiovasculares ao longo do ciclo gravídico-puerperal. A frequência de eventos cardíacos maternos conforme a classificação da OMS está descrita na Tabela 40.1.

Em estudos retrospectivos e prospectivos, o grupo canadense liderado por Siu *et al.* mostra que a ocorrência de eventos cardiológicos na gravidez (insuficiência cardíaca congestiva [ICC], arritmias e acidente vascular cerebral [AVC]) esteve relacionada à presença de preditores independentes: classe funcional da New York Heart Associaton (NYHA) III/IV, cianose materna, disfunção miocárdica, obstrução de via de saída do coração esquerdo, antecedente de arritmia grave, eventos cardiovasculares prévios à gravidez. Na ausência desses preditores, o risco de complicações observadas na gravidez foi de 5%; na presença de pelo menos um desses fatores, o risco de eventos cardiológicos subiu para 27%, e na presença de ou mais preditores, 75% (Siu *et al.*, 2001).

Em estudo multicêntrico que incluiu 1.321 pacientes cardiopatas entre 2007 e 2011, Ruys *et al.* encontraram como principal complicação a insuficiência cardíaca (13,1% dos casos) e a mortalidade materna foi significantemente maior nas pacientes com classe funcional NYHA III ou IV, assim como o óbito fetal e a incidência de prematuridade (Ruys *et al.*, 2014).

As restrições no débito cardíaco dessas gestantes podem impactar diretamente o concepto, com maior número de complicações perinatais (Elkayam e Gleicher, 1998; Siu *et al.*, 2002; Task Force on The Management of Cardiovascular Diseases During Pregnancy of The European Society of Cardiology, 2003). Consequentemente, a frequência de intercorrências pós-natais relacionadas a prematuridade e sofrimento fetal crônico também estão aumentadas, como permanência prolongada em unidade de terapia intensiva, distúrbios metabólicos, hemorragia intracraniana.

Tabela 40.1 Classificação modificada da Organização Mundial da Saúde (OMS) sobre risco cardiovascular materno.

	OMSm I	OMSm II	OMSm II-III	OMSm III	OMSm IV
Diagnóstico	1. Lesões pequenas ou leves não complicadas: – Estenose pulmonar (persistência do canal arterial) – Prolapso de valva mitral 2. Cardiopatia corrigida e sem sequela (ex.: CIV, CIA, PCA) 3. Extrassístoles atriais ou ventriculares isoladas	1. CIA ou CIV não corrigida 2. Tetralogia de Fallot corrigida 3. Maioria das arritmias 4. Síndrome de Turner sem dilatação da aorta	1. Disfunção ventricular leve (FE ≤ 45%) 2. Miocardiopatia hipertrófica 3. Estenose mitral ou aórtica leve ou moderada 4. Síndrome de Marfan sem dilatação da aorta 5. Válvula aórtica bicúspide (aorta < 45 mm) 6. Coarctação de aorta corrigida 7. Defeito septal atrioventricular	1. Disfunção ventricular moderada (FE = 30 a 45%) 2. Miocardiopatia periparto anterior sem sequelas 3. Prótese metálica 4. Ventrículo esquerdo sistêmico com boa ou discreta diminuição da função ventricular 5. Cardiopatias congênitas complexas pós-cirurgia de Mustard ou de Fontan 6. Cardiopatia cianótica sem correção 7. Estenose mitral moderada 8. Estenose aórtica grave assintomática 9. Dilatação moderada da aorta 10. Taquicardia ventricular	1. Hipertensão pulmonar 2. Disfunção ventricular grave (FE < 30%) 3. Miocardiopatia periparto anterior com disfunção ventricular 4. Estenose mitral grave 5. Estenose aórtica grave sintomática 6. Ventrículo esquerdo sistêmico com disfunção ventricular moderada ou grave 7. Dilatação da aorta 8. Coarctação da aorta grave
Riscos de acordo com a condição clínica	Não há aumento de morbimortalidade materna	Pequeno aumento da mortalidade ou risco moderado na morbidade	Aumento moderado da mortalidade ou moderado para grave na morbidade	Aumento moderado da mortalidade ou morbidade grave	Risco alto de mortalidade materna ou morbidade grave. Gestação contraindicada
% riscos de eventos cardíacos maternos	2,5 a 5%	5,7 a 10,5%	10 a 19%	19 a 27%	40 a 100%
Local do pré-natal	Primária	Secundária	Secundária ou terciária	Terciária ou quaternária	Quaternária

CIA: comunicação interatrial; CIV: comunicação interventricular; FE: fração de ejeção; PCA: persistência do canal arterial. (Adaptada de: Thorne *et al.*, 2006.)

A probabilidade de eventos perinatais adversos é maior quando estão presentes os preditores de prognóstico materno negativo, além de outros fatores, como idade materna abaixo dos 20 ou superior a 35 anos, tabagismo e tratamento com anticoagulantes (parenterais ou orais) (Siu *et al.*, 2002; Kampman *et al.*, 2015). A presença de cianose materna é um indicativo de repercussões fetais graves, com alta prevalência de abortamentos espontâneos, óbito fetal e prematuridade, além de hipotrofia do concepto (Elkayam e Gleicher, 1998; Task Force on The Management of Cardiovascular Diseases During Pregnancy of The European Society of Cardiology, 2003; Uebing *et al.*, 2006).

Além dos riscos apontados, conceptos de gestantes portadoras de cardiopatias congênitas apresentam maior risco de malformação cardíaca. Enquanto o risco de cardiopatia congênita na população geral é de 0,8 a 1%, quando um dos genitores é portador de cardiopatia congênita, o risco varia de 3 a 12%. Em casos específicos, como nas síndromes de DiGeorge, Marfan, Noonan, ou ainda na cardiomiopatia hipertrófica (forma familiar), o risco pode chegar a 50% de conceptos afetados (Task Force on The Management of Cardiovascular Diseases During Pregnancy of The European Society of Cardiology, 2003; Uebing *et al.*, 2006).

ASSISTÊNCIA PRÉ-NATAL

A assistência pré-natal das mulheres portadoras de doenças cardíacas exige cuidados multidisciplinares visando à redução dos riscos maternos e fetais. As principais recomendações estão resumidas na Tabela 40.2.

Nos casos com maior risco de eventos maternos e perinatais, a realização de pré-natal e parto em centros de assistência médica em nível terciário é indicada para propiciar acompanhamento clínico-obstétrico adequado, seguimento criterioso do bem-estar fetal, com avaliações ultrassonográficas e de vitalidade fetal seriadas e planejamento do parto objetivando a redução das repercussões maternas e fetais (Zugaib e Bittar, 2007).

Habitualmente, as pacientes com baixo risco de descompensação clínica (e que permanecem em classe funcional I ou II) são avaliadas mensalmente pelo obstetra e cardiologista até o terceiro trimestre, quando as consultas passam a ser quinzenais e semanais, a partir da 36ª semana. Quando a paciente refere piora funcional (classe funcional III), há necessidade de avaliações mais próximas ou mesmo internação, para pesquisa de fatores desencadeantes da insuficiência cardíaca (infecções, anemia) e introdução ou ajuste medicamentoso. As pacientes que permanecem em classe funcional III ou IV devem ficar internadas até o final da gravidez (Clark, 1991; Elkayam e Gleicher, 1998; Zugaib e Bittar, 2007).

Durante o pré-natal, recomenda-se também avaliar a morfologia fetal nas janelas adequadas e a ecocardiografia fetal nos conceptos de gestantes portadoras de cardiopatias congênitas.

A avaliação do bem-estar fetal é feita clinicamente (pela avaliação da altura uterina e dos movimentos fetais) e via ultrassonografia seriada (para avaliação do crescimento fetal e volume de líquido amniótico). A avaliação da hemodinâmica fetoplacentária é feita pela dopplerfluxometria fetal (em geral a partir da 26ª semana), e o perfil biofísico fetal começa a ser avaliado a partir da 34ª semana. Esses exames podem ser iniciados mais precocemente quando houver piora das condições clínicas maternas, cianose, uso de medicamentos (em especial betabloqueadores, anticoagulantes e diuréticos) e na presença de restrição do crescimento fetal (Zugaib e Bittar, 2007).

ASSISTÊNCIA AO PARTO

A resolução da gravidez depende das condições da paciente e do feto. Como já foi mencionado, é mais comum a prematuridade espontânea em pacientes sem controle clínico adequado, bem como repercussões da insuficiência cardíaca no bem-estar fetal, obrigando ao parto prematuro terapêutico (Task Force on The Management of Cardiovascular Diseases During Pregnancy of The European Society of Cardiology, 2003; Pijuan Domènech e Gatzoulis, 2006). Porém, se a paciente estiver bem (classe funcional I ou II), deixa-se que evolua até o termo da gestação. Já nos casos de doenças cardíacas mais graves ou descompensação materna, o objetivo é chegar até a 37ª semana, momento a partir do qual pode-se programar o parto. Sempre que possível, reservando a segurança materna, opta-se por evitar a prematuridade e as resoluções de gestação em fase de termo precoce (antes de 39 semanas). Em qualquer momento da gestação, diante de descompensação clínica materna, deve-se proceder à internação hospitalar e otimizar o tratamento medicamentoso. Se o controle clínico materno não puder ser alcançado com repouso, dieta e medicamentos, estará indicado o parto terapêutico, qualquer que seja a idade gestacional (Elkayam e Gleicher, 1998; Task Force on The Management of Cardiovascular Diseases During Pregnancy of The European Society of Cardiology, 2003; Zugaib e Bittar, 2007).

Todavia, a estabilização clínica materna melhora o prognóstico durante o puerpério e, por isso, é recomendado adequar o tratamento antes do parto, sempre que possível, mantendo a vigilância sobre a vitalidade fetal. As recomendações para a programação de parto estão na Tabela 40.3.

O parto deve ser assistido em ambiente hospitalar, com retaguarda cardiológica e de terapia intensiva. A preferência é pelo parto espontâneo, por via vaginal, com analgesia precoce e abreviação do período expulsivo (fórcipe de alívio ou vácuo-extrator).

Tabela 40.2 Rotina pré-natal na cardiopatia materna segundo a classificação da Organização Mundial da Saúde (OMS).

Categoria OMS	I	II	III	IV
Pré-natal	Atenção primária	Atenção secundária	Atenção terciária ou quaternária	Atenção terciária ou quaternária
Consultas	Mensais até 28 semanas, quinzenais até 36 semanas e semanais até parto		Conforme condição materna	
Ecocardiograma materno	Início da gestação	Início da gestação	Trimestral	Trimestral
Ecocardiograma fetal	Se cardiopatia congênita materna ou outra indicação clínica, entre 24 e 28 semanas			
Ultrassonografia	Rotina	Rotina	Mensal	Mensal
Vitalidade fetal	Habitual	Termo	26 semanas	26 semanas

Tabela 40.3 Cuidados no parto da gestante cardiopata segundo a classificação da Organização Mundial da Saúde (OMS).

Categoria OMS	I	II	III	IV
Programação do parto	Termo	Termo. Evitar pós-datismo	Termo. Evitar pós-datismo	Programado a termo
Via de parto	Obstétrica	Obstétrica	Obstétrica, conforme condição materna	Obstétrica, conforme condição materna
Analgesia	Habitual	Recomendada	Precoce	Precoce
Expulsivo	Habitual	Habitual	Abreviação expulsivo	Abreviação expulsivo
Puerpério imediato	Habitual	Recuperação pós-anestésica	UTI	UTI

A analgesia precoce diminui a magnitude das modificações hemodinâmicas observadas no trabalho de parto (Van Oppen *et al.*, 1996; Elkayam e Gleicher, 1998; Foley, 2004; Van Mook e Peeters, 2005). A maior variação da volemia se dá logo após a expulsão fetal (independentemente do tipo de parto) (Van Mook e Peeters, 2005).

A cesariana está associada a maior risco de sangramento, instabilidade hemodinâmica, infecção e fenômenos tromboembólicos (Clark, 1991; Elkayam e Gleicher, 1998; Bortolotto, 2005; Rao e Ginns, 2014) e, em relação ao parto vaginal, não apresenta vantagem quanto ao desfecho materno e aumenta os eventos adversos neonatais (Ruys *et al.*, 2015).

Constituem indicações formais de cesárea em gestantes cardiopatas as situações de risco para dissecção de aorta (síndrome de Marfan com envolvimento aórtico, coarctação de aorta grave, aneurisma de aorta) e parto inadiável em paciente sob anticoagulação oral (pelo risco de sangramento fetal associado aos fenômenos plásticos do parto em fetos sob a ação da varfarina) (Elkayam e Gleicher, 1998; Task Force on The Management of Cardiovascular Diseases During Pregnancy of The European Society of Cardiology, 2003; Bates *et al.*, 2004; Zugaib e Bittar, 2007). Outras situações podem constituir indicações relativas: pacientes com hipertensão pulmonar grave, estenose aórtica moderada a grave, cardiopatias congênitas complexas não corrigidas, insuficiência cardíaca refratária a tratamento clínico (Task Force on The Management of Cardiovascular Diseases During Pregnancy of The European Society of Cardiology, 2003; Pijuan Domènech e Gatzoulis, 2006; Uebing *et al.*, 2006). Nessas situações, permite-se o parto espontâneo, desde que evolua de forma rápida, com os cuidados para evitar piora clínica (evitar hipotensão e sobrecarga de volume, manutenção da paciente em decúbito lateral ou semissentada, analgesia precoce e adequada à condição da paciente, e abreviação do período expulsivo com fórcipe de alívio). É indicada a monitorização cardiovascular materna, na maior parte dos casos, de maneira não invasiva. A monitorização invasiva fica reservada aos casos mais graves, com alto risco de instabilidade hemodinâmica (Task Force on The Management of Cardiovascular Diseases During Pregnancy of The European Society of Cardiology, 2003; Foley, 2004; Zugaib e Bittar, 2007).

A monitorização fetal pode ser realizada de maneira intermitente em partos espontâneos sem repercussões placentárias e/ou fetais, e contínua em todas as outras situações.

Nas pacientes com risco aumentado, bem como naquelas que fazem uso de profilaxia antitrombótica ou anticoagulação plena (próteses valvares mecânicas, fibrilação atrial crônica), opta-se pelo parto planejado, com a paciente bem controlada do ponto de vista clínico. Programa-se a indução do trabalho de parto (quando não houver contraindicação e com colo uterino favorável), visando à melhor assistência clínica, anestésica e obstétrica a essas pacientes (Task Force on The Management of Cardiovascular Diseases During Pregnancy of The European Society of Cardiology, 2003; Seshadri *et al.*, 2005; Zugaib e Bittar, 2007).

Quanto à analgesia para parto vaginal, habitualmente a única contraindicação absoluta é o emprego de anticoagulantes orais ou parenterais (de preferência, a última dose de heparina regular deve ser 12 horas antes da punção lombar, e 24 horas para heparina de baixo peso molecular). A analgesia contínua intraparto é realizada com doses menores de anestésicos, sem interferência importante no sistema nervoso autônomo e pouca repercussão hemodinâmica. Porém, em caso de anestesia para cesárea, são necessários outros cuidados – além anticoagulação, constituem contraindicação de anestesia locorregional hipertensão pulmonar moderada ou grave, obstrução de via de saída de ventrículo esquerdo (estenoses mitral e/ou aórtica moderadas ou graves), fração de ejeção reduzida e doença arterial coronariana (Elkayam e Gleicher, 1998; Kuczkowski e Van Zundert, 2007).

ASSISTÊNCIA NO PUERPÉRIO

As alterações hemodinâmicas do puerpério precoce, aliadas às alterações da coagulação características desse período (tendência à hipercoagulabilidade) tornam essa fase a mais perigosa e passível de descompensação cardiológica (Elkayam e Gleicher, 1998).

O puerpério imediato das pacientes OMS III e IV deve ser seguido em unidade de terapia intensiva, com especial atenção para sinais de sobrecarga de volume, ausculta pulmonar, frequência cardíaca, diurese, pressão arterial e sangramento vaginal (Elkayam e Gleicher, 1998; Foley, 2004; Clark, 1991; Zugaib e Bittar, 2007). O período de maior risco são as primeiras 48 horas após o parto. A alta hospitalar deve ser mais tardia, em geral após o 5º dia pós-parto, com ajuste medicamentoso adequado, e retorno precoce no ambulatório para monitoração clínica.

A lactação é habitualmente permitida, com exceção das pacientes que fazem uso de amiodarona, atenolol e imunossupressores (transplantadas) devido à concentração dose-dependente dessas drogas no leite materno. Quando não for possível o ajuste medicamentoso, a prioridade é a saúde materna, e a lactação será inibida. Nesses casos, prefere-se os métodos mecânicos de supressão da lactação (enfaixamento), uma vez que as drogas habitualmente utilizadas com tal finalidade (derivados do *ergot*, como bromoergocriptina e cabergolina) podem aumentar o risco trombótico ou de vasospasmo cerebral e coronariano (Elkayam e Gleicher, 1998; Zugaib e Bittar, 2007).

O retorno às condições hemodinâmicas pré-gravídicas ocorre progressivamente, em geral em 6 a 18 semanas (Ruys *et al.*, 2013; Clark *et al.*, 2014; Joglar e Page, 2014; Ruys *et al.*, 2014). Nesse período, as pacientes devem receber atenção clínica mais intensa, para ajuste medicamentoso e compensação clínica cuidadosa.

TERAPÊUTICAS ESPECÍFICAS

Terapia medicamentosa

De maneira geral, poucos medicamentos estão contraindicados durante a gestação, e a interrupção abrupta do tratamento medicamentoso é uma das principais causas de descompensação clínica.

Devem ser suspensos os inibidores da enzima de conversão da angiotensina (IECA) e os antagonistas dos receptores de angiotensina (ARA II), contraindicados em qualquer época de gravidez. Podem ser substituídos (no caso de insuficiência cardíaca) pela hidralazina associada ou não aos nitratos.

A amiodarona e os anticoagulantes orais só devem ser utilizados quando os benefícios superarem os riscos fetais (Elkayam e Gleicher, 1998; Qasqas *et al.*, 2004).

A Tabela 40.4 lista os principais efeitos fetais observados e a classificação quanto à utilização desses fármacos na gestação.

Terapêutica antitrombótica na gravidez

A gravidez provoca alterações no sistema de coagulação que favorecem a hipercoagulabilidade, com aumento dos fatores de coagulação (fibrinogênio, von Willebrand, fator VIII), diminuição dos fatores inibidores da coagulação (proteína S, antitrombina), desenvolvimento de resistência à proteína C ativada e redução da atividade fibrinolítica (Elkayam e Gleicher, 1998; Bates *et al.*, 2004).

Em pacientes com risco elevado para tromboembolismo arterial e venoso (disfunção miocárdica importante com dilatação ventricular, cianose materna, estenose valvar mitral com aumento de átrio esquerdo, repouso/imobilização prolongados, antecedente de tromboembolismo), está recomendada a terapêutica antitrombótica.

Na gravidez, o agente de escolha nessas situações é a heparina, regular ou de baixo peso molecular, em dose profilática (heparina regular de 10.000 a 20.000 UI/dia, divididas em duas doses, ou enoxaparina 1 mg/kg/dia ou, ainda, corrigida pelo peso) (Bates *et al.*, 2004).

Entretanto, há duas situações em que as pacientes merecem atenção especial, pelo alto risco trombótico: as portadoras de próteses valvares mecânicas e aquelas com fibrilação atrial crônica. Nesses dois casos, há indicação de anticoagulação plena durante todo o período gravídico. O uso de varfarina durante a gravidez está associado a teratogênese (6 a 10%) (Elkayam e Gleicher, 1998; Bates *et al.*, 2004; Qasqas *et al.*, 2004), quando usada no primeiro trimestre. Porém, o emprego contínuo de heparina durante a gravidez pode triplicar o risco de trombose nessas pacientes (Elkayam e Gleicher, 1998).

A conduta atualmente recomendada nessas situações é o uso de heparina de baixo peso molecular (ou ainda heparina regular) no primeiro trimestre e varfarina da 13ª até a 36ª semana (com razão normalizada internacional [INR] de 2,5 a 3,5). Com 36 semanas ou 2 semanas antes do parto, suspende-se a varfarina e inicia-se o uso da heparina de baixo peso molecular, com controle de atividade heparínica (inibição do fator X ativado de 0,6 a 1,1). Outra opção é o uso da heparina regular por via intravenosa até o parto e puerpério precoce (dose ajustada pelo tempo de tromboplastina parcial ativada [TTPA] - de 0,7 a 1). A infusão de heparina intravenosa é suspensa 4 a 6 horas antes do parto e reiniciada 6 horas após. Três dias após o parto, faz-se

Tabela 40.4 Principais medicamentos de ação cardiovascular na gravidez e lactação.

Medicamento	FDA	Efeitos fetais/neonatais	Lactação
Diuréticos	B (hidroclorotiazida) C (furosemida) D (espironolactona)	Hipoperfusão placentária, oligoidrâmnio, trombocitopenia, icterícia Espironolactona – risco de anomalias genitais	Sim Sim Não
Digitálicos	C	Baixo risco de intoxicação na gravidez Tratamento de escolha para arritmias fetais	Sim
Betabloqueadores	D (atenolol) C (propranolol, carvedilol) B (sotalol, metoprolol)	Teratogênese? (hipospadia) Todos associados a baixo peso fetal, principalmente em doses maiores	Sim
Antagonistas dos canais de cálcio	C	Hipotensão acentuada com nifedipino sublingual (hipoperfusão placentária, óbito fetal) Potencialização do efeito tocolítico quando associado a sulfato de magnésio (hipotonia uterina)	Sim
Anticoagulantes orais (varfarina)	D	Teratogênese (6,7% exposição no 1º trimestre) Atravessa barreira placentária (exige monitorização laboratorial mais intensa – risco de sangramento fetal) Indicados em próteses valvares mecânicas e fibrilação atrial crônica	Sim
IECA e ARA II	D	Teratogênese (1º trimestre) Oligoidrâmnio acentuado com hipoplasia pulmonar e deformidades de extremidades (2º trimestre) Insuficiência renal fetal, óbito fetal e neonatal	Sim (enalapril e captopril) Sem dados quanto às outras drogas
Antiarrítmicos	D (amiodarona) C (demais drogas)	Disfunção tireoidiana fetal (indicado apenas em arritmias graves refratárias aos outros antiarrítmicos) Disopiramida – aumento da contratilidade uterina	Amiodarona – Não Demais medicamentos liberados
Nitratos	C	Doses maiores – hipotensão, queda da perfusão placentária. Efeito tocolítico	Sim
Nitroprussiato de sódio	C	Toxicidade fetal (intoxicação cianídrica com uso > 6 h)	Desconhecida

ARA II: antagonistas dos receptores da angiotensina; FDA: classificação Food & Drug Administration para uso de medicamentos na gravidez (A – Estudos controlados não demonstraram risco em qualquer período da gravidez; B – Estudos controlados em humanos não demonstraram riscos, embora com eventuais relatos de efeitos adversos em animais; C – Falta de estudos controlados. Existe chance de dano fetal, mas o benefício supera o risco potencial; D – Estudos em humanos evidenciaram possibilidade de dano fetal. Entretanto, pode ser prescrito se o benefício superar o risco; X –Evidências de risco fetal em estudos com animais e/ou em humanos. Benefícios não superam os riscos. Contraindicados na gravidez); IECA: inibidores da enzima de conversão da angiotensina. (Adaptada de: Qasqas *et al.*, 2004.)

a transição para anticoagulação oral (não contraindica a lactação). Essa conduta visa reduzir riscos fetais sem aumentar demasiadamente a morbidade materna (Elkayam e Gleicher, 1998; Bates *et al.*, 2004; Seshadri *et al.*, 2005; Zugaib e Bittar, 2007).

Procedimentos cardiológicos

Cardioversão elétrica

Não apresenta efeitos deletérios fetais (a arritmia grave costuma ter repercussão intensa na vitalidade fetal). Deve ser feita sob sedação, como de costume. A cardioversão química também pode ser realizada, quando indicada, sem temores para o concepto (Elkayam e Gleicher, 1998; Pijuan Domènech e Gatzoulis, 2006).

Valvoplastia percutânea por balão

Apesar da radiação e da utilização do contraste iodado, a valvoplastia percutânea é uma boa opção à cirurgia cardíaca em gestantes com estenose mitral grave refratária ao tratamento clínico (Elkayam e Gleicher, 1998).

Ablação de focos arritmogênicos por cateterismo

É comum que as pacientes com arritmias descompensem ao longo da gestação, com necessidade de drogas antiarrítmicas. A ablação pode ser indicada em caso de insucesso do controle clínico. Se possível, minimizar a exposição à radiação (Clark *et al.*, 2014; Joglar e Page, 2014).

Cirurgia cardíaca na gravidez

Com a melhora das técnicas cirúrgicas, anestésicas e de perfusão, houve queda da mortalidade materna e fetal relacionadas à cirurgia cardíaca na gestação. Entretanto, a perfusão uterina inadequada observada durante o período de circulação extracorpórea pode provocar óbito fetal (30%), hipercontratilidade uterina e períodos prolongados de sofrimento fetal, com repercussão no desenvolvimento neuropsicomotor dos conceptos. Deve ser indicada apenas em caso de descompensação grave refratária ao tratamento clínico, não passíveis de correção por via percutânea, e de preferência no segundo trimestre (no terceiro trimestre, deve-se considerar a antecipação do parto para posterior procedimento cirúrgico cardíaco). É obrigatória a monitorização fetal intra-operatória, a partir da 20ª semana, para avaliar a repercussão sobre o feto, ajustes intraoperatórios na circulação extracorpórea e hipotermia (Feitosa, 1991; Elkayam e Gleicher, 1998).

CONSIDERAÇÕES FINAIS

As alterações hemodinâmicas da gravidez exercem grande influência sobre as doenças cardiocirculatórias. O risco de descompensação clínica e morte em mulheres portadoras de doenças cardíacas é aumentado no período gravídico-puerperal em relação a mulheres da mesma idade não grávidas.

Os períodos de maior probabilidade de descompensação clínica materna são a partir do início do terceiro trimestre de gravidez, durante o parto e no puerpério precoce (independentemente da via de parto). São preditores de risco materno: classe funcional NYHA III ou IV, cianose materna, disfunção miocárdica grave, obstrução de via de saída do coração esquerdo, história de arritmia grave (com repercussão clínica) e de eventos cardíacos (AVC, ICC, infarto agudo do miocárdio [IAM]) prévios à gestação. Além desses fatores, são preditores de risco perinatal em gestantes cardiopatas a presença de cianose, tabagismo e anticoagulação materna.

Se indicada, pode ser utilizada terapêutica medicamentosa cardiovascular durante a gravidez, com exceção dos IECA e dos ARA. A anticoagulação em pacientes com próteses valvares mecânicas e fibrilação atrial crônica merece atenção especial no período gravídico.

Não há necessidade de antecipação do parto ou de cesárea na grande maioria das pacientes com cardiopatia. A cesárea é recomendável em situações de risco de dissecção de aorta (síndrome de Marfan com dilatação de aorta, coarctação de aorta) e em mulheres sob anticoagulação com varfarina (risco de sangramento fetal intraparto). Nos outros casos, a via de parto tem indicação obstétrica.

Recomenda-se programação do parto em mulheres com risco de descompensação no período periparto ou que exijam cuidados especiais (terapêutica antitrombótica) para redução dos riscos maternos e fetais.

Está indicada profilaxia da endocardite bacteriana antes de parto, cesárea ou curetagem uterina nas pacientes de risco moderado e alto para endocardite.

REFERÊNCIAS BIBLIOGRÁFICAS

AVILA, W. S. *et al.* Pregnancy in patients with heart disease: experience with 1,000 cases. *Clinical Cardiology*, v. 26, n. 3, p. 135-142, 2003.

BATES, S. M. *et al.* Use of antithrombotic agents during pregnancy: the Seventh ACCP Conference on Antithrombotic and Thrombolytic Therapy. *Chest*, v. 126, n. 3 Suppl, p. 627S-644S, 2004.

BORGES, V. T. M. *et al.* Influência das alterações hemodinâmicas maternas sobre o desenvolvimento fetal. *Revista Brasileira de Ginecologia e Obstetrícia*. v. 23, n. 3, p. 147-151, 2001.

BORTOLOTTO, M. R. L. *Estudo dos fatores relacionados à determinação da via de parto em gestantes portadoras de cardiopatias*. São Paulo: Universidade de São Paulo, 2005.

CLARK, J. M. *et al.* Catheter ablation of supraventricular tachycardia without fluoroscopy during pregnancy. *Obstetrics and Gynecology*, v. 123, Suppl, p. 44S-445S, 2014.

CLARK, S. L. Cardiac disease in pregnancy. *Critical Care Clinics*, v. 7, n. 4, p. 777-797, 1991.

DUVEKOT, J. J.; PEETERS, L. L. Maternal cardiovascular hemodynamic adaptation to pregnancy. *Obstetrical & Gynecological Survey*, v. 49, n. 12 Suppl, p. S1-14, 1994.

ELKAYAM, U.; GLEICHER, N. (eds.). *Cardiac problems in pregnancy*: diagnosis and management of maternal and fetal disease. 3. ed. New York: Wiley-Liss, 1998.

FEITOSA, H. Mortalidade materna por cardiopatia. *Revista de Saúde Pública*, v. 25, n. 6, p. 443-451, 1991.

FOLEY, M. Cardiac disease. In: DILDY III, G. *et al.* (eds.). *Critical Care Obstetrics*. Massachusets: Blackwell, 2004.

GRINDHEIM, G. *et al.* Changes in blood pressure during healthy pregnancy: a longitudinal cohort study. *Journal of Hypertension*, v. 30, n. 2, p. 342-350, 2012.

JOGLAR, J. A.; PAGE, R. L. Management of arrhythmia syndromes during pregnancy. *Current Opinion in Cardiology*, v. 29, n. 1, p. 36-44, 2014.

KAMPMAN, M. A. M. *et al.* Maternal cardiac function, uteroplacental Doppler flow parameters and pregnancy outcome: a systematic review. *Ultrasound in Obstetrics & Gynecology*, v. 46, n. 1, p. 21-28, 2015.

KUCZKOWSKI, K. M.; VAN ZUNDERT, A. Anesthesia for pregnant women with valvular heart disease: the state-of-the-art. *Journal of Anesthesia*, v. 21, n. 2, p. 252-257, 2007.

MEAH, V. L. *et al.* Cardiac output and related haemodynamics during pregnancy: a series of meta-analyses. *Heart*, v. 102, n. 7, 2016.

PIJUAN DOMÈNECH, A.; GATZOULIS, M. A. Pregnancy and heart disease. *Revista Española de Cardiología*, v. 59, n. 9, p. 971-984, 2006.

QASQAS, S. A. *et al.* Cardiovascular pharmacotherapeutic considerations during pregnancy and lactation. *Cardiology in Review*, v. 12, n. 4, p. 201-221, 2004.

RAO, S.; GINNS, J. N. Adult congenital heart disease and pregnancy. *Seminars in Perinatology*, v. 38, n. 5, p. 260-272, 2014.

RUYS, T. P. E. *et al.* Heart failure in pregnant women with cardiac disease: data from the ROPAC. *Heart*, v. 100, n. 3, p. 231-238, 2014.

RUYS, T. P. E. *et al.* Is a planned caesarean section in women with cardiac disease beneficial? *Heart*, v. 101, n. 7, p. 530-536, 2015.

RUYS, T. P. E.; CORNETTE, J.; ROOS-HESSELINK, J. W. Pregnancy and delivery in cardiac disease. *Journal of Cardiology*, v. 61, n. 2, p. 107-112, 2013.

SANGHAVI, M.; RUTHERFORD, J. D. Cardiovascular physiology of pregnancy. *Circulation*, v. 130, n. 12, p. 1003-1008, 2014.

SESHADRI, N. *et al.* The clinical challenge of bridging anticoagulation with low-molecular-weight heparin in patients with mechanical prosthetic heart valves: an evidence-based comparative review focusing on anticoagulation options in pregnant and nonpregnant patients. *American Heart Journal*, v. 150, n. 1, p. 27-34, 2005.

SIU, S. C. *et al.* Adverse neonatal and cardiac outcomes are more common in pregnant women with cardiac disease. *Circulation*, v. 105, n. 18, p. 2179-2184, 2002.

SIU, S. C. *et al.* Prospective multicenter study of pregnancy outcomes in women with heart disease. *Circulation*, v. 104, n. 5, p. 515-521, 2001.

TASK FORCE ON THE MANAGEMENT OF CARDIOVASCULAR DISEASES DURING PREGNANCY OF THE EUROPEAN SOCIETY OF CARDIOLOGY. Expert consensus document on management of cardiovascular diseases during pregnancy. *European Heart Journal*, v. 24, n. 8, p. 761-781, 2003.

THORNE, S.; MACGREGOR, A.; NELSON-PIERCY, C. Risks of contraception and pregnancy in heart disease. *Heart*, v. 92, n. 10, p. 1520-1525, 2006.

UEBING, A. *et al.* Pregnancy and congenital heart disease. *British Medical Association*, v. 332, n. 7538, p. 401-406, 2006.

VAN MOOK, W. N. K. A.; PEETERS, L. Severe cardiac disease in pregnancy, part I: hemodynamic changes and complaints during pregnancy, and general management of cardiac disease in pregnancy. *Current Opinion in Critical Care*, v. 11, n. 5, p. 430-434, 2005.

VAN OPPEN, A. C.; STIGTER, R. H.; BRUINSE, H. W. Cardiac output in normal pregnancy: a critical review. *Obstetrics and Gynecology*, v. 87, n. 2, p. 310-318, 1996.

VASAPOLLO, B.; NOVELLI, G. P.; VALENSISE, H. Fetal growth restriction and maternal cardiac function. *Expert Review of Obstetrics & Gynecology*, v. 3, p. 119-127, 2008.

ZUGAIB, M.; BITTAR, R. *Protocolos da Clínica Obstétrica da Faculdade de Medicina da Universidade de São Paulo*. 3. ed. São Paulo: Atheneu, 2007.

CAPÍTULO 41

Doenças Respiratórias na Gravidez

Gilmar S. Osmundo Jr.

INTRODUÇÃO

A fisiologia da gestação caracteriza-se por modificações anatômicas, funcionais e bioquímicas nos diversos sistemas do organismo, incluindo o trato respiratório. Tais mudanças iniciam-se logo após a fertilização e perduram por toda a gestação, podendo mimetizar ou mascarar situações patológicas (Mehta *et al.*, 2015). As modificações gravídicas do trato respiratório resultam da associação entre fatores hormonais e físicos, como crescimento do útero e alterações hemodinâmicas (Mehta *et al.*, 2015; Hegewald e Crapo, 2011).

O aumento dos níveis séricos de progesterona, estrogênio e hormônio de crescimento placentário acarreta vasodilatação e edema da mucosa nasal, podendo resultar em sintomas de obstrução nasal e epistaxe, além de piorar quadros prévios de rinite (Mehta *et al.*, 2015). Além disso, a progesterona atua diretamente no centro respiratório, levando a prolongamento da expiração, com aumento do esforço expiratório, o que pode ser percebido pela paciente como dispneia.

Mudanças anatômicas do trato respiratório caracterizam-se por aumento da circunferência cervical e piora do Índice de Mallampati, de modo que gestantes apresentam vias aéreas com maior dificuldade técnica para intubação orotraqueal e maior propensão a roncos (Hegewald e Crapo, 2011). Além disso, observam-se elevação do diafragma, aumento do ângulo subcostal e aumento de 5 a 7 cm da circunferência torácica, resultando em aspecto de "tórax em barril" (Hegewald e Crapo, 2011).

Modificações dos sistemas respiratório, circulatório e renal levam à alteração do equilíbrio ácido-base, de modo que a gestante apresenta tendência à hiperventilação e à alcalose respiratória (redução dos níveis de $PaCO_2$). O aumento da ventilação-minuto leva a discreto aumento dos níveis de oxigênio (PaO_2 entre 100 e 110 mmHg) (Zugaib, 2016). Observa-se ainda aumento do consumo de oxigênio em 15 a 20%, além de redução do volume de reserva pulmonar e da capacidade de reserva funcional, resultando em perda da capacidade adaptativa do trato respiratório da gestante. Desse modo, insultos agudos como infecções e broncospasmo apresentam maior potencial de evolução para insuficiência respiratória durante a gestação (Goodnight e Soper, 2005; Mighty, 2010).

AVALIAÇÃO DA GESTANTE COM DISPNEIA

Diante das modificações gravídicas do trato respiratório, a sensação de falta de ar constitui queixa frequente na gestação. A dispneia tende a se iniciar no primeiro ou segundo trimestre, com piora ao longo do segundo trimestre (Bidad *et al.*, 2010; Simon *et al.*, 1990). A queixa de dispneia pode ser secundária às mudanças fisiológicas da gravidez ("dispneia gravídica") e pode corresponder à manifestação de uma patologia prévia (asma, cardiopatia) ou de um evento agudo como tromboembolismo pulmonar.

Causas de dispneia secundária a patologias obstétricas são raras e tendem a ter manifestações graves e agudas, tais como a embolia amniótica e o edema agudo pulmonar secundário ao uso de tocolíticos ou a síndromes hipertensivas. Destaca-se, ainda, a dispneia secundária à distensão uterina patológica em casos de polidrâmnio acentuado (Tabela 41.1).

A queixa de falta de ar pela gestante deve ser encarada como oportunidade para diagnosticar patologias agudas potencialmente graves ou mesmo para detectar doenças previamente existentes e não diagnosticadas. Estima-se que aproximadamente 36% dos casos de dispneia sejam fisiológicos, ao passo que em torno de 25% podem corresponder à asma preexistente não diagnosticada (Bidad *et al.*, 2010).

A avaliação inicial de gestante com dispneia deve incluir anamnese detalhada, com ênfase em antecedentes médicos e queixas respiratórias pré-gravídicas, além de sintomas como tosse, febre, dor torácica, que minimizam a possibilidade de dispneia fisiológica. O exame físico deve incluir avaliação de frequência respiratória, frequência cardíaca, cianose, oximetria de pulso, ausculta cardíaca e pulmonar. Alterações de exame físico indicam causa patológica de dispneia.

A avaliação com exames complementares tende a ser direcionada de acordo com os sintomas e achados de exame físico da paciente. Contudo, a avaliação básica, principalmente em contexto de serviços de emergência, deve conter radiografia de tórax para casos com alteração do exame físico ou com dúvida diagnóstica. Deve-se considerar a realização de eletrocardiograma e fator natriurético cerebral (BNP) para casos com suspeita de cardiopatia. Para avaliação de tromboembolismo pulmonar, a cintilografia pulmonar de ventilação/perfusão e a angiotomografia de tórax são as melhores opções para diagnóstico definitivo. Em casos suspeitos de doenças pulmonares obstrutivas ou demais pneumopatias, faz-se uso da espirometria.

Tabela 41.1 Diagnósticos diferenciais de dispneia na gestação.

Obstétricos	Doenças preexistentes	Eventos agudos
Dispneia gravídica	Asma	Pneumonia
Distensão uterina	Doenças pulmonares estruturais	Tromboembolismo pulmonar
	Cardiopatias	Embolia amniótica
	Transtornos psiquiátricos	Tuberculose pulmonar
	Anemia	
	Hipertireoidismo	
	Cetoacidose diabética	
	Nefropatias	

RINITE

As principais causas de sintomas nasais durante a gestação incluem rinite gestacional, rinite alérgica preexistente e rinossinusite infecciosa (Schatz e Zeiger, 1988). A **rinite gestacional** caracteriza-se por sintomas de congestão nasal, rinorreia e respiração bucal durante a gravidez, com duração maior que 6 semanas, sem associação com infecção de vias aéreas ou com antecedente de atopia e apresentando remissão completa após o parto. Tal situação pode ocorrer em 20 a 30% das gestantes e está relacionada ao edema e aumento de vascularização da mucosa nasal (Ellegård *et al.*, 2000).

Rinite alérgica preexistente pode apresentar evolução variável na gestação, com melhora ou piora dos sintomas de congestão nasal, rinorreia, prurido nasal e espirros. A rinite não controlada não afeta diretamente a gestação, porém pode levar a prejuízo da alimentação e da qualidade de sono, assim como ao desenvolvimento de roncos.

Tratamento

A rinite gestacional não necessita de tratamento específico e também não responde a medicações. A prática de lavagem nasal com soro fisiológico pode ser benéfica às pacientes com sintomas persistentes.

Pacientes com rinite alérgica devem, como primeira opção, adotar medidas comportamentais, tais como evitar contato com alérgenos e praticar lavagem nasal. Casos com sintomas persistentes podem se beneficiar de tratamento medicamentoso.

Para pacientes com sintomas intermitentes e leves, a primeira opção de tratamento são os anti-histamínicos orais de segunda geração (loratadina e cetirizina), uma vez que tais drogas não apresentam efeito sedativo, são seguras na gestação (classificadas como categoria B pela Food and Drug Administration – FDA) e não são relacionadas à ocorrência de malformações fetais (Zugaib, 2016; Pali-Schöll *et al.*, 2017).

Em caso de sintomas persistentes, o tratamento de escolha é a administração intranasal de corticosteroides. Estudos sugerem que budesonida, beclometasona, mometasona e fluticasona são igualmente seguras e eficazes na gestação (Pali-Schöll *et al.*, 2017; Alhussien *et al.*, 2018) (Tabela 41.2).

O uso de descongestionantes na gravidez deve ser evitado, pois não há dados suficientes de segurança dessas drogas. O efeito vasoconstritor de alguns descongestionantes pode ter impacto negativo na circulação uteroplacentária. Além disso, o uso de descongestionantes nasais deve ser evitado pelo seu potencial de adição (Pali-Schöll *et al.*, 2017).

SINUSITE

A sinusite ou rinossinusite aguda é definida como processo infeccioso da mucosa nasal e dos seios paranasais, com duração inferior a 4 semanas. Gestantes apresentam maior incidência de sinusite purulenta, provavelmente como resultado da congestão da mucosa nasal durante a gravidez (Incaudo, 2004).

Tabela 41.2 Uso de corticosteroides nasais para tratamento da rinite.

Droga	Posologia
Beclometasona 50 mcg	1 a 2 jatos em cada narina de 12/12 h
Budesonida aquosa 32 mcg	1 a 2 jatos em cada narina de 12/12 h
Fluticasona 27,5 mcg	2 jatos em cada narina 1 vez/dia
Mometasona 50 mcg	2 jatos em cada narina 1 vez/dia

Etiologia

Os agentes etiológicos da sinusite aguda na gestação são semelhantes aos de pacientes não gestantes. A maioria dos casos é relacionada a infecções virais da rinofaringe e dos seios paranasais; infecções bacterianas correspondem a menos de 2% dos casos de sinusite aguda (Fokkens *et al.*, 2007).

Os principais patógenos relacionados à sinusite bacteriana são *Streptococcus pneumoniae*, *Haemophilus influenzae* e *Moraxella catarrhalis* (Incaudo, 2004).

Quadro clínico

O quadro clínico clássico da sinusite aguda inclui congestão nasal, rinorreia purulenta, hiposmia, cefaleia, dor maxilar e dor facial que piora com anteriorização da face. Apesar de a maioria dos casos ser de origem viral, deve-se considerar a possibilidade de sinusite aguda bacteriana na vigência de:

- Sintomas persistentes e sem melhora por mais de 10 dias
- Melhora inicial dos sintomas seguida por piora da sintomatologia ("dupla piora")
- Início do quadro com febre alta e sintomas intensos (Rosenfeld *et al.*, 2015).

Por outro lado, gestantes podem apresentar quadros atípicos e frustros. Deve-se considerar a possibilidade de sinusite em gestantes que apresentem sintomas persistentes de cefaleia, obstrução nasal e rinorreia (Incaudo, 2004).

Tratamento

O tratamento inicial da sinusite aguda em sintomáticos consiste em: lavagem nasal com soro fisiológico, antipiréticos e analgésicos. A associação de corticosteroides nasais em baixa dosagem por 7 a 14 dias (ver Posologias para tratamento de rinite, na Tabela 41.2) tem se mostrado uma opção para a redução dos sintomas (Rosenfeld *et al.*, 2015; Fokkens *et al.*, 2012).

Estudos recentes questionam o papel da antibioticoterapia para o tratamento da sinusite aguda bacteriana, já que 64% dos pacientes tratados sem antibióticos melhoram em até 14 dias. Sabe-se, no entanto, que o uso de antibióticos relaciona-se com a redução do tempo de sintomas e a maior incidência de efeitos adversos (Lemiengre *et al.*, 2018).

Não existe consenso sobre a melhor abordagem inicial em gestantes com sinusite aguda. Nos casos de falha do tratamento sintomático ou de febre alta associada a sintomas intensos, ou ainda de gestantes imunossuprimidas ou sem a possibilidade de seguimento clínico, opta-se pela introdução de antibioticoterapia.

O tratamento de escolha nesses casos é a antibioticoterapia com cobertura para pneumococo e *H. influenzae*, sendo a associação de amoxicilina-clavulanato a primeira escolha. Em pacientes alérgicas à penicilina, outras opções são cefalosporinas (cefuroxima) e clindamicina (Mello, 2008; Rosenfeld *et al.*, 2015) – Tabela 41.3. Não se recomenda o uso de azitromicina como primeira opção terapêutica devido à alta prevalência de pneumococos resistentes a macrolídeos (Rosenfeld *et al.*, 2015). O uso de fluorquinolonas na gestação ainda é controverso,

Tabela 41.3 Tratamento antimicrobiano da sinusite aguda.

Droga	Posologia	Duração
Amoxicilina + clavulanato 500/125 mg	1 comprimido, via oral, de 8/8 h	10 a 14 dias
Amoxicilina + clavulanato 875/125 mg	1 comprimido, via oral, de 12/12 h	10 a 14 dias
Axetilcefuroxima 250 mg	1 comprimido, via oral, de 12/12 h	7 a 10 dias

devido a possíveis efeitos deletérios ósseos e cartilaginosos fetais. Portanto, tal classe antimicrobiana deve ser evitada, uma vez que existem diversas opções medicamentosas com maior evidência de segurança fetal (Zugaib, 2016).

PNEUMONIA ADQUIRIDA NA COMUNIDADE

A pneumonia é a infecção dos bronquíolos distais e dos alvéolos, resultando em lesão direta do parênquima pulmonar; a pneumonia adquirida na comunidade (PAC) é aquela que ocorre nas pacientes ambulatoriais ou naquelas internadas há menos de 48 horas (Corrêa *et al.*, 2009). A incidência de PAC na gestação é semelhante à de pacientes não gestantes, com prevalência estimada de 0,78 a 2,7/1.000 partos (Zugaib, 2016).

Etiologia

Assim como em não gestantes, o agente etiológico da PAC não é identificado em até 60% dos casos; contudo, os principais agentes bacterianos incluem *Streptococcus pneumoniae* e *Haemophilus influenzae*. Agentes bacterianos atípicos também são responsáveis por episódios de PAC, a saber: *Mycoplasma*, *Legionella pneumophila*, *Staphylococcus aureus* e *Klebisiella pneumoniae*. Durante a gestação, infecções virais como *influenza* e varicela são causas importantes de pneumonia (Goodnight e Soper, 2005).

Quadro clínico

O quadro clínico da PAC na gestação é semelhante ao da paciente não gestante e caracteriza-se por febre, tosse, dor torácica, dispneia e calafrios. Ao exame físico, podem-se encontrar taquipneia, macicez à percussão torácica, frêmito toracovocal, ausculta de murmúrios adventícios e atrito pleural.

Diagnóstico

O diagnóstico da PAC é eminentemente clínico, tendo como principais diagnósticos diferenciais tuberculose (Tb), pneumotórax, infecção por covid-19 e tromboembolismo pulmonar. Pacientes com quadro sugestivo de pneumonia devem ser submetidas à radiografia de tórax com proteção abdominal, uma vez que gestantes podem apresentar maior frequência de complicações como empiema e atelectasias (Munn *et al.*, 1999).

Recomenda-se, ainda, investigação complementar com os seguintes exames (Lim *et al.*, 2009):

- Função renal (ureia, creatinina, eletrólitos)
- Proteína C-reativa
- Hemograma
- Enzimas hepáticas
- Pesquisa de covid-19 em nasofaringe
- Pesquisa de *influenza* A
- Gasometria arterial (para pacientes com $SatO_2 < 90\%$)
- As pacientes que necessitarem de internação devem colher também sorologia para HIV e hemocultura.

Implicações obstétricas

Além do maior risco de complicações maternas, a ocorrência de PAC na gravidez aumenta a probabilidade de trabalho de parto prematuro e de recém-nascido abaixo do peso. Contudo, quadro de pneumonia não contraindica as práticas de tocólise e de corticoterapia para maturação pulmonar fetal, desde que a gestante esteja clinicamente estável.

Tratamento

Em função das modificações gravídicas do trato respiratório, gestantes apresentam risco maior de desenvolvimento de insuficiência respiratória durante episódios infecciosos agudos (Goodnight e Soper, 2005); portanto, a decisão entre tratamento ambulatorial e hospitalar deve ser bastante cuidadosa. Gestantes previamente hígidas, com idade gestacional antes da viabilidade e quadro clínico leve podem ser tratadas ambulatorialmente. Nos demais casos, é aconselhável que se inicie antibioticoterapia intravenosa com internação hospitalar por, pelo menos, 24 horas (Zugaib, 2016; Goodnight e Soper, 2005).

A escolha do antimicrobiano é empírica, almejando-se cobertura para pneumococo, *H. influenzae* e para os principais agentes atípicos. Nesse caso, o tratamento ambulatorial pode ser feito com betalactâmicos (amoxicilina) ou macrolídeos (claritromicina, azitromicina) (Zugaib, 2016; Corrêa *et al.*, 2009).

Pacientes que necessitem de internação devem receber tratamento combinado de betalactâmico e macrolídeos (claritromicina + ceftriaxona). Pacientes com antecedente de doença pulmonar estrutural e uso recente de antibióticos devem ser consideradas de risco para pneumonia por *Pseudomonas aeruginosa*, podendo ser vantajosa a utilização de drogas antipseudomônicas (piperacilina-tazobactam, cefepima, meropeném) (Zugaib, 2016; Corrêa *et al.*, 2009; Lim *et al.*, 2009) – Tabela 41.4.

O tratamento da pneumonia inclui ainda suplementação de oxigênio a fim de manter a saturação periférica de oxigênio acima de 95%, além de controlar a vitalidade fetal, fisioterapia e profilaxia para tromboembolismo venoso. Casos graves devem ser manejados em ambiente de terapia intensiva, com suporte ventilatório e de drogas vasoativas, se necessário. A PAC e mesmo a sepse grave de foco pulmonar não indicam antecipação da gestação, desde que haja condições técnicas para avaliação da vitalidade fetal dessas pacientes.

Tabela 41.4 Tratamento antimicrobiano da pneumonia adquirida na comunidade.

	Droga	Posologia	Duração
Ambulatorial	Amoxicilina	500 mg, via oral, de 8/8 h	7 dias
	Azitromicina	500 mg, via oral, 1 vez/dia	5 dias
Hospitalar	Ceftriaxona **e** Claritromicina	2 g/dia, intravenoso 500 mg, intravenoso, de 12/12 h	7 dias
Hospitalar*	Piperacilina/Tazobactam 4 g/500 mg	Uma ampola, intravenosa, de 6/6 h	7 dias

* Pacientes com risco de infecção por *Pseudomonas aeruginosa*.

TUBERCULOSE PULMONAR

A Tb continua sendo uma questão de saúde pública, de modo que o Brasil está na lista dos 30 países priorizados pela Organização Mundial da Saúde (OMS) por concentrarem 80% dos casos de Tb ativa (Brasil, 2019). Existe tendência recente do aumento do número de casos de Tb, além de tendência à coinfecção HIV-Tb (Brasil, 2019).

Etiologia

A Tb é causada pelo *Mycobacterium tuberculosis*, bacilo álcool-ácido-resistente (BAAR) cuja transmissão se dá pela inalação de partículas contento bacilos expelidos por indivíduos com Tb ativa.

Quadro clínico

A Tb pulmonar é a forma clínica mais comum em indivíduos imunocompetentes e a de maior importância em saúde pública, pois é a forma da doença que se relaciona à transmissão do bacilo. O quadro clínico inclui tosse prolongada, hemoptise, dor torácica, dispneia, anorexia, perda de peso e sudorese noturna, e gestantes podem apresentar sintomas mais frustros.

As formas extrapulmonares de Tb podem ter apresentação variável de acordo com o órgão acometido. As formas mais comuns são Tb pleural, ganglionar, peritoneal, cutânea, renal e neurotuberculose. Focos extrapulmonares estão frequentemente associados a imunodeficiências, principalmente à coinfecção HIV-Tb (Brasil, 2019).

Diagnóstico

Recomenda-se que toda pessoa com tosse há mais de 3 semanas seja investigada para tuberculose por meio de exame bacteriológico (Brasil, 2019).

A identificação do BAAR por meio de baciloscopia direta é o método de escolha para diagnóstico e controle de tratamento. Atualmente, disponibiliza-se o teste rápido molecular para tuberculose (TRM-Tb) em alguns municípios brasileiros. Além de ter sensibilidade superior à da baciloscopia, o TRM-Tb possibilita o resultado em 2 horas e ainda permite a investigação de resistência à rifampicina. Gestantes com suspeita de Tb pulmonar devem realizar radiografia simples de tórax com proteção abdominal e pesquisa do agente etiológico no escarro (duas amostras). Recomenda-se a coleta de duas amostras de escarro para realização de baciloscopia direta e cultura de micobactérias, e uma delas deve ser encaminhada para TRM-Tb, se disponível. A confirmação diagnóstica ocorre pela demonstração de BAAR no escarro. Sempre que houver diagnóstico de Tb, deve ser realizada sorologia para HIV (Zugaib, 2016; Brasil, 2019).

Implicações obstétricas

A gestação não altera a evolução natural da Tb nas pacientes em tratamento. A Tb pulmonar não tratada e, principalmente, as formas extrapulmonares com maior comprometimento sistêmico associam-se a risco aumentado de prematuridade e de restrição de crescimento fetal. Existe relato de detecção de granulomas na placenta e de bacilos no líquido amniótico, predispondo à Tb congênita (Nhan-Chang e Jones, 2010). Preconiza-se diagnóstico precoce e tratamento oportuno das gestantes, com o intuito de prevenir a transmissão ao feto e ao recém-nascido (Brasil, 2019).

Tratamento

O tratamento atual para Tb no Brasil foi proposto pelo Programa Nacional de Controle da Tuberculose em 2009, em consonância com as recomendações da OMS. Preconiza-se o tratamento ambulatorial e a prática do tratamento diretamente observado (TDO), a fim de garantir o uso adequado das medicações.

O esquema proposto para todas as formas de Tb (exceto meningo-Tb) em pacientes virgens de tratamento inclui quatro drogas: rifampicina, isoniazida, pirazinamida e etambutol, com duração de 6 meses. Os medicamentos devem ser ingeridos pela manhã, em uma única tomada (Brasil, 2019) – Tabela 41.5.

O tratamento na gestação é semelhante ao da paciente não gestante; contudo, recomenda-se associação de piridoxina 50 mg/dia com o intuito de prevenir toxicidade neurológica do recém-nascido pela isoniazida.

As pacientes devem ser submetidas ao controle mensal de enzimas hepáticas durante o tratamento e realizar coleta mensal de BAAR no escarro, até a obtenção de duas amostras consecutivas negativas.

Puerpério

Não há contraindicação à amamentação, desde que não haja mastite tuberculosa. Recomenda-se que a mãe utilize máscara cirúrgica ao amamentar e cuidar do recém-nascido. Em casos de puérperas bacilíferas com Tb multidroga-resistente, é

Tabela 41.5 Tratamento da tuberculose pulmonar.

Fase	Apresentação	Peso	Dose	Duração
Inicial	RHZE[a]	20 a 35 kg	2 comprimidos	2 meses
		36 a 50 kg	3 comprimidos	
		51 a 70 kg	4 comprimidos	
		> 70 kg	5 comprimidos	
Manutenção	RH[b]	20 a 35 kg	1 comprimido 300/150 mg	4 meses
		36 a 50 kg	1 comprimido 300/150 mg + 1 comprimido 150/75 mg	
		> 51 a 70 kg	2 comprimidos 300/150 mg	
		> 70 kg	2 comprimidos de 300/150 mg + 1 comprimido de 150/75 mg	

[a]Comprimido de dose fixa combinada: rifampicina 150 mg, isoniazida 75 mg, pirazinamida 400 mg e etambutol 275 mg. [b]Comprimidos de rifampicina + isoniazida 300/150 mg ou 150/75 mg.

necessário evitar o contato da paciente com a criança. Existe indicação de quimioprofilaxia com isoniazida para os recém-nascidos de mãe com Tb.

ASMA

A asma é uma das doenças respiratórias crônicas mais frequentes na população mundial, acometendo cerca de 4 a 8% das gestantes, e 20 a 36% dessas pacientes apresentarão algum episódio de exacerbação da doença (Holland e Thomson, 2006; Murphy *et al.*, 2006). A queixa de dispneia é bastante comum na gestação; contudo, estima-se que 25% das gestantes com queixa respiratória apresentem quadro de asma subdiagnosticada (Bidad *et al.*, 2010).

A asma é uma doença respiratória crônica das vias aéreas associada a inflamação crônica, hiper-responsividade das vias aéreas e obstrução reversível ao fluxo aéreo. É caracterizada por episódios de constrição das vias aéreas. Os desencadeantes incluem alérgenos, infecções do sistema respiratório superior, medicações (como ácido acetilsalicílico e betabloqueadores), poluição, exercício físico, frio e estresse emocional.

Quadro clínico

A asma caracteriza-se por sintomas recorrentes e reversíveis, de modo que as pacientes tendem a intercalar períodos assintomáticos com fases de exacerbação asmática. A "crise de asma" ou exacerbação é caracterizada por dispneia, chiado, tosse e dor torácica. Os sintomas tendem a piorar após contato com desencadeantes ou após atividade física e variações de temperatura (GINA, 2023).

Frequentemente, os sintomas da asma podem estar associados a manifestações extrapulmonares de atopia, como rinite e dermatite atópica. Além disso, é comum queixa de pirose, uma vez que o refluxo gastroesofágico é um importante desencadeador de crises asmáticas, por meio de reflexo vagal esofagobrônquico.

Diagnóstico

O diagnóstico da asma é eminentemente clínico, caracterizado por quadro respiratório típico e recorrente desde a infância. Atualmente, recomenda-se a confirmação do diagnóstico de asma com espirometria assim que possível (Global Initiative for Asthma, 2023). As opções diagnósticas incluem:

- **Espirometria:** teste padrão-ouro para avaliação da função pulmonar, permitindo a avaliação de volumes que não se alteram na gestação: volume expiratório forçado no primeiro segundo (VEF1), capacidade vital forçada (CVF) e da relação VEF1/CVF. Considera-se sugestiva de distúrbio obstrutivo a relação VEF1/CVF < 0,8, e a gravidade dessa obstrução reflete-se no valor do VEF1 (normal > 80% do previsto). A variação do VEF1 maior que 200 mℓ ou 12% após inalação de broncodilatador comprova a reversibilidade da obstrução do fluxo aéreo (diagnóstico diferencial de doença pulmonar obstrutiva crônica)
- **Pico de fluxo expiratório** (**PEF**, do inglês *peak of expiratory flow*): medidas diárias do melhor valor de volume expiratório da paciente. Variações diurnas maiores de 20% sugerem diagnóstico de asma.

Os principais diagnósticos diferenciais incluem doença pulmonar obstrutiva crônica, doenças pulmonares restritivas, cardiopatias, vasculites e verminoses.

A gravidade da asma é classificada de maneira dinâmica, ou seja, a paciente deverá ser reclassificada de acordo com seu quadro clínico a cada consulta. Não se categoriza mais a asma em leve, moderada ou grave, optando-se por classificá-la de acordo com o grau de controle (GINA, 2023). Os critérios de controle incluem:

- Ausência de despertares noturnos
- Ausência de limitação das atividades físicas
- Sintomas respiratórios menos que 2 vezes/semana
- Necessidade de uso de medicação de resgate menos que 2 vezes/semana
- VEF1 normal.

Considera-se asma controlada aquela que preenche todos os critérios de controle. Asma parcialmente controlada é aquela com um ou dois critérios alterados. Quando houver três ou mais critérios alterados, considera-se asma não controlada (GINA, 2023).

Implicações obstétricas

Classicamente, acreditava-se na teoria de que um terço das pacientes pioraria da asma na gravidez, um terço melhoraria e um terço continuaria estável. Atualmente, sabe-se que o principal fator prognóstico para o quadro clínico materno é o controle da asma pré-gravídico, e pacientes com asma mal controlada tendem a apresentar maiores intercorrências na gravidez (Murphy e Gibson, 2011). Um fator comum de piora clínica materna é o abandono do tratamento pela gestante, por temor quanto à segurança das medicações.

A asma, principalmente quando não controlada, associa-se à possibilidade de desfechos desfavoráveis à gravidez. Estudos demonstram aumento do risco de abortamento, hemorragia pós-parto, depressão, restrição de crescimento fetal, pré-eclâmpsia e prematuridade em gestantes asmáticas (Murphy *et al.*, 2006; Murphy e Gibson, 2011; Racusin *et al.*, 2013). Observa-se ainda maior incidência de parto cesariano em gestantes asmáticas.

Exacerbações de asma no primeiro trimestre da gestação têm sido relacionadas a risco de malformações fetais, principalmente cardíacas, musculoesqueléticas e de trato digestório (Racusin *et al.*, 2013; Murphy *et al.*, 2013; Blais e Forget, 2008).

Tratamento

A paciente deve ser orientada de que não existe evidência de teratogenicidade associada às drogas utilizadas no tratamento da asma; por outro lado, asmáticas mal controladas têm maior chance de complicações na gestação e malformação fetal (GINA, 2023; Murphy *et al.*, 2013). As vantagens do controle da asma na gestação claramente sobrepujam eventuais riscos associados ao uso de medicação (nível de evidência A) (GINA, 2023). Não se justifica reduzir ou suspender drogas de controle da asma em gestantes sintomáticas (GINA, 2023).

O tratamento da asma inclui o controle de desencadeantes, tratamento de situações como rinite e doença do refluxo gastroesofágico, que podem piorar na gestação, dificultando o controle dos sintomas respiratórios. Além disso, todas as gestantes asmáticas devem ser orientadas quanto a cessar o tabagismo, controlar o peso corporal e evitar contato com ambientes mofados, pó doméstico, pelos de cães e gatos e poluentes.

O tratamento da asma envolve controle de sintomas respiratórios agudos (terapia de resgate) e prevenção de sintomas (terapia de manutenção). A terapia de manutenção tem como objetivos redução de sintomas, prevenção de exacerbações e de remodelamento brônquico, melhora da qualidade de vida e melhora da função pulmonar.

O tratamento de manutenção da asma é baseado no princípio de *step up/step down*, ou seja, as medicações devem ser associadas ou desescaladas progressivamente de acordo com resposta da paciente (Zugaib, 2016; GINA, 2023).

As recomendações internacionais mais recentes para o tratamento da asma enfatizam a importância de introdução precoce de corticosteroides inalatórios, visando à redução da gravidade das exacerbações asmáticas, à redução de internações hospitalares e à melhora da função pulmonar (Global Initiative for Asthma, 2023).

As opções terapêuticas incluem (Tabela 41.6):

- **Corticosteroide inalatório:** ação anti-inflamatória mais efetiva no tratamento da asma, sendo a primeira opção de medicação. Efeitos colaterais incluem rouquidão e candidíase oral (evitada com lavagem bucal após o uso da medicação)
- **Beta-2-agonista de longa duração inalatório:** segunda linha no tratamento da asma, devendo sempre ser associado a corticosteroide inalatório
- **Modificador de leucotrieno (montelucaste):** antagonista do receptor de leucotrieno, reduz a inflamação de vias aéreas e sintomas. Apesar de classificado em categoria B pela FDA, existem poucos estudos na gestação e, portanto, deve ser a terceira linha terapêutica (indicado quando não houver controle da asma mesmo após uso de beta-2-agonista de longa duração associado a corticosteroide inalatório). A posologia do montelucaste é de um comprimido de 10 mg 1 vez/dia
- **Corticosteroide sistêmico:** o uso de ciclos curtos de prednisona (40 a 60 mg/dia por 5 a 7 dias) pode ser necessário para o controle dos sintomas. Em pacientes refratárias às demais medidas, existe a opção de ciclo longo de corticosteroide sistêmico em baixas, porém com risco de efeitos colaterais sistêmicos (osteoporose, diabetes, hipertensão, catarata, perda de massa óssea e muscular). O uso de corticosteroide sistêmico no primeiro trimestre correlaciona-se a risco aumentado de fenda palatina
- **Outras opções:** em casos graves e refratários de asma, existe a opção de utilização de teofilina de longa liberação e/ou de anticorpo recombinante anti-IgE (omalizumabe), porém são opções terapêuticas de eficácia e segurança de uso na gestação pouco estabelecidas.

Tabela 41.6 Terapia de manutenção da asma.

Corticosteroides inalatórios		
Droga	**Dose diária**	**Observação**
Budesonida	200 a 1.600 mcg	Dose inicial 200 mcg 12/12 h
Beclometasona	250 a 1.000 mcg	Dose inicial 250 mcg 12/12 h
Associações beta-2-agonista longa duração + corticosteroide inalatório		
Droga	**Dose diária**	**Dose moderada/alta**
Formoterol + Budesonida 6/200 mcg	1 a 2 inalações/dia	Dose baixa
Formoterol + Budesonida 12/400 mcg	1 a 2 inalações/dia	
Salmeterol + Fluticasona 25/125, 25/250 ou 50/250 mcg	1 inalação 2×/dia	

Desse modo, o tratamento de manutenção da asma cumpre os passos a seguir, de acordo com o controle dos sintomas (Global Initiative for Asthma, 2023):

- Primeiro passo: associação entre corticosteroides inalatórios de baixa dosagem e beta-2-agonistas de longa duração, apenas se houver sintomas respiratórios. Por exemplo: formoterol + budesonida 6/200 mcg, inalar uma cápsula de 6 em 6 horas se houver falta de ar; se a paciente persistir com mau controle da doença, progredir para o próximo passo
- Segundo passo: tratamento contínuo com corticosteroides inalatórios de baixa dosagem e beta-2-agonistas. Por exemplo: formoterol + budesonida 6/200 mcg de 12 em 12 horas. Se a paciente persistir com mau controle da doença, progredir para o próximo passo
- Terceiro passo: tratamento contínuo com corticosteroides inalatórios de dosagem média/alta e beta-2-agonistas. Por exemplo: formoterol + budesonida 12/400 mcg de 12 em 12 horas ou de 8 em 8 horas. Outra opção seria considerar associação com montelucaste. Se a paciente persistir com mau controle da doença, progredir para o próximo passo
- Quarto passo: associação de outras opções para tratamento da asma, como antagonistas muscarínicos de longa duração (p. ex., tiotrópio) e anticorpos recombinantes (p. ex., omalizumabe).

Pacientes com asma bem controlada podem apresentar sintomas eventuais e, para tais situações, são sempre necessárias a prescrição e a orientação quanto ao uso correto de medicações de resgate. Atualmente, sabe-se que a melhor opção de tratamento de resgate (alívio) também é a combinação entre formoterol e corticosteroides inalatórios em baixa dosagem (p. ex., formoterol + budesonida 6/200 mcg, de 6 em 6 horas, se houver dispneia), uma vez que esses medicamentos reduzem o risco de hospitalização em 65% e previnem a queda da função pulmonar após exacerbações graves (Global Initiative for Asthma, 2023). Outras opções de segunda linha de resgate incluem:

- Salbutamol *spray* 100 mcg – inalação de dois jatos até de 6 em 6 horas
- Fenoterol *spray* 100 mcg – inalação de um a dois jatos até de 6 em 6 horas.

O manejo da exacerbação de asma inclui avaliação de sinais vitais e de oximetria de pulso (colher gasometria arterial quando $SatO_2 < 90\%$), pesquisa e correção do desencadeante, avaliação da vitalidade fetal e quantificação do VEF1, se disponível. Indica-se a realização de radiografia de tórax quando houver dúvida diagnóstica, refratariedade do tratamento, necessidade de internação ou suspeita de pneumonia associada (Zugaib, 2016).

O tratamento da exacerbação inclui:

- **Suporte de oxigênio:** a $SatO_2$ deve ser mantida > 92%
- **Beta-2-agonista de rápida ação:** medida mais importante para alívio dos sintomas; a via inalatória apresenta melhor eficácia e menos efeitos adversos
- **Corticosteroides sistêmicos:** resolução mais rápida da exacerbação e prevenção de recorrência; estão indicados em crises graves, ausência de melhora dos sintomas após inalação, em pacientes que já estavam utilizando corticosteroide ou que utilizaram recentemente. Devem ser mantidos por 5 a 7 dias
- **Sulfato de magnésio:** apresenta ação broncodilatadora, sendo indicado quando não houver resposta ao tratamento inicial
- **Metilxantinas (aminofilina):** não devem ser utilizadas rotineiramente, pois apresentam efeitos colaterais (arritmias, convulsões) e risco aumentado de intoxicação em gestantes. Além disso, seu efeito benéfico não é bem demonstrado na literatura.

Gestantes que apresentem exacerbações graves ou refratárias ao tratamento inicial com beta-agonista e corticosteroide devem ser internadas. Rebaixamento do nível de consciência, acidose respiratória ($PaCO_2$ > 45 mmHg), sinais de fadiga respiratória e iminência de parada cardíaca são indicações de admissão em unidade de terapia intensiva (UTI) e intubação orotraqueal nas exacerbações asmáticas de gestantes (Zugaib, 2016).

Ventilação mecânica e cuidados intensivos não indicam necessariamente a interrupção da gestação, desde que haja disponibilidade de UTI com experiência no manejo de gestantes e condições para avaliação de vitalidade fetal. Não há contraindicação para o uso de drogas sedativas, tais como midazolam, propofol e fentanila. Lembrando-se de que gestantes são consideradas pacientes com via aérea de difícil acesso; portanto, o procedimento de intubação orotraqueal deve ser realizado pelo médico com maior experiência.

Em gestantes asmáticas, preconiza-se via de parto obstétrica, não havendo contraindicação para parto vaginal. Nas pacientes com bom controle clínico, a gravidez pode ser seguida até 40 semanas. Casos mais graves com controle clínico inadequado podem ser interrompidos com 37 semanas.

A fisiologia do trabalho de parto e no parto envolve a liberação de cortisol e adrenalina endógenos, de modo que exacerbações da asma são incomuns durante o trabalho de parto. Os cuidados no parto e no trabalho de parto incluem manutenção das medicações diárias, monitoração fetal contínua e anestesia precoce, preferencialmente peridural ou de duplo bloqueio, pois a raquianestesia isolada tem maior risco de deterioração da função pulmonar. Gestantes asmáticas que fizeram uso de corticosteroides sistêmicos no último mês devem receber hidrocortisona intravenosa (IV) durante o trabalho de parto e nas primeiras 24 horas do puerpério:

Hidrocortisona 200 mg IV de ataque e 100 mg IV de 8 em 8 horas até 24 horas após o parto.

Não existe contraindicação para a indução do trabalho de parto; contudo. análogos da prostaglandina F2-alfa devem ser evitados. Não existe evidência na literatura de contraindicação ao uso de análogos de prostaglandina E1 (misoprostol) em gestantes asmáticas. Em casos de atonia uterina, deve ser evitado o uso de derivados do *ergot* devido ao potencial broncoconstritor dos ergotamínicos.

Tabela 41.7 Tratamento das exacerbações asmáticas.

Broncodilatadores inalatórios	
Droga	**Posologia**
Salbutamol	2 a 4 jatos até de 20 em 20 minutos na primeira hora
Inalação: Soro fisiológico 10 mℓ Fenoterol 6 a 10 gotas Ipratrópio 30 a 40 gotas	Uma inalação até de 20 em 20 minutos na primeira hora
Corticoesteroides sistêmicos	
Hidrocortisona	Ataque de 200 a 300 mg IV
Metilprednisolona	Ataque de 40 mg IV
Prednisona	40 a 60 mg VO
Magnésio	
Sulfato de magnésio	1 a 2 g de magnésio IV (diluído em 100 mℓ de SF, correr em 20 minutos)

IV: via intravenosa; SF: soro fisiológico; VO: via oral.

REFERÊNCIAS BIBLIOGRÁFICAS

ALHUSSIEN, A. H.; ALHEDAITHY, R. A.; ALSALEH, S. A. Safety of intranasal corticosteroid sprays during pregnancy: an updated review. *European Archives of Oto-Rhino-Laryngology*, v. 275, p. 325-333, 2018.

BIDAD, K. *et al.* Frequency of asthma as the cause of dyspnea in pregnancy. *International Journal of Gynecology & Obstetrics*, v. 111, n. 2, p. 140-143, 2010.

BLAIS, L.; FORGET, A. Asthma exacerbations during the first trimester of pregnancy and the risk of congenital malformations among asthmatic women. *Journal of Allergy and Clinical Immunology*, v. 121, n. 6, p. 1379-1384, 2008.

BRASIL. Ministério da Saúde. *Manual de recomendações para o controle da tuberculose no Brasil.* 2. ed. atualizada. Brasília: Secretaria de Vigilância em Saúde. Departamento de Vigilância das Doenças Transmissíveis, 2019.

CORRÊA, R. *et al.* Diretrizes brasileiras para pneumonia adquirida na comunidade em adultos imunocompetentes. *Jornal Brasileiro de Pneumologia*, v. 35, p. 574-601, 2009.

ELLEGÅRD, E. *et al.* The incidence of pregnancy rhinitis. *Gynecology and Obstetric Investigation*, v. 49, n. 2, p. 98-101, 2000.

FOKKENS, W. J. *et al.* EPOS 2012: European position paper on rhinosinusitis and nasal polyps 2012. A summary for otorhinolaryngologists. *Rhinology*, v. 50, n. 1, p. 1-12, 2012.

FOKKENS, W.; LUND, V.; MULLOL, J. European Position Paper on Rhinosinusitis and Nasal Polyps Group. EP3OS 2007: European position paper on rhinosinusitis and nasal polyps 2007. A summary for otorhinolaryngologists. *Rhinology*, v. 45, n. 2, p. 97-101, 2007.

GLOBAL INITIATIVE FOR ASTHMA. *Global Strategy for Asthma Management and Prevention*, 2023. Disponível em: www.ginasthma.org.

GOODNIGHT, W. H.; SOPER, D. E. Pneumonia in pregnancy. *Critical Care Medicine*, v. 33, n. 10, p. S390-397, 2005.

HEGEWALD, M. J.; CRAPO, R. O. Respiratory physiology in pregnancy. *Clinics in Chest Medicine*, v. 32, n. 1, p. 1-13, 2011.

HOLLAND, S. M.; THOMSON, K. D. Acute severe asthma presenting in late pregnancy. *International Journal of Obstetric Anesthesia*, v. 15, n. 1, p. 75-78, 2006.

INCAUDO, G. A. Diagnosis and treatment of allergic rhinitis and sinusitis during pregnancy and lactation. *Clinical Reviews in Allergy & Immunology*, v. 27, p. 159-177, 2004.

LEMIENGRE, M. B. *et al.* Antibiotics for acute rhinosinusitis in adults. *Cochrane Database Systematic Review*, v. 9, n. 9, p. CD006089, 2018 Sep 10.

LIM, W. S. *et al.* BTS guidelines for the management of community acquired pneumonia in adults: update 2009. *Thorax*, v. 64, n. 3p.iii1-iii55, 2009.

MEHTA, N. *et al.* Respiratory disease in pregnancy. *Best Practice & Research Clinical Obstetrics & Gynaecology*, v. 29, n. 5, p. 598-611, 2015.

MELLO JR, J. F. Diretrizes Brasileiras de Rinossinusites. *Revista Brasileira de Otorrinolaringologia*, v. 74, p. 1-59, 2008.

MIGHTY, H. E. Acute respiratory failure in pregnancy. *Clinical Obstetrics and Gynecology*, v. 53, n. 2, p. 360-368, 2010.

MUNN, M. B. *et al.* Pneumonia as a complication of pregnancy. *The Journal of Maternal-Fetal Medicine*, v. 8, n. 4, p. 151-154, 1999.

MURPHY, V. E.; CLIFTON, V. L.; GIBSON, P. G. Asthma exacerbations during pregnancy: incidence and association with adverse pregnancy outcomes. *Thorax*, v. 61, n. 2, p. 169-176, 2006.

MURPHY, V. E. *et al.* The risk of congenital malformations, perinatal mortality and neonatal hospitalisation among pregnant women with asthma: a systematic review and meta-analysis. *BJOG*, v. 120, p. 812-822, 2013.

MURPHY, V. E.; GIBSON, P. G. Asthma in pregnancy. *Clinics in Chest Medicine*, v. 32, p. 93-110, 2011.

NHAN-CHANG, C. L.; JONES, T. B. Tuberculosis in pregnancy. *Clinical Obstetrics Gynecology*, v. 53, n. 2, p. 311-321, 2010.

PALI-SCHÖLL, I.; NAMAZY, J.; JENSEN-JAROLIM, E. Allergic diseases and asthma in pregnancy, a secondary publication. *World Allergy Organization Journal*, v. 10, p. 1-8, 2017.

RACUSIN, D. A.; FOX, K. A.; RAMIN, S. M. Severe acute asthma. *Seminars in Perinatology*, v. 37, n. 4, p. 234-245, 2013.

ROSENFELD, R. M. *et al.* Clinical practice guideline (update): adult sinusitis. *Otolaryngology – Head and Neck Surgery*, v. 152, n. 2, p. S1-S39, 2015.

SCHATZ, M.; ZEIGER, R. S. Diagnosis and management of rhinitis during pregnancy. *Allergy and Asthma Proceedings*, v. 9, n. 5, p. 545-554, 1988.

SIMON, P. M. *et al.* Distinguishable types of dyspnea in patients with shortness of breath. *American Review of Respiratory Disease*, v. 142, n. 5, p. 1009-1014, 1990.

ZUGAIB, M. *Zugaib Obstetrícia*. 3. ed. Barueri: Manole, 2016.

CAPÍTULO 42

Doenças do Sistema Digestivo na Gestação

Marianna F. Brock • Márcio Valle Cortez • Jorge Roberto Di Tommaso Leão

INTRODUÇÃO

Na gestação, ocorrem muitas mudanças no sistema digestivo impulsionadas principalmente por fatores hormonais, como níveis elevados de progesterona e estrogênio, além do aumento do volume uterino, que pode influenciar a posição e a funcionalidade de órgãos digestivos (Figura 42.1), podendo levar à piora de patologias preexistentes e ao surgimento de patologias como esofagite por refluxo e hemorroidas. Embora muitas dessas alterações sejam benignas e se resolvam após o parto, algumas podem ser mais graves ou indicar condições patológicas que necessitam de atenção especializada, exigindo ajustes no tratamento para proteger a saúde materna sem prejudicar o desenvolvimento fetal. Nesses casos, o gastroenterologista deve coordenar cuidados específicos, como a necessidade de nutrição enteral ou parenteral, exames de imagem ou procedimentos endoscópicos e cirúrgicos que, quando indicados e realizados com segurança, são essenciais para o diagnóstico e o tratamento adequados.

Assim, é fundamental que o obstetra, que é o clínico da gestante, conheça a fisiologia, as modificações fisiológicas do organismo materno e reconheça as patologias, para que possa tratar ou encaminhar à consulta com um gastroenterologista quando necessário.

Neste capítulo, abordaremos as principais modificações fisiológicas e patologias que ocorrem no sistema digestivo durante a gravidez.

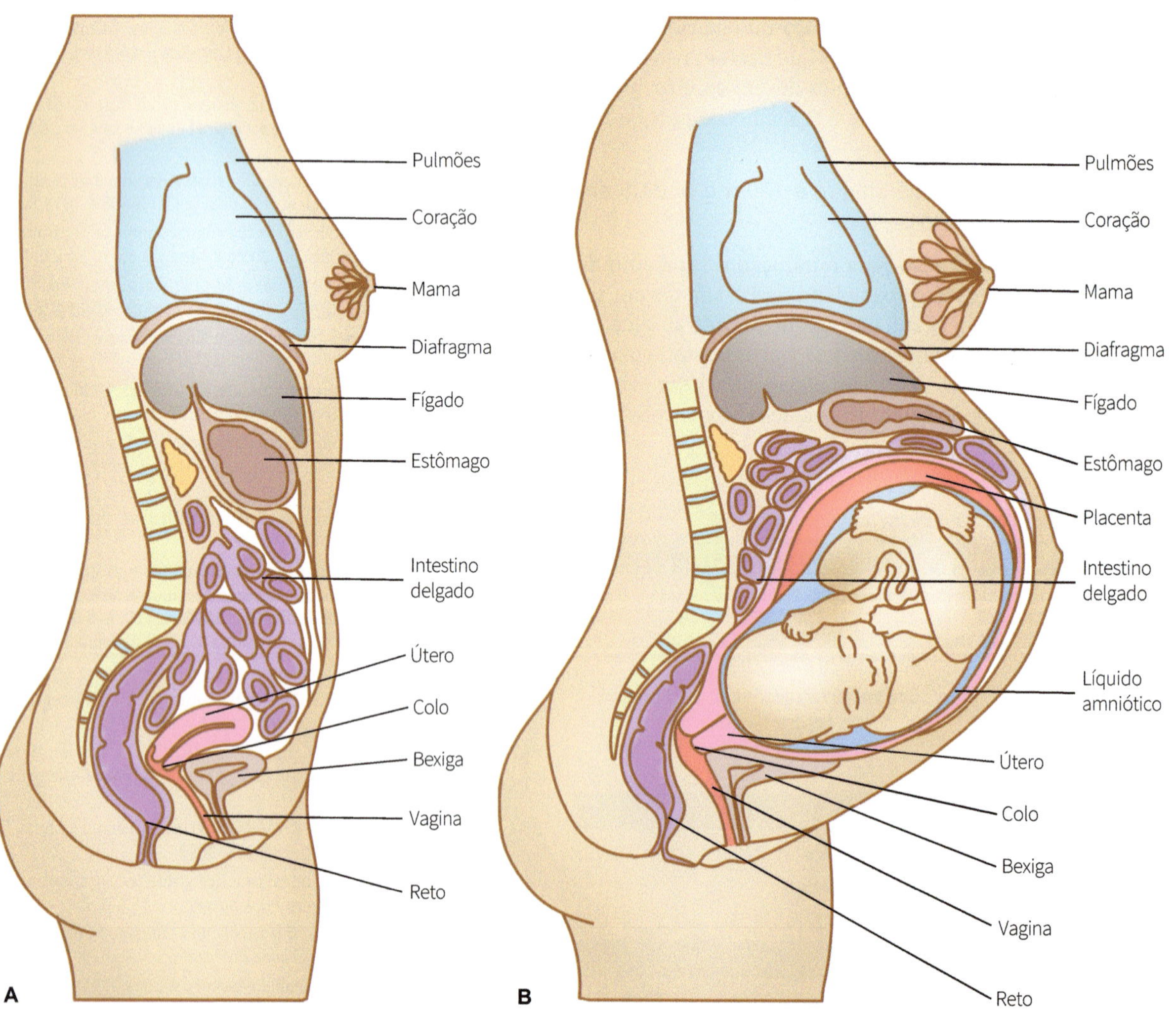

Figura 42.1 Modificação dos órgãos do sistema digestivo devido ao aumento do volume uterino. **A.** Posicionamento habitual na paciente não gestante. **B.** Órgãos deslocados pelo aumento do volume uterino.

MODIFICAÇÕES FISIOLÓGICAS DO SISTEMA DIGESTIVO NA GESTAÇÃO

As adaptações fisiológicas na gravidez refletem uma capacidade de adaptação para o crescimento e o desenvolvimento fetal. No entanto, é fundamental que gestantes sejam monitoradas por profissionais de saúde para garantir que quaisquer sintomas não fisiológicos sejam abordados adequadamente, preservando o binômio materno-fetal. As principais modificações do sistema digestivo estão descritas a seguir e demonstradas na Figura 42.2.

Motilidade gastrintestinal

O aumento do volume uterino durante a gestação não só desloca os órgãos digestivos como também pode alterar o gradiente de pressão entre o tórax e a cavidade abdominal, possibilitando que o conteúdo gástrico reflua até o esôfago causando pirose, podendo acentuar hérnias hiatais preexistentes.

Os níveis elevados de progesterona e reduzidos de motilina diminuem o tônus do esfíncter esofágico inferior, lentificam o esvaziamento gástrico e aumentam o tempo do trânsito intestinal, podendo exacerbar sintomas gastrintestinais. A posição supina também pode agravar o refluxo, exacerbando os sintomas. A progesterona tem um efeito relaxante sobre a musculatura lisa do sistema digestivo, levando à diminuição da motilidade intestinal, resultando em um trânsito gastrintestinal mais lento. Essa lentificação, associada a maior absorção de água e sódio, leva a um menor volume fecal e prolongamento de trânsito intestinal, podendo contribuir para a constipação intestinal, que é uma queixa comum entre as gestantes.

O aumento da volemia durante a gestação, associado à compressão da veia cava inferior, pode levar à hipertensão portal e favorecer o surgimento de hemorroidas.

Vesícula biliar

A vesícula biliar pode se tornar hipotônica, resultando em um esvaziamento lentificado, aumentando a viscosidade da bile e predispondo à formação de cálculos biliares. A bile mais concentrada e a incapacidade de esvaziar-se adequadamente podem levar a episódios de dor ou cólicas biliares.

Cavidade oral e gengiva

As gestações frequentemente se associam a alterações na saúde bucal, como gengivite gravídica, caracterizada por gengivite, sangramentos e desconforto. Essas alterações geralmente são atribuídas ao aumento da vascularização e à resposta inflamatória exacerbada, que podem decorrer do acúmulo de placa bacteriana.

Apetite e nutrição

Além das alterações gastrintestinais, muitas gestantes passam a ter preferências alimentares diferentes, e algumas podem experimentar enjoos matinais. A combinação de náuseas, vômitos e alterações no apetite pode afetar a ingestão nutricional inicial, razão pela qual é crucial o acompanhamento adequado da saúde emocional e nutricional da gestante.

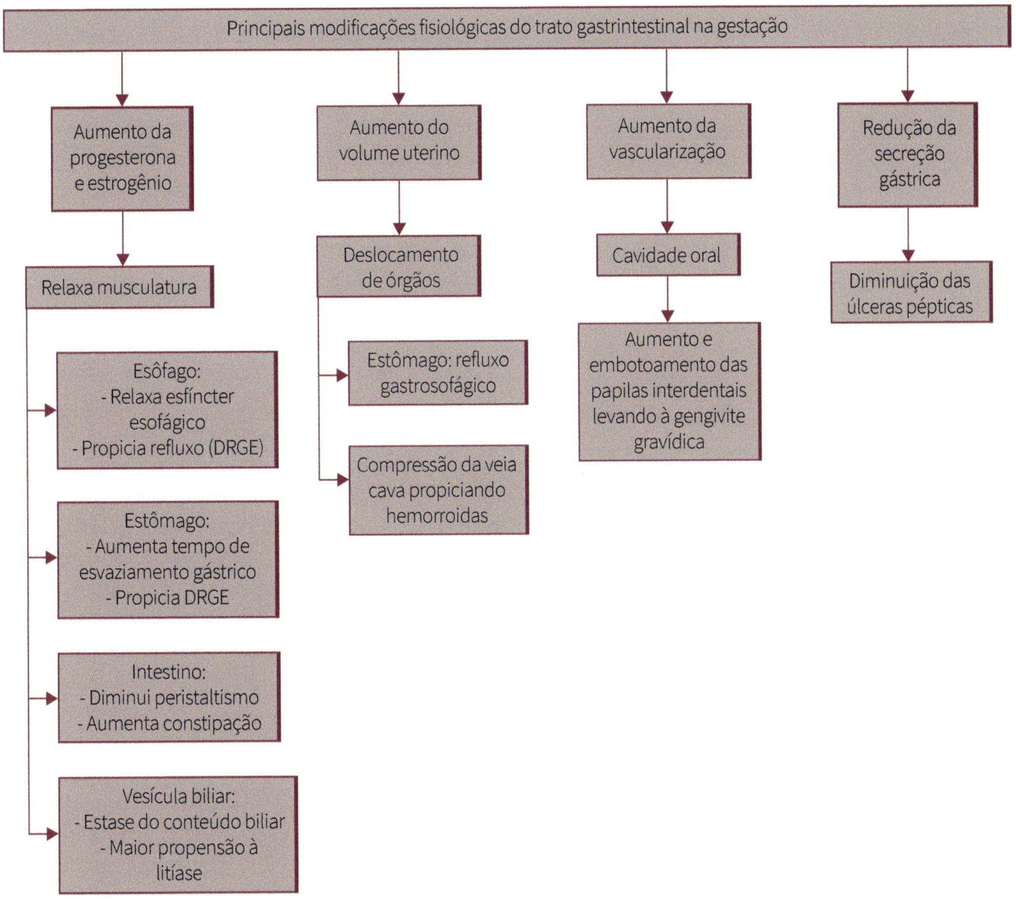

Figura 42.2 Fluxograma de alterações fisiológicas na gestação. DRGE: doença do refluxo gastroesofágico.

PRINCIPAIS PATOLOGIAS DO SISTEMA DIGESTIVO NA GESTAÇÃO

Doenças da orofaringe

Gengivite gravídica

O aumento de estrogênio e progesterona eleva a vascularização gengival e o embotamento das papilas interdentais, resultando em gengivite. Os sintomas incluem sangramento gengival, edema, dor e eritema. O diagnóstico é clínico, e o tratamento consiste em boa higiene bucal, incluindo escovação adequada, uso de fio dental e, se necessário, acompanhamento odontológico. Em alguns casos, pode ser necessário utilizar antibióticos. As doenças periodontais podem se agravar durante a gestação. A periodontite pode associar-se a parto prematuro e baixo peso ao nascer.

Granuloma piogênico da gravidez

Granulomas piogênicos (também conhecidos como "hemangioma capilar lobular", "tumor da gravidez" ou "granuloma gravídico") são tumores vasculares benignos com superfícies friáveis que se desenvolvem ao longo de alguns dias a semanas no início da gravidez. Mucosa oral, lábios e língua são locais comuns de ocorrência. Geralmente surgem por volta da 12ª semana de gestação, associados a trauma direto na gengiva e em decorrência das alterações hormonais próprias da gestação. Na maioria das vezes, são assintomáticos, podendo ocorrer sangramento fácil à escovação ou ao contato. O tratamento, quando sintomático, é feito pelo odontólogo.

Ptialismo ou sialorreia gravídica

É a salivação excessiva que normalmente se inicia no primeiro trimestre, podendo ou não diminuir no segundo trimestre. Os volumes salivares podem variar de 1,5 ℓ a 2 ℓ/dia. O mecanismo da sialorreia gravídica não é conhecido, mas o ptialismo é comumente associado a náuseas e vômitos e à hiperêmese gravídica. O tratamento visa sobretudo diminuir os sintomas e inclui uso de goma de mascar ou de pastilhas, goles frequentes de água e/ou antieméticos. O ptialismo não está associado ao aumento da morbidade materna ou perinatal.

Candidíase oral

Infecção fúngica causada pelo crescimento excessivo do fungo *Candida albicans*. As alterações hormonais e a baixa imunidade podem predispor as gestantes a essa condição. Ocorrem placas brancas na cavidade oral, hiperemia da língua e bochechas, podendo ser acompanhadas de sialorreia e halitose. O tratamento é feito com antifúngicos tópicos como a nistatina suspensão ou tabletes, na dose de 500.000 UI 3 vezes/dia, durante 14 dias.

Aftas

São úlceras orais que ocorrem frequentemente sem uma causa aparente, mas podem ser exacerbadas por mudanças hormonais, estresse ou deficiências nutricionais. Clinicamente, cursam como lesões dolorosas na mucosa bucal, que podem dificultar a alimentação e a fala. O diagnóstico é feito pelo exame clínico e o tratamento é realizado utilizando-se bochechos com soluções contendo analgésicos ou triancinolona em orabase.

A saúde bucal adequada durante a gravidez é crucial, não apenas para o bem-estar da mãe, mas também para a saúde do feto. As gestantes devem ser incentivadas a manter uma boa higiene bucal e fazer consultas odontológicas regulares para a detecção e o tratamento precoces de qualquer condição bucal.

Doenças do esôfago e estômago

Doença do refluxo gastroesofágico

A doença do refluxo gastroesofágico (DRGE) é bastante frequente, sendo relatada por 40 a 85% das gestantes. Ocorre quando o conteúdo ácido do estômago volta para o esôfago, causando esofagite. Durante a gestação, os níveis elevados de estrogênio e progesterona levam ao relaxamento do esfíncter esofágico inferior, propiciando o refluxo. O aumento da pressão intra-abdominal pelo crescimento uterino pode ser considerado um cofator para DRGE que pode agravar os sintomas, mas não pode ser considerado como um fator principal, tendo em vista que a doença é frequentemente relatada no 1º trimestre. A sintomatologia da DRGE se inicia ao final desse período, piora com o avançar dos meses, persiste até o parto e melhora apenas no puerpério. A motilidade esofágica ineficaz, a diminuição do esvaziamento gástrico e o alentecimento do trânsito do intestino delgado também podem levar à DRGE. Os principais sintomas incluem pirose, disfagia, odinofagia, regurgitação e náuseas, que são mais intensas e frequentes após as refeições e ao decúbito sem elevação do tronco.

Pode apresentar-se de forma atípica, como dor torácica de origem indeterminada, sintomas otorrinolaringológicos (pigarro, disfonia e rouquidão) ou pulmonares (tosse crônica, asma), necessitando de minuciosa atenção para a correta identificação e tratamento adequado. Os sintomas costumam piorar após as refeições e em posição supina. Na maioria das vezes, o diagnóstico na gestação é clínico, podendo, em casos excepcionais, ser complementado pela endoscopia digestiva alta com biopsia. A esofagomanometria e a pH-metria prolongada raramente são necessárias, mas podem ser realizadas. O estudo radiológico contrastado do esôfago está contraindicado em virtude de seu potencial teratogênico. Para o tratamento, recomendam-se: mudanças no estilo de vida, com refeições fracionadas em pequenas porções; dieta reduzida em gorduras; evitar alimentos irritantes (como alimentos gordurosos, apimentados, mentol, bebidas carbonatadas, frutas cítricas, chocolate e cafeína); evitar a ingestão de alimentos com intervalo inferior a 3 horas antes de dormir; elevar a cabeceira da cama em 45°. O tratamento farmacológico da DRGE em mulheres grávidas deve seguir uma abordagem escalonada, começando com modificações no estilo de vida. Se essas medidas não forem suficientes, o uso de antiácidos, alginatos e sucralfato é recomendado como primeira linha de tratamento. Se os sintomas persistirem, os antagonistas dos receptores H2 (H2RAs) poderão ser introduzidos. Para casos de DRGE refratária ou complicada, os inibidores da bomba de prótons (IBPs) poderão ser considerados, exceto o omeprazol, que deve ser evitado. A decisão de usar IBPs deve ser baseada em uma avaliação cuidadosa dos riscos e benefícios para a mãe e o feto.

Os antiácidos orais à base de hidróxido de alumínio ou magnésio são considerados seguros e podem ser prescritos para após as refeições e na hora de dormir. Caso os sintomas persistam, ou de acordo com a gravidade do caso, pode-se utilizar bloqueadores de H2, como a ranitidina e a cimetidina. Os inibidores de bomba de prótons (IBP) não costumam ser empregados na gestação, uma vez que, apesar de não terem sido documentadas malformações congênitas com seu uso, são fármacos que necessitam de evidências robustas para serem utilizados com segurança. O lansoprazol e o dexilansoprazol são classificados como seguros, mas recomenda-se o emprego de IBP apenas para DRGE complicada ou nos casos sem alívio sintomático com nenhuma outra terapia, conforme a Figura 42.3. Omeprazol, rabeprazol e esomeprazol devem ser evitados. Para a avaliação da segurança da utilização dos medicamentos, recomendamos que seja seguida a regra da FDA (2014).

Úlcera péptica

É a lesão na mucosa gástrica ou duodenal. Na gestação, há aumento da secreção de estrogênio e progesterona que aumentam a produção de mucina, reduzindo a secreção gástrica. Com isso, a incidência de úlceras na gestação é incomum, ocorrendo geralmente em pacientes que já tiveram úlceras previamente. Os sintomas incluem dor epigástrica, tipo queimação, que alivia após a ingestão de alimentos, retornando após 2 a 3 horas, náuseas, vômitos e, em casos mais graves, sangramento gastrintestinal. O diagnóstico é clínico e, quando não há melhora após tratamento clínico, ou em casos restritos, pode ser realizada a endoscopia digestiva alta. O tratamento visa ao alívio da dor e dos sintomas decorrentes do aumento da acidez gástrica. Está indicada mudança de hábito alimentar da mesma forma que na DRGE, associada a terapia medicamentosa com bloqueadores de H2, como ranitidina e cimetidina e, caso necessário, inibidores da bomba de prótons, como lansoprazol e dexilansoprazol. Na vigência de perfuração da úlcera com hemorragia importante, está indicada cirurgia. Anti-inflamatórios e ácido acetilsalicílico, assim como medicações que irritem a mucosa gástrica, estão contraindicados.

Náuseas, vômitos e hiperêmese na gestação

Embora não sejam especificamente doenças do esôfago ou estômago, as náuseas e os vômitos são extremamente comuns na gestação; costumam ter início no 1º trimestre, desaparecem por volta da 20ª semana e podem ter impacto significativo na saúde do sistema digestivo. Normalmente não acarretam consequências deletérias, mas, casos graves, como os de hiperêmese gravídica, podem levar a distúrbios hidreletrolíticos e requerer internação hospitalar. A fisiopatologia está relacionada ao efeito inibitório da musculatura lisa do sistema digestivo levando a gastroparesia e alentecimento do trânsito intestinal, contribuindo para a ocorrência de náuseas e vômitos. O tratamento inclui, além de refeições fracionadas, evitar alimentos gordurosos e muito ricos em fibras que podem retardar ainda mais o esvaziamento gástrico. As gestantes devem ser aconselhadas ao consumo de refeições leves e a ingerir bastante líquido diariamente (água, bebidas isotônicas, água de coco) para evitar desidratação.

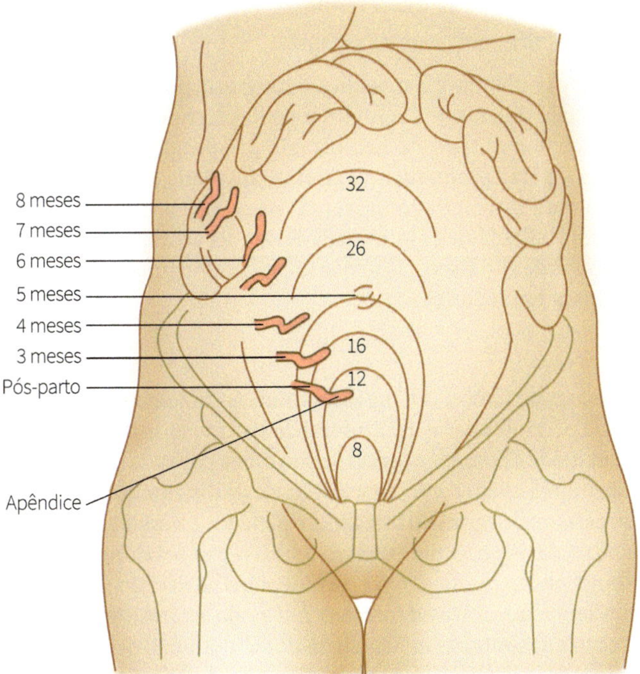

Figura 42.3 Alterações da posição do apêndice durante a gestação. (Adaptada de: Harwood-Nuss *et al.*, 2001.)

Alguns estudos recomendam a utilização de gengibre 1 g/dia por suas propriedades antieméticas. O uso de tiamina 100 mg/dia e de piridoxina 10 a 25 mg, a cada 8 horas, também tem sido indicado como adjuvante na redução dos sintomas. Em casos graves, pode ser necessário o uso de medicamentos antieméticos, com cautela especialmente antes da 12ª semana. A metoclopramida pode ser empregada na dose de 10 mg, a cada 8 horas, e, apesar de não terem sido demonstrados efeitos teratogênicos, pode ter efeitos colaterais na gestante, como reação extrapiramidal, vertigem, sedação e agitação. A ondansetrona na dose de 4 mg, a cada 8 horas, tem uma potente ação antiemética; no entanto, como foram relatadas malformações cardíacas e orofaciais em pacientes que utilizaram a medicação no 1º trimestre, a Federação Brasileira de Ginecologia e Obstetrícia (Febrasgo, 2021) recomenda que apenas se utilize esse fármaco diante da não resposta a medidas previamente descritas.

A hiperêmese gravídica é uma forma mais grave de náuseas e vômitos que acomete até 2% das gestantes no 1º trimestre. Associa-se a desfechos clínicos adversos, como prematuridade e baixo peso ao nascimento, e seus fatores relacionados incluem: gravidez molar, feto do sexo feminino, idade materna jovem, multiparidade e hiperêmese gravídica em gestação prévia. O diagnóstico é clínico, mas pode haver elevação dos níveis de ureia e creatinina, hipofosfatemia, hipomagnesemia e hipopotassemia, aumento de transaminases (alanina aminotransferase [ALT], aspartato aminotransferase [AST]), hiperbilirrubinemia leve, que geralmente não ultrapassa 4 mg/dℓ. Os achados laboratoriais costumam retornar aos valores normais alguns dias após o manejo adequado. Deve-se solicitar uma ultrassonografia abdominal para excluir outras causas. O diagnóstico diferencial deve incluir litíase biliar, litíase renal, úlcera péptica, pancreatite aguda, apendicite, hepatite, pielonefrite, cetoacidose diabética e causas vestibulares.

Nos casos de hiperêmese gravídica, além do tratamento com antieméticos conforme descrito, é importante que a gestante seja mantida sob observação e que se realize o tratamento de suporte, com hidratação venosa vigorosa, correção de distúrbios hidreletrolíticos, aporte nutricional com a possibilidade de utilização de sonda nasogástrica se necessário e suplementação com tiamina para prevenir encefalopatia de Wernicke.

Infecções por Helicobacter pylori *na gestação*

Há alta prevalência de infecção por *Helicobacter pylori* na gestação associada à úlcera e podendo acarretar hiperêmese gravídica. Se o *H. pylori* estiver presente e a paciente estiver com poucos sintomas ou assintomática, o tratamento deve ser adiado até depois do parto. Entretanto, nos casos graves, pode ser necessário o tratamento que pode incluir, especialmente após a 14ª semana, claritromicina, amoxicilina e metronidazol. Estão contraindicados na gravidez: bismuto, fluoroquinolonas e tetraciclinas.

Aspiração de conteúdo gástrico

Gestantes correm maior risco de broncoaspiração durante o parto e imediatamente após o parto, devido à combinação de fatores relacionados à gravidez (incompetência do esfíncter esofágico inferior, refluxo gastroesofágico, baixo pH gástrico, distorção da anatomia gástrica devido ao útero aumentado, aumento da pressão intra-abdominal) e ao posicionamento supino pós-analgesia/anestesia. A aspiração também pode ocorrer como complicação da intubação para anestesia geral para parto cesáreo.

Doenças do intestino, reto e ânus

Constipação intestinal

A constipação intestinal, definida como a presença de menos de três evacuações por semana com eliminação de fezes duras ou ressecadas (Bristol 1 a 2) ou sensação de evacuação incompleta, é uma queixa comum na gravidez, afetando até 40% das gestantes. As alterações hormonais, especialmente o aumento dos níveis de progesterona, podem levar a um relaxamento da musculatura lisa do intestino, resultando em um trânsito intestinal mais lento. Outros fatores também podem contribuir para o prolongamento do tempo de trânsito, como sedentarismo, baixa ingestão de fibras e líquidos, redução da concentração plasmática de motilina (um hormônio gastrintestinal estimulante); além disso, o aumento do volume uterino pode causar impedância mecânica ao trânsito do intestino delgado, particularmente no final da gestação. Os sintomas incluem evacuações infrequentes, fezes endurecidas, dor abdominal e sensação de evacuação incompleta. O diagnóstico é clínico e inclui uma boa história clínica buscando fatores predisponentes ou desencadeadores da constipação intestinal, como comorbidades, história familiar de doenças colorretais, hábitos de vida e uso regular de medicamentos como sulfato ferroso e o uso de hidróxido de alumínio. O tratamento geralmente envolve mudanças na dieta, como aumento da ingestão de fibras (> 20 a 35 g/dia), líquidos (> 2 ℓ/dia) e prática de exercícios físicos, quando possível. No entanto, quando essas medidas são insuficientes, o uso de laxantes pode ser necessário. Polietilenoglicol (PEG) e lactulose são opções seguras e eficazes para o tratamento da constipação durante a gravidez. A dosagem recomendada para PEG é de 10 g/dia, enquanto a lactulose pode ser administrada em 15 mℓ 2 vezes ao dia. Laxantes formadores de massa, como o psyllium, também são considerados seguros e podem ser usados como primeira linha de tratamento. Laxantes estimulantes e osmóticos devem ser usados com cautela e preferencialmente por curtos períodos, para evitar desidratação e desequilíbrios eletrolíticos. O único agente osmótico estudado na gravidez é a lactulose. Probióticos também têm mostrado eficácia na melhora da constipação em grávidas, modificando a composição da microbiota intestinal e aumentando a frequência de evacuações.

O uso de laxantes seguros durante a gravidez, como o polietilenoglicol ou fibra dietética, pode ser recomendado se as mudanças na dieta não forem eficazes. As fibras e os laxativos incrementadores de bolo fecal, como a metilcelulose, são mais fisiológicos e saudáveis; no entanto, apresentam demora no alívio sintomático (3 a 5 dias) e a possibilidade de causar efeitos não desejáveis, como distensão e cólicas abdominais. Os laxativos osmóticos, como a lactulose e o polietilenoglicol, não são teratogênicos e constituem boas opções na gravidez. Os laxativos estimulantes, como sene e bisacodil, a despeito de serem seguros, podem provocar dor abdominal, diarreia e distúrbios hidreletrolíticos, então devem ser postergados ou empregados a curto prazo. Os óleos minerais não devem ser utilizados na gestação. É importante sempre excluir motivos secundários de constipação intestinal, como doenças endócrino-metabólicas (*diabetes mellitus*, hipotireoidismo, uremia, hipopotassemia, hipomagnesemia, hipercalcemia) antes de se atribuir a causa da constipação intestinal como intrínseca à gestação.

Diarreia aguda na gestação

A diarreia aguda nas gestantes é uma condição que se caracteriza por evacuações frequentes e líquidas que ocorrem de forma repentina, geralmente durando poucos dias. Essa condição pode ser um pouco mais complexa durante a gravidez, devido às mudanças fisiológicas e imunológicas que ocorrem nesse período. A etiologia mais comum dos episódios agudos em gestantes é a infecciosa, semelhante à população geral. Na grande maioria dos casos, quando a origem é infecciosa, os episódios são autolimitados e requerem apenas cuidados como suporte hídrico com reidratação oral e sintomáticos com correção de possíveis distúrbios hidreletrolíticos.

O tratamento da diarreia aguda durante a gravidez deve ser abordado com cautela, considerando a segurança tanto da mãe quanto do feto. A principal abordagem é a hidratação oral vigorosa para prevenir a desidratação. Para casos em que a etiologia infecciosa seja suspeita e o tratamento antibiótico seja necessário, a azitromicina ou uma cefalosporina de terceira geração podem ser utilizadas com segurança. É importante evitar o uso de bismuto subsalicilato devido ao potencial impacto dos salicilatos no feto, e as fluoroquinolonas são contraindicadas devido à toxicidade para a cartilagem em desenvolvimento. O uso de agentes antimotilidade, como a loperamida, pode ser considerado para alívio sintomático em casos de diarreia aquosa, desde que não haja sinais de diarreia inflamatória (p. ex., sangue nas fezes). No entanto, deve-se ter cautela com o uso prolongado e monitorar possíveis efeitos adversos. Nos casos graves persistentes, que cursam com desidratação intensa, perda ponderal, febre e desnutrição é necessária investigação rigorosa com possibilidade de internação para tratamento hospitalar e hidratação venosa com cristaloide a 20 mℓ/kg/hora. A alimentação precoce e adequada durante a diarreia também é recomendada para melhorar os resultados.

Doenças inflamatórias intestinais

A doença inflamatória intestinal é composta por dois distúrbios principais: doença de Crohn e retocolite ulcerativa. Na gravidez, há risco aumentado de hemorragia pré-parto, baixo peso ao nascer e parto prematuro. O grau de atividade da doença contribui para os resultados adversos na gestação. Pacientes com doenças inflamatórias intestinais devem ser acompanhadas pelo pré-natal de alto risco, particularmente no 3º trimestre e quando a doença estiver ativa.

Doença de Crohn

A doença de Crohn (DC) é uma condição inflamatória caracterizada pela inflamação transmural do sistema digestivo que pode afetar desde a boca até a região perianal. Sua natureza inflamatória transmural, assim como a variabilidade da distribuição intestinal (ou seja, qual segmento intestinal é afetado) e manifestações sistêmicas, dá origem a um espectro de apresentações clínicas e riscos a longo prazo que devem ser considerados na decisão da abordagem terapêutica. Dessa forma, a DC pode ser assintomática ou cursar com sintomas que incluem dor abdominal, diarreia (com ou sem sangramento intenso), fadiga e perda de peso.

O exame físico pode apresentar marcas de pele perianais, sensibilidade abdominal ou massa abdominal palpável (geralmente o quadrante inferior direito); no entanto, o exame pode ser normal ou mostrar sinais inespecíficos, como perda ponderal e anemia. O diagnóstico de certeza é dado pela retossigmoidoscopia, que, na gestação, só deve ser realizada em casos selecionados e pode evidenciar processo inflamatório difuso, com hiperemia da mucosa, sangramento e ulcerações. O diagnóstico diferencial deve ser feito com colites ulcerativas, infecciosa e diverticular, doença celíaca, síndrome do intestino irritável, intolerância à lactose e até mesmo outros distúrbios intestinais, como apendicite, diverticulite e neoplasia intestinal perfurante ou obstrutiva.

Retocolite ulcerativa

A retocolite ulcerativa é caracterizada por episódios recorrentes de inflamação intestinal limitada à camada mucosa do cólon, comumente envolve o reto e pode se estender de forma proximal e contínua para envolver outras partes do cólon. O quadro clínico geralmente tem início gradual e progressivo, inclui diarreia que pode ser mucopiossanguinolenta, peristalse diminuída, dor abdominal tipo cólica, urgência, tenesmo, constipação intestinal e até mesmo incontinência. A gravidade dos sintomas pode variar de doença leve com quatro ou menos evacuações e sem sangramento a doença grave com mais de 10 evacuações por dia, com cólicas intensas e sangramento contínuo. Pode haver sintomas sistêmicos, incluindo febre, fadiga, perda de peso, dispneia e palpitações devido à anemia decorrente de deficiência de ferro por perda de sangue, anemia de doença crônica ou anemia hemolítica autoimune. O exame físico geralmente é normal, sobretudo em pacientes com doença leve. Pacientes com colite ulcerativa moderada a grave podem apresentar sensibilidade abdominal à palpação, febre, hipotensão, taquicardia e palidez. O exame retal pode revelar evidências de sangue. O diagnóstico de colite ulcerativa é clínico, baseado na presença de diarreia crônica por mais de 4 semanas. Na gestação, a endoscopia deve ser realizada apenas em casos extremamente necessários e pode evidenciar inflamação ativa e alterações crônicas na biopsia. O diagnóstico diferencial inclui doença de Crohn e demais colites, como diverticular, infecciosa, medicamentosa e por radiação.

Tratamento das doenças inflamatórias intestinais na gestação

A maioria dos medicamentos utilizados no tratamento da doença inflamatória intestinal não aumenta o risco de malformações congênitas ou de efeitos adversos no feto e é compatível com o uso na gestação, com exceção do metotrexato, que não deve ser utilizado. A escolha do uso de anti-inflamatórios e imunossupressores durante a gravidez e a lactação deve ser baseada em sua segurança relativa e indicações, bem como no risco de recidiva da doença inflamatória intestinal se os medicamentos forem descontinuados. O antibiótico mais frequentemente utilizado é o metronidazol, que deve ser limitado a cursos curtos. A amoxicilina-ácido clavulânico tem um perfil de segurança favorável e é considerável aceitável para uso na gravidez e lactação; já o ciprofloxacino não está recomendado nesse período.

A sulfassalazina associada à suplementação de folato (2 mg/dia), o ácido 5-aminossalicílico e os glicocorticoides podem ser utilizados na gestação quando houver indicação. As tiopurinas azatioprina e mercaptopurina devem ser continuadas se forem monoterapia e devem ser interrompidas se a paciente tiver risco de colestase intra-hepática. A ciclosporina só deve ser utilizada em casos refratários, quando extremamente necessário e em doses mínimas. Os agentes antifator de necrose tumoral podem ser realizados com segurança, devendo ser mantidos na forma de monoterapia durante toda a gravidez e podem ser associados. Infliximabe, adalimumabe e certolizumabe, assim como outros agentes biológicos, também têm uso permitido.

Medicamentos antidiarreicos devem ser evitados, devendo ser usados apenas para diarreia grave que não pode ser controlada com manipulação dietética e agentes de volume.

O metotrexato é contraindicado na gestação e amamentação, pois é um abortivo potente, devendo ser descontinuado 6 meses antes da gestação planejada.

O tratamento cirúrgico é realizado em casos extremamente selecionados e graves, como colite refratária aguda, perfuração, abscesso, hemorragias graves e obstrução.

Via de parto

A via de parto é a obstétrica, exceto em pacientes com doença ativa ou envolvimento retal com doença de Crohn; estas devem ser submetidas a cesariana para evitar trauma perineal que pode desencadear ou piorar doenças preexistentes.

Hemorroidas

Hemorroidas são varicosidades no canal anal causadas pelo aumento da pressão venosa local devido a modificações do organismo materno, principalmente o aumento do volume uterino na gestação. A doença hemorroidária é particularmente frequente no último trimestre da gravidez e imediatamente após o parto, e acomete aproximadamente 30 a 40% das gestantes. Os sintomas incluem dor, prurido, desconforto, sangramento anal durante e após a evacuação. O tratamento de hemorroidas durante a gravidez é principalmente conservador, visando aliviar os sintomas e minimizar riscos tanto para a mãe quanto para o feto. As recomendações incluem:

1. Medidas dietéticas e comportamentais: aumentar a ingestão de fibras (20 a 30 g/dia) e líquidos (6 a 8 copos/dia) é fundamental para prevenir a constipação e reduzir a pressão sobre as veias hemorroidárias. Evitar longos períodos sentados no vaso sanitário também é recomendado.
2. Tratamento tópico: o uso de pomadas e cremes tópicos é comum. A combinação de acetato de hidrocortisona 1% e cloridrato de pramoxina 1% em espuma é eficaz no controle dos sintomas de dor, prurido e inchaço em hemorroidas durante a gravidez tardia, sem efeitos adversos fetais. O uso cauteloso desses tratamentos tópicos é recomendado em função do risco de reações alérgicas com o uso prolongado.
3. Intervenções cirúrgicas: a cirurgia é raramente necessária durante a gravidez, geralmente restrita a casos de hemorroidas estranguladas ou trombosadas. Quando necessária, a excisão local é preferida devido ao menor risco de reincidência de trombose comparado à trombectomia.

Apendicite

A apendicite é a inflamação aguda do apêndice vermiforme, muito frequente na gravidez, acometendo aproximadamente de 1 em 800 a 1 em 1.500 gestantes que, quando não tratada ou tratada inadequadamente, podem levar à morte materna. Os sintomas clássicos incluem dor periumbilical e em quadrante inferior direito, acompanhada de anorexia, náuseas, vômitos, seguidos de febre e leucocitose. No entanto, sintomas inespecíficos que frequentemente ocorrem na gravidez podem acontecer, sobretudo nos casos de apêndices retrocecais. O diagnóstico é suspeitado por quadro clínico, exames laboratoriais que revelam leucocitose com desvio à esquerda e pelos exames de imagem iniciando pela ultrassonografia e em casos inconclusivos, complementado pela ressonância magnética. Quando a clínica e o laboratório são inconclusivos e a ressonância não está disponível, pode-se realizar a tomografia computadorizada.

O diagnóstico diferencial inclui gestação ectópica, distúrbios inerentes à gestação (tendo em vista que náuseas, vômito e mal-estar são sintomas comuns na gravidez), pielonefrite, descolamento prematuro de placenta e ruptura uterina. O tratamento é cirúrgico com apendicectomia e deve-se complementar com antibioticoterapia e medicações sintomáticas. Os antibióticos devem cobrir gram-negativos, gram-positivos e anaeróbios; portanto, recomendam-se as cefalosporinas de segunda geração associadas à clindamicina ou ao metronidazol.

DOENÇAS HEPÁTICAS NA GESTAÇÃO

Colestase intra-hepática da gravidez

A colestase intra-hepática da gravidez (CIHG) é a doença no fígado mais comum associada à gestação, com uma prevalência estimada de 0,3 a 5,6%. Costuma manifestar-se entre o 2º e 3º trimestre e é mais comum em mulheres com gestação múltipla ou que tenham recebido tratamento para fertilidade, idade materna avançada, história pregressa de colestase secundária ao uso de anticoncepcional oral, história pessoal ou familiar de colestase gestacional prévia. O quadro clínico é caracterizado por prurido persistente que varia de leve a intolerável, predominantemente noturno, que acomete sobretudo palma da mão e planta dos pés, podendo ser generalizado. Pode haver icterícia em 10% das pacientes, que geralmente aparece 1 mês após o início do prurido. O exame físico pode evidenciar arranhões, escoriações ou lesões associadas à coceira.

Laboratorialmente, o achado mais característico, que pode ser o único, é a elevação nas concentrações séricas de ácido biliar; no entanto, pode ocorrer elevação de aminotransferases, fosfatase alcalina, bilirrubina total e direta e gamaglutamil transpeptidase. Essas alterações tipicamente se desenvolvem no final do 2º e/ou 3º trimestre e se resolvem rapidamente após o parto. Como não está associada a anormalidades de ductos biliares, os exames de imagem não costumam estar alterados; dessa forma, o diagnóstico é iminentemente clínico e laboratorial. Como o prurido pode preceder o aumento dos ácidos biliares séricos em várias semanas, é recomendado que se repitam os testes laboratoriais semanalmente se os níveis de ácido biliar total e aminotransferase forem inicialmente normais. O diagnóstico diferencial de prurido e disfunção hepática na gravidez é abordado na Tabela 42.1.

O tratamento visa não só à redução dos sintomas, mas também à redução da morbimortalidade perinatal; é feito com ácido ursodesoxicólico, na dose de 10 a 15 mg/kg de peso materno, promovendo alívio sintomático, melhora dos níveis de transaminases e possivelmente do desfecho fetal. Em casos refratários nos quais as doses máximas de ácido ursodesoxicólico já estiverem em uso, pode-se associar S-adenosil-metionina (800 a 1.000 mg/dia), ou colestiramina (2 a 4 g/dia, podendo ser aumentada até 16 g/dia), ou rifampicina (300 a 1.200 mg/dia). Pacientes que não podem utilizar o ácido ursodesoxicólico podem utilizar hidroxizina (25 mg via oral) ou clorfeniramina (4 mg VO). Como as taxas de prematuridade são altas, a dexametasona pode ser empregada, com intuito adicional de acelerar a maturidade pulmonar fetal. É importante lembrar que a doença só se resolve com o nascimento.

Como os ácidos biliares maternos atravessam a placenta, pode haver acúmulo de ácidos biliares no feto e no líquido amniótico, acarretando risco significativo para o feto, tornando primordial o monitoramento fetal constante. As principais complicações são o aumento do risco de morte fetal, líquido amniótico meconial, parto prematuro (espontâneo e iatrogênico) e síndrome do desconforto respiratório neonatal (que parece estar associada à entrada de ácidos biliares nos pulmões). O risco de natimortalidade é aumentado em pacientes com ácidos biliares acima de 100 micromol/ℓ. A realização do parto deve ser indicada assim que houver maturidade pulmonar e dependendo da dosagem de ácido biliar. Quando a concentração total de ácido biliar for menor que 40 micromol/ℓ, sugere-se parto entre 37 e 39 semanas; se menor ou igual a 99 micromol/ℓ, o parto pode ser realizado entre 36 e 38 semanas; caso seja maior ou igual a 100 micromol/ℓ e a paciente estiver assintomática, é recomendado parto com 36/37 semanas. No entanto, se houver sintomas refratários ao tratamento, piora da função hepática ou história prévia de óbito fetal por colestase intra-hepática, o parto pode ser antecipado para antes da 36ª semana.

Esteatose hepática aguda da gestação

É uma patologia específica da gravidez, rara, com uma incidência aproximada de 1 em 7.000 a 20.000 gestações, caracterizada por infiltração gordurosa microvesicular dos hepatócitos que pode evoluir para falência hepática grave. É uma emergência obstétrica que cursa com disfunção e/ou insuficiência hepática materna que pode levar a complicações maternas e fetais, incluindo morte. Geralmente ocorre no 3º trimestre, entre a 30ª e a 38ª semana de gestação, mas existem relatos desde a 18ª semana até o pós-parto. Os sintomas são frequentemente inespecíficos e incluem náuseas, vômitos, dor abdominal, cefaleia e anorexia. Pode cursar com hipertensão, hemólise, aumento das enzimas hepáticas e plaquetopenia, podendo estar associada a pré-eclâmpsia em 20 a 40% das pacientes. Sinais e sintomas de insuficiência hepática aguda, como icterícia, ascite, encefalopatia, coagulação intravascular disseminada e hipoglicemia, podem aparecer rapidamente, assim como podem estar presentes lesões renais agudas, pancreatite aguda e insuficiência múltipla de órgãos. O diagnóstico é clínico, associado aos exames laboratoriais e de imagem. Os exames laboratoriais evidenciam elevações nas aminotransferases (AST ou ALT), geralmente variando de 5 a 10 vezes o limite superior do normal, níveis elevados de bilirrubina sérica, hipoglicemia, creatinina sérica elevada, leucocitose, nível elevado de amônia e urato, tempo prolongado de protrombina, aumento do tempo de trombina, plaquetopenia, diminuição do fibrinogênio, proteinúria, colesterol baixo. Dessa forma, para o diagnóstico laboratorial, devem ser solicitados hemograma completo, ureia, creatinina, glicemia, ALT, AST, lactato desidrogenase, bilirrubina, tempo de protrombina e proteinúria de 24 horas. Os exames de imagem são inespecíficos, e a ultrassonografia hepática pode demonstrar aumento da ecogenicidade do fígado. Apesar de a biopsia hepática ser considerada o padrão-ouro para confirmação, raramente é realizada diante da gravidade do quadro e da necessidade de se estabilizar a gestante para antecipar o parto. Visando aumentar a acurácia diagnóstica e identificar mulheres acometidas mais precocemente, a fim de melhorar os desfechos clínicos, os critérios de Swansea foram desenvolvidos e validados no diagnóstico clínico de esteatose hepática específica da gestação (Tabela 42.2).

A presença de pelo menos seis critérios é necessária para o diagnóstico, na ausência de outra causa concomitante. O diagnóstico diferencial está demonstrado na Tabela 42.3.

Tabela 42.1 Diagnósticos diferenciais da colestase intra-hepática da gravidez.

Diagnóstico diferencial	Apresentação clínica típica	Características distintivas
Causas específicas de prurido na gravidez		
Prurido gravídico	Prurido, geralmente no 3º trimestre	Apresentação semelhante à colestase intra-hepática da gravidez, mas testes de função hepática e ácidos biliares normais
Erupção atópica da gravidez	Prurido, geralmente no 1º trimestre	Erupção cutânea seca e vermelha com ou sem pequenas bolhas Geralmente afeta as flexões do tronco e dos membros
Erupção polimórfica da gravidez	Prurido, geralmente no 3º trimestre	Geralmente afeta as estrias abdominais inferiores com preservação da região umbilical Pápulas ou placas urticariformes, vesículas e lesões em alvo
Penfigoide gestacional	Erupção cutânea com coceira, geralmente no 2º ou 3º trimestre	Condição autoimune rara caracterizada por anticorpos de imunoglobulina G fixadores de complemento A erupção cutânea evolui para bolhas grandes e tensas Associado ao aumento do risco de parto prematuro e SGA Recorre em gestações subsequentes e com contraceptivos orais combinados
Prurigo da gravidez	Prurido, geralmente no 3º trimestre	Grupos de pápulas marrom-avermelhadas no abdome e nas superfícies extensoras dos membros As pápulas podem persistir no pós-parto
Foliculite pruriginosa da gravidez	Prurido, geralmente no 3º trimestre	Erupção acneiforme nos ombros, parte superior das costas, coxas e braços Pápulas e pústulas foliculares, que podem estar cheias de pus, mas a cultura é tipicamente estéril; a erupção cutânea geralmente melhora com o avanço da gestação
Causas preexistentes de prurido		
Dermatite atópica	Prurido, qualquer gestação	História da atopia
Reação alérgica ou medicamentosa	Prurido, qualquer gestação	Histórico de exposição a alérgeno ou medicamento Erupção cutânea maculopapular
Doença sistêmica	Histórico de doença hepática, renal ou tireoidiana	Sinais e sintomas de doença sistêmica História de prurido antes da concepção
Causas específicas da gravidez para insuficiência hepática		
Esteatose hepática aguda da gravidez	Náuseas, vômitos, dor de cabeça, dor abdominal, poliúria, polidipsia no 3º trimestre	Novas náuseas e vômitos no 3º trimestre não são causados por hiperêmese gravídica Mulheres com AFLP são mais doentes e frequentemente apresentam comprometimento renal associado, coagulopatia, hipoglicemia e pré-eclâmpsia
Síndrome de hemólise, elevação das enzimas hepáticas e plaquetas baixas	Hipertensão, proteinúria, cefaleia, dor epigástrica, perturbação visual no 2º ou 3º trimestre	Hipertensão e proteinúria são características predominantes
Hiperêmese gravídica	Náuseas e vômitos no 1º trimestre	Apresentação no início da gravidez, teste de função hepática anormal, resolve com tratamento bem-sucedido
Causas preexistentes de insuficiência hepática		
Hepatite viral	Icterícia, náuseas, vômitos, dor abdominal	Sintomas sistêmicos, mal-estar geral, contatos
Cirrose biliar primária ou colangite esclerosante primária	Prurido, icterícia, letargia, outras doenças autoimunes	Sintomas antes da gravidez; autoanticorpos associados
Hepatite autoimune	Náuseas, letargia, icterícia, outras doenças autoimunes	Sintomas antes da gravidez; autoanticorpos associados
Lesão hepática induzida por drogas	Prurido, icterícia	Ingestão de medicamentos antes do início dos sintomas ou anormalidades bioquímicas
Obstrução biliar	Dor abdominal, fezes claras, urina escura	Anormalidades na ultrassonografia do fígado
Doença veno-oclusiva	Dor abdominal, distensão (ascite), icterícia, sangramento gastrintestinal	Trombose demonstrada em exames de imagem, trombofilia

AFLP: esteatose hepática aguda da gravidez; SGA: pequeno para a idade gestacional. (Adaptada de: Williamson e Geenes, 2014.)

Tabela 42.2 Critérios de Swansea para esteatose hepática aguda da gravidez.

• Náuseas e vômitos • Dor abdominal • Polidipsia/poliúria • Encefalopatia • Ascite ou fígado brilhante à ultrassonografia • Disfunção renal • Esteatose microvesicular à biopsia hepática	• Leucocitose • Aumento dos níveis séricos de amônia • Aumento de transaminases (ALT, AST) • Hiperbilirrubinemia • Hipoglicemia • Hiperuricemia • Coagulopatia

ALT: alanina aminotransferase; AST: aspartato aminotransferase.

Tabela 42.3 Características clínicas das doenças hepáticas na gravidez.

Doença	Sintomas	Hipertensão de início recente	Idade gestacional no diagnóstico	Resultados laboratoriais	
				Níveis de aminotransferases	Outras descobertas
Hiperêmese gravídica	Vômitos persistentes acompanhados de perda de peso superior a 5% do peso corporal pré-gestacional e cetonúria não relacionada a outras causas	Não	Início no 1º trimestre. Frequentemente continua no início do 2º trimestre, mas geralmente se resolve em 20 semanas de gestação	Enzimas hepáticas anormais ocorrem em aproximadamente 50% das pacientes hospitalizadas por causa da doença. A alanina aminotransferase (ALT) é tipicamente elevada em um grau maior do que a aspartato aminotransferase (AST). Os valores para ambas são apenas levemente elevados	Bilirrubina geralmente normal. Raramente excede 4 mg/dℓ
Síndrome HELLP (hemólise, elevação de enzimas hepáticas e plaquetas baixas)	O sintoma mais comum é dor abdominal e sensibilidade no epigástrio médio, quadrante superior direito ou abaixo do esterno. Muitas pacientes também apresentam náuseas, vômito e mal-estar. Dor de cabeça, alterações visuais e icterícia podem ocorrer, mas são incomuns. Ruptura hepática é rara	Sim, em 85% dos casos	Início na segunda metade da gravidez, geralmente no 3º trimestre. O primeiro reconhecimento da doença pode ser no período pós-parto, geralmente dentro de 48 h do parto	AST > 2 vezes o limite superior do normal para laboratório local (geralmente > 70 unidades internacionais/ℓ). Elevações marcantes no cenário de infarto hepático	Plaquetas < 100.000/mm^3 LDH > 600 unidades internacionais/ℓ Bilirrubina total ≥ 1,2 mg/dℓ (20,52 micromol/ℓ) Proporção aleatória de proteína:creatinina ≥ 0,3 mg proteína/mg creatinina é comum Ácido úrico elevado
Pré-eclâmpsia com características graves	Novos distúrbios cerebrais ou visuais (p. ex., dor de cabeça intensa, fotopsia [*flashes* de luz], escotomas [áreas escuras ou lacunas no campo visual], estado mental alterado) e dor grave e persistente no quadrante superior direito ou epigástrica são os sintomas mais comuns. Pode ocorrer edema pulmonar	Sim, em 100% dos casos	Início na segunda metade da gravidez, geralmente no 3º trimestre. Também pode se apresentar no pós-parto, geralmente dentro de 48 h do parto	Níveis de transaminases ≥ 2 vezes o limite superior do normal para um laboratório específico	Plaquetas < 100.000/mm^3 Creatinina sérica > 1,1 mg/dℓ [97,3 micromol/ℓ] (ou 2 vezes o valor basal) Proporção aleatória de proteína:creatinina ≥ 0,3 mg proteína/mg creatinina é comum Ácido úrico elevado
Colestase intra-hepática da gravidez	Prurido é o sinal cardinal e varia de leve a intolerável. Geralmente é generalizado, mas costuma começar e predominar nas palmas das mãos e plantas dos pés e piora à noite. Dor no quadrante superior direito, náuseas, falta de apetite, privação de sono ou esteatorreia podem ocorrer	Não	Início tipicamente no final do 2º ou 3º trimestre. Sintomas transitórios do 1º trimestre foram associados à síndrome de hiperestimulação ovariana	As aminotransferases séricas estão elevadas em 60% dos casos, e geralmente menos de 2 vezes o limite superior do normal, mas podem atingir valores maiores que 1.000 unidades internacionais/ℓ	Níveis elevados de ácido biliar sérico As concentrações de bilirrubina total e direta estão elevadas em 25% dos casos; em mais de 90% dos casos, os níveis de bilirrubina total raramente excedem 6 mg/dℓ
Esteatose hepática aguda da gravidez	Os sintomas iniciais podem ser inespecíficos (p. ex., náuseas, vômitos, dor abdominal, mal-estar e/ou anorexia), mas os pacientes podem desenvolver manifestações de insuficiência hepática aguda, incluindo icterícia, encefalopatia, coagulopatia e/ou hipoglicemia	Sim, ocasionalmente	O início geralmente ocorre no 3º trimestre, mas o diagnóstico já foi feito na 22ª semana de gestação e até 4 dias após o parto	Elevações modestas, até 500 unidades internacionais/ℓ	Contagem elevada de leucócitos Creatinina sérica elevada Nível elevado de ácido úrico Nível elevado de amônia PT/PTT prolongado Diminuição das plaquetas Diminuição da glicose Diminuição do nível de antitrombina Diminuição do fibrinogênio

A síndrome HELLP provavelmente representa uma forma de pré-eclâmpsia com características graves. ALT: alanina aminotransferase; AST: aspartato aminotransferase; LDH: lactato desidrogenase; PT: tempo de protrombina; PTT: tempo de tromboplastina parcial. (Adaptada de: Lee e Reau, 2024.)

O tratamento inclui a interrupção da gestação, independentemente da idade gestacional, pois o parto é que determina a resolução dessa doença que apresenta risco de morte materna. O tratamento medicamentoso é realizado para estabilização materna. Há necessidade de equipe multidisciplinar incluindo, além da equipe obstétrica, neonatologista, anestesista, hepatologista, banco de sangue e equipe do centro de tratamento intensivo. A via de parto depende do grau de descompensação materna e/ou fetal e da probabilidade de parto vaginal bem-sucedido. Na maioria das pacientes, a esteatose hepática aguda da gestação se resolve completamente após o parto, mas, em alguns casos, as pacientes podem evoluir com hemorragia, insuficiência hepática e lesão renal aguda. Pode haver recorrência e, por isso, as pacientes devem ser rigorosamente monitoradas nas próximas gestações.

Pré-eclâmpsia e síndrome HELLP

A pré-eclâmpsia é uma síndrome causada por hipertensão que pode estar associada a proteinúria após a 20ª semana em uma paciente previamente normotensa. Clinicamente, pode apresentar dor em quadrante superior direito ou dor epigástrica que sugere envolvimento hepático e indica gravidade da doença.

A síndrome HELLP indica que há hemólise, elevação das transaminases e plaquetopenia. A apresentação clínica mais comum é a dor abdominal em quadrante superior direito ou dor em epigástrio médio e abaixo do esterno. Também pode cursar com sintomas inespecíficos, como náuseas e vômitos, e ser confundida com doença viral ou hepatite.

As características clínicas da pré-eclâmpsia e síndrome HELLP estão descritas na Tabela 42.3, mas tanto a pré-eclâmpsia quanto a síndrome HELLP, por sua enorme importância, são tratadas no Capítulo 30, *Pré-eclâmpsia e eclâmpsia*, e no Capítulo 31, *Síndrome HELLP*.

Colelitíase na gestação

Na gestação, níveis mais elevados de estrogênio e progesterona induzem a modificações fisiológicas que promovem a formação de cálculo biliar; assim, a colelitíase é mais comum nesse período, levando ao aumento do risco de morbidade materno-fetal. A litíase biliar pode ser classificada em não complicada (cólica biliar) e complicada (colecistite aguda, coledocolitíase, colangite e pancreatite biliar). Os sintomas ocorrem quando a vesícula biliar se contrai fazendo os cálculos impactarem na saída da vesícula biliar ou no ducto cístico, levando a aumento da pressão intravesicular e dor. Se o cálculo passar pela ampola de Vater, pode causar pancreatite aguda que, por sua vez, pode levar a óbito materno se não diagnosticada a tempo.

A clínica é semelhante à de pacientes não gestantes, podendo ser assintomática ou cursar com dor epigástrica ou no quadrante superior direito do abdome, que se inicia geralmente entre 1 e 3 horas após a refeição, sobretudo com alimentos gordurosos, que permanece constante e diminuindo gradualmente ao longo de horas. Quando a dor é intensa e prolongada, irradiando para ombro direito e costas, devemos pensar em colecistite aguda. Febre, náuseas, vômitos e anorexia podem estar associados. Ao exame físico, o sinal de Murphy geralmente é positivo. O exame de imagem é fundamental na avaliação dos casos suspeitos de colelitíase. A ultrassonografia pode identificar com facilidade os cálculos, exceto quando estão no ducto biliar comum. Colangiopancreatografia por ressonância magnética pode ser utilizada em casos complicados quando a ultrassonografia não der o diagnóstico. Os exames laboratoriais costumam ser normais, e, quando há alterações como leucocitose e elevação das enzimas hepáticas e pancreáticas, há que se pensar em complicações. Pode-se solicitar hemograma completo, ALT, AST, amilase, lipase sérica e proteinúria de 24 horas para descartar pré-eclâmpsia. O diagnóstico diferencial deve ser feito com pré-eclâmpsia, esteatose hepática aguda da gestação, descolamento prematuro de placenta, ruptura uterina, corioamnionite, refluxo, úlcera péptica, hepatite, pneumonia à direita e apendicite devido à migração cefálica do apêndice pelo crescimento uterino.

O tratamento da litíase biliar deve ser individualizado. Nas gestantes assintomáticas ou com sintomatologia discreta, pode-se tentar aguardar o término da gravidez, com utilização dos recursos dietéticos e medicamentos convencionais quando necessário, incluindo dieta hipolipídica e antiespasmódicos. As gestantes com dor devem ser internadas para controle da dor com paracetamol ou dipirona, tratamento de suporte com dieta zero e hidratação venosa vigorosa (1.000 a 2.000 mℓ na 1ª hora e 200 a 300 mℓ/hora nas primeiras 24 horas), e para descartar outras patologias. Anti-inflamatórios não esteroides devem ser evitados, especialmente após 32 semanas, em razão das complicações fetais que pode causar. O uso de antibióticos deve ser feito somente sob indicação estrita, e evitar as quinolonas, por seu potencial teratogênico. Nas pacientes sintomáticas complicadas, deve-se aventar a intervenção cirúrgica ou endoscópica. A colecistectomia é uma das principais indicações não obstétricas para cirurgia em pacientes grávidas, perdendo apenas para a apendicectomia, e a abordagem laparoscópica tem sido a via preferencial por apresentar melhores resultados sem aumentar as taxas de complicações cirúrgicas, maternas ou fetais.

A abordagem de primeira linha recomendada é a colecistectomia laparoscópica precoce, independentemente do trimestre da gravidez.

Ela é preferida devido à sua associação com menores taxas de complicações materno-fetais em comparação com o manejo não operatório. A intervenção cirúrgica precoce reduz o risco de recorrência dos sintomas e complicações graves, como pancreatite biliar, que tem alta taxa de mortalidade fetal.

REFERÊNCIAS BIBLIOGRÁFICAS

FEDERAÇÃO BRASILEIRA DAS ASSOCIAÇÕES DE GINECOLOGIA E OBSTETRÍCIA (Febrasgo). Náuseas e vômitos na gravidez. *Protocolo Febrasgo-Obstetrícia*, n. 32/Comissão Nacional Especializada em Assistência Pré-natal. São Paulo: Febrasgo, 2021.

FOOD AND DRUG ADMINISTRATION, HHS. Content and format of labeling for human prescription drug and biological products. *Requirements for pregnancy and lactation labeling. Final rule. Federal Register*, v. 79, n. 233, p. 72.063-72.103, 2014. Disponível em: https://www.federalregister.gov/documents/2014/12/04/2014-28241/content-and-format-of-labeling-for-human-prescription-drug-and-biological-products-requirements-for.

LEE, R. H.; REAU, N. Acute fatty liver of pregnancy. *UpToDate*. 2024. Disponível em: https://www.uptodate.com/contents/acute-fatty-liver-of-pregnancy?search=Esteatose%20 hep%C3%A1tica%20ªguda%20 da%20 gravidez&source=search_result&selectedTitle=1%7E150&usage_type=default&display_rank=1.

WILLIAMSON, C.; GEENES, V. Intrahepatic cholestasis of pregnancy. *Obstetrics & Gynecology*, v. 124, n. 1, p. 120-133, 2014.

BIBLIOGRAFIA

BIANCO, A.; FRIEDMAN, L. S. Maternal adaptations to pregnancy: Gastrointestinal tract. *UpToDate*. 2024. Disponível em: https://www.uptodate.com/contents/maternal-adaptations-to-pregnancy-gastrintestinal-tract?search=Maternal%20ªdaptations%20to%20 pregnancy%3A%20 Gastrintestinal%20tract.%22%20&source=search_result&selectedTitle=1%7E150&usage_type=default&display_rank=1.

BROOKS, D. C.; BERGHELLA, V.; CHAKRABARTI, A. Gallstone diseases in pregnancy. *UpToDate*. 2024. Disponível em: https://www.uptodate.com/contents/gallstone-diseases-in-pregnancy?search=Gallstone%20 diseases%20in%20 pregnancy&source=search_result&selectedTitle=1%7E150&usage_type=default&display_rank=1.

CERBINO, B.; ALVES, J. G.; REZENDE FILHO, J. Doenças do sistema digestório. In: Rezende Filho, J. (ed.). *Rezende obstetrícia*. 14. ed. Rio de Janeiro: Guanabara Koogan, 2022. p. 1.104.

FEDERAÇÃO BRASILEIRA DAS ASSOCIAÇÕES DE GINECOLOGIA E OBSTETRÍCIA (Febrasgo). Doença do refluxo gastroesofágico na gravidez. *Protocolo Febrasgo-Obstetrícia*, n. 101/Comissão Nacional Especializada em Assistência Pré-natal. São Paulo: Febrasgo, 2022.

HADI, Y.; KUPEC, J. Fatty liver in pregnancy. In: *StatPearls* [Internet]. Treasure Island (FL): StatPearls Publishing, 2024.

HARWOOD-NUSS, A.; WOLFSON, A. B. *et al. The clinical practice of emergency medicine*. 3. ed. Filadelphia: Lippincott Williams & Wilkins, 2001.

HESS, E. *et al.* Gallstones in pregnancy. *British Journal of Hospital Medicine*, v. 82, n. 2, p. 1-8, 2021.

KILPATRICK, C.; OREJUELA, F. J. Approach to acute abdominal pain pregnant and postpartum women. *UpToDate*. 2024. Disponível em: https://www.uptodate.com/contents/approach-to-acute-abdominal-pelvic-pain-in-pregnant-and-postpartum-patients?search=gastrintestinal%20tract%20 pregnancy%20in%20 pregnancy&source=search_result&selectedTitle=2%7E150&usage_type=default&display_rank=2.

LINDOR, K. D.; LEE, R. H. Intrahepatic cholestasis of pregnancy. *UpToDate*. 2024. Disponível em: https://www.uptodate.com/contents/intrahepatic-cholestasis-of-pregnancy?search=Intrahepatic%20 cholestasis%20ºf%20 pregnancy.%22%20&source=search_result&selectedTitle=1%7E37&usage_type=default&display_rank=1.

PEPPERCORN, M. A.; KANE, S. V. Clinical manifestations, diagnosis, and prognosis of Crohn disease in adults. *UpToDate*. 2024a. Disponível em: https://www.uptodate.com/contents/clinical-manifestations-diagnosis-and-prognosis-of-crohn-disease-in-adults?search=Clinical%20 manifestations%2C%20 diagnosis%20ªnd%20 prognosis%20ºf%20 Crohn%20 disease%20in%20ªdults.&source=search_result&selectedTitle=1%7E150&usage_type=default&display_rank=1.

PEPPERCORN, M. A.; KANE, S. V. Clinical manifestations, diagnosis, and prognosis of ulcerative colitis in adults. *UpToDate*. 2024b. Disponível em: https://www.uptodate.com/contents/clinical-manifestations-diagnosis-and-prognosis-of-ulcerative-colitis-in-adults?search=Clinical%20 manifestations%2C%20 diagnosis%2C%20ªnd%20 prognosis%20ºf%20 ulcerative%20 colitis%20in%20ªdults&source=search_result&selectedTitle=1%7E150&usage_type=default&display_rank=1.

PEPPERCORN, M. A.; MAHADEVAN, U. Fertility, pregnancy, and nursing in inflammatory bowel disease. *UpToDate*. 2024. Disponível em: https://www.uptodate.com/contents/fertility-pregnancy-and-nursing-in-inflammatory-bowel-disease?search=Fertility%2C%20 pregnancy%2C%20ªnd%20nursing%20in%20inflammatory%20bowel%20 disease.%22&source=search_result&selectedTitle=1%7E150&usage_type=default&display_rank=1.

PIECHOTA, J.; JELSKI, W. Intrahepatic cholestasis in pregnancy: review of the literature. *Journal of Clinical Medicine*, v. 9, n. 5, p. 1.361, 2020.

ROEDIGER, R.; FLECKENSTEIN, J. Intrahepatic cholestasis of pregnancy. *Clinical Liver Disease*, v. 23, n. 1, 2024.

WHITE, M.; HAN, H.; KHUNGAR, V. Acute fatty liver disease of pregnancy. *Clinical Liver Disease*, v. 23, n. 1, 2024.

CAPÍTULO 43

Nefropatias e Gestação

Lázaro Bruno Borges Silva • Márcio Dantas • Caio Antonio de Campos Prado • Ricardo Carvalho Cavalli

ALTERAÇÕES NA FISIOLOGIA RENAL DURANTE A GESTAÇÃO

O glomérulo é a principal estrutura do rim responsável pela filtração do sangue. Os glomérulos estão localizados no córtex renal e estima-se que haja entre 1 milhão e 1,5 milhão de glomérulos em cada rim. Considerando a taxa de filtração glomerular (TFG) normal entre 90 e 120 mℓ/minuto/1,73 m^2 de superfície corporal, o volume de ultrafiltrado gerado é de 150 ℓ a 180 ℓ/24 horas. No entanto, em condições de normalidade, a diurese habitual é de 800 mℓ a 2.000 mℓ/24 hora.

Durante a gestação, há alterações hemodinâmicas sistêmicas que resultam em compensações dos mecanismos envolvidos com a filtração glomerular. Os aumentos do volume plasmático e da vasodilatação sistêmica são as alterações iniciais encontradas durante a gestação e, consequentemente, há redução do índice de resistência periférica e aumento do débito cardíaco. Comumente, a alteração mais significativa é o aumento da TFG, secundário ao aumento do fluxo plasmático renal, apesar da diminuição dos níveis pressóricos e da alteração do sistema renina-angiotensina-aldosterona (SRAA). Mesmo com essas alterações, utiliza-se preferencialmente a dosagem sérica de creatinina para estimar ou calcular a TFG, por baixo custo e ampla acessibilidade. A cistatina C ainda não é validada como biomarcador em gestantes, dada a dificuldade de interpretação por ser um produto de células nucleadas, incluindo células placentárias (Cheung e Lafayette, 2013; Suares *et al.*, 2018; Hladunewich e Hui, 2019).

Além da alteração da filtração glomerular, comumente encontra-se alteração no compartimento tubulointersticial, justificando alterações como glicosúria e proteinúria, uma vez que a célula tubular renal apresenta um limite de reabsorção de eletrólitos e albumina presente no fluido tubular (Cheung e Lafayette, 2013).

A relação proteína-creatinina em amostra de urina é amplamente utilizada para avaliar a presença de proteinúria em gestantes, com valor esperado menor que 0,3 g/g, mas idealmente a quantificação em amostra urinária de 24 horas apresenta-se com maior sensibilidade, e resultados menores que 300 mg/24 horas representam a condição fisiológica da gestação (Cheung e Lafayette, 2013; Hladunewich e Hui, 2019).

Alterações eletrolíticas também são esperadas durante a gestação, como hiponatremia, redução da osmolaridade sérica, hipouricemia e alcalose respiratória; os valores esperados para cada fase da gestação se encontram na Tabela 43.1.

Além dessas alterações funcionais, há também alterações anatômicas, como aumento do comprimento e do volume renal, bem como dilatação do sistema coletor e hidronefrose, que estão diretamente relacionadas ao risco de pielonefrite durante a gestação.

Tabela 43.1 Valores de referência de exames laboratoriais na gestação.

Exames laboratoriais	1º trimestre	2º trimestre	3º trimestre
Creatinina (mg/dℓ)	0,4 a 0,7	0,4 a 0,8	0,4 a 0,9
Ureia (mg/dℓ)	15 a 26	3 a 28	3 a 24
Sódio (mEq/ℓ)	135 a 139	131 a 136	134 a 137
Potássio (mEq/ℓ)	3,6 a 5	3,3 a 5	3,3 a 5,1
Cálcio (mg/dℓ)	8,8 a 10,6	8,2 a 9	8,2 a 9,7
Magnésio (mg/dℓ)	1,6 a 2,2	1,5 a 2,2	1,5 a 2,2
Fósforo (mg/dℓ)	3,1 a 4,6	2,5 a 4,6	2,8 a 4,6

Adaptada de: Maynard e Thadhani, 2024.

A ação da progesterona e do efeito compressivo mecânico são os possíveis fatores causadores dessas alterações anatômicas. Em relação à hidronefrose, observa-se maior prevalência no rim direito (86%) devido ao seu posicionamento em relação aos vasos ovarianos e à angulação do ureter na bexiga, quando comparado ao rim contralateral (Cheung e Lafayette, 2013; Suares *et al.*, 2018).

GLOMERULOPATIAS NA GESTAÇÃO

A albumina apresenta características moleculares que dificultam ser livremente filtrada, como peso molecular elevado (69.000 dáltons), raio molecular de aproximadamente 3,5 nm e presença de carga negativa. Em condições normais, a excreção de albumina urinária é inferior a 30 mg/24 horas, e a proteinúria total é inferior a 150 mg/24 horas. Na gestação, pode haver aumento da proteinúria em relação às mulheres não gestantes por três motivos principais (Bartal *et al.*, 2022):

- Adaptações fisiológicas pela vasodilatação sistêmica e renal: resultam em redução na pressão arterial sistêmica, aumento do fluxo plasmático renal e aumento da filtração glomerular, que são revertidas no puerpério (Odutayo e Hladunewich, 2012; Suares *et al.*, 2018; Bartal *et al.*, 2022). Essas alterações tendem a gerar proteinúria com valores superiores às definições de pessoas saudáveis não gestantes. O valor de referência continua sendo motivo de análises, mas costuma ser inferior a 300 mg/24 horas ou a 0,3 g/g de creatinina urinária (Blom *et al.*, 2017; Suares *et al.*, 2018; Bartal *et al.*, 2022). Vale destacar que gestação em mulheres com idade mais avançada, obesidade, fertilização *in vitro*, gestação múltipla e hipertensão arterial primária já existente pode se associar com proteinúria superior aos valores de referência

- Gestação com pré-eclâmpsia: nessa situação, a proteinúria, além dos níveis superiores aos esperados, apresenta associação com hipertensão arterial de instalação recente – tópico discutido no Capítulo 31, *Pré-eclâmpsia e Eclâmpsia*
- Doenças glomerulares primárias ou secundárias: glomerulopatias primárias não têm mecanismo etiopatogênico definido e há comprometimento restrito ao rim, enquanto as glomerulopatias secundárias têm uma causa bem estabelecida (p. ex., autoimune como lúpus eritematoso sistêmico, sífilis, HIV, hepatite C, amiloidose, causa genética, entre outras) e podem ou não apresentar envolvimento de outros sistemas. Essas doenças podem ter conhecimento prévio e estar ativas durante a gestação, estar em remissão e reativar com a gestação, ou se manifestar pela primeira vez durante a gravidez (*de novo*). A diferenciação entre uma doença preexistente e glomerulopatia *de novo* se dá pela cronologia entre o diagnóstico de glomerulopatia e a gestação.

Esta seção tem como principal objetivo discorrer sobre o último item.

Uma doença glomerular pode ser resultado de diversas agressões, como alterações genéticas, fatores de permeabilidade glomerular circulantes, deposição de imunocomplexos, deposição ou acúmulo de outras proteínas ou gorduras. Tais agressões podem atingir isoladamente cada uma das estruturas glomerulares, como podócito, célula mesangial, célula endotelial ou membrana basal glomerular, ou comprometer várias estruturas simultaneamente.

Apresentação clínica das doenças glomerulares

A apresentação clínica das doenças glomerulares primárias (restritas ao rim) é classificada como:

- Proteinúria não nefrótica (< 3,5 g/24 horas) assintomática isolada. Essa alteração laboratorial é inespecífica e pode ser a apresentação de um número grande de glomerulopatias que inclui: glomerulosclerose segmentar e focal (GESF) primária, secundária (a medicamentos, infecções), associada a alelos de risco para a proteína APOL-1 e adaptativa; nefropatia membranosa (primária ou secundária); nefropatia diabética
- Hematúria (padrão glomerular) microscópica isolada: nefropatia da IgA (primária ou secundária), doenças genéticas do colágeno IV (síndrome de Alport, doença da membrana fina), outras glomerulonefrites mesangiais inespecíficas
- Proteinúria não nefrótica com hematúria glomerular: nefropatia da IgA (primária ou secundária), doenças genéticas do colágeno IV (síndrome de Alport, doença da membrana fina), nefrite lúpica classe II ou III pela classificação morfológica da Organização Mundial da Saúde (OMS), outras glomerulonefrites mesangiais inespecíficas, glomerulonefrites membranoproliferativas primárias ou secundárias
- Síndrome nefrótica (sem ou com hematúria discreta): edema sistêmico, proteinúria intensa (> 3,5 g/24 horas) e hipoalbuminemia. Hipercolesterolemia é frequente, mas não obrigatória. Lipidúria é frequente, mas raramente é pesquisada e notificada. É conhecido o risco aumentado de tromboembolismo e de infecções em pacientes com síndrome nefrótica. Essa síndrome também pode apresentar complicações como lesão renal aguda isquêmica pré-renal ou necrose tubular aguda e, se persistente, pode causar desnutrição
- Glomerulopatia de lesões mínimas, GESF primária ou associadas a formas genéticas, nefropatia membranosa (primária ou secundária), amiloidose renal, doenças de depósito (doença de Fabry e outras), glomerulonefrite membranoproliferativa, nefrite lúpica classe V, nefropatia diabética
- Síndrome nefrítica: proteinúria geralmente não nefrótica, edema generalizado, hematúria (padrão glomerular), oligúria, piora aguda da filtração glomerular e hipertensão arterial de instalação recente; casos mais graves e progressivos podem ser classificados como glomerulonefrite rapidamente progressiva, o que morfologicamente implica o desenvolvimento de crescentes glomerulares
- Glomerulopatias proliferativas: nefrite lúpica classes III e IV, nefropatia da IgA, glomerulonefrites difusas agudas pós-infecciosas (incluindo pós-estreptocócica e outras), glomerulonefrite membranoproliferativa (associada à deposição de complexos imunes por doenças infecciosas, como pelos vírus C da hepatite ou HIV, endocardite e esquistossomose, e não infecciosas por autoimunidade, crioglobulinas por paraproteinemias, e glomerulopatia do C3). Algumas complicações inerentes à síndrome nefrótica e à síndrome nefrítica precisam ser abordadas com atenção. A primeira delas é o edema, que pode evoluir para anasarca. O edema decorrente da glomerulopatia ou de pré-eclâmpsia sobreposta é difícil de ser diferenciado, e o tratamento é desafiador, devido ao risco do uso de diuréticos na perfusão placentária. A abordagem conservadora inclui usar meias de compressão e evitar posição ortostática prolongada para reduzir estase em membros inferiores. A orientação de dieta hipossódica auxilia como uma medida não farmacológica.

Em relação às medidas farmacológicas, os diuréticos de alça são as melhores alternativas para obter redução efetiva do edema, podendo-se considerar também o uso de amilorida e hidroclorotiazida. Há relatos da administração de diuréticos de alça associados à infusão intravenosa de albumina humana em situações específicas de anasarca com hipoalbuminemia grave, mas tal medida ainda é questionável, por falta de comprovação científica (Blom *et al.*, 2017).

Na síndrome nefrítica, complicações hemodinâmicas decorrentes de hipervolemia podem causar hipertensão arterial volume-dependente, hipervolemia, risco de insuficiência cardíaca, edema agudo de pulmão, hiperpotassemia e uremia.

Em relação ao risco de tromboembolismo venoso, as diretrizes internacionais recomendam o uso de heparina com baixo peso molecular como profilaxia em pacientes gestantes e no puerpério com proteinúria nefrótica, principalmente se albumina sérica < 2 g/dℓ, desde que não existam contraindicações que impliquem risco para o parto ou sangramento ativo. Para gestantes com proteinúria não nefrótica e que apresentam condição predisponente para evento trombótico, como obesidade e baixa mobilidade, também é recomendada administração de heparina profilática (Blom *et al.*, 2017; De Castro *et al.*, 2017).

Os bloqueadores do sistema renina-angiotensina atuam como drogas "nefroprotetoras" em pacientes com proteinúria. Entretanto, esse grupo de medicamentos é contraindicado em gestantes, devido ao alto risco de prejuízo ao desenvolvimento fetal. Mulheres com intenção de engravidar devem ser orientadas a interromper o uso dessas drogas por pelo menos 6 meses antes da concepção (De Castro *et al.*, 2017).

Mais recentemente, os inibidores do cotransportador tipo 2 sódio-glicose (iSGLT2) também receberam a classificação de medicação "nefroprotetora" em pacientes com doença renal crônica, com ou sem proteinúria, mesmo na ausência de diabetes *mellitus*. Esse grupo de medicamentos também deve ser suspenso ou não prescrito durante a gestação e o período de lactação, devido às evidências de efeitos prejudiciais ao feto (Dantas *et al.*, 2023).

Avaliação das doenças glomerulares

Independentemente da gestação, achados compatíveis com glomerulopatias devem ser investigados por meio de história clínica e interrogatórios detalhados dos diversos aparelhos, antecedentes pessoais e hábitos, história familiar de doença renal e exame físico abrangente.

A avaliação laboratorial recomendada está apresentada na Tabela 43.2.

Biopsia renal na gestação

Não há contraindicação formal à biopsia na gravidez, mas ela só deve ser realizada quando a perspectiva de esclarecimento diagnóstico apresentar condições para intervenção terapêutica que melhore substancialmente o curso da doença. Também é importante assegurar que provas de coagulação e número de plaquetas sanguíneas estejam adequados. Na intenção de reduzir chances de complicações, a realização da biopsia na gestação está recomendada somente até a primeira metade do 2º trimestre (Liu *et al.*, 2016).

Em pacientes não gestantes, em geral a biopsia renal é o exame de referência para o diagnóstico de glomerulopatias, à exceção de casos típicos de nefropatia diabética, síndrome nefrótica da infância com recidiva no adulto, e nefropatia membranosa sugestiva de ser primária e com presença de títulos elevados de anticorpo anti-PLA2R sérico. Em casos com associação sugestiva entre uma doença (sífilis, mieloma múltiplo) e a glomerulopatia, a biopsia também pode ser dispensada. Essa interpretação também pode ser usada para as pacientes gestantes.

Em razão de as glomerulopatias ocorrerem com maior frequência em mulheres em idade reprodutiva, a nefrite lúpica, a nefropatia da IgA primária, a glomerulopatia de lesões mínimas, a glomerulosclerose segmentar e focal e a nefropatia membranosa serão discutidas detalhadamente.

Pacientes gestantes com nefrite lúpica

Lúpus eritematoso sistêmico (LES) é doença autoimune que pode envolver diferentes sistemas em diferentes momentos, ora quiescente, ora reativada. Mais de 80% dos pacientes são mulheres, principalmente na faixa etária reprodutiva. Não é doença rara, algumas vezes pode ter apresentação clínica grave e os rins têm alta taxa de envolvimento em algum momento. Uma recomendação a ser enfatizada é que mulheres com intenção de engravidar o façam com a doença em remissão clínica e laboratorial durante pelo menos 6 meses antes da tentativa de concepção. É reconhecido que LES implica maior risco de desfechos desfavoráveis, como perda fetal, pré-eclâmpsia e parto pré-termo.

Tabela 43.2 Avaliação laboratorial básica de glomerulopatias em gestantes.

Exames gerais	Exames específicos
• Urina rotina • Proteinúria (24 h ou relação proteína/creatinina urinárias) • Dosagens séricas de: creatinina, sódio, potássio, albumina, glicemia, lipidograma • Hemograma	• Sorologias para hepatites B e C, HIV, VDRL • Avaliação de fator antinuclear e de anticorpo anticitoplasma de neutrófilo (ANCA) • Dosagens de C3 e C4 do complemento • Dosagem do anticorpo anti-PLA2R (nefropatia membranosa primária) • Biopsia renal

HIV: vírus da imunodeficiência humana; VDRL: *Venereal Disease Research Laboratory*.

A nefrite lúpica é uma nefropatia secundária que pode se apresentar clinicamente desde a proteinúria e/ou hematúria assintomáticas até síndrome nefrítica aguda, às vezes evoluindo com componente rapidamente progressivo. Esses quadros clínicos variados ocorrem dependendo da quantidade e dos locais de deposição dos complexos imunes (mesângio e/ou região subendotelial e/ou região subepitelial). A biopsia renal, quando disponível e conforme classificação morfológica da OMS, geralmente reflete hipercelularidade mesangial isolada nos casos mais leves, glomerulonefrite em menos de 50% dos glomérulos nos casos com gravidade intermediária (proteinúria e hematúria mais intensas, muitas vezes já com hipertensão arterial), e glomerulonefrite com envolvimento de > 50% dos glomérulos, mais depósitos imunes e mais proliferação nos casos mais graves (filtração glomerular reduzida, síndrome nefrítico-nefrótica). Em alguns casos, o quadro nefrótico é mais exuberante que os componentes nefríticos e, nesses casos, pode-se tratar da nefropatia membranosa lúpica (classe V da OMS).

Pacientes gestantes com nefropatia da IgA primária

A nefropatia da IgA primária decorre da deposição, na área mesangial, de complexos imunes com anticorpos anti-IgA1 com deficiência de galactose na região da dobradiça da molécula. Como consequência, há ativação local do sistema complemento com proliferação das células mesangiais. Essa é a glomerulopatia primária mais comum do mundo, atinge homens e mulheres com frequências semelhantes, e a faixa etária que concentra a maior frequência de casos está entre a 2ª e a 5ª década de vida, ou seja, mulheres no período reprodutivo. O quadro clínico consiste em hematúria (às vezes com exacerbações macroscópicas, sobretudo na ocorrência de episódios infecciosos) e proteinúria. É doença geralmente com curso indolente, de remissão espontânea difícil e progressão lenta para doença renal crônica em estádios avançados.

As diretrizes terapêuticas envolvem medidas conservadoras para nefroproteção, como controle da hipertensão arterial e da hiperlipidemia e hábitos saudáveis como evitar tabagismo. O uso de inibidores do sistema renina-angiotensina e de iSGLT2 deve ser interrompido em caso de gestação, embora sejam indicados como drogas nefroprotetoras. Abordagens imunossupressoras têm indicação mais bem definida nos casos graves, com síndrome nefrótica, síndrome nefrítica aguda e glomerulonefrite rapidamente progressiva. Todavia, nos casos mais leves, apenas com proteinúria não nefrótica e hematúria, o uso de corticosteroides e imunossupressores ainda não apresenta recomendações consistentes.

A ocorrência de gestação em pacientes com nefropatia da IgA primária não implica risco aumentado para desfechos renais adversos, definidos como elevação em duas vezes o valor da creatinina sérica em relação ao basal, ou redução de ao menos 50% da TFG. Todavia, há demonstração de maior risco de perda fetal, parto pré-termo, nascimento de fetos com baixo peso corporal e pré-eclâmpsia (Limardo *et al.*, 2010; Liu *et al.*, 2016; Park *et al.*, 2018).

Nos casos de gestantes com apresentação clínica mais grave de nefropatia da IgA, podem ser usados como medicamentos anti-hipertensivos a metildopa, o labetalol ou o nifedipino. Os medicamentos imunossupressores considerados seguros na gestação e que podem ser considerados, com base em diretrizes, incluem corticosteroides, ciclosporina e tacrolimo (Suares *et al.*, 2018).

Glomerulopatia de lesões mínimas e glomerulosclerose segmentar e focal na gestação

A glomerulopatia de lesões mínimas (GLM) e a GESF primária não têm mecanismo etiopatogênico definido, mas possivelmente ocorrem pela ação no podócito de algum fator de permeabilidade glomerular circulante. A GESF secundária pode se instalar por mutações genéticas, por adaptação da massa renal, infecções virais como o HIV e por ação de medicamentos e toxinas.

Tipicamente, a GLM ocorre na infância como síndrome nefrótica de instalação rápida, tende a apresentar boa resposta com a corticoterapia e tem taxas elevadas de recidivas. Após a 1ª década de vida, a incidência de GLM fica sensivelmente reduzida, mas alguns pacientes se tornam dependentes do uso prolongado de corticosteroide. Alguns pacientes podem apresentar recidivas na adolescência ou idade adulta. Os casos de primeiro episódio de síndrome nefrótica por GLM são incomuns em gestantes (Gleeson *et al.*, 2021). Nesses casos, a diferenciação com pré-eclâmpsia pode ser desafiadora. No entanto, a GLM em geral apresenta pouca hipertensão e em níveis mais leves, e a hematúria é incomum, o que pode ajudar a diferenciar da pré-eclâmpsia. Se necessário, a biopsia renal pode ser indicada com menor risco de sangramentos nos casos com idade gestacional inferior a 20 semanas. As diretrizes terapêuticas consideram a prednisona ou prednisolona como abordagem de primeira linha, seguidos por ciclosporina ou tacrolimo. Esses medicamentos são considerados de uso seguro na gestação (Suares *et al.*, 2018; Gleeson *et al.*, 2021).

Nefropatia membranosa na gestação

A nefropatia membranosa (NM) é doença causada por deposição de complexos imunes no espaço subepitelial da barreira de filtração glomerular, tendo o podócito como principal estrutura alterada (Dantas *et al.*, 2023). A apresentação clínica consiste em síndrome nefrótica, que pode ser grave, ou proteinúria não nefrótica assintomática. A NM primária ocorre por geração de autoanticorpos anti-PLA2R, por gatilhos não identificados. Outros antígenos podocitários, como THSD7A, NELL-1, EXT1/EXT2 e SEMA3b, têm sido identificados e provavelmente têm mecanismo fisiopatológico nas denominadas "NM secundárias". Entre essas, destaca-se o EXT1/EXT2, que parece ter maior associação com a nefrite membranosa lúpica (classe V da OMS).

Na gestação, quando a indicação de biopsia renal é sempre mais restrita, a dosagem sérica do anticorpo anti-PLA2R, já disponível comercialmente e cada vez mais difundido, pode ser útil para avançar no estabelecimento do diagnóstico. Todavia, a NM primária é incomum antes dos 30 anos de idade e torna-se mais frequente na faixa etária acima de 40 anos.

Como esperado, há demonstração de maior risco de eventos adversos tanto maternos quanto fetais na NM com síndrome nefrótica, principalmente quando antes da 20ª semana de gestação (Liu *et al.*, 2020). Nessa situação, há maior risco de tromboembolismo, o que pode implicar profilaxia com heparina de baixo peso molecular por via subcutânea nas gestantes, quando possível (Suares *et al.*, 2018). Nessas pacientes, drogas nefroprotetoras, tais como os bloqueadores do sistema renina-angiotensina, devem ser interrompidas. Em casos graves com indicação de imunossupressores, os inibidores de calcineurina (ciclosporina ou tacrolimo) podem ser utilizados, e a função renal e a pressão arterial devem ser monitoradas com maior atenção.

LESÃO RENAL AGUDA NA GESTAÇÃO

A lesão renal aguda (LRA) durante a gestação está diretamente associada a morbimortalidades materna e fetal. O diagnóstico e a intervenção precoces podem reduzir significativamente o risco de terapia renal substitutiva (diálise) e hospitalizações, como também a evolução para doença renal crônica (DRC). O contexto atual de idade materna avançada e o aumento da incidência de casos com alteração dos níveis pressóricos, como pré-eclâmpsia e hipertensão crônica materna, são fatores de risco para o diagnóstico de LRA. A assistência médica adequada e regular ao pré-natal é uma condição preventiva efetiva para reduzir os casos de LRA (Taber-Hight e Shah, 2020).

Para pacientes não gestantes, o diagnóstico de LRA é realizado utilizando os critérios estabelecidos pelo KDIGO, que considera a variação do valor de creatinina sérica e o débito urinário (Tabela 43.3). Em pacientes gestantes, é difícil realizar o diagnóstico preciso de LRA utilizando a oscilação da dosagem sérica de creatinina e o débito urinário, dadas as alterações hemodinâmicas glomerulares que resultam em hiperfiltração – pelo aumento do débito cardíaco e do fluxo plasmático renal, concomitante à diminuição da resistência vascular periférica, como citado previamente no começo deste capítulo. Além dessa condição fisiológica, várias pacientes desconhecem alterações de função renal previamente ao diagnóstico de gestação, sendo impossível determinar o valor de creatinina basal (Wiles *et al.*, 2019).

Diante dessa condição, o diagnóstico de LRA na gestação é um desafio clínico para médicos obstetras e nefrologistas. O conhecimento de antecedentes pessoais, como hipertensão e diabetes *mellitus* pré-gestacional, LES ou qualquer outra situação clínica que esteja relacionada com comprometimento renal, pode auxiliar no diagnóstico de LRA na gestação. O conhecimento das medicações em uso pela paciente e a análise laboratorial também são ferramentas complementares imprescindíveis para esse auxílio, como exame de urina de rotina, dosagem de complemento sérico e exames bioquímicos, direcionados para cada situação. A utilização de outros biomarcadores para o diagnóstico de LRA, como a cistatina C, ainda não está validada para a população gestante (Wiles *et al.*, 2019; Muller *et al.*, 2023).

A etiologia de LRA é dividida de acordo com a topografia da alteração renal, podendo ser: pré-renal, intrínseca e pós-renal. Dentre as causas relacionadas à condição pré-renal,

Tabela 43.3 Definição de lesão renal aguda (LRA).

- Aumento de creatinina sérica em pelo menos 0,3 mg/dℓ em 48 h
- Aumento de creatinina sérica em 1,5 vez o valor basal da paciente, conhecido ou presumido, no intervalo de 7 dias
- Débito urinário menor ou igual a 0,5 mℓ/kg/hora em 6 h

Adaptada de: KDIGO, 2013.

destaca-se a hiperêmese gravídica no primeiro trimestre de gestação, conduzida com soroterapia intravenosa e medicações sintomáticas. Apesar de uma condição frequente, há elevada possibilidade de reversão e recuperação da LRA na maioria dos casos. Outras situações de hipovolemia, como sangramento decorrente de rotura placentária ou alterações nos fatores de coagulação, também podem levar à LRA pré-renal (Wiles *et al.*, 2019; Muller *et al.*, 2023).

Em relação às causas intrínsecas, o aborto séptico é a condição mais comum, principalmente em países em desenvolvimento, mas também pode ser decorrente de microangiopatia trombótica, síndrome HELLP, síndrome hemolítico-urêmica atípica (SHUa) e processos infecciosos do trato geniturinário. Glomerulopatias também podem resultar em LRA intrínseca; se for necessária a confirmação anatomopatológica mediante biopsia renal, deve-se levar em consideração a relação risco-benefício, avaliando as opções terapêuticas, já que a maioria das medicações imunossupressoras é contraindicada durante a gestação. Caso seja necessário realizar a biopsia renal, a recomendação é que seja feita no primeiro ou segundo trimestre da gestação (Wiles *et al.*, 2019; Muller *et al.*, 2023).

A compressão ureteral pelo compartilhamento fetal com órgãos abdominais maternos é a principal causa de LRA pós-renal, destacando a nefrolitíase obstrutiva, para qual a intervenção cirúrgica endoscópica é necessária na maioria dos casos. Ultrassonografia de rins e vias urinárias auxilia no diagnóstico e na propedêutica dessas situações (Suares *et al.*, 2018).

Estabelecido o diagnóstico de LRA, é necessário acompanhamento em conjunto entre obstetras, nefrologistas e pediatras. A propedêutica é individualizada para cada paciente, tendo como objetivo comum a recuperação da LRA. Dependendo de cada situação, podem ser necessários reposição eletrolítica, uso de diuréticos, prescrição de bicarbonato de sódio e/ou resinas de trocas para potássio, ajustes de medicações e até indicação de terapia renal substitutiva (TRS). As indicações de TRS são semelhantes à população não gestante, que, de forma resumida, são os casos refratários de hipervolemia, hiperpotassemia, acidose metabólica e uremia. Sabe-se que pacientes com necessidade de TRS estão mais suscetíveis às complicações como prematuridade, baixo peso do recém-nascido e morte perinatal, além do risco de a paciente se manter em terapia dialítica (Tangren *et al.*, 2017; Taber-Hight e Shah, 2020).

DOENÇA RENAL CRÔNICA NA GESTAÇÃO

Doença renal crônica (DRC) é definida por uma condição de alteração funcional e/ou estrutural renal por pelo menos 3 meses, podendo ser secundária a inúmeras condições clínicas, destacando-se a hipertensão arterial sistêmica e o diabetes *mellitus*. Estima-se que 3% das mulheres em idade fértil sejam portadoras de DRC, e o índice de fertilidade nessa população é baixo, justificado, entre outros mecanismos, pela alteração do eixo hipotálamo-hipófise-gonadal (Oliverio e Hladunewich, 2004; Tong *et al.*, 2015; Hui e Hladunewich, 2019).

Pacientes gestantes e portadoras de DRC que realizam acompanhamento com nefrologistas desde o momento preconcepção apresentam melhores desfechos quando comparadas às pacientes sem assistência especializada, pois além das complicações fetais, há um risco considerável de progressão da DRC durante ou após a gestação. Pacientes em estágios iniciais da DRC apresentam melhores evoluções quando comparadas a estágios mais avançados de DRC – há um risco de 46% de progressão da DRC e necessidade de suporte dialítico nas pacientes com DRC avançada. Apesar desse percentual, uma avaliação de risco individualizada deve ser feita, aconselhando as pacientes de forma adequada; e se o desejo da gravidez prevalecer, a otimização do controle pressórico e a redução da proteinúria podem favorecer um menor risco de progressão da DRC e, nesse mesmo sentido, se possível com uma concepção planejada por pelo menos 3 meses (Oliverio e Hladunewich, 2004; Tong *et al.*, 2015; Hladunewich *et al.*, 2016; Suares *et al.*, 2018; Hui e Hladunewich, 2019).

Há uma proposta de estadiamento da DRC na gestação que classifica a disfunção de acordo com o valor de creatinina sérica e o *clearance* de creatinina – em valores diferentes em relação à classificação da população não gestante (Tabela 43.4), justamente pela interferência na interpretação do valor sérico de creatinina causada pelos mecanismos fisiológicos da gestação (Hladunewich *et al.*, 2016; Hui e Hladunewich, 2019).

A pré-eclâmpsia, já descrita no Capítulo 30, *Pré-Eclâmpsia/Eclâmpsia*, tem alta incidência em todos os estádios de DRC. Recomenda-se o uso de ácido acetilsalicílico (75 a 125 mg/dia) para todos os casos de DRC após 12 semanas, por reduzir o risco de pré eclâmpsia. A dosagem de biomarcadores como PIGF (*angiogenic placental growth factor*) e sFlt-1 (*antiangiogenic soluble fms-like tyrosine kinase receptor 1*) pode auxiliar na confirmação de pré-eclâmpsia e, assim, direcionar as condutas para as recomendações estabelecidas e já citadas em outro capítulo (Hladunewich *et al.*, 2016; Suares *et al.*, 2018; Hui e Hladunewich, 2019).

Pacientes portadoras de DRC associada ao LES apresentam maior risco de pré-eclâmpsia, prematuridade e baixo peso ao nascimento. O uso de ácido acetilsalicílico é comprovadamente recomendado para prevenção de pré-eclâmpsia nesse contexto, assim como o uso de heparina não fracionada para pacientes com LES e síndrome do anticorpo antifosfolípide (SAAF) associados – preconizado o uso durante a gestação e manutenção por pelo menos 6 semanas após o parto (Hladunewich *et al.*, 2016; Suares *et al.*, 2018). Hidroxicloroquina é recomendada para todas as pacientes lúpicas gestantes, independentemente da manifestação de nefrite lúpica, pela associação preventiva contra bloqueios na condução miocárdica fetal (Hladunewich *et al.*, 2016; Hladunewich, 2024). Outras medicações comumente utilizadas para controle ou tratamento de LES devem ser avaliadas sobre a manutenção ou suspensão. Corticosteroides, azatioprina e inibidores da calcineurina, como ciclosporina e tacrolimo, podem ser utilizados durante a gestação; entretanto, micofenolato de mofetila, metotrexato e ciclofosfamida são contraindicados pelo risco teratogênico, e há recomendação de suspensão destes pelo período mínimo de 3 meses antes da concepção (Hladunewich *et al.*, 2016; Suares *et al.*, 2018; Hladunewich, 2024). Em algumas situações em que o uso de micofenolato é necessário para controle da doença imunológica materna, recomenda-se a utilização de algum método

Tabela 43.4 Classificação da doença renal crônica (DRC) conforme valor sérico de creatinina (mg/dℓ) e *clearance* de creatinina (mℓ/min).

Intensidade da DRC	Creatinina sérica (mg/dℓ)	*Clearance* de creatinina (mℓ/min)
Leve	< 1,4	> 70
Moderada	1,4 a 2,4	40 a 70
Grave	> 2,4	< 40

Adaptada de: Hui e Hladunewich, 2019.

anticonceptivo ou, no caso de gestação não planejada, a interrupção da gestação pode ser considerada. Não há estudos mostrando segurança em relação ao uso de rituximabe e belilumabe em gestantes (Hladunewich, 2024).

A análise laboratorial associada aos antecedentes pessoais são ferramentas que auxiliam na avaliação prognóstica da gestação em paciente com LES. O relato de atividade de doença nos últimos 6 meses, a dosagem sérica de C4 reduzida ou C1q aumentado estão relacionados a maior risco de desfechos negativos durante a gestação. A presença de anticorpo anti-SSA(Ro) ou SSB(La) está associada ao risco de bloqueio cardíaco congênito, justificando a necessidade da dosagem em todas as pacientes portadoras de LES (Suares *et al.*, 2018; Hladunewich, 2024).

Outras causas menos frequentes de DRC são:

- Doença renal policística autossômica dominante: situação em que o uso do antagonista do receptor V2 da vasopressina (tolvaptan) é indicado para retardar a progressão da DRC, mas é contraindicado na gestação, pelos efeitos teratogênicos; recomenda-se realizar aconselhamento genético anterior à concepção para avaliar os riscos de herança genética
- Pielonefrite de repetição: exige análise microbiológica (urocultura) com frequência e antibioticoterapia profilática após o primeiro episódio de infecção durante a gestação
- Doenças tubulares: são raras, mas, quando presentes, merecem atenção em relação ao nível sérico de potássio, magnésio e intensidade da acidose metabólica (Hladunewich, 2024).

TERAPIA RENAL SUBSTITUTIVA NA GESTAÇÃO

O sucesso de fecundação nas mulheres portadoras de DRC é inversamente proporcional ao estágio de doença renal; quanto mais avançada a nefropatia, menores são as chances de reprodução. Pacientes com doença renal avançada e dependentes de terapia renal substitutiva (TRS), seja hemodiálise ou diálise peritoneal, apresentam menores chances de fecundação. Os fatores responsáveis para a infertilidade são inúmeros; além das alterações hormonais já descritas, há questões psíquico-emocionais, como a redução de libido diante da presença de alteração corporal (p. ex., a presença de acessos vasculares como fístula arteriovenosa e cateteres) e a percepção de risco ao recém-nascido por ser considerada uma gestação de alto risco. As complicações mais encontradas no cenário de gestação em pacientes em TRS são: prematuridade (82% dos nascimentos), pequeno para a idade gestacional (32%), polidrâmnio (17%), aborto espontâneo (16%) e natimortos (8,3%) (Hou, 2008; Piccoli *et al.*, 2012).

A dosagem sérica de betagonadotrofina coriônica pode estar alterada na condição de DRC avançada mesmo sem o diagnóstico de gestação, pois há uma redução da depuração dessa glicoproteína hormonal. O aumento considerável na dosagem sérica de betagonadotrofina em intervalos de 48 a 72 horas sugere o diagnóstico de gestação, condição que pode ser confirmada com a realização de ultrassonografia nessas pacientes.

Há anos estuda-se a associação entre gestação e DRC terminal, com propostas de encontrar metas clínico-laboratoriais que visem a melhores desfechos materno e fetal. A duração da terapia dialítica e o nível sérico de ureia (ou ureia nitrogenada [BUN, do inglês *blood urea nitrogen*]) são as principais variáveis que direcionam para o objetivo de reduzir desfechos negativos.

Em relação ao tempo de sessão de diálise, a recomendação é que as pacientes anúricas, isto é, na ausência de função renal residual, realizem sessões de diálise que contabilizem no mínimo 36 horas por semana. A prescrição de tempo prolongado de sessão tem como objetivo retirar ureia e outros solutos, resultando em melhores resultados como sobrevida fetal, peso e idade gestacional ao nascimento; entretanto, a adesão dessas pacientes a tempos prolongados de terapia é baixa, pela rotina de avaliações, exames e questões pessoais (Hladunewich e Schatell, 2016; Piccoli *et al.*, 2016; Hladunewich *et al.*, 2014).

A recomendação inicial do nível sérico de ureia era de 100 mg/dℓ (*BUN* = 49 mg/dℓ; ureia = *BUN* × 2,14), pois esse resultado laboratorial estava associado a um peso ao nascimento maior que 1.500 g. Porém, com o aumento de casos de pacientes portadoras de DRC e em diálise, novos estudos comprovaram que uma menor dosagem de ureia sérica se relaciona a melhores desfechos, atualizando essa meta laboratorial para 50 a 70 mg/dℓ (*BUN* = 25 a 35 mg/dℓ). A recomendação atual é que pacientes apresentem dosagem sérica de ureia menor que 50 mg/dℓ realizando pelo menos 20 horas de sessão de hemodiálise na semana (Asamiya *et al.*, 2009; Hladunewich *et al.*, 2014; Tangirala e Hladunewich, 2023).

A Tabela 43.5 resume as orientações para pacientes gestantes com DRC.

Ambas as modalidades dialíticas – hemodiálise e diálise peritoneal – podem ser realizadas em pacientes gestantes. Devido ao compartilhamento fetal com a cavidade peritoneal, a diálise peritoneal necessita de mais ajustes durante a gestação, como a redução do volume de infusão das bolsas de diálise e, consequentemente, aumento do tempo de terapia. Há descrição de maior risco de pequeno para idade gestacional quando comparada à hemodiálise (Vazquez *et al.*, 2007; Suares *et al.*, 2018).

Tabela 43.5 Propedêutica de gestantes com doença renal crônica (DRC).

• Ajuste de medicações, com suspensão das medicações teratogênicas
• Ácido fólico 5 mg/dia VO
• Pressão arterial-alvo < 140 × 90 mmHg. Se necessário, prescrever medicação anti-hipertensiva, como metildopa, labetalol, nifedipino
• Compensação de comorbidades como LES, DM
• Pacientes em hemodiálise e anúricas necessitam de terapia mais prolongada, sugestão mínima de 20 h de diálise na semana; se possível, 36 a 40 h de diálise na semana
• Nível sérico de ureia pré-diálise < 50 a 70 mg/dℓ (*BUN* < 25 a 35 mg/dℓ)
• Ultrafiltração objetivando pressão pós-sessão < 140 × 90 mmHg, sem episódios de hipotensão (evitar pressão arterial < 120 × 70 mmHg)
• Monitoramento do ganho de peso interdialítico materno com crescimento fetal com ultrassonografia, principalmente no terceiro trimestre de gestação (aumento do peso seco em 300 a 500 g/semana)
• Administração de heparina nas sessões de diálise é segura e deve seguir os protocolos institucionais
• Dosagem mensal de eletrólitos, como fósforo, cálcio, magnésio e potássio, com suplementação em caso de insuficiência
• Uso individualizado de dialisato, com sugestão de concentração de potássio e cálcio de acordo exames laboratoriais, evitando hipopotassemia e hipocalcemia
• Reposição de vitamina D em caso de insuficiência
• Correção da anemia com estimulantes da eritropoiese e reposição de ferro, objetivando hemoglobina > 11 g/dℓ
• Orientação dietética com ingestão proteica 1,5 a 1,8 g/kg/dia
• Se necessário o uso de sulfato de magnésio (neuroproteção fetal ou para quadros de pré-eclâmpsia/eclâmpsia), recomenda-se dose de ataque habitual, com redução da dose de manutenção em 50% quando creatinina maior que 1 mg/dℓ. Se paciente anúrica, a dose de manutenção não deve ser administrada

(continua)

Tabela 43.5 Propedêutica de gestantes com doença renal crônica (DRC). *(Continuação)*

Monitoramento fetal: • IG 9 a 13 semanas: triagem com translucência nucal • IG 15 a 18 semanas: avaliação sérica de alfafetoproteína, inibina A e gonadotrofina coriônica total • IG 18 a 20 semanas: avaliação ultrassonográfica de circunferência cervical e rastreio de malformações • IG 22 semanas: avaliação com ultrassonografia Doppler placentária • IG após 26 semanas: avaliação semanal com ultrassonografia, volemia, curva pressórica, função hepática e dosagem de plaquetas
Via de parto: decisão compartilhada entre equipe médica e paciente; preferência pela via de parto vaginal
Sem heparina na sessão de diálise próxima do parto, permitindo anestesia epidural e reduzindo complicações hemorrágicas
Recomendação de não ultrapassar 39 semanas para gestantes com DRC não complicada. Gestantes dialíticas devem ter a resolução com 37 semanas, caso não tenham apresentado complicações que indiquem antecipação. Nos casos de pré-eclâmpsia, restrição de crescimento fetal intrauterino ou descompensação do quadro de base, o tempo de resolução da gestação deve ser individualizado (Grobman *et al.*, 2018)

BUN: ureia nitrogenada (ureia sérica = *BUN* × 2,14); DM: diabetes *mellitus*; IG: idade gestacional; LES: lúpus eritematoso sistêmico; VO: via oral. (Adaptada de: Hladunewich e Schatell, 2016.)

TRANSPLANTE RENAL E GESTAÇÃO

O momento mais adequado de concepção para pacientes portadoras de DRC em terapia dialítica é após a realização de transplante renal, pois há aumento das chances de fecundação (10 vezes maior que a população dialítica), menores riscos de prematuridade e eclâmpsia e, ao mesmo tempo, menor risco de sensibilização imunológica, resultando em menores chances de encontrar doador compatível no futuro. Idealmente, espera-se 2 anos após a realização de transplante renal, ou quando a função renal materna se encontra estável e fora do período de maiores complicações infecciosas e de rejeição. O seguimento multidisciplinar preconcepção proporciona benefícios de uma gestação planejada. As medicações imunossupressoras devem ser ajustadas preferencialmente antes da concepção. O esquema contendo prednisona, azatioprina e tacrolimo é o mais recomendado e seguro. Micofenolato é contraindicado pelo efeito teratogênico e everolimo e sirolimo têm poucos dados na literatura sobre segurança. As medicações comumente utilizadas para tratamento de rejeição celular, como metilprednisolona, belatacepte, basiliximabe e timoglobulina, devem ser analisadas quanto ao risco-benefício, pois há poucos estudos que analisaram a segurança dessas medicações na população gestante (Piccoli *et al.*, 2014; Hladunewich *et al.*, 2016).

A via de parto deve ser individualizada, e quando optado pela cesariana, recomenda-se a presença de urologista no ato cirúrgico (Piccoli *et al.*, 2014; Hladunewich, 2024).

SEGUIMENTO MATERNO

O acompanhamento pré-natal deve levar em conta o risco aumentado de quadros hipertensivos (incluindo pré-eclâmpsia), anemia, restrição de crescimento fetal e prematuridade (Al Khalaf *et al.*, 2022; Baouche *et al.*, 2022; Jeyaraman *et al.*, 2024). Assim, além de profilaxia para pré-eclâmpsia, controle adequado da pressão arterial, atividade física assistida e uso de ácido acetilsalicílico e cálcio (Peraçoli *et al.*, 2023), algumas recomendações de acompanhamento podem ser feitas, com aumento da frequência das consultas a partir da segunda metade da gestação, quando o aumento fisiológico da volemia poderá acarretar elevação pressórica e, consequentemente, deterioração da função renal.

É de suma importância que o seguimento seja individualizado de acordo com a doença de base materna que levou à nefropatia, como o controle de glicemia no diabetes ou ajuste de medicações para LES.

Para o manejo da hipertensão arterial, utilizam-se as classes de medicação preconizadas para a gestação, com o objetivo de manter a pressão arterial diastólica até 85 mmHg para minimizar a progressão da lesão renal e reduzir os riscos de crises hipertensivas (Magee *et al.*, 2015).

Além de monitoramento pressórico domiciliar diário e da rotina habitual de pré-natal, é recomendável a repetição periódica (no mínimo, trimestral) da dosagem sérica de creatinina, ureia, eletrólitos, bicarbonato, hemograma e enzimas hepáticas. O acompanhamento em conjunto com o nefrologista será essencial para os ajustes de intervalos de repetição e adequação de condutas, especialmente avaliação de diálise. Também é preciso especial atenção para o rastreio e tratamento de bacteriúria assintomática, pois o desenvolvimento de pielonefrite em gestante com função renal já deficitária pode ser ainda mais grave. Caso haja disponibilidade, o acompanhamento multidisciplinar, com suporte nutricional e psicológico, é recomendado.

Nos casos em que se fizer necessário o uso de sulfato de magnésio, quer para neuroproteção fetal, quer para quadros de pré-eclâmpsia/eclâmpsia, utiliza-se a dose de ataque habitual, com redução à metade da dose de manutenção quando creatinina acima de 1 (Peraçoli *et al.*, 2023). No caso de oligúria acentuada, a dose de manutenção não deve ser instalada ou deve ser suspensa.

MONITORAMENTO FETAL E RESOLUÇÃO DA GESTAÇÃO

Não há diferenças no acompanhamento fetal no primeiro e segundo trimestres. No entanto, considerando o risco aumentado de restrição de crescimento fetal, é importante acompanhar o crescimento fetal com Dopplervelocimetria a partir de 26 a 28 semanas, a intervalo mínimo mensal. Em caso de diagnóstico de restrição, deve-se ajustar a vigilância de acordo com as diretrizes habituais recomendadas para vigilância fetal.

O estudo ARRIVE (Grobman *et al.*, 2018) demonstrou que, entre gestantes de baixo risco, indução com 39 semanas *versus* conduta expectante não se associou à piora do desfecho perinatal, mas sim com redução de quadros hipertensivos. Diante desses resultados, parece razoável recomendar que não se ultrapassem as 39 semanas para gestantes com DRC não complicada. Gestantes dialíticas devem ter a resolução com 37 semanas, caso não tenham apresentado complicações que indiquem antecipação (Hladunewich *et al.*, 2023).

Nos casos em que houver pré-eclâmpsia, restrição de crescimento ou descompensação do quadro de base, deve haver individualização do momento de resolução. A via de parto deve ser de indicação obstétrica, dando-se preferência à via vaginal.

REFERÊNCIAS BIBLIOGRÁFICAS

AL KHALAF, S. *et al.* Chronic kidney disease and adverse pregnancy outcomes: a systematic review and meta-analysis. *American Journal of Obstetrics and Gynecology*, v. 226, n. 5, p. 656-670, 2022.

ASAMIYA, Y. *et al.* The importance of low blood urea nitrogen levels in pregnant patients undergoing hemodialysis to optimize birth weight and gestational age. *Kidney International*, v. 75, p. 1217-1222, 2009.

BAOUCHE, H. *et al.* Pregnancy in women on chronic dialysis in the last decade (2010-2020): a systematic review. *Clinical Kidney Journal*, v. 16, n. 1, p. 138-150, 2022.

BARTAL, M. F. *et al.* Proteinuria during pregnancy: definition, pathophysiology, methodology, and clinical significance. *American Journal of Obstetrics and Gynecology*, v. 226, n. 2S, p. S819-S834, 2022.

BLOM, K. *et al.* Pregnancy and glomerular disease. *Clinical Journal of the American Society of Nephrology*, v. 12, p. 1862-1872, 2017.

CHEUNG, K. L.; LAFAYETTE, R. A. Renal physiology of pregnancy. *Advances in Chronic Kidney Disease*, v. 20, n. 3, p. 209-214, 2013.

DANTAS, M. *et al.* Membranous nephropathy. *Jornal Brasileiro de Nefrologia*, v. 45, n. 2, p. 229-243, 2023.

DE CASTRO, I. *et al.* Nephrotic syndrome in pregnancy poses risks with both maternal and fetal complications. *Kidney International*, v. 91, n. 6, p. 1464-1472, 2017.

GLEESON, S. *et al.* A new approach to de novo minimal change disease in pregnancy. *Nephrology*, v. 26, p. 692, 2021.

GROBMAN, W. A. *et al.* Labor induction versus expectant management in low-risk nulliparous women. *New England Journal of Medicine*, v. 379, n. 6, p. 513-523, 2018.

HLADUNEWICH, A.; HUI, D. Chronic kidney disease and pregnancy. *Obstetrics & Gynecology*, v. 133, p. 1182-94, 2019.

HLADUNEWICH, M. A. Pregnancy and kidney disease. *Nephrology Self-Assessment Program Review painel*, v. 22, n. 4, 2024.

HLADUNEWICH, M. A. *et al.* Intensive hemodialysis associates with improved pregnancy outcomes: a Canadian and United States cohort comparison. *Journal of the American Society of Nephrology*, v. 25, n. 5, p. 1103-1109, 2014.

HLADUNEWICH, M. A.; AUGUST, P.; VELLA, J. Pregnancy in patients on dialisys. *UpToDate*, 2023. Acessado em: 17 mar. 2024.

HLADUNEWICH, M. A.; MELAMAD, N.; BRAMHAM, K. Pregnancy across the spectrum of chronic kidney disease. *Kidney International*, v. 89, p. 995-1007, 2016.

HLADUNEWICH, M.; SCHATELL, D. Intensive dialysis and pregnancy. *Hemodialysis International*, v. 20, n. 16, p. 339-348, 2016.

HOU, S. Pregnancy in women on dialysis: is success a matter of time? *Clinical Journal of the American Society of Nephrology*, v. 3, p. 312-313, 2008.

HUI, D.; HLADUNEWICH, M. A. Chronic kidney disease and pregnancy. Medical complications of pregnancy: clinical expert series. *Obstetrics & Gynecology*, v. 133, p. 1182-1194, 2019.

JEYARAMAN, D. *et al.* Adverse pregnancy outcomes in pregnant women with chronic kidney disease: a systematic review and meta-analysis. *British Journal of Obstetrics and Gynaecology*, 2024. Epub ahead of print.

KATTAH, A. *et al.* Spot urine protein measurements in normotensive pregnancies, pregnancies with isolated proteinuria and preeclampsia. *American Journal of Physiology. Regulatory, Integrative and Comparative Physiology*, v. 313, p. R418, 2017.

KIDNEY DISEASE IMPROVING GLOBAL OUTCOMES (KDIGO). *Clinical Practice Guideline for the Evaluation and Management of Chronic Kidney Disease 2012. Kidney International Supplements*, v. 3, Issue 1, n. 1, 2013.

LIMARDO, M. *et al.* Pregnancy and progression of IgA nephropathy: results of an Italian multicenter study. *American Journal of Kidney Diseases*, v. 56, p. 506, 2010.

LIU, N. Z. *et al.* Membranous nephropathy in pregnancy. *American Journal of Nephrology*, v. 51, n. 4, p. 304-317, 2020.

LIU, Y. *et al.* A systematic review and meta-analysis of kidney and pregnancy outcomes in IgA nephropathy. *American Journal of Nephrology*, v. 44, p. 187, 2016.

MAGEE, L. A. *et al.* Less-tight *versus* tight control of hypertension in pregnancy. *New England Journal of Medicine*, v. 372, n. 5, p. 407-417, 2015.

MAYNARD, S. E.; THADHANI, R. I. Maternal adaptations to pregnancy: kidney and urinary tract physiology. *Uptodate*. Acesso em: 20 fev. 2024.

MULLER, D. R. P. *et al.* Effects of GLP-1 agonist sand SGLT2 inhibitors during pregnancy and lactation on offspring outcome: a systematic review of the evidence. *Frontiers in Endocrinology* (Lausanne), v. 10, n. 14, p. 1215356, 2023.

ODUTAYO, A.; HLADUNEWICH, M. Obstetric nephrology: renal hemodynamic and metabolic physiology in normal pregnancy. *Clinical Journal of the American Society of Nephrology*, v. 7, n. 12, p. 2073-2080, 2012.

OLIVERIO, A. L.; HLADUNEWICH, M. A. End stage kidney disease and dialysis in pregnancy. *Kidney International*, v. 105, n. suppl4S, p. S117-S314, 2004.

PARK, S. *et al.* Pregnancy in women with immunoglobulin A nephropathy: are obstetrical complications associated with renal prognosis? *Nephrology, Dialysis, Transplantation*, v. 33, n. 3, p. 459-465, 2018.

PERAÇOLI, J. C. *et al. Pré-eclâmpsia – Protocolo 2023*. Rede Brasileira de Estudos sobre Hipertensão na Gravidez (RBEHG), 2023.

PICCOLI, G. B. *et al.* Kidney biopsy in pregnancy: evidence for counselling? A systematic narrative review. *British Journal of Obstetrics and Gynaecology*, v. 120, n. 4, p. 412-27, 2013.

PICCOLI, G. B. *et al.* Pregnancy in CKD: whom should we follow and why? *Nephrol Dial Transplant*, v. 27, n. Supple 3, p. iii111-iii118, 2012.

PICCOLI, G. B. *et al.* Pregnancy in dialysis patients in the new millennium: a systematic review and meta-regression analysis correlating dialysis schedules and pregnancy outcomes. *Nephrology, Dialysis, Transplantation*, v. 31, n. 11, p. 1915-1934, 2016.

PICCOLI, G. B. *et al.* The children of dialysis live born babies from on dialysis. *Nephrology, Dialysis, Transplantation*, v. 29, p. 1578-1586, 2014.

SUARES, M. L. G. *et al.* Renal disorders in pregnancy: core curriculum 2019. *American Journal of Kidney Disease*, v. 73, n. 1, p. 119-130, 2018.

TABER-HIGHT, E.; SHAH, S. Acute kidney injury in pregnancy. *Advances in Chronic Kidney Disease*, v. 27, n. 6, p. 455-460, 2020.

TANGIRALA, N.; HLADUNEWICH, M. A. Hemodialysis prescription in pregnant women. *Kidney News*, v. 15, p. 17, 2023.

TANGREN, J. S. *et al.* Pregnancy outcomes after clinical recovery from AKI. *Journal of the American Society of Nephrology*, v. 28, p. 1566-1574, 2017.

TONG, A. *et al.* Perspective on pregnancy in women with chronic kidney disease: systematic review of qualitative studies. *Nephrology, Dialysis, Transplantation*, v. 30, p. 661-666, 2015.

VAZQUEZ, J. A. G. *et al.* Pregnancy in end stage renal disease patients and treatment with peritoneal dialysis: report of two cases. *Peritoneal Dialysis International*, v. 27, n. 3, 2007.

WILES, K. *et al.* Clinical practice guideline on pregnancy and renal disease. *BioMed Central Nephrology*, v. 20, p. 401, 2019.

CAPÍTULO 44

Infecções do Trato Urinário e Gravidez

Geraldo Duarte • Silvana Maria Quintana • Alessandra Cristina Marcolin

INTRODUÇÃO

Como infecção do trato urinário (ITU) entende-se a presença e a replicação de bactérias no trato urinário de homens, mulheres e crianças, provocando danos a estes tecidos e trazendo em seu contexto o risco potencial de desfechos inesperados e graves (Gilbert *et al.*, 2013). No caso de gestantes, a relevância da ITU não se restringe aos danos tissulares do trato urinário e ao quadro clínico da doença, mas se traduz potencialmente em um complexo conjunto de complicações e relevantes agravos maternos e perinatais (Grette *et al.*, 2020).

Considerando as complicações maternas diretas, sabe-se que septicemia, choque cardiovascular, síndrome inflamatória aguda sistêmica e óbito estão entre as mais temidas (Hensley *et al.*, 2019; Guo *et al.*, 2024; Ribeiro-do-Valle *et al.*, 2024; WHO Global Maternal Sepsis Study (GLOSS Research Group, 2020). A associação de ITU com a ocorrência de pré-eclâmpsia também já foi registrada, evocando-se a dualidade do processo inflamatório presente nas duas doenças (Easter *et al.*, 2016; Piazzolla *et al.*, 2024). Dentre as complicações perinatais, destacam-se trabalho de parto e parto pré-termo, ruptura prematura de membranas amnióticas, restrição de crescimento fetal, recém-nascidos de baixo peso e óbito perinatal (Zanatta *et al.*, 2017; Baer *et al.*, 2021).

Com um prognóstico incerto e potencialmente com tantos agravos, a ITU em gestantes merece atenção especial, visando evitar as evoluções mais graves da doença. Outra preocupação adicional é que, nesse período, o arsenal terapêutico e profilático antimicrobiano é restrito, considerando-se a toxicidade embrionária, fetal e placentária de alguns fármacos antimicrobianos (Nicolle *et al.*, 2019; Duarte *et al.*, 2022). Por todos esses motivos, o conjunto do diagnóstico precoce, seguido de terapêutica adequada e imediata, é imprescindível durante a assistência pré-natal, evitando comprometer o prognóstico materno e gestacional (Duarte *et al.*, 2008; ACOG, 2023).

Durante o período gestacional, a infecção do trato urinário (ITU) deve ser considerada como um espectro que vai desde a bacteriúria assintomática até suas formas sintomáticas como uretrite, cistite e pielonefrite, sua apresentação mais grave (ACOG, 2023). Nesse contexto, ela representa uma das doenças infecciosas bacterianas mais comuns durante a gravidez e preocupação constante para os profissionais responsáveis pela atenção pré-natal. Mesmo sabendo que a frequência da bacteriúria assintomática não aumenta em decorrência da gravidez, a incidência de infecções sintomáticas do trato urinário aumenta entre gestantes, visto que as modificações gravídicas em gestantes com bacteriúria assintomática favorecem o desenvolvimento de infecção sintomática do trato urinário (Nicolle *et al.*, 2019; Duarte *et al.*, 2022). Segundo informações da literatura, a frequência da forma assintomática da ITU pode variar de 2 a 12% (Henderson *et al.*, 2019), enquanto as formas sintomáticas variam de 2,3 a 8% (Cohen *et al.*, 2019).

Sem unanimidade sobre o tema, algumas variáveis como baixa condição socioeconômica e situações clínicas como diabetes *mellitus*, hipertensão arterial e processos anêmicos parecem contribuir para o aumento de ITU entre gestantes com tais comorbidades (de Souza *et al.*, 2023).

FISIOPATOLOGIA

Alguns aspectos da fisiopatologia da ITU ainda não foram completamente elucidados. Exposições frequentes do epitélio do trato urinário a bactérias não se transformam em infecções com a mesma frequência das exposições por várias barreiras de controle, entre eles a micção, a qual remove mecânica e continuamente bactérias deste local. Por isso, ela é considerada a primeira barreira. A segunda é a mucosa do trato urinário, composta por várias camadas de urotélio e uma camada sobreposta de glicosaminoglicano. Com esse conjunto de tecidos, forma-se uma importante barreira contra bactérias, sendo considerada a mais impermeável barreira orgânica do corpo humano (Dickson *et al.*, 2024). Disfunções ou quebras dessas barreiras, permitindo a invasão e a replicação bacteriana, frequentemente resultam em ITU. Outros fatores biológicos, como a expressão de receptores epiteliais para os *pili* bacterianos, os quais possuem importantes potencialidades patogênicas que facilitam o processo infectivo, a exemplo da ancoragem bacteriana, a evasão do sistema de defesa e a criação de biofilme, entre outras, propiciam a ocorrência de infecção (Roos *et al.*, 2006; Hancock *et al.*, 2007; Tomasek *et al.*, 2022).

DIAGNÓSTICO

Com base nessa premissa, para o diagnóstico da ITU em gestantes, é necessário inicialmente classificá-la como assintomática ou sintomática e, entre as infecções sintomáticas, o diagnóstico topográfico. A importância do diagnóstico topográfico da ITU deve ser ressaltada, visto que, pedagogicamente, os sintomas e sinais são característicos de cada forma clínica, mas na prática, tais manifestações podem confundir o prenatalista e induzir ao erro diagnóstico em percentuais que ultrapassam os 30% (Schmiemann *et al.*, 2010).

Do ponto de vista assistencial, a classificação da ITU em gestantes é importante, pois informará sobre a gravidade potencial do caso e indicará a urgência para o diagnóstico e tratamento precoces. Seguindo esses princípios, existem quatro tipos de ITU:

- Bacteriúria assintomática
- Uretrite
- Cistite
- Pielonefrite.

Diagnóstico clínico da infecção do trato urinário

Além dos aspectos clínicos, a anamnese permite identificar situações clínicas que se associam com maior risco para ITU em gestantes, como hemoglobinopatias, hipertensão arterial, diabetes *mellitus*, anormalidades do trato urinário e bacteriúria assintomática (Nicolle *et al.*, 2019; Duarte *et al.*, 2008; de Souza *et al.*, 2023).

É importante relembrar que a bacteriúria assintomática (BA) é o fator predisponente de maior relevância das ITU sintomáticas na gravidez (Glaser e Schaeffer, 2015; Habak e Griggs Jr., 2024; Piazzolla *et al.*, 2024). A BA caracteriza-se pela colonização bacteriana do trato urinário e, como a própria terminologia indica, não apresenta nenhuma manifestação clínica, necessitando de suporte laboratorial microbiológico para sua identificação (Nicolle *et al.*, 2019). As mudanças anatômicas e fisiológicas impostas pela gravidez ao trato urinário predispõem à transformação de mulheres bacteriúricas assintomáticas em gestantes com ITU sintomáticas, deixando a impressão de que o número de infecções urinárias é maior nesse período da vida (Nowicki, 2002).

Sobre as infecções sintomáticas, existem algumas manifestações clínicas difíceis de caracterizar em gestantes, visto que, durante a gravidez de mulheres sem ITU, algumas delas podem estar presentes, a exemplo da polaciúria (Duarte *et al.*, 2002; Schmiemann *et al.*, 2010).

Considerando as infecções da uretra e da bexiga, elas formam o conjunto clínico definido como ITU "baixa", reservando a denominação de ITU "alta" para a pielonefrite. Dentre as informações clínicas que fundamentam o diagnóstico de uretrite, destacam-se a disúria, a polaciúria e a urgência miccional. No entanto, tais manifestações também podem estar presentes na cistite e na pielonefrite, por irritação do epitélio uretral ou como dor irradiada de um processo infeccioso mais alto no trato urinário (Le *et al.*, 2004).

Dentre as manifestações clínicas mais frequentes da cistite estão tenesmo vesical, sensação de peso e dor no hipogástrio, polaciúria, disúria e urgência miccional. As características físicas da urina dão importantes informações, principalmente no caso de piúria. Não é fato comum a presença de febre em casos de cistite, mas, se houver, prenuncia-se um quadro grave, a exemplo da cistite hemorrágica, que apresenta, além dessas manifestações, hematúria de graus variados (Stella *et al.*, 2017).

As informações advindas da avaliação clínica da gestante com suspeita de pielonefrite são extremamente importantes, pois elas dão segurança ao diagnóstico clínico para embasar o início precoce do tratamento antimicrobiano, visto que não é adequado aguardar a urocultura para iniciá-lo. O perfil microbiológico da ITU em gestantes é bem conhecido, causada em sua maioria por germes gram-negativos, e a *Escherichia coli* é o uropatógeno mais comum, sendo responsável por mais de três quartos dos casos (Duarte *et al.*, 2008; Glaser e Schaeffer, 2015; Nicolle *et al.*, 2019).

Para o diagnóstico clínico da pielonefrite, as manifestações clínicas são lideradas pela dor no flanco (uni ou bilateral) ou abdominal, febre, mal-estar geral, anorexia, náuseas e vômitos, frequentemente associados a graus variáveis de desidratação, calafrios, cefaleia e taquipneia. Piúria e sinais de irritação vesical podem estar presentes e podem indicar acometimento simultâneo do rim e da bexiga. A irritação vesical pode decorrer também da irritação tissular por contiguidade (Le *et al.*, 2004). Presença de hematúria indica necessidade de descartar urolitíase, e a ultrassonografia é imprescindível. Manifestações clínicas que sugerem insuficiência respiratória e septicemia significam gravidade e demanda por cuidados de suporte avançado de vida, indicando complicação com septicemia de origem no trato urinário e/ou a síndrome inflamatória sistêmica aguda (Shukla *et al.*, 2014; Duarte *et al.*, 2022; Guo *et al.*, 2024).

Diagnóstico laboratorial da infecção do trato urinário

A pesquisa e o tratamento da BA durante a gravidez têm grande apoio da comunidade científica, mas existem opiniões que apontam algumas restrições a tais estratégias e até ao melhor momento de sua realização (Smaill e Vazquez, 2019; Betschart *et al.*, 2020; Houlihan *et al.*, 2023). Independentemente das opiniões diversas, nossa orientação é que se deve realizar o diagnóstico da BA na primeira consulta do pré-natal, possibilitando tratar os casos confirmados precocemente, não repetindo esse rastreio durante a gravidez (Duarte *et al.*, 2022; ACOG, 2023). Essa orientação baseia-se na redução geral dos casos de pielonefite em até 30% com diagnóstico e tratamento precoces da BA (Nicolle *et al.*, 2019).

Por não apresentar manifestações clínicas, o diagnóstico da BA é microbiológico, sendo definida classicamente por duas uroculturas consecutivas realizadas em intervalo mínimo de 1 semana entre as duas coletas, apresentando mais de 10^5 unidades formadoras de colônias/mℓ de urina e um único tipo de bactéria (Schmiemann *et al.*, 2010; Alenazi *et al.*, 2023). Segundo dados da literatura, o cultivo de amostra urinária única em gestantes não se confirma em percentuais que variam de 10 a 60%, aumentando o número de tratamentos desnecessários sem a confirmação com a segunda amostra (Henderson *et al.*, 2019; Nicolle *et al.*, 2019), principalmente entre gestantes obesas (Hansen *et al.*, 2022). Como o diagnóstico é realizado no início da gravidez, atenua-se o temor de que a paciente possa desenvolver infecção sintomática entre uma coleta e outra, visto que tais complicações são mais frequentes na segunda metade da gravidez. No entanto, existem protocolos que consideram o diagnóstico de BA apenas com uma urocultura positiva, assumindo o risco do seu resultado falso-positivo. Não existem dados na literatura que sustentem a repetição de triagem da BA ao longo da gravidez nos casos em que a urocultura inicial foi negativa (ACOG, 2023).

Até o momento, não se discute o papel da urocultura como padrão-ouro no diagnóstico da BA. A busca por alternativas de menor custo e resultados mais rápidos, como o teste de redução do nitrito, Gram ou a uroanálise microscópica, tem indicado esse esforço (McNair *et al.*, 2000; Bafna *et al.*, 2020). No entanto, a baixa sensibilidade desses testes é fator limitante para serem indicados como triadores de BA em gestantes (Gehani *et al.*, 2019) ou exames definidores de diagnóstico na ITU sintomática.

Para o diagnóstico laboratorial das ITU sintomáticas, pode-se lançar mão da urina tipo 1 (ou urinálise) e da urocultura. Normalmente, a urocultura é utilizada para confirmar o resultado positivo da urina tipo 1. Para que a interpretação desses exames não seja prejudicada, é fundamental utilizar a técnica correta para obtenção da amostra urinária (assepsia perineal, urina do jato médio, transporte imediato (em 15 minutos) e refrigeração a 4°C por, no máximo, até 24 horas) (Duarte *et al.*, 2002; LaRocco *et al.*, 2016).

Dentre as alterações passíveis de detecção no exame de urina tipo 1 estão leucocitúria, hematúria, proteinúria e cilindros no sedimento urinário. Elas podem traduzir ITU, mas, na realidade, correspondem apenas a sinais de inflamação e nem sempre indicam infecção urinária, podendo estar presentes também em outras doenças. Por outro lado, sua "normalidade" não afasta o diagnóstico de ITU (Schulz *et al.*, 2016). No entanto, em pacientes sintomáticas, aceita-se esse exame para sustentar a indicação de início da terapêutica até que o resultado do cultivo urinário seja conhecido (Schmiemann *et al.*, 2010).

Nas ITU sintomáticas, a urocultura também é considerada o padrão de referência diagnóstica para o diagnóstico laboratorial das ITU. Caracteriza-se por ser o método mais preciso para quantificar e qualificar bactérias na urina, com elevada sensibilidade (Nicolle *et al.*, 2019). Tem como fatores limitantes o tempo para se obter o resultado do exame/antibiograma, o custo e a necessidade de profissionais e laboratórios habilitados para sua realização (Duarte *et al.*, 2002).

A interpretação correta dos resultados da urocultura também é decisiva para o sucesso terapêutico. Em casos assintomáticos, o achado de urocultura com mais de 10^5 colônias/mℓ de urina sugere infecção e deve ser confirmada com mais um urocultivo (Schmiemann *et al.*, 2010). Valores entre 10^4 e 10^5 correspondem à infecção em 50% dos casos. Se a urina foi coletada por cateterismo vesical, o encontro de valores acima de 10^3 indica infecção, e se coletada por aspiração suprapúbica, considera-se qualquer número de unidades formadoras de colônias.

Os testes rápidos para diagnóstico de ITU (*point-of-care*) baseiam-se na mudança de cor dos reagentes de acordo com variáveis bioquímicas na urina. São testes de baixo custo e pelo menos dois deles são bastante utilizados: o teste do nitrito e o da esterase de leucócitos. O teste do nitrito baseia-se na capacidade de certas bactérias reduzirem o nitrato urinário em nitrito. A sensibilidade varia de 50 a 55% e a especificidade, de 97 a 100%, podendo apresentar resultados falso-positivos quando utilizado em urina concentrada e nos casos de contaminação por germes vaginais capazes de reduzirem os nitratos. Por sua vez, o teste da esterase de leucócitos tem baixas sensibilidade e especificidade (25%) e também pode apresentar resultados falso-positivos (Duarte *et al.*, 2002). Ambos os testes apresentam baixa sensibilidade e, portanto, não servem como testes de triagem para diagnóstico (Gehani *et al.*, 2019), a menos que sejam utilizados em associação a outros testes (McNair *et al.*, 2000; Schmiemann *et al.*, 2010; Schulz *et al.*, 2016; Bafna *et al.*, 2020).

Exames complementares para avaliar o grau de comprometimento sistêmico

Os exames laboratoriais possuem valor fundamental para avaliar o grau de resposta orgânica ao processo infeccioso, principalmente nos quadros clínicos mais graves. Nesse sentido, o hemograma com contagens globais e diferenciais de glóbulos brancos, a ureia e a creatinina são os exames iniciais para identificar a agressividade da infecção traduzida por alterações hematológicas e parâmetros da função renal. A complexidade desses exames varia de acordo com o comprometimento orgânico, exigindo, por exemplo, dosagem do lactato, provas de função hepática, oximetria de pulso e dosagem de D-dímeros, tudo dependendo da necessidade indicada pela situação clínica, por exemplo, na pielonefrite agravada por choque séptico (Sundin *et al.*, 2021; Duarte *et al.*, 2022).

TRATAMENTO

Durante a gravidez, todas as formas de ITU devem ser tratadas, lembrando que a maioria dos casos é causada por bactérias gram-negativas (Nicolle *et al.*, 2019). Se, por um lado, o tratamento da bacteriúria sintomática é facilitado, visto que a escolha do antimicrobiano se baseia no antibiograma, o tratamento das formas sintomáticas demanda urgência, sem tempo para a obtenção do resultado da urocultura e do antibiograma (Duarte *et al.*, 2022). Esse fato torna imprescindível a avaliação periódica do perfil microbiológico e da sensibilidade dos agentes etiológicos mais prevalentes aos antimicrobianos na comunidade de atuação do prenatalista, estratégia que se justifica frente às taxas crescentes de germes resistentes aos poucos antimicrobianos seguros para uso durante o período gestacional (Duarte *et al.*, 2008; Glaser e Schaeffer, 2015).

Tratamento da bacteriúria assintomática

Mesmo que haja restrição ao uso de alguns antimicrobianos (alto índice de resistência), o fato de o tratamento da BA em gestantes basear-se no resultado da urocultura e do antibiograma facilita a escolha do antimicrobiano (Duarte *et al.*, 2022). Nesse caso, a escolha deve considerar o padrão de sensibilidade bacteriana baseado no antibiograma. Segundo informações da literatura, o tratamento é feito por 5 a 7 dias, visto tratar-se de infecção em gestante (Glaser e Schaeffer, 2015; Nicolle *et al.*, 2019). Tratamento em dose única parece não ser tão efetivo como os mais prolongados, correndo-se o risco de desenvolver resistência antimicrobiana (Glaser e Schaeffer, 2015; Widmer *et al.*, 2015; Betschart *et al.*, 2020; Mattioni Marchetti *et al.*, 2023).

Para tratar gestantes com BA no Hospital das Clínicas da Faculdade de Medicina de Ribeirão Preto da Universidade de São Paulo (HC-FMRPUSP), inicialmente avalia-se o perfil de sensibilidade bacteriana aos antimicrobianos testados no antibiograma, escolhendo aquele que seja seguro para uso em gestantes e ao qual ela tenha acesso. Esse tratamento é feito durante 7 dias, com excelentes índices de cura (Duarte *et al.*, 2022). Dentro das possibilidades indicadas pelo antibiograma, nesse serviço os antimicrobianos mais utilizados são: cefuroxima, amoxicilina/ácido clavulânico, clindamicina, nitrofurantoína, norfloxacino e sulfametoxazol/trimetoprima, seguindo o padrão da literatura (Betschart *et al.*, 2020; Emami *et al.*, 2020; Corrales *et al.*, 2022). O uso da ampicilina ou da cefalexina está cada vez mais limitado em decorrência das elevadas taxas de resistência bacteriana em algumas comunidades (Bratosin *et al.*, 2024).

Algumas características farmacocinéticas do norfloxacino que o diferenciam das outras fluoroquinolonas atenuam as preocupações do seu uso durante a gravidez, a exemplo da baixa ligação proteica. Outra característica é sua eliminação rápida pelos rins, aproximadamente 50%, alcançando elevada concentração no trato urinário, justamente onde ela é necessária. Além disso, as informações da literatura não confirmam a hipótese de sua associação com efeitos deletérios maternos ou fetais (Ziv *et al.*, 2018), tornando-a uma boa opção para o controle da ITU em gestantes (Padberg *et al.*, 2014).

Tratamento das infecções do trato urinário sintomáticas

Como são ITU sintomáticas, não há tempo para confirmação sobre o germe responsável nem o seu padrão de sensibilidade; na maioria das vezes, o tratamento antimicrobiano se baseia no histórico de sucesso terapêutico de cada serviço, de forma empírica. Tais limitações indicam a pertinência da avaliação periódica do padrão de sensibilidade dos agentes etiológicos das ITU aos antimicrobianos cujo uso seja permitido durante a gravidez, para cada instituição de saúde. Essa medida torna-se de extrema relevância frente ao crescente número de germes resistentes aos restritos antimicrobianos de uso seguro durante o período gestacional. Nesse caso, deixa de ser um tratamento totalmente empírico, pois se baseia no histórico de sensibilidade bacteriana aos antimicrobianos mais utilizados, como é feito regularmente no HC-FMRPUSP (Duarte *et al.*, 2008). Como visto, é justificado o início do tratamento sem a urocultura, mas é necessário coletar amostra urinária para cultivo antes do início do tratamento. O tratamento pode ser iniciado sem a urocultura, mas não pode ser encerrado sem se conhecer o resultado dela (Duarte *et al.*, 2022).

No tratamento das uretrites e cistites em gestantes, deve-se considerar o acesso da gestante ao tratamento, observando-se que amostra significativa da população atendida em serviços públicos não tem poder aquisitivo para arcar com os custos dessa terapêutica. Outro detalhe é garantir que o tratamento tenha duração correta. Para ITU em gestantes, o tratamento deve ser superior a 7 dias (Ghouri e Hollywood, 2017). O tratamento mais adequado para essas infecções considera o uso de cefuroxima (250 mg a cada 8 horas), ampicilina/ácido clavulânico (500/125 mg a cada 8 horas); clindamicina (600 mg a cada 8 horas), norfloxacino (400 mg a cada 12 horas), nitrofurantoína (100 mg a cada 6 horas) e sulfametoxazol/trimetoprima (320/1.600 mg 1 vez/dia) (Duarte *et al.*, 2008; Betschart *et al.*, 2020). As preocupações que limitam o uso do norfloxacino para tratar ITU em gestantes não encontram fundamentação na literatura, liberando seu uso nesse período (Bar-Oz *et al.*, 2009; Padberg *et al.*, 2014; Ziv *et al.*, 2018).

Considerando o tratamento da pielonefrite em gestantes, alguns princípios devem ser sempre lembrados. Seu início demanda urgência pela gravidade da doença *per se* e seu potencial de complicações igualmente graves. O tratamento endovenoso deve ser hospitalar para monitorar os sinais vitais, incluindo o débito urinário. Cuida-se inicialmente de caracterizar o grau de acometimento sistêmico da infecção (necessidade de suporte avançado de vida ou não), iniciando as medidas de suporte necessárias compatíveis com o quadro clínico e laboratorial da gestante (Grette *et al.*, 2020). O controle da dor pode ser necessário, geralmente obtido com analgésicos comuns. Antieméticos estão indicados para pacientes que apresentam náuseas e vômitos. Complementa essa primeira abordagem terapêutica o uso de antibióticos (Duarte *et al.*, 2008).

Como já referido, no HC-FMRPUSP avaliam-se retrospectivamente as taxas de sensibilidade bacteriana de amostras urinárias de gestantes com diagnóstico de ITU a cada 5 anos. Essa estratégia vem se mostrando adequada ao longo dos anos, observando que os antimicrobianos com menores taxas de resistência bacteriana têm sido as cefalosporinas de segunda (cefuroxima) e de terceira geração (ceftriaxona), amoxicilina/ácido clavulânico, imipeném e aminoglicosídios. Por sua vez, a ampicilina e a cefalotina (antimicrobianos largamente utilizados para tratamento de pielonefrite em gestantes no passado) apresentaram, ao longo dos anos, taxas crescentes de resistência (hoje estão acima de 40%), inviabilizando o seu uso para essa situação na atualidade (Duarte *et al.*, 2022).

Sobre a segurança dos antimicrobianos durante a gravidez, nota-se uma grande dificuldade de se encontrarem estudos controlados na literatura. De forma geral, as informações disponíveis são escassas, oriundas de casuísticas limitadas ou com limitações metodológicas impostas pelas próprias dificuldades de se efetivarem estudos dessa natureza em gestantes (McCormick *et al.*, 2008). Talvez seja esse o principal motivo da não uniformização de protocolos sobre o tratamento antimicrobiano de pielonefrite nesse segmento populacional, a exemplo de alguns serviços que utilizam a ceftriaxona como tratamento inicial (Zanatta *et al.*, 2017). No entanto, para alguns antimicrobianos, o uso durante a gravidez não está indicado, a exemplo dos aminoglicosídeos. Apesar de serem antimicrobianos indicados primariamente como opções terapêuticas para pielonefrite em alguns protocolos (ACOG, 2023), no HC-FMRPUSP eles são reservados apenas para os casos orientados pelo antibiograma e na falta de opções para outros antimicrobianos, face ao maior risco potencial para o feto.

Para a escolha do antimicrobiano a ser utilizado para o tratamento de pielonefrite em gestantes, vários parâmetros devem ser considerados, como segurança materna e fetal, efetividade, custo e comodidade posológica. Dos antimicrobianos seguros para uso em gestantes, restam as cefalosporinas de segunda e terceira gerações e a amoxicilina associada ao ácido clavulânico. O imipeném fica reservado para os casos mais graves, os quais são normalmente cuidados em regime de suporte avançado de vida. Considerando-se a comodidade posológica, o mais adequado é utilizar um antimicrobiano que tenha a opção de uso parenteral e oral, permitindo a transição da via de administração quando a paciente não precisar mais de tratamento hospitalar. Outro item a ser discutido é o custo, considerando que algumas das medicações são de uso totalmente parenteral, sem alternativa de transição para via oral, o que aumenta o tempo e o custo da internação (Duarte *et al.*, 2022).

Como já mencionado, a terapêutica antimicrobiana das pielonefrites deve ser iniciada por via parenteral, só passando para via oral quando existe remissão do quadro clínico agudo por no mínimo 48 horas. Considerando a comodidade e a possibilidade de transicionar a via endovenosa (EV) para a via oral (VO), permitindo a alta hospitalar precoce, a cefuroxima (750 mg EV a cada 8 horas) tem sido a primeira opção para tratamento de pielonefrite em gestantes no HC-FMRPUSP nos últimos anos (Duarte *et al.*, 2008), opção que tem encontrado ressonância em outros serviços nos últimos anos (Corrales *et al.*, 2022; Dube *et al.*, 2022; Molina-Muñoz *et al.*, 2023). A ceftriaxona (1 a 2 g EV a cada 24 horas) e a associação da amoxicilina/ácido clavulânico (1 g/200 mg EV a cada 8 horas) são as outras opções mais utilizadas, incluindo outros protocolos divulgados na literatura (ACOG, 2023). Na pielonefrite, o tratamento se estende por 10 a 14 dias, na dependência do acometimento sistêmico e do tempo de remissão do quadro clínico (Duarte *et al.*, 2022).

Controle de tratamento da infecção do trato urinário

Para o controle microbiológico do tratamento da ITU em gestantes, utiliza-se a urocultura, solicitando-a de 7 a 10 dias após o término do tratamento (controle da efetividade terapêutica). Sendo a cultura negativa, deve ser repetida mensalmente até o término da gravidez, visando detectar precocemente o reaparecimento da BA (Duarte *et al.*, 2008; Betschart *et al.*, 2020).

PROFILAXIA DE INFECÇÕES DO TRATO URINÁRIO

Como primeira linha para profilaxia das ITU em gestantes estão as orientações comportamentais, como higiene perineal correta, hábitos sexuais, aumento da ingesta hídrica e exoneração vesical completa, sem aguardar demanda de plenitude (de Rossi *et al.*, 2020). Após o tratamento de um episódio de ITU, adotar esse conjunto de orientações é a primeira estratégia (Navarro *et al.*, 2019; Yazdi *et al.*, 2020). De forma geral, o uso dos antimicrobianos para a profilaxia da ITU está indicado nas seguintes circunstâncias: mais de dois episódios de ITU na gravidez atual ou um episódio de ITU associada a pelo menos um fator de risco anatômico, como litíase, malformações das vias urinárias e dilatações patológicas da pelve renal. Para a profilaxia, prefere-se o uso de antimicrobianos sintéticos ou quimioterápicos (nitrofurantoína, norfloxacino e sulfametoxazol/trimetoprima), reservando os antibióticos para tratamento de eventuais episódios agudos de ITU. Os quimioterápicos são medicamentos com barreira de resistência antibacteriana mais elevada, com melhores resultados em uso a longo prazo. A escolha do quimioterápico recai sobre a nitrofurantoína na dose de 100 mg VO ao dia (até a 37 à 38ª semana da gravidez), passando ao uso do norfloxacino, 400 mg VO ao dia, até o parto. Também é possível fazer toda a profilaxia com o norfloxacino. No caso de necessidade de profilaxia utilizando antimicrobianos, lembrar que ela vem sempre associada a medidas comportamentais.

Apesar de a cefalexina ser indicada como profilaxia a longo prazo para a ITU em alguns serviços, vale lembrar que, em virtude da baixa barreira de resistência desses antimicrobianos aos germes em geral presentes nas ITU de gestantes, seu uso é contraindicado para profilaxia nesse cenário clínico. Esse uso inadequado da cefalexina talvez explique a elevada taxa de resistência a esse antibiótico, fato que implicou a redução objetiva do seu uso para tratamento de ITU na população geral e em gestantes (Saatchi *et al.*, 2021). Outra opção citada para profilaxia de ITU em gestantes é o uso de extrato de *cranberry*, mas os resultados da literatura não dão suporte ao seu uso durante a gravidez (Williams *et al.*, 2023).

CONSIDERAÇÕES FINAIS

Em decorrência do potencial de complicações da BA para formas mais graves da ITU, recomenda-se a sua triagem na primeira consulta de pré-natal. Como o seu tratamento é baseado em antibiograma, não há como assumir qual antimicrobiano é mais adequado. Esse tratamento deve considerar os medicamentos liberados para uso durante a gravidez, contraindicando-se os tratamentos de curta duração.

Na maioria das vezes, o tratamento das infecções sintomáticas do trato urinário em gestantes demanda o seu início sem a urocultura. Por isso, conhecer o padrão de sensibilidade das bactérias da comunidade onde o prenatalista atua é uma estratégia adequada. Nesse caso, o tratamento deixa de ser puramente sindrômico e passa a ter um embasamento epidemiológico de grande importância. Lembrar que iniciar o tratamento sem a urocultura não exime o profissional da obrigação de solicitá-la antes da primeira dose do antimicrobiano. Na eventualidade de insucesso do tratamento inicial, sua sequência com outro esquema antimicrobiano deve ser com base no antibiograma.

Para o tratamento da uretrite e da cistite em gestantes, os medicamentos mais utilizados são: cefuroxima, clindamicina e amoxicilina+clavulanato. Nitrofurantoína, norfloxacino e sulfametoxazol/trimetoprima são boas opções terapêuticas, mas, se possível, devem ser poupadas para eventual necessidade de profilaxia. Cefalexina e ampicilina apresentam elevado percentual de resistência em algumas comunidades, e se não houver o respaldo do antibiograma, evitar o uso desses medicamentos para o tratamento de ITU. Também são contraindicados tratamentos de curta duração.

O tratamento da pielonefrite deve ser hospitalar e endovenoso. Em nosso meio, a cefuroxima tem se mostrado uma boa opção em vários sentidos: bom padrão de efetividade contra os principais grupos bacterianos que causam ITU em gestantes, nenhuma contraindicação para uso durante a gravidez, baixa taxa de efeitos adversos e possibilidade de transicionar para a via oral e completar o tratamento em domicílio após a melhora clínica da gestante.

Havendo complicação para choque séptico e/ou resposta inflamatória sistêmica aguda, é necessário internação em unidade de terapia intensiva, visto que a insuficiência respiratória é frequente nessa síndrome. Nesse caso, opta-se pelo uso de antimicrobianos de mais largo espectro, como ceftriaxona ou imipeném.

Em todas as formas sintomáticas de ITU, vislumbra-se o risco de trabalho de parto pré-termo, corioamniorrexe prematura e de comprometimento do bem-estar fetal. Ocorrendo tais complicações, o profissional deve estar atento para reconhecê-las rapidamente.

Para todas as formas de ITU, está imperativamente indicado o controle de tratamento e de recolonização a longo prazo, detectando precocemente novo episódio de BA. Esses controles devem ser baseados na urocultura.

REFERÊNCIAS BIBLIOGRÁFICAS

ALENAZI, A. M. *et al.* Pregnancy-associated asymptomatic bacteriuria and antibiotic resistance in the Maternity and Children's Hospital, Arar, Saudi Arabia. *Journal of Infection in Developing Countries*, v. 17, n. 12, p. 1740-1747, 2023.

AMERICAN COLLEGE OF OBSTETRICIANS AND GYNECOLOGISTS (ACOG). American College of Obstetricians and Gynecologists' Committee on Clinical Consensus (ACOG). Urinary tract infections in pregnant individuals. *Obstetrics and Gynecology*, v. 142, n. 2, p. 435-445, 2023.

BAER, R. J. *et al.* Risk of early birth among women with a urinary tract infection: a retrospective cohort study. *American Journal of Perinatology Reports*, v. 11, n. 1, p. e5-e14, 2021.

BAFNA, P. *et al.* Reevaluating the true diagnostic accuracy of dipstick tests to diagnose urinary tract infection using Bayesian latent class analysis. *PLoS One*, v. 15, n. 12, p. e0244870, 2020.

BAR-OZ, B. *et al.* The safety of quinolones: a meta-analysis of pregnancy outcomes. *European Journal of Obstetrics, Gynecology, and Reproductive Biology*, v. 143, n. 2, p. 75-78, 2009.

BETSCHART, C. *et al.* Guideline of the Swiss Society of Gynaecology and Obstetrics (SSGO) on acute and recurrent urinary tract infections in women, including pregnancy. *Swiss Medical Weekly*, v. 12, n. 1, p. 33, 2020.

BRATOSIN, F. *et al.* Comparative analysis of microbial species and multidrug resistance patterns associated with lower urinary tract infections in preterm and full-term births. *Microorganisms*, v. 12, n. 1, p. 139, 2024.

COHEN, R. *et al.* Maternal urinary tract infection during pregnancy and long-term infectious morbidity of the offspring. *Early Human Development*, v. 136, p. 54-59, 2019.

CORRALES, M. *et al.* Which antibiotic for urinary tract infections in pregnancy? A literature review of international guidelines. *Journal of Clinical Medicine*, v. 11, n. 23, p. 7226, 2022.

DE ROSSI, P. *et al.* Joint report of SBI (Brazilian Society of Infectious Diseases), FEBRASGO (Brazilian Federation of Gynecology and Obstetrics Associations), SBU (Brazilian Society of Urology) and SBPC/ML (Brazilian Society of Clinical Pathology/Laboratory Medicine): recommendations for the clinical management of lower urinary tract infections in pregnant and non-pregnant women. *Brazilian Journal of Infectious Diseases*, v. 24, n. 2, p. 110-119, 2020.

DE SOUZA, H. D. *et al.* Bacterial profile and prevalence of urinary tract infections in pregnant women in Latin America: a systematic review and meta-analysis. *BMC Pregnancy Childbirth*, v. 23, n. 1, p. 774, 2023.

DICKSON, K.; ZHOU, J.; LEHMANN, C. Lower urinary tract inflammation and infection: key microbiological and immunological aspects. *Journal of Clinical Medicine*, v. 13, n. 2, p. 315, 2024.

DUARTE, G. *et al.* Infecção urinária na gravidez. *Revista Brasileira de Ginecologia e Obstetrícia*, v. 30, n. 2, p. 93-100, 2008.

DUARTE, G. *et al.* Infecção urinária na gravidez: análise dos métodos para diagnóstico e do tratamento. *Revista Brasileira de Ginecologia e Obstetrícia*, v. 24, n. 7, p. 471-477, 2002.

DUARTE, G.; QUINTANA, S. M.; MARCOLIN, A. C. Infecção do trato urinário na gravidez. *In*: FRANCISCO, R. P. V.; MATTAR, R.; QUINTANA, S. M. (eds.). *Manual de Obstetrícia da SOGESP*. São Paulo: Editora dos Editores, 2022. p. 281-292.

DUBE, R. *et al.* Prevalence, clinico-bacteriological profile, and antibiotic resistance of symptomatic urinary tract infections in pregnant women. *Antibiotics (Basel)*, v. 12, n. 1, p. 33, 2022.

EASTER, S. R. *et al.* Urinary tract infection during pregnancy, angiogenic factor profiles, and risk of preeclampsia. *Americal Journal of Obstetrics and Gynecology*, v. 214, n. 3, p. 387.e1-7, 2016.

EMAMI, A.; JAVANMARDI, F.; PIRBONYEH, N. Antibiotic resistant profile of asymptomatic bacteriuria in pregnant women: a systematic review and meta-analysis. *Expert Review of Anti-Infective Therapy*, v. 18, n. 8, p. 807-815, 2020.

GEHANI, M. *et al.* Unmet need of antenatal screening for asymptomatic bacteriuria: a risk factor for adverse outcomes of pregnancy. *Indian Journal of Community Medicine*, v. 44, n. 3, p. 193-198, 2019.

GHOURI, F.; HOLLYWOOD, A. Antibiotic prescribing in primary care for urinary tract infections (UTIs) in pregnancy: an audit study. *Medical Sciences (Basel)*. v. 8, n. 3, p. 40, 2017.

GILBERT, N. M. *et al.* Urinary tract infection as a preventable cause of pregnancy complications: opportunities, challenges, and a global call to action. *Global Advances in Health and Medicine*, v. 2, n. 5, p. 59-69, 2013.

GLASER, A. P.; SCHAEFFER, A. J. Urinary tract infection and bacteriuria in pregnancy. *Urologic Clinics of North America*, v. 42, n. 4, p. 547-560, 2015.

GRETTE, K. *et al.* Acute pyelonephritis during pregnancy: a systematic review of the aetiology, timing, and reported adverse perinatal risks during pregnancy. *Journal of Obstetrics and Gynaecology*, v. 40, n. 6, p. 739-748, 2020.

GUO, J. *et al.* Evaluation of microbiological epidemiology and clinical characteristics of maternal bloodstream infection: a 10 years retrospective study. *Frontiers in Microbiology*, v. 14, p. 1332611, 2024.

HABAK, P. J.; GRIGGS Jr., R. P. Urinary tract infection in pregnancy. In: *StatPearls*. Florida: StatPearls Publishing, 2024.

HANCOCK, V.; FERRIÈRES, L.; KLEMM, P. Biofilm formation by asymptomatic and virulent urinary tract infectious Escherichia coli strains. *FEMS Microbiology Letters*. v. 267, n. 1, p. 30-37, 2007.

HANSEN, M. A. *et al.* Prevalence and predictors of urine culture contamination in primary care: a cross-sectional study. *International Journal of Nursing Studies*, v. 134, p. 104325, 2022.

HENDERSON, J. T.; WEBBER, E. M.; BEAN, S. I. Screening for asymptomatic bacteriuria in adults: updated evidence report and systematic review for the US Preventive Services Task Force. *Journal of the American Medical Association*, v. 322, n. 12, p. 1195-1205, 2019.

HENSLEY, M. K. *et al.* Incidence of maternal sepsis and sepsis-related maternal deaths in the United States. *Journal of the American Medical Association*, v. 322, p. 890-892, 2019.

HOULIHAN, E. *et al.* To screen or not to screen for asymptomatic bacteriuria in pregnancy: a comparative three-year retrospective review between two maternity centres. *European Journal of Obstetrics, Gynecology, and Reproductive Biology*, v. 288, p. 130-134, 2023.

LAROCCO, M. T. *et al.* Effectiveness of preanalytic practices on contamination and diagnostic accuracy of urine cultures: a laboratory medicine best practices systematic review and meta-analysis. *Clinical Microbiology Reviews*, v. 29, n. 1, p. 105-147, 2016.

LE, J. *et al.* Urinary tract infections during pregnancy. *Annals of Pharmacotherapy*, v. 38, n. 10, p. 1692-1701, 2004.

MATTIONI MARCHETTI, V.; HRABAK, J.; BITAR, I. Fosfomycin resistance mechanisms in *Enterobacterales*: an increasing threat. *Frontiers in Cellular and Infection Microbiology*, v. 13, p. 1178547, 2023.

MCCORMICK, T.; ASHE, R. G.; KEARNEY, P. M. Urinary tract infection in pregnancy. *Obstetrics and Gynaecology*, v. 10, p. 156-162, 2008.

MCNAIR, R. D. *et al.* Evaluation of the centrifuged and Gram-stained smear, urinalysis, and reagent strip testing to detect asymptomatic bacteriuria in obstetric patients. *American Journal of Obstetrics & Gynecology*, v. 182, n. 5, p. 1076-1079, 2000.

MOLINA-MUÑOZ, J. S. *et al.* Consensus for the treatment of upper urinary tract infections during pregnancy. *Revista Colombiana de Obstetricia y Ginecología*, v. 74, n. 1, p. 37-52, 2023.

NAVARRO, A. *et al.* Reducing the incidence of pregnancy-related urinary tract infection by improving the knowledge and preventive practices of pregnant women. *European Journal of Obstetrics, Gynecology, and Reproductive Biology*, v. 241, p. 88-93, 2019.

NICOLLE, L. E. *et al.* Clinical practice guideline for the management of asymptomatic bacteriuria: 2019 update by the Infectious Diseases Society of America. *Clinical Infectious Diseases*, v. 68, n. 10, p. 1611-1615, 2019.

NOWICKI, B. Urinary tract infection in pregnant women: old dogmas and current concepts regarding pathogenesis. *Current Infectious Disease Reports*, v. 4, n. 6, p. 529-535, 2002.

PADBERG, S. *et al.* Observational cohort study of pregnancy outcome after first-trimester exposure to fluoroquinolones. *Antimicrobial Agents and Chemotherapy*, v. 58, n. 8, p. 4392-4398, 2014.

PIAZZOLLA, H. R. W. *et al.* The association between bacteriuria and adverse pregnancy outcomes: a systematic review and meta-analysis of observational studies. *Journal of Antimicrobial Chemotherapy*, v. 79, n. 2, p. 241-254, 2024.

RIBEIRO-DO-VALLE, C. C. *et al.* Surviving maternal sepsis: clinical, laboratory, and treatment features. *International Journal of Gynaecology and Obstetrics*, 2024. Epub ahead of print.

ROOS, V.; NIELSEN, E. M.; KLEMM, P. Asymptomatic bacteriuria *Escherichia coli* strains: adhesins, growth and competition. *FEMS Microbiology Letters*, v. 262, n. 1, p. 22-30, 2006.

SAATCHI, A.; YOO, J. W.; MARRA, F. Outpatient prescribing and prophylactic antibiotic use for recurrent urinary tract infections in British Columbia, Canada. *Canadian Urological Association Journal*, v. 15, n. 12, p. 397-404, 2021.

SCHMIEMANN, G. *et al.* The diagnosis of urinary tract infection: a systematic review. *Deutsches Ärzteblatt International*, v. 107, n. 21, p. 361-367, 2010.

SCHULZ, L. *et al.* Top ten myths regarding the diagnosis and treatment of urinary tract infections. *Journal of Emergency Medicine*, v. 51, n. 1, p. 25-30, 2016.

SHUKLA, P. *et al.* Therapeutic interventions in sepsis: current and anticipated pharmacological agents. *British Journal of Pharmacology*, v. 171, n. 22, p. 5011-5031, 2014.

SMAILL, F. M.; VAZQUEZ, J. C. Antibiotics for asymptomatic bacteriuria in pregnancy. *Cochrane Database of Systematic Reviews*, v. 2019, n. 11, CD000490, 2019.

STELLA, P. *et al.* Hemorrhagic cystitis in pregnancy: case report and review of the literature. *Journal of Neonatal-Perinatal Medicine*, v. 10, n. 3, p. 325-327, 2017.

SUNDIN, C. S.; RIGG, K.; ELLIS, K. K. Maternal sepsis: presentation, course, treatment, and outcomes. *MCN American Journal of Maternal Child Nursing*, v. 46, p. 155-160, 2021.

TOMASEK, K. *et al.* Type 1 piliated uropathogenic *Escherichia coli* hijack the host immune response by binding to CD14. *Elife*, v. 11, p. e78995, 2022.

WHO Global Maternal Sepsis Study (GLOSS) Research Group. Frequency and management of maternal infection in health facilities in 52 countries (GLOSS): a 1-week inception cohort study. *Lancet Global Health*, v. 8, n. 5, p. e661-e671, 2020.

WIDMER, M. *et al.* Duration of treatment for asymptomatic bacteriuria during pregnancy. *Cochrane Database of Systematic Reviews*, v. 2015, n. 11, CD000491, 2015.

WILLIAMS, G. *et al.* Cranberries for preventing urinary tract infections. *Cochrane Database of Systematic Reviews*, v. 11, n. 11, CD001321, 2023.

YAZDI, S. *et al.* Effect of integrated health promotion intervention and follow up on health issues (clothing way, food habits, urinary habits, sexual behavior habits) related to urinary tract infection among pregnant women. A randomized, clinical trial. *Journal of Preventive Medicine and Hygiene*, v. 61, n. 2, p. E194-E199, 2020.

ZANATTA, D. A. L.; ROSSINI, M. M.; TRAPANI JÚNIOR, A. Pyelonephritis in pregnancy: clinical and laboratorial aspects and perinatal results. *Revista Brasileira de Ginecologia e Obstetrícia*, v. 39, p. 653-658, 2017.

ZIV, A. *et al.* Pregnancy outcomes following exposure to quinolone antibiotics: a systematic-review and meta-analysis. *Pharmaceutical Research*, v. 35, n. 5, p. 109, 2018.

CAPÍTULO 45

Doenças Neurológicas na Gestação

Marcelo Luis Nomura • Belmiro Gonçalves Pereira

A gravidez promove alterações profundas em todo o organismo materno que podem impactar no curso de diversas doenças neurológicas. Inversamente, algumas doenças neurológicas podem alterar a evolução da gestação e interferir no resultado perinatal de maneira significativa.

Para muitas dessas doenças, o estado clínico preconceptivo é o principal fator determinante. Por exemplo, mulheres epiléticas com controle inadequado antes da gestação podem evoluir desfavoravelmente, o que aumenta o risco de aborto, perda gestacional, parto prematuro e morbidade materna.

Portanto, é importante que o obstetra tenha conhecimento da interação entre a gravidez e as doenças neurológicas, em particular dos efeitos hormonais sobre índices de remissão e exacerbações e sobre o metabolismo das drogas utilizadas no tratamento dessas doenças, bem como dos efeitos de tais drogas sobre o feto (malformações e desenvolvimento neurológico) e sobre a mãe.

As principais doenças neurológicas que podem ocorrer conjuntamente com a gestação são a epilepsia e os acidentes vasculares encefálicos.

EPILEPSIA

A epilepsia é a doença neurológica mais comum associada à gestação e acomete cerca de 1 a 2% da população. A gravidez exerce grande influência sobre a epilepsia e vice-versa. Diversos aspectos estão envolvidos nessa interação e os mais importantes são: estado clínico da doença (controlada ou não), tratamento farmacológico (sem medicação, monoterapia ou politerapia), adesão da paciente ao tratamento e condições clínicas associadas.

A epilepsia está associada a resultados perinatais adversos, e é importante para o obstetra conhecer quais são esses riscos e como minimizá-los. Um recente estudo epidemiológico, com cerca de 5.373 nascimentos de mulheres com epilepsia, mostrou risco aumentado de pré-eclâmpsia, infecções e descolamento de placenta de cesariana. Recém-nascidos de mães epilépticas também foram mais prematuros, com maior ocorrência de baixo peso ao nascimento, de malformações congênitas e de complicações relacionadas à asfixia perinatal (Razaz *et al.*, 2017). Outro estudo com 1.737 nascimentos mostrou resultados semelhantes, incluindo risco aumentado de hospitalizações durante a gestação (Artama *et al.*, 2017).

O controle da epilepsia, ou seja, o tempo livre de crises, é um fator prognóstico. Mulheres com ausência de crises por 1 ano ou mais apresentam chance menor de terem crises de qualquer tipo durante a gestação (22,3% *versus* 78,4%) (Vajda *et al.*, 2018). Mulheres que apresentam crises no primeiro trimestre também apresentam mais chance de terem novas crises durante a gestação. O primeiro trimestre, quando ocorrem náuseas e vômitos em uma parcela significativa das mulheres, pode ser um período de piora das crises por redução dos níveis séricos dos anticonvulsivantes (ACs). Além disso, a farmacocinética de alguns tipos de AC pode ser alterada pela gravidez.

Mulheres que não estão em uso de AC também podem experimentar aumento no número de crises. Em nosso meio, é comum a prática de suspender os ACs com receio da ocorrência de malformações fetais (MF), entre as gestantes e mesmo entre os médicos, e esse acaba sendo um fator contribuidor para a piora do controle em algumas mulheres. A interrupção do tratamento pode levar à recorrência de crises convulsivas, com risco de mal epiléptico, traumatismos, alterações da frequência cardíaca fetal, hemorragia intracraniana fetal e até mesmo morte materna ou fetal.

O tratamento com AC também exerce influência, e mulheres em monoterapia (apenas um tipo de AC) tendem a ter controle melhor que as pacientes em politerapia (mais de um tipo de AC). Isso se deve provavelmente ao fato de que mulheres em politerapia têm epilepsias de controle mais difícil.

A adesão da paciente ao tratamento com AC pode ser um fator, pelos aspectos descritos anteriormente, como medo de MF e náuseas e vômitos, principalmente no primeiro trimestre.

Todos esses aspectos levantam uma questão: o aconselhamento preconceptivo tem importância fundamental na redução da ocorrência das complicações perinatais em mulheres epilépticas. A maioria das gestações (cerca de 65%) é não planejada (Herzog *et al.*, 2017), e esse fato impede ações decisivas sobre o resultado perinatal, como a otimização dos ACs e o uso de ácido fólico para a prevenção de MF.

Do ponto de vista clínico, o aspecto mais importante é o bom controle das crises.

Talvez o aspecto mais controverso esteja relacionado à segurança fetal dos ACs. Inúmeros estudos já foram publicados analisando a relação entre AC e MF. Entre as drogas comumente utilizadas, não há consenso sobre qual é a mais teratogênica, à exceção do valproato. Uma metanálise envolvendo mais de 18 mil gestantes em 23 países mostrou que o risco de MF em mulheres grávidas usuárias de AC é de 2,51% (Bromley e Baker, 2017). Esse mesmo estudo mostrou que a incidência de malformações, em particular cardíacas e defeitos de fechamento do tubo neural, foi maior em mulheres que fizeram uso de valproato (10,93%) e menor em mulheres que utilizaram lamotrigina (2,31%). Além disso, houve uma relação dose-resposta demonstrada para o valproato, mas não para os outros ACs. Levetiracetam tem sido usado com maior frequência. Entre os fármacos relativamente mais novos, tem um perfil de segurança fetal melhor que o de outros medicamentos, incluindo desenvolvimento neurológico até os 2 anos de idade (Hope e Harris, 2023). Os dados sobre desenvolvimento neurológico a longo prazo de crianças expostas a AC durante a vida fetal são escassos, mas, em princípio, a carbamazepina e a lamotrigina parecem não interferir nesse aspecto. Nesse caso, valproato e topiramato devem ser evitados em mono ou politerapia (RCOG, 2016; Bjørk *et al.*, 2022). Um dos mecanismos postulados para a teratogênese de alguns ACs é a deficiência de ácido fólico causada pelo mecanismo de ação, porém acredita-se que fatores genéticos também são importantes e podem explicar a heterogeneidade encontrada em alguns estudos (Hill *et al.*, 2010). A politerapia, especialmente quando envolve o valproato, aumenta significativamente o risco de MF, e deve ser evitada em todas as mulheres com desejo de engravidar.

O que fazer com uma gestante que se apresenta no primeiro trimestre em uso de valproato? Qualquer troca de medicação AC deve ser feita estritamente sob supervisão do neurologista, uma vez que a suspensão abrupta pode levar à exacerbação de crises convulsivas.

A epilepsia não é uma indicação absoluta de cesariana, porém o trabalho de parto deve ser cuidadosamente monitorado, e métodos de alívio da dor devem ser oferecidos de rotina, incluindo anestesia regional. Mulheres que têm convulsões durante o trabalho de parto devem ser tratadas com benzodiazepínicos preferencialmente.

A administração rotineira de vitamina K no período periparto para mulheres usuárias de AC indutores enzimáticos (carbamazepina, fenitoína, fenobarbital, oxcarbazepina) não é consenso, porém a administração neonatal para recém-nascidos expostos a esses ACs deve ser realizada para minimizar o risco de eventos hemorrágicos (RCOG, 2016).

Há poucos dados conclusivos sobre o aleitamento materno natural em mulheres usuárias de AC. Um estudo que avaliou 181 crianças amamentadas, filhas de mães que utilizaram carbamazepina, lamotrigina, valproato e fenitoína em monoterapia, mostrou resultados encorajadores. As crianças amamentadas apresentaram melhores índices de QI e habilidades verbais melhores que as que não foram amamentadas (Meador *et al.*, 2014). Porém, não é possível extrapolar esses dados para mulheres em uso de outros ACs e em politerapia. A amamentação em princípio deve ser recomendada para as mulheres epilépticas, individualizando-se a conduta e levando em consideração outros aspectos como a segurança e os efeitos indesejados para os recém-nascidos e a privação do sono, que pode ocorrer com o aleitamento natural e pode ser deletéria para o bom controle das crises.

O cenário ideal então para uma gravidez com riscos menores seria mulheres com bom controle com pelo menos 1 ano sem crises, em monoterapia com a menor dose eficaz possível, com uso de ácido fólico preconceptivo (em doses maiores que 2 a 5 mg/dia) e ao longo de toda a gestação, evitando valproato. Para tanto, é necessário que neurologistas e obstetras atentem para a vida reprodutiva de mulheres com epilepsia, assim, tanto a contracepção como o planejamento da gestação devem fazer parte do cuidado clínico rotineiro.

ACIDENTE VASCULAR CEREBRAL

O acidente vascular cerebral (AVC) ou encefálico (AVE) é uma das mais graves e letais complicações que podem ocorrer na gestação, e há dois tipos de acordo com a etiologia básica: trombótico ou isquêmico e hemorrágico. Há poucos estudos no Brasil sobre a ocorrência de AVC no ciclo grávido-puerperal. Um deles, realizado em um hospital terciário, relata incidência de 54 casos por 100 mil nascidos vivos, com mortalidade materna de 17% e mortalidade fetal de 22% (Nomura *et al.*, 2009). Nessa casuística de 18 mulheres, 10 apresentavam hipertensão arterial, sendo essa em nosso meio a condição associada mais frequente. Esse achado também é corroborado por outras casuísticas, em que síndromes hipertensivas da gestação (hipertensão arterial crônica, pré-eclâmpsia, hipertensão gestacional) foram fatores de risco independentes para maior ocorrência de AVC, em particular hemorrágico, na gravidez (Bateman *et al.*, 2006).

A gravidez aumenta o risco de AVC pelas alterações provocadas no organismo materno, em particular na hemodinâmica cardiovascular, coagulação, complacência vascular, hemoconcentração e disfunção endotelial características de condições específicas da gravidez como a pré-eclâmpsia (Lee e Hickenbottom, 2015). A incidência de AVC pode ser até 2 vezes maior na gravidez e no puerpério em comparação com mulheres não grávidas (Miller *et al.*, 2016).

O sintoma predominante é a cefaleia, que pode ser acompanhada de sintomas como náusea e vômitos, porém sintomas localizatórios ou de disfunção cerebral como convulsões, déficits motores, sensitivos e visuais e disfasia podem ocorrer (Nomura *et al.*, 2009). O quadro clínico pode ser extremamente variável, e um alto grau de suspeição é necessário, uma vez que o diagnóstico precoce pode ser decisivo.

Determinar a etiologia do AVC também é primordial para o tratamento adequado. Na gravidez, as principais causas de AVC hemorrágico são os aneurismas cerebrais, as malformações arteriovenosas (MAV) e a pré-eclâmpsia/eclâmpsia; e as de AVC isquêmico são a trombose venosa cerebral, pré-eclâmpsia/eclâmpsia e embolia por doença valvular cardíaca (Lee e Hickenbottom, 2015).

As trombofilias adquiridas (síndrome antifosfolípide) e hereditárias (mutação do fator V de Leiden, mutação do gene da protrombina, deficiência de antitrombina, proteínas S e C) também aumentam o risco de AVC, principalmente isquêmico e da trombose venosa cerebral.

A trombose venosa cerebral caracteriza-se por cefaleia de início súbito, podendo evoluir com convulsões, sendo o puerpério o período de maior risco. Outros fatores de risco são parto cesariano, infecções e desidratação, além das trombofilias. O tratamento primário é anticoagulação plena (Haider e von Oertzen, 2013).

A partir da suspeita clínica de AVC, o passo seguinte é a avaliação radiológica. Inicialmente, a tomografia computadorizada (TC) de crânio é o método de escolha. A dose de radiação é baixa e não há relatos de lesões fetais ou alterações de desenvolvimento neurológico fetal em mulheres expostas. A ressonância magnética, se disponível, também pode ser usada, porém os contrastes derivados do gadolínio não devem ser administrados, pela ausência de dados que confirmem a segurança deles. A angiografia cerebral por TC, quando indicada, especialmente para o tratamento endovascular de aneurismas e MAV, deve ser realizada e nunca postergada apenas pela gestação, com proteção abdominal e a menor dose necessária de contraste iodado (Ishii e Miyamoto, 2013). O uso de agentes trombolíticos durante a gestação parece seguro, porém essa evidência é baseada em relatos de casos e série de casos. Do ponto de vista embriológico e fetal, o rTPA é seguro, pois não atravessa a placenta, porém o risco de eventos hemorrágicos maternos é de 8% (Steinberg e Moreira, 2016). Analisando a relação risco-benefício e os resultados maternos favoráveis, semelhantes aos resultados observados em mulheres não grávidas, a terapia trombolítica não deve ser desconsiderada somente pela gestação (Reining-Festa *et al.*, 2017).

ENXAQUECA

Mulheres com quadros de enxaqueca previamente à gestação, em sua maioria, evoluem sem alteração na frequência ou na intensidade das crises durante a gravidez e, eventualmente, até apresentam melhora, principalmente as portadoras de enxaqueca sem aura e enxaqueca pré-menstrual. Mulheres que desenvolvem quadros sugestivos de enxaqueca durante a gravidez, ou com cefaleias de características diferentes, devem ser cuidadosamente investigadas para descartar outras causas potencialmente graves, como trombose venosa cerebral, AVC, neoplasias e hipertensão arterial (Jarvis *et al.*, 2018). Cefaleias de início durante a gestação, em particular as de intensidade severa, devem ser cuidadosamente avaliadas. Isso porque, dentre as causas secundárias, há condições potencialmente letais, como trombose venosa cerebral e tumores (meningiomas, adenomas de hipófise e outros), além daquelas de origem vascular, como aneurismas e dissecção de carótida (Khoromi, 2023).

Todas as estratégias não farmacológicas devem ser utilizadas para a prevenção, incluindo alterações dietéticas, higiene do sono, hidratação adequada e atividade física. Entre as medicações, o ácido acetilsalicílico (75 a 100 mg) e o propranolol em doses baixas (até 40 mg) podem ser utilizados, e o topiramato não é mais recomendado em função do aumento no risco de distúrbios no neurodesenvolvimento, como transtorno do espectro autista e deficiência intelectual nas crianças expostas durante a gestação (Bjørk *et al.*, 2022), e discreto aumento do risco de fenda labiopalatina nos fetos expostos a doses mais altas (Hernandez-Diaz *et al.*, 2018).

MIASTENIA *GRAVIS*

A miastenia *gravis* tem comportamento variável durante a gestação, mas que depende fundamentalmente da atividade da doença no período preconceptivo. Mulheres com doença controlada costumam ter boa evolução durante o pré-natal, mas ainda permanecem com risco aumentado de exacerbações no puerpério. Se a gravidez ocorre com a doença ativa, as exacerbações já podem ocorrer no primeiro trimestre e no puerpério (Bird *et al.*, 2017).

O tratamento primário com inibidores da acetilcolinesterase, como a piridostigmina, é considerado seguro na gestação, e frequentemente é necessário o ajuste da dose. Outros imunossupressores como prednisona (que pode inicialmente levar à piora dos sintomas), azatioprina e ciclosporina podem ser utilizados se necessário. Nos casos que evoluem com exacerbações mais severas, com insuficiência respiratória, a plasmaférese e a imunoglobulina intravenosa devem ser utilizadas.

Algumas medicações devem ser evitadas, pois podem piorar quadros miastênicos, como o sulfato de magnésio, betabloqueadores, aminoglicosídeos e clindamicina. Outras drogas geralmente bem toleradas, mas que eventualmente podem estar associadas a agravamentos são os antipsicóticos, anestésicos locais e inalatórios, antirretrovirais e ACs, entre outros.

A complicação obstétrica mais frequente é a ruptura prétermo de membranas, que possivelmente está relacionada ao uso de corticoides. A via de parto em geral deve seguir as indicações obstétricas, porém alta taxa de cesarianas é relatada em algumas séries de casos (Ducci *et al.*, 2017). A anestesia regional tem sido utilizada, sem relatos de complicações neurológicas diretamente relacionadas a miastenia *gravis* (Ferrero *et al.*, 2005).

A miastenia neonatal transitória ocorre pela passagem de anticorpos da classe IgG através da placenta e se caracteriza por hipotonia generalizada e dificuldade respiratória e de sucção. Ocorre em cerca de 5 a 30% dos recém-nascidos e, por se tratar de condição transitória, o tratamento é de suporte e eventualmente farmacológico com inibidores da acetilcolinesterase e plasmaférese (Peragallo, 2017). Raramente, fetos de mães portadoras de miastenia *gravis* podem ser acometidos e desenvolver quadros graves com alta letalidade, denominados "artrogripose multiplex congênita" ou "sequência acinesia-deformação fetal", e a ocorrência deles independe do estado clínico materno (Hoff *et al.*, 2006). Portanto, avaliações fetais ultrassonográficas são necessárias ao longo da gestação.

NEUROPATIAS PERIFÉRICAS

As neuropatias periféricas mais comuns durante a gestação são a paralisia facial (Bell), a síndrome do túnel do carpo e a meralgia parestética.

A paralisia de Bell ocorre com a mesma frequência na gravidez, porém existe uma associação com pré-eclâmpsia, que é 5 vezes mais frequente nas mulheres acometidas. A recuperação não costuma ser afetada pela gestação, mas novamente a ocorrência conjunta de pré-eclâmpsia pode agravar o prognóstico. O tratamento deve ser o mesmo oferecido para não grávidas e consiste no uso de corticoides por via oral e eventualmente no uso de antivirais (Klein, 2013).

A síndrome do túnel do carpo ocorre em cerca de 3 a 6% da população, e os sintomas predominantes são parestesias e dores nos membros superiores, caracteristicamente com piora no período noturno. Além da gestação, outros fatores de risco que podem estar associados são diabetes, hipotireoidismo, pré-eclâmpsia, artrite reumatoide e esforços repetitivos. O tratamento é conservador para a maioria das gestantes e consiste em imobilização com talas de punho, fisioterapia e infiltração local com corticoides. Pacientes com alterações eletromiográficas mais severas podem ser submetidas a cirurgia durante a gestação. E em uma série de 133 casos operados no terceiro trimestre, os resultados foram considerados bons em 98% (Assmus e Hashemi, 2000).

A meralgia parestética é causada pela compressão do nervo femoral cutâneo lateral no ligamento inguinal ou na espinha ilíaca anterior, tendo como fator de risco principal a gravidez, associada a obesidade, ganho de peso excessivo e diabetes. Caracteriza-se por parestesia ou dor na face lateral da coxa. O tratamento é conservador, evitando-se longos períodos em pé e eventualmente com cintas abdominais para reduzir a pressão abdominal sobre o nervo (Klein, 2013).

REFERÊNCIAS BIBLIOGRÁFICAS

ARTAMA, M. *et al.* Women treated for epilepsy during pregnancy: outcomes from a nationwide population-based cohort study. *Acta Obstetricia et Gynecologica Scandinavica*, v. 96, n. 7, p. 812-820, 2017.

ASSMUS, H.; HASHEMI, B. Surgical treatment of carpal tunnel syndrome in pregnancy: results from 314 cases. *Nervenarzt*, v. 71, n. 6, p. 470-473, 2000.

BATEMAN, B. T. *et al.* Intracerebral hemorrhage in pregnancy: frequency, risk factors, and outcome. *Neurology*, v. 67, n. 3, p. 424-429, 2006.

BIRD, S. J.; STAFFORD, I. P.; DILDY, G. A. Management of myasthenia gravis in pregnancy. *UpToDate*, 2017. Disponível em: https://medilib.ir/uptodate/show/5132. Acesso em: 9 fev. 2018.

BJØRK, M. H. *et al.* Association of prenatal exposure to antiseizure medication with risk of autism and intellectual disability. *The Journal of the American Medical Association Neurology*, v. 79, n. 7, p. 672-681, 2022.

BROMLEY, R. L.; BAKER, G. A. Fetal antiepileptic drug exposure and cognitive outcomes. *Seizure*, v. 44, p. 225-231, 2017.

DUCCI, R. D. *et al.* Clinical follow-up of pregnancy in myasthenia gravis patients. *Neuromuscular Disorders*, v. 27, n. 4, p. 352-357, 2017.

FERRERO, S. *et al.* Myasthenia gravis: management issues during pregnancy. *European Journal of Obstetrics & Gynecology and Reproductive Biology*, v. 121, n. 2, p. 129-138, 2005.

HAIDER, B.; VON OERTZEN, J. Neurological disorders. *Best Practice & Research Clinical Obstetrics & Gynecology*, v. 27, n. 6, p. 867-875, 2013.

HERNANDEZ-DIAZ, S. *et al.* Topiramate use early in pregnancy and the risk of oral clefts. *Neurology*, v. 90, n. 4, p. e342-e351, 2018.

HERZOG, A. G. *et al.* Predictors of unintended pregnancy in women with epilepsy. *Neurology*, v. 88, n. 8, p. 728-733, 2017.

HILL, D. S. *et al.* Teratogenic effects of antiepileptic drugs. *Expert Review of Neurotherapeutics*, v. 10, n. 6, p. 943-959, 2010.

HOFF, J. M.; DALTVEIT, A. K.; GILHUS, N. E. Artrogryposis multiplex congenita – a rare fetal condition caused by maternal myasthenia gravis. *Acta Neurologica Scandinavica*, v. 113, n. 183, p. 26-27, 2006.

HOPE, O. A.; HARRIS, K. M. Management of epilepsy during pregnancy and lactation. *BMJ*, v. 382, 2023.

ISHII, A.; MIYAMOTO, S. Endovascular treatment in pregnancy. *Neurologia Medico-Chirurgica*, v. 53, n. 8, p. 541-548, 2013.

JARVIS, S.; DASSAN, P.; PIERCY, C. N. Managing migraine in pregnancy. *BMJ*, v. 360, 2018.

KHOROMI, S. Secondary headaches in pregnancy and the puerperium. *Frontiers in Neurology*, v. 14, 2023.

KLEIN, A. Peripheral nerve disease in pregnancy. *Clinical Obstetrics and Gynecology*, v. 56, n. 2, p. 382-388, 2013.

LEE, M. J.; HICKENBOTTOM, S. Cerebrovascular disorders complicating pregnancy. *UpToDate*, 2015. Disponível em: https://medilib.ir/uptodate/show/4838. Acesso em: 9 fev. 2018.

MEADOR, K. J. *et al.*; Neurodevelopmental Effects of Antiepileptic Drugs (NEAD) Study Group. Breastfeeding in children of women taking antiepileptic drugs: cognitive outcomes at age 6 years. *The Journal of the American Medical Association Pediatrics*, v. 168, n. 8, p. 729-736, 2014.

MILLER, E. C. *et al.* Risk of pregnancy-associated stroke across age groups in New York state. *The Journal of the American Medical Association Neurology*, v. 73, n. 12, p. 1461-1467, 2016.

NOMURA, M. L.; YANG, L. D.; MIN, L. L. Gravidez sem acidente. *ComCiência*, n. 109, 2009. Disponível em: http://comciencia.scielo.br/scielo.php?script=sci_arttext&pid=S1519-76542009000500035&lng=pt&nrm=iso. Acesso em: 8 fev. 2018.

PERAGALLO, J. H. Pediatric myasthenia gravis. *Seminars in Pediatric Neurology*, v. 24, n. 2, p. 116-121, 2017.

RAZAZ, N. *et al.* Association between pregnancy and perinatal outcomes among women with epilepsy. *The Journal of the American Medical Association Neurology*, v. 74, n. 8, p. 983-991, 2017.

REINING-FESTA, A. *et al.* Intravenous thrombolysis of stroke in early pregnancy: a case report and review of the literature. *Journal of Neurology*, v. 264, n. 2, p. 397-400, 2017.

ROYAL COLLEGE OF OBSTETRICIANS AND GYNECOLOGISTS – RCOG. Epilepsy in pregnancy. *Green-top Guideline* n. 68. RCOG, 2016. Disponível em: https://www.rcog.org.uk/globalassets/documents/guidelines/green-top-guidelines/gtg68_epilepsy.pdf. Acesso em: 23 fev. 2018.

STEINBERG, A.; MOREIRA, T. P. Neuroendocrinal, neurodevelopmental, and embryotoxic effects of recombinant tissue plasminogen activator treatment for pregnant women with acute ischemic stroke. *Frontiers in Neuroscience*, v. 10, 2016.

VAJDA, F. J. *et al.* Predicting epileptic seizure control during pregnancy. *Epilepsy & Behavior*, v. 78, p. 91-95, 2018.

CAPÍTULO 46

Obesidade e Gravidez

Belmiro Gonçalves Pereira • Giuliane Jesus Lajos

INTRODUÇÃO

A obesidade é o problema mais comum em obstetrícia, devido a sua alta prevalência em mulheres na idade reprodutiva, podendo gerar consequências tanto nas gestantes como em seus conceptos (Flegal *et al.*, 2012). O risco fica mais elevado de acordo com o aumento da severidade dessa condição (Lisonkova *et al.*, 2017).

Segundo a Organização Mundial da Saúde (OMS), a obesidade é classificada por meio do cálculo do índice de massa corporal (IMC), calculado como a razão do peso (em quilogramas) pelo quadrado da altura (em metros) (WHO, 2000). IMC entre 25 e 29,9 kg/m^2 define sobrepeso e acima de 30 kg/m^2 é classificado como obesidade, que pode ser subdividida em classe 1 (IMC de 30 a 34,9 kg/m^2), classe 2 (IMC de 35 a 39,9 kg/m^2), classe 3 (IMC de 40 a 49,9 kg/m^2) e superobesidade (IMC $\geq$ 50 kg/m^2). Uma das críticas no uso de IMC para classificar a obesidade durante a gestação é que, devido à rápida mudança na composição corporal da gestante, com aumento da volemia e da taxa de água corporal, com o acréscimo de massa pelo feto, pela placenta e pelo líquido amniótico, a correlação do IMC com a porcentagem de gordura fica prejudicada (Lindsay *et al.*, 1997).

A média mundial de IMC em mulheres aumentou de 22,1 (intervalo de confiança [IC] 21,7 a 22,5), em 1975, para 24,4 (IC 24,2 a 24,6), em 2014, com o dobro da prevalência de obesidade entre 1980 e 2008 (NCD Risk Factor Collaboration *et al.*, 2016). De acordo com publicações recentes, aproximadamente 37% das mulheres americanas entre 20 e 39 anos de idade possuem obesidade, e essas taxas tendem a subir (Flegal *et al.*, 2016). Na Europa, a OMS estimou, em 2013, que mais da metade das mulheres eram obesas ou com sobrepeso, e 23% delas eram obesas (WHO, 2013). Segundo estudo realizado pela NCD Risk Factor Collaboration, em 2014, o Brasil ocupou o quinto lugar em obesidade na mulher, entre 186 países estudados, e o quarto lugar quando se fala em obesidade grau 2 ou mais (NCD Risk Factor Collaboration *et al.*, 2016). Em estudo realizado entre 2008 e 2009, estimou-se que 48% das mulheres encontravam-se com excesso de peso e, dessas, 16,9% eram obesas (IBGE, 2017).

Esse cenário mundial de aumento do sobrepeso e de obesidade na população é uma grande preocupação na saúde reprodutiva feminina, uma vez que as mulheres com obesidade possuem risco aumentado de piores resultados obstétricos, que envolvem redução de sua fertilidade, maior incidência de complicações, como o diabetes gestacional (DG) e a pré-eclâmpsia, além de piores desfechos no parto e puerpério (Kominiarek e Chauhan, 2016).

OBESIDADE E PRECONCEPÇÃO

A obesidade é uma condição associada com a dificuldade de engravidar. Isso é parcialmente justificado pela maior prevalência de síndrome dos ovários policísticos (SOP) entre as obesas, com anovulação e hiperandrogenismo, porém pode-se observar subfertilidade mesmo entre aquelas com ciclos menstruais ovulatórios (Nohr *et al.*, 2009). Além disso, as mulheres obesas têm mais taxas de aborto, especialmente aquelas que engravidam por meio de técnicas de reprodução assistida (Sim *et al.*, 2014), sendo altamente recomendada a perda de peso antes desse processo.

A perda de peso preconcepção faz parte do guia de recomendação para mulheres obesas, mesmo em concepções espontâneas (*ACOG*, 2021a). Foi observada menor incidência de *diabetes mellitus* gestacional, desordens hipertensivas, hemorragia puerperal e macrossomia fetal entre mulheres que foram submetidas a cirurgia bariátrica, quando comparadas às obesas sem esse tratamento prévio. Em contrapartida, entre gestantes com antecedente de cirurgia bariátrica prévia, houve aumento nos partos prematuros e de recém-nascidos pequenos para a idade gestacional (Yi *et al.*, 2015). Embora se recomende a perda de peso pré-gestacional, a maioria das medicações antiobesidade não foi estudada em gestantes ou tem efeitos adversos fetais; portanto, esses fármacos devem ser suspensos idealmente antes da concepção ou no início da gestação (Ogunwole *et al.*, 2021).

Há ainda relação diretamente proporcional entre a incidência de anomalias congênitas e obesidade materna, como defeitos de fechamento de tubo neural, defeitos cardíacos, lábio leporino e/ou fenda palatina, atresia anorretal, hidrocefalia e encurtamento de membros. Embora nenhum mecanismo definitivo tenha sido identificado, sugere-se que alterações no metabolismo de glicose e deficiências de nutrientes em gestantes obesas, especialmente na fase de embriogênese, sejam os principais mecanismos associados a essas malformações fetais (Stothard *et al.*, 2009). Nesse sentido, são altamente recomendáveis o bom controle glicêmico e a suplementação vitamínica com ácido fólico em mulheres com obesidade que desejam engravidar, assim como a manutenção dessas medidas durante a embriogênese (RCOG, 2018).

Finalmente, o rastreamento e o controle de doenças associadas à obesidade, como *diabetes mellitus* tipo 2 (DM2), hipertensão, dislipidemia, apneia do sono e esteatose hepática, são medidas fundamentais antes de uma gestação planejada (RCOG, 2018).

ASPECTOS DA GESTAÇÃO DA MULHER OBESA

A gestação na mulher obesa deve ser considerada condição de alto risco, uma vez que está associada a maiores morbidade e mortalidade materna e fetal. Segundo um relatório sobre saúde materna e infantil do Reino Unido, 35% dos casos de morte materna ocorreram entre as obesas, comparados com 23% da população materna geral (Lewis, 2004).

Sabe-se que o ambiente metabólico materno afeta precocemente o desenvolvimento placentário e sua expressão genética, assim como a função placentária, que se manifestará clinicamente mais tarde na gestação (O'Tierney-Ginn *et al.*, 2015). A hiperinsulinemia associada com a resistência à insulina na obesidade materna pode acarretar diferentes respostas no trofoblasto placentário. A placenta da mulher obesa ao termo é caracterizada por aumento no conteúdo lipídico, acúmulo de macrófagos e mediadores pró-inflamatórios quando comparada à placenta de uma mulher de peso normal (Basu *et al.*, 2011). Esses mediadores inflamatórios se associam principalmente à pré-eclâmpsia, além do aumento da resistência insulínica, predispondo ao DG. Em contraste ao aumento de marcadores inflamatórios, observa-se concentração plasmática de estradiol e progesterona menor nas mulheres obesas. Esses hormônios, produzidos na mitocôndria placentária, quando reduzidos, estão associados a resultados perinatais adversos (Lassance *et al.*, 2015).

No início do pré-natal, deve-se sempre explicar os riscos gestacionais à gestante, para maior adesão ao tratamento (ACOG, 2021a). Deve-se também: aferir e controlar o ganho de peso e o IMC; fazer as aferições de pressão arterial com o manguito adequado à circunferência do braço, a fim de evitar erros de medida; solicitar previamente um exame de ultrassom, para a datação correta (Thornburg *et al.*, 2009); rever as medicações em uso e retirar as inadequadas à gestação; solicitar exames laboratoriais, com atenção ao diabetes, e, se possível, exame quantitativo de proteína na urina, creatinina sérica e marcadores hepáticos, para que se tenha ideia de linha de base no início da gestação (Simpson *et al.*, 2021; Muktabhant *et al.*, 2012). Devem ainda ser avaliados sintomas cardiopulmonares e de distúrbios de sono, encaminhando os resultados para especialistas, além da necessidade de acompanhamento com nutricionista e de reposição vitamínica (Stang e Huffman, 2016).

O rastreamento precoce de hiperglicemia em gestantes obesas na primeira consulta de pré-natal, seja por meio da glicemia de jejum ou da curva glicêmica gestacional, é recomendável para diagnosticar diabetes e implementar o tratamento precoce, reduzindo as complicações maternas e perinatais (Hughes *et al.*, 2014).

Além do diabetes preexistente, mais frequente entre as obesas, sabe-se que o IMC materno inicial é diretamente proporcional ao risco do desenvolvimento de DG. Segundo uma revisão sistemática, quando comparadas a gestantes com IMC normal, as gestantes com sobrepeso teriam *odds ratio* (OR) para DG de 1,97 (IC 95% 1,77 a 2,19), com obesidade classe I teriam *odds ratio* (OR) de 3,10 (IC 95% 2,34 a 3,87) e com obesidade mórbida (classe II ou mais) teriam OR de 5,55 (IC 95% 4,27 a 7,21) (Torloni *et al.*, 2009).

Os riscos de hipertensão gestacional e de pré-eclâmpsia nas gestantes obesas são diretamente proporcionais ao IMC inicial. Segundo uma revisão sistemática, para cada 1 kg/m^2 de IMC, há aumento de 0,54% (IC 95% 0,27 a 0,80) no risco de pré-eclâmpsia, o que equivale ao dobro do risco dessa comorbidade a cada 5 a 7 kg/m^2 de aumento no IMC (O'Brien *et al.*, 2003). Estratégias de prevenção de pré-eclâmpsia em gestantes obesas têm sido consideradas, como a ingesta diária de 81 a 100 mg de ácido acetilsalicílico, da concepção até 37 semanas de gestação e ingesta adequada de cálcio (ACOG, 2021b).

O ganho de peso gestacional deve ser foco de muita atenção, pois mulheres com sobrepeso e obesidade pré-gestacionais são mais suscetíveis ao excesso de ganho ponderal na gestação (Ferraro *et al.*, 2012). Esse está diretamente associado a resultados adversos, como risco de desenvolver DG, diabetes tipo 2 (DM2) e desordens hipertensivas, além de repercussões a curto e longo prazos em seu concepto, como macrossomia fetal, síndrome metabólica e obesidade na infância (Ferraro *et al.*, 2015). O Institute of Medicine (IOM) propôs uma diretriz de ganho ponderal, baseada no IMC materno pré-gestacional, sendo recomendado menor ganho ponderal para categorias de maior IMC: a estratificação do ganho de peso para gestantes com sobrepeso e obesidade pode ser instrumento valioso para o seguimento pré-natal, com redução de resultados adversos como a macrossomia fetal, desordens hipertensivas e parto cesáreo. Assim, a ganho de peso máximo total recomendado para gestantes com sobrepeso é de 11,5 kg (7 a 11,5 kg), o que representa cerca de 280 g/semana em média. Já para as pacientes obesas, o ganho máximo recomendado seria de 9 kg (5 a 9 kg), o que corresponde a cerca de 220 g/semana como ideal, podendo chegar a um máximo semanal de 270 g (Rasmussen *et al.*, 2009).

O alvo do ganho ponderal deve ser calculado e discutido com a gestante no início do pré-natal. A adequação de dieta e a prática de exercícios físicos regulares por 20 a 30 minutos (caso não haja contraindicação clínica), idealmente acompanhadas por especialistas, são ferramentas fundamentais para atingir a meta de ganho ponderal (ACOG, 2021a).

Avaliação fetal: ultrassonografia na primeira consulta, às 12 semanas, 20 e no mínimo mensal para avaliar o crescimento fetal. A vitalidade fetal deve ter avaliação periódica, usando-se todos os recursos disponíveis: mobilograma, cardiotocografia, perfil biofísico fetal e Dopplervelocimetria, quando indicado, pela frequente associação com comorbidades (Rasmussen *et al.*, 2009).

PARTO E PUERPÉRIO DA GESTANTE OBESA

A determinação do melhor momento do parto da gestante obesa envolve as comorbidades associadas a essa condição, além de aspectos do próprio parto. Sabe-se que a obesidade aumenta o risco de parto prematuro terapêutico, especialmente associado às complicações hipertensivas e ao diabetes; no entanto, os índices de prematuridade espontânea não parecem ser diferentes (McDonald *et al.*, 2010). Quando não há indicação de parto terapêutico, um conjunto de evidências sugerem associação entre obesidade e gestação prolongada. O mecanismo desse fenômeno ainda não foi determinado, mas sugere-se existir correlação entre as modificações hormonais ligadas à obesidade com o prolongamento do início do processo de parturição (Halloran *et al.*, 2012).

Diversos estudos mostram risco progressivamente maior de óbito fetal, conforme o IMC pré-gestacional, variando de 1,37 (IC 95% 1,02 a 1,85), nas mulheres com sobrepeso, a 5,04 (IC 95% 1,79 a 14,07), nas mulheres com superobesidade, quando comparadas àquelas com IMC pré-gestacional normal (Jacob *et al.*, 2016). As menores taxas de morte neonatal e paralisia cerebral estão associadas ao parto que ocorre até 39 semanas de gestação (Lee *et al.*, 2014). A indução eletiva do trabalho de parto, seja por indicação/médica ou para reduzir o risco de óbito fetal, reduz o risco de cesárea, sem aumentar complicações (Lee *et al.*, 2016).

Sabe-se que a cesárea na mulher com obesidade é tecnicamente mais difícil de ser efetuada, aumentando o risco de infecção de ferida operatória e endometrite. A pior vascularização do tecido subcutâneo e a formação de seromas e de hematomas explicam parcialmente esses riscos, independentemente da profilaxia com antibióticos (Alanis *et al.*, 2010). O risco de tromboembolismo venoso (TEV) também é uma complicação descrita nas cesáreas de mulheres obesas; o uso de heparina de baixo peso molecular ou profilaxia mecânica é indicado quando forem submetidas à cesárea de emergência, ou quando houver associação de pelo menos um fator de risco adicional para TEV, como pré-eclâmpsia ou restrição de crescimento fetal intrauterino (Bates *et al.*, 2012).

Além disso, sabe-se que a obesidade materna aumenta as dificuldades nas técnicas anestésicas, sejam elas regionais (múltiplas tentativas de punção, pela adiposidade, com maiores taxas de falha de bloqueios) ou anestesia geral (dificuldade de intubação maior que 33% entre mulheres obesas) (Tan e Sia, 2011).

No puerpério, independentemente da via de parto, o risco de hemorragia é aproximadamente o dobro em mulheres com sobrepeso ou obesidade, sendo a atonia uterina secundária à macrossomia fetal uma das justificativas para isso (Fyfe *et al.*, 2012).

Outro aspecto que merece observação entre as gestantes obesas é o risco aumentado de depressão puerperal. Segundo uma metanálise realizada em 2014, que avaliou 62 estudos que relacionavam obesidade e desordens mentais durante a gravidez e o puerpério, houve risco de depressão puerperal 1,3 vez maior nas mulheres obesas (IC 95% 1,20 a 1,42), quando comparadas às puérperas com IMC normal (Molyneaux *et al.*, 2014).

A amamentação, recomendada de forma exclusiva nos primeiros 6 meses de vida, e sua manutenção por 1 a 2 anos, é extremamente benéfica para as mães com obesidade, uma vez que diminui risco cardiovascular futuro (Natland *et al.*, 2012), assim como reduz risco de desenvolvimento de DM2 (Liu *et al.*, 2010) e diminui a gordura visceral tardiamente (Coitinho *et al.*, 2001).

Da mesma forma que se propõe o cuidado com o ganho ponderal da mulher obesa durante a gravidez, essa atenção no puerpério, mesmo durante a amamentação, deve ser tomada, especialmente entre aquelas que planejam uma próxima gestação (ACOG, 2021a), sendo recomendável a orientação de dieta e a realização de atividade física regular. Estudos mostram que o aumento do IMC no intervalo entre as gestações está associado a risco materno aumentado de hipertensão, pré-eclâmpsia e DG, além de risco aumentado de óbito fetal na gestação subsequente (Villamor e Cnattingius, 2006).

REPERCUSSÕES NO CONCEPTO

As evidências científicas descrevem diversas complicações nos filhos de gestantes obesas a curto e longo prazos. Além do maior risco de abortamentos, malformações e óbitos fetais, já descritos anteriormente, o ambiente intrauterino, caracterizado por excesso de nutrientes e/ou obesidade, tem como consequência o risco aumentado de recém-nascidos grandes para a idade gestacional (GIG) e suas complicações, como a distocia de ombro (Starling *et al.*, 2015). Nesses conceptos, são observadas diversas modificações metabólicas, como o aumento de resistência à insulina, mudanças na função mitocondrial, doenças cardiovasculares e esteatose hepática não alcoólica (Nicholas *et al.*, 2016).

A longo prazo, essas modificações, que se iniciam no ambiente intrauterino, elevam o risco de obesidade e suas complicações na infância e na vida adulta (Boyle *et al.*, 2016).

CONSIDERAÇÕES FINAIS

A obesidade na gravidez é definida como IMC pré-gestacional ≥ 30 kg/m^2, sendo o problema mais comum em obstetrícia, visto sua alta prevalência entre as mulheres em idade reprodutiva.

A mulher obesa tem mais dificuldade de engravidar, maior risco de aborto e de malformações fetais, sendo recomendáveis o controle metabólico e a perda de peso preconcepção, com a realização de dieta e atividade física, para melhores resultados obstétricos.

Durante a gravidez, há aumento do risco de hipertensão gestacional e pré-eclâmpsia, DG e suas consequências, com mais risco de prematuridade induzida pelas complicações obstétricas. Recomendam-se o rastreio de diabetes, dieta, atividade física e uso de 81 mg de ácido acetilsalicílico até 37 semanas de gestação nas gestantes com obesidade.

A obesidade materna está associada a complicações do parto, como distocia de ombro, dificuldade anestésica, maior índice de hemorragia puerperal, trombose venosa profunda e infecção puerperal. A indução eletiva do parto entre 38 e 39 semanas de gestação tem benefícios na redução de algumas complicações.

O concepto da obesa, especialmente quando há ganho de peso excessivo na gravidez, tem alterações metabólicas que aumentam o risco de malformações, de óbito intraútero, de nascerem GIG e de desenvolverem obesidade e suas complicações metabólicas na infância e na vida adulta.

REFERÊNCIAS BIBLIOGRÁFICAS

ALANIS, M. C. *et al.* Complications of cesarean delivery in the massively obese parturient. *American Journal of Obstetrics and Gynecology*, v. 203, n. 3, p. 271.e1-271-e7, 2010.

AMERICAN COLLEGE OF OBSTETRICIANS AND GYNECOLOGISTS. ACOG Practice Bulletin n. 230: Obesity in pregnancy. *Obstetrics and Gynecology*, v. 137, n. 6, p. e128-e144, 2021a.

AMERICAN COLLEGE OF OBSTETRICIANS AND GYNECOLOGISTS. *Practice Advisory*: Low-dose aspirin use for the prevention of preeclampsia and related morbidity and mortality. Washington, DC: ACGO, 2021b. Disponível em: https://www.acog.org/clinical/clinical-guidance/practice-advisory/articles/2021/12/low-dose-aspirin-use-for-the-prevention-of-preeclampsia-and-related-morbidity-and-mortality. Acesso em: 27 dez. 2023.

BASU, S. *et al.* Pregravid obesity associates with increased maternal endotoxemia and metabolic inflammation. *Obesity*, v. 19, n. 3, p. 476-482, 2011.

BATES, S. M. *et al.* VTE, thrombophilia, antithrombotic therapy, and pregnancy: Antithrombotic therapy and prevention of thrombosis: American College of Chest Physicians Evidence-Based Clinical Practice Guidelines. *Chest*, v. 141, n. 2, p. e691S-736S, 2012.

BOYLE, K. E. *et al.* Mesenchymal stem cells from infants born to obese mothers exhibit greater potential for adipogenesis: the healthy start BabyBUMP Project. *Diabetes*, v. 65, n. 3, p. 647-659, 2016.

COITINHO, D. C.; SICHIERI, R.; BENÍCIO, M. H. A. Obesity and weight change related to parity and breast-feeding among parous women in Brazil. *Public Health Nutrition*, v. 4, n. 4, p. 865-870, 2001.

DENISON, F. C. *et al.* Care of women with obesity in pregnancy: green-top guideline no. 72. *BJOG*, v. 126, n. 3, p. e62-e106, 2018.

FERRARO, Z. M. *et al.* Excessive gestational weight gain predicts large for gestational age neonates independent of maternal body mass index. *The Journal of Maternal-Fetal & Neonatal Medicine*, v. 25, n. 5, p. 538-542, 2012.

FERRARO, Z. M. *et al.* Gestational weight gain and medical outcomes of pregnancy. *Obstetric Medicine*, v. 8, n. 3, p. 133-137, 2015.

FLEGAL, K. M. *et al.* Prevalence of obesity and trends in the distribution of body mass index among US adults, 1999-2010. *The Journal of the American Medical Association*, v. 307, n. 5, p. 491-497, 2012.

FLEGAL, K. M. *et al.* Trends in obesity among adults in the United States, 2005 to 2014. *The Journal of the American Medical Association*, v. 315, n. 21, p. 2284-2291, 2016.

FYFE, E. M. *et al.* Maternal obesity and postpartum haemorrhage after vaginal and caesarean delivery among nulliparous women at term: a retrospective cohort study. *BMC Pregnancy Childbirth*, v. 12, n. 112, p. 1-8, 2012.

HALLORAN, D. R. *et al.* Effect of maternal weight on postterm delivery. *Journal of Perinatology*, v. 32, n. 2, p. 85-90, 2012.

HUGHES, R. C. *et al.* An early pregnancy HbA1c ≥5.9% (41 mmol/mol) is optimal for detecting diabetes and identifies women at increased risk of adverse pregnancy outcomes. *Diabetes Care*, v. 37, n. 11, p. 2953-2959, 2014.

INSTITUTO BRASILEIRO DE GEOGRAFIA E ESTATÍSTICA – IBGE. *Pesquisa do Orçamento Familiar*. IBGE, 2017. Disponível em: http://www.ibge.gov.br/home/estatistica/pesquisas/pesquisa_resultados.php?id_pesquisa=25. Acesso em: 12 jan. 2018.

JACOB, L.; KOSTEV, K.; KALDER, M. Risk of stillbirth in pregnant women with obesity in the United Kingdom. *Obesity Research & Clinical Practice*, v. 10, n. 5, p. 574-579, 2016.

KOMINIAREK, M. A.; CHAUHAN, S. P. Obesity before, during, and after pregnancy: a review and comparison of five national guidelines. *American Journal of Perinatology*, v. 33, n. 5, p. 433-441, 2016.

LASSANCE L. *et al.* Obesity-induced down-regulation of the mitochondrial translocator protein (TSPO) impairs placental steroid production. *The Journal of Clinical Endocrinology & Metabolism*, v. 100, n. 1, p. e11-18, 2015.

LEE, V. R. *et al.* Optimal timing of delivery in obese women: a decision analysis. *Obstetrics & Gynecology*, v. 123, p. 152S-153S, 2014.

LEE, V. R. *et al.* Term elective induction of labour and perinatal outcomes in obese women: retrospective cohort study. *BJOG*, v. 123, n. 2, p. 271-278, 2016.

LEWIS, G. (ed.). *Why mothers die 2000-2002*: the sixth report of the confidential enquires into maternal deaths in the United Kingdom. London: CEMACH, 2004.

LINDSAY, C. A. *et al.* Longitudinal changes in the relationship between body mass index and percent bodyfat in pregnancy. *Obstetrics and Gynecology*, v. 89, n. 3, p. 377-382, 1997.

LISONKOVA, S. *et al.* Association between prepregnancy body mass index and severe maternal morbidity. *The Journal of the American Medical Association*, v. 318, n. 18, p. 1777-1786, 2017.

LIU, B.; JORM, L.; BANKS, E. Parity, breastfeeding, and the subsequent risk of maternal type 2 diabetes. *Diabetes Care*, v. 33, n. 6, p. 1239-1241, 2010.

MCDONALD, S. D. *et al.* Overweight and obesity in mothers and risk of preterm birth and low birth weight infants: systematic review and meta-analyses. *BMJ*, v. 341, 2010.

MOLYNEAUX, E. *et al.* Obesity and mental disorders during pregnancy and postpartum: a systematic review and meta-analysis. *Obstetrics and Gynecology*, v. 123, n. 4, p. 857-867, 2014.

MUKTABHANT, B. *et al.* Interventions for preventing excessive weight gain during pregnancy. *Cochrane Database of Systematic Reviews*, v. 4, n. 4, 2012.

NATLAND, S. T. *et al.* Lactation and cardiovascular risk factors in mothers in a population-based study: the HUNT-study. *International Breastfeeding Journal*, v. 7, n. 8, p. 1-12, 2012.

NCD RISK FACTOR COLLABORATION *et al.* Trends in adult body mass index in 200 countries from 1975-2014: a pooled analysis of 1968 population-based measurements studies with 19.2 million participants. *The Lancet*, v. 387, n. 10026, p. 1377-1396, 2016.

NICHOLAS, L. M. *et al.* The early origins of obesity and insulin resistance: timing, programming and mechanisms. *International Journal of Obesity*, v. 40, n. 2, p. 229-238, 2016.

NOHR, E. A. *et al.* Severe obesity in young women and reproductive health: the Danish National Birth Cohort. *PLoS One*, v. 4, n. 12, 2009.

O'BRIEN, T. E.; RAY, J. G.; CHAN, W. S. Maternal body mass index and the risk of preeclampsia: a systematic overview. *Epidemiology*, v. 14, n. 3, p. 368-374, 2003.

OGUNWOLE, S. M.; ZERA, C. A.; STANFORD, F. C. Obesity management in women of reproductive age. *The Journal of the American Medical Association*, v. 325, n. 5, p. 433-434, 2021.

O'TIERNEY-GINN, P. *et al.* Placental growth response to maternal insulin in early pregnancy. *The Journal of Clinical Endocrinology & Metabolism*, v. 100, n. 1, p. 159-165, 2015.

RASMUSSEN, K. M. *et al.* Committee to reexamine IOM pregnancy weight guidelines. Weight gain during pregnancy: reexamining the guidelines. Washington, DC: *National Academies Press*, 2009.

SIM, K. A.; PARTRIDGE, S. R.; SAINSBURY, A. Does weight loss in overweight or obese women improve fertility treatment outcomes? A systematic review. *Obesity Reviews*, v. 15, n. 10, p. 839-850, 2014.

SIMPSON, A. S. *et al.* Healthy eating and lifestyle in pregnancy (HELP): a cluster randomised trial to evaluate the effectiveness of a weight management intervention for pregnant women with obesity on weight at 12 months postpartum. *International Journal of Obesity*, v. 45, n. 8, p. 1728-1739, 2021.

STANG, J.; HUFFMAN, L. G. Position of the Academy of Nutrition and Dietetics: obesity, reproduction, and pregnancy outcomes. *Journal of Academy of Nutrition and Dietetics*, v. 116, n. 4, p. 677-691, 2016.

STARLING, A. P. *et al.* Associations of maternal BMI and gestational weight gain with neonatal adiposity in the Healthy Start study. *The American Journal of Clinical Nutrition*, v. 101, n. 2, p. 302-309, 2015.

STOTHARD, K. J. et *al.* Maternal overweight and obesity and the risk of congenital anomalies: a systematic review and meta-analysis. *The Journal of the American Medical Association*, v. 301, n. 6, p. 636-650, 2009.

TAN, T.; SIA, A. T. Anesthesia considerations in the obese gravida. *Seminars in Perinatology*, v. 35, n. 6, p. 350-355, 2011.

THORNBURG, L. L. *et al.* Fetal nuchal translucency thickness evaluation in the overweight and obese gravida. *Ultrasound in Obstetrics and Gynecology*, v. 33, n. 6, p. 665-669, 2009.

TORLONI, M. R. *et al.* Prepregnancy BMI and the risk of gestational diabetes: a systematic review of the literature with meta-analysis. *Obesity Reviews*, v. 10, n. 2, p. 194-203, 2009.

VILLAMOR, E.; CNATTINGIUS, S. Interpregnancy weight change and risk of adverse pregnancy outcomes: a population-based study. *The Lancet*, v. 368, n. 9542, p. 1164-1170, 2006.

WORLD HEALTH ORGANIZATION (WHO). Data and statistics. *The challenge of obesity-quick statistics*. Geneva: WHO, 2013. Disponível em: http://www.euro.who.int/en/health-topics/noncommunicable-diseases/obesity/data-and-statistics. Acesso em: 12 jan. 2018.

WORLD HEALTH ORGANIZATION (WHO). Obesity: preventing and managing the global epidemic. Report of a WHO consultation. *WHO Technical Report* series 894. Geneva: WHO, 2000. Disponível em: https://pubmed.ncbi.nlm.nih.gov/11234459/. Acesso em: 27 dez. 2023.

YI, X. Y. *et al.* A meta-analysis of maternal and fetal outcomes of pregnancy after bariatric surgery. *International Journal of Gynecology & Obstetrics*, v. 130, n. 1, p. 3-9, 2015.

CAPÍTULO 47

Doenças da Tireoide e Paratireoide na Gestação

Sara Toassa Gomes Solha • Carlos Alberto Maganha • Cleo Otaviano Mesa Jr. • Patricia de Fátima Teixeira

FISIOLOGIA DA TIREOIDE NA GESTAÇÃO

Durante a gestação, ocorrem importantes modificações no metabolismo da tireoide e adaptações no eixo hipotálamo-hipófise-tireoide relacionadas à maior demanda de hormônios tireoidianos (HT) maternos (Korevaar *et al.*, 2017). No entanto, diversos fatores contribuem para a redução da disponibilidade desses hormônios. As altas taxas de estrogênio incrementam os níveis de globulinas ligadoras de hormônios tireoidianos (TBG), o que reduz a fração livre dos HT. Ocorrem maior depuração urinária de iodo e aumento da degradação dos HT pela ação das desiodases placentárias. Para compensar, o eixo hipotálamo-hipófise-tireoide promove maior estímulo à glândula, e a produção endógena de HT aumenta (Krassas *et al.*, 2010; Alexander *et al.*, 2017). Uma particularidade do funcionamento do eixo neuroendócrino nesse período é a participação da gonadotrofina coriônica humana (hCG), que atua como agonista aos receptores do hormônio estimulador da tireoide (TSH). Isso pode propiciar um estado de hipertireoidismo transitório denominado "tireotoxicose transitória gestacional" (TTG). O quadro clínico costuma cursar com hiperêmese e, em geral, está associado a condições gestacionais que apresentam maior produção de hCG, como a gemelaridade e a mola hidatiforme (Ross *et al.*, 2016; Alexander *et al.*, 2017). Pode haver necessidade de suporte às complicações da hiperêmese, mas as drogas antitireoidianas (DAT) são contraindicadas nesse cenário. A TTG é autolimitada, e o eutireoidismo normalmente se restabelece após a 20ª semana de gestação (Ross *et al.*, 2016; Alexander *et al.*, 2017; Solha *et al.*, 2022).

A sobrecarga à tireoide materna se faz presente ao longo de todo o período gestacional, mas principalmente no primeiro trimestre, em virtude das demandas impostas pelo concepto. A tireoide fetal inicia seu funcionamento a partir da 8ª semana de gestação, de maneira pouco expressiva, mas apenas em torno da 18ª à 20ª semana de gestação torna-se funcionalmente madura. Até então, o concepto depende da transferência de HT maternos, os quais são fundamentais para a adequada estruturação do sistema nervoso central, então em desenvolvimento. Trata-se de período crítico, pois é determinante do futuro neurocognitivo do concepto (Alexander *et al.*, 2017; Korevaar *et al.*, 2017; Ross, 2022; Solha *et al.*, 2022).

Em função do exposto, a necessidade de ingesta de iodo durante a gestação aumenta de 150 μg/dia para 250 μg/dia. No entanto, estudos na população brasileira até o presente momento sinalizam que a suplementação iódica universalizada, praticada em outros países, não pode ser extrapolada para gestantes brasileiras, uma vez que o excesso de iodo também pode acarretar resultados deletérios materno-fetais (Pearce *et al.*, 2016). Em nosso meio, a suplementação iódica fica reservada a casos individualizados, até que novos estudos locais sinalizem outro entendimento (Morais *et al.*, 2018; Saraiva *et al.*, 2018).

HIPOTIREOIDISMO

Prevalência e etiologia

O hipotireoidismo ocorre em 0,2 a 4% das gestações; o hipotireoidismo subclínico (HSC) é bem mais prevalente em relação ao hipotireoidismo franco ou clínico (HC). A principal etiologia é a tireoidite de Hashimoto, condição autoimune que pode levar à dificuldade primária da glândula em produzir e/ou liberar HT. Em cerca de 85 a 90% dos casos os anticorpos antitireoidianos, principalmente o antitireoperoxidase (ATPO), estão presentes (Almandoz e Gharib, 2012; Garber *et al.*, 2012; Alexander *et al.*, 2017; McDermott, 2020; Ross, 2022; Solha *et al.*, 2022). A etiologia ligada à deficiência de iodo é menos comum em nosso meio devido à iodação obrigatória do sal de uso doméstico (Morais *et al.*, 2018; Saraiva *et al.*, 2018). Outras causas de hipotireoidismo incluem a tireoidectomia e/ou radioiodoterapia prévias para o tratamento definitivo do hipertireoidismo (Almandoz e Gharib, 2012; McDermontt, 2020).

Rastreio universal × fator de risco

Uma questão que encontra controvérsias na literatura é o rastreio da função tireoidiana na gestação, preconizado para o primeiro trimestre. O TSH é o exame de escolha para essa triagem. A maioria das sociedades, pautadas nas atuais evidências, apoia o rastreio apenas para os casos com fatores de riscos (Vaidya *et al.*, 2007; Chang e Pearce, 2013; Jouyandeh *et al.*, 2015; Ross, 2022). No entanto, o assunto é ponto de intensas controvérsias entre seus próprios membros (Vaidya *et al.*, 2012; Azizi *et al.*, 2014; Medeiros *et al.*, 2014; Srimatkandada *et al.*, 2015; Alexander *et al.*, 2017; Solha *et al.*, 2022).

Pesquisas com membros de sociedades profissionais mostraram que 42,7% dos respondentes na América Latina e 43% na Europa realizam triagem universal, enquanto apenas 21% dos membros da Associação de Tireoide da Ásia/Oceania o fazem, mas 74% dos membros da American Thyroid Association (ATA) apoiam essa abordagem (Vaidya *et al.*, 2012; Azizi *et al.*, 2014; Medeiros *et al.*, 2014; Srimatkandada *et al.*, 2015; Alexander *et al.*, 2017).

A ATA denomina "dilema desconcertante" a carência de evidências que apoiem o rastreio universal. A maioria dos trabalhos apresenta deficiências em seus desenhos metodológicos, visto não conseguirem contemplar, nas amostras estudadas, o primeiro trimestre gestacional. Essa é a janela de maior oportunidade para qualquer benefício potencial que a terapia com levotiroxina (LT4) possa proporcionar, sobretudo ao desenvolvimento neurocognitivo do concepto (Alexander *et al.*, 2017; Solha *et al.*, 2022). A avaliação de custo-efetividade é favorável ao rastreio universal, porém a falta de evidências quanto aos reais benefícios do tratamento do HSC ainda limita a adoção dessa estratégia pela Organização Mundial da Saúde (Dosiou *et al.*, 2012; Donnay Candil *et al.*, 2015).

Ademais, cerca de 30% de casos de hipotireoidismo não serão identificados quando do rastreio apenas por fatores de risco, incluindo um percentual de casos de HC, o que pode trazer severos agravos materno-fetais (Jouyandeh *et al.*, 2015; Berbara *et al.*, 2020). Outra consideração é que, a despeito da falta de evidências com relação aos reais benefícios do tratamento do HSC, diversas sociedades o recomendam.

O consenso entre a Federação Brasileira de Ginecologia e Obstetrícia (Febrasgo) e a Sociedade Brasileira de Endocrinologia e Metabologia (SBEM) de 2022 (Solha *et al.*, 2022) reconhece a escassez de dados que apoiem o rastreio universal, mas busca dar a oportunidade para os executores da prática clínica se posicionarem, visto a gama de controvérsias que ainda paira sobre o assunto. A reflexão sobre a diversidade de recursos financeiros e técnicos nas diferentes localidades do Brasil se fez relevante. O documento orienta que, se houver condições financeiras e técnicas plenas, deve-se realizar a avaliação de função tireoidiana de maneira universal na gestação, o mais precocemente possível, preferentemente no primeiro trimestre. Quando tal condição não se fizer presente, o caminho pelo rastreio por fatores de risco deve ser adotado.

A Tabela 47.1 apresenta os fatores de risco e, em destaque, aqueles considerados de maior criticidade para a disfunção tireoidiana (Alexander *et al.*, 2017; Ross, 2022; Solha *et al.*, 2022).

Outra importante consideração é sobre a repetição do rastreio da função tireoidiana ao longo da gestação. Se a condição inicialmente diagnosticada for de eutireoidismo, não se recomenda repetir o rastreio caso os níveis de TSH encontrem-se ≤ 2,5 mUI/ℓ (Alexander *et al.*, 2017; Ross, 2022; Solha *et al.*, 2022). Um grupo particular de pacientes refere-se àquelas com TSH > 2,5 mUI/ℓ e ≤ 4 mUI/ℓ. Nesse grupo, a dosagem de ATPO pode auxiliar na tomada de decisões. Se o resultado for ATPO negativo, não será necessário repetir o rastreio (Alexander *et al.*, 2017; Ross, 2022; Solha *et al.*, 2022). As mulheres que apresentarem os fatores de risco mais críticos (em **destaque** na Tabela 47.1) poderão ter o TSH repetido de modo seriado até o fim da primeira metade da gestação e, eventualmente, nova amostra em torno da 30ª semana gestacional (Alexander *et al.*, 2017; Ross, 2022; Solha *et al.*, 2022).

Tabela 47.1 Fatores de risco para disfunção tireoidiana na gestação.

- **História de irradiação de cabeça/pescoço**
- **Cirurgia tireoidiana ou radioiodoterapia prévias**
- **Diabetes *mellitus* tipo 1 ou outra doença autoimune**
- **Autoimunidade tireoidiana previamente conhecida**
- **Presença de bócio**
- **História prévia de hipotireoidismo/hipertireoidismo**
- **Sinais/sintomas de disfunção tireoidiana**
- **Obesidade mórbida (IMC ≥ 40 kg/m²)**
- **História de perda fetal, parto prematuro ou infertilidade**
- **Uso de amiodarona ou lítio, ou administração recente de contraste iodado**
- **História familiar de doença tireoidiana autoimune ou disfunção tireoidiana**
- Residente em área com insuficiência moderada a severa de iodo
- Idade > 30 anos
- ≥ 2 gestações

IMC: índice de massa corporal. (Adaptada de: Alexander *et al.*, 2017.)

Repercussões materno-fetais

As evidências são robustas ao correlacionar o HC como causa de complicações na gravidez e déficit neurocognitivo da prole (Benhadi *et al.*, 2009; Alexander *et al.*, 2017; Ross, 2022; Solha *et al.*, 2022).

As complicações que apresentam maior associação com HC são: abortamento espontâneo de primeiro trimestre, pré-eclâmpsia, hipertensão gestacional, descolamento prematuro de placenta, alteração da vitalidade fetal, prematuridade, baixo peso ao nascer, parto cesáreo, hemorragia pós-parto, comprometimento neurocognitivo da prole (Benhadi *et al.*, 2009; Alexander *et al.*, 2017; Ross, 2022; Solha *et al.*, 2022).

No caso do HSC, há controvérsias quanto à sua relação causal com todas as situações anteriormente mencionadas, porém muitos estudos apontam que mulheres com HSC também apresentam risco aumentado de pré-eclâmpsia, parto prematuro, descolamento prematuro de placenta e síndrome do desconforto respiratório neonatal e/ou perda gestacional (Alexander *et al.*, 2017; Ross, 2022; Solha *et al.*, 2022).

A perda gestacional é uma das complicações obstétricas mais frequentemente associadas ao HSC na gestação, parecendo haver uma relação linear positiva entre perda fetal e aumento das concentrações de TSH, com aumento estimado de 60% para cada duplicação do TSH (Casey *et al.*, 2005; Benhadi *et al.*, 2009; Negro *et al.*, 2010).

A autoimunidade, quando presente, mesmo em faixas de eutireoidismo, predispõe a maior risco de descompensação da função tireoidiana na gestação, sobretudo no primeiro trimestre. Além disso, estudos correlacionam a presença da autoimunidade com diferentes contextos adversos, a saber, abortamento precoce, parto prematuro, autismo e déficit de atenção e hiperatividade (Negro *et al.*, 2011; Alexander *et al.*, 2017; Moleti *et al.*, 2018; Ross, 2022; Solha *et al.*, 2022).

Diagnóstico de hipotireoidismo na gestação

Limite superior de normalidade do hormônio estimulador da tireoide

O valor de *cut-off* de TSH a partir do qual se define o diagnóstico de hipotireoidismo, idealmente, deve ser estabelecido para cada localidade. A diversidade étnica, racial e diferentes padrões de ingesta de iodo podem determinar faixas de normalidade distintas. A recomendação é que os estudos com a população local contemplem gestantes com adequada ingesta de iodo, ausência de autoimunidade, livres de doença tireoidiana e sejam estratificados por trimestre (Alexander *et al.*, 2017). No entanto, a força-tarefa de 2017 da ATA reconhece que essa recomendação frequentemente não é viável. Portanto, propôs um guia para apoiar a prática clínica (Alexander *et al.*, 2017). Tal posicionamento é endossado pelo Consenso entre a Febrasgo e a SBEM, cujo documento foi publicado em 2022 (Ross, 2022; Solha *et al.*, 2022). Uma redução de 0,5 mUI/ℓ no limite superior de normalidade (LSN) do TSH de não grávidas pode ser aplicado às grávidas no primeiro trimestre. Portanto, considerando-se a maioria dos *kits* laboratoriais utilizados, nos quais o LSN é 4,5 mUI/ℓ, houve um consenso em se estabelecer o LSN do TSH, para a gestante no primeiro trimestre, em 4 mUI/ℓ. Valores > 4 mUI/ℓ são considerados hipotireoidismo (Alexander *et al.*, 2017; Ross, 2022; Solha *et al.*, 2022). Esse posicionamento mitigou o excesso de diagnósticos pautados nos valores outrora praticados advindos da força-tarefa da ATA de 2011 e elucidou a confiabilidade em um valor de LSN de TSH mais liberal para as gestantes (Garber *et al.*, 2012; Alexander *et al.*, 2017; Ross, 2022; Solha *et al.*, 2022).

Definição de hipotireoidismo clínico, hipotireoidismo subclínico e eutireoidismo com autoimunidade presente

O diagnóstico de hipotireoidismo na gestação é laboratorial, pois os sintomas facilmente se confundem com os gestacionais, a saber: fadiga, ganho ponderal excessivo, sonolência, edema, obstipação intestinal (Alexander *et al.*, 2017; Ross, 2022; Solha *et al.*, 2022).

O exame inicial a ser solicitado na investigação é o TSH; o *cut-off* a partir do qual se considera hipotireoidismo (uma vez não disponibilizados estudos da localidade) é TSH > 4 mUI/ℓ. A distinção entre HC e HSC é importante para direcionar o tratamento.

Sempre que TSH > 10 mUI/ℓ, o diagnóstico é de HC (Garber *et al.*, 2012; Pearce *et al.*, 2013; Alexander *et al.*, 2017; ACOG Practice Bulletins, 2020; Ross, 2022; Solha *et al.*, 2022). Quando TSH > 4 mUI/ℓ, a diferenciação entre HC e HSC deve ser feita por meio da tiroxina livre (T4L). Nesses casos, a solicitação do ATPO não determinará mudança de conduta clínica. Portanto, quando a T4L estiver dentro da faixa de referência laboratorial, o diagnóstico é de HSC, e quando T4L > LSN do laboratório, confirma-se o HC (Pearce *et al.*, 2013; Alexander *et al.*, 2017; ACOG Practice Bulletins, 2020; Ross, 2022; Solha *et al.*, 2022).

Se o TSH estiver > 2,5 mUI/ℓ e ≤ 4 mUI/ℓ, a pesquisa de autoimunidade auxilia na identificação de casos com maior risco à descompensação da função tireoidiana na gestação. Ao relembramos toda a demanda imposta à tireoide nesse período crítico, deve-se ponderar que a autoimunidade tireoidiana pode levar a uma dificuldade adaptativa do eixo hipotálamo-hipófise-tireoide. Os casos que apresentem o ATPO > LSN laboratorial para o respectivo *kit* são considerados positivos e apresentam o risco ora mencionado (Negro *et al.*, 2011; Alexander *et al.*, 2017; Moleti *et al.*, 2018; Ross, 2022; Solha *et al.*, 2022).

A Tabela 47.2 apresenta os exames recomendados e seus respectivos valores para diagnóstico de hipotireoidismo na gestação.

Tratamento

Levotiroxina

O fármaco de escolha para o tratamento do hipotireoidismo é a LT4. Preparados contendo tri-iodotironina (T3) não são recomendados (Alexander *et al.*, 2017; Solha *et al.*, 2022). A LT4 não deve ser administrada em concomitância com ingesta alimentar, pois pode sofrer interferência na absorção e biodisponibilidade. Recomenda-se o uso em jejum, antes do café da manhã, e que se aguardem 30 a 60 minutos para a refeição. Outra possibilidade é a ingesta após 3 horas da última refeição do dia. Alguns medicamentos também interferem na absorção e devem ser ministrados separadamente, a saber: sulfato ferroso, carbonato de cálcio, sucralfato e hidróxido de alumínio. A troca de marcas deve ser evitada em virtude de possíveis oscilações na disponibilidade do hormônio (Mayor *et al.*, 1995; Jonklaas *et al.*, 2014).

Hipotireoidismo prévio à gestação

Para pacientes com hipotireoidismo prévio à gestação, a meta de TSH na preconcepção vem sendo estudada. Alguns trabalhos sinalizam que, quando os valores de TSH se encontram < 1,2 mUI/ℓ, um percentual muito baixo (17%) de pacientes necessita ajuste de dose quando do início da gestação. No entanto, até o momento, o recomendado é que essas mulheres tenham como meta preconceptiva TSH < 2,5 mUI/ℓ. Desse modo, a possibilidade de descompensação da função tireoidiana, sobretudo nas fases iniciais da gestação, é reduzida. A necessidade por maiores níveis de HT se faz desde as primeiras semanas de gestação e aumenta gradualmente até o fim da primeira metade da gestação, quando então se estabiliza (Alexander *et al.*, 2004; Abalovich *et al.*, 2010). Portanto, ressalta-se a importância do incremento precoce da dose de LT4 exógena. Na prática clínica, o aumento desejado é de 30%, e pode ser obtido solicitando-se à paciente que dobre a dose usual em 2 dias da semana, mantendo a dose rotineira nos demais dias (Alexander *et al.*, 2017; Solha *et al.*, 2022). As mulheres submetidas a tireoidectomia total ou radioiodoterapia (desprovidas de tecido tireoidiano funcional) sabidamente apresentarão maior tendência à descompensação quando gestantes, e merecem maior atenção no ajuste da terapia hormonal (Loh *et al.*, 2009).

Hipotireoidismo clínico diagnosticado na gestação

Há consenso quanto aos benefícios materno-fetais do tratamento do HC com LT4. A estratégia é atingir TSH < 2,5 mUI/ℓ o mais rapidamente possível, visto as complicações relacionadas ao contexto. Portanto, doses escalonadas não são recomendadas. A dose inicial para tratamento de HC em não gestantes, a qual é de 1,6 a 1,8 mcg/kg/dia, deve ser acrescida em 25%, visto as demandas gestacionais, o que corresponde, na prática clínica, a 2 mcg/kg/dia de LT4 introduzido de maneira plena (Pearce *et al.*, 2013; Alexander *et al.*, 2017; ACOG Practice Bulletins, 2020; Ross, 2022; Solha *et al.*, 2022).

Tabela 47.2 Exames recomendados e respectivos valores para diagnóstico de hipotireoidismo na gestação.

	TSH	T4L	Diagnóstico	ATPO
Diagnóstico na gestação	> 10,0 mUI/ℓ	Não solicitar (resultado não modificará conduta)	Hipotireoidismo clínico	Não solicitar (resultado não modificará conduta)
	> 4,0 a ≤ 10,0 mUI/ℓ	Dentro dos valores de referência informados pelo laboratório	Hipotireoidismo subclínico	Não solicitar Conduta proposta no HSC independe do ATPO
	> 4,0 a ≤ 10,0 mUI/ℓ	Abaixo do limite inferior da referência informado pelo laboratório	Hipotireoidismo clínico	Não solicitar Resultado não modificará conduta
	> 2,5 a ≤ 4,0 mUI/ℓ	Dentro dos valores de referência informados pelo laboratório	Eutireoidismo	Caso ATPO+ (acima do limite superior da referência informado pelo laboratório) considerar tratamento
	≤ 2,5	Não solicitar Resultado não modificará a conduta	Eutireoidismo	Não solicitar (resultado não modificará conduta proposta para o 1º trimestre na maioria das pacientes)

ATPO: antitireoperoxidase; HSC: hipotireoidismo subclínico; T4L: tiroxina livre; TSH: hormônio estimulador da tireoide. (Adaptada de: Solha *et al.*, 2022.)

Hipotireoidismo subclínico diagnosticado na gestação

Com relação aos benefícios do tratamento do HSC, ainda restam dúvidas na literatura, sobretudo no que diz respeito ao desenvolvimento neurocognitivo da prole (Mayor *et al.*, 1995). Alguns estudos argumentam não haver benefício neurocognitivo para a prole de gestantes com HSC submetidas a tratamento com LT4 (Wilson e Jugner, 1968; Lazarus *et al.*, 2012; Casey *et al.*, 2017). No entanto, o momento da introdução da terapia é o ponto mais criticado. A falha no início precoce do tratamento, visto ser o início da gestação a janela de melhor oportunidade para que o benefício se estabeleça, não se encontra contemplada nos grandes estudos de rastreio até o momento publicados (Alexander *et al.*, 2017; Ross, 2022; Solha *et al.*, 2022). Novas pesquisas são necessárias para determinar se o início precoce do tratamento é capaz de modular positivamente esses resultados.

Mesmo assim, diferentes sociedades apoiam o tratamento do HSC: a Fédération Internationale de Gynécologie et d'Obstétrique (FIGO), a Sociedade Latino-Americana de Tireoide, a European Thyroid Association (ETA), e ainda especialistas do *UpToDate* endossam tal terapêutica (Pearce *et al.*, 2013; Medeiros *et al.*, 2014; Alexander *et al.*, 2017; Ross, 2022; Solha *et al.*, 2022). Alguns desses colegiados priorizam o tratamento, principalmente na presença da autoimunidade. No entanto, mesmo para casos de HSC sem a presença de autoanticorpos circulantes, o tratamento é recomendado ainda que com evidências mais fracas (Pearce *et al.*, 2013; Medeiros *et al.*, 2014; Alexander *et al.*, 2017; Ross, 2022; Solha *et al.*, 2022). Somente o American College of Obstetrics and Gynecology (ACOG) apresenta posição contrária ao tratamento (ACOG Practice Bulletins, 2020).

A meta terapêutica é atingir TSH < 2,5 mUI/ℓ, e a dose de LT4 a ser introduzida de forma plena é de 1 mcg/kg/dia. O controle laboratorial de TSH deve ser solicitado a cada 4 a 6 semanas até se atingir o referido alvo (Alexander *et al.*, 2017; Ross, 2022; Solha *et al.*, 2022).

Tratamento da autoimunidade

A presença de autoanticorpos tireoidianos, sobretudo do ATPO, está fortemente associada com desfechos obstétricos adversos, como aborto precoce e parto prematuro, mesmo quando o TSH encontra-se em faixa de eutireoidismo (Negro *et al.*, 2011; Moleti *et al.*, 2018). Diversos estudos buscam comprovar os benefícios do tratamento com LT4 nessa faixa de eutireoidismo (Consortium on Thyroid and Pregnancy–Study Group on Preterm Birth *et al.*, 2019) ainda que haja controvérsias com relação ao assunto (Dhillon-Smith *et al.*, 2019). Entretanto, tal terapêutica permite evitar a progressão para as formas subclínica ou clínica, sobretudo na fase inicial da gestação, visto que essas mulheres têm maior predisposição para tal. Portanto, para gestantes com TSH > 2,5 mUI/ℓ e ≥ 4 mUI/ℓ, recomenda-se a pesquisa do ATPO – se estiver acima do LSN, a recomendação será a prescrição de 50 mcg de LT4/dia (dose fixa) (Alexander *et al.*, 2017; Ross, 2022; Solha *et al.*, 2022). Somente nessa faixa de eutireoidismo a análise da autoimunidade auxiliará na tomada de decisão clínica pela terapêutica hormonal ou não. Nas demais situações, o TSH isolado ou associado à T4L consegue definir diagnóstico e conduta clínica a ser adotada. O Consenso Febrasgo × SBEM de 2022 (Solha *et al.*, 2022) delibera que, na falta de condições técnicas e/ou financeiras para a realização do ATPO nesse cenário, a atenção deve ser voltada às gestantes com os fatores de risco mais críticos (ver Tabela 47.1). Para esses casos, a repetição do rastreio da função tireoidiana, com o TSH, pode ser realizada ainda na fase inicial da gestação, buscando elucidar a possibilidade de progressão para HSC ou HC.

A Figura 47.1 resume o tratamento conforme os valores laboratoriais.

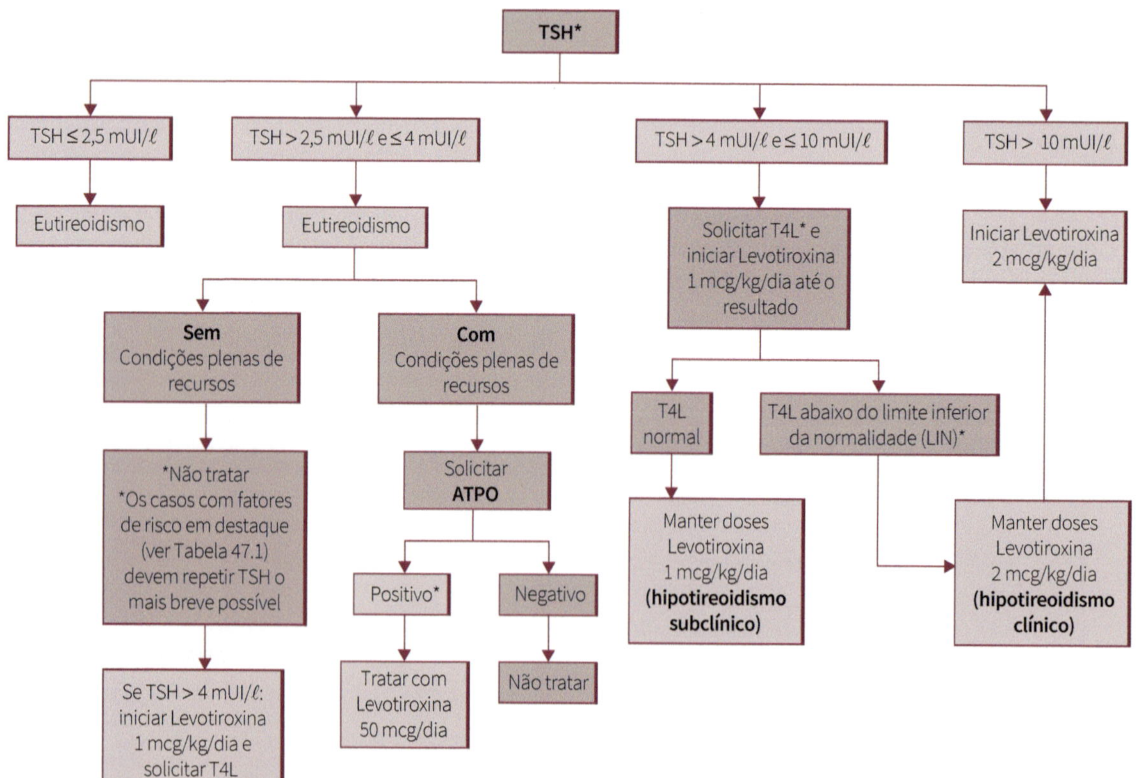

Figura 47.1 Conduta no hipotireoidismo na gestação. ATPO: antiperoxidase; T4L: tiroxina livre; TSH: hormônio estimulador da tireoide.

Controle evolutivo no pré-natal

O TSH é o exame subsidiário que apoia o controle evolutivo da terapêutica com LT4 até se atingir a meta do tratamento, ou seja, TSH < 2,5 mUI/ℓ (Alexander *et al.*, 2017; Ross, 2022; Solha *et al.*, 2022). Outros exames subsidiários não são indicados. A ultrassonografia da tireoide não deve ser realizada rotineiramente, mas de maneira individualizada, a depender de outros achados corroborativos. Os exames de vitalidade fetal devem seguir o planejamento do pré-natal e ser indicados conforme conduta obstétrica (Alexander *et al.*, 2017; Ross, 2022; Solha *et al.*, 2022).

O acompanhamento em pré-natal de alto risco fica reservado aos casos de hipotireoidismo prévio ou de HC diagnosticado na gestação. Para as gestantes com HSC, apenas as que apresentarem os fatores de risco mais críticos para a descompensação da função tireoidiana (em **destaque** na Tabela 47.1) devem ser encaminhadas ao pré-natal de alto risco. O acompanhamento integrado com o endocrinologista é estratégia adequada para os casos do pré-natal de alto risco (Solha *et al.*, 2022).

Com relação ao momento do parto, não há evidências que suportem a resolução da gestação antes de 40 semanas para mulheres com hipotireoidismo (Alexander *et al.*, 2017; Solha *et al.*, 2022).

Controle no puerpério

Para as mulheres com hipotireoidismo prévio, a dose preconcepção deve ser retomada (Alexander *et al.*, 2017; Ross *et al.*, 2016; Ross, 2022; Solha *et al.*, 2022). Pode ocorrer um rebote autoimune no período puerperal, com exacerbação da atividade inflamatória. Em alguns casos, a tireoidite pós-parto pode se instalar, podendo apresentar sintomatologia diversa (fase de hipertireoidismo seguida de fase de hipotireoidismo ou manifestação apenas de uma ou outra fase) (Stagnaro-Green, 2012; Ross *et al.*, 2016; Amino e Arata, 2020). Para melhor estabilidade metabólica no puerpério, a redução da dose de LT4, quando > 50 mcg/dia ou se ATPO positivo, deve ser gradual, em torno de 25 a 50%. Se a dose usada na gestação for ≤ 50 mcg/dia, pode-se suspender a medicação (Ross *et al.*, 2016; Alexander *et al.*, 2017; Ross, 2022; Solha *et al.*, 2022).

Em todas essas situações puerperais, novo TSH deve ser dosado após 6 a 8 semanas do parto para controle evolutivo (Ross *et al.*, 2016; Alexander *et al.*, 2017; Ross, 2022; Solha *et al.*, 2022).

HIPERTIREOIDISMO

Prevalência e etiologia

O hipertireoidismo é síndrome desencadeada pela produção e circulação excessiva de HT. Sua principal causa é a doença de Basedow-Graves (DG), representando 95% dos casos. Outras causas de hipertireoidismo na gravidez são: adenoma tóxico, tireoidite subaguda, bócio multinodular, iatrogênico (ingestão excessiva de HT) (Ross *et al.*, 2016; Alexander *et al.*, 2017; Melmed *et al.*, 2020). A prevalência da DG na gestação é de 0,5 a 1,0% (Ross *et al.*, 2016).

Já a TTG ou hipertireoidismo transitório gestacional é o principal diagnóstico diferencial da DG e a condição clínica mais encontrada, podendo ocorrer em até 5% das gestações e limitado à primeira metade da gestação. Essa condição é caracterizada pela redução do TSH com ou sem elevação da T4L. A elevação da hCG no início da gestação é a causa da estimulação tireoidiana, provocando quadro de hipertireoidismo brando e transitório, podendo estar associado a hiperêmese gravídica. Existe maior risco para TTG em condições de alta concentração de hCG, como gestação gemelar, mola hidatiforme e coriocarcinoma (Melmed *et al.*, 2020).

Imunologia

O hipertireoidismo na DG é causado por anticorpos estimuladores dirigidos ao receptor membranoso de TSH (TRAb). Quanto maior a presença de anticorpos estimuladores, maior a atividade da doença e mais intensas a liberação e a produção hormonal tireoidiana. Os anticorpos podem atravessar a placenta e causar estados de estimulação ou inibição tireoidiana fetal, ainda que esta última seja incomum.

A gravidez, por sua atividade imunomoduladora, melhora a atividade da DG. A elevação de TBG diminui a fração livre dos HT; portanto, ocorre tendência à melhora da doença, principalmente no segundo e no terceiro trimestres. Em contrapartida, no puerpério, com declínio da atividade imunossupressora, há tendência à exacerbação do hipertireoidismo, principalmente até o terceiro mês pós-parto (Stagnaro-Green, 2012).

Quadro clínico

Os sinais e sintomas do hipertireoidismo estão ligados ao estado clínico de hipermetabolismo (Tabela 47.3). Devemos suspeitar de estado hipermetabólico quando a gestante apresentar palpitações e/ou taquicardia, irritabilidade, agressividade, inquietação, tremores finos, sudorese, pele quente e perda ponderal ou mesmo ganho inferior ao esperado. Por serem sintomas inespecíficos, podem passar despercebidos, particularmente na gestação. Achados mais específicos incluem bócio, oftalmopatia e mixedema pré-tibial, sugestivos de DG (Cooper e Laurberg, 2013; Thyroid Disease in Pregnancy, 2020).

Na TTG, os sintomas são menos exuberantes e relacionados a quadros compatíveis com hiperêmese gravídica (Bouillon *et al.*, 1992).

Complicações maternas e neonatais

O hipertireoidismo não tratado pode desencadear complicações graves para a mãe e seu concepto (Tabela 47.4) (Millar *et al.*, 1994; Thyroid Disease in Pregnancy, 2020).

Tabela 47.3 Principais sinais e sintomas do hipertireoidismo.

Sintomas	Sinais
Palpitações	Taquicardia
Insônia	Elevação da pressão arterial
Irritabilidade, nervosismo	Fibrilação atrial
Intolerância ao calor	Tremores finos de extremidade
Intolerância a exercícios	Hiper-reflexia
Prurido	Bócio
Perda ponderal	Pele quente
Redução do ganho ponderal	Urticária
Doença de Graves	Edema periorbital
Exoftalmo	Proptose
Lacrimejamento	Edema pré-tibial
Alteração visual	

Adaptada de: Cooper e Laurberg, 2013; Alexander *et al.*, 2017; Thyroid Disease in Pregnancy, 2020.

Tabela 47.4 Complicações materno-fetais do hipertireoidismo não tratado.

Maternas	Abortamento Eclâmpsia Insuficiência cardíaca congestiva Descolamento prematuro de placenta "Tempestade" tireotóxica
Fetais	Prematuridade Restrição de crescimento fetal Óbito fetal Bócio fetal Hipotireoidismo fetal Hipertireoidismo fetal e neonatal

Diagnóstico

O diagnóstico pode ser difícil quando a sintomatologia é frusta, pois pode se confundir com estados hiperdinâmicos da gravidez. Frente a suspeita clínica, faz-se necessária a dosagem de HT e TSH maternos. Na gravidez, diante da elevação fisiológica das formas ligadas, dá-se preferência à dosagem plasmática das formas livres de HT (T4L ou T3L) e TSH. O diagnóstico laboratorial do hipertireoidismo primário é feito quando o TSH está suprimido (< 0,1 mUI/ℓ) e a T4L pode estar dentro do valor de referência (hipertireoidismo subclínico) ou aumentada (hipertireoidismo clínico) (Alexander *et al.*, 2017).

A dosagem laboratorial do TRAb tem importante papel no diagnóstico da DG e no acompanhamento da gestação:

- A elevação acentuada relaciona-se à atividade autoimune e pode desencadear estimulação da tireoide fetal, com consequente hipertireoidismo fetal e/ou neonatal. Pode haver dificuldade no controle medicamentoso e necessidade de maiores doses de medicação
- Baixos níveis de anticorpos relacionam-se a menor estimulação tireoidiana, podendo sugerir redução ou suspensão da terapêutica antitireoidiana durante a gestação.

Cenários clínico-laboratoriais

Tendo em vista a temporalidade e os tipos de hipertireoidismo na gravidez, podemos definir cenários clínico-laboratoriais que facilitam a compreensão dessa complexa patologia na gestação (Maganha *et al.*, 2022).

Hipertireoidismo com diagnóstico prévio à gestação

Doença de Graves em remissão

Quando a gestante teve o diagnóstico de DG, foi submetida a tratamento clínico com DAT e encontra-se em remissão após a suspensão do medicamento, mantendo-se com função tireoidiana normal. Essa paciente deve ter sua função tireoidiana monitorada durante a gestação e, em caso de normalidade, não há necessidade de testes ou monitoramento fetal adicionais. Cuidado especial deve ser tomado no período pós-parto, pois existe risco aumentado de recorrência da DG ou TPP.

Doença de Graves após tratamento com iodo radioativo ou cirurgia

Quando a paciente necessita de reposição com LT4. Nesse caso, o TRAb deve ser monitorado, pois pode estar elevado mesmo após o tratamento, aumentando o risco de hipertireoidismo fetal por passagem placentária.

Doença de Graves controlada em uso de doses baixas de drogas antitireoidianas

Quando a paciente está em tratamento com DAT para DG com doses baixas, a saber, 5 a 10 mg de metimazol (MMZ) ou 50 a 200 mg de propiltiouracila (PTU), encontra-se controlada e deseja engravidar ou está grávida. As DAT podem ser suspensas, dependendo dos fatores de risco de recorrência.

Doença de Graves em uso de doses elevadas de drogas antitireoidianas

Quando a paciente se encontra com dificuldade de controle do hipertireoidismo e pode ser recomendada a terapia definitiva (iodo radioativo [^{131}I] ou exérese cirúrgica) antes da gestação. Caso engravide inadvertidamente, sugere-se a manutenção do medicamento.

Pacientes com hipertireoidismo por outras causas, como bócio multinodular ou uninodular tóxico

Nesse quadro, sugere-se tratamento definitivo antes da gestação e, caso engravide antes disso, é preconizado manter a terapia medicamentosa, sem a necessidade de monitoramento de TRAb.

Hipertireoidismo com diagnóstico durante a gestação

Hipertireoidismo subclínico

Não há manifestações clínicas importantes, e o diagnóstico é laboratorial; portanto, a paciente não deve ser tratada com DAT. É importante o diagnóstico diferencial entre TTG e DG.

Hipertireoidismo clínico

Com manifestação clínica e confirmação laboratorial. O diagnóstico mais provável é o de DG. É importante a definição etiológica com a dosagem de TRAb para avaliar tratamento e monitoramento fetal.

A Tabela 47.5 apresenta os diferentes cenários citados anteriormente, as alterações em TSH e T4L esperadas e uma sugestão com relação à solicitação do TRAb:

Tratamento

Tratamento medicamentoso

O hipertireoidismo clínico, franco ou manifesto está associado a desfechos desfavoráveis na gestação, quando não tratado adequadamente. O mau controle da tireotoxicose está associado a perda fetal, hipertensão gestacional, prematuridade, baixo peso ao nascimento, restrição de crescimento intrauterino, crise tireotóxica e insuficiência cardíaca congestiva materna (Millar *et al.*, 1994). Desse modo, as pacientes portadoras de hipertireoidismo clínico devem ser tratadas. Gestantes com hipertireoidismo subclínico, independente da causa (TTG, DG ou outras causas de hipertireoidismo), devem receber apenas tratamento sintomático e monitoramento, pois essa situação não está associada a desfechos desfavoráveis materno-fetais (Alexander *et al.*, 2017).

A PTU e o MMZ são os medicamentos de escolha para o tratamento do hipertireoidismo durante a gestação. O mecanismo de ação dessas substâncias é similar. Ambas inibem a organificação do iodo pela tireoide e têm efeito máximo após, aproximadamente, 15 dias do início do tratamento. Atribui-se ao PTU, ainda, papel inibitório na desiodação da T4L em T3L, esta última a forma ativa do hormônio.

Tabela 47.5 Cenários clínico-laboratoriais possíveis na gestação.

	Diagnóstico	TSH	T4L	TRAb
Hipertireoidismo diagnosticado previamente à gestação	DG em remissão	Normal	Normal	Não é necessário
	DG após tratamento com RAI ou cirurgia em terapia com LT4	Normal	Normal	Solicitar
	DG controlada em uso de doses baixas de DAT	Normal	Normal	Solicitar
	DG não controlada em uso de doses elevadas de DAT	Baixo	Elevado	Solicitar
	Outras causas de hipertireoidismo (BMNT ou BUNT)	Normal ou reduzido	Normal ou elevado	Não é necessário
Hipertireoidismo com diagnóstico na gestação	Hipertireoidismo subclínico Diagnóstico provável: TTG	< 0,1 mUI/ℓ	Normal	Solicitar somente se existir suspeita de DG
	Hipertireoidismo clínico Diagnóstico provável: DG	< 0,1 mUI/ℓ	Elevado	Solicitar

BMNT: bócio multinodular tóxico; BUNT: bócio uninodular tóxico; DAT: droga antitireoidiana; DG: doença de Graves; LT4: levotiroxina; T4L: tiroxina livre; RAI: radioiodoterapia; TRAb: anticorpos antirreceptor de TSH; TSH: hormônio estimulante da tireoide; TTG: tireotoxicose transitória da gestação. (Adaptada de: Maganha *et al.*, 2022.)

Em virtude dos efeitos adversos, sobretudo da possibilidade de malformações congênitas e hipotireoidismo fetal, recomenda-se usar a menor dose possível, que mantenha a mãe levemente tireotóxica, a fim de preservar a função tireoidiana fetal, pois as DAT atravessam a barreira placentária (Dhillon-Smith *et al.*, 2019). A dose varia de acordo com a tireotoxicose, medida pelo nível da T4L. As doses variam entre 5 e 30 mg/dia de MMZ (média de 10 a 20 mg) em tomada única diária e 100 a 600 mg/dia de PTU (média de 200 a 400 mg) divididos em duas a três tomadas diárias (Alexander *et al.*, 2017). As doses iniciais das DAT devem ser proporcionais à gravidade da tireotoxicose, medida pelo nível de T4L.

A PTU é o medicamento de escolha quando é necessária a terapia até a 16ª semana de gestação, em virtude do menor risco e menor gravidade das malformações congênitas. Caso seja necessário manter a DAT após a 16ª semana, a PTU pode ser trocada pelo MMZ, pelo maior risco de hepatotoxicidade atribuído à PTU. No entanto, a troca de medicamento pode gerar descontrole da doença. Desse modo, é necessário avaliar a gestante individualmente para decidir a necessidade da troca das medicações. A equivalência de dose entre MMZ e PTU é de 1:20 (5 mg MMZ equivalem a 100 mg PTU) (Alexander *et al.*, 2017). Em caso de início de tratamento após a 16ª semana de gestação, recomenda-se iniciar a terapia com MMZ (Alexander *et al.*, 2017). Existe uma tendência de melhora da DG durante a gestação, decorrente do aumento do hormônio ligado à TBG, e por essa razão as doses das DAT precisam ser revistas a cada visita; recomenda-se uma redução de 30 a 50% da dose quando a T4L atingir o LSN (Ross *et al.*, 2016).

Na Tabela 47.6 encontra-se uma sugestão de doses para MMZ e PTU adaptada da diretriz da ATA (Alexander *et al.*, 2017) para tratamento do hipertireoidismo e tireotoxicose para não gestantes e ajustadas para as doses recomendadas nas gestantes (Ross *et al.*, 2016)

Para pacientes que apresentam baixo risco para recorrência de DG, encontram-se eutireoidianas e engravidam em uso de baixas doses de DAT (5 a 10 mg MMZ ou 50 a 200 mg PTU), sugere-se a suspensão das DAT e a observação da função tireoidiana. Importante levar em consideração outros fatores associados à recorrência da doença, como níveis elevados de TRAb, uso de DAT por tempo inferior a 6 meses, TSH suprimido em uso de DAT, bócio volumoso, presença de oftalmopatia e necessidade de doses superiores a 5 a 10 mg de MMZ ou 50 a 200 mg de PTU. Na Tabela 47.7 estão apresentados os fatores de risco para recorrência da DG após a suspensão das DAT.

Em casos de alto risco para recorrência, sugere-se manter PTU ou trocar do MMZ para PTU na proporção 1:20. Durante a gestação pode haver melhora do quadro de hipertireoidismo, levando à necessidade de doses menores das DAT ou até mesmo suspensão da medicação. Por isso, os ajustes de dose com base nas avaliações laboratoriais seriadas devem ser feitos durante toda a gestação (Alexander *et al.*, 2017).

As DAT são os pilares do tratamento do hipertireoidismo na gestação; contudo, podem trazer efeitos indesejáveis. Para a mãe, os efeitos colaterais ocorrem em 3 a 5% e são, em sua maioria, reações alérgicas eruptivas ou sintomas gastrintestinais. Nesses casos, pode-se controlar com sintomáticos (anti-histamínicos) ou proceder à troca entre DAT. Contudo, em 0,1 a 0,15% dos casos podem levar a efeitos graves, como agranulocitose e insuficiência hepática. Esses dois efeitos são contraindicação absoluta para o uso de DAT, e caso ocorram, não se recomenda a troca entre DAT pela possibilidade de reações cruzadas entre as duas substâncias. Nessa situação, a paciente deve ser encaminhada para serviço especializado com urgência e a tireoidectomia pode ser considerada, idealmente no segundo trimestre. Toda gestante em uso de DAT deve ser alertada para o fato de que, na presença de sinais e/ou sintomas gripais com febre e odinofagia, existe a possibilidade de agranulocitose,

Tabela 47.6 Doses de metimazol e propiltiouracila sugeridas para início de tratamento em gestantes de acordo com o nível de tiroxina livre.

Nível de T4L (número de vezes em relação ao LSN)	MMZ (mg)	PTU (mg)
Até 2 vezes	5 a 10	100 a 200
Entre 2 e 3 vezes	10 a 20	200 a 400
Acima de 3 vezes	20 a 30	400 a 600

LSN: limite superior de normalidade; MMZ: metimazol; PTU: propiltiouracila; T4L: tiroxina libre. (Adaptada de: Ross *et al.*, 2016.)

Tabela 47.7 Critérios de alto risco para recorrência da doença de Graves após suspensão das drogas antitireoidianas em gestantes.

- Níveis elevados de TRAb (3 × o limite superior de normalidade)
- Uso de DAT por menos de 6 meses
- TSH suprimido em uso de DAT
- Bócio volumoso
- Oftalmopatia de Graves
- Necessidade de doses superiores a 5 a 10 mg MMZ ou 50 a 200 mg PTU

DAT: drogas antitireoidianas; MMZ: metimazol; PTU: propiltiouracila; TRAb: anticorpos antirreceptor de TSH. (Adaptada de: Maganha *et al.*, 2022.)

devendo ser coletado hemograma, suspender a DAT e iniciar antibioticoterapia imediatamente se confirmado o diagnóstico (De Groot *et al.*, 2012; Andersen *et al.*, 2016).

Os efeitos para o feto se devem à passagem transplacentária dessas medicações. No primeiro trimestre, deparamo-nos com os efeitos teratogênicos. O MMZ leva a complicações em 2 a 4% das gestações. A malformação mais conhecida é a aplasia cútis; contudo, outras malformações são descritas: atresia cloacal e esofágica, defeitos de formação da parede abdominal, malformações oculares, cardíacas e do sistema urinário. A PTU pode também levar a malformações fetais em 2 a 3% dos casos, quais seja: cistos cervicais e anormalidades do trato urinário masculino. Importante frisar que as malformações relacionadas à PTU costumam ser menos graves que aquelas desencadeadas MMZ (Laurberg *et al.*, 2009; De Groot *et al.*, 2012; Alexander *et al.*, 2017).

Além do aspecto de interferência na formação fetal, essas medicações, ao atravessarem a barreira placentária podem interferir na síntese de hormônio tireoidiano fetal, causando hipotireoidismo fetal. Assim, a prescrição correta dessas medicações durante a gestação é fundamental. A dose de DAT deve ser a mínima necessária.

A meta durante o tratamento de hipertireoidismo na gestação é manter a T4L em concentrações no LSN ou discretamente elevadas. Dessa maneira, evita-se o tratamento excessivo com DAT e, consequentemente, o hipotireoidismo fetal. O monitoramento deve ser feito a cada 2 a 4 semanas, até a gestante estar em uma dose estável de DAT. Depois, o seguimento pode ser feito a cada 4 semanas. O TSH pode permanecer baixo ou indetectável por semanas, mesmo após a diminuição da T4L. Portanto, o TSH não deve ser parâmetro de seguimento durante o tratamento. O hipertireoidismo na gestante estará bem controlado na presença de T4L no LSN (ou discretamente elevada), mesmo com TSH ainda baixo (Alexander *et al.*, 2017; Korevaar e Pearce, 2021).

Pacientes com DG devem dosar TRAb no primeiro trimestre. Se as concentrações forem > 3 vezes o LSN, a dosagem deve ser repetida entre a 18ª e a 22ª semana, quando a tireoide fetal está totalmente formada. Na persistência de títulos elevados de TRAb, deve ser feita a avaliação de bócio fetal e monitoramento em virtude do risco aumentado de hipertireoidismo fetal e neonatal. Se os títulos negativarem ou diminuírem, o risco de complicações materno-fetais é menor (Alexander *et al.*, 2017; Lee e Pearce, 2022).

O propranolol pode ser utilizado para controlar o estado hiperdinâmico do hipertireoidismo descompensado enquanto não há controle adequado com o uso das DAT ou no preparo para tratamento cirúrgico. O propranolol é um betabloqueador utilizado nas doses de 40 a 240 mg/dia (divididos em 4 doses), principalmente em gestantes com frequência cardíaca > 100/minuto. Por ser medicamento coadjuvante, é de utilização restrita para o início do tratamento, devendo ser suspenso quando as DAT se efetivarem. Os principais efeitos fetais do uso do propranolol são hipoglicemia neonatal e restrição de crescimento fetal (Briggs *et al.*, 2011; Alexander *et al.*, 2017).

Iodo radioativo

O uso do ^{131}I está contraindicado na gestação, por atravessar a barreira placentária e causar hipotireoidismo fetal, além da exposição do feto à radiação. Recomenda-se intervalo mínimo de 4 meses entre o tratamento com ^{131}I e a gravidez (Gorman, 1999).

Tratamento cirúrgico

A tireoidectomia, durante a gestação, pode ser indicada em casos em que há efeitos adversos graves relacionados às DAT e quando não se consegue atingir as metas terapêuticas de controle do hipertireoidismo mesmo com altas doses de DAT (> 40 mg de MMZ ou > 600 mg de PTU) (Alexander *et al.*, 2017). Se necessária, a melhor época para a tireoidectomia é o segundo trimestre da gestação. O preparo pode ser realizado com betabloqueadores. Deve-se ter cuidado especial nas gestantes com TRAb muito elevado (> 3 vezes o valor de referência), já que a redução do TRAb após a cirurgia é lenta e, apesar do sucesso no controle do hipertireoidismo materno, ainda pode haver risco de hipertireoidismo fetal, exigindo manter o monitoramento fetal (Alexander *et al.*, 2017).

Tratamento obstétrico

Aconselha-se acompanhamento multiprofissional envolvendo o médico obstetra e endocrinologista em ambiente de pré-natal de alto risco. A frequência dessas consultas deve ser quinzenal até a 28ª semana, e depois consultas semanais até o parto. Durante toda a gestação, o feto deve ser monitorado quanto a sua formação, sinais de hipotireoidismo ou hipertireoidismo e crescimento fetal. Após a 28ª semana, recomenda-se, em situações específicas – como na restrição de crescimento fetal, também avaliações periódicas da vitalidade fetal (Ross *et al.*, 2016; Thyroid Disease in Pregnancy, 2020).

Impõe-se diagnosticar e acompanhar as intercorrências da doença sobre o concepto. A ultrassonografia morfológica (entre 18 e 22 semanas) deve atentar para a eventualidade de bócio fetal (Maganha *et al.*, 2022). Este pode estar correlacionado ao hipo ou hipertireoidismo fetal.

Hipertireoidismo fetal

Normalmente se manifesta com taquicardia fetal persistente (FCF > 170 bpm) por mais de 10 minutos em gestantes com DG. Outros sinais clínicos fetais podem ser: restrição de crescimento fetal, bócio fetal, maturação óssea acelerada e, em casos mais extremos, insuficiência cardíaca congestiva e hidropsia. O hipertireoidismo fetal é desencadeado pela passagem de TRAb pela barreira placentária, estimulando excessivamente a formação e a liberação de hormônios tireoidianos do feto. São gestantes que devem ser acompanhadas de forma particularizada por equipe de medicina fetal experiente. Essa condição pode inclusive se estender ao período neonatal e deve haver acompanhamento rigoroso pelo obstetra e neonatologista.

Uma condição que deve ser considerada de alto risco é o cenário de mulheres com diagnóstico prévio de DG, que realizaram ^{131}I ou tireoidectomia previamente à gestação. Essas mulheres, por não fazerem mais uso de DAT, podem permanecer produzindo TRAb, causando hipertireoidismo fetal e/ou neonatal (Paschke *et al.*, 2012; Lazarus *et al.*, 2014; Thyroid Disease in Pregnancy, 2020).

Hipotireoidismo fetal

Normalmente se manifesta pelo bócio fetal em decorrência da passagem de DAT, ou raramente pela passagem de TRAb inibidor, que diminuiria a produção de hormônios tireoidianos pelo feto. A gestante deve ser acompanhada por equipe de medicina fetal experiente. A cordocentese ou a dosagem dos hormônios tireoidianos em líquido amniótico para o diagnóstico de hipotireoidismo fetal é extremamente controversa, assim como a administração de LT4 em líquido amniótico (Thyroid Disease in Pregnancy, 2020. Em caso de bócio fetal volumoso, discutir a necessidade de EXIT (*ex-utero intrapartum treatment*) no parto.

Aconselhamento preconcepcional da mulher com hipertireoidismo

O planejamento de uma gravidez deve ser bastante discutido entre a mulher em idade fértil com hipertireoidismo e o seu médico. É importante informar os riscos teratogênicos e obstétricos do hipertireoidismo bem como de seu complexo tratamento durante a gestação.

Recomenda-se que seja instituído o tratamento e que a mulher esteja em eutireoidismo estável com doses baixas de DAT (5 a 10 mg dia de MMZ ou 50 a 200 mg de PTU) antes de se considerar a concepção. Esse estado pode ser considerado quando dois exames consecutivos apontam eutireoidismo com intervalo mínimo de 1 mês entre eles. (Alexander *et al.*, 2017; Thyroid Disease in Pregnancy, 2020).

Particularmente em condições de difícil controle da doença com DAT, o tratamento definitivo com ^{131}I ou tireoidectomia deve ser oferecido previamente à concepção. Devemos lembrar que, em casos de tratamento com ^{131}I, mesmo que se atinja controle do hipertireoidismo a curto/médio prazo, há grandes chances de uma piora imunológica com altos títulos de TRAb circulantes em resposta à terapia, o que pode perdurar por alguns meses.

Mulheres tratadas há pelo menos 6 meses com baixas doses de DAT (5 a 10 mg/dia de MMZ ou 100 a 200 mg/dia de PTU) e bem controladas podem ter a suspensão da medicação considerada no primeiro trimestre, visto o potencial teratogênico dessas drogas, desde que monitoradas quanto à função tireoidiana regularmente (Cooper e Laurberg, 2013; Andersen *et al.*, 2016).

Amamentação

As DAT são secretadas no leite materno, mas em concentrações muito baixas. A amamentação é segura com doses até 20 mg/dia de MMZ e 450 mg/dia de PTU (Alexander *et al.*, 2017). A tomada da DAT deve ser feita imediatamente após amamentar (Kobaly e Mandel, 2019). A preferência é por MMZ devido aos efeitos colaterais associados à PTU (Ross *et al.*, 2016).

Não há necessidade de monitoramento da função tireoidiana do lactente, pois não há evidência que o uso de DAT leve ao hipotireoidismo ou comprometimento no crescimento e desenvolvimento neurocognitivo da criança (Azizi *et al.*, 2000). Não existem dados suficientes que demonstrem que o hipertireoidismo interfere na lactação e, portanto, deve ser tratado de acordo com o seu diagnóstico (Alexander *et al.*, 2017).

O tratamento com ^{131}I só pode ser indicado após a suspensão da amamentação por pelo menos 3 meses e a amamentação não deve ser retomada (Gorman, 1999). Isso se deve ao risco de concentração de iodo radioativo na glândula mamária e possível risco de câncer de mama futuramente (Haugen *et al.*, 2016).

O propranolol pode ser usado durante a amamentação, sem risco para a criança ou interferência na capacidade da lactação. Entretanto, o atenolol não é recomendado, pois é secretado no leite materno, causando bradicardia e hipoglicemia na criança (Shannon *et al.*, 2000).

Crise tireotóxica (tempestade tireoidiana)

É uma emergência clínica rara caracterizada por uma exacerbação grave da tireotoxicose. Ocorre em 1% das pacientes com hipertireoidismo, atingindo taxas de mortalidade materna em torno de 25%. Caracteriza-se por: febre alta, taquicardia, agitação, vômitos, diarreia, desidratação, confusão, estupor, arritmia cardíaca e hipotensão. Laboratorialmente, encontraremos elevação de T4L e supressão de TSH (Thyroid Disease in Pregnancy, 2020). Não existem critérios universalmente aceitos para o diagnóstico, mas entende-se que a presença dos sintomas referidos em uma paciente com hipertireoidismo aumenta a probabilidade do diagnóstico. As alterações laboratoriais confirmando o diagnóstico de hipertireoidismo são fundamentais, mas a magnitude da alteração não define o diagnóstico (Thyroid Disease in Pregnancy, 2020).

O tratamento exige cuidados em unidade de terapia intensiva:

- Cuidados gerais: manutenção das vias aéreas permeáveis, monitoramento dos parâmetros hemodinâmicos, administração de líquidos e calorias, oxigenoterapia e antipiréticos
- Terapêutica medicamentosa. Recomenda-se o seguinte esquema:
  - 1º PTU na dose de 600 a 800 mg por via oral (VO) e/ou por sonda nasogástrica (ataque) e 150 a 200 mg a cada 4/6 horas
  - 2º Após 1 a 2 horas da administração de PTU:
    - Iodeto de sódio, 1,0 g por via intravenosa (IV) a cada 6 horas *ou*
    - Solução de lugol forte (5%), 8 gotas VO a cada 8 horas *ou*
    - Carbonato de lítio, 300 mg VO a cada 6 horas
    - Dexametasona, 2 mg IV a cada 6 horas, por 4 doses
  - 3º Propranolol, 20 a 80 mg VO a cada 4/6 horas
  - 4º Fenobarbital, 30 a 60 mg VO a cada 6/8 horas, nos casos de intensa agitação.

Tireoidite pós-parto

A tireoidite pós-parto (TPP) pode ser definida como uma disfunção tireoidiana autoimune no primeiro ano do puerpério, excluindo-se a DG. É caracterizada por infiltração inflamatória linfocítica, destrutiva e indolor da glândula tireoide (Maganha *et al.*, 2022).

A prevalência da TPP varia de 1,1 a 21,1% (Ide *et al.*, 2014; Korevaar *et al.*, 2017). No Brasil, a prevalência oscila de 6,7 a 13,3%, considerando as puérperas seguidas durante 1 ano (Barca *et al.*, 2000). A etiologia da TPP não é totalmente conhecida. A presença de anticorpos antitireoidianos em grande número de mulheres, infiltração linfocítica da tireoide e associação com certos subtipos de antígeno leucocitário humano (HLA) indica fortemente etiologia autoimune da doença. Atualmente a TPP é considerada como doença causada pelo rebote à imunossupressão da gravidez (Stagnaro-Green, 2012). A evolução da TPP cursa com três fases sequenciais: a tireotóxica, a hipotireóidea e a fase de recuperação da função tireoidiana (Lazarus e Kokandi, 2000).

A fase tireotóxica, em geral, ocorre 1 a 3 meses após o parto e dura cerca de 2 meses. A liberação de HT causados pela destruição tecidual da tireoide acarreta um quadro clínico e laboratorial semelhante ao hipertireoidismo ocasionado pela recidiva da DG. O diagnóstico diferencial dessas duas situações deve ser feito devido a diferenças no tratamento. Na TPP os sintomas se iniciam nos primeiros meses após o parto, enquanto a DG pode surgir depois de 3 meses. Concentrações mais elevadas de T4 em relação a T3 são observadas na TPP, enquanto na DG, existe um predomínio de níveis mais altos de T3 em relação a T4. O TRAb geralmente é positivo na DG e negativo na TPP. A cintilografia deve ser evitada, devido à passagem do radioisótopo para o leite materno. Se for imprescindível para o diagnóstico, opta-se por usar pertecnetato (99m Tc) ou ^{123}I, com meias-vidas menores, orientando-se retirar e desprezar o leite materno durante 1 a 5 dias, respectivamente, até a retomada da amamentação (Maganha *et al.*, 2022).

A fase hipotireóidea pode iniciar entre 3 e 6 meses após o parto e tende a ocorrer mais precocemente quando precedida pela tireotoxicose do que quando se apresenta isoladamente. É em geral temporária, durando 6 a 8 meses. Durante a fase hipotireóidea, podem ocorrer sinais e sintomas de hipotireoidismo como: aumento da tireoide (bócio), fadiga, depressão, diminuição da memória, intolerância ao frio, obstipação, espasmos musculares e ganho de peso.

Stagnaro-Green (2012) concluiu que a forma mais comum de apresentação da TPP foi de hipotireoidismo sem tireotoxicose prévia, em 43% dos casos. A tireotoxicose isolada ocorreu em 32% e a forma clássica com tireotoxicose seguida de hipotireoidismo foi a menos comum, ocorrendo em 25% das vezes. Raramente pode ocorrer quadro de hipotireoidismo antes da tireotoxicose (Lazarus e Kokandi, 2000).

O tratamento é distinto para as fases, conforme apresentado a seguir.

Fase tireotóxica

O tratamento da tireotoxicose é sintomático. Os betabloqueadores podem ser prescritos para aliviar as palpitações, a irritabilidade e o nervosismo. O propranolol é preferível por não ser contraindicado durante a amamentação. A dose pode ser ajustada de acordo com os sintomas iniciando com 10 mg 3 vezes/dia. O atenolol deve ser evitado pois é secretado no leite materno. As DAT não são tratamento alternativo, pois a elevação dos hormônios tireoidianos é causada por tireoidite destrutiva e resulta da liberação de hormônios já formados e não por excesso de fabricação hormonal (Maganha *et al.*, 2022).

Fase hipotireóidea

O tratamento do hipotireoidismo na TPP é controverso e nem sempre necessário. O tratamento com LT4 pode ser considerado quando a paciente apresentar sintomas importantes, se estiver amamentando, se a elevação de TSH se mantiver por mais de 6 meses e se estiver planejando nova gestação. A retirada da LT4 pode ser planejada após 6 a 12 meses do tratamento (Maganha *et al.*, 2022).

A TPP apresenta, como sua maior complicação, o desenvolvimento do hipotireoidismo permanente. Sua ocorrência varia de 11 a 30% e é mais comum em mulheres que tiveram a fase de hipotireoidismo (com altos níveis de TSH) e/ou tiveram altos títulos de anticorpos ATPO no início da gravidez. Por essa razão, recomenda-se o monitoramento anual da função tireoidiana em mulheres que apresentaram TPP e normalizaram a função tireoidiana (Othman *et al.*, 1990; Maganha *et al.*, 2022).

CÂNCER DE TIREOIDE E GESTAÇÃO

O achado de nódulo ou câncer de tireoide durante a gestação representa um desafio quanto à conduta adequada a ser instituída. Prejuízos para a saúde materna, para o concepto em desenvolvimento ou, ainda, à manutenção da gestação são pontos a serem considerados durante a elucidação diagnóstica e decisão por condutas terapêuticas (Alexander *et al.*, 2017)

Um ponto crucial é saber que a prevalência de doença nodular da tireoide é extremamente elevada, especialmente entre mulheres, podendo chegar a quase 50%. Em contrapartida, uma minoria desses nódulos é maligna (Haugen *et al.*, 2016; Alexander *et al.*, 2017).

Classificação

Os tumores malignos de tireoide podem ser classificados em três grupos, levando-se em consideração o percentual de incidência, a saber (Gheriani, 2006):

- Carcinoma de células bem diferenciadas da glândula tireoide, que são o carcinoma papilífero (o mais prevalente), o carcinoma folicular, além do carcinoma de células de Hurthle
- Carcinoma pouco diferenciado, tal como o carcinoma medular e o carcinoma anaplásico
- Tipos raros de tumor, como sarcoma e linfoma ou metástases resultantes de tumores primários de mama, pulmão ou rim.

Tratamento

Diagnóstico na gestação

Como regra geral, o tratamento definitivo do câncer de tireoide é cirúrgico, podendo-se realizar tireoidectomia total ou parcial, a depender do caso. A radioiodoterapia pós-tireoidectomia tem sido cada vez mais recomendada para um número restrito de pacientes. Uma vez diagnosticado na gestação, o prognóstico quanto à cura ou recorrência não costuma se alterar em função de a cirurgia ser postergada para depois do término da gravidez (Moosa e Mazzaferri, 1997; Uruno *et al.*, 2014; Haugen *et al.*, 2016).

Em função disso, as recomendações apontam para a conduta expectante, aguardando a finalização da gestação para a realização do tratamento cirúrgico, na maioria dos casos (Herzon *et al.*, 1994; Monroy-Lozano *et al.*, 2001; Haugen *et al.*, 2016). No entanto, alguns estudos despertam preocupação quanto à possibilidade de a gravidez interferir negativamente no comportamento do câncer de tireoide (Vannucchi *et al.*, 2010; Messuti *et al.*, 2014). A ação tumorigênica do estrogênio vem sendo estudada, sem resultados conclusivos até o momento (Yasmeen *et al.*, 2005).

Portanto, o monitoramento dos casos de carcinoma papilífero diferenciado diagnosticados na gestação deve ser cuidadoso. Idealmente, como outrora mencionado, a cirurgia ficará reservada para o período pós-parto. A estratégia de vigilância é o acompanhamento seriado com ultrassonografia até a 24ª à 26ª semana de gestação, a fim de avaliar a possibilidade de crescimento expressivo (aumento de 50% do volume ou 20% em duas dimensões) ou surgimento de metástases representadas pela presença de linfonodos cervicais malignos. Caso a doença permaneça estável até a 24ª à 26ª semana, sem linfonodos cervicais comprometidos ou o diagnóstico ocorrer após essa fase gestacional, a cirurgia ficará reservada para o período pós-parto. A cirurgia está indicada apenas para os tumores de crescimento rápido, mais agressivos, com expressão metastática relevante tanto localmente como a distância (Uruno *et al.*, 2014; Alexander *et al.*, 2017).

No entanto, deve-se atentar quando o carcinoma de tireoide for medular ou anaplásico, variantes muito raramente encontradas. Nesses casos, a cirurgia está fortemente recomendada na gestação, visto a incerteza sobre o prognóstico (Alexander *et al.*, 2017).

A Tabela 47.8 demonstra o risco estimado de malignidade para nódulos de tireoide de acordo com a classificação *Thyroid Imaging Reporting and Data System* (TI-RADS), bem como os pontos de corte para indicação de punção aspirativa por agulha fina (PAAF) para elucidação citológica. A aplicação dessa indicação de PAAF para não grávidas pode ser extrapolada para as gestantes (Tessler *et al.*, 2017).

Quando a cirurgia for inadiável, o segundo trimestre é o momento indicado; é nesse trimestre que se evitam a interferência na embriogênese, a ocorrência de abortamento precoce e ainda complicações de terceiro trimestre, como o trabalho de parto prematuro (Alexander *et al.*, 2017). Hipoparatireoidismo, hipocalcemia e lesão de nervo laríngeo cursam entre as intercorrências possíveis (McLeod *et al.*, 2012). Ademais, o volume tireoidiano aumentado é preditor, isoladamente, de maiores complicações (Alexander *et al.*, 2017).

Uma vez optado por aguardar o término da gestação para a realização do tratamento cirúrgico, alguns casos encontram benefício no uso de LT4 para diminuir os níveis de TSH. Valores de TSH > 2 mU/ℓ podem estar correlacionados a um estágio mais avançado da doença quando do momento da cirurgia. Portanto, gestantes com diagnóstico de câncer diferenciado de tireoide durante a gestação, cuja conduta adotada foi a expectante, mas que apresentem TSH > 2 mU/ℓ, podem melhorar o prognóstico usando LT4 a fim de manter o TSH na faixa entre 0,3 mU/ℓ e 2 mU/ℓ (McLeod *et al.*, 2012).

Gestantes com nódulos benignos diagnosticados antes da gestação não necessitam de estratégia de vigilância durante o período gestacional (Alexander *et al.*, 2017).

Diagnóstico prévio à gestação

As pacientes previamente operadas devido a carcinoma diferenciado de tireoide em uso de LT4, sobretudo as que apresentam doença estrutural residual ou alto risco inicial de recorrência, devem manter o TSH indefinidamente < 0,1 mUI/ℓ durante a gestação (Pacini *et al.*, 2006; Haugen *et al.*, 2016).

As evidências demonstram ausência de complicações maternas e/ou neonatais decorrentes dessa condição medicamentosa de hipertireoidismo subclínico exógeno (Alexander *et al.*, 2017). Para as pacientes que engravidam apresentando excelente resposta à terapia após 1 ano do diagnóstico do câncer, com tireoglobulina suprimida e sem doença estrutural, a meta de TSH, durante a gestação, pode subir para a metade inferior do intervalo de referência (Haugen *et al.*, 2016; Alexander *et al.*, 2017).

Durante a gestação, essas pacientes devem ter monitoramento seriado do TSH a cada 4 semanas até a 16ª à 20ª semana e pelo menos uma outra vez entre a 26ª e a 32ª semana gestacional (Haugen *et al.*, 2016; Alexander *et al.*, 2017). Não se recomenda monitorar os níveis de tireoglobulina ao longo da gestação (Alexander *et al.*, 2017).

Radioiodoterapia

As pacientes submetidas previamente à complementação terapêutica com radioiodoterapia devem, idealmente, aguardar 6 meses para tentativas de concepção (Haugen *et al.*, 2016; Alexander *et al.*, 2017).

PARATIREOIDE

Metabolismo do cálcio na gestação

A homeostase do cálcio e do fósforo, assim como sua regulação pelo paratormônio (PTH) e 1-25 di-hidroxicolecalciferol (calcitriol), sofrem modificações importantes durante a gestação. A gestante é submetida a uma grande perda de cálcio. Por um lado, o feto consome cerca de 300 mg de cálcio ao dia no terceiro trimestre (25 a 30 g de cálcio durante toda gestação) para que ocorra a mineralização óssea fetal. Por outro lado, existe também maior perda de cálcio decorrente do aumento da filtração glomerular, resultando em hipercalciúria materna e aumento do risco de cálculo renal (Hauache, 2002).

Para manter o equilíbrio desse sistema, há um aumento da absorção materna de cálcio no intestino a partir da 12ª semana de gestação, e a gestante mantém um balanço positivo de cálcio até o terceiro trimestre, quando há um pico na excreção urinária desse íon. Essas alterações adaptativas não são moduladas pelo PTH, mas por uma proteína produzida na placenta, tecidos fetais e tecido mamário materno denominada "proteína relacionada ao PTH" (PTHrp) (McCarthy *et al.*, 2019; Pliakos *et al.*, 2022). O PTH materno geralmente fica no limite inferior do normal no primeiro trimestre e sobe para níveis médios no segundo e terceiro trimestres da gestação. A PTHrp age promovendo um aumento da calcemia por meio da ativação da vitamina D (produção de 1,25-dihidroxicolecalciferol) e consequente maior absorção de cálcio pelo trato gastrintestinal. Não obstante, faz-se importante uma rica ingestão de cálcio pela gestante (1.200 a 1.600 mg/dia) (Hauache, 2002; McCarthy *et al.*, 2019; Pliakos *et al.*, 2022).

Outra alteração considerável durante a gestação é a hemodiluição materna e consequente hipoalbuminemia, o que pode determinar uma redução do cálcio total, mas não do cálcio iônico. Por isso, na suspeita de doenças da paratireoide na gestação, a avaliação do cálcio sérico deve ser feita pela dosagem do cálcio iônico ou do cálcio total corrigido pela albuminemia (Pliakos *et al.*, 2022).

Tabela 47.8 Classificação TI-RADS e risco estimado de malignidade para nódulos de tireoide.

Classificação	Interpretação	Risco de malignidade	Ponto de corte de tamanho para PAAF (maior dimensão)
TI-RADS 1	Benigno	> 70 a 90%	Sem indicação
TI-RADS 2	Sem suspeição	10 a 20%	Sem indicação
TI-RADS 3	Levemente suspeito	5 a 10%	Recomendado em ≥ 2,5 cm
TI-RADS 4	Moderadamente suspeito	< 3%	≥ 1,5 cm
TI-RADS 5	Altamente suspeito	< 1%	≥ 1,0 cm

A aspiração com agulha fina (PAAF) guiada por ultrassom é recomendada para linfonodos cervicais laterais do pescoço que são ultrassonograficamente suspeitos de câncer de tireoide.

Fonte: Tessler *et al.*, 2017.

O cálcio atravessa a barreira placentária por transporte ativo. As concentrações de cálcio fetais são maiores que as maternas. Desse modo, a paratireoide fetal permanece inibida em um estado de "hipoparatireoidismo". O recém-nascido apresenta, em 24 a 48 horas, discreta hipocalcemia que, em situações fisiológicas, rapidamente é corrigida pela recuperação das paratireoides (McCarthy *et al.*, 2019).

O PTH e a calcitonina não atravessam a barreira placentária.

Hiperparatireoidismo

O hiperparatireoidismo primário é raro na gestação e é a principal causa de hipercalcemia na gravidez, principalmente em casos mais graves. O hiperparatireoidismo primário é causado por tumores das paratireoides: adenomas (80 a 90%), hiperplasia (8 a 9%) e carcinomas (1 a 2%). Nesses casos, a paciente apresentará hipercalcemia e dosagem do PTH sérico elevada ou inapropriadamente normal (Pliakos *et al.*, 2022). A hipercalcemia também pode ter como causas: carcinomas de topografias diversas, hipertireoidismo, uso de diuréticos tiazídicos, mieloma múltiplo, intoxicação por vitamina D e sarcoidose. No entanto, nessas situações, o cálcio estará elevado e o PTH estará reduzido (McCarthy *et al.*, 2019; Pliakos *et al.*, 2022).

Para a gestante e seu concepto, as complicações estão ligadas ao nível de hipercalcemia e estão presentes em 30 a 80% das gestações. A hipercalcemia pode cursar com náuseas e vômitos, simulando quadro de hiperêmese gravídica, polidrâmnio, nefrolitíase e hipertensão arterial não controlada. Nos casos moderados, apesar de ainda não desencadear sintomatologia materna, pode manifestar-se no período pós-natal como tetania neonatal por hipocalcemia. A hipocalcemia neonatal pode decorrer da supressão das paratireoides durante a gestação pelos níveis aumentados de cálcio materno e supressão no momento do parto. Nos casos mais graves de hipercalcemia (cálcio sérico > 15 mg/dℓ), podemos ter a crise hipercalcêmica, que cursa com fadiga, fraqueza, vômitos, desidratação e estupor, com agravamento rápido e altas taxas de mortalidade. Outras complicações são: óbito fetal intrauterino, abortamento, prematuridade, restrição de crescimento fetal e pancreatite aguda materna (Schnatz, 2002; McCarthy *et al.*, 2019). Após o diagnóstico laboratorial de hiperparatireoidismo, é preciso localizar a doença, que geralmente está associada a adenoma de paratireoide ou hiperplasia da glândula. O método de escolha é a ultrassonografia cervical. A tomografia computadorizada e a cintilografia com sestamibi devem ser evitadas durante a gestação (Pliakos *et al.*, 2022). Uma situação que precisa ser considerada em uma gestante com hiperparatireoidismo primário é a possibilidade de uma doença familiar, como a neoplasia endócrina múltipla do tipo 1, que está associada a adenomas hipofisários e tumores neuroendócrinos. Isso é necessário em virtude da faixa etária do hiperparatireoidismo primário, que geralmente acomete pessoas mais idosas. Portanto, quando ocorre em pessoas mais jovens, tem maior probabilidade de estar associado a síndromes genéticas (Pliakos *et al.*, 2022). Uma história clínica pessoal e familiar rigorosa e, se disponível, a pesquisa genética para o gene MENIN podem ser aventadas (McCarthy *et al.*, 2019; Pliakos *et al.*, 2022).

Após a localização da doença, o tratamento de escolha é cirúrgico ainda no período preconcepcional. Contudo, nos casos diagnosticados durante a gestação, a remoção das paratireoides, no segundo trimestre, ainda parece aceitável frente às altas taxas de complicações. O tratamento clínico, com dieta restrita em cálcio, hidratação e suplementação de vitamina D, pode ser realizado para pacientes com hipercalcemias leves (cálcio sérico total até 11 mg/dℓ corrigido pela albuminemia) (Khan *et al.*, 2019). O tratamento frente à crise hipercalcêmica deve ser imediato e contempla: hidratação com solução salina 0,9% (4 a 10 ℓ em 24 horas); uso de furosemida (para aumentar a excreção renal de cálcio); reposição de magnésio e potássio, quando necessário. Calcitonina e glicocorticoides são coadjuvantes na crise (Schnatz, 2002; McCarthy *et al.*, 2019; Pliakos *et al.*, 2022).

Hipoparatireoidismo

A causa mais comum de hipocalcemia é o hipoparatireoidismo, que na população adulta decorre principalmente de complicações relacionadas à tireoidectomia. A deficiência do PTH causa redução do cálcio sérico em virtude da redução da reabsorção óssea, além da redução da síntese do calcitriol, responsável pela absorção de cálcio intestinal. O tratamento dessa condição compreende o uso de análogos da vitamina D (colecalciferol e, principalmente, o calcitriol), além da suplementação de cálcio (Maeda *et al.*, 2018). Conforme já mencionado na seção anterior, existe uma mudança considerável no metabolismo do cálcio, fósforo e vitamina durante a gestação para que haja a oferta de cálcio para o concepto, além da manutenção dos níveis maternos de cálcio sérico. Entre os fatores mais importantes para o controle dessa doença durante a gestação estão a produção do PTHrp que pode ocasionar redução na dose dos suplementos necessários antes da gestação, sobretudo no primeiro trimestre, e a hemodiluição, que ocasiona uma hipoalbuminemia e falhas na interpretação da dosagem do cálcio total que estará falsamente baixo. Por isso, recomenda-se basear a decisão terapêutica na dosagem do cálcio iônico ou na dosagem do cálcio total corrigido pela dosagem de albumina (Maeda *et al.*, 2018).

As manifestações clínicas decorrentes de um descontrole da doença incluem cãibras, espasmos, tetania, rigidez, agitação, catarata e elevação da pressão intracraniana (Khan *et al.*, 2019).

A hipocalcemia materna implica menor passagem de cálcio ao feto, consequentemente hiperparatireoidismo fetal levando a desmineralização esquelética, reabsorção subperióstica até osteíte fibrosa cística (Khan *et al.*, 2019).

A literatura sobre o manejo dessa condição durante a gestação é pequena. Em relato de casos, as necessidades de suplementação de cálcio oscilam entre 800 e 1.500 mg de cálcio elementar ao dia no início da gestação, podendo chegar a 3.200 mg/dia no terceiro trimestre. As necessidades de calcitriol variam de 0,25 a 3 mcg ao dia fracionados em 3 a 4 tomadas. A 25-hidroxi vitamina D deve ser mantida dentro dos valores de referência e pode haver necessidade de suplementação de colecalciferol. Deve-se evitar a hipocalcemia, mas o cálcio sérico deve ser mantido no limite inferior do normal, com fósforo sérico dentro dos limites de referência. Avaliações periódicas de cálcio e fósforo são necessárias (Maeda *et al.*, 2018). Os neonatologistas precisam ser alertados do fato de que a falta ou o excesso de tratamento podem causar alterações no metabolismo do cálcio do recém-nascido (Maeda *et al.*, 2018).

REFERÊNCIAS BIBLIOGRÁFICAS

ABALOVICH, M. *et al.* The relationship of preconception thyrotropin levels to requirements for increasing the levothyroxine dose during pregnancy in women with primary hypothyroidism. *Thyroid*, v. 20, n. 10, p. 1175-1178, 2010.

ACOG Practice Bulletins. Clinical Management Guidelines for Obstetrician – Gynecologists. *Obstetrics and Gynecology*, v. 133, n. 76, p. 168-186, 2020.

ALEXANDER, E. K. *et al.* Timing and magnitude of increases in levothyroxine requirements during pregnancy in women with hypothyroidism. *The New England Journal of Medicine*, v. 351, n. 3, p. 241-249, 2004.

ALEXANDER, E. K. *et al.* 2017 Guidelines of the American Thyroid Association for the diagnosis and management of thyroid disease during pregnancy and the postpartum. *Thyroid*, v. 27, n. 3, p. 315-389, 2017.

ALMANDOZ, J. P.; GHARIB, H. Hypothyroidism: etiology, diagnosis, and management. *The Medical Clinics of North America*, v. 96, n. 2, p. 203-221, 2012.

AMINO, N.; ARATA, N. Thyroid dysfunction following pregnancy and implications for breastfeeding. *Best Practice and Research. Clinical Endocrinology and Metabolism*, v. 34, n. 4, p. 101438, 2020.

ANDERSEN, S. L.; OLSEN, J.; LAURBERG, P. Antithyroid drug side effects in the population and in pregnancy. *The Journal of Clinical Endocrinology and Metabolism*, v. 101, n. 4, p. 1606-1614, 2016.

AZIZI, F. *et al.* Screening and management of hypothyroidism in pregnancy: results of an Asian Survey. *Endocrine Journal*, v. 61, n. 7, p. 697-704, 2014.

AZIZI, F. *et al.* Thyroid function and intellectual development of infants nursed by mothers taking methimazole. *The Journal of Clinical Endocrinology and Metabolism*, v. 85, n. 9, p. 3233-3238, 2000.

BARCA, M. F. *et al.* Prevalence and characteristics of postpartum thyroid dysfunction in São Paulo, Brazil. *Clinical Endocrinology (Oxford)*, v. 53, n. 1, p. 21-31, 2000.

BENHADI, N. *et al.* Higher maternal TSH levels in pregnancy are associated with increased risk for miscarriage, fetal or neonatal death. *European Journal of Endocrinology*, v. 160, n. 6, p. 985-991, 2009.

BERBARA, T. M. B. L. *et al.* Selective case finding versus universal screening for detection of hypothyroidism in pregnancy: Comparative evaluation in a group of pregnant women from Rio de Janeiro. *Archives of Endocrinology and Metabolism*, v. 64, n. 2, p. 15-64, 2020.

BOUILLON, R. *et al.* Thyroid function in patients with hyperemesis gravidarum. *American Journal of Obstetrics and Gynecology*, v. 143, n. 8, p. 922-926, 1992.

BRIGGS, G. G.; FREEMAN, R. K.; YAFFE, S. J. *Drugs in pregnancy and lactation: A reference guide to fetal and neonatal risk*. 9th ed. Philadelphia: Lippincott Williams & Wilkins, 2011.

CASEY, B. M. *et al.* Subclinical hypothyroidism and pregnancy outcomes. *Obstetrics and Gynecology*, v. 105, n. 2, p. 239-245, 2005.

CASEY, B. M. *et al.* Treatment of subclinical hypothyroidism or hypothyroxinemia in pregnancy. *The New England Journal of Medicine*, v. 376, n. 9, p. 815-825, 2017.

CHANG, D. L.; PEARCE, E. N. Screening for maternal thyroid dysfunction in pregnancy: a review of the clinical evidence and current guidelines. *Journal of Thyroid Research*, v. 2013, p. 851326, 2013.

CONSORTIUM ON THYROID AND PREGNANCY–STUDY GROUP ON PRETERM BIRTH *et al.* Association of thyroid function test abnormalities and thyroid autoimmunity with preterm birth: A systematic review and meta-analysis. *Journal of the American Medical Association*, v. 322, n. 7, p. 632-641, 2019.

COOPER, D. S.; LAURBERG, P. Hyperthyroidism in pregnancy. *Lancet Diabetes and Endocrinology*, v. 1, n. 3, p. 238-249, 2013.

DE GROOT, L. *et al.* Management of thyroid dysfunction during pregnancy and postpartum: An endocrine society clinical practice guideline. *Journal of Clinical Endocrinology and Metabolism*, v. 97, n. 8, p. 2543-2565, 2012.

DHILLON-SMITH, R. K. *et al.* Levothyroxine in women with thyroid peroxidase antibodies before conception. *The New England Journal of Medicine*, v. 380, n. 14, p. 1316-1325, 2019.

DONNAY CANDIL, S. *et al.* [Cost-effectiveness analysis of universal screening for thyroid disease in pregnant women in Spain]. *Endocrinología y Nutrición*, v. 62, n. 7, p. 322-330, 2015.

DOSIOU, C. *et al.* Cost-effectiveness of universal and risk-based screening for autoimmune thyroid disease in pregnant women. *Journal of Clinical Endocrinology and Metabolism*, v. 97, n. 5, p. 1536-1546, 2012.

FEBRASGO Statement Position, 2022.

GARBER, J. R. *et al.* Clinical practice guidelines for hypothyroidism in adults: cosponsored by the American Association of Clinical Endocrinologists and the American Thyroid Association. *Thyroid*, v. 22, n. 12, p. 1200-1235, 2012.

GHERIANI, H. Update on epidemiology classification, and management of thyroid cancer. *The Libyan Journal of Medicine*, v. 1, n. 1, p. 83-95, 2006.

GORMAN, C. A. Radioiodine and pregnancy. *Thyroid*, v. 9, n. 7, p. 721-726, 1999.

HAUACHE, O. M. Diagnóstico laboratorial do hiperparatiroidismo primário. *Arquivos Brasileiros de Endocrinologia e Metabologia*, v. 46, n. 1, p. 79, 2002.

HAUGEN, B. R. *et al.* 2015 American thyroid association management guidelines for adult patients with thyroid nodules and differentiated thyroid cancer: The American Thyroid Association guidelines task force on thyroid nodules and differentiated thyroid cancer. *Thyroid*, v. 26, n. 1, p. 1-133, 2016.

HERZON, F. S. *et al.* Coexistent thyroid cancer and pregnancy. *Archives of Otolaryngology – Head and Neck Surgery*, v. 120, n. 11, p. 1191-1193, 1994.

IDE, A. *et al.* Differentiation of postpartum graves' thyrotoxicosis from postpartum destructive thyrotoxicosis using antithyrotropin receptor antibodies and thyroid blood flow. *Thyroid*, v. 24, p. 1027-1031, 2014.

JONKLAAS, J. *et al.* Guidelines for the treatment of hypothyroidism: prepared by the American Thyroid Association task force on thyroid hormone replacement. *Thyroid*, v. 24, n. 12, p. 1670-1751, 2014.

JOUYANDEH, Z. *et al.* Universal *versus* selective case based screening for thyroid disorders in pregnancy. *Endocrine*, v. 48, n. 1, p. 116-123, 2015.

KHAN, A. A. *et al.* Management of endocrine disease: hypoparathyroidism in pregnancy: review and evidence-based recommendations for management. *European Journal of Endocrinology*, v. 180, n. 2, p. R37-R44, 2019.

KOBALY, K.; MANDEL, S. J. Hyperthyroidism and pregnancy. *Endocrinology and Metabolism Clinics of North America*, v. 48, n. 3, p. 533-545, 2019.

KOREVAAR, T. I. M. *et al.* Thyroid disease in pregnancy: new insights in diagnosis and clinical management. *Nature Reviews. Endocrinology*, v. 13, n. 10, p. 610-622, 2017.

KOREVAAR, T. I. M.; PEARCE, E. N. Thyroid disorders during preconception, pregnancy, and the postpartum period. In: BRAVERMAN, L. E.; COOPER, D. S.; KOPP, P. A. (eds.). *Werner & Ingbar's The thyroid*: A fundamental and clinical text. 11th ed. Lippincott-Raven Publishers, 2021. p. 922-940.

KRASSAS, G. E.; POPPE, K.; GLINOER, D. Thyroid function and human reproductive health. *Endocrine Reviews*, v. 31, n. 5, p. 702-755, 2010.

LAURBERG, P. *et al.* Management of Graves' hyperthyroidism in pregnancy: focus on both maternal and foetal thyroid function, and caution against surgical thyroidectomy in pregnancy. *European Journal of Endocrinology*, v. 160, n. 1, p. 1-8, 2009.

LAZARUS, J. H. *et al.* 2014 European Thyroid Association Guidelines for the management of subclinical hypothyroidism in pregnancy and in children. *European Thyroid Journal*, v. 3, n. 2, p. 76-94, 2014.

LAZARUS, J. H. *et al.* Antenatal thyroid screening and childhood cognitive function. *The New England Journal of Medicine*, v. 366, n. 6, p. 493-501, 2012.

LAZARUS, J. H.; KOKANDI, A. Thyroid disease in relation to pregnancy: a decade of change. *Clinical Endocrinology (Oxford)*, v. 53, n. 3, p. 265-278, 2000.

LEE, S. Y.; PEARCE, E. N. Assessment and treatment of thyroid disorders in pregnancy and the postpartum period. *Nature Reviews. Endocrinology*, v. 18, n. 3, p. 158-171, 2022.

LOH, J. A. *et al.* The magnitude of increased levothyroxine requirements in hypothyroid pregnant women depends upon the etiology of the hypothyroidism. *Thyroid*, v. 19, n. 3, p. 269-275, 2009.

MAEDA, S. S. *et al.* Diagnosis and treatment of hypoparathyroidism: a position statement from the Brazilian Society of Endocrinology and Metabolism. *Archives of Endocrinology and Metabolism*, v. 62, n. 1, p. 106-124, 2018.

MAGANHA, C. A. *et al.* Screening, diagnosis and management of hyperthyroidism in pregnancy. *Revista Brasileira de Ginecologia e Obstetrícia*, v. 44, n. 8, p. 806-818, 2022.

MAYOR, G. H.; ORLANDO, T.; KURTZ, N. M. Limitations of levothyroxine bioequivalence evaluation: analysis of an attempted study. *American Journal of Therapeutics*, v. 2, n. 6, p. 417-432, 1995.

MCDERMOTT, M. T. Hypothyroidism. *Annals of Internal Medicine*, v. 173, n. 1, p. ITC1-ITC16, 2020.

MCCARTHY, A. *et al.* Management of primary hyperparathyroidism in pregnancy: a case series. *Endocrinology, Diabetes and Metabolism Case Reports*, v. 2019, p. 19-0039, 2019.

MCLEOD, D. S. *et al.* Tireotropina e diagnóstico de câncer de tireoide: uma revisão sistemática e metanálise dose-resposta. *Journal of Clinical Endocrinology and Metabolism*, v. 97, n. 8, p. 2682-2692, 2012.

MEDEIROS, M. F. *et al.* An international survey of screening and management of hypothyroidism during pregnancy in Latin America. *Arquivos Brasileiros de Endocrinologia e Metabologia*, v. 58, n. 9, p. 906-911, 2014.

MELMED, S. *et al. Williams Texbook of Endocrinology*. 14th ed. Philadelphia: Elsevier, 2020.

MESSUTI, I. *et al.* Impact of pregnancy on prognosis of differentiated thyroid cancer: clinical and molecular features. *European Journal of Endocrinology*, v. 170, n. 5, p. 659-666, 2014.

MILLAR, L. K. *et al.* Low birth weight and preeclampsia in pregnancies complicated by hyperthyroidism. *Obstetrics and Gynecology*, v. 84, n. 6, p. 946-949, 1994.

MOLETI, M. *et al.* Autoimmune thyroid diseases and pregnancy. *Annals of Thyroid*, v. 3, p. 18, 2018.

MOMOTANI, N. *et al.* Antithyroid drug therapy for Graves' disease during pregnancy. Optimal regimen for fetal thyroid status. *The New England Journal of Medicine*, v. 315, n. 1, p. 24-28, 1986.

MONROY-LOZANO, B. E. *et al.* [Clinical behavior of thyroid papillary cancer in pregnancy: optimal time for its treatment]. *Ginecología y Obstetricia de México*, v. 69, p. 359-362, 2001.

MOOSA, M.; MAZZAFERRI, E. L. Outcome of differentiated thyroid cancer diagnosed in pregnant women. *The Journal of Clinical Endocrinology and Metabolism*, v. 82, n. 9, p. 2862-2866, 1997.

MORAIS, N. S. *et al.* Recent recommendations from ATA guidelines to define the upper reference range for serum TSH in the first trimester match reference ranges for pregnant women in Rio de Janeiro. *Archives of Endocrinology and Metabolism*, v. 62, n. 4, p. 386-391, 2018.

NEGRO, R. *et al.* Increased pregnancy loss rate in thyroid antibody negative women with TSH levels between 2.5 and 5.0 in the first trimester of pregnancy. *The Journal of Clinical Endocrinology and Metabolism*, v. 95, n. 9, p. E44-E48, 2010.

NEGRO, R. *et al.* Thyroid antibody positivity in the first trimester of pregnancy is associated with negative pregnancy outcomes. *The Journal of Clinical Endocrinology and Metabolism*, v. 96, n. 6, p. E920-E924, 2011.

OTHMAN, S. *et al.* A long-term follow-up of postpartum thyroiditis. *Clinical Endocrinology (Oxford)*, v. 32, n. 5, p. 559-564, 1990.

PACINI, F. *et al.* European consensus for the management of patients with differentiated thyroid carcinoma of the follicular epithelium. *European Journal of Endocrinology*, v. 154, n. 6, p. 787-803, 2006.

PASCHKE, R. *et al.* European Thyroid Association guidelines for the management of familial and persistent sporadic non-autoimmune hyperthyroidism caused by thyroid-stimulating hormone receptor germline mutations. *European Thyroid Journal*, v. 1, n. 3, p. 142-147, 2012.

PEARCE, E. N. *et al.* Consequences of iodine deficiency and excess in pregnant women: an overview of current knowns and unknowns. *The American Journal of Clinical Nutrition*, v. 104, suppl. 3, p. 918S-923S, 2016.

PEARCE, S. H. *et al.* 2013 ETA Guideline: Management of Subclinical Hypothyroidism. *European Thyroid Journal*, v. 2, n. 4, p. 215-228, 2013.

PLIAKOS, I. *et al.* Parathyroid adenoma in pregnancy: A case report and systematic review of the literature. *Frontiers in Endocrinology*, v. 13, p. 975954, 2022.

ROSS, D. S. Hypothyroidism during pregnancy: Clinical manifestations, diagnosis, and treatment. *UpToDate*. 05 out. 2022. Disponível em: <https://pro.uptodatefree.ir/show/16609>.

ROSS, D. S. *et al.* 2016 American Thyroid Association guidelines for diagnosis and management of hyperthyroidism and other causes of thyrotoxicosis. *Thyroid*, v. 26, n. 10, p. 1343-1421, 2016.

SARAIVA, D. A. *et al.* Iodine status of pregnant women from a coastal Brazilian state after the reduction in recommended iodine concentration in table salt according to governmental requirements. *Nutrition*, v. 53, p. 109-114, 2018.

SCHNATZ, P. F. Surgical treatment of primary hyperparathyroidism during the third trimester. *Obstetrics and Gynecology*, v. 99, n. 5, pt. 2, p. 961-963, 2002.

SHANNON, M. E.; MALECHA, S. E.; CHA, A. J. Beta blockers and lactation: an update. *Journal of Human Lactation*, v. 16, n. 3, p. 240-245, 2000.

SOLHA, S. T. G. *et al.* Screening, diagnosis and management of hypothyroidism in pregnancy. *Revista Brasileira de Ginecologia e Obstetrícia*, v. 44, n. 10, p. 999-1010, 2022.

SOLHA, S. T.; MATTAR, R.; TEIXEIRA, P. F. *et al.* Febrasgo Position Statement Número 10, outubro 2022. *Rastreio, diagnóstico e manejo do hipotireoidismo na gestação*. Disponível em: https://www.febrasgo.org.br/images/pec/posicionamentos-febrasgo/FPS-N10-Outubro-2022-portugues.pdf. Acesso em: 24 set. 2024.

SPENCER, L. *et al.* Screening and subsequent management for thyroid dysfunction pre-pregnancy and during pregnancy for improving maternal and infant health. *The Cochrane Database of Systematic Reviews*, v. 2015, n. 9, p. CD011263, 2015.

SRIMATKANDADA, P.; STAGNARO-GREEN, A.; PEARCE, E. N. Attitudes of ATA survey respondents toward screening and treatment of hypothyroidism in pregnancy. *Thyroid*, v. 25, n. 3, p. 368-369, 2015.

STAGNARO-GREEN, A. Approach to the patient with postpartum thyroiditis. *The Journal of Clinical Endocrinology and Metabolism*, v. 97, n. 2, p. 334-342, 2012.

TESSLER, F. N. *et al.* ACR Thyroid Imaging, Reporting and Data System (TI-RADS): White Paper of the ACR TI-RADS Committee. *Journal of the American College of Radiology*, v. 14, n. 5, p. 587-595, 2017.

THYROID DISEASE IN PREGNANCY: ACOG Practice Bulletins, Number 223. *Obstetrics and Gynecology*, v. 135, n. 6, p. e261-e274, 2020.

URUNO, T. *et al.* Optimal timing of surgery for differentiated thyroid cancer in pregnant women. *World Journal of Surgery*, v. 38, n. 3, p. 704-708, 2014.

VAIDYA, B. *et al.* Detection of thyroid dysfunction in early pregnancy: Universal screening or targeted high-risk case finding? *The Journal of Clinical Endocrinology and Metabolism*, v. 92, n. 1, p. 203-207, 2007.

VAIDYA, B. *et al.* Treatment and screening of hypothyroidism in pregnancy: results of a European survey. *European Journal of Endocrinology*, v. 166, p. 49-54, 2012.

VANNUCCHI, G. *et al.* Clinical and molecular features of differentiated thyroid cancer diagnosed during pregnancy. *European Journal of Endocrinology*, v. 162, p. 145-151, 2010.

WILSON, J. M.; JUNGNER, Y. G. [Principles and practice of mass screening for disease]. *Boletín de la Oficina Sanitaria Panamericana*, v. 65, n. 4, p. 281-393, 1968.

YASMEEN, S. *et al.* Thyroid cancer in pregnancy. *International Journal of Gynecology and Obstetrics*, v. 91, n. 1, p. 15-20, 2005.

CAPÍTULO 48

Malformações Uterinas e Gravidez

Alessandra Cristina Marcolin

INTRODUÇÃO

As malformações uterinas (MFU) resultam da formação, fusão ou reabsorção anormal dos ductos paramesonéfricos (ou de Müller) durante o desenvolvimento embriológico. A metanálise de Chan *et al.* (2011b) estimou a prevalência global dessas condições em 5,5% da população feminina não selecionada, 8% das mulheres inférteis, 13,3% naquelas com história de aborto espontâneo e 24,5% naquelas com aborto espontâneo e infertilidade. Portanto, é evidente que ginecologistas e obstetras serão obrigados a aconselhar muitas mulheres com MFU sobre seus riscos e de suas gestações. Essa tarefa pode ser desafiadora por várias razões: há diferentes sistemas de classificações das MFU, há controvérsias sobre qual modalidade diagnóstica deve ser utilizada, há heterogeneidade entre os estudos do impacto dessas alterações sobre os resultados adversos maternos e perinatais e, ainda, há muitos questionamentos sobre o manejo das MFU como forma de reduzir os possíveis resultados ruins.

As MFU abrangem um vasto grupo de fenótipos que têm impactos variáveis na fertilidade da mulher e nos resultados de suas gravidezes. A MFU mais grave é a agenesia mülleriana, na qual há falha no desenvolvimento dos ductos de Müller, resultando em total incapacidade da mulher acometida de gestar. Na outra extremidade do grupo está o útero arqueado, que possui apenas leve indentação no fundo em direção à cavidade uterina, com pouco impacto sobre a fertilidade e resultados obstétricos da mulher portadora. Os demais subtipos de anomalias uterinas se encontram entre esses dois extremos. Além disso, as MFU também podem ser acompanhadas por anormalidades de outros órgãos, especialmente do sistema urinário, e resultar em complicações adicionais.

EMBRIOLOGIA E CLASSIFICAÇÃO DAS MALFORMAÇÕES UTERINAS

Não existe um sistema de classificação universalmente aceito para as MFU, o que torna difícil comparar e generalizar os impactos dessas anomalias sobre a fertilidade e os resultados obstétricos das mulheres que as têm. Contudo, apesar dessa heterogeneidade dos achados relatados, não há dúvidas que as MFU reduzem a fertilidade e aumentam os resultados adversos obstétricos e neonatais. Para entender a magnitude das complicações, é relevante entender minimamente a embriologia e classificação das MFU, visto que esta última se baseia na extensão da falha de desenvolvimento dos ductos müllerianos.

Embriologia das anomalias müllerianas

O trato genital feminino se origina do desenvolvimento de dois ductos de Müller, nas primeiras 6 semanas de vida embrionária. Em fetos femininos, esses ductos se fundem caudalmente para formar útero e terço superior da vagina, enquanto os segmentos superiores não fundidos tornam-se as tubas uterinas. Durante o segundo trimestre, o septo uterino proveniente da fusão dos ductos sofre reabsorção para que haja uma cavidade uterina única. A extremidade inferior dos ductos fundidos se conecta com o seio urogenital, sofre canalização e forma a vagina. Portanto, as MFU podem ser resultado de falhas nas seguintes fases de desenvolvimento:

- Organogênese: déficit na formação de ambos os ductos müllerianos, podendo haver agenesia ou hipoplasia e resultar em útero ausente ou unicorno
- Fusão dos ductos müllerianos
  - Fusão horizontal ou unificação, com falhas de diferentes intensidades na formação do útero, cérvice e/ou terço superior da vagina e resultar em útero bicorno ou didelfo
  - Fusão vertical, com deficiências na formação do canal vaginal, podendo haver atresia cervical, septos vaginais transversos ou hímen imperfurado
- Reabsorção ou canalização do septo em cavidade uterina de graus variados, resultando em útero septado completo, útero septado parcial ou útero arqueado.

Classificação das anomalias müllerianas

A primeira classificação amplamente reconhecida das MFU foi a de Buttram e Gibbons em 1979, mais tarde revisada e modificada pela American Fertility Society (AFS), na atualidade conhecida como "American Society of Reproductive Medicine (ASRM)". Em 1988, a AFS publicou sua classificação de MFU dividindo-as em grupos que se assemelhavam quanto aos achados anatômicos, manifestações clínicas, tratamentos e resultados gestacionais. As vantagens dessa classificação foram sua simplicidade, facilidade para identificar os tipos de MFU e correlação com os resultados clínicos da gravidez. Ela foi utilizada por mais de 3 décadas e grande parte das publicações que relatam as complicações maternas e perinatais das MFU levam em consideração essa classificação (Tabela 48.1). Contudo, essa classificação não fornece critérios diagnósticos claros para distinguir diferentes anomalias embriologicamente próximas e, por isso, novas classificações de MFU foram desenvolvidas.

Em 2013, uma classificação foi desenvolvida pela European Society of Human Reproduction and Embryology (ESHRE) e European Society for Gynaecological Endoscopy (ESGE), por meio da metodologia Delphi. Essa classificação, muito embasada na ultrassonografia tridimensional, mostrou-se mais precisa ao levar em consideração não apenas a anatomia uterina, mas também anomalias cervicais e vaginais. As MFU foram divididas em seis classes principais (U0 a U6), de acordo com

Tabela 48.1 Classificação da American Fertility Society (AFS), publicada em 1988.

Classe I	Agenesia ou hipoplasia mülleriana	Vaginal Cervical Fundo Tubas uterinas Combinadas
Classe II	Útero unicorno	Corno rudimentar comunicante Corno rudimentar não comunicante Corno rudimentar sem cavidade Sem corno rudimentar
Classe III	Útero didelfo	–
Classe IV	Útero bicorno	Completo Parcial
Classe V	Útero septado	Completo Parcial
Classe VI	Útero arqueado	–
Classe VII	Útero exposto ao dietilestilbestrol	–

Adaptada de: American Fertility Society, 1988.

a gravidade e a origem embriológica da alteração anatômica. Ainda, critérios específicos de aferição usando ultrassonografia (US) tridimensional (3D) foram acrescentados, em 2016, para melhor definição de útero septado e bicorno. Entretanto, em 2021, a ASRM Task Force on Müllerian Anomalies Classification foi formada e encarregada de construir uma nova classificação, considerando que as MFU são mais bem definidas por sua descrição do que ao se utilizarem sistemas de classificação. A ASRM optou por utilizar uma terminologia descritiva das MFU e baseá-la na classificação da AFS de 1988 (Tabela 48.2).

MANIFESTAÇÕES CLÍNICAS DAS MALFORMAÇÕES UTERINAS

Apesar das numerosas classificações, as variadas formas de MFU as tornam pouco conhecidas, não apenas pelos ginecologistas-obstetras, mas também por outros profissionais de saúde, como radiologistas, pediatras, especialistas em medicina de emergência e cirurgiões, que podem encontrar pacientes com essas anomalias. Consequentemente, as mulheres portadoras dessas MFU

Tabela 48.2 Classificação das anomalias müllerianas realizada pela Força-tarefa da American Society of Reproductive Medicine, em 2021.

Grupos	Descrição	Variantes
Agenesia mülleriana	Útero, cérvice e porção superior da vagina ausentes Tubas uterinas presentes	Agenesia mülleriana, com remanescentes uterinos com endométrio funcionante bilateralmente Agenesia mülleriana, com remanescentes uterinos com endométrio funcionante à D ou à E
Agenesia cervical	Ausência de comunicação entre útero e vagina Vagina de comprimento variável	Agenesia cervical distal Disgenesia cervical Disgenesia cervical associada a agenesia vaginal
Útero unicorno	Hemiútero unilateral D ou E Remanescente uterino contralateral ausente Cérvice e vagina normais	Hemiútero unilateral D ou E, com remanescente uterino e tuba uterina contralateral, com endométrio funcionante ou não Os remanescentes uterinos podem ou não ser conectados ao útero ou cérvice por banda fibrosa ou parede uterina. Pode haver comunicação entre cavidades nessas conexões, em alguns casos
Útero didelfo	Dois hemiúteros funcionantes Cérvice duplicada Septo vaginal longitudinal (duas vaginas)	Ampla variedade de apresentações Úteros separados e conectados em nível da cérvice ou segmento uterino inferior, com ambos os endométrios funcionantes ou apenas um, com cavidades comunicantes ou não Cérvice única septada ou não Septo vaginal de diferentes extensões, podendo obstruir comunicação do útero com vagina ou fenestrado
Útero bicorno	Dois corpos uterinos parcialmente separados, com chanfradura externa em fundo > 1 cm Cérvice e vagina únicas	Corpos uterinos separados por septo, com via de saída obstruída em segmento inferior ou colo Cérvice duplicada ou septada Pode haver septo vaginal de diferentes extensões, podendo obstruir comunicação do útero com vagina ou ser fenestrado
Útero septado	Útero único externamente, com cavidade dividida por septo fibromuscular, até orifício interno (no máximo) a partir do fundo, com > 1 cm e ângulo < 90° Cérvice e vagina únicas	Útero pode ter chanfradura externa em fundo < 1 cm Septo pode dividir a cavidade endometrial em duas e ocluir uma delas. Essa porção ocluída pode ter adenomiose. Em outras situações, pode ir além do orifício interno e dividir cérvice e vagina. Na vagina, o septo pode ser obstrutivo ou fenestrado Pode haver duplicação da cérvice
Útero arqueado	Útero único externamente Cavidade endometrial com projeção, a partir do fundo, menor que 1 cm e ângulo > 90° Cérvice e vagina únicos	Esse útero é uma variante do septado
Septo vaginal longitudinal	Útero e colo normais Septo se estendendo pelo diâmetro longitudinal da vagina, duplicando-a	Pode haver associação com úteros e cérvices anormais Apresentações são aquelas já exemplificadas para úteros unicornos, bicornos, didelfos e septados
Septo vaginal transverso	Útero e colo normais Septo se estendendo pelo diâmetro transverso da vagina, obstruindo a via de saída	Pode haver associação com úteros anormais A cérvice geralmente é única O septo pode se localizar na porção superior, média ou inferior da vagina. Ele pode ser fino ou espesso e muitas vezes confundido com hímen imperfurado
Anomalias complexas	São aquelas que não puderam ser incluídas nas categorias acima ou refletem combinações não usuais entre útero, colo e vagina	–

Adaptada de: Pfeifer *et al.*, 2021.

podem enfrentar atrasos no diagnóstico; ser submetidas a intervenções cirúrgicas inadequadas ou inoportunas e ficar com problemas persistentes, como dor crônica e/ou perda da função reprodutiva.

Os sinais e os sintomas relacionados com as anomalias müllerianas variam conforme o tipo de defeito, porém, frequentemente, esses defeitos são assintomáticos e podem ser identificados incidentalmente em exames de rotina ou durante investigações de distúrbios da fertilidade, perda gestacional espontânea recorrente ou alterações menstruais.

A primeira manifestação clínica das MFU pode ocorrer em adolescentes como amenorreia primária, por ausência do útero, defeitos de fusão vertical ou septos transversos. Quando sintomáticas, as mulheres podem apresentar dor pélvica, que pode acontecer nas primeiras menstruações em virtude de alguma obstrução do trato ou associada à endometriose. Sangramento anormal, dismenorreia e dor vaginal também são comuns. Quando há septos vaginais, as mulheres podem ter dispareunia. Microperfurações nos septos da vagina obstruída podem levar a quadros de infecção.

Geralmente, as MFU não causam infertilidade primária. Há estudos demonstrando que, quando submetidas a tratamentos de reprodução assistida, as mulheres com e sem anomalias uterinas têm taxas de gravidez semelhantes. Contudo, elas podem engravidar sem ter qualquer diagnóstico e apresentar resultados obstétricos ruins, como abortos de repetição, partos pré-termo, restrição de crescimento fetal, apresentações fetais anômalas, distocias no parto e distúrbios hipertensivos.

DIAGNÓSTICO DAS MALFORMAÇÕES UTERINAS

Para diferenciar as MFU previamente à gestação, é necessário que se faça exame de imagem ou exame visual direto do contorno uterino externo e da cavidade endometrial. Anteriormente, o padrão-ouro para diagnosticar uma anomalia era uma combinação de laparoscopia (LPSC) e histeroscopia (HSC), mas técnicas de imagem como US, histerossalpingografia (HSG) e ressonância magnética (RM) são menos invasivas.

Entre os métodos de imagem, as US transabdominal (TA) e transvaginal (TV) bidimensionais (2D) representam a primeira linha para avaliação do trato reprodutivo feminino; porém, apresentam baixa sensibilidade (60%) para o diagnóstico. A US tridimensional (3D) pode ser mais adequada para confirmar e classificar a MFU, uma vez que permite a visualização simultânea dos contornos externo (superfície) e interno (cavidade uterina) do fundo uterino, o que ajuda a diagnosticar corretamente o útero unicorno, bicorno, septado ou arqueado. A US com infusão salina (histerossonografia [HSSG]) também é uma ferramenta útil para avaliar a cavidade uterina, bem mais sensível do que a US 2D para diagnosticar MFU adequadamente, contudo, menos disponível do que esta, nos vários cenários.

A RM da pelve é um método bastante sensível e específico para o diagnóstico de MFU, pois pode delinear o endométrio e limites uterinos, além de definir a localização de gônadas aberrantes ou anomalias renais. Esse método também é menos invasivo do que LPSC e HSC combinadas. Embora a RM não seja recomendada rotineiramente para todas as mulheres com suspeita de MFU, ela é útil para mulheres com diagnóstico não confirmado em US 3D, com suspeita de anomalias complexas e para as que não querem exames vaginais. Embora a RM tenha elevada acurácia diagnóstica (93%), a US 3D é o método com maior acurácia (97%), mais custo-efetivo e menos invasivo que a HSG e RM e, ainda, permite que as pacientes tenham diagnóstico sem exposição a radiação e/ou contraste iodado. As MFU têm elevada associação com anomalias renais por sua origem embrionária estreitamente relacionada; consequentemente, uma US ou RM do trato urinário é recomendada nas mulheres com esse diagnóstico.

Eventualmente, cogita-se realizar RM durante a gestação (Figura 48.1). Entretanto, tentar diagnosticar e categorizar uma dessas anomalias durante a gravidez é muito difícil. Tanto a US 2D ou 3D como a observação do útero na cesárea são métodos de baixa acurácia, pois o crescimento e a distensão do útero distorcem os contornos e a cavidade uterina, modificando a anatomia da anomalia.

IMPLICAÇÕES DAS MALFORMAÇÕES UTERINAS SOBRE FERTILIDADE E GESTAÇÃO

Todas as mulheres que possuem MFU têm maior risco de complicações obstétricas, como perdas gestacionais no primeiro (*odds ratio* [OR] = 1,8) e segundo trimestre (OR = 2,9), parto pré-termo (PPT) (OR = 3 a 3,9), restrição do crescimento fetal (OR = 1,5 a 3,8), ruptura prematura de membranas (OR = 2,5 a 3), descolamento de placenta (OR = 1,9 a 5,2), morte fetal (OR = 1,6), insuficiência cervical (OR = 15,1), apresentação fetal anômala (OR = 7,9 a 11,1), parto cesáreo (OR = 2,1 a 13,5) e placenta prévia (OR = 4,0 a 5,8), com acretismo (OR = 1,7). Por esses motivos, a gestação em mulheres com MFU deve ser seguida em serviços de gestação de alto risco, por equipe multiprofissional especializada. O útero arqueado, muitas vezes considerado uma MFU, é a forma mais frequentemente identificada, mas não parece estar associado a maior taxa de infertilidade ou perda gestacional espontânea, sendo considerado uma variante da normalidade.

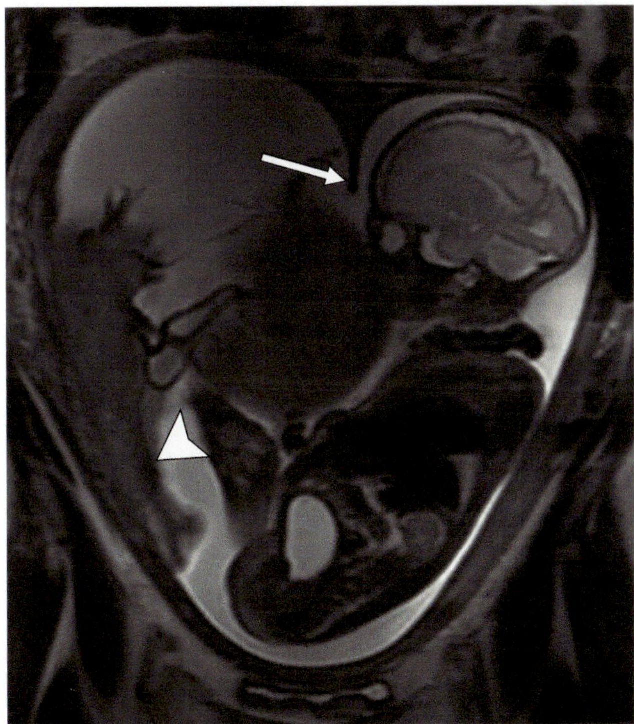

Figura 48.1 Imagem coronal ponderada em T2 em mulher de 32 anos com útero septado parcial e feto na 28ª semana de gestação. Septo fibroso se estende parcialmente para a cavidade uterina (*seta*). A placenta encontra-se no útero lateralmente à direita (*ponta de seta*). (Fonte: Sugi *et al.*, 2021.)

Agenesia mülleriana/agenesia cervical

Mulheres com agenesia mülleriana apresentam infertilidade primária e, caso desejem filhos, podem ser auxiliadas com o uso de útero de substituição. A fertilização *in vitro* seguida de transferência embrionária para outra mulher é uma opção para essas pacientes, uma vez que seus ovários têm origem embriológica diferente, frequentemente estão presentes e fornecem ovócitos normais e responsivos a estímulos hormonais. Pela anatomia pélvica única das mulheres com essa MFU, os ovócitos devem ser preferencialmente recuperados por via transabdominal em vez de transvaginal. Os protocolos convencionais de hiperestimulação têm sido utilizados de forma semelhante à criopreservação de oócitos realizada em doentes com neoplasias. Para mulheres com dor pélvica decorrente da presença de um remanescente uterino com endométrio funcionante ou, no caso da agenesia cervical, pela presença do corpo uterino, a laparoscopia pode ser uma opção para avaliação mais detalhada e tratamento com remoção cirúrgica. Caso a mulher tenha vagina curta, uma nova vagina pode ser construída por meio de abordagens não cirúrgicas, com uso regular de dilatadores vaginais e, se necessário, posterior reconstrução cirúrgica. Para as pacientes com agenesia cervical, ainda é possível a anastomose uterovaginal.

Útero unicorno

Útero unicorno é uma MFU de prevalência muito baixa na população geral de mulheres (0,1%). A associação entre útero unicorno e infertilidade é menos clara. Um estudo observacional retrospectivo incluindo 1.368 mulheres submetidas a fertilização *in vitro* e transferência de embriões demonstrou que a resposta ovariana à estimulação não foi diferente entre mulheres controles (n = 1.026) e aquelas com útero bicorno (n = 342). Contudo, a taxa acumulada de gravidez foi significativamente menor (53,1% *versus* 65,7%, p < 0,001), assim como a taxa de recém-nascidos (RN) vivos (42,4% *versus* 54,6%, p < 0,001) nas mulheres com útero unicorno (Chen *et al.*, 2018). Apesar de não haver significância estatística, as taxas de implantação foram menores e a incidência de abortos foi maior no grupo de mulheres com MFU. Mesmo após o uso de injeção intracitoplasmática de espermatozoide (ICSI), observam-se taxas menores de gravidez, baixo peso no RN, PPT e morte fetal (Ozgur *et al.*, 2017).

Mesmo em casos de gestação espontânea, há mais perda gestacional precoce, gestação ectópica, partos pré-termo (3,74; intervalo de confiança [IC] 95% 2,10 a 6,63), apresentações fetais anômalas no parto (11,60; IC 95% 3,65 a 36,87), cesáreas (2,06; IC95% 1,10 a 3,83), descolamento de placenta (9,76; IC 95% 1,56 a 61,03) e morte perinatal (Chan *et al.*, 2011b; Li *et al.*, 2017; Panagiotopoulos *et al.*, 2022). Os mecanismos fisiopatológicos que levam a esses resultados reprodutivos são deficiências na perfusão uterina e insuficiência placentária, volume uterino reduzido, distúrbios do tônus uterino e insuficiência cervical.

Se a paciente tiver um corno uterino rudimentar, contralateral, com endométrio funcionante, ela pode ter dor pélvica cíclica relevante. Muito esporadicamente, a gravidez pode ocorrer dentro do corno rudimentar não comunicante, com alto risco de ruptura uterina. Por isso, recomenda-se a remoção cirúrgica do corno rudimentar, mas isso deve ser discutido com a paciente para que ela decida se quer realizar o procedimento.

Útero didelfo

A prevalência de útero didelfo é muito baixa na população geral (0,3%). Essa anomalia não é mais prevalente em mulheres com infertilidade (0,3%; IC 95% 0,2 a 0,5) ou em mulheres com história de aborto espontâneo (0,6%; IC 95% 0,3 a 1,4), mas é significativamente mais comum em mulheres inférteis que apresentam abortos espontâneos (2,1%; IC 95% 1,4 a 3,2) (Chan *et al.*, 2011a). Mulheres com útero didelfo também mostram taxas mais elevadas de PPT (3,58; IC 95% 2 a 6,40), apresentações fetais anômalas no parto (3,70; IC 95% 2,04 a 6,70) e, por isso, maiores taxas de cesáreas.

Dados sobre o impacto da cirurgia reconstrutiva (metroplastia), realizada para restaurar a normalidade da cavidade uterina, são de qualidade precária, principalmente por causa da casuística pequena de mulheres com útero didelfo operadas e vieses de seleção. Por isso, essa intervenção não é aconselhada na ausência de antecedentes reprodutivos adversos significativos, uma vez que está associada a maiores riscos de complicações, como internação e tempo de recuperação prolongados, aderências intraperitoneais e ruptura uterina em gravidez subsequente. Por outro lado, caso um dos hemiúteros não tenha conexão com a vagina ou possua agenesia cervical, este deve ser extirpado. Em situações em que existam septos vaginais, estes devem ser removidos fora do período gestacional. Septos vaginais espessos e inelásticos, quando presentes no trabalho de parto, são indicações de cesárea.

Útero bicorno

O útero bicorno é ligeiramente mais prevalente na população feminina (0,4%) que o útero didelfo, com o qual compartilha defeito embriológico semelhante. Geralmente, ambas as cavidades endometriais do útero bicorno terminam em uma única vagina, através de um único colo (*unicollis*) ou, mais raramente, através de colos separados (*bicollis*). Mulheres com essa anomalia apresentam resultados obstétricos adversos mais frequentemente que aquelas com úteros unicorno e didelfo. Parece também que elas não são mais inférteis que aquelas com úteros morfologicamente normais. Contudo, apresentam maiores taxas de aborto espontâneo (2,1%; IC 95% 1,4 a 3) e de infertilidade associada com abortos (4,7%; IC 95% 2,9 a 7,6) (Chan *et al.*, 2011a).

Considerando complicações da segunda metade da gestação, mulheres com útero bicorno apresentam mais partos pré-termo, apresentações fetais anômalas no parto, cesáreas, ruptura prematura de membranas, restrição do crescimento fetal e descolamento de placenta.

Assim como para o útero didelfo, o impacto da cirurgia reconstrutiva (metroplastia abdominal ou laparoscópica) no útero bicorno, com o intuito de "normalizar" a cavidade uterina, é desconhecido. Por isso, essa intervenção não é aconselhada, em razão da potencial associação com complicações intraoperatórias e pós-operatórias significativas e da falta de evidências que apoiem essas cirurgias. Gestações bem-sucedidas em mulheres com úteros bicornos são relatadas sem que elas tenham feito qualquer correção cirúrgica. Caso existam septos vaginais (o que não é muito frequente), estes devem ser removidos fora do período gestacional. Cesárea deve ser realizada naquelas situações em que septos vaginais espessos são diagnosticados na gestação.

Útero septado

O útero septado é a MFU mais frequente e resulta de um defeito de canalização da cavidade uterina. O septo da linha média, que se inicia a partir do fundo uterino, pode ser reabsorvido parcial ou totalmente durante o desenvolvimento fetal e, quando permanece, pode se estender a qualquer distância antes ou depois do orifício interno do colo ou até para a vagina.

Diferentemente das demais MFU, o útero septado está associado a infertilidade (3%; IC 95% 1,3 a 6,7). Mulheres com essa anomalia também apresentam prevalência maior de aborto espontâneo (5,3%; IC 95% 1,7 a 16,8). A taxa de aborto aumenta quando essas mulheres também apresentam infertilidade (15,4%; IC 95% 12,5 a 19). Além dessas complicações, as gestantes com úteros septados podem ter mais PPT (4,06; IC 95% 2,89 a 5,70), apresentações fetais anômalas no parto (13,76; IC 95% 5,52 a 34,32), cesáreas (5,19; IC 95% 5,52 a 34,32), restrição do crescimento fetal (2,99; IC 95% 1,19 a 7,51) e descolamento de placenta (10,70; IC 95% 4,01 a 28,53). Os principais mecanismos subjacentes a essas intercorrências são a redução do suprimento vascular septal e a decidualização anormal, resultando em implantação prejudicada.

O manejo do útero septado é controverso, por isso, o diagnóstico adequado, com o auxílio de diferentes recursos de imagem, é um elemento essencial no planejamento de intervenções cirúrgicas. Uma vez diagnosticado, há evidências que sugerem melhorias na fecundidade de mulheres com útero septado após metroplastia histeroscópica (ressecção cirúrgica do septo). Contudo, não existem ensaios clínicos randomizados e controlados que avaliem a eficácia e as complicações da metroplastia histeroscópica. Estudos observacionais relataram melhorias significativas nos resultados da gravidez, com redução nas taxas de aborto espontâneo e aumento de nascidos vivos após metroplastia, embora as populações sejam heterogêneas quanto à definição de septo uterino.

Embora estudos observacionais tenham demonstrado benefício na remoção do septo em mulheres com história de infertilidade e aborto, a revisão publicada em 2011 não relatou melhora dos resultados para aquelas com aborto espontâneo recorrente após metroplastia histeroscópica. Entretanto, outra revisão sistemática e metanálise de estudos controlados, mais recente, relatou redução de abortos espontâneos (tanto no primeiro como no segundo trimestre) em mulheres tratadas com ressecção histeroscópica do septo em comparação com mulheres que não foram tratadas (0,37; IC 95% 0,25 a 0,55), sem diferenças nas taxas de concepção (1,14; IC 95% 0,79 a 1,65) e de PPT (0,66; IC 95% 0,29 a 1,49).

Apesar de a ressecção histeroscópica do septo uterino ser um método simples e com sequelas pós-operatórias mínimas, os resultados conflitantes dos estudos desaconselha o oferecimento dessa intervenção como prática rotineira. O *Randomised Uterine Septum Transsection Trial* (TRUST) é um ensaio clínico randomizado e controlado multicêntrico que promete aumentar o conhecimento sobre intervenções nas mulheres com septo uterino. Esse estudo compara os resultados de mulheres com aborto espontâneo recorrente, subfertilidade ou PPT submetidas à ressecção histeroscópica do septo ou manejo expectante e tem como desfecho primário o nascimento de feto vivo com mais de 24 semanas gestacionais. Como faltam provas sólidas para essa recomendação, resultados de ensaios como esse são urgentemente necessários.

PREVENÇÃO DE PARTO PREMATURO

A avaliação do colo uterino, por meio de US TV seriadas, é uma prática recomendável para mulheres com história de PPT ou com alto risco de insuficiência cervical. Logo, é possível que haja benefícios em seguir mulheres com MFU mesmo sem antecedentes de prematuridade. Sessenta e quatro gestantes com anomalias uterinas variadas foram submetidas a US TV entre 14 e 24 semanas. Mulheres com MFU que tinham colo curto (inferior a 25 mm) mostraram risco 13 vezes maior de PPT antes da 35ª semana, sendo aquelas com útero unicorno as com maior taxa de encurtamento cervical e prematuridade. Um estudo retrospectivo, realizado com 319 gestantes com MFU, mostrou a ocorrência de parto com menos de 37 semanas para 18% delas, com as seguintes prevalências, de acordo com o tipo de MFU: útero septado (13%), bicorno (16%), didelfo (21%), unicorno (26%) e arqueado (31%). Além disso, em 80% dos casos de prematuridade, as mulheres não apresentaram encurtamento do colo durante o período de vigilância (entre 16 e 24 semanas). Após análise, observou-se que a acurácia do colo curto para predizer PPT com menos de 34 semanas foi muito baixa (área sob a curva [AUC] = 0,56). Entretanto, a acurácia aumenta ao se considerarem MFU que resultam de defeitos de reabsorção, como o útero septado (AUC = 0,78) (Ridout *et al.*, 2019). Colo curto também foi associado ao PPT em mulheres com útero septado, com moderada acurácia diagnóstica (Hughes *et al.*, 2020).

O benefício da cerclagem em gestantes com MFU ainda não está claramente estabelecido. Há poucos estudos, com casuística insuficiente e sem avaliação da cerclagem profilática em mulheres com MFU sem outros fatores de risco para PPT ou insuficiência cervical, para criar evidências de boa qualidade. Atualmente, a cerclagem deve ser considerada para mulheres com MFU apenas se elas tiverem antecedente de insuficiência cervical, PPT ou apresentarem encurtamento cervical durante o rastreio ultrassonográfico na gravidez atual. O Royal College of Obstetricians and Gynaecologists recomenda rastreio do encurtamento do colo por US TV para essas gestantes e cerclagem caso ele meça menos que 25 mm, antes de 24 semanas (Shennan e Story, 2022). As eficácias de intervenções menos invasivas, como progesterona vaginal, progesterona intramuscular e pessário, não foram estudadas nessa população. No entanto, parece razoável oferecer progesterona vaginal a mulheres com indicações habituais que também tenham MFU, e não apenas pela presença dessa anomalia.

TRATAMENTO DO ABORTO

Nos casos em que a paciente tem dois colos, cirurgias para ressecção de septo cervical/vaginal ou de correção de agenesia cervical, o esvaziamento uterino pode ser um procedimento desafiador. Para aquelas com septo uterino, útero bicorno ou didelfo, cuidado deve ser tomado para evitar a instrumentação inadvertida do colo do útero e corno uterino errados. Para evitar esses equívocos, os procedimentos devem ser realizados com orientação ultrassonográfica. A histeroscopia cirúrgica pode ser necessária em alguns casos quando a entrada guiada por US na cavidade não for bem-sucedida. Embora raros, há relatos de casos de gravidez ectópica em cornos uterinos assimétricos ou não comunicantes. A RM pode ser útil se uma gravidez, visualizada por US, não for acessível por instrumentação uterina ou histeroscopia.

RESOLUÇÃO DA GESTAÇÃO

A resolução da gestação de mulheres com MFU pode ser um desafio e envolta por grandes complicações. A literatura que versa sobre o tema é escassa e carece de casuística para gerar evidências de boa qualidade. Grande parte dos partos são pré-termo, seja pela presença de uma cavidade uterina com limitada capacidade de distensão, por insuficiência istmocervical ou comprometimento fetal secundário à insuficiência placentária. As pacientes que entram em trabalho de parto, salvo situações que configurem indicações universais de cesárea, poderão passar pela tentativa do parto por via baixa. Entretanto, as taxas de cesárea são muito elevadas entre as mulheres com MFU, pela presença de apresentações fetais anômalas e discinesia uterina. As gestantes devem ser aconselhadas, durante o pré-natal, sobre o risco de ruptura uterina, histerectomia, comprometimento neurológico permanente do RN, insucesso na tentativa de parto vaginal e complicações maternas ou fetais adicionais.

Caso necessitem, as gestantes com MFU podem ser submetidas a preparo de colo e indução do trabalho de parto, seja com ocitocina, prostaglandina ou balão. Um aspecto que deve ser discutido é a indução do trabalho de parto em pacientes com cesárea anterior. Um estudo retrospectivo mostrou que essas mulheres têm taxas menores de indução quando comparadas à população geral de gestantes (Erez *et al.*, 2007). Naquelas que tentaram parto vaginal, não houve diferença entre as taxas de parto das pacientes com MFU e aquelas com útero normal (61,4% *versus* 71,7%; p = ,054). No caso do útero didelfo, a gravidez pode se apresentar em qualquer corpo uterino e o local pode variar entre as gestações. Contudo, desconhece-se o efeito de uma cicatriz de cesárea sobre o corpo uterino contralateral, em casos de tentativa de parto vaginal pós-cesárea.

Os RN de mulheres com MFU costumam apresentar piores condições de nascimento, com menores índices de Apgar e baixo peso ao nascer. Além disso, apresentam mais deformações decorrentes de apresentações anômalas e redução do tamanho das cavidades uterinas, sofrendo maior pressão mecânica miometrial.

REFERÊNCIAS BIBLIOGRÁFICAS

AKHTAR, M. A. *et al.* Reproductive implications and management of congenital uterine anomalies: Scientific Impact Paper N. 62 November 2019. *British Journal of Obstetrics and Gynaecology*, v. 127, n. 5, p. e1-e13, 2020.

AMERICAN FERTILITY SOCIETY. The American Fertility Society classifications of adnexal adhesions, distal tubal occlusion, tubal occlusion secondary to tubal ligation, tubal pregnancies, Müllerian anomalies and intrauterine adhesions. *Fertility and Sterility*, v. 49, p. 944-955, 1988.

CAHEN-PERETZ, A. *et al.* The association between Müllerian anomalies and perinatal outcome. *The Journal of Maternal-Fetal & Neonatal Medicine*, v. 32, p. 51-57, 2019.

CHAN, Y. Y. *et al.* Reproductive outcomes in women with congenital uterine anomalies: a systematic review. *Ultrasound in Obstetrics & Gynecology*, v. 38, n. 4, p. 371-382, 2011a.

CHAN, Y. Y. *et al.* The prevalence of congenital uterine anomalies in unselected and high-risk populations: a systematic review. *Human Reproduction Update*, v. 17, n. 6, p. 761-771, 2011b.

CHEN, Y. *et al.* Reproductive outcomes in women with unicornuate uterus undergoing in vitro fertilization: a nested case-control retrospective study. *Reproductive Biology and Endocrinology*, v. 16, n. 1, p. 64, 2018.

CRESWELL, L. *et al.* Preterm birth: screening and prediction. *International Journal of Women's Health*, v. 15, p. 1981-1997, 2023.

EREZ, O. *et al.* Trial of labor and vaginal birth after cesarean section in patients with uterine Müllerian anomalies: a population-based study. *American Journal of Obstetrics & Gynecology*, v. 196, p. 537.e1-11, 2007.

FOX, N. S. *et al.* Type of congenital uterine anomaly and adverse pregnancy outcomes. *The Journal of Maternal-Fetal & Neonatal Medicine*, v. 27, n. 9, p. 949-953, 2014.

HIERSCH, L. *et al.* The association between Müllerian anomalies and short-term pregnancy outcome. *The Journal of Maternal-Fetal & Neonatal Medicine*, v. 29, p. 2573-2578, 2016.

HOSSEINIRAD, H. *et al.* The impact of congenital uterine abnormalities on pregnancy and fertility: a literature review. *Jornal Brasileiro de Reprodução Assistida*, v. 25, n. 4, p. 608-616, 2021.

HUA, M. *et al.* Congenital uterine anomalies and adverse pregnancy outcomes. *American Journal of Obstetrics & Gynecology*, v. 205, p. 558.e1-5, 2011.

HUGHES, K. M. *et al.* Cervical length surveillance for predicting spontaneous preterm birth in women with uterine anomalies: a cohort study. *Acta Obstetricia et Gynecologica Scandinavica*, v. 99, n. 11, p. 1519-1526, 2020.

LAUFER, M. R. Congenital uterine anomalies: clinical manifestations and diagnosis. *UpToDate*, March 2024. Disponível em: https://www.uptodate.com/contents/congenital-uterine-anomalies-clinical-manifestations-and-diagnosis.

LI, X. *et al.* Pregnancy outcomes of women with a congenital unicornuate uterus after IVF–embryo transfer. *Reproductive BioMedicine Online*, v. 35, p. 583-591, 2017.

NAEH, A. *et al.* The association between congenital uterine anomalies and perinatal outcomes – Does type of defect matters? *The Journal of Maternal-Fetal & Neonatal Medicine*, v. 35, n. 25, p. 7406-7411, 2022.

OELSCHLAGER, A. A. M. Uterine anomalies in pregnancy. *Contemporary OB/GYN*, December 2022. Disponível em: contemporaryobgyn.net/Uterine-anomalies.

OZGUR, K.; BULUT, H.; BERKKANOGLU, M. *et al.* Reproductive outcomes of IVF patients with unicornuate uteri. *Reproductive BioMedicine Online*, v. 34, n. 3, p. 312-318, 2017.

PANAGIOTOPOULOS, M.; TSEKE, P.; MICHALA, L. Obstetric complications in women with congenital uterine anomalies according to the 2013 European Society of Human Reproduction and Embryology and the European Society for Gynaecological Endoscopy Classification: a systematic review and meta-analysis. *Obstetrics & Gynecology*, v. 139, n. 1, p. 138-148, 2022.

PFEIFER, S. M. *et al.* ASRM Müllerian anomalies classification 2021. *Fertility and Sterility*, v. 116, n. 5, p. 1238-1252, 2021.

RIDOUT, A. E. *et al.* Cervical length, and quantitative fetal fibronectina in the prediction of spontaneous preterm birth in asymptomatic women with congenital uterine anomaly. *American Journal of Obstetrics & Gynecology*, v. 221, n. 4, p. 341.e1-341.e9, 2019.

SHENNAN, A. H.; STORY, L.; ROYAL COLLEGE OF OBSTETRICIANS, GYNAECOLOGISTS. Cervical cerclage: green-top Guideline No. 75. *British Journal of Obstetrics and Gynaecology*, v. 129, n. 7, p. 1178-1210, 2022.

SUGI, M. D. *et al.* Müllerian duct anomalies: role in fertility and pregnancy. *Radiographics*, v. 41, n. 6, p. 1857-1875, 2021.

VAZ, S. A.; Dotters-Katz, S. K.; Kuller, J. A. Diagnosis and management of congenital uterine anomalies in pregnancy. *Obstetrics and Gynecology Survey*, v. 72, n. 3, p. 194-201, 2017.

ŻYŁA, M. M. *et al.* Pregnancy and delivery in women with uterine malformations. *Advances in Clinical and Experimental Medicine*, v. 24, n. 5, p. 873-879, 2015.

CAPÍTULO 49

Câncer de Mama e de Colo do Útero Durante a Gravidez

Simone Carvalho • Cinthya de Jesus • Jurema Telles de Oliveira Lima Sales • Olímpio Barbosa de Moraes Filho

INTRODUÇÃO

Câncer ocorre em 0,05 a 0,1% na gestação. Embora a literatura relate bons resultados oncológicos e fetais em mulheres tratadas com câncer na gravidez, estima-se que 44% dos ginecologistas oferecem a resolução da gestação e 37% não administram a quimioterapia antineoplásica sistêmica (QT) ou radioterapia (RT) durante a gestação (Cordeiro e Gemignani, 2017b).

CÂNCER DE MAMA NA GRAVIDEZ

Define-se câncer de mama (CM) na gravidez quando diagnosticado na gestação, lactação ou até 1 ano após o parto. O diagnóstico e o tratamento do CM na gravidez são grandes desafios, pois as evidências na literatura são baseadas em estudos retrospectivos e seu tratamento envolve duas vidas com contraindicações prioritárias. O tratamento do CM na gravidez é possível, e seus protocolos se aproximam daqueles empregados em não gestantes, com algumas considerações para minimizar o risco de exposição fetal (Han *et al.*, 2010).

Epidemiologia

O CM é o segundo mais incidente na população mundial, perdendo apenas para o câncer de pele não melanoma. Na população feminina, é o mais frequente e o que apresenta maior taxa de mortalidade, conforme dados do Globocan 2020 (Sung *et al.*, 2021). No Brasil, o Instituto Nacional de Câncer (INCA) estima 73.610 novos casos de CM em mulheres para o triênio 2023-2025 (INCA, 2023). É também o tipo de câncer mais comum em mulheres grávidas, e sua incidência está aumentando nessa população à medida que mais mulheres estão engravidando mais tarde (Antonelli *et al.*, 1996; Case, 2016). Mais de 20% dos CM em mulheres com menos de 30 anos são associados à gestação (Case, 2016). A incidência dessa associação é de 15 a 35 por 100.000 nascimentos, e é mais comum no pós-parto (Wallack *et al.*, 1983). A amamentação é um dos fatores de proteção contra o CM. Um estudo colaborativo reanalisou individualmente 47 estudos epidemiológicos e concluiu que, para cada 12 meses de amamentação, houve redução de 4,3% no risco relativo de CM (Smith *et al.*, 2003).

Diagnóstico

Apresentação clínica

A presença de tumoração palpável e indolor é o principal sintoma do CM na gravidez. No entanto, a variação nos níveis de estrogênio, progesterona, gonadotrofina coriônica e prolactina alteram a densidade e o volume mamário durante o período gestacional e lactacional, dificultando o diagnóstico de malignidade nessas condições. Além disso, por se tratar de pacientes jovens, geralmente abaixo dos 40 anos (média 36 anos), não há indicação de rastreamento mamográfico nesse grupo de pacientes, tornando improvável a identificação de casos subclínicos. Mesmo nas pacientes com idade ≥ 40 anos, a realização da mamografia (MMG) como método de rastreio não está indicada na gestação, pois o aumento fisiológico da densidade mamária reduz a sensibilidade do exame, diminuindo sua eficácia (Collaborative Group on Hormonal Factors in Breast Cancer, 2002; Krishna e Lindsay, 2013; Shacar *et al.*, 2017). A dificuldade de identificação das lesões pela gestante e pelo médico assistente e a tendência de se postergar a investigação para o período pós-parto são os principais responsáveis pelo atraso no diagnóstico e pela maior incidência de doença localmente avançada nessa população específica. A realização de exame físico minucioso nas consultas de pré-natal, orientação de autoexame para as gestantes e aconselhamento sobre o risco individualizado de CM devem ser uma preocupação para o obstetra (Collaborative Group on Hormonal Factors in Breast Cancer, 2002; Krishna e Lindsay, 2013; Langer *et al.*, 2014). Em uma série de 117 pacientes com CM associado à gestação, observou-se elevada taxa de tumores T3 (tumor > 5 cm) e T4 (tumor de qualquer tamanho com extensão direta à parede torácica e/ou à pele), somando cerca de 36,6% e taxa de comprometimento linfonodal de 47,2% no momento do diagnóstico (Langer *et al.*, 2014).

Diante disso, a persistência de massa palpável e/ou sintomas inflamatórios na mama e/ou axilas por pelo menos 2 semanas requer investigação criteriosa. É importante salientar que cerca de 80% das lesões palpáveis na gravidez e no período lactacional são benignas e merecem diagnóstico diferencial com adenomas, galactocele, doença fibrocística, lipomas, mastites, dentre outras (Collaborative Group on Hormonal Factors in Breast Cancer, 2002; Shacar *et al.*, 2017).

Diagnóstico por imagem

Os efeitos teratogênicos da radiação ionizante restringem as modalidades de imagem que podem ser realizadas com segurança durante a gestação. A dose cumulativa total de exposição em toda a gravidez não deve ultrapassar 100 mGy para limitar alguns efeitos como morte fetal, malformações, restrição de crescimento, quando a exposição acontece na fase de organogênese, e incapacidades a longo prazo nas exposições durante o período fetal (Basaran *et al.*, 2014).

Assim, a ultrassonografia (US) mamária é o exame de imagem mais recomendado na investigação das massas mamárias durante a gestação. Em geral, a US tem baixo custo, não está associada a danos fetais, pode ser utilizada como método para guiar biopsias e é amplamente utilizada na prática clínica (Collaborative Group on Hormonal Factors in Breast Cancer, 2002; Cordeiro e Gemignani, 2017a; Shacar *et al.*, 2017; Sorouri e Loren, 2023).

A MMG deve ser utilizada nos casos de lesões suspeitas pela ecografia para avaliar extensão da doença, presença de microcalcificações e observar a mama contralateral. Diferentemente das pacientes não grávidas, a US na gestação é o método de escolha para o diagnóstico inicial. A MMG com blindagem abdominal pode ser utilizada com segurança na gravidez, e a dose de exposição fetal à radiação ionizante deve ser < 0,4 mrad (4 μGy) (Krishna e Lindsay, 2013; Shacar *et al.*, 2017).

Alguns autores recomendam o uso da ressonância magnética (RM) na investigação diagnóstica das lesões mamárias na gestação, já que a densidade elevada do parênquima mamário reduz a sensibilidade da MMG. No entanto, a utilização do gadolínio como contraste desse método contraindica seu uso nas gestantes, pois os efeitos de seus íons livres circulantes no líquido amniótico são desconhecidos e seu uso foi associado a malformações em ratos. A realização de RM sem contraste não é útil na investigação de lesões mamárias (Cordeiro e Gemignani, 2017a).

Uma vez identificada lesão suspeita na mama, seja por palpação, exames de imagem ou ambos, deve-se proceder a biopsia pelo método menos invasivo possível. A punção aspirativa por agulha fina (PAAF) pode ser utilizada na gravidez tanto para avaliar um nódulo mamário quanto para biopsia de linfonodos. No entanto, não é o método mais indicado, pois tem índice aumentado de falso-positivos e falso-negativos em virtude das alterações fisiológicas da glândula mamária, próprias do ciclo gravídico-puerperal. A *core biopsy* é geralmente o método de escolha, por obter material suficiente para confirmar o diagnóstico histopatológico do CM, além de poder determinar o *status* dos receptores hormonais e a análise do receptor tipo 2 do fator de crescimento epidérmico humano (HER2, do inglês *human epidermal growth factor receptor 2*) (Keleher *et al.*, 2001; NCCN, 2024).

Caso não haja disponibilidade para biopsias percutâneas, podem-se utilizar as biopsias excisionais ou incisionais.

Em virtude das alterações no tecido mamário secundárias à gestação, o patologista deve ser informado sobre o estado de gravidez da paciente para auxiliar na elucidação diagnóstica (Sorouri e Loren, 2023).

Estadiamento clínico

O estadiamento da paciente gestante com CM segue o mesmo padrão da paciente não grávida, por meio do sistema TNM (American Joint Committee on Cancer [AJCC]), 8ª edição. Para as pacientes com axila clinicamente negativa e tumores T1 e T2 (até 5 cm), deve-se solicitar exames laboratoriais de base para avaliar função hepática, renal e hemograma com diferencial de leucócitos, além de raios X de tórax com blindagem abdominal. Nos casos com axila clinicamente positiva ou tumores T3 (> 5 cm) e T4 (acometimento de pele e/ou parede torácica), a investigação das metástases mais comuns é realizada e, além do que já foi citado, é necessário solicitar US de abdome e uma RM do tórax e esqueleto, não contrastada, para avaliação hepática, pulmonar e óssea, respectivamente (Krishna e Lindsay, 2013; Shacar *et al.*, 2017; NCCN, 2024).

A dose de radiação fetal da tomografia por emissão de pósitron (PET) é de, aproximadamente, 10 a 50 mGy, enquanto na tomografia computadorizada ocorre uma variação de 0,01 a 0,66 mGy para o tórax e 10 a 50 mGy para a região pélvica. Os efeitos aleatórios, incluindo defeitos da carcinogênese e genéticos a longo prazo, são dose-dependentes; é importante um acompanhamento multidisciplinar para definir os melhores exames a serem solicitados para cada paciente, de acordo com o estágio em que se encontra a doença no momento do diagnóstico. Apenas a US e a RM não contrastada podem ser consideradas durante toda a gravidez, por não utilizarem radiação ionizante (Cordeiro e Gemignani, 2017a).

Tratamento

Tratamento locorregional

Diante do diagnóstico de CM na gestação, o tratamento deve seguir os mesmos protocolos da paciente não grávida, levando-se em consideração estágio clínico, biologia tumoral (receptores hormonais, HER2), idade gestacional, desejo da paciente e o *status* genético (Economos *et al.*, 1993; Fonseca *et al.*, 2011; Committee Opinion No. 688, 2017; Cordeiro e Gemignani, 2017a). Em relação ao *status* genético, é importante a avaliação do geneticista para essas pacientes, já que, em geral, são jovens com CM, cenário em que são mais comuns as mutações hereditárias (Krishna e Lindsay, 2013).

Vale salientar que a interrupção da gravidez não melhora o prognóstico materno. Dados da literatura evidenciam que as sobrevidas de pacientes grávidas e não grávidas são equivalentes quando apresentam faixa etária, estadiamento e biologia tumoral semelhantes (Keleher *et al.*, 2001; Langer *et al.*, 2014). No entanto, alguns fatores como o estágio da doença no diagnóstico, o desejo da paciente e o tratamento multidisciplinar indicado, com suas possíveis consequências na saúde materna e fetal, devem ser considerados quando se pensa em interromper a gestação diante do diagnóstico de CM. É importante o esclarecimento da gestante e de seus familiares e a participação de todos, incluindo a equipe multidisciplinar (especialistas médicos e psicólogos) na tomada de decisões (Keleher *et al.*, 2001). O tratamento cirúrgico pode ser disponibilizado em qualquer trimestre da gravidez; por muitos anos, a mastectomia foi o procedimento de eleição por dispensar a RT, que é necessária após cirurgias conservadoras (Keleher *et al.*, 2001; Krishna e Lindsay, 2013; Toesca *et al.*, 2014; Shacar *et al.*, 2017; NCCN, 2024).

Atualmente, quando o diagnóstico é feito no primeiro trimestre da gestação, permanece a preferência pela mastectomia, já que a cirurgia conservadora requer RT complementar obrigatória, e essa ainda é contraindicada na gestação, pelos efeitos deletérios da radiação no feto, descritos adiante. Postergar a RT para o período pós-parto, nesses casos, pode aumentar o risco de recorrência locorregional, o que torna a mastectomia o procedimento de escolha na gestação inicial. No entanto, para aquelas pacientes com indicação de QT adjuvante, pode-se realizar cirurgias conservadoras (quadrantectomias, segmentectomias), já que a RT só é realizada ao término da terapia sistêmica, cerca de 6 meses após a cirurgia. Essa conduta é a mesma adotada para as pacientes não grávidas que fazem QT adjuvante e têm indicação de RT complementar. Nesses casos, o adiamento da irradiação mamária enquanto se realiza terapia sistêmica adjuvante não está associado ao aumento do risco de recorrência locorregional (Keleher *et al.*, 2001; Krishna e Lindsay, 2013; Toesca *et al.*, 2014; Shacar *et al.*, 2017; NCCN, 2024).

Embora a cirurgia possa ser realizada em qualquer momento da gravidez, algumas considerações devem ser feitas, principalmente no primeiro trimestre, quando o risco de aborto espontâneo é maior. Quando o diagnóstico de câncer é feito em idade gestacional precoce, pode-se discutir a interrupção da gravidez com a paciente, dependendo da agressividade da doença e do desejo materno. Quando se decide pela manutenção da gravidez, a maioria dos autores prefere postergar o tratamento para o segundo trimestre (Krishna e Lindsay, 2013; Toesca *et al.*, 2014; Shacar *et al.*, 2017).

A partir do segundo trimestre, quando já é possível o uso de agentes quimioterápicos, qualquer modalidade cirúrgica pode ser indicada. Para as pacientes com tumores volumosos que não desejem mastectomia, pode-se iniciar a QT neoadjuvante para redução do volume tumoral e posterior cirurgia conservadora, como opção de tratamento. Naquelas com tumores menores, a indicação de cirurgia conservadora pode ser feita mesmo sem terapia sistêmica adjuvante, desde que o intervalo entre o procedimento cirúrgico e o parto não ultrapasse 6 meses, já que a RT complementar só poderá ser realizada após o nascimento do concepto (Krishna e Lindsay, 2013; Toesca *et al.*, 2014; Shacar *et al.*, 2017; NCCN, 2024).

Em qualquer momento da gravidez, a intervenção cirúrgica requer cuidados especiais para a mãe e o feto, principalmente em relação à anestesia. As alterações anatômicas e fisiológicas da gravidez podem, além de aumentar o risco cirúrgico materno, causar danos fetais importantes como hipoxia e asfixia intrauterina (por redução do fluxo sanguíneo uterino), passagens de agentes anestésicos pela barreira placentária e risco de nascimento prematuro ou de aborto, tanto pelo estresse da cirurgia quanto pela exposição às substâncias administradas. Equipe multidisciplinar, incluindo obstetra e neonatologista, deve estar disponível quando a cirurgia mamária é indicada durante a gravidez (Shacar *et al.*, 2017).

Radioterapia

A RT mamária é contraindicada na gestação pela maioria dos autores, em virtude dos efeitos deletérios da exposição do feto à radiação. Por isso, a necessidade de RT complementar deve ser levada em consideração no momento da escolha do tratamento multidisciplinar (Keleher *et al.*, 2001; Kal e Struikmans, 2005; Krishna e Lindsay, 2013; Basaran *et al.*, 2014; Langer *et al.*, 2014; Toesca *et al.*, 2014; Han *et al.*, 2017; Shacar *et al.*, 2017; Sorouri e Loren, 2023; NCCN, 2024).

As doses de radiação disponibilizadas pela RT estão associadas a restrição de crescimento, deficiência no desenvolvimento neurológico e redução do coeficiente de inteligência, além dos riscos de neoplasias na infância induzidas pela radiação intrauterina. Assim, a RT deve ser postergada para o período pós-parto e deve-se suspender a lactação durante o tratamento radioterápico. A RT intraoperatória em dose única ainda não pode ser recomendada para as gestantes que desejem cirurgia conservadora, já que essa técnica está associada a maior risco de recorrência locorregional em pacientes jovens; ela deve ser utilizada apenas em casos selecionados de CM em pacientes não grávidas e, geralmente, idosas (Toesca *et al.*, 2014; Cordeiro e Gemignani, 2017b).

Avaliação dos linfonodos

A abordagem axilar na gravidez segue os mesmos critérios das pacientes não grávidas. Em axila clinicamente negativa, a abordagem do linfonodo sentinela é o procedimento de escolha por predizer o *status* axilar com mínimos efeitos adversos quando comparado com a dissecção axilar completa. Essa última está relacionada a comorbidades como linfedema, perda sensorial e defeitos na abdução do ombro. A técnica de eleição para biopsia do linfonodo sentinela é a linfocintilografia mamária (LCM) com uso de coloide radioativo com tecnécio 99 (Keleher *et al.*, 2001; Kal e Struikmans, 2005; Krishna e Lindsay, 2013; Toesca *et al.*, 2014; Han *et al.*, 2017; Shacar *et al.*, 2017; NCCN, 2024).

A exposição fetal à radiação com esse procedimento é mínima e infinitamente menor que a dose deletéria (0,1 a 0,2 Gy). Dados da literatura evidenciaram que a dose de radiação máxima absorvida pelo feto por meio da LCM foi de 0,0043 Gy, demonstrando a segurança do método na gravidez (Kal e Struikmans, 2005; Han *et al.*, 2017). Já o uso do corante azul patente é contraindicado na gestação, por estar associado a risco de anafilaxia em 1% dos casos, o que poderia causar sérios danos à saúde materna e fetal (Keleher *et al.*, 2001; Krishna e Lindsay, 2013; Basaran *et al.*, 2014; Langer *et al.*, 2014; Toesca *et al.*, 2014; Han *et al.*, 2017; Shacar *et al.*, 2017; NCCN, 2024). Alguns raros autores recomendam o uso do azul de metileno em casos de indisponibilidade da LCM, porém essa substância está relacionada a malformações fetais e deve ser evitada, principalmente no primeiro trimestre da gestação (Cordeiro e Gemignani, 2017b; Han *et al.*, 2017).

A reconstrução mamária imediata após mastectomia é contraindicada na gestação, principalmente se baseada em retalhos autólogos, por aumentar o tempo cirúrgico, pelos riscos de complicações e pela dificuldade de simetrização da mama contralateral. No entanto, se for desejo da paciente, pode-se realizar a reconstrução imediata com base no uso de expansor dérmico, que é um procedimento simples, não aumenta os riscos cirúrgicos, diminui os efeitos psicológicos da mutilação e possibilita uma reabordagem em segundo tempo para troca por implante de silicone definitivo e simetrização da mama oposta (Keleher *et al.*, 2001; Toesca *et al.*, 2014; Cordeiro e Gemignani, 2017b).

Tratamento sistêmico

O objetivo do tratamento da gestante com CM é o mesmo da não grávida: o controle local da doença tumoral e a prevenção de metástases sistêmicas. No contexto da doença metastática, some-se, ainda, melhora da qualidade de vida e sobrevida. No entanto, o cuidado ofertado deve ser também avaliado em função dos potenciais efeitos adversos para o feto. Protelar o início da terapia antitumoral sistêmica (TAT) pode trazer consequências para a saúde materna, com piora do prognóstico da doença oncológica, e não é recomendado (NCCN, 2024).

As indicações de TAT devem seguir o mesmo padrão das pacientes não grávidas, porém sua oferta deve levar em consideração a idade gestacional (Partridge *et al.*, 2014).

Efeitos dos antineoplásicos durante a gestação

O risco dos efeitos deletérios da QT sobre o feto é, de maneira geral, inversamente proporcional à idade gestacional e dependentes também da classe do quimioterápico. A frequência de eventos adversos para o feto, com a QT durante o segundo trimestre, é semelhante à encontrada na população geral (Monteiro *et al.*, 2013).

A QT durante o primeiro trimestre está associada a alto risco de aborto espontâneo e alguns casos de malformações congênitas. A situação é menos problemática no segundo e terceiro trimestres, quando é possível realizar a maioria dos tratamentos quimioterápicos padrões, e essa é a recomendação em geral. Contudo, permanece associada a maior índice de complicações obstétricas e fetais, que incluem maior risco de trabalho de parto prematuro, crescimento intrauterino retardado e baixo peso ao nascer (Peccatori *et al.*, 2013).

Os dados clínicos disponíveis, a maioria a partir de dados retrospectivos e de estudos com um número limitado, porém crescente, de pacientes, sugerem que fetos expostos à QT a partir do segundo trimestre não apresentam complicações significativas a longo prazo. Todos os regimes de QT apresentam riscos potenciais ao feto em desenvolvimento, mas a necessidade de tratamento justifica seu uso. Não há recomendação para a retirada precoce do concepto para a realização de QT. Recomenda-se seguir a gravidez até o termo sempre que possível, se em condições obstétricas e fetais. As condições mais exigentes de cuidado na prematuridade são reconhecidas, e isso pode ser particularmente importante para mulheres que estejam em cuidados oncológicos; uma deficiência cognitiva sutil foi mais significativa em bebês prematuros expostos à QT intrauterina quando comparados aos bebês a termo (Peccatori *et al.*, 2013; Partridge *et al.*, 2014).

Os regimes de QT com base em antraciclinas são os protocolos de primeira escolha durante a gestação, com maior grau de evidências na literatura, e devem ser realizados de modo semelhante nas pacientes não gestantes. Dados recentes demonstraram a baixa passagem transplacentária dos taxanos (docetaxel e paclitaxel) – medicações muito utilizadas de maneira sequencial e/ou associadas no tratamento fora do período gestacional. Uma série de estudos recentes apontam perfil de toxicidade aceitável durante a gestação. O paclitaxel possibilita monitoramento próximo da gravidez, uma vez que é uma programação semanal; além disso, está associado a melhor perfil geral de toxicidade quando comparado ao docetaxel, sem a necessidade de uso prévio de esteroides de alta dose ou uso profilático do fator estimulante das colônias de granulócitos (GCSF). Portanto, o paclitaxel semanal seria o taxano preferido na gravidez (Partridge *et al.*, 2014; NCCN, 2024).

A terapia-alvo (trastuzumabe e/ou pertuzumabe) para os casos de CM com hiperexpressão da proteína HER2 está contraindicada de maneira neoadjuvante e adjuvante, devendo ser adicionada após o parto/lactação (Zagouri *et al.*, 2013; NCCN, 2024). A evidência disponível, ainda limitada, sugere fortemente que o uso do trastuzumabe leva à redução do volume de líquido amniótico, visto que em oito dos dez estudos foram observadas oligodramnia ou anidramnia, além de maior risco para possíveis malformações fetais (Monteiro *et al.*, 2013).

Atualmente, existem poucos dados disponíveis na literatura sobre o uso de agentes imunoterápicos durante a gestação. Há alterações no sistema imune da gestante para possibilitar a tolerância materna ao feto. Assim, algumas proteínas, como a proteína 1 da morte celular programada (PD-1) e seu ligante PDL-1, estão expressas na interface materno-fetal com papel de evitar rejeição materno-fetal. Portanto, o uso de inibidores de *checkpoint*, como o pembrolizumabe utilizado no tratamento do CM triplo negativo, não é recomendado. Raros relatos de caso sobre o tema evidenciam risco de restrição de crescimento intrauterino ou insuficiência placentária, e pelo menos um caso de hipotireoidismo imunomediado no neonato, porém sem evidências de malformações (Sorouri e Loren, 2023).

Momento e duração da quimioterapia

O tratamento de QT padrão deve ser ofertado iniciando a partir do segundo trimestre gestacional e até 34 semanas de idade gestacional. Após 34 semanas, deve-se considerar o início da QT para depois do parto a termo, a fim de reduzir toxidades hematológicas perinatais para o concepto e/ou evitar maior risco de complicações infecciosas ou hemorrágicas maternas (Peccatori *et al.*, 2013).

A duração da QT padrão varia de 4 a 6 meses, dependo do esquema escolhido. O protocolo FAC ou FEC – 5-fluoruracila (F), doxorrubicina (A) ou epirrubicina (E) e ciclofosfamida (C) – é ofertado em seis ciclos com intervalos a cada 21 dias. Esse é o protocolo mais descrito durante o período gestacional. Protocolos alternativos como AC-T – doxorrubicina, ciclofosfamida (C) e taxano (T – paclitaxel) consistem em quatro ciclos de AC a cada 21 dias, seguidos de 12 ciclos semanais de T.

Os protocolos de QT podem ser ofertados antes ou após a cirurgia, realizados de maneira semelhante em ambas as situações. Em virtude da apresentação frequente de estadiamentos mais avançados do CM associados à gestação, faz-se necessária, muitas vezes, a realização da QT neoadjuvante (prévia à cirurgia).

Caso a doença metastática seja diagnosticada no primeiro trimestre gestacional, diante do prognóstico oncológico desfavorável e ainda, se for considerada a necessidade urgente do início de QT imediata para controle de sintomas e melhora da sobrevida, deve-se discutir com a paciente a interrupção da gestação. Caso seja possível esperar (doença indolente, oligossintomática, metástases ósseas exclusivas), segue-se a mesma recomendação de início de QT no segundo trimestre.

QT da classe de antimetabólicos utilizados no contexto da doença metastática (p. ex., gencitabina, metotrexato) deve ser contraindicada durante a gestação, em virtude de maior risco de malformações fetais.

Terapia endócrina

A hormonoterapia antitumoral deve ser iniciada após o parto; ela é contraindicada durante a gestação/lactação, em virtude de evidências de seu uso ser associado a maior risco de malformações fetais (Peccatori *et al.*, 2013).

Tamoxifeno é ainda a terapia hormonal antitumoral padrão para mulheres de idade fértil. A terapia alternativa que associa o inibidor de aromatase exige o uso concomitante do análogo do hormônio liberador do hormônio luteinizante (LHRH), estando também contraindicados durante a gestação por motivos semelhantes.

Monitoramento pré-natal

A gestante com CM requer acompanhamento em pré-natal de alto risco com obstetra habilitado e em conjunto com oncologista. É fundamental a datação correta da idade gestacional, uma vez que o tipo de tratamento pode resultar em implicações e cuidados específicos, dependendo do período da gravidez. Todos os exames de rotina de pré-natal devem ser solicitados. Para averiguação da maturidade pulmonar fetal, o American College of Obstetricians and Gynecologists (ACOG) recomenda basear-se pelo melhor parâmetro clínico (US antes de 22 semanas de gestação) do que na realização de amniocentese (Committee Opinion No. 688, 2017).

Interrupção da gravidez

O término da gravidez não melhora o desfecho do CM gestacional (Nugent e O'Connell, 1985). Na verdade, parece que há uma diminuição da sobrevivência em mulheres grávidas que terminam eletivamente suas gravidezes em comparação com as que continuam a gravidez (Clark e Chua, 1989). No entanto, esses estudos são revisões retrospectivas de casos e não levam em consideração possíveis fatores confundidores.

As mulheres com doenças mais avançadas, sem possibilidade e capacidade de cuidar de sua prole, aquelas que não estão dispostas a assumir um risco de toxicidade fetal ou complicações do tratamento do CM durante a gravidez são mais propensas a solicitar o aborto (Clark e Chua, 1989). No entanto, de acordo com o Código Penal vigente no Brasil, a interrupção da gravidez nesses casos não é permitida.

Como mencionado, o tempo entre a administração de QT e o parto deve ser cuidadosamente programado. Idealmente, o parto só deve ocorrer após o retorno de níveis normais de glóbulos brancos e plaquetas, o que reduz potencialmente o risco de complicações infecciosas e de sangramento.

Não há indicação para cesárea; a via de parto de escolha é a vaginal, com trabalho de parto espontâneo ou induzido após presença de maturidade pulmonar fetal.

Prognóstico

O CM associado à gestação foi considerado por muito tempo como tendo um péssimo prognóstico, com estudos descrevendo menos de 20% de chance de sobrevivência em 5 anos (Gemignani *et al.*, 1999). A explicação era que os hormônios da gestação (estrogênio, fator de crescimento 1 semelhante à insulina [IGF1], progesterona e prolactina) estavam relacionados intimamente com a etiologia do CM e de sua mais rápida progressão (White, 1955; Rossouw *et al.*, 2002). Outro ponto que reforçava o pior prognóstico do CM na gravidez era o atraso no diagnóstico e, consequentemente, no tratamento. Esse atraso pode ser atribuído a hiperplasia lobular e galactoestase encontradas nas mamas das gestantes, que dificultam a percepção da massa tumoral (Gemignani *et al.*, 1999).

Diferente do que se pensava, estudos mais recentes mostram que as mulheres diagnosticadas com CM durante a gravidez não apresentam impacto negativo na sobrevida quando comparadas àquelas que tiveram o diagnóstico fora da gravidez (Amant *et al.*, 2013).

Embora a transmissão vertical do câncer à placenta tenha sido relatada (60 casos na literatura), em nenhum desses casos ocorreu lesão metastática no feto e também não há relatos de câncer na infância entre os filhos das mães que tiveram CM durante a gravidez (Dessolle *et al.*, 2007).

A perspectiva de gravidez futura é importante para mulheres jovens com CM. As mulheres que engravidam após tratamento bem-sucedido para CM não pioram seu prognóstico em relação ao câncer (Azim *et al.*, 2011).

As gestações posteriores não apresentam modificações em sua evolução. Os fetos oriundos de novas gestações não sofrem consequências do tratamento prévio. Como as recidivas são mais comuns nos dois primeiros anos após o tratamento, é conveniente que esse tempo seja respeitado para a programação dessa gestação.

Amamentação

A amamentação após a gravidez parece ser segura e possível, principalmente na mama contralateral. Existem poucas evidências que correlacionem a amamentação com o prognóstico. Nos tratamentos cirúrgicos conservadores, a produção de leite pode ser reduzida. No entanto, a mama contralateral não tratada não é afetada e produz leite normalmente (Moran *et al.*, 2005). Além disso, não se recomenda a amamentação na mama submetida à irradiação uma vez que, na ocorrência de mastite, seu tratamento seria bastante difícil.

Gestação após câncer de mama

Mais do que nunca, a gestação deve ser planejada após o diagnóstico de um CM. O planejamento deve iniciar no diagnóstico do CM em uma mulher em idade fértil. Não há um momento específico que seja considerado ótimo para permitir que as pacientes engravidem após o diagnóstico de CM. O momento deve considerar tempo de conclusão de terapia, risco de recaída e idade e função ovariana da paciente. É razoável adiar a gravidez por 2 a 3 anos após o diagnóstico, período de maior risco de complicações relacionadas à TAT e maior risco de ocorrência de doença metastática (Zagouri *et al.*, 2013).

As mulheres jovens que desejem fertilidade futura devem ser aconselhadas nas opções de conservação de fertilidade disponíveis antes de começar TAT. O aconselhamento deve ser implementado logo após o diagnóstico, para propiciar encaminhamento imediato para os especialistas em fertilidade. Essas orientações foram capazes de melhorar a qualidade de vida global dessas pacientes e são um aspecto importante frequentemente negligenciado no mundo todo (Letourneau *et al.*, 2012).

Vários estudos e uma metanálise demostraram que a gestação após o CM é segura. Não há evidências científicas suficientes para contraindicar a gestação, independente do *status* hormonal. Um recente estudo retrospectivo multicêntrico, incluindo mais de 1.000 pacientes receptores de estrogênio positivo (ER+), corroboram a segurança da gravidez pós-TAT. A ocorrência da gestação não é prejudicial ao prognóstico do CM, pelo menos durante os primeiros 5 anos após a gravidez (Azim *et al.*, 2011).

Em pacientes com indicação de terapia hormonal adjuvante por 5 anos com tamoxifeno, faltam dados para apoiar a segurança do início da interrupção dessa terapia. Assim, em pacientes em que a conclusão do curso completo de tamoxifeno dificultaria as chances de gravidez futura, deve ficar claro que a interrupção poderia ter efeitos prejudiciais potenciais em seus resultados do CM. Em mulheres dispostas a considerar esse risco, a interrupção após 2 a 3 anos de tamoxifeno poderia ser considerada para permitir a gravidez. Encorajamos fortemente a retomada do tamoxifeno após o parto nessas pacientes (Peccatori *et al.*, 2013).

Em geral, pacientes que foram submetidas à TAT têm menor chance de engravidar quando comparadas à população em geral na mesma faixa etária, nível de educação e paridade prévia.

A falência ovariana após a QT é um fenômeno idade-dependente. Amenorreia permanente é incomum em pacientes submetidas à QT até os 25 anos, porém em pacientes com idade ≥ 35 anos, a falência permanente chega a 50%, e em virtude da associação da terapia hormonal prologada, pode chegar a 70%. Isso é considerado secundário ao tratamento frequente com QT gonadotóxica, períodos prolongados de tratamento com tamoxifeno em pacientes com doença hormônio-sensível, além de um equívoco ainda persistente de que a gravidez poderia estimular a recorrência tumoral (Partridge *et al.*, 2014).

No entanto, as mulheres que retomam a menstruação após o tratamento comprometeram a reserva do ovário e, portanto, podem ter fertilidade reduzida. Assim, os melhores marcadores disponíveis da reserva da função ovariana são o hormônio antimülleriano (HAM) e a contagem de folículos antrais (CFA), realizada na primeira parte do ciclo menstrual (Peccatori *et al.*, 2013).

O uso concomitante de hormônio liberador de gonadotrofina (GnRH) agonista durante a QT como meio de preservar a fertilidade foi abordada em vários ensaios fases III com resultados conflitantes. Alguns estudos mostraram taxas mais elevadas de recuperação menstrual nos braços GnRH, mas outros não conseguiram reproduzir os mesmos resultados. Além disso, a maioria desses estudos relatou menstruação e não melhora na função ovariana, sem aumento nas taxas de gravidez. Assim, o uso de análogos de GnRH concomitantemente com QT ainda não deve ser considerado como meio confiável de preservar a fertilidade.

Os dados sobre a função ovariana a longo prazo e as taxas de gravidez nesses estudos não são garantidos e ainda devem ser estudados (Munhoz *et al.*, 2016).

A criopreservação de embriões ou oócitos é o principal método para preservar a fertilidade feminina. A estimulação ovariana deve ser realizada antes de iniciar a QT, o que pode resultar em atraso relativo no tratamento oncológico e em aumento dos níveis séricos de estradiol, que poderia ser preocupante em tumores causados por hormônios, como o CM. O uso de gonadotropinas e letrozol ou tamoxifeno tem sido associado ao rendimento adequado de oócitos com menor aumento nos níveis séricos de estradiol em comparação com regimes de estimulação padrão, e geralmente é recomendado para pacientes com câncer. Em CM hormonossensíveis, esse regime foi usado e não foi associado a maior risco de recorrência, pelo menos durante os primeiros 2 anos após a realização da fertilização (Peccatori *et al.*, 2013).

Deve-se enfatizar que toda mulher em idade fértil durante o período, e em até 3 a 6 meses do término de TAT, deverá ser orientada a realizar um método anticoncepcional adequado. Importante ressaltar que, uma vez que a gravidez ocorreu, a indução do aborto não tem impacto no prognóstico materno e, portanto, é fortemente desencorajada para tais fins (Peccatori *et al.*, 2013). Se ocorrer gravidez na vigência do tamoxifeno, as pacientes devem ser informadas do possível risco aumentado de malformações fetais secundárias à exposição durante o primeiro trimestre e, portanto, o término da gestação pode ser considerado. O mesmo se aplica às pacientes que engravidam acidentalmente quando na vigência da QT. A situação é algo diferente com os anticorpos monoclonais, que não atravessam a placenta no início da gestação (Pentsuk e Van der Laan, 2009). Dados do estudo HERA em pacientes que engravidaram acidentalmente ao receber trastuzumabe, como relatos de casos esporádicos, não demostraram malformações fetais secundárias à breve exposição do primeiro trimestre (Azim *et al.*, 2011).

Estudo prospectivo avaliou o risco de recorrência entre mulheres com CM inicial (estágios 1 e 2 ao diagnóstico), receptor hormonal positivo, que descontinuaram o uso da endocrinoterapia adjuvante para tentar engravidar. Entre as pacientes selecionadas no estudo, não houve aumento do risco de eventos a curto prazo, incluindo recorrência a distância, em comparação ao grupo controle. No entanto, diante de tumores luminais em que o risco de recorrência costuma ser tardio, um seguimento mais longo, por volta de 10 anos, é importante para informar a segurança a longo prazo, já que o *follow-up* do trabalho foi de 3,4 anos (Partridge *et al.*, 2023).

Outra publicação recente demonstrou que, para as pacientes portadoras de mutação no gene *BRCA* que passaram pelo tratamento para CM, é possível gestar sem que haja prejuízo na sobrevida livre de recorrência. No entanto, boa parte das pacientes desse estudo apresentava tumores com receptor hormonal positivo e bom prognóstico (maioria com mutação BRCA2), o que pode ter contribuído para o resultado positivo (Nguyen *et al.*, 2000; Lambertini *et al.*, 2024).

CÂNCER DE COLO DE ÚTERO NA GRAVIDEZ

Embora o câncer de colo uterino (CCU) seja a patologia oncológica ginecológica mais comumente associada à gravidez, sua incidência é de 1 caso para cada 1.200 a 10.000 gestações (Moran *et al.*, 2005). Metade dos casos é diagnosticada na gravidez, enquanto a outra metade é diagnosticada em até 12 meses pós-parto. Muitas pacientes são diagnosticadas no estágio inicial da doença. Não existem estudos randomizados em gestantes que recomendem o tratamento – que deve ser individualizado, levando-se em consideração o estágio da doença, o desejo da paciente em continuar a gestação e os riscos em modificar ou adiar o tratamento.

Diagnóstico

Quadro clínico e exame físico

A apresentação clínica da doença depende do estágio e do tamanho da lesão. Por muitas vezes, suspeita-se de CCU quando os exames de triagem, como a citologia oncótica, são anormais. A taxa de anormalidades citológicas entre as gestantes é de 5 a 8% e semelhante à população não grávida. Os sintomas podem variar desde sangramento vaginal ou *spotting* a dor pélvica, ciatalgia, lombalgia, anemia crônica e dispneia. É fundamental a realização do exame especular e toque vaginal em todas as gestantes a fim de se avaliar o colo uterino. A avaliação diagnóstica inclui triagem com citologia oncótica, colposcopia e, se necessário, biopsia e conização seletiva (Nguyen *et al.*, 2000; Massad *et al.*, 2013).

Ao exame físico, uma massa palpável pode ser percebida em qualquer idade gestacional. Contudo, em estágios iniciais, a gravidez pode dificultar a visualização de achados diagnósticos, já que pode favorecer alterações cervicais como ectopia, edema estromal e amadurecimento cervical (Lambertini *et al.*, 2024).

Achados da citologia

Em pacientes com alterações citológicas cervicais, recomenda-se seguir o Consenso de Bethesda (Massad *et al.*, 2013):

- Gestantes com menos de 20 anos têm alta incidência de infecção por papilomavírus humano (HPV), porém baixa taxa de alterações citológicas como células escamosas atípicas de significado indeterminado (ASCUS) e lesão intraepitelial (LIE) – baixo grau. A probabilidade de resolução espontânea é em torno de 90%, com pouca progressão para câncer invasivo. Nesse caso, a colposcopia pode ser omitida, mas a citologia deve ser repetida após o parto
- Gestantes com mais de 20 anos, com lesões tipo ASCUS e LIE – baixo grau devem proceder com o mesmo seguimento de pacientes não gestantes
- Colposcopia deve ser realizada em todas as pacientes (independente da faixa etária) que apresentem alterações citológicas escamosas celulares atípicas quando não se pode afastar lesões de alto grau ou na presença destas últimas e nos casos de alterações celulares glandulares atípicas.

Colposcopia

Durante a colposcopia, toda suspeita de lesão de neoplasia intraepitelial cervical II/III ou câncer deve ser biopsiada. Por outro lado, na ausência dessas lesões, a colposcopia pode ser realizada e a citologia deve ser repetida 6 semanas após o parto. Caso a colposcopia seja insatisfatória durante a gestação, ela pode ser repetida 6 a 12 semanas após o parto (Economos *et al.*, 1993). Biopsia cervical pode ser realizada na gestação; contudo, a curetagem endocervical deve ser evitada pela possível associação com abortamento, embora não exista evidência que faça essa correlação (Van Calsteren *et al.*, 2005).

A indicação de conização durante a gravidez não segue as mesmas premissas da não gestante. Na gravidez, a conização é indicada se a confirmação da doença invasiva vai alterar o momento e tipo de parto. Não havendo essas premissas, esse procedimento deve ser postergado para o período pós-parto (Nguyen *et al.*, 2000).

O momento ideal para a realização da conização na gravidez é entre 14 e 20 semanas, devendo-se evitar 4 semanas antes do parto pelo risco de sangramento genital intenso. Nas situações indicadas, prefere-se uma conização excisional, para evitar lesão do orifício cervical interno a fim de reduzir o risco de abortamento, ruptura prematura das membranas, sangramento genital e infecção. Contudo, quando decide-se por uma conização clássica, recomenda-se realizar, a seguir, uma cerclagem uterina (Muller e Smith, 2005).

Exames de imagem

Na gestação, os exames de imagem devem levar em consideração o risco de exposição de radiação ionizante do feto. Um raio X de tórax com proteção abdominal pode ser feito em pacientes com lesões macroscópicas para avaliar metástases pulmonares. Nos casos de estádio IB1, IB2 ou mais e lesões com alto risco histológico (adenocarcinoma e carcinoma de células pequenas), deve-se realizar US e RM de vias urinárias e da pelve (Reznek e Sahdev, 2005).

Manejo

Manejo da doença pré-invasiva

Recomenda-se realizar o tratamento das lesões pré-invasivas no período pós-parto, preferencialmente 6 a 8 semanas após o parto, posteriormente à repetição dos exames de citologia oncótica e colposcopia, visto que o risco de progressão para doença invasiva é baixo (0 a 0,4%) e a chance de regressão é alta após o parto (Paraskevaidis *et al.*, 2002; Kaplan *et al.*, 2004).

Manejo da doença invasiva

A terapia oncológica depende do estágio tumoral e da idade gestacional. Diferentemente de outros tumores associados à gestação, em que permanece preconizada a terapia oncológica padrão, em virtude de suas especificidades e topografia, a realização da terapia padrão na doença invasiva é impossível. Cirurgia radical e RT pélvica implicam, obrigatoriamente, interrupção da gestação e morte fetal.

Interrupção da gravidez

A interrupção da gestação, seguida de tratamento oncológico padrão, é altamente recomendada no primeiro trimestre da gestação em situações de tumores invasivos, particularmente nos estadiamentos avançados. Pacientes que optarem por seguir a gestação devem ser informadas que provavelmente não realizarão o tratamento oncológico padrão.

Em estadiamento muito inicial (IA), o tratamento oncológico definitivo poderá ser adiado para o pós-parto, com seguimento próximo durante toda a gestação (Peccatori *et al.*, 2013). A progressão das lesões precursoras (lesões intraepiteliais escamosas de alto grau na citologia, neoplasias intraepiteliais cervicais II e III na histologia e adenocarcinoma *in situ*) para carcinoma invasivo é rara durante a gestação, ocorre em cerca de 0,4% dos casos e é recomendada a interrupção da gestação (Fonseca *et al.*, 2011).

Gravidez não interrompida

Nas pacientes que optarem em prosseguir a gravidez nos tumores com estadiamento inicial clínico e radiológico (estádio IB1, IB2, IIA), o estadiamento cirúrgico pode ajudar a discriminar quem será alvo de uma espera vigiada (IB1) e um tratamento oncológico durante a gestação (a partir de IB2). Tumores podem ser estadiados radiologicamente por RM pélvica. A RM pélvica durante a gravidez mostrou um valor preditivo positivo para metástases nodais (Balleyguier *et al.*, 2013), mas o padrão-ouro permanece linfadenectomia. Esse procedimento pode ser seguro se realizado durante a gravidez, mesmo que o risco de hemorragia ou complicações possa ser maior, em comparação com mulheres não grávidas (Morice *et al.*, 2012).

Gestação < 22 a 25 semanas no momento do diagnóstico sem envolvimento linfonodal

Doença microinvasiva (estádio 1A1)

A vigilância durante o período gestacional é recomendada nos estádios iniciais do CCU associado à gestação. O tratamento oncológico padrão deve ser ofertado no pós-parto; tratamentos cirúrgicos conservadores são possíveis, como a conização ou a traquelectomia radical com linfadenectomia por via laparoscópica.

Estágio 1A2 a 1B1 e tumor < 2 cm

É possível a recomendação de vigilância durante o período gestacional. O tratamento oncológico padrão deve ser ofertado no pós-parto. Para lesões invasivas pequenas (< 2 cm), devem ser consideradas as cirurgias mais conservadoras, evitando-se, assim, as complicações e morbidades provocadas por cirurgias mais radicais.

Estágio > 1B1 e tumor ≥ 2 cm e com envolvimento linfonodal

Para os estádios IB2 e IIA volumosos (lesões > 4 cm), IIB, IIIA, IIIB e IVA, a maioria das evidências científicas atuais para o período não gravídico orientam o tratamento quimioterápico combinado com RT, o que não é recomendado durante todo o período gestacional. A RT, que pode ser preconizada de maneira adjuvante, exclusiva ou concomitante à QT baseada em platina a partir do estadiamento IB, encontra-se formalmente contraindicada durante toda a vigência da gestação. Caso indicada, deve ser planejada para o período pós-parto. Caso a RT seja ofertada com finalidades anti-hemorrágicas emergenciais, fica decretada a decisão de interrupção da gestação, pois as doses terapêuticas da RT pélvica serão letais para o feto ou de altíssimo risco de anomalias congênitas graves (Peccatori *et al.*, 2013).

Nos tumores localmente avançados durante a gestação, a QT à base de platina com ou sem paclitaxel poderá ser ofertada, a partir do segundo trimestre até 34 semanas, com taxas de respostas semelhantes a não grávidas. A QT combinada à RT pode ser ofertada após o parto de maneira complementar nesses casos de estádios avançados, se não for possível realizar o tratamento cirúrgico no pós-parto. A cirurgia pode ser oferecida concomitante à cesariana em centros especializados. Ao considerar o risco de complicações perinatais como infecção e hemorragia, a QT deve ser interrompida entre 3 e 4 semanas antes da data planejada para o parto (Peccatori *et al.*, 2013).

Gestação de 22 a 25 semanas ou mais

Estágio 1A a 1B1 com tumor < 2 cm

Semelhante ao período mais inicial da gestação, é possível a recomendação de vigilância próxima durante o período gestacional. O tratamento oncológico padrão deve ser ofertado no pós-parto, para lesões invasivas pequenas (< 2 cm). Para as pacientes que desejam preservar a fertilidade, podem ser consideradas as cirurgias mais conservadoras ou com menor potencial de complicações e com semelhante resultado oncológico (Morice *et al.*, 2012; Peccatori *et al.*, 2013).

Estágio > 1B1 com tumor ≥ 2 cm

Ofertar tratamento quimioterápico neoadjuvante à base de platina com ou sem paclitaxel, até 34 semanas. A QT combinada à RT pode ser ofertada após o parto de maneira complementar nesses casos de estádios avançados, se não for recomendado tratamento cirúrgico no pós-parto. Ao considerar o risco de complicações perinatais como infecção e hemorragia, a QT deve ser interrompida entre 3 e 4 semanas antes da data planejada para o parto (Peccatori *et al.*, 2013).

Após a 22ª semana gestacional, uma proposta alternativa, para os casos poucos sintomáticos, seria aguardar a maturidade fetal mantendo a vigilância, realizar cesariana e iniciar o tratamento de acordo com o estadiamento e as condições clínicas da paciente. A realização da QT neoadjuvante é vista como positiva por possibilitar melhoria no prognóstico da doença (Morice *et al.*, 2012). Essa conduta permitiria esperar pela viabilidade fetal, enquanto reduz a possibilidade de metástases linfáticas e interfere no tamanho da lesão, tornando-a passível de ser cirurgicamente tratada posteriormente. Entretanto, a prorrogação do tratamento definitivo para o câncer só é indicada para gestantes ao final do segundo ou terceiro trimestre de gestação (Fruscio *et al.*, 2012). A sobrevida após o tratamento não é diferente entre pacientes grávidas e não grávidas; a interrupção da gestação para CCU invasor, diagnosticado no primeiro trimestre, é indicada (Preccatori *et al.*, 2013).

Mulher com doença metastática

A QT à base de platina (cisplatina tem sempre melhor taxa de resposta que a carboplatina), que pode ser associada a 5-fluoruracila ou taxanos, pode ser ofertada no contexto da doença metastática (Preccatori *et al.*, 2013). Esses últimos podem ser uma opção para uso de único agente em pacientes com disfunção renal. O uso de novos agentes que vêm sendo considerados no CCU no contexto de doença avançada e/ou metastática, como os quimioterápicos antimetabolíticos (gencitabina, pemetrexede) e de substâncias-alvo, como o bevacizumabe, é contraindicado durante a gestação, podendo ser planejado, de maneira sequencial, após o parto.

O CCU metastático frequentemente é uma doença agressiva, muito sintomática e ameaçadora à vida. Nesse contexto, a oferta precoce de cuidados paliativos para controle da dor e de outros sintomas é fundamental no contexto da doença avançada e metastática, contribuindo não apenas para melhora da qualidade de vida, mas também com maior sobrevida dessas pacientes.

Terapia adjuvante na gravidez

A terapia adjuvante é indicação rara no CCU associado à gestação. Ela pode ser programada para o período pós-parto, por envolver, de maneira padrão, o tratamento concomitante de RT e QT.

Seguimento pré-natal

A gestante com CCU necessita de acompanhamento em pré-natal de alto risco com obstetra habilitado em conjunto com oncologista. É fundamental a datação correta da idade gestacional, uma vez que o tipo de tratamento pode resultar em implicações e cuidados específicos, dependendo do período da gravidez. Todos os exames de rotina de pré-natal devem ser solicitados para averiguação da maturidade pulmonar fetal. O ACOG recomenda ser melhor se basear pelo melhor parâmetro clínico (US antes de 22 semanas de gestação) do que na realização de amniocentese (Committee Opinion No. 688, 2017).

Gestantes com estágio IA1 devem ser examinadas, e a colposcopia deve ser repetida a cada trimestre. Para aquelas que optem em postergar o tratamento neoadjuvante, o exame pélvico deve ser repetido mensalmente e a RM deve ser realizada para afastar progressão da doença. Uma vez detectada progressão da doença, o tratamento definitivo deve ser implementado.

Tipo de parto

O momento do parto depende da idade gestacional, do estágio da doença e dos sinais de evidência de possível progressão durante a gestação. Nos casos em que não há indicação obstétrica de antecipação do parto, o momento ideal do parto deve ser no termo da gestação com idade gestacional > 37 semanas e, preferencialmente, com 39 semanas. Quanto ao tipo de parto, estudos retrospectivos sugerem que o parto vaginal pode ser realizado em gestantes com doença microscópica, sem alterar o prognóstico materno. Até o estádio IA2, pode-se optar por parto vaginal. Por outro lado, a partir do estádio IB1, recomenda-se a cesariana (Paraskevaidis *et al.*, 2002).

Tratamento definitivo do câncer cervical

O tratamento definitivo dependerá do desejo reprodutivo da paciente (Dalrymple *et al.*, 2005; Bigelow *et al.*, 2017). Se houver desejo reprodutivo:

- Nenhum tratamento é necessário até o estádio IA1, havendo a certeza de ausência de progressão da doença no seguimento. Caso a margem livre da peça da conização seja positiva, recomenda-se a cesariana e repetição da conização 6 a 8 semanas após o parto para avaliar doença invasiva
- Recomenda-se traquelectomia (com linfadenectomia se necessário) nos casos de estádio IA2 ou tumor > 4 cm, podendo ser feita 6 a 8 semanas após o parto
- Paciente sem desejo reprodutivo:
  - Pacientes com estádio IA1 sem comprometimento linfonodal podem ser submetidas à histerectomia extrafascial. Tal procedimento pode ser feito juntamente com a cesariana e pelo próprio ginecologista sem comprometer os resultados
  - Pacientes com estádio IA1 com comprometimento linfonodal, IA2, ou IB1 e tumor < 2 cm devem ser submetidas à histerectomia no momento da cesariana ou no período pós-parto.

Já pacientes que foram submetidas à QT neoadjuvante durante a gravidez devem ser submetidas à histerectomia radical durante a cesariana ou no período pós-parto.

Prognóstico

Os estudos não sugerem diferenças no prognóstico oncológico da mulher com CCU invasivo diagnosticado na gravidez quando comparada com não gestantes. Os efeitos do CCU nos resultados perinatais não são claros. Existem estudos que não mostraram diferenças quanto ao peso ao nascer, natimorto, parto prematuro, mas há também um grande estudo que mostrou maior ocorrência de parto prematuro e restrição de crescimento intrauterino nas gestantes com CCU (Dalrymple *et al.*, 2005).

REFERÊNCIAS BIBLIOGRÁFICAS

AMANT, F. *et al.* Prognosis of women with primary breast cancer diagnosed during pregnancy: results from an international collaborative study. *Journal of Clinical Oncology*, v. 31, n. 20, p. 2532-2539, 2013.

ANTONELLI, N. M. *et al.* Cancer in pregnancy: a review of the literature. Part I. *Obstetrical and Gynecological Survey*, v. 51, n. 2, p. 125-34, 1996.

AZIM, H. A. Jr. *et al.* Safety of pregnancy following breast cancer diagnosis: a meta-analysis of 14 studies. *European Journal of Cancer*, v. 47, n. 1, p. 74-83, 2011.

BALLEYGUIER, C. *et al.* Management of cervical cancer detected during pregnancy: role of magnetic resonance imaging. *Clinical Imaging*, v. 37, n. 1, p. 70-76, 2013.

BASARAN, D. *et al.* Pregnancy-associated breast cancer: clinicopathological characteristics of 20 cases with a focus on identifiable cause of diagnostic delay. *Breast Care (Basel, Switzerland)*, v. 9, n. 5, p. 355-359, 2014.

BIGELOW, C. A. *et al.* Management and outcome of cervical cancer diagnosed in pregnancy. *American Journal of Obstetrics and Gynecology*, v. 216, n. 3, p. 276.e1-276.e6, 2017.

CASE, A. S. Pregnancy-associated breast cancer. *Clinical Obstetrics and Gynecology*, v. 59, n. 4, p. 779-788, 2016.

CLARK, R. M.; CHUA, T. Breast cancer and pregnancy: the ultimate challenge. *Clinical Oncology (Royal College of Radiologists)*, v. 1, n. 1, p. 11-18, 1989.

COLLABORATIVE GROUP ON HORMONAL FACTORS IN BREAST CANCER. Breast cancer and breastfeeding: collaborative reanalysis of individual data from 47 epidemiological studies in 30 countries, including 50302 women with breast cancer and 96973 women without the disease. *Lancet*, v. 360, n. 9328, p. 187-195, 2002.

COMMITTEE OPINION No. 688: management of suboptimally dated pregnancies. Committee on Obstetric Practice. *Obstetrics and Gynecology*, v. 129, n. 3, p. e29-e32, 2017.

CORDEIRO, C. N.; GEMIGNANI, M. L. Breast cancer in pregnancy: Avoiding fetal harm when maternal treatment is necessary. *The Breast Journal*, v. 23, n. 2, p. 200-205, 2017a.

CORDEIRO, C. N.; GEMIGNANI, M. L. Gynecologic malignancies in pregnancy: balancing fetal risks with oncologic safety. *Obstetrical and Gynecological Survey*, v. 72, n. 3, p. 184-193, 2017b.

DALRYMPLE, J. L. *et al.* Pregnancy-associated cervical cancer: obstetric outcomes. *Journal of Maternal-Fetal and Neonatal Medicine*, v. 17, n. 4, p. 269-276, 2005.

DESSOLLE, L. *et al.* [Placental metastases from maternal malignancies: review of the literature]. *Journal de Gynécologie, Obstétrique et Biologie de la Reproduction*, v. 36, n. 4, p. 344-353, 2007.

ECONOMOS, K. *et al.* Abnormal cervical cytology in pregnancy: a 17-year experience. *Obstetrics and Gynecology*, v. 81, n. 6, p. 915-918, 1993.

FONSECA, A. J. *et al.* Quimioterapia neoadjuvante seguida de cirurgia radical em paciente grávida com câncer de colo de útero: relato de caso e revisão de literatura. *Revista Brasileira de Ginecologia e Obstetrícia*, v. 33, n. 1, p. 43-48, 2011.

FRUSCIO, R. *et al.* Delivery delay with neoadjuvant chemotherapy for cervical cancer patients during pregnancy: a series of nine cases and literature review. *Gynecologic Oncology*, v. 126, n. 2, p. 192-197, 2012.

GEMIGNANI, M. L.; PETREK, J. A.; BORGEN, P. I. Breast cancer and pregnancy. *The Surgical Clinics of North America*, v. 79, n. 5, p. 1157-1169, 1999.

HAN, S. *et al.* Axillary staging for breast cancer during pregnancy: feasibility and safety of sentinel lymph node biopsy. *Breast Cancer Research and Treatment*, v. 168, n. 2, p. 551-557, 2017.

HAN, S. N. *et al.* Breast cancer during pregnancy: a literature review. *Minerva Ginecologica*, v. 62, n. 6, p. 585-597, 2010.

INSTITUTO NACIONAL DE CÂNCER JOSÉ ALENCAR GOMES DA SILVA (INCA). *Câncer de mama*. Rio de Janeiro: INCA, 2023.

KAL, H.; STRUIKMANS, H. Radiotherapy during pregnancy: fact and fiction. *The Lancet. Oncology*, v. 6, n. 5, p. 328-333, 2005.

KAPLAN, K. J. *et al.* Prognosis and recurrence risk for patients with cervical squamous intraepithelial lesions diagnosed during pregnancy. *Cancer*, v. 102, n. 4, p. 228-232, 2004.

KELEHER, A. *et al.* Multidisciplinary management of breast cancer concurrent with pregnancy. *Journal of the American College of Surgeons*, v. 194, n. 1, p. 54-64, 2001.

KRISHNA, I.; LINDSAY, M. Breast cancer in pregnancy. *Obstetrics and Gynecology Clinics of North America*, v. 40, n. 3, p. 559-571, 2013.

LAMBERTINI, M. *et al.* Pregnancy after breast cancer in young BRCA carriers: An international hospital-based cohort study. *Journal of the American Medical Association*, v. 331, n. 1, p. 46-59, 2024.

LANGER, A. *et al.* A single-institution study of 117 pregnancy-associated breast cancers (PABC): Presentation, imaging, clinicopathological data and outcome. *Diagnostic and Interventional Imaging*, v. 95, p. 435-411, 2014.

LETOURNEAU, J. M. *et al.* Pretreatment fertility counseling and fertility preservation improve quality of life in reproductive age women with cancer. *Cancer*, v. 118, n. 6, p. 1710-1717, 2012.

MASSAD, L. S. *et al.* 2012 updated consensus guidelines for the management of abnormal cervical cancer screening tests and cancer precursors. *Obstetrics and Gynecology*, v. 121, n. 4, p. 829-846, 2013.

MONTEIRO, D. L. M. *et al.* Câncer de mama na gravidez e quimioterapia: revisão sistemática. *Revista da Associação Médica Brasileira*, v. 59, n. 2, p. 174-180, 2013.

MORAN, M. S. *et al.* Effects of breast-conserving therapy on lactation after pregnancy. *The Cancer Journal*, v. 11, n. 5, p. 399-403, 2005.

MORICE, P. *et al.* Gynaecological cancers in pregnancy. *Lancet*, v. 379, n. 9815, p. 558-569, 2012.

MULLER, C. Y.; SMITH, H. O. Cervical neoplasia complicating pregnancy. *Obstetrics and Gynecology Clinics of North America*, v. 32, n. 4, p. 533-546, 2005.

MUNHOZ, R. R. *et al.* Gonadotropin-releasing hormone agonists for ovarian function preservation in premenopausal women undergoing chemotherapy for early-stage breast cancer: a systematic review and meta-analysis. *Journal of The American Medical Association Oncology*, v. 2, n. 1, p. 65-73, 2016.

NATIONAL COMPREHENSIVE CANCER NETWORK (NCCN). *NCCN Guidelines Breast Cancer*. version 1.2024. Disponível em: <http://www.nccn.org>.

NGUYEN, C.; MONTZ, F. J.; BRISTOW, R. E. Management of stage I cervical cancer in pregnancy. *Obstetrical and Gynecological Survey*, v. 55, n. 10, p. 633-643, 2000.

NUGENT, P.; O'CONNELL, T. X. Breast cancer and pregnancy. *Archives of Surgery*, v. 120, n. 11, p. 1221-1224, 1985.

PARASKEVAIDIS, E. *et al.* Management and evolution of cervical intraepithelial neoplasia during pregnancy and postpartum. *European Journal of Obstetrics, Gynecology, and Reproductive Biology*, v. 104, n. 1, p. 67-69, 2002.

PARTRIDGE, A. H. *et al.* First international consensus guidelines for breast cancer in young women (BCY1). *Breast*, v. 23, n. 3, p. 209-220, 2014.

PARTRIDGE, A. H. *et al.* Interrupting endocrine therapy to attempt pregnancy after breast cancer. *The New England Journal of Medicine*, v. 388, n. 18, p. 1645-1656, 2023.

PECCATORI, F. A. *et al.* Cancer, pregnancy and fertility: ESMO Clinical Practice Guidelines for diagnosis, treatment and follow-up. *Annals of Oncology*, v. 24, suppl. 6, p. vi160-70, 2013.

PENTSUK, N.; VAN DER LAAN, J. W. An interspecies comparison of placental antibody transfer: new insights into developmental toxicity testing of monoclonal antibodies. *Birth Defects Research. Part B, Developmental and Reproductive Toxicology*, v. 86, n. 4, p. 328-344, 2009. Oncologist 2011; 16: 1547-1551;

REZNEK, R. H.; SAHDEV, A. MR imaging in cervical cancer: seeing is believing. The 2004 Mackenzie Davidson Memorial Lecture. *The British Journal of Radiology*, v. 78, n. 2, p. S73-S85, 2005.

ROSSOUW, J. E. *et al.* Risks and benefits of estrogen plus progestin in healthy postmenopausal women: principal results from the Women's Health Initiative randomized controlled trial. *Journal of the American Medical Association*, v. 288, n. 3, p. 321-333, 2002.

SHACAR, S. S. *et al.* Multidisciplinary management of breast cancer during pregnancy. *The Oncologist*, v. 22, n. 3, p. 1-11, 2017.

SMITH, L. H. *et al.* Cancer associated with obstetric delivery: results of linkage with the California cancer registry. *American Journal of Obstetrics and Gynecology*, v. 189, n. 4, p. 1128, 2003.

SOROURI, K.; LOREN, A. W. Patient-controlled care in the management of cancer during pregnancy. *American Society of Clinical Oncology Educational Book*, v. 43, p. e100037, 2023.

SUNG, H. *et al.* Global cancer statistics 2020: GLOBOCAN estimates of incidence and mortality worldwide for 36 cancers in 185 countries. *CA: A Cancer Journal for Clinicians*, v. 71, n. 3, p. 209-249, 2021.

TOESCA, A. *et al.* Locoregional treatment of breast cancer during pregnancy. *Gynecological Surgery*, v. 11, n. 4, p. 279-284, 2014.

VAN CALSTEREN, K.; VERGOTE, I.; AMANT, F. Cervical neoplasia during pregnancy: diagnosis, management and prognosis. *Best Practice and Research. Clinical Obstetrics and Gynaecology*, v. 19, n. 4, p. 611-630, 2005.

WALLACK, M. K. *et al.* Gestational carcinoma of the female breast. *Current Problems in Cancer*, v. 7, n. 9, p. 1-58, 1983.

WHITE, T. T. Prognosis of breast cancer for pregnant and nursing women. *Surgery, Gynecology and Obstetrics*, v. 100, n. 6, p. 661-666, 1955.

ZAGOURI, F. *et al.* Trastuzumab administration during pregnancy: a systematic review and meta-analysis. *Breast Cancer Research and Treatment*, v. 137, n. 2, p. 349-357, 2013.

CAPÍTULO **50**

Trombofilias e Gravidez

Venina Barros • Dênis José Nascimento • Rosiane Mattar

INTRODUÇÃO

Trombofilias são condições hereditárias ou adquiridas que podem elevar o risco de trombose venosa ou arterial e, eventualmente, estar associadas a complicações obstétricas.

Diversos fatores de risco podem contribuir na etiologia do evento trombótico, devendo ser cuidadosamente avaliados, pois ele pode ser causa importante de morbidade e mortalidade materna.

A gestação, em virtude das modificações gravídicas habituais, configura estado com predisposição à trombose, e essa tendência pode ser potencializada caso a mulher seja portadora de uma trombofilia. A gestação cursa com modificações anatômicas, endoteliais e de coagulação com o intuito de atingir o estado de pró-coagulação, para impedir hemorragia maciça no momento do parto. Elevam-se os níveis dos fatores I, II, VII, VIII, IX e X, com progressiva redução da proteína S. Resistência à proteína C ativada pode ser observada no segundo e no terceiro trimestres, assim como maior produção de inibidores da fibrinólise pela placenta. Essas modificações iniciam-se a partir da 10ª semana de gestação, coincidindo com a elevação do estrogênio e da progesterona.

As mudanças no sistema de coagulação da gestante podem ser observadas na Tabela 50.1.

CLASSIFICAÇÃO

As trombofilias podem ser classificadas em:

- Hereditárias
  - Fator V de Leiden
  - Mutação do gene da protrombina (G20210A)
  - Deficiência de antitrombina III
  - Deficiência de proteínas C e S
  - Mutação: inibidor do ativador de plasminogênio (PAI)-1 e 2
- Adquirida
  - Síndrome antifosfolipídio
- Mista
  - Hiper-homocisteinemia, que pode ser relacionada à deficiência de vitamina B ou alterações nas enzimas metilenotetra-hidrofolato redutase (MTHFR) e cistationina betassintase (CBS).

Tabela 50.1 Resumo de mudanças pró-coagulantes que ocorrem durante a gestação.

- Fatores II, V, IX e proteína C (=?)
- Aumento da concentração dos fatores VII, VIII, X, vWF e incremento pronunciado do fibrinogênio
- Diminuição da proteína S
- Aumento de 5× no PAI-1
- Aumento do PAI-2 produzido pela placenta pronunciadamente no 3º trimestre
- Aumento de marcadores de geração de trombina, como protrombinas F1 e F2 e complexo trombina-antitrombina

PAI: inibidor do ativador do plasminogênio; vWF: fator de von Willebrand. (Adaptada de: Simcox *et al.*, 2015.)

As trombofilias hereditárias são mutações, em geral, com história familiar. Para seu diagnóstico, há necessidade de análise gênica para a identificação das mutações e de dosagem plasmática para o diagnóstico de deficiências.

A síndrome antifosfolipídio (SAF) é uma desordem trombofílica não hereditária que pode ocorrer em qualquer momento da vida. Algumas vezes, mas não sempre, está associada a doenças reumatológicas, como lúpus eritematoso sistêmico. Seu diagnóstico requer a detecção persistente de anticorpos em combinação com um critério clínico, que pode ser um evento trombótico arterial ou venoso e/ou uma complicação obstétrica. Na ausência de critério clínico, a relevância do achado de anticorpos antifosfolipídios é menos clara, pois eles podem ocorrer em população absolutamente saudável.

A trombofilia mista se associa mais a eventos arteriais e não se correlaciona à morbidade obstétrica. Seu diagnóstico se baseia no achado de níveis elevados de homocisteína no plasma.

Fator V de Leiden

Descrito em 1993 por Dalhback, na cidade de Leiden, caracteriza-se por mutação no gene localizado no cromossomo 1 que codifica o fator V, tornando-o resistente à ação das proteínas C e S. O fator V de Leiden é primariamente de herança autossômica dominante e uma das formas mais comuns de trombofilia. De 20 a 40% das pacientes não gestantes com tromboembolismo são heterozigotas para essa alteração. A frequência na população da forma heterozigota é de 3,6 a 6%, e da forma homozigota, de 0,02 a 0,1%. A forma homozigota, apesar de rara, confere risco > 100× de tromboembolismo.

Mutação da protrombina G20210A

A mudança de guanina (G) para adenina (A) no nucleotídio de posição 20210 do gene que codifica a protrombina (fator II), descrita por Poort *et al.*, em 1996, cursa com elevação nos níveis séricos de protrombina, que é pró-coagulante. A heterozigose para essa mutação é encontrada em 2 a 3% da população geral, causando elevação de 150 a 200% nos níveis séricos de protrombina, elevando o risco de trombose. Na gestação, esse risco se encontra ainda mais aumentado, além do incremento na incidência de perdas fetais de segundo e terceiro trimestres, descolamento prematuro de placenta (DPP), restrição de crescimento fetal (RCF) e formas graves de doença hipertensiva específica da gravidez (DHEG). Aproximadamente 17% dos fenômenos tromboembólicos na gestação se devem a essa alteração. No entanto, o risco de trombose de uma gestante assintomática portadora dessa mutação é de apenas 0,5%. A homozigose para o gene G20210A confere risco de tromboembolismo tão alto quanto a homozigose para o fator V de Leiden.

Deficiência de antitrombina

A deficiência de antitrombina (AT) é a mais trombogênica das trombofilias, com risco de 70 a 90% de trombose ao longo da vida. A deficiência de AT resulta de numerosas mutações pontuais, deleções e inserções, e geralmente é transmitida de forma autossômica dominante. A prevalência de deficiência de AT é baixa, de cerca de um caso para cada mil a 5 mil indivíduos, e está presente em apenas 1% das pacientes com tromboembolismo. O risco de as pacientes com deficiência de AT desenvolverem trombose na gestação é de 60% e, no puerpério, de 33%.

Deficiência das proteínas C e S

A deficiência das proteínas C e S resulta de várias mutações e apresenta herança autossômica recessiva, com prevalência, respectivamente, de 0,2 a 0,5% e 0,08%. O risco de uma gestante ou puérpera com essas deficiências apresentar tromboembolismo oscila de 5 a 20%, havendo também mais risco de DPP, perdas fetais de segundo e terceiro trimestres, formas graves de DHEG e RCF.

Inibidor do ativador do plasminogênio

O inibidor do ativador do plasminogênio (PAI) pode apresentar funções diferentes de acordo com os fatores que o determinam. Os polimorfismos 4G/5G são variações que o PAI-1 pode sofrer. O alelo 4G aumenta a quantidade de PAI-1 no sangue, enquanto o 5G diminui. Com a alta taxa de 4G e, consequentemente, o aumento do PAI-1, o paciente tem aumento na taxa de coagulação do sangue, com risco aumentado de trombose venosa ou arterial. Entretanto, os estudos prospectivos mostram que o aumento do PAI-1 aumenta discretamente tanto o risco cardiovascular (infarto do miocárdio e acidente vascular encefálico) quanto a associação não comprovada com evento gestacional adverso. A prevalência do polimorfismo (4G/5G) é muito alta na população (aproximadamente 50%).

Hiper-homocisteinemia

A hiper-homocisteinemia associa-se a maior risco de tromboses venosa e arterial por mecanismos complexos que envolvem alterações endoteliais, de função plaquetária e de fibrinólise. A homocisteína é um produto intermediário na conversão de metionina em cisteína, transformação que depende da enzima MTHFR. Quando a MTHFR está deficiente, há acúmulo de homocisteína. O principal defeito na MTHFR é uma mutação pontual (C677T), com troca de citosina (C) por timina (T) no nucleotídio de posição 677, resultando na substituição da alanina por valina, tornando a MTHFR termolábil e com menos eficiência enzimática. Posteriormente, foi descrita outra alteração (A1298C), mas sem estudos que a relacionem a resultados obstétricos insatisfatórios. Além da MTHFR, a CBS, as vitaminas B_{12} e B_6 e o ácido fólico são cofatores para a transformação da homocisteína em cisteína, e suas deficiências também podem ocasionar hiper-homocisteinemia. Na gestação, níveis de homocisteína de até 12 μmol/ℓ são considerados normais. A hiper-homocisteinemia é considerada leve entre 16 e 24 μmol/ℓ, moderada entre 25 e 100 μmol/ℓ e grave quando > 100 μmol/ℓ.

A heterozigose para CBS e para MTHFR é encontrada em 0,3 a 1,4% e em torno de 11% dos indivíduos, respectivamente. A homozigose para essas alterações é bastante rara, cursando com retardo mental, malformações de tubo neural, esqueléticas e trombose. Entretanto, é o fenótipo resultante desses defeitos enzimáticos – isto é, a hiper-homocisteinemia, que causa o aumento de risco de tromboembolismo.

Síndrome antifosfolipídio

Descrita por Hughes em 1983, a SAF caracteriza-se por estado de hipercoagulabilidade mediado por autoanticorpos trombogênicos que desencadeiam eventos tromboembólicos venosos, arteriais e perdas fetais recorrentes. Gestantes com SAF apresentam mais incidência de aborto, óbito fetal, RCF, formas graves e precoces de hipertensão gestacional, prematuridade e DPP. Em 2023, o American College of Rheumatology (ACR) e a European Alliance of Associations for Rheumatology (EULAR) publicaram uma nova classificação de critérios para SAF, a qual foi proposta para uso em pesquisa clínica. A nova classificação tem especificidade maior que a de 2006 de Sapporo (99 *versus* 86%), porém com menor sensibilidade (84 *versus* 99%). Mudanças na definição de morbidade na gravidez incluíram critérios mais explícitos para idade gestacional e insuficiência placentária.

A SAF tem critérios diagnósticos estritos e bem definidos, que obedecem à normatização da International Society on Thrombosis and Haemostasis (ISTH). O diagnóstico é estabelecido quando há presença de um ou mais critérios clínicos associados a um ou mais critérios laboratoriais.

Critérios clínicos

Trombose vascular

Um ou mais episódios de trombose arterial, venosa ou de pequenos vasos em qualquer tecido ou órgão, com exceção de trombose venosa superficial. Deve ser confirmado por estudo de imagem ou histopatologia. Para confirmação histopatológica, a trombose deve estar presente sem evidências de inflamação na parede do vaso.

Morbidade obstétrica (critérios 2023)

- Um ou mais óbitos consecutivos de fetos morfologicamente normais, documentados por ultrassonografia ou exame macroscópico direto, com 16 semanas até 34 semanas e 0 dia sem causa aparente (p. ex., sem pré-eclâmpsia [PE] grave ou insuficiência placentária grave)
- Um ou mais partos prematuros com neonato morfologicamente normal até 34 semanas de gestação consequente à PE grave, com ou sem óbito fetal
- Três ou mais abortamentos espontâneos inexplicados antes de 10 semanas de gestação, excluídas causas anatômicas ou hormonais maternas e alterações genéticas no casal, e/ou óbito fetal precoce (10 semanas 0 dia a 15 semanas e 6 dias)
- Insuficiência placentária grave (< 34 semanas e 0 dia) com ou sem óbito fetal – RCF < p3, Doppler de artéria umbilical com diástole zero ou reversa, oligoâmnio, histologia da placenta mostrando má perfusão vascular materna (infartos ou trombose placentária, vasculopatia da decídua, aumento de nós sinciciais, inflamação da decídua).

Critérios laboratoriais

- Anticoagulante lúpico (AL) presente no plasma em duas ou mais ocasiões, com intervalo mínimo de 12 semanas, detectado segundo as normas da ISTH

- Anticorpo anticardiolipina (aCL) isótipo IgG e/ou IgM presente no soro ou no plasma em títulos moderados ou altos (> 40 GPL ou MPL, ou > percentil 99), em duas ou mais ocasiões, com intervalo mínimo de 12 semanas, medidos por ELISA padronizado
- Anticorpo anti-β2-glicoproteína-I (anti-β2GPI) isótipo IgG e/ou IgM presente no soro ou plasma (em títulos > percentil 99), em duas ou mais ocasiões, com intervalo mínimo de 12 semanas, medidos por ELISA padronizado.

O intervalo entre o evento clínico (trombose vascular ou morbidade obstétrica) e o marcador laboratorial (AL, aCL, anti-β2GPI) não pode ser < 12 semanas nem > 5 anos. Títulos baixos de anticorpo aCL devem ser considerados com cautela, uma vez que 5% das gestantes normais têm anticorpos antifosfolipídios e, em sua maioria, não preenchem os critérios para SAF, sendo a maior parte desses anticorpos sem propensão trombogênica. Os anticorpos antifosfolipídios não trombogênicos podem surgir de maneira transitória e fugaz, após infecções, traumas, tromboses de outras etiologias, uso de medicamentos e pela própria gravidez. Quando esses anticorpos são perenes e interferem na função dos fosfolipídios ou proteínas de adesão aos fosfolipídios, pode-se ter perturbação na regulação da coagulação. As moléculas que geralmente são envolvidas ou afetadas pela ligação dos anticorpos antifosfolipídios são a β2GPI, prostaciclina, proteína C, anexina V e o fator tissular, ocasionando trombose vascular ou placentária, estreitamento das artérias espiraladas, espessamento intimal e necrose fibrinoide do leito placentário.

Fatores associados ao alto risco de resultado obstétrico adverso na síndrome antifosfolipídio

- Anticoagulante lúpico persistentemente positivo
- SAF triplo positivo – positividade para os três anticorpos (anticoagulante lúpico, β2GPI e aCL) tem maior associação com resultado neonatal adverso
- Títulos de anticorpos aCL > 80 UI persistentes.

TROMBOFILIAS E COMPLICAÇÕES CLÍNICAS E OBSTÉTRICAS NA GESTAÇÃO

O risco de trombose na gestação, que já é aumentado, pode se tornar ainda maior na presença de trombofilias hereditárias e adquiridas (Tabela 50.2).

As trombofilias agem sinergicamente com a gestação, aumentando o risco de tromboembolismo venoso (TEV), como se vê na Tabela 50.3.

Ressalte-se, entretanto, que o risco da ocorrência de trombose é multifatorial, e a presença de trombofilia é apenas um dos fatores que determinam esse risco. Assim, a utilidade do teste de trombofilia é controversa, e a pesquisa laboratorial das trombofilias deve seguir critérios objetivos, como se verifica na Tabela 50.4.

A trombose da microcirculação placentária pode estar relacionada a algumas trombofilias, contribuindo para complicações gestacionais mediadas pela placenta, que incluem PE, RCF, DPP, aborto e óbito fetal. Pacientes com antecedentes de complicações gestacionais mediadas pela placenta têm risco aumentado de recorrência das complicações em gestações subsequentes. De maneira análoga, gestantes com TEV prévio apresentam mais risco de complicações gestacionais mediadas pela placenta em gestações subsequentes.

Tabela 50.2 Condições que favorecem a ocorrência de tromboembolismo venoso (TEV).

Fatores primários de risco para TEV
• Deficiência de antitrombina • Deficiência de proteína C • Deficiência de proteína S • Disfibrinogenemia congênita • Hiper-homocisteinemia • Fator V de Leiden • Síndrome antifosfolipídio • Deficiência do fator XII • Mutação G20210A da protrombina

Tabela 50.3 Trombofilias hereditárias e risco de tromboembolismo venoso (TEV).

Trombofilia hereditária	Prevalência na população geral	Prevalência de TEV incidental	Risco relativo (IC95%)	Prevalência de TEV recorrente	Risco relativo (IC95%)
Fator V de Leiden G1691A	3 a 7%	12 a 20%	4,3 (1,9 a 9,7)	40 a 50%	1,3 (1,0 a 3,3)
Mutação da protrombina G20210A	1 a 3%	3 a 8%	1,9 (0,9 a 4,1)	15 a 20%	1,4 (0,9 a 2,0)
Deficiência da proteína S	0,01 a 1%	1 a 3%	32,4 (16,7 a 62,9)	5 a 10%	2,5
Deficiência da proteína C	0,02 a 0,05%	2 a 5%	11,3 (5,7 a 22,3)	5 a 10%	2,5
Deficiência de antitrombina	0,0002 a 0,002%	1 a 2%	17,5 (9,1 a 33,8)	5 a 10%	2,5

IC: intervalo de confiança. (Adaptada de: Heit, 2007.)

Tabela 50.4 Indicações para pesquisa de trombofilia hereditária e adquirida.

Trombofilias hereditárias	Trombofilias adquiridas
TEV não provocado	TEV não provocado
TEV em pacientes < 50 anos, incluído provocado	Trombose arterial em pacientes < 50 anos
TEV em pacientes com fator de risco fraco (p. ex., terapia hormonal)	TEV em sítios não usuais (p. ex., veias esplâncnicas)
TEV de repetição	Perda fetal tardia
Necrose de pele associada ao uso de antagonistas da vitamina K	Trombose ou morbidade na gravidez e doença autoimune
Púrpura *fulminans* em crianças ou neonatos	Abortamento espontâneo de repetição
História familiar positiva para TEV recorrente	Teste do TTPA alargado em indivíduos assintomáticos
Antecedente de familiar assintomático com trombofilia de alto risco	TEV provocado em paciente jovem

TEV: tromboembolismo venoso; TTPA: tempo de tromboplastina parcial ativada. (Adaptada de: Rybstein e Desancho, 2018.)

Frequentemente, as trombofilias são associadas a perdas gestacionais precoces (aborto) e tardias (óbito fetal), além de PE grave, RCF e DPP. Desde o relato de possível associação de trombofilia e complicações gestacionais mediadas pela placenta, há cerca de 20 anos, clínicos, obstetras, mídias sociais e pacientes têm voltado a atenção para quais dessas gestantes com trombofilia deveriam receber tromboprofilaxia anteparto. Para isso, a heparina de baixo peso molecular (HBPM) é a medicação de escolha na gravidez, por não atravessar a placenta, ao contrário dos anticoagulantes orais, e por ter um perfil de segurança materna favorável, com menos risco de hemorragia, trombocitopenia induzida pela heparina e osteoporose, em relação à heparina não fracionada (HNF). As desvantagens da HBPM são a administração 1 ou 2×/dia por via subcutânea (SC), com injeções desconfortáveis, custo elevado e possível dificuldade de opções anestésicas e analgesia de parto, se não for descontinuada 12 a 24 horas antes do parto.

Ressalte-se, entretanto, que quando os estudos que comparam o uso de HBPM para prevenir complicações mediadas pela placenta, em gestantes com trombofilias, foram submetidos à metanálise, os resultados indicaram que não houve benefícios maternos e fetais com o uso da tromboprofilaxia e, ainda, houve aumento de risco de sangramento. A ausência de benefício e o risco de malefício com o uso inadequado da tromboprofilaxia são aspectos relevantes na condução dessas gestantes. A evidência de possível associação de complicações gestacionais associadas às trombofilias, na década de 1990, desencadeou o uso indiscriminado de anticoagulantes em gestantes – com ou sem trombofilia – e que tinham antecedentes de complicações gestacionais. Esse uso indiscriminado tem sido repleto de consequências emocionais às gestantes, por ficarem divididas frente à opinião de especialistas e estudos pequenos não aleatorizados e enviesados que sugerem benefícios.

HBPM não são isentas de risco; podem causar trombocitopenia induzida por heparina, impossibilidade de anestesia peridural, hemorragia, reações alérgicas, reações cutâneas, aumento de transaminases e risco de parto prematuro. As gestantes utilizam, em média, 400 injeções da medicação, com desconforto e alto custo financeiro. Os resultados das metanálises reafirmam o que os consensos (American College of Obstetricians and Gynecologists [ACOG], Royal College of Obstetricians and Gynaecologists [RCOG], Society of Obstetricians and Gynaecologists of Canada [SOGC], American College of Chest Physicians [ACCP]) indicam: o uso de anticoagulantes na gestação deve ser reservado à profilaxia ou ao tratamento de TEV.

Há preocupação de que as trombofilias possam levar a resultados adversos na gravidez, além de TEV ou perda fetal. Estudos que avaliaram o risco de trombofilias em gestações com resultados adversos são difíceis de interpretar pela heterogeneidade em seus desenhos, pela seleção das populações e pelos critérios utilizados para diagnóstico.

Na população geral, a incidência de PE é estimada em 26 por 1.000 nascidos vivos. Parece haver mais risco de associação de PE grave com formas severas de hipertensão, alteração de enzimas hepáticas e plaquetopenia (síndrome HELLP) em gestantes com trombofilias. O estudo de Van Pampus *et al.* (1999) demonstrou que 40% das mulheres que desenvolveram PE grave tinham quatro vezes mais trombofilia que as do grupo controle.

Vários estudos de metanálise foram realizados para verificar a associação de trombofilia e PE. Entretanto, a interpretação dos resultados foi dificultada pela heterogeneidade dos diferentes estudos. Um grande estudo de metanálise, que incluiu 2.742 gestantes hipertensas e 2.403 controles, para avaliar a associação do fator V de Leiden com PE, apontou que a presença da mutação aumentou o risco de hipertensão na gestação em 2,25 vezes (intervalo de confiança de 95% [IC95%]: 1,50 a 3,38), apesar da grande heterogeneidade entre os estudos ($p = 0,002$). Todavia, outros estudos de metanálise posteriores não mostraram essa associação.

Para outras trombofilias, a associação é menos evidente ainda, pelo reduzido tamanho de casos e heterogeneidade dos estudos; o baixo poder estatístico dificulta a interpretação dos resultados das metanálises.

Uma metanálise conduzida por Rodger *et al.* (2010) avaliou 322 artigos que associavam complicações mediadas por placenta e trombofilias. Os resultados mostraram que gestantes com fator V de Leiden tinham 52% mais risco de perda gestacional (*odds ratio* [OR]: 1,52; IC95%:1,06 a 2,19) do que gestantes sem a mutação. Não houve associação entre fator V de Leiden e PE (OR: 1,23; IC95%: 0,89 a 1,70) nem RCF (OR: 1,0; IC95%: 0,80 a 1,25). A mutação da protrombina não se associou com PE (OR: 1,25; IC95%: 0,79 a 1,99) nem com RCF (OR: 1,25; IC95%: 0,92 a 1,70). Esse estudo de metanálise concluiu que gestantes com fator V de Leiden apresentam pequeno aumento de risco absoluto de perda gestacional, e que tanto o fator V de Leiden quanto a mutação da protrombina não elevam os riscos de PE nem de RCF.

As recomendações da 9ª edição das diretrizes do ACCP indicam HNF ou HBPM combinada com ácido acetilsalicílico (AAS) para mulheres com SAF que tiveram três ou mais perdas gestacionais, mas abstêm-se de recomendar a mulheres com perda gestacional tardia, PE ou insuficiência placentária. As recomendações do RCOG indicam HNF ou HBPM associada ao AAS para prevenir abortamento em futura gestação, sem mencionar o critério clínico de SAF.

Essas recomendações são baseadas em estudos com pequeno número de mulheres, porém são necessários mais estudos reafirmando tais recomendações. Entretanto, atualmente, é prática universal prescrever anticoagulantes associados a antiagregantes plaquetários a todas as gestantes com SAF. Para gestantes com trombofilias hereditárias, a falta de evidências consistentes é ainda maior obstáculo na condução das pacientes. A eficácia dos anticoagulantes em gestantes com perdas fetais recorrentes foi comparada com ausência de tratamento ou placebo em dois estudos aleatorizados: o estudo *ALIFE* e o estudo *SPIN*.

Estudos observacionais disponíveis falham na ausência do grupo controle sem o uso de medicação. Nos estudos *SPIN* e *ALIFE*, o grupo com trombofilia era demasiadamente pequeno, com força estatística insuficiente para concluir com segurança o benefício do uso de anticoagulantes.

No estudo *ALIFE* foram aleatorizadas 364 mulheres com duas ou mais perdas fetais em três grupos: um grupo que recebeu nadroparina 2.850 UI combinada com AAS 80 mg/dia; outro grupo com AAS 80 mg/dia apenas; e um terceiro grupo com placebo para AAS, todas iniciadas antes da gestação ou, no máximo, até a sexta semana gestacional. Dessas 364 mulheres, 299 ficaram grávidas. A chance de um parto de recém-nascido vivo não diferiu entre os dois grupos (risco relativo de recém-nascido vivo de 1,03; IC95%: 0,85 a 1,25) para nadroparina combinada com AAS e 0,92 (IC95%: 0,75 a 1,13) para AAS isoladamente, quando comparados com placebo.

O estudo *ALIFE* identificou aumento não significativo em nascidos vivos nos dois braços de tratamento ativo em gestantes com trombofilia hereditária (risco relativo para nascido vivo: 1,22; IC95%: 0,69 a 2,16 para o AAS e 1,31; IC95%: 0,74 a 2,33 para o AAS combinado com nadroparina quando comparado com placebo), evidenciando a necessidade premente de novos ensaios clínicos randomizados. Recentemente, o estudo *ALIFE 2* (www.trialregister.nl, NTR 3361) recrutou mulheres com trombofilias hereditárias e perdas gestacionais recorrentes aleatorizadas com uso de HBPM ou apenas observação e também não demonstrou benefícios com o uso da medicação.

No estudo *SPIN*, 294 gestantes com duas ou mais perdas foram aleatorizadas com enoxaparina 40 mg/dia com AAS 75 mg/dia ou apenas observação. Nenhum efeito com a intervenção farmacológica foi observado (OR para gestação com recém-nascido vivo: 0,91; IC95%: 0,52 a 1,59).

Um ensaio clínico conduzido por Jean-Christophe Gris (2004), com 160 gestantes com trombofilias hereditárias divididas em dois subgrupos de 80 cada um que receberam HBPM (enoxaparina 40 mg/dia) e 80 gestantes que receberam AAS (100 mg/dia), mostrou superioridade da HBPM em relação ao AAS. Gestantes que receberam enoxaparina tiveram chance muito maior de ter um recém-nascido vivo em comparação às que receberam apenas AAS (86% e 29%, respectivamente; 57% redução de risco absoluto; OR: 15,5; IC95%: 7 a 34). Entretanto, vários vieses metodológicos foram apontados e o resultado desse estudo isolado nunca foi confirmado por outros estudos, tampouco foi incorporado nas diretrizes do ACCP.

Com base nessas evidências, tanto o RCOG quanto o ACCP, por meio das duas principais diretrizes internacionais sobre anticoagulação em gestantes, contraindicam o uso de anticoagulantes a gestantes para prevenir perdas gestacionais.

Poucos estudos investigaram o uso de HBPM com ou sem AAS comparado com ausência de tratamento em mulheres com antecedentes de complicações gestacionais como PE, RCF e DPP, a fim de verificar a prevenção dessas recorrências (Figura 50.1). Esses estudos são relativamente pequenos, heterogêneos em relação ao tipo de complicações e critérios de inclusão e exclusão de trombofilias. Os resultados são surpreendentemente positivos em alguns estudos, com redução de risco acima de 85%; tal efeito não foi confirmado por outros estudos.

Em revisão sistemática de 2019 envolvendo 188 estudos, duas metanálises mostraram efeito protetor do uso da HPBM e AAS em baixa dose contra trombose em pacientes com SAF, mas os resultados para complicações gestacionais foram limitados pela heterogeneidade das pacientes e tratamentos envolvidos.

Nenhum dos estudos de intervenção mencionados mostrou, de maneira clara e inequívoca, os benefícios das HBPM com ou sem adição de AAS em mulheres com SAF, trombofilias hereditárias e perdas gestacionais e mulheres com PE ou outras complicações graves. Essas importantes lacunas devem ser preenchidas nos próximos anos por estudos colaborativos multicêntricos (Tabela 50.5).

A pesquisa de trombofilias hereditárias ou adquiridas deve ser feita apenas quando o resultado modifica o tratamento (Tabela 50.6). Ela é útil no manejo da profilaxia secundária (determinação da anticoagulação após um evento tromboembólico) e na prevenção primária de parentes afetados por trombose (Tabela 50.7). A pesquisa indiscriminada e sem critérios objetivos induz o uso de anticoagulantes em pessoas com baixo risco de trombose e que passam a apresentar risco de sangramento pela medicação, além de carregarem o estigma de uma alteração genética que, na maioria das vezes, não terá nenhum significado clínico.

SEGUIMENTO PRÉ-NATAL – TRATAMENTO

Pacientes com trombofilia apresentam risco aumentado para fenômenos tromboembólicos, devendo ser orientadas a utilizar meias elásticas durante toda a gestação, o parto e o puerpério. Sempre que possível, devem planejar as gestações, iniciando uso de ácido fólico 5 mg/dia preconcepção, que será mantido durante toda a gestação. Aquelas com antecedentes de trombose venosa ou arterial e que, frequentemente, estejam em uso de anticoagulação oral, devem trocar anticoagulantes orais por HBPM tão logo seja confirmada a gestação. Para as que planejam a concepção e têm ciclos regulares e acesso à realização de teste de gravidez tão logo haja atraso menstrual, opta-se pela troca da anticoagulação oral por heparina em dose plena ou 75% desta quando do diagnóstico de gravidez. Alternativamente, para pacientes com ciclos irregulares ou dificuldade em realizar teste de gravidez, a troca do anticoagulante oral por heparina pode ser feita no

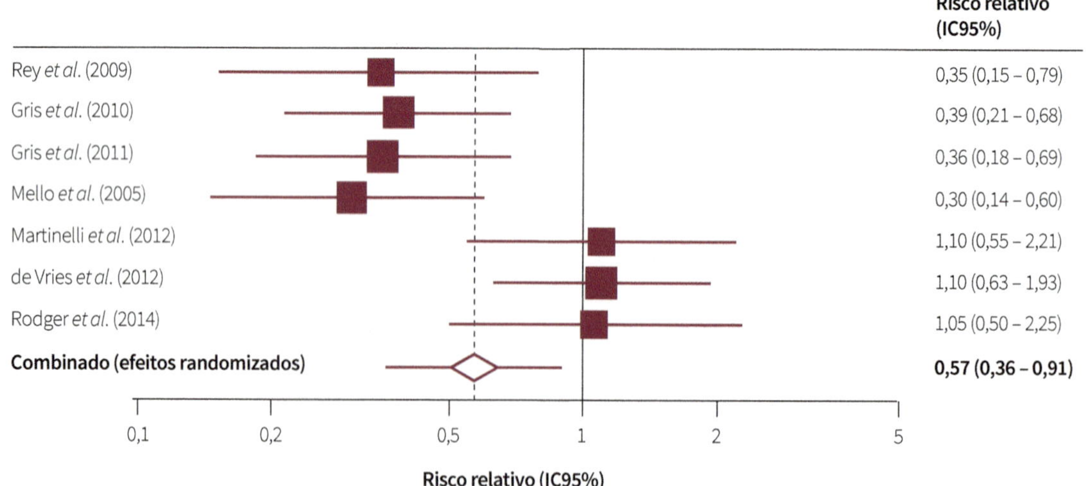

Figura 50.1 Metanálise de estudos aleatorizados que avaliaram a redução relativa de intercorrências mediadas pela placenta com uso de heparina de baixo peso molecular (HBPM) em mulheres com antecedentes de complicações mediadas pela placenta (pré-eclâmpsia, perdas fetais, descolamento prematuro de placenta, restrição de crescimento fetal). IC: intervalo de confiança. (Fonte: Rodger *et al.*, 2014.)

Tabela 50.5 Complicações mediadas pela placenta em relação às diferentes trombofilias.

Tipo de trombofilia	Perda de 1º trimestre (RR)	Abortamento de repetição (RR)	Perda de 2º trimestre (RR)	Perda de 3º trimestre (RR)	PE (RR)	DPP (RR)	RCF (RR)
Fator V de Leiden homozigoto	2,71	NA	NA	1,98	1,87	8,43	4,64
Fator V de Leiden heterozigoto	1,68	1,91	4,12	2,06	2,19	4,70	2,68
Mutação G202201A da protrombina heterozigota	2,49	2,70	8,60	2,66	2,54	7,71	2,92
Mutação da MTHFR C677T homozigota	1,40	0,86	NA	1,31	1,37	1,47	1,24
Deficiência de antitrombina	0,88	NA	NA	7,63	3,89	1,08	NA
Deficiência de proteína C	2,29	NA	NA	3,05	5,15	5,93	NA
Deficiência de proteína S	3,55	NA	NA	20,09	2,83	2,11	NA
SAF	3,40	5,05	NA	3,30	2,73	1,42	6,91
Hiper-homocisteinemia	6,25	4,21	NA	0,98	3,49	2,40	NA

DPP: descolamento prematuro de placenta; MTHFR; metilenotetra-hidrofolato redutase; NA: não avaliado; PE: pré-eclâmpsia; RCF: restrição de crescimento fetal; RR: risco relativo; SAF: síndrome antifosfolipídio. (Fonte: Bates *et al.*, 2012.)

Tabela 50.6 Risco de tromboembolismo venoso (TEV) com diferentes trombofilias hereditárias em relação à história prévia.

Trombofilia	Prevalência na população geral (%)	Risco absoluto de TEV por gestação (%) [sem história]	Risco absoluto de TEV por gestação (%) [TEV prévio]	Porcentagem de todos os TEV
Fator V de Leiden heterozigoto	1 a 15	0,5 a 1,2	10	40
Fator V de Leiden homozigoto	< 1	4	17	2
Mutação da protrombina heterozigota	2 a 5	< 0,5	> 10	17
Mutação da protrombina homozigota	< 1	2 a 4	> 17	0,5
Fator V de Leiden heterozigoto com mutação da protrombina heterozigoto	0,01	4 a 5	> 20	1 a 3
Deficiência de antitrombina (< 50%)	0,02	3 a 7	40	1
Deficiência de proteína C (< 50%)	0,2 a 0,4	0,1 a 0,8	4 a 17	14
Deficiência de proteína S fração livre (< 55%)	0,03 a 0,13	0,1	0 a 22	3

Adaptada de: American College of Obstetricians and Gynecologists' Committee on Practice Bulletins–Obstetrics, 2018.

Tabela 50.7 Risco absoluto estimado de tromboembolismo venoso (TEV) relacionado à gestação com diferentes tipos de trombofilia em mulheres com um ou mais parentes de primeiro grau com TEV.

Tipo de trombofilia	Gravidez (%/gravidez, IC95%)	Antenatal (%/gravidez, IC95%)	Pós-natal (%/gravidez, IC95%)
Deficiência de antitrombina, proteína C ou S	4,1 (1,7 a 8,3)	1,2 (0,3 a 4,2)	3,0 (1,3 a 6,7)
Deficiência de antitrombina do tipo I	15 a 50	0 a 40	11 a 28
Fator V de Leiden heterozigoto	2,1 (0,7 a 4,9)	0,4 (0,1 a 2,4)	1,7 (0,7 a 4,3)
Mutação do gente da protrombina em heterozigose	2,3 (0,8 a 5,3)	0,5 (0,1 a 2,6)	1,9 (0,7 a 4,7)
Fator V de Leiden em homozigose ou associação de fator V de Leiden em heterozigose com mutação da protrombina em heterozigose	1,8 a 15,8	0 a 5	1 a 10

IC: interval de confiança. (Fonte: Gherman *et al.*, 1999; Chang *et al.*, 2003; Scifres e Macones, 2008.)

período preconcepção, devendo-se levar em conta seu custo e risco para trombocitopenia e osteoporose induzidas pela heparina. Para pacientes com SAF, preconiza-se o uso de AAS 100 mg/dia, que deve ser iniciado a partir do β-hCG positivo. Os benefícios do AAS para pacientes com SAF ainda não foram confirmados para as outras trombofilias. Pacientes que não fazem uso de anticoagulação oral e têm indicação do uso de heparina profilática devem iniciá-la assim que a ultrassonografia transvaginal com 5 a 6 semanas de idade gestacional confirmar gestação tópica e viável, com presença de atividade cardíaca do embrião.

A heparinização dessas gestantes depende do tipo de evento clínico prévio. Para aquelas com SAF e antecedentes de trombose venosa ou arterial, indica-se AAS 100 mg/dia associado à dose plena de heparina – ou seja, 1 mg/kg de enoxaparina, fracionada de 12/12 horas, ou 100 UI/kg de dalteparina, de 12/12 horas, ou 75% dessas doses. O uso de HBPM dispensa o controle da coagulação.

Para gestantes com SAF sem antecedentes de trombose venosa ou arterial, mas com história prévia de morbidade obstétrica (três perdas precoces até 10 semanas ou uma perda tardia com 10 semanas ou mais, PE grave ou eclâmpsia, RCF, DPP ou insuficiência placentária), indica-se o uso de AAS 100 mg/dia associado à dose profilática de HBPM – ou seja, enoxaparina 40 mg/dia, em dose única diária, ou dalteparina 5.000 UI/dia, em dose única diária.

Tabela 50.8 Indicações de uso de heparina de baixo peso molecular (HBPM) nas diferentes trombofilias, de acordo com a 9ª edição das diretrizes do American College of Chest Physicians (ACCP).

HZ FVL/PM	Outras trombofilias	AP	AF	G	P
•		•		+	+
•			•	+	+
•				−	+
	•	•		+	+
	•		•	−	+
	•			−	−
		•		−	+

AF: antecedente familiar de TVP ou TEP; AP: antecedente pessoal de TVP ou TEP; FVL: fator V de Leiden; G: profilaxia na gestação com HBPM; HZ: homozigose; P: profilaxia no puerpério (final da 6ª semana pós-parto) com HBPM; PM: protrombina mutante; TEP: tromboembolismo pulmonar; TVP: trombose venosa profunda. (Adaptada de: Bates *et al.*, 2012.)

Gestantes com SAF que não respondam favoravelmente à associação de AAS com HBPM podem apresentar benefícios com hidroxicloroquina, gamaglobulina, glicocorticoides ou plasmaférese. Outras possíveis terapias em estudo incluem estatinas, vitamina D, moduladores de células B, agentes antifator de necrose tumoral, inibidores do complemento, peptídeos da β2GPI e coenzima Q-10, nenhum dos quais foi definitivamente recomendado até o momento.

Para gestantes com trombofilias hereditárias (deficiência de proteína S ou C, fator V de Leiden, mutação da protrombina G20210A ou deficiência de AT), seguem-se as recomendações da 9ª edição das diretrizes do ACCP (Tabela 50.8).

As heparinas podem causar trombocitopenia imune, diagnosticada por contagem plaquetária < 100.000/mm³, ou queda de 50% ou mais na contagem plaquetária prévia. A trombocitopenia induzida por heparina cursa com aumento paradoxal do risco de trombose. Esse evento, que ocorre em menos de 1% das gestantes em uso de HBPM, motiva a realização de controle com hemograma quinzenal no primeiro mês e mensal em seguida, para todas as pacientes que recebem essa medicação.

Além disso, heparinas elevam o risco de osteopenia e osteoporose nas gestantes, com fraturas vertebrais sintomáticas em 0,5% daquelas em uso com duração > 1 mês. Para prevenir esse evento, preconiza-se aumento no aporte nutricional de cálcio em 1,5 g/dia, com suplementação de carbonato de cálcio 500 mg/dia.

As consultas de pré-natal devem ser mensais ou quinzenais até 20 semanas de gestação, passando a quinzenais ou semanais a partir de então. Solicita-se ultrassonografia com 8 semanas de idade gestacional, ultrassonografia com transluscência nucal na 12ª semana e, a partir de então, mensal. A ultrassonografia morfológica de segundo trimestre, complementada com Dopplervelocimetria obstétrica e avaliação do colo do útero entre 20 e 22 semanas, faz parte da rotina da avaliação de pacientes com múltiplas curetagens prévias.

A Dopplervelocimetria tem relevância no acompanhamento das gestantes com trombofilia, pois possibilita avaliar o leito vascular placentário, que é alvo de trombose. Deve ser iniciada ao redor de 15 semanas e repetida, quinzenalmente, até 26 semanas de idade gestacional. Se os valores da Dopplervelocimetria obstétrica estiverem normais, o exame será repetido mensalmente, de 26 a 34 semanas; se os valores estiverem alterados ou houver piora do quadro clínico materno, o exame deverá ser repetido em intervalos mais curtos.

O uso de HBPM na gestação, de acordo com uma revisão sistemática de 64 estudos, que incluiu 2.777 gestações, cursou com risco de sangramento grave anteparto em 0,43% das mulheres estudadas (IC95%: 0,22 a 0,75%), hemorragia pós-parto em 0,95% (IC95%: 0,61 a 1,37%) e hematoma de ferida operatória em 0,61% (IC95%: 0,36 a 0,98%), com percentual global de sangramento grave de 1,98% (IC95%: 1,50 a 2,57%).

CONDUTA NO PARTO

Para possibilitar a suspensão temporária da HBPM, o parto deve ser programado até 40 semanas. O AAS, quando utilizado, é suspenso 1 semana antes do parto, e a HBPM é suspensa 12 horas antes do parto (dose profilática) ou 24 horas antes do parto (dose plena), medidas que permitirão a raquianestesia ou anestesia peridural. A via de parto é obstétrica, não havendo contraindicação à maturação artificial do colo com prostaglandinas nem à indução do trabalho de parto. A paciente deve permanecer com uso de meias elásticas durante todo o procedimento, tanto em parto vaginal quanto em cesárea.

Pacientes em uso de heparina devem ser orientadas a não administrar a dose do fármaco caso apresentem contrações ou perda de líquido, dirigindo-se imediatamente ao hospital ao qual estão referenciadas.

CONDUTA NO PUERPÉRIO

No puerpério, a heparina deve ser reintroduzida 8 a 12 horas após o parto, independente se vaginal ou cesárea. Isso também vale para a reintrodução do AAS, quando indicado. Deve-se estimular a deambulação precoce e a continuidade do uso das meias elásticas. A Tabela 50.9 apresenta a dosagem das heparinas sugerida para profilaxia de TEV em gestantes de acordo com a SOCG.

Tabela 50.9 Doses sugeridas de heparina de baixo peso molecular e heparina não fracionada na profilaxia do tromboembolismo venoso relacionadas à gestação pela Society of Obstetricians and Gynaecologists of Canada.

Dose profilática de HNF	5.000 UI, SC, 3×/dia
Dose intermediária de HNF	10.000 UI, SC, 2×/dia
Dose profilática de HBPM	Dalteparina 5.000 UI, 1×/dia Enoxaparina 40 mg, 1×/dia
Dose intermediária de HBPM	Dalteparina 5.000 UI, 2×/dia, ou 10.000 UI, 1×/dia Enoxaparina 80 mg, 1×/dia, ou 40 mg, 2×/dia

HBPM: heparina de baixo peso molecular; HNF: heparina não fracionada; SC: subcutâneo. (Fonte: Chan *et al.*, 2014.)

CONSIDERAÇÕES FINAIS

A trombofilia corresponde a toda alteração hereditária e adquirida do sistema hemostático que eleva o risco de trombose. Trombofilias hereditárias são menos frequentes e devem ser consideradas em indivíduos jovens (< 50 anos) com evento trombótico idiopático/recorrente ou história familiar positiva.

Diversas condições clínicas, entidades patológicas e medicações induzem a um estado pró-trombótico, denominadas "trombofilias adquiridas ou secundárias". História clínica e exame físico minuciosos são ferramentas fundamentais e norteiam a investigação complementar.

Quando indicada, a pesquisa de trombofilia primária deve ser realizada 3 meses após o evento agudo e evitada durante o ciclo gravídico-puerperal (salvo pesquisa de mutações).

O uso de anticoagulantes orais interfere nas dosagens de proteínas C e S, assim como a heparina altera os níveis de AT, obtendo-se resultados falso-positivos.

Em geral, o tratamento instituído para TEV independe da causa associada. O pronto reconhecimento e, se possível, a remoção do fator desencadeante são fundamentais para reduzir o estado de hipercoagulabilidade.

Identificar os pacientes de alto risco para recorrência está associado à significativa diminuição de morbimortalidade. A prevenção e o tratamento das morbidades relacionadas à placenta (DPP, formas graves de PE e natimortos) passam pela avaliação individual dos riscos das pacientes (obesidade, hipertensão, dislipidemias, tabagismo), e não apenas a presença ou não de trombofilias.

REFERÊNCIAS BIBLIOGRÁFICAS

ABHEIDEN, C. *et al.* Does low-molecular-weight heparin influence fetal growth or uterine and umbilical arterial Doppler in women with a history of early-onset uteroplacental insufficiency and an inheritable thrombophilia? Secondary randomised controlled trial results. *British Journal of Obstetrics and Gynaecology*, v. 123, n. 5, p. 797-805, 2016.

AMERICAN COLLEGE OF OBSTETRICIANS AND GYNECOLOGISTS' COMMITTEE ON PRACTICE BULLETINS–OBSTETRICS. ACOG Practice Bulletin No. 197: inherited thrombophilias in pregnancy. *Obstetrics and Gynecology*, v. 132, n. 1, p. e18-e34, 2018.

ARNAUD, L. *et al.* Efficacy of aspirin for the primary prevention of thrombosis in patients with antiphospholipid antibodies: an international and collaborative meta-analysis. *Autoimmunity Reviews*, v. 13, n. 3, p. 281-291, 2014.

ARNAUD, L. *et al.* Patient-level analysis of five international cohorts further confirms the efficacy of aspirin for the primary prevention of thrombosis in patients with antiphospholipid antibodies. *Autoimmunity Reviews*, v. 14, n. 3, p. 192-200, 2015.

BARBHALYA, M. *et al.* The 2023 ACR/EULAR Antiphospholipid Syndrome Classification Criteria. *Arthritis and Rheumatology*, v. 75, n. 10, p. 1687-1702, 2023.

BATES, S. M. *et al.* VTE, thrombophilia, antithrombotic therapy, and pregnancy: Antithrombotic Therapy and Prevention of Thrombosis, 9th ed: American College of Chest Physicians Evidence-Based Clinical Practice Guidelines. *Chest*, v. 141, suppl. 2, p. e691S-736S, 2012.

BATTINELLI, E. M.; BAUER, K. A. Thrombophilias in pregnancy. *Hematology/Oncology Clinics of North America*, v. 25, n. 2, p. 323-333, 2011.

BREMME, K. A. Haemostatic changes in pregnancy. *Best Practice and Research. Clinical Haematology*, v. 16, n. 2, p. 153-168, 2003.

CHAN, W. S. *et al.* Venous thromboembolism and antithrombotic therapy in pregnancy. *Journal of Obstetrics and Gynaecology Canada*, v. 36, n. 6, p. 527-553, 2014.

CHANG, J. *et al.* Pregnancy-related mortality surveillance–United States, 1991–1999. *Morbidity and Mortality Weekly Report. Surveillance Summaries*, v. 52, n. 2, p. 1-8, 2003.

CLARK, P. *et al.* SPIN (Scottish Pregnancy Intervention) study: a multicenter, randomized controlled trial of low-molecular-weight heparin and low-dose aspirin in women with recurrent miscarriage. *Blood*, v. 115, n. 21, p. 4162-4167, 2010.

COHEN, H. *et al.* 16th International Congress on Antiphospholipid Antibodies Task Force Report on Antiphospholipid Syndrome Treatment Trends. *Lupus*, v. 29, n. 12, p. 1571-1593, 2020.

COROSU, R.; SALOMÈ, E. [Inherited thrombophilia in pregnancy: a systematic review]. *Minerva Ginecologica*, v. 58, n. 1, p. 69-73, 2006.

FIERRO, J. J. *et al.* The effects of hydroxychloroquine and its promising use in refractory obstetric antiphospholipid syndrome. *Rheumatology International*, v. 44, n. 2, p. 223-234, 2023.

FRANCO, R. F.; REITSMA, P. H. Genetic risk factors of venous thrombosis. *Human Genetics*, v. 109, n. 4, p. 369-384, 2001.

GERDE, M. *et al.* The impact of hydroxychloroquine on obstetric outcomes in refractory obstetric antiphospholipid syndrome. *Thrombosis Research*, v. 206, p. 104-110, 2021.

GERHARDT, A. *et al.* Prothrombin and factor V mutations in women with a history of thrombosis during pregnancy and the puerperium. *The New England Journal of Medicine*, v. 342, n. 6, p. 374-380, 2000.

GHERMAN, R. B. *et al.* Incidence, clinical characteristics, and timing of objectively diagnosed venous thromboembolism during pregnancy. *Obstetrics and Gynecology*, v. 94, n. 5, pt. 1, p. 730-734, 1999.

GREER, I. A.; NELSON-PIERCY, C. Low-molecular-weight heparins for thromboprophylaxis and treatment of venous thromboembolism in pregnancy: a systematic review of safety and efficacy. *Blood*, v. 106, n. 2, p. 401-407, 2005.

GRIS, J. C. *et al.* Low-molecular-weight heparin versus low-dose aspirin in women with one fetal loss and a constitutional thrombophilic disorder. *Blood*, v. 103, n. 10, p. 3695-3699, 2004.

HEIT, J. A. Thrombophilia: common questions on laboratory assessment and management. *Hematology / the Education Program of the American Society of Hematology*, p. 127-135, 2007.

HELLGREN, M. Hemostasis during normal pregnancy and puerperium. *Seminars in Thrombosis and Hemostasis*, v. 29, n. 2, p. 125-130, 2003.

IQBAL, Z.; COHEN, M. Enoxaparin: a pharmacologic and clinical review. *Expert Opinion on Pharmacotherapy*, v. 12, n. 7, p. 1157-1170, 2011.

JACOBSEN, A. F.; SKJELDESTAD, F. E.; SANDSET, P. M. Ante- and postnatal risk factors of venous thrombosis: a hospital-based case-control study. *Journal of Thrombosis and Haemostasis*, v. 6, n. 6, p. 905-912, 2008.

KAANDORP, S. P. *et al.* Aspirin plus heparin or aspirin alone in women with recurrent miscarriage. *The New England Journal of Medicine*, v. 362, n. 17, p. 1586-1596, 2010.

KUPFERMINC, M. J. *et al.* Increased frequency of genetic thrombophilia in women with complications of pregnancy. *The New England Journal of Medicine*, v. 340, n. 1, p. 9-13, 1999.

LOCKWOOD, C. J. *et al.* The role of decidualization in regulating endometrial hemostasis during the menstrual cycle, gestation, and in pathological states. *Seminars in Thrombosis and Hemostasis*, v. 33, n. 1, p. 111-117, 2007.

LOCKWOOD, C. J.; KRIKUN, G.; SCHATZ, F. The decidua regulates hemostasis in human endometrium. *Seminars in Reproductive Endocrinology*, v. 17, n. 1, p. 45-51, 1999.

MAZARICO, E. *et al.* Heparin therapy in placental insufficiency: Systematic review and meta-analysis. *Acta Obstetricia et Gynecologica Scandinavica*, v. 99, n. 2, p. 167-174, 2020.

MIDDELDORP, S.; NAUE, C.; KÖHLER, C. Thrombophilia, thrombosis and thromboprophylaxis in pregnancy: for what and in whom? *Hamostaseologie*, v. 42, n. 1, p. 54-64, 2022.

MIYAKIS, S. *et al.* International consensus statement on an update of the classification criteria for definite antiphospholipid syndrome (APS). *Journal of Thrombosis and Haemostasis*, v. 4, n. 2, p. 295-306, 2006.

PABINGER, I. *et al.* Preeclampsia and fetal loss in women with a history of venous thromboembolism. *Arteriosclerosis, Thrombosis, and Vascular Biology*, v. 21, n. 5, p. 874-879, 2001.

PAIDAS, M. J. *et al.* Protein Z, protein S levels are lower in patients with thrombophilia and subsequent pregnancy complications. *Journal of Thrombosis and Haemostasis*, v. 3, n. 3, p. 497-501, 2005.

PAPAS, R. S.; KUTTEH, W. H. A new algorithm for the evaluation of recurrent pregnancy loss redefining unexplained miscarriage: review of current guidelines. *Current Opinion in Obstetrics and Gynecology*, v. 32, n. 5, p. 371-379, 2020.

QUENBY, S. *et al.* Heparin for women with recurrent miscarriage and inherited thrombophilia (ALIFE2): an international open-label, randomised controlled trial. *Lancet*, v. 402, n. 10395, p. 54-61, 2023.

RODGER, M. A. *et al.* Antepartum dalteparin *versus* no antepartum dalteparin for the prevention of pregnancy complications in pregnant women with thrombophilia (TIPPS): a multinational open label randomised trial. *Lancet*, v. 384, n. 9955, p. 1673-1683, 2014.

RODGER, M. A. *et al.* The association of factor V Leiden and prothrombin gene mutation and placentamediated pregnancy complications: a systematic review and meta-analysis of prospective cohort studies. *Public Library of Science Medicine*, v. 7, n. 6, p. e1000292, 2010.

ROYAL COLLEGE OF OBSTETRICIANS AND GYNAECOLOGISTS (RCOG). Thrombosis and embolism during pregnancy and the puerperium: acute management (Green-top Guideline No. 37b). London: RCOG; 2015. Disponível em: <https://www. rcog.org.uk/en/guidelines-research-services/guidelines/gtg37b/>.

RYBSTEIN, M. D.; DESANCHO, M. T. Hypercoagulable states and thrombophilias: risks relating to recurrent venous thromboembolism. *Seminars in Interventional Radiology*, v. 35, n. 2, p. 99-104, 2018.

SCIFRES, C. M.; MACONES, G. A. The utility of thrombophilia testing in pregnant women with thrombosis: fact or fiction? *American Journal of Obstetrics and Gynecology*, v. 199, n. 4, p. 344 e1-7, 2008.

SIMCOX, L. E. *et al.* Pulmonary thrombo-embolism in pregnancy: diagnosis and management. *Breathe (Sheffield, England)*, v. 11, n. 4, p. 282-289, 2015.

SOUZA ARIANI, I.; FILHO MALAQUIAS, B.; FERREIRA LUIZ, O. C. Alterações hematológicas e gravidez. *Revista Brasileira de Hematologia e Hemoterapia*, v. 24, n. 1, p. 29-36, 2002.

STEVENS, S. M. *et al.* Guidance for the evaluation and treatment of hereditary and acquired thrombophilia. *Journal of Thrombosis and Thrombolysis*, v. 41, n. 1, p. 154-164, 2016.

TEKTONIDOU, M. G. *et al.* Management of thrombotic and obstetric antiphospholipid syndrome: a systematic literature review informing the EULAR recommendations for the management of antiphospholipid syndrome in adults. *Rheumatic and Musculoskeletal Diseases Open*, v. 5, n. 1, p. e000924, 2019.

VAN PAMPUS, M. G. *et al.* High prevalence of hemostatic abnormalities in women with a history of severe preeclampsia. *American Journal of Obstetrics and Gynecology*, v. 180, n. 5, p. 1146-1150, 1999.

VAN RIJN, B. B. *et al.* Outcomes of subsequent pregnancy after first pregnancy with early-onset preeclampsia. *American Journal of Obstetrics and Gynecology*, v. 195, n. 3, p. 723-728, 2006.

CAPÍTULO 51

Lúpus Eritematoso Sistêmico e Gravidez

Egle Couto • Larissa Rodrigues • Fernanda Garanhani de Castro Surita

INTRODUÇÃO

O lúpus eritematoso sistêmico (LES) é uma doença do tecido conjuntivo, de etiologia autoimune e acometimento multissistêmico, que afeta predominantemente mulheres em idade reprodutiva, na razão de 9 mulheres para cada homem (Cortés-Hernández *et al.*, 2002). O LES apresenta prevalência de 40 a 200 casos por 100 mil habitantes, sendo mais comum entre descendentes africanos e asiáticos. No Brasil, a prevalência é em torno de 8,7 por 100 mil habitantes (Shaikh *et al.*, 2017).

O LES não reduz a taxa de fertilidade em mulheres, mas reduz a taxa de sucesso gestacional. Entretanto, alguns fatores parecem atuar para dificultar a gravidez em situações específicas, como a presença de anticorpos antiovarianos e uso de ciclofosfamida, que podem induzir menopausa precoce, o uso de glicocorticoides em altas doses, que pode induzir alterações ovarianas e menstruais, e infecções virais, como citomegalovírus e vírus Epstein-Barr, que causam inflamação cervical e vaginal.

Além disso, idade materna avançada pode comprometer os resultados gestacionais, quando associada ao LES (Andreoli *et al.*, 2017; Giambalvo *et al.*, 2022). A mulher com LES que é portadora de autoimunidade tireoidiana ou endometriose apresenta menor índice de fertilidade, e o próprio LES pode induzir alterações menstruais e menores níveis do hormônio antimülleriano; a nefrite lúpica com insuficiência renal aumenta a prolactina e diminui o hormônio liberador de gonadotrofinas. Quando o LES é associado à síndrome do anticorpo antifosfolipídio (SAF), fertilização, implantação e função reprodutiva podem ser alteradas por tromboses (Salmon *et al.*, 2007; Lateef e Petri, 2017; Luo *et al.*, 2020). O LES também pode cursar com depressão, fadiga e perda de libido, contribuindo para menores chances de gravidez.

O pico de incidência do LES ocorre entre 15 e 40 anos, e sabe-se que as mulheres acometidas mantêm a fertilidade nas situações ideais, que incluem nefrite lúpica em remissão por pelo menos 6 meses, relação proteína/creatinina urinária < 50 mg/mmol, função renal e pressão arterial normais (Andreoli *et al.*, 2017).

Assim, nessas pacientes, o LES é particularmente importante ao impactar direta ou indiretamente a saúde materna e perinatal. A incidência da doença entre gestantes varia entre 1:660 e 1:2.952; portanto, um entendimento sobre as melhores estratégias de manejo clínico de mulheres com essa condição torna-se essencial (Cortés-Hernández *et al.*, 2002).

Os resultados perinatais melhoraram significativamente nos últimos anos, com os recentes avanços no diagnóstico e tratamento das complicações obstétricas e na assistência neonatal. Entretanto, o LES ainda persiste como doença associada a expressiva morbidade materna (exacerbações, lesão renal, pré-eclâmpsia, hipertensão, tromboembolismo venoso) e feto-neonatais (aborto, parto pré-termo, restrição de crescimento fetal, bloqueio cardíaco congênito, lúpus neonatal) (Surita *et al.*, 2007; Pastore *et al.*, 2019; Kim *et al.*, 2021). Múltiplos fatores foram identificados em associação com tais resultados adversos, estando entre os principais a atividade do lúpus (exacerbações ou *flares*) durante a gravidez e nos 6 meses que a antecedem, os antecedentes de nefropatia e hipertensão materna e a positividade para anticorpos antifosfolipídios (Cortés-Hernández *et al.*, 2002).

Já em relação ao impacto da gravidez na atividade do LES, pode-se esperar aumento na atividade da doença durante essa fase da vida da mulher. Em algumas pacientes, isso acarretará piora substancial de seus sintomas, às vezes com desfechos desfavoráveis. A maioria delas, no entanto, apresentará leve agravamento dos sintomas, promovendo certa piora em sua qualidade de vida (Pastore *et al.*, 2018).

O agravamento do LES durante a gestação apresenta desafios com relação à diferenciação das alterações fisiológicas da gravidez e às manifestações da doença.

O acompanhamento obstétrico de mulheres com LES deve ter como principal objetivo a melhora dos padrões de assistência preconcepção e durante suas gestações. A adoção de protocolo específico de cuidados consiste em um dos primeiros passos para que essa meta possa ser alcançada. A avaliação multidisciplinar clínica, obstétrica e o monitoramento neonatal são necessários para otimizar os resultados maternos e perinatais (Pastore *et al.*, 2018).

FISIOPATOLOGIA

O LES surge de uma interação complexa de fatores genéticos, epigenéticos e ambientais. Atualmente, são conhecidos 60 *loci* de risco envolvidos na suscetibilidade ao LES (Shaikh *et al.*, 2017). Pessoas com história familiar de LES ou doenças autoimunes relacionadas apresentam risco significativamente aumentado para desenvolvê-lo ao longo da vida, mas a baixa penetrância dos fatores de risco genéticos evidencia a importância dos fatores ambientais (Parks *et al.*, 2017).

Fatores genéticos isolados não explicam o início do LES, e é provável que haja interação com fatores ambientais para a doença se desenvolver em um indivíduo geneticamente suscetível. A detecção de autoanticorpos no soro pode preceder o desenvolvimento das manifestações clínicas do lúpus por muitos anos (Parks *et al.*, 2017; Shaikh *et al.*, 2017).

Os componentes ambientais incluem a luz ultravioleta, medicamentos que inibem a metilação e agentes virais. A exposição à luz solar é o componente mais comum para um surto de doença, especialmente para as manifestações cutâneas. Existem fortes evidências epidemiológicas sobre a associação de LES com vários outros fatores ambientais, incluindo exposição à sílica cristalina, consumo de cigarro, uso de estrogênios exógenos e exposição a solventes e pesticidas (Parks *et al.*, 2017; Shaikh *et al.*, 2017).

As principais anormalidades no LES são atribuídas à deficiente resposta imune e ao acúmulo de complexos antígeno-anticorpo (Stanescu *et al.*, 2018). Mudanças são causadas pelos autoanticorpos, atividade metabólica, proteínas do complemento, citocinas inflamatórias e fatores vasculares (Kim *et al.*, 2016; Lee *et al.*, 2019; Savelli *et al.*, 2019; Marziale *et al.*, 2020).

O LES parece ser o resultado de defeitos múltiplos tanto no sistema imune inato quanto no adaptativo, evoluindo com tolerância imune alterada, hiperativação de células T e B, capacidade reduzida para eliminar complexos imunes e células apoptóticas e falha de mecanismos reguladores múltiplos dentro da rede imune. Uma perda de autotolerância de células B resulta em produção excessiva de autoanticorpos com reações de hipersensibilidade de tipo II mediadas por complexo imune. A deposição de complexos imunes nos tecidos leva a ativação completa, recrutamento de células inflamatórias e, por fim, lesão tecidual. As células imunes inatas são recrutadas e produzem citocinas patogênicas, tais como interferona-gama (IFN-γ), fator de necrose tumoral (TNF) e interleucina-1 (IL-1). Também contribuem para a autoimunidade no LES os defeitos associados à função de células T reguladoras (Treg) e linfócitos T CD8 (Cortés-Hernández *et al.*, 2002).

A maneira com que a gestação impacta o curso do LES ainda não é clara e completamente entendida. Durante a gravidez normal, múltiplas adaptações imunológicas ocorrem para permitir a tolerância ao feto. Essas adaptações incluem alterações nas populações de linfócitos, nos perfis de citocinas, produção de inibidores do complemento na placenta e regulação das moléculas expressas pelas células do trofoblasto. Uma importante modificação inclui o desequilíbrio da polarização da resposta imune T *helper* para Th1 ou Th2 (De Jesús *et al.*, 2021). As células Th1 produzem citocinas inflamatórias como IFN-γ, IL-12, TNF-α e IL-2. IFN-γ e TNF-α são essenciais para o desenvolvimento placentário no início da gravidez, mas podem ser prejudiciais em estágios mais tardios (Andrade *et al.*, 2015). As células Th2 secretam citocinas anti-inflamatórias IL-4, IL-10 e IL-13 e imunidade humoral ativada. A IL-10 suprime, durante a gravidez, a produção de citocinas pró-inflamatórias induzida pelas células Th1 e macrófagos (Beheshtipour e Raeeszadeh, 2020).

Alterações hormonais, incluindo níveis progressivamente crescentes de estrogênio, progesterona, glicocorticoides e prolactina, contribuem para a mudança no equilíbrio das citocinas (Lateef e Petri, 2013).

No entanto, a polarização de células Th2 não ocorre com a progressão da gravidez em mulheres com LES tanto quanto se observa em gestantes saudáveis. As Treg são um subtipo de linfócitos T com capacidade de suprimir a atividade imune e manter a tolerância imunológica, e normalmente estão elevadas no primeiro trimestre para prevenir um ataque imune materno (Gluhovschi *et al.*, 2015). Gestantes com LES têm redução de células Treg e aumento das Th-17, o que causa ativação autoimune, progressão dos resultados gestacionais adversos e perda gestacional recorrente (Lateef e Petri, 2012; De Jesús *et al.*, 2021). A manutenção do equilíbrio Th1/Th2 e Th17/Treg e a função normal de outras células imunes podem, efetivamente, suprimir a inflamação por autoimunidade e reduzir a incidência dos resultados gestacionais adversos relacionados ao LES (Chen *et al.*, 2017).

Outros mecanismos moleculares de exacerbação dos resultados gestacionais adversos no LES foram descritos, como a deficiência de eliminação de células mortas. A apoptose e a NETose (NETs são armadilhas extracelulares de neutrófilos) mediadas por neutrófilos são tipos de morte celular. A eliminação das células mortas depende dos fagócitos, macrófagos e células dendríticas do sangue. A deficiência na eliminação permite a exposição de antígenos próprios ao sistema imune, com estímulo à resposta das células B, produção de autoanticorpos e formação de complexos imunes, o que pode piorar os resultados gestacionais adversos relacionados ao LES e as crises de agravamento do LES.

O acúmulo de NETs por fagocitose deficiente permite sua liberação no soro, o que pode contribuir para a insuficiência placentária por meio do recrutamento das células *natural killer* deciduais (Glennon-Alty *et al.*, 2021).

Ocorrem também a ativação de plaquetas, com sinalização da IFN e disfunção endotelial (Witter, 2007), levando a resposta inflamatória e maior risco cardiovascular e ao início dos resultados gestacionais adversos em mulheres com LES (Tydén *et al.*, 2017).

Além disso, há aumento da deposição de componentes do complemento na placenta, o que pode se correlacionar com os resultados adversos da gravidez (Lateef e Petri, 2013).

A incidência de surtos de atividade de LES durante a gravidez varia entre 15 e 65%, associando-se a alto risco de morbidade grave ou mortalidade materna. Contudo, com a melhora da assistência a essas mulheres, séries mais recentes de gestações com LES têm demonstrado bons resultados maternos e fetais (Pastore *et al.*, 2018).

DIAGNÓSTICO E QUADRO CLÍNICO

O LES apresenta vasta gama de apresentações clínicas. As principais incluem manifestações mucocutâneas, musculoesqueléticas, hematológicas, cardiopulmonares, renais e do sistema nervoso central. Os sintomas gerais mais comuns são perda de peso, anemia e artralgia e/ou artrite; o envolvimento do sistema osteoarticular é a manifestação clínica mais frequente. Encontram-se entre as formas mais graves a nefrite lúpica, o lúpus neuropsiquiátrico, comumente associados à redução significativa na expectativa de vida. A nefrite lúpica é uma das principais causas de morte materna, assim como as condições infecciosas associadas à doença e seu tratamento (Shaikh *et al.*, 2017; Pastore *et al.*, 2018). A gravidez é fator de risco para agravamento e nefrite lúpica (Mehta *et al.*, 2019), uma das mais frequentes e graves complicações, com efeitos adversos sobre os resultados gestacionais e mortalidade. Mulheres com LES e nefrite são mais propensas a ter partos pré-termo do que aquelas sem nefrite lúpica (Borella *et al.*, 2014). Os sintomas da nefrite lúpica são heterogêneos, variando de hematúria microscópica assintomática e proteinúria a falência renal progressiva (Saavedra *et al.*, 2015). O diagnóstico específico de agravamento da nefrite lúpica inclui a combinação de sintomas com parâmetros bioquímicos, como anti-DNA elevado, consumo de complemento e alteração do sedimento urinário (Surita *et al.*, 2007). O fator de crescimento endotelial vascular é significativamente mais alto em mulheres com nefrite lúpica ativa (Eudy *et al.*, 2018b), mas a biopsia renal é o padrão-ouro. Novas tecnologias para investigação e definição de tratamento incluem a microscopia 2-fóton e o mapeamento de distância celular para identificar a infiltração de células renais (Zhang *et al.*, 2023), além da análise de biopsias renais por transcriptoma de célula única (Ruiz-Irastorza e Khamashta, 2008).

A SAF pode ocorrer em associação com o LES e é caracterizada por tromboses arteriais e venosas, bem como a presença de perdas gestacionais recorrentes (Shaikh *et al.*, 2017).

O American College of Rheumatology (ACR) e a European Alliance of Associations for Rheumatology (EULAR) desenvolveram critérios para o diagnóstico precoce de LES, que podem ser vistos na Tabela 51.1. Requer a presença de fator antinúcleo positivo como critério de entrada. Os critérios adicionais consistem em sete clínicos (constitucional, hematológico, neuropsiquiátrico, mucocutâneo, serosites, musculoesquelético, renal) e três imunológicos (anticorpos antifosfolípides [AAF], proteínas do complemento, anticorpos específicos do LES), cada um com peso entre 2 e 10. As pacientes são classificadas como LES com escore de 10 ou mais pontos. A sensibilidade desses critérios foi de 96,1%, e a especificidade de 93,4% (Aringer *et al.*, 2019).

Tabela 51.1 Critérios de classificação do lúpus eritematoso sistêmico (EULAR, ACR, 2019).

Critério de entrada: fator antinúcleo (FAN) ≥ 1:80	
Pelo menos um critério clínico adicional:	
Critérios e domínios clínicos	Pontos
Constitucional	
Febre	2
Hematológico	
Leucopenia	3
Trombocitopenia	4
Hemólise autoimune	4
Neuropsiquiátrico	
Delírio	2
Psicose	3
Convulsão	5
Mucocutâneo	
Alopecia	2
Úlceras orais	2
Lúpus cutâneo ou discoide subagudo	4
Lúpus cutâneo agudo	6
Serosas	
Derrame pleural ou pericárdico	5
Pericardite aguda	6
Musculoesquelético	
Envolvimento articular	6
Renal	
Proteinúria > 0,5 g em 24 h	4
Biopsia renal classe II ou nefrite lúpica V	8
Biopsia renal classe III ou nefrite lúpica IV	10
Critérios e domínios imunológicos	Pontos
Anticorpos antifosfolipídios	
Anticorpos anticardiolipina ou anti-β2 GP1 ou anticoagulante lúpico	2
Proteínas do complemento	
C3 ou C4 reduzido	3
C3 e C4 reduzidos	4
Anticorpos específicos para LES	
Anti-DNA ou anti-Smith	6
Escore total ≥ 10 e um critério clínico são necessários para o diagnóstico de LES	

GP1: antibeta 2 glicoproteína 1; LES: lúpus eritematoso sistêmico. (Fonte: Aringer *et al.*, 2019.)

PLANEJAMENTO DA GRAVIDEZ

As gestações em pacientes acometidas pelo LES são consideradas de alto risco. Essas mulheres devem ser aconselhadas sobre os riscos em potencial, incluindo a possibilidade de exacerbações da doença, maiores taxas de complicações gestacionais, resultados obstétricos subótimos ou até desfavoráveis, além do risco da síndrome do lúpus neonatal (Lateef e Petri, 2013).

Desse modo, o aconselhamento e o planejamento adequados antes, durante e após a gravidez devem ser o objetivo central dos profissionais de saúde, e isso deve ser feito por meio da integração de diferentes especialidades médicas (obstetras, reumatologistas, hematologistas e nefrologistas) (Ruiz-Irastorza e Khamashta, 2008).

O LES ativo na fase de concepção é um potente preditor de resultados gestacionais adversos, tanto maternos quando fetais e neonatais. Apesar disso, a maioria das gestações resulta em nascidos vivos (Pastore *et al.*, 2018).

Certas condições associadas a piores desfechos maternos e neonatais devem ser avaliadas, particularmente os antecedentes de complicações em gestações anteriores, a presença de danos orgânicos severos e/ou irreversíveis, a atividade do lúpus (recente ou atual), a presença de anticorpos ou síndrome antifosfolipídio, a positividade para anticorpos anti-Ro/SSA e anti-La/SSB, o tratamento medicamentoso em curso, a presença de outras condições crônicas (tais como hipertensão, diabetes etc.) e hábitos deletérios (p. ex., tabagismo) (Østensen, 2017).

Assim, a avaliação preconcepção tem como objetivos: determinar quando a gravidez aumenta risco materno e fetal de forma inaceitável; iniciar intervenções para otimizar a atividade da doença; ajustar medicações com menor risco para o feto; orientar a paciente que a suspensão das medicações que controlam a atividade da doença aumenta o risco de agravamento do LES e complicações gestacionais. Idealmente, as medicações adequadas devem ser mantidas no período periconcepcional e durante a gravidez e o puerpério.

Um estudo de 267 gestações com LES mostrou que mulheres com alta atividade da doença, quando comparadas com mulheres com baixa atividade no primeiro e segundo trimestres, apresentaram taxa de perda gestacional três vezes maior (aborto e mortalidade perinatal) (McKinley *et al.*, 1995).

No planejamento da gravidez, deve-se considerar que mulheres com LES têm taxa de cesariana duas a quatro vezes maior do que mulheres sem essa doença. Além disso, devem ser considerados os riscos maternos e feto-neonatais, descritos a seguir.

Entre os riscos maternos, é preciso considerar que a taxa mortalidade materna em mulheres com LES é 20 vezes maior do que na população geral de gestantes. Além disso, o risco de complicações gestacionais aumenta em duas a quatro vezes. Quando a mulher é portadora de nefrite lúpica, hipertensão mal controlada, hipertensão pulmonar, trombose ou cardiopatia grave, o risco de resultado materno adverso aumenta. O risco de pré-eclâmpsia em pacientes com anticorpos para LES é

4,5 vezes maior do que naquelas sem anticorpos, e o anti-DNA tem correlação com a gravidade de vários sintomas, como hipertensão e proteinúria (Dong *et al.*, 2020).

Nefrite lúpica e pré-eclâmpsia compartilham as características de proteinúria, hipertensão, trombocitopenia, alteração de função hepática e anemia hemolítica, dificultando sua distinção (Moroni *et al.*, 2016).

A perda fetal, seja por aborto, seja por óbito fetal, além da ocorrência de prematuridade, é maior nas mulheres com LES, e ainda mais relevantes se houver atividade da doença durante a gestação. A presença dos AAF ou da SAF e hipertensão arterial também aumentaram o risco de parto pré-termo (Pastore *et al.*, 2019).

A restrição do crescimento fetal (RCF) ocorre por distúrbios do sistema vascular viloso. Mulheres com LES ativo, especialmente com nefrite ou com altas doses de terapia hormonal, têm mais recém-nascidos pequenos para a idade gestacional (PIG). Os glicocorticoides podem reduzir a produção de TNF-α e IL-6, que têm papel na angiogênese e na estabilidade vascular (Ozmen *et al.*, 2017; Ignacchiti Lacerda *et al.*, 2021).

Assim, a avaliação de risco inclui atividade da doença e envolvimento de órgãos maiores, hipercoagulabilidade ou comorbidades que possam impactar a gravidez. Deve-se atentar para resultados gestacionais anteriores, com especial atenção para história de fetos PIG, pré-eclâmpsia, óbito fetal, aborto ou parto pré-termo. Pacientes com evidências de doença ativa, especialmente com nefrite lúpica, devem ser orientadas para adiar a gravidez até que a doença esteja bem controlada por pelo menos 6 meses. Para aquelas com insuficiência renal, o aconselhamento deve incluir a avaliação de risco de declínio temporário ou permanente da função renal (Pastore *et al.*, 2018).

A avaliação de risco inclui também a triagem laboratorial. Anticorpos anti-Ro/SSA e anti-La/SSB podem predispor ao lúpus neonatal. As mulheres devem ser testadas quando aos AAF (anticorpos anticardiolipina, anticoagulante lúpico e anti-β2 glicoproteína 1), função renal, hemograma, função hepática, anticorpos anti-DNA e dosagem do complemento (C3 e C4 ou CH50).

Especial atenção deve ser dada às condições que formalmente contraindicam a gestação, tais como hipertensão pulmonar grave, doença pulmonar restritiva grave, insuficiência cardíaca, insuficiência renal crônica, antecedentes de pré-eclâmpsia grave ou síndrome HELLP, acidente vascular cerebral nos últimos 6 meses ou exacerbação severa do lúpus nos últimos 6 meses (Ruiz-Irastorza e Khamashta, 2008; Lateef e Petri, 2013).

Idealmente, a doença deve estar quiescente por pelo menos 6 meses com medicações compatíveis com a gestação antes das tentativas de gravidez. A concepção deve ser tentada em estado de remissão ou estabilidade da doença. Entretanto, se a gravidez ocorrer durante um período de atividade da doença, as medicações deverão ser ajustadas para segurança materna e fetal.

Em vista disso. recomenda-se que a concepção seja adiada até que a doença seja considerada inativa por pelo menos 6 meses, condição que substancialmente melhora os resultados gestacionais (Ruiz-Irastorza e Khamashta, 2008; Lateef e Petri, 2013).

Além dos exames laboratoriais citados, biomarcadores podem auxiliar na predição dos resultados gestacionais adversos em pacientes com LES. A análise metabolômica (do conjunto de metabólitos do organismo) facilita a predição do risco de resultados gestacionais adversos. Nesse sentido, um estudo mostrou que a lisofosfatidilcolina está aumentada e o triptofano está reduzido em mulheres com LES e resultados gestacionais adversos. Vários fatores angiogênicos e antiangiogênicos são considerados biomarcadores de disfunção placentária e podem ser associados com disfunção celular endotelial (Soh e Nelson-Piercy, 2017; Rodríguez-Almaraz *et al.*, 2018; Marziale *et al.*, 2020; Park *et al.*, 2022). A IFN-α é potente fator antiangiogênico (Andrade *et al.*, 2015; De Jesús *et al.*, 2021).

Recentemente, alguns marcadores proteômicos mostraram importância na predição de complicações na gravidez com LES. O líquido amniótico é rico em proteínas fetais e relacionadas à gravidez, e quatro proteínas foram encontradas em maiores níveis em pacientes com LES e resultados gestacionais adversos: filamina A, fator de von Willebrand tipo A, lecitina-colesterol aciltransferase e transglutaminase 2 (Jeon *et al.*, 2020).

Estudo prospectivo também mostrou expressão aberrante dos microRNA, que são alterações epigenéticas que modulam a expressão dos genes, em pacientes com LES e complicações gestacionais. Os microRNA alterados podem contribuir para ativação exagerada das respostas imunes, quebra da tolerância imunológica, inflamação prolongada e secreção de citocinas inflamatórias (Chi *et al.*, 2021).

A prática clínica mostra, ainda, a lacuna no planejamento familiar adequado.

CONSIDERAÇÕES SOBRE O ACOMPANHAMENTO PRÉ-NATAL DA GESTANTE COM LÚPUS ERITEMATOSO SISTÊMICO

O cuidado pré-natal da gestante com LES deve-se dar em um centro de referência de alto risco, com avaliações periódicas pelo clínico reumatologista a cada 4 a 6 semanas. A visita obstétrica deve ser mensal até a 20ª semana, quinzenal até a 28ª e, depois disso, semanal até o parto. O diagnóstico diferencial das complicações que podem acontecer durante a gravidez não é fácil, e os sinais e sintomas das exacerbações do lúpus muitas vezes mimetizam os da gravidez normal (Pastore *et al.*, 2018).

O risco de exacerbação do LES parece estar relacionado à ocorrência de atividade da doença 6 meses antes da concepção. Na gestação, a atividade nos sistemas renal e hematológico é mais comum, enquanto o acometimento musculoesquelético é menos frequente (Naseri *et al.*, 2018).

Gravidez e pós-parto são períodos associados a maior taxa de episódios de exacerbação, variando entre 25 e 60% (Lateef e Petri, 2012). O complemento C4 reduzido pode também ser fator de risco para agravamento do LES na gravidez. Análise multivariada de 246 gestações em 172 mulheres com LES mostrou que o C4 reduzido antes da concepção foi associado com maior risco de exacerbação na gravidez (76 × 23%, *odds ratio* [OR] 13,8). Pacientes com agravamento na gravidez tinham C4 baixo a cada trimestre, quando comparadas com pacientes sem agravamento. Embora o monitoramento do complemento durante a gravidez (Crisafulli *et al.*, 2023) possa ser útil, o nível absoluto para prever complicações ainda não foi estabelecido.

Além da avaliação laboratorial de rotina do pré-natal, deve ser feito o monitoramento da atividade lúpica. Na avaliação inicial, além do exame físico e pressão arterial, devem ser avaliados hemograma completo, função renal e hepática e quantificação de proteína urinária em coleta de 24 horas, além de dosagens do complemento (C3, C4, CH50), anticorpos anticardiolipina, anticoagulante lúpico, anti-β2 glicoproteína 1, anti-dsDNA, anti-Ro/SSA e anti-La/SSB. A cada trimestre, hemograma, creatinina, urina I e relação proteína/creatinina urinária devem ser repetidos. Se doença ativa, a dosagem do complemento e anti-DNA, além das outras avaliações laboratoriais, deve ser mais frequente (Pastore *et al.*, 2018).

Na vigência de nefrite lúpica durante o período preconcepção, há risco significativamente maior de exacerbação durante a gravidez, mesmo em mulheres em remissão, e essa condição é considerada preditora de mau prognóstico da gravidez (Naseri *et al.*, 2018).

A distinção entre os sinais e sintomas relacionados à gravidez e aqueles associados ao LES é, muitas vezes, difícil. Fadiga, dores de cabeça, artralgia, edema, perda de cabelo, dispneia, eritema malar e palmar, anemia e trombocitopenia são algumas das manifestações de caráter semelhante em ambas as condições (Figuras 51.1 a 51.5). As variações nos níveis de C3 e C4 podem auxiliar nesse diagnóstico diferencial. Durante a gravidez, tais níveis podem apresentar-se dentro da faixa de normalidade, mesmo nos casos de LES ativo. Assim, são mais significativas as flutuações relativas do que os níveis absolutos. Quedas superiores a 25% nos níveis de complemento sérico sugerem atividade do lúpus (Knight e Nelson-Piercy, 2017).

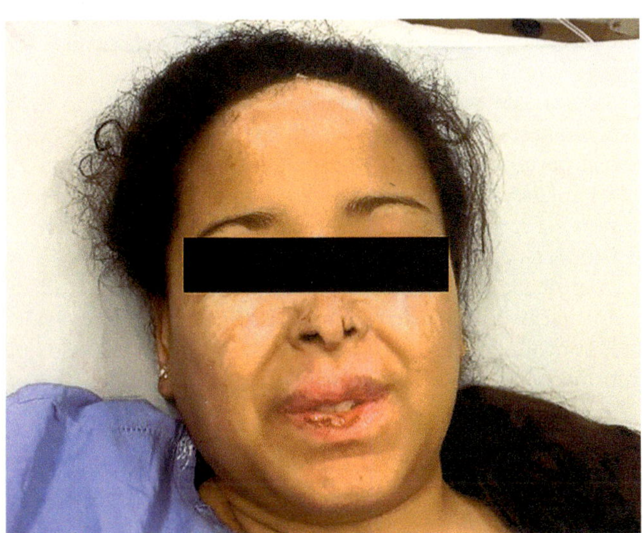

Figura 51.1 Paciente em franca atividade do lúpus eritematoso sistêmico (LES) durante a gestação. (Fonte: Acervo pessoal.)

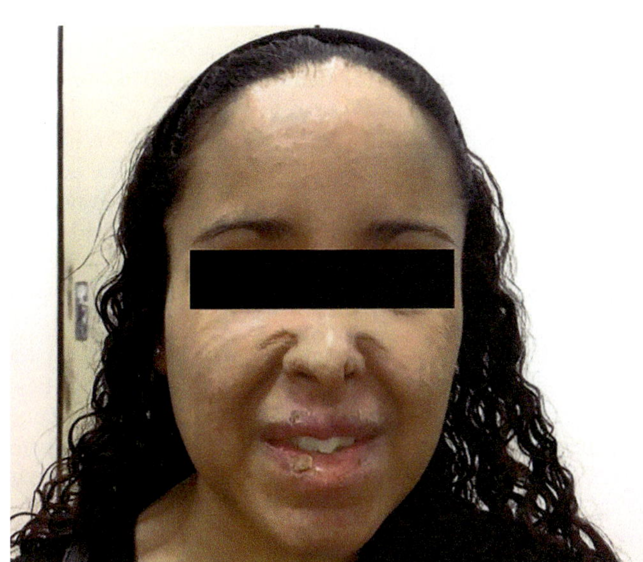

Figura 51.2 Mesma paciente da Figura 51.1 após remissão da atividade. (Fonte: Acervo pessoal.)

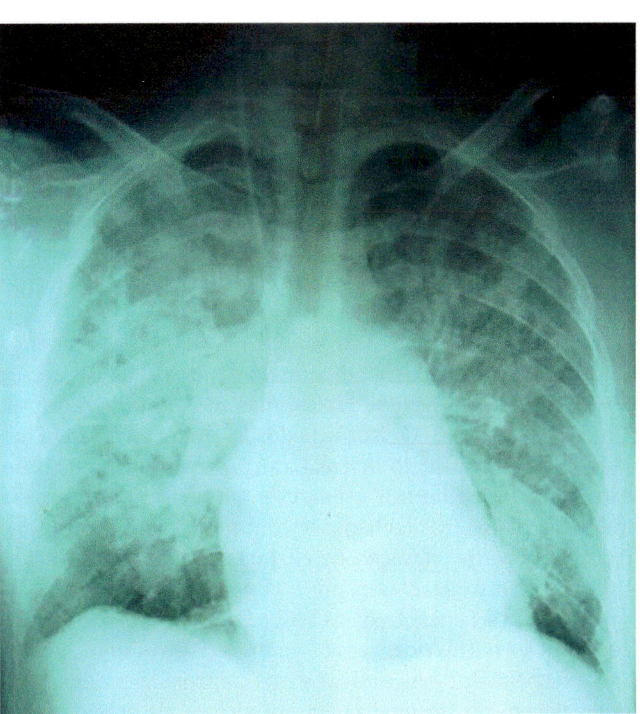

Figura 51.3 Radiografia compatível com pneumonite lúpica em gestante com atividade da doença. (Fonte: Acervo pessoal.)

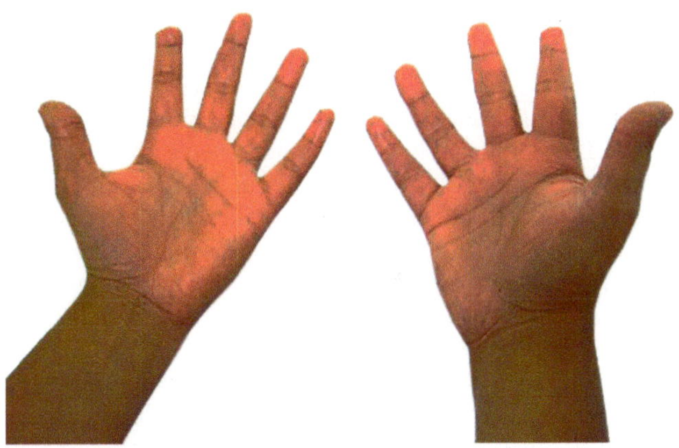

Figura 51.4 Fenômeno de Raynaud em gestante com lúpus eritematoso sistêmico (LES). (Fonte: Acervo pessoal.)

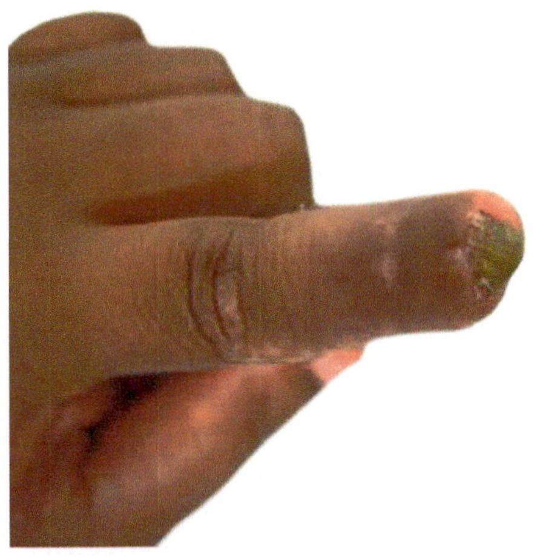

Figura 51.5 Detalhe da Figura 51.4, com atrofia ungueal secundária à vasculite. (Fonte: Acervo pessoal.)

O envolvimento renal do lúpus geralmente se associa à ocorrência de hipertensão, e a pré-eclâmpsia pode ser superposta a essa situação (Witter, 2007). Além disso, nota-se aumento da proteinúria em gestantes com lesões glomerulares. Esse fato, contudo, não se correlaciona à pré-eclâmpsia. A nefrite lúpica pode mimetizar pré-eclâmpsia com proteinúria, hipertensão, trombocitopenia ou deterioração da função renal. Assim, a diferenciação pode se tornar ainda mais difícil, em virtude do aumento da pressão arterial e da proteinúria próximo ao termo (Chen *et al.*, 2017).

Variações nas dosagens de C3, C4 e CH50 podem auxiliar no diagnóstico diferencial, esperando-se uma redução desses níveis durante a atividade lúpica, mas não na pré-eclâmpsia (Buyon *et al.*, 1986). Outros achados laboratoriais podem ser úteis: sedimento urinário anormal com presença de dismorfismo eritrocitário ou cilindros celulares e aumento nos títulos de anticorpos anti-DNA (achados encontrados na nefrite lúpica). Trombocitopenia, elevação de enzimas hepáticas e de ácido úrico são mais frequentes na pré-eclâmpsia, embora trombocitopenia possa ser encontrada na SAF, púrpura trombocitopênica trombótica e outras doenças autoimunes (Pastore *et al.*, 2018).

Na suspeita de doença ativa ou mal controlada, todas as gestantes devem ser hospitalizadas, em virtude da gravidade do quadro clínico materno e da rápida deterioração das condições de vitalidade fetal (Pastore *et al.*, 2018).

VIGILÂNCIA FETAL: AVALIAÇÃO DO CRESCIMENTO E VITALIDADE

Complicações fetais são frequentemente observadas em gestantes com LES com taxas de aborto espontâneo e óbito fetal em torno de 20% das gestações (Zhan *et al.*, 2017). Um estudo populacional sugeriu que tanto complicações gestacionais quanto taxa de mortalidade materna e fetal vêm caindo no LES, embora permaneçam mais altas do que em mulheres sem LES (Mehta *et al.*, 2019).

Preditores de resultados gestacionais adversos incluem doença ativa, uso de anti-hipertensivos, nefrite lúpica prévia, presença de AAF (especialmente o anticoagulante lúpico), curta duração da doença e trombocitopenia. Primigestas também apresentam maior risco de complicações (Borella *et al.*, 2014; Saavedra *et al.*, 2015).

O parto pré-termo é a complicação obstétrica mais comum em mulheres com LES (Pastore *et al.*, 2019). A maior incidência ocorre quando há nefrite lúpica ou alta atividade da doença, e a maioria dos partos pré-termo se dá por indicação médica por pré-eclâmpsia ou atividade lúpica (Eudy *et al.*, 2018b). A presença de nefrite lúpica e doença ativa são os mais fortes preditores de parto pré-termo (Zhang *et al.*, 2023).

São encontradas também taxas elevadas de perda gestacional precoce e tardia. O efeito sobre perdas embrionárias é controverso, com possível aumento de risco. Ao longo das décadas, houve declínio na taxa de perda gestacional.

A RCF ocorre em 30% das gestações, observada mesmo nos casos de doença leve, e o risco aumenta se houver envolvimento renal. A proporção de fetos PIG entre as mulheres com LES é mais alta, condição fortemente associada à presença de períodos de atividade da doença durante a gravidez.

RCF e recém-nascidos PIG foram encontrados em 10 a 30% dos partos de mulheres com LES, contra 10% na população obstétrica geral. Maior risco também ocorre quando há doença ativa, hipertensão e nefrite lúpica. O baixo peso ao nascer em qualquer idade gestacional é mais prevalente em mulheres com LES (Singh *et al.*, 2023).

A ultrassonografia obstétrica seriada constitui-se como o método mais importante para guiar a vigilância do crescimento fetal. Para a precisa datação da gestação, é importante a mensuração do comprimento cabeça-nádega no primeiro trimestre. Entre 16 e 22 semanas, uma avaliação morfológica detalhada deve ocorrer, também servindo para o primeiro monitoramento do crescimento fetal. Mensalmente, novos exames devem ser realizados para controle do peso fetal e mensuração do volume de líquido amniótico. Na presença de pré-eclâmpsia ou RCF, o intervalo entre os exames deve ser reduzido (Pastore *et al.*, 2019).

A vigilância da vitalidade fetal deve começar entre 26 e 28 semanas e ser realizada semanalmente até o nascimento, devendo incluir a cardiotocografia, o perfil biofísico fetal e a Dopplervelocimetria obstétrica (Pastore *et al.*, 2018).

As alterações da Dopplervelocimetria obstétrica devem ser manejadas de forma semelhante às das gestantes não lúpicas. O resultado normal desses testes tem elevado valor preditivo negativo para morte fetal. São reconhecidas associações entre Dopplervelocimetria anormal e óbito fetal, pré-eclâmpsia, RCF e parto prematuro (De Jesús *et al.*, 2015).

Em virtude do risco de bloqueio cardíaco congênito fetal, para mulheres com anticorpos anti-Ro/SSA e anti-La/SSB deve-se realizar uma ecocardiografia fetal entre 18 e 20 semanas e 26 e 28 semanas. Casos com alteração da frequência cardíaca fetal devem ser urgentemente referenciados a centros terciários (Pastore *et al.*, 2018).

A ansiedade e os medos da mulher em relação à vitalidade e à formação do feto e do recém-nascido precisam ser considerados e acolhidos pelos profissionais da saúde, de tal modo que informações claras são imprescindíveis.

ESPECIFICIDADES DO TRATAMENTO MEDICAMENTOSO DURANTE A GRAVIDEZ

É frequente que mulheres com LES interrompam sua medicação de uso habitual antes da concepção, pelo medo da toxicidade ao feto, sem, no entanto, receber aconselhamento médico adequado. Contudo, a descontinuação equivocada da medicação sabidamente aumenta os riscos de exacerbações e de desfechos gestacionais desfavoráveis (Yamamoto e Aoki, 2016).

Assim, tendo em vista os efeitos nocivos que a doença em atividade exerce para a mãe e para o feto, os riscos e os benefícios do tratamento vigente devem ser cuidadosamente estudados. Tratamento do LES ativo deve ser guiado pela gravidade da doença e envolvimento de órgãos, não deve ser adiado pela gravidez, mas algumas medicações cruzam a placenta e podem levar a danos ao feto. A Tabela 51.2 resume as principais opções terapêuticas disponíveis.

A hidroxicloroquina é o tratamento de primeira escolha para gestantes com LES. O risco fetal de exposição intraútero é desprezível, podendo-se utilizá-la durante a gestação, uma vez que se associa à redução da atividade da doença e de agravamento do LES (Petri *et al.*, 2021). Estudos demonstraram menos crises de agravamento e melhores resultados em pacientes que mantiveram a hidroxicloroquina na gravidez (Clowse *et al.*, 2006; Eudy *et al.*, 2018a). Estudo prospectivo com 257 gestações em 197 mulheres mostrou que a suspensão da hidroxicloroquina foi associada com maior taxa de agravamento. O aumento da

Tabela 51.2 Opções medicamentosas no tratamento do lúpus eritematoso sistêmico.

Corticosteroides	• A prednisona é considerada segura. Categoria C pela Food and Drug Administration (FDA) Americana (Clowse, 2007; Doria *et al.*, 2008; Moroni e Ponticelli, 2016) • Exacerbações tidas como atividade leve podem ser tratadas com prednisona em baixas doses (menos de 20 mg/d) (Clowse, 2007; Doria *et al.*, 2008; Moroni e Ponticelli, 2016) • Doses superiores (incluindo aquelas em pulsoterapia) são opções para tratar a atividade lúpica moderada e grave (Clowse, 2007; Doria *et al.*, 2008; Moroni e Ponticelli, 2016) • Associação com diabetes gestacional é incomum e não deve ser um fator limitante para seu uso. Nos casos de uso de altas doses, recomenda-se rastreamento para diabetes gestacional (Knight e Nelson-Piercy, 2017)
Hidroxicloroquina	• Não é teratogênica. Categoria C pela FDA (Zhan *et al.*, 2017; Yamamoto e Aoki, 2016; Moroni e Ponticelli, 2016) • Recomendada para a prevenção da atividade da doença e a redução do risco de lúpus cardíaco neonatal (para gestantes com anticorpos anti-SSA/Ro positivos (Zhan *et al.*, 2017; Yamamoto e Aoki, 2016; Moroni e Ponticelli, 2016) • Melhora o prognóstico da nefrite lúpica e previne evolução para óbito (Clowse, 2007)
Azatioprina	• Também considerada segura. Categoria D pela FDA (Clowse, 2007; Yamamoto e Aoki, 2016; Moroni e Ponticelli, 2016) • Muitos estudos recomendam uma transição da terapia imunossupressora para esta opção (Clowse, 2007; Yamamoto e Aoki, 2016; Moroni e Ponticelli, 2016) • Alguns outros estudos recentemente apontaram associações com alterações do neurodesenvolvimento tardio em crianças que foram expostas a azatioprina durante a gravidez (Clowse, 2007; Yamamoto e Aoki, 2016; Moroni e Ponticelli, 2016) • Pode também estar associada à ocorrência de leucopenia e/ou trombocitopenia neonatal (Clowse, 2007; Yamamoto e Aoki, 2016; Moroni e Ponticelli, 2016)
Ciclosporina e tacrolimo	• Categoria C pela FDA (Doria *et al.*, 2008; Moroni e Ponticelli, 2016) • Não foram encontradas diferenças significativas relacionadas a defeitos congênitos fetais em alguns estudos de metanálise, quando mulheres grávidas foram expostas a essas drogas (Doria *et al.*, 2008; Moroni e Ponticelli, 2016)
Ciclofosfamida	• Não deve ser prescrita durante o primeiro trimestre, por apresentar reconhecida associação com defeitos cromossômicos. Categoria D pela FDA (Doria *et al.*, 2008; Moroni e Ponticelli, 2016) • Durante o 2º ou 3º trimestre, pode ser uma opção, mas reservada somente aos surtos severos com risco à vida materno que não cedem à pulsoterapia com corticosteroides (Doria *et al.*, 2008; Moroni e Ponticelli, 2016) • Uso durante o 2º e 3º trimestres pode estar associado a frequência maior de abortos espontâneos e parto prematuro (Doria *et al.*, 2008; Moroni e Ponticelli, 2016)
Leflunomida	• Associa-se a efeitos teratogênicos e fetotóxicos em animais (Moroni e Ponticelli, 2016) • Formalmente contraindicada em mulheres grávidas. Categoria X pela FDA (Moroni e Ponticelli, 2016) • O uso só pode ser iniciado após a exclusão de gravidez (Moroni e Ponticelli, 2016)
Metotrexato	• Medicamento teratogênico, classificado pela FDA como X (Moroni e Ponticelli, 2016) • Uso no primeiro trimestre associado a restrição de crescimento e malformações (ausência ou hipoplasia dos ossos frontais, craniossinostose, fontanela grande e hipertelorismo ocular) (Moroni e Ponticelli, 2016)
Rituximabe	• Anticorpo monoclonal com passagem transplacentária muito baixa durante o primeiro trimestre, com alguns estudos relatando gestações seguras nos casos de exposição. Categoria B pela FDA (Doria *et al.*, 2008; Moroni e Ponticelli, 2016) • No segundo ou terceiro trimestres, pode atravessar a placenta e induzir linfopenia neonatal grave (Doria *et al.*, 2008; Moroni e Ponticelli, 2016) • Para crianças nascidas de mães que receberam essa medicação, as vacinas de agentes vivos devem ser evitadas durante os primeiros 6 meses de vida (Moroni e Ponticelli, 2016)

atividade da doença ocorreu duas vezes mais quando a hidroxicloroquina foi suspensa (Clowse *et al.*, 2006). A hidroxicloroquina é considerada segura na gravidez na dose de 400 mg/dia (Eudy *et al.*, 2018a; Huybrechts *et al.*, 2021). Alguns estudos sugerem redução na ocorrência de bloqueio cardíaco congênito em fetos de mães portadoras do anti-Ro/SSA e anti-LA/SSB com o uso da hidroxicloroquina (Izmirly *et al.*, 2017).

Pacientes com LES costumam ter hipercolesterolemia com lipoproteínas de alta densidade (HDL) reduzidas, especialmente nos períodos de agravamento, fatores de risco para trombose e piora dos resultados gestacionais. A hidroxicloroquina auxilia na correção da dislipidemia. Além disso, auxilia também no bloqueio da interação entre CD154 e CD40, suprimindo a ativação das células B, inibindo a síntese de anticorpos e melhorando os sintomas da nefrite lúpica e os resultados gestacionais adversos (Durcan *et al.*, 2016; Bae e Lee, 2019).

Os glicocorticoides prednisona e prednisolona são utilizados na terapia de choque indicada para crises agudas de LES. Altas doses podem bloquear a atividade severa da doença e manter remissão, mas podem causar dano irreversível, inibindo células T e alterando seu receptor. Os glicocorticoides previnem resultados gestacionais adversos em LES agudo, mas devem ser administrados com cautela. Betametasona e dexametasona em doses elevadas foram associadas a aumento da morbidade materna como hipertensão, diabetes e ruptura prematura de membranas (Sammaritano e Bermas, 2018; Yang *et al.*, 2021).

Dentre os imunossupressores, azatioprina, ciclosporina e tacrolimo são compatíveis com gravidez, mas agentes como metotrexato e leflunomida são teratogênicos e não são compatíveis com gravidez e amamentação (Götestam Skorpen *et al.*, 2016; Mok, 2017).

Anti-inflamatórios não esteroidais, leflunomida, ciclofosfamida, metotrexato e micofenolato de mofetila não devem ser utilizados. O ideal é que seja feita a transição dos agentes não compatíveis para os compatíveis pelo menos 3 meses antes da concepção (Yamammoto e Aoki, 2016).

O ácido acetilsalicílico em baixa dose é utilizado na profilaxia da pré-eclâmpsia. Seu uso reduz o risco de pré-eclâmpsia e morte perinatal, devendo ser introduzido na 12ª semana e suspenso antes do parto. Ele suprime a ativação do fator nuclear pró-inflamatório *kappa* B, inibe a inflamação, bloqueia prostaglandina E (PGE)/ciclo-oxigenase, suprime a ativação aberrante do complemento e tromboxano B2 sérico e reverte cascata de coagulação induzida pelas plaquetas, melhorando a disfunção endotelial vascular (Wang *et al.*, 2019; Jiang *et al.*, 2020; Nyambuya *et al.*, 2020; Naruse *et al.*, 2021).

O tromboembolismo também foi associado a resultados gestacionais adversos. O uso profilático ou terapêutico da heparina de baixo peso molecular age por meio da ativação da antitrombina, prevenção da agregação plaquetária, inativação da trombina e inibição da ativação dos fatores V e XIII pela trombina. A heparina previne complicações gestacionais e melhora a taxa de nascidos vivos em pacientes com LES e SAF ou AAF, e não causa efeitos negativos na ossificação do feto (Ruffatti *et al.*, 2014; Aracic *et al.*, 2016; Shi *et al.*, 2021). Agentes anticoagulantes, como a varfarina e outros anticoagulantes orais, quando em uso, devem ser substituídos por heparina de baixo peso molecular. Nos casos de evento tromboembólico prévio, recomenda-se anticoagulação plena (Moroni *et al.*, 2016).

É recomendada a suplementação de cálcio, principalmente para as mulheres com baixa ingesta desse mineral (Pastore *et al.*, 2019).

O controle adequado da pressão arterial na gestante lúpica pode evitar vários desfechos adversos da gravidez. Labetalol, nifedipino ou metildopa são medicamentos seguros para o tratamento da hipertensão. Os dados sobre o uso medicações biológicas que têm como alvo os antígenos de superfície das células B e as citocinas são limitados, e não há segurança para uso na gravidez (Götestam Skorpen *et al.*, 2016; Sammaritano e Bermas, 2018).

ASSISTÊNCIA AO PARTO

Mulheres com LES apresentam maior risco de parto prematuro, que pode ocorrer tanto de forma espontânea quanto em virtude de complicações maternas ou fetais (p. ex., exacerbação grave do lúpus, pré-eclâmpsia e RCF), demandando o parto antecipado (Knight e Nelson-Piercy, 2017).

Se a interrupção da gestação entre 24 e 34 semanas for necessária, a aceleração da maturação pulmonar fetal deve ser feita com duas aplicações intramusculares de corticoide (12 mg de betametasona), independentemente de qualquer esteroide oral administrado antes, visto que estes não ultrapassam a barreira placentária (Kim *et al.*, 2021).O sulfato de magnésio deve ser administrado nas interrupções antes da 32ª semana, em razão de seus benefícios neuroprotetores para o feto (Naseri *et al.*, 2018).

Recomenda-se que a cesariana seja reservada apenas para indicações obstétricas, já que se associa a fatores de risco extras para tromboembolismo venoso, perda de sangue e infecção, bem como repercussões para futuras gestações. Assim, a via de parto preferencial é a vaginal (Knight e Nelson-Piercy, 2017).

ASSISTÊNCIA NO PUERPÉRIO

Exacerbações graves do LES no período pós-parto não são raras, especialmente entre as gestantes com doença ativa à concepção ou lesão terminal em órgãos ou que tiveram seu parto antecipado em virtude de uma exacerbação grave ou pré-eclâmpsia sobreposta. Assim, a vigilância deve permanecer no puerpério (Andrade *et al.*, 2006).

O tratamento para LES ativo pós-parto é semelhante ao de mulheres não grávidas. No entanto, deve-se notar que vários medicamentos imunossupressores são contraindicados durante a amamentação, de tal modo que os riscos e os benefícios da continuação do aleitamento devem ser esclarecidos. Hidroxicloroquina, prednisona, ciclosporina, azatioprina e tacrolimo são compatíveis com amamentação (Zhang *et al.*, 2023).

Mulheres que receberam heparina durante o pré-natal devem continuar seu uso por até 6 semanas após o parto, em dose profilática, uma vez que o puerpério também é um período de risco aumentado para tromboembolismo (Knight e Nelson-Piercy, 2017).

É importante destacar também o oferecimento de contracepção segura. Os métodos contraceptivos reversíveis de longa duração são considerados confiáveis e menos dependentes do comprometimento da paciente, apresentando-se, portanto, como boas opções. Anticoncepcionais que contêm estrogênio não devem ser utilizados no puerpério dessas mulheres. Métodos somente de progestógenos são seguros, com baixo risco de tromboembolismo associado. Quanto aos métodos de barreira, eles apresentam alta taxa de falha (de 15 a 32%), não sendo, portanto, recomendados como métodos únicos (Pastore *et al.*, 2018).

No puerpério, haverá reflexo de toda a orientação assimilada no planejamento da gravidez e no pré-natal; assim, essas atividades de envolvimento da mulher devem ser consideradas e solidificadas com espaço para a escuta qualificada.

É importante que a mulher tenha uma rede de apoio formada, preferencialmente, pelo serviço de saúde, família e comunidade. É necessário que os profissionais da saúde auxiliem na formação dessa rede de apoio, trabalhando e respeitando as necessidades e possibilidades de cada uma delas.

SÍNDROMES DE LÚPUS NEONATAL

As síndromes de lúpus neonatal consistem em uma forma de autoimunidade fetal adquirida passivamente a partir de anticorpos maternos anti-Ro/SSA e anti-La/SSB que, em sua forma IgG, atravessam a placenta entre 16 e 30 semanas de gestação. Esses anticorpos, presentes na circulação do neonato, associam-se a manifestações como erupções cutâneas e anormalidades hematológicas e hepáticas. Em geral, esse quadro tende a se resolver com a depuração dos anticorpos, entre 6 e 8 meses de vida (Lateef e Petri, 2013; Ruiz-Irastorza e Khamashta, 2017).

Danos ao sistema de condução cardíaca fetal pelos anticorpos maternos resultam em complicações cardíacas permanentes; a morbidade mais grave, porém rara, é o bloqueio cardíaco congênito, atrioventricular (BAV), que ocorre em 2% das crianças nascidas de mães com anti-Ro/SSA e se associa a elevada taxa de mortalidade fetal (entre 15 e 30%) e neonatal (20%), com a maioria dos sobreviventes necessitando de marca-passo. O BAV afeta cerca de 2% dos neonatos de primigestas portadoras do anticorpo anti-Ro/SSA (Llanos *et al.*, 2009).

Entretanto, o risco aumenta para cerca de 16 a 20% em gestações subsequentes após o nascimento de uma criança afetada, ou para 10 a 15% quando o filho anterior apresentou lúpus neonatal cutâneo (Llanos *et al.*, 2009). O BAV total pode se manifestar com insuficiência cardíaca, hidropisia fetal, parto prematuro ou morte intrauterina. Não há tratamento específico para o BAV total, requerendo a instalação de um marca-passo no período pós-natal imediato (Gyawali *et al.*, 2023). Dados sugerem que o bloqueio cardíaco congênito ocorre com maior frequência na presença do anti-Ro52, em oposição ao anti-Ro60 ou anti-La/SSB, mas essa diferenciação não é feita rotineiramente (Hoxha *et al.*, 2016).

Os anticorpos anti-Ro/SSA e anti-La/SSB são encontrados no leite materno, mas não existe evidência de lúpus neonatal resultante de amamentação (Askanase *et al.*, 2002). A Figura 51.6 mostra um ecocardiograma fetal com BAV.

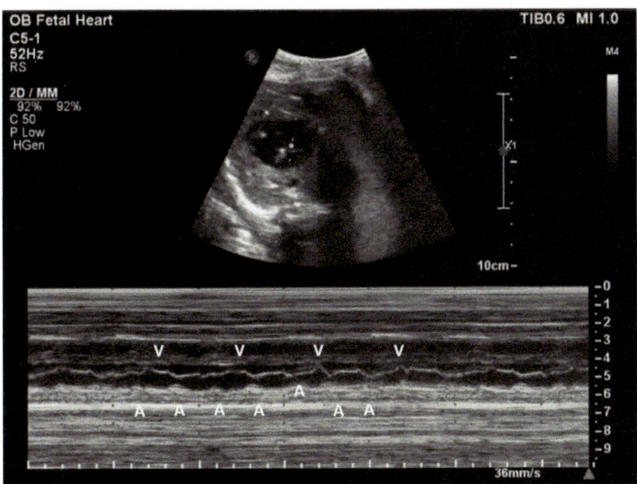

Figura 51.6 Ecocardiograma fetal com bloqueio atrioventricular.

ASPECTOS SOBRE INTEGRALIDADE DAS MULHERES COM LÚPUS DURANTE O PERÍODO PRECONCEPCIONAL, A GRAVIDEZ E O PÓS-PARTO

A gravidez como uma possibilidade para a mulher com lúpus exige um olhar acurado por parte dos profissionais da saúde e o compromisso por parte da mulher com relação à adesão ao tratamento e acompanhamento peculiares em virtude da doença e da necessidade de avaliação e manejo constante dos riscos inerentes.

Nesse sentido, além de o conhecimento profissional especializado e de os recursos necessários por parte dos serviços de saúde estarem disponíveis para planejamento da gravidez, pré-natal e pós-parto adequados (Pastore *et al.*, 2018, 2019), é necessário instrumentalizar a mulher para ser corresponsável durante todo processo. Dessa maneira, são imprescindíveis informações de qualidade e estrutura para educação em saúde.

Para tanto, é necessário ampliar o olhar dos profissionais para modelos de cuidados que possam suprir essa necessidade visando à integralidade da mulher e considerando propostas que compreendam aspectos físicos, psicológicos, emocionais e sociais. Além disso, é importante possibilitar que o pré-natal seja uma experiência positiva para a mulher, conforme recomendações atuais, pois a qualidade dessa experiência trará impacto para saúde mental e para a satisfação das necessidades da mulher e do recém-nascido tanto no período pós-parto quanto ao longo da vida (WHO, 2018; Brasil, 2022).

Nesse sentido, para compreender de forma ampla esses aspectos da vida da mulher com lúpus, o passo inicial e essencial é promover espaço para o entendimento das experiências, vivências e significados atribuídos por elas – portanto, espaço para escuta qualificada que explore questões acerca do entendimento da doença e da gravidez.

Ao abrir espaço para escuta e desenvolver uma pesquisa qualitativa, foi possível perceber algumas questões específicas a partir da análise dos discursos das mulheres grávidas com lúpus em um serviço de saúde de referência na região metropolitana de Campinas (Hospital da Mulher da Universidade Estadual de Campinas [CAISM]) (Rodrigues *et al.*, 2020).

A princípio, a falta de adesão ao tratamento se relacionou, muitas vezes, com a falta de discussões sobre reações adversas; as participantes da pesquisa referiram uma experiência de que "o remédio faz ficar doente", associando a queda de cabelo, alterações da pele, alterações da autoimagem em geral, com o adoecimento pela visibilidade e pelas sensações de desconforto que caracterizam a doença (Rodrigues *et al.*, 2020).

As mulheres também contaram sobre uma sensação de "poder" durante a gravidez, simbolizando a saúde associada a engravidar, estar grávida e gerar uma nova vida em contrariedade ou em contraponto com a doença presente. Desse modo, é essencial que o planejamento da gravidez seja feito de forma efetiva com as mulheres com lúpus, posto que o desejo de engravidar e a sensação de bem-estar podem culminar em gravidez não planejada em momentos incompatíveis com a doença e o tratamento, potencializando a possibilidade de desfechos desfavoráveis (Rodrigues *et al.*, 2020; Brasil, 2022).

As mulheres mostraram, ainda, medo e angústia relacionados a possíveis limitações e incapacidades de cuidar efetivamente de seus filhos e de realizar seu autocuidado. Nesse sentido, fica evidente a importância da formação de uma sólida rede de apoio para garantir segurança para a mulher nos diversos aspectos (Rodrigues *et al.*, 2020). É importante que essa rede de apoio seja formada, preferencialmente, pelo serviço de saúde, família e comunidade; no entanto, para que esse apoio seja efetivo, é necessário que os profissionais da saúde auxiliem também na instrumentalização de familiares e acompanhantes de cada mulher, trabalhando os recursos e possibilidades coletivas e individuais e reiterando as recomendações já existentes sobre a participação dessa rede de apoio durante o pré-natal e o pós-parto (WHO, 2012, 2014).

Diante dessas ambiguidades e sentimentos de incertezas, retifica-se a necessidade do cuidado atento à saúde mental da mulher durante a gravidez e pós-parto.

A respeito do tema, especificamente sobre autoimagem e autoconceito das mulheres com lúpus, questões cujos distúrbios estão intimamente associados com sentimentos de depressão, ansiedade, isolamento social, angústia e desesperança mostram relação estreita com a doença. Nesse sentido, deve ser considerada a manifestação da doença ou os efeitos do tratamento na aparência da mulher, como alteração de peso, pele e cabelo (Zhao *et al.*, 2018; Chiang *et al.*, 2019; Gholizadeh *et al.*, 2019).

Diante disso, e a partir de revisão sistemática de literatura, pode-se considerar que as alterações de autoimagem e autoconceito têm grande importância para as pessoas com lúpus. Três recomendações principais podem ser válidas para os profissionais de saúde: 1) valorizar a importância das mudanças no autoconceito e na autoimagem de mulheres com lúpus, da mesma forma que sua experiência de dor e limitações físicas é valorizada; 2) considerar problemas psicossociais e triagem de sintomas de doenças decorrentes de depressão, ansiedade e problemas de relacionamento como isolamento social e desamparo; e 3) oferecer produtos, como cosméticos, que auxiliem no enfrentamento das mudanças de autoimagem (Rodrigues *et al.*, 2021).

As dimensões do autoconceito e imagem corporal são essenciais para avaliar a qualidade de vida das mulheres com lúpus. A formação de um autoconceito e autoimagem ajustados podem ser geridos por profissionais de saúde que apoiam essas mulheres. Na avaliação da qualidade de vida, é importante que o profissional da saúde considere o conceito ao traçar estratégias de cuidado e tratamento, pois a percepção da mulher nesse sentido é um dos focos principais no manejo do lúpus, posto que a cura não é meta para essa doença ou para outras crônicas não transmissíveis.

A qualidade de vida das mulheres grávidas com lúpus atendidas no CAISMs também foi abordada e mostrou, a partir do questionário WHOQOL bref, uma boa percepção de qualidade de vida em saúde, possivelmente relacionada à estrutura de cuidados recebida no local de referência, ao mesmo tempo que expressou qualidade de vida ruim, especialmente relacionada às limitações físicas e alterações na aparência. Esses resultados podem ajudar a direcionar os profissionais de saúde em terapias que contribuam com o manejo desses desconfortos (Rodrigues *et al.*, 2022).

Diante desse contexto, resta a importância de construir estratégias para classificar e identificar distúrbios de autoimagem, autoconceito e qualidade de vida e outras questões relacionadas à saúde mental (ansiedade, depressão) para alcançar a melhor forma de cuidar da mulher com lúpus no planejamento reprodutivo, gravidez e pós-parto. O uso de instrumentos que tragam essa avaliação também pode favorecer a prática clínica. O WHOQOL bref (qualidade de vida) (Fleck *et al.*, 2000) é um instrumento validado em português, assim como as escalas IDATE (ansiedade) (Spielberger *et al.*, 1979) e Edimburgo (depressão) (Santos *et al.*, 2007).

Para tanto, é necessário conhecer a realidade das mulheres atendidas, as percepções e perspectivas sobre a doença, a gravidez, o tratamento e, assim, traçar melhores estratégias de linguagem e atividades para que possam ser sensibilizadas sobre as medidas necessárias, com objetivo de alcançar os melhores desfechos materno e fetal e promover a melhor experiência de cuidados pré-natais, aproveitando esse período de oportunidades para transformação pessoal da mulher e de sua rede de apoio.

Desse modo, é preciso repensar a atenção em saúde e promover a implementação de modelos que favoreçam o cuidar e o tratar. Alguns modelos podem trazer esse benefício, como a abordagem centrada na mulher como modelo conceitual para assistência em saúde. Esse modelo é recomendado pela Organização Mundial da Saúde (OMS) (WHO, s.d.) e vem mostrando bons resultados. Para sua efetivação, é necessário oferecer educação e apoio para a tomada de decisões e participação no próprio cuidado (Rodrigues *et al.*, 2020).

Há evidências de que a prática do cuidado centrado no paciente produza efeitos positivos sobre os resultados clínicos, estimulando a cooperação e viabilizando o apoio e a consolidação dos seus direitos (WHO, s.d.). Trata-se de um modelo de atenção que se propõe a romper paradigmas remanescentes do modelo biomédico e superar a fragmentação do cuidado (The Health Foundation, 2014; Zhao *et al.*, 2018).

Porém, a implementação dessa prática de cuidado representa um grande desafio para os serviços de saúde. Segundo tais premissas, o cuidado está organizado em torno das necessidades e expectativas de saúde das pessoas, em vez de centrar-se no tratamento prescritivo com foco nas doenças. A ênfase está na necessidade de uma prática relacional fundamentada na parceria, a qual adota conscientemente as perspectivas de indivíduos, famílias e comunidades (WHO, s.d.).

Outra questão que pode ser revista é sobre o próprio modelo de pré-natal. Modelos de pré-natal coletivo também podem favorecer o olhar integral e o cuidado dos aspectos diversos da mulher, além de serem recomendados pela OMS, e vêm apresentando bons desfechos tanto no risco habitual quanto no alto risco, o que pode representar uma oportunidade também para o atendimento das mulheres com lúpus. A principal diferença em relação ao modelo tradicional é que se utiliza um modelo coletivo em vez da abordagem individual. Portanto, há um atendimento pré-natal com as mulheres reunidas em grupo. O pré-natal coletivo vem sendo implementado nos EUA desde 1995, onde recebe o nome de *Centering Pregnancy* (Rising, 1998; Catling *et al.*, 2015).

CONSIDERAÇÕES FINAIS

Gestantes com LES apresentam maior risco de complicações maternas, perda gestacional e outros resultados adversos. Durante a gestação, pode haver piora da atividade da doença e, com isso, maior risco de complicações maternas e fetais.

Pacientes com antecedente de acometimento renal (nefrite lúpica), cardiopulmonar (pneumonite, serosite) ou do sistema nervoso central, hipertensão arterial crônica, SAF ou, ainda, com doença ativa no período periconcepcional, são as de maior risco para complicações durante o pré-natal.

O preparo da mulher para o autocuidado ou reconhecimento da necessidade de ajuda nessa nova situação deve ser tema central para os serviços de saúde, e as questões envolvidas devem ser trabalhadas com a gestante durante seu acompanhamento. Estratégias para efetivar esse processo precisam ser construídas e implantadas.

Nessa perspectiva, o atendimento à mulher com lúpus no planejamento reprodutivo, gravidez e pós-parto precisa compreender uma equipe multidisciplinar que trabalhe a integralidade da mulher, a construção de rede de apoio com vistas para orientações e mudanças que podem ser significativas para os desfechos da gravidez e para o cotidiano a médio e longo prazos.

Desse modo, o cuidado pré-natal rigoroso e em centro de referência, o controle adequado da atividade da doença e o tratamento rápido dos surtos de atividade são requisitos imprescindíveis para que seja possível alcançar resultados exitosos para essas mulheres e seus filhos.

O Projeto de Lei nº 1.456/2023 equipara pessoas com lúpus à pessoa com deficiência para todos os efeitos legais. O texto garante aos portadores da doença os direitos previstos em lei para pessoas com deficiência, como o direito a não discriminação e a atendimento prioritário, e encontra-se em análise.

REFERÊNCIAS BIBLIOGRÁFICAS

ANDRADE, D. *et al.* Interferon-α and angiogenic dysregulation in pregnant lupus patients who develop preeclampsia. *Arthritis and Rheumatology*, v. 67, n. 4, p. 977-987, 2015.

ANDRADE, R. M.; MCGWIN, G. JR.; ALARCÓN, G. S. Predictors of post-partum damage accrual in systemic lupus erythematosus: data from LUMINA, a multiethnic US cohort (XXXVIII). *Rheumatology (Oxford)*, v. 45, n. 11, p. 1380-1384, 2006.

ANDREOLI, L. *et al.* EULAR recommendations for women's health and the management of family planning, assisted reproduction, pregnancy and menopause in patients with systemic lupus erythematosus and/or antiphospholipid syndrome. *Annals of the Rheumatic Diseases*, v. 76, n. 3, p. 476-485, 2017.

ARACIC, N. *et al.* The impact of inherited thrombophilia types and low molecular weight heparin treatment on pregnancy complications in women with previous adverse outcome. *Yonsei Medical Journal*, v. 57, n. 5, p. 1230-1235, 2016.

ARINGER, M. *et al.* 2019 European League Against Rheumatism/American College of Rheumatology classification criteria for systemic lupus erythematosus. *Annals of the Rheumatic Diseases*, v. 78, n. 9, p. 1151-1159, 2019.

ASKANASE, A. D. *et al.* The presence of IgG antibodies reactive with components of the SSA/Ro-SSB/La complex in human breast milk: implications in neonatal lupus. *Arthritis and Rheumatism*, v. 46, n. 1, p. 269-271, 2002.

BAE, S. C.; LEE, Y. H. Association between CD40 polymorphisms and systemic lupus erythematosus and correlation between soluble CD40 and CD40 ligand levels in the disease: a meta-analysis. *Lupus*, v. 28, n. 12, p. 1452-1459, 2019.

BEHESHTIPOUR, J.; RAEESZADEH, M. Evaluation of interleukin-10 and pro-inflammatory cytokine profile in calves naturally infected with neonatal calf diarrhea syndrome. *Archives of Razi Institute*, v. 75, n. 2, p. 213-218, 2020.

BORELLA, E. *et al.* Predictors of maternal and fetal complications in SLE patients: a prospective study. *Immunologic Research*, v. 60, n. 2-3, p. 170-176, 2014.

BRASIL. Ministério da Saúde. Secretaria de Atenção Primária à Saúde. Departamento de Ações Programáticas. *Manual de gestação de alto risco*. Brasília: Ministério da Saúde; 2022.

BUYON, J. P. *et al.* Serum complement values (C3 and C4) to differentiate between systemic lupus activity and pre-eclampsia. *The American Journal of Medicine*, v. 81, n. 2, p. 194-200, 1986.

CATLING, C. J. *et al.* Group *versus* conventional antenatal care for women. *The Cochrane Database of Systematic Reviews*, v. 2015, n. 2, p. CD007622, 2015.

CHEN, B.; SUN, L.; ZHANG, X. Integration of microbiome and epigenome to decipher the pathogenesis of autoimmune diseases. *Journal of Autoimmunity*, v. 83, p. 31-42, 2017.

CHI, M. *et al.* Immunological involvement of microRNAs in the key events of systemic lupus erythematosus. *Frontiers in Immunology*, v. 12, p. 699684, 2021.

CHIANG, Y. C. *et al.* Symptom clustering in patients with childhood-onset systemic lupus erythematosus. *Journal of Advanced Nursing*, v. 75, n. 1, p. 54-62, 2019.

CLOWSE, M. E. *et al.* Hydroxychloroquine in lupus pregnancy. *Arthritis and Rheumatology*, v. 54, n. 11, p. 3640-3647, 2006.

CORTÉS-HERNÁNDEZ, J. *et al.* Clinical predictors of fetal and maternal outcome in systemic lupus erythematosus: a prospective study of 103 pregnancies. *Rheumatology (Oxford)*, v. 41, n. 6, p. 643-650, 2002.

CRISAFULLI, F. *et al.* Variations of C3 and C4 before and during pregnancy in systemic lupus erythematosus: association with disease flares and obstetric outcomes. *The Journal of Rheumatology*, v. 50, n. 10, p. 1296-1301, 2023.

DE JESÚS, G. R. *et al.* Soluble Flt-1, placental growth factor, and vascular endothelial growth factor serum levels to differentiate between active lupus nephritis during pregnancy and preeclampsia. *Arthritis Care and Research (Hoboken)*, v. 73, n. 5, p. 717-721, 2021.

DE JESÚS, G. R. *et al.* Understanding and managing pregnancy in patients with lupus. *Autoimmune Diseases*, v. 2015, p. 943490, 2015.

DER, E. *et al.* Accelerating Medicines Partnership Rheumatoid Arthritis and Systemic Lupus Erythematosus (AMP RA/SLE) Consortium. Tubular cell and keratinocyte single-cell transcriptomics applied to lupus nephritis reveal type I IFN and fibrosis relevant pathways. *Nature Immunology*, v. 20, n. 7, p. 915-927, 2019.

DONG, Y. *et al.* Preeclampsia in systemic lupus erythematosus pregnancy: a systematic review and meta-analysis. *Clinical Rheumatology*, v. 39, n. 2, p. 319-325, 2020.

DURCAN, L. *et al.* Longitudinal evaluation of lipoprotein variables in systemic lupus erythematosus reveals adverse changes with disease activity and prednisone and more favorable profiles with hydroxychloroquine therapy. *The Journal of Rheumatology*, v. 43, n. 4, p. 745-750, 2016.

EUDY, A. M. *et al.* Effect of pregnancy on disease flares in patients with systemic lupus erythematosus. *Annals of the Rheumatic Diseases*, v. 77, n. 6, p. 855-860, 2018a.

EUDY, A. M. *et al.* Reasons for cesarean and medically indicated deliveries in pregnancies in women with systemic lupus erythematosus. *Lupus*, v. 27, n. 3, p. 351-356, 2018b.

FLECK, M. P. *et al.* Aplicação da versão em português do instrumento abreviado de avaliação da qualidade de vida "WHOQOL-bref". *Revista de Saúde Pública*, v. 34, n. 2, p. 178-183, 2000.

GHOLIZADEH, S. *et al.* Body image mediates the impact of pain on depressive symptoms in patients with systemic lupus erythematosus. *Lupus*, v. 28, n. 9, p. 1148-1153, 2019.

GIAMBALVO, S. *et al.* Factors associated with fertility abnormalities in women with systemic lupus erythematosus: a systematic review and meta-analysis. *Autoimmunity Reviews*, v. 21, n. 4, p. 103038, 2022.

GLENNON-ALTY, L. *et al.* Type I interferon regulates cytokine-delayed neutrophil apoptosis, reactive oxygen species production and chemokine expression. *Clinical and Experimental Immunology*, v. 203, n. 2, p. 151-159, 2021.

GLUHOVSCHI, C. *et al.* Pregnancy associated with systemic lupus erythematosus: immune tolerance in pregnancy and its deficiency in systemic lupus erythematosus--an immunological dilemma. *Journal of Immunology Research*, v. 2015, p. 241547, 2015.

GÖTESTAM SKORPEN, C. *et al.* The EULAR points to consider for use of antirheumatic drugs before pregnancy, and during pregnancy and lactation. *Annals of the Rheumatic Diseases*, v. 75, n. 5, p. 795-810, 2016.

GYAWALI, S. *et al.* Neonatal lupus erythematosus manifested as a complete heart block: A case report. *Clinical Case Reports*, v. 11, n. 8, p. e7758, 2023.

HOXHA, A. *et al.* Identification of discrete epitopes of Ro52 p200 and association with fetal cardiac conduction system manifestations in a rodent model. *Clinical and Experimental Immunology*, v. 186, n. 3, p. 284-291, 2016.

HUYBRECHTS, K. F. *et al.* Hydroxychloroquine early in pregnancy and risk of birth defects. *American Journal of Obstetrics and Gynecology*, v. 224, n. 3, p. 290.e1-290.e22, 2021.

IGNACCHITI LACERDA, M. *et al.* The association between active proliferative lupus nephritis during pregnancy and small for gestational age newborns. *Clinical and Experimental Rheumatology*, v. 39, n. 5, p. 1043-1048, 2021.

IZMIRLY, P.; SAXENA, A.; BUYON, J. P. Progress in the pathogenesis and treatment of cardiac manifestations of neonatal lupus. *Current Opinion in Rheumatology*, v. 29, n. 5, p. 467-472, 2017.

JEON, H. S. *et al.* Proteomic biomarkers in mid-trimester amniotic fluid associated with adverse pregnancy outcomes in patients with systemic lupus erythematosus. *Public Library of Science One*, v. 15, n. 7, p. e0235838, 2020.

JIANG, X. *et al.* Low-dose aspirin treatment attenuates male rat salt-sensitive hypertension via platelet cyclooxygenase 1 and complement cascade pathway. *Journal of the American Heart Association*, v. 9, n. 1, p. e013470, 2020.

KIM, J. W. *et al.* Lupus low disease activity state achievement is important for reducing adverse outcomes in pregnant patients with systemic lupus erythematosus. *The Journal of Rheumatology*, v. 48, n. 5, p. 707-716, 2021.

KIM, M. Y. *et al.* Angiogenic factor imbalance early in pregnancy predicts adverse outcomes in patients with lupus and antiphospholipid antibodies: results of the PROMISSE study. *American Journal of Obstetrics and Gynecology*, v. 214, n. 1, p. 108.e1-108.e14, 2016.

KNIGHT, C. L.; NELSON-PIERCY, C. Management of systemic lupus erythematosus during pregnancy: challenges and solutions. *Open Access Rheumatology*, v. 9, p. 37-53, 2017.

LATEEF, A.; PETRI, M. Management of pregnancy in systemic lupus erythematosus. *Nature Reviews Rheumatology*, v. 8, n. 12, p. 710-718, 2012.

LATEEF, A.; PETRI, M. Managing lupus patients during pregnancy. *Best Practice and Research. Clinical Rheumatology*, v. 27, n. 3, p. 435-447, 2013.

LATEEF, A.; PETRI, M. Systemic lupus erythematosus and pregnancy. *Rheumatic Diseases Clinics of North America*, v. 43, n. 2, p. 215-226, 2017.

LEE, S. M. *et al.* Metabolic biomarkers in midtrimester maternal plasma can accurately predict adverse pregnancy outcome in patients with SLE. *Scientific Reports*, v. 9, n. 1, p. 15169, 2019.

LLANOS, C. *et al.* Recurrence rates of cardiac manifestations associated with neonatal lupus and maternal/fetal risk factors. *Arthritis and Rheumatism*, v. 60, n. 10, p. 3091-3097, 2009.

LUO, W. *et al.* Assessment of ovarian reserve by serum anti-Müllerian hormone in patients with systemic lupus erythematosus: a meta-analysis. *Annals of Palliative Medicine*, v. 9, n. 2, p. 207-215, 2020.

MARZIALE, A. *et al.* Antiphospholipid autoantibody detection is important in all patients with systemic autoimmune diseases. *Journal of Autoimmunity*, v. 115, p. 102524, 2020.

MCKINLEY, P. S.; OUELLETTE, S. C.; WINKEL, G. H. The contributions of disease activity, sleep patterns, and depression to fatigue in systemic lupus erythematosus. A proposed model. *Arthritis and Rheumatism*, v. 38, n. 6, p. 826-834, 1995.

MEHTA, B. *et al.* Trends in maternal and fetal outcomes among pregnant women with systemic lupus erythematosus in the United States: A cross-sectional analysis. *Annals of Internal Medicine*, v. 171, n. 3, p. 164-171, 2019.

MOK, C. C. Calcineurin inhibitors in systemic lupus erythematosus. *Best Practice and Research Clinical Rheumatology*, v. 31, n. 3, p. 429-438, 2017.

MORONI, G. *et al.* Maternal outcome in pregnant women with lupus nephritis. A prospective multicenter study. *Journal of Autoimmunity*, v. 74, p. 194-200, 2016.

NARUSE, M. *et al.* Influence of low-dose aspirin, resistance exercise, and sex on human skeletal muscle PGE_2/COX pathway activity. *Physiological Reports*, v. 9, n. 5, p. e14790, 2021.

NASERI, E. P. *et al.* Systemic lupus erythematosus and pregnancy: a single-center observational study of 69 pregnancies. *Revista Brasileira de Ginecologia e Obstetrícia*, v. 40, n. 10, p. 587-592, 2018.

NYAMBUYA, T. M. *et al.* The impact of metformin and aspirin on T-cell mediated inflammation: a systematic review of in vitro and in vivo findings. *Life Sciences*, v. 255, p. 117854, 2020.

ØSTENSEN, M. Preconception counseling. *Rheumatic Diseases Clinics of North America*, v. 43, n. 2, p. 189-199, 2017.

OZMEN, A.; UNEK, G.; KORGUN, E. T. Effect of glucocorticoids on mechanisms of placental angiogenesis. *Placenta*, v. 52, p. 41-48, 2017.

PARK, E. S. *et al.* Soluble endoglin stimulates inflammatory and angiogenic responses in microglia that are associated with endothelial dysfunction. *International Journal of Molecular Sciences*, v. 23, n. 3, p. 1225, 2022.

PARKS, C. G. *et al.* Understanding the role of environmental factors in the development of systemic lupus erythematosus. *Best Practice and Research. Clinical Rheumatology*, v. 31, n. 3, p. 306-320, 2017.

PASTORE, D. E. A. *et al.* A critical review on obstetric follow-up of women affected by systemic lupus erythematosus. *Revista Brasileira de Ginecologia e Obstetrícia*, v. 40, n. 4, p. 209-224, 2018.

PASTORE, D. E. A.; COSTA, M. L.; SURITA, F. G. Systemic lupus erythematosus and pregnancy: the challenge of improving antenatal care and outcomes. *Lupus*, v. 28, n. 12, p. 1417-1426, 2019.

PETRI, M. *et al.* Association of higher hydroxychloroquine blood levels with reduced thrombosis risk in systemic lupus erythematosus. *Arthritis and Rheumatology*, v. 73, n. 6, p. 997-1004, 2021.

RISING, S. S. Centering pregnancy. An interdisciplinary model of empowerment. *Journal of Nurse-Midwifery*, v. 43, n. 1, p. 46-54, 1998.

RODRIGUES, L. *et al.* Perceptions of women with systemic lupus erythematosus undergoing high-risk prenatal care: a qualitative study. *Midwifery*, v. 87, p. 102715, 2020.

RODRIGUES, L. *et al.* Quality of life of pregnant women with systemic lupus erythematosus. *Revista Brasileira de Ginecologia e Obstetrícia*, v. 44, n. 5, p. 475-482, 2022.

RODRIGUES, L. *et al.* Self-concept and body image of people living with lupus: a systematic review. *International Journal of Rheumatic Diseases*, v. 24, n. 11, p. 1339-1353, 2021.

RODRÍGUEZ-ALMARAZ, M. E. *et al.* The role of angiogenic biomarkers and uterine artery Doppler in pregnant women with systemic lupus erythematosus or antiphospholipid syndrome. *Pregnancy Hypertension*, v. 11, p. 99-104, 2018.

RUFFATTI, A. *et al.* Treatment strategies and pregnancy outcomes in antiphospholipid syndrome patients with thrombosis and triple antiphospholipid positivity. A European multicentre retrospective study. *Thrombosis and Haemostasis*, v. 112, n. 4, p. 727-735, 2014. Erratum in: *Thrombosis and Haemostasis*, v. 112, n. 6, p. 1327, 2014.

RUIZ-IRASTORZA, G.; KHAMASHTA, M. A. Lupus and pregnancy: ten questions and some answers. *Lupus*, v. 17, n. 5, p. 416-420, 2008.

SAAVEDRA, M. A. *et al.* Primigravida is associated with flare in women with systemic lupus erythematosus. *Lupus*, v. 24, n. 2, p. 180-185, 2015.

SALMON, J. E.; GIRARDI, G.; LOCKSHIN, M. D. The antiphospholipid syndrome as a disorder initiated by inflammation: implications for the therapy of pregnant patients. *Nature Clinical Practice Rheumatology*, v. 3, n. 3, p. 140-147, 2007.

SAMMARITANO, L. R.; BERMAS, B. L. Management of pregnancy and lactation. *Best Practice and Research Clinical Rheumatology*, v. 32, n. 6, p. 750-766, 2018.

SANTOS, I. S. *et al.* Validation of the Edinburgh Postnatal Depression Scale (EPDS) in a sample of mothers from the 2004 Pelotas Birth Cohort Study. *Cadernos de Saúde Pública*, v. 23, n. 11, p. 2577-2588, 2007.

SAVELLI, S. L. *et al.* Opposite profiles of complement in antiphospholipid syndrome (APS) and systemic lupus erythematosus (SLE) among patients with antiphospholipid antibodies (aPL). *Frontiers in Immunology*, v. 10, p. 885, 2019.

SHAIKH, M. F.; JORDAN, N.; D'CRUZ, D. P. Systemic lupus erythematosus. *Clinical Medicine (London)*, v. 17, n. 1, p. 78-83, 2017.

SHI, T. *et al.* Meta-analysis on aspirin combined with low-molecular-weight heparin for improving the live birth rate in patients with antiphospholipid syndrome and its correlation with d-dimer levels. *Medicine (Baltimore)*, v. 100, n. 25, p. e26264, 2021.

SINGH, N. *et al.* Birth outcomes and rehospitalizations among pregnant women with rheumatoid arthritis and systemic lupus erythematosus and their offspring. *Arthritis Care and Research*, v. 75, n. 9, p. 2022-2031, 2023.

SOH, M. C.; NELSON-PIERCY, N. Biomarkers for adverse pregnancy outcomes in rheumatic diseases, *Rheumatic Diseases Clinics of North America*, v. 43, n. 2, p. 201-214, 2017.

SPIELBERGER, C. D.; GORSUCH, R. L.; LUSHENE, R. E. *Inventário de ansiedade traço-estado – IDATE*. Rio de Janeiro: Centro Editor de Psicologia Aplicada Ltda.; 1979.

STANESCU, I. I. *et al.* Salivary biomarkers of inflammation in systemic lupus erythematosus. *Annals of Anatomy*, v. 219, p. 89-93, 2018.

SURITA, F. G. *et al.* Systemic lupus erythematosus and pregnancy: clinical evolution, maternal and perinatal outcomes and placental findings. *São Paulo Medical Journal*, v. 125, n. 2, p. 91-95, 2007.

THE HEALTH FOUNDATION. *Person-centred care made simple.* What everyone should know about person-centred care. The Health Foundation. 2014. Disponível em: https://www.health.org.uk/publications/person-centred-care-made-simple. Acesso em: 20 dez. 2023.

TYDÉN, H. *et al.* Endothelial dysfunction is associated with activation of the type I interferon system and platelets in patients with systemic lupus erythematosus. *Rheumatic and Musculoskeletal Diseases Open*, v. 3, n. 2, p. e000508, 2017.

WANG, Y. *et al.* Aspirin inhibits inflammation and scar formation in the injury tendon healing through regulating JNK/STAT-3 signalling pathway. *Cell Proliferation*, v. 52, n. 4, p. e12650, 2019.

WITTER, F. R. Management of the high-risk lupus pregnant patient. *Rheumatic Diseases Clinics of North America*, v. 33, n. 2, p. 253-265, 2007.

WORLD HEALTH ORGANIZATION (WHO). *Integrated people-centred care*. WHO, s.d. Disponível em: https://www.who.int/health-topics/integrated-people-centered-care#tab=tab_1. Acesso em: 1º jan. 2024.

WORLD HEALTH ORGANIZATION (WHO). *Recommendations on antenatal care for a positive pregnancy experience.* Geneva: WHO, 2018.

WORLD HEALTH ORGANIZATION (WHO). *WHO recommendations on community mobilization through facilitated participatory learning and action cycles with women's groups for maternal and newborn health.* Geneva: WHO, 2014.

WORLD HEALTH ORGANIZATION (WHO). *WHO recommendations*: optimizing health worker roles to improve access to key maternal and newborn health interventions through task shifting. Geneva: WHO, 2012.

YAMAMOTO, Y.; AOKI, S. Systemic lupus erythematosus: strategies to improve pregnancy outcomes. *International Journal of Women's Health*, v. 8, p. 265-272, 2016.

YANG, H. *et al.* Management of severe refractory systemic lupus erythematosus: real-world experience and literature review. *Clinical Reviews in Allergy and Immunology*, v. 60, n. 1, p. 17-30, 2021.

ZHAN, Z. *et al.* Fetal outcomes and associated factors of adverse outcomes of pregnancy in southern Chinese women with systemic lupus erythematosus. *Public Library of Science One*, v. 12, n. 4, p. e0176457, 2017.

ZHANG, S. *et al.* Pregnancy in patients with systemic lupus erythematosus: a systematic review. *Archives of Gynecology and Obstetrics*, v. 308, n. 1, p. 63-71, 2023.

ZHAO, Q. *et al.* The correlations of psychological status, quality of life, self-esteem, social support and body image disturbance in Chinese patients with systemic lupus erythematosus. *Psychology, Health, and Medicine*, v. 23, n. 7, p. 779-787, 2018.

CAPÍTULO 52

Doenças Hematológicas e Gravidez

Ana Maria Kondo Igai • Roseli Mieko Yamamoto Nomura

ANEMIAS

A anemia na gravidez é definida pela concentração de hemoglobina (Hb) inferior a 11 g/dℓ nos três trimestres gestacionais (OMS, 2011). É uma importante intercorrência clínica da gestação, que pode colocar a mulher em situação de maior risco por ocasião do parto e do puerpério, favorecendo a ocorrência de complicações secundárias a perdas sanguíneas aumentadas nesse momento. Valores normais de hemoglobina na mulher não gestante situam-se entre 12,5 e 14 g/dℓ, e o valor do hematócrito varia de 38 a 45% (Nomura e Igai, 2015).

Durante o evoluir da gestação, as alterações fisiológicas da volemia materna promovem aumento do volume plasmático em cerca de 50% e dos eritrócitos em 25%. Os mecanismos que levam ao aumento do volume plasmático não estão totalmente esclarecidos, podendo estar associados a fatores como maior síntese proteica e retenção hídrica secundária a maior absorção de sódio e água pelo organismo materno. O aumento dos eritrócitos parece estar relacionado à ação da eritropoetina e do hormônio lactogênio placentário, bem como à maior liberação de fatores de crescimento. Essas alterações levam a relativa redução na concentração da hemoglobina materna (anemia fisiológica da gestação). Manifesta-se a partir da 8ª semana e progride até a 32ª à 34ª semana, permanecendo estável até o termo.

Em gestantes que não fazem a suplementação vitamínica que contenha ferro, o volume corpuscular médio (VCM) diminui durante a gravidez, com médias de 80 a 84 fℓ no terceiro trimestre (Whittaker *et al.*, 1996).

Segundo a classificação avaliando a morfologia dos eritrócitos, a investigação clínica pode ser direcionada. A anemia é caracterizada em: hipocrômica e microcítica, normocrômica e normocítica, e macrocítica. As hipocrômicas e microcíticas com estoques de ferro diminuídos referem-se aos casos de anemia ferropriva – quando normais, associam-se às talassemias – ou anemias de doenças crônicas. As anemias normocrômicas e normocíticas podem cursar com reticulócitos aumentados nos casos de anemias hemolíticas ou por sangramento agudo, e com reticulócitos normais, nas anemias de doenças crônicas ou aplásticas. As macrocíticas relacionam-se à deficiência de vitamina B12 ou de folatos, podendo estar presentes também casos de aplasias e leucodisplasias.

Dados epidemiológicos

A anemia se associa não apenas a deficiências nutricionais, mas também a patologias como hemoglobinopatias, doenças crônicas, doenças parasitárias etc. Acredita-se que aproximadamente um terço da população mundial seja portadora de anemia, segundo estudos da Organização Mundial da Saúde – OMS (2001).

A anemia ferropriva é a mais prevalente, principalmente em países em desenvolvimento, e é caracterizada como um problema de saúde pública. Em estudo retrospectivo realizado em centros de saúde no estado de São Paulo, observaram-se 35% de gestantes anêmicas (Hb < 11 g/dℓ) (Szarfac, 1985). A análise de adolescentes grávidas na região metropolitana de São Paulo mostrou que o estado nutricional de ferro é deficiente em 19%, segundo critério da OMS (saturação da transferrina < 16%), e 14% apresentaram anemia (Hb < 11 g/dℓ). Nesse estudo, 64% e 32% possuíam, respectivamente, menos de 500 mg e 300 mg de ferro em estoque.

Dados da OMS mostram que aproximadamente 42% de gestantes no mundo sejam anêmicas, e em quase metade dos casos a anemia é secundária à deficiência de ferro proveniente de inflamações crônicas, infecções parasitárias e distúrbios hereditários. A prevalência da anemia em países desenvolvidos tem outro perfil (Smitasiri e Solon, 2005). Nos EUA, no período de 1995 a 2000, a prevalência nacional de anemia (Hb < 10 g/dℓ) na população geral foi relatada em 21,5/1.000 nascidos vivos. Na Suíça, a anemia foi verificada em cerca de 6% das gestantes (Hess *et al.*, 2001). Em Israel, a anemia (Hb < 10 g/dℓ) foi verificada em 8,6% das gestantes que tiveram seus partos realizados (Levy *et al.*, 2005). Na China, a anemia (Hb < 10 g/dℓ) foi relatada em 26% das gestantes (Xiong *et al.*, 2003). No Sudão, a prevalência de anemia (Hb < 11 g/dℓ) foi de 63% das gestantes que procuram atendimento pré-natal.

Anemia ferropriva

Aproximadamente 95% das anemias na gestação são secundários à deficiência de ferro. A maior parte do ferro total do organismo encontra-se na hemoglobina (cerca de 70%) e o resto, em depósitos como a ferritina e a hemossiderina. Existem também pequenas quantidades de ferro na mioglobina, no plasma e em várias enzimas (Breymann, 2002).

Até a primeira metade da gravidez, a necessidade de ferro não é muito significativa. A alimentação (10 a 15 mg de ferro por dia) consegue suprir a perda basal de 1 a 2 mg por dia. Muitos alimentos contêm ferro, mas a carne vermelha é, entre os alimentos, o que fornece maiores quantidades de ferro. O ferro proveniente dessa origem animal é o que tem melhor proveito pelo organismo, além das carnes de aves e de peixes. São destaques como fonte de ferro, dentre os alimentos de origem vegetal: as folhas verde-escuras, como couve, agrião, cheiro-verde, taioba (muito utilizada na culinária do estado de Goiás); as leguminosas (feijão, fava, grão-de-bico, ervilha, lentilha); grãos integrais ou enriquecidos; nozes e castanhas. A utilização concomitante de fontes ricas em vitamina C (ácido ascórbico) pode ser útil para o aumento da absorção do ferro.

A necessidade de ferro está aumentada na segunda metade da gestação devido à necessidade de maior incremento da massa eritrocitária e desenvolvimento fetal, sendo a suplementação de ferro em gestantes normais nesse período muito importante (Ruocco, 2005). Cerca de 500 mg de ferro são necessários para o aumento dos eritrócitos e da hemoglobina, e o feto necessita de aproximadamente 300 mg de ferro. Portanto, 800 mg de ferro serão precisos para a boa evolução da gestação, pois apenas a dieta não consegue suprir essas necessidades, sendo a sua complementação recomendável. A necessidade diária de ferro na gestação está aumentada em aproximadamente 3,5 mg/dia (Bashiri *et al.*, 2003).

São fatores de risco para o aparecimento da anemia ferropriva na gravidez: gestações múltiplas, intervalo interpartal inferior a 2 anos em gestações sucessivas, patologias ginecológicas ou parasitoses que levem à perda sanguínea crônica, com diminuição do ferro corpóreo total (Milman, 2006).

Quadro clínico

Nem sempre os sintomas e sinais clínicos da anemia ferropriva podem estar presentes, podendo ser inespecíficos e vagos. Os principais incluem: cansaço, fadiga, palidez, déficit de concentração, palpitações, taquicardia e dispneia. Em casos de anemia na forma grave, estomatites e glossites podem estar presentes.

Quadro laboratorial

Gestantes com quadro de anemia, principalmente na forma grave, devem ser avaliadas pelo perfil de ferro completo (hemograma completo, ferro sérico, ferritina, capacidade total de ligação do ferro, saturação da transferrina e contagem de reticulócitos). As alterações laboratoriais que sugerem anemia ferropriva incluem: hemoglobina inferior a 11 g/dℓ ou queda da hemoglobina em 3 g/dℓ; a contagem de hemácias raramente é inferior a 2.500.000/mm^3; microcitose (VCM diminuído) e hipocromia (hemoglobina corpuscular média [HCM] diminuída). O perfil do depósito de ferro demonstra ferritina sérica diminuída, geralmente inferior a 12 mcg/ℓ, e está diretamente relacionada ao depósito de ferro disponível armazenado no corpo. O índice de saturação de transferrina (proteína transportadora) é baixo, inferior a 15%. O RDW (*red cell distribution width*), índice que indica a anisocitose das hemácias, representando a porcentagem de variação dos volumes obtidos, apresenta valor superior a 15%. Para o diagnóstico de anemia ferropriva na gestação, não utilizar apenas os valores de Hb e Ht, mas também os de ferritina abaixo de 30 mcg/ℓ, como deficiência de ferro e com maior risco de desenvolver anemia. Em algumas situações, quando houver aumento da ferritina em processos inflamatórios, poderá ser utilizado o índice de saturação da transferrina abaixo de 20%. Recomenda-se a repetição de um novo hemograma entre 28 e 30 semanas se os exames estiverem normais.

Diagnóstico diferencial

Pode ser feito por meio da avaliação morfológica da anemia presente ou da avaliação do perfil de ferro e eletroforese de hemoglobina. As anemias decorrentes de doenças crônicas ou de processos inflamatórios podem se apresentar mais frequentemente como normocrômicas e normocíticas ou, ainda, hipocrômicas e microcíticas. O quadro laboratorial pode ser semelhante na talassemia, que é diferenciada pelos níveis de ferro sérico e pelo aumento da hemoglobina A2.

Complicações

São principalmente relacionadas à anemia materna grave, isto é, quando os índices de hemoglobina são inferiores a 6 g/dℓ, podendo levar a alterações fetais desfavoráveis, tais como a diminuição do volume de líquido amniótico, a centralização da circulação fetal e anormalidades na frequência cardíaca fetal (FCF) (Carles *et al.*, 2003). Quadros graves de anemia por deficiência de ferro podem também cursar com dor precordial ou insuficiência cardíaca congestiva. A anemia leve ou moderada parece não influenciar os padrões da FCF (Nomura *et al.*, 2009a).

Tratamento

Recomenda-se o uso dos sais de ferro (sulfato, gluconato, succinato, fumarato ou ferro quelato), de preferência por via oral na forma de sulfato ferroso em comprimidos que forneçam 40 a 60 mg de ferro elementar. A dose terapêutica diária recomendável é de 120 a 180 mg de ferro elementar, administrada em três tomadas, antes das refeições. Nos casos de intolerância gástrica, os comprimidos podem ser ingeridos com as refeições, o que torna tolerável o tratamento, além de promover melhor adesão das pacientes ao tratamento.

A terapia oral deve ser mantida por 3 meses após a correção da anemia, principalmente para o incremento dos estoques de ferro, de forma que nas pacientes que têm boa resposta à terapia, a concentração de hemoglobina aumente, no mínimo, 0,3 g/dℓ por semana. A transfusão de concentrado de hemácias raramente é indicada nos casos de anemia ferropriva.

Nas situações em que exista forte intolerância gastrointestinal que impossibilite o tratamento da anemia ferropriva por via oral, a via parenteral pode ser utilizada na forma de ferrodextrano ou sorbitol-citrato-ferro (Al *et al.*, 2005) ou, ainda, de ferrocarbonila.

O tratamento com ferro parenteral pela via intravenosa torna-se superior ao administrado oralmente, pelo aumento da hemoglobina de forma mais rápida, bem como os estoques de ferro, além de diminuir a necessidade de transfusão sanguínea. Nos casos em que a anemia for diagnosticada com mais de 34 semanas de gestação e com Hb menor que 8,0 g/dℓ, a administração do ferro intravenoso será indicada (Muñoz *et al.*, 2018).

Compostos de ferro para uso intravenoso, como o sacarato hidróxido de ferro III, o ferrodextrano de baixo peso molecular e o ferro carboximaltose, podem ser utilizados na gestação. A frequência de eventos adversos é pequena e gira em torno de 0,5%, e o uso é considerado seguro no segundo e terceiro trimestres gestacionais. Procura-se evitar o seu uso no primeiro trimestre pelo risco de apresentar potencial efeito nocivo ao feto (Abhilashini *et al.*, 2014; Milman, 2008).

Se não houver resposta após 4 semanas de tratamento com o ferro oral, será necessária a reavaliação do diagnóstico e do tratamento realizado. Os possíveis fatores que podem ser responsáveis pelo insucesso são: falta de adesão ao tratamento, intolerância ao ferro oral, baixa absorção (mais raro) ou anemias de outras etiologias que devem ser investigadas.

Anemia megaloblástica

A ingestão inadequada de nutrientes na gravidez pode desencadear a anemia megaloblástica. A etiologia está relacionada à deficiência de folatos na maior parte dos casos, mas a deficiência de vitamina B12 também pode ser encontrada.

Quando esse distúrbio está presente, ocorre o comprometimento na síntese do DNA. O ácido fólico, ingerido na forma inativa, sofre ativação em tetraidrofolato no interior da célula e exerce função essencial na renovação da timidina, necessária para a duplicação e síntese do DNA. A vitamina B12 participa da formação do tetraidrofolato e da metionina. Na deficiência dessa vitamina, as reservas de folato estão diminuídas. A divisão celular ocorre de forma lenta e com desenvolvimento citoplasmático normal, de forma que células megaloblásticas tendem a ser grandes, com proporção maior de RNA em relação ao DNA (Lops *et al.*, 1995).

Para a manutenção dos estoques normais e para a adequada hematopoese, é necessária, fora do período gestacional, a ingestão diária mínima de 50 mcg de folato. A necessidade de folatos na gestação está aumentada como consequência da multiplicação celular em virtude do desenvolvimento fetal e das próprias modificações do organismo materno (Burton *et al.*, 2006). A ingestão diária na gravidez deve ser aumentada para 800 mcg.

É no jejuno proximal que a absorção dos folatos é processada, e as principais fontes alimentares são: vegetais verdes, frutas cítricas como limão e melão e carnes (fígado e rim). A diminuição do folato na dieta pode ser decorrente do hábito da falta de ingestão de vegetais crus e também devido ao cozimento excessivo dos alimentos.

Ocorre transporte ativo do ácido fólico da circulação materna para o feto, podendo essa sofrer alterações precoces antes mesmo de ser iniciada a demanda fetal. A anemia megaloblástica na gravidez decorrente de carência de ácido fólico é de 1 a 5% nos países desenvolvidos. Se o estado nutricional da população for deficiente, esses índices estão significativamente elevados. Dietas ricas em carboidratos ou em que levem à diminuição do ácido fólico nos alimentos podem levar a essa forma de anemia.

Necessidade maior de ácido fólico ocorre em gestantes portadoras de anemia hemolítica, que, antes mesmo da gravidez, necessitam da reposição. A absorção da vitamina pode estar prejudicada em doenças intestinais crônicas que cursam com diarreia. A redução da absorção (Yerby, 2003) pode também estar relacionada ao uso de anticonvulsivantes e álcool. A associação entre a falta do ácido fólico e as malformações fetais, como lábio leporino, fenda palatina e defeitos do tubo neural, é bem conhecida.

Gestações múltiplas ou gestações sucessivas com intervalo reduzido entre elas ocorrem em cerca de um terço das gestantes do mundo e apresentam maior risco para o desenvolvimento dessa anemia. Outros fatores também associados incluem alcoolismo, uso de anticonvulsivantes e antimetabólitos, ou doenças hematológicas que levam a destruição celular aumentada.

A deficiência de vitamina B12 levando ao aparecimento de anemia megaloblástica é rara na gravidez. As fontes alimentares principais de vitamina B12 são obtidas por meio da ingestão de proteínas de origem animal, e sua absorção no intestino requer a presença do fator intrínseco (glicoproteína presente no suco gástrico). A deficiência de vitamina B12 associa-se a: anemia perniciosa (secundária à deficiência do fator intrínseco presente na gastrite atrófica) e condições em que a absorção está prejudicada, como gastrectomia, cirurgia bariátrica, ressecção cirúrgica do íleo, doença de Crohn e neoplasias intestinais.

Nas gestações pós-cirurgia bariátrica, a deficiência de vitamina B12 deve ser monitorada por meio da dosagem sérica trimestral, e a reposição é recomendada, tendo como objetivo a manutenção dos níveis séricos acima de 200 ng/ℓ. Dosagens séricas abaixo de 150 ng/ℓ caracterizam a deficiência dessa vitamina, e níveis entre 150 e 200 ng/ℓ podem evoluir com deficiência importante na gestação, sendo também recomendada a suplementação parenteral, para garantir bons resultados perinatais (Gadgil *et al.*, 2014; Jacquemyn *et al.*, 2014).

Quadro clínico

Suspeita-se de que possa existir anemia megaloblástica quando a suplementação de ferro produz resposta terapêutica pobre, nos casos de anemia carencial. O quadro clínico é inespecífico e inclui fadiga, perda do apetite, náuseas, vômitos e depressão. É raro, mas úlceras bucais podem estar presentes. Infecções urinárias são complicações comuns. A púrpura pode ser a manifestação clínica inicial em casos raros.

Manifestações neurológicas (torpor, parestesias e ataxia), irritabilidade, amnésia, demência etc. podem estar presentes na deficiência da vitamina B12.

Diagnóstico

As alterações hematológicas são semelhantes às da anemia perniciosa, devido à associação com a deficiência de vitamina B12, que é rara na mulher em idade reprodutiva.

São sugestivas de anemia megaloblástica: diminuição da hemoglobina (6 a 9 g/dℓ), macrocitose significativa (VCM > 100), índice de segmentação de neutrófilos aumentado, presença de neutrófilos hipersegmentados, leucopenia e plaquetopenia nos casos graves, diminuição dos níveis séricos de ácido fólico (inferior a 3 ng/mℓ) e diminuição dos níveis séricos de vitamina B12 (entre 150 e 200 pg/mℓ é sugestivo).

O encontro de leucopenia e plaquetopenia no hemograma pode auxiliar na confirmação diagnóstica, pois não são comumente observadas em gestantes com depósitos normais de ácido fólico.

Tratamento

A administração diária de 1 mg de ácido fólico é recomendada pela OMS na prevenção da anemia megaloblástica na gestação, com exceção para o grupo de gestantes em uso de anticonvulsivantes ou para as portadoras de anemias hemolíticas, em que é necessária a suplementação diária de 5 mg da vitamina.

Podemos verificar a eficácia da terapêutica pelo aumento dos reticulócitos e plaquetas, que pode ser observado em 48 a 72 horas com a administração de 5 mg de ácido fólico por dia. O aumento dos neutrófilos pode ocorrer em cerca de 2 semanas. Patologias que levam a má-absorção intestinal (OMS, 2013) podem requerer doses maiores dessa vitamina.

O tratamento da deficiência de vitamina B12 é indicado por meio da terapia parenteral com administração intramuscular de 1.000 mcg de cianocobalamina, 1 vez/semana, por 4 semanas, seguidas por uma aplicação mensal. A resposta da terapia é observada pelo aumento dos reticulócitos circulantes, que ocorre em 3 a 5 dias.

Profilaxia

A mínima dose recomendada de ácido fólico é de 0,4 mg/dia para mulheres não grávidas. As necessidades estão aumentadas na gravidez (0,8 a 1,0 mg/dia). A administração de folato no período periconcepcional reduz a ocorrência dos defeitos do tubo neural, sendo importante sua administração na dose de 0,4 a 0,8 mg/dia, iniciando-se 2 meses antes da concepção até o final do primeiro trimestre de gestação. Se houver histórico de recém-nascido anterior com defeitos do tubo neural, a dose recomendada é de 4 mg/dia (Tsun *et al.*, 2001).

Anemia aplástica

Anemia aplástica é causada pela inabilidade da medula óssea em produzir células sanguíneas. É rara durante a gravidez, com poucas séries de casos descritas na literatura. Essa doença caracteriza-se pela redução pronunciada das células multipotenciais da medula óssea.

Na maioria dos casos, a anemia aplástica é adquirida, podendo ser provocada por uma série de fatores, como uso de anti-inflamatórios, antimicrobianos e quimioterápicos, exposição a agentes químicos (benzeno, pesticidas e herbicidas), toxinas, irradiação e infecções virais. Pode ocorrer em qualquer idade; no entanto, é comum em adultos jovens e idosos, sem diferença na incidência entre homens e mulheres. É conhecida também a forma congênita, de caráter hereditário (anemia de Fanconi – distúrbio autossômico recessivo) ou não, que se manifesta nos primeiros anos de vida.

A própria gravidez pode ser uma das causas da anemia aplástica, uma vez que existem relatos de mulheres que, em gestações consecutivas, desenvolveram a doença com intervalos de normalidade entre elas (Bourantas *et al.*, 1997). A patogênese parece ser multifatorial, com o defeito básico caracterizado pela produção deficiente ou suprimida das células-tronco pluripotentes. Entretanto, não existem evidências conclusivas sobre a gravidez como agente etiológico na patogênese da anemia aplástica (Lops *et al.*, 1995).

A trombocitopenia grave nas portadoras de anemia aplástica na gravidez associa-se a complicações obstétricas e da própria doença (Shin *et al.*, 2014). Durante a gravidez, a anemia aplástica pode ser condição que põe em risco a vida materna e compromete o resultado perinatal (Stibbe *et al.*, 2011).

Diagnóstico

O quadro laboratorial apresenta-se pelos seguintes achados no sangue periférico: anemia normocítica e normocrômica, reticulopenia, leucopenia, neutropenia e plaquetopenia. Na medula óssea, verifica-se hipocelularidade, aspecto fundamental para a confirmação do diagnóstico.

Tratamento

O transplante de medula óssea é a manobra terapêutica corretiva, com sobrevida de 70 a 80%. É o tratamento de escolha para pacientes não grávidas. Todavia, durante a gravidez, existe controvérsia sobre a realização desse procedimento, pois se utiliza terapêutica imunossupressora prévia (Choudhry *et al.*, 2002).

A globulina antitimócito pode ser uma opção terapêutica quando não há doador compatível ou quando o transplante não for possível. O fator estimulador de colônia é uma glicoproteína que regula a proliferação e a diferenciação das células-tronco hematopoiéticas, promovendo aumento da proliferação e migração de neutrófilos. Entretanto, durante a gravidez, são necessários maiores estudos sobre o uso dessas terapias.

As transfusões de concentrado de hemácias e de plaquetas são indicadas para a manutenção dos parâmetros hematimétricos, e a realização seriada desse procedimento tem sido relatada com prognóstico favorável para o resultado materno-fetal (Kwon *et al.*, 2006).

A anemia grave pode propiciar a restrição de crescimento fetal e resultados perinatais adversos. Recomenda-se, por isso, hemotransfusões com o objetivo de manter os valores da hemoglobina acima de 8 g/dℓ, o que promove melhor oxigenação fetal.

A administração de plaquetas deve ser realizada somente quando houver indicação, principalmente ao se programar o parto. Convém destacar que a aloimunização pode se desenvolver depois de repetidas transfusões sanguíneas. A via de parto é preferencialmente a vaginal, pois oferece menores riscos de sangramento e infecção.

Um estudo colaborativo europeu indica que, no aconselhamento de mulheres com anemia aplástica, o sucesso da gravidez é possível após o tratamento com imunossupressores. No entanto, as complicações existem, pois cerca de um terço das pacientes torna-se dependente de hemotransfusões durante a gravidez e 19% apresentaram recidiva da aplasia, geralmente no segundo ou terceiro trimestre. Isso não foi observado nas gestações que evoluíram para abortamento. As complicações parecem ser mais importantes em pacientes com baixa contagem de plaquetas e na hemoglobinúria paroxística noturna. Em quatro pacientes com hemoglobinúria paroxística noturna, observaram-se necessidade de transfusões, recidiva da aplasia, eclâmpsia e morte materna pós-natal (Tichelli *et al.*, 2002).

HEMOGLOBINOPATIAS

As doenças decorrentes de anormalidades nos genes das cadeias da globina são conhecidas como "hemoglobinopatias", e a maioria delas causa anemia de graus variados, podendo ocorrer em algumas situações anemia hemolítica.

A hemoglobina é uma proteína que tem em sua estrutura duas cadeias alfa e duas cadeias beta. As talassemias – alfa e betatalassemia – apresentam defeito na produção das cadeias de hemoglobina.

A anemia falciforme e suas variantes apresentam alteração estrutural da molécula com a produção de hemoglobina S.

Dados epidemiológicos

Entre as hemoglobinopatias, a hemoglobinopatia S é a mais prevalente, e encontramos na África tropical uma distribuição geográfica preferencial. Nos EUA, é a hemoglobinopatia mais comum, e 8% dos americanos descendentes de africanos são heterozigotos portadores do gene e em torno de 0,15% dos negros norte-americanos são homozigotos para a hemoglobina S e têm as manifestações da anemia falciforme.

A hemoglobinopatia S e suas variantes são encontradas principalmente em negros e pardos nas formas homozigotas e heterozigotas no Brasil. A incidência da anemia falciforme é de 1 a 3/1.000 recém-nascidos, sendo a doença hereditária com maior frequência no país. Aproximadamente 7 milhões de heterozigotos são portadores da HbS. A prevalência do traço falciforme é de 2 a 8% na população geral; na região Sudeste é de 2% e entre os negros, de 6 a 10% (Brasil, 2002). A partir do primeiro ano de vida, já podem ocorrer as manifestações da doença, perpetuando-se por toda a vida e levando a manifestações clínicas variáveis. A doença apresenta alta morbidade, levando ao óbito adultos jovens (mediana de 27 a 32 anos), refletindo a alta gravidade da doença (Loureiro e Rozenfeld, 2005).

Doença falciforme

A anemia falciforme, definida como hemoglobinopatia S em homozigose ou suas variantes em associação com a hemoglobina C e betatalassemia (doença falciforme), é uma patologia que pode acometer múltiplos órgãos e tem importância na gestação, pelos efeitos adversos no binômio materno-fetal. As gestantes afetadas pela doença apresentavam altos índices de mortalidade materna e perinatal (OMS, 2013) no passado e, em relatos de Hendrickse *et al.*, em 1972, chegavam a 11,5%. Essas mulheres portadoras da doença eram aconselhadas, segundo relatos com resultados materno-fetais muito adversos, a evitar a gestação e a realizar esterilização primária, abortos eletivos e esterilização pós-parto.

Nos dias atuais, as gestantes devem ser encaminhadas a um centro de referência especializado com equipe multidisciplinar que possa prestar assistência completa a portadoras da anemia falciforme e suas variantes. Powars *et al.*, em 1986, reportaram queda significativa da mortalidade materna de 4,1% antes de 1972 e, depois, de 1,7%. A mortalidade perinatal reduziu significativamente de 52,7% para 22,7%, e isso é atribuído aos avanços nos cuidados com as gestantes portadoras da doença, ao desenvolvimento da hemoterapia, à assistência pré-natal precoce e cuidadosa e à evolução da neonatologia.

Etiologia e fisiopatologia

Ocorre a substituição do ácido glutâmico pela valina na posição 6 do segmento A da cadeia polipeptídica beta, levando à formação da hemoglobinopatia S. As seguintes formas podem ser encontradas: homozigótica SS, que é a mais grave e cursa com os menores valores de hemoglobina. Na hemoglobinopatia SC, um gene beta-S e outro beta-C são herdados e a substituição do ácido glutâmico pela lisina na posição 6 da cadeia beta forma a hemoglobina C. A associação com a betatalassemia também é encontrada.

As hemácias falciformes ou em formato de foice se formam na presença de baixas tensões de oxigênio em pequenos vasos capilares. Isso ocorre devido ao fenômeno de polimerização, com a formação dos polímeros de deoxi-hemoglobina e o surgimento das hemácias anormais. Devido à sua rigidez, elas tendem a ficar estagnadas em órgãos em que a circulação é lenta. Com a redução da oxigenação, ocorre falcização de novas hemácias. Fenômenos trombóticos com infarto do tecido adjacente (Dauphin-McKenzie *et al.*, 2006) podem estar presentes. Os fenômenos vaso-oclusivos podem ocorrer em baixas temperaturas, assim como com a queda do pH.

O quadro clínico se caracteriza com dor intensa, podendo provocar lesão crônica de múltiplos órgãos, o que contribui para a diminuição da expectativa de vida dos indivíduos portadores dessa patologia. Durante o fenômeno vaso-oclusivo, produz-se um processo inflamatório com posterior agregação de eritrócitos, plaquetas e neutrófilos segmentados ao endotélio vascular (Nagel, 2001). Ocorre ativação do sistema de coagulação, com liberação de trombospondina pelas plaquetas ativadas, e isso faz com que os eritrócitos se liguem ao endotélio com a formação de trombos.

Quadro clínico

Caracteriza-se por anemia crônica, com níveis de hemoglobina entre 6 e 9 g/dℓ, e as formas variantes como as hemoglobinopatias S, C e SB talassemias podem apresentar valores maiores de hemoglobina. A manifestação mais comum da doença falciforme é a crise álgica, que pode ocorrer em várias partes do corpo, e muitos episódios requerem internação hospitalar e cuidados adequados. O diagnóstico é feito geralmente na infância; em algumas formas variantes, o diagnóstico pode ser mais tardio. As crianças portadoras dessa patologia apresentam anemia em graus variados, assim como crises de dor, edema e infecção com início entre 1 e 2 anos.

São frequentes as seguintes manifestações:

- Acidentes vasculares recorrentes: os fenômenos trombóticos podem causar sintomatologia variável e intensa na grande maioria dos casos, como necrose de ossos (dedos, cabeça do fêmur), cegueira, hipoesplenismo, infartos de pulmão e mesentério, e priapismo
- Crises álgicas em locais variados do corpo e em região de abdome e muscular, dedos das mãos e pés. Em crianças, é comum o edema doloroso de mãos e pés (dactilite)
- Úlceras de membros inferiores, que atingem tipicamente a região maleolar
- Septicemias em indivíduos febris devido principalmente à asplenia funcional dos portadores da doença falciforme, o que os torna mais vulneráveis às infecções por organismos encapsulados como: *Streptococcus pneumoniae*, *Haemophilus influenzae*, *Escherichia coli*, *Salmonella* e *Klebsiella*
- Síndrome torácica aguda, quadro de alta gravidade caracterizado por febre, sintomas respiratórios (tosse, dispneia) e infiltrado pulmonar. Não só é originada por um quadro de infecção, mas também devido aos fenômenos de vaso-oclusão secundários aos episódios de falcização ou por embolização e infarto da medula óssea de ossos longos. Pode estar associada a infecções por *Chlamydia*, micoplasma ou vírus. É elevado o risco de morte materna quando a síndrome torácica ocorre na gestação (Nomura *et al.*, 2009b)
- Sequestro esplênico (Maia *et al.*, 2013)
- Crises de insuficiência renal devidas a comprometimento renal prévio, que pode ocorrer nessa doença
- Insuficiência gonadal e hipodesenvolvimento dos caracteres sexuais secundários
- Presença de colecistopatia calculosa levando a sintomas de dor
- Retinopatia
- Graus variados de hipertensão pulmonar.

Quadro laboratorial

Anemia do tipo hemolítico, aumento de leucócitos e plaquetas na vigência de infecção podem ser achados do hemograma, alterações dos eritrócitos como policromasia, poiquilocitose, anisocitose, corpúsculos de Howell-Jolly e hemácias em alvo. A prova de falcização é positiva e, na eletroforese de hemoglobina, pode ser detectada a hemoglobina S e suas associações. O mielograma mostra hipercelularidade, com aumento da série vermelha.

Gestação

São associações frequentes: aumento de hipertensão arterial, parto pré-termo e recém-nascidos pequenos para a idade gestacional. A frequência de crises dolorosas pode aumentar na gestação devido às alterações hemodinâmicas que ocorrem nesse período (Nomura *et al.*, 2010). As infecções e complicações pulmonares são as mais prevalentes. A vacina para pneumococo é recomendada, assim como influenza e *Haemophilus influenzae* tipo B.

Os episódios recorrentes de processos infecciosos pulmonares acompanhados ou não de síndrome torácica aguda podem levar à doença pulmonar crônica, com vasculopatia arteriolar e hipertensão pulmonar (Van Enk *et al.*, 1992). A maioria das mulheres afetadas apresenta algum grau de disfunção ventricular causada por hipertrofia e alterações na diástole, o que as torna menos tolerantes ao aumento do débito cardíaco que ocorre na gestação.

Durante o pré-natal, deve-se dar atenção ao crescimento fetal, pressão arterial, parto prematuro, orientação nutricional adequada e detecção dos sinais precoces de infecção e dos fatores que possam precipitar as crises de dor. O exame físico deve atentar também ao tamanho do baço.

Os exames pré-natais iniciais devem incluir hemograma completo com reticulócitos, eletroforese de hemoglobina, perfil do ferro (ferro sérico, ferritina, capacidade de ligação do ferro), função renal, hepática e eletrólitos. Nas formas homozigóticas SS, frequentemente encontramos a hemoglobina basal entre 6 e 8 g/dℓ. As mulheres com hemoglobinopatias S, C e SB talassemias têm níveis de hemoglobina ao redor de 9 a 12 g/dℓ. O grau de hemólise pode ser acompanhado por meio das dosagens de bilirrubinas, desidrogenase láctica (DHL) e reticulócitos.

Deve-se solicitar, ainda, o painel completo dos anticorpos antieritrocitários nas pacientes politransfundidas, pois podem causar aloimunização. Atenção deve ser dispensada à presença de bacteriúria assintomática, que deve ser tratada adequadamente. A avaliação da função cardíaca por meio do Ecodopplercardiograma e a ultrassonografia (USG) de abdome total para a pesquisa de calculose biliar e visualização do baço para a prevenção de futuras complicações são importantes.

As frequências das visitas ao pré-natal devem ser individualizadas de acordo com a gravidade da doença de cada gestante. A vigilância do crescimento fetal deve ser realizada pelo exame de USG seriada. O bem-estar fetal é investigado pelos exames de Dopplervelocimetria, cardiotocografia e perfil biofísico fetal.

De acordo com a evolução materna e do feto, o modo de parto será determinado entre 38 e 39 semanas. A analgesia durante o trabalho de parto é recomendada.

A transfusão profilática é controversa e não tem sido recomendada, pelo alto risco de sensibilização materna. Pode diminuir as crises, mas não teve diferenças no resultado perinatal (ACOG, 2007). Pode ser indicada em alguns subgrupos com mortalidade perinatal prévia ou gestantes com anemia severa. A transfusão é realizada a cada 3 ou 4 semanas com o intuito de manter a hemoglobina maior que 9 g/dℓ e a hemoglobina S menor que 35 a 40%.

A orientação preconcepcional é muito importante e deve ser realizada explicação das possíveis complicações da gestação, manutenção de hábitos saudáveis, reposição de ácido fólico e ferro (se necessário) e aconselhamento aos pais para saber a chance de terem uma criança afetada pela doença, após o exame de eletroforese de hemoglobina do parceiro.

O controle das crises de dor é importante. As dores de forte intensidade normalmente requerem internação e são controladas com hidratação e analgésicos como a morfina. A hemoglobina pode cair 1 a 2 g/dℓ na crise de falcização, e a transfusão de sangue não é recomendada rotineiramente, apenas nos casos em que há sinais de anemia sintomática (taquicardia, dispneia, fadiga). Normalmente, a transfusão não é indicada, a não ser que a hemoglobina caia mais que 2 g/dℓ ou esteja abaixo de 5 g/dℓ (Rees *et al.*, 2003). Crises de dor de menor intensidade podem ser tratadas com a associação de paracetamol e codeína. Durante a internação, desde que não haja contraindicação, devemos realizar a profilaxia dos fenômenos tromboembólicos com heparina subcutânea (não fracionada [HNF] ou de baixo peso molecular [HBPM]).

A mortalidade materna entre as gestantes portadoras de doença falciforme tem sido relatada em diversos estudos e varia de 0,05%, nos EUA (Villers *et al.*, 2008), a 11,4%, na Tanzânia (Muganyizi e Kidanto, 2013).

Novas terapias

A administração de hidroxiureia pode ser benéfica pelo efeito de aumentar a hemoglobina fetal, além de promover outros efeitos como a diminuição de neutrófilos, redução no aumento da deformidade na série vermelha e alteração da adesividade dos reticulócitos no endotélio vascular (Charache *et al.*, 1995). Em portadores da doença que apresentam crises de falcização frequentes e complicações sistêmicas, a terapia pode estar indicada. Pode ocorrer melhora no quadro clínico, mas deve-se evitar a gestação por um período de 3 a 6 meses após o término da medicação, devido ao seu potencial teratogênico. Novos estudos com o transplante de medula óssea e outras terapias estão ainda em investigação, objetivando aumentar a expectativa de vida dos portadores da doença falciforme.

Talassemias

As talassemias alfa e beta são conhecidas como um grupo de distúrbios geneticamente adquiridos em que ocorre uma diminuição da velocidade da síntese de uma ou mais cadeias de globina, levando ao aparecimento de anemia microcítica. A eritropoiese ineficaz e a presença de hemólise decorrem da destruição das células vermelhas precursoras com a cadeia defeituosa presentes na medula óssea. A classificação se faz de acordo com a cadeia de aminoácidos afetada. Os dois tipos mais comuns são a alfatalassemia (em que a cadeia alfa é afetada) e a betatalassemia (em que a cadeia beta é afetada). Dependendo da presença de um gene (talassemia *minor*) ou ambos os genes (talassemia *major*), podemos classificar os grupos. Temos ainda o grupo de indivíduos afetados na forma intermediária (talassemia intermédia), que engloba amplo espectro de fenótipos clínicos e geralmente necessitam de transfusões repetidas ao longo da vida em momentos de estresse, como na vigência de processos infecciosos, cirurgias e gestação.

Encontramos mais comumente a alfatalassemia nos descendentes do Sudeste Asiático, África e Índia, e a betatalassemia na região do Mediterrâneo, Ásia, Oriente Médio, Índia, e entre hispânicos.

As manifestações clínicas são graves desde o início da vida nas formas homozigóticas da betatalassemia, sendo necessárias transfusões sanguíneas frequentes, e é rara a associação com a gestação.

A associação com a talassemia *minor* é mais frequente na gravidez, as manifestações clínicas são variadas e estão correlacionadas a maior ou menor produção da cadeia beta. Por ser pouco sintomática, frequentemente é diagnosticada por meio de testes laboratoriais específicos solicitados após a falha de tratamento em pacientes com diagnóstico de anemia microcítica e hipocrômica. É comum o tratamento equivocado dessas pacientes como portadoras de anemia ferropriva.

Na presença de anemia hipocrômica e microcítica com ferritina sérica em concentrações normais ou elevadas, principalmente em gestantes com antecedentes familiares de anemia ou com ascendentes provenientes da região do Mediterrâneo, deve-se fazer o diagnóstico diferencial com essa forma de anemia.

Na alfatalassemia durante a transmissão genética, ao resultar em feto homozigótico para a alfatalassemia (deleção dos quatro genes), ocorre a incapacidade de sintetizar as cadeias alfaglobínicas e a formação da hemoglobina de Bart. Esses fetos têm alto risco para o desenvolvimento de hipóxia grave, insuficiência cardíaca de alto débito, hidropisia fetal não imune e óbito fetal ou neonatal. Podem necessitar de transfusão intrauterina.

A talassemia *minor* é diagnosticada por meio da presença de hemoglobina A2 em concentração maior que 3,5% na eletroforese de hemoglobina. Cursa com anemia microcítica e hipocrômica, e ferro sérico e ferritina normais ou aumentados.

A conduta no seguimento pré-natal deve ser adotada conforme as seguintes recomendações: realizar a suplementação com ácido fólico (dose mínima de 1 mg/dia); a transfusão de sangue é recomendada apenas quando houver indicação clínica precisa; o aconselhamento genético deve ser realizado pela pesquisa de hemoglobinopatia no parceiro e a suplementação com ferro deve ser indicada apenas se houver deficiência demonstrada por meio de controles laboratoriais (Higgs *et al.*, 2012).

Distúrbios da coagulação

Muitas das complicações obstétricas são secundárias a problemas no momento do parto, e os distúrbios hemorrágicos, decorrentes de problemas na coagulação materna, bem como as tromboses, têm importante impacto na morbidade e mortalidade materna. Doenças genéticas com efeitos na coagulação podem exercer esse papel; no entanto, a baixa incidência, pela raridade de algumas doenças, ou mesmo pela ausência de diagnóstico, dificulta conhecer exatamente o papel das coagulopatias nas complicações da gestação e do parto. As coagulopatias abrangem amplo espectro de distúrbios. Serão abordadas as principais patologias hemorrágicas e que podem acometer a gestação e interferir na sua evolução.

Coagulopatias hereditárias

Resultam da deficiência quantitativa ou qualitativa de um ou mais fatores da coagulação. Os doentes afetados apresentam graus variados de sangramento espontâneo ou traumático, que podem ocorrer ao nascimento ou posteriormente.

Doença de von Willebrand

É uma doença hemorrágica resultante do defeito quantitativo e/ou qualitativo do fator von Willebrand (FVW), uma proteína necessária para a adesão plaquetária ao endotélio lesado e também para a preservação do fator VIII na circulação. O manejo de gestantes com doença de von Willebrand (DVW) requer abordagem multidisciplinar, pois apresentam maior risco de hemorragia pós-parto.

Das doenças hemorrágicas hereditárias, a DVW é a mais comum, com prevalência de aproximadamente 1,3% (James, 2006) da população. No Brasil, essa doença parece ser subdiagnosticada, pois o número de casos reportados é bastante inferior ao de hemofílicos. A DVW é herdada, tem caráter autossômico dominante, resultante de mutações no gene que codifica o FVW, localizado no cromossomo 12, porção 12p12.

Existem diferentes tipos da doença:

- DVW tipo 1: é o mais comum (70 a 80%); distúrbio com deficiência quantitativa parcial de FVW. Os sintomas de sangramento são variáveis e podem não se correlacionar com os níveis de FVW
- DVW tipo 2 (20%): é uma deficiência qualitativa do FVW
- DVW tipo 3 (muito raro – 3 a 5 casos por milhão): é a ausência do FVW e consiste no tipo de maior gravidade.

Em pacientes com DVW tipo 1, a quantidade absoluta de FVW em circulação é reduzida; no entanto, o FVW que está presente na circulação funciona normalmente (Mannucci, 2004). O fator VIII também pode ser baixo nesses pacientes, secundário à perda de efeito protetor. Na DVW tipo 1, o tempo de protrombina é normal, mas o tempo de tromboplastina parcial ativada pode ser prolongado em casos graves, como resultado da diminuição dos níveis de fator VIII. A apresentação clínica da DVW tipo 1 geralmente é leve, e esses pacientes apresentam baixo risco hemorrágico (Committee on Adolescent Health Care, 2013).

Pacientes com DVW tipo 2 têm atividade do FVW anormal. Considera-se que o tipo 2A resulta da redução de grandes multímeros do FVW. A DVW tipo 2B é rara, representando menos de 10% de todos os casos, e ocorre como resultado de mutação no gene que codifica a proteína do FVW, levando à maior ligação do fator à glicoproteína Ib na superfície das plaquetas. Devido ao aumento da adesão plaquetária, na DVW tipo 2B, os pacientes podem apresentar trombocitopenia. A DVW tipo 2M também é resultado de uma mutação na proteína FVW. Os pacientes com DVW tipo 2 apresentam maior risco de hemorragia do que os com DVW tipo 1 (Lipe *et al.*, 2011).

A DVW tipo 3 é muito rara, e a prevalência depende do grau de consanguinidade na população. Resulta da ausência virtual de FVW e apresenta deficiência grave de fator VIII. Os pacientes com DVW tipo 3 podem sofrer de sangramento grave e ter fenótipo semelhante ao dos pacientes com hemofilia A.

A DVW não parece interferir nas taxas de fertilidade das mulheres. Complicações específicas para mulheres com DVW durante a gravidez e o puerpério incluem aborto espontâneo, opções de analgesia durante o parto, via de parto e risco de hemorragia pós-parto (Ito *et al.*, 1997). Devido ao risco de hemorragia pós-parto, recomenda-se que as gestantes com DVW, principalmente nas formas graves, sejam acompanhadas por equipe multidisciplinar, que inclui hematologista, obstetra, anestesista e neonatologista. As pacientes devem ser aconselhadas a evitar medicamentos que possam afetar a hemostasia durante o pré-natal, incluindo ácido acetilsalicílico (Nichols *et al.*, 2008).

A apresentação clínica das pacientes pode variar substancialmente. Algumas podem ser assintomáticas, mas outras podem apresentar hemorragia menor, como epistaxe e hemorragia gengival. Algumas também podem relatar sangramento pós-cirúrgico prolongado. O sintoma mais comum entre as mulheres é a menorragia ou hemorragia menstrual grave (Dilley *et al.*, 2002).

A gravidez está associada a alterações na hemostasia, resultando em estado procoagulante. Essa é uma adaptação fisiológica que cursa com aumento dos fatores VII, VIII, X e FVW, enquanto reduz fatores anticoagulantes, como diminuição da proteína S. Nos tipos 1 e 2 da DVW, há aumento em vários fatores de coagulação durante a gravidez, incluindo FVW e FVIII. O aumento no FVW e no FVIII começa no segundo trimestre e atinge o máximo no terceiro trimestre. Pacientes com DVW tipo 1 podem ter níveis normais de FVW e FVIII, e com isso pode-se diminuir a probabilidade de que seja necessário tratamento da DVW durante a gravidez, parto ou pós-parto (Peyvandi *et al.*, 2011).

As gestantes com DVW tipo 2 também podem ter níveis normais de FVW e FVIII. No tipo 2, o FVW é disfuncional e o manejo dessas pacientes pode ser desafiador, pois pode haver declínio significativo na contagem de plaquetas durante a gravidez. As pacientes com DVW tipo 3 não experimentam aumento no FVW ou FVIII e, portanto, requerem reposição sistemática desses fatores durante o trabalho de parto e parto (Kadir *et al.*, 1998).

O tipo de anestesia utilizada durante o parto é tema controverso. Existe maior risco de desenvolver hematoma como resultado do uso da analgesia peridural. O uso de produtos de substituição de fatores, quando com baixos níveis de FVW ou FVIII, pode reduzir o risco de hemorragia com analgesia peridural. Se os níveis do FVW são normais, a analgesia peridural pode ser considerada para mulheres com DVW tipo 1. O uso de analgesia peridural não é recomendado em mulheres com o tipo 2B (Reynen e James, 2016).

Quanto ao parto, a melhor via também é fonte de controvérsia. Geralmente, se os níveis de atividade do FVIII e do FVW são normais, os especialistas consideram o parto vaginal como opção segura (Castaman *et al.*, 2010) e a cesárea é reservada para as indicações obstétricas. O parto em pacientes com DVW tem evolução favorável quando a assistência específica é fornecida. O crescimento fetal deve ser monitorado, pois a restrição de crescimento fetal foi constatada em 38,5% dos casos (Nomura *et al.*, 2008).

Partos vaginais operatórios ou instrumentalizados que possam aumentar o risco de trauma para o feto devem ser evitados pelo risco potencial de hemorragia intracraniana (Pacheco *et al.*, 2023).

Os níveis de plaquetas em mulheres com DVW tipo 2B devem ser monitorados no manejo do parto. Embora não existam recomendações específicas, deve-se ter cuidado no segundo estágio quanto ao uso do fórcipe ou vácuo-extrator. Uma vez que a DVW pode ser geneticamente herdada, a criança também pode ser afetada. Recomenda-se que a monitorização invasiva ou procedimentos cirúrgicos que possam aumentar o risco de sangramento para o bebê sejam evitados até que o estado da criança seja conhecido.

As mulheres com DVW tipo 1 raramente necessitarão de tratamento durante a gravidez. O risco de hemorragia pós-parto aumenta quando os níveis de fator VIII caem abaixo de 0,50 UI/mℓ. Devido ao aumento do risco de hemorragia pós-parto, os especialistas recomendam iniciar o tratamento quando os níveis de FVIII ou FVW permanecem abaixo de 0,50 UI/mℓ, antes do parto, vaginal ou cirúrgico. Atualmente, as principais modalidades de tratamento no manejo são desmopressina (DDAVP) ou produtos de substituição, como os concentrados contendo FVW e fator VIII. O uso terapêutico de antifibrinolítico pode ser adjuvante.

A 1-deamino-8-D-arginina vasopressina (DDAVP) eleva o fator VIII e o FVW temporariamente e é segura para a mãe e o feto. Deve-se tomar cuidado no seu uso no momento do nascimento devido à combinação de fluidos contendo ocitocina, que pode causar retenção hídrica e potencializar o efeito da DDAVP, provocando hiponatremia severa. Podem ser usados ainda o crioprecipitado e concentrados do fator VIII. A maioria dos especialistas recomenda que o fator VIII esteja acima de 50 UI/dℓ antes do parto, e por pelo menos 3 a 5 dias pós-parto. Se o fator VIII estiver acima de 50 UI/dℓ e os testes de coagulação mostrarem-se normais, a anestesia regional poderá ser considerada segura (Pacheco *et al.*, 2023).

Hemofilias

Podemos encontrar dois tipos de hemofilia: A, caracterizada por deficiência do fator VIII:C e B, do fator IX.

Ambas são ligadas ao cromossomo X. De acordo com os níveis do fator, elas podem se classificadas em: leve (6 a 30%), moderada (2 a 5%) e severa (menor que 1%) (Mannucci e Tuddenham, 2001). As mulheres normalmente são portadoras do distúrbio recessivo e ligado ao X. Sangramentos podem ocorrer se a paciente desenvolve supressão da expressão do gene normal, se é homozigota ou se apresenta mutação (10% dos casos). O grau do risco de sangramento nas gestantes depende dos níveis dos fatores. Se forem muito baixos, o risco é maior. Se os fatores estiverem abaixo de 10 a 20%, podem ocorrer fenômenos hemorrágicos. Normalmente, durante a gestação, há elevação dos fatores VIII e IX. O risco de um feto do sexo masculino apresentar hemofilia é de 50%. Dependendo da gravidade da doença, ele pode apresentar sangramento ao nascimento independentemente de o parto ser vaginal ou cesáreo. O tratamento de escolha baseia-se na reposição dos fatores VIII e IX. Em casos emergenciais, pode-se usar o crioprecipitado ou plasma fresco congelado. A DDAVP pode ser também utilizada. Devem-se manter os níveis dos fatores elevados no pós-parto por pelo menos 4 dias (Pacheco *et al.*, 2023).

Distúrbios das plaquetas

Os distúrbios plaquetários (plaquetopenias, trombocitopenias) são a segunda patologia mais frequentemente encontrada na gestação após as anemias. A contagem normal das plaquetas fora da gestação está entre 150.000 e 400.000/mm^3. Nessa população, a trombocitopenia é definida como contagem de plaquetas abaixo de 150.000/mm^3. O número de plaquetas, em gestações normais, tem sido descrito por vários autores (Ahmed *et al.*, 1993; Verdy *et al.*, 1997). A contagem de plaquetas pode diminuir em aproximadamente 10% em gestações normais, acentuando-se no terceiro trimestre, mas ainda se mantendo dentro dos níveis de normalidade. Em estudo realizado por Gill e Kelton com 15.000 mulheres e seus recém-nascidos, a trombocitopenia (plaquetas menores que 150.000/mm^3) ocorreu em 7%. A causa mais frequente, presente em 74% dos casos, foi a trombocitopenia ou plaquetopenia gestacional, em 21% associada a complicações hipertensivas da gestação, e causas imunológicas incluindo púrpura trombocitopênica idiopática (PTI) em 5% (Gill e Kelton, 2000).

Trombocitopenia gestacional

A trombocitopenia gestacional ocorre em 4 a 11% das gravidezes, representando em torno de 75% de todos os casos de trombocitopenia na gravidez (Gernsheimer *et al.*, 2013). De causa não conhecida, é detectada por meio de uma plaquetopenia leve a moderada (entre 70.000 e 150.000/mm^3). As contagens de plaquetas, em muitas mulheres, apresentam trajetória descendente gradual a partir do segundo trimestre, decorrente da hemodiluição relacionada ao aumento do volume plasmático durante a gravidez e, possivelmente, aumento da depuração plaquetária. A trombocitopenia é mais prevalente nas gestações múltiplas.

A destruição acelerada de plaquetas no baço pode estar envolvida na sua fisiopatologia, assim como a hemodiluição que ocorre na gestação. Os cuidados durante o pré-natal envolve a observação, não havendo alteração na conduta obstétrica.

Não acarreta risco materno ou fetal. A contagem de plaquetas normalmente retorna ao normal em 2 a 12 semanas após o parto. Pode recorrer em outras gestações, porém o risco é desconhecido (Renee e Maclintok, 2020).

PÚRPURA TROMBOCITOPÊNICA IDIOPÁTICA GESTACIONAL

A PTI ocorre em 1 em 1.000 a 10.000 gravidezes; é uma patologia autoimune relativamente comum. A doença é causada por anticorpos antiplaquetários que podem atravessar a barreira placentária e produzir trombocitopenia fetal.

Embora a PTI represente apenas cerca de 3% de todos os casos de trombocitopenia durante a gravidez, é a causa mais comum de contagem de plaquetas abaixo de 50.000/mm^3, detectada no primeiro e segundo trimestres. A contagem de plaquetas pode cair durante a gestação, e pelo menos 15 a 35% das mães necessitam de tratamento mesmo antes do parto, de modo que existe necessidade de tratamento em centros de referência de cuidados terciários. Os resultados maternos e neonatais geralmente são favoráveis. No entanto, em casos invulgarmente graves ou refratários ou para mulheres que dependem de medicamentos potencialmente teratogênicos, o adiamento da gravidez pode ser indicado. Não há teste de laboratório para distinguir a PTI da trombocitopenia gestacional, ou algumas das outras causas de trombocitopenia materna. Portanto, o diagnóstico de PTI é baseado na história pessoal de sangramento, baixa contagem de plaquetas antes da gravidez e/ou história familiar que exclui trombocitopenia hereditária. O diagnóstico é feito excluindo outros distúrbios quando possível ou pode ser feito apenas de forma retroativa com base na resposta à terapia específica direcionada pela PTI.

Em crianças, a forma aguda da PTI normalmente se segue após algum processo infeccioso, evoluindo para a cura em 3 a 6 meses. Nos adultos, aparece de modo gradativo e costuma evoluir durante anos, com períodos de melhora e piora. Pode evoluir para a forma crônica; quando as plaquetas se mantêm entre 50 e 100.000 mil/mm^3, os sangramentos aparecem na forma de petéquias e equimoses, em partes expostas a traumatismos. Gengivorragias e epistaxes em menor grau podem estar presentes. Hemorragias graves (sistemas nervoso central, digestivo, urinário) são raras e podem aparecer quando esse número cai abaixo de 10.000 mil/mm^3 plaquetas. O diagnóstico da PTI é feito por exclusão e pelo quadro clínico. Os exames laboratoriais podem evidenciar anticorpos antiplaquetários da classe IgG ligados a glicoproteínas plaquetárias. Em 50 a 60% das mulheres com PTI, autoanticorpos primários a glicoproteínas IIb/IIIa e secundários Ib/IX podem ser encontrados. Entretanto, a sensibilidade do exame é baixa e não se correlaciona à clínica, não sendo recomendado para o diagnóstico da PTI (Vrbensky *et al.*, 2019).

A diferenciação entre a trombocitopenia gestacional e PTI pode ser dificultada em gestantes que apresentam plaquetopenia leve (entre 100.000 e 150.000/mm^3). O diagnóstico poderá ser estabelecido após o parto, pela normalização do número de plaquetas na trombocitopenia gestacional, e na PTI isso não ocorre.

Os dados indicam risco aumentado de hemorragia se a contagem de plaquetas for inferior a 20 a 30.000 mil/mm^3 para parto vaginal ou abaixo de 50 mil/mm^3 para cesariana (Webert *et al.*, 2003). Os hematomas após anestesia neuraxial são extremamente raros em pacientes com PTI estável e contagem de plaquetas acima de 50.000/mm^3, sem coagulopatia concomitante ou exposição a agente antitrombótico, por exemplo, HBPM. No entanto, a maioria das diretrizes sugere que a contagem mínima de plaquetas de 100 mil é aconselhável para a anestesia neuraxial (Kong *et al.*, 2014). A contagem de plaquetas deve ser medida com mais frequência a partir de 32 a 34 semanas e repetida semanalmente em pacientes instáveis. Isso geralmente permite tempo suficiente para promover mudanças na terapia, para melhorar a contagem de plaquetas e reduzir o risco de sangramento antes de uma cesariana planejada ou não planejada ou anestesia neuraxial sem a necessidade urgente de transfusões de plaquetas. O tratamento da gestante portadora de PTI deve ser realizado em conjunto com o obstetra, hematologista e neonatologista. Muitas mulheres não necessitam de tratamento durante a gestação. O tratamento deve ser recomendado às pacientes que apresentam contagem de plaquetas menor que 20 mil/mm^3 ou 30 mil/mm^3 ou àquelas com número maior e que apresentam sangramento (Kelton, 2002). Aproximadamente 50% das gestantes podem apresentar diminuição progressiva das plaquetas ao longo da gestação, principalmente no terceiro trimestre. A terapia inicial recomendada é com corticoides (prednisona 1 a 2 mg/kg/dia), e a resposta ao tratamento é variável de acordo com cada paciente. A imunoglobulina G intravenosa pode ser usada (0,4 g/kg/dia por 5 dias ou 1 g/kg/dia por 1 dia). Observa-se resposta normalmente em 24 horas em dois terços das pacientes, com elevação de plaquetas, que pode se manter por até 1 mês. Em caso de falha da terapêutica, a esplenectomia pode ser cogitada, dependendo da idade gestacional (preferencialmente no segundo trimestre).

Não há consenso em relação ao tratamento de segunda linha para as pacientes que mantêm plaquetas em torno de 20.000 a 30.000/mm^3 ou menor que 50.000/mm^3 próximo ao parto. Os imunossupressores como azatioprina e ciclosporina têm sido usados, mas sua resposta é demorada (3 a 6 meses) (Renee e Maclintok, 2020).

Recentemente, o receptor agonista da trombopoetina tem sido prescrito fora do período gestacional (eltrombopague), por via oral, na dose de 50 a 75 mg/dia. No entanto, ele pode atravessar a barreira placentária devido ao seu baixo peso molecular e apresentar efeitos colaterais como náuseas, diarreia, infecções respiratória e urinária, aumento de trombose venosa profunda e hepatotoxicidade (Suzuki *et al.*, 2018). Relatos de restrição de crescimento fetal foram descritos; portanto, não deve ser usado rotineiramente para o tratamento da PTI na gestação.

Numerosos estudos realizados nas últimas décadas documentam que a trombocitopenia fetal grave, que cursa com hemorragia e morte, é incomum e imprevisível. O risco de uma criança nascer com contagem de plaquetas menor que 50.000/mm^3 em mães com PTI é de 6 a 10%. O risco de trombocitopenia grave (plaquetas menores que 20.000/mm^3) é de 1% (estudos retrospectivos) e 5% (estudos prospectivos). O risco de hemorragia fetal grave levando a óbito é baixo e menor que 1% (Christiaens *et al.*, 1997).

Muitos obstetras na atualidade mantêm conduta expectante nas gestantes com PTI. No passado, grande número de cesáreas foi realizado em mães com PTI. Não há evidências atuais que suportem essa conduta, e a proteção que o parto cesáreo poderia dar ao feto com trombocitopenia é amplamente debatida. Vários trabalhos tentaram predizer o risco de uma criança nascer com trombocitopenia; talvez o melhor fator preditivo seja a história de um recém-nascido anterior que tenha nascido com plaquetopenia (Stamilio e Macones, 1999). As crianças nascidas de mães com PTI têm queda na contagem de plaquetas alguns dias após o nascimento, com pico de queda no segundo dia de vida. A monitorização do número de plaquetas do feto ao nascimento e posteriormente é recomendável para se instituir o tratamento quando ele for indicado. A PTI na gestação traz baixo risco de complicações, porém a mãe e a criança podem necessitar de tratamento.

Plaquetopenias associadas à pré-eclâmpsia

A pré-eclâmpsia é a causa mais comum de trombocitopenia associada à gravidez, com evidência de microangiopatias trombóticas, no final do segundo ou no terceiro trimestre da gravidez. Infelizmente, a pré-eclâmpsia com trombocitopenia associada pode desenvolver-se durante a primeira semana pós-parto, embora tenham sido relatadas apresentações ainda mais tardias. Aproximadamente 50% das mulheres com pré-eclâmpsia desenvolvem trombocitopenia com contagem de plaquetas geralmente acima de 100 mil/mm^3, e não abaixo de 50 mil/mm^3, a menos que existam complicações superpostas. Raramente, a trombocitopenia precede outras manifestações. Embora a patogênese da trombocitopenia seja incerta, é relatado que as vesículas extracelulares derramadas por sinciciotrofoblastos de placentas com pré-eclâmpsia podem aumentar a ativação plaquetária, o que, por sua vez, libera os fatores solúveis e as vesículas extracelulares que podem contribuir para a isquemia microvascular placentária e sistêmica (Kohli *et al.*, 2016).

Em 50% das gestantes com pré-eclâmpsia, a plaquetopenia pode surgir e ser uma manifestação precoce da doença, precedendo o aparecimento dela. As causas não são bem definidas e muitas hipóteses têm sido aventadas, como decorrente da destruição aumentada das plaquetas que aderem ao endotélio vascular, que se encontra alterado na pré-eclâmpsia, por aumento do *clearance* das plaquetas, por ativação do sistema hemostático com consumo de plaquetas, ou *clearance* do sistema reticuloendotelial das plaquetas ligadas à IgG.

A síndrome HELLP, que é a forma grave da pré-eclâmpsia, é caracterizada por anemia hemolítica microangiopática e aumento de enzimas hepáticas (aspartato aminotransferase [AST]/transaminase glutâmico-oxaloacética [TGO] maior que 70 U/ℓ) e plaquetopenia menor que 100.000/mm^3. A causa da plaquetopenia nas síndromes hipertensivas não é totalmente conhecida. Pode estar associada a aumento em destruição e ativação plaquetária, e atividade de megacariócitos. A plaquetopenia pode anteceder os sintomas clínicos. A síndrome HELLP é caracterizada por quadro de trombocitopenia grave, anemia hemolítica microangiopática fulminante (MAHA) e testes de função hepática elevados. A coagulação intravascular disseminada (CID) clínica é rara, mas alterações bioquímicas consistentes com CID podem estar presentes em até 10% das mulheres e pode ser um marcador de progressão da doença (Creasy *et al.*, 2009).

Na gravidez, o diagnóstico de HELLP e sua distinção de púrpura trombocitopênica trombótica (PTT) e síndrome hemolítico-urêmica (SHU) são críticos. Os resultados de estudos randomizados não suportam o uso de corticosteroides para reduzir o sangramento materno ou outra morbidade (Mao e Chen, 2015). O manejo expectante pode ser apropriado para algumas gestantes abaixo da 34ª semana de gestação, dependendo do estado clínico. No entanto, as mulheres controladas mantêm-se expectantes em risco de progressão súbita e grave da doença, incluindo deterioração do estado mental e desenvolvimento de CID com hemorragia associativa, caso em que o parto de emergência e terapia de suporte com transfusão de glóbulos vermelhos, plaquetas e coagulação podem ser necessários. O monitoramento serial das contagens de plaquetas e outros estudos laboratoriais podem ser úteis na orientação do momento do parto. A maioria das mulheres melhora clinicamente logo após o parto, embora a melhoria nos parâmetros de laboratório possa demorar. O diagnóstico de PTT ou SHU deve ser considerado em qualquer mulher que não mostre melhora clínica e laboratorial dentro de 48 a 72 horas pós-parto, ou em mulheres cuja situação clínica descompensa após o parto.

Os recém-nascidos podem apresentar plaquetopenia após o nascimento quando prematuros e principalmente quando apresentarem restrição de crescimento.

CONSIDERAÇÕES FINAIS

A anemia é condição associada não apenas a deficiências nutricionais, mas também a outras condições como hemoglobinopatias e distúrbios da coagulação.

A anemia carencial, frequente em nosso meio, deve ser prevenida com a suplementação de ferro na segunda metade da gravidez. A anemia aplástica, rara na gestação, necessita de cuidados especiais, pela morbidade materna e fetal que acompanha esses casos.

A doença falciforme pode acometer múltiplos órgãos, reduzindo a expectativa de vida. No passado, foi considerada de extrema gravidade. Na atualidade, com o desenvolvimento da hemoterapia e dos cuidados intensivos, aliado ao melhor conhecimento da fisiopatologia, verifica-se maior sobrevida dos portadores dessa doença. A gravidez pode trazer complicações, que devem ser identificadas e tratadas por equipe multidisciplinar. Novas terapias estão sendo estudadas para o tratamento da doença falciforme.

A contagem de plaquetas pode diminuir em aproximadamente 10% em gestações normais, acentuando-se no terceiro trimestre, mas ainda se mantendo dentro dos níveis de normalidade. A causa mais frequente de trombocitopenia na gravidez, presente em 74% dos casos, é a trombocitopenia ou plaquetopenia gestacional.

REFERÊNCIAS BIBLIOGRÁFICAS

ABHILASHINI, G. D.; SAGILI, H.; REDDI, R. Intravenous iron sucrose and oral iron for the treatment of iron deficiency anaemia in pregnancy. *Journal of Clinical and Diagnostic Research*, v. 8, n. 5, p. OC04-OC07, 2014.

AMERICAN COLLEGE OF OBSTETRICIANS AND GYNECOLOGISTS (ACOG). ACOG Practice Bulletin n. 78: hemoglobinopathies in pregnancy. *Obstetrics and Gynecology*, v. 109, n. 1, p. 229-237, 2007.

AHMED, Y. *et al.* Retrospective analysis of platelet numbers and volumes in normal pregnancy and in pre-eclampsia. *BJOG: An International Journal of Obstetrics & Gynaecology*, v. 100, n. 3, p. 216-220, 1993.

AL, R. A. *et al.* Intravenous versus oral iron for treatment of anemia in pregnancy: a randomized trial. *Obstetrics and Gynecology*, v. 106, n. 6, p. 1335-1340, 2005.

BASHIRI, A. *et al.* Anemia during pregnancy and treatment with intravenous iron: review of the literature. *European Journal of Obstetrics & Gynecology and Reproductive Biology*, v. 110, n. 1, p. 2-7, 2003.

BOURANTAS, K. *et al.* Aplastic anaemia: report of a case with recurrent episodes in consecutive pregnancies. *Journal of Reproductive Medicine*, v. 42, p. 672-674, 1997.

BRASIL. Ministério da Saúde. Agência Nacional de Vigilância Sanitária. *Manual de diagnóstico e tratamento de doenças falciformes*. Brasília, DF: Anvisa, 2002. p. 9-11.

BREYMANN, C. Iron deficiency and anaemia in pregnancy: modern aspects of diagnosis and therapy. *Blood Cells, Molecules & Diseases*, v. 29, n. 3, p. 506-516, 2002.

BURTON, R.; KELION, Z.; COSTELLO, C. Severe folate deficiency in pregnancy with normal red cell folate level. *Clinical & Laboratory Haematology*, v. 28, n. 1, p. 66-68, 2006.

CARLES, G. *et al.* Doppler assessment of the fetal cerebral hemodynamic response to moderate or severe maternal anemia. *American Journal of Obstetrics and Gynecology*, v. 188, n. 3, p. 794-799, 2003.

CASTAMAN, G.; TOSETTO, A.; RODEGHIERO, F. Pregnancy and delivery in women with von Willebrand's disease and different von Willebrand factor mutations. *Haematologica*, v. 95, n. 6, p. 963-969, 2010.

CHARACHE, S. *et al.* Effect of hydroxyurea on the frequency of painful crises in sickle cell anemia. Investigators of the Multicenter Study of Hydroxyurea in Sickle Cell Anemia. *The New England Journal of Medicine*, v. 332, n. 20, p. 1317-1322, 1995.

CHOUDHRY, V. P. *et al.* Pregnancy associated aplastic anemia – a series of 10 cases with review of literature. *Hematology*, v. 7, n. 4, p. 233-238, 2002.

CHRISTIAENS, G. C.; NIEUWENHUIS, H. K.; BUSSEL, J. B. Comparison of platelet counts in first and second newborns of mothers with immune thrombocytopenic purpura. *Obstetrics and Gynecology*, v. 90, n. 4, p. 546-552, 1997.

COMMITTEE ON ADOLESCENT HEALTH CARE; Committee on Gynecologic Practice. Committee Opinion n. 580: von Willebrand disease in women. *Obstetrics and Gynecology*, v. 122, n. 6, p. 1368-1373, 2013.

CREASY, R. K. *et al.* Creasy and Resnick's maternal-fetal medicine: principle and practice. 6. ed. Philadelphia: Saunders/Elsevier, 2009.

DAUPHIN-MCKENZIE, N. *et al.* Sickle cell anemia in the female patient. *Obstetrics and Gynecology Survey*, v. 61, n. 5, p. 343-352, 2006.

DILLEY, A. *et al.* A survey of gynecologists concerning menorrhagia: perceptions of bleeding disorders as a possible cause. *Journal of Women's Health & Gender-based Medicine*, v. 11, n. 1, p. 39-44, 2002.

GADGIL, M. *et al.* Imbalance of folic acid and vitamin B12 is associated with birth outcome: an Indian pregnant women study. *European Journal of Clinical Nutrition*, v. 68, n. 6, p. 726-729, 2014.

GERNSHEIMER, T.; JAMES, A. H.; STASI, R. How I treat thrombocytopenia in pregnancy. *Blood*, v. 121, n. 1, p. 38-34, 2013.

GILL, K. K.; KELTON, J. G. Management of idiopathic thrombocytopenic purpura in pregnancy. *Seminars in hematology*, v. 37, n. 3, p. 275-289, 2000.

HENDRICKSE, J. P. *et al.* Pregnancy in homozygous sickle cell anemia. *BJOG: An International Journal of Obstetrics & Gynaecology*, v. 79, n. 5, p. 396-409, 1972.

HESS, S. Y. *et al.* A national survey of iron and folate status in pregnant women in Switzerland. *International Journal for Vitamin and Nutrition Research*, v. 71, n. 5, p. 268-273, 2001.

HIGGS, D. R.; ENGEL, J. D.; STAMATOYANNOPOULOS, G. Thalassaemia. *Lancet*, v. 379, n. 9813, p. 373-383, 2012.

ITO, M. *et al.* Pregnancy and delivery in patients with von Willebrand's disease. *Journal of Obstetrics and Gynaecology Research*, v. 23, n. 1, p. 37-43, 1997.

JACQUEMYN, Y. *et al.* Vitamin B12 and folic acid status of term pregnant women and newborns in the Antwerp region, Belgium. *Clinical and Experimental Obstetrics and Gynecology*, v. 41, n. 2, p. 141-143, 2014.

JAMES, A. H. Von Willebrand disease. *Obstetrics and Gynecology Survey*, v. 61, n. 2, p. 136-145, 2006.

KADIR, R. A. *et al.* Pregnancy in women with von Willebrand's disease or factor XI deficiency. *BJOG: An International Journal of Obstetrics & Gynaecology*, v. 105, n. 3, p. 314-321, 1998.

KELTON, J. G. Idiopathic thrombocytopenic purpura complicating pregnancy. *Blood Reviews*, v. 16, n. 1, p. 43-46, 2002.

KOHLI, S. *et al.* Maternal extracellular vesicles and platelets promote preeclampsia via inflammasome activation in trophoblasts. *Blood*, v. 128, n. 17, p. 2153-2164, 2016.

KONG, Z. *et al.* Recombinant human thrombopoietin: a novel therapeutic option for patients with immune thrombocytopenia in pregnancy [abstract]. *Blood*, v. 124, n. 21, 2014.

KWON, J. Y. *et al.* Supportive management of pregnancy-associated aplastic anemia. *International Journal of Gynecology & Obstetrics*, v. 95, n. 2, p. 115-120, 2006.

LEVY, A. *et al.* Maternal anemia during pregnancy is an independent risk factor for low birthweight and preterm delivery. *European Journal of Obstetrics & Gynecology and Reproductive Biology*, v. 122, n. 2, p. 182-186, 2005.

LIPE, B. C.; DUMAS, M. A.; ORNSTEIN, D. L. Von Willebrand disease in pregnancy. *Hematology/Oncology Clinics*, v. 25, n. 2, p. 335-358, 2011.

LOPS, V. R.; HUNTER, L. P.; DIXON, L. R. Anemia in pregnancy. *American Family Physician*, v. 51, n. 5, 1995.

LOUREIRO, M. M.; ROZENFELD, S. Epidemiologia de internações por doença falciforme no Brasil. *Revista de Saúde Pública*, v. 39, n. 6, p. 943-949, 2005.

MAIA, C. B. *et al.* Acute splenic sequestration in a pregnant woman with homozygous sickle-cell anemia. *Sao Paulo Medical Journal*, v. 131, p. 123-126, 2013.

MANNUCCI, P. M. Treatment of von Willebrand's disease. *The New England Journal of Medicine*, v. 351, n. 7, p. 683-694, 2004.

MANNUCCI, P. M.; TUDDENHAM, E. G. The hemophilias – from royal genes to gene therapy. *The New England Journal of Medicine*, v. 344, n. 23, p. 1773-1779, 2001.

MAO, M.; CHEN, C. Corticosteroid therapy for management of hemolysis, elevated liver enzymes, and low platelet count (HELLP) syndrome: a meta-analysis. *Medical Science Monitor: International Medical Journal of Experimental and Clinical Research*, v. 21, p. 3777-3783, 2015.

MILMAN, N. Iron prophylaxis in pregnancy – general or individual and in which dose? *Annals of Hematology*, v. 85, p. 821-828, 2006.

MILMAN, N. Prepartum anaemia: prevention and treatment. *Annals of Hematology*, v. 87, n. 12, p. 949-959, 2008.

MUGANYIZI, P. S.; KIDANTO, H. Sickle cell disease in pregnancy: trend and pregnancyoutcomes at a tertiary hospital in Tanzania. *PloS One*, v. 8, n. 2, p. e56541, 2013.

MUÑOZ, M. *et al.* Patient blood management in obstetrics: management of anaemia and haematinic deficiencies in pregnancy and in post-partum period: NATA consensus statement. *Transfusion Medicine*, v. 28, n. 1, p. 22-39, 2018.

NAGEL, R. L. Pleiotropic and epistatic effects in sickle cell anemia. *Current Opinion in Hematology*, v. 8, n. 2, p. 105-110, 2001.

NICHOLS, W. L. *et al.* Von Willebrand disease (VWD): evidence-based diagnosis and management guidelines, the National Heart, Lung, and Blood Institute (NHLBI) Expert Panel report (USA). *Haemophilia*, v. 14, n. 2, p. 171-232, 2008.

NOMURA, R. M. Y. *et al.* Acute chest syndrome in pregnant women with hemoglobin SC disease. *Clinics*, v. 64, n. 9, p. 927-928, 2009b.

NOMURA, R. M. Y. *et al.* Effects of maternal anemia on computerized cardiotocography and fetal biophysical profile. *Revista Brasileira de Ginecologia e Obstetrícia*, v. 31, n. 12, p. 615-620, 2009a.

NOMURA, R. M. Y. *et al.* Maternal and perinatal outcomes in pregnancies complicated by sickle cell diseases. *Revista Brasileira de Ginecologia e Obstetrícia*, v. 32, n. 8, p. 405-411, 2010.

NOMURA, R. M. Y.; IGAI, A. M. K. Anemias. *In*: ZUGAIB, M.; BITTAR, R. E. (eds.). *Protocolos Assistenciais da Clínica Obstétrica da Faculdade de Medicina da Universidade de São Paulo*. 5. ed. São Paulo: Atheneu; 2015. p. 145-159.

ORGANIZAÇÃO MUNDIAL DA SAÚDE. *Suplementação diária de ferro e ácido fólico em gestantes*. Genebra: OMS, 2013.

PACHECO, L. D.; SAADE, G. R.; JAMES, A. H. Von Willebrand disease, hemophilia and other inherited bleeding disoders in pregnancy. *Obstetrics and Gynecology*, v. 141, n. 3, p. 493-504, 2023.

PEYVANDI, F.; BIDLINGMAIER, C.; GARAGIOLA, I. Management of pregnancy and delivery in women with inherited bleeding disorders. *Seminars in Fetal and Neonatal Medicine*, v. 16, n. 6, p. 311-317, 2011.

POWARS, D. R. *et al.* Pregnancy in sickle cell disease. *Obstetrics and Gynecology*, v. 67, n. 2, p. 217-228, 1986.

RAJASEKHAR, A. *et al. 2013 Clinical practice guide on thrombocytopenia in pregnancy*. Washington, DC: American Society of Hematology, 2013.

REES, D. C. *et al.* Guidelines for the management of the acute painful crisis in sickle cell disease. *British Journal of Haematology*, v. 120, n. 5, p. 744-752, 2003.

RENEE, E.; MACLINTOK, C. Management ITP and thrombocytopenia in pregnancy. *Platelets*, v. 31, n. 3, p. 300-306, 2020.

REYNEN, E.; JAMES, P. Von Willebrand disease and pregnancy: a review of evidence and expert opinion. *Seminars in Thrombosis and Hemostasis*, v. 42, n. 7, p. 717-723, 2016.

RUGGERI, M. *et al.* Gestational thrombocytopenia: a prospective study. *Haematologica*, v. 82, n. 3, p. 341-342, 1997.

RUOCCO, R. M. S. A. Nutrição e ganho ponderal. *In*: ZUGAIB, M.; RUOCCO, R. M. S. A. (eds.). *Pré-natal*. 3. ed. São Paulo: Atheneu, 2005. p. 267-285.

SHIN, J. E. *et al.* Association of severe thrombocytopenia and poor prognosis in pregnancies with aplastic anemia. *PLoS One*, v. 9, n. 7, p. e103066, 2014.

SMITASIRI, S.; SOLON, F. S. Implementing preventive iron-folic acid supplementation among women of reproductive age in some Western Pacific countries: possibilities and challenges. *Nutrition Reviews*, v. 63, n. 12, p. S81-S86, 2005.

STAMILIO, D. M.; MACONES, G. A. Selection of delivery method in pregnancies complicated by autoimmune thrombocytopenia: a decision analysis. *Obstetrics and Gynecology*, v. 94, n. 1, p. 41-47, 1999.

STIBBE, K. J.; WILDSCHUT, H. I.; LUGTENBURG, P. J. Management of aplastic anemia in a woman during pregnancy: a case report. *Journal of medical case reports*, v. 5, n. 66, p. 1-5, 2011.

SZARFAC, S. C. A anemia nutricional entre gestantes atendidas em centros de saúde do estado de São Paulo (Brasil). *Revista de Saúde Pública*, v. 19, p. 450-457, 1985.

TICHELLI, A. *et al.* Outcome of pregnancy and disease course among women with aplastic anemia treated with immunosuppression. *Annals of Internal Medicine*, v. 137, n. 3, p. 164-172, 2002.

TSUN, P. M. *et al.* Sickle cell disease in pregnancy: twenty years of experience at Grady Memorial Hospital, Atlanta, Georgia. *American Journal of Obstetrics and Gynecology*, v. 184, n. 6, p. 1127-1130, 2001.

VAN ENK, A. *et al.* Maternal death due to sickle cell chronic lung disease. *BJOG: An International Journal of Obstetrics & Gynaecology*, v. 99, n. 2, p. 162-163, 1992.

VERDY, E. *et al.* Longitudinal analysis of platelet count and volume in normal pregnancy. *Thrombosis and Haemostasis*, v. 77, n. 04, p. 806-807, 1997.

VILLERS, M. S. *et al.* Morbidity associated with sickle cell disease in pregnancy. *American Journal of Obstetrics and Gynecology*, v. 199, n. 2, p. 125.e1-125.e5, 2008.

VRBENSKY, J. R. *et al.* The sensitivity and specificity of platelet autoantibody testing in immune thrombocytopenia: a systemic review and meta-analysis of a diagnostic test. *Journal of Thrombosis and Haemostasis*, v. 17, n. 5, p. 787-794, 2019.

WEBERT, K. E. *et al.* A retrospective 11-year analysis of obstetric patients with idiopathic thrombocytopenic purpura. *Blood*, v. 102, n. 13, p. 4306-4311, 2003.

WHITTAKER, P. G.; MACPHAIL, S.; LIND, T. Serial hematologic changes and pregnancy outcome. *Obstetrics and Gynecology*, v. 88, n. 1, p. 33-39, 1996.

WORLD HEALTH ORGANIZATION. *Haemoglobin concentrations for the diagnosis of anaemia and assessment of severity*. Vitamin and Mineral Nutrition Information System. Geneva: WHO, 2011. Disponível em: https://www.who.int/publications/i/item/WHO-NMH-NHD-MNM-11.1. Acesso em: 20 mar. 2010.

XIONG, X. *et al.* Anemia during pregnancy in a Chinese population. *International Journal of Gynecology & Obstetrics*, v. 83, n. 2, p. 159-164, 2003.

YERBY, M. S. Management issues for women with epilepsy: neural tube defects and folic acid supplementation. *Neurology*, v. 61, n. 6, supl. 2, p. S23-S26, 2003.

CAPÍTULO 53

Tromboembolismo e Gravidez

Venina Barros • Dênis José Nascimento • Eduardo Zlotnik

INTRODUÇÃO

Os eventos tromboembólicos estão entre as principais causas de morbidade e mortalidade materna no período gestacional e puerperal. Eles são a principal causa de morte materna em países desenvolvidos. Com a evolução dos cuidados hospitalares, as intervenções médicas conseguiram reduzir as taxas de óbitos maternos. Em países que controlaram as causas clássicas de morte materna direta, como infecção puerperal, eclâmpsia e hemorragia, o tromboembolismo venoso (TEV) desponta como a principal delas. A gestação representa uma barreira ao diagnóstico da complicação aguda mais letal do TEV, a embolia pulmonar (EP), causada em parte pela limitação ao uso de métodos de imagem que dependem de radiação.

A gestante apresenta os três componentes etiopatogênicos da tríade de Virchow: a) estase, decorrente da compressão das veias cava e ilíaca comum esquerda pelo útero gravídico e da diminuição do tônus venoso em virtude da ação miorrelaxante da progesterona; b) hipercoagulabilidade, secundária à indução da síntese hepática dos fatores VII, VIII e X de coagulação pelo estriol placentário, aumento do fibrinogênio e do inibidor do ativador do plasminogênio tipos I e II, e diminuição da síntese de proteína S; e c) lesão endotelial, que ocorre na nidação, remodelação endovascular das artérias uteroespiraladas e com a dequitação.

Durante a gestação, o risco de TEV aumenta de 5 a 10 vezes, podendo chegar a 20 a 30 vezes no puerpério, quando comparado ao de mulheres não gestantes de mesma idade. Após esse período, sua frequência diminui rapidamente, apesar do risco residual, que persiste por até 12 semanas pós-parto.

A trombose venosa profunda (TVP) de membros inferiores é responsável por 75 a 80% dos episódios de TEV na gestação. Aproximadamente dois terços das TVPs ocorrem no período antenatal e distribuem-se igualmente nos três trimestres. Entretanto, de 43 a 60% dos episódios de EP ocorrem nas primeiras 6 semanas do puerpério. Nas gestantes, as TVPs predominam ainda mais no membro inferior esquerdo (90% *versus* 55%) e no segmento ileofemoral (72% *versus* 9%) quando comparadas às não gestantes. Esse fato pode ser explicado pela acentuação da compressão da veia ilíaca comum esquerda pela artéria ilíaca comum direita contra a quinta vértebra lombar, causada pelo útero gravídico.

A prevalência do TEV é de 0,5 a 2,2 casos para cada 1.000 partos, dependendo da população estudada. A incidência absoluta de TEV na gestação e no puerpério foi de 107 por 100.000 mulheres-ano no Reino Unido e de 175 por 100.000 mulheres-ano na Dinamarca e no Canadá. A EP permanece como a principal causa de morte materna direta no Reino Unido; porém, houve queda significativa de mortalidade materna por EP no parto vaginal (de 1,56 por 100.000 partos em 2003 a 2005 para 0,70 por 100.000 partos em 2006-2008). Isso ocorreu em virtude da aplicação da primeira versão (2004) das diretrizes do Royal College of Obstetricians and Gynaecologists (RCOG) para redução do risco de TEV durante a gestação e o puerpério.

No Brasil, a epidemia de covid-19 nos anos de 2020-21 elevou de modo exponencial a mortalidade materna, segundo dados do Observatório Obstétrico Brasileiro do Ministério da Saúde (2022); a EP esteve associada a 75% dos casos de mortalidade materna no Hospital das Clínicas da Universidade de São Paulo. Um dado alarmante é a ausência de leitos de UTI voltados para gestantes com quadros graves como EP, eclâmpsia e hemorragias severas. No ano de 2023, ocorreram 477 mortes maternas, das quais 10 foram por TEV (2%) – dado muito semelhante ao de outros países em desenvolvimento. A prevenção do TEV na gestação, por meio de diretrizes, levando em conta os fatores de risco presentes e a consequente instituição de profilaxia mecânica e/ou farmacológica, é a melhor estratégia para reduzir essa nefasta intercorrência. A maioria dos casos de TEP é consequente à TVP. O tratamento da TVP reduz o risco de embolia pulmonar de 15% para 1%. Além do risco de TEP, a TVP também pode evoluir com síndrome pós-flebítica, que se manifesta com edema persistente ou mesmo ulcerações cutâneas do membro afetado. Nas gestantes, o tratamento dos fenômenos tromboembólicos não é isento de riscos, pois a anticoagulação favorece hemorragias maternas principalmente nas condições listadas na Tabela 53.1. Essas condições podem contraindicar ou modificar a terapia anticoagulante.

FATORES DE RISCO

Estima-se que de 79 a 89% das gestantes que morrem por EP apresentam ao menos um fator de risco identificável. A cesariana de urgência é fator de risco significativo, porém mulheres

Tabela 53.1 Principais contraindicações relativas à anticoagulação em gestantes e puérperas.

Fatores de risco para sangramento	
Sangramento ativo	Coagulopatia (plaquetopenia < 70 mil/mm³ ou RNI > 1,5) Alergia ou plaquetopenia induzidas por heparina
Hipertensão não controlada (≥ 180 × 110 mmHg)	Insuficiência renal (*clearance* de creatinina < 30 mℓ/min ou creatinina > 1,5 g/ℓ) Placenta prévia com sangramento Ruptura prematura das membranas ovulares com sangramento
Metástase hepática ou cerebral	Uso de drogas que interferem com a coagulação ou hemostasia (anti-inflamatórios, ácido acetilsalicílico)
Coleta de líquido cefalorraquidiano < 4 h	Cirurgia craniana ou ocular < 2 semanas Úlcera péptica ativa

RNI: relação internacional normalizada.

submetidas a parto vaginal estão, também, sob risco. O TEV prévio e a presença de trombofilia previamente diagnosticada são dois fatores de risco de TEV em gestantes que podem ser identificados antes da gravidez, durante a anamnese. Estudos relatam que as trombofilias hereditárias são observadas em 20 a 50% dos casos de ocorrência de TEV na gestação. Nas gestantes com TEV prévio, o risco de recorrência é 24,8 vezes maior.

Os dados relacionados a imobilidade e viagens de longa distância em gestantes são limitados; é preciso extrapolar os estudos de populações não gestantes. As diretrizes relativas a cuidados antenatais do Instituto Nacional de Excelência em Saúde e Cuidados (National Institute of Health and Care Excellence, NICE) e as recomendações do RCOG sobre viagens aéreas durante a gestação estabelecem que voos com duração superior a 4 horas aumentam o risco de TEV. Estudo caso-controle norueguês apontou aumento do risco de TEV em gestantes com índice de massa corporal (IMC) > 25 kg/m^2 e imobilização anteparto (definida como restrição ao leito por tempo igual ou superior a 1 semana antes do parto ou antes do diagnóstico de TEV), mostrando efeito multiplicador sobre o risco de TEV anteparto e pós-parto (risco: 40,1 e 62,3, respectivamente).

A admissão hospitalar durante a gravidez é associada ao aumento de 18 vezes no risco de TEV em comparação ao risco basal fora do hospital, e o risco permanece elevado após o parto, seis vezes maior, nos 28 dias seguintes. Na internação hospitalar, o risco é maior no terceiro trimestre de gravidez e em mulheres com mais de 40 anos. Os principais fatores de risco para TEV identificados em estudo recente realizado no Hospital das Clínicas da Universidade de São Paulo foram (*odds ratio*, intervalo de confiança [IC] 95%): idade ≥ 35 e < 40 anos (1,6; 1,4 a 1,8), paridade ≥ 3 (3,5; 3,0 a 4,0), idade ≥ 40 anos (4,8; 4,1 a 5,6), gestação múltipla (2,1; 1,7 a 2,5), IMC ≥ 40 kg/m^2 (5,1; 4,3 a 6,0), infecções graves (4,1; 3,3 a 5,1) e câncer (12,3; 8,8 a 17,2). A análise de interação desses fatores, ou seja, pacientes com vários fatores de risco elevam sobremaneira o risco de TEV e, consequentemente, a letalidade da EP. A adoção desse protocolo de avaliação do risco de TEV na maternidade do referido hospital zerou a mortalidade por EP até 3 meses pós-parto e reduziu em 87% a ocorrência de TEV.

O protocolo da Federação Brasileira das Associações de Ginecologia e Obstetrícia (Febrasgo) de prevenção do tromboembolismo em gestantes hospitalizadas e no puerpério detalha os fatores de alto, médio e baixo risco para trombose na gravidez e pós-parto (ver Tabela 53.1). Ver Capítulo 51, *Trombofilias e Gravidez*, para orientação de diagnóstico e tratamento das trombofilias hereditárias e adquiridas na gestação.

DIAGNÓSTICO

Trombose venosa profunda

O diagnóstico clínico se dá pela presença de edema, rubor, dor, empastamento da extremidade acometida, palpação de cordão endurecido, presença do sinal de Homan (dorsiflexão do pé provocando dor na panturrilha), diferença ≥ 2 cm entre a circunferência do membro afetado e normal.

Exames complementares podem ser solicitados:

- Ultrassonografia/Doppler: sensibilidade e especificidade próxima de 90% para veias proximais. Na gestação, há dificuldade na observação das veias ilíacas
- Ressonância magnética: é o método de escolha na suspeita de trombose das veias pélvicas.

Tromboembolismo pulmonar

O tromboembolismo pulmonar (TEP) durante a gestação é uma condição clínica complexa que demanda atenção e abordagem específicas. Os sintomas se confundem com sintomas fisiológicos da gestação, como edema e dispneia.

O diagnóstico do TEP na gestação ainda é um desafio, mesmo que seja um período de alto risco, principalmente no pós-parto. Na gestação, deve-se buscar um diagnóstico com boa sensibilidade, para evitar diagnóstico excessivo, e minimizar o uso de exames com radiação e contraste.

Um resumo dos protocolos para diagnóstico da EP das diversas sociedades pode ser consultado em Cohen *et al.* (2020). A Figura 53.1 apresenta o fluxograma diagnóstico do TEP.

Ao diagnóstico clínico, os sinais e sintomas mais comuns são: dispneia de início súbito (73%), taquipneia (70%), dor pleurítica (66%), estertoração (51%), tosse (37%), taquicardia (30%), hemoptise (13%), B4 (24%). Nos casos mais graves, pode haver sinais de insuficiência cardíaca direita, hipotensão, convulsões e deterioração clínica. Os escores de Wells e Genebra não são aplicáveis à gestação. Rápida integração dos achados clínicos e laboratoriais deve ocorrer na chamada *golden hour* (hora de ouro). Parada cardíaca pode acontecer entre 1 e 2 horas depois da manifestação clínica em dois terços das EP fatais. Na vigência de alta suspeita clínica, a anticoagulação com heparina de baixo molecular (HBPM) deve ser iniciada antes dos exames de imagem.

Os exames complementares são:

- Laboratório: leucocitose, elevação da velocidade de hemossedimentação e da desidrogenase láctica (pouco específicas). A gasometria, em geral, revela diminuição da P_{O_2} (< 80 mmHg) e elevação da P_{CO_2} (> 30 mmHg); é excepcional a presença de TEP com P_{O_2} > 90 mmHg
- Eletrocardiograma (ECG): taquicardia, inversão inespecífica da onda T; sinais de sobrecarga cardíaca direita, S1, Q3 e T3 podem estar presentes apenas nos casos de embolização mais extensa
- Radiografia de tórax: a radiografia de tórax ainda tem lugar, pois pode ser realizada na gestação e ajuda nos diagnósticos diferenciais, como pneumonia ou pneumotórax. Quando se apresenta normal, a chance de prescindir da cintilografia é maior, quando comparado a exames alterados. Pode-se encontrar área de infiltrado, atelectasias, elevação diafragmática, derrame pleural, imagem em cunha com diminuição de vascularização (sinal de Westermark). Avalia presença de outras patologias: pneumonias, cardiopatias etc.
- Dímero D: a determinação dos níveis do dímero D, que é um produto de degradação de fibrina, tem ajudado no diagnóstico dos fenômenos tromboembólicos fora do ciclo gravídico-puerperal. Entretanto, os níveis do dímero D aumentam fisiologicamente durante a gestação e, após partos não complicados, podendo chegar a dez vezes o seu valor normal. Outros estados mórbidos, como doença hipertensiva específica da gravidez (DHEG), descolamento prematuro da placenta (DPP), insuficiência cardíaca congestiva e câncer, também podem elevar o dímero D. Assim, em obstetrícia, esse marcador não deve ser usado na avaliação da suspeita de TEV na gestação ou no pós-parto recente
- Ecocardiografia: a ecocardiografia transtorácica é um instrumento valioso na avaliação de pacientes com suspeita de TEP. Embora esse método não forneça o diagnóstico de certeza, é capaz de apontar sinais indiretos, como o aumento de volume e/ou pressão em câmaras direitas, especialmente

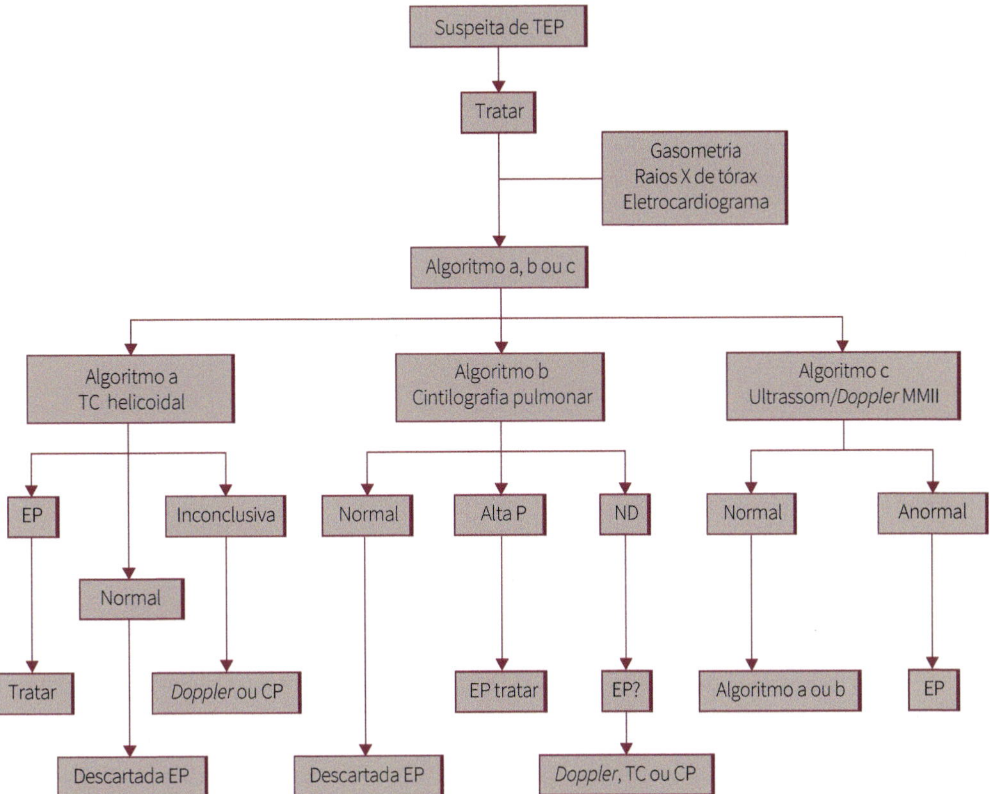

Figura 53.1 Fluxograma para o diagnóstico de tromboembolismo pulmonar em gestantes/puérperas hemodinamicamente estáveis. Anticoagulação com heparina de baixo peso molecular. Alta P: alta probabilidade; CP: cintilografia pulmonar; EP: embolia pulmonar; MMII: membros inferiores; ND: não definitivo; TC: tomografia computadorizada; TEP: tromboembolismo pulmonar. (Adaptada de: Middeldorp, 2011.)

em pacientes que não apresentavam essas alterações previamente. Entretanto, tais alterações podem estar presentes apenas em casos de EP de médio ou grande porte. Em casos em que se faz o diagnóstico de disfunção ventricular direita, é um fator de risco de mortalidade independente

- Cintilografia pulmonar: o estudo de ventilação/perfusão (V/Q) é o método mais utilizado para diagnosticar TEP na gestação. Em gestantes, a dose de radiação pode ser minimizada dividindo-se o exame em duas partes, inicialmente realizando a perfusão com dose de radiação pequena (320 a 360 µGy). Se a perfusão é normal, exclui-se o diagnóstico de TEP; porém, se é anormal, complementa-se o exame com ventilação. A dose total de radiação recebida no estudo completo V/Q é entre 370 e 540 µGy e está de acordo com o intervalo aceitável para a dose cumulativa de radiação para o feto (50.000 µGy ou 5 rads). Quando realizada no puerpério, deve-se evitar a amamentação por até 15 horas após o exame. As desvantagens do método são a baixa disponibilidade em serviços de urgência e o longo tempo de aquisição da imagem
- Angiotomografia de tórax (ATCT): pode substituir a cintilografia pulmonar no diagnóstico de TEP; tem valor preditivo negativo de 100% e valor preditivo positivo de 94%. É capaz de apontar o diagnóstico até em embolias segmentares. Entretanto, algumas casuísticas apontam exames tecnicamente inadequados em 17 a 36% dos casos. A dose de radiação recebida pelo feto é de cerca de 130 µGy, sendo considerada segura (até 50 mGy). A sensibilidade é baixa para trombos subsegmentares. Vasos horizontalizados no lobo médio e língula, bem como na periferia do pulmão, podem ser mal visualizados. Linfonodos podem resultar em resultados falso-positivos. A probabilidade de anafilaxia fatal com os agentes de contraste da ATCT é muito baixa (1/170.000; variação de 1/70.000 a 1/1.000.000)
- Angiografia: é o padrão-ouro para o diagnóstico de TEP, mas tem morbidade de 1 a 5% e mortalidade de 0,5%. Recomenda-se apenas quando houver indicação cirúrgica ou na impossibilidade de estabelecer o diagnóstico por outros métodos.

Em virtude da impossibilidade de estabelecer a superioridade de um método diagnóstico sobre o outro, a decisão final de quais testes realizar e a sequência dos testes a serem realizados deve ser tomada levando em consideração a disponibilidade do serviço. Os exames radiológicos descritos estão na margem de segurança (Tabela 53.2), mas devem ser avaliados em conjunto com o quadro clínico e a idade gestacional. Todos os métodos diagnósticos são passíveis de falha, e frente a forte suspeita clínica, o tratamento deve ser iniciado.

O diagnóstico diferencial da embolia pulmonar compreende insuficiência cardíaca, pneumotórax e pneumonia.

TRATAMENTO

O tratamento anticoagulante aqui descrito vale tanto para os casos de TVP quanto para os de TEP.

- Medidas gerais: repouso, elevação dos membros, uso de meias elásticas de alta compressão e deambulação precoce assim que diminuírem os sinais flogísticos. Nos casos de TEP, devem ser utilizadas as medidas de suporte e o tratamento das insuficiências cardíacas e respiratórias. As pacientes em estado mais grave devem ser tratadas com cuidados de terapia intensiva

Tabela 53.2 Quantidades estimadas de radiação absorvida em procedimentos usados para diagnosticar embolia pulmonar.

Teste	Exposição estimada à radiação fetal (mGy)[um]	Estimativa da exposição materna ao tecido mamário (mGy)[um]
Raios X ao tórax	< 0,01	< 0,1
• Cintilografia pulmonar de perfusão com albumina marcada com tecnécio-99m • Dose baixa: ~40 MBq • Alta dose: ~200 MBq	• 0,02 a 0,20 • 0,20 a 0,60	• 0,16 a 0,5 • 1,2
Ventilação pulmonar	0,10 a 0,30	< 0,01
CTPA	0,05 a 0,5	3 a 10

A dose de radiação absorvida é expressa em mGy para refletir a exposição à radiação em órgãos isolados, ou no feto, como resultado de várias técnicas de diagnóstico. CTPA: angiotomografia pulmonar computadorizada; EP: embolia pulmonar; MBq: megabecquerel; mGy: miligray. (Adaptada de: Konstantinides *et al.*, 2020.)

- Anticoagulação: fase aguda – HBPM nas seguintes doses: enoxaparina 1 mg/kg, de 12 em 12 horas, ou dalteparina 100 UI/kg, de 12 em 12 horas. Prefere-se a HBPM à heparina não fracionada (HNF) pela comodidade de manuseio, por menores incidências de sangramentos, osteoporose e plaquetopenia, além da desobrigação do controle contínuo com coagulograma. A monitorização do tratamento é feita com a dosagem da atividade do fator X ativado (anti-Xa), após pelo menos 4 dias do uso da medicação e coleta após 4 horas da aplicação do medicamento. O valor considerado terapêutico do anti-Xa é de 0,6 a 1
- Manutenção: as pacientes com TVP ou TEP na gestação devem permanecer anticoaguladas durante toda a gestação até 6 semanas de puerpério. Caso o fenômeno tromboembólico tenha ocorrido no final da gestação ou puerpério, o período mínimo de anticoagulação é de 3 a 6 meses. No puerpério, pode-se manter a dose de HBPM utilizada na gestação ou realizar sua substituição por varfarina, mantendo-se a HBPM até que se atinja nível terapêutico do anticoagulante oral (relação normalizada internacional [RNI] de 2 a 3, suspendendo-se, assim, a HBPM).

Na ausência de HBPM, pode-se utilizar a HNF na seguinte posologia:

- Fase aguda: HNF intravenosa (IV), administrando-se dose de ataque em *bolus* de 5.000 UI e depois 1.000 UI/hora em bomba de infusão contínua. O controle da anticoagulação estará adequado ao tempo de tromboplastina parcial ativada (TTPA) entre 1,5 e 2,5 vezes o valor do controle. Inicialmente, o TTPA deve ser monitorado a cada 6 horas, até atingir a dose terapêutica; com a estabilização do quadro, pode-se fazer o controle diariamente. A anticoagulação IV é mantida durante 7 a 10 dias. Depois, inicia-se tratamento de manutenção
- Manutenção: administração da HNF subcutânea (SC), iniciando-se com dose de 10.000 UI a cada 8 horas e depois se ajusta a dose pelo TTPA, que deve situar-se entre 1,5 e 2,5 vezes o valor normal, colhido entre 6 e 8 horas após a aplicação da heparina.

Risco de sangramento e efeitos adversos na vigência de anticoagulação

Todas as pacientes devem ser avaliadas para o risco de sangramento antes da introdução da anticoagulação (ver Tabela 53.1). Na vigência de qualquer forma de anticoagulação, as pacientes devem ser reavaliadas caso ocorram esses fatores de risco. Nessa situação, pode ser necessária a modificação da dose ou mesmo a suspensão da anticoagulação em virtude do risco de efeito adverso.

Pacientes hemodicamente instáveis

Na vigência de paciente hemodinamicamente instável ou em choque hemodinâmico, em que há alta suspeita de TEP, a realização de angiotomo é considerada não segura. Nessa situação, avalia-se com ecocardiograma à beira do leito. Se houver estabilidade hemodinâmica, inicia-se imediatamente anticoagulação IV. Se há persistência da instabilidade, o tratamento fibrinolítico deve ser iniciado (em UTI). A mortalidade materna nessas situações pode ser superior a 55%.

A trombólise é uma alternativa terapêutica quando temos o diagnóstico de certeza do TEP e instabilidade hemodinâmica, que são casos de alta mortalidade.

Em estudo de Hobohm *et al.* (2020), 1.846 casos de internações por TEP na gestação foram analisados na Alemanha durante 12 anos (2005-2016). Das pacientes que estavam com insuficiência hemodinâmica, 37,8% fizeram trombólise, mas 37,0% faleceram.

Os resultados têm melhorado com adequados diagnóstico, indicação e tratamentos. A análise de desfechos maternos e fetais, bem como a avaliação dos riscos associados, contribui para a compreensão mais abrangente do papel da trombólise na gestação, observando as contraindicações como dissecção de aorta, doença cerebrovascular, trauma encefálico e cirurgia abdominal na última semana. O uso de agentes de terceira geração e indicações em casos de alta probabilidade diminuem os riscos. Ainda assim, o óbito fetal chega a 12% dos casos.

A trombólise sistêmica pode ser feita com plasminogênio tecidual recombinante (tPA), como a alteplase 100 mg em 2 horas ou estreptoquinase ou uroquinase com bons resultados. Essas podem ser usadas IV direta ou com cateter pulmonar direcionado ao trombo. Em virtude do risco de sangramento intracraniano (8%), o procedimento dever ser evitado em casos leves ou moderados. O risco de sangramento aumentado pós-parto ocorre se o procedimento for realizado 72 horas antes do nascimento.

CONDUTA NO PARTO

Para possibilitar a suspensão temporária da HBPM, o parto deve ser programado entre 38 e 40 semanas. A HBPM é suspensa 12 horas antes do parto quando em dose profilática, e 24 horas antes do parto quando em dose terapêutica – medida que permitirá a raquianestesia ou peridural. A via de parto é obstétrica, não havendo contraindicação à maturação artificial do colo nem à indução do trabalho de parto. Sendo parto vaginal ou cesárea, a paciente deve permanecer com uso de meias elásticas durante o procedimento.

Pacientes em uso de heparina devem ser orientadas a não administrar a dose do fármaco caso apresentem contrações ou perda de líquido, dirigindo-se ao hospital ao qual estão referenciadas.

No caso de pacientes com trombose venosa muito recente (< 30 dias) ou pacientes com altíssimo risco de trombose (próteses valvares mecânicas, trombo intracardíaco etc.), deve-se fazer a transição da HBPM para a bomba de infusão com HNF na dosagem de 1.000 UI/hora, que deve ser suspensa apenas 4 horas antes do parto normal ou cesárea.

CONDUTA NO PUERPÉRIO

Todas as pacientes devem ser avaliadas quanto aos riscos de TEV no pós-parto (Tabela 53.3). A heparina, quando indicada, deve ser reintroduzida após 8 a 12 horas do parto, seja vaginal, seja cesárea. Deve-se sempre estimular a deambulação precoce; o uso de meias elásticas de compressão, sempre que possível, e o uso de compressor vascular intermitente sempre deve ser indicado. Essas medidas devem ser aplicadas já no intraoperatório nas pacientes com obesidade grave (IMC > 40 kg/m^2), em gestação gemelar, durante cirurgias de medicina fetal prolongadas, durante a gravidez, nas pacientes com edema importante de membros inferiores, nas pacientes com hemorragia > 1 litro e nas cesáreas com duração > 1 hora, bem como nas pacientes com qualquer limitação para deambulação precoce (depressão grave, problemas ortopédicos ou neurológicos).

CONSIDERAÇÕES FINAIS

Uma avaliação formal do risco de TEV deve ser realizada no início da gravidez, na hospitalização para o parto e/ou tratamento clínico, no pós-parto ou se os fatores de risco mudarem. A EP ou o TEV estão entre as principais causas de óbito materno evitável e podem ser prevenidos em até 95% dos casos com a adoção de um escore formal e sistemático de risco para todas as gestantes.

A TVP é mais comum na gravidez do que no pós-parto e ocorre igualmente nos três trimestres da gravidez. O risco de EP é maior no puerpério do que na gravidez, e a letalidade da EP é tanto maior quanto mais fatores de risco estiverem presentes, e depende também da gravidade dos fatores de risco.

Os fatores de risco para TEV na gravidez e no pós-parto aumentaram na última década em virtude do aumento mundial da obesidade na população, gestação com idade materna > 35 anos, associação de câncer e gravidez (particularmente câncer de mama) e aumento das gestações múltiplas.

O diagnóstico clínico e laboratorial da EP ainda é desafiador em virtude das particularidades da gestante e da resistência ao uso de métodos de imagem com radiação, apesar da biossegurança comprovada desses métodos. A ATCT tem altas sensibilidade e especificidade, porém existem dificuldades diagnósticas em gestantes que ainda estão sendo avaliadas em protocolos de estudo.

O tratamento da TEV dever ser realizado com HBPM. Varfarina e inibidores diretos da coagulação não devem ser utilizados na gravidez em virtude da alta passagem placentária. Na amamentação, a varfarina pode ser utilizada e os inibidores diretos da coagulação são reservados, atualmente, para mulheres que não vão amamentar.

Tabela 53.3 Fatores de risco para tromboembolismo venoso (TEV) na hospitalização de gestantes e puérperas.

Trombose e trombofilias			Pontos
TEV prévio	Ocorrido enquanto em uso de hormônios (contraceptivo combinado, reposição hormonal)		3
	Ocorrido na gestação ou puerpério		3
	Relacionado à cirurgia de grande porte		2[a]
	Sem fator desencadeante ou idiopático		3
Trombofilia	De alto risco	Antitrombina III	3
		Síndrome antifosfolípide (critério clínico + laboratorial)	3
		FVL em homozigose	3
		Mutação da protrombina em homozigose	3
	De baixo risco	FVL em heterozigose	2
		Mutação da protrombina em heterozigose	2
		Deficiência de proteína C	2
		Deficiência de proteína S	2
		Anticorpos antifosfolípides (sem SAF)	2
Comorbidades clínicas e cirúrgicas			
Covid-19: casos graves ou moderados			3
Anemia falciforme			3
Cardiopatias	Prótese valvar mecânica		3
	Fibrilação ou *flutter* atrial		3
	Hipertensão pulmonar e/ou síndrome de Eusenmenger		3
	Miocardiopatia dilatada		3

(*continua*)

Tabela 53.3 Fatores de risco para tromboembolismo venoso (TEV) na hospitalização de gestantes e puérperas. *(Continuação)*

Trombose e trombofilias		Pontos
Proteinúria ≥ 3,5 g/24 h		3
Doença reumatológica em atividade (necessitando internação)		3
Doença inflamatória intestinal (necessitando internação)		3
Neoplasias malignas	Câncer de pulmão ou estômago	3
	Outros cânceres ativos nos últimos 6 meses	2
	Quimioterapia nos últimos 6 meses	2
Patologias cianóticas específicas (policitemia vera, policitemia familiar congênita, DPOC, sarcoidose pulmonar)		2
Infecções graves		3
Desidratação/hiperêmese		1
Procedimento cirúrgico na gravidez ou puerpério		1
Varizes de grosso calibre		1
Tabagismo > 10 cigarros/dia		1
Condições clínicas		
Idade ≥ 40 anos		2
IMC > 40 kg/m²		2
Imobilidade no leito > 4 dias	c/ IMC ≥ 30 kg/m²	3
	c/ IMC < 30 kg/m²	2
Cesariana de urgência		1[b]
Hemorragia superior a 1.000 mℓ, necessitando transfusão		2
Gestação múltipla		1[c]
Multiparidade (≥ 3 partos prévios)		1
Pré-eclâmpsia grave		1
Natimorto sem causa aparente		1[b]
	SOMA	

[a]Pontua 2 na gestação, pontua 3 no puerpério. Pontuação ≥ 3 indica anticoagulação profilática. [b]Pontua somente no puerpério. [c]Pontua somente na gestação. DPOC: doença pulmonar obstrutiva crônica; FVL: fator V de Leiden; IMC: índice de massa corporal; SAF: síndrome antifosfolípide. (Fonte: Febrasgo, 2021; Barros *et al.*, 2023.)

REFERÊNCIAS BIBLIOGRÁFICAS

ANDERSON, F.A. Jr.; SPENCER, F. A. Risk factors for venous thromboembolism. *Circulation*, v. 107, n. 23, Suppl. 1, p. I9-16, 2003.

ANDERSON, F. A. Jr. *et al.* A population-based perspective of the hospital incidence and case-fatality rates of deep vein thrombosis and pulmonary embolism. The Worcester DVT Study. *Archives of Internal Medicine*, v. 151, n. 5, p. 933-938, 1991.

BARROS, L. *et al.* Venous thromboembolism risk score during hospitalization in pregnancy: results of 10,694 prospective evaluations in a clinical trial. *Clinics (São Paulo, Brazil)*, v. 78, p. 100230, 2023.

BENNESS, G. Intravenous contrast media: use and associated mortality. *The Medical Journal of Australia*, v. 156, n. 3, p. 218-219, 1992.

BLONDON, M. *et al.* Management of high-risk pulmonary embolism in pregnancy. *Thrombosis Research*, v. 204, p. 57-65, 2021.

BOURJEILY, G. *et al.* Pulmonary embolism in pregnancy. *Lancet*, v. 375, n. 9713, p. 500-512, 2010.

CANTWELL, R. *et al.* Saving mothers' lives: Reviewing maternal deaths to make motherhood safer: 2006-2008. The eighth report of the confidential Enquiries into maternal deaths in the United Kingdom. *British Journal of Obstetrics and Gynaecology*, v. 118, Suppl. 1, p. 1-203, 2011.

CHAN, W. S. *et al.* Predicting deep venous thrombosis in pregnancy: out in "LEFt" field? *Annals of Internal Medicine*, v. 151, n. 2, p. 85-92, 2009.

CHAN, W. S. *et al.* Suspected pulmonary embolism in pregnancy: clinical presentation, results of lung scanning, and subsequent maternal and pediatric outcomes. *Archives of Internal Medicine*, v. 162, n. 10, p. 1170-1175, 2002.

COHEN, S. L. *et al.* Comparison of international societal guidelines for the diagnosis of suspected pulmonary embolism during pregnancy. *The Lancet. Haematology*, v. 7, n. 3, p. e247-258, 2020.

FEDERAÇÃO BRASILEIRA DAS ASSOCIAÇÕES DE GINECOLOGIA E OBSTETRÍCIA (FEBRASGO). *Prevenção do tromboembolismo na gestante hospitalizada e no puerpério*. São Paulo: FEBRASGO, 2021a.

FEDERAÇÃO BRASILEIRA DAS ASSOCIAÇÕES DE GINECOLOGIA E OBSTETRÍCIA (FEBRASGO). *Tromboembolismo venoso na gestação*: diagnóstico e tratamento. São Paulo: FEBRASGO, 2021b.

GERHARDT, A.; SCHARF, R. E.; ZOTZ, R. B. Effect of hemostatic risk factors on the individual probability of thrombosis during pregnancy and the puerperium. *Thrombosis and Haemostasis*, v. 90, n. 1, p. 77-85, 2003.

GHERMAN, R. B. *et al.* Incidence, clinical characteristics, and timing of objectively diagnosed venous thromboembolism during pregnancy. *Obstetrics and Gynecology*, v. 94, n. 5, pt. 1, p. 730-734, 1999.

GREER, I. A. Thrombosis in pregnancy: updates in diagnosis and management. *Hematology*, v. 2012, p. 203-207, 2012.

HEIT, J. A. *et al.* Trends in the incidence of venous thromboembolism during pregnancy or postpartum: a 30-year population-based study. *Annals of Internal Medicine*, v. 143, n. 10, p. 697-706, 2005.

HEZELGRAVE, N. L. *et al.* Advising on travel during pregnancy. *British Medical Journal*, v. 342, p. d2506, 2011.

HOBOHM, L. *et al.* Fatality rates and use of systemic thrombolysis in pregnant women with pulmonary embolism. *European Journal of Heart Failure*, v. 7, n. 5, p. 2365-2372, 2020.

JACOBSEN, A. F.; SKJELDESTAD, F. E.; SANDSET, P. M. Incidence and risk patterns of venous thromboembolism in pregnancy and puerperium--a register-based case-control study. *American Journal of Obstetrics and Gynecology*, v. 198, n. 2, p. 233.e1-7, 2008.

KAMEL, H. *et al.* Risk of a thrombotic event after the 6-week postpartum period. *The New England Journal of Medicine*, v. 370, p. 1307-1315, 2014.

KANE, E. V. *et al.* A population-based study of venous thrombosis in pregnancy in Scotland 1980-2005. *European Journal of Obstetrics, Gynecology, and Reproductive Biology*, v. 169, n. 2, p. 223-229, 2013.

KNIGHT, M. *et al.* (eds.) on behalf of MBRRACE-UK. *Saving Lives, Improving Mothers' Care* – Lessons learned to inform maternity care from the UK and Ireland Confidential Enquiries into Maternal Deaths and Morbidity 2017-19. Oxford: National Perinatal Epidemiology Unit, University of Oxford 2021.

KONSTANTINIDES, S. T. *et al.* 2019 ESC Guidelines for the diagnosis and management of acute pulmonary embolism developed in collaboration with the European Respiratory Society (ERS). *European Heart Journal*, v. 41, n. 4, p. 543-603, 2020.

LEWIS, G. The Confidential Enquiry into Maternal and Child Health (CEMACH). *Saving mothers' lives*: reviewing maternal deaths to make motherhood safer 2003-2005. The seventh report of the Confidential Enquiries into Maternal Death in the United Kingdom. London: CEMACH, 2007.

LINDQVIST, P.; DAHLBÄCK, B.; MARŜÁL, K. Thrombotic risk during pregnancy: a population study. *Obstetrics and Gynecology*, v. 94, n. 4, p. 595-599, 1999.

LIU, S. *et al.* Epidemiology of pregnancy-associated venous thromboembolism: a population-based study in Canada. *Journal of Obstetrics and Gynaecology Canada*, v. 31, n. 7, p. 611-620, 2009.

LIU, S. *et al.* Maternal mortality and severe morbidity associated with low risk planned cesarean delivery *versus* planned vaginal delivery at term. *Canadian Medical Association Journal*, v. 176, n. 4, p. 455-460, 2007.

MARTILLOTTI, G. *et al.* Treatment options for severe pulmonary embolism during pregnancy and the postpartum period: a systematic review. *Journal of Thrombosis and Haemostasis*, v. 15, n. 10, p. 1942-1950, 2017.

MCCOLL, M. D.; WALKER, I. D.; GREER, I. A. The role of inherited thrombophilia in venous thromboembolism associated with pregnancy. *British Journal of Obstetrics and Gynaecology*, v. 106, n. 8, p. 756-766, 1999.

MIDDELDORP, S. How I treat pregnancy-related venous thromboembolism. *Blood*, v. 118, n. 20, p. 5394-5400, 2011.

OBSERVATÓRIO OBSTÉTRICO BRASILEIRO. Óbitos de Gestantes e Puérperas, 2022. Disponível em: https://www.synapse.org/Synapse:syn44144271.

ORGANIZAÇÃO PAN-AMERICANA DA SAÚDE (OPAS). *Saúde materna*. Disponível em: https://www.paho.org/pt/node/63100.

RAMSAY, R. *et al.* The problem of pulmonary embolism diagnosis in pregnancy. *British Journal of Haematology*, v. 170, n. 5, p. 727-728, 2015.

RAY, J. G.; CHAN, W. S. Deep vein thrombosis during pregnancy and the puerperium: a meta-analysis of the period of risk and the leg of presentation. *Obstetrical and Gynecological Survey*, v. 54, n. 4, p. 265-271, 1999.

RIGHINI, M. *et al.* Predicting deep venous thrombosis in pregnancy: external validation of the LEFT clinical prediction rule. *Haematologica*, v. 98, n. 4, p. 545-548, 2013.

ROYAL COLLEGE OF OBSTETRICIANS & GYNAECOLOGISTS (RCOG). *Air travel and pregnancy* (Scientific Impact Paper No. 1). London: RCOG, 2013.

ROYAL COLLEGE OF OBSTETRICIANS & GYNECOLOGISTS (RCOG). Reducing the risk of venous thromboembolism during pregnancy and the puerperium. *RCOG Green Top Guideline*, n. 37a, p. 1-40, 2015.

SAY, L. *et al.* Global causes of maternal death: a WHO systematic analysis. *The Lancet Global Health*, v. 2, n. 6, p. e323-333, 2014.

SHAHIR, K. *et al.* Pulmonary embolism in pregnancy: CT pulmonary angiography versus perfusion scanning. *AJR American Journal of Roentgenology*, v. 195, n. 3, p. W214-220, 2010.

SIMCOX, L. E. *et al.* Pulmonary thrombo-embolism in pregnancy: diagnosis and management. *Breathe (Sheffield, England)*, v. 11, n. 4, p. 282-289, 2015.

SIMPSON, E. L. *et al.* Venous thromboembolism in pregnancy and the puerperium: incidence and additional risk factors from a London perinatal database. *British Journal of Obstetrics and Gynaecology*, v. 108, n. 1, p. 56-60, 2001.

STEWART, L. K.; KLINE, J. A. Fibrinolytics for the treatment of pulmonary embolism. *Translational Research*, v. 225, p. 82-94, 2020.

SULTAN, A. A. *et al.* Risk of first venous thromboembolism in pregnant women in hospital: population-based cohort study from England. *British Medical Jornal*, v. 347, p. f6099, 2013.

SULTAN, A. A. *et al.* Risk of first venous thromboembolismogy in and around pregnancy: a population-based cohort study. *British Journal Haematology*, v. 156, n. 3, p. 366-373, 2012.

THE OPTICA STUDY – the optimized computed tomography pulmonary angiography (CTPA) in pregnancy, quality and safety study (OPTICA). (NCT04179487). Disponível em: clinicaltrials.gov/study/NCT04179487#study-record-dates.

VIRKUS, R. A. *et al.* Venous thromboembolism in pregnant and puerperal women in Denmark 1995-2005: A national cohort study. *Thrombosis and Haemostasis*, v. 106, n. 2, p. 304-309, 2011.

WON, H. S. *et al.* Pregnancy-induced hypertension, but not gestational diabetes mellitus, is a risk factor for venous thromboembolism in pregnancy. *Korean Circulation Journal*, v. 41, n. 1, p. 23-27, 2011.

CAPÍTULO 54

Drogas Lícitas e Ilícitas Durante a Gravidez

Corintio Mariani Neto • Venina Barros • André Leiva • Sergio Nicastri • Conceição Aparecida de Mattos Segre • Helenilce de Paula Fiod Costa • Hermann Grinfeld

DROGAS LÍCITAS

Álcool

Atualmente, o álcool é considerado uma droga legal amplamente consumida em todo o mundo. A Organização Mundial da Saúde (OMS), em relatório publicado em 2014, estima que 2 bilhões de pessoas (aproximadamente 32% da população mundial) são consumidoras de álcool, sendo responsável por 3,3 milhões de mortes por ano (OMS, 2014). Como o álcool é destituído de conotação pejorativa como as drogas ditas ilícitas, seu consumo é facilmente aceito pela sociedade. O fácil acesso, o baixo custo e a elevada tolerância social fazem com que o consumo de álcool seja cada vez mais difundido e estimulado pela propaganda, tornando-se a substância psicoativa mais consumida no mundo.

Destaque-se que a biodisponibilidade do álcool na mulher é maior do que no homem em função da sua maior capacidade de absorção, maior proporção de gordura corpórea, menor quantidade de água corpórea e menor atividade da álcool-desidrogenase gástrica, de modo que as mulheres apresentam concentrações sanguíneas maiores de álcool do que os homens depois de ingerir quantidades equivalentes (Frezza *et al.*, 1990).

Hoje está bem demonstrado que o consumo de álcool por uma gestante pode atingir o embrião/feto de várias formas e graus de intensidade, levando-o a apresentar diversas manifestações, como alterações faciais, que caracterizam a chamada "síndrome alcoólica fetal (SAF)"; atraso no crescimento; alterações em diferentes órgãos, sistemas e aparelhos, principalmente no sistema nervoso central (SNC), incluindo retardo mental e desordens de comportamento, sendo reconhecido hoje em dia como um grave problema de saúde pública (Segre, 2017).

O álcool ingerido pela gestante passa para a circulação fetal em 1 a 2 horas após a ingestão, permanecendo no líquido amniótico, que se transforma em um verdadeiro reservatório de álcool, no qual o feto fica mergulhado e, assim, submetido prolongadamente à sua ação tóxica.

Até o momento, não se conhecem níveis seguros de consumo de álcool durante a gravidez que garantam o nascimento de uma criança isenta dos efeitos tóxicos do álcool (Denny *et al.*, 2017). Além disso, outros elementos podem interferir no aparecimento desses resultados, como fatores genéticos (tanto da mãe como do próprio filho), o estado nutricional materno, a forma e a época de consumo de álcool. Estima-se, de modo geral, que 5 a 10% de mães que ingerem álcool pesadamente venham a ter filhos afetados (Ungerer *et al.*, 2013).

Terminologia

As crianças afetadas pelo álcool na vida intrauterina podem ter problemas identificáveis ao nascimento ou nascer sem alterações aparentes, mas com consequências que surgirão mais tardiamente.

Em função da variabilidade significativa na expressão dos efeitos do álcool no recém-nascido (RN), desde a forma clássica da SAF até anormalidades menos importantes, faz-se necessário o conhecimento da terminologia adequada a cada situação. Assim, podem ocorrer as seguintes situações:

- SAF: é a forma mais grave, caracterizada por alterações faciais, falência de crescimento e distúrbios do neurodesenvolvimento
- Efeitos do álcool no feto ou síndrome alcoólica parcial
- Defeitos congênitos relacionados ao álcool
- Alterações do neurodesenvolvimento relacionadas ao álcool (Bertrand *et al.*, 2004).

Em 2004, a National Organization on Fetal Alcohol Syndrome (NOFAS), o National Institute of Health (NIH), o Centers for Disease Control and Prevention (CDC) e a Substance Abuse and Mental Health Services Administration definiram a sigla FASD (*fetal alcohol spectrum disorders*), que significa "desordens do espectro alcoólico fetal" em tradução livre) como um termo que abrange todas as consequências que podem ocorrer nas pessoas cujas mães beberam álcool durante a gestação. Na verdade, FASD não constitui um diagnóstico em si mesmo, mas é uma designação que abrange vários diagnósticos (Bertrand *et al.*, 2004).

Álcool e gravidez

A frequência do uso de bebida alcoólica durante a gestação varia muito de região para região. Dados da OMS apontam maior prevalência na Europa (25,2%, intervalo de confiança [IC] 95% 21,6 a 29,6), seguida pela região das Américas (11,2%, IC 95% 9,4 a 12,6) (Popova *et al.*, 2023). A ingestão de cinco ou mais doses de álcool de uma só vez, denominada *binge drinking*, no final da gravidez, e que seria responsável por maior frequência de SAF, ocorre em 1,4%, segundo publicação do CDC (Centers for Disease Control and Prevention, 2012).

No Brasil, não há dados oficiais. Estudo feito em maternidade pública de São Paulo, envolvendo 1.964 gestantes, identificou que 33,3% delas ingeriram álcool em algum momento da gestação e que 21,4% o fizeram até o final da gestação (Mesquita e Segre, 2009). Publicação recente, com 23.894 puérperas, aponta prevalência nacional de 14% (IC 95%: 13,3 a 14,7) (Cabral *et al.*, 2023).

O consumo de bebidas alcoólicas pela gestante pode levar ao abortamento, à prematuridade e ao aumento da mortalidade materna e da natimortalidade. Gestantes usuárias de álcool tendem a rejeitar cuidados pré-natais e apresentam maior frequência de sintomas depressivos e sinais de violência doméstica (Berg *et al.*, 2008; Manzolli *et al.*, 2010).

São considerados fatores de risco para consumo de álcool durante a gestação: idade materna maior que 25 anos, baixo nível socioeconômico e de escolaridade, coabitação com alcoolista(s), tabagismo, uso de drogas ilícitas, gestação não planejada, falta de assistência pré-natal e *binge drinking* 2 vezes/semana ou mais, entre outros (Mesquita e Segre, 2005; Esper e Furtado, 2014).

Fisiopatologia

Ao ser ingerido, o álcool entra na circulação e vai ao fígado, onde sofre um processo de oxidação, transformando-se em acetaldeído, que tem grande capacidade de difusão em todos os tecidos e líquidos corporais. Em gestante, como a placenta é totalmente permeável à passagem do álcool para o feto, a alcoolemia fetal fica bastante similar à materna rapidamente. Por outro lado, o álcool vai para o líquido amniótico, onde se acumula, tornando-se um verdadeiro reservatório, no qual o feto permanece mergulhado. Em cerca de 1 hora, os níveis de etanol no sangue fetal e no líquido amniótico são equivalentes aos do sangue da grávida. O acetaldeído, por sua vez, cruza a placenta, mas o nível dessa substância é variável. A placenta humana tem capacidade metabólica limitada para metabolização do álcool e o fígado fetal também não dispõe de um sistema eficaz para metabolizá-lo, de tal forma que a redução dos níveis de álcool se dá primordialmente pela sua reentrada na circulação materna (Segre *et al.*, 2017).

A ingestão do álcool pela gestante provoca vários distúrbios, tais como: alterações na transferência placentária de aminoácidos essenciais; hipoxia fetal crônica por vasoconstrição dos vasos placentários e umbilicais; proliferação celular indiferenciada em todo o SNC; disfunção hormonal em todas as glândulas de secreção interna; acúmulo de etil-ésteres de ácidos graxos nos vários tecidos do feto, secundário à imaturidade das enzimas hepáticas.

Os principais mecanismos para explicar os efeitos teratogênicos do álcool sobre o embrião em desenvolvimento incluem:

- Aumento do estresse oxidativo pela formação de radicais livres
- Distúrbio no metabolismo da glicose, proteínas, lipídios e no DNA
- Neurogênese diminuída e aumento da apoptose celular, em particular de células da crista neural.

As consequências finais são o atraso no crescimento intrauterino e a ocorrência de malformações congênitas (Nakhoul *et al.*, 2017).

Prevalência de síndrome alcoólica fetal

Atualmente, a SAF é considerada um grave problema de saúde pública, por ser a principal causa prevenível de retardo mental e teratogênese. Sua frequência pode ser até 100 vezes maior que a fenilcetonúria. É importante assinalar, ainda, que, para cada criança com SAF completa, há de três a dez crianças com FASD (Segre *et al.*, 2017).

A frequência da SAF completa no mundo é estimada entre um e três casos por 1.000 nascidos vivos e de FASD, de 7,7/1.000 indivíduos da população geral, dependendo de etnia e região, mas podem ocorrer grandes variações. A maior prevalência foi observada na Europa (19,8 por 1.000 habitantes, IC 95% 14,1 a 28,0), seguida pela região das Américas (8,8 por 1.000 habitantes, 95% IC 6,4 a 13,2), (Lange *et al.*, 2017; Popova *et al.*, 2023).

Em nosso meio, não há estatísticas oficiais sobre a incidência de SAF/FASD, embora alguns estudos e descrições pontuais referentes a essa frequência já tenham sido publicados, envolvendo uso concomitante com outras substâncias.

Em São Paulo, uma publicação de 1981 descreveu a ocorrência de SAF em 13 crianças filhas de 200 mães alcoolistas, correspondendo a 6,5%. Em 2009, Mesquita e Segre, estudando 1.964 binômios mãe-filho, em uma população carente do município de São Paulo, encontraram 1,5/1.000 nascidos vivos com SAF (3/1.964), mas 38,7/1.000 nascidos vivos com FASD (76/1.964), configurando alta prevalência de FASD.

Quadro clínico da síndrome alcoólica fetal

Crianças que nascem com SAF têm três grupos de alterações muito características:

- Dismorfismos faciais: fissuras palpebrais pequenas, ausência de filtro nasal, borda vermelha do lábio superior fina (Figura 54.1)
- Déficit de crescimento
- Alterações do SNC.

Além dessas, podem ocorrer outras alterações faciais, como prega do epicanto, nariz curto antevertido, retro ou micrognatia, microftalmia, implantação baixa de orelhas (Figura 54.2) e, mais raramente, ptose palpebral e estrabismo.

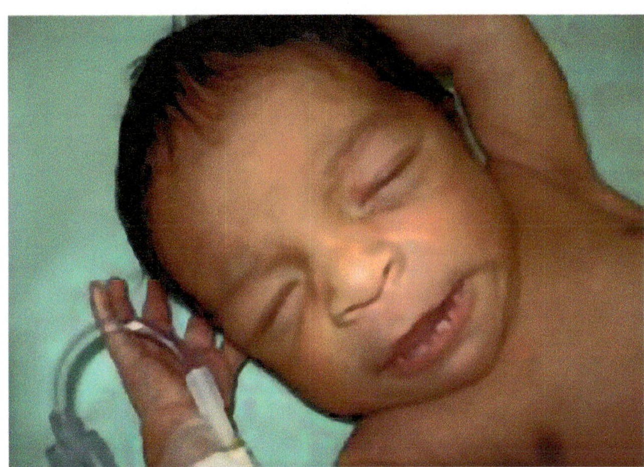

Figura 54.1 Fácies de recém-nascido com síndrome alcoólica fetal – fissuras palpebrais pequenas, filtro nasal liso, borda vermelha do lábio superior fina.

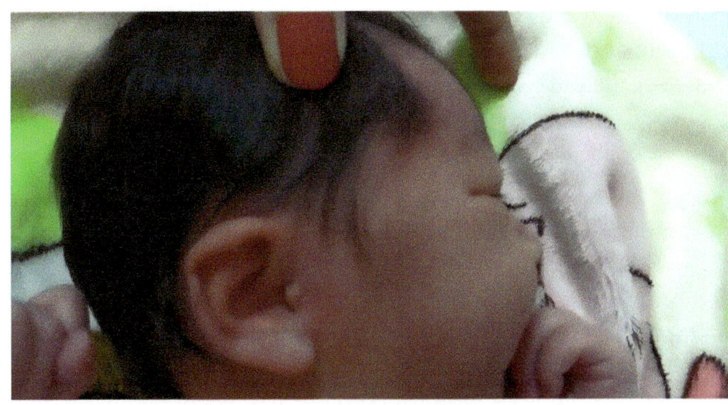

Figura 54.2 Orelha de implantação baixa.

O baixo peso ao nascer, consequente à restrição de crescimento intrauterino, faz parte do quadro clássico, podendo ocorrer também outras malformações em diferentes órgãos. A evidência mais forte até o momento está na ocorrência de hérnias (gastrósquise e onfalocele), fendas orais (fenda labial e fenda palatina) e defeitos cardíacos. Há evidências menos consistentes que apoiam a associação entre exposição pré-natal ao álcool e anomalias do sistema gastrintestinal, hérnia diafragmática, sistema geniturinário e defeitos do tubo neural (Dylag *et al.*, 2023).

O comprometimento do SNC, quando ocorre, é muito importante e grave, seja estrutural (microcefalia) ou funcional, a tal ponto que se pode dizer até mesmo que a SAF é muito mais uma alteração cerebral do que uma síndrome de características físicas (Segre, 2017).

O dismorfismo facial é atenuado ao longo do desenvolvimento da criança, dificultando o diagnóstico, mas permanecendo presentes o retardo mental (o QI médio dessas crianças varia de 60 a 70); os problemas de motricidade, de aprendizagem (principalmente matemática); as alterações de memória e de fala; o transtorno do déficit de atenção e hiperatividade (presente em 52,9% dos casos); as desordens auditivas e dificuldades para a resolução de problemas, principalmente na escola e no relacionamento com outras pessoas. Na vida adulta, ocorrem problemas de saúde mental (95% dos casos), tais como: confinamento em prisões, ou em centros de tratamento de drogas ou álcool, ou em instituições para doentes mentais (55%); problemas com a lei (60%); comportamento sexual inadequado (52%); incapacidade de viver de forma independente (82%); problemas com o emprego (70%); problemas de álcool e drogas (em mais de 50% dos indivíduos do sexo masculino e 70% dos indivíduos do sexo feminino) (Segre, 2017).

Diagnóstico

Etilismo

No período gestacional, o diagnóstico de etilismo é realizado com base em informações maternas obtidas por meio de perguntas diretas à gestante, ou por questionários desenvolvidos para identificar ingestão alcoólica. Tais questionários são conhecidos por suas siglas em inglês: *Alcohol Use Disorders Identification Test* (AUDIT); *Alcohol Use Disorders Identification Test – Consumption* (AUDIT-C); *Cut down, Annoyed, Guilty, Eye-opener* (CAGE); *Tolerance, Annoyed, Cut down, Eye-opener* (T-ACE); *Tolerance, Worry, Eye-opener, Cut down-K* (TWEAK[C]); *Car, Relax, Alone, Forget, Family, Trouble* (CRAFFT); *Rapid Alcohol Problems Screen – Quantity Frequency* (RAPS-QF).

Em nosso meio, tem sido recomendado o T-ACE, especificamente destinado a ser aplicado durante o pré-natal, conforme pode ser visto na Tabela 54.1 (Fabbri *et al.*, 2007).

Síndrome alcoólica fetal e desordens do espectro alcoólico fetal

No período neonatal, a caracterização de exposição ao álcool durante a gestação não é obrigatória para fazer o diagnóstico de SAF. Os dados clínicos de maior importância que constituirão indicativo de SAF completa são: restrição de crescimento, dismorfismo facial e comprometimento do SNC. O diagnóstico de FASD às vezes só é feito ao longo do desenvolvimento da criança, por seu mau desempenho escolar e ocorrência de distúrbios comportamentais (Segre, 2017).

Tabela 54.1 Estrutura e pontuação do questionário T-ACE.

T – Qual a quantidade que você precisa beber para se sentir desinibida ou "mais alegre"? (avaliar conforme o número de doses-padrão)*
Não bebo – 0 ponto
Até duas doses – 1 ponto
Três ou mais doses – 2 pontos
A – Alguém tem incomodado por criticar seu modo de beber?
Não – 0 ponto
Sim – 1 ponto
C – Você tem percebido que deve diminuir seu consumo de bebida?
Não – 0 ponto
Sim – 1 ponto
E – Você costuma tomar alguma bebida logo pela manhã para se manter bem ou para se livrar do "mal-estar" do dia seguinte (ressaca)?
Não – 0 ponto
Sim – 1 ponto
Pontuação final
0 ponto = risco ausente
≥ 2 pontos = alta suspeição para um consumo alcoólico de risco

*Consumo ocasional de 28 g ou mais de álcool absoluto corresponde ao padrão norte-americano de dois drinques-padrão, conforme o National Institute on Alcoholism and Alcohol Abuse. (Adaptada de: Fabbri *et al.*, 2007.)

Mais recentemente foi desenvolvida a pesquisa de marcadores, que seriam os etil-ésteres de ácidos graxos no cabelo, no cordão umbilical e no mecônio do RN, que podem identificar exposição ao álcool ocorrida a partir da 20ª semana gestacional (Burd e Hofer, 2008).

O diagnóstico diferencial no período neonatal inclui várias síndromes raras, mas, exceto a embriopatia do tolueno, nenhuma outra síndrome conhecida tem a tríade: fissuras palpebrais pequenas, borda vermelha do lábio superior fina e filtro nasal esmaecido ou liso.

Síndrome de abstinência

Com o nascimento, o RN que foi retirado de um ambiente uterino alterado pelo álcool pode apresentar manifestações clínicas que correspondem à síndrome de abstinência alcoólica já nos primeiros 2 dias de vida. Os sintomas são inespecíficos e incluem irritabilidade, hiperexcitabilidade, hipersensibilidade, hipotonia, tremores, excessiva tensão muscular com opistótono, alteração do padrão do sono, estado de alerta frequente, sudorese, taquipneia e apneia, recusa alimentar e dificuldade de vínculo (Segre, 2017).

Álcool e aleitamento materno

O álcool consumido pela mulher é transferido para o leite por difusão passiva em 30 a 60 minutos após a ingestão materna. O álcool não é galactagogo, ocorrendo mesmo ligeira redução da produção de leite, encurtando a duração da amamentação, promovendo, portanto, impacto negativo para a lactação e o desenvolvimento mental da criança (Sachs, 2013).

Tratamento

Etilismo

Recomenda-se uma breve avaliação do consumo de álcool intermediada por questionários específicos (p. ex., o T-ACE) para ajustar as intervenções porventura necessárias além do simples conselho para se abster (López *et al.*, 2017).

Programas de intervenções motivacionais curtas realizadas por profissionais treinados, como é o caso do projeto norte-americano CHOICES, com entrevistas de aconselhamento durando de 5 a 15 minutos, têm apresentado resultados animadores (Floyd *et al.*, 2007; Hanson e Pourier, 2016).

Entre os tratamentos psicoterápicos, destaca-se a terapia cognitiva comportamental, que aborda questões emocionais subjacentes, permitindo entender o que leva a dependente ao consumo abusivo de bebidas alcoólicas e também ensiná-la a lidar com problemas sem recorrer a essas substâncias (Carroll e Kiluk, 2017; Beck, 2018).

Outras maneiras de obter apoio para quem deseja a recuperação são os grupos de ajuda mútua, como o Alcoólicos Anônimos, especialmente para aqueles com inclinações espirituais, sem esquecer dos benefícios da terapia familiar, uma vez que a dependência afeta não só a gestante alcoolista, mas todos ao redor dela.

Além das intervenções psicoterápicas, existem medicamentos que auxiliam no tratamento, reduzindo a vontade de beber, a ansiedade e aliviando sintomas de abstinência. Entretanto, os três fármacos aprovados pela Food and Drug Administration (FDA) para esse fim, dissulfiram, naltrexona e acamprosato, são contraindicados durante a gestação, devido à falta de estudos conclusivos e bem controlados em mulheres grávidas (Santos e Andrade, 2022).

Por fim, a prática de atividade física ajuda a reduzir o risco de mortalidade e diminuir os desequilíbrios causados pelo álcool, como alterações no sono, fraqueza muscular, irritabilidade e baixa autoestima (Hallgren *et al.*, 2017).

Síndrome alcoólica fetal e desordens do espectro alcoólico fetal

Não há tratamento curativo para a SAF. O tratamento é meramente de suporte, baseado em intervenções que envolvem as autoridades de saúde, as escolas, as famílias e a sociedade como um todo (Segre, 2017). Uma equipe multiprofissional deve ser responsável por esse tipo de tratamento, que deve ser iniciado o mais precocemente possível, constituindo-se, dessa maneira, como fator protetor, tendo em vista a melhoria de resultados futuros do paciente, da família, da escola e da sociedade, ajudando, ainda, a diminuir os sentimentos de falência e culpa dos familiares. Embora ocorram desabilidades persistentes, esse suporte traz grandes benefícios para os pacientes e suas famílias. Os defeitos congênitos deles deverão ser tratados como em qualquer outra criança, conforme indicações pertinentes.

Por outro lado, os profissionais de saúde devem ser treinados para perguntar à gestante sobre seus hábitos, que incluem a ingestão de bebidas alcoólicas, bem como para reconhecer e diagnosticar FASD. A identificação de gestantes alcoolistas não é fácil e deve ser feita cuidadosamente para não provocar a estigmatização e alienação dessas pacientes.

Vale lembrar que, no Brasil, 75% dos consumidores abusivos acreditam que são moderados e apenas 13% reconhecem que bebem muito. Esta percepção sobre o próprio consumo pode contribuir para o fardo que o uso nocivo de álcool ainda impõe à sociedade brasileira (CISA, 2023) e serve de alerta para a abordagem do tema durante o pré-natal.

As intervenções farmacológicas são meramente sintomáticas. Medicações neurolépticas podem melhorar os resultados, e o uso de medicações estimulantes é controverso (Segre, 2017).

Os cuidados com as crianças com FASD envolvem atendimento médico, psicológico, social, ações legais e prevenção, por isso implicam custos muito elevados. Dados obtidos nos EUA, referentes a 2003, estimam cifras acima de US$ 5,4 bilhões por ano, sem incluir os custos indiretos, como perda de produtividade dos portadores da afecção. Esses dados deveriam ser usados como forte evidência científica apontando para a necessidade de políticas de saúde em relação à prevenção da SAF/FASD.

Prevenção

O principal fator para evitar o comprometimento do feto e do RN dos efeitos do álcool reside na prevenção. As alterações presentes no quadro de FASD são 100% preveníveis se a mulher se abstiver de ingerir álcool imediatamente antes da concepção e ao longo de toda a gestação. Em outras palavras, a recomendação para a mulher em idade fértil é de que *se beber, não engravide e se estiver grávida, não beba.*

Pelo não estabelecimento da quantidade segura de álcool durante a gravidez, entidades internacionais como a OMS, o CDC, a Academia Americana de Pediatria (AAP) e o Colégio Americano de Obstetras e Ginecologistas (ACOG) são muito enfáticas na recomendação de que mulheres grávidas, ou que planejam engravidar, ou que têm risco de engravidar, não ingiram bebidas alcoólicas (CDC, 2004; Popova *et al.*, 2017).

Se, por um lado, o conhecimento dos obstetras a respeito dos efeitos do álcool sobre o feto é fundamental para a prevenção da SAF/FASD, por outro, o conhecimento dos pediatras sobre a afecção é mandatório no que diz respeito ao diagnóstico precoce e à instalação de possíveis intervenções terapêuticas também precoces. Aos profissionais de saúde, cabe, portanto, não apenas diagnosticar a criança com SAF/FASD, mas informar a população sobre os malefícios da exposição do feto ao álcool, dando ênfase à prevenção. Para tanto, é importante procurar envolver a mídia e promover eventos dirigidos à população.

Ainda que entre nós não haja dados oficiais a respeito, provavelmente a situação seja semelhante àquela encontrada em outros países. Se projetarmos o nascimento de aproximadamente 3 milhões de crianças por ano no país, e a se considerar a frequência de SAF como de 1,5/1.000 nascidos vivos, teríamos no país, hipoteticamente, 4.500 crianças acometidas com SAF e 45.000 com FASD por ano.

Outras considerações

O complexo FASD é decorrente da devastadora ação do álcool sobre o feto. Uma vez estabelecido, não tem cura e seus efeitos permanecem por toda a vida do indivíduo acometido. Mulheres que consomem álcool e têm vida sexual ativa, não utilizando métodos anticoncepcionais, podem expor o seu filho aos efeitos do álcool antes mesmo de saberem que estão grávidas. Porém, nunca é tarde para parar. O quanto antes parar de beber, melhor para a gestante e para seu filho.

As autoridades de saúde deveriam investir em programas de educação e sensibilização para divulgar o problema e orientar as gestantes para a não ingestão de bebidas alcoólicas, qualquer que seja a quantidade e, ao mesmo tempo, promover o tratamento daquelas comprovadamente alcoolistas, no sentido de minimizar os efeitos do álcool sobre seus filhos. Afinal, somos todos responsáveis pela prevenção dessa epidemia silenciosa.

Tabagismo

O tabagismo é a principal causa de morte passível de prevenção no mundo (WHO, 2011). Mais de metade dos fumantes manifesta desejo de cessar o uso, mas menos da metade tentou fazer isso no último ano. Apenas 1/4 das pessoas que tenta parar de fumar busca auxílio profissional, e uma quantidade menor ainda recebe tratamentos comprovadamente efetivos (Rigotti, 2012).

As principais causas de morte relacionadas ao cigarro são atribuídas a aterosclerose, doenças cardiovasculares (Ezzati *et al.*, 2005), câncer de pulmão e doença pulmonar obstrutiva crônica (DPOC) (Willemse *et al.*, 2004). O risco é presente também em não tabagistas expostos ao fumo passivo. Pessoas que interrompem o uso reduzem drasticamente o risco de desenvolver qualquer doença relacionada ao cigarro.

O tabaco contém nicotina, e seu uso, independentemente da via de consumo, causa dependência e aumenta o risco de contrair doenças crônicas não transmissíveis (Diehl *et al.*, 2011). No Brasil, a forma predominante do uso do tabaco é o fumado.

O fumo durante a gestação é o principal fator de risco modificável associado a adversidades durante esse período (Heffner *et al.*, 1993). Portanto, todas as mulheres gestantes devem ser questionadas quanto ao uso de cigarro.

A triagem para uso de cigarro é de extrema importância, deve ser realizada em primeiros atendimentos e periodicamente nas consultas médicas. Dessa forma, podem-se realizar intervenções direcionadas à abstinência, sendo essa a principal estratégia de prevenção que pode ser utilizada na área da saúde como um todo.

Fisiopatologia

Diversos mecanismos contribuem de forma direta ou indireta para insultos relacionados ao tabaco durante a gestação. Entre os mais importantes estão: diminuição da oxigenação fetal, prejuízo do desenvolvimento fetal e exposição a toxinas (Tuthill *et al.*, 1999; Larsen *et al.*, 2002).

O impacto na oxigenação ocorre por meio de alterações estruturais da placenta, redução no volume de capilares e aumento da espessura das vilosidades; vasospasmos, aumento da atividade simpática com consequente taquicardia e diminuição de movimentos respiratórios. A formação de carboxi-hemoglobina por meio da fumaça do cigarro também apresenta papel central na fisiopatologia das doenças, devido à sua saída lenta da circulação fetal e à competição direta com a oxi-hemoglobina na oxigenação de tecidos. Essas modificações contribuem para uma troca gasosa ineficiente e consequente prejuízo ao feto.

A cotinina, um metabólito da nicotina, atravessa a placenta, o que aumenta o risco para aborto espontâneo e parto prematuro, devido ao estímulo na produção de prostaglandinas e consequente contração uterina (Vilcassim *et al.*, 2023).

A fumaça tóxica pode alterar a estrutura genética do feto, por meio do aumento da metilação de DNA e desencadear diversas doenças. Efeitos vasoativos da nicotina são um gatilho importante para modificações vasculares e consequente desenvolvimento de anormalidades.

Efeitos na gestação e no pós-natal

As morbidades clínicas são expressivas; no entanto, é difícil separar o peso do tabaco de confundidores no desencadear de doenças. O ambiente familiar e outros fatores ambientais devem ser levados em consideração como potenciais deflagradores de patologias nesse período.

A exposição a toxinas no período intrauterino altera a metilação do DNA fetal (epigenética) e pode causar impactos significativos na estrutura e na função cerebral. As consequências (Tabelas 54.2 e 54.3) podem ser evidentes no nascimento ou apenas na idade adulta, contribuindo para alterações de comportamento, doenças clínicas e transtornos mentais.

Tabela 54.2 Consequências perinatais do tabaco.

Efeitos adversos	Efeitos químicos associados
Aumento do cortisol materno e consequente estresse	Nicotina, fumaça do cigarro convencional
Valores de cotinina do infante refletem os valores maternos	Nicotina
Aumento do risco de sobrepeso ou obesidade durante a infância	Nicotina
Elevado risco de aborto espontâneo e prematuridade	Nicotina, cádmio, chumbo, fumaça do cigarro convencional
Níveis elevados maternos de marcadores para estresse oxidativo e inflamação	Fumaça do cigarro convencional
Aumento do risco ao feto para transtornos neurológicos, do desenvolvimento e endócrinos	Cádmio, chumbo e mercúrio
Altas concentrações de metais pesados no leite materno	Fumaça do cigarro convencional
Síndrome da morte súbita do lactente	Manganês, fumaça de cigarro convencional
Diminuição das medidas ao nascer (baixo peso, redução da circunferência abdominal, redução do comprimento do fêmur e redução da circunferência da cabeça)	Cádmio, chumbo e fumaça de cigarro convencional

Adaptada de: Vilcassim *et al.*, 2023.

Tabela 54.3 Alterações congênitas.

- Lábio leporino (com ou sem fenda palatina)
- Gastrósquise
- Atresia anal
- Defeitos na redução de membros
- Defeitos cardíacos
- Anomalias digitais
- Agenesia renal bilateral
- Hipoplasia

A nicotina aumenta os sinais de estresse no recém-nascido, como hipertonia e excitabilidade. É esperado que neonatos expostos tenham dificuldade para atingir a homeostase e precisem de auxílio com cuidados suplementares. Estudos de neuroimagem corroboram o impacto em recém-nascidos, mostrando diminuição no volume do lobo frontal e cerebelo.

A produção de leite materno é menor, assim como a concentração de gorduras na sua composição. Outro fator agravante no aleitamento é que as mães tabagistas tendem a amamentar por período menor que o recomendável.

Tabagismo pesado durante a gestação (mais de 10 cigarros por dia) apresenta risco quatro vezes maior de desenvolvimento de diabetes no início da idade adulta. Alterações cognitivas e de comportamento podem não surgir até idades mais avançadas, quando recursos mais finos e complexos são exigidos.

Transtorno por uso de substância

O transtorno por uso de substância (TUS) é a nova classificação para uso abusivo de substâncias e dependência química, varia de leve, moderado a grave. O TUS é uma doença cerebral, crônica, recidivante, caracterizada pela busca e consumo da droga, ausência de limites do uso e sintomas emocionais negativos (disforia, ansiedade, irritação) quando o acesso à substância em questão é restrito (Koob e Volkow, 2016).

O transtorno por uso de nicotina pode ser estimado por meio do:

- Tempo de uso
- Número de cigarros fumados ao dia
- Tempo até acender o primeiro cigarro após acordar de manhã.

Quanto maiores o tempo e a quantidade, e quanto mais rápido a pessoa fumar o primeiro cigarro após despertar, maior será o grau de comprometimento da saúde (Fagerström, 2012).

O sistema de recompensa cerebral é ativado por meio de experiências prazerosas (alimentação, sexo) e uso de substâncias. Durante o consumo de drogas, a descarga de dopamina é superior a qualquer experiência "normal" que possamos ter, o que resulta na sensação de intenso prazer. Diversos neurotransmissores e circuitos estão envolvidos no "sequestro" do sistema de recompensa, com hipoativação em situações não relacionadas à droga e excitação diante do estímulo relacionado ao uso. Em pouco tempo, ocorrem mudanças cerebrais e cognitivas, por meio de sensibilização e plasticidade neuronal, que condicionam o padrão disfuncional.

Fissura (forte desejo de consumir cigarros, algumas vezes associado a sintomas físicos de ansiedade, como tremores, palpitações, desconforto gastrintestinal) e recaída (retorno ao uso da substância) infelizmente são obstáculos comuns na evolução da doença (Tabela 54.4) (Diehl *et al.*, 2011).

Em pessoas sensibilizadas pelo uso frequente e prolongado de tabaco, os sintomas de abstinência (Tabela 54.5) se iniciam em até 24 horas, tendem a alcançar um pico em 3 dias e ficam presentes por cerca de 4 semanas. Quanto maior o período de abstinência, menor a intensidade desses sintomas (American Psychiatric Association, 2014).

É de extrema importância discutir previamente com o paciente quais sintomas ele deve esperar quando cessar o uso. Estratégias não farmacológicas e medicações podem ser utilizadas para manejar os sintomas descritos anteriormente.

Fumo passivo

A fumaça tóxica do cigarro age direta e indiretamente em pessoas não fumantes. Quando ela não é inalada involuntariamente, ocorre o depósito de toxinas no ambiente, que posteriormente podem causar contaminação (Matt *et al.*, 2011).

Tabela 54.4 Estágios da motivação no transtorno por uso de substância.

Pré-contemplação	Paciente não deseja parar de fumar
Contemplação	Paciente considera a possibilidade de prejuízos e necessidade de intervenção
Preparação	Estruturação de um plano voltado para a cessação
Ação	Ação voltada para o término do tabagismo
Manutenção	Desenvolvimento de estratégias para seguir abstinente Consultas de "reciclagem"

Tabela 54.5 Sintomas de abstinência para nicotina.

- Ansiedade
- Aumento do apetite
- Dificuldade para se concentrar
- Humor deprimido e perda de prazer
- Insônia
- Inquietação
- Desconforto físico
- Irritabilidade, raiva e frustração

É importante saber que a atitude de pessoas próximas a mulheres grávidas interfere no desenvolvimento da criança e na qualidade da gestação. Assim como o tabagismo ativo, o fumo passivo pode desencadear ou agravar doenças (US Department of Health and Human Services, 2006).

Um ambiente seguro é um ambiente sem cigarro. Se alguém quiser fumar, peça para que faça isso fora de casa. Outras estratégias, como definir um local dentro de casa para o fumo (mesmo que seja ventilado) ou fumar somente na ausência de gestante/RN, são opções menos efetivas e não recomendadas.

Cigarro eletrônico

Trata-se de um produto ilegal no mercado brasileiro. Cigarros eletrônicos (CE) são dispositivos que geram aerossol devido ao aquecimento do líquido por uma bateria. A solução contém nicotina, propilenoglicol e glicerina vegetal como seus principais componentes, além de uma variedade enorme de sabores. A heterogeneidade dos componentes gera uma ampla gama de concentração de nicotina e substâncias tóxicas (Mescolo *et al.*, 2021).

Os riscos durante a gestação humana não são totalmente compreendidos, mas sabe-se que até mesmo o uso de CE sem nicotina é danoso ao feto, devido à alta concentração de metais pesados, nitrosaminas carcinogênicas e aumento de citocinas pró-inflamatórias (Tabela 54.6). Compostos utilizados nos sabores podem ser tóxicos, ou serem quebrados em componentes que causam toxicidade, inflamação e estresse oxidativo, além do aumento global na metilação de DNA. O efeito pode ser cumulativo, impactando tanto a fertilidade de mulheres como o feto durante o desenvolvimento intrauterino (Mescolo *et al.*, 2021).

Existe grande presença de produtos tóxicos iguais ao cigarro convencional, para os quais as consequências de saúde já são conhecidas, como a nicotina, os compostos orgânicos voláteis e os metais pesados. Entretanto, existem diversos compostos novos, cujos dados não são suficientes para sabermos as implicações (Vilcassim *et al.*, 2023).

Tabela 54.6 Efeitos na saúde associados ao uso de cigarro eletrônico.

Efeitos adversos	Efeitos químicos associados
Dependência química/física	Nicotina
Aumento na incidência de transtornos mentais	Nicotina
Função cardiovascular alterada (FC, PA e contratilidade)	Nicotina
Alteração na homeostase glicêmica, com risco para *diabetes mellitus*	Nicotina
Imunossupressão e função imune alterada	Nicotina
Inflamação cardiovascular	Compostos de carbono e partículas ultrafinas
Disfunção endotelial	Compostos de carbono e de sabores
Aumento do risco de IAM, inflamação pulmonar, resistência das vias respiratórias, asma e bronquite crônica	Aerossol do cigarro eletrônico
Lesão de via respiratória pequena e alvéolos	Propilenoglicol, glicerol, compostos de sabor e partículas ultrafinas
Lesão pulmonar associada ao uso de cigarro eletrônico (EVALI)	Acetato de vitamina E, aerossol do cigarro eletrônico

FC: frequência cardíaca; IAM: infarto agudo do miocárdio; PA: pressão arterial. (Adaptada de: Vilcassim *et al.*, 2023.)

Gestantes que pararam de fumar CE antes da concepção têm as mesmas chances de desenvolverem uma gestação de risco do que não fumantes. Aquelas que fumaram CE durante a gestação têm um potencial maior para gestação de alto risco, um aumento da incidência de parto prematuro, baixo peso ao nascer, restrição de crescimento intrauterino e malformação em comparação com não fumantes.

Gestantes são mais propensas ao uso desses dispositivos devido a mudanças no paladar, vontades, náuseas e maior sensibilidade ao gosto amargo. É comum o consumo combinado de cigarro convencional com vaporizadores. Muitas interpretam que o CE é uma alternativa mais segura e que auxilia na cessação do tabagismo.

A evidência atual sugere que o uso de CE durante a gestação é potencialmente nocivo à mãe e ao feto (Vilcassim *et al.*, 2023). Ainda estamos aprendendo todos os riscos atrelados, as consequências a longo prazo não são conhecidas, mas é provável que sejam similares aos problemas graves causados pelo cigarro convencional.

Cessação do tabagismo

A cessação do tabagismo é, por vezes, um processo difícil; a maioria dos fumantes já fez diversas tentativas sem sucesso no passado.

Aproximadamente 2/3 dos fumantes falam sobre o desejo de parar de fumar. Mais de 50% tentaram parar de alguma forma no ano anterior, mas apenas 5% deles conseguiram se manter abstinentes. Menos de 1/3 dos adultos que desejam parar buscam ajuda profissional e, desses, uma porcentagem ainda menor recebe tratamento comprovadamente efetivo (Rigotti, 2012).

A gestação é um período único na vida da mulher, no qual uma intervenção voltada para o bem-estar materno e fetal tem valor importante. Entre as mulheres, 35 a 75% conseguem parar de fumar durante a gestação (Curtin e Matthews, 2016). A maioria tende a fazer isso antes da primeira consulta pré-natal. Aquelas que mantêm o uso de cigarro na primeira consulta têm chance maior de continuar o tabagismo durante toda a gestação, na ausência de intervenções.

O melhor período para iniciar a abstinência é antes da concepção. Entretanto, o término do uso em qualquer período da gestação traz inúmeros benefícios maternos e fetais. A estimulação para o tratamento deve ocorrer durante toda a gestação (Tabela 54.7), se for necessário (West, 2004). Estima-se que menos da metade dos obstetras passe recomendações para a cessação do tabagismo, e uma porcentagem ainda menor discuta estratégias de intervenções (Orleans *et al.*, 2000).

Tabela 54.7 Dependência e motivação.

	Motivação	
Dependência	**Baixa**	**Alta**
Baixa	Poucas chances de parar, mas pode fazer isso sem ajuda Intervenção focada no aumento da motivação	Boas chances de parar, com auxílio mínimo Estimular data para cessação
Alta	Dificilmente cessa o uso Intervenção focada no aumento da motivação e receptividade frente ao tratamento	Poucas chances de parar sem auxílio, mas se beneficiaria com o tratamento Iniciar tratamento

Adaptada de: West, 2004.

O tratamento deve ser avaliado de forma individual para que a abordagem seja otimizada. De toda forma, intervenções comportamentais e medicações são os pilares para um tratamento efetivo. Quando combinados, a taxa de sucesso é ainda maior. O foco é direcionado à abstinência total.

Não existe medicação ou tratamento único curativo. As melhores ferramentas para um tratamento efetivo são a empatia e a construção em conjunto com o doente.

Pacientes que conseguem se manter abstinentes apresentam aumento da expectativa de vida e menor incidência de doenças relacionadas ao tabaco (Li *et al.*, 1993). O benefício ocorre também naqueles que já desenvolveram alguma doença associada, independentemente da história de uso.

Dificuldades

Um dos principais medos dos fumantes é o ganho de peso (Filozof *et al.*, 2004). Infelizmente esse é um efeito comum em pessoas que param de fumar, principalmente nos primeiros meses, devido à diminuição no metabolismo e a mudanças na preferência de comida (geralmente para alimentos mais calóricos e doces). Apesar do potencial ganho de peso, os benefícios da cessação se mantêm superiores a qualquer dificuldade no percurso do tratamento. Acompanhamento com nutricionista, práticas esportivas e aconselhamento podem diminuir o ganho e tornar o tratamento mais acessível para o paciente.

Recaídas são comuns no período pós-natal. Ocorrem de forma exponencial de acordo com o passar do tempo, chegando a mais de 60% após 6 meses. Um dos principais gatilhos para recaídas nesse período são as oscilações, muito frequentes, no humor. A amamentação é um fator protetor e deve ser estimulada sempre que possível (Tran *et al.*, 2013).

Tratamento

Redução de danos

O alvo do tratamento está sempre direcionado à abstinência total, mas infelizmente uma parcela da população não consegue alcançar esse objetivo. Novamente, é importante entender como foram as tentativas de cessação no passado, pois esses pacientes podem beneficiar-se de outras estratégias de tratamento individualizadas e em equipe multiprofissional.

Pessoas que fumam menos de 10 cigarros ao dia (meio maço) são consideradas tabagistas leves. Por mais que os prejuízos sejam dose-dependentes, eles ocorrem em usuários mais leves ou eventuais.

Estratégias comportamentais

O passo inicial é motivacional. Pergunte à paciente por que ela deveria parar de fumar, peça para ela elencar quais são os problemas atrelados ao cigarro, o que ela não gosta no consumo, como isso pode impactar a saúde dela e quais as consequências para a gestação. Anote o que foi relatado, faça um resumo e leia para a paciente posteriormente. Pergunte se pode esclarecer alguma dúvida ou adicionar informações sobre o tema. Busque firmar um vínculo e dê espaço para discussão, sem julgamento, em vez de impor uma conduta e não discutir a respeito do assunto. Quando for possível, marcar uma data para a cessação. A partir daí pode-se tentar a redução gradual do uso até a data combinada, ou manter o padrão atual de consumo e no dia específico suspender totalmente (Tabela 54.8).

Tabela 54.8 Os cinco "A" do aconselhamento.

Arguir	Questione e documente o *status* de uso de cigarro a cada visita
Aconselhar	Estimule a cessação do tabagismo de forma objetiva e personalizada
Avaliar	Determine a disposição para cessação nos próximos 30 dias Se possível, antecipe a intervenção
Assistir	Desenvolva um plano, trabalhe ativamente na resolução de problemas Estimule o apoio social Discuta as opções terapêuticas para auxílio
Acompanhar	Intensifique a frequência de visitas no início da cessação Parabenize o paciente abstinente Identifique problemas e oriente sobre o risco de recaídas

No caso de falha e manutenção do uso, acolha o paciente e procure entender o que houve de errado. Recomece o planejamento para uma nova tentativa, direcione intervenções e soluções para as dificuldades apresentadas. Encaminhe-o ao especialista sempre que possível; o tratamento multidisciplinar é a melhor alternativa.

Estratégias farmacológicas

O uso de medicações aumenta as taxas de abstinência, em comparação com placebo. A utilização de remédios na gravidez deve levar em consideração a possibilidade de efeitos adversos para o feto e a escassa literatura sobre o tema.

A recomendação atual é oferecer farmacoterapia para gestantes que não conseguem ficar abstinentes ou que apresentam risco elevado com tabagismo ativo. Idealmente, deve-se utilizar a menor dose possível com início no segundo trimestre, com o intuito de minimizar a exposição fetal durante o período de embriogênese (Siu e U.S. Preventive Services Task Force, 2015).

Entre as estratégias de primeira linha estão as terapias de reposição de nicotina (TRNs) e bupropiona. As medicações descritas a seguir reduzem os sintomas de abstinência e facilitam a cessação do uso (Stahl, 2021).

Terapias de reposição de nicotina (TRN). Agem diretamente no controle de sintomas de abstinência, por meio da modulação de receptores de nicotina. São classificadas em de curta e de longa duração. No Brasil, as únicas opções disponíveis são o adesivo (mecanismo de longa duração) e a goma de nicotina (mecanismo de curta duração).

Adesivo de nicotina (longa duração). O adesivo apresenta liberação lenta e prolongada de nicotina; age sistemicamente, com pico de ação em cerca de 8 horas e duração de 24 horas:

- Dez cigarros ao dia e peso > 45 kg: início do tratamento com a maior dose (21 mg/dia). Mantenha a dose por 6 semanas, reduza para 14 mg/dia durante 2 semanas e, na sequência, para 7 mg/dia durante mais 2 semanas
- Menos de 10 cigarros ao dia ou peso < 45 kg: início do tratamento com dose intermediária (14 mg/dia). Mantenha a dose por 6 semanas, seguido por 7 mg/dia durante 2 semanas.

O adesivo deve ser colado diariamente, no período da manhã, em região protegida do sol, limpa e seca, sem pelos. O local deve ser alternado a cada dia para evitar irritação da pele. Retire o adesivo antes de dormir e coloque um novo somente pela manhã.

Efeitos adversos são insônia, sonhos vívidos, tontura e boca seca.

Goma de nicotina (curta duração). A goma pode ser utilizada como monoterapia, mas idealmente deve ser combinada com alguma outra intervenção. Recomenda-se associação de TRNs para melhor controle de fissura. O uso de medicações de curta duração requer repetição durante o dia, de acordo com a necessidade, o que pode gerar oscilação de níveis plasmáticos da substância no organismo.

Deve ser usada quando houver fissura para cigarro. O uso padronizado pode ser uma alternativa, com intuito de evitar o surgimento de sintomas de abstinência; nesse caso, a recomendação é mascar um chiclete a cada 1 a 2 horas ou, se necessário, em intervalos menores.

A diminuição gradual ao uso de goma de mascar ocorre no decorrer de 6 semanas, e o tempo de tratamento é similar ao do adesivo (3 a 4 meses):

- ≥ 25 cigarros por dia: recomenda-se o uso de goma de 4 mg
- < 25 cigarros por dia: recomenda-se o uso de goma de 2 mg.

Deve-se mascar até sentir o gosto de nicotina na boca, então parar e deixar a goma no canto da boca até o gosto sumir. Repetir o processo por 30 minutos (ou até não sentir mais o gosto de nicotina) e descartar a goma.

Bebidas ácidas (p. ex., café e refrigerantes) não devem ser consumidas antes ou durante a utilização da goma, pois podem diminuir a absorção da nicotina. Preferencialmente, masque a goma 15 minutos após bebidas e comidas.

A nicotina liberada rapidamente pode causar irritação esofágica e gástrica. Outros efeitos adversos são náuseas, dores abdominais, constipação intestinal, soluços, cefaleia, sialorreia, irritação e úlceras orais.

Bupropiona. Antidepressivo com ação no sistema nervoso central por meio da inibição da recaptação de noradrenalina e dopamina. Pico plasmático em 2 a 3 horas, meia-vida de 8 a 24 horas e excreção principal pela urina.

É contraindicada em pacientes com epilepsia ou predisposição a convulsões, por diminuir o limiar convulsivo. O risco de convulsão está diretamente relacionado com a dose administrada, geralmente presente em quadros de *overdose*.

A medicação é administrada no período da manhã; e deve-se evitar o uso durante a noite devido ao risco de insônia. Efeitos adversos são insônia, cefaleia, boca seca, agitação.

Deve-se iniciar com dose de 150 mg/dia e progredir para 300 mg/dia após 1 semana. O tratamento é realizado em 12 semanas; caso seja necessário, o tempo pode ser estendido. Alguns pacientes não toleram o aumento para 300 mg/dia; nesses casos, a dose pode permanecer em 150 mg/dia.

O uso do cigarro deve ser cessado em 1 semana do início do tratamento, quando a dose é otimizada para 300 mg/dia.

Vareniclina. Não é recomendada para uso durante a gestação devido à ausência de estudos com humanos. É medicação de primeira linha para tratamento na preconcepção.

Nortriptilina. Deve ser evitada durante a gestação devido ao risco de efeitos negativos para o feto. É indicada como terapia de segunda linha no tratamento antes da gestação.

Citisina. Fitoterápico com ação similar à da vareniclina. No momento, está indisponível no Brasil.

Vacina de nicotina. Atua criando anticorpos contra a nicotina, impedindo, dessa forma, sua passagem na barreira hematencefálica, com consequente inibição de seus efeitos psicoativos. Estudos demonstram resultados conflituosos, sem evidência significativa em comparação com placebo. Indisponível no Brasil.

Outras estratégias

Construção de hábitos saudáveis de acordo com os pilares da medicina do estilo de vida são a base do tratamento. Outras estratégias podem ser aventadas (Tabela 54.9), como psicoterapia e *mindfulness*, ambas com respaldo científico relevante.

Situações especiais

Internação e pré-parto. Pacientes apresentam maiores benefícios com estratégias de reposição de nicotina, devido ao rápido início de ação e boa tolerabilidade. O manejo dos sintomas de abstinência propicia maior conforto para a paciente, além de facilitar o manejo do caso pela equipe clínica.

Não existem informações sobre o uso de medicações durante o trabalho de parto. Entretanto, de acordo com as evidências disponíveis podemos afirmar que o uso de TRNs não acarreta riscos adicionais nesse período.

Amamentação. Durante o período de amamentação, o tratamento de escolha deve ser a TRN. A dose deve respeitar a quantidade de nicotina consumida anteriormente pela mãe. A bupropiona é uma alternativa possível, mas não existem, até o momento, muitos estudos publicados para sustentar a utilização dessa droga nesse contexto.

Falha de tratamento. Se a paciente não consegue ficar abstinente, é necessário avaliar o motivo. As situações a seguir são as mais prevalentes: uso incorreto da medicação, intolerância aos efeitos adversos, dificuldade para manejar ou controlar os sintomas de abstinência, mesmo com uso adequado dos remédios (Tabela 54.10).

Caso a paciente esteja tomando as medicações, mas siga com sintomas importantes de abstinência, é necessário avaliar se a dose da medicação pode ser aumentada. Caso a dose já tenha sido otimizada, uma alternativa é associar outra medicação de primeira linha ou realizar uma troca.

Tabela 54.9 Estratégias complementares.

Plano de tratamento	• Estipule a data para cessação • Avise familiares e amigos em busca de suporte • Antecipe obstáculos (síndrome de abstinência deve ser incluída) • Remova do ambiente o cigarro e os produtos relacionados
Aconselhamento	• Estimule abstinência total • Avalie tentativas prévias e motivo de recaídas • Discuta dificuldades e gatilhos para uso • Estimule abstinência de álcool e demais substâncias • Encoraje a discussão com familiares (se outras pessoas fumam em casa, a chance de abstinência é menor)
Suporte social	O ambiente deve ser receptivo e direcionado à abstinência
Farmacoterapia	Explique que as intervenções aumentam a chance de sucesso no tratamento e diminuem os sintomas de abstinência
Informações suplementares	Estimule leituras encorajadoras, previamente avaliadas e de acordo com as orientações baseadas em evidências

Tabela 54.10 Estratégias para situações de risco.

Exercícios físicos	A prática frequente minimiza o ganho ponderal, estimula abstinência e contribui para a saúde global
Áreas protegidas	Delimite locais de segurança (p. ex., casa e carro), para minimizar o contato com o tabaco
Distração	Atividades simples podem auxiliar em momentos de fissura (p. ex., desenhar, conversar com alguém). Pense no que precisa ser feito (p. ex., resolução de pendências domésticas ou de trabalho) Masque chicletes, beba um copo de água, coma um pequeno (e saudável) lanche
Seja otimista	Reconheça a fissura, mas saiba que os sintomas oscilam; geralmente são de curta duração e diminuem com o passar do tempo
Pense nos benefícios	Lembre-se da melhoria para saúde (materna e fetal)

Se não houve resposta inicial com a medicação, é recomendada a troca para outro medicamento. Se houve resposta parcial com a medicação (p. ex., diminuição do uso), adicionar uma segunda medicação é uma opção válida.

Outras considerações

O tabagismo é a principal causa de morte prevenível no mundo. O apelo à abstinência aumenta durante a gestação, devido ao crescente número de evidências negativas associadas ao fumo, tanto para a mãe quanto para o feto. O fumo ativo ou passivo pode abreviar o período de gestação, desencadear intercorrências graves, doenças, aumentar as taxas de morbidade e mortalidade.

A cessação do tabagismo, idealmente, deve ocorrer antes da concepção. Entretanto, existe benefício com o tratamento em qualquer período da gestação.

O tratamento deve ser sempre direcionado à abstinência total, idealmente realizado com equipe multiprofissional. Estratégias comportamentais e farmacológicas auxiliam o controle de sintomas e facilitam o processo terapêutico. O tratamento medicamentoso do tabagismo deve ser utilizado quando houver indicação, mas os riscos associados ao seu uso precisam ser considerados em conjunto com os prejuízos desencadeados pelo tabaco.

DROGAS ILÍCITAS

O uso de drogas ilícitas aumentou em vários países do mundo, bem como no Brasil (WHO, 1997; Gainza *et al.*, 2003; Carlini, 2010). No levantamento com estudantes brasileiros, Carlini (2010) relata que 25% deles até 19 anos já fizeram uso, em algum momento da vida, de drogas (exceto álcool e tabaco). O uso de substâncias por gestantes é comum. Em um levantamento canadense, 14% das mulheres relataram ter ingerido bebida alcoólica durante a gravidez e 17% relataram ter fumado. O uso de drogas ilícitas é menos comum. Nos EUA, 5% das gestantes relataram ter usado droga ilícita no último mês. O uso da *Cannabis* continua sendo o mais comum, seguido da cocaína (Wong *et al.*, 2011).

O uso de álcool e drogas por mulheres grávidas pode resultar em significativas morbidade e mortalidade materna, fetal e neonatal. Em geral, as mulheres grávidas com distúrbios de uso de substâncias são menos propensas a procurar cuidado pré-natal e têm taxas mais elevadas de doenças infecciosas como HIV, hepatite e outras infecções sexualmente transmissíveis (Bartu *et al.*, 2006; Wong *et al.*, 2011).

A pesquisa para o uso de drogas deve fazer parte do cuidado obstétrico e deve ser feita na primeira consulta pré-natal, em parceria com a gestante (American College of Obstetricians and Gynecologists, 2017a). A suposição baseada somente em fatos como má aderência ao pré-natal ou resultados obstétricos adversos nas gestações prévias pode não ser suficiente para o diagnóstico do uso de drogas. O interrogatório de rotina deve ser baseado em ferramentas validadas como 4 Ps, NIDA Quick Screen e CRAFFT (para mulheres com 26 anos ou mais jovens) (American College of Obstetricians and Gynecologists, 2017a). A estratégia SBIRT (*Screening, Brief Intervention and Referral to Treatment*), ou seja, perguntar, rápida intervenção e encaminhamento para tratamento seria a abordagem ideal (SAMHSA-HRSA, 2018).

Embora a preocupação com o impacto das substâncias nos seus bebês leve algumas mulheres a moderarem o uso de drogas e álcool durante a gravidez (Forray e Foster, 2015), um desequilíbrio parece ser responsável pelo aumento precipitado do uso de substâncias durante os 12 meses após o parto (Forray *et al.*, 2015). Notavelmente, o índice de abstinência foi de apenas 24% devido à alta incidência da recaída pós-parto (Ebrahim e Gfroerer, 2003). Infelizmente, a recaída materna ocorre ao mesmo tempo que as necessidades de assistência à infância são altas e a ligação materna é crítica para o desenvolvimento da criança.

Os recém-nascidos expostos a substâncias ilícitas no útero frequentemente vão enfrentar a transição para a vida extrauterina com a ocorrência da síndrome de abstinência neonatal, um conjunto de sintomas decorrentes da retirada de fármacos afetando o SNC, sistema gastrintestinal e vias respiratórias (Minnes *et al.*, 2011). Mais tarde na vida, eles podem apresentar as consequências do desenvolvimento que foram amplamente atribuídas à toxicidade e à teratogenicidade de drogas. Na verdade, além de comprometerem o SNC e funções vitais (Cannizzaro *et al.*, 2002; 2005; 2006; 2007; 2008), as drogas de abuso podem afetar a capacidade da mãe de prover os cuidados adequados a uma criança. Os mecanismos subjacentes à ruptura de comportamento adequado na gestação e pós-parto são ainda desconhecidos nas mulheres que abusam de drogas.

Cannabis

As alterações dos estatutos jurídicos que permitem o uso de maconha medicinal e a descriminalização da maconha para uso pessoal em alguns países refletem uma sociedade mais permissiva sob o ponto de vista dessa droga. Em um levantamento de 2010, a *Cannabis* foi utilizada por 129 a 190 milhões de pessoas em todo o mundo. Nesse mesmo ano, o número de dependentes de maconha era de 13,1 milhões de pessoas no mundo (Gunn *et al.*, 2015). Na verdade, a maconha é a droga ilícita mais usada na gravidez (SAMHSA, 2011), apesar de haver informações disponíveis limitadas sobre o impacto do consumo de *Cannabis* perinatal no desenvolvimento do recém-nascido e da criança, particularmente os efeitos do consumo de *Cannabis* durante a amamentação. Seu princípio ativo é o delta-9-tetraidrocanabinol (THC), substância lipossolúvel que atravessa com facilidade a barreira placentária (Barbosa *et al.*, 2011). Os relatórios sobre a utilização de *Cannabis* pelas mães indicam uma redução significativa tanto nas mães que começam a amamentar como na duração da amamentação (Bartu *et al.*, 2006). Os outros parâmetros de cuidado maternos são negligenciados na literatura. A influência de canabinoides sobre o comportamento materno em roedores é um campo menos explorado (Manduca *et al.*, 2012).

Ao ser inalado, seu mais popular meio de administração, tem efeito imediato e, após 30 minutos, atinge sua concentração máxima na corrente sanguínea. Com isso, o seu princípio ativo THC, extremamente lipossolúvel, é difundido por meio da barreira hematencefálica, terminando na circulação do SNC. Durante essa passagem, reconhece receptores presentes em estruturas, como o cerebelo, o córtex e o hipocampo, explicando, assim, as manifestações agudas determinadas por tal droga (WHO, 1997).

Terminologia

Cannabis é um termo genérico usado para designar as diversas preparações psicoativas da planta *Cannabis sativa*. O principal componente psicoativo na *Cannabis* é o THC. Compostos que são estruturalmente similares ao THC são referidos como canabinoides. Além disso, uma série de compostos que diferem estruturalmente dos canabinoides foi recentemente identificada, embora compartilhem muitas de suas propriedades farmacológicas. O termo mexicano *marijuana* é frequentemente usado para se referir a folhas de *Cannabis* ou outros materiais de plantas brutas em muitos países. As plantas femininas não polinizadas são referidas como *sinsemilla*. A resina da floração das plantas de *Cannabis* é chamada "haxixe". O óleo de *Cannabis* (óleo de haxixe) é um concentrado de canabinoides obtido por extração solvente de material de planta bruta ou da resina (WHO, 1997). Também conhecido como: "de liamba", "aliamba", "riamba", "birra", "dirígio ou dirijo", "fumo-do-mato", "fumo-selvagem", "pango" e "soruma". Termos informais para cigarros de maconha: baseado, cheio, fininho, finório, grinfa e charro.

Devem ser feitos esforços contínuos para esclarecer a relação entre os níveis sanguíneos de canabinoides e efeitos comportamentais e para melhor compreender a farmacocinética do uso crônico e o metabolismo fetal seguindo a exposição no útero.

Efeitos na gravidez e pós-natal

Em relação aos resultados do uso da maconha sobre o feto, há dificuldade para sua identificação precisa. Isso ocorre devido à alta prevalência de pacientes que a usam concomitantemente a outras drogas, incluindo álcool e cigarro (Gunn *et al.*, 2015). Entretanto, foi verificado o aumento do risco de diversas malformações em mulheres que fizeram uso de maconha durante o pré-natal em uma população no Havaí (Forrester e Merz, 2007). Entretanto, essa foi uma casuística pequena e houve o uso concomitante frequente de cocaína e metanfetamina. Outros autores não relatam aumento das malformações em fetos expostos a *Cannabis* (Gunn *et al.*, 2015). Outros efeitos da exposição pré-natal à *Cannabis*, no entanto, não são tão claros. O resultado mais comum ligado à exposição à *Cannabis* no útero é a diminuição do peso ao nascer em estudo em uma população britânica, em que havia alta associação com tabagismo e baixa associação com outras drogas (Fergusson *et al.*, 2002).

Em relação aos efeitos tardios para as crianças, estudos coletados foram capazes de demonstrar transtornos cognitivos e emocionais. Quanto às alterações cognitivas e de atenção, com o intuito de coletar uma amostra mais fidedigna possível, foram usados alguns tipos de exames e testes para obter os resultados.

Após analisá-los, concluiu-se que filhos de mães usuárias de maconha na época da gestação estão mais propensos a apresentar não só transtornos cognitivos, os quais provavelmente têm capacidade de evoluir com o tempo e são representados nos testes pelos erros de omissão, caracterizados pelo falso-positivo, mas também podem vir a gerar alterações na atenção, evidenciadas pela falta de estabilidade na atenção, ou seja, incapacidade de se manter atentos consistentemente durante um período de tempo, além de dificuldades de memorização e maior impulsividade (Fried e Watkinson, 2001; Richardson *et al.*, 2002).

Mulheres que usam *Cannabis* durante a gravidez também são mais propensas a usar tabaco, álcool e outras drogas ilícitas durante a gravidez do que não usuários (Gunn *et al.*, 2015). Estudos que controlam possíveis fatores de confusão são necessários para avaliar com precisão os efeitos de exposição pré-natal à *Cannabis* sobre o comportamento neonatal (American College of Obstetricians and Gynecologists, 2015).

Cocaína

Desde 1986, a cocaína é a principal causa de consulta por drogas de abuso nos serviços de urgências nos EUA, com relação causal importante com os casos de traumatismos, homicídios, suicídios e acidentes de tráfego (Gainza *et al.*, 2003).

A cocaína (benzoilmetilecgonina) é consumida mais frequentemente em sua forma solúvel (cloridrato de cocaína) ou em sua forma alcaloide, que, em seu estado sólido, é conhecida como *crack*. A forma solúvel tem alto poder de penetração nas membranas biológicas. O *crack* é estável a altas temperaturas e, por essa razão, pode-se fumá-lo ou administrá-lo por via intravenosa. Qualquer dose é potencialmente tóxica, podendo ocorrer morte em um primeiro consumo. Em geral, é difícil predizer que a exposição será tóxica, devido à variabilidade no grau de pureza, à presença de adulterantes e à diferente tolerância individual dos consumidores. Deve-se ter em conta também o consumo conjunto de cocaína e álcool, pois ambos dão lugar a um metabólito, o cocaetileno, formado pela transesterificação em nível hepático de ambas as sustâncias. Esse metabólito prolonga a sensação de euforia, produz maior depressão miocárdica e aumenta a vida média em 2,5 vezes em relação ao uso somente da cocaína (Gainza *et al.*, 2003).

A maioria das mulheres adictas à cocaína está em idade fértil. As estimativas sugerem que cerca de 5% das mulheres grávidas usam uma ou mais substâncias aditivas, e há cerca de 750 mil gravidezes expostas à cocaína todos os anos (NIDA, 2016). Embora as mulheres possam estar relutantes em relatar os padrões de uso de substâncias por causa do estigma social e do medo de perder a custódia de seus filhos, elas devem estar conscientes de que o uso de drogas durante a gravidez está associado a riscos específicos que podem ser reduzidos com os cuidados adequados.

O uso de cocaína durante a gravidez está associado a enxaquecas maternas e convulsões, ruptura prematura da membrana e descolamento prematuro da placenta (Wendell, 2013). A gravidez é acompanhada por alterações cardiovasculares normais, e o uso de cocaína exacerba essas modificações, às vezes levando a pré-eclâmpsia grave, aborto espontâneo, parto prematuro e complicações no parto (Cain *et al.*, 2013). As mulheres grávidas que usam cocaína devem receber cuidados médicos e psicológicos adequados, incluindo o tratamento de dependência, para reduzir esses riscos.

Os fetos nascidos de mães que usam cocaína durante a gravidez são frequentemente prematuros, têm baixo peso, circunferência cefálica menor e menor estatura, quando comparados a recém-nascidos não expostos (Goin *et al.*, 2011; NIDA, 2016).

Usando tecnologias sofisticadas, os cientistas agora estão descobrindo que a exposição à cocaína durante o desenvolvimento fetal pode levar a déficits sutis, ainda que significativos, em algumas crianças (Lester e Lagasse, 2010; Lambert e Bauer, 2012). Esses incluem problemas de comportamento (p. ex., dificuldades de autorregulação) e déficits em alguns aspectos de desempenho cognitivo, processamento de informações e atenção sustentada às tarefas, habilidades que são importantes para a realização do potencial total de uma criança (Ackerman *et al.*, 2010; Lester e Lagasse, 2010). Alguns déficits persistem por muitos anos, com adolescentes pré-expostos que apresentam maior risco de problemas sutis com linguagem e memória (Buckingham-Howes *et al.*, 2013). Mais pesquisas são necessárias sobre os efeitos a longo prazo da exposição pré-natal à cocaína.

A pesquisa em humanos e em animais sugere que as mães viciadas em cocaína, mesmo quando não estão usando ativamente a droga, podem ser menos capazes de responder adequadamente às demandas do recém-nascido, encontrando nessas interações menos prazer e/ou mais estresse. Isso pode colocar a criança em risco de negligência ou abuso (Rutherford *et al.*, 2011). A cocaína interrompe o início da interação mãe-bebê durante o período do pós-parto precoce (Nelson *et al.*, 1998). No entanto, um estudo realizado por Vernotica *et al.* (1996) demonstrou que a cocaína prejudicou o comportamento materno durante o período da intoxicação, enquanto o comportamento materno se recuperou após 16 horas da injeção de cocaína, quando os níveis da cocaína plasmáticos não foram detectáveis. Notavelmente, a exposição à cocaína tem efeitos relevantes nos níveis centrais de ocitocina. Tanto a administração aguda como crônica diminuem os níveis de ocitocina em várias regiões do cérebro durante o pós-parto precoce, atrasando, assim, a ocorrência de comportamento atencioso (Williams e Johns, 2014).

A exposição a drogas de abuso, em particular a cocaína, durante a gravidez tem múltiplos efeitos na sinalização de ocitocina, que dependem da farmacologia, das quantidades tomadas, do tempo de exposição ao fármaco e do período de abstinência e do estado endócrino. É necessário muito mais trabalho para compreender plenamente como a cocaína e outras drogas de abuso influenciam a sinalização de ocitocina em adultos (Williams e Johns, 2014).

Os dados atuais sugerem que a exposição à cocaína antes, durante ou após a gravidez altera a plasticidade natural que o cérebro feminino sofre durante a transição da gravidez para a maternidade. Essas mudanças naturais na neuroquímica são críticas para a transição da rejeição da prole para a dedicação total aos filhos, que é necessária para sua sobrevivência. Assim, as alterações da ocitocina induzidas pela cocaína em regiões cerebrais associadas a recompensa, aprendizagem e comportamento social podem ser uma causa subjacente dos déficits comportamentais observados. As alterações no cérebro e no plasma após a exposição à cocaína sugerem que outros comportamentos sociais, reatividade ao estresse ou capacidade de resposta a medicamentos podem ser alterados em mulheres cronicamente expostas, o que pode ajudar a explicar a recaída no vício ou o aumento dos transtornos de humor pós-parto observados nessas populações clínicas (Rutherford *et al.*, 2011).

Estimulantes

As anfetaminas são comumente abusadas pelas mulheres devido aos seus efeitos, como euforia, aumento de energia e supressão do apetite (Smith *et al.*, 2006). No entanto, a exposição à anfetamina durante os períodos do pós-parto precoce e tardio interrompe a interação mãe-bebê; de fato, a duração da amamentação diminuiu de forma dose-dependente em animais de experimentação (Piccirillo *et al.*, 1980). Da mesma forma, a administração de metanfetamina em fêmeas durante a gestação e/ou aleitamento prejudica o comportamento materno.

Ecstasy (MDMA)

O que habitualmente se conhece com o nome de *ecstasy* é um derivado da molécula de anfetamina, concretamente a 3,4-metilenodioximetanfetamina (MDMA), porém as pastilhas de *ecstasy* podem conter MDMA, MDA (3,4-metilenodioxianfetamina), que é o seu principal metabólito no corpo humano, e/ou MDEA (2,3-metilenodioxietilanfetamina), existindo grande variabilidade no conteúdo não só qualitativo como também quantitativo (entre 50 e 150 mg de princípio ativo) (Gainza *et al.*, 2003).

Embora tenha sido relatado que o uso crônico da metanfetamina aumenta a densidade do receptor de ocitocina na amígdala e no hipotálamo, provavelmente como consequência da diminuição dos níveis de peptídeo (Zanos *et al.*, 2014), a avaliação específica dos efeitos estimulantes no sistema de ocitocina materna continua faltando.

A exposição à metanfetamina durante a gravidez foi associada à morbidade e à mortalidade materna e neonatal. Em estudos que controlaram fatores de confusão, a exposição à metanfetamina foi associada ao aumento de 2 a 4 vezes no risco de restrição do crescimento fetal (Smith *et al.*, 2006; Nguyen *et al.*, 2010), hipertensão gestacional, pré-eclâmpsia, descolamento prematuro da placenta, parto prematuro, morte fetal intrauterina, morte neonatal e morte infantil (Gorman *et al.*, 2014).

Opiáceos (heroína)

O ópio é uma substância natural retirada de um tipo de amapola, a planta *Papaver somniferum*, sendo os opiáceos um grupo de substâncias derivadas do ópio. Atuam sobre os mesmos receptores dos opiáceos endógenos (endorfinas, dinorfinas e encefalinas). No SNC, pode provocar analgesia, sonolência, alterações no estado mental, náuseas, vômitos e miose. Costumam causar, ainda, depressão respiratória, com gasometria compatível com hipoventilação, hipotensão e diminuição da motilidade intestinal (Gainza *et al.*, 2003). Os tipos de opiáceos mais importantes são: morfina, codeína, fentanila, meperidina, metadona, heroína e outros (oxicodona, hidromorfona, propoxifeno, pentazocina e dextrometorfano). As manifestações clínicas da intoxicação por opiáceos são a tríade clínica clássica da síndrome (coma, miose e depressão respiratória). Foi descrita em 1970 e é comum a todos os produtos desse gênero (Gainza *et al.*, 2003).

O uso de opioides na gravidez aumentou drasticamente nos últimos anos, em paralelo com a epidemia observada na população em geral. As taxas de admissão nos programas de tratamento de transtornos de uso de substâncias para uso indevido de opioides prescritos mais que quadruplicaram entre 2002 e 2012, e as taxas de morte associadas a analgésicos opioides aumentaram quase 400% entre 2000 e 2014. Com o aumento do uso indevido de opioides prescritos, houve aumento acentuado das taxas de uso de heroína. As mortes por *overdose* que envolvem heroína aumentaram mais de 300% em menos de 5 anos, de pouco mais de 3 mil em 2010 para mais de 10.500 em 2014 (American College of Obstetricians and Gynecologists, 2017a).

Em um estudo com códigos de diagnóstico de alta hospitalar, o uso de opiáceos maternos pré-parto aumentou quase cinco vezes de 2000 a 2009. Além disso, as revisões da mortalidade materna em vários estados identificaram o uso de substâncias como importante fator de risco para mortes associadas à gravidez (American College of Obstetricians and Gynecologists, 2017a).

Os opiáceos, como a heroína, raramente causam anomalias congênitas (Yazdy *et al.*, 2013), mas, como atravessam a barreira placentária, o recém-nato pode nascer com a síndrome da abstinência fetal. A prevalência crescente de uso de opiáceos na gravidez levou a aumento acentuado da síndrome de abstinência neonatal de 1,5 caso por mil nascimentos hospitalares em 1999 para seis casos por mil nascimentos hospitalares em 2013, com US$ 1,5 bilhão associados em taxas hospitalares anuais relacionadas. Os estados com maiores taxas de prescrição de opioides também têm as maiores taxas de síndrome de abstinência neonatal (American College of Obstetricians and Gynecologists, 2017a). Os sintomas de abstinência fetal, que inclui uma variedade de comportamentos associados com o SNC e o sistema nervoso autônomo, manifestam-se habitualmente dentro das 72 horas posteriores ao nascimento. Esses sintomas incluem irritabilidade, choro excessivo, nervosismo, tensão muscular, vômitos, diarreia, drasticamente durante o primeiro mês de vida e em quase 1 mês apenas diferenças mínimas podem ser observadas entre as crianças expostas e não expostas (Kaltenbach *et al.*, 2012). A presença de metabólitos da droga no mecônio, que é encontrada nas placentas de recém-nascidos de mães usuárias de heroína, sugere episódios de hipoxemia ou outras formas de estresse durante a vida fetal. Esse fato talvez seja consequente da abstinência à heroína, achados de infecção antenatal ou por ocasião do parto. Foi demonstrada maior incidência de parto prematuro em usuárias de opioides, principalmente quando associado ao uso concomitante de tabaco (Fajemirokun-Odudeyi *et al.*, 2006; Maghsoudlou *et al.*, 2017).

Mais da metade dos 2 milhões de americanos com transtornos de uso de opiáceos prescritos informam ter acesso a essas drogas por meio do desvio de medicamentos prescritos. Agências governamentais e sociedades profissionais como o ACOG divulgaram orientações sobre medidas para minimizar o uso indevido de opiáceos. Em 2016, os pesquisadores realizaram uma pesquisa de colegas da ACOG sobre seu conhecimento e adesão a quatro abordagens recomendadas para a prescrição ambulatorial de opiáceos (incluindo a alta hospitalar): inquerir as pacientes sobre dependência de opioides, fornecer o menor número adequado de pílulas, realizar prescrições de opioides personalizadas e aconselhar as pacientes quanto ao uso, armazenamento e eliminação adequados de opioides. O uso de opioides pelos ginecologistas foi alto (92%), principalmente para pós-operatório de cirurgias e partos (Madsen *et al.*, 2018). Assim, é muito importante para não colaborar ou gerar drogadição com opioides seguir as recomendações mencionadas.

Para mulheres grávidas com transtorno de uso de opiáceos, a farmacoterapia com agonistas opioides é a terapia recomendada e é preferível à retirada medicamente supervisionada, porque a retirada está associada a altas taxas de recaída (Jones *et al.*, 2017), variando de 59% a mais de 90% (Saia *et al.*, 2016) e resultados piores.

PERSPECTIVAS FUTURAS

Embora várias consequências adversas associadas ao uso abusivo de drogas durante o período perinatal tenham sido bem caracterizadas, há necessidade de elucidar os efeitos de substâncias de abuso em determinadas dimensões, como negligência materna e comportamento materno abusivo (Brancato e Cannizaro, 2018). Além disso, os metabólitos ativos, tais como acetaldeído, pela formação de produtos de condensação com dopamina e serotonina, como salsolinol e outros alcaloides, podem atuar no cérebro como principais coadjuvantes das ações de reforço do álcool e tabaco (Cannizzaro *et al.*, 2010; Brancato e Cannizzaro, 2018). A esse respeito, a elucidação de seus efeitos sobre a interação mãe-bebê e no cérebro em desenvolvimento ainda está faltando.

No entanto, é importante ressaltar que muitas crianças de pais abusivos são resistentes e mostram resultados positivos, apesar dos riscos a que estão expostos (Chassin *et al.*, 1999). Os fatores individuais subjacentes a esse comportamento resiliente às interações "drogadas" mãe-bebê merecem mais investigação.

CONSIDERAÇÕES FINAIS

- O uso de substâncias na gravidez é comum; por isso, todas as gestantes e as pacientes em idade reprodutora devem periodicamente ser inqueridas sobre o uso do álcool, tabaco e drogas ilícitas e/ou com prescrição
- O uso do álcool e o do tabaco durante a gravidez são os mais comuns (15% em média das gestantes). O uso de drogas ilícitas é menos comum (5 a 8% das gestantes), e a maconha é a droga mais utilizada, seguida da cocaína
- O uso abusivo de substâncias na gravidez pode levar a uma série de efeitos deletérios sobre a interação mãe-bebê. Tais efeitos variam com base na droga, época de exposição e extensão de uso
- A perturbação na liberação de ocitocina foi relatada como um substrato neuroendócrino comum da má conduta materna
- A conscientização das mulheres sobre as graves consequências do uso abusivo de substâncias no período periconcepcional, na gestação e pós-parto nos resultados maternos, fetais e para a vida futura da criança deve fazer parte da assistência primária à saúde. O aperfeiçoamento das abordagens de tratamento em relação a maternidade, transtornos do uso de drogas e mau comportamento materno é um compromisso obrigatório para promover parentalidade aumentada e resiliência a favor dos resultados positivos da progênie.

REFERÊNCIAS BIBLIOGRÁFICAS

AMERICAN COLLEGE OF OBSTETRICIANS AND GYNECOLOGISTS. Committee Opinion n. 637: marijuana use during pregnancy and lactation. *Obstetrics & Gynecology*, [*s. l.*], v. 126, n. 1, p. 234-238, 2015.

AMERICAN COLLEGE OF OBSTETRICIANS AND GYNECOLOGISTS. Committee Opinion n. 711 summary: opioid use and opioid use disorder in pregnancy. *Obstetrics & Gynecology*, [*s. l.*], v. 130, n. 2, p. e81-e94, 2017a.

AMERICAN COLLEGE OF OBSTETRICIANS AND GYNECOLOGISTS. Committee Opinion n. 721: smoking cessation during pregnancy. *Obstetrics & Gynecology*, [*s. l.*], v. 130, n. 4, p. e200-e204, 2017b.

AMERICAN PSYCHIATRIC ASSOCIATION. *Manual Diagnóstico e Estatístico de Transtornos Mentais – DSM-5*. 5. ed. Porto Alegre: Artmed, 2014. 992 p.

BARBOSA, T. D. *et al.* Manifestações do uso de maconha e opiáceos durante a gravidez. *Femina*, Teresópolis, v. 39, n. 8, p. 403-407, 2011. Disponível em: http://files.bvs.br/upload/S/0100-7254/2011/v39n8/a2696.pdf. Acesso em: 7 mai. 2024.

BARTU, A.; SHARP, J.; LUDLOW, J.; DOHERTY, D. A. Postnatal home visiting for illicit drug-using mothers and their infants: a randomised controlled trial. *The Australian & New Zealand Journal of Obstetrics & Gynaecology*, Malden, v. 46, n. 5, p. 419-426, 2006.

BECK, J. S. The Therapeutic relationship in cognitive-behavioral therapy. *Journal of Psychiatric Practice*, Philadelphia, v. 24, n. 6, p. 443-444, 2018.

BERG, J. P.; LYNCH, M. E.; COLES, C. D. Increased mortality among women who drank alcohol during pregnancy. *Alcohol*, Atlanta, v. 42, n. 7, p. 603-610, 2008.

BERTRAND, J.; FLOYD, R. L.; WEBER, M. K. *Fetal alcohol syndrome*: guidelines for referral and diagnosis. Atlanta, GA: Centers for Disease Control and Prevention (CDC); National Task Force on Fetal Alcohol Syndrome and Fetal Alcohol Effect; 2004.

BRANCATO, A.; CANNIZZARO, C. Mothering under the influence: how perinatal drugs of abuse alter the mother-infant interaction. *Reviews in the Neurosciences*, [*s. l.*], v. 29, n. 3, p. 283-294, 2018.

BUCKINGHAM-HOWES, S. *et al.* Systematic review of prenatal cocaine exposure and adolescent development. *Pediatrics*, v. 131, n 6, p. e1917-36. 2013.

BURD, L.; HOFER, R. Biomarkers for detection of prenatal alcohol exposure: a critical review of fatty acid ethyl esters in meconium. *Birth Defects Research Part A: Clinical and Molecular Teratology*, [*s. l.*], v. 82, n. 7, p. 487-493, 2008.

CABRAL, V. P.; MORAES, C. L. de.; BASTOS, F. I.; DOMINGUES, R. M. S. M. Prevalência de uso de álcool na gestação, Brasil, 2011-2012. *Cadernos de Saúde Pública*, Rio de Janeiro, v. 39, n. 8, p. 1-15, 2023. Disponível em: https://www.scielo.br/j/csp/a/xy5qsDhB8H6Tc3PMvzpzy3z/?format=pdf&lang=pt. Acesso em: 6 mai. 2024.

CAIN, M. A.; BORNICK, P.; WHITEMAN, V. The maternal, fetal, and neonatal effects of cocaine exposure in pregnancy. *Clinical Obstetrics and Gynecology*, [*s. l.*], v. 56, n. 1, p. 124-132, 2013.

CANNIZZARO, C. *et al.* Ethanol modulates corticotropin releasing hormone release from the rat hypothalamus: does acetaldehyde play a role? *Alcohol Clinical & Experimental Research*, [*s. l.*], v, 34, n. 4, p. 588-593, 2010.

CANNIZZARO, C. *et al.* Prenatal exposure to diazepam and alprazolam, but not to zolpidem, affects behavioural stress reactivity in handling-naive and handling-habituated adult male rat progeny. *Brain Research*, [*s. l.*], v. 953, n. 1-2, p. 170-180, 2002.

CANNIZZARO, C. *et al.* Perinatal exposure to 5-methoxytryptamine, behavioural-stress reactivity and functional response of 5-HT1A receptors in the adolescent rat. *Behavioural Brain Research*, [*s. l.*], v. 186, n. 1, p. 98-106, 2008.

CANNIZZARO, C. *et al.* Effects of pre- and postnatal exposure to 5-methoxytryptamine and early handling on an object-place association learning task in adolescent rat offspring. *Neuroscience Research*, [*s. l.*], v. 59, n. 1, p. 74-80, 2007.

CANNIZZARO, C. *et al.* Single, intense prenatal stress decreases emotionality and enhances learning performance in the adolescent rat offspring: interaction with a brief, daily maternal separation. *Behavioural Brain Research*, [*s. l.*], v. 169, n. 1, p. 128-136, 2006.

CANNIZZARO, E. *et al.* Reversal of prenatal diazepam-induced deficit in a spatial-object learning task by brief, periodic maternal separation in adult rats. *Behavioural Brain Research*, [*s. l.*], v. 161, n. 2, p. 320-330, 2005.

CARLINI, E. A. (coord.). *VI Levantamento nacional sobre o consumo de drogas psicotrópicas entre estudantes do ensino fundamental e médio das redes pública e privada de ensino nas 27 capitais brasileiras – 2010*. São Paulo: CEBRID, UNIFESP; Brasília: SENAD, 2010.

CARROLL, K. M.; KILUK, B. D. Cognitive behavioral interventions for alcohol and drug use disorders: through the stage model and back again. *Psychology of Addictive Behaviors*, [*s. l.*], v. 31, n. 8, p. 847-861, 2017.

CENTERS FOR DISEASE CONTROL AND PREVENTION. Alcohol consumption among women who are pregnant or who might become pregnant – United States, 2002. *Morbidity and Mortality Weekly Report* [*s. l.*], v. 53, n. 50, p. 1178-1181, 2004.

CENTERS FOR DISEASE CONTROL AND PREVENTION. Alcohol use and binge drinking among women of childbearing age – United States, 2006-2010. *Morbidity and Mortality Weekly Report* [*s. l.*], v. 61, n. 25, p. 534-538, 2012.

CENTRO DE INFORMAÇÕES SOBRE SAÚDE E ÁLCOOL. *Álcool e a Saúde dos Brasileiros: panorama 2023*. São Paulo: CISA, 2023.

CHASSIN, L.; PITTS, S. C.; DELUCIA, C. The relation of adolescent substance use to young adult autonomy, positive activity involvement, and perceived competence. *Development and Psychopathology*, Cambridge, v. 11, n. 4, p. 915-932, 1999.

CURTIN, S. C.; MATTHEWS, T. J. Smoking prevalence and cessation before and during pregnancy: data from the birth certificate, 2014. *National Vital Statistics Reports*, [*s. l.*], v. 65, n. 1, p. 1-14, 2016.

DENNY, L.; COLES, S.; BLITZ, R. Fetal alcohol syndrome and fetal alcohol spectrum disorders. *American Family Physician*, Phoenix, v. 96, n. 8, p. 515-522, 2017.

DIEHL, A.; CORDEIRO, D. C.; LARANJEIRA, R. *Dependência química*: prevenção, tratamento e políticas públicas. Porto Alegre: Artmed, 2011. p. 145-160.

DYLAG, K. A.; ANUNZIATA, F.; BANDOLI, G.; CHAMBERS, C. Birth defects associated with prenatal alcohol exposure – a review. *Children*, [*s. l.*], v. 10, n. 5, p. 811, 2023.

EBRAHIM, S. H.; GFROERER, J. Pregnancy-related substance use in the United States during 1996-1998. *Obstetrics and Gynecology*, [*s. l.*], v. 101, n. 2, p. 374-379, 2003.

ESPER, L. H.; FURTADO, E. F. Identifying maternal risk factors associated with fetal alcohol spectrum disorders: a systematic review. *European Child & Adolescent Psychiatry*, [*s. l.*], v. 23, n. 10, p. 877-889, 2014.

EZZATI, M.; HENLEY, S. J.; THUN, M. J.; LOPEZ, A. D. Role of smoking in global and regional cardiovascular mortality. *Circulation*, Dallas, v. 112, n. 4, p. 489-497, 2005.

FABBRI, C. E.; FURTADO, E. F.; LAPREGA, M. R. Consumo de álcool na gestação: desempenho da versão brasileira do questionário T-ACE. *Revista de Saúde Pública*, Ribeirão Preto, v. 41, n. 6, p. 979-984, 27 jun. 2007. Disponível em: https://www.scielo.br/j/rsp/a/tYmbxCtkDsXVfvJP3WtV9Sh/?format=pdf&lang=pt. Acesso em: 6 mai. 2024.

FAGERSTRÖM, K. Determinants of tobacco use and renaming the FTND to the Fagerstrom Test for Cigarette Dependence. *Nicotine & Tobacco Research*, [*s. l.*], v. 14, n. 1, p. 75-78, 2012.

FAJEMIROKUN-ODUDEYI, O. *et al.* Pregnancy outcome in women who use opiates. *European Journal of Obstetrics & Gynecology and Reproductive Biology*, [*s. l.*], v. 126, n. 2, p. 170-175, 2006.

FERGUSSON, D. M.; HORWOOD, L. J.; NORTHSTONE, K. Maternal use of cannabis and pregnancy outcome. *British Journal of Obstetrics and Gynaecology*, Malden, v. 109, n. 1, p. 21-27, 2002.

FILOZOF, C.; FERNÁNDEZ PINILLA, M. C.; FERNÁNDEZ-CRUZ, A. Smoking cessation and weight gain. *Obesity Reviews*, [*s. l.*], v. 5, n. 2, p. 95-103, 2004.

FLOYD, R. L. *et al.* PROJECT CHOICES EFFICACY STUDY GROUP. Preventing alcohol-exposed pregnancies: a randomized controlled trial. *American Journal of Preventive Medicine*, [*s. l.*], v. 32, n. 1, p. 1-10, 2007.

FORRAY, A.; FOSTER, D. Substance use in the perinatal period. *Current Psychiatry Reports*, [*s. l.*], v. 17, n. 11, p. 91-109, 2015.

FORRAY, A.; MERRY, B.; LIN, H.; RUGER, J. P.; YONKERS, K. A. Perinatal substance use: a prospective evaluation of abstinence and relapse. *Drug and Alcohol Dependence*, [*s. l.*], v. 150, p. 147-155, 2015.

FORRESTER, M. B.; MERZ, R. D. Risk of selected birth defects with prenatal illicit drug use, Hawaii, 1986-2002. *Journal of Toxicology and Environmental Health*, Part A, Ottawa, v. 70, n. 1, p. 7-18, 2007.

FREZZA, M. *et al.* High blood alcohol levels in women. The role of decreased gastric alcohol dehydrogenase activity and first-pass metabolism. *The New England Journal of Medicina*, Waltham, v. 322, n. 2, p. 95-99, 1990.

FRIED, P. A.; WATKINSON, B. Differential effects on facets of attention in adolescents prenatally exposed to cigarettes and marihuana. *Neurotoxicology and Teratology*, [*s. l.*], v. 23, n. 5, p. 421-430, 2001.

GAINZA, I. *et al.* Intoxicación por drogas. *Anales del Sistema Sanitario de Navarra*, Pamplona, v. 26, s. 1, p. 99-128, 2003. Disponível em: http://scielo.isciii.es/scielo.php?script=sci_arttext&pid=S1137-66272003000200006&lng=es&nrm=iso. Acesso em: 7 mai. 2024.

GORMAN, M. C. *et al.* Outcomes in pregnancies complicated by methamphetamine use. *American Journal of Obstetrics & Gynecology*, [*s. l.*], v. 211, n. 4, p. 429.e1-429.e7, 2014.

GUNN, J. K. L. *et al.* The effects of prenatal cannabis exposure on fetal development and pregnancy outcomes: a protocol. *British Medical Journal Open*, London, v. 5, n. 3, p. 1-6, 2015.

HALLGREN, M. *et al.* Exercise as treatment for alcohol use disorders: systematic review and meta-analysis. *British Journal of Sports Medicine*, London, v. 51, n. 14, p. 1058-1064, 2017.

HANSON, J. D.; POURIER, S. The Oglala Sioux tribe choices program: modifying an existing alcohol-exposed pregnancy intervention for use in an American Indian community. *International Journal of Environmental Research Public Health*, [*s. l.*], v. 13, n. 1, p. 1-10, 2015. Disponível em: https://www.mdpi.com/1660-4601/13/1/1. Acesso em: 7 mai. 2024.

HEFFNER, L. J.; SHERMAN, C. B.; SPEIZER, F. E.; WEISS, S. T. Clinical and environmental predictors of preterm labor. *Obstetrics and Gynecology*, [s. l.], v. 81, n. 5 (pt. 1), p. 750-757, 1993.

JONES, H. E.; TERPLAN, M.; MEYER, M. Medically assisted withdrawal (detoxification): considering the mother-infant dyad. *Journal of Addiction Medicine*, [*s. l.*], v. 11, n. 2, p. 90-92, 2017.

KALTENBACH, K. *et al.* Predicting treatment for neonatal abstinence syndrome in infants born to women maintained on opioid agonist medication. *Addiction*, [*s. l.*], v. 107, n. S1, p. 45-52, 2012.

KOOB, G. F.; VOLKOW, N. D. Neurobiology of addiction: a neurocircuitry analysis. *Lancet Psychiatry*, [*s. l.*], v. 3, n. 8, p. 760-773, 2016.

LAMBERT, B. L.; BAUER, C. R. Developmental and behavioral consequences of prenatal cocaine exposure: a review. *Journal of Perinatology*, [*s. l.*], v. 32, n. 11, p. 819-828, 2012.

LANGE, S. *et al.* Global prevalence of fetal alcohol spectrum disorder among children and youth. *Journal of The American Medical Association Pediatrics*, [*s. l.*], v. 171, n. 10, p. 948-956, out. 2017. Disponível em: https://jamanetwork.com/journals/jamapediatrics/article-abstract/2649225. Acesso em: 5 mai. 2024.

LARSEN, L. G.; CLAUSEN, H. V.; JONSSON, L. Stereologic examination of placentas from mothers who smoke during pregnancy. *American Journal of Obstetrics & Gynecology*, v. 186, n. 3, p. 531-537, 2002.

LESTER, B. M.; LAGASSE, L. L. Children of addicted women. *Journal of Addictive Diseases*, v. 29, n. 2, p. 259-276, 2010.

LI, C. Q.; WINDSOR, R. A.; PERKINS, L.; GOLDENBERG, R. L.; LOWE, J. B. The impact on infant birth weight and gestational age of cotinine-validated smoking reduction during pregnancy. *Journal of The American Medical Association*, Chicago, v. 269, n. 12, p. 1519-1524, 1993.

LÓPEZ, M. B.; LICHTENBERGER, A.; CONDE, K.; CREMONTE, M. Propriedades psicométricas de instrumentos de triagem de consumo de álcool durante gestação na Argentina. *Revista Brasileira de Ginecologia e Obstetrícia*, Rio de Janeiro, v. 39, n. 7, p. 322-329, 2017.

MADSEN, A. M. *et al.* Opioid knowledge and prescribing practices among obstetrician-gynecologists. *Obstetrics & Gynecology*, [*s. l.*], v. 131, n. 1, p. 150-157, 2018.

MAGHSOUDLOU, S. *et al.* Opium use during pregnancy and risk of preterm delivery: a population-based cohort study. *PLoS One*, [*s. l.*], v. 12, n. 4, p. 1-11, 2017.

MANDUCA, A.; CAMPOLONGO, P.; TREZZA, V. Cannabinoid modulation of mother-infant interaction: is it just about milk? *Reviews in the Neurosciences*, [*s. l.*], v. 23, n. 5-6, p. 707-722, 2012.

MANZOLLI, P. *et al.* Violence and depressive symptoms during pregnancy: a primary care study in Brazil. *Social Psychiatry and Psychiatry Epidemiology*, [*s. l.*], v. 45, n. 10, p. 983-988, 2010.

MATT, G. E. *et al.* Thirdhand tobacco smoke: emerging evidence and arguments for a multidisciplinary research agenda. *Environmental Health Perspectives*, Durham, v. 119, n. 9, p. 1218-1226, 2011.

MESCOLO, F.; FERRANTE, G.; LA GRUTTA, S. Effects of e-cigarette exposure on prenatal life and childhood respiratory health: a review of current evidence. *Frontiers in Pediatrics*, Lausanne, v. 9, 20 ago. 2021. Disponível em: https://www.frontiersin.org/articles/10.3389/fped.2021.711573. Acesso em: 7 mai. 2024.

MESQUITA, M. dos A.; SEGRE, C. A. de M. Frequência dos efeitos do álcool no feto e padrão de consumo de bebidas alcoólicas pelas gestantes de maternidade pública da cidade de São Paulo. *Revista Brasileira de Crescimento e Desenvolvimento Humano*, São Paulo, v. 19, n. 1, p. 63-77, 2009. Disponível em: https://www.revistas.usp.br/jhgd/article/view/19903/21979. Acesso em: 6 mai. 2024.

MESQUITA, M. dos A.; SEGRE, C. A. de M. Síndrome alcoólica fetal. *Pediatria Moderna*, São Paulo, v. 41, n. 6, p. 273-290, 2005.

MINNES, S.; LANG, A.; SINGER, L. Prenatal tobacco, marijuana, stimulant, and opiate exposure: outcomes and practice implications. *Addiction Science & Clinical Practice*, [*s. l.*], v. 6, n. 1, p. 57-70, 2011.

NAKHOUL, M. R.; SEIF, K. E.; HADDAD, N.; HADDAD, G. E. Fetal alcohol exposure: the common toll. *Journal of Alcoholism & Drug Dependence*, Washinton, v. 5, n. 1, p. 257, 2017. Disponível em: https://www.researchgate.net/publication/314655083_Fetal_Alcohol_Exposure_The_Common_Toll. Acesso em: 7 mai. 2024.

NATIONAL INSTITUTE ON DRUG ABUSE (NIDA). Cocaine. 2016. Disponível em: https://www.drugabuse.gov/publications/research-reports/cocaine/what-are-effects-maternal-cocaine-use. Acesso em: 17 jan. 2018.

NELSON, C. J. *et al.* A dose-response study of chronic cocaine on maternal behavior in rats. *Neurotoxicology and Teratology*, [*s. l.*], v. 20, n. 6, p. 657-660, 1998.

NGUYEN, D. *et al.* Intrauterine growth of infants exposed to prenatal methamphetamine: results from the infant development, environment, and lifestyle study. *The Journal of Pediatrics.*, [*s. l.*], v. 157, n. 2, p. 337-339, 2010.

ORGANIZAÇÃO MUNDIAL DA SAÚDE. *Relatório Global sobre Álcool e Saúde*. Genebra: OMS, 2014.

ORLEANS, C. T.; BARKER, D. C.; KAUFMAN, N. J.; MARX, J. F. Helping pregnant smokers quit: meeting the challenge in the next decade. *Tobacco Control*, Londres, v. 9, n. s3, p. iii6–iii11, 2000.

PICCIRILLO, M.; ALPERT, J. E.; COHEN, D. J.; SHAYWITZ, B. A. Amphetamine and maternal behavior: dose response relationships. *Psychopharmacology*, [*s. l.*], v. 70, n. 2, p. 195-199, 1980.

POPOVA, S. *et al.* Fetal alcohol spectrum disorders. *Nature Reviews Disease Primers*, London, v. 9, n. 11, p. 1-21, 2023. Disponível em: https://www.nature.com/articles/s41572-023-00420-x. Acesso em: 5 mai. 2024.

POPOVA, S. *et al.* Estimation of national, regional, and global prevalence of alcohol use during pregnancy and fetal alcohol syndrome: a systematic review and meta-analysis. *Lancet Global Health*, London, v. 5, n. 3, p. e290-e299, 2017. Disponível em: https://www.thelancet.com/journals/langlo/article/PIIS2214-109X(17)30021-9/fulltext. Acesso em: 5 mai. 2024.

RICHARDSON, G. A. *et al.* Prenatal alcohol and marijuana exposure: effects on neuropsychological outcomes at 10 years. *Neurotoxicology and Teratology*, [*s. l.*], v. 24, n. 3, p. 309-320, 2002.

RIGOTTI, N. A. Strategies to help a smoker who is struggling to quit. *Journal of The American Medical Association*, Chicago, v. 308, n. 15, p. 1573-1580, 2012.

RUTHERFORD, H. J. V. *et al.* Disruption of maternal parenting circuitry by addictive process: rewiring of reward and stress systems. *Frontiers in Psychiatry*, New Haven, v. 2, n. 37, p. 1-17, 2011. Disponível em: https://www.frontiersin.org/journals/psychiatry/articles/10.3389/fpsyt.2011.00037/full. Acesso em: 6 mai. 2024.

SACHS, H. C.; COMMITTEE ON DRUGS. The transfer of drugs and therapeutics into human breast milk: an update on selected topics. *Pediatrics*, California, v. 132, n. 3, p. e796-e809, 2013.

SAIA, K. A. *et al.* Caring for pregnant women with opioid use disorder in the USA: expanding and improving treatment. *Current Obstetrics and Gynecology Reports* [*s. l.*], v. 5, n. 3, p. 257-263, 2016.

SANTOS, S. M. P.; ANDRADE, L. G. de. Fármacos para o tratamento do alcoolismo. *Revista Ibero-Americana de Humanidades, Ciências e Educação*, Itaperuna, v. 8, n. 3, p. 558-567, 2022.

SEGRE, C. A. M. (coord.). *Efeitos do álcool na gestante, no feto e no recém-nascido*. 2. ed. São Paulo: Sociedade de Pediatria de São Paulo, 2017. *E-book*. Disponível em: https://spsp.org.br/downloads/AlcoolSAF2.pdf. Acesso em: 5 mai. 2024.

SIU, A. L.; U.S. PREVENTIVE SERVICES TASK FORCE. Behavioral and pharmacotherapy interventions for tobacco smoking cessation in adults, including pregnant women: U.S. Preventive Services Task Force recommendation statement. *Annals of Internal Medicine*, [*s. l.*], v. 163, n. 8, p. 622-634, 2015.

SMITH, L. M. *et al.* The infant development, environment, and lifestyle study: effects of prenatal methamphetamine exposure, polydrug exposure, and poverty on intrauterine growth. *Pediatrics*, California, v. 118, n. 3, p. 1149-1156, 2006.

STAHL, S. M. *Stahl's essential psychopharmacology*: the prescriber's guide. 7. ed. Cambridge: Cambridge University Press, 2021.

SUBSTANCE ABUSE AND MENTAL HEALTH SERVICES ADMINISTRATION. *Results from the 2010 national survey on drug use and health: summary of national findings*. Rockville: Substance Abuse and Mental Health Services Administration, 2011. Disponível em: https://www.samhsa.gov/data/sites/default/files/NSDUHNationalFindingsResults2010-web/2 k10ResultsRev/NSDUHresultsRev2010.pdf. Acesso em: 6 mai. 2024.

SUBSTANCE ABUSE AND MENTAL HEALTH SERVICES ADMINISTRATION-HEALTH RESOURCES & SERVICES ADMINISTRATION. *Center for integrated health solution*. 2018. Disponível em: https://www.samhsa.gov/national-coe-integrated-health-solutions. Acesso em: 7 mai. 2024.

TRAN, T.; REEDER, A.; FUNKE, L.; RICHMOND, N. Association between smoking cessation interventions during prenatal care and postpartum relapse: results from 2004 to 2008 multi-state PRAMS data. *Maternal and Child Health Journal*, [*s. l.*], v. 17, n. 7, p. 1269-1276, 2013.

TUTHILL, D. P. *et al.* Maternal cigarette smoking and pregnancy outcome. *Paediatric and Perinatal Epidemiology*, [*s. l.*], v. 13, n. 3, p. 245-253, 1999.

UNGERER, M.; KNEZOVICH, J.; RAMSAY, M. In utero alcohol exposure, epigenetic changes, and their consequences. *Alcohol Research*, Bethesda, v. 35, n. 1, p. 37-46, 2013.

US DEPARTMENT OF HEALTH AND HUMAN SERVICES. *The health consequences of involuntary exposure to tobacco smoke*. Rockville: Centers for Disease Control and Prevention, 2006.

VERNOTICA, E. M.; LISCIOTTO, C. A.; ROSENBLANTT, J. S.; MORELL, J. I. Cocaine transiently impairs maternal behavior in the rat. *Behavioral Neuroscience*, [*s. l.*], v. 10, n. 2, p. 315-323, 1996.

VILCASSIM, M. J. R. *et al.* Electronic cigarette use during pregnancy: is it harmful? *Toxics*, [*s. l.*], v. 11, n. 3, p. 278-290, 2023.

WENDELL, A. D. Overview and epidemiology of substance abuse in pregnancy. *Clinical Obstetrics and Gynecology*, [*s. l.*], v. 56, n. 1, p. 91-96, 2013.

WEST, R. Assessment of dependence and motivation to stop smoking. British Medical Journal, Londres, v. 328, n. 7435, p. 338-339, 2004.

WILLEMSE, B. W. M. *et al.* The impact of smoking cessation on respiratory symptoms, lung function, airway hyperresponsiveness and inflammation. *The European Respiratory Journal*, Sheffield, v. 23, n. 3, p. 464-476, 2004.

WILLIAMS, S. K.; JOHNS, J. M. Prenatal and gestational cocaine exposure: effects on the oxytocin system and social behavior with implications for addiction. *Pharmacology, Biochemistry, and Behavior*, [*s. l.*], v. 119, p. 10-21, 2014.

WONG, S.; ORDEAN, A.; KAHAN, M. Substance use in pregnancy. *Journal of Obstetrics and Gynaecology Canada*, Ottawa, v. 33, n. 4, p. 367-384, 2011.

WORLD HEALTH ORGANIZATION. *Cannabis*: a health perspective and research agenda. Geneva: WHO, 1997.

WORLD HEALTH ORGANIZATION. *Report on the Global Tobacco Epidemic, 2011*: warning about the dangers of tobacco. Geneva: WHO, 2011.

YAZDY, M. M. *et al.* Periconceptional use of opioids and the risk of neural tube defects. *Obstetrics & Gynecology*, [*s. l.*], v. 122, n. 4, p. 838-844, 2023.

ZANOS, O. *et al.* Chronic methamphetamine treatment induces oxytocin receptor up-regulation in the amygdala and hypothalamus via an adenosine A2A receptor-independent mechanism. *Pharmacology, Biochemistry and Behavior*, [*s. l.*], v. 119, p. 72-79, 2014.

CAPÍTULO 55

Violência Sexual contra a Mulher e Abordagem da Gestação Proveniente de Estupro

Rosires Pereira de Andrade • Anibal Faúndes • Carlos Tadayuki Oshikata • Osmar Ribeiro Colas • Aline Veras Brilhante • Robinson Dias de Medeiros

INTRODUÇÃO

Embora a categoria gênero não seja a única envolvida no processo de hierarquização social – posto que as desigualdades sistêmicas ocorrem em uma base multidimensional (Brah e Phoenix, 2004) –, as diferenças sexuais têm sido historicamente fundantes das organizações sociais. Desse modo, a maneira como homens e mulheres vivem e são expostos à violência também difere segundo o gênero (Clark *et al.*, 2017).

Apesar de homens e mulheres enfrentarem cotidianamente diversas formas de violência, há diferenças de acordo com gênero, cultura, educação, condições sociais e econômicas. Em geral, homens estão mais envolvidos com a violência de causas externas – no trânsito, no local de trabalho, em crimes, enquanto as mulheres estão mais expostas à violência familiar e à violência sexual, domiciliar ou fora de casa. Ao longo dos tempos, foi-se estabelecendo a cultura da desigualdade de tratamento e de poder entre homens e mulheres. É fato que a violência sexual atinge, na maior parte das vezes, as mulheres e as meninas, o que gera inúmeras implicações negativas imediatas e a médio e longo prazos, tanto orgânicas quanto psicológicas.

Essa diferença é parte de um complexo sistema de segregação social baseado na construção de relações de poder elaboradas discursivamente e consolidadas pela historicidade (ou pelo modo como a história vem sendo sistematicamente contada). Analisando-se a história, percebe-se um apagamento sistemático das figuras femininas e de suas realizações, substituindo os registros desses eventos e pessoas por narrativas que colocam a mulher em posição de submissão (Scott, 1986).

Zaratustra, filósofo persa do século VII a.C., dizia que "A mulher deve adorar o homem como a um deus. Toda manhã, por nove vezes consecutivas, deve ajoelhar-se aos pés do marido e, de braços cruzados, perguntar-lhe: Senhor, que desejais que eu faça?".

Confúcio, famoso e importante filósofo chinês do século V a.C., dizia que "A mulher é o que há de mais corrupto e corruptível no mundo". Considerava os escravos e as mulheres seres inferiores. Platão, filósofo grego (428-347 a.C.), afirmava que "A natureza da mulher é inferior à do homem na sua capacidade para a virtude". Por sua vez, Aristóteles acreditava que: "A natureza só faz mulheres quando não pode fazer homens. A mulher é, portanto, um homem inferior". Essas citações, entre muitas outras existentes, vindas de pessoas que tiveram um papel importante e, de modo geral, positivo, na história da humanidade, mesmo tendo existido há mais de 2 mil anos, ajudam a compreender como a violência contra as mulheres se consolida de modo estrutural e sistêmico. Assim, entender os processos de consolidação desses discursos ao longo da historicidade é ainda fundamental para desenvolver estratégias de enfrentamento nos tempos atuais, a despeito de todo o peso cultural da opressão ao longo dos tempos.

Há países onde, até os dias atuais, é praticada em meninas a infibulação, que é uma mutilação genital feminina, realizada por pessoas leigas, consistindo em um procedimento de resecção de partes da genitália externa, resultando um pequeno orifício para, teoricamente, passar a urina e destruir toda a possibilidade de vida sexual futura digna (castigo por nascer mulher!) e com riscos enormes em caso de gravidez futura. Não foram poucas as mulheres que já morreram por infecção e/ou hemorragia. Lapidação ou apedrejamento é uma forma de execução de condenados à morte, e muitas mulheres já foram submetidas a esse sofrimento por causa de questões sexuais, inclusive citados no Novo Testamento. Há um vídeo de 2015 nas redes sociais, entre muitos outros, que mostra uma mulher sendo apedrejada no Afeganistão, por adultério. Ela está em um buraco na terra, que a cobre até a altura da cabeça, e os homens vêm um a um jogando pedras sobre ela até que ela morra. E aparece um homem filmando o ato horrendo com o seu celular, evidenciando a evolução tecnológica sem a necessária evolução humanitária. Há relatos de que as pessoas demoram para morrer quando submetidas a essa tortura, o que se configura como um ato, além de extrema covardia, desumano e totalmente injusto.

Não devemos, contudo, cair na armadilha de julgar que a violência contra a mulher se restringe a esses países e culturas. Segundo dados da Organização Mundial da Saúde (OMS), há registros de que 27% das mulheres do mundo sofreram violência perpetrada por parceiro íntimo e 6% sofreram violência sexual em algum momento de sua vida. No Brasil, esses percentuais correspondem a 23 e 11%, respectivamente. Vale ressaltar que, considerando o problema do sub-registro, esses números tendem a ser maiores (WHO, 2023).

ASPECTOS JURÍDICOS E DEFINIÇÕES

O Ministério da Saúde publicou manuais e normas para o atendimento das vítimas de violência sexual, acessíveis *online* no *site* do Ministério da Saúde (Brasil, 2016a; Brasil, 2012a). Inclusive, são informados os centros de atendimento no Brasil e as normas para credenciamento no Ministério da Saúde.

No documento sobre Aspectos Jurídicos do Atendimento às Vítimas de Violência Sexual (Brasil, 2011), encontram-se as perguntas mais comuns feitas pelos profissionais de saúde, seguidas das respostas técnicas de acordo com a lei brasileira. Ele foi revisado e atualizado de acordo com a Lei nº 12.015, de 7 de agosto de 2009 (Crimes contra a Dignidade Sexual), e a Resolução do CFM nº 1.931, 17 de setembro de 2009 (Código de Ética Médica).

Até a Lei nº 12.015, de 7 de agosto de 2009, ser sancionada, vigorava a previsão do Código Penal (CP) brasileiro dos crimes contra a "liberdade sexual". Assim, os crimes eram: estupro (art. 213); atentado violento ao pudor (art. 214); posse mediante fraude (art. 215); atentado ao pudor mediante fraude (art. 216); assédio sexual (art. 216-A). A definição de estupro era: "Constranger mulher à conjunção carnal, mediante violência ou grave ameaça: pena – reclusão, de seis a dez anos". Desse modo, somente a mulher podia ser vítima de estupro, mediante conjunção carnal, isto é, penetração do pênis na vagina. Qualquer outro constrangimento da mulher a praticar qualquer outro ato libidinoso, como a penetração anal, não caracterizava estupro, mas crime de "atentado violento ao pudor" (CP, art. 214). Quanto ao homem, ele não podia ser vítima de estupro, mas sim do crime de "atentado violento ao pudor" (CP, art. 214) quando constrangido mediante violência (física) ou grave ameaça (psicológica) à prática de qualquer ato libidinoso.

Com a Lei nº 12.015, de 7 de agosto de 2009, praticamente se fundiram os arts. 213 e 214 do CP. Revogou-se o art. 214 do CP e incluiu-se o seu texto no art. 213 do CP. A redação ficou assim para o conceito de estupro: "Constranger alguém, mediante violência ou grave ameaça, a ter conjunção carnal ou a praticar ou permitir que com ele se pratique outro ato libidinoso: pena – reclusão, de 6 (seis) a 10 (dez) anos".

Desse modo, tanto a mulher quanto o homem podem ser vítimas de estupro, quando constrangidos, mediante violência (física) ou grave ameaça (psicológica) a praticar conjunção carnal (penetração do pênis na vagina) ou qualquer outro ato libidinoso (penetração anal ou oral, por exemplo).

Também foi revogado o art. 216 do CP ("atentado ao pudor mediante fraude"), e o seu texto foi incorporado ao art. 215 do CP (antes: "posse sexual mediante fraude" e agora: "violação sexual mediante fraude").

Portanto, com a nova lei, são os seguintes os "crimes contra a liberdade sexual": estupro (art. 213); violação sexual mediante fraude (art. 215); assédio sexual (art. 216-A).

Outras figuras penais também foram estabelecidas no capítulo "Dos crimes contra vulnerável" (Capítulo II do Título VI): "estupro de vulnerável" (art. 217-A), que consiste em "Ter conjunção carnal ou praticar outro ato libidinoso com menor de 14 (catorze) anos: pena – reclusão, de 8 (oito) a 15 (quinze) anos"; "induzimento de menor de 14 anos a satisfazer a lascívia de outrem: pena – reclusão, de 2 (dois) a 5 (cinco) anos" (art. 218); "satisfação de lascívia mediante a presença de criança ou adolescente: pena – reclusão, de 2 (dois) a 4 (quatro) anos" (art. 218-A); "favorecimento da prostituição ou outra forma de exploração sexual de vulnerável: pena – reclusão, de 4 (quatro) a 10 (dez) anos" (art. 218-B).

Conforme cita o Ministério da Saúde, todos os crimes previstos nesse Título VI podem ser considerados, de forma ampla, como "violência sexual". O antigo Título VI, que se referia aos "crimes contra os costumes", agora tem um novo nome, considerado bem mais adequado: "Dos crimes contra a dignidade sexual."

Poderíamos propor, então, uma definição mais ampla, considerando a violência sexual como: "Qualquer ato sexual ou contra os princípios de pudor de uma pessoa, imposto sob ameaça, sem o seu consentimento inteligente e/ou responsável, com a intenção de satisfação sexual do agressor ou humilhação da vítima." Essa seria uma definição ampla, abordando todos os aspectos não só das leis, como também o ponto de vista filosófico (Colás, 2011).

BREVE HISTÓRICO DO ATENDIMENTO NO BRASIL

A mulher que sofre violência sexual tem necessidades imediatas de atenção pelos profissionais de saúde, em especial pelo médico ginecologista e obstetra, que tem papel fundamental na prevenção dos agravos resultantes da violência, como infecções sexualmente transmissíveis (ISTs), gravidez resultante da violência e transtornos emocionais (Andrade, 2017). Por esses motivos, são fundamentais a informação e a capacitação dos médicos e demais profissionais de saúde. É difícil determinar a prevalência da violência sexual, mas deve afetar pelo menos 1/3 das mulheres alguma vez na vida (Faúndes *et al.*, 2006), com diferentes estudos mostrando uma variação que vai de 10 a 35%.

A partir de novembro de 1996, o Centro de Estudos e Pesquisas Materno-Infantis de Campinas (Cemicamp), ligado à Universidade Estadual de Campinas (Unicamp), organizou a cada ano, e por muitos anos, o Fórum Interprofissional, destinado a discutir com representantes das universidades, da Federação Brasileira das Associações de Ginecologia e Obstetrícia (Febrasgo), do Ministério da Saúde e de outras instituições as questões ligadas ao aborto legal e ao atendimento das vítimas de violência sexual (Andrade, 2017). Em 1997, foi criada a Comissão Nacional Especializada (CNE) de Violência Sexual e Interrupção da Gestação Prevista em Lei (Brasil, 2016a). Essa CNE está atuante até os dias atuais e conta com representantes de vários estados brasileiros. Sua função é participar ativamente com os associados da Febrasgo, no sentido de informar, atualizar e capacitar os ginecologistas e obstetras para o atendimento adequado das mulheres vítimas de violência sexual.

O atendimento integral às vítimas de violência sexual está normatizado no Brasil desde 1998, conforme a Norma Técnica, de 2015, do Ministério da Saúde, acessível *online*, intitulada "Atenção humanizada às pessoas em situação de violência sexual com registro de informações e coleta de vestígios".

Periodicamente, o Ministério da Saúde atualiza a Norma Técnica "Aspectos jurídicos do atendimento às vítimas de violência sexual – perguntas e respostas para profissionais de saúde", de acordo com as modificações na legislação e da jurisprudência brasileira (também acessível *online*). Em 2013, ocorreram inúmeros fatos legislativos importantes relacionados ao tema. O Decreto nº 7.958, de 13 de março de 2014, estabeleceu diretrizes para o atendimento humanizado às vítimas de violência sexual pelos profissionais de segurança pública e da saúde, implementando o registro de informações e coleta de vestígios no Sistema Único de Saúde (SUS). A Lei nº 12.845/2013 dispõe sobre o atendimento obrigatório, integral e imediato de pessoas em situação de violência em todos os hospitais integrantes da rede SUS, conforme o art. 1º: "Os hospitais devem oferecer às vítimas de violência sexual atendimento emergencial, integral e multidisciplinar, visando ao controle e ao tratamento dos agravos físicos e psíquicos decorrentes de violência sexual, e encaminhamento, se for o caso, aos serviços de assistência social".

O atendimento da pessoa em situação de violência nos serviços de saúde dispensa a apresentação do boletim de ocorrência (BO). Entretanto, cabe às instituições de saúde, conforme a Lei nº 12.845/2013, art. 3º, III, estimular o registro da ocorrência e os demais trâmites legais para encaminhamento aos órgãos de medicina legal, no sentido de diminuir a impunidade dos(as) autores(as) de agressão.

É frequente as vítimas de violência sexual apresentarem sentimento de culpa, vergonha e medo devido ao fato. Os violentadores geralmente agem humilhando as vítimas e intimidando com ameaças e chantagens. Por isso, é necessário um tempo adequado para atendimento, observando muito respeito no atendimento e na escuta. Devem-se observar os princípios do "respeito da dignidade da pessoa, da não discriminação, do sigilo e da privacidade", conforme o Decreto nº 7.958/2013. Outros aspectos no atendimento são fundamentais, conforme esse documento, com referência aos serviços de referência:

- Devem acolher adequadamente
- Devem disponibilizar espaço de escuta qualificada com privacidade, proporcionando ambiente de confiança e respeito
- Devem informar as vítimas adequadamente sobre todo o processo que será realizado e a importância das condutas profissionais, respeitada sua decisão sobre a realização de qualquer procedimento
- Devem divulgar informações sobre os locais de referência para esse tipo de atendimento.

VIOLÊNCIA SEXUAL COMO PROBLEMA DE SAÚDE PÚBLICA

A violência contra as mulheres é uma das maiores preocupações na saúde e nos direitos humanos no mundo.

O Conselho Econômico e Social das Nações Unidas, já em 1992, definiu a violência de gênero como "*Qualquer ato de violência baseada no gênero que resulta ou seguramente resultará em dano ou sofrimento físico, sexual ou psicológico, incluindo ameaça de tais atos, coerção ou repressão arbitrária de liberdade, seja no âmbito público ou privado*".

A violência atinge mulheres no mundo todo e em todos os períodos de seu ciclo vital, provocando sérios prejuízos à sua saúde e ao desenvolvimento psicossocial (Faúndes *et al.*, 2000). A violência contra a mulher ocorre principalmente no ambiente doméstico, pelo parceiro (Reichenheim *et al.*, 2006; Bruschi *et al.*, 2006; García-Moreno *et al.*, 2006; Heise *et al.*, 1994). Essa violência no lar tende à evolução progressiva: inicia-se com a violência psicológica/emocional, passa pela violência física e culmina na violência sexual (Heise, 1994).

Apesar de até recentemente os serviços de saúde não prestarem atenção à violência de gênero em geral e à violência sexual em particular, as evidências atuais permitem catalogar a violência sexual contra a mulher e a adolescente como um problema de saúde pública, tanto pela sua dimensão como pelas consequências que provoca na saúde da mulher.

Um artigo publicado em 1998, no *American Journal of Obstetrics and Gynecology*, relatou que a prevalência de história de violência sexual em diferentes estudos realizados nos EUA variava em 5,1% em avaliação realizada em Carolina do Norte, 19% em Los Angeles e 29% em uma amostra nacional (Golding *et al.*, 1998). É difícil imaginar que há tanta diferença entre várias regiões dos EUA, e a suspeita é que depende de como se define a violência sexual. Um estudo realizado no Brasil, em que se perguntou a uma amostra de mais de 2.000 mulheres se alguma vez tiveram relações sexuais contra sua vontade, revelou que 7% foram vítimas de violência física, 23% sob ameaça e 32% porque acreditavam que era sua obrigação diante da solicitação do parceiro formal ou ocasional. Verifica-se que a soma dos 7% de violência física mais os 23% de coerção dá 30%, muito semelhante aos 29% da amostra nacional nos EUA (Faúndes *et al.*, 2000).

A violência sexual ocorre em todos os grupos sociais, mas sua frequência parece estar associada a indicadores de nível socioeconômico. Estudo entre mulheres usuárias do SUS (n = 1.319) encontrou diferenças significativas na prevalência de história de violência sexual por seu parceiro segundo a classe econômica: classe E 17,5%; classe D 13,3%; classe C 10,4%; classe A/B 4,3% (Mathias *et al.*, 2013).

Quanto ao efeito da violência sexual sobre a saúde da mulher, sabe-se que a violência sexual é responsável por diversos tipos de queixas que são motivos de consulta nos serviços de saúde, como problemas ginecológicos em geral, doenças sexualmente transmissíveis (DSTs), depressão, insônia, ansiedade, disfunção sexual e desordem alimentar (Reichenheim *et al.*, 2006; Heise, 1994; Schraiber e d'Oliveira, 2002).

O mais grave é que o resultado da violência sexual pode ser fatal, diretamente, pelo assassinato da vítima ou, indiretamente, por exemplo, quando a violência sexual resulta em gravidez não desejada e abortamento inseguro e, ainda, nos casos em que a gravidez por estupro leva ao suicídio.

É evidente, entretanto, que na maior parte dos casos não se chega a esses extremos, mas se provocam diversos efeitos que podem ser graves para a saúde da mulher afetada.

Entre as consequências imediatas, descrevem-se o trauma psicológico, o trauma físico, o contágio de infecções de transmissão sexual (ITSs), incluído o HIV, além da gravidez não desejada.

Entre as consequências a longo prazo, estão as sequelas de ITS/HIV, o aborto provocado ou filho não desejado, problemas de saúde mental (depressão, insônia, ansiedade) e o que pode se definir como somatização ginecológica da violência sexual, descrita por Golding *et al.* em 1998, tais como alterações menstruais, dor pélvica crônica, dor durante o coito e diversas disfunções sexuais.

Em estudo realizado no Brasil, encontramos prevalência significativamente aumentada desses problemas em mulheres que sofreram violência sexual, comparadas com as que não tinham história de violência – irregularidades menstruais: 39,4% *versus* 28,8%; dor pélvica crônica: 41,1% *versus* 24,7%; dor no coito: 19,1% *versus* 8,6%; perda de libido: 14,3% *versus* 2,9%; ausência de orgasmo: 20,6% *versus* 4,4% (Reichenheim *et al.*, 2006).

Apesar de com frequência essas mulheres se consultarem nos serviços de saúde, é raro que recebam respostas eficazes por não abordarem sua origem: a violência, muitas vezes sofrida cronicamente (Schraiber e d'Oliveira, 2002). Mesmo em países desenvolvidos, poucos profissionais perguntam rotineiramente sobre violência (D'Avolio *et al.*, 2001), alegando falta de tempo, constrangimento em abordar o tema com mulheres que não aparentam ter problemas com violência, medo de que lhes revelem situações com as quais não saberiam e não teriam recursos para lidar, falta de treinamento, falta de suporte nos serviços de saúde e na comunidade para auxiliar as mulheres, desconhecimento de medidas cientificamente aprovadas para lidar com situações de violência (Schraiber *et al.*, 2002).

No Brasil, tem-se progredido muito nos últimos 20 anos quanto à atenção de emergência à mulher e à adolescente que sofrem violência sexual, mas será preciso grande esforço para que os efeitos a longo prazo dessa violência sejam identificados mais frequentemente para que recebam o atendimento de que precisam.

ATENDIMENTO MÉDICO: PRIMEIRA CONSULTA E SEGUIMENTO

No Brasil, os serviços médicos não estão preparados para diagnosticar e tratar as mulheres vítimas de violência sexual devido à falta de treinamento e de estrutura organizacional. Dados mais recentes indicam que no Brasil, em 2016, existiam 603 serviços de saúde para atendimento a pessoas em situação de violência sexual, 187 oferecem atendimento 24 horas e 65 serviços são credenciados para realizar a interrupção da gestação prevista em lei, porém menos da metade realizam, e 399 realizam seguimento ambulatorial (Brasil, 2016a; Ministério da Saúde, s/d).

Desde 2013, com a Lei nº 12.845, o atendimento médico e hospitalar tornou-se obrigatório e integral para pessoas que sofreram violência sexual. O SUS deve prestar atendimento emergencial, visando ao controle e ao tratamento dos agravos físicos e psíquicos decorrentes de violência sexual (Brasil, 2013). Esses serviços devem oferecer os seguintes cuidados:

- Diagnóstico e tratamento das lesões físicas no aparelho genital e nas demais áreas afetadas
- Amparo médico, psicológico e social imediatos
- Facilitação do registro da ocorrência e encaminhamento ao órgão de medicina legal e às delegacias especializadas com informações que possam ser úteis à identificação do agressor e à comprovação da violência sexual
- Profilaxia da gravidez
- Profilaxia das ISTs
- Coleta de material para a realização do exame de HIV para posterior acompanhamento e terapia
- Fornecimento de informações às vítimas sobre os direitos legais e sobre todos os serviços sanitários disponíveis.

As premissas básicas durante o atendimento médico devem levar em conta a atitude respeitosa, humanizada e laica; deve-se preservar a privacidade da mulher, não colocando a veracidade da história em questão; deve-se evitar julgamento de valores e contatos físicos desnecessários (especialmente em crianças); a atitude da equipe deve ser compreensiva, solidária e não ter postura inquisitiva ou curiosa. A primeira consulta não se deve limitar apenas a urgência e emergência e deve-se estimular e explicar a importância do seguimento ambulatorial para sua recuperação física e mental (Boyaciyan, 2011). Sua autonomia deve sempre ser respeitada, acatando-se a eventual recusa de algum procedimento (Boyaciyan, 2011; Brasil, 2012b).

O médico e a equipe multidisciplinar devem preocupar-se com vários aspectos na tentativa de se manter o bem-estar físico e mental da mulher. Na primeira consulta, a anamnese deve ser pormenorizada, identificando-se as principais características que norteiam a agressão como data, local, hora, tipo de penetração, se houve ejaculação, dia do ciclo menstrual e tipo de contracepção utilizada, entre outras características. Cabe à equipe também avaliar o trauma psicológico sofrido, o grau de desagregação familiar e a possibilidade de contaminação por uma IST e o risco de gravidez (Brasil, 2015; Oshikata *et al.*, 2005).

O atendimento no serviço de saúde deve ser o mais precoce possível, de preferência nas primeiras 72 horas após a violência, pois a maioria da terapia medicamentosa para IST e gravidez indesejada deve ser instituída nesse período (Committee on Health Care for Underserved Women, 2014; Brasil, 1999; Workowski e Bolan, 2015).

Recomenda-se que a equipe multidisciplinar seja composta por médicos, psicólogos, enfermeiras e assistentes sociais, porém a falta de um desses profissionais na equipe não inviabiliza o atendimento (Oshikata *et al.*, 2005; Faúndes *et al.*, 1997).

EXAME FÍSICO

O exame físico deve contemplar tanto o exame clínico como o ginecológico. O exame clínico geral inicia-se com a inspeção estática que deve ser orientada no sentido craniocaudal; as lesões devem ser caracterizadas de acordo com sua localização, tamanho, forma e número; outros achados como corpo estranho e secreções devem ser coletados e acondicionados em envelopes de papel ou meios próprios como tubo estéril de *swab* e lâminas vítreas (Brasil, 2015; 2017).

O exame genital deve ser realizado de forma a garantir uma coleta satisfatória da secreção vaginal e permitir uma descrição detalhada das lesões (Brasil, 2012b; 2015).

Todo material coletado é uma prova criminal que pode auxiliar na identificação da autoria e na materialização do crime, e deve ser guardado em local apropriado e estar disponível quando solicitada pelo juiz. O local ideal, e de direito, para custodiar esse material é o instituto médico-legal (IML), por ser a instituição ligada à secretaria de segurança pública (Brasil, 2012b; 2015).

Todos os médicos ginecologistas devem estar capacitados a realizar um exame clínico detalhado já no primeiro atendimento e estar aptos a coletar provas criminais, seja no serviço público ou privado. Somente com esses cuidados, evitar-se-ia a peregrinação da mulher pelos serviços, preservar-se-ia sua privacidade e evitar-se-iam exames ginecológicos desnecessários (Oshikata *et al.*, 2005).

Devido às características peculiares e complexas que cerceiam a violência sexual, a institucionalização da mulher em um serviço de referência é uma forma de garantir atendimento ágil e especializado. Em serviços privados nem sempre o atendimento personalizado suprirá as necessidades básicas da mulher naquele momento, como as necessidades sociais, psicológicas e principalmente medicamentosas, já que a terapia antirretroviral (TARV) contra o vírus HIV não pode ser adquirida nas redes de farmácias, e nos serviços de referência a sua disponibilização é imediata (Workowski e Bolan, 2015; WHO, 2003).

EXAMES LABORATORIAIS

Mulheres vítimas de violência sexual podem estar grávidas; portanto, o teste de gravidez deve ser oferecido quando necessário.

Na primeira consulta, a investigação das ISTs deve contemplar culturas específicas para *Neisseria gonorrhoeae*, *Chlamydia trachomatis* e *Trichomonas vaginalis*, além da coleta de sorologias para HIV, hepatite B e sífilis (Brasil, 2017; WHO, 2003) (Tabela 55.1).

Tabela 55.1 Coleta de exames laboratoriais para seguimento das infecções sexualmente transmissíveis (ISTs)[a] (Brasil, 2012b; 2017).

IST	1º atendimento	4 a 6 semanas	3º mês	6º mês
Sífilis	Sim	Sim		
Gonorreia	Sim	Sim		
Clamídia	Sim	Sim		
Hepatite B	Sim	–	Sim	Sim
HIV	Sim	–	Sim	Sim

[a]Podem ocorrer mudanças de acordo com protocolos institucionais. HIV: vírus da imunodeficiência humana. (Fonte: DIAHV/SVS/MS.)

ANTICONCEPÇÃO DE EMERGÊNCIA

Deve ser ingerida o mais precocemente possível, de preferência nas primeiras 24 horas.

O levonorgestrel é um progestógeno sintético que age retardando o desenvolvimento folicular e a ovulação. Tem eficácia comprovada quando utilizado antes da ovulação e nas primeiras 72 horas. Após esse período, a eficácia diminui consideravelmente e o risco de gestação é 5 vezes maior se comparada com a administração nas primeiras 24 horas. Não tem eficácia após 120 horas. Utiliza-se em dose única de 1,5 mg por via oral (Piaggio *et al.*, 2011; FIGO, 2012).

Outras opções, não disponíveis no Brasil, seriam as drogas bloqueadoras ou moduladoras dos receptores da progesterona, ulipristal e mifepristona, que podem ser utilizadas até 120 horas após a relação e possivelmente têm eficácia superior à do levonorgestrel (Piaggio *et al.*, 201; FIGO, 2012).

IMUNOPROFILAXIA CONTRA INFECÇÕES SEXUALMENTE TRANSMISSÍVEIS

A imunoprofilaxia deve ser administrada preferencialmente nas primeiras 48 horas e no máximo 14 dias após a exposição. A imunoglobulina e a vacina contra hepatite B são recomendadas como profilaxia para pessoas suscetíveis e expostas à violência sexual (Tabelas 55.2 a 55.5).

A TARV exige seguimento laboratorial rigoroso com avaliação da função hepatica e renal, além de hemograma e glicemia de jejum seriados (Brasil, 2017; 2016b).

Tabela 55.2 Profilaxia da hepatite B (Brasil, 2012b; 2017).

Vacina anti-hepatite B – aplicar IM no deltoide	Repetir em 1 e 6 meses
Imunoglobulina anti-hepatite B – aplicar 0,06 mℓ/kg em glúteo	Dose única

Fonte: DIAHV/SVS/MS.

Tabela 55.3 Profilaxia de infecção sexualmente transmissível (IST) não viral (Brasil, 2012b; 2017).

IST	Medicação	Adulto	Crianças
Sífilis	Penicilina G benzatina	2,4 milhões UI IM	50 mil UI/kg IM
Gonorreia	Ceftriaxona	500 mg IM	125 mg IM
Clamídia	Azitromicina	1 g VO	20 mg/kg VO
Tricomoníase	Metronidazol[a]	2 g VO	15 mg/kg/dia VO por 7 dias

[a]Não deve ser prescrito no primeiro trimestre de gestação e deve ser postergado em uso de AE e terapia antirretroviral (TARV). (Fonte: DIAHV/SVS/MS.)

Tabela 55.4 Profilaxia do vírus da imunodeficiência humana (HIV) para não gestantes (Brasil, 2012b; 2017).

Medicamento	Apresentação	Posologia
TDF[a] + 3 TC[b]	Comprimido coformulado (TDF 300 mg + 3 TC 300 mg)	1 comprimido VO/dia
	Na indisponibilidade de comprimido coformulado TDF 300 mg + 3 TC 150 mg	Na indisponibilidade de comprimido coformulado 1 comprimido VO/dia 2 comprimidos VO/dia
DTG[c]	DTG 50 mg	1 comprimido VO/dia

[a]Tenofovir. [b]Lamivudina. [c]Dolutegravir. VO: via oral. (Fonte: DIAHV/SVS/MS.)

Tabela 55.5 Profilaxia do vírus da imunodeficiência humana (HIV) para gestantes: deve-se iniciar a terapia após a 14ª semana e suspender a amamentação (Brasil, 2012b; 2017).

Medicamento	Apresentação	Posologia
TDF[a] + 3 TC[b]	Comprimido coformulado (TDF 300 mg + 3 TC 300 mg)	1 comprimido VO/dia
	Na indisponibilidade de comprimido coformulado: TDF 300 mg + 3 TC 150 mg	Na indisponibilidade de comprimido coformulado: 1 comprimido VO/dia 2 comprimidos VO/dia
RAL[c]	RAL 400 50 mg	1 comprimido VO/dia

[a]Tenofovir. [b]Lamivudina. [c]Raltegravir. VO: via oral. (Fonte: DIAHV/SVS/MS.)

VACINAÇÃO CONTRA OS VÍRUS HPV

A Nota Técnica nº 63/2023, do Ministério da Saúde, incluiu as pessoas de 9 a 45 anos, vítimas de violência sexual, como grupo prioritário para vacinação contra os vírus HPV, desde que ainda não estejam vacinadas. A Nota cita:

> 2.4. Em dezembro de 2022, a Organização Mundial de Saúde/OMS publicou seu posicionamento e atualização referente à vacina HPV, recomendando que mulheres e homens imunocomprometidos, incluindo aqueles que vivem com HIV, crianças e adolescentes que sofreram abuso sexual, devido ao risco aumentado de contrair doenças relacionadas ao HPV, sejam considerados para a vacinação contra o HPV como prioridade nos programas de saúde pública. Recente discussão na Associação Pan-Americana de Infectologia (API), na revisão do Guia de Vacinas, recomendou-se, por unanimidade, a inclusão da vacina HPV para pessoas de 9 a 45 anos vítimas de violência sexual, indistinta de gênero, para prevenir riscos futuros desta população.
>
> Portanto, os centros de atendimento de vítimas de violência sexual deverão disponibilizar essa vacina e oferecê-la à população, conforme o documento do Ministério da Saúde, seguindo as orientações quanto ao número de doses.

SEGUIMENTO AMBULATORIAL

Em geral, o tempo de seguimento médico e psicológico ambulatorial varia de acordo com as necessidades da paciente, e o tempo mínimo de 6 meses parece ser ideal, com consultas no 15º, 30º, 60º, 90º e 180º dia após a exposição. Esse tempo inclui o período para o restabelecimento psicológico, na maioria das vezes, e é o tempo para avaliar uma possível soroconversão do vírus da hepatite B e HIV, que pode ocorrer até 6 meses.

Na avaliação subsequente ao primeiro atendimento, devem-se checar os resultados dos exames laboratoriais coletados na primeira consulta, analisar o aparecimento de doenças, verificar a adesão ao tratamento antirretroviral, avaliar a melhora psicológica e solicitar novos exames clínicos e sorológicos (Oshikata *et al.*, 2005; Brasil, 2017; Drezett *et al.*, 1999).

ABORTO PREVISTO POR LEI

Uma vez constatada a gravidez, a primeira providência a ser realizada, caso haja interesse de interrupção, é providenciar documentação por escrito na qual a mulher ou seu representante legal demonstre a opção pela interrupção. A autorização judicial, o laudo do IML e o BO não são documentos obrigatórios para se realizar um aborto legal, porém é aconselhável tê-los para melhor documentação (Brasil, 2012b; 2005a; 2005b).

Devemos lembrar que a função do serviço de saúde é prestar assistência integral às mulheres vítimas de violência sexual. Não é sua função criminalizar ou elaborar provas contra e muito menos colocar em dúvida suas alegações. A presunção da veracidade e a conivência com o problema sofrido são fundamentais para mostrar credibilidade e seriedade do serviço e dar confiança para a mulher (Oshikata *et al.*, 2005).

Segundo a Portaria nº 1.508, de 1º de setembro de 2005, o procedimento de justificação e autorização da interrupção da gravidez nos casos previstos em lei compõe-se de quatro fases (Brasil, 2005a):

- A primeira fase é constituída pelo relato circunstanciado do evento, realizado pela própria gestante, ou por seu representante legal, perante dois profissionais de saúde do serviço (na prática, isso é a anamnese)
- A segunda fase ocorre com o parecer técnico do médico assistente, que deverá ser aprovado por três integrantes da equipe multiprofissional, que subscreverão o Termo de Aprovação de Procedimento de Interrupção da Gravidez (parecer técnico significa diagnóstico e tempo de gestação, com exames comprobatórios – ultrassom)
- A terceira fase verifica-se com a assinatura da gestante no Termo de Responsabilidade ou, se for incapaz, também de seu representante legal, e esse termo conterá advertência expressa sobre a previsão dos crimes de falsidade ideológica e de aborto caso não tenha sido vítima de violência sexual
- A quarta fase se encerra com o Termo de Consentimento Livre e Esclarecido.

As opções de manejo recomendadas pela OMS para a interrupção incluem manejo médico ou cirúrgico, usando aspiração intrauterina manual ou elétrica a vácuo, ou dilatação e evacuação (D&E). O método de aborto cirúrgico dependeria da idade gestacional: geralmente aspiração a vácuo em menos de 14 semanas de gestação e D&E em 14 semanas ou mais, embora haja flexibilidade no uso desses métodos entre 12 e 16 semanas. A OMS recomenda ainda a priorização do aborto medicamentoso nas idades gestacionais inferiores a 12 semanas, complementando com aspiração manual intrauterina quando necessário. No caso de idade gestacional superior a 12 semanas, recomenda-se a preparação cervical e a indução medicamentosa, seguindo-se o procedimento cirúrgico (WHO, 2022).

No Brasil, a medicação regulamentada para esse fim é o misoprostol. Em 2023, a Federation of Obstetricians and Gynaecologists (FIGO) publicou as novas recomendações sobre o uso desse medicamento, conforme a Tabela 55.6.

BOLETIM DE OCORRÊNCIA E VERIFICAÇÃO DO IML SÃO EXIGIDOS PARA A REALIZAÇÃO DO ABORTO PREVISTO POR LEI?

Como citado anteriormente, não é necessário lavrar o BO ou realizar exame no IML para a realização do aborto previsto em lei. Tanto o BO como o exame do IML são atribuições judiciais, enquanto o aborto legal é uma atribuição médica. O BO é um documento de notificação policial, que resulta na abertura de um inquérito caso seja constado um crime. Já o laudo do IML é uma documentação que colabora na elucidação de um crime (Brasil, 2015; Oshikata *et al.*, 2005).

Apesar da não obrigatoriedade da notificação ou queixa de crime, é recomendada a sua realização, pois somente por meio da denúncia será possível criar medidas de proteção à integridade da mulher, instruir diligência para a captura do agressor e diminuir a impunidade (Brasil, 2005a; 2005b).

Devido ao distanciamento entre as secretarias de saúde e de segurança pública, poucos serviços médicos no Brasil possuem acordos com o IML para o atendimento em conjunto e guarda do vestígio colhido. A integração de ambos os serviços permitiria que a vítima fosse atendida em um único momento, evitando a revitimização a cada consulta médica (Brasil, 2015; Drezett *et al.*, 1999).

ASPECTOS PSICOLÓGICOS DAS PACIENTES VÍTIMAS DE VIOLÊNCIA SEXUAL

Diante de uma pessoa que foi vitimada sexualmente, precisamos entender que as repercussões, muito antes de serem apenas na esfera genital ou sexual, apresentam um complexo de comprometimentos no âmbito biopsicossocial, tão intenso, que às vezes a avaliação de todas essas repercussões é impossível de ser atingida.

Entre as repercussões biopsicossociais, podemos ter: choque emocional, crise de pânico, ansiedade, medo, confusão, fobias, autorreprovação, sentimento de inferioridade, de fracasso e insegurança, sentimento de culpa, baixa autoestima, comportamento autodestrutivo, depressão, desordens alimentares/obesidade, tentativas de suicídio, disfunções sexuais (vaginismo), isolamento, mudanças de emprego ou moradia, abandono da escola, divórcio, uso de álcool e drogas e prostituição, além do transtorno de estresse pós-traumático (TEPT) com todas as suas manifestações (hipervigilância e evitação, agressividade, distúrbios do sono, pensamentos intrusivos e estados dissociativos). Sintomas somatoformes como problemas gastrointestinais (gastrites, cólon irritável), cardiocirculatórios (hipertensão arterial), imunológicas (crises de asmas, alergias etc.), cefaleias crônicas, dores articulares etc. também fazem parte desse amplo espectro das comorbidades do TEPT (Figueira e Mendlowicz, 2003).

TRANSTORNO DE ESTRESSE PÓS-TRAUMÁTICO

Definimos como transtorno de estresse pós-traumático um distúrbio da ansiedade caracterizado por um conjunto de sinais e sintomas físicos, psíquicos e emocionais em decorrência de o portador ter sido vítima ou testemunha de atos violentos ou de situações traumáticas que, em geral, representaram ameaça à sua vida ou à vida de terceiros (Associação Americana de Psiquiatria, 1994; 2014).

Tabela 55.6 Novo protocolo para utilização do misoprostol (FIGO, 2023).

≤ 12 semanas	13 a 17 semanas	18 a 24 semanas	25 a 27 semanas	≥ 28 semanas	Pós-parto
Aborto induzido Misoprostol 800 μg (BU/SL/VV) – 1 dose ≥ 10 semanas – 1 dose a cada 3 horas até expulsão[a]	**Aborto induzido** Misoprostol 400 μg (BU/SL/VV) a cada 3 horas até expulsão[e]	**Aborto induzido** Misoprostol 400 μg (BU/SL/VV) a cada 3 horas até expulsão[e]	**Aborto induzido** Misoprostol 200 μg (BU/SL/VV) a cada 4 horas até expulsão[e,i]	**Aborto induzido** Misoprostol 50 a 100 μg VV a cada 4 horas **OU** Misoprostol 50 a 100 μg VV a cada 2 horas[f]	**Profilaxia de hemorragia pós-parto (HPP)** Misoprostol 600 μg SL – 1 dose
Aborto retido Misoprostol 800 μg (BU/SL/VV) – 1 dose ≥ 10 semanas – 1 dose a cada 3 horas até expulsão[a]	**Aborto retido** Misoprostol 400 μg (BU/SL/VV) a cada 3 horas até expulsão[e]	**Aborto induzido** Misoprostol 400 μg (BU/SL/VV) a cada 3 horas até expulsão	**OFIU** Misoprostol 200 μg (BU/SL/VV) a cada 4 horas até expulsão[e]	**OFIU** Misoprostol 25 a 50 μg VV a cada 4 horas **OU** Misoprostol 50 a 100 μg VV a cada 2 horas[f,i]	**Tratamento de hemorragia pós-parto (HPP)** Misoprostol 800 μg SL – 1 dose
Aborto incompleto 400 μg de misoprostol SL – 1 dose 600 μg de misoprostol VO – 1 dose 800 μg de misoprostol BU – 1 dose	**Aborto incompleto** Misoprostol 400 μg (BU/SL) a cada 3 horas até expulsão	**Aborto incompleto** Misoprostol 400 μg (BU/SL) a cada 3 horas até expulsão	**Indução de parto** Misoprostol 25 a 50 μg VV a cada 4 horas[g,h] **OU** Misoprostol 50 a 100 μg VV a cada 2 horas[f-h]	**Indução de parto** Misoprostol 25 a 50 μg VV a cada 4 horas[g,h] **OU** Misoprostol 50 a 100 μg VV a cada 2 horas[f,g]	
Preparação cervical antes da aspiração Não obrigatório[b]	**Preparação cervical antes da aspiração** Misoprostol 400 μg (BU/SL/VV) 1 a 3 horas antes do procedimento	**Preparação cervical antes da aspiração** Dilatadores osmóticos 1 a 2 dias antes do procedimento			

Notas:

- As administrações VO e SL estão associadas a mais efeitos colaterais
- Evitar VV se houver sangramento vaginal
- O misoprostol é seguro abaixo de 28 semanas, mesmo com histórico de cesariana prévia
- O misoprostol não é recomendado em mulheres com idade gestacional acima de 28 semanas com cesariana anterior
- Não existe dose máxima de misoprostol. Se o aborto não for concluído após 5 doses, será possível continuar com doses adicionais ou descansar por 12 horas e começar novamente
- Misoprostol não é contraindicado para gestantes multíparas
- A aspiração intrauterina de rotina após aborto medicamentoso não é necessária ou recomendada.

[a]Abortos induzido e retido < 12 semanas podem ser manejados ambulatorialmente. [b]Considerar misoprostol 400 μg 1 a 2 horas antes do procedimento em pacientes ≤ 17 anos. [c]Considerar dilatadores osmóticos em pacientes ≤ 17 anos e em pacientes com estenose de colo do útero. [d]Pode ser utilizado misoprostol 400 μg 1 a 2 horas antes do procedimento se mifepristona não estiver disponível. Até a publicação deste livro, a mifepristona não estava regulamentada para uso no Brasil. [e]Doses baseadas em Society of Family Planning Guidelines. A comprehensive systematic review and meta-analysis (2020). [f]Dose baseada na Cochrane Database Syst. Rev. (2021). [g]Misoprostol BU e SL são recomendados para indução do trabalho de parto de gestações viáveis, sendo associados a maior frequência de taquissistolia e sofrimento fetal. [h]Faltam evidências fortes para a dosagem de misoprostol para essa indicação e nessa idade gestacional. [i]A cardioplegia fetal induzida deve ser considerada para aborto induzido após viabilidade fetal. Para aborto medicamentoso e cirúrgico com < 12 semanas, recomenda-se contra imunoglobulina anti-D (WHO, 2022). BU: bucal; SL: sublingual; VO: via oral; VV: via vaginal.

Rica nas manifestações fisiológicas da ansiedade, a TEPT foi classificada no DSM-IV-TR (American Psychiatric Association, 2002) como um dos tipos de transtornos de ansiedade e, segundo Van der Kolk, Charcot teria sido o primeiro a descrever os problemas de sugestionabilidade em pacientes e a concluir que "os ataques histéricos são dissociativos por representarem experiências insuportáveis" (Bernard, 2011).

Recentemente, o DSM-V retirou o TEPT do grupo dos transtornos de ansiedade, colocando-o em um grupo à parte, pela sua grande importância e amplitude de manifestações, separando muito bem as manifestações dissociativas de personalidade e os sintomas de amnésia dissociativa (American Psychiatric Association, 2002; Associação Americana de Psiquiatria, 2014).

O transtorno de estresse agudo (TEA) foi introduzido no DSM-IV (American Psychiatric Association, 2002; Bernard, 2011) (C), definido como uma reação aguda de ansiedade de curta duração e diferente do TEPT apenas quanto à sua frequência de sintomas dissociativos e ao tempo de duração, que não deve exceder 4 semanas. Geralmente ele é um diagnóstico primário, e o reconhecimento precoce de tal diagnóstico facilita a intervenção oportuna e a recuperação dos indivíduos acometidos, minimizando o risco da evolução para o TEPT (Ito e Roso, 1998).

SINTOMAS DE TRANSTORNO DE ESTRESSE AGUDO E TRANSTORNO DE ESTRESSE PÓS-TRAUMÁTICO

Entre os sintomas do TEA, lembramos que a caracterização desse transtorno é a presença dos sintomas dissociativos, que são: sentimento subjetivo de anestesia, distanciamento ou ausência de resposta emocional, redução da consciência sobre aquilo que o cerca, desrealização e despersonalização ou amnésia dissociativa (parece que não aconteceu nada!).

Após 1 mês desse primeiro quadro de TEA, as pacientes evoluem para o TEPT, que é uma "reação emocional" que surge após 1 mês do evento em 65% das vítimas, se mantém em 47% das vítimas após 3 meses, podendo, ainda, em 32% das vezes, manter-se prevalente ao longo da vida (Resnick *et al.*, 1993).

O TEA é considerado um fator de risco e o "primeiro passo" para o desenvolvimento de TEPT. Geralmente ele é um diagnóstico primário, e o reconhecimento de tal diagnóstico facilita a intervenção precoce e a recuperação dos indivíduos acometidos (Figura 55.1).

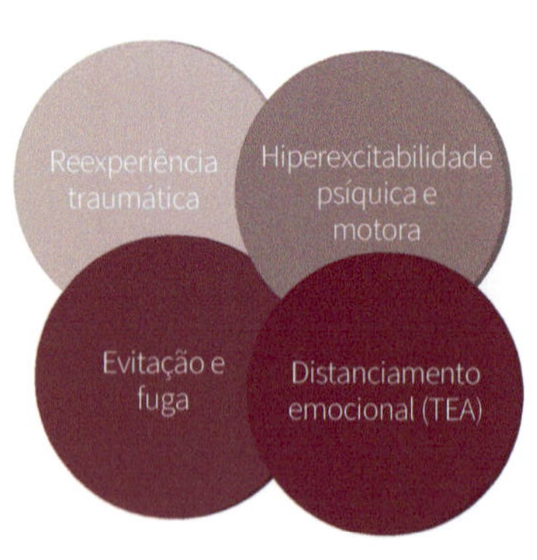

Distanciamento emocional:
TEA (1º mês)
- Anedonia, desrealização
- Imobilidade, inércia, anestesia
- Estado de humor distorcido
- Amnésia parcial ou total

Ao longo da vida – TEPT
Reexperiências traumáticas
- Reviver o trauma
- Pensamentos intrusivos
- Sonhos e pesadelos

Hiperexcitabilidade neuropsíquica
- Sinais de hiperatividade simpática
- Taquicardia, sudorese, taquipneia
- Distúrbios gastrointestinais
- Tremores
- Agressividade, ansiedade intensa

Evitação e fuga
- Evita sair de casa
- Não quer passar no mesmo local
- Hipervigilante
- Evita ambientes que não pode controlar

Figura 55.1 Sintomas de transtornos de estresse pós-traumático (TEPT) e transtorno de estresse agudo (TEA).

Costumamos observar que, na evolução dessas vítimas, no primeiro momento (quando ainda em estado de TEA), essas mulheres se referem ao seu sofrimento no presente "*... eu sei o que estou sofrendo... como estou me sentindo...*"; após essa primeira fase de vítima, as pacientes passam para uma fase de sobreviventes e começam a relatar a experiência no passado: "*... eu sofri muito..., ... foi muito difícil...*", embora não consigam falar muito sobre a situação. Só algum tempo depois, dependendo da abordagem psicológica, apoio da família e da sua própria resiliência, essas pessoas conseguem vivenciar o estado de superação (faz parte do passado), quando conseguem falar com mais tranquilidade, sem acionar mecanismos emocionais (o que às vezes se leva uma vida inteira para superar).

TEPT E VIOLÊNCIA SEXUAL

Os aspectos emocionais são os mais trabalhosos quando se lida com violência sexual. O "medo da morte" é a emoção mais forte, seguido de sensação de solidão, vergonha e culpa (Ito e Roso, 1998), resultando em uma gama enorme de sequelas psicológicas que vão cursar com aspectos variáveis do TEPT, conforme mencionado anteriormente (Allen *et al.*, 1994; Gostin *et al.*, 1994).

ABORDAGEM PSICOLÓGICA DAS PACIENTES VÍTIMAS DE VIOLÊNCIA SEXUAL

Entre as maiores preocupações das pacientes vitimadas sexualmente, principalmente nas situações de estupro oportunista (aquele em que a paciente é pega de surpresa em um local ermo como ponto de ônibus, rua escura etc.), estão, sem dúvida, as DSTs e a AIDS, além do risco da gravidez indesejada. No entanto, a maioria dessas pacientes, pelo medo imposto pelo agressor, pelo estado de choque emocional (transtorno dissociativo), vergonha, insegurança etc., terminam muitas vezes não procurando o atendimento imediato, perdendo a oportunidade de se fazerem as profilaxias necessárias e o atendimento multiprofissional no âmbito biopsicossocial. Muitas dessas mulheres, pelo estado dissociativo em que se encontram, chegam a se esquecer do dia, do local e às vezes até do que estavam fazendo no momento da agressão, determinando uma má interpretação por parte dos profissionais não treinados nesse atendimento. Todos esses aspectos devem ser levados em conta no momento da abordagem dessas mulheres.

PACIENTES QUE CHEGAM GESTANTES E SOLICITAM A INTERRUPÇÃO LEGAL DA GESTAÇÃO

O diagnóstico de gestação nessas mulheres muitas vezes é o maior desencadeador do TEPT, levando-as até o desespero, pelo fato de estarem gestando o que, na visão de muitas, se configura como "um monstro".

A procura da interrupção legal da gestação (ILG) por essas mulheres, muitas vezes, quando lhes é negada, pode determinar comportamentos de risco altíssimo como ingerir veneno ou tentar abortos medicamentosos com substâncias de resultados duvidosos e até proibidas pelo uso indiscriminado sem a devida orientação. Outras vezes, procuram clínicas clandestinas totalmente despreparadas para realizar um procedimento de altíssimo risco, engrossando, dessa maneira, as estatísticas de obituário por abortamentos de risco.

Os aspectos psicológicos das pacientes que optam pela interrupção da gestação também apresentam suas possíveis repercussões. Como costumamos dizer, *a interrupção da gestação não desejada pode trazer uma sensação de alívio imediato para a mulher, mas isso não significa que ela esteja bem.* Os *sentimentos ambivalentes de culpa e questionamentos de valores morais e religiosos continuarão a bombardear essa mulher na sua intimidade psíquica.*

Torna-se necessário, então, entender que a simples realização da interrupção da gestação solicitada pelas pacientes não resolve todos os problemas psicológicos e, muitas vezes, observamos problemas tão sérios ou até maiores nessas mulheres que fizeram a opção sem uma reflexão adequada (Cunha, s/d). Daí a importância do atendimento multiprofissional da equipe, que, quanto mais treinada e experiente, poderá antecipar e até evitar tais situações, permitindo que as pacientes reflitam com mais tempo e tomem suas decisões com mais segurança (Mattar *et al.*, 2007).

Sob o ponto de vista terapêutico, podemos lançar mão tanto de medicamentos ansiolíticos prescritos pelo psiquiatra como de paroxetina, mirtazapina e venlafaxina, entre outros, complementados por uma gama enorme de possibilidades psicoterapêuticas, geralmente na abordagem cognitivo-comportamental, que tem se verificado serem as melhores para tais situações. A reestruturação cognitiva, acompanhada de técnicas psicofisiológicas de gestão do estresse, é a preferida entre os terapeutas. No Serviço de Atendimento à Vítima de Violência Sexual e Interrupção Legal da Gestação da Escola Paulista de Medicina da Universidade Federal de São Paulo, foi utilizada a hipnoterapia cognitivo-comportamental, agregando as técnicas psicofisiológicas de gerenciamento do estresse e a hipnose para facilitar a reestruturação cognitiva dessas pacientes. Esse atendimento deve ser iniciado na primeira consulta para diminuir o impacto do evento e minimizar a intensidade do TEA e, por conseguinte, diminuir a evolução para o TEPT e suas várias comorbidades.

Técnicas complementares como acupuntura, hipnose, meditação, *mindfullness eye movement desensitization and reprograming* (EMDR), entre outras, têm sido associadas e parecem oferecer bons resultados quando utilizadas por profissionais competentes, devidamente treinados nessas técnicas que, atualmente, fazem parte das Práticas Complementares e Integrativas em Saúde (PICS), reconhecidas pelo SUS (Colás, 2023).

Em suma, observa-se que os aspectos psicológicos que envolvem essas pacientes vítimas de violência sexual são provavelmente o "tendão de Aquiles" no atendimento delas, de tão complexas e trabalhosas que são essas abordagens, e devem começar imediatamente no primeiro atendimento, não sendo deixadas para um segundo momento, conforme muitos serviços preconizam.

REFERÊNCIAS BIBLIOGRÁFICAS

ALLEN, J. P.; LEADBEATER, B. J.; ABER, J. L. The development of problem behavior syndromes in at-risk adolescents. *Development and Psychopathology,* v. 6, n. 2, p. 323-342, 1994.

ANDRADE, R. P. *Violência sexual contra mulheres* – aspectos médicos, psicológicos, sociais e legais do atendimento. 2. ed. Curitiba: Gráfica da UFPR, 2017.

ASSOCIAÇÃO AMERICANA DE PSIQUIATRIA. *Manual Diagnóstico e Estatístico de Transtornos Mentais* – DSM. 3. ed. São Paulo: Artmed, 1994.

ASSOCIAÇÃO AMERICANA DE PSIQUIATRIA. *Manual Diagnóstico e Estatístico de Transtornos Mentais* – DSM-V. 4. ed. São Paulo: Artmed, 2014.

BERNARD, R. *Psicoterapias cognitivo-comportamentais*: um diálogo com a psiquiatria. 2. ed. São Paulo: Artmed, 2011.

BOYACIYAN, K. (coord.). *Ética em ginecologia e obstetrícia*. São Paulo: Conselho Regional de Medicina do Estado de São Paulo, 2011.

BRAH, A.; PHOENIX, A. Ain't I a woman? Revisiting intersectionality. *Journal of International Women's Studies*, v. 5, n. 3, p. 75-86, 2004.

BRASIL. *Lei nº 12.845, de 1º de agosto de 2013*. Dispõe sobre o atendimento obrigatório e integral de pessoas em situação de violência sexual, 2013. Disponível em: http://www.planalto.gov.br/ccivil_03/_ato2011-2014/2013/lei/l12845.htm. Acesso em: 10 jan. 2018.

BRASIL. Ministério da Saúde. *Aspectos jurídicos do atendimento às vítimas de violência sexual* – Perguntas e respostas para profissionais de saúde. Brasília, DF: Ministério da Saúde, 2011. Disponível em: http://bvsms.saude.gov.br/bvs/publicacoes/aspectos_juridicos_atendimento_vitimas_violencia_2ed.pdf. Acesso em: 18 jan. 2018.

BRASIL. Ministério da Saúde. *Informe 3: Serviços de atenção às pessoas em situação de violência sexual*. Brasília, DF: Ministério da Saúde, 2016a. Disponível em: http://portalarquivos.saude.gov.br/images/pdf/2016/abril/07/Informe-3-21.03.16.pdf. Acesso em: 18 jan. 2018.

BRASIL. Ministério da Saúde. Ministério da Justiça. Secretaria de Políticas para as Mulheres. *Atenção humanizada às pessoas em situação de violência sexual com registro de informações e coleta de vestígios*: Norma Técnica. Brasília, DF: Ministério da Saúde, 2015.

BRASIL. Ministério da Saúde. *Prevenção e tratamento dos agravos resultantes da violência sexual contra mulheres e adolescentes* – Norma Técnica. Brasília, DF: Ministério da Saúde, 2012a. Disponível em: http://bvsms.saude.gov.br/bvs/publicacoes/prevencao_agravo_violencia_sexual_mulheres_3ed.pdf. Acesso em: 18 jan. 2018.

BRASIL. Ministério da Saúde. *Protocolo clínico e diretrizes terapêuticas para atenção integral às pessoas com infecções sexualmente transmissíveis*. Brasília, DF: Ministério da Saúde, 2016b.

BRASIL. Ministério da Saúde. *Saúde divulga diretrizes para atendimento a vítimas de violência sexual*. Disponível em: http://portalms.saude.gov.br/noticias/722-svs-noticias/20306-saude-divulga-diretrizes-para-atendimento-a-vitimas-de-violencia-sexual. Acesso em: 18 jan. 2018.

BRASIL. Ministério da Saúde. Secretaria de Atenção à Saúde. Departamento de Ações Programáticas e Estratégicas. Área Técnica da Saúde da Mulher. *Aspectos jurídicos do atendimento às vítimas de violência*. Perguntas e respostas para profissionais de saúde. Brasília, DF: Ministério da Saúde, 2005a.

BRASIL. Ministério da Saúde. Secretaria de Políticas de Saúde. Departamento de Gestão de políticas Estratégicas. Área Técnica da Saúde da Mulher. *Normas sobre a prevenção e tratamento dos agravos resultantes da violência sexuais contra mulheres e adolescentes*. Brasília, DF: Ministério da Saúde, 1999.

BRASIL. Ministério da Saúde. Secretaria de Atenção à Saúde. Departamento de Ações Programáticas e Estratégicas. *Prevenção e tratamento dos agravos resultantes da violência sexual contra mulheres e adolescentes*: Norma Técnica. 3. ed. Brasília, DF: Ministério da Saúde, 2012b.

BRASIL. Ministério da Saúde. Secretaria de Vigilância em Saúde. Departamento de Vigilância, Prevenção e Controle das Infecções Sexualmente Transmissíveis, do HIV/Aids e das Hepatites Virais. *Protocolo Clínico e Diretrizes Terapêuticas*: Profilaxia Pós-Exposição (PEP) de Risco à Infecção pelo HIV, IST e Hepatites Virais. Brasília, DF: Ministério da Saúde, 2017.

BRASIL. *Portaria nº 1.508, de 1º de setembro de 2005*. Dispõe sobre o Procedimento de Justificação e Autorização da Interrupção da Gravidez nos casos previstos em lei, no âmbito do Sistema Único de Saúde-SUS. Brasília, DF: Ministério da Saúde, 2005b.

BRUSCHI, A.; PAULA, C. S.; BORDIN, I. A. S. Prevalência e procura de ajuda na violência conjugal física ao longo da vida. *Revista de Saúde Pública*, v. 40, n. 2, p. 256-264, 2006.

CLARK, K. A.; MAYS, V. M.; COCHRAN, S. D. Extreme violence and the invisibility of women who murder: the intersectionality of gender, race, ethnicity, sexual orientation, and gender identity equals silence. *Violence Gender*, v. 4, n. 4, p. 117-120, 2017.

COLÁS, O. R. Abordagem da mulher vítima de violência sexual. *In*: MORON, A. F.; CAMANO, L.; KULAY, L. J. *Obstetrícia*. Barueri: Manole, 2011. p. 665-676.

COLÁS, O. R. Hipnoterapia com Prática Integrativa e complementar em saúde. *In*: MOCARZEL, R. C. S.; COELHO, C. G. *Práticas integrativas e complementares em saúde*. Vassouras: Editora da Universidade de Vassouras, 2023. p. 227-242.

COMMITTEE ON HEALTH CARE FOR UNDERSERVED WOMEN. ACOG Committee Opinion no. 592: Sexual assault. *Obstetrics and Gynecology*, v. 123, n. 4, p. 905-909, 2014.

CUNHA, S. *Sequelas psicológicas do abortamento espontâneo* s/d. Disponível em: https://www.psicologia.pt/artigos/ver_opiniao.php?sequelas-psicologicas-do-abortamento-espontaneo&codigo=AOP0106. Acesso em: 16 set. 2023.

D'AVOLIO, D. *et al*. Screening for abuse: barriers and opportunities. *Health Care for Women International*, v. 22, n. 4, p. 349-362, 2001.

DREZETT, J. *et al*. Estudo da adesão a quimioprofilaxia antirretroviral por infecção por HIV e mulheres sexualmente vitimadas. *Revista Brasileira de Ginecologia e Obstetrícia*, v. 21, n. 9, p. 539-544, 1999.

FAÚNDES, A. *et al*. Fórum interprofissional para implementação do atendimento ao aborto previsto por lei – relatório final. *Femina*, v. 25, n. 1, p. 69-78, 1997.

FAÚNDES, A. *et al*. Risco para queixas ginecológicas e disfunções sexuais segundo história de violência sexual. *Revista Brasileira de Ginecologia e Obstetrícia*, v. 22, n. 3, p. 153-157, 2000.

FAÚNDES, A. *et al*. Violência sexual: procedimentos indicados e seus resultados no atendimento de urgência de mulheres vítimas de estupro. *Revista Brasileira de Ginecologia e Obstetrícia*, v. 28, n. 2, p. 126-135, 2006.

FEDERATION OF OBSTETRICIANS AND GYNECOLOGISTS – FIGO. *Emergency contraceptive pills*: medical and service delivery guidelines. 3. ed. FIGO, 2012.

FIGUEIRA, I.; MENDLOWICZ, M. Diagnóstico do transtorno de estresse pós-traumático. *Revista Brasileira de Psiquiatria*, v. 25, p. 12-16, 2003.

GARCÍA-MORENO, C. *et al*. Prevalence of intimate partner violence: findings from the WHO multi-country study on women's health and domestic violence. *The Lancet*, v. 368, n. 9543, p. 1260-1269, 2006.

GOLDING, J. M.; WILSNACK, S. C.; LEARMAN, L. A. Prevalence of sexual assault history among women with common gynecologic symptoms. *American Journal of Obstetrics and Gynecology*, v. 179, n. 4, p. 1013-1019, 1998.

GOSTIN, L. O. *et al*. HIV testing, counseling, and prophylaxis after sexual assault. *The Journal of the American Medical Association*, v. 271, n. 18, p. 1436-1444, 1994.

HEISE, L. Gender-based abuse: the global epidemic. *Cadernos de Saúde Pública*, v. 10, supl. 1, p. 135-45, 1994.

HEISE, L.; PITANGUY, J.; GERMAN, A. *Violence against women*: the hidden health burden. The World Bank, 1994.

ITO, L. M.; ROSO, M. C. Transtorno de estresse pós-traumático. *In*: ITO, L. M. (org.). *Terapia cognitivo-comportamental para transtornos psiquiátricos*. Porto Alegre: Artmed, 1998.

MATHIAS, A. K. R. A. *et al*. Perception of intimate partner violence among women seeking care in the primary healthcare network in São Paulo state, Brazil. *International Journal of Gynecology & Obstetrics*, v. 121, n. 3, p. 214-217, 2013.

MATTAR, R. *et al*. Assistência multiprofissional à vítima de violência sexual: a experiência da Universidade Federal de São Paulo. *Cadernos de Saúde Pública*, v. 23, n. 2, p. 459-464, 2007.

OSHIKATA, C. T.; BEDONE, A. J.; FAÚNDES, A. Atendimento de emergência a mulheres que sofreram violência sexual: características das mulheres e resultados até seis meses pós-agressão. *Cadernos de Saúde Pública*, v. 21, n. 1, p. 192-199, 2005.

PIAGGIO, G.; KAAP, N.; VON HERTZEN, H. Effect on pregnancy rates of the delay in the administration of levonorgestrel for emergency contraception: a combined analysis of four WHO trials. *Contraception*, v. 84, n. 1, p. 35-39, 2011.

REICHENHEIM, M. E. *et al.* The magnitude of intimate partner violence in Brazil: portraits from 15 capital cities and the Federal District. *Cadernos de Saúde Pública*, v. 22, n. 2, p. 425-437, 2006.

RESNICK, H. S. *et al.* Prevalence of civilian trauma and post-traumatic stress disorder in a representative national sample of women. *Journal of Consulting and Clinical Psychology*, v. 61, n. 6, p. 984-991, 1993.

SCHRAIBER, L. B. *et al.* Violência contra a mulher: estudo em uma unidade de atenção primária à saúde. *Revista de Saúde Pública*, v. 36, n. 4, p. 470-477, 2002a.

SCHRAIBER, L. B.; D'OLIVEIRA, A. F. P. L. Violence against women and Brazilian health care policies: a proposal for integrated care in primary care services. *International Journal of Gynecology & Obstetrics*, v. 78, p. S21-25, 2002b.

SCOTT, J. W. Gender: a Useful Category of Historical Analysis. *The American Historical Review*, v. 91, n. 5, p. 1053-1075, 1986.

WORLD HEALTH ORGANIZATION (WHO). *Abortion care guideline*. Genebra: WHO, 2022.

WORLD HEALTH ORGANIZATION (WHO). *Guidelines for medico-legal care of victims of sexual violence*. Geneva: WHO, 2003.

WORLD HEALTH ORGANIZATION (WHO). *WHO Sexual and reproductive health and research global database on the prevalence of violence against women*, 2023. Disponível em: https://vaw-data.srhr.org/map?map%5Bviolence_type%5D=npsv&map%5Bregion%5D=&map%5Bregion_class%5D=WHO&map%5Bage_group%5D=15_49&map%5Bviolence_time%5D=lifetime. Acesso em: 20 jan. 2024.

WORKOWSKI, K. A. *et al.* Sexually transmitted diseases treatment guidelines, 2015. *Recommendations and Reports*, v. 64, p. 1-137, 2015.

CAPÍTULO

56

Saúde Mental, Distúrbios Psiquiátricos e Gravidez

Renata C. S. de Azevedo • Lara Ferreira Camacho • Gabriela Cattel Albaracin

INTRODUÇÃO

A saúde mental (SM) é fundamental para a vida de todos, influenciando a maneira como pensamos, sentimos e agimos, sustentando nossa capacidade de tomar decisões, construir relacionamentos e moldar o mundo em que vivemos. SM é definida pela Organização Mundial da Saúde (OMS) como um estado de bem-estar mental que permite que as pessoas enfrentem os estresses da vida, realizem suas habilidades, aprendam e trabalhem bem e contribuam com suas comunidades (WHO, 2022b). A SM é um componente integral da saúde e é mais do que a ausência de transtorno mental (TM), conceituado como uma síndrome caracterizada por perturbação clinicamente significativa na cognição, na regulação emocional ou no comportamento, que reflete uma disfunção nos processos psicológicos, biológicos ou de desenvolvimento que fundamentam o funcionamento mental e comportamental (APA, 2014).

Embora o período perinatal seja majoritariamente uma experiência positiva, ele pode ser desafiador para muitas mulheres, particularmente as que se encontram em condições de vulnerabilidade social, que não desejaram a gestação, com problemas de SM, morbidades obstétricas ou patologias de saúde geral que impactam na gravidez (Sousa *et al.*, 2023). Além disso, o período perinatal não protege contra a ocorrência, recorrência ou agravamento de episódios de TM, e a SM precária na gestação é um forte preditor de doença mental pós-natal. Em função disso, é fundamental o acesso facilitado ao cuidado à saúde reprodutiva e planejamento da gravidez, particularmente em mulheres com morbidades físicas e psíquicas. Os TM perinatais incluem quadros que ocorrem durante a gravidez ou nos primeiros 12 meses após o parto, independentemente de o início ocorrer antes da gravidez ou durante o período perinatal (Bussel *et al.*, 2006).

A despeito de haver abordagens eficazes para detecção e tratamento, TM perinatais são sub-reconhecidos e subtratados, o que pode levar a efeitos deletérios a curto e longo prazos. Problemas de SM, em especial os não tratados, estão associados a consequências adversas obstétricas, fetais, neonatais e infantis, incluindo prejuízos na vinculação mãe-bebê e problemas no neurodesenvolvimento que impactam na infância, adolescência e, por vezes ao longo da vida.

Em função disso, é fundamental que as equipes de saúde, e em especial os obstetras, estejam atentos aos relatos de suas pacientes nesse período, empáticos às suas queixas e capacitados a diferenciar sentimentos de sintomas e reconhecer sinais de gravidade para a melhor condução dos quadros.

SAÚDE MENTAL, GESTAÇÃO E PUERPÉRIO

A gestação é um momento de transformações biopsicossociais, permeada por diversas expectativas, anseios e mudanças de papéis. Cada gestação é única, e tem sua vivência influenciada por diversos elementos, entre eles a história da gestação, seu planejamento, desejo e aceitação; situação conjugal; qualidade das relações familiares; relações de trabalho; rede de apoio; além do histórico gestacional e de SM (Tabela 56.1) (Sarmento e Setúbal, 2003). É preconizado que a avaliação em SM seja incorporada na rotina de pré-natal na primeira consulta, em 28 semanas e ao menos duas vezes no puerpério (WHO, 2022a).

Desejo e planejamento da gestação

Aproximadamente 60% das gestações não são planejadas, e destas, em 46% havia relato de uso de algum método contraceptivo no momento da descoberta (Wender *et al.*, 2022). Contudo, apesar do não planejamento, a aceitação da gestação é a resposta mais comum e, ao final do 1º trimestre, é esperado que a maioria das gestantes já tenham passado pelo processo de ajustamento à situação. Ainda que cada mulher leve seu próprio tempo, algumas mantêm dificuldade de aceitação até o final, o que pode gerar grande sofrimento, tanto para a gestante quanto para o bebê em seu desenvolvimento e ao longo da vida (Marin *et al.*, 2012). Identificar essa dificuldade pode ser um facilitador de cuidados em SM, para que a paciente possa refletir sobre seu desejo ou não de maternar, em um espaço sigiloso, que assegure a ela a garantia de seus direitos. Mulheres que não desejam gestar, parir e maternar podem experienciar sentimentos de culpa, ambivalência, vergonha e dificuldade na vinculação. Aspectos como conflitos conjugais graves são fatores associados à não aceitação da gestação (Matějček *et al.*, 1978; Marin *et al.*, 2012). Além disso, dificuldades na adesão ao pré-natal e menor número

Tabela 56.1 Perguntas norteadoras para a compreensão do contexto gestacional.

- A gestação foi planejada?
- Como foi aceita por você, seu parceiro(a) e sua família?
- Como você está se sentindo em relação à gestação?
- O que a tem deixado mais feliz?
- O que a tem deixado mais preocupada?
- Como está o relacionamento conjugal?
- Qual é a condição socioeconômica da família? Como a renda familiar é composta?
- Qual o seu regime de trabalho? É um trabalho recente, registrado? A empresa tem políticas que facilitam o vínculo e promovem o aleitamento materno?
- Se adolescente: como a família, a escola, professores e colegas lidaram com a notícia? Está com o pai do bebê? Quais são seus sonhos e planos de vida?

de consultas também são observados, assim como os impactos no desenvolvimento do bebê (Gipson *et al.*, 2008). O obstetra, ao propor um espaço de escuta e acolhimento, pode facilitar a compreensão dessa nova realidade e orientar sobre a entrega legal para adoção, por exemplo (Brasil, 2023b).

Destaques sobre aspectos emocionais da gestação, parto e puerpério

Primeiro trimestre

O 1º trimestre é frequentemente marcado pela suspeita e descoberta da gestação. Na primeira consulta de pré-natal, a mulher encontra-se em processo de elaboração ou aceitação e procura o obstetra para avaliar a viabilidade da gestação, identificar se seu corpo é saudável para gestar um bebê, confirmar se a gestação existe e é viável mas, principalmente, para apoio para esse momento de grande transformação (Sarmento e Setúbal, 2003). O 1º trimestre tem diversos aspectos emocionais associados: receios em relação à possibilidade de perda, incerteza sobre a comunicação da gestação no trabalho, para a família e para outros filhos, temores sobre as transformações biopsicossociais do período e impacto da notícia da gestação no relacionamento (Szejer e Stewart, 1997). Na relação do binômio, a ambivalência inicia-se no momento da suspeita de gestação. A ambivalência se caracteriza pela dúvida de estar ou não grávida, mesmo após dados de realidade, como exames e consulta de pré-natal, por exemplo. Os sentimentos mais frequentes são de alegria, apreensão, rejeição e fantasias de aborto (Baptista *et al.*, 2018).

Segundo trimestre

No 2º trimestre, algumas transformações do corpo já são notáveis, o que marca publicamente aquela gestação. Sintomas como náuseas tendem a diminuir, assim como o receio da perda gestacional. A percepção dos movimentos fetais (realidade concreta e interpretação dos movimentos) assegura à mãe e aos demais familiares a vitalidade do bebê, por meio do contato com a barriga. Pode haver diminuição do desejo e desempenho sexual por aspectos de autoimagem; algumas mulheres sentem-se feias e podem apresentar ciúmes e medo de traição (Baptista *et al.*, 2018). Nesse trimestre, existe grande expectativa para a ultrassonografia morfológica, que sinaliza a saúde do bebê e a possibilidade de malformações. A notícia do sexo do bebê também pode permear o 2º trimestre, apontando para os desejos e expectativas da família em relação ao seu novo membro.

Terceiro trimestre

No 3º trimestre, é esperado que a gestante se sinta mais ansiosa (Silva *et al.*, 2017), principalmente pela proximidade do parto; pode apresentar sentimentos ambíguos quanto à possibilidade de ter o filho, ao mesmo tempo que gostaria de poder adiar as adaptações necessárias ao período (Sarmento e Setúbal, 2003). O medo do parto, de laceração genital, de malformação ou de prematuridade são reações comuns nessa fase. São esperadas alterações da rotina e do sono, receios sobre a organização dos preparativos para a chegada do bebê e sobre os cuidados que irá receber após a alta (Baptista *et al.*, 2018).

Parto

A vivência do parto é permeada por expectativas e receios em relação à via de parto, à possibilidade de sentir dor, temor de perda de controle, em não reconhecer o trabalho de parto e medo da morte materna e perinatal (Szejer e Stewart, 1997; Sarmento e Setúbal, 2003), além do receio de sofrer violência obstétrica (Fonseca, 2023). Em função disso, é fundamental o preparo da gestante no pré-natal, principalmente com educação em saúde com finalidade psicoprofilática, por meio de informações seguras e objetivas sobre as alterações da gestação e parto, e de exercícios de relaxamento, que podem ter resposta muscular e psicológica, o que favorece a vivência de um parto mais ativo e favorável. Orientações sobre analgesia e outros métodos não farmacológicos para controle de dor, visita guiada ao centro obstétrico e envolvimento do acompanhante nas consultas podem ajudar no processo de segurança para o parto. Valorizar e incentivar a autonomia da gestante e promover a participação da equipe multiprofissional, quando possível, podem beneficiar a vivência positiva do parto (Baptista *et al.*, 2018).

Alojamento conjunto/puerpério imediato

O período de alojamento conjunto, segundo a Iniciativa do Hospital Amigo da Criança (IHAC), constitui importante espaço de ensino e aprendizagem para o binômio. É nesse momento que a equipe de saúde assiste a mãe, o bebê e os demais familiares, quando auxilia e avalia, entre outros aspectos, a amamentação, a interação e o vínculo entre mãe e recém-nascido (Unicef, 2008). Em alojamento conjunto, a família está reconhecendo seu bebê e suas demandas fora do ventre. Aspectos relacionados à privação de sono, dificuldades com a amamentação, cansaço, insegurança nos cuidados com o bebê e sentimento de despreparo podem resultar em dificuldade nos cuidados e insegurança para a alta. Além disso, ter outros filhos em casa pode impactar na ansiedade para a alta, aumentando o risco de evasão (Baptista *et al.*, 2018). Uma iniciativa que pode facilitar a permanência do binômio é a visita de irmãos, amparada na IHAC, que preconiza "manter intercâmbio biopsicossocial entre a mãe, a criança e os demais membros da família".

Casos de gestações de alto risco, com demandas sociais e de vínculos fragilizados, vulnerabilidade socioeconômica, uso de substâncias psicoativas, adolescentes e resistência às orientações e tratamentos devem ser encaminhados para o Serviço de Psicologia e Serviço Social e deverão ter seu cuidado articulado com a Rede de Atenção à Saúde e de Assistência Social, quando necessária a continuidade dos cuidados. Uma recomendação é a construção de um protocolo de alta responsável, iniciativa preconizada pelo Ministério da Saúde para orientar pacientes e familiares e realizar a articulação na Rede de Atenção à Saúde, garantindo a continuidade do cuidado no território (Brasil, 2013). A alta responsável em maternidades é realizada, conjuntamente, por psicólogo e assistente social, e pode envolver a família nuclear, extensa ou demais atores da rede de apoio. A alta responsável tem como objetivo corresponsabilizar essa rede de apoio para garantir ao binômio um espaço de cuidado que favoreça e fortaleça o vínculo.

Puerpério

O puerpério é um período de grande transformação da rotina e de adaptação ao bebê. Sentimentos de perda de autonomia e dificuldade em conciliar atividades cotidianas com os cuidados do bebê são relatados pelas mães; entretanto, a renúncia dessas atividades tende a ser percebida positivamente, por seu caráter transitório e pela vinculação afetiva com o bebê. O compartilhamento dos cuidados do bebê com o pai ou outro cuidador é avaliado de maneira positiva; o receio em relação ao término da licença-maternidade e a necessidade de deixar os filhos sob os cuidados de outra pessoa é um importante fator de preocupação (Souza *et al.*, 2013).

A revisão pós-parto é um momento valioso para a avaliação dos aspectos emocionais, pois é esperado que, após 40 dias, as mulheres já tenham se ajustado à nova rotina e às demandas do bebê. Contudo, algumas mulheres podem apresentar sintomatologia sugestiva de TM que pode não ter sido identificada no pré-natal ou puerpério imediato, devendo ser então avaliadas e abordadas.

Aleitamento materno

Aspectos emocionais, da história de vida, apoio dos familiares e dos profissionais de saúde, condições de saúde da puérpera e do bebê permeiam o desejo ou não pela amamentação exclusiva, assim como sua manutenção. Enquanto concepção cultural, a amamentação está relacionada ao vínculo e à expressão de amor ao seu filho (Tabela 56.2). Contudo, as puérperas podem apresentar sentimento de incapacidade em amamentar, crença sobre a insuficiência de seu leite, receio de não reconhecer a fome do bebê e de não suprir as necessidades nutricionais do filho, que podem impactar na decisão da amamentação (Diehl e Anton, 2011); o receio da flacidez da mama e a saída de leite durante a relação sexual podem interferir no desempenho sexual e no sucesso da lactação. A orientação adequada, o envolvimento da família e o acolhimento desses sentimentos, associados ao manejo clínico da amamentação, podem otimizar o desfecho.

É fundamental que, ao orientar a puérpera, o profissional de saúde não reforce concepções de que o "aleitamento materno é um ato instintivo", "mãe boa amamenta", "amamentação: obrigação materna", que podem culpabilizar a mulher pelo insucesso da amamentação. Os benefícios da amamentação devem ser esclarecidos, e a amamentação deve ser apresentada como uma habilidade aprendida, que demanda paciência da puérpera, do bebê, da família e da equipe de assistência (Marques *et al.*, 2011).

Em alguns casos, diante da impossibilidade da amamentação, a vivência do alojamento conjunto e puerpério pode gerar grande sofrimento, permeado por questões socioculturais, como o uso da mamadeira, a autocobrança para justificar às pessoas sobre o motivo de não amamentar, além da elaboração e necessidade da mãe em identificar novas estratégias de cuidar além da amamentação. Sempre que possível, o binômio deve ser admitido em enfermarias ou quartos que não tenham outras puérperas em aleitamento materno, mas que garantam assistência da equipe de saúde para efetivar o alojamento conjunto.

Tabela 56.2 Perguntas e orientações norteadoras para gestantes que podem amamentar.

Pré-natal	• Você deseja amamentar? • O que você já sabe sobre a amamentação? • O que seu parceiro e sua família pensam sobre a amamentação? • Você tem alguma dúvida ou receio? • Você já amamentou anteriormente? Como foi? • Orientar sobre apojadura e demais aspectos da amamentação • Sempre que possível, realizar ou encaminhar a gestante para grupos de amamentação
Parto e puerpério	• Você deseja amamentar? Você aceita realizar o "pele a pele" imediato? • Identificar crenças e atitudes da gestante, familiares e visitantes sobre a amamentação • Reiterar o tempo da apojadura e valorizar o valor nutricional do colostro • Ofertar suporte em equipe multiprofissional para favorecer o aleitamento materno

Adaptada de: Almeida *et al.*, 2015; Schuler *et al.*, 2023.

Situações de particular cuidado emocional

Gestação na adolescência

A gestação na adolescência é considerada uma questão de saúde pública, e reúne esforços de diversas esferas para a compreensão dos fatores associados, além de intervenções intersetoriais com a gestante, sua família e comunidade. Ela é, majoritariamente, não planejada, por dificuldade de acesso ou de uso inadequado de métodos contraceptivos, além de falhas como falta de orientação e de prescrição médica (Brasil, 2023a). Após a descoberta, as gestantes podem experienciar receio da comunicação da notícia por medo da reação da família e da escola. Se houver um contexto pouco acolhedor ou ameaçador, as adolescentes podem sentir vergonha ou culpa, o que pode impactar em prejuízo nas atividades cotidianas e escolares, como destaca a pesquisa do EducaCenso 2019 (Brasil, 2023a), que aponta que em 2018, 20% das adolescentes que engravidaram abandonaram os estudos.

Gestantes com transtornos mentais

Em mulheres que já têm diagnóstico e fazem tratamento para TM, o ideal é que a paciente esteja psiquiatricamente estável e possíveis mudanças de medicação sejam feitas antes da gravidez (Tabela 56.3). Considerando as elevadas taxas de gestação não planejada, é aconselhável, quando possível, evitar o uso de psicofármacos com reconhecido risco teratogênico (como o ácido valproico) em mulheres em idade reprodutiva. Deve-se evitar interromper os medicamentos precipitadamente frente à notícia de uma gravidez, o que pode causar grande estresse para a paciente, precipitar sintomas de descontinuação/abstinência e facilitar recidiva ou agravamento do TM.

Quando a mulher planeja engravidar, o ideal é trabalhar conjuntamente com seu psiquiatra, psicólogo, demais membros da equipe de cuidados e tomar decisões compartilhadas entre os profissionais, a paciente e sua família.

Gestantes com patologias graves

Mulheres com patologias graves na gestação, como as com diagnóstico oncológico, podem experienciar ambivalência entre medo e coragem, vida (do bebê) e morte (a própria). O modo como lidam com o tempo, traçando objetivos a curto prazo, pode trazer sensação de força para o enfrentamento da doença, e a gestação, enquanto experiência de geração de uma vida, tende a ser percebida de maneira positiva. Após o nascimento, quando há necessidade de inibição da lactação por incompatibilidade com o

Tabela 56.3 Perguntas norteadoras para mulheres com transtornos mentais.

- Você tem atividade sexual?
- Está utilizando método contraceptivo? (Orientar se não for adequado)
- Você deseja engravidar? Se sim, quando?
- Há quanto tempo você está psiquiatricamente estável?
- Que medicações está utilizando? (Avaliar se são seguras na gestação)
- Que outras medicações você já usou com boa resposta no passado?

Adaptada de: Hardy e Reichenbacker, 2019.

tratamento ou quadro clínico materno, observam-se sentimentos de incompletude, tristeza, angústia e culpa por não poder amamentar (Capelozza *et al.*, 2014), demandando apoio da equipe.

Prematuridade

A vivência do parto prematuro representa diversos desafios para o binômio e pode impactar nas relações familiares e com a equipe de saúde. A puérpera pode experienciar sentimentos de cansaço, desconforto, desamparo e estresse por ir de alta e deixar o bebê sob cuidados de outras pessoas, separação que pode ser muito mobilizadora para a mãe. Pode também haver processos de luto, relacionados ao bebê idealizado *versus* o bebê real, que tem uma representação de fragilidade pois necessita de uma série de equipamentos para sobreviver. O processo de elaboração da nova realidade leva algum tempo, e a família pode estar distante e assustada, gerando culpa e frustração. Ao delegar os cuidados do bebê a terceiros e sentir que posterga seus cuidados de maternagem, a mãe poderá rivalizar com os profissionais envolvidos no cuidado, dificultando o relacionamento com a equipe. A instabilidade e a fragilidade do bebê despertam maior insegurança nos pais, que lidam com a própria angústia nas visitas. A interação com o bebê por meio de toques e outros cuidados possíveis deve ser incentivada desde o início, mas sempre respeitando as respostas emocionais dos pais (Sarmento e Setúbal, 2003). A extração do leite, quando existe Banco de Leite Humano no hospital, pode ser facilitada por meio do apoio técnico e da amamentação assistida, percebidas enquanto práticas positivas pelas mães (Moreira *et al.*, 2020).

Mães de bebês com malformações

As mulheres que recebem diagnóstico de malformações podem apresentar fantasias em relação ao bebê e ao parto; por sentir que sua barriga é o espaço mais seguro, podem apresentar medo do parto e da concretização do encontro com seu bebê. Diante da malformação, pode haver tensionamento, culpabilização e repercussão na família, filhos e trabalho. A angústia permanece até o momento do parto, ocasião em que a realidade da malformação se concretizará. Ainda na gestação, inicia-se um luto do filho idealizado e a elaboração da nova realidade; a gestante pode vivenciar incerteza sobre a viabilidade do feto, e em função disso apresentar receio de investir nesse bebê por medo da perda – ou seja, ela pode realizar um luto antecipatório. Realizar visitas à unidade de neonatologia durante a gestação pode favorecer o contato mais concreto com a realidade que está por vir. Sentimentos de alívio são referidos pelos pais quando veem seus bebês pela primeira vez, pois a ideia do bebê malformado tende a ser pior do que a realidade como ela é (Sarmento e Setúbal, 2003).

Perda gestacional e óbito neonatal

Mulheres que tiveram perdas anteriores podem apresentar medo intenso de passar por nova perda, e receio de investir na nova gestação antes da idade gestacional da perda anterior. Nos casos de perda da atual gestação, elas podem manifestar reação de culpa por não ter investido nesta gestação (Sarmento e Setúbal, 2003). Casos de óbito neonatal precisam de particular atenção, exigindo apoio do profissional de saúde para a paciente e a família. Ao lidar com uma perda tardia ou óbito neonatal, que é uma vivência de intenso sofrimento, caso os pais aceitem, a equipe de assistência pode contribuir com o processo de elaboração do luto por meio de práticas de humanização, como estimular o contato com o bebê através de toque ou pegar no colo, carimbar o pé ou a placenta do bebê em papel e disponibilizar itens da internação do bebê, como roupas, por exemplo (Carvalho e Meyer, 2007).

RASTREAMENTO, DETECÇÃO E ABORDAGEM

Os aspectos emocionais descritos anteriormente são reações esperadas às situações vivenciadas na gestação, que é permeada por expectativas, ambivalências e transformações. A gestação é o período de maior investimento em autocuidado e de mais acesso ao sistema de saúde na idade reprodutiva da mulher, sendo, portanto, uma janela de oportunidade para identificar e tratar TM.

Alguns fatores podem ser confundidores no rastreio dos chamados "transtornos mentais" comuns (TMC – quadros ansiosos, depressivos ou somáticos), podendo ser interpretados como "sintomas da gestação". Queixas como labilidade emocional, choro constante, queixas somáticas inespecíficas, preocupação excessiva e alterações na vontade podem ser pouco valorizadas, até mesmo pela gestante, e passar despercebidos, mas podem indicar sofrimento ou transtorno mental (Holcomb *et al.*, 1996). A invalidação desses sentimentos através de falas como "é comum, vai passar" não promove um espaço de escuta e reconhecimento destes sentimentos, dificultando o rastreio de possíveis problemas de saúde mental pelo obstetra.

Alguns instrumentos podem auxiliar o rastreio das condições de saúde mental e são validados para a população de gestantes brasileiras, conforme apresentado na Tabela 56.4.

Tabela 56.4 Instrumentos de rastreio de transtornos mentais validados no Brasil.

Instrumento	Características e finalidade
EPDS (Escala de Depressão Pós-parto de Edimburgo)	Para rastreio de sintomas depressivos no puerpério, também utilizada para rastreio na gestação com bom desempenho. É autoaplicada, tem 10 questões com quatro possibilidades de resposta, pontuadas de 0 a 3. Ponto de corte ≥ 10
HADS (Escala de Depressão e Ansiedade Hospitalar)	Desenvolvida para rastreio de sintomas ansiosos e depressivos em hospital geral, validada na população de gestantes. É autoaplicada, contém 14 questões com respostas de 0 a 3 pontos, divididas em dois domínios: ansiedade (HAD-A) e depressão (HAD-D). Ponto de corte ≥ 8 para ansiedade e ≥ 9 para depressão
EDAE 21 (Escala de Depressão, Ansiedade e Estresse)	Para avaliação de indicadores de depressão, ansiedade e estresse. Contém três subescalas com 21 itens, tipo Likert, variação de 0 a 4 pontos relacionados à frequência dos sintomas na última semana, com pontos de corte divididos em normal, leve, moderado, grave e extremamente grave para depressão, ansiedade e estresse
ERDEG (Escala de Risco de Depressão na Gravidez)	Avalia sintomatologia depressiva na gestação. Composta por 24 questões dicotômicas (0 a 1), autorrespondida. Ponto de corte ≥ 4
BDI (Escala de Beck de Depressão)	Para rastreio de depressão. Contém 21 conjuntos de afirmações que devem ser classificadas de 0 a 3. Ponto de corte: Depressão mínima ≤ 13; leve 14 a 19; moderada 20 a 28; e grave/severa 29 a 63

PRINCIPAIS TRANSTORNOS MENTAIS NO PERÍODO PERINATAL

Transtornos de ansiedade

Entende-se que a vivência da ansiedade é parte inerente da experiência psíquica inaugurada pela gestação. As preocupações com a saúde da criança, as mudanças do estilo de vida que ocorrerão após o parto e os questionamentos sobre a capacidade de ser uma boa mãe são atravessados por demandas sociais e relacionadas aos papéis de gênero, apresentando-se como angústias esperadas. No entanto, os sintomas ansiosos, quando acompanhados de sofrimento, prejuízo no funcionamento social, profissional ou em outras áreas importantes da vida da gestante estão associados a complicações obstétricas e desfechos ruins para o neonato (Cohen *et al.*, 1989). Nesse contexto, os transtornos ansiosos associam-se a um risco significativo de baixo peso ao nascer, baixo índice de Apgar, ruptura placentária, parto prematuro e comprometimento da hemodinâmica fetal (Glover, 2014). Além disso, os sintomas de ansiedade no início da gestação foram associados a um risco três vezes maior de desenvolvimento de pré-eclâmpsia (Bayrampour *et al.*, 2015). Alterações relacionadas ao funcionamento gastrintestinal, como náuseas e vômitos, também são intensificadas pelos sintomas ansiosos no início da gestação. Ao mesmo tempo, a adaptação psicossocial materna é influenciada diretamente pelo desconforto físico e emocional que acompanha a exacerbação das náuseas e dos vômitos, os quais ameaçam a estabilidade clínica e o bom curso gestacional (Chou *et al.*, 2008). Dentre os TM, os de ansiedade figuram entre os mais prevalentes, especialmente entre as mulheres. Estima-se que 30% delas terão algum transtorno de ansiedade ao longo de suas vidas (Smith *et al.*, 2004); o período que envolve o descobrimento da gestação e o puerpério são as fases de maior prevalência, demandando maiores atenção e cuidado (Rodriguez *et al.*, 2023).

Transtorno de ansiedade generalizada

O transtorno de ansiedade generalizada (TAG) caracteriza-se pelo estado contínuo e incontrolável de tensão, ansiedade e preocupações excessivas. Frequentemente, esses sintomas são acompanhados de irritabilidade, distúrbios do sono (sono não reparador, agitado e inquieto) e sintomas somáticos como sudorese e náuseas. A prevalência média do TAG na gestação é de 15,8% (Fairbrother *et al.*, 2016) e, sendo um transtorno com altas taxas de comorbidade, o risco para desenvolvimento de transtorno depressivo é 33 vezes superior ao risco da população geral (Lieb *et al.*, 2005).

Transtorno de pânico

O transtorno de pânico (TP) é caracterizado por recorrência de ataques de pânico (medo intenso, mal-estar, sintomas físicos e cognitivos como palpitações, sudorese, tremores, sensação de falta de ar, sufocamento, dor torácica, medo de perder o controle ou "enlouquecer", desrealização ou despersonalização) que se iniciam de maneira abrupta e alcançam pico em poucos minutos. A possibilidade de ocorrência de novos ataques resulta em preocupações recorrentes e mudanças desadaptativas comportamentais, como evitar situações novas ou desconhecidas. A prevalência média do TP na população é de 2,7% ao ano e varia de 1,5 a 5% ao longo da vida, atingindo duas vezes mais mulheres do que homens, desenvolvendo-se entre o final da adolescência e início da vida adulta (APA, 2014). Estudos divergem sobre a influência da gestação no curso do TP; todavia, sabe-se que o período mais associado à exacerbação dos sintomas ocorre no pós-parto (em cerca de 63% dos casos) (Northcott e Stein, 1994), o que reforça a necessidade de maior vigilância nesta fase. Os ataques de pânico estão associados a risco aumentado de descolamento prematuro da placenta, sofrimento fetal, distúrbios nutricionais e uso de substâncias potencialmente nocivas (como álcool e benzodiazepínicos) no contexto de automedicação para alívio dos sintomas desagradáveis (Einarson *et al.*, 2001).

Transtornos de humor

Depressão na gestação

Estima-se que 7,4 a 20% das mulheres sofrem de depressão em algum momento da gestação, e menos da metade tem seus sintomas detectados por profissionais de saúde (Littlewood *et al.*, 2016). Alterações do padrão de sono, peso, apetite, energia, libido e concentração são frequentemente observadas no período gestacional sadio, podendo dificultar o diagnóstico. O desafio clínico consiste em demarcar os limites estreitos entre uma apresentação patológica e as modificações fisiológicas esperadas para a experiência materna. Portanto, alguns indicadores de gravidade merecem destaque quando há dúvida. Gestantes clinicamente deprimidas descrevem mais comumente sentimentos de culpa ou incapacidade, anedonia, desesperança, pensamentos passivos de morte ou ideação suicida. Sintomas somáticos como hipersonia, aumento de apetite, fatigabilidade, diminuição do desejo sexual e queixas de dor e desconfortos em diferentes sistemas, apesar de merecerem atenção, são de menor utilidade para o diagnóstico do transtorno nesse contexto. Os principais fatores de risco incluem estratos econômicos e educacionais mais baixos, desemprego, não ter companheiro, histórico pessoal e familiar de transtorno de humor, vida conjugal conflitiva, perdas em gestações anteriores e ambivalência sobre a gestação atual. Ao identificá-los, os profissionais podem se concentrar no gerenciamento precoce do risco, minimizando as complicações (Silva *et al.*, 2020). Intervenções preventivas, como escuta ativa, triagem, identificação dos casos e encaminhamento das gestantes para acompanhamento psicológico e/ou psiquiátrico reduzem o risco para a mãe e para o bebê, que na primeira infância pode apresentar alterações comportamentais, distúrbios do neurodesenvolvimento, desregulação emocional e sintomas internalizantes (como tristeza, retraimento, queixas somáticas e medo) (Tuovinen *et al.*, 2018). Além disso, deve-se ter em mente que a depressão gestacional também está relacionada ao aumento do risco de depressão pós-parto e uso de substâncias psicoativas por parte da gestante, tais como álcool e tabaco.

Transtornos de humor no puerpério

O puerpério é considerado um período de vulnerabilidade para o desenvolvimento dos transtornos afetivos, com destaque para o *blues* puerperal e a depressão pós-parto.

Blues puerperal

A maioria das mulheres experimenta alterações de humor leves e transitórias nos primeiros dias após o nascimento do bebê, atingindo um pico no 4º ou 5º dia e remitindo de maneira espontânea, no máximo, em 2 semanas após o parto. Os sintomas incluem choro fácil, labilidade do humor, irritabilidade e comportamento hostil para com familiares e acompanhantes. O *blues* tem prevalência média de 39%, variando de 13,7 a 76% (dependendo do contexto cultural e geográfico) e associa-se etiologicamente aos distúrbios do ciclo circadiano, o que reforça a necessidade de se investigar a qualidade e o padrão de sono das gestantes (principalmente em relação à privação de sono) (Tosto *et al.*, 2023). Em geral, o *blues* não necessita de intervenção farmacológica. Todavia, garantir às mulheres suporte emocional e auxílio nos cuidados com o bebê é tarefa fundamental da equipe profissional assistente e rede de apoio (Camacho *et al.*, 2006).

Depressão pós-parto

A apresentação clínica é semelhante à encontrada na depressão gestacional; todavia, preocupações obsessivas (sobre a saúde e a segurança do bebê), sintomas ansiosos, instabilidade afetiva, irritabilidade e sensação de sobrecarga são frequentemente descritos. A prevalência média em países em desenvolvimento, como o Brasil, é de 19,8% (Stewart e Vigod, 2019). Como fatores de risco destacam-se idade materna > 35 anos, baixa escolaridade, antecedente pessoal de transtorno de humor, primiparidade e dificuldade de aceitação da gestação (Azambuja *et al.*, 2023).

Em relação às consequências para a criança, a depressão pós-parto, quando não tratada adequadamente, associa-se a menor utilização dos cuidados de saúde e menores taxas de vacinação infantil, além de prejuízos cognitivos, comportamentais e alteração do neurodesenvolvimento (Kroska e Stowe, 2020).

Depressões puerperais mais graves, com comportamento suicida (pensamento, planejamento ou tentativa de suicídio) e risco iminente à díade mãe-bebê são indicações formais para hospitalização e para utilização das técnicas de neuromodulação, como a eletroconvulsoterapia, considerada segura e efetiva (Brum *et al.*, 2017).

Transtorno bipolar

O transtorno afetivo bipolar (TAB) apresenta-se como condição cíclica que acomete, em média, de 1 a 2% da população ao longo da vida, classificando-se de acordo com a gravidade e a extensão da elevação do humor (Clemente *et al.*, 2015). O TAB subtipo I caracteriza-se pela ocorrência de pelo menos um episódio de mania, podendo ou não ser precedido ou sucedido de um episódio depressivo. A mania configura-se como um período de humor elevado, expansivo ou irritável associado ao aumento da atividade dirigida a objetivos, com duração mínima de 1 semana e presente na maior parte do tempo. Nesses quadros, comumente observa-se autoestima inflada ou ideias de grandeza, redução da necessidade do sono, pressão para falar, pensamento acelerado, fuga de ideias, distraibilidade, episódios desenfreados de compras e desinibições sexuais. No TAB subtipo II, há ao menos um episódio depressivo acompanhado de um episódio de hipomania. A hipomania configura-se como episódio distinto de humor elevado, expansivo ou irritável, associado ao aumento da energia, com duração mínima de 4 dias consecutivos. Diferentemente da mania, o episódio não causa prejuízo tão grave no funcionamento social ou profissional, apesar de representar mudança notável em relação ao comportamento habitual, interferindo nas relações interpessoais e, por vezes, expondo o indivíduo a algumas situações de risco (APA, 2014). É importante salientar que, existindo características psicóticas (como delírios de grandeza), o episódio é definido como maníaco e a paciente receberá o diagnóstico de TAB subtipo I (Grande *et al.*, 2016).

Mulheres com diagnóstico de TAB frequentemente são orientadas por seus médicos a evitar a gestação, seja por desinformação, falta de aparato técnico para adequar o tratamento farmacológico ou oferecer suporte transdisciplinar. Todavia, a maior parte dessas mulheres decide gestar, devendo ser orientadas em relação à importância do planejamento e adesão ao tratamento. Em média, a taxa de recaída das mulheres estáveis que descontinuaram o tratamento ao longo da gestação é de 85%. O risco maior é após uma descontinuação abrupta, o que reforça a vulnerabilidade desse período (Khan *et al.*, 2016) e a importância de abordagens psicológicas e médicas no planejamento, durante a gestação e no puerpério.

Gestantes com episódios maniatiformes durante o período perinatal estão mais vulneráveis ao abuso de substâncias psicoativas e a dificuldades de vinculação com o bebê. Em relação aos episódios depressivos, embora o risco de suicídio na gravidez seja menor do que em mulheres não grávidas, ainda vigora como uma das principais causas de morte materna durante a gestação e no primeiro ano após o parto (Jones *et al.*, 2014).

Psicose puerperal

A psicose puerperal é um quadro pouco frequente, incidindo entre 1 e 2 para cada 1.000 nascimentos. Costuma ter início abrupto, com 2/3 das mulheres apresentando sintomatologia nas duas primeiras semanas após o parto. O quadro apresenta-se com delírios, geralmente centrados no bebê (genitora pode acreditar que o recém-nascido tem poderes especiais), alucinações auditivas com vozes de comando (com instruções violentas dirigidas para o bebê) e estado confusional. Além disso, podem estar associados sintomas depressivos, maníacos ou mistos (Baldaçara *et al.*, 2023). Dentre os fatores de risco para a psicose puerperal, destacam-se a privação de sono durante o trabalho de parto e após o parto, história de quadro semelhante em gestações anteriores, história pessoal ou familiar de TAB, transtorno esquizoafetivo ou esquizofrenia, interrupção de medicações psiquiátricas durante a gravidez e primiparidade, principal fator de risco obstétrico para o desenvolvimento da condição (Tsokkou *et al.*, 2024). Na psicose puerperal, o risco de suicídio e infanticídio é elevado, de modo que a intervenção hospitalar quase sempre se faz necessária, com o objetivo de garantir proteção e suporte adequados (Brockington, 2016).

Transtorno por uso de substâncias psicoativas

O uso de substâncias psicoativas (SPA) lícitas (álcool, tabaco, medicamentos) e ilícitas (maconha e cocaína, entre outras) por mulheres tem crescido globalmente e no Brasil (Laranjeira, 2014; Carvalho *et al.*, 2019), particularmente entre as mais jovens. Nesse sentido, o ideal é que o acesso aos direitos reprodutivos, incluindo planejamento familiar e métodos contraceptivos, estejam disponíveis para todas as mulheres. Considerando-se o risco de gestação não planejada entre as que fazem uso problemático de substâncias, essas mulheres devem ser particularmente endereçadas, evitando a exposição do feto às SPA, em especial no 1º trimestre gestacional. É necessário perguntar, em um ambiente empático e sem julgamento, sobre o uso de substâncias para todas as mulheres, tarefa que pode ser auxiliada pelo uso de instrumentos de rastreio, os principais já utilizados em gestantes brasileiras: TWEAK *(Tolerance Worry Eye-opener Amnesia/black-out Cutdown)*, T-ACE (*Tolerance Cut-down,*

Annoyed e *Eye-opener*) e AUDIT-C (*Alcohol Use Disorders Identification Test*); SURP-P (*Substance use risk profile-pregnancy scale*) ainda não validado e o *Screening, Brief Intervention and Referral to Treatment* (SBIRT), um bom modelo de abordagem (Tabela 56.5).

Sabe-se que a gestação é um importante motivador para a redução e cessação do uso para a maioria das mulheres; no entanto, estudo nacional apontou que, embora as gestantes saibam que o consumo deve ser evitado, muitas delas não sabem exatamente quais são os riscos – portanto, é fundamental fornecer informações claras sobre os potenciais danos do uso para ela, para a gestação e para o bebê (Tamashiro *et al.*, 2020). Embora haja dificuldades metodológicas e relacionadas a subdiagnóstico, policonsumo e contexto de vulnerabilidade para determinar com precisão os impactos do uso de cada substância na gestação, há um conjunto de informações robustas que permitem afirmar que o uso de qualquer substância deve ser contraindicado na gestação e amamentação, ou, quando não for possível, devem ao menos ser empregadas estratégias de redução de danos visando mitigar os prejuízos à mãe e ao bebê (Tabela 56.6).

Nesse sentido, devem ser incorporadas medidas de prevenção ao uso; triagem e intervenção breve para casos menos graves; intervenções psicossociais; desintoxicação (particularmente quando se trata de álcool, benzodiazepínicos e opioides); encaminhamento para tratamento da dependência e cuidados puerperais com o binômio mãe-bebê (Tabela 56.7) (WHO, 2014).

Tabela 56.5 Facilitadores para abordagem do uso de substâncias por gestantes.

- É importante para a sua saúde e do seu bebê que eu pergunte sobre o uso de substâncias. Tudo bem se explorarmos isso?
- Você usa alguma substância? Como você usa e com que frequência?
- Você mudou o padrão de uso desde que soube da gravidez?
- O seu parceiro ou outra pessoa da família também usa substâncias?
- O que você sabe sobre o impacto do uso da substância em você, na sua gravidez e no seu bebê?
- Você está em tratamento para o uso de substâncias?
- Você gostaria de amamentar?

Adaptada de: Wilson *et al.*, 2020.

Tabela 56.6 Informações sobre os riscos do uso de substâncias psicoativas no período perinatal.

Substância	Riscos gestacionais	Riscos para o feto
Álcool	Aborto espontâneo, parto prematuro	PIG, baixo peso, teratogenicidade, abstinência neonatal, déficit cognitivo, problemas comportamentais
Tabaco	Aborto espontâneo, parto prematuro, descolamento de placenta, ruptura prematura de membranas	PIG, baixo peso, déficit cognitivo, problemas comportamentais
Maconha	Aborto espontâneo, parto prematuro	PIG, baixo peso, déficit cognitivo, problemas comportamentais
Cocaína	Parto prematuro, descolamento de placenta, ruptura prematura de membranas	PIG, baixo peso, déficit cognitivo, problemas comportamentais
Opioides	Aborto espontâneo, parto prematuro	PIG, baixo peso, abstinência neonatal, déficit cognitivo, problemas comportamentais

PIG: pequeno para a idade gestacional.

Tabela 56.7 Modelo de intervenção breve baseado em entrevista motivacional (acrônimo FRAMES).

A partir do relato de uso de substâncias psicoativas pela paciente, forneça informações sobre os riscos do consumo (***Feedback***). Observe suas reações, escute suas crenças e temores
Enfatize que ela é **R**esponsável por suas decisões sobre o uso, estimulando a cessação e a busca de tratamento
Aconselhe sobre como modificar o uso de substâncias psicoativas
Forneça um **M**enu de opções para ajuda, pareadas com a gravidade do quadro, envolvendo-a na tomada de decisões
Seja **E**mpático, respeitoso e evite julgamentos; tente compreender a partir do ponto de vista e dificuldades da paciente
Estimule sua percepção de capacidade (***Self-efficacy***) para realizar as mudanças necessárias

Adaptada de: Hetster e Miller, 2003 *apud* von Diemen *et al.*, 2022.

Transtorno obsessivo-compulsivo

Os fenômenos característicos do transtorno obsessivo-compulsivo (TOC) incluem pensamentos recorrentes, persistentes e intrusivos (obsessões) além de comportamentos repetitivos ou atos mentais que o indivíduo se sente compelido a executar (compulsões). Em geral, as obsessões e compulsões tomam tempo (p. ex., mais de 1 hora por dia) e são reconhecidas pelo paciente como excessivas e irracionais, demandando esforço, energia e resistência, causando sofrimento significativo. A prevalência global do TOC ao longo da vida é estimada entre 1 e 3% e, em geral, os pacientes vivenciam um curso crônico ou episódico com exacerbações, sendo apontado como uma das dez condições médicas mais incapacitantes em todo o mundo (APA, 2014).

As mulheres acometidas com TOC frequentemente descrevem o início ou a intensificação dos sintomas durante os eventos do ciclo hormonal e reprodutivo; os dois períodos de maior vulnerabilidade são o período pré-menstrual e o pós-parto. Desse modo, destaca-se a importância da anamnese dirigida ao histórico do ciclo menstrual da gestante, uma vez que a presença de síndrome pré-menstrual (principalmente com predomínio da sintomatologia depressiva) eleva o risco para desenvolvimento de sintomas obsessivos após o parto. Sobressaem, nesse período, pensamentos intrusivos relacionados à possibilidade de adoecimento do filho e compulsões de limpeza relacionadas à ideia de possível contaminação do bebê. O pós-parto é o evento reprodutivo em que a maioria das mulheres apresenta piora dos sintomas, com quase metade referindo exacerbação nesse período (Guglielmi *et al.*, 2014).

Transtornos alimentares

Os transtornos alimentares se caracterizam pelo comportamento anormal em relação ao hábito alimentar e controle de peso corporal; os mais relevantes são a anorexia nervosa, a bulimia nervosa e a compulsão alimentar. A anorexia nervosa acomete entre 0,3 e 1% da população, com incidência aumentada em mulheres durante a idade reprodutiva. É caracterizada por um medo intenso de ganho ponderal e autoimagem corporal alterada, motivando restrição alimentar severa ou outros comportamentos que objetivam a perda de peso (p. ex., purgação, atividade física excessiva), podendo levar a graves complicações clínicas e risco de morte. A bulimia nervosa pode ocorrer com peso normal ou elevado e é caracterizada por episódios recorrentes de compulsão alimentar (ou seja, comer grandes quantidades associadas à sensação de perda de controle), associados a comportamentos compensatórios para evitar o ganho de peso, tais como vômitos autoinduzidos, uso indiscriminado de medicamentos, jejuns ou exercícios físicos extenuantes. Esses comportamentos são motivados por uma autoavaliação negativa relacionada ao peso, à forma do corpo ou à aparência. O transtorno de compulsão alimentar é caracterizado por episódios recorrentes de ingestão exagerada de alimentos, com sensação de falta de controle sobre a ingesta seguida de sofrimento decorrente do quadro, com menos comportamentos compensatórios do que na bulimia nervosa. Não é incomum que a bulimia esteja acompanhada da compulsão, da obesidade e de distúrbios metabólicos relacionados (Treasure *et al.*, 2020).

Estima-se que durante o período gestacional a taxa de recaída dos transtornos alimentares seja de 22%. Especialmente na anorexia nervosa, as pacientes descrevem mais preocupações com alterações do formato corporal e ganho ponderal. Habitualmente, identifica-se o uso de laxantes de forma indiscriminada, adesão a dietas restritivas e ganho ponderal pouco compatível com a evolução da gestação. Nesse contexto, há risco aumentado de hiperêmese gravídica, abortamento espontâneo, parto prematuro, baixo peso ao nascer e microcefalia. Além disso, a taxa de mortalidade perinatal é seis vezes superior à dos recém-nascidos de mães sem o diagnóstico de transtornos alimentares (Poznukhova *et al.*, 2019). Assim, mulheres com transtornos alimentares ativos ou anteriores, independentemente do subtipo, apresentam risco aumentado de resultados adversos na gravidez e puerpério, destacando a importância de reconhecê-los nesses períodos, oferecendo suporte psicológico e vigilância clínica adequada (Mantel *et al.*, 2020).

ABORDAGEM NÃO FARMACOLÓGICA

Atendimento psicológico

A psicoterapia é a prática realizada por psicólogo e se constitui, técnica e conceitualmente, enquanto processo científico de compreensão, análise e intervenção que se realiza por meio da aplicação sistematizada e controlada de métodos e técnicas psicológicas reconhecidos pela ciência, pela prática e pela ética profissional, promovendo a saúde mental e propiciando condições para o enfrentamento de conflitos e/ou transtornos psíquicos de indivíduos ou grupos (CFP, 2000). No período gravídico-puerperal, propõe um espaço de escuta qualificada, acolhimento, compreensão e intervenção em aspectos emocionais na gestação, parto e puerpério. Constitui-se enquanto importante espaço de suporte para gestantes e suas famílias. Além disso, o profissional de Psicologia deve contribuir com a equipe na compreensão dos aspectos psicológicos e na facilitação da comunicação entre paciente, equipe e familiares. Em atendimento, o profissional deve preservar o sigilo e garantir a comunicação, de maneira ética, de aspectos emocionais relevantes à equipe de saúde. Além disso, pode realizar psicoeducação com a família e com o binômio, além das articulações intersetoriais com equipamentos da saúde e da assistência social para a continuidade do cuidado após a alta (CFP, 2019).

Pré-natal psicológico

O pré-natal psicológico (PNP) é um modelo de assistência durante a gestação, que ocorre concomitantemente ao pré-natal regular ou de alto risco, e tem como objetivos a avaliação e o seguimento da gestante, seu(sua) parceiro(a) e familiares durante o pré-natal, parto e puerpério. Pode ser realizado individualmente ou em grupo, e tem caráter psicoprofilático através de ações de prevenção, acolhimento, escuta ativa e psicoeducação (Benincasa *et al.*, 2019).

Grupo de apoio para gestantes e familiares

Os grupos de apoio para gestantes e parceiros(as) podem ser mediados por profissionais de saúde e têm como objetivo o compartilhamento de informações de saúde em um espaço horizontalizado, que prioriza a troca de experiências entre gestantes e esclarecimentos claros e seguros, sem invalidar os valores e experiências pessoais (Brasil, 2012). É fundamental que a organização dos grupos respeite alguns critérios, especialmente algum fator para identificação entre as participantes. Grupos de mulheres em 1º e 2º trimestres podem favorecer a elaboração da nova realidade e se constituir enquanto rede de apoio secundária; grupos de gestantes de 3º trimestre em conjunto com puérperas podem ser um espaço para o compartilhamento da vivência de parto, da amamentação, rotina de cuidados e da escolha do método contraceptivo.

ABORDAGEM FARMACOLÓGICA

O uso de medicamentos psicotrópicos durante o período perinatal é frequentemente enfrentado com medo e desconforto por parte tanto de médicos quanto de pacientes, e há muita desinformação sobre seus riscos durante a gravidez e a lactação. As decisões de tratamento devem ser individualizadas, com base nas necessidades e preferências de cada paciente, bem como nas evidências científicas disponíveis em cada classe de medicamento e medicamento específico (Tabela 57.8). Ao tratar TM durante

Tabela 56.8 Informações para tomada de decisão sobre psicofármacos.

- Qual é o transtorno mental que está sendo tratado e quais sintomas estão presentes?
- Qual é a gravidade dos sintomas?
- Há histórico de automedicação, automutilação, tentativa de suicídio ou internações psiquiátricas?
- Qual é o grau de comprometimento funcional?
- Quantas semanas de gestação no momento da avaliação?
- A paciente tem planos de amamentar?
- Que informações a paciente tem sobre medicamentos durante a gravidez e a lactação?
- A paciente está disponível para considerar o uso de medicação, se necessário?
- Existe parceiro ou outro familiar cuja opinião possa influenciar a paciente?
- Qual medicamento foi eficaz para a paciente no passado?
- Esse medicamento é contraindicado durante a gravidez?
- Quais medicamentos que tratam esse transtorno têm mais dados sobre uso durante a gravidez?
- Esses medicamentos foram usados e foram ineficazes na paciente no passado?
- Se esses medicamentos mais seguros não tiverem sido experimentados, considere utilizá-los
- Se a paciente já estiver tomando medicação, existe risco de abstinência para a paciente ou o feto?
- Qual é o risco de recaída de sintomas psiquiátricos se os medicamentos forem interrompidos?
- Existe algum medicamento que possa tratar múltiplos grupos de sintomas?
- As doses dos medicamentos podem ser otimizadas?
- A paciente tem acesso e adere ao seguimento pré-natal para monitoramento da gravidez?
- Existem outros fatores de risco para o feto?
- A paciente aceita apoio psicológico e social concomitante?

Adaptada de: Hardy e Reichenbacker, 2019.

a gravidez, provavelmente não vamos alcançar risco zero para a paciente e o feto. Assim, há dois riscos principais que deverão ser avaliados: o risco de exposição a medicamentos e o risco de exposição a TM não tratados ou subtratados, que incluem abuso de substâncias, complicações na gravidez, problemas no neurodesenvolvimento e sofrimento para a gestante e familiares.

De modo geral, não interrompa os medicamentos precipitadamente frente à notícia de uma gravidez – isso pode causar grande estresse para a paciente, precipitar sintomas de descontinuação/abstinência e facilitar recaída ou agravamento do TM. Se a decisão for interromper um medicamento, ele deve preferencialmente ser reduzido gradualmente. Os benefícios da amamentação estão muito bem documentados e todos os medicamentos psicotrópicos passam para o leite materno. Se um bebê foi exposto a um medicamento durante a gravidez, pode não fazer sentido descontinuar a medicação para amamentar (ou contraindicar a amamentação), exceto se o TM da mãe se agravou e a medicação não está funcionando, se a mãe está tomando um medicamento com risco de efeitos graves com a exposição continuada do bebê ou se ele apresenta efeitos ou complicações médicas pela exposição na amamentação.

Antidepressivos

Ao escolher um antidepressivo (AD) para usar durante a gravidez, em geral, o medicamento que funciona melhor para a paciente é a melhor escolha. Na ausência de história de tratamento bem-sucedido com outro agente, a sertralina é preferida em virtude de extensos dados de pesquisa apoiando sua segurança e baixa transferência para o bebê durante a lactação. Fluoxetina, citalopram, escitalopram e venlafaxina também são consideradas boas escolhas. AD tricíclicos (amitriptilina, imipramina e nortriptilina) também têm perfil seguro, porém menor tolerabilidade. Há dados controversos sobre paroxetina e mirtazapina e insuficientes sobre os demais AD.

Antipsicóticos

Em estudos de larga escala, antipsicóticos (AP) de segunda geração (quetiapina, aripiprazol, ziprasidona e olanzapina) não foram associados a um risco aumentado de malformações, embora o risco de ganho ponderal deva ser monitorado. A risperidona, no entanto, revelou ter efeito ligeiramente aumentado no risco de malformações cardíacas no feto, devendo ser evitada como medicação de primeira linha. Haloperidol e outros AP de primeira geração também têm estudos robustos apoiando seu uso.

Estabilizadores do humor

Algumas diretrizes de tratamento para TAB durante a gravidez recomendam o uso de anticonvulsivantes somente se os antipsicóticos forem ineficazes. Dos três anticonvulsivantes mais comumente usados (lamotrigina, valproato e carbamazepina), a lamotrigina tem o melhor perfil de segurança para uso durante a gravidez. Algumas diretrizes recomendam que o valproato seja evitado em mulheres que possam engravidar. Em pacientes com TAB que respondem ao lítio, em geral, o risco de recaída supera o risco aumentado de malformação fetal. Os níveis de lítio são sensíveis a alterações no volume de fluidos durante a gravidez, indicando monitorar mensalmente os níveis de lítio até a 34ª semana de gravidez, semanalmente até o parto e 2 vezes/semana na quinzena após o parto. Embora o risco de malformação cardíaca em bebês expostos a lítio no pré-natal seja baixo, se possível, é preferível evitá-lo durante a cardiogênese fetal.

Tabela 56.9 Fontes de consulta para atualização no tema.

InfantRisk Center	infantrisk.com
LactMed	toxnet.nlm.nih.gov/pda/lactmed.htm
Marce Society for Perinatal Mental Health	marcesociety.com
MGH Center for Women's Mental Health	womensmentalhealth.org
MotherToBaby	mothertobaby.org
Motherisk	motherisk.org
The PERISCOPE project	the-periscope-project.org
Postpartum Support International	postpartum.net
Reprotox	reprotox.org
Drugs Pregnant Lactating Women	Drugs.com

Benzodiazepínicos e drogas Z

Estudos sobre uso de benzodiazepínicos na gravidez são contraditórios (Tabela 56.9); porém, eles devem ser evitados, particularmente no 1º e 3º trimestres.

Para melhor resultado, é fundamental o trabalho colaborativo entre equipe (obstetra, psiquiatra, psicólogo, pediatra, assistente social), paciente e sua rede de apoio.

REFERÊNCIAS BIBLIOGRÁFICAS

ALMEIDA, J. M.; LUZ, S. A. B.; UED, F. V. Apoio ao aleitamento materno pelos profissionais de saúde: revisão integrativa da literatura. *Revista Paulista de Pediatria*, v. 33, n. 3, p. 355-362, 2015.

AMERICAN PSYCHIATRIC ASSOCIATION (APA). *Manual diagnóstico e estatístico de transtornos mentais*: DSM-5. 5. ed. Porto Alegre: Artmed, 2014.

AZAMBUJA, C. V. *et al.* Prevalence and psychosocial risk factors associated with mental disorders during pregnancy. *Estudos de Psicologia (Campinas)*, v. 40, p. e220061, 2023.

BALDAÇARA, L. *et al.* Puerperal psychosis: an update. *Revista da Associação Médica Brasileira*, v. 69, Suppl. 1, p. e2023S125, 2023.

BAPTISTA, M. K.; DIAS, R. R.; BAPTISTA, A. S. D. *Psicologia hospitalar*: teoria, aplicações e casos clínicos. 3. ed. Rio de Janeiro: Guanabara Koogan, 2018.

BAYRAMPOUR, H. *et al.* Effect of depressive and anxiety symptoms during pregnancy on risk of obstetric interventions. *The Journal of Obstetrics and Gynaecology Research*, v. 41, n. 7, p. 1040-1048, 2015.

BENINCASA, M. *et al.* O pré-natal psicológico como um modelo de assistência durante a gestação. *Revista da Sociedade Brasileira de Psicologia Hospitalar*, v. 22, n. 1, p. 238-57, 2019.

BRASIL. Ministério da Saúde. Gabinete do Ministro. *Portaria nº 3.390, de 30 de dezembro de 2013.* Institui a Política Nacional de Atenção Hospitalar (PNHOSP) no âmbito do Sistema Único de Saúde (SUS), estabelecendo-se as diretrizes para a organização do componente hospitalar da Rede de Atenção à Saúde (RAS). Brasília: Ministério da Saúde, 2013.

BRASIL. Ministério da Saúde. Saúde e Vigilância Sanitária. *Falta de acesso à serviços de saúde e desinformação são fatores de risco para a gravidez não intencional na adolescência.* 8 fev. 2023a. Disponível em: https://www.gov.br/saude/pt-br/assuntos/noticias/2023/fevereiro/falta-de-acesso-a-servicos-de-saude-e-desinformacao-sao-fatores-de-risco-para-a-gravidez-nao-intencional-na-adolescencia.

BRASIL. Ministério da Saúde. Secretaria de Atenção à Saúde. Departamento de Atenção Básica. *Atenção ao pré-natal de baixo risco.* Brasília: Ministério da Saúde, 2012.

BRASIL. Poder Judiciário. Conselho Nacional de Justiça (CNJ). *Resolução nº 485, de 18 de janeiro de 2023.* Dispõe sobre o adequado atendimento de gestante ou parturiente que manifeste desejo de entregar o filho para adoção e a proteção integral da criança. Brasília: CNJ, 2023b.

BROCKINGTON, I. Suicide and filicide in postpartum psychosis. *Archives of Women's Mental Health*, v. 20, n. 1, p. 63-69, 2016.

BRUM, E. H. M. Depressão pós-parto: discutindo o critério temporal do diagnóstico. *Cadernos de Pós-Graduação em Distúrbios do Desenvolvimento*, v. 17, n. 2, p. 92-100, 2017.

BUSSEL, J. C.; SPITZ, B.; DEMYTTENAERE, K. Women's mental health before, during, and after pregnancy: a population-based controlled cohort study. *Birth*, v. 33, n. 4, p. 297-302, 2006.

CAMACHO, R. S. *et al.* Transtornos psiquiátricos na gestação e no puerpério: classificação, diagnóstico e tratamento. *Archives of Clinical Psychiatry (São Paulo)*, v. 33, n. 2, p. 92-102, 2006.

CAPELOZZA, M. L. S. S. *et al.* A dinâmica emocional de mulheres com câncer e grávidas. *Boletim Academia Paulista de Psicologia*, v. 34, n. 86, p. 151-170, 2014.

CARVALHO, A. F. *et al.* Alcohol use disorders. *Lancet*, v. 394, n. 10200, p. 781-792, 2019.

CARVALHO, F. T.; MEYER, L. Perda gestacional tardia: aspectos a serem enfrentados por mulheres e conduta profissional frente a essas situações. *Boletim de Psicologia*, v. 57, n. 126, p. 33-48, 2007.

CHOU, F. H. *et al.* Relationships between nausea and vomiting, perceived stress, social support, pregnancy planning, and psychosocial adaptation in a sample of mothers: a questionnaire survey. *International Journal of Nursing Studies*, v. 45, n. 8, p. 1185-1191, 2008.

CLEMENTE, A. S. *et al.* Bipolar disorder prevalence: a systematic review and meta-analysis of the literature. *Revista Brasileira de Psiquiatria*, v. 37, n. 2, p. 155-161, 2015.

COHEN, P. *et al.* Mechanisms of the relation between perinatal problems, early childhood illness, and psychopathology in late childhood and adolescence. *Child Development*, v. 60, n. 3, p. 701-709, 1989.

CONSELHO FEDERAL DE PSICOLOGIA (CFP). *Referências técnicas para atuação de psicólogas(os) nos serviços hospitalares do SUS*. Brasília: CFP, 2019.

CONSELHO FEDERAL DE PSICOLOGIA (CFP). *Resolução CFP nº 010/00 de 20 de dezembro de 2000*. Especifica e qualifica a Psicoterapia como prática do Psicólogo. Brasília: CFP, 2000. Disponível em: https://site.cfp.org.br/wp-content/uploads/2000/12/resolucao2000_10.pdf.

DIEHL, J. P.; ANTON, M. C. Fatores emocionais associados ao aleitamento materno exclusivo e sua interrupção precoce: um estudo qualitativo. *Aletheia*, v. 34, p. 47-60, 2011.

EINARSON, A. *et al.* Pregnancy outcome following gestational exposure to venlafaxine: a multicenter prospective controlled study. *The American Journal of Psychiatry*, v. 158, p. 1728-1730, 2001.

FAIRBROTHER, N. *et al.* Perinatal anxiety disorder prevalence and incidence. *Journal of Affective Disorders*, v. 200, p. 148-155, 2016.

FONSECA, E. N. R. *Os impactos em gestante adolescente vítima de violência obstétrica*. 2023. Tese (Doutorado em Psicologia Clínica). Instituto de Psicologia, Universidade de São Paulo, São Paulo, 2023.

FUNDO DAS NAÇÕES UNIDAS PARA A INFÂNCIA (UNICEF). *Iniciativa Hospital Amigo da Criança*: revista, atualizada e ampliada para o cuidado integrado: módulo 1: histórico e implementação. Brasília: Ministério da Saúde, 2008.

GIPSON, J. D.; KOENIG, M. A.; HINDIN, M. J. The effects of unintended pregnancy on infant, child, and parental health: a review of the literature. *Studies in Family Planning*, v. 39, n. 1, p. 18-38, 2008.

GLOVER, V. Maternal depression, anxiety and stress during pregnancy and child outcome; what needs to be done. *Best Practice and Research. Clinical Obstetrics and Gynaecology*, v. 28, n. 1, p. 25-35, 2014.

GRANDE, I. *et al.* Bipolar disorder. *Lancet*, v. 387, n. 10027, p. 1561-1572, 2016.

GUGLIELMI, V. *et al.* Obsessive-compulsive disorder and female reproductive cycle events: results from the OCD and reproduction collaborative study. *Depression and Anxiety*, v. 31, n. 12, p. 979-987, 2014.

HARDY, L. T.; REICHENBACKER, O. L. A practical guide to the use of psychotropic medications during pregnancy and lactation. *Archives of Psychiatric Nursing*, v. 33, n. 3, p. 254-266, 2019.

HESTER, R. K.; MILLER, W. R. Handbook of alcoholism treatment approaches: effective alternatives. Boston: Allyn and Bacon; 2003. *Apud* VON DIEMEN, L.; POSSA, M. A.; GOI, S. B. S. Transtornos relacionados ao uso de substâncias na gravidez e lactação: implicações práticas para profissionais do pré-natal. *In*: DIEHL, A.; BOSSO, R.; PILLON, S. (orgs.) *Mulheres e dependência química*: a importância do olhar para o gênero nos transtornos por uso de substâncias. Curitiba: CRV, 2022.

HOLCOMB, W. L. Jr. *et al.* Screening for depression in pregnancy: characteristics of the Beck Depression Inventory. *Obstetrics and Gynecology*, v. 88, n. 6, p. 1021-1025, 1996.

JONES, I. *et al.* Bipolar disorder, affective psychosis, and schizophrenia in pregnancy and the post-partum period. *Lancet*, v. 384, n. 9956, p. 1789-1799, 2014.

KHAN, S. J. *et al.* Bipolar disorder in pregnancy and postpartum: principles of management. *Current Psychiatry Reports*, v. 18, n. 2, p. 13, 2016.

KROSKA, E. B.; STOWE, Z. N. Postpartum depression. *Obstetrics and Gynecology Clinics of North America*, v. 47, n. 3, p. 409-419, 2020.

LARANJEIRA, R. (org.). *II Levantamento Nacional de Álcool e Drogas (LENAD) – 2012*. São Paulo: Instituto Nacional de Ciência e Tecnologia para Políticas Públicas de Álcool e Outras Drogas (INPAD), UNIFESP, 2014.

LIEB, R.; BECKER, E.; ALTAMURA, C. The epidemiology of generalized anxiety disorder in Europe. *European Neuropsychopharmacology*, v. 15, n. 4, p. 445-452, 2005.

LITTLEWOOD, E. *et al.* Identification of depression in women during pregnancy and the early postnatal period using the Whooley questions and the Edinburgh Postnatal Depression Scale: protocol for the Born and Bred in Yorkshire: PeriNatal Depression Diagnostic Accuracy (BaBY PaNDA) study. *British Medical Journal Open*, v. 6, n. 6, p. e011223, 2016.

MANTEL, Ä.; HIRSCHBERG, A. L.; STEPHANSSON, O. Association of maternal eating disorders with pregnancy and neonatal outcomes. *Journal of the American Medical Association Psychiatry*, v. 77, n. 3, p. 285-293, 2020.

MARIN, A. H. *et al.* A não aceitação da gravidez e o desenvolvimento de crianças com quatro anos de idade no bairro Vila Jardim, Porto Alegre, Rio Grande do Sul, Brasil. *Revista Brasileira de Medicina de Família e Comunidade*, v. 7, n. 25, p. 240-246, 2012.

MARQUES, E. S.; COTTA, R. M. M.; PRIORE, S. E. Mitos e crenças sobre o aleitamento materno. *Ciência e Saúde Coletiva*, v. 16, n. 5, p. 2461-2468, 2011.

MATĚJČEK, Z.; DYTRYCH, Z.; SCHÜLLER, V. Children from unwanted pregnancies. *Acta Psychiatrica Scandinavica*, v. 57, n. 1, p. 67-90, 1978.

MOREIRA, T. B. *et al.* Maternal experience in the context of breastfeeding of the hospitalized newborn and submitted to surgical intervention. *Escola Anna Nery*, v. 24, n. 4, p. e20190281, 2020.

NORTHCOTT, C. J.; STEIN, M. B. Panic disorder in pregnancy. *The Journal of Clinical Psychiatry*, v. 55, n. 12, p. 539-542, 1994.

POZNUKHOVA, E. V.; MURASHKO, A. A.; KURINOVA, A. N. Eating disorders and pregnancy: Literature review. *V F Snegirev Archives of Obstetrics and Gynecology*, v. 6, n. 3, p. 116-120, 2019.

RODRIGUEZ, A. N. *et al.* A prospective study of antepartum anxiety screening in patients with and without a history of spontaneous preterm birth. *American Journal of Obstetrics and Gynecology Global Reports*, v. 3, n. 4, p. 100284, 2023.

SARMENTO, R.; SETÚBAL, M. S. V. Abordagem psicológica em obstetrícia: aspectos emocionais da gravidez, parto e puerpério. *Revista de Ciências Médicas*, v. 12, n. 3, p. 261-268, 2003.

SCHULER, M. F. L. *et al.* Cuidado integral: aconselhamento para o sucesso do aleitamento materno. *Brazilian Journal of Implantology and Health Sciences*, v. 5, n. 4, p. 975-988, 2023.

SILVA, M. M. *et al.* Depressão na gravidez. *Revista Eletrônica Saúde Mental, Álcool e Droga*, v. 16, n. 1, p. 1-12, 2020.

SILVA, M. M. J. *et al.* Anxiety in pregnancy: prevalence and associated factors. *Revista da Escola de Enfermagem da USP*, v. 51, p. e03253, 2017.

SMITH, M. V. *et al.* Screening for and detection of depression, panic disorder, and PTSD in public-sector obstetric clinics. *Psychiatric Services*, v. 55, n. 4, p. 407-414, 2004.

SOUSA, A. L. V. *et al.* Transtornos mentais e o período gestacional. *E-Acadêmica*, v. 4, n. 2, p. e3042491, 2023.

SOUZA, B. M. S.; SOUZA, S. F.; RODRIGUES, R. T. S. O puerpério e a mulher contemporânea: uma investigação sobre a vivência e os impactos da perda da autonomia. *Revista da Sociedade Brasileira de Psicologia Hospitalar*, v. 16, n. 1, p. 166-184, 2013.

STEWART, D. E.; VIGOD, S. N. Postpartum depression: pathophysiology, treatment, and emerging therapeutics. *Annual Review of Medicine*, v. 70, n. 1, p. 183-196, 2019.

SZEJER, M.; STEWART, R. *Nove meses na vida da mulher*. São Paulo: Casa do Psicólogo, 1997.

TAMASHIRO, E. M.; MILANEZ, H. M. B.; AZEVEDO, R. C. S. "Because of the baby": reduction on drug use during pregnancy. *Revista Brasileira de Saúde Materno Infantil*, v. 20, n. 1, p. 313-317, 2020.

TOSTO, V. *et al.* Maternity blues: a narrative review. *Journal of Personalized Medicine*, v. 13, n. 1, p. 154, 2023.

TREASURE, J.; DUARTE, T. A.; SCHMIDT, U. Eating disorders. *Lancet*, v. 395, n. 10227, p. 899-911, 2020.

TSOKKOU, S. *et al.* Genetic and epigenetic factors associated with postpartum psychosis: a 5-year systematic review. *Journal of Clinical Medicine*, v. 13, n. 4, p. 964, 2024.

TUOVINEN, S. *et al.* Maternal depressive symptoms during and after pregnancy and child developmental milestones. *Depression and Anxiety*, v. 35, n. 8, p. 732-741, 2018.

WENDER, M. C. O.; MACHADO, R. B.; POLITANO, C. A. Influência da utilização de métodos contraceptivos sobre as taxas de gestação não planejada em mulheres brasileiras. *Femina*, v. 50, n. 3, p. 134-141, 2022.

WILSON, C. A. *et al.* Alcohol, smoking, and other substance use in the perinatal period. *British Medical Journal*, v. 369, p. m1627, 2020.

WORLD HEALTH ORGANIZATION (WHO). *Guidelines for the identification and management of substance use and substance use disorders in pregnancy*. Geneva: WHO, 2014.

WORLD HEALTH ORGANIZATION (WHO). *WHO recommendations on maternal and newborn care for a positive postnatal experience*. Geneva: WHO, 2022a.

WORLD HEALTH ORGANIZATION (WHO). *World mental health report*: transforming mental health for all. Geneva: WHO, 2022b.

CAPÍTULO 57

Hepatites B e C na Gestação

Helaine Maria Bestetti Pires Mayer Milanez

INTRODUÇÃO

Os agentes infecciosos relacionados às doenças hepáticas apresentam a capacidade de contaminar células do fígado humano, resultando em sintomas semelhantes na fase inicial da infecção. Mesmo havendo essas semelhanças, os vírus envolvidos nas hepatites têm estruturas biológicas distintas e diferentes modos de transmissão, níveis de disseminação e cronicidade. Os impactos dessas infecções virais durante a gravidez podem ser bastante variados.

As doenças hepáticas virais continuam sendo uma problemática relevante para a saúde pública. Informações da Organização Mundial da Saúde (OMS) apontam que aproximadamente 325 milhões de indivíduos ao redor do planeta convivem com infecção crônica pelos vírus das hepatites B e C. O panorama global das hepatites virais de 2017 apresenta que grande parte dos afetados não dispõe de acesso a exames e terapias que teriam o potencial de preservar suas vidas. Em decorrência disso, milhões de pessoas estão suscetíveis a um processo gradual de desenvolvimento de enfermidade hepática crônica, câncer e óbito (Jefferies *et al.*, 2018).

As hepatites virais são uma das mais frequentes e sérias infecções virais que podem ocorrer na gestação. Cinco tipos já estão identificados (A, B, C, D e E) e dois deles são preveníveis por vacina, de maneira efetiva (Valdés *et al.*, 2010).

As doenças hepáticas têm impacto significativo na saúde das comunidades, com 1,34 milhão de óbitos em 2015; isso representa um aumento de 22% desde o ano 2000. As hepatites B e C apresentam letalidade semelhante àquelas provocadas por tuberculose e HIV; ao contrário dessas duas últimas, que mostram diminuição nas taxas de mortalidade, os índices gerais de mortalidade por hepatite B e C têm aumentado nos últimos anos, representando os dois principais tipos de vírus responsáveis por 96% dos óbitos globais por hepatites em 2017 (Jefferies *et al.*, 2018).

No ano de 2016, a OMS lançou a Estratégia Global de Saúde para as Hepatites Virais, com a meta de eliminar as hepatites virais como um grave problema de saúde pública até 2030. O objetivo é reduzir em 90% as novas infecções e diminuir a mortalidade em 65%. É evidente que um programa de rastreamento e acompanhamento eficaz durante a gravidez pode ter um impacto extremamente positivo nesse contexto global (OMS, 2016; Brasil, 2022).

No presente capítulo serão discutidas as infecções causadas pelos vírus B e C durante a gravidez, uma vez que esses agentes são responsáveis pela maioria dos casos de hepatites em mulheres grávidas e em indivíduos adultos.

HEPATITE B

A propagação do vírus da hepatite B ainda é um desafio para a saúde pública em escala global. Segundo a OMS, cerca de 257 milhões de pessoas conviviam com a infecção crônica pelo vírus da hepatite B em 2015. As taxas de incidência variam consideravelmente conforme a região geográfica. Enquanto em regiões com alta prevalência da doença, como a Ásia e a África Subsaariana, mais de 50% dos casos são de transmissão perinatal, nos EUA a prevalência é inferior a 2%, e em gestantes é de cerca de 0,7 a 0,9%. Já na China, a porcentagem chega a atingir de 7 a 8% da população; estudos indicam que entre 9 e 10% das mulheres chinesas em idade fértil são portadoras crônicas do vírus da hepatite B (Zhang *et al.*, 2013).

A infecção crônica pelo vírus da hepatite B é responsável por um grande número de casos de doença e morte em todo o mundo; estudos mostram que de 15 a 40% dos pacientes com essa infecção acabam tendo complicações graves, como cirrose, insuficiência hepática e câncer. Embora o uso de medicamentos antivirais possa reduzir a morbidade, apenas uma pequena porcentagem (em torno de 10 a 15%) dos pacientes que necessitam desse tratamento realmente o recebem nos EUA (CDC, 2015).

É fundamental incluir a prevenção da transmissão vertical no combate global à hepatite B, visando diminuir seus impactos. O cuidado adequado com gestantes se mostra como importante estratégia para reduzir a mortalidade causada por essa enfermidade (Brasil, 2022).

Transmissão e fisiopatologia

A transmissão do vírus da hepatite B pode ocorrer por meio do contato sexual, por via sanguínea e de mãe para filho – esta última é a mais comum, afetando de 50 a 60% dos indivíduos cronicamente infectados, especialmente em regiões com alta incidência da doença. Entre os pacientes cronicamente infectados, estima-se que entre 15 e 40% venham a falecer precocemente por complicações associadas à hepatite B, como cirrose hepática e câncer de fígado (Bradley *et al.*, 2015).

Após serem introduzidas na corrente sanguínea, as partículas virais se dirigem para os hepatócitos através do sistema porta. Elas se incorporam aos hepatócitos saudáveis, se replicam e são enviadas de volta para o sangue. Em pessoas imunocompetentes, o sistema imunológico geralmente consegue eliminar a infecção, mas em 5% dos casos a infecção persiste. Em virtude da imaturidade do sistema imunológico, em neonatos a infecção costuma se tornar crônica em 90 a 95% dos casos. Indivíduos infectados cronicamente podem não apresentar sintomas ou podem desenvolver hepatite crônica decorrente do dano nos hepatócitos causado pela resposta imunológica. Em casos mais graves, esse dano pode resultar em cirrose ou câncer de fígado, afetando 15% dos adultos infectados na vida adulta e 25% daqueles infectados durante o período perinatal; além disso, a coinfecção com o vírus da hepatite delta pode acelerar a progressão da doença (Bradley *et al.*, 2015; Cunningham *et al.*, 2018).

Manifestações clínicas

Os sintomas da hepatite B são semelhantes aos de outras hepatites virais, incluindo mal-estar, febre, dor abdominal, enjoos, vômitos e icterícia. Durante a gravidez, a maioria das mulheres é diagnosticada por meio de exames sorológicos, pois a maioria não apresenta sintomas quando diagnosticadas.

Diagnóstico

O diagnóstico da hepatite B é realizado principalmente por meio de exames sorológicos. O antígeno de superfície do vírus (HbsAg) pode ser facilmente identificado no sangue e permanecer por até 6 meses; se permanecer por um período mais longo, é considerado infecção crônica. A presença do HbsAg é resultado da replicação viral e, em geral, indica uma infecção viral ativa. Na maioria dos adultos saudáveis, esse antígeno é detectado nas primeiras 2 semanas de uma infecção aguda, com os níveis de HbsAg diminuindo em 4 a 6 meses após a exposição. Em recém-nascidos, o HbsAg pode estar presente ao nascimento em virtude de uma infecção intrauterina, mas também pode não ser detectado por vários meses após a infecção perinatal. Quando o anticorpo anti-HbsAg surge, costuma indicar uma infecção já resolvida ou uma resposta à vacinação (Bradley *et al.*, 2015; Cunningham *et al.*, 2018).

O anticorpo contra o *core* proteico, denominado "anti-Hbc", é produzido durante a infecção. Na fase inicial da infecção, o anti-Hbc é principalmente da classe IgM e tem sido utilizado para o diagnóstico da infecção recente. Indivíduos adultos sintomáticos costumam desenvolver o anti-Hbc cerca de 2 semanas após os primeiros sinais da infecção, e a maioria dos pacientes com infecção crônica é positiva para o anti-Hbc. Após 6 meses, a maioria dos infectados terá anti-Hbc apenas da classe IgG, enquanto uma minoria pode apresentar IgM por até 2 anos. Os níveis de anti-Hbc costumam permanecer elevados em casos de infecção crônica (Brasil, 2022).

O antígeno Hbe (HbeAg) é normalmente visível durante a fase de replicação viral; posteriormente, ao longo do desenvolvimento da infecção, ocorre a soroconversão do HbeAg para a produção do anticorpo anti-Hbe, indicando uma redução na replicação do vírus ou mesmo a cura da infecção. De modo geral, a carga viral é mais elevada em indivíduos com HbeAg positivo, porém sua ausência não significa necessariamente que o portador da infecção não seja contagioso, seja pelo vírus original ou até mesmo pela presença de uma variante mutante do vírus *precore*, que não produz o HbeAg. A principal utilidade da detecção do HbeAg e anti-Hbe é guiar o tratamento antiviral e identificar portadores crônicos que tenham feito a soroconversão para o anti-Hbe, o que geralmente indica um prognóstico mais favorável (Brasil, 2022).

Uma alternativa de exame laboratorial que pode ser empregada é a medição da carga viral, de forma quantitativa e qualitativa. Essas técnicas envolvem a amplificação do DNA viral, sendo mais utilizadas para acompanhar a eficácia do tratamento antiviral do que para diagnosticar a infecção.

Transmissão vertical

Em mulheres grávidas, a transmissão vertical pode acontecer em casos agudos ou crônicos da doença. O momento de maior perigo é quando a infecção é contraída no final da gestação; nesse período, as taxas de transmissão vertical chegam a 80 a 90%, enquanto no início da gestação são de apenas 10%. O momento de maior risco é durante o parto (85%), enquanto apenas de 5 a 15% das transmissões ocorrem durante a gravidez (Cunningham *et al.*, 2018; Hamburg-Shields e Prasad, 2020; Brasil, 2022).

A possibilidade de contaminação de recém-nascidos na ausência de medidas preventivas é alta, chegando a 95%, e a probabilidade de se tornarem portadores crônicos é de cerca de 90% nessas circunstâncias. Fatores que aumentam o risco de transmissão vertical incluem carga viral elevada (> 200.000 UI ou 10^6 cópias), presença do antígeno HBe, uso de substâncias que afetam a barreira placentária e existência de comorbidades que possam alterar essa proteção. Os maiores indicadores de transmissão de mãe para filho são a presença do antígeno HBeAg e altos níveis de HBV-DNA. A carga viral é o principal fator de risco detectado em exames laboratoriais. Em gestantes com HBeAg negativo, a transmissão ocorre em 8 a 40% dos casos, enquanto a presença desse antígeno aumenta para 70 a 90%. Níveis de HBV-DNA > 10^6 ou 10^7 cópias/mℓ estão associados a maior risco de infecção neonatal (Brasil, 2022).

As formas mais usuais de prevenção da transmissão do vírus da hepatite B para recém-nascidos envolvem a imunização ativa por meio da vacinação e a passiva, por meio da administração de imunoglobulina específica. É recomendado que a imunoglobulina e a primeira dose da vacina sejam aplicadas até as 12 primeiras horas de vida do bebê, seguidas pelas doses subsequentes no primeiro e sexto mês de vida. A combinação dessas medidas reduz a probabilidade de contágio do bebê para apenas 2 a 10% (ACOG, 2007; Cunningham *et al.*, 2018; Brasil, 2022). Desde 1988, a triagem universal com o HbsAg em gestantes é recomendada, com encaminhamento para locais que disponibilizem tanto vacina quanto imunoglobulina para o bebê, caso o resultado seja positivo. Apesar da eficácia das estratégias de prevenção, entre 8 e 32% dos recém-nascidos de mães com alta carga viral ainda podem ser infectados verticalmente (CDC, 2008; Cunningham *et al.*, 2018; Brasil, 2022).

A falta de eficácia na prevenção da transmissão vertical do vírus da hepatite B por meio da imunoprofilaxia neonatal em gestantes com alta carga viral ou com o HbeAg positivo ocorre em virtude da possibilidade de transmissão durante a gestação. Portanto, é essencial implementar medidas preventivas durante a gravidez, especialmente no terceiro trimestre, que é o período de maior risco para essa transmissão. Diversas estratégias foram adotadas; o uso de antivirais, como a lamivudina e a telbivudina inicialmente, e posteriormente o tenofovir, tem se mostrado a mais eficaz para esse fim (Brasil, 2022).

Manejo da hepatite B durante a gravidez

O correto acompanhamento e, se necessário, tratamento da hepatite B tem como objetivo melhorar a saúde da mãe e diminuir significativamente a transmissão vertical. Ainda não há certeza se a presença da infecção pelo vírus B pode agravar o desfecho da gravidez. Informações limitadas indicam que a infecção por hepatite B é fator de risco para parto prematuro antes de 34 semanas, diabetes gestacional e hemorragia durante o parto. A cirrose causada pelo vírus B pode estar relacionada com hipertensão, descolamento prematuro da placenta, parto prematuro, restrição do crescimento fetal, além de aumentar a mortalidade materna e perinatal. Não há informações se a terapia antiviral pode reduzir esses riscos (Cunningham *et al.*, 2018).

De modo geral, a gravidez, por si só, não agrava a hepatite B ou contribui para sua evolução. Poucos casos de hepatite fulminante foram observados em gestantes. É importante que as mulheres grávidas realizem exames de função hepática a cada trimestre para acompanhamento da doença. Os níveis de transaminases devem ser monitorados também no pós-parto. Estima-se que um terço das mulheres no pós-parto apresente variações na carga viral nesse período (Brasil, 2022).

HEPATITE C

A hepatite B e a hepatite C são responsáveis pela maioria dos casos de hepatites virais em todo o mundo e representam um desafio no controle de doenças infecciosas. De acordo com a OMS, em 2015, mais de 71 milhões de pessoas estavam infectadas com hepatite C em todo o mundo, o que corresponde a 2,5% da população global; mais de 2,3 milhões também estavam infectadas com o HIV. Cerca de 85% dos infectados com hepatite C desenvolvem a forma crônica da doença, e aproximadamente 70% acabam tendo hepatite crônica, com uma taxa de mortalidade entre 5 e 20% em virtude de cirrose ou câncer. Dados de 2012 nos EUA revelaram que, naquele ano, a hepatite C foi responsável por mais mortes do que o HIV, com 15.000 óbitos registrados em decorrência da doença (CDC, 2015; Jefferies *et al.*, 2018).

No território nacional, a hepatite C é responsável por mais de 70% dos óbitos provocados por hepatites virais, com a maioria dos portadores desconhecendo estar infectados, uma vez que os sinais da fase inicial são brandos ou até mesmo ausentes. Na América, mais de 2,4 milhões de pessoas sofrem com a forma crônica da doença e, no ano de 2016, era classificada como uma pandemia discreta (Brasil, 2022).

Recentemente, a descoberta de tratamentos eficazes tem levado a um aumento na testagem em adultos, revelando formas agudas da doença que passavam despercebidas anteriormente. Dados dos EUA mostraram que a notificação de casos agudos aumentou mais de três vezes entre 2010 e 2016, com a maioria dos casos identificados em usuários de drogas injetáveis. Com o aumento da infecção em adultos jovens, também tem sido observado um aumento em gestantes e, consequentemente, em crianças expostas ao vírus C, com taxa de transmissão vertical variando entre 2 e 8%. Nos EUA, são identificados entre 2.700 e 4.000 novos casos de infecção pelo HCV em crianças a cada ano (Jhaveri *et al.*, 2018; Hamburg-Shields e Prasad, 2020).

Monitoramento

Nos últimos anos, a orientação de rastreamento da hepatite C tem sido recomendada apenas para indivíduos com fatores de risco, incluindo nessa recomendação as mulheres grávidas. Existem controvérsias na literatura em relação ao rastreamento durante a gestação. A American Association for the Study of Liver Diseases (AALSD) recomenda o rastreamento universal durante o pré-natal, a fim de diagnosticar precocemente mulheres jovens infectadas, encaminhando-as para tratamento após o parto, além de identificar crianças em risco para acompanhamento e tratamento, se necessário. Por outro lado, o American College of Obstetricians and Gynecologists (ACOG) não recomenda o rastreamento universal, pois ainda não há evidências de que reduza a transmissão vertical, já que os novos antivirais não são aprovados para uso durante a gravidez (CDC, 2015; Cunningham *et al.*, 2018).

No território brasileiro, esse tema também gerava debate; no entanto, em 2019, o Ministério da Saúde passou a sugerir a realização de rastreamento universal durante o pré-natal, como uma chance de detectar precocemente jovens mulheres infectadas, além de possibilitar o rastreamento e o acompanhamento de crianças expostas. Algumas pesquisas na área de saúde têm indicado um prognóstico desfavorável em crianças com transmissão vertical do vírus da hepatite C (Brasil, 2022).

Diagnóstico

As orientações para identificação da hepatite C têm evoluído com o tempo. O último algoritmo sugere fazer o exame de sorologia utilizando o método ELISA, a fim de detectar o anticorpo anti-HCV. Caso o resultado seja positivo, é indicado realizar o teste de carga viral do HCV (PCR RNA HCV), para confirmar a presença da doença ativa no paciente.

Após a confirmação da presença da doença em atividade, é preciso avaliar a função do fígado por meio de exames: transaminases, bilirrubinas, albumina, contagem de plaquetas e coagulograma. Também é importante realizar o teste genético do vírus, pois isso pode influenciar na eficácia do tratamento e na evolução da enfermidade (Brasil, 2022).

Impactos durante a gravidez

Ainda há discussões sobre os impactos reais da gravidez na infecção por HCV e vice-versa. As gestantes podem ter resultados negativos, como aumento da incidência de restrição no crescimento fetal, parto prematuro e ruptura prematura de membranas antes do termo. No entanto, esses desfechos podem ser distorcidos por fatores ligados à infecção por HCV, como o uso de drogas ilícitas, que prejudicam os resultados para o bebê. Gestantes com infecção por HCV também correm risco 20 vezes maior de colestase intra-hepática na gravidez, de acordo com uma análise de 2017. Essa condição está associada a um aumento significativo na mortalidade perinatal; recomenda-se a interrupção da gravidez entre 36 e 38 semanas (Wijarpreecha *et al.*, 2017).

No que diz respeito ao impacto da gravidez na progressão da infecção pelo vírus da hepatite C, não parece haver interferência significativa na evolução da doença, embora haja limitações nos dados disponíveis sobre o tema. É aconselhável monitorar regularmente a função hepática ao longo da gestação, realizando testes de enzimas hepáticas durante o 1º e 3º trimestres. Em geral, a carga viral tende a aumentar entre o 1º e o 3º trimestre, com uma queda significativa após o parto; essas mudanças são atribuídas às alterações no sistema imunológico durante a gravidez. Além disso, existe a possibilidade de eliminação espontânea do vírus após o parto, o que ocorre em cerca de 10 a 25% das mulheres infectadas. Portanto, é altamente recomendável repetir o teste de carga viral do vírus da hepatite C após o parto (CDC, 2015; ACOG, 2007; Brasil, 2022).

Transmissão vertical

A porcentagem média de transmissão vertical do vírus da hepatite C é de cerca de 5%, podendo ser mais elevada em mulheres coinfectadas pelo HIV. A época em que o contágio vertical ocorre ainda gera controvérsias: estima-se que entre 30 e 50% aconteçam no período intrauterino. Os fatores de risco considerados para a transmissão vertical incluem: carga viral, tempo de ruptura das membranas e uso de monitoramento invasivo durante o parto (Resti *et al.*, 1998; Ferrero *et al.*, 2003; Valdés *et al.*, 2010).

Até o momento, não há orientações para alterar o tipo de parto ou interromper a amamentação como estratégias para diminuir a transmissão do vírus da mãe para o bebê. No caso da amamentação, é importante frisar que, se houver feridas que sangram nos mamilos, é aconselhável interromper temporariamente a amamentação para evitar qualquer contato com o sangue materno infectado. Uma vez que as feridas estejam cicatrizadas, a amamentação pode ser retomada (Brasil, 2022).

Com relação ao tratamento da hepatite C, as opções de novas medicações antivirais estão trazendo a perspectiva de controle da doença até o ano de 2030, de acordo com a OMS. No entanto, o uso dos antivirais de ação direta não é recomendado durante a gravidez, pois ainda não há dados de segurança disponíveis. É possível que a orientação sobre o uso dessas substâncias durante a gestação mude em breve, uma vez que estudos em animais não mostraram toxicidade. No entanto, em virtude da relativa baixa taxa de transmissão vertical, é essencial avaliar cuidadosamente as pacientes que realmente se beneficiarão do tratamento, visando reduzir a transmissão do vírus da hepatite C de mãe para filho (Brasil, 2022).

REFERÊNCIAS BIBLIOGRÁFICAS

AMERICAN COLLEGE OF OBSTETRICIANS AND GYNECOLOGISTS (ACOG). ACOG Practice Bulletin. No. 86: Viral hepatitis in pregnancy. *Obstetrics and Gynecology*, v. 110, p. 941-956, 2007.

BRADLEY, J. S. Hepatitis. *In*: WILSON, C. B.; NIZET, V.; MALDONADO, Y. *et al. Remington & Klein's infectious diseases of the fetus and newborn infant*. Philadelphia: Elsevier, 2015. p. 828-842.

BRASIL. Ministério da Saúde. *Protocolo clínico e diretrizes terapêuticas para prevenção da transmissão vertical do HIV, sífilis e hepatites virais*. Brasília: Ministério da Saúde, 2022.

CENTERS FOR DISEASE CONTROL AND PREVENTION (CDC). *Hepatitis C, 2015*. Disponível em: cdc.gov/hepatitis/hcv/guidelines.

CUNNINGHAM, F. G. *et al.* Hepatic, biliary and pancreatic disorders. *In*: CUNNINGHAM, F. G. *et al.* (eds.). *Williams Obstetrics*. New York: McGraw Hill, 2018. p. 1058-1075.

FERRERO, S. *et al.* Prospective study of mother-to-infant transmission of hepatitis C virus: a 10-year survey (1990-2000). *Acta Obstetricia et Gynecologica Scandinavica*, v. 82, n. 3, p. 229-234, 2003.

HAMBURG-SHIELDS, E.; PRASAD, M. Infectious hepatitis in pregnancy. *Clinical Obstetrics and Gynecology*, v. 60, n. 1, p. 175-192, 2020.

JEFFERIES, M. *et al.* Update on global epidemiology of viral hepatitis and preventive strategies. *World Journal of Clinical Cases*, v. 6, n. 13, p. 589-599, 2018.

JHAVERI, R. *et al.* Universal screeening of pregnant women for hepatitis C virus. *Clinical Infectious Diseases*, v. 67, n. 10, p. 1493-1497, 2018.

RESTI, M. *et al.* Mother to child transmission of hepatitis C virus: prospective study of risk factors and timing of infection in children born to women seronegative for HIV-1. Tuscany Study Group on Hepatitis C Virus Infection. *British Medical Journal*, v. 317, n. 7156, p. 437-441, 1998.

VALDÉS, R. E. *et al.* Hepatites aguda viral durante el embarazo. *Revista Chilena de Infectología*, v. 27, n. 6, p. 505-512, 2010.

WORLD HEALTH ORGANIZATION (WHO). Global health sector strategy on viral hepatitis 2016-2021. Towards ending viral hepatitis. World Health Organization; 2016. Disponível em: https://iris.who.int/handle/10665/246177.

WIJARPREECHA, K. *et al.* Hepatitis C infection and intrahepatic cholestasis of pregnancy: a systematic review and meta-analysis. *Clinics and Research in Hepatology and Gastroenterology*, v. 41, n. 1, p. 39-45, 2017.

ZHANG, Y.; ZHANG, H.; ELIZABETH, A.; LIU, X.Q. Epidemiology of hepatitis B and associated liver diseases in China. *Chinese Medical Sciences Journal*, v. 27, n. 4, p. 243-248, 2013.

CAPÍTULO

58

HIV e Gestação

Évelyn Traina • Jorge Senise

INTRODUÇÃO

A síndrome da imunodeficiência adquirida (AIDS) foi inicialmente descrita em 1981, quando jovens homossexuais americanos começaram a apresentar infecções oportunistas (IO) e sarcoma de Kaposi. A doença foi inicialmente associada a homens que faziam sexo com homens, mas rapidamente a transmissão por transfusão sanguínea, relações heterossexuais e transmissão vertical (TV) foi documentada. O isolamento do vírus da imunodeficiência humana (HIV), em 1984, e o desenvolvimento dos testes diagnósticos, em 1985, foram fundamentais para os avanços nos cuidados com a AIDS (Greene, 2007). Apesar da ausência de cura, a história natural da doença foi drasticamente modificada com o desenvolvimento dos primeiros medicamentos e com o advento da terapia antirretroviral (TARV) combinada, o que possibilitou que, atualmente, uma pessoa adequadamente tratada tenha a mesma expectativa de vida da população geral e risco zero de transmissão sexual do HIV, desde que esteja com carga viral (CV) indetectável. Ainda assim, a infecção se mantém como um importante problema de saúde mundial, tendo sido responsável por mais de 40 milhões de mortes desde o início da pandemia. Estima-se que ao final de 2022 havia cerca de 39 milhões de pessoas vivendo com HIV no mundo. No mesmo ano ocorreram mais que 600.000 mortes por causas relacionadas à AIDS e cerca de 1.300.000 novas infecções (WHO, 2023). A ampliação do diagnóstico e do acesso ao tratamento são pontos fundamentais para o controle da epidemia. A terapia evitou quase 20 milhões de mortes nas últimas três décadas, mas ainda hoje muitas pessoas são privadas da medicação, incluindo 43% das crianças que vivem com a doença (Nações Unidas Brasil, 2023). O ciclo gravídico-puerperal é o momento crucial no cuidado com a infecção, não apenas para prevenção da TV, mas também para propor estratégias que conscientizem a população sobre a prevenção da doença e otimizem o diagnóstico e a aderência ao tratamento em pessoas infectadas.

EPIDEMIOLOGIA

Do total de infectados atualmente, cerca de 86% conhecem seu estado sorológico e 76% estão em TARV. As novas infecções pela doença foram reduzidas em 59% desde o pico da pandemia, em 1995. Ainda assim, em 2022 houve 1,3 milhão de pessoas infectadas no mundo, 46% de mulheres e meninas de todas as idades. Semanalmente, são 4 mil novas infecções na faixa etária de 15 a 24 anos, sendo 3.100 somente na África Subsaariana (Nações Unidas Brasil, 2023). No Brasil, de 1980 até 2023 foram notificados 1.124.063 casos de AIDS e 382.521 óbitos, a maioria nas regiões Sul e Sudeste. Apesar de a taxa de detecção estar caindo, nos últimos 5 anos ocorreram cerca de 36 mil casos novos por ano. Ainda há predominância do sexo masculino, mas em 2022 a ocorrência de novas infecções por HIV em mulheres em idade reprodutiva (de 15 a 49 anos) representou 78,3% do total de novas infecções em mulheres, o que ilustra a importância de desenvolver políticas públicas direcionadas a essa população, no sentido de favorecer diagnóstico e tratamento precoces, bem como medidas de prevenção do contágio (Brasil, 2023).

A infecção pelo HIV na gestação, parto e puerpério é agravo de notificação compulsória desde 2000. Daquele ano até junho de 2023 foram notificados 158.429 casos de HIV em mulheres no ciclo gravídico-puerperal. A maioria dos casos se encontra na faixa etária entre 20 e 29 anos, com predomínio de mulheres pardas, seguidas por brancas e pretas. Em 2022, 60% das gestantes já tinham conhecimento da infecção ao iniciar o pré-natal. O percentual de realização do pré-natal é elevado, ficando ao redor de 90%, mas em 2022, infelizmente, menos de 70% das gestantes estavam em uso de TARV (Brasil, 2023).

Apesar da obrigatoriedade, acredita-se que a subnotificação seja um evento frequente. Ela tem implicações para a resposta à doença, como elaboração de estratégias para ampliação da distribuição de medicamentos, ações direcionadas às populações-chave e aos vulneráveis. O conhecimento sobre a situação da infecção nas diferentes áreas do país é indispensável para o combate à AIDS. A notificação deve ser realizada a cada evento gestacional, devendo-se atentar para os dados presentes na ficha. Só assim será possível avaliar e controlar as taxas de TV e progressão para imunossupressão. Menos infecções em mulheres e maior cobertura de tratamento são fundamentais para a redução da infecção em crianças. Os programas de prevenção da TV evitaram cerca de 3,4 milhões de crianças infectadas mundialmente desde o ano 2000, o que ilustra o quão benéficas podem ser as políticas de saúde voltadas a essa questão (U.S. Department of State, 2023).

HISTÓRIA NATURAL E ASPECTOS CLÍNICOS

As principais formas de adquirir o HIV são por meio de relações sexuais, via parenteral (compartilhamento de agulhas durante uso de drogas injetáveis) e TV. O risco de contágio depende do tipo de exposição, da CV, de fatores do hospedeiro e de características do vírus (Theys *et al.*, 2018; Leitner, 2019). A infecção conta com amplo espectro de manifestações clínicas.

Logo após o contágio, o vírus se replica nos tecidos linfoides, recrutando principalmente os linfócitos T-CD4. A viremia sobe rapidamente, há queda de linfócitos CD4 e o indivíduo se torna altamente infectante. É a chamada "síndrome retroviral aguda" (SRA), caracterizada por febre alta, sudorese e linfoadenopatia. Pode ser acompanhada de sintomas gastrointestinais, como náuseas, vômitos e diarreia. A SRA é autolimitada e os sintomas costumam desaparecer de 3 a 4 semanas, podendo persistir a astenia, linfoadenopatia e anorexia por mais tempo. O quadro clínico da doença aguda é semelhante ao de outras infecções virais e o diagnóstico nessa fase por vezes passa despercebido. Além do que, parte dos infectados pode ser assintomática. Cerca de 6 meses após a infecção, a viremia atinge um platô. Os linfócitos T-CD8 desempenham papel fundamental no equilíbrio do sistema imune, evitando quedas maiores de CD4 (Musey *et al.*, 1997).

A resposta imune celular e o aparecimento de anticorpos específicos anti-HIV levam a um *set-point* que é específico para cada indivíduo, dando início à fase crônica da doença, período no qual há relativa estabilidade da CV, com declínio lento e progressivo da contagem de CD4. Na ausência de TARV, o tempo médio até a imunossupressão é de cerca de 8 a 10 anos. Nesse período, a pessoa tem poucos ou nenhum sintoma, podendo apresentar ocasionalmente linfoadenopatia persistente, fadiga, sudorese e perda de peso. Enquanto a contagem de linfócitos T-CD4 (LT-CD4) permanece acima de 350 células/mm^3, os episódios infecciosos mais frequentes são os bacterianos, podendo ocorrer apresentações atípicas, como resposta retardada aos antibióticos ou reativação de infecções antigas. À medida que a infecção progride, os sintomas constitucionais se tornam mais frequentes, bem como lesões orais e herpes-zóster. A candidíase oral é um marcador clínico da imunossupressão precoce e o aparecimento de IO é definidor da AIDS, junto à contagem de linfócitos T-CD4 menor que 200 células/mm^3. As IOs mais frequentes são pneumocistose, meningite criptocócica, tuberculose atípica, neurotoxoplasmose e retinite por citomegalovírus (Brasil, 2018a).

Na ausência de TARV, a sobrevida média de pacientes com infecção avançada (LT-CD4 < 50) é de 12 a 18 meses. O tempo de progressão da doença varia enormemente e é influenciado por fatores do hospedeiro e por características do vírus (Brasil, 2018a). A TARV mudou drasticamente o curso da infecção pelo HIV, propiciando hoje aos portadores uma vida normal, com expectativa de vida semelhante à da população geral, desde que o tratamento seja iniciado em fase adequada e a aderência às medicações seja mantida.

DIAGNÓSTICO DA INFECÇÃO PELO HIV NA GESTAÇÃO, NO PARTO E NO PUERPÉRIO

O diagnóstico precoce do HIV propicia não apenas o tratamento nas fases iniciais da infecção, evitando a progressão para AIDS, como interrompe a cadeia de transmissão da doença. Na gestação, o diagnóstico em momento oportuno é fator determinante na prevenção da TV.

Dez dias após o contágio há um período em que o RNA viral ainda não é detectado no plasma. Essa fase é chamada "fase de eclipse", uma vez que todos os testes diagnósticos são negativos. A ativação de linfócitos T-CD8 ocorre normalmente antes da soroconversão. A resposta imunológica humoral contra os antígenos virais é vigorosa. Como em qualquer outra infecção, primeiramente há produção de IgM, mas com a persistência do vírus progressivamente a IgM é substituída pela IgG. A detecção de anticorpos da classe IgG ou IgM, no entanto, não é útil para determinar o tempo da doença (Buttò *et al.*, 2010).

Os testes mais comumente utilizados para o diagnóstico do HIV são os imunoensaios (IE) do tipo ELISA (do inglês *enzyme-linked immunosorbent assay*). Nas últimas décadas sucederam-se 4 gerações de IE, definidas de acordo com a evolução das metodologias empregadas. Os testes de terceira geração detectam simultaneamente anticorpos anti-HIV das classes IgG e IgM e têm uma janela de soroconversão de 20 a 30 dias (Buttò *et al.*, 2010). Os ensaios de quarta geração, além de detectar anticorpos específicos, detectam o antígeno P24, diminuindo a janela diagnóstica para aproximadamente 15 dias (Buttò *et al.*, 2010).

Os testes rápidos são IE simples, que permitem a testagem em ambiente não laboratorial, na presença do indivíduo e com resultado em até 30 minutos. Podem ser realizados em amostra de sangue obtida por punção digital ou fluido oral. Existem vários formatos; porém, os mais frequentemente usados são tiras de imunocromatografia. Os testes de fluido oral têm janela diagnóstica maior, podendo variar de 1 até 4 meses, mas têm como grande vantagem a possibilidade de poderem ser utilizados em ambiente extra-hospitalar, enquanto os de punção digital devem ser utilizados no âmbito de serviços de saúde. Há várias opções de testes rápidos comercialmente disponíveis, mas para que sejam utilizados devem seguir uma padronização de especificidade, sensibilidade e desempenho. Devem também ser realizados por pessoal capacitado (Brasil, 2018b).

Os testes complementares são testes que utilizam diferentes metodologias. Estão incluídos nessa categoria o *western-blot* (WB), o *immunoblot* (IB) e, mais recentemente, os testes moleculares. O WB e o IB têm custo elevado e requerem uma interpretação subjetiva para estabelecer o diagnóstico. Os testes moleculares detectam RNA ou DNA pró-viral. São úteis para o diagnóstico em crianças menores de 18 meses e na infecção aguda em adultos.

Logicamente, o diagnóstico de HIV é suscetível a falhas e erros, que podem ser causados por janela imunológica, limitações do próprio ensaio, fatores relacionados a equipamentos, algoritmos subótimos e fatores operacionais (Brasil, 2018b). Há ainda indivíduos imunossilenciosos que produzem níveis baixos ou ausentes de anticorpos, e controladores de elite, que apresentam viremia indetectável, mesmo na ausência de TARV (Brasil, 2018b). No entanto, a ocorrência desses casos é rara, tornando-os pouco significativos no contexto de saúde pública. Possíveis causas para testes falso-reagentes são doenças autoimunes, hepatopatias, pacientes em hemodiálise, pacientes submetidos a múltiplas transfusões de sangue, vacinação recente contra influenza A-H1N1, gestação, além de casos em pacientes com covid-19, recentemente descritos (Simonsen *et al.*, 1995; Chao *et al.*, 2011; Hakobyan *et al.*, 2023). Resultados falsos não reagentes podem acontecer na janela imunológica, em indivíduos imunossilenciosos, como já citado, e em pessoas com sistema imunológico comprometido (Piwowar-Manning *et al.*, 2014; Bottone e Barlett, 2017).

A testagem para infecções sexualmente transmissíveis é um tema que deve ser abordado no pré-natal, não apenas com a gestante, mas também com sua parceria sexual, enfatizando a importância do sexo seguro e da prevenção dessas doenças.

A testagem do HIV deve ser realizada no mínimo em três momentos: (1) assim que iniciado o pré-natal, idealmente no primeiro trimestre; (2) no início do terceiro trimestre e (3) no momento do parto ou aborto (Brasil, 2021). Se possível, realizar um teste por trimestre e atenção para as condições de exposição de risco e vulnerabilidade social, repetindo-se o teste sempre que se julgar necessário.

Desde o início da epidemia, a testagem do HIV tem sido realizada com dois testes, sendo um inicial e um complementar. Dois ou mais testes combinados formam um fluxograma e têm por objetivo aumentar o valor preditivo positivo de um resultado reagente no teste inicial. Atualmente, o aperfeiçoamento dos testes diagnósticos fez com que a melhor opção de exame complementar seja o teste molecular (CV), já que os testes imunológicos realizados no início da pandemia (WB, IB) não são mais indicados nessas situações (Rosenber *et al.*, 2015).

Há vários fluxogramas propostos, e a escolha de um deles deve levar em consideração a diversidade dos testes e o cenário no qual o diagnóstico é obtido (Brasil, 2018b). O primeiro teste deve ser sempre o mais sensível, uma vez que a sensibilidade do diagnóstico vai depender da sensibilidade do primeiro teste. O emprego de fluxogramas com teste rápido amplia o acesso ao diagnóstico e permite a antecipação do tratamento, diminuindo a transmissão da doença (Brasil, 2018b). O fluxograma da Figura 58.1, disponível no *Manual Técnico para Diagnóstico de HIV em Adultos e Crianças* (Brasil, 2018b), utiliza dois testes rápidos (TR1 e TR2) realizados sequencialmente em amostra de sangue, quando houver positividade do primeiro teste. Deve ser realizado preferencialmente na presença do paciente. No caso de positividade dos dois testes, a amostra é definida como "amostra reagente para HIV" e a solicitação da CV e contagem de CD4 deve ser imediata (Brasil, 2018b).

Este fluxograma não é adequado para o diagnóstico de infecção em crianças menores de 18 meses ou portadoras de HIV-2. Se o primeiro teste for negativo, a amostra é liberada como "não reagente" para HIV, mas sugere-se complementação com imunoensaio, isso porque o TR depende de algumas etapas para ser finalizado e um equívoco em qualquer uma delas pode levar ao diagnóstico errado em um momento em que isso seria extremamente maléfico. Logicamente que, em algumas situações, como na admissão para o parto, o TR tem vantagens inquestionáveis, pois permite que sejam tomadas medidas fundamentais para a prevenção da TV no parto e aleitamento.

O diagnóstico em ambiente laboratorial é realizado por meio de IE que detectam anticorpos das classes IgG e IgM e proteína P24 (IE de quarta geração), possibilitando o diagnóstico cada vez mais precoce da infecção. São também empregados para confirmação diagnóstica no caso de resultados falso-discordantes em fluxogramas que empregam testes rápidos. Devem ser complementados pelo teste molecular.

Os testes imunológicos WB e IB são indicados quando há discordância entre o resultado dos IE e da CV – IE reagente, com CV indetectável –, que acontece no caso dos controladores de elite.

Detalhes dos fluxogramas e dos desdobramentos podem ser encontrados no *Manual Técnico para Diagnóstico do HIV em Adultos e Crianças* (Brasil, 2018b).

MANEJO DA GESTANTE VIVENDO COM HIV

Abordagem inicial

O acolhimento e a orientação às pessoas que vivem com HIV são pontos fundamentais para o sucesso do tratamento. A equipe de saúde deve estar preparada para o atendimento dessa população de forma empática, entendendo todas as questões envolvidas no diagnóstico de uma doença crônica, atualmente tratável, mas ainda alvo de tanto estigma, especialmente no ciclo gravídico-puerperal. Por isso, a boa relação profissional-paciente, com comunicação fácil e acessível, é ponto cardial no seguimento.

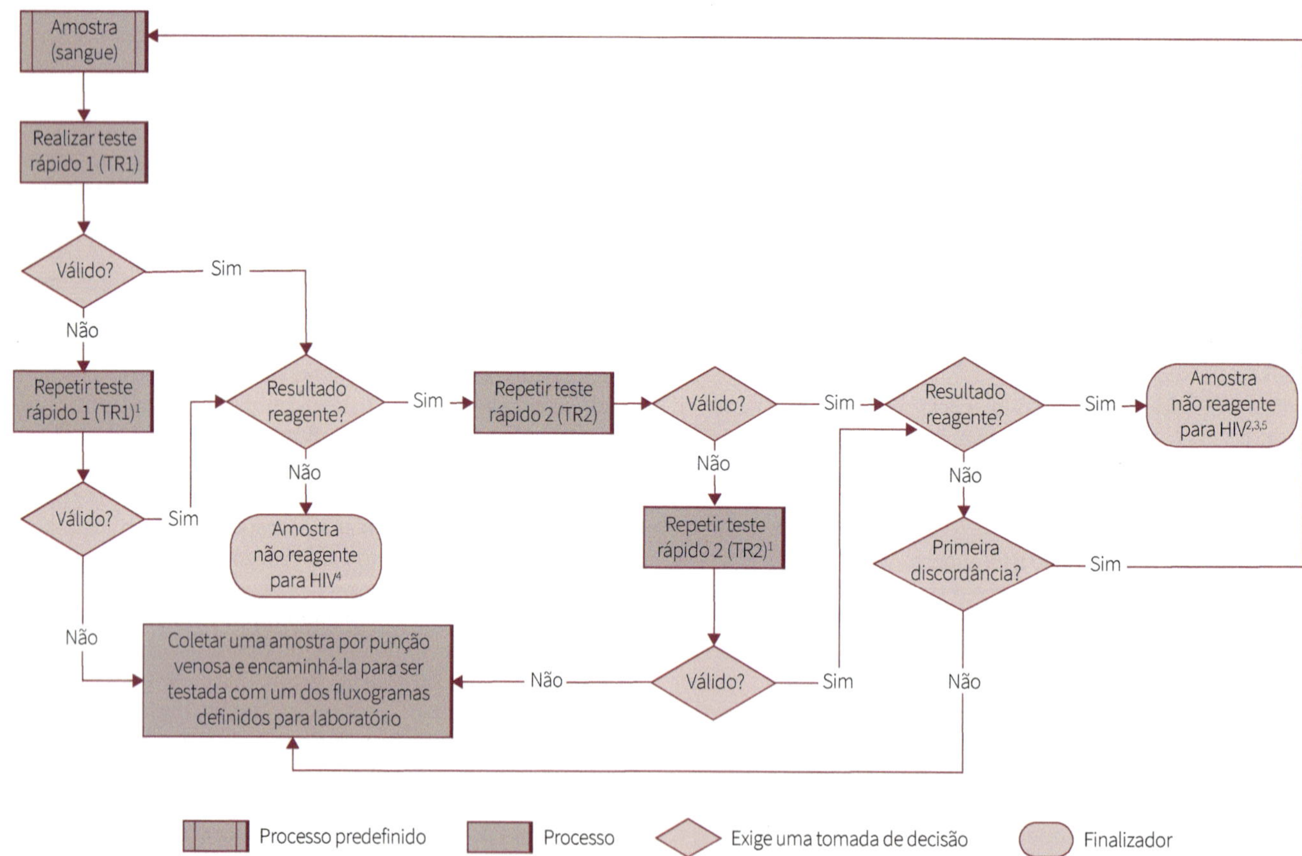

Figura 58.1 Fluxograma utilizando dois testes rápidos sequenciais. *1.* Utilizar um conjunto diagnóstico do mesmo fabricante, preferencialmente de lote de fabricação diferente. *2.* Nas situações em que o fluxograma for realizado com uma única amostra obtida por venopunção, coletar uma segunda amostra e repetir o TR1 para concluir o resultado. *3.* Encaminhar o paciente para realizar o teste de Quantificação de Carga Viral e contagem de linfócitos T-CD4+. *4.* Se persistir a suspeita de infecção pelo HIV, uma nova amostra deverá ser coletada 30 dias após a data da coleta da última. *5.* Amostras com resultados reagentes para HIV-2 (nos conjuntos diagnósticos que discriminam a reatividade para HIV-2 em linha de teste distinta do HIV-1) só terão seu diagnóstico de infecção por HIV-2 concluído após seguidas as instruções descritas. HIV: vírus da imunodeficiência humana. (Adaptada de: Brasil, 2018b)

Os profissionais envolvidos no atendimento devem:

- Avaliar o nível de conhecimento sobre a doença
- Avaliar rede de apoio, assegurando confidencialidade e sigilo
- Explicar a programação de tratamento, pré-natal, parto e aleitamento
- Enfatizar eficácia do tratamento no controle da doença e na prevenção da TV
- Explicar o que é a TARV, como é feita, a segurança e a importância dela
- Avaliar possíveis condições que exijam intervenção imediata
- Avaliar parcerias sexuais e filhos anteriores
- Abordar aspectos relativos à saúde sexual e às práticas sexuais, em ambiente livre de julgamentos e críticas
- Avaliar história reprodutiva
- Avaliar hábitos e história clínica
- Avaliar histórico familiar.

As gestantes com HIV devem ser encaminhadas a centros de referência, mantendo vínculo com atenção básica, em um modelo de saúde compartilhado.

Lembrar de avaliar com cuidado os órgãos e sistemas mais acometidos pela doença, como lesões de pele (dermatite seborreica, foliculite, micoses), linfoadenomegalias, candidíase oral, infecções vaginais caracterizadas por corrimento, úlceras e lesões sugestivas de papilomavírus humano (HPV).

Seguimento pré-natal

Periodicidade de consultas e exames

O seguimento pré-natal deve ser individualizado e iniciado o mais precocemente possível. A periodicidade das consultas deve seguir as recomendações habituais, mas intervalos menos frequentes devem ser solicitados sempre que houver necessidade de checagem de exames, dúvidas quanto à aderência da medicação ou queixas da gestante. Devem ser realizadas no mínimo 6 consultas. Recomenda-se a suplementação de ácido fólico no primeiro trimestre e ferro no segundo e terceiro trimestres.

São indicados os exames de pré-natal habitual, acrescidos de provas de função renal e hepática, sorologias para hepatite A e para doença de Chagas em grupos de risco (residentes de áreas endêmicas atualmente ou no passado, pessoas transfundidas antes de 1992, filhos de mães com doença de Chagas, pessoas com familiares ou que convivem com portadores da doença).

A avaliação do estado imunológico da gestante com HIV é fundamental para prevenir os agravos da doença e a TV. A CV é um dos fatores mais importantes associados ao risco de TV e é determinante na escolha da via de parto.

Toda gestante com HIV, previamente diagnosticada ou diagnosticada na gestação, deve realizar contagem de CD4 no início do pré-natal. A genotipagem deve ser realizada para todas as gestantes virgens de tratamento, para aquelas previamente diagnosticadas em abandono de terapia e para as mulheres em tratamento, porém com CV detectável (Brasil, 2021).

A CV deve ser monitorada para confirmar aderência à medicação e supressão viral, que deve ser alcançada o mais brevemente possível na gravidez. Persistência viral 8 semanas após início da terapia leva à suspeita de baixa aderência, resistência ou interação medicamentosa. De acordo com o Protocolo Clínico e Diretrizes Terapêuticas para prevenção de TV de HIV, Sífilis e Hepatites virais, a CV deve ser realizada pelo menos em três momentos na gestação: no início do seguimento, 4 semanas após início da TARV e na 34ª semana de gravidez (Brasil, 2021). No entanto, sugere-se repetição a cada 4 semanas até negativação. Após isso, intervalos mensais ou bimensais devem ser adotados sempre que houver dúvidas ou histórico prévio de má adesão, suspeita de resistência ou ainda para pacientes em início de seguimento, já que são mulheres mais suscetíveis ao abandono da terapia. A contagem de CD4 deve ser realizada no início, como já citado, e a cada 3 meses para pacientes em início de terapia. Para as previamente diagnosticadas e indetectáveis, apenas no início e na 34ª semana.

Deve-se realizar o exame citopatológico cervicovaginal a cada 6 meses para mulheres em início de tratamento e, depois disso, a solicitação deve ser anual. Complementar com colposcopia na presença de alterações. Em caso de sintomas, solicitar bacterioscopia, teste do pH ou teste das aminas.

A avaliação ultrassonográfica inicial para datação exata da gravidez é importante, uma vez que pode ser necessária a resolução eletiva da gestação no termo precoce para mulheres com CV detectável. Apesar de não haver associação entre uso de TARV e alterações de morfologia ou crescimento do feto, recomenda-se seguimento com avaliação morfológica de primeiro e segundo trimestres e ultrassonografia obstétrica com Dopplerfluxometria no terceiro trimestre para avaliação de crescimento e fluxo materno-fetal.

A pesquisa de estreptococo segue as recomendações habituais.

A tuberculose (TB) é a principal causa de óbito por doença infecciosa em pessoas vivendo com HIV (PVHIV), e ela deve ser investigada ativamente por meio de anamnese direcionada para sintomas, como tosse, febre, sudorese noturna e emagrecimento. PVHIV com sintomas respiratórios devem realizar amostra de escarro com teste rápido molecular para tuberculose (TRM-TB), quando disponível, ou pesquisa direta do bacilo de Koch por baciloscopia (BAAR) e cultura para micobactéria. Pessoas assintomáticas devem ser rastreadas para TB latente com prova tuberculínea anual (Brasil, 2022a).

A Tabela 58.1 sumariza o seguimento laboratorial da gestante vivendo com HIV (GVHIV).

Vacinação

Além do calendário vacinal de rotina da gestante, que inclui as vacinas contra influenza, tríplice acelular do adulto (dTpa – difteria, coqueluche e tétano), hepatite B para as não previamente vacinadas e covid-19, são recomendadas para a GVHIV as vacinas contra pneumococo, meningococo, *Haemophilus influenzae* tipo B (Hib) e hepatite A para as não imunes (Brasil, 2021; 2022a; Sociedade Brasileira de Imunizações, 2023). Deve-se adiar a administração de vacinas em PVHIV sintomáticas ou com imunodeficiência grave, com IO ou com contagem de LT-CD4 < 200 células/mm^3. Avaliar também condições especiais de risco e contexto epidemiológico.

As vacinas com vírus vivos são contraindicadas na gestação. A vacina contra o HPV deve ser indicada para pessoas com HIV, mas não deve ser realizada na gestação.

A imunoglobulina para hepatite B ou varicela-zóster pode ser feita no caso de exposição em pessoas não imunizadas para essas doenças.

As vacinas recomendadas para a GVHIV estão na Tabela 58.2 (Brasil, 2022a; Sociedade Brasileira de Imunizações, 2023).

Orientações nutricionais e atividade física

A avaliação e o seguimento nutricional da GVHIV seguem as mesmas recomendações da gestante de risco habitual, devendo-se dar especial atenção aos casos sintomáticos ou com alguma complicação. O ganho de peso e as necessidades nutricionais

Tabela 58.1 Seguimento laboratorial da gestante vivendo com HIV.

Exame	Trimestre			Comentário
	1º	2º	3º	
Hemograma	X	X	X	
Tipagem sanguínea	X			
Coombs indireto	X		X	Para gestantes Rh negativo Administrar imunoglobulina Rh quando indicado
Glicemia em jejum	X	X	X	
Teste oral tolerância à glicose 75 g		X		
Urina tipo 1 e urocultura	X	X	X	
Provas de função hepática	X			Se uso de nevirapina (NVP) ou raltegravir, repetir trimestralmente
Ureia e creatinina	X		X	
Sorologia sífilis	X		X	Avaliar repetição trimestral, principalmente se fatores de risco
Anti-HVA	X			Vacinar as não imunes
HBsAg	X			Vacinar as não imunes
Anti-HCV	X			
Sorologia para toxoplasmose	X	X	X	Enfatizar profilaxia
Sorologia para doença de Chagas	X			Para grupos de risco
Citopatologia cervicovaginal	X			
Swab anal e vaginal para estreptococo			X	
CV HIV	X	X	X	No início e no final de tratamento para todas as gestantes; 2 a 4 semanas após introdução de TARV e mensal até negativação.
Contagem LT-CD4	X	X	X	Trimestral para gestantes em início de tratamento ou início de 34 semanas para gestantes com CV indetectável
Genotipagem	X			Para gestantes em início de tratamento, má adesão ou CV detectável, apesar do tratamento

CV: carga viral; HIV: vírus da imunodeficiência humana; HVA: vírus da hepatite A; HCV: vírus da hepatite C; LT: linfócitos T; TARV: terapia antirretroviral.

Tabela 58.2 Imunização da gestante vivendo com HIV.

Imunização	Recomendação	Disponibilidade (CRIE ou UBS)
Vacina para pneumococo	2 doses com intervalo de 5 anos	CRIE
Vacina meningocócica conjugada (MncC)	Sempre que possível usar ACWY 2 doses + reforço a cada 5 anos	CRIE
Vacina *Haemophilus influenzae* tipo b (Hib)	Menores de 19 anos não previamente vacinadas; 2 doses	CRIE
Vacina para tétano e difteria (dT)	Recomendar de acordo com calendário vacinal da faixa etária	UBS
Vacina acelular para difteria, tétano e coqueluche (dTpa)	Recomendar de acordo com calendário vacinal da gestante 1 dose após 20 semanas, até 20 dias antes do parto	UBS
Vacina para hepatite B	Para gestantes não previamente vacinadas com HbsAg negativo; fazer esquema de 4 doses, com o dobro da dose	UBS e CRIE
Imunoglobulina humana anti-hepatite B (IGHAHB)	Se exposição de risco, para pacientes não imunizadas	CRIE
Vacina para hepatite A	Para suscetíveis, duas doses com intervalo de 6 a 12 meses	CRIE
Vacina para *influenza*/H1N1 (INF)	Conforme calendário de sazonalidade, 1 dose	UBS
Imunoglobulina para vírus da varicela-zóster (VZV)	Recomendada para as gestantes suscetíveis (anti-VZV negativas), após exposição a pessoas com infecção ativa por varicela	CRIE
Covid-19	Recomendada conforme faixa etária	UBS

CRIE: Centro de Referência de Imunobiológicos Especiais; UBS: Unidade Básica de Saúde.

dependem do índice de massa corporal (IMC) inicial, do trimestre da gestação e das condições individuais. Estimular o consumo de alimentos saudáveis, enfatizando sempre os cuidados necessários para prevenção de contaminação alimentar, principalmente em relação àquelas doenças com potencial de dano ao feto, como a toxoplasmose.

A atividade física é benéfica, devendo ser realizada com conforto e segurança. Para mulheres já praticantes, pode-se manter a atividade. Para as sedentárias, recomendam-se 30 a 40 minutos de atividade por dia, de 3 a 5 vezes/semana.

Terapia antirretroviral

A TARV está indicada para todas as pessoas vivendo com HIV, independentemente dos critérios clínicos, virais ou imunológicos. Ela diminui a morbimortalidade relacionada ao HIV e reduziu drasticamente a TV ao longo dos anos – que era inicialmente de mais de 30% – para menos de 1% (Sibiude *et al.*, 2023). A probabilidade de TV é diretamente ligada à negativação da CV, ao uso da medicação e ao tempo de negativação da CV até o parto.

A genotipagem está indicada para todas as gestantes em início de terapia e para as que estão com CV detectável a despeito do uso de medicação. O início do tratamento, no entanto, não deve ser adiado até resultado dos exames.

A escolha do regime terapêutico deve levar em consideração perfil de resistência, histórico de tratamento prévio, segurança, conveniência do esquema posológico, possíveis interações medicamentosas e escolha da mulher.

Para GVHIV em início de tratamento sem exposição prévia a antirretrovirais (ART), o esquema preferencial deve incluir dois inibidores de transcriptase reversa análogos de nucleosídeo (ITRN) e um terceiro antirretroviral. A recomendação da dupla de ITRN é a combinação de tenofovir (TNF) e lamivudina (3TC). A associação preferencial para o terceiro antirretroviral é com um inibidor de integrase (INI), e a droga de escolha atualmente é o dolutegravir (DTG), na dose de 50 mg, 1 vez/dia. Dessa forma, a prescrição preferencial para gestante em início de tratamento é (Brasil, 2022a):

- Tenofovir 300 mg + lamivudina 300 mg (TNF + 3TC): 1 comprimido ao dia
- Dolutegravir (DTG) 50 mg: 1 comprimido ao dia.

No caso de contraindicações ao uso do DTG (uso concomitante de alguns anticonvulsivantes, ou intolerância), são opções (Brasil, 2022b):

- Atazanavir (ATV) 300 mg + ritonavir (R) 100 mg, 1 vez/dia *ou*
- Darunavir (DRV) 600 mg + ritonavir (R) 100 mg, 12/12 horas *ou*
- Raltegravir (RAL), 400 mg, 12/12 horas.

Para GVHIV em uso prévio de TARV e com CV indetectável, recomenda-se manter o esquema terapêutico, desde que bem tolerado e que não contenha medicamentos contraindicados na gestação.

Mulheres em uso de TARV que engravidam com CV detectável são prioridade no atendimento. A principal causa é a má adesão, visto que a paciente deve ser orientada quanto à importância do tratamento e seguimento, enfatizando a prevenção da TV. Solicitar CV e readequar esquema de acordo com perfil de barreira genética.

Para pacientes em abandono de tratamento, o esquema de resgate deve considerar histórico de esquemas anteriores, falhas virológicas e genotipagens prévias, contagem de LT-CD4 e CV, motivo de interrupção da TARV e idade gestacional. Recomenda-se iniciar empiricamente com dois ITRN, associados a um inibidor de protease (IP), preferencialmente darunavir + ritonavir (DRV+R), na posologia de 600 mg/100 mg, 12/12 horas. Fazer seguimento rigoroso da CV de 2 a 4 semanas e, se detectável, avaliar genotipagem e readequação do esquema (Brasil, 2022a).

O efavirenz, que é um inibidor de transcriptase reversa não análogo de nucleosídeo (ITRNN), apesar de seguro quanto ao risco de anomalias congênitas, tem baixa barreira genética e é associado ao declínio cognitivo em crianças expostas, devendo ser prescrito apenas nos casos de contraindicações aos antirretrovirais anteriores e na presença de genotipagem, confirmando a sensibilidade ao medicamento.

A TARV é sabidamente segura e seus benefícios superam em muito os riscos e a ocorrência de efeitos adversos. Os efeitos colaterais mais comuns são transitórios e de intensidade leve a moderada. As pacientes devem ser orientadas sobre isso, no sentido de otimizar a adesão e evitar falhas.

Infecções oportunistas e coinfecções

A tuberculose (TB) é a principal causa de morbimortalidade em mulheres infectadas pelo HIV. Além disso, aumenta o risco de TV em até 2,5 vezes. Gestantes com HIV e TB devem iniciar a TARV imediatamente e tratar a TB de acordo com o esquema recomendado para o tratamento da TB no adulto (Brasil, 2019).

Todas as PVHIV, inclusive gestantes com LT-CD4 ≤ 350 células/mm³ devem receber profilaxia para infecção latente para TB (ILTB), independentemente da prova tuberculínea. Para PVHIV com LT-CD4 > 350 células/mm³, a profilaxia está indicada no caso de: prova tuberculínica (PT) ≥ 5 mm, contatos domiciliares ou institucionais com pacientes confirmados; pessoas assintomáticas com radiografia de tórax evidenciando cicatriz de TB e sem tratamento prévio para ILTB; pessoas com risco acrescido, como moradores de presídios ou albergues, e pessoas com falha virológica (Brasil, 2022a). Nas gestantes, o tratamento para ILTB deve ser iniciado após o primeiro trimestre (≥ 14 semanas).

O tratamento da hepatite B (HBV) está indicado para todas as gestantes com coinfecção HIV-HBV, independentemente dos resultados da CV HBV, HBeAg e das enzimas hepáticas, isso porque o HIV acelera a progressão para hepatite crônica. Gestantes com coinfecção HIV-HBV devem receber esquema ARV que contenha o TNF. Já a coinfecção pela hepatite C (HIV-HCV) aumenta o risco de TV do HIV em até duas vezes. Como não há medicação liberada para o tratamento do HCV na gestação, a melhor profilaxia para prevenção da TV do vírus C é a negativação da CV do HIV. As transaminases devem ser monitoradas 1 mês após o início da TARV e em intervalos periódicos.

O rastreio e a profilaxia das IO seguem as mesmas recomendações das não gestantes. A profilaxia primária tem por objetivo evitar o desenvolvimento de IO e o principal parâmetro para introdução e suspensão da medicação é a contagem de LT-CD4. As principais recomendações para profilaxia primária são (Brasil, 2022b):

- LT-CD4 < 350 células/mm³: uso de isoniazida para profilaxia de TB
- LT-CD4 < 200 células/mm³: sulfametoxazol + trimetoprima (SMX+TMP) para profilaxia de toxoplasmose e pneumocistose. Não usar antes de 14 semanas
- LT-CD4 < 50 células/mm³: uso de azitromicina para profilaxia de *Mycobacterium avium*.

A profilaxia secundária, por sua vez, tem por objetivo evitar a recidiva de IO já tratada.

Manejo das intercorrências obstétricas

Hiperêmese gravídica

As náuseas e os vômitos, quando intensos, podem afetar a absorção e a biodisponibilidade dos ARV e levar à falha virológica, por isso merecem atenção especial na GHIV. O tratamento pode ser feito com ondasentrona, além de vitamina B6 e anti-histamínicos. A metoclopramida deve ser evitada pelo maior risco de liberação do sistema extrapiramidal. Casos refratários ao tratamento oral têm indicação de internação e medicação intravenosa.

Síndromes hipertensivas e diabetes

O manejo da hipertensão e do diabetes nas mulheres portadoras de HIV segue as mesmas recomendações que nas não portadoras. Lembrar que o risco de desenvolver diabetes *mellitus* gestacional é maior nessas gestantes, uma vez que os ART têm efeito hiperglicemiante devido ao aumento da resistência à insulina. Cuidado especial deve ser dado também ao diagnóstico diferencial entre comorbidades que alterem enzimas hepáticas (colestase, síndrome HELLP, insuficiência hepática) e distúrbios associados ao uso da TARV.

Procedimentos invasivos

Em gestantes com supressão viral, a amniocentese parece não acrescentar risco de TV. No caso de necessidade de procedimentos invasivos, a mulher deve estar com terapia efetiva e CV indetectável (Mandelbrot *et al.*, 2009). Discutir sempre risco-benefício com paciente e equipe responsável.

Rotura prematura pré-termo de membranas

A conduta na rotura prematura pré-termo de membranas (RPPTM) vai depender da idade gestacional (IG) e CV. Se ≥ 34 semanas, a resolução da gestação deve ser imediata. Para gestantes com CV indetectável e sem contraindicações obstétricas, o parto pode ser realizado por via vaginal. Para pacientes com CV detectável é mandatório o uso de zidovudina (AZT) intravenosa, visto que, se CV > 1.000 cópias/mℓ, não há dúvidas sobre a indicação de cesariana. Para mulheres com CV menor que 1.000 cópias/mℓ, se trabalho de parto ativo e condições obstétricas favoráveis, pode ser conduzido o parto vaginal. Caso contrário, preferência pela via alta.

Para RPPTM abaixo de 34 semanas, a conduta vai ser a mesma que a da gestante não portadora de HIV: conduta expectante, sem contraindicação ao uso de corticoterapia. Deve ser prescrito antibiótico profilático para estreptococo do grupo B, quando necessário, e para prolongar o período de latência. A resolução do parto deve ser indicada com 34 semanas ou antes, se houver suspeita de infecção ou trabalho de parto espontâneo, respeitando-se as mesmas diretrizes para escolha da via de parto (Brasil, 2021; 2022a). Nos casos de CV detectável, iniciar a infusão de AZT intravenoso até que se tenha certeza do que o período de latência vai se prolongar. Sempre manter TARV habitual por via oral.

Trabalho de parto prematuro

No caso de trabalho de parto prematuro (TPP) antes de 34 semanas, pode ser realizada a inibição com o trabalho de parto com os esquemas habituais de tocólise, e nos casos de CV detectável deve ser feita a infusão de AZT concomitante. Da mesma forma, não há contraindicação à corticoterapia e os ARV orais devem ser mantidos. Lembrar de avaliar possíveis infecções maternas e o bem-estar fetal (Brasil, 2022a; 2022b).

Hemorragia pós-parto

Em mulheres que fazem uso de inibidores de proteases (ATV, DRV e RTV), não se deve usar derivados de ergotamina devido ao risco de resposta vasoconstritora exagerada, com isquemia central ou periférica grave (Brasil, 2022a; 2022b).

Via de parto

Pacientes com carga viral periparto indetectável (< 50 cópias/mℓ)

Para mulheres com CV indetectável, sem preocupações no que se refere a aderência ou resistência do esquema ARV, o uso da zidovudina intravenosa não é necessário, já que não modifica no risco de TV (Briand *et al.*, 2013b; Brasil, 2022a). Essas mulheres devem manter o uso da TARV oral durante o TP e a via de parto depende de indicações obstétricas, não havendo benefício da realização de cesariana. Deve-se respeitar as condições obstétricas e a autonomia da mulher (Kennedy *et al.*, 2017; Brasil, 2022a; 2022b). Também não há restrição para indução do parto, se necessário. As indicações de resolução da gestação seguem recomendações obstétricas habituais.

Pacientes com carga viral periparto detectável (> 50 cópias/mℓ)

Toda gestante com CV periparto detectável deve receber AZT intravenoso no trabalho de parto ou antes da cesariana eletiva. A zidovudina atravessa a placenta rapidamente, possibilitando uma profilaxia pré-exposição para o feto. A dose é de 2 mg/kg na primeira hora e 1 mg/kg nas horas subsequentes, devendo-se infundir por no mínimo 3 horas (Brasil, 2022a). Também há indicação de AZT periparto para gestantes com infecção aguda ou histórico de má aderência.

Carga viral entre 50 e 1.000 cópias/mℓ

Para pacientes com CV entre 50 e 1.000 cópias/mℓ, as recomendações brasileiras (Protocolo Clínico e Diretrizes Terapêuticas para Prevenção da Transmissão Vertical do HIV, Sífilis e Hepatites Virais e o Manual de Gestação de Alto Risco), bem como o American College of Obstetricians and Gynecologists (ACOG), recomendam o uso do AZT intravenoso e via de parto por indicação obstétrica, podendo ser realizado o parto vaginal (American College of Obstetricians and Gynecologists, 2018; Brasil, 2022a; 2022b), isso porque a literatura coloca que a cesariana eletiva antes de 40 semanas não mostrou redução significativa no risco de TV nessa população (Briand *et al.*, 2013a). Já a recomendação britânica sugere cesariana eletiva sempre que CV > 400 cópias/mℓ. Se CV estiver entre 50 e 400 cópias, recomendam avaliar as condições obstétricas, a aderência, a trajetória da CV e as preferências da mulher (Gilleece *et al.*, 2019), uma vez que alguns trabalhos mostraram uma taxa maior de TV para mulheres com CV detectável, porém < 1.000 cópias/mℓ, e parto vaginal (Townsend, 2014). Ainda que o risco de TV seja baixo, o impacto da contaminação por HIV ao nascimento é grave, repercutindo por toda a vida da criança, uma vez que, apesar de controlável, ainda é uma doença que não tem cura. Por isso todos os esforços devem ser feitos para garantir a supressão da CV periparto. Mulheres com histórico de má aderência, CV flutuante apesar do tratamento, que causam dúvidas quanto à regularidade da TARV, devem ser vistas com cuidado.

Há que se considerar, também, que a cesariana incorre em maior risco de complicações, podendo, inclusive, comprometer o futuro reprodutivo da mulher. Nessa situação, o clínico deve avaliar as condições globais (CV, trajetória, aderência, situação obstétrica, preferência da mulher), sempre no sentido de proteger a saúde da mãe e do recém-nascido.

Carga viral > 1.000 cópias/mℓ

Para mulheres com CV desconhecida ou maior que 1.000 cópias/mℓ próximo ao parto, deve ser indicada a cesariana eletiva com 38 semanas de gestação, antes do trabalho de parto espontâneo ou rotura das membranas (Brasil, 2022a; 2022b). Nesse grupo de gestantes, é claro que a cesariana reduz o risco de TV do HIV (The European Mode of Delivery Collaboration, 1999). Como já citado, deve ser infundido o AZT intravenoso e mantida a TARV por via oral. A gestante deve ser informada sobre o benefício da via alta. Não esquecer de confirmar a IG para evitar prematuridade iatrogênica. Caso o trabalho de parto ou a rotura das membranas aconteça antes de 38 semanas, iniciar AZT intravenoso e programar a resolução por via alta. Se em fase inicial ou latente do TP, tentar infusão do AZT por 3 horas, quando possível.

Sempre que CV detectável ou desconhecida, deve-se tentar o menor contato possível do RN com as secreções maternas: parto empelicado, evitar episiotomia se via baixa e evitar parto vaginal instrumentalizado. Quando necessário, preferir o fórceps ao vácuo-extrator.

Não esquecer das medidas de biossegurança: equipamentos de proteção individual (EPI) e, no caso de acidentes, avaliação imediata do profissional.

Pós-parto

Após a parto, a paciente deve manter o uso da TARV oral. Não é necessário mudança do esquema de TARV para pacientes com CV negativa. Elas devem ser orientadas sobre a importância de manter o tratamento e a supressão da CV, uma vez que é muito comum que elas piorem a adesão à terapia. O seguimento da mãe deve ser feito, preferencialmente, no mesmo serviço especializado que fará o seguimento da criança.

Apesar da mudança no comportamento da doença com a TARV combinada, toda mulher com HIV deve ser orientada a não amamentar (Brasil, 2022a; 2022b). Sabe-se hoje que a TV no aleitamento nos casos de supressão viral é baixa, porém não é nula (Flynn *et al.*, 2021). A gestante deve ser orientada sobre essa questão e o recém-nascido tem direito de receber fórmula infantil até o 6º mês de vida.

Deve ser realizada a inibição da lactação com o uso de cabergolina 0,5 mg, dois comprimidos, via oral em dose única, logo após o parto. Medidas mecânicas, como enfaixamento das mamas e compressas frias, podem ser usadas, mas vale lembrar que não são tão efetivas e podem causar constrangimento à mulher. Lembrar à puérpera que a prática do aleitamento cruzado não é recomendada.

A mulher pode voltar a ovular precocemente após o parto e deve ser orientada a usar método contraceptivo e sobre a importância do sexo seguro. Pacientes soronegativas também devem ser orientadas quanto à importância do sexo seguro no período pós-parto, uma vez que a infecção aguda pelo HIV nesse contexto está associada a viremia alta e risco importante de TV. Não há contraindicação para o uso de dispositivo intrauterino de cobre ou hormonal em pacientes HIV-positivas. Alguns antirretrovirais, como ritonavir e darunavir, podem interferir no nível plasmático de etinilestradiol. Não há interação com os inibidores de integrase, como dolutegavir.

MANEJO DO RECÉM-NASCIDO

O clampeamento do cordão umbilical deve ser imediato e sem ordenha (Brasil, 2022a; 2022b). O recém-nascido deve ser banhado em água corrente, preferencialmente ainda na sala de parto, e levado para o contato com a mãe, o mais breve possível. O alojamento conjunto é recomendado em tempo integral.

Para todas as crianças expostas ao HIV, a coleta da primeira CV deve ser realizada logo após o nascimento, através da punção de veia periférica. Toda criança deve receber profilaxia ainda na sala de parto, logo após os cuidados imediatos. Recém-nascidos com contraindicação para coleta do exame devido a baixo peso (< 2.500 g) devem iniciar a investigação com exame de DNA pró-viral (Brasil, 2022a).

Para a escolha da profilaxia, o RN é classificado em alto ou baixo risco.

- Baixo risco: gestantes com CV indetectável e boa adesão à TARV no terceiro trimestre. A profilaxia é feita com AZT oral, por 28 dias. A dose é calculada de acordo com o peso e a idade gestacional de nascimento
- Alto risco: mães com CV detectável ou desconhecida, sem TARV, com má aderência ou com início tardio da medicação; mulheres com infecção aguda; pacientes com teste rápido reagente no momento do parto. Nesses casos, o esquema de ARV depende da IG (Brasil, 2022a):
  - Acima de 37 semanas: AZT + 3TC + RAL
  - Abaixo de 37 semanas: AZT + 3TC + NVP
  - Abaixo de 34 semanas: somente AZT.

Todos os medicamentos devem ser mantidos por 28 dias. Se o RN não tiver condições de receber a zidovudina oral, pode ser feito o AZT injetável.

O seguimento da criança deve ser mensal nos primeiros 6 meses e bimensal até o primeiro ano de vida. As vacinas do calendário oficial não são contraindicadas.

CONSIDERAÇÕES FINAIS

A evolução no manejo da infecção pelo vírus da imunodeficiência humana é uma das maiores e mais encantadoras conquistas da medicina do último século. A possibilidade de erradicar a TV com a assistência pré-natal adequada é não apenas possível, como certa. Para isso, são necessárias políticas de saúde que acolham essa população, garantindo seguimento e tratamento adequados. Nesse processo, a orientação sobre a doença, o combate ao preconceito e ao estigma podem contribuir para o conhecimento e, consequentemente, melhorar a adesão ao tratamento e diminuir a propagação do vírus. A infecção pelo HIV é hoje uma doença crônica e tratável. Ser encarada como tal garante os direitos reprodutivos da população infectada. Falar sobre a doença, divulgar estratégias de prevenção e tratamento são pontos primordiais para o controle da infecção. Ao mesmo tempo que a TARV mudou o comportamento da doença, as gerações mais jovens não sabem o que foi a infecção por HIV no passado e o que pode se tornar na ausência de terapia adequada. Apesar disso, o estigma e o preconceito continuam. A divulgação de informação confiável e a orientação da população geral, infectada e não infectada, devem fazer parte das estratégias de combate à doença.

REFERÊNCIAS BIBLIOGRÁFICAS

AMERICAN COLLEGE OF OBSTETRICIANS AND GYNECOLOGISTS. Committee Opinion No. 751. Labor and Delivery Management of Women with Human Immunodeficiency Virus Infection. *Obstetrics & Gynecology*, v. 132, n. 3, p. e131-e137, 2018.

BOTTONE, P. D.; BARLETT, A. H. Diagnosing acute HIV infection. *Pediatric Annals*, v. 46, n. 2, p. e.47-e50, 2017.

BRASIL. Ministério da Saúde. Secretaria de Atenção Primária à Saúde. Departamento de Ações Programática e Estratégicas. *Manual de gestação de alto risco*. Brasília, DF: Ministério da Saúde, 2022b. Disponível em: https://portaldeboaspraticas.iff.fiocruz.br/atencao-mulher/manual-de-gestacao-de-alto-risco-ms-2022/. Acesso em: 20 maio 2024.

BRASIL. Ministério da Saúde. Secretaria de Atenção Primária à Saúde. Departamento de Ações Programáticas e Estratégicas. *Manual de recomendações para assistência à gestante e puérpera frente à pandemia de covid-19*. Brasília, DF: Ministério da Saúde, 2021. Disponível em: https://bvsms.saude.gov.br/bvs/publicacoes/manual_assistencia_gestante_puerpera_covid-19_2ed.pdf. Acesso em: 20 maio 2024.

BRASIL. Ministério da Saúde. Secretaria de Ciência, Tecnologia em Inovação e Insumos Estratégicos em Saúde. Secretaria de Vigilância em Saúde. *Protocolo Clínico e Diretrizes Terapêuticas para Prevenção da Transmissão Vertical do HIV, Sífilis e Hepatites Virais*. Brasília, DF: Ministério da Saúde, 2022a. Disponível em: http://bvsms.saude.gov.br/bvs/publicacoes/protocolo_clinico_hiv_sifilis_hepatites.2.ed.rev.pdf. Acesso em: 20 maio 2024.

BRASIL. Ministério da Saúde. Secretaria de Vigilância em Saúde. Departamento de Vigilâncias das Doenças Transmissíveis. *Manual de recomendações para o controle da tuberculose no Brasil*. Brasília, DF: Ministério da Saúde, 2019. Disponível em: https://www.gov.br/saude/pt-br/centrais-de-conteudo/publicacoes/svsa/tuberculose/manual-de-recomendacoes-e-controle-da-tuberculose-no-brasil-2a-ed.pdf/view. Acesso em: 20 maio. 2024.

BRASIL. Ministério da Saúde. Secretaria de Vigilância em Saúde e Ambiente, Departamento de HIV, AIDS, Tuberculose e Hepatites Virais. *Boletim Epidemiológico – HIV e Aids 2023*. Brasília, DF: Ministério da Saúde, 06 dez. 2023. Disponível em: https://www.gov.br/aids/pt-br/central-de-conteudo/boletins-epidemiologicos/2023/hiv-aids/boletim-epidemiologico-hiv-e-aids-2023.pdf/view. Acesso em: 20 maio 2024.

BRASIL. Ministério da Saúde. Secretaria de Vigilância em Saúde e Ambiente, Departamento de HIV, AIDS, Tuberculose e Hepatites Virais. *Protocolo Clínico e Diretrizes Terapêuticas para Manejo da Infecção pelo HIV em Adultos*. Brasília, DF: Ministério da Saúde, 24 dez. 2018a. Disponível em: https://www.gov.br/aids/pt-br/central-de-conteudo/pcdts/2013/hiv-aids/pcdt_manejo_adulto_12_2018_web.pdf/view. Acesso em: 20 maio 2024.

BRASIL. Ministério da Saúde. Secretaria de Vigilância em Saúde. Departamento de vigilância, prevenção e controle das Infecções Sexualmente Transmissíveis, de HIV/AIDS e Hepatites Virais. *Manual Técnico para o Diagnóstico da Infecção pelo HIV em Adultos e Crianças*. Brasília, DF: Ministério da Saúde, 2018b. Disponível em: https://www.gov.br/aids/pt-br/central-de-conteudo/publicacoes/2018/manual_tecnico_hiv_27_11_2018_web.pdf. Acesso em: 20 maio 2024.

BRIAND, N.; JASSERON, C.; SIBIUDE, J. *et al.* Cesarean section for HIV-infected women in the combination antiretroviral therapies era, 2000-2010. *American Journal of Obstetrics & Gynecology*, v. 209, n. 4, p. 335e1-335e12, 2013a.

BRIAND, N.; WARSZAWSKI, J.; MANDELBROT, L. *et al.* Is intrapartum intravenous zidovudine for prevention of mother-to-child HIV-1 transmission still useful in the combination antiretroviral therapy era? *Clinical Infectious Diseases*, v. 57, n. 6, p. 903-914, 2013b.

BUTTÒ, S.; SULIGOI, B.; FANALES-BELASIO, E. *et al.* Laboratory diagnostics for HIV infection. *Annali dell'Istituto Superiore di Sanità*, Roma, v. 46, n. 1, p. 24-33, 2010. Disponível em: https://www.iss.it/documents/20126/45616/ANN_10_01_04.pdf. Acesso em: 20 maio 2024.

CHAO, T. T.; SHEFFIELD, J. S.; WENDEL, G. D. *et al.* Risk factors associated with false positive HIV test results in a low-risk urban obstetric population. *Journal of Pregnancy*, v. 2012, p. 1-4, 2011.

FLYNN, P. M.; TAHA, T. E.; CABABASAY, M. *et al.* Association of maternal viral load and CD4 count with perinatal HIV-1 transmission risk during breastfeeding in the PROMISE postpartum component. *Journal of Acquired Immune Deficiency Syndrome*, v. 88, n. 2, p. 206-213, 2021.

GILLEECE, Y.; TARIQ, S.; BAMFORD, A. *et al.* British HIV Association guidelines for the management of HIV in pregnancy and postpartum 2018 (2020 third interim update). *HIV Medicine*, v. 20, Suppl. 3, p. s2-s85, 2019.

GREENE, W. C. A history of AIDS: Looking back to see ahead. *European Journal of Immunology*, v. 37, Suppl. 1, p. 94-102, 2007.

HAKOBYAN, N.; YADAV, R.; ABAZA, K. *et al.* False-positive human immunodeficiency virus results in COVID-19 patients. *Cureus*, v. 15, n. 1, p. e34096, 2023.

KENNEDY, C. E.; YEH, P. T.; PANDEY, S. *et al.* Elective cesarean section for women living with HIV: a systematic review of risks and benefits. *AIDS*, v. 31, n. 11, p. 1579-1591, 2017.

LEITNER, P. Phylogenetics in HIV transmission: taking within-host diversity into account. Vol. 14, *Current Opinion in HIV and AIDS*, v. 14, n. 3, p. 181-187, 2019.

MANDELBROT, L.; JASSERON, C.; EKOUKOU, D. *et al.* Amniocentesis and mother-to-child human immunodeficiency virus transmission in the Agence Nationale de Recherches sur le SIDA et les Hépatites Virales French Perinatal Cohort. *American Journal of Obstetrics & Gynecology*, v. 200, n. 2, p. 160e1-160e9, 2009.

MUSEY, L.; HUGHES, J; SHEA, T. *et al.* MJ. Cytotoxic-T-cell responses, viral load, and disease progression in early human immunodeficiency virus type 1 infection. *The New England Journal of Medicine*, v. 337, n. 18, p. 1267-1274, 1997.

NAÇÕES UNIDAS BRASIL. O caminho que põe fim à AIDS: *Relatório Global do UNAIDS 2023*. Disponível em: https://brasil.un.org/sites/default/files/2023-07/JC3082_GAU2023-ExecSumm_v2_embargoed_PT_VF_Revisada-EA.pdf. Acesso em: 20 maio 2024.

PIWOWAR-MANNING, E.; FOGEL, J. M.; LAEYENDECKER, O. *et al.* Failure to identify HIV-infected individuals in a clinical trial using a single HIV rapid test for screening. *HIV Clinical Trials*, v. 15, n. 2, p. 62-68, 2014.

ROSENBER, N. E.; PILCHER, C. D.; BUSCH, M. P. *et al.* How can we better identify early HIV infections? *Current Opinion HIV and AIDS*, v. 10, n. 1, p. 61-68, 2015.

SIBIUDE, J.; CHENADEC, J. Le.; MANDELBROT, L. *et al.* Update of perinatal human immunodeficiency virus type 1 transmission in France: zero transmission for 5482 mothers on continuous antiretroviral therapy from conception and with undetectable viral load at delivery. *Clinical Infectious Diseases*, v. 76, n. 3, p. e590-e598, 2023.

SIMONSEN, L.; BUFFINGTON, J.; SHAPIRO, C. N. *et al.* Multiple false reactions in viral antibody screening assays after influenza vaccination. *American Journal of Epidemiology*, v. 141, n. 11, p. 1089-1096, 1995.

SOCIEDADE BRASILEIRA De IMUNIZAÇÕES. *Calendário de vacinação pacientes especiais*. 2023. Disponível em: https://sbim.org.br/images/calendarios/calend-sbim-pacientes-especiais.pdf. Acesso em: 20 maio. 2024.

THE EUROPEAN MODE OF DELIVERY COLLABORATION. Elective caesarean-section versus vaginal delivery in prevention of vertical HIV-1 transmission: a randomised clinical trial. *The Lancet*, v. 353, n. 9158, p. 1035-1039, 1999.

U.S. DEPARTMENT Of STATE. *The United States President's Emergency Plan for AIDS Relief*. 2023. Disponível em: https://www.state.gov/pepfar/. Acesso em: 20 maio 2024.

THEYS, K.; LIBIN, P.; PINEDA-PEÑA, A-C. *et al.* The impact of HIV-1 within-host evolution on transmission dynamics. *Current Opinion in Virology*, v. 28, p. 92-101, 2018.

TOWNSEND, C. L.; BYRNE, L.; CORTINA-BORJA, M. *et al.* Earlier initiation of ART and further decline in mother-to-child HIV transmission rates, 2000-2011. *AIDS*, v. 28, n. 7, p. 1049-1057, 2014.

WORLD HEALTH ORGANIZATION (WHO). HIV and AIDS. 2023. Disponível em: https://www.who.int/news-room/fact-sheets/detail/hiv-aids?gclid=Cj0KCQiA5rGuBhCnARIsAN11vgQjNnfUyQ943eKcTK2njooo1JxlIQ_d72sh_Mk6f_4dU70FU2FiUZMaAjtNEALw_wcB. Acesso em: 20 maio 2024.

CAPÍTULO 59

Infecção pelo Vírus Linfotrópico Humano na Gestação

Helaine Maria Bestetti Pires Mayer Milanez

INTRODUÇÃO

O vírus linfotrópico humano (HTLV) é um retrovírus da família Retroviridae e foi o primeiro a ser descoberto (Poiesz *et al.*, 1980); estima-se que tenha infectado entre 5 e 10 milhões de pessoas em todo o mundo, até 2012 (Gessain e Cassar, 2012). Apresenta os tipos I e II com propriedades biológicas similares e tropismo por linfócitos do tipo T. Esses vírus estão associados a desordens hematológicas e neurológicas em humanos. Além disso, o HTLV foi o primeiro retrovírus a ser associado a malignidade (Kaplan *et al.*, 1990).

Ele está associado a diversas patologias, dentre elas: leucemia e linfoma de células T (ATL), paraparesia espástica tropical e mielopatia associada (TSP/HAM); essas duas formas são as mais prevalentes e mais descritas na literatura. Além delas, diferentes manifestações podem estar associadas à presença dessa infecção viral: dermatite infecciosa em crianças; uveítes, artropatias e polimiosites. Estima-se que 5% da prevalência global de leucemia/linfoma de células T (ATL) se deva ao HTLV1, assim como a mielopatia associada (HAM) e a paraparesia espástica tropical (TSP). Menos de 5% dos indivíduos infectados desenvolverão ATL após 20 a 40 anos da infecção. O outro sorotipo viral descrito, o HTLV2, também pode ser responsável por síndromes neurológicas com características clínicas similares à paraparesia espástica; nenhuma desordem hematológica está descrita como associada a esse subtipo viral (Gessain *et al.*, 1985).

EPIDEMIOLOGIA

A infecção pelo HTLV é endêmica em algumas regiões do mundo e em alguns grupos étnicos. Apresenta altas prevalências (maiores que 2%) no sul do Japão (15 a 30%), África Subsaariana e Caribe (3 a 6%) e em partes da América do Sul e algumas áreas das ilhas Melanésia (Kaplan *et al.*, 1990; Milagres *et al.*, 2002).

A prevalência varia conforme a região geográfica, mas também com relação ao grupo étnico e/ou racial e subpopulação de risco. Há aumento da soroprevalência com a idade, sendo mais elevada em mulheres, com disparidade mais acentuada após os 40 anos de idade.

Estima-se que ela acometa entre 5 e 10 milhões de pessoas em todo o mundo, mas apenas de 3 a 8% desses indivíduos desenvolverão doença (WHO, 2021). A prevalência na gestação foi avaliada em diferentes locais do mundo e é muito variável, com as maiores cifras no Japão (3,7%) e na Guiana Francesa (4,4%), até a não observação de casos em gestantes na Grécia, com prevalência zero.

Dados nacionais mostram que o vírus está presente em todas as regiões do Brasil, com maior prevalência em Pernambuco, Bahia e Pará, mas os dados em gestantes também são variáveis: 0,8% na Bahia, 0,2% em Fortaleza, 0,1% em Mato Grosso e em Botucatu (SP). O rastreamento de mais de 32.000 gestantes em Mato Grosso evidenciou uma prevalência de 0,1%, com 52% do tipo I e 48% do tipo II.

Um estudo europeu de prevalência em mais de 234 mil gestantes mostrou uma taxa de 4,4% (96 mulheres): em 73%, o subtipo identificado foi o I, e em 17%, o tipo II.

Estimativas da Organização Mundial da Saúde (OMS) colocam que essa infecção afeta entre 5 e 10 milhões de indivíduos no mundo, estando associada a uma gama enorme de doenças; recentemente, a OMS tem mostrado enorme interesse nessa infecção e a incluiu em seu plano estratégico para infecções sexualmente transmissíveis, já que está associada a algumas formas graves de acometimento e não existe tratamento disponível, assim como não há vacinas desenvolvidas para essa infecção (WHO, 2021, 2022; PAHO, 2022).

A infecção é transmitida por aleitamento materno, transfusão de sangue, compartilhamento de seringas e atividade sexual; há predominância da transmissão vertical pelo aleitamento (Blattner *et al.*, 1990).

A soroprevalência tende a aumentar com a idade, e mulheres apresentam risco duas vezes maior de adquirir a infecção (Mueller *et al.*, 1996; Murphy *et al.*, 1999). A maior ocorrência em mulheres é identificada principalmente após os 30 anos, demonstrando o maior risco de transmissão homem-mulher na relação sexual.

O aleitamento materno é um grande fator de transmissão do vírus, assim como o maior período de aleitamento também aumenta o risco. Em um estudo japonês, crianças que foram amamentadas por 7 meses apresentaram um risco de 14,4% de soroconversão, enquanto aquelas amamentadas por menos de 6 meses apresentaram soroconversão similar àquelas que receberam fórmula láctea artificial (4,4 e 5,7%) (Takezaki *et al.*, 1997).

Outras vias de transmissão vertical também são possíveis, já que 3 a 4% das crianças amamentadas por fórmula também são positivas. Um estudo prospectivo de 154 crianças amamentadas por fórmula demonstrou um risco de infecção de 0,6% no primeiro ano e de 4,6% no segundo ano de vida e nenhuma soroconversão após esse período (Ando *et al.*, 2003).

Outra via de contaminação é a sexual, mas sua frequência é difícil de ser definida. A prevalência de anticorpos em profissionais do sexo difere em cada localidade, variando de 3,2 a 21,8% (Wignall *et al.*, 1992).

FISIOPATOGENIA

HTLV é um RNA vírus da família Retroviridae. Ele tem um genoma diploide, composto de duas cadeias idênticas de RNA, cada uma com 9.032 pares de base e com organização genômica similar à de outros retrovírus (Mahieux e Gessain, 2009).

A viremia do HTLV1 é muito baixa, diferente da encontrada com o vírus da imunodeficiência humana (HIV); uma nova infecção resulta mais da transmissão de linfócitos infectados do que de partículas virais livres. O vírus apresenta tropismo pelos linfócitos T, mas a entrada do vírion no linfócito T CD4 ocorre mais eficientemente pelo contato direto célula a célula do que de partículas livres no plasma (Igakura *et al.*, 2003).

Após entrar na célula, o genoma RNA do vírus é transcrito de maneira reversa para DNA, gerando um produto de DNA que se integra ao genoma do hospedeiro. Primeiro, a expressão do provírus integrado forma um novo vírion intracelular. Em segundo lugar, o provírus integrado replica com cada divisão celular mitótica, o que resulta em uma baixa taxa de replicação viral, já que a replicação mitótica é orientada mais pelo hospedeiro do que pela DNA polimerase, com alta fidelidade de replicação. Esses fatores explicam a alta estabilidade genética do HTLV1 (Kakuda *et al.*, 2002; Bangham e Matsuoka, 2017).

Ocorre uma rápida expansão viral nas primeiras semanas da infecção até que a resposta imune do hospedeiro seja estabelecida. A maior parte dos indivíduos infectados carrega entre 10^4 e 10^5 cópias. Na infecção assintomática, aproximadamente 0,1 a 1% das células mononucleares em sangue periférico estão infectadas, enquanto altas concentrações de células infectadas (mais de 30.000) estão associadas ao desenvolvimento de HAM/TSP (Gillet *et al.*, 2011).

O vírus HTLV1 apresenta muitas similaridades com o HIV, mas difere fortemente em dois pontos: a baixa replicação e a alta fidelidade da replicação, que resultam em carga viral baixa e alta estabilidade genética, reduzindo a possibilidade de escape imune. Além disso, o HTLV1 não induz morte do linfócito CD4; em vez disso, causa proliferação celular e transformação (Yoshida *et al.*, 2001).

A oncogênese do HTLV1 é mediada pelos produtos genéticos virais interagindo com as proteínas do hospedeiro e alterando a função celular. A Tax, uma fosfoproteína nuclear, é a molécula mais associada com a patogênese do HTLV1 e é necessária e suficiente para induzir a transformação celular (Grassmann *et al.*, 1989; 1992).

O vírus induz resposta humoral e celular; anticorpos contra as proteínas virais são produzidos nos 2 primeiros meses da infecção, seguidos por anticorpos específicos contra as proteínas do envelope do vírus (Manns *et al.*, 1991). Anticorpos anti-Tax se desenvolvem mais tardiamente em cerca de metade dos infectados e apresentam um papel importante no desenvolvimento da HAM/TSP (Kamihira *et al.*, 1989).

DOENÇAS ASSOCIADAS

A maioria dos indivíduos infectados pelo HTLV1 permanece assintomática, mas há duas entidades muito bem definidas associadas à doença em progressão: a leucemia-linfoma de células T do adulto (ATL) e a mielopatia associada ao HTLV1 (HAM) como paraparesia espástica tropical (TSP). Outras diferentes manifestações da doença causada pelo HTLV também são descritas, mas em menor ocorrência, incluindo dermatites, uveítes, doenças reumáticas etc.

O linfoma de células T foi primeiramente descrito em 1980 (Poiesz *et al.*, 1980); o risco acumulado de um paciente infectado pelo vírus desenvolver a doença está entre 2 e 5%, sendo o risco maior entre homens e, em média, 20 a 30 anos após a aquisição da infecção. A forma aguda desse tipo de linfoma responde por mais de 50% dos casos e tem uma evolução muito agressiva, com uma sobrevida média de 6 meses. Ela desencadeia acometimento de pele, ósseo, pulmonar e sistema nervoso central, podendo ter um curso similar à síndrome da imunodeficiência adquirida (AIDS).

A forma linfomatosa desse linfoma responde por 20 a 25% dos casos, e suas manifestações incluem linfadenopatia, hepatoesplenomegalia e lesões de pele. A forma crônica desse linfoma é a menos comum, acometendo ao redor de 5% dos infectados com uma sobrevida média de 2 anos, e geralmente não acomete sistemas nervoso central e gastrintestinal.

A paraparesia espástica tropical foi descrita pela primeira vez em 1956 e em 1985 teve a sua associação com a presença de anticorpos anti-HTLV1 no liquor (Gessain *et al.*, 1985; 1986). Ela é uma entidade mais frequente em mulheres e ocorre em menos de 2% dos portadores de HTLV1, com um tempo médio de 3 anos desde a infecção até o aparecimento dos sintomas, mas podendo variar de meses até 30 anos. Os fatores de risco para o seu desenvolvimento ainda não estão bem estabelecidos.

DIAGNÓSTICO LABORATORIAL

O diagnóstico rotineiro da infecção causada pelo HTLV1 baseia-se na detecção sorológica de anticorpos específicos para antígenos das diferentes porções do vírus (*core* e envelope). Os métodos imunoenzimáticos de triagem sorológica para HTLV apresentam frequentes reações falso-positivas (Zehender *et al.*, 1997; Caterino-de-Araujo *et al.*, 1998; Poiesz *et al.*, 2000) o diagnóstico dessa infecção depende da confirmação da reatividade, com a realização das técnicas de *Western blot* ou da reação em cadeia da polimerase (PCR).

O algoritmo empregado preconiza inicialmente a utilização de testes imunoenzimáticos, como o *Western blot*, com amostras de soro em duplicata. Essa técnica é simples, apresenta alta sensibilidade e é automatizada com a possibilidade de realização de grande número de exames simultaneamente. Sua sensibilidade pode, no entanto, variar dependendo da base antigênica empregada na reação (Cossen *et al.*, 1992). Prefere-se a utilização de reações imunoenzimáticas, que empreguem como substrato antigênico lisados virais de HTLV1 acrescidos de antígenos de HTLV2, já que os lisados virais de HTLV1 isoladamente apresentam menor sensibilidade para identificação de portadores de HTLV2 (Hjelle *et al.*, 1993).

As amostras que apresentam resultados repetidamente reagentes aos testes imunoenzimáticos precisam sempre ser submetidas a testes confirmatórios, como o *Western blot*; esses testes utilizam como antígeno o lisado viral total, acrescido de epítopos imunodominantes recombinantes, correspondentes à porção N-terminal da proteína transmembrana (gp21) do HTLV1/2 (peptídeos r21-e e GD21-I). Esses testes apresentam alta sensibilidade para detectar anticorpos contra o epítopo recombinante. O emprego do peptídeo recombinante GD21-I produz uma frequência menor de reações inespecíficas, reduzindo a possibilidade de resultados falso-positivos (Varma *et al.*, 1995) e constituindo, assim, o método de escolha para o diagnóstico confirmatório de infecção por HTLV1/2.

Dessa forma, indivíduos soropositivos são aqueles em que se detectam anticorpos contra antígenos do *core* (antip24), juntamente com anticorpos contra glicoproteínas do envelope (r21-e, gp46 ou gp61/68) nos testes confirmatórios. Os indivíduos indeterminados são aqueles que apresentam anticorpos séricos que reagem com antígenos de HTLV1/2, porém com padrão de reatividade diferente do anteriormente descrito para soropositivos. Os negativos são aqueles cujos soros não reagem com antígenos de HTLV.

O diagnóstico molecular de infecção por HTLV1 ou HTLV2 é indicado para o esclarecimento de casos inconclusivos nos testes sorológicos, seja por apresentarem resultados indeterminados ao teste de *Western blot*, ou mesmo quando a reação de *Western blot*, embora positiva, seja incapaz de distinguir a infecção causada por HTLV1 daquela causada por HTLV2. Além disso, esse diagnóstico pode facilitar a identificação de lactentes infectados por transmissão vertical, a partir de mães soropositivas, uma vez que as provas sorológicas nessa situação não permitem descartar a presença de anticorpos maternos, transferidos passivamente por via transplacentária ao sangue das crianças (Nyambi *et al.*, 1996; Ando *et al.*, 2003).

Assim, o diagnóstico da infecção pelo HTLV1 geralmente se baseia na realização de testes sorológicos para identificar anticorpos contra o vírus. Um ensaio por ELISA é o mais utilizado como rastreamento inicial, usando antígenos preparados com a totalidade do vírus por um lisado dele ou ainda por tecnologia recombinante. *Western blot* é normalmente usado para teste confirmatório, pela detecção de anticorpos contra várias regiões do vírus, e também é capaz de distinguir entre os tipos 1 e 2.

Eventualmente, alguns indivíduos terão um teste de ELISA positivo e um *Western blot* indeterminado. Essa situação não tem uma definição clara e pode ser decorrente de exposição prévia, reação cruzada ou infecção por outro retrovírus (Yao *et al.*, 2006).

O teste de reação amplificada de DNA (PCR) detecta o DNA proviral e é um teste alternativo, além de diferenciar o tipo I do II (Duggan *et al.*, 1988).

TRATAMENTO

Tratamento não está indicado para portadores, e a conduta para esses indivíduos é apenas diagnóstico precoce de sintomas clínicos e prevenção da transmissão da doença a outras pessoas. Em áreas endêmicas, as recomendações de evitar aleitamento, prática de sexo seguro e não compartilhamento no uso de seringas seriam fortemente aconselhadas a fim de reduzir a transmissão.

Existem poucos estudos sobre terapia antiviral específica para a infecção pelo HTLV. A combinação de um análogo nucleotídeo inibidor da transcriptase reversa (NTRI), a zidovudina, com interferona alfa foi usada com algum benefício em pacientes com ATL (Gill *et al.*, 1995; Bazarbachi e Hermine, 1996); entretanto, não está claro o quanto dessa ação é por atividade antiviral ou apenas por citotoxicidade direta.

Os dados sobre lamivudina, outro NTRI, demonstram uma somatória de benefícios observados *in vivo* e *in vitro*, apesar da aparente ausência de atividade antiviral. Em um estudo, a lamivudina inibiu o crescimento de células infectadas, apesar da evidência de fraca atividade antiviral (Balestrieri *et al.*, 2002). Outro trabalho demonstrou resistência do vírus à lamivudina, mas não a zidovudina, didanosina, zalcitabina e estavudina (Taylor *et al.*, 2006).

Diferentes trabalhos com diferentes esquemas de antirretrovirais demonstraram resultados variáveis, com alguma redução na carga viral, porém sem impacto definitivo na evolução clínica da doença. Todos foram utilizados em indivíduos com ATL ou HAM (Taylor *et al.*, 2006).

Até o momento atual, não existe recomendação de tratamento rotineiro em indivíduos portadores assintomáticos.

TRANSMISSÃO VERTICAL

O vírus HTLV1 pode ser transmitido de mãe para filho (transmissão vertical [TV]) com graves consequências à saúde da criança infectada. Estratégias para prevenção da TV são importantes, já que se estima que 20% dos recém-nascidos serão infectados via aleitamento. Contudo, a TV também ocorre em 2,5 a 5% dos recém-nascidos amamentados unicamente com fórmula láctea, indicando outras vias de transmissão, além da amamentação (WHO, 2022).

A infecção pode complicar com diferentes manifestações incluindo formas graves, como neoplasia agressiva de linfoma (ATL), paraparesia espástica (HAM), dermatite infectiva, uveítes e doença pulmonar, além de outras manifestações inflamatórias. Dados mais recentes têm demonstrado o impacto da infecção pelo HTLV1, incluindo aumento da mortalidade, da ocorrência de diabetes e de doença renal crônica nos indivíduos infectados (Schierhout *et al.*, 2019; Talukder *et al.*, 2022).

Esses dados reforçam a necessidade de programas de rastreamento que eliminem o risco de novas infecções, já que não há medidas de tratamento eficientes, além da não existência de vacinas. Considerando que a TV responde por um número considerável de infecções, estratégias de redução dessa via de transmissão são muito necessárias.

Há uma necessidade de publicações que demonstrem evidências que suportem a necessidade de rastreamento por meio da implementação de medidas que reduzam a TV do vírus (UK National Screeening Committee for HTLV1, 2017). Revisão sistemática recente analisou as medidas descritas como eficientes na redução da TV do HTLV1, incluindo: aleitamento artificial exclusivo, aleitamento materno de curta duração, uso de leite materno pasteurizado, drogas antirretrovirais maternas e neonatais, cesárea, clampeamento precoce do cordão, rastreamento de doadoras de leite e eliminação de aleitamento cruzado.

A recomendação de evitar aleitamento materno exclusivo é uma intervenção que reduziria 85% das transmissões. Aleitamento materno de curta duração (< 3 meses) parece também não aumentar o risco de TV, mas os trabalhos são escassos e com pequena casuística. Com relação às outras intervenções, elas seriam medidas plausíveis, mas dados de suas eficácias são ainda limitados (Rosadas e Taylor, 2022).

Com relação ao aleitamento por fórmula em mulheres que convivem com HIV, a OMS considera alguns pontos fundamentais para sua recomendação. Se extrapolarmos para a questão que envolve o HTLV também como um retrovírus, deveríamos considerar as mesmas sugestões:

- Condições adequadas de saneamento devem ser asseguradas para se obter uma água não contaminada a ser utilizada no preparo da fórmula láctea
- A mãe ou o cuidador da criança devem ter condições de oferecer fórmula láctea em quantidade suficiente para proporcionar um adequado desenvolvimento da criança

- A mãe ou o cuidador podem preparar a fórmula de maneira frequente e segura o suficiente para não haver risco aumentado de diarreia e má nutrição
- A mãe ou o cuidador poderão dar exclusivamente fórmula nos primeiros 6 meses
- A família apoia essa recomendação
- A mãe ou o cuidador da criança tem acesso a sistemas de saúde para atendimento à criança (WHO, 2016).

Outro ponto com relação ao aleitamento é ele ser realizado por curto período. O risco de transmissão em crianças amamentadas até 3 meses ou menos foi comparável aos das não amamentadas em um trabalho realizado no Japão. Entretanto, quando o aleitamento foi realizado por mais de 6 meses, houve um aumento de quase três vezes no risco relativo de TV (Itabashi e Miyazawa, 2021). Frente à falta de outros trabalhos avaliando essa condição de aleitamento por tempo reduzido, essa prática, principalmente em locais de alta prevalência, não deve ser recomendada (Barr *et al.*, 2022).

Nos anos 1980, a utilização de leite congelado a –20° ao longo da noite reduziu a TV. O trabalho foi realizado com 13 crianças, mas teve o viés de aleitamento por curto período, com uma média de 2 meses entre os casos. A análise *in vitro* evidenciou que o congelamento reduz o número de células viáveis infectadas após 6 horas de congelamento (Ekuni, 1997; Ando *et al.*, 2004). Uma metanálise recente, entretanto, evidenciou a ausência de benefícios com utilização de leite materno congelado, mas foi realizada com uma pequena quantidade de trabalhos (Itabashi e Miyazawa, 2021). Não existem dados disponíveis também com relação a rastreamento de doadoras de bancos de leite e pasteurização do leite materno ofertado.

O aleitamento cruzado como estratégia de redução não é correntemente recomendado, mas pode ser uma alternativa em áreas de alta prevalência após rastreamento das mulheres que irão realizar o aleitamento com relação ao HTLV1 e a outras infecções. Reforçamos que essa medida é uma condição de exceção e que foi aventada na época da covid-19, mas que de maneira alguma deve ser considerada como uma opção rotineira.

Com relação à realização de cesárea eletiva e clampeamento precoce de cordão para prevenção da TV do HTLV1, não existe consenso. No Brasil, existe a recomendação de clampeamento precoce em mulheres infectadas pelo HTLV1 (Brasil, 2016). Alguns trabalhos têm sugerido a realização de cesárea eletiva após um estudo que evidenciou redução de 85% na TV em crianças sob aleitamento artificial e observou que mais de 80% dessas mulheres haviam sido submetidas a cesárea eletiva (Bittencourt *et al.*, 2002). Recentemente, um algoritmo publicado sugeriu a proposição de cesárea em mulheres com linfoma nas quais a carga viral no sangue fosse superior a 1% (Barr *et al.*, 2022). Mais dados são necessários para definir quais seriam os riscos e benefícios de tal proposição.

Outro ponto de atuação na redução da TV do HTLV1 seria o uso de antirretrovirais. Em 2015 Leal *et al.* (2015) sugeriram que o uso de terapia antirretroviral poderia ser eficiente na redução da TV. Eles programaram um ensaio clínico em país de baixa renda, visto que observaram *in vitro* atividade antiviral da zidovudina e que a morbimortalidade infantil é alta associada à ocorrência da infecção.

Em uma série de 4 casos no Reino Unido, relatada na literatura, em mulheres com ATL, zidovudina foi administrada a todas as mães e recém-nascidos. Todas foram submetidas a cesárea eletiva e supressão do aleitamento materno. Um recém-nascido foi infectado e os outros 3 foram negativos, com PCR avaliada às 6 semanas, 3 meses e 6 meses (Motedayen Aval *et al.*, 2021). Foi sugerido a partir disso o uso de zidovudina e raltegravir em mulheres portadoras do HTLV1 que apresentassem comorbidades associadas à infecção ou alta carga viral. Apesar de ser uma proposta plausível, ainda não há evidência robusta que suporte tal intervenção. Trabalhos recentes têm demonstrado atividade *in vitro* do cabotegravir, levantando a possibilidade do seu uso como profilaxia pré-exposição (Schneiderman *et al.*, 2022).

Uma das políticas de prevenção da TV mais utilizada seria o rastreamento rotineiro no pré-natal. Em Nagasaki, já é recomendado esse rastreamento, e os resultados foram muito positivos, recomendando aleitamento com fórmula para os recém-nascidos (Nishijima *et al.*, 2019).

No Brasil, inibição e utilização de cabergolina para inibição de lactação já estão recomendados desde 2019, e o rastreamento rotineiro foi colocado recentemente, desde 2022 (Brasil, 2022).

O Chile apresenta recomendação igual à brasileira. Os EUA recomendam uso de aleitamento artificial nas pacientes positivas, assim como Uruguai, Colômbia, Canadá e algumas regiões da Guiana Francesa. Em outras regiões da Guiana, é recomendado o aleitamento por tempo reduzido (inferior a 3 meses). Na Inglaterra, está recomendado o rastreamento das doadoras de leite, assim como na Austrália e na Nova Zelândia (NIH UK, 2010; HMBANA, 2020).

Até o momento, com relação às medidas de redução da TV do HTLV1, muitas intervenções são possíveis, mas apenas a supressão do aleitamento materno tem uma evidência robusta de sucesso (Rosadas e Taylor, 2022). Outras recomendações ainda precisam de dados mais consistentes para serem aconselhadas de maneira rotineira.

REFERÊNCIAS BIBLIOGRÁFICAS

ANDO, Y. *et al.* Long-term follow-up study of vertical HTLV-I infection in children breast-fed by seropositive mothers. *Journal of Infection*, v. 46, n. 3, p. 177-179, 2003.

ANDO, Y. *et al.* Long-term serological outcome of infants who received frozen–thawed milk from human T-lymphotropic virus type-I positive mothers. *Journal of Obstetrics and Gynaecology Research*, v. 30, p. 436-438, 2004.

BALESTRIERI, E. *et al.* Effect of lamivudine on transmission of human T-cell lymphotropic virus type 1 to adult peripheral blood mononuclear cells in vitro. *Antimicrobial Agents and Chemotherapy*, v. 46, p. 3080, 2002.

BANGHAM, C. R. M.; MATSUOKA, M. Human T-cell leukaemia virus type 1: parasitism and pathogenesis. *Philosophical Transactions of the Royal Society B: Biological Sciences*, v. 372, 2017.

BARR, R. S. *et al.* A review of the prevention of mother-to-child transmission of human T-cell lymphotrophic virus type 1 (HTLV-1) with a proposed management algorithm. *Frontiers in Medicine*, v. 9, p. 941647, 2022.

BAZARBACHI, A.; HERMINE, O. Treatment with a combination of zidovudine and alpha-interferon in naive and pretreated adult T-cell leukemia/lymphoma patients. *Journal of Acquired Immune Deficiency Syndromes and Human Retrovirology*, v. 13, n. Suppl 1, p. S186, 1996.

BITAR, N. *et al.* Adult T-cell leukemia/lymphoma in the Middle East: first report of two cases from Lebanon. *Transfusion*, v. 49, p. 1859, 2009.

BITTENCOURT, A. L. *et al.* No evidence of vertical transmission of HTLV-I in bottle-fed children. *Revista do Instituto de Medicina Tropical de São Paulo*, v. 44, p. 63-65, 2002.

BLATTNER, W. A. *et al.* A study of HTLV-I and its associated risk factors in Trinidad and Tobago. *Journal of Acquired Immune Deficiency Syndromes*, v. 3, p. 1102, 1990.

BRASIL. Ministério da Saúde. Portaria N. 306, de 28 de março de 2016. Available online: https://bvsms.saude.gov.br/bvs/saudelegis/sas/2016/prt0306_28_03_2016.

BRASIL. Ministério da Saúde. Secretaria de Ciência, Tecnologia, Inovação e Insumos Estratégicos em Saúde. Secretaria de Vigilância em Saúde. *Protocolo Clínico e Diretrizes Terapêuticas para Prevenção da Transmissão Vertical do HIV, Sífilis e Hepatites Virais*. Brasília, 2022. 224 p.

CATERINO-DE-ARAÚJO, A. *et al.* Sensitivity of two enzyme linked immunosorbent assay tests in relation to Western blot in detecting human T-cell lymphotropic virus types I and II infections among HIV-1 infected patients from São Paulo, Brazil. *Diagnostic Microbiology and Infectious Disease*, v. 30, n. 3, p. 173-182, 1998.

CLEGHORN, F. R. *et al.* Effect of human T-lymphotropic virus type I infection on non-Hodgkin's lymphoma incidence. *Journal of the National Cancer Institute*, v. 87, p. 1009, 1995.

COSSEN, C. *et al.* Comparison of six commercial human T-cell lymphotropic virus type I (HTLV-I) enzyme immunoassay kits for detection of antibodies to HTLV-I and HTLV-II. *Journal of Clinical Microbiology*, v. 30, n. 3, p. 724-725, 1992.

DUGGAN, D. B. *et al.* HTLV-I-induced lymphoma mimicking Hodgkin's disease. Diagnosis by polymerase chain reaction amplification of specific HTLV-I sequences in tumor DNA. *Blood*, v. 71, p. 1027, 1988.

EKUNI, Y. Prevention of mother-to-child transmission of HTLV-1–usefulness of frozen and thawed breast milk. *Advanced Obstetrics & Gynecology*, v. 49, p. 171-179, 1997.

FOOD STANDARDS AUSTRALIA AND NEW ZEALAND. *Human T-lymphotropic virus in human milk and human milk products*. Wellington, New Zealand: Food Standards Australia and New Zealand, 2019.

GESSAIN, A. *et al.* Antibodies to human T-lymphotropic virus type-I in patients with tropical spastic paraparesis. *Lancet*, v. 2, p. 407, 1985.

GESSAIN, A. *et al.* HTLV-I and tropical spastic paraparesis in Africa. *Lancet*, v. 2, p. 698, 1986.

GESSAIN, A.; CASSAR, O. Epidemiological aspects and world distribution of HTLV-1 infection. *Frontiers in Microbiology*, v. 3, p. 388, 2012.

GILL, P. S. *et al.* Treatment of adult T-cell leukemia-lymphoma with a combination of interferona alfa and zidovudine. *New England Journal of Medicine*, v. 332, p. 1744, 1995.

GILLET, N. A. *et al.* The host genomic environment of the provirus determines the abundance of HTLV-1-infected T-cell clones. *Blood*, v. 117, p. 3113, 2011.

GRASSMANN, R. *et al.* Role of human T-cell leukemia virus type 1 X region proteins in immortalization of primary human lymphocytes in culture. *Journal of Virology*, v. 66, p. 4570, 1992.

GRASSMANN, R. *et al.* Transformation to continuous growth of primary human T lymphocytes by human T-cell leukemia virus type I X-region genes transduced by a Herpesvirus saimiri vector. *Proceedings of the National Academy of Sciences of the United States of America*, v. 86, p. 3351, 1989.

HJELLE, B. *et al.* Endemic human T-cell leukemia virus type II infection in Southwestern US Indians involves two prototype variants of virus. *Journal of Infectious Diseases*, v. 168, n. 3, p. 737-740, 1993.

HJELLE, B. *et al.* Prevalence of human T cell lymphotropic virus type II in American Indian populations of the southwestern United States. *American Journal of Tropical Medicine and Hygiene*, v. 51, p. 11, 1994.

HUMAN MILK BANKING ASSOCIATION OF NORTH AMERICA. *HMBANA standards for donor human milk banking: an overview*. Fort Worth, TX, EUA: Human Milk Banking Association of North America, 2020. Available online: https://www.hmbana.org/file_download/inline/95ª0362a-c9 f4-4 f15-b9ab-cf8 cf7b7b866.

IGAKURA, T. *et al.* Spread of HTLV-I between lymphocytes by virus-induced polarization of the cytoskeleton. *Science*, v. 299, n. 5613, p. 1712-1716, 2003.

ITABASHI, K.; MIYAZAWA, T. Mother-to-child transmission of human T-cell leukemia virus type 1: mechanisms and nutritional strategies for prevention. *Cancers*, v. 13, p. 4100, 2021.

JAFFE, E. S. *et al.* The pathologic spectrum of adult T-cell leukemia/lymphoma in the United States. Human T-cell leukemia/lymphoma virus-associated lymphoid malignancies. *The American Journal of Surgical Pathology*, v. 8, p. 263, 1984.

KAKUDA, K. *et al.* Molecular epidemiology of human T lymphotropic virus type 1 transmission in Okinawa, Japan. *American Journal of Tropical Medicine and Hygiene*, v. 66, p. 404, 2002.

KALYANARAMAN, V. S. *et al.* A new subtype of human T-cell leukemia virus (HTLV-II) associated with a T-cell variant of hairy cell leukemia. *Science*, v. 218, p. 571-573, 1982.

KAMIHIRA, S. *et al.* Antibodies against p40 tax gene product of human T-lymphotropic virus type-I (HTLV-I) under various conditions of HTLV-I infection. *Japanese Journal of Cancer Research*, v. 80, p. 1066, 1989.

KAPLAN, J. E. *et al.* The risk of development of HTLV-I-associated myelopathy/tropical spastic paraparesis among persons infected with HTLV-I. *Journal of Acquired Immune Deficiency Syndromes*, v. 3, p. 1096, 1990.

LEAL, F. E.; MICHNIOWSKI, M.; NIXON, D. F. Human T-lymphotropic virus 1, breastfeeding, and antiretroviral therapy. *AIDS Research and Human Retroviruses*, v. 31, p. 271, 2015.

MAHIEUX, R.; GESSAIN, A. The human HTLV-3 and HTLV-4 retroviruses: new members of the HTLV family. *Pathologie Biologie*, v. 57, p. 161, 2009.

MANNS, A. *et al.* Detection of early human T-cell lymphotropic virus type I antibody patterns during seroconversion among transfusion recipients. *Blood*, v. 77, p. 896, 1991.

MILAGRES, A. C. *et al.* Human T cell lymphotropic virus type 1-associated myelopathy in São Paulo, Brazil. Epidemiologic and clinical features of a university hospital cohort. *Neuroepidemiology*, v. 21, p. 153, 2002.

MOTEDAYEN AVAL, L. *et al.* Adult T cell leukaemia/lymphoma (ATL) in pregnancy: a UK case series. *eJHaem*, v. 2, p. 134-138, 2021.

MUELLER, N. *et al.* Findings from the Miyazaki cohort study. *Journal of Acquired Immune Deficiency Syndromes and Human Retrovirology*, v. 13, n. Suppl 1, p. S2, 1996.

MURPHY, E. L. *et al.* Evidence among blood donors for a 30-year-old epidemic of human T lymphotropic virus type II infection in the United States. *Journal of Infectious Diseases*, v. 180, 1777, 1999.

NATIONAL INSTITUTE FOR HEALTH AND CLINICAL EXCELLENCE. *Donor breast milk banks: the operation of donor milk bank services*. London, UK: National Institute for Health and Clinical Excellence, 2010. Available online: https://www.nice.org.uk/guidance/cg93/evidence/full-guideline-243964189

NISHIJIMA, T. *et al.* Towards the elimination of HTLV-1 infection in Japan. *Lancet Infectious Diseases*, v. 19, p. 15-16, 2019.

NYAMBI, P. N. *et al.* Mother-to-child transmission of human T cell lymphotropic virus types I and II (HTLV-I/II) in Gabon: a prospective follow-up of four years. *Journal of Acquired Immune Deficiency Syndromes and Human Retrovirology*, v. 12, n. 2, p. 187-192, 1996.

PAN AMERICAN HEALTH ORGANIZATION. *Webinar: International Health Policy Forum for the Elimination of HTLV. Meeting Report*. Washington, DC, EUA: Pan American Health Organization, 2022. Available online: https://iris.paho.org/handle/10665.2/56052.

PHILLIPS, A. A. *et al.* A critical analysis of prognostic factors in North American patients with human T-cell lymphotropic virus type-1-associated adult T-cell leukemia/lymphoma: a multicenter clinicopathologic experience and new prognostic score. *Cancer*, v. 116, p. 3438, 2010.

PICARD, F. J. *et al.* Human T-lymphotropic virus type 1 in coastal natives of British Columbia: phylogenetic affinities and possible origins. *Journal of Virology*, v. 69, p. 7248, 1995.

POIESZ, B. J. *et al.* Comparative performances of an HTLV-I/II EIA and other serologic and PCR assays on samples from persons at risk for HTLV-I/II infection. *Transfusion*, v. 40, n. 8, p. 924-930, 2000.

POIESZ, B. J. *et al.* Detection and isolation of type C retrovirus particles from fresh and cultured lymphocytes of a patient with cutaneous T-cell lymphoma. *Proceedings of the National Academy of Sciences of the United States of America*, v. 77, p. 7415, 1980.

ROSADAS, C.; TAYLOR, G. P. Current interventions to prevent HTLV-1 mother-to-child transmission and their effectiveness: a systematic review and meta-analysis. *Micro-organisms*, v. 10, p. 2227, 2022.

SCHIERHOUT, G. *et al.* Association between HTLV-1 infection and adverse health outcomes: a systematic review and meta-analysis of epidemiological studies. *Lancet Infectious Diseases*, v. 20, p. 133-143, 2019.

SCHNEIDERMAN, B. S.; BARSKI, M. S.; MAERTENS, G. N. Cabotegravir, the long-acting integrase strand transfer inhibitor, potently inhibits human T-cell lymphotropic virus type 1 transmission *in vitro*. *Frontiers in Medicine*, v. 9, p. 889621, 2022.

TAKEZAKI, T. *et al.* Short-term breast-feeding may reduce the risk of vertical transmission of HTLV-I. The Tsushima ATL Study Group. *Leukemia*, v. 11, n. Suppl 3, p. 60, 1997.

TALUKDER, M. R. *et al.* High human T cell leukaemia virus type 1 c proviral loads are associated with diabetes and chronic kidney disease: results of a cross-sectional community survey in Central Australia. *Clinical Infectious Diseases*, 2022.

TAYLOR, G. P. *et al.* Zidovudine plus lamivudine in Human T-lymphotropic virus type-I-associated myelopathy: a randomised trial. *Retrovirology*, v. 3, p. 63, 2006.

UK NATIONAL SCREENING COMMITTEE. *Antenatal screening for human T-cell lymphotropic virus (HTLV)*. 2017.

VARMA, M. *et al.* Enhanced specificity of truncated transmembrane protein for serologic confirmation of human T-cell lymphotropic virus type 1 (HTLV-1) and HTLV-2 infections by Western blot (immunoblot) assays containing recombinant glycoproteins. *Journal of Clinical Microbiology*, v. 33, n. 12, p. 3239-3244, 1995.

WIGNALL, F. S. *et al.* Sexual transmission of human T-lymphotropic virus type I in Peruvian prostitutes. *Journal of Medical Virology*, v. 38, p. 44, 1992.

WORLD HEALTH ORGANIZATION. *Global health sector strategies on, respectively, HIV, viral hepatitis and sexually transmitted infections for the period 2022–2030*. 2022. Available online: https://www.who.int/publications/i/item/9789240053779.

WORLD HEALTH ORGANIZATION. *Human T-lymphotropic virus type 1*. 2021. Available online: https://www.who.int/news-room/factsheets/detail/human-t-lymphotropic-virus-type-1.

WORLD HEALTH ORGANIZATION GUIDELINE. *Updates on HIV and infant feeding: the duration of breastfeeding, and support from health services to improve feeding practices among mothers living with HIV*. 2016. Available online: https://apps.who.int/iris/bitstream/handle/10665/246260/9789241549707-eng.pdf.

YAO, K. *et al.* Human T lymphotropic virus types I and II *Western blot* seroindeterminate status and its association with exposure to prototype HTLV-I. *Journal of Infectious Diseases*, v. 193, p. 427, 2006.

YOSHIDA, M. Multiple viral strategies of HTLV-1 for dysregulation of cell growth control. *Annual Review of Immunology*, v. 19, p. 475-496, 2001.

ZEHENDER, G. *et al.* High prevalence of false-negative anti-HTLV type I/II enzyme-linked immunosorbent assay results in HIV type 1-positive patients. *AIDS Research and Human Retroviruses*, v. 13, n. 13, p. 1141-1146, 1997.

CAPÍTULO 60

HPV e Gravidez

Silvana Maria Quintana • Raquel Autran • Cláudia Jacyntho • Mila Pontremoli Salcedo

INTRODUÇÃO

A infecção pelo papilomavírus humano (HPV) é uma das infecções de etiologia viral de transmissão sexual mais prevalentes no período de vida reprodutiva. Sua elevada prevalência acarreta um grande número de lesões HPV-induzidas no trato genital feminino, elevando o risco de câncer de colo do útero (Bodily e Laimins, 2011). A infecção durante a gestação está associada a repercussões gravídicas, fetais e mesmo reprodutivas, e apresenta peculiaridades no manejo e no tratamento de eventuais lesões decorrentes.

TIPOS DE INFECÇÃO PELO HPV

O HPV pode causar três tipos de infecção:

- Infecção clínica: acomete 1% da população sexualmente ativa
  - Os tipos virais mais frequentemente envolvidos são o 6 e o 11
  - As verrugas genitais são as lesões características; apresentam aspecto papilar, únicas ou múltiplas, emergindo de base comum, localizando-se mais frequentemente na vulva (introito e períneo)
  - O diagnóstico é realizado pelo exame ginecológico. Não se recomenda realizar vulvoscopia com aplicação de ácido acético na busca de lesões subclínicas, pela elevada taxa de falso-positivos na região vulvar (Bornstein *et al.*, 2012)
  - Recomenda-se a realização de anuscopia para pacientes com lesões condilomatosas perianais e/ou imunodeprimidas
- Infecção subclínica: atinge 4% da população sexualmente ativa
  - O diagnóstico exige a realização de exames como colpocitologia, colposcopia/genitoscopia e histologia (Bornstein *et al.*, 2012)
- Infecção latente: caracteriza-se pela ausência de lesão clínica e/ou subclínica
  - O diagnóstico se dá por meio de técnicas de biologia molecular que apresentam elevadas sensibilidade e especificidade.

INFECÇÃO PELO HPV NA GESTAÇÃO

A prevalência da infecção pelo HPV em gestantes apresenta grande variação entre os estudos avaliados. Na revisão realizada por Liu *et al.* (2014), a prevalência foi de 16,82%, significativamente mais elevada do que a da população pareada de não grávidas (12,25%). No Brasil, também se observa grande variação da prevalência com taxas de 25,3 a 58,5% (Jalil *et al.*, 2009; Salcedo *et al.*, 2015). No puerpério, período caracterizado pelo retorno ao estado prévio à gestação, os resultados são controversos quanto ao clareamento viral, pois alguns autores observaram redução da infecção pelo HPV (Sarkola *et al.*, 2009; Jalil *et al.*, 2013), enquanto outros não detectaram diferenças entre a gestação e o puerpério (Banura *et al.*, 2008).

TRATAMENTO DAS LESÕES HPV-INDUZIDAS

Durante a gestação, o tratamento só está indicado na presença de infecção clínica (verrugas), pois as lesões intraepiteliais de alto ou de baixo grau, em razão do baixo risco de progressão, serão conduzidas no puerpério. Recomenda-se obter o termo de consentimento livre e esclarecido antes de realizar qualquer tipo de tratamento.

Manejo da infecção clínica (condiloma) durante a gestação

Há várias opções de tratamento, porém as taxas de recidivas são elevadas. Embora a regressão espontânea dos condilomas acuminados ocorra em 30 a 60% dos casos, recomenda-se o tratamento dessas lesões em razão da elevada transmissibilidade. A escolha do tipo de tratamento dependerá da localização e da extensão das lesões, porém, na gestação, as lesões costumam ser mais extensas, limitando as opções de tratamento (Yost *et al.*, 1999; Jalil *et al.*, 2009).

Opções terapêuticas

Ácido tricloroacético a 80 ou 90%

O ácido tricloroacético (ATA) promove destruição dos condilomas pela coagulação química de seu conteúdo proteico (Gomes *et al.*, 2006). Deve ser aplicado com precauções para prevenir queimaduras nas áreas adjacentes às lesões.

Em lesões de pequeno tamanho e número, deve-se aplicar o ATA nas lesões com *swab*. Caso seja aplicada em quantidade excessiva, pode-se aplicar talco, bicarbonato de sódio ou lavar com sabão neutro. Em geral, a aplicação é repetida semanalmente, com variação do número de aplicações necessárias para melhora. É seguro para o uso em qualquer fase da gestação, mas recomenda-se tratamento até a 34ª à 36ª semana de gravidez, para evitar áreas cruentas na vulva no período periparto (Quintana *et al.*, 2011).

Em lesões queratinizadas e de grande volume/extensão, deve ser evitado o ATA, sendo preferível aguardar o término da gestação. Uma alternativa é aplicar ATA em pequenas áreas, fracionando a região de aplicação desse agente químico.

Podofilina, podofilotoxina e 5-fluoruracila não devem ser utilizadas na gestação. Não há dados suficientes para indicar o uso de imiquimode no período gestacional.

Métodos físicos

Podem ser realizados em ambulatório com bons resultados em lesões vulvares queratinizadas que, muitas vezes, não respondem a agentes químicos. Devem ser precedidos de anestesia (local ou regional). Quando necessária mais de uma sessão terapêutica, deve-se respeitar o intervalo mínimo de 2 semanas para a cicatrização da vulva. Destacam-se:

- Vaporização ou eletrocauterização com aparelho de cirurgia por onda de radiofrequência: recomendada em lesões vulvares queratinizadas
- Vaporização com *laser* de CO_2: em razão da pequena difusão térmica, essa modalidade terapêutica gera pouca fibrose, com excelente resultado estético no trato genital inferior, sendo ideal para tratar lesões uretrais, vaginais e anais. A necessidade de treinamento especial do médico e o alto custo do equipamento limitam o seu uso
- Exérese cirúrgica por alça diatérmica com cirurgia de alta frequência: em casos de lesões exofíticas, utilizando-se um eletrodo em alça, pode-se realizar a excisão das verrugas, com obtenção de material para estudo anatomopatológico
- Exérese cirúrgica com bisturi (lâmina fria): geralmente reservada a lesões muito extensas, podendo eliminá-las em apenas uma sessão de tratamento.

MANEJO DA INFECÇÃO SUBCLÍNICA PELO HPV

Rastreio das lesões intraepiteliais durante a gestação

Embora a gravidez não seja o momento ideal para realizar o rastreamento do câncer de colo do útero, é uma oportunidade de diagnosticar lesão precursora ou câncer do colo do útero inicial, justificando que o rastreamento dessas lesões deva fazer parte dos exames de rotina da assistência pré-natal. A colpocitologia e a colposcopia são eficazes em detectar lesões precursoras do câncer de colo do útero e excluir, ou não, um carcinoma invasor (Wetta *et al.*, 2009) (grau de recomendação B).

Colpocitologia

A incidência de colpocitologia anormal durante a gravidez situa-se entre 0,5 e 6,2%, correspondendo a cerca de 200 mil gestantes/ano (Murta *et al.*, 2004; Serati *et al.*, 2008). De acordo com as Diretrizes do Instituto Nacional de Câncer, publicadas em 2016 (Inca, 2016), a recomendação para o rastreamento de lesões pré-neoplásicas e do câncer do colo do útero em gestantes deve ser realizada por colpocitologia, seguindo as recomendações de periodicidade e faixa etária para as demais mulheres. De acordo com Hunter *et al.* (2008), apesar de, na maioria das vezes, a junção escamocolunar (JEC) encontrar-se exteriorizada na ectocérvice durante o ciclo gravídico-puerperal, o que dispensaria a coleta endocervical, a coleta de espécime endocervical não parece aumentar o risco sobre a gestação quando utilizada técnica adequada.

De acordo com o Sistema Brasileiro de Laudos (Miranda *et al.*, 2020), as anormalidades citológicas são divididas conforme apresentado a seguir.

Anormalidades em células escamosas

Podem ser divididas em:

- Células escamosas atípicas possivelmente não neoplásicas (ASC-US, do inglês *atypical squamous cells of undetermined significance*): consistem na atipia citológica mais frequente e, em gestantes com 25 anos ou mais, a abordagem deve ser expectante, com repetição do exame colpocitológico pelo menos 12 semanas pós-parto (Wu *et al.*, 2014) (grau de recomendação B)
- Células escamosas atípicas, não sendo possível excluir lesão de alto grau (ASC-H, do inglês *atypical squamous cells, cannot exclude*): encaminhar a gestante para realizar colposcopia
- Lesão intraepitelial escamosa de baixo grau (LIEBG, do inglês *low-squamous intraepithelial lesion* [LSIL]): representa o segundo diagnóstico citopatológico mais frequente, precedida apenas pela categoria ASC-US. A conduta em gestantes com 25 anos ou mais é repetir a colpocitologia pelo menos 12 semanas após o término da gestação (Wu *et al.*, 2014). A colposcopia para pequenas anormalidades citológicas (ASC-US e LSIL) pode ser adiada em mulheres com teste de HPV negativo ou colposcopias nas quais não se encontrou neoplasia intraepitelial cervical (NIC) 2+ previamente (Perkins *et al.*, 2020)
- Lesão intraepitelial escamosa de alto grau (LIEAG, do inglês *high-squamous intraepithelial lesion* [HSIL]), em que há indícios sugestivos de invasão: encaminhar a gestante para colposcopia de imediato, independentemente da idade gestacional
- Carcinoma escamoso micro ou invasor: encaminhar a gestante para colposcopia de imediato, independentemente da idade gestacional
- Outras neoplasias: encaminhar a gestante para colposcopia de imediato, independentemente da idade gestacional.

Anormalidades em células glandulares

Devem ser encaminhadas à colposcopia, não sendo admissível a repetição da citologia. São contraindicados na gestante a curetagem de canal endocervical, a biopsia endometrial e o tratamento sem biopsia. Se adenocarcinoma *in situ* for diagnosticado durante a gravidez, o encaminhamento a um oncologista ginecológico é preferível, mas o manejo por um ginecologista colposcopista é aceitável (Perkins *et al.*, 2020).

Ao realizar a colposcopia nas situações descritas anteriormente:

- Colposcopia evidencia achados suspeitos de invasão: realizar biopsia dirigida e manejo de acordo com o resultado histológico
- Colposcopia evidencia lesão de alto grau, mas sem suspeita de invasão: reavaliação em 12 semanas após o parto, pois essas lesões possuem mínimo risco de progressão para invasão e algum potencial de regressão após o parto (Yost *et al.*, 1999; Murta *et al.*, 2002) (grau de recomendação B).

Gestantes com imunossupressão, como mulheres que vivem com HIV, devem ser encaminhadas à colposcopia após resultado de colpocitologia evidenciar qualquer anormalidade citológica (escamosa e glandular). Não há restrição em relação à idade cronológica nem à idade gestacional.

Colposcopia

É o procedimento de escolha na investigação de anormalidades citológicas, sendo útil em dirigir biopsias de lesões suspeitas (Vlahos *et al.*, 2002; Hunter *et al.*, 2008). Esse exame pode ser realizado em qualquer fase da gestação, mas costuma apresentar mais dificuldades a partir do segundo trimestre. Em mulheres que amamentam, é possível a realização do exame em condições técnicas razoáveis a partir de 12 semanas pós-parto (Miranda *et al.*, 2020).

Biopsia do colo uterino dirigida pela colposcopia

Constitui método seguro e confiável na avaliação de gestantes com colpocitologia e colposcopia alteradas (Murta *et al.*, 2002; Robova *et al.*, 2005) (grau de recomendação B). Quando realizada por examinador experiente, apresenta elevada sensibilidade para diagnosticar doença invasora do colo. Apesar da escassez de estudos avaliando o risco de eventos adversos sobre a gestação, relatos têm descrito mais probabilidade de sangramento associado a esse procedimento (Robova *et al.*, 2005). As diretrizes nacionais (Inca, 2016) recomendam a realização de biopsia do colo do útero apenas nos casos em que a colposcopia é suspeita de invasão. A fim de evitar a associação de biopsia do colo do útero e abortamento espontâneo pela paciente, orienta-se a realização da biopsia do colo do útero após o primeiro trimestre da gestação.

Manejo das lesões intraepiteliais cervicais (diagnóstico histológico)

Durante a gestação

Após a confirmação histológica de qualquer grau de NIC I, II e III, excluindo-se invasão estromal, a conduta nesse período da vida da mulher é expectante, postergando o tratamento específico para o período pós-parto (Frega *et al.*, 2007) (grau de recomendação B). Esse manejo está embasado em estudos que avaliaram a história natural das NIC na gravidez e mostram que a progressão para carcinoma invasor nesse período é muito rara, variando de 0 a 0,4%. De acordo com vários estudos, de 48 a 70% das NIC II e III regridem durante o curso da gravidez, quando as colpocitologias/histologias anteparto e pós-parto são comparadas (Yost *et al.*, 1999; Paraskevaidis *et al.*, 2002; Wu *et al.*, 2014).

Procedimentos excisionais, como excisão da zona de transformação (EZT) ou conização, não devem ser realizados durante a gestação, salvo em caso de suspeita de câncer invasor, pois há risco de sangramento excessivo do colo uterino gravídico, abortamento e parto pré-termo. Excepcionalmente, caso seja indicada a excisão, recomenda-se realizá-la no segundo trimestre gestacional para diferenciar as pacientes que podem esperar até a viabilidade fetal para tratar a neoplasia daquelas cujo tratamento deve ser imediato, sempre considerando o desejo materno.

Uma biopsia sugerindo câncer microinvasor ou invasor do colo do útero deve ser conduzida por uma equipe multidisciplinar para estadiamento e tratamento do carcinoma. Esse planejamento deve levar em consideração o desejo da paciente quanto ao prosseguimento ou à interrupção da gravidez, além de estágio clínico da doença e da idade gestacional no diagnóstico (Hunter *et al.*, 2008; Amant *et al.*, 2009).

Vale ressaltar que o rastreio realizado com teste de HPV na gravidez segue o mesmo protocolo das pacientes não grávidas, realizando citologias reflexas diante de positividade para HPV de alto risco e, se tiver genotipagem positiva para HPV 16 e/ou 18, deve-se encaminhar para colposcopia. Um procedimento de excisão diagnóstica ou biopsia repetida é recomendado apenas se houver suspeita de câncer com base na colposcopia ou histologia. Recomenda-se repetir a biopsia não somente diante de achados sugestivos de invasão não confirmados, mas também se o aspecto colposcópico progredir piorando (Perkins *et al.*, 2020). A Figura 60.1 apresenta as condutas a serem adotadas diante das alterações citopatológicas na gestação.

No puerpério

O comportamento das lesões intraepiteliais no puerpério, com base em taxas de progressão, persistência ou regressão das lesões, varia entre os estudos.

Até o momento, há dúvidas se a regressão, persistência ou progressão das lesões no período pós-parto é atribuível à precisão diagnóstica insuficiente durante a gravidez ou, no caso da progressão, a uma real evolução das lesões (Coppolillo *et al.*, 2013).

- Persistência da LIE: varia entre 47 e 89% na literatura (Kaplan *et al.*, 2004; Coppolillo *et al.*, 2013). Observa-se que a persistência é mais elevada nas NICs III (70a 80%) (Coppola *et al.*, 1997; Coppolillo *et al.*, 2013)
- Progressão da LIE durante a gravidez: estimada em aproximadamente 7% (Coppola *et al.*, 1997; Woodrow *et al.*, 1998)
- Regressão da NIC não tratada na gravidez varia de 25 a 70% (Coppolillo *et al.*, 2013).

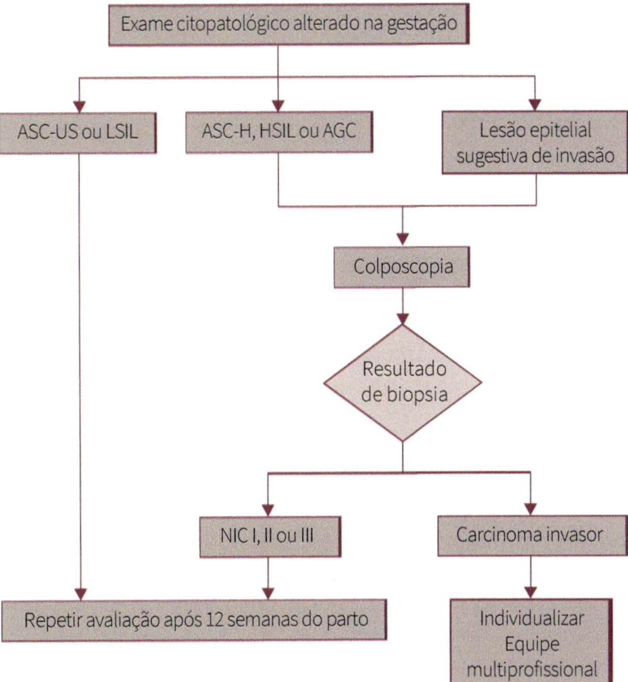

Figura 60.1 Fluxograma de condutas para alteração citopatológica na gestação. AGC: células glandulares atípicas de significado indeterminado, possivelmente não neoplásicas ou que não se pode excluir lesão intraepitelial de alto grau; ASC-H: células escamosas atípicas, não sendo possível excluir lesão de alto grau; ASC-US: células escamosas atípicas possivelmente não neoplásicas; HSIL: lesão intraepitelial escamosa de alto grau; LSIL: lesão intraepitelial escamosa de baixo grau; NIC: neoplasia intraepitelial cervical.

Todas as pacientes com colpocitologia ou lesões histológicas compatíveis com NIC durante a gravidez deverão ser reavaliadas no pós-parto com repetição da colpocitologia e da colposcopia (Siristatidis *et al.*, 2002) (grau de recomendação A). O momento ideal para repetição da propedêutica seria após o retorno aos ciclos menstruais, porém, na prática, recomenda-se essa reavaliação com 12 semanas pós-parto (Wu *et al.*, 2014). Nesse período, mesmo em mulheres que estejam amamentando, ocorre o início da recuperação funcional ovariana e observa-se melhora do hipoestrogenismo. A inflamação associada à gravidez também diminui acentuadamente e, portanto, a probabilidade de resultados falso-positivos na colpocitologia. Caso seja necessário, poderá ser realizada estrogenoterapia tópica para melhora das condições locais, previamente à realização da colposcopia.

Em pacientes diagnosticadas com HSIL histológica durante a gravidez, se uma lesão for detectada na colposcopia pós-parto, um procedimento excisional ou avaliação diagnóstica completa (citologia, HPV e biopsia dirigida) é aceitável. Na ausência de lesões colposcópicas, uma avaliação diagnóstica completa é recomendada, não se devendo proceder a uma excisão da zona de transformação (Perkins *et al.*, 2020).

VIA DE PARTO E LESÕES HPV-INDUZIDAS

A presença de anormalidades citológicas ou lesões clínicas e/ou subclínicas induzidas pelo HPV, independentemente do grau, não constitui contraindicação ao parto vaginal, sendo a cesariana indicada por critérios puramente obstétricos ou em casos de grandes condilomas que obstruam o canal de parto (grau de recomendação B). Até o momento, não se observa nenhuma relação entre a via de parto e a regressão, persistência ou progressão das lesões HPV-induzidas no colo uterino (Brinton *et al.*, 1989; Yost *et al.*, 1999).

TRANSMISSÃO VERTICAL DO HPV

Apesar de 98% dos casos de infecção pelo HPV ocorrerem por transmissão sexual, do ponto de vista obstétrico, ressalta-se a possibilidade de transmissão vertical (TV) do HPV. Em teoria, a TV pode ocorrer por meio dos seguintes mecanismos: periconceptual (durante a fertilização de um oócito ou imediatamente após a fertilização), pré-natal (durante a gravidez, por via hematogênica transplacentária ou via ascendente) e perinatal (durante a passagem pelo canal do parto ou imediatamente após o nascimento). A complicação mais temida no binômio HPV/gestação é a papilomatose de laringe (Martins *et al.*, 2008). A TV do HPV foi demonstrada e os tipos 6 e 11 foram os envolvidos na papilomatose de laringe (Shah *et al.*, 1986). O percentual mínimo de crianças expostas ao HPV e que se contaminaram em relação ao número elevado de crianças expostas e que não se contaminaram deve ser considerado para qualificar a TV do HPV como de baixa efetividade na disseminação desse vírus (Puranen *et al.*, 1997). Um dos fatores de risco para que ocorra TV do HPV é a presença de condiloma no trato genital inferior durante a gestação, com aumento do risco em 230 vezes (Silverberg *et al.*, 2003).

Quanto à via de parto, comparada ao parto vaginal, a cesariana não alterou o risco para papilomatose de laringe (Silverberg *et al.*, 2003) nem foi capaz de proteger os recém-nascidos (RN) da contaminação pelo HPV (Medeiros *et al.*, 2005) (grau de recomendação A). Muitos autores têm questionado se a detecção do HPV-DNA em RN realmente representa infecção viral ou se significa apenas contaminação (Monnier *et al.*, 2023). Independentemente dessa questão, a positividade para o HPV nos neonatos parece ser transitória, sendo o vírus eliminado, em média, 6 a 12 meses após o nascimento (Worda *et al.*, 2005; Rombaldi *et al.*, 2009). Segundo dados da literatura, HPV não faz viremia nem é excretado no leite materno, não sendo possível sua transmissão pelo sangue ou pela amamentação (Franco *et al.*, 1995). A detecção do HPV-DNA no líquido amniótico, nas membranas corioamnióticas e no material trofoblástico é variável (Rice *et al.*, 1999; Monnier *et al.*, 2023). Apesar dos avanços nos estudos do DNA do HPV, seu modo de transmissão ainda não foi totalmente esclarecido. Fortes evidências indicam TV para o concepto na passagem do canal do parto de mães portadoras de condiloma genital. Nesses casos, a pesquisa do HPV é positiva tanto nas vias respiratórias dos neonatos como nos condilomas genitais maternos.

Além da TV dos HPV de baixo risco, vários estudos têm avaliado a TV dos HPV de alto risco (Pakarian *et al.*, 1994; Franco *et al.*, 1995; Puranen *et al.*, 1997; Rice *et al.*, 1999), demonstrando que esses tipos virais também podem ser transmitidos aos RN, porém não se sabe se podem causar lesões pré-neoplásicas nessas crianças. A TV do HPV em crianças permanece controversa, incluindo via de transmissão perinatal, auto e heteroinoculação e abuso sexual. Ainda não está claro como a infecção perinatal frequentemente progride para lesões clínicas na laringe, na região genital ou na cavidade oral. O consenso atual é que neonatos podem ser expostos ao HPV pela mãe, com taxa de detecção de DNA do HPV em *swab* oral variando de 4 a 87%. A concordância dos tipos de HPV de neonatos e suas mães varia entre 57 e 69%, indicando que as crianças podem adquirir a infecção por HPV, após o nascimento, a partir de várias fontes (Ardekani *et al.*, 2023).

VACINA CONTRA O HPV

Estudos prévios demonstraram que mulheres grávidas vacinadas tiveram menos partos prematuros e RN com baixo peso ao nascer (Yuill *et al.*, 2020; McClymont *et al.*, 2023). Segundo revisão sistemática e metanálise recente, as maiores taxas de prevalência, com grande variabilidade, foram em países menos desenvolvidos, necessitando de mais orientação e estratégias melhores de vacinação para diminuir HPV na gravidez (Ardekani *et al.*, 2023) (grau de recomendação A). Mais estudos sobre desfechos obstétricos indesejados são necessários.

Além da importância clara da vacinação das populações-alvo no Brasil para que engravidem sem HPV, o Ministério da Saúde emitiu nota técnica contemplando a vacinação das pessoas com papilomatose recorrente respiratória (Brasil, 2024). Essa medida pode diminuir recidivas nessa entidade clínica de difícil abordagem terapêutica, que pode ser evitada, em grande parte, com a vacinação das meninas previamente à gravidez, diminuindo a transmissão vertical.

CONSIDERAÇÕES FINAIS

- No Brasil, o rastreamento de lesões pré-neoplásicas e do câncer do colo do útero em gestantes deve ser realizada por colpocitologia
- Pacientes com lesões intraepiteliais deverão ser reavaliadas com 12 semanas pós-parto
- Procedimentos excisionais não devem ser realizados durante a gestação, exceto se há suspeita de câncer invasor

- Podofilina, podofilotoxina, 5-fluoruracila e imiquimode não devem ser utilizados para tratamento de condiloma na gestação
- A presença de lesões pelo HPV não constitui contraindicação ao parto vaginal, exceto em grandes condilomas que obstruam o canal de parto
- A vacinação deve ser estimulada antes da gravidez, diminuindo a transmissão vertical e possíveis desfechos desfavoráveis.

REFERÊNCIAS BIBLIOGRÁFICAS

AMANT, F. *et al.* Gynecologic cancers in pregnancy: guidelines of an international consensus meeting. *International Journal of Gynecological Cancer*, v. 19, Suppl 1, p. S1-12, 2009.

ARDEKANI, A. *et al.* Worldwide prevalence of human papillomavirus among pregnant women: a systematic review and meta-analysis. *Reviews in Medical Virology*, v. 33, n. 1, p. e2374, 2023.

BANURA, C. *et al.* Prevalence, incidence and clearance of human papillomavirus infection among young primiparous pregnant women in Kampala, Uganda. *International Journal of Cancer*, v. 123, n. 9, p. 2180-2187, 2008.

BODILY, J.; LAIMINS, L. A. Persistence of human papillomavirus infection: keys to malignant progression. *Trends in Microbiology*, v. 19, n. 1, p. 33-39, 2011.

BORNSTEIN, J. *et al.* Nomenclature Committee of International Federation for Cervical Pathology and Colposcopy. 2011 Terminology of the vulva of the International Federation for Cervical Pathology and Colposcopy. *Journal of Lower Genital Tract Disease*, v. 16, n. 3, p. 290-295, 2012.

BRASIL. Nota Técnica nº 41/2024-CGICI/DPNI/SVSA/MS. *Atualização das recomendações da vacinação contra HPV no Brasil*. Brasília: Ministério da Saúde, 2024. Disponível em: https://www.gov.br/saude/pt-br/centrais-de-conteudo/publicacoes/notas-tecnicas/2024/nota-tecnica-no-41-2024-cgici-dpni-svsa-ms. Acesso em: 1 jun. 2024.

BRINTON, L. A. *et al.* Parity as a risk factor for cervical cancer. *American Journal of Epidemiology*, v. 130, n. 3, p. 486-496, 1989.

COPPOLA, A. *et al.* The clinical course of cervical carcinoma in situ diagnosed during pregnancy. *Gynecologic Oncology*, v. 67, n. 2, p. 162-165, 1997.

COPPOLILLO, E. F. *et al.* High-grade cervical neoplasia during pregnancy: diagnosis, management and postpartum findings. *Acta Obstetricia et Gynecologica Scandinavica*, v. 92, n. 3, p. 293-297, 2013.

FRANCO, E. L. *et al.* Transmission of cervical human papillomavirus infection by sexual activity: differences between low and high oncogenic risk types. *The Journal of Infectious Diseases*, v. 172, n. 3, p. 756-763, 1995.

FREGA, A. *et al.* Clinical management and follow-up of squamous intraepithelial cervical lesions during pregnancy and postpartum. *Anticancer Research*, v. 27, n. 4C, p. 2743-2746, 2007.

GOMES, C. M.; RADES, C. M.; ZUGAIB, M. Como devem ser tratados os condilomas genitais durante a gestação. *Revista da Associação Médica Brasileira*, v. 52, n. 5, p. 286-287, 2006.

HUNTER, M. I.; MONK, B. J.; TEWARI, K. S. Cervical neoplasia in pregnancy. Part 1: screening and management of preinvasive disease. *American Journal of Obstetrics & Gynecology*, v. 199, n. 1, p. 3-9, 2008.

INSTITUTO NACIONAL DE CÂNCER (Inca). *Diretrizes brasileiras para o rastreamento do câncer do colo uterino*. Rio de Janeiro: Inca, 2016.

JALIL, E. M. *et al.* High prevalence of human papillomavirus infection among Brazilian pregnant women with and without human immunodeficiency virus type 1. *Obstetrics & Gynecology International Journal*, v. 2009, p. 485423, 2009.

JALIL, E. M. *et al.* HPV clearance in postpartum period of HIV-positive and negative *women: a prospective follow-up study. BioMed Central Infectious Diseases*, v. 13, p. 564, 2013.

KAPLAN, K. J. *et al.* Prognosis and recurrence risk for patients with cervical squamous intraepithelial lesions diagnosed during pregnancy. *Cancer*, v. 102, n. 4, p. 228-332, 2004.

LIU, P. *et al.* The prevalence and risk of human papillomavirus infection in pregnant women. *Epidemiology & Infection*, v. 142, n. 8, p. 1567-1578, 2014.

MARTINS, R. H. *et al.* Papilomatose laríngea: análise morfológica pela microscopia de luz e eletrônica do HPV-6. *Revista Brasileira de Otorrinolaringologia*, v. 74, n. 4, p. 539-543, 2008.

MCCLYMONT, E. *et al.* Spontaneous preterm birth risk among HPV-vaccinated and -unvaccinated women: a nationwide retrospective cohort study of over 240 000 singleton births. *British Journal of Obstetrics and Gynaecology*, v. 130, n. 4, p. 358-365, 2023.

MEDEIROS, L. R. *et al.* Vertical transmission of the human papillomavirus: a systematic quantitative review. *Cadernos de Saúde Pública*, v. 21, n. 4, p. 1006-1015, 2005.

MIRANDA, W. *et al. Atualização da nomenclatura brasileira para laudos citopatológicos*. São Paulo: Sociedade Brasileira de Citopatologia, 2020.

MONNIER, P. *et al.* Human papillomavirus transmission and persistence in pregnant women and neonates. *Journal of the American Medical Association Pediatrics*, v. 177, n. 7, p. 684-692, 2023.

MURTA, E. F. *et al.* High-grade cervical squamous intraepithelial lesion during pregnancy. *Tumori*, v. 88, n. 3, p. 246-250, 2002.

MURTA, E. F. *et al.* Low-grade cervical squamous intraepithelial lesion during pregnancy: conservative antepartum management. *European Journal of Gynaecological Oncology*, v. 25, n. 5, p. 600-602, 2004.

PAKARIAN, F. *et al.* Cancer associated human papillomaviruses: perinatal transmission and persistence. *British Journal of Obstetrics and Gynaecology*, v. 101, n. 6, p. 514-517, 1994.

PARASKEVAIDIS, E. *et al.* Management and evolution of cervical intraepithelial neoplasia during pregnancy and postpartum. *European Journal of Obstetrics & Gynecology and Reproductive Biology*, v. 104, n. 1, p. 67-69, 2002.

PERKINS, R. B. *et al.* 2019 ASCCP Risk-Based Management Consensus Guidelines Committee. 2019 ASCCP Risk-based management consensus guidelines for abnormal cervical cancer screening tests and cancer precursors. *Journal of Lower Genital Tract Disease*, v. 24, n. 2, p. 102-131, 2020.

PURANEN, M. H. *et al.* Exposure of an infant to cervical human papillomavirus infection of the mother is common. *American Journal of Obstetrics & Gynecology*, v. 176, n. 5, p. 1039-1045, 1997.

QUINTANA, S. M. *et al. Protocolo de Condutas do Ambulatório de Moléstias Infectocontagiosas em Ginecologia e Patologia do Trato Genital Inferior do Setor de Moléstias Infectocontagiosas em Ginecologia e Obstetrícia (SEMIGO)*. Ribeirão Preto (São Paulo), 2011.

RICE, P. S. *et al.* High risk genital papillomavirus infections are spread vertically. *Reviews in Medical Virology*, v. 9, n. 1, p. 15-21. Review, 1999.

ROBOVA, H. *et al.* Squamous intraepithelial lesion-microinvasive carcinoma of the cervix during pregnancy. *European Journal of Gynaecological Oncology*, v. 26, n. 6, p. 611-614, 2005.

ROMBALDI, R. L. *et al.* Perinatal transmission of human papilomavirus DNA. *Virology Journal*, v. 6, n. 83, p. 83, 2009.

SALCEDO, M. M. *et al.* Prevalence of human papillomavirus infection in pregnant versus non-pregnant women in Brazil. *Archives of Gynecology and Obstetrics*, v. 292, n. 6, p. 1273-1278, 2015.

SARKOLA, M. E. *et al.* Effect of second pregnancy on maternal carriage and outcome of high-risk human papillomavirus (HPV). Experience from the prospective Finnish family HPV study. *Gynecologic and Obstetric Investigation*, v. 67, n. 3, p. 208-216, 2009.

SERATI, M. *et al.* Natural history of cervical intraepithelial neoplasia during pregnancy. *Acta Obstetricia et Gynecologica Scandinavica*, v. 87, n. 12, p. 1296-1300, 2008.

SHAH, K. *et al.* Rarity of cesarean delivery in cases of juvenile-onset respiratory papillomatosis. *Obstetrics & Gynecology*, v. 68, n. 6, p. 795-799, 1986.

SILVERBERG, M. J. *et al.* Condyloma in pregnancy is strongly predictive of juvenile-onset recurrent respiratory papillomatosis. *Obstetrics & Gynecology*, v. 101, n. 4, p. 645-652, 2003.

SIRISTATIDIS, C. *et al.* The role of the mode of delivery in the alteration of intrapartum pathological cervical cytologic findings during the postpartum period. *European Journal of Gynaecological Oncology*, v. 23, n. 4, p. 358-360, 2002.

VLAHOS, G. *et al.* Conservative management of cervical intraepithelial neoplasia (CIN 2-3) in pregnant women. *Gynecologic and Obstetric Investigation*, v. 54, n. 2, p. 78-81, 2002.

WETTA, L. A. *et al.* The management of cervical intraepithelial neoplasia during pregnancy: is colposcopy necessary? *Journal of Lower Genital Tract Disease*, v. 13, n. 3, p. 182-185, 2009.

WOODROW, N. *et al.* Abnormal cervical cytology in pregnancy: experience of 811 cases. *Australian and New Zealand Journal of Obstetrics and Gynaecology*, v. 38, n. 2, p. 161-165, 1998.

WORDA, C. *et al.* Prevalence of cervical and intrauterine human papillomavirus infection in the third trimester in asymptomatic women. *Journal of the Society for Gynecologic Investigation*, v. 12, n. 6, p. 440-444, 2005.

WU, Y. M. *et al.* Clinical management of cervical intraepithelial neoplasia in pregnant and postpartum women. *Archives of Gynecology and Obstetrics*, v. 289, n. 5, p. 1071-1077, 2014.

YOST, N. P. *et al.* Postpartum regression rates of antepartum cervical intraepithelial neoplasia II and III lesions. *Obstetrics & Gynecology*, v. 93, n. 3, p. 359-362, 1999.

YUILL, S. *et al.* Has human papillomavirus (HPV) vaccination prevented adverse pregnancy outcomes? Population-level analysis after 8 years of a national HPV vaccination program in Australia. *The Journal of Infectious Diseases*, v. 222, n. 3, p. 499-508, 2020.

CAPÍTULO 61

Microbioma, Disbiose e Infecções Vaginais Bacterianas e Fúngicas durante a Gravidez

Eliana Amaral • Renato T. Souza • Rose Luce Gomes do Amaral

INTRODUÇÃO

O microbioma vaginal refere-se à comunidade de microrganismos, incluindo bactérias, vírus e fungos, que estão presentes no meio vaginal. Um microbioma saudável é geralmente dominado por espécies de *Lactobacillus*, que ajudam a manter um ambiente ácido, fornecendo proteção contra possíveis desequilíbrios que podem provocar agravos e complicações à saúde da mulher (Ravel *et al.*, 2011).

Bactérias como a *Gardnerella vaginalis* e a *Mycoplasma hominis* podem estar presentes de forma não patogênica na vagina em proporções variadas, o que não deve ser sempre interpretado como infecção. Um exemplo da capacidade de modificações desse microbioma é refletido na dinâmica do estreptococo grupo B (EGB) retovaginal. Tal bactéria, responsável por sepse neonatal em recém-nascidos prematuros e a termo, é identificada em cerca de 15 a 20% das gestantes, tendo origem no trato gastrintestinal. Entretanto, tem presença variável em culturas realizadas nos diferentes semestres para uma mesma mulher. Essa dinâmica justifica os protocolos de conduta para prevenção da morbimortalidade neonatal por EGB considerarem resultados de cultura de, no máximo, 5 semanas (American College of Obstetricians and Gynecologists, 2020).

Utilizando-se de técnicas laboratoriais de sequenciamento do rRNA 165, é possível avaliar o microbioma vaginal de mulheres na menacme, saudáveis, identificando grupos de comunidades bacterianas diferenciadas – as CST (*community state types*). O CST-I é dominado pelo *Lactobacillus crispatus* (pH = 4,0), o CST-II é dominado pelo *L. gasseri* (pH = 5,0), enquanto o CST-III é dominado pelo *L. iners* (pH = 4,7) e o CST-V é dominado pelo *L. jensenii* (pH = 4,7). No CST-IV, as comunidades bacterianas são heterogêneas, há poucos lactobacilos e elevada concentração de bactérias anaeróbias, com a produção de ácido láctico substituída pela formação de ácidos graxos de cadeia curta, que não têm a mesma capacidade de manutenção do pH ótimo (Ravel *et al.*, 2011). Em estudo multicêntrico de cinco regiões do Brasil com mulheres em idade reprodutiva, observou-se que as mulheres brasileiras estavam colonizadas em proporções quase iguais de CST-III, CST-I (30,5%) e CST-IV (27,4%) (Marconi *et al.*, 2020).

Quando ocorre o desequilíbrio da flora vaginal, conhecido como "disbiose" ou "vaginose bacteriana (VB)", há crescimento exagerado dos anaeróbios facultativos ou estritos, representados pela *Gardnerella* spp., o *Atopobium* spp., a *Prevotella* spp. e o *Mobiluncus* spp. (Ravel *et al.*, 2011; Petrova *et al.*, 2017) (Figura 61.1). Na VB, há a presença de um biofilme denso na superfície do epitélio vaginal, no qual se misturam outras espécies à *G. vaginalis*.

Alterações na composição da comunidade bacteriana são esperadas no período pós-parto e parecem iniciar-se assim que o parto acontece (Bisanz *et al.*, 2015; Avershina *et al.*, 2017). Essas variações são provavelmente consequência das alterações na vagina puerperal, que modificam o ambiente e, assim, modificam a capacidade de diferentes espécies bacterianas sobreviverem e proliferarem (Nunn *et al.*, 2021).

Enquanto na gravidez saudável há menor diversidade de bactérias no microbioma vaginal, dominado pelos lactobacilos, apenas um terço das mulheres tem os lactobacilos no pós-parto e o perfil bacteriano se assemelha ao encontrado em CST-III e CST-IV. Há aumento de bactérias como *Clostridia* (*Peptoniphilus* e *Anaerococcus*), *Bacteroidia*, *Prevotella*, *Veillonella*, *Porphyromonas* e *Megasphaera*, e se observam níveis elevados de hialuronato e reduzidos dos isômeros ácido láctico D- e L- (Nunn *et al.*, 2021).

São os mecanismos imunológicos de defesa que controlam o crescimento bacteriano e de fungos na vagina, essencialmente por fagocitose. A liberação de IgA e IgG por linfócitos e plasmócitos da membrana basal é um mecanismo humoral que inibe a fagocitose e a resposta inflamatória exacerbada. Na falha dos processos de defesa, são acionadas as respostas humorais e se produz IgE nos mastócitos da membrana basal, com liberação de histamina, o que se observa nas candidíases (Cauci *et al.*; 2002; Dabee *et al.*, 2021). Todos os mecanismos imunes são mediados por presença de pH vaginal ótimo e, na ausência deste, fracassam.

O padrão da gravidez com dominância de *Lactobacillus* spp., especialmente a partir de 24 semanas, sugere que essa pode ser a fase mais suscetível a bactérias patogênicas. Ainda, o muco cervical é uma barreira para infecções ascendentes e se observou que as amostras de muco com predomínio de *L. crispatus* tinham mais propriedades de barreira quando comparadas àquelas com flora microbiana mista (Zierden *et al.*, 2023). Em função de modificações como vasodilatação, maior transudação com maior produção de conteúdo vaginal e de muco cervical, é comum a queixa, pelas gestantes, de corrimento vaginal. As modificações hormonais também contribuem para mudanças na flora vaginal ao longo dos trimestres. Por vezes, mais ao final da gestação, essa perda com maior volume do conteúdo vaginal pode ser confundida, pela gestante, com a rotura das membranas. Diferenciar o conteúdo aumentado, normal na gestação, do corrimento vaginal que pode, eventualmente, causar impacto negativo nos resultados perinatais não é tarefa fácil com o exame ginecológico desarmado de recursos diagnósticos.

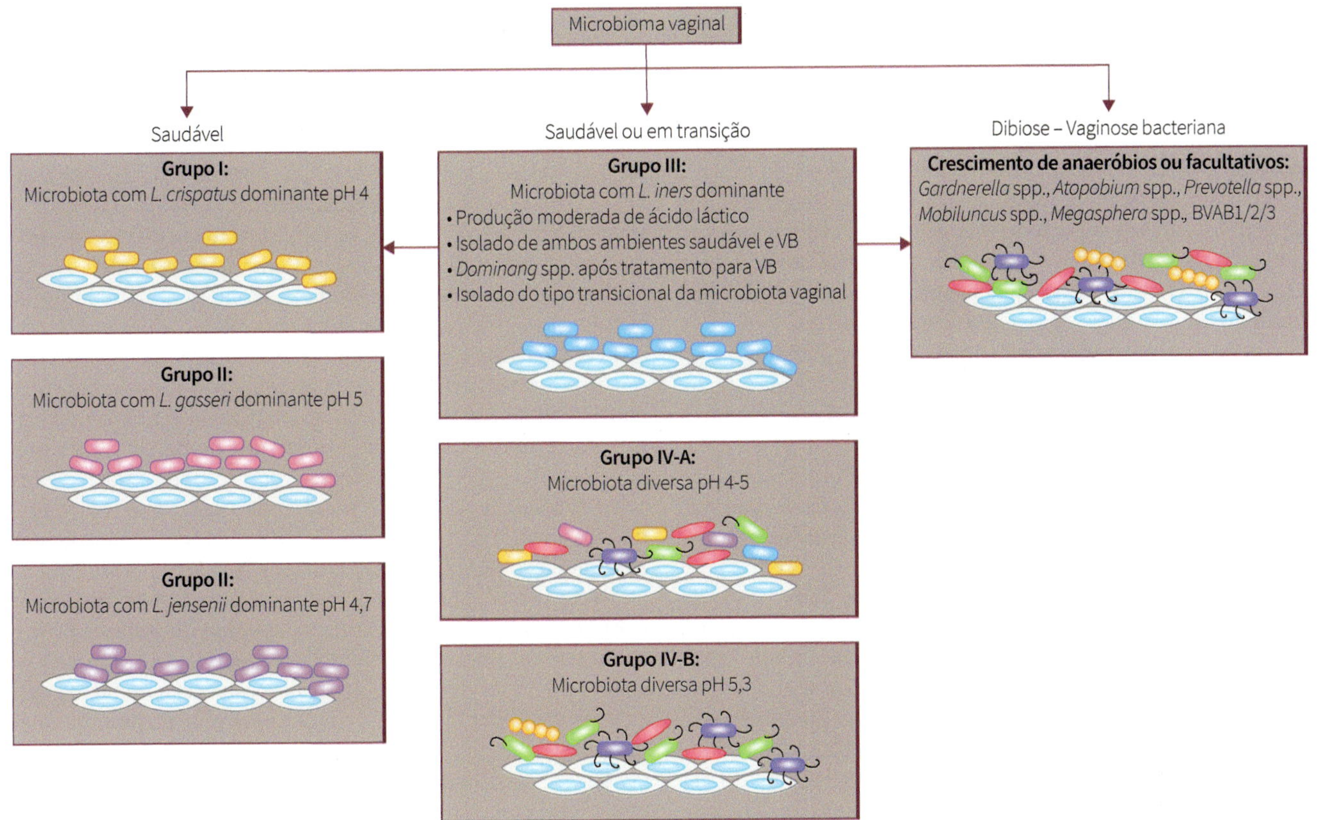

Figura 61.1 Microbioma vaginal. VB: vaginose bacteriana. (Adaptada e traduzida de: Petrova *et al.*, 2017.)

EVIDÊNCIAS SOBRE O IMPACTO DAS INFECÇÕES VAGINAIS NA SAÚDE PERI E PÓS-NATAL

A microbiota vaginal tem um papel muito relevante nos resultados perinatais e se associa com infecção amniótica, parto pré-termo espontâneo, aborto, rotura prematura de membranas, pré-eclâmpsia e resultados de fertilização *in vitro* e transferência de embriões (Li *et al.*, 2023; Zhao *et al.*, 2023). Sabe-se atualmente da importância da flora gastrintestinal e geniturinária na saúde, mesmo a longo prazo. Crianças nascidas de cesárea eletiva não são expostas ao canal de parto e têm desenvolvimento da microbiota comprometido. Isso altera a programação metabólica e imunológica do recém-nascido, aumentando os riscos de doenças imunes e metabólicas na vida adulta (Mueller *et al.*, 2023). Alguns resultados díspares acerca da associação de microbiota vaginal e prematuridade têm relação com variações de peso, paridade, além de características étnicas, raciais e nutricionais (Romero *et al.*, 2023).

O parto prematuro precoce (< 32 a 34 semanas) está mais associado ao microbioma vaginal do que o parto prematuro tardio (34 a 37 semanas). O *L. crispatus* parece ser fator de proteção ao parto pré-termo, enquanto o *L. iners*, a *Prevotella* e *Gardnerella* têm associação positiva e consistente com a complicação gestacional (Huang *et al.*, 2023). O microbioma vaginal com maior carga de bactérias e predomínio de anaeróbios e *L. iners* tem maior chance de parto pré-termo e rotura prematura de membranas (Goodfellow *et al.*, 2021).

Parece haver forte correlação entre a razão do *L. crispatus/L. iners* com os níveis de citocinas vaginais inflamatórias (proteína 10 induzida por interferona [IP-10], ligante 10 de quimiocina com motico C-X-C [CXCL10], interleucina 4 [IL-4], tirosinoquinase 3 semelhante ao fator estimulador de colônias de macrófagos [FLT-3]), o que, consequentemente, está associado com maior risco de parto pré-termo (Dabee *et al.*, 2021). Isso ocorre porque a produção de ácido láctico dextroxiro fica inferior à produção do ácido láctico levogiro, pois *L. iners* só é capaz de produzir este último, que detém capacidade muito limitada na proteção vaginal. O *L. crispatus* e o *L. gasseri* são capazes de produzir ácido láctico tipos D e L, enquanto o *L. jensenni* produz apenas o tipo D, e o *L. iners* produz o tipo L. Níveis elevados de L e aumento da relação L:D estimulam CD147 e MMP-8, que comprometem a integridade cervical e facilitam o movimento e a ascensão de bactérias (Onyango *et al.*, 2023).

Um quarto das mulheres pode ter VB (Houdt *et al.*, 2018). Essas mulheres são de alto risco para infecções cervicovaginais de transmissão sexual, como *Neisseria gonorrhoeae, Chlamydia trachomatis*, HIV, papilomavírus humano (HPV) e herpes-vírus tipo 2 (HSV-2), além de infecções urinárias, perda gestacional precoce e parto pré-termo (Petrova *et al.*, 2017). Além da associação de VB com rotura prematura de membranas e parto prematuro, esse perfil bacteriano indica alterações na resposta imunológica local e se associa com infecção puerperal (Severgnini *et al.*, 2022; Odogwu, 2023). Portanto, indica-se tratar todas as mulheres com diagnóstico de VB, inclusive para reduzir o risco de endometrite puerperal.

Apesar da associação com parto prematuro, há estudos controversos sobre o benefício de rastreio para VB nas mulheres assintomáticas sem risco de parto prematuro e mesmo com antecedente prematuridade. As mulheres sintomáticas devem ser sempre tratadas, com ênfase especial para o tratamento precoce, visando prevenir prematuridade (US Preventive Services Task Force *et al.*, 2021; Hoffmann *et al.*, 2023).

Uma metanálise recente não encontrou evidência de riscos perinatais associados à infecção fúngica sintomática ou assintomática na gravidez (Gigi *et al.*, 2023). Porém, um estudo recente de culturas vaginais de 3º trimestre identificou maior risco de prematuridade entre mulheres com presença de Cândida (Prodan-Barbulescu *et al.*, 2024). Assim, o tratamento da infecção fúngica assintomática permanece questionável, visto não haver estudos que comprovem seu impacto na prematuridade, mas certamente a infecção sintomática deve ser tratada para alívio dos sintomas maternos. A Figura 61.2 apresenta os principais fatores de risco associados às infecções vaginais e ao parto pré-termo.

Entende-se que a triagem de infecções sexualmente transmissíveis (IST) cervicovaginais deveria ser incorporada no cuidado pré-natal, especialmente para gestantes de maior risco. Sabe-se que algumas dessas infecções (como gonorreia, tricomoníase) estão associadas a parto prematuro, rotura prematura de membranas e natimortalidade, além de determinar doenças congênitas, como é o caso da sífilis (Andreea *et al.*, 2021; Gamberini *et al.*, 2023).

No Brasil, entre gestantes, a prevalência de clamídia foi de 9,9%, enquanto 0,6% delas tinham gonococo, 6,7% tinham tricômonas e 7,8% tinham *Mycoplasma genitalium*. Idade entre 15 e 24 anos, renda familiar baixa, sem vida marital e com mais de um parceiro na vida duplicaram o risco de ter alguma dessas infecções (Miranda *et al.*, 2024). A presença de clamídia e micoplasma foi associada ao parto prematuro (Lara-Escandell *et al.*, 2024). Não há estudos randomizados suficientes que demonstrem o impacto em redução de resultados perinatais negativos quando se adotam triagem e tratamento de clamídia (Low *et al.*, 2016). Contudo, estudo recente mostra 80% de redução do risco de prematuridade entre primíparas quando se adotaram triagem e tratamento (Wynn *et al.*, 2024).

AVALIAÇÃO CLÍNICA DA GESTANTE PARA CORRIMENTO VAGINAL

Na rotina inicial de atendimento pré-natal, está indicado o exame especular para avaliação das condições da vulva e vagina, do colo uterino, conteúdo vaginal e endocervical. Nesse exame, a coleta da citologia oncológica sem amostra endocervical deve ser realizada, se não tiver resultado de coleta recente ou se houver qualquer dúvida sobre os achados prévios. A observação do muco cervical (límpido ou turvo) e a observação das características do conteúdo vaginal, com avaliação do pH vaginal e teste de Whiff (ou das aminas – KOH 10%) podem ser realizados com custo muito baixo. A triagem de infecção vaginal por culturas inespecíficas não tem qualquer fundamento diante dessa flora vaginal variada.

A triagem de desequilíbrio da flora, no qual há redução de lactobacilos, crescimento da flora anaeróbia e aumento do pH que caracterizam a VB, não tem sido recomendada. Os estudos são heterogêneos e a metanálise não conseguiu mostrar benefício da triagem na redução de parto prematuro em mulheres assintomáticas sem e com risco aumentado de parto prematuro. Sugere-se que o perfil imunológico vaginal induz o microbioma e que essa cadeia de achados possa estar associada ao parto prematuro e a outros fatores. Assim, a VB é uma condição associada a tal alteração (US Preventive Services Task Force *et al.*, 2021).

Estudo recente de triagem com teste por biologia molecular para uso no local de atendimento, seguida de tratamento em gestantes assintomáticas, não mostrou efeito, mas sugere que análise posterior dos dados em primigestas teve impacto e que a estratégia poderá vir a ser benéfica para reduzir parto prematuro nesse grupo de mulheres (Bretelle *et al.*, 2023). Outra publicação sugeriu que o uso de clorexidina vaginal na primeira metade da gestação poderia reduzir os partos prematuras em 46% (Morales-Roselló *et al.*, 2023). Resultados similares terão que ser mais bem explorados.

Quando a gestante é sintomática nos casos de VB, pode haver certo desconforto vaginal e corrimento de odor fétido, embora a maioria seja assintomática e não associada a processos inflamatórios (Figura 61.3). Para mulheres que se queixam de qualquer sintoma, a avaliação e o tratamento se impõem.

É possível inferir o diagnóstico pela observação dos sinais que compõem os critérios de Amsell (Tabela 61.1). Se o conteúdo tem aspecto mais fluido, discreto, branco-acinzentado, com finas bolhas, o pH dele é acima de 4,5 e apresenta teste das aminas positivo, configuram-se três critérios clínicos positivos.

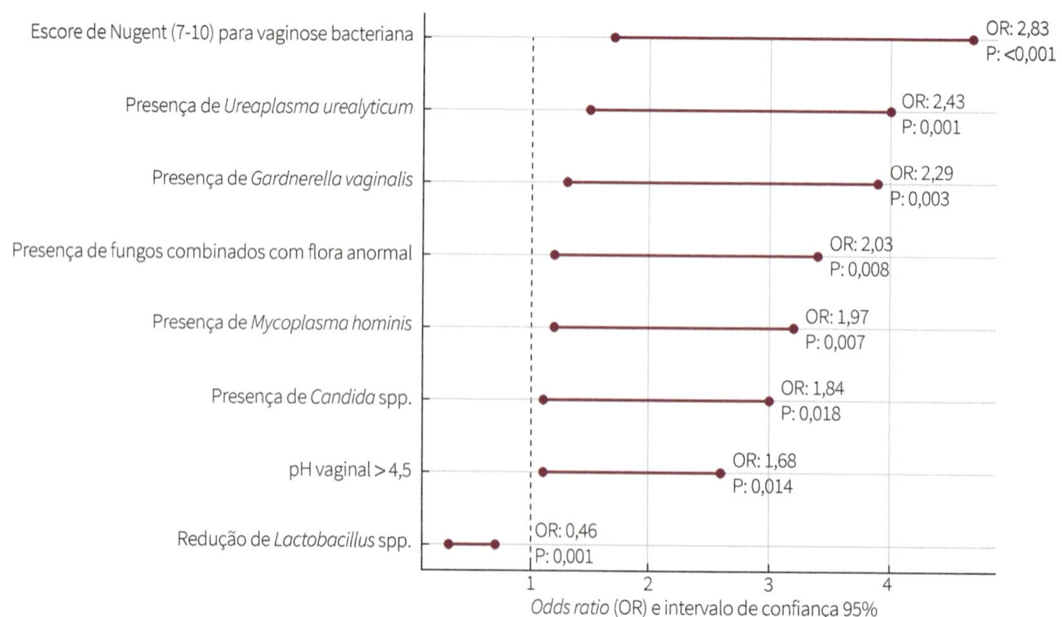

Figura 61.2 Gráfico de floresta dos fatores de risco associados e parto pré-termo. (Adaptada de: Prodan-Barbulescu *et al.*, 2024.)

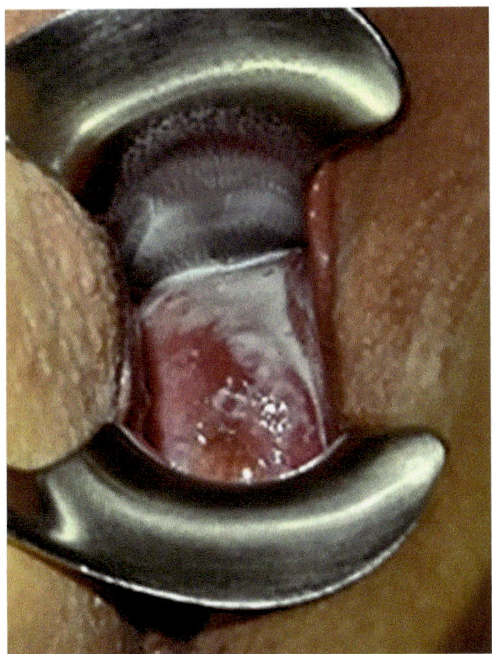

Figura 61.3 Exame especular com o diagnóstico de vaginose bacteriana. (Fonte: Arquivo AIG/Rose Amaral.)

Tabela 61.1 Critérios clínicos de Amsell para diagnóstico de vaginose bacteriana (VB).

Será VB se ao menos três critérios forem positivos *clue cells* (microscopia a fresco):
• pH vaginal > 4,5 • Teste de aminas positivo • Corrimento fino e homogêneo, levemente bolhoso

Ainda que o diagnóstico possa ser presumido pelos critérios de Amsell, a coloração pelo método de Gram, aplicado em uma lâmina com esfregaço do conteúdo vaginal, seria a maneira ideal de analisar as alterações da flora. No esfregaço normal, observam-se algumas células epiteliais e lactobacilos (Figura 61.4), o que difere da imagem com *clue cells*, que caracteriza a VB (Figura 61.5).

Os critérios microscópicos bacteriológicos de Nugent, em lâmina corada pelo método de Gram, permitem calcular um escore que identifica a presença de VB (Tabela 61.2).

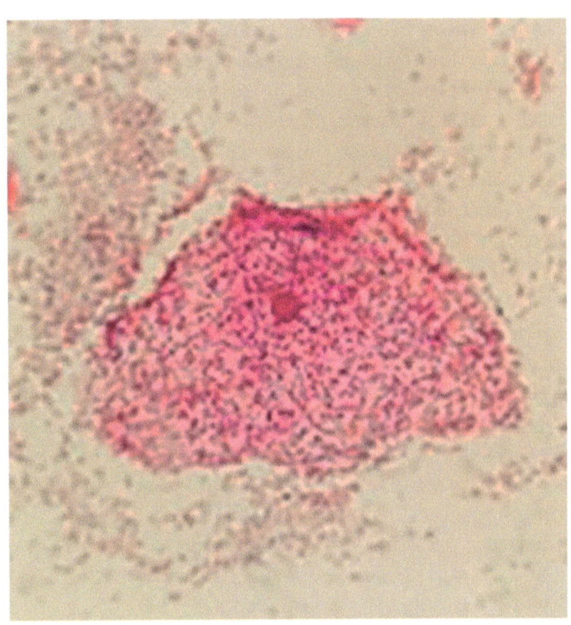

Figura 61.5 Microscopia vaginal flora 3, com *clue cells*. (Fonte: Arquivo AIG/Rose Amaral.)

Tabela 61.2 Escore de Nugent para diagnóstico de vaginose bacteriana (VB).

Escore	LB	GV, *Bacterioides*	Bacilos curvos	Quantificação das bactérias em lâmina (Gram)
0	4+	0	0	0 ausência de bactérias
1	3+	1+	1+ ou 2+	1+ < 1 bactéria/campo
2	2+	2+	3+ ou 4+	2+ 1 a 5 bactérias/campo
3	1+	3+	–	3+ 6 a 30 bactérias/campo
4	0	4+		4+ > 30 bactérias/campo

Interpretação do resultado: 0 a 3 – negativo para VB; 4 a 6 – microbiota alterada; 7 ou mais – VB. GV: *Gardnerella vaginalis*. (Adaptada de: Brasil, 2022.)

Se a característica do corrimento for esverdeada, com bolhas, com aminas positivas, a observação da secreção em lâmina, recoberta por uma gota de soro fisiológico, poderá permitir a observação dos *Trichomonas* e sua cauda, movendo-se na lâmina (Figura 61.6).

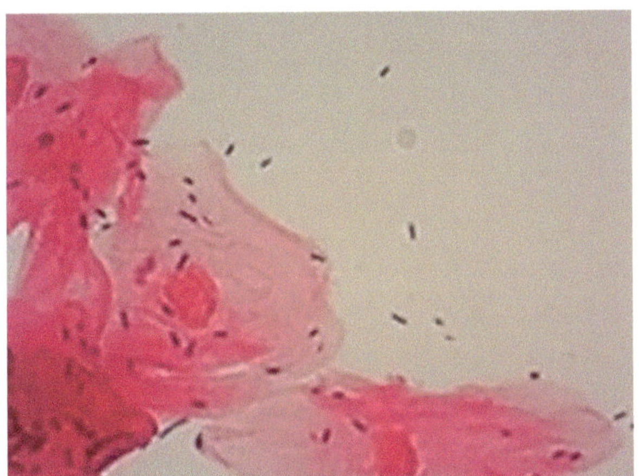

Figura 61.4 Microscopia vaginal normal. (Fonte: Arquivo AIG/Rose Amaral.)

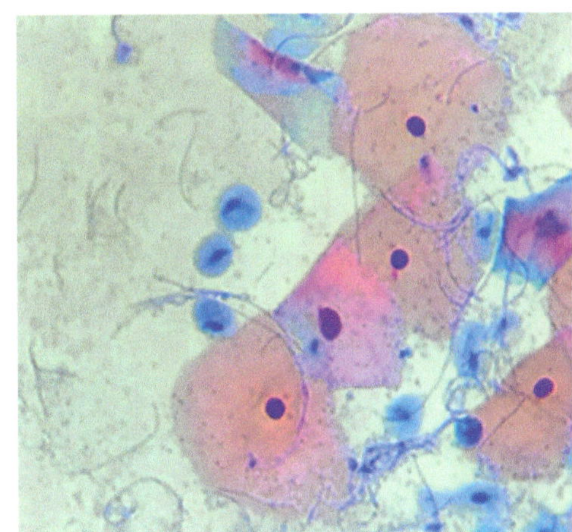

Figura 61.6 Citologia vaginal, *Trichomonas* e *Leptothrix*. (Imagem gentilmente cedida por Michele Discacciati.)

Nas gestantes nas quais o exame ginecológico mostra caraterísticas de candidíase vaginal, com abundante conteúdo branco cremoso, pH vaginal baixo, o tratamento pode ser realizado com medicamentos tópicos. Se for possível, realizar microscopia a fresco, pois a presença de hifas confirma o diagnóstico.

Na lâmina corada por Gram ou coberta por KOH 10% (hidróxido de potássio), a imagem das hifas representa o fungo em multiplicação, portanto, em uma fase patogênica (Figura 61.7). Esse é o achado quando há candidíase.

Quando se identifica o muco endocervical com aspecto turvo ou purulento, é preciso pensar na possibilidade de infecção por clamídia e/ou gonorreia. Nesses casos, está indicada a realização de exames laboratoriais de confirmação. Não havendo disponibilidade, o tratamento por presunção (ou sindrômico) deve ser iniciado (Brasil, 2022). O tratamento da gestante deve ser acompanhado pelo tratamento também da parceria sexual. Idealmente, a triagem de *C. trachomatis* e *N. gonorrhoeae* de todas as gestantes abaixo de 30 anos deveria ser realizada utilizando-se exames de biologia molecular (Brasil, 2022).

Indicam-se exame ginecológico e avaliação segundo fluxograma clínico proposto pelo Ministério da Saúde (Brasil, 2022), que apresenta a abordagem sindrômica do corrimento vaginal (Figura 61.8).

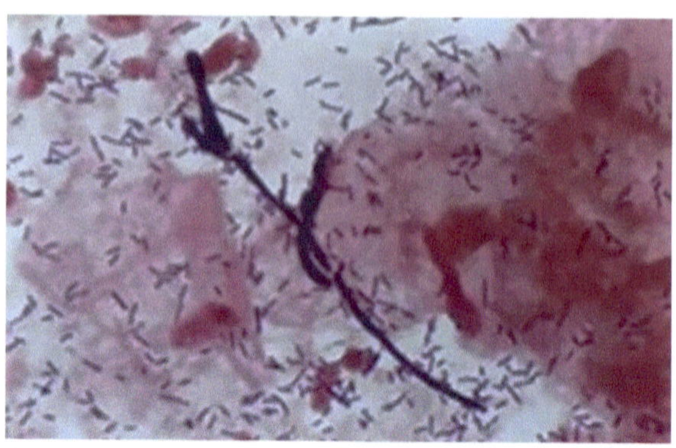

Figura 61.7 Microscopia vaginal flora 1 com hifas. (Fonte: Arquivo AIG/Rose Amaral.)

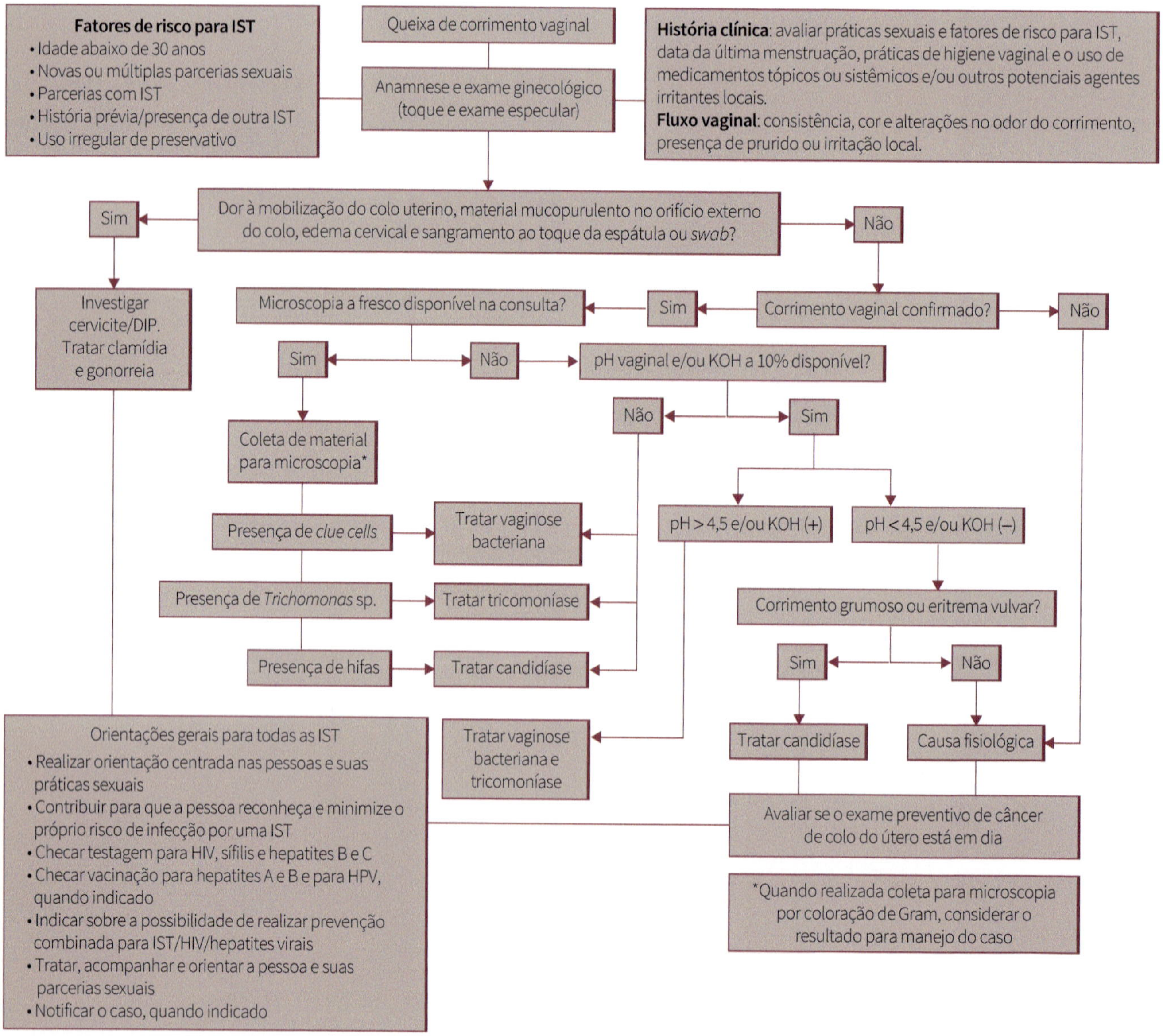

Fatores de risco para IST
- Idade abaixo de 30 anos
- Novas ou múltiplas parcerias sexuais
- Parcerias com IST
- História prévia/presença de outra IST
- Uso irregular de preservativo

Queixa de corrimento vaginal

Anamnese e exame ginecológico (toque e exame especular)

História clínica: avaliar práticas sexuais e fatores de risco para IST, data da última menstruação, práticas de higiene vaginal e o uso de medicamentos tópicos ou sistêmicos e/ou outros potenciais agentes irritantes locais.
Fluxo vaginal: consistência, cor e alterações no odor do corrimento, presença de prurido ou irritação local.

Dor à mobilização do colo uterino, material mucopurulento no orifício externo do colo, edema cervical e sangramento ao toque da espátula ou *swab*?

Sim → Investigar cervicite/DIP. Tratar clamídia e gonorreia

Não → Corrimento vaginal confirmado?

Não → Causa fisiológica

Sim → Microscopia a fresco disponível na consulta?

Sim → Coleta de material para microscopia*
- Presença de *clue cells* → Tratar vaginose bacteriana
- Presença de *Trichomonas* sp. → Tratar tricomoníase
- Presença de hifas → Tratar candidíase

Não → pH vaginal e/ou KOH a 10% disponível?

Não → Tratar vaginose bacteriana; Tratar tricomoníase; Tratar candidíase

Sim →
- pH > 4,5 e/ou KOH (+) → Tratar vaginose bacteriana e tricomoníase
- pH < 4,5 e/ou KOH (–) → Corrimento grumoso ou eritrema vulvar?
  - Sim → Tratar candidíase
  - Não → Causa fisiológica

Avaliar se o exame preventivo de câncer de colo do útero está em dia

Orientações gerais para todas as IST
- Realizar orientação centrada nas pessoas e suas práticas sexuais
- Contribuir para que a pessoa reconheça e minimize o próprio risco de infecção por uma IST
- Checar testagem para HIV, sífilis e hepatites B e C
- Checar vacinação para hepatites A e B e para HPV, quando indicado
- Indicar sobre a possibilidade de realizar prevenção combinada para IST/HIV/hepatites virais
- Tratar, acompanhar e orientar a pessoa e suas parcerias sexuais
- Notificar o caso, quando indicado

*Quando realizada coleta para microscopia por coloração de Gram, considerar o resultado para manejo do caso

Figura 61.8 Abordagem sindrômica do corrimento vaginal. DIP: doença inflamatória pélvica; HIV: vírus da imunodeficiência humana; HPV: papilomavírus humano; IST: infecção sexualmente transmissível. (Fonte: Brasil, 2022.)

TRATAMENTO DAS INFECÇÕES VAGINAIS BACTERIANAS E FÚNGICAS NA GRAVIDEZ

O tratamento da VB nas mulheres grávidas deve incluir, no primeiro trimestre, clindamicina 300 mg, via oral, 2 vezes/dia, por 7 dias e, após o primeiro trimestre, usar metronidazol 250 mg, 1 comprimido por via oral, 3 vezes/dia, por 7 dias. Aparentemente, doses menores que 1 g são efetivas para tratamento de VB em grávidas, além dos regimes alternativos de clindamicina por via oral e óvulos de clindamicina, sem risco ao binômio. Não há evidência suficiente para recomendar probióticos (Brasil, 2022).

Na presença de tricomoníase vaginal, recomenda-se o tratamento da gestante com metronidazol 400 mg, 5 comprimidos, via oral, dose única (dose total 2 g) ou metronidazol 250 mg, 2 comprimidos, via oral, 2 vezes/dia, por 7 dias. Sempre que for utilizado metronidazol, a gestante deve ser advertida do efeito *antabuse*, gerador de sintomas como mal-estar, náuseas, tonturas e gosto metálico na boca, associados ao consumo de álcool na vigência do tratamento (Brasil, 2022).

O tratamento de infecção fúngica por *C. albicans* em gestantes só deve ser feito por via tópica, com miconazol creme a 2%, via vaginal, um aplicador cheio à noite ao deitar, por 7 dias, ou nistatina 100.000 UI, uma aplicação, via vaginal, à noite ao deitar, por 14 dias (Brasil, 2022). Casos de repetição devem ser conduzidos com identificação do espécime do fungo (*C. glabrata, C. albicans*) por cultura em meio específico e verificação de presença de outros fatores facilitadores, como obesidade e diabetes não controlado, além de hábitos de higiene. A gravidez é sabidamente uma condição de maior risco de candidíase vulvovaginal e o objetivo principal do tratamento das infecções fúngicas da gestação é proporcionar o bem-estar à gestante. Devido à hiperoferta de glicogênio aos lactobacilos vaginais, os episódios de candidíase na gestação podem se repetir (Vieira-Baptista *et al.*, 2023).

Na presença de cervicite ou confirmação de infecção endocervical por gonococo, preconiza-se o tratamento com ceftriaxona 500 mg, intramuscular, dose única. Se a infecção é por clamídia, o tratamento recomendado é azitromicina 500 mg, 2 comprimidos, via oral, dose única. Caso o diagnóstico não permita identificar essas infecções separadamente, o tratamento recomendado inclui ambos os medicamentos. Sendo infecção de transmissão sexual, a parceria sexual deverá ser também tratada (Brasil, 2022).

REFERÊNCIAS BIBLIOGRÁFICAS

AMERICAN COLLEGE OF OBSTETRICIANS AND GYNECOLOGISTS. Committee Opinion n. 797. Prevention of group B streptococcal early-onset disease in newborns. *Obstetrics & Gynecology*, v. 135, n. 2, p. e-51-e72, 2020.

ANDREEA, W.; MCKINNISH, T. R.; DUNCAN, J. A. Nonviral sexually transmitted infections in pregnancy: current controversies and new challenges. *Current Opinion in Infectious Diseases*, v. 34, n. 1, p. 40-49, 2021.

AVERSHINA, E.; SLANGSVILD, S.; SIMPSON, M. R. *et al.* Diversity of vaginal microbiota increases by the time of labor onset. *Scientific Reports*, v. 7, n. 17558, p. 1-7, 2017.

BISANZ, J. E.; ENOS, M. K.; PRAYGOD, G. *et al.* Microbiota at multiple body sites during pregnancy in a rural Tanzanian population and effects of Moringa-supplemented probiotic yogurt. *Applied and Environmental Microbiology*, v. 81, n. 15, p. 4965-4975, 2015.

BRASIL. Ministério da Saúde. Secretaria de Vigilância em Saúde. Departamento de Doenças de Condições Crônicas e Infecções Sexualmente Transmissíveis. *Protocolo Clínico e Diretrizes Terapêuticas para Atenção Integral às Pessoas com Infecções Sexualmente Transmissíveis (IST).* Brasília, DF: Ministério da Saúde, 2022. 215 p. Disponível em: https://www.gov.br/aids/pt-br/central-de-conteudo/pcdts/2022/ist/pcdt-ist-2022_isbn-1.pdf/view. Acesso em: 20 maio 2024.

BRETELLE, F.; LOUBIÈRE, S.; DESBRIERE, R. *et al.* Effectiveness and costs of molecular screening and treatment for bacterial vaginosis to prevent preterm birth: The AuTop Randomized Clinical Trial. *Journal of the American Medical Association Pediatrics*, v. 177, n. 9, p. 894-902, 2023.

CAUCI, S.; DRIUSSI, S.; GUASCHINO, S. *et al.* Correlation of local interleukin- 1beta levels with specific IgA response against Gardnerella vaginalis cytolysin in women with bacterial vaginosis. *American Journal of Reproductive Immunology*, v. 47, n. 5, p. 257-264, 2002.

DABEE, S.; PAPSSMORE, J-A.; HEFFRON, R. *et al.* The complex link between the female genital microbiota, genital infections and inflammation. *Infection and Immunity*, v. 89, n. 5, p. e00487-20, 2021.

GAMBERINI, C.; JULIANA, N. C. A.; BROUWER, L. de. *et al.* The association between adverse pregnancy outcomes and non-viral genital pathogens among women living in sub-Saharan Africa: a systematic review. *Frontiers in Reproductive Health*, v. 5, p. 1-13, 2023.

GIGI, R. M. S.; BUITRAGO-GARCIA, D.; TAGHAVI, K. *et al.* Vulvovaginal yeast infections during pregnancy and perinatal outcomes: systematic review and meta-analysis. *BioMed Central Women's Health*, v. 23, n. 116, p. 1-12, 2023.

GOODFELLOW, L.; VERWIJS, M. C.; CARE, A. *et al.* Vaginal bacterial load in the second trimester is associated with early preterm birth recurrence: a nested case-control study. *British Journal of Obstetrics and Gynaecology*, v. 128, n. 13, p. 2061-2072, 2021.

HOFFMANN, E.; VÁNCSA, S.; VÉRADI, A. *et al.* Routine screening of abnormal vaginal flora during pregnancy reduces the odds of preterm birth: a systematic review and meta-analysis. *Scientific Reports*, v. 13, n. 13897, p. 1-10, 2023.

HOUDT, R. van.; MA, B.; BRUISTEN, S. M. *et al.* Lactobacillus iners-dominated vaginal microbiota is associated with increased susceptibility to Chlamydia trachomatis infection in Dutch women: a case-control study. *Sexually Transmitted Infections*, v. 94, n. 2, p. 117-123, 2018.

HUANG, C.; GIN, C.; FETTWEIS, J. *et al.* Meta-analysis reveals the vaginal microbiome is a better predictor of earlier than later preterm birth. *BioMed Central Biology*, v. 25, n. 1, p. 199, 2023.

LARA-ESCANDELL, M.; GAMBERINI, C.; JULIANA, N. C. A. *et al.* The association between non-viral sexually transmitted infections and pregnancy outcome in Latin America and the Caribbean: A systematic review. *Heliyon*, v. 10. n. 1, p. e23338, 2024.

LI, X.; TIAN, Z.; CUI, R. *et al.* Association between pregestational vaginal dysbiosis and incident hypertensive disorders of pregnancy risk: a nested case-control study. *mSphere*, v. 8, n. 3, p. 00096-23, 2023.

LOW, N.; REDMOND, S.; UUSKÜLA, A. *et al.* Screening for genital chlamydia infection. *Cochrane Database of Systematic Reviews*, v. 9, n. 9, p. 1-55, 2016.

MARCONI, C., EL-ZEIN, M., RAVEL, J. *et al.* Characterization of the vaginal microbiome in women of reproductive age from five regions in Brazil. *Sexually Transmitted Diseases*, v. 47, n. 8, p. 562-569, 2020.

MIRANDA, A. E.; GASPAR, P. C.; SCHÖRNER, M. A. *et al.* Prevalence of Chlamydia trachomatis, Neisseria gonorrhoeae, Trichomonas vaginalis, and Mycoplasma genitalium and risk factors among pregnant women in Brazil: Results from the national molecular diagnosis implementation project. *International Journal of Gynecology & Obstetrics*, v. 166, n. 1, p. 71-79, 2024.

MORALES-ROSELLÓ, J.; LOSCALZO, G.; MARTÍNEZ-VAREA, A. *et al.* Primary prevention with vaginal chlorhexidine before 16 weeks reduces the incidence of preterm birth: results of the Preterm Labor Prevention Using Vaginal Antiseptics study. *American Journal of Obstetrics and Gynecology Global Reports*, v. 3, n. 4, p. 1-8, 2023.

MUELLER, N. T.; DIFFERDING, M. K.; SUN, H. *et al.* Maternal bacterial engraftment in multiple body sites of cesarean section born neonates after vaginal seeding-a randomized controlled trial. *mBio*, v. 14, n. 3, p. e004912, 2023.

NUNN, K. L.; WITKIN, S. S.; SCHNEIDER, G. M. *et al.* Changes in the vaginal microbiome during the pregnancy to postpartum transition. *Reproductive Sciences*, v. 28, n. 7, p. 1996-2005, 2021.

ODOGWU, N. M. Role of short interpregnancy interval, birth mode, birth practices, and the postpartum vaginal microbiome in preterm birth. *Frontiers in Reproductive Health*, v. 4, p. 1-9, 2023.

ONYANGO, S.; MI, J. D.; KOECH, A. *et al.* Corrigendum: Microbiota dynamics, metabolic and immune interactions in the cervicovaginal environment and their role in spontaneous preterm birth. *Frontiers in Immunology*. v. 14, p. 1-16, 2023.

PETROVA, M. I.; REID, G.; VANEECHOUTTE, M. *et al.* Lactobacillus iners: Friend or Foe? *Trends in Microbiology*, v. 25, n. 3, p. 182-191, 2017.

PRODAN-BARBULESCU, C.; BRATOSIN, F.; FOLESCU, R. *et al.* Analysis of vaginal microbiota variations in the third trimester of pregnancy and their correlation with preterm birth: a case-control study. *Microorganisms*, v. 12, n. 2, p. 417, 2024.

RAVEL, J.; GAJER, P.; ABDO, Z. *et al.* Vaginal microbiome of reproductive-age women. *Proceedings of the National Academy of Sciences*, v. 108, Suppl. 1, p. 4680-4687, 2011.

ROMERO, R.; THEIS, K. R.; GOMEZ-LOPEZ, N. *et al.* The vaginal microbiota of pregnant women varies with gestational age, maternal age, and parity. *Microbiology Spectrum*, v. 11, n. 4, p. 03429-22, 2023.

SEVERGNINI, M.; MORSELLI, S.; CAMBONI, T. *et al.* Gardnerella vaginalis clades in pregnancy: new insights into the interactions with the vaginal microbiome. *PLoS One*, v. 17, n. 6, p. e0269590, 2022.

US PREVENTIVE SERVICES TASK FORCE; KRIST, A. H.; DAVIDSON, K. W. *et al.* Screening for bacterial vaginosis in pregnant persons to prevent preterm delivery: US Preventive Services Task Force recommendation statement. *Journal of the American Medical Association*, v. 325, n. 10, p. 962-970, 2021.

VIEIRA-BAPTISTA, P.; STOCKDALE, C. K.; SOBEL, J. *Recomendações para o diagnóstico e tratamento das vaginites*. Lisboa: Admedic, 2023.

WYNN, A.; MUSSA, A.; RYAN, R. *et al.* Evaluating Chlamydia trachomatis and Neisseria gonorrhoeae screening and treatment among asymptomatic pregnant women to prevent preterm birth and low birthweight in Gaborone, Botswana: A secondary analysis from a non-randomised, cluster-controlled trial. *British Journal of Obstetrics and Gynaecology*, p. 1-11, 2024.

ZHAO, F.; HU, X.; YING, C. Advances in research on the relationship between vaginal microbiota and adverse pregnancy outcomes and gynecological diseases. *Microorganisms*, v. 11, n. 4, p. 991, 2023.

ZIERDEN, H. C.; DELONG, K.; ZULFIGAR, F. *et al.* Cervicovaginal mucus barrier properties during pregnancy are impacted by the vaginal microbiome. *Frontiers in Cellular and Infection Microbiology*, v. 13, p. 1-14, 2023.

CAPÍTULO 62

Toxoplasmose e Gravidez

Nadia Stella Viegas dos Reis

INTRODUÇÃO

A toxoplasmose é uma infecção com distribuição mundial, causada pelo *Toxoplasma gondii*, um protozoário parasita intracelular que infecta animais e humanos.

A infecção por toxoplasma normalmente é assintomática em hospedeiros imunocompetentes. No entanto, podem ocorrer doenças graves, mais frequentemente no contexto de imunossupressão ou infecção congênita. O feto, o recém-nascido e o bebê com infecção congênita por *Toxoplasma* correm risco de complicações associadas à infecção, particularmente doenças da retina, que podem continuar na idade adulta (Guerina e Marquez, 2024).

PREVALÊNCIA

Nos EUA, a soroprevalência entre as mulheres em idade fértil (15 a 44 anos) foi de 7,5% em 2011 a 2014, em comparação com 11% em 1999 a 2004 e 15% em 1988 a 1994 (Jones *et al.*, 2018). Não estão disponíveis dados recentes robustos.

No Brasil, a soroprevalência para toxoplasmose na população adulta pode variar entre 40 e 80% (Walcher *et al.*, 2016).

Quanto à incidência de toxoplasmose congênita, os dados são limitados nos países desenvolvidos. Nos EUA, uma revisão estimou que a incidência de infecção primária aguda foi de 0,2 por 1.000 gestantes (Maldonado *et al.*, 2017). Em um levantamento epidemiológico realizado nos países da União Europeia, foram notificados 176 casos confirmados de toxoplasmose congênita no ano de 2019, dos quais 76% eram da França, reflexo de uma triagem ativa de mulheres grávidas. Foi observada, nesse estudo, taxa de notificação de 5,1 casos por 100.000 nascidos vivos e queda da taxa de notificação no período entre 2015 e 2019. Além disso, o número de casos notificados e a taxa de notificação diminuíram no período entre 2015 e 2019 (ECDC, 2022).

No Brasil, apresentamos alta taxa de toxoplasmose congênita. Prata *et al.* (2023) analisaram a incidência de toxoplasmose congênita nas regiões brasileiras durante os anos de 2019 a 2022. Nesse período, houve um total de 40.732 notificações de novos casos, a saber: em 2019, 8.436 (20,71%); em 2020, 9.126 (22,40%); em 2021, 11.050 (27,12%); e, em 2022, 12.120 (29,75%). Esse estudo constatou que entre 2019 e 2022 ocorreu um aumento de 43,66% da frequência de novos casos de toxoplasmose congênita. O Sudeste apresenta, em valores absolutos, a maior relação de incidência pelo período dos 4 anos, com um total de 12.800 (31,42%) casos, seguido pelo Nordeste, com o valor de 11.561 (28,38%).

MICROBIOLOGIA

Toxoplasma gondii é um protozoário parasita intracelular, com ciclo de vida bifásico único, composto por um ciclo sexual que ocorre exclusivamente em felinos e um ciclo assexuado que pode ocorrer em outros animais e nos seres humanos (Figura 62.1).

Os felinos adquirem a infecção pela ingestão de oocistos no solo ou cistos de tecidos de pequenas presas (pássaros e roedores). O ciclo de vida sexuado ocorre nos felinos e começa quando o parasita é ingerido.

O parasita retorna ao ambiente por meio das fezes dos felinos (em geral, gatos nos ambientes urbanos), onde passam por esporulação, produzindo oocistos. Os oocistos são formados, excretados e tornam-se infecciosos após 24 horas (ver Figura 62.1). Durante a infecção primária, o gato pode eliminar milhões de oocistos diariamente por até 3 semanas (Guerina e Marquez, 2024), e eles podem permanecer infecciosos por mais de 1 ano, especialmente em ambientes quentes e úmidos (Petersen e Mandelbrot, 2024).

O ciclo de vida assexuado começa quando um hospedeiro intermediário (porco, galinhas, ovelhas e ser humano) ingere esses oocistos. Uma vez ingeridos, as células epiteliais do intestino delgado são infectadas, os oocistos se rompem e liberam esporozoítos, que se dividem e se transformam em taquizoítos, característicos da fase aguda. Os taquizoítos então se movem através das circulações sanguínea e linfática para órgãos diversos, como tecido nervoso, músculos e vísceras. Quando um órgão-alvo é alcançado, a replicação ocorre e, consequentemente, a destruição celular, principal responsável pelas manifestações clínicas da toxoplasmose (Guerina e Marquez, 2024).

Com uma resposta imune adequada, os taquizoítos são sequestrados em cistos teciduais e formam bradizoítos. Os bradizoítos são indicativos do estágio crônico da infecção e podem persistir por toda a vida do indivíduo (Guerina e Marquez, 2024) (ver Figura 62.1).

Existem quatro meios de os seres humanos adquirirem toxoplasmose (Tenter *et al.*, 2000) (ver Figura 62.1):

- Ingestão de oocistos infecciosos do ambiente (geralmente do solo ou de fontes de água doce contaminadas com fezes de felino) ou de frutas ou vegetais contaminados
- Ingestão de cistos teciduais com bradizoítos na carne de animal infectado
- Transmissão vertical de mãe infectada para seu feto na forma de taquizoíto
- Transmissão por meio de transplante de órgão de doador infectado ou transfusão de sangue (raro).

Em países desenvolvidos, acredita-se que a principal fonte de infecção materna seja a ingestão do parasita na forma de bradizoíto, contido em carnes ou seus produtos crus ou malcozidos. Animais como porcos, galinhas, cordeiros e cabras tornam-se infectados pelas mesmas vias que os seres humanos, resultando em carne contendo bradizoítos. A ingestão materna, na forma de esporozoíto (um oocisto esporulado contém

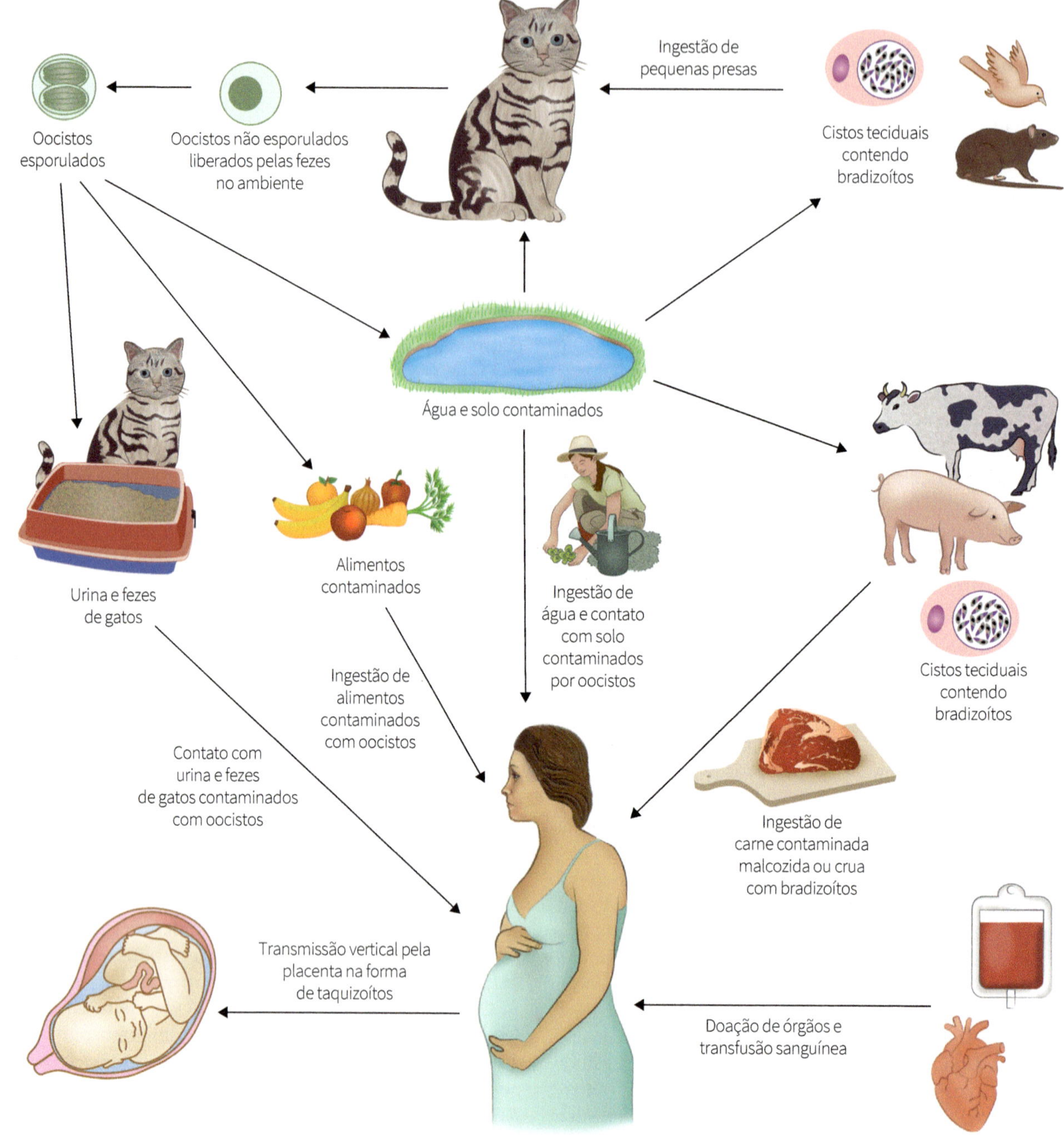

Figura 62.1 Ciclo de vida do *Toxoplasma gondii*.

quatro esporozoítos) ocorre pelo contato com solo contaminado ou consumo de água, frutas ou vegetais contaminados (Peyron *et al.*, 2016).

Genótipos

Existem três genótipos principais de *T. gondii* (tipos I, II e III), que são prevalentes em diferentes áreas geográficas e podem impactar a apresentação clínica da infecção por *T. gondii* (Dardé, 2008). Na Europa, onde o genótipo II está presente, 80 a 90% dos indivíduos infectados são assintomáticos. Isso contrasta com as Américas do Sul e Central, onde outros genótipos estão presentes e a infecção está associada a uma taxa mais elevada e a maior gravidade da doença (Ferreira *et al.*, 2011). Uma mistura dos genótipos I e II é a mais prevalente na América do Norte.

QUADRO CLÍNICO MATERNO

Manifestações clínicas

A infecção materna aguda é geralmente assintomática (≥ 80% dos casos). Quando ocorrem sintomas de infecção, eles geralmente são inespecíficos e leves: febre, calafrios, sudorese, dores de cabeça, mialgias, faringite, hepatoesplenomegalia e/ou erupção cutânea maculopapular difusa não pruriginosa. Os episódios febris costumam durar de 2 a 3 dias (Petersen e Mandelbrot, 2024).

A linfadenopatia é o sintoma mais comum. É tipicamente bilateral, simétrica, indolor e cervical, e, ao contrário da febre, que dura alguns dias, a linfadenopatia pode persistir durante semanas (McCabe *et al.*, 1987).

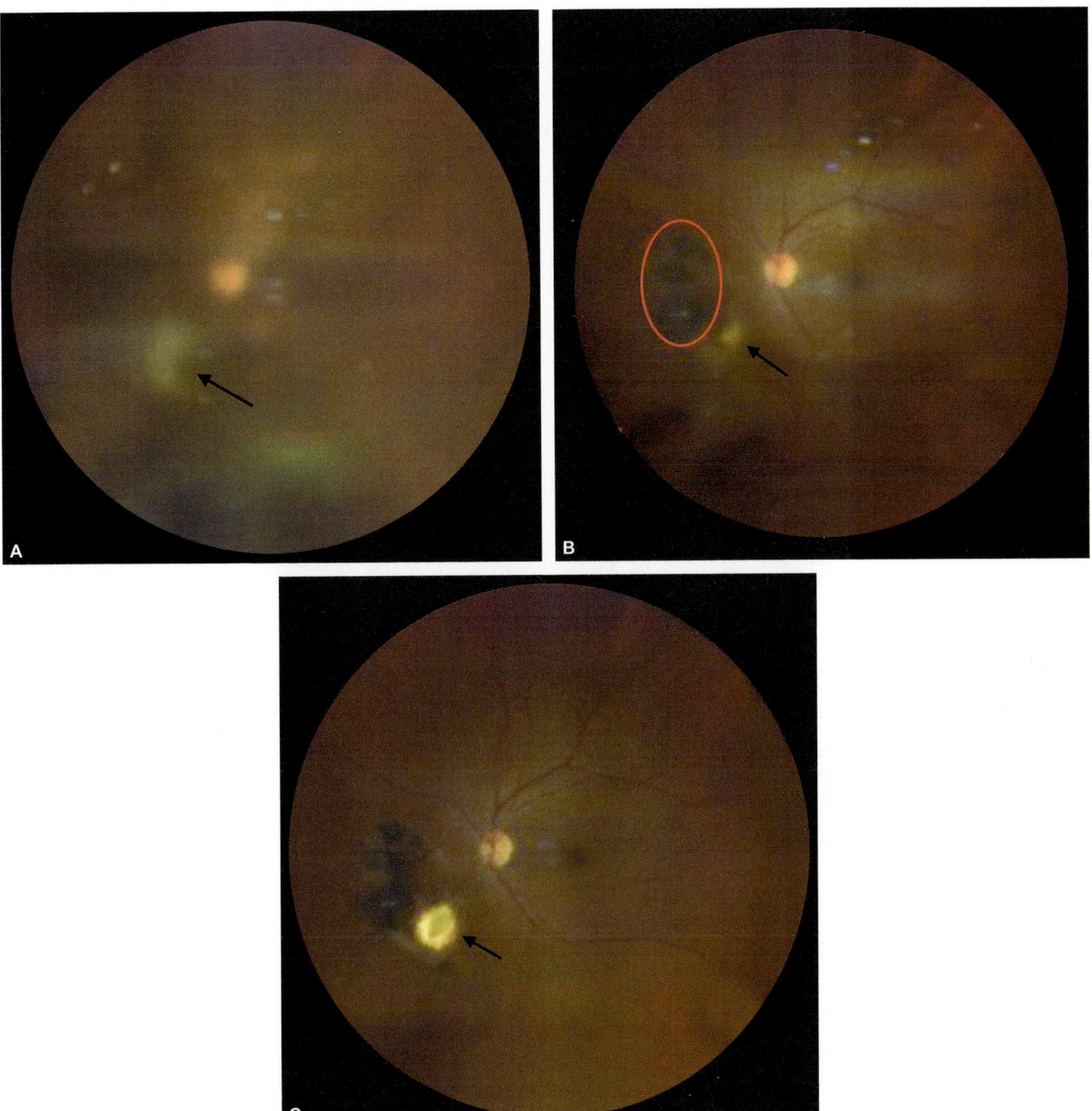

Figura 62.2 Coriorretinite. **A.** Lesão de coriorretinite exsudativa (*seta*) inferior ao nervo óptico e opacidade vítrea difusa. **B.** Lesão de coriorretinite (*seta*) em regressão após 45 dias de tratamento. Melhora da opacidade vítrea. É possível visualizar cicatrizes pigmentadas inativas satélites (*elipse*). **C.** Aspecto após 1 ano do tratamento. Vítreo transparente, cicatrizes pigmentadas antigas e cicatriz atrófica inativa (*seta*). (Imagens cedidas pelo Dr. Fabio Yamasato Yonamine.)

Acometimento ocular (coriorretinite, uveíte posterior) (Figura 62.2) pode ocorrer na infecção congênita ou adquirida, como resultado da infecção aguda ou da reativação da doença. Apresenta-se com perda visual ou moscas volantes (Petersen e Mandelbrot, 2024).

Diagnóstico diferencial

O diagnóstico diferencial das características clínicas da toxoplasmose inclui infecção aguda pelo vírus Epstein-Barr, infecção por citomegalovírus, infecção pelo HIV, sífilis, infecção por Zika vírus, sarcoidose e linfoma (Petersen e Mandelbrot, 2024).

PATOGÊNESE DA INFECÇÃO FETAL

A transmissão vertical pode ocorrer durante a fase parasitêmica, dias após a infecção materna e antes do desenvolvimento de uma resposta sorológica materna, ou secundariamente, após a infecção da placenta (Robert-Gangneux *et al.*, 2011). Uma vez ocorrida a infecção fetal, a produção e a transferência placentária de IgG materna não atenuam as sequelas fetais (Ferguson *et al.*, 2013).

A reativação da toxoplasmose latente durante a gravidez, levando à infecção congênita, poderia ocorrer em gestantes infectadas pelo HIV e gravemente imunocomprometidas, ou em uso de terapias imunossupressoras, mas o risco parece estar ausente ou muito baixo (Remington *et al.*, 2015).

O risco de transmissão ao feto durante infecção materna aguda varia dependendo da idade gestacional durante a qual ocorre a infecção materna. À medida que a idade gestacional aumenta, o risco de infecção no feto aumenta, mas a gravidade da doença diminui, com redução acentuada nas lesões intracranianas com maior idade gestacional na soroconversão e redução menos acentuada nas lesões oculares (SYROCOT Study Group *et al.*, 2007).

Além do momento da infecção fetal, as diferenças genotípicas e a virulência das cepas de *T. gondii*, a carga parasitária, os fatores imunológicos maternos/fetais e as respostas do hospedeiro também podem ter impacto na gravidade da doença na toxoplasmose congênita (Gilbert *et al.*, 2008; Peyron *et al.*, 2016).

ACHADOS ULTRASSONOGRÁFICOS NA TOXOPLASMOSE CONGÊNITA

Os seguintes achados ultrassonográficos foram descritos (Hohlfeld *et al.*, 1991; Codaccioni *et al.*, 2020) (Figura 62.3):

- Focos hiperecogênicos intracranianos (calcificações/densidades)
- Dilatação ventricular/hidrocefalia
- Intestino ecogênico
- Hepatoesplenomegalia
- Calcificações/densidades intra-hepáticas
- Restrição de crescimento
- Ascite
- Efusões pericárdicas e/ou pleurais
- Hidropisia fetal
- Morte fetal
- Densidades placentárias e/ou aumento da espessura.

Os achados ultrassonográficos sugestivos de infecção fetal podem aparecer mais tardiamente; portanto, aguardar alterações no ultrassom para diagnosticar toxoplasmose congênita não é adequado. Em gestantes com acompanhamento e/ou tratamento de toxoplasmose, recomenda-se a ultrassonografia mensal ou bimensal (Brasil, 2022).

QUADRO CLÍNICO NA TOXOPLASMOSE CONGÊNITA

Apenas aproximadamente 10 a 30% dos recém-nascidos com toxoplasmose congênita apresentam sinais e sintomas clinicamente aparentes no nascimento ou na primeira infância (Guerina *et al.*, 1994; Tamma, 2007). A chamada "tríade clássica"

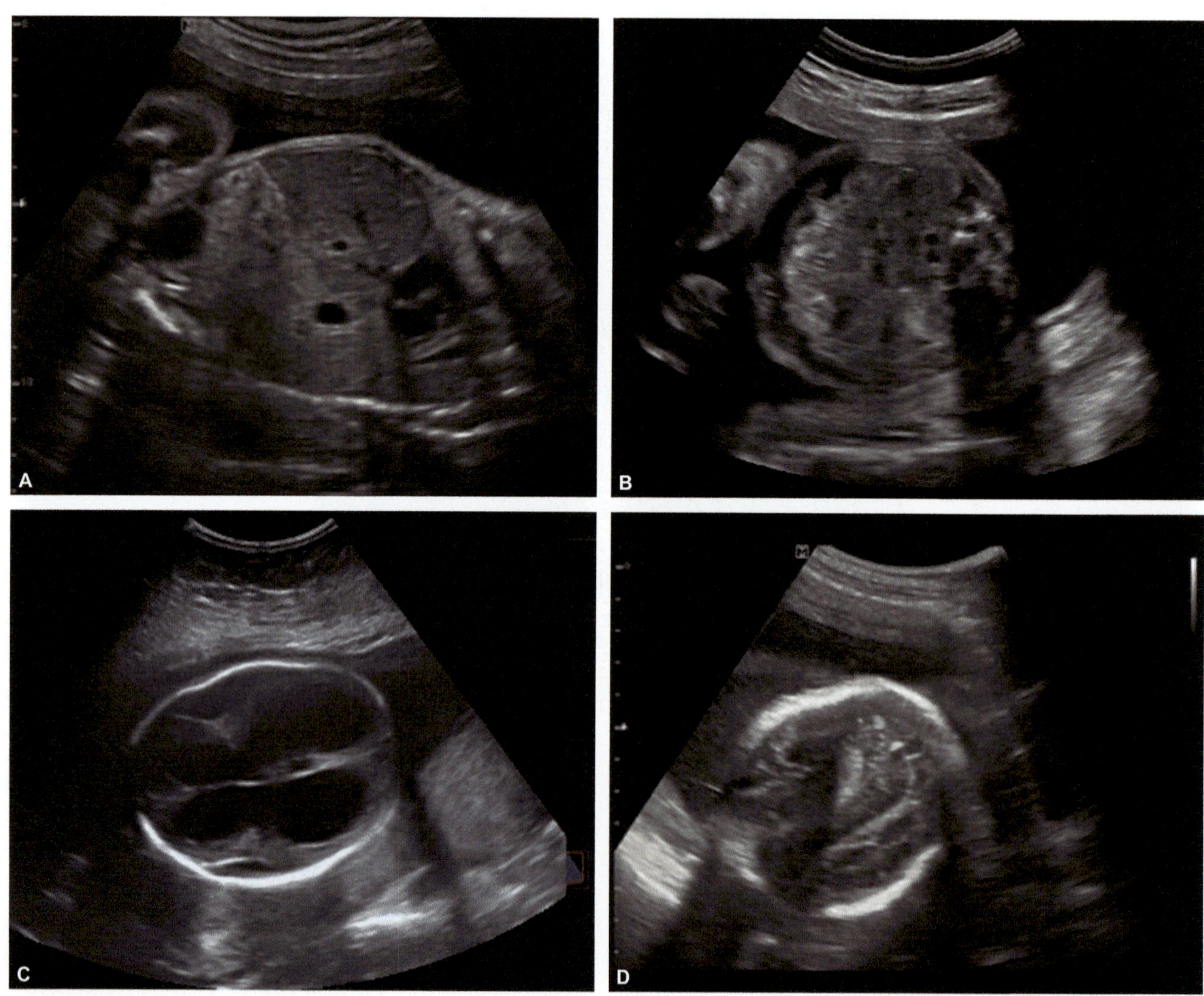

Figura 62.3 Imagens ultrassonográficas de feto com sinais de infecção por toxoplasmose. **A.** Intestino hiperecogênico. **B.** Ascite. **C.** Hidrocefalia. **D.** Calcificação cerebral. (Imagens cedidas pela Dra. Carolina Drummond.)

da toxoplasmose congênita consiste em coriorretinite, hidrocefalia e calcificações intracranianas. No entanto, a tríade clássica ocorre em < 10% dos casos (AAP, 2021).

Desse modo, 70 a 90% dos recém-nascidos com toxoplasmose congênita são assintomáticos (Guerina *et al.*, 1994; Tamma, 2007), mas podem evoluir tardiamente com complicações. A manifestação tardia mais comum é a coriorretinite (SYROCOT Study Group *et al.*, 2007); a incidência de lesões retinianas em crianças não tratadas é próxima de 90%, e o risco estende-se até a vida adulta. Portanto, recomenda-se avaliação adicional, incluindo exame oftalmológico, além de neuroimagem e exame de liquor, quando há alto índice de suspeita de infecção congênita (Guerina e Marquez, 2024).

RASTREAMENTO SOROLÓGICO: DIAGNÓSTICO E MANEJO

Muitos países, como EUA, Canadá, Reino Unido, e algumas partes da Europa não recomendam o rastreio universal de rotina para toxoplasmose durante a gravidez (Gilbert e Peckham, 2002; Paquet *et al.*, 2013; Practice Bulletin No. 151, 2015) porque a prevalência da doença e a incidência da infecção materna são muito baixas e o rastreio é caro. Nesses países, a sorologia só é solicitada se a paciente tiver sintomatologia suspeita ou achado ultrassonográfico sugestivo de infecção fetal.

Entretanto, esse modelo não deve ser seguido nos países da América do Sul, onde temos grande número de casos e existem genótipos mais virulentos. A sorologia de toxoplasmose é preconizada no Brasil, pelo Ministério da Saúde, como exame complementar pré-natal de rotina (Brasil, 2020).

O diagnóstico da toxoplasmose aguda materna baseia-se na sorologia com detecção de anticorpos específicos das classes IgM e IgG, realizada por diferentes técnicas laboratoriais, como ELISA (*enzyme-linked immunosorbent assay*) ou quimioluminescência (Brasil, 2022). Os anticorpos IgM aparecem 2 semanas após a infecção e podem persistir durante anos, enquanto os anticorpos IgG atingem o pico 6 a 8 semanas após a infecção e depois diminuem nos 2 anos seguintes, mas permanecem positivos (Gras *et al.*, 2004; Robert-Gangneux e Dardé, 2012).

O rastreamento sorológico deve ser preferencialmente realizado no período preconcepcional, e, caso não seja possível, no início do acompanhamento pré-natal, de forma mais precoce possível, visando à redução da transmissão vertical e infecção fetal, além da identificação das gestantes suscetíveis, para prevenção primária da infecção (Brasil, 2020). A recomendação atual do Ministério da Saúde é que a sorologia para toxoplasmose seja feita mensalmente, no mínimo trimestralmente, em gestantes suscetíveis (Brasil, 2022).

O diagnóstico de toxoplasmose em grávidas assintomáticas com rastreio positivo é muitas vezes complexo, sendo difícil determinar se a infecção ocorreu antes da concepção ou durante a gravidez, podendo ocorrer testes falso-positivos. O diagnóstico de toxoplasmose recente pode ser feito com maior segurança quando a soroconversão de IgM e IgG é documentada em testes seriados; entretanto, essa situação é rara na prática (Brasil, 2022). Em vez disso, frequentemente nos deparamos com anticorpos IgM e IgG positivos na primeira consulta pré-natal. Nesses casos, o teste de avidez de IgG pode auxiliar no diagnóstico temporal da infecção materna pelo *T. gondii* (Brasil, 2022).

Em caso de toxoplasmose adquirida na gestação (soroconversão ou caso provável), pode estar indicada a pesquisa da infecção fetal. A amniocentese para obtenção de líquido amniótico e a realização de ensaio de reação em cadeia da polimerase (PCR) para amplificação do DNA de *T. gondii* é considerada o padrão-ouro para o diagnóstico fetal (Dardé, 2008). A amniocentese deve ser realizada com idade gestacional ≥ 18 semanas e, preferencialmente, após 4 semanas da data estimada da infecção materna, a fim de reduzir o risco de falso-negativos que podem ocorrer em virtude do retardo na passagem transplacentária do parasita. A sensibilidade e a especificidade da PCR no líquido amniótico são de 92% e 100%, respectivamente, desde que realizada com técnica adequada (Brasil, 2022).

Deve-se iniciar o tratamento farmacológico da toxoplasmose o mais rápido possível após a documentação de provável infecção materna. Iniciamos a terapia antes da amniocentese, mesmo em pacientes com quase 18 semanas de gestação. Esse período (idealmente < 3 semanas a partir da soroconversão) é considerado a "janela de oportunidade" terapêutica, quando a administração materna de antibióticos pode prevenir ou reduzir o dano neurológico fetal (SYROCOT Study Group *et al.*, 2007; Mandelbrot *et al.*, 2018).

A escolha do esquema terapêutico deve ser feita com base na idade gestacional no momento do diagnóstico. Existem dois regimes antimicrobianos normalmente usados para reduzir o risco de toxoplasmose congênita (Petersen e Mandelbrot, 2024):

- Espiramicina: 3 g/dia (dois comprimidos de 500 mg, de 8/8 horas)
- Esquema tríplice com sulfadiazina (3 g/dia), pirimetamina (50 mg/dia) e ácido folínico (10 a 20 mg, 3 vezes/semana).

A espiramicina é um antibiótico do grupo dos macrolídeos que atinge altas concentrações no tecido placentário, diminuindo o risco de transmissão vertical entre 60 e 70%. Entretanto, as evidências disponíveis apoiam a superioridade da pirimetamina-sulfadiazina sobre a espiramicina para terapia (Mandelbrot *et al.*, 2018; Mandelbrot, 2020).

A justificativa para não se utilizar a pirimetamina-sulfadiazina no primeiro trimestre seria para evitar qualquer risco de teratogênese (Montoya e Remington, 2008). Diretrizes internacionais disponíveis (Petersen e Mandelbrot, 2024) indicam a utilização do esquema pirimetamina- sulfadiazina em gestações ≥ 14 semanas. Entretanto, no Brasil, o Ministério da Saúde determina que esse esquema deva ser iniciado em gestações ≥ 16 semanas (Brasil, 2020; 2022).

Em geral, a sulfadiazina e a pirimetamina são bem toleradas pelas gestantes. Os efeitos adversos mais comuns são náuseas, vômitos, dor abdominal, anorexia, sensação de boca amarga (1 a 2% das gestantes). Exantemas papulares, vesiculares e bolhosos podem ocorrer em 2 a 3% dos casos; é raro o desenvolvimento de síndrome de Stevens-Johnson. Podem ocorrer neutropenia, anemia e trombocitopenia em 0,1% dos casos (Brasil, 2022).

A pirimetamina é um antagonista do ácido fólico que pode causar supressão da medula óssea relacionada à dose, resultando em anemia, leucopenia e trombocitopenia. Em virtude desses efeitos adversos, é necessário que, ao prescrever o tratamento tríplice, seja solicitado hemograma completo da gestante, que deve ser repetido a cada 15 dias para monitoramento. A dose do ácido folínico pode ser aumentada em caso de surgimento de neutropenia, anemia ou plaquetopenia. O ácido folínico não deve ser substituído pelo ácido fólico (Petersen e Mandelbrot, 2024).

Podemos nos deparar com quatro tipos de padrões sorológicos (Brasil, 2020; 2022; Febrasgo, 2021) (Figura 62.4), descritos a seguir.

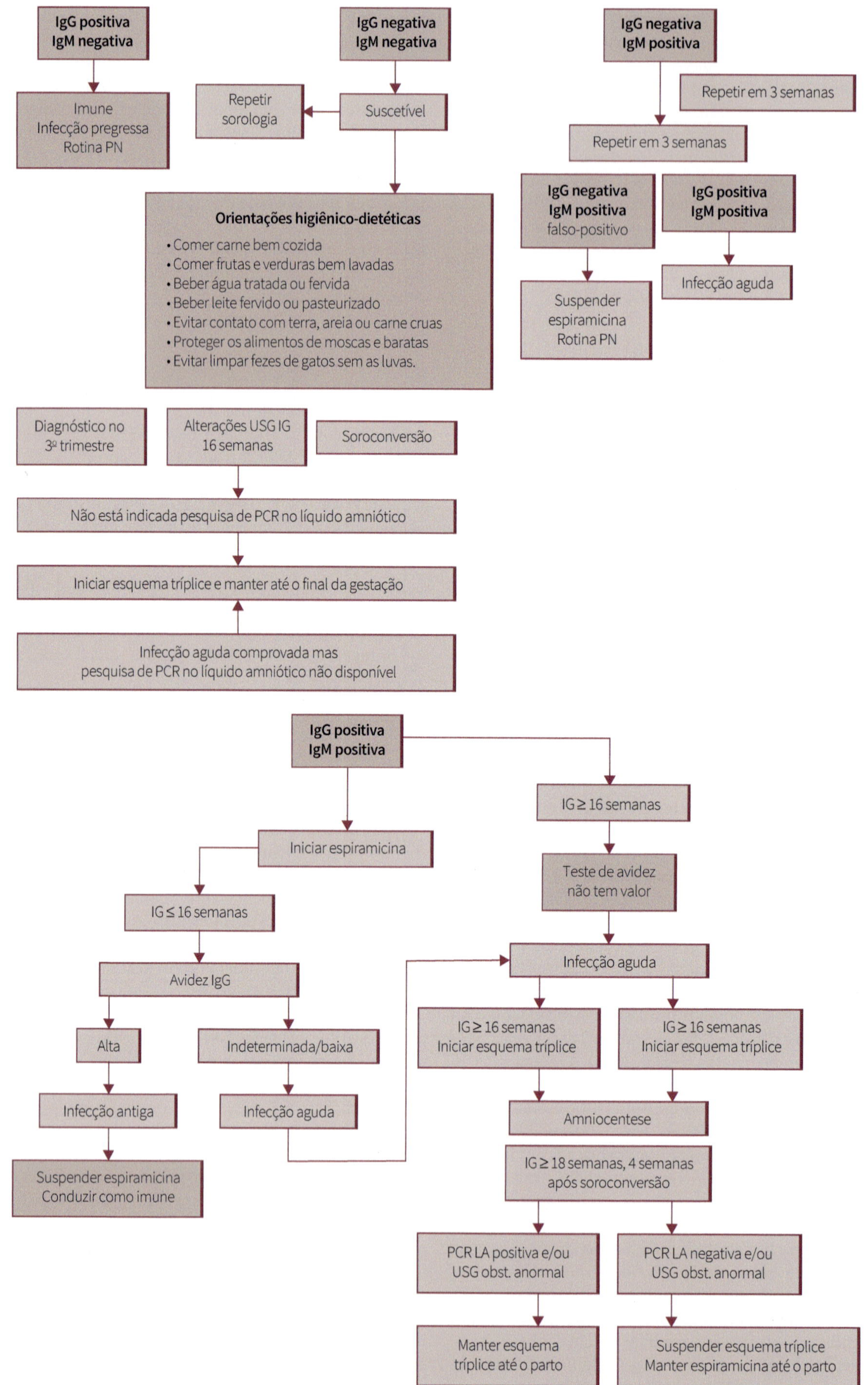

Figura 62.4 Fluxograma do rastreamento e manejo da infecção por *Toxoplasmose gondii*. IG: idade gestacional; IgG: imunoglobulina G; IgM: imunoglobulina M; LA: líquido amniótico; PCR: reação em cadeia da polimerase; PN: pré-natal; USG: ultrassonografia.

Gestantes imunes (IgG reagente e IgM não reagente)

São as gestantes que já tiveram contato com o toxoplasma e apresentam anticorpos; se têm a imunidade preservada, não há risco de reativação e transmissão vertical. Elas devem seguir o pré-natal de rotina. As pacientes com imunossupressão devem ser acompanhadas em pré-natal de alto risco com medidas de prevenção secundárias, uma vez que a queda da imunidade pode levar à reativação do toxoplasma (Brasil, 2022).

Gestantes suscetíveis (IgG e IgM não reagentes)

As gestantes suscetíveis devem receber as orientações da equipe de saúde sobre como evitar a doença, além de repetir a sorologia trimestralmente, bimensalmente ou mensalmente até o final da gravidez. As seguintes orientações devem ser fornecidas (Brasil, 2020; 2022; Febrasgo, 2021):

- Não ingerir carnes cruas ou malcozidas
- Toda carne deve ser cozida até atingir temperatura > 67°C
- A água deve ser tratada ou fervida
- Lavar frutas e verduras adequadamente
- Usar luvas para manipular carnes cruas
- Não utilizar a mesma faca para cortar carnes e outros vegetais ou frutas
- Evitar contato com qualquer material que possa estar contaminado com fezes de gatos, como solo, gramados e caixas de areia
- Alimentar os gatos domésticos com carnes bem-cozidas ou rações comerciais e lavar diariamente o local onde ocorre o depósito de suas fezes
- Usar luvas nas manipulações com solo.

Gestantes com IgG não reagente e IgM reagente (IgG–, IgM+)

Existem duas possibilidades: a primeira é de um falso-positivo de IgM, e a outra é que a infecção aguda seja muito inicial e que ainda não teve o tempo necessário para o surgimento da IgG. Essas gestantes devem receber espiramicina e repetir a sorologia em 2 a 3 semanas. Se o resultado da nova sorologia se mantiver igual, deve-se suspender a espiramicina e voltar ao pré-natal normal, pois trata-se de falso-positivo de IgM. Se aparecer a IgG no novo resultado, esse quadro é de infecção aguda, devendo-se manter a espiramicina e realizar a pesquisa da infecção fetal após 18 semanas de gestação.

Gestantes com IgG reagente e IgM reagente (IgG+, IgM+)

Essa é a situação mais encontrada no pré-natal, e corresponde a quadro de possível infecção aguda. Há necessidade de testes confirmatórios, como avidez de IgG, avaliação seriada dos títulos de IgG ou outros ensaios de pesquisa de IgM, como ELISA de captura ou imunofluorescência indireta.

Recomenda-se o início imediato da profilaxia da transmissão vertical com espiramicina, até descartar o caso e, se isso não for possível, deve-se mantê-la até o final da gravidez. Esse fármaco pode ser utilizado mesmo durante o primeiro trimestre da gravidez (Brasil, 2020; 2022; Febrasgo, 2021).

Na presença de alta avidez de IgG até 16 semanas de gestação, é seguro excluir infecção aguda na gestação em curso, podendo-se suspender a espiramicina, e a paciente retornando ao pré-natal de baixo risco. Na situação de baixa avidez ou avidez indeterminada antes de 16 semanas, está indicada a pesquisa de infecção fetal após 18 semanas. Entretanto, após 16 semanas de gestação, independentemente do resultado do teste (baixa, alta ou indeterminada), a avidez não tem autonomia para definir o tempo da infecção (Brasil, 2020; 2022; Febrasgo, 2021).

Embora ainda em discussão, após 16 semanas os protocolos internacionais têm sugerido já trocar a espiramicina por pirimetamina e sulfadiazina associadas ao ácido folínico (esquema tríplice) e realizar a investigação da infecção fetal quando a idade gestacional atingir 18 semanas (e após 4 semanas da infecção materna) (Brasil, 2022).

Caso a PCR no líquido amniótico seja positiva para *T. gondii*, o esquema tríplice será mantido até o parto, sem alternar com espiramicina. Também já está bem estabelecido que não há necessidade de suspender a sulfadiazina 1 mês antes do parto, como já foi preconizado. Se a PCR resultar negativa, pode-se voltar à espiramicina, que também será mantida até o parto (Brasil, 2022).

Para casos de infecção aguda diagnosticada no terceiro trimestre gestacional decorrente de elevada taxa de transmissão vertical, a recomendação tem sido iniciar o esquema tríplice sem a realização da amniocentese (Brasil, 2022). Quando exame de pesquisa de PCR no líquido amniótico não estiver disponível ou a paciente se recusar a realizar o exame, está indicado manter esquema tríplice até o final da gestação (Petersen e Mandelbrot, 2024).

CONSIDERAÇÕES FINAIS

Deve-se avaliar a sorologia materna, preferencialmente, no período preconcepcional, e realizar rastreamento sorológico mensalmente, no mínimo trimestralmente, em gestantes suscetíveis. O tratamento com espiramicina deve ser iniciado imediatamente após suspeita de infecção aguda.

Realizar teste de avidez de IgG em casos de IgM+ e IgG+ antes de 16 semanas. Se avidez alta, considerar a paciente imune e encaminhar para pré-natal de baixo risco. Se avidez baixa, manter tratamento com espiramicina e encaminhar para pesquisa de infecção fetal. O teste de avidez de IgG após 16 semanas não tem autonomia para definir o tempo da infecção.

Deve-se realizar amniocentese, para pesquisa do PCR no líquido amniótico, após 18 semanas de gestação e pelo menos 4 semanas após a infecção materna. Se PCR positivo, iniciar o esquema pirimetamina/sulfadiazina/ácido folínico e manter até o fim da gravidez.

Em casos de diagnóstico no terceiro trimestre, sinais ultrassonográficos de acometimento fetal ou soroconversão, deve-se iniciar esquema pirimetamina/sulfadiazina/ácido folínico e manter até o final da gestação, sem a necessidade de realizar pesquisa do PCR no líquido amniótico.

Quando o exame de PCR no líquido amniótico não estiver disponível ou a paciente se recusar a realizar o exame, está indicado iniciar o esquema pirimetamina/sulfadiazina/ácido folínico e manter até o final da gestação.

O esquema tríplice, quando indicado, deverá ser mantido até o parto, sem necessidade de alternar com espiramicina ou suspender a sulfadiazina 1 mês antes do parto.

Deve-se realizar acompanhamento ultrassonográfico fetal mensalmente, com ênfase nas avaliações cerebral, ocular e crescimento.

REFERÊNCIAS BIBLIOGRÁFICAS

AMERICAN ACADEMY OF PEDIATRICS (AAP). Toxoplasma gondii infections (toxoplasmosis). *In*: AMERICAN ACADEMY OF PEDIATRICS (AAP). *Red Book: 2021–2024 Report of the Committee on Infectious Diseases*. 32. ed. Itasca (IL): AAP, 2021. p. 767.

BRASIL. Ministério da Saúde. Secretaria de Atenção Primária à Saúde. Departamento de Ações Programáticas. *Manual de gestação de alto risco*. Brasília: Ministério da Saúde, 2022.

BRASIL. Ministério da Saúde. Secretaria de Atenção Primária à Saúde. Departamento de Ações Programáticas Estratégicas. Coordenação-geral de Ciclos da Vida. Coordenação de Saúde das Mulheres. *Nota Técnica nº 14/2020-COSMU/CGCIVI/DAPES/SAPS/MS*. Brasília: Ministério da Saúde, 2020.

CODACCIONI, C. *et al.* Ultrasound features of fetal toxoplasmosis: a contemporary multicenter survey in 88 fetuses. *Prenatal Diagnosis*, v. 40, n. 13, p. 1741-1752, 2020.

DARDÉ, M. L. *Toxoplasma gondii*, "new" genotipes and virulence. *Parasite*, v. 15, n. 3, p. 366-371, 2008.

EUROPEAN CENTRE FOR DISEASE PREVENTION AND CONTROL. Congenital toxoplasmosis. *In*: ECDC. *Annual epidemiological report for 2019*. Stockholm: ECDC; 2022.

FEDERAÇÃO BRASILEIRA DAS ASSOCIAÇÕES DE GINECOLOGIA E OBSTETRÍCIA (FEBRASGO). *Toxoplasmose e gravidez*. Protocolo FEBRASGO-Obstetrícia, n. 23; 2021. São Paulo: FEBRASGO, 2021.

FERGUSON, D. J. *et al.* Congenital toxoplasmosis: continued parasite proliferation in the fetal brain despite maternal immunological control in other tissues. *Clinical Infectious Diseases*, v. 56, n. 2, p. 204-208, 2013.

FERREIRA, I. M. *et al. Toxoplasma gondii* isolates: multilocus RFLP-PCR genotyping from human patients in São Paulo State, Brazil identified distinct genotypes. *Experimental Parasitology*, v. 129, n. 2, p. 190-195, 2011.

GILBERT, R. E. *et al.* Ocular sequelae of congenital toxoplasmosis in Brazil compared with Europe. European Multicentre Study on Congenital Toxoplasmosis (EMSCOT). *PLoS Neglected Tropical Diseases*, v. 2, n. 8, p. e277, 2008.

GILBERT, R. E.; PECKHAM, C. S. Congenital toxoplasmosis in the United Kingdom: to screen or not to screen? *Journal of Medical Screening*, v. 9, n. 3, p. 135-141, 2002.

GRAS, L. *et al.* Duration of the IgM response in women acquiring *Toxoplasma gondii* during pregnancy: implications for clinical practice and cross-sectional incidence studies. *Epidemiology and Infection*, v. 132, n. 3, p. 541-548, 2004.

GUERINA, N. G. *et al.* Neonatal serologic screening and early treatment for congenital *Toxoplasma gondii* infection. The New England Regional *Toxoplasma* Working Group. *The New England Journal of Medicine*, v. 330, n. 26, p. 1858-1863, 1994.

GUERINA, N. G.; MARQUEZ, L. Congenital toxoplasmosis: Clinical features and diagnosis. *UpToDate*, 2024. Disponível em: https://www.uptodate.com/contents/congenital-toxoplasmosis-clinical-features-and-diagnosis.

HOHLFELD, P. *et al.* Fetal toxoplasmosis: ultrasonographic signs. *Ultrasound in Obstetrics and Gynecology*, v. 1, n. 4, p. 241-244, 1991.

JONES, J. L. *et al. Toxoplasma gondii* infection in the United States, 2011-2014. *The American Journal of Tropical Medicine and Hygiene*, v. 98, n. 2, p. 551-557, 2018.

MALDONADO, Y. A.; READ, J. S.; COMMITTEE ON INFECTIOUS DISESE. Diagnosis, treatment and prevention of congenital toxoplasmosis in the United States. *Pediatrics*, v. 139, n. 2, p. e20163860, 2017.

MANDELBROT, L. Congenital toxoplasmosis: what is the evidence for chemoprophylaxis to prevent fetal infection. *Prenatal Diagnosis*, v. 40, n. 13, p. 1693-1702, 2020.

MANDELBROT, L. *et al.* Prenatal therapy with pyrimethamine + sulfadiazine vs spiramycin to reduce placental transmission of toxoplasmosis: a multicenter, randomized trial. *American Journal of Obstetrics and Gynecology*, v. 219, n. 4, p. 386.e1-e9, 2018.

MCCABE, R. E. *et al.* Clinical spectrum in 107 cases of toxoplasmic lymphadenopathy. *Reviews of Infectious Diseases*, v. 9, n. 4, p. 754-774, 1987.

MONTOYA, J. G.; REMINGTON, J. S. Management of Toxoplasma gondii infection during pregnancy. *Clinical Infectious Diseases*, v. 47, n. 4, p. 554-566, 2008.

PAQUET, C.; YUDIN, M. H.; Society of Obstetricians and Gynaecologists of Canada (SOGC). Toxoplasmosis in pregnancy: prevention, screening, and treatment. *Journal of Obstetrics and Gynaecology Canada*, v. 35, n. 1, p. 78-81, 2013.

PETERSEN, E.; MANDELBROT, L. Toxoplamosis and pregnancy. *UpToDate*, 2024. Disponível em: https://www.uptodate.com/contents/toxoplasmosis-and-pregnancy.

PEYRON, F. *et al.* Toxoplasmosis. In: WILSON, C. B. *et al.* (eds.). *Infectious diseases of the fetus and newborn infant*. 8. ed. Philadelphia: Saunders, 2016. p. 949-1042.

PRACTICE BULLETIN No. 151: Cytomegalovirus, parvovirus B19, varicella zoster, and toxoplasmosis in pregnancy. *Obstetrics and Gynecology*, v. 125, n. 6, p. 1510-1525, 2015.

PRATA, B. J. *et al.* Análise da incidência epidemiológica de toxoplasmose congênita nas regiões brasileiras durante os anos de 2019 a 2022. *The Brazilian Journal of Infectious Diseases*, v. 27, Suppl. 1, p. 102812, 2023.

REMINGTON, J. S. *et al.* Toxoplasmosis. *In*: REMINGTON, J. S. *et al.* (eds). *Infectious diseases of the fetus and the newborn infant*. Philadelphia: Elsevier, 2015. p. 947-1091.

ROBERT-GANGNEUX, F.; DARDÉ, M. L. Epidemiology of and diagnostic strategies for toxoplasmosis. *Clinical Microbiology Reviews*, v. 25, n. 2, p. 264-296, 2012.

ROBERT-GANGNEUX, F. *et al.* The placenta: a main role in congenital toxoplasmosis? *Trends in Parasitology*, v. 27, n. 12, p. 530-536, 2011.

SYROCOT (Systematic Review on Congenital Toxoplasmosis) Study Group *et al.* Effectiveness of prenatal treatment for congenital toxoplasmosis: a meta-analysis of individual patients' data. *Lancet*, v. 369, n. 9556, p. 115-122, 2007.

TAMMA, P. Toxoplamosis. *Pediatrics in Review*, v. 28, n. 12, p. 470-471, 2007.

TENTER, A. M.; HECKEROTH, A. R.; WEISS, L. M. Toxoplasma gondii: from animals to humans. *International Journal for Parasitology*, v. 30, n. 12-13, p. 1217-1258, 2000.

WALCHER, D. L.; COMPARSI, B.; PEDROSO, D. Toxoplasmose gestacional: uma revisão. *Revista Brasileira de Análises Clínicas*, v. 49, n. 4, p. 323-327, 2016.

CAPÍTULO
63
Sífilis e Gravidez

Elton Carlos Ferreira • Helaine Maria Bestetti Pires Mayer Milanez

INTRODUÇÃO

A sífilis é uma doença infecciosa crônica e sistêmica causada pela bactéria *Treponema pallidum*, pertencente ao grupo dos espiroquetas. Essa patologia apresenta diferentes estágios clínicos, cada um com características distintas, e é transmitida principalmente por via sexual, embora a transmissão vertical (transplacentária e no momento do parto) também possa ocorrer. Apesar de várias estratégias propostas pelos diferentes órgãos de saúde no Brasil, a sífilis continua sendo um sério problema de saúde pública, com a prevalência elevada em gestantes e ocorrências de sequelas significativas nos fetos e recém-nascidos.

EPIDEMIOLOGIA

Dados da Organização Mundial da Saúde (OMS) estimam uma persistente e elevada ocorrência da infecção congênita no mundo, apesar de demonstrarem uma tímida redução, de cerca de 12%, comparando os períodos de 2012 e 2016, porém ainda muito distante de atingir a meta de 50 casos para cada 100.000 nascidos vivos. A região das Américas, em especial a América Latina, tem as mais altas taxas de sífilis congênita, respondendo por 25% dos casos anuais no mundo. E, a cada ano, uma estimativa de mais de 100.000 natimortos é atribuída à sífilis congênita nessa região.

A sífilis na gestação e a sífilis congênita são um problema de saúde pública no Brasil e configuram doenças de notificação compulsória. Segundo dados do Sistema de Informação de Agravos de Notificação (SINAN) de 2023, a taxa de detecção de sífilis na gestação vem mantendo uma tendência crescente na série histórica de 2011 a 2022, porém com incremento mais rápido nos dois últimos anos, com aumento de 33,8% entre os anos de 2020 e 2022 (Figura 63.1).

Nos dois últimos anos, a taxa de incidência da sífilis congênita se manteve estável em torno de 10 casos por 1.000 nascidos vivos. Entretanto, quando comparados os anos de 2022 e 2019 (ano pré-pandemia), houve aumento de 16% (ver Figura 63.1).

Em 2022, foram notificados 83.034 casos de sífilis em gestantes (32,4 casos/1.000 nascidos vivos), 26.468 casos de sífilis congênita (10,3 casos/1.000 nascidos vivos) e 200 óbitos por sífilis congênita (7,8 óbitos/100.000 nascidos vivos).

O percentual de tratamento prescrito adequadamente para sífilis em gestantes foi de 82,6% em 2022, um aumento de 11,8% em relação ao ano anterior. No entanto, para eliminar a sífilis congênita, de acordo com recomendações da OMS, faz-se necessário alcançar a cobertura de tratamento materno adequado ≥ 95%.

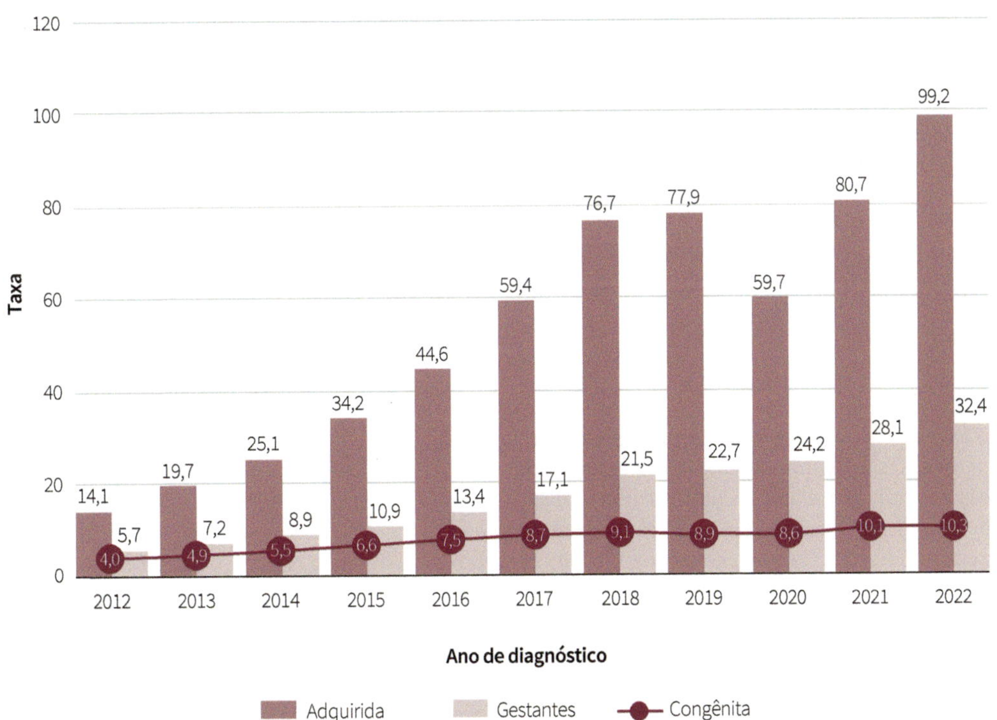

Figura 63.1 Taxa de detecção de sífilis adquirida (por 100 mil habitantes), taxa de detecção de sífilis em gestantes e taxa de incidência de sífilis congênita (por mil nascidos vivos), segundo ano de diagnóstico (Brasil, 2012 a 2022).

TRANSMISSÃO

A transmissibilidade é maior nas fases iniciais da doença (primária e secundária), uma vez que há uma grande bacteriemia (aumento da transmissão vertical). Além disso, a lesão da sífilis primária (cancro duro), assim como as lesões da sífilis secundária (mucocutâneas), é rica em treponemas. Uma única exposição sexual a um indivíduo portador da doença em estágio inicial acarreta risco de 50 a 60% de adquirir sífilis. Nas fases precoces da doença, a transmissão vertical pode atingir 70 a 100% dos casos não tratados.

A sífilis na gestação pode trazer consequências severas, como abortamento, óbito fetal, óbito neonatal, prematuridade e manifestações congênitas. Portanto, é mandatório o rastreio de sífilis em toda gestante no início do pré-natal, no terceiro trimestre, na admissão hospitalar para parto ou aborto e nos casos em que houver suspeita clínica da infecção. Não se deve esquecer da necessidade de rastreamento/tratamento das parcerias sexuais. Mais recentemente, há uma sugestão de rastreamento trimestral no pré-natal e rastreamento sistemático da parceria sexual ("pré-natal do marido") como estratégia de enfrentamento da sífilis congênita.

Vale ressaltar que tanto a sífilis congênita quanto a sífilis em gestantes e adultos são doenças de notificação compulsória.

CLASSIFICAÇÃO

De acordo com o tempo de evolução, a sífilis pode ser classificada em recente e tardia.

- Sífilis recente (sífilis primária, sífilis secundária e latente recente): até 1 ano de evolução
- Sífilis tardia (latente tardia e terciária): mais de 1 ano de evolução.

Sífilis primária

Surge cerca de 21 dias após o contato (10 a 90 dias) e desaparece após 3 a 12 semanas, independentemente da instituição do tratamento. É caracterizada pelo aparecimento do cancro duro: úlcera indolor, com bordas regulares e elevadas, fundo limpo, geralmente única, que surge no local de penetração da bactéria (geralmente no pênis, vagina, vulva, colo uterino, ânus ou boca) e, pela localização, pode passar despercebida. Na maioria das vezes, na mulher, a úlcera está localizada no fundo vaginal ou no colo de útero e não é diagnosticada, pois não acarreta aumento significativo da descarga vaginal.

Sífilis secundária

As manifestações são muito variáveis e tendem a ocorrer cerca de 6 a 12 semanas após o desaparecimento do cancro duro. Em geral, surgem placas nas mucosas e lesões cutâneas maculares eritematosas (roséola sifilítica), inicialmente no tronco e raiz dos membros, disseminando para todo o tegumento, inclusive atingindo palmas das mãos e plantas dos pés. O surgimento de condilomas planos nas mucosas é frequente. É comum a presença de sinais e sintomas inespecíficos como febre, fadiga, mal-estar, náuseas e linfadenopatia. Além disso, quadros de uveíte e de acometimento do sistema nervoso central podem ocorrer nesse estágio da doença. A sintomatologia tende a desaparecer em semanas, independentemente de tratamento.

Sífilis latente

Estágio da doença que pode ser dividido em latente precoce (até 1 ano de doença) e latente tardia (mais de 1 ano de doença). Caracteriza-se pela ausência de sinais e sintomas, porém com positividade nos testes laboratoriais diagnósticos.

Sífilis terciária

Após um período bastante variável de latência (2 a 40 anos), aproximadamente 20% dos casos não tratados evoluirão para sífilis terciária. Nesse estágio, a doença pode acometer o sistema nervoso central (meningite, encefalite, *tabes dorsalis*), sistema cardiovascular (aneurisma de aorta ascendente, insuficiência de valva aórtica, estenose coronária, acidente vascular cerebral), sistema osteoarticular e pele (gomas sifilíticas).

TESTES DIAGNÓSTICOS

Testes diretos

Nos testes diretos, pesquisa-se a presença do *Treponema pallidum* diretamente das lesões, seja do cancro duro, seja das lesões da sífilis secundária. Os testes diretos têm altas sensibilidade e especificidade e positivam antes dos testes imunológicos na sífilis primária. São exemplos: a microscopia em campo escuro e a pesquisa direta com material corado.

Como a maioria dos diagnósticos de sífilis é feita pelo rastreio oportunístico na gestação, sem a presença de lesões mucocutâneas, os testes imunológicos são os mais utilizados na prática, uma vez que detectam a presença de anticorpos.

Importante ressaltar que toda gestante deverá ser rastreada para sífilis no início do pré-natal, no início do terceiro trimestre (28 a 30 semanas) e na admissão para parto ou abortamento.

Testes imunológicos

Os testes imunológicos são divididos em testes treponêmicos e testes não treponêmicos.

Os testes treponêmicos identificam anticorpos específicos contra o *T. pallidum* e positivam antes dos testes não treponêmicos. Atualmente, são os testes indicados como primeiro teste no rastreio na gestação. Em geral, permanecem positivos por toda a vida, mesmo depois do tratamento, não servindo, portanto, para controle de cura ou para diagnóstico de reinfecção. Compõem esse grupo:

- Testes rápidos (mais indicado para ser o primeiro teste)
- Testes de imunofluorescência indireta (FTA-Abs)
- Testes de aglutinação, hemaglutinação e micro-hemaglutinação (TPPA, TPHA, MHA-TP)
- Testes imunoenzimáticos (ELISA e CMIA).

Os testes não treponêmicos não são específicos contra o agente e identificam o anticorpo anticardiolipina de forma qualitativa (positivo ou negativo) e quantitativa, em diluições/títulos (p. ex., 1:1, 1:32 etc.). Os mais empregados são VDRL, USR, TRUST e RPR. Poderão ser utilizados como teste complementar, mas principalmente são solicitados para controle de tratamento e de cura da doença. Em geral, tornam-se positivos 3 semanas após o aparecimento do cancro duro, tendo títulos mais elevados na sífilis recente e apresentando títulos baixos na sífilis tardia.

Resultados falso-positivos em títulos baixos podem acontecer, uma vez que os anticorpos anticardiolipina podem estar presentes em outras doenças, como nas colagenoses.

Um empecilho à realização de testes não treponêmicos como teste inicial no diagnóstico de sífilis em gestantes é que eles podem apresentar resultados falso-negativos em até 25% dos indivíduos em fase latente da doença. Além disso, um resultado falso-negativo também pode acontecer quando os níveis de anticorpos não treponêmicos são muito elevados a ponto de impedir a reação de aglutinação do teste (efeito Prozona). Isso pode ser evitado diluindo-se a amostra em pelo menos 16 diluições.

Na gestação, sempre que um teste treponêmico resultar positivo, um teste não treponêmico obrigatoriamente deverá ser realizado, com a finalidade de avaliação da resposta ao tratamento. Além disso, a presença de um teste positivo, sem história de tratamento prévio adequado documentado e sem presença de lesões ativas, deverá ser considerada sífilis tardia, também chamada "latência indeterminada", já que não há possibilidade de determinar o período da infecção.

DIAGNÓSTICO DE SÍFILIS E INTERPRETAÇÃO DOS TESTES

Para o correto diagnóstico da doença, é imperativa a associação de história clínica detalhada contendo antecedente de sífilis prévia, documentação do tratamento adequado ao estágio da doença, tratamento simultâneo da parceria sexual, risco de exposição atual, presença de lesões atuais e testes laboratoriais.

Na gestação, pelas consequências graves fetais e neonatais que podem ser ocasionadas pela sífilis, caso um teste laboratorial seja positivo e não haja antecedente documentado de tratamento, principalmente de tratamento correto, ou mesmo que tenha tratamento documentado, mas ocorra nova exposição, a gestante e sua parceria deverão ser tratados.

Com a intenção de agilizar o diagnóstico de sífilis em gestantes, a recomendação do Ministério da Saúde do Brasil desde 2015 inclui o rastreio de grávidas com o teste rápido, que deverá ser realizado já na primeira consulta de pré-natal. Se resultar positivo e não houver antecedente de tratamento prévio adequado documentado, deve-se coletar teste não treponêmico, iniciar imediatamente tratamento para sífilis e realizar rastreio para outras infecções sexualmente transmissíveis (IST), além de convocar e tratar parceria sexual, mesmo que a testagem resulte negativa.

Somente será considerada cicatriz sorológica em teste treponêmico positivo e teste não treponêmico com títulos baixos quando houver documentação de tratamento adequado da gestante e da parceria sexual, adequada queda dos títulos e afastado o risco de reinfecção.

A Tabela 63.1 resume os principais resultados e interpretação dos testes diagnósticos.

Diagnóstico de infecção fetal

Mesmo quando a mãe for adequadamente tratada, cerca de 1 a 2% dos fetos/recém-nascidos ainda assim serão acometidos, ao passo que quando a gestante não for tratada, cerca de 70 a 100% dos fetos serão infectados.

A infecção fetal deverá ser suspeitada quando algumas alterações na ecografia obstétrica forem encontradas, porém não são achados patognomônicos da sífilis, podendo surgir em outras infecções congênitas. Em contrapartida, alguns fetos acometidos não apresentarão achados ao ultrassom.

A presença de hepatomegalia e de placentomegalia são os achados mais precoces, enquanto o surgimento de anemia fetal, ascite, polidrâmnio e hidropisia são achados mais tardios no curso da doença.

Quando o tratamento materno-fetal é adequadamente instituído, os achados ecográficos de anemia, ascite e polidrâmnio desaparecem primeiro (em cerca de 30 dias), seguido de melhora da placentomegalia e, por último, da hepatomegalia.

TRATAMENTO

O medicamento de escolha para o tratamento da sífilis na gestação é a penicilina, fármaco barato, seguro, eficaz e, por atravessar a barreira placentária, trata também o feto acometido. A dose da medicação varia de acordo com a classificação da sífilis. O tratamento será considerado inadequado quando qualquer outra substância diferente da penicilina for utilizada (Tabela 63.2).

Tabela 63.1 Interpretação dos testes diagnósticos de sífilis.

Primeiro trimestre	+	Teste complementar	Possíveis interpretações	Sensibilidade/especificidade
Teste treponêmico: reagente	+	Teste não treponêmico: reagente	Diagnóstico de sífilis: - Classificação do estágio clínico a ser definida de acordo com o tempo de infecção e o histórico de tratamento. Cicatriz sorológica: tratamento anterior documentado com queda da titulação em pelo menos duas diluições.	Quando sífilis, tratar, realizar monitoramento com teste não treponêmico e notificar o caso de sífilis. Quando confirmado caso de cicatriz sorológica, apenas orientar.
Teste treponêmico: reagente	+	Teste não treponêmico: não reagente	Realiza-se um **terceiro teste** treponêmico com metodologia diferente do primeiro. - Se **reagente**: diagnóstico de sífilis ou cicatriz sorológica - Se **não reagente**: considera-se resultado falso-reagente para o primeiro teste, sendo excluído o diagnóstico de sífilis. Se o terceiro teste treponêmico não estiver disponível, avaliar exposição de risco, sinais e sintomas e histórico de tratamento para definição de conduta.	Quando sífilis, tratar, realizar monitoramento com teste não treponêmico e avaliar critério de notificação de sífilis. Quando confirmado caso de cicatriz sorológica, apenas orientar. Para os casos concluídos como ausência de sífilis, apenas orientar.
Teste não treponêmico: não reagente ou Teste treponêmico: não reagente	+	Não realizar teste complementar se o primeiro teste for não reagente e se não houver suspeita clínica de sífilis primária	Ausência de infecção ou período de incubação (janela imunológica) de sífilis recente.	Em caso de suspeita clínica e/ou epidemiológica, solicitar nova coleta de amostra em 30 dias; Isso não deve, no entanto, retardar a instituição do tratamento, caso o diagnóstico de sífilis seja o mais provável (p. ex., visualização de úlcera anogenital) ou o retorno da pessoa ao serviço de saúde não possa ser garantido.

Adaptada de: Brasil, 2022a.

Tabela 63.2 Esquemas terapêuticos para sífilis na gestação e seguimento pós-tratamento.

Estadiamento	Esquema terapêutico[b]	Seguimento (teste não treponêmico)
Sífilis recente[a] Sífilis primária, secundária e latente recente (com até 1 ano de evolução)	Benzilpenicilina benzatina 2,4 milhões UI, IM, dose única (1,2 milhão UI em cada glúteo)	Teste não treponêmico mensal
Sífilis tardia Sífilis latente tardia (com mais de 1 ano de evolução) ou latente com duração ignorada e sífilis terciária	Benzilpenicilina benzatina 2,4 milhões UI, IM, 1 vez/semana (1,2 milhão UI em cada glúteo) por 3 semanas Dose total: 7,2 milhões UI, IM	Teste não treponêmico mensal
Neurossífilis	Benzilpenicilina cristalina 18 a 24 milhões UI, 1 vez/dia IV, administrada em doses de 3 a 4 milhões UI, a cada 4 h ou por infusão contínua, por 14 dias	Exame de LCR de 6/6 meses até normalização e VDRL mensal

[a]Programa Estadual de DST/AIDS de São Paulo, seguindo sugestão dos Centers for Disease Control and Prevention (CDC), recomenda 4,8 milhões UI para mulheres grávidas com sífilis primária, secundária e latente recente. [b]As doses recomendadas para mulheres portadoras de HIV devem ser as mesmas que para as demais. IM: intramuscular; IV: intravenoso; LCR: líquido cefalorraquidiano; VDRL: *venereal disease research laboratory*. (Adaptada de: Brasil, 2022a).

A maioria das gestantes com diagnóstico de sífilis será classificada como tendo sífilis de duração ignorada (assintomáticas e com teste positivo) e deverá receber 7,2 milhões UI de penicilina benzatina intramuscular (IM) como tratamento.

É importante ressaltar que o intervalo entre as doses da penicilina benzatina para o tratamento da gestante não deverá ultrapassar 9 dias, de acordo com a Nota Técnica nº 14/2023 do Ministério da Saúde. Caso isso ocorra, o esquema de tratamento deverá ser reiniciado.

A parceria sexual da gestante deverá ser tratada independentemente do resultado dos testes sorológicos. Caso o teste seja coletado e resulte negativo, deverá ser tratado como sífilis recente, pela alta taxa de transmissão horizontal da doença. Caso o teste seja positivo e não apresente lesões que configurem sífilis recente, deverá ser tratado como sífilis tardia. O tratamento da parceria deverá ser simultâneo ao tratamento da gestante.

As gestantes com diagnóstico de sífilis e sabidamente alérgicas à penicilina (e aqui incluem-se a reação anafilática, o angioedema e a síndrome de Stevens-Johnson) deverão ser encaminhadas para dessensibilização em centro de referência. Importante lembrar que o risco de reações alérgicas graves com a administração de penicilina benzatina é muito baixo, em torno de 0,002%.

Nas primeiras horas após a primeira dose de penicilina benzatina, poderão ocorrer sintomas como febre, mal-estar, cefaleia e exantema. Tais sintomas, conhecidos como "reação de Jarisch-Herxheimer", são benignos e autolimitados, acontecem com maior frequência no tratamento da sífilis primária e secundária e resolvem-se espontaneamente em 24 a 48 horas. Na gestação, além desses sintomas, poderá ocorrer trabalho de parto prematuro. Apesar disso, os benefícios materno-fetais do tratamento são muito superiores aos riscos envolvidos.

CONTROLE DE CURA

Como já mencionado, o seguimento e o controle de cura são realizados com a coleta de teste não treponêmico mensal durante a gestação, e a cada 3 meses no puerpério por 1 ano.

É importante ressaltar que poderá haver variações na titulação quando diferentes testes não treponêmicos forem utilizados e quando a leitura for realizada por diferentes observadores. Assim, o mesmo teste não treponêmico inicialmente utilizado deverá ser mantido para o seguimento pós-tratamento, assim como variações de até uma titulação deverão ser interpretadas com cautela.

A titulação inicial considerada e que servirá como base para o controle de cura deverá ser anterior ao início do tratamento (preferencialmente no mesmo dia do início do tratamento), assim como o primeiro exame pós-tratamento deverá ser coletado após 30 dias da última dose da penicilina benzatina.

Considera-se sucesso no tratamento da sífilis na gestante:

- Queda de duas diluições em 3 meses (VDRL 1:128 → 1:32) ou de quatro diluições em 6 meses (1:128 → 1:8). Esse padrão de resposta é mais comum após tratamento da sífilis recente e na sífilis com títulos altos iniciais
- Queda de duas diluições em até 6 meses para a sífilis recente e de duas diluições em até 12 meses para a sífilis tardia.

O tratamento é considerado adequado quando a gestante for tratada com a dose adequada para o estágio clínico da sífilis, quando houver queda dos títulos como exposto anteriormente, quando a parceria sexual for tratada adequada e simultaneamente e quando o tratamento for iniciado em até 30 dias do parto.

Nos casos de tratamento de fase latente tardia com títulos baixos nos testes não treponêmicos (< 1/8), pode ser observada apenas estabilidade da titulação sem ocorrência de qualquer queda. Esse padrão é considerado resposta adequada ao tratamento.

CRITÉRIOS PARA RETRATAMENTO

Antes de realizar um novo tratamento, é fundamental avaliar se o tratamento prévio foi realizado de forma adequada tanto em dose quanto no medicamento utilizado, assim como se a parceria foi tratada simultaneamente e com a dose adequada. Além disso, deve-se avaliar se houve reexposição e se há novos sinais e sintomas de doença, além dos títulos anteriores dos testes diagnósticos.

De modo geral, indica-se o retratamento nas seguintes situações:

- Se o tratamento não foi realizado com penicilina benzatina ou se a dose prescrita foi equivocada ou se o intervalo entre as doses ultrapassou 9 dias
- Se não houver queda de duas diluições em 6 meses para a sífilis recente ou não houver queda de duas diluições em 12 meses para a sífilis tardia
- Aumento da titulação em duas diluições ou mais (p. ex., VDRL 1:8 → 1:32)
- Persistência ou recorrência de sinais e sintomas clínicos.

NEUROSSÍFILIS

O acometimento do sistema nervoso central pode ocorrer em qualquer estágio da sífilis, e não é exclusivo da sífilis terciária, podendo ocasionar uma grande variedade de manifestações clínicas, como *tabes dorsalis*, meningite, acidente vascular cerebral, epilepsia, demência, deficiência cognitiva, envolvimento ocular (uveíte) e auditivo, entre outras.

Não existe um teste padrão-ouro paro o diagnóstico de neurossífilis – ele é estabelecido com base nas manifestações clínicas e em alterações no líquido cefalorraquidiano: aumento linfomonocitário e/ou presença de VDRL positivo.

São critérios para punção lombar para investigação de neurossífilis:

- Após falha ao tratamento clínico, sem reexposição sexual. Para pacientes com HIV, a punção lombar está indicada após falha ao tratamento, independentemente da história sexual
- Em caso de evidência de sífilis terciária ativa
- Na presença de sintomas neurológicos ou oftalmológicos.

O tratamento da neurossífilis deverá ser realizado com penicilina cristalina intravenosa (ver Tabela 63.2).

REFERÊNCIAS BIBLIOGRÁFICAS

ARNESEN, L.; SERRUYA, S.; DURÁN, P. Gestational syphilis and stillbirth in the Americas: a systematic review and meta-analysis. *Revista Panamericana de Salud Pública*, v. 37, n. 6, p. 422-429, 2015.

BLENCOWE, H. *et al.* Lives Saved Tool supplement detection and treatment of syphilis in pregnancy to reduce syphilis related stillbirths and neonatal mortality. *BMC Public Health*, v. 11, Suppl. 3, p. S9, 2011.

BRANDENBURGER, D.; AMBROSINO, E. The impact of antenatal syphilis point of care testing on pregnancy outcomes: A systematic review. *Public Library of Science One*, v. 16, n. 3, p. e0247649, 2021.

BRASIL. Ministério da Saúde. *Boletim epidemiológico – Sífilis 2023*. Departamento de HIV/Aids, Tuberculose, Hepatites Virais e Infecções Sexualmente Transmissíveis. Brasília: Ministério da Saúde, 2023.

BRASIL. Ministério da Saúde. *Nota técnica nº 14/2023*. Departamento de HIV/AIDS, Tuberculose, Hepatites Virais e Infecções Sexualmente Transmissíveis. Secretaria de Vigilância em Saúde e Ambiente. Brasília: Ministério da Saúde, 2023.

BRASIL. Ministério da Saúde. *Protocolo clínico e diretrizes terapêuticas da transmissão vertical do HIV, sífilis e hepatite B*. Brasília: Ministério da Saúde, 2015.

BRASIL. Ministério da Saúde. *Protocolo clínico e diretrizes terapêuticas para prevenção da transmissão vertical do HIV, sífilis e hepatites virais*. Brasília: Ministério da Saúde, 2022a.

BRASIL. Ministério da Saúde. *Protocolo clínico e diretrizes terapêuticas para atenção integral às pessoas com infecções sexualmente transmissíveis*. Brasília: Ministério da Saúde, 2022b.

CLEMENT, M. E.; OKEKE, N. L.; HICKS, C. B. Treatment of syphilis: a systematic review. *Journal of the American Medical Association*, v. 312, n. 18, p. 1905-1917, 2014.

DAVID, M. *et al.* Fetal and neonatal abnormalities due to congenital syphilis: a literature review. *Prenatal Diagnosis*, v. 42, n. 5, p. 643-655, 2022.

FIUMARA, N. J. Syphilis in newborn children. *Clinical Obstetrics and Gynecology*, v. 18, n. 1, p. 183-189, 1975.

GOMEZ, G. B. *et al.* Untreated maternal syphilis and adverse outcomes of pregnancy: a systematic review and meta-analysis. *Bulletin of the World Health Organization*, v. 91, n. 3, p. 217-226, 2013.

GULERSEN, M. *et al.* Risk factors and adverse outcomes associated with syphilis infection during pregnancy. *American Journal of Obstetrics & Gynecology. Maternal-Fetal Medicine*, v. 5, n. 6, p. 100957, 2023.

HOLLIER, L. M. *et al.* Fetal syphilis: clinical and laboratorial characteristics. *Obstetrics and Gynecology*, v. 97, n. 6, p. 947-953, 2001.

KLEIN, V. R. *et al.* The Jarisch-Herxheimer reaction complicating syphilotherapy in pregnancy. *Obstetrics and Gynecology*, v. 75, n. 3, pt. 1, p. 375-380, 1990.

LIN, J. S.; EDER, M. L.; Bean, S. I. Screening for syphilis infection in pregnant women: Updated evidence report and systematic review for the US Preventive Services Task Force. *Journal of the American Medical Association*, v. 320, n. 9, p. 918-925, 2018.

NEWMAN, L. *et al.* Global estimates of syphilis in pregnancy and associated adverse outcomes: analysis of multinational antenatal surveillance data. *Public Library of Science Medicine*, v. 10, n. 2, p. e1001396, 2013.

RAC, M. W. F. *et al.* Progression of ultrasound findings of fetal syphilis after maternal treatment. *American Journal of Obstetrics and Gynecology*, v. 211, n. 4, p. 426.e1-6, 2014.

SÃO PAULO (Estado). Secretaria da Saúde. *Linha de cuidado gestante e puérpera*: manual técnico do pré-natal, parto e puerpério. São Paulo: SES/SP, 2018.

STAFFORD, I. A.; WORKOWSKI, K. A.; BACHMANN, L. H. Syphilis complicating pregnancy and congenital syphilis. *The New England Journal of Medicine*, v. 390, n. 3, p. 242-253, 2024.

THEAN, L.; MOORE, A.; NOURSE, C. New trends in congenital syphilis: epidemiology, testing in pregnancy, and management. *Current Opinion in Infectious Diseases*, v. 35, n. 5, p. 452-460, 2022.

US PREVENTIVE SERVICES TASK FORCE; CURRY, S. J. *et al.* Screening for syphilis infection in pregnant women: US Preventive Services Task Force Reaffirmation Recommendation Statement. *Journal of the American Medical Association*, v. 320, n. 9, p. 911-917, 2018.

WORKOWSKI, K. A. *et al.* Sexually Transmitted Infections Treatment Guidelines, 2021. *Morbidity and Mortality Weekly Report. Recommendations and Reports*, v. 70, n. 4, p. 1-187, 2021.

CAPÍTULO 64

Rubéola e Gravidez

Guilherme Loureiro Fernandes

INTRODUÇÃO

A rubéola é uma infecção de origem viral que, em geral, apresenta-se como quadro leve, às vezes com características assintomáticas na infância. No entanto, pode apresentar efeito devastador caso a primoinfecção ocorra durante o primeiro trimestre da gestação. Em 2010, a Organização Pan-Americana de Saúde (OPAS) anunciou a erradicação da rubéola nas Américas, bem como da síndrome de rubéola congênita (SRC) (PAHO, 2010; Reef *et al.*, 2011). Em 2015, a Organização Mundial da Saúde (OMS) informou que 53 países da Comunidade Europeia também erradicaram a rubéola e a SRC. O principal método de erradicação da doença é a vacinação em duas fases, política que deve ser realizada de forma sustentada e generalizada na infância (WHO, 2014). No Reino Unido, a vacinação em massa nas mulheres durante a infância levou 98 a 99% das gestantes à imunização (Morgan-Capner *et al.*, 2002).

A sintomatologia costuma ser leve em adultos infectados pelo vírus da rubéola, assim como nas gestantes. Quando acomete a gestante até a 12ª semana, o risco de infecção fetal chega a 90%, reduzindo progressivamente a transmissão vertical com o andamento da gravidez. O risco de malformações fetais, quando a infecção ocorre no primeiro trimestre, é de aproximadamente 97% (Morgan-Capner *et al.*, 2002). Autores descrevem dificuldades em classificar a SRC, pois há, na literatura, amplo espectro de malformações relacionadas ao vírus da rubéola. Quando a infecção tem início entre 4 e 12 semanas de idade gestacional, as malformações tendem a ter caráter devastador – como nas alterações oftalmológicas, em que se encontram cataratas, microftalmia, coriorretinites, glaucomas, entre outras. Entre as malformações cardíacas, destacam-se os defeitos do septo ventricular, do septo atrial, regurgitação tricúspide, estenose aórtica, anomalias das veias pulmonares e cardiomegalia. Alguns autores descrevem malformações cerebrais como sítio de predileção do vírus, destacando-se anencefalia, agenesia do vérmis do cerebelo, malformação de Dandy-Walker, hidrocefalia e ventriculomegalia, entre outras (Yazigi *et al.*, 2017).

ETIOLOGIA

A rubéola, conhecida também como "sarampo alemão", é causada por um RNA vírus pertencente ao gênero *Rubivirus*, da família *Togavírus* (Cooper e Krugman, 1967; Plotkin *et al.*, 2011). É uma doença exclusiva de humanos, e não apresenta animais como reservatório.

A porta de entrada do vírus se dá pelo epitélio da nasofaringe, atingindo a corrente sanguínea e replicando-se no sistema reticuloendotelial. A partir dessa fase, uma nova viremia se dá em vários tecidos, mais comumente encontrado em linfonodos, urina, liquor, conjuntiva, fluidos sinoviais, leite materno e pulmões.

Durante a gestação, a viremia atingirá a placenta e, a partir desse momento, a passagem fetal poderá se estabelecer, podendo resultar em simples viremia fetal até efeito devastador, acarretando a SRC, dependendo muito do trimestre da gestação no qual a transmissão vertical se tenha manifestado.

Epidemiologia

A incidência de rubéola apresenta aspecto sazonal, isto é, os casos são crescentes entre inverno e primavera (WHO, 2014). Nos EUA, os números de casos de rubéola apresentam queda progressiva em virtude do programa de vacinação em massa, e desde 2004 deixou de apresentar caráter endêmico (WHO, 2014). A rubéola ainda se apresenta endêmica em outros países, com aumento drástico de novos casos, como reportado em 2009 em relação a 2000 (Reef *et al.*, 2011).

A OMS comunicou que novos casos de rubéola aumentaram em proporções gigantes em regiões da África e do Sudeste Asiático entre 2000 e 2009, com cifras de 865 a 17.388 e 1.165 a 17.208, respectivamente. Essas regiões apresentam um número significativo de casos globais de rubéola (121.344 casos registrados pela OMS em 2009). Nenhuma dessas regiões apresentava objetivos específicos para controlar os surtos dessa doença (Reef *et al.*, 2011).

Atualmente, os novos casos de rubéola diagnosticados nos EUA são decorrentes de mães jovens estrangeiras, provenientes de países hispânicos e caribenhos, onde não há política vacinal para essa doença, acarretando novos casos de SRC (AAP e ACOG, 2007; CDC, 2011).

QUADRO CLÍNICO

O período de incubação do vírus é de 2 a 3 semanas. O contágio pode acontecer 1 ou 2 dias antes da erupção cutânea e até 1 semana após. A sintomatologia costuma ser leve em adultos infectados pelo vírus da rubéola, assim como nas gestantes. A erupção cutânea característica inicia-se pela face e espalha-se pelo tronco e extremidades. Trata-se de exantema maculopapular, com lesões puntiformes e rosadas, que se iniciam no rosto e, posteriormente, estendem-se caudalmente para o tórax e o tronco, provocando febre baixa, linfadenopatia pós-auricular, conjuntivite leve não exsudativa, manchas no palato mole e artralgia. É importante lembrar que a rubéola pode ser assintomática em 25 a 50% dos casos (Reef *et al.*, 2011).

Síndrome da rubéola congênita

A transmissão vertical do vírus da rubéola pode manifestar lesões graves no feto, desde abortamento até a SRC, que se manifesta pela perda auditiva em graus variados, dificuldade de aprendizagem, malformações cardíacas e oculares. O feto também pode apresentar alteração importante do seu crescimento, hepatoesplenomegalia, icterícia ao nascimento, púrpura trombocitopênica, anemia e exantema, bem como alterações que se manifestam mais tardiamente, como atraso no neurodesenvolvimento, alterações oculares e endocrinológicas. O efeito do vírus no feto depende do momento de sua infecção, ou seja, em qual trimestre se deu. Em contraste com a maioria das infecções fetais que ocorrem durante a gravidez, o risco de infecção fetal reduz com o aumento da idade gestacional.

Abaixo de 12 semanas, a taxa de infecção é em torno de 90%; entre 12 e 16 semanas cai para 55%; e, após 16 semanas, reduz para 45%. O risco de aborto espontâneo é > 20% quando a infecção materna ocorre nas primeiras 8 semanas de gestação (Grillner *et al.*, 1983).

Em relação aos sobreviventes, quando a infecção ocorre em idade gestacional < 12 semanas, 97% serão afetados, reduzindo para 20% nas infecções entre 12 e 16 semanas, e com apenas risco mínimo de surdez nas infecções entre 16 e 20 semanas (Grillner *et al.*, 1983; Morgan-Capner *et al.*, 2002).

O risco de o feto ser afetado após infecção em idade gestacional > 20 semanas é mínimo. A reinfecção materna é descrita, porém o risco de acometimento fetal é muito baixo (< 5%) (Morgan-Capner *et al.*, 1991).

DIAGNÓSTICO

Como outras doenças virais, o diagnóstico de rubéola se dá pela detecção de imunoglobulinas IgG e IgM positivas no sangue materno. Nesses casos, a avaliação da avidez é crucial, pois se baixa nos dá uma importante informação do provável período no qual a infecção se deu.

Ponto importante a ser considerado pelo médico que assiste a paciente é o fato de que entre 15 e 50% das IgM positivas para rubéola podem ter esse resultado em virtude de reação cruzada com outras viroses – logo, há importância em se estabelecer o quadro clínico, início do exantema, bem como o período de contágio com outro indivíduo doente.

Uma vez realizado o diagnóstico de certeza da infecção materna, ultrassonografias seriadas, bem como ecocardiografia fetal, neurossonografia fetal transabdominal e transvaginal devem ser consideradas, mas é imperativo realizar amniocentese a partir de 17 semanas de gestação para pesquisa do RNA viral da rubéola no líquido amniótico, pois dessa idade gestacional em diante a diurese fetal já está estabelecida (Febrasgo, 2020; Khalil *et al.*, 2020).

TRATAMENTO

Não há ainda nenhum tratamento eficiente para os fetos com SRC, nem tratamento preventivo para as gestantes com a doença.

A imunidade para a rubéola deve ser documentada no início do acompanhamento de pré-natal (D). Recomendações gerais são:

- O diagnóstico da infecção materna aguda é realizado a partir da viragem sorológica (IgM rubéola-específica) ou pela presença de pesquisa positiva para o vírus (secreção nasal ou oral, urina, sangue ou liquor) (A)
- Quando documentada a infecção aguda materna, o acometimento fetal é diagnosticado principalmente por PCR em líquido amniótico ou em material de biopsia de vilo corial (A)
- A vacinação para rubéola protege efetivamente contra a infecção subsequente e é a melhor estratégia para eliminar a SRC (B)
- A vacinação para rubéola é contraindicada durante a gestação, pois há risco teórico de infecção fetal, devendo-se evitar a gestação por pelo menos 30 dias após a vacinação contra esse agente (D)
- Gestantes que não apresentem imunidade contra a rubéola devem ser vacinadas no pós-parto (D).

REFERÊNCIAS BIBLIOGRÁFICAS

AMERICAN ACADEMY OF PEDIATRICS (AAP) COMMITTEE ON FETUS AND NEWBORN; THE AMERICAN COLLEGE OF OBSTETRICS AND GYNECOLOGY (ACOG) COMMITTEE ON OBSTETRIC PRACTICE. *Guide to Perinatal Care.* 6. ed. Washington, D.C.: AAP, 2007. p. 303-348.

CENTERS FOR DISEASE CONTROL AND PREVENTION (CDC). Rubella. *In*: ATKINSON, W.; WOLFE, S.; HAMBORSKY, J. (eds.). *Epidemiology and Prevention of Vaccine-Preventable Diseases.* 12. ed.; Washington, D.C.: Public Health Foundation, 2011. p. 275-290.

COOPER, L. Z.; KRUGMAN, S. Clinical manifestations of postnatal and congenital rubella. *Archives of Ophthalmology*, v. 77, n. 4, p. 434-439, 1967.

FEDERAÇÃO BRASILEIRA DAS ASSOCIAÇÕES DE GINECOLOGIA E OBSTETRÍCIA (FEBRASGO). *Rubéola na gestação.* São Paulo: FEBRASGO; 2020. (Protocolo FEBRASGO-Obstetrícia, n. 22/Comissão Nacional Especializada em Medicina Fetal).

GRILLNER, L. *et al.* Outcome of rubella during pregnancy with special reference to the 17th-24th weeks of gestation. *Scandinavian Journal of Infectious Diseases*, v. 15, n. 4, p. 321-325, 1983.

KHALIL, A. *et al.* ISUOG Practice Guidelines: role of ultrasound in congenital infection. *Ultrasound in Obstetrics and Gynecology*, v. 56, n. 1, p. 128-151, 2020.

MORGAN-CAPNER, P.; CROWCROFT, N. S.; PHLS JOINT WORKING PARTY OF THE ADVISORY COMMITTEES OF VIROLOGY AND VACCINES AND IMMUNISATION. Guidelines on the management of, and exposure to, rash illness in pregnancy (including consideration of relevant antibody screening programmes in pregnancy). *Communicable Disease and Public Health*, v. 5, n. 1, p. 59-71, 2002.

MORGAN-CAPNER, P. *et al.* Outcome of pregnancy after maternal reinfection with rubella. *CDR: Communicable Disease Report*, v. 1, n. 6, p. R57-59, 1991.

PAN AMERICAN HEALTH ORGANIZATION (PAHO). Progress reports on technical matters: elimination of rubella and congenital rubella syndrome. 50th Directing Council, 62nd session of the Regional Committee. 27 September – 1 October, 2010. Washington, D.C.: PAHO, 2010.

PLOTKIN, S. A. *et al.* Rubella. In: REMINGTON, J. S. *et al.* (eds.). *Infectious Diseases of the Fetus and Newborn Infant.* 7. ed. Philadelphia: Elsevier, 2011. p. 861-898.

REEF, S. E. *et al.* Progress toward control of rubella and prevention of congenital rubella syndrome–worldwide, 2009. *The Journal of Infectious Diseases*, v. 204, Suppl. 1, p. 24-27, 2011.

WORLD HEALTH ORGANIZATION (WHO). *Eliminating measles and rubella.* Framework for the verification process in the WHO European Region 2014. Copenhagen: WHO, 2014.

YAZIGI, A. *et al.* Fetal and neonatal abnormalities due to congenital rubella syndrome: a review of literature. *Journal of Maternal-Fetal and Neonatal Medicine*, v. 30, n. 3, p. 274-278, 2017.

CAPÍTULO 65

Citomegalovírus e Gravidez

Karina Felippe Monezi Pontes • Edward Araujo Júnior

INTRODUÇÃO

O citomegalovírus (CMV) é um vírus de DNA envelopado que, como outros membros da família herpes-vírus, estabelece latência vitalícia após infecção primária, alojado em monócitos e granulócitos (Kenneson e Cannon, 2007; Swanson e Schleiss, 2013). Por esse motivo, a transmissão vertical pode ocorrer tanto por uma infecção primária quanto por reativação da doença ou até mesmo contaminação por diferente cepa (Swanson e Schleiss, 2013). A infecção por CMV se espalha por meio de contato com secreções corporais contaminadas (urina, saliva, secreção genital, leite materno), geralmente causando poucos sintomas em imunocompetentes, mas podendo causar sérios danos em imunossuprimidos, incluindo os fetos (Swanson e Schleiss, 2013; Zammarchi *et al.*, 2023).

CMV é a infecção congênita viral mais comum no mundo (Buca *et al.*, 2021; Calvert *et al.*, 2021; Faure-Bardon *et al.*, 2021; Njue *et al.*, 2021; Dinsmoor *et al.*, 2022; Fowler *et al.*, 2022; Amir *et al.*, 2023; Chatzakis *et al.*, 2023a; 2023b; D'Antonio *et al.*, 2023; Egloff *et al.*, 2023; Rybak-Krzyszkowska *et al.*, 2023; Xie *et al.*, 2023; Zammarchi *et al.*, 2023), com uma taxa de prevalência entre todos os nascidos vivos de aproximadamente 0,5 a 2% (Kenneson e Cannon, 2007; Swanson e Schleiss, 2013; Zammarchi *et al.*, 2023). É a principal causa de sequela permanente, responsável por 25% dos casos de perda sensorial auditiva congênita, 10% dos casos de paralisia cerebral e graves anomalias neurológicas, perda de visão e desordens de crescimento (Kenneson e Cannon, 2007; Swanson e Schleiss, 2013; Zammarchi *et al.*, 2023). Nos EUA, por ano, aproximadamente 8 mil crianças são diagnosticadas com sequelas neurológicas decorrentes de infecção congênita pelo CMV, das quais apenas metade esteve relacionado com a infecção primária materna (Chatzakis *et al.*, 2023b). Esse resultado é maior que muitas outras doenças infantis e genéticas bem conhecidas somadas (Chatzakis *et al.*, 2023a). O custo anual estimado nos EUA com as sequelas da infecção congênita pelo CMV é em torno de U$ 2 bilhões (Hamilton *et al.*, 2014).

Apesar da grande prevalência e das graves consequências da infecção congênita pelo CMV, essa ainda é uma condição pouco conhecida pela população geral, em comparação com outras síndromes mais raras como Down, síndrome alcóolica fetal e espinha bífida (Swanson e Schleiss, 2013), levando-se à conclusão de que profissionais da saúde e governos não realizam campanhas de prevenção e esclarecimento populacional (Swanson e Schleiss, 2013; Zuhair *et al.*, 2019).

Estudos promissores para o tratamento de gestantes com soroconversão no período periconcepcional e no 1º trimestre da gestação com altas doses de valaciclovir (8 g/dia) vêm modificando as orientações quanto à pesquisa ativa da doença no pré-natal, por meio da sorologia, até pouco tempo não indicada em nenhum país, e tratamento (Zammarchi *et al.*, 2023).

EPIDEMIOLOGIA

O CMV é um DNA vírus pertencente à família dos herpes-vírus, não apresentando sazonalidade (Swanson e Schleiss, 2013). A infecção causada pelo CMV é, em geral, oligossintomática em indivíduos imunocompetentes; porém, em indivíduos imunossuprimidos, incluindo os fetos, pode causar sérias consequências, incluindo a morte (Kenneson e Cannon, 2007; Swanson e Schleiss, 2013; Lanzieri *et al.*, 2014; Zuhair *et al.*, 2019; Zammarchi *et al.*, 2023). A prevalência global de CMV foi de 83% na população geral, 86% nas mulheres em idade fértil e 86% em doadores de sangue ou órgãos (Lanzieri *et al.*, 2014). Esses dados têm importância porque é estimado que a soroconversão em gestantes é maior, quanto maior é a prevalência do CMV na população (Kenneson e Cannon, 2007; Swanson e Schleiss, 2013; Lanzieri *et al.*, 2014; Zuhair *et al.*, 2019; Zammarchi *et al.*, 2023). Sabe-se que a infecção congênita causada pela primoinfecção tem maior capacidade de transmissão vertical e maior potencial para infecção congênita grave (Kenneson e Cannon, 2007; Swanson e Schleiss, 2013; Lanzieri *et al.*, 2014; Zuhair *et al.*, 2019; Zammarchi *et al.*, 2023).

Após infecção primária, o vírus pode ficar latente por anos e se reativar (infecção não primária/reativação) ou, ainda, o mesmo indivíduo pode ser infectado por uma cepa diferente (infecção não primária/reinfecção) (Kenneson e Cannon, 2007; Swanson e Schleiss, 2013). A maioria dos recém-nascidos infectados no mundo nasce de mulheres previamente infectadas (infecção não primária). Logo, em uma comunidade com alta prevalência de CMV, há risco aumentado para as três formas de infecção (Zuhair *et al.*, 2019).

A soroprevalência em adolescentes em países em desenvolvimento é em torno de 90%, e em adultos jovens é de 95%, o que justifica a maior taxa de infecção congênita entre as gestantes com infecção não primária (Lanzieri *et al.*, 2014). Em comparação, a soroprevalência nos EUA entre 12 e 40 anos é de 40 e 60%, respectivamente (Lanzieri *et al.*, 2014). A taxa de reinfecção por uma nova cepa em mulheres previamente expostas é em torno de 18 a 30%, sugerindo que a reinfecção pode ser a maior causa de infecção não primária (Coppola *et al.*, 2019).

A infecção congênita pelo CMV é a mais comum e principal causa de perda auditiva sensorial na primeira infância e de retardo mental na ausência de alterações genéticas (Kenneson e Cannon, 2007; Fabbri *et al.*, 2011; McCarthy *et al.*, 2011; Swanson e Schleiss, 2013; Hamilton *et al.*, 2014; Lanzieri *et al.*, 2014; Price *et al.*, 2014; Revello *et al.*, 2014; Leruez-Ville *et al.*, 2016; 2017; Seidel *et al.*, 2017; Mussi-Pinhata *et al.*, 2018; Coppola *et al.*, 2019; Zuhair *et al.*, 2019; Barber *et al.*, 2020; Chatzakis *et al.*, 2020; Kyriakopoulou *et al.*, 2020; Maltezou *et al.*, 2020; Shahar-Nissan *et al.*, 2020;

Buca *et al.*, 2021; Calvert *et al.*, 2021; El-Qushayri *et al.*, 2021; Faure-Bardon *et al.*, 2021; Njue *et al.*, 2021; Benou *et al.*, 2022; Dinsmoor *et al.*, 2022; Fowler *et al.*, 2022; Amir *et al.*, 2023; D'Antonio *et al.*, 2023; Egloff *et al.*, 2023; Xie *et al.*, 2023; Zammarchi *et al.*, 2023; Chatzakis *et al.*, 2023a; 2023b; Rybak-Krzyszkowska *et al.*, 2023). Sua incidência varia de 0,5 a 2,0% nos nascidos vivos, havendo grande contraste entre países, ou até mesmo entre hospitais de uma mesma região (Kenneson e Cannon, 2007; McCarthy *et al.*, 2011; Swanson e Schleiss, 2013; Lanzieri *et al.*, 2014; Mussi-Pinhata *et al.*, 2018; Coppola *et al.*, 2019; Zuhair *et al.*, 2019; Chatzakis *et al.*, 2020; Maltezou *et al.*, 2020; Njue *et al.*, 2021; Dinsmoor *et al.*, 2022; Fowler *et al.*, 2022; Xie *et al.*, 2023; Zammarchi *et al.*, 2023). A incidência de CMV congênito chegou a 13,6% em estudo realizado em Gâmbia, em contraste com 0,46% na Suécia (Kenneson e Cannon, 2007; Swanson e Schleiss, 2013). A prevalência de nascidos vivos infectados entre todas as mulheres soropositivas é em torno de 1%, embora entre as reinfectadas essa taxa possa ser de até 3,4%. Mulheres soronegativas que vivem em locais de baixa soroprevalência para CMV têm taxa de infecção de 1 a 3%, mas a transmissão placentária nesses casos é em torno de 30 a 50% (Coppola *et al.*, 2019).

INFECÇÃO MATERNA

Contaminação

A contaminação pelo CMV ocorre por meio de contato direto das mucosas com fluidos corporais contaminados, como urina, saliva, sangue, secreções genitais, lágrima, leite materno contaminado, transplante de órgãos sólidos e células-tronco (Price *et al.*, 2014; Mussi-Pinhata *et al.*, 2018; Xie *et al.*, 2023). O fator de risco mais importante para infecção materna é o contato com crianças < 2 anos, que podem excretar o vírus pela saliva e pela urina, por até 24 meses; outra via importante é a transmissão sexual (Kenneson e Cannon, 2007; Swanson e Schleiss, 2013; Lanzieri *et al.*, 2014; Mussi-Pinhata *et al.*, 2018; Coppola *et al.*, 2019; Zuhair *et al.*, 2019; Xie *et al.*, 2023; Zammarchi *et al.*, 2023).

Temos três tipos de infecção: primária, ou seja, quando a mãe possuiu títulos negativos prévios para CMV (IgG e IgM) e ocorre soroconversão durante a gestação; secundária é aquela que ocorre por reativação de um vírus que está latente; e terciária é a contaminação por uma nova cepa em pacientes com contato prévio, sendo que as duas últimas formas são consideradas não primárias (Kenneson e Cannon, 2007; Swanson e Schleiss, 2013; Zuhair *et al.*, 2019; Zammarchi *et al.*, 2023). Os três tipos de infecção podem cursar com transmissão vertical (Kenneson e Cannon, 2007; Swanson e Schleiss, 2013; Price *et al.*, 2014; Zuhair *et al.*, 2019; Zammarchi *et al.*, 2023; Xie *et al.*, 2023).

Sintomatologia

A infecção pelo CMV, em geral, cursa com pouca ou nenhuma sintomatologia em indivíduos imunocompetentes; no entanto, pode causar doenças graves em imunossuprimidos (HIV-positivos, transplantados, pessoas em uso de imunossupressores e fetos) (Kenneson e Cannon, 2007; Fowler *et al.*, 2022). Em imunossuprimidos, a replicação viral tende a ser descontrolada, o que se associa com viremia e disseminação para diversos órgãos, podendo levar a pneumonites, hepatites, retinites ou gastrenterites (Zuhair *et al.*, 2019; Fowler *et al.*, 2022).

Rastreamento

Até 2022, não existia protocolo publicado em língua inglesa que sugerisse rastreamento universal (Xie *et al.*, 2023). O Royal College of Obstetricians and Gynaecologists recomenda a pesquisa universal apenas para fins de pesquisa. A Society of Obstetricians and Gynaecologists of Canada aceita o rastreamento universal, desde que o teste de avidez para IgG esteja disponível (Xie *et al.*, 2023). Outras cinco diretrizes recomendam rastreamento direcionado apenas para pacientes de alto risco para infecção – ou seja, gestantes, mulheres com filhos de até 3 anos ou mulheres que trabalham em creches escolares (Xie *et al.*, 2023).

A taxa de soroprevalência da imunoglobulina IgG para CMV entre as mulheres em idade reprodutiva diverge entre países e continentes. Na Europa, a soroprevalência é de 45,6 a 95,7%, no Japão é de 60,2%, na América Latina é de 58,3 a 94,5% e na América do Norte é de 24,6 a 81% (Fowler *et al.*, 2022). A soroprevalência aumenta com a idade e é maior em países em desenvolvimento do que nos desenvolvidos (Fowler *et al.*, 2022). O mesmo estudo identificou prevalência heterogênea de imunoglobulina IgM para CMV em mulheres em idade reprodutiva: na Europa, 1 a 4,6%, na América do Norte, 2,3 a 4,5%, no Japão, 0,8% e na América Latina, 0 a 0,7% (Fowler *et al.*, 2022).

Sorologias e interpretação

A pesquisa para CMV pode ser realizada por meio de pesquisas de anticorpos específicos (IgG, IgM e avidez de IgG) ou de detecção do DNA do CMV em fluidos corporais (sangue, urina e saliva) (Zammarchi *et al.*, 2023). Em 2020, Maltezou *et al.* sugeriram a interpretação das combinações dos resultados dessas sorologias em caso de infecção fetal, conforme Tabela 65.1.

Tabela 65.1 Critérios para classificação da infecção materna diante de infeção congênita suspeita ou confirmada.

Tipo de infecção	Definição
Infecção primária confirmada	IgG e IgM– previamente, demonstrando soroconversão durante a gestação*
Infecção primária presumida	CMV IgG+, com baixa avidez** e IgM+, no primeiro trimestre ou CMV IgG e IgM+, com avidez de IgG indeterminada, com detecção de CMV–DNA em pelo menos 1 fluido corporal (sangue, urina ou saliva) durante a gestação
Falso-positivo	IgM+ e IgG– em testes pareados com diferença de pelo menos 2 semanas*
Infecção não primária confirmada	CMV IgG+ antes da gestação ou CMV IgG+ e IgM– no 1º trimestre
Infecção não primária presumida	CMV IgM– e 1. IgG+ antes de 12 semanas com IgM desconhecido; ou 2. Aumento de 4× os títulos de IgG em teste pareados
Infecção congênita pelo CMV	Detecção do CMV (cultura) ou CMV–DNA por PCR na saliva, urina ou sangue do recém-nascido obtidos até 3 semanas de vida ou no líquido amniótico (Swanson e Schleiss, 2013)

*A imunoglobulina IgM pode sofrer reação cruzada com outros vírus, como Epstein-Barr, por exemplo, então, para a soroconversão ser confirmada, é necessária a positivação de IgG em testes pareados (Fowler *et al.*, 2022). **Teste de avidez de IgG < 15% sugere infecção com menos de 6 semanas, e < 35% com menos de 12 semanas (Shahar-Nissan *et al.*, 2020). Para avidez > 65%, considerar > 12 semanas de infecção; entre 40 e 65% é considerado indeterminado (Faure-Bardon *et al.*, 2021). Esses valores podem variar de acordo com a metodologia e o laboratório CMV: citomegalovírus; IgG: imunoglobulina G; IgM: imunoglobulina M; PCR: reação em cadeia da polimerase. (Adaptada de Maltezou *et al.*, 2020.)

INFECÇÃO CONGÊNITA

Transmissão

A prevalência mundial média de recém-nascidos com infecção congênita pelo CMV é de 0,64%, podendo chegar a 1% em algumas populações (Kenneson e Cannon, 2007; Coppola *et al.*, 2019). A prevalência de recém-nascidos afetados pelo CMV é menor entre aqueles cujas mães realizaram sorologia durante o pré-natal (0,48%) do que entre os testados apenas ao nascimento (0,70%). Esse fato pode ser decorrente de maior cuidado para evitar contaminação e/ou terminação da gestação em casos de suspeita de contaminação fetal (Kenneson e Cannon, 2007).

A infecção primária pelo CMV durante a gestação parece ser o maior fator de risco de infecção congênita; aproximadamente 30 a 40% desses fetos terão infecção ao nascimento (Kenneson e Cannon, 2007; Swanson e Schleiss, 2013; Coppola *et al.*, 2019; Shahar-Nissan *et al.*, 2020). Em contraste, apenas 1 a 3% dos recém-nascidos de mães com infecção não primária serão afetados (Kenneson e Cannon, 2007; Swanson e Schleiss, 2013; Coppola *et al.*, 2019). A infecção pelo CMV também pode ocorrer intraparto ou pós-natal, por meio da exposição à secreção cervical durante o parto ou pela amamentação, mas esses tipos de infecção raramente causam sintomas ou sequelas em recém-nascidos de termo (Swanson e Schleiss, 2013). As taxas de transmissão para o feto na infecção primária materna variam também de acordo com o trimestre de contágio materno: em torno de 20 a 30% no 1º trimestre e alcançando 72% no 3º trimestre (Coppola *et al.*, 2019; Maltezou *et al.*, 2020; Njue *et al.*, 2021).

Fisiopatologia

O CMV humano é hospedeiro restrito, endêmico, um membro onipresente da família herpes-vírus (Njue *et al.*, 2021). Apresenta um grande DNA de dupla fita de 236 kb que codifica pelo menos 167 produtos genéticos, dos quais pelo menos 40 estão envolvidos na resposta imune do hospedeiro. Após infecção primária, o CMV se estabelece de maneira vitalícia e tem múltiplos mecanismos para atacar o sistema imunológico (Njue *et al.*, 2021).

A infecção congênita pelo CMV pode causar dano ao feto direta ou indiretamente, por meio da disfunção placentária resultante da infecção ou destruição imunomediada, levando a abortamento, parto pré-termo ou restrição de crescimento fetal (RCF) (Njue *et al.*, 2021). A fisiopatogênese do CMV não é completamente elucidada, e os estudos analisados que tentaram entender esse mecanismo foram desenvolvidos *in vitro* (Njue *et al.*, 2021). O CMV *in vitro* foi capaz de invadir diversas células placentárias. A célula-tronco progenitora trofoblástica é precursora do sincício e do citotrofoblasto, reduzindo o número de células maduras; o trofoblasto extraviloso (citotrofoblasto flutuante) é responsável pela invasão da parede vascular uterina e pelo processo de remodelação da circulação durante a gestação; sua destruição levaria a impactos deletérios na gestação, em virtude da redução da circulação do sangue materno na placenta e a consequente diminuição de acesso a nutrientes, levando à RCF ou até mesmo ao abortamento (Njue *et al.*, 2021).

A exata consequência da invasão das células placentárias é desconhecida, variando com a idade gestacional (Njue *et al.*, 2021). Acredita-se que a infecção logo após a implantação possa interferir nesse processo, levando ao abortamento (Njue *et al.*, 2021). A destruição das células responsáveis pela invasão vascular levaria à RCF e à destruição das células de ancoragem ao parto pré-termo (Njue *et al.*, 2021).

O CMV também interfere em importantes vias de autorregulação no citotrofoblasto, o que alteraria a migração trofoblástica, e tem propriedades imunomoduladoras, que alteram a resposta imune do hospedeiro. Essas alterações poderiam levar a abortamento, RCF e parto pré-termo (Njue *et al.*, 2021). *In vitro*, o CMV aumentou a concentração de fator de necrose tumoral alfa, o que levou à apoptose acelerada do trofoblasto – mais uma via para explicar a RCF em fetos não afetados pelo CMV, em que as mães foram diagnosticadas com a doença (Njue *et al.*, 2021).

A suscetibilidade para a infecção fetal aumenta com a idade gestacional, provavelmente em virtude do processo de diferenciação do citotrofoblasto (Chatzakis *et al.*, 2020). O vírus eventualmente atravessa a placenta, primeiro órgão fetal infectado, e se replica no epitélio tubular do rim do feto, apresentando tropismo por células reticuloendoteliais e sistema nervoso central (Chatzakis *et al.*, 2020). A provável sequência de eventos que leva à infecção fetal seria: viremia materna, infecção placentária e disseminação fetal pela via hematogênica. Essa sequência de eventos leva de 7 a 8 semanas (Shahar-Nissan *et al.*, 2020).

Achados à ultrassonografia e à ressonância magnética

Em geral, a doença fetal é progressiva e os sintomas iniciais à ultrassonografia são pela infecção sistêmica (RCF, volume de líquido amniótico anormal, ascite, derrame pleural, edema de pele, hidropisia, placentomegalia, intestino hiperecogênico, esplenomegalia, calcificações hepáticas) (Leruez-Ville *et al.*, 2016). Os achados no sistema nervoso central costumam ocorrer após semanas, e o acometimento cerebral grave é preditor de mau prognóstico; a microcefalia é o único achado realmente preditor de desfecho desfavorável em até 95% dos casos (Leruez-Ville *et al.*, 2016; Kyriakopoulou *et al.*, 2020). Os achados mais comuns e sua classificação estão resumidos na Tabela 65.2 e alguns demonstrados na Figura 65.1.

As alterações ultrassonográficas mais comuns são na ordem: ventriculomegalia, alterações periventriculares e cistos temporais e lesões no parênquima cerebral (Kyriakopoulou *et al.*, 2020). A ressonância magnética (RM) tem sido usada como complemento à ultrassonografia. Em 6% das ultrassonografias em que não foram identificadas alterações no sistema nervoso central, estas foram identificadas à RM, porém apenas em casos infectados no 1º trimestre da gestação (Kyriakopoulou *et al.*, 2020; Buca *et al.*, 2021). As alterações identificadas à RM são as mesmas observadas à ultrassonografia, porém em incidências diferentes; as alterações mais comuns encontradas na RM são os cistos temporais e lesões no parênquima cerebral (Kyriakopoulou *et al.*, 2020). Sabe-se que os achados adicionais à RM são decorrentes da ausência de estudo por meio da neurossonografia multiplanar realizada por profissional experiente, pois quando realizada as performances se equivalem (Buca *et al.*, 2021; Rybak-Krzyszkowska *et al.*, 2023). As principais alterações detectadas na neurossonografia transvaginal são: padrões anormais de ecogenicidade periventricular (sugestivo de periventriculite), ventriculomegalia e foco ecogênico no parênquima cerebral (Rybak-Krzyszkowska *et al.*, 2023). A Figura 65.2 mostra alguns achados observados à RM em fetos com infecção intrauterina por CMV.

Tabela 65.2 Achados ultrassonográficos na infecção intrauterina por citomegalovírus. Classificação com base nos critérios de Leruez-Ville *et al.*, 2016.

Extracerebrais	Restrição do crescimento fetal
	Volume de líquido amniótico anormal
	Ascite e/ou derrame pleural
	Edema de pele
	Hidropisia
	Placentomegalia > 40 mm
	Intestinos hiperecogênicos
	Hepatomegalia > 40 mm (lobo direito)
	Esplenomegalia > 40 mm (maior diâmetro no 2º trimestre)
	Calcificações hepáticas
	Cardiomegalia
Sistema nervoso central	Ventriculomegalia moderada < 15 mm
	Calcificação cerebral isolada
	Adesão interventricular isolada
	Vasculopatia/hiperecogenicidade dos vasos lenticuloestriados
Alterações graves no sistema nervoso central	Ventriculomegalia > 15 mm
	Hiperecogenicidade periventricular
	Hidrocefalia
	Microcefalia < 3 DP
	Megacisterna magna > 10 mm
	Hipoplasia de vérmis ou do cerebelo
	Porencefalia
	Lissencefalia
	Cistos periventriculares
	Anormalidade do corpo caloso

DP: desvio padrão.

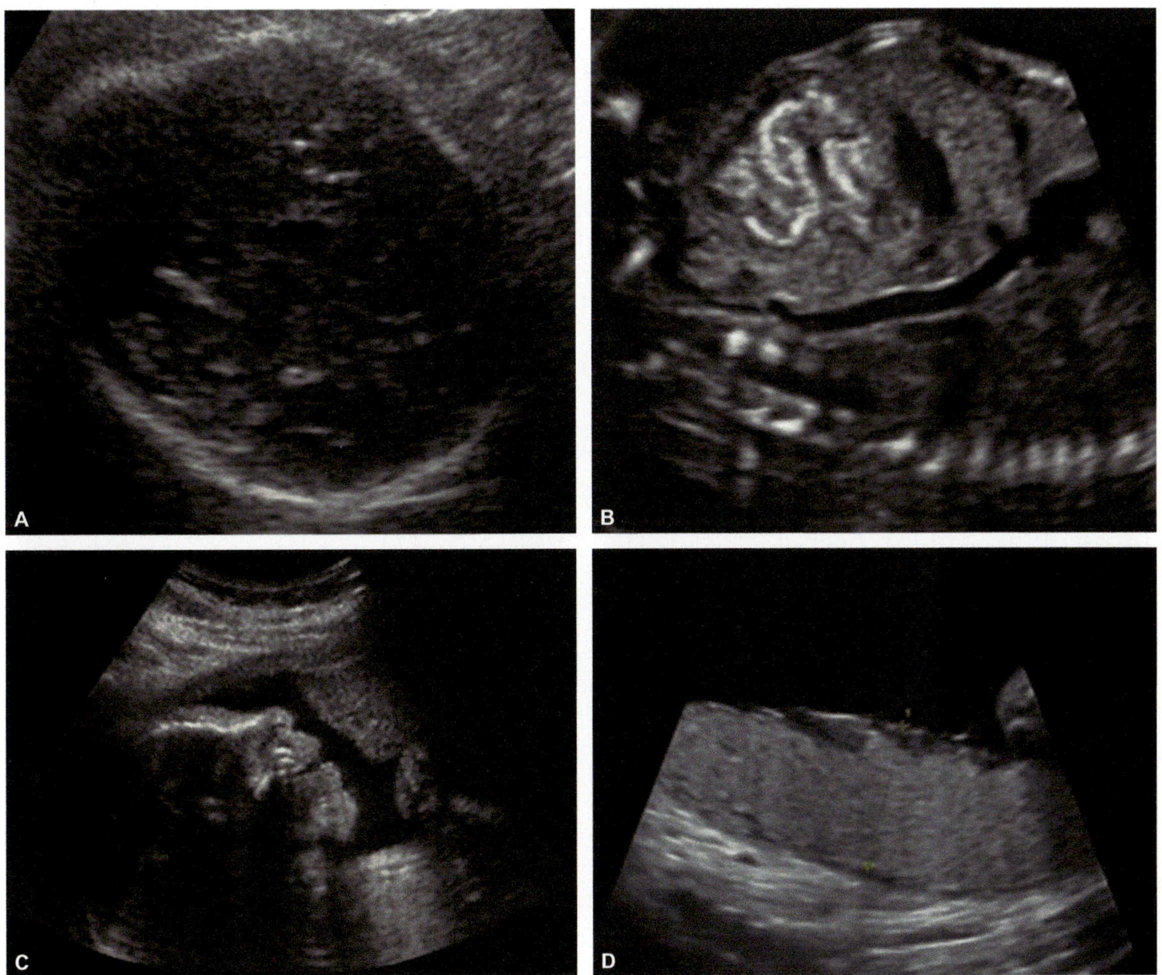

Figura 65.1 Achados à ultrassonografia em fetos com infecção intrauterina pelo citomegalovírus. **A.** Calcificações periventriculares. **B.** Intestino hiperecogênico. **C.** Microcefalia. **D.** Placentomegalia.

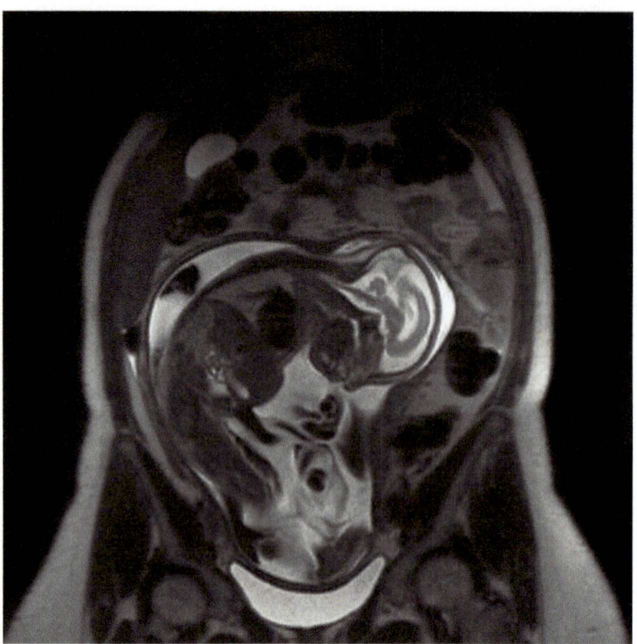

Figura 65.2 Plano coronal de sequências pesadas T2 da ressonância magnética fetal evidenciando ventriculomegalia e atrofia cortical.

A ausência de achados à ultrassonografia e à RM durante pré-natal é um fator prognóstico importante; uma porcentagem muito pequena de recém-nascidos serão sintomáticos (1,5%), terão neurodesenvolvimento anormal (3,1%) e perdas auditivas em até 11,4% (Buca *et al.*, 2021). Essas alterações são relativas à soroconversão no 1º trimestre de gestação, exceto alterações auditivas que também ocorreram com soroconversão no 2º trimestre em 7% e em 0% no 3º (Buca *et al.*, 2021). As alterações encontradas à ultrassonografia e à RM não são específicas da infecção pelo CMV, porém são indicativas de infecção intrauterina (Buca *et al.*, 2021; Rybak-Krzyszkowska *et al.*, 2023). O vírus alcança o cérebro por via hematogênica, chegando no liquor e causando inflamação dos plexos coroides e das meninges (Rybak-Krzyszkowska *et al.*, 2023). Por isso, as lesões ventriculares e periventriculares aparecem antes das lesões no parênquima cerebral (Rybak-Krzyszkowska *et al.*, 2023).

Diagnóstico

Assim como nas gestantes, não existe orientação de pesquisa universal de infecção congênita pelo CMV nos recém-nascidos (Swanson e Schleiss, 2013). Diagnóstico no feto é feito através do líquido amniótico, por meio de cultura positiva ou por reação em cadeia da polimerase (PCR) (Swanson e Schleiss, 2013; Dinsmoor *et al.*, 2022). A coleta deve ser realizada após a 21ª semana de gestação e entre 6 e 8 semanas após infecção materna, para diminuir chance de falso-negativo (Dinsmoor *et al.*, 2022; Zammarchi *et al.*, 2023). A sensibilidade é em torno de 86%, especificidade de 100%, valor preditivo positivo entre 91,3 e 100% e valor preditivo negativo de 95% (Dinsmoor *et al.*, 2022). Raramente pode ocorrer falso-positivo da amostra por contaminação de sangue materno (McCarthy *et al.*, 2011).

A detecção em recém-nascidos é realizada pela detecção viral em fluidos corporais (urina, saliva e sangue) por meio de PCR, cultura ou teste de antígeno (antígeno pp65) até a terceira semana de vida (Swanson e Schleiss, 2013). Após esse período, é difícil diferenciar infecção congênita de adquirida no período pós-natal (Swanson e Schleiss, 2013). Pode-se considerar também a detecção de IgM no recém-nascido para CMV no mesmo período (McCarthy *et al.*, 2011).

Prognóstico

Na infecção primária materna, apesar de a transmissão vertical aumentar com a idade gestacional em 5,5%, 21%, 36,8%, 40,3% e 66,2%, respectivamente, período preconcepcional (até 12 semanas antes da última menstruação), periconcepcional (4 semanas antes a 3 a 6 semanas após a menstruação), 1º, 2º (14 a 26 semanas) e 3º trimestre, insultos fetais são limitados a infecções adquiridas nos período periconcepcional e 1º trimestre (Chatzakis *et al.*, 2020). A taxa de insulto fetal (qualquer achado de imagem no sistema nervoso central à ultrassonografia ou à RM que tenha levado ao término da gestação ou achados de sintomas neurológicos ao nascimento) em caso de transmissão vertical na literatura é em média 28,8%, 19,3%, 0,9% e 0,4%, respectivamente, para infecção periconcepcional, 1º, 2º e 3º trimestre (Chatzakis *et al.*, 2020).

A perda da audição sensorial e/ou o atraso do desenvolvimento neuropsicomotor também variam com a idade gestacional de contágio: 22,8%, 0,1% e 0% para o 1º, 2º e 3º trimestre, respectivamente (Chatzakis *et al.*, 2020). Sintomas ao nascimento também podem estar correlacionados com o período de transmissão vertical, e são encontrados na seguinte proporção dos recém-nascidos: 1,3%, 9,1%, 0,3% e 0,4%, respectivamente, para período periconcepcional, 1º, 2º e 3º trimestre (Chatzakis *et al.*, 2020). A infecção pré- e periconcepcional é explicada pelo fato de o pico da viremia materna ocorrer por volta de 7 semanas após a infecção primária e se manter por até 12 semanas (Chatzakis *et al.*, 2020).

Alterações cerebrais também têm associação com idade gestacional de contaminação: microcefalia < 18 semanas, polimicrogiria entre 18 e 24 semanas, rotação normal com heterogeneidade difusa da substância branca no 3º trimestre (Chatzakis *et al.*, 2020). A contagem de plaquetas na cordocentese demonstrou ser um fator prognóstico importante. Aqueles fetos com contagem < 50.000/mm³ têm chance de 80% de mau prognóstico (terminação da gestação, abortamento, óbito fetal ou sequelas do sistema nervoso central) (Fabbri *et al.*, 2011; Leruez-Ville *et al.*, 2016). Além das plaquetas, alta viremia fetal e contagem de β_2-microglobulina elevada no sangue fetal estão associadas à doença de maior gravidade (Fabbri *et al.*, 2011). Recém-nascidos com amniocentese negativa têm menor chance de desenvolver infecção sintomática (4,3% *versus* 25%) e perda auditiva (2,2% *versus* 17,4%). Nenhuma criança com amniocentese negativa desenvolveu sequela neurológica, em comparação com 14,1% das positivas (Dinsmoor *et al.*, 2022). A presença do vírus no líquido amniótico também está associada a baixo peso ao nascimento e parto pré-termo (Dinsmoor *et al.*, 2022).

Quando a PCR é negativa para CMV, a chance de sintomas graves neonatais é praticamente nula, como perdas sensoriais auditivas graves e/ou atraso no desenvolvimento neurológico e terminação da gestação por achados de imagem no sistema nervoso central ou sistêmicos associados à presença do CMV (Chatzakis *et al.*, 2023a). A ausência de sequelas se manteve, inclusive, em recém-nascidos que apresentaram amostra positiva na urina para CMV (ocorre em até 8% dos casos com PCR negativa na amniocentese) (Chatzakis *et al.*, 2023a). O risco de um feto infectado ser sintomático ao nascimento pode ser estimado por resultados de imagem pré-natais e testes laboratoriais (Leruez-Ville *et al.*, 2016). A Tabela 65.3 mostra os principais achados e fatores que podem ser preditores de mau prognóstico.

Tabela 65.3 Fatores indicativos de mau prognóstico fetal/recém-nascido.

Cordocentese	Carga viral > 30.000 cópias/mℓ Plaquetas < 50.000 mm³ Aumento de β_2-microglubulina
Ultrassonografia ou RM	Índices elevados de IgM específica
Época de infecção materna	Microcefalia Periconcepcional – 4 semanas antes da última menstruação até 3 semanas de gestação*
Amniocentese	Primeiro trimestre

*A definição de período periconcepcional varia na literatura: 4 semanas antes da data da última menstruação a 3 a 6 semanas após a última menstruação. PCR: reação em cadeia da polimerase; RM: ressonância magnética.

A ausência de achados do sistema nervoso central à ultrassonografia à RM está associada a bons prognósticos (Kyriakopoulou *et al.*, 2020). A maioria dos autores concorda que os seguintes desfechos são desfavoráveis: sintomas neurológicos (tetraplegia/paralisia cerebral, letargia e/ou hipotonia, coriorretinite, perda auditiva sensorial, microcefalia e atraso no desenvolvimento neuropsicomotor), achados anormais de imagem ao nascimento no sistema nervoso central, alterações hematológicas (trombocitopenia/enzimas hepáticas) e a terminação da gestação por alterações fetais (Kyriakopoulou *et al.*, 2020). A Figura 65.3 mostra anormalidades no sistema nervoso central de recém-nascido com infecção congênita pelo CMV.

RECÉM-NASCIDO SINTOMÁTICO

Ao nascimento

Os achados clínicos de recém-nascidos infectados ao nascimento incluem: RCF (50%), icterícia (67%), hepatoesplenomegalia (60%), petéquias generalizadas (76%), púrpura, trombocitopenia (77%), hidropisia, pneumonite, microcefalia (53%), exames de imagens cerebrais anormais (calcificações, hiperecogenicidade periventriculares, ventriculomegalia, cistos subependimais e vasculopatia lenticular estriada), convulsões (7%), coriorretinites, perda sensorial auditiva, anormalidades ósseas, dentição anormal, esmaltes hipocalcificados, anemia, hipotonia/letargia (27%), hipertonia ou CMV isolado no liquor (Swanson e Schleiss, 2013; Coppola *et al.*, 2019; Maltezou *et al.*, 2020; Dinsmoor *et al.*, 2022).

Os sintomas nos recém-nascidos são classificados em graves ou moderados. É considerada grave qualquer alteração ao nascimento no SNC, como: microcefalia, imagem no sistema nervoso central demonstrando calcificação ou anormalidades na substância branca, perda auditiva sensorial (qualquer grau, uni ou bilateral) ou coriorretinite. Todos os outros sintomas são considerados moderados (McCarthy *et al.*, 2011).

Sequelas a longo prazo

Sequelas a longo prazo podem ocorrer em infecções congênitas sintomáticas (40 a 60%) ou assintomáticas (± 13,5%), sendo com maior frequência e severidade nas sintomáticas (Swanson e Schleiss, 2013; Chatzakis *et al.*, 2020). Vinte e cinco por cento dos recém-nascidos assintomáticos de mães com infecção primária têm risco de desenvolver sequelas nos 24 meses subsequentes, contra 8% em mães com infecção não primária (Coppola *et al.*, 2019; Chatzakis *et al.*, 2020). As principais sequelas são: perda de audição sensorial, perda de visão, retardo mental, convulsões, paralisia cerebral, alterações visuais (coriorretinites, atrofia ópticas, comprometimento visual cortical e estrabismo) ou atraso no desenvolvimento neuropsicomotor (McCarthy *et al.*, 2011; Swanson e Schleiss, 2013).

A perda de audição sensorial, seguindo infecções sintomáticas ou não, é geralmente progressiva, uni ou bilateral e pode estar ausente ao nascimento, vindo a se manifestar apenas na infância (Swanson e Schleiss, 2013). Aproximadamente 21% das perdas auditivas ao nascimento e 25% até os 4 anos de vida são atribuídas à infecção congênita pelo CMV (Swanson e Schleiss, 2013). De 6 a 23% dos recém-nascidos assintomáticos poderão ter perda auditiva sensorial ao longo da vida (Coppola *et al.*, 2019).

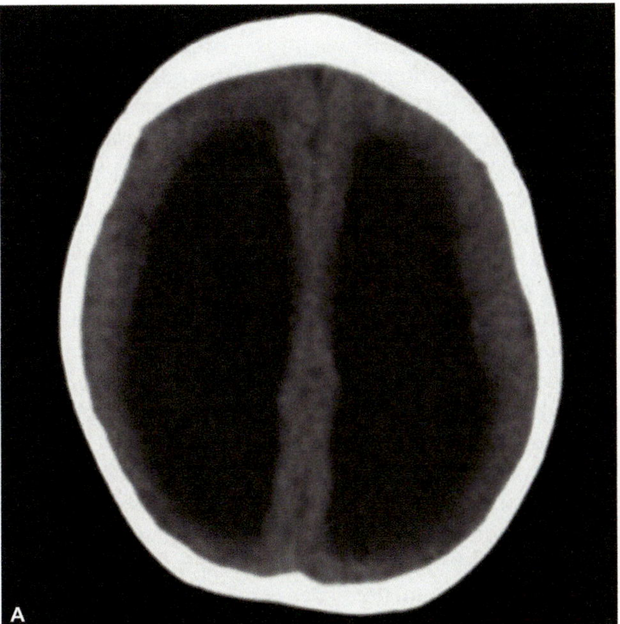

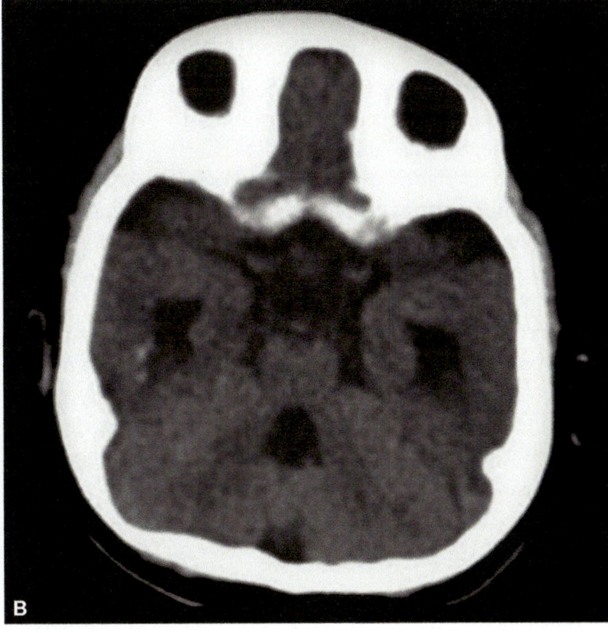

Figura 65.3 Achados à tomografia computadorizada pós-natal no plano axial em recém-nascido com infecção intrauterina por citomegalovírus, evidenciando ventriculomegalia (**A**) e calcificações periventriculares (**B**).

Acredita-se que aproximadamente 5% das crianças que desenvolvem microcefalia ou apresentam atraso no desenvolvimento neuropsicomotor possam ter associação com infecção pelo CMV não diagnosticada (Coppola *et al.*, 2019).

Diagnóstico diferencial

O diagnóstico diferencial da infecção pelo CMV inclui outras infecções virais, como a rubéola e o parvovírus B19, e infecções não virais, como a toxoplasmose e a sífilis, uma vez que os sintomas são inespecíficos (Swanson e Schleiss, 2013)

PREVENÇÃO PRIMÁRIA

Nenhuma ação é capaz de eliminar o risco de transmissão vertical, seja por medicamentos ou com medidas comportamentais, como higiene das mãos, vestir luvas para trocar fraldas e lavar roupas sujas (McCarthy *et al.*, 2011; Hamilton *et al.*, 2014). Um modelo analítico indicou que a higiene pessoal é altamente eficaz em prevenir desfechos desfavoráveis na infecção congênita pelo CMV, mostrando redução de 50% na taxa de infecção em populações soronegativas; entretanto, a aderência materna é um fator limitante (Hamilton *et al.*, 2014; Fowler *et al.*, 2022). A principal dificuldade é não ter contato íntimo, como beijar os lábios, dormir junto, dividir talheres, comida e bebidas dos filhos menores (Hamilton *et al.*, 2014; Price *et al.*, 2014; Calvert *et al.*, 2021). Mulheres gestantes são muito motivadas em aceitar mudança de comportamento para proteger a saúde e o desenvolvimento do feto em comparação com as não gestantes (Barber *et al.*, 2020). Além disso, melhores hábitos de higiene podem prevenir outras doenças (Barber *et al.*, 2020). Apesar de as medidas comportamentais serem importantes ferramentas na proteção contra o CMV, apenas 22% das mulheres são informadas sobre o CMV durante a gestação e suas possíveis consequências, e apenas 50% dos obstetras orientam a gestante a esse respeito (McCarthy *et al.*, 2011; Hamilton *et al.*, 2014; Maltezou *et al.*, 2020).

Atualmente, não existe vacina disponível, apesar de muitos estudos estarem em andamento e ser considerada uma prioridade (Leruez-Ville *et al.*, 2016; Shahar-Nissan *et al.*, 2020; Faure-Bardon *et al.*, 2021; Fowler *et al.*, 2022; Amir *et al.*, 2023; D'Antonio *et al.*, 2023; Egloff *et al.*, 2023). O desenvolvimento de vacinas contra o CMV é complicado, em virtude das diversas propriedades que tornam o desenvolvimento de imunidade protetora e a segurança um desafio (McCarthy *et al.*, 2011). Entre essas propriedades, está a habilidade de o vírus estabelecer infecção latente após resolução da infecção primária, driblando o sistema imune do hospedeiro (McCarthy *et al.*, 2011). Estudos realizados demonstram que possivelmente uma vacina para CMV não será capaz de prevenir completamente a infecção contra cepas circulantes; no entanto, poderá prevenir infecção recorrente na maioria das mulheres e, consequentemente, oferecer proteção para transmissão vertical (McCarthy *et al.*, 2011). Em teoria, a resposta materna à vacina produziria IgG, que atravessaria a placenta e neutralizaria o CMV, impedindo a invasão das células fetais (McCarthy *et al.*, 2011).

TRATAMENTO

Antivirais contra o CMV em não gestantes adultas se mostraram efetivos e incluem os seguintes medicamentos: ganciclovir, valaciclovir, cidofovir e foscarnete (McCarthy *et al.*, 2011). Farmacologicamente, esses fármacos inibem a replicação do CMV em nível celular por vários processos (McCarthy *et al.*, 2011). Porém, esses medicamentos não têm licença para o uso durante a gestação. O ganciclovir não é bem absorvido no trato gastrintestinal (apenas 8%); já o valaciclovir apresenta boa absorção (Seidel *et al.*, 2017). O ganciclovir não pode ser utilizado durante a gestação pelo risco de toxicidade às células germinativas fetais (Egloff *et al.*, 2023). O valaciclovir é uma pró-droga do aciclovir, transformado em aciclovir na primeira passagem hepática; tem sido amplamente usado no tratamento da infecção pelo herpes-vírus, em vez do aciclovir, por ser mais efetivo (Faure-Bardon *et al.*, 2021). Seguindo administração oral do valaciclovir, < 1% é excretado imutado e > 85% são excretados como aciclovir por meio de filtração glomerular e secreção tubular ativa, classificado como classe B na gestação (Faure-Bardon *et al.*, 2021; D'Antonio *et al.*, 2023).

O valaciclovir tem sido a medicação mais utilizada, estudada e promissora na prevenção da infecção congênita pelo CMV, após infecção primária materna no início da gestação. Também pode ser oferecida para mães cujos fetos apresentam alteração ultrassonográfica compatível com infecção por CMV e comprovada por meio de sorologia materna ou PCR no líquido amniótico (Leruez-Ville *et al.*, 2016; Faure-Bardon *et al.*, 2021), porém são necessários novos estudos para que esse tipo de uso do valaciclovir seja suportado (D'Antonio *et al.*, 2023). Alguns autores discutem o uso dessa medicação para infecção primária adquirida no 2º trimestre, pois pode diminuir riscos de sintomas ao nascimento e sequelas a longo a prazo (25% para os tratados *versus* 58% para não tratados) (Leruez-Ville *et al.*, 2016; Faure-Bardon *et al.*, 2021; Egloff *et al.*, 2023).

A globulina humana hiperimune, outra opção sugerida em alguns estudos recentes, é extraída de plasma humano de doadores selecionados e apresenta propriedades antivirais e imunomoduladoras (McCarthy *et al.*, 2011). O ganciclovir pode penetrar em vários compartimentos do corpo, incluindo passagem transplacentária e no liquor dos recém-nascidos (Seidel *et al.*, 2017).

Intrauterino (prevenção primária)

Até no máximo uma década atrás, nenhum protocolo sugeria tratamento intrauterino da infecção congênita pelo CMV (McCarthy *et al.*, 2011). Isso tem mudado aos poucos, em virtude de fortes evidências de que o tratamento com valaciclovir altera o prognóstico do feto e do recém-nascido.

Leruez-Ville *et al.* (2016) publicaram estudo não randomizado que demonstrou eficácia antiviral do valaciclovir em fetos infectados. Usando valaciclovir em altas doses (8 g/dia – 16 comprimidos/dia) na mãe até o parto ou por 24 semanas (o que ocorresse primeiro), houve redução de recém-nascidos sintomáticos de 43% para 82%. Além da queda na porcentagem de nascidos assintomáticos, o seguimento com cordocentese demonstrou aumento na contagem das plaquetas e diminuição da carga viral fetal. Aqueles que nasceram assintomáticos permaneceram por 12 meses de seguimento, e os que nasceram sintomáticos foram tratados com valaciclovir; nenhum apresentou perda da audição neurossensorial no mesmo período. Importante ressaltar que nesse estudo foram excluídos fetos com alterações cerebrais consideradas graves ou os assintomáticos.

Shahar-Nissan *et al.* (2020) publicaram estudo duplo-cego e randomizado utilizando o valaciclovir (8 g/dia) para prevenção da infecção congênita adquirida periconcepcional ou no 1º trimestre. Apesar de o número de participantes ser baixo (n = 90), os resultados foram animadores. No grupo em uso do valaciclovir que adquiriu a infecção no 1º trimestre, a PCR foi positiva no líquido amniótico em 11% dos casos (2 de 19) *versus* 48% do grupo placebo (11 de 23), não havendo diferença entre os grupos quando considerada infecção periconcepcional, possivelmente em virtude do início de tratamento mais longe do período de contaminação neste último grupo (Shahar-Nissan *et al.*, 2020). As gestantes foram tratadas desde o recrutamento até a data da amniocentese (21 semanas) ou por pelo menos 7 semanas após a data estimada da infecção primária (Shahar-Nissan *et al.*, 2020).

Em 2023, Amir *et al.* publicaram revisão de protocolo para o início da terapia do valaciclovir. Iniciaram com no máximo 8 a 9 semanas do momento presumido da infecção, no caso de infecção periconcepcional, e com no máximo 18 semanas nas infecções adquiridas no 1º trimestre. Com essa mudança, a transmissão vertical foi menor também nas gestantes com infecção periconcepcional (valaciclovir 0/59 *versus* 3/24 para as que receberam o placebo), considerando a PCR no líquido amniótico (Amir *et al.*, 2023).

Efeitos adversos do valaciclovir são: dores de cabeça, problemas gastrintestinais (vômitos e dores abdominais), toxicidade renal, fadiga, tonturas e *rash* cutâneo (Shahar-Nissan *et al.*, 2020; Zammarchi *et al.*, 2023). O valaciclovir é bem tolerado, mesmo em altas doses, não havendo associação com malformações fetais em gestantes previamente expostas à medicação (Leruez-Ville *et al.*, 2016; Shahar-Nissan *et al.*, 2020; Egloff *et al.*, 2023). A Tabela 65.4 apresenta a interpretação dos resultados da sorologia materna até 14 semanas para determinação do período da infecção ou estado sorológico.

Os estudos diferem quanto ao tempo de uso do valaciclovir. Alguns autores, como Shahar-Nissan *et al.* (2020), optaram pela descontinuidade após a amniocentese; outros, como Egloff *et al.* (2023), sugerem que o medicamento deve ser continuado até o final da gestação, para evitar a transmissão tardia e suas consequências – em geral, perda auditiva sensorial em até 4,3% dos casos.

O CMV específico globulina hiperimune (anticorpo anti-CMV IgG) tem sido estudado para prevenir a transmissão vertical desde 2005. Revello *et al.* (2014) publicaram primeiro estudo randomizado desse medicamento e concluíram que não houve benefício em seu uso, com taxa de infecção de 30% no grupo que utilizou a globulina e 44% no grupo controle. Nesse estudo, houve aumento de taxas de parto pré-termo e baixo peso ao nascimento no grupo que utilizou a globulina.

El-Qushayri *et al.* (2021) publicaram metanálise em que a globulina hiperimune foi eficaz para prevenir infecção congênita nos casos de primoinfecção materna, porém não foi eficaz no tratamento do CMV. Os efeitos adversos mais comuns encontrados foram: RCF, parto pré-termo e terminação da gestação (El-Qushayri *et al.*, 2021). Outro fato ressaltado é que a dose da glubulina foi divergente na maioria dos estudos incluídos (100/150/200 UI/kg por mês) (El-Qushayri *et al.*, 2021). Estudo randomizado fase 3 publicado em 2021 em relação ao uso da imunoglobulina, apesar de ter atingido a amostra necessária, não evidenciou redução significante na transmissão vertical (Devlieger *et al.*, 2021).

Tabela 65.4 Interpretação dos resultados da sorologia materna para citomegalovírus até 14 semanas para determinação do período da infecção ou estado sorológico.

Período do contágio primário ou outro *status* sorológico	Anticorpos específicos para citomegalovírus		
	IgG	IgM	Avidez de IgG
> 12 semanas	+	+	Alta avidez
Infecção periconcepcional	+	+	Intermediária
Infecção no 1º trimestre*	+	+	Baixa avidez
	–	+	x
Sem contato prévio	–	–	x
Teste falso positivo**	–	+	x

*IgG positiva após testes pareados com 15 dias entre eles. **IgG se mantém negativa em testes pareados com diferença de pelo menos 15 dias. IgG: imunoglobulina G; IgM: imunoglobulina M.

No recém-nascido (prevenção terciária)

O tratamento da infecção congênita pelo CMV pode ser considerado em recém-nascidos sintomáticos, com comprometimento do sistema nervoso central (incluindo a perda sensorial auditiva) e entre aqueles com doenças graves como hepatite, pneumonia e trombocitopenia (Swanson e Schleiss, 2013). A medicação de escolha é o ganciclovir, que pode ser iniciado no primeiro mês de vida por via intravenosa (IV) 6 mg/kg/dia durante 42 dias, havendo a necessidade de passagem de cateter central (Swanson e Schleiss, 2013). Apesar de bem tolerado e considerado seguro, o ganciclovir pode levar à neutropenia (60% dos casos), que pode ser facilmente revertida com fator estimulador de granulócitos humanos. Ajustes de doses devem ser realizadas para recém-nascidos com graus variados de insuficiência renal (Swanson e Schleiss, 2013).

O ganciclovir mostrou resultados muito bons, como melhor desenvolvimento neuropsicomotor e menor perda de audição a curto e longo prazos, entre recém-nascidos tratados, quando comparados aos não tratados. Importante ressaltar que não existe melhora em lesões já estabelecidas (Swanson e Schleiss, 2013). Esse fato sugere que, com o tratamento, a diminuição da carga viral do CMV no período em que o cérebro do recém-nascido é mais suscetível a danos, e é a causa mais provável dos melhores desfechos em recém-nascidos tratados (Seidel *et al.*, 2017). Apesar da melhora do prognóstico a longo prazo com o tratamento com ganciclovir, quando o tratamento é finalizado, a criança volta a excretar o vírus pela saliva e pela urina (Swanson e Schleiss, 2013).

Alguns estudos têm apontado o valaciclovir como alternativa ao tratamento do CMV congênito, e sua vantagem seria por ser utilizado por via oral. A dosagem seria de 16 mg/kg/dose de 12/12 horas, por 42 dias, porém mais estudos são necessários (Swanson e Schleiss, 2013). Nas Figuras 65.4 e 65.5 apresentamos fluxogramas para o seguimento e o tratamento das infecções congênitas pelo CMV.

CONSIDERAÇÕES FINAIS

A infecção materna primária é pouco diagnosticada, uma vez que, na maioria dos países, os testes para CMV não são indicados durante o pré-natal e no recém-nascido e/ou não estão disponíveis. A infecção materna não primária, apesar da rara transmissão intrauterina, é uma importante causa de sequelas a longo prazo, quando considerada na população como um todo, em virtude da alta prevalência do CMV na população mundial.

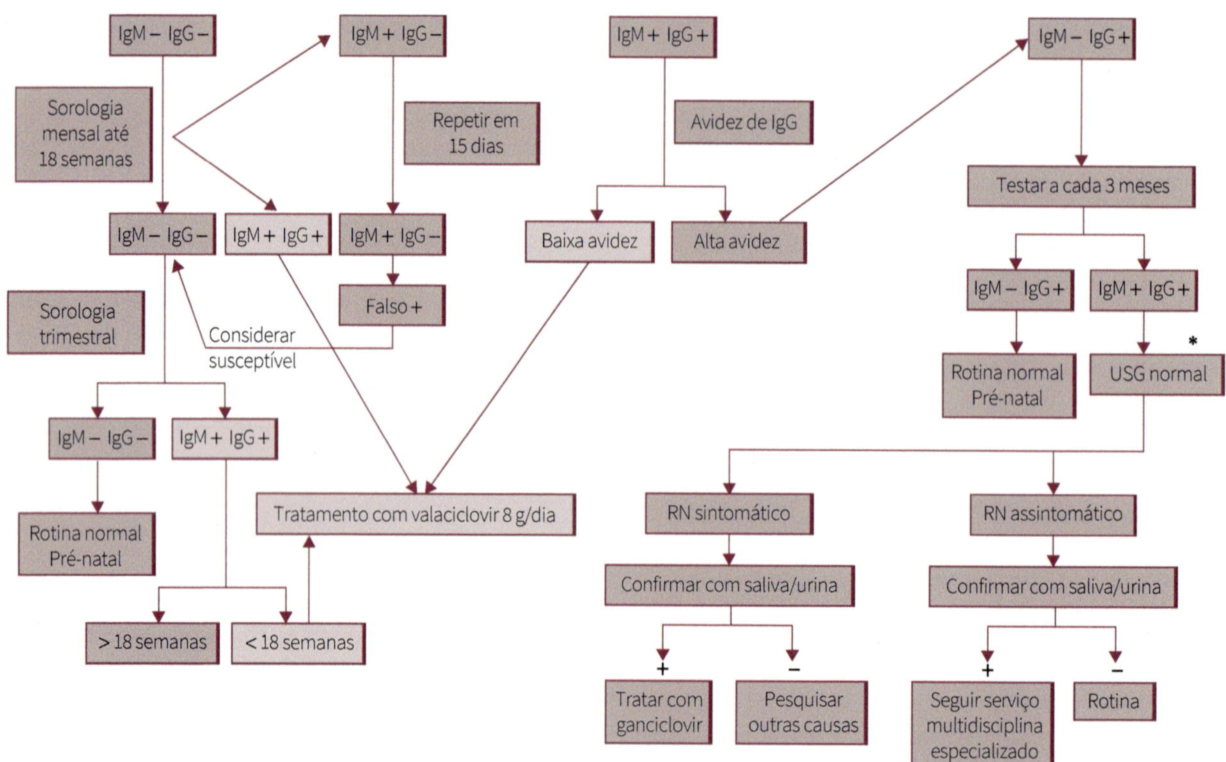

Figura 65.4 Fluxograma do rastreio serológico da infeção intrauterina por citomegalovírus até as 14 semanas de gestação. IgG: imunoglobulina G; IgM: imunoglobulina M; RN: recém-nascido; USG: ultrassonografia.

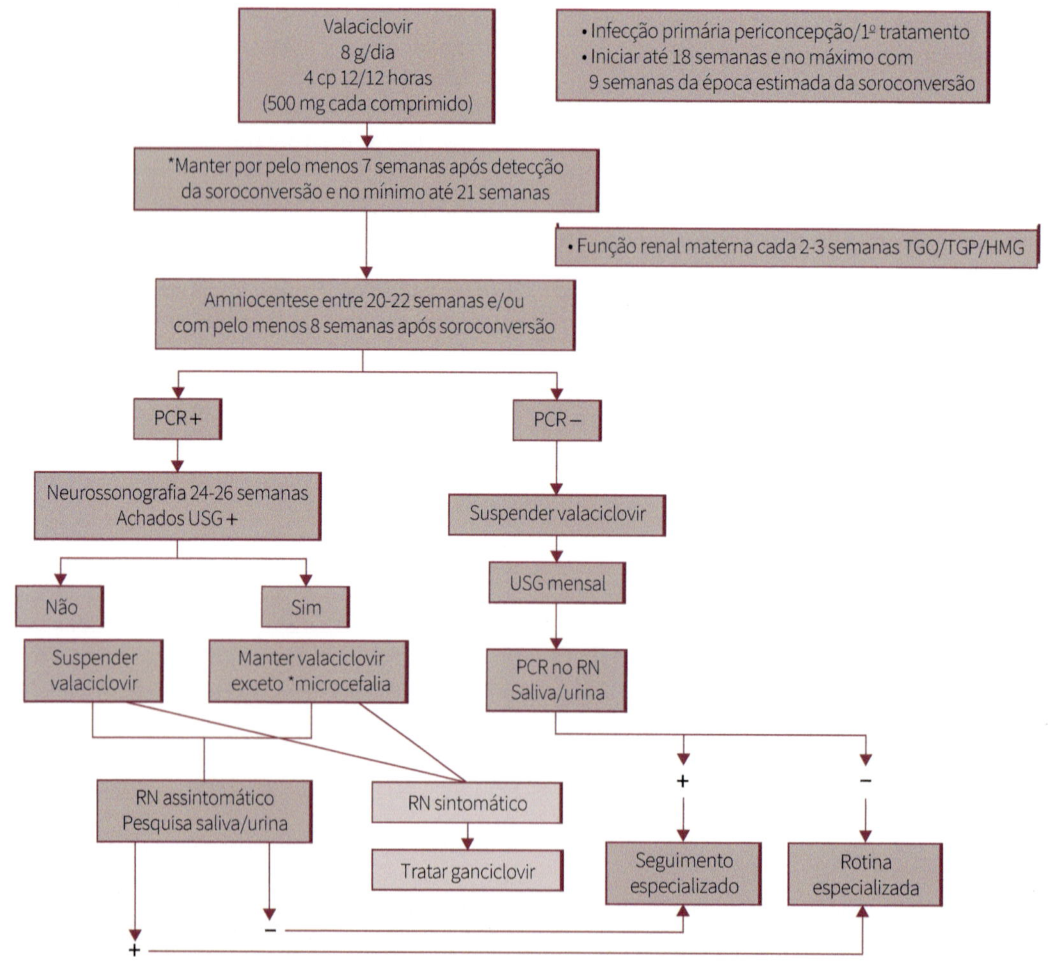

Figura 65.5 Fluxograma do tratamento do feto e do recém-nascido com infeção intrauterina por citomegalovírus. HMG: hidroxi-metilglutaril; PCR: reação em cadeia da polimerase; RN: recém-nascido; TGO: transaminase glutâmico-oxaloacética; TGP: transaminase glutamicopirúvica; USG: ultrassonografia.

Como a maioria das mulheres é imunocompetente, a infecção primária pelo CMV causa pouco ou nenhum sintoma, então a determinação do período exato de infecção é apenas estimada pelos testes sorológicos. Os achados ultrassonográficos e de RM são inespecíficos e não são capazes de prever os desfechos, exceto em casos de microcefalia.

Diante das novas evidências de que o valaciclovir é uma medicação segura, bem tolerada e que diminui a transmissão vertical, os protocolos em gestantes que não sugerem pesquisa de CMV na gestação terão que ser revistos. Antes a pesquisa universal das gestantes não estava indicada, justificando-se pela ausência de opção terapêutica. Atualmente, o valaciclovir tem evidência de alta qualidade a favor do uso em mulheres que adquirem CMV no período periconcepcional ou no primeiro trimestre.

A ausência de prevenção primária eficaz, seja pela inexistência de vacina ou por medidas comportamentais, até o momento, torna o valaciclovir, iniciado o quanto antes em caso de infecção materna primária diagnosticada no 1º trimestre, a melhor opção para diminuir riscos de agravos à saúde, causado pelo CMV congênito, seja ao nascimento ou a longo prazo.

REFERÊNCIAS BIBLIOGRÁFICAS

AMIR, J.; CHODICK, G.; PARDO, J. Revised protocol for secondary, prevention of congenital cytomegalovirus infection with valacyclovir following infection in early pregnancy. *Clinical Infectious Diseases*, v. 77, n. 3, p. 467-471, 2023.

BARBER, V. *et al.* Prevention o acquisition of cytomegalovirus infection in pregnancy through hygiene-based behavioral interventions: a systematic review and gap analysis. *The Pediatric Infectious Disease Journal*, v. 39, n. 10, p. 949-954, 2020.

BENOU, S. *et al.* Congenital cytomegalovirus infection: do pregnant women and healthcare providers know enough? A systematic review. *The Journal of Maternal-Fetal and Neonatal Medicine*, v. 35, n. 25, p. 6566-6575, 2022.

BUCA, D. *et al.* Outcome of fetus with congenital cytomegalovirus infection normal ultrasound at diagnosis: systematic review and meta-analysis. *Ultrasound in Obstetrics and Gynecology*, v. 57, n. 4, p. 551-559, 2021.

CALVERT, A. *et al.* Changing knowledge, attitudes and behaviours towards cytomegalovirus in pregnancy through film-based antenatal education: a feasibility randomised controlled trial of a digital educational intervention. *BMC Pregnancy Childbirth*, v. 21, n. 1, p. 565, 2021.

CHATZAKIS, C. *et al.* Neonatal and long-term outcomes of infants with congenital cytomegalovirus infection and negative amniocentesis: systematic review and meta-analysis. *Ultrasound in Obstetrics and Gynecology*, v. 61, n. 2, p. 158-167, 2023a.

CHATZAKIS, C. *et al.* The effect of valacyclovir on secondary prevention of congenital cytomegalovirus infection, following primary maternal infection acquired periconceptionally or in the first trimester of pregnancy. An individual patient data meta-analysis. *American Journal of Obstetrics and Gynecology*, v. 230, n. 2, p. 109-117, 2023b.

CHATZAKIS, C. *et al.* Timing of primary maternal cytomegalovirus infection and rates of vertical transmission and fetal consequences. *American Journal of Obstetrics and Gynecology*, v. 223, n. 6, p. 870-883.e11, 2020.

COPPOLA, T. *et al.* Impact of maternal immunity on congenital cytomegalovirus birth prevalence and infant outcomes: A systematic review. *Vaccines*, v. 7, n. 4, p. 129, 2019.

D'ANTONIO, F. *et al.* Effectiveness and safety of prenatal valacyclovir for congenital cytomegalovirus infection: systematic review and meta-analysis. *Ultrasound in Obstetrics and Gynecology*, v. 61, n. 4, p. 436-444, 2023.

DEVLIEGER, R. *et al.* Serial monitoring and hyperimmunoglobulin versus standard of care to prevent congenital cytomegalovirus infection: a phase III randomized trial. *Fetal Diagnosis and Therapy*, v. 48, n. 8, p. 611-623, 2021.

DINSMOOR, M. J. *et al.* Amniocentesis to diagnose congenital cytomegalovirus infection following maternal primary infection. *American Journal of Obstetrics and Gynecology, Maternal-Fetal Medicine*, v. 4, n. 4, p. 100641, 2022.

EGLOFF, C. *et al.* New data on efficacy of valacyclovir in secondary prevention of maternal-fetal transmission of cytomegalovirus. *Ultrasound in Obstetrics and Gynecology*, v. 61, n. 1, p. 59-66, 2023.

EL-QUSHAYRI, A. E. *et al.* Hyperimmunoglobulin therapy for the prevention and treatment of congenital cytomegalovirus: a systematic review and meta-analysis. *Expert Review of Anti-Infective Therapy*, v. 19, n. 5, p. 661-669, 2021.

FABBRI, E. *et al.* Prognostic markers of symptomatic congenital human cytomegalovirus infection in fetal blood. *British Journal of Obstetrics and Gynaecology*, v. 118, n. 4, p. 448-456, 2011.

FAURE-BARDON, V. *et al.* Secondary prevention of congenital cytomegalovirus infection with valacyclovir following maternal primary infection in early pregnancy. *Ultrasound in Obstetrics and Gynecology*, v. 58, n. 4, p. 576-581, 2021.

FITZPATRICK, A. *et al.* Describing the impact of maternal hyperimmune globulin and valacyclovir in pregnancy: a systematic review. *Clinical Infectious Diseases*, v. 75, n. 8, p. 1467-1480, 2022.

FOWLER, K. *et al.* A systematic review of the global seroprevalence of cytomegalovirus: possible implications for treatment, screening, and vaccine development. *BioMed Central Public Health*, v. 22, p. 1659, 2022.

HAMILTON, S. T. *et al.* Prevention of congenital cytomegalovirus complications by maternal and neonatal treatments: a systematic review. *Reviews in Medical Virology*. v. 24, n. 6, p. 420-33, 2014.

HUGHES, B. L. *et al.* A trial of hyperimmune globulin to prevent congenital cytomegalovirus infection. *The New England Journal of Medicine*, v. 385, n. 5, p. 436-444, 2021.

KENNESON, A.; CANNON, M. J. Review and meta-analysis of the epidemiology of congenital cytomegalovirus (CMV) infection. *Reviews in Medical Virology*, v. 17, n. 4, p. 253-276, 2007.

KYRIAKOPOULOU, A. *et al.* Antenatal imaging and clinical outcome in congenital CMV infection: a field-wide systematic review and meta-analysis. *The Journal of Infection*, v. 80, n. 4, p. 407-418, 2020.

LANZIERI, T. M. *et al.* Systematic review of the birth prevalence of congenital cytomegalovirus infection in developing countries. *International Journal of Infectious Diseases*, v. 22, p. 44-48, 2014.

LERUEZ-VILLE, M. *et al.* In utero treatment of congenital cytomegalovirus infection with valacyclovir in a multicenter, open-label, phase II study. *American Journal of Obstetrics and Gynecology*, v. 215, n. 4, p. 462.e1-462.e10, 2016.

LERUEZ-VILLE, M.; VILLE, Y. Fetal cytomegalovirus infection. *Best Practice and Research. Clinical Obstetrics and Gynaecology*, v. 38, p. 97-107, 2017.

MALTEZOU, P. G. *et al.* Maternal type of CMV infection and sequelae in infants with congenital CMV: systematic review and meta-analysis. *Journal of Clinical Virology*, v. 129, p. 104518, 2020.

MCCARTHY, F. P. *et al.* Antenatal interventions for preventing the transmission of cytomegalovirus (CMV) from the mother to fetus during pregnancy and adverse outcomes in the congenitally infected infant. *The Cochrane Database of Systematic Reviews*, n. 3, p. CD008371, 2011.

MUSSI-PINHATA, M. M. *et al.* Seroconversion for cytomegalovirus infection during pregnancy and fetal infection in a highly seropositive population: "The BraCHS Study". *The Journal of Infectious Diseases*, v. 218, n. 8, p. 1200-1204, 2018.

NJUE, A. *et al.* The role of congenital cytomegalovirus infection in adverse birth outcomes: A review of the potential mechanisms. *Viruses*, v. 13, n. 1, p. 20, 2021.

PRICE, S. M. *et al.* Educating women about cytomegalovirus: assessment of health education materials through a web-based survey. *BioMed Central Women's Health*, v. 14, p. 144, 2014.

REVELLO, M. G. *et al.* A randomized of hyperimmune globulin to prevent congenital cytomegalovirus. *The New England Journal of Medicine*. v. 370, n. 14, p. 1316-1326, 2014.

RYBAK-KRZYSZKOWSKA, M. *et al.* Ultrasonographic signs of cytomegalovirus infection in the fetus – a systematic review of the literature. *Diagnostics*, v. 13, n. 14, p. 2397, 2023.

SEIDEL, V. *et al.* Intrauterine therapy of cytomegalovirus infection with valganciclovir: a review of the literature. *Medical Microbiology and Immunology*, v. 206, n. 5, p. 347-354, 2017.

SHAHAR-NISSAN, K. *et al.* Valacyclovir to prevent vertical transmission of cytomegalovirus after maternal primary infection during pregnancy: a double-blind, placebo-controlled trial. *Lancet*, v. 396, n. 10253, p. 779-785, 2020.

SWANSON, E. C.; SCHLEISS, M. R. Congenital cytomegalovirus infection: new prospects for prevention and therapy. *Pediatric Clinics of North America*, v. 60, n. 2, p. 335-349, 2013.

XIE, M. *et al.* Serological screening for cytomegalovirus during pregnancy: A sytematic review of clinical practice guidelines and consensus statements. *Prenatal Diagnosis*, v. 43, n. 7, p. 959-967, 2023.

ZAMMARCHI, L. *et al.* Treatment with valacyclovir during pregnancy for prevention of congenital cytomegalovirus infection: a real-life multicenter Italian observacional study. *American Journal of Obstetrics and Gynecology, Maternal Fetal Medicine*, v. 5, n. 10, p. 101101, 2023.

ZUHAIR, M. *et al.* Estimation of the worldwide seroprevalence of cytomegalovirus: A systematic review and meta-analysis. *Reviews in Medical Virology*, v. 29, n. 3, p. e2034, 2019.

CAPÍTULO 66

Herpes e Gravidez

Renato T. Souza • José Paulo de Siqueira Guida

ETIOLOGIA E FISIOPATOLOGIA

O herpes, também chamado "herpes simples", é uma infecção causada pelos herpes-vírus simples (HSV), que incluem o tipo 1 (herpes-vírus simples tipo 1 – HSV1) e o tipo 2 (herpes-vírus simples tipo 2 – HSV2). Esses vírus possuem um DNA em fita dupla, protegido por um capsídio icosaédrico e com presença de um tegumento. As partículas virais têm uma medida de 120 a 200 nm de diâmetro. O HSV1 e o HSV2 fazem parte da família Herpesviridae, que também é composta por outros vírus de interesse clínico, como o vírus varicela-zóster, o citomegalovírus, o vírus Epstein-Barr e o vírus do sarcoma de Kaposi.

Os vírus da família Herpesviridae têm algumas características gerais, como a sensibilidade a solventes lipídicos e a instabilidade no ambiente; deste modo, sua transmissão acontece essencialmente a partir de contato íntimo. A liberação viral pode ser contínua ou intermitente, e estabelecem infecções latentes, que apresentam reativações periódicas, durante as quais há o surgimento de surtos clínicos da doença. As reativações se associam a fatores como estresse e imunocomprometimento, de modo que são considerados como agentes oportunistas.

A transmissão acontece pelo contato com lesões de pele, que podem estar em fase vesicular ou em fase ulcerada. A transmissão pode, mais raramente, acontecer a partir do contato com indivíduos assintomáticos ou com as lesões já em fase de remissão. O período médio de incubação é de 7 dias, podendo, no entanto, variar de 1 a 30 dias entre a exposição e o desenvolvimento dos sintomas. As lesões herpéticas são causadas em razão da replicação viral nas células acometidas, que são lisadas como consequência dos processos de multiplicação do vírus.

Ambas as formas de HSV podem causar doença orofacial ou genital; no entanto, o HSV1 se associa mais frequentemente à doença orofacial, enquanto o HSV2 tem mais associação com o acometimento genital. Para o herpes orofacial, em geral, a contaminação acontece na infância e a porta de entrada para infecção viral é a orofaringe, podendo evoluir para infecção assintomática ou apresentar, ao longo das duas primeiras semanas, quadro sintomático, com formações de lesões em região oral, perilabial e facial, com linfadenopatia local. Após o fim dos sintomas, o vírus costuma se alojar no gânglio trigeminal, localizado na face. Já a infecção genital, mais frequentemente associada ao HSV2, é uma doença mais comum na adolescência e vida adulta. Tem por porta de entrada a região genital, e a latência viral acontece em gânglio sacral.

A infecção pelo HSV é marcada pela sua latência, isto é, a capacidade de o vírus manter-se senescente e voltar a apresentar replicação e sintomatologia clínica em momentos de maior vulnerabilidade do hospedeiro. A primoinfecção pode ser sintomática ou não, e a presença de resposta imune adequada leva ao controle dos sintomas, quando presentes. Após esse controle, o vírus entra em fase de latência, havendo persistência do genoma viral em gânglios linfáticos. É provável que, nessa fase de latência, não haja nem replicação nem excreção viral, o que impede a transmissão da doença. Em face a períodos de imunocomprometimento ou estresse (físico, psicológico, ambiental), é possível que haja a recorrência, que se caracteriza pelo retorno da replicação e excreção viral, e que pode se acompanhar ou não de sintomas. A possibilidade de ocorrência de sintomas é diretamente proporcional à intensidade da reativação viral e inversamente proporcional à resposta imune do indivíduo.

PREVALÊNCIA

A soroprevalência para HSV na população obstétrica brasileira é elevada, observando-se que, entre gestantes assintomáticas admitidas para parto, na cidade de Campinas, interior de São Paulo, 97,1% apresentavam anticorpos positivos para HSV, e 22,6% tinham anticorpos específicos para HSV2, mais associado a lesões genitais. Outra evidência que mostra a alta prevalência da infecção pelo HSV na população obstétrica brasileira é o achado de que, em 37,5% de amostras de placentas de uma maternidade do interior do Rio Grande do Sul, foi identificado o DNA do HSV1, sendo também encontrado em 27,5% das amostras de sangue de cordão. Já o HSV2 foi localizado em 9% das amostras placentárias.

DIAGNÓSTICO E CLASSIFICAÇÃO

O diagnóstico do herpes é clínico, a partir da observação de lesões típicas em região orofacial ou genital. É importante que se classifique a manifestação clínica tanto em termos de localização (genital ou orofacial) quanto à sua recorrência.

As lesões de herpes genital podem ser classificadas em primárias, primeiro episódio não primário ou recorrente. Essa classificação depende da história clínica e da identificação do tipo viral nas lesões e de anticorpos séricos, de modo que, em nosso meio, essa classificação possa ser pouco acessível. Entretanto, é importante saber que herpes genital adquirido próximo ao parto é um fator de risco importante para a transmissão para o recém-nascido.

Em nosso meio, o diagnóstico de herpes genital é feito a partir da observação clínica, uma vez que a disponibilidade de cultura viral e dos ensaios sorológicos é baixa no país. Nos lugares em que há disponibilidade, é possível se fazer a confirmação do diagnóstico por meio da identificação viral ou de anticorpos específicos. A identificação viral é feita no líquido vesicular e base ulcerada da lesão, a partir da recuperação viral com técnica de reação em cadeia de polimerase (PCR). É possível também que se identifique a presença de partículas virais em raspado da lesão, a partir da identificação de lesões celulares e teciduais características. Por fim, a presença de anticorpos específicos em sangue periférico é possível com base em técnicas diversas, como ELISA, *Western immunoblot*, radioimunoensaio, dentre outros.

O herpes genital primário é a primeira manifestação genital em paciente sem qualquer manifestação clínica prévia e sem anticorpos anti-HSV1 e anti-HSV2 em sangue periférico. Já o primeiro episódio não primário acontece naqueles pacientes cuja identificação do tipo viral na lesão é diferente do anticorpo que a pessoa já possui, evidenciando tratar-se da primeira infecção por aquele determinado subtipo (HSV1 ou HSV2) de HSV. Essas duas manifestações (primária e primeiro episódio não primário) são classificadas como infecções recentemente adquiridas, sendo, portanto, aquelas que mais se associam à transmissão neonatal. Já o herpes recorrente acontece quando o tipo viral encontrado nas lesões é o mesmo para o qual aquele indivíduo já tem anticorpos.

Apesar de sua alta prevalência populacional, não há evidências que sustentem a realização de triagem sorológica para a população, em especial entre as gestantes assintomáticas, principalmente por conta do fato que a transmissão está muito associada à presença de sintomatologia clínica. Entretanto, sugere-se o aconselhamento adequado ao parceiro durante o manejo de casos de infecção por HSV em gestante. O aconselhamento visa realizar o diagnóstico e o tratamento oportuno do parceiro e a redução de recorrências.

MANIFESTAÇÕES CLÍNICAS

Em geral, a manifestação clínica durante a infecção primária é mais exuberante e sintomática, tornando-se progressivamente menos relevante conforme ocorrem novos episódios de manifestação. Entretanto, apenas pela manifestação clínica é impossível definir adequadamente a sua classificação, uma vez que as identificações sorológica e virológica são partes fundamentais para tal.

O herpes genital primário, em geral, apresenta-se inicialmente com múltiplas lesões vesiculares e dolorosas em região genital. Essas lesões podem ser em espelho, isto é, apresentarem-se de forma próxima à simétrica em ambos os lados da vulva. As lesões costumam ter uma base hiperemiada e costumam eclodir de maneira espontânea, evoluindo para múltiplas lesões de base ulcerada e extremamente dolorosas. Previamente ao surgimento das lesões, o sintoma de prurido é frequente no local onde surgirão as lesões. Além disso, caso haja proximidade ao meato uretral, a presença de disúria pode ser um sintoma frequente. Como sintomas locais, as pacientes costumam apresentar linfadenopatia inguinal uni ou bilateral, e podem apresentar sintomas gerais como febre (de baixa ou média intensidade, de duração curta e remissão espontânea), bem como cefaleia.

As manifestações subsequentes costumam ser menos sintomáticas, em especial pela baixa frequência de sintomas sistêmicos. Além disso, nas manifestações recorrentes, a duração do quadro costuma ser menor, além de se preceder por sintomas prodrômicos, sendo o prurido o mais relatado. A quantidade de lesões também costuma reduzir, podendo, inclusive, apresentarem-se de modo não convencional, como na forma de espessamentos dolorosos da região vulvar, presença de fissuras sem causa traumática, irritações inespecíficas da pele e introito vulvar, dentre outras manifestações.

TRATAMENTO CLÍNICO

O intuito do tratamento clínico da manifestação do herpes durante a gravidez inclui o alívio de sintomas como ardência e dor, redução do tempo de doença ativa (vírus replicante), diminuição da chance de recorrência, sobretudo quando infecção primária, e, finalmente, diminuição do risco de transmissão vertical.

A medicação antirretroviral, considerada segura na gravidez e na lactação, inibe a replicação viral e ultrapassa a barreira placentária, chegando ao feto em níveis terapêuticos. O uso de analgésicos tópicos ou orais ajuda no controle de sintomas (paracetamol, dipirona, devendo-se evitar o uso de anti-inflamatórios não hormonais, especialmente no 3º trimestre da gestação).

O tratamento antirretroviral para herpes simples na gestação é feito com:

- Aciclovir: 400 mg por via oral (VO) de 8 em 8 horas por 7 dias
- Valaciclovir: 1 g VO de 12 em 12 horas por 7 dias.

Em pacientes sem remissão completa do quadro, o tratamento deve ser estendido. Já pacientes com sorologia positiva para HIV devem usar tratamento por 10 dias.

TRANSMISSÃO VERTICAL

A transmissão vertical pode ocorrer durante o trabalho de parto e parto por meio do contato do feto com tecidos contaminados pelo vírus, como vagina, vulva e períneo. O maior risco recai sobre aquelas que tiveram uma infecção primária próxima ao momento do parto, mas o risco existe mesmo naquelas sem histórico clínico evidente de infecção durante a gestação (quadro oligossintomático, sem evidência clínica e muitas vezes não devidamente diagnosticado). O risco de infecção neonatal é em torno de 40% nas com infecção primária durante a gestação e 20 a 30% nas que possuem primeiro episódio não primário. As mulheres com história de infecção recorrente possuem o menor risco de transmissão vertical (em torno de 1 a 3%), mas também devem ser submetidas a cuidados para redução do risco.

Os principais fatores de risco associados com infecção neonatal incluem infecção primária na gestação, lesões genitais ativas, ambas principalmente próximo ao momento do parto, e ruptura prematura de membranas, especialmente quando prolongada.

Os cuidados para redução de risco de transmissão vertical incluem identificação e tratamento adequados durante a gestação, realização de terapia de supressão e adequada indicação da via de parto de acordo com o perfil da paciente.

A terapia de supressão objetiva auxiliar na redução de risco de transmissão vertical e está indicada para quem teve quadro clínico de herpes antes de 36 semanas, devendo ser iniciado após tal idade gestacional. Para aquelas cujo quadro de herpes aconteceu após as 36 semanas de gestação, o esquema de tratamento deve ser estendido até o momento do parto. O esquema de supressão pode ser realizado com aciclovir 400 mg de 8 em 8 horas (esquema de preferência por conta do menor custo) ou valaciclovir 500 mg de 12 em 12 horas (posologia mais fácil, mas maior custo).

Via de parto

A cesariana como via de parto de preferência em alguns casos reduz significativamente o risco de transmissão vertical de HSV.

As indicações de cesariana para redução de risco de transmissão vertical de infecção por HSV são:

- Parturiente com lesão herpética ativa
- Parturiente com sintomas prodrômicos de HSV
- História de infecção herpética no terceiro trimestre
- História de infecção herpética há menos de 6 semanas do parto.

Existe dúvida sobre o benefício da cesariana em reduzir o risco de transmissão vertical em casos de ruptura de membranas acima de 6 horas em mulheres com lesões ativas, uma vez que o concepto pode já ter estado em contato com ambiente contaminado pelo HSV; de forma geral, deve-se considerar a cesariana quando o parto não é iminente. Quando o parto é iminente e há história de lesões ativas, deve-se realizar aciclovir intravenoso intraparto (5 mg/kg a cada 8 horas), com bolsa íntegra ou rota.

Não há indicação de via alta para mulheres com história de infecção recorrente, sem lesões ativas no momento do parto.

Mulheres com lesão por HSV não genital não apresentam redução de risco de transmissão com a cesariana, não sendo, portanto, indicada para esse fim nesses casos. Proceda com a cobertura das lesões durante o manejo do parto, protegendo o contato dessa área.

CUIDADOS NA GESTAÇÃO E PÓS-PARTO

Não é recomendado realizar rastreio seriado da presença viral no aparelho genital materno por meio de PCR ou cultura ao longo da gestação. Entretanto, se houver a identificação de um parceiro soropositivo para HSV, deve-se orientar uso de preservativo durante a gestação; a relação sexual deve ser desencorajada no terceiro trimestre.

Deve-se evitar ou postergar procedimentos transcervicais como cerclagem ou biopsia de vilo em mulheres com quadro agudo de herpes na gestação. Já procedimentos transabdominais não são contraindicados (amniocentese ou biopsia de vilo transabdominal). Não há evidência que justifique modificação ou aumento da vigilância de vitalidade fetal em casos de infecção materna pelo HSV.

No período ante e periparto, devemos rastrear história de infecção pelo HSV, perguntando sobre lesões típicas e sintomas prodrômicos, sobretudo durante a gestação.

A amamentação pode ser mantida mesmo em vigência de tratamento antirretroviral de lesões genitais ativas, exceto se houver lesões herpéticas na mama. Qualquer pessoa, incluindo a mãe, que possua lesão ativa de HSV e tenha contato com o recém-nascido deve cobrir as lesões e higienizar adequadamente as mãos ao ter contato com a criança.

REFERÊNCIAS BIBLIOGRÁFICAS

AVILA, E. C. *et al.* High incidence of herpes simplex virus-1 in cord blood and placenta infection of women in Southern Brazil. *Revista Brasileira de Ginecologia e Obstetrícia*, v. 42, n. 1, p. 5-11, 2020.

BROWN, Z. A. *et al.* Effects on infants of a first episode of genital herpes during pregnancy. *The New England Journal of Medicine*, v. 317, p. 1246, 1987.

CARVALHO, M. *et al.* Prevalence of herpes simplex type 2 antibodies and a clinical history of herpes in three different populations in Campinas City, Brazil. *The International Journal of Infectious Diseases*, v. 3, n. 2, p. 94-98, 1998.

FINGER-JARDIM, F. *et al.* Herpes simplex virus: prevalence in placental tissue and incidence in neonatal cord blood samples. *Journal of Medical Virology*, v. 86, n. 3, p. 519-524, 2014.

GROVES, M. J. Genital herpes: a review. *American Family Physician*, v. 93, n. 11, p. 928-934, 2016.

GUPTA, R.; WARREN, T.; WALD, A. Genital herpes. *Lancet*, v. 370, n. 9605, p. 2127-2137, 2007.

LACHMANN, R. Herpes simplex virus latency. *Expert Reviews in Molecular Medicine*, v. 5, n. 29, p. 1-14, 2003.

MANAGEMENT of Genital Herpes in Pregnancy: ACOG Practice Bulletin, Number 220. *Obstetrics & Gynecology*, v. 135, p. e193, 2020.

PINNINTI, S. G.; KIMBERLIN, D.W. Maternal and neonatal herpes simplex virus infections. *The American Journal of Perinatology*, v. 30, p. 113, 2013.

ROYAL COLLEGE OF OBSTETRICIANS AND GYNAECOLOGISTS. *Management of Genital Herpes in Pregnancy*. October 2014. Disponível em: https://www.rcog.org.uk/globalassets/documents/guidelines/management-genital-herpes.pdf. Acesso em: 23 maio 2016.

WALD, A. Herpes simplex virus type 2 transmission: risk factors and virus shedding. *Herpes*, v. 11, Suppl 3, p. 130A-137A, 2004.

WESTHOFF, G. L.; LITTLE, S. E.; CAUGHEY, A. B. Herpes simplex virus and pregnancy: a review of the management of antenatal and peripartum herpes infections. *Obstetrical & Gynecological Survey*, v. 66, p. 629, 2011.

WORKOWSKI, K. A. *et al.* Sexually transmitted infections treatment guidelines, 2021. *The Morbidity and Mortality Weekly Report*, v. 70, p. 1, 2021.

CAPÍTULO 67

Parvovírus B19 e Gravidez

Alberto Borges Peixoto • Edward Araujo Júnior • Fernanda Parciasepe Dittmer • Clara de Moura Guimarães

INTRODUÇÃO

O parvovírus humano B19 é mais comumente conhecido como o agente causador do eritema infeccioso ou "quinta doença". O vírus foi identificado em 1975 durante exames de sangue de rotina para antígeno de superfície da hepatite B. Inicialmente, foi confundido morfológica e sorologicamente com o antígeno da hepatite B, porém foi nomeado "parvovírus B19" por ser encontrado no Painel B da Amostra 19 dos testes laboratoriais (Cossart *et al.*, 1975; Levy *et al.*, 1997). É transmitido por gotículas respiratórias de pessoas infectadas, transfusão de sangue ou hemoderivados ou passagem transplacentária (Sabella e Goldfarb, 1999).

Por conta da forma de transmissão, é uma infecção comum na infância. A infecção pelo parvovírus B19 pode ser assintomática, mas, por ser um vírus com tropismo por células sanguíneas, também pode causar sintomas moderados a graves associados à anemia, dependendo do estado imunológico e hematológico do hospedeiro (Ganaie e Qiu, 2018). O vírus também pode afetar outros sistemas, eventualmente levando à trombocitopenia e à neutropenia (Anderson e Hurtwitz, 1988).

A infecção assintomática ou leve é mais comum quando o vírus infecta adultos imunocompetentes. Em gestantes, a infecção aguda raramente pode resultar em morte fetal ou hidropisia fetal (de Jong *et al.*, 2011). Fetos nos primeiro e segundo trimestres da gestação são mais suscetíveis, porque os progenitores eritrocitários desenvolvem-se primariamente durante esses períodos gestacionais (Heegaard e Brown, 2002).

EPIDEMIOLOGIA

A infecção pelo parvovírus B19 ocorre em todo o mundo (Puccetti *et al.*, 2012), mas a prevalência varia de acordo com a idade e sua distribuição geográfica (de Haan *et al.*, 2008). Aproximadamente 15% dos pré-escolares, 50% dos adultos e 85% dos idosos são soropositivos. A prevalência pode ser maior nos países em desenvolvimento e menor em comunidades isoladas (Katz *et al.*, 1996). Geralmente, indivíduos imunocompetentes adquirem imunidade ao parvovírus B19. Apesar da alta prevalência de soropositividade, a detecção do DNA viral no soro é rara em indivíduos saudáveis (Lamont *et al.*, 2011).

As mulheres grávidas que não possuem anticorpos contra o vírus são tão suscetíveis quanto qualquer outro adulto imunocompetente à infecção pelo parvovírus B19. No entanto, 35 a 53% das mulheres grávidas têm IgG preexistente ao vírus, indicando imunidade de infecção anterior. A incidência de infecção aguda pelo parvovírus B19 na gravidez é de 3,3 a 3,8% (Anderson *et al.*, 1985; Cartter *et al.*, 1991), e esse risco varia entre os diferentes grupos ocupacionais, sendo mais elevado em professores (16%) e donas de casa (9%) (Cartter *et al.*, 1991).

Em indivíduos saudáveis, secreções séricas e respiratórias podem mostrar positividade para DNA do parvovírus B19 durante a fase prodrômica, 5 a 10 dias após inoculação intranasal (Anderson *et al.*, 1985). As infecções seguem uma variação sazonal, com maior prevalência em climas temperados, ao longo do final do inverno até o início da primavera, semelhante à infecção pelo vírus da varicela-zóster (VZV). As epidemias ocorrem e tendem a seguir um ciclo de 3 a 6 anos (Anderson e Hurwitz, 1988).

PATOGENIA

O parvovírus B19 é um vírus de DNA de fita simples, não envelopado pertencente ao gênero *Erythrovirus*. O gênero *Erythrovirus* é extremamente espécie-específico, causando doenças fatais em cães e gatos; no entanto, em humanos, apenas o parvovírus humano B19 e alguns adenovírus causam doença (Siegl *et al.*, 1985). Em comparação com outros vírus, o parvovírus humano B19 é física e geneticamente bastante estável, com apenas algumas mutações, e causa patologia por meio de seu tropismo eritroide, replicação e destruição de células progenitoras eritroides levando a eritropoese prejudicada e também pela indução de inflamação (Ozawa *et al.*, 1986; Saarinen *et al.*, 1986).

O parvovírus humano B19 possui vários receptores celulares importantes em sua patogênese, sendo os mais clinicamente relevantes o globosídeo ou antígeno P (P-Ag) (de Jong *et al.*, 2011). A P-Ag está presente em precursores hematopoéticos, bem como em células endoteliais, miócitos fetais e trofoblastos placentários (Brown *et al.*, 1994; Broliden *et al.*, 2006; de Jong *et al.*, 2011). Essa distribuição tecidual característica do P-Ag é responsável pelas síndromes clínicas causadas por infecções fetais por parvovírus humano B19 (Attwood *et al.*, 2020).

A sinalização do receptor de eritropoietina/eritropoetina é essencial para o tropismo do parvovírus humano B19 e replicação do DNA. Indivíduos que apresentam ausência congênita de P-Ag em seus eritrócitos demonstram resistência natural ao parvovírus humano B19 (Brown *et al.*, 1994). Tecidos não hematopoéticos que expressam o antígeno-P, como os miócitos, não permitem a replicação viral. Acredita-se que a patogênese do parvovírus humano B19 nesses tecidos seja em razão do acúmulo tóxico da proteína não estrutural do parvovírus humano B19 (NS1), em vez da replicação viral ativa.

Os anticorpos IgM específicos para parvovírus humano B19 aparecem 7 a 12 dias após a infecção e, geralmente, desaparecem dentro de 3 a 4 meses (Broliden *et al.*, 2006; Brennand e Cameron, 2008; Dijkmans *et al.*, 2012). IgG específica para parvovírus humano B19 não é detectável de forma confiável até cerca de 28 dias após a exposição (Figura 67.1). Os anticorpos IgG de alta avidez medeiam a imunidade ao longo da vida e os encontros subsequentes com títulos de aumento de IgG para parvovírus humano B19 ao longo da vida de uma pessoa

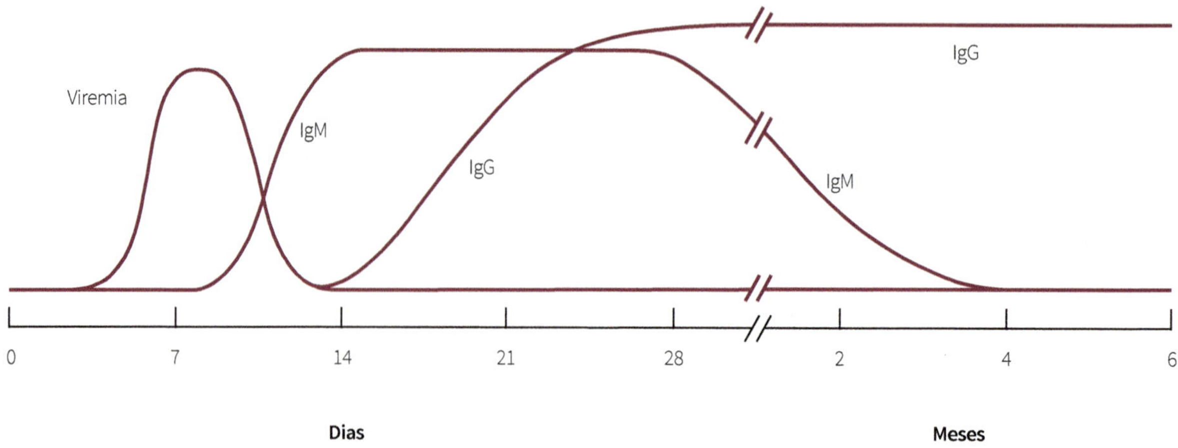

Figura 67.1 Evolução sorológica após exposição ao parvovírus humano B19 em indivíduo normal. IgG: imunoglobulina G; IgM: imunoglobulina M.

(Broliden *et al.*, 2006). Portanto, se uma gestante for IgG positiva no momento da exposição, ela estará imune e não correrá risco de transmissão fetal do parvovírus humano B19. (Crane *et al.*, 2014; Practice Bulletin No. 151, 2015).

MANIFESTAÇÕES CLÍNICAS MATERNAS

Indivíduos infectados pelo parvovírus humano B19 podem ser assintomáticos ou apresentar apenas sintomas prodrômicos. Em alguns casos, o pródromo é seguido por uma fase subsequente com sintomas mais específicos, enquanto em outros indivíduos, particularmente aqueles imunossuprimidos ou de alto risco, a infecção pode evoluir para uma forma crônica associada a complicações e sequelas a longo prazo (Plummer *et al.*, 1985; Chorba *et al.*, 1986). Mais de 50% das mulheres não grávidas que se infectam e mais de 30 a 50% das gestantes infectadas são assintomáticas (Gigi e Anumba, 2021). O período de incubação varia de 4 a 14 dias após a exposição, mas pode durar até 3 semanas.

Infecção aguda

Em hospedeiros imunocompetentes, o eritema infeccioso é a manifestação clínica mais comum da infecção pelo parvovírus humano B19. Classicamente, o parvovírus humano B19 acomete crianças em idade escolar com febre baixa, mal-estar e erupção cutânea facial, que dá origem ao nome "face esbofeteada" (Attwood *et al.*, 2020).

A infecção pelo parvovírus humano B19 pode causar uma artropatia simétrica autolimitada, mais frequentemente em adultos do sexo feminino do que em crianças (Broliden *et al.*, 2006; Dijkmans *et al.*, 2012). Em pacientes com eritropoiese anormal, como talassemia ou anemia falciforme, a infecção aguda pelo parvovírus humano B19 pode causar uma crise aplásica transitória. Na anemia falciforme, isso pode ser complicado por sequestro esplênico agudo, sequestro hepático e síndrome torácica aguda (Smith-Whitley *et al.*, 2004).

No entanto, o curso clínico e a resposta imune são bifásicos, e uma segunda fase de sintomas se apresenta com erupção cutânea, prurido com ou sem artralgia e o aspecto em "face esbofeteada", descrito anteriormente. Leucopenia transitória, linfocitopenia e trombocitopenia foram relatadas em indivíduos normais após a infecção pelo parvovírus humano B19 (Gigi e Anumba, 2021) (Tabela 67.1).

Tabela 67.1 Apresentação clínica materno-fetal do parvovírus B19.

Binomial	Quadro clínico
Materno	Assintomático Eritema infeccioso Artropatia Miocardite Anemia Leucopenia Trombocitopenia
Fetal	Anemia Trombocitopenia Miocardite Derrame pleural Derrame pericárdico Ascite Hidropisia Comprometimento neurológico Anomalias congênitas Morte fetal

Infecção crônica

Em pacientes imunocomprometidos, o parvovírus humano B19 pode causar supressão persistente da medula óssea manifestada por anemia crônica (Broliden *et al.*, 2006). Cerca de 5% dos pacientes adultos e 10% das crianças imunossuprimidas por neoplasias hematológicas documentaram complicações do parvovírus B19 com citopenias graves e até letais (Broliden *et al.*, 2006).

O parvovírus humano B19 demonstra tropismo por miócitos e tem sido implicado em uma série de distúrbios miocárdicos (Broliden *et al.*, 2006). Ele foi identificado a partir de biopsias endomiocárdicas e tem sido associado a miocardite, cardiomiopatia dilatada e disfunção ventricular esquerda, embora um nexo causal não tenha sido definitivamente estabelecido (Kühl *et al.*, 2005; Stewart *et al.*, 2011; Vigneswaran *et al.*, 2016).

Em média, 50% dos casos adultos de eritema infeccioso têm manifestações articulares associadas que podem persistir por semanas a meses e, às vezes, anos (Broliden *et al.*, 2006). O DNA do parvovírus humano B19 foi detectado em espécimes de tecido sinovial em pacientes com artrite crônica, embora, novamente, uma relação causal direta não tenha sido claramente identificada (Broliden *et al.*, 2006).

INFECÇÃO INTRAUTERINA

Transmissão

A taxa de transmissão da infecção materna por parvovírus humano B19 ao feto varia de 17 a 33% (Prospective Study of Human Parvovirus [B19] Infection in Pregnancy, 1990), com risco aumentado de transmissão entre 9 e 20 semanas de gestação. A maioria dos fetos infectados com parvovírus humano B19 apresenta resolução espontânea da infecção sem resultados perinatais adversos (Levy *et al.*, 1997; Miller *et al.*, 1998). Somente a infecção aguda pode colocar o feto em risco de anemia e hidropisia (Schild *et al.*, 1999).

Fisiopatologia

Ao contrário de vírus como a rubéola, o parvovírus B19 não é teratogênico. No entanto, os tecidos fetais – incluindo células hematopoéticas do fígado, miocárdio, células endoteliais, plaquetas, megacariócitos e fibroblastos – expressam o receptor do antígeno P viral da doença, explicando a variedade de sinais observados no feto, especialmente anemia e hidropisia (Broliden *et al.*, 2006).

O fígado fetal é o principal órgão hematopoético da 9ª à 24ª semana de gestação. O segundo trimestre também apresenta o aumento mais rápido na massa de glóbulos vermelhos no feto, que aumenta mais de 30 vezes em número. Contudo, a meia-vida dos glóbulos vermelhos fetais produzidos nesse momento da gravidez é relativamente curta, aproximadamente 45 a 70 dias (Hoffman *et al.*, 2009). Portanto, o feto fica extremamente vulnerável a qualquer pausa na produção de hemácias durante o segundo trimestre e mais suscetível às alterações causadas pelo parvovírus humano B19 (Bascietto *et al.*, 2018). Esse risco é bastante reduzido no terceiro trimestre, quando a hematopoiese fetal migra para a medula óssea e a expectativa de vida dos glóbulos vermelhos aumenta.

Efeitos fetais da infecção pelo parvovírus humano B19

A gravidez não parece afetar o curso da infecção por parvovírus B19, mas a infecção pode afetar a gravidez e especialmente o feto, conforme descrito a seguir:

- Aborto espontâneo: a taxa de aborto espontâneo de fetos infectados pelo parvovírus B19 diminui com a idade gestacional no momento do diagnóstico, com taxa de 13% antes de 13 semanas de gestação, 9% entre 13 e 20 semanas e 0,5% após 20 semanas de gestação. A razão para essa diferença permanece obscura, mas o maior estudo sugere que pode estar relacionada com lesões em múltiplos órgãos, que podem ocorrer na ausência de anemia ou hidropisia, os achados mais clássicos associados à infecção fetal (de Jong *et al.*, 2011)
- Hidropisia não imune: a manifestação mais óbvia da infecção congênita por parvovírus B19 é a hidropisia fetal. O risco de hidropisia está diretamente relacionado à idade gestacional em que ocorre a infecção materna. Se a infecção ocorrer no primeiro trimestre, o risco de hidropisia varia de menos de 5% a cerca de 10%. Se a infecção ocorrer entre 13 e 20 semanas, o risco de hidropisia cai para 5% ou menos. Se a infecção ocorrer após 20 semanas de gestação, o risco de hidropisia fetal é de 1% ou menos (CDC, 1989; Harger *et al.*, 1998; Puccetti *et al.*, 2012). Os sinais ultrassonográficos fetais associados à hidropisia incluem: ascite, edema cutâneo, derrame pleural e pericárdico e edema placentário. Os possíveis mecanismos para o desenvolvimento da hidropisia são: 1) anemia fetal em razão de o vírus atravessar a placenta e infectar precursores eritrocitários na medula óssea fetal, associada a uma meia-vida mais curta dos eritrócitos fetais (especialmente durante a fase hepática da hematopoiese), contribuindo para a anemia grave, hipoxia e insuficiência cardíaca de alto débito; 2) miocardite viral fetal resultando em insuficiência cardíaca e comprometimento da função hepática por conta de danos diretos aos hepatócitos e danos indiretos pela deposição de hemossiderina (Prospective Study of Human Parvovirus [B19] Infection in Pregnancy, 1990; Miller *et al.*, 1998; Schild *et al.*, 1999). A melhora espontânea da hidropisia fetal causada pelo parvovírus humano B19 pode ocorrer em aproximadamente 34% dos casos no momento do parto (Fairley *et al.*, 1995).

A trombocitopenia foi relatada em até 97% dos fetos hidrópicos transfundidos, com incidência de trombocitopenia grave ($< 50 \times 10^9$ plaquetas/ℓ) de até 46% (Fairley *et al.*, 1995; de Jong *et al.*, 2011). Atualmente, parece não haver evidências de que a infecção por parvovírus B19 aumente o risco de anomalias congênitas em humanos (Levy *et al.*, 1997), embora tenham sido relatados casos de anomalias do sistema nervoso central, craniofaciais, musculoesqueléticas e oculares (Weiland *et al.*, 1987; de Haan *et al.*, 2008). A Tabela 67.2 mostra a apresentação clínica materna e fetal da infecção intrauterina por parvovírus B19.

Diagnóstico

Diagnóstico da infecção materna

O rastreamento sistemático da infecção por parvovírus B19 não é recomendado. Os testes diagnósticos são reservados para mulheres com alta suspeita de infecção aguda ou exposição conhecida (Katz *et al.*, 1996; Attwood *et al.*, 2020). O diagnóstico laboratorial da infecção por parvovírus B19 durante a gravidez baseia-se, principalmente, em testes de detecção de anticorpos IgG e IgM. A taxa de detecção de infecção permanece em torno de 80 a 90% quando se utilizam testes de radioimunoensaio (RIA) para capturar anticorpos ou ensaio imunoenzimático (ELISA) (Schwarz *et al.*, 1997).

Tabela 67.2 Resultados perinatais da infecção intrauterina por parvovírus humano B19.

Resultado perinatal	Incidência
Infecção assintomática	50%
Transmissão vertical	17 a 33%
Óbito fetal	
< 13 semanas	13%
13 a 20 semanas	9%
> 20 semanas	0,5%
Hidropisia fetal	
< 13 semanas	5 a 10%
13 a 20 semanas	5%
> 20 semanas	< 1%
Resolução espontânea da anemia	
Hidropisia fetal	5,2%
Fetos não hidrópicos	49,6%
Trombocitopenia em fetos hidrópicos	97%

Os anticorpos IgM são detectados precocemente, ao final da primeira semana de infecção (Crane *et al.*, 2014), e podem persistir por aproximadamente 140 dias. Os anticorpos IgG, como marcadores de infecções passadas, podem tornar-se positivos alguns dias após os anticorpos IgM e permanecer positivos durante anos (Saarinen *et al.*, 1986). Pacientes com resultados sorológicos IgG positivos e IgM negativos para parvovírus B19 indicam exposição prévia e possivelmente imunidade, sugerindo que não desenvolverão infecção com exposição adicional (Saarinen *et al.*, 1986; Crane *et al.*, 2014; Attwood *et al.*, 2020). Deve-se ter cautela na interpretação da ausência de IgM positivo 8 a 12 semanas após a infecção aguda, por conta da possibilidade de rápida eliminação de IgM e resultados falso-negativos.

Nos casos em que ambas as sorologias IgM e IgG para parvovírus humano B19 são negativas, presume-se que a gestante não foi exposta ao vírus e, portanto, está suscetível à infecção. Em gestantes não imunes recentemente expostas ao vírus, o período de incubação viral deve ser considerado e a sorologia deve ser repetida 2 a 4 meses após a exposição e a reação em cadeia da polimerase (PCR) também pode ser considerada (Török *et al.*, 1992; Katz *et al.*, 1996; Broliden *et al.*, 2006; Crane *et al.*, 2014).

Ambas as sorologias IgG e IgM positivas podem representar uma infecção recente ou uma infecção tardia de até 6 meses. Para diferenciar as duas hipóteses, recomenda-se repetir a sorologia e comparar os títulos de IgG, pois os títulos aumentarão no caso de infecção recente (Török *et al.*, 1992; Attwood *et al.*, 2020). Outra circunstância possível é a presença apenas de IgM positiva, sugerindo uma infecção muito recente, ou mesmo um resultado falso-positivo. A positividade de IgG na repetição da sorologia 1 a 2 semanas após o teste inicial confirma uma infecção recente (Crane *et al.*, 2014; Attwood *et al.*, 2020).

Os ensaios de PCR para o parvovírus B19 apresentam alta especificidade para infecção primária aguda, mas apresentam uma curta janela de positividade, o que limita seu uso na prática. A viremia ocorre entre 5 e 10 dias após a exposição e, geralmente, persiste por cerca de 7 dias, período que muitas vezes precede o início dos sintomas e a positividade sorológica (Attwood *et al.*, 2020). Em pacientes assintomáticos, o dia da infecção é desconhecido, impossibilitando a utilização desse teste como padrão-ouro (Voordouw *et al.*, 2019). A utilização desses testes pode ser útil em determinadas situações especiais, como para alcançar a máxima sensibilidade diagnóstica em pacientes com história de exposição recente ao parvovírus B19 e sorologias iniciais negativas (Attwood *et al.*, 2020). Embora não sejam necessárias para detectar infecção materna aguda, outras técnicas, como microscopia eletrônica, detecção de DNA viral e ensaios de hibridização de sondas de ácidos nucleicos, estão disponíveis. Não é possível cultivar o vírus em meios de cultura normais e, portanto, a cultura para parvovírus B19 não é utilizada como teste de diagnóstico (Crane *et al.*, 2014). A Tabela 67.3 apresenta a classificação materna da infecção intrauterina por parvovírus B19 em exames laboratoriais.

Diagnóstico da infecção fetal

A amniocentese para realização de PCR do DNA do parvovírus humano B19 é o método de escolha para diagnosticar a infecção fetal na presença de feto que apresenta hidropisia de causa desconhecida (Giorgio *et al.*, 2010). A sorologia materna nessa apresentação clínica somente é útil se tanto IgG quanto IgM forem negativas, o que exclui infecção materna e, consequentemente, infecção fetal por parvovírus humano B19. Conforme discutido anteriormente, outras combinações de resultados

Tabela 67.3 Classificação da infecção materna por parvovírus humano B19 a partir de testes laboratoriais.

Classificação	Definição
Infecção recente	IgG e IgM negativas anteriormente com resultados mostrando soroconversão durante a gravidez **ou** IgG e IgM positivas, repetir o teste em 2 semanas com títulos crescentes de IgG **ou** IgG negativa com IgM positiva, repita o teste em 2 semanas e a IgG torna-se positiva
Infecção prévia	IgG positiva com IgM negativa **ou** IgG e IgM positivas, repetir o teste em 2 semanas com títulos de IgG estabilizados
Não imune (suscetível)	IgG e IgM negativas
Falso-positivo	IgG negativa com IgM positiva. Teste repetido em 2 semanas com IgG negativa
Infecção congênita	PCR positiva para parvovírus B19 em sangue fetal coletado por amniocentese

IgG: imunoglobulina G; IgM: imunoglobulina M; PCR: reação em cadeia da polimerase.

sorológicos maternos são compatíveis com infecção fetal, incluindo um resultado IgG positiva/IgM negativa. Embora a PCR para parvovírus humano B19 possa ser realizada tanto no sangue do cordão umbilical fetal quanto no líquido amniótico, o líquido amniótico tem uma taxa de detecção mais alta e é menos invasivo do que a amostragem de sangue do cordão umbilical (Bonvicini *et al.*, 2009). A sorologia fetal raramente é usada para diagnóstico, pois o sistema imunológico fetal é imaturo e não demonstra resposta imune IgG/IgM previsível (Brennand e Cameron, 2008; Giorgi *et al.*, 2010; de Jong *et al.*, 2011). A detecção de IgM específica para parvovírus humano B19 no sangue fetal tem sensibilidade de apenas 29%; além disso, a amostragem percutânea de sangue fetal (cordocentese) apresenta taxa de perda fetal de 1% (de Jong *et al.*, 2011).

A situação mais comumente encontrada é a presença de soroconversão materna pelo parvovírus humano B19 com ultrassonografia fetal normal. Essas mulheres, geralmente, são tratadas de forma não invasiva com monitoramento ultrassonográfico para anemia fetal, em vez de amniocentese (Attwood *et al.*, 2020).

Diagnóstico da anemia fetal

Em gestantes infectadas recentemente pelo parvovírus humano B19, o vírus pode ser transmitido ao feto e causar anemia e hidropisia não imune, por isso é recomendado que essas gestantes iniciem acompanhamento com obstetra especialista após confirmação do diagnóstico de doença materna pelo parvovírus humano B19. O feto é então monitorado de forma não invasiva quanto ao risco de anemia fetal por 8 a 12 semanas após a infecção, e o acompanhamento deve ocorrer a cada 1 ou 2 semanas (Crane *et al.*, 2014; Attwood *et al.*, 2020).

A anemia fetal é inicialmente monitorada de forma não invasiva, avaliando o pico de velocidade sistólica da artéria cerebral média (PSV-MCA) por meio de ultrassom com Doppler. A anemia fetal moderada/grave é altamente indicativa na presença de PSV-MCA superior a 1,5 múltiplo da mediana (MoM) a partir de 18 semanas de gestação (Mari *et al.*, 2000; Cosmi *et al.*, 2002; Borna *et al.*, 2009).

Tabela 67.4 Descrição da técnica de aferição do pico de velocidade sistólica máxima da artéria cerebral média para diagnóstico de anemia fetal.

- Obtenção do corte axial do polo cefálico, incluindo o tálamo e o *cavum* do septo pelúcido (no nível do osso esfenoide)
- Visualização do polígono de Willis movendo o transdutor caudalmente em direção à base do crânio
- A artéria cerebral média deve ser visualizada em toda a sua extensão
- A artéria cerebral média é insonada por meio de uma janela anterior (têmporo-occipital) logo após sua origem na artéria carótida interna
- A imagem é ampliada e as ondas de velocidade da artéria cerebral média são obtidas
- O ângulo de insonação deve estar próximo de zero e o volume da amostra deve ser de 1 a 2 mm
- Para avaliação da anemia fetal, recomenda-se repetir a medição três vezes e escolher o maior pico de velocidade sistólica da artéria cerebral média.

A infecção por parvovírus humano B19 é improvável na ausência de alterações ultrassonográficas sugestivas de sequelas fetais 8 a 12 semanas após a exposição. Cordocentese com coleta de sangue fetal para determinação do hematócrito fetal e transfusão intrauterina podem ser necessárias em casos de hidropisia fetal ou anemia fetal grave gestação (Mari *et al.*, 2000; Cosmi *et al.*, 2002; Borna *et al.*, 2009). A Tabela 67.4 descreve a técnica para aferição da medida do PSV-MCA (Mari *et al.*, 2005).

MANEJO DA INFECÇÃO MATERNO-FETAL PELO PARVOVÍRUS HUMANO B19

Prevenção primária

O ponto mais importante na conduta da infecção pelo parvovírus B19 é a profilaxia, pois não há tratamento específico para tal. A prevenção da exposição materna é o primeiro passo para prevenir a infecção fetal. É discutível se mulheres grávidas soronegativas para parvovírus B19 devam evitar populações de alto risco, especialmente em períodos endêmicos (Mari *et al.*, 2000).

Nas zonas endêmicas, as mulheres grávidas com familiares em idade escolar e as que trabalham com crianças em idade escolar devem ser informadas sobre o risco de infecção e tomar medidas para reduzir esse potencial em casa ou no trabalho. Sugerem-se medidas de higiene, como lavar as mãos, para minimizar o risco de infecção, pois a transmissão pode ocorrer por gotículas (Crane *et al.*, 2014).

Prevenção secundária

Embora existam testes de vacina para o parvovírus humano B19 sendo realizados (Gigler *et al.*, 1999; Ballou *et al.*, 2003; Bernstein *et al.*, 2011; Chandramouli *et al.*, 2013), não existe até o momento vacina liberada para uso em humanos.

Tratamento

O tratamento de um feto infectado com parvovírus humano B19 consiste principalmente no manejo da anemia fetal. Os casos de anemia leve a moderada geralmente são bem tolerados pelo feto e se resolvem sem sequelas, não necessitando de intervenções invasivas durante o período fetal. A anemia grave, embora incomum, pode resultar em hidropisia fetal e morte.

A ferramenta utilizada para determinar o grau de anemia de forma não invasiva, sem necessidade de coleta de sangue fetal, é o PSV-MCA, que, quando elevado (> 1,5 MoM), é altamente sugestivo de anemia moderada/grave. Outros parâmetros ultrassonográficos, como edema cutâneo fetal, ascite ou derrame pleural ou pericárdico, podem ocorrer e são sugestivos de anemia grave, mas também são parâmetros encontrados posteriormente no feto (Attwood *et al.*, 2020).

Nos casos de alta suspeita de anemia fetal grave com base nos achados ultrassonográficos, é necessária a determinação do hematócrito fetal por cordocentese. Nesse ponto, deve-se atentar para a possível trombocitopenia grave que esses fetos podem apresentar, podendo levar à exsanguinação no momento da transfusão intrauterina de hemácias. Por essa razão, a contagem de plaquetas deve ser determinada e as plaquetas devem estar disponíveis para transfusão intrauterina no momento de qualquer procedimento fetal (Attwood *et al.*, 2020). Se anemia fetal moderada/acentuada for confirmada, está indicada transfusão de sangue fetal intrauterino (Crane *et al.*, 2014).

Se a idade gestacional fetal estiver próxima do termo, o parto deve ser considerado como primeira opção, e o uso de corticosteroides para acelerar a maturação pulmonar não é contraindicado e deve ser realizado se houver indicação (Markerson e Yancey, 1998).

Transfusão intrauterina

A transfusão intrauterina de hemácias é indicada para prevenir a morte fetal por anemia grave. Idealmente, esse procedimento deve ser realizado em fetos entre 18 e 35 semanas de gestação, pois as transfusões realizadas antes das 18 semanas apresentam limitações técnicas importantes e as transfusões realizadas após 35 semanas apresentam mais riscos fetais do que o parto. Isso reduz o risco de morte fetal intrauterina (*odds ratio*, 0,14; intervalo de confiança de 95% [IC95%], 0,02 a 0,96) (Fairley *et al.*, 1995). As taxas de sobrevivência fetal com transfusão intrauterina permanecem em torno de 82%, em comparação com taxas de sobrevivência de 55% nos fetos não transfundidos (von Kaisenberg *et al.*, 2001). Podem ser necessárias duas ou três transfusões intrauterinas para resolver a anemia fetal e a hidropisia, o que geralmente ocorre 3 a 6 semanas após a primeira transfusão intrauterina (von Kaisenberg *et al.*, 2001). A transfusão fetal pode retornar a hemoglobina fetal a um nível normal, ajudando assim na resolução da insuficiência cardíaca e hidropisia. Além disso, são transfundidos eritrócitos maduros, que são menos suscetíveis à influência do parvovírus B19 e, portanto, provavelmente persistem durante a meia-vida normal dos eritrócitos de 120 dias (Fairley *et al.*, 1995). Um local comum para transfusão é a inserção placentária do cordão umbilical, sendo que outras opções incluem as veias umbilicais intra-hepáticas ou os ventrículos cardíacos (Khalil *et al.*, 2020) (Figura 67.2).

Por conta da miocardite fetal, o grau de hidropisia pode não se correlacionar com a hemoglobina fetal e a ecocardiografia fetal é útil nesses casos (Crane *et al.*, 2014). O PSV-MCA deve ser usado como monitoramento após transfusão intrauterina para anemia e complicações fetais, embora sua previsão de anemia diminua (Attwood *et al.*, 2020).

Imunoglobulina intravenosa

A imunoglobulina intravenosa tem sido usada para tratar a infecção aguda por parvovírus humano B19 em pacientes imunocomprometidos. O uso de imunoglobulina intravenosa durante a gravidez foi descrito em alguns relatos de casos e apenas em alguns estudos *in vitro* (Rodis *et al.*, 1998; Matsuda *et al.*, 2005; Hernstadt *et al.*, 2021). Há um relato de caso na

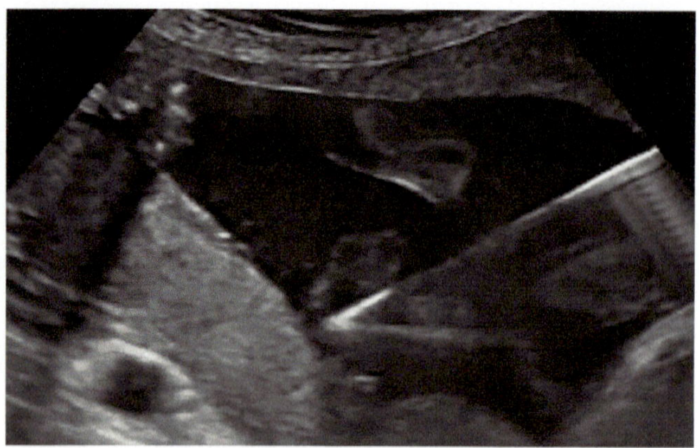

Figura 67.2 Transfusão intrauterina utilizando a inserção do cordão umbilical na placenta como local de punção.

literatura de injeção intraperitoneal de imunoglobulina fetal com bom resultado, no qual a ascite fetal e o derrame pericárdico foram resolvidos após aproximadamente 5 dias e completamente resolvidos com 22 semanas de gestação. Ao nascer, o recém-nascido, aparentemente saudável, não apresentava DNA do parvovírus B19 na amostra de sangue (Matsuda *et al.*, 2005).

Em razão da falta de estudos relevantes, a imunoglobulina não é recomendada como terapia fetal, mas já pode ser considerada uma alternativa promissora.

Sala de parto e manejo pós-natal da criança hidrópica

O parto e o manejo de gestantes com história de infecção aguda por parvovírus B19 devem ser realizados em centro terciário com equipe multidisciplinar experiente e atendimento neonatal especializado. A maioria dos neonatos hidrópicos necessita de suporte respiratório e ventilação mecânica. Vários fatores podem contribuir para a insuficiência respiratória, incluindo hipoplasia pulmonar, edema pulmonar, derrame pleural e ascite.

Algumas manobras podem ser necessárias para facilitar a reanimação cardiopulmonar, como paracentese abdominal e toracocentese de derrame pleural. A transfusão isovolumétrica em neonatos com anemia grave e instabilidade cardiovascular é um tratamento possível (de Jong *et al.*, 2011).

A Figura 67.3 apresenta o fluxograma desde a sorologia materna até o tratamento fetal da infecção por parvovírus humano B19.

CONSIDERAÇÕES FINAIS

O parvovírus humano B19 é um vírus transmitido por meio do trato respiratório, por produtos sanguíneos ou por via transplacentária durante a infecção materna. A taxa de soroconversão na gestação é de aproximadamente 1 a 1,5%, na maioria das vezes com resultados normais durante a gravidez. A taxa

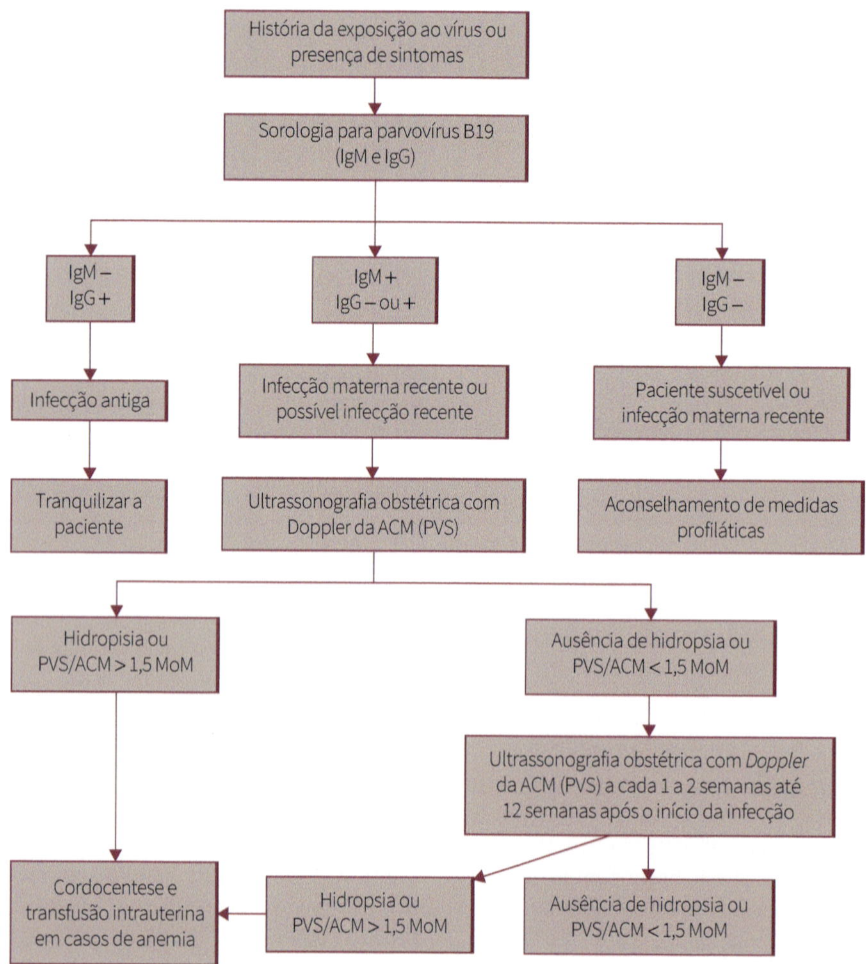

Figura 67.3 Manejo das gestantes expostas ao parvovírus B19. IgG: imunoglobulina G; IgM: imunoglobulina M; PVS-ACM: pico de velocidade sistólico máximo da artéria cerebral média.

de transmissão transplacentária ocorre em cerca de 17 a 33% das mulheres grávidas infectadas agudamente, mas a maioria dos neonatos nasce normal. A infecção fetal com parvovírus B19 pode causar anemia grave, hidropisia fetal, miocardite, morte intrauterina e, raramente, sequelas neurológicas e de neurodesenvolvimento. As anormalidades fetais associadas ao parvovírus B19 são raras e não há evidências de que o parvovírus B19 tenha ação teratogênica. Como a maioria das gravidezes infectadas com parvovírus B19 tem desfecho favorável, as indicações para o diagnóstico pré-natal invasivo são raras, devendo serem feitas somente se houver sinais definitivos de anemia ou hidropisia fetal.

REFERÊNCIAS BIBLIOGRÁFICAS

ANDERSON, L. J.; HURWITZ, E. S. Human parvovirus B19 and pregnancy. *Clinics in Perinatology*, v. 15, n. 2, p. 273-286, 1988.

ANDERSON, M. J. *et al.* Experimental parvoviral infection in humans. *The Journal of Infectious Diseases*, v. 152, n. 2, p. 257-265, 1985.

ATTWOOD, L. O.; HOLMES, N. E.; HUI, L. Identification and management of congenital parvovirus B19 infection. *Prenatal Diagnosis*, v. 40, n. 13, p. 1722-1731, 2020.

BALLOU, W. R. *et al.* Safety and immunogenicity of a recombinant parvovirus B19 vaccine formulated with MF59C.1. *The Journal of Infectious Diseases*, v. 187, n. 4, p. 675-678, 2003.

BASCIETTO, F. *et al.* Outcome of fetuses with congenital parvovirus B19 infection: systematic review and meta-analysis. *Ultrasound in Obstetrics & Gynecology*, v. 52, n. 5, p. 569-576, 2018.

BERNSTEIN, D. I. *et al.* Safety and immunogenicity of a candidate parvovirus B19 vaccine. *Vaccine*, v. 29, n. 43, p. 7357-7363, 2011.

BONVICINI, F. *et al.* Diagnosis of fetal parvovirus B19 infection: value of virological assays in fetal specimens. *The British Journal of Obstetrics and Gynaecology*, v. 116, n. 6, p. 813-817, 2009.

BORNA, S. *et al.* Middle cerebral artery peak systolic velocity and ductus venosus velocity in the investigation of nonimmune hydrops. *The Journal of Clinical Ultrasound*, v. 37, n. 7, p. 385-388, 2009.

BRENNAND, J.; CAMERON, A. Fetal anaemia: diagnosis and management. *Best Practice & Research Clinical Obstetrics & Gynaecology*, v. 22, n. 1, p. 15-29, 2008.

BROLIDEN, K.; TOLFVENSTAM, T.; NORBECK, O. Clinical aspects of parvovirus B19 infection. *Journal of Internal Medicine*, v. 260, n. 4, p. 285-304, 2006.

BROWN, K. E. *et al.* Resistance to parvovirus B19 infection due to lack of virus receptor (erythrocyte P antigen). *The New England Journal of Medicine*, v. 330, n. 17, p. 1192-1196, 1994.

CARTTER, M. L. *et al.* Occupational risk factors for infection with parvovirus B19 among pregnant women. *The Journal of Infectious Diseases*, v. 163, n. 2, p. 282-285, 1991.

CENTERS FOR DISEASE CONTROL AND PREVENTION (CDC). Risks associated with human parvovirus B19 infection. *Morbidity and Mortality Weekly Report*, v. 38, n. 6, p. 81-88, 93-97, 1989.

CHANDRAMOULI, S. *et al.* Generation of a parvovirus B19 vaccine candidate. *Vaccine*, v. 31, n. 37, p. 3872-3878, 2013.

CHORBA, T. *et al.* The role of parvovirus B19 in aplastic crisis and erythema infectiosum (fifth disease). *The Journal of Infectious Diseases*, v. 154, n. 3, p. 383-393, 1986.

COSMI, E. *et al.* Noninvasive diagnosis by Doppler ultrasonography of fetal anemia resulting from parvovirus infection. *American Journal of Obstetrics and Gynecology*, v. 187, n. 5, p. 1290-1293, 2002.

COSSART, Y. E. *et al.* Parvovirus-like particles in human sera. *Lancet*, v. 1, n. 7898, p. 72-73, 1975.

CRANE, J. *et al.* Parvovirus B19 infection in pregnancy. *The Journal of Obstetrics and Gynaecology Canada*, v. 36, n. 12, p. 1107-1116, 2014.

DE HAAN, T. R. *et al.* Thrombocytopenia in hydropic fetuses with parvovirus B19 infection: incidence, treatment, and correlation with fetal B19 viral load. *British Journal of Obstetrics and Gynaecology*, v. 115, n. 1, p. 76-81, 2008.

DE JONG, E. P. *et al.* Parvovirus B19 infection in pregnancy: new insights and management. *Prenatal Diagnosis*, v. 31, n. 5, p. 419-425, 2011.

DIJKMANS, A. C. *et al.* Parvovirus B19 in pregnancy: prenatal diagnosis and management of fetal complications. *Current Opinion in Obstetrics and Gynecology*, v. 24, n. 2, p. 95-101, 2012.

FAIRLEY, C. K. *et al.* Observational study of effect of intrauterine transfusions on outcome of fetal hydrops after parvovirus B19 infection. *Lancet*, v. 346, n. 8986, p. 1335-1337, 1995.

GANAIE, S. S.; QIU, J. Recent advances in replication and infection of human parvovirus B19. *Frontiers in Cellular and Infection Microbiology*, v. 8, p. 166, 2018.

GIGI, C. E.; ANUMBA, D. O. C. Parvovirus B19 infection in pregnancy – A review. *European Journal of Obstetrics & Gynecology and Reproductive Biology*, v. 264, p. 358-362, 2021.

GIGLER, A. *et al.* Generation of neutralizing human monoclonal antibodies against parvovirus B19 proteins. *Journal of Virology*, v. 73, n. 3, p. 1974-1979, 1999.

GIORGIO, E. *et al.* Parvovirus B19 during pregnancy: a review. *The Journal of Maternal-Fetal & Neonatal Medicine*, v. 4, n. 4, p. 63-66, 2010.

HARGER, J. H. *et al.* Prospective evaluation of 618 pregnant women exposed to parvovirus B19: risks and symptoms. *Obstetrics & Gynecology*, v. 91, n. 3, p. 413-420, 1998.

HEEGAARD, E. D.; BROWN, K. E. Human parvovirus B19. *Clinical Microbiology Reviews*, v. 15, n. 3, p. 485-505, 2002.

HERNSTADT, H. *et al.* Tale of two viruses: parvovirus B19 and HIV. *British Medical Journal Case Reports*, v. 14, n. 4, p. e239153, 2021.

HOFFMAN, R. *et al.* *Hematology*: Basic Principles and Practice. 5 ed. Philadelphia: Churchill Livingstone, 2009.

KATZ, V. L. *et al.* An association between fetal parvovirus B19 infection and fetal anomalies: a report of two cases. *The American Journal of Perinatology*, v. 13, n. 1, p. 43-45, 1996.

KHALIL, A. *et al.* ISUOG Practice Guidelines: role of ultrasound in congenital infection. *Ultrasound in Obstetrics & Gynecology*, v. 56, n. 1, p. 128-151, 2020.

KÜHL, U. *et al.* Viral persistence in the myocardium is associated with progressive cardiac dysfunction. *Circulation*, v. 112, n. 13. p. 1965-1970, 2005.

LAMONT, R. F. *et al.* Parvovirus B19 infection in human pregnancy. *The British Journal of Obstetrics and Gynaecology*, v. 118, n. 2, p. 175-186, 2011.

LEVY, R. *et al.* Infection by parvovirus B19 during pregnancy: a review. *Obstetrics & Gynecology Survey*, v. 52, n. 4, p. 254-259, 1997.

MARI, G. *et al.* Middle cerebral artery peak systolic velocity: technique and variability. *Journal of Ultrasound in Medicine*, v. 24, n. 4, p. 425-430, 2005.

MARI, G. *et al.* Noninvasive diagnosis by Doppler ultrasonography of fetal anemia due to maternal red-cell alloimmunization. Collaborative Group for Doppler Assessment of the Blood Velocity in Anemic Fetuses. *The New England Journal of Medicine*, v. 342, n. 1, p. 9-14, 2000.

MARKENSON, G. R.; YANCEY, M. K. Parvovirus B19 infections in pregnancy. *Seminars in Perinatology*, v. 22, n. 4, p. 309-317, 1998.

MATSUDA, H. *et al.* Intrauterine therapy for parvovirus B19 infected symptomatic fetus using B19 IgG-rich high titer gammaglobulin. *The Journal of Perinatal Medicine*, v. 33, n. 6, p. 561-563, 2005.

MILLER, E. *et al.* Immediate and long-term outcome of human parvovirus B19 infection in pregnancy. *The British Journal of Obstetrics and Gynaecology*, v. 105, n. 2, p. 174-178, 1998.

OZAWA, K.; KURTZMAN, G.; YOUNG, N. Replication of the B19 parvovirus in human bone marrow cell cultures. *Science*, v. 233, n. 4766, p. 883-886, 1986.

PLUMMER, F. A. *et al.* An erythema infectiosum-like illness caused by human parvovirus infection. *The New England Journal of Medicine*, v. 313, n. 2, p. 74-79, 1985.

PRACTICE BULLETIN n. 151: Cytomegalovirus, parvovirus B19, varicella zoster, and toxoplasmosis in pregnancy. *Obstetrics & Gynecology*, v. 125, n. 6, p. 1510-1525, 2015.

PROSPECTIVE STUDY of human parvovirus (B19) infection in pregnancy. Public Health Laboratory Service Working Party on Fifth Disease. *BMJ*, v. 300, n. 6733, p. 1166-1170, 1990.

PUCCETTI, C. *et al.* Parvovirus B19 in pregnancy: possible consequences of vertical transmission. *Prenatal Diagnosis*, v. 32, n. 9, p. 897-902, 2012.

RODIS, J. F. *et al.* Management of parvovirus infection in pregnancy and outcomes of hydrops: a survey of members of the Society of Perinatal Obstetricians. *American Journal of Obstetrics and Gynecology*, v. 179, n. 4, p. 985-988, 1998.

SAARINEN, U. M. *et al.* Human parvovirus B19-induced epidemic acute red cell aplasia in patients with hereditary hemolytic anemia. *Blood*, v. 67, n. 5, p. 1411-1417, 1986.

SABELLA, C.; GOLDFARB, J. Parvovirus B19 infections. *American Family Physician*, v. 60, n. 5, p. 1455-1560, 1999.

SCHILD, R. L.; BALD, R.; PLATH, H. Intrauterine management of fetal parvovirus B19 infection. *Ultrasound in Obstetrics & Gynecology*, v. 13, n. 3, p. 161-166, 1999.

SCHWARZ, T. F.; JÄGER, G.; GILCH, S. Comparison of seven commercial tests for the detection of parvovirus B19-specific IgM. *Zentralblatt für Bakteriologie*, v. 285, n. 4, p. 525-530, 1997.

SIEGL, G. *et al.* Characteristics and taxonomy of *Parvoviridae*. *Intervirology*, v. 23, n. 2, p. 61-73, 1985.

SMITH-WHITLEY, K. *et al.* Epidemiology of human parvovirus B19 in children with sickle cell disease. *Blood*, v. 103, n. 2, p. 422-427, 2004.

STEWART, G. C. *et al.* Myocardial parvovirus B19 persistence: lack of association with clinicopathologic phenotype in adults with heart failure. *Circulation: Heart Failure*, v. 4, n. 1, p. 71-78, 2011.

TÖRÖK, T. J. *et al.* Prenatal diagnosis of intrauterine infection with parvovirus B19 by the polymerase chain reaction technique. *Clinical Infectious Diseases*, v. 14, n. 1, p. 149-155, 1992.

VIGNESWARAN, T. V. *et al.* Parvovirus B19 myocarditis in children: an observational study. *Archives of Disease in Childhood*, v. 101, n. 2, p. 177-180, 2016.

VON KAISENBERG, C. S.; JONAT, W. Fetal parvovirus B19 infection. *Ultrasound in Obstetrics & Gynecology*, v. 18, n. 3, p. 280-288, 2001.

VOORDOUW, B. *et al.* Performance of Zika assays in the context of Toxoplasma gondii, parvovirus B19, rubella virus, and cytomegalovirus (TORCH) diagnostic assays. *Clinical Microbiology Reviews*, v. 33, n. 1, 2019.

WEILAND, H. T. *et al.* Parvovirus B19 associated with fetal abnormality. *Lancet*, v. 1, n. 8534, p. 682-683, 1987.

CAPÍTULO 68

Arboviroses e Gravidez – Zika, Dengue, Chikungunya, Febre Amarela e Febre Oropouche

Elaine Cristina Fontes de Oliveira • Rossana Cristina Fontes Cotta • Izabela Voieta

INTRODUÇÃO

Arbovirose é o termo utilizado para descrever qualquer doença causada por um arbovírus (abreviatura do inglês *arthropod-borne virus*), ou seja, um vírus transmitido por artrópodes, como mosquitos, carrapatos e flebotomíneos. Os flavivírus correspondem a uma categoria específica de vírus que podem ser transmitidos por artrópodes, enquadrando-se na definição de arbovírus.

Os flavivírus compreendem um amplo grupo de vírus de RNA de fita positiva envelopados, com mais de 75 espécies. Os flavivírus circulam naturalmente em interações enzoóticas entre seus hospedeiros reservatórios e artrópodes vetores (principalmente mosquitos) e são responsáveis por epidemias esporádicas, bem como pela endemicidade estabelecida em certas regiões geográficas.

No Brasil, os principais flavivírus com importância epidemiológica são o vírus Zika, o vírus da dengue, o vírus da Chikungunya e o vírus da febre amarela. Esses vírus podem ser neurotrópicos ou apresentar um impacto importante no feto em desenvolvimento. Além disso, a gestante pode apresentar um quadro clínico mais grave para essas doenças, com aumento de morbimortalidade materna.

VÍRUS ZIKA

O vírus Zika (ZIKV) é um vírus de ácido ribonucleico (RNA) da família Flaviviridae, estreitamente relacionado a vários outros arbovírus, como o vírus da dengue, febre amarela, encefalite japonesa e vírus do Nilo Ocidental.

O RNA do ZIKV codifica uma poliproteína que é clivada em proteínas do capsídio (C), envelope (E), pré-membrana/membrana (prM/M) e sete proteínas não estruturais (NS1, NS2A, NS2B, NS3, NS4A, NS4B e NS5). Além disso, o ZIKV produz um RNA não traduzido, possivelmente envolvido na regulação da resposta antiviral do hospedeiro e na indução da morte da célula hospedeira.

Estudos sorológicos realizados em diferentes animais revelaram a presença de anticorpos contra o ZIKV em espécies de macacos na África e na Ásia, assim como em morcegos, cabras, roedores e ovelhas, indicando que esses animais poderiam atuar como hospedeiros do vírus. Em alguns países, o ZIKV adaptou-se, e os humanos passaram a ser o seu reservatório, seguindo um ciclo humano-mosquito-humano.

A doença causada pelo ZIKV é de notificação compulsória no Brasil, ou seja, todo caso suspeito e/ou confirmado deve ser obrigatoriamente notificado ao Serviço de Vigilância Epidemiológica da Secretaria Municipal de Saúde (SMS). Os óbitos suspeitos pela infecção do ZIKV também são de notificação compulsória imediata para todas as esferas de gestão do Sistema Único de Saúde (SUS), a ser realizada em até 24 horas a partir do seu conhecimento pelo meio de comunicação mais rápido disponível.

Epidemiologia

O ZIKV foi identificado pela primeira vez em 1947, durante um estudo sentinela sobre febre amarela em macacos na floresta Zika, em Uganda. Em 1953, foi documentado na Nigéria que ele também causava doença em seres humanos.

O primeiro surto de Zika em seres humanos ocorreu nas Ilhas Yap, em 2007, com 75% da população infectada. Esse surto se caracterizou pela ocorrência de erupção cutânea, artralgia e conjuntivite. Outro surto significativo ocorreu entre 2013 e 2014 na Polinésia Francesa, afetando mais de 50% da população. Surtos menores foram registrados em 2014 em Nova Caledônia, Ilhas Cook e Ilha de Páscoa, e, em 2015, em Vanuatu, Ilhas Salomão, Samoa e Fiji. Em fevereiro de 2015, o ZIKV emergiu nas Américas, espalhando-se por vários países e territórios, incluindo a América do Sul, especialmente o nordeste do Brasil.

Após o grande surto no Brasil, houve aumento acentuado na quantidade de casos de microcefalia e de outros defeitos congênitos. O estado de Pernambuco registrou um aumento de 20 vezes nas taxas de microcefalia em comparação com anos anteriores. Foi, então, sugerida uma possível ligação entre a infecção materna por ZIKV e uma síndrome congênita. Assim, em fevereiro de 2016, a Organização Mundial da Saúde (OMS) declarou a doença relacionada ao ZIKV (microcefalia e outros distúrbios neurológicos) como um problema de Emergência de Saúde Pública de Importância Internacional (PHEIC).

No final de 2016, houve uma redução significativa nas taxas de transmissão nas Américas, possivelmente relacionada à imunidade em rebanho suficiente em áreas de transmissão generalizada. Com base em estudos de imunidade em rebanho para Chikungunya, foi sugerido que a imunidade coletiva poderia suprimir a circulação generalizada do ZIKV por pelo menos 10 anos.

O ZIKV possui três linhagens principais, sendo duas originárias da África e uma da Ásia. A linhagem africana divide-se em dois subgrupos: África Oriental e África Ocidental. Já a linhagem asiática apresenta uma distribuição geográfica mais abrangente, tendo emergido no Oceano Pacífico e se espalhando para a América do Sul.

Em julho de 2019, o Zika foi relatado em 87 países e territórios. Atualmente, o ZIKV é endêmico em todas as áreas tropicais do mundo, sendo que quase metade da população global vive em áreas de risco de infecção pelo vírus.

O ZIKV é transmitido a partir da picada do mosquito *Aedes*, especialmente o *Aedes aegypti*. Ele também pode ser transmitido por outras espécies, como *Aedes hensilii*, *Aedes polynesiensis* e *Aedes albopictus*. Podem existir outras formas de transmissão não vetorial da infecção: transmissão vertical (transmissão da mãe para o feto durante a gestação), transmissão sexual (ambos os sexos, indivíduos sintomáticos ou assintomáticos), por transfusão, via medula óssea ou transplante de órgãos.

A transmissão sexual do ZIKV foi confirmada por uma metanálise recente. O ZIKV pode persistir por períodos mais longos nas secreções genitais masculinas, após o início dos sintomas. Pacientes assintomáticos e do sexo feminino também podem transmitir a doença por via sexual. A identificação da transmissão sexual do homem para mulher aumentou a preocupação em relação ao risco de transmissão vertical do ZIKV, em mulheres em idade fértil.

A transmissão do ZIKV por meio da ingestão de leite materno ou da amamentação pode ser afetada por vários fatores, incluindo a carga viral materna, a composição do leite e as práticas de alimentação infantil. Uma revisão sistemática recente com metanálise mostrou que, embora haja evidências da presença de RNA do ZIKV no leite materno, não há evidências claras da doença ou complicações clínicas em bebês que possam estar associadas à ingestão do leite materno positivo para ZIKV ou com práticas de amamentação. Uma vez que o RNA do ZIKV foi identificado na pele, saliva e fluidos conjuntivais, podem ocorrer outras rotas de transmissão com o contato entre a mãe e a criança durante os cuidados e a amamentação.

A infecção pelo ZIKV durante a gestação afeta tanto o feto quanto a gestante, por meio da neuroinvasão viral, com impacto direto no desenvolvimento fetal. Após atravessar a barreira placentária, o vírus tem a capacidade de infectar as células progenitoras neurais do feto em crescimento, resultando na destruição dessas células e subsequente interferência no seu desenvolvimento cerebral.

O ZIKV também possui afinidade por várias células placentárias, incluindo os macrófagos estromais placentários (células de Hofbauer) e os trofoblastos iniciais, o que pode contribuir significativamente para a transmissão vertical. Além disso, a infecção do tecido placentário pelo vírus pode causar danos, impactando no crescimento e no desenvolvimento fetal.

Os mecanismos exatos pelos quais o ZIKV influencia o neurodesenvolvimento fetal ainda não são completamente compreendidos. Acredita-se que o vírus possa desencadear a apoptose das células neuronais e causar danos às células gliais, resultando em cicatrizes e afetando o desenvolvimento cerebral. A integridade da barreira hematoencefálica pode também estar comprometida, permitindo a invasão do sistema nervoso central (SNC) pelo vírus. Além disso, a insuficiência placentária resulta em efeitos posteriores no crescimento e no desenvolvimento fetal, independentemente do insulto neurológico direto.

Os efeitos do ZIKV no feto são mais frequentes e graves quando a infecção materna ocorre no primeiro e segundo trimestres da gravidez, resultando em aborto espontâneo, aborto terapêutico por conta da malformação congênita grave, malformações congênitas, morte fetal, morte neonatal e morte pós-neonatal.

Manifestações clínicas

Cerca de 80% dos pacientes infectados pelo ZIKV são assintomáticos. As manifestações clínicas se desenvolvem após um período de incubação que varia de 3 a 14 dias. Nas infecções sintomáticas, os sintomas são leves. Eles incluem: erupção macular ou papular (90%), febre (65%), artrite ou artralgia (65%), conjuntivite não purulenta (55%), mialgia (48%), cefaleia (45%), edema (19%) e vômito (10%). Podem ocorrer complicações neurológicas resultantes do neurotropismo do vírus, como meningoencefalite, mielite ou síndrome de Guillain-Barré (SGB). A prevalência da SGB é de dois a três casos por 10 mil infecções por ZIKV. Essa síndrome apresenta uma taxa de mortalidade de 5%, sendo que 20% dos pacientes afetados podem permanecer com incapacidade significativa. A mortalidade por SGB aumenta para 10 a 35% se o indivíduo afetado for gestante.

Nas gestantes, as infecções por ZIKV tendem a ser mais sintomáticas. Os sintomas incluem febre, exantema, artralgia, mialgia, cefaleia e conjuntivite não purulenta. Mulheres em idade reprodutiva apresentam taxas mais elevadas de infecções sintomáticas por ZIKV em comparação com homens da mesma faixa etária, sugerindo maior suscetibilidade à infecção por ZIKV entre mulheres.

Os dados são divergentes em relação ao ZIKV na gravidez e à perda gestacional. Um estudo brasileiro mostrou que 7% das gestações afetadas ou não pelo ZIKV terminaram em aborto espontâneo ou morte fetal. Em uma recente metanálise, o risco de aborto espontâneo em mulheres com ZIKV foi de 0,9%, enquanto o risco de natimorto foi de 0,3%. Já o risco de prematuridade foi de 10,5%; o de baixo peso ao nascer, de 7,7%; e o pequeno para a idade gestacional (PIG) foi de 16,2%.

Crianças expostas ao ZIKV durante a gestação podem desenvolver um padrão de anomalias estruturais e incapacidades funcionais secundárias a danos no SNC, conhecidos como "síndrome congênita do Zika" (Tabela 68.1), cuja característica clínica mais comum é a microcefalia. As anormalidades neurológicas resultantes incluem diminuição da mielinização, hipoplasia cerebelar, anormalidades da migração neuronal e ventrículos aumentados. Anormalidades oculares, incluindo manchas pigmentadas da retina e atrofia coriorretiniana, são as mais comuns, com calcificações oculares, microftalmia, subluxação do cristalino e colobomas da íris ocorrendo com menor frequência. As anormalidades musculoesqueléticas incluem artrogripose, luxação do quadril e pé torto congênito.

O fenótipo característico da síndrome congênita do Zika inclui cinco características: 1) microcefalia grave com crânio parcialmente colapsado; 2) córtices cerebrais finos com calcificações subcorticais; 3) achados oftalmológicos, incluindo cicatrizes maculares e manchas retinianas pigmentares focais; 4) contraturas congênitas; e 5) hipertonia precoce e manifestações de envolvimento extrapiramidal.

A hidrocefalia e a microcefalia podem iniciar-se no período pós-natal.

Crianças expostas ao ZIKV intraútero, sem microcefalia ou defeitos evidentes ao nascer, podem apresentar alterações cognitivas e atraso no neurodesenvolvimento e na linguagem. A desaceleração do crescimento do perímetro cefálico (microcefalia pós-natal) tem sido relatada em bebês expostos que nasceram com perímetro cefálico normal. Estima-se que a microcefalia de início pós-natal ocorra em 1% de crianças nascidas de mães com infecção por ZIKV durante a gestação. A paralisia diafragmática causada por paralisia do nervo frênico também foi recentemente associada ao ZIKV.

O risco de microcefalia pode ser afetado pelo sexo do bebê (os meninos têm maior probabilidade de serem afetados do que as meninas), pelo trimestre da gravidez em que a infecção

Tabela 68.1 Características clínicas da síndrome congênita do Zika.

Característica	Descrição
Microcefalia	• Definido como circunferência occipitofrontal < percentil 3 • Pode ocorrer microcefalia proporcional e desproporcional
Outros dismorfismos cranianos	• Desproporção craniofacial • Substituição de suturas cranianas • Craniossinostose • *Cutis gyrata* (couro cabeludo redundante)
Anormalidades oculares	• Anormalidades maculares (p. ex., manchas pigmentares focais da retina e atrofia coriorretiniana) • Anormalidades do nervo óptico (p. ex., hipoplasia do nervo óptico, aumento da relação escavação-disco e palidez) • Anormalidades vasculares da retina (p. ex., tortuosidade, endireitamento, atenuação, terminação anormal e áreas focais de dilatação) • Anormalidades estruturais (p. ex., microcórnea, microftalmia, colobomas da íris, calcificação intraocular, subluxação do cristalino, catarata) • Glaucoma congênito • Estrabismo • Nistagmo
Perda de audição	• Perda de audição neurossensorial
Artrogripose	• Contraturas congênitas (artrogripose) • Pé torto unilateral ou bilateral
Anormalidades neuromotoras	• Hipertonia/espasticidade • Hiper-reflexia • Irritabilidade • Disfagia e dificuldades alimentares
Convulsões	• Focal ou generalizada
Tamanho pequeno para a idade gestacional	• Definido como peso ao nascer < percentil 10 para a idade gestacional
Anormalidades de neuroimagem	• Calcificações intracranianas (mais comumente na junção entre a substância branca cortical e subcortical) • Ventriculomegalia • Atrofia cortical • Volume cerebral reduzido • Mielinização retardada • Padrões girais simplificados (p. ex., polimicrogiria, paquigiria, lissencefalia) • Adelgaçamento da hipoplasia do corpo caloso • Hipoplasia do tronco cerebral e cerebelo • Ampliação da cisterna magna • Aumento dos espaços de fluido extra-axial

Fonte: Brasil, 2024.

ocorreu (infecção no primeiro trimestre, em comparação com outros trimestres) e pela ocorrência de sintomas (assintomático em comparação com infecção sintomática durante a gravidez). Outros fatores possivelmente associados incluem idade materna, etnia e estado nutricional da mãe.

A frequência de alterações estruturais congênitas associadas ao ZIKV em bebês após infecção materna durante a gravidez foi estimada entre 5 e 10%. No entanto, uma metanálise realizada pelo Consórcio Brasileiro de Coortes relacionadas ao vírus Zika (Zika Brazilian Cohorts Consortium – ZBC Consortium) mostrou que aproximadamente um terço das crianças nascidas de mães expostas ao ZIKV durante a gravidez apresentou pelo menos uma alteração e menos de 1% apresentou alterações concomitantes.

Os resultados adversos no feto são mais frequentes quando a infecção materna ocorre no primeiro (55%) e segundo (52%) trimestres, mas podem ocorrer também no terceiro (29%). Bebês nascidos de mães positivas para ZIKV tiveram quase quatro vezes mais chance de necessitar de cuidados intensivos imediatos após o nascimento em comparação com bebês não expostos.

Diagnóstico

O diagnóstico do ZIKV é realizado por meio de testes laboratoriais. Durante a fase sintomática, o teste preferencial é a reação em cadeia da polimerase de transcrição reversa (RT-PCR) do ZIKV no sangue, capaz de detectar a presença do RNA do vírus no soro e no sangue total. O RNA do ZIKV também pode ser detectado na urina por mais de 10 dias. Além disso, os anticorpos específicos contra o vírus podem ser detectados a partir da segunda semana após o início dos sintomas, utilizando testes tipo ensaio imunoenzimático (ELISA). No entanto, esses testes podem ter limitações em razão das reações cruzadas com outros flavivírus, como o vírus da dengue. Os resultados positivos do ELISA para o ZIKV devem ser confirmados usando o ensaio de neutralização por redução de placa (PRNT), disponível em laboratórios especializados. É importante ressaltar que uma RT-PCR negativa para o ZIKV ou uma avaliação sorológica negativa não descartam o diagnóstico da doença.

A abordagem diagnóstica da gestante difere daquela realizada em mulheres não grávidas. Nestas, o RNA do ZIKV pode ser detectado por um período mais prolongado, embora a detecção possa ser intermitente. A persistência da viremia tem sido atribuída à replicação viral na placenta ou no feto. A possibilidade de infecção congênita deve ser considerada, mesmo se a gestante for assintomática.

Durante o pré-natal, é importante investigar a possibilidade de exposição ao ZIKV, tanto antes quanto durante a gravidez. Devem ser pesquisados o histórico de residência ou as viagens a áreas endêmicas e o contato sexual com pessoa (homem ou mulher) que resida ou tenha viajado para uma área com risco de transmissão. Não é possível determinar o momento da infecção em gestantes assintomáticas por meio de exames laboratoriais.

Os testes laboratoriais para infecção materna pelo ZIKV têm sido desafiadores. O de RNA do ZIKV (teste de ácido nucleico) é confiável, mas está presente apenas transitoriamente nos líquidos corporais (por alguns dias, antes e depois do início dos sintomas em pacientes que são sintomáticos). Assim, o momento do teste é crucial, embora o resultado negativo não descarte a infecção. A reatividade cruzada com outros flavivírus é uma limitação dos testes sorológicos, o que pode resultar em possíveis falso-positivos por conta de infecções anteriores ou vacinação contra outros flavivírus.

Um teste negativo para imunoglobulina M (IgM) pode ocorrer por ser realizado muito cedo (antes do desenvolvimento dos anticorpos IgM) ou tarde demais (após a diminuição dos níveis de IgM). O teste IgM positivo durante a gravidez pode ocorrer devido a infecção recente ou anticorpos que permaneceram após uma infecção prévia à gestação.

Um estudo brasileiro descreveu achados histopatológicos em tecido placentário de dois recém-nascidos com microcefalia e artrogripose grave que morreram logo após o nascimento, bem como tecido de uma criança microcefálica que morreu aos 2 meses e de duas placentas de abortos espontâneos. A única placenta disponível de um bebê nascido vivo estava dentro dos padrões da normalidade. Uma das placentas de aborto espontâneo não demonstrou resultados significativos, sendo o teste imuno-histoquímico do tecido placentário negativo para ZIKV e a RT-PCR do ZIKV positiva. A outra placenta de aborto espontâneo apresentou vilosidades coriônicas densas e heterogêneas, com calcificação, esclerose, edema, aumento da deposição de fibrina perivilosa e uma intervilosite linfo-histiocítica irregular. Nesse caso, o teste imuno-histoquímico foi positivo para ZIKV, assim como a RT-PCR.

Rastreio da síndrome congênita do ZIKV

A ultrassonografia é a principal ferramenta de rastreio para a síndrome congênita do ZIKV. Porém, sua sensibilidade, sua especificidade e os valores preditivos positivos e negativos não estão completamente estabelecidos. A ultrassonografia pré-natal é recomendada para avaliar anomalias fetais consistentes com a síndrome congênita do ZIKV em todas as gestantes que tiveram testes laboratoriais sugestivos ou diagnósticos de ZIKV.

Uma revisão sistemática que incluiu 195 fetos com achados de síndrome congênita do ZIKV em exames ultrassonográficos pré-natais revelou que 78% das anormalidades foram confirmadas no período neonatal. Entre os 190 fetos sem achados congênitos da síndrome do ZIKV no exame de ultrassonografia pré-natal, 17% tiveram anormalidades congênitas identificadas no período neonatal.

O momento ideal para a realização da triagem ultrassonográfica ainda não está estabelecido. Em pacientes infectadas no início da gestação, os achados ultrassonográficos associados à infecção fetal podem ser detectados a partir de 18 a 20 semanas de gestação. Assim, recomenda-se a realização do primeiro exame ultrassonográfico 4 semanas após a suspeita de exposição. Os exames ultrassonográficos devem ser então realizados de maneira seriada, a cada 4 semanas, e pelo menos um deve ser feito entre 28 e 33 semanas de gestação.

A ressonância magnética (RM) também pode ser realizada para o diagnóstico de anomalias cerebrais fetais, embora seja mais cara e pouco disponível.

Caso o exame ultrassonográfico indique anormalidades, é aconselhável a realização de amniocentese para diagnosticar a infecção fetal. Um resultado positivo de RT-PCR para o ZIKV no líquido amniótico é considerado diagnóstico de infecção fetal. No entanto, um resultado negativo de RT-PCR não exclui a possibilidade de infecção congênita. Se o feto apresentar anormalidades e a RT-PCR for negativa, outras causas de anomalias fetais deverão ser consideradas.

Diagnóstico pós-natal

Testes de ácido nucleico para RNA do ZIKV no soro e na urina, assim como anticorpos IgM para Zika no soro, são recomendados. Um resultado positivo de ácido nucleico confirma a infecção congênita pelo ZIKV. Entretanto, um resultado negativo não descarta a possibilidade de infecção. Podem ocorrer falso-positivos para IgM por conta de reação cruzada ou reatividade inespecífica.

No caso da obtenção do líquido cefalorraquidiano (LCR) para outros testes, esse pode ser testado para ácido nucleico e anticorpo IgM, uma vez que o LCR é a única amostra que pode apresentar positividade em alguns bebês.

Diagnóstico diferencial

Deve ser realizado o diagnóstico diferencial com outras doenças, como Chikungunya, parvovírus B19, rubéola, vírus respiratórios (como enterovírus ou adenovírus), sarampo, leptospirose, infecção por *Rickettsia*, estreptococo do grupo A e malária.

Por conta da similaridade do ciclo de transmissão, distribuição geográfica nos trópicos e subtrópicos e manifestações clínicas semelhantes ao vírus da dengue (DENV) (febre, erupção cutânea, mialgia e artralgia), mulheres grávidas com sintomas clínicos compatíveis devem ter amostras de soro e urina coletadas para investigação simultânea de dengue e testes de ácido nucleico para amplificação do ZIKV (NAATs) e testes de anticorpos IgM. As amostras devem ser coletadas o mais rápido possível, dentro de 12 semanas após o início dos sintomas.

Conforme orientação do Ministério da Saúde do Brasil, em um cenário de cocirculação de dengue, ZIKV e Chikungunya em municípios brasileiros, é necessário, sempre que possível, investigação desses vírus por métodos diretos.

Um estudo realizado na Arábia Saudita investigou a presença de anticorpos específicos do ZIKV e o significado de sua reatividade cruzada com outros flavivírus, em gestantes sintomáticas e assintomáticas. Nenhuma previsão específica em relação à soropositividade ou exposição em razão da extensa reatividade cruzada com a sorologia do vírus da dengue pôde ser feita. Assim, o rastreio da incidência do ZIKV é desafiador em uma população na qual é observada a presença ou pré-exposição ao DENV.

Outro estudo realizado no Brasil detectou níveis consideráveis de coinfecção por ZIKV e DENV-2. Ao testar amostras de soro e urina para RT-PCR, 36,4% foram positivos para ZIKV, 43,3% para DENV-2 e 0,3% para DENV-1. A coinfecção com ZIKV/DENV-2 foi observada em 13,1% dos participantes. Se apenas amostras de soro fossem utilizadas, a detecção do ZIKV teria diminuído para 23,3%.

Tratamento

Não existe tratamento antiviral específico para o ZIKV, consistindo no alívio de sintomas como febre, exantema, artralgia e cefaleia. Medidas simples, como descanso, hidratação adequada e analgésicos comuns (p. ex., paracetamol) podem ajudar no controle dos sintomas. O ácido acetilsalicílico e outros anti-inflamatórios não esteroides (AINEs) devem ser evitados até que a infecção por dengue seja descartada, para reduzir o risco de hemorragia. Os AINEs também devem ser evitados em pacientes grávidas com $\geq$ 32 semanas de gestação para minimizar o risco de fechamento prematuro do canal arterial.

Mulheres grávidas infectadas pelo ZIKV devem receber cuidados pré-natais regulares e serem monitoradas para detectar possíveis complicações. Pacientes com complicações graves, como SGB, podem necessitar de hospitalização e terapia adicional.

Prevenção

Desde o início de 2016, a prevenção dos efeitos pré-natais da infecção pelo ZIKV tornou-se prioridade. O Centers for Disease Control and Prevention (CDC) recomendou que mulheres grávidas adiassem viagens para áreas endêmicas de transmissão do ZIKV.

Devem ser evitadas picadas de mosquito por meio de: uso de mosquiteiros; uso de telas em portas e janelas; utilização de ar-condicionado; aplicação de repelentes contra mosquitos na pele exposta e nas roupas, como N,N-dietil-metatoluamida (DEET) e permetrina, respectivamente; e vestir roupas de mangas compridas e calças.

As medidas de controle de mosquitos incluem a eliminação de locais propícios à reprodução, como águas paradas, além da pulverização aérea com inseticidas ou larvicidas. Outros métodos inovadores abrangem a liberação de mosquitos infectados com a bactéria *Wolbachia*, que dificulta a reprodução dos vírus nos mosquitos, e outras estratégias de modificação genética deles.

Desde o reconhecimento da transmissão sexual do ZIKV, mulheres grávidas com parceiros que vivem ou viajaram para áreas com transmissão ativa do vírus devem abster-se de relações sexuais ou usar preservativos pelo restante da gravidez. Para casais que planejam engravidar, recomenda-se precaução para prevenir a infecção no momento da concepção. O uso de preservativos ou a abstinência sexual são recomendados por 3 meses após o início dos sintomas do parceiro masculino ou a última exposição possível ao ZIKV.

Após o surto do ZIKV em 2017, diversas organizações públicas e privadas iniciaram pesquisas para o desenvolvimento de uma vacina segura e eficaz. Idealmente, a vacina também deveria prevenir a transmissão por meio da proteção da mucosa. Uma vez que o número de infecções pelo ZIKV diminuiu substancialmente, ensaios de fase III para avaliar a eficácia das vacinas são de difícil condução.

As estratégias de vacinação para o ZIKV incluem o desenvolvimento de vários tipos de vacinas, como vacinas de mRNA, vacinas baseadas em DNA, vacinas inativadas e vacinas de vetor viral. Algumas vacinas específicas mostraram resultados promissores: mRNA-1893 (Moderna), Ad26.ZIKV.001 (Janssen), GLS-5700 (Inovio Pharmaceuticals), VRC5288 (NIAID), VRC5283 (NIAID) e vacina para Zika com vírus inativado purificado ZPIV. Essas vacinas demonstraram boa tolerabilidade, elevadas taxas de soroconversão e capacidade de induzir respostas robustas de anticorpos neutralizantes. No entanto, mais pesquisas são necessárias para determinar sua segurança e eficácia.

O entendimento da origem, da propagação e da epidemiologia do ZIKV é essencial para implementar estratégias eficazes de prevenção, diagnóstico e tratamento, especialmente para grupos vulneráveis, como mulheres grávidas. Os riscos da infecção congênita pelo ZIKV não são negligenciáveis, devendo ser realizada uma avaliação abrangente de crianças nascidas de mães expostas ao vírus.

DENGUE

A dengue é uma das arboviroses mais comuns em todo o mundo, com alta prevalência nas Américas, especialmente no Brasil. O DENV pertence à família Flaviviridae, gênero *Flavivirus*. É transmitido a partir da picada da fêmea do mosquito *Aedes aegypti*. Possui genoma de RNA de cadeia simples, sentido positivo, que codifica três proteínas estruturais (capsídio [C], pré-membrana [prM] e envelope [E]) e sete proteínas não estruturais (NS) (NS1, NS2A, NS2B, NS3, NS4A, NS4B e NS5). Essas proteínas desempenham funções essenciais na replicação viral, no processamento de poliproteínas e na formação de partículas virais.

Existem quatro sorotipos distintos do DENV (DENV-1, 2, 3 e 4) que compartilham cerca de 65 a 70% de semelhança na sequência de nucleotídios. Ao estudar esses quatro sorotipos, observa-se uma estreita relação entre DENV-1 e DENV-3, com uma homologia de até 78,4% entre eles. Por outro lado, o DENV-4 demonstra uma relação mais distante aos outros três sorotipos.

A proteína E é o principal alvo antigênico para respostas de anticorpos ao DENV, sendo a proteína mais exposta ao vírus. Ela é composta por três domínios (EDI, EDII e EDIII). O domínio EDIII é o que interage com os receptores celulares. Os anticorpos neutralizantes são induzidos pelo EDIII, em razão da presença de importantes epítopos antigênicos. O EDIII é também um antígeno comum usado no diagnóstico sorológico.

A dengue é uma doença de notificação compulsória no Brasil, devendo todo caso suspeito e/ou confirmado ser obrigatoriamente notificado pelo Serviço de Vigilância Epidemiológica da SMS. Os óbitos suspeitos pela infecção do DENV são de notificação compulsória imediata para todas as esferas de gestão do SUS, a ser realizada em até 24 horas a partir do seu conhecimento, pelo meio de comunicação mais rápido disponível.

Epidemiologia

Os primeiros registros de uma doença que se assemelhava à dengue remontam ao século III a.C., na China, durante a Dinastia Chin. Naquela época, a doença estava associada a insetos que voavam perto da água. Outras descrições históricas sugerem sintomas semelhantes aos da dengue. Porém, relatos mais concretos sobre a doença começaram a aparecer apenas no século XVII, especialmente em áreas tropicais da Ásia, da África e da América Latina.

O DENV foi isolado pela primeira vez em 1943, simultaneamente por pesquisadores no Japão (Kimura e Hotta) e nos EUA (Albert Sabin e Walter Schlesinger).

Durante o século XX, surtos de dengue ocorreram a cada uma ou duas décadas. Porém, recentemente, eles têm sido mais frequentes. A variação sazonal na transmissão do vírus é comum. A incidência da infecção também varia de ano para ano, com aumento da transmissão do DENV em intervalos de 3 a 4 anos. As mudanças climáticas em curso, as viagens internacionais, o crescimento da população urbana e a evolução das interações entre mosquitos e humanos propiciaram o aumento da distribuição geográfica e da incidência da dengue no último século.

Segundo o CDC, quase metade da população mundial vive em áreas com risco de dengue. A cada ano, cerca de 400 milhões de pessoas são infectadas pelo DENV. Aproximadamente 100 milhões de indivíduos adoecem e 40 mil morrem por doença grave.

Nas Américas, em 2017 e 2018, ocorreu uma redução de mais de 50% dos casos de dengue, após a transmissão epidêmica do ZIKV. Entretanto, após 2019, houve aumento do número de casos registados. Já nos anos 2000, ocorreu a reintrodução do sorotipo 3 do DENV no Brasil e na Venezuela.

No Brasil, é observado um baixo nível de transmissão do DENV durante todo o ano. A maioria dos casos segue um padrão epidêmico, sendo que o pico de transmissão da doença ocorre entre outubro de um ano a maio do ano seguinte. Segundo o Boletim Epidemiológico do Ministério da Saúde (MS), em 2023, até a semana 52, foram notificados 1.658.816 casos prováveis de dengue no Brasil, concentrados principalmente na região Sudeste (56,41%), seguidos pelas regiões Sul (23,8%) e Centro-Oeste (11,5%). Em 2023, foram registradas 1.094 mortes, sendo esse o maior número de mortes dos últimos 20 anos. Em 2024, o Brasil deverá registrar 1.960.460 casos de dengue, podendo esse número alcançar até 4.225.885 casos.

Humanos e primatas são os principais hospedeiros do DENV. A transmissão da doença ocorre predominantemente por meio da picada da fêmea do mosquito *Aedes* spp., sendo o *Aedes aegypti* e o *Aedes albopictus* os principais vetores de transmissão em áreas tropicais e subtropicais. O mosquito *Aedes* não infectado pode adquirir o vírus de um ser humano infectado durante o período da viremia humana. E, uma vez infectado, ele se torna capaz de transmitir o DENV pelo resto de sua vida.

A dengue pode também ser transmitida verticalmente (transplacentária) ou transmitida durante o período perinatal. Vários estudos relataram transmissão materno-fetal de DENV. A amamentação foi proposta como uma via de transmissão vertical de DENV. A transmissão sexual dos DENVs é questionável.

Manifestações clínicas

Após a picada do mosquito, o período de incubação da doença é de 3 a 14 dias (média de 5 a 7 dias). O DENV replica-se nos tecidos locais e, depois, dissemina-se na corrente sanguínea. A viremia normalmente dura de 3 a 7 dias, sendo suficientemente alta para que um mosquito não infectado possa adquirir DENV de um hospedeiro humano durante esse período.

A maioria das infecções por DENV ocorre de forma assintomática ou causa uma doença febril leve e inespecífica. Cerca de 20% das infecções por DENV resultam em sintomas como febre, desconforto articular e muscular, erupções cutâneas, náuseas e cefaleia intensa.

As manifestações da dengue são categorizadas em três fases clínicas: febril, crítica e de recuperação. Nem todos os casos de infecção apresentam a fase crítica.

Na fase febril, a febre é o primeiro sintoma, geralmente alta (39 a 40°C), de início abrupto, podendo durar de 2 a 7 dias. Ela está associada a cefaleia, adinamia, mialgia, artralgias e dor retro-orbitária. Pode ocorrer um exantema, geralmente do tipo maculopapular, atingindo face, tronco e membros, não poupando plantas de pés e palmas de mãos, em metade dos casos. Ele também pode apresentar-se sob outras formas, com ou sem prurido, frequentemente surgindo com o desaparecimento da febre. Outras manifestações clínicas incluem anorexia, náuseas, vômitos, diarreia e, ocasionalmente, sintomas do trato respiratório, como tosse, dor de garganta e congestão nasal. Após a fase febril, a maioria dos pacientes recupera-se gradativamente com melhora do estado geral e retorno do apetite.

A segunda fase, conhecida como "fase crítica", inicia-se com a defervescência da febre, entre o 3º e o 7º dia, sendo marcada pelos sinais de alarme, resultantes do aumento da permeabilidade vascular. É nesse estágio que podem surgir as formas graves da doença, como choque, desconforto respiratório, sangramento grave e sinais de disfunção orgânica.

As manifestações hemorrágicas podem acontecer nas fases febril ou crítica, variando desde um teste do laço positivo até hemorragias com risco à vida. O teste do laço é realizado inflando-se um manguito de pressão arterial na parte superior do braço até um ponto intermediário entre as pressões sistólica e diastólica por 5 minutos. Um teste é considerado positivo quando são observadas dez ou mais petéquias por 2,5 cm^2. O teste pode ser negativo ou levemente positivo durante a fase de choque profundo. Geralmente, torna-se positivo e, às vezes, fortemente positivo se o teste for realizado após a recuperação do choque. O teste do laço é positivo em cerca de 80% dos pacientes com dengue. As manifestações hemorrágicas da dengue incluem petéquias, equimoses, púrpura, hematêmese, melena, metrorragia, epistaxe, hematúria e, no caso de febre hemorrágica da dengue fatal, podem ocorrer hemorragias petequiais difusas envolvendo órgãos como estômago, pele, coração, intestino e pulmões. A presença de comorbidades pode aumentar o risco de sangramento. A trombocitopenia eleva o risco de hemorragia.

Os sinais de alarme da dengue são:

- Dor abdominal intensa (referida ou à palpação) e contínua
- Vômitos persistentes
- Acúmulo de líquidos (ascite, derrame pleural, derrame pericárdico)
- Hipotensão postural e/ou lipotimia
- Hepatomegalia maior que 2 cm abaixo do rebordo costal
- Sangramento de mucosa
- Letargia e/ou irritabilidade
- Aumento progressivo do hematócrito.

Na fase de recuperação, observam-se reabsorção gradual do líquido extravasado, resolução das hemorragias e estabilização dos sinais vitais, acompanhadas por melhora clínica progressiva. Pode surgir um *rash* adicional caracterizado por um exantema confluente, eritematoso, com áreas não afetadas, frequentemente associado a prurido. Essa fase tem duração média de 2 a 4 dias, embora adultos possam apresentar sintomas de fadiga por dias a semanas após a recuperação.

No Brasil, a partir de 2014, os protocolos para atendimento de casos de dengue orientam o clínico a classificar os casos suspeitos da doença em um dos três níveis de gravidade: dengue sem sinais de alarme, dengue com sinais de alarme (dor abdominal, vômito persistente, sangramento da mucosa, letargia, aumento do fígado ou aumento do hematócrito concomitante com uma rápida diminuição na contagem de plaquetas) e dengue grave (extravasamento de plasma, sangramento grave ou envolvimento grave de órgãos). Essa mesma classificação segue as diretrizes da OMS, que visam facilitar a identificação precoce dos casos mais graves e a aplicação de medidas adequadas para o tratamento e monitoramento dos pacientes.

A infecção por DENV normalmente confere imunidade vitalícia à reinfecção com o mesmo sorotipo. Entretanto, a infecção secundária com sorotipos heterólogos ou cepas virulentas aumenta o risco de doença grave. Acredita-se que esse fenômeno ocorra por conta do aumento da infecção dependente de anticorpos, formação de complexos imunes e/ou respostas inflamatórias aceleradas de linfócitos T. As infecções terciárias ou quaternárias são menos comuns.

A leucopenia, a trombocitopenia e a diátese hemorrágica são os achados hematológicos típicos nas infecções por dengue. A leucopenia ocorre no início da doença, podendo ser um efeito direto do DENV na medula óssea, conforme sugerido por estudos *in vitro* (o DENV infecta células estromais da medula óssea humana e células progenitoras hematopoéticas, inibindo o crescimento de células progenitoras). Vários fatores contribuem para a trombocitopenia, como a supressão da medula óssea e a destruição das plaquetas (adsorção de vírions da dengue ou complexos imunes vírus-anticorpos à superfície plaquetária, com subsequente ativação do complemento).

Manifestações clínicas na gestante

A infecção pelo DENV está associada a maiores gravidade e mortalidade em mulheres grávidas. As características iniciais da dengue podem se assemelhar às alterações fisiológicas observadas na gravidez normal. Além disso, as alterações laboratoriais semelhantes à síndrome HELLP (hemólise, enzimas hepáticas elevadas e plaquetas baixas) podem levar a um atraso no reconhecimento e tratamento da dengue grave, o que pode contribuir para piores desfechos maternos.

Um estudo prospectivo de dengue na gestação mostrou que os sintomas de dengue observados nas gestantes foram semelhantes aos observados em mulheres não grávidas com a doença, sendo que mialgia e artralgia estavam presentes em mais de 90% das mulheres. Os níveis elevados de transaminases séricas e de creatinina foram preditores independentes de mortalidade na paciente não grávida.

A infecção pelo DENV causa alterações patológicas, incluindo aumento de citocinas pró-inflamatórias, como interleucina (IL)-6, IL-8 e fator de necrose tumoral (TNF)-5, que podem alterar a fisiologia normal da gestação. Manifestações clínicas como trombocitopenia, extravasamento de plasma ou uma tendência ao sangramento podem prejudicar a circulação placentária, resultando em complicações para o feto. A infecção grave da dengue pode levar a dano endotelial e aumento da permeabilidade vascular, permitindo que o DENV atravesse a barreira placentária, contribuindo, assim, para a transmissão vertical da doença.

Um estudo descritivo de desfecho fetal e alterações patológicas em mulheres grávidas com dengue confirmada laboratorialmente examinou as membranas fetais, o cordão umbilical, a placa coriônica, as vilosidades, o espaço interviloso e a decídua basal sob um microscópio de luz. As seguintes alterações histopatológicas foram associadas à resposta inflamatória: deciduíte, coriodeciduíte, intervilosite, vilite focal e multifocal, vilite necrosante, vilite proliferativa e vilite necrosante multifocal. Além disso, foram observadas as seguintes alterações patológicas relacionadas com a hipoxia: edema do estroma viloso, áreas pré-infarto, corangiose e áreas infartadas. Assim, a placenta mostrou-se um órgão que reflete a resposta inflamatória, a presença de vírus e as alterações hemodinâmicas maternas. Tais alterações podem ser responsáveis pelos desfechos adversos maternos e fetais-neonatais.

Uma revisão sistemática e metanálise avaliou o efeito da infecção por DENV nos resultados maternos e fetais durante a gestação. A infecção por DENV foi associada a risco aumentado de mortalidade materna, natimorto e mortes neonatais em comparação com gravidezes sem infecção por DENV.

Manifestações clínicas no feto

A infecção por DENV durante a gravidez está associada a maior risco de aborto espontâneo, prematuridade, baixo peso ao nascer, natimorto e morte neonatal. A doença materna mais grave foi associada a piores resultados fetais. O comprometimento da permeabilidade vascular facilita a entrada viral na placenta, enquanto o aumento da produção de citocinas pró-inflamatórias poderia estimular proteínas de ativação uterina, levando ao parto prematuro. A insuficiência placentária também pode levar indiretamente a hipoxia fetal e problemas de desenvolvimento. Foram descritas malformações neurológicas congênitas, porém menos comumente do que em outras infecções por flavivírus.

Em um estudo realizado no Brasil, a dengue materna foi associada a aumento discreto no risco de parto prematuro (de 7,3% para 7,9%, risco relativo [RR] 1,1; intervalo de confiança de 95% [IC95%] 1,0 a 1,2) e baixo peso ao nascer (de 7,2% para 8,4%, RR 1,2; intervalo de confiança de 95% [IC95%] 1,1 a 1,2). Não houve associação entre a dengue materna e fetos pequenos para a idade gestacional. A associação entre a dengue e os desfechos do nascimento foi mais forte durante a fase aguda da doença (primeiros 10 dias após seu início). O risco maior de parto prematuro foi devido tanto ao início precoce do parto quanto ao parto precoce por conta de intervenções médicas (p. ex., cesariana) necessárias em razão da preocupação com risco materno.

Um estudo de coorte realizado no Paraná mostrou que o risco de hospitalização em mulheres grávidas foi maior do que no grupo de mulheres não grávidas (*odds ratio* [OR] 2,93 [2,37 a 3,63]), bem como o risco de desenvolvimento de dengue grave.

Manifestações clínicas no neonato

A dengue neonatal pode se manifestar com febre, trombocitopenia e petéquias. A amamentação também é um modo potencial de transmissão do DENV. Bebês nascidos com anticorpos maternos anti-DENV que são posteriormente infectados com um sorotipo diferente de DENV podem apresentar um curso grave da doença, semelhante à dengue secundária em populações adultas.

Diagnóstico

O diagnóstico clínico presuntivo da dengue pode ser suspeito em pacientes com sintomas clínicos típicos associados à exposição epidemiológica (residência ou viagem para áreas endêmicas nas últimas 2 semanas).

O diagnóstico laboratorial da dengue (Tabela 68.2) pode ser feito por meio de: detecção do antígeno viral em sangue, soro ou tecido, isolamento viral ou detecção de anticorpos. A sensibilidade de cada método depende do período da doença em que ele é realizado.

A detecção do antígeno NS1 é sensível para o diagnóstico de infecção primária por dengue, sendo indicado nos primeiros 5 dias da doença. A proteína NS1 é detectada mais precocemente durante a fase aguda das infecções primária e secundária. O ELISA para detecção do NS1 permite o diagnóstico sorológico precoce da infecção pelo vírus. Nas infecções secundárias por dengue, o antígeno NS1 é detectado menos frequentemente ou é detectado em níveis mais baixos. A produção de anticorpos anti-NS1, durante a infecção secundária por DENV, permite a formação de imunocomplexos, impedindo a detecção da proteína NS1 livre. A sensibilidade geral aumenta quando o ensaio do antígeno NS1 é acoplado ao ELISA de captura de anticorpos IgM (MAC-ELISA).

O MAC-ELISA pode ser usado no diagnóstico de infecções por DENV a partir da detecção de IgM específica no soro. Na fase aguda da doença, há um período de janela negativo para a detecção, pois a resposta de anticorpos ainda não ocorreu. Além disso, durante a fase aguda da infecção primária por dengue, a IgG é indetectável. No entanto, ela pode ser detectada após 3 dias do início do doença durante a infecção secundária.

A resposta sorológica difere de acordo com o estado imune do paciente, infecção prévia pelo DENV ou por outros flavivírus e vacinação. Nas infecções primárias, a IgG específica para

Tabela 68.2 Métodos diagnósticos de dengue.

Métodos diretos: • Pesquisa de vírus (isolamento viral por inoculação em células): pesquisa de genoma do vírus da dengue por transcrição reversa seguida de reação em cadeia da polimerase (RT-PCR)
Métodos indiretos: • Pesquisa de anticorpos IgM por testes sorológicos (ensaio imunoenzimático [ELISA]) • Teste de neutralização por redução de placas (PRNT)
Inibição da hemaglutinação (IH)
Pesquisa de antígeno NS1 (ensaio imunoenzimático [ELISA])
Patologia: estudo anatomopatológico seguido de pesquisa de antígenos virais por imuno-histoquímica (IHQ)

DENV tende a aumentar lentamente, enquanto nas infecções secundárias os títulos de IgG aumentam rapidamente. As razões IgM:IgG específicas para DENV e os testes de avidez de IgG também podem diferenciar entre doenças primárias e secundárias. A relação IgM:IgG igual ou acima de 1,8 é definida como infecção primária por DENV, enquanto a proporção abaixo de 1,8 é definida como infecção secundária por DENV.

O PRNT é o método mais amplamente aceito para medir os anticorpos neutralizantes do DENV. O PRNT é útil para fins epidemiológicos ou diagnósticos, pois a redução de contagem de placas ≥ 80% é confirmatória de dengue. O PRNT é o ensaio de neutralização padrão-ouro recomendado pela OMS.

Outros testes, como teste de inibição da hemaglutinação (HI), teste *Western blot* (WB) e ensaio de imunofluorescência indireta (IFA) podem ser utilizados para o diagnóstico da dengue, porém são exames mais complexos, exigindo experiência técnica para interpretação dos resultados.

A Figura 68.1 apresenta a evolução clínica e alterações laboratoriais da dengue segundo as fases da doença.

No diagnóstico laboratorial inespecífico, o hemograma tem importância para o diagnóstico presuntivo de dengue e para condução do tratamento. Os achados no hemograma podem incluir um aumento do nível de hematócrito (≥ 20% da linha de base) concomitante com uma rápida diminuição na contagem de plaquetas, além de leucopenia. Outros exames, como dosagem de albumina, proteínas totais, perfil hepático, coagulograma, perfil renal, glicemia, íons e gasometria devem ser solicitados conforme a avaliação de gravidade. Os níveis séricos de aspartato transaminase (AST) estão frequentemente elevados, sendo geralmente modestos (duas a cinco vezes o limite superior dos valores normais). Porém, ocasionalmente, podem ocorrer elevações acentuadas da AST (5 a 15 vezes o limite superior do normal). Enzimas hepáticas elevadas são comuns na fase febril. Disfunção na síntese hepática (ou seja, tempo elevado de tromboplastina parcial ativada) e diminuição do fibrinogênio não são tão frequentes.

Os exames de imagem, como radiografia de tórax, ultrassonografia de abdome e ecocardiograma, podem ser solicitados para diagnosticar derrames cavitários. A ultrassonografia no momento da defervescência da febre é útil para detecção de derrame pleural e líquido peritoneal. A radiografia de tórax em decúbito lateral direito também é útil para detecção de derrame pleural. O extravasamento de plasma pode ser detectado por ultrassom 3 dias após o início da febre. Os derrames pleurais são observados mais comumente do que ascite. O espessamento da parede da vesícula biliar também pode ser evidenciado.

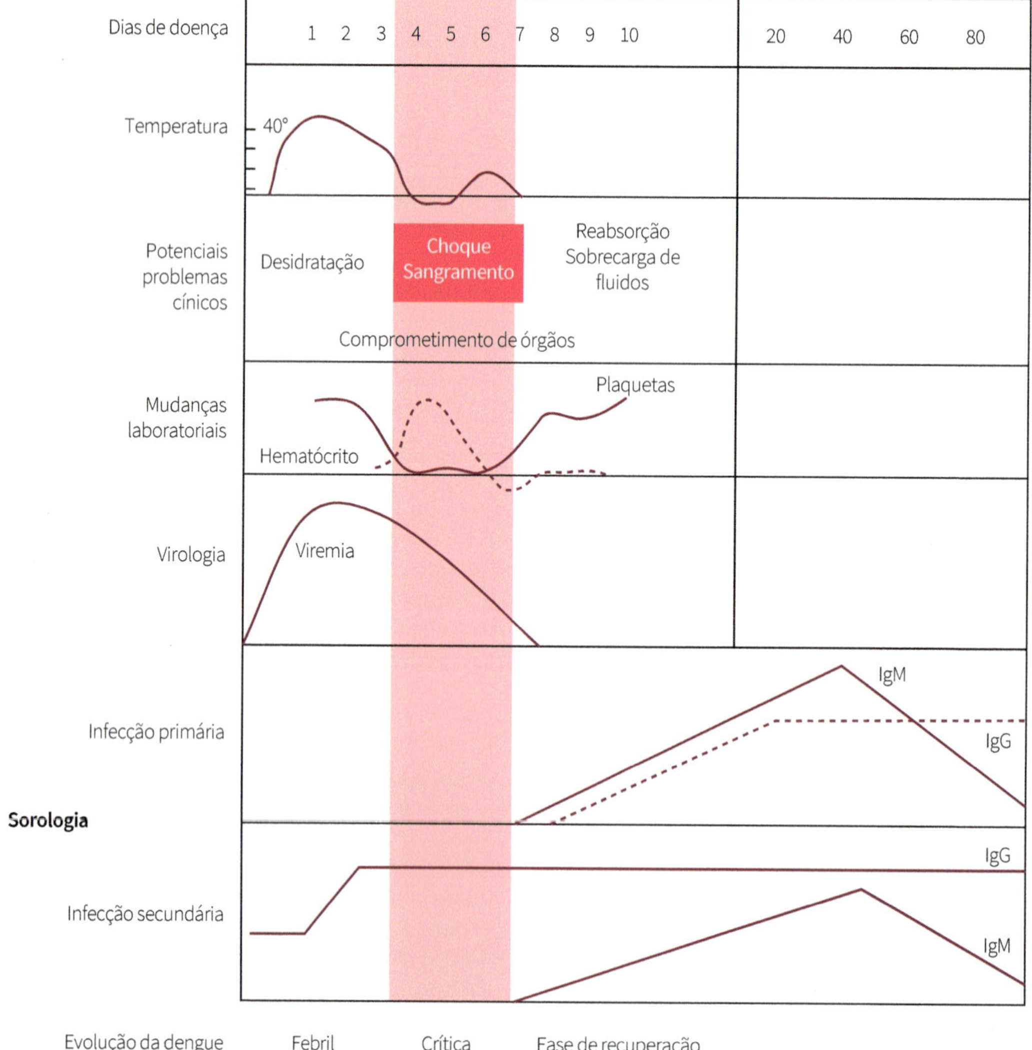

Figura 68.1 Evolução clínica da dengue e respectivas alterações laboratoriais segundo as fases da doença. IgG: imunoglobulina G; IgM: imunoglobulina M. (Fonte: Brasil, 2024.)

Diagnóstico diferencial

De acordo com o *Manual de Diagnóstico e Manejo Clínico da Dengue*, do Ministério da Saúde do Brasil, a dengue deve ser diferenciada das seguintes síndromes clínicas:

- Síndrome febril: enteroviroses, *influenza* e outras viroses respiratórias, hepatites virais, malária, febre tifoide, Chikungunya e outras arboviroses (Oropouche, Zika)
- Síndrome exantemática febril: rubéola, sarampo, escarlatina, eritema infeccioso, exantema súbito, enteroviroses, mononucleose infecciosa, parvovirose, citomegalovirose, outras arboviroses (Mayaro), farmacodermias, doença de Kawasaki, doença de Henoch-Schönlein, Chikungunya, Zika etc.
- Síndrome hemorrágica febril: hantavirose, febre amarela, leptospirose, malária grave, riquetsioses e púrpuras
- Síndrome dolorosa abdominal: apendicite, obstrução intestinal, abscesso hepático, abdome agudo, pneumonia, infecção urinária, colecistite aguda etc.
- Síndrome do choque: meningococemia, septicemia, meningite por *influenza* tipo B, febre purpúrica brasileira, síndrome do choque tóxico e choque cardiogênico (miocardites)
- Síndrome meníngea: meningites virais, meningite bacteriana e encefalite.

Tratamento

O tratamento da dengue é de suporte. No Brasil, o tratamento é direcionado de acordo com a estratificação de risco apresentada pelas diretrizes do Ministério da Saúde (Dengue - diagnóstico e manejo clínico - adulto e criança), em que são utilizados os dados da anamnese e do exame físico para a realização do estadiamento e da orientação das medidas terapêuticas. O manejo adequado dos pacientes depende do reconhecimento precoce dos sinais de alarme, do acompanhamento contínuo, do reestadiamento dos casos (dinâmico e contínuo) e da pronta reposição volêmica.

Mais detalhes podem ser vistos na Figura 68.2.

Na infecção por DENV, as pacientes grávidas devem ser consideradas para monitoramento mais frequente, com exames seriados (avaliação clínica e hemograma completo) desde o reconhecimento da doença. O paracetamol pode ser utilizado para o controle da febre e dor. O uso do ácido acetilsalicílico e de outros AINEs deve ser evitado, por conta do risco de complicações hemorrágicas. Pode ser necessário o uso de fluidos intravenosos na dengue grave, bem como transfusão sanguínea e a correção da diátese hemorrágica com transfusão de plaquetas ou vitamina K (em casos com hemorragia ativa, especialmente na época do parto). O trabalho de parto deve ser adiado, podendo-se utilizar agentes tocolíticos. Análogos da ocitocina intravenosa podem reduzir o risco de hemorragia pós-parto.

Prevenção

Os mosquitos *Aedes*, principais vetores de transmissão dos DENVs, possuem muitas características que os tornam ideais para disseminação do vírus. Eles se reproduzem dentro ou perto das casas, colocando ovos em recipientes de água artificiais e naturais. A distância típica de voo é relativamente curta. São insetos de hábitos preferencialmente diurnos, realizando múltiplas refeições sanguíneas em um único ciclo reprodutivo. O mosquito *Aedes aegypti* pode transmitir o DENV para vários indivíduos dentro do mesmo domicílio. Por essas razões, os membros da família que estão em casa durante o dia, normalmente mulheres e crianças pequenas, correm um risco particularmente elevado de exposição e infecção.

Atualmente, não existe um tratamento específico para a infecção por dengue. Assim, os esforços concentram-se no controle do vetor, em medidas de proteção individual e no desenvolvimento de uma vacina contra o DENV.

Embora o controle dos mosquitos seja efetivo, sua implementação a longo prazo é desafiadora. A conscientização das comunidades é essencial para a redução dos criadouros que acumulam água parada, como pneus descartados e outros recipientes. O controle de larvas pode ser realizado a partir do uso de larvicidas em reservatórios de água parada, como tanques e caixas d'água. Uma inovação recente no controle da dengue envolve a liberação de mosquitos infectados com *Wolbachia*, uma bactéria intracelular obrigatória, que dificulta a infecção do mosquito pelo DENV.

A prevenção primária de infecções por DENV em moradores de áreas endêmicas e viajantes consiste em evitar a exposição a mosquitos *Aedes aegypti* infectados. Permanecer em locais bem protegidos ou com ar-condicionado durante o dia pode reduzir o risco de exposição. Quando expostos ao ar livre durante o dia, é aconselhável uso de roupas que cubram a maior parte da pele (calças e camisas de mangas compridas) e aplicar um repelente de mosquitos eficaz, como N,N-dietil-metatoluamida (DEET), IR3535 e icaridina. Estes últimos são considerados seguros na gravidez, quando utilizados de acordo com as instruções dos fabricantes. Medidas adicionais de proteção consistem no uso de mosquiteiros sobre a cama e na instalação de telas em portas e janelas.

O desenvolvimento de vacinas contra a dengue concentrou-se em vacinas tetravalentes que gerem respostas protetoras contra os quatro sorotipos. A infecção natural pela dengue induz imunidade homotípica de longa duração. É desejado que as vacinas de vírus vivo atenuado mimetizem a infecção natural e produzam respostas imunes celulares e humorais de longa duração.

Os ensaios com a vacina licenciada contra dengue, CYD-TDV (Dengvaxia®), revelaram alto grau de eficácia para receptores soropositivos no momento da vacinação, mas eficácia muito menor naqueles que eram soronegativos, principalmente em crianças menores. Por conta de a vacinação com CYD-TDV aumentar o risco de hospitalização em indivíduos soronegativos, ela foi licenciada para administração apenas em indivíduos anteriormente soropositivos para dengue, para pessoas entre 9 e 45 anos.

A nova vacina licenciada contra dengue TAK-003 (Qdenga®) é uma vacina tetravalente de vírus vivo atenuado, que compreende as quatro cepas de DENV: uma cepa atenuada do sorotipo 2 da dengue (DENV-2) e três cepas recombinantes. A vacina compreende a estrutura principal do DENV-2 e os respectivos genes de pré-membrana e envelope dos sorotipos DENV-1, DENV-3 e DENV-4. Os ensaios clínicos demonstraram que a TAK-003 é bem tolerada e imunogênica em adultos saudáveis sem exposição prévia à infecção por DENV que vivem em regiões não endêmicas de dengue, bem como em adultos e crianças que vivem em áreas endêmicas de dengue, como Ásia e América Latina. Além disso, a TAK-003 é eficaz na prevenção da dengue em crianças e adolescentes em países endêmicos.

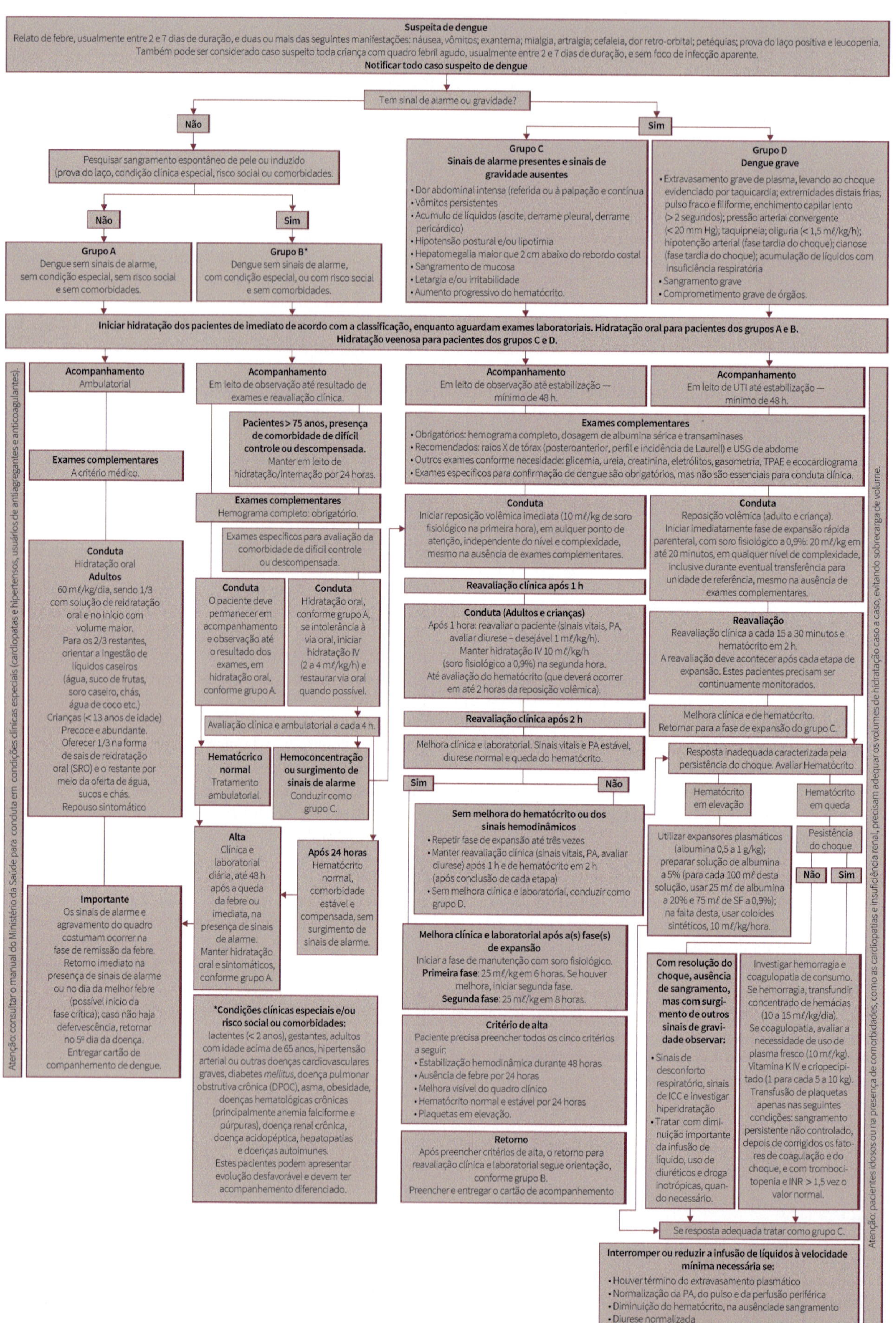

Figura 68.2 Classificação e manejo clínico do paciente com dengue. ICC: insuficiência cardíaca congestiva; INR: razão normatizada internacional; IV: intravenosa; PA: pressão arterial; SF: soro fisiológico; USG: ultrassonografia; UTI: unidade de terapia intensiva. (Fonte: Brasil, 2024.)

Até o momento, essas vacinas não foram licenciadas para o uso em gestantes, pois não há dados suficientes para determinar a sua segurança nessa fase.

Ainda existe uma vacina tetravalente de vírus vivo atenuada por meio de mutagênese dirigida com uma cepa quimérica DENV-2/-4 (National Institute of Health, licenciada para Butantã e Merck) sendo desenvolvida no Brasil.

CHIKUNGUNYA

O vírus Chikungunya é um vírus da família Togaviridae, gênero *Alphavirus*, transmitido por artrópodes e mosquitos do gênero *Aedes*. As infecções por alfavírus podem causar artralgia ou doença neuroinvasiva. O termo *chikungunya* tem origem em um dialeto africano e significa "aquele que dobra" ou "andar curvado", referindo-se à postura adotada pelos pacientes com acometimento grave das grandes articulações. A sintomatologia inclui uma poliartralgia febril aguda e artrite inflamatória, bem como erupções cutâneas agudas e outras manifestações sistêmicas.

O vírus Chikungunya possui um genoma de RNA de fita simples e sentido positivo. As partículas virais são capsídios icosaédricos envelopados e têm um diâmetro de 60 a 70 nm. Possui quatro linhagens (genótipos) distintas: Oeste Africano, Leste-Centro-Sul Africano (ECSA), Asiático e Indiano (IOL). A cepa asiática é a mais prevalente na América Latina. Essa cepa não requer um reservatório animal, sendo a mais prevalente em todos os casos regionais relatados. Além disso, sua transmissão ocorre entre humanos, facilitando sua maior difusão em ambientes urbanos.

Epidemiologia

A febre Chikungunya é um problema global de saúde pública. O vírus é endêmico em partes da África Ocidental, com até 35 a 50% da população em algumas áreas apresentando anticorpos positivos para o vírus. Surtos da doença ocorreram na África, Ásia, Europa, ilhas nos oceanos Índico e Pacífico e, posteriormente, nas Américas. Os primeiros casos de febre Chikungunya adquiridos nas Américas foram relatados em 2013 em ilhas do Caribe. A maioria dos surtos ocorre durante a estação chuvosa tropical, com redução durante a estação seca. Porém, os surtos na África ocorreram após períodos de seca, nos quais os reservatórios de água aberta serviram como locais de reprodução de vetores. No Brasil, os primeiros casos autóctones foram identificados a partir de setembro de 2014, estando o vírus, atualmente, amplamente disperso pelo país. Em 2017, o Brasil registrou as maiores taxas globais de Chikungunya, com uma incidência de 773 casos por 100 mil habitantes.

A Chikungunya é transmitida pelas fêmeas dos mosquitos vetores *Aedes aegypti* e *Aedes albopictus* infectados, que picam principalmente durante o dia. O *Aedes aegypti* está distribuído pelas regiões tropicais e subtropicais, enquanto o *Aedes albopictus* é o principal vetor nas regiões temperadas, sendo ambos adaptados às áreas do peridomicílio e ambientes naturais ou modificados. O vírus Chikungunya pode se espalhar geograficamente por meio de viagens de indivíduos infectados entre regiões com estação e clima apropriados, em que existem mosquitos competentes para perpetuação da transmissão local. Além disso, a disseminação de mosquitos pode ocorrer a partir do transporte de larvas e ovos de mosquitos por navios ou transporte aéreo para novas áreas com condições ambientais e climáticas adequadas.

Nas áreas endêmicas da África, a transmissão do vírus Chikungunya ocorre em ciclos que envolvem humanos, o *Aedes* ou outros mosquitos e animais (primatas não humanos e talvez outros animais). Fora da África, os principais surtos são sustentados pela transmissão de mosquitos entre humanos suscetíveis.

Uma vez que os vírus da dengue e Zika são transmitidos pelos mesmos mosquitos vetores, eles podem coexistir em uma mesma região geográfica e coinfecções têm sido documentadas.

O vírus Chikungunya também pode ser transmitido por meio de hemoderivados. Já a transmissão a partir do transplante de órgãos sólidos nunca foi documentada, embora teoricamente possível.

A transmissão materno-fetal pode ocorrer, sendo que o risco de transmissão é maior quando a gestante é sintomática durante o período intraparto (2 dias antes do parto até 2 dias após o parto). Nesse período, a transmissão vertical ocorre em aproximadamente metade dos casos. O parto cesáreo não protegeu contra a transmissão vertical.

A febre Chikungunya é uma doença de notificação obrigatória no Brasil, considerando-se como caso suspeito todo paciente com febre de início súbito superior a 38,5°C e artralgia ou artrite intensa de início agudo, não explicada por outras condições, residente em (ou que tenha visitado) áreas com transmissão até 2 semanas antes de começarem os sintomas, ou que tenha vínculo epidemiológico com caso importado confirmado.

Manifestações clínicas

A maioria dos indivíduos infectados (80%) é sintomática (Figura 68.3). A soroconversão assintomática ocorre em menos de 15% dos pacientes. Não existem diferenças de sintomatologia entre as cepas africana e asiática. Os sintomas são mais graves em crianças e idosos. Essa arbovirose também pode se manifestar de forma atípica e/ou grave, sendo observados óbitos. A doença pode evoluir em três fases:

- Febril ou aguda: com duração de 5 a 14 dias
- Pós-aguda: com curso de até 3 meses
- Crônica: quando os sintomas persistirem por mais de 3 meses após o início da doença, considera-se instalada a fase crônica.

Os sinais e sintomas de infecção aguda iniciam-se abruptamente com febre e mal-estar, após um período de incubação de 3 a 7 dias (variação de 1 a 14 dias). A poliartralgia tem início 2 a 5 dias após o início da febre e geralmente envolve múltiplas articulações (geralmente 10 ou mais grupos de articulações). A artralgia é bilateral e simétrica, envolvendo principalmente as articulações distais, estando associada à rigidez matinal. A dor pode ser intensa e incapacitante, levando à imobilização.

A manifestação cutânea mais comum é uma erupção cutânea macular ou maculopapular, geralmente iniciando-se 3 dias ou mais após o início da doença, com duração de 3 a 7 dias. A erupção geralmente começa nos membros e no tronco, podendo envolver a face. O prurido pode ser relatado em até 50% dos pacientes. Outras manifestações dermatológicas atípicas incluem lesões cutâneas bolhosas e hiperpigmentação. A vermelhidão da orelha externa pode refletir condrite. As manifestações hemorrágicas são incomuns.

Complicações graves, incluindo meningoencefalite, descompensação cardiopulmonar, insuficiência renal aguda e morte,

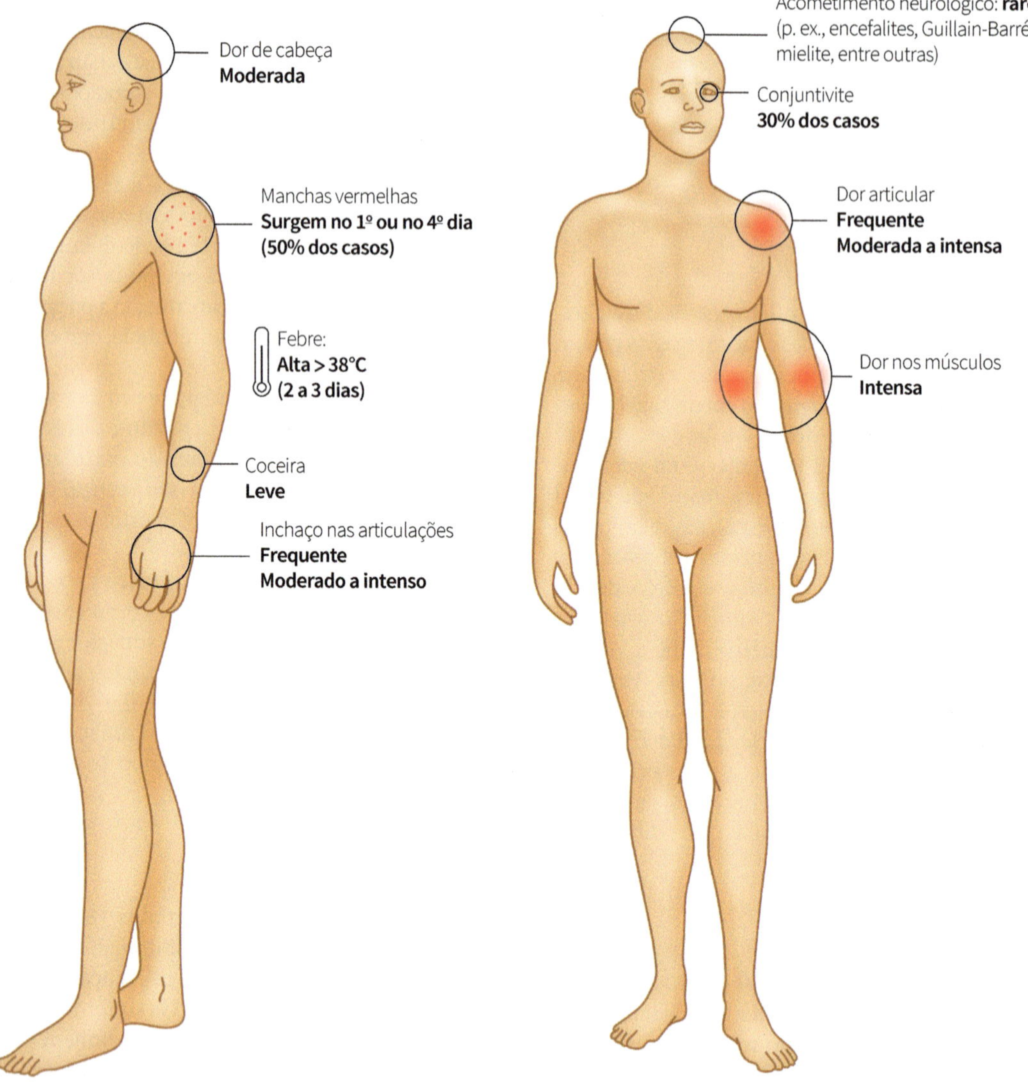

Figura 68.3 Sintomas agudos da febre Chikungunya. (Fonte: Brasil, s/d.a.)

foram descritas com maior frequência entre pacientes com mais de 65 anos e naqueles com problemas médicos crônicos subjacentes. Algumas complicações da Chikungunya estão descritas na Tabela 68.3.

Tabela 68.3 Outras manifestações clínicas e complicações da febre Chikungunya.

Sistema/órgão	Manifestação
Nervoso	Meningoencefalite, encefalopatia, convulsão, síndrome de Guillain-Barré, síndrome cerebelar, paresias, paralisias e neuropatias
Olhos	Neurite óptica, iridociclite, episclerite, retinite e uveíte
Cardiovascular	Miocardite, pericardite, insuficiência cardíaca, arritmia e instabilidade hemodinâmica
Pele	Hiperpigmentação por fotossensibilidade, dermatoses vesiculobolhosas e ulcerações aftosa-*like*
Rins	Nefrite e insuficiência renal aguda
Outros	Discrasia sanguínea, pneumonia, insuficiência respiratória, hepatite, pancreatite, síndrome da secreção inapropriada do hormônio antidiurético e insuficiência adrenal

Fonte: Brasil, s/d.a.

Outras manifestações que ocorrem durante a doença aguda incluem dor de cabeça, mialgia, inchaço facial, olhos vermelhos e sintomas gastrintestinais. Linfadenopatia periférica (mais frequentemente cervical) e conjuntivite também podem ser observadas. Lesões orais, muitas vezes úlceras dolorosas, foram encontradas em aproximadamente 20% dos pacientes.

As alterações laboratoriais mais comuns são linfopenia e trombocitopenia. As transaminases hepáticas e a creatinina podem estar elevadas.

Entre 15 e 30% dos indivíduos evoluem para um estágio crônico da doença. As manifestações crônicas geralmente envolvem articulações afetadas durante a doença aguda. A doença articular pode ser redicivante ou ininterrupta e incapacitante. Os pacientes podem desenvolver uma poliartrite inflamatória crônica ou apresentar crises de artrite preexistente durante e após a infecção.

Além da artrite, as manifestações musculoesqueléticas relatadas incluem tenossinovite, ombro congelado e fascite plantar. O novo fenômeno de Raynaud no segundo ou terceiro mês após a infecção foi observado em até 20% dos casos. A síndrome do túnel do carpo pode resultar de tenossinovite hipertrófica. Ocasionalmente, as articulações esternoclaviculares ou temporomandibulares estão envolvidas.

No caso de transmissão vertical, pode ocorrer infecção neonatal grave, com quadros de encefalopatia, alterações cardiovasculares e hemodinâmicas, hemorragias e óbito neonatal. As manifestações clínicas da infecção neonatal ocorrem 3 a 7 dias após o parto e incluem febre, erupção cutânea, edema periférico, doença neurológica (meningoencefalite, edema cerebral e hemorragia intracraniana) e doença miocárdica. As anormalidades laboratoriais incluem testes de função hepática elevados, contagem reduzida de plaquetas e linfócitos e aumento do tempo de protrombina.

Gestantes infectadas com o vírus não apresentam risco aumentado de doença atípica ou grave. A infecção materna pelo vírus foi associada ao aborto espontâneo, porém não existem evidências do risco de malformações congênitas. O vírus Chikungunya não foi detectado no leite materno e a transmissão do vírus por meio da amamentação não foi relatada.

Diagnóstico

O diagnóstico de infecção pelo vírus Chikungunya deve ser suspeitado em paciente proveniente de área epidêmica (critério epidemiológico da OMS) ou com: início abrupto de artrite simétrica de alguma articulação - mãos, pulsos, ombros, joelhos, tornozelos ou pés; presença de algum sintoma sistêmico - febre, erupção cutânea, dor de cabeça, fadiga ou mialgia; e sorologia positiva por ELISA ou RT-PCR para Chikungunya.

É considerado caso confirmado todo caso suspeito de Chikungunya confirmado laboratorialmente por isolamento viral positivo, detecção de RNA viral por RT-PCR, detecção de IgM em uma única amostra de soro durante a fase aguda (a partir do 6º dia) ou convalescente (15 dias após o início dos sintomas), demonstração de soroconversão entre as amostras na fase aguda (1ª amostra) e convalescente (2ª amostra) ou detecção de IgG em amostras coletadas de pacientes na fase crônica da doença, com clínica sugestiva.

Indivíduos que estejam entre 1 e 7 dias após o início dos sintomas devem realizar a RT-PCR para detecção de RNA do vírus Chikungunya. O resultado positivo estabelece o diagnóstico de infecção. Se o resultado for negativo, deve ser realizado ELISA ou IFA para confirmação.

Indivíduos que estejam com ≥ 8 dias após o início dos sintomas devem realizar ELISA ou IFA. Um resultado positivo estabelece o diagnóstico de infecção. Os anticorpos IgM antivírus Chikungunya (detectados por ELISA direto) estão presentes a partir de cerca de 5 dias (variação de 1 a 12 dias) após o início dos sintomas e persistem por várias semanas a 3 meses. Os anticorpos IgG começam a aparecer cerca de 2 semanas após o início dos sintomas e persistem durante anos. Um resultado positivo no teste de anticorpos IgG indica infecção prévia por Chikungunya.

A cultura viral é uma ferramenta de pesquisa. A sensibilidade da cultura para o vírus Chikungunya é alta no início da infecção, mas cai 5 dias após o início da doença. O isolamento do vírus permite a identificação da cepa viral e pode ser importante para fins epidemiológicos e de pesquisa.

Diagnóstico diferencial

O diagnóstico diferencial da doença aguda deve ser realizado com as seguintes doenças:

- Dengue: a infecção pelo vírus Chikungunya tem maior probabilidade de causar febre alta, artralgia grave, artrite, erupção cutânea e linfopenia, enquanto a infecção pelo vírus dengue tem maior probabilidade de causar neutropenia, trombocitopenia, hemorragia, choque e morte
- Vírus Zika: os sintomas e sinais da infecção pelo vírus Zika incluem febre, erupção cutânea, dor de cabeça, artralgia, mialgia e conjuntivite. A Chikungunya normalmente se apresenta com febre mais alta e dores articulares mais intensas.

A possibilidade de coinfecção deve ser considerada se o curso clínico for atípico ou se a febre persistir por mais de 5 a 7 dias. Os surtos do vírus Chikungunya ocorreram simultaneamente com surtos de dengue, vírus Zika e febre amarela.

Vários outros vírus, incluindo parvovírus, rubéola, enterovírus, adenovírus, outros alfavírus e hepatite C, também podem causar artrite.

A dor articular crônica deve ser diferenciada com a artrite reumatoide, artrite reativa e lúpus eritematoso sistêmico.

Tratamento

Não existe terapia antiviral específica para o tratamento da infecção pelo vírus Chikungunya, sendo que o manejo durante a fase aguda é de suporte, incluindo repouso, líquidos, AINEs e analgésicos. Se a dengue foi excluída, podem ser utilizados quaisquer AINEs (p. ex., naproxeno 375 a 500 mg 2 vezes/dia, ibuprofeno 400 a 800 mg 3 vezes/dia ou outro AINE) em vez de glicocorticoides para alívio sintomático. O uso do ácido acetilsalicílico e outros AINEs deve ser evitado inicialmente se a dengue ainda não tiver sido excluída. Nesse caso, é preferível o uso do paracetamol (até 500 a 1.000 mg 3 vezes/dia). Em pacientes com doença aguda e dor intensa que não respondem ao paracetamol e AINEs, o uso de analgésicos opioides (p. ex., tramadol ou oxicodona) pode ser tentado. Em geral, os glicocorticoides sistêmicos e outros medicamentos imunossupressores devem ser evitados durante a infecção aguda. A erupção cutânea se resolve espontaneamente e não requer tratamento. A maioria dos pacientes apresenta melhora dos sintomas dentro de 1 mês, independentemente da terapia. A hospitalização é necessária com pouca frequência, geralmente em bebês, idosos ou pacientes imunocomprometidos com doenças que ameaçam órgãos ou complicações graves relacionadas a uma condição médica subjacente.

Em pacientes que permanecem sintomáticos após a fase aguda, o controle da doença articular deve ser realizado com medicamentos comumente empregados em outras formas de artrite inflamatória crônica, como a artrite reumatoide, incluindo medicamentos antirreumáticos modificadores da doença (DMARDs), como o metotrexato.

Prevenção

A prevenção da infecção pelo vírus Chikungunya consiste em minimizar a exposição ao mosquito. As ações para evitar picadas de mosquitos incluem medidas de proteção pessoal e de controle ambiental. A prevenção contra as picadas de mosquitos inclui uso de repelentes no corpo e nas roupas e uso de camisas e calças de mangas compridas. Indivíduos com infecção por Chikungunya podem reduzir a propagação da infecção a outras pessoas seguindo precauções para evitar picadas de mosquito durante o período virêmico – primeira semana da doença.

Um tipo de vacina viva atenuada para prevenir a infecção pelo vírus Chikungunya (VLA1553 ou Ixchiq®) foi aprovado pela Food and Drug Administration (FDA) em 2023. Os efeitos adversos mais comuns relatados por todos os participantes que receberam a vacina incluíram: dor de cabeça (32%), fadiga (29%), mialgia (24%), artralgia (18%) e febre (14%). Os estudos em andamento incluem a avaliação da imunogenicidade ao longo de 5 anos e um ensaio duplo-cego randomizado entre adolescentes de 12 a 18 anos no Brasil. O desenvolvimento de outros tipos de vacinas para prevenção da infecção pelo vírus Chikungunya também está em andamento.

FEBRE AMARELA

A febre amarela é uma doença viral hemorrágica, causada por um grupo de vírus de RNA de fita simples pequenos (40 a 60 nm), de sentido positivo, envelopados, membro protótipo da família Flaviviridae, que se replicam no citoplasma das células infectadas. Possui dois ciclos de transmissão: silvestre (quando há transmissão em área rural ou de floresta) e urbano. Ela é transmitida por mosquitos silvestres (*Haemagogus; Sabethes*) e, na ocorrência do ciclo urbano, pelo *Aedes aegypti*.

O vírus da febre amarela é um sorotipo único. Assim, a vacina protege contra todas as cepas do vírus. Existem sete genótipos principais, distinguidos entre si por meio de uma sequência de nucleótidos, sendo dois genótipos na África Ocidental, três genótipos na África Centro-Oriental e Angola e dois genótipos na América do Sul.

A febre amarela tem importância epidemiológica por sua gravidade clínica e seu potencial de disseminação em áreas urbanas infestadas pelo mosquito *Aedes aegypti*. Ela é uma arbovirose imunoprevenível para o homem, com potencial epidêmico. Possui alta taxa de letalidade.

O vírus da febre amarela ressurgiu em grandes surtos na África (2015 a 2016) e no Brasil (2016 a 2018). No Brasil, a cocirculação de duas cepas distintas do vírus, que ocorrem em humanos e primatas não humanos, sugere múltiplos ciclos de transmissão silvestre. Primatas não humanos são os principais hospedeiros do vírus, constituindo "sentinelas" na vigilância da febre amarela, enquanto humanos são altamente suscetíveis a infecções e doenças.

A febre amarela é uma doença de notificação compulsória imediata no Brasil. Todo evento suspeito, como a morte de primatas não humanos e casos humanos com sintomatologia compatível, devem ser prontamente comunicados em até 24 horas após suspeita inicial.

Epidemiologia

A OMS estima 200 mil casos de febre amarela e 30 mil mortes relacionadas por ano em todo o mundo.

Essa doença ocorre nas regiões tropicais da África Subsaariana, América do Sul, América Central e Caribe. Na América do Sul, a frequência de casos é menor do que na África, uma vez que a transmissão ocorre a partir de fontes enzoóticas, principalmente de macacos para humanos por meio de mosquitos vetores. Além disso, a densidade do vetor é relativamente baixa e a cobertura vacinal é elevada, atingindo 80 a 90% em áreas endêmicas da América do Sul.

Entre 2016 e 2018, ocorreu uma rápida expansão de um grave surto de febre amarela silvestre no sudeste do Brasil, atingindo uma das áreas metropolitanas mais populosas do país, livre de febre amarela há mais de 70 anos. Atualmente, a febre amarela silvestre é endêmica na região amazônica do Brasil, com períodos epidêmicos registrados ocasionalmente em regiões extra-amazônicas. A ocorrência da febre amarela é sazonal, com a maioria dos casos ocorrendo entre os meses de dezembro a maio, especialmente no verão, quando a temperatura média aumenta durante a estação das chuvas, favorecendo a reprodução e a proliferação de mosquitos vetores. Em 2022, foram confirmados cinco casos de febre amarela no Brasil, incluindo quatro mortes. Já em 2023, três casos foram notificados.

A febre amarela apresenta as mesmas características nos ciclos silvestre e urbano. No ciclo silvestre, os primatas não humanos (macacos) são os principais hospedeiros e amplificadores do vírus, com os mosquitos dos gêneros *Haemagogus* e *Sabethes* como vetores na América Latina. O homem participa como hospedeiro acidental ao adentrar áreas de mata. No ciclo urbano, o homem é o único hospedeiro com importância epidemiológica e a transmissão ocorre a partir de vetores urbanos (*Aedes aegypti*) infectados.

Durante a fase virêmica da febre amarela (do 3º ao 6º dia), a infecção pode ser transmitida aos mosquitos que se alimentam de sangue. O *Aedes aegypti* pode servir como vetor epidêmico, sendo os humanos hospedeiros virêmicos intermediários (a chamada "febre amarela urbana"). Na América do Sul, o desenvolvimento larval dos mosquitos ocorre em áreas como buracos de árvores que contêm água da chuva. Os indivíduos que entram em áreas florestais correm o risco de infecção (a chamada "febre amarela da selva"), razão pela qual existe predominância de casos entre jovens do sexo masculino envolvidos no desmatamento florestal e na agricultura.

As taxas de letalidade na América do Sul estão entre 50 e 60%, contrastando com países africanos, em que essa taxa se encontra em torno de 20 a 30%. Essas diferenças podem estar relacionadas à subnotificação em países africanos, à virulência da estirpe do vírus e/ou a uma suscetibilidade genética diferente das populações humanas. A taxa de letalidade foi de 6,8 vezes maior em pessoas brancas em comparação a pessoas não brancas em um estudo americano.

Em março de 2018, o Ministério da Saúde emitiu uma recomendação para a vacinação universal contra a febre amarela no Brasil. O CDC também expandiu as regiões do Brasil para as quais os viajantes deveriam receber a vacina contra a febre amarela.

Manifestações clínicas

O espectro clínico da febre amarela inclui desde infecção subclínica ou doença febril inespecífica sem icterícia até doença com risco à vida, com febre, icterícia, insuficiência renal e hemorragia. Embora a maioria das infecções seja assintomática, as taxas de mortalidade para casos sintomáticos hospitalizados podem atingir 67%.

A febre amarela afeta todas as idades, sendo a gravidade e a letalidade da doença maior em adultos mais velhos. O início da doença ocorre abruptamente 3 a 6 dias (mediana 4,3 dias) após a picada de um mosquito infectado.

A febre amarela é caracterizada por três fases: períodos de infecção, remissão e intoxicação. O período de infecção envolve viremia com sintomas inespecíficos, como febre, mal-estar, dor de cabeça, dores nas articulações, náuseas e vômitos, durando de 3 a 4 dias. A distinção da febre amarela com outras infecções agudas é desafiadora. No exame físico, o paciente parece gravemente doente, com rubor na pele, vermelhidão das conjuntivas e gengivas e sensibilidade epigástrica. Podem ocorrer também esplenomegalia e desconforto abdominal. A língua apresenta hiperemia associada à saburra brancacenta ao centro. A pulsação é lenta em relação ao auge da febre (sinal de Faget). A temperatura normalmente atinge 39°C, podendo subir até 41°C. As anormalidades laboratoriais incluem leucopenia (1.500 a 2.500/μℓ) com neutropenia relativa, que ocorre rapidamente após o início da doença. Os níveis séricos de transaminases começam a aumentar 48 a 72 horas após o início da doença, antes do aparecimento da icterícia. O grau de anormalidades das enzimas hepáticas, com a evolução da doença, pode prever a gravidade da disfunção hepática. Esse período é seguido por um período de remissão, com redução da febre e dos sintomas, que dura até 48 horas. Aproximadamente 15% dos indivíduos infectados entram no terceiro estágio da doença, caracterizado por disfunção hepática, insuficiência renal, coagulopatia e choque. Esse período inicia-se do 3º ao 6º dia após a infecção, com retorno da febre, prostração, náuseas, vômitos, dor epigástrica, icterícia, oligúria e diátese hemorrágica. A viremia desaparece e os anticorpos aparecem no sangue. Essa fase é caracterizada por disfunção variável de múltiplos órgãos, incluindo fígado, rins e sistema cardiovascular. A falência de múltiplos órgãos na febre amarela está associada a altos níveis de citocinas pró-inflamatórias semelhantes aos observados na sepse bacteriana e na síndrome da resposta imune sistêmica (SIRS). A hemorragia é um componente proeminente da terceira fase da doença, incluindo hematêmese, melena, hematúria, metrorragia, petéquias, equimoses, epistaxe, exsudação de sangue nas mucosas e sangramento nos locais de punção por agulha. A hemorragia gastrintestinal pode contribuir para o colapso circulatório. As anormalidades laboratoriais incluem trombocitopenia, tempo de protrombina prolongado e reduções globais nos fatores de coagulação sintetizados pelo fígado (fatores II, V, VII, IX e X). Alguns pacientes apresentam achados sugestivos de coagulação intravascular disseminada. Os pacientes podem apresentar sinais variáveis de disfunção do SNC, incluindo delírio, agitação, convulsões, estupor e coma. Pode ocorrer pancreatite. Sinais de mau prognóstico incluem anúria, choque, hipotermia, agitação, delírio, soluços intratáveis, convulsões, hipoglicemia, hiperpotassemia, acidose metabólica, respiração de Cheyne-Stokes, estupor e coma. A convalescença pode estar associada à fadiga, que dura várias semanas. Em alguns casos, a icterícia e as elevações das transaminases séricas podem persistir por vários meses. As complicações da febre amarela incluem superinfecções bacterianas, como pneumonia, parotidite e sepse. As mortes tardias durante a convalescença ocorrem raramente e foram atribuídas a miocardite, arritmia ou insuficiência cardíaca.

Pouco se sabe sobre os efeitos da infecção da febre amarela durante a gestação. Não está claro se a gravidez confere um espectro alterado de sintomatologia e resultados clínicos para a gestante em comparação com a população não grávida.

Os dados também são escassos sobre os resultados fetais após a infecção por febre amarela durante a gravidez. A maioria dos estudos sobre febre amarela analisou efeitos neonatais após vacinações inadvertidas durante a gestação. Existem relatos de casos de transmissão vertical do vírus, e casos inicialmente assintomáticos evoluíram posteriormente com infecção grave com febre, falência de múltiplos órgãos, coagulopatia e morte.

Diagnóstico

Os exames laboratoriais específicos para o diagnóstico de febre amarela podem ser realizados em amostras de sangue, soro, LCR, urina ou tecidos.

Sorologia

O diagnóstico sorológico pode ser realizado com a captura de anticorpos IgM da classe pela técnica de ELISA. A presença de anticorpos IgM em amostra única fornece um diagnóstico presuntivo e a confirmação é feita pelo aumento no título entre amostras pareadas de convalescentes agudas e convalescentes ou pela queda entre amostras de convalescentes precoces e convalescentes tardias. O aumento em pelo menos quatro vezes nos títulos ou a viragem sorológica de negativo para positivo sugerem o diagnóstico de infecção recente.

Testes de diagnóstico rápido

Os testes de diagnóstico rápido incluem: RT-PCR que permite a detecção do genoma viral no sangue ou nos tecidos conservados a temperaturas ultrabaixas; e ELISA para determinação de anticorpos IgM (MAC-ELISA) nos primeiros 3 a 4 dias de doença.

Isolamento do vírus

O isolamento viral consiste em inoculação e pesquisa da presença do vírus com base na cultura em células de mosquitos ou mamíferos. O vírus também pode ser recuperado do tecido hepático *post mortem*.

Pesquisa de antígeno viral

Consiste na detecção de antígeno viral por imuno-histoquímica. A pesquisa de antígeno viral pode ser realizada em amostras de diversos tecidos, principalmente hepático, incluindo também baço, pulmões, rins, coração e cérebro – coletadas, preferencialmente, em até 24 horas após o óbito. A pesquisa de antígeno viral deve ser acompanhada do exame histopatológico do fígado e de outros tecidos para a pesquisa de lesões sugestivas de infecção recente por febre amarela.

Diagnóstico diferencial

A febre amarela, em suas formas leve e moderada, pode ser confundida com várias outras doenças infecciosas que atingem os sistemas respiratório, digestivo e urinário, como malária, dengue, mononucleose infecciosa, *influenza*, hepatites virais, ricketsioses, Zika, Chikungunya, febre tifoide e outras síndromes febris agudas. As formas graves da febre amarela, que apresentam quadro clínico clássico ou fulminante, devem ser diferenciadas de malária por *Plasmodium falciparum*, leptospirose, hepatites fulminantes e outras febres hemorrágicas de etiologia viral, como a dengue e sepse. Outras doenças que podem cursar com quadro íctero-hemorrágico entram também no diagnóstico diferencial.

Tratamento

O tratamento da febre amarela consiste em medidas de suporte, não existindo terapia antiviral específica disponível. Os pacientes suspeitos devem ser avaliados com relação aos sinais de alarme e indicação de cuidados em leito de terapia intensiva. O manejo clínico deve incluir manutenção da nutrição, prevenção de hipoglicemia, aspiração nasogástrica para prevenir distensão e aspiração gástrica, tratamento da hipotensão a partir de reposição de fluidos e drogas vasoativas se necessário, administração de oxigênio, tratamento de encefalopatia hepática, manejo da acidose metabólica, transfusão de sangue e hemocomponentes, hemodiálise e tratamento de infecções secundárias. O transplante hepático é uma alternativa terapêutica a ser considerada individualmente em casos graves. O uso de medicamentos salicilatos (ácido acetilsalicílico) deve ser evitado, uma vez que pode favorecer o aparecimento de complicações hemorrágicas.

Prevenção

A vacinação é a principal ferramenta na prevenção da febre amarela. É importante que se mantenha alta cobertura vacinal nas localidades em que há a circulação do vírus, evitando-se a ocorrência de surtos da doença.

Existem seis fabricantes de vacina contra a febre amarela em todo o mundo, que produzem cerca de 70 a 90 milhões de doses anualmente, sendo quatro delas aprovadas pela OMS.

Devem ser vacinados indivíduos residentes em áreas endêmicas e viajantes que visitam as áreas endêmicas de febre amarela na África e na América do Sul. A vacina deve ser administrada pelo menos 10 dias antes do deslocamento para as áreas de risco, especialmente em indivíduos que serão vacinados pela primeira vez.

As contraindicações à vacina contra febre amarela, segundo recomendações da OMS, são:

- Idade < 6 meses
- Mulheres amamentando crianças < 6 meses
- Doença do timo
- Terapia imunomoduladora ou imunossupressora
- Infecção sintomática pelo HIV ou CD4+ < 200/mm^3
- Neoplasia maligna
- Paciente transplantado
- Imunodeficiências primárias
- Hipersensibilidade a antígenos de ovo.

Já as precauções em vacinação contra a febre amarela incluem grupos populacionais com risco de desenvolver eventos adversos após a vacina e que, portanto, necessitam de cuidados e análise caso a caso para inclusão em campanhas de vacinação. São eles, de acordo com as recomendações da OMS:

- Bebês de 6 a 8 meses (a vacina contra a febre amarela é recomendada apenas para esse grupo durante epidemias, quando o risco de transmissão pode ser muito alto)
- Adultos > 60 anos na primeira vacinação
- Mulheres grávidas
- Mulheres que amamentam.

A vacina nunca deve ser administrada em crianças com menos de 6 meses, por conta do risco elevado de eventos adversos graves, incluindo encefalite associada à vacina. A vacinação de crianças ≥ 6 meses e < 9 meses de idade também deve ser evitada, pois há relatos de risco elevado de eventos adversos neurotrópicos nessa faixa etária.

O Brasil adota o esquema vacinal de apenas uma dose durante a vida desde 2017, sendo que, se o indivíduo recebeu uma dose da vacina antes de completar 5 anos, está indicada a dose de reforço.

O vírus da vacina contra a febre amarela pode ser transmitido por transfusão de hemoderivados e o Ministério da Saúde recomenda aguardar pelo menos 28 dias após a vacinação para realizar as doações de sangue.

Para indivíduos com alergia às proteínas do ovo que claramente necessitam de imunização por conta de possível exposição ao vírus da febre amarela, podem ser realizados testes cutâneos epidérmicos e intradérmicos para ajudar a determinar se a vacina pode ser administrada com segurança. Caso contrário, a dessensibilização pode ser usada.

A dosagem fracionada da vacina de febre amarela é uma estratégia para ampliar sua oferta em situações de escassez. Ela pode induzir anticorpos protetores por pelo menos 10 anos. Porém, a vacina em dose completa deve ser administrada a crianças menores de 2 anos, uma vez que existem algumas preocupações sobre a menor eficácia da vacina nesse grupo.

A OMS recomenda que mulheres grávidas evitem a vacinação contra a febre amarela, a menos que apresentem alto risco de exposição. Uma vez que a vacina contra a febre amarela é de vírus vivo atenuado, recomenda-se que as mulheres atrasem a concepção por 4 semanas após a vacinação.

Em caso de gestantes que vão viajar para áreas com alto risco de exposição à febre amarela, naquelas em que os riscos de infecção superem os riscos da vacinação, a mulher grávida deve considerar a vacinação. Quando os riscos da vacinação são superiores aos riscos de exposição, as mulheres grávidas devem receber dispensa médica para cumprir os regulamentos de saúde.

A segurança da vacinação contra a febre amarela durante a gravidez não está claramente estabelecida. Um estudo de coorte, que avaliou a segurança da vacinação contra febre amarela na gravidez em mulheres militares dos EUA em serviço ativo, não observou riscos aumentados de resultados adversos na gravidez ou no bebê. A infecção congênita parece ocorrer em uma taxa baixa (provavelmente 1 a 2%) e nunca foi associada a anomalias fetais.

A gestante que receber inadvertidamente a vacina deve ser tranquilizada. Embora a maioria das vacinas vivas atenuadas sejam contraindicadas na gravidez, a FDA classificou a vacinação contra a febre amarela durante a gravidez como medida de precaução (Categoria C).

A administração da vacina contra a febre amarela a mulheres que amamentam deve ser evitada, exceto em situações em que a exposição aos vírus da febre amarela não possa ser evitada ou adiada. O vírus da vacina contra a febre amarela pode ser transmitido pela amamentação.

A vacina é a principal ferramenta de prevenção e controle da febre amarela e faz parte do calendário nacional de imunização no Brasil.

FEBRE OROPOUCHE

O vírus Oropouche (OROV; gênero *Orthobunyavirus*, família Peribunyaviridae) foi descrito pela primeira vez em 1955 em Trinidad e Tobago. Atualmente, sua circulação está concentrada nas América Central e do Sul e Caribe. O Brasil é o país onde é mais frequentemente encontrado. Desde o final do ano de 2023 o número de casos tem aumentado, com mais de 7 mil casos confirmados laboratorialmente até o momento, o que representa mais de 8 vezes o número de ocorrências do ano passado. Até meados do ano de 2024, o Brasil já havia relatado 6976 casos. A transmissão vertical da infecção materna tem sido estudada e casos semelhantes só foram relatados na década de 80, na região amazônica, quando 9 mulheres gestantes foram identificadas com o vírus tendo dois desses casos evoluído para aborto.

OROV é um vírus de RNA e possui 4 genótipos principais (I a IV) que se sobrepõem em regiões da América Latina. O genoma desse vírus está organizado em 3 segmentos que irão codificar o nucleocapsídeo e as proteínas desse vírus. Esses segmentos podem se recombinar, o que determina uma grande diversidade de genomas. A depender do genoma, teremos vírus mais antigênicos, capazes de neutralizar de forma mais eficiente a resposta imune de seu hospedeiro, e formas mais graves da doença.

Ciclo do vírus

Animais vertebrados são os reservatórios naturais dos vírus. No ciclo silvestre (ainda bem pouco compreendido), foram identificados vírus nos seguintes vertebrados: preguiças, primatas, roedores e algumas aves. No ciclo urbano, esses vertebrados passam a ser os seres humanos que se tornam seus reservatórios.

Os vetores de transmissão são os artrópodes, incluindo espécies de *Culicoides paraenses*, *Aedes serratus* e *Culex quinquefasciatus* (muriçoca ou pernilongo). No Brasil, o principal agente é o *Culicoides paraenses*, também conhecido como maruim ou mosquito-pólvora.

Não há evidências que apontem para transmissão interpessoal, exceto transmissão vertical (intraútero), e ainda não se sabe se a transmissão pode se dar por fluidos corporais, a exemplo do que acontece com ZKV.

O controle de sua transmissão fatalmente passará por redução de desmatamento e mudanças climáticas (para controle do vetor), mudanças de comportamento humano, com uso de telas e repelentes e diminuição de movimentos de migração que exponham seres humanos a animais silvestres (reservatórios naturais dos vírus) e atenuem a mobilização do vírus para regiões onde ele normalmente não existe.

Apresentação clínica

O período de incubação é de 3 a 10 dias após a picada do mosquito contaminado. Cerca de 60% das mulheres infectadas por esse vírus ficarão sintomáticas. A doença causada costuma manifestar-se de forma bifásica: a fase aguda dura em torno de 2 a 4 dias é seguida por um período de remissão dos sintomas e então seu reaparecimento, cerca de 7 a 10 dias do início dos sintomas. Dentre os sintomas, destacam-se:

- Febre
- Cefaleia
- Artralgia e mialgia
- Dor abdominal e diarreia
- Náuseas e vômitos
- Fotofobia e dor retro-oribitária
- Hiperemia conjuntival
- Rush maculopapular, com comportamento centrífugo (ou seja, inicia-se no tronco e dissemina-se para extremidades).

Na maior parte das vezes, é uma doença de manifestação autolimitada e sem deixar sequelas. Entretanto, é possível a permanência por cerca de 1 mês dos sintomas de mialgia e anorexia.

Apesar de na maior parte dos casos se tratar de uma doença sem gravidade, é possível evoluir para formas mais graves de apresentação, como a hemorrágica. Nesses casos, observaremos petéquias na pele, melena, gengivorragia, epistaxe. Além disso, nos pacientes imunodeprimidos e nas crianças a doença pode se agravar para sua forma em sistema nervoso central, com quadros de meningite asséptica, meningoencefalite, por provável disseminação hematogênica. Os casos em que há manifestação hemorrágica ou de sistema nervoso central podem resultar em morte do paciente.

Doença congênita

Desde o início de julho de 2024 há diversos relatos de desfechos desfavoráveis em gestantes, que incluem abortamento, morte fetal intraútero e casos de infecção neonatal, com ocorrência de microcefalia, demostrando neurotropismo por parte do vírus OROV. Em modelos animais, foi demostrado intensa replicação viral em neurônios induzindo apoptose e ativação de astrócitos com gliose no cérebro e em medula.

Diagnóstico

É fundamental que diante de uma mulher com suspeita de febre Oropouche outras hipóteses diagnósticas sejam consideradas e descartadas, como por exemplo: dengue, ZKV, Chikungunya, malária, leptospirose, dentre outras, sempre tendo em mente a região onde essa gestante está sendo avaliada. Além disso, sempre considerar a possibilidade de coinfecção por mais de um agente ao mesmo tempo, no mesmo paciente.

Uma vez feita a suspeição clínica, é possível a identificação direta do agente, seja por pesquisa do vírus no sangue materno (possível de ser feita apenas na primeira semana de infecção) ou por pesquisa de ácido nucleico viral por transcrição reversa seguida de reação em cadeia da polimerase (RT-PCR). Esse teste deve ser realizado 2 a 5 dias após o aparecimento dos sintomas. Quando disponível, o teste de neutralização por redução de placas (PRNT) que observa a neutralização do vírus sobre anticorpos específicos após a primeira semana de doença também pode ser utilizado.

De forma indireta, é possível identificar pela técnica de ELISA (ensaio imunoenzimático) a presença de anticorpos IgM e IgG contra o vírus.

Tratamento

O tratamento para a infecção aguda por OROV inclui medidas de suporte, como analgesia, hidratação oral e venosa (se preciso for) e repouso. Até o momento, nenhum antiviral se mostrou eficaz contra o OROV, bem como não há vacina para proteção.

Medidas que evitem o contato da gestante com os mosquitos vetores devem ser otimizadas: uso de repelente, uso de telas com redes de malha fina em portas e janelas, roupas que reduzam a exposição da gestante a picadas do mosquito. Além disso, o pré-natalista deverá orientar as gestantes que evitem viagens para áreas afetadas pela epidemia, quando aplicável. A região norte do Brasil é considerada área endêmica e por esse motivo as gestantes dessa região precisam ser encorajadas a adotarem medidas de proteção.

O uso de anti-inflamatórios não esteroidais deve ser evitado pelo risco de eventuais sangramentos.

CONSIDERAÇÕES FINAIS

As arboviroses representam um desafio significativo durante a gestação por conta dos potenciais impactos adversos tanto para a mãe quanto para o feto em desenvolvimento. A prevenção dessas infecções envolve medidas de controle vetorial, medidas de proteção individual, além de educação em saúde e políticas públicas eficazes. Tecnologias inovadoras, como métodos de controle de vetores, desenvolvimento de vacinas, inseticidas mais eficazes, métodos de monitoramento e detecção de surtos são essenciais para o combate a essas doenças.

REFERÊNCIAS BIBLIOGRÁFICAS

BARNETT, E.D. Yellow fever: epidemiology and prevention. *Clinical Infectious Diseases*, v. 44, n. 6, p. 850-856, 2017.

BENTLIN, M.R. *et al.* Perinatal transmission of yellow fever, Brazil, 2009. *Emerging Infectious Diseases*, v. 17, n. 9, p. 1779-1780, 2011.

BINNS, C. LOW, W.Y. Dengue: the public health threat that never goes away. *Asia-Pacific Journal of Public Health*, v. 35, n. 8, p. 469-470, 2023.

BLAKE, L.E.; GARCIA-BLANCO, M.A. Human genetic variation and yellow fever mortality during 19th century U.S. epidemics. *mBio*, v. 5, n. 3, p. e01253-14, 2014.

BRAR, R. *et al.* Maternal and fetal outcomes of dengue fever in pregnancy: a large prospective and descriptive observational study. *Archives of Gynecology and Obstetrics*, v. 304, n. 1):91-100, 2021.

BRASIL, P. *et al.* Zika virus infection in pregnant women in Rio de Janeiro. *The New England Journal of Medicine*, v. 375, n. 24, p. 2321-2334, 2016.

BRASIL. Ministério da Saúde. *Chikungunya*. Brasília, DF: MS, s/d.a. Disponível em: https://www.gov.br/saude/pt-br/assuntos/saude-de-a-a-z/c/chikungunya. Acesso em: 26 jan. 2024.

BRASIL. Ministério da Saúde. *Dengue*. Brasília, DF: MS, s/d.b. Disponível em: https://www.gov.br/saude/pt-br/assuntos/saude-de-a-a-z/d/dengue. Acesso em: 26 jan. 2024.

BRASIL. Ministério da Saúde. *Febre amarela*. Brasília, DF: MS, s/d.c. Disponível em: https://www.gov.br/saude/pt-br/assuntos/saude-de-a-a-z/f/febre-amarela. Acesso em: 26 dez. 2023.

BRASIL. Ministério da Saúde. Secretaria de Vigilância em Saúde. Departamento de Vigilância de Doenças Transmissíveis. *Dengue*: diagnóstico e manejo clínico: adulto e criança. 6. ed. Brasília: Ministério da Saúde, 2024.

CAVALCANTI, D.P. *et al.* Early exposure to yellow fever vaccine during pregnancy. *Tropical Medicine & International Health*, v. 12, n. 7, p. 833-837, 2007.

CENTENO-TABLANTE, E. *et al.* Update on the transmission of Zika virus through breast milk and breastfeeding: a systematic review of the evidence. *Viruses*, v. 13, n. 1, p. 123, 2021.

CENTERS FOR DISEASE CONTROL AND PREVENTION (CDC). *Chikungunya virus*. Atlanta: CDC. May 15, 2024a. Disponível em: https://www.cdc.gov/chikungunya/. Acesso em: 3 jan. 2024.

CENTERS FOR DISEASE CONTROL AND PREVENTION (CDC). *Dengue*. Atlanta: CDC. May 14, 2024b. Disponível em: https://www.cdc.gov/dengue/index.html. Acesso em: 3 jan. 2024.

CENTERS FOR DISEASE CONTROL AND PREVENTION (CDC). Transfusion-related transmission of yellow fever vaccine virus – California, 2009. *The Morbidity and Mortality Weekly Report*, v. 59, n. 2, p. 34-37, 2010a.

CENTERS FOR DISEASE CONTROL AND PREVENTION (CDC). Transmission of yellow fever vaccine virus through breast-feeding – Brazil, 2009. *The Morbidity and Mortality Weekly Report*, v. 59, n. 5, p. 130-132, 2010b.

CHAN, K.R. *et al.* Serological cross-reactivity among common flaviviruses. *Frontiers in Cellular and Infection Microbiology*, v. 12, p. 975398, 2022.

CONCEIÇÃO, P.J.P. da *et al.* Detection of DENV-2 and ZIKV coinfection in southeastern Brazil by serum and urine testing. *Medical Microbiology and Immunology*, v. 212, n. 3, p. 193-201, 2023.

DINIZ, L.M.O. *et al.* Perinatal yellow fever: a case report. *Pediatric Infectious Disease Journal*, v. 38, n. 3, p. 300-301, 2019.

FERREIRA, F.C.P.A.D.M. *et al.* (2021) Vertical transmission of chikungunya virus: A systematic review. *Public Library of Sciences One*, v. 16, n. 4, p. e0249166, 2021.

FREITAS, D.A. *et al.* Congenital Zika syndrome: A systematic review. *Public Library of Sciences One*, v. 15, n. 12, p. e0242367, 2020.

GÓMEZ, M.M. *et al.* Genomic and structural features of the yellow fever virus from the 2016-2017 Brazilian outbreak. *Journal of General Virology*, v. 99, n. 4, p. 536-48, 2018.

GULLAND, A. Zika virus is a global public health emergency, declares WHO. *British Medical Jornal*, v. 352, p. i657, 2016.

HARISH, C.C. *et al.* Zika virus antibody-positivity among symptomatic/asymptomatic pregnant women in the Aseer region displays pre-exposure to dengue viruses. *Tropical Biomedicine*, v. 40, n. 3, p. 337-343, 2023.

HOU, J.; YE, W.; CHEN, J. Current development and challenges of tetravalent live-attenuated dengue vaccines. *Frontiers in Immunology*, v. 13, p. 840104, 2022.

HOWARD-JONES, A.R. *et al.* Arthropod-borne flaviviruses in pregnancy. *Microorganisms*, v. 11, n. 2, p. 433, 2023.

IMBERT, P. *et al.* Vaccin amaril au cours de la grossesse ou de l'allaitement: que conseiller? [Should yellow fever vaccination be recommended during pregnancy or breastfeeding?]. *Médecine Tropicale (Mars)*, v. 70, n. 4, p. 321-324, 2010.

KAZMI, S.S. *et al.* A review on Zika virus outbreak, epidemiology, transmission, and infection dynamics. *Journal of Biological Research – Thessaloniki*, v. 27, p. 5, 2020.

LOCKWOOD, C.J.; ROS, S.T.; NIELSEN-SAINES, K. Zika virus infection: evaluation and management of pregnant patients. *UpToDate*, Jul 01, 2024. Disponível em: https://www.uptodate.com/contents/zika-virus-infection-evaluation-and-management-of-pregnant-patients. Acesso em: 26 dez. 2023.

MARBÁN-CASTRO, E. *et al.* Zika virus infection in pregnant women and their children: A review. *European Journal of Obstetrics & Gynecology and Reproductive Biology*, v. 265, p. 162-168, 2021.

MARINHO, P.S. *et al.* A review of selected Arboviruses during pregnancy. *Maternal Health, Neonatology and Perinatology*, v. 3, p. 17, 2017.

MARTIN, B.M. *et al.* Clinical outcomes of dengue virus infection in pregnant and non-pregnant women of reproductive age: a retrospective cohort study from 2016 to 2019 in Paraná, Brazil. *BioMed Central Infectious Diseases*, v. 22, n. 1, p. 5, 2022.

MASMEJAN, S. *et al.* Zika virus. *Pathogens*, v. 9, n. 11, p. 898, 2020.

MONGE, P. *et al.* Pan-American League of Associations for Rheumatology-Central American, Caribbean and Andean Rheumatology Association Consensus-Conference endorsements and recommendations on the diagnosis and treatment of Chikungunya-related inflammatory arthropathies in Latin America. *Journal of Clinical Rheumatology*, v. 25, n. 2, p. 101-107, 2019.

MOREIRA, J. *et al.* Sexually acquired Zika virus: a systematic review. *Clinical Microbiology and Infection*, v. 23, n. 5, p. 296-305, 2017.

MOREIRA-SOTO, A. *et al.* Evidence for multiple sylvatic transmission cycles during the 2016-2017 yellow fever virus outbreak, Brazil. *Clinical Microbiology and Infection*, v. 24, n. 9, p. 1019.e1-1019.e4, 2018.

NASSER, R. *et al.* Are all vaccines safe for the pregnant traveller? A systematic review and meta-analysis. *The Journal of Travel Medicine*, v. 27, n. 2, p. taz074, 2020.

ORGANIZAÇÃO PAN-AMERICANA DA SAÚDE (OPAS). *Atualização Epidemiológica Febre amarela na Região das Américas*. Disponível em: https://www.paho.org/pt/documentos/atualizacao-epidemiologica-febre-amarela-na-regiao-das-americas-25-abril-2023. Acesso em: 26 dez. 2023.

PAIXÃO, E.S. *et al.* Dengue during pregnancy and adverse fetal outcomes: a systematic review and meta-analysis. *The Lancet Infectious Diseases*, v. 16, n. 7, p. 857-865, 2016.

PAIXÃO, E.S. *et al.* Dengue during pregnancy and live birth outcomes: a cohort of linked data from Brazil. *British Medical Journal Open*, v. 9, n. 7, p. e023529, 2019.

PATEL, S. S. *et al.* An open-label, Phase 3 trial of TAK-003, a live attenuated dengue tetravalent vaccine, in healthy US adults: immunogenicity and safety when administered during the second half of a 24-month shelf-life. *Human Vaccines & Immunotherapeutics*, v. 19, n. 2, p. 2254964, 2023.

PORUDOMINSKY, R.; GOTUZZO, E.H. Yellow fever vaccine and risk of developing serious adverse events: a systematic review. *Pan American Journal of Public Health*, v. 42, p. e75, 2018.

RASMUSSEN, S.A.; JAMIESON, D.J. Teratogen update: Zika virus and pregnancy. *Birth Defects Research*, v. 112, n. 15, p. 1139-1149, 2020.

RATHORE, S.S. *et al.* Maternal and foetal-neonatal outcomes of dengue virus infection during pregnancy. *Tropical Medicine & International Health*, v. 27, n. 7, p. 619-629, 2022.

RIBEIRO, C.F. *et al.* Dengue infection in pregnancy and its impact on the placenta. *The International Journal of Infectious Diseases*, v. 55, p. 109-112.

SANTOS, L.L.M. *et al.* Dengue, chikungunya, and Zika virus infections in Latin America and the Caribbean: a systematic review. *Pan American Journal of Public Health*, v. 47, p. e34, 2023.

SCHNEIDER, M. *et al.* Safety and immunogenicity of a single-shot live-attenuated chikungunya vaccine: a double-blind, multicentre, randomised, placebo-controlled, phase 3 trial. *Lancet*, v. 401, n. 10394, p. 2138-2147, 2023.

ST MAURICE, A. de; ERVIN, E.; CHU, A. Ebola, dengue, Chikungunya, and Zika infections in neonates and infants. *Clinics in Perinatology*, v. 48, n. 2, p. 311-329, 2021.

STAPLES, J.E. *et al.* Yellow fever vaccine booster doses: recommendations of the Advisory Committee on Immunization Practices, 2015. *The Morbidity and Mortality Weekly Report*, v. 64, n. 23, p. 647-650, 2015.

SUZANO, C.E. *et al.* The effects of yellow fever immunization (17DD) inadvertently used in early pregnancy during a mass campaign in Brazil. *Vaccine*, v. 24, n. 9, p. 1421-1426, 2006.

THOMAS, S.J. *et al.* Dengue virus infection: clinical manifestations and diagnosis. *UpToDate*, Mar 07, 2024a. Disponível em: https://www.uptodate.com/contents/dengue-virus-infection-clinical-manifestations-and-diagnosis. Acesso em: 3 jan. 2024.

THOMAS, S.J. *et al.* Dengue virus infection: prevention and treatment. *UpToDate*, Mar 07, 2024b. Disponível em: https://www.uptodate.com/contents/dengue-virus-infection-prevention-and-treatment. Acesso em: 3 jan. 2024.

THOMAS, S.J.; ROTHMAN, A.L. Dengue virus infection: epidemiology. *UpToDate*, Oct 20, 2023a. Disponível em: https://www.uptodate.com/contents/dengue-virus-infection-epidemiology. Acesso em: 3 jan. 2024.

THOMAS, S.J.; ROTHMAN, A.L. Dengue virus infection: pathogenesis. *UpToDate*, Aug 14, 2023b. Disponível em: https://www.uptodate.com/contents/dengue-virus-infection-pathogenesis. Acesso em: 3 jan. 2024.

WANG, Y. *et al.* Current advances in Zika vaccine development. *Vaccines (Basel)*, v. 10, n. 11, p. 1816, 2022.

WILDER-SMITH, A. Yellow fever: Epidemiology, clinical manifestations, and diagnosis. *UpToDate*, Jun 11, 2024. Disponível em: https://www.uptodate.com/contents/yellow-fever-epidemiology-clinical-manifestations-and-diagnosis. Acesso em: 26 dez. 2023.

WILDER-SMITH, A. *et al.* Epidemic arboviral disease: priorities for research and public health. *The Lancet Infectious Diseases*, v. 17, p. e101-6, 2017.

WILSON, M.E.; LENSCHOW, D. Chikungunya fever: epidemiology, clinical manifestations, and diagnosis. *UpToDate*, Jan 24, 2022. Disponível em: https://www.uptodate.com/contents/chikungunya-fever-epidemiology-clinical-manifestations-and-diagnosis. Acesso em: 26 dez. 2023.

WORLD HEALTH ORGANIZATION (WHO). Division of Epidemiological Surveillance and Health Situation and Trend Assessment. *Global Health Situation and Projections Estimates.* Geneva: WHO, 1992.

WORLD HEALTH ORGANIZATION (WHO). Yellow fever – Brazil. Disponível em: https://www.who.int/emergencies/disease-outbreak-news/item/18-april-2019-yellow-fever-brazil-en. Acesso em: 26 dez. 2023.

WORLD HEALTH ORGANIZATION (WHO). Vaccines and vaccination against yellow fever: WHO Position Paper, June 2013 – recommendations. *Vaccine*, v. 33, n. 1, p. 76-77, 2014.

XIMENES, R.A. de A. *et al.* Risk of adverse outcomes in offspring with RT-PCR confirmed prenatal Zika virus exposure: An individual participant data meta-analysis of 13 cohorts in the Zika Brazilian Cohorts Consortium. *The Lancet Regional Health*, v. 17, p. 100395, 2023.

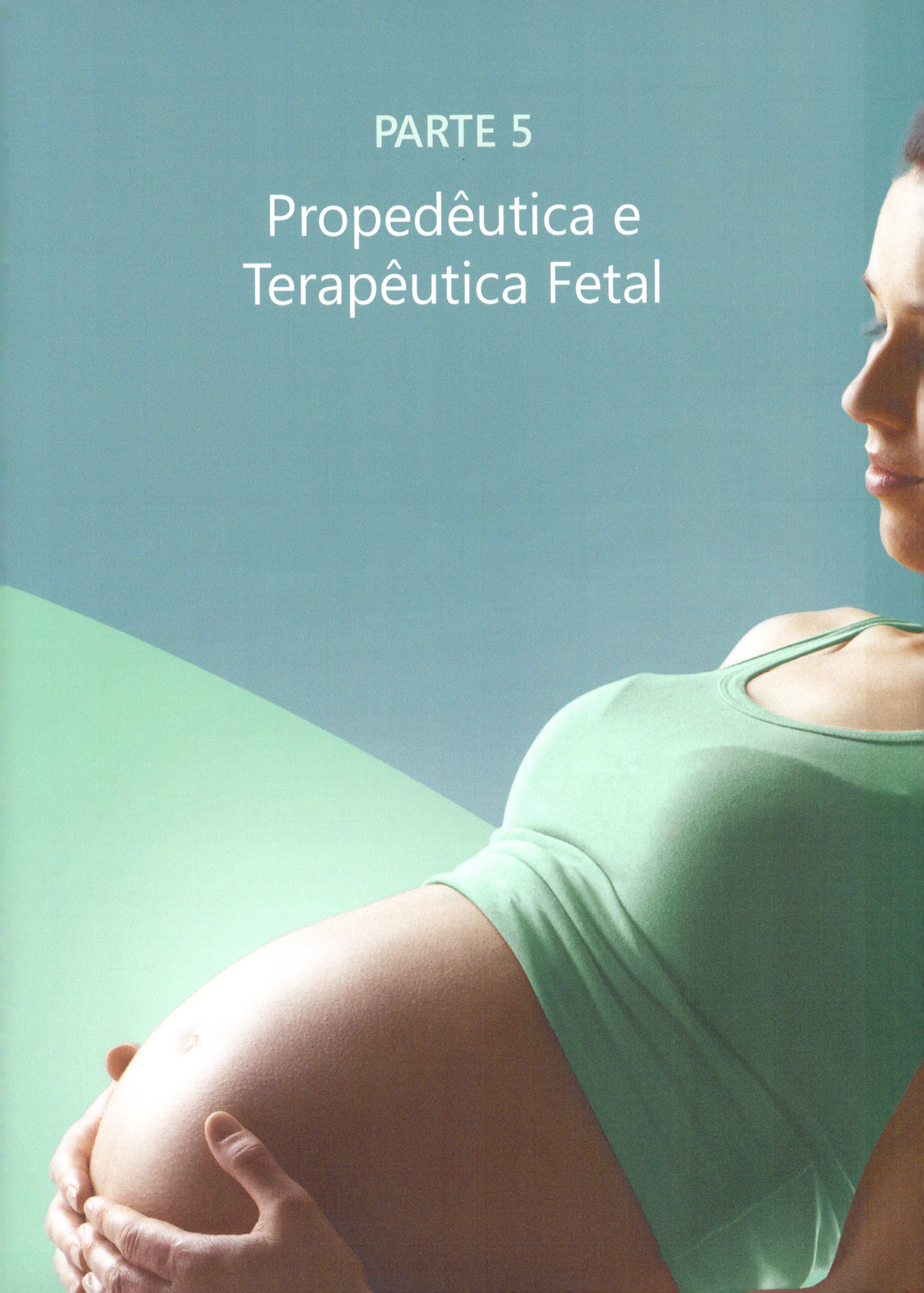

PARTE 5

Propedêutica e Terapêutica Fetal

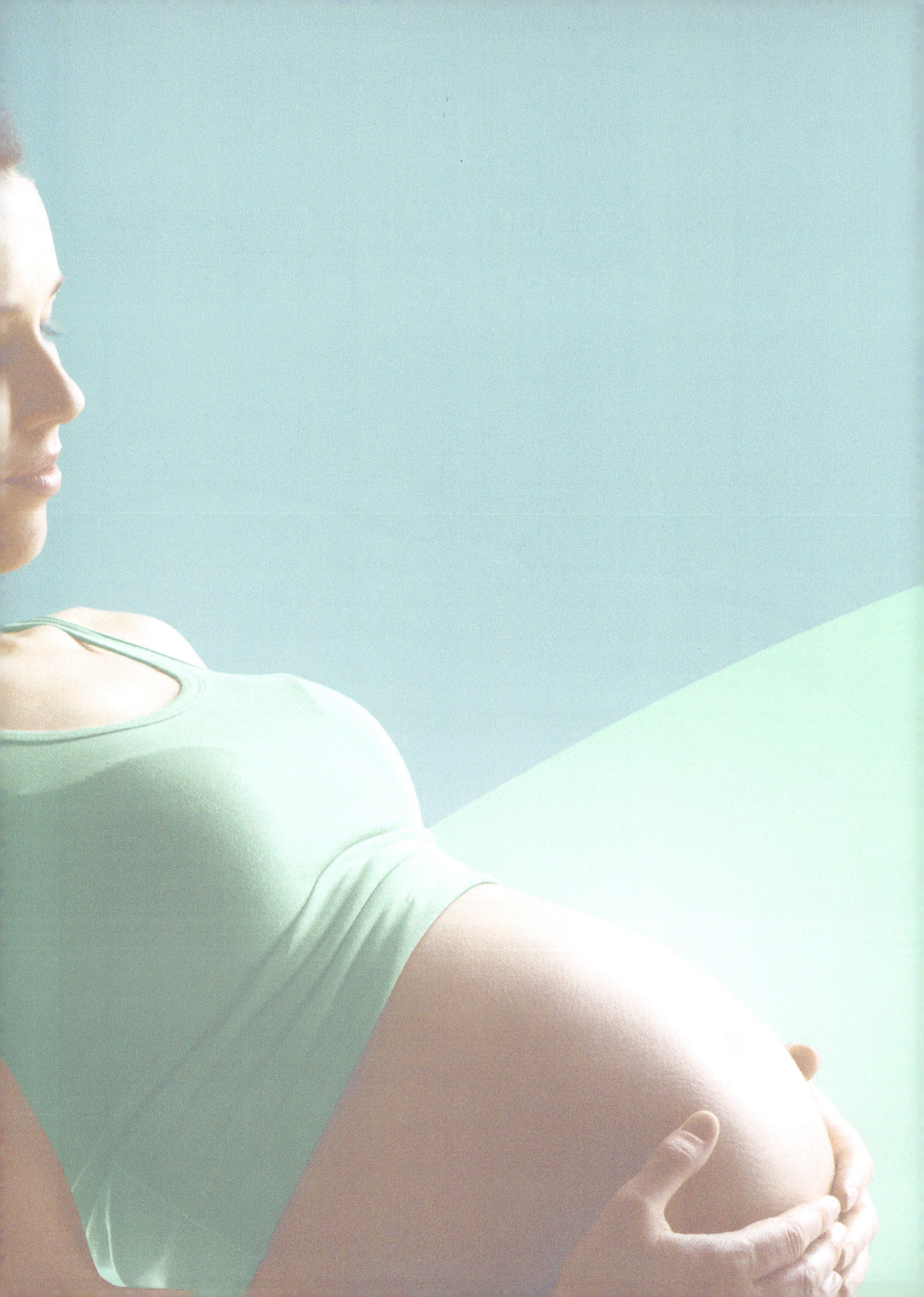

CAPÍTULO 69

Rastreamento de Doenças por Exames Laboratoriais em Obstetrícia

Inessa Beraldo de Andrade Bonomi • Ana Christina de Lacerda Lobato • Camila Gabriele Silva Gama • Luciana Vieira Martins

INTRODUÇÃO

A assistência pré-natal tem por finalidade identificar e estratificar os fatores de risco e rastrear doenças, evitando possíveis complicações da gestação e buscando garantir uma gravidez saudável e um parto sem intercorrências para o binômio mãe-filho.

Os exames laboratoriais solicitados oportunamente em cada período gestacional têm papel fundamental no rastreamento das doenças, favorecendo o diagnóstico mais precoce e a instituição do tratamento, quando possível.

RASTREAMENTO POR HEMATOLOGIA

Hemograma

Anemia (CID O99)

O rastreamento de anemia na gestação, por meio da solicitação do hemograma completo, é preconizado pelo Ministério da Saúde (MS) na primeira consulta de pré-natal e no terceiro trimestre. A anemia na gravidez pode ser definida como hemoglobina (Hb) menor do que 11 g/dℓ e hematócrito (Htc) menor do que 33% no primeiro e terceiro trimestres e Hb menor do que 10,5 g/dℓ e Htc menor do que 32% no segundo trimestre (OMS, 2016; ACOG, 2021; Brasil, 2022a).

A anemia na gravidez é um problema de saúde global. Embora algum grau de anemia dilucional faça parte da fisiologia normal da gravidez, a anemia pode ter graves consequências adversas para a saúde da mãe e do filho, como baixo peso ao nascer, hemorragia pós-parto e maior mortalidade perinatal e materna (Brasil, 2022a). Assim, é fundamental distinguir a anemia ferropriva da anemia fisiológica, bem como identificar outras causas menos comuns de anemia que podem necessitar de tratamento.

As anemias mais frequentes na gravidez são descritas a seguir.

Anemia dilucional (fisiológica)

Alterações fisiológicas durante a gravidez resultam nesse tipo de anemia, apesar de um aumento geral na massa de glóbulos vermelhos. O volume plasmático aumenta de 10 a 15% entre 6 e 12 semanas de gestação, expande-se rapidamente até 30 a 34 semanas e depois estabiliza ou diminui ligeiramente até o termo. O ganho total a termo é em média de 1.100 a 1.600 mℓ e resulta em um volume plasmático total de 4.700 a 5.200 mℓ, que é 40 a 50% acima do volume anterior à gravidez (ACOG, 2021). A massa de glóbulos vermelhos também aumenta, mas em menor grau (aproximadamente 15 a 25%). Normalmente, essas alterações resultam em anemia leve (Hb de 10 a 11 g/dℓ), mas não existe um valor específico de hemoglobina que possa ser usado para distinguir a anemia dilucional fisiológica de outras causas de anemia.

Anemia ferropriva

Principal causa patológica de anemia na gestação. Na quase totalidade das vezes, o diagnóstico da anemia ferropriva será baseado nos achados do hemograma (Brasil, 2022a). A avaliação dos índices hematimétricos, em especial do volume corpuscular médio (VCM), é de grande utilidade no diagnóstico sindrômico das anemias. A anemia por deficiência de ferro geralmente manifesta-se com microcitose (VCM < 80 fℓ) e hipocromia (HCM < 26 pg). Entretanto, nas fases iniciais, normocitose e normocromia podem estar presentes. O uso da ferritina só se justifica quando a etiologia da anemia não é clara. Níveis de ferritina abaixo de 30 mcg/ℓ são compatíveis com baixa reserva de ferro, enquanto nos quadros de anemia ferropriva seus valores se encontram abaixo de 12 mcg/ℓ. A redução da saturação de transferrina para valores abaixo de 15% e ferro sérico abaixo de 60 mg/mℓ também são compatíveis com o diagnóstico de anemia ferropriva (Brasil, 2022a). Parasitoses intestinais também podem estar associadas com a anemia ferropriva, sendo importante a realização de exame parasitológico de fezes (EPF) nesses casos.

Anemia megaloblástica

Decorre de um defeito na síntese de DNA que afeta as células de renovação rápida, incluindo os precursores hematológicos. Ocorre, então, desequilíbrio entre o crescimento e a divisão celular, levando à dissociação núcleo-citoplasmática e a uma eritropoese ineficaz, com consequente destruição eritrocitária. As deficiências de folato e de vitamina B12 ou de cobalamina são as causas mais comuns e mais importantes de anemia megaloblástica (Brasil, 2012). A deficiência de ácido fólico é a causa mais comum de anemia macrocítica na gravidez, ao passo que a deficiência de vitamina B12 é importante no grupo de mulheres com história de gastrectomia, incluindo cirurgia bariátrica, nas com doença de Crohn e usuárias crônicas de inibidores de bomba de prótons (Brasil, 2022a). O diagnóstico é feito com o achado de variações na forma e no tamanho dos eritrócitos (anisocitose e poiquilocitose, respectivamente), com possível presença de macrovalócitos, além de macrocitose (VCM varia de 100 a 150 mg/dℓ), anisocitose com índice de RDW (*red cell distribution width*) aumentado e baixa contagem de reticulócitos (Brasil, 2012).

Hemoglobinopatias (CID D58.2)

É um conjunto de doenças autossômicas recessivas que compreendem as talassemias, doença falciforme, Hb instáveis e Hb variantes com alterações funcionais (Naoum e Bonini-Domingos, 2007). Ocorrem quando há mudança na estrutura da cadeia peptídea ou falha em sintetizar uma cadeia específica.

Anemia falciforme

É uma das doenças hereditárias mais comuns no Brasil. Causada por mutação da globina beta, originando, no lugar da hemoglobina A (HbA), uma Hb mutante denominada "hemoglobina S (HbS)". Em determinadas situações, essas moléculas alteradas podem sofrer polimerização com falcização (assumindo forma de foice, daí o nome falciforme) das hemácias, ocasionando encurtamento da vida média dos glóbulos vermelhos, fenômeno de vaso-oclusão, episódios de dor e lesão de órgãos (Brasil, 2012).

A denominação "anemia falciforme" é reservada para a forma da doença que ocorre em homozigose (SS), ou seja, a criança recebe de cada um dos pais um gene para HbS. Quando recebe de um dos pais um gene para HbS e do outro um gene para HbA, ela é apenas portadora do traço falciforme e não precisa de cuidados especiais (Brasil, 2012).

A gravidez é uma situação potencialmente grave para as pacientes com doença falciforme, assim como para o feto e para o recém-nascido. A placenta dessas mulheres pode ser menor, devido à redução do fluxo sanguíneo causada pela vaso-oclusão, ocasionando problemas na gravidez. Além disso, apresentam maior incidência de abortamento, retardo de crescimento intrauterino, parto prematuro e morbimortalidade perinatal aumentada. Na gestação, as crises dolorosas podem ser mais frequentes e a anemia pode agravar-se (Brasil, 2012).

Talassemias

Caracterizam-se pelo defeito na síntese da cadeia de globina, ocasionando anemia microcítica. As talassemias são classificadas de acordo com a cadeia de globina afetada, sendo as mais comuns a alfatalassemia e a betatalassemia. Indivíduos heterozigotos frequentemente são assintomáticos.

Durante a gestação, os níveis de Hb devem ser mantidos em torno de 10 mg/dℓ. A suplementação de ferro rotineira deve ser evitada. Já o ácido fólico pode ser utilizado e parece ser útil para o aumento da Hb periparto. Caso necessário, indica-se hemotransfusão (SOGIMIG, 2007; Brasil, 2012).

Com relação à série branca do hemograma, espera-se aumento moderado de leucócitos durante a gestação, podendo atingir valores entre 10 e 15 mil, porém sem desvio para a esquerda (formas jovens). As plaquetas diminuem ligeiramente, em parte pela hemodiluição e em parte pelo aumento em seu consumo, ficando em valores em torno de 150 a 320 mil (SOGIMIG, 2007).

Eletroforese de hemoglobina

A eletroforese de Hb não deve ser solicitada de rotina. O objetivo do rastreio de hemoglobinopatias na gestação é identificar e aconselhar indivíduos assintomáticos cujos descendentes estão em risco de hemoglobinopatia hereditária (Yates, 2018).

A hemoglobina AA (HbAA) indica um padrão normal, já a HbAS e a HbAC significam heterozigose para HbS ou HbC, respectivamente, ou traço falciforme. Esse não é o mesmo que a doença falciforme, e as gestantes devem receber informações e orientações genéticas pela equipe de Atenção Básica de Saúde. No caso da doença falciforme, as pacientes devem ser encaminhadas ao serviço de referência para acompanhamento específico (pré-natal de alto risco, hematologista ou outra referência que a rede de saúde possa oferecer) (Brasil, 2013).

RASTREAMENTO POR BIOQUÍMICA

Glicemia

Diabetes (CID E10.0 – E14.9)

O *diabetes mellitus* é definido como um conjunto de distúrbios metabólicos caracterizados por um estado de hiperglicemia e deficiência insulínica. É uma doença crônica, multifatorial, associada a alta morbimortalidade na população geral (Sociedade Brasileira de Diabetes, 2016).

A gravidez é caracterizada por alterações no controle glicêmico que visam garantir o consumo de glicose pelo embrião e feto para que ocorra seu desenvolvimento na gestação. Dessa forma, existe certo grau de resistência à insulina que é fisiológico e importante para o feto. Nas gestantes que já apresentam alguma alteração na produção desse hormônio, está favorecida a manifestação da doença nessa fase (Sociedade Brasileira de Diabetes, 2016).

Classifica-se como *diabetes mellitus* pré-gestacional (DM) quando o diagnóstico é feito fora do período da gravidez e pode ser do tipo 1, do tipo 2, autoimune, medicamentoso etc. Quando o diagnóstico ocorre pela primeira vez na gestação, dá-se o nome de *diabetes mellitus* gestacional (DMG). Essa doença está relacionada a índices elevados de morbimortalidade perinatal, macrossomia, óbito e malformações fetais. Existe uma definição mais recente, mencionada pela Organização Mundial da Saúde (OMS), que engloba um subgrupo de gestantes que receberam o diagnóstico de diabetes na gestação, mas apresentam características que sugerem que a doença antecede a gravidez, chamada "diabetes na gestação (DG)" (Brasil, 2012; Sociedade Brasileira de Diabetes, 2016; Almeida *et al.*, 2017) (Tabela 69.1).

Trata-se de um problema de saúde pública. Estima-se que mais de 700 milhões de pessoas no mundo apresentem alguma intolerância à glicose. Quase 20% das gestantes brasileiras apresentam algum grau de hiperglicemia, e a maioria deve-se ao DMG. Esses dados demonstram a importância do rastreio na gestação (Sociedade Brasileira de Diabetes, 2016).

Tabela 69.1 Classificação etiológica do diabetes.

Diabetes mellitus	Tipo 1: destruição das células beta pancreáticas – pode ser autoimune ou idiopático
	Tipo 2: caracteriza-se por diminuição da secreção e resistência à insulina
	Outros tipos: defeitos genéticos, drogas, doenças do pâncreas, endocrinopatias etc.
***Diabetes mellitus* gestacional**	Hiperglicemia detectada pela primeira vez na gestação, mas com níveis glicêmicos que não atingem os critérios diagnósticos para DM
***Diabetes mellitus* diagnosticado na gestação (*overt diabetes*)**	Hiperglicemia detectada pela primeira vez na gestação, mas com níveis glicêmicos que atingem os critérios diagnósticos para DM (hemoglobina glicada > 6,5%; glicemia de jejum ≥ 126 mg/dℓ; ou glicemia em qualquer momento > 200 mg/dℓ)

Fonte: Brasil, 2012; adaptada de: ADA, 2016.

O MS recomenda o rastreio universal do *diabetes mellitus* caso haja viabilidade financeira e capacidade técnica total, idealmente, na primeira consulta de pré-natal, antes de 20 semanas de gestação, com o exame de glicemia de jejum (GJ). Caso o resultado seja < 92 mg/dℓ, a gestante deve realizar o teste oral de tolerância à glicose (TOTG) com 75 g de dextrosol, entre 24 e 28 semanas de gestação. Caso a primeira consulta de pré-natal ocorra tardiamente, o TOTG deve ser realizado o mais breve possível (Sociedade Brasileira de Diabetes, 2016).

A Figura 69.1 resume a recomendação de rastreamento em caso de disponibilidade financeira e técnica total.

Em caso de disponibilidade financeira e/ou técnica parcial, o MS recomenda que seja realizado rastreio apenas com GJ, se possível, no primeiro trimestre. Caso o resultado seja < 92 mg/dℓ, a gestante deve realizar nova GJ entre 24 e 28 semanas de gestação. Se o resultado for ≥ 126 mg/dℓ, classifica-se como DM, e se estiver entre 92 e 125 mg/dℓ, como DMG (Sociedade Brasileira de Diabetes, 2016).

Devido à importância do tema, as particularidades serão discutidas no Capítulo 39, *Diabetes Mellitus e Gravidez*.

Hormônio estimulador da tireoide

Doenças da tireoide (CID E07.9)

A função tireoidiana é regulada pelo complexo eixo hipotálamo-hipofisário, que, por meio do mecanismo de *feedback*, estimulará ou inibirá a produção dos hormônios tireoidianos T3 e T4, responsáveis pela regulação do metabolismo e homeostase do corpo. Eles dependem do iodo, adquirido pela alimentação, para sua síntese e do hormônio estimulador da tireoide (TSH) para sua produção.

Durante a gestação, ocorrem alterações fisiológicas e da função da tireoide. O volume da glândula pode aumentar de 10 a 30% no terceiro trimestre, devido ao aumento de volume sanguíneo circulante no período. Ocorre também um aumento da concentração sérica dos estrogênios que acompanha o aumento da globulina ligadora de hormônios tireoidianos (TBG) e resulta na redução das frações livres de T3 e T4. O TSH reduz no primeiro trimestre devido ao compartilhamento de uma fração comum no receptor de TSH com a gonadotrofina coriônica humana (hCG) que, durante as primeiras 12 semanas de gestação, está em quantidades elevadas. Essa reação cruzada pode ocasionar bócio e hipertireoidismo transitório da gestação e, em algumas mulheres, isso pode se relacionar ao quadro de hiperêmese gravídica. Os níveis de TSH ficam próximos aos valores pré-gestacionais a partir da segunda metade da gestação (Maciel e Magalhães, 2008; Brenta *et al.*, 2013; American College of Obstetricians and Gynecologists, 2020a).

A tireoide fetal começa a concentrar iodo e produzir hormônio tireoidiano já no primeiro trimestre. O desenvolvimento da glândula inicia-se na oitava semana e funciona somente na segunda metade, por volta de 20 semanas, e antes disso, depende da transferência placentária de hormônios tireoidianos maternos. O T4 materno é disponibilizado para o feto durante toda a gestação e é imprescindível para o desenvolvimento neurológico adequado. Qualquer alteração na sua disponibilidade pode acarretar prejuízos à prole (Brasil, 2013; Brenta *et al.*, 2013; Solha *et al.*, 2022).

A disfunção desses hormônios em níveis consideráveis pode afetar o binômio mãe-feto e gerar prejuízos para ambos, que podem ser temporários e reversíveis, se for realizado tratamento, ou permanentes, trazendo prejuízos para o feto em formação, visto que as tiroxinas atravessam a barreira placentária. Entre as complicações relacionadas às doenças da tireoide não tratadas, estão: abortamento espontâneo, hipertensão gestacional e pré-eclâmpsia, deficiência no neurodesenvolvimento, parto prematuro, descolamento prematuro placentário, baixo peso ao nascer, óbito fetal, entre outros (Maciel e Magalhães, 2008).

Ainda ocorrem divergências quanto à recomendação de rastreio universal devido aos dados inconsistentes relacionados à melhora dos resultados na gestação e no neurodesenvolvimento do concepto com o tratamento. Nós recomendamos que seja realizado o rastreio universal, preferencialmente no primeiro trimestre, nos locais com condições técnicas e financeiras plenas. Nos demais locais, o rastreio deve ser feito no grupo de maior risco de alterações: mulheres com histórico pessoal ou familiar de doença da tireoide, *diabetes mellitus* tipo 1 ou outras doenças autoimunes e em caso de suspeita clínica de doença da tireoide (Brasil, 2013; Solha *et al.*, 2022).

Inicialmente, para realizar a avaliação da função tireoidiana, o TSH deve ser solicitado e, em casos específicos, pode-se ampliar a avaliação com outros exames complementares (American College of Obstetricians and Gynecologists, 2020a).

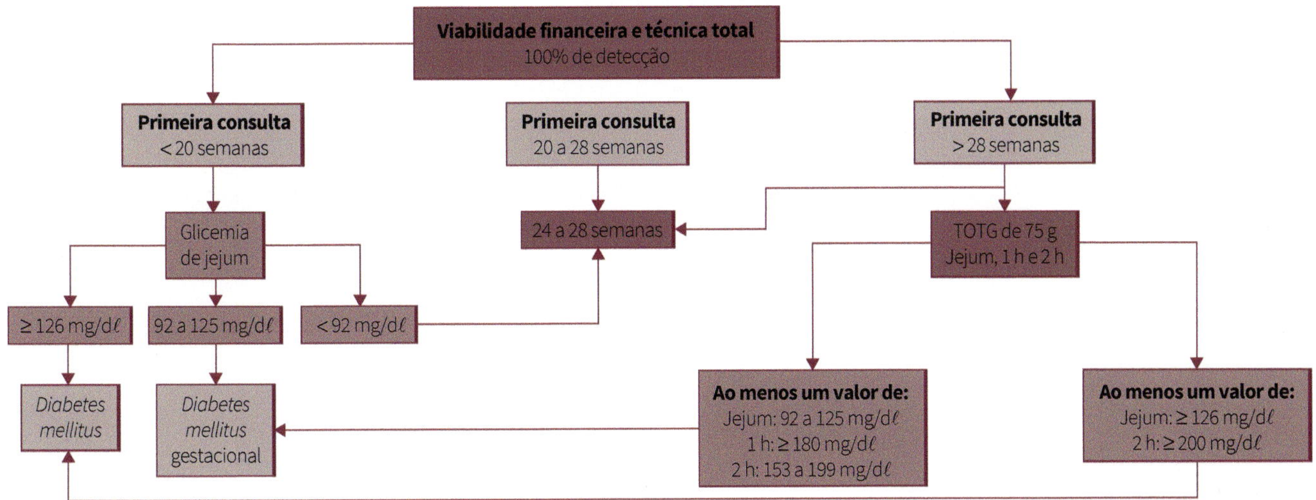

Figura 69.1 Rastreamento de diabetes na gestante, no caso de viabilidade financeira e/ou técnica total. TOTG: teste oral de tolerância à glicose. (Fonte: Brasil, 2022a.)

Tanto o hipertireoidismo quanto o hipotireoidismo podem estar relacionados a resultados adversos maternos e fetais na gestação (American College of Obstetricians and Gynecologists, 2020a; Solha *et al.*, 2022).

O hipotireoidismo complica 2 a 10 por 1.000 gestações. É caracterizado por aumento do TSH acima do limite superior da normalidade e T4 livre abaixo do limite inferior da normalidade. No hipotireoidismo subclínico, ocorre elevação do TSH e o T4 livre permanece dentro dos limites da normalidade (American College of Obstetricians and Gynecologists, 2020a; Solha *et al.*, 2022; Yap *et al.*, 2023).

Para o diagnóstico, deve-se considerar os valores de primeiro trimestre específicos fornecidos pelo laboratório para a população de gestantes locais. Caso não haja o valor, pode-se considerar como normal o nível de TSH ≤ 4 mUI/ℓ. Para TSH ≥ 4 mUI/ℓ e ≤ 10 mUI/ℓ, solicitar o T4 livre para diferenciar o hipotireoidismo subclínico do clínico. Para os valores > 10 mUI/ℓ, não é necessário pedir outros exames complementares, e o tratamento com levotiroxina deve ser iniciado imediatamente na dosagem de 2 mcg/kg/dia.

Para os casos de TSH > 2,5 mUI/ℓ e ≤ 4 mUI/ℓ, especialmente no primeiro trimestre, deve-se solicitar o anti-TPO (anticorpo contra a peroxidase tireoidiana) e, em caso de resultado positivo (valores acima do limite superior da referência), deve-se avaliar iniciar o tratamento com levotiroxina devido ao risco aumentado de elevação de TSH e de resultados adversos, na dosagem de 50 mcg/dia (Solha *et al.*, 2022).

Para os valores de TSH ≥ 4 mUI/ℓ, iniciar a levotiroxina na dosagem de 1 mcg/kg/dia e ajustar de acordo com a avaliação do T4 livre (American College of Obstetricians and Gynecologists, 2020a; Solha *et al.*, 2022).

Não é recomendado o rastreio em outros momentos da gestação em caso de resultados dentro da normalidade no primeiro trimestre, ou seja, em caso de TSH ≤ 2,5 mUI/ℓ ou > 2,5 e ≤ 4 mUI/ℓ com anti-TPO negativo (valores dentro dos limites da normalidade) (Solha *et al.*, 2022).

O objetivo do tratamento é atingir níveis de TSH < 2,5 mUI/ℓ. Nos casos de hipotireoidismo em que será necessário uso de levotiroxina, pode-se acompanhar o TSH a cada 4 a 6 semanas (American College of Obstetricians and Gynecologists, 2020a; Solha *et al.*, 2022; Yap *et al.*, 2023).

A Figura 69.2 resume a abordagem tireoidiana inicial e as possíveis condutas.

O hipertireoidismo é caracterizado por um estado hipermetabólico na gestação e deve ser suspeitado em casos de queixas de palpitações e/ou taquicardia, irritabilidade e agressividade, inquietação, tremores finos, sudorese, pele quente e perda de peso ou ganho de peso inferior ao esperado (American College of Obstetricians and Gynecologists, 2020a; Solha *et al.*, 2022).

Laboratorialmente, o hipertireoidismo é caracterizado por TSH suprimido (< 0,1 mUI/ℓ) e T4 livre acima do limite superior da normalidade. O hipertireoidismo subclínico apresenta-se com TSH < 0,1 mUI/ℓ e T4 livre normal. Esta última condição não deve ser tratada (American College of Obstetricians and Gynecologists, 2020a; Solha *et al.*, 2022; Yap *et al.*, 2023). O tratamento dos casos de hipertireoidismo clínico será abordado no Capítulo 47, *Doenças da Tireoide e Paratireoide na Gravidez*.

Urinálise

Infecção do trato urinário/cistite (CID N30)/pielonefrite (CID N11)

A infecção do trato urinário (ITU) na gravidez é uma intercorrência muito comum, acometendo cerca de 10 a 12% das gestantes (Brasil, 2022a). Essas infecções representam um espectro que inclui bacteriúria assintomática (BA), cistite aguda sintomática e pielonefrite. A presença dessas infecções tem sido associada a resultados adversos na gravidez, como prematuridade, baixo peso ao nascer, ruptura prematura de membranas, corioamnionite, sepse materna e neonatal e até insuficiência renal.

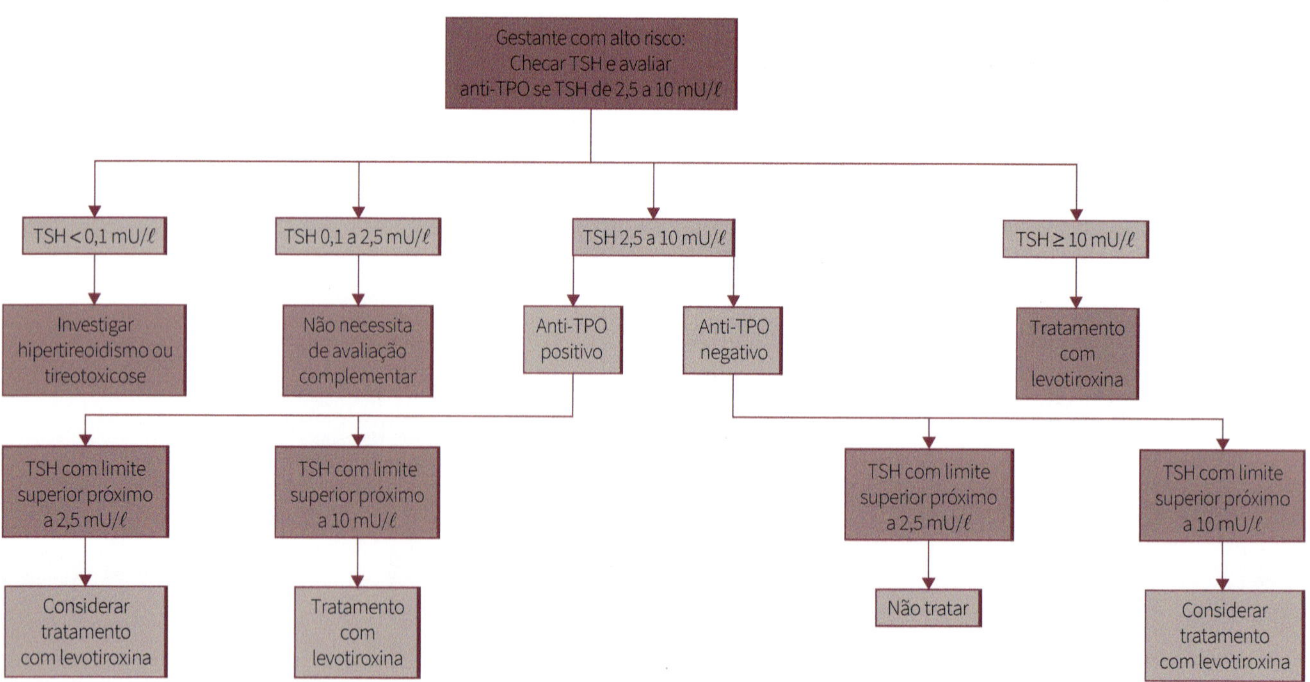

Figura 69.2 Recomendações de rastreamento de doenças tireoidianas na gestação. Anti-TPO: anticorpo contra a peroxidase tireoidiana; TSH: hormônio estimulador da tireoide. (Fonte: Alexander *et al.*, 2017.)

Diversos fatores bioquímicos, metabólicos, endócrinos e mecânicos, próprios da adaptação fisiológica do organismo materno à gestação, favorecem o aparecimento das ITU. A dilatação ureteral induzida pela progesterona, combinada com compressão mecânica do ureter pelo útero gravídico, leva ao aumento do volume residual na bexiga e estase urinária, resultando em refluxo vesicoureteral e aumentando o risco de colonização bacteriana e infecção ascendente (ACOG, 2023). Os agentes etiológicos são aqueles da flora vulvoperineal normal. O agente etiológico mais comumente envolvido é a *Escherichia coli*, embora outros agentes possam estar envolvidos como estreptococos, estafilococos, *Klebsiella*, *Proteus*, *Pseudomonas*, enterococos, entre outros (Brasil, 2022a).

A BA é a presença de contagens bacterianas significativas (maior ou igual a 100.000 unidades formadoras de colônias [UFC]/mℓ) na urina sem sintomas, sendo identificada em 2 a 10% das pacientes grávidas (Brasil, 2022a). Os prenatalistas devem rastrear BA com uma cultura de urina na primeira consulta (ACOG, 2023). O tratamento deve ser baseado no antibiograma (Brasil, 2022a).

A cistite ocorre em 0,3 a 1,3% das gestantes e apresenta-se clinicamente com tenesmo vesical, disúria, desconforto suprapúbico, polaciúria, urgência miccional, hematúria macroscópica e urina com odor desagradável (Brasil, 2022a). Em pacientes com esses sintomas, o prenatalista deve solicitar uma urocultura com antibiograma, e a infecção é confirmada na presença de urocultura maior ou igual a 100.000 UFC/mℓ. O manejo após o tratamento ainda é controverso, sendo que uma cultura de urina cerca de 1 a 2 semanas após completar o tratamento ou apenas avaliação de recorrência dos sintomas são opções para o médico assistente, segundo a última atualização do American College of Obstetricians and Gynecologists (ACOG) de 2023. O MS recomenda a realização do controle de cura, porém não especifica em quanto tempo após o tratamento.

A pielonefrite acomete cerca de 1 a 2% das gestações, sendo mais frequente no segundo e terceiro trimestres (Brasil, 2022a). Deve-se suspeitar desse quadro em pacientes com febre ≥ 38°C e exames de urina sugerindo ITU, podendo estar associados outros sintomas como dor lombar, calafrios, náuseas e vômitos. A punho-percussão lombar positiva pode ajudar a corroborar o diagnóstico. São considerados fatores de risco: história pregressa de pielonefrite, anomalias anatômicas do trato urinário e cálculo renal (Brasil, 2022a). O ACOG recomenda que o tratamento da pielonefrite na gravidez seja inicialmente em ambiente hospitalar, com antibioticoterapia venosa empírica que tenha cobertura adequada no tecido renal e, posteriormente, ajustada com base em urocultura e antibiograma. Durante o período de internação, o MS recomenda hidratação venosa e realização de exames como hemograma, função renal e eletrólitos. A evolução para síndrome séptica é comum e, na sua suspeita, ampliar a propedêutica laboratorial com gasometria, lactato, proteína C reativa e provas de função hepática. Exames de imagem podem ser necessários, principalmente na suspeita de calculose e abscesso renal (Brasil, 2022a). O MS orienta a solicitação de exames de controle de cura e a profilaxia até o parto.

RASTREAMENTO POR SOROLOGIAS

Sífilis (CID A50 – A53.9)

A sífilis é uma doença infecciosa, curável, sistêmica, crônica e exclusiva do ser humano, cuja transmissão pode-se dar predominantemente por via sexual, pelo contato com as lesões contaminadas e por via vertical, através da placenta. O agente etiológico é a bactéria gram-negativa do grupo dos espiroquetas *Treponema pallidum* (Costa *et al.*, 2010; Brasil, 2012; 2017b).

Sua classificação depende do tempo da infecção e de sintomas próprios de cada fase (Tabela 69.2).

A transmissão vertical (TV) ocorre mais frequentemente na gestação (até 80% dos casos) do que no parto. Sabe-se que, quanto mais recente for a infecção materna, maior a chance de contaminação fetal, pois, nas infecções iniciais, há intensa multiplicação do patógeno e presença de lesões altamente contaminantes. Dessa forma, nas infecções primária e secundária, há maior chance de acometimento fetal (em torno de 70 a 100%), assim como de complicações e malformações. A transmissão é de 40% nos casos de sífilis latente recente e de 10% nos casos de sífilis terciária (Costa *et al.*, 2010; Brasil, 2017b).

Não existe vacina e, portanto, imunidade contra a doença, apesar de haver produção de anticorpos. Uma mesma pessoa pode ser tratada, curada e, se tiver contato novamente, se reinfectar (Brasil, 2017b).

Devido à sua alta prevalência e à grande morbidade neonatal, associadas a rastreamento de baixo custo, alta sensibilidade e tratamento altamente efetivo, é recomendado seu rastreio em toda a gestação (Miranda *et al.*, 2012). Segundo o MS, deve ser realizada a testagem de sífilis na primeira consulta de pré-natal, preferencialmente, no primeiro trimestre, no terceiro trimestre (a partir da 28ª semana), em caso de parto ou abortamento ou de história de exposição ou violência sexual (Brasil, 2012; 2017b).

Tabela 69.2 Classificação da sífilis e manifestações clínicas mais comuns.

Sífilis recente (menos de 2 anos de duração)	Sífilis tardia (mais de 2 anos de duração)
Primária (10 a 90 dias após o contato) Lesão nodular única que se torna úlcera indolor (cancro duro) altamente contaminante. A lesão pode aparecer na genitália, na região perianal, nas mãos e mucosas	**Terciária (mais de 2 anos de duração)** São comuns lesões neurológicas, cardíacas e formação de gomas sifilíticas em pele, mucosa, ossos e outros tecidos. Atualmente, rara
Secundária (6 semanas a 6 meses após o contato) São comuns sinais e sintomas sistêmicos inespecíficos (febre, mal-estar, cefaleia, linfadenopatia generalizada). Podem aparecer lesões maculares (roséolas) e/ou pápulas no tronco. Lesões eritematoescamosas palmoplantares são altamente sugestivas de sífilis. Outras lesões em mucosas, pregas cutâneas e couro cabeludo também podem ocorrer	**Latente (após 2 anos de contato)** Diagnóstico laboratorial. Paciente assintomático
Latente (primeiros 2 anos de contato) Diagnóstico laboratorial. Paciente assintomático. A maioria dos diagnósticos ocorre nessa fase. Alguns indivíduos intercalam lesões da fase secundária com os períodos de latência	**Congênita** Diagnóstico após o segundo ano de vida
Congênita Diagnóstico até o segundo ano de vida	

Fonte: Brasil, 2017b.

O diagnóstico de sífilis exige uma correlação entre dados clínicos, testes laboratoriais, histórico de infecções passadas e investigação de exposição recente. Apenas o conjunto de todas essas informações permitirá a correta avaliação diagnóstica. Recomenda-se iniciar a investigação por um teste treponêmico (preferencialmente um teste rápido), pois este é o primeiro a se mostrar reagente. A associação com o teste não treponêmico aumenta o valor preditivo positivo do diagnóstico e pode ser feita tanto para diagnóstico como para o monitoramento da resposta ao tratamento (Brasil, 2016; 2017b; 2022b) (Tabela 69.3). As Tabelas 69.4 e 69.5 mostram as combinações possíveis para estabelecer o diagnóstico.

Tabela 69.3 Testes imunológicos.

Testes treponêmicos	Testes não treponêmicos
TPHA Teste de hemaglutinação e aglutinação passiva (TPHA, do inglês *T. pallidum haemagglutination test*)	**VDRL** (VDRL, do inglês *venereal disease research laboratory*)
FTA-Abs Teste de imunofluorescência indireta (FTA-Abs, do inglês *fluorescent treponemal antibody-absorption*)	**RPR** (RPR, do inglês *rapid test reagin*)
EQL Teste de quimioluminescência (EQL, do inglês *electrochemiluminescence*)	**TRUST** (TRUST, do inglês *toluidine red unheated serum test*)
ELISA Ensaio imunoenzimático indireto (ELISA, do inglês *enzyme-linked immunosorbent assay*)	
TR Teste imunocromático (TR: teste rápido)	

Fonte: Brasil, 2017b.

O tratamento da sífilis na gestação deve ser realizado com o uso da penicilina benzatina (padrão ouro), pois é o único antibiótico eficaz e seguro na gravidez (Brasil, 2017b). Em gestantes, o MS recomenda tratamento imediato com benzilpenicilina benzatina após somente um teste reagente para sífilis (Brasil, 2022b).

Nos casos em que as doses recomendadas sejam aplicadas com a diferença de mais de 9 dias, todo o tratamento deve ser reiniciado. O tratamento da gestante só será considerado adequado se realizado até 30 dias antes do parto (Brasil, 2017b). O teste não treponêmico deve ser realizado mensalmente na gestante após o tratamento, para monitoramento e controle de cura (Brasil, 2022b; 2023a). A Tabela 69.6 mostra as doses e as opções de tratamento dependendo da classificação.

Hepatite B (CID O98.4 – B18)

A transmissão do vírus da hepatite B (HBV) representa cerca de 50% dos casos de infecção no período perinatal e na primeira infância. Pode se manifestar inicialmente desde assintomática até quadro de hepatite fulminante em < 1% dos casos (Borgia *et al.*, 2012; Brasil, 2017b; Schillie *et al.*, 2018). Estudos revelam que a fase aguda da doença pode se relacionar a maior incidência de prematuridade, baixo peso ao nascer e morte fetal ou perinatal; já a infecção crônica não costuma ter impacto negativo sobre os desfechos gestacionais, a não ser em caso de fibrose avançada ou cirrose (Borgia *et al.*, 2012; Schillie *et al.*, 2018; Brasil, 2023b).

A transmissão pode ocorrer por via percutânea (exposição a sangue ou fluido corporal), sexual e vertical, sendo a infecção perinatal a via mais importante. A transmissão vertical (TV)

Tabela 69.4 Primeiro teste treponêmico e segundo teste não treponêmico.

Teste treponêmico	Teste não treponêmico	Interpretações	Conduta
Reagente	Reagente	• Diagnóstico de sífilis: deve ser classificada levando-se em conta a história clínica, o tempo de infecção e se houve tratamento prévio	Notificação: • Tratamento específico, conforme classificação • Acompanhamento mensal com teste não treponêmico
Reagente	Não reagente	Deve-se realizar um terceiro teste treponêmico diferente do primeiro. Se reagente, suspeita-se de sífilis recente ou sífilis tratada, se houver comprovação de tratamento. Se não reagente, provavelmente trata-se de um resultado falso-reagente, excluindo-se o diagnóstico de sífilis	Se reagente, sem comprovação de tratamento: Notificação: • Tratamento específico, conforme classificação • Acompanhamento mensal com teste não treponêmico Se não reagente: • Acompanhamento rotineiro do pré-natal
Não reagente	• Não realizar testes complementares, sobretudo se não houver suspeita clínica de infecção • Fazer rastreio conforme orientação pré-natal • Em caso de suspeita clínica, coletar nova amostra em 30 dias		

Tabela 69.5 Primeiro teste não treponêmico e segundo teste treponêmico.

Teste não treponêmico	Teste treponêmico	Interpretações	Conduta
Reagente	Reagente	Diagnóstico de sífilis: deve ser classificada levando-se em conta a história clínica, o tempo de infecção e se houve tratamento prévio	Notificação: • Tratamento específico, conforme classificação • Acompanhamento mensal com teste não treponêmico
Reagente	Não reagente	Pode tratar-se de um falso-reagente, sobretudo nos casos de baixas titulações (até 1:4, inclusive) Nos casos com titulação maior que 1:4, deve-se realizar um teste treponêmico com outra metodologia, para definir o diagnóstico	Se reagente (títulos > 1:4): • Notificação • Tratamento específico, conforme classificação • Acompanhamento mensal com teste não treponêmico Se não reagente: • Acompanhamento rotineiro do pré-natal
Não reagente	• Não realizar testes complementares, sobretudo se não houver suspeita clínica de infecção • Fazer rastreio conforme orientação pré-natal • Em caso de suspeita clínica, coletar nova amostra em 30 dias		

Fonte: Brasil, 2017b.

Tabela 69.6 Tratamento da sífilis de acordo com o estágio clínico.

Classificação	Tratamento
Sífilis primária, secundária e latente recente	Penicilina benzatina 2,4 milhões de UI, IM, dose única (1,2 milhão de UI, em cada glúteo)
Sífilis latente tardia, terciária ou ignorada	Penicilina benzatina 2,4 milhões de UI, IM, semanalmente, por 3 semanas (7,2 milhões de UI = dose total)
Neurossífilis	Penicilina cristalina 18 a 24 milhões UI/dia, IV, administrada em doses de 3 a 4 milhões de UI, a cada 4 horas ou por infusão contínua, por 14 dias

IM: via intramuscular; IV: via intravenosa; UI: unidades internacionais.

pode ocorrer em qualquer fase da doença. Na fase aguda, quando ocorre no primeiro trimestre, o risco de transmissão é < 10%; porém, quando ocorre no segundo ou terceiro trimestres, se eleva a mais de 60%. Na infecção crônica, a taxa de contaminação neonatal pode variar de 40 a 90%, dependendo se há replicação viral (Borgia *et al.*, 2012; Castillo *et al.*, 2017; Schillie *et al.*, 2018).

A transmissão intrauterina é rara (5 a 10%), e o leite materno não representa risco adicional, mesmo em crianças que não receberam a imunoprofilaxia (Borgia *et al.*, 2012; Brasil, 2017b; Castillo *et al.*, 2017).

Toda gestante deve realizar, por meio de imunoensaio ou teste rápido, a pesquisa de antígeno de superfície HBsAg no primeiro trimestre, ou assim que descobrir a gestação, e quando não testadas durante a gravidez, deve ser coletado no momento da admissão para o parto. Em pacientes com HbsAg negativo, mas em situação de risco (moradoras de área endêmica, usuárias de drogas ilícitas, múltiplos parceiros sexuais, múltiplas transfusões de sangue, imunossuprimidas, parceiro HBV-positivo, profissionais de saúde, detentas ou que apresentam elevação anormal dos níveis de alanina aminotransferase [ALT]), devem ter o exame repetido no terceiro trimestre (Borgia *et al.*, 2012; Brasil, 2017b; Castillo *et al.*, 2017; Schillie *et al.*, 2018).

Gestantes com HBsAg reagentes deverão realizar no início do primeiro trimestre HBeAg, ALT e carga viral (CV)-HBV, para determinar a indicação de tratamento ou profilaxia durante a gestação). Mulheres que possuem HBeAg não reagente deverão repetir os exames no final do segundo trimestre para avaliar a indicação de profilaxia; já as pacientes com HBeAg positivo não precisam realizar CV, sendo consideradas de alto risco de transmissão e indicado o início de terapia antirretroviral (TARV) (Brasil, 2022b).

Não há tratamento específico para a fase aguda da doença, mas na fase crônica, pode ser usada TARV; entre os medicamentos disponíveis, o tenofovir é a droga de escolha. Em gestante com idade acima de 30 anos e HBeAg reagente ou CV-HBV > 2.000 UI/mℓ e ALT 1,5 vez o limite superior da normalidade (LSN), mantida por 3 a 6 meses, há indicação de tratamento. A profilaxia é indicada a partir da 28ª à 32ª semana na gestante com hepatite B crônica, com níveis elevados de viremia (HBV-DNA superior a 200 UI/mℓ ou > 10^6 cópias/mℓ) ou HbeAg positivo, com o intuito de reduzir a TV (Borgia *et al.*, 2012; Brasil, 2017b; 2023b; Castillo *et al.*, 2017; Schillie *et al.*, 2018). Até o momento, não existe consenso sobre o tratamento da hepatite crônica durante a gestação. Se possível, deve-se postergar o início da TARV para após o parto. No caso de gestantes que já estejam em uso de medicação, a decisão sobre continuar ou suspender a TARV deverá ser individualizada, levando-se em consideração a gravidade da doença materna e o potencial risco-benefício para o feto (Castillo *et al.*, 2017; Schillie *et al.*, 2018; Brasil, 2023b).

A vacina é recomendada para todas as pacientes com HBsAg não reagente, podendo ser administrada em qualquer trimestre. As mulheres expostas ao HBV em qualquer idade gestacional deverão receber associação de vacina e imunoprofilaxia combinada de HBIg (Borgia *et al.*, 2012; Brasil, 2017b; Castillo *et al.*, 2017; Schillie *et al.*, 2018).

A imunoprofilaxia combinada de HBIg e vacina previne a transmissão perinatal da hepatite B em mais de 90% dos recém-nascidos. Entretanto, nas mães com HBeAg reagente, a imunoprofilaxia neonatal poderá falhar em 10 a 15% dos casos, sendo indicada a terapia antiviral profilática. A Sociedade Brasileira de Imunização recomenda, no calendário de 2018/2018, que toda gestante suscetível para hepatite B receba a vacinação durante a gestação no esquema de 0+1+6.

A maioria dos casos de infecção perinatal acontece no momento do parto, mas não há dados suficientes para indicar que a cesariana deve ser recomendada para pacientes com CV baixa (Borgia *et al.*, 2012; Brasil, 2017b; Castillo *et al.*, 2017; Schillie *et al.*, 2018).

Hepatite C (CID 098.2 – B18.2)

O vírus da hepatite C (HCV) possui grande heterogeneidade genética. A presença da infecção não contraindica a gestação e não há evidências de piora da doença hepática, mas ela pode estar relacionada com maior risco de eventos fetais adversos, como baixo peso ao nascer e crescimento restrito, e eventos maternos, como diabetes e pré-eclâmpsia (Brasil, 2013; Brenta *et al.*, 2013). Clinicamente, pode se apresentar assintomática ou com sintomas inespecíficos (diarreia, náuseas, vômito, dor abdominal) durante a fase aguda da doença (Brasil, 2017b; Society for Maternal-Fetal Medicine, 2017).

A infecção pode ocorrer pela via percutânea, por meio da exposição ao sangue, via sexual e TV, responsável por cerca de 1 a 19,4% da infecção em crianças. A TV depende de fatores geográficos, gravidade da doença, títulos de HCV-RNA e comorbidades, como a coinfecção com o vírus da imunodeficiência humana (HIV); a infecção intrauterina é rara, podendo chegar a 5,8%. A transmissão pelo leite materno não tem sido relatada, e a amamentação deve ser incentivada (Brasil, 2017b; Society for Maternal-Fetal Medicine, 2017).

Não há profilaxia recomendada para evitar a TV.

A Comissão Nacional de Incorporação de Tecnologias no Sistema Único de Saúde (Conitec), desde 2020, recomenda a pesquisa de anti-HCV de rotina na primeira consulta de pré-natal, preferencialmente no primeiro trimestre, por teste rápido. A gestante com HCV deve coletar, no início do pré-natal, dosagens de CV-HCV e testes de função hepática, para avaliar risco de TV-HCV e estadiamento de doença hepática (Brasil, 2020).

Pacientes com HCV positivo devem realizar pesquisa para outras DSTs como HIV, sífilis, gonorreia, clamídia e HBV (Brasil, 2017b; Society for Maternal-Fetal Medicine, 2017). A colestase intra-hepática é mais comum em mulheres com HCV-RNA positivo, chegando a taxas de 20% (Brasil, 2022b).

Os medicamentos utilizados para o tratamento da hepatite C aguda e crônica são teratogênicos e devem ser suspensos quando diagnosticada a gestação.

Não há evidências científicas que recomendem uma via de parto preferencial. Orienta-se evitar procedimentos invasivos, parto laborioso e tempo de ruptura de membranas maior que 6 horas para minimizar a possibilidade de TV. O aleitamento materno não é contraindicado (Brasil, 2017b; Society for Maternal-Fetal Medicine, 2017).

HIV (CID B20 – B24)

A infecção pelo HIV durante a gestação vem aumentando significativamente. A identificação precoce da infecção é de grande relevância para a adoção de medidas profiláticas que visem diminuir a taxa de TV (Committee Opinion no. 635, 2015; Brasil, 2017a; 2017b).

A transmissão acontece por contato com secreções (sangue, esperma, resíduo vaginal e leite materno), inoculação de material infectado (sangue e fluidos corporais), relação sexual desprotegida, transfusão de hemoderivados e TV.

O MS recomenda a realização do teste para a detecção do HIV na primeira consulta de pré-natal, preferencialmente no primeiro trimestre, no terceiro trimestre e no momento do parto, podendo ainda ser feita em qualquer outro momento em que haja exposição de risco ou violência (CDC, s/d; Committee Opinion no. 635, 2015; Brasil, 2017a; 2017b; AIDSinfo, 2017). Os testes rápidos para HIV são os métodos preferenciais para diagnóstico, pois possibilitam início adequado da TARV e resposta virológica mais precoce. A testagem laboratorial pode ser utilizada, desde que a entrega do resultado ocorra em tempo oportuno (até 14 dias) (Brasil, 2017b).

O resultado não reagente é liberado com base em um único teste; caso persista a suspeita de infecção pelo HIV, uma nova amostra deverá ser coletada 30 dias após para nova testagem.

O resultado reagente é confirmado com um segundo teste diferente do primeiro. Na abordagem inicial, o exame de CV deve ser solicitado para conhecimento da viremia materna e repetido 2 a 4 semanas após a introdução da TARV e após 34 semanas para estabelecer a via de parto. O teste de genotipagem pré-tratamento está indicado para toda gestante e deverá ser solicitado antes de se iniciar a TARV; ressalta-se que o início do tratamento não deve ser retardado pela espera do resultado desse exame (AIDSinfo, 2017; Brasil, 2017a; 2017b; 2022b; Committee Opinion no. 635, 2015; CDC, s/d). De acordo com a literatura, apesar de raros, podem ocorrer resultados falso-reagentes nos testes para HIV em gestantes, em função da presença de aloanticorpos. São situações que exigem especial atenção: doenças autoimunes, múltiplos partos, transfusões sanguíneas, hemodiálise e vacinação recente. Dessa forma, a coleta da carga viral do HIV (CV-HIV) deve ser realizada em qualquer fluxo de diagnóstico, imediatamente, e antes do início da TARV (Brasil, 2022b).

Em caso de discordância entre os testes, ambos deverão ser repetidos; permanecendo a discordância, outra amostra deverá ser coletada e enviada para o laboratório (Brasil, 2017b).

A adoção de cuidados durante o pré-natal e puerpério é fundamental para a redução da TV, podendo chegar a taxas de menos de 1% quando adotadas adequadamente. Tais medidas são:

- Uso da TARV durante o pré-natal e puerpério
- Uso de preservativo em todas as relações sexuais
- Tratamento imediato das infecções concomitantes
- Via de parto: cesariana quando a CV > 1.000 cópias/mℓ ou desconhecida, a partir de 34 semanas de gestação
- Uso de AZT periparto, quando CV detectável após 34 semanas
- Uso de antirretroviral em xarope para o recém-nascido
- Uso de fórmula láctea; a amamentação não é recomendada (Committee Opinion no. 635, 2015; AIDSinfo, 2017; Brasil, 2017b).

MS/Superintendência de Vigilância em Saúde (SVS)/Centers for Disease Control and Prevention (CDC) recomendam o início imediato da TARV para toda gestante infectada pelo HIV, independentemente de critérios clínicos e imunológicos, e não deverá ser suspensa após o parto, independentemente do nível de linfócitos T-CD4+ no momento do início do tratamento.

A TARV deverá combinar três antirretrovirais; no Brasil, atualmente, o esquema preferencial é a associação tenofovir (TDF) + lamivudina (3TC) + dolutegravir (DTG). Em situações especiais, deverá ser modificada para outras opções, individualizando cada caso. Em pacientes já em uso de TARV com CV indetectável ou < 50 cópias/mℓ, recomenda-se manter o esquema. Em gestantes que apresentam CV detectável, deve-se investigar possíveis interações medicamentosas e avaliar a adesão ao tratamento. A genotipagem deve ser solicitada para adequação da TARV em uso, com celeridade. Ressalta-se que, para gestantes, apenas uma CV-HIV detectável (> 500 cópias/mℓ) já é critério para solicitação de genotipagem (Brasil, 2017b).

Com relação à via de parto, as recomendações constam na Tabela 69.7 (AIDSinfo, 2017; Brasil, 2017b). Nos casos de má adesão à TARV, o AZT periparto é indicado.

A infusão do AZT deve ser iniciada no trabalho de parto ou até 3 horas antes da cesariana, devendo ser mantida até o clampeamento do cordão umbilical. A dose recomendada é: ataque, primeira hora, 2 mg/kg; manutenção, 1 mg/kg diluído em 100 mℓ de soro glicosado a 5%.

Citomegalovírus (CID B25)

O citomegalovírus (CMV) é um DNA-vírus da família dos herpes-vírus; é considerado responsável pela infecção congênita mais comum em todo o mundo, sendo o mais frequente agente causal de lesões cerebrais neonatais. Manifesta-se clinicamente com quadros assintomáticos ou do tipo gripal leve, e formas mais graves ocorrem apenas em mulheres imunossuprimidas (Brasil, 2012; 2015; Rawlinson *et al.*, 2017).

A soroprevalência pode chegar a 95% no Brasil. O risco de soroconversão (ou infecção primária) durante a gravidez é de 1 a 3%, e o de recorrência ou reativação é de 20 a 30%, uma vez que, por se tratar de herpes-vírus, as infecções latentes são relativamente comuns (Brasil, 2012; 2015; Rawlinson *et al.*, 2017).

A transmissão se dá por fluidos corporais contaminados (urina, fezes, lágrima, secreções respiratórias, leite), atividade sexual e pela via vertical (transplacentária e amamentação). O contato com secreção vaginal ou leite materno é tipicamente assintomático e geralmente não resulta em sequelas graves (American College of Obstetricians and Gynecologists, 2015; Vereeck *et al.*, 2016; Brasil, 2017b).

Após a infecção primária, a excreção viral pode perdurar por semanas a anos, tornando-se latente e podendo recorrer, seja por reativação ou por reinfecção de cepas virais diferentes. O risco de transmissão fetal na infecção primária é de 1,4%; já a soroconversão no primeiro trimestre pode gerar sequelas

Tabela 69.7 Via de parto e carga viral.

Carga viral após 34 semanas	Via de parto – AII	AZT periparto
< 50 cópias/mℓ ou indetectável	Obstétrica	Não (BII)
50 < 1.000 cópias/mℓ	Obstétrica	Sim (CII)
> 1.000 cópias/mℓ ou desconhecida	Cesariana 38 semanas	Sim (AI)

Adaptada de: AIDSinfo, 2017.

neurológicas em 8 a 13% dos neonatos, enquanto infecções no segundo e no terceiro trimestre não estão associadas a sequelas neurológicas graves. A taxa de infecção congênita varia de 0,2 a 2% (Brasil, 2012; 2017b; American College of Obstetricians and Gynecologists, 2015; Rawlinson *et al.*, 2017).

O MS e consensos internacionais não recomendam a realização rotineira de testes sorológicos para a detecção de anticorpos anti-CMV durante o pré-natal. A positividade para o teste e a detecção dos anticorpos não permitem afastar o risco de infecção fetal e não definem a época de ocorrência de infecção: se primária, recorrente ou até mesmo infecção por uma nova cepa (Brasil, 2012; 2022a; American College of Obstetricians and Gynecologists, 2015; Vereeck *et al.*, 2016; Rawlinson *et al.*, 2017).

A investigação por meio da sorologia deve ser feita quando há sintomas como os da influenza-*like* (fadiga, febre, dor de cabeça) não atribuídos a nenhuma outra infecção ou quando há achados ultrassonográficos sugestivos de infecção pelo CMV (calcificações hepáticas ou abdominais, hepatoesplenomegalia, ascite, ventriculomegalia cerebral, calcificações intracranianas, microcefalia, hidropisia fetal e crescimento intrauterino restrito) (American College of Obstetricians and Gynecologists, 2015; Vereeck *et al.*, 2016; Rawlinson *et al.*, 2017).

Levando-se em consideração que todas as mulheres, independentemente do seu estado sorológico, estão sujeitas a reinfecção e transmissão fetal, o profissional de saúde deve esclarecer e orientar sobre as medidas para a prevenção, como reforçar hábitos de higiene, evitar aglomerações e não compartilhar objetos de uso pessoal (American College of Obstetricians and Gynecologists, 2015; Vereeck *et al.*, 2016; Brasil, 2017b).

Estudo para profilaxia passiva com hiperimunoglobulina não demonstrou eficácia na redução da taxa de transmissão. A profilaxia ativa com vacina ainda não tem recomendação de uso (Brasil, 2017b). O tratamento com valaciclovir (2 g por via oral a cada 6 horas, a partir da confirmação diagnóstica até 21 semanas de gestação) tem se mostrado promissor, embora de custo elevado e ainda não disponível na rede do Sistema Único de Saúde (SUS). Quanto às gestantes com soroconversão no segundo ou no terceiro trimestre, o tratamento não é indicado. Recomenda-se realizar amniocentese para reação em cadeia da polimerase (PCR) de líquido amniótico pelo menos após 7 semanas da estimativa da infecção e apenas após 21 semanas (Brasil, 2022a).

O uso de ARV é recomendado durante a gestação em pacientes imunodeprimidas, infectadas pelo HIV ou pós-transplantadas.

A realização de cesarianas não demonstrou benefícios na prevenção da infecção primária.

Caso a mãe adquira a infecção ao longo da amamentação, é recomendado não amamentar recém-nascido com idade gestacional < 32 semanas ou peso ≤ 1,5 kg. Ofertar preferencialmente leite materno pasteurizado; já no recém-nascido a termo, recomenda-se a amamentação, mas a paciente deve ser informada de que pode haver doença sintomática no recém-nascido (Brasil, 2022a).

Toxoplasmose (CID B58)

A transmissão congênita do *Toxoplasma* pode ocorrer quando a gestante adquire a primoinfecção durante a gestação. O acometimento do feto depende da virulência da cepa do parasita, da resposta do sistema imunológico materno e da idade gestacional em que a mulher se encontra (Amorim e Melo, 2009a). A taxa de transmissão vertical do *Toxoplasma gondii* é diretamente proporcional à idade gestacional, enquanto a morbimortalidade fetal é inversamente proporcional ao tempo de gestação no momento da infecção aguda. No primeiro trimestre, de 15 a 20% dos fetos serão contaminados, chegando a 25 a 30% no segundo trimestre e 50 a 90% no terceiro trimestre (Brasil, 2022a).

Entre 70 e 90% dos casos de toxoplasmose em pacientes imunocompetentes são assintomáticos ou apresentam sintomas inespecíficos. O diagnóstico da infecção pelo *T. gondii* na gravidez é extremamente importante, tendo como objetivo principal a prevenção da toxoplasmose congênita e suas sequelas. A sorologia de toxoplasmose é preconizada na primeira consulta de pré-natal, como exame complementar de rotina, pelo MS do Brasil. Para gestantes suscetíveis, é recomendada a repetição do exame mensalmente (no mínimo, bimensal) para aumentar a chance de detectar e, por sua vez, tratar a infecção assintomática com antecedência (ou seja, com 4 semanas de infecção), quando o tratamento pode prevenir a infecção e o dano fetal.

Pacientes suscetíveis à infeção devem ser orientadas exaustivamente quanto às medidas higiênico-dietéticas a serem adotadas durante a gravidez, com objetivo de reduzir a taxa de infecção.

O tratamento pré-natal é oferecido a gestantes sintomáticas e assintomáticas diagnosticadas com infecção recente pelo *T. gondii* para reduzir o risco de toxoplasmose congênita, apesar de não haver benefícios maternos diretos do tratamento (Gilbert e Petersen, 2017).

Os medicamentos usados para o tratamento de gestantes diagnosticadas com toxoplasmose recente baseiam-se na idade gestacional (IG) ao diagnóstico e se a infecção fetal foi documentada.

- IG < 16 semanas, IgG e IgM positivas: iniciar espiramicina e solicitar avidez. Casos de avidez alta, suspender medicação; casos de avidez baixa ou intermediária, mantém-se a medicação
- IG > 16 semanas, IgG e IgM positivas: a paciente deve ser considerada como infecção aguda, independentemente do resultado da avidez. Os protocolos internacionais têm sugerido trocar a espiramicina por pirimetamina e sulfadiazina associadas ao ácido folínico (esquema tríplice) e realizar a investigação da infecção fetal quando com IG 18 semanas (e após 4 semanas da infecção materna). Caso a PCR no líquido amniótico seja positiva para *T. gondii*, o esquema tríplice será mantido até o parto. Se a PCR vier negativa, pode-se voltar à espiramicina, que também será mantida até o parto.

A dose recomendada de espiramicina é de 1 g por via oral (VO) 3 vezes/dia. No caso da terapia com sulfadiazina-pirimetamina + ácido folínico, a dose indicada é de 100 mg/dia de pirimetamina VO, divididos em duas doses, por 2 dias, seguidos de 50 mg/dia diariamente + uma dose de 75 mg/kg de sulfadiazina VO, seguida de 100 mg/kg/dia, divididos em duas doses (sulfadiazina máxima 4 g/dia) + 10 a 20 mg/dia de ácido folínico VO, 1 vez/dia, durante a terapia com pirimetamina, até 1 semana após seu término (lembrando que o ácido fólico não é um substituto apropriado) (Gilbert e Petersen, 2017).

Não há informações sobre a eficácia de outros fármacos para o tratamento da infecção por toxoplasmose na gestação, mas em casos específicos, pode-se tentar o uso de sulfametoxazol-trimetoprima, azitromicina e até claritromicina (Gilbert e Petersen, 2017).

Rubéola (CID B06 – P35.0)

Causada por um vírus do gênero *Rubivirus*, o *Rubeolla virus*, é uma doença infectocontagiosa que acomete principalmente crianças entre 5 e 9 anos. A transmissão acontece de uma pessoa a outra, geralmente pela emissão de gotículas das secreções respiratórias dos doentes. A rubéola congênita acontece quando a viremia materna permite a disseminação hematogênica do vírus pela placenta (Brasil, 2022a). O período associado a risco maior de sequelas para o feto encontra-se entre a quarta e a oitava semanas, fase de organogênese e de desenvolvimento do sistema auditivo. As sequelas, portanto, vão depender da fase da gravidez em que ocorreu a infecção. Caso a TV ocorra nas primeiras 16 semanas, o risco de malformações, principalmente auditivas e cardíacas, é alto. A taxa de infecção no primeiro trimestre está em torno de 81%, seguida de 25% no segundo trimestre, podendo chegar a 100% em fetos expostos após a 36ª semana, em que a principal manifestação evidenciada é o crescimento intrauterino restrito. O maior risco potencial ao feto encontra-se nas primeiras 16 semanas de gravidez (Brasil, 2022a).

Atualmente, a pesquisa de anticorpos contra a rubéola é realizada rotineiramente, na grande maioria dos protocolos de pré-natal, e agrega segurança nos cuidados ao binômio materno-fetal. Toda gestante com apresentação de exantema deve ser avaliada com sorologia para rubéola de 7 a 10 dias após início da erupção e repetida 2 a 3 semanas após. Se o anticorpo IgM for detectado em uma gestante, na ausência de uma história de doença semelhante à rubéola ou contato, deve ser iniciada pronta investigação. Deve ser lembrado que uma reação cruzada no resultado de IgM pode ocorrer, devido ao fator reumatoide ou a outros anticorpos; portanto, a realização do teste de avidez específico para rubéola pode ser útil nesses casos (Brasil, 2022a)

As medidas preventivas assumem grande importância para evitar a doença, sendo recomendado: realizar a testagem sorológica e vacinação para mulheres suscetíveis à infecção que desejam engravidar; evitar contato com pessoas com suspeita de rubéola durante a gestação; e realizar a vigilância epidemiológica. Como resultado das sucessivas campanhas de vacinação, a proporção de gestantes suscetíveis atualmente é baixa.

RASTREAMENTO POR EXAME PARASITOLÓGICO DE FEZES

Doenças infectoparasitárias (CID 098.8 – 098.9)

A incidência de helmintíases e protozooses ainda é alta no Brasil. Questões relacionadas a saneamento básico e higiene precários podem estar relacionadas às causas. As mulheres grávidas, frequentemente, experimentam infecções parasitárias mais graves do que as mulheres não grávidas, apresentando sintomas que variam de anemia leve até doença grave e morte. As mudanças no sistema imunológico materno durante a gravidez são as responsáveis por essa maior suscetibilidade (Dotters-Katz *et al.*, 2011).

As helmintíases mais comuns são: ancilostomíase, ascaridíase, enterobíase, estrongiloidíase, himenolepíase, teníase e tricuríase (Brasil, 2013). As protozooses nem sempre são patogênicas e, em muitos casos, não necessitarão de tratamento específico. A amebíase e a giardíase necessitam de tratamento (Dotters-Katz *et al.*, 2011).

Embora cada infecção parasitária tenha um mecanismo fisiopatológico diferente, existem problemas comuns à maioria dessas infecções (Dotters-Katz *et al.*, 2011):

- As mulheres são frequentemente infectadas por mais de um parasita
- A maioria das infecções parasitárias causa algum grau de anemia e desnutrição materna
- Infecções no primeiro trimestre tendem a ter consequências fetais e placentárias mais graves
- O grau de parasitemia é maior e a infecção parasitária mais grave na primigesta.

O exame de fezes para rastreamento é recomendado pelo MS, sendo ratificado nos casos em que a grávida apresenta sintomatologia gastrintestinal (suspeita de parasitose intestinal) ou para complementar a propedêutica nos casos de anemia ferropriva (Brasil, 2013).

Nenhuma droga antiparasitária é considerada totalmente segura na gestação e não deve ser recomendada no primeiro trimestre. Pacientes com parasitas intestinais só devem ser tratadas na gravidez nos casos em que o quadro clínico é exuberante ou as infecções são maciças. O foco na prevenção tem sido a melhor abordagem (Brasil, 2013).

Apesar de os resultados perinatais da infecção parasitária na gravidez serem potencialmente graves, a maioria é facilmente tratada. O diagnóstico precoce e o tratamento oportuno na gravidez devem ser garantidos, incluindo o tratamento empírico, diminuindo, assim, a incidência de infecção na gravidez e melhorando os resultados maternos e perinatais. Talvez por isso, as parasitoses intestinais em gestantes sejam descritas e estudadas apenas quando ocorrem casos isolados com complicações clínicas (Macedo e Rey, 1996).

O momento oportuno, segundo o MS, é após 16 a 20 semanas para evitar os potenciais riscos teratogênicos das medicações (Brasil, 2013).

A Tabela 69.8 resume os principais agentes etiológicos, assim como o tratamento medicamentoso recomendado.

Tabela 69.8 Infecções por parasitas na gestação.

Parasita	Sintomas	Tratamento
Cyclospora	Diarreia e desidratação	Sulfametoxazol e trimetoprima
Cryptosporidium	Diarreia e desidratação	Hidratação/nitazoxanida
Enterobius vermicularis	Prurido anal	Mebendazol
Giardia	Diarreia, dor abdominal e febre	Metronidazol
Trichinella	Náusea, mialgia, febre, diarreia, migração da larva nos tecidos	Mebendazol
Trichomonas	Corrimento vaginal e disúria	Metronidazol
Diphyllobothrium latum	Náusea e perda de peso	Praziquantel
Taenia saginata	Assintomático ou dor abdominal e perda de peso	Praziquantel

Adaptada de: Dotters-Katz *et al.*, 2011.

RASTREAMENTO POR CITOLOGIA ONCOLÓGICA

Câncer de colo do útero (CID C53)

No Brasil, o câncer de colo do útero é o quarto tipo de câncer mais comum entre as mulheres e a neoplasia maligna mais comum diagnosticada durante a gravidez (Amorim e Melo, 2009a; Brasil, 2022a). O objetivo do rastreio do câncer cervical é reduzir a incidência do câncer invasivo e diminuir a mortalidade por esse tipo de câncer.

De acordo com o MS, o rastreamento deve ser realizado a partir de 25 anos em todas as mulheres que iniciaram atividade sexual, a cada 3 anos, se os dois primeiros exames anuais forem normais, e o rastreamento deve seguir até os 64 anos de idade (Brasil, 2016). Nas gestantes, o MS orienta seguir as recomendações de periodicidade e faixa etária de rastreio como para as demais mulheres.

A taxa de lesões pré-cancerígenas detectadas durante o pré-natal está em torno de 1% e, apesar da alta frequência, existem relativamente poucos estudos para estabelecer diretrizes baseadas em evidências (B/D) (Amorim e Melo, 2009a). Amostragem endocervical com cureta e amostragem endometrial não devem ser realizadas, mas o canal endocervical pode ser amostrado suavemente com uma escova citológica. Se for realizada colposcopia, a biopsia cervical deverá ser realizada somente se houver uma lesão que pareça ser de alto grau. Se não houver diagnóstico ou suspeita de neoplasia intraepitelial cervical (NIC) II+, o acompanhamento pode ser realizado pós-parto. Após o resultado anatomopatológico, faz-se o estadiamento adequado. No câncer de colo uterino, o exame especular na avaliação da vagina e fórnices e o toque retal na avaliação dos paramétrios são o ponto de partida. A ressonância magnética é o exame diagnóstico de referência que pode determinar o tamanho do tumor em três dimensões, a invasão do estroma cervical, invasão vaginal e paramétrial, além do comprometimento de linfonodos. Entretanto, por vezes, é difícil interpretar a ressonância magnética durante a gravidez, destacando-se a hiperintensidade fisiológica do colo do útero, a movimentação fetal prejudicando a qualidade da imagem, e, ainda, a não utilização do contraste gadolínio (Brasil, 2022a). Após o parto, deve-se realizar citologia, pesquisa de papilomavírus humano (HPV) e avaliação colposcópica em todas as pacientes com lesões escamosas intraepiteliais de alto grau (HSIL, do inglês *high-grade squamous intraepithelial lesions*) diagnosticadas durante a gravidez, mas esses exames devem ser adiados até 4 semanas após o parto, para permitir que o colo do útero retome seu estado não grávido (Perkins *et al.*, 2021).

RASTREAMENTO POR CULTURA PARA *STREPTOCOCCUS β HAEMOLYTICUS* DO GRUPO B

Sepse neonatal

Os estreptococos beta-hemolíticos do grupo B (EGB), conhecidos como *Streptococcus agalactiae*, são patógenos cocos gram-positivos, anaeróbios facultativos. Esse microrganismo faz parte da microbiota vaginal normal da mulher e suas cepas não patogênicas podem colonizar também a nasofaringe, a pele e o trato gastrintestinal. Durante o parto, o feto pode ser contaminado ao passar pelo canal vaginal e apresentar infecção neonatal, que pode, em alguns casos, levar o recém-nascido a óbito (Amorim e Melo, 2009a).

No recém-nascido, a infecção por esse grupo pode resultar em sepse e pneumonia e, em casos mais raros, meningite. Na gestante, pode resultar em infecção do sistema urinário, amnionite, endometrite, sepse e meningite (Coutinho *et al.*, 2011).

Os casos de infecção neonatal nos primeiros 7 dias de vida, provavelmente, devem-se à infecção materna. Após esse período, considera-se infecção pelo ambiente (Amorim e Melo, 2009a).

Devido ao grande impacto e à morbimortalidade neonatal precoce (até os sete primeiros dias de vida) associados à infecção por esse grupo de bactérias, diversas comissões e órgãos nacionais e internacionais relacionados a saúde materna e fetal estudam os impactos do rastreio precoce e os benefícios da profilaxia intraparto.

No Brasil, ainda não existe consenso nem recomendações de rastreamento de rotina para EGB pelo MS, somente se houver indicação clínica (Brasil, 2013).

Recomendamos a realização de triagem universal de EGB entre 35 e 37 semanas, se houver condições técnicas e financeiras plenas, por meio da coleta de amostra de cultura única do introito vaginal (parte inferior da vagina) e depois reto (através do esfíncter anal). A cultura é válida por cerca de 5 semanas. Nas gestações gemelares monocoriônicas, deve-se atentar para

Tabela 69.9 Regimes de antibióticos para a profilaxia de infecção neonatal por estreptococos do grupo B (EGB) durante o trabalho de parto.

Não alérgica à penicilina	Penicilina G intravenosa (IV), 5 milhões de unidades, seguida de 3 milhões de unidades IV a cada 4 horas até o parto *ou* Ampicilina 2 g IV seguida de 1 g a cada 4 horas até o parto			
Alérgica à penicilina	Baixo risco para anafilaxia	Cefazolina 2 g IV seguida de 1 g IV a cada 8 horas até o parto		
	Alto risco para anafilaxia	Solicitar suscetibilidade à clindamicina em requisição laboratorial para cultura vaginal-retal realizada entre 36 semanas e 7 dias e 37 semanas e 6/7 dias de gestação	EGB suscetível à clindamicina	Clindamicina 900 mg IV a cada 8 horas até o parto
			EGB resistente à clindamicina	Vancomicina: dosagem com base no peso, 20 mg/kg a cada 8 horas *Dose única máxima de 2 g* *Tempo mínimo de infusão é de 1 hora, ou 500 mg/30 min para dose > 1 g*
	Risco desconhecido para anafilaxia	Nenhuma informação disponível para orientar sobre qual a escolha de antibiótico é melhor nesse cenário. As opções incluem: • Teste cutâneo de alergia à penicilina • Administração de cefalosporina • Administração de clindamicina se isolado suscetível • Administração de vancomicina se EGB isolado não for suscetível à clindamicina		

o adiantamento da coleta para cerca de 3 a 5 semanas antes do parto. Nas gestantes com alergia à penicilina, deve ser solicitado também o teste de suscetibilidade à clindamicina (Royal College of Obstetricians and Gynaecologists, 2017).

A penicilina G intravenosa é a droga de escolha para a realização da profilaxia intraparto. As doses dos antibióticos estão apontadas na Tabela 69.9 (Royal College of Obstetricians and Gynaecologists, 2017; American College of Obstetricians and Gynecologists, 2020b).

A quimioprofilaxia é considerada satisfatória se for utilizado o esquema com penicilina, ampicilina ou cefazolina, por pelo menos 4 horas antes do parto, mas estudos atuais apontam bons resultados a partir de 2 horas após administração do antibiótico. Todas as outras opções são consideradas insatisfatórias para a assistência neonatal (Royal College of Obstetricians and Gynaecologists, 2017; American College of Obstetricians and Gynecologists, 2020b).

Dentre as principais indicações de realização de profilaxia de sepse neonatal precoce estão: recém-nascido anterior com história de doença invasiva por EGB; cultura positiva no período preconizado (35 a 37 semanas), bacteriúria na gestação atual por EGB. Nos casos de *status* desconhecido para EGB, realizar a profilaxia se: houver parto antes de 37 semanas ou ruptura de membranas por mais de 18 horas ou febre intraparto e, ainda, nos casos de história de cultura positiva na gestação anterior (Royal College of Obstetricians and Gynaecologists, 2017; American College of Obstetricians and Gynecologists, 2020b).

A profilaxia não está indicada se houver história passada de colonização por EGB e a cultura atual for negativa ou nos casos de parto cesáreo realizado com membranas intactas, na ausência de trabalho de parto, independentemente na idade gestacional ou do estado de colonização atual (Coutinho *et al.*, 2011; Royal College of Obstetricians and Gynaecologists, 2017; American College of Obstetricians and Gynecologists, 2020b).

Ainda não temos uma vacina contra as formas graves de infecções relacionadas ao EGB. Enquanto a vacina não é criada, podemos agir por meio de medidas preventivas, como a coleta de *swab* vaginal e perianal no período preconizado e a indicação da quimioprofilaxia para casos selecionados, na tentativa de reduzir os óbitos e as complicações nos neonatos contaminados no parto. Infelizmente, como seria esperado, a infecção neonatal tardia, relacionada ao ambiente, não sofreu impacto com o uso do antibiótico intraparto, mas pode sofrer redução com a criação de imunização das mulheres em idade fértil (Royal College of Obstetricians and Gynaecologists, 2017).

REFERÊNCIAS BIBLIOGRÁFICAS

AIDSinfo. *Recommendations for the use of antiretroviral drugs in pregnant women with HIV infection and interventions to reduce perinatal HIV transmission in the United States* – Post partum follow-up of women living with HIV infection. 2017. Disponível em: aidsinfo.nih.gov/guidelines. Acesso em: 5 fev. 2018.

ALEXANDER, E. K. *et al.* 2017 Guidelines of the American Thyroid Association for the diagnosis and management of thyroid disease during pregnancy and the postpartum. *Thyroid*, v. 27, n. 3, p. 315-389, 2017.

ALMEIDA, M. C.; DORES, J.; RUAS, L. (Coords.). Consenso "Diabetes Gestacional": Atualização 2017. *Revista Portuguesa de Diabetes*, v. 12, n. 1, p. 24-38, 2017.

AMERICAN COLLEGE OF OBSTETRICIANS AND GYNECOLOGISTS. Practice bulletin n. 151: Cytomegalovirus, parvovirus B19, varicella zoster, and toxoplasmosis in pregnancy. *Obstetrics & Gynecology*, v. 125, n. 6, p. 1510-1525, 2015.

AMERICAN COLLEGE OF OBSTETRICIANS AND GYNECOLOGISTS. Practice bulletin n. 223: Thyroid disease in pregnancy. *Obstetrics & Gynecology*, v. 135, n. 6, p. e261-e274, 2020a.

AMERICAN COLLEGE OF OBSTETRICIANS AND GYNECOLOGISTS. Prevention of group B streptococcal early-onset disease in newborns: ACOG Committee Opinion, N. 797. *Obstetrics & Gynecology*, v. 135, n. 2, p. e51-e72, 2020b.

AMORIM, M. M. R.; MELO, A. S. O. Avaliação dos exames de rotina no pré-natal: parte 1. *Revista Brasileira de Ginecologia e Obstetrícia*, v. 31, n. 3, p. 148-155, 2009a.

AMORIM, M. M. R.; MELO, A. S. O. Avaliação dos exames de rotina no pré-natal: parte 2. *Revista Brasileira de Ginecologia e Obstetrícia*, v. 31, n. 7, p. 367-374, 2009b.

BORGIA, G. *et al.* Hepatitis B in pregnancy. *World Journal of Gastroenterology*, v. 18, n. 34, p. 4677-4683, 2012.

BRASIL. Ministério da Saúde atualiza recomendação sobre o intervalo entre doses de penicilina para tratamento de sífilis em gestantes. Julho 2023a.

BRASIL. Ministério da Saúde. Instituto Sírio-Libanês de Ensino e Pesquisa. *Protocolos de atenção básica:* saúde das mulheres. Brasília: Ministério da Saúde, 2016.

BRASIL. Ministério da Saúde. Secretaria de Atenção à Saúde. Departamento de Ações Programáticas Estratégicas. *Gestação de alto risco:* manual técnico. 5ª ed. Brasília: Ministério da Saúde, 2012.

BRASIL. Ministério da Saúde. Secretaria de Atenção à Saúde. Departamento de Atenção Básica. *Atenção ao pré-natal de baixo risco* [recurso eletrônico]. 1ª ed. rev. Brasília: Ministério da Saúde, 2013.

BRASIL. Ministério da Saúde. Secretaria de Atenção Primária à Saúde. Departamento de Ações Programáticas. *Manual de gestação de alto risco* [recurso eletrônico]. Brasília: Ministério da Saúde, 2022a.

BRASIL. Ministério da Saúde. Secretaria de Ciência, Tecnologia, Inovação e Insumos Estratégicos em Saúde. Secretaria de Vigilância em Saúde. *Protocolo clínico e diretrizes terapêuticas para prevenção da transmissão vertical do HIV, sífilis e hepatites virais* [recurso eletrônico]. Brasília: Ministério da Saúde, 2022b.

BRASIL. Ministério da Saúde. Secretaria de Ciência, Tecnologia, Inovação e Complexo da Saúde. Secretaria de Vigilância em Saúde e Ambiente. *Protocolo clínico e diretrizes terapêuticas de hepatite B e coinfecções* [recurso eletrônico]. Brasília: Ministério da Saúde, 2023b.

BRASIL. Ministério da Saúde. Secretaria de Vigilância em Saúde. Departamento de IST, AIDS e Hepatites Virais. *Protocolo clínico e diretrizes terapêuticas (PCDT):* atenção integral às pessoas com infecções sexualmente transmissíveis (IST). Brasília: Ministério da Saúde, 2015.

BRASIL. Ministério da Saúde. Secretaria de Vigilância em Saúde. Departamento de DST, AIDS e Hepatites Virais. *Guia para certificação da eliminação da transmissão vertical do HIV*. Brasília: Ministério da Saúde, 2017a.

BRASIL. Ministério da Saúde. Secretaria de Vigilância em Saúde. Departamento de Vigilância, Prevenção e Controle das Infecções Sexualmente Transmissíveis, do HIV/AIDS e das Hepatites Virais. *Protocolo clínico e diretrizes terapêuticas para prevenção da transmissão vertical de HIV, sífilis e hepatites virais*. Brasília: Ministério da Saúde, 2017b.

BRASIL. Ministério da Saúde. *Testagem universal para hepatite viral C em gestantes no pré-natal:* relatório de recomendação da Conitec. Brasília: Ministério da Saúde, 2020. Disponível em: http://conitec.gov.br/images/Consultas/Relatorios/2020/Relatorio_Testagem_Universal_Hepatite_C_Gestantes_ final_545_32_2020.pdf. Acesso em: 1 fev. 2022.

BRENTA, G. *et al.* Diretrizes clínicas práticas para o manejo do hipotiroidismo. *Arquivos Brasileiros de Endocrinologia & Metabologia*, v. 57, n. 4, p. 265-291, 2013.

CASTILLO, E.; MURPHY, K.; VAN SCHALKWYK, J. No. 342-Hepatitis B and Pregnancy. *The Journal of Obstetrics and Gynaecology Canada*, v. 39, n. 3, p. 181-190, 2017.

CENTERS FOR DISEASE CONTROL AND PREVENTION. *Pregnant women, infants and children:* elimination of mother-to-child HIV transmission (EMCT) in the United States. s/d. Disponível em: https://www.cdc.gov/hiv/group/gender/pregnantwomen/emct.html. Acesso em: 5 fev. 2018.

COMMITTEE ON CLINICAL CONSENSUS-OBSTETRICS. Urinary Tract Infections in Pregnant Individuals. *American College of Obstetricians and Gynecologists Clinical Consensus*. n. 4, 2023.

COMMITTEE OPINION No. 635. Prenatal and perinatal human immunodeficiency virus testing: expanded recommendations. *Obstetrics & Gynecology*, v. 125, n. 6, p. 1544-1547, 2015.

COSTA, M. C. *et al.* Doenças sexualmente transmissíveis na gestação: uma síntese de particularidades. *Anais Brasileiros de Dermatologia*, v. 85, n. 6, p. 767-785, 2010.

COUTINHO, T. *et al.* Prevenção da doença perinatal pelo estreptococo do grupo B: atualização baseada em algoritmos. *Femina*, v. 39, n. 6, p. 329-333, 2011.

DOTTERS-KATZ, S.; KULLER, J.; HEINE, R. P. Parasitic infections in pregnancy. *Obstetrical & Gynecological Survey*, v. 66, n. 8, p. 515-525, 2011.

GILBERT, R.; PETERSEN, E. Toxoplasmosis and pregnancy. *UpToDate*, 2017.

GOODMAN, A.; HUH, W. K. Cervical cytology: evaluation of high-grade squamous intraepithelial lesions (HSIL). *UpToDate*, 2017.

HOOTON, T. M.; GUPTA, K. Urinary tract infections and asymptomatic bacteriuria in pregnancy. *UpToDate*, 2017.

MACEDO, L. M. C.; REY, L. Enteroparasitoses em gestantes e puérperas no Rio de Janeiro. *Cadernos de Saúde Pública*, v. 12, n. 3, p. 383-388, 1996.

MACIEL, L. M. Z.; MAGALHÃES, P. K. R. Tireoide e gravidez. *Arquivos Brasileiros de Endocrinologia & Metabologia*, v. 52, n. 7, p. 1084-1095, 2008.

MAGANHA, C. A. *et al.* Rastreio, diagnóstico e manejo do hipertireoidismo na gestação. *Femina*, v. 50, n. 8, p. 481-491, 2022.

MIRANDA, M. M. *et al.* Rastreamento das infecções perinatais na gravidez: realizar ou não? *Femina*, v. 40, n. 1, p. 13-22, 2012.

MULLER, C. P. *et al.* Reducing global disease burden of measles and rubella: report of the WHO Steering Committee on research related to measles and rubella vaccines and vaccination, 2005. *Vaccine*, v. 25, n. 1, p. 1-9, 2007.

NAOUM, P. C.; BONINI-DOMINGOS, C. R. Dificuldades no diagnóstico laboratorial das hemoglobinopatias. *Revista Brasileira de Hematologia e Hemoterapia*, v. 29, n. 3, p. 226-8, 2007.

PERKINS, R. B.; GUIDO, R. L.; SARAIYA, M. Summary of current guidelines for cervical cancer screening and management of abnormal test results: 2016-2020. *Journal of Women's Health*, v. 30, n. 1, 2021.

RAWLINSON, W. D. *et al.* Congenital cytomegalovirus infection in pregnancy and the neonate: consensus recommendations for prevention, diagnosis, and therapy. *Lancet Infectious Diseases*, v. 17, n. 6, p. e177-e188, 2017.

ROYAL COLLEGE OF OBSTETRICIANS AND GYNAECOLOGISTS. Prevention of early-onset neonatal group B streptococcal disease. Green-top Guideline N. 36. *British Journal of Obstetrics and Gynaecology*, v. 124, p. e280-e305, 2017.

SCHILLIE, S. *et al.* Prevention of hepatitis B virus infection in the United States: recommendations of the Advisory Committee on Immunization Practices. *Morbidity and Mortality Weekly Report Recommendations and Reports*, v. 67, n. 1, p. 1-31, 2018.

SOCIEDADE BRASILEIRA DE DIABETES. *Rastreamento e diagnóstico de diabetes melito gestacional no Brasil*. Brasília: OPAS; 2016.

SOCIETY FOR MATERNAL-FETAL MEDICINE (SMFM). Hepatitis C in pregnancy: screening, treatment, and management. *American Journal of Obstetrics and Gynecology*, v. 217, n. 5, p. B2-B12, 2017.

SOGIMIG ASSOCIAÇÃO DE GINECOLOGISTAS E OBSTETRAS DE MINAS GERAIS. *Ginecologia e obstetrícia:* manual para concursos/TEGO. 4ª ed. Rio de Janeiro: Guanabara Koogan, 2007.

SOLHA, S. T. *et al.* Rastreio, diagnóstico e manejo do hipotireoidismo na gestação. *Femina*, v. 50, n. 10, p. 607-617, 2022.

STANDARDS of medical care in diabetes 2016: summary of revisions. *Diabetes Care*. v. 39, Suppl. 1, p. S4-S5, 2016.

VEREECK, S.; VEREECK, S.; JACQUEMYN, Y. Screening for cytomegalovirus: an analysis of guidelines. *J Preg Child Health*, v. 3, p. 287, 2016.

YAP, Y. W.; ONYEKWELU, E.; ALAM, U. Thyroid disease in pregnancy. *Clinical Medicine*, v. 23, n. 2, p. 125-128, 2023.

YATES, A. M. Prenatal screening and testing for hemoglobinopathy. *UpToDate*, 2018.

CAPÍTULO **70**

Procedimentos Invasivos em Medicina Fetal

Enoch Quinderé de Sá Barreto • Mário Henrique Burlacchini de Carvalho

INTRODUÇÃO

Os procedimentos invasivos *diagnósticos* em Medicina Fetal guiados por ultrassonografia incluem a biopsia de vilo corial (BVC), a amniocentese e a cordocentese. O objetivo desses procedimentos é obter material de origem fetal para processamento de testes citogenéticos, testes moleculares genéticos ou pesquisas infecciosas, principalmente. Os testes genéticos e disponíveis e as indicações do procedimento invasivo serão discutidos no Capítulo 15, *Rastreamento de alterações cromossômicas e genéticas fetais*, e no Capítulo 34, *Doença hemolítica perinatal.*

Entre os procedimentos invasivos *terapêuticos*, temos a transfusão intrauterina pela cordocentese, as drenagens de cavidade amniótica ou de cavidades fetais, as derivações intraútero (*shunt*) e as cirurgias fetais. Todos esses procedimentos carregam riscos associados à técnica e devem ser corretamente indicados.

Mesmo com a correta indicação, as expectativas e os medos associados ao procedimento levaram a uma redução do quantitativo em dias atuais em nosso meio. O conhecimento técnico e as atuais porcentagens de complicações devem embasar o correto aconselhamento antes da realização do procedimento invasivo. Ainda, adequadas estratégias de rastreamento devem guiar a indicação dos procedimentos invasivos e dos testes não invasivos.

Objetivamente, um dos principais fatores que influenciam a aceitação de procedimentos invasivos é a taxa de perda fetal relacionada ao procedimento. Tal taxa pode ser calculada pela diferença entre a perda fetal total e a perda fetal espontânea. Esta última é influenciada pelo perfil de risco materno (idade, peso, paridade e história obstétrica) e pelo perfil de risco relacionado à gravidez (idade gestacional e presença de anomalias fetais) (Papantoniou *et al.*, 2001; Dugoff *et al.*, 2008; Tabor e Alfirevic, 2010; Bakker *et al.*, 2012; Akolekar *et al.*, 2015).

O risco relacionado ao procedimento depende da técnica e dos instrumentos utilizados, de possíveis dificuldades técnicas e da experiência do operador. Além disso, cada tipo de procedimento tem suas peculiaridades, como veremos adiante.

As principais indicações de procedimentos invasivos são:

- Idade materna ≥ 35 anos
- Translucência nucal (TN) acima do 95º percentil
- Rastreamento combinado (TN + bioquímica) aumentado (> 1/100)
- Teste pré-natal não invasivo (NIPT, do inglês *non invasive prenatal test*) ou NIPT ampliado positivo para aneuploidias e síndromes
- Presença de malformação fetal
- Translocação balanceada nos pais
- História pessoal de risco aumentado para doenças genéticas
- Soroconversão na sorologia materna
- Pesquisa de anemias fetais.

BIOPSIA DE VILO CORIAL

Atualmente, com as condições técnicas disponíveis, a BVC deve ser realizada após 11 semanas de gestação, preferencialmente pela via transabdominal, conforme demonstrado na Figura 70.1. A BVC consiste na retirada de células trofoblásticas oriundas da placenta por meio de aspiração guiada por ultrassonografia.

Não há ensaios clínicos randomizados sobre a taxa de perda fetal após BVC; entretanto, ensaios observacionais indicam que pode ser bastante baixa, variando de 0,2 a 2%. O risco de aborto espontâneo após BVC tem relação inversa com a experiência do examinador. Inserções repetidas de agulhas e idade gestacional precoce (< 11 semanas) aumentam o risco de perda.

Segundo a técnica padrão, a agulha deve ser inserida no interior da placenta, guiada pela imagem. A realização do procedimento pode ser em técnica de mão livre ou utilizando um guia de biopsia, e a escolha deve ser feita de acordo com a experiência do examinador (Young *et al.*, 2013). Por outro lado, no procedimento realizado com sucesso e sem intercorrências, a taxa de falha da cultura do citotrofoblasto é de cerca de 0,5% (Jackson *et al.*, 1992). A taxa de mosaicismo é de cerca de 1%.

A via mais utilizada é a transabdominal, e recomenda-se a utilização de anestésico local (lidocaína a 1 ou 2%, sem vasoconstritor).

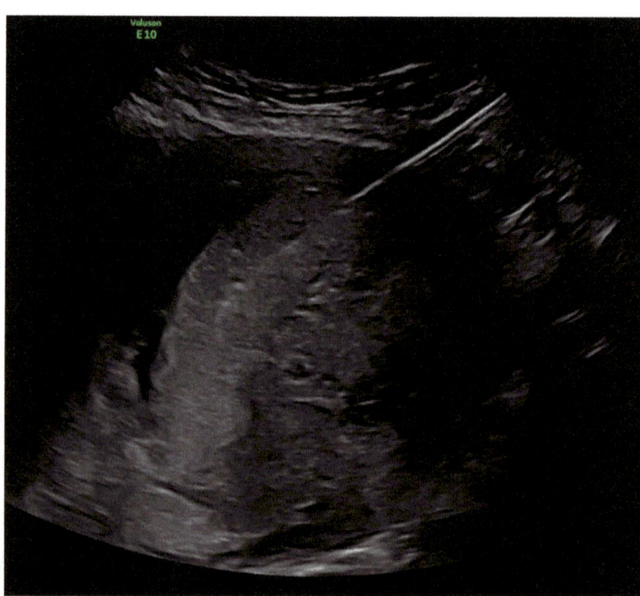

Figura 70.1 Imagem de biopsia de vilo corial em placenta anterior. Nota-se imagem hiperecogênica (*linha*) correspondente à ecogenicidade da agulha nos tecidos maternos e no interior da placenta.

A técnica padrão consiste na coleta realizada diretamente com a agulha de 18 ou 20 G, mas é possível utilizar uma agulha mais grossa (18 G) como guia e aspirar com uma agulha de menor calibre (20 G) em seu interior.

Para aspiração do material, as técnicas possíveis são a aspiração em movimento de entrada e saída com aspiração forte e contínua manual ou com adaptador. A aspiração pode ser realizada pelo próprio operador ou por um auxiliar (ACOG, 2007).

A técnica transcervical/transvaginal está em desuso no Brasil atualmente.

Após a coleta, a quantidade de material obtido deve passar por uma análise visual. Na eventualidade de material escasso, deve-se avaliar a necessidade de nova aspiração imediata. Após esse passo, deve ser realizada uma separação manual entre as vilosidades coriônicas e os coágulos, podendo ser realizada em sala logo após a coleta ou no laboratório de genética.

Complicações

Todas as evidências de risco de perda relacionada vêm de estudos retrospectivos. Os riscos encontrados variam entre 0,2 e 2%, com menor incidência em centros mais experientes. Um estudo retrospectivo do registro dinamarquês, de 31.355 casos submetidos a BVC, relatou uma taxa de perda fetal total de 1,9% após BVC (*versus* 1,4% após amniocentese); a taxa de aborto espontâneo foi correlacionada inversamente com o número de procedimentos realizados em um departamento e foi 40% maior para os departamentos que realizam menos de 1.500 procedimentos, em comparação com aqueles que realizam mais de 1.500, anualmente (nível de evidência: 2++) (Tabor *et al.*, 2009; Wulff *et al.*, 2016). De acordo com uma metanálise recente, a taxa de perda fetal após BVC não parece aumentar significativamente em comparação com a população não exposta (Akolekar *et al.*, 2015).

Uma metanálise de quatro estudos randomizados mostrou que, quando comparada com a amniocentese de segundo trimestre, a BVC transcervical apresentou risco significativamente maior de perda gestacional (risco relativo [RR], 1,40; intervalo de confiança [IC] 95%, 1,09 a 1,81) (Alfirevic *et al.*, 2003).

Outras complicações são muito raras, como sangramento vaginal (principalmente após os procedimentos abdominais) e as rupturas prematuras de membrana, com incidência menor que 0,5%. A incidência de infeções após os procedimentos também é muito baixa, de cerca de 1/3.000 casos (Brambati *et al.*, 1990).

Alguns fatores de risco parecem se correlacionar com aumento da incidência de complicações. Entre eles, a presença de malformações e/ou aumento de TN. Entretanto, um viés é que as próprias anomalias fetais, por si sós, já se associam a aumento de óbito. Outros fatores de risco encontrados são o número de punções realizadas para coleta de material e idade menor que 25 anos ou acima de 40 anos, miomas uterinos, separação corioamniótica, hematomas retrocoriônicos, sangramentos prévios ou recorrentes e bradicardia durante o procedimento (Odibo *et al.*, 2008; Codsi *et al.*, 2022).

AMNIOCENTESE

A amniocentese consiste em obtenção de líquido da cavidade amniótica por meio de punção transabdominal guiada por ultrassonografia, descrita pela primeira vez em 1970 (Sarto, 1970). Não é permitida, em tempos atuais, a coleta sem a utilização da ultrassonografia. Essa coleta deve ser realizada apenas após 15 semanas de gestação e preferencialmente após a fusão completa entre o cório e o âmnio. Um grande estudo multicêntrico demonstrou que a amniocentese precoce (< 15 semanas), quando comparada com a idade ideal (> 15 semanas), é associada a alta taxa de perda fetal (7,6% *versus* 5,9%), pé torto (1,3% *versus* 0,1%) e perda de líquido após o procedimento (3,5% *versus* 1,7%) (CEMAT, 1998; Farrell *et al.*, 1999).

Para a coleta, deve-se utilizar agulha com calibre de 20 ou 22 G, evitando-se o trajeto próximo à inserção placentária do cordão umbilical. Se possível, também deve-se evitar o trajeto transplacentário (Figura 70.2). Estudos realizados compararam a utilização de agulhas de 20 G e 22 G, com taxas semelhantes de perdas fetais e sangramento intrauterino, porém com menor tempo de coleta com a agulha de 20 G (Athanasiadis *et al.*, 2009; Uludag *et al.*, 2010). A via utilizada é a transabdominal, e recomenda-se a utilização de anestésico local (lidocaína a 1% ou 2%, sem vasoconstritor).

Sugere-se que os primeiros 2 mℓ de líquido amniótico obtido sejam descartados para evitar a contaminação com células maternas. A aspiração do líquido amniótico pode ser realizada pelo mesmo operador, por auxiliar ou com uso de vácuo, podendo ser coletados de 15 a 40 mℓ, de acordo com a indicação e a idade gestacional. Entre 15 e 20 semanas de gestação, sugere-se evitar coleta acima de 20 mℓ.

A falha na cultura de amniócitos é relatada em cerca de 0,1% dos procedimentos, e é diretamente proporcional à idade gestacional, atingindo cerca de 10% após 28 semanas de gestação (ACOG, 2007; O'Donoghue *et al.*, 2007).

Entre as complicações, lesões fetais, repercussões maternas e corioamnionite são eventos extremamente raros (< 0,01%). O risco de ruptura prematura das membranas atinge valores de cerca de 1 a 2%, e o risco de óbito fetal ficou em cerca de 0,1%. Uma metanálise recente calculou o peso ponderado relacionado ao procedimento, identificando um risco de perda de cerca de 0,11% (IC 95%, –0,04 a 0,26%) (Akolekar *et al.*, 2015). Outra revisão mais recente analisou o risco de abortamento após 28 dias em 147.987 procedimentos invasivos e reportou uma incidência de 0,56% e risco de óbito fetal após 42 dias com incidência de 0,09% (Wulff *et al.*, 2016).

Semelhante aos fatores descritos na BVC, a incidência de complicações relaciona-se à experiência do examinador, ao sangramento intra-amniótico, às malformações fetais presentes e ao número de punções. Dessa forma, sugere-se que, caso sejam

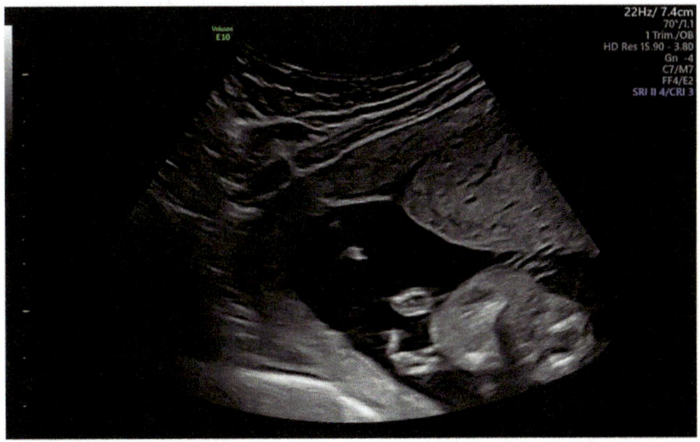

Figura 70.2 Imagem de amniocentese em placenta posterior. Nota-se imagem hiperecogênica (*linha*) correspondente à ecogenicidade da agulha nos tecidos maternos e no interior da cavidade amniótica.

necessárias mais de 2 punções, o procedimento seja postergado em 24 horas. Outro sinal de mau prognóstico após a punção é a presença de coloração avermelhada ou acastanhada na amostra obtida. Esse achado parece associar-se a sangramento ativo atual ou distúrbios placentários associados. Entretanto, mesmo em centros de referência que apresentam alta incidência de casos graves e em centros de treinamento, a incidência deve manter-se dentro dos valores aceitáveis. Taxas de perda maiores que 4% sugerem que a competência deve ser revista em opinião de especialistas (RCOG, 2010).

CORDOCENTESE

A cordocentese para obtenção de amostra de sangue fetal (ASF) é realizada exclusivamente pela via transabdominal e após 18 semanas de gestação. A cordocentese deve ser realizada preferencialmente na inserção placentária do cordão umbilical, mas também pode ser realizada em alça livre. Outra forma de obtenção da ASF, em situações de impossibilidade de acesso do cordão umbilical, é a punção da porção intra-hepática da veia umbilical (Maxwell *et al.*, 1991; Antsaklis *et al.*, 1998; Tongsong *et al.*, 2001).

A principal indicação é a coleta de amostra para avaliação hematológica fetal. Uma segunda indicação, pouco utilizada na prática em nosso meio, é a investigação na suspeita de mosaicismos no cariótipo fetal obtido por amniocentese. A cordocentese também pode ser realizada para fins terapêuticos, como a transfusão intrauterina (TIU) ou para infusão de medicamentos.

A cordocentese realizada entre 18 e 24 semanas de gestação é considerada precoce e associa-se a maior risco de complicações e óbito fetal.

A agulha utilizada é a de 20 G, e a punção é guiada por ultrassonografia, como os demais procedimentos invasivos aqui descritos. A técnica de mão livre é a mais utilizada, e o objetivo é acessar a veia umbilical. Nas placentas anteriores, o acesso da inserção placentária do cordão umbilical é preferencial. Nas placentas posteriores, pode-se optar por alça livre de cordão ou punção intra-hepática. A localização pode ser confirmada com infusão de pequena quantidade de soro fisiológico. Após essa etapa, um assistente deve realizar a aspiração da amostra de sangue com uma seringa.

O risco de óbito fetal é de 1 a 2%, tendo como fatores de risco as anomalias fetais, a restrição de crescimento e a idade gestacional menor que 24 semanas. Estudo retrospectivo avaliou 1.878 casos submetidos à cordocentese e encontrou uma incidência de 8,9% de óbitos em casos de restrição grave do crescimento fetal e 13,1% em casos de anomalias fetais, em comparação a 1% de complicações nos demais casos. Dessa forma, sugere-se que a cordocentese seja realizada em centros de referência e pelo examinador mais experiente disponível (Ghi *et al.*, 2016).

INFORMAÇÕES ADICIONAIS

Antes e após cada procedimento invasivo, sugere-se que seja realizado um *checklist*, que deve incluir:

- Avaliação da tipagem materna e prescrição de imunoglobulina na presença de Rh negativo para realização em até 72 horas
- Avaliação de sorologias para hepatites e HIV maternas (apesar de o risco de transmissão fetal ser presente apenas em casos de infecção ativa e com alta carga viral). Na presença de infecção confirmada, deve-se evitar o teste invasivo; entretanto, quando o benefício superar o risco, deve-se evitar a passagem transplacentária
- Realização de ultrassonografia antes e após o procedimento com caracterização de vitalidade fetal, registro de batimentos cardíacos, posição placentária e definição de estratégia
- Realização dos procedimentos com técnica de assepsia e antissepsia, com utilização de material estéril e descartável, limpeza local com clorexidina ou povidine, uso de luvas estéreis e proteção do transdutor com cobertura estéril (própria ou uso de luva estéril)
- Realização de anestesia local é altamente recomendada com lidocaína estéril 1 ou 2% sem vasoconstritor para redução do desconforto materno
- Confecção de relatório do procedimento, incluindo indicação, número e local de punções, tipo e quantidade do material coletado, exames solicitados, intercorrências e registro da vitalidade fetal
- Sugere-se repouso de 12 a 24 horas após o procedimento e, na presença de sintomas álgicos, pode-se prescrever o uso de analgésico simples.

Em relação ao uso profilático de antibioticoterapia, os estudos são conflitantes; entretanto, atualmente não existe recomendação formal do seu uso.

A utilização contínua de ácido acetilsalicílico (AAS) e de heparina de baixo peso molecular também não tem indicação formal de suspensão. Por outro lado, na ausência de urgência para a realização do procedimento, ambas podem ser suspensas por alguns dias, lembrando que o efeito do AAS é ausente após cerca de 7 dias e da heparina, após 24 horas (Ghi *et al.*, 2016).

Sugere-se ainda que cada examinador faça seu controle de qualidade coletando os seguintes parâmetros: número de intervenções realizadas por ano; número de amostras com material insuficiente; número de amostras com líquido amniótico sanguinolento; número de intervenções com mais de uma punção e número de punções e desfecho da gravidez (incluindo número de abortos espontâneos e intervalo de tempo após o procedimento, parto prematuro e ruptura prematura de membranas). Segundo opinião de especialistas, os resultados atingem os melhores índices após 100 procedimentos (Ghi *et al.*, 2016).

CONSIDERAÇÕES FINAIS

Finalmente, é importante ter a clareza de que todo procedimento invasivo deve ser corretamente indicado, com esclarecimentos dos riscos envolvidos à paciente. Por outro lado, os benefícios da obtenção de amostra de material nobre de origem fetal tem seu papel. O material fetal coletado não permitirá apenas a análise de cariótipo, mas também a extração do DNA e a investigação de variações dos números de cópias (microdeleção e microduplicações por *microarray*) e sequenciamento de nova geração para mutações pontuais (para painéis genéticos e exoma), como discutido no Capítulo 15, *Rastreamento de alterações cromossômicas e genéticas fetais*.

Com índices de complicações atualizados como demonstrado anteriormente, os aconselhamentos devem e podem ser mais objetivos. Além disso, sabe-se que, apesar do avanço dos testes não invasivos e das análises pré-implantacionais, eles não substituem os procedimentos invasivos.

Sabe-se que conduzir treinamento para esses procedimentos em um ambiente da vida real é um desafio. O número de testes genéticos por procedimentos invasivos diminuiu muito nos últimos anos. Além disso, estudos demonstraram claramente o benefício da experiência do profissional na redução das taxas de perda de gravidez após esses procedimentos. Mesmo em centros que realizam grande volume de amniocentese ou BVC, o número de procedimentos mais avançados, como cordocentese ou a colocação de derivações *shunt* intrauterinas, em geral permanece relativamente baixa. Para o futuro, a disseminação de simuladores pode auxiliar no treinamento de iniciantes e beneficiar até mesmo profissionais experientes (Codsi *et al.*, 2022).

Acredita-se que serviços que ofereçam a investigação invasiva devem ser capazes de permitir toda a linha do cuidado materno e fetal com equipe treinada, laboratório disponível para testes citogenéticos e moleculares e auditoria interna.

REFERÊNCIAS BIBLIOGRÁFICAS

AKOLEKAR, R. *et al.* Procedure-related risk of miscarriage following amniocentesis and chorionic villus sampling: a systematic review and meta-analysis. *Ultrasound in Obstetrics & Gynecology*, v. 45, p. 16-26, 2015.

ALFIREVIC, Z.; SUNDBERG, K.; BRIGHAM, S. Amniocentesis and chorionic villus sampling for prenatal diagnosis. *Cochrane Database and Systematic Reviews*, v. 3, p. CD003252, 2003.

AMERICAN COLLEGE OF OBSTETRICIANS AND GYNECOLOGISTS. ACOG Practice Bulletin N. 88, December 2007. Invasive prenatal testing for aneuploidy. *Obstetrics & Gynecology*, v. 110, p. 1459-1467, 2007.

ANTSAKLIS, A. *et al.* Fetal blood sampling--indication-related losses. *Prenatal Diagnosis*, v. 18, p. 934-940, 1998.

ATHANASIADIS, A. P. *et al.* Comparison between 20 G and 22 G needle for second trimester amniocentesis in terms of technical aspects and short-term complications. *Prenatal Diagnosis*, v. 29, p. 761-765, 2009.

BAKKER, M. *et al.* Low uptake of the combined test in The Netherlands – which factors contribute? *Prenatal Diagnosis*, v. 32, p. 1305-1312, 2012.

BRAMBATI, B.; LANZANI, A.; TULUI, L. Transabdominal and transcervical chorionic villus sampling: efficiency and risk evaluation of 2,411 cases. *American Journal of Medical Genetics*, v. 35, p. 160-164, 1990.

CODSI, E.; BROST, B. C.; NITSCHE, J. F. Hands-on simulation workshop for obstetric ultrasound-guided invasive procedures *MedEdPORTAL*, v. 18, p. 11250, 2022.

DUGOFF, L. *et al.* Prediction of patient-specific risk for fetal loss using maternal characteristics and first- and second-trimester maternal serum Down syndrome markers. *American Journal of Obstetrics & Gynecology*, v. 199, p. 290.e1-290.e6.3, 2008.

FARRELL, S. A. *et al.* Club foot, an adverse outcome of early amniocentesis: disruption or deformation? CEMAT. Canadian Early and Mid-Trimester Amniocentesis Trial. *Journal of Medical Genetics*, v. 36, p. 843-846, 1999.

GHI, T. *et al.*, on behalf of the International Society of Ultrasound in Obstetrics and Gynecology. ISUOG Practice Guidelines: invasive procedures for prenatal diagnosis in obstetrics. *Ultrasound in Obstetrics & Gynecology*, v. 48, p. 256-268, 2016.

JACKSON, L. G. *et al.* A randomized comparison of transcervical and transabdominal chorionic-villus sampling. The U.S. National Institute of Child Health and Human Development Chorionic-Villus Sampling and Amniocentesis Study Group. *New England Journal of Medicine*, v. 327, p. 594-598, 1992.

MAXWELL, D. J. *et al.* Fetal blood sampling and pregnancy loss in relation to indication. *British Journal of Obstetrics and Gynaecology*, v. 98, p. 892-897, 1991.

O'DONOGHUE, K. *et al.* Amniocentesis in the third trimester of pregnancy. *Prenatal Diagnosis*, v. 27, p. 1000-1004, 2007.

ODIBO, A. O. *et al.* Evaluating the rate and risk factors for fetal loss after chorionic villus sampling. *Obstetrics & Gynecology*, v. 112, p. 813-819, 2008.

PAPANTONIOU, N. E. *et al.* Risk factors predisposing to fetal loss following a second trimester amniocentesis. *British Journal of Obstetrics and Gynaecology*, v. 108, p. 1053-1056, 2001.

ROYAL COLLEGE OF OBSTETRICIANS & GYNAECOLOGISTS (RCOG). *Amniocentesis and chorionic villus sampling*. Green-top Guideline No. 8, June 2010.

SARTO, G. E. Prenatal diagnosis of genetic disorders by amniocentesis. *Wisconsin Medical Journal*, v. 69, p. 255-260, 1970.

TABOR, A.; ALFIREVIC, Z. Update on procedure-related risks for prenatal diagnosis techniques. *Fetal Diagnosis and Therapy*, v. 27, p. 1-7, 2010.

TABOR, A.; VESTERGAARD, C. H.; LIDEGAARD, Ø. Fetal loss rate after chorionic villus sampling and amniocentesis: an 11-year national registry study. *Ultrasound in Obstetrics & Gynecology*, v. 34, p. 19-24, 2009.

THE CANADIAN EARLY AND MID-TRIMESTER AMNIOCENTESIS TRIAL (CEMAT) GROUP. Randomised trial to assess safety and fetal outcome of early and midtrimester amniocentesis. *Lancet*, v. 351, p. 242-247, 1998.

TONGSONG, T. *et al.* Fetal loss rate associated with cordocentesis at midgestation. *American Journal of Obstetrics & Gynecology*, v. 184, p. 719-723, 2001.

ULUDAG, S. *et al.* Comparison of complications in second trimester amniocentesis performed with 20 G, 21 G and 22 G needles. *Journal of Perinatal Medicine*, v. 38, p. 597-600, 2010.

WULFF, C. B. *et al.* The risk of fetal loss associated with invasive testing following combined first trimester risk screening for Down syndrome – a national cohort of 147 987 singleton pregnancies. *Ultrasound in Obstetrics & Gynecology*, v. 47, p. 38-44, 2016.

YOUNG, C.; VON DADELSZEN, P.; ALFIREVIC, Z. Instruments for chorionic villus sampling for prenatal diagnosis. *Cochrane Database and Systematic Reviews*, v. 1, p. CD000114, 2013.

CAPÍTULO 71

Hidropisia Fetal Não Imune

Jair Braga • Joffre Amim Junior • Jorge Rezende Filho

INTRODUÇÃO

A Society for Maternal-Fetal Medicine (SMFM, 2015) define a hidropisia como a presença de pelo menos duas coleções anormais de líquidos no feto, incluindo os derrames cavitários (ascite, derrame pericárdico ou derrame pleural) e o edema de pele generalizado. A hidropisia fetal foi descrita inicialmente por Ballantyne em 1892. Em 1940, Landsteiner e Weiner descobriram o sistema Rh e descreveram a origem imunológica para a hidropisia. Edith Potter, em 1953, relatou a existência de hidropisias fetais não imunes que, na época, representavam aproximadamente 20% dos casos.

A partir do desenvolvimento da imunoprofilaxia para a aloimunização RhD e os avanços da medicina fetal no tratamento da doença hemolítica perinatal (DHPN), observamos ao longo dos anos a transição para o estágio atual, em que a maioria das causas de hidropisia são não imunes (70 a 90% em alguns centros), o que forçou um melhor entendimento da etiologia e fisiopatologia da hidropisia fetal não imune (HFNI).

A HFNI é uma condição heterogênea, com grande variedade de causas e associações, e apresenta incidência que varia entre autores e populações em estudo. Estima-se que a HFNI afete entre 1:1.700 e 1:3 mil gestações e cerca de 1:4 mil nascidos vivos. A mortalidade perinatal varia de 55 a 98%.

FISIOPATOLOGIA

A hidropisia ocorre quando a quantidade de fluido intersticial produzido por ultrafiltração capilar excede a velocidade de retorno à circulação pelo sistema linfático. Esse equilíbrio é geralmente rompido como consequência de mecanismos homeostáticos, atuando na tentativa de preservar um aporte adequado de substratos metabólicos aos tecidos na vigência de uma disfunção cardiocirculatória. Os processos fisiopatológicos envolvidos na gênese da hidropisia podem estar relacionados a condições etiológicas diversas e, consequentemente, a diferentes mecanismos envolvidos.

A análise anatômica e funcional dos fetos mostra serem eles mais propensos à hidropisia em decorrência de características da sua microcirculação:

- Permeabilidade capilar aumentada: o coeficiente de filtração capilar no feto é cinco vezes maior do que nos adultos, levando a um fluxo de água aumentado em função de uma força direcional. A permeabilidade dos capilares fetais às proteínas plasmáticas é maior, resultando em baixo coeficiente de reflexão, o que determina o movimento dos fluidos muito menos sensível às variações da pressão oncótica
- Compartimento intersticial mais complacente: o espaço intersticial fetal é capaz de receber maior quantidade de fluidos com menor aumento na pressão hidrostática intersticial, o que permite que a água saia com maior facilidade dos capilares em direção ao terceiro espaço
- Pressão venosa com maior influência na drenagem linfática: fetos normalmente têm drenagem linfática limitada; pequenos aumentos na pressão venosa central causam a interrupção na drenagem linfática.

Desse modo, qualquer evento que determine retenção de líquido pelo feto, pouco será mantido no intravascular e muito no interstício, em função de todos os seus mecanismos fisiológicos levarem a essa dinâmica.

A HFNI pode se desenvolver como resultado de um ou mais mecanismos embasados nas leis de Starling, dependendo da etiologia de base:

- Aumento na pressão hidrostática capilar
- Redução na pressão osmótica plasmática
- Obstrução do fluxo linfático
- Dano da integridade capilar periférica.

Embora o aumento da permeabilidade capilar, a diminuição da pressão coloidosmótica do plasma e o comprometimento da função linfática possam, cada um, contribuir para o acúmulo do líquido intersticial no feto hidrópico, a falência cardiocirculatória com o associado aumento na pressão venosa pode ser o mecanismo mais comum de hidropisia fetal (Apkon, 1995). O aumento da pressão venosa é responsável pelo acúmulo do líquido intersticial por dois mecanismos: 1) elevando a pressão hidrostática capilar e, consequentemente, a filtração; e 2) incrementando a pressão externa limitante do retorno linfático.

A elevação na pressão venosa é uma manifestação final dos mecanismos homeostáticos que preservam a perfusão dos órgãos no que se refere a oxigênio e outros nutrientes vitais. Alterações na frequência cardíaca, enchimento do coração ou função contrátil do miocárdio podem comprometer o débito cardíaco, elevando a pressão venosa. A Tabela 71.1 relaciona essas situações, citando exemplos.

Diante do processo hipoxêmico, inúmeros mecanismos compensatórios são instalados, locais ou sistêmicos, embora de eficácia duvidosa. São eles:

- Aumento da extração local de oxigênio, com o recrutamento de capilares previamente fechados
- Redistribuição de fluxo por meio de mecanismos locais e sistêmicos, atuando nos vasos de condução
- Aumento do débito cardíaco pelo aumento do volume sanguíneo e da *performance* cardíaca.

Inicialmente benéficos, os resultados desses mecanismos são: aumento da pressão venosa, acúmulo de fluidos intersticiais e função orgânica prejudicada (como fígado, que passa a produzir

Tabela 71.1 Causas cardiovasculares para o aumento da pressão venosa.

Distúrbio	Mecanismo	Exemplos
Débito cardíaco diminuído	Enchimento cardíaco inadequado	Complacência ventricular diminuída, taquiarritmias, derrame pericárdico etc.
	Ejeção cardíaca inadequada	Miocardite, policitemia, asfixia, disfunção valvular, constrição de ducto arterioso
Demanda de fluxo aumentada	Frequência cardíaca inadequada	Bloqueio de condução atrioventricular
	Conteúdo de oxigênio diminuído	Anemia, hipoxemia
	Má distribuição de fluxo	Malformação arteriovenosa
	Requerimento metabólico aumentado	Tireotoxicose

menos albumina, o que diminui a pressão oncótica e agrava a hidropisia). Nos casos de anemia, o fígado também desvia seu metabolismo para a produção de hemácias, tornando a hipoalbuminemia ainda mais severa.

Além destes, o feto lança mão de outros mecanismos compensatórios para manter sua homeostase, que podem culminar na hidropisia.

Etiologia

A maior evolução nas últimas décadas com relação à HFNI é a melhora da precisão diagnóstica, aumentando a porcentagem de casos com etiologia conhecida. Enquanto nos primeiros relatos até 70% dos casos eram ditos "idiopáticos", hoje, não se sabe a etiologia em torno de 20% dos casos, dependendo da capacidade diagnóstica de cada centro.

A HFNI é, por vezes, frustrante, na medida em que as possibilidades etiológicas são inúmeras. É óbvio que muitas dessas condições são sobrepostas, como no caso de anomalias cardíacas e anomalias cromossômicas. Vale lembrar que várias síndromes relacionadas são extremamente raras, enquanto outras são mais comuns; o conhecimento dessa prevalência deve sempre direcionar a investigação diagnóstica, permitindo uma economia de tempo e gastos.

Em 2009, Bellini *et al.* realizaram revisão sistemática da literatura e classificaram a HFNI em grupos etiológicos. Foram predominantes as causas cardiovasculares (21,7%), seguidas das cromossômicas (13,4%), hematológicas (10,4%) e infecciosas (6,7%). Outras causas menos comuns incluem: massas intratorácicas (6%), displasias dos vasos linfáticos (5,7%), síndrome de transfusão feto-fetal (STFF) e causas placentárias (5,6%), síndromes (4,4%), malformações urinárias (2,3%), erros inatos do metabolismo (1,1%), tumores extratorácicos (0,7%), desordens gastrintestinais (0,5%) e miscelânea (3,7%). Nessa revisão, 17,8% dos casos foram idiopáticos.

Os mecanismos pelos quais esses grupos etiológicos levam à hidropisia podem ser observados na Figura 71.1.

Doenças cardiovasculares são, na maioria das casuísticas, a etiologia mais prevalente da HFNI, que pode ser dividida em quatro categorias: defeitos estruturais, cardiomiopatias, arritmias e desordens vasculares.

Múltiplos defeitos estruturais podem levar à hidropisia, mas as anomalias das câmaras direitas são mais comuns, pois têm efeito direto sobre a pressão venosa central. Destacam-se dupla via de saída do ventrículo direito, anomalia de Ebstein, síndrome do coração direito hipoplásico, estenose ou atresia pulmonar e tetralogia de Fallot. Teratomas cardíacos e rabdomiossarcomas também podem causar HFNI.

Tanto as taquiarritmias como as bradiarritmias podem determinar HFNI. As taquiarritmias mais comuns são a taquicardia supraventricular e o *flutter* atrial; e ambas são tratadas com sucesso com antiarrítmicos administrados à mãe, que atravessam a barreira placentária.

A bradicardia fetal é mais comumente causada pelo bloqueio cardíaco congênito secundário à etiologia imune, como é comum ocorrer em doenças autoimunes maternas, com passagem transplacentária de anticorpos SS-A (Ro) e SS-B (La).

As desordens hematológicas causam anemia profunda, que leva a insuficiência cardíaca e hipoxia tecidual. A hipoxia causa dano capilar e perda de proteína, resultando em redução da pressão oncótica intravascular. As causas da anemia podem ser divididas em duas categorias: perda excessiva de hemácias por hemólise ou hemorragia e produção inadequada de hemácias. A hemólise pode ser causada por defeitos intrínsecos das hemácias, incluindo hemoglobinopatias e enzimopatias. Outras causas de perda de hemácias por hemorragia ou hemólise incluem hemangiomas fetais, tumores fetais (em especial o teratoma sacrococcígeo) e hemorragia fetomaterna, cujo diagnóstico é dado pelo teste de Kleihauer ou a citometria de fluxo.

Entre as hemoglobinopatias, a mais comum é a alfatalassemia, que pode ser rastreada nos pais pelo volume corpuscular médio < 80 fℓ nos progenitores com traço alfatalassêmico.

Quando ambos os pais têm o traço alfatalassêmico, cada gravidez tem 25% de chance de desenvolver a doença de Bart (alfatalassemia com hidropisia fetal) (Figura 71.2). Aqui, não há transferência das cadeias alfa para a hemoglobina fetal (HbF), normalmente $\alpha 2\gamma 2$, e as cadeias gama (γ) combinam-se formando a hemoglobina de Bart ($\gamma 4$).

Já a anemia provocada pela redução da produção de hemácias pode decorrer da infiltração da medula óssea ou por sua depressão causada por infecção. Desordens mieloproliferativas e leucemia congênita estão associadas à trissomia do 21, enquanto a infecção pelo parvovírus é mais associada à destruição de células progenitoras eritroides, levando à anemia grave. O risco de prognóstico adverso fetal é maior quando a infecção congênita ocorre antes de 20 semanas de gestação.

Outras infecções congênitas, como toxoplasmose, sífilis, citomegalovírus e varicela, também podem cursar com hidropisia fetal e comumente são observadas hepatomegalia, esplenomegalia ou ascite.

A causa genética mais comum de HFNI é a aneuploidia, sendo as mais comuns monossomia do X, trissomia do 21 e trissomia do 18. Outras potenciais causas incluem tetraploidias, triploidias, deleções e duplicações cromossômicas. A presença de HFNI antes de 24 semanas geralmente indica aneuploidia. Diversas síndromes, entre as quais a de Noonan e a do pterígio múltiplo, também podem determinar HFNI.

Erros inatos do metabolismo também são causa de HFNI, possivelmente pela hipoproteinemia resultante de insuficiência hepática secundária ao acúmulo de material de depósito. As doenças de armazenamento lisossomal, incluindo mucopolissacaridoses, oligossacaridoses, mucolipidoses e defeitos de transporte lisossomal, são as principais implicadas à HFNI.

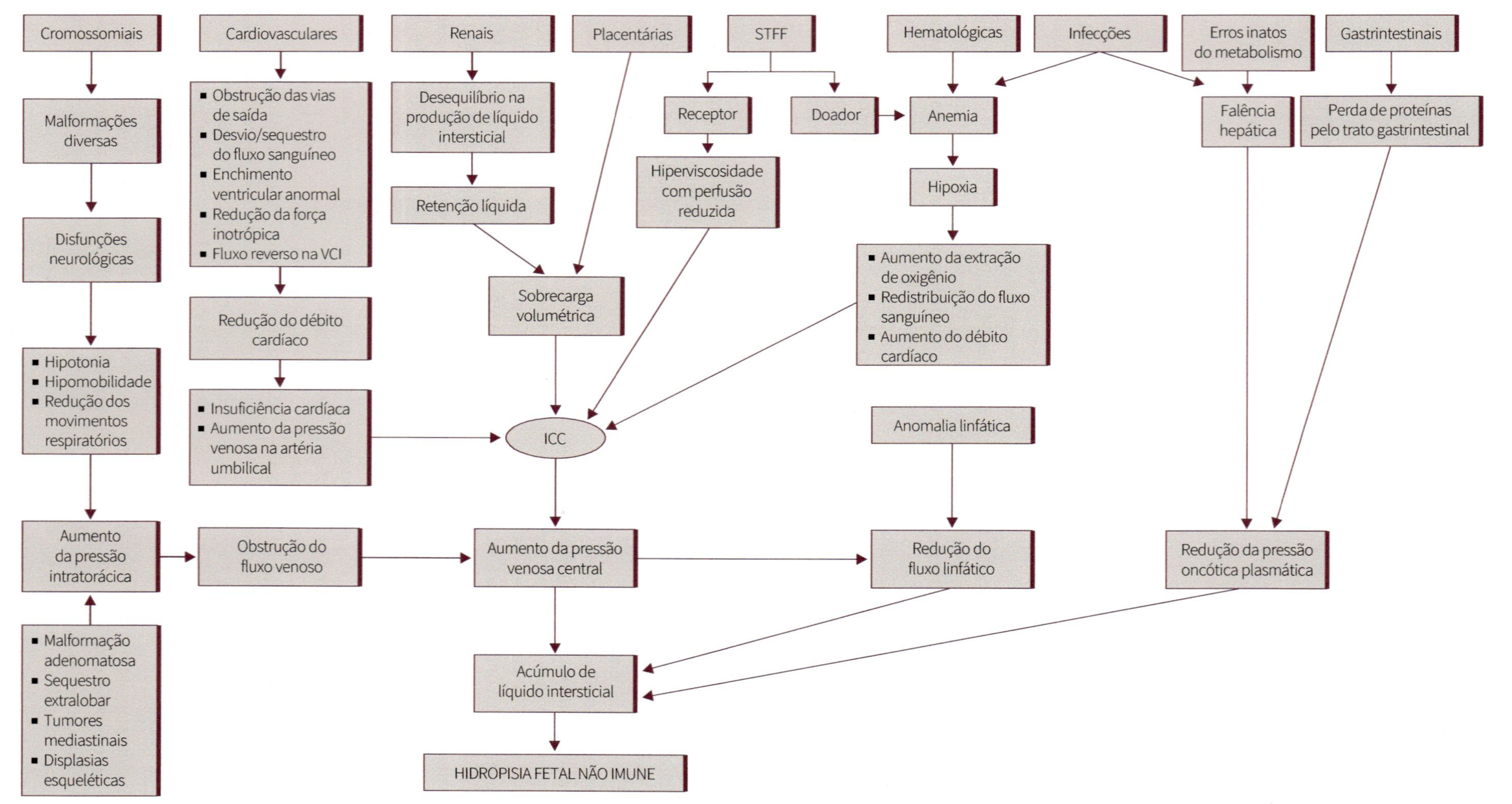

Figura 71.1 Fisiopatologia de diversas causas de hidropisia fetal não imune. ICC: insuficiência cardíaca congestiva; STFF: síndrome de transfusão feto-fetal; VCI: veia cava inferior. (Adaptada de: Bellini e Hennekam, 2012.)

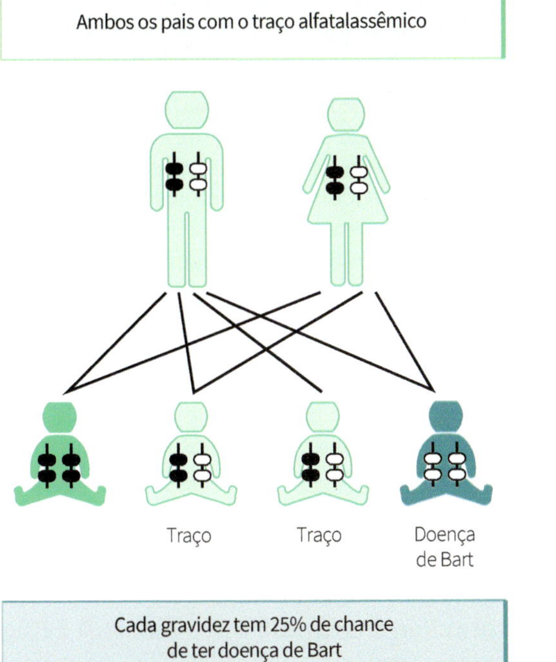

Figura 71.2 Doença de Bart (responsável pela alfatalassemia com hidropisia fetal).

As anomalias torácicas fetais estão representadas, principalmente, pela malformação congênita das vias respiratórias pulmonares (MACP). A hidropisia ocorre em apenas 5% dos fetos com MACP, mas confere um mau prognóstico se não corrigida. A lesão macrocística é tratada com a drenagem ou a colocação de um *shunt* toracoamniótico. O tratamento de 1ª linha do tipo microcístico é a administração de corticoide.

As displasias esqueléticas, incluindo acondroplasia, acondrogênese, osteogênese imperfeita e displasia tanatofórica, podem estar associadas à HFNI.

DIAGNÓSTICO

O diagnóstico pré-natal da hidropisia fetal só é possível a partir da ultrassonografia. Muitas vezes, o diagnóstico é feito em exame de rotina ou quando há discrepância entre o tamanho uterino e a idade da gravidez. Eventualmente, a presença de algum anticorpo para determinados agentes infecciosos (citomegalovírus, parvovírus etc.) pode indicar a investigação sonográfica da hidropisia. Importante ressaltar que as hidropisias imune e não imune são indistinguíveis tanto sonográfica quanto macroscopicamente.

A definição da hidropisia fetal sofre pequenas variações na literatura. Em 1986, Warsof *et al.* a definiram como o excesso de fluido em ao menos duas cavidades serosas (ascite, derrame pleural e pericárdico) ou no tecido corporal (edema subcutâneo). Uma definição comumente aceita é a presença de líquido em duas cavidades ou em uma cavidade e presença de anasarca (espessamento da pele e do tecido subcutâneo > 0,5 cm, especialmente do couro cabeludo e do tórax). Outros achados comumente associados incluem polidramnia, edema placentário e alterações dos vasos umbilicais.

No 1º trimestre, a hidropisia precoce pode se manifestar por translucência nucal (TN) aumentada e/ou higroma cístico (Figura 71.3) com ou sem edema de pele generalizado.

É importante ressaltar que, a despeito de diferentes propostas, não é meramente acadêmica. Frequentemente, a presença de ascite isolada é utilizada para designar quadro de hidropisia, o que não deve ser admitido. A ascite resulta de inúmeras condições, muitas das quais não devem ser categorizadas como hidropisia (p. ex., ruptura de obstrução ureteropélvica, perfuração intestinal). Quando o acúmulo de fluido for limitado a uma cavidade, essa situação deve ser descrita como tal, até mesmo para facilitar o diagnóstico diferencial.

Embora tenha havido tentativas de se criar um método objetivo para avaliar a gravidade da hidropisia, essa avaliação é ainda melhor realizada subjetivamente, visto a dificuldade de padronização e a falta de correlação entre esses métodos objetivos e o prognóstico fetal.

Analisando os marcadores ultrassonográficos da hidropisia, é possível tecer alguns comentários:

- Edema subcutâneo: comumente generalizado, mais facilmente observado na parede torácica e no couro cabeludo, caracterizado por espessura do tecido subcutâneo maior de 5 mm (Figura 71.4)
- Ascite: observa-se como halo sonolucente de tamanho variado em todo abdome fetal, delineando órgãos e alças intestinais (Figura 71.5)
- Derrame pleural: uni ou bilateral, varia em tamanho, podendo causar compressão pulmonar e hipoplasia (Figura 71.6)

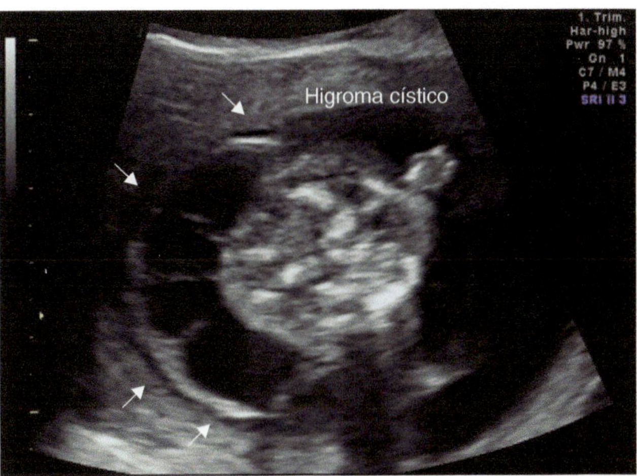

Figura 71.3 Higroma cístico septado.

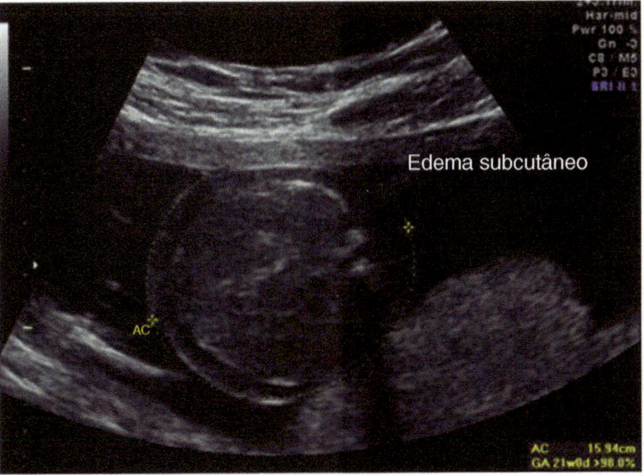

Figura 71.4 Edema subcutâneo fetal.

- Derrame pericárdico: menor em tamanho, de mais difícil diagnóstico, pode ser o primeiro sinal de descompensação cardíaca. Lâmina de líquido > 2 mm já é indicativa de derrame pericárdico (Figura 71.7)
- Edema placentário: o espessamento placentário também é considerado um sinal de hidropisia; considera-se alterado quando a espessura placentária > 3 cm entre 18 e 21 semanas e ≥ 4 a 5 cm até o termo

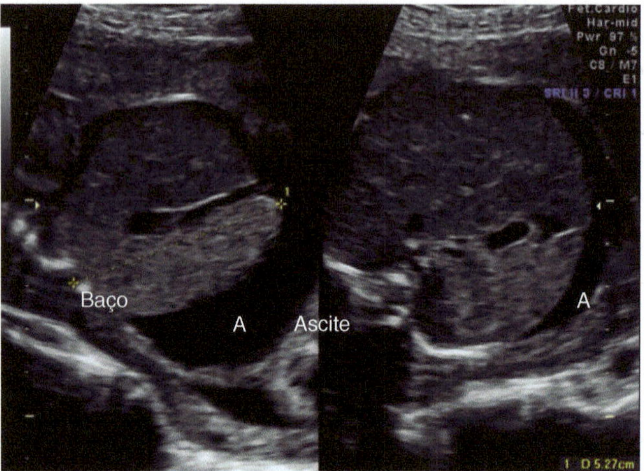

Figura 71.5 Feto apresentando ascite e hepatoesplenomegalia.

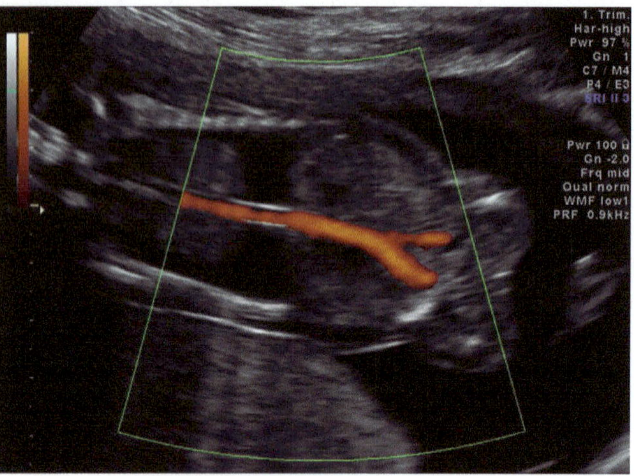

Figura 71.6 Derrame pleural bilateral.

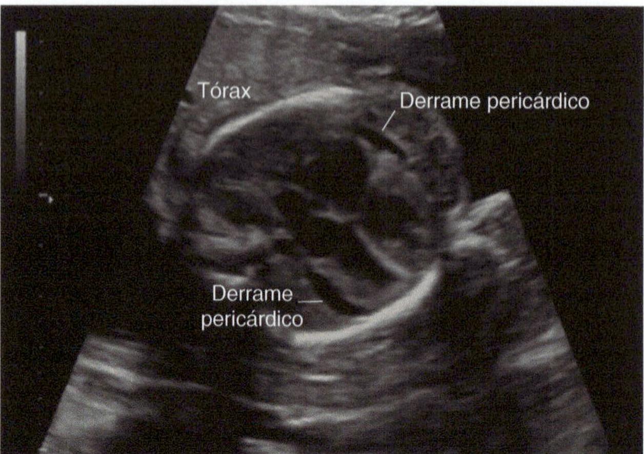

Figura 71.7 Derrame pericárdico.

- Líquido amniótico: a polidramnia é geralmente presente (40 a 75% dos casos); pode-se encontrar oligoidramnia, muitos autores considerando-a como sinal de mau prognóstico.

Uma vez diagnosticada a hidropisia fetal por meio da ultrassonografia, procura-se determinar sua etiologia. Em primeiro lugar, deve ser excluída a hidropisia imune pelo teste de Coombs indireto. O teste de Coombs indireto negativo afasta a possibilidade de etiologia imune, fazendo-se necessário investigar as etiologias não imunes dela, já que algumas condições são passíveis de tratamento.

A história clínica e os estudos hematológicos maternos podem identificar a origem da HFNI, incluindo alfatalassemia, doenças metabólicas e certas infecções intrauterinas. A talassemia é uma condição autossômica recessiva de maior frequência em grupos étnicos do Mediterrâneo, africanos e do Sudeste Asiático. Casais com essa origem étnica sugerem que essa etiologia deva ser investigada.

A ultrassonografia morfológica visa detectar malformações estruturais passíveis de terapêutica específica a ser realizada *in utero*, como a colocação de derivação toracoamniótica em casos de MACP, a cirurgia do teratoma sacrococcígeo e a coagulação a *laser* das anastomoses vasculares na STFF. Não menos importante é o diagnóstico de malformações congênitas múltiplas e complexas que permitem o aconselhamento genético pré-natal. A anormalidade fetal estrutural está presente em cerca de 40% dos casos de HFNI.

Ecocardiografia fetal deve ser sempre realizada para detecção de defeitos estruturais e arritmias. Como as anomalias cardíacas comumente estão associadas a aneuploidias e síndromes genéticas, a identificação do tipo de defeito pode sugerir a propedêutica subsequente. Já as arritmias podem ser primárias ou secundárias a doença sistêmica, como hipertireoidismo ou lúpus. As duas arritmias mais importantes são a taquicardia supraventricular e a bradicardia grave associada ao bloqueio atrioventricular total. Por fim, a insuficiência cardíaca congestiva também deve ser avaliada, na qual se pode observar aumento das câmaras cardíacas.

Afastada a possibilidade de STFF e das principais anomalias estruturais relacionadas à HFNI, é indispensável averiguar a velocidade máxima da artéria cerebral média por meio da dopplerfluxometria. Valores superiores a 1,5 MoM para a idade gestacional indicam alta probabilidade de anemia fetal grave, que ocorre tanto na DHPN quanto em casos de infecção pelo parvovírus B19 e de hemorragia feto-materna. Nesse caso, se a infecção pelo parvovírus tiver sido descartada, deve-se fazer o teste de Kleihauer ou a citometria de fluxo.

Já quando a velocidade máxima da ACM é ≤ 1,5 MoM na presença de hidropisia fetal, a investigação deve prosseguir para outras causas de HFNI, como sífilis, citomegalovírus (CMV), toxoplasmose, anomalias cromossômicas e síndromes metabólicas. A presença de sinais sonográficos revelando os órgãos acometidos, a presença de restrição de crescimento fetal (RCF) e alterações do líquido amniótico podem sugerir qual é a infecção envolvida como causa da HFNI (Tabela 71.2). Em muitas situações, o seguimento da investigação só será possível por meio da amniocentese, que permite a realização de PCR para diversos agentes infecciosos com maior acurácia que os testes sorológicos maternos, além de obtenção do cariótipo fetal. Algumas síndromes genéticas e metabólicas também podem ser testadas pelo líquido amniótico ou sangue fetal.

Tabela 71.2 Achados sonográficos nas infecções fetais que levam à hidropisia fetal não imune.

	SNC	Cardíaca	Abdominal	Placentária/LA	RCF
Toxoplasmose	+		+	+	Raro
Sífilis			+	+	Raro
Rubéola	+	+	+		+
Parvovírus		+	+	+	
CMV	+	+	+	+	+
Varicela	+		+	+	+

CMV: citomegalovírus; LA: líquido amniótico; RCF: restrição de crescimento fetal; SNC: sistema nervoso central. (Adaptada de: Désilets *et al.*, 2018.)

A Figura 71.8 esquematiza as várias etapas na avaliação diagnóstica do feto hidrópico.

SÍNDROME EM "ESPELHO" (OU SÍNDROME DE BALLANTYNE)

John W. Ballantyne foi o primeiro a descrever, em 1892, a associação entre edema materno e hidropisia fetal e placentária. Um aprofundamento na conceituação desse agravo se deu em 1947, quando Potter apontou a elevação da pressão arterial, a albuminúria, o edema e o ganho de peso materno como seus achados característicos. Entre a sinonímia empregada, além de síndrome de Ballantyne, em homenagem ao seu descobridor, os termos mais utilizados são "triplo edema", reforçando a existência do edema nos compartimentos materno, fetal e placentário; em 1956, O'Driscoll cunhou o termo "síndrome do espelho", por meio da qual se enfatiza a relação entre o acometimento fetal e a clínica materna; e "pseudotoxemia", na medida em que a hipertensão, o edema e a proteinúria são achados característicos da toxemia gravídica. À época, entendia-se a síndrome de Ballantyne especificamente relacionada à DHPN.

Com o advento da ultrassonografia e os grandes avanços da Medicina Materno-fetal, novos casos dessa condição têm sido relatados. Outras denominações têm sido propostas, e novas etiologias desvendadas. Situações em que a origem da anasarca feto-placentária é não imune, como teratoma sacrococcígeo, aneurisma de veia de Galeno, corioangioma placentário, anomalia de Ebstein, mola hidatiforme, alfatalassemia e arritmias cardíacas são agora identificadas como responsáveis pela hidropisia "materno-fetal".

A incidência da síndrome de Ballantyne é bem conhecida, sendo a literatura disponível basicamente composta por relatos de casos. Um estudo retrospectivo incluindo 75 casos de HFNI encontrou incidência de 5% de hipertensão materna. Outra coorte retrospectiva com 337 casos de hidropisia fetal evidenciou maior incidência de pré-eclâmpsia (7,8%) nas gestações com hidropisia que nas gestações sem essa condição (2,9%), notadamente a pré-eclâmpsia grave (5,3 *versus* 0,9%).

Uma revisão sistemática identificou 113 casos reportados de 1956 a 2017. As principais etiologias identificadas foram anemia fetal, DHPN, gemelaridade e parvovirose. A maioria dos casos foi diagnosticada entre 24 e 30 semanas, porém há casos de início precoce com 16 semanas e de surgimento tardio com 39 semanas.

É também imprecisa a fisiopatologia do quadro materno e a placenta pode ser a origem do processo, com identificação de aumento de fatores antiangiogênicos (sFlt-1) e redução de fatores angiogênicos (PlGF), tal como ocorre na pré-eclâmpsia. Com relação ao prognóstico, a síndrome de Ballantyne parece se apresentar quando é grave o comprometimento fetal, e seu óbito iminente. Contudo, na já aludida revisão sistemática, a mortalidade perinatal reportada foi de 67%, talvez pelo fato de muitos casos

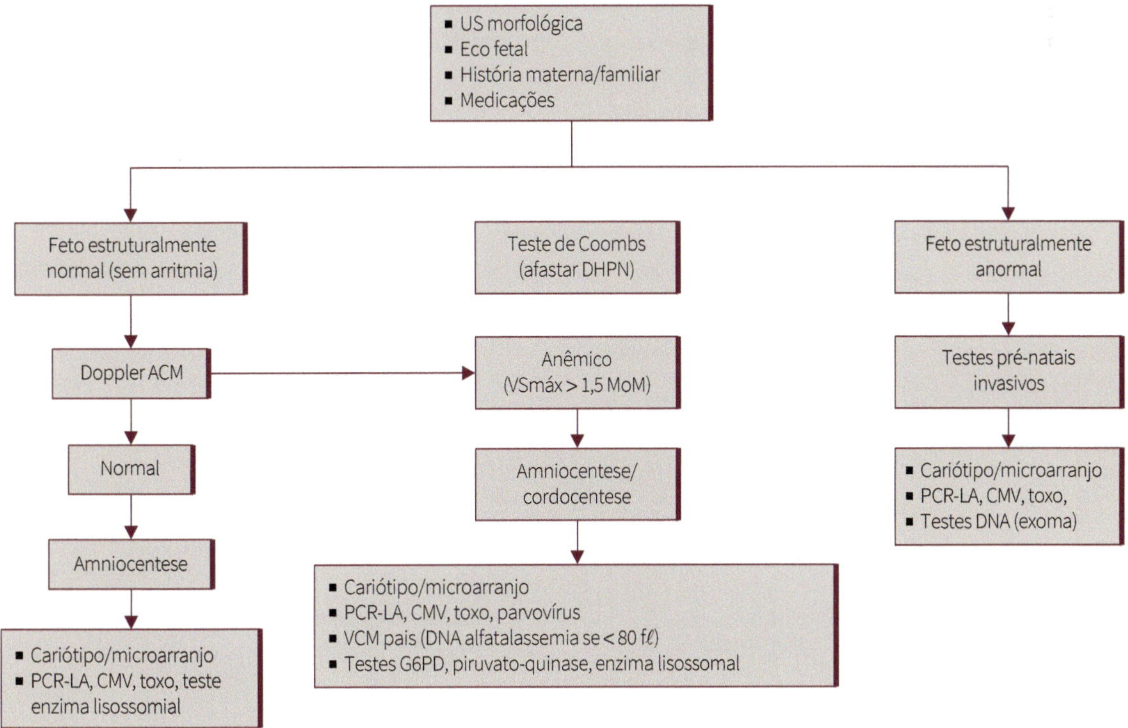

Figura 71.8 Feto hidrópico por parvovírus B19. ACM: artéria cerebral média; CMV: citomegalovírus; DHPN: doença hemolítica perinatal; G6PD: glicose-6-fosfato desidrogenase; PCR-LA: reação em cadeia da polimerase no líquido amniótico; toxo: toxoplasmose; VCM: volume corpuscular médio.

relatarem reversão do quadro. Em relação ao quadro materno, observam-se edema materno, rápido ganho de peso, proteinúria leve e hipertensão. As complicações associadas à pré-eclâmpsia (eclâmpsia, insuficiência renal aguda, edema pulmonar, transfusão sanguínea e hemorragia pós-parto) são mais frequentemente encontradas em gestações com hidropisia. A despeito de compartilhar diversas características com a pré-eclâmpsia, uma importante distinção é a presença de hemodiluição em oposição à hemoconcentração característica da toxemia.

Alguns autores têm apresentado situações em que os sinais e sintomas maternos desapareceram ou diminuíram. Em geral, esses casos estão associados à reversão da hidropisia fetal, espontaneamente ou após o tratamento da condição de base, ou mesmo em caso de óbito do feto acometido, no caso de gestações gemelares.

CONDUTA

O sucesso do tratamento dependerá fundamentalmente da etiologia e, em menor proporção, da época do diagnóstico, pois algumas podem ser tratadas *in utero* com melhora ou cura (Tabela 71.3), podendo o feto atingir a maturidade para o parto. Entretanto, a maior parte das alterações não permite tratamento, e em determinados países a interrupção da gestação é amplamente discutida com o casal.

Exames para avaliar a vitalidade fetal devem ser realizados de forma sistemática, com o uso de corticoterapia para acelerar a maturidade pulmonar nos casos em que se pressupõe viabilidade fetal.

A conduta obstétrica se baseia no estado fetal no momento do parto, seu prognóstico neonatal e a condição materna; a via de parto é de indicação obstétrica, com punções esvaziadoras para reduzir os diâmetros fetais podendo ser consideradas em casos selecionados. Deve haver cuidado especial no quarto período do parto pela alta incidência de complicações, como retenção placentária, atonia e hemorragia pós-parto.

A necropsia do nati/neomorto e o exame histopatológico da placenta podem contribuir para o diagnóstico do caso presente, assim como para futuro aconselhamento. Ao avaliar 51 necropsias de natimortos por HFNI, foi identificada a causa da hidropisia em 92% dos casos. Em 2010, foram encontrados números similares em 78 necropsias de natimortos, identificando a causa em 88,5% dos fetos. Observamos que a maioria dos óbitos fetais nos casos de HFNI acontece até o segundo trimestre, com pico entre 24 e 27 em estudo de 2019 (Figura 71.9).

PROGNÓSTICO

A importância do diagnóstico da hidropisia fetal reside na possibilidade de tratamento quando a etiologia é imune e em algumas situações de causa não imune. Particularmente, o prognóstico da HFNI é ominoso com taxas de mortalidade entre 40 e 90%, dependendo da etiologia. Proporção expressiva de conceptos com HFNI está acompanhada por malformações

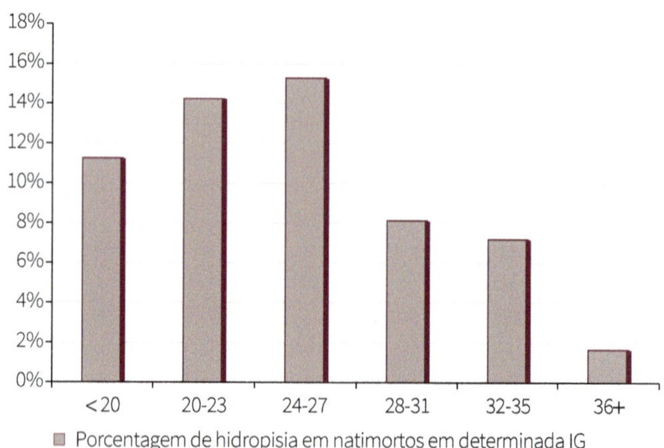

Figura 71.9 Natimortalidade em fetos com hidropisia fetal em função da idade gestacional (IG). (Adaptada de: McPherson, 2019.)

Tabela 71.3 Etapas diagnósticas da hidropisia fetal não imune.

História obstétrica e familiar materna		
Testes maternos (não invasivos)	• Hemograma completo • Eletroforese hemoglobina • Grupo sanguíneo e teste de Coombs • Testes metabólicos específicos • Teste de Kleihauer-Betke • Sorologia para sífilis, parvovírus e TORCH • Rastreamento de anti-Rho e antil-La • Ultrassonografia • Ecocardiografia	• Distúrbios hematológicos (microcitose – traço alfatalassêmico) • Hidropisia imune • Deficiência de G6PD • Hemorragia feto-materna • Infecção fetal • Bloqueio miocárdico congênito • Diagnóstico da hidropisia, evolução, gemelidade, malformações congênitas • Defeitos cardíacos congênitos, distúrbios do ritmo
Amniocentese	• Cariótipo fetal • PCR • Alfafetoproteína • Testes metabólicos específicos • Teste de restrição da endonuclease	• Anomalias cromossômicos • Infecção fetal • Nefrose congênita • Teratoma sacrococcígeo • Tay-Sachs, Gaucher, gangliosidose GM1 • Alfatalassemia
Cordocentese	• Cariótipo fetal • Hemograma completo • Albumina plasmática • Sorologia IgM e PCR • Eletroforese de hemoglobina • Metabólicos específicos	• Anomalias cromossômicas • Anemia fetal • Hipoalbuminemia • Infecção congênita • Alfatalassemia • Tay-Sachs, Gaucher, gangliosidose GM1

G6PD: glicose-6-fosfato desidrogenase; GM1: monossialotetra-hexosilgangliosídio; IgM: imunoglobulina M; PCR: reação em cadeia da polimerase; TORCH: toxoplasmose, rubéola, citomegalovírus, herpes simples. (Adaptada de: Holzgreve *et al.*, 1985.)

Tabela 71.4 Etiologia e desfecho de 1.004 casos de hidropisia fetal não imune.

Causas	Casos	Interrupção médica da gestação	Perda fetal	Sobrevida (%)	Sobrevida intacta (entre sobreviventes) (%)
Hematológicas	285	269	0	1,1	40
Anomalias cromossomiais	199	189	4	0	0
Linfáticas	78	36	1	42,2	40,7
Cardiovasculares	41	23	1	23,5	50
Todas as causas somadas	1.004	672	26	21,7	71,5

Adaptada de: Meng *et al.*, 2019.

congênitas múltiplas e complexas, alterações cromossômicas, que inexoravelmente conduzam ao óbito fetal ou neonatal. Outras causas estão associadas à massa intratorácica ou a derrames pleurais que comprimem o pulmão e impedem o seu desenvolvimento normal, levando à hipoplasia pulmonar. Excluindo-se as aneuploidias, a taxa de sobrevida pode se elevar para 30 a 48%.

As arritmias cardíacas emprestam ao caso muito melhor prognóstico, pois há a possibilidade de cardioversão farmacológica do feto ao ritmo normal por via materna ou diretamente na circulação fetal. A hidropisia fetal pode se resolver se a anemia fetal for corrigida pela transfusão intravascular como na alfatalassemia e na parvovirose, além da DHPN.

O prognóstico a longo prazo é pouco avaliado na literatura. Foram analisados 1.004 casos de HFNI, dos quais 21% sobreviveram, sendo que desses 71,5% representam casos com sobrevida intacta (Tabela 71.4). Cabe ressaltar que mais de 60% interromperam a gestação voluntariamente, obviamente os casos de pior prognóstico.

REFERÊNCIAS BIBLIOGRÁFICAS

ALLARAKIA, S. *et al.* Characteristics and management of mirror syndrome: a systematic review (1956-2016). *Journal of Perinatal Medicine*, v. 45, n. 9, p. 1013-1021, 2017.

APKON, M. Pathophysiology of hydrops fetalis. *Seminars in Perinatology*, v. 19, n. 6, p. 437-446, 1995.

BELLINI, C. *et al.* Etiology of nonimmune hydrops fetalis: a systematic review. *American Journal of Medical Genetics - Part A*, v. 149A, n. 5, p. 844-851, 2009.

BELLINI, C. *et al.* Etiology of non-immune hydrops fetalis: An update. American *Journal of Medical Genetics - Part A*, v. 167A, n. 5, p. 1082-1088, 2015.

BELLINI, C.; HENNEKAM, R. C. Non-immune hydrops fetalis: a short review of etiology and pathophysiology. *American Journal of Medical Genetics - Part A*, v. 158A, n. 3, p. 597-605, 2012.

BURWICK, R. M. *et al.* Fetal hydrops and the risk of severe preeclampsia. *Journal of Maternal-Fetal & Neonatal Medicine*, v. 32, n. 6, p. 961-965, 2019.

DÉSILETS, V.; DE BIE, I.; AUDIBERT, F. No. 363-Investigation and management of non-immune fetal hydrops. *Journal of Obstetrics and Gynaecology Canada*, v. 40, n. 8, p. 1077-1090, 2018.

GEDIKBASI, A. *et al.* Due to fetal non-immune hydrops: mirror syndrome and review of literature. *Hypertension Pregnancy*, v. 30, n. 3, p. 322-330, 2011.

HOLZGREVE, W.; HOLZGREVE, B.; CURRY, C. J. Nonimmune hydrops fetalis: diagnosis and management. *Seminars in Perinatology*, v. 9, n. 2, p. 52-67, 1985.

LOBATO, G.; NAKAMURA-PEREIRA, M. Reversion of the Ballantyne syndrome despite fetal hydrops persistence. *Fetal Diagnosis and Therapy*, v. 24, n. 4, p. 474-477, 2008.

MCPHERSON, E. Hydrops fetalis in a cohort of 3,137 stillbirths and second trimester miscarriages. *American Journal of Medical Genetics - Part A*, v. 179, n. 12, p. 2338-2342, 2019.

MENG, D. *et al.* Etiology and Outcome of non-immune hydrops fetalis in Southern China: report of 1004 cases. *Scientific Reports*, v. 9, n. 1, p. 10726, 2019.

MOISE, K. J. Fetal anemia due to non-Rhesus-D red-cell alloimmunization. *Seminars in Fetal & Neonatal Medicine*, v. 13, n. 4, p. 207-214, 2008.

MOISE, K. J. Jr. Management of *rhesus* alloimmunization in pregnancy. *Obstetrics & Gynecology*, v. 112, n. 1, p. 164-176, 2008.

RANDENBERG, A. L. Nonimmune hydrops fetalis part I: etiology and pathophysiology. *Neonatal Network*, v. 29, n. 5, p. 281-295, 2010.

RANDENBERG, A. L. Nonimmune hydrops fetalis part II: does etiology influence mortality? *Neonatal Network*, v. 29, n. 6, p. 367-380, 2010.

RODRÍGUEZ, M. M. *et al.* Value of autopsy in nonimmune hydrops fetalis: series of 51 stillborn fetuses. *Pediatric and Developmental Pathology*, v. 5, n. 4, p. 365-374, 2002.

TAWEEVISIT, M.; THORNER, P. S. Hydrops fetalis in the stillborn: a series from the central region of Thailand. *Pediatric and Developmental Pathology*, v. 13, n. 5, p. 369-374, 2010.

SOCIETY FOR MATERNAL-FETAL MEDICINE (SMFM) *et al.* Society for maternal-fetal medicine (SMFM) clinical guideline #7: nonimmune hydrops fetalis. *American Journal of Obstetrics and Gynecology*, v. 212, n. 2, p. 127-139, 2015.

SOHAN, K. *et al.* Analysis of outcome in hydrops fetalis in relation to gestational age at diagnosis, cause, and treatment. *Acta Obstetricia et Gynecologica Scandinavica*, v. 80, n. 8, p. 726-730, 2001.

SWEARINGEN, C.; COLVIN, Z. A.; LEUTHNER, S. R. Nonimmune hydrops fetalis. *Clinics in Perinatology*, v. 47, n. 1, p. 105-121, 2020.

WARSOF, S. L.; NICOLAIDES, K. H.; RODECK, C. Immune and non-immune hydrops. *Clinical Obstetrics and Gynecology*, v. 29, n. 3, p. 533-542, 1986.

CAPÍTULO 72

Ultrassonografia no Primeiro Trimestre da Gravidez

Fernando A. C. Bastos • Mário Henrique Burlacchini de Carvalho

INTRODUÇÃO

Após 10 a 12 dias da ovulação, já teremos dosagens séricas hormonais da fração beta da gonadotrofina coriônica humana (β-HCG) suficientes para testar gestação, porém isso não é o decisivo para confirmar, localizar ou avaliar a viabilidade do embrião (Salomon *et al.*, 2013; Bilardo *et al.*, 2023). Por sua precisão, acurácia, segurança e fácil utilização, a ultrassonografia é a ferramenta de escolha para caracterizar toda a gestação, desde suas fases mais precoces, acompanhando o aparecimento dos primeiros sinais e de seu desenvolvimento normal, até as características de uma gravidez complicada (Salomon *et al.*, 2013; Wang *et al.*, 2019).

Os avanços tecnológicos, com aparelhos de ultrassonografia modernos e melhores resoluções, associados à busca profissional de atualizações e treinamentos, permitem uma avaliação cada vez mais precoce e precisa da gestação, favorecendo diagnósticos e condutas mais adequadas (Salomon *et al.*, 2013; Bilardo *et al.*, 2023).

Consideramos primeiro trimestre ultrassonográfico da gestação o momento em que a viabilidade possa ser confirmada, ou seja, a presença de saco gestacional dentro da cavidade uterina com embrião demonstrando atividade cardíaca, até a idade gestacional de 13 semanas e 6 dias, assim como consideramos o termo feto, a partir da 10ª semana de evolução em que toda a organogênese estará completa, iniciando então a fase de crescimento e maturação dos órgãos (Doubilet, 2014; Witworth *et al.*, 2015; Wang *et al.*, 2019).

O propósito deste capítulo é fornecer informações atualizadas para o melhor manejo do binômio materno-fetal e, por questões didáticas, iremos dividi-lo em duas partes. A primeira compreende o início do primeiro trimestre (até 11 semanas), onde abrangeremos a viabilidade da gestação, estabeleceremos a idade gestacional, sinais de mau prognóstico, sua localização e o tipo de corionicidade e amniocidade nos gemelares. Na segunda parte, discorreremos sobre o morfológico, avaliando a anatomia normal ou a presença de anomalia fetal para o período da gravidez, assim como sinais preditores de aneuploidias e pré-eclâmpsia. O estudo da doença trofoblástica gestacional e dos sinais ultrassonográficos de produtos de retenção da concepção serão discutidos em capítulos correspondentes.

A produção acústica do ultrassom é limitada, sendo a ultrassonografia no primeiro trimestre considerada segura, principalmente quando usamos o modo B e o modo M, porém, em virtude da maior produção de energia, com potenciais bioefeitos, o uso do Doppler deve ser limitado, aplicando-o somente em certas indicações clínicas, com índice térmico (IT) ≤ 1 e no menor tempo possível de exposição (Abramowicz *et al.*, 2003; Salvesen *et al.*, 2011; 2021; Bilardo *et al.*, 2023).

ULTRASSONOGRAFIA ATÉ 11 SEMANAS

Viabilidade da gestação

Apesar de o termo viabilidade ser corretamente empregado a partir da idade gestacional em que o feto consegue viver fora do útero, ele é aceito também na rotina ultrassonográfica como o momento em que percebemos a presença de um embrião com atividade cardíaca na cavidade uterina, normalmente quando este mede em torno de 2 a 4 mm de comprimento (Chalouhi *et al.*, 2011).

Seguindo a cronologia da gestação demonstrada pelo estadiamento de Carnegie (Blaas, 1999), o embrião consegue ser detectado pela ultrassonografia a partir de 1 a 2 mm de comprimento, crescendo 1 mm por dia de forma constante. Até 12 mm, é impossível distinguir a diferença entre a cabeça e a nádega, onde posteriormente aparece uma vesícula em um dos polos embrionários que corresponde ao rombencéfalo (Figura 72.1), estrutura que corresponde ao futuro quarto ventrículo (Bottomley e Bourne, 2009; Salomon *et al.*, 2010).

Na gravidez, o saco gestacional (SG) é o primeiro sinal observado durante a realização da ultrassonografia. É uma pequena coleção líquida redonda ou ovoide dentro de um endométrio decidualizado, visível a partir de 4 a 5 semanas, porém é a vesícula vitelina (5,5 semanas), uma estrutura arredondada com bordos ecogênicos, localizada excentricamente ao SG, que caracteriza uma gestação embrionada. O embrião é visualizado entre 5 e 6 semanas como um ovoide ecogênico de 2 mm, sem característica, adjacente à vesícula vitelina; com o uso de equipamentos modernos, detecta-se também a presença dos batimentos cardíacos (Figura 72.2) (Wang *et al.*, 2019). Com 7 a 8 semanas, identificamos a coluna e os brotos dos membros fetais.

Idade gestacional

Apesar de existirem tabelas disponíveis, baseadas no diâmetro médio do saco gestacional (DMG), para caracterizar e datar uma gestação viável, o melhor método para determinar a idade gestacional é a medida do comprimento cabeça-nádegas do embrião (CCN). Por vezes, quando imagens subjetivas no início da gravidez não conseguem assegurar ou refutar a presença de um saco gestacional intrauterino (presença de pseudossaco, anel duplo decidual, saco aparentemente vazio), torna-se necessário repetir o exame após 1 semana de intervalo para melhor avaliar a gestação (Figura 72.3) (Oh *et al.*, 2002; Bottomley e Bourne, 2009).

A maneira correta de medir o embrião/feto é aquela em que os feixes de ultrassom incidem em um ângulo de 90° sobre o alvo, com o feto orientado horizontalmente na tela, imagem

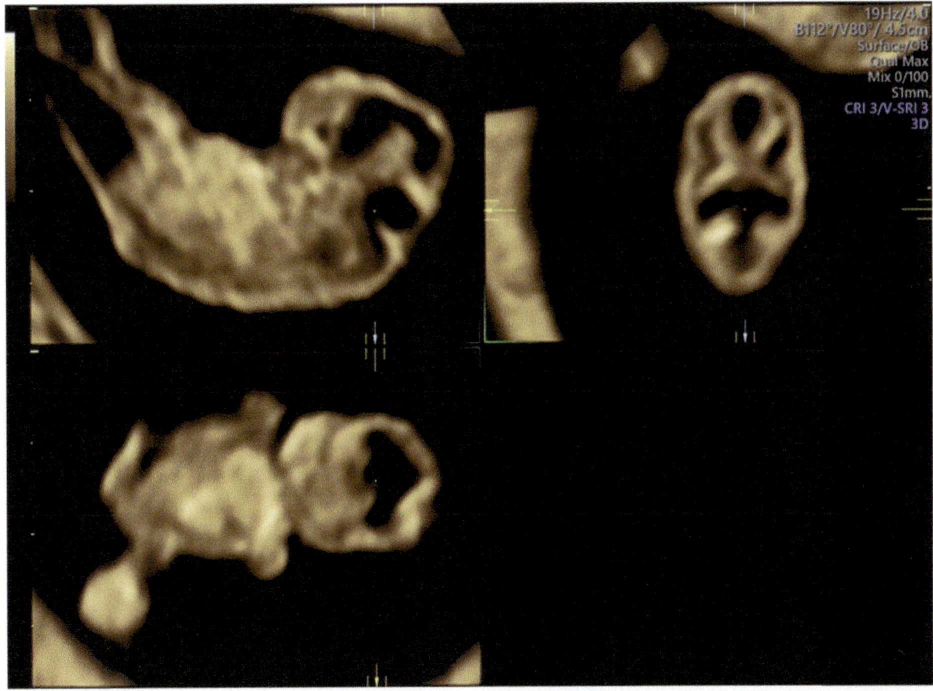

Figura 72.1 Visualização das vesículas cerebrais em embrião de aproximadamente 8 semanas.

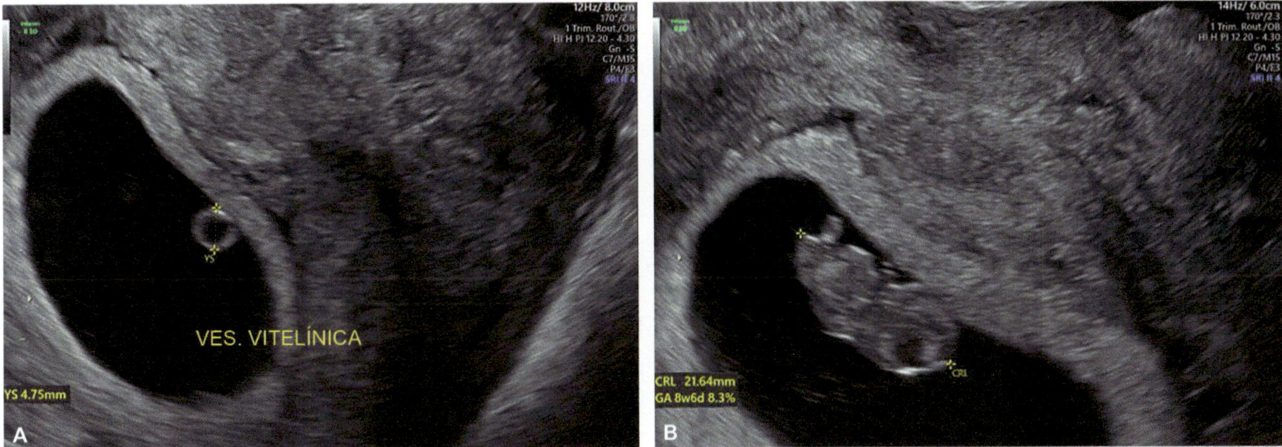

Figura 72.2 Imagem de embrião de 8 semanas e 6 dias. **A.** Medida da vesícula vitelínica em gestação inicial. Nota-se posicionamento do *caliper* externo-externo. **B.** Medida do comprimento cabeça-nádegas (CCN) de embrião de 8 semanas e 6 dias.

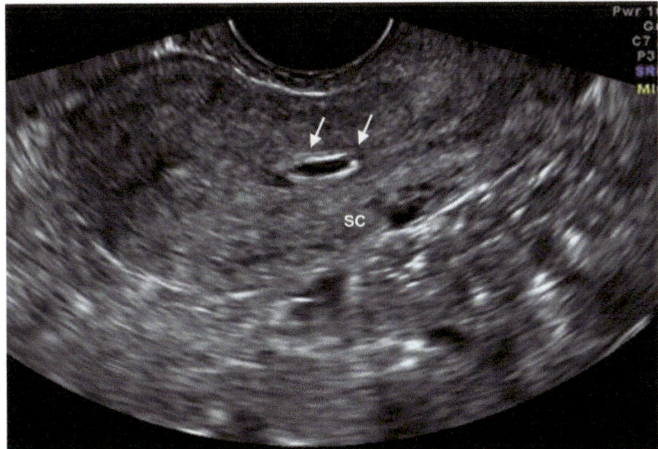

Figura 72.3 Imagem compatível com pseudossaco gestacional em gestação ectópica. Nota-se imagem anecoide, alongada, sem halo hiperecogênico importante e na porção inferior da cavidade uterina.

ampliada e os calibradores lineares eletrônicos devidamente alocados nas extremidades. Até 8 a 9 semanas de gestação, o embrião é hiperflexionado, quando se mede o comprimento pescoço-nádegas; a partir de então, é necessário que o feto esteja em uma posição neutra para que seja realizada a medida adequada do CCN (Figura 72.4) (Verburg *et al.*, 2008; Loughna *et al.*, 2009). Uma datação precisa no primeiro trimestre é essencial para um bom manejo da gestação, fornecendo informações para avaliação do crescimento fetal e, quando necessário, intervenções no final da gestação (Crowley, 2000; Harrington *et al.*, 2006; Verburg *et al.*, 2008). O CCN é o melhor parâmetro para estabelecer a idade gestacional (Harrington *et al.*, 2006; NICE, 2010). A Tabela 72.1 descreve a variação da idade gestacional de acordo com o parâmetro biométrico.

Sinais de mau prognóstico

A cronologia da gestação segue parâmetros bem estabelecidos, com o aparecimento das estruturas de maneira sequencial. Por vezes, o desvio dessa sequência sugere a possibilidade de uma gravidez malsucedida, porém, alguns estudos demonstram que é preciso ter cuidado com os diagnósticos falso-positivos (Tabelas 72.2 e 72.3). Para evitar tratamentos prejudiciais a uma gestação com evolução normal, diante de qualquer dúvida sobre o prognóstico, é de boa prática realizar exames seriados antes de concluir como uma gravidez não evolutiva (Doubilet *et al.*, 2013; Rodgers *et al.*, 2015).

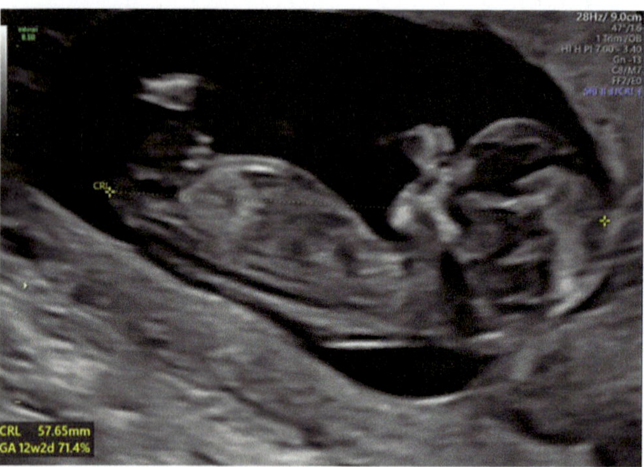

Figura 72.4 Feto de 12 semanas e 2 dias. Demonstração da medida do comprimento cabeça-nádegas para datação da gestação.

Tabela 72.1 Parâmetros biométricos para datação da gestação e sua variação quando discordante para redatação.

Idade gestacional	Parâmetro	Variação para redatação da gestação
≤ 8 semanas e 6 dias	CCN	> 5 dias
9 a 13 semanas 6 dias	CCN	> 7 dias
14 a 15 semanas e 6 dias	DBP, CC, CA, F	> 7 dias
16 a 21 semanas e 6 dias	DBP, CC, CA, F	> 10 dias
22 a 27 semanas e 6 dias	DBP, CC, CA, F	> 14 dias
28 semanas ao termo	DBP, CC, CA, F	> 21 dias

CA: circunferência abdominal; CC: circunferência cefálica; CCN: comprimento cabeça-nádegas; DBP: diâmetro biparietal; F: fêmur.

Tabela 72.2 Critérios diagnósticos para falha da evolução no período inicial da gestação.

- Embrião com CCN maior que 7 mm sem atividade cardíaca
- Ausência do embrião com atividade cardíaca após 10 dias do aparecimento da vesícula vitelina
- Diâmetro médio do saco gestacional maior que 25 mm sem a presença do embrião

CCN: comprimento cabeça-nádegas.

Tabela 72.3 Critérios para suspeitas de falha da evolução no período inicial da gestação.

- Ausência de atividade cardíaca com CCN menor que 7 mm
- Ausência do embrião com atividade cardíaca após 7 a 10 dias do aparecimento da vesícula vitelina
- Ausência do embrião com o diâmetro médio do saco gestacional entre 16 e 24 mm
- Vesícula vitelina maior que 7 mm
- Discordância entre o tamanho do saco gestacional e o embrião para idade gestacional menor que 5 mm
- Bradicardia: frequência cardíaca embrionária menor que 85 bpm

CCN: comprimento cabeça-nádegas.

Localização da gestação

A incidência de prenhez ectópica (PE) vem aumentando nos últimos 30 a 40 anos, causada principalmente por infecções pélvicas, reprodução assistida e parto cesariano, porém com taxa de morbimortalidade materna diminuída, resultado de diagnóstico precoce pela ultrassonografia transvaginal que permite um tratamento mais adequado (Creanga *et al.*, 2011). Apesar de a PE ainda ser a principal causa de morte materna no primeiro trimestre da gestação, devemos buscar ferramentas que possam nos ajudar na realização de um correto diagnóstico e seguimento apropriado (Berry *et al.*, 2016).

A localização mais frequente da PE é na região tubária não intersticial, seguida da intersticial, cervical/cicatriz de cesariana, ovariana e abdominal. Para evitar um diagnóstico falso-positivo (cisto simples, corpo-lúteo exofítico, miomas uterinos) ou falso-negativo (pequena coleção líquida intrauterina ou "pseudossaco"), um correto diagnóstico ultrassonográfico requer a visualização de uma massa extrauterina com bordos ecogênicos, preferencialmente com saco gestacional com ou sem vesícula vitelina ou embrião, associada a uma cavidade uterina vazia. Diante de um estado inconclusivo e quadro clínico materno estável, é prudente reavaliar a gestante antes de um diagnóstico definitivo de PE (Figura 72.5) (Nadim *et al.*, 2018).

Corionicidade e amnionicidade

Na presença de mais de um embrião/feto, a determinação da corionicidade e da amnionicidade nos gemelares é um fator de extrema importância no primeiro trimestre da gestação. A estratificação de riscos, o seguimento e a programação de parto dependem da corionicidade, sendo importante que esse diagnóstico seja realizado precocemente (Salomon *et al.*, 2013; Bilardo *et al.*, 2023). Durante a realização da ultrassonografia, a visualização de uma trave coriônica separando os sacos gestacionais (até 10 a 11 semanas) ou do sinal do lambda (letra grega que sinaliza presença de tecido coriônico entre as membranas amnióticas, a partir de 11 semanas) confirmam uma gestação dicoriônica, assim como a ausência dessa trave ou sinal do T invertido, sinalizando ausência de tecido coriônico entre as membranas amnióticas, atesta uma gestação monocoriônica (Figura 72.6) (Carroll *et al.*, 2002; Dias *et al.*, 2011; Glanc *et al.*, 2017).

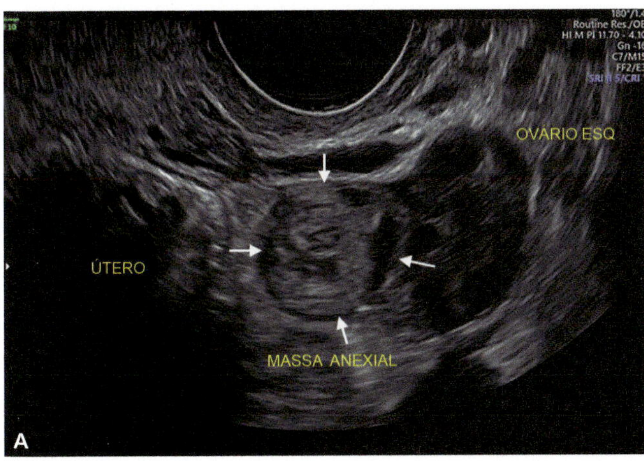

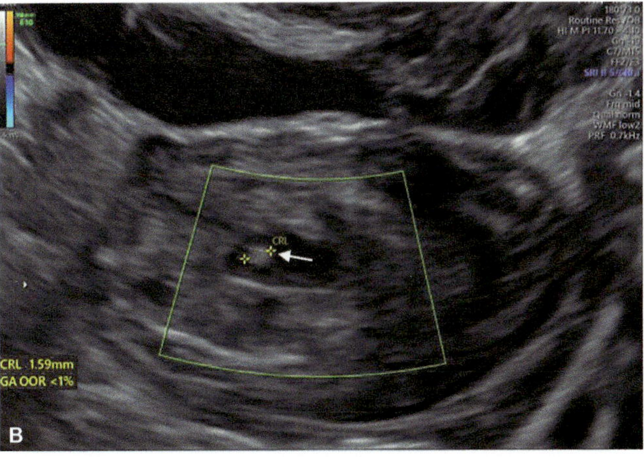

Figura 72.5 Imagem de ultrassonografia transvaginal com visualização de imagem paraovariana (**A**) e com polo embrionário no seu interior compatível com gravidez ectópica (**B**).

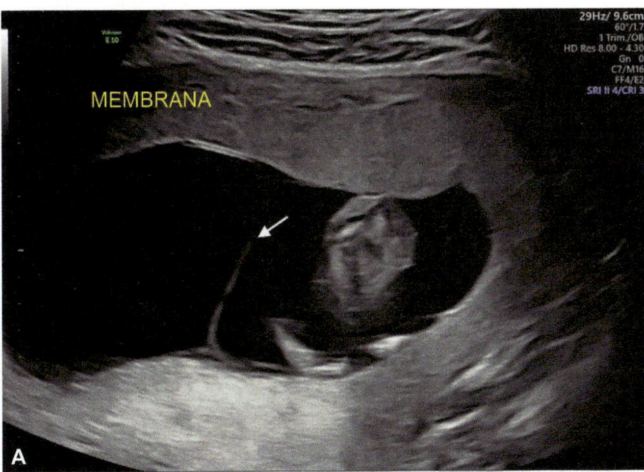

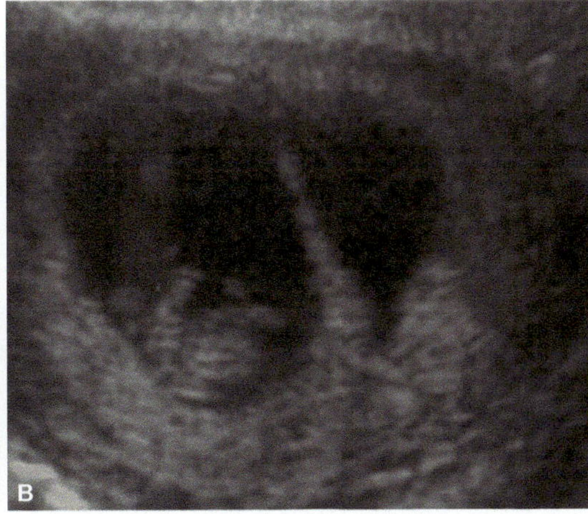

Figura 72.6 Gestações dicoriônica e monocoriônica. **A.** Gestação monocoriônica monoamniótica de 13 semanas e 5 dias. Nota-se membrana amniótica fina e com inserção direta em "T" na placenta. **B.** Imagem da inserção da membrana na placenta em formato da letra lambda em gestação gemelar dicoriônica do 1º trimestre.

ULTRASSONOGRAFIA DE 11 SEMANAS A 13 SEMANAS E 6 DIAS

No passado, a avaliação da anatomia fetal era realizada no segundo trimestre da gestação; porém, no final de década de 1980 e início da década de 1990, com a modernização da tecnologia e o advento da sonda transvaginal, essa avaliação, assim como a triagem de aneuploidias, tornaram-se factíveis no primeiro trimestre, tendo como vantagens a detecção precoce de anomalias, o diagnóstico genético, um tratamento mais efetivo e, quando apropriada, a indicação de interrupção da gestação (Timor-Tritsch *et al.*, 2004; 2009; Saltvedt *et al.*, 2006; Sonek, 2007; Chen *et al.*, 2008).

Avaliação da anatomia fetal normal

Cabeça

A visualização da ossificação craniana torna-se mais evidente a partir de 11 semanas de gestação, devendo ser avaliada tanto em cortes axiais quanto coronais, certificando seu contorno, formato e ausência de anomalias. Os hemisférios são simétricos, separados por uma fissura inter-hemisférica e foice, sendo a região cerebral dominada por ventrículos laterais preenchidos pelo plexo coroide nos dois terços posteriores e líquido no seu terço anterior (Figura 72.7). A identificação de órbitas, perfil da face, osso nasal, maxila, mandíbula e lábios pode ser

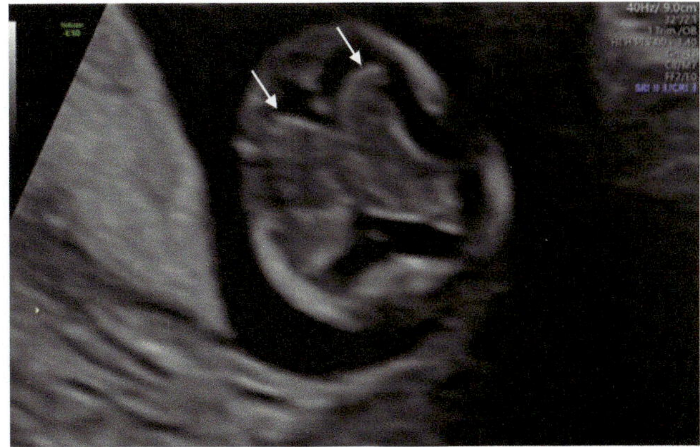

Figura 72.7 Corte transversal do polo cefálico em gestação de 12 semanas, demonstrando plexos coroides bilateralmente e linha média. Aspecto normal do cérebro para a fase.

observada nesse período, porém a integridade dos lábios é mais bem estudada no segundo trimestre (Syngelaki *et al.*, 2011). Tálamo, tronco cerebral, pedúnculo cerebral e cisterna magna são identificados, assim como a medida da transluscência intracraniana para rastrear riscos de defeito aberto do tubo neural (Chaoui e Nicolaides, 2010; Bilardo *et al.*, 2023).

Pescoço

O alinhamento do pescoço com o tronco deve ser estudado nesse período da gestação, devendo-se identificar a ausência de higroma ou sacos linfáticos jugulares (Fong *et al.*, 2004). A avaliação da transluscência nucal, para predizer riscos de aneuploidias, será discutida a seguir.

Coluna

Estudos transversais e longitudinais devem ser realizados para avaliar a presença e o alinhamento das vértebras e a integridade da cobertura cutânea, principalmente em casos de alterações na cabeça fetal (Figura 72.8) (Bernard *et al.*, 2012).

Tórax

Os pulmões têm ecogenicidade homogênea à ultrassonografia, com ausência de derrames e massas sólidas ou cistos; deve-se também avaliar a continuidade do diafragma e a posição do estômago e do fígado no abdome.

Coração

A posição intratorácica com eixo cardíaco para esquerda deve ser demonstrada, com atividade presente e ritmo regular. Apesar de factível, o estudo detalhado do coração fetal não faz parte da rotina no primeiro trimestre da gestação (Figura 72.9) (DeVore, 2002).

Conteúdo abdominal

O estômago, normalmente localizado do lado esquerdo e superior do abdome, e a bexiga, na parte mediana e inferior, são as únicas estruturas fluidas hipoecoicas observadas nesse período da gestação. Os rins ecogênicos, em forma de feijão, e sua pelve renal hipoecoica estão localizados em região paraespinal (Figura 72.10) (Fong *et al.*, 2004).

Parede abdominal

Após 11 semanas, observa-se a inserção normal do cordão umbilical, com ausência da hérnia umbilical fisiológica, assim como sinais de gastrósquise e onfalocele (van Zalen-Sprock *et al.*, 1997).

Membros

Presença de membros superiores e inferiores com três segmentos e livre movimentação, tal qual a orientação de mãos e pés, devem ser documentadas nesse período, conseguindo até demonstrar as falanges de ambas as mãos (Figura 72.11).

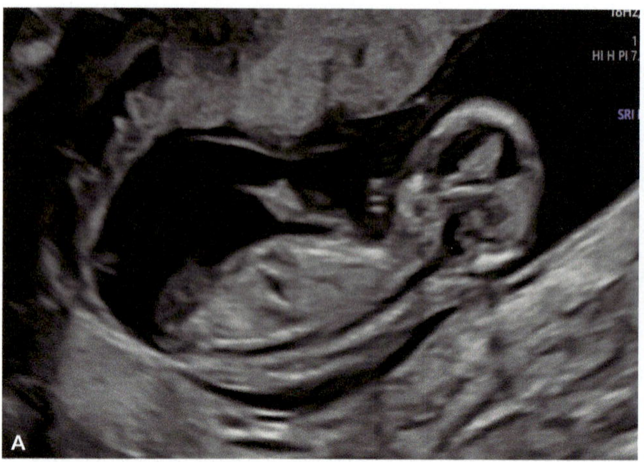

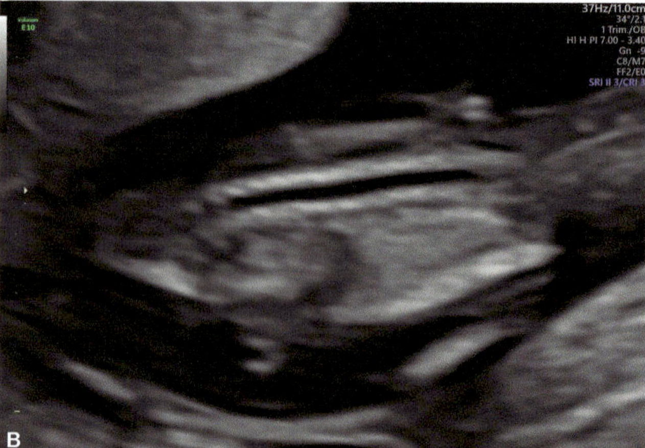

Figura 72.8 Cortes sagital (**A**) e coronal (**B**) da coluna fetal.

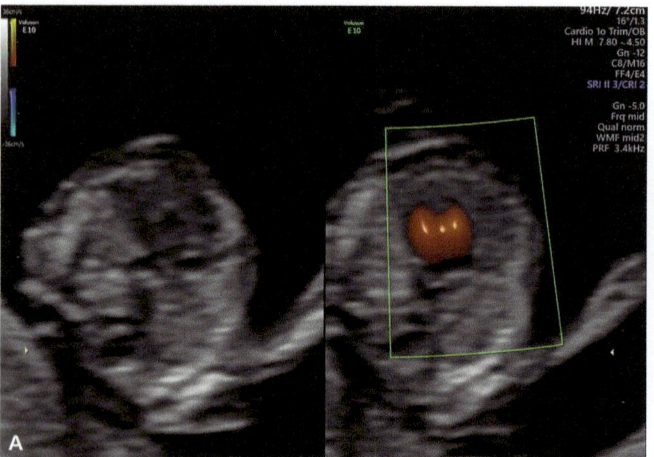

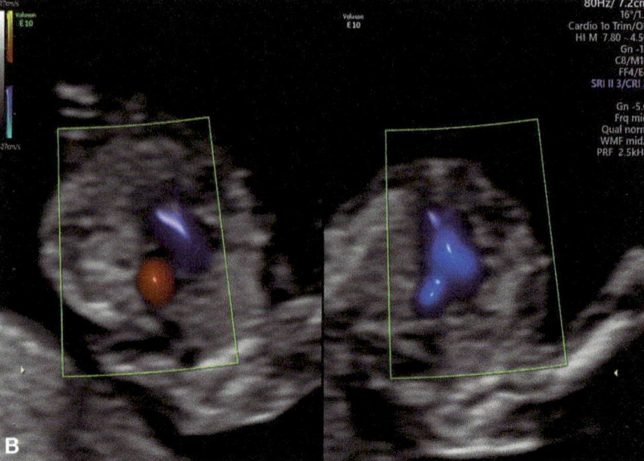

Figura 72.9 Corte de quatro câmaras (**A**) e saída dos vasos do coração (**B**) com e sem o uso do Doppler colorido.

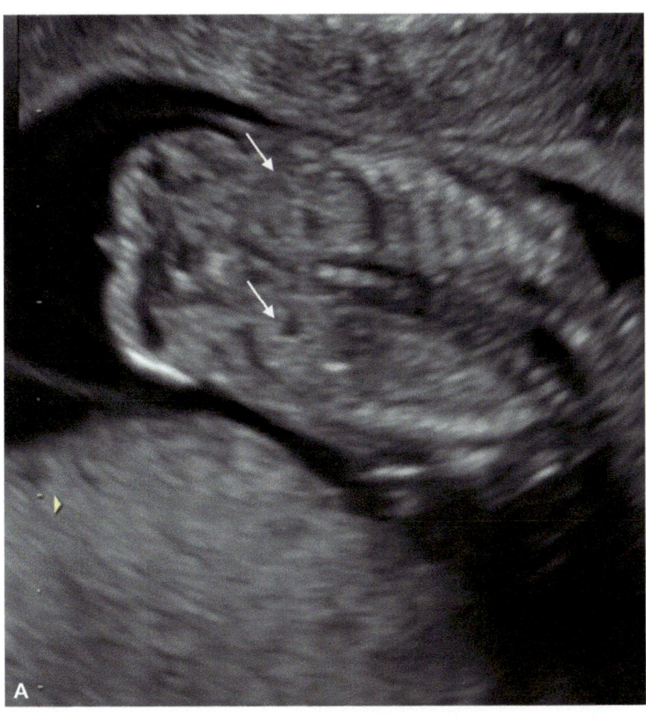

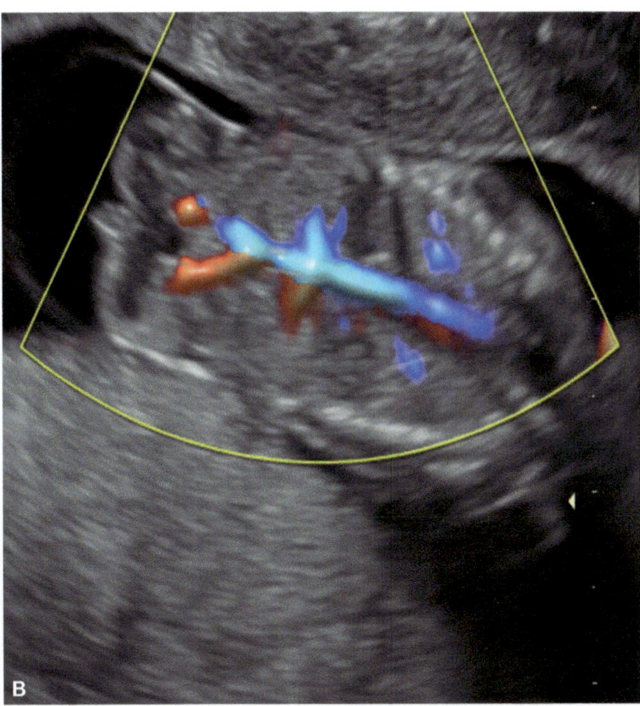

Figura 72.10 Corte coronal dos rins (**A**) e agenesia renal unilateral (**B**).

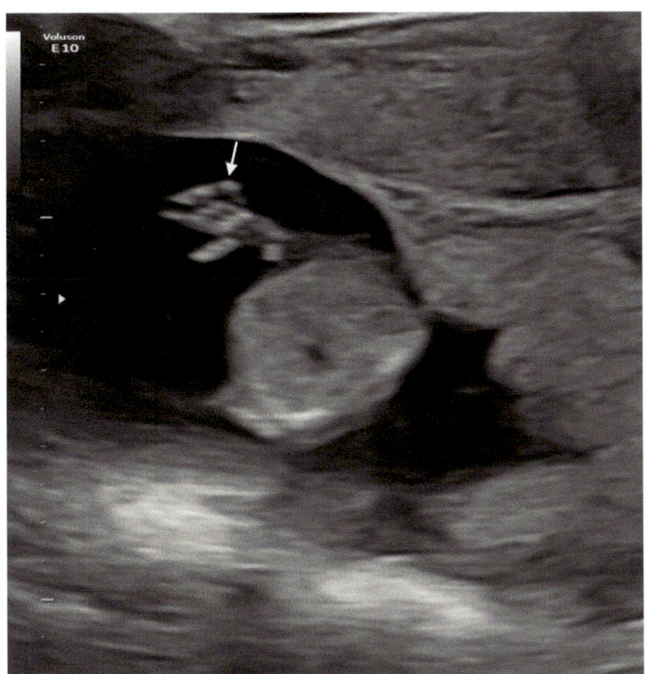

Figura 72.11 Imagem da mão aberta de feto de 13 semanas permitindo a visualização dos dedos.

Placenta

A aparência homogênea normal da placenta é caracterizada pela ausência de estruturas císticas/massas ou grande coleções de líquido subcoriônico (> 5 cm). Sua posição em relação ao colo é de menor importância nesse período, visto que a maioria migra no decorrer da gestação. Atenção especial deve ser dada a pacientes com cicatrizes anteriores (cesarianas prévias), pelo risco de placenta acreta. Em casos suspeitos, reavaliar posteriormente (Stirnemann *et al.*, 2011; Timor-Tritsch *et al.*, 2012).

Cordão umbilical

A inserção normal abdominal e placentária, a presença de três vasos e a ausência de cistos de cordão devem ser observadas no primeiro trimestre da gestação (Syngelaki *et al.*, 2011).

Anatomia fetal alterada

A detecção de anomalias fetais no primeiro trimestre da gestação é importante para melhores orientação, seguimento e programação de parto em centros terciários. Essa avaliação deve ser oferecida a toda a população, independentemente dos seus riscos, e realizada por profissionais capacitados (Tabela 72.4).

Tabela 72.4 Anomalias fetais e anexiais mais comuns detectadas entre 11 semanas e 13 semanas e 6 dias.

Cabeça	Acrania/anencefalia, encefalocele, holoprosencefalia alobar, defeitos da fossa posterior
Face	Fenda labial, probóscide, arrinia e ciclopia
Pescoço	Higroma cístico e sacos linfáticos jugulares
Coluna	Tortuosidade da coluna, desalinhamento das vértebras e perda da continuidade da pele
Tórax	Derrame pleural, massas/cistos pulmonares, descontinuidade do diafragma com presença de bolha gástrica e/ou fígado em tórax
Coração	Desvio do eixo cardíaco, alteração do ritmo, assimetria das cavidades atriais/ventriculares, não visualização de vias de saída e vasos da base do coração
Abdome	Não visualização da bolha gástrica, megabexiga, não visualização dos rins ou rins hiperecogênicos com ausência da pelve renal
Parede	Gastrósquise, onfalocele e inserção anormal do cordão umbilical
Membros	Ausência de um ou mais segmentos dos membros, orientação inadequada de mãos ou pés, dificuldade para avaliar falanges das mãos
Placenta	Presença de cistos, massas, descolamentos, sinais subjetivos de acretismos
Cordão	Artéria umbilical única, cistos e inserção inadequada em abdome fetal e/ou placenta

Esse diagnóstico nem sempre é possível em fases tão precoces, pois depende do uso de transdutores de alta resolução e da *expertise* do profissional. Algumas anomalias são observadas apenas a partir do segundo trimestre, mas é de extrema importância sua detecção prévia para um adequado planejamento, pesquisa genética e aconselhamento, e, quando solicitado, para programar a interrupção da gestação (Syngelaki *et al.*, 2011; 2019; Karim *et al.*, 2017; Bilardo *et al.*, 2023).

Existem anomalias que se beneficiam de tratamento clínico e/ou cirúrgico ainda na fase fetal, melhorando seu prognóstico ou condicionando o feto a um tratamento definitivo após o nascimento.

Rastreamento de aneuploidias

Além da avaliação da anatomia fetal, esse período da gestação propicia o rastreamento das aneuploidias mais comuns e a detecção de alterações de alguns biomarcadores que aumentam os riscos fetais, possibilitando um diagnóstico genético precoce.

A medida da transluscência nucal (Figura 72.12) é o principal marcador, quando aumentada (acima do percentil 95 para idade gestacional); isoladamente, tem uma sensibilidade de 80% na detecção das aneuploidias (Nicolaides *et al.*, 1992), e se associada à dosagem sérica de proteínas, como a fração beta livre de HCG e a proteína plasmática A, aumenta essa sensibilidade em 5 a 10% (Kagan *et al.*, 2008).

Outros marcadores podem ser avaliados para aumentar as chances de um diagnóstico precoce, como osso nasal, ducto venoso e válvula tricúspide. Se alterados, ampliam o desempenho do exame (90% de sensibilidade), mas exigem técnicas mais elaboradas e devem ser realizadas por médicos com treinamentos e certificação apropriados (Nicolaides, 2011; Santorum *et al.*, 2017).

O teste pré-natal não invasivo (NIPT) faz parte de rol de ferramentas para triar as principais aneuploidias, alcançando uma sensibilidade de 99,7% para trissomia do cromossomo 21, dependendo dos protocolos de cada região. Pode ser oferecido de maneira universal a todas as gestantes ou somente àquelas que apresentarem riscos aumentados no rastreamento ultrassonográfico (Srebniak *et al.*, 2016; Kenkhuis *et al.*, 2018).

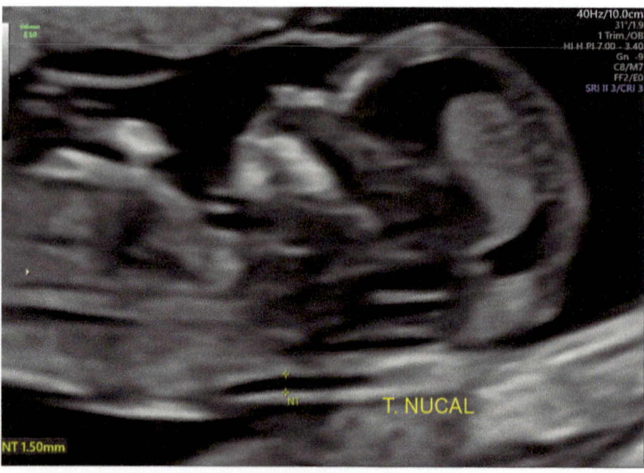

Figura 72.12 Medida da transluscência nucal dentro da normalidade. Nota-se imagem do perfil da face fetal e tórax fetal, com magnificação adequada em corte sagital mediano.

Rastreamento de pré-eclâmpsia

Estudos realizados em países da Europa e fora dela demonstraram que o rastreamento combinado associando características maternas, índice de massa corpórea, pressão arterial média, medição do índice de pulsatilidade das artérias uterinas e dosagem sérica do fator de crescimento placentário (PLGF) tem uma sensibilidade de 90%, com falso-positivo de 10%, na detecção de pré-eclâmpsia precoce; por isso, deve ser oferecido a todas as gestantes (Akolekar *et al.*, 2013; Tan *et al.*, 2018a; 2018b).

CONSIDERAÇÕES FINAIS

Após teste sérico positivo de gravidez por meio da dosagem de β-HCG, é necessário realizar uma ultrassonografia precoce, preferencialmente por via transvaginal, para avaliar a viabilidade, estabelecer a idade gestacional, localizar a gestação, correlacionar sinais de mau prognóstico e diagnosticar corionicidade/amnionicidade em caso de gestação gemelar. Entre 11 semanas e 13 semanas e 6 dias, também é necessário realizar um estudo morfológico detalhado e o rastreamento de aneuploidias/pré-eclâmpsia, para melhores seguimento e cuidados da gestação.

O uso de aparelhos de ultrassonografia modernos, com imagens de alta qualidade, protocolos bem fundamentados e a *expertise* do operador, é essencial para garantir os melhores resultados gestacionais, devendo-se usar terminologias claras que facilitem o entendimento por parte da gestante e, quando necessário, repetindo-se os exames para evitar tratamentos precoces ou inadequados.

REFERÊNCIAS BIBLIOGRÁFICAS

ABRAMOWICZ, J. S. *et al.* Safety statement, 2000 (reconfirmed 2003). International Society of Ultrasound in Obstetrics and Gynecology (ISUOG). *Ultrasound in Obstetrics and Gynecology*, v. 21, p. 100, 2003.

AKOLEKAR, R. *et al.* Competing risks model in early screening for preeclampsia by biophysical and biochemical markers. *Fetal Diagnosis and Therapy*, v. 33, p. 8-15, 2013.

BERNARD, J.-P. *et al.* Screening for fetal spina bifida by ultrasound examination in the first trimester of pregnancy using fetal biparietal diameter. *American Journal of Obstetrics and Gynecology*, v. 207, p. 306.e1-5, 2012.

BERRY, J. *et al.* Optimising the diagnosis of ectopic pregnancy. *Journal of Obstetrics and Gynaecology*, v. 36, n. 4, p. 437-9, 2016.

BILARDO, C. M. *et al.* ISUOG Practice Guidelines (updated): performance of 11-14-week. ultrasound scan. *Ultrasound in Obstetrics and Gynecology*, v. 61, p. 127-143, 2023.

BLAAS, H. G. The examination of the embryo and early fetus: how and by whom? *Ultrasound in Obstetrics and Gynecology*, v. 14, p. 153-158, 1999.

BOTTOMLEY, C.; BOURNE, T. Dating and growth in the first trimester. *Best Practice & Research. Clinical Obstetrics & Gynaecology*, v. 4, p. 439-452, 2009.

CARROLL, S. G. M. *et al.* Prediction of chorionicity in twin pregnancies at 10-14 weeks of gestation. *British Journal of Obstetrics and Gynaecology*, v. 109, n. 2, p. 182-186, 2002.

CHALOUHI, G. E. *et al.* A comparison of first trimester measurements for prediction of delivery date. *Journal of Maternal-Fetal & Neonatal Medicine*, v. 24, p. 51-57, 2011.

CHAOUI, R.; NICOLAIDES, K. H. From nuchal translucency to intracranial translucency: towards the early detection of spina bifida. *Ultrasound in Obstetrics and Gynecology*, v. 35, p. 133-138, 2010.

CHEN, M. *et al.* Comparison of nuchal and detailed morphology ultrasound examinations in early pregnancy for fetal structural abnormality screening: a randomized controlled trial. *Ultrasound in Obstetrics and Gynecology*, v. 31, p. 136-146; discussion 146, 2008.

CREANGA, A. A. *et al.* Trends in ectopic pregnancy mortality in the United States: 1980-2007. *Obstetrics and Gynecology*, v. 117, n. 4, p. 837-843, 2011.

CROWLEY, P. Interventions for preventing or improving the outcome of delivery at or beyond term. *Cochrane Database of Systematic Reviews*, n. 2, CD000170, 2000.

DEVORE, G. R. First-trimester fetal echocardiography: is the future now? *Ultrasound in Obstetrics and Gynecology*, v. 20, p. 6-8, 2002.

DIAS, T. *et al.* First-trimester ultrasound determination of chorionicity in twin pregnancy. *Ultrasound in Obstetrics and Gynecology*, v. 38, p. 530-532, 2011.

DOUBILET, P. M. Ultrasound evaluation of the first trimester. *Radiologic Clinics of North America*, v. 52, n. 6, p. 1191-1199, 2014.

DOUBILET, P. M. *et al.* Diagnostic criteria for nonviable pregnancy early in the first trimester. *New England Journal of Medicine*, v. 369, n. 15, p. 1443-1451, 2013.

FONG, K. W. *et al.* Detection of fetal structural abnormalities with US during early pregnancy. *Radiographics*, v. 24, p. 157-174, 2004.

GLANC, P. *et al.* ACR appropriateness criteria multiple gestations. *Journal of the American College of Radiology*, v. 14, 11 Suppl., p. S476-489, 2017.

HARRINGTON, D. *et al.* Does a first trimester dating scan using crown rump length measurement reduce the rate of induction of labour for prolonged pregnancy? An uncompleted randomised controlled trial of 463 women. *British Journal of Obstetrics and Gynaecology*, v. 113, p. 171-176, 2006.

KAGAN, K. O. *et al.* Screening for trisomy 21 by maternal age, fetal nuchal translucency thickness, free beta-human chorionic gonadotropin and pregnancy-associated plasma protein-A. *Ultrasound in Obstetrics and Gynecology*, v. 31, p. 618-624, 2008.

KARIM, J. N. *et al.* Systematic review of first trimester ultrasound screening in detecting fetal structural anomalies and factors affecting screening performance. *Ultrasound in Obstetrics and Gynecology*, v. 50, p. 429-441, 2017.

KENKHUIS, M. *et al.* Effectiveness of 12-13-week. scan for early diagnosis of fetal congenital anomalies in the cell-free DNA era. *Ultrasound in Obstetrics and Gynecology*, v. 51, p. 463-469, 2018.

LOUGHNA, P. *et al.* Fetal size and dating: charts recommended for clinical obstetric practice. *Ultrasound*, v. 17, p. 161-167, 2009.

NADIM, B. *et al.* Morphological ultrasound types known as "blob" and "bagel" signs should be reclassified from suggesting probable to indicating definite tubal ectopic pregnancy. *Ultrasound in Obstetrics and Gynecology*, v. 51, n. 4, p. 543-549, 2018.

NATIONAL INSTITUTE FOR HEALTH AND CLINICAL EXCELLENCE (NICE). *Antenatal care*: routine care for the healthy pregnant woman. London: NICE, 2010.

NICOLAIDES, K. H. Screening for fetal aneuploidies at 11 to 13 weeks. *Prenatal Diagnosis*, v. 31, p. 7-15, 2011.

NICOLAIDES, K. H. *et al.* Fetal nuchal translucency: ultrasound screening for chromosomal defects in first trimester of pregnancy. *British Medical Journal*, v. 304, p. 867-869, 1992.

OH, J. S.; WRIGHT, G.; COULAM, C.B. Gestational sac diameter in very early pregnancy as a predictor of fetal outcome. *Ultrasound in Obstetrics and Gynecology*, v. 20, p. 267-269, 2002.

RODGERS, S. K. *et al.* Normal and abnormal US findings in early first trimester pregnancy: review of the society of radiologists in ultrasound 2012 consensus panel recommendations. *Radiographics*, v. 35, n. 7, p. 2135-2148, 2015.

SALOMON, L J. *et al.* ISUOG practice guidelines: performance of first-trimester fetal ultrasound scan. *Ultrasound in Obstetrics and Gynecology*, v. 41, n. 1, p. 102-113, 2013.

SALOMON, L. J. *et al.* Prediction of the date of delivery based on first trimester ultrasound measurements: an independent method from estimated date of conception. *Journal of Maternal-Fetal & Neonatal Medicine*, v. 23, p. 1-9, 2010.

SALTVEDT, S. *et al.* Detection of malformations in chromosomally normal fetuses by routine ultrasound at 12 or 18 weeks of gestation-a randomised controlled trial in 39,572 pregnancies. *British Journal of Obstetrics and Gynaecology*, v. 113, p. 664-674, 2006.

SALVESEN, K. *et al.* ISUOG statement on the safe use of Doppler for fetal ultrasound examination in the first 13 + 6 weeks of pregnancy (updated). *Ultrasound in Obstetrics and Gynecology*, v. 57, p. 1020, 2021.

SALVESEN, K. *et al.* ISUOG statement on the safe use of Doppler in the 11 to 13 + 6-week fetal ultrasound examination. *Ultrasound in Obstetrics and Gynecology*, v. 37, p. 628, 2011.

SANTORUM, M. *et al.* Accuracy of first-trimester combined test in screening for trisomies 21, 18 and 13. *Ultrasound in Obstetrics and Gynecology*, v. 49, p. 714-720, 2017.

SONEK, J. First trimester ultrasonography in screening and detection of fetal anomalies. *American Journal of Medical Genetics. Part C, Seminars in Medical Genetics*, v. 145C, p. 45-61, 2007.

SREBNIAK, M. I. *et al.* Enlarged NT (≥ 3.5 mm) in the first trimester-not all chromosome aberrations can be detected by NIPT. *Molecular Cytogenetics*, v. 9, p. 1-7, 2016.

STIRNEMANN, J. J. *et al.* Screening for placenta accreta at 11-14 weeks of gestation. *American Journal of Obstetrics and Gynecology*, v. 205, p. 547.e1-6, 2011.

SYNGELAKI, A. *et al.* Challenges in the diagnosis of fetal non-chromosomal abnormalities at 11-13 weeks. *Prenatal Diagnosis*, v. 31, p. 90-102, 2011.

SYNGELAKI, A. *et al.* Diagnosis of fetal non-chromosomal abnormalities on routine ultrasound examination at 11-13 weeks' gestation. *Ultrasound in Obstetrics & Gynecology*, v. 54, p. 468-476, 2019.

TAN, M. *et al.* Comparison of diagnostic accuracy of early screening for pre-eclampsia by NICE guidelines and a method combining maternal factors and biomarkers: results of SPREE. *Ultrasound in Obstetrics and Gynecology*, v. 51, p. 743-750, 2018a.

TAN, M. Y. *et al.* Screening for pre-eclampsia by maternal factors and biomarkers at 11-13 weeks' gestation. *Ultrasound in Obstetrics and Gynecology*, v. 52, p. 186-195, 2018b.

TIMOR-TRITSCH, I. E. *et al.* Performing a fetal anatomy scan at the time of first-trimester screening. *Obstetrics and Gynecology*, v. 113, p. 402-407, 2009.

TIMOR-TRITSCH, I. E. *et al.* Qualified and trained sonographers in the US can perform early fetal anatomy scans between 11 and 14 weeks. *American Journal of Obstetrics and Gynecology*, v. 191, p. 1247-1252, 2004.

TIMOR-TRITSCH, I. E. *et al.* The diagnosis, treatment, and follow-up of cesarean scar pregnancy. *American Journal of Obstetrics and Gynecology*, v. 207, p. 44.e1-13, 2012.

VAN ZALEN-SPROCK, R. M. *et al.* First trimester sonography of physiological midgut herniation and early diagnosis of omphalocele. *Prenatal Diagnosis*, v. 17, p. 511-518, 1997.

VERBURG, B. O. *et al.* New charts for ultrasound dating of pregnancy and assessment of fetal growth: longitudinal data from a population based cohort study. *Ultrasound in Obstetrics and Gynecology*, v. 31, p. 388-396, 2008.

WANG, P. S.; RODGERS, S. K.; HORROW, M. M. Ultrasound of the first trimester. *Radiologic Clinics in North America*, v. 57, n. 3, p. 617-633, 2019.

WITWORTH, M.; BRICKER, L.; MULLAN, C. Ultrasound for fetal assessment in early pregnancy. *Cochrane Database of Systematic Reviews*, v. 2015, n. 7, CD007058, 2015.

CAPÍTULO 73

Ultrassonografia Morfológica no Segundo Trimestre da Gravidez

Guilherme de Castro Rezende • Eduardo Becker Jr. • Fernando Maia Peixoto Filho

INTRODUÇÃO

O exame ultrassonográfico durante o período gestacional atualmente constitui um dos principais pilares da obstetrícia moderna. A ultrassonografia (USG) permite melhor acurácia na determinação da idade gestacional, sendo capaz de detectar oportunamente complicações gestacionais como anomalias congênitas, gestações múltiplas, marcadores de doenças genéticas, distúrbios do crescimento fetal, alterações do líquido amniótico e anomalias de placenta e cordão.

A USG morfológica no segundo trimestre, idealmente realizada entre 18 e 24 semanas, tem como foco a avaliação detalhada da anatomia fetal, permitindo a detecção de defeitos estruturais, marcadores de aneuploidias e doenças genéticas. O diagnóstico das anomalias estruturais fornece oportuna orientação à gestante e à família, melhorando o manejo durante o pré-natal e o parto, possibilitando cuidados multidisciplinares, incluindo intervenções como o tratamento cirúrgico intraútero. Apesar de uma incidência de aproximadamente 3% de anomalias estruturais em nascidos vivos, estas são responsáveis por aproximadamente 30% da mortalidade perinatal em países desenvolvidos.

Como análise suplementar nesse período, é aconselhável otimizar o rastreamento do parto prematuro e da pré-eclâmpsia, além da restrição de crescimento fetal (RCF).

Em mãos experientes, esse exame é capaz de detectar a maioria das anomalias estruturais fetais com relevância clínica, embora sejam observadas diferentes taxas de detecção entre serviços e entre examinadores. Além disso, algumas anomalias só são passíveis de detecção no terceiro trimestre da gestação, independentemente da experiência do ecografista e/ou da qualidade do aparelho utilizado.

Aproximadamente 90% das anomalias congênitas ocorrem em gestantes de baixo risco para tal; portanto, espera-se que a USG morfológica de segundo trimestre seja oferecida a todas as gestantes durante o acompanhamento pré-natal.

Esse exame deve ser realizado por ultrassonografistas com treinamento especializado para a avaliação morfológica de segundo trimestre, respeitando as práticas adequadas de segurança, e que preferencialmente participem de atividades de educação médica continuada. A habilidade e a experiência do examinador constituem importantes fatores na taxa de detecção de anomalias fetais.

OBJETIVOS

- Avaliação da anatomia fetal: detecção das anomalias congênitas, identificação de marcadores de cromossomopatias e doenças genéticas
- Biometria fetal: datação da gravidez e avaliação do crescimento fetal
- Avaliação do ritmo cardíaco fetal
- Avaliação do líquido amniótico
- Avaliação da placenta: relação da placenta com o colo uterino, possíveis sinais de acretismo placentário, corionicidade e amnionicidade no gemelar, inserção placentária do cordão umbilical
- Avaliação do colo uterino: por via transvaginal, para predição do parto pré-termo
- Avaliação da circulação materno-placentária por meio do Doppler das artérias uterinas.

RASTREAMENTO DE ANOMALIAS FETAIS NO SEGUNDO TRIMESTRE: SISTEMATIZAÇÃO

A sistematização do exame é de extrema importância e visa facilitar e uniformizar a sua execução, objetivando menor número de resultados falso-negativos e falso-positivos na detecção das anomalias estruturais na gestação. Esse protocolo é sugerido para as pacientes de baixo risco. Em situações específicas, como pacientes já com o diagnóstico de malformações, pode se tornar necessária uma avaliação ecográfica acompanhada por um aconselhamento realizado por especialista em medicina fetal, em um centro de referência.

Polo cefálico

Crânio

Durante a avaliação do crânio, devem ser observados a sua forma, seu tamanho, sua integridade e sua densidade óssea. Essas características podem ser avaliadas ao mesmo tempo da realização da biometria da cabeça fetal, além do estudo do cérebro propriamente dito.

Forma. Geralmente apresenta um formato oval, mas a cabeça pode estar alongada (dolicocefalia) ou arredondada (braquicefalia). Alterações na forma, como em "limão", "morango" ou "trevo", devem ser relatadas.

Tamanho. Deve-se mensurar diâmetro biparietal (DBP), diâmetro occipitofrontal (DOF) e circunferência cefálica, sendo que tanto no DBP e no DOF a posição dos *calipers* deve ser externa à calota craniana. O índice cefálico (razão DBP/DOF) pode ser usado para caracterizar a forma da cabeça fetal, sendo que a dolicocefalia pode ser relacionada a apresentação pélvica e oligoidrâmnio.

Integridade. Não deve haver defeito ósseo; normalmente a calota craniana se apresenta hiperecogênica e contínua, a não ser pelas regiões correspondentes a suturas e fontanelas. Raramente pode ser identificada exteriorização de conteúdo encefálico (encefalocele).

Densidade óssea. Quando a calota se apresenta com baixa ecogenicidade e moldável à pressão do transdutor, caracteriza uma baixa mineralização, típica de displasias ósseas, como a osteogênese imperfeita.

Cérebro

Três planos axiais são sugeridos para a avaliação encefálica: transventricular, transtalâmico e transcerebelar (Figura 73.1). Durante a varredura, devem ser avaliados ventrículos laterais, plexos coroides, tálamos, foice, *cavum* do septo pelúcido, cerebelo e cisterna magna. Devem ser feitas as mensurações do átrio do ventrículo lateral, do diâmetro transverso do cerebelo e da cisterna magna (Figura 73.2), além da prega nucal.

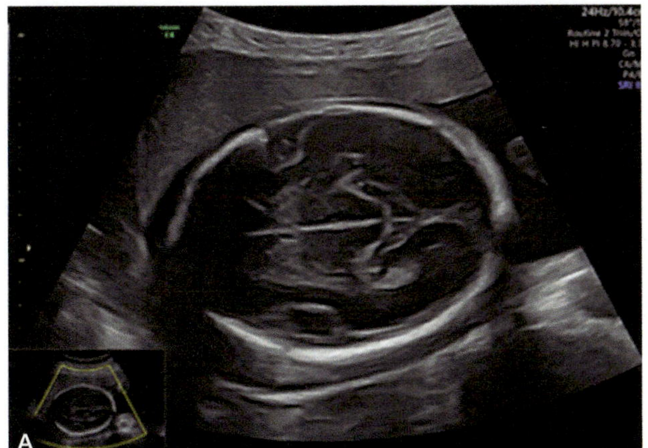

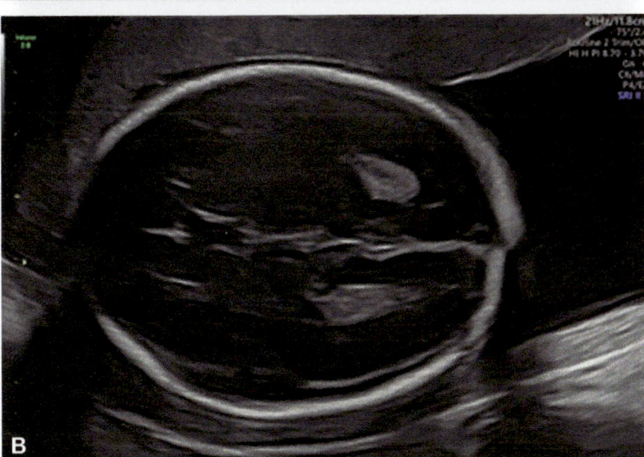

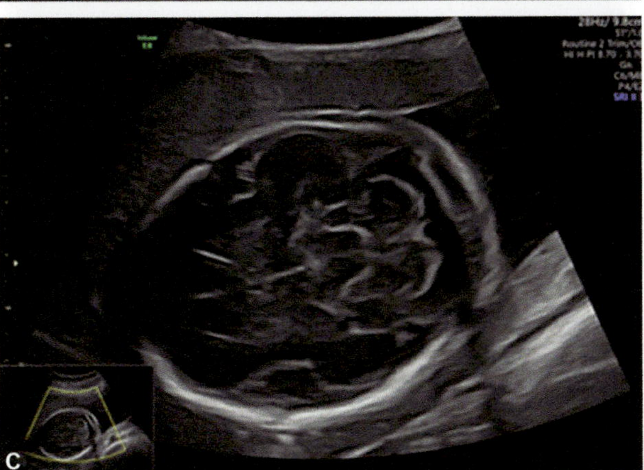

Figura 73.1 Planos de avaliação básica do encéfalo. **A.** Transtalâmico. **B.** Transventricular. **C.** Transcerebelar.

Face

A face deve ser avaliada nos três planos: coronal, sagital e transversal. Lábios, nariz, maxila, mandíbula, palato ósseo, língua, órbitas, fronte e orelhas devem ser avaliados, nos diferentes planos, para possibilitar a identificação de algum dismorfismo facial, como lábio leporino, micro ou anoftalmia, hipo ou hipertelorismo, arrinia, micrognatia, dentre outros. A mensuração deve ser feita do osso nasal, preferencialmente no corte sagital (perfil) (Figura 73.3), visando identificar casos de hipoplasia. A USG tridimensional pode ser uma ferramenta útil na avaliação da face fetal, embora nem sempre esteja disponível e não faça parte do exame de rotina.

Pescoço e região cervical

O pescoço é uma região cilíndrica com superfície regular, sem massas, protuberâncias ou coleções líquidas. Devem ser realizados cortes sagitais e transversais dessa região. O achado de qualquer massa cervical, como bócio, higromas, linfangiomas ou teratomas, deve ser documentado.

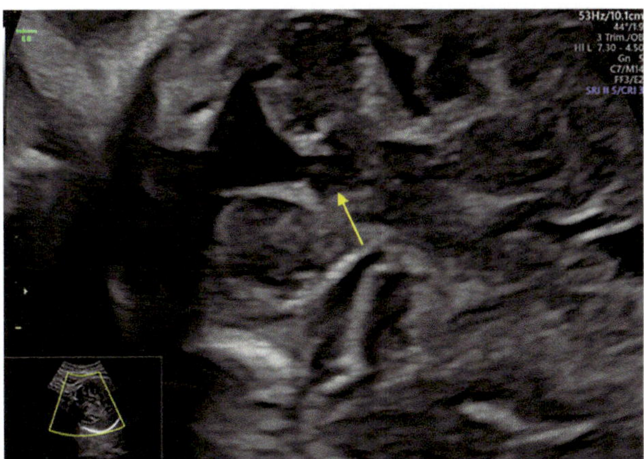

Figura 73.2 Imagem ultrassonográfica de um plano transcerebral anormal. Note a ausência do *vermis* cerebelar (*seta*).

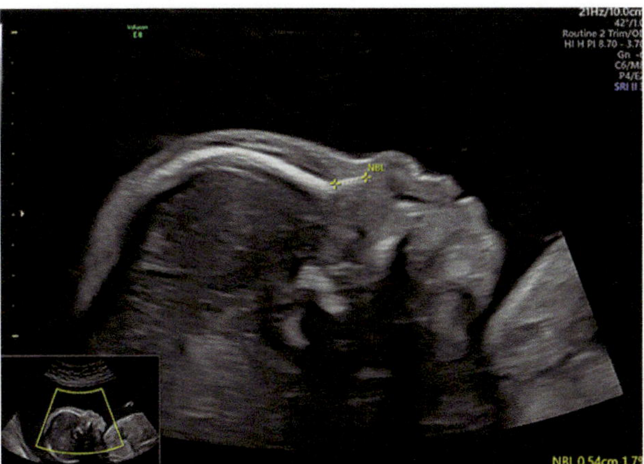

Figura 73.3 Imagem na ultrassonografia bidimensional do perfil fetal normal. Note a aferição medida do osso nasal e o aspecto normal de fronte, ponte nasal e mento.

Tórax

O exame do tórax deve incluir a avaliação do seu formato, bem como diafragma, pulmões, mediastino e timo. As costelas, que se apresentam hiperecoicas, devem ter curvatura normal, sem deformidades. Ambos os pulmões devem ter aparência homogênea, sem massas ou coleções, e sem desvio do mediastino. O diafragma deve ser avaliado, sendo representado por uma linha hipoecoica contínua entre os conteúdos abdominal e torácico.

Coração

A avaliação cardíaca é de extrema relevância em razão da prevalência das cardiopatias congênitas ao nascimento (8,2 por 1.000 nascidos vivos), sendo uma das principais causas correlacionadas a morbimortalidade infantil, além de ser fortemente associada a alterações cromossômicas e síndromes.

A avaliação do coração deve ser iniciada pelo seu eixo (desvio para a esquerda de 45 ± 20°), seguindo para ritmo (120 a 160 bpm) e determinação do *situs* (coração do lado esquerdo do tórax e homolateral ao estômago no abdome corresponde a um *situs solitus*). Um coração normal geralmente não ocupa mais de 1/3 da área torácica (Figura 73.4).

Posteriormente, devem ser realizados e avaliados cortes obrigatórios: quatro câmaras, vias de saída do ventrículo esquerdo (VSVE) (Figura 73.5) e ventrículo direito (VSVD) (Figura 73.6), corte dos 3 vasos (3VV) (Figura 73.7) e 3 vasos e traqueia (3VT) (Figura 73.8). Os cortes das vias de saída associados às quatro câmaras aumentam a acurácia diagnóstica das anomalias conotruncais, como transposição dos grandes vasos, tetralogia de Fallot, dupla via de saída do ventrículo direito e *truncus arteriosus*. Os planos do 3VV e 3VT podem auxiliar no diagnóstico das anomalias envolvendo as vias de saída, o arco aórtico, como coarctação da aorta, as veias sistêmicas, incluindo a persistência da veia cava superior esquerda e anomalias do timo.

Abdome

A bolha gástrica deve ser avaliada quanto a sua presença, forma e localização (*situs*), à esquerda no abdome (Figura 73.9). Três estruturas anecoicas devem ser observadas no corte transversal do abdome, sendo da esquerda para a direita, respectivamente, bolha gástrica, veia umbilical e vesícula biliar. A localização anormal de qualquer uma dessas estruturas pode estar relacionada a anomalias congênitas (Figura 73.10).

A mensuração da circunferência abdominal deve ser realizada em um corte transverso, com o abdome o mais arredondado possível, e a posição da coluna preferencialmente às 3 ou 9 horas.

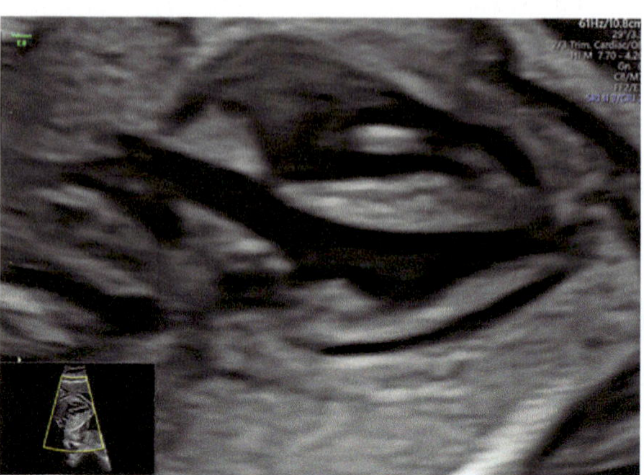

Figura 73.5 Avaliação ultrassonográfica das vias de saída do ventrículo esquerdo. Note que o vaso que emerge do ventrículo esquerdo não demonstra ramos precocemente e se direciona ao ombro direito do feto.

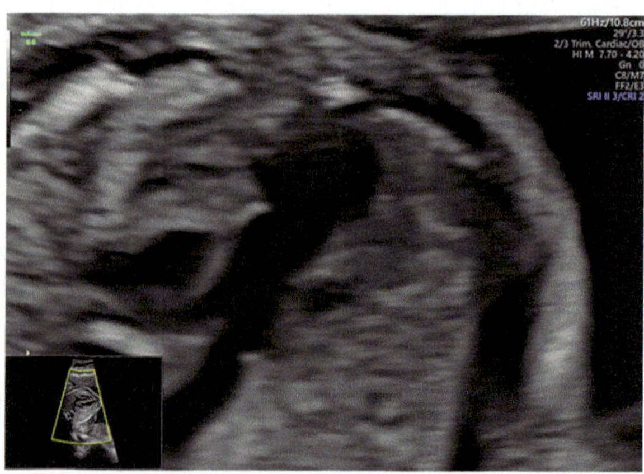

Figura 73.6 Avaliação ultrassonográfica vias de saída do ventrículo direito. Note que o vaso que emerge do ventrículo direito se ramifica precocemente.

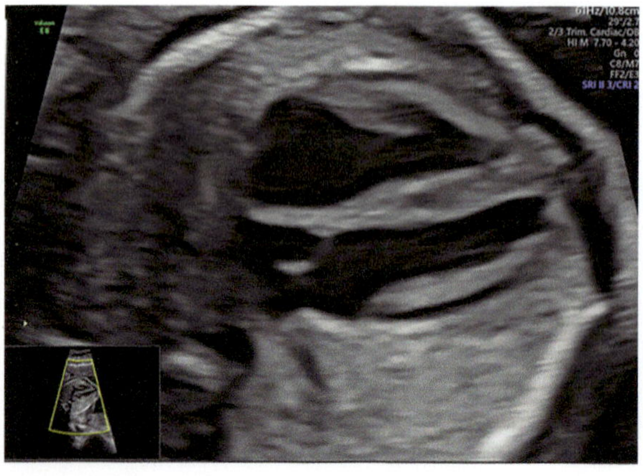

Figura 73.4 Imagem ultrassonográfica das quatro câmaras de um coração normal no segundo trimestre. Observe o *situs*, a proporcionalidade das câmaras cardíacas e os septos interatrial e interventricular.

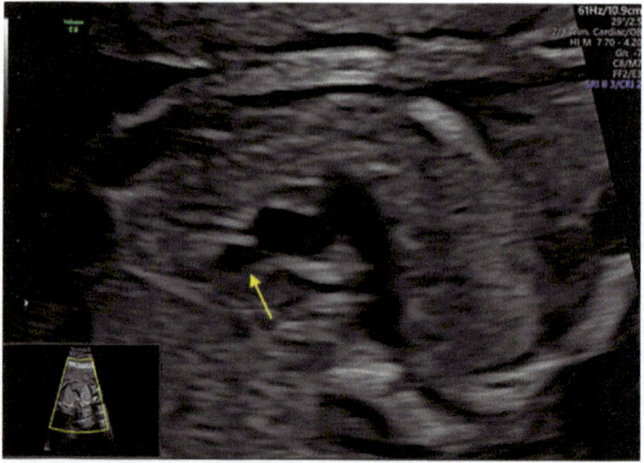

Figura 73.7 Planos dos três vasos. Observe a presença de 3 vasos com dimensões semelhantes, da esquerda para a direita, veia cava superior (*seta*), aorta e artéria pulmonar.

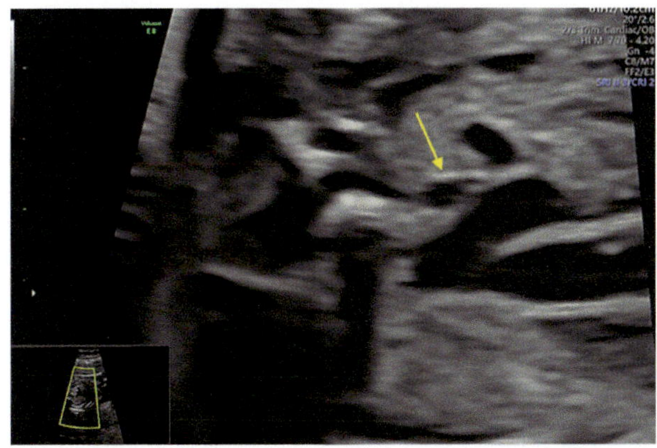

Figura 73.8 Planos dos 3 vasos e traqueia. Observe a imagem da traqueia (*seta*).

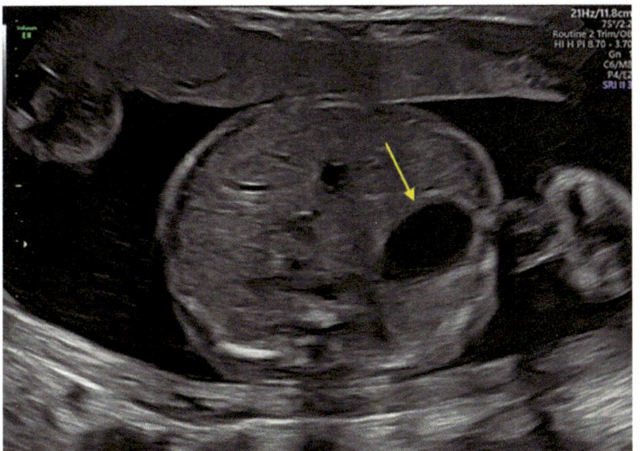

Figura 73.9 Observe, no plano axial, a presença de estrutura anecoica à esquerda, que corresponde à bolha gástrica normal (*seta*).

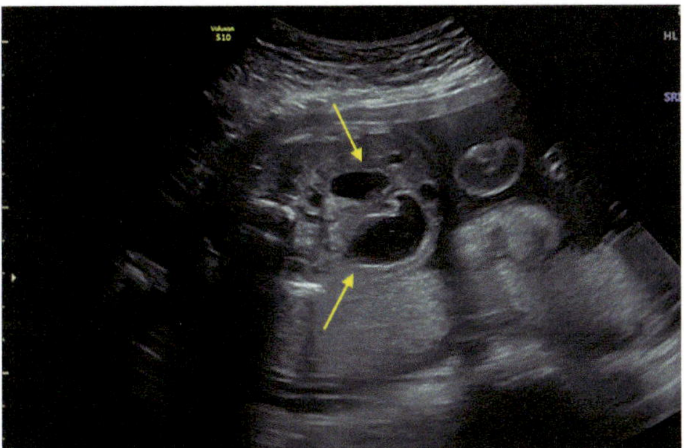

Figura 73.10 Imagem ultrassonográfica do plano axial do abdome fetal demonstrando o sinal da dupla bolha gástrica (*setas*). O achado é compatível com atresia de duodeno.

Nesse corte, visualizam-se bolha gástrica, fígado e veia umbilical no nível do seio portal, sendo que a imagem dos rins não deve estar presente.

Devem ser avaliadas as alças intestinais intra-abdominais e a presença de coleções no seu entorno, além da inserção do cordão e integridade da parede abdominal, descartando ou não a presença de um defeito de fechamento, como gastrósquise ou onfalocele. O aumento da ecogenicidade das alças intestinais, semelhante à ecogenicidade óssea, deve ser relatado.

Os rins devem ser visibilizados nos cortes transversal e coronal. O Doppler colorido pode ser útil nos casos em que não se visualizam um ou os dois rins em sua topografia habitual, auxiliando no diagnóstico da agenesia renal (Figura 73.11). A pelve renal com diâmetro anteroposterior acima ou igual a 7 mm é considerada dilatada (Figura 73.12), devendo ser reavaliada no terceiro trimestre. A bexiga deve estar sempre presente, com algum grau de enchimento, sendo que o percentil 95 para o seu diâmetro longitudinal é de 14 mm com 18 semanas e de 23 mm com 22 semanas de gestação (Figura 73.13).

Coluna

A avaliação da coluna fetal deve ser feita nos cortes sagital e transversal, em toda a sua extensão, podendo ser facilitada quando o feto se apresenta com o dorso anterior (Figura 73.14). A principal anomalia, espinha bífida, geralmente associa-se a deformidade cerebelar e cisterna magna obliterada. Outras malformações, como as anomalias vertebrais e a agenesia sacral, podem ser identificadas.

Membros e extremidades

A presença dos quatro membros deve ser documentada e todos os ossos longos avaliados quanto a sua forma, posição, simetria, alinhamento, comprimento e movimentação. A contagem dos

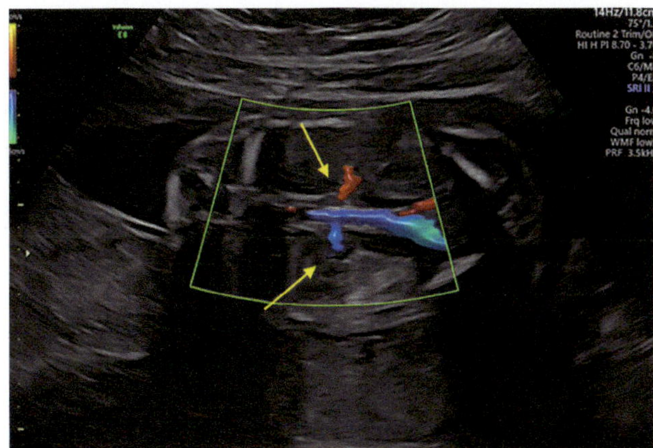

Figura 73.11 Imagem do mapeamento com Doppler colorido demonstrando a aorta e as artérias renais (*setas*).

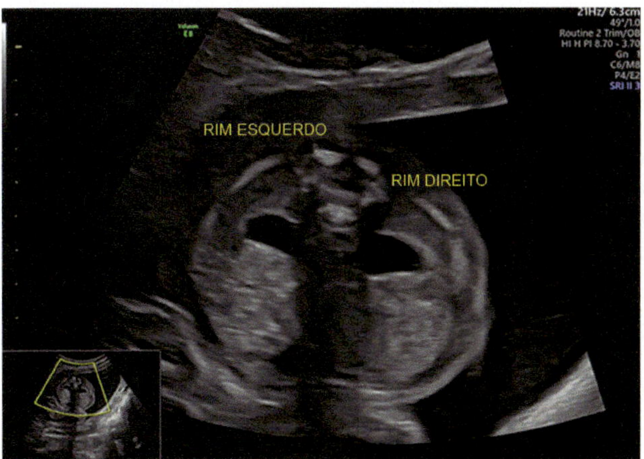

Figura 73.12 Imagem demonstrando pelves renais dilatadas no plano axial dos rins.

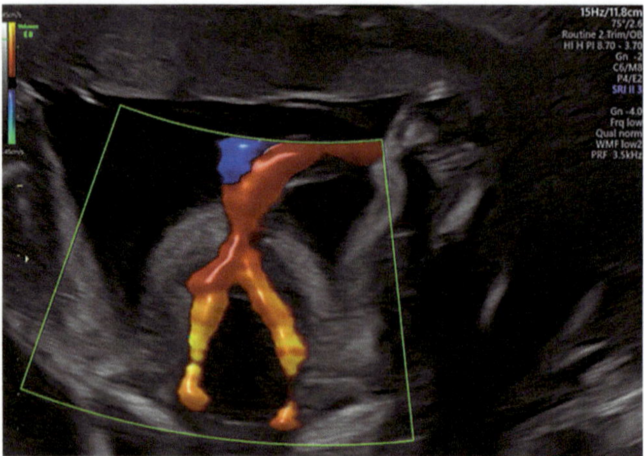

Figura 73.13 Imagem de uma bexiga normal no segundo trimestre. Observe que o mapeamento com Doppler colorido demonstra a presença das duas artérias umbilicais.

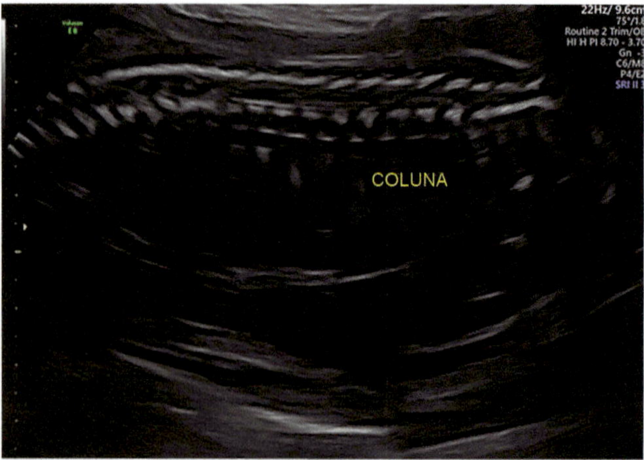

Figura 73.14 Imagem bidimensional de uma coluna normal no plano sagital em feto com dorso anterior. Note a integridade da pele e tecidos moles sobre a coluna.

dedos das mãos e dos pés não é rotineira. Deve-se visualizar a falange média do quinto dedo das mãos, e pelo menos uma das mãos aberta. Os tornozelos devem ser avaliados nos cortes coronal e sagital para exclusão de pé torto congênito. O corte da planta de ambos os pés deve ser obtido. Quanto à biometria dos ossos longos, geralmente as medidas do fêmur e úmero de um dos lados são realizadas.

Genitália

A avaliação da genitália externa deve ser realizada, podendo ser relevante em alguns casos de doenças relacionadas ao sexo fetal. No entanto, tal determinação deve ser considerada apenas se autorizada pelos pais.

Anexos

Líquido amniótico

A avaliação da quantidade de líquido amniótico pode ser feita subjetivamente, sendo definida como normal, aumentada ou diminuída, ou por métodos semiquantitativos, que são a medida do maior bolsão vertical, usada preferencialmente nos casos de oligoidrâmnio, e o índice de líquido amniótico (ILA), usado preferencialmente nos casos de polidrâmnio.

Valores do maior bolsão vertical entre 2 e 8 cm correspondem a líquido amniótico normal. Valor menor ou igual a 2 cm corresponde a oligoidrâmnio, e quando maior ou igual a 8 cm, a polidrâmnio.

O ILA pode ser aferido a partir de 18 semanas e deve ser avaliado como normal ou alterado, por meio de curva específica.

Placenta

A localização placentária e sua relação com o orifício interno (OI) do colo uterino deve ser avaliada e descrita. Caso a distância entre a borda placentária e o OI do colo seja menor ou igual a 15 mm, identifica-se uma baixa implantação placentária, que deve ser reavaliada no terceiro trimestre. Pacientes com história de cesariana ou cirurgia uterina anterior associada com achados ultrassonográficos de placenta baixa ou prévia são consideradas de risco para espectro do acretismo placentário (EAP). Nesses casos, atenção especial deve ser dada a possíveis marcadores ultrassonográficos do EAP. Além disso, no parênquima placentário, podem ser identificados cistos, áreas de hemorragia e massas, como corioangiomas.

Cordão umbilical

A inserção placentária do cordão umbilical é central em 80% dos casos, excêntrica ou paracentral em 12% e marginal, até 2 cm da borda placentária, em 5 a 8%. A presença de vasos desprotegidos, envoltos apenas pela membrana amniótica, que emergem da borda placentária em sua inserção, configuram a inserção velamentosa do cordão, que ocorre em 1% dos casos. A inserção velamentosa do cordão está relacionada com RCF e vasa prévia.

O cordão umbilical pode ser avaliado em cortes transversal e sagital, sendo usual o auxílio do Doppler colorido, e geralmente apresenta 3 vasos, sendo 2 artérias e 1 veia. Em casos de artéria umbilical única, deve-se atentar a possíveis associações com anomalias congênitas e RCF.

MARCADORES ULTRASSONOGRÁFICOS DE ANEUPLOIDIAS NO SEGUNDO TRIMESTRE

O advento da medida da translucência nucal e, mais recentemente, da avaliação não invasiva do DNA fetal no sangue materno (NIPT, do inglês *non invasive prenatal test*) diminuíram a relevância do rastreamento de aneuploidias, sobretudo da trissomia 21, na ultrassonografia morfológica de segundo trimestre, uma vez que a avaliação no primeiro trimestre e, sobretudo, o NIPT são técnicas com maior sensibilidade do que a avaliação no segundo trimestre. Apesar da altíssima sensibilidade do NIPT, muitas vezes o custo do exame é pouco acessível para boa parte da população brasileira. Assim, a ultrassonografia pode auxiliar no rastreamento das mais frequentes aneuploidias por meio da avaliação de marcadores.

Todos os marcadores disponíveis deveriam ser avaliados e documentados. Deve-se, ainda, calcular a razão de probabilidade combinada entre os marcadores presentes e ausentes para trissomia 21. O risco ajustado para trissomia 21 deve ser avaliado em relação ao risco calculado no primeiro trimestre, por meio de calculadora, utilizando-se as razões de verossimilhança da Tabela 73.1.

Tabela 73.1 Razões de verossimilhança.

Marcador	Razão de verossimilhança positiva	Razão de verossimilhança negativa
Ventriculomegalia (≥ 10 mm)	27,52	0,94
PN aumentada (≥ 6 mm)	23,30	0,80
ON ausente ou hipoplásico (< 4,5 mm)	23,27	0,46
Artéria subclávia direita aberrante	21,48	0,71
Intestino hiperecogênico	11,44	0,90
Hidronefrose bilateral (≥ 6 mm)	7,63	0,92
Fêmur curto (< p5)	3,72	0,80

ON: osso nasal; PN: prega nucal.

RASTREAMENTO DE PARTO PRÉ-TERMO: ULTRASSONOGRAFIA NO SEGUNDO TRIMESTRE

A medida do colo uterino por via transvaginal entre 18 e 24 semanas é um preditor de parto antes de 34 semanas, com valor preditivo positivo de aproximadamente 40%. Como é possível diminuir as taxas de prematuridade com a administração de progesterona em pacientes com colo curto, recomenda-se o rastreamento universal de pacientes no momento da USG morfológica de segundo trimestre.

Para realizar a medida cervical, a paciente deve esvaziar a bexiga. Em posição ginecológica, a sonda é introduzida em fórnice anterior vaginal. O corte sagital do colo deve ser obtido e os *calipers* são empregados para medir o comprimento do canal cervical.

REFERÊNCIAS BIBLIOGRÁFICAS

AIUM Practice parameter for the performance of detailed second- and third-trimester diagnostic obstetric ultrasound examinations. *Journal of Ultrasound in Medicine*, v. 38, n. 12, p. 3093-3100, 2019.

CARMEN PRODAN, N. *et al.* How to do a second trimester anomaly scan. *Archives of Gynecology and Obstetrics*, v. 307, n. 4, p. 1285-1290, 2023.

CARVALHO, J. S. *et al.* ISUOG Practice Guidelines (updated): fetal cardiac screening. *Ultrasound in Obstetrics & Gynecology*, v. 61, n. 6, p. 788-803, 2023.

CUCKLE, H. S. Screening for pre-eclampsia: lessons from aneuploidy screening. *Placenta*, 32 Suppl, p. S42-S48, 2011.

EDWARDS, L.; HUI, L. First and second trimester screening for fetal structural anomalies. *Seminars in Fetal & Neonatal Medicine*, v. 23, n. 2, p. 102-111, 2018.

JANSEN, C. H. J. R. *et al.* Follow-up ultrasound in second-trimester low-positioned anterior and posterior placentae: prospective cohort study. *Ultrasound in Obstetrics & Gynecology*, v. 56, p. 725-731, 2020.

JAUNIAUX, E. *et al.* FIGO consensus guidelines on placenta accreta spectrum disorders: prenatal diagnosis and screening. *International Journal of Gynecology & Obstetrics*, v. 140, p. 274-280, 2018.

JAUNIAUX, E. *et al.* Placenta praevia and placenta accreta: diagnosis and management: green-top guideline No. 27a. *British Journal of Obstetrics and Gynaecology*, v. 126, p. e1-e48, 2019.

KAELIN AGTEN, A. *et al.* Routine ultrasound for fetal assessment before 24 weeks' gestation. *Cochrane Database of Systematic Reviews*, v. 8, n. 8, CD014698, 2021.

LEES, C. First-trimester screening for pre-eclampsia and fetal growth restriction: a test seeking both a treatment and an optimal timing. *Ultrasound in Obstetrics & Gynecology*, v. 35, p. 647-649, 2010.

LITWINSKA, M. *et al.* Contingent screening in stratification of pregnancy care based on risk of pre-eclampsia at 19-24 weeks' gestation. *Ultrasound in Obstetrics & Gynecology*, v. 58, n. 4, p. 553-560, 2021.

MAGEE, L. A. *et al.* Preeclampsia. *New England Journal of Medicine*, v. 386, n. 19, p. 1817-1832, 2022.

MALINGER, G. *et al.* ISUOG Practice Guidelines (updated): sonographic examination of the fetal central nervous system. Part 1: performance of screening examination and indications for targeted neurosonography. *Ultrasound in Obstetrics & Gynecology*, v. 56, n. 3, p. 476-484, 2020. Erratum in: *Ultrasound in Obstetrics & Gynecology*, v. 60, n. 4, p. 591, 2022.

NAPOLITANO, R. *et al.* Screening for pre-eclampsia by using changes in uterine artery Doppler indices with advancing gestation. *Prenatal Diagnosis*, v. 32, n. 2, p. 180-184, 2012.

PALADINI, D. *et al.* ISUOG Practice Guidelines (updated): sonographic examination of the fetal central nervous system. Part 2: performance of targeted neurosonography. *Ultrasound in Obstetrics & Gynecology*, v. 57, n. 4, p. 661-671, 2021. Erratum in: *Ultrasound in Obstetrics & Gynecology*, v. 60, n. 4, p. 591, 2022.

PRABHU, M.; KULLER, J. A.; BIGGIO, J. R. Society for Maternal-Fetal Medicine Consult Series #57: Evaluation and management of isolated soft ultrasound markers for aneuploidy in the second trimester: (Replaces Consults #10, Single umbilical artery, October 2010; #16, Isolated echogenic bowel diagnosed on second-trimester ultrasound, August 2011; #17, Evaluation and management of isolated renal pelviectasis on second-trimester ultrasound, December 2011; #25, Isolated fetal choroid plexus cysts, April 2013; #27, Isolated echogenic intracardiac focus, August 2013). *American Journal of Obstetrics and Gynecology*, v. 225, n. 4, p. B2-B15, 2021.

RODE, L. *et al.* Prediction of preterm pre-eclampsia according to NICE and ACOG criteria: descriptive study of 597 492 Danish births from 2008 to 2017. *Ultrasound in Obstetrics & Gynecology*, v. 58, n. 4, p. 561-567, 2021.

SALOMON, L. J. *et al.* ISUOG Practice Guidelines (updated): performance of the routine mid-trimester fetal ultrasound scan. *Ultrasound in Obstetrics & Gynecology*, v. 59, n. 6, p. 840-856, 2022. Erratum in: *Ultrasound in Obstetrics & Gynecology*, v. 60, n. 4, p. 591, 2022.

YU, C. K. *et al.* An integrated model for the prediction of preeclampsia using maternal factors and uterine artery Doppler velocimetry in unselected low-risk women. *American Journal of Obstetrics and Gynecology*, v. 193, n. 2, p. 429-436, 2005.

CAPÍTULO

74

Dopplervelocimetria Fetal Arterial e Venosa

Roseli Mieko Yamamoto Nomura • Nadia Stella Viegas dos Reis

INTRODUÇÃO

A utilização pioneira da dopplervelocimetria em obstetrícia ocorreu em 1977 quando Fitzgerald e Drumm obtiveram registros sonográficos de vasos umbilicais utilizando dispositivo de Doppler contínuo. Numerosas investigações, em diversos centros, consolidaram o exame ao demonstrarem a existência da associação clara entre os seus valores anormais com os resultados perinatais adversos. Na década de 1990, a dopplervelocimetria incorporou-se definitivamente ao arsenal propedêutico obstétrico e passou a desempenhar papel fundamental no seguimento de gestações de alto risco, propiciando nova dimensão no campo da avaliação fetal.

A dopplervelocimetria, ou simplesmente Doppler, é método que verifica as velocidades de fluxo em vasos da circulação materna e fetal. Fornece informações a respeito do fluxo uteroplacentário e da resposta circulatória fetal a eventos fisiológicos e patológicos. A análise de territórios específicos, de acordo com o ângulo de insonação, permite a obtenção da velocidade do sangue no vaso. Dessa forma, a dopplervelocimetria propicia a investigação das alterações hemodinâmicas que caracterizam a condição fetal.

A medição das velocidades do fluxo sanguíneo nos vasos maternos e fetais fornece informações sobre o fluxo sanguíneo uteroplacentário e as respostas fetais aos desafios fisiológicos. O desenvolvimento vascular anormal da placenta, como na pré-eclâmpsia, resulta em alterações hemodinâmicas progressivas na circulação fetoplacentária.

Os índices Doppler da artéria umbilical aumentam quando 60 a 70% da árvore vascular placentária estão comprometidos; eventualmente, a impedância da artéria cerebral média (ACM) fetal cai e a resistência aórtica fetal aumenta para direcionar preferencialmente o sangue para cérebro e coração fetais. Em última análise, o fluxo diastólico final na artéria umbilical cessa ou reverte, e a resistência aumenta no sistema venoso fetal. Essas alterações ocorrem durante períodos variáveis e se correlacionam com acidose fetal.

ASPECTOS TÉCNICOS

As recomendações técnicas para o uso do Doppler obstétrico seguem as recomendações da International Society of Ultrasound in Obstetrics and Gynecology (ISUOG) (Bhide *et al.*, 2021). Os exames de Doppler devem ter boa reprodutibilidade; portanto, recomenda-se obter mais de um registro do vaso de interesse. Se não houver concordância em duas medições, recomenda-se realizar mais registros. O registro tecnicamente mais superior deve ser usado para o relatório. A maioria dos equipamentos de ultrassonografia exibe a média dos índices de três ou mais ondas consecutivas, obtidas em cada registro de Doppler. O ganho do Doppler deve ser ajustado para ver claramente a forma de onda, sem a presença de artefatos.

Os registros de Doppler pulsátil devem ser obtidos na ausência de movimentos fetais, corpóreos e respiratórios. Eventualmente, é necessário solicitar a retenção temporária da respiração materna. O mapeamento de fluxo colorido não é obrigatório, embora seja muito útil na identificação do vaso de interesse e na definição da direção do fluxo sanguíneo.

Quanto ao ângulo de insonação do vaso, o ideal é alinhar completamente com a direção do fluxo sanguíneo. Assim, é possível garantir a melhor condição para avaliar as velocidades absolutas. Entretanto, nem sempre o alinhamento é possível, podendo ocorrer pequenos desvios no ângulo: 10° de desvio acarretam erro de 2% na velocidade. Nas situações em que o pico de velocidade sistólica (PVS) é particularmente relevante para a conduta clínica, e um ângulo próximo a 0° não é possível após muitas tentativas, é admissível utilizar a correção do ângulo. Nesse caso, uma declaração deve ser adicionada ao laudo, informando o ângulo de insonação e a correção realizada.

O filtro da parede do vaso, também chamado *high-pass filter*, deve ser definido como o mais baixo possível (≤ 50 a 60 Hz), a fim de eliminar o ruído resultante do movimento das paredes do vaso. O uso de limite mais alto para o filtro pode criar o efeito ilusório de ausência de diástole.

Para a análise dos índices dopplervelocimétricos, é necessário que as ondas estejam separadas o suficiente. A velocidade de varredura horizontal do Doppler deve ser rápida, de forma que permita a exibição de 4 a 6 (mas não mais do que 8 a 10) ciclos cardíacos completos. Para frequência cardíaca fetal (FCF) entre 110 e 150 bpm, a velocidade de varredura adequada é de 50 a 100 mm/s.

A frequência de repetição de pulso (PRF) ou escala é a frequência na qual os sinais de ultrassom (pulsos) são emitidos. Baixos valores de PRF permitem avaliar os sinais de movimento lento, enquanto a PRF alta permite que apenas altas velocidades cheguem ao transdutor. A PRF deve ser ajustada de acordo com o vaso de interesse. O ajuste da PRF pode ser verificado no sonograma, em que a forma da onda deve preencher pelo menos 75% da tela do Doppler.

Recomenda-se também não inverter a exibição do Doppler na tela. Na avaliação do coração fetal e dos vasos centrais, é muito importante manter a direção original do fluxo colorido e da exibição do Doppler pulsátil. Convencionalmente, o fluxo em direção ao transdutor de ultrassom é exibido em vermelho e as ondas estão acima da linha de base, enquanto o fluxo que se afasta do transdutor é exibido em azul e as ondas estão abaixo da linha de base.

No uso do mapeamento colorido de fluxo, assim como na imagem em escala de cinza, a resolução e a penetração do Doppler colorido dependem da frequência do ultrassom. A frequência do Doppler colorido deve ser ajustada para melhorar os sinais. O ganho deve ser ajustado para evitar ruídos e artefatos no fundo da tela.

No uso do Doppler colorido, o tamanho da janela colorida também aumenta o tempo de processamento. Por isso, para melhor desempenho, a janela deve ser mantida o menor possível e incluir apenas a área de interesse. A escala de PRF deve ser ajustada para as velocidades de fluxo sanguíneo do vaso estudado.

QUAIS ÍNDICES DEVEM SER USADOS?

A relação sístole/diástole (S/D), o índice de resistência (IR) e o índice de pulsatilidade (IP) são os mais conhecidos para descrever as formas de onda da velocidade do fluxo arterial. Todos são altamente correlacionados.

O IR e a relação S/D representam a relação entre o pico de velocidade sistólica (PVS) e a velocidade diastólica final na onda do Doppler [IR = (S – D)/S, relação S/D = S/D, em que S é o PVS e D é a velocidade diastólica final]. O IP leva em consideração o PVS, a velocidade diastólica final e a média do tempo do deslocamento máximo de frequência ao longo do ciclo cardíaco (IP = (S – D)/TAMX), em que S é a velocidade sistólica de pico, D é a velocidade diastólica final e TAMX é a velocidade máxima registrada em média no envoltório de velocidade máxima (EVM) ao longo do ciclo cardíaco. A TAMX não deve ser confundida com a velocidade média ponderada pela intensidade média ao longo do tempo (TAV ou Vm).

O IP é o parâmetro que fornece a melhor estimativa das características do fluxo quando as ondas do Doppler revelam alterações como a diástole zero ou reversa, ou na presença de incisura. O IP apresenta correlação direta com a resistência vascular, sendo o índice recomendado para uso na prática clínica e em pesquisas (Bhide *et al.*, 2021).

Artéria uterina

A impedância ao fluxo nas artérias uterinas normalmente diminui à medida que a gravidez avança. A modificação fisiológica das artérias espiraladas é necessária para permitir o aumento do fluxo sanguíneo uterino, para atender às necessidades do feto e da placenta. A invasão trofoblástica inadequada impedindo o pleno remodelamento das artérias espiraladas maternas caracteriza a persistência da resistência elevada na circulação na artéria uterina e a presença de incisura, que têm sido associadas ao desenvolvimento de pré-eclâmpsia, restrição de crescimento fetal e morte perinatal.

A melhor técnica para avaliação das artérias uterinas deve utilizar o Doppler colorido em tempo real para identificar o ramo principal da artéria uterina, na junção da cérvice com o corpo uterino. As medidas por via transabdominal ou transvaginal são realizadas próximo a esse local e devem ser relatadas separadamente para as artérias uterinas direita e esquerda, e a presença de incisura deve ser observada (Jurkovic *et al.*, 1991; Aquilina *et al.*, 2000; Gómez *et al.*, 2008).

Na avaliação da artéria uterina no primeiro trimestre pela técnica transabdominal, recomenda-se obter um corte sagital médio do útero em que o canal cervical seja identificado. O transdutor deve ser deslocado lateralmente até visualização do plexo vascular paracervical. Ao ativar o Doppler colorido, a artéria uterina é identificada subindo para o corpo uterino. As medidas são feitas no ponto anterior à ramificação das artérias arqueadas. Como o PVS diminui da artéria uterina para as artérias arqueadas, a medida de PVS inferior ao percentil 5 (60 cm/s) deve levar o operador a rever o posicionamento do volume da amostra (Ridding *et al.*, 2015).

Pela técnica transvaginal no primeiro trimestre, a bexiga deve estar vazia e a avaliação é realizada com a gestante na posição de litotomia dorsal. O transdutor transvaginal é alocado no fundo de saco anterior e deve ser deslocado lateralmente até visualização do plexo vascular paracervical, e as mesmas etapas são executadas na sequência da técnica transabdominal. Deve-se tomar cuidado para não insonar a artéria cervicovaginal ou as artérias arqueadas.

No primeiro trimestre, o sonograma da artéria uterina apresenta um padrão de alta resistência com baixas velocidades diastólicas e incisura sistólica precoce (Figura 74.1 A). Fisiologicamente, a incisura desaparece durante o segundo trimestre com aumento do fluxo diastólico final e diminuição dos índices de resistência. Após 24 semanas, a incisura está presente apenas em 9% das gestações normais.

Para a avaliação da artéria uterina no segundo e terceiro trimestres pela técnica transabdominal, o transdutor é colocado longitudinalmente no quadrante lateral inferior do abdome, angulado medialmente no plano parassagital (Figura 74.1 B).

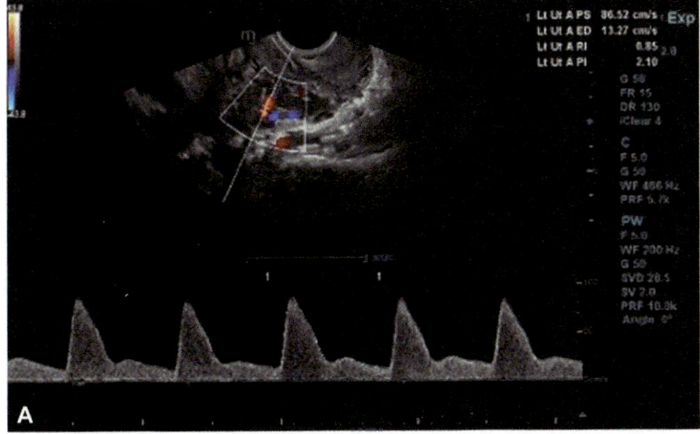

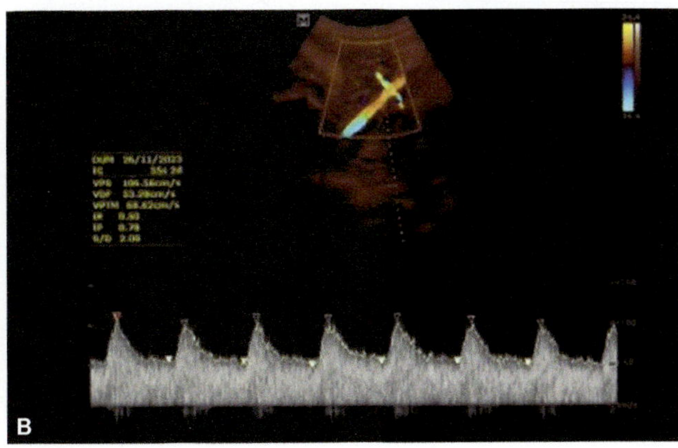

Figura 74.1 A. Artéria uterina no primeiro trimestre. **B.** Artéria uterina no segundo trimestre.

O mapeamento colorido de fluxo permite identificar a artéria uterina cruzando a artéria ilíaca externa. O transdutor deve ser ajustado de acordo com a orientação da artéria uterina para obter o melhor ângulo. O volume da amostra é colocado 1 cm a favor do fluxo, a partir desse ponto de cruzamento. Eventualmente, se a artéria uterina apresentar uma ramificação antes desse cruzamento, o volume da amostra deve ser posicionado logo antes da bifurcação.

Para avaliação no segundo e terceiro trimestres pela técnica transvaginal, a bexiga deve estar vazia e a gestante em posição de litotomia dorsal. O transdutor é colocado no fórnice lateral e, com o Doppler colorido, a artéria uterina é identificada na altura do orifício cervical interno. Deve-se lembrar que os intervalos de referência para os índices de Doppler da artéria uterina dependem da técnica utilizada para mensuração; portanto, os intervalos de referência correspondentes apropriados devem ser usados para as vias transabdominal (Gómez *et al.*, 2008) e transvaginal (Jurkovic *et al.*, 1991). A técnica de insonação deve ser a mesma usada para estabelecer o intervalo de referência.

Artéria umbilical

O desenvolvimento e o crescimento normal do feto caracterizam-se pelo fluxo diastólico de baixa resistência, demonstrada por elevada velocidade de fluxo, nas artérias umbilicais. Em fetos com crescimento restrito, por sua vez, esse fluxo diastólico se reduz, podendo tornar-se ausente ou mesmo reverso. A diminuição progressiva do fluxo diastólico nas artérias umbilicais representa avarias na vascularização dos vilos placentários por obliteração das pequenas arteríolas musculares nos vilos terciários (Giles *et al.*, 1985). Em modelos experimentais, a obliteração que atinge aproximadamente 30% do território placentário provoca aumento da resistência na artéria umbilical, e, quando 60 a 70% da vascularização estão comprometidos, ocorre a diástole zero ou reversa (Figura 74.2) (Morrow *et al.*, 1989).

Patologias obstétricas como a restrição de crescimento fetal e a pré-eclâmpsia, pela disfunção placentária, resultam na deficiência crônica de nutrição e oxigenação fetal. Por sua vez, o feto desacelera seu ritmo de crescimento, reduz a movimentação, faz uso de mecanismos compensatórios pela centralização da sua circulação frente à hipoxia crônica. A elevação anormal dos índices dopplervelocimétricos da artéria umbilical precede as alterações da FCF e do perfil biofísico fetal (PBF) (Baschat *et al.*, 2001; Williams *et al.*, 2003).

A avaliação do Doppler da artéria umbilical pode reduzir mortes perinatais em até 29%, em gestações de alto risco. Entretanto, em populações de baixo risco ou não selecionadas, o uso rotineiro não confere melhores resultados maternos ou maior benefício fetal, e pode levar a intervenções obstétricas desnecessárias (Goffinet *et al.*, 1997; Bricker e Neilson, 2007).

Os índices de Doppler podem ser medidos em diferentes locais: na extremidade fetal ou intra-abdominal (Acharya *et al.*, 2005a), em uma alça livre na cavidade amniótica e na extremidade placentária do cordão umbilical, próximo à sua inserção na placenta. Há uma diferença significativa nos índices de Doppler quando avaliados nesses diferentes locais (Khare *et al.*, 2006). A resistência ao fluxo é mais alta na extremidade fetal, e é provável que a diástole zero seja inicialmente detectada nesse local. Os intervalos de referência para os índices de Doppler da artéria umbilical são apresentados para a mensuração em cada um desses locais (Acharya *et al.*, 2005a; 2005b). As medidas do Doppler da artéria umbilical devem ser efetuadas em alça livre do cordão umbilical (Figura 74.3 A), conforme padronização internacional (Bhide *et al.*, 2021).

Há evidências mostrando que o Doppler da artéria umbilical anormal, com IP acima do percentil 95 ou nos casos de diástole zero ou reversa, tem forte associação com resultados perinatais adversos em fetos com restrição de crescimento (Morsing *et al.*, 2021; Martins *et al.*, 2024).

Nas gestações múltiplas, para avaliação em medidas repetidas ao longo do tempo, é recomendado realizar o registro do Doppler da artéria umbilical em locais fixos, próximo ao feto ou da inserção do cordão na placenta. Os intervalos de referência apropriados devem ser usados de acordo com o local da interrogação.

Artéria cerebral média

O Doppler da ACM apresenta características de baixa velocidade diastólica e alta impedância. O IP da ACM, quando baixo, inferior ao percentil 5, reflete aumento do fluxo diastólico ou vasodilatação cerebral, o que revela uma redistribuição do débito cardíaco para o cérebro, em resposta à hipoxemia crônica (Nomura *et al.*, 2013).

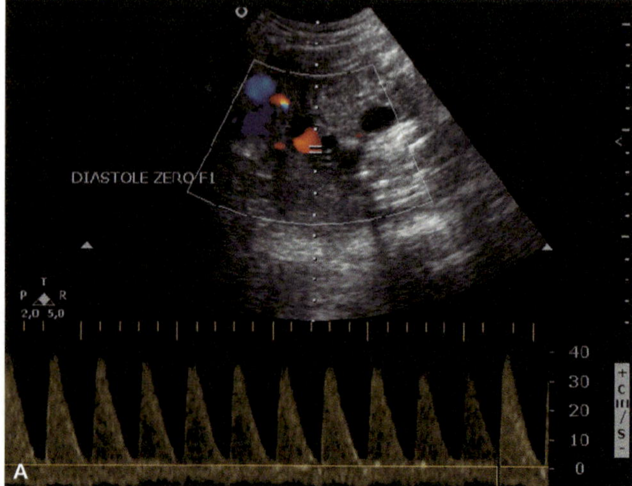

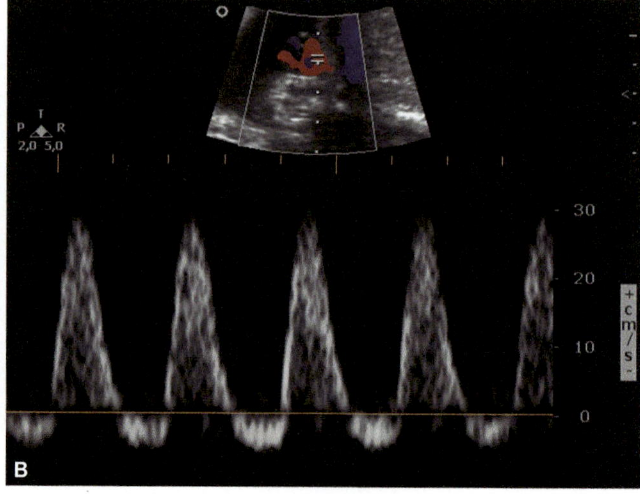

Figura 74.2 **A.** Diástole zero na artéria umbilical. **B.** Diástole reversa na artéria umbilical.

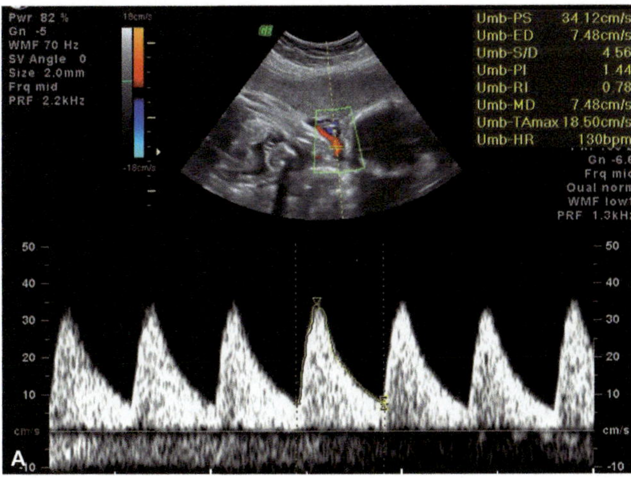

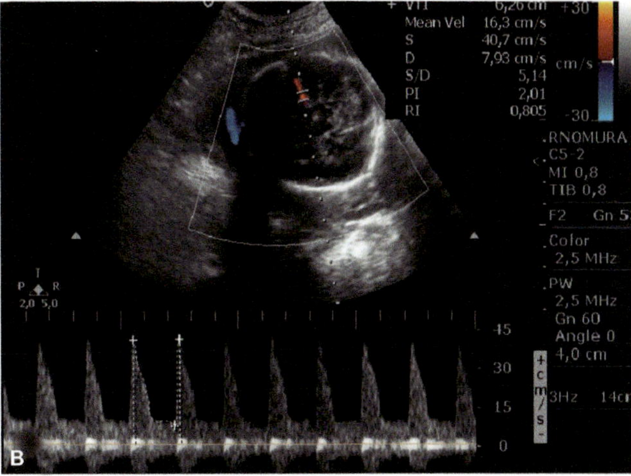

Figura 74.3 **A.** Artéria umbilical em alça livre. **B.** Artéria cerebral média.

A técnica apropriada para obter os sonogramas do Doppler da ACM fetal exige a obtenção de um corte axial do cérebro, incluindo os tálamos e as asas do osso esfenoide, que deve ser ampliado para melhor identificação das estruturas vasculares. O mapeamento de fluxo em cores deve ser usado para identificar o polígono de Willis, onde a ACM é identificada. O cursor do Doppler pulsátil deve ser colocado no terço proximal da ACM, próximo da sua origem na artéria carótida interna, pois a velocidade sistólica diminui conforme aumenta a distância do ponto de origem do vaso.

Para que possam ser utilizados os valores do PVS, o ângulo entre o feixe de ultrassom e a direção do fluxo sanguíneo deve ser mantido o mais próximo possível de 0°. Para medida do PVS, deve ser verificado o ponto mais alto da onda, em cm/s, que pode ser medido com calibradores manuais ou de forma automática. O valor do PVS da ACM é utilizado para a detecção não invasiva de anemia fetal (Mari *et al.*, 2000). Os valores de referência apropriados devem ser usados para interpretação do Doppler da ACM fetal, utilizando a mesma técnica de medição da construção da curva de referência. O PVS aumenta ao longo da gestação e é determinado como patológico quando persistentemente superior a 1,5 vez a mediana da população normal. Essa elevação em fetos anêmicos é explicada pela diminuição da viscosidade do sangue nessa condição patológica.

Para a medida do Doppler da ACM, devem ser registradas entre 3 e 10 ondas consecutivas e uniformes (ver Figura 74.3 B). O IP é comumente relatado com o uso da medição automática, mas o rastreamento manual também é aceitável. A pressão sobre a cabeça do feto deve sempre ser evitada, pois pode levar ao aumento do PVS, à diminuição da velocidade diastólica final e a consequente aumento do IP (Su *et al.*, 2010). A mudança da posição materna de decúbito lateral esquerdo para a posição supina pode causar uma redução na resistência da ACM fetal, com redução do IP. Essas alterações podem estar relacionadas à redução da saturação de oxigênio materno, sem diminuição do fluxo sanguíneo da veia umbilical (Silva *et al.*, 2017).

A reprodutibilidade interobservador da avaliação do IP da ACM é moderada, com concordância limitada. Recomenda-se realizar várias medições para avaliar o valor real. Na prática clínica, as medidas do PVS da ACM na artéria do hemisfério cerebral mais próximo ao transdutor proximal são comparáveis àquelas obtidas no hemisfério mais distante (Abel *et al.*, 2003; Salvi *et al.*, 2015). A ACM do hemisfério mais distante pode ser escolhida na mensuração do PVS se for necessário para a obtenção de um ângulo de insonação de 0° (Bhide *et al.*, 2021).

O Doppler da ACM fetal está sendo investigado como ferramenta adicional para avaliação de gestações complicadas por restrição de crescimento fetal. Seu uso nesse cenário é baseado na premissa de que o fluxo sanguíneo arterial nesses fetos é redistribuído com perfusão cerebral preferencial em resposta à hipoxemia fetal. A velocidade do fluxo na ACM fetal pode detectar esse efeito poupador do cérebro.

Especificamente, a relação cerebroplacentária (RCP), calculada pela razão simples do IP da ACM dividido pelo IP da artéria umbilical, é considerada potencial preditor de desfecho adverso. Não é útil em gestações de baixo risco, e sua utilidade em gestações sem restrição de crescimento não é clara (Spong, 2024). A RCP amplifica matematicamente o efeito da hemodinâmica anormal nas circulações umbilical e cerebral e se correlaciona mais estreitamente com a pressão parcial de oxigênio fetal (Peeters *et al.*, 1979; Arbeille *et al.*, 1995). A relação inversa, ou seja, a razão entre o IP da artéria umbilical dividido pelo IP da ACM, é denominada "relação umbilicocerebral". Quando a RCP ou a relação umbilicocerebral são calculadas, as medidas da artéria umbilical e da ACM devem ser obtidas utilizando-se as técnicas descritas para esses vasos. Os índices devem ser interpretados usando intervalos de referência de acordo com a idade gestacional (Ciobanu *et al.*, 2019), não sendo recomendado o uso de um único ponto de corte.

Ducto venoso

O ducto venoso (DV) comunica a porção intra-abdominal da veia umbilical com a veia cava inferior e possibilita que o sangue proveniente do território placentário possa atingir o átrio direito do coração fetal e, assim, transpassar o forame oval e atingir órgãos nobres do feto, como o cérebro e o coração. Essa primeira intercomunicação é de grande importância, pois permite que o sangue com maior saturação de O_2 seja direcionado diretamente ao coração fetal (Kiserud e Acharya, 2004). O DV é identificado pela visualização dessa conexão por imagem 2D, seja em um plano longitudinal sagital médio do tronco fetal ou em um plano transversal oblíquo do abdome superior (Kiserud, 2000).

O DV apresenta forma de trombeta, e o mapeamento de fluxo em cores demonstrando a alta velocidade na entrada estreita desse vaso auxilia na identificação do seu istmo, onde se verifica

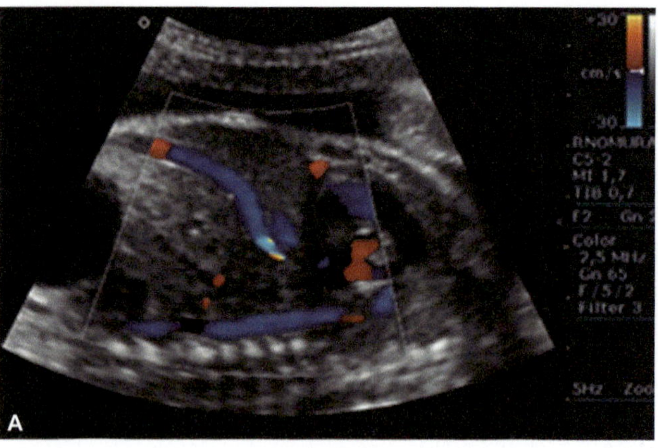

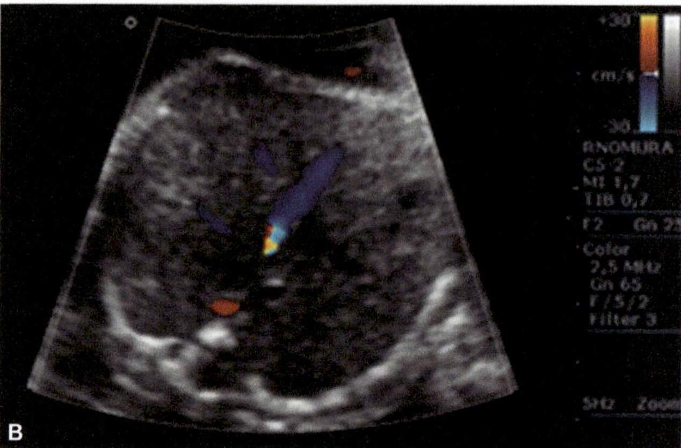

Figura 74.4 **A.** Ducto venoso no plano sagital. **B.** Ducto venoso no plano oblíquo.

o turbilhonamento do fluxo. Esse é o local de amostragem padrão para as medições com Doppler (Acharya e Kiserud, 1999). A medição com Doppler é mais bem obtida no plano sagital (Figura 74.4 A) a partir da parte inferoanterior do abdome fetal, uma vez que o alinhamento com o istmo ductal pode ser bem controlado. A insonação sagital através do tórax também é uma boa opção, porém mais exigente. Um corte oblíquo fornece acesso razoável para uma insonação anterior ou posterior (Figura 74.4 B), produzindo formas de onda robustas, mas com menos controle do ângulo e das velocidades absolutas.

A forma de onda geralmente é trifásica. No início da gravidez e em gestações comprometidas, deve-se tomar cuidado especial para reduzir o volume da amostra adequadamente, a fim de garantir o registro limpo da menor velocidade durante a contração atrial (Figura 74.5). A avaliação do Doppler do DV é efetuada pelo índice de pulsatilidade para veias (IPV), que consiste na razão da diferença entre o pico de velocidade sistólico e a velocidade na contração atrial com a média da velocidade máxima da onda, e reflete a função cardíaca fetal (Crispi *et al.*, 2008; Costa *et al.*, 2013). O uso do IPV é recomendado na prática clínica (Bhide *et al.*, 2021). Pela análise qualitativa do sonograma do DV, a ausência de fluxo diastólico na contração atrial (onda 'a' ausente), ou, a onda 'a' reversa, são sempre resultados que caracterizam anormalidade (Figura 74.6) (Baschat *et al.*, 2003; Ortigosa *et al.*, 2012).

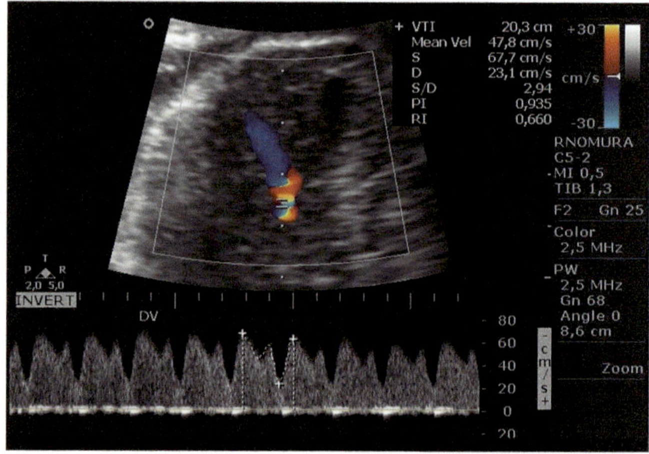

Figura 74.5 Doppler do ducto venoso.

Veia umbilical

O fluxo sanguíneo na veia umbilical é contínuo, nas gestações normais, após a 15ª semana de gestação. Antes da décima semana, as pulsações estão quase sempre presentes e o fluxo contínuo se estabelece progressivamente, passando a ser contínuo a partir da 12ª semana.

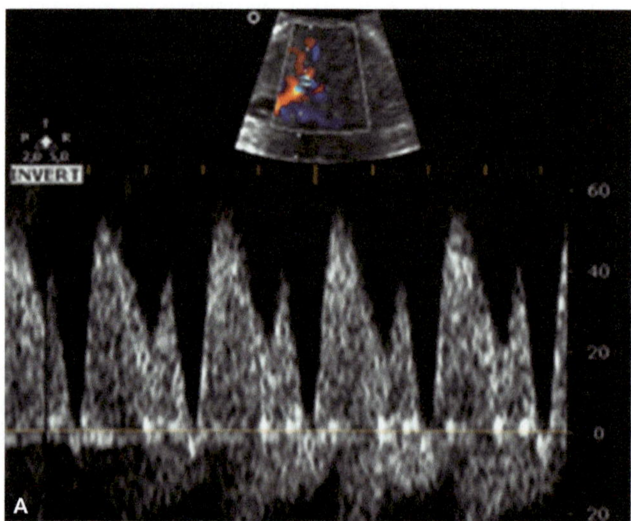

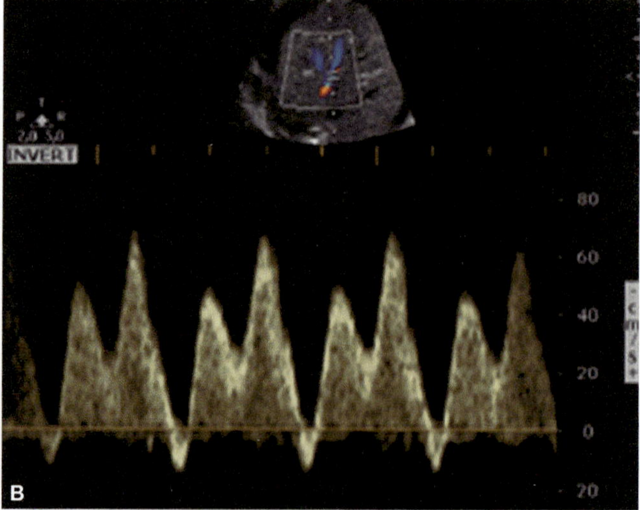

Figura 74.6 Doppler do ducto venoso com onda 'a' ausente (**A**) e onda 'a' reversa (**B**).

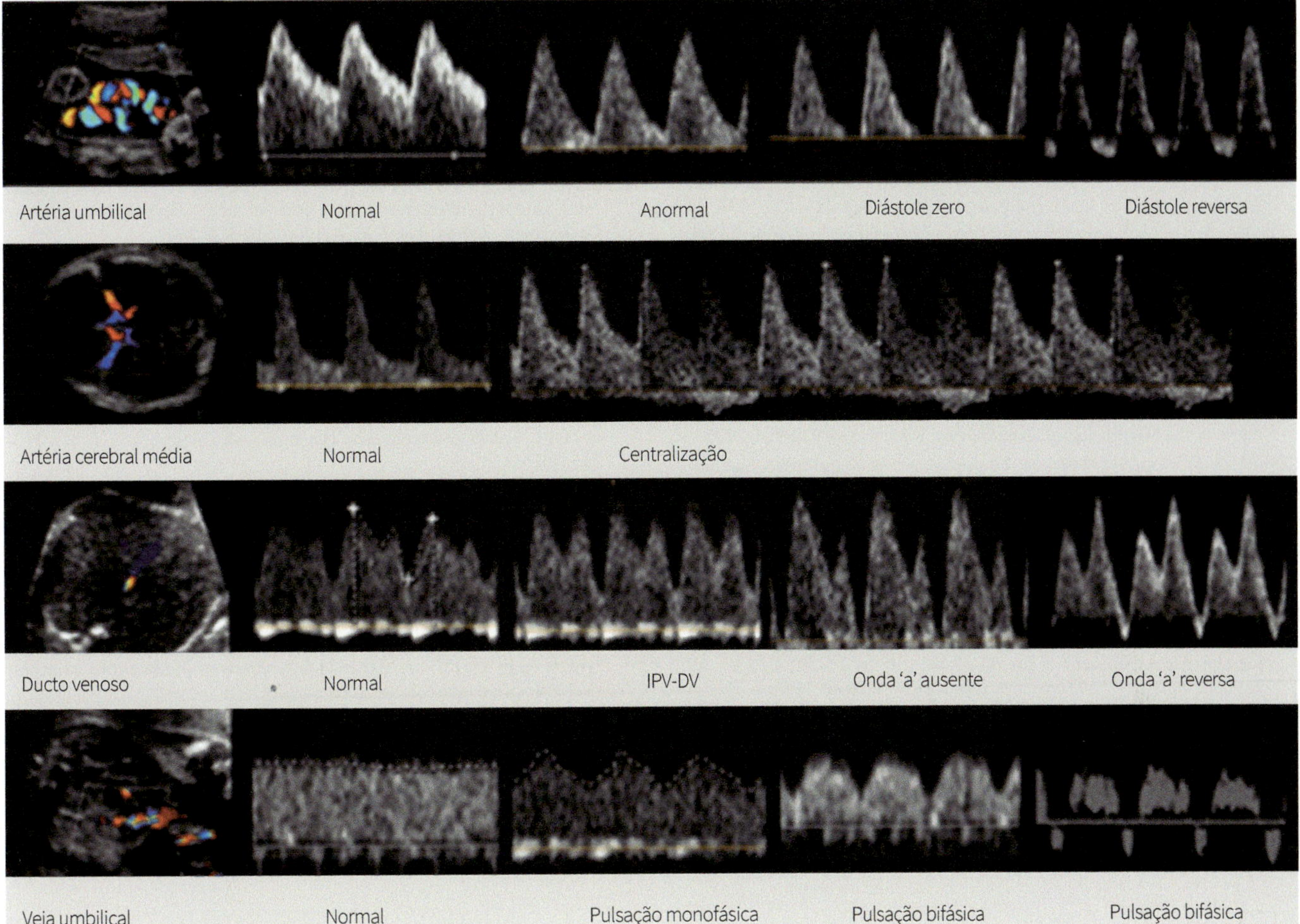

Figura 74.7 Padrões do Doppler e da artéria umbilical, artéria cerebral média, ducto venoso e veia umbilical. IPV-DV: índice de pulsatilidade para veias do ducto venoso. (Fonte: Nomura *et al.*, 2009.)

Na restrição de crescimento fetal, a presença de pulsações pode estar associada à disfunção cardíaca. Na avaliação qualitativa do fluxo da veia umbilical, as pulsações bifásicas ou trifásicas são sinais indicativos de anormalidade (Figura 74.7) (Nomura *et al.*, 2009).

CONSIDERAÇÕES FINAIS

O uso do Doppler para medir as velocidades do fluxo sanguíneo nos vasos maternos e fetais fornece informações sobre o fluxo uteroplacentário e as respostas fetais aos desafios fisiológicos. O desenvolvimento vascular anormal da placenta, como na pré-eclâmpsia, resulta em alterações hemodinâmicas progressivas na circulação fetoplacentária.

REFERÊNCIAS BIBLIOGRÁFICAS

ABEL, D. E. *et al.* Ultrasound assessment of the fetal middle cerebral artery peak systolic velocity: A comparison of the near-field versus far-field vessel. *American Journal of Obstetrics and Gynecology*, v. 189, n. 4, p. 986-989, 2003.

ACHARYA, G. *et al.* Reference ranges for serial measurements of blood velocity and pulsatility index at the intra-abdominal portion, and fetal and placental ends of the umbilical artery. *Ultrasound in Obstetrics and Gynecology*, v. 26, n. 2, p. 162-169, 2005a.

ACHARYA, G. *et al.* Reference ranges for serial measurements of umbilical artery Doppler indices in the second half of pregnancy. *American Journal of Obstetrics and Gynecology*, v. 192, n. 3, p. 937-944, 2005b.

ACHARYA, G.; KISERUD, T. Pulsations of the ductus venosus blood velocity and diameter are more pronounced at the outlet than at the inlet. *European Journal of Obstetrics & Gynecology and Reproductive Biology*, v. 84, n. 2, p. 149-154, 1999.

AQUILINA, J. *et al.* Comprehensive analysis of uterine artery flow velocity waveforms for the prediction of pre-eclampsia. *Ultrasound in Obstetrics and Gynecology*, v. 16, n. 2, p. 163-170, 2000.

ARBEILLE, P. *et al.* Assessment of the fetal PO_2 changes by cerebral and umbilical Doppler on lamb fetuses during acute hypoxia. *Ultrasound in Medicine and Biology*, v. 21, n. 7, p. 861-870, 1995.

BASCHAT, A. A. *et al.* Qualitative venous Doppler waveform analysis improves prediction of critical perinatal outcomes in premature growth-restricted fetuses. *Ultrasound in Obstetrics and Gynecology*, v. 22, n. 3, p. 240-245, 2003.

BASCHAT, A. A.; GEMBRUCH, U.; HARMAN, C. R. The sequence of changes in Doppler and biophysical parameters as severe fetal growth restriction worsens. *Ultrasound in Obstetrics and Gynecology*, v. 18, n. 6, p. 571-577, 2001.

BHIDE, A. *et al.* ISUOG Practice Guidelines (updated): use of Doppler velocimetry in obstetrics. *Ultrasound in Obstetrics and Gynecology*, v. 58, n. 2, p. 331-339, 2021.

BRICKER, L.; NEILSON, J. P. Routine doppler ultrasound in pregnancy. *Cochrane Database of Systematic Reviews*, n. 2, CD001450, 2000. Update in: *Cochrane Database of Systematic Reviews*, n. 2, CD001450, 2007.

CIOBANU, A. *et al.* Fetal Medicine Foundation reference ranges for umbilical artery and middle cerebral artery pulsatility index and cerebroplacental ratio. *Ultrasound in Obstetrics and Gynecology*, v. 53, n. 4, p. 465-472, 2019.

COSTA, V. N. *et al.* Cord blood B-type natriuretic peptide levels in placental insufficiency: correlation with fetal Doppler and pH at birth. *European Journal of Obstetrics & Gynecology and Reproductive Biology*, v. 171, n. 2, p. 231-234, 2013.

CRISPI, F. *et al.* Cardiac dysfunction and cell damage across clinical stages of severity in growth-restricted fetuses. *American Journal of Obstetrics and Gynecology*, v. 199, n. 3, p. 254.e1-8, 2008.

FITZGERALD, D. E.; DRUMM, J. E. Non-invasive measurement of human fetal circulation using ultrasound: a new method. *British Medical Journal*, v. 2, n. 6100, p. 1450-1451, 1977.

GILES, W. B.; TRUDINGER, B. J.; BAIRD, P. J. Fetal umbilical artery flow velocity waveforms and placental resistance: pathological correlation. *British Journal of Obstetrics and Gynaecology*, v. 92, n. 1, p. 31-38, 1985.

GOFFINET, F. *et al.* Umbilical artery Doppler velocimetry in unselected and low risk pregnancies: a review of randomised controlled trials. *British Journal of Obstetrics and Gynaecology*, v. 104, n. 4, p. 425-430, 1997.

GÓMEZ, O. *et al.* Reference ranges for uterine artery mean pulsatility index at 11-41 weeks of gestation. *Ultrasound in Obstetrics and Gynecology*, v. 32, n. 2, p. 128-132, 2008.

JURKOVIC, D. *et al.* Transvaginal color Doppler assessment of the uteroplacental circulation in early pregnancy. *Obstetrics & Gynecology*, v. 77, n. 3, p. 365-369, 1991.

KHARE, M.; PAUL, S.; KONJE, J. C. Variation in Doppler indices along the length of the cord from the intraabdominal to the placental insertion. *Acta Obstetricia et Gynecologica Scandinavica*, v. 85, n. 8, p. 922-928, 2006.

KISERUD, T. Hemodynamics of the ductus venosus. *European Journal of Obstetrics & Gynecology and Reproductive Biology*, v. 84, n. 2, p. 139-147, 1999. Erratum in: *European Journal of Obstetrics & Gynecology and Reproductive Biology*, v. 91, n. 2, p. 209, 2000.

KISERUD, T.; ACHARYA, G. The fetal circulation. *Prenatal Diagnosis*, v. 24, n. 13, p. 1049-1059, 2004.

MARI, G. *et al.* Noninvasive diagnosis by Doppler ultrasonography of fetal anemia due to maternal red-cell alloimmunization. Collaborative Group for Doppler Assessment of the Blood Velocity in Anemic Fetuses. *New England Journal of Medicine*, v. 342, n. 1, p. 9-14, 2000.

MARTINS, J. G. *et al.* Rate of deterioration of umbilical artery Doppler indices in fetuses with severe early-onset fetal growth restriction. *American Journal of Obstetrics and Gynecology Maternal-Fetal Medicine*, v. 6, n. 3, p. 101283, 2024.

MORROW, R. J. *et al.* Effect of placental embolization on the umbilical arterial velocity waveform in fetal sheep. *American Journal of Obstetrics and Gynecology*, v. 161, n. 4, p. 1055-1060, 1989.

MORSING, E. *et al.* Infant outcome after active management of early-onset fetal growth restriction with absent or reversed umbilical artery blood flow. *Ultrasound in Obstetrics and Gynecology*, v. 57, n. 6, p. 931-941, 2021.

NOMURA, R. M. *et al.* Doppler velocimetry of the fetal middle cerebral artery and other parameters of fetal well-being in neonatal survival during pregnancies with placental insufficiency. *Revista da Associação Médica Brasileira (1992)*, v. 59, n. 4, p. 392-399, 2013.

NOMURA, R. M.; MIYADAHIRA, S.; ZUGAIB, M. Avaliação da vitalidade fetal anteparto [Antenatal fetal surveillance]. *Revista Brasileira de Ginecologia e Obstetrícia*, v. 31, n. 10, p. 513-526, 2009.

ORTIGOSA, C. *et al.* Fetal venous Doppler in pregnancies with placental dysfunction and correlation with pH at birth. *Journal of Maternal-Fetal and Neonatal Medicine*, v. 25, n. 12, p. 2620-2624, 2012.

PEETERS, L. L. *et al.* Blood flow to fetal organs as a function of arterial oxygen content. *American Journal of Obstetrics and Gynecology*, v. 135, n. 5, p. 637-646, 1979.

RIDDING, G. *et al.* Influence of sampling site on uterine artery Doppler indices at 11-13^{+6} weeks gestation. *Fetal Diagnosis and Therapy*, v. 37, n. 4, p. 310-315, 2015.

SALVI, S. *et al.* Reliability of Doppler assessment of the middle cerebral artery in the near and far fields in healthy and anemic fetuses. *Journal of Ultrasound in Medicine*, v. 34, n. 11, p. 2037-2042, 2015.

SILVA, K. P.; HAMAMOTO, T. E. N. K.; NOMURA, R. M. Y. Transient fetal blood redistribution associated with maternal supine position. *Journal of Perinatal Medicine*, v. 45, n. 3, p. 343-347, 2017.

SPONG, C. Overview of antepartum fetal assessment – Literature review current through. *UpToDate*, Mar 2024. https://www.uptodate.com/contents/overview-of-antepartum-fetal-assessment.

SU, Y. M. *et al.* Ultrasound probe pressure but not maternal Valsalva maneuver alters Doppler parameters during fetal middle cerebral artery Doppler ultrasonography. *Prenatal Diagnosis*, v. 30, n. 12-13, p. 1192-1197, 2010.

WILLIAMS, K. P. *et al.* Screening for fetal well-being in a high-risk pregnant population comparing the nonstress test with umbilical artery Doppler velocimetry: a randomized controlled clinical trial. *American Journal of Obstetrics and Gynecology*, v. 188, n. 5, p. 1366-1371, 2003.

CAPÍTULO 75

Avaliação da Vitalidade Fetal no Anteparto

Roseli Mieko Yamamoto Nomura • Jorge Francisco Kuhn dos Santos

INTRODUÇÃO

O objetivo primordial da avaliação da vitalidade fetal no anteparto é identificar fetos de risco para eventos adversos ou para o óbito, e, assim, atuar preventivamente para evitar o insucesso. Apesar do vasto emprego da alta tecnologia na propedêutica fetal, são poucas as evidências norteando a aplicação apropriada dos métodos disponíveis ou que demonstrem a efetividade dos exames em melhorar os resultados perinatais. No entanto, nas gestações de alto risco, a avaliação da vitalidade fetal anteparto é utilizada de forma rotineira na prática obstétrica, geralmente com o intuito de identificar fetos que se beneficiem de intervenções oportunas (Nomura *et al.*, 2009b).

Em geral, a avaliação da vitalidade fetal anteparto é solicitada para as gestações nas quais o risco de comprometimento fetal é sabidamente aumentado. São gestantes portadoras de intercorrências clínicas e/ou obstétricas potencialmente relacionadas à disfunção placentária ou a patologias fetais, que expõem o concepto ao risco de sequelas a longo prazo ou ao óbito. Os testes utilizados baseiam-se na premissa de que o feto com distúrbios de oxigenação irá apresentar quadro clínico caracterizado por respostas adaptativas fisiológicas, que podem evoluir para sinais de descompensação fetal.

Uma das respostas adaptativas do feto à hipoxemia é o mecanismo hemodinâmico fetal de compensação, que envolve a estimulação do sistema nervoso autônomo fetal, provocando aumento da resistência vascular periférica e gradativo aumento da frequência cardíaca fetal (FCF). Ocorre direcionamento de maior proporção do fluxo sanguíneo proveniente da placenta, rico em oxigênio e nutrientes, para o cérebro, coração e adrenais, e subsequente redução da perfusão renal, do trato gastrintestinal e do restante do corpo. Nesse processo, o ducto venoso desempenha papel fundamental. Na resposta inicial à hipoxemia fetal, maior proporção de fluxo é direcionada ao ducto venoso, em detrimento do fluxo ao seio portal, reduzindo o suprimento ao fígado fetal. Nessas fases iniciais de hipoxemia, ocorre também aumento do fluxo ao cérebro fetal por mecanismos de autorregulação da circulação, denominado "centralização da circulação fetal".

Outros órgãos passam a ter seu funcionamento depreciado nesse processo adaptativo. A perfusão renal prejudicada propicia redução no volume de líquido amniótico, pela menor diurese fetal. A movimentação fetal se reduz, pois é indicador indireto da integridade e do funcionamento do sistema nervoso central. Na hipoxemia aguda, a movimentação fetal diminui como mecanismo de conservação da energia pelo feto. A estimulação de quimiorreceptores provoca respostas mediadas pelo vago, que reduzem a FCF e podem se manifestar clinicamente pelo aparecimento de desacelerações tardias na cardiotocografia (CTG). Mudanças significativas são observadas na circulação e nos parâmetros biofísicos do feto, com desenvolvimento de hipoxia e acidemia, aumentando o risco de lesão de órgãos e desenvolvimento de sequelas. Diversos estudos analisam a sequência de alterações nos diversos parâmetros avaliados na propedêutica fetal. Apesar de existirem variações descritas, em geral, na insuficiência placentária e hipoxemia fetal progressiva, anormalidades na FCF e no fluxo sanguíneo da artéria umbilical são frequentemente considerados sinais precoces do comprometimento fetal. Posteriormente, são verificadas alterações no fluxo de outros vasos fetais, seguidas de anormalidades nos parâmetros agudos do perfil biofísico fetal (movimentos respiratórios, corpóreos e tônus). Nem todos os fetos comprometidos demonstram todas as alterações descritas e, ainda assim, poderão apresentar acidemia ao nascimento. Portanto, nenhum teste isoladamente é considerado o melhor na avaliação da vitalidade fetal anteparto, mas sim a análise conjunta de todos os métodos.

Algumas indicações clínicas comuns para a vigilância do bem-estar fetal no pré-natal são:

- Restrição de crescimento fetal
- Hipertensão arterial/pré-eclâmpsia
- Diabetes
- Perda fetal anterior
- Gestação pós-data
- Ruptura prematura de membranas
- Oligoidrâmnio
- Diminuição da movimentação fetal
- Colagenoses
- Colestase da gravidez.

Antes de decidir sobre qual teste de avaliação da vitalidade fetal é o mais apropriado para determinada situação, é necessário considerar o processo ou processos que acompanham a fisiopatologia das condições clínicas específicas.

CARDIOTOCOGRAFIA

A cardiotocografia é exame de propedêutica fetal que se baseia no monitoramento eletrônico da FCF. Esse método permite avaliar o bem-estar fetal tanto no período anteparto como no intraparto, avaliando também os estados comportamentais do feto nos períodos de sono e vigília. Foi inicialmente introduzida na prática obstétrica nos anos 1960 e progressivamente incorporada nos protocolos de assistência, visando detectar precocemente alterações no padrão da FCF que indiquem maior risco de hipoxemia e hipoxia fetal. Muitas vezes, a cardiotocografia auxilia na tomada de decisões de intervenções obstétricas que visam melhorar o resultado perinatal.

O padrão da FCF também se altera em outras condições, como nos diversos estados comportamentais do feto durante o ciclo sono-vigília e mediante uso de determinados medicamentos pela gestante. Apesar de não haver evidências científicas claras de que a cardiotocografia melhore o resultado perinatal

(Grivell *et al.*, 2015), o método é utilizado na grande maioria dos centros de referência que acompanham gestações de risco, tornando-se parte integrante da assistência pré-natal especializada.

Bases fisiológicas da oxigenação fetal

A cardiotocografia permite observar as características da FCF por determinado período. Na hipoxemia fetal, a FCF apresenta características específicas alertando para o comprometimento fetal. É necessário avaliar e compreender a fisiologia básica das trocas gasosas que ocorrem na placenta para o melhor entendimento das alterações observadas na FCF.

A placenta humana é do tipo hemocorial (Camm *et al.*, 2018), em que o sangue materno entra em contato direto com a vilosidade coriônica fetal, permitindo as trocas de oxigênio, dióxido de carbono, nutrientes, água, calor e produtos residuais. As artérias uterinas são as responsáveis por prover o fluxo de sangue materno para o útero e, por sua vez, para a placenta. As artérias uterinas recebem o fluxo sanguíneo das artérias ilíacas, que aumentam acentuadamente o fluxo sanguíneo ao longo da gravidez. O espaço interviloso, local onde ocorrem as trocas materno-fetais, é alimentado pelas artérias espiraladas, que atravessam o miométrio materno. O fluxo nas artérias espiraladas é diretamente afetado por qualquer evento que influencie o débito cardíaco materno, como, por exemplo, a hipotensão arterial, com alterações imediatas na FCF.

Regulação autonômica da frequência cardíaca fetal

Ao longo da gravidez, verifica-se o desenvolvimento do coração fetal com influência marcante nas características da FCF, que são resultantes da modulação do sistema nervoso autonômico. A FCF também é influenciada pela resposta autonômica a diversos fatores que atuam nos quimiorreceptores e nos barorreceptores; pelas atividades do sistema nervoso central nos períodos de excitação ou sono; pelas respostas às catecolaminas e alterações do volume sanguíneo.

Com o avanço da idade gestacional, o sistema nervoso autônomo, pelos seus componentes parassimpático e simpático, exerce influência progressivamente maior na regulação da FCF (Pillai e James, 1990). A inervação parassimpática do coração é mediada principalmente pelo nervo vago, que influencia os nódulos sinoatrial e atrioventricular. A estimulação parassimpática desacelera a FCF, o que se comprovou com o bloqueio por medicamentos parassimpatolíticos (atropina) que aumenta a FCF (Abboud *et al.*, 1983). A estimulação simpática do coração aumenta a FCF, e o bloqueio da atividade simpática reduz a FCF.

A maturação progressiva do sistema parassimpático fetal reduz os níveis da FCF basal, geralmente elevada no início da gestação, e que progressivamente se reduz, mantendo-se dentro da faixa normal de 110 a 160 bpm. Com a maturação do sistema simpático, verifica-se o aumento na frequência e na amplitude das acelerações da FCF. Apresentam menores amplitude e duração em período mais precoce, antes da 32ª semana gestacional, e são mais exuberantes após esse período. Antes de 32 semanas, em geral, observam-se acelerações com amplitude de apenas 10 bpm e duração de 10 segundos. Após 32 semanas, as acelerações são mais evidentes, de maiores amplitude e duração, geralmente acima de 15 bpm com duração de, pelo menos, 15 segundos (Sadovsky e Nicolaides, 1989; Serra *et al.*, 2009; Lauletta *et al.*, 2014).

Outro parâmetro utilizado na interpretação da cardiotocografia é a variabilidade da linha de base da FCF, que é resultado direto da interação dos sistemas simpático e parassimpático no coração, que se origina no tronco encefálico e regula o coração via nervo vago. A variabilidade é influenciada pela idade gestacional, de forma que se acentua com o avanço da gestação. Fatores como uso de drogas, hipoxia, acidose metabólica ou lesão cerebral influenciam o sistema nervoso central e afetam a variabilidade da FCF, pois os centros cerebrais centrais também desempenham papel importante na regulação. Para a correta avaliação do bem-estar fetal, é importante verificar a presença de variabilidade moderada da FCF, pois tal parâmetro é um dos marcadores mais confiáveis de oxigenação normal e ausência de acidose (Nageotte, 2015).

Resposta da frequência cardíaca fetal à hipoxia

A hipoxemia fetal é caracterizada pela queda da concentração de oxigênio no sangue fetal e pode resultar na hipoxia fetal, que é a falta de aporte do oxigênio para o tecido fetal. Frente à hipoxemia, a resposta cardiovascular fetal depende da causa.

Quando a hipoxemia fetal é decorrente de contrações uterinas excessivas, ocorre redução transitória do aporte de sangue rico em oxigênio no espaço interviloso placentário, por interrupção do fluxo proveniente das arteríolas retas, o que leva a uma queda da PO_2 abaixo dos níveis críticos e promove as desacelerações tardias da FCF. A estimulação de quimiorreceptores nas artérias carótidas fetais e no arco aórtico leva à vasoconstrição reflexa dos vasos sanguíneos nas áreas menos nobres, para que haja aumento do fluxo sanguíneo para os órgãos vitais (adrenais, coração e cérebro). A vasoconstrição causa pressão arterial fetal elevada que, por sua vez, estimula os barorreceptores carotídeos e aórticos fetais, resultando em queda lenta da FCF, após o início da contração.

Na resposta cardiovascular fetal decorrente da compressão do cordão umbilical, a hipoxemia transitória resulta em desacelerações variáveis, caracterizadas pela queda abrupta da FCF. Inicialmente, a compressão do cordão reduz o fluxo sanguíneo na veia umbilical, levando à hipovolemia e à aceleração transitória reflexa da FCF; com a progressão da compressão, reduz o fluxo arterial e aumenta a pressão sanguínea, levando à desaceleração da FCF mediada pelo vago, até que se resolva o fenômeno compressivo do cordão.

A interrupção aguda e contínua da oxigenação fetal pode ocorrer nas seguintes situações: hipoxia materna (por insuficiência respiratória), redução do débito cardíaco materno, hipotensão materna, hipertonia uterina, ruptura uterina, descolamento prematuro da placenta ou prolapso do cordão umbilical. Todas essas anormalidades têm como resposta cardiovascular fetal a ocorrência de desacelerações prolongadas.

As desacelerações precoces da FCF têm como causa a compressão da cabeça fetal, que aumenta a pressão intracraniana, resultando em desaceleração reflexa. Elas não ocorrem no período anteparto e não são consideradas patológicas, pois não têm como causa a hipoxemia fetal.

Cardiotocografia anteparto de repouso

A cardiotocografia de repouso ou *non stress test* (teste sem sobrecarga) é a modalidade mais utilizada no período anteparto. Os monitores fetais eletrônicos registram graficamente, de forma contínua, a FCF e o tônus uterino. Na maioria dos sistemas, transdutores externos colocados no abdome materno captam os movimentos do coração fetal a partir de um dispositivo de ultrassom Doppler. Um monitor interpreta os sinais Doppler, calculando a FCF pela média de várias frequências pico a pico consecutivas, em um processo chamado "autocorrelação". Simultaneamente, um transdutor externo é alocado logo abaixo do fundo uterino para registrar as variações do tônus uterino e identificar eventuais contrações.

A interpretação visual do traçado da FCF exige a adoção de critérios bem estabelecidos (Nomura *et al.*, 2009b). A Tabela 75.1 contém as definições para interpretação visual (Macones *et al.*, 2008). Embora essas definições sejam direcionadas para o período intraparto, são aplicáveis também para o anteparto. A presença de acelerações transitórias da FCF (duas em período de 20 minutos) com amplitude igual ou superior a 15 batimentos por minuto (bpm), por 15 segundos ou mais, é chamada "reatividade"; quando presente, o traçado é denominado "reativo" (Figura 75.1) e tem associação muito alta com o estado de oxigenação fetal normal. Para gestações abaixo da 32ª semana, são caracterizadas como transitórias as acelerações da FCF iguais ou superiores a 10 bpm por 10 segundos ou mais.

O feto bem oxigenado em estado de vigília apresenta acelerações da FCF, pelo menos, a cada 60 a 80 minutos. Os dados iniciais relataram uma taxa de mortalidade fetal de 3/1.000 no período

Tabela 75.1 Caracterização dos parâmetros da frequência cardíaca fetal (FCF) avaliados pela cardiotocografia.

FCF basal*	Bradicardia < 110 bpm
	Normal = 110 a 160 bpm
	Taquicardia > 160 bpm
Variabilidade da FCF basal*	Ausente = amplitude indetectável
	Mínima = amplitude de 0 a 5 bpm
	Moderada = amplitude de 6 a 25 bpm
	Acentuada = amplitude > 25 bpm
Acelerações	Antes da 32ª sem: aumento abrupto** da FCF com ápice ≥ 10 bpm e duração ≥ 10 s
	Após a 32ª sem: aumento abrupto** da FCF com ápice ≥ 15 bpm e duração ≥ 15 s
Desaceleração tardia	Queda gradual** e simétrica da FCF, com retorno à linha de base, associada à contração uterina
	Presença de decalagem, com o nadir da desaceleração ocorrendo após o ápice da contração
	Na maioria dos casos, o início, o nadir e o retorno da desaceleração ocorrem após o começo, o ápice e o final da contração, respectivamente
Desaceleração precoce	Queda gradual** e simétrica da FCF, com retorno à linha de base, associada à contração uterina
	O nadir da desaceleração ocorre no mesmo momento que o ápice da contração
	Na maioria dos casos, o início, o nadir e o retorno da desaceleração coincidem com o começo, o ápice e o final da contração, respectivamente
Desaceleração variável	Queda abrupta** da FCF, com nadir ≥ 15 bpm e duração ≥ 15 s e < 10 min
	Quando associada à contração uterina, seu início, profundidade e duração comumente variam com as sucessivas contrações
Desaceleração prolongada	Queda da FCF com nadir ≥ 15 bpm, e duração ≥ 2 min e < 10 min***
Padrão sinusoidal	Padrão ondulante, liso, com ondas em forma de sino, frequência de 3 a 5 ciclos/min e duração ≥ 20 min

*Determinada em período de 10 minutos de traçado, excluindo-se acelerações e desacelerações. Para determinação da FCF basal, excluem-se também períodos de acentuada variabilidade (> 25 bpm). **Mudanças "abrupta" e "gradual" são definidas de acordo com o intervalo de tempo < 30 segundos ou ≥ 30 segundos entre o início da aceleração/desaceleração e o seu ápice/nadir. ***A duração ≥ 10 minutos caracteriza mudança da FCF basal. (Adaptada de: Macones *et al.*, 2008.)

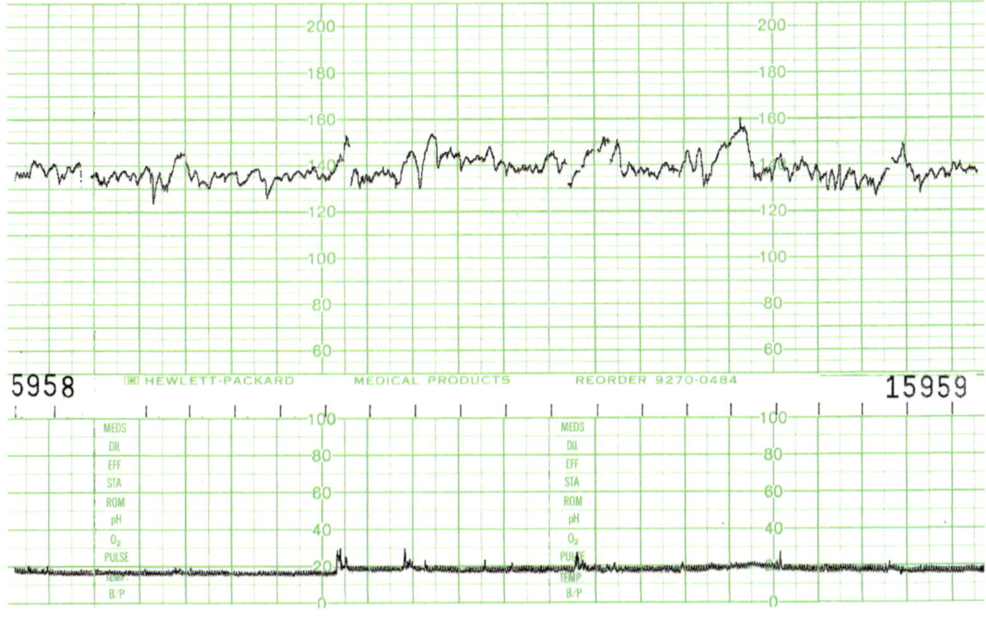

Figura 75.1 Cardiotocografia anteparto de repouso indicando padrão reativo.

de 24 horas após um teste reativo (Murray, 2017). Entretanto, certos medicamentos que afetam o sistema nervoso central podem suprimir as acelerações, bem como certos tipos de anormalidades primárias do sistema nervoso central. Assim, o principal problema com a cardiotocografia anteparto é obter uma definição robusta que categorize um traçado não reativo como anormal, pois a taxa de falso-positivo deste exame é aparentemente alta.

A razão para os períodos de não reatividade (Figura 75.2) no contexto da fisiologia fetal é que o feto passa períodos em estado de sono, nos quais a FCF é normal e a variabilidade da linha de base registrada geralmente é menor que 5 bpm, às vezes menor que 2 bpm, sem acelerações transitórias. Portanto, a interpretação da cardiotocografia, especialmente no anteparto, não pode ser dissociada da compreensão dos estados comportamentais do feto.

No estado de sono tranquilo (1F), é observado que a FCF apresenta variabilidade diminuída, com linha de base normal e movimentos fetais episódicos que nem sempre são acompanhados de acelerações. No estado de sono ativo (2F), verifica-se associação com o padrão da cardiotocografia caracterizado como reativo, ou seja, traçado com FCF basal e variabilidade normais, acompanhadas de acelerações com os movimentos fetais. O estado de vigília silenciosa (3F) envolve movimentos oculares contínuos associados a maior variabilidade da FCF, mas não foram descritas acelerações e não ocorrem movimentos fetais. No estado vigília ativo (4F), o feto tem os olhos abertos e se movimenta continuamente, a FCF é variável, na qual é difícil definir a linha de base devido a uma exuberância de acelerações com os movimentos corporais excessivos (Nijhuis *et al.*, 1982).

Portanto, o desafio é diferenciar o feto normal, em um período de sono tranquilo, daquele com hipoxia e padrão não reativo da FCF. É conhecido que a maioria dos fetos passa naturalmente do sono tranquilo para o sono ativo em prazo de 40 minutos, alguns demorando até 120 minutos, o que explica os dados falso-positivos quando o resultado não reativo é estabelecido em exames com duração inferior a 40 minutos (Brown e Patrick, 1981).

Quando é detectado um padrão fetal não reativo, são propostas abordagens alternativas para a avaliação fetal. Uma delas é o uso da estimulação vibroacústica ou estimulação mecânica do feto. Outra estratégia é a avaliação pela cardiotocografia computadorizada, que verifica a variação a curto prazo da FCF, que é alterada na condição de hipoxia fetal, mas não no período de sono (Dawes *et al.*, 1991a; Nomura *et al.*, 2009a).

Uma revisão (Grivell *et al.*, 2015) incluiu seis estudos (2.105 mulheres) e tentou determinar se o uso da cardiotocografia anteparto de repouso pode melhorar os resultados perinatais, identificando gestações de alto risco que necessitem de indução imediata do parto ou de cesárea. A comparação entre a realização da cardiotocografia tradicional *versus* a não realização do exame não mostrou diferença significativa na mortalidade perinatal (risco relativo [RR] 2,05, intervalo de confiança [IC] 95% 0,95 a 4,42, 2,3% *versus* 1,1%). Os autores concluem que não há evidências claras de que esse exame possa melhorar o resultado perinatal.

Cardiotocografia anteparto com sobrecarga

A cardiotocografia com sobrecarga consiste em produzir resposta contrátil do útero para verificar a tolerância do feto à restrição de sua oxigenação. O teste de sobrecarga mais utilizado é o teste de Pose, que consiste em induzir contrações uterinas pela infusão de ocitocina ou pela estimulação do mamilo e verificar a FCF. No entanto, esse teste traz riscos ao induzir as contrações e tende a ser mais demorado, o que levou ao abandono do seu uso. Também tem contraindicações, como: placenta prévia, vasa prévia, cesárea clássica anterior ou cirurgia uterina extensa, prematuridade e ruptura prematura de membranas no pré-termo.

Cardiotocografia computadorizada

O desenvolvimento de sistemas computadorizados para análise da FCF é descrito a partir de 1978, em Oxford, Reino Unido (Pardey *et al.*, 2002). A primeira versão disponibilizada comercialmente em 1989, *Sonicaid System 8000*, tem como base um banco de dados com 8.000 cardiotocografias de repouso. O incremento progressivo desse banco de dados, associado a mudanças na análise dos registros, permitiu a criação de outras versões mais recentes, com maior acurácia na avaliação fetal.

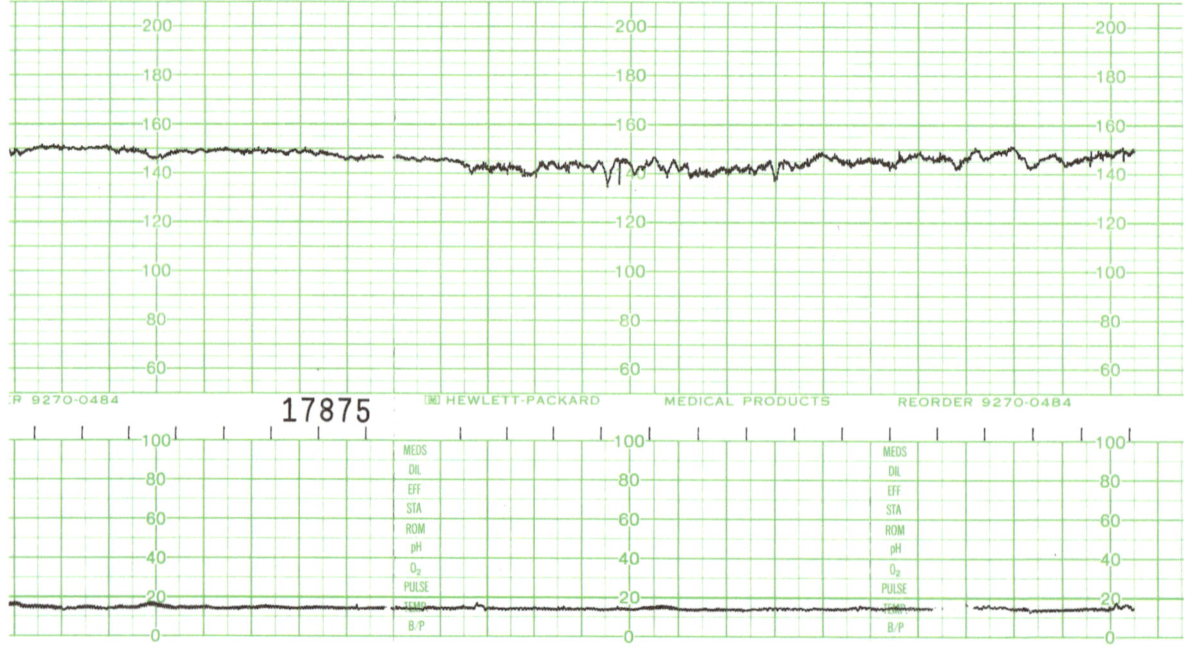

Figura 75.2 Cardiotocografia anteparto de repouso indicando padrão não reativo.

O Sistema Sonicaid FetalCare é um sistema baseado em análises computadorizadas de 73.802 registros e é padronizado para ser utilizado somente no período anteparto.

A análise da FCF pela cardiotocografia computadorizada (CTGc) minimiza as variações intra e interobservador, que são constatadas com o método de análise visual (Todros *et al.*, 1996). Dessa forma, há redução na taxa de exames falso-positivos para 7,1% (Turan *et al.*, 2007). Outra vantagem é a redução no tempo de exame, que é realizado, em média, em 15 minutos, e diminui a necessidade de complementação com o perfil biofísico fetal (Dawes *et al.*, 1991b).

A análise da FCF pela *short term variavion* (STV, variação a curto prazo) constitui a base dos parâmetros avaliados por esse sistema. Estudos sugerem que valores de STV abaixo de 3 milissegundos são bons preditores de acidemia fetal, e que a análise da variabilidade da FCF pela CTGc possui melhores resultados do que a presença de desacelerações ou alterações no fluxo da artéria umbilical (Serra *et al.*, 2008).

Os seguintes parâmetros são analisados no laudo da cardiotocografia computadorizada (Figura 75.3): FCF basal, acelerações e desacelerações da FCF, variação a longo prazo, STV, movimentos fetais e contrações uterinas.

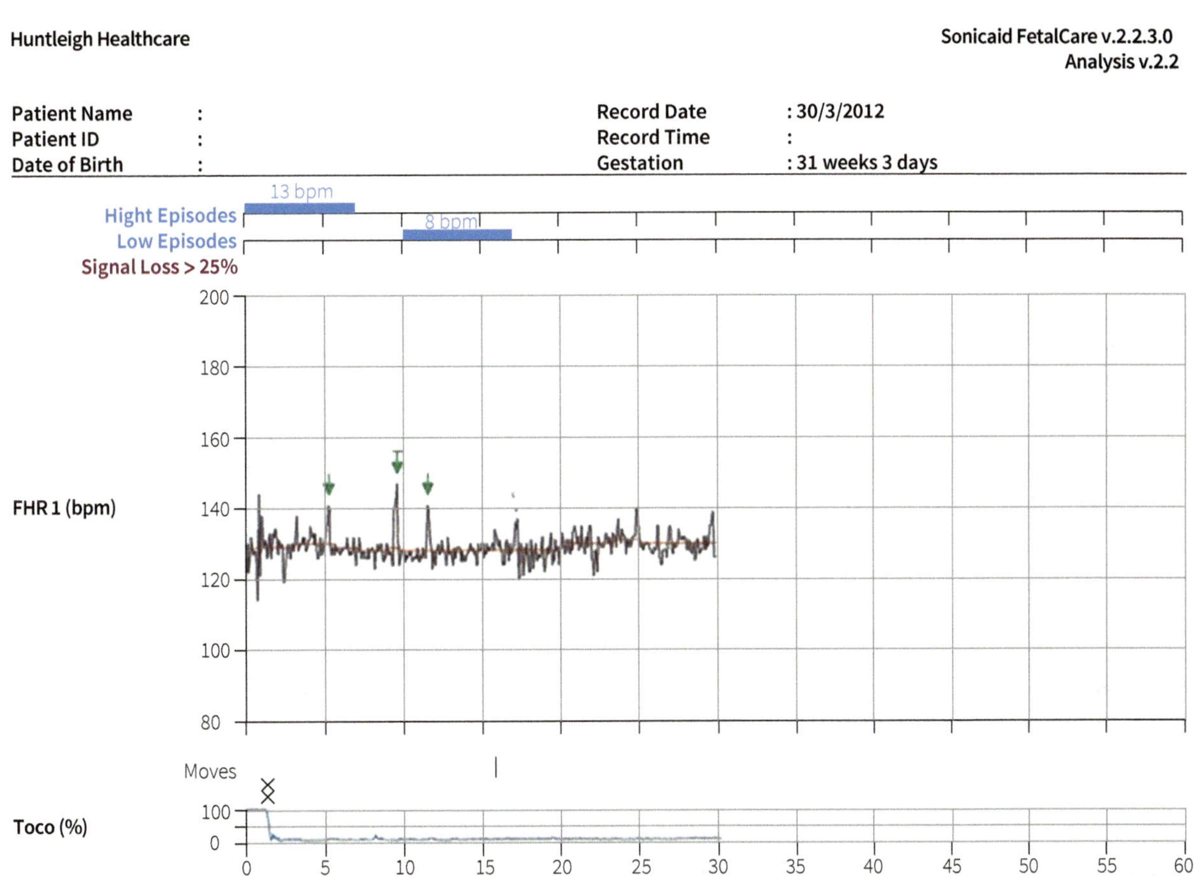

Dawes/Redman criteria MET by FHR1 at 30 minutes.

Sinal loss (%) 0,0
Contractions 1
Fetal movements (per hour) 2
per minute in high 0,00
per minute in low 0,14
Basal heart rate (bpm) 128
Accelerations > 10 bpm and <= 15 bpm 2
Accelerations > 15 bpm 1
Minor decelerations (area <= 20 lost beats) 0
Significant decelerations (area > 20 lost beats) 0
area of largest deceleration (lost beats) 0
High episodes (minutes) 7
at 31 weeks gestation 5,3% of normal fetuses have less variation
Low episodes (minutes) 7
Short term variation (ms) 8,9

ADVICE ONLY. This is NOT a diagnosis.

Figura 75.3 Laudo impresso da cardiotocografia computadorizada (Sonicaid FetalCare System, Oxford, Reino Unido).

Linha de base e frequência cardíaca fetal basal

Para se estabelecer a linha de base da FCF, o sistema computadorizado realiza uma análise das médias da FCF calculadas em intervalos com duração de 1/16 minuto (3,75 milissegundos). Mudanças lentas da FCF provocam alterações na linha de base, sendo que as mudanças rápidas não interferem nesse parâmetro.

A FCF basal é calculada pela média dos intervalos de pulso caracterizados sobre todos os períodos de baixa variação. Quando os períodos de baixa variação não estão presentes, o cálculo deriva de análise estatística. São consideradas normais as frequências basais entre 116 e 160 bpm.

Acelerações e desacelerações da frequência cardíaca fetal

As acelerações e desacelerações são determinadas pela elevação ou descida da FCF em relação à linha de base. As acelerações são definidas como aumento da FCF em relação à linha de base de pelo menos 10 bpm com duração superior a 15 segundos. Acelerações acima de 15 bpm também são identificadas em destaque. A presença de acelerações é um sinal de normalidade da condição fetal, ainda que as acelerações possam estar presentes em condições de hipoxemia. Nesses casos, a hipoxia pode ser detectada pela associação com episódios de desaceleração (Soncini *et al.*, 2006).

As desacelerações são quedas da FCF maiores ou iguais a 10 bpm por período superior a 60 segundos, ou maiores ou iguais 20 bpm com duração superior a 30 segundos. A área total de cada desaceleração é definida como batimentos perdidos (*lost beats*), que são a diferença entre o número de batimentos fetais que deveriam ter ocorrido e os que efetivamente ocorreram no momento da desaceleração. As desacelerações com mais de 20 *lost beats* são consideradas de grande magnitude.

Assim como diversas outras características da FCF, a presença de acelerações e desacelerações varia conforme a idade gestacional (Lauletta *et al.*, 2014). No segundo trimestre de gestação, o número de desacelerações é maior do que de acelerações; no entanto, após a 30ª semana essa relação é invertida (Visser *et al.*, 1981). Esse fato provavelmente reflete a maturação progressiva da regulação autonômica do coração fetal.

Episódios de alta e baixa variação da frequência cardíaca fetal

Os episódios de alta variação estão presentes nos fetos com reatividade e são associados ao estado de vigília ativo. Os episódios de baixa variação correspondem ao período de sono fetal, podendo durar até 50 minutos.

Ao contrário das acelerações transitórias que estão intimamente associadas à idade gestacional, os episódios de alta variação podem ser identificados no início do terceiro trimestre. Dawes *et al.* (1982) observam que apenas 0,7% dos fetos normais acima de 28 semanas apresentam menos de 10 minutos de episódios de alta variação após 64 minutos de observação. Esses autores observam ainda que cerca de 16% das gestantes entre 28 e 33 semanas apresentam menos de duas acelerações transitórias no mesmo período observado, sugerindo que os episódios de alta variação são um melhor indicador de bem-estar fetal em relação ao número de acelerações transitórias em fetos prematuros.

Os episódios de baixa variação são influenciados pela idade gestacional, com aumento importante após 35 semanas, ao mesmo tempo que a variabilidade durante esses episódios diminui. A duração média dos períodos de baixa variação aumenta de 13,2 minutos antes da 37ª semana para 18,1 minutos após o termo, podendo durar até 40 minutos (Visser *et al.*, 1981).

Variação a curto prazo (short-term variation)

A variação a curto prazo ou STV é um dos parâmetros mais importantes obtidos pela CTGc na avaliação do bem-estar fetal. A STV é a medida das micro-oscilações da FCF, que não é possível de ser avaliada visualmente. É parâmetro independente da linha de base e sua importância reside no fato de apresentar boa acurácia na predição de acidose metabólica fetal e óbito intrauterino (Hecher *et al.*, 2001; Maeda *et al.*, 2013; 2015). Guzman *et al.* (1996) observam que a duração dos episódios de baixa variação e valores baixos de STV correlacionam-se com valores de pH de cordão umbilical, sendo bons preditores de acidemia no nascimento.

Para o seu cálculo, o traçado é dividido em intervalos de 1 minuto, desprezando os trechos de desaceleração e com perda importante de sinal. Cada minuto é dividido em 16 períodos de 3,75 segundos, sendo obtida a FCF média de cada período e expressa em pulsos de milissegundos. É calculada então a diferença entre as médias da FCF de cada período. A variação a curto prazo corresponde à média das diferenças em todos os minutos válidos do traçado.

Movimentos fetais

O registro dos movimentos fetais é realizado pela percepção materna, com a contabilização do número de eventos a cada hora (MF/h).

Contrações uterinas

A contração uterina é definida como um aumento relativo na medida da pressão uterina superior a 16% a partir da linha de base, com duração superior a 30 segundos.

Perda de sinal

A perda de captação é detectada pelo sistema e sinalizada quando acima de 30% em determinado período da análise. Ao final do traçado, a porcentagem de perda total do traçado é registrada, não sendo possível a análise dos casos com perda acima de 80%.

Critério de normalidade Dawes e Redman (Sistema 8002)

Os critérios de normalidade da análise computadorizada da FCF foram estabelecidos por Dawes G.S. e Redman C.W.G. a partir de 1978 (Dawes *et al.*, 1991a; 1991b), sendo considerado normal o traçado contendo as características descritas na Tabela 75.2. Baseiam-se na presença de, pelo menos, um episódio de alta variação, a partir de 28 semanas. Os episódios de baixa variação podem durar até 50 minutos em fetos saudáveis próximo ao termo da gestação. Por esse motivo, não existe período estabelecido para a duração do exame, a qual depende do preenchimento dos critérios. Na ausência de episódios de alta variação, a STV superior ou igual a 3 milissegundos deve ser o parâmetro a ser utilizado para a análise do resultado.

Tabela 75.2 Critérios de normalidade de Dawes e Redman utilizados pelo programa Sistema 8002 para interpretação de traçados obtidos pela cardiotocografia computadorizada.

Parâmetro	Normal
Episódio de alta variação	Pelo menos um episódio com variação acima do percentil 1 para idade gestacional
Desacelerações	Nenhuma desaceleração superior a 20 *lost beats** Para traçados superiores a 30 min, limite de 100 *lost beats*
FCF basal	Entre 116 bpm e 160 bpm em traçados com duração inferior a 30 min
Movimentos fetais/ Acelerações	Um movimento fetal ou três acelerações
Padrão sinusoidal	Ausência de ritmo sinusoidal
Variação a curto prazo	Superior ou igual a 3 ms
Variabilidade em episódios de alta variação	Deve ocorrer uma aceleração ou a variabilidade deve ser superior ao percentil 10 e a contagem de movimentos fetais (hora) deve ser superior a 20
Erros	Não deve conter erros ou desacelerações no final do traçado em análise

**Lost beats* = batimentos perdidos. FCF: frequência cardíaca fetal; ms: milissegundos.

PERFIL BIOFÍSICO FETAL

A avaliação fetal no período anteparto se tornou possível sobretudo com o advento da ultrassonografia em tempo real. Apesar de a cardiotocografia ter sido um dos métodos pioneiros, sua elevada taxa de falso-positivo fez com que outros métodos fossem desenvolvidos. Nesse sentido, o perfil biofísico fetal (PBF) foi proposto por Manning *et al.* (1980), como método complementar para a avaliação do bem-estar fetal. Esses autores descreveram a técnica do PBF que consistia na análise de cinco atividades biofísicas fetais: FCF, movimentos respiratórios fetais, movimentos corpóreos fetais, tônus fetal e volume de líquido amniótico. Cada parâmetro evidenciado como normal ganha pontuação de 2, e, quando anormal, 0; desse modo, a somatória máxima atingível no PBF é 10. O método demonstrou ser de fáceis aplicabilidade e reprodutibilidade, e passou a ser utilizado em todo o mundo.

O objetivo primário do PBF é avaliar o bem-estar fetal com o intuito de reduzir a natimortalidade por hipoxia fetal. A detecção da hipoxia deve ocorrer precocemente, de forma que seja possível interromper a gestação a tempo de evitar danos fetais permanentes resultantes da asfixia fetal. É essencial compreender que não há teste ideal para todos os fetos de gestações de alto risco, mas sim os que são mais bem indicados para situações específicas (Nomura *et al.*, 2009b).

Bases fisiológicas do perfil biofísico fetal

As atividades biofísicas fetais são sensíveis às alterações locais e sistêmicas da oxigenação fetal, pois são reguladas e controladas por centros localizados no sistema nervoso central. A normalidade dessas atividades indica integridade dos centros reguladores, enquanto a perda pode significar o comprometimento fetal. Ressalta-se que nem sempre a supressão dos centros regulatórios é indicativa de condição patológica fetal, uma vez que podem ocorrer nos períodos de sono fetal, ou quando o feto estiver sob influência de substâncias sedativas, devido à passagem transplacentária no uso materno de determinadas drogas.

As características da FCF também são influenciadas pela imaturidade fetal, pois o equilíbrio entre o sistema nervoso autonômico simpático e parassimpático se estabelece ao longo da gestação, atribuindo à FCF características que permitem a melhor avaliação de traçados a partir da 32ª semana.

No PBF, são considerados marcadores agudos da vitalidade fetal: movimentos respiratórios, movimentos corpóreos, tônus fetal e FCF, pois são agudamente afetados na hipoxia e na acidemia. O volume de líquido amniótico é considerado marcador crônico, pois se reduz gradualmente em resposta à redistribuição da circulação fetal na hipoxemia crônica.

A sequência de alterações nas atividades biofísicas frente à hipoxia fetal é inversa à instalação dessas mesmas atividades na embriogênese. Essa é conhecida como "teoria da hipoxia gradual": com os distúrbios da oxigenação fetal, a primeira atividade biofísica a se alterar é a regulação da FCF, com abolição das acelerações e redução de variabilidade. Com a progressão da hipoxia, alteram-se, sucessivamente, os parâmetros de movimentos respiratórios, movimentos corpóreos e tônus fetal. Os centros que regulam a FCF e os movimentos respiratórios são os mais sensíveis à queda da PO_2, enquanto os centros motores são afetados nas situações de maior gravidade.

A centralização da circulação fetal é mecanismo protetor que favorece o fluxo para os órgãos nobres, como cérebro, coração e adrenais fetais, em detrimento do restante do organismo. Assim, progressivamente, ocorre redução na diurese e consequentemente diminuição do volume de líquido amniótico, sendo considerado marcador crônico da vitalidade fetal.

Aspectos técnicos

O PBF combina o uso da cardiotocografia, para análise da FCF, e da ultrassonografia, para avaliação dos demais parâmetros fetais: movimentos respiratórios, movimentos corpóreos, tônus e volume de líquido amniótico. A pontuação de cada parâmetro está esquematizada na Tabela 75.3. A somatória dos pontos corresponde ao índice do PBF.

A análise da FCF pela cardiotocografia exige o registro de pelo menos 20 minutos de traçado para sua adequada interpretação. A frequência basal normal é de 110 a 160 bpm, e a presença de acelerações é o melhor marcador de bem-estar fetal. A cardiotocografia é considerada normal ou reativa quando há duas ou mais acelerações em 40 minutos. Para o resultado normal na FCF, são atribuídos 2 pontos no PBF.

Tabela 75.3 Interpretação do perfil biofísico fetal (PBF) para pontuação.

Parâmetro do PBF	2 (normal)	0 (anormal)
Frequência cardíaca fetal	2 acelerações em 30 min	Ausência de acelerações
Movimentos respiratórios fetais	1 episódio com 30 s de duração, em 30 min de observação	Ausência de movimentos respiratórios ou episódio com menos de 30 s de duração
Movimentos corpóreos fetais	1 movimento rápido e amplo ou 3 movimentos menores, em 30 min de observação	Ausência de movimentos corpóreos
Tônus fetal	Movimentos corpóreos presentes ou mãos fechadas	Ausência de movimentos corpóreos ou mãos abertas
Líquido amniótico	Diâmetro do maior bolsão de líquido amniótico > 2 cm	Diâmetro do maior bolsão de líquido amniótico < 2 cm

Pela ultrassonografia, são atribuídos 2 pontos para cada atividade biofísica presente. É fundamental que a técnica seja adequada na realização do PBF. Para considerar como presente cada atividade biofísica, são utilizados os seguintes critérios:

- Movimentos respiratórios fetais: deve haver um episódio de movimento respiratório fetal contínuo, com duração de pelo menos 30 segundos, em 30 minutos de observação. Esses movimentos são facilmente observados no corte longitudinal do tronco fetal, que inclui tórax e parte superior do abdome, visualizando-se os limites do diafragma (Figura 75.4)
- Movimentos de incursão do diafragma fetal, com expansão e retração rítmica do tórax, associados à retração e à expansão do abdome
- Movimentos corpóreos fetais: deve haver pelo menos um movimento amplo ou três movimentos menores em 30 minutos de observação; são facilmente observados na região dos membros ou na observação geral do tronco fetal
- Tônus fetal: para se qualificar o tônus como presente, deve haver uma rápida mudança de flexão e extensão de membros, ou, caso o feto não apresente movimentos, devem ser observadas as mãos; quando permanecem fechadas na maior parte do tempo observado, o tônus está presente, e se abertas, ausente.

A avaliação do volume líquido amniótico deve ser realizada com o transdutor perpendicular ao chão e deve ser analisado o diâmetro do maior bolsão encontrado (Figura 75.5), livre de cordão umbilical; quando o diâmetro é maior que 2 cm, recebe pontuação de 2, e, caso contrário, pontuação 0.

A parte ultrassonográfica do PBF é considerada completa quando são observadas todas as atividades biofísicas em até 30 minutos de observação. A duração do exame completo nos primeiros 4 minutos é relatada em 90% das vezes, e o tempo médio necessário para completar o PBF é, em geral, inferior a 10 minutos.

Interpretação do perfil biofísico fetal

Cada parâmetro do PBF recebe 0 ou 2 pontos, cuja somatória estabelece o escore máximo total de 10. O escore 8 ou 10, com volume de líquido amniótico normal, é tranquilizador e tem alto valor preditivo negativo, estando associado com baixa taxa de morte fetal (0,8%). No entanto, a taxa de falso-positivo do exame é elevada, principalmente à custa da interpretação da cardiotocografia, podendo chegar até 60%. A interpretação do PBF está sumarizada na Tabela 75.4.

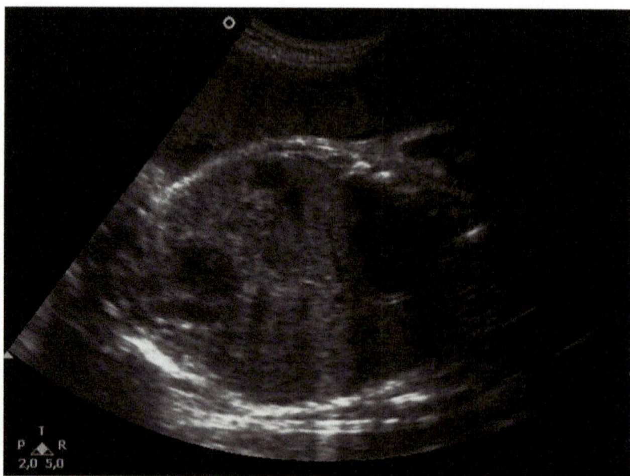

Figura 75.4 Imagem ultrassonográfica do tronco fetal na altura do diafragma para visualização dos movimentos respiratórios fetais.

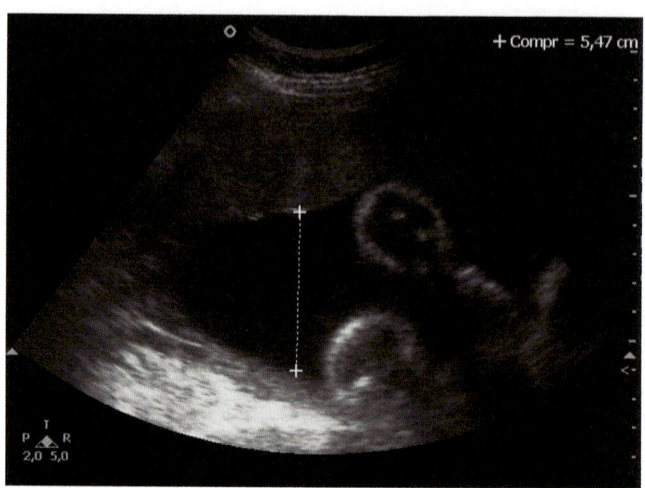

Figura 75.5 Medida do maior bolsão de líquido amniótico pela ultrassonografia.

Antes do termo, o escore normal do PBF indica benefício no seguimento da gestação para dar continuidade na maturação fetal. Qualquer mudança na condição materna pode afetar essa avaliação. A morte fetal após resultado normal no PBF frequentemente decorre de eventos agudos e imprevisíveis, como prolapso de cordão, hemorragia feto-materna ou descolamento abrupto de placenta.

A pontuação total do PBF 6/10 com volume de líquido amniótico normal é situação que pode representar um exame falso-positivo, mas a possibilidade de asfixia não pode ser completamente descartada. Dessa forma, é recomendada a complementação com outros exames ou a repetição do PBF em prazo de 6 a 12 horas, a depender do quadro clínico da gestante. Isso é necessário para verificar se uma ou mais atividades biofísicas retornam ao padrão de normalidade ou, nos casos próximos ao termo, a resolução da gestação pode ser a conduta proposta.

Os parâmetros do PBF devem ser interpretados no contexto dos fatores maternos e fetais associados, bem como de acordo com a idade gestacional. A hiperglicemia materna aumenta a frequência de episódios de movimentos respiratórios fetais, e a hipoglicemia os torna mais escassos. A possibilidade de morbidade ou mortalidade neonatal deve ser considerada nas

Tabela 75.4 Interpretação do perfil biofísico fetal (PBF) de acordo com o escore total.

Escore total do PBF	Interpretação	Mortalidade perinatal
10/10 ou 8/10 (LA normal) 8/8 (sem CTG)	Baixo risco de asfixia fetal	< 1/1.000
8/10 com oligoidrâmnio	Provável sofrimento fetal crônico	89/1.000
6/10 (LA normal)	Possível asfixia fetal ou falso-positivo	Variável
6/10 com oligoidrâmnio	Provável asfixia fetal	89/1.000
4/10	Alta probabilidade de asfixia fetal	91/1.000
2/10 ou 0/10	Asfixia fetal	125/1.000 ou 600/1.000

CTG: cardiotocografia; LA: líquido amniótico. (Adaptada de: Manning, 1990.)

gestações longe do termo, nas quais as complicações da prematuridade interferem no prognóstico geral do recém-nascido. Nas gestações de termo ou próximas dessa fase, o risco de óbito fetal pelas complicações maternas agrava o prognóstico, e, estando a cérvice favorável, os riscos da continuidade da gestação devem ser considerados. A anemia materna leve não parece influenciar as atividades biofísicas fetais.

Impacto sobre a mortalidade perinatal

Estudos procuram mostrar o impacto do uso do PBF na mortalidade perinatal. Em estudo de 12.620 gestantes de alto risco submetidas a 26.357 exames do PBF, Manning *et al.* (1985) relataram que houve 93 mortes perinatais, sendo que 24 dessas mortes foram em fetos estruturalmente normais (taxa de mortalidade perinatal corrigida de 1,9/1.000). Oito desses fetos morreram no prazo de 7 dias de um exame de PBF normal (taxa de falso-negativo corrigida de 0,634/1.000). A taxa de mortalidade neonatal não corrigida foi 3,72/1.000. Em gestantes com pontuação do PBF maior ou igual a 8, foi constatado que a mortalidade perinatal global foi de 0,652/1.000 nascimentos, e nas com pontuação 0 foi de 187/1.000 nascimentos. A grande maioria dos exames de PBF (97,5%) apresentou pontuação normal e apenas 0,76% pontuação menor ou igual a 4. Em estudo posterior, Manning *et al.* (1987) relataram estudo observacional que incluiu quase 45 mil exames de PBF; nesses, o risco de óbito fetal em até 7 dias após um teste normal foi de 0,726/1.000 mulheres testadas, corrigido para anomalias congênitas letais e causas imprevisíveis de perda fetal.

Esses estudos confirmam que, nas gestantes com fetos que apresentavam atividades biofísicas normais, houve redução das taxas de mortalidade perinatal e que, inversamente, os resultados perinatais pioram à medida que o resultado do PBF se torna mais baixo.

Início e frequência do teste

A idade gestacional mínima para iniciar a avaliação do PBF deve refletir o limite da viabilidade fetal a partir do qual o parto pode ser considerado. Em geral, nos centros mais desenvolvidos, esse limite encontra-se entre 24 e 26 semanas. A avaliação pelo PBF pode iniciar nesse período quando as condições clínicas sugerirem possibilidade de comprometimento do bem-estar fetal. Apesar disso, circunstâncias clínicas variadas podem indicar a realização do PBF em diversas idades gestacionais, muito frequentemente ao redor de 32 a 34 semanas.

Frente a um resultado normal do PBF (10/10 ou 8/10 com volume de líquido amniótico normal), a repetição semanal é habitualmente recomendada, quando as condições clínicas maternas forem estáveis. Entretanto, a repetição com maior frequência pode ser considerada em casos individualizados, de acordo com a gravidade da patologia materna. Qualquer sinal de deterioração da condição clínica materna pode indicar a reavaliação fetal (Nomura *et al.*, 2009b).

Perfil biofísico fetal modificado

O PBF modificado (Nageotte *et al.*, 1994) foi desenvolvido para simplificar o exame e reduzir o tempo necessário para completar a avaliação, com foco nos componentes do exame que são mais preditivos para resultados adversos. Trata-se da avaliação da FCF pela cardiotocografia associada à análise do volume de líquido amniótico na ultrassonografia, que parece ser tão confiável quanto o PBF completo na predição do bem-estar fetal a longo prazo. A taxa de morte fetal em até 1 semana posterior ao resultado normal do PBF modificado é a mesma do PBF completo, de 0,8 em 1.000 mulheres testadas. Cerca de 90% das gestações avaliadas pelo PBF modificado irão apresentar resultado normal, e apenas uma minoria irá necessitar de avaliação completa das atividades biofísicas, com economia de tempo e recursos.

CONSIDERAÇÕES FINAIS

A literatura disponível sobre o uso da cardiotocografia anteparto não é conclusiva de que o uso do método reduza os resultados adversos perinatais. Entretanto, a despeito da falta de evidências científicas robustas, o método é muito utilizado na prática clínica obstétrica e deve ser corretamente interpretado, com cautela e atendendo os critérios estabelecidos internacionalmente, para evitar indicações prematuras de resolução da gestação.

O PBF é método propedêutico de avaliação do bem-estar fetal utilizado no manejo de gestações de alto risco, nas quais existe risco de comprometimento fetal. É método não invasivo, de fácil realização e permite avaliar sinais de comprometimento fetal. A interpretação da pontuação total do PBF tem aplicabilidade prática, mas é importante a análise dos componentes de forma individual. A identificação precoce da asfixia fetal permite que sejam realizadas intervenções oportunas para a prevenção de resultados adversos perinatais.

REFERÊNCIAS BIBLIOGRÁFICAS

ABBOUD, T. *et al.* Fetal and maternal cardiovascular effects of atropine and glycopyrrolate. *Anesthesia & Analgesia*, v. 62, p. 426, 1983.

BROWN. R.; PATRICK, J. The nonstress test: how long is enough? *American Journal of Obstetrics and Gynecology*, v. 141, n. 6, p. 646-651, 1981.

CAMM, E. J.; BOTTING, K. J.; SFERRUZZI-PERRI, A. N. Near to one's heart: the intimate relationship between the placenta and fetal heart. *Frontiers in Physiology*, v. 9, p. 629, 2018.

DAWES, G. S. *et al.* Pattern of the normal human fetal heart rate. *British Journal of Obstetrics and Gynaecology*, v. 89, n. 4, p. 276-284, 1982.

DAWES, G. S.; MOULDEN, M.; REDMAN, C. W. System 8000: computerized antenatal FHR analysis. *Journal of Perinatal Medicine*, v. 19, p. 46-51, 1991a.

DAWES, G. S.; MOULDEN, M.; REDMAN, C. W. The advantages of computerized fetal heart rate analysis. *Journal of Perinatal Medicine*, v. 19, n. 1-2, p. 39-45, 1991b.

GRIVELL, R. M. *et al.* Antenatal cardiotocography for fetal assessment. *Cochrane Database of Systematic Reviews*, v. 9, p. CD007863, 2015.

GUZMAN, E. R. *et al.* The efficacy of individual computer heart rate indices in detecting acidemia at birth in growth restricted fetuses. *Obstetrics & Gynecology*, v. 87, n. 6, p. 969-974, 1996.

HECHER, K. *et al.* Monitoring of fetuses with intrauterine growth restriction: a longitudinal study. *Ultrasound in Obstetrics & Gynecology*, v. 18, n. 6, p. 564-570, 2001.

LAULETTA, A. L. *et al.* Transient accelerations of fetal heart rate analyzed by computerized cardiotocography in the third trimester of pregnancy. *Revista da Associação Médica Brasileira (1992)*, v. 60, n. 3, p. 270-275, 2014.

MACONES, G. A. *et al.* The 2008 National Institute of Child Health and Human Development workshop report on electronic fetal monitoring: update on definitions, interpretation, and research guidelines. *Obstetrics & Gynecology*, v. 112, n. 3, p. 661-666, 2008.

MAEDA, M. F. *et al.* Computerized fetal heart rate analysis in the prediction of myocardial damage in pregnancies with placental insufficiency. *European Journal of Obstetrics & Gynecology and Reproductive Biology*, v. 190, p. 7-10, 2015.

MAEDA, M. F. *et al.* Influence of fetal acidemia on fetal heart rate analyzed by computerized cardiotocography in pregnancies with placental insufficiency. *The Journal of Maternal-Fetal & Neonatal Medicine*, v. 26, n. 18, p. 1820-1824, 2013.

MANNING, F. A. The fetal biophysical profile score: current status. *Obstetrics and Gynecology Clinics of North America*, v. 17, n. 1, p. 147-162, 1990.

MANNING, F. A. *et al.* Fetal assessment based on fetal biophysical profile scoring: experience in 12,620 referred high-risk pregnancies. I. Perinatal mortality by frequency and etiology. *American Journal of Obstetrics and Gynecology*, v. 151, n. 3, p. 343-350, 1985.

MANNING, F. A. *et al.* Fetal assessment based on fetal biophysical profile scoring: experience in 19,221 referred high-risk pregnancies. II. An analysis of false-negative fetal deaths. *American Journal of Obstetrics and Gynecology*, v. 157, n. 4 Pt 1, p. 880-884, 1987.

MANNING, F. A.; PLATT, L. D.; SIPOS, L. Antepartum fetal evaluation: development of a fetal biophysical profile. *American Journal of Obstetrics and Gynecology*, v. 136, n. 6, p. 787-795, 1980.

MURRAY, H. Antenatal foetal heart monitoring. *Best Practice & Research Clinical Obstetrics & Gynaecology*, v. 38, p. 2-11, 2017.

NAGEOTTE, M. P. *et al.* Perinatal outcome with the modified biophysical profile. *American Journal of Obstetrics and Gynecology*, v. 170, n. 6, p. 1672-1676, 1994.

NAGEOTTE, M. P. Fetal heart rate monitoring. *Seminars in Fetal and Neonatal Medicine*, v. 20, n. 3, p. 144-148, 2015.

NIJHUIS, J. G. *et al.* Are there behavioural states in the human fetus? *Early Human Development*, v. 6, n. 2, p. 177-195, 1982.

NOMURA, R. M. *et al.* Computerized cardiotocography analysis of fetal heart response to acoustic stimulation. *Revista Brasileira de Ginecologia e Obstetrícia*, v. 31, n. 11, p. 547-551, 2009a.

NOMURA, R. M.; MIYADAHIRA, S.; ZUGAIB, M. Antenatal fetal surveillance. *Revista Brasileira de Ginecologia e Obstetrícia*, v. 31, n. 10, p. 513-526, 2009b.

PARDEY, J.; MOULDEN, M.; REDMAN, CWG. A computer system for the numerical analysis of nonstress tests. *American Journal of Obstetrics and Gynecology*, v. 186, n. 5, p. 1095-1103, 2002.

PILLAI, M.; JAMES, D. The development of fetal heart rate patterns during normal pregnancy. *Obstetrics & Gynecology*, v. 76, n. 5 Pt 1, p. 812-816, 1990.

SADOVSKY, G.; NICOLAIDES, K. H. Reference ranges for fetal heart rate patterns in normoxaemic nonanaemic fetuses. *Fetal Therapy*, v. 4, n. 2-3, p. 61-68, 1989.

SERRA, V. *et al.* Computerized analysis of normal fetal heart rate pattern throughout gestation. *Ultrasound in Obstetrics & Gynecology*, v. 34, n. 1, p. 74-79, 2009.

SERRA, V. *et al.* The value of the short-term fetal heart rate variation for timing the delivery of growth-retarded fetuses. *British Journal of Obstetrics and Gynaecology*, v. 115, n. 9, p. 1101-1107, 2008.

SONCINI, E. *et al.* Integrated monitoring of fetal growth restriction by computerized cardiotocography and Doppler flow velocimetry. *European Journal of Obstetrics & Gynecology and Reproductive Biology*, v. 128, n. 1-2, p. 222-230, 2006.

TODROS, T. *et al.* Fetal heart rate tracings: observers versus computer assessment. *European Journal of Obstetrics & Gynecology and Reproductive Biology*, v. 68, n. 1-2, p. 83-86, 1996.

TURAN, S. *et al.* Computerized fetal heart rate analysis, Doppler ultrasound and biophysical profile score in the prediction of acid-base status of growth-restricted fetuses. *Ultrasound in Obstetrics & Gynecology*, v. 30, n. 5, p. 750-756, 2007.

VISSER, G. H.; DAWES, G. S.; REDMAN, C. W. Numerical analysis of the normal human antenatal fetal heart rate. *British Journal of Obstetrics and Gynaecology*, v. 88, n. 8, p. 792-802, 1981.

CAPÍTULO 76

Ecocardiografia Fetal

Luciane Rocha • Edward Araujo Júnior

INTRODUÇÃO

O ecocardiograma começou a ser utilizado como uma ferramenta para a detecção precoce de alterações no sistema cardiovascular do feto por volta da década de 1980 (Donofrio *et al.*, 2014). Com o passar dos anos, a tecnologia foi avançando e, em decorrência disso, a Medicina Fetal também foi se aperfeiçoando. Dessa forma, atualmente, vivemos uma era em que o diagnóstico precoce de malformações congênitas pode melhorar a qualidade de vida dessas crianças (Donofrio *et al.*, 2014).

Sabe-se que a incidência no mundo de cardiopatia congênita em crianças é de 1% (Hoffman *et al.*, 2004; Van Der Linde *et al.*, 2011; Zimmermann *et al.*, 2020) e a incidência pré-natal das cardiopatias congênitas varia de 2,4 a 52% (Garne *et al.*, 2001; Hoffman *et al.*, 2004; Friedberg *et al.*, 2009; Özkutlu *et al.*, 2010; Clur *et al.*, 2011; 2012; Galindo *et al.*, 2011; Yu *et al.*, 2011; Zimmermann *et al.*, 2020). Essa enorme variabilidade ocorre em razão das políticas adotadas em cada país. A detecção das cardiopatias congênitas é bem maior naquelas regiões em que existe uma obrigatoriedade em se realizar pelo menos um ecocardiograma fetal durante a gestação (Garne *et al.*, 2001).

A detecção precoce de malformações cardíacas possibilita a implementação de estratégias de manejo adequadas antes mesmo do nascimento. Isso não apenas ajuda a reduzir o risco de complicações neonatais, mas também permite uma transição mais suave para os cuidados especializados, integrando obstetras, neonatologistas e cardiologistas pediátricos em uma abordagem colaborativa (Donofrio *et al.*, 2014).

Conhecer antecipadamente a presença de malformações cardíacas influencia diretamente o planejamento do parto. Os obstetras, em colaboração com outros especialistas, podem tomar decisões sobre o momento e a via do parto, garantindo um ambiente adequado e preparado para receber um recém-nascido com necessidades cardíacas específicas (Donofrio *et al.*, 2014).

A realização do ecocardiograma fetal fornece informações importantes para os profissionais de saúde e desempenha um papel fundamental na comunicação com os pais. Uma compreensão detalhada da saúde do coração do feto possibilita a preparação emocional e psicológica para o que está por vir, fortalecendo a relação médico-paciente (Almeida *et al.*, 2023; Dias *et al.*, 2023).

A Medicina Fetal, com o suporte do ecocardiograma, está moldando a abordagem obstétrica para uma prática mais personalizada. Cada gestação é única, e a capacidade de se avaliar de forma específica a saúde cardíaca fetal contribui para uma abordagem adaptada às necessidades individuais de cada caso. O ecocardiograma fetal amplia a compreensão da anatomia e função cardíaca do feto, além de reforçar a capacidade dos obstetras de proporcionar cuidados personalizados e informados, contribuindo significativamente para resultados neonatais mais favoráveis.

IMPORTÂNCIA DO OBSTETRA NA REALIZAÇÃO DO ECOCARDIOGRAMA FETAL

Indicação do ecocardiograma fetal

O obstetra é responsável por indicar o ecocardiograma fetal, muitas vezes com base nos fatores de risco identificados durante o acompanhamento pré-natal (Tabela 76.1) (Pedra *et al.*, 2019; Morhy *et al.*, 2020). No entanto, em 2004, a Sociedade Brasileira de Cardiologia considerou ecocardiograma fetal como parte de exame de rotina no pré-natal (Campos Filho *et al.*, 2004).

Aconselhamento pré e pós-exame

O obstetra deve explicar para os pais sobre a importância da realização do ecocardiograma fetal, informando o propósito do exame e seus possíveis resultados. Após a realização do exame, o obstetra desempenha um papel crucial no aconselhamento e no suporte emocional dos pais, principalmente, em casos de detecção de anomalias cardíacas (Almeida *et al.*, 2023).

Integração com outros exames pré-natais

O obstetra coordena o momento de realização do ecocardiograma fetal e dos demais exames pré-natais, garantindo uma abordagem integrada na avaliação da saúde fetal.

Tomada de decisões

De acordo com o resultado do ecocardiograma fetal, o obstetra participa da tomada de decisão relacionada ao planejamento do parto, cuidados neonatais e, caso necessário, encaminhamento para especialistas (Pedra *et al.*, 2019).

Comunicação com outros profissionais de saúde

É necessário que exista uma comunicação com os demais profissionais de saúde em casos de detecção de alguma anomalia cardíaca. Uma comunicação efetiva com o cardiologista fetal, o fetólogo, o neonatologista e outros especialistas pode garantir um melhor cuidado ao feto e ao recém-nascido, além de oferecer um suporte emocional mais adequado aos familiares (Campos Filho *et al.*, 2004; Almeida *et al.*, 2023).

Acompanhamento pós-natal

Após o nascimento, o obstetra continua o vínculo com a família, devendo manter o seu papel de coordenação do cuidado da mãe, garantindo um acompanhamento adequado e o início precoce de tratamentos, se necessário.

Tabela 76.1 Indicações comuns de ecocardiografia fetal e as cardiopatias congênitas geralmente associadas.

Fatores de risco		Indicações e cardiopatias associadas
Maternos	DCC materna	1. Defeito do septo atrioventricular (incidência de 10 a 12% maior de o filho apresentar anomalia cardíaca congênita) 2. Lesões obstrutivas à esquerda (incidência de 6 a 10%) 3. Lesões conotruncais com síndrome de DiGeorge (incidência até 25%)
	Doença metabólica preexistente	1. Diabetes melito pré-gestacional ou diagnosticado durante o primeiro trimestre da gestação (cardiomiopatia hipertrófica, transposição dos grandes vasos) 2. Fenilcetonúria materna sem controle (anomalias conotruncais como tetralogia de Fallot, lesões obstrutivas do lado esquerdo, comunicação interventricular
	Infecção materna	1. Rubéola (persistência do canal arterial, estenose de ramos pulmonares) 2. Parvovírus B19, Coxsackie B e *Toxoplasma gondii* (miocardite, cardiomiopatia dilatada) 3. Adenovírus, *influenza*, covid-19 (miocardite)
	Exposição a medicamentos	1. Ácido retinoico, carbamazepina, lítio, inibidores seletivos da serotonina – somente paroxetina, ácido valproico, fenitoína (anomalia de Ebstein – carbonato de lítio, comunicação interventricular, lesões complexas) 2. Vitamina A, varfarina 3. Anti-inflamatórios não hormonais (canal arterial restritivo)
	Anticorpos maternos	Anti-Ro (SSA), anti-La (SSB) (bloqueio atrioventricular, cardiomiopatia, fibroelastose)
	Reprodução assistida	
Familiares	Filho anterior com DCC	Incidência aumenta para 2% na próxima gestação
	Dois filhos ou duas gestações anteriores com DCC	Incidência aumenta para 10% na próxima gestação
Fetais	Suspeita de anomalia cardíaca no feto	
	Suspeita de anomalia extracardíaca no feto	
	Cariótipo alterado	
	Translucência nucal alterada (> percentil 95 ou > 3 mm)	
	Distúrbio no ritmo cardíaco do feto	
	Gestação de gemelares monocoriônicos	
	Hidropisia fetal ou derrame pleural	
	Anomalia no cordão umbilical ou na placenta	

DCC: doença cardíaca congênita. (Adaptada de: Pedra *et al.*, 2019; Morhy *et al.*, 2020.)

RASTREAMENTO DAS CARDIOPATIAS CONGÊNITAS

O rastreamento das cardiopatias congênitas começou a se desenvolver nas décadas de 1980 e 1990, sendo que o foco estava principalmente na identificação de anomalias estruturais cardíacas. Na década de 2000, houve uma crescente ênfase na detecção precoce de cardiopatias congênitas. Os avanços na tecnologia de ultrassonografia permitiram uma visualização mais detalhada do coração fetal, incluindo a capacidade de avaliar o fluxo sanguíneo e a função cardíaca (Allan *et al.*, 1980).

Houve uma tendência crescente em direção à padronização dos protocolos de rastreamento para promover uma abordagem consistente e eficaz em relação ao rastreamento de cardiopatias congênitas (Cardiac Screening Examination, 2006; ISUOG *et al.*, 2013; AIUM, 2020; Carvalho *et al.*, 2023; Moon-Grady *et al.*, 2023). A International Society of Ultrasound in Obstetrics and Gynecology (ISUOG) definiu, em 2006, o conceito de rastreamento básico, com avaliação do coração do feto a partir da avaliação das quatro câmaras, além do rastreamento estendido, com a avaliação das quatro câmaras e as duas vias de saída do coração. Em 2013, a ISUOG ampliou o conceito de rastreamento com a avaliação de 5 planos axiais do feto englobando a análise do *situs* abdominal, plano quatro câmaras, via de saída do ventrículo esquerdo, via de saída do ventrículo direito e o plano de três vasos e traqueia, além de encorajar o uso do Doppler colorido, apesar de não ser considerado obrigatório no rastreamento.

A seguir, são abordados os cinco planos para o rastreamento de cardiopatias congênitas no feto.

Posicionamento e avaliação geral

O rastreamento cardíaco fetal inicia-se com o estudo do posicionamento do feto, para ser identificada sua lateralidade. Em seguida, observamos, no plano transverso do feto, o coração ocupando aproximadamente um terço do mediastino e localizado à esquerda da linha média (levoposição), com o ápice direcionado para a esquerda do tórax (levocardia). Nesse momento, avalia-se também o tamanho da área cardíaca em relação ao tórax, realizando-se o índice cardiotorácico (ICT) (valor normal: 0,35) e a dimensão proporcional das cavidades cardíacas (Donofrio *et al.*, 2014; Pedra *et al.*, 2019; Carvalho *et al.*, 2023) (Figura 76.1).

Dando sequência à avaliação, procura-se analisar o *situs* cardíaco a partir da posição dos vasos em relação ao corpo vertebral, veia cava inferior mais anterior e à direita da aorta descendente, além da avaliação da posição de outras estruturas do feto, como o estômago à esquerda e o fígado à direita (Donofrio *et al.*, 2014; Pedra *et al.*, 2019; Carvalho *et al.*, 2023).

Plano quatro câmaras

Esse plano é uma visualização direta das quatro câmaras cardíacas, como os dois átrios (direito e esquerdo) e os dois ventrículos (direito e esquerdo). Deve-se visibilizar no átrio esquerdo a chegada das veias pulmonares, além da lâmina do forame oval com

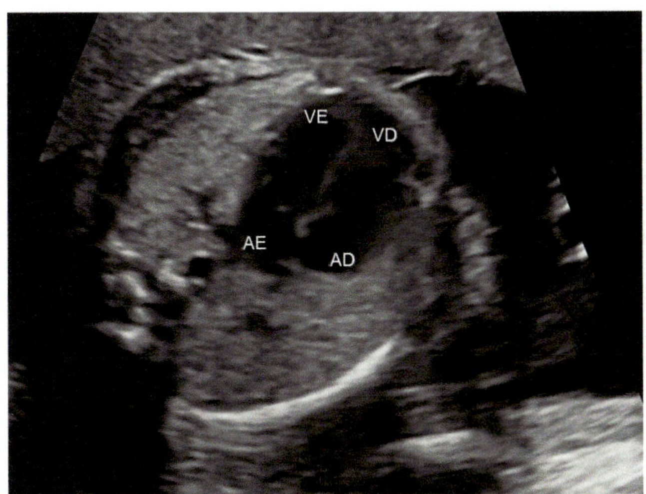

Figura 76.1 Plano axial do tórax fetal no nível das quatro câmaras cardíacas. AD: átrio direito; AE: átrio esquerdo; VD: ventrículo direito; VE: ventrículo esquerdo.

boa mobilidade e direcionada para essa cavidade. No átrio direito, deve-se visibilizar a chegada das veias cavas superior e inferior. Respeitando a análise segmentar, na conexão atrioventricular, avalia-se com cuidado as valvas mitral e tricúspide. Percebe-se, aqui, uma característica importante: a posição mais apical da valva tricúspide em relação à valva mitral (Donofrio *et al.*, 2014; Pedra *et al.*, 2019; Carvalho *et al.*, 2023) (ver Figura 76.1).

O ventrículo direito caracteriza-se pela banda moderadora, com a presença de trabeculações musculares mais grosseiras, ao passo que o ventrículo esquerdo demonstra trabeculações mais finas (Donofrio *et al.*, 2014; Pedra *et al.*, 2019; Carvalho *et al.*, 2023). Esse plano cardíaco ajuda na detecção de defeitos do septo atrial ou ventricular, bem como outras malformações nas câmaras cardíacas, como hipoplasia ventricular.

Plano de via de saída dos ventrículos esquerdo e direito

Nesse plano, visualizam-se as vias de saída dos ventrículos, a relação da artéria aorta com o ventrículo esquerdo e a relação da artéria pulmonar com o ventrículo direito. Esse plano permite avaliar a posição e a forma das valvas pulmonar e aórtica, bem como a presença de defeitos do septo ventricular, que podem estar relacionados, por exemplo, à tetralogia de Fallot.

Nessa transição de planos, pode-se avaliar a valva aórtica relacionada com o ventrículo esquerdo (Figura 76.2) e a valva pulmonar relacionada com o ventrículo direito (Donofrio *et al.*, 2014; Pedra *et al.*, 2019; Carvalho *et al.*, 2023) (Figura 76.3). A conexão ventriculoarterial é avaliada a partir da mudança do plano de quatro câmaras (ver Figura 76.1) para o plano dos três vasos (Figura 76.4).

Plano dos três vasos e traqueia

Nesse plano, são visualizados os três principais vasos sanguíneos que saem do coração: aorta, artéria pulmonar e veia cava superior. Considerando as características de dimensão do vaso, a artéria pulmonar apresenta dimensão maior que a artéria aorta e, esta, maior que a veia cava superior. Em relação ao posicionamento dos vasos, encontramos no sentido anteroposterior do plano axial do tórax fetal: artéria pulmonar, artéria aorta e veia cava superior. A aorta descendente deve ser identificada à esquerda da traqueia (Donofrio *et al.*, 2014; Pedra *et al.*, 2019; Carvalho *et al.*, 2023) (ver Figura 76.4). Esse plano é crucial para avaliar a conexão correta dos grandes vasos e identificar anomalias, como a transposição das grandes artérias. Ele também ajuda na identificação de possíveis compressões da traqueia, o que pode indicar também a presença de anel vascular.

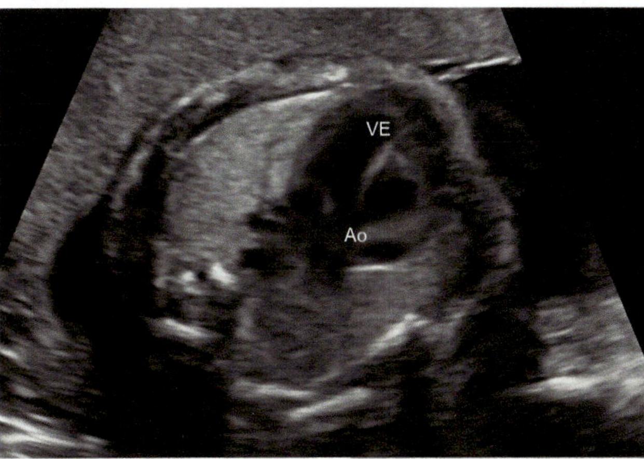

Figura 76.2 Plano axial do tórax fetal evidenciando a via de saída do ventrículo esquerdo. Ao: aorta; VE: ventrículo esquerdo.

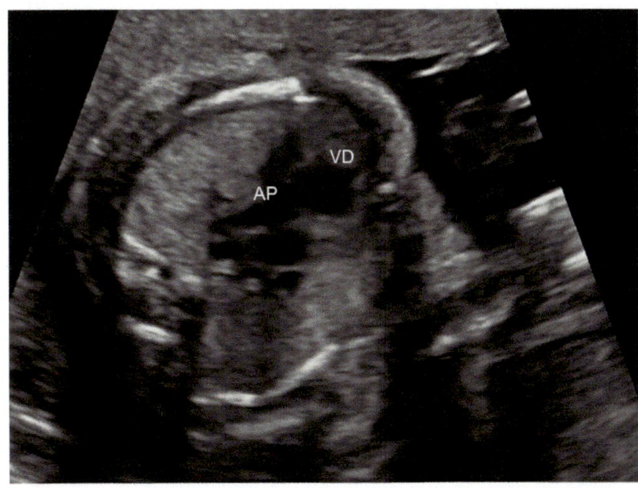

Figura 76.3 Plano axial do tórax fetal evidenciando a via de saída do ventrículo direito. AP: artéria pulmonar; VD: ventrículo direito.

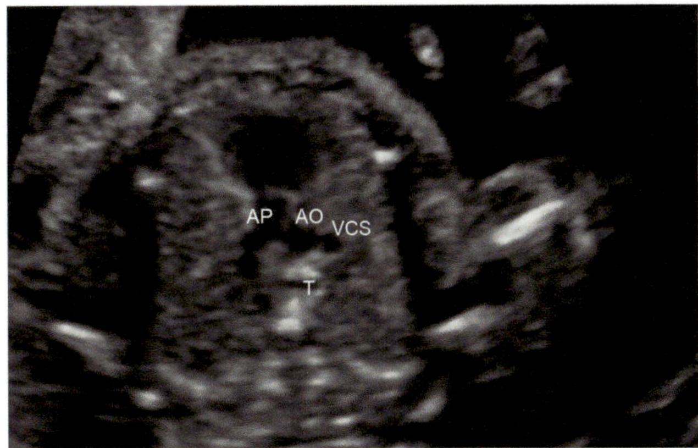

Figura 76.4 Plano axial no nível do ápice do tórax fetal evidenciando o plano dos três vasos e traqueia. Ao: aorta; AP: artéria pulmonar; T: traqueia; VCS: veia cava superior.

NÍVEIS DE GRAVIDADE DAS CARDIOPATIAS CONGÊNITAS

As cardiopatias congênitas variam amplamente em gravidade e complexidade, e o plano de cuidados deve ser individualizado (Pedra *et al.*, 2019). Neste capítulo, optamos por realizar uma abordagem didática considerando os três principais cenários: cardiopatias canal-dependentes, situações de insuficiência cardíaca fetal e cardiopatias que exigem cirurgia mais tardia.

Cardiopatias congênitas canal-dependentes

O ducto arterioso é uma conexão vascular importante durante a vida fetal e, em certas cardiopatias congênitas, manter sua permeabilidade é vital para a circulação sanguínea adequada do recém-nascido. As cardiopatias congênitas que apresentam obstrução grave de algum fluxo sanguíneo vão se beneficiar da administração de prostaglandina, com o intuito de manter o canal arterial pérvio até que intervenções adicionais, como cirurgia corretiva, possam ser realizadas. Cuidados intensivos e monitoramento contínuo são essenciais. A intervenção pode ser necessária imediatamente após o nascimento, para garantir um fluxo sanguíneo adequado.

São exemplos de cardiopatias canal-dependentes: atresia ou estenose moderada ou grave da valva pulmonar, atresia ou estenose moderada ou grave da valva aórtica, tetralogia de Fallot (nos casos de estenose valvar pulmonar moderada ou grave), interrupção do arco aórtico, coarctação da aorta. Existem casos de cardiopatias congênitas sem obstrução ao fluxo como a transposição das grandes artérias, em que também é fundamental o uso da prostaglandina, pois o canal arterial pérvio se torna essencial para manter a mistura sanguínea mínima necessária e oferecer oxigênio e nutrientes sistêmico e pulmonar para sobrevida do recém-nascido.

Cardiopatias congênitas com insuficiência cardíaca fetal

Algumas cardiopatias congênitas podem levar ao desenvolvimento de insuficiência cardíaca fetal, devido à sobrecarga de volume ou pressão no coração em desenvolvimento. Uma avaliação cuidadosa da função cardíaca fetal é essencial. O monitoramento do ritmo cardíaco fetal, o volume de líquido amniótico e outros parâmetros podem ajudar na identificação precoce de insuficiência cardíaca no feto. Em alguns casos, pode ser necessário o manejo farmacológico para otimizar a função cardíaca e reduzir a carga de trabalho do coração. Em situações como arritmia fetal, são necessários internação da gestante, uso de medicamentos antiarrítmicos em altas doses para grávida, com monitoramento cardiovascular, coleta de exames laboratoriais e eletrocardiogramas diários, além de muitas reavaliações programadas do ritmo cardíaco fetal por meio do ecocardiograma fetal.

Cardiopatias congênitas com necessidade cirúrgica cardíaca tardia

Algumas cardiopatias congênitas podem não exigir intervenção cirúrgica imediata após o nascimento, mas podem necessitar de algum procedimento cirúrgico em um momento posterior. Crianças com cardiopatias congênitas que não requerem intervenção imediata, geralmente, são monitoradas regularmente por uma equipe de cardiologia pediátrica para se avaliar a progressão da doença. A programação cirúrgica é determinada com base na gravidade da cardiopatia congênita e na resposta da criança ao tratamento.

Em todos esses cenários, a colaboração entre cardiologistas fetais, neonatologistas, cirurgiões pediátricos e outros profissionais de saúde é fundamental. A abordagem de cuidados é personalizada para cada caso, considerando a natureza específica da cardiopatia congênita e as necessidades individuais da criança e da família.

PLANEJAMENTO DO PARTO

O objetivo do planejamento do parto em casos de fetos cardiopatas é fornecer um suporte abrangente para a gestante e o recém-nascido, avaliando a gravidade da cardiopatia congênita e preparando uma estratégia para o parto e cuidados pós-natais. Sempre que houver suspeita de cardiopatia congênita no feto, é essencial a confirmação do diagnóstico por meio do ecocardiograma fetal. A gestante deve ser encaminhada para um cardiologista fetal, para uma avaliação detalhada da cardiopatia. Esses especialistas podem fornecer informações sobre a gravidade da condição, o prognóstico e as opções de tratamento, com uma compreensão adequada de em qual cenário clínico-cardiológico o feto se encontra.

O aconselhamento genético pode ser fundamental para entender a etiologia de algumas cardiopatias congênitas, avaliar o risco de recorrência em gestações futuras e discutir opções familiares. O aconselhamento também auxilia os pais na tomada de decisões.

O tipo de parto e o local de nascimento são considerados com base na gravidade da cardiopatia congênita. Em alguns casos, é preferível o parto em hospital especializado em cuidados neonatais, no qual exista uma equipe multiprofissional capacitada para lidar com complicações imediatas. Uma equipe multidisciplinar, composta por obstetras, neonatologistas, cardiologistas pediátricos, ecocardiografistas pediátricos, hemodinamicistas e cirurgiões cardíacos pediátricos, entre outros profissionais de saúde, é envolvida no planejamento. Reuniões conjuntas são realizadas para coordenar o cuidado com o feto ou recém-nascido.

A equipe de saúde deve fornecer apoio emocional para a família, desde o período gestacional, incluindo orientação sobre as opções de tratamento, expectativas realistas e recursos para lidar com o estresse emocional. O planejamento do pré-natal em casos de feto com cardiopatia congênita é complexo e requer uma abordagem cuidadosa e coordenada para garantir o melhor resultado possível para o recém-nascido e o suporte adequado para a família.

Via de parto e idade gestacional do parto

Tipo de parto e idade gestacional do parto em casos de cardiopatias congênitas dependem da natureza específica da condição cardíaca do feto (Pedra *et al.*, 2019). A decisão sobre o tipo de parto e o momento do parto é uma colaboração entre a equipe obstétrica, cardiologistas fetais e outros especialistas. Vamos abordar os cuidados em relação ao tipo e idade gestacional do parto, para cada um dos cenários já mencionados.

Cardiopatias congênitas canal-dependentes

O tipo de parto dependerá da gravidade da cardiopatia e da estabilidade hemodinâmica do feto. Em muitos casos, o parto por cesariana é preferível para permitir um controle mais cuidadoso do ambiente do nascimento, com a presença de especialistas como hemodinamicista, ecocardiografista, cardiologistas pediátricos, neonatologistas, equipe de enfermagem e de fisioterapia disponíveis no momento do nascimento.

A idade gestacional do parto pode ser determinada com base em considerações médicas obstétricas, como a necessidade de intervenções imediatas após o nascimento, para garantir um fluxo sanguíneo adequado. Em alguns casos, o feto pode evoluir para insuficiência cardíaca, sendo necessário realizar o parto antes do termo, com o intuito de iniciar os cuidados cardiovasculares intensivos no recém-nascido.

Cardiopatias congênitas com insuficiência cardíaca fetal

A decisão sobre o tipo de parto depende da gravidade da insuficiência cardíaca fetal e de outras considerações médicas. Na maioria dessas situações, o parto por cesariana pode ser preferível para evitar o estresse adicional ao sistema cardiovascular do feto.

Se a insuficiência cardíaca fetal for grave e houver risco significativo para o feto, a equipe médica pode considerar a antecipação do parto antes do termo, para otimizar a intervenção e o tratamento imediatos.

Cardiopatias congênitas com necessidade cirúrgica tardia

O tipo de parto pode ser determinado com base na estabilidade hemodinâmica do recém-nascido e na presença de outras complicações associadas à cardiopatia. Em muitos casos, o parto vaginal pode ser considerado, mas a decisão é feita com base nas necessidades médicas obstétricas específicas.

Se a cardiopatia exigir cirurgia corretiva mais tardia, o momento do parto pode ser programado para permitir uma avaliação cuidadosa da condição cardíaca do recém-nascido antes da intervenção cirúrgica. O parto pode ser agendado em coordenação com a equipe de cardiologia pediátrica e cirurgiões pediátricos.

É importante destacar que cada caso é único, e a decisão sobre o tipo e a idade gestacional do parto é baseada em avaliações obstétricas específicas e em conjunto com o cardiologista fetal. A equipe médica trabalhará em estreita colaboração com os pais para fornecer informações detalhadas e tomar decisões informadas sobre o plano de parto mais adequado para o recém-nascido com cardiopatia congênita.

CONSIDERAÇÕES FINAIS

Este capítulo destaca a vital importância das cardiopatias congênitas e o papel dos obstetras na detecção precoce e no manejo dessas condições. As inovações tecnológicas e os avanços na Medicina Fetal têm possibilitado diagnósticos mais precisos, permitindo planejamento de parto e estratégias de cuidado neonatal mais adequadas. É essencial que os obstetras estejam em constante comunicação com uma equipe multidisciplinar, incluindo cardiologistas pediátricos/fetais e neonatologistas, para fornecer uma abordagem de cuidados integrados e personalizados. Reforçamos a necessidade de um modelo de atenção obstétrica que priorize o rastreamento efetivo das cardiopatias congênitas, promovendo não apenas melhores resultados para os recém-nascidos afetados, mas também suporte emocional e informacional adequado para as famílias.

REFERÊNCIAS BIBLIOGRÁFICAS

ALLAN, L. D. *et al.* Echocardiographic and anatomical correlates in the fetus. Echocardiographic and anatomical correlates in the fetus. *British Heart Journal*, v. 44, n. 4, p. 444-451, 1980.

ALMEIDA, S. L. de M. *et al.* Family counseling after the diagnosis of congenital heart disease in the fetus: scoping review. *Healthcare (Switzerland)*, v. 11, n. 21, p. 2826, 2023.

AMERICAN INSTITUTE OF ULTRASOUND IN MEDICINE. AIUM Practice Parameter for the Performance of Fetal Echocardiography. *Journal of Ultrasound in Medicine*, v. 39, n. 1, p. E5-E16, 2020.

CAMPOS FILHO, O. *et al.* Guideline for indication and utilization of echocardiography in clinical practice. *Arquivos Brasileiros de Cardiologia*, v. 82, Suppl 2, p. 11-34, 2004.

CARDIAC screening examination of the fetus: Guidelines for performing the "basic" and "extended basic" cardiac scan. *Ultrasound in Obstetrics & Gynecology*, v. 27, n. 1, p. 107-113, 2006.

CARVALHO, J. S. *et al.* ISUOG Practice Guidelines (updated): fetal cardiac screening. *Ultrasound in Obstetrics & Gynecology*, v. 61, n. 6, p. 788-803, 2023.

CLUR, S. A. *et al.* Prenatal diagnosis of cardiac defects: Accuracy and benefit. *Prenatal Diagnosis*, v. 32, n. 5, p. 450-455, 2012.

CLUR, S. A. B. *et al.* Audit of 10 years of referrals for fetal echocardiography. *Prenatal Diagnosis*, v. 31, n. 12, 1134-1140, 2011.

DIAS, M. B. AL *et al.* What is important in family counseling in cases of fetuses with congenital heart disease? *Revista da Associação Médica Brasileira*, v. 69, n. 6, p. e20230161, 2023.

DONOFRIO, M. T. A *et al.* Diagnosis and treatment of fetal cardiac disease: A scientific statement from the American Heart Association. *Circulation*, v. 129, n. 21, p. 2183-2242, 2014.

FRIEDBERG, M. K. *et al.* Prenatal detection of congenital heart disease. *Jornal de Pediatria*, v. 155, n. 1, p. 26-31, 2009.

GALINDO, A. *et al.* Prenatal detection of congenital heart defects: A survey on clinical practice in Spain. *Fetal Diagnosis and Therapy*, v. 29, n. 4, p. 287-295, 2011.

GARNE, E.; STOLL, C.; CLEMENTI, M. Evaluation of prenatal diagnosis of congenital heart diseases by ultrasound: Experience from 20 European registries. *Ultrasound in Obstetrics & Gynecology*, v. 17, n. 5, p. 386-391, 2001.

HOFFMAN, J. I. E.; KAPLAN, S.; LIBERTHSON, R. R. Prevalence of congenital heart disease. *American Heart Journal*, v. 147, n. 3, p. 425-439, 2004.

INTERNATIONAL SOCIETY OF ULTRASOUND IN OBSTETRICS AND GYNECOLOGY (ISUOG) *et al.* ISUOG Practice Guidelines (updated): sonographic screening examination of the fetal heart. *Ultrasound in Obstetrics & Gynecology*, v. 41, n. 3, p. 348-459, 2013.

MOON-GRADY, A. J. *et al.* Guidelines and recommendations for performance of the fetal echocardiogram: an update from the American Society of Echocardiography. *Journal of the American Society of Echocardiography*, v. 36, n. 7, p. 679-723, 2023.

MORHY, S. S. *et al.* Position statement on indications for echocardiography in fetal and pediatric cardiology and congenital heart disease of the adult – 2020. *Arquivos Brasileiros de Cardiologia*, v. 115, n. 5, p. 987-1005, 2020.

ÖZKUTLU, S. *et al.* The results of fetal echocardiography in a tertiary center and comparison of low- and high-risk pregnancies for fetal congenital heart defects. *Anadolu Kardiyoloji Dergisi*, v. 10, n. 3, p. 263-269, 2010.

PEDRA, S. R. F. F. *et al.* Brazilian fetal cardiology guidelines – 2019. *Arquivos Brasileiros de Cardiologia*, v. 112, n. 5, p. 600-648, 2019.

VAN DER LINDE, D. *et al.* Birth prevalence of congenital heart disease worldwide: A systematic review and meta-analysis. *Journal of the American College of Cardiology*, v. 58, n. 21, p. 2241-2247, 2011.

YU, Z. *et al.* Congenital heart disease in a Chinese hospital: Pre- and postnatal detection, incidence, clinical characteristics and outcomes. *Pediatrics International*, v. 53, n. 6, p. 1059-1065, 2011.

ZIMMERMAN, M. S. *et al.* Global, regional, and national burden of congenital heart disease, 1990-2017: a systematic analysis for the Global Burden of Disease Study 2017. *Lancet Child & Adolescent Health*, v. 4, n. 3, p. 185-200, 2020.

CAPÍTULO 77

Terapêutica Clínica do Feto

Ingrid Schwach • Marcelo Luis Nomura • Rodrigo Ruano

INTRODUÇÃO

A terapêutica fetal evoluiu nas últimas décadas e atualmente diversos centros em todo o mundo se especializaram em cirurgias fetais, como a oclusão traqueal endoscópica em casos de hérnia diafragmática congênita grave, a ablação de anastomoses placentárias na síndrome transfusor-transfundido e a correção da mielomeningocele. Além dessas intervenções, existem terapêuticas clínicas que podem reduzir a morbidade de algumas doenças fetais pela administração de medicamentos específicos a partir do uso materno do fármaco, ou por via intravascular a partir da cordocentese, ou, ainda, por via intra-amniótica por amniocentese.

Bócio fetal

O bócio fetal é um aumento anormal da tireoide fetal e indica uma disfunção da glândula. Se não tratado, está frequentemente associado a complicações perinatais e pós-natais causadas pelo volume da glândula e pela sua disfunção. O bócio fetal pode ocorrer tanto em situações de hipertireoidismo como de hipotireoidismo fetal.

O bócio relacionado ao estado de hipertireoidismo fetal ocorre devido ao aumento do nível dos anticorpos estimuladores do receptor de hormônio tireoestimulante (TSH), que estão presentes em altos níveis em algumas gestantes com a doença de Graves, uma vez que ocorre a passagem transplacentária desses anticorpos. Aproximadamente 2% dos recém-nascidos de gestantes com doença de Graves terão doença de Graves neonatal.

Após 20 semanas de gestação, os receptores fetais de TSH tornam-se sensíveis. Nas gestantes, altos níveis de anticorpo antirreceptor de tireoide (Trab) no 3º trimestre, geralmente mais de duas a três vezes o valor de referência, indicam risco aumentado de disfunção da glândula no período fetal ou neonatal. Por outro lado, níveis de anticorpos antirreceptor de tireoide menores que três vezes o limite raramente se associam a hipertireoidismo fetal ou neonatal.

Já o bócio relacionado a um estado de hipotireoidismo fetal ocorre em razão do excesso das medicações antitireoidianas pela gestante ou pela deficiência endêmica de iodo.

Outras causas mais raras de hipertireoidismo podem estar relacionadas a síndrome de McCune-Albright, hipertireoidismo autossômico dominante e outras causas genéticas.

O bócio fetal pode ser um sinal precoce de disfunção da glândula tireoide fetal. Na ultrassonografia, o bócio aparece como massa cervical simétrica, homogênea e ecogênica. As complicações relacionadas ao seu crescimento são determinadas pelo efeito de massa do volume do bócio, como o polidrâmnio por obstrução esofágica, o comprometimento das vias respiratórias por compressão traqueal, a hiperextensão do pescoço e a consequente distocia no parto.

Nos casos de hipertireoidismo fetal, os achados ultrassonográficos que podem surgir são: aumento difuso do fluxo ao Doppler na tireoide; taquicardia fetal e sinais de hipertensão pulmonar, hidropisia, insuficiência cardíaca de alto débito, morte fetal intrauterina, restrição do crescimento fetal e aceleração da maturação óssea, incluindo craniossinostose. Já em situações de hipotireoidismo fetal, os achados ultrassonográficos relacionados são: aumento do fluxo periférico ao Doppler na glândula e atraso na maturação óssea. A ultrassonografia combinada com o Doppler colorido e a ressonância nuclear magnética são úteis para o diagnóstico inicial e o monitoramento, mas essas técnicas de imagem têm uma capacidade limitada para discriminar entre hipertireoidismo e hipotireoidismo fetal.

A cordocentese é o método utilizado para medição direta dos níveis hormonais do feto, mas com riscos relacionados ao procedimento. A amniocentese é uma alternativa mais segura, mas as correlações entre os níveis séricos da função tireoidiana e a concentração no líquido amniótico ainda não são bem definidas. Apesar de os níveis de TSH no líquido amniótico refletirem a função tireoidiana fetal, já que o TSH não atravessa a placenta, foram descritas discrepâncias entre os níveis de TSH intra-amniótico e o neonatal. Entretanto, os níveis de TSH no líquido amniótico podem ter valor diagnóstico para fetos com hipotireoidismo grave, especialmente quando a cordocentese não está disponível. Na maioria dos casos, entretanto, a função da tireoide fetal pode ser inferida a partir do contexto clínico e pelos achados ultrassonográficos.

Os principais diagnósticos diferenciais do bócio fetal são os teratomas cervicais (massa frequentemente grande, de forma irregular, com ecogenicidade mista e calcificações irregulares) e neuroblastoma cervical (muito raro, massa heterogênea, sólida, posterior e com microcalcificações).

Em gestantes com doença de Graves, o monitoramento da tireoide fetal deve ser mensal a partir de 20 semanas, quando serão avaliados crescimento fetal, índice de líquido amniótico, ritmo cardíaco e sinais de hidropisia, levando em consideração os níveis séricos maternos de Trab.

O tratamento do hipertireoidismo fetal engloba a administração direta de medicamentos antitireoidianos à gestante, pois estes atravessam a placenta e agem na glândula tireoide fetal. A propiltiouracila é o medicamento de primeira escolha, pois o metimazol está associado a anomalias fetais se utilizado no 1º trimestre. A resolução da taquicardia fetal tem sido usada para indicar o sucesso do tratamento do hipertireoidismo fetal. No entanto, o uso de medicamento antitireoidiano pode expor o feto ao risco de hipotireoidismo. Se a gestante desenvolver hipotireoidismo durante esse tratamento, pode ser adicionada a levotiroxina, pois sua passagem transplacentária é baixa.

O tratamento do hipotireoidismo fetal requer a otimização do tratamento materno, o que inclui a redução ou interrupção dos medicamentos antitireoidianos. O hipotireoidismo fetal não pode ser tratado com a administração direta de levotiroxina à gestante, porque a sua transferência placentária é mínima. O tratamento deve ser feito diretamente com hormônio tireoidiano, ou pela aplicação no líquido amniótico para que o feto degluta o hormônio, ou por injeção intramuscular ou intravascular na veia umbilical. Apesar do tratamento fetal, 1/3 dos recém-nascidos tratados são diagnosticados com hipotireoidismo.

Além do tratamento medicamentoso, outras estratégias podem ser necessárias em casos de bócio fetal de grande volume, como: parto por cesariana se ocorrer hiperextensão do pescoço e procedimento EXIT (*ex-utero intrapartum treatment*) para garantir a via respiratória fetal antes do nascimento. Uma alternativa ao EXIT é a intubação endoscópica traqueal fetal, que envolve a inserção de uma cânula orotraqueal intrauterina sob orientação de ultrassom para assegurar a permeabilidade da traqueia fetal antes do nascimento.

A morbidade e a mortalidade potenciais associadas ao bócio fetal justificam avaliação da função da tireoide fetal, tanto por exames de imagem como laboratoriais. Os tratamentos intrauterinos e intraparto devem ser reservados para pacientes selecionadas e ser realizados em centros de referência.

ARRITMIAS

Taquicardia

A taquicardia supraventricular pertence às causas cardíacas mais comuns de insuficiência cardíaca fetal e morte perinatal. A taquiarritmia resulta na transferência significativa de fluido venoso para o espaço extravascular, com formação de derrames cavitários e edema cutâneo, caracterizando a hidropisia.

A hidropisia fetal secundária à insuficiência cardíaca mediada por taquicardia está associada a uma taxa de mortalidade perinatal de cerca de 20%. A taquicardia supraventricular é comumente utilizada como termo para diferentes subtipos de taquiarritmias, como o *flutter* atrial, a taquicardia atrial ectópica e a taquicardia de reentrada.

O *flutter* atrial ocorre tipicamente durante o terceiro trimestre, com frequências atriais que variam entre 300 e 500 bpm e são comumente associadas à condução atrioventricular (AV) 2:1 com frequências ventriculares entre 150 e 250 bpm. A taquicardia de reentrada e o *flutter* atrial são responsáveis por 90% dos casos de taquicardia supraventricular fetal, e a taquicardia de reentrada é a causa mais prevalente de hidropisia fetal mediada por arritmia.

A detecção de uma frequência cardíaca fetal prolongada acima de 180 bpm caracteriza uma emergência médica. O tratamento pode incluir a vigilância fetal rigorosa não medicamentosa e a administração de terapia antiarrítmica fetal ou antecipação do parto para tratamento pós-natal, dependendo da idade gestacional do diagnóstico da arritmia, do comprometimento fetal e da saúde materna. A medicação deve ser iniciada no hospital, com monitoramento rigoroso por equipe multidisciplinar. A gestante deve ser sempre submetida à avaliação clínica e realizar exames como eletrocardiograma e eletrólitos séricos antes do tratamento.

Os medicamentos maternos comumente usados na literatura incluem digoxina, flecainida, sotalol e amiodarona. A eficácia das drogas depende da concentração sérica fetal adequada atingida durante o tratamento, que pode ser afetada em casos de hidropisia fetal.

A digoxina oral é bem absorvida e as concentrações séricas são atingidas em 3 a 5 dias do seu uso. Os sintomas de toxicidade aguda da digoxina na gestante incluem anorexia, náuseas, vômitos, dor abdominal, alterações visuais, hiperpotassemia, bradicardia e bloqueio AV incompleto quando atinge nível mínimo > 2 ng/mℓ. A digoxina é contraindicada em gestantes com diagnóstico de síndrome de Wolff-Parkinson-White, cardiomiopatia hipertrófica ou bloqueio AV de alto grau. A terapia fetal direta por cordocentese, intramuscular, intraperitoneal ou intra-amniótica pode ser considerada para casos refratários ou gravemente hidrópicos. A digoxina e a amiodarona são os medicamentos mais utilizados para a terapia fetal direta. As taxas de sobrevivência das taquiarritmias supraventriculares tratadas é em torno de 80 a 90%.

Bloqueio cardíaco

O bloqueio cardíaco se deve a um distúrbio da condução elétrica entre os átrios e os ventrículos. O bloqueio AV de primeiro grau é o simples prolongamento do intervalo AV. No bloqueio AV de segundo grau, os impulsos atriais são bloqueados de forma intermitente. No bloqueio AV de terceiro grau, ocorre a interrupção total da condução AV, de modo que os átrios e os ventrículos batem de forma independente.

Estima-se que o bloqueio AV congênito ocorra entre 1 a cada 15 mil e 1 a cada 20 mil nascidos vivos e pode estar relacionado a doença coronariana, causa imunológica ou etiologia rara. O bloqueio AV autoimune ocorre por passagem transplacentária de anticorpos maternos circulantes anti-Ro (SS-A) e/ou anti-La (SS-B) que levam à cardiomiopatia. Em geral, o bloqueio AV se desenvolve após 16 a 18 semanas de gestação e atinge o pico entre 20 e 24 semanas. Os fatores de risco para pior prognóstico incluem idade gestacional abaixo de 20 semanas, presença de hidropisia, alteração da função miocárdica, presença de fibroelastose endocárdica e frequência ventricular abaixo de 50 bpm. As opções de tratamento do bloqueio AV autoimune visam reduzir ou prevenir anormalidades miocárdicas e de condução, reduzir os níveis circulantes de anticorpos maternos e aumentar a frequência cardíaca fetal. As drogas utilizadas são os esteroides e agentes betassimpaticomiméticos.

O monitoramento dos fetos de risco deve ser realizado com ecocardiografia fetal seriada com avaliação do intervalo P-R. Os esteroides têm como objetivo reduzir a inflamação no tecido de condução e no miocárdio. O esteroide mais comumente utilizado é a dexametasona.

O salbutamol e a terbutalina podem ser usados quando a frequência cardíaca fetal permanece abaixo de 50 a 55 bpm. A frequência cardíaca fetal pode aumentar de 5 a 10 bpm; no entanto, o uso dessas drogas está frequentemente associado a tremor e palpitações nas gestantes. Estudos em andamento sugerem que a hidroxicloroquina pode reduzir o risco do bloqueio AV autoimune.

As disritmias fetais podem representar um desafio. A maioria das disritmias não requer tratamento. No entanto, as taquicardias precisam de atenção urgente e necessitam de rápida intervenção. A presença de hidropisia aumenta a morbidade e a mortalidade tanto para taquicardias quanto para bradicardias. O manejo do bloqueio cardíaco pode ser desafiador e necessita de equipe multidisciplinar para adequada assistência ao feto e à gestante.

ERROS INATOS DO METABOLISMO

Erros inatos do metabolismo (EIM) são classicamente definidos como defeitos enzimáticos geneticamente determinados e que acarretam alterações na produção (acúmulo ou ausência), e, secundariamente, distribuição, metabolismo ou ação de componentes de vias metabólicas. Tais alterações podem levar a inúmeras manifestações clínicas e laboratoriais, associadas ao tipo de metabólito em questão (proteína, aminoácido ou gordura). Há mais de 500 EIM descritos, em sua maioria de herança autossômica recessiva, portanto, com risco de recorrência de 25%. São classificados em três grandes categorias: distúrbios do metabolismo intermediário (carboidratos, aminoácidos, ácidos graxos, minerais, defeitos mitocondriais), distúrbios da biossíntese e quebra de moléculas complexas (p. ex., sais biliares e doenças lisossomais) e distúrbios do metabolismo de neurotransmissores.

A incidência estimada não é precisa, mas se calcula que 1 a cada 2 mil nascidos vivos possa ser portador de algum EIM, e que pode ser ainda maior nos casos de hidropisia e óbito fetal.

Manifestações clínicas e ultrassonográficas perinatais

Na vida fetal, uma das principais manifestações dos EIM é a hidropisia fetal não imune, e em 5,7 a 6,3% desses casos são a causa principal, em particular, as doenças lisossômicas de depósito. Além destas, hepatoesplenomegalia, anemia, alterações intestinais e cardíacas podem estar relacionadas. Hidropisia associada à hepatoesplenomegalia, por exemplo, sugere doença de Niemann-Pick e, associada a disostoses, sugere mucolipidoses.

A restrição de crescimento fetal, isolada e não isolada, pode estar associada a doenças mitocondriais e, a depender dos achados, a condições mais específicas, com síndrome de Smith-Lemli-Opitz. Rins hiperecogênicos podem estar associados ao complexo de Zellweger, um conjunto de doenças que também pode cursar com alterações esqueléticas, cardíacas e hepáticas.

Uma série de alterações cerebrais, em particular quando há consanguinidade, podem estar associadas ao EIM. Pela complexidade e multiplicidade de manifestações e fenótipos ultrassonográficos possíveis, o diagnóstico é suspeitado pelas alterações fetais e eventualmente placentárias, ou pelo histórico familiar de EIM. As principais manifestações neonatais são acidose metabólica, alterações neurológicas (coma, letargia, convulsões), disfunções hepáticas e hipoglicemia, além do antecedente familiar.

A investigação pré-natal está indicada, então, nos casos de hidropisia fetal não imune sem causa aparente, desde que descartadas as principais causas genéticas e anatômicas. Além disso, sempre que o fenótipo ultrassonográfico for sugestivo e, em particular, quando houver associação com consanguinidade ou antecedente familiar, um geneticista com experiência em diagnóstico pré-natal deverá ser consultado.

Diagnóstico

Para se fazer o diagnóstico fetal de EIM, as células do líquido amniótico coletadas por meio da amniocentese ou plasma/células sanguíneas a partir da cordocentese são adequadas para a maioria dos casos. Nesses tecidos, é possível identificar quantidades anormais dos diversos metabólitos associados a EIM a partir do perfil metabólico.

Como os EIM são doenças geneticamente determinadas, mais recentemente a análise do exoma fetal por meio da amniocentese se mostrou uma importante ferramenta diagnóstica. O exoma permite uma correlação fenótipo/genótipo que ainda não é possível por outros métodos. Na hidropisia fetal não imune, em uma série descrita de 127 casos, em 11% destes foi detectado um EIM a partir do exoma pré-natal.

Quadros maternos têm sido associados a determinados EIM de origem fetal, como as doenças mitocondriais e a síndrome HELLP, a esteatose hepática da gravidez (ou fígado gorduroso) e as doenças do metabolismo dos ácidos graxos de cadeia longa, que se apresenta em mães heterozigotas com fetos homozigotos.

Embora sejam doenças de diagnósticos que não são facilmente acessíveis, pois demandam alto grau de suspeição, tecnologias complexas e equipes experientes, os EIM causam grande impacto na morbimortalidade perinatal, no desenvolvimento global e na saúde a longo prazo das crianças afetadas. Somam-se a isso as repercussões familiares, sociais e econômicas associadas aos custos do tratamento ao longo de uma vida.

Portanto, fazer o diagnóstico precoce, em particular na vida fetal, pode permitir o início imediato (logo após o nascimento, inclusive) do tratamento, e reduzir significativamente ou até mesmo impedir a ocorrência de sequelas graves e incapacitantes nas crianças acometidas.

Tratamento fetal

A terapia fetal de erros inatos do metabolismo é um campo em rápida expansão, com vários estudos publicados nos últimos anos. A terapia genética fetal para doença de Gaucher forma neuronopática foi descrita com sucesso em ratos.

Estudos em fase 1 de reposição enzimática fetal em portadores de doenças lisossômicas de depósito, como as mucopolissacaridoses e a doença de Gaucher tipos 2 e 3, ainda estão em andamento.

HIPERPLASIA ADRENAL CONGÊNITA

A hiperplasia adrenal congênita é uma doença autossômica recessiva caracterizada por deficiências enzimáticas na via da esteroidogênese da adrenal. Aproximadamente 95% dos casos são causados pela deficiência de 21-hidroxilase (OH), e a deficiência de 11β-OH é a segunda deficiência enzimática mais comum, que leva à hiperplasia adrenal congênita. A atividade reduzida da 21-OH resulta no acúmulo de 17-hidroxiprogesterona, que é convertida em andrógenos. Como a organogênese genital do feto se completa por volta da 9ª semana de gestação, os recém-nascidos do sexo feminino afetados desenvolverão uma ambiguidade genital com masculinização da genitália externa feminina.

A apresentação da hiperplasia adrenal congênita pode ser classificada como clássica ou não clássica. A forma clássica perdedora de sal é considerada uma emergência médica, uma vez que os recém-nascidos afetados não conseguem sintetizar mineralocorticoides essenciais, levando a um quadro de hipotensão, hiponatremia e hiperpotassemia. Nos recém-nascidos do sexo feminino, ocorre a virilização da genitália externa com aumento do clitóris e fusão labial em graus variados por excesso de andrógenos na vida intrauterina. Nos recém-nascidos do sexo masculino, ocorre a diferenciação normal da genitália externa.

A hiperplasia adrenal congênita não clássica representa uma forma menos grave da doença, e suas manifestações podem aparecer na infância, adolescência ou idade adulta.

Em situações em que existe risco genético de ocorrência da hiperplasia adrenal, devem ser feitas a análise do gene *CYP21A2* e a determinação do sexo fetal por meio da biopsia de vilo corial ou amniocentese, ou, ainda, por meio da sexagem fetal no sangue periférico materno (possível a partir de 8 semanas de gestação). O tratamento no pré-natal busca evitar a virilização em fetos femininos afetados; no entanto, o tratamento pré-natal não está indicado se o sexo fetal for masculino, uma vez que as complicações da virilização não se aplicam.

A dose de dexametasona utilizada administrada às gestantes é de 20 μg/kg/dia, com base no peso materno pré-gravidez, administrado em três doses divididas, sem exceder 1,5 mg/dia. Um estudo recente sugeriu que uma dose mais baixa de 7,5 μg/kg/dia, iniciada na 6ª semana de gestação até a 16ª semana de gestação, poderia ser eficaz na prevenção da virilização.

A terapêutica deve ser iniciada antes da sensibilidade genital aos andrógenos e continuada até o nascimento. Idealmente, a terapêutica deve ser iniciada na 6ª semana embriológica (8ª semana de gestação). O tratamento deve ser iniciado precocemente em casos de risco genético e deve ser interrompido se for identificado que o feto é do sexo masculino ou feminino sem a mutação genética.

REFERÊNCIAS BIBLIOGRÁFICAS

ABRAHAM, R. J.; SAU, A.; MAXWELL, D. A review of the EXIT (Ex utero Intrapartum Treatment) procedure. *Journal of Obstetrics and Gynaecology*, v. 30, p. 1-5, 2010.

ALLEN, S. K. *et al.* Diagnosis of inborn errors of metabolism through prenatal exome sequencing with targeted analysis for fetal structural anomalies. *Prenatal Diagnosis*, v. 44, n. 4, p. 432-442, 2024.

BLIDDAL, S. *et al.* Antithyroid drug-induced fetal goitrous hypothyroidism. *Nature Reviews Endocrinology*, v. 7, p. 396-406, 2011.

CARVALHO, J. S. Fetal dysrhythmias. *Best Practice & Research Clinical Obstetrics & Gynaecology*, v. 58, p. 28-41, 2019.

CHMAIT, R. H. *et al.* In utero fetal intubation for a large neck mass: a minimally invasive EXIT option. *Fetal Diagnosis and Therapy*, v. 45, n. 4, p. 275-280, 2019.

CRUZ-MARTINEZ, R. *et al.* Fetal endoscopic tracheal intubation: a new fetoscopic procedure to ensure extrauterine tracheal permeability in a case with congenital cervical teratoma. *Fetal Diagnosis and Therapy*, v. 38, p. 154-158, 2015.

DAVIDSON, K. M. *et al.* Successful in utero treatment of fetal goiter and hypothyroidism. *New England Journal of Medicine*, v. 324, p. 543-546, 1991.

EPSTEIN WEISS, T. *et al.* Characterization of pregnancy outcome of women with an offspring with inborn errors of metabolism: a population-based study. *Frontiers in Genetics*, v. 13, p. 1030361, 2022.

GLINOER, D. Management of hypo- and hyperthyroidism during pregnancy. *Growth Hormone & IGF Research*, v. 13, Suppl A, p. S45-54, 2013.

GUIBAUD, L. *et al.* Antenatal manifestations of inborn errors of metabolism: prenatal imaging findings. *Journal of Inherited Metabolic Disease*, v. 40, n. 1, p. 103-112, 2017.

HANSAHIRANWADEE, W. Diagnosis and management of fetal autoimmune atrioventricular block. *International Journal of Women's Health*, v. 12, p. 633-639, 2020.

HUEL, C. *et al.* Use of ultrasound to distinguish between fetal hyperthyroidism and hypothyroidism on discovery of a goiter. *Ultrasound in Obstetrics & Gynecology*, v. 33, p. 412-420, 2009.

IIJIMA, S. Current knowledge about the in utero and peripartum management of fetal goiter associated with maternal Graves' disease. *European Journal of Obstetrics & Gynecology and Reproductive Biology X*, v. 3, p. 100027, 2019.

KANG, S. L. *et al.* Foetal supraventricular tachycardia with hydrops fetalis: a role for direct intraperitoneal amiodarone. *Cardiology in the Young*, v. 25, n. 3, p. 447-453, 2015.

KARABULUT, N. *et al.* MR imaging findings in fetal goiter caused by maternal Graves disease. *Journal of Computer Assisted Tomography*, v. 26, p. 538-540, 2002.

KONDOH, M. *et al.* Neonatal goiter with congenital thyroid dysfunction in two infants diagnosed by MRI. *Pediatric Radiology*, v. 34, p. 570-573, 2004.

LÉGER, J. *et al.* European Society for Paediatric Endocrinology consensus guidelines on screening, diagnosis, and management of congenital hypothyroidism. *Hormone Research in Pediatrics*, v. 81, p. 80-103, 2014.

LUTON, D. *et al.* Management of Graves' disease during pregnancy: the key role of fetal thyroid gland monitoring. *Journal of Clinical Endocrinology and Metabolism*, v. 90, p. 6093-6098, 2005.

MASSARO, G. *et al.* Fetal gene therapy for neurodegenerative disease of infants. *Nature Medicine*, v. 24, n. 9, p. 1317-1323, 2018.

MIYOSHI, T. *et al.* Antenatal therapy for fetal supraventricular tachyarrhythmias: multicenter trial. *Journal of the American College of Cardiology*, v. 74, p. 874-885, 2019.

MOLETI, M. *et al.* Hyperthyroidism in the pregnant woman: Maternal and fetal aspects. *Journal of Clinical and Translational Endocrinology*, v. 16, p. 100190, 2019. Erratum in: *Journal of Clinical and Translational Endocrinology*, v. 23, p. 100246, 2020.

MORENO, C.A. *et al.* Non-immune hydrops fetalis: A prospective study of 53 cases. *American Journal of Medical Genetics – Part A*, v. 161A, n. 12, p. 3078-3086, 2013.

NGUYEN, Q. H. *et al.* Tolerance induction and microglial engraftment after fetal therapy without conditioning in mice with Mucopolysaccharidosis type VII. *Science Translational Medicine*, v. 12, n. 532, eaay8980, 2020.

NOWOTNY, H. *et al.* Prenatal dexamethasone treatment for classic 21-hydroxylase deficiency in Europe. *European Journal of Endocrinology*, v. 186, n. 5, p. K17-K24, 2022.

OLUWATENIAYO, O. O. *et al.* Prenatal diagnosis and in utero treatment of congenital adrenal hyperplasia: an up-to-date comprehensive review. *Prenatal Diagnosis*, v. 44, n. 5, p. 635-664, 2024.

PERROTIN, F. *et al.* Prenatal diagnosis and early in utero management of fetal dyshormonogenetic goiter. *European Journal of Obstetrics & Gynecology and Reproductive Biology*, v. 94, p. 309-314, 2001.

PURKAYASTHA, S. *et al.* Fetal supraventricular tachycardia: what the adult cardiologist needs to know. *Cardiology in Review*, v. 30, n. 1, p. 31-37, 2022.

RANZINI, A. C. *et al.* Ultrasonography of the fetal thyroid: nomograms based on biparietal diameter and gestational age. *Journal of Ultrasound in Medicine*, v. 20, p. 613-617, 2001.

REYNOLDS, B. C. *et al.* Goitrous congenital hypothyroidism in a twin pregnancy causing respiratory obstruction at birth: implications for management. *Acta Paediatrica*, v. 95, p. 1345-1348, 2006.

ROMÃO, A. *et al.* Apresentação clínica inicial dos casos de erros inatos do metabolismo de um hospital pediátrico de referência: ainda um desafio diagnóstico. *Revista Paulista de Pediatria*, v. 35, n. 3, 258-264, 2017.

SABAN, C. *et al.* Antenatal manifestations of inborn errors of metabolism: biological diagnosis. *Journal of Inherited Metabolic Disease*, v. 39, n. 5, p. 611-624, 2016.

SINGH, P. K.; PARVIN, C. A.; GRONOWSKI, A. M. Establishment of reference intervals for markers of fetal thyroid status in amniotic fluid. *Journal of Clinical Endocrinology and Metabolism*, v. 88, p. 4175-4179, 2003.

SPARKS, T. N. The current state and future of fetal therapies. *Clinical Obstetrics and Gynecology*, v. 64, n. 4, p. 926-932, 2021.

SPEISER, P. W. *et al.* Congenital adrenal hyperplasia due to steroid 21-hydroxylase deficiency: an Endocrine Society Clinical Practice Guideline. *Journal of Clinical Endocrinology and Metabolism*, v. 103, n. 11, p. 4043-4088, 2018.

STACHANOW, V. *et al.* Rationale of a lower dexamethasone dose in prenatal congenital adrenal hyperplasia therapy based on pharmacokinetic modelling. *European Journal of Endocrinology*, v. 185, n. 3, p. 365-374, 2021.

VAN TROTSENBURG, P. *et al.* Congenital hypothyroidism: a 2020-2021 Consensus Guidelines Update-An ENDO-European Reference Network Initiative Endorsed by the European Society for Pediatric Endocrinology and the European Society for Endocrinology. *Thyroid*, v. 31, n. 3, p. 387-419, 2021.

ZHAO, L. *et al.* Successful prevention of fetal autoimmune-mediated heart block by combined therapies with hydroxychloroquine and intravenous immunoglobulin: a case report. *Frontiers in Cardiovascular Medicine*, v. 8, p. 759260, 2021.

ZOELLER, B. B. Treatment of fetal supraventricular tachycardia. *Current Treatment Options in Cardiovascular Medicine*, v. 19, n. 1, p. 7, 2017.

CAPÍTULO 78

Tratamento Cirúrgico do Feto

Mário Henrique Burlacchini de Carvalho • Mariana Azevedo Carvalho

INTRODUÇÃO

Atualmente, a cirurgia fetal é considerada uma realidade para algumas malformações fetais, em que o tratamento do feto já pode ser realizado no ambiente intrauterino e, em muitas situações, com benefícios claros em comparação ao tratamento pós-natal.

A primeira cirurgia fetal aberta foi realizada em 1982, por Harrison *et al.* (1982), com a realização de uma vesicostomia em um caso de uropatia obstrutiva grave; apesar do sucesso da cirurgia, o recém-nascido faleceu no período neonatal devido a hipoplasia pulmonar e insuficiência renal. Após isso, outras cirurgias começaram a ser realizadas, como a cirurgia aberta para retirada de lesão pulmonar congênita em feto hidrópico (Adzick e Harrison, 1993), correção de hérnia diafragmática por via aberta (Harrison *et al.*, 1990), colocação de *shunt* ventriculoamniótico em fetos com hidrocefalia grave (Clewell *et al.*, 1981), entre outras, sendo normalmente indicadas em fetos que apresentavam alto risco de evolução para óbito fetal.

Nesses últimos 20 anos, várias das cirurgias abertas passaram a ser feitas de modo minimamente invasivo, sendo realizadas por via percutânea ou por via fetoscópica, e o benefício real dessas mesmas cirurgias passou a ser verificado em grandes estudos randomizados. Outra questão importante a ser sempre discutida é a parte ética na cirurgia fetal, pois sempre é necessário submeter a gestante a certo risco cirúrgico para a realização do tratamento intrauterino (Smajdor, 2011), além das possíveis complicações relacionadas ao procedimento, que mesmo com as técnicas menos invasivas, ainda são comuns, como a ruptura prematura de membranas e o trabalho de parto prematuro (Deprest *et al.*, 2010).

Dessa forma, revisaremos neste capítulo as principais condições em que pode ser proposta a intervenção fetal, detalhando cada tipo de tratamento fetal, por qual via ele é feito – por via aberta, fetoscópica ou por agulha – e qual é o nível de evidência na literatura do benefício do tratamento intrauterino.

TIPOS DE TRATAMENTO

Por fetoscopia

O tratamento cirúrgico por fetoscopia consiste em realizar os procedimentos por meio do uso do fetoscópio, que pode ter formato reto ou curvo, com comprimento médio de 30 cm e diâmetro médio entre 1 e 2 mm. Para acessar a cavidade uterina, podem ser utilizadas diferentes técnicas, como a de Seldinger, com uso de cânulas de plástico semirrígidas de 2,3 a 3 mm ou com uso de trocarte. Os procedimentos por fetoscopia podem ser feitos com anestesia local ou locorregional.

Ablação a laser das anastomoses placentárias

As complicações relacionadas à gestação gemelar monocoriônica ocorrem em 15 a 20% dos casos, e uma dessas complicações é a síndrome de transfusão feto-fetal (STT). A STT ocorre por um desbalanço crônico entre as anastomoses placentárias (Figura 78.1), que leva à transfusão do feto doador, que fica hipovolêmico, oligúrico e com oligoidrâmnio para o feto receptor, que fica hipervolêmico, poliúrico e com polidrâmnio; em estágios finais, o feto receptor, em razão da sobrecarga hemodinâmica, evolui com hidropisia e, por último, óbito fetal.

O diagnóstico de STT é feito por ultrassonografia e respeita critérios fixos de discordância de líquido amniótico, sendo necessário o feto doador ter o maior bolsão de líquido amniótico menor

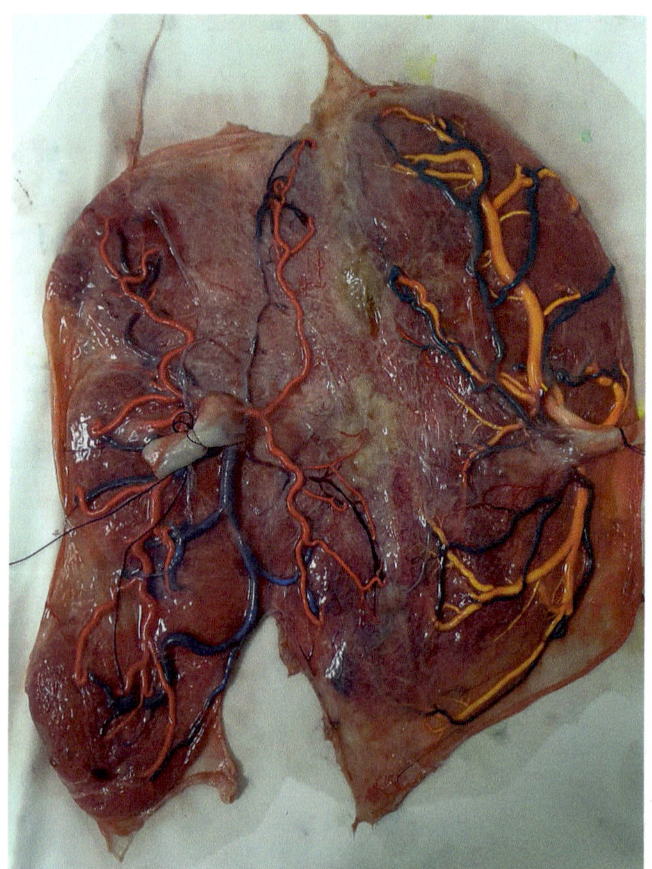

Figura 78.1 Placenta de gestação complicada por síndrome de transfusão feto-fetal (STFF) submetida à ablação das anastomoses placentárias, feto doador com vasos corados de vermelho (artéria) e azul (veia); e feto receptor com vasos corados em verde (artéria) e amarelo (veia). Nota-se que algumas anastomoses não foram passíveis de serem coaguladas por dificuldade técnica (placenta anterior) devido à passagem de corante de um território para outro.

que 2 cm, e o feto receptor ter maior bolsão maior que 8 cm. Quintero *et al.* propuseram cinco estágios da STT; contudo, a evolução da doença não necessariamente ocorre de forma progressiva, podendo ocorrer evoluções abruptas de um estágio para outro, por exemplo, do estágio I (discordância de líquido) para o estágio V (óbito fetal). O tratamento da STT é mandatório a partir do estágio II, pois a perda perinatal é maior que 80% se nenhum tratamento for instituído. Em *trial* randomizado realizado pelo Eurofetus (Senat *et al.*, 2004), foi demonstrada a superioridade do tratamento da coagulação a *laser* das anastomoses placentárias *versus* amniorredução seriada, com pelo menos um sobrevivente aos 6 meses de vida em 76,4% dos casos no grupo *laser versus* 51,4% no grupo amniodrenagem. Além disso, a idade gestacional do parto foi maior no grupo *laser*, 33,3 *versus* 29 semanas no grupo amniodrenagem. Em outro *trial* randomizado em que se buscava responder qual era a melhor conduta – expectante ou tratamento cirúrgico – em pacientes com estágio I da STT e colo uterino acima de 15 mm, foi observado que não houve diferença na sobrevida aos 6 meses entre os grupos, que foi de 77% no grupo expectante *versus* 78% no grupo tratamento cirúrgico. Contudo, em 60% dos casos do grupo expectante foi necessário realizar o tratamento cirúrgico em um segundo momento por progressão da doença ou piora dos sintomas maternos de desconforto causados pelo polidrâmnio. Em relação à morbidade neurológica grave, não houve diferença significativa, sendo de 2,6% no grupo *laser versus* 4,6% no grupo expectante (Stirnemann *et al.*, 2021).

A idade gestacional de realização do *laser* é a partir de 16 semanas, com limite de 26 semanas; após isso, a conduta proposta é indicação de parto a partir do estágio II de Quintero. Em relação à técnica cirúrgica, o acesso é feito pela cavidade amniótica do feto receptor (polidrâmnio), sendo identificado o equador vascular, que normalmente se encontra paralelo à membrana amniótica. Após isso, as anastomoses entre os vasos placentários de cada feto são mapeadas e inicia-se com o uso de fibra a *laser* (400 a 600 μm), pela coagulação de todas que forem visíveis e acessíveis (Figura 78.2). Em seguida, é feita a ligação entre os pontos de coagulação das anastomoses individuais com uso do *laser*, sendo chamada "técnica de Solomon". Essa técnica tem como objetivo "dicorionizar" ou separar a placenta, e foi associada à menor taxa de recorrência de STT e da sequência anemia policitemia (TAPS) (Slaghekee *et al.*, 2014). As principais complicações relacionadas ao procedimento são ruptura prematura de membranas, TAPS e trabalho de parto prematuro; além disso, também pode ocorrer separação da membrana amniótica do cório em 8 a 20% dos casos (Papanna *et al.*, 2010; Ortiz *et al.*, 2016; Bergh *et al.*, 2020) e ruptura da membrana interamniótica em 16 a 20% dos casos (Peeters *et al.*, 2014; Knijnenburg *et al.*, 2023). A morbidade neurológica pode ocorrer tanto pela própria presença do STT como ser consequência do procedimento a *laser*, e é difícil a diferenciação entre eles; em uma metanálise de 2021, a incidência de atraso do desenvolvimento neuropsicomotor entre os sobreviventes após procedimento ocorreu em torno de 14% dos casos, com intervalo de confiança (IC) de 95%: 9 a 18 (Hessami *et al.*, 2021).

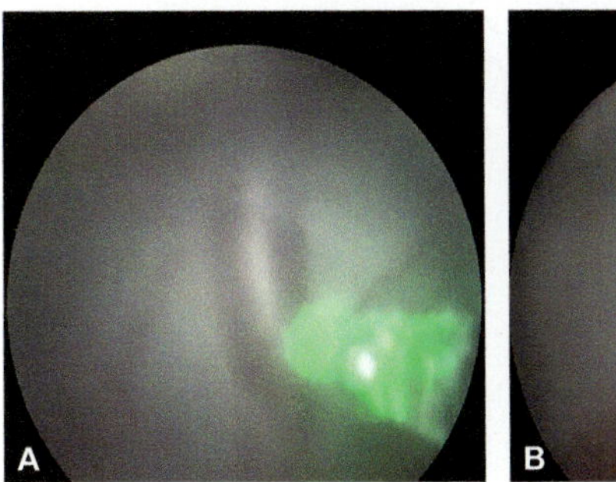

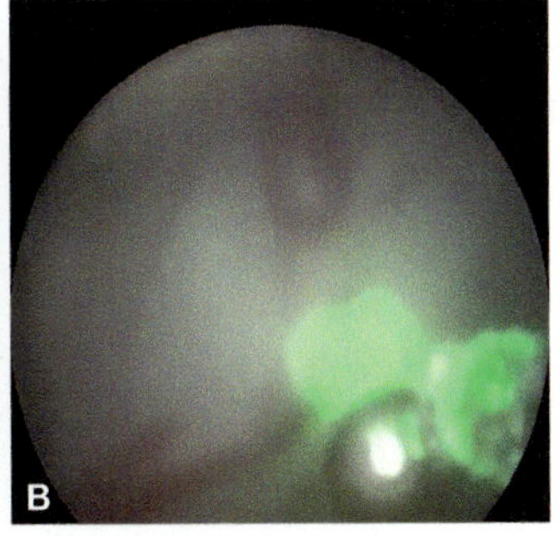

Figura 78.2 **A.** Fibra de *laser* na direção da anastomose; no início da coagulação, pode-se notar a dobra da membrana amniótica. **B.** Vaso coagulado após término da ablação.

Após a realização do procedimento, a monitorização por ultrassonografia é semanal até normalização dos achados (líquido, Doppler) ou por pelo menos 2 semanas e, após isso, pode-se retornar ao acompanhamento quinzenal. Dessa forma, a partir do estágio II de Quintero, deve ser oferecido para todas as pacientes a ablação a *laser* das anastomoses placentárias, tendo como nível de evidência I.

Oclusão traqueal por fetoscopia em fetos com hérnia diafragmática isolada

A hérnia diafragmática congênita (HDC) corresponde a defeito precoce de fechamento e formação do diafragma, o que leva à herniação do conteúdo da cavidade abdominal para o tórax fetal, causando alterações no desenvolvimento pulmonar. Está associada a elevadas morbidade e mortalidade perinatal, dependendo da gravidade da hipoplasia pulmonar e da hipertensão arterial pulmonar (Jani *et al.*, 2009; Russo *et al.*, 2017). Pode ocorrer no lado esquerdo (85% dos casos), no lado direito (15%) e, raramente, ser bilateral, e tem uma incidência de aproximadamente 1/3.500 nascidos vivos.

A avaliação dos marcadores ultrassonográficos de prognóstico pré-natal é o que permite aconselhamento e manejo adequados, podendo-se avaliar se é um caso de conduta expectante ou se há indicação de oclusão traqueal endoscópica fetal. Os fatores prognósticos mais amplamente utilizados são a medida ultrassonográfica da relação pulmão-cabeça (RPC), que é a medida do pulmão contralateral à hérnia/circunferência cefálica (Laudy *et al.*, 2003; Peralta *et al.*, 2005; Jani *et al.*, 2006), associado ou não à presença de herniação hepática para o tórax fetal, na HDC à esquerda. Além disso, utiliza-se também a avaliação da RPC observada/esperada (o/e), pois essa não se altera com a idade gestacional, podendo ser usada para a predição de morbidade neonatal, e atualmente é utilizada para indicação de oclusão traqueal (Jani *et al.*, 2007; 2012; Deprest *et al.*, 2021a). É considerada hérnia grave aquela em que o RPC é < 1,0 ou RPC o/e < 25%, ou ainda quando existem porções do fígado herniado. Atualmente, tem-se utilizado o termo HDC moderada para aquelas com RPC o/e entre 25 e 34,9%, independentemente da posição do fígado; e RPC o/e entre 35 e 44,9% com fígado intratorácico.

Recentemente, foram publicados dois artigos com os resultados do estudo randomizado TOTAL TRIAL realizado em diversos centros europeus, com objetivo de verificar o efeito da oclusão traqueal na sobrevida neonatal em fetos com HDC isolada esquerda grave e moderada. Foi observado que, em casos de HDC grave (RPC o/e < 25%), com número de 40 pacientes em cada braço do estudo (expectante *versus* intervenção), com oclusão traqueal realizada entre 26 e 28 semanas, a sobrevida neonatal foi de 40% no grupo submetido à oclusão *versus* 15% no grupo expectante (risco relativo, 2,67; IC 95%, 1,22 a 6,11; p = 0,009) (Deprest *et al.*, 2021a). No segundo artigo realizado na HDC moderada (RPC o/e entre 25 e 34,9%, independentemente da posição do fígado; e RPC o/e entre 35 e 44,9% com fígado intratorácico), o número de pacientes em cada braço foi de 88 (oclusão) *versus* 95 (expectante), e a oclusão traqueal foi realizada mais tardiamente, entre 30 e 32 semanas. Foi também demonstrado aumento da sobrevida neonatal entre os casos com oclusão traqueal por fetoscopia (sobrevida de 63%) *versus* expectante (sobrevida de 50%), porém não estatisticamente significativa, com p = 0,06. Os próprios autores sugerem que a não diferença estatisticamente significativa na sobrevida foi ocasionada pela oclusão ter sido feita de forma mais tardia, com tempo pequeno de duração da oclusão, de apenas 2 a 4 semanas (Deprest *et al.*, 2021b). É importante relatar ainda que, em terceiro artigo publicado, em 2022, com a reanálise de todos os dados do estudo randomizado TOTAL TRIAL, foi observado efeito benéfico por tempo de uso do balão endotraqueal e sugerido como conclusão que os casos de HDC moderada poderiam ter uma melhora estatisticamente significativa na sobrevida neonatal se a oclusão tivesse sido feita no tempo adequado, entre 26 e 28 semanas, e não entre 30 e 32 semanas como foi realizado (van Calster *et al.*, 2022). A conduta de indicar a oclusão traqueal nos casos de HDC esquerda moderada tem sido o protocolo padrão em todos os centros de referência de HDC no mundo e no Brasil.

Por último, também em 2021, Russo *et al.* publicaram os dados da oclusão em fetos com HDC direita, em quatro centros europeus, e foi mostrado benefício significativo da oclusão traqueal nesse grupo. Entre os 214 fetos que entraram no estudo, 128 foram manejados com oclusão traqueal entre 26 e 28 semanas, e 86 de forma expectante; o ponto de corte para indicação da oclusão foi RPC o/e < 45%, porém os autores sugerem que o melhor valor para indicar a oclusão seja RPC o/e < 50%. Nos fetos com RPC o/e < 45% tratados com oclusão traqueal, a sobrevida foi muito maior, de 49/120 (41%) *versus* 4/27 (15%), p = 0,014, mesmo com alta taxa de prematuridade associada no grupo submetido à oclusão traqueal, com parto em torno de 34,4 semanas (Russo *et al.*, 2021).

Em relação à técnica cirúrgica, a oclusão traqueal fetal é um procedimento no qual realiza-se a fetoscopia entre 26 e 28 semanas (Figura 78.3). Após preparo do material, anestesia intramuscular fetal com pancurônio (0,4 mg/kg) e fentanila (25 mcg/kg), procede-se à entrada na cavidade amniótica, localiza-se a boca do feto e, em seguida, a epiglote, e então introduz-se o fetoscópio até alcançar a traqueia, sendo ela então ocluída com um balão endovascular (Figura 78.4). A presença do balão impede que o fluido pulmonar saia dos pulmões pela traqueia, promovendo o crescimento dos pulmões hipoplásicos. Com 34 semanas de gestação, o balão deve ser removido por punção com agulha 20 G (Figura 78.5) ou por fetoscopia com uso de *laser* para que a traqueia esteja desobstruída e permita a respiração do neonato após o parto (Peralta *et al.*, 2008; Deprest *et al.*, 2011; 2014; Jimenez *et al.*, 2017). Em caso de emergência, a desoclusão pode ser feita no momento da cesárea com utilização do EXIT (manutenção entre a circulação placentária e fetal enquanto o balão é removido). O parto deve ocorrer em centro terciário, com experiência nos cuidados neonatais dos recém-nascidos com HDC.

As principais complicações associadas ao procedimento são a ruptura prematura de membranas, que ocorre em até 40% dos casos, e o trabalho de parto prematuro, e a média de idade gestacional em fetos submetidos à oclusão é em torno de 36 semanas. Por último, devido ao aumento da sobrevida neonatal em fetos com HDC grave à esquerda, a oclusão traqueal por fetoscopia possui nível de evidência I.

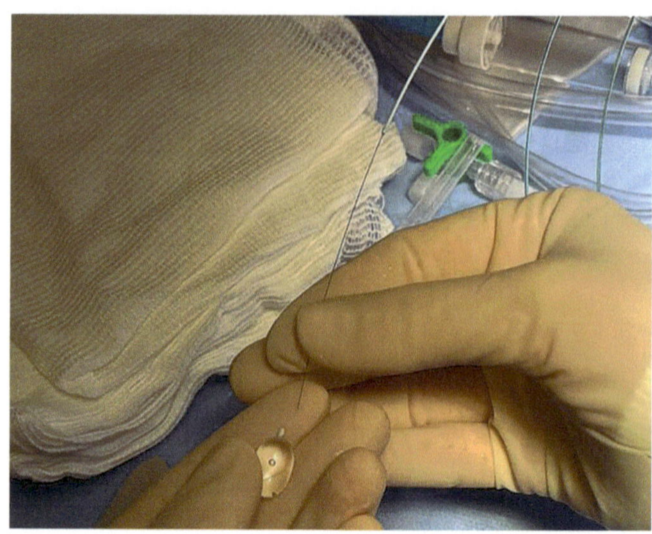

Figura 78.3 Preparo do material para oclusão traqueal. Na imagem, nota-se o balão insuflado com soro fisiológico, que será conectado ao microcateter.

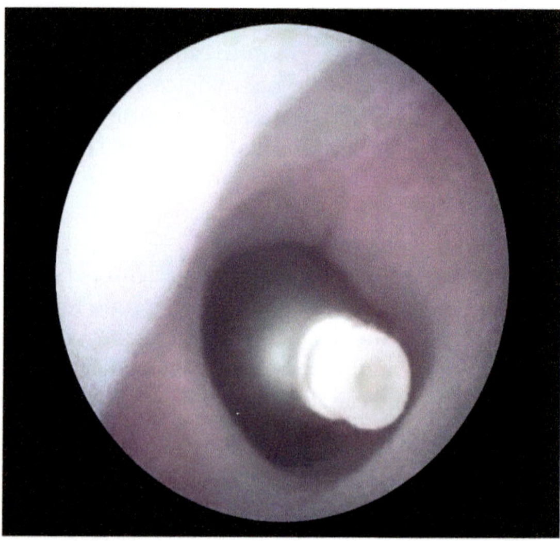

Figura 78.4 Balão endotraqueal localizado logo abaixo da corda vocal.

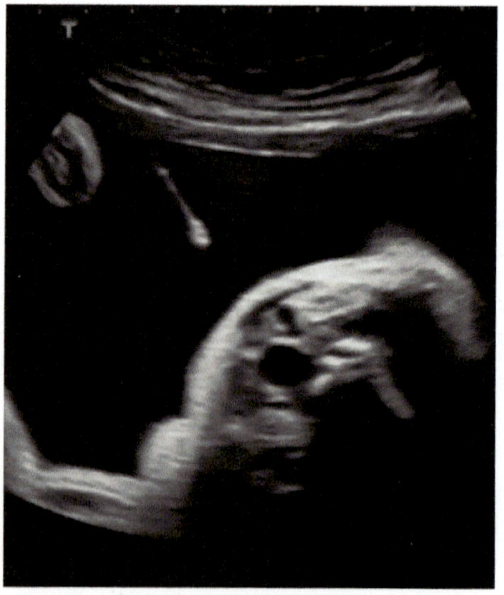

Figura 78.5 Agulha 20 G em direção ao balão endotraqueal que está localizado na região do pescoço do feto.

Por agulha aspirativa

Algumas doenças fetais ou complicações da gestação podem ser tratadas com uso de agulha aspirativa, sendo ela o meio para ser realizado o tratamento do feto. Por exemplo, pode ser introduzida uma fibra de *laser* na agulha 18 ou 20 G, e realizar a coagulação de vasos; ou ser utilizada a agulha para puncionar o balão endotraqueal na desoclusão em fetos com hérnia diafragmática, ou ainda nos casos de estenose aórtica ou pulmonar crítica, ser feita a passagem do cateter com balão pela equipe da hemodinâmica por meio da agulha.

Fotocoagulação a laser *intersticial do feto acárdico*

A sequência da perfusão arterial reversa (TRAP) é uma doença rara (1% das gestações gemelares monocoriônicas) e consiste na presença de anastomoses arterioarteriais, que fazem com que o fluxo da artéria umbilical do feto bomba ocorra de forma reversa, em direção à artéria umbilical do feto acárdico. O feto acárdico recebe sangue com baixo teor de oxigênio, e faz com que se desenvolva de maneira disforme, com ou sem um coração rudimentar, com diferentes graus de desenvolvimento da cabeça e de membros superiores, e desenvolvimento maior dos membros inferiores. O feto acárdico não tem nenhuma chance de sobrevida após o nascimento, e o principal risco da ocorrência da TRAP é para o feto bomba, pois ele tem que suprir o desenvolvimento do feto acárdico, e isso pode levar a insuficiência cardíaca, depois a hidropisia e, por fim, óbito fetal. Além disso, pode ocorrer também parto prematuro por presença de polidrâmnio no feto bomba.

A conduta na sequência TRAP pode ser expectante ou ativa. Alguns centros utilizam conduta ativa em todos os casos, mas ainda não há um consenso sobre qual é a conduta a ser seguida e qual é a melhor idade gestacional de intervenção, com alguns estudos mais recentes propondo intervenção em idades precoces, como no primeiro trimestre, entre 12 e 14 semanas (Berg *et al.*, 2014; Tavares de Sousa *et al.*, 2020) e outros estudos mais antigos que propunham após 16 ou 18 semanas, tanto realizando a intervenção em todos os casos ou apenas quando há pelo menos um sinal de descompensação como polidrâmnio, gestação monoamniótica, relação peso fetal/peso acárdico > 0,70, alteração de Doppler no feto bomba, insuficiência cardíaca ou hidropisia fetal (Brassard *et al.*, 1999; Quintero *et al.*, 2006).

Em estudo que avaliou série de casos e metanálise do tipo de tratamento e idade gestacional de intervenção, a maioria dos casos foi submetida à intervenção após 16 semanas e a sobrevida foi em torno de 80% do feto bomba. Não foi observada correlação entre idade gestacional de intervenção e sobrevida, mas foi demonstrada associação inversa entre idade gestacional do tratamento e idade gestacional do parto, sendo avaliadas 103 gestações entre 12 e 27 semanas com uso de *laser* intersticial. Além disso, os casos que tiveram diagnóstico precoce de TRAP no primeiro trimestre, em 60% (Jani *et al.*, 2006; Jimenez *et al.*, 2017) o fluxo cessou espontaneamente, porém em 11 casos o feto bomba evoluiu com óbito ou dano cerebral (Chaveera *et al.*, 2017). Para responder à dúvida de qual é o melhor período da gestação para o tratamento, está sendo realizado um *trial* multicêntrico que comparará a intervenção entre 13 e 14 semanas com uso de *laser* intersticial *versus* 16 e 19 semanas com uso de *laser* ou coagulação endoscópica.

Além dos diferentes manejos da TRAP, há também diferentes técnicas cirúrgicas para interromper o fluxo para o feto acárdico, sendo uma das mais utilizadas o *laser* intersticial fetal, em que é feita a coagulação a *laser* dos vasos na inserção do cordão no abdome do feto acárdico (Figura 78.6). Em locais em que não há disponibilidade de *laser*, também já foi descrita a injeção de álcool 70% nos vasos do cordão ou intracardíaco, caso o feto acárdico tenha o coração. Em outros países, também é utilizada a coagulação a *laser* do cordão por endoscopia ou uso de ablação por radiofrequência.

Fotocoagulação a laser *de lesões pulmonares congênitas*

As lesões congênitas pulmonares de aspecto hiperecogênico na ultrassonografia podem ser caracterizadas em sequestro pulmonar e malformação adenomatoide microcística, ou ainda lesão híbrida, quando apresenta as duas lesões. Primeiramente, o sequestro pulmonar é uma massa pulmonar de aspecto microcístico que é desconectada da árvore traqueobrônquica, e que recebe suprimento arterial, podendo ser lobar (mesma pleura do pulmão) ou extralobar. Na ultrassonografia, é caracterizada por uma imagem hiperecogênica, e com uso do Doppler, pode-se observar um vaso anômalo proveniente da aorta, que adentra a lesão. A maioria dos casos de sequestro pulmonar não causa repercussões hemodinâmicas e tem bom prognóstico; portanto, não necessitam de intervenção intrauterina. Apesar de não haver um consenso estabelecido na literatura, a intervenção guiada por ultrassonografia com ablação do fluxo arterial com uso de *laser* (400 ou 600 μq) é realizada apenas em casos complicados, ou seja, que apresentam derrame pleural compressivo ou hidropisia. Em revisão de literatura publicada em 2022, com 57 casos que foram submetidos a tratamento intervencionista, a taxa de sucesso do procedimento foi de 94,7%, e em 80,6% dos casos foi observada massa residual pós-natal, sendo realizada a sequestrectomia em 26,3% dos casos; além disso, não houve morte fetal ou neonatal (Zanini *et al.*, 2022). Em relação à técnica cirúrgica, após anestesia intramuscular fetal com pancurônio (0,4 mg/kg) e fentanila (25 mcg/kg), a ablação do fluxo anômalo arterial é guiada por ultrassonografia e a agulha deve ir em direção ao vaso arterial. Após alcançá-lo, e com a ponta quase justaposta a ele, é iniciado o uso do *laser*, sendo os pulsos de energia realizados até ser observada a interrupção do fluxo arterial.

Na avaliação ultrassonográfica pré-natal, quando não é identificado vaso anômalo arterial, a malformação adenomatoide microcística passa a ser a principal hipótese diagnóstica. Foi demonstrado por Ruano *et al.*, em 2012, com sua série de casos

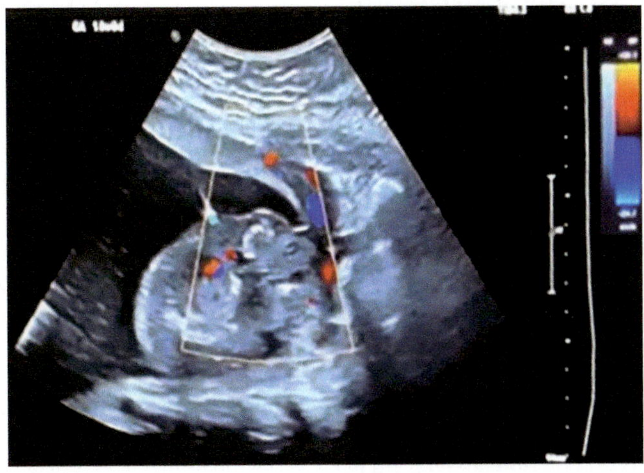

Figura 78.6 Coagulação a *laser* intersticial na sequência TRAP. Nota-se agulha em direção aos vasos arteriais do feto acárdico.

(n = 3) e com casos de revisão de literatura (n = 4) que é bem discutível o benefício do uso do *laser* intersticial dentro da lesão pulmonar, em fetos hidrópicos, pois a sobrevida neonatal foi de apenas 28%, não sendo uma opção de tratamento indicada. Contudo, nesse mesmo estudo, foi investigada também a eficácia da ablação do vaso arterial nos casos de sequestro pulmonar descompensado e a sobrevida foi de 88% (Ruano *et al.*, 2012). Além disso, é importante destacar que, atualmente, indica-se primeiramente o uso de corticoide em casos de lesões hiperecogênicas compressivas sugestivas de malformação adenomatoide microcística, com resultados de sobrevida melhores que o tratamento cirúrgico (Peranteau *et al.*, 2016). A opção de cirurgia a céu aberto em fetos hidrópicos com realização de lobectomia, apesar de estar associada a 50% de sobrevida neonatal, é associada à alta morbidade materna e a possíveis complicações da cicatriz uterina (Keswani *et al.*, 2005; Adzick *et al.*, 2010).

Dilatação valvar ou do forame oval nas malformações cardíacas

A intervenção cardíaca fetal é indicada em malformações cardíacas selecionadas com o potencial de evitar a progressão da doença. As indicações são: estenose aórtica crítica com risco de evolução para a síndrome da hipoplasia do coração esquerdo e estenose pulmonar crítica com risco de evolução para síndrome da hipoplasia do coração direito; ambas as intervenções são indicadas para manter a circulação biventricular. Outra indicação é a hipoplasia do coração esquerdo com septo atrial intacto ou restritivo, com objetivo de melhorar o prognóstico neonatal e evitar a disfunção cardíaca grave. A seleção dos casos que possuem indicação de intervenção cardíaca é realizada em conjunto com a equipe de ecocardiografia fetal, e são utilizados critérios específicos para indicação do tratamento em cada uma das alterações. O procedimento é realizado por equipe multidisciplinar, incluindo o especialista em Medicina Fetal, que guiará a agulha até o local específico do coração, pela equipe da hemodinâmica, que passará o cateter com balão pela área de estenose (valva aórtica, pulmonar ou forame oval), e pelo ecocardiografista, que avaliará se houve melhora do fluxo após o término do procedimento. O procedimento não é isento de riscos; em estudo publicado por Galindo *et al.*, em dois centros da Espanha, com 28 fetos portadores de estenose aórtica crítica, a taxa de sucesso da valvuloplastia foi de 72,7%, com 9 óbitos fetais relacionados ao procedimento (32%), e, entre os 11 nascidos vivos, 8 evoluíram com circulação biventricular e 3, univentricular (Galindo *et al.*, 2017).

Outras indicações

Fotocoagulação a *laser* de vasos de corangioma

Há ainda indicações do uso do *laser* intersticial para algumas outras alterações ultrassonográficas. Uma delas é o corangioma, que é um tumor benigno placentário, que pode acometer até 1% das gestações, mas a maioria é pequena (1 cm), assintomática e sem significado clínico (Guschmann *et al.*, 2003). Quando os tumores são maiores, em torno de 4 a 5 cm, pode ocorrer o *shunt* arteriovenoso, que pode levar à falência cardíaca por alto débito e, consequentemente, à hidropisia e ao óbito fetal.

A indicação de intervenção é discutida quando há sinais de comprometimento fetal em idade gestacionais precoces; por ser uma doença rara, não há estudo randomizado comparando intervenção fetal *versus* conduta expectante em fetos com circulação hiperdinâmica (cardiomegalia ou pico sistólico aumentado da artéria cerebral média) ou hidropisia, sendo os estudos existentes de coortes retrospectivas ou relatos de caso. Em revisão sistemática e metanálise investigando o desfecho perinatal em gestações complicadas por corangioma placentário, o tamanho do tumor foi o principal preditor de desfechos adversos, e a mortalidade perinatal ocorreu em 31,2% dos casos submetidos ao tratamento intrauterino, com 57% de resolução da hidropisia e da circulação hiperdinâmica após a intervenção (Buca *et al.*, 2020).

Em relação à técnica utilizada, o *laser* intersticial na área de *shunt* é uma opção muito utilizada, mas outras técnicas como embolização de artérias, ablação por radiofrequência ou uso de fetoscopia com coagulação dos vasos também podem ser utilizadas (Agarwal *et al.*, 2023).

Fotocoagulação a *laser* de teratoma sacrococcígeo

Outro tumor que pode levar à circulação hiperdinâmica e a desfechos adversos é o teratoma sacrococcígeo, uma neoplasia derivada de todas as três camadas de células germinativas, sendo 70 a 80% localizados na região sacrococcígea. Suas características de imagem apresentam-se em forma de massa exofítica/sólida mista que se estende até o sacro. Seu tamanho é variável, porém, na maioria das vezes, é grande, de aspecto sólido ou cístico. Os tumores sólidos podem ter desvio de circulação sanguínea arteriovenosa, levando à insuficiência cardíaca e à hidropisia fetal.

O teratoma sacrococcígeo é o tumor neonatal mais comum, com incidência de 1:35 mil a 40 mil nascidos vivos, porém a incidência fetal é maior devido ao grande número de óbitos intrauterinos e interrupções da gestação. O prognóstico é pior quando detectado na vida fetal, com mortalidade entre 30 e 50%. São fatores de prognóstico ruim quando o componente sólido é grande, se o diagnóstico for em idades gestacionais precoces, se há vascularização significativa e se há presença de hidropisia fetal (Litwińska *et al.*, 2020). A cirurgia intrauterina somente está indicada quando há insuficiência cardíaca de alto débito e hidropisia fetal, tendo como objetivo cessar o fluxo arterial do tumor, provocando regressão do mesmo e resolução da insuficiência cardíaca e, consequentemente, da hidropisia; contudo, o procedimento também é associado a alto risco de óbito fetal por complicações como hemorragia fetal, lesão térmica ou por eventos embolizantes. Em revisão sistemática com 20 casos em que houve intervenção intrauterina minimamente invasiva, a taxa de sobrevida foi de apenas 30%, sendo realizados diferentes tipos de técnicas, entre elas o *laser* intersticial, o uso do *laser* por fetoscopia e ablação por radiofrequência. Nos casos submetidos a *laser* intersticial e ablação por radiofrequência, a sobrevida foi de 45% (van Mieghem *et al.*, 2014). No caso do *laser* intersticial, o procedimento é realizado por punção de agulha 18 G guiada por ultrassonografia com a paciente e o feto sob anestesia; a fibra de *laser* é inserida pela agulha e é realizada a coagulação dos vasos sanguíneos que irrigam o tumor, e muitas vezes é associada ainda a transfusão sanguínea para corrigir a anemia fetal (Figura 78.7). Apesar de a sobrevida neonatal ser baixa com os procedimentos minimamente invasivos, a cirurgia a céu aberto também não apresenta resultados melhores, além de adicionar a morbidade materna relacionada à cicatriz uterina (Langer *et al.*, 1989). Desse modo, apesar de os resultados serem não muito promissores em fetos hidrópicos após a intervenção intrauterina, a conduta expectante pode resultar em taxas ainda maiores de óbito fetal e perinatal; além disso, a indicação de parto em feto hidrópico antes de

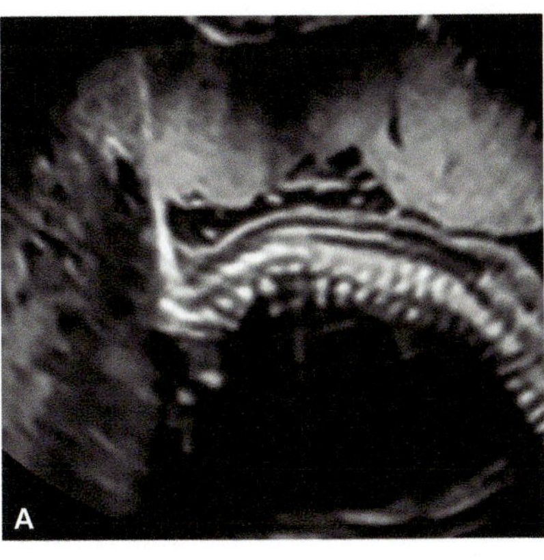

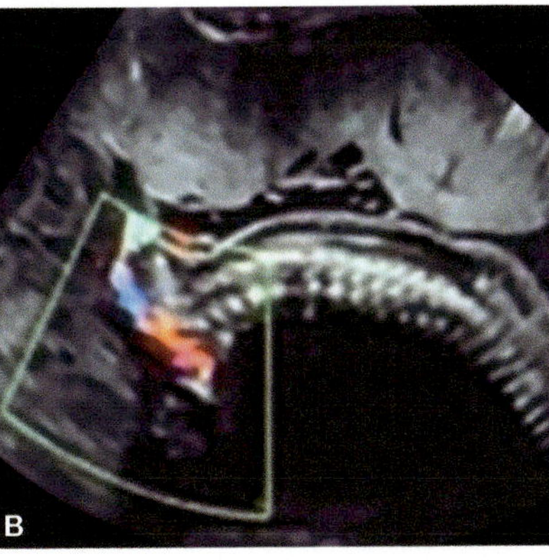

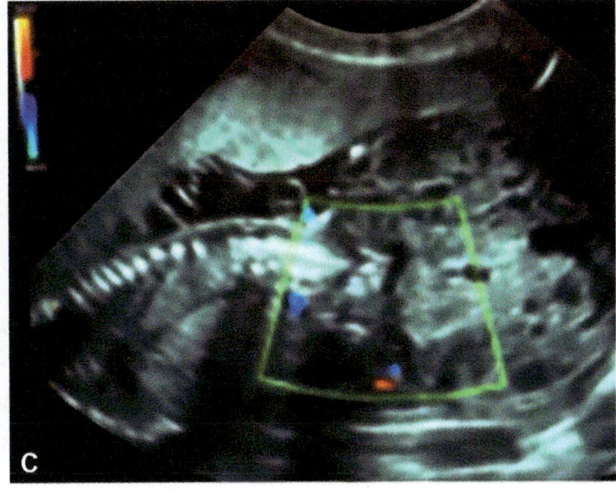

Figura 78.7 Ablação dos vasos arteriais, por *laser* intersticial, em feto hidrópico com teratoma sacrococcígeo. **A.** Agulha 18 G localizada na região de vaso arterial que nutre o teratoma. **B.** Presença de fluxo arterial ao Doppler na massa tumoral. **C.** Interrupção do fluxo no principal vaso nutridor do teratoma após ablação a *laser*.

30 semanas também apresenta prognóstico muito ruim. Por último, é importante destacar que o tratamento definitivo é feito pós-natal pela ressecção cirúrgica do tumor.

Colocação de dreno

Obstrução baixa do trato urinário

A obstrução urinária baixa apresenta-se, nos casos mais graves, no período pré-natal com bexiga urinária distendida já no primeiro trimestre (normalmente acima de 15 mm de comprimento), hidronefrose e uretra prostática dilatada. O líquido amniótico é variável. O recém-nascido acometido por obstrução urinária baixa grave cursa com sintomas de redução do débito urinário e insuficiência respiratória decorrente de hipoplasia pulmonar. A evolução natural de casos de obstrução urinária baixa associada a oligoâmnio no segundo trimestre cursam com 80% de mortalidade neonatal, porém, se presença de anidrâmnio precoce, a mortalidade neonatal é de 100% (Fontanella *et al.*, 2019a; Capone *et al.*, 2022).

Quando há o diagnóstico de bexiga aumentada no primeiro trimestre, em torno de 60% dos casos são considerados isolados, ou seja, quando não há outras malformações estruturais ou síndromes genéticas associadas, tendo como possíveis causas válvula de uretra posterior, estenose ou atresia uretral, e refluxo vesicoureteral primário; porém, em 40% são casos complexos com outras alterações fetais, entre elas, anomalias cromossômicas, malformações anorretais, associação VACTERL (anomalias vertebrais, atresia anal, defeitos cardíacos, traqueais, esofágicos, renais e nos membros), síndrome de Prune Belly (síndrome do abdome em ameixa seca), entre outros. Por isso, sempre são aconselhadas a investigação genética nos casos de obstrução urinária baixa para melhor seleção dos casos que possam se beneficiar do tratamento intrauterino e, a depender da idade gestacional de intervenção, a análise da bioquímica urinária.

A causa primária, com frequência, somente é confirmada após o nascimento; mas, nos casos isolados, as duas principais causas são válvula de uretra posterior e atresia de uretra. O sinal da raquete identificado na ultrassonografia é preditor de a alteração ser isolada e ter benefício do tratamento intervencionista intrauterino (Fontanella *et al.*, 2019b). O tratamento pós-natal é feito inicialmente com necessidade de UTI neonatal com suporte respiratório ao recém-nascido, avaliação da função renal e estabilização clínica. Após isso, nos casos de válcula de uretra posterior, realiza-se a ablação primária da válvula que obstrui a saída da bexiga, permitindo adequados esvaziamento e desobstrução de todo o trato urinário. Contudo, esse tratamento pós-natal só é possível nos casos que cursaram com líquido normal durante a gestação, pois nos casos que cursam com oligoâmnio/anidrâmnio, a mortalidade neonatal precoce é extremamente elevada, devido à junção de duas morbidades graves: falência respiratória por hipoplasia pulmonar e falência renal pelo dano renal ocorrido durante a gestação. Dessa forma, há aproximadamente 20 anos, começaram a ser realizados os primeiros estudos com avaliação de tratamentos intrauterinos que pudessem tentar preservar as funções pulmonar e renal. O mais estabelecido até o momento em caso de obstrução urinária baixa é a derivação vesicoamniótica, que tem como objetivo reduzir ou evitar os danos ao parênquima renal e o oligoâmnio prolongado, a partir da comunicação artificial entre a bexiga urinária e a cavidade amniótica, descomprimindo o trato urinário e restaurando o líquido amniótico. É realizado sob anestesia materna e fetal, guiado por ultrassonografia com Doppler, com inserção de sistema com agulha e dreno (modelo Harrisson, *bladder stent*, Cook Medical, EUA) entre a cavidade da bexiga e a cavidade amniótica, sendo necessária, na maioria das vezes, a infusão de soro fisiológico na cavidade amniótica antes da colocação do dreno (Figura 78.8).

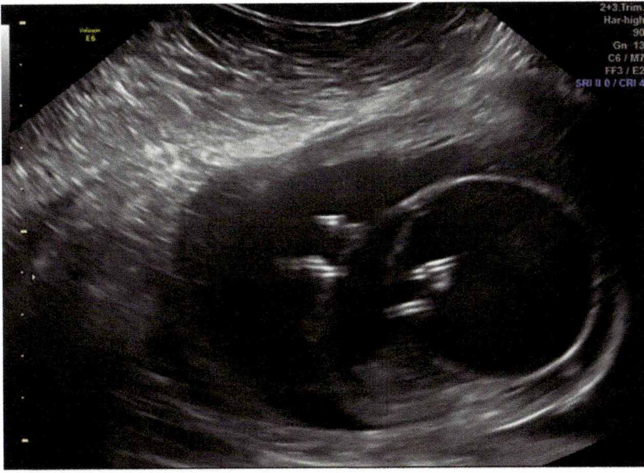

Figura 78.8 Dreno vesicoamniótico bem-posicionado logo após o procedimento; notam-se bexiga urinária aumentada de tamanho associada à ascite urinária, líquido amniótico normal devido à infusão de soro fisiológico previamente ao procedimento.

O primeiro estudo robusto foi um *trial* randomizado publicado em 2013, para verificar o benefício do dreno vesicoamniótico no tratamento de fetos com sinais de obstrução baixa. Foram selecionados apenas fetos do sexo masculino, com bexiga aumentada e sinais de hidronefrose, sem malformações associadas. Foram alocadas 16 pacientes para tratamento intrauterino e 15 para tratamento conservador. Houve 1 óbito fetal e 3 interrupções da gestação no grupo intervenção, e no grupo conservador, 3 interrupções, tendo 12 recém-nascidos vivos em ambos os grupos. O grupo que realizou o procedimento teve como resultado 43% de sobrevida aos 2 anos, sendo 28% deles com função renal normal e 71% com alteração renal moderada. Entre os que não realizaram o procedimento, a sobrevida foi de 20% aos 2 anos de idade, sendo 66% com alteração renal moderada e 33% com doença renal em estágio final. No estudo, os autores concluem o benefício do dreno em aumentar a sobrevida neonatal, porém sem garantir a preservação da função renal. Uma das críticas desse estudo foi que a idade gestacional de colocação foi variável, com casos antes de 24 semanas e alguns após 24 semanas, em que o dano renal já era maior (Morris *et al.*, 2013). Inúmeros outros estudos foram realizados, inclusive um consenso recente, publicado em 2022, orienta a indicação do dreno antes das 20 semanas em casos selecionados para melhorar a sobrevida neonatal (Ruano *et al.*, 2017; Capone *et al.*, 2022). Além disso, metanálise publicada em 2017 com 112 fetos com colocação de dreno vesicoamniótico *versus* 134 com tratamento conservador mostrou aumento da sobrevida perinatal em 2,5 vezes, porém sem diferença na função renal; contudo, há grande heterogeneidade entre os estudos devido às diferentes idades gestacionais de colocação do dreno (Nassr *et al.*, 2017).

Por último, mais recentemente foi realizado um estudo na Alemanha com colocação mais precoce, inclusive no primeiro trimestre, mostrando bons resultados (Gottschalk *et al.*, 2024), porém com modelo de dreno ainda não disponível no Brasil. Dessa forma, com o modelo de dreno existente no Brasil, sua colocação deve ser feita após as 17 semanas para evitar maior dano renal. A despeito dos resultados citados, os pais devem ser sempre orientados sobre o risco residual de morbidade e mortalidade, além do risco de disfunção renal. Por ser um procedimento cirúrgico, podem ocorrer complicações em cerca de 30 a 40% dos casos, como deslocamento ou migração do dreno, bloqueio do dreno, ascite urinária, ruptura prematura das membranas ovulares, trabalho de parto prematuro, herniação do *shunt* (dreno) para dentro da parede abdominal e até óbito fetal (Morris *et al.*, 2015). Contudo, mesmo com esses riscos, diversos estudos e metanálises demonstram o benefício do uso do dreno no aumento da sobrevida neonatal.

Outro tipo de tratamento para casos de obstrução baixa é a cistoscopia (entrada do fetoscópio na bexiga fetal) com realização da ablação da válcula de uretra posterior com utilização da fibra de *laser*. Ainda não há estudo randomizado comparando o dreno *versus* cistoscopia, mas estudo de caso controle realizado em dois centros, em que 34 fetos foram submetidos à cistoscopia, 16 à colocação de dreno vesicoamniótico e 61 fetos sem intervenção; a taxa de sobrevivência em 6 meses e a taxa de função renal normal em fetos com válcula de uretra posterior submetidos ao tratamento foram, respectivamente: cistoscopia (66,7 e 61,1%), derivação vesicoamniótica (60 e 50%) e os que não realizaram intervenção (17,2 e 17,2%), mostrando uma tendência de melhor função renal nos fetos submetidos à cistoscopia, porém os grupos não foram semelhantes em relação ao número de participantes. É importante destacar também que o prognóstico fetal está diretamente relacionado à causa da obstrução baixa, independentemente do tipo de intervenção, tanto que, entre os fetos que tiveram diagnóstico de atresia uretral (n = 24), 11 evoluíram com óbito perinatal e em 13 casos foi realizada interrupção da gestação (Ruano *et al.*, 2015). As complicações relacionadas a aspectos técnicos da cistoscopia em uma série de casos, com 50 procedimentos, foram recorrência de obstrução (20%), fístula urorretal ou vesicocutânea (13%), necessidade de repetição do procedimento, seja com cistoscopia, seja com colocação de derivação vesicoamniótica, ruptura prematura de membranas e óbito fetal (Sananes *et al.*, 2016).

Derrame pleural/malformação adenomatoide macrocística ou mista

O derrame pleural é um acúmulo de líquido na pleura pulmonar, podendo ser unilateral ou bilateral, de aspecto compressivo ou não, e de causa primária ou secundária. Entre as causas secundárias, podemos destacar as aneuploidias, anemia fetal, infecções, lesões pulmonares congênitas e hérnia diafragmática (Smith *et al.*, 2005). O derrame pleural primário é diagnóstico de exclusão, sendo o termo usado para definir hidrotórax (pré-natal) e quilotórax (pós-natal), e ocorre em torno de 1 para cada 15 mil gestações (Deurloo *et al.*, 2007). O derrame pleural compressivo pode levar à insuficiência cardíaca por diminuição do retorno venoso, e, consequentemente, a hidropisia fetal e óbito fetal.

A história natural e o manejo do derrame pleural foram tema de investigação de diversos estudos. Um deles, realizado em centro único, observou que, entre 189 fetos com diagnóstico pré-natal de derrame pleural, apenas 30 apresentavam derrame pleural primário. Em relação à evolução do derrame, 26,7% (n = 8), 26,7% (n = 8) e 40% (n = 12) foram classificados como resolvidos, estáveis e progressivos, respectivamente; e em 2 casos houve perda de seguimento. Além disso, em 14 casos (50%), o derrame era bilateral. O critério de progressão foi quando houve evolução para hidropisia fetal ou piora da função cardíaca, e apenas nesse grupo houve indicação de intervenção. Dos 12 casos no grupo progressivo, 4 (33,3%) tiveram amniorredução, 6 (50%) tiveram toracocentese e 8 (66,7%) realizaram colocação do dreno. Houve dois óbitos fetais, ambos no grupo progressivo, um dos quais recebeu amniorredução apenas e o outro caso foi submetido à toracocentese e à colocação do dreno (Shamshirsaz *et al.*, 2019). Além desse, outro estudo também demonstrou a incidência de derrame pleural primário e sua evolução, com 175 casos de derrame pleural, sendo apenas 8% (n = 15) os casos de derrame pleural primário. Na apresentação, 13 eram bilaterais e 10 tinham hidropisia. A toracocentese foi realizada em 14/15 casos (93%), e a colocação do dreno foi realizada em 10/15 casos (66%). A migração do dreno foi observada em quatro pacientes (40%) e todos foram submetidos a nova colocação. A sobrevida global foi de 76%, e as taxas de prematuridade e ruptura prematura de membranas foram de 69 e 35%, respectivamente (Mon *et al.*, 2018).

Para avaliar a evolução dos casos após colocação do dreno toracoamniótico, Mallmann *et al.* demonstraram os resultados da colocação de 75 drenos toracoamnióticos em casos isolados e não isolados (com outras alterações). Os critérios de indicação de realização de dreno foram se os fetos apresentassem hidropisia ou derrame pleural ocupando mais que 50% da cavidade torácica (se bilateral) ou desvio mediastinal com desvio completo do coração na metade oposta do tórax (se unilateral), e

39,75% (n = 31/78) apresentavam alterações associadas. O *shunt* toracoamniótico inicial foi realizado com idade gestacional média de 26,5 semanas (16 a 33 semanas). Uma média de 2,53 *shunts* (Clewell *et al.*, 1981; Harrison *et al.*, 1982; 1990; Adzick *et al.*, 1993; Senat *et al.*, 2004; Deprest *et al.*, 2010; Smajdor *et al.*, 2011) foram inseridos por feto, e, entre os 78 fetos, 9 (11,5%) evoluíram com óbito intrauterino, 69 (88,5%) nasceram vivos e, destes, 46 (59%) sobreviveram. Os marcadores prognósticos significativamente associados à não sobrevivência foram polidrâmnio, edema placentário e desvio do mediastino no exame inicial, início de hidropisia após a primeira colocação de *shunt*, ruptura de membranas, intervalo entre nascimento e colocação do *shunt* menor do que 4 semanas e baixa idade gestacional ao nascer. Nessa coorte, os fetos com trissomia 21 (n = 14) tiveram uma sobrevida significativamente maior do que fetos euploides (Mallmann *et al.*, 2017).

A técnica de colocação do dreno consiste em uma derivação pleuroamniótica, sendo o dreno (modelo Harrisson, *bladder stent*, Cook Medical, EUA) colocado percutaneamente no derrame pleural sob orientação ultrassonográfica usando uma agulha de calibre 13 (Figuras 78.9 e 78.10). A anestesia materna é realizada de modo locorregional ou local, e a anestesia fetal é preconizada se idade gestacional acima de 24 semanas para evitar dor e movimentação fetal (Bernardes *et al.*, 2021; 2022).

Por último, o dreno toracoamniótico também pode ser utilizado em casos de lesões pulmonares congênitas do tipo macrocístico, também chamadas "malformação adenomatoide cística", que evoluíram para hidropisia ou estão sob alto risco de evoluir em razão do efeito compressivo que elas exercem. Em estudo de Peranteau *et al.*, 37 casos de malformação adenomatoide cística do tipo macrocístico foram submetidos à colocação de dreno, sendo que 76% (28/37) estavam hidrópicos na apresentação e, após a colocação do *shunt*, 25 fetos evoluíram com resolução da hidropisia, e a sobrevida foi de 73% (27/37) (Peranteau *et al.*, 2015). As complicações e técnica cirúrgica são as mesmas descritas em relação à colocação do dreno para o derrame pleural (Figura 78.11).

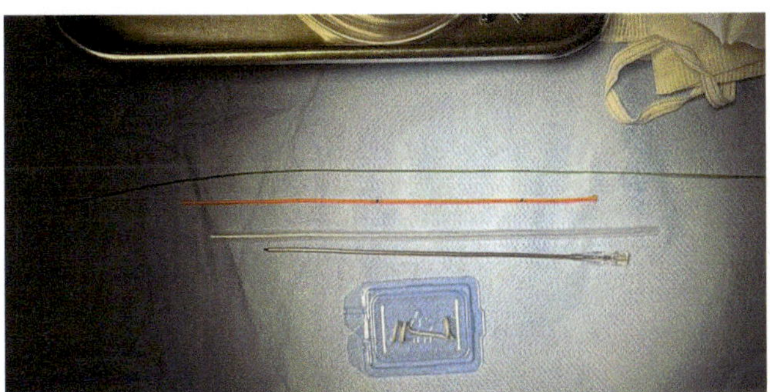

Figura 78.9 Preparo do material para colocação de dreno modelo Harrison.

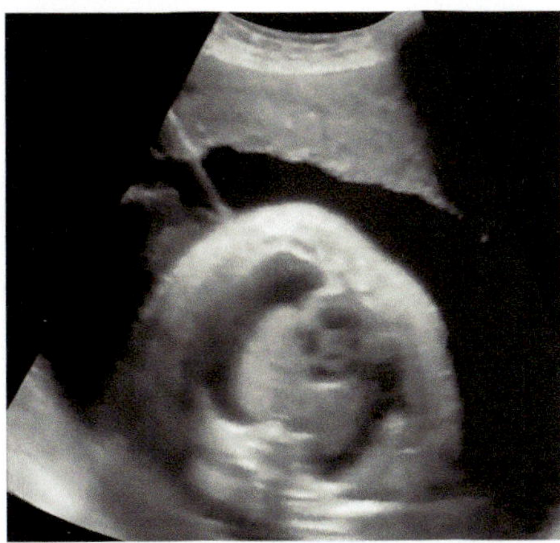

Figura 78.10 Agulha 13 G em direção ao derrame pleural bilateral em feto hidrópico para colocação de dreno pleuroamniótico.

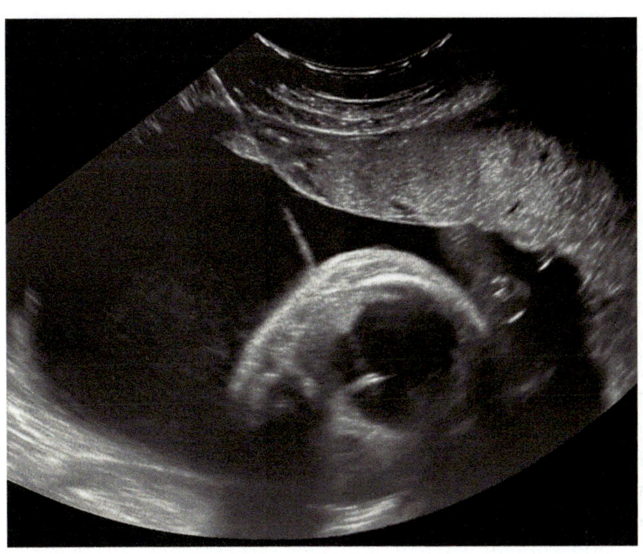

Figura 78.11 Agulha 13 G inserida em cisto dominante de lesão pulmonar do tipo malformação adenomatoide macrocística, antes da colocação do dreno.

Por cirurgia via aberta

Correção de mielomeningocele por cirurgia a céu aberto

A mielomeningocele é um defeito aberto do tubo neural, sendo uma das malformações congênitas mais comuns, e ocorre em cerca de 1/1.000 gestações (Mitchell *et al.*, 2004). A ocorrência de defeitos do tubo neural está fortemente associada ao consumo de ácido fólico, e poderia ser prevenida em até 70% com uso do ácido fólico periconcepcional; contudo, apesar das políticas públicas de suplementação em diversos países, não houve redução da prevalência desse tipo de defeito nas últimas décadas (Morris *et al.*, 2018).

Nos defeitos abertos do tubo neural, há uma falha na fusão das porções dorsais das vértebras, geralmente envolvendo mais de uma vértebra, associada a abertura da dura-máter e extrusão da medula espinal, a qual pode estar recoberta por um saco herniário, que é preenchido com liquor cerebrospinal, este sendo a forma clássica chamada "mielomeningocele", que ocorre normalmente na região lombossacral. Quando não há saco herniário recobrindo o conteúdo herniado, é chamada "mielocele" ou "raquísquise" (Pansky, 1982). A exposição do tecido neural herniado (*placode*) durante a gestação pode provocar danos a esse tecido, tanto por meio de uma eventual ruptura do saco quanto pelo dano mecânico constante do *placode* contra a parede uterina, levando a sequelas motoras e sensoriais (Au *et al.*, 2010; Stiefel *et al.*, 2007). Como resultado da mielomeningocele, há extravasamento do liquor pelo defeito, causando herniação do tronco cerebral (malformação de Arnold-Chiari II), o que interrompe a circulação adequada do liquor no sistema ventricular, levando à ventriculomegalia, presente em até 85% dos recém-nascidos (Hunt, 1990). Além disso, foi observado que, no seguimento ultrassonográfico desses fetos, muitas vezes havia uma crescente piora da movimentação dos membros inferiores e aumento progressivo da ventriculomegalia e da herniação do cerebelo ao longo da gestação (Sival *et al.*, 1997). Em relação à evolução pós-natal, as consequências desse insulto mostravam taxa de 10% de óbito neonatal (Hunt, 1997); altas taxas de derivação ventriculoperitoneal devido à hipertensão intracraniana, que pode cursar com infecções e interrupção do funcionamento do *shunt* (Caldarelli *et al.*, 1996); disfunções motoras como dificuldade ou impossibilidade de locomoção e disfunções sensoriais afetando o funcionamento de bexiga e intestino (Mitchell *et al.*, 2004).

Diante de todas as consequências causadas pela mielomeningocele, e para tentar melhorar o desfecho pós-natal, começaram os primeiros estudos experimentais em animais para correção intrauterina (Meuli *et al.*, 1996; Tulipan *et al.*, 1999) e, paralelamente, em fetos humanos, que evidenciaram reversão da herniação cerebelar. Em 2011, foi publicado o *trial* randomizado do manejo da mielomeningocele (MOMS), realizado nos EUA, que avaliou a eficácia e a segurança da correção intrauterina da mielomeningocele *versus* a correção pós-natal. O estudo tinha como meta recrutar 200 pacientes, mas foi interrompido antes por já mostrar resultados melhores no braço de intervenção pré-natal. Os resultados desse estudo foram baseados em 158 casos, com avaliação das crianças aos 12 meses para o desfecho primário, e 134 casos, com avaliação aos 30 meses para os desfechos secundários. Os critérios de inclusão foram: gestação única, nível da lesão entre T1 (1ª vértebra torácica) e S1 (1ª vértebra sacral), herniação do tronco cerebral (Chiari II), idade gestacional entre 19 e 25,9 semanas na randomização, cariótipo normal e idade materna de pelo menos 18 anos.

Os principais critérios de exclusão foram alterações estruturais não relacionadas à mielomeningocele, cifose grave, risco de parto prematuro (colo uterino curto ou parto prematuro anterior), descolamento prematuro da placenta, índice de massa corporal maior ou igual a 35 kg/m^2 e histerotomia prévia no segmento uterino. Os resultados mostraram que o desfecho primário (composto de morte fetal ou neonatal ou necessidade de derivação ventriculoperitoneal) aos 12 meses de vida ocorreu em 68% dos bebês do grupo cirurgia pré-natal e em 98% daqueles do grupo cirurgia pós-natal (risco relativo, 0,70; IC 97,7%, 0,58 a 0,84; $p < 0,001$). As taxas de derivação foram de 40% no grupo de cirurgia pré-natal e 82% no grupo de cirurgia pós-natal (risco relativo, 0,48; IC 97,7%, 0,36 a 0,64; $p < 0,001$). A cirurgia pré-natal também resultou em melhora na pontuação composta para desenvolvimento mental e função motora aos 30 meses ($p = 0,007$) e na melhora de vários desfechos secundários, incluindo herniação do tronco cerebral aos 12 meses e deambulação aos 30 meses. Contudo, a cirurgia pré-natal foi associada a um risco aumentado de parto prematuro (risco relativo, 2,8) e um terço das gestantes apresentava uma cicatriz uterina fina ou área de deiscência no momento do parto (Adzick *et al.*, 2011). Além disso, recentemente foram publicados os resultados do seguimento dessas crianças, na idade escolar, entre 5 e 10 anos, mostrando a avaliação neurocognitiva, em que não houve diferença significativa entre o grupos (Houtrow *et al.*, 2020); porém, em relação ao desfecho motor, 51,3% das crianças submetidas à cirurgia intrauterina conseguem andar de forma independente distâncias comunitárias, em comparação com apenas 23,1% das crianças submetidas à cirurgia pós-natal padrão (Houtrow *et al.*, 2021).

Atualmente, diversos centros ao redor do mundo, incluindo o Brasil, realizam a cirurgia de correção intrauterina a céu aberto, tanto em serviços públicos (da Rocha *et al.*, 2021; Brasil, 2023; Neves da Rocha *et al.*, 2023) como privados. No Brasil, a técnica cirúrgica que vem sendo mais amplamente utilizada é a que foi desenvolvida por Peralta (Peralta *et al.*, 2020) e envolve uma mini-histerotomia, entre 3 e 3,5 cm, em vez da histerotomia clássica realizada no MOMS (Adzick *et al.*, 2011). Em relação à técnica cirúrgica, a anestesia materna é uma combinação de geral e raquianestesia, com infusão de sulfato de magnésio para relaxamento uterino. Após a abertura da cavidade abdominal, o útero é exteriorizado, e com auxílio do aparelho de ultrassonografia, é identificado o local da mielomeningocele, podendo ser manipulado o feto, se necessário, além de o coração fetal ser monitorado durante todo o procedimento (Figura 78.12). Após isso, é realizada a incisão uterina, que deve distar mais de 2 cm da placenta, e então procede-se à fixação da membrana amniótica no miométrio, sendo então realizada a correção do defeito pela equipe da neurocirurgia (Figura 78.13); mais detalhes da técnica podem ser encontrados no relatório de recomendação do Ministério da Saúde (Brasil, 2023).

É importante destacar que existe outra técnica para a correção da mielomeningocele, por via fetoscópica, com variações no acesso da cavidade abdominal. A primeira, desenvolvida na Alemanha (Kohl *et al.*, 2009), foi aperfeiçoada no Brasil e é realizada de forma percutânea, com a inserção de 3 a 4 trocartes, sendo utilizada uma placa de biocelulose para formação da uma neodura-máter (Pedreira *et al.*, 2016). A outra técnica, chamada "híbrida", consiste na exteriorização uterina com abertura da

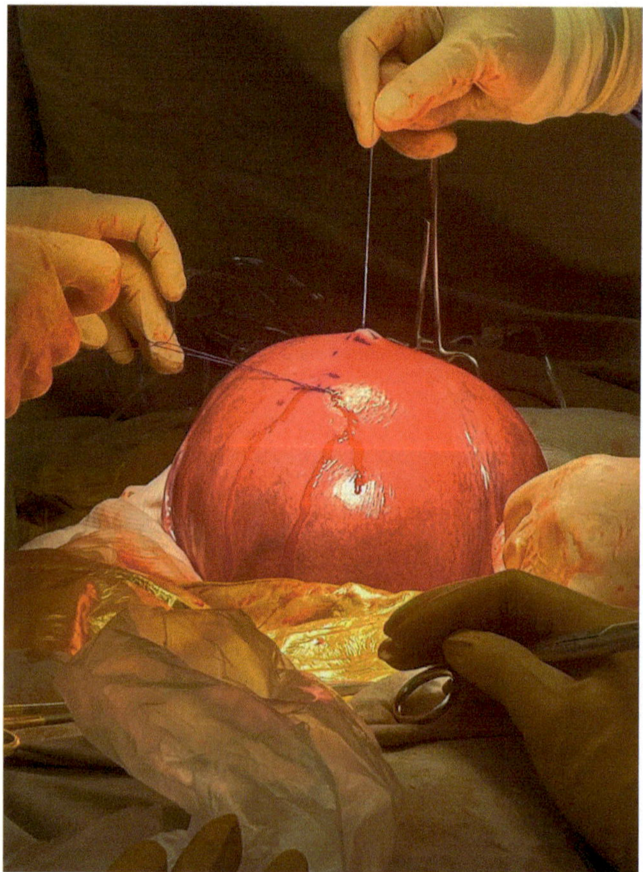

Figura 78.12 Útero exteriorizado após abertura da cavidade abdominal.

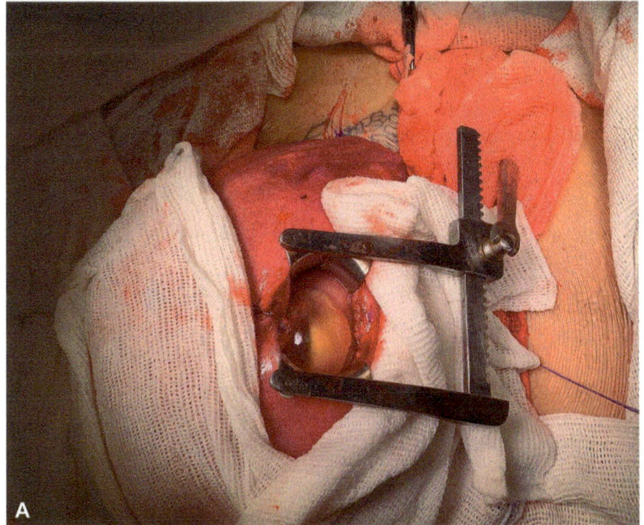

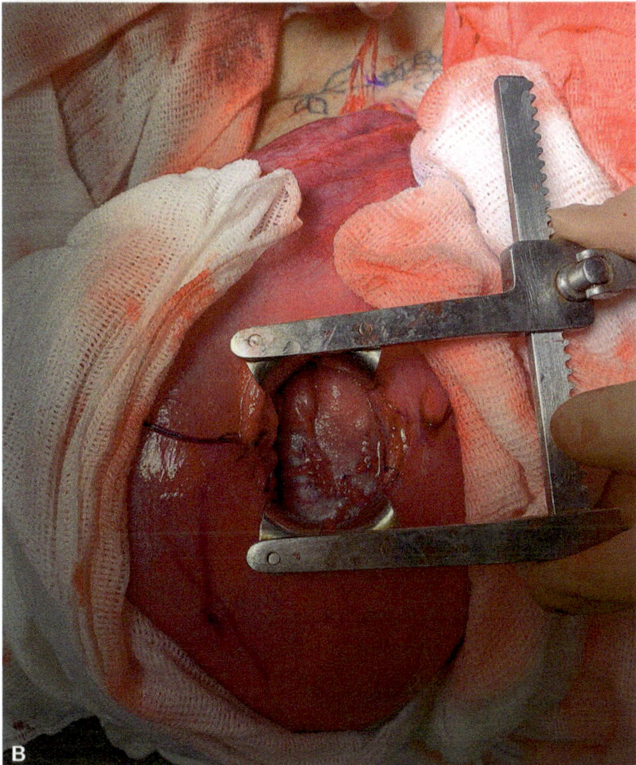

Figura 78.13 Mielomeningocele fetal antes (**A**) e após correção cirúrgica pela equipe da neurocirurgia (**B**).

cavidade abdominal, sendo o acesso fetoscópico realizado com uso de 2 trocartes, uso de dióxido de carbono umidificado e, após isso, o defeito é fechado com realização de sutura única sem uso de *patch* (Belfort *et al.*, 2017). Não há ainda estudo randomizado comparando a técnica aberta *versus* fetoscópica, mas foi publicado um estudo com 300 casos de reparo fetoscópico em diferentes centros, e comparado aos resultados do MOMS (n = 78) e de uma coorte pós-MOMS (n = 100). Nos fetos submetidos à técnica fetoscópica, 285 tiveram a cirurgia realizada de forma completa e 15 casos, não; em 8, a cirurgia foi abandonada, em 6 casos foi convertida para técnica aberta, em 1 caso foi indicado o parto e, em 2, era um defeito fechado do tubo neural. Ao comparar os resultados, as taxas de complicações obstétricas e desfechos neonatais adversos foram semelhantes entre o grupo fetoscópico e a coorte do MOMS, porém os resultados foram significativamente melhores na coorte pós-MOMS, com menor taxa de ruptura prematura de membranas, descolamento de placenta, oligoidrâmnio e separação corioamniótica, o que mostra uma melhora do desfecho e do acúmulo de experiência nesse grupo. Em relação aos desfechos a longo prazo, como deambulação e função vesical, não puderam ser comparados pelo seguimento ainda curto dos casos de reparo fetoscópico (apenas 2/3 dos casos do grupo fetoscópico tiveram a avaliação aos 12 meses) (Sanz Cortes *et al.*, 2021). O único benefício comprovado até o momento da técnica fetoscópica em relação à via aberta é a possibilidade de parto vaginal após a cirurgia; em estudo com 34 pacientes submetidas à realização de reparo fetoscópico associado à laparotomia, a incidência de parto vaginal foi de 50% (Kohn *et al.*, 2018). Dessa forma, ainda há necessidade de mais estudos comparando a técnica fetoscópica em relação à via aberta, idealmente, um estudo randomizado, porém uma das dificuldades são as diferentes técnicas de abordagem da cavidade abdominal pela via fetoscópica e as diferentes técnicas de fechamento da mielomeningocele (uso de *patch*, sutura única e sutura em 3 camadas).

REFERÊNCIAS BIBLIOGRÁFICAS

ADZICK, N. S. Open fetal surgery for life-threatening fetal anomalies. *Seminars in Fetal & Neonatal Medicine*, v. 15, n. 1, p. 1-8, 2010.

ADZICK, N. S. *et al.* A randomized trial of prenatal versus postnatal repair of myelomeningocele. *New England Journal of Medicine*, v. 364, n. 11, p. 993-1004, 2011.

ADZICK, N. S.; HARRISON, M. R. Management of the fetus with a cystic adenomatoid malformation. *World Journal of Surgery*, v. 17, n. 3, p. 342-349, 1993.

AGARWAL, N. A *et al.* Management of large placental chorioangioma: two-port laser approach for fetal intervention. *Ultrasound in Obstetrics & Gynecology*, v. 62, n. 6, p. 882-890, 2023.

AU, K. S.; ASHLEY-KOCH, A.; NORTHRUP, H. Epidemiologic and genetic aspects of spina bifida and other neural tube defects. *Developmental Disabilities Research Reviews*, v. 16, n. 1, p. 6-15, 2010.

BELFORT, M. A. *et al.* Fetoscopic open neural tube defect repair: development and refinement of a two-port, carbon dioxide insufflation technique. *Obstetrics and Gynecology*, v. 129, n. 4, p. 734-743, 2017.

BERG, C. *et al.* Early vs late intervention in twin reversed arterial perfusion sequence. *Ultrasound in Obstetrics & Gynecology*, v. 43, n. 1, p. 60-64, 2014.

BERGH, E. P. *et al.* Pregnancy outcomes associated with chorioamnion membrane separation severity following fetoscopic laser surgery for twin-twin transfusion syndrome. *Prenatal Diagnosis*, v. 40, n. 8, p. 1020-1027, 2020.

BERNARDES, L. S. *et al.* Facial expressions of acute pain in 23-week fetus. *Ultrasound in Obstetrics & Gynecology*, v. 59, n. 3, p. 394-395, 2022.

BERNARDES, L. S. *et al.* Sorting pain out of salience: assessment of pain facial expressions in the human fetus. *Pain Reports*, v. 6, n. 1, p. e882, 2021.

BRASIL. Ministério da Saúde. Comissão Nacional de Incorporação de Tecnologias no Sistema Único de Saúde – Conitec. *Procedimento cirúrgico para correção intrauterina da mielomeningocele.* Conitec, 2023. p. 111.

BRASSARD, M. *et al.* Prognostic markers in twin pregnancies with an acardiac fetus. *Obstetrics & Gynecology*, v. 94, n. 3, p. 409-414, 1999.

BUCA, D. *et al.* Perinatal outcome of pregnancies complicated by placental chorioangioma: systematic review and meta-analysis. *Ultrasound in Obstetrics & Gynecology*, v. 55, n. 4, p. 441-449, 2020.

CALDARELLI, M.; DI ROCCO, C.; LA MARCA, F. Shunt complications in the first postoperative year in children with meningomyelocele. *Child's Nervous System*, v. 12, n. 12, p. 748-754, 1996.

CAPONE, V. *et al.* Definition, diagnosis, and management of fetal lower urinary tract obstruction: consensus of the ERKNet CAKUT-Obstructive Uropathy Work Group. *Nature Reviews. Urology*, v. 19, n. 5, p. 295-303, 2022.

CHAVEEVA, P. *et al.* Optimal method and timing of intrauterine intervention in twin reversed arterial perfusion sequence: case study and meta-analysis. *Fetal Diagnosis and Therapy*, v. 35, n. 4, p. 267-279, 2017.

CLEWELL, W. H. *et al.* Placement of ventriculo-amniotic shunt for hydrocephalus in a fetus. *New England Journal of Medicine*, v. 305, n. 16, p. 955, 1981.

DA ROCHA, L. S. N. *et al.* Open fetal myelomeningocele repair at a university hospital: surgery and pregnancy outcomes. *Archives of Gynecology and Obstetrics*, v. 304, n. 6, p. 1443-1454, 2021.

DEPREST, J. A. *et al.* Fetal surgery is a clinical reality. *Seminars in Fetal & Neonatal Medicine*, v. 15, n. 1, p. 58-67, 2010.

DEPREST, J. *et al.* Prenatal management of the fetus with isolated congenital diaphragmatic hernia in the era of the TOTAL trial. *Seminars in Fetal & Neonatal Medicine*, v. 19, n. 6, p. 338-348, 2014.

DEPREST, J. A. *et al.* Randomized trial of fetal surgery for moderate left diaphragmatic hernia. *New England Journal of Medicine*, v. 385, n. 2, p. 119-129, 2021b.

DEPREST, J. A. *et al.* Randomized trial of fetal surgery for severe left diaphragmatic hernia. *New England Journal of Medicine*, v. 385, n. 2, p. 107-118, 2021a.

DEPREST, J. *et al.* Technical aspects of fetal endoscopic tracheal occlusion for congenital diaphragmatic hernia. *Journal of Pediatric Surgery*, v. 46, n. 1, p. 22-32, 2011.

DEURLOO, K. L. *et al.* Isolated fetal hydrothorax with hydrops: a systematic review of prenatal treatment options. *Prenatal Diagnosis*, v. 27, n. 10, p. 893-899, 2007.

FONTANELLA, F. *et al.* Antenatal workup of early megacystis and selection of candidates for fetal therapy. *Fetal Diagnosis and Therapy*, v. 45, n. 3, p. 155-161, 2019b.

FONTANELLA, F. *et al.* Fetal megacystis: a lot more than LUTO. *Ultrasound in Obstetrics & Gynecology*, v. 53, n. 6, p. 779-787, 2019a.

GALINDO, A. *et al.* Fetal aortic valvuloplasty: experience and results of two tertiary centers in Spain. *Fetal Diagnosis and Therapy*, v. 42, n. 4, p. 262-270, 2017.

GOTTSCHALK, I. *et al.* Single-center outcome analysis of 46 fetuses with megacystis after intrauterine vesico-amniotic shunting with the Somatex® intrauterine shunt. *Archives of Gynecology and Obstetrics*, v. 309, n. 1, p. 145-158, 2024.

GUSCHMANN, M.; HENRICH, W.; DUDENHAUSEN, J. W. Chorioangiomas – new insights into a well-known problem. II. An immuno-histochemical investigation of 136 cases. *Journal of Perinatal Medicine*, v. 31, n. 2, p. 170-175, 2003.

HARRISON, M. R. *et al.* Management of the fetus with congenital hydronephrosis. *Journal of Pediatric Surgery*, v. 17, n. 6, p. 728-742, 1982.

HARRISON, M. R. *et al.* Successful repair in utero of a fetal diaphragmatic hernia after removal of herniated viscera from the left thorax. *New England Journal of Medicine*, v. 322, n. 22, p. 1582-1584, 1990.

HESSAMI, K. *et al.* Perinatal risk factors of neurodevelopmental impairment after fetoscopic laser photocoagulation for twin-twin transfusion syndrome: systematic review and meta-analysis. *Ultrasound in Obstetrics & Gynecology*, v. 58, n. 5, p. 658-668, 2021.

HOUTROW, A. J. *et al.* Prenatal repair and physical functioning among children with myelomeningocele: a secondary analysis of a randomized clinical trial. *Journal of the American Medical Association Pediatrics*, v. 175, n. 4, p. e205674, 2021.

HOUTROW, A. J. *et al.* Prenatal repair of myelomeningocele and school-age functional outcomes. *Pediatrics*, v. 145, n. 2, 2020.

HUNT, G. M. Open spina bifida: outcome for a complete cohort treated unselectively and followed into adulthood. *Developmental Medicine and Child Neurology*, v. 32, n. 2, p. 108-118, 1990.

HUNT, G. M. 'The median survival time in open spina bifida'. *Developmental Medicine and Child Neurology*, v. 39, n. 8, p. 568, 1997.

JANI, J. C. *et al.* Fetal lung-to-head ratio in the prediction of survival in severe left-sided diaphragmatic hernia treated by fetal endoscopic tracheal occlusion (FETO). *American Journal of Obstetrics and Gynecology*, v. 195, n. 6, p. 1646-1650, 2006.

JANI, J. C. *et al.* Observed to expected lung area to head circumference ratio in the prediction of survival in fetuses with isolated diaphragmatic hernia. *Ultrasound in Obstetrics & Gynecology*, v. 30, n. 1, p. 67-71, 2007.

JANI, J. C. *et al.* Prenatal prediction of neonatal morbidity in survivors with congenital diaphragmatic hernia: a multicenter study. *Ultrasound in Obstetrics & Gynecology*, v. 33, n. 1, p. 64-69, 2009.

JANI, J. C.; PERALTA, C. F.; NICOLAIDES, K. H. Lung-to-head ratio: a need to unify the technique. *Ultrasound in Obstetrics & Gynecology*, v. 39, n. 1, p. 2-6, 2012.

JIMENEZ, J. A. *et al.* Balloon removal after fetoscopic endoluminal tracheal occlusion for congenital diaphragmatic hernia. *American Journal of Obstetrics and Gynecology*, v. 217, n. 1, p. 78 e1-e11, 2017.

KESWANI, S. G. *et al.* Impact of continuous intraoperative monitoring on outcomes in open fetal surgery. *Fetal Diagnosis and Therapy*, v. 20, n. 4, p. 316-320, 2005.

KNIJNENBURG, P. J. C. *et al.* Intertwin membrane perforation and umbilical cord entanglement after laser surgery for twin-twin transfusion syndrome: prevalence, risk factors, and outcome. *Fetal Diagnosis and Therapy*, v. 50, n. 4, p. 289-298, 2023.

KOHL, T. *et al.* Percutaneous fetoscopic patch closure of human spina bifida aperta: advances in fetal surgical techniques may obviate the need for early postnatal neurosurgical intervention. *Surgical Endoscopy*, v. 23, n. 4, p. 890-895, 2009.

KOHN, J. R. *et al.* Management of labor and delivery after fetoscopic repair of an open neural tube defect. *Obstetrics and Gynecology*, v. 131, n. 6, p. 1062-1068, 2018.

LANGER, J. C. *et al.* Fetal hydrops and death from sacrococcygeal teratoma: rationale for fetal surgery. *American Journal of Obstetrics and Gynecology*, v. 160, n. 5, Pt 1, p. 1145-1150, 1989.

LAUDY, J. A. *et al.* Congenital diaphragmatic hernia: an evaluation of the prognostic value of the lung-to-head ratio and other prenatal parameters. *Prenatal Diagnosis*, v. 23, n. 8, p. 634-639, 2003.

LITWIŃSKA, M. *et al.* Percutaneous intratumor laser ablation for fetal sacrococcygeal teratoma. *Fetal Diagnosis and Therapy*, v. 47, n. 2, p. 138-144, 2020.

MALLMANN, M. R. *et al.* Thoracoamniotic shunting for fetal hydrothorax: predictors of intrauterine course and postnatal outcome. *Fetal Diagnosis and Therapy*, v. 41, n. 1, p. 58-65, 2017.

MEULI, M. *et al.* In utero repair of experimental myelomeningocele saves neurological function at birth. *Journal of Pediatric Surgery*, v. 31, n. 3, p. 397-402, 1996.

MITCHELL, L. E. *et al.* Spina bifida. *Lancet*, v. 364, n. 9448, p. 1885-1895, 2004.

MON, R. A. *et al.* Outcomes of fetuses with primary hydrothorax that undergo prenatal intervention (prenatal intervention for hydrothorax). *Journal of Surgical Research*, v. 221, p. 121-127, 2018.

MORRIS, J. K. *et al.* Trends in congenital anomalies in Europe from 1980 to 2012. *Public Library of Science One*, v. 13, n. 4, p. e0194986, 2018.

MORRIS, R. K. *et al.* Outcome in fetal lower urinary tract obstruction: a prospective registry study. *Ultrasound in Obstetrics & Gynecology*, v. 46, n. 4 p. 424-431, 2015.

MORRIS, R. K. *et al.* Percutaneous vesicoamniotic shunting versus conservative management for fetal lower urinary tract obstruction (PLUTO): a randomised trial. *Lancet*, v. 382, n. 9903, p. 1496-1506, 2013.

NASSR, A. A. *et al.* Effectiveness of vesicoamniotic shunt in fetuses with congenital lower urinary tract obstruction: an updated systematic review and meta-analysis. *Ultrasound in Obstetrics & Gynecology*, v. 49, n. 6, p. 696-703, 2017.

NEVES DA ROCHA, L. S. *et al.* Risk factors for shunting at 12 months following open fetal repair of spina bifida by mini-hysterotomy. *Journal of Perinatal Medicine*, v. 51, n. 6, p. 792-797, 2023.

ORTIZ, J. U. et al. Chorioamniotic membrane separation after fetoscopy in monochorionic twin pregnancy: incidence and impact on perinatal outcome. *Ultrasound in Obstetrics & Gynecology*, v. 47, n. 3, p. 345-349, 2016.

PANSKY, B. *Review of Medical Embryology*. New York: Macmillan, 1982.

PAPANNA, R. *et al.* Chorioamnion separation as a risk for preterm premature rupture of membranes after laser therapy for twin-twin transfusion syndrome. *Obstetrics and Gynecology*, v. 115, n. 4, p. 771-776, 2010.

PEDREIRA, D. A. *et al.* Endoscopic surgery for the antenatal treatment of myelomeningocele: the CECAM trial. *American Journal of Obstetrics and Gynecology*, v. 214, n. 1, p. 111.e1-e11, 2016.

PEETERS, S. H. *et al.* Iatrogenic perforation of intertwin membrane after laser surgery for twin-to-twin transfusion syndrome. *Ultrasound in Obstetrics & Gynecology*, v. 44, n. 5, p. 550-556, 2014.

PERALTA, C. F. A. *et al.* Fetal open spinal dysraphism repair through a mini-hysterotomy: Influence of gestational age at surgery on the perinatal outcomes and postnatal shunt rates. *Prenatal Diagnosis*, v. 40, n. 6, p. 689-697, 2020.

PERALTA, C. F. *et al.* Assessment of lung area in normal fetuses at 12-32 weeks. *Ultrasound in Obstetrics & Gynecology*, v. 26, n. 7, p. 718-724, 2005.

PERALTA, C. F. *et al.* Fetal lung volume after endoscopic tracheal occlusion in the prediction of postnatal outcome. *American Journal of Obstetrics and Gynecology*, v. 198, n. 1, p. 60e1-5, 2008.

PERANTEAU, W. H. *et al.* Effect of single and multiple courses of maternal betamethasone on prenatal congenital lung lesion growth and fetal survival. *Journal of Pediatric Surgery*, v. 51, n. 1, p. 28-32, 2016.

PERANTEAU, W. H. *et al.* Thoracoamniotic shunts for the management of fetal lung lesions and pleural effusions: a single-institution review and predictors of survival in 75 cases. *Journal of Pediatric Surgery*, v. 50, n. 2, p. 301-305, 2015.

QUINTERO, R. A. *et al.* Surgical management of twin reversed arterial perfusion sequence. *American Journal of Obstetrics and Gynecology*, v. 194, n. 4, p. 982-991, 2006.

RUANO, R. *et al.* Fetal intervention for severe lower urinary tract obstruction: a multicenter case-control study comparing fetal cystoscopy with vesicoamniotic shunting. *Ultrasound in Obstetrics & Gynecology*, v. 45, n. 4, p. 452-458, 2015.

RUANO, R. *et al.* Lower urinary tract obstruction: fetal intervention based on prenatal staging. *Pediatric Nephrology*, v. 32, n. 10, p. 1871-1878, 2017.

RUANO, R. *et al.* Percutaneous laser ablation under ultrasound guidance for fetal hyperechogenic microcystic lung lesions with hydrops: a single center cohort and a literature review. *Prenatal Diagnosis*, v. 32, n. 12, p. 1127-1132, 2012.

RUSSO, F. M. *et al.* Fetal endoscopic tracheal occlusion reverses the natural history of right-sided congenital diaphragmatic hernia: European multicenter experience. *Ultrasound in Obstetrics & Gynecology*, v. 57, n. 3, p. 378-385, 2021.

RUSSO, F. M. *et al.* Lung size and liver herniation predict need for extracorporeal membrane oxygenation but not pulmonary hypertension in isolated congenital diaphragmatic hernia: systematic review and meta-analysis. *Ultrasound in Obstetrics & Gynecology*, v. 49, n. 6, p. 704-713, 2017.

SANANES, N. *et al.* Two-year outcomes after diagnostic and therapeutic fetal cystoscopy for lower urinary tract obstruction. *Prenatal Diagnosis*, v. 36, n. 4, p. 297-303, 2016.

SANZ CORTES, M. *et al.* Experience of 300 cases of prenatal fetoscopic open spina bifida repair: report of the International Fetoscopic Neural Tube Defect Repair Consortium. *American Journal of Obstetrics and Gynecology*, v. 225, n. 6, p. 678.e1-e11, 2021.

SENAT, M. V. *et al.* Endoscopic laser surgery versus serial amnioreduction for severe twin-to-twin transfusion syndrome. *New England Journal of Medicine*, v. 351, n. 2, p. 136-144, 2004.

SHAMSHIRSAZ, A. A. *et al.* Primary fetal pleural effusion: characteristics, outcomes, and the role of intervention. *Prenatal Diagnosis*, v. 39, n. 6, p. 484-488, 2019.

SIVAL, D. A. *et al.* Perinatal motor behaviour and neurological outcome in spina bifida aperta. *Early Human Development*, v. 50, n. 1, p. 27-37, 1997.

SLAGHEKKE, F. *et al.* Fetoscopic laser coagulation of the vascular equator versus selective coagulation for twin-to-twin transfusion syndrome: an open-label randomised controlled trial. *Lancet*, v. 383, n. 9935, p. 2144-2151, 2014.

SMAJDOR, A. Ethical challenges in fetal surgery. *Journal of Medical Ethics*, v. 37, n. 2, p. 88-91, 2011.

SMITH, R. P.; ILLANES, S.; DENBOW, M. L.; SOOTHILL, P. W. Outcome of fetal pleural effusions treated by thoracoamniotic shunting. *Ultrasound in Obstetrics & Gynecology*, v. 26, n. 1, p. 63-66, 2005.

STIEFEL, D.; COPP, A. J.; MEULI, M. Fetal spina bifida in a mouse model: loss of neural function in utero. *Journal of Neurosurgery*, v. 106, 3 Suppl, p. 213-221, 2007.

STIRNEMANN, J. *et al.* Intrauterine fetoscopic laser surgery versus expectant management in stage 1 twin-to-twin transfusion syndrome: an international randomized trial. *American Journal of Obstetrics and Gynecology*, v. 224, n. 5, p. 528.e1.e12, 2021.

TAVARES DE SOUSA, M. *et al.* First-trimester intervention in twin reversed arterial perfusion sequence. *Ultrasound in Obstetrics & Gynecology*, v. 55, n. 1, p. 47-49, 2020.

TULIPAN, N. *et al.* Intrauterine myelomeningocele repair reverses preexisting hindbrain herniation. *Pediatric Neurosurgery*, v. 31, n. 3, p. 137-142, 1999.

VAN CALSTER, B. *et al.* The randomized Tracheal Occlusion To Accelerate Lung growth (TOTAL)-trials on fetal surgery for congenital diaphragmatic hernia: reanalysis using pooled data. *American Journal of Obstetrics and Gynecology*, v. 226, n. 4, p. 560.e1-e24, 2022.

VAN MIEGHEM, T. *et al.* Minimally invasive therapy for fetal sacrococcygeal teratoma: case series and systematic review of the literature. *Ultrasound in Obstetrics & Gynecology*, v. 43, n. 6, p. 611-619, 2014.

ZANINI, A. *et al.* Intrauterine ultrasound-guided laser coagulation as a first step for treatment of prenatally complicated bronchopulmonary sequestration: our experience and literature review. *European Journal of Pediatric Surgery*, v. 32, n. 6, p. 536-542, 2022.

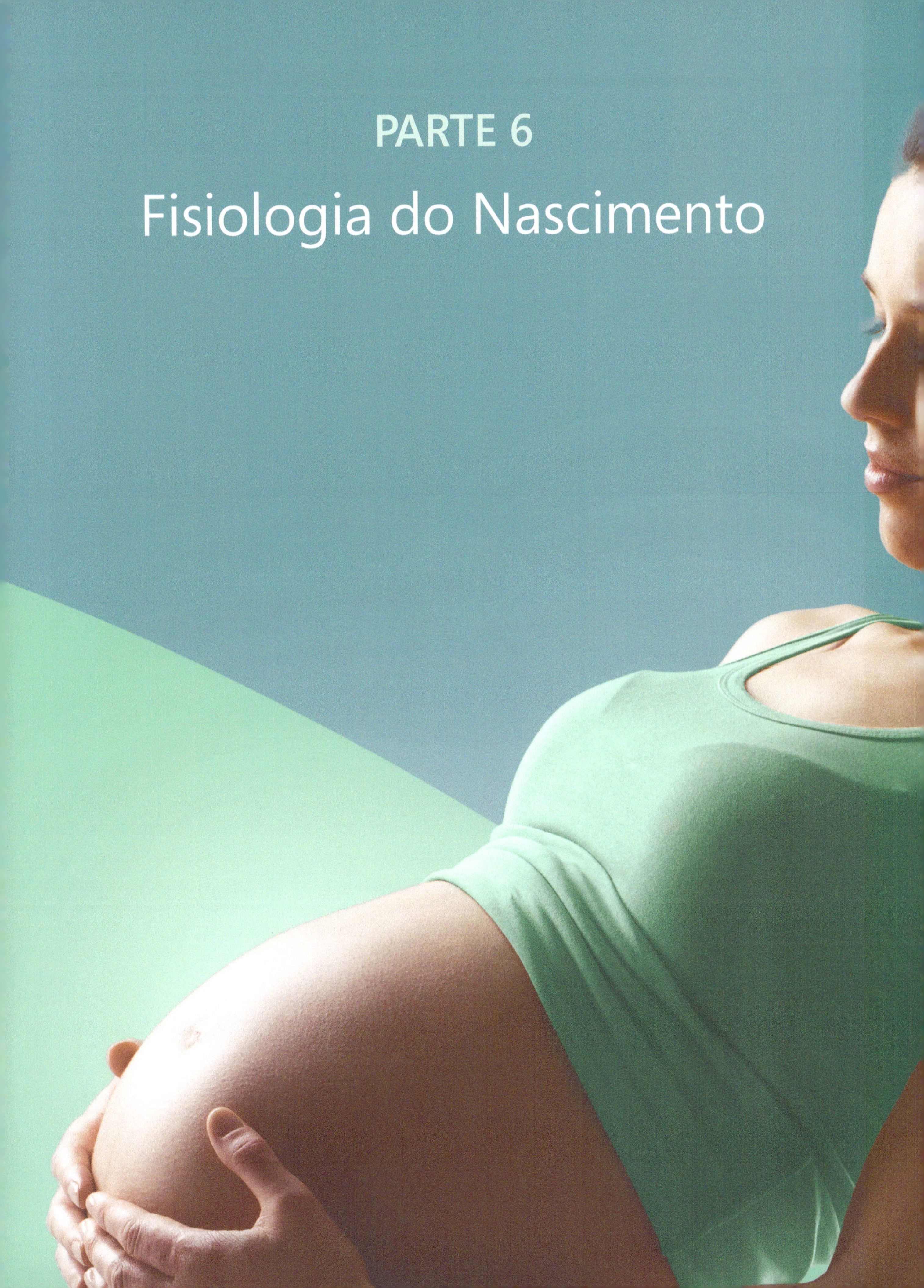

PARTE 6

Fisiologia do Nascimento

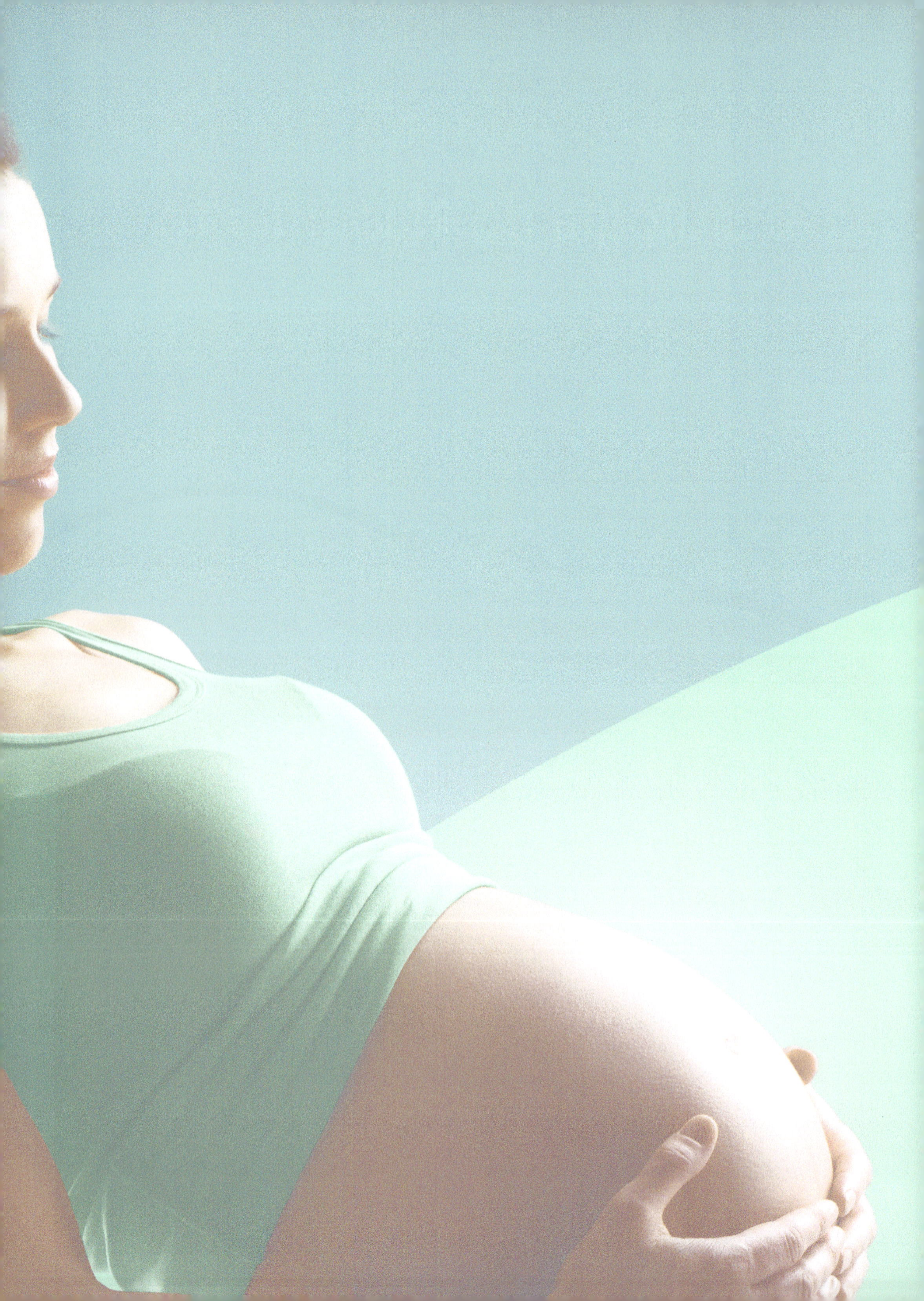

CAPÍTULO 79

Determinismo do Parto

Elton Carlos Ferreira

INTRODUÇÃO

Intensamente estudado, o desencadeamento do trabalho de parto em humanos ainda permanece pouco compreendido. Algumas hipóteses e teorias comprovadas em outros mamíferos como sendo o evento que determina o trabalho de parto não explicam completamente o mecanismo envolvido no determinismo do parto em humanos.

Muitos estudos sugerem que o feto controlaria o momento do trabalho de parto. Isso foi demonstrado em estudos em ovelhas, em que uma elevação acentuada na secreção adrenal de cortisol fetal, mediada pelo aumento dos níveis de corticotropina (CRH), seria o mecanismo responsável por iniciar uma cascata de eventos que resultaria no trabalho de parto. Nessa espécie, o cortisol produzido pela adrenal fetal induz a expressão da 17-alfa-hidroxilase/17,20-liase para converter progesterona em estrogênios. O consequente aumento de estrogênios e a diminuição de progesterona estimulam a liberação placentária de prostaglandina F2 alfa (PGF2 alfa), que aumenta a resposta miometrial à ocitocina e estimula as contrações. Entretanto, a placenta humana não possui a enzima 17-alfa-hidroxilase/17,20-liase.

Nessa complexa cascata dos fenômenos envolvidos no trabalho de parto, não é possível, portanto, destacar apenas um hormônio ou uma substância que seria responsável pelo desencadeamento do parto. Sabe-se, porém, que existe uma via final comum, que resultaria em quebra da quiescência uterina, com posterior ativação miometrial e estímulo às contrações do útero.

Dessa forma, podemos dividir a atividade uterina durante a gestação em quatro fases fisiológicas:

- Fase inibitória: nessa fase, vários fatores devem agir de maneira integrada para garantir a quiescência uterina, impedindo a atividade contrátil efetiva do miométrio. Fazem parte desse processo progesterona, óxido nítrico, relaxina, prostaciclina, peptídeo vasoativo intestinal, peptídeo relacionada ao hormônio da paratireoide, peptídeo relacionado ao gene da calcitonina, adrenomedulina
- Fase de ativação: a ativação envolve uma série de modificações estruturais e bioquímicas no miométrio, promovendo aumento dos receptores de ocitocina e de prostaglandinas, aumento dos canais iônicos e das junções entre as células miometriais adjacentes (*gap junctions*). Essas modificações permitirão um sincronismo contrátil do miométrio, propiciando mecanismos para contrações mais coordenadas e efetivas
- Fase de estimulação: o útero já "ativado" é estimulado por substâncias uterotônicas, como a ocitocina e as PGF2 alfa e E2, provocando as contrações uterinas que culminam com o nascimento do concepto
- Fase de involução: nessa fase mediada principalmente pela ocitocina, o útero involui ao longo de semanas.

Levando-se em consideração as fases descritas, serão analisados o papel de hormônios e neuropeptídeos maternos e o papel do eixo hipotálamo-hipófise-adrenal fetal no determinismo do parto.

PROGESTERONA

A progesterona exerce papel fundamental na manutenção da gestação nas primeiras semanas da gravidez, porém, sua função nas fases mais tardias permanece menos compreendida. Acreditava-se, como mencionado anteriormente, que a queda dos níveis plasmáticos da progesterona materna acompanhada pela elevação do estrogênio seria o gatilho para o desencadeamento do trabalho de parto. Porém, estudos mostraram que os níveis plasmáticos maternos de progesterona no trabalho de parto são semelhantes àqueles medidos 1 semana antes. Além disso, o uso de antagonistas de progesterona não é capaz de desencadear o trabalho de parto, assim como o uso de análogos da progesterona não é efetivo em inibir as contrações no trabalho de parto. Entretanto, apesar de os níveis circulantes maternos de progesterona não se alterarem, acredita-se que haja uma diminuição de sua atividade no útero (queda funcional) e essa diminuição estaria implicada na promoção da "cascata" do trabalho de parto.

PROSTAGLANDINAS

O aumento na síntese de prostaglandinas (PG) no compartimento uterino, predominantemente oriundas da decídua e das membranas fetais, tem papel fundamental no determinismo do parto e representa a via final comum da deflagração do trabalho de parto. Duas das principais PG envolvidas nesse processo são a PGF2 alfa e a PGE2, apesar de exercerem papéis distintos. A PGE2 age principalmente no remodelamento do colo uterino e na ruptura das membranas, enquanto a PGF2 alfa está mais relacionada ao mecanismo de ativação miometrial (fase de ativação).

OCITOCINA

Apesar de exercer papel fundamental durante o trabalho de parto, parto, dequitação, involução uterina e ejeção do leite, é pouco provável que esse hormônio sozinho seja o gatilho responsável por determinar o trabalho de parto. Os níveis circulantes maternos de ocitocina não se alteram significativamente durante a gestação ou no início do trabalho de parto, mas aumentam consideravelmente durante a dequitação. Por outro lado, mesmo sem elevação de seus níveis plasmáticos, há aumento na expressão de seus receptores miometriais durante toda gestação, atingindo sua quantidade máxima no início do trabalho de parto.

É sabido que a ocitocina, além de ser produzida pelo hipotálamo materno e liberada pela neuro-hipófise, também é secretada pela placenta, pela decídua e pelo feto. Essa ocitocina feto-placentária e decidual teria um efeito autócrino e parácrino, promovendo e mantendo a contração miometrial. Importante ressaltar que a ocitocina, além estimular a contração a partir de seu efeito direto sobre seus receptores, também age de forma indireta, estimulando a produção de PG decidual.

ESTROGÊNIO

O estrogênio na gestação é produzido principalmente pela placenta e, por si só, aumento dos seus níveis próximo ao parto não é capaz de desencadear o trabalho de parto em humanos. Apesar de não determinar o trabalho de parto, seu aumento tem papel importante nas células miometriais, promovendo elevação na expressão dos receptores de ocitocina e aumento das *gap junctions*, tornando o miométrio capaz de gerar e coordenar contrações.

CITOCINAS

Algumas citocinas orginalmente implicadas no trabalho de parto prematuro associado à infecção podem também desempenhar um papel no determinismo do parto fisiológico. As interleucinas (IL-1 e 6, além do fator de necrose tumoral alfa (TNF-alfa), têm seus níveis circulantes maternos aumentados antes do início do trabalho de parto, assim como há aumento da IL-8 na decídua, no miométrio e nas membranas fetais.

EIXO HIPOTÁLAMO-HIPÓFISE-ADRENAL FETAL

A ativação desse eixo ocorre no final da gestação e resulta na produção e liberação de grande quantidade de cortisol pela adrenal fetal. Esse cortisol estimula a produção de corticotropina (CRH) pela placenta, decídua e membranas fetais. Os níveis plasmáticos de CRH maternos aumentam gradativamente durante a segunda metade da gestação, atingindo crescimento expressivo nas 6 a 8 semanas que antecedem o parto. Os níveis aumentados de glicocorticoides, consequentes ao aumento do CRH, provocam aumento na produção de prostaglandinas pelas membranas fetais e inibem a produção e a expressão dos receptores de progesterona uterinos. Logo, a ativação do eixo hipotálamo-hipófise-adrenal fetal altera a quiescência uterina, promove ativação e estimulação miometrial, exercendo, portanto, um papel fundamental no determinismo do parto.

CONSIDERAÇÕES FINAIS

O processo fisiológico do trabalho de parto a termo representa um evento de alta complexidade, englobando uma série integrada de transformações no miométrio, na decídua e no colo uterino.

Pode-se plausivelmente inferir a existência de uma "cascata de parto" a termo, que desativa os mecanismos que mantêm a inatividade uterina e mobiliza fatores que estimulam a atividade uterina.

Nesse contexto, o feto exerce importante papel no determinismo do parto, coordenando a mudança na atividade miometrial por meio da produção de hormônios esteroides placentários, da distensão mecânica do útero e pela secreção de hormônios neuro-hipofisários, além de outros estímulos para a síntese de prostaglandinas.

Uma vez que tanto o miométrio quanto o colo do útero estejam preparados, fatores provenientes da unidade feto-placentária induzem uma alteração no padrão de atividade miometrial, transitando de contrações irregulares para contrações regulares e coordenadas. Isso resulta no apagamento e dilatação cervical, na ruptura das membranas fetais e na expulsão dos produtos da concepção.

REFERÊNCIAS BIBLIOGRÁFICAS

CAMPBELL, E.A. *et al.* Plasma corticotropin-releasing hormone concentrations during pregnancy and parturition. *Journal of Clinical Endocrinology and Metabolism*, v. 64, p. 1054, 1987.

CASEY, M.L.; MACDONALD, P.C. Biomolecular processes in the initiation of parturition: decidual activation. *Clinical Obstetrics and Gynecology*, v. 31, p. 533, 1988.

FUCHS, A.R. *et al.* Oxytocin receptors in the human uterus during pregnancy and parturition. *American Journal of Obstetrics and Gynecology*, v. 150, p. 734, 1984.

GARFIELD, R.E.; KANNAN, M.S.; DANIEL, E.E. Gap junction formation in myometrium: control by estrogens, progesterone, and prostaglandins. *American Journal of Physiology*, v. 238, p. C81, 1980.

LIGGINS, G.C. Initiation of labour. *Journal of Neonatal Biology*, v. 55, p. 366, 1989.

LÓPEZ BERNAL, A. *et al.* Parturition: Activation of stimulatory pathways or loss of uterine quiescence? *Advances in Experimental Medicine and Biology*, v. 395, p. 435, 1995.

MCLEAN, M. *et al.* A placental clock controlling the length of human pregnancy. *Nature Medicine*, v. 1, p. 460, 1995.

MENDELSON, C.R. Minireview: fetal-maternal hormonal signaling in pregnancy and labor. *Molecular Endocrinology*, v. 23, p. 947, 2009.

NORWITZ, E.R.; ROBINSON, J.N.; CHALLIS, J.R. The control of labor. *The New England Journal of Medicine*, v. 341, p. 660, 1999.

NORWITZ, E.R.; ROBINSON, J.N.; REPKE, J.T. The initiation of parturition: A comparative analysis across the species. *Current Problems in Obstetrics, Gynecology, and Fertility*, v. 22, p. 41, 1999.

ROMERO, R. *et al.* Increase in prostaglandin bioavailability precedes the onset of human parturition. *Prostaglandins, Leukotrienes & Essential Fatty Acids*, v. 54, p. 187, 1996.

SMITH, R. Parturition. *The New England Journal of Medicine*, v. 356, p. 271, 2007.

TERZIDOU, V. *et al.* Mechanical stretch up-regulates the human oxytocin receptor in primary human uterine myocytes. *Journal of Clinical Endocrinology and Metabolism*, v. 90, p. 237, 2005.

UNAL, E.R. *et al.* Maternal inflammation in spontaneous term labor. *American Journal of Obstetrics and Gynecology*, v. 204, p. 223.e1, 2011.

ZAKAR, T.; HERTELENDY, F. Progesterone withdrawal: Key to parturition. *American Journal of Obstetrics and Gynecology*, v. 196, p. 289, 2007.

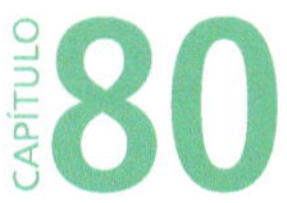

Avaliação da Bacia Obstétrica

Roberto Magliano • José Elias Soares da Rocha • Marcelo Tissiane • Roberto Magliano de Morais Filho

INTRODUÇÃO

Em comparação com outros primatas, o parto é notavelmente difícil nos seres humanos, porque a cabeça de um recém-nascido é grande em relação às dimensões da pelve materna (Wittman e Wall, 2007).

O trabalho obstruído ocorre em 3 a 6% de todos os partos e é considerado globalmente responsável por 8% de todas as mortes maternas hoje. A causa mais frequente de trabalho obstruído é a desproporção cefalopélvica – uma incompatibilidade entre a cabeça fetal e a pelve da mãe. Sem intervenção médica efetiva, a mortalidade materna por parto é estimada em 1,5%, mas muitas mulheres experimentam morbidade aguda ou crônica e desenvolvem incapacidades duradouras como consequência do trabalho de parto obstruído. Parece intrigante que as fêmeas não tenham desenvolvido, ao longo do tempo, pelves mais largas apesar do alto risco de mortalidade e morbidade materna ligado ao parto.

Cerca de 7 milhões de anos atrás, os nossos mais antigos antepassados da cadeia evolutiva, os Hominini, apresentavam poucos traços em comum conosco, exceto que andavam eretos sobre duas patas.

As fêmeas tinham que ter a pelve estreita, com a vagina comprimida, para poder andar bem sobre as duas pernas. Por sua vez, os fetos estavam desenvolvendo cabeças maiores e foi ficando cada vez mais difícil para os filhotes passar por pelve tão estreitas.

O nascimento tornou-se doloroso e potencialmente mortal – e continua assim até os nossos dias. Em 1960, o antropólogo americano Sherwood Washburn deu a essa ideia o nome de *dilema obstétrico*.

A premissa básica do dilema obstétrico é a de que a pelve feminina é controlada por duas forças que se opõem, a necessidade de ser estreita para andar e a de ser larga para dar à luz. Essa teoria, entretanto, não é unanimemente aceita e alguns cientistas acreditam que a teoria de Washburn é muito simplista e que muitos outros fatores também contribuíram para o problema do parto humano.

Para Fischer e Mitteroecker (2015), "os seres humanos desenvolveram uma ligação complexa entre a forma da pelve, a estatura e a circunferência da cabeça que não foi reconhecida antes. Os padrões de covariância identificados contribuem para melhorar o 'dilema obstétrico'. As fêmeas com cabeça grande, que são susceptíveis de dar origem a neonatos com cabeça grande, possuem canais de parto que são moldados para acomodar melhor os neonatos de cabeça larga. As fêmeas de baixa estatura com risco aumentado de incompatibilidade cefalopélvica possuem uma bacia mais redonda, o que é benéfico para obstetrícia. Sugerimos que essas covariâncias evoluíram pela forte seleção resultante do parto".

Consoante Dunsworth (2012), a teoria do dilema obstétrico prescinde de uma peça importante: a energia. "Algumas grávidas costumam dizer brincando que o desenvolvimento do feto é como o de um parasita. Em certo sentido, é isso mesmo: seu consumo de energia aumenta a cada dia. Os cérebros humanos têm uma fome insaciável de energia. Desenvolver um segundo pequeno cérebro no seu útero pode levar uma grávida à beira do esgotamento em termos metabólicos".

Dunsworth chama isso de hipótese da energia e gestação do crescimento (EGG, em inglês). Ela sugere que a duração da gravidez humana é determinada pela dificuldade em continuar a nutrir um feto depois de 39 semanas – não pela dificuldade de empurrar um bebê pelo canal vaginal.

Teoricamente, a evolução poderia ter feito a pelve das mulheres maior, mas isso não aconteceu. "O canal vaginal é grande o bastante para a passagem do feto", diz.

Um estudo de 2016 de Marcia Ponce de León e Christoph Zollikofer da Universidade de Zurique, na Suíça, examinou dados pélvicos de 275 pessoas – homens e mulheres – de todas as idades e demonstrou que o corpo das mulheres muda à medida que elas vão envelhecendo.

Os autores sugerem que a pelve feminina atinge sua morfologia obstetricamente mais adequada em torno do tempo de fertilidade máxima (25 a 30 anos), mas depois reverte para um modo de desenvolvimento semelhante ao dos machos, o que reduz significativamente as dimensões do canal de parto. A forma da bacia feminina torna-se mais redonda (mais ginecoide) até cerca de 40 a 45 anos, e mais oval a partir de então. Além disso, o ângulo subpúbico diminui em fêmeas após 40 a 45 anos. Essas mudanças no desenvolvimento são provavelmente mediadas por mudanças hormonais durante a puberdade e a menopausa; a remodelação do osso pélvico persiste na idade adulta e provavelmente é mediada pela expressão hormonal esteroide específica do sexo, indicando ajuste *on demand* da forma pélvica às necessidades do parto. A teoria foi batizada de "dilema obstétrico do desenvolvimento".

Em dezembro de 2016, Fischer e Mitteroecker ganharam destaque com um estudo que indicava que bebês maiores têm atualmente maior chance de sobrevivência do que em tempos passados e que o tamanho ao nascer é de alguma forma hereditário.

Juntos, esses fatores podem aumentar a quantidade de fetos humanos que ultrapassam o tamanho determinado pela pelve feminina e isso poderia causar mortes nos partos. Adicionalmente, os pesquisadores fizeram a seguinte pergunta: Por que a taxa de problemas de nascimento, em particular o que chamamos de desproporção fetopélvica, é tão alta? Eles estimaram que esses casos aumentaram de 30 em 1.000 na década de 1960 para 36 em 1.000 nascimentos hoje.

Historicamente, esses genes não teriam sido passados de mãe para filho, pois ambos morreriam em trabalho de parto.

Todavia, muitos bebês nascem por meio de cesarianas, evitando as complicações de um parto transpélvico. "Sem intervenção médica moderna, tais problemas eram frequentemente letais e isto, de uma perspectiva evolutiva, de seleção".

"As mulheres com uma pelve muito estreita não teriam sobrevivido ao nascimento há 100 anos. Elas agora transmitem seus genes codificando uma pelve estreita para suas filhas."

Fischer e Mitteroecker (*apud* Wittman e Wall, 2007) sugeriram que, nas sociedades onde a cesariana se tornou mais comum, os fetos podem agora ser "muito maiores" e ainda ter chance de sobrevivência razoável. Uma das consequências é que o número de mulheres que deram à luz bebês grandes demais para passar pelas suas pelves aumentou 20% em poucas décadas, em algumas partes do mundo.

Com base nesse estudo, os autores preveem que o uso regular de cesarianas nas últimas décadas levou ao aumento evolutivo das taxas de desproporção fetopélvica em 10 a 20%.

ANATOMIA DA PELVE ÓSSEA

Anatomicamente, a pelve obstétrica está dividida em grande e pequena bacia ou escavação, e a grande também é denominada "pelve falsa" e se localiza acima da linha terminal, tendo como limite lateral as fossas ilíacas, posteriormente à coluna vertebral e anteriormente à porção inferior da musculatura abdominal (Figura 80.1).

A pelve verdadeira é a parte da bacia obstétrica mais importante do ponto de vista da parturição; seus limites são constituídos superiormente pela linha terminal, posteriormente pela superfície anterior do sacro, lateralmente pela superfície interna dos ísquios, ligamentos e fendas sacrociáticas e anteriormente tem como limite o púbis, o ísquio e o forame obturador (Figuras 80.1 e 80.2).

É constituída basicamente por quatro ossos: dois ilíacos, o sacro e o cóccix, que, por sua vez, são constituídos pela união de ílio, ísquio e púbis. Esses ossos se articulam entre si dando origem às articulações denominadas "sínfise púbica", "articulações sacroilíacas" e "sacrococcígea" (Figuras 80.2 e 80.3). Esse conjunto ósseo articulado entre si constitui, na mulher, a parte óssea do canal do parto, que, associada às partes moles representadas pela musculatura pélvica, útero e vagina, formam o trajeto ou canal do parto.

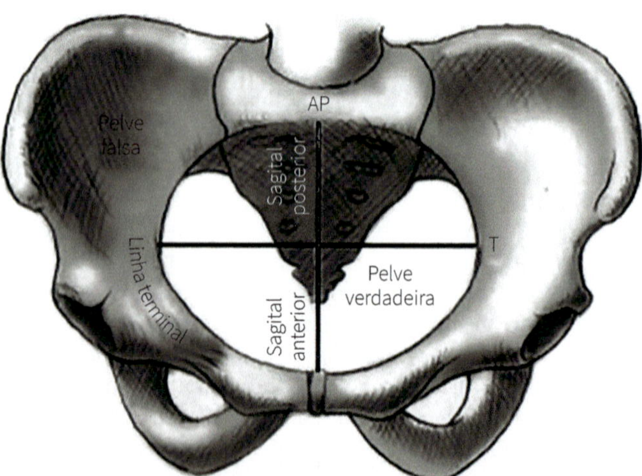

Figura 80.1 Bacia obstétrica falsa: acima da linha terminal; verdadeira: abaixo da linha terminal. AP: anteroposterior; T: transversal. (Adaptada de: Montenegro e Rezende Filho, 2017.)

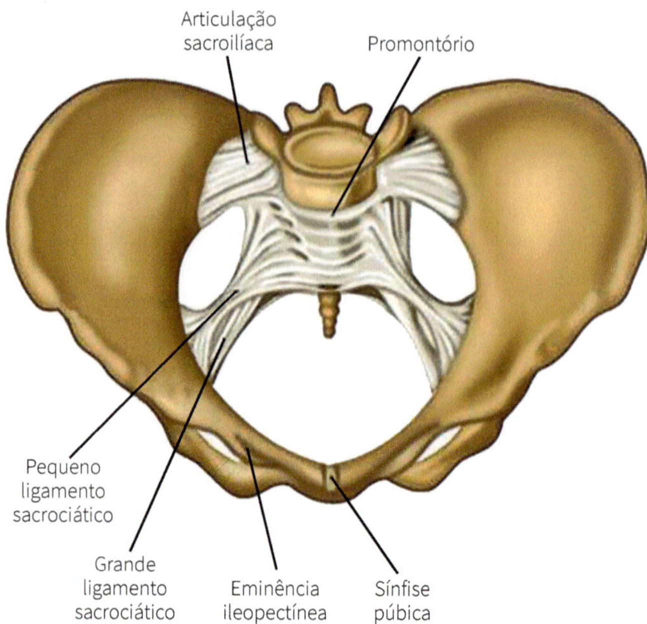

Figura 80.2 Pelve obstétrica: constituída pelos ossos ilíacos, sacro e cóccix. (Adaptada de: Montenegro e Rezende Filho, 2017.)

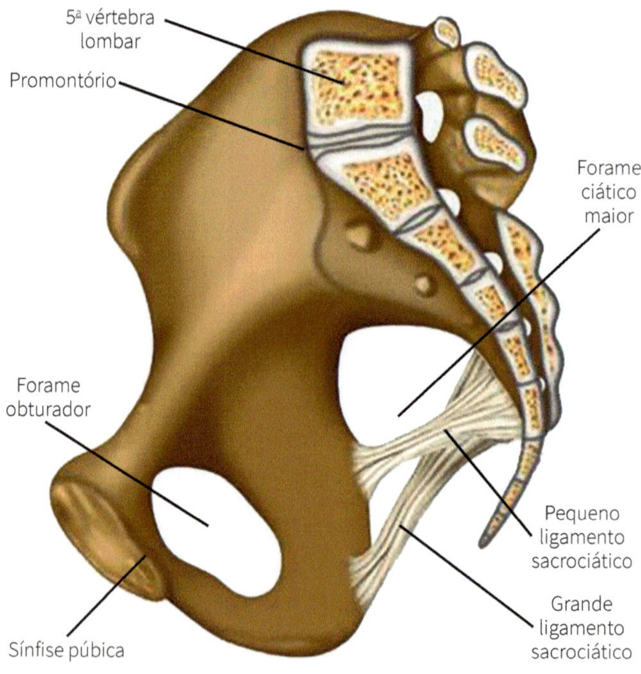

Figura 80.3 Osso ilíaco, constituído por ílio, ísquio e púbis e suas articulações, forames e ligamentos. (Adaptada de: Montenegro e Rezende Filho, 2017.)

Ossos da bacia

O sacro localiza-se entre os dois ossos ilíacos e se articula com eles por meio da articulação sacroilíaca. Juntamente com a quinta vértebra lombar, constitui o ângulo sacrovertebral, cujo vértice é denominado "promontório". Sua face anterior, voltada para a pelve, é côncava e apresenta algumas diferenças anatômicas de acordo com os vários tipos de bacia.

O cóccix é formado pela fusão de quatro vértebras rudimentares e se une ao sacro por meio da articulação sacrococcígea, que apresenta grande mobilidade durante o parto.

O osso ilíaco é constituído pela fusão de três ossos (ílio, ísquio e púbis) em um processo que se completa entre os 15 e 16 anos. Na face lateral externa desse osso, no ponto de ossificação desses três ossos, há uma depressão circular grande denominada "acetábulo". Tal depressão é o ponto de articulação da pelve com os membros inferiores.

O ílio é o maior dos ossos pélvicos, localiza-se na região mais superior e possui uma crista e quatro ângulos (espinhas) que servem para inserções musculares e são importantes pontos de reparo em anatomia de superfície. A crista ilíaca forma a proeminência do quadril e termina anteriormente na espinha ilíaca anterossuperior; logo abaixo está a espinha ilíaca anteroinferior. Posteriormente, a crista ilíaca termina na espinha ilíaca posterossuperior, abaixo da qual se localiza a espinha ilíaca posteroinferior, e abaixo está a incisura isquiática maior, pela qual passa o nervo isquiático. Medialmente à porção posterior da crista ilíaca, se encontra a tuberosidade ilíaca (ponto de inserção do ligamento sacroilíaco), e na face medial do ílio está a face auricular rugosa, que se articula com o sacro. Sua face anterior é lisa e côncava, denominada "fossa ilíaca".

O ísquio é o osso posteroinferior do quadril. Medialmente, encontra-se a espinha isquiática, ponto de reparo importante na avaliação da descida fetal durante o trabalho de parto. Imediatamente acima e abaixo desse processo anatômico, estão localizadas, respectivamente, a incisura isquiática maior e a menor. Inferiormente, encontra-se a tuberosidade isquiática, que sustenta o peso do corpo na posição sentada. Anteriormente, há um grande forame denominado "obturatório", formado pelos ramos anteroinferior e posteroinferior do ísquio, junto com o ramo inferior do púbis, no qual há uma membrana (obturatória) importante para a inserção muscular.

O púbis é o osso anterior do quadril. Possui ramos superior e inferior que sustentam o corpo do púbis, que se articula, por sua vez, com o púbis contralateral (sínfise púbica).

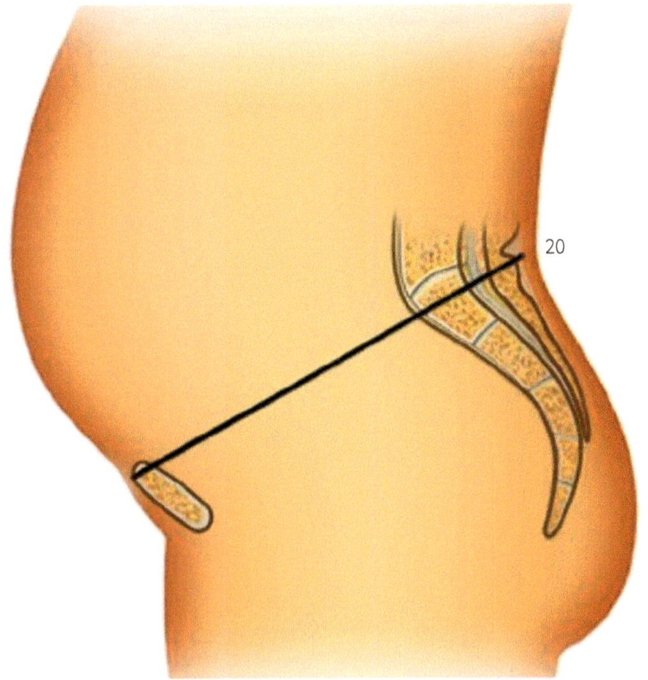

Figura 80.4 *Conjugata* obstétrica. Distância entre o promontório do sacro e a borda superior da sínfise púbica. (Adaptada de: Montenegro e Rezende Filho, 2017.)

Diâmetros da bacia

Como predito, a pelve pode ser dividida em bacia maior e menor (obstétrica). Do ponto de vista obstétrico, para a avaliação da via de parto, é necessário apenas o conhecimento das dimensões da bacia menor.

Bacia menor

A bacia menor é também denominada "escava", "escavação" ou "bacia obstétrica". Didaticamente, ela é dividida nos estreitos superior, médio e inferior e consideram-se seus respectivos diâmetros.

Estreito superior

É delimitado, no sentido posteroanterior, pelo promontório, pela borda anterior da asa do sacro, pela articulação sacroilíaca, pela linha inominada, pela eminência ileopectínea e pela borda superior da sínfise púbica. Há um diâmetro anteroposterior, de interesse obstétrico, traçado do promontório até a borda superior da sínfise púbica, cujo nome é diâmetro promontossuprapúbico (*conjugata vera* anatômica) e mede 11 cm (Figura 80.4).

Também de interesse obstétrico e medindo de 10,5 a 11 cm, o diâmetro promontopúbico mínimo (*conjugata vera* obstétrica ou diâmetro útil de Pinard), é traçado do promontório à face posterior da sínfise púbica, mais precisamente até o ponto retrossinfisário de Crouzat, situado 3 a 4 mm abaixo da borda superior da sínfise púbica (Figura 80.5).

Os diâmetros transversos são denominados "máximo", do ponto mais afastado da linha inominada à linha do lado oposto, com 13 a 13,5 cm; e "médio", que se estende na mediana da *conjugata vera* anatômica e mede 12 cm. Os diâmetros oblíquos,

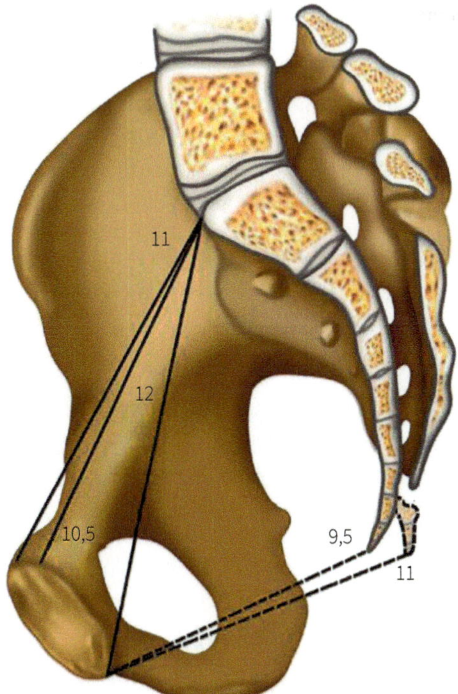

Figura 80.5 Corte sagital da bacia mostrando de cima para baixo e com os valores normais: *conjugata vera* anatômica, *conjugata vera* obstétrica, *conjugata diagonalis*, *conjugata exitus*, antes e depois da retropulsão do cóccix. (Adaptada de: Montenegro e Rezende Filho, 2017.)

também chamados "insinuação", vão de uma iminência ileopectínea à articulação sacroilíaca contralateral e recebem dos autores franceses os nomes de "direito" e "esquerdo" de acordo com a eminência ileopectínea de onde partem, e dos germânicos, nomenclaturas conforme a articulação sacroilíaca. Barr propôs uma nomenclatura mais simples: "primeiro oblíquo", que parte da eminência ileopectínea esquerda, e "segundo oblíquo", saindo da eminência ileopectínea direita. Eles medem aproximadamente 12 cm cada e o primeiro é discretamente maior que o segundo.

Estreito médio

Delimitado no sentido posteroanterior pelo ápice do sacro (precisamente entre a quarta e a quinta vértebra sacral), passa pelo processo transverso da quinta vértebra sacral, pela borda inferior dos ligamentos sacroisquiáticos e pelas espinhas isquiáticas e segue anteriormente até a margem inferior da sínfise púbica.

Dois diâmetros devem ser citados: o sacro médio-púbico (anteroposterior), que vai do meio da face anterior da terceira vértebra sacral até o meio da face posterior da sínfise púbica, medindo 12 cm; e o bi-isquiático (transverso), que se estende de uma espinha isquiática à outra, mede 10,5 cm e é o ponto de maior estreitamento do canal de parto.

Estreito inferior

É delimitado, no sentido posteroanterior, pelo promontório e pela ponta do cóccix; estende-se pela borda inferior do grande ligamento sacroisquiático, pela face interna da tuberosidade isquiática e pela borda inferior do ramo isquiopúbico, até atingir a sínfise púbica.

Esse estreito é representado por dois triângulos, tendo como base uma linha que passa pela tuberosidade isquiática. O anterior tem seu ápice no meio da borda inferior da sínfise púbica e o posterior o tem na ponta do cóccix.

Existe um diâmetro anteroposterior traçado da ponta do cóccix ao meio do diâmetro bituberoso denominado "diâmetro sagital posterior" (com 7,5 cm), que não possui interesse obstétrico. Contudo, o diâmetro cóccix-subpúbico, que se estende da ponta do cóccix à borda inferior da sínfise púbica e mede 9,5 cm, é de interesse obstétrico e, na fase final da expulsão fetal, após a retropulsão do sacro, amplia-se em 2 a 3 cm, recebendo o nome de *conjugata exitus*. Já o diâmetro transverso se situa entre as duas faces internas da tuberosidade isquiática, mede 11 cm e é chamado "bi-isquiático" ou "bituberoso".

Tipos de bacia

Para o entendimento do mecanismo que envolve o parto vaginal e suas distocias, faz-se necessária a compreensão dos diversos tipos de bacia existentes na espécie humana.

A classificação realizada no século passado por Caldwell *et al.* (1934) propõe quatro tipos de bacia (Figuras 80.6 a 80.9: ginecoide, antropoide, androide e platipeloide. A pelve ginecoide foi encontrada por esse autor em 50% das mulheres estudadas, sendo a mais adequada para o parto ocorrer através da via vaginal. Esse tipo de bacia se caracteriza por apresentar o estreito superior arredondado, a antropoide (bacia dos macacos) tem estreito superior alongado no sentido anteroposterior, a bacia androide é a masculina, cujo estreito superior é levemente triangular, enquanto a bacia platipeloide tem o estreito superior ovalado com o diâmetro anteroposterior reduzido, figuras K, W, Q e X.

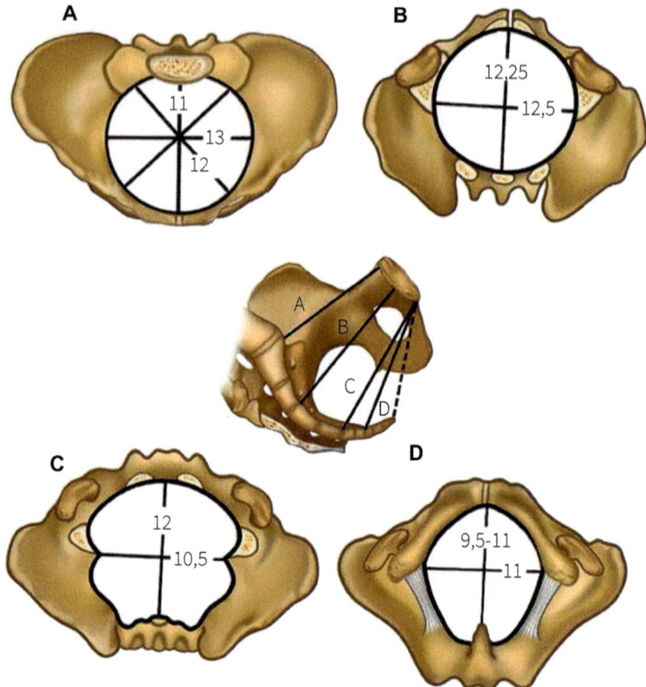

Figura 80.6 Principais planos e diâmetros da bacia obstétrica. (Adaptada de: Montenegro e Rezende Filho, 2017.)

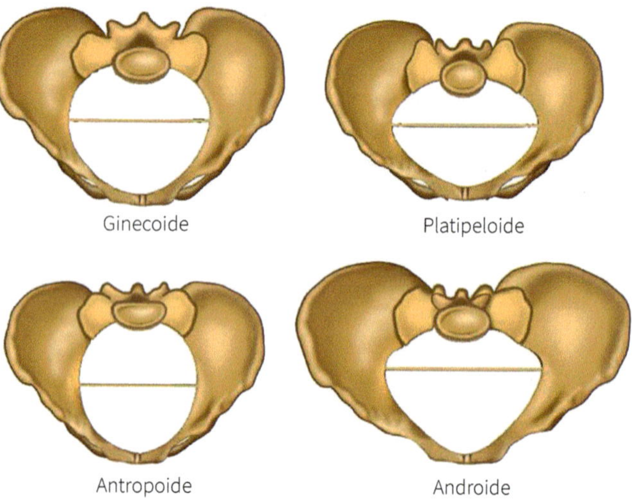

Figura 80.7 Tipos de bacia. (Adaptada de: Montenegro e Rezende Filho, 2017.)

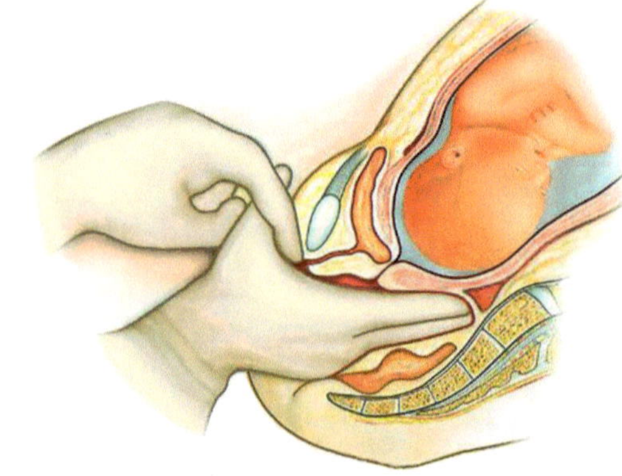

Figura 80.8 Exame de toque vaginal para mensuração da *conjugata diagonalis* que se estende da margem posterior da sínfise púbica até o promontório. (Adaptada de: Montenegro e Rezende Filho, 2017.)

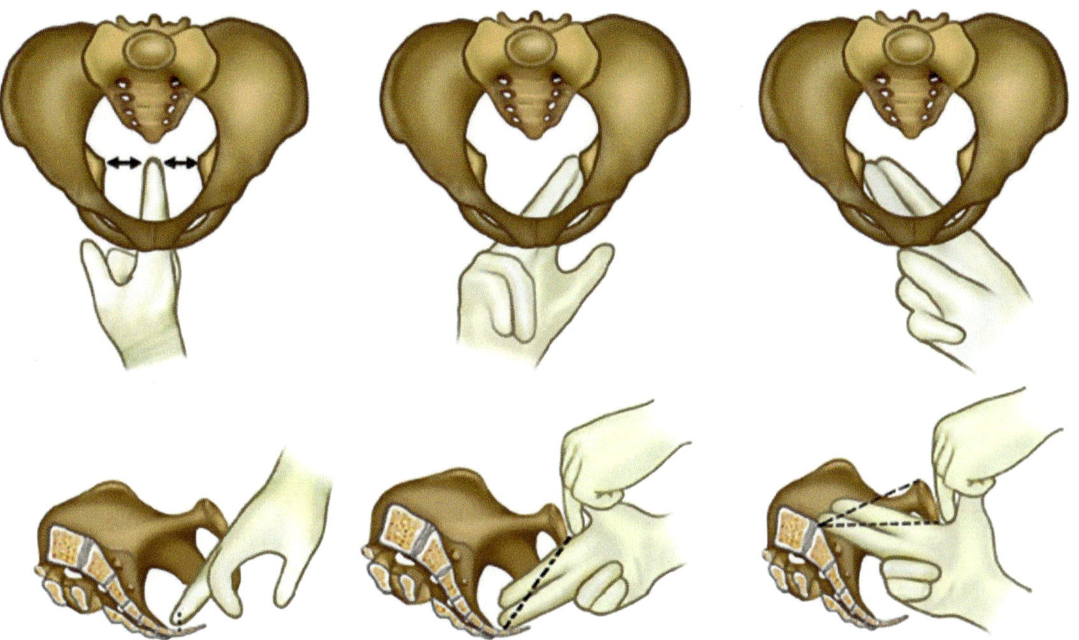

Figura 80.9 Pelvigrafia interna, principais tempos. (Adaptada de: Montenegro e Rezende Filho, 2017.)

EXAME DA BACIA

O exame clínico da bacia é fundamental para o prognóstico da permeabilidade pélvica e, portanto, para avaliar a porção superior do desfiladeiro pélvico em relação à possibilidade de o parto ocorrer através da via vaginal. Existem basicamente duas maneiras para examinar a bacia da grávida: a ***pelvimetria externa***, que utiliza instrumentos denominados "pelvímetros", e a radiopelvimetria, na qual se utiliza a radiografia por meio de raios X simples, métodos praticamente abandonados pela ausência de praticidade e, no caso da radiografia, pela possibilidade de promover ações indesejáveis decorrentes do método sobre o feto.

A ultrassonografia pode ser utilizada como propedêutica da avaliação da bacia da grávida; entretanto, tem aplicação restrita. Quando utilizada visa obter, com precisão, as medidas da *conjugata vera* obstétrica do diâmetro biespinha ciática, bem como o diâmetro biparietal do concepto.

Por sua vez, a pelvimetria interna pode ser realizada com relativa acurácia, sem a necessidade de utilizar nenhum instrumento ou aparelho, por meio do toque vaginal.

Do ponto de vista prático, a bacia é avaliada por meio das mensurações dos diâmetros internos da bacia, especificamente medindo a *conjugata* oblíqua ou *diagonalis*, cujo valor será subtraído em 1,5 cm, com a finalidade de obter a *conjugata vera* obstétrica que se estende desde a margem mais alta da sínfise pubiana até o promontório do sacro. Tem grande importância clínica, pois se trata da menor distância entre o promontório do sacro e a sínfise pubiana (ver Figura 80.8). Nos casos em que o promontório não é atingido no exame de toque, considera-se que o diâmetro anteroposterior é amplo.

A pelvigrafia externa avalia o ângulo subpúbico, também denominado "arcada púbica". Anatomicamente, representa o ápice do triângulo anterior do estreito inferior. A base do triângulo mede de 10,5 a 11 cm, e o seu ângulo deve ser maior que 90° para facilitar a adaptação do polo cefálico.

A pelvigrafia interna tem por objetivo avaliar a configuração endopélvica. Nela, analisa-se o estreito superior por meio do arco anterior, e o estreito médio pela palpação (toque) da espinha isquiática.

O arco anterior possui raio médio de 6 cm e representa a porção mais anterior da pelve menor. A sua avaliação é importante para predizer a adaptação da cabeça fetal ao estreito superior, tanto mais favorável quanto maior for o raio.

A percepção tátil das saliências das espinhas isquiáticas orienta indiretamente o avaliador acerca do estreitamento dessa região (ver Figura 80.9).

REFERÊNCIAS BIBLIOGRÁFICAS

CALDWELL, W. E.; MOLOY, H. C.; D'ESOPO, D. A. Further studies on the pelvic architecture. *American Journal of Obstetrics and Gynecology*, v. 28, n. 4, p. 482-497, 1934.

CUNNINGHAM, F. G. *et al. Williams obstetrics*. 24. ed. São Paulo: AMGH, 2016. p. 16-35.

DE BROUWERE, V.; VAN LERBERGHE, W. Reducing maternal mortality in a context of poverty. *Safe Motherhood Strategies*: A Review of the Evidence. Antwerp: Studies in Health Services Organisation & Policy, 2007.

DUNSWORTH, H. M. *et al.* Metabolic hypothesis for human altriciality. *Proceedings of the National Academy of Sciences*, v. 109, n. 38, p. 15212-15216, 2012.

FISCHER, B.; MITTEROECKER, P. Covariation between human pelvis shape, stature, and head size alleviates the obstetric dilemma. *Proceedings of the National Academy of Sciences*, v. 112, n. 18, p. 5655-5660, 2015.

HUSEYNOV, A. *et al.* Developmental evidence for obstetric adaptation of the human female pelvis. *Proceedings of the National Academy of Sciences*, v. 113, n. 19, p. 5227-5232, 2016.

MITTEROECKER P. *et al.* Cliff-edge model of obstetric selection in humans. *Proceedings of the National Academy of Sciences*, v. 113, n. 51, p. 14680-14685, 2016.

MONTENEGRO, C. A. B.; REZENDE FILHO, J. *Rezende Obstetrícia*. 13. ed. Rio de Janeiro: Guanabara Koogan, 2017.

ROSEMBERG, K. R.; TREVATHAN, W. Birth, obstetrics, and human evolution. *BJOG*, v. 109, n. 11, p. 1199-11206, 2002.

TAGUE, R. G.; LOVEJOY, C. O. The obstetric pelvis of A.L. 228-1(Lucy). *Journal of Human Evolution*, v. 15, n. 4, p. 237-255, 1986.

WASHBURN, S. L. Tools and human evolution. *Scientific American*, v. 203, n. 3; p. 63-75, 1960.

WITTMAN, A. B.; WALL, L. L. The evolutionary origins of obstructed labor: Bipedalism, encephalization, and the human obstetric dilemma. *Obstetrical & Gynecological Survey*, v. 62, n. 11, p. 739-748, 2007.

CAPÍTULO 81

Fisiologia e Avaliação da Contração Uterina

Ingrid Schwach • Jorge Francisco Kuhn dos Santos

INTRODUÇÃO

O estudo da contratilidade uterina na gestação tem importância fundamental no momento do parto, mas também é relevante em situações de indução do parto; na inibição de contrações para retardar a prematuridade; no 4º período do parto, no qual o miotamponamento previne a hemorragia pós-parto em conjunto com o trombotamponamento. A tocometria auxilia tanto no diagnóstico e no tratamento dos desvios da força motriz do útero quanto na interpretação dos padrões da frequência cardíaca fetal perante as contrações durante o trabalho de parto.

Os primeiros estudos sobre contrações uterinas foram realizados por Braxton-Hicks em 1872. Os fundamentos da fisiologia da contratilidade uterina foram, no entanto, determinados por Alvarez e Caldeyro-Barcia a partir de 1948 na Faculdade de Medicina de Montevidéu.

ANÁLISE DA PRESSÃO INTRAUTERINA

A pressão amniótica pode ser obtida a partir da pressão intra-abdominal, considerada como nível zero na escala das pressões. O tônus uterino foi determinado pelo menor valor registrado entre duas contrações uterinas. A intensidade representa a elevação que a contração gera na pressão amniótica, acima do valor da pressão do tônus. A frequência foi definida como o número de ocorrências de contrações em 10 minutos. A atividade uterina foi conceituada como o produto da intensidade das contrações por sua frequência, sob a unidade de mmHg/10 minutos ou Unidades Montevidéu (UM), e o trabalho uterino como o somatório das intensidades de todas as contrações uterinas para uma dada função.

CICLO CONTRÁTIL

A hipertrofia e a hiperplasia são as modificações na estrutura miometrial que precedem os eventos que garantem a contratilidade uterina. Células musculares lisas compõem o miométrio, e as fibras musculares estão dispersas na matriz extracelular, composta predominantemente por colágeno.

O complexo proteico actina-miosina é a unidade geradora de contração uterina. A contração uterina é modulada pela enzima quinase da cadeia leve de miosina. Essa enzima é influenciada pelo cálcio e pela calmodulina, que ativam a enzima, e pelo monofosfato de adenosina cíclico (AMP cíclico), que inibe a atividade enzimática.

A quinase modula a fosforilação da miosina, que possibilita a ocorrência da contração uterina.

Os sistemas reguladores da quinase da cadeia leve de miosina respondem à ação hormonal e a agentes farmacológicos. A progesterona eleva o limiar de excitabilidade do miométrio, já que reduz a fração livre do cálcio intracelular por consolidar a ligação do cálcio no retículo sarcoplasmático. As prostaglandinas, inversamente à progesterona, aumentam a fração livre do cálcio intracelular por ação na permeabilidade da membrana celular, estimulando a contração das fibras musculares. O bloqueio progesterônico tem papel fundamental na gravidez e impede o descolamento da placenta durante a gestação e na parturição.

Conexões proteicas (*gap junctions*) entre as fibras musculares que facilitam a sincronização e a transmissão dos estímulos eletrofisiológicos aumentam em concentração ao longo da gestação sob ação dos esteroides placentários, principalmente o estrógeno.

CONTRATILIDADE UTERINA DURANTE A GESTAÇÃO

As principais propriedades da estrutura miometrial são: sensibilidade dolorosa, excitabilidade, elasticidade, tonicidade e contratilidade. A sensibilidade dolorosa é discreta no colo e no corpo uterino. As fibras miometriais são sensíveis a catecolaminas (adrenalina e noradrenalina), produzidas em situações estressantes. A elasticidade do útero é determinada por características de extensibilidade (capacidade de adaptação ao aumento do volume uterino) e retratilidade (capacidade de encurtamento das fibras musculares sem alteração significativa do tônus uterino).

Contratilidade uterina na gravidez e no pré-parto

Durante a gestação, o bloqueio progesterônico determina baixa frequência de contrações apesar do crescimento progressivo do miométrio. Até 30 semanas de gestação, a atividade uterina é pequena, inferior a 20 UM. As contrações uterinas são de alta frequência, baixa amplitude, localizadas e de intensidade de 2 a 4 mmHg (Figura 81.1).

Após 30 semanas, as contrações uterinas aumentam progressivamente. As contrações de Braxton-Hicks se tornam predominantes e são caracterizadas por terem alta amplitude, intensidade de até 10 mmHg e por difundirem-se parcial ou totalmente pelo útero. As pequenas contrações, embora diminuídas nessa fase da gravidez, ainda estão presentes nos traçados.

As contrações no período pré-parto, período que antecede aproximadamente 2 semanas do início do trabalho de parto, promovem a redução do comprimento do corpo uterino e tracionam longitudinalmente tanto o segmento inferior quanto o colo uterino. O segmento inferior será posteriormente esticado no eixo longitudinal e a apresentação fetal se ajusta na pelve materna. As contrações de Braxton-Hicks atingem a frequência máxima 4 semanas antes do parto. Clinicamente, essas contrações, apesar de poderem estar associadas a alguma queixa de desconforto, não são dolorosas, não têm ritmo e cessam espontaneamente ou com repouso.

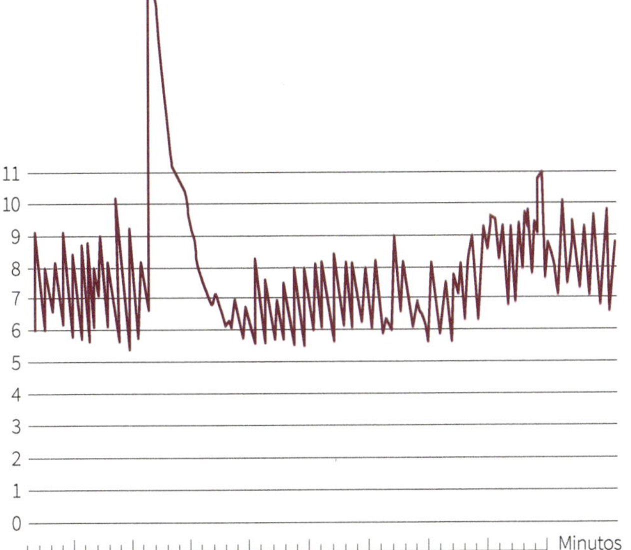

Figura 81.1 Contratilidade uterina em gestação de 30 semanas. O registro mostra a presença de uma contração de Braxton-Hicks e diversas pequenas contrações de intensidade média de 2 mmHg. (Adaptada de: Montenegro, 1984; Rezende, 2022.)

Contratilidade uterina no parto

O trabalho de parto é caracterizado pela presença de contrações uterinas regulares e modificação cervical progressiva. As contrações se iniciam na parte superior do útero com maior intensidade e progridem pelo corpo do útero até o segmento inferior com intensidade decrescente, característica denominada "tríplice gradiente descendente". No útero, existem dois marca-passos próximos a cada inserção tubária, que funcionam independente e/ou conjuntamente para gerar o estímulo elétrico que determina a atividade muscular uterina. Do marca-passo, a onda propaga-se na velocidade de 2 cm/segundo e em 15 segundos percorre todo o útero. A capacidade contrátil termina no orifício interno do colo, já que o orifício externo não tem atividade contrátil. Dessa forma, as contrações do parto normal começam primeiro, são mais intensas e têm maior duração nas partes mais altas da matriz uterina.

As contrações uterinas são percebidas pela palpação com intensidade superior a 10 mmHg. A duração clínica, percebida à palpação, varia entre 40 e 100 segundos (70 segundos em média), mas a duração real é de cerca de 200 segundos. As contrações uterinas podem ser dolorosas a partir de 15 mmHg e a duração da dor (60 segundos) é sutilmente menor que a permanência da onda contrátil.

No trabalho de parto, ocorre uma transição gradual com aumento progressivo na intensidade e na frequência das contrações. Em média, as contrações atingem uma pressão de 30 mmHg, com frequência de duas a três a cada 10 minutos e duração média de 30 segundos durante a fase inicial de dilatação (2 a 3 cm). Essa intensidade cresce até alcançar 40 mmHg, com frequência de quatro a cinco contrações a cada 10 minutos – na fase final da dilatação. No período expulsivo do trabalho de parto, a intensidade das contrações pode atingir 50 mmHg e com frequência de 5 contrações em 10 minutos. No período expulsivo do parto, além das contrações uterinas, ocorrem as contrações voluntárias da musculatura abdominal, chamadas "puxos", que facilitam a expulsão do feto. As contrações voluntárias da musculatura surgem por conta da distensão da vagina e do períneo pela apresentação fetal. Quando combinados com as contrações do período expulsivo, podem atingir a intensidade de 100 mmHg. Em partos normais, a atividade uterina varia de 100 a 250 UM.

A etapa da fase ativa do primeiro período (dilatação) do parto é variável para cada mulher; no entanto, nas primíparas, pode se estender por 10 a 12 horas, enquanto nas multíparas, a duração é geralmente de 6 a 8 horas. A posição adotada pela gestante pode desempenhar papel na eficácia da contratilidade uterina. Quando em decúbito lateral, em cerca de 90% dos casos, observa-se aumento na intensidade das contrações, acompanhado por redução na sua frequência, embora não existam evidências concretas de que o decúbito lateral determine maior eficiência na progressão do parto. As contrações dos ligamentos redondos, sincrônicas com as contrações uterinas, tracionam o fundo uterino para frente e colocam o eixo longitudinal da matriz na direção do eixo da escavação pélvica. Esse processo facilita a progressão do feto (Figura 81.2).

Contratilidade uterina na dequitação

Após a expulsão do feto, as contrações uterinas persistem para auxiliar a dequitação placentária fisiológica, também conhecida como "secundamento". O acentuado encurtamento das fibras é responsável pelo descolamento placentário. As contrações no puerpério imediato têm como função determinar a hemostasia pelo fenômeno chamado "miotamponamento" dos vasos uterinos, denominado "globo de segurança de Pinard". Essas contrações, mesmo sendo intensas, não têm a sobreposição dos puxos e ocorrem no período em que a mulher se encontra em sintonia com a plenitude do nascimento.

Contratilidade uterina no puerpério

As contrações uterinas no puerpério diminuem até a frequência de 1 a cada 10 minutos após 12 horas do parto e são responsáveis pela expulsão dos coágulos e dos lóquios durante o puerpério. A velocidade de propagação da onda contrátil diminui para 0,2 a 0,5 cm/segundo.

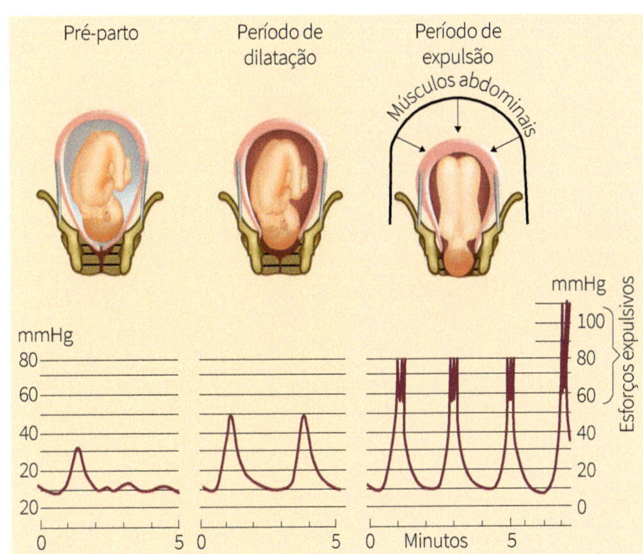

Figura 81.2 Funções da contratilidade uterina no pré-parto e no parto. No pré-parto, as contrações encurtam o colo uterino e expandem o istmo uterino. No período expulsivo, o corpo uterino encurta, distende o segmento inferior no sentido longitudinal e o feto é empurrado para a pelve materna. (Adaptada de: Montenegro, 1984; Rezende, 2022.)

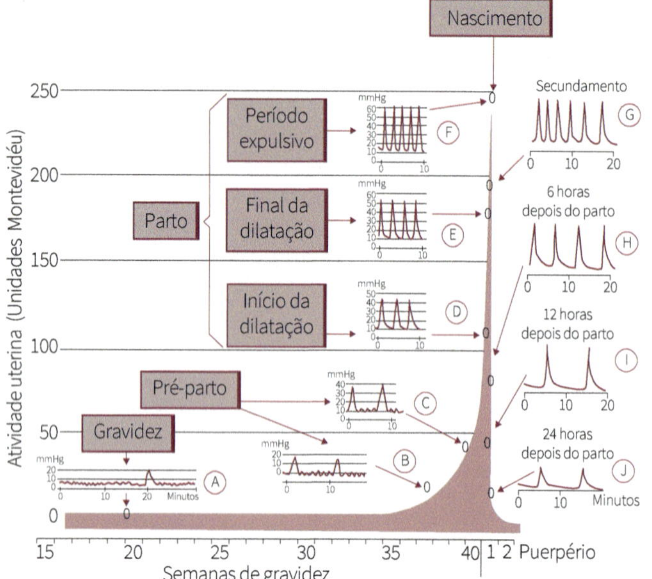

Figura 81.3 Atividade uterina na gestação e no puerpério. (Adaptada de: Montenegro, 1984; Rezende, 2022.)

Na amamentação, a produção de ocitocina liberada pelo estímulo da sucção do leite pelo recém-nascido determina aumento das contrações e do desconforto na puérpera, com sensação de cólicas, conhecida como "dor de tortos", que são responsáveis pelo retorno gradativo do útero para a pelve feminina.

A Figura 81.3 ilustra a atividade uterina nos diversos períodos da gestação e no puerpério.

CORRELAÇÕES CLÍNICAS

A contração uterina provoca aumento da pressão arterial e da frequência cardíaca materna, pois leva em torno de 300 mℓ de sangue da placenta e do miométrio para a veia cava inferior, com consequente aumento do retorno venoso. A pressão arterial sistólica aumenta de 30 a 40 mmHg e a diastólica se eleva entre 20 e 25 mmHg. O efeito do aumento desse retorno venoso é a elevação da frequência cardíaca, podendo causar taquicardia materna.

O manejo da atividade uterina é complexo. A prematuridade é uma das mais graves complicações relacionadas à obstetrícia, e interromper um trabalho de parto em curso é um grande desafio. Além disso, o conhecimento da ação de drogas como estimulantes do receptor de ocitocina, prostaglandinas e bloqueadores de receptores de progesterona para obter a contratilidade uterina é essencial para garantir uma assistência adequada nos casos de indução do trabalho de parto.

REFERÊNCIAS BIBLIOGRÁFICAS

ALVAREZ, H.; CALDEYRO-BARCIA, R. Contractility of the human uterus recorded by new methods. *Surgery, Gynecology and Obstetrics*, v. 91, p. 1-13, 1950.

ALVAREZ, H.; CALDEYRO-BARCIA, R. Fisiopatología de la contracción uterina y sus aplicaciones en la clínica obstétrica. *Matern Inf*, v. 13, p. 11, 1954.

ALVAREZ, H.; CALDEYRO-BARCIA, R. The normal and abnormal contractile waves of the uterus during labour. *Gynecologia*, v. 138, n. 2, p. 190-212, 1954.

CALDEYRO-BARCIA, R.; ALVAREZ, H. New findings on physiology, physiopathology, and pharmacology of the human uterus. *Anales de la Facultad de Medicina de Montevideo*, v. 38, p. 383-400, 1953.

CALDEYRO-BARCIA, R.; ALVAREZ, H. Abnormal uterine action in labour. *Journal of Obstetrics and Gynaecology of the British Empire*, v. B59, p. 646, 1952.

CALDEYRO-BARCIA, R.; ALVAREZ, H.; POSEIRO, J.J. Contractilidad uterina normal y anormal en el parto. *Triángulo Revista Sandoz de Ciencias Médicas*, v. 2, p. 41, 1955.

CALDEYRO-BARCIA, R.; HELLER, H. *Oxytocin*. London: Pergamon Press, 1961.

CALDEYRO-BARCIA, R.; POSEIRO, J.J. Oxytocin and contractility of the pregnant human uterus. *Annals of the New York Academy of Sciences*, v. 75, p. 813-830, 1959.

BASKETT, T.F. The development of prostaglandins. *Best Practice & Research Clinical Obstetrics & Gynaecology*, v. 17, p. 703-706, 2003.

BERNAL, A.L. Mechanisms of labour: biochemical aspects. *British Journal of Obstetrics and Gynaecology*, v. 110, Suppl 20, p. 39-45, 2003.

BLANKS, A.M.; SHMYGOL, A.; THORNTON, S. Myometrial function in pregnancy. *Best Practice & Research Clinical Obstetrics & Gynaecology*, v. 21, p. 807-819, 2007.

FUCHS, A.R. *et al.* Oxytocin receptors and human parturition: a dual role for oxytocin in the initiation of labor. *Science*, v. 215, p. 1396-1398, 1982.

GOETZL, L. Methods of cervical ripening and labor induction: pharmacologic. *Clinical Obstetrics and Gynecology*, v. 57, p. 377-390, 2004.

MONTENEGRO, C.A.B. Determinismo do parto. *Femina*, v. 12, p. 727, 1984.

MENDELSON, C.R.; GAO, L.; MONTALBANO, A.P. Multifactorial regulation of myometrial contractility during pregnancy and parturition. *Frontiers in Endocrinology (Lausanne)*, v. 10, p. 714, 2019.

POSEIRO, J.J. *et al.* Effect of uterine contractions on maternal blood flow through the placenta. *In*: PAN AMERICAN HEALTH ORGANIZATION. *Perinatal factors affecting human development*. Washington: Pan American Health Organization, 1969; p. 185.

REYNOLDS, S.R.M.; HARRIS, J.S.; KAISER, I.J. *Clinical measurement of uterine forces in pregnancy and labor*. Springfield: C. Thomas, 1954.

RODRIGUES-LIMA, J.; MONTENEGRO, C.A.B. Tocomanometria pneumática na condução do parto. *Matern Inf*, v. 30, p. 79, 1971.

TERZIDOU, V. Biochemical and endocrinological preparation for parturition. *Best Practice & Research Clinical Obstetrics & Gynaecology*, v. 21, p. 729-756, 2007.

WORLD HEALTH ORGANIZATION (WHO). *Recommendations for induction of labor*. Geneva: World Health Organization, 2022.

REZENDE, J. *Obstetrícia*. 14. ed. Rio de Janeiro: Guanabara Koogan, 2022. Capítulo Contratilidade Uterina, p. 164-183.

ZUGAIB, M. *Obstetrícia*: contratilidade uterina. 5. ed. São Paulo: Manole, 2023.

CAPÍTULO 82

O Feto como Objeto do Parto – Estática Fetal

Alessandra de Cássia Barbosa Teixeira Moreira • Karayna Gil Fernandes • Sabrina Girotto Ferreira • Ricardo Porto Tedesco

INTRODUÇÃO

A Obstetrícia estuda os fenômenos que vão desde a concepção até o nascimento e que garantem a perpetuação da espécie humana. Momento crucial é o nascimento. Diferentemente do que ocorre com outras espécies de seres vivos, o feto humano precisa de auxílio para nascer com segurança. Nesse contexto, é de fundamental importância que o profissional que presta essa assistência consiga identificar, enquanto o concepto ainda se encontra dentro do organismo materno, suas características anatômicas, bem como a maneira como ele se dispõe e se relaciona com o ambiente materno. Essa avaliação é essencialmente clínica e requer grande conhecimento e experiência. Este capítulo procura trazer, de forma objetiva, todas as informações e conceitos necessários ao especialista para que, por meio da palpação e do toque vaginal, ele possa "ver" em tempo real e dinâmico como o feto se posiciona e se relaciona com a mãe durante a sua passagem pelo canal de parto.

CARACTERÍSTICAS GERAIS DO FETO

O feto atinge seu desenvolvimento completo quando chega na 40ª semana. Nessa idade gestacional, ele mede cerca de 50 cm de comprimento e pesa entre 3.000 g e 3.500 g. Durante a segunda metade da gestação, o ganho ponderal do feto aumenta linearmente até a 37ª semana, quando, então, o ganho passa a ser menor. O peso fetal pode sofrer a influência de vários fatores, como: fatores genéticos, socioeconômicos e patologias maternas e fetais. Dependendo do peso ao nascimento, os fetos podem ser classificados em pequenos para a idade gestacional (PIG), adequados à idade gestacional (AIG) ou grandes para a idade gestacional (GIG). Esses últimos, quando nascem com 4.000 g ou mais, são chamados "macrossômicos". Alguns autores consideram feto macrossômico somente aquele com peso superior a 4.500 g. Há também os fetos que apresentam restrição de crescimento intrauterino, considerado quando o peso fica abaixo do percentil 10 na curva de crescimento. O feto de termo pode apresentar fios de cabelo que medem de 1 a 3 cm e unhas que ultrapassam a polpa digital. As cartilagens das orelhas e nariz já estão bem desenvolvidas. A pele é lubrificada pelo *vernix caseoso* (material sebáceo), acumulado principalmente no dorso e regiões de flexões dos membros.

Cabeça

A cabeça fetal se constitui no principal ponto de dificuldade a passar pelos estreitos da pelve. É representada por: suturas, fontanelas, diâmetros, circunferências e formações especiais.

O crânio fetal é constituído por nove ossos: dois ossos frontais, dois temporais, dois parietais, um occipital, um esfenoide e um etmoide. No feto esses ossos estão apenas justapostos e separados por espaços membranosos (suturas), cuja união limita alguns pequenos espaços (fontanelas) (Figura 82.1).

Suturas

São quatro suturas importantes na cabeça do feto (ver Figura 82.1):

- Sutura sagital ou interparietal: localiza-se entre as bordas internas dos dois ossos parietais, estende-se do bregma ao lambda, sendo de grande importância clínica
- Sutura metópica ou mediofrontal ou interfrontal: localiza-se entre os dois ossos frontais, que no feto é dividido
- Sutura frontoparietal ou coronária: composta pelo encontro dos dois ossos frontais com as bordas anteriores dos ossos parietais
- Sutura occipitoparietal ou lambdoide: composta pelo osso occipital e as bordas posteriores dos ossos parietais.

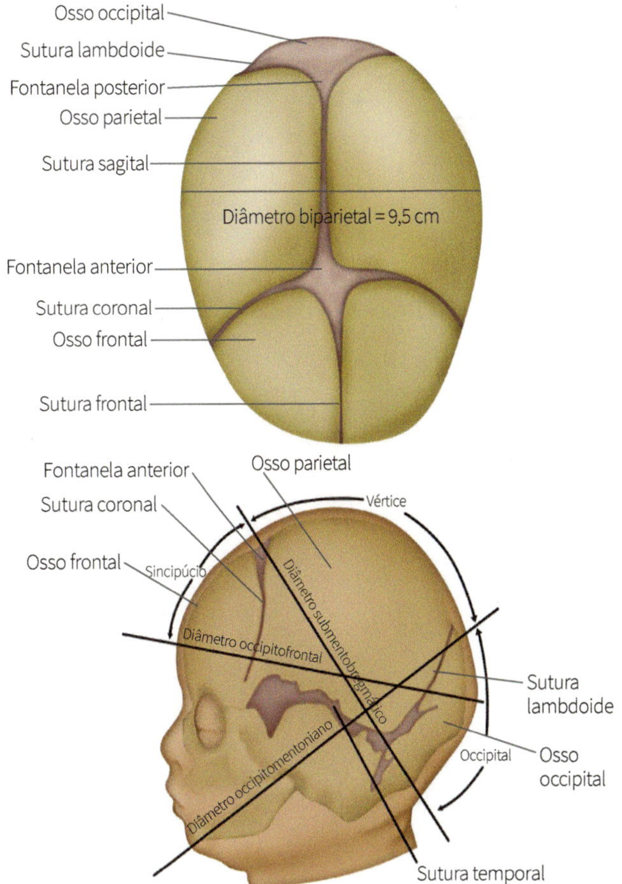

Figura 82.1 Cabeça fetal: ossos, suturas e fontanelas. (Adaptada de: Cunningham *et al.*, 2014.)

Fontanelas

São oito espaços membranosos, na maioria resultantes da confluência das suturas (são conhecidas vulgarmente por "moleira"). Quatro são localizadas no sentido anteroposterior – bregma, lambda, obélio e mediofrontal – e quatro laterais – dois ptérios e dois astérios (Figuras 82.1 e 82.2):

- Bregma: conhecida também como "fontanela anterior", "quadrangular", "grande" ou "maior". É formada pela junção das suturas sagital, coronária e metópica. Tem forma de losango ou quadrangular; seus ângulos medem aproximadamente 90°, sendo o anterior mais agudo (o que está voltado para a sutura metópica). É o mais amplo espaço membranoso do crânio. Normalmente mede cerca de 4 cm no sentido anteroposterior e 3 cm no transverso. Não desaparece com os fenômenos plásticos do parto (cavalgamento ósseo e bossa serossanguínea), por isso é excelente ponto de referência para identificação da apresentação, posição e variedade de posição
- Lambda: conhecida também por "fontanela posterior", "occipital", "triangular", "pequena" ou "menor". É formada pela junção das suturas sagital e occipitoparietal. Recebeu esse nome por lembrar a letra grega λ (lambda) (quando não está deformada devido aos fenômenos plásticos do parto). Com o decorrer do parto, vai perdendo sua forma triangular, devido à sobreposição do osso occipital sob os parietais, tornando-se angular, e constitui o sinal do compasso de Varnier, onde só é possível tocar as bordas posteriores dos parietais
- Obélio: conhecida também por "fontanela de Gerdy", é identificada na porção média do trajeto da sutura sagital, de difícil identificação e resulta da fusão incompleta das agulhas de ossificação dos parietais. Pode se apresentar de duas formas: triangular, quando atinge só um parietal, e losangular, quando atinge os dois. É sempre limitada por duas suturas que se perdem na sutura sagital. Sua ocorrência é de cerca de 4%
- Glabela: conhecida também por "fontanela metópica" ou "médio-frontal", é identificada no meio da sutura metópica. Quando na presença de hidrocefalia, é muito larga e ajuda no diagnóstico. Sua ocorrência é de cerca de 4%
- Ptério: conhecida também por "fontanela anterolateral" ou "temporal anterior", é resultante do encontro íntimo dos ossos frontal, parietal, temporal e esfenoide, não sendo identificada ao toque
- Astério: conhecida também por "fontanela posterolateral" ou "temporal posterior" ou "de Gasser", é resultante do encontro dos ossos occipital, parietal e temporal. Tem forma triangular e se distingue do lambda por estar mais próxima à orelha do feto e por conter a sutura lambdoide.

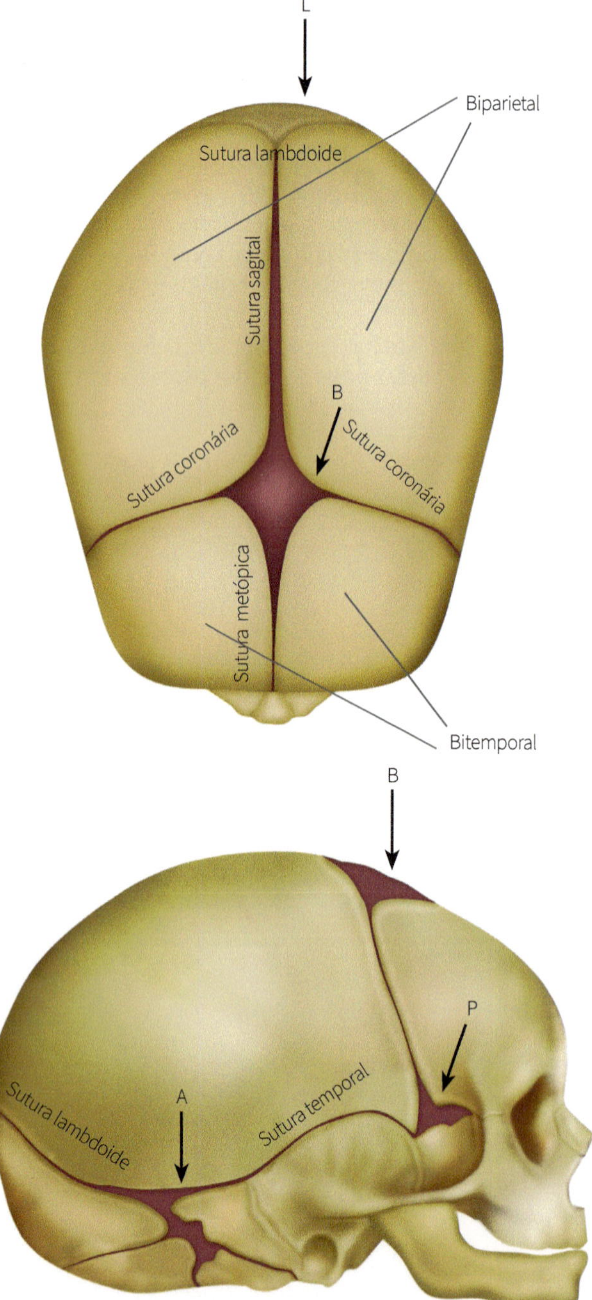

Figura 82.2 Cabeça fetal: suturas e fontanelas. A: astério; B: fontanela bregmática; L: fontanela lambdoide; P: ptério. (Adaptada de: Zugaib, 2012.)

Diâmetros

Os diâmetros da cabeça fetal são divididos em anteroposteriores, transversos e vertical (Figura 82.3), conforme a seguir:

- Diâmetros anteroposteriores:
  - Diâmetro occipitomentoniano (OM): da ponta do occipício até o mento, é o maior diâmetro cefálico. Se o feto estiver com a cavidade oral fechada, mede 13 cm. Se estiver aberta, mede 13,5 cm
  - Diâmetro occipitofrontal (OF): da ponta do occipício até a raiz do nariz, mede 12 cm
  - Diâmetro suboccipitofrontal (SOF): do suboccipício até a bossa frontal, mede 10,5 cm
  - Diâmetro suboccipitobregmático (SOBr): do suboccipício até o bregma, mede 9,5 cm
- Diâmetros transversos:
  - Diâmetro biparietal (BP): de uma bossa parietal (ponto mais saliente do osso parietal) até a outra, mede 9,5 cm
  - Diâmetro bitemporal (BT): de uma têmpora à outra, mede 7,5 cm
  - Diâmetro bimalar (BM): de um arco zigomático ao outro, mede 7 cm
- Diâmetro vertical: diâmetro submentobregmático (SMBr): também conhecido como "hiobregmático (HBr)" ou "traquelobregmático", do submento (ângulo da mandíbula) até o meio da fontanela bregmática, mede 9,5 cm.

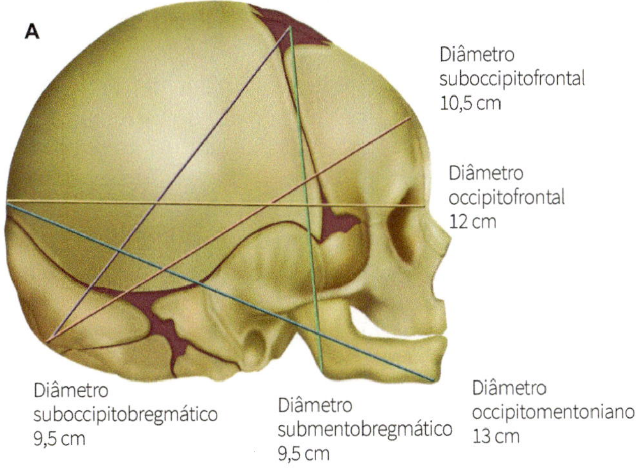

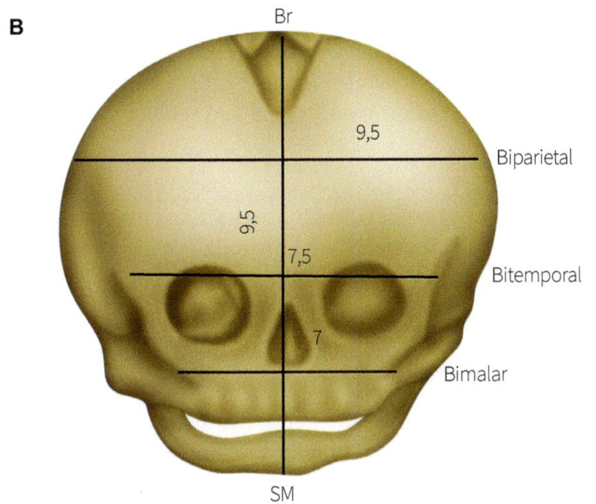

Figura 82.3 A. Diâmetros anteroposteriores e vertical da cabeça fetal. **B.** Diâmetros transversos da cabeça fetal. (Adaptada de: Zugaib, 2012.)

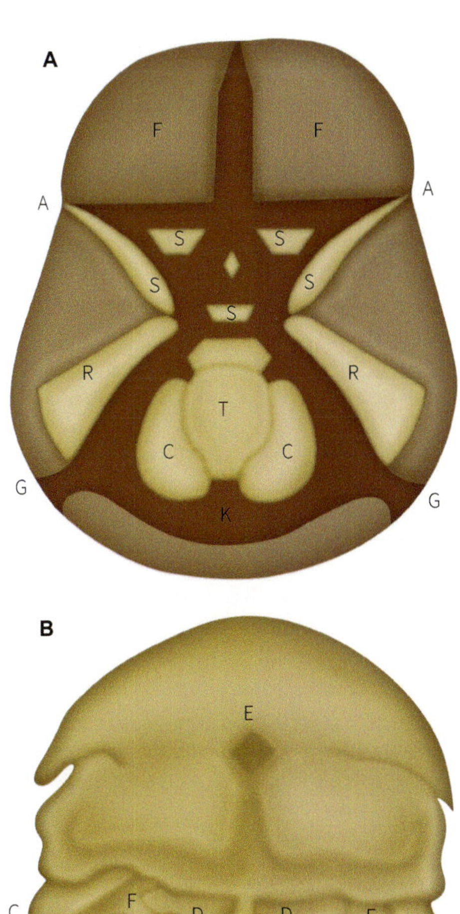

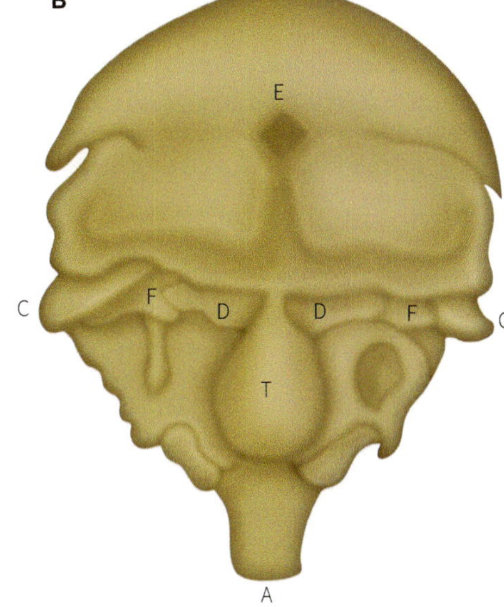

Figura 82.4 A. Estrela cartilaginosa da base. A: fontanelas ptéricas; C: peças condilianas do occipital; F: porção orbitária dos frontais; G: fontanelas astéricas ou de Gasser; K: ossículo de Kerkringio; O: escama do occipital; R: rochedos; S: peças dos esfenoides; T: buraco occipital (forame magno). **B.** Occipital e charneira de Budin. A: apófise basilar; C-F-D: charneira de Budin; E: protuberância occipital externa; F: peça fibrosa entre as duas porções cartilaginosas C e D; T: buraco occipital (forame magno). (Adaptada de: Delascio e Guariento, 1981.)

Circunferências

Representam os planos que passam por determinados diâmetros, sendo quatro as mais importantes:

- Circunferência occipitomentoniana: também chamada "grande" ou "maior", mede 37 cm
- Circunferência occipitofrontal: mede 34 cm
- Circunferência suboccipitobregmática: mede de 32 a 33 cm
- Circunferência submentobregmática: também chamada "hiobregmática", mede 33 cm.

Formações especiais

Existem quatro formações ósseas especiais (o osso epactal, o ossículo de Kerkringio, a cruz de Santo André e a charneira occipital de Budin), sendo duas de importância para o cavalgamento ósseo durante o parto: osso epactal e o ossículo de Kerkringio.

O osso epactal se localiza entre o ângulo superior do occipício, e sua formação escamosa favorece a moldagem óssea da cabeça fetal (redução do diâmetro anteroposterior).

O ossículo de Kerkringio é um ponto de ossificação secundário, no rebordo posterior do buraco occipital (forame magno), entre o osso condiliano de ambos os lados. Budin evidenciou a importância dessa estrutura nos movimentos de extensão da cabeça, em virtude de o occipício se sobpor à borda posterior dos ossos parietais (Figura 82.4).

A cruz de Santo André ou aspa da base é a região da base craniana que, pela configuração, recebeu o nome de estrela cartilaginosa da base. Seu centro é formado pelo corpo do esfenoide e escamas temporais, e os ramos posteriores, pelos rochedos. É a formação óssea de maior resistência do crânio. Na época em que eram realizadas as embriotomias, essa estrutura precisava ser fraturada.

A charneira occipital de Budin, localizada na base do crânio junto à porção escamosa do osso occipital, é formada por duas metades simétricas que correspondem de fora para dentro, uma parte cartilaginosa (externa), outra fibrosa (média) e outra também cartilaginosa (interna). Ambas hemipartes atuam em conjunto, permitindo que durante o trabalho de parto a porção escamosa do occipital deslize sobre as demais peças do osso occipital (ver Figura 82.4).

Cintura escapular

Refere-se aos ombros fetais e consiste em um diâmetro e duas circunferências:

- Diâmetro biacromial (BAcr): localiza-se entre os dois acrômios; antes de o feto insinuar, mede 12 cm. Depois, por efeito de compressão, mede 9 cm (durante o desprendimento das espáduas no momento do parto)
- Circunferência biacromial: corresponde e se relaciona com o BAcr, mede 34 cm e se reduz durante o parto
- Circunferência esternodorsal ou torácica: circunda o tronco fetal na altura da porção média do osso esterno, mede 32 cm.

Cintura pélvica

Refere-se ao quadril fetal e consiste em um diâmetro e duas circunferências:

- Diâmetro bitrocantérico (BTr): estende-se de um trocanter maior a outro e mede 9 cm
- Circunferência sacrotibial: circunda o quadril nas apresentações pélvicas completas na altura do sacro e das tíbias
- Circunferência sacrofemoral: menor que a circunferência sacrotibial, circunda o quadril fetal nas apresentações pélvicas incompletas, modo de nádega ou agripina, na altura do sacro e dos fêmures.

As circunferências sacrotibial e sacrofemoral sofrem variações nas suas medidas, em função do maior ou menor acolhimento dos tecidos na ocasião do parto.

Estática fetal

Para estudar e descrever o mecanismo de parto, é necessário conhecer as relações espaciais entre o produto conceptual e o organismo materno; saber como se dispõe o feto dentro do útero da mãe. Para isso, é fundamental o conhecimento dos conceitos que se seguem.

Atitude

A atitude ou hábito fetal diz respeito às relações das diversas partes do feto entre si. Como já mencionado, o feto de termo mede cerca de 50 cm e, para caber dentro do útero, que mede 30 cm, ele precisa se adaptar, admitindo atitude característica.

Em condições habituais, o feto se aloja na cavidade uterina em atitude de flexão generalizada, apresenta encurvamento da coluna vertebral, produzindo concavidade voltada para sua face anterior, com a cabeça levemente fletida, de maneira que o mento se aproxima do esterno. Os membros se apresentam flexionados e anteriorizados; nos membros inferiores, as coxas ficam fletidas sobre o abdome e as pernas fletidas sobre as coxas. Nos membros superiores, com os antebraços fletidos sobre os braços e aconchegados ao tórax (Figura 82.5). Nesse modo, o eixo fetal (distância entre o lambda ao cóccix) mede 25 cm, metade do seu comprimento total.

O feto assume a postura de um ovoide, com dois polos: cefálico e pélvico. Denomina-se "ovoide córmico" o tronco e os membros superiores e inferiores.

Em situações anômalas, pode haver extensão da coluna com deflexão do polo cefálico, o que leva às apresentações defletidas.

Situação

Situação é a relação entre o maior eixo uterino com o maior eixo fetal. Essa relação dá origem a três possibilidades de situação fetal:

- Longitudinal: maior eixo uterino e fetal coincidem. Ocorre em 99,5% das vezes
- Transversa: o feto se dispõe perpendicularmente ao maior eixo uterino
- Oblíqua: fase de transição da situação fetal, que no momento do parto se definirá em longitudinal ou transversa.

APRESENTAÇÃO

A apresentação é definida como a região fetal que ocupa o estreito superior e nele vai se insinuar. É importante salientar que a apresentação pode ser bem definida após o sexto mês,

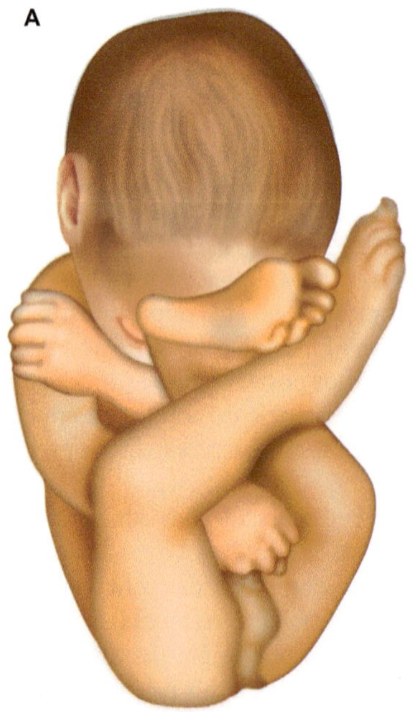

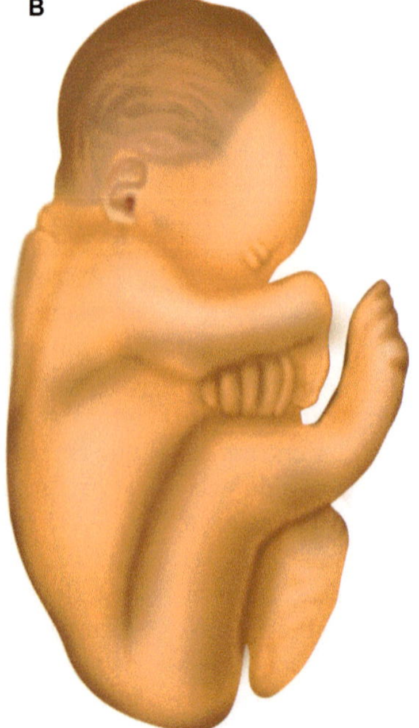

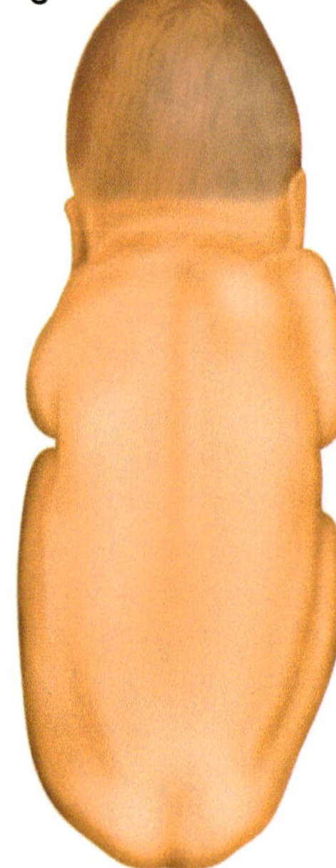

Figura 82.5 Atitude de flexão generalizada do feto normal de termo. (Adaptada de: Delascio e Guariento, 1981.)

pois o volume da região fetal deve ser capaz de encontrar obstáculo na sua passagem pela bacia, e antes desse período os diâmetros dos polos fetais são muito inferiores aos da bacia.

A partir da vigésima semana, o útero se converte da forma piriforme ou esférica para a forma cilíndrica e vai se alongando progressivamente com velocidade maior até 32 semanas. Existe aumento na dimensão transversa da região fúndica, a qual avança até 36 semanas de gestação. O útero gestante torna-se mais amplo no fundo e suas paredes procuram manter o feto em situação longitudinal.

Na situação longitudinal, a apresentação pode ser *cefálica* ou *pélvica*, de acordo com a região que ocupa a área do estreito superior. Na situação transversa, a apresentação é denominada *córmica* (Figura 82.6).

A frequência das situações e apresentações estão descritas na Tabela 82.1.

Alguns fatores têm sido atribuídos à maior frequência da apresentação cefálica, como a teoria da gravitação de Aristóteles, que foi endossada por Duncan no final do século XIX e por Seitz no início do século XX, cuja causa estaria na maior densidade da cabeça fetal. Em 1820, Pajot elaborou a "lei da acomodação", na qual "todo sólido de superfícies arredondadas e lisas contido em outro que apresente alternativas de contração e resolução, procura acomodar-se à forma de seu continente".

A localização placentária também exerce influência sobre a situação e apresentação fetal. Stevenson demonstrou que a inserção fúndica e segmentar da placenta se relacionava com a situação transversa ou oblíqua do feto. O mesmo autor demonstrou que a apresentação pélvica em gestações de termo ocorre com maior frequência quando a placenta se insere na região cornual-fúndica, direita ou esquerda, e se estende para a parede posterior ou anterior do útero, concluindo que essa localização placentária restringe a amplitude da cavidade uterina, favorecendo a acomodação da cabeça fetal para essa região. Tal constatação complementou um conceito à lei da acomodação para adaptação uterofetoplacentária.

Denomina-se *procidência* ou *prolapso* a presença de uma parte fetal menor (p. ex., um dos membros) que se antepõe à apresentação durante o trabalho de parto, ocupando a vagina ou se exteriorizando pela vulva. Quando essa pequena parte fetal em questão desce ao lado com um dos polos fetais, chama-se *laterocidência* e caracteriza a *apresentação composta* (Figura 82.7).

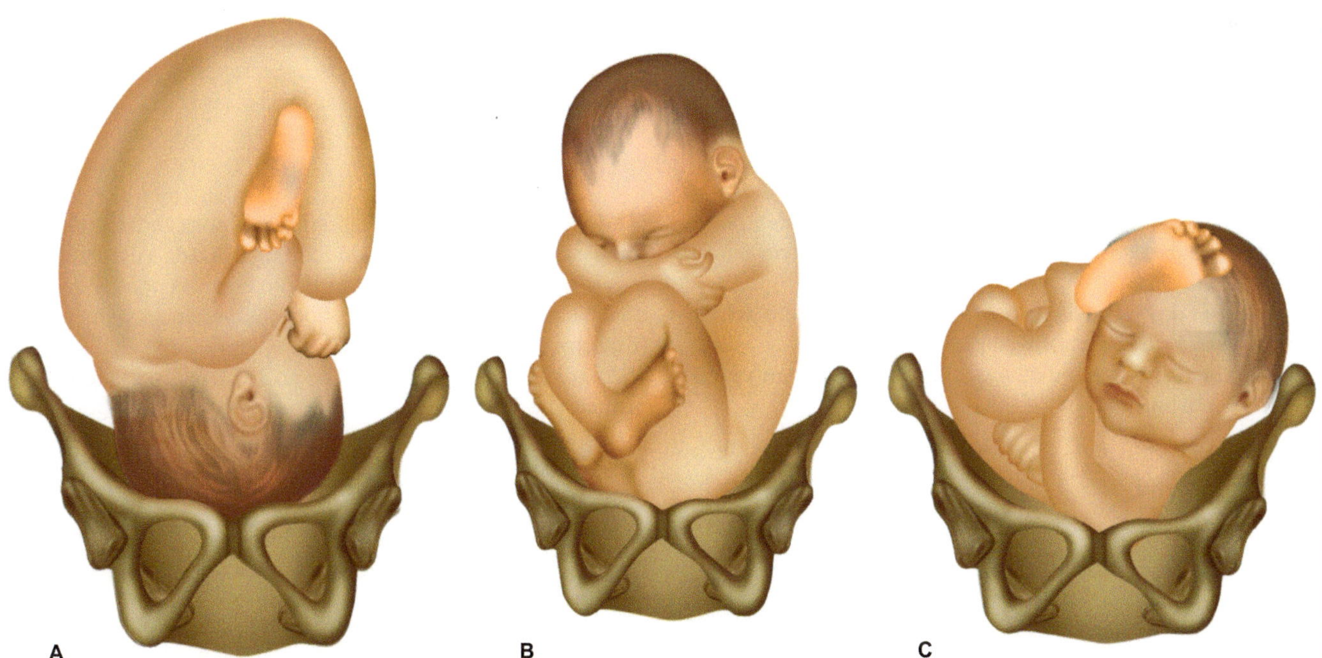

Figura 82.6 Tipos de apresentação fetal. **A.** Cefálica. **B.** Pélvica. **C.** Córmica. (Adaptada de: Cunningham *et al.*, 2014.)

Tabela 82.1 Frequência das situações e apresentações fetais no trabalho de parto.

Situação	Apresentação		Frequência
Longitudinal			99,5%
	Cefálica		96,5%
		Fletida	95,5%
		Defletida	1%
	Pélvica		3%
		Completa	2%
		Incompleta	1%
Transversa			0,5%

Adaptada de: Delascio e Guariento, 1981.

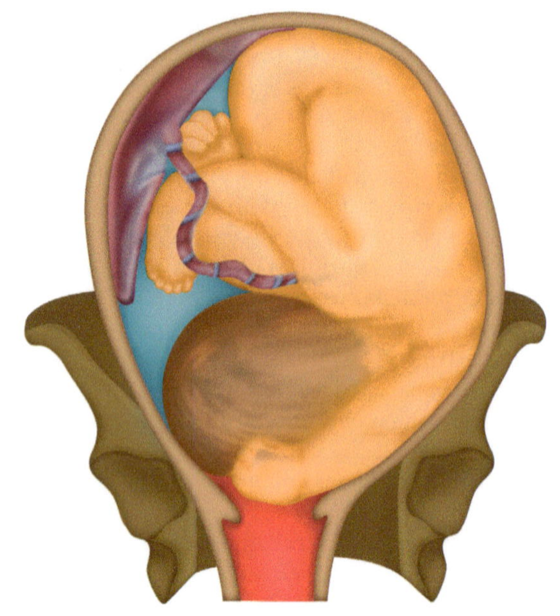

Figura 82.7 Apresentação composta. (Adaptada de: Zugaib, 2012.)

Apresentação cefálica

Essa apresentação é classificada a seguir de acordo com o grau de flexão ou deflexão do polo cefálico no sentido anteroposterior (Figura 82.8):

- *Fletida* ou de *vértice* ou *de occipício*: o mento fetal se encontra aconchegado ao esterno
- *Defletida de 1º grau* ou *bregmática*: no centro da área do estreito superior surge, como ponto de referência fetal, o bregma
- *Defletida de 2º grau* ou *de fronte*: a glabela é o ponto de referência que surge no centro do estreito superior
- *Defletida de 3º grau* ou *de face*: surge o mento como ponto de referência.

Apresentação pélvica

A atitude fisiológica do feto com coxas fletidas sobre o abdome e pernas fletidas sobre as coxas constitui a apresentação *pélvica completa* ou *pelvipodálica*. As variações de atitude secundárias à posição dos membros inferiores dão origem às seguintes modalidades de apresentação *pélvica incompleta* (Figura 82.9):

- *Modo de nádegas* ou *agripina*: membros inferiores estendidos e rebatidos sobre a parede ventral do feto
- *Modo de joelhos completa*: as coxas se encontram estendidas e as pernas fletidas sobre as coxas
- *Modo de joelhos incompleta:* apenas um joelho é acessado pelo toque vaginal
- *Modo de pés completa*: ambas as pernas estão estendidas
- *Modo de pés incompleta*: apenas um pé se encontra em extensão.

Embora os pés e joelhos estejam ocupando o estreito superior e nele se insinuem, trata-se de pequenas partes fetais e não são capazes de exercer compressão contra o colo uterino; portanto, são considerados procidências ou procúbitos.

Apresentação córmica

A apresentação córmica pode se distinguir em *dorsoanterior* (mais frequente), *dorsoposterior*, *dorso superior* e *dorso inferior*, sendo as duas últimas formas as mais raras (Figura 82.10).

POSIÇÃO

Há duas escolas em que se classificam a posição fetal: alemã e francesa. Na atualidade, tem sido mais utilizada a escola alemã, para a qual a posição fetal é a relação entre os pontos de referência da apresentação fetal e os pontos de referência maternos (direito e esquerdo).

Logo, só existem dois tipos de posições fetais: esquerda (ou primeira posição) e direita (ou segunda posição), denominadas

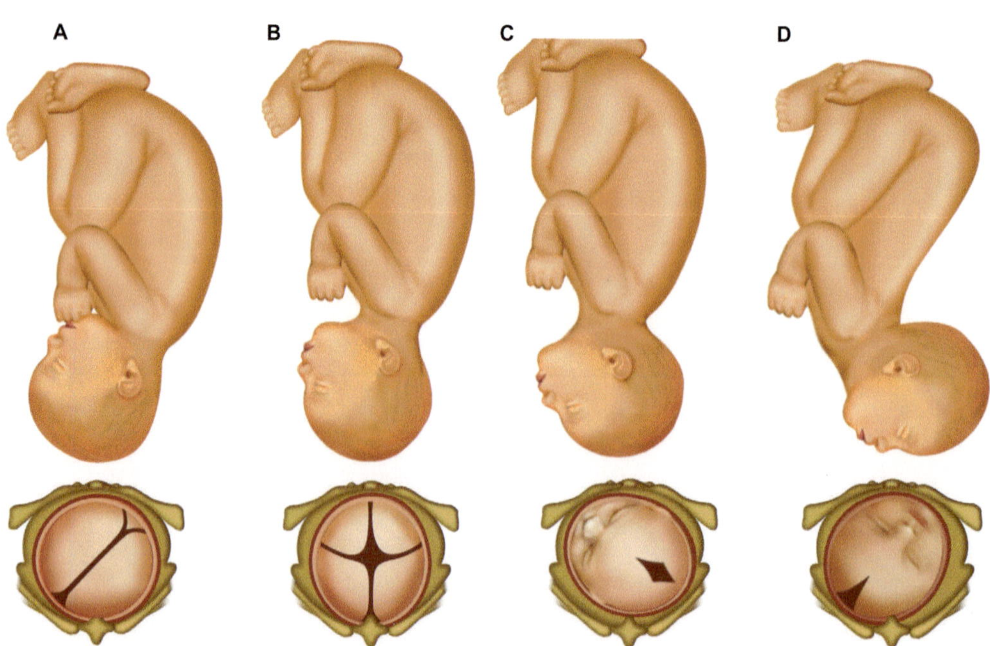

Figura 82.8 Situação longitudinal. Diferenças de atitude nas apresentações cefálica fletida (**A**), bregmática (**B**), de fronte (**C**) e apresentação de face (**D**). (Adaptada de: Cunningham *et al.*, 2014.)

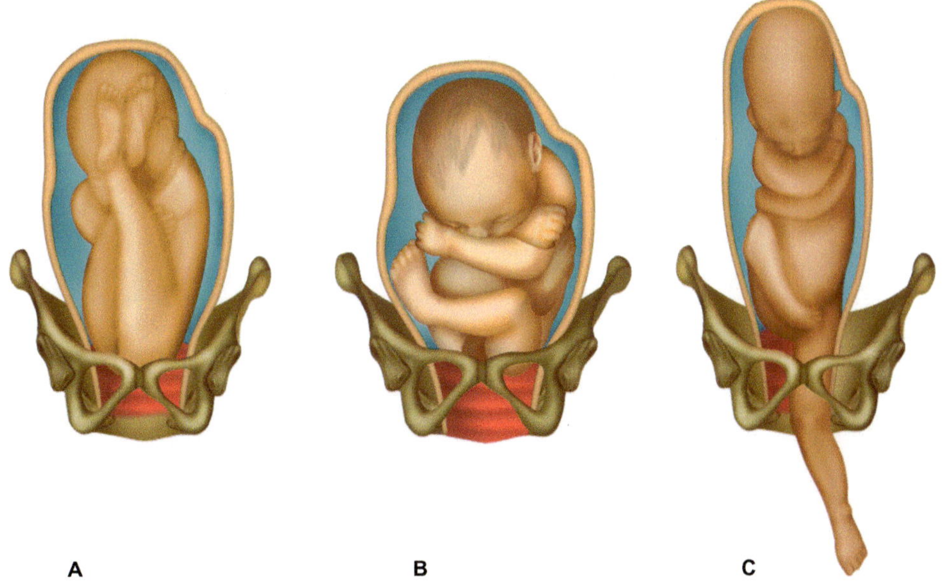

Figura 82.9 Situação longitudinal. **A.** Apresentação pélvica incompleta (modo de nádegas). **B.** Apresentação pélvica completa. **C.** Apresentação pélvica incompleta (modo de pés). (Adaptada de: Delascio e Guariento, 1981.)

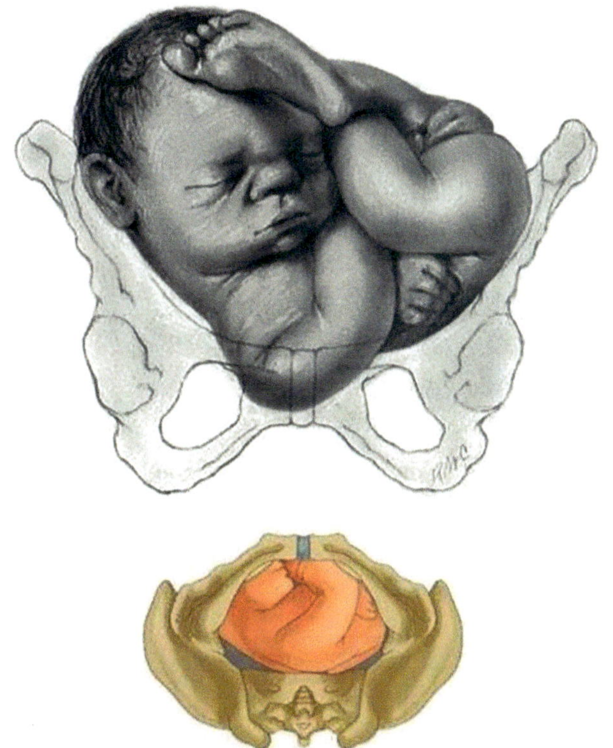

Figura 82.10 Situação transversa. Apresentação córmica dorsoposterior. (Adaptada de: Cunningham *et al.*, 2014.)

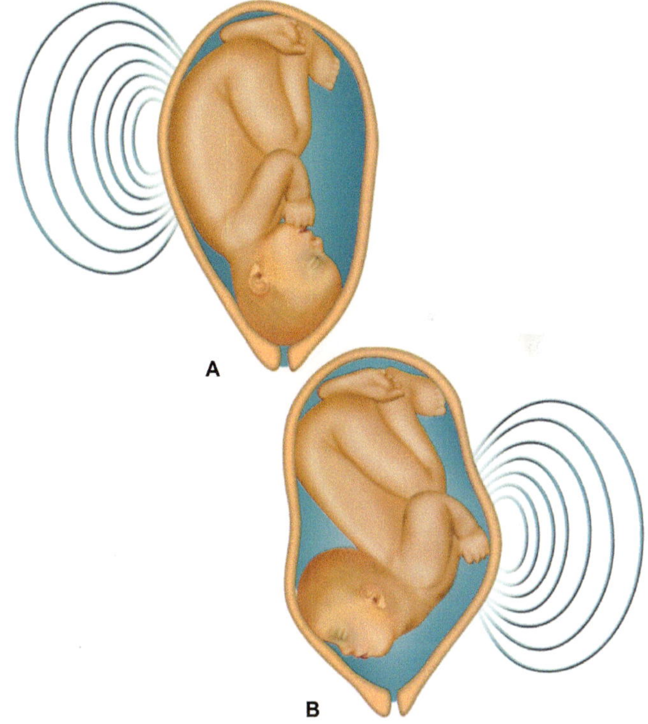

Figura 82.11 Propagação da ausculta cardíaca fetal. **A.** Feto na apresentação cefálica fletida. **B.** Feto na apresentação cefálica defletida de 3º grau. (Adaptada de: Zugaib, 2012.)

assim pelo fato de o dorso fetal se encontrar na maior parte das vezes voltado para o lado esquerdo da mãe. O dorso fetal nunca vai estar completamente voltado para frente ou para trás, devido à lordose da coluna lombar da mãe.

O propósito da posição fetal é encontrar a melhor localização para se realizar a ausculta dos batimentos cardíacos fetais que, na maioria das vezes, será homolateral ao dorso fetal, com ressalva às apresentações cefálicas defletidas de terceiro grau, em que a ausculta é mais bem realizada na face anterior do tórax do feto (Figura 82.11).

VARIEDADE DE POSIÇÃO

Para obter completamente a orientação espacial do feto, precisamos avaliar a variedade de posição, sendo ela a relação entre um ponto de referência da apresentação fetal (Tabela 82.2) e um ponto de referência materno (estreito superior).

Os pontos de referência maternos são: sínfise púbica, eminências ileopectíneas (direita e esquerda), extremidades do diâmetro transverso máximo (direita e esquerda), sinostose sacroilíaca (direita e esquerda) e sacro (Figuras 82.12 e 82.13).

Tabela 82.2 Pontos de referência fetais.

Apresentação	Linha de orientação	Ponto de reparo	Ponto de referência
Cefálica fletida	Sutura sagital	Lambda	Occipício
Cefálica defletida de 1º grau (bregma)	Sutura sagitometópica	Ângulo anterior da fontanela bregmática	Bregma
Cefálica defletida de 2º grau (fronte)	Sutura metópica	Glabela ou raiz do nariz	Nariz
Cefálica defletida de 3º grau (face)	Linha facial	Mento	Mento
Pélvica	Sulco interglúteo	Ponta do cóccix	Sacro
Córmica	Dorso	Acrômio ou espádua	Acrômio

Adaptada de: Neme, 1994.

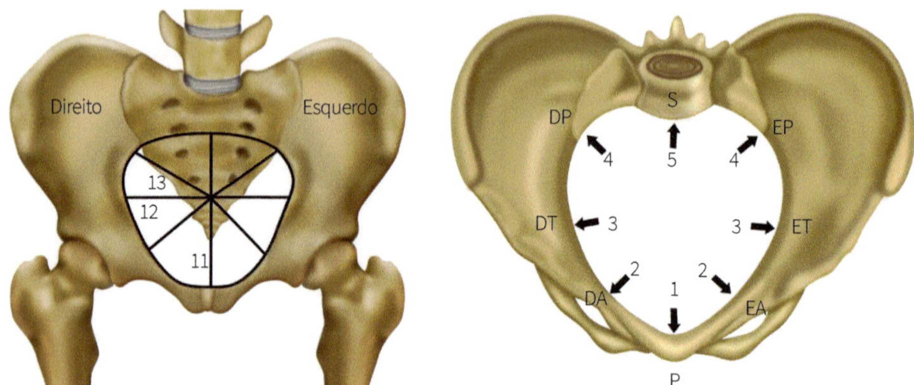

Figura 82.12 Pontos de referência da bacia materna: 1: púbis; 2: eminência ileopectínea (direita e esquerda); 3: extremidades do diâmetro transverso (direito e esquerdo); 4: sinostose sacroilíaca (direita e esquerda); 5: sacro. (Adaptada de: Delascio e Guariento, 1981; Montenegro e Rezende Filho, 2014.)

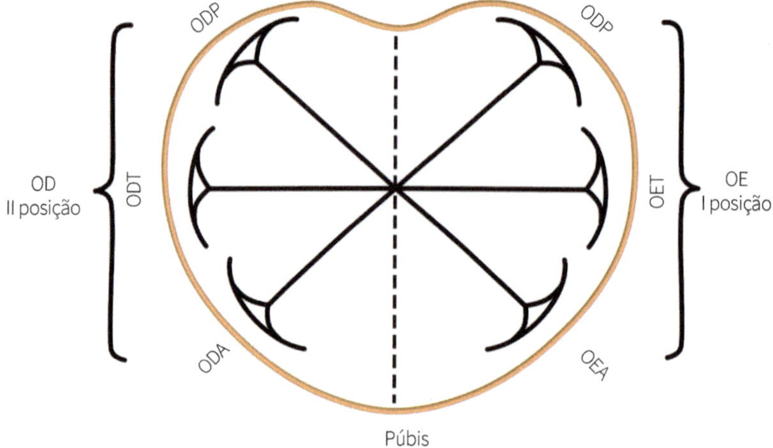

Figura 82.13 Pontos de referência maternos e suas relações com as variedades de posição. ODA: occipito direita anterior; ODP: occipito direita posterior; ODT: occipito direita transversa; OEA: occipito esquerda anterior; OET: occipito esquerda transversa. (Adaptada de: Delascio e Guariento, 1981.)

PONTOS DE REPARO E REFERÊNCIA FETAIS

Ponto de reparo é aquele que se identifica na apresentação (são acidentes ósseos reais) e ponto de referência é o que se atribui para sua nomenclatura (convenções para nomear o ponto de reparo). Os pontos de reparo são compreendidos pelos dedos durante o exame de toque vaginal (Tabela 82.3).

MUTAÇÃO E EVOLUÇÃO FETAL

A mudança de posição devida à rotação axial do concepto chama-se *mutação* e ocorre na dependência de mobilidade fetal e quantidade de líquido amniótico. Portanto, ocorre antes da insinuação fetal e da rotura das membranas.

O movimento que altera a situação fetal por meio da circundução da coluna é chamado *evolução* e geralmente é espontânea, quando o feto passa da apresentação córmica ou pélvica para a apresentação cefálica. A versão externa é um conjunto de manobras intencionais para provocar a mudança da apresentação fetal.

NOMENCLATURA OBSTÉTRICA

Para nomear as variedades de posição, utilizamos três letras maiúsculas, sendo a primeira letra em referência ao feto e a segunda e a terceira, ao ponto de referência materno.

A primeira letra se refere à apresentação fetal (identificada na palpação e toque): O (occipício), B (bregma), N (naso), M (mento), S (sacro) e A (acrômio). A segunda letra se refere à

Tabela 82.3 Avaliação da estática fetal e nomenclatura.

Situação	Apresentação			Ponto de referência	Linha de orientação	Símbolo
Longitudinal	Cefálica	Fletida	Occipital ou vértice	Lambda	Sutura sagital	O
		Defletida	Bregma	Bregma	Sutura sagitometópica	B
			Fronte	Glabela	Sutura metópica	N
			Face	Mento	Linha facial	M
	Pélvica			Crista sacrococcígea	Sulco interglúteo	S
Transversa	Córmica			Acrômio	Dorso	A

Adaptada de: Montenegro e Rezende Filho, 2014.

posição (lado materno para o qual está direcionado o ponto de referência fetal): D (direita) e E (esquerda). A segunda letra vai existir nas variedades anteroposteriores (púbica e sacral). As posições esquerdas são mais frequentes. A terceira letra se refere à variedade de posição, em que o feto está voltado para o ponto de referência da bacia materna: A (anterior – eminência ileopectínea), T (transversa – extremidade do diâmetro transverso), P (posterior – sinostose sacroilíaca ou púbis), S (sacro) (Tabela 82.4 e Figuras 82.14 a 82.16).

Existem controvérsias na nomenclatura das apresentações córmicas, podendo ser nomeadas de duas formas: 1) A primeira letra indica o ponto de referência fetal (acrômio); a segunda, se o acrômio é o direito ou o esquerdo, e a terceira, se o dorso fetal é anterior ou posterior à bacia da mãe (a qual será utilizada). 2) Só importa o lado materno para o qual está voltado o polo cefálico (ver Tabela 82.4 e Figura 82.7).

Destacam-se neste capítulo os conceitos de:

- Apresentação: definida como a região fetal que ocupa o estreito superior e nele vai se insinuar
- Atitude: diz respeito às relações das diversas partes do feto entre si
- Situação: relação entre o maior eixo uterino com o maior eixo fetal
- Posição: relação entre os pontos de referência da apresentação fetal e os pontos de referência maternos (direito e esquerdo).

Tabela 82.4 Apresentação, posição e variedade de posição e nomenclatura.

Ponto de referência	Apresentação	Posição/Variedade	Denominação
Occipício	Cefálica fletida	Esquerda anterior Esquerda posterior Esquerda transversa Direita anterior Direita posterior Direita transversa	OEA OEP OET ODA ODP ODT
Bregma	Cefálica defletida 1º grau	Esquerda anterior Esquerda posterior Esquerda transversa Direita anterior Direita posterior Direita transversa	BEA BEP BET BDA BDP BDT
Raiz do nariz ou maxilar superior	Cefálica defletida 2º grau	Esquerda anterior Esquerda posterior Esquerda transversa Direita anterior Direita posterior Direita transversa	NEA NEP NET NDA NDP NET
Mento	Cefálica defletida 3º grau	Esquerda anterior Esquerda posterior Esquerda transversa Direita anterior Direita posterior Direta transversa	MEA MEP MET MDA MDP MDT
Sacro	Pélvica (completa, incompleta e podálica	Esquerda anterior Esquerda posterior Esquerda transversa Direita anterior Direita posterior Direta transversa	SEA SEP SET DAS SDP SDT
Acrômio	Córmica ou de espádua	Esquerda anterior Esquerda posterior Direita anterior Direita posterior	AEA AEP ADA ADP

Adaptada de: Delascio e Guariento, 1981; Neme, 1994.

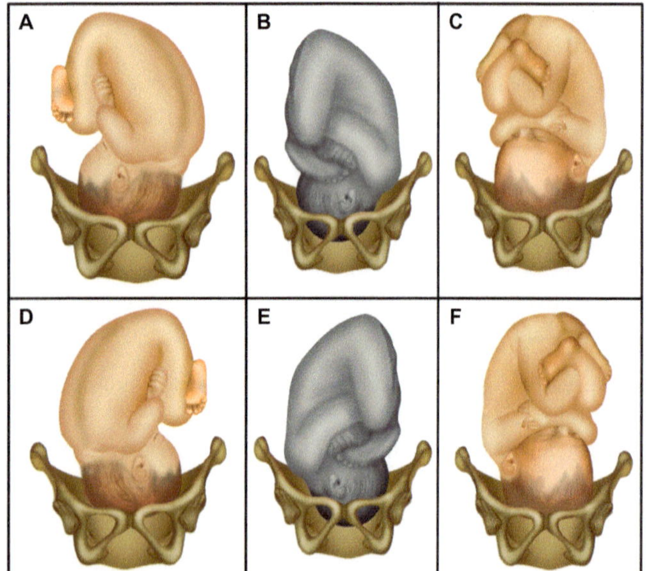

Figura 82.14 Apresentações cefálicas fletidas. **A.** Occipito esquerda anterior (OEA). **B.** Occipito esquerda transversa (OET). **C.** Occipito esquerda posterior (OEP). **D.** Occipito direita anterior (ODA). **E.** Occipito direita transversa (ODT). **F.** Occipito direita posterior (ODP). (Adaptada de: Delascio e Guariento, 1981; Cunningham *et al.*, 2014.)

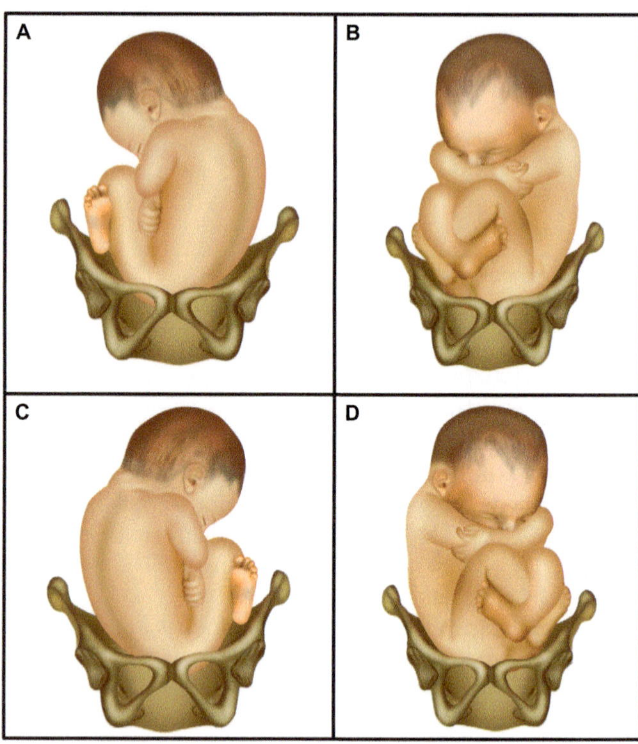

Figura 82.16 Apresentação pélvica. **A.** Sacra esquerda anterior. **B.** Sacra esquerda posterior. **C.** Sacra direita anterior. **D.** Sacra direita posterior. (Adaptada de: Delascio e Guariento, 1981.)

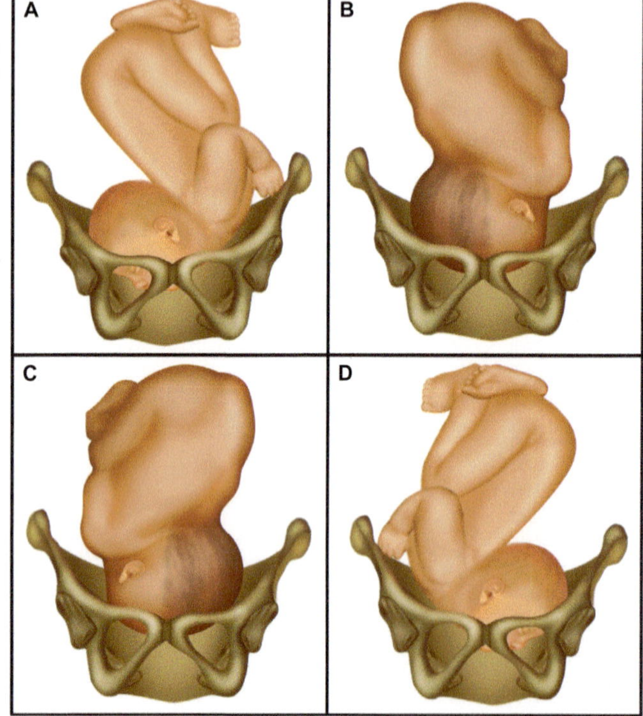

Figura 82.15 Apresentações cefálicas defletidas de 3º grau. **A.** Mento esquerda anterior (MEA). **B.** Mento esquerda posterior (MEP). **C.** Mento direita posterior (MDP). **D.** Mento direita anterior (MDA). (Adaptada de: Delascio e Guariento, 1981.)

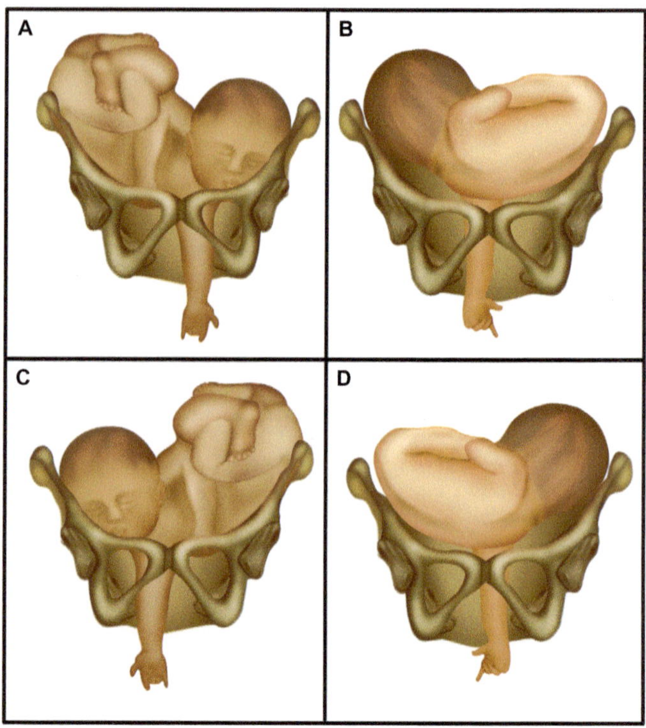

Figura 82.17 Apresentações córmicas. **A.** Acrômio esquerda posterior. **B.** Acrômio esquerda anterior. **C.** Acrômio direita posterior. **D.** Acrômio direita anterior. (Adaptada de: Delascio e Guariento, 1981.)

REFERÊNCIAS BIBLIOGRÁFICAS

BOYD, M. E.; USHER, R. H.; MCLEAN, F. H. Fetal macrosomia: prediction, risks, proposed management. *Obstetrics and Gynecology*, v. 61, n. 6, p. 715-722, 1983.

CHAUHAN, S. P. *et al.* Suspicion and treatment of the macrosomic fetus: a review. *American Journal of Obstetrics and Gynecology*, v. 193, n. 2, p. 332-346, 2005.

CUNNINGHAM, F. G. *et al. Obstetrícia de Williams*. 24. ed. Porto Alegre: AMGH, 2014.

DAS, U. G.; SYSYN, G. D. Abnormal fetal growth: intrauterine growth retardation, small for gestational age, large for gestational age. *Pediatric Clinics*, v. 51, n. 3, p. 639-654, 2004.

DELASCIO, D.; GUARIENTO, A. *Obstetrícia Normal Briquet*. São Paulo: Sarvier, 1981.

GUARIENTO, A. *Obstetrícia Normal*. Barueri: Manole, 2011.

LANGER, O. *et al.* Shoulder dystocia: should the fetus weighing greater than or equal to 4000 grams be delivered by cesarean section? *American Journal of Obstetrics and Gynecology*, v. 165, n. 4, p. 831-837, 1991.

LUBCHENCO, L. O. *et al.* Intrauterine growth as estimated from liveborn birth-weight data at 24 to 42 weeks of gestation. *Pediatrics*, v. 32, n. 5, p. 793-800, 1963.

MADI, J. M. *et al.* Fatores maternos e perinatais relacionados à macrossomia fetal. *Revista Brasileira de Ginecologia e Obstetrícia*, v. 28, n. 4, p. 233-238, 2006.

MENTICOGLOU, S. M. *et al.* Must macrosomic fetuses be delivered by a caesarean section? A review of outcome for 786 babies greater than or equal to 4,500 g. *Australian and New Zealand Journal of Obstetrics and Gynecology*, v. 32, n. 2, p. 100-103, 1992.

MODANLOU, H. D. Macrosomia – maternal, fetal, and neonatal implications. *Obstetrics & Gynecology*, v. 55, n. 4, p. 420-424, 1980.

MONTENEGRO, C. A. B.; REZENDE FILHO, J. *Rezende Obstetrícia Fundamental*. Rio de Janeiro: Guanabara Koogan, 2014.

NEME, B. *Obstetrícia Básica*. São Paulo: Sarvier, 1994.

STEVENSON, C. S. Certain concepts in the handling of breech and transverse presentations in late pregnancy. *American Journal of Obstetrics and Gynecology*, v. 62, n. 3, p. 488-505, 1951.

STEVENSON, C. S. The principal cause of breech presentation in single term pregnancies. *American Journal of Obstetrics and Gynecology*, v. 60, n. 1, p. 41-53, 1950.

STEVENSON, C. S. Transverse or oblique presentation of the fetus in the last ten weeks of pregnancy: its causes, general nature, and treatment. *American Journal of Obstetrics and Gynecology*, v. 58, n. 3, p. 432-446, 1949.

ZUGAIB, M. *Zugaib Obstetrícia*. 2. ed. Barueri: Manole, 2012.

CAPÍTULO 83

Fases Clínicas do Parto

Felipe Augusto Morales da Silva • Eduardo Felix Martins Santana

INTRODUÇÃO

O trabalho de parto pode ser definido como a presença de contrações uterinas dolorosas e regulares, causando esvaecimento e dilatação progressiva do colo uterino (WHO, 1997). Um dos grandes desafios por parte da equipe assistencial é identificar o momento do início do trabalho de parto, o que muitas vezes ocorre de forma retrospectiva. Uma forma de reconhecer seu início é a percepção das contrações devido ao desconforto abdominal e pélvico, porém a própria atividade uterina pode causar esses sintomas, podendo representar um falso trabalho de parto.

O conhecimento e o domínio das fases do parto são fundamentais para a sua adequada condução e correção de eventuais distocias, com o objetivo de um desfecho favorável e uma experiência satisfatória para a mulher, garantindo o bem-estar fetal durante esse processo (COP, 2017; Chabbert *et al.*, 2021; Vedeler *et al.*, 2022).

PARTURIÇÃO

O processo fisiológico regulatório das modificações do parto pode ser dividido em quatro etapas distintas (Figura 83.1):

- Fase 1: quiescência
- Fase 2: ativação
- Fase 3: estimulação
- Fase 4: involução.

Importante ressaltar que as fases da parturição não correspondem aos estágios clínicos do parto. Estes ocorrem durante a estimulação (fase 3).

A primeira fase (quiescência) refere-se ao período não responsivo do útero, desde a implantação do embrião até o início do processo de parto. Corresponde a 95% de toda a gestação, momento em que o útero sofre modificações no seu volume e na sua vascularização, além de contrações uterinas indolores, incapazes de causar modificações no colo uterino. A ativação (fase 2) ocorre após a 30ª semana de gestação, ao iniciar as modificações do útero e colo uterino, preparando o corpo para o parto. Nesse período, diversos fatores contribuem para essas mudanças, como aumento dos receptores de ocitocina, descida do fundo uterino, mudanças nas fibras e colágeno do colo uterino tornando-o mais complacente, além do processo inflamatório sobre o miométrio causado pelo envelhecimento das membranas amnióticas (Casey e MacDonald, 1996; 1997; Alperin *et al.*, 2015; Challis *et al.*, 2020) (Figura 83.2).

A estimulação (fase 3), principal tópico de estudo deste capítulo, é caracterizada pelo trabalho de parto ativo. Tal fase pode ser dividida em três períodos clínicos:

- Dilatação: corresponde ao início das contrações ritmadas, esvaecimento e dilatação do colo uterino (Figura 83.3)
- Expulsão: início após a dilatação total do colo até o nascimento
- Dequitação: início imediatamente após a expulsão do feto até o momento do descolamento das membranas e da placenta.

A fase de involução (fase 4) corresponde ao período pós-dequitação e marca o início do puerpério e o retorno do organismo materno ao estado pré-gestacional.

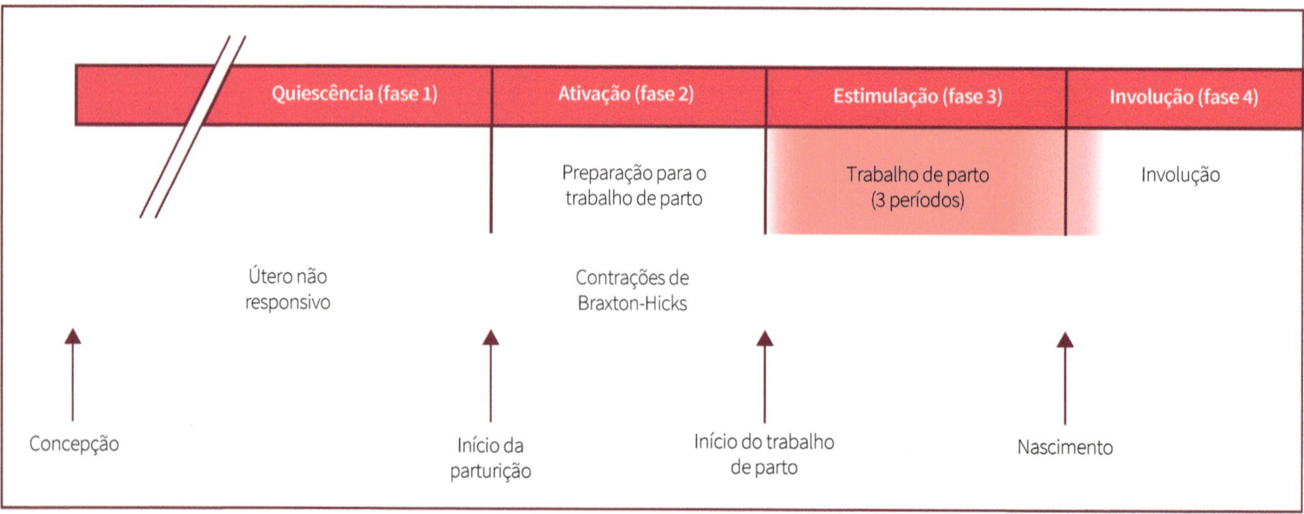

Figura 83.1 Fases da parturição. (Fonte: Zugaib e Francisco, 2016.)

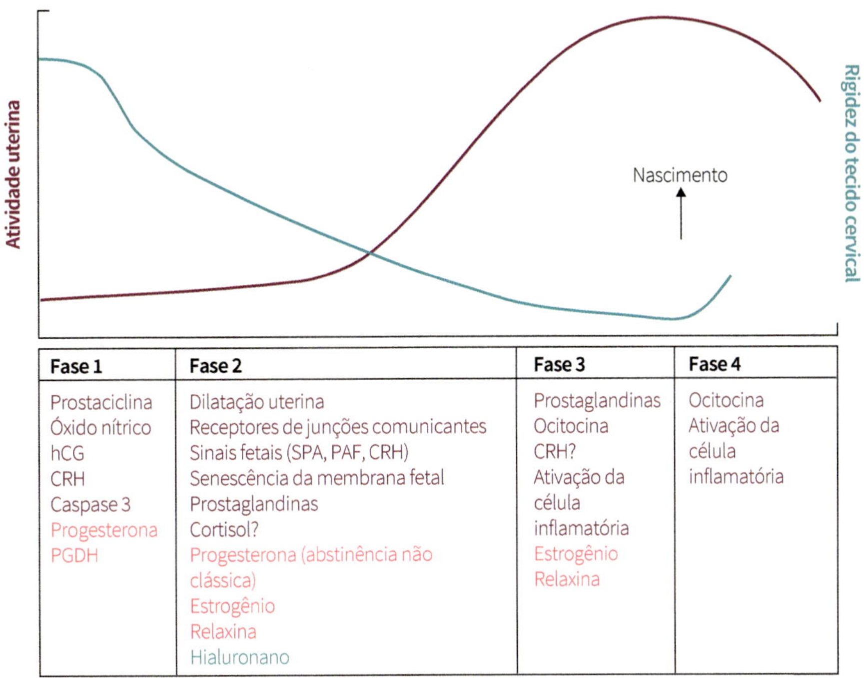

Fase 1	Fase 2	Fase 3	Fase 4
Prostaciclina Óxido nítrico hCG CRH Caspase 3 Progesterona PGDH	Dilatação uterina Receptores de junções comunicantes Sinais fetais (SPA, PAF, CRH) Senescência da membrana fetal Prostaglandinas Cortisol? Progesterona (abstinência não clássica) Estrogênio Relaxina Hialuronano	Prostaglandinas Ocitocina CRH? Ativação da célula inflamatória Estrogênio Relaxina	Ocitocina Ativação da célula inflamatória

Figura 83.2 Fatores regulatórios das fases da parturição. (Adaptada de: Cunninghan *et al.*, 2018a.)

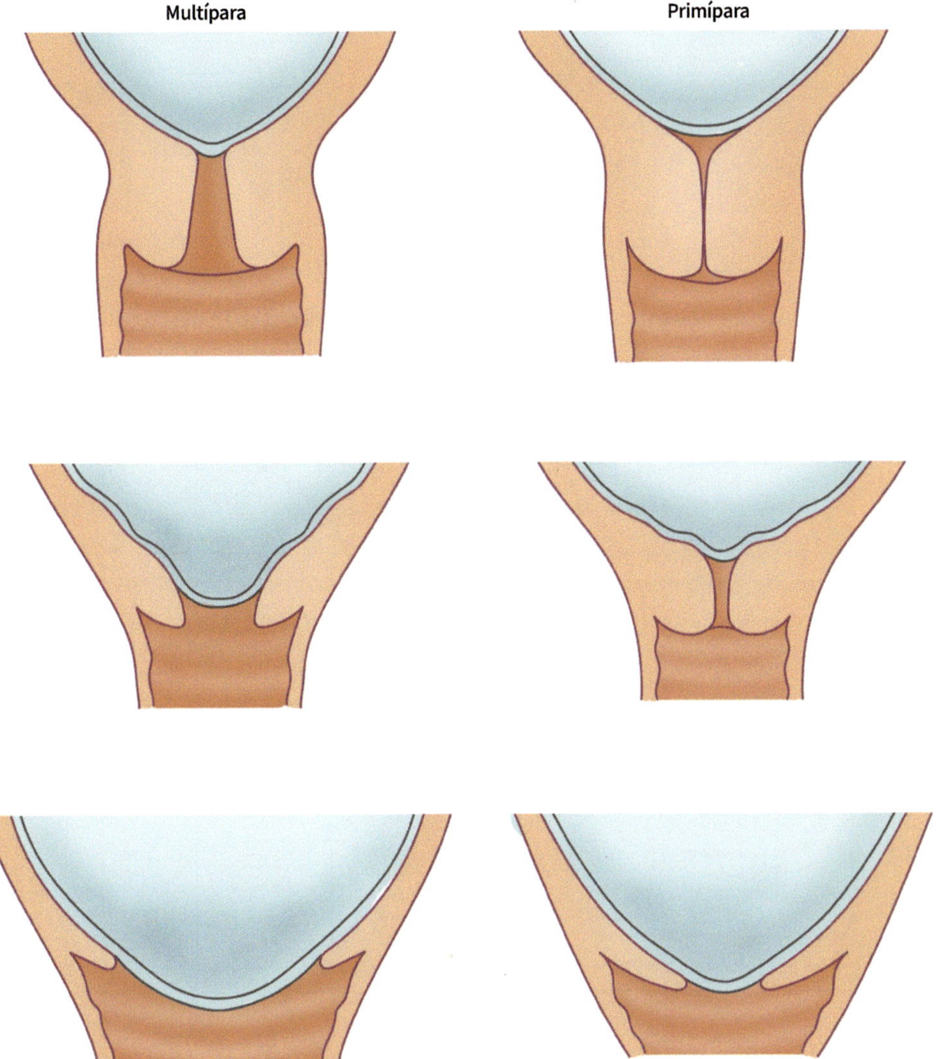

Figura 83.3 Diferenças do esvaecimento e da dilatação em mulheres primíparas e multíparas. (Adaptada de: Cunningham *et al.*, 2018a.)

FASES CLÍNICAS DO PARTO

Dilatação

Caracterizada como o primeiro período clínico do parto, essa fase engloba os fenômenos de esvaecimento e dilatação do colo uterino, iniciado com o surgimento das contrações ritmadas e dolorosas até a dilatação cervical completa. Não é possível determinar o momento exato do início da dilatação, pois as contrações iniciais são irregulares e de menor intensidade. Dessa forma, marcamos o início de acordo com o relato e a percepção da paciente. Durante a fase ativa do trabalho de parto, as contrações apresentam duração de 30 a 90 segundos, ocorrem de 2 a 5 vezes no intervalo de 10 minutos; sua intensidade varia de 20 a 60 mmHg (Lima e Montenegro, 1972).

O esvaecimento e a dilatação cervical são fenômenos distintos e ocorrem de maneira diferentes em pacientes nulíparas e multíparas. Nas primeiras, o esvaecimento precede a dilatação, enquanto ocorrem de forma simultânea em mulheres multíparas, conforme ilustrado na Figura 83.3. Tais fenômenos levam à formação da bolsa das águas, a qual corresponde ao líquido amniótico à frente da apresentação fetal, deslocando o istmo uterino e estimulando as contrações (Figura 83.4).

Classicamente, Friedman representou a dilatação cervical em uma curva sigmoide, dividida em fase latente e fase ativa, sendo esta última representada por três períodos distintos (Figura 83.5) (Friedman, 1978):

- Aceleração: momento em que ocorre aumento da velocidade da dilatação
- Aceleração máxima: pico da velocidade de dilatação (transição de 3 cm até 9 cm)
- Desaceleração: precede a dilatação total do colo.

A fase latente corresponde ao período de contrações coordenadas que pouco modificam a dilatação cervical. Apresenta duração em torno de 8 horas, com velocidade de dilatação de

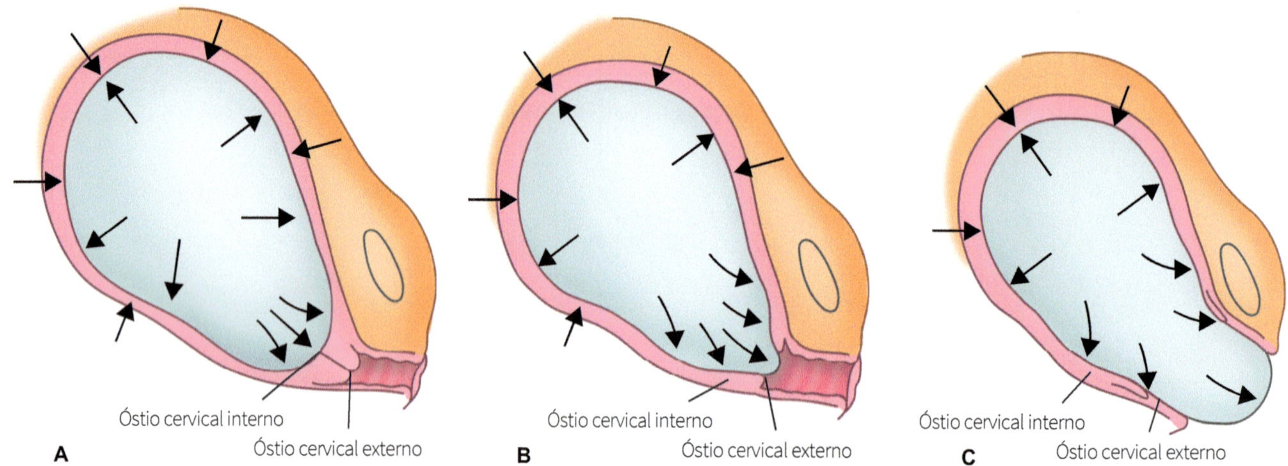

Figura 83.4 Processo de formação da bolsa das águas e seu papel na dilatação. (Fonte: Cunningham *et al.*, 2018a.)

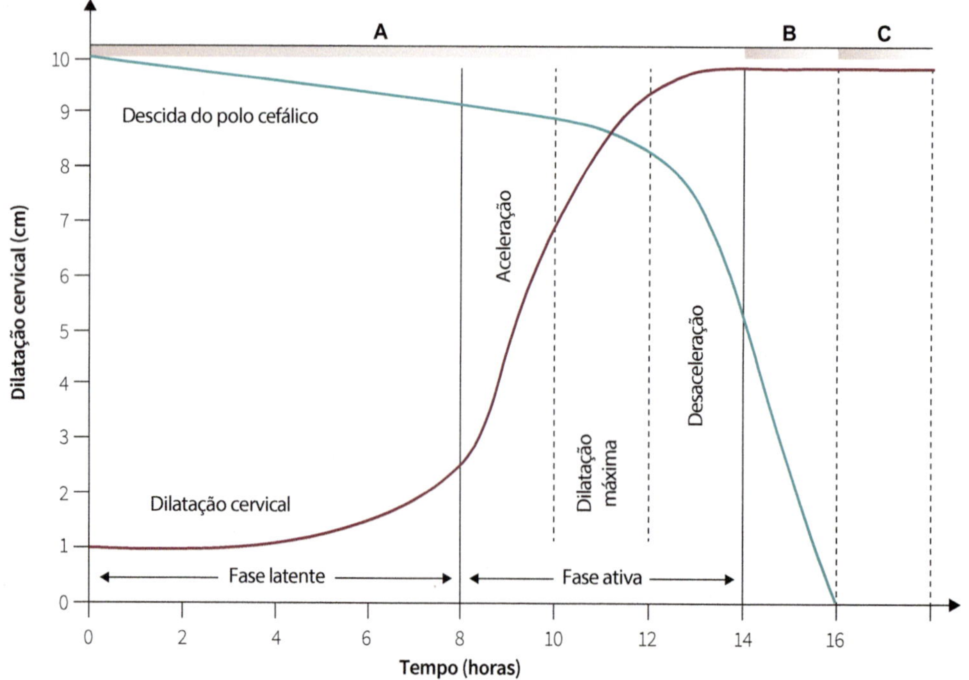

Figura 83.5 Curva sigmoide da dilatação cervical. **A.** Dilatação. **B.** Expulsão. **C.** Dequitação. (Adaptada de: Friedman, 1978.)

0,35 cm/hora (cerca de 3 a 4 cm). Considera-se uma fase latente prolongada quando esta ultrapassa 20 horas em nulíparas e 14 horas e multíparas (Friedman, 1978; Passini Jr., 2005; Cunningham *et al.*, 2018b; Cohen e Friedman, 2023).

A fase ativa inicia-se após 5 cm de dilatação, com velocidade de 1,2 cm/hora e duração média de 6 horas nas nulíparas, e 1,5 cm/hora e duração de 3 horas em multíparas (Friedman, 1978; Friedman e Cohen, 2023).

Zhang *et al.* (2010) propõem uma avaliação contemporânea da velocidade de dilatação devido às mudanças nas características da população, além do maior uso de ocitocina e analgesia durante o trabalho de parto. Uma análise retrospectiva de 62.415 parturientes mostrou um tempo maior de evolução da dilatação em nulíparas na fase latente em comparação com a curva de Friedman (Figura 83.6 e Tabela 83.1).

O diagnóstico correto de trabalho de parto deve considerar o conjunto de informações (contrações rítmicas, esvaecimento e dilatação progressiva do colo uterino, formação da bolsa das águas), e não apenas dados isolados (Wood *et al.*, 2016).

Expulsão

A segunda fase do trabalho de parto tem início a partir da dilatação cervical completa até o momento da expulsão do feto através do canal de parto. Nesse período, identificamos a descida da apresentação fetal ao longo da bacia materna e uma série de movimentos do polo cefálico, denominados "movimentos cardeais" (Figura 83.7), com o intuito de permitir a passagem fetal através do canal de parto (esses movimentos serão aprofundados na seção referente aos mecanismos de parto) (Cunningham *et al.*, 2018a; 2018b).

Alguns fatores estão relacionados à evolução da fase de expulsão (Lawrence *et al.*, 2013; Epidural and Position Trial Collaborative Group, 2017; Gupta *et al.*, 2017; Cunningham *et al.*, 2018b; Lemos *et al.*, 2018):

- Paridade: nulíparas apresentam um tempo maior de descida da apresentação fetal e expulsão em relação às multíparas
- Analgesia: o uso de bloqueio peridural pode prolongar o período de expulsão
- Peso e posição fetal: situações de desproporção cefalopélvica, macrossomia fetal, assinclitismo e variedades de posição transversas e occipitoposteriores podem retardar a expulsão fetal
- Posição materna: apesar de estudos com evidências de baixa qualidade, posições verticais podem reduzir a fase de expulsão.

A Tabela 83.2 compara o tempo médio de duração do período expulsivo em mulheres nulíparas e multíparas. Considera-se um período prolongado acima de 3 horas em nulíparas (4 horas com uso de analgesia ou feto mal posicionado) e 2 horas em multíparas (3 horas com uso de analgesia).

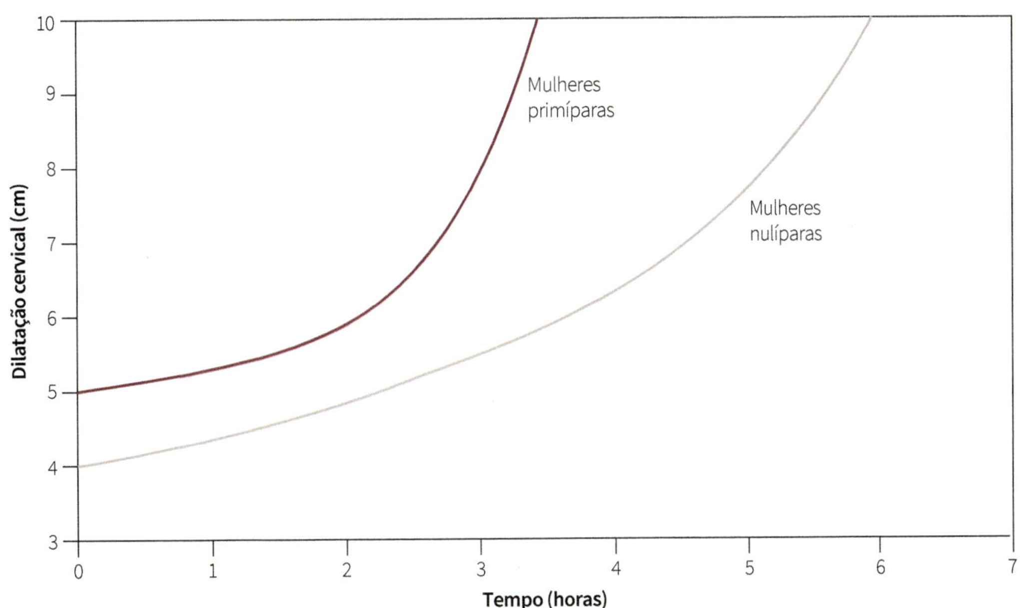

Figura 83.6 Curvas de evolução de trabalho de parto. (Adaptada de: Zhang *et al.*, 2010.)

Tabela 83.1 Estimativas contemporâneas da média e do percentil 95 de horas estimadas de evolução do parto em nulíparas e multíparas.

	Paridade 0	Paridade 2
	Número médio de horas (percentil 95)	Número médio de horas (percentil 95)
Mudança na cérvice		
De 4 a 5 cm	1,3 (6,4)	1,4 (7,3)
De 5 a 6 cm	0,8 (3,2)	0,8 (3,4)
De 6 a 7 cm	0,6 (2,2)	0,5 (1,9)
De 7 a 8 cm	0,5 (1,6)	0,4 (1,3)
De 8 a 9 cm	0,5 (1,4)	0,3 (1,0)
De 9 a 10 cm	0,5 (1,8)	0,3 (0,9)

Adaptada de: Zhang *et al.*, 2010.

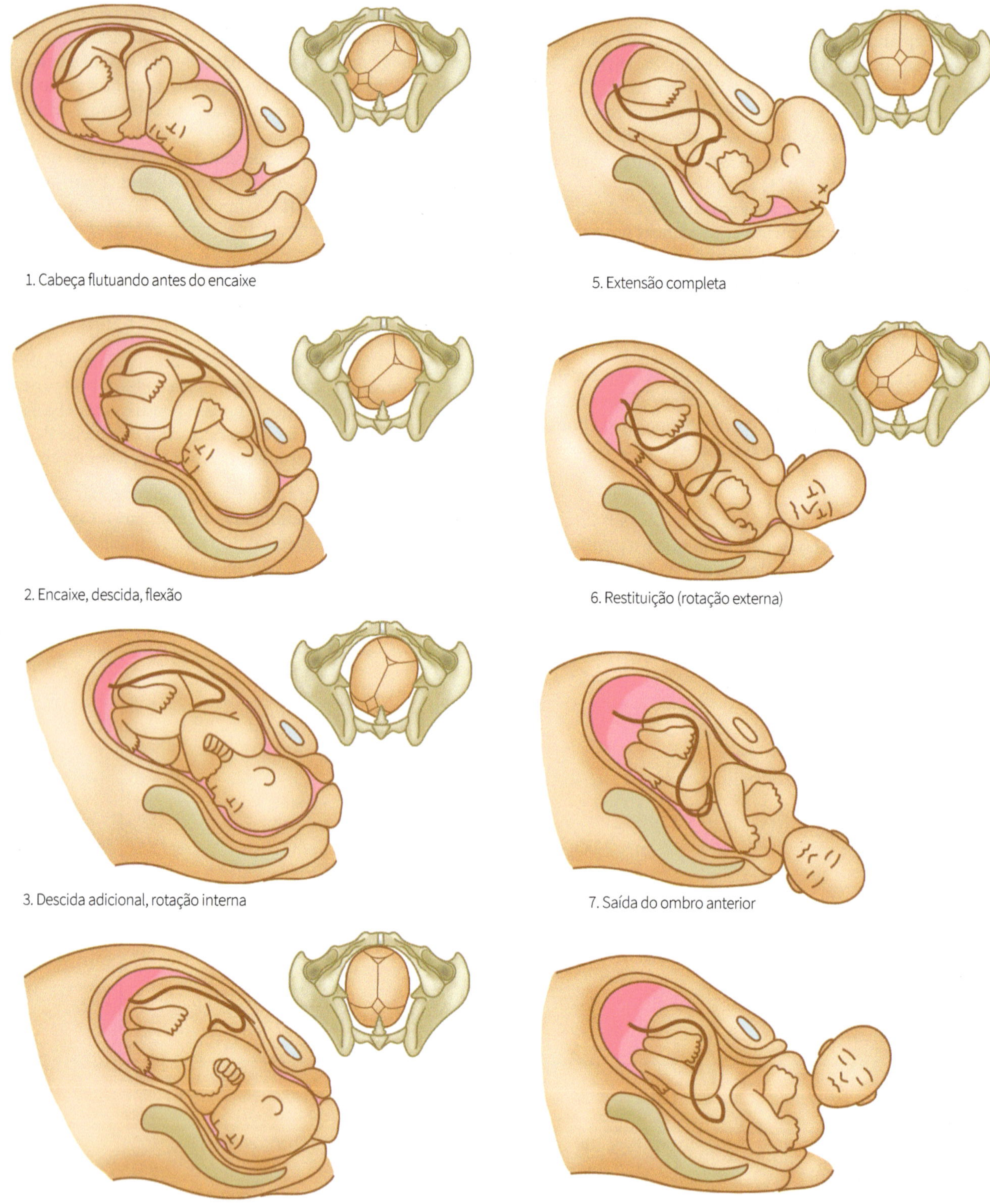

Figura 83.7 Movimentos cardeais da descida fetal. (Adaptada de: Cunningham *et al.*, 2018a.)

Tabela 83.2 Tempo médio de duração do período expulsivo em mulheres nulíparas e multíparas.

	Paridade 0	Paridade 1
	Número médio de horas (percentil 95)	Número médio de horas (percentil 95)
Duração da segunda etapa		
Segunda etapa com analgesia peridural	1,1 (3,6)	0,4 (2,0)
Segunda etapa com analgesia epidural	0,6 (2,8)	0,2 (1,3)

Adaptada de: Zhang *et al.*, 2010.

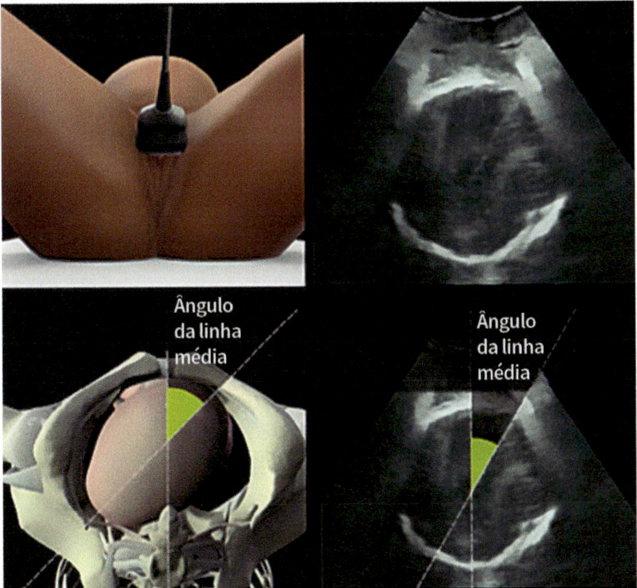

Figura 83.8 Ultrassonografia intraparto para determinar variedade de posição fetal. (Fonte: Ghi *et al.*, 2018.)

Classicamente, a avaliação da altura da apresentação fetal e sua variedade de posição é feita a partir do exame físico a cada 1 ou 2 horas. A International Society of Ultrasound in Obstetrics and Gynecology (ISUOG) recomenda, quando disponível, a ultrassonografia intraparto como forma mais precisa para o diagnóstico da posição e altura da apresentação ao longo do período de expulsão fetal. Dentre suas indicações, podemos incluir a progressão lenta das fases de dilatação e expulsão, mal posicionamento do polo cefálico e assegurar a variedade de posição para realização de parto instrumental (Ghi *et al.*, 2018) (Figura 83.8).

Dequitação

Imediatamente após a expulsão fetal, a redução do volume uterino causa sua contração e a diminuição de seu fluxo sanguíneo, reduzindo a área de implantação placentária, causando seu desprendimento e eliminação através da vulva (Rezende Filho, 2005).

O mecanismo mais comum, denominado "central" ou "Baudelocque-Schultze", ocorre pela formação de um hematoma retroplacentário, e o sangramento torna-se visível apenas após a saída da face fetal da placenta através da rima vulvar. No mecanismo de Baudelocque-Duncan, menos frequente, o descolamento ocorre na borda lateral da placenta e apresenta sangramento antes da eliminação placentária (Rezende Filho, 2005).

A dequitação deve ocorrer em até 30 minutos após o nascimento (Figura 83.9). O tempo médio é de 5 a 6 minutos, e em 90% dos casos o desprendimento ocorre em até 15 minutos. Alguns fatores de risco estão associados a um maior risco de retenção placentária, como gestação pré-termo, cirurgia uterina prévia, inserção velamentosa de cordão e malformações uterinas. A conduta ativa com o uso de ocitocina e tração controlada do cordão umbilical está associada a menor risco de retenção (Endler *et al.*, 2012; McDonald *et al.*, 2013; Rosenstein *et al.*, 2014; Ruiter *et al.*, 2019; WHO, 2020).

PRIMEIRA HORA PÓS-PARTO

A primeira hora pós-parto inicia-se logo após a dequitação placentária e marca o início do puerpério e de fenômenos importantes para a redução do sangramento uterino, como miotamponamento, trombotamponamento, indiferença uterina e contração uterina fixa (Rezende Filho, 2005).

A redução do volume uterino causa a redução de sua perfusão, e sua contração leva à oclusão dos vasos miometriais (miotamponamento). O trombotamponamento decorre da obstrução dos vasos uteroplacentários e leva à formação de coágulos no local da inserção placentária. A indiferença uterina é caracterizada pelo relaxamento e pela contração das fibras miometriais, levando ao enchimento e esvaziamento de sangue na cavidade uterina. Tal fenômeno ocorre por maior período em situações de maior estiramento das fibras musculares, como gestações múltiplas, polidrâmnio e partos prolongados. Após o término da primeira hora, ocorre a contração uterina fixa, mantendo o tônus uterino aumentado (Rezende Filho, 2005; Cunningham *et al.*, 2018a).

Vale ressaltar a importância do estímulo ao aleitamento materno e do contato pele a pele nessa primeira hora de vida, aumentando o vínculo materno com o recém-nascido, além de reduzir o risco de hemorragia pós-parto, conforme orientação da Diretriz Nacional de Assistência ao Parto do Ministério da Saúde (Brasil, 2022).

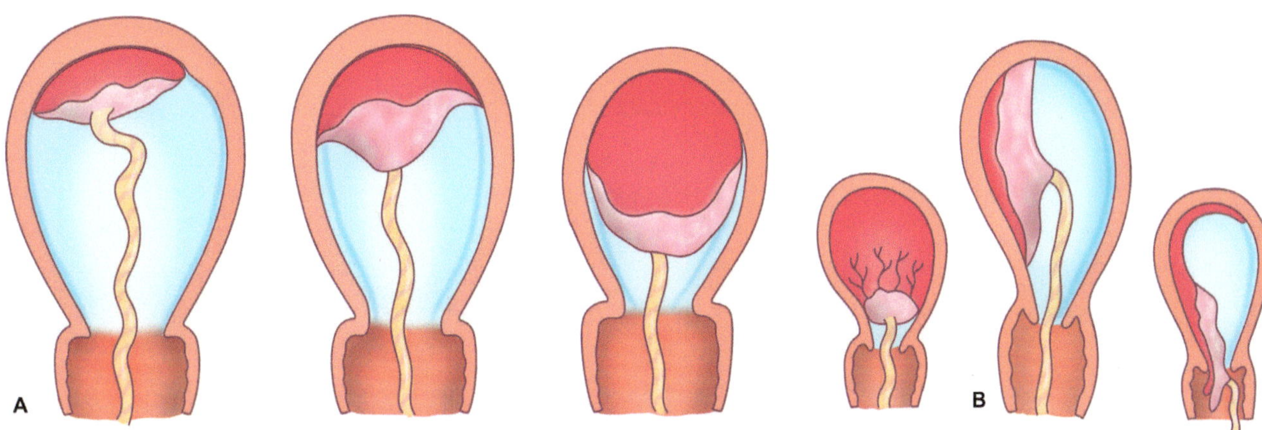

Figura 83.9 Mecanismos de dequitação. (Adaptada de: Zugaib e Francisco, 2016.)

REFERÊNCIAS BIBLIOGRÁFICAS

ALPERIN, M. *et al.* Pregnancy-induced adaptations in the intrinsic structure of pelvic floor muscles. *American Journal of Obstetrics and Gynecology*, v. 213, n. 2, p. 191.e1-7, 2015.

BRASIL. Ministério da Saúde. *Diretriz Nacional de assistência ao parto normal*. Brasília, DF: MS, 2022. Disponível em: http://189.28.128.100/dab/docs/portaldab/publicacoes/diretriz_assistencia_parto_normal.pdf. Acesso em: 25 abr. 2024.

CALDEYRO-BARCIA, R.; POSEIRO, J. J. Oxytocin and contractility of the pregnant human uterus. *Annals of the New York Academy of Sciences*, v. 75, p. 813-830, 1959.

CASEY, M. L.; MACDONALD, P. C. The endocrinology of human parturition. *Annals of the New York Academy of Sciences*, v. 828, p. 273-284, 1997.

CASEY, M. L.; MACDONALD, P. C. Transforming growth factor-beta inhibits progesterone-induced enkephalinase expression in human endometrial stromal cells. *Journal of Clinical Endocrinology and Metabolism*, v. 81, n. 11, p. 4022-4027, 1996.

CHABBERT, M.; PANAGIOTOU, D.; WENDLAND, J. Predictive factors of women's subjective perception of childbirth experience: a systematic review of the literature. *Journal of Reproductive and Infant Psychology*, v. 39, n. 1, p. 43-66, 2021.

CHALLIS, J. R. G. Mechanism of parturition and preterm labor. *Obstetrical & Gynecological Survey*, v. 55, n. 10, p. 650-660, 2020.

COHEN, W. R.; FRIEDMAN, E. A. The latent phase of labor. *American Journal of Obstetrics and Gynecology*, v. 228, n. 5S, p. S1017-S1024, 2023.

COMMITTEE ON OBSTETRIC PRACTICE (COP). Committee Opinion No. 697: Planned Home Birth. *Obstetrics and Gynecology*, v. 129, n. 4, p. e117-e122, 2017.

CUNNIGHAM, F. G. *et al.* Physiology of labor. *In*: *Williams Obstetrics*. 25. ed. New York: McGraw-Hill, 2018a.

CUNNIGHAM, F. G. *et al.* Dystocia. *In*: *Williams Obstetrics*. 25. ed. New York: McGraw-Hill, 2018b.

ENDLER, M.; GRÜNEWALD, C.; SALTVEDT, S. Epidemiology of retained placenta: oxytocin as an independent risk factor. *Obstetrics and Gynecology*, v. 119, p. 801, 2012.

EPIDURAL AND POSITION TRIAL COLLABORATIVE GROUP. Upright *versus* lying down position in second stage of labour in nulliparous women with low dose epidural: BUMPES randomised controlled trial. *British Medical Journal*, v. 359, j4471, 2017.

FRIEDMAN, E. A. *Labor: Clinical Evaluation and Management*. 2. ed. New York: Appleton Century-Crofts, 1978.

FRIEDMAN, E. A.; COHEN, W. R. The active phase of labor. *American Journal of Obstetrics and Gynecology*, v. 228, n. 5S, p. S1037-S1049, 2023.

GHI, T. *et al.* ISUOG Practice Guidelines: intrapartum ultrasound. *Ultrasound in Obstetrics & Gynecology*, v. 52, n. 1, p. 128-139, 2018.

GUPTA, J. K. *et al.* Position in the second stage of labour for women without epidural anaesthesia. *Cochrane Database of Systematic Reviews*, v. 25, n. 5, p. CD002006, 2017.

LAWRENCE, A. *et al.* Maternal positions and mobility during first stage labour. *Cochrane Database of Systematic Reviews*, n. 10, p. CD003934, 2013.

LEMOS, A. *et al.* Pushing/bearing down methods for the second stage of labour. *Cochrane Database of Systematic Reviews*. v. 3, n. 3, p. CD009124, 2017.

LIMA, J. R.; MONTENEGRO, C. A. Tocometry in obstetric practice: the development of a pneumatic system. *American Journal of Obstetrics and Gynecology*, v. 112, n. 2, p. 304-307, 1972.

MCDONALD, S. J. *et al.* Effect of timing of umbilical cord clamping of term infants on maternal and neonatal outcomes. *Cochrane Database of Systematic Reviews*, v. 2013, n. 7, p. CD004074, 2013.

PASSINI Jr, R. Parto: fenômenos maternos. *In*: NEME, B. *Obstetrícia básica*. 3. ed. São Paulo: Sarvier, 2005. p. 157-165.

REZENDE FILHO, J. O parto: estudo clínico e assistência. *In*: *Rezende Obstetrícia*. 10. ed. Rio de Janeiro: Guanabara Koogan, 2005. p. 337-342.

ROSENSTEIN, M. G.; VARGAS, J. E.; DREY, E. A. Ultrasound-guided instrumental removal of the retained placenta after vaginal delivery. *American Journal of Obstetrics and Gynecology*, v. 211, p. 180.e1, 2014.

RUITER, L. *et al.* Incidence and recurrence rate of postpartum hemorrhage and manual removal of the placenta: A longitudinal linked national cohort study in The Netherlands. *European Journal of Obstetrics, Gynecology, and Reproductive Biology*, v. 238, p. 114-119, 2019.

VEDELER, C. *et al.* What women emphasise as important aspects of care in childbirth – an online survey. *British Journal of Obstetrics and Gynaecology*, v. 129, n. 4, p. 647-655, 2022.

WOOD, A. M. *et al.* Optimal admission cervical dilation in spontaneously laboring women. *American Journal of Perinatology*, v. 33, n. 2, p. 188-194, 2016.

WORLD HEALTH ORGANIZATION (WHO). Technical Working Group. Care in normal birth: a practical guide. *Birth*, v. 24, n. 2, p. 121-123, 1997.

WORLD HEALTH ORGANIZATION (WHO). *WHO recommendation on umbilical vein injection of oxytocin for the treatment of retained placenta*. Geneva: WHO, 2020.

ZHANG, J. *et al.* Contemporary patterns of spontaneous labor with normal neonatal outcomes. *Obstetrics and Gynecology*, v. 116, n. 6, p. 1281-1287, 2010.

ZUGAIB, M.; FRANCISCO, R. P. V. *Obstetrícia*. 3. ed. Barueri, SP: Manole, 2016.

CAPÍTULO 84

Mecanismo de Parto nas Apresentações Cefálicas Fletidas

Maria Lúcia Rocha Oppermann • Letícia Kortz Motta Lima • Giovanna Sandi Maroso

INTRODUÇÃO

Durante o trabalho de parto, o feto, impulsionado por contrações uterinas regulares, é submetido a uma série de movimentos ativos e passivos que o dirigem através do canal pelvigenital. Esse conjunto de ações é denominado "mecanismo de parto". O conhecimento aprofundado desse mecanismo permite identificar condições que têm potencial de impactar negativamente no resultado obstétrico. O mecanismo de parto tem algumas características peculiares a cada tipo de apresentação fetal.

A propedêutica obstétrica, por meio da palpação abdominal (manobras de Leopold), permite inferir sobre a situação, posição, apresentação e insinuação fetal. Já a variedade de posição e o grau de descida da apresentação (planos de De Lee) são identificados por meio do exame digital à medida que o colo dilata e o trabalho de parto progride. Dessa maneira, o exame digital auxilia o obstetra a identificar a relação dos pontos de referência fetais aos pontos anatômicos da pelve, permitindo diagnosticar situações de desvio, que podem influenciar a progressão do trabalho de parto.

Considerando a extensão e a complexidade do assunto, o escopo deste capítulo será limitado aos movimentos do polo cefálico durante o trabalho de parto nas apresentações cefálicas de vértice, que ocorrem em 95,5% devido à ação da gravidade. As apresentações cefálicas fletidas com variedade de posição anterior apresentam as condições ideais para a progressão do trabalho de parto e, felizmente, são as mais comuns.

TEMPOS DO MECANISMO DE PARTO

O mecanismo de parto, segundo Briquet, é composto por movimentos que se sobrepõem continuamente, integrando-se em um movimento harmônico de espiral. Para fins didáticos, o mecanismo de parto pode ser dividido em seis tempos, detalhados a seguir.

Primeiro tempo: insinuação

A relação entre os diâmetros da pelve materna e a cabeça fetal é de extrema importância para a progressão do trabalho de parto. Diz-se que o feto está insinuado quando ocorre a passagem do maior diâmetro da apresentação fetal (polo cefálico ou polo pélvico), perpendicular à linha de orientação fetal, pelo estreito superior da bacia materna. Nas apresentações cefálicas, o diâmetro biparietal é o diâmetro de insinuação.

Quando ocorre a insinuação, na maior parte das parturientes, significa que o ponto de referência fetal está no nível das espinhas isquiáticas (plano 0 de De Lee), o que indica que o estreito superior da bacia materna foi adequado para a passagem fetal (Figura 84.1). Entretanto, a insinuação não nos permite dizer se os estreitos médio e inferior são adequados para a progressão do feto pelo canal de parto, dado que só conseguiremos ter ao longo do trabalho de parto. É mais comum em primíparas que a insinuação ocorra dias antes do parto e em multíparas que aconteça logo antes da descida, com a parturiente já em trabalho de parto.

O plano 0 de De Lee é uma linha imaginária traçada ao palpar as espinhas isquiáticas da paciente (coloridas na Figura 84.1 em lilás). Cada centímetro acima do zero é um plano negativo e cada centímetro abaixo é um plano positivo.

Na maior parte das gestantes, a insinuação nas apresentações cefálicas fletidas acontece no diâmetro transverso da bacia, principalmente na variedade de posição occipitoesquerda transversa. Segundo a teoria de Sellheim, dois ovais desiguais só podem se encaixar unindo os seus maiores diâmetros. Isto é, o maior diâmetro da cabeça fetal, que corresponde ao occipitofrontal (medindo 12 cm) passa a ser o suboccipitobregmático (medindo 9,5 cm) por ação da flexão, consequente à pressão axial sobre o feto, que o orienta nos maiores diâmetros da pelve materna: oblíquo e transverso.

O mecanismo pelo qual ocorre a aproximação do mento ao esterno do feto pode ser explicado pela teoria de Zweifel. A aproximação da cabeça à coluna fetal representa uma alavanca de braços desiguais: o occipital é o braço menor e a região frontal, o braço maior. A flexão da cabeça fetal no sentido anteroposterior

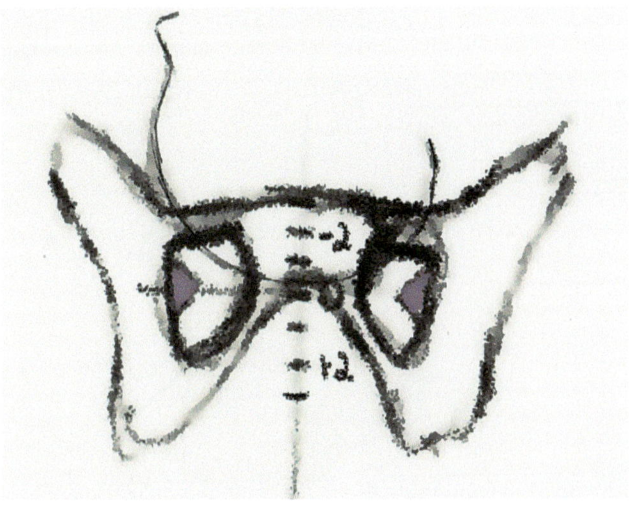

Figura 84.1 Planos de De Lee – avaliação da insinuação e descida da apresentação fetal.

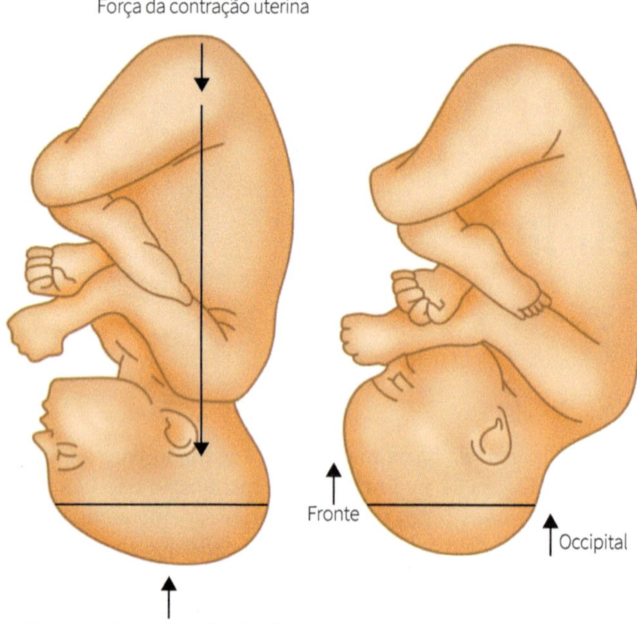

Figura 84.2 Teoria de Zweifel: mecanismo de flexão do polo cefálico. As *setas* indicam o sentido da força resultante da compressão da pelve sobre a cabeça fetal. (Adaptada de: Zugaib e Francisco, 2023.)

se dá por duas forças antagônicas: a força da contração uterina sobre a coluna fetal de cima para baixo e a força lateral exercida pela resistência da parede pélvica (Figura 84.2).

Durante o trabalho de parto ocorre redução volumétrica da cabeça fetal para auxiliar no processo de insinuação e descida, conhecido como "cavalgamento ósseo". Os ossos frontais e occipitais se acomodam abaixo dos ossos parietais, e a borda interna de um parietal se sobrepõe à outra. Esse fenômeno deixa de existir quando a força que o gerou para de atuar, e a estrutura óssea da cabeça fetal então volta ao padrão original.

Além da flexão e do cavalgamento dos ossos do crânio fetal, a fim de que a cabeça do feto progrida além do estreito superior da bacia, é necessário que haja também uma inclinação lateral do polo cefálico de modo que cada metade do crânio ultrapasse separadamente esse obstáculo. Durante a insinuação, um dos ossos parietais do feto atravessará o estreito superior antes do outro e a sutura sagital se aproxima do púbis ou do sacro materno, caracterizando o assinclitismo posterior (obliquidade de Litzmann) ou anterior (obliquidade de Näegele). A descida é facilitada pela constante alternância entre as variedades de assinclitismo, sendo considerados fisiológicos os de grau moderado, pois permitem que a cabeça fetal progrida no canal de parto. Assinclitismo posterior é quando o parietal posterior é o primeiro a descer até ultrapassar o promontório e a sutura sagital fica mais próxima ao púbis (Figuras 84.3 e 84.4). Ao contrário, quando o parietal anterior é o primeiro a descer, temos o assinclitismo anterior e a sutura sagital fica mais próxima ao sacro materno. Quando a cabeça fica em sinclitismo, significa que a sutura sagital está equidistante do púbis e do sacro.

Segundo tempo: descida

A descida é definida como a progressão da apresentação fetal do estreito superior para o estreito inferior da bacia materna. Pode ocorrer de maneira sincrônica com o primeiro tempo (insinuação) e terceiro tempo (rotação interna).

A partir do exame digital, durante o trabalho de parto é possível avaliar a descida da cabeça fetal e sua altura por meio dos planos de De Lee, sendo o ponto 0 quando o ponto mais baixo da cabeça está na altura das espinhas isquiáticas. Quando a apresentação está acima das espinhas, a medida é negativa em centímetros (−1 a −3) e, quando abaixo desse plano, positiva em centímetros (+1 a +3) (ver Figura 84.1).

Em primíparas, geralmente a descida ocorre após a dilatação cervical completa. Já nas multíparas, comumente a descida ocorre junto com a insinuação.

Terceiro tempo: rotação interna

A cabeça fetal durante a sua progressão do estreito superior para o estreito inferior não executa um movimento simples de descida e, sim, realiza de forma simultânea um movimento de

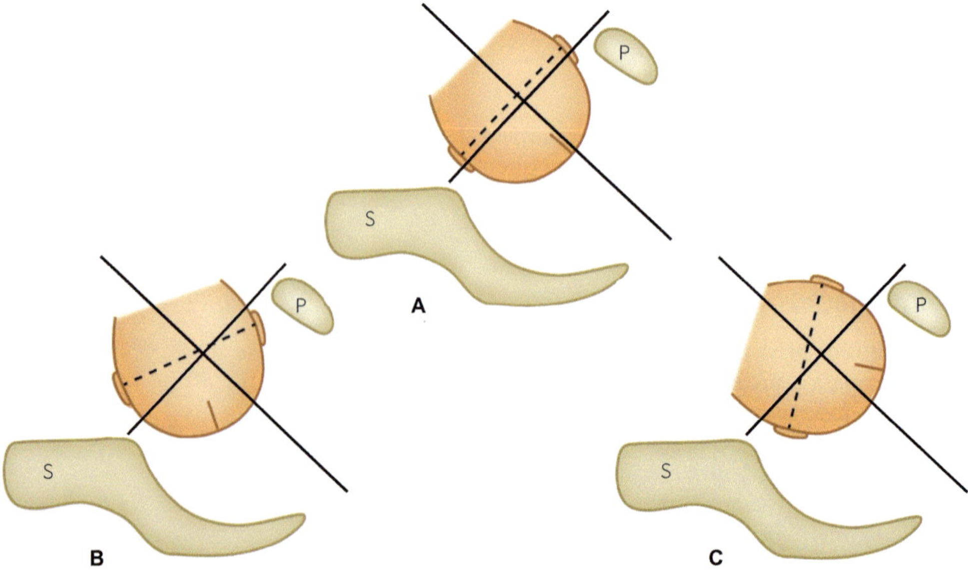

Figura 84.3 Assinclitismo: relação da sutura sagital em relação ao sacro (S) e ao púbis (P): **A.** Sinclitismo: sutura sagital equidistante do púbis e do sacro. **B.** Assinclitismo anterior: sutura sagital mais próxima do sacro. **C.** Assinclitismo posterior: sutura sagital mais próxima do púbis.

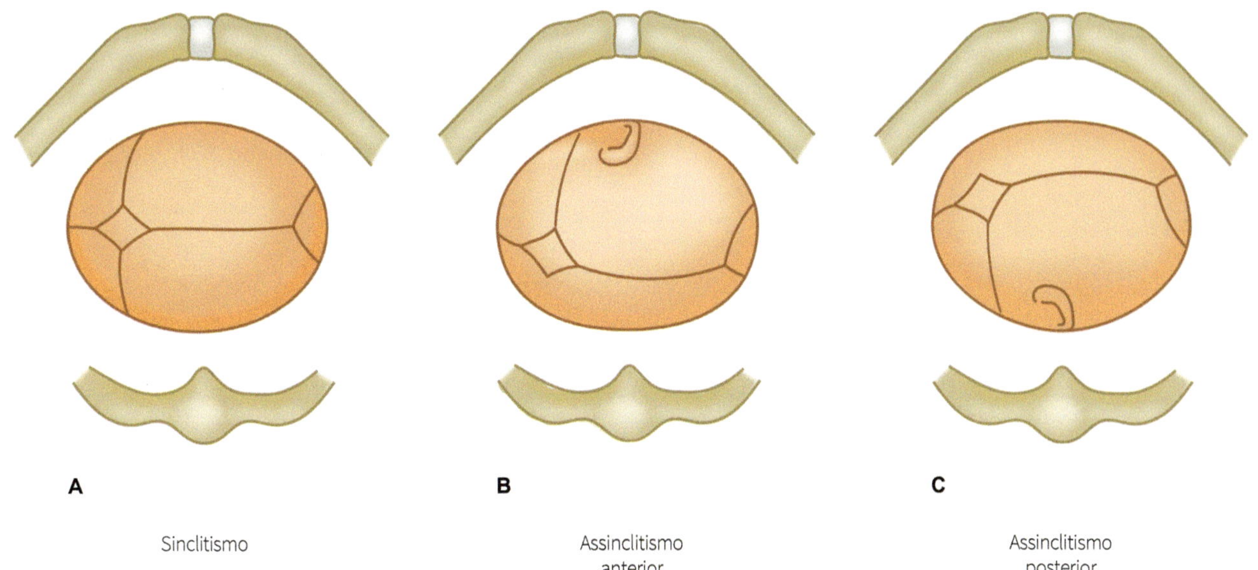

Figura 84.4 Assinclitismo. **A.** Sinclitismo. **B.** Assinclitismo anterior. **C.** Assinclitismo posterior.

rotação interna. O polo cefálico realiza a rotação com o intuito de adequar seu maior diâmetro ao maior diâmetro da bacia materna, que, no estreito superior, é o transverso e, no inferior, é o diâmetro anteroposterior.

A teoria de Sellheim tenta explicar a rotação interna dizendo que, quando um cilindro de flexibilidade desigual (feto) tem que atravessar um cilindro oco e encurvado (canal do parto), esse cilindro será forçado a girar sobre seu eixo longitudinal (rotação interna) até que a direção de sua maior flexibilidade (nuca, na apresentação de vértice) coincida com a direção da curvatura do trajeto (eixo do canal). Ao término do processo, a linha de orientação (sutura sagital) se orienta no maior diâmetro do estreito inferior (anteroposterior).

Nas apresentações cefálicas fletidas, o occipital fetal é a referência anatômica que percorrerá o anel pélvico e se acomodará, habitualmente, abaixo do púbis, sendo chamada "rotação anterior". Mais raramente, quando ocorre a rotação no sentido posterior, a referência do polo cefálico fetal fica próxima ao sacro, sendo em geral um processo que demanda mais tempo.

O grau de rotação depende da variedade de posição fetal, sendo normalmente de 45° nas variedades anteriores (occipitoesquerda anterior e occipitodireita anterior), 90° nas variedades transversas (occipito transversa esquerda e occipito transversa direita) (Figura 84.5), e de 135° nas posteriores (occipitoesquerda posterior e occipitodireita posterior). Nas variedades posteriores, pode ocorrer a rotação de apenas 45° no sentido posterior, em que o occipital fetal passa a se encontrar no sacro materno, sendo esse tipo de desprendimento occipitossacro mais lento, com mais chance de distocia e lacerações perineais graves. É de suma importância para a ocorrência do parto que aconteça a rotação interna. Na maioria das mulheres, esse processo termina com a chegada da cabeça no assoalho pélvico.

Quarto tempo: desprendimento cefálico

Nesse momento, a sutura sagital já está apontando para o diâmetro anteroposterior do estreito inferior da pelve e a região frontal do feto acaba empurrando o cóccix posteriormente, realizando a retropulsão coccígea e aumentando esse diâmetro de 9 para 11 cm. Para que ocorra o desprendimento da cabeça fetal, é necessário que ocorra um movimento de deflexão ou extensão da cabeça fetal. A fim de que ocorra esse movimento, a região suboccipital fetal precisa de um ponto de apoio de alavanca, também chamado "hipomóclio", para realizar o movimento de expulsão da cabeça, fronte e face.

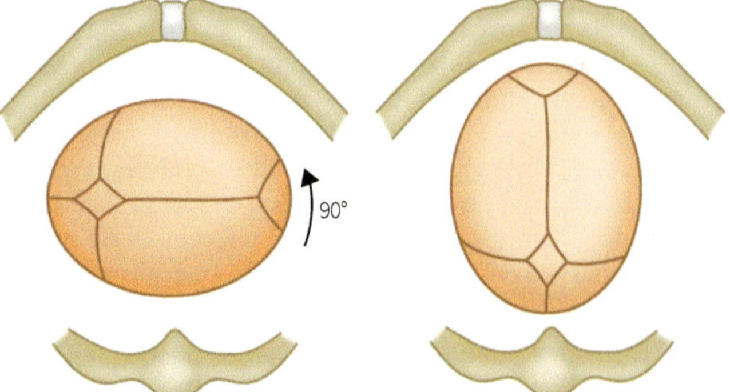

Figura 84.5 Rotação interna: movimento realizado pelo feto para que sua sutura sagital se oriente em direção ao maior diâmetro do estreito inferior da bacia materna (anteroposterior). Ocorre, então, a rotação da variedade da insinuação (*à esquerda*, occipitotransversa esquerda), em geral, em direção à variedade de posição occipitopúbica (*à direita*), nesse caso, percorrendo 90° em sentido anti-horário.

O feto, submetido a duas forças que atuam no sentido convergente (contração uterina e contrapressão perineal), é impulsionado para baixo e para fora do canal de parto. Habitualmente, o feto realiza o movimento de extensão na variedade de posição occipitopúbica, exteriorizando na sequência occipital, bregma, fronte, nariz, boca e mento (Figura 84.6).

Nas variedades posteriores, o occipital fetal está voltado para o sacro materno, geralmente no diâmetro suboccipitofrontal (10,5 cm), e o movimento de extensão precisa vencer a parede posterior da pelve, que mede 10 a 15 cm, motivo pelo qual o desprendimento cefálico nessa variedade é mais lento e com mais riscos associados. Nessa situação, o hipomóclio acaba sendo o ângulo anterior do bregma e, para que ocorra o

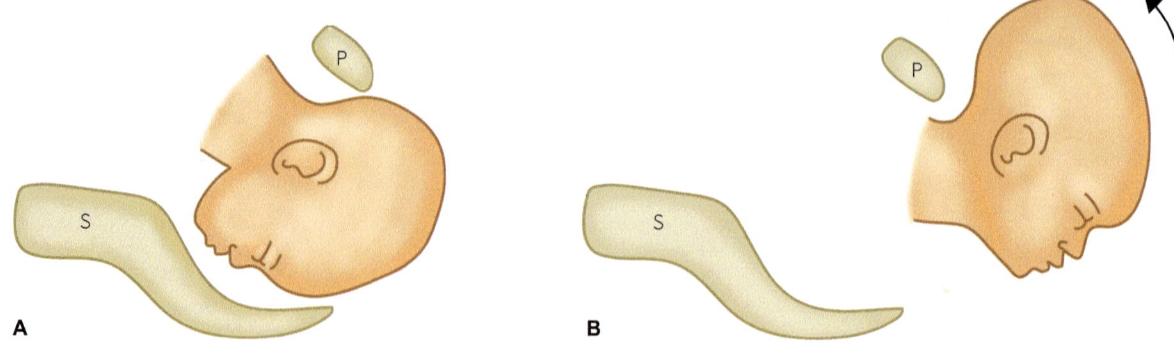

Figura 84.6 Desprendimento do polo cefálico quando em variedade occipitopúbica. O desprendimento ocorre com a retropulsão da cabeça fetal com a nuca apoiada no púbis (P) materno. Ocorre, então, a extensão da cabeça para desprendimento fetal, rotacionando o polo cefálico com o apoio do púbis. S: sacro.

desprendimento do occipital, precisa ocorrer acentuação da flexão cefálica, com posterior deflexão do polo cefálico em direção ao sacro materno.

Quinto tempo: rotação externa da cabeça

Após a saída da cabeça, acontece a rotação externa ou restituição. A apresentação fetal, nessa etapa, volta para a mesma posição em que estava no momento da insinuação, habitualmente voltando para a posição transversa. Esse movimento acontece pela mesma razão que leva o feto a realizar a rotação interna da cabeça, pois o feto posiciona o diâmetro biacromial no sentido anteroposterior do estreito inferior. Desse modo, uma espádua fica posicionada atrás do púbis e a outra em direção ao sacro.

Sexto tempo: desprendimento das espáduas

Após a restituição fetal, as espáduas encontram-se no diâmetro anteroposterior da pelve materna. O ombro anterior fica posicionado abaixo da sínfise púbica e é primeiro a se exteriorizar. O ponto de apoio do ombro anterior fetal é a inserção braquial do deltoide, que se desprende após um movimento de abaixamento. O ombro posterior se solta por movimento de elevação, em direção à parte posterior do períneo materno. Após a saída dos ombros, o restante do corpo fetal sai com facilidade.

REFERÊNCIAS BIBLIOGRÁFICAS

ADEODATO FILHO, J. Mecanismo do parto. *In*: REZENDE FILHO, J. *Rezende Obstetrícia*. 3. ed. Rio de Janeiro: Guanabara Koogan, 1974. Capítulo 14, p. 274-283.

BRIQUET, R. Fenômenos mecânicos do parto. *In*: BRIQUET, R. *Obstetrícia normal*. São Paulo, São Paulo, 1970. Capítulo 16, p. 295-310.

FERNANDES, C. E.; SILVA DE SÁ, M. F. (eds.) *Tratado de Obstetrícia Febrasgo*. São Paulo: Febrasgo, 2018.

FRIEDMAN, E. A.; SACHTLEBEN, M. R. Station of the fetal presenting part. I. Pattern of descent. *American Journal of Obstetrics & Gynecology*, v. 93, n. 4, p. 522-529, 1965.

FRIEDMAN, E. A.; SACHTLEBEN, M. R. Station of the fetal presenting part. II. Effect on the course of labor. *American Journal of Obstetrics & Gynecology*, v. 93, n. 4, p. 530-536, 1965.

FRIEDMAN, E. A.; SACHTLEBEN, M. R. Station of the fetal presenting part. 3. Interrelationship with cervical dilatation. *American Journal of Obstetrics & Gynecology*, v. 93, n. 4, p. 537-542, 1965.

FRIEDMAN, E. A.; SACHTLEBEN, M. R. Station of the fetal presenting part. IV. Slope of descent. *American Journal of Obstetrics & Gynecology*, v. 107, n. 7, p. 1031-1034, 1970.

FRIEDMAN, E. A.; SACHTLEBEN, M. R. Station of the fetal presenting part. V. Protracted descent patterns. *Obstetrics & Gynecology*, v. 36, n. 4, p. 558-567, 1970.

RAMOS, J. G. L. *et al.* (org.). *Rotinas em obstetrícia*. 8. ed. Porto Alegre: Artmed, 2023.

SELLHEIM H. *Die Geburt des Menschen*. Wiesbaden: Bergmann, 1913.

ZHANG, J.; TROENDLE, J. F.; YANCEY, M. K. Reassessing the labor curve in nulliparous women. *American Journal of Obstetrics & Gynecology*, v. 187, n. 4, p. 824-828, 2002.

ZUGAIB, M.; FRANCISCO, R. P. V. *Zugaib obstetrícia*. 5. ed. Barueri, SP: Manole, 2023.

CAPÍTULO 85

Partograma

Leila Katz • Luana Barros Caxias

INTRODUÇÃO

O partograma é um registro gráfico do trabalho de parto utilizado como ferramenta para monitorar a sua evolução e possíveis anormalidades, de modo a guiar intervenções oportunas quando necessárias (Rudge *et al.*, 1998; WHO, 2023).

Apesar de já bastante difundido mundialmente e com uso recomendado pela Organização Mundial da Saúde (OMS), seu potencial não parece ter sido ainda plenamente alcançado (Lavender e Bernitz, 2020), fazendo com que um novo modelo de partograma fosse proposto em 2020 pela OMS, conforme será explanado nos tópicos subsequentes.

HISTÓRICO E EVIDÊNCIAS

A origem do partograma remete à década de 1970, baseado nas curvas de evolução de trabalho de parto de Emanuel Friedman e nos trabalhos de Philpott e Castle. Friedman foi pioneiro na criação de um registro gráfico da velocidade e do padrão de dilatação cervical em parturientes nulíparas e multíparas (Friedman, 1978; WHO, 2020). Já Philpott e Castle propuseram a utilização de uma linha de alerta e uma de ação. A linha de alerta seria cruzada quando a evolução da dilatação fosse inferior a 1 cm/hora (velocidade de dilatação proposta pelo gráfico de Friedman). Naquela época, a maior parte das pacientes recebia assistência em centros de baixa complexidade e o cruzamento dessa primeira linha sugeria que a parturiente fosse transferida para um centro de maior complexidade capaz de realizar procedimentos para resolução do parto, incluindo uma cesariana. O tempo médio para tal transferência, no período do estudo, foi calculado em 4 horas, motivo pelo qual a linha de ação era traçada 4 horas após a linha de alerta (Philpott e Castle, 1972a; 1972b).

A partir disso, complementando o cervicograma, foi desenhado um modelo de representação gráfica para registro da dilatação, da dinâmica uterina, dos batimentos cardiofetais e da descida da apresentação fetal, com a evolução guiada por uma linha de alerta e uma linha de ação (Studd, 1973) (Figura 85.1).

Em 1987, a OMS promoveu a utilização do partograma, que foi testado em um estudo multicêntrico na Ásia com mais de 35 mil mulheres. Como resultado, o uso do partograma foi associado a redução do parto prolongado, redução da necessidade de indução com ocitocina e redução na taxa de cesariana intraparto (WHO, 1994). A partir desse estudo, a OMS passou a recomendar o uso do partograma como forma de melhoria na assistência ao trabalho de parto e nos seus desfechos.

Apesar disso, as grandes revisões sistemáticas subsequentes não conseguiram apontar de forma significativa para o mesmo resultado. A revisão Cochrane mais recente sobre o assunto, realizada por Lavender *et al.* em 2018, com 11 trabalhos de boa metodologia e 9.475 mulheres incluídas, não conseguiu demonstrar nenhum benefício no uso rotineiro do partograma no acompanhamento do trabalho de parto (Lavender *et al.*, 2018). Questiona-se se o partograma está atingindo todo seu potencial e qual o modelo de representação melhor se correlacionaria com melhoria na assistência (Lavender *et al.*, 2018).

Nas últimas décadas, principalmente após a publicação dos estudos de Zhang, os conceitos de o que é fisiológico em um trabalho de parto foram reformulados. Zhang e seus colaboradores avaliaram mais de 62 mil pacientes com trabalho de parto espontâneo e resultado neonatal normal, com definições de fases de trabalho de parto e suas durações diferentes do que foi descrito por Friedman (Zhang *et al.*, 2010).

Esses achados foram confirmados por estudos maiores e compilados em metanálises que concluem que o fenômeno do parto é muito variável, e que a velocidade de dilatação pode ser mais lenta do que se pensava anteriormente, variando inclusive de acordo com a dilatação e com o avançar do trabalho de parto, e que, por isso, adotar a regra do 1 cm/hora iria diagnosticar de forma equivocada progressões como lentas. A partir das mudanças da compreensão do que é fisiológico, a representação gráfica do parto vem passando por mudanças e reavaliações de forma a desenvolver um modelo que melhor registre e contribua para a assistência. Uma das primeiras mudanças propostas foi a retirada das linhas de alerta e de ação, por não refletirem a fisiologia de progressão do parto e não se associarem com melhora de desfecho neonatal (Abalos *et al.*, 2018; Oladapo *et al.*, 2018; Souza *et al.*, 2018; Bonet *et al.*, 2019).

Contudo, mesmo carecendo de evidências mais sólidas que firmem seu uso, o partograma persiste como uma ferramenta capaz de facilitar a comunicação dentro de uma equipe multidisciplinar, bem como na transferência de cuidado entre equipes, como em trocas de plantão. Além disso, consiste em um importante registro para fins de prontuário e seu uso é fortemente recomendado pelo Ministério da Saúde (Brasil, 2022) e pelo Conselho Federal de Medicina, sendo sua ausência de preenchimento considerada uma falha na assistência para fins jurídicos.

Mais recentemente, em 2020, a OMS propôs uma nova forma de acompanhamento gráfico do trabalho de parto, que contempla as definições contemporâneas e a duração dos períodos do parto, bem como destaca o cuidado global à parturiente, incluindo registro de presença de acompanhante, posição adotada, analgesia e ingesta de líquidos e alimentos (World Health Organization, 2020; Ghulaxe *et al.*, 2022). Esse novo instrumento ainda carece de estudos futuros que avaliem sua aplicabilidade e seus resultados (Ghulaxe *et al.*, 2022).

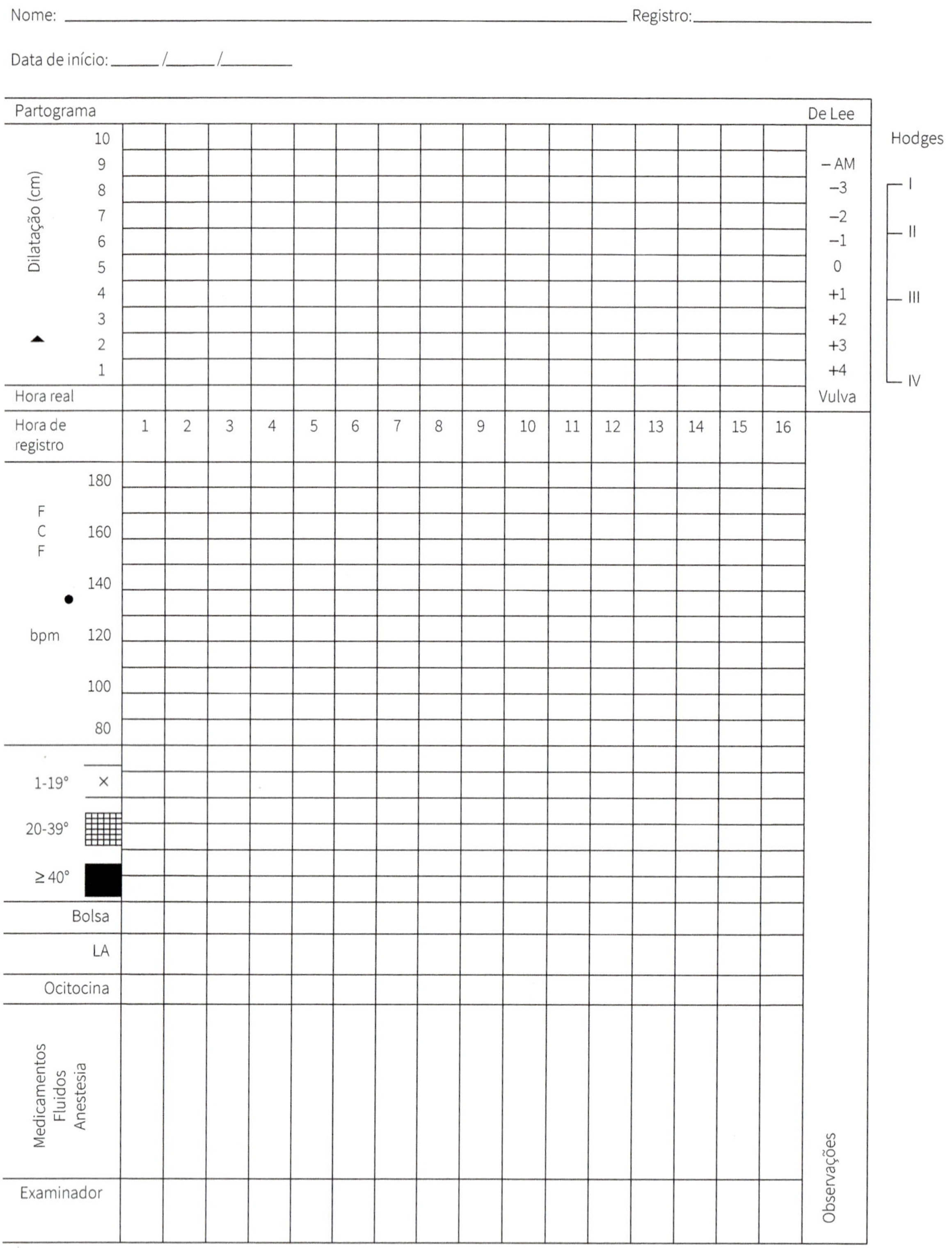

Nome: ______________________________ Registro: ______________

Data de início: _____/_____/_______

Partograma																		De Lee	Hodges
Dilatação (cm)	10																		
	9																	– AM	
	8																	–3	I
	7																	–2	
	6																	–1	II
	5																	0	
	4																	+1	III
	3																	+2	
▲	2																	+3	
	1																	+4	IV
Hora real																		Vulva	
Hora de registro		1	2	3	4	5	6	7	8	9	10	11	12	13	14	15	16	Observações	
FCF	180																		
	160																		
●	140																		
bpm	120																		
	100																		
	80																		
1-19°	×																		
20-39°	▦																		
≥ 40°	■																		
Bolsa																			
LA																			
Ocitocina																			
Medicamentos Fluidos Anestesia																			
Examinador																			

Figura 85.1 Exemplo de modelo de partograma clássico.

GUIA DE CUIDADOS NO TRABALHO DE PARTO DA ORGANIZAÇÃO MUNDIAL DA SAÚDE

Esse novo formato foi chamado "Guia de Cuidados no Trabalho de Parto" (Figura 85.2).

O novo partograma difere do formato clássico em diversos pontos sumarizados na Tabela 85.1. Chama a atenção o acréscimo de seção para avaliar as práticas durante o trabalho de parto (acompanhante, dieta, uso de métodos de alívio da dor e posição), a modificação da forma de avaliar a dilatação e os tempos associados as diferentes fases do trabalho de parto, o acréscimo de uma seção para avaliar o segundo estágio e a forma diferenciada para avaliar a descida da apresentação.

O preenchimento do Guia de Cuidados no Trabalho de Parto deve ser realizado no início da fase ativa, pois a abertura do partograma na fase latente pode provocar intervenções desnecessárias e iatrogênicas. Assim, o critério para internar as mulheres para acompanhamento de trabalho de parto deve considerar o início da fase ativa do parto, desde que não existam outras condições

Nome | Paridade G P A | Início do trabalho de parto ( ) Espontâneo ( ) Induzido | Diagnóstico da fase ativa [Data]

Rotura das membranas [Data Hora] Fatores de risco:

	Tempo		:	:	:	:	:	:	:	:	:	:	:	:	:	:	:
	Horas		1	2	3	4	5	6	7	8	9	10	11	12	1	2	3
		Alerta	1º estágio fase ativa												2º estágio		
Suporte	Acompanhante	N															
Suporte	Analgesia	N															
Suporte	Ingesta líquida	N															
Suporte	Posição	SP															
Feto	FCF Linha de base	< 110, ≥ 160															
Feto	FCF Desaceleração	T															
Feto	Líquido aminiótico	M+++,S															
Feto	Posição Fetal	P, T															
Feto	Bossa	+++															
Feto	Acavalgamento de suturas	+++															
Gestante	Pulso	< 60, ≥ 120															
Gestante	PA Sistólica	< 80, ≥ 140															
Gestante	PA Diastólica	≥ 90															
Gestante	Temperatura	< 35,0, ≥ 37,5															
Gestante	Urina	P++, A++															
Progresso do trabalho de parto	Contrações em 10 min	≤ 2, > 5															
Progresso do trabalho de parto	Duração das contrações	< 20, > 60															
Progresso do trabalho de parto	Colo [Marcar x] 10																
Progresso do trabalho de parto	Colo [Marcar x] 9	≥ 2 h															
Progresso do trabalho de parto	Colo [Marcar x] 8	≥ 2,5 h															
Progresso do trabalho de parto	Colo [Marcar x] 7	≥ 3 h															
Progresso do trabalho de parto	Colo [Marcar x] 6	≥ 5 h															
Progresso do trabalho de parto	Colo [Marcar x] 5	≥ 6 h															
Progresso do trabalho de parto	Descida [Marcar 0] ≥−2	5															
Progresso do trabalho de parto	Descida [Marcar 0] −1	4															
Progresso do trabalho de parto	Descida [Marcar 0] 0	3															
Progresso do trabalho de parto	Descida [Marcar 0] +1	2															
Progresso do trabalho de parto	Descida [Marcar 0] +2	1															
Progresso do trabalho de parto	Descida [Marcar 0] +3	0															
Medicações	Ocitocina (U/ℓ, gotas/min)																
Medicações	Medicamentos																
Medicações	Fluidos intravenosos																
Tomada de decisão compartilhada	Avaliação																
Tomada de decisão compartilhada	Planejamento																
	Iniciais																

Na fase ativa do 1º estágio marque "x" para registrar a dilatação cervical. Alerta acionado quando o tempo de atraso para a dilatação cervical atual é excedido sem progresso. No segundo estágio insira "P" para indicar quando os Puxos começarem.

Instruções: Circule qualquer observação que atenda aos critérios na coluna "alerta", alerte à enfermagem obstétrica ou à obstetrícia médica e mostre a avaliação e as medidas tomadas.

Indicações: S - sim, N - não, R - recusa, D - desconhecido, SP - ?/decúbito dorsal, M - móvel, P - precoce, T - tardia, V - variável, I - integral, C - claro, M -?, S- ?, P - ?, T - ?, P+ - ?, A+ - ?.

Figura 85.2 Guia de Cuidados no Trabalho de Parto da Organização Mundial da Saúde (OMS).

Tabela 85.1 Diferenças entre o partograma clássico e o Guia de Cuidados no Trabalho de Parto da Organização Mundial da Saúde (OMS).

Partograma clássico	Guia de Cuidados da OMS
Fase ativa se iniciando com 4 cm	Fase ativa se inicia com 5 cm
Linha de alerta e de ação fixadas em 1 cm/h	Limites de tempo de dilatação diferentes para cada centímetro
Acompanha intensidade, frequência e duração das contrações uterinas	Acompanha a frequência e o intervalo das contrações
Sem registro do período expulsivo	Registra a assistência ao período expulsivo
Sem documentação de medidas de conforto e suporte	Registra presença de acompanhante, métodos de alívio da dor, ingesta oral de fluidos e postura adotada pela parturiente
Não exige claramente uma ação diante de alterações que fujam do esperado	Requer que a alteração seja anotada com sua proposta terapêutica
Avaliação da descida fetal pelo toque vaginal	Sugere uma nova forma de avaliação da descida fetal e engloba outros dados do feto, como presença de bossa, moldagem e posição fetal

Adaptada de: World Health Organization, 2020.

maternas ou fetais que indiquem necessidade de internamento mais precoce (Orhue *et al.*, 2012). Considera-se como fase ativa a presença de uma dilatação de pelo menos 5 cm associada a contrações uterinas regulares e dolorosas (Crichton *et al.*, 1974).

Para cada um dos dados anotados no Guia de Cuidados, após o registro, existe a avaliação de se aquele dado específico está de acordo ou se existe um alerta sobre aquele dado anotado, e, existindo um alerta, isso implicará uma ação. A marcação do alerta é feita circulando em vermelho o registro específico. Existe ainda, no final do Guia de Cuidados, uma seção para planejamento, na qual se registra a conduta acordada após discussão com a pessoa gestante e seu acompanhante.

A primeira linha do partograma é a Linha do Eixo do Tempo, na qual, da mesma forma que o partograma antigo, cada quadrado representa 1 hora.

O partograma é dividido em seções, conforme apresentado a seguir.

Informações sobre a paciente

Nesse local, constam nome, idade, se o trabalho de parto foi espontâneo, dia/hora do diagnóstico do trabalho de parto, dia/hora da ruptura da bolsa das águas e registro de fatores de risco (Figura 85.3).

Cuidados de suporte

Nessa seção, são registradas informações sobre presença de acompanhante, alívio da dor, ingesta oral e postura da paciente (Figura 85.4). Cada um desses deve ser avaliado e considerado adequado ou não. Em relação à presença de acompanhante, à ingesta oral e à utilização de algum método de alívio da dor, preenche-se no partograma como sim (S) ou não (N). Para esses cuidados, sua ausência (ou seja, o "não") é considerado um alerta e deve ser discutido com a parturiente sobre a adoção dessas práticas. Em relação à postura da parturiente, ela pode ser supina (SP) ou móvel (MO), sendo considerado um alerta a adoção da postura supina, devendo ser discutida com a parturiente a adoção de posturas móveis e variadas.

Feto

Nessa seção, serão anotados dados sobre o feto (Figura 85.5):

- Frequência cardíaca fetal (FCF): deve-se anotar qual a FCF no momento do exame. Serão consideradas alertas a FCF maior que 160 bpm ou a menor que 110 bpm
- Desacelerações: deve-se registrar se existem desacelerações e qual é o tipo observado. Se ausentes, registramos não (N); se precoces (P); se tardias (T); e se variáveis (V). O alerta estaria presente no caso das desacelerações tardias
- Líquido amniótico: nessa linha, anota-se sobre o estado da bolsa das águas e, caso rota, qual é a característica do líquido amniótico. Se íntegra, se registra (I); se rota com líquido claro (C); se líquido meconial (M); colocando-se ainda a avaliação em cruzes do quão espesso é o líquido meconial, (+), (++) ou (+++); ou líquido amniótico sanguinolento (S). São considerados alerta os líquidos amniótico meconial (+++) e sanguinolento (S)
- Posição fetal: diferente do partograma anterior, em que se desenhava o polo cefálico e registrava-se a exata variedade de posição, nesse instrumento, anotamos se a variedade de posição fetal é anterior (A), posterior (P) ou transversa (T), sendo consideradas alerta as posições posteriores e transversas
- Bossa e moldagem: nas duas últimas linhas da seção Feto, anota-se sobre a presença de bossa serossanguínea e moldagem do

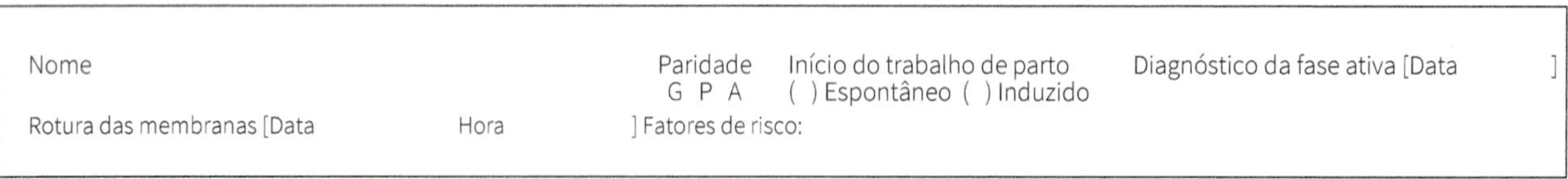
Nome
Paridade G P A
Início do trabalho de parto ( ) Espontâneo ( ) Induzido
Diagnóstico da fase ativa [Data]
Rotura das membranas [Data
Hora
] Fatores de risco:

Figura 85.3 Partograma – informações sobre a paciente.

		Alerta	← 1º estágio fase ativa →											
Suporte	Acompanhante	N												
	Analgesia	N												
	Ingesta líquida	N												
	Posição	SP												

Figura 85.4 Partograma – cuidados de suporte.

Feto	FCF Linha de base	< 110, ≥ 160												
	FCF Desaceleração	T												
	Líquido aminiótico	M+++,S												
	Posição Fetal	P, T												
	Bossa	+++												
	Acavalgamento de suturas	+++												

Figura 85.5 Partograma – cuidados de suporte.

polo cefálico fetal, sendo graduado de 0 a +++, sendo +++ considerado alerta.

Mulher

Nessa seção, serão anotados os dados dos sinais vitais da parturiente. Os dados a serem registrados são (Figura 85.6):

- Frequência de pulso (sendo considerados alerta de FC < 60 ou > 120 bpm)
- Pressão arterial sistólica (PAS; sendo considerado alerta PAS < 80 ou > 140 mmHg)
- Pressão arterial diastólica (PAD; sendo considerado alerta PAD ≥ 90 mmHg)
- Temperatura (alerta < 35 ou > 37,5°C)
- Análise urinária, sendo considerado alerta a presença de proteinúria (P++) ou cetonúria (C++).

Progresso do trabalho de parto

Nessa seção, serão anotados dados sobre a dinâmica uterina, sobre a dilatação e a descida fetal.

Contrações

No partograma anterior, eram registrados o número e a intensidade das contrações. Nesse novo Guia de Cuidados, após avaliação feita por 10 minutos, anota-se a quantidade de contrações e a sua duração. É considerado sinal de alerta se existem menos que 2 ou mais que 5 contrações ou se elas duram menos que 20 ou mais que 60 segundos (Figura 85.7).

Dilatação

Levando em consideração os estudos mais atuais, que demonstram que a dilatação pode ocorrer em um ritmo mais lento do que anteriormente imaginado, no atual partograma proposto pela OMS, além de registrar com um X a dilatação, deve-se avaliar o tempo que a paciente está com aquela dilatação. Dessa forma, considera-se um sinal de alerta caso a dilatação permaneça a mesma por um período igual ou superior ao esperado para cada dilatação, conforme descrito a seguir.

São alertas para o primeiro estágio (Figura 85.8):

- 5 cm ≥ 6 horas (dilatação cervical permanece em 5 cm por 6 horas ou mais)
- 6 cm ≥ 5 horas (dilatação cervical permanece em 6 cm por 5 horas ou mais)
- 7 cm ≥ 3 horas (dilatação cervical permanece em 7 cm por 3 horas ou mais)
- 8 cm ≥ 2,5 horas (dilatação cervical permanece em 8 cm por 2,5 horas ou mais)
- 9 cm ≥ 2 horas (dilatação cervical permanece em 9 cm por 2 horas ou mais)

Gestante	Pulso	< 60, ≥ 120												
	PA Sistólica	< 80, ≥ 140												
	PA Diastólica	≥ 90												
	Temperatura	< 35,0, ≥ 37,5												
	Urina	P++, A++												

Figura 85.6 Partograma – mulher.

Contrações em 10 min	≤ 2, > 5												
Duração das contrações	< 20, > 60												

Figura 85.7 Partograma – contrações.

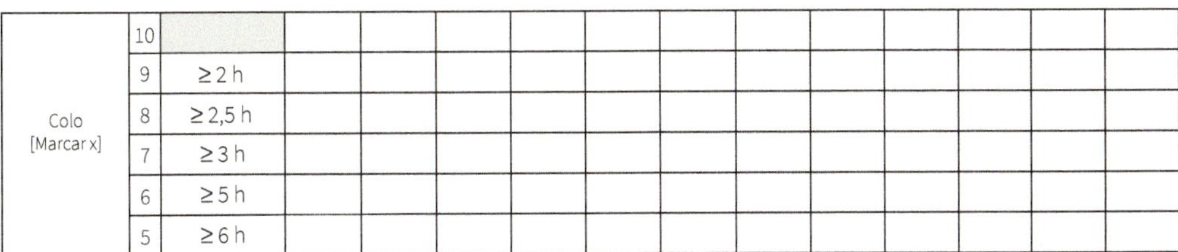

Colo [Marcar x]	10													
	9	≥ 2 h												
	8	≥ 2,5 h												
	7	≥ 3 h												
	6	≥ 5 h												
	5	≥ 6 h												

Figura 85.8 Partograma – alertas para o primeiro estágio (dilatação).

Descida da apresentação

Nessa seção, será registrada a descida da apresentação. A sugestão atual da OMS é que se adote a avaliação realizada por via abdominal, avaliando quantos quintos da cabeça fetal se palpam acima da sínfise púbica (Figura 85.9). A vantagem do uso dessa nova forma de avaliação é ser menos invasiva e teoricamente menos suscetível a erros de avaliação em casos de bossa serossanguínea volumosa (Crichton *et al.*, 1974; Knight *et al.*, 1993).

Uma maneira de se compreender essa nova forma de avaliação pode ser observada na Figura 85.10, que explica o que a pessoa sente no abdome da paciente, acima da sínfise púbica, e os movimentos que os dedos fazem ao delimitar a cabeça fetal acima da sínfise púbica.

- 5/5 da cabeça palpável: a cabeça é totalmente palpável acima da SP ou da abertura da pelve
- 4/5 da cabeça palpável: pequena parte da cabeça pode ser palpada abaixo da borda da pelve e pode ser elevada para fora da pelve (cabeça ainda móvel)

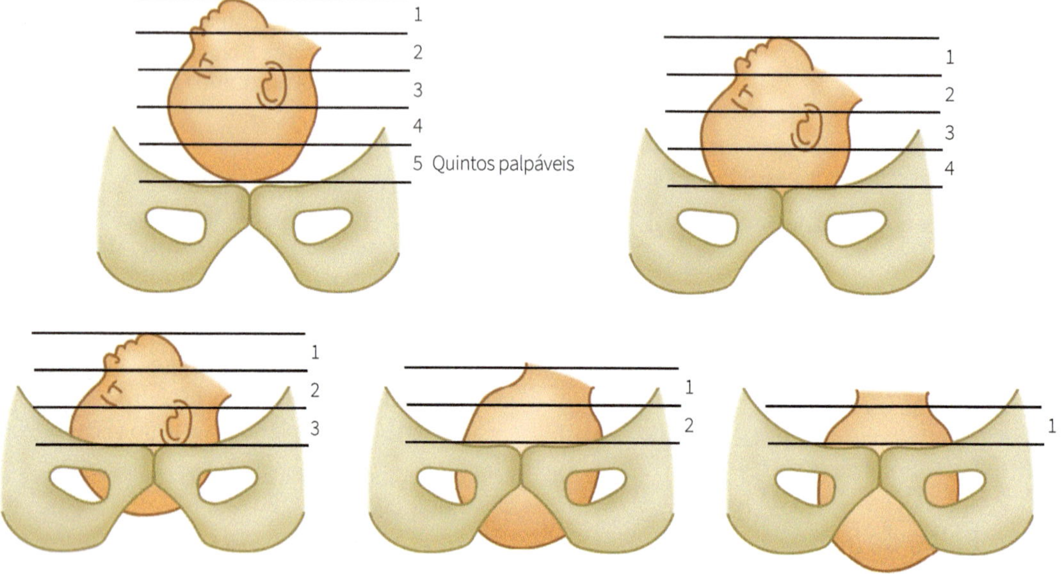

Figura 85.9 Avaliação da altura da apresentação pela via abdominal.

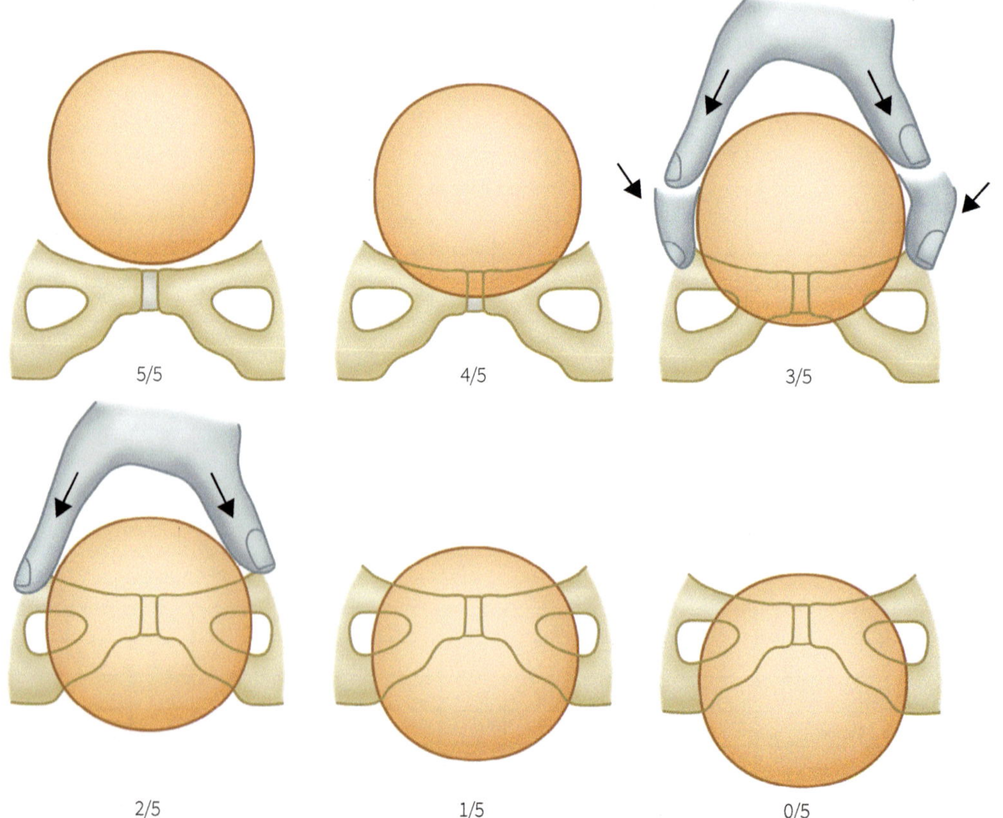

Figura 85.10 Forma de se estimarem os quintos da cabeça fetal acima da sínfise púbica (SP).

- 3/5 da cabeça palpável: a cabeça fetal não consegue mais ser mobilizada para fora da pelve. Ao tentar delimitar a cabeça fetal, seus dedos se afastam do pescoço fetal, depois se aproximam da borda da SP
- 2/5 da cabeça palpável: significa que a maior parte da cabeça fetal está abaixo da borda da pelve e ao tentar remover a cabeça e delimitar a cabeça fetal, os dedos se afastando do pescoço fetal apenas se afastarão do pescoço para a borda da sínfise
- 1/5 da cabeça palpável: apenas o topo da cabeça fetal é palpável acima da borda da SP.

Como essa forma de avaliação ainda não é amplamente utilizada e necessita de treinamento para se tornar reprodutível, a OMS prevê que a avaliação pode também ser realizada por meio do exame vaginal utilizando os planos de De Lee, podendo-se adaptar o partograma para as duas opções, como visto na Figura 85.11.

De acordo com a altura da apresentação observada, marca-se no partograma com um pequeno círculo.

Medicações

Nessa seção, registram-se medicações utilizadas, tanto ocitocina como outras medicações e fluidos intravenosos (Figura 85.12).

Tomada de decisão compartilhada

Uma importante seção do Guia de Cuidados intraparto é aquela em que devemos anotar qual avaliação fazemos naquele momento, as condutas sugeridas e a decisão compartilhada que foi tomada (Figura 85.13).

Iniciais

Por fim, na última seção, incluem-se as iniciais de quem fez a avaliação (Figura 85.14).

Segundo estágio

Um ganho importante do Guia de Cuidados foi a inclusão de uma seção na qual serão anotadas as informações de progressão durante o segundo estágio (Figura 85.15). Quando a parturiente atinge a dilatação completa, todas as informações anteriores serão anotadas na seção mais à direita do partograma, destinada ao segundo estágio.

CONSIDERAÇÕES FINAIS

A assistência ao parto, a partir de novas evidências científicas, vem passando por diversas modificações nos últimos anos. Como parte dessas mudanças, o registro gráfico do trabalho de

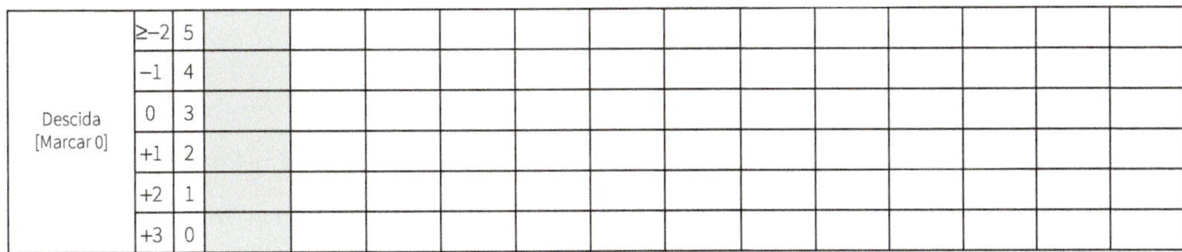

Descida [Marcar 0]	≥–2	5													
	–1	4													
	0	3													
	+1	2													
	+2	1													
	+3	0													

Figura 85.11 Uso alternativo dos planos de De Lee para avaliação da altura da apresentação.

Medicações	Ocitocina (U/ℓ, gotas/min)												
	Medicamentos												
	Fluidos intravenosos												

Figura 85.12 Partograma – medicações.

Tomada de decisão compartilhada	Avaliação												
	Planejamento												

Figura 85.13 Partograma – tomada de decisão compartilhada.

Iniciais												

Figura 85.14 Partograma – iniciais.

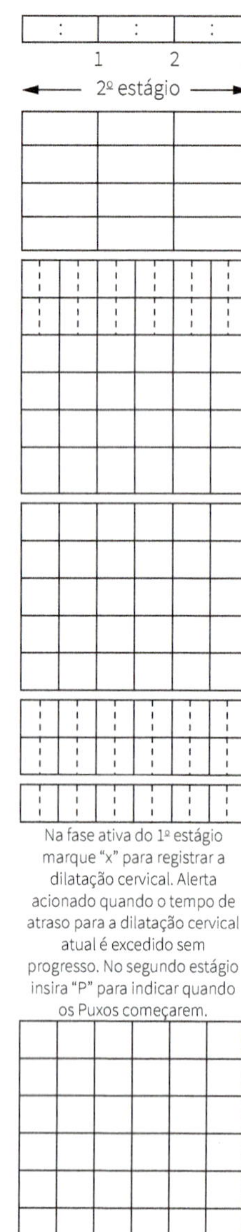

1 2 3
2º estágio
Na fase ativa do 1º estágio marque "x" para registrar a dilatação cervical. Alerta acionado quando o tempo de atraso para a dilatação cervical atual é excedido sem progresso. No segundo estágio insira "P" para indicar quando os Puxos começarem.

Figura 85.15 Partograma – segundo estágio.

parto também vem evoluindo, de forma a priorizar o protagonismo da parturiente, o respeito à fisiologia e a indicar intervenções quando necessárias. As mudanças trazidas pelo Guia de Cuidados da OMS devem ser vistas como um estímulo às boas práticas, visando sempre à melhor experiência de trabalho de parto e aos melhores resultados materno-fetais em consonância com a forma mais moderna e recomendada de prestar assistência ao trabalho de parto. Deve-se promover treinamentos para, progressivamente, substituir os antigos modelos de partograma por essa ferramenta.

REFERÊNCIAS BIBLIOGRÁFICAS

ABALOS, E. *et al.* Duration of spontaneous labour in 'low-risk' women with 'normal' perinatal outcomes: a systematic review. *European Journal of Obstetrics & Gynecology and Reproductive Biology*, v. 223, p. 123-132, 2018.

BONET, M. *et al.* Diagnostic accuracy of the partograph alert and action lines to predict adverse birth outcomes: a systematic review. *British Journal of Obstetrics and Gynaecology*, v. 126, n. 13, p. 1524-1533, 2019.

BRASIL. Ministério da Saúde. Diretriz Nacional de Assistência ao Parto Normal. Brasília, DF: MS, 2022. Disponível em: https://aps.saude.gov.br/biblioteca/visualizar/MjE1OQ==. Acesso em: 26 abr. 2024.

CRICHTON, D. A reliable method of establishing the level of the fetal head in obstetrics. *South African Medical Journal*, v. 48, n. 18, p. 784-787, 1974.

FRIEDMAN, E. A. Evolution of graphic analysis of labor. *American Journal of Obstetrics and Gynecology*, v. 132, n. 7, p. 824-7, 1978.

FRIEDMAN, E. A. The graphic analysis of labor. *American Journal of Obstetrics and Gynecology*, v. 68, n. 6, p. 1568-1575, 1954.

GHULAXE, Y. *et al.* Advancement in Partograph: WHO's Labor Care Guide. *Cureus*, v. 14, n. 10, 2022.

KNIGHT, D. *et al.* A comparison of abdominal and vaginal examinations for the diagnosis of engagement of the fetal head. *Australian and New Zealand Journal of Obstetrics and Gynaecology*, v. 33, n. 2, p. 154-158, 1993.

LAVENDER, T.; BERNITZ, S. Use of the partograph – current thinking. *Best Practice & Research Clinical Obstetrics & Gynaecology*, v. 67, p. 33-43, 2020.

LAVENDER, T.; CUTHBERT, A.; SMYTH, R. M. Effect of partograph use on outcomes for women in spontaneous labour at term and their babies. *Cochrane Database of Systematic Reviews*. n. 8, 2018.

OLADAPO, O. T. *et al.* Cervical dilatation patterns of 'low-risk' women with spontaneous labour and normal perinatal outcomes: a systematic review. *British Journal of Obstetrics and Gynaecology*, v. 125, n. 8, p. 944-954, 2018.

ORHUE, A. A. E.; AZIKEN, M. E.; OSEMWENKHA, A. P. Partograph as a tool for teamwork management of spontaneous labor. *Nigerian Journal of Clinical Practice*, v. 15, n. 1, p. 1-8, 2012.

PHILPOTT, R. H.; CASTLE, W. M. Cervicographs in the management of labour in primigravidae. I. The alert line for detecting abnormal labour. *Journal of Obstetrics and Gynaecology of the British Commonwealth*, v. 79, n. 7, p. 592-598, 1972a.

PHILPOTT, R. H.; CASTLE, W. M. Cervicographs in the management of labour in primigravidae. II. The action line and treatment of abnormal labour. *The Journal of Obstetrics and Gynaecology of the British Commonwealth*, v. 79, n. 7, p. 599-602, 1972b.

RUDGE, M. V. C.; LA LUCA, D. E.; PERAÇOLI, J. C. Partograma: utilidade e importância. *Femina*, v. 16, n. 1, p. 29-34, 1998.

SOUZA, J. P. *et al.* Cervical dilatation over time is a poor predictor of severe adverse birth outcomes: a diagnostic accuracy study. *British Journal of Obstetrics and Gynaecology*, v. 125, n. 8, p. 991-1000, 2018.

STUDD, J. Partograms and nomograms of cervical dilatation in management of primigravid labour. *British Medical Journal*, v. 4, n. 5890, p. 451-455, 1973.

WORLD HEALTH ORGANIZATION (WHO). Partograph in management of labour. Safe Motherhood Programme. *Lancet*, v. 343, n. 8910, p. 1399-1404, 1994.

WORLD HEALTH ORGANIZATION (WHO). *Trends in maternal mortality 2000 to 2020*: estimates by WHO, UNICEF, UNFPA, World Bank Group and UNDESA/Population Division: executive summary. Geneva: WHO, 2023.

WORLD HEALTH ORGANIZATION (WHO). *WHO labour care guide*: user's manual. 2020. Disponível em: https://www.who.int/publications/i/item/9789240017566. Acesso em: 26 abr. 2024.

WORLD HEALTH ORGANIZATION (WHO). *WHO recommendations*: Intrapartum care for a positive childbirth experience. Geneva: WHO, 2018.

ZHANG, J. *et al.* Contemporary patterns of spontaneous labor with normal neonatal outcomes. *Obstetrics & Gynecology*, v. 116, n. 6, p. 1281-1287, 2010.

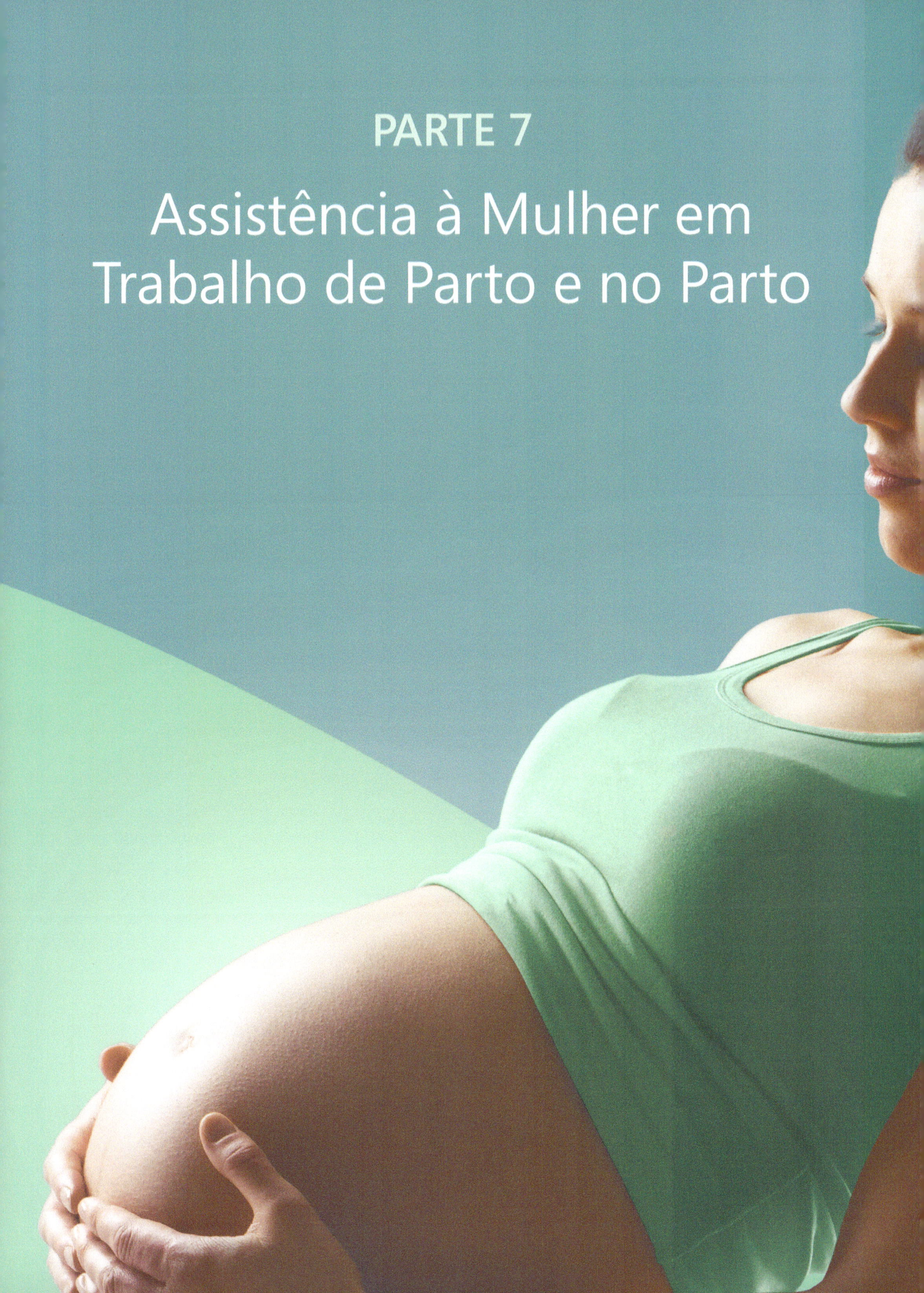

PARTE 7

Assistência à Mulher em Trabalho de Parto e no Parto

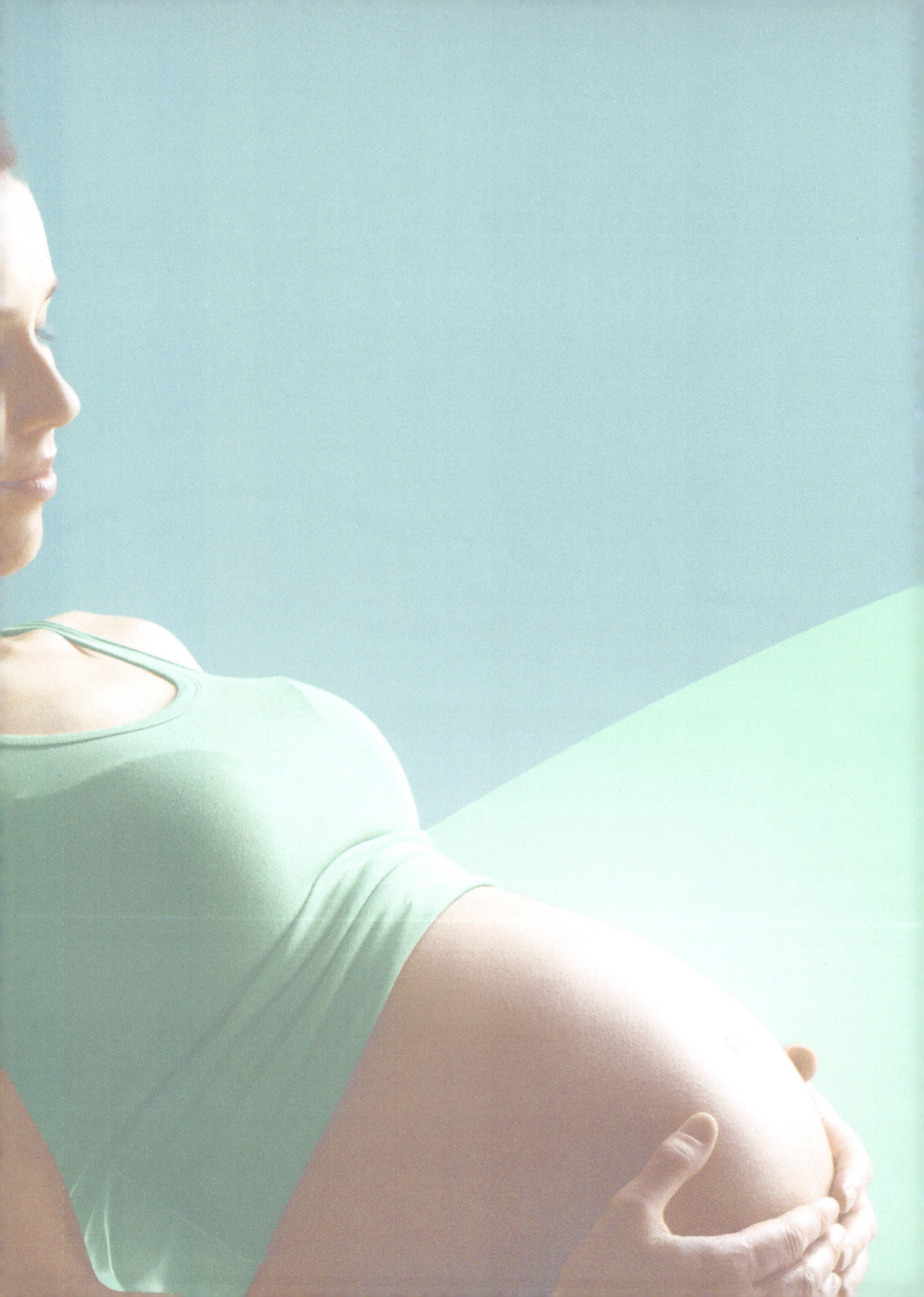

CAPÍTULO 86

Analgesia e Anestesia Farmacológica na Atualidade

Caio Antonio de Campos Prado • Thiago Braido Dias

INTRODUÇÃO

Culturalmente, há uma forte associação do nascimento à dor, sendo o medo de enfrentá-la um dos pontos principais a causar ansiedade nas mulheres ao planejarem o parto. Ao longo do tempo, foram desenvolvidas diversas alternativas para auxiliar gestantes a aliviar a percepção da dor e, consequentemente, minimizar seus efeitos negativos na experiência do nascimento.

A forma como cada pessoa enfrenta a dor do parto é muito individual, havendo interferências do contexto social e cultural, compreensão sobre os mecanismos do trabalho de parto, suporte emocional, enfrentamento e aceitação da própria gravidez (Lowe, 2002). Além disso, experiências reprodutivas prévias também impactarão as expectativas e a forma como aquele estímulo doloroso será interpretado, e as lembranças do parto ao longo do tempo tendem a minimizar a memória da dor (Waldenström, 2003).

Ao longo deste capítulo, abordaremos formas de alívio da dor, enfatizando as estratégias medicamentosas de analgesia, discutindo formas de ação, benefícios, riscos e potenciais complicações.

IMPACTO DA DOR NO TRABALHO DE PARTO E NO PARTO

Quando severa, a dor no trabalho de parto pode levar a diversos impactos em diferentes sistemas no organismo materno e fetal, como alcalose respiratória, maior consumo de oxigênio, aumento da pressão arterial, menor perfusão placentária, alteração da acidez e esvaziamento gástrico, contrações descoordenadas e até mesmo transtorno de estresse pós-traumático, o que aumenta a incidência de depressão pós-parto (Brownridge, 1995). A forma como a dor intensa impacta a oxigenação fetal está mais bem detalhada na Figura 86.1.

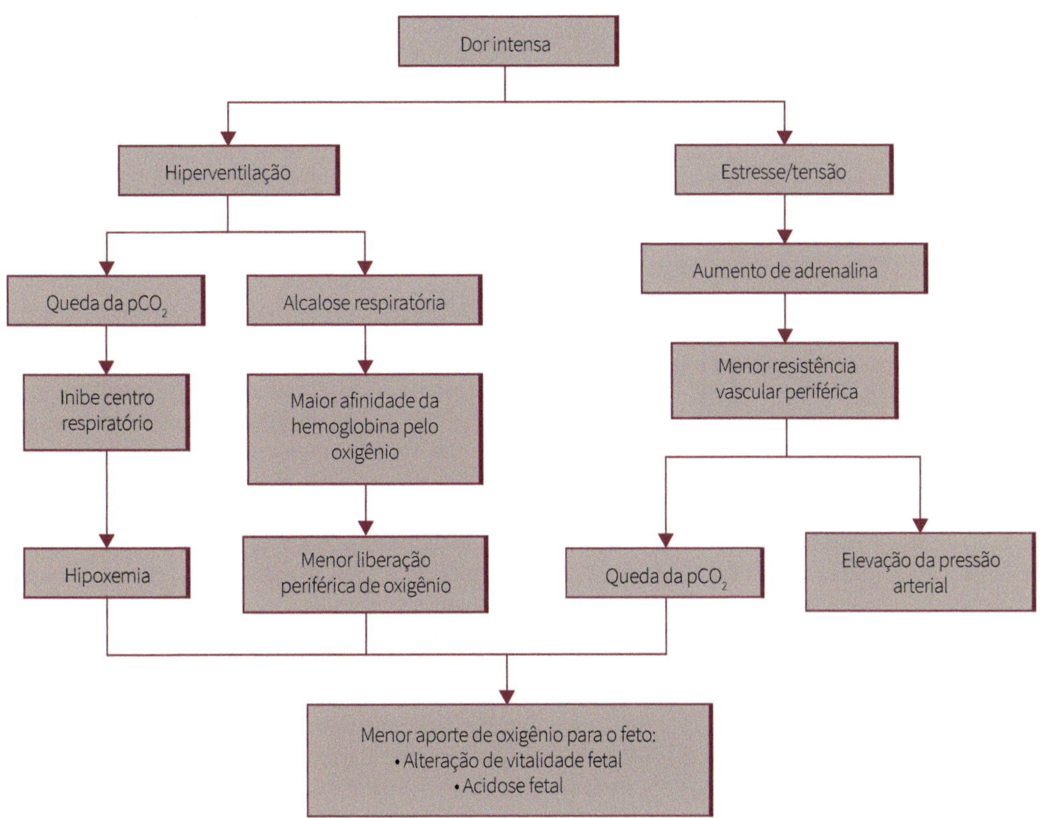

Figura 86.1 Efeitos deletérios da dor intensa no trabalho de parto.

A dor, do ponto de vista orgânico, é consequência do estiramento dos tecidos (colo uterino, musculatura pélvica, ligamentos, parede vaginal e períneo) e da hipoxemia das fibras miometriais pelas contrações uterinas cada vez mais intensas e duradouras, com menor tempo de recuperação tecidual. No entanto, o contato com a dor mais intensa no trabalho de parto remete a uma mensagem de ameaça ao corpo, trazendo à tona o medo da morte e/ou da perda da criança (Lowe, 2002). O manejo inadequado ou ineficaz poderá culminar em perda de controle e cicatrizes emocionais para o futuro.

FISIOLOGIA DA DOR NO TRABALHO DE PARTO

A sensação de dor no trabalho de parto é diferente das outras sensações dolorosas agudas e crônicas experienciadas pelos seres humanos, pois nesse momento a dor não está relacionada a um fenômeno patológico, mas, sim, a um processo fisiológico inerente e essencial à preservação da espécie. Diversos fatores psicológicos e físicos interagem para compor a dor vivenciada pela paciente durante o parto (Lowe, 1996; 2002; Zuarez-Easton *et al.*, 2023b). Entre os fatores físicos, podemos citar idade, paridade, condição clínica da mãe, proporção feto/canal de parto e, entre os fatores psicológicos, estão principalmente a aceitação da gestação, os aspectos culturais da paciente, sua família e a comunidade sobre a forma de encarar e experienciar esse processo doloroso.

A sensação dolorosa durante o trabalho de parto muda com a progressão do mesmo (Lowe, 1996; 2002; Zuarez-Easton *et al.*, 2023b). A cada fase do parto, diferentes estímulos dolorosos são gerados e conduzidos por diferentes vias.

Dor na fase latente

Durante esse estágio, mecanorreceptores e quimiorreceptores espalhados pela musculatura uterina são estimulados a cada contração, pela própria mecânica da contratilidade sustentada, acrescida da isquemia tecidual conforme as contrações de prolongam e intensificam. Por apresentarem altos limiares de disparo, apenas com o início de contrações mais intensas são ativados e, então, a sensação dolorosa é desencadeada. Fibras de condução dolorosa tipo C transmitem esses estímulos pelos ramos superior, médio e inferior do plexo hipogástrico, chegando aos níveis espinais T10-L1 (Lowe, 1996; 2002; Carneiro *et al.*, 2016). Esses estímulos atingem diversos níveis do corno posterior da medula espinal, ao mesmo tempo que refletem uma sensação de dor em cólica difusa, de difícil localização, de leve a moderada intensidade, descrita como dor do tipo visceral, bem tolerada pelas pacientes (Lowe, 1996; 2020; Carneiro *et al.*, 2016).

Dor na fase ativa

Durante esse estágio ocorrem a dilatação do colo uterino, o estiramento e o tensionamento das estruturas pélvicas e perineais pela descida fetal (Lowe, 1996; 2002; Committee on Practice Bulletins – Obstetrics, 2017). Esses estímulos dolorosos são transmitidos por meio dos ramos S2-S4 do nervo pudendo por fibras Aσ, que apresentam menor número de ramificações e maior velocidade de condução (Whitehead *et al.*, 1993; Lowe, 1996; 2002; Calthorpe e Lewis, 2005; Jones *et al.*, 2012). Essa diferença de inervação confere ao estímulo álgico uma sensação de dor aguda e bem localizada, que varia e progride de acordo com as contrações uterinas e a progressão do trabalho de parto.

Condução do estímulo doloroso no sistema nervoso central

Toda a diversidade de estímulos dolorosos descritos anteriormente, via neurônios aferentes, chega ao corno posterior da medula e é distribuída entre as lâminas I a V de Rexed. A lâmina I recebe a maioria dos estímulos álgicos que, posteriormente, ascendem aos centros superiores do sistema nervoso central (SNC). A lâmina II é composta por grande quantidade de interneurônios reguladores, que funcionam como filtro e modulam a grande quantidade de estímulos provenientes dos neurônios periféricos. Na lâmina V, chegam vias aferentes excitatórias de fibras C e Aσ, conduzindo estímulos dolorosos, assim como fibras Aβ conduzindo estímulos não nociceptivos de baixa intensidade. A interação entre esses diversos sinais na lâmina V e a projeção de interneurônios entre os níveis adjacentes são a base fisiológica do mecanismo de dor referida que observamos durante o trabalho de parto (Lowe, 1996; 2002; Calthorpe e Lewis, 2005). Em seguida, essa grande quantidade de informações do corno posterior da medula se projeta anterior e contralateralmente na substância branca medular formando o trato espinotalâmico em direção ao tálamo, tronco cerebral, cerebelo, hipotálamo e sistema límbico. Nessas estruturas, as informações dolorosas são moduladas; percepção temporoespacial, respostas simpáticas, emocionais e afetivas são evocadas e direcionadas ao córtex cerebral. Eferências provenientes do córtex sensorial primário em direção ao tálamo entram na medula espinal pelo funículo dorsolateral e terminam na substância cinzenta dorsal da medula espinal (Gyte e Richens, 2006).

MANEJO NÃO MEDICAMENTOSO DA DOR NO TRABALHO DE PARTO

O manejo da dor no trabalho de parto é preferencialmente iniciado com os métodos não farmacológicos, pois, tendo menos efeitos colaterais, são capazes de retardar a analgesia farmacológica e até mesmo substituí-la em contextos de falta de acesso ou preferência individual da parturiente (Gallo *et al.*, 2011; Prado *et al.*, 2018). A associação do manejo de cuidado à empatia, ao estímulo ao protagonismo, ao respeito à autonomia e ao uso das melhores evidências científicas compõe as bases da assistência respeitosa ou humanizada (Chaillet *et al.*, 2014; Gallo *et al.*, 2014).

Ao implementarmos suporte para dor em manejo próximo, aumentamos a percepção de segurança, neutralizando o ciclo medo-tensão-dor, com aumento da produção de endorfinas (Westbury, 2015). Os diferentes métodos podem atuar de uma ou mais formas, mas principalmente fornecendo estímulos diferentes que interfiram na forma como as vias nociceptivas transmitem ou como o encéfalo interpreta a dor (Chaillet *et al.*, 2014). Isso pode ser obtido por meio de aplicação de outros estímulos na mesma região da dor (p. ex., massagem, eletroestimulação transcutânea [TENS], água quente), estimulação de outras regiões do corpo (p. ex., massagem vigorosa, TENS, uso de bola suíça) ou, ainda, modulação dos centros de controle da dor (controle da ambiência, presença de acompanhante, fornecimento de suporte emocional contínuo, acupuntura e acupressão) (Zuarez-Easton *et al.*, 2023b).

Embora os métodos não farmacológicos sejam comumente usados previamente à analgesia farmacológica, não há contraindicação ao seu uso complementar após a instalação de algum manejo medicamentoso. Principalmente pelo aspecto de controle de ansiedade e suporte emocional, levando a relatos de melhor qualidade da assistência quando há disponibilidade dos métodos, nos parece razoável manter sua oferta mesmo após o uso de métodos farmacológicos, dentro das preferências da parturiente e recursos disponíveis na instituição.

MÉTODOS FARMACOLÓGICOS DE ANALGESIA NO TRABALHO DE PARTO

A indicação do método farmacológico apropriado para analgesia do trabalho de parto depende de uma série de fatores relacionados ao estágio de evolução do parto, as condições clínicas do binômio materno-fetal, a estrutura oferecida pela instituição e as expectativas da paciente.

Na prática moderna, embora se recomende o uso de métodos não farmacológicos para postergar a administração de medicamentos (Gallo *et al.*, 2011; Prado *et al.*, 2018), não se recomenda estabelecer algum limite de dilatação mínima para oferecer métodos farmacológicos. De fato, seu uso deverá ser baseado quando a parturiente o solicitar (WHO, 2018).

Os métodos existentes podem ser inicialmente classificados em sistêmicos e locorregionais. Os métodos sistêmicos podem ser administrados pelas vias intravenosa e inalatória, enquanto os métodos locorregionais podem ser obtidos por meio de bloqueio pudendos ou paracervicais e bloqueios do neuroeixo. Os bloqueios levam em conta o trajeto de inervação do útero, do colo uterino, da vagina e do períneo, conforme demonstrado na Figura 86.2.

Devem ser garantidos os procedimentos de segurança básicos: avaliação pré-anestésica, acesso venoso, monitoramento dos sinais vitais básicos (oximetria de pulso, pressão arterial sistêmica não invasiva e eletrocardioscopia) e o deslocamento uterino para a esquerda, além da necessária vigilância do bem-estar fetal.

Para mulheres com baixo risco de necessitar de anestesia geral, não há benefícios em se manter jejum ou restrição de ingestão hídrica durante o trabalho de parto, mesmo em fase

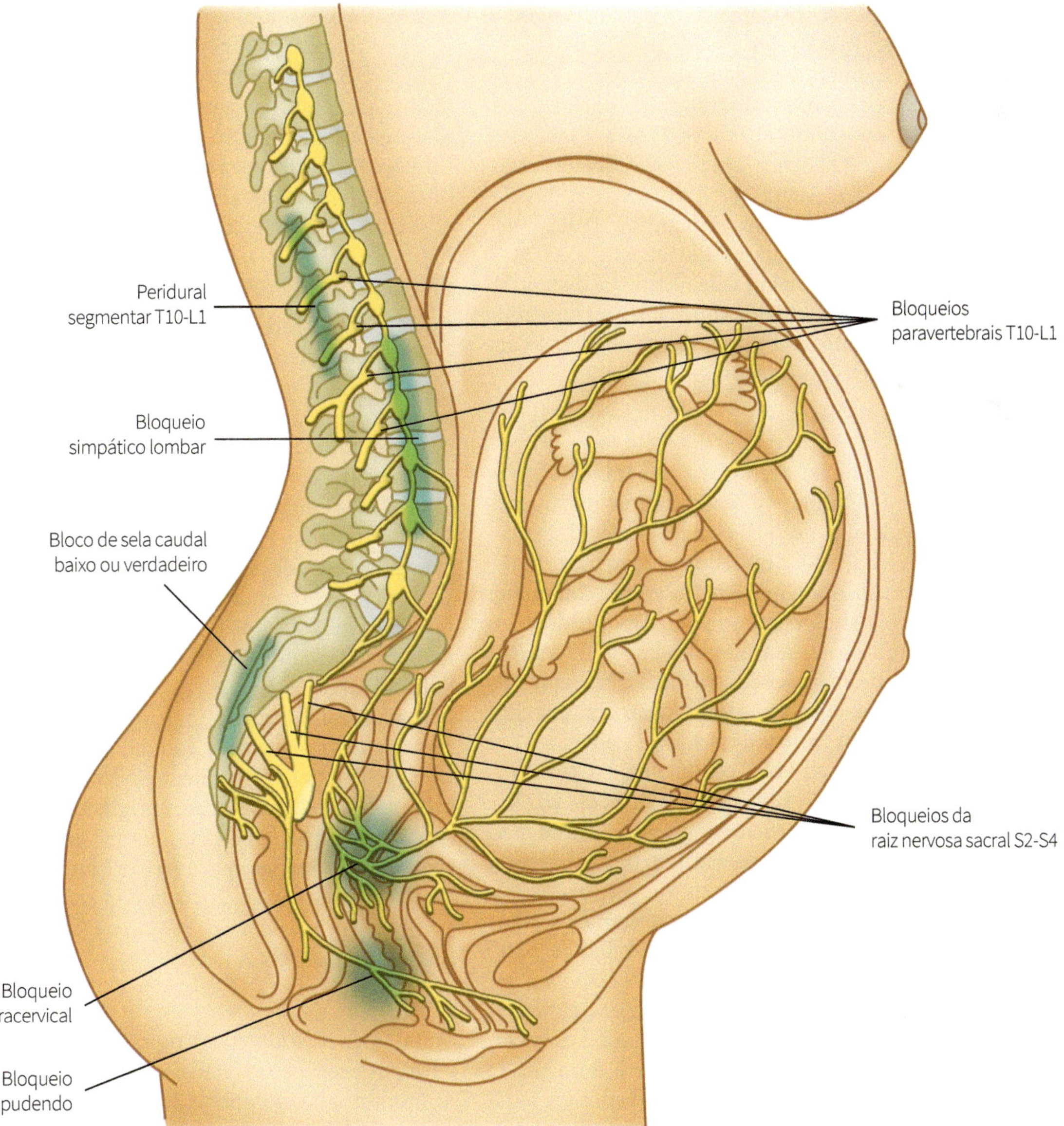

Figura 86.2 Estímulos dolorosos provenientes do útero acompanham os nervos simpáticos até a cadeia simpática lombar, quando se direcionam para as raízes dos espaços T10-L1 e chegam à região dorsal da medula espinal. Os estímulos dolorosos da vagina e do períneo são conduzidos pelo nervo pudendo até as raízes sacrais S2-S4. (Adaptada de: Zuarez-Easton *et al.*, 2023b.)

ativa (Singata *et al.*, 2013; World Health Organization, 2014). Parece-nos razoável que, para mulheres submetidas a bloqueio de neuroeixo ou analgesia sistêmica, sejam ofertados líquidos e dieta branda, considerando maior risco de náuseas e vômitos.

Analgesia sistêmica

Analgesia inalatória

A analgesia inalatória foi a primeira analgesia farmacológica obstétrica, realizada por Simpson em 1847, quando utilizou clorofórmio para aliviar a dor do trabalho de parto de Wilhelmina Carstairs, em Edimburgo, na Escócia. A combinação de óxido nitroso e oxigênio começou a ser utilizada já em 1870 por Andrews. De fácil utilização, a mistura gasosa N_2O e O_2 (50%) é de fácil aplicação e bem tolerada pelas pacientes por ser inodora, mas tem efeito analgésico errático (algumas pacientes apresentam boa analgesia enquanto outras não respondem), que torna questionável sua aplicação em larga escala. Outro inconveniente é o tempo de latência entre a inalação e a obtenção do alívio da dor, que exigirá compreensão por parte da usuária do melhor momento de inalar em relação ao intervalo das contrações (Zuarez-Easton *et al.*, 2023b).

Os dispositivos atualmente utilizados para essa forma de analgesia são compostos de máscara com válvula de fluxo, obstruindo a passagem do gás durante a expiração. Com isso, obtém-se maior segurança na sua utilização. Sua eficácia é comparável ao uso dos opioides sistêmicos, porém com efeitos colaterais basicamente restritos a náuseas e vômitos (Jones *et al.*, 2012; Carneiro *et al.*, 2016; Zuarez-Easton *et al.*, 2023a). Atualmente, instituições com maior dificuldade de disponibilizar anestesiologistas em quantidade suficiente vêm buscando viabilizar a analgesia inalatória como forma de auxiliar a controlar a dor e otimizar o uso dos recursos.

Analgesia intravenosa

Consiste no uso de opioides intravenosos, como tramadol, petidina, morfina e remifentanila, de fácil administração, com grande disponibilidade e menos invasivo que as técnicas neuroaxiais (Committee on Practice Bulletins – Obstetrics, 2017). No entanto, o controle da dor tende a ser inferior e com maior conjunto de efeitos colaterais, como sonolência, prurido, náuseas e vômitos, além de passagem potencialmente levando a uma menor variabilidade da frequência cardíaca fetal, depressão ventilatória neonatal, menores índices de Apgar e maior dificuldade no estabelecimento precoce da amamentação (Novikova e Cluver, 2012; Committee on Practice Bulletins – Obstetrics, 2017; Anim-Somuah *et al.*, 2018; Zuarez-Easton *et al.*, 2023b). Os efeitos neonatais são mais frequentes e intensos quanto mais próximo do nascimento for sua administração (Committee on Practice Bulletins – Obstetrics, 2017).

O uso de remifentanila na analgesia intravenosa contínua mudou a percepção do uso de opioides no trabalho de parto nos últimos anos. Remifentanila tem como principais características ser agonista do receptor μ1, com efeito analgésico de início rápido, duração do efeito muito curta e alta taxa de metabolização plasmática, além de não prolongar a duração da segunda fase do trabalho de parto. O controle da dor e a satisfação da paciente apresentam resultados comparáveis aos da peridural; no entanto, apresenta maior risco de depressão ventilatória (Weibel *et al.*, 2017; Anim-Somuah *et al.*, 2018). A petidina, embora bastante utilizada ao redor do mundo, parece não ser a melhor alternativa, considerando qualidade da analgesia obtida e seus efeitos colaterais (World Health Organization, 2018).

Na prática atual, considerando o potencial de efeitos colaterais mais deletérios, o uso de opioides intravenosos deve ficar mais restrito às situações de contraindicação dos demais métodos ou em contexto de estudos clínicos controlados (Zuarez-Easton *et al.*, 2023b). Não se recomenda seu uso como forma de contornar a indisponibilidade de outros métodos.

Analgesia locorregional

Bloqueio paracervical

O bloqueio paracervical consiste na injeção de anestésico local no fórnice vaginal, visando ao bloqueio do gânglio paracervical. Por esse gânglio, passam as fibras que inervam o miométrio e, por isso, seu bloqueio proporciona analgesia para os estímulos originados da contração uterina. No entanto, os estímulos em razão da distensão e lesão das fibras perineais não são bloqueados, não sendo efetivo para a segunda fase do trabalho de parto. Associado a essa limitação, esse bloqueio ainda apresenta alto risco de intoxicação aguda por anestésicos locais tanto para a mãe, por injeção intravascular inadvertida ou absorção aumentada, assim como para o feto, por transmissão sanguínea pela placenta ou por injeção direta no escalpo fetal. Em razão das limitações importantes do bloqueio e dos altos riscos de complicações, essa técnica não é mais utilizada de rotina (Carneiro *et al.*, 2016; Sultan *et al.*, 2021).

Bloqueio dos nervos pudendos

Os nervos pudendos, formados por ramos das raízes de S2-S4, transmitem a sensação dolorosa aguda decorrente da distensão e rotura das fibras perineais, vulva, vagina e colo uterino. O bloqueio é realizado pela injeção de anestésico local na inserção do ligamento sacroespinhoso à espinha isquiática. O obstetra a administra, conforme demonstrado na Figura 86.3, utilizando uma agulha longa inserida na pele do períneo e sentindo-a deslizando sob a mucosa vaginal até alcançar a região da espinha isquiática, palpada pela mão contralateral. O procedimento deve ser realizado bilateralmente, com uso de anestésico local, sempre realizando aspiração de segurança para certificar que não foi puncionado um vaso incidentalmente (Carneiro *et al.*, 2016; Sultan *et al.*, 2021).

A analgesia obtida é suficiente também para procedimentos invasivos, como alocação das colheres do fórceps, tração do feto com vácuo-extrator e sutura perineal. No entanto, não tem efeito sobre os estímulos dolorosos originados da contração uterina. As principais complicações, apesar de pouco frequentes, são sangramento, hematoma, infecção e intoxicação por anestésicos locais (Carneiro *et al.*, 2016; Sultan *et al.*, 2021).

Bloqueios espinais

Raquianestesia

Trata-se de método eficaz no controle da dor do trabalho de parto, de execução e início do efeito rápidos, obtendo bloqueio de ótima qualidade, porém de curta duração. A posição sentada é preferível para melhor palpação e delimitação das estruturas anatômicas que orientam o melhor local da punção. Existem poucas contraindicações para esse bloqueio, sendo as principais: recusa da paciente, coagulopatias (incluindo secundária ao uso

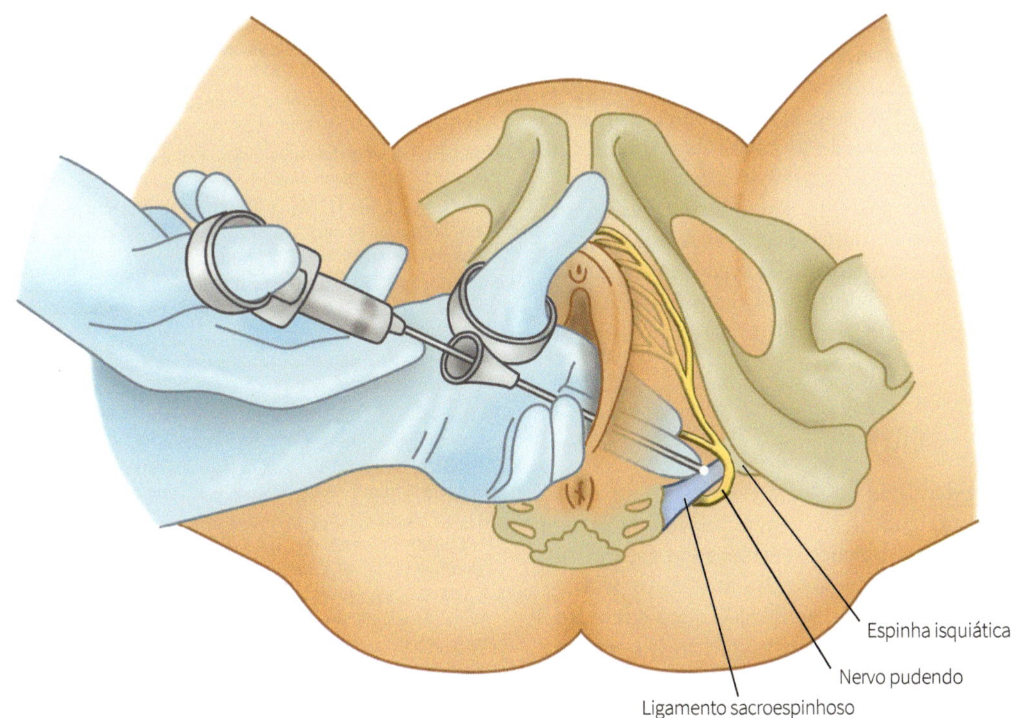

Figura 86.3 Local de injeção anestésica para o bloqueio do nervo pudendo pela punção transvaginal. (Adaptada de: Sultan *et al.*, 2021.)

de medicações), aumento de pressão intracraniana, infecção cutânea no local de punção e alterações anatômicas significativas (escoliose ou espinha bífida) (Carneiro *et al.*, 2016).

Seus efeitos colaterais principais são hipotensão, cefaleia pós-punção, prurido, redução da contratilidade uterina e possibilidade de bloqueio motor. Atualmente, é utilizada isoladamente nos casos de rápida progressão do trabalho de parto, considerando sua menor duração (Committee on Practice Bulletins – Obstetrics, 2017).

A cefaleia pós-punção dural é a mais antiga complicação do bloqueio subaracnóideo e seu risco de incidência é diretamente proporcional ao tamanho da agulha utilizada. A população obstétrica é provavelmente a mais afetada por essa complicação, pois compreende a população mais suscetível. São fatores de risco: mulheres jovens, grávidas, história de cefaleia, número de punções (por vezes aumentada pela maior dificuldade técnica pelas mudanças posturais e retenção de líquido), experiência do anestesiologista e maior pressão liquórica (Carneiro *et al.*, 2016).

Peridural

O uso do cateter peridural permite manter a analgesia durante todo o trabalho de parto, com a possibilidade de titular a dose dos anestésicos para atingir os efeitos desejados. Assim, obtemos o máximo de analgesia sem prejuízo da mobilidade da parturiente em cada momento do trabalho de parto.

Tem como principais vantagens o menor risco de broncoaspiração, menor repercussão cardiovascular, possibilidade de analgesia após os procedimentos por meio do cateter e otimização da analgesia de acordo com a evolução do trabalho de parto. Por outro lado, tem maior risco de falha do bloqueio, maior latência para redução da dor, hipotensão arterial, dificuldade de fixação do cateter, deslocamento do cateter com a movimentação da paciente, tempo até o correto ajuste da dose, risco de punção inadvertida da dura-máter e de cefaleia pós-punção (Cecatti *et al.*, 1998; Jones *et al.*, 2012; Carneiro *et al.*, 2016; Anim-Somuah *et al.*, 2018). Cerca de 30% das parturientes podem apresentar febre após a peridural, sendo um efeito dose-dependente (Committee on Practice Bulletins – Obstetrics, 2017).

Analgesia combinada raquiperidural

Atualmente, é a técnica mais utilizada de analgesia do trabalho de parto, pois associa o início rápido da raquianestesia com a longa duração e versatilidade da analgesia peridural com cateter. Permite o uso de doses menores de anestésicos, minimizando riscos de hipotensão arterial, sedação ou interferência na musculatura respiratória. A infusão de anestésico local no cateter peridural possibilita diversos regimes de condução da analgesia durante o trabalho de parto, entre eles, o *bolus* intermitente, a infusão contínua e o *bolus* intermitente associado à infusão contínua (Carneiro *et al.*, 2016; Xu *et al.*, 2019).

Quando comparado ao uso isolado de peridural, há maior incidência de bradicardia fetal, mesmo na ausência de hipotensão materna. A teoria proposta para essa diferença considera que o rápido alívio da dor obtido com a raquianestesia propicia queda mais rápida da epinefrina e endorfinas circulantes, reduzindo o efeito antagonista desses mediadores a ocitocina e norepinefrina endógenas, com consequente hiperestímulo e até mesmo hipertonia uterina (Committee on Practice Bulletins – Obstetrics, 2017).

O uso do método de *bolus* intermitente nos permite o controle pela paciente e o *bolus* programado. A associação entre infusão contínua e o *bolus* intermitente controlado pela paciente é bastante utilizada nos EUA e na Europa, mas uma revisão sistemática demonstrou que o regime de analgesia composto por *bolus* intermitente controlado pela paciente e *bolus* programado (em substituição à infusão contínua) apresentou menor risco de instrumentalização do parto, de bloqueio muscular, menor consumo de anestésico local, melhor controle da dor e maior satisfação da paciente (Xu *et al.*, 2019).

Qualquer dos métodos de bloqueio do neuroeixo requer acompanhamento próximo de anestesiologista. No entanto, não há sentido em se manter a parturiente em ambiente cirúrgico após administração da medicação e inserção de cateter, que deverá estar adequadamente fixado às costas da paciente do orifício de punção até o ombro, com curativo estéril, impermeável e preferencialmente transparente. Quando a infusão não estiver acoplada ao conector, ele deve ser ocluído. Após a fixação do cateter, a paciente deverá ter cuidado extra durante a movimentação no leito em decúbito dorsal, pois há o risco de descolamento do curativo e deslocamento do cateter peridural (Burns *et al.*, 2021).

CONSIDERAÇÕES FINAIS

A oferta de métodos de alívio da dor é essencial para uma abordagem tecnicamente qualificada e humanizada na assistência ao parto. Cabe às instituições o esforço em garantir a máxima disponibilidade dos recursos existentes, e aos profissionais da obstetrícia, uma atuação atualizada e em conjunto com anestesiologistas de maneira interdisciplinar. O objetivo central deve ser a qualidade e a segurança da assistência, impactando positivamente a experiência das parturientes quando sob nossos cuidados.

REFERÊNCIAS BIBLIOGRÁFICAS

ANIM-SOMUAH, M. *et al.* Epidural versus non-epidural or no analgesia for pain management in labour. *Cochrane Database in Systematic Reviews*, v. 5, n. 5, 2018.

BROWNRIDGE, P. The nature and consequences of childbirth pain. *European Journal of Obstetrics, Gynecology, and Reproductive Biology*, v. 59, Suppl, S9-S15, 1995.

BURNS, S. M. *et al.* Intrapartum epidural catheter migration: a comparative study of three dressing applications. *Brazilian Journal of Anaesthesia*, v. 86, n. 4, p. 565-567, 2021.

CALTHORPE, N.; LEWIS, M. Acid aspiration prophylaxis in labour: a survey of UK obstetric units. *International Journal of Obstetric Anesthesia*, v. 14, n. 4, p. 300-304, 2005.

CARNEIRO, A. F. *et al. Educação Continuada em Anestesiologia*: Obstetrícia. Rio de Janeiro: Sociedade Brasileira de Anestesiologia, 2016. v. VI.

CECATTI, J. G. *et al.* Analgesia peridural para o trabalho de parto e para o parto: efeitos da adição de um opióide. *Revista Brasileira de Ginecologia e Obstetrícia*, v. 20, n. 6, p. 325-331, 1998.

CHAILLET, N. *et al.* Nonpharmacologic approaches for pain management during labor compared with usual care: a meta-analysis. *Birth*, v. 41, n. 2, p. 122-137, 2014.

COMMITTEE ON PRACTICE BULLETINS – OBSTETRICS. Practice Bulletin No. 177: Obstetric Analgesia and Anesthesia. *Obstetrics and Gynecology*, v. 129, n. 4, p. e73-e89, 2017.

GALLO, R. B. *et al.* Recursos não farmacológicos no trabalho de parto: protocolo assistencial. *Femina*, v. 39, n. 1, p. 41-48, 2011.

GALLO, R. B. S. *et al.* Swiss ball to relieve pain of primiparous in active labor. *Revista Dor*, v. 15, n. 4, 2014.

GYTE, G. M. L.; RICHENS, Y. Routine prophylactic drugs in normal labour for reducing gastric aspiration and its effects. *Cochrane Database in Systematic Reviews*, n. 3, 2006.

JONES, L. *et al.* Pain management for women in labour: an overview of systematic reviews. *Cochrane Database in Systematic Reviews*, v. 2012, n. 3, 2012.

LOWE, N. K. The nature of labor pain. *American Journal of Obstetrics and Gynecology*, v. 186, 5 Suppl. Nature, 2002.

LOWE, N. K. The pain and discomfort of labor and birth. *Journal of Obstetric, Gynecologic, and Neonatal Nursing*, v. 25, n. 1, p. 82-92, 1996.

NOVIKOVA, N.; CLUVER, C. Local anaesthetic nerve block for pain management in labour. *Cochrane Database in Systematics Reviews*, v. 2012, n. 4, 2012.

PRADO, C. A. de C. *et al.* Métodos não farmacológicos para alívio da dor no trabalho de parto. *In*: DAS DORES, G. B.; DE LIMA, G. R. (eds.) *Recomendações SOGESO*. São Paulo: SOGESP, 2018. p. 117-130.

SINGATA, M.; TRANMER, J.; GYTE, G. M. L. Restricting oral fluid and food intake during labour. *Cochrane Database in Systematic Reviews*, v. 2013, n. 8, 2013.

SULTAN, P.; SULTAN, E.; CARVALHO, B. Regional anaesthesia for labour, operative vaginal delivery, and caesarean delivery: a narrative review. *Anaesthesia*, v. 76, Suppl 1, p. 136-147, 2021.

WALDENSTRÖM, U. Women's memory of childbirth at two months and one year after the birth. *Birth*, v. 30, n. 4, p. 248-254, 2003.

WEIBEL, S. *et al.* Patient-controlled analgesia with remifentanil *versus* alternative parenteral methods for pain management in labour. *Cochrane Database in Systematics Reviews*, v. 4, n. 4, 2017.

WESTBURY, B. The power of environment. *Practising Midwife*, v. 18, n. 6, p. 24-26, 2015.

WHITEHEAD, E. M. *et al.* An evaluation of gastric emptying times in pregnancy and the puerperium. *Anaesthesia*, v. 48, n. 1, p. 53-57, 1993.

WORLD HEALTH ORGANIZATION (WHO). *WHO recommendations for augmentation of labour*. Geneva: WHO, 1º maio 2014. Disponível em: https://www.who.int/publications/i/item/9789241507363.

WORLD HEALTH ORGANIZATION (WHO). *WHO recommendations: intrapartum care for a positive childbirth experience*. Geneva: WHO, 2018.

XU, J. *et al.* A systematic review and meta-analysis comparing programmed intermittent bolus and continuous infusion as the background infusion for parturient-controlled epidural analgesia. *Scientific Reports*, v. 9, n. 1, p. 2583, 2019.

ZUAREZ-EASTON, S. *et al.* Meperidine compared with nitrous oxide for intrapartum pain relief in multiparous patients: a randomized controlled trial. *Obstetrics and Gynecology*, v. 141, n. 1, p. 4-10, 2023a.

ZUAREZ-EASTON, S. *et al.* Pharmacologic and nonpharmacologic options for pain relief during labor: an expert review. *American Journal of Obstetrics and Gynecology*, v. 228, n. 5, p. S1246-S1259, 2023b.

CAPÍTULO 87

Técnicas Não Farmacológicas de Hipoalgesia e Analgesia para o Parto

Mary Uchiyama Nakamura • Jorge Francisco Khun dos Santos

INTRODUÇÃO

A dor é uma das mais temidas manifestações do ser humano, o que fez a ciência estudar esse assunto e muito já se conhece acerca da sua fisiopatologia. Os mecanismos gerais da dor podem ser classificados em dor nociceptiva (ativação de nociceptores), dor inflamatória (hipersensibilidade na presença da inflamação, dor neuropática (lesão nervosa) e dor disfuncional/central, cujo estímulo vem do sistema nervoso central (SNC) sem nenhum dano tissular (Vardeh *et al.*, 2016). Do ponto de vista clássico (de Aristóteles, considerando a dor como uma emoção; de Galeno, cuja dor era considerada uma sensação e o cérebro um órgão de sentimento; de Avicenna, cujo argumento consistia na dissociação entre a dor e tato; dos neurologistas escoceses e ingleses dos anos 1900, que demonstraram diferentes experiências sensoriais – pressão, frio, calor, dor – evocando a ativação de diferentes terminações nervosas; e da teoria da comporta de Melzack e Wall), a dor era conceituada como uma sensação independente, uma emoção, um produto de ativação de nociceptores ou por via espinhal ou supraespinhal. O desenvolvimento de novas tecnologias de imagem como tomografia com emissão de pósitron e ressonância magnética funcional tem revelado que a dor resulta da ativação de algumas das regiões cerebrais, tais como amígdala, ínsula ou córtex cingulado anterior. Mais recentemente, a dor é conceituada como resultado de uma interação complexa entre os sistemas imune, endócrino, nervoso central (SNC) e autônomo: há comunicação entre a atividade do eixo hipotálamo-hipófise-adrenal (de resposta ao estresse), resposta inflamatória e a modulação da dor: a sua intensidade varia significativamente de acordo com a situação cognitivo-emocional. Ainda, durante o período perinatal, dada a plasticidade dos sistemas imune, endócrino e nervoso, a exposição aos eventos adversos durante essa fase crítica do desenvolvimento torna suscetível aos distúrbios imunoneuroendócrinos, com padrão de resposta alterado à dor (Zouikr *et al.*, 2016).

FISIOPATOLOGIA

A dor do trabalho de parto é o resultado de muitas interações complexas, apesar de ainda não estar completamente determinado. É entendida como proveniente da contração uterina que eleva a tensão muscular, favorecendo a dilatação cervical e a distensão do segmento inferior do útero. O mecanismo neural do trabalho de parto tem algo similar com outras formas de dor aguda; a informação nociceptiva é transmitida nas pequenas fibras aferentes A delta e C para o corno dorsal da espinha, mediado pelos neurotransmissores; pode estar envolvido o reflexo espinhal segmentar ou passar através de todo o trato espinotalâmico até atingir o cérebro (Rowlands e Permezel, 1998). Também o caráter inflamatório do desencadeamento do trabalho de parto vem sendo estudado e averiguado por autores como Edey *et al.* (2016), que notaram aumento de macrófagos e neutrófilos localmente no miométrio e resposta inflamatória sistêmica na parturição. Em relação à interferência do SNC, o clássico círculo vicioso da parturição medo-tensão-dor é bastante conhecido nas maternidades (Figura 87.1).

Muitos fatores são ativados durante o trabalho de parto e podem modificar o impulso nociceptivo nos diferentes estágios do trabalho de parto. Alguns desses fatores agem sinergicamente para promover a antinocicepção que tem seu pico no parto (Rowlands e Permezel, 1998). Das várias substâncias envolvidas, deve-se destacar a ação da ocitocina. Esse hormônio, com seu papel essencial na contração uterina, parece modular a analgesia por se conectar com o sistema glutamatérgico do corno dorsal da medula espinhal, além de fortalecer o vínculo afetivo entre a mãe e a criança (Figura 87.2) (Lee *et al.*, 2009).

DIAGNÓSTICO

O parto, em épocas remotas, era envolvido em uma aura de mistério, quando somente as velhas e experientes anciãs eram detentoras da sabedoria feminina do parto. Na época atual, com maior popularização do conhecimento e emancipação feminina, as mulheres, no seu maior empoderamento, buscam

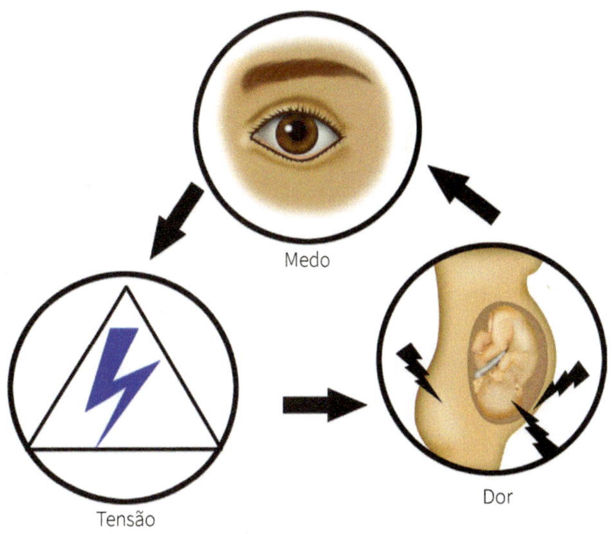

Figura 87.1 Ciclo medo, tensão e dor.

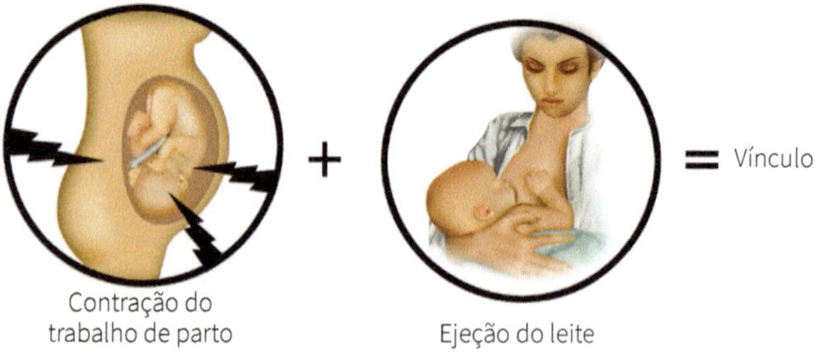

Figura 87.2 Ocitocina e perinatologia.

o conhecimento (compreensão) e seu preparo (manejo), desde que se autojulga que o seu corpo é capaz de enfrentar tal desafio (sentido). A compreensão, o significado e o manejo, que são o tripé do senso de coerência de Antonovsky, favorecem o enfrentamento mais positivo do parto (Cluett e Burns, 2009).

Entendendo a dor como um processo de consciência e como a possibilidade de aprender algo para ter melhor preparo, é compreensível que os métodos não farmacológicos de hipoalgesia e analgesia não retirem totalmente o nível de consciência: isto é, há atenuação e modulação, mas não total abolição da dor.

CONDUTA

A analgesia epidural é agora o método de escolha para o tratamento da dor no parto. Entretanto, essa técnica pode falhar, estar inadequada ou ter alívio nulo para a mãe, em uma taxa não tão desprezível, de 3,5 a 32%. O conhecimento de métodos não farmacológicos de hipoalgesia pode corresponder ao principal recurso de suporte para essas mulheres (Ortiz-Gomez *et al.*, 2014).

Apesar de a dor do parto ser muito intensa, os programas para o seu manejo, como no Método de Bonapace (Bonapace *et al.*, 2013), possibilitam registrar a cada 15 minutos a redução da percepção da dor durante o nascimento. A Escala Visual Analógica (EVA) (Figura 87.3) foi usada tanto para a intensidade quanto para o desconforto da dor, verificando que há correlação positiva entre a progressão do trabalho de parto e a dor. O registro de EVA quanto à intensidade da dor, em torno de 4 na fase inicial, atingiu a nota superior a 8 na fase do período expulsivo; e quanto ao desconforto, a nota foi ligeiramente inferior (Bonapace *et al.*, 2013).

Entre os métodos não farmacológicos de analgesia, Arendt e Tessmer-Tuck (2013) enumeraram hidroterapia, acupuntura/massagem, estimulação elétrica nervosa transcutânea (TENS), ioga, hipnose, aromaterapia e pápulas de água estéril.

O estudo de revisão sistemática de Jones *et al.* (2012) classificou os vários métodos de analgesia em três categorias: "o que funciona" (epidural e analgesia inalatória); "o que pode funcionar" (hidroterapia, relaxamento, acupuntura, massagem e bloqueio de nervo periférico) e "dados insuficientes para julgamento" (hipnose, *biofeedback*, injeção de água estéril, aromaterapia, TENS e opioides por via parenteral).

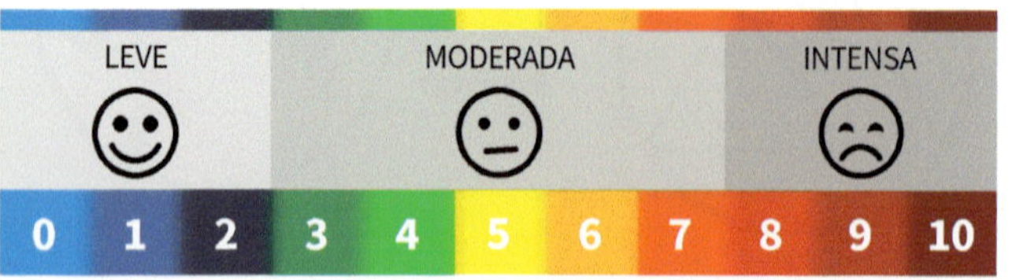

Figura 87.3 Escala visual analógica (EVA) de dor.

ACUPUNTURA/ACUPRESSURA

A acupuntura/acupressura é método reconhecido no manejo da dor. Em uma revisão sistemática em que foram incluídos 13 trabalhos (9 de acupuntura e 4 de acupressura) em 1.986 mulheres, foi mostrado alívio da dor tanto pela acupuntura como também pela acupressura quando comparada com placebo (Smith *et al.*, 2011). A racionalidade da medicina tradicional chinesa, incluindo a acupuntura, tem sido estudada não apenas segundo a visão tradicional *yin*/*yang* e a circulação de energia *qi*; os estudos mostram que, ao agulhar a pele, há liberação de várias substâncias, entre elas os opioides endógenos que têm efeito analgésico (Kawakita e Okada, 2014). São mais de 360 pontos de acupuntura existentes no corpo humano: para a analgesia no parto, os pontos mais utilizados são os localizados na região sacral, e o IG4 (intestino grosso 4) (Figura 87.4), localizado nas mãos, e o BP6 (baço-pâncreas 6), localizado nas pernas. Segundo Asadi *et al.* (2015), esses dois últimos pontos promoveram redução na duração do trabalho de parto (Figura 87.5).

ASSISTÊNCIA À MULHER EM TRABALHO DE PARTO E NO PARTO

Hidroterapia

As evidências sugerem que a imersão em água quente durante o período de dilatação cervical reduz o uso de analgesia epidural/espinhal em relação ao controle (risco relativo [RR] 0,82; intervalo de confiança [IC] 95% 0,70 a 0,98, seis ensaios, n = 2.499) (Cluett e Burns, 2009).

O contato de água quente na pele (não superior a 38°C, de modo a não ter prejuízo sobre o feto) promove relaxamento: então há afrouxamento no círculo vicioso medo, tensão e dor. Dias *et al.* (2023) observaram que essa terapia modula o sistema nervoso parassimpático, atenuando a dor do parto.

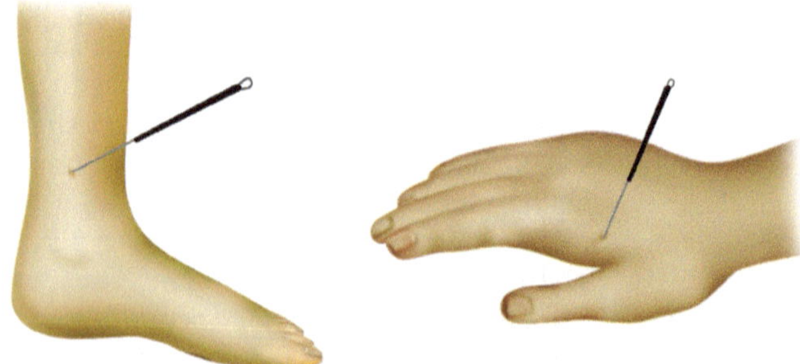

Figura 87.4 Pontos de acupuntura.

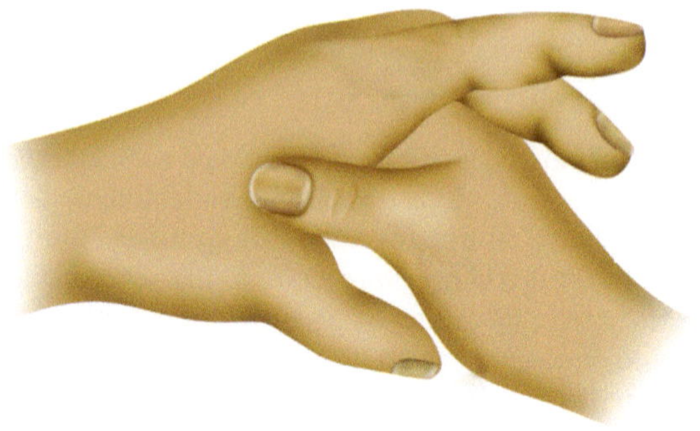

Figura 87.5 Pontos de acupuntura BP6 e IG4.

Técnica de respiração/relaxamento

O Método Lamaze (Yu *et al.*, 2015) de parturição, da década de 1950, ficou bastante conhecido na França. Trata-se de técnica de respiração controlada, de forma que a dor tenha controle mental. Pode ser descrito como segue:

- **Início (antes do parto)**
  1. Relaxamento.
  2. Olhar fixo em certo ponto.
  3. Abdome relaxado enquanto inspira pelo nariz e expira pela boca.
  4. Seis a nove respirações por minuto.
  5. Praticar 5 vezes/dia, 1 minuto por vez.
- **Início do parto**

  Superficialize e desacelere a respiração: trabalho de parto com duas a cinco contrações por 10 minutos; colo de 2 a 8 cm.
  6. Relaxamento.
  7. Olhar fixo em certo ponto.
  8. Abdome relaxado enquanto inspira pelo nariz e expira pela boca.
  9. Acelerar a respiração no pico da contração e desacelerar enquanto descontrai. Respiração superficial: contração de 60 a 90 segundos a cada 30 a 90 segundos, colo de 8 a 10 cm.
- **Fase avançada do parto**
  10. Relaxamento.
  11. Olhar fixo em certo ponto.
  12. Abrir a boca ligeiramente para respirar (fazendo um som de "hee-hee").
  13. Respirar com nariz, fazendo barulho da laringe.
  14. Ajustar a frequência de acordo com a intensidade da contração.
  15. Inspiração e expiração com o mesmo volume de ar para evitar hiperventilação.
  16. Realizar quatro a seis inspirações/expirações contínuas e então exalar vigorosamente; repetir até cessar a contração.

  Fechar a via respiratória e movimento forçado: dilatação total.

  17. Pernas apoiadas, mãos segurando o apoio da mesa obstétrica.
  18. Aspirar vigorosamente o ar e fechar a via aérea, força para baixo.
  19. Cabeça ligeiramente fletida encarando o umbigo.
  20. Segurar a respiração por 20 a 30 segundos ou mais, se possível, e exalar e segurar a respiração de uma vez só e forçar o movimento até terminar a contração uterina. Movimento de exalação: ajudar no controle da situação.
  21. Abrir a boca respirando rapidamente como *gasping*.
  22. O corpo todo é relaxado totalmente.

CONSIDERAÇÕES FINAIS

Os métodos não farmacológicos citados (acupuntura/acupressura, hidroterapia, relaxamento/respiração e suporte emocional contínuo) oferecidos por psicólogo ou doula apresentam efeitos adversos mínimos: essa segurança nesses métodos faz com que eles sejam oferecidos amplamente para todas as parturientes. Considerando as particularidades de cada mulher (por exemplo, temor pelas agulhas) e o grau de perturbação emocional/agitação psicomotora, os diferentes métodos têm seu espaço na assistência: alguns procedimentos são mais passivos, enquanto outros requerem uma atitude mais proativa da mulher.

O parto é sem dúvida, um evento ansiogênico: nem a própria gestante e, por vezes, nem os profissionais sabem exatamente o que acontecerá no parto, quando e nem como: essa incerteza pode ter um alento quando há um suporte emocional contínuo de pessoas em quem se confia. Esse papel exercido pela rede social de apoio poderá ser o alicerce no enfrentamento do parto.

O cuidado com o filho, desde a sua vida intrauterina, poderá reduzir os riscos de doença em idade adulta, como apontam os estudos da epigenética, no que diz respeito à exposição de fatores como obesidade, ingesta excessiva de açúcar refinado, gorduras saturadas, entre outros. Também no que diz respeito aos aspectos psicológicos, maior controle do estresse e capacidade de desenvolver resiliência no enfrentamento de parto espontâneo poderá ser um aprendizado tanto para a mãe como para o filho.

REFERÊNCIAS BIBLIOGRÁFICAS

ASADI, N. *et al.* Effects of LI-4 and SP-6 acupuncture on labor pain, cortisol level and duration of labor. *Journal of Acupuncture and Meridian Studies*, v. 8, n. 5, p. 249-254, 2015.

ARENDT, K. W.; TESSMER-TUCK, J. A. Nonpharmacologic labor analgesia. *Clinics in Perinatology*, v. 40, n. 3, p. 351-371, 2013.

BONAPACE, J. *et al.* Evaluation of the Bonapace Method: a specific educational intervention to reduce pain during childbirth. *Journal of Pain Research*, v. 6, p. 653-661, 2013.

CLUETT, E. R.; BURNS, E. Immersion in water in labour and birth. *Cochrane Database of Systematic Reviews*, n. 2, 2009.

DIAS, R. A. *et al.* Quantitative cardiac autonomic outcomes of hydrotherapy in women during the first stage of labor. *Frontiers in Medicine*, v. 9, 2023.

EDEY, L. F. *et al.* The local and systemic immune response to intrauterine LPS in the prepartum mouse. *Biology of Reproduction*, v. 95, n. 6, p. 1-10, 2016.

JONES, L. *et al.* Pain management for women in labour: an overview of systematic reviews. *Cochrane Database of Systematic Reviews*, n. 3, 2012.

KAWAKITA, K.; OKADA, K. Acupuncture therapy: mechanism of action, efficacy, and safety: a potential intervention for psychogenic disorders? *BioPsychoSocial Medicine*, v. 8, n. 1, p. 1751-1759, 2014.

LEE, H. J. *et al.* Oxytocin: the great facilitator of life. *Progress in Neurobiology*, v. 88, n. 2, p. 127-151, 2009.

ORTIZ-GOMEZ, J. R.; PALACIO-ABIZANDA, F. J.; FORNET-RUIZ, I. Analgesic techniques for labour: alternatives in case of epidural failure. *Anales del Sistema Sanitario de Navarra*, v. 37, n. 3, p. 411-427, 2014.

ROWLANDS, S.; PERMEZEL, M. Physiology of pain in labour. *Baillière's Clinical Obstetrics and Gynecology*, v. 12, n. 3, 347-362, 1998.

SMITH, C. A. *et al.* Acupuncture or acupressure for pain management in labour. *Cochrane Database of Systematic Reviews*, n. 7, 2011.

VARDEH, D.; MANNION, R. J.; WOOLF, C. J. Toward a mechanism-based approach to pain diagnosis. *The Journal of Pain*, v. 17, n. 9, p. T50-69, 2016.

YU, S. P. *et al.* Unsedation colonoscopy can be not that painful: evaluation of the effect of "Lamaze method of colonoscopy". *World Journal of Gastrointestinal Endoscopy*, v. 7, n. 15, p. 1191-1196, 2015.

ZOUIKR, I.; BARTHOLOMEUSZ, M. D.; HODGSON, D. M. Early life programming of pain: focus on neuroimmune to endocrine communication. *Journal of Translational Medicine*, v. 14, n. 123, p. 1-15, 2016.

CAPÍTULO 88

Avaliação da Vitalidade Fetal Intraparto

Sheila Koettker Silveira • Alberto Trapani Júnior • Dorival Antônio Vitorello • Mario Julio Franco • Otto Henrique May Feuerchuette

A monitorização fetal intraparto visa selecionar fetos bem oxigenados daqueles mal oxigenados que necessitam de intervenções rápidas para evitar lesão permanente do sistema nervoso central, especialmente paralisia cerebral, e óbito fetal. Apesar de a monitorização fetal ser amplamente utilizada, após sua implantação, não foi observada redução significativa nas taxas de paralisia cerebral ou óbito consequente a evento intraparto. A monitorização fetal intraparto pode ser realizada por meio de ausculta intermitente dos batimentos cardiofetais, cardiotocografia contínua, ou intercalando os dois métodos periodicamente.

O termo "sofrimento fetal" é inespecífico e não deve ser empregado rotineiramente sem a confirmação de que o feto está em acidose metabólica, devendo ser substituído pela expressão "situação fetal não tranquilizadora".

RESPOSTA FETAL NA HIPOXIA

O suprimento adequado de oxigênio e de nutrientes (especialmente de glicose) e a remoção de metabólitos através da placenta são fundamentais para manter a vida intrauterina. Apesar de a glicose poder ser armazenada e metabolizada quando necessária, o suprimento de oxigênio deve ser contínuo, uma vez que sua interrupção, mesmo que transitória, pode colocar o feto sob risco de lesão. O suprimento de oxigênio para o feto depende de diversos fatores, dos quais se destacam a respiração e a circulação materna, a perfusão placentária, a difusão dos gases através da placenta e a circulação no cordão umbilical e no feto. Qualquer alteração que interfira nesse equilíbrio pode levar o feto a hipóxia e acidose (Tabela 88.1).

Tabela 88.1 Causas de má oxigenação fetal.

Má oxigenação materna: pneumopatias, cardiopatia cianótica e anemia grave
Má perfusão do útero e da placenta: atividade uterina excessiva, convulsão, hipotensão materna (posição supina, desidratação, anestesia, hemorragia), insuficiência cardíaca, embolia do líquido amniótico, acidose, vasoconstrição por uso de medicamentos, fumo e cocaína
Dificuldade de troca em nível placentário: má implantação (pré-eclâmpsia, crescimento intrauterino restrito, oligoidrâmnio), vasculopatia/trombose (trombofilia, hipertensão, diabetes tipo 1, nefropatias, colagenoses, anemia falciforme, desnutrição), gestação prolongada, gestação múltipla e diminuição da área de troca (descolamento prematuro de placenta, ruptura uterina)
Interrupção do fluxo do cordão: compressão, nó, circulares e prolapso e distocia de ombro
Aumento do requerimento e dificuldade de transporte ou de troca de oxigênio no feto: corioamnionite, infecção intraparto, prematuridade, anemia fetal (ruptura de *vasa* prévia, isoimunização, hemorragia feto-materna) e crescimento intrauterino restrito

A difusão de oxigênio para o feto é dependente da diferença na pO_2 materna e fetal, da concentração de hemoglobina e de seu tipo, da saturação de oxigênio e do fluxo sanguíneo. O feto vive em ambiente relativamente hipóxico e não consegue aumentar seu suprimento de oxigênio por meio da respiração. Para compensar, tem concentração de hemoglobina mais elevada que o adulto, e a hemoglobina fetal tem maior afinidade e maior capacidade de carreamento de oxigênio; sua circulação peculiar através do ducto venoso e do forame oval prioriza a oxigenação do coração e do sistema nervoso central; e sua frequência cardíaca mais elevada permite a rápida distribuição do oxigênio. Além disso, a hiperventilação materna, com consequente diminuição da pCO_2 e aumento da pO_2, favorece a difusão desses gases através da placenta.

O feto obtém energia a partir da glicólise que, na presença de oxigênio, produz 38 ATP. Por outro lado, na ausência de oxigênio, o feto precisa utilizar o metabolismo anaeróbio. Isso produz apenas 2 ATP, além de ácido láctico e de íons de hidrogênio, levando à acidose metabólica e ao rápido consumo das reservas de glicogênio.

A manutenção da frequência cardíaca fetal é complexa, regulada pelo sistema nervoso somático e autônomo mediante ativação do sistema nervoso simpático e parassimpático e estímulo dos quimio e barorreceptores.

O trabalho de parto é um processo estressante que exige que o feto se adapte às mudanças no suprimento de oxigênio. A resposta cardiovascular fetal à hipóxia depende da intensidade, da frequência e da velocidade de instalação do insulto hipóxico e da reserva fetal e placentária. Importante rastrear desde o início do trabalho de parto, baseado em fatores de risco, aqueles fetos com pouca reserva de oxigênio que requerem maior atenção durante o trabalho de parto por tolerarem mal as contrações uterinas e apresentarem maior risco de evoluir com hipóxia e acidose metabólica. Cabe ao obstetra, durante o pré-natal, identificar esse subgrupo de fetos que têm baixa reserva oxigenativa próximo ao termo. Convém lembrar que a maioria das lesões neurológicas no recém-nascido tem sua origem em período próximo ao termo, não necessariamente durante o trabalho de parto. Em verdade, uma parcela desses fetos irá a óbito devido à incapacidade de tolerar períodos de hipóxia, como observado durante as metrossístoles.

No trabalho de parto, ocorre certo grau de hipoxemia e queda progressiva e fisiológica do pH fetal. Durante as contrações uterinas, há diminuição do fluxo no espaço interviloso por compressão dos vasos intramiometriais, levando ao acúmulo de gás carbônico e à diminuição da oferta de oxigênio com consequente acidose respiratória fetal, que é rapidamente compensada quando o feto é sadio e as contrações adequadas. Da mesma maneira, a compressão do cordão ou a compressão do polo cefálico durante as contrações pode gerar resposta semelhante. O intervalo entre as contrações é essencial para restabelecer a oxigenação fetal.

Se o insulto hipóxico for constante, lento e gradual, quando o nível crítico de oxigênio é atingido, os mecanismos de adaptação são iniciados. Ocorrem vasodilatação central e vasoconstricção periférica para aumentar o volume circulante e redistribuir o fluxo sanguíneo para os órgãos nobres (coração, adrenais e cérebro, especialmente tronco, cerebelo e núcleos da base em detrimento do córtex); aumento da pressão arterial e da frequência cardíaca basal para aumentar o débito cardíaco e o fluxo sanguíneo placentário e favorecer as trocas gasosas; diminuição dos movimentos fetais e queda intermitente da frequência cardíaca para diminuir o consumo de oxigênio e o trabalho cardíaco, evitando dano ao coração; e glicogenólise para aumentar o aporte de glicose aos tecidos mal nutridos. Na persistência do insulto hipóxico, para manter as necessidades energéticas, os tecidos mal nutridos iniciam o metabolismo anaeróbio, levando ao consumo de bicarbonato e ao acúmulo progressivo de dióxido de carbono, ácido lático e de íons de hidrogênio. A acidose metabólica, se não corrigida, causa alteração das funções enzimáticas com lesão e morte celular. No nível cardiovascular, evolui para depressão miocárdica com consequente bradicardia, hipotensão e colapso cardiovascular, levando a má perfusão e isquemia dos diversos órgãos, dano tecidual difuso (incluindo córtex cerebral) e óbito fetal.

Por outro lado, quando o insulto é agudo e profundo, não há tempo hábil para desencadear os mecanismos de adaptação. Nesses casos, a acidose metabólica se instala em poucos minutos, levando a dano cerebral (especialmente núcleos da base e tálamo, no recém-nascido de termo, e substância branca, periventricular, no prematuro) e óbito.

AUSCULTA INTERMITENTE

Método muito utilizado de monitorização fetal intraparto, especialmente em países subdesenvolvidos ou em desenvolvimento. Tem como vantagem o baixo custo, favorece a relação médico-paciente devido à reavaliação frequente e permite a deambulação e, como desvantagem, a falta de comprovação de registro dos batimentos cardiofetais. Por isso, alguns autores recomendam que a ausculta intermitente deve ficar reservada para acompanhamento do trabalho de parto das parturientes de baixo risco.

A ausculta intermitente pode ser realizada com estetoscópio de Pinard ou de DeLee ou com detector dos batimentos cardiofetais. Uma revisão sistemática encontrou maior taxa de cesariana quando foi empregado detector dos batimentos cardiofetais ou cardiotocografia intermitente quando comparado com ausculta com estetoscópio de Pinard.

Existem diversas técnicas descritas de como realizar a monitorização. De modo geral, a frequência cardíaca fetal deve ser avaliada a cada 15 a 30 minutos durante o primeiro período e a cada 5 a 15 minutos no segundo período do trabalho de parto, durante 1 minuto antes, durante e após duas contrações (pelo menos 30 segundos após a contração). Importante mensurar a frequência cardíaca basal e observar a presença de acelerações e desacelerações e de movimentos fetais.

CARDIOTOCOGRAFIA

A cardiotocografia contínua é o método de monitorização intraparto mais empregado nos países desenvolvidos, por permitir o registro gráfico dos batimentos cardiofetais, das contrações uterinas e dos movimentos fetais, importante em questionamentos médico-legais.

A realização de cardiotocografia de rotina na admissão da parturiente (especialmente nas de baixo risco) está associada ao aumento da taxa de cesariana, sem melhora do resultado perinatal.

Ainda não há evidências robustas que comprovem haver real benefício no emprego da cardiotocografia contínua de rotina, tanto em parturientes de alto como de baixo risco de desenvolver hipóxia intrauterina. Uma revisão sistemática que comparou ausculta intermitente com cardiotocografia contínua obteve redução na taxa de convulsão neonatal, sem alterar a taxa de mortalidade perinatal ou de paralisia cerebral, e aumento na taxa de cesariana e de parto instrumentalizado quando foi empregada a cardiotocografia contínua. Apesar disso, quando disponível, é sugerido que a monitorização contínua deva ser considerada nas situações de maior risco para hipóxia/acidose fetal (Tabela 88.2).

A cardiotocografia deve ser realizada com a parturiente em posição semissentada e/ou em decúbito lateral esquerdo para diminuir a compressão aorto-cava. A velocidade do papel deve ser ajustada em 1, 2 ou 3 cm por minuto. Em caso de gestação múltipla, sempre que disponível, utilizar cardiotocografia com dois canais, que permite monitorar os dois fetos simultaneamente. Aparelhos mais modernos também permitem o registro simultâneo da frequência cardíaca e da saturação de oxigênio materna, realizam eletrocardiograma fetal, apresentam alarmes que alertam quando há alteração da frequência cardíaca fetal basal, realizam a monitorização a longa distância por meio de telemetria, permitindo que a gestante possa se movimentar, e contêm programas que auxiliam na interpretação do traçado. O registro pode ser obtido pela utilização de sensores internos ou externos.

A cardiotocografia interna tem a vantagem de ter sinal mais preciso dos batimentos cardiofetais, com menos artefatos, e de poder quantificar a intensidade e a duração das contrações e do tônus uterino basal. É um método invasivo que requer dilatação cervical de pelo menos 2 a 4 cm e bolsa amniótica rota. O transdutor dos batimentos cardiofetais é fixado no couro cabeludo e o cateter de pressão é inserido na cavidade uterina. É contraindicada se houver placenta prévia, infecção materna pelo HIV, hepatites virais ou herpes, suspeita de discrasia sanguínea fetal e feto prematuro. Devido ao risco de complicações como perfuração uterina, infecção do local da punção e lesão fetal, atualmente tem indicação restrita à má qualidade do traçado obtido pela cardiotocografia externa e ao controle de arritmia cardíaca.

Tabela 88.2 Indicações de monitorização fetal contínua quando disponível.

Alteração na ausculta intermitente
Presença de líquido meconial
Tempo de ruptura prematura de membrana prolongado (após 24 horas)
Febre intraparto ou corioamnionite
Sangramento anteparto
Uso de ocitocina ou analgesia de parto
Fase ativa de trabalho de parto acima de 12 horas ou período expulsivo acima de 1 hora
Cesariana prévia
Doença materna que possa influir na oxigenação fetal (diabetes, pré-eclâmpsia, colestase gravídica, lúpus, tireoidopatia, insuficiência renal crônica etc.)
Gestação pós-termo ou prematura
Oligoâmnio ou alteração no Doppler
Crescimento intrauterino restrito (tanto precoce como tardio)
Gestação múltipla

Já a cardiotocografia externa, mais utilizada, é um método não invasivo que registra com razoável precisão os batimentos cardiofetais, o número de contrações (mas não sua intensidade) e os movimentos fetais. O sensor das contrações deve ser colocado firmemente abaixo do fundo uterino e o transdutor dos batimentos fetais no dorso fetal. Tem como desvantagens a possível dificuldade de obtenção ou de perda do sinal, tanto dos batimentos cardiofetais como das contrações uterinas caso os sensores não estejam bem posicionados, e o registro dos batimentos maternos em vez dos fetais, especialmente no período expulsivo.

Quando empregada de forma intermitente, a duração do exame é de aproximadamente 20 minutos, podendo ser prolongado nos casos suspeitos. Diante de variabilidade ausente ou diminuída e/ou da ausência de aceleração transitória, pode-se realizar estímulo vibroacústico ou mecânico sobre o polo cefálico, que pode ser repetido três vezes, a cada minuto, se não houver resposta.

As alterações precedentes à acidose são progressivas (Figura 88.1). Enquanto a variabilidade estiver normal, o feto está compensado e os órgãos nobres, adequadamente perfundidos com a utilização dos mecanismos de adaptação. Quando o insulto se instala gradualmente, para proteger os órgãos nobres, há inicialmente desacelerações tardias ou variáveis cuja amplitude e duração dependem da severidade e da duração do insulto hipóxico, seguidas de aumento da frequência cardíaca, ausência de aceleração transitória e perda progressiva da variabilidade. Se houver acidose metabólica e depressão do sistema nervoso autônomo e do coração, progride para variabilidade mínima ou ausente (ou acentuada) e bradicardia.

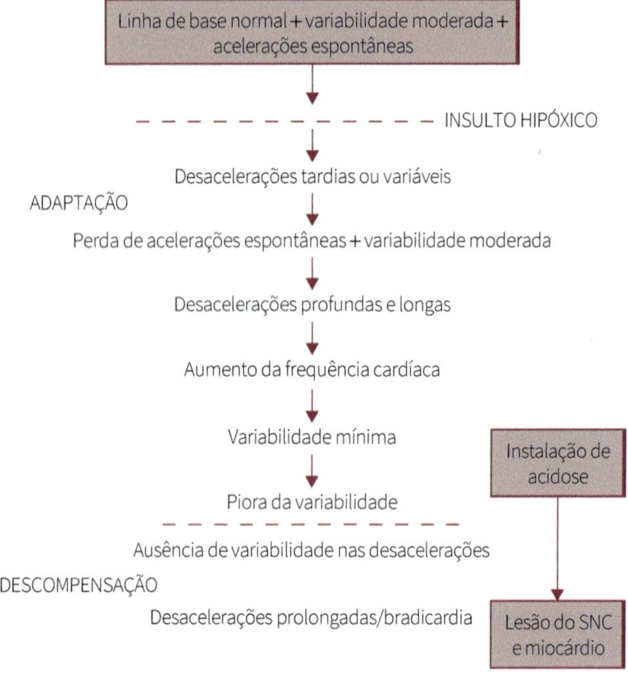

Figura 88.1 Mecanismos de adaptação cardiovascular na hipóxia. (Adaptada de: Vintzileos e Smulian, 2016.)

No insulto subagudo, surgem desacelerações variáveis com recuperação lenta da linha de base, cada vez mais longas e profundas (queda com menos de 30 segundos na linha de base; desaceleração com duração maior que 90 segundos). No insulto agudo, aparece bradicardia súbita precedida ou não por desacelerações prolongadas, profundas e sem variabilidade. Fetos previamente comprometidos apresentam linha de base fixa (perda da ciclicidade), tendendo a taquicardia, variabilidade mínima ou ausente, podendo ter desacelerações tardias ou variáveis, geralmente de pequena amplitude, se consequente à hipóxia. Qualquer insulto leva à bradicardia.

O traçado cardiotocográfico deve ser interpretado de acordo com o quadro clínico e a fase do trabalho de parto. Fetos prematuros, especialmente entre 28 e 32 semanas, tendem a ter frequência cardíaca mais elevada, menor variabilidade, aceleração de menor amplitude e mais desacelerações variáveis. Mudanças na frequência cardíaca basal durante a evolução do trabalho de parto, especialmente diminuição da variabilidade e taquicardia, e presença de desacelerações com duração maior que 60 segundos e com recuperação lenta da linha de base, devem causar preocupação.

CLASSIFICAÇÃO DO TRAÇADO CARDIOTOCOGRÁFICO

Existem diversas classificações do traçado cardiotocográficos na literatura; a mais utilizada em nosso meio é a do National Institute of Child Health and Human Development (NICHD)/American College of Obstetricians and Gynecologists (ACOG) e, mais recentemente, a da Federação Internacional de Ginecologia e Obstetrícia (FIGO) (Tabelas 88.3 e 88.4). Apesar de amplamente utilizada e de ter alta sensibilidade, a cardiotocografia apresenta baixa especificidade e alta taxa de falso-positivo para acidose, assim como baixa concordância intra e interobservador, especialmente devido à dificuldade na definição da variabilidade próxima de 5 bpm e do tipo de desaceleração. Isso significa dizer que o método é bom para confirmar que o feto está bem, porém, na grande maioria das vezes em que sugere que o feto está acidótico, ele não está.

Tabela 88.3 Variáveis da cardiotocografia.

Variáveis	NICH/ACOG*	FIGO**
Linha de base	Média aproximada dos valores da frequência cardíaca observada em 2 minutos, não necessariamente consecutivos, em um traçado de pelo menos 10 minutos, excluídas as acelerações, desacelerações ou período de variabilidade aumentada • Normal: de 110 a 160 bpm • Taquicardia: > 160 bpm por pelo menos 10 minutos • Bradicardia: < 110 bpm por pelo menos 10 minutos	Média de nível menos oscilatório da FCF estimada em um período de 10 minutos • Normal: de 110 a 160 bpm • Taquicardia: > 160 bpm por pelo menos 10 minutos • Bradicardia: < 110 bpm por pelo menos 10 minutos; valores entre 100 e 110 podem ser normais em fetos pós-termo
Variabilidade	São oscilações da linha de base, irregulares em amplitude e frequência, observadas em um período de 10 minutos, excluindo acelerações ou desacelerações • Ausente: não detectada a olho nu • Mínima: amplitude ≤ 5 bpm • Moderada ou normal: amplitude de 6 a 25 bpm • Acentuada: amplitude > 25 bpm	Oscilação da FCF avaliada como média da amplitude de largura de banda em segmentos de 1 minuto • Reduzida: < 5 bpm por mais de 50 minutos ou por mais de 3 minutos durante desaceleração • Normal: de 5 a 25 bpm • Acentuada (saltatório): > 25 bpm por mais de 30 minutos

(continua)

Tabela 88.3 Variáveis da cardiotocografia. *(Continuação)*

Variáveis	NICH/ACOG*	FIGO**
Acelerações	Aumento abrupto (menos de 30 segundos) de pelo menos 15 bpm da linha de base com duração de 15 segundos a 10 minutos; considerada prolongada se durar entre 2 e 10 minutos. Em fetos com menos de 32 semanas, a amplitude pode ser menor (10 bpm com duração de pelo menos 10 segundos). Geralmente associadas ao movimento fetal	
Desacelerações	Queda da FCF. Podem ser periódicas (quando associadas às contrações) ou episódicas (quando não associadas às contrações); recorrentes (em mais de 50% das contrações em 20 minutos) ou intermitentes (em menos de 50% das contrações em 20 minutos) • Precoce: queda e recuperação lenta da linha de base (mais de 30 segundos); simétrica; coincidente com a contração; duração de 15 segundos a 2 minutos • Tardia: queda e recuperação lenta da linha de base; simétrica; início, nadir e recuperação ocorrem após início, pico e final da contração; duração de 15 segundos a 2 minutos • Variável: queda e recuperação abrupta da linha de base (menos de 30 segundos); queda de pelo menos 15 batimentos com duração de 15 segundos a 2 minutos; quando associada à contração, apresenta aparência variável em contrações sucessivas • Prolongada: queda de 15 bpm, por 2 a 10 minutos	Queda de pelo menos 15 bpm por pelo menos 15 segundos. Recorrentes se presentes em pelo menos 50% das contrações • Precoce: rasas, curtas, com variabilidade normal durante a desaceleração e coincidentes com as contrações • Tardia (forma de U e/ou com variabilidade reduzida): queda e/ou recuperação lenta da linha de base (mais de 30 segundos) e/ou variabilidade reduzida durante a desaceleração; inicia-se após 20 segundos do início da contração com nadir após o pico da contração e retorno da linha de base após o término da contração. Em traçados com variabilidade reduzida e sem aceleração, também é considerada desaceleração tardia quando a queda for de 10 a 15 bpm • Variável (forma de V): queda e recuperação rápida da linha de base (menos de 30 segundos); boa variabilidade durante a desaceleração, variando em formato, tamanho e relação com a contração uterina • Prolongada: queda por mais de 3 minutos. Está associada à hipóxia se duração maior que 5 minutos, atingindo e mantendo 80 bpm ou menos e com variabilidade reduzida durante a desaceleração
Contrações	Normal até 5 contrações em 10 minutos Taquissistolia se 6 ou mais contrações	
Observação	Padrão sinusoidal: 3 a 5 ondas regulares por minuto em forma de sino, de pequena amplitude, que persistem por 20 minutos	Padrão sinusoidal: padrão regular, semelhantes a sinos com amplitude de 5 a 15 bpm e frequência de 3 a 5 ciclos por minuto com duração de mais de 30 minutos e coincide com acelerações ausentes Padrão pseudossinusoidal: aspecto mais dentilhado que o sinusoidal, duração geralmente menor que 30 minutos, precedido e seguido de padrão normal

*Macones *et al.*, 2008. **Ayres-de-Campos *et al.*, 2015. ACOG: American College of Obstetricians and Gynecologists; FIGO: Fédération Internationale de Gynécologie Obstétrique; NICH: National Institute of Child Health.

Tabela 88.4 Classificação dos achados cardiotocográficos e manejo.

Classificação NICH/ACOG*	Classificação FIGO**	Interpretação e manejo
Categoria 1 Deve incluir todas as variáveis abaixo: – Linha de base 110 a 160 bpm – Variabilidade moderada – Sem desacelerações tardias ou variáveis – Com ou sem desacelerações precoces ou acelerações transitórias	Normal – Linha de base 110 a 160 bpm – Variabilidade 5 a 25 bpm – Sem desacelerações recorrentes	Traçado normal. Altamente preditivo de ausência de hipóxia ou acidose no momento do exame Sem necessidade de intervenção
Categoria 2 – Bradicardia sem variabilidade ausente – Taquicardia – Variabilidade mínima ou aumentada – Variabilidade ausente sem desacelerações recorrentes – Ausência de aceleração após estímulo fetal – Desacelerações variáveis recorrentes com variabilidade mínima ou moderada – Desacelerações prolongadas – Desacelerações tardias recorrentes com variabilidade moderada – Desacelerações variáveis com outras características: retorno lento à linha de base, *overshoot* e *shoulder*	Suspeita Falta uma das características de normalidade, porém sem características patológicas	Traçado indeterminado. Baixa probabilidade de hipóxia e acidose. Necessita de acompanhamento e reavaliação após instituição de medidas de reanimação intrauterina Corrigir causas reversíveis, realizar monitorização contínua e/ou usar outros métodos de avaliação da oxigenação fetal, se disponíveis
Categoria 3 – Variabilidade ausente com desacelerações tardias ou variáveis recorrentes ou com bradicardia – Padrão sinusoidal	Patológica – Linha de base abaixo de 100 bpm – Variabilidade reduzida ou acentuada – Padrão sinusoidal – Desacelerações tardias recorrentes – Desacelerações prolongadas em traçado de mais de 30 minutos ou de mais de 20 minutos com variabilidade reduzida – 1 desaceleração prolongada com mais de 5 minutos	Traçado anormal. Alta probabilidade de hipóxia e acidose Corrigir causas reversíveis e adicionar outros métodos de avaliação da oxigenação fetal, se disponíveis (exceto nas situações emergenciais como descolamento prematuro de placenta, ruptura uterina, prolapso de cordão) Indicada interrupção imediata se não houver rápida reversão

*Macones *et al.*, 2008. **Ayres-de-Campos *et al.*, 2015. ACOG: American College of Obstetricians and Gynecologists; FIGO: Fédération Internationale de Gynécologie Obstétrique; NICH: National Institute of Child Health.

Um estudo, publicado em 2013, que comparou cinco classificações diferentes observou que a classificação de Parer e Ikeda e a do NICH tiveram a maior especificidade para detectar pH da artéria umbilical ≤ 7,15, sendo a de Parer e Ikeda a que melhor classificou como patológicos os traçados em que o feto estava comprovadamente com acidose metabólica. Estudos que avaliaram a reprodutibilidade do método obtiveram concordância no laudo do traçado de cardiotocografia de 50 a 60% entre os diversos observadores, independentemente da classificação utilizada.

Alguns autores sugerem, na presença de categoria 2 NICH/ACOG, a conduta constante na Figura 88.2 (não aplicável em prematuro extremo nem na suspeita de descolamento prematuro de placenta).

Exemplos de traçados cardiotocográficos estão nas Figuras 88.3 e 88.4.

Observações

- Taquicardia: isoladamente tem pouco valor preditivo para acidose, mas pode estar presente nas fases iniciais da resposta ao estímulo hipóxico de instalação não aguda. Descartar outras causas como febre (infecção materna e fetal, analgesia de parto), prematuridade, movimentação fetal excessiva, ansiedade materna, hipertireoidismo, anemia fetal, taquiarritmia fetal (geralmente acima de 200 bpm), uso de medicamentos (β-adrenérgicos, bloqueadores parassimpáticos) e de cocaína
- Bradicardia: quando associada à acidose, geralmente é precedida por outras alterações, especialmente variabilidade mínima ou ausente e ausência de acelerações. Pode ocorrer devido a evento catastrófico (prolapso de cordão, ruptura uterina, descolamento prematuro de placenta) ou a hipotensão

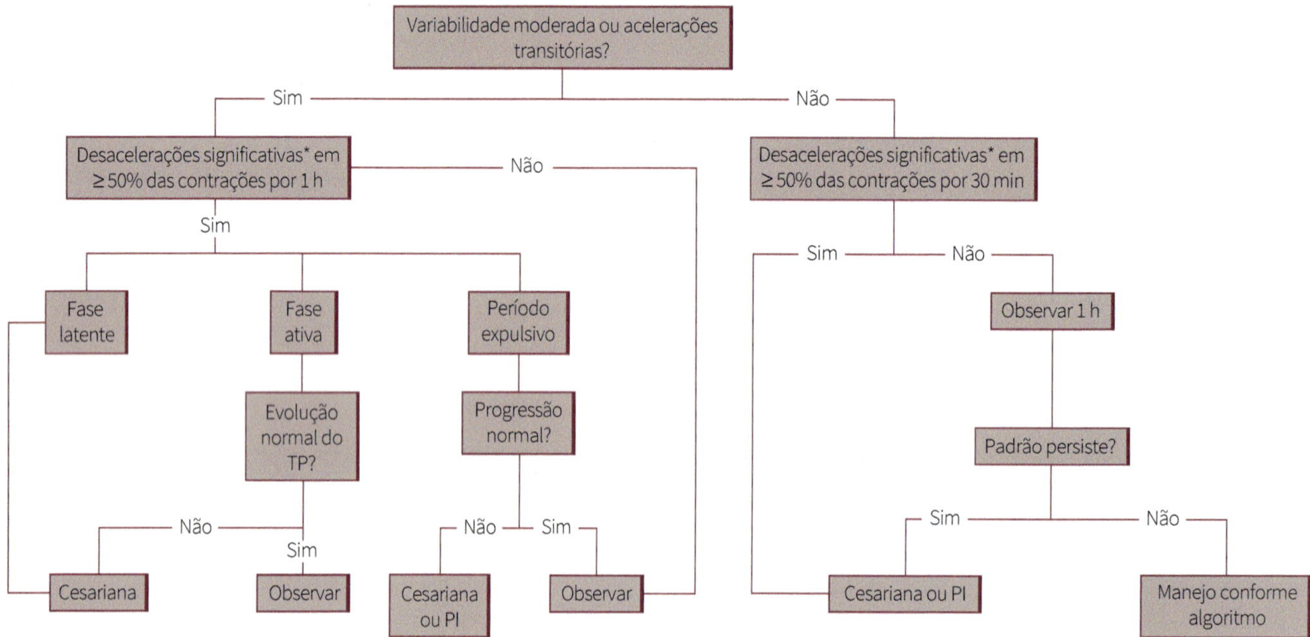

Figura 88.2 Conduta sugerida diante de cardiotocografia categoria 2. *Desaceleração variável com duração maior que 60 segundos com queda maior que 60 bpm ou que atinge 60 bpm; ou desaceleração tardia. PI: parto instrumentalizado; TP: trabalho de parto.

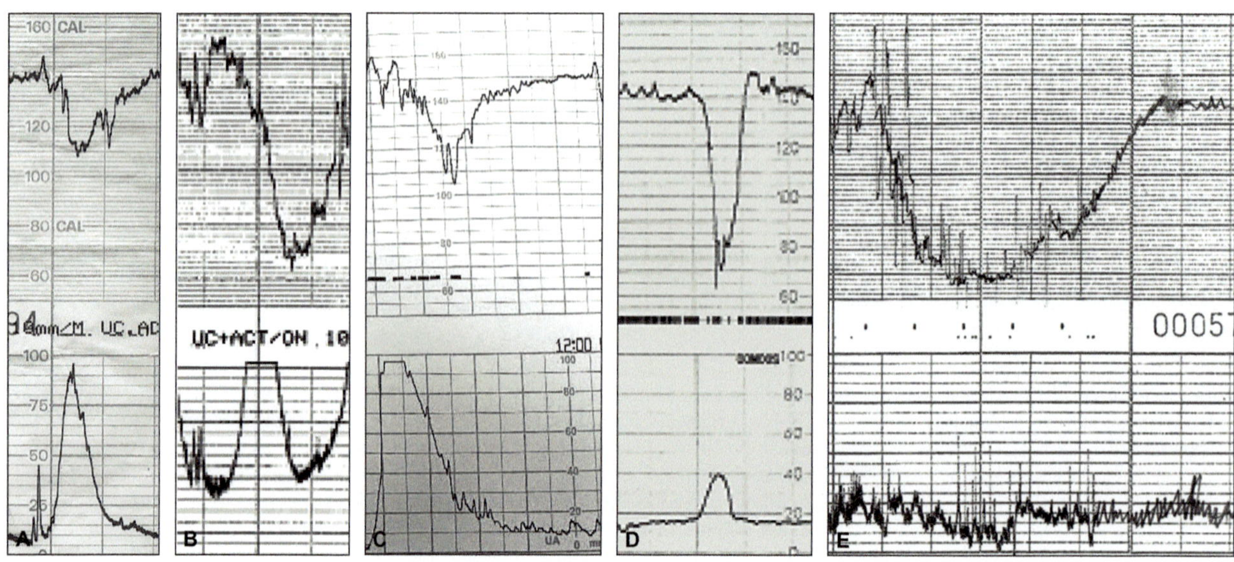

Figura 88.3 Desacelerações. **A.** Precoce. **B** e **C.** Tardia. **D.** Variável. **E.** Prolongada.

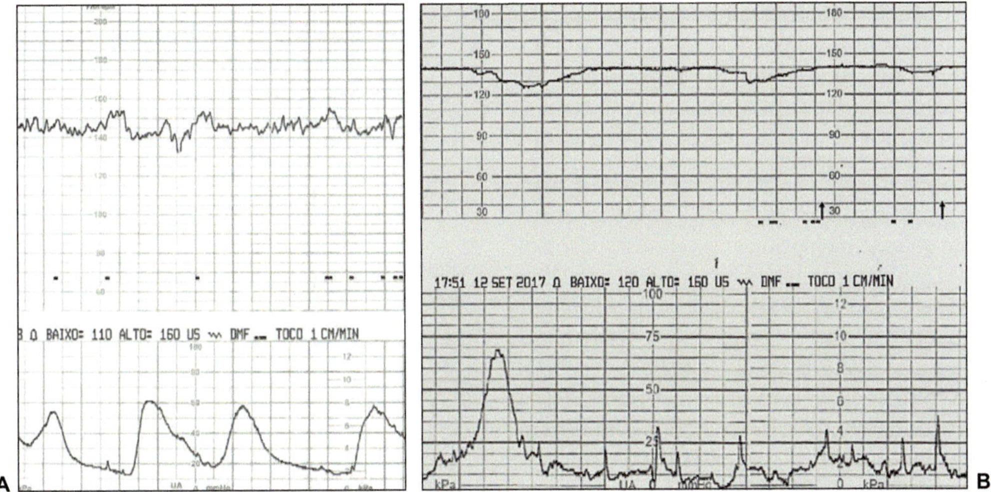

Figura 88.4 Exemplos de traçados cardiotocográficos. **A.** Linha de base de 140 bpm, variabilidade normal, com acelerações transitórias, sem desacelerações. **B.** Linha de base de 140 bpm, variabilidade ausente, sem acelerações transitórias, com desacelerações tardias.

materna, hipotermia, hipoglicemia, pós-datismo, bradiarritmia fetal, descida rápida da apresentação, uso de medicamentos (β-bloqueadores, anestesia), taquissistolia.

Variabilidade

- Ausente: padrão geralmente terminal
- Mínima: pode estar associada à acidemia, especialmente na ausência de acelerações transitórias e presença de desacelerações tardias e variáveis. Descartar período de sono fetal (duração de 20 a 60 minutos; reverte espontaneamente ou com o emprego de estímulo vibroacústico ou do polo cefálico com o toque vaginal), uso de medicamentos (opioides, sulfato de magnésio, bloqueadores parassimpáticos), prematuridade extrema, infecção, malformação sistema nervoso central e coração, dano neurológico prévio
- Moderada ou normal: geralmente indica ausência de acidose, mesmo se associada à desaceleração
- Acentuada: significado indeterminado. Pode ser decorrente de movimentação fetal intensa ou de depressão do sistema nervoso central consequente a evento hipóxico de instalação rápida.

Desacelerações

- Tardia: resposta reflexa à hipóxia mediada pelos quimiorreceptores. Isoladamente tem pouco valor preditivo para acidose, mesmo quando recorrente. Sugere insuficiência uteroplacentária se não houver recuperação com as medidas de reanimação intrauterina, evoluir com aumento da frequência cardíaca basal ou se associada a variabilidade mínima ou ausente e ausência de acelerações transitórias. Descartar taquissistolia, hipotensão e hipóxia materna
- Variável: é a mais frequente. Resposta reflexa à hipóxia mediada pelos barorreceptores após compressão do cordão e aumento da pressão arterial. É considerada típica quando apresenta pequena aceleração antes e após a desaceleração (*shoulder*), queda e recuperação rápida à linha de base. É considerada atípica se recorrente, que progride em profundidade e duração (especialmente se duração for maior que 60 segundos e queda maior que 60 bpm ou que alcança 60 bpm), com perda da aceleração antes e/ou depois da desaceleração ou da variabilidade durante a desaceleração, recuperação lenta ou sem recuperação da linha de base ou seguida de taquicardia compensatória (*overshoot*), ou morfologia geminada. Nesses casos, pode estar associada à acidose. A presença de variabilidade normal e/ou acelerações transitórias sugere que o feto não está acidótico. Associada a compressão de cordão, período expulsivo, cordão curto, oligoâmnio, amniorrexe
- Precoce: rara, geralmente sem significado clínico. Está associada à compressão do polo cefálico no final do trabalho de parto
- Prolongada: reverte espontaneamente em 6 a 9 minutos se causada por reflexo vagal, porém pode ser decorrente de evento catastrófico (prolapso de cordão, ruptura uterina, descolamento prematuro de placenta, ruptura de *vasa* prévia, colapso/hipotensão materna etc.), taquissistolia, descida rápida da apresentação fetal, toque vaginal etc. Pior prognóstico se durar mais de 5 minutos, houver variabilidade mínima/ausente antes ou durante a desaceleração, desaceleração tardia/variável prévia, queda maior que 60 bpm ou atingir basal abaixo de 80 bpm
- Padrão sinusoidal: associado a anemia fetal (isoimunização, ruptura de *vasa* prévia, hemorragia feto-materna, transfusão feto-fetal, infecção por parvovírus), malformações fetais, infecção e hipóxia severa
- Padrão pseudossinusoidal ou atípico: relacionado com analgesia de parto e sucção fetal
- Taquissistolia: pode estar associada à acidose se acompanhada de desacelerações recorrentes.

OUTROS MÉTODOS DE MONITORIZAÇÃO INTRAUTERINA

Devido à baixa especificidade da cardiotocografia, outros métodos de monitorização fetal intraparto foram desenvolvidos, visando selecionar os fetos com traçados cardiotocográficos suspeitos (categoria 2 da ACOG ou suspeito da FIGO) que realmente necessitam de alguma intervenção.

Cardiotocografia computadorizada. A interpretação visual do traçado da cardiotocografia apresenta baixa concordância intra e interobservador. Para diminuir sua subjetividade, foram desenvolvidos diversos programas capazes de mensurar precisamente a variabilidade da frequência cardíaca fetal e o tipo de desaceleração, alertando o profissional de possível alteração do bem-estar fetal. Apesar de ser uma tecnologia promissora, seu emprego não alterou os resultados perinatais nem reduziu as taxas de acidose metabólica ou de intervenções obstétricas.

Cardiotocografia interna com avaliação do segmento ST. Consiste na análise da mudança da morfologia do segmento ST do eletrocardiograma fetal, presente quando há hipóxia e isquemia miocárdica. Para que seja possível comparar a morfologia do segmento ST ao longo do trabalho de parto, é imprescindível que tenha sido obtido traçado inicial enquanto a cardiotocografia estava normal, sem sinais de acidose. Como necessita fixar o eletrodo no escalpe fetal, apresenta as mesmas contraindicações da cardiotocografia interna. Uma revisão sistemática demonstrou haver redução modesta na necessidade de coleta de sangue fetal para gasometria ou lactatemia e em parto operatório com o uso dessa tecnologia.

Coleta de sangue fetal para gasometria e dosagem de lactato. A coleta de sangue para a realização de gasometria ou de lactatemia permite determinar se o feto está acidótico. É um exame invasivo que exige dilatação cervical de pelo menos 3 cm e bolsa rota e apresenta as mesmas contraindicações da cardiotocografia interna. A amostra de sangue é obtida por meio da realização de pequeno corte no couro cabeludo. Como a dosagem de lactato necessita de menor volume de sangue, apresenta menor taxa de falha de coleta (1,5% × 10%). pH abaixo de 7,2 ou lactato acima de 4,8 mmol/ℓ requerem intervenção. Seu real benefício ainda não foi determinado, mas parece haver redução no índice de cesariana quando empregado em conjunto com a cardiotocografia. Pelo fato de o trabalho de parto ser dinâmico, nos casos suspeitos, pode haver necessidade de nova coleta após alguns minutos.

MANOBRAS DE REANIMAÇÃO INTRAPARTO

Diante de uma situação de avaliação da vitalidade fetal alterada, deve-se tentar elucidar a causa e adotar medidas para revertê-la, se possível melhorando a oxigenação fetal (Tabela 88.5):

- Suspender a infusão de ocitocina, se empregada, para diminuir as contrações uterinas, melhorar a reoxigenação fetal entre as contrações e reverter desacelerações tardias, variáveis e prolongadas e variabilidade mínima. Pode ser necessária a utilização de uterolítico, especialmente se houver taquissistolia: terbutalina 0,25 mg por via subcutânea (SC) ou 0,1 mg por via intravenosa (IV) diluído
- Suspender o estímulo aos puxos maternos para diminuir a compressão do polo cefálico e reverter as desacelerações precoces
- Posicionar a gestante em decúbito lateral esquerdo para diminuir a compressão aorto-cava e melhorar o fluxo sanguíneo para o útero e reverter desacelerações tardias, variáveis e prolongadas
- Cateter ou máscara de oxigênio para aumentar o aporte de oxigênio ao feto cuja eficácia é questionável
- Corrigir hipovolemia e hipotensão quando presente por meio de expansão volumétrica em caso de desidratação e efedrina, se causada pela analgesia de parto
- Prescrever antitérmico em caso de febre para o manejo de taquicardia fetal
- Realizar amnioinfusão de soro fisiológico aquecido para aumentar o volume de líquido amniótico e aliviar a compressão de cordão visando reverter as desacelerações variáveis ou prolongadas e bradicardia.

Tabela 88.5 Medidas de reanimação intrauterina.

Manejo	Efeito	Benefício potencial
Reposicionar a gestante em decúbito lateral	Evita compressão aorto-cava e melhora a perfusão uteroplacentária Alivia a compressão do cordão umbilical	Reversão de desacelerações tardias, variáveis e prolongadas
Suspensão de puxos maternos	Diminui a compressão do polo cefálico	Reversão de desacelerações precoces
Suspensão da ocitocina e administração de uterolítico	Reduz taquissistolia, melhorando a oxigenação fetal	Reversão de desacelerações tardias, variáveis e prolongadas Tratamento da taquissistolia
Administração de oxigênio para a mãe	Aumento do aporte de oxigênio para o feto	Melhora da oxigenação fetal (eficácia questionável)
Hidratação intravenosa	Correção de hipovolemia materna	Melhora da perfusão uteroplacentária
Amnioinfusão	Alivia a compressão de cordão	Reversão de desacelerações variáveis e prolongadas

PARALISIA CEREBRAL

É a principal causa de litígio em obstetrícia. É uma desordem neuromuscular crônica, não progressiva, caracterizada por controle anormal dos movimentos ou da postura diagnosticada nos primeiros anos de vida. Apenas 10 a 20% dos casos são decorrentes de asfixia intraparto.

Imediatamente após o nascimento, é recomendável a coleta de sangue do cordão umbilical para gasometria ou dosagem de lactato para descartar acidose intraparto nas seguintes situações de maior risco para desenvolvimento de paralisia cerebral, tais como gestação múltipla, cardiotocografia alterada ou cesariana indicada por comprometimento fetal, crescimento intrauterino restrito, índice de Apgar baixo no quinto minuto, tireoidopatia materna e febre intraparto. Essa é uma importante prova documental do cuidado na assistência ao parto, podendo ser de valia em questionamentos jurídicos, especialmente quando associado ao traçado cardiotocográfico também documentado. Para a coleta, clampear o cordão junto ao feto e à fúrcula vaginal. Coletar a amostra de sangue da artéria umbilical nos primeiros 60 minutos pós-parto com seringa heparinizada, que deve ser rapidamente vedada. Para facilitar a coleta, o bisel da agulha deve estar virado para cima e a agulha deve entrar paralela ao vaso. Da mesma maneira, a avaliação anatomopatológica da placenta também é importante.

Os sinais neonatais que sugerem evento agudo intraparto ou periparto são:

- Índice de Apgar menor que 5 no quinto e no décimo minuto
- Gasometria da artéria do cordão umbilical com acidemia (pH menor que 7 e/ou déficit de base maior ou igual a −12 mmol/ℓ)
- Ressonância magnética sugestiva de injúria cerebral aguda ou espectroscopia por ressonância magnética consistente com hipóxia-isquemia
- Falência de múltiplos órgãos consistente com encefalopatia hipóxico-isquêmica.

Os fatores contribuintes sugestivos de evento agudo intraparto ou periparto são:

- Evento sentinela hipóxico ou isquêmico que ocorre imediatamente antes ou durante o trabalho de parto e o parto: ruptura uterina, descolamento prematuro de placenta, prolapso de cordão, embolia de líquido amniótico acompanhada de hipotensão e hipóxia materna, parada cardiorrespiratória, exsanguinação fetal por *vasa* prévia ou hemorragia feto-materna maciça
- Cardiotocografia com padrão sugestivo de evento agudo intraparto ou periparto: mudança de categoria 1 para categoria 3 ou para padrão com taquicardia e desaceleração recorrente ou com variabilidade mínima persistente e desaceleração recorrente. A presença de categoria 2 por mais de 60 minutos com variabilidade mínima ou ausente e sem acelerações, mesmo que sem desacelerações, no momento da internação, sugere feto previamente comprometido
- Padrão de lesão cerebral baseado em estudos de imagem sugestivo de evento agudo intraparto ou periparto. A ressonância magnética realizada entre 24 e 96 horas e repetida após o décimo dia do nascimento é o melhor método para definir o momento em que ocorreu o insulto cerebral
- Ausência de outros fatores contribuintes: retardo de crescimento intrauterino, infecção materna, hemorragia feto-materna, sepse neonatal, lesão placentária crônica
- Paralisia cerebral do tipo quadriplegia espástica ou discinesia.

Encefalopatia neonatal

Síndrome caracterizada por distúrbio neurológico que surge nos primeiros dias de vida de recém-nascido com 35 semanas ou mais de gestação, manifestada por rebaixamento do nível de consciência ou convulsões, muitas vezes acompanhada por dificuldade de iniciar e manter a respiração e por depressão do tônus e dos reflexos. Tem etiologia diversa, sendo a hipóxia/acidose intraparto uma das causas.

REFERÊNCIAS BIBLIOGRÁFICAS

ALFIREVIC, Z.; DEVANE, D.; GYTE, G. M. *et al.* Continuous cardiotocography (CTG) as a form of electronic fetal monitoring (EFM) for fetal assessment during labour. *Cochrane Database of Systematic Reviews*, n. 2, 2017.

ALLANSON, E. R.; WAQAR, T.; WHITE, C. R. H. *et al.* Umbilical lactate as a measure of acidosis and predictor of neonatal risk: a systematic review. *British Journal of Obstetrics and Gynaecology*, v. 124, p. 584-594, 2017.

AMERICAN COLLEGE OF OBSTETRICIANS AND GYNECOLOGISTS (ACOG). ACOG Committee opinion No. 326. Inappropriate use of the terms fetal distress and birth asphyxia. *Obstetrics and Gynecology*, v. 106, p. 1469-1470, 2005.

AMERICAN COLLEGE OF OBSTETRICIANS AND GYNECOLOGISTS (ACOG). ACOG Committee opinion No. 348. Umbilical cord blood gas and acid-base analysis. *Obstetrics and Gynecology*, v. 108, p. 1319-1322, 2006.

AMERICAN COLLEGE OF OBSTETRICIANS AND GYNECOLOGISTS (ACOG). ACOG Practice bulletin No. 109. Intrapartum fetal heart rate monitoring: nomenclature, interpretation, and general management principals. *Obstetrics and Gynecology*, v. 114, p. 192-202, 2009.

AMERICAN COLLEGE OF OBSTETRICIANS AND GYNECOLOGISTS (ACOG). ACOG Practice bulletin No. 116. Management of intrapartum fetal heart rate tracings. *Obstetrics and Gynecology*, v. 116, p. 1232-1240, 2010.

AMERICAN COLLEGE OF OBSTETRICIANS AND GYNECOLOGISTS (ACOG). ACOG Task force on neonatal encephalopathy Executive summary: neonatal encephalopathy and neurologic outcome, second edition. *Obstetrics and Gynecology*, v. 123, p. 896-901, 2014.

AMER-WAHLIN, I.; KWEE, A. Combined cardiotocographic and ST event analysis: a review. *Best Practice & Research Clinical Obstetrics & Gynaecology*, v. 30, p. 48-61, 2016.

AYRES-DE-CAMPOS, D. Introduction: why is intrapartum fetal monitoring necessary – impact on outcomes and interventions. *Best Practice & Research Clinical Obstetrics & Gynaecology*, v. 30, p. 3-8, 2016.

AYRES-DE-CAMPOS, D.; ARULKUMARAN, S.; FIGO INTRAPARTUM FETAL MONITORING EXPERT CONSENSUS PANEL. FIGO consensus guidelines on intrapartum fetal monitoring: physiology of fetal oxygenation and the main goals of intrapartum fetal monitoring. *International Journal of Gynecology & Obstetrics*, v. 130, p. 9-12, 2015.

AYRES-DE-CAMPOS, D.; NOGUEIRA-REIS Z. Technical characteristics of current cardiotocographic monitors. *Best Practice & Research Clinical Obstetrics & Gynaecology*, v. 30, p. 22-32, 2016.

AYRES-DE-CAMPOS, D.; SPONG, C. Y.; CHANDRAHARAN, E. FIGO consensus guidelines on intrapartum fetal monitoring: cardiotocography. *International Journal of Gynecology & Obstetrics*, v. 130, p. 13-24, 2015.

BELFORT, M. A.; SAADE, G. R. ST segment analysis as an adjunct to electronic fetal monitoring, part I: background, physiology, and interpretation. *Clinics in Perinatology*, v. 38, p. 143-157, 2011.

BLACKWELL, S. C.; GROBMAN, W. A.; ANTONIEWICZ, L. *et al.* Interobserver and intraobserver reliability of the NICHD 3-Tier fetal heart rate interpretation system. *American Journal of Obstetrics and Gynecology*, v. 205, p. 378.e1-378.e5, 2011.

BROCKLEHURST, P.; FIELD, D.; GREENE, K. *et al.* The INFANT Collaborative Group. Computerised interpretation of fetal heart rate during labour (INFANT): a randomised controlled trial. *Lancet*, v. 389, p. 1719-1729, 2017.

CLARK, C. L.; NAGEOTTE, M. P.; GARITE, T. J. *et al.* Intrapartum management of category II fetal heart rate tracings: towards standardization of care. *American Journal of Obstetrics and Gynecology*, v. 209, p. 89-97, 2013.

CLARK, S. L.; HAMILTON, E. F.; GARITE, T. J. *et al.* The limits of electronic fetal heart rate monitoring in the prevention of neonatal metabolic acidemia. *American Journal of Obstetrics and Gynecology*, v. 216, p. 163.e1-e6, 2017.

DEVANE, D.; LALOR, J. G.; DALY, S. *et al.* Cardiotocography versus intermittent auscultation of fetal heart on admission to labour ward for assessment of fetal wellbeing. *Cochrane Database of Systematic Reviews*, n. 1, 2017.

DI TOMMASO, M.; SERAVALLI, V.; CORDISCO, A. *et al.* Comparison of five classification systems for interpreting electronic fetal monitoring in predicting neonatal status at birth. *The Journal of Maternal-Fetal & Neonatal Medicine*, v. 26, p. 487-490, 2013.

GARABEDIAN, C.; BUTRUILLE, L.; DRUMEZ, E. *et al.* Inter-observer reliability of 4 fetal heart rate classifications. *Journal of Gynecology Obstetrics and Human Reproduction*, v. 46, p. 131-135, 2017.

GARABEDIAN, C.; DE JONCKHEERE, J.; BUTRUILLE, L. *et al.* Understanding fetal physiology and second line monitoring during labor. *Journal of Gynecology Obstetrics and Human Reproduction*, v. 46, p. 113-117, 2017.

HAMEL, M. S.; ANDERSON, B. L.; ROUSE, D. J. Oxygen for intrauterine resuscitation: of unproved benefit and potentially harmful. *American Journal of Obstetrics and Gynecology*, v. 211, p. 124-127, 2014.

HOLZMANN, M.; WRETLER, S.; CNATTINGIUS, S. *et al.* Cardiotocography patterns and risk of intrapartum fetal acidemia. *Journal of Perinatal Medicine*, v. 43, p. 473-479, 2015.

LEWIS, E.; DOWNE, S.; FIGO INTRAPARTUM FETAL MONITORING EXPERT CONSENSUS PANEL. FIGO consensus guidelines on intrapartum fetal monitoring: intermittent auscultation. *International Journal of Gynecology & Obstetrics*, v. 130, p. 5-8, 2015.

MACONES, G. A.; HANKINS, G. D. V.; SPONG, C. Y. *et al.* The 2008 NICHD workshop report on electronic fetal monitoring: update on definitions interpretation and research guidelines. *Obstetrics and Gynecology*, v. 112, p. 661-666, 2008.

MARTIS, R.; EMILIA, O.; NURDIATI, D. S. *et al.* Intermittent auscultation (IA) of fetal heart rate in labour for fetal wellbeing. *Cochrane Database of Systematic Reviews*, n. 2, 2017.

MULLINS, E.; LEES, C.; BROCKLEHURST, P. Is continuous electronic fetal monitoring useful for all women in labor? *British Medical Journal*, v. 359, 2017.

NEILSON, J. P. Fetal electrocardiogram (ECG) for fetal monitoring during labour. *Cochrane Database of Systematic Reviews*, n. 12, 2015.

NELSON, K. B.; SARTWELL, T. J.; ROUSE, D. J. Electronic fetal monitoring, cerebral palsy, and caesarean section: Assumptions versus evidence. *British Medical Journal*, v. 355, 2016.

NUNES, I.; AYRES-DE-CAMPOS, D. Computer analysis of foetal monitoring signals. *Best Practice & Research Clinical Obstetrics & Gynaecology*, v. 30, p. 68-78, 2016.

NUNES, I.; AYRES-DE-CAMPOS, D.; AUSTIN UGWUMADU, A. *et al.*; Fetal Monitoring and Alert (FM-ALERT) Study Group. Central fetal monitoring with and without computer analysis: a randomized controlled trial. *Obstetrics and Gynecology*, v. 129, p. 83-90, 2017.

NUNES, I.; AYRES-DE-CAMPOS, D.; COSTA-SANTOS, C. *et al.* Differences between external and internal fetal heart rate monitoring during the second stage of labor: a prospective observational study. *Journal of Perinatal Medicine*, v. 42, p. 493-498, 2014.

PINAS, A.; CHANDRAHARAN, E. Continuous cardiotocography during labour: analysis, classification and management. *Best Practice & Research Clinical Obstetrics & Gynaecology*, v. 30, p. 33-47, 2016.

RAGHURAMAN, N.; CAHILL, A. G. Update on fetal monitoring: overview of approaches and management of category II tracings. *Obstetrics and Gynecology Clinics*, v. 44, p. 615-624, 2017.

RAGHURAMAN, N.; TEMMING, L. A.; STOUT, M. J. *et al.* Intrauterine hyperoxemia and risk of neonatal morbidity. *Obstetrics and Gynecology*, v. 129, p. 676-682, 2017.

RAINALDI, M. A.; PERLMAN, J. M. Pathophysiology of birth asphyxia. *Clinics in Perinatology*, v. 43, p. 409-422, 2016.

REI, M.; AYRES-DE-CAMPOS, D.; BERNARDES, J. Neurological damage arising from intrapartum hypoxia/acidosis. *Best Practice & Research Clinical Obstetrics & Gynaecology*, v. 30, p. 79-86, 2016.

REIF, P.; SCHOTT, S.; BOYON, C. *et al.* Does knowledge of fetal outcome influence the interpretation of intrapartum cardiotocography and subsequent clinical management? A multicentre European study. *British Journal of Obstetrics and Gynaecology*, v. 123, p. 2208-2217, 2016.

SANTO, S.; AYRES-DE-CAMPOS, D.; COSTA-SANTOS, C. *et al.* Agreement and accuracy using the FIGO, ACOG and NICE cardiotocography interpretation guidelines. *Acta Obstetricia et Gynecologica Scandinavica*, v. 96, p. 166-175, 2017.

TIMMINS, A. E.; CLARK, S. L. How to approach intrapartum category II tracings. *Obstetrics and Gynecology Clinics of North America*, v. 42, p. 363-375, 2015.

TUULI, M. G.; STOUT, M. J.; MACONES, G. A. *et al.* Umbilical cord venous lactate for predicting arterial lactic acidemia and neonatal morbidity at term. *Obstetrics and Gynecology*, v. 127, p. 674-680, 2016.

UGWUMADU, A. Understanding cardiotocographic patterns associated with intrapartum fetal hypoxia and neurologic injury. *Best Practice & Research Clinical Obstetrics & Gynaecology*, v. 27, p. 509-536, 2013.

VINTZILEOS, A. M.; SMULIAN, J. C. Decelerations, tachycardia, and decreased variability: have we overlooked the significance of longitudinal fetal heart rate changes for detecting intrapartum fetal hypoxia? *American Journal of Obstetrics & Gynecology*, v. 215, p. 261-264, 2016.

VISSER, G. H.; AYRES-DE-CAMPOS, D.; FIGO INTRAPARTUM FETAL MONITORING EXPERT CONSENSUS PANEL. FIGO consensus guidelines on intrapartum fetal monitoring: adjunctive technologies. *International Journal of Gynecology & Obstetrics*, v. 130, p. 25-29, 2015.

YLI, B. M.; KJELLMER, I. Pathophysiology of foetal oxygenation and cell damage during labour. *Best Practice & Research Clinical Obstetrics & Gynaecology*, v. 30, p. 9-21, 2016.

CAPÍTULO 89

Assistência ao Parto

Alberto Trapani Júnior • Débora Aliano • Gustavo Raupp • Roxana Knobel

INTRODUÇÃO

A Organização Mundial da Saúde (OMS) define parto normal como aquele que ocorre de forma espontânea entre a 37ª e a 42ª semana completa de gestação. Identificar o início do trabalho de parto é considerado um dos aspectos mais significativos na prestação de cuidados durante o parto. Há evidências convincentes de que as durações das fases latente e ativa do trabalho de parto têm relevância clínica significativa, exigindo abordagens específicas.

Quanto ao local do parto, convém destacar que as gestantes devem ser informadas que o planejamento do parto no domicílio não é recomendado, tendo em vista o maior risco de mortalidade perinatal. O local do parto deve dispor de condições para atendimento imediato de intercorrências e complicações, tanto para parturientes ou puérperas quanto para o recém-nascido. A instituição deve oferecer os equipamentos e medicamentos adequados, bem como uma equipe completa de assistência.

Para fins de práticos, seria ideal a definição consistente e mensurável do início do trabalho de parto, para cada fase; contudo, revisões sistemáticas recentes não conseguiram definir o momento no qual se inicia o trabalho de parto, tampouco conseguiram avaliar que a progressão de dilatação por tempo se dá de uma forma linear e previsível. Por conseguinte, não há evidências robustas para definição de fase latente e ativa do trabalho de parto.

Todavia, são necessários parâmetros para fazer o diagnóstico desse momento de forma mais aproximada possível. A definição teórica de trabalho de parto é quando se identificam contrações uterinas regulares e dolorosas, que resultam na modificação plástica do colo uterino com gradual dilatação e apagamento do colo do útero. Na prática, isso se traduz por contrações uterinas regulares em tempo (a cada 5 minutos ou menos), em intensidade (útero lenhoso durante a contração) e duração (50 a 60 segundos) e, ainda, colo uterino com apagamento superior a 50%, centralizando e com 4 a 5 cm de dilatação. É importante levar em consideração, mesmo que não seja parte do diagnóstico em si, que há diferenças na progressão do trabalho de parto entre nulíparas e multíparas. Nulíparas tendem a experimentar apagamento e centralização do colo do útero antes da dilatação, enquanto multíparas tendem a ter o apagamento do colo e a sua centralização simultaneamente à dilatação. Essas distinções na progressão do trabalho de parto podem influenciar a abordagem clínica e o manejo do parto. Ademais, cada paciente precisa ser individualizada com foco e atenção necessários para avaliação da regularidade das contrações.

Dessa forma, a OMS sugere que o início da fase ativa seja definido pelo limiar de dilatação cervical de pelo menos 5 cm. Recomenda-se a utilização das seguintes definições para as fases latente e ativa do primeiro período do parto na prática clínica:

- A fase latente do primeiro período do parto é marcada por contrações uterinas dolorosas e alterações variáveis no colo do útero, incluindo algum grau de apagamento e uma dilatação que progride mais lentamente, chegando até 5 cm, tanto para nulíparas quanto multíparas
- A fase ativa do primeiro período do parto é caracterizada por contrações uterinas dolorosas regulares, um apagamento cervical substancial e uma dilatação cervical mais rápida, que vai de 5 cm até a dilatação completa, tanto para nulíparas quanto multíparas.

DURAÇÃO DAS FASES LATENTE E ATIVA

Fase latente

Em nulíparas, os estudos mostraram grande variedade na duração da fase latente do trabalho de parto, durando de 6 até 11,5 horas. Da mesma forma, em multíparas, os estudos também mostraram grande variedade nesse período que pode variar entre 4,5 até 8,7 horas. Esses estudos não apresentam alta qualidade de evidência. Dessa forma, é importante informar que não há uma duração padrão estabelecida para a fase latente do primeiro período do parto e que essa duração pode variar consideravelmente em cada caso.

Fase ativa

A duração mediana da fase ativa do primeiro período do parto é de aproximadamente 4 horas para nulíparas e 3 horas para multíparas, quando se considera a referência de 5 cm de dilatação cervical (Tabela 89.1). No entanto, deve-se destacar que a

Tabela 89.1 Tempo de dilatação do colo do útero durante o primeiro período do trabalho de parto.

Mudança na dilatação do colo do útero	Nulíparas		Multíparas	
	Média (h)	p95 (h)	Média (h)	p95 (h)
4 a 5 cm	1,3	6,4	1,4	7,3
5 a 6 cm	0,8	3,2	0,8	3,4
6 a 7 cm	0,6	2,2	0,5	1,9
7 a 8 cm	0,5	1,6	0,4	1,3
8 a 9 cm	0,5	1,4	0,3	1,0
9 a 10 cm	0,5	1,8	0,3	0,9

Adaptada de: Zhang *et al.*, 2010b.

decisão de intervir diante de um primeiro período aparentemente prolongado não deve se basear unicamente em sua duração. Outros fatores, como a progressão da dilatação cervical, a condição da mãe e do bebê devem ser cuidadosamente avaliados antes de qualquer decisão de intervenção. Os resultados dos trabalhos indicam que a duração do trabalho de parto é altamente variável e a avaliação da dilatação cervical ao longo do tempo não é um preditor confiável de desfechos adversos graves no parto.

ADMISSÃO HOSPITALAR

A recomendação de internação se dá apenas para pacientes em trabalho de parto espontâneo a termo, com gestações não complicadas, quando a dilatação cervical for ≥ 4 cm. Orientações quanto aos sinais de alerta devem ser fornecidas para pacientes que não são admitidas, desde que mantenham risco habitual, boa vitalidade fetal e lidem bem com a dor. Um estudo americano avaliou que pacientes admitidas com uma dilatação cervical ≥ 4 cm tinham menor probabilidade de receber anestesia epidural, ter uma indução com ocitocina ou passar por um parto cesariano em comparação com aquelas admitidas com dilatação cervical < 4 cm.

A paciente deve passar por exame inicial para verificar se alterações surgiram desde a última visita pré-natal, avaliar o estado fetal e confirmar se a paciente está em trabalho de parto. Após descartar placenta prévia e ruptura de membranas, realizar diagnóstico clínico da cervicodilatação, apresentação, altura da apresentação e variedade de posição.

A avaliação fetal deve ser realizada de forma intermitente a cada 30 minutos no primeiro estágio de trabalho de parto. Algumas antigas evidências mostram que a cardiotocografia (CTG) contínua poderia aumentar o risco de cesariana e parto instrumentalizado, sem melhorar os resultados em pacientes de risco habitual. Da mesma forma, não há evidências para apoiar a CTG rotineira na admissão.

Testes laboratoriais a serem solicitados: hemograma, tipagem sanguínea se desconhecida, sorologias para HIV, hepatites B e C e VDRL. A quimioprofilaxia para *Streptococcus* do grupo B (GBS) deve ser realizada se desconhecido, nos casos de parto antes das 37 semanas de gestação, temperatura corporal ≥ 38,0°C ou ≥ 18 horas de ruptura de membranas.

ASSISTÊNCIA AO PRIMEIRO PERÍODO

As avaliações de rotina para monitorar a mãe e o feto durante o primeiro estágio do trabalho de parto variam de acordo com o contexto e o progresso do trabalho de parto. Diferentes indicações quanto a posição, dieta, monitoramento e exames de toque vaginal podem ser necessárias por condições maternas ou fetais.

Não há evidência robusta quanto à posição ideal para parturiente. Dessa forma, deve-se estimular a posição na qual se encontra mais confortável. Contudo, podem ser necessárias posições específicas para monitoramento materno ou fetal, ou para ressuscitação intrauterina. Estudos avaliaram que, em pacientes sem analgesia, as posições verticalizadas encurtaram significativamente a duração do trabalho de parto, sendo que deambular foi a medida que teve mais impacto. Da mesma forma, essas variações de posicionamento diminuíram significativamente as taxas de cesariana, necessidade de analgesia e melhoraram os desfechos neonatais.

Para as gestantes de risco habitual, deve-se estimular a ingesta de líquidos claros e permitir os alimentos durante o trabalho de parto.

O monitoramento da frequência cardíaca fetal (FCF) é desejável a cada 30 minutos, para detectar anormalidades que indiquem condição sugestiva de hipoxia fetal e consequente desequilíbrio ácido-base. A FCF deve ser auscultada durante e por 1 minuto após a contração uterina, para verificar a ocorrência de desacelerações. O uso da ausculta intermitente com estetoscópio de Pinard ou sonar Doppler é indicado. Quando foi comparada a ausculta intermitente com CTG contínua, não houve melhora significativa na taxa de mortalidade perinatal geral nem diferença nas taxas de paralisia cerebral.

A frequência das contrações é registrada como o número de contrações em um período de 30 minutos, dividido por três para obter o número de contrações por 10 minutos. A palpação abdominal é um método não invasivo para registrar a frequência e a duração das contrações, fornecendo informações adequadas para a maioria dos casos em trabalho de parto. O ideal da contratilidade uterina é que ela possa ter o triplo gradiente descendente, ou seja, é uma contração que inicia no fundo uterino, dura mais no fundo e é mais intensa no fundo, "empurrando" o polo cefálico contra o colo uterino e forçando a dilatação cervical. A hipocontratilidade uterina é o fator de risco mais prevalente para distúrbios de prolongamento na primeira etapa do trabalho de parto. Nesses casos, a atividade uterina não é suficientemente frequente e/ou intensa, ou não está coordenada adequadamente para efetuar a dilatação do colo do útero e a expulsão do feto. Em contrapartida, taquissistolia é definida como mais de 5 contrações em 10 minutos, em média, ao longo de 30 minutos; qualquer número maior que 5 deve ser interpretado como taquissistolia.

O exame digital vaginal deve ser indicado em intervalos de 2 a 4 horas. Exames vaginais de toque realizados em intervalos mais frequentes do que os recomendados podem ser justificados por condições específicas. No entanto, é amplamente aceito que exames vaginais repetidos, realizados por vários profissionais de saúde, no mesmo momento ou em momentos diferentes, devem ser evitados. Restringir a frequência e o número total de exames vaginais é especialmente crucial em situações em que existem outros fatores de risco para infecção, como na ruptura prolongada das membranas corioamnióticas e em casos de trabalho de parto prolongado.

A avaliação da progressão é fundamental para o diagnóstico de um parto eutócico ou distócico. Dessa forma, deve ser documentada da melhor forma possível. Contudo, poucos estudos randomizados investigaram a frequência e o momento ideais para o exame digital do colo do útero, posição fetal e descida fetal. Assim, algumas opções são possíveis; sugerimos a avaliação na admissão, a cada 2 a 4 horas, antes da realização de analgesia, quando existe o desejo de fazer força – o puxo – ou quando há alterações da frequência cardíaca fetal.

A documentação em partograma é indicada para melhor visualização longitudinal do trabalho de parto, porém sem evidências robustas que validem seu uso na melhora do desfecho obstétrico. Idealmente, inicia-se a documentação na fase ativa do trabalho de parto, isto é, a partir de uma dilatação cervical de 5 cm. A OMS recomenda evitar a utilização do limite de 1 cm/hora e a linha de alerta para avaliar o progresso satisfatório da dilatação cervical, a fim de evitar intervenções desnecessárias. O trabalho de parto arrastado é um distúrbio comum; aproximadamente 20% de todos os trabalhos de parto que resultam em um nascimento vivo envolvem o trabalho de parto lento.

Intervenções no primeiro período

Parturientes em trabalho de parto não devem ser submetidas a intervenções de rotina. Em uma revisão sistemática com 208 mil casos, nas nulíparas, a duração mediana da fase ativa, com referência inicial de 4 cm de dilatação cervical, variou de 3,7 a 5,9 horas. Esses achados questionam a adoção de limites rígidos na prática clínica para a avaliação de um primeiro estágio prolongado que justifique intervenções obstétricas. Isso sugere que uma abordagem mais flexível, levando em conta uma variedade de fatores clínicos e individuais, pode ser mais apropriada para decidir sobre a necessidade de intervenção durante o trabalho de parto. Já nas multíparas, a duração mediana da fase ativa, com paridade de um ou mais, com início definido como 4 cm, variou de 2,2 a 4,7 horas. Dessa forma, práticas clínicas comuns, como amniotomia e infusão de ocitocina, devem ser oferecidas em condições específicas, especialmente no manejo de trabalho de partos disfuncionais. Portanto, não há necessidade de intervenções para acelerar o trabalho de parto, desde que as condições da mãe e do bebê estejam dentro dos padrões normais, com progressão da dilatação cervical e duração dentro dos limites esperados.

Intervenções que devem ser evitadas por serem possivelmente não benéficas: enemas, pelvimetria clínica de rotina, depilação perineal, sondagem vesical, antiácidos, antissepsia vaginal e antiespasmódicos.

Manejo da dor

Durante a primeira etapa do parto, ocorre dor visceral originada de distensão e isquemia dos tecidos uterinos e cervicais. Já na segunda etapa, além da dor visceral, surge a dor somática à medida que a vagina, o períneo, o assoalho pélvico e os ligamentos são distendidos. A dor do parto desencadeia efeitos fisiológicos, como hiperventilação e aumento dos níveis de catecolaminas. Esses efeitos geralmente são bem tolerados por pessoas saudáveis com gestações normais, mas podem representar um problema para aquelas com comorbidades médicas. As pacientes devem ser informadas sobre as opções de manejo da dor, de preferência antes do início do trabalho de parto, para que possam tomar decisões esclarecidas sobre as opções de analgesia durante o trabalho de parto. Existem diversas opções não farmacológicas, farmacológicas e anestésicas disponíveis para auxiliar o controle da dor.

Analgesia não farmacológica

As opções não farmacológicas comumente incluem métodos como o uso da bola de parto, balançar em um cavalo de madeira, massagens gerais ou direcionadas à pelve, aplicação de calor ou frio nas costas e pelve, banho de chuveiro, técnicas de respiração e acupuntura. Todas essas abordagens têm sido utilizadas com resultados variados, exigindo uma preparação adequada em cada caso para melhores aceitação e eficácia dessas intervenções.

Suporte contínuo

Ter um acompanhante para apoio emocional e acolhimento durante o trabalho de parto oferece vantagens psicológicas, com a maioria das parturientes acreditando que o apoio frequente ou contínuo durante o trabalho de parto ajuda a lidar com suas dificuldades. O acompanhamento de pessoa que não faz parte da equipe institucional parece ter impacto benéfico na capacidade de gerenciar as experiências de parto e pós-parto, aumentando a autoestima e sentimentos de realização.

Analgesia farmacológica

Os analgésicos opioides administrados por via sistêmica podem oferecer algum alívio da dor; entretanto, seus efeitos colaterais podem incluir náuseas, vômitos, sonolência e, raramente, depressão respiratória. Essas medicações têm a capacidade de atravessar a placenta e causar alterações na frequência cardíaca fetal e depressão respiratória no recém-nascido, devendo ser ponderado o seu uso na iminência do nascimento. Entre as opções farmacológicas mais citadas estão morfina, meperidina, fentanila e dimorfina. O bloqueio dos nervos pudendos pode ser indicado para alívio da dor durante o trabalho de parto ativo, com os nervos pudendos sendo especialmente úteis para relaxamento perineal durante o uso de fórceps ou vácuo. No entanto, as técnicas farmacológicas mais comuns hoje em dia são os bloqueios peridurais e a raquianestesia combinada. A solicitação materna por analgesia de parto é motivo suficiente para sua realização, independentemente da fase do parto e do grau de dilatação, inclusive para a analgesia epidural, salvo contraindicação médica e após esgotados os métodos não farmacológicos disponíveis.

ASSISTÊNCIA AO SEGUNDO PERÍODO

O segundo período do parto é o processo fisiológico. Quando a dilatação do colo se completa, a apresentação fetal estará insinuada na pelve materna e finalizará a descida no trajeto pélvico. As contrações uterinas aumentam em frequência e intensidade e, em muitos casos, surge uma sensação semelhante à vontade de evacuar. A apresentação baixa na pelve também causa os puxos voluntários (contração voluntária da prensa abdominal). Quando a apresentação fetal chega ao períneo, distendendo músculos e ligamentos, podem somar-se a essas sensações a ardência em região perineal. Essa sensação é denominada "círculo de fogo" e pode se estender até a região anal e glúteos.

Durante o período expulsivo, cabe à equipe de assistência manter uma relação de confiança e respeito com a parturiente e quem estiver atuando como acompanhante. Também é importante seguir com o apoio contínuo, promover a autoconfiança, controle e segurança da pessoa nesse momento. O local de parto deve garantir um ambiente adequado, calmo, tranquilo, assegurando privacidade e confidencialidade, com mínimo de interferências externas.

Controle

As contrações mais intensas e frequentes podem ser um desafio para fetos já comprometidos e, durante o período expulsivo, são mais frequentes a compressão e outros acidentes de cordão. Por isso, a ausculta fetal deve ser feita com maior frequência, a cada 5 minutos. A ausculta pode ser intermitente, após as contrações. Destaca-se que desacelerações precoces (coincidentes com a contração) são comuns e ocorrem justamente pela compressão do polo cefálico nos tecidos moles maternos, não são indicativas de acidose ou hipoxia fetal e não devem ser valorizadas.

Não devem ser utilizados limites de tempo fixos para a duração do período expulsivo, desde que as vitalidades fetal e materna estejam preservadas e exista progresso da apresentação.

Tabela 89.2 Tempo de duração do segundo período do trabalho de parto.

	Nulíparas		Multíparas	
Analgesia epidural	Média (h)	p95 (h)	Média (h)	p95 (h)
Sim	1,1	3,6	0,4	2,0
Não	0,6	2,8	0,2	1,3

Adaptada de: Zhang *et al.*, 2010b.

A duração desse período é influenciada por diversos fatores, como paridade, administração de analgesia peridural (Tabela 89.2), variedade de posição fetal, altura da apresentação no início do período expulsivo, índice de massa corpórea materno, entre outros. A tomada de decisão quanto à necessidade de intervenções deve considerar as condições maternas e fetais e a progressão do encaixe e descida da apresentação no canal de parto. Ressalta-se, no entanto, que a duração do segundo período do parto, de maneira geral, não excede 3 horas em nulíparas e 2 horas em multíparas. Com o uso de analgesia peridural, esse período pode durar até 4 horas para nulíparas e 3 horas para multíparas.

Posição

No momento do nascimento, a parturiente deve ser incentivada a adotar a posição que for mais confortável, mesmo com o uso de analgesia (se o bloqueio motor permitir). As posições verticalizadas (sentada, semissentada, utilizando cadeiras ou banquetas de parto, ajoelhada) e as posições não supinas (quatro apoios, deitada de lado) apresentam vantagens como a ajuda da gravidade (no caso das verticalizadas), menor compressão da veia cava, maior eficácia das contrações uterinas e melhor alinhamento do feto com a pelve. No entanto, estão associadas com maior perda sanguínea no terceiro período, que pode ser minimizada com a adoção de posições neutras (reclinada ou de quatro apoios) logo antes ou logo após o nascimento.

Não há evidências de qualidade que permitam determinar a segurança do segundo período do parto em imersão na água. Alguns estudos alertam para maior risco de complicações; portanto, é uma prática que deve ser restrita a situações de ensaios clínicos.

Cuidados e atenção

Medidas gerais de higiene, lavagem adequada das mãos e uso de luvas são indicados para os profissionais de assistência. Em caso de suspeita ou confirmação de infecção respiratória com transmissão por aerossóis, também está indicado o uso de máscaras tipo N95 e proteção ocular.

O uso de antissépticos locais e a colocação de campos estéreis para assistência ao parto vaginal sem complicações são desnecessários. Não há evidências de efetividade de seu uso para prevenção de contaminação do recém-nascido, nem redução de infecções maternas, além de potenciais riscos, como o aumento da resistência bacteriana à clorexidina.

Como citado anteriormente, a descida da apresentação na pelve causa os puxos espontâneos, que consistem na contração dos músculos estriados da parede abdominal. Não guiar ou dirigir os puxos respeita a fisiologia e o ritmo de cada pessoa, e pode aumentar a sensação de controle e autonomia. Os puxos dirigidos envolvem a orientação ativa da equipe de assistência para que a parturiente faça força durante as contrações. Com puxos dirigidos, a duração total do período expulsivo é menor.

As evidências são inconclusivas para defender uma ou outra abordagem. A exaustão materna pode ocorrer tanto com puxos espontâneos quanto com dirigidos. Não parece haver efeitos no bem-estar fetal com uma ou outra técnica. Os efeitos para o períneo materno também não puderam ser avaliados, embora uma das revisões sistemáticas sugira maior risco de resultados perineais adversos com puxos dirigidos. A recomendação da OMS, seguida pelo manual do Ministério da Saúde do Brasil, é de aguardar os puxos espontâneos, já que não há evidências de que puxos dirigidos tragam algum benefício.

Em alguns casos, pessoas com analgesia peridural podem não sentir os puxos espontâneos. Então, sob o efeito de bloqueio regional, as recomendações da OMS sugerem aguardar o início dos puxos voluntários ou iniciar os puxos dirigidos 1 ou 2 horas após atingir a dilatação cervical completa. Essa prática poderia aumentar a chance de parto vaginal. No entanto, alguns protocolos sugerem que iniciar os puxos dirigidos logo após o início do segundo período reduz os riscos de resultados perinatais adversos, notadamente em primigestas.

A pressão manual do fundo uterino, ou manobra de Kristeller, foi utilizada por muito tempo como método auxiliar para desprendimento fetal. Não existem provas de benefícios de seu uso no segundo período do parto, e há relatos de casos com malefícios e danos. Portanto, a manobra de Kristeller nunca deve ser realizada, pois caracteriza má prática obstétrica.

Proteção perineal

No momento do nascimento, toda a estrutura do períneo materno (músculos esqueléticos e lisos, fáscias, tecido conjuntivo, clitóris e órgãos que compõem a região) passam por adaptações. A musculatura perineal precisa alongar-se e distender-se para permitir a ampla abertura necessária para a passagem do concepto. Durante toda a gestação e o processo de parturição, o corpo preparou-se para esse momento, a partir de modificações hormonais, estruturais e anatômicas. Quando a cabeça fetal coroa e deflete (primeiro hipomóclio), o estiramento muscular chega a seu auge. Para otimizar o processo de distensão/contração musculoesquelética e minimizar danos ao períneo, são necessários cuidados específicos e, principalmente, permitir que o processo ocorra lentamente. Nos diversos estudos sobre proteção perineal, a prevalência de períneo íntegro (sem nenhuma laceração ou necessidade de sutura) varia entre 23 e 52%. Alguns protocolos de cuidado sugerem medidas para redução do trauma perineal, como evitar puxos dirigidos, não realizar pressão do fundo uterino, favorecer o posicionamento de forma a permitir a movimentação do sacro (posições não supinas: quatro apoios, de joelhos, de cócoras, posições laterais) e cuidado no desprendimento dos ombros.

O cuidado perineal durante o parto pode ser ativo (*hands on*) ou a simples observação do processo (*hands off*). A OMS recomenda que técnicas para redução de traumas perineais e que facilitem o parto espontâneo sejam oferecidas no segundo estágio, incluindo: massagem perineal, compressas mornas e técnicas *hands on* de proteção perineal, respeitando-se as preferências da mulher. Essas medidas só devem ser aplicadas com o consentimento da parturiente, de maneira delicada e interrompidas em caso de desconforto. Destaca-se que a distensão manual do períneo com os dedos do assistente, especialmente enquanto a apresentação não estiver coroada, é uma técnica incômoda, dolorosa e sem nenhum benefício comprovado; portanto, não deve ser realizada e não deve ser confundida com a técnica 'hands on'.

As recomendações da OMS e as diretrizes nacionais não recomendam o uso rotineiro da episiotomia (corte cirúrgico no períneo no momento do período expulsivo). Sua realização causa, por si, uma laceração de 2º grau, impedindo a possibilidade de um períneo íntegro ou com lacerações mínimas. Seu uso não está associado a melhores resultados perineais. Não há evidências de qualidade que o procedimento tenha qualquer efeito nos resultados perinatais ou na duração do período expulsivo.

Não há evidências claras sobre a situação na qual a episiotomia estaria recomendada. Na situação excepcional em que a equipe de assistência não encontre uma alternativa viável, deve ser médio-lateral direita, autorizada pela parturiente, descrita e justificada em prontuário.

Saída do feto

Em um parto fisiológico, o polo cefálico se desprende em um movimento de deflexão e, espontaneamente, realiza a rotação externa ou restituição; depois, com o hipomóclio, desprende-se ombro anterior, o ombro posterior. Mesmo em partos eutócicos, pode haver um intervalo entre o nascimento da cabeça e dos ombros sem que haja riscos para o feto; no entanto, esse intervalo não deve ultrapassar 1 minuto. A equipe de assistência deve estar atenta a sinais de distocia de ombro, que é uma emergência e deve ser adequadamente manejada. Caso o desprendimento dos ombros não ocorra espontaneamente e não haja sinais de distocia de ombro, a pessoa que está assistindo o parto deve apreender o polo cefálico com as duas mãos e tracionar para que haja o hipomóclio do ombro anterior; e depois, no sentido ventral materno, para desprendimento do ombro posterior. Essa tração deve ser feita cuidadosamente, para evitar danos ao períneo materno nesse momento e não deve ser feita em casos de distocia de ombro, já que a tração piorará o impacto ósseo.

Caso seja constatada a presença de circular de cordão após o nascimento do polo cefálico, o cordão não deve ser seccionado antes do desprendimento dos ombros, com risco de acidose fetal grave e morte. Circulares frouxas não impedirão o mecanismo de parto normal. Em caso de circulares justas, pode ser feita a manobra da cambalhota. Ao diagnosticar uma circular justa de cordão que impeça o nascimento, a cabeça do bebê (fletida) é guiada e mantida na raiz da coxa materna (próximo ao períneo), então o corpo do concepto se desprende fazendo uma cambalhota e a circular pode ser desfeita após o nascimento. Caso a manobra não seja viável e a secção do cordão antes do nascimento seja absolutamente necessária, deve-se garantir que seja feita ao menos após o desprendimento do ombro anterior, para afiançar que não haverá distocia de ombro.

TERCEIRO PERÍODO DO TRABALHO DE PARTO

O terceiro período do parto ou secundamento consiste na dequitação da placenta e das membranas corioamnióticas. Após o nascimento, inicia-se esse período, marcado pelo clampeamento do cordão umbilical e pela dequitação placentária.

A dequitação dura em média 5 a 6 minutos, e a duração do terceiro estágio é considerada normal quando ela ocorre em até 30 minutos, intervalo de tempo no qual 97% das placentas são expulsas. As principais complicações desse período são a hemorragia, a retenção placentária e a inversão uterina.

Clampeamento do cordão umbilical

O corte do cordão umbilical é geralmente realizado, aguardando-se, ao menos, 60 segundos após o nascimento a termo e vigoroso. A perda sanguínea materna e a frequência de hemorragia pós-parto não aumentam em comparação com o clampeamento imediato, tanto em pacientes submetidas à cesariana quanto no parto vaginal.

Algumas referências sugerem um atraso de 1 a 3 minutos ou mais, aguardando a cessação da pulsação do cordão umbilical, porém os benefícios de um atraso prolongado ainda não são claros, uma vez que aproximadamente 75% do sangue disponível para transfusão da placenta para o feto ocorre no primeiro minuto após o nascimento.

A clampeamento tardio do cordão umbilical tem como principal vantagem o aumento das reservas de ferro no recém-nascido, o que tem ainda maior vantagem quando a puérpera tem um nível baixo de reserva ou amamentará sem ter suplementado ferro. Reduzir os quadros de anemia pode ter efeitos favoráveis a longo prazo, uma vez que a deficiência de ferro tem sido associada ao comprometimento do neurodesenvolvimento.

As principais desvantagens do clampeamento tardio do cordão incluem o aumento do risco de hiperbilirrubinemia no período neonatal imediato, resultando em mais fototerapia e risco de policitemia em recém-nascidos pequenos para a idade gestacional. O atraso para o clampeamento não deve interferir nos cuidados à díade mãe-recém-nascido, quando, por exemplo, não estão estáveis em casos de hemorragia puerperal ou necessidade de reanimação neonatal. A gestação gemelar monocoriônica também é uma contraindicação, pois o atraso no clampeamento pode potencializar a sequência anemia-policitemia. Há dados limitados para concluir se o clampeamento tardio é apropriado para recém-nascidos com diagnóstico de restrição de crescimento com estudo Doppler da artéria umbilical alterado, pois esses neonatos já podem apresentar policitemia.

O não clampeamento do cordão umbilical, também chamado "nascimento de Lótus", consiste na ausência do pinçamento e secção do cordão umbilical após o nascimento. O cordão e a placenta permanecem ligados ao recém-nascido até que o cordão se separe naturalmente, o que pode levar de 3 a 10 dias. Essa prática é desencorajada por estar associada com necrose placentária, problemas de higiene local e infecção neonatal grave.

Avaliação do sangue do cordão umbilical

A coleta de sangue do cordão umbilical pode ser necessária para verificação do tipo sanguíneo, análise do estado ácido-básico neonatal, armazenamento em banco de sangue de cordão e outros exames complementares.

A gasometria, quando disponível, deve ser solicitada sempre que houver um risco maior de anomalia metabólica fetal, como exemplo, um baixo índice de Apgar, padrão de frequência cardíaca fetal alterado ou parto vaginal assistido (vácuo, fórceps).

Conduta na dequitação placentária

Logo após o nascimento do neonato, ocorre uma redução substancial na área da superfície uterina, resultando em forças de cisalhamento no local de fixação da placenta e seu desprendimento. Nesse momento, o tamanho do fundo do útero e sua consistência devem ser examinados. Quando o útero permanece firme e não há sangramento incomum, a conduta expectante até que a placenta se separe é a prática usual. A massagem não é empregada, mas o fundo é frequentemente examinado para ter certeza de que não se torne atônico.

A expressão da placenta nunca deve ser forçada, com o risco de inversão uterina. Na manobra de Brandt-Andrews, a mão abdominal segura o fundo uterino para mantê-lo em uma posição fixa e evitar a inversão uterina enquanto a outra mão exerce tração sustentada para baixo no cordão umbilical pinçado. Quando a placenta alcançar o introito vaginal, deve ser gentilmente tracionada em movimentos rotatórios. Caso as membranas se separem, deve-se proceder a tração suave com pinça em anel.

A superfície materna da placenta deve ser examinada com a finalidade de revisar se houve a retenção de cotilédone placentário ou se existem áreas sugestivas de hematomas, infartos ou calcificações. A superfície fetal deve ser avaliada quanto à evidência de tumores, cistos ou vasos na borda placentária ou para dentro das membranas.

O manejo ativo no terceiro período de parto é uma prática recomendada pela OMS, pela Federação Brasileira das Associações de Ginecologia e Obstetrícia (Febrasgo) e pelo Ministério da Saúde do Brasil, e reduz em 60% os casos de hemorragia quando comparado com o manejo espontâneo. Compreende as seguintes intervenções: administração de uterotônico logo após o desprendimento fetal e a tração controlada do cordão umbilical. Essa tração está associada a menor necessidade de remoção manual da placenta, redução na duração do terceiro estágio, na perda sanguínea média e na incidência de hemorragia pós-parto (HPP); contudo, deve ser realizada com cuidado para não haver avulsão do cordão ou inversão uterina. Massagem uterina após expulsão da placenta, quando houve administração do uterotônico, não demonstrou redução da HPP. Em uma metanálise, o manejo ativo reduziu a HPP acima de 1.000 mℓ, a necessidade de transfusão, a hemoglobina materna abaixo de 9 mg/dℓ e a necessidade de uso de uterotônicos terapêuticos durante as primeiras 24 horas pós-parto.

A ocitocina é o medicamento uterotônico de escolha. A preferência é pela dose de 10 UI intramuscular (IM), uma vez que a via intravenosa (IV) pode estar relacionada com hipotensão e isquemia miocárdica. Em locais em que a ocitocina não está disponível, a ergometrina ou o misoprostol são recomendados como substitutos. Deve-se ter cuidado com a contraindicação do uso de derivados da ergotamina em pacientes com distúrbios hipertensivos. O uso do ácido tranexâmico na dose de 1 g IV, administrado durante 10 minutos, pode ser indicado em situações de HPP.

Retenção placentária

A retenção placentária é definida quando o intervalo para expulsão placentária excede 30 minutos, uma vez que 97% das placentas são expulsas nesse intervalo de tempo. Contudo, a separação placentária espontânea poderia ser aguardada até 60 minutos, caso o sangramento não seja excessivo. O risco de retenção é maior em gestações pré-termo e a espera por liberação da placenta sem o uso de agentes uterotônicos no pós-parto imediato aumenta a frequência de retenção placentária. A abordagem para a retenção placentária consiste na extração manual, com ou sem a curagem, com a paciente anestesiada.

QUARTO PERÍODO DO TRABALHO DE PARTO

O quarto período, ou período de Greenberg, consiste na primeira hora após o parto, momento crítico, de vigilância e avaliação em razão do risco aumentado de hemorragia pós-parto. O útero e o períneo devem ser avaliados nesse momento, e a pressão arterial e o pulso materno devem ser registrados a cada 15 minutos durante a primeira hora.

Lacerações do canal de parto

As lacerações da vagina e do períneo podem acontecer em qualquer parto vaginal, sendo classificadas do primeiro ao quarto grau:

- Primeiro grau: envolvem o frênulo dos pequenos lábios, pele perineal e mucosa vaginal, mas não a fáscia e músculos subjacentes, incluindo as lacerações periuretrais
- Segundo grau: envolvem a fáscia e os músculos do corpo perineal, mas não o esfíncter anal, podendo se estender para cima em um ou ambos os lados da vagina, formando lesão triangular irregular
- Terceiro grau: estendem-se a partir da fáscia e da musculatura do corpo perineal, e envolvem algumas ou todas as fibras do esfíncter anal externo (EAE) e/ou do esfíncter anal interno (EAI). São subclassificadas em:
  - 3A: menos de 50% da espessura do EAE lesada
  - 3B: mais de 50% da espessura do EAE lesada
  - 3C: tanto o EAE quanto o EAI estão lesados
- Quarto grau: estende-se a partir da mucosa retal e expõe a sua luz.

Os fatores associados ao maior risco de laceração de terceiro e quarto graus são nuliparidade, parto vaginal com necessidade de instrumentação (fórceps ou vácuo-extrator), episiotomia mediana, posição occipito-posterior persistente e nascimento de concepto macrossômico.

O reparo das lacerações deve ser realizado com anestesia adequada, e o exame retal pode ser realizado quando houver suspeita de sutura inadvertida por meio da mucosa retal. Caso seja identificada, retira-se a sutura que envolve a mucosa retal e realiza-se uma ressutura, embora não haja evidências de que os pontos transmucosos aumentem o risco de formação de fístula.

Todas as lesões devem ser suturadas, pois os resultados cicatriciais são melhores. Exceções seriam aquelas lesões que envolvam apenas mucosa, com bordas bem coaptadas e sem sangramentos. Recomenda-se realizar suturas em condições assépticas, de maneira contínua e utilizando fios sintéticos absorvíveis, pois isso resultará em menos dor, deiscência e necessidade de novo reparo.

Não há indicação de fármaco antimicrobiano de rotina em parto vaginal não instrumentalizado, mesmo nos casos em que houve episiotomia. No parto instrumentalizado (fórceps ou vácuo), deve ser administrada dose única, IV, de antibiótico profilático, sendo preferível a amoxicilina (1 g) com clavulanato (200 mg).

Deve-se ter especial atenção com o manejo da dor perineal nesse período, podendo ser utilizados tratamentos tópicos, anestésicos locais e analgésicos orais. Compressas frias com gelo ou absorventes menstruais congelados podem ser colocados no forro perineal, de forma intermitente, nas primeiras 24 horas pós-parto, mas se deve evitar o contato direto de gelo na região perineal por longos períodos. O uso de benzocaína na forma de *spray* para uso tópico pode ser um aliado para o desconforto na região perineal, devendo ser utilizado 2 vezes por dia após higiene local. Os analgésicos orais mais utilizados são a dipirona, o paracetamol e os anti-inflamatórios não esteroidais. Em casos de lacerações graves, podem-se utilizar os analgésicos opioides por um curto período de tempo.

Interação do binômio

Imediatamente ao nascer, o recém-nascido precisa de apoio por meio da transição do ambiente intrauterino para a vida extrauterina. Durante as primeiras 24 horas após o parto, o neonato experimenta um período vulnerável, uma vez que grandes ajustes fisiológicos são necessários para a sobrevivência. O contato pele a pele deve ser promovido, na primeira hora, sempre que não ocorram complicações maternas e neonatais, auxiliando na estabilização dos parâmetros fisiológicos neonatais, promovendo a amamentação na primeira hora de vida e apoiando o vínculo do binômio. Mesmo durante o contato pele a pele, o recém-nascido e o ventre materno devem estar secos para minimizar a perda de calor.

Uma metanálise observou que o contato pele a pele aumentou as chances de aleitamento exclusivo no primeiro mês após o nascimento e a chance de continuar amamentando aos 4 meses de vida do bebê.

REFERÊNCIAS BIBLIOGRÁFICAS

AASHEIM, V. *et al.* Perineal techniques during the second stage of labour for reducing perineal trauma. *Cochrane Database of Systematic Reviews*, v. 6, n. 6, CD006672, 2017.

ABALOS, E. *et al.* Duration of spontaneous labour in 'low-risk' women with 'normal' perinatal outcomes: a systematic review. *European Journal of Obstetrics, Gynecology, and Reproductive Biology*, v. 223, p. 123-132, 2018.

ALFIREVIC, Z *et al.* Continuous cardiotocography (CTG) as a form of electronic fetal monitoring (EFM) for fetal assessment during labour. *Cochrane Database of Systematic Reviews*, v. 2, n. 2, CD006066, 2017.

ALHAFEZ, L.; BERGHELLA, V. Evidence-based labor management: first stage of labor (part 3). *American Journal of Obstetrics & Gynecology MFM*, v. 2, n. 4, 100185, 2020.

ALVES, A. L. *et al.* Management of shoulder dystocia. *Revista Brasileira De Ginecologia e Obstetrícia*, v. 44, n. 7, p. 723-736, 2022.

AMERICAN COLLEGE OF OBSTETRICIANS AND GYNECOLOGISTS' COMMITTEE ON OBSTETRIC PRACTICE. Delayed umbilical cord clamping after birth: ACOG Committee Opinion, Number 814. *Obstetrics and Gynecology*, v. 136, p. e100, 2020. Reaffirmed 2023.

AMORIM, M.; KATZ, L.; REZENDE FILHO, J. Estudo clínico e assistência ao parto. *In*: REZENDE FILHO, J. *Rezende Obstetrícia*. Rio de Janeiro: Guanabara Koogan, 2022.

ASHTON-MILLER, J. A.; DELANCEY, J. O. L. On the biomechanics of vaginal birth and common sequelae. *Annual Review of Biomedical Engineering*, v. 11, p. 163-176, 2009.

BEGLEY, C. *et al.* A qualitative exploration of techniques used by expert midwives to preserve the perineum intact. *Women and Birth: Journal of the Australian College of Midwives*, v. 32, n. 1, p. 87-97, 2019.

BEGLEY, C. M. *et al.* Active *versus* expectant management for women in the third stage of labour. *Cochrane Database of Systematic Reviews*, v. 2, n. 2, CD007412, 2019.

BOERE, I. *et al.* Umbilical blood flow patterns directly after birth before delayed cord clamping. *Archives of Disease in Childhood. Fetal and Neonatal Edition*, v. 100, n. 2, F121-F125, 2015.

BONET, M. *et al.* Diagnostic accuracy of the partograph alert and action lines to predict adverse birth outcomes: a systematic review. *British Journal of Obstetrics and Gynaecology*, v. 126, n. 13, p. 1524-1533, 2019.

BOTELL, M. L.; FERNÁNDEZ, B. C.; NÁPOLES, M. R. S. "El aro de fuego", un síntoma poco conocido del período expulsivo. *Revista Cubana de Obstetricia y Ginecología*, v. 45, p. 169-173, 2018.

BRASIL. Ministério da Saúde. *Diretriz Nacional de Assistência ao Parto Normal*. v. 1. Brasília, DF: Biblioteca Virtual em Saúde do Ministério da Saúde, 2022.

CARE IN NORMAL BIRTH: a practical guide. Technical Working Group, World Health Organization. *Birth*, v. 24, n. 2, p. 121-123, 1997.

CHILDS, C. *et al.* Birth-related wounds: risk, prevention and management of complications after vaginal and Caesarean section birth. *Journal of Wound Care*, v. 29, Supl 11a, p. S1-S48, 2020.

COMMITTEE ON PRACTICE BULLETINS-OBSTETRICS. Practice Bulletin ACOG No. 199: Uso de Antibióticos Profiláticos no Trabalho de Parto e Parto. *Obstetrics and Gynecology*, v. 132, n. 3, p. e103-e119, 2018.

COMMITTEE ON PRACTICE BULLETINS-OBSTETRICS. Practice Bulletin No. 183: Postpartum Hemorrhage. *Obstetrics and Gynecology*, v. 130, n. 4, p. e168-e186, 2017.

CUNNINGHAM, F. G. *et al. Obstetrícia de Williams*. 23. ed. Porto Alegre: Artmed, 2012.

DELAYED UMBILICAL Cord Clamping After Birth. *Pediatrics*, v. 139, n. 6, e20170957, 2017.

DEVANE *et al.* Labor and delivery: Management of the normal first stage. *UpToDate*, 2017.

DOWNE, S. *et al.* What matters to women during childbirth: a systematic qualitative review. *PLoS One*, v. 13, n. 4, p. e0194906, 2018.

EDDY, K. E. *et al.* Factors affecting the use of antibiotics and antiseptics to prevent maternal infection at birth: A global mixed-methods systematic review. *PLOS One*, v. 17, e0272982, 2022.

EDQVIST, M. *et al.* Midwives' management during the second stage of labor in relation to second-degree tears - an experimental study. *Birth (Berkeley California)*, v. 44, p. 86-94, 2017.

EDWARDS, S. *et al.* Waterbirth: a systematic review and meta-analysis. *American Journal of Perinatology*, v. 41, n. 9, p. 1134-1142, 2024

FIRST AND SECOND Stage Labor Management: ACOG Clinical Practice Guideline No. 8. *Obstetrics and Gynecology*, v. 143, n. 1, p. 144-162, 2024.

GUPTA, J. K. *et al.* Position in the second stage of labour for women without epidural anaesthesia. *Cochrane Database of Systematic Reviews*, v. 5, CD002006, 2017.

HANLEY, G. E. *et al.* Diagnosing onset of labor: a systematic review of definitions in the research literature. *BMC Pregnancy Childbirth*, v. 16, p. 71, 2016.

HEALY, M. *et al.* How do midwives facilitate women to give birth during physiological second stage of labour? A systematic review. *PLoS One*, v. 15, e0226502, 2020.

HOFMEYR, G. J. *et al.* Fundal pressure during the second stage of labour. *Cochrane Database of Systematic Reviews*, v. 3, CD006067, 2017.

IJAIYA, M. A. *et al.* Pattern of cervical dilatation among parturients in Ilorin, Nigeria. *Annals of African Medicine*, v. 8, n. 3, p. 181-184, 2009.

ITTLEMAN, B. R.; SZABO, J. S. Staphylococcus lugdunensis sepsis and endocarditis in a newborn following lotus birth. *Cardiology in the Young*, v. 28, n. 11, p. 1367, 2018.

JIANG, H. *et al.* Selective *versus* routine use of episiotomy for vaginal birth. *Cochrane Database of Systematic Reviews*, n. 2, CD000081, 2017.

JUNTUNEN, K.; KIRKINEN, P. Partogram of a grand multipara: different descent slope compared with an ordinary parturient. *Journal of Perinatal Medicine*, v. 22, n. 3, p. 213-218, 1994.

KAMPF, G. Acquired resistance to chlorhexidine – is it time to establish an 'antiseptic stewardship' initiative? *Journal of Hospital Infection*, v. 94, p. 213-227, 2016.

KAUFFMAN, E. *et al.* Cervical Dilation on Admission in Term Spontaneous Labor and Maternal and Newborn Outcomes. *Obstetrics and Gynecology*, v. 127, n. 3, p. 481-488, 2016.

LAINEZ VILLABONA, B. *et al.* Early or late umbilical cord clamping? A systematic review of the literature. *Anales de Pediatría (Barcelona)*, v. 63, p. 14, 2005.

LAWRENCE, A. *et al.* Maternal positions and mobility during first stage labour. *Cochrane Database of Systematic Reviews*, n. 10, CD003934, 2013.

LEMOS, A. *et al.* Pushing/bearing down methods for the second stage of labour. *Cochrane Database of Systematic Reviews*, v. 3, n. 3, CD009124, 2017.

LI, J. *et al.* Immediate vs delayed cord clamping in preterm infants: a systematic review and meta-analysis. *International Journal of Clinical Practice*, v. 75, e14709, 2021.

MARTÍNEZ, E. M. L. *et al.* Perineal protection methods: knowledge and use. *Revista da Escola de Enfermagem da USP*, v. 55, e20200193, 2021.

MCDONALD, S. J. *et al.* Effect of timing of umbilical cord clamping of term infants on maternal and neonatal outcomes. *Cochrane Database of Systematic Reviews*, v. 2013, CD004074, 2013.

MERCER, J. S. *et al.* Nuchal cord management and nurse-midwifery practice. *Journal of Midwifery & Women's Health*, v. 50, n. 5, p. 373-379, 2005.

MONCRIEFF, G. *et al.* Routine vaginal examinations compared to other methods for assessing progress of labour to improve outcomes for women and babies at term. *Cochrane Database of Systematic Reviews*, v. 3, n. 3, CD010088, 2022.

MOORE, E. R. *et al.* Early skin-to-skin contact for mothers and their healthy newborn infants. *Cochrane Database of Systematic Reviews*, v. 11, n. 11, CD003519, 2016.

MYERS, E. R. *et al.* Labor Dystocia. *Comparative Effectiveness Review No. 226.* (Prepared by the Duke Evidence-based Practice Center under Contract No. 290-2015-00004-I.) AHRQ Publication No. 29-EHC007. Rockville, MD: Agency for Healthca re Research and Quality, 2020.

OLADAPO, O. T. *et al.* Cervical dilatation patterns of 'low-risk' women with spontaneous labour and normal perinatal outcomes: a systematic review. *British Journal of Obstetrics and Gynaecology*, v. 125, n. 8, p. 944-954, 2018a.

OLADAPO, O. T. *et al.* Progression of the first stage of spontaneous labour: A prospective cohort study in two sub-Saharan African countries. *PLoS Med*, v. 15, n. 1, e1002492, 2018b.

PALATNIK, A.; MCINTOSH, J. J. Protecting Labor and Delivery Personnel from COVID-19 during the Second Stage of Labor. *American Journal of Perinatology*, v. 37, p. 854-856, 2020.

PEISNER, D. B.; ROSEN, M. G. Latent phase of labor in normal patients: a reassessment. *Obstetrics and Gynecology*, v. 66, n. 5, p. 644-648, 1985.

PERGIALIOTIS, V. *et al.* Risk factors for severe perineal trauma during childbirth: An updated metaanalysis. *European Journal of Obstetrics, Gynecology, and Reproductive Biology*, v. 247, p. 94-100, 2020.

POLIDO, C. B. A. *et al.* Mecanismo do parto. *In:* REZENDE FILHO, J. *Rezende Obstetrícia.* Rio de Janeiro: Guanabara Koogan, 2022. p. 185-193.

PRACTICE GUIDELINES for Obstetric Anesthesia: An Updated Report by the American Society of Anesthesiologists Task Force on Obstetric Anesthesia and the Society for Obstetric Anesthesia and Perinatology. *Anesthesiology*, v. 124, n. 2, p. 270, 2016.

PURISCH, S. E. *et al.* Effect of delayed vs immediate umbilical cord clamping on maternal blood loss in term Cesarean delivery: a randomized clinical trial. *Journal of the American Medical Association*, v. 322, p. 1869, 2019.

QIAN, Y. *et al.* Early *versus* delayed umbilical cord clamping on maternal and neonatal outcomes. *Archives of Gynecology and Obstetrics*, v. 300, p. 531, 2019.

RABE, H. *et al.* Effect of timing of umbilical cord clamping and other strategies to influence placental transfusion at preterm birth on maternal and infant outcomes. *Cochrane Database of Systematic Reviews*, v. 9, CD003248, 2019.

RABE, H.; MERCER, J.; ERICKSON-OWENS, D. What does the evidence tell us? Revisiting optimal cord management at the time of birth. *European Journal of Pediatrics*, v. 181, p. 1797-1807, 2022.

RABIE, N. Z. *et al.* Association of the length of the third stage of labor and blood loss following vaginal delivery. *Southern Medical Journal*, v. 111, n. 3, p. 178-182, 2018.

RENFREW, M. J. *et al.* Midwifery and quality care: findings from a new evidence-informed framework for maternal and newborn care. *Lancet*, v. 384, p. 9948, p. 1129-1145, 2014.

ROYAL COLLEGE OF OBSTETRICIANS AND GYNECOLOGISTS. *Third- and fourth-degree perineal tears, management* (Green-top Guideline No. 29). June 2015. Available at: https://www.rcog.org.uk/media/5jeb5hzu/gtg-29.pdf. Access Oct 12 2024.

SACCONE, G. *et al.* Uterine massage as part of active management of the third stage of labour for preventing postpartum haemorrhage during vaginal delivery: a systematic review and meta-analysis of randomised trials. *British Journal of Obstetrics and Gynaecology*, v. 125, p. 778, 2018.

SEIDLER, A. L. *et al.* Deferred cord clamping, cord milking, and immediate cord clamping at preterm birth: a systematic review and individual participant data meta-analysis. *Lancet*, v. 402, p. 2209, 2023.

SILVEIRA, S. K.; TRAPANI JÚNIOR, A. Monitorização fetal intraparto. *Femina*, v. 48, n. 1, p. 59-64, 2020.

SMYTH, R. M.; MARKHAM, C.; DOWSWELL, T. Amniotomy for shortening spontaneous labour. *Cochrane Database of Systematic Reviews*, n. 6, CD006167, 2013.

SOUZA, J. P. *et al.* Cervical dilatation over time is a poor predictor of severe adverse birth outcomes: a diagnostic accuracy study. *British Journal of Obstetrics and Gynaecology*, v. 125, n. 8, p. 991-1000, 2018.

STEINER, N. *et al.* Episiotomy: the final cut? *Archives of Gynecology and Obstetrics*, v. 286, p. 1369-1373, 2012.

TRICARICO, A. *et al.* Lotus Birth Associated with Idiopathic Neonatal Hepatitis. *Pediatrics and Neonatology*, v. 58, p. 281, 2017.

VELASCO, A.; FRANCO, A.; REYES, F. Nomograma de la dilatación del cervix en el parto [Nomogram of the dilatation of the cervix in childbirth]. *Revista Colombiana de Obstetricia y Ginecología*, v. 36, n. 5, p. 323-327, 1985.

WALKER, K. F. *et al.* Maternal position in the second stage of labour for women with epidural anaesthesia. *Cochrane Database of Systematic Reviews*, v. 11, CD008070, 2018.

WORLD HEALTH ORGANIZATION (WHO). *WHO Recommendations for Prevention and Treatment of Maternal Peripartum Infections.* 2015. Disponível em: www.mcsprogram.org.

WORLD HEALTH ORGANIZATION (WHO). *WHO recommendations*: intrapartum care for a positive childbirth experience. Geneva: WHO, 2018.

YAO, J. *et al.* Benefits and risks of spontaneous pushing *versus* directed pushing during the second stage of labour among women without epidural analgesia: a systematic review and meta-analysis. *International Journal of Nursing Studies*, v. 134, 104324, 2022.

ZHANG, H.-Y. *et al.* Normal Range of Head-to-body Delivery Interval by Two-step Delivery. *Chinese Medical Journal (Engl)*, v. 129, p. 1066-1071, 2016.

ZHANG, J. *et al.* Contemporary patterns of spontaneous labor with normal neonatal outcomes. *Obstetrics and Gynecology*, v. 116, n. 6, p. 1281-1287, 2010b.

ZHANG, J. *et al.* The natural history of the normal first stage of labor. *Obstetrics and Gynecology*, v. 115, n. 4, p. 705-710, 2010a.

ZHU, B. P. *et al.* Labor dystocia and its association with interpregnancy interval. *American Journal of Obstetrics and Gynecology*, v. 195, p. 121, 2006.

CAPÍTULO **90**

Mecanismo de Parto nas Apresentações Fetais Anômalas e Estratégias de Correção

Edilberto Rocha

INTRODUÇÃO

A grande maioria dos fetos encontra-se, no momento da expulsão, em apresentação cefálica fletida, com a cabeça fetal na variedade de posição occipito-pubiana (OP), mais favorável que a occipito-sacra (OS). Isso possibilita que o desprendimento aconteça espontaneamente, não sendo necessária geralmente nenhuma intervenção para facilitar a expulsão. No entanto, eventualmente, o feto pode apresentar-se em uma situação considerada anômala.

A má apresentação fetal é uma das principais causas da distocia, resultando em intervenções obstétricas (Gardberg *et al.*, 2011). Entre essas anomalias, temos más apresentações cefálicas (face, fronte, occipital transversa, occipital posterior persistente, composta), apresentações córmicas e apresentações pélvicas, com frequências variáveis:

- Apresentação occipito-posterior persistente (1 a cada 19 gestações)
- Apresentação de face (1 a cada 600 a 800 gestações)
- Apresentação de fronte (1 a cada 500 a 4.000 gestações)
- Apresentação occipito-transversa (1 a cada 833 gestações)
- Apresentação composta (1 a cada 1.500 gestações)
- Apresentação córmica (1 a cada 300 gestações)
- Apresentação pélvica (1 a cada 33 gestações).

Neste capítulo, discutiremos os mecanismos de parto envolvidos nas mais diversas apresentações anômalas e possíveis estratégias para corrigi-las.

APRESENTAÇÕES CEFÁLICAS ANÔMALAS

Apresentação occipito-sacra persistente (OS)

Trata-se da má apresentação mais comum entre as apresentações cefálicas. Ainda assim, o desprendimento em OS é condição rara que complica 3 a 5% dos partos em apresentação cefálica e, provavelmente, está associado a alguma anormalidade da bacia, em especial a redução dos diâmetros anteroposteriores em relação aos transversos, como ocorre nas bacias androides e antropoides (Montenegro e Rezende Filho, 2017). Está associada a anormalidades no parto, com consequências adversas maternas e fetais. Embora presente em 20% dos fetos antes do trabalho de parto, muitos sofrem rotação espontânea, e poucos permanecerão em OS ao nascimento, sendo então considerada persistente. Exercícios para facilitar a rotação anterior do feto às vezes são aconselhados, mas não há evidência convincente de que essas manobras sejam efetivas ou que qualquer intervenção seja garantida para reduzir a taxa de cesariana (Borell e Fernestrom, 1960; Kariminia *et al.*, 2004; Argani e Satin, 2017).

Mecanismo de parto e estratégias de correção

O parto em OS é geralmente mais distócico do que em OP, levando a maior risco de trauma tecidual materno e fetal. Além de maior duração, a cabeça fetal submete-se a maior moldagem.

Na expulsão em OS, a cabeça acentua a flexão e expõe primeiramente a pequena fontanela. Quando o suboccipital é liberado, ocorre a deflexão, liberando a seguir o restante da cabeça. Nesse momento, é grande o risco de lacerações no períneo posterior, pois o desprendimento ocorre com a cabeça total ou parcialmente fletida, distendendo excessivamente essa região.

Ao ser diagnosticada no início do trabalho de parto ativo, a conduta deve ser expectante, caso o padrão da frequência cardíaca fetal seja tranquilizador e o trabalho de parto estiver fluindo. Intervenções nesse momento não são adequadas, visto que a posição OS nessa fase é um fraco preditor da eventual necessidade de cesariana (Argani e Satin, 2017).

A rotação manual no primeiro estágio do trabalho de parto não possui benefícios demonstráveis, podendo levar ao prolapso do cordão umbilical caso a cabeça não esteja ainda insinuada (Haddad *et al.*, 1995; Le Ray *et al.*, 2007).

Durante o segundo estágio do trabalho de parto, o manejo expectante também é apropriado. Apesar de a posição de OS nessa fase aumentar as chances de parto por cesariana (Fitzpatrick *et al.*, 2001; Ponkey *et al.*, 2003), até 80% dos fetos ainda girarão para OP, justificando uma abordagem expectante (Barth, 2015), mesmo entre os que já sofreram encaixamento da cabeça (Argani e Satin, 2017).

O manejo ideal durante o segundo estágio ainda não está claro, pois não dispomos de ensaios randomizados que comparem as várias abordagens (rotação manual ou com fórceps, parto operatório, cesariana).

Para as mulheres com um segundo estágio prolongado e a pelve clinicamente adequada, pode-se tentar a rotação manual para a posição occipito-anterior (OA), que tem alta taxa de sucesso (90%) (Le Ray *et al.*, 2007), aumentando a probabilidade de parto vaginal, e tem baixo risco de complicações maternas e fetais (p. ex., laceração cervical) (Barth, 2015). O melhor momento para realizar a rotação durante o segundo estágio é quando a descida se torna mais lenta, porém antes que haja a parada da progressão, quando diminui a probabilidade de sucesso (Le Ray *et al.*, 2007).

A ultrassonografia melhora as taxas de sucesso de rotação manual. Estudo randomizado demostrou que, quando se usou ultrassom para identificar corretamente a posição da coluna, as taxas de sucesso foram significativamente maiores (Masturzo *et al.*, 2017).

Quando se indica o parto vaginal cirúrgico, utilizam-se os mesmos critérios que se aplicam às demais situações. Embora muitas vezes seja bem-sucedido, o parto vaginal cirúrgico na posição OS está associado a taxa significativamente maior de falha no parto vaginal que a posição OA (Masturzo *et al.*, 2017). Quando do uso do fórceps, prefere-se o de Simpson, com tração descendente exercida até que a fronte ultrapasse a sínfise púbica, flexionando então a cabeça para reduzir o risco de lacerações no esfíncter anal durante a extração (Argani e Satin, 2017).

Embora as lesões do esfíncter anal ocorram mais comumente com partos OS e partos vaginais operatórios, não se indica episiotomia de rotina, pois não está claro que ela tenha melhor resultado geral do que se não realizada. Se uma episiotomia é clinicamente indicada, a médio-lateral resulta em menos lacerações em quarto grau do que uma episiotomia na linha média (Argani e Satin, 2017).

Se o vácuo for utilizado, alguns ajustes devem ser feitos, porque o ponto de flexão nas apresentações OS é posicionado mais posterior e mais alto na vagina do que com apresentações de OA.

Devido ao alto risco de potenciais complicações, a rotação instrumental, por exemplo, com uso de fórceps de Kielland, deve ser realizada apenas por obstetras com habilidade e experiência no desempenho desses procedimentos (Stock *et al.*, 2013).

A cesariana é realizada usando técnicas-padrão. Para o parto de uma cabeça fetal profundamente envolvida e impactada, sugere-se a extração inversa de nádega ou outro método de extração, como o parto abdominovaginal ou o uso de elevadores de cabeça (esponjas obstétricas), dependendo do nível de conforto do operador com cada técnica.

Apresentação de face

Durante o trabalho de parto na apresentação cefálica fletida, a flexão do pescoço impulsiona o queixo do feto em direção ao seu tórax. O propósito final de tal flexão é diminuir ao máximo o maior diâmetro que penetrará na pelve. Sendo assim, teremos como resultado que esse maior diâmetro será o suboccipitobregmático (Kariminia *et al.*, 2004), relativamente pequeno (Figura 90.1). Esse diâmetro é em geral capaz de atravessar o conjugado obstétrico (distância entre o ponto mais saliente da face posterior do púbis e o promontório), penetrando, assim, a pelve materna (Julien e Galerneau, 2017).

Quando o feto se apresenta de face, em contraste, há deflexão do pescoço fetal, com o occipital em contato com a região do tórax posterior do feto, resultando em posição viciosa da cabeça, com o queixo levantado. Sendo assim, o maior diâmetro da cabeça fetal que negociará com a pelve materna é o diâmetro submentobregmático, que é em média 0,7 cm maior que o suboccipitobregmático de uma apresentação de vértice normalmente fletida. Portanto, o prolongamento ou a obstrução da descida é mais provável com a apresentação de face do que com a apresentação cefálica fletida.

Mecanismo de parto e estratégias de correção

Na apresentação de face, o ponto de referência passa a ser o mento. Dependendo de onde o mento se encontra, podemos então ter a apresentação de face mento-anterior (quando o mento está mais próximo da sínfise púbica) e mento-posterior (com o mento relacionando-se mais próximo ao púbis).

Em uma apresentação de face mento-anterior, o pescoço fetal se estende ainda mais para trás depois que o feto se encontra encaixado, podendo o occipital tocar as costas. Mais de 75% dos fetos com apresentação de face mento-anterior nascem por via vaginal (Cruikshank e Cruikshank, 1981). A rotação interna ocorre entre o nível das espinhas isquiáticas e das tuberosidades isquiáticas, fazendo do mento a parte que se apresenta (Stock *et al.*, 2013), trazendo o mento para baixo da sínfise púbica. À medida que a face desce para o períneo, o mento fetal passa sob a sínfise púbica, o que determinará uma ligeira flexão do pescoço e a expulsão se conclui (Cruikshank e Cruikshank, 1981; Ducarme *et al.*, 2006; Shaffer *et al.*, 2006; Julien e Galerneau, 2017). O uso do fórceps pode ser realizado, porém tem seu nível de dificuldade aumentado, devendo ser utilizado por médicos experientes e apenas com apresentação baixa (a partir de plano +2) (Julien e Galerneau, 2017).

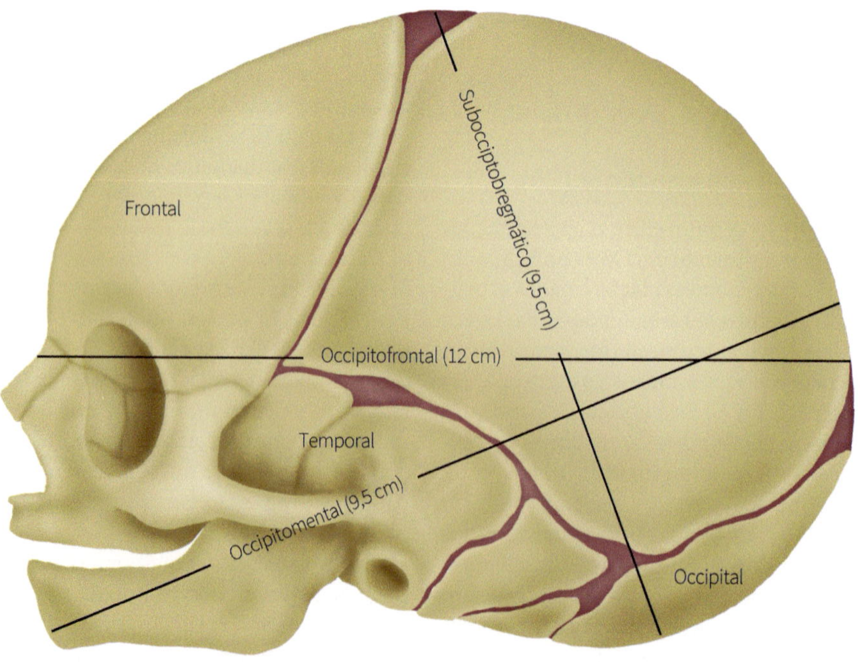

Figura 90.1 Diâmetros do polo cefálico.

Na apresentação de face mento-posterior, a cabeça, o pescoço e os ombros tentam entrar na pelve simultaneamente, mas a pelve geralmente não é grande o suficiente para acomodar o feto nessa posição. A boca fetal, ao se abrir, pode atuar como um ponto de apoio contra o sacro, também impedindo a descida. Portanto, a apresentação de face mento-posterior geralmente não evolui favoravelmente por via vaginal, a menos que ocorra rotação espontânea ou o feto seja muito pequeno, estando, portanto, indicada a cesariana. Admite-se partejamento em situações específicas, por exemplo, em uma mulher multípara com pelve e um feto adequados, que pesa menos do que os recém-nascidos anteriores. No entanto, se o feto é estimado maior do que o recém-nascido anterior, ou ela é nulípara, recomenda-se a cesariana no início do trabalho de parto (Cruikshank e Cruikshank, 1981).

Atualmente, não se recomenda a tentativa de conversão manual da apresentação de face mento-posterior para uma posição occipital anterior ou mental anterior (Schwartz *et al.*, 1986).

Apresentação de fronte

São, entre as apresentações defletidas, as mais raras e as que têm pior prognóstico. O ponto de referência é o naso (nariz ou glabela) (Montenegro e Rezende Filho, 2017). Refere-se a uma apresentação em que a região entre o rebordo orbital e a fontanela anterior é a superfície fetal que se apresenta no canal do nascimento (fronte ou testa). O pescoço fetal encontra-se defletido e prolongado, mas com menor intensidade do que encontramos na apresentação de face.

Mecanismo de parto e estratégias de correção

Em pelves largas e fetos pequenos, o parto pode ocorrer sem anormalidades. Em fetos a termo e de dimensões usuais, tal apresentação, no entanto, impede a insinuação da cabeça fetal e o prosseguimento do trabalho de parto, necessitando de moldagem que permita a redução do maior diâmetro que se apresenta (mento-parietal). Na maioria das vezes, a apresentação de fronte é transitória. Assim, ao penetrar na pelve, a contração uterina e a pressão materna podem defletir ainda mais o pescoço, resultando em apresentação de face mento-anterior (em cerca de 30% dos casos). Alternativamente, o pescoço pode fletir-se, resultando em apresentação de vértice, em geral na variedade occipital posterior. A conversão para occipital anterior é rara (Stock *et al.*, 2013; Julien e Galerneau, 2017).

Caso persista a apresentação de fronte, ocasionalmente resulta em trabalho de parto distócico devido à desproporção cefalopélvica, visto que o maior diâmetro que se apresentará é o mento-parietal, em torno de 0,8 cm mais largo do que o diâmetro submentobregmático da apresentação de face e quase 1,5 cm maior do que o diâmetro suboccipitobregmático da apresentação do vértice (Vialle *et al.*, 2007).

Mulheres com pelve clinicamente adequada podem ser submetidas a prova de trabalho, uma vez que muitas apresentações de fronte serão convertidas em uma apresentação mais favorável. Em mulheres com pelve estreita, a cesariana no início do parto é uma opção razoável, porque a conversão para uma apresentação mais favorável é improvável.

Persistindo a apresentação de fronte, o parto vaginal bem-sucedido só é possível com uma criança extremamente pequena ou macerada, ou com uma pelve materna excepcionalmente grande. O diagnóstico de apresentação persistente de fronte ou de parto prolongado torna necessário um parto abdominal. A versão não é recomendada, pois o risco de mortalidade perinatal ou ruptura uterina é alto (Stock *et al.*, 2013; Julien e Galerneau, 2017).

Apresentação occipito-transversa

Pode ocorrer, em alguns casos, após a cabeça ter-se insinuado, parada de progressão da descida com permanência da cabeça em variedade de posição occipito-transversa (OT). O diagnóstico intraparto de OT geralmente é baseado em resultados do exame digital transvaginal. A sutura sagital fetal e as fontanelas são palpáveis no diâmetro transversal da pelve. Se o occipital fetal (fontanela posterior) estiver no lado esquerdo da mãe, a posição é occipital esquerdo transversal (OTE); se o occipital (fontanela posterior) estiver no lado direito da mãe, a posição é occipital direito (OTD). Embora o exame vaginal digital da posição fetal tenha sido o padrão aceito para o diagnóstico, a avaliação ultrassonográfica da posição fetal parece ser mais precisa (Vialle *et al.*, 2007), tendo a transvaginal obtido maior sucesso.

Mecanismo de parto e estratégias de correção

A posição do OT é conduzida de forma expectante, caso o trabalho de parto esteja progredindo normalmente. Permanecendo por mais de 1 hora na segunda etapa do trabalho de parto, caracteriza-se a posição OT como persistente.

Fetos muito pequenos podem eventualmente nascer na posição OT, mas todos os outros fetos devem rodar para a forma anterior ou posterior, a fim de passar pelos ossos da pelve materna.

Nos casos de parada em transversa em que o polo cefálico estiver profundamente insinuado (+2 ou abaixo), pode-se realizar a rotação manual ou com fórceps por um profissional experiente. Uma rápida descida pode ocorrer após a rotação ser realizada. Em geral, é melhor tentar a rotação manual primeiro, porque é tecnicamente mais fácil e leva a menor morbidade. Para os obstetras que foram treinados e que têm experiência com a rotação com fórceps, esse é um método seguro e eficaz para girar o vértice fetal para a OP. Entretanto, deve-se afastar a possibilidade de desproporção cefalopélvica. Os fórceps convencionais (p. ex., Simpson) podem ser usados para rotação, mas a curva pélvica de tais pinças é uma desvantagem. As pinças de Kielland foram projetadas especificamente para melhorar o desempenho dos procedimentos de rotação. Se essas tentativas falharem, então parto por cesariana é a melhor opção (Caughey, 2017).

Quando há parada transversal alta, uma tentativa de rotação manual é possível. Porém, essas pacientes apresentam maior risco de prolapso do cordão umbilical. Se a rotação manual falhar, é recomendado parto por cesariana (Caughey, 2017).

Apresentação composta

Apresentação fetal em que uma extremidade se apresenta ao lado da parte do feto mais próximo do canal de parto. A maioria das apresentações compostas consiste em uma das mãos ou braço fetal com o vértice (Borell e Fernstrom, 1960). Pode apresentar-se como um achado incidental no exame de ultrassom ou ser palpado como uma forma irregular ao lado do vértice ou da nádega fetal durante um exame cervical.

Mecanismo de parto e estratégias de correção

Quando identificada no pré-parto, geralmente não requer nenhuma intervenção ou monitoramento. Ocasionalmente se instala após a realização de uma versão cefálica externa (VCE) bem-sucedida e geralmente se resolve espontaneamente (Dupuis *et al.*, 2005). Se um pé ou uma das mãos estiver impedindo o vértice de se instalar na entrada da pelve, a estimulação vibroacústica pode ser útil para estimular o movimento fetal o suficiente para resolver o problema. Se identificada no exame de ultrassom em uma paciente com polidrâmnio, deve-se fazer adequado aconselhamento sobre os riscos de prolapso do cordão umbilical e da extremidade fetal quando da ruptura das membranas.

Não há dados de alta qualidade para a formulação de guias de conduta. Abordagens para o manejo intraparto da apresentação composta são baseadas em fatores específicos da paciente, experiência clínica e relato de relatos de casos.

Alguns especialistas recomendam tentar reposicionar gentilmente a extremidade fetal, enquanto outros desencorajam essa prática (Barth, 2017). Para as mulheres com trabalho de parto progredindo normalmente, pode-se realizar conduta expectante. Ocasionalmente, a parte de apresentação simplesmente afastará a extremidade ou o feto retrairá a extremidade à medida que o trabalho progride. Não se aconselha puxar o membro na tentativa de provocar o feto a retirá-lo, embora essa prática não pareça ser prejudicial (King e Mitchell, 1953).

Caso a apresentação composta seja persistente, provavelmente resultará em distocia. Pode-se tentar o membro de volta para dentro da cavidade uterina enquanto se aplica simultaneamente a pressão no fundo uterino para efetuar a descida do vértice. Se a apresentação composta não se resolver após essa manobra suave, deve-se ter um limite baixo para proceder à cesariana, devido ao aumento do risco de trabalho obstruído e desfecho adverso.

APRESENTAÇÃO CÓRMICA

Na apresentação córmica, o grande eixo fetal não coincide com a direção da coluna vertebral materna, cruzando-o em ângulo reto (situação transversa) (Montenegro e Rezende Filho, 2017). Pode ocorrer em qualquer uma das duas configurações:

- A curvatura da coluna vertebral fetal é orientada para cima (dorso superior) e as partes pequenas fetais e cordão umbilical presentes no colo do útero
- A curvatura da coluna vertebral fetal é orientada para baixo (dorso inferior), e o ombro fetal se apresenta no colo do útero.

A situação transversa é geralmente instável, e a maioria (em torno de 85%) dos fetos que assim se encontram no início da gravidez converte-se a uma apresentação cefálica ou pélvica (Sweeney e Knapp, 1961). A prematuridade é o principal fator de risco para sua ocorrência. Implantação placentária, alterações morfológicas uterinas e distensão uterina podem alterar o espaço dentro da cavidade uterina e afetar a posição fetal.

Mesmo que o cuidado perinatal moderno tenha reduzido grande parte da morbidade e mortalidade associada a essa condição, essas gravidezes estão, no entanto, com maior risco de morbidade materna e perinatal em comparação com as gravidezes em que o feto se encontra em uma apresentação cefálica ou de nádega. Nas regiões de baixa renda, a ruptura uterina devida a um trabalho prolongado em uma situação transversal não adequadamente diagnosticada constitui razão importante para a mortalidade e morbidade materna e perinatal (Chan, 1961; Weissberg e O'Leary, 1973).

Mecanismo de parto e estratégias de correção

Durante a gravidez ou iniciado o trabalho de parto, pode haver retificação espontânea do eixo fetal, com rotação para a apresentação cefálica ou pélvica em até 35% dos casos (Montenegro e Rezende Filho, 2017). Havendo a persistência, geralmente ocorre o encravamento da espádua e, consequentemente, impossibilidade da progressão da descida (Chan, 1961).

A maioria dos fetos em situação transversa nasce por cesariana. A via de parto depende das circunstâncias clínicas no momento em que o diagnóstico é feito.

Membranas intactas e feto vivo

Quando o diagnóstico de feto único em apresentação córmica é feito antes do início do trabalho de parto, pode-se realizar a versão externa para apresentação cefálica (VCE). Recomenda-se a realização entre 36 e 37 semanas de gestação, quando o volume de líquido amniótico se encontra no seu máximo e o tônus uterino e o peso fetal são menores do que em idades gestacionais mais tardias. Isso provavelmente resulta em melhores taxas de sucesso. Se bem-sucedido e a situação transversa se repete, pode-se repetir a VCE entre 38 e 39 semanas de gestação. Se novamente bem-sucedido, rompem-se as membranas enquanto o vértice é mantido em posição e induz-se o trabalho parto (Kwok *et al.*, 2015). Se a paciente se recusar a realizar a VCE ou se a primeira ou a segunda VCE não forem bem-sucedidas, opta-se por cesariana, a ser realizada entre 39 e 40 semanas. Caso a apresentação seja alta quando as membranas são rompidas, há risco aumentado de prolapso de cordão.

Estudo que comparou o manejo ativo (versão externa mais indução eletiva do trabalho a termo) com o manejo expectante da situação transversal (Cunningham *et al.*, 2010) mostrou risco aumentado de óbito perinatal, prolapso de cordão e prolapso de membros entre os que tiveram conduta expectante.

Em pacientes em trabalho em fase latente, a VCE ainda é possível, porém mais dificultosa. Caso a VCE não tenha êxito, indica-se cesariana. Em pacientes em trabalho de parto ativo, indica-se a cesariana (Chan, 1961; Argani e Satin, 2017).

Situação transversal com membranas rotas

Caso as membranas estejam rompidas e a idade gestacional seja ≥ 34 semanas, indica-se cesariana. Se a idade gestacional for < 34 semanas, o manejo expectante é uma opção razoável, desde que a capacidade de realizar partos cesarianos esteja prontamente disponível, dado o aumento do risco de prolapso do cordão umbilical (Edwards e Nicholson, 1969; Hankins *et al.*, 1990; Gemer *et al.*, 1993; Argani e Satin, 2017). Por esse motivo, em algumas circunstâncias, pincipalmente em serviços com dificuldades de vagas regulares de UTI neonatal ou anestesiologistas, entre 28 e 34 semanas, o parto após o protocolo de corticoterapia do serviço, em vez do manejo expectante, pode resultar em melhor resultado neonatal. De acordo com a maioria das diretrizes clínicas, evita-se a VCE em pacientes com membranas rotas, pois a versão é menos provável de ser bem-sucedida e o risco de complicações maternas e fetais provavelmente é aumentado (Rosman *et al.*, 2013; Quist-Nelson *et al.*, 2017).

Situação transversal do segundo gemelar após parto do primeiro gemelar

Após o parto do primeiro gemelar, o segundo gemelar pode assumir uma situação transversal, independentemente da posição original no útero. Realizam-se versão podálica interna para a apresentação pélvica e a extração do segundo gemelar transversal (Rabinovici *et al.*, 1988; Argani e Satin, 2017). Esse procedimento é realizado imediatamente após o parto do primeiro gemelar, enquanto o colo do útero está completamente dilatado e as membranas do segundo feto ainda estão intactas. Tal manobra deve ser tentada apenas por um obstetra que tenha experiência com essa manobra devido aos riscos de trauma fetal. Não há testes prospectivos que forneçam forte evidência dos méritos relativos da versão interna *versus* versão externa ou cesariana para manejo do segundo gêmeo em situação transversal.

Situação transversa com óbito fetal

Em casos de óbito fetal antes do trabalho de parto ou no trabalho inicial, pode-se realizar versão externa para atingir situação longitudinal (cefálica ou pélvica), seguida de indução de trabalho de parto. Se o feto está em situação transversal durante o trabalho ativo, a versão podálica interna por um profissional experiente é uma opção na segunda fase do trabalho de parto (Chauhan *et al.*, 2001; Okonofua, 2009). Se o feto é extremamente pequeno (< 800 g) e morto, o corpo pode colapsar e dobrar sobre si mesmo (*conduplicato corpore*) durante o trabalho de parto, permitindo que a cabeça e o tórax passem simultaneamente através da pelve e o parto ocorra (Argani e Satin, 2017). É improvável que isso ocorra se o feto estiver vivo e com idade gestacional viável. Se a distocia devido à má apresentação ocorre, realiza-se parto cesariano.

Situação transversa com placenta prévia ou com prolapso de cordão umbilical

Devido à morbimortalidade fetal envolvida, tais situações requerem parto por via cesariana (Argani e Satin, 2017).

APRESENTAÇÃO PÉLVICA

O feto encontra-se em apresentação pélvica em torno de 3 a 4% das gestações. Quando prematuro, essa frequência aumenta para uma a cada quatro gestações.

Encontramos tipicamente três tipos de apresentação pélvica (Montenegro e Rezende Filho, 2017) (Figura 90.2):

- **Apresentação pélvica completa (10%):** quando as coxas e as pernas fetais estão fletidas, estando os pés junto às nádegas. É a que mais se associa a morbidade fetal durante o parto, visto que leva mais comumente ao risco de prolapso de cordão umbilical
- **Apresentação pélvica incompleta modo pés ou joelhos (25%):** os pés ou joelhos ocupam o estreito superior da bacia
- **Apresentação pélvica incompleta modo nádegas (65%):** quando as coxas estão fletidas sobre a bacia e as pernas estendidas sobre o tronco, e os pés se localizam próximo à cabeça. É a que apresenta menor chance de prolapso de cordão (0,5%).

Mecanismo de parto e estratégias de correção

No parto pélvico, a expulsão dos segmentos fetais é gradativamente mais difícil, visto que o volume deles é progressivamente maior (pelve, ombros e cabeça). O mecanismo é semelhante para todos os tipos de apresentações pélvicas (Cunningham *et al.*, 2010).

O polo pélvico geralmente se mantém alto durante quase todo o período de dilatação, enquanto a bolsa permanecer íntegra. O diâmetro bitrocanteriano (pelve fetal) é disposto em um dos diâmetros oblíquos da bacia materna e a insinuação termina quando o bitrocanteriano passa pelo estreito superior. Após insinuar-se, a apresentação progride até o estreito inferior. A descida é acompanhada pela rotação interna de 45°, ficando o feto em variedade de posição transversa. Desprende-se primeiramente o trocanter anterior e, em seguida, o posterior. O diâmetro biacromial, por compressão, reduz sua dimensão e se insinua com os braços fletidos diante do tórax. Os membros atravessam o estreito superior com o biacromial no mesmo diâmetro oblíquo utilizado pelo

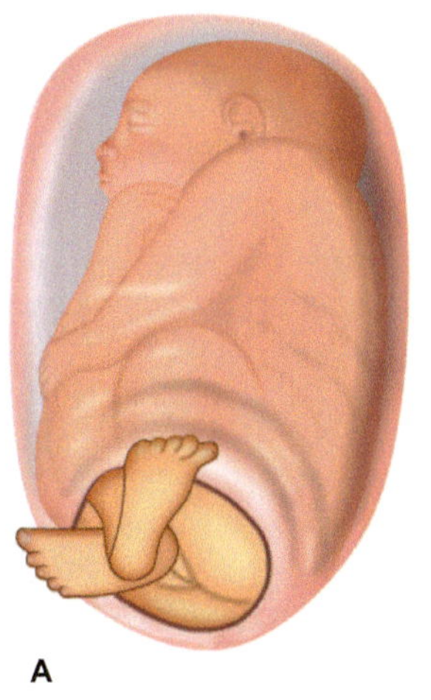

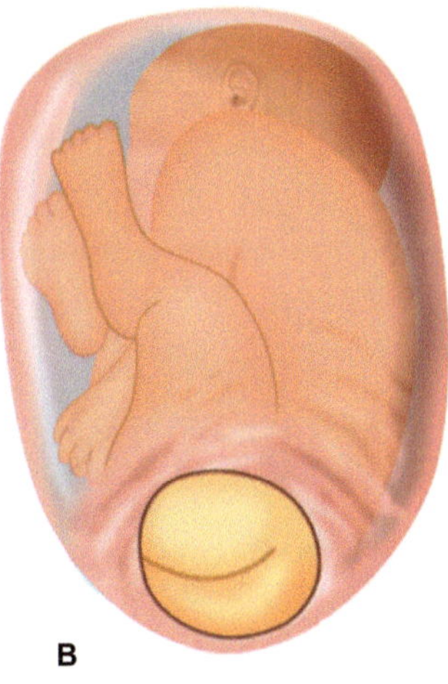

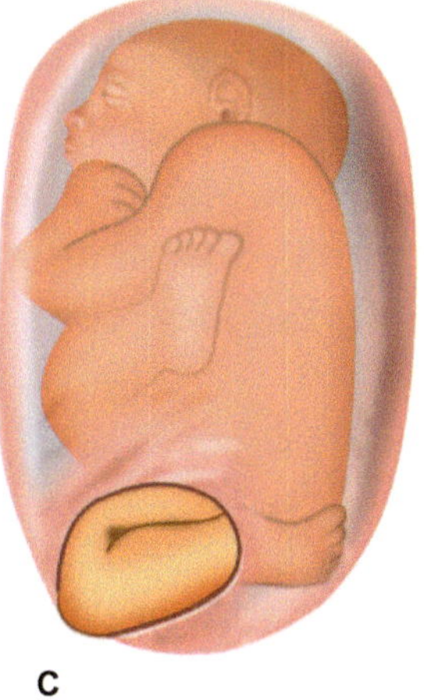

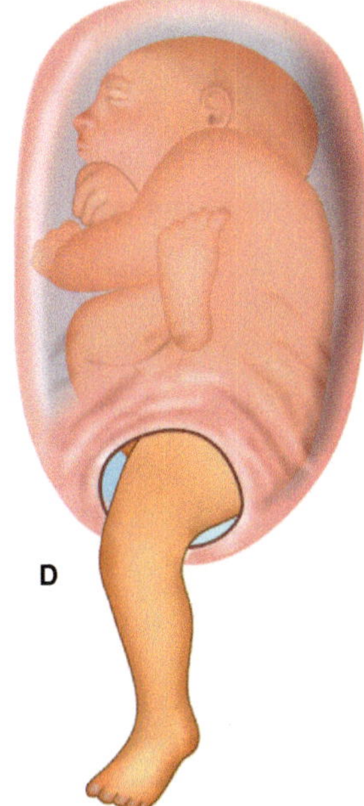

Figura 90.2 Tipos de apresentação pélvica. **A.** Completa. **B.** Incompleta (modo nádegas). **C.** Incompleta (modo joelhos). **D.** Incompleta (modo pés). (Adaptada de Rezende, 2022.)

bitrocanteriano. À medida que desce, o biacromial roda para o diâmetro anteroposterior da bacia, desprendendo-se primeiro a espádua anterior e, em seguida, a posterior (Montenegro e Rezende Filho, 2017). A cabeça geralmente se insinua com o biparietal no mesmo diâmetro usado pelo biacromial e pelo bitrocanteriano. Durante a descida, a cabeça roda no sentido de colocar o occipital sob o púbis e se desprende, girando a cabeça em torno do púbis, sendo expulsos mento, boca, nariz, fronte e, por último, occipital (Cunningham *et al.*, 2010; Montenegro e Rezende Filho, 2017).

Diversos trabalhos têm sido realizados para avaliar a segurança do parto pélvico vaginal. Em 2000, ocorreu o maior estudo sobre o assunto – *Term Breech Trial Collaborative* –, um estudo multicêntrico e randomizado (Hannah *et al.*, 2000) que analisou 2.088 casos de apresentação pélvica, em 21 países, e mostrou pequeno, porém significativo, aumento da morbimortalidade fetal no grupo em que o parto foi vaginal, em comparação ao grupo em que se realizou a cesariana (Montenegro e Rezende Filho, 2017). Decorrente de tal estudo, atualmente diversas instituições possuem uma política de parto de cesariana de rotina para a apresentação pélvica.

Há evidências, no entanto, de que o parto pélvico vaginal, em casos selecionados, está associado a baixo risco de complicações e é considerado uma opção razoável por alguns obstetras e gestantes. Mesmo em instituições com uma política de parto de cesariana de rotina para a apresentação pélvica, partos vaginais ocorrem devido a situações como parto precipitado, anomalias fetais incompatíveis com a vida ou morte fetal. Portanto, é essencial para os obstetras manter as habilidades para a realização de um parto vaginal (Hofmeyr, 2017).

O raciocínio para essa abordagem baseia-se, em grande parte, em bons resultados em estudos observacionais de parto vaginal com critérios rigorosos de seleção de pacientes, adesão a um protocolo intraparto com baixo limiar para intervenção e com obstetra experimentado no atendimento ao parto pélvico (Su *et al.*, 2003; Alarab *et al.*, 2004).

Critérios para uma seleção ideal da paciente (Hofmeyr, 2017)

Diversos critérios foram desenvolvidos para minimizar o risco de parto vaginal. Em uma série prospectiva de mais de 8.000 mulheres com apresentação de nádegas em termo, apenas cerca de 30% delas atendiam a esses critérios (Goffinet *et al.*, 2006).

- Não há contraindicação para o nascimento vaginal
- Sem história de cesariana prévia
- Idade gestacional ≥ 36 semanas
- Trabalho de parto espontâneo
- Profissional habilitado no parto pélvico e disponibilidade imediata de instalações para parto cesariano de emergência
- Exame de ultrassom mostrando:
    - Apresentação pélvica completa ou franca (apresentação pélvica incompleta é uma contraindicação)
    - Peso fetal estimado ≥ 2.000 g e ≤ 4.000 g
    - Ausência de restrição do crescimento fetal. Cerca de metade das mortes perinatais no *Term Breech Trial* foi em fetos restritos ao crescimento (Su *et al.*, 2003)
    - Ausência de anomalia fetal que possa causar distocia
    - Ausência hiperextensão da cabeça fetal (ou seja, um ângulo de extensão maior que 90°) (Ballas e Toaff, 1976; Westgren *et al.*, 1981).

Os esforços expulsivos maternos geralmente são suficientes para libertar as nádegas e os membros inferiores do feto, se não for estendido. A mãe é encorajada a manter os puxos até que os pés, pernas, tronco e escápula sejam visíveis. A cabeça fetal pode aparecer sem nenhum esforço adicional por parte do operador. Se a linha do cabelo não estiver visível após os ombros terem sido expulsos, o corpo é virado para o chão e a pressão suprapúbica é aplicada por um assistente para flexionar a cabeça e empurrá-la para baixo na pelve (manobra de Mauriceau; Figura 90.3).

A combinação de incentivar o esforço expulsivo materno, evitando a tração no feto pelo clínico e a aplicação de pressão suprapúbica para prevenir uma fase de expulsão prolongada

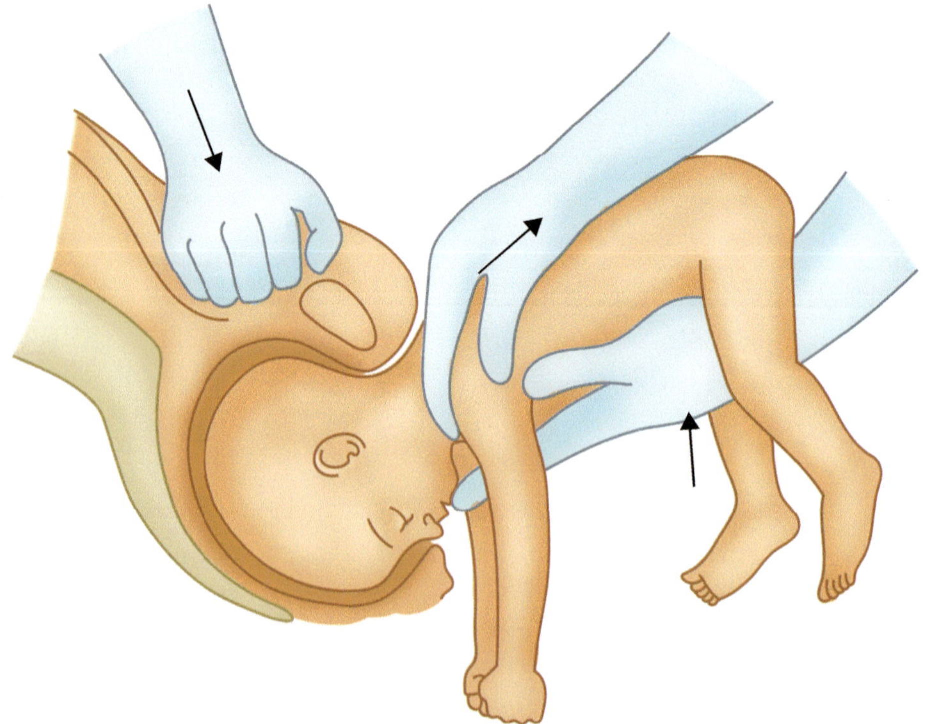

Figura 90.3 Manobra de Mauriceau.

reduzem a mortalidade perinatal (Iffy *et al.*, 1986). Alguns profissionais preferem, nesse momento, fazer uso da manobra de Mauriceau-Smellie-Veit (Figura 90.4): o tronco fetal encontra-se ao longo do antebraço direito do operador, com as pernas sobrepostas no antebraço. O dedo do meio da mão direita é colocado na maxila, e o segundo e quarto dedos das eminências malar para promover a flexão e a descida, enquanto a contrapressão é aplicada no occipital com o dedo médio da mão esquerda. A tração no maxilar deve ser evitada devido à possibilidade de lesão articular temporomandibular (Hofmeyr, 2017).

Caso o desprendimento não se dê espontaneamente, pode ser necessária a realização de manobras extrativas (Montenegro e Rezende Filho, 2017):

- Manobra de McRoberts: o tronco fetal é verticalizado e as coxas bem fletidas sobre o ventre
- Manobra de Bracht: pretende-se promover o desprendimento dos ombros e da cabeça, o que acontece na maioria dos casos. Ao verificar o desprendimento completo da pelve fetal, o operador a apreende. Quando o ângulo inferior da escápula aflora à vulva, o operador acentua o encurvamento do feto, apreendendo-o com os polegares ao longo das coxas e os quatro dedos restantes de cada mão aplicados sobre a região lombossacra, girando-o em direção ao abdômen materno (Montenegro e Rezende Filho, 2017) (Figura 90.5)
- Manobra de Rojas: estando os braços retidos, realiza-se a rotação axial do feto com a expectativa de que os braços, por meio do atrito contra a parede do canal do parto, sejam levados para a face anterior do corpo. Para tal, o feto é apreendido pela cintura pélvica e submetido a um tríplice movimento simultâneo, de rotação sobre seu eixo, leve tração contínua e "translação". O movimento seria, assim, helicoidal. A rotação se faz no sentido do dorso. Dessa forma, o braço posterior desce o bastante para ser facilmente desprendido sob a sínfise púbica. O feto é novamente rodado em sentido oposto para o desprendimento do outro braço, também sob a sínfise púbica (Montenegro e Rezende Filho, 2017) (Figura 90.6).

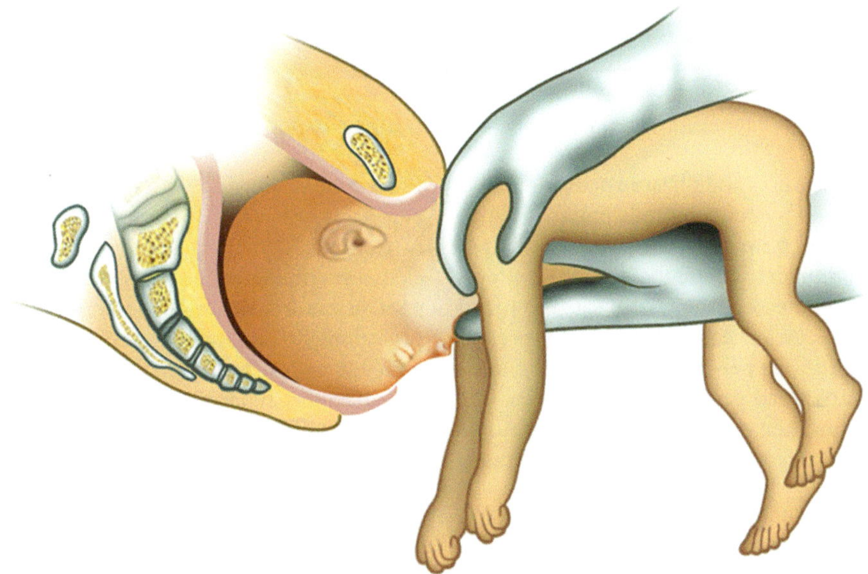

Figura 90.4 Manobra de Mauriceau-Smellie-Veit. (Utilizada, com autorização, de Rezende, 2022.)

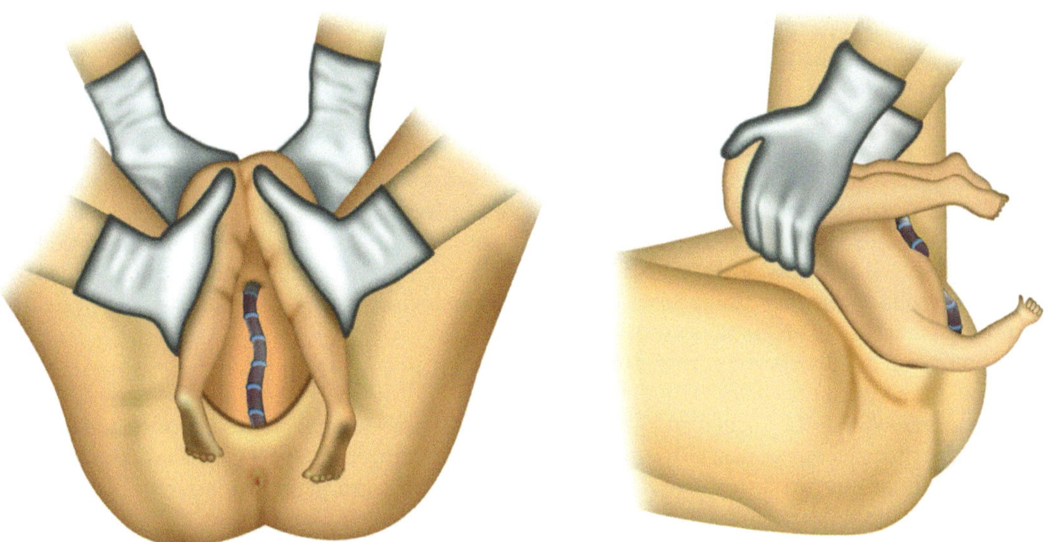

Figura 90.5 Manobra de Bracht. (Utilizada, com autorização, de Rezende, 2022.)

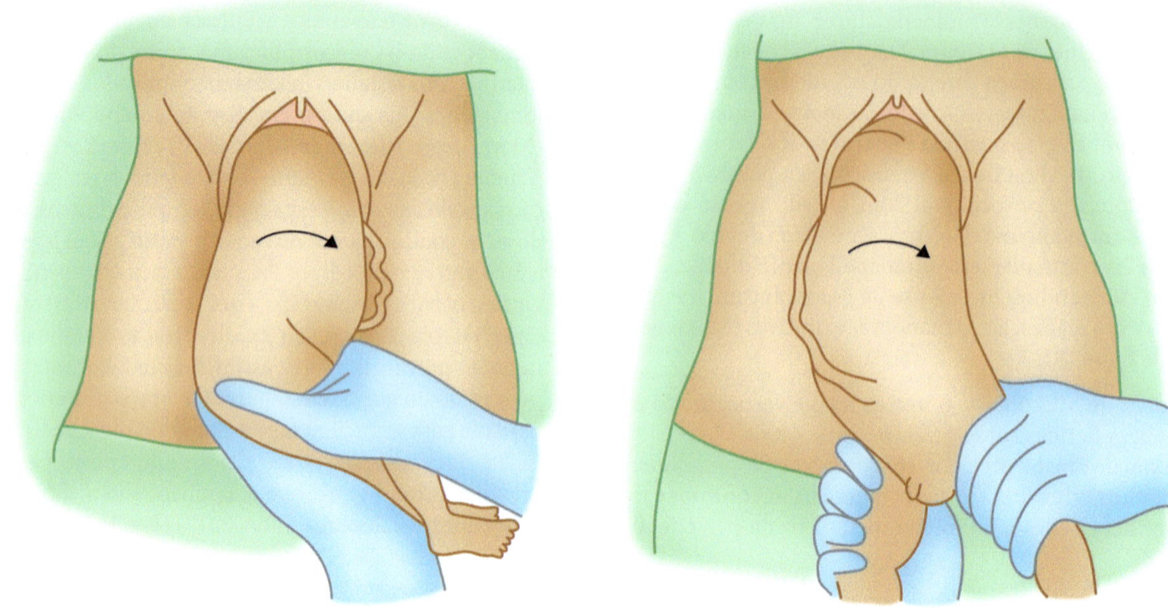

Figura 90.6 Manobra de Rojas.

Cabeça derradeira

O aprisionamento de cabeça é uma complicação potencialmente grave. A cabeça prematura pode ser capturada em um colo do útero parcialmente dilatado, resultando em asfixia aguda por compressão do cordão umbilical. Isso também pode acontecer com um feto maior, especialmente se a mãe começa a empurrar antes que ocorra dilatação cervical completa. Em fetos prematuros e maduros na apresentação pélvica, o crânio pode não ter tempo suficiente para moldar ao passar pela pelve óssea. Isso também pode desempenhar um papel no aprisionamento da cabeça e pode resultar em dano ao osso occipital durante o parto (Hofmeyr, 2017).

O fórceps de Piper foi desenhado especialmente para o auxílio ao desprendimento da cabeça derradeira, possuindo longos pedículos, o que facilita a aplicação e a extração do feto. A técnica de aplicação é simples, e a tração se faz geralmente sem maiores dificuldades. Um auxiliar eleva os pés do recém-nascido apenas até pouco acima da horizontal. Os ramos esquerdo e direito do fórceps são passados por baixo do tronco fetal. O ramo esquerdo é aplicado geralmente sem dificuldade, por se tratar de aplicação direta, que não demanda a realização de movimento em espiral (o que aconteceria se fosse empregado o fórceps de Simpsom). A tração é exercida a princípio para fora e para baixo, até que a região suboccipital se coloque sob a sínfise púbica, elevando-se gradualmente os cabos do instrumento, até a posição horizontal, quando deverá ocorrer o desprendimento da cabeça. Na ausência do fórceps de Piper, pode-se recorrer, com resultados menos satisfatórios, ao fórceps de Simpson (Cunningham *et al.*, 2010; Montenegro e Rezende Filho, 2017). Sinfisiotomia tem sido relatada em estudos observacionais, porém não foram realizados ensaios randomizados sobre sua segurança. A manobra de Zavanelli tenta substituir o corpo do feto no útero e proceder à cesariana (Iffy *et al.*, 1986; Steyn e Pieper, 1994). Embora uma revisão tenha relatado resultados bem-sucedidos, a segurança dessa abordagem não é clara (lesão materna e fetal e morte fetal foram relatadas em alguns desses casos) (Ross e Beall, 2006).

Versão cefálica externa

Procedimento no qual o feto sofre rotação da apresentação pélvica para a apresentação cefálica por manipulação por meio do abdômen da mãe. Geralmente, ele é executado como um procedimento eletivo em mulheres que não se encontram em trabalho de parto para melhorar suas chances de ter um parto cefálico vaginal. É um procedimento relativamente simples e que tem taxas de sucesso. Sua eficácia foi demonstrada por uma revisão sistemática de 2015 de oito ensaios randomizados de VCE ao termo: as mulheres que tentaram VCE reduziram o risco de apresentação não cefálica ao nascer em aproximadamente 60% e o risco de cesariana reduziu em aproximadamente 40% (American College of Obstetricians and Gynecologists, 2016). A versão externa, no entanto, não é um procedimento totalmente destituído de riscos, podendo levar, excepcionalmente, a parto prematuro, sofrimento fetal, descolamento prematuro da placenta, ruptura uterina, entre outros.

A versão externa deve ser realizada, preferentemente, em ambiente hospitalar, com condições de efetuar-se cesariana de urgência caso ocorra algum acidente. Diversas *guidelines* orientam sobre o tema (American College of Obstetricians and Gynecologists, 2016). O reto e a bexiga da gestante devem estar vazios e ela deve ser colocada em decúbito dorsal, com as coxas discretamente fletidas e em abdução. O uso de anestesia é desaconselhável, pois a versão deve ser efetuada com manobras suaves. O uso de tocolíticos é admissível, embora possa ser dispensável em grande parte dos casos. Devem-se monitorar os batimentos cardíacos fetais, clinicamente ou com cardiotocografia, durante e após o procedimento (Cunningham *et al.*, 2010; Montenegro e Rezende Filho, 2017).

Cesariana eletiva

Caso a opção do parto pélvico seja por via cesariana eletiva, orienta-se que ocorra entre 39 e 41 semanas de gestação ou no início do trabalho de parto, para reduzir os riscos fetais associados à imaturidade pulmonar. Deve-se deve verificar a apresentação imediatamente antes da cirurgia, para garantir que a versão espontânea não tenha ocorrido.

REFERÊNCIAS BIBLIOGRÁFICAS

ALARAB, M.; REGAN, C.; O'CONNELL, M. P. *et al.* Singleton vaginal breech delivery at term: still a safe option. *Obstetrics & Gynecology*, v. 103, n. 3, p. 407-412, 2004.

AMERICAN COLLEGE OF OBSTETRICIANS AND GYNECOLOGISTS' COMMITTEE ON PRACTICE BULLETINS – Obstetrics. *Practice Bulletin No. 161 Summary*: External Cephalic Version. *Obstetrics & Gynecology*, v. 127, n. 2, p. 412-413, 2016.

ARGANI, C. H.; SATIN, A. J. Occiput posterior position. *UpToDate*, 2017. Disponível em: https://www.uptodate.com/contents/occiput-posterior-position?topicRef=4442&source=see_link. Acesso em: 19 mar. 2018.

BALLAS, S.; TOAFF, R. Hyperextension of the fetal head in breech presentation: radiological evaluation and significance. *British Journal of Obstetrics and Gynaecology*, v. 83, n. 3, p. 201-204, 1976.

BARTH, W. H. Compound fetal presentation. *UpToDate*, 2017. Disponível em: https://www.uptodate.com/contents/compound-fetal-presentation?search=compound%20presentation&source=search_result&selectedTitle=1~10&usage_type=default&display_rank=1. Acesso em: 19 mar. 2018.

BARTH, W. H. Persistent occiput posterior. *Obstetrics and Gynecology*, v. 125, n. 3, p. 695-709, 2015.

BORELL, U.; FERNSTROM, I. The mechanism of labour in face and brow presentation: a radiological study. *Acta Obstetricia et Gynecologica Scandinavica*, v. 39, n. 4, p. 626-644, 1960.

CAUGHEY, A. B. Occiput transverse position. *UpToDate*, 2017. Disponível em: https://www.uptodate.com/contents/occiput-transverse-position?topicRef=4442&source=see_link. Acesso em: 19 mar. 2018.

CHAN, D. P. A study of 65 cases of compound presentation. *British Medical Journal*, v. 2, n. 5251, p. 560-562, 1961.

CHAUHAN, A. R.; SINGHAL, T. T.; RAUT, V. S. Is internal podalic version a lost art? Optimum mode of delivery in transverse lie. *Journal of Postgraduate Medicine*, v. 47, n. 1, p. 15-18, 2001.

CRUIKSHANK, D. P.; CRUIKSHANK, J. E. Face and brow presentation: a review. *Clinical Obstetrics and Gynecology*, v. 24, n. 2, p. 333-351, 1981.

CRUIKSHANK, D. P.; WHITE, C. A. Obstetric malpresentations: twenty years' experience. *American Journal of Obstetrics and Gynecology*, v. 116, n. 8, p. 1097-1104, 1973.

CUNNINGHAM, F. G. *et al.* (eds.). *Williams Obstetrics*. 23. ed. New York: McGraw-Hill, 2010.

DUCARME, G. *et al.* Face presentation: retrospective study of 32 cases at term. *Gynecologie, Obstetrique & Fertilite*, v. 34, n. 5, p. 393-396, 2006.

DUPUIS, O. *et al.* Fetal head position during the second stage of labor: comparison of digital vaginal examination and transabdominal ultrasonographic examination. *European Journal of Obstetrics & Gynecology and Reproductive Biology*, v. 123, n. 2, p. 193-197, 2005.

EDWARDS, R. L.; NICHOLSON, H. O. The management of the unstable lie in late pregnancy. *The Journal of Obstetrics and Gynaecology of the British Commonwealth*, v. 76, n. 8, p. 713-718, 1969.

FITZPATRICK, M.; MCQUILLAN, K.; O'HERLIHY, C. Influence of persistent occiput posterior position on delivery outcome. *Obstetrics and Gynecology*, v. 98, n. 6, p. 1027-1031, 2001.

GARDBERG, M.; LEONOVA, Y.; LAAKKONEN, E. Malpresentations – impact on mode of delivery. *Acta Obstetricia et Gynecologica Scandinavica*, v. 90, n. 5, p. 540-542, 2011.

GEMER, O. *et al.* Neglected transverse lie with uterine rupture. *Archives of Gynecology and Obstetrics*, v. 252, p. 159-160, 1993.

GOFFINET, F. *et al.* Is planned vaginal delivery for breech presentation at term still an option? Results of an observational prospective survey in France and Belgium. *American Journal of Obstetrics and Gynecology*, v. 194, n. 4, p. 1002-1011, 2006.

HADDAD, B. *et al.* Manual rotation of vertex presentations in posterior occipital-iliac or transverse position. Technique and value. *Journal de Gynecologie, Obstetrique et Biologie de la Reproduction*, v. 24, n. 2, p. 181-188, 1995.

HANKINS, G. D. Transverse lie. *American Journal of Perinatology*, v. 7, n. 1, p. 66-70, 1990.

HANNAH, M. E. *et al.* Planned caesarean section versus planned vaginal birth for breech presentation at term: a randomised multicentre trial. *The Lancet*, v. 356, n. 9239, p. 1375-1383, 2000.

HOFMEYR, G. J. Delivery of the fetus in breech presentation. *UpToDate*, 2017. Disponível em: https://www.uptodate.com/contents/delivery-of-the-fetus-in-breech-presentation?search=Delivery%20of%20the%20fetus%20in%20breech%20presentation&source=search_result&selectedTitle=1~150&usage_type=default&display_rank=1. Acesso em: 19 mar. 2018.

HOFMEYR, G. J.; KULIER, R.; WEST, H. M. External cephalic version for breech presentation at term. *Cochrane Database of Systematic Reviews*, n. 10, 2015.

IFFY, L. *et al.* Abdominal rescue after entrapment of the aftercoming head. *American Journal of Obstetrics and Gynecology*, v. 154, n. 3, p. 623-624, 1986.

JULIEN, S.; GALERNEAU, F. Face and brow presentations in labor. *UpToDate*, 2017. Disponível em: https://www.uptodate.com/contents/face-and-brow-presentations-in-labor?search=brow%20presentation&source=search_result&selectedTitle=1~2&usage_type=default&display_rank=1. Acesso em: 19 mar. 2018.

KARIMINIA, A. *et al.* Randomised controlled trial of effect of hands and knees posturing on incidence of occiput posterior position at birth. *British Medical Journal*, v. 328, 2004.

KING, J. M.; MITCHELL, A. P. Compound presentation of the foetus following external version. *British Journal of Obstetrics and Gynaecology*, v. 60, n. 4, p. 555-560, 1953.

KOTASKA, A.; MENTICOGLOU, S.; GAGNON, R. Maternal Fetal Medicine Committee. Vaginal delivery of breech presentation. *Journal of Obstetrics and Gynaecology Canadian*, v. 31, n. 6, p. 557-566, 2009.

KWOK, C. S.; JUDKINS, C. L.; SHERRATT, M. Forearm injury associated with compound presentation and prolonged labour. *Journal of Neonatal Surgery*, v. 4, n. 3, 2015.

LE RAY, C. *et al.* Lateral asymmetric decubitus position for the rotation of occipito-posterior positions: multicenter randomized controlled trial EVADELA. *American Journal of Obstetrics and Gynecology*, v. 215, n. 4, p. 511.e1-511.e7, 2016.

LE RAY, C. *et al.* Manual rotation in occiput posterior or transverse positions: risk factors and consequences on the cesarean delivery rate. *Obstetrics & Gynecology*, v. 110, n. 4, p. 873-879, 2007.

MASTURZO, B. *et al.* Sonographic evaluation of the fetal spine position and success rate of manual rotation of the fetus in occiput posterior position: a randomized controlled trial. *Journal of Clinical Ultrasound*, v. 45, n. 8, p. 472-476, 2017.

MONTENEGRO, C. A. B.; REZENDE FILHO, J. *Rezende obstetrícia*. 13. ed. Rio de Janeiro: Guanabara Koogan, 2017.

OKONOFUA, F. E. Management of neglected shoulder presentation. *British Journal of Obstetrics and Gynaecology*, v. 116, n. 13, p. 1695-1696, 2009.

PONKEY, S. E. *et al.* Persistent fetal occiput posterior position: obstetric outcomes. *Obstetrics & Gynecology*, v. 101, n. 5, p. 915-920, 2003.

QUIST-NELSON, J. *et al.* External cephalic version in premature rupture of membranes: a systematic review. *The Journal of Maternal-Fetal & Neonatal Medicine*, v. 30, n. 18, p. 2257-2261, 2017.

RABINOVICI, J. *et al.* Internal podalic version with unruptured membranes for the second twin in transverse lie. *Obstetrics and Gynecology*, v. 71, n. 3, p. 428-430, 1988.

REZENDE FILHO, J. *Rezende Obstetrícia*. 14. ed. Rio de Janeiro: Guanabara Koogan, 2022.

ROSMAN, A. N. *et al.* Contraindications for external cephalic version in breech position at term: a systematic review. *Acta Obstetricia et Gynecologica Scandinavica*, v. 92, n. 2, p. 137-142, 2013.

ROSS, M. G.; BEALL, M. H. Cervical neck dislocation associated with the Zavanelli maneuver. *Obstetrics and Gynecology*, v. 108, n. 3, p. 737-738, 2006.

SCHWARTZ, Z. *et al.* Face presentation. *The Australian and New Zealand Journal of Obstetrics and Gynaecology*, v. 26, n. 3, p. 172-176, 1986.

SHAFFER, B. L. *et al.* Face presentation: predictors and delivery route. *American Journal of Obstetrics and Gynecology*, v. 194, n. 5, p. e10-e2, 2006.

STEYN, W.; PIEPER, C. Favorable neonatal outcome after fetal entrapment and partially successful Zavanelli maneuver in a case of breech presentation. *American Journal of Perinatology*, v. 11, n. 5, p. 348-349, 1994.

STOCK, S. J. *et al.* Maternal and neonatal outcomes of successful Kielland's rotational forceps delivery. *Obstetrics and Gynecology*, v. 121, n. 5, p. 1032-1039, 2013.

SU, M. *et al.* Term Breech Trial Collaborative Group. Factors associated with adverse perinatal outcome in the Term Breech Trial. *American Journal of Obstetrics and Gynecology*, v. 189, n. 3, p. 740-745, 2003.

SWEENEY III, W. J.; KNAPP, R. C. Compound presentations. *Obstetrics and Gynecology*, v. 16, n. 4, p. 503-505, 1961.

VERHOEVEN, C. J. *et al.* Ultrasonographic fetal head position to predict mode of delivery: a systematic review and bivariate meta-analysis. *Ultrasound in Obstetrics & Gynecology*, v. 40, n. 1, p. 9-13, 2012.

VIALLE, R. *et al.* Spinal cord injuries at birth: a multicenter review of nine cases. *The Journal of Maternal-Fetal Neonatal Medicine*, v. 20, n. 6, p. 435-440, 2007.

WEISSBERG, S. M.; O'LEARY, J. A. Compound presentation of the fetus. *Obstetrics and Gynecology*, v. 41, n. 1, p. 60-64, 1973.

WESTGREN, M. *et al.* Hyperextension of the fetal head in breech presentation. A study with long-term follow-up. *BJOG*, v. 88, n. 2, p. 101-104, 1981.

CAPÍTULO 91

Discinesias da Contratilidade Uterina e sua Correção

Maria Lúcia Rocha Oppermann

INTRODUÇÃO

Discinesias uterinas no trabalho de parto são disfunções na origem e/ou propagação das ondas contráteis miometriais necessárias para dilatar a cérvice e expelir o feto. A disfunção muscular uterina pode ser resultado de superdistensão uterina, obstrução ou ambos – trabalho de parto ineficiente pode ser sinal de possível desproporção fetopélvica. A separação entre disfunção uterina pura e desproporção fetopélvica, apesar de facilitar a classificação, é artificial pois as duas anormalidades estão intimamente ligadas (Cunningham *et al.*, 2022).

CONTRAÇÃO UTERINA NO TRABALHO DE PARTO

Classicamente, há o conceito de que as contrações uterinas do trabalho de parto normal têm como característica um gradiente de atividade miometrial – a intensidade e a duração são maiores no fundo uterino e diminuem em direção à cérvice (Reynolds, 1951). Estudos experimentais iniciais mostraram que, além do gradiente de atividade, o início das contrações se dá por potenciais de ação espontâneos na membrana das células musculares lisas e difere no fundo uterino, no segmento intermediário e no segmento inferior (Caldeyro-Barcia *et al.*, 1950).

Ao contrário do músculo cardíaco, o miométrio não possui um único marca-passo identificável até o momento e foi hipotetizado que o estímulo inicia em um corno uterino, em geral o corno direito é predominante, e alguns milissegundos depois no outro, a onda excitatória se une no fundo uterino e se espalha em todo o útero em direção à cérvice (Young, 2018). A intensidade e a duração se reduzem à medida que a onda descende – esse triplo gradiente descendente da onda contrátil presumivelmente serve para direcionar o feto em direção à cérvice. As contrações uterinas espontâneas podem exercer pressões que alcançam aproximadamente 60 mmHg (Hendricks *et al.*, 1959). O início de cada contração é provocado por um evento bioelétrico e o pico de pressão miometrial é atingido quase simultaneamente em todo o útero, configurando o formato de onda curvilíneo da Figura 91.1 (Young e Zhang, 2004).

Entretanto, recentemente, esses conceitos estão sendo contestados. Investigadores da área encontraram evidências em estudos da contratilidade e pressão intrauterina durante o trabalho de parto que não podem ser explicadas pelas hipóteses existentes e levantaram hipóteses alternativas. A hipótese do marca-passo uterino demonstrou, em estudos bioelétricos do miométrio, que, além de o miométrio não possuir um marca-passo identificável, vários marca-passos uterinos aparecem aleatoriamente por todo o miométrio e mudam de local durante o curso de uma única contração ou em várias contrações sucessivas (Rabotti e Mischi, 2015).

A identificação dos mecanismos que iniciam a atividade bioelétrica necessária para cada contração do trabalho de parto é criticamente importante para a evolução do conhecimento e aprimoramento do manejo obstétrico.

Novos estudos agora confirmam que as ondas de recrutamento uterino ocorrem somente a curta distância, não mais de 10 cm, e, portanto, as contrações que partem do fundo uterino não podem ser responsáveis pela dilatação cervical.

O conceito de fascículo miometrial faz avançar o conhecimento da microestrutura do miométrio:

- Os miócitos se conectam elétrica e metabolicamente por meio de junções que contêm uma proteína estrutural – a conexina 43. Essas junções de conexão criam um sincício que permite ao miométrio funcionar como uma unidade coesa e são reguladas por mecanismos hormonais e mecânicos que são necessários, mas não suficientes para garantir o trabalho de parto
- Os miócitos agrupam-se em feixes que, por sua vez, estão agrupados em fascículos separados por tecido conectivo com vasos e nervos sensitivos. Pequenas pontes de miócitos interconectam os fascículos e provavelmente participam na comunicação entre eles. O fluido entre os miócitos é chamado "espaço intersticial" e tem composição eletrolítica semelhante

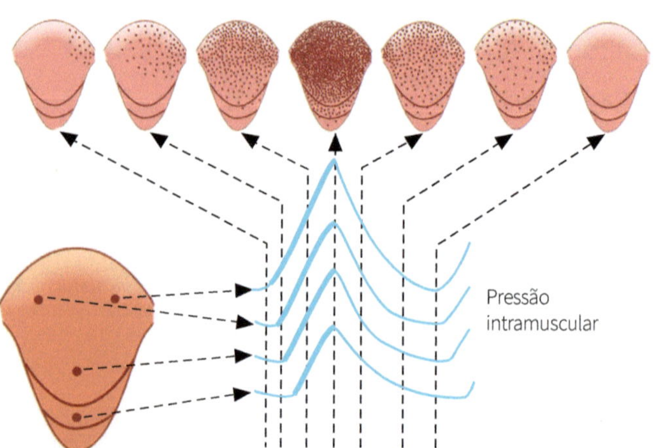

Figura 91.1 Representação esquemática da onda contrátil uterina no trabalho de parto. O útero *à esquerda* mostra os quatro pontos de captura da pressão miometrial. Os quatro traçados de pressão mostram a relação entre eles. Os úteros mostram a propagação da onda contrátil. (Adaptada de: Caldeyro-Barcia e Poseiro, 1960.)

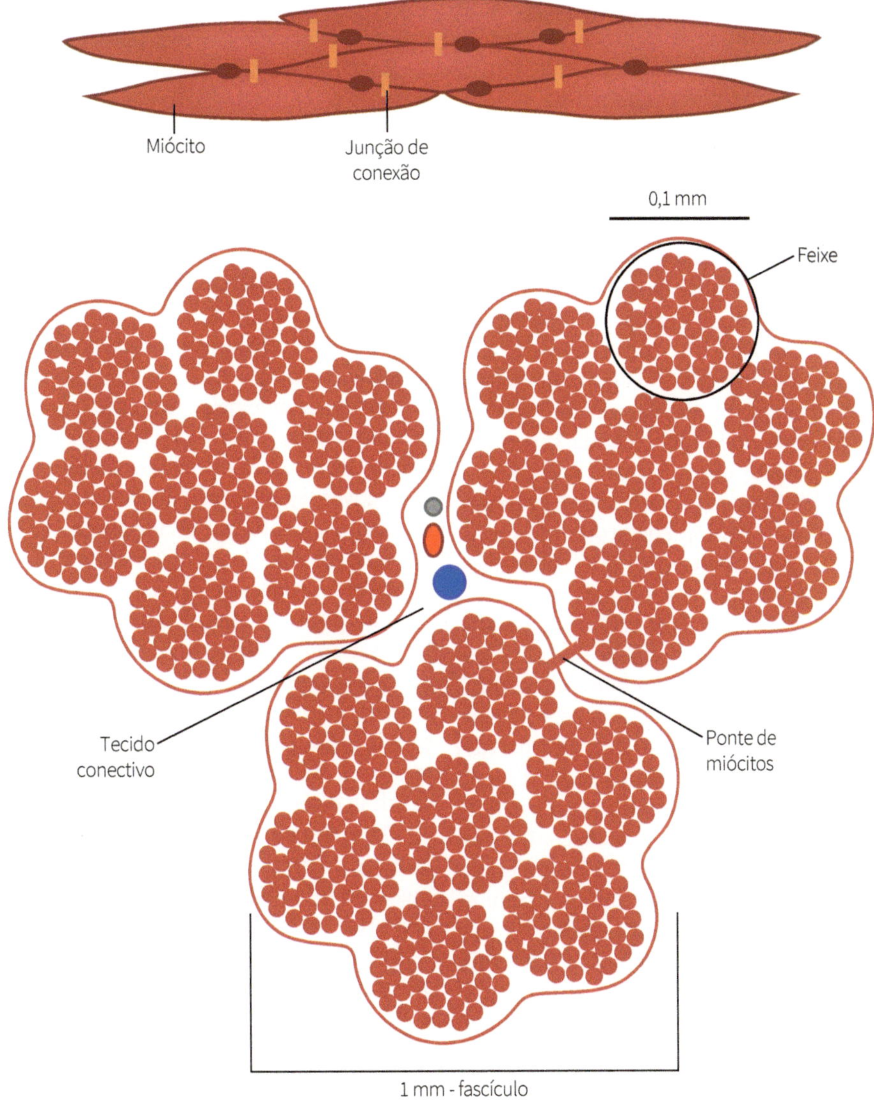

Figura 91.2 Microanatomia do miométrio humano na gestação. (Adaptada de: Young *et al.*, 2023.)

à do soro plasmático. Os fascículos miometriais humanos não obedecem a uma distribuição distinta localmente no útero, mas globalmente distribuem-se em um padrão em espiral (Figura 91.2).

Para integrar esse novo conhecimento, o conceito de transdução mecânica foi proposto como o mecanismo essencial para comunicação miometrial a distância e para a sincronização uterina.

O desenvolvimento de uma compreensão mais rigorosa de como se inicia e como se propaga a contração uterina, que produz dilatação cervical, tem relevância direta para a medida e a interpretação clínica dos padrões de contratilidade uterina.

A monitorização da atividade contrátil uterina com o tocodinamômetro limita-se a detectar a frequência das contrações uterinas no trabalho de parto e sua relação temporal com os batimentos cardiofetais, sem informação adicional sobre a efetividade da contração miometrial.

A liberação nos EUA pela Food and Drug Administration (FDA) para uso clínico da tecnologia de eletromiografia uterina (uEMG) traz vantagens importantes em termos de conforto e de melhora significativa na *performance* da monitorização da contratilidade uterina em mulheres com obesidade, e deve fornecer novas informações sobre a função miometrial e uterina para aprimorar o diagnóstico e o manejo das anormalidades do trabalho de parto (Young *et al.*, 2023).

Uma concepção comum é a de que o trabalho de parto pré-termo idiopático e o trabalho de parto a termo dividem rotas similares de ativação miometrial. Entretanto, análise computacional do miométrio humano sugere expressão gênica com diferente iniciação do trabalho de parto pré-termo em relação ao trabalho de parto a termo. A atividade transcricional gênica no miométrio em trabalho de parto pré-termo não é a mesma do miométrio no trabalho de parto a termo, o que sugere que o parto pré-termo seja regulado por outros processos ou fora do miométrio. A tocólise pré-termo não deve ser baseada na fisiologia da ativação miometrial no termo (Phung *et al.*, 2022).

TERMINOLOGIA DAS CONTRAÇÕES UTERINAS

A unificação da terminologia tem sido recomendada na literatura mundial para facilitar a troca de conhecimento global (ACOG, 2010). Atividade uterina normal é definida como ≤ 5 contrações em 10 minutos, como média durante uma avaliação de 30 minutos. Taquissistolia é > 5 contrações em 10 minutos, como média durante avaliação de 30 minutos. A contagem de ≥ 6 contrações em 10 minutos associa-se consistentemente a desacelerações da frequência cardíaca fetal (Stewart *et al.*, 2012).

O termo hiperestimulação uterina foi abandonado.

TIPOS DE DISCINESIAS UTERINAS

Há dois tipos identificados de disfunção uterina fisiológica – a mais frequente é a disfunção hipotônica, no qual as contrações têm padrão normal de gradiente sincrônico, mas a pressão é insuficiente para dilatar a cérvice. A segunda é a disfunção hipertônica ou disfunção de coordenação uterina – ou o tônus basal está elevado ou o gradiente de pressão está invertido ou uma combinação de ambos. A inversão de gradiente resulta de contrações mais potentes no segmento médio que no fundo, secundária à assincronia entre os impulsos originados em cada corno uterino.

Em 1960, Caldeyro-Barcia e Poseiro (1960) foram os pioneiros na identificação dos padrões de contratilidade uterina espontânea medindo a pressão intra-amniótica com microbalonetes inseridos em 4 pontos do miométrio (ver Figura 91.1) e introduziram o conceito de *Unidades Montevideo* para definir a atividade contrátil uterina – a *performance* uterina é o produto da intensidade contrátil medida em mmHg pelo número de contrações em 10 minutos. A contração uterina é clinicamente palpável somente após atingir 10 mmHg, e até 40 mmHg a parede uterina ainda é facilmente depressível pela pressão digital. Sensação de dor associa-se à contração uterina com pressão acima de 15 mmHg. No primeiro período do parto, as contrações aumentam progressivamente em intensidade de 25 mmHg no início a 50 mmHg ao seu final, e a frequência avança de 3/10 minutos para 5/10 minutos; no segundo período, intensidades contráteis de 80 a 100 mmHg, somadas ao esforço voluntário materno para expulsão fetal, podem atingir 200 a 300 unidades Montevideo. Curiosamente, a duração das contrações de 60 a 80 segundos não se altera significativamente do início do trabalho de parto até o segundo período, possivelmente para garantir a manutenção da troca gasosa fetal, pois, durante a contração, a pressão intrauterina excede a do espaço interviloso e interrompe temporariamente as trocas gasosas (Bakker *et al.*, 2007).

Habitualmente, a identificação clínica do trabalho de parto em geral se dá com 3 contrações de 40 mmHg a cada 10 minutos e a atividade aumenta progressivamente até o final do segundo período do parto – as contrações após o parto são idênticas às expulsivas. Parece lógico que um útero que teve dificuldade contrátil antes do parto estará mais propenso a atonia e hemorragia puerperal.

DISFUNÇÃO HIPOTÔNICA OU POR HIPOATIVIDADE

A disfunção por hipoatividade é definida como contrações uterinas de intensidade < 25 mmHg e frequência < 2 em 10 minutos na fase ativa do trabalho de parto. Esse padrão contrátil, apesar de mais lento, não impede a evolução para parto eutócico (Hamilton *et al.*, 2016).

O diagnóstico de parada de progressão por disfunção de hipoatividade antes do início da fase ativa (5 a 6 cm) de dilatação cervical é questionável e a hipótese de fase latente precisa ser considerada. O uso da ocitocina intravenosa (IV) deve ser ponderado com a paciente, pois, apesar de potencialmente reduzir o tempo de trabalho de parto, pode, por outro lado, associar-se a aumento de intervenções desnecessárias que podem aumentar o risco de parto operatório ou cesariana intraparto (Rossignol *et al.*, 2014).

Entretanto, a parada de progressão hipotônica durante a fase ativa do trabalho de parto deve ser corrigida com ocitocina IV ou amniotomia, dependendo do contexto individual, e, principalmente, NUNCA de maneira concomitante, pelo risco potencial de comprometimento da vitalidade fetal.

A ocitocina está incluída nos medicamentos de alta vigilância no órgão norte-americano Institute for Safe Medication Practices, pelo risco potencial de dano grave quando usada de maneira incorreta.

A administração por via intravenosa da ocitocina deve ser titulada, preferencialmente em bomba de infusão contínua e seguindo protocolo definido pela instituição – doses iniciais de 0,5 a 6 mUI/minuto com incremento de 1 a 6 mUI/minuto a cada 15 a 40 minutos, de acordo com os regimes de baixa dose ou alta dose e seus respectivos regimes alternativos. Não há evidência suficiente para definir o melhor regime de administração de ocitocina, nem a dose máxima recomendada (ACOG Practice Bulletin No. 107, 2009).

A superdosagem e os efeitos adversos provenientes da intoxicação por ocitocina, como taquissistolia e, mais raramente, hiponatremia, exigem vigilância cuidadosa na administração. A dose-resposta à ocitocina é impactada pela concentração de receptores, obesidade, idade gestacional, paridade, administração de $MgSO_4$, diabetes e peso fetal > 4.000 g, porventura exigindo maiores doses de ocitocina. Não há definição de dose máxima de ocitocina (Son *et al.*, 2023).

O uso dos protocolos de alta dose para correção dinâmica ou indução do parto não mostrou relação com índices de cesariana, mas intervalos de ajuste de doses < 20 minutos associaram-se à maior taxa de hemorragia puerperal (Loscul *et al.*, 2016).

Taquissistolia com alteração na frequência cardíaca fetal pode ser manejada com redução ou suspensão da infusão de ocitocina, e em situações críticas, com administração de terbutalina. A etiologia das taquissistolias inclui não aderência aos parâmetros de titulação institucionais, erros de administração, defeito de equipamentos ou, mais raramente, a resposta imprevisível da paciente – realçando a importância dos *checklists* institucionais para infusão de ocitocina para indução/aumento do trabalho de parto (Hermesch *et al.*, 2023).

A ocitocina é um componente crítico no manejo ativo do terceiro período do parto para prevenção e para manejo de hemorragia puerperal por atonia uterina. Apesar das especulações de que saturação e *down-regulation* dos receptores de ocitocina seriam responsáveis pela atonia uterina observada após uso prolongado da ocitocina, não há evidência de que a ocitocina cause hemorragia pós-parto. Entretanto, a necessidade de doses maiores de ocitocina e por período prolongado podem sinalizar pacientes com risco aumentado de atonia uterina (Hermesch *et al.*, 2023).

Em análise multivariada, o tempo do segundo período do parto associou-se à redução do pH da artéria umbilical < 7,1 e ao excesso de base < –10, enquanto nem a duração da infusão de ocitocina ou a presença de taquissistolia associaram-se à acidemia neonatal (Mussi *et al.*, 2016).

Amniotomia, seja precedendo ou sucedendo a administração de ocitocina, exige a avaliação da altura da apresentação para minimizar o risco de prolapso de cordão.

Metanálise de estudos randomizados mostrou somente pequena redução na duração do trabalho de parto (cerca de 97 minutos) com a intervenção de ocitocina/amniotomia em comparação ao manejo expectante, desde que haja ao menos algum progresso a cada hora (Wei *et al.*, 2013).

DISFUNÇÃO HIPERTÔNICA OU POR HIPERATIVIDADE

As contrações uterinas na fase ativa do trabalho de parto acarretam interrupções temporárias das trocas gasosas materno-fetais.

Taquissistolia é > 5 contrações em 10 minutos, como média durante avaliação de 30 minutos, e o aumento do tônus uterino (hipertonia) é caracterizado como contrações de duração > 2 minutos. A taquissistolia, sem intervalo suficiente para permitir a reperfusão, pode levar ao comprometimento fetal intraparto. A taquissistolia iatrogênica pelo uso inadequado de ocitocina é uma das causas mais comuns e a cessação da infusão de ocitocina corrige rapidamente a situação (meia-vida da ocitocina é de 1 a 5 minutos).

Parto precipitado é, por definição, aquele que se encerra com a expulsão do feto em menos de 3 horas. Nas multíparas, com cérvice apagada e dilatada e períneo relaxado, raramente é acompanhado por complicações, ao contrário, contrações uterinas vigorosas em um colo longo e firme em um canal de parto não testado pode levar a ruptura uterina, lacerações extensas de trajeto e períneo (Sheiner *et al.*, 2004).

A hiperatividade uterina pode também ser consequência de processo obstrutivo (desproporção fetopélvica ou obstrução mecânica) – nesses casos, a cesariana é o tratamento de escolha, o risco da protelação pode resultar em ruptura uterina ou comprometimento fetal (Cunnigham *et al.*, 2022).

A clássica apresentação do descolamento prematuro de placenta é a de paciente com início súbito de dor abdominal, contrações uterinas muito frequentes e vigorosas e sangramento vaginal, cujo manejo é a cesariana de emergência com medidas de estabilização materna.

DISFUNÇÃO INCOORDENADA

É definida classicamente pela não progressão da dilatação cervical durante a fase ativa do trabalho de parto na presença de contrações uterinas adequadas em frequência e intensidade e sem evidência de desproporção cefalopélvica ou obstrução mecânica.

A "incoordenação" deriva do conceito de Caldeyro-Barcia de expansão da onda contrátil a partir do fundo uterino em direção ao istmo – triplo gradiente descendente. As contrações miometriais teriam início e final em pontos diferentes, sem atuar em sincronia, resultando na progressão da dilatação cervical muito lenta ou ausente.

Um dos manejos sugeridos é a analgesia obstétrica, preferencialmente por bloqueio do neuroeixo (Rosenbloom *et al.*, 2017).

Fatores de risco para disfunção uterina

A "origem das discinesias" uterinas é multifatorial. A corioamnionite está associada ao prolongamento do parto e, além de contribuir como causa, é também consequência de um trabalho de parto longo.

As discinesias aumentam com a idade materna, mesmo após ajuste para peso fetal e paridade (Waldenström e Ekéus, 2017).

A obesidade materna prolonga o primeiro período do parto em 30 a 60 minutos em nulíparas, e mesmo após ajuste para presença de diabetes, peso fetal e paridade, a proporção de cesarianas por distocia é maior em mulheres obesas (Kominiarek *et al.*, 2011).

Crescentes evidências sugerem efeito biológico patológico da obesidade na parturição (Azaïs *et al.*, 2017).

REFERÊNCIAS BIBLIOGRÁFICAS

ACOG Practice Bulletin no. 107. Induction of labor. *Obstetrics & Gynecology*, v. 114, n. 2 Pt. 1, p. 386-397, 2009.

AMERICAN COLLEGE OF OBSTETRICIANS AND GYNECOLOGISTS (ACOG). Practice Bulletin No. 116: Management of intrapartum fetal heart rate tracings. *Obstetrics & Gynecology*, v. 166, n. 5, p. 1232-1340, 2010.

AZAÏS, H. *et al.* Effects of adipokines and obesity on uterine contractility. *Cytokine Growth Factor Reviews*, v. 34, p. 59, 2017.

BAKKER, P. C. *et al.* Elevated uterine activity increases the risk of fetal acidosis at birth. *American Journal of Obstetrics and Gynecology*, v. 196, n. 4, p. 313. e1-6, 2007.

CALDEYRO-BARCIA, R.; ALVAREZ, H.; REYNOLDS, S. R. A better understanding of uterine contractility through simultaneous recording with an internal and a seven-channel external method. *Surgery, Gynecology & Obstetrics*, v. 91, p. 641, 1950.

CALDEYRO-BARCIA, R.; POSEIRO, J. J. Physiology of uterine contraction. *Clinical Obstetrics and Gynecology*, v. 3, 2, p. 386-410, 1960.

CUNNINGHAM, F. *et al.* (Eds.) *Williams Obstetrics*. 26th ed. New York: McGraw Hill, 2022. Chapter Abnormal Labor.

HAMILTON, E. F. *et al.* Assessing first-stage labor progression and its relationship to complications. *American Journal of Obstetrics and Gynecology*, v. 214, n. 3, p. 358.e1-8, 2016.

HENDRICKS, C. H. *et al.* Pressure relationships between the intervillous space and the amniotic fluid in human term pregnancy. *American Journal of Obstetrics and Gynecology*, v. 77, n. 5, p. 1028-1037, 1959.

HERMESCH, A. C. *et al.* Oxytocin: physiology, pharmacology, and clinical application for labor management. *American Journal of Obstetrics and Gynecology*, v. 15, p. S0002-9378, 2023.

KOMINIAREK, M. A. *et al.* Contemporary labor patterns: the impact of maternal body mass index. *American Journal of Obstetrics and Gynecology*, v. 205, p. 244.e1, 2011.

LOSCUL, C. *et al.* [Association between oxytocin augmentation intervals and the risk of postpartum haemorrhage]. *Journal de Gynecologie, Obstetrique et Biologie de la Reproduction (Paris)*, v. 45, p. 708-715, 2016.

MUSSI, S. *et al.* Effect of oxytocin during labor on neonatal acidemia. *The Journal of Maternal-Fetal & Neonatal Medicine*, v. 29, p. 3098-3103, 2016.

PHUNG, J. *et al.* Preterm labor is a distinct process from term labor following computational analysis of human myometrium. *American Journal of Obstetrics and Gynecology*, v. 226, p. 106.e1-106.e16, 2022.

RABOTTI, C.; MISCHI, M. Propagation of electrical activity in uterine muscle during pregnancy: a review. *Acta Physiologica (Oxford)*, v. 213, n. 406-416, 2015.

REYNOLDS, S. R. Uterine contractility and cervical dilatation. *Proceedings of the Royal Society of Medicine*, v. 44, n. 8, p. 695, 1951.

ROSENBLOOM, J. I. *et al.* New labor management guidelines and changes in cesarean delivery patterns. *American Journal of Obstetrics and Gynecology*, v. 217, n. 6, p. 689.e1-689.e8, 2017.

ROSSIGNOL, M. *et al.* Interrelations between four antepartum obstetric interventions and cesarean delivery in women at low risk: a systematic review and modeling of the cascade of interventions. *Birth*, v. 41, n. 1, p. 70-78, 2014.

SHEINER, E.; LEVY, A.; MAZOR, M. Precipitate labor: higher rates of maternal complications. *The European Journal of Obstetrics & Gynecology and Reproductive Biology*, v. 10, n. 116, p. 43-47, 2004.

SON, M. *et al.* Maximum dose rate of intrapartum oxytocin infusion and associated obstetric and perinatal outcomes. *Obstetrics & Gynecology*, v. 141, p. 379-386, 2023.

STEWART, R. D. *et al.* Defining uterine tachysystole: how much is too much? *American Journal of Obstetrics and Gynecology*, v. 207, p. 290.e1-6, 2012.

WALDENSTRÖM, U.; EKÉUS. C. Risk of labor dystocia increases with maternal age irrespective of parity: a population-based register study. *Acta Obstetricia et Gynecologica Scandinavica*, v. 96, n. 9, p. 1063, 2017.

WEI, S. *et al.* Early amniotomy and early oxytocin for prevention of, or therapy for, delay in first stage spontaneous labour compared with routine care. *Cochrane Database of Systematic Reviews*, v. 8, CD006794, 2013.

YOUNG, R. C. The uterine pacemaker of labor. *Best Practice & Research Clinical Obstetrics & Gynaecology*, v. 52, n. 68, 2018.

YOUNG, R. C.; MARINESCU, P. S.; SELIGMAN, N. S. Monitoring uterine contractions during labor: current challenges and future directions. *American Journal of Obstetrics and Gynecology*, v. 228, n. 5S, p. S1192-S1208, 2023.

YOUNG, R. C.; ZHANG, P. Functional separation of deep cytoplasmic calcium from subplasmalemmal space calcium in cultured human uterine smooth muscle cells. *Cell Calcium*, v. 36, n. 1, p. 11, 2004.

CAPÍTULO 92

Distocias de Trajeto

Roxana Knobel • Carla Betina Andreucci Polido • Maira Libertad Soligo Takemoto • Mariane de Oliveira Menezes

INTRODUÇÃO

O trabalho de parto eutócico (fisiológico) ocorre quando contrações uterinas eficazes impulsionam o feto, cujos diâmetros se encaixam de modo bem-sucedido nos diâmetros da pelve materna (Polido *et al.*, 2022). Assim, para um parto exitoso, são necessárias força motriz (contrações uterinas), adaptação fetal para a passagem no trajeto e trajeto pélvico adequado (aqui incluídos tanto os aspectos relacionados à pelve óssea quanto aqueles relacionados às partes moles, como assoalho pélvico e ligamentos uterinos e pélvicos).

Esses fatores não são isolados e estão intrinsicamente relacionados. Por exemplo, a apresentação fetal bem adaptada, ao pressionar o colo do útero e as estruturas do assoalho pélvico, aciona receptores locais de pressão e distensão, ocasionando o chamado "reflexo de Ferguson", que libera ocitocina endógena a partir de mecanismo de *feedback* positivo (quanto mais contrações, mais pressão e distensão, mais ocitocina endógena) (Uvnäs-Moberg, 2024). Paralelamente, o feto molda e é moldado pelo trajeto pélvico materno. Inadequações ou dificuldades na relação entre um ou mais desses fatores podem desencadear as distocias.

Denominam-se "distocias" as evoluções desfavoráveis do trabalho de parto e/ou parto, sendo que raramente podem ser previstas anteparto. Dessa forma, são diagnosticadas durante provas de trabalho de parto e não durante a gestação. É importante salientar que a identificação de distocias se dá, muitas vezes, a partir de definições de progressão esperada do trabalho de parto que se modificam e evoluem ao longo do tempo, a partir do acúmulo de novos conhecimentos e observações sistematizadas da fisiologia. Em uma perspectiva de prática clínica baseada em evidências, seria recomendável que critérios para identificação de uma distocia fossem baseados em estudos de alta qualidade metodológica, havendo demonstração de que esses critérios se associam significativamente a desfechos clinicamente relevantes. Na atualidade, ainda são comuns os diagnósticos de distocias baseados em parâmetros ultrapassados ou exclusivamente em opinião de especialistas.

As distocias são comumente classificadas como de contratilidade uterina, de objeto (alterações fetais) e de trajeto (alterações na pelve materna que impedem ou dificultam a adaptação fetal) (Brilhante *et al.*, 2022). Neste capítulo, apresentaremos as distocias relacionadas a alterações ou peculiaridades do trajeto de parto, considerando a interação dinâmica entre o feto e seus anexos, e com a contratilidade uterina.

DIAGNÓSTICO

O diagnóstico de distocia de trajeto é essencialmente clínico e dinâmico, durante o trabalho de parto. Geralmente, há uma progressão lenta ou nula da dilatação cervical e parada da descida da apresentação, por comparação a expectativas de progressão fisiológica do trabalho de parto. Também pode se manifestar como dificuldade de insinuação e adaptação do polo cefálico à pelve (ACOG e SMFM, 2014). As recomendações mais recentes sugerem a observação da progressão do trabalho de parto e período expulsivo com maior flexibilidade em relação ao tempo de duração de cada estágio e maior atenção aos sinais de progressão do encaixe fetal, como descida e rotação da apresentação (First and Second Stage Labor Management, 2024; WHO, 2018), sempre com adequado monitoramento do bem-estar fetal e materno.

A mensuração dos diferentes diâmetros da pelve (denominada "pelvimetria") foi proposta com o objetivo de tentar prever ou prevenir as distocias de trajeto. Foram propostos diferentes métodos de pelvimetria externa (Pattinson *et al.*, 2017), uso de radiografias (Aubry *et al.*, 2018), de ultrassonografia (Di Pasquo *et al.*, 2021; Liang e Gao, 2023) e, de ressonância nuclear magnética (Ami *et al.*, 2019; Jaufuraully *et al.*, 2022). Além dos riscos de exposição fetal à radiação, não há evidências que suportem qualquer método para predição da distocia de trajeto ou da desproporção cefalopélvica antes do trabalho de parto (Pattinson *et al.*, 2017). Dessa forma, essa prática não é recomendada.

DISTOCIAS

No estudo da obstetrícia clássica, as distocias de trajeto são divididas em distocias ósseas (referentes a alterações no arcabouço ósseo da pelve materna) e de partes moles (referentes a anormalidades nos tecidos moles) (Compton, 1987; Brilhante *et al.*, 2022). É importante considerar que os diâmetros que compõem a pelve óssea não são imutáveis, estando sujeitos à influência de músculos, tendões e ligamentos, e podem ser ampliados ou reduzidos de acordo com a movimentação e posição da pessoa gestante (Siccardi e Valle, 2021).

Distocia óssea

Para passar pela pelve materna, os maiores diâmetros do feto devem se adaptar aos maiores diâmetros da bacia. A pelve materna tem três principais estreitos que o feto precisa atravessar para ultimar o parto.

Estreito superior

É a "entrada" da pelve óssea. Seu diâmetro mais estreito é o anteroposterior, sendo que o diâmetro que representa o menor espaço que a apresentação fetal deve passar é a *conjugata vera obstétrica* ou *conjugata obstétrica*, que vai do promontório sacral até o ponto mais saliente da superfície posterior da sínfise púbica. Esse diâmetro pode ser estimado em alguns casos, já que por meio do toque vaginal é possível medir a *conjugada diagonalis* (da borda inferior da sínfise púbica até o promontório) e, do valor obtido, subtrai-se 1,5 centímetro (Compton, 1987). O valor preditivo dessa medida é questionável.

Clinicamente, a distocia de estreito superior apresenta-se com apresentação alta, não insinuada, mesmo com contrações eficientes. Fetos em apresentações cefálicas defletidas e em situação transversa podem ter mais dificuldade para passar pelo estreito superior (Paulo, 2019). No entanto, há de se ter paciência e cautela, já que, com a progressão do trabalho de parto, pode ocorrer o melhor encaixe da apresentação.

A livre movimentação da gestante e a progressão do trabalho de parto podem ajudar a corrigir distocias de estreito superior. Posições específicas, como quatro apoios e posição de prece maometana, aumentam os diâmetros anteroposterior e transversal mensurados por pelvimetria externa (Siccardi *et al.*, 2021). A contranutação do sacro e a retroversão da pelve isoladas ou em conjunto com a rotação externa do fêmur e extensão de quadril (Figura 92.1) também aumentam os diâmetros do estreito superior (Anatomy Tool, s.d.; Frémondière *et al.*, 2023). Adicionalmente, pode haver influência de estruturas de partes moles na habilidade de o feto insinuar-se e progredir na pelve. Como exemplo, temos as situações de dificuldade de insinuação na pelve fetal quando a orientação do útero em relação ao trajeto pélvico é desfavorável (o ângulo formado entre o fundo do útero e a coluna materna é aumentado), nos casos de úteros pendulares. Nessas circunstâncias, as contrações podem se mostrar ineficientes para auxiliar na insinuação, pois o feto é direcionado contra o promontório sacral e não através do estreito superior em direção à pelve média.

Estreito médio

É a passagem mais estreita da pelve óssea, portanto, a que representa a maior dificuldade para a passagem da apresentação. O estreito médio está delimitado pela borda inferior da sínfise púbica, as espinhas isquiáticas e a junção da 4ª e 5ª vértebras sacrais (Compton, 1987). O menor diâmetro, aqui, é laterolateral (biespinhas isquiáticas). Esse ponto da bacia óssea é o marco do plano zero de De Lee ou III de Hodge. O nível da pelve em torno desse plano é considerado também o local em que se dá o movimento cardinal de rotação interna do feto, que se espera que saia das variedades de posição transversas, alinhando a sutura sagital à abertura anteroposterior do assoalho pélvico.

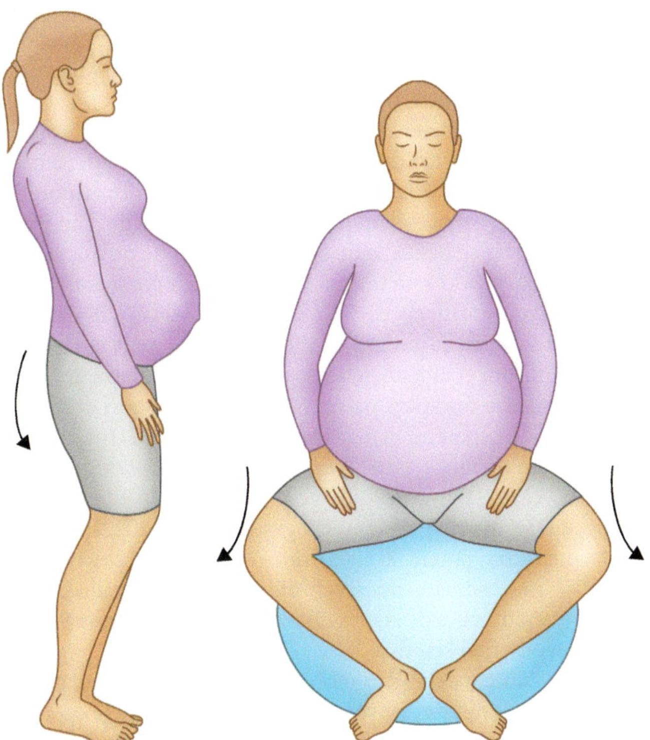

Figura 92.1 Contranutação do sacro/retroversão da pelve e rotação externa do fêmur.

Provavelmente, é a distocia óssea mais frequente. Deve-se suspeitar de uma distocia de estreito médio em apresentações que não progridem após o plano zero de De Lee, as apresentações que chegam ao plano zero em situação transversa persistente, principalmente se houver assinclitismo acentuado (Compton, 1987; Tully, 2016; Paulo, 2019). Destaca-se que o assinclitismo por si não indica um problema, já que é parte do mecanismo de adaptação da apresentação fetal à pelve materna (Polido *et al.*, 2022), particularmente acima do plano zero de De Lee.

Estimular a livre movimentação da parturiente é importante nesses casos. Movimentos da pelve e dos membros inferiores associados podem facilitar a passagem pelo estreito médio. Posições assimétricas com um lado da pelve superior ao outro (inclinação da pelve), ocasionando um desnível entre as espinhas isquiáticas, podem ajudar na progressão da apresentação, por modificarem o diâmetro biespinhas e facilitarem o encaixe (Tully, 2016). É importante considerar o papel ativo do assoalho pélvico no processo de trabalho de parto, que assessora a rotação, permite a descida e auxilia a manutenção do sinclitismo. O primeiro contato da apresentação com o assoalho pélvico se dá, geralmente, no plano zero de De Lee. Desse modo, é relevante considerar as tensões no assoalho pélvico em distocias de estreito médio, que podem ser modificadas também por meio da movimentação e do posicionamento intencional da pessoa parturiente.

Estreito inferior

A distocia de estreito inferior é rara, já que geralmente as relações fetopélvicas desfavoráveis comumente apresentarão dificuldades já no estreito médio ou superior. Ao atingir o estreito inferior da pelve, a apresentação fetal ocasiona a retropulsão do cóccix, o que aumenta o diâmetro anteroposterior (aqui denominada *conjugata exitus*) em cerca de 2 cm. Portanto, as posições maternas em que o sacro e o cóccix estão livres (qualquer posição não litotômica ou em decúbito dorsal horizontal – cócoras, quatro apoios, deitada de lado etc.), facilitam a passagem fetal nesse momento (Borges *et al.*, 2021).

Em geral, não é necessário adotar posições específicas, e o parto deve ocorrer na posição que for mais confortável para a parturiente. Em caso de necessidade de aumentar o diâmetro do estreito inferior, a nutação do sacro, a rotação interna dos fêmures pode ajudar (Anatomy Tools, s.d.; Frémondière *et al.*, 2023) (Figura 92.2), bem como a flexão de quadril. É importante observar que a rotação externa do fêmur (pernas abduzidas) pode ampliar o estreito superior, mas diminui o estreito inferior. Portanto, não é aconselhável exigir que a parturiente abra as pernas no momento do expulsivo (Anatomy Tools, s.d.; Frémondière *et al.*, 2023).

As distocias e as possíveis resoluções posturais estão apresentadas na Tabela 92.1.

ANORMALIDADES PÉLVICAS

Anormalidades pélvicas raras, antecedentes de fratura de bacia e deformidades de coluna vertebral ou de membros inferiores que afetam a pelve não estão associados à impossibilidade de

Tabela 92.1 Distocias ósseas.

Estreitos	Menor diâmetro	Quadro clínico	Possíveis posturas que aumentam os diâmetros
Estreito superior	Anteroposterior (promontório sacral até o ponto mais saliente da superfície posterior da sínfise púbica)	Apresentação alta, não insinuada, mesmo com contrações eficientes (apresentações cefálicas defletidas ou transversas)	Livre movimentação da gestante Posições: quatro apoios e prece maometana (aumentam os diâmetros anteroposterior e transversal) Contranutação do sacro e retroversão da pelve isoladas ou com rotação externa do fêmur e extensão de quadril
Estreito médio	Laterolateral (biespinhas isquiáticas), marco do plano zero de De Lee ou III de Hodge	Apresentação não progride após o plano zero de De Lee Apresentação que chega ao plano zero em situação transversa persistente (possível assinclitismo acentuado)	Livre movimentação Posições assimétricas (inclinação da pelve com desnível entre as espinhas isquiáticas)
Estreito inferior	Anteroposterior (retropulsão do cóccix)	Demora do desprendimento da apresentação	Posições à escolha da parturiente, preferencialmente com sacro e cóccix livres Nutação do sacro e rotação interna dos fêmures, podendo associar também flexão de quadril

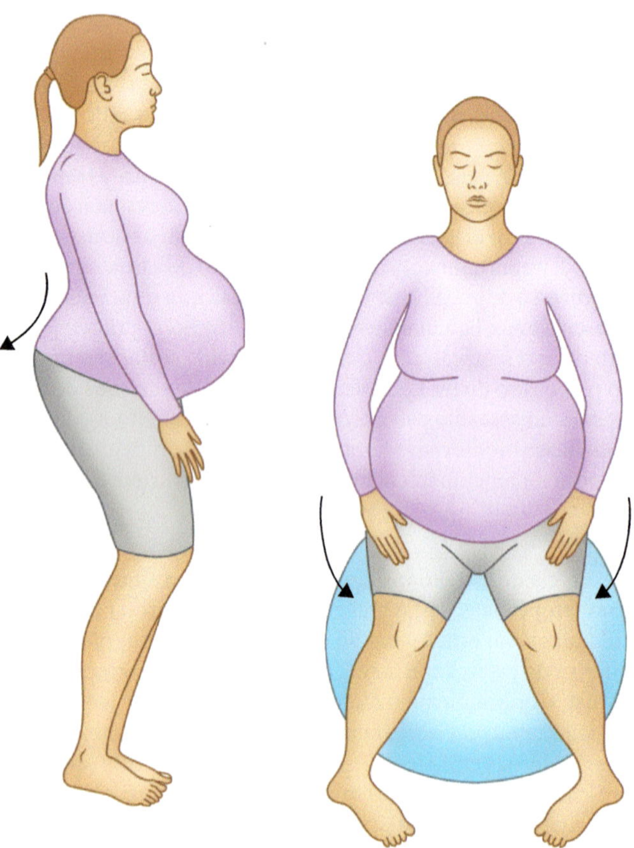

Figura 92.2 Nutação do sacro, anteroversão da pelve e rotação interna do fêmur.

um parto vaginal (Nandoliya *et al.*, 2023; Davidson *et al.*, 2024). Cada caso deve ser individualizado, sendo que, em raras ocasiões, haverá contraindicação de uma prova de trabalho de parto.

Distocias de partes moles

O trajeto de parto também pode ser obstruído por alterações dos tecidos moles, principalmente colo, vagina, vulva e períneo, além da possibilidade de ocorrerem tumores prévios à apresentação (Paulo, 2019).

Colo uterino

As principais distocias que podem envolver o colo uterino são o edema e a estenose cervical. O edema cervical, na maioria dos casos, não é a causa da dificuldade no parto, mas a consequência de anormalidades na progressão. Embora a definição clássica de desproporção cefalopélvica envolva a dilatação completa do colo, esse diagnóstico deve ser aventado quando toda a circunferência do colo está edemaciada e há uma aparente diminuição da dilatação cervical (Logiudice *et al.*, 2022). Classicamente, o edema de colo é descrito como consequência de uma pressão desigual da apresentação fetal na cérvice. Como exemplo, no assinclitismo posterior, o lábio anterior do colo poderia teoricamente edemaciar. Há ainda debates teóricos a respeito da possível etiologia neurovascular do edema de colo, que assumem que o edema pode ser causado por tensão excessiva em torno do colo e tecidos moles adjacentes em situações de partos distócicos. Dessa forma, posições maternas que ajudem a diminuir a pressão da apresentação no colo podem ajudar (como posição de prece maometana ou outras posições invertidas). Recursos para reduzir a tensão no assoalho pélvico e otimizar o espaço na pelve óssea também podem contribuir, como o decúbito lateral com uma das pernas apoiadas em uma bola tipo "feijão" mantendo rotação interna do fêmur apoiado na bola ou decúbito lateral com a perna superior "caindo da cama", técnica conhecida como "liberação deitada de lado de Spinning Babies®" (Takemoto *et al.*, 2021; Logiudice *et al.*, 2022).

A equipe de assistência deve considerar que, pelo próprio mecanismo fisiológico de dilatação e de descida da apresentação, o lábio anterior do colo em muitos casos é a última porção a dilatar, e que isso não é um problema a ser resolvido. Também deve considerar se o edema de colo está causando ou é causado pela distocia, sendo esta última hipótese mais coerente com a fisiologia das modificações do colo, que é responsivo às contrações e à pressão da apresentação e, como tecido mole composto basicamente por colágeno, teria pouca efetividade para impedir a progressão do feto pela pelve. Outros recursos são descritos em relatos de experiência ou são disseminados no contexto de práticas sem que haja evidências de efetividade ou segurança, como é o caso da aplicação de gelo local no colo edemaciado ou a redução manual do colo (Logiudice *et al.*, 2022). Ambas são técnicas com potencial significativo para causar desconforto ou dor, não sendo possível afastar riscos associados. Considerando a falta de evidências científicas que as respaldem, não se recomenda seu uso.

Outra distocia de partes moles é a estenose cervical, geralmente como resultado de sequela de infecções, cirurgias, cauterizações e cerclagens (Han *et al.*, 2021). Pode também ser secundária a lacerações envolvendo o colo em partos anteriores (Paulo, 2019). O diagnóstico de estenose cervical só pode ser feito durante o trabalho de parto. A ocorrência de estenose cervical, mesmo em parturientes com antecedente de manipulação do colo, é rara, havendo uma lacuna na literatura sobre a possível associação entre a ocorrência de estenose cervical e desfechos obstétricos relacionados à progressão do trabalho de parto.

Vagina

Septos vaginais são raros e apresentam-se, em sua maioria, como um septo longitudinal, que divide a vagina parcial ou completamente em dois compartimentos. Septos anulares ou transversais são ainda mais raros. Apesar de serem bem distensíveis, podem representar uma obstrução no canal de parto. Em geral, são pouco vascularizados em sua parte central, e podem ser ressecados durante o primeiro período do trabalho de parto ou no período expulsivo (de França Neto *et al.*, 2019; Brilhante *et al.*, 2022).

Cistos vaginais geralmente são achados incidentais e não representam um problema para a descida da apresentação. Caso sejam suficientemente volumosos para ocasionar uma obstrução de trajeto, recomendam-se aspiração e esvaziamento durante o trabalho de parto (Papapanagiotou *et al.*, 2019).

Vulva e períneo

Raramente patologias vulvares e perineais representarão um empecilho para a evolução do parto. Varizes vulvares são frequentes, com uma prevalência de 4% das gestações. Varizes vaginais são menos frequentes (Sueyoshi *et al.*, 2018). Em geral, não representam um tumor prévio que impeça o parto. Na maioria dos casos de hemorragia descritos, as varizes eram secundárias à hipertensão portal ou outra patologia hepática (Sueyoshi *et al.*, 2018). O risco de hemorragia em pacientes com varizes vaginais ou vulvares sem outras patologias de base é baixo e minimizado pela compressão da região pelo polo cefálico fetal durante o período expulsivo (Sueyoshi *et al.*, 2018).

A descoberta de grandes tumorações em razão de condiloma acuminado (tumor de Buschke-Lowenstein) é rara no período expulsivo, mas pode ocorrer em locais em que a população tem pouco acesso à atenção em saúde (Chang *et al.*, 2022). As lesões desse tipo devem ser tratadas durante a gestação, para reduzir a chance de transmissão vertical (Sugai *et al.*, 2021; Chang *et al.*, 2022; Harris e Wan, 2023). A mera presença de lesões ou o antecedente de lesões não impedem o parto vaginal, já que a transmissão vertical do HPV também ocorre na cesariana (Sugai *et al.*, 2021). Tumorações volumosas atuam como tumores prévios e lesões amplas podem apresentar sangramento excessivo, devendo ser indicada a cesariana como via de nascimento (Radu *et al.*, 2021; Chang *et al.*, 2022; Harris e Wan, 2023).

Tumores prévios

Qualquer massa posicionada à frente da apresentação fetal no canal de parto, impedindo ou dificultando sua progressão, é considerada um tumor prévio. Os fecalomas e a bexiga urinária excessivamente distendida podem obstruir o trajeto do parto, atuando como tumores prévios (Compton, 1987; Paulo, 2019), e devem ser resolvidos com esvaziamento.

A presença de um ou ambos os rins pélvicos pode se comportar como um tumor prévio. O posicionamento ectópico do rim ocorre na vida embrionária pela falta de migração do órgão da pelve para sua posição definitiva. Em geral, é uma condição assintomática e raramente impedirá o parto vaginal. Há relatos de casos de rins pélvicos bilaterais como achados ultrassonográficos (Nnamani *et al.*, 2022) ou cirúrgicos (Aksoy *et al.*, 2014) de pacientes com antecedente de partos vaginais. Destaca-se que, em casos de pacientes transplantadas não há indicação de cesariana pelo posicionamento do rim transplantado (del Mar Colon e Hibbard, 2007).

Outros exemplos de tumores prévios são raros como miomas e tumores de ovário e devem ser avaliados caso a caso (Compton, 1987; Paulo, 2019).

REFERÊNCIAS BIBLIOGRÁFICAS

AKSOY, N.; GÜZEL, A. I.; DOĞANAY, M. Incidentally detected ectopic right kidney following total abdominal hysterectomy and bilateral salpingoophorectomy. *Journal of Experimental Therapeutics & Oncology*, v. 10, n. 4, p. 271-273, 2014.

AMERICAN COLLEGE OF OBSTETRICIANS-GYNECOLOGISTS (ACOG); SOCIETY FOR MATERNAL FETAL MEDICINE. Safe prevention of the primary cesarean delivery. *Obstetric Care Consensus*, n. 1, p. 1-19, 2014.

AMI, O. *et al.* Three-dimensional magnetic resonance imaging of fetal head molding and brain shape changes during the second stage of labor. *PLoS One*, v. 14, n. 5, e0215721, 2019.

ANATOMY TOOL. *3D Anatomy Lyon*: Arthrology of the pelvis in childbirth – video of 3D model. [s.d.]. Disponível em: https://anatomytool.org/content/3d-anatomy-lyon-arthrology-pelvis-childbirth-video-3d-model. Acesso em: 27 abr. 2024.

AUBRY, S. *et al.* Can three-dimensional pelvimetry using low-dose stereoradiography replace low-dose CT pelvimetry? *Diagnostic and Interventional Imaging*, v. 99, n. 9, p. 569-576, 2018.

BORGES, M. *et al.* Biomechanical study of different birthing positions to facilitate the progress of labour. *In: Advances and Current Trends in Biomechanics:* Proceedings of the 9th Portuguese Congress on Biomechanics. CNB2021, 19-20 fev. 2021. Porto: CRC Press, 2021.

BRILHANTE, A. V. M.; FEITOSA, F. E. L.; SOUZA, L. de A. R. e. Parto distócico (discinesias, distócias, desproporção cefalopélvica). *In:* REZENDE FILHO, J. *Rezende Obstetrícia.* Rio de Janeiro: Guanabara Koogan, 2022. p. 772-779.

CHANG, K.-C.; CHEN, Y.-C.; DING, D.-C. Condyloma acuminatum mimicking cervical cancer in a pregnant woman and treatment with cryotherapy: a case report. *Medicine (Baltimore)*, v. 101, n. 49, p. e32273, 2022.

COMPTON, A. A. Soft tissue and pelvic dystocia. *Clinical Obstetrics and Gynecology*. v. 30, n. 1, p. 69-76, 1987.

DAVIDSON, A. *et al.* Unstable pelvic fractures in women: implications on obstetric outcome. *International Orthopaedics*, v. 48, n. 1, p. 235-241, 2024.

DE FRANÇA NETO, A. H. *et al.* Intrapartum diagnosis and treatment of longitudinal vaginal septum. *Case Reports in Obstetrics and Gynecology*, n. 2014, p. 108973, 2014.

DEL MAR COLON, M.; HIBBARD, J. U. Obstetric Considerations in the Management of Pregnancy in Kidney Transplant Recipients. *Advances in Chronic Kidney Disease*, v. 14, n. 2, p. 168-177, 2007.

DI PASQUO, E. *et al.* Antepartum evaluation of the obstetric conjugate at transabdominal 2D ultrasound: a feasibility study. *Acta Obstetricia et Gynecologica Scandinavica*, v. 100, n. 10, p. 1917-1923, 2021.

FIRST AND SECOND Stage Labor Management: ACOG Clinical Practice Guideline No. 8. *Obstetrics and Gynecology*, v. 143, n. 1, p. 144-162, 2024.

FRÉMONDIÈRE, P. *et al.* The impact of femoral rotation on sacroiliac articulation during pregnancy. Is there evidence to support Farabeuf's hypothesis by finite element modelization? *European Journal of Obstetrics, Gynecology, and Reproductive Biology*, v. 290, p. 78-84, 2023.

HAN, J. Y.; WONG, W. L.; CHAN, J. K. Y. Labor complicated by cervical stenosis following a laser cone biopsy. *Journal of Medicine Cases*, v. 12, n. 1,0 13-15, 2021.

HARRIS, S. R.; WAN, K. M. Giant condyloma acuminatum (Buschke-Lowenstein tumour) of the vagina during pregnancy. *British Medical Journal Case Reports*, v. 16, n. 10, e255996, 2023.

JAUFURAULLY, S. *et al.* Magnetic resonance imaging in late pregnancy to improve labour and delivery outcomes – a systematic literature review. *BioMed Central Pregnancy and Childbirth*, v. 22, n. 1, p. 949, 2022.

LIANG, Z.-W.; GAO, W.-L. Predictive value of the trans-perineal three-dimensional ultrasound measurement of the pubic arch angle for vaginal delivery. *World Journal of Clinical Cases*, v. 11, n. 20, p. 4874-4882, 2023.

LOGIUDICE, J. A.; HOLLAND, E.; ESPOSITO, C. P. Midwifery management of a birthing person with cervical edema during labor. *Journal of Midwifery & Women's Health*, v. 67, n. 5, p. 644-650, 2022.

NANDOLIYA, K. R. *et al.* Adolescent idiopathic scoliosis and pregnancy. *Cureus*, v. 15, n. 10, e46782, 2023.

NNAMANI, A. *et al.* Incidental finding of a rare anomaly: bilateral maternal pelvic kidneys. *Annals of Clinical and Biomedical Research*, v. 3, n. 2, p. 221, 2022.

PAPAPANAGIOTOU, I. K. *et al.* Large cyst of the vaginal wall in pregnancy. *Clinical Case Reports*, v. 7, n. 9, p. 1827-1828, 2019.

PATTINSON, R. C.; CUTHBERT, A.; VANNEVEL, V. Pelvimetry for fetal cephalic presentations at or near term for deciding on mode of delivery. *Cochrane Database of Systematic Reviews*, v. 2017, CD000161, 2017.

PAULO, R. D. L. Distocia de trajeto. *In*: NETO, C. M. *Tratado de Obstetrícia FEBRASGO*. Rio de Janeiro: Elsevier, 2019. p. 898-901.

POLIDO, C. B. A. *et al.* Mecanismo do parto. *In:* REZENDE FILHO, J. *Rezende Obstetrícia*. Rio de Janeiro: Guanabara Koogan, 2022. p. 185-193.

RADU, M. C. *et al.* Human papillomavirus infection at the time of delivery. *Cureus*, v. 13, n. 6, e15364, 2021.

SICCARDI, M.; VALLE, C. Can the dynamic external pelvimetry test in late pregnancy reveal obstructed and prolonged labor? Results from a pilot study. *Cureus*, v. 13, n. 12, e20566, 2021.

SICCARDI, M.; VALLE, C.; DI MATTEO, F. Dynamic external pelvimetry test in third trimester pregnant women: shifting positions affect pelvic biomechanics and create more room in obstetric diameters. *Cureus*. v. 13, n. 3, p. e13631-e13631, 2021.

SUEYOSHI, M.; CLEVENGER, S.; HART, E. Large vaginal varicosities in the setting of pregnancy without known hepatic or vascular risks: a case report and review of the literature. *Case Reports in Obstetrics and Gynecology*, n. 2018, 2394695, 2018.

SUGAI, S.; NISHIJIMA, K.; ENOMOTO, T. Management of condyloma acuminata in pregnancy: a review. *Sexually Transmitted Diseases*. v. 48, n. 6, p. 403-409, 2021.

TAKEMOTO, M. L. S.; MENEZES, M. de O.; KNOBEL, R. Correção das apresentações não usuais utilizando Spinning Babies. *In:* FRANCISCO, R. P. V.; MATTAR, R.; QUINTANA, S. M. *Manual de Obstetrícia da SOGESP*. São Paulo: Editora dos Editores, 2021. p. 319-327.

TULLY, G. *Spinning Babies*: Guia de Consulta Rápida. São Paulo: Lexema, 2016.

UVNÄS-MOBERG, K. The physiology and pharmacology of oxytocin in labor and in the peripartum period. *American Journal of Obstetrics and Gynecology*, v. 230, 3 Suppl., p. S740-S758, 2024.

WORLD HEALTH ORGANIZATION (WHO). *Intrapartum care for a positive childbirth experience*. Geneva: WHO, 2018.

CAPÍTULO 93

Parto Vaginal Operatório: Fórcipes e Vácuo-Extratores

Álvaro Luiz Lage Alves • Alexandre Massao Nozaki

FÓRCIPES

O parto vaginal operatório é utilizado para propiciar um nascimento seguro pela via vaginal, mediante indicações maternas e fetais. Quando bem indicado e executado, apresenta como maiores benefícios a prevenção de cesarianas e suas morbidades associadas, assim como das complicações neonatais oriundas da hipoxia intraparto (AAP e ACOG, 2014).

Dentre as tecnologias baseadas em equipamentos disponíveis na assistência ao parto, o fórcipe é o recurso de maior potencial salvador de vidas, marcando a história da medicina como o instrumento-símbolo da tocurgia. Apesar disso, sua atual substituição pela cesárea ocorre pelo despreparo da nova geração de obstetras, pela incapacidade dos docentes para o ensino da sua prática e pela crescente judicialização médica da obstetrícia. Na atualidade, o fórcipe é um instrumento que detém estigma e preconceito social, advindos dos traumas maternos e neonatais ocasionados pelo mau uso (Hale, 2001).

Entre 10 e 15% dos partos podem necessitar de instrumentação. Quando utilizados na técnica correta, fórcipes e vácuo-extratores apresentam baixos índices de complicações maternas e neonatais (ACOG, 2015; Murphy *et al.*, 2020).

Nas últimas décadas, tem sido observado um aumento das taxas de cesáreas realizadas no segundo estágio do trabalho de parto, com redução concomitante do parto vaginal operatório. A extração fetal difícil na cesárea é evento que se associa à falha ou à falta de tentativa de parto vaginal operatório, agravando potencialmente a morbidade materna e neonatal. Assim, a aquisição de habilidades e competências relacionadas ao uso de fórcipes e vácuo-extratores se tornou imprescindível no processo atual de formação dos obstetras (Spencer *et al.*, 2006).

Tipos de fórcipes

Os fórcipes são instrumentos idealizados para extração do feto do canal de parto, executada por meio da apreensão e tração do polo cefálico fetal. Os fórcipes são instrumentos que possuem dois ramos, cada um com quatro componentes: colher (apreende o polo cefálico), haste (ou pedículo; situa-se entre o cabo e a colher), articulação e cabo. Os modelos mais conhecidos na atualidade são os de Simpson, Kielland, Piper e Marelli (Benzecry, 2006; ACOG, 2015; Murphy *et al.*, 2020).

O fórcipe de Simpson apresenta os ramos cruzados, articulação inglesa (por encaixe), cabo com digitações e aletas (apoio dos dedos) e colheres fenestradas. As curvaturas cefálica (adéqua ao polo cefálico) e pélvica (adéqua à pelve materna) das colheres são proeminentes, sendo essa especificidade vantajosa para apreensão e tração do polo cefálico. Possui três tamanhos, com comprimento dos ramos de 30, 33 e 35 cm (Benzecry, 2006; ACOG, 2015; Murphy *et al.*, 2020).

O fórcipe de Kielland apresenta os ramos cruzados, porém a articulação destes se faz por deslizamento, possibilitando a aplicação assimétrica dos ramos na vagina e a correção do assinclitismo. Possui 39 cm de comprimento. Seus cabos são lisos, com aletas e botões de identificação (*knobs*) na face anterior. No instrumento articulado, as hastes ficam sobrepostas, com a direita acima da esquerda. As colheres são fenestradas, com bordas lisas e arredondadas, e possuem curvaturas cefálica e pélvica bem discretas, o que o torna específico para amplas rotações (Figura 93.1) (Benzecry, 2006; ACOG, 2015; Murphy *et al.*, 2020).

O fórcipe de Piper é um instrumento específico para extração da cabeça derradeira no parto pélvico. Possui ramos longos (44 cm de comprimento) e cruzados, articulação inglesa, cabo sem digitações e sem aletas. Suas colheres são fenestradas e com curvaturas cefálica e pélvica bem proeminentes. Uma terceira curvatura, a perineal, está presente na face inferior das hastes, próximo das colheres (Figura 93.2) (Benzecry, 2006; ACOG, 2015; Murphy *et al.*, 2020).

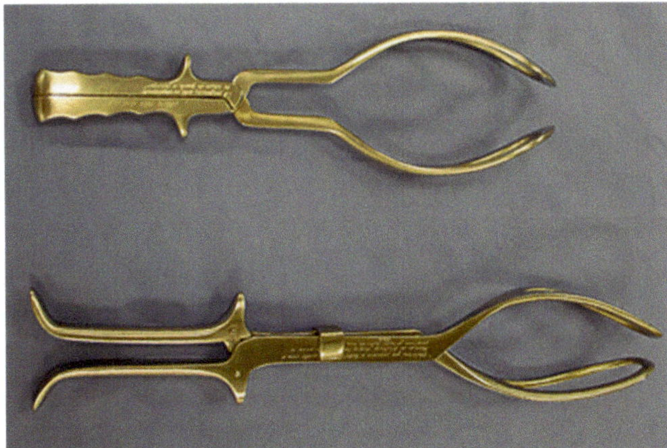

Figura 93.1 Fórcipes de Simpson (*em cima*) e de Kielland (*embaixo*).

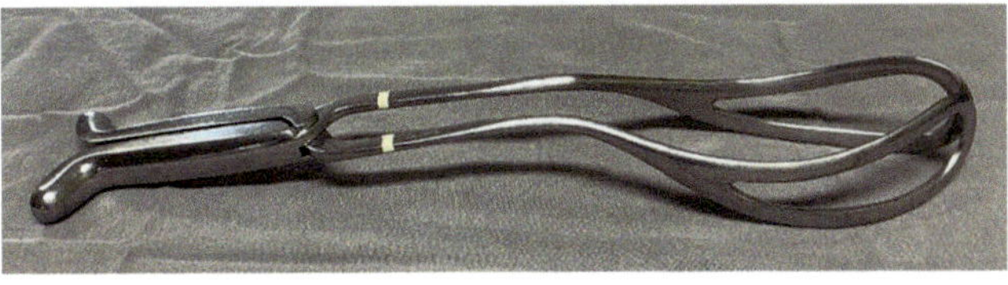

Figura 93.2 Fórcipe de Piper.

O fórcipe de Marelli é específico para extração fetal em cesariana. Possui ramos cruzados, articulação inglesa, cabo liso e sem aletas. Suas colheres são fenestradas e não apresentam curvatura pélvica (colher "em baioneta"), uma vez que as extrações fetais com esse instrumento são realizadas por via abdominal (Figura 93.3) (Benzecry, 2006; ACOG, 2015; Murphy *et al.*, 2020).

As espátulas são instrumentos menos difundidos, possuem dois ramos independentes e simétricos, que não se articulam. Cada ramo possui haste, cabo e colher sólida e larga. Os ramos atuam como alavancas independentes e a cabeça fetal não é comprimida entre as colheres. A ação das espátulas é semelhante à do calçador de sapato, cuja função é ajudar a deslizar. São descritas as espátulas de Thierry, Velasco e Teissier (Salazar Pousada e Vélez Sáenz, 2009). As espátulas de Velasco são pequenas e mais retas; as de Thierry são maiores e apresentam uma ligeira curvatura pélvica na borda superior da colher (Figura 93.4). Comparadas aos fórcipes e vácuo-extratores, as taxas de complicações neonatais das espátulas parecem ser semelhantes ou inferiores. As taxas de lacerações perineais graves também são similares, mas as lacerações de parede vaginal são mais comuns (Lattus *et al.*, 2003).

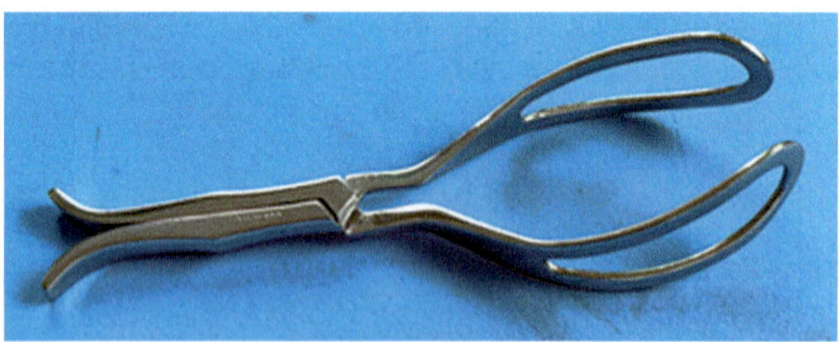

Figura 93.3 Fórcipe de Marelli.

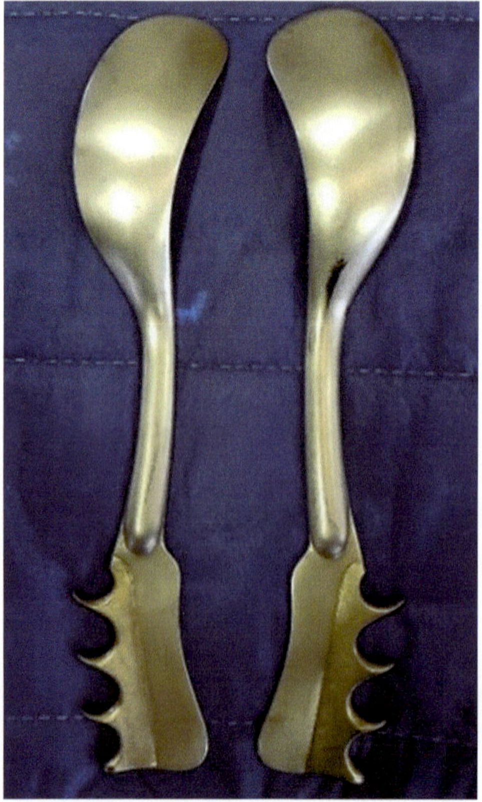

Figura 93.4 Espátulas de Thierry.

Indicações e contraindicações

Para o feto com sinais de hipoxia no período expulsivo, o parto vaginal operatório tem potencial para reduzir a exposição aos fatores intrapartos que promovem a encefalopatia hipóxico-isquêmica (ACOG, 2015; Murphy *et al.*, 2020). As principais indicações para o uso do fórcipe são o estado fetal não tranquilizador ("sofrimento fetal agudo"), exaustão materna, prolapso de cordão umbilical com dilatação cervical completa, morte súbita da parturiente, desproporção cefalopélvica relativa (parada de rotação, apresentação anômala), parada de progressão, inércia uterina, má rotação, deflexão, anormalidades da pelve, resistência das partes moles, prensa abdominal deficiente, analgesia e profilaxia. O fórcipe denominado "profilático" (de alívio) possui os objetivos de diminuir o esforço e o desconforto do período pélvico, prevenir a sobredistensão perineal, reduzir a perda sanguínea e evitar compressão prolongada da cabeça fetal. Está indicado nas complicações maternas (patologias cardíacas, pulmonares, neuromusculares etc.), na prevenção do estado fetal não tranquilizador e na cabeça derradeira do parto pélvico vaginal após falhas das manobras (Mauriceau, Bracht etc.) (ACOG, 2015; Murphy *et al.*, 2020).

Dentre os fórcipes, o de Simpson é o mais utilizado e habitualmente indicado nas variedades de posição diretas e oblíquas. O de Kielland é muito útil para variedades de posição oblíquas e específico para variedades transversas. Por possuir articulação deslizante, permite a correção do assinclitismo cefálico, fenômeno muito prevalente em variedades de posição oblíquas e transversas. O fórcipe de Piper é específico para extração da cabeça derradeira no parto pélvico e o de Marelli para extração do polo fetal em cesáreas (ACOG, 2015; Murphy *et al.*, 2020).

O parto vaginal operatório é contraindicado se a cabeça fetal não está insinuada ou se a variedade de posição é desconhecida ou se o feto apresenta suspeita ou diagnóstico de desmineralização óssea ou distúrbios hemorrágicos. São contraindicações absolutas ao parto vaginal operatório: desproporção cefalopélvica, placenta prévia total ou parcial e as apresentações anômalas (córmica, cefálicas defletidas de primeiro e segundo graus, cefálicas defletidas de terceiro grau em variedade de posição mento-posterior). Diagnóstico ou suspeição de patologia sanguínea fetal ou predisposição a fraturas são contraindicações relativas. O parto vaginal operatório em fetos com peso estimado acima de 4 kg deve ser criterioso, tanto quando se opta pelo fórcipe quanto pelo vácuo-extrator. Com relação a fetos com peso estimado inferior a 2 kg, o fórcipe se apresenta como instrumento mais seguro, podendo ser utilizado em fetos tão pequenos quanto 1 kg (ACOG, 2015; Murphy *et al.*, 2020).

No período pélvico prolongado de fetos com peso estimado acima de 4,5 kg, a cesárea intraparto para prevenção da distocia de ombro é preferível ao parto vaginal operatório baixo ou de alívio. Similarmente, o parto vaginal operatório com a cabeça fetal na pelve média deve ser evitado em fetos com peso estimado acima de 4 kg, estando indicada a cesárea intraparto. Nessas situações, a instrumentação do parto deve ser considerada apenas diante da presença de operadores experientes, mediante avaliação individualizada da posição e tamanho fetais, da história dos partos anteriores e dos hábitos maternos (Rodis *et al.*, 2022).

Classificação e pré-requisitos

As classificações das operações no parto vaginal operatório são baseadas nos planos da bacia e nos mecanismos de parto. Atualmente, a aplicação efetuada antes da insinuação do polo

Tabela 93.1 Classificação do parto vaginal operatório do American College of Obstetricians and Gynecologists.

Tipo	Achados
Alívio	O couro cabeludo fetal é visível no introito vaginal, sem separação dos pequenos lábios; o crânio fetal já atingiu o assoalho pélvico e está próximo ou ocupando o períneo; a sutura sagital está no diâmetro anteroposterior (OP, OS) ou no oblíquo (OEA, ODA, OEP, ODP), com rotação que não excede 45°
Baixo	Vértice cefálico no plano + 2 de De Lee ou abaixo, sem atingir o assoalho pélvico. Podem ocorrer duas situações: a) rotação ≤ 45° (OEA, ODA, OEP, ODP) b) rotação > 45° graus (incluem OET e ODT)
Médio	O polo cefálico se encontra insinuado, porém acima do plano + 2 de De Lee; a rotação pode ser ≤ 45° ou > 45°

ODA: occipito-direita-anterior; ODP: occipito-direita-posterior; ODT: occipito-direita-transversa; OEA: occipito-esquerda-anterior; OEP: occipito-esquerda posterior; OET: occipito-esquerda-transversa; OP: occipitopúbica; OS: occipitossacra. (Fonte: ACOG (2015).

cefálico ("fórcipe alto") está contraindicada. A classificação mais atual é a do American College of Obstetricians and Gynecologists (ACOG, 2015), endossada pelo Royal College of Obstetricians and Gynaecologists (RCOG, 2015) (Tabela 93.1).

Os pré-requisitos para o parto vaginal operatório incluem informação e concordância quanto aos benefícios e riscos do procedimento, avaliação da adequação da pelve materna, estimativa do peso fetal realizada (clínica ou ultrassonográfica), insinuação do polo cefálico, dilatação e apagamento cervical completos, membranas rotas, esvaziamento vesical prévio, conhecimento da apresentação e da variedade de posição e analgesia satisfatória (RCOG, 2020).

Condições de aplicabilidade e técnica operatória

A aplicação do fórcipe deve ser precedida de sondagem vesical e anestesia materna satisfatória. A anestesia raquidiana baixa ("em sela") é preferencial, principalmente nas situações de urgência e nos fórcipes médios e rotacionais. Possui as vantagens de rápida instalação, propiciando bloqueio anestésico das fibras sacrais e relaxamento perineal, sem interferências na contratilidade uterina, prensa abdominal e qualidade dos puxos. Nas situações em que a parturiente já se encontra sob analgesia por bloqueio epidural, com cateter instalado, a infusão de doses maiores de anestésicos será necessária e o tempo para instalação satisfatória da analgesia será maior (Practice Guidelines for Obstetric Anesthesia, 2016).

Os tempos operatórios são, sequencialmente: apresentação do instrumento adiante da vulva, introdução e aplicação, preensão do polo cefálico, verificação da pega, prova de tração e tração definitiva (com ou sem rotação) (ACOG, 2015; Murphy *et al.*, 2020).

O primeiro tempo compreende a apresentação do instrumento à vulva, simulando a maneira como ficará depois de aplicado na cabeça fetal (Figura 93.5). A preensão inclui a aplicação (introdução e colocação) e a apreensão propriamente dita. No caso do fórcipe, para aplicação dos ramos, são executados movimentos de "introduz-abaixa", penetrando com as colheres sempre pelos vazios sacrais (espaços bilaterais entre o sacro e os ísquios). Nas variedades oblíquas, o primeiro ramo a ser aplicado deve ser sempre o posterior. Nas variedades transversas (fórcipe de Kielland), o primeiro ramo a ser inserido é opcional, porém o ramo anterior é habitualmente preferível. Nas variedades diretas (occipitopúbica [OP] e occipitossacra [OS]), o ramo esquerdo deve ser aplicado primeiro, com o intuito de evitar a necessidade do descruzamento dos ramos após a

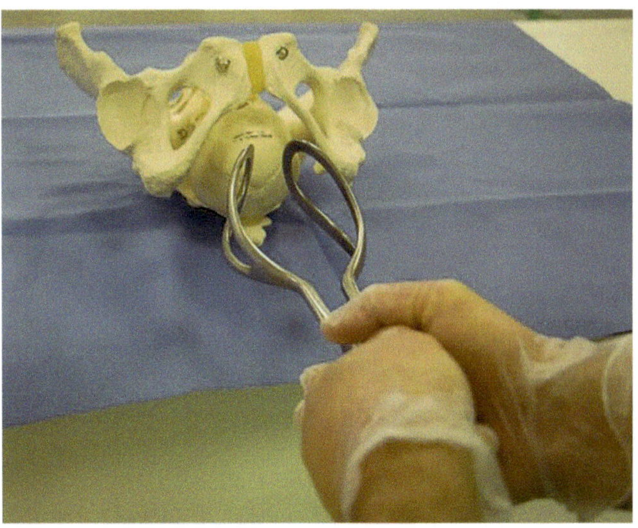

Figura 93.5 Apresentação do fórcipe de Simpson na variedade de posição direta occipitopúbica.

aplicação do segundo (ramo direito) (Figura 93.6). No polo cefálico rodado, o ramo que será aplicado no parietal anterior é introduzido por meio do tríplice movimento espiroidal, que inclui, sequencialmente, translação, abaixamento e torção do cabo (espiral de La Chapelle) (Figura 93.7). É importante ressaltar que a rotação manual é uma alternativa para correção do

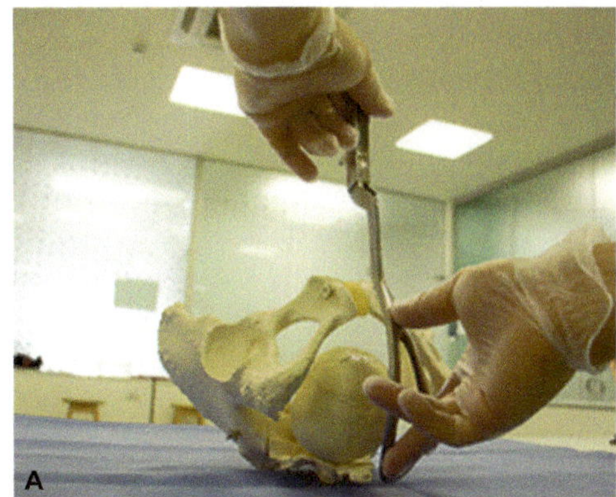

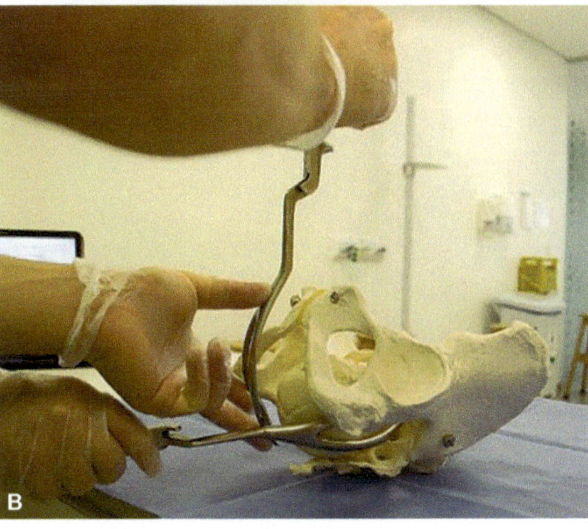

Figura 93.6 **A.** Aplicação do ramo esquerdo do fórcipe de Simpson na variedade de posição direta occipitopúbica. **B.** Aplicação do ramo direito do fórcipe de Simpson na variedade de posição direta occipitopúbica.

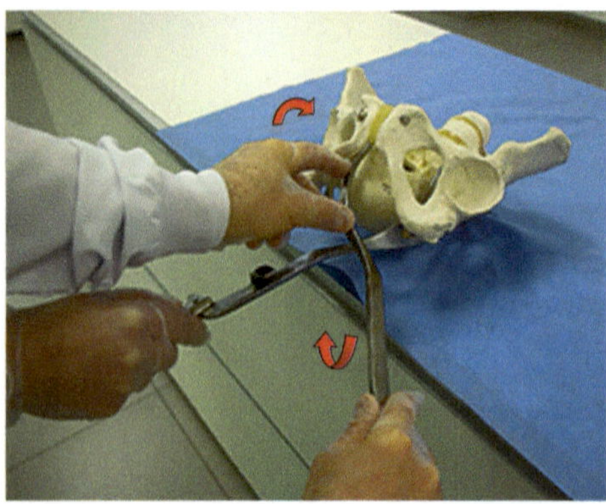

Figura 93.7 Aplicação do ramo direito do fórcipe de Kielland, com a espiral de La Chapelle, na variedade de posição occipito-esquerda-anterior (OEA).

polo cefálico rodado (variedades de posição transversas e oblíquas). O polo cefálico é apreendido com as pontas dos dedos posicionadas nos ossos parietais (polegar de um lado e os demais dedos do outro). Durante a contração uterina, a cabeça fetal é discretamente elevada, fletida e rodada, até se posicionar em variedade de posição OP (ACOG, 2015; Murphy *et al.*, 2020).

A pega ideal é a biparietomalomentoniana. A verificação da pega correta utiliza três critérios diagnósticos fundamentais (critérios de Laufe): a pequena fontanela deve estar a um dedo transverso do plano das hastes ("no centro da figura"); a sutura sagital deve situar-se perpendicularmente e equidistante ao plano das hastes; as fenestras das colheres não devem ser percebidas por mais que uma polpa digital entre a cabeça apreendida e o fórcipe, em nenhum dos lados (Figura 93.8). Após a verificação da pega ideal, os ramos devem ser deslocados em direção ao occipital (ACOG, 2015; Murphy *et al.*, 2020).

A tração deve ser simultânea às contrações e realizada de forma axial, ou seja, no eixo do canal de parto, perpendicularmente ao plano de parada da apresentação. O operador deve estar sentado em altura adequada, com o tórax no mesmo nível do canal de parto e com os braços flexionados pouco abaixo da mesa. A força deve ser exercida somente com os braços. Para obtenção da tração axial, a mão dominante, posicionada nos cabos, exerce força direcionada ao tórax do operador. Simultaneamente, a outra mão, posicionada nas hastes, efetua força direcionada para baixo, contra o períneo materno (manobra de Saxtorph-Pajot), proporcionando um vetor de 45° e tração axial efetiva (Figura 93.9) (ACOG, 2015; Murphy *et al.*, 2020).

A rotação é realizada nas variedades oblíquas e transversas, simultaneamente à tração. A rotação com o fórcipe de Simpson deve ser efetuada com amplo movimento dos cabos em arco (circundução). Com o fórcipe de Kielland, o movimento dos cabos é efetuado em "chave de fechadura" e a rotação pode ser completada antes da tração (Figura 93.10). Ressalta-se que o fórcipe de Simpson é mais adequado para pequenas rotações. Já o fórcipe de Kielland deve ser o instrumento de escolha para as rotações, principalmente quando acima de 45°. Completada a rotação e confirmado o êxito da tração (prova de tração positiva), e estando o polo cefálico com o occipital abaixo da sínfise púbica, avalia-se a necessidade da episiotomia (ACOG, 2015; Murphy *et al.*, 2020).

A retirada dos ramos do fórcipe deve anteceder a saída completa da cabeça fetal, devendo ser efetuada assim que a mandíbula estiver acessível. Os ramos são retirados em ordem inversa de sua aplicação (Figura 93.11). O desprendimento do polo cefálico é completado pela manobra de Ritgen modificada. Após completadas a extração fetal e a dequitação, efetua-se a revisão do canal de parto e, se necessário, o reparo das lacerações e/ou episiorrafia (ACOG, 2015; Murphy *et al.*, 2020). Apesar da alta eficácia para resolução do parto, a tentativa de fórcipe deve ser interrompida se não houver progressão do polo cefálico após três trações efetuadas com pega correta e operador experiente (ACOG, 2015; Murphy *et al.*, 2020).

Fórcipes médios e/ou rotacionais são opções apropriadas em circunstâncias selecionadas e exigem habilidade e experiência (ACOG, 2015; Murphy *et al.*, 2020). As variedades de posição oblíquas posteriores e transversas e a cabeça derradeira no parto pélvico determinam técnicas específicas de aplicação do fórcipe (Benzecry, 2006).

No fórcipe em variedades oblíquas posteriores (ODP e OEP), as técnicas são múltiplas e relacionadas com o modelo, disponibilidade e escolha do fórcipe. Em todas, o primeiro ramo a ser introduzido deve ser o posterior. O segundo ramo (anterior) é introduzido por meio da espiral de La Chapelle. Uma opção é efetuar a rotação de 45º no sentido posterior, para occipitossacra (OS). Nessa situação, os ramos dos fórcipes são aplicados com a curvatura pélvica das colheres em direção anterior. Apesar

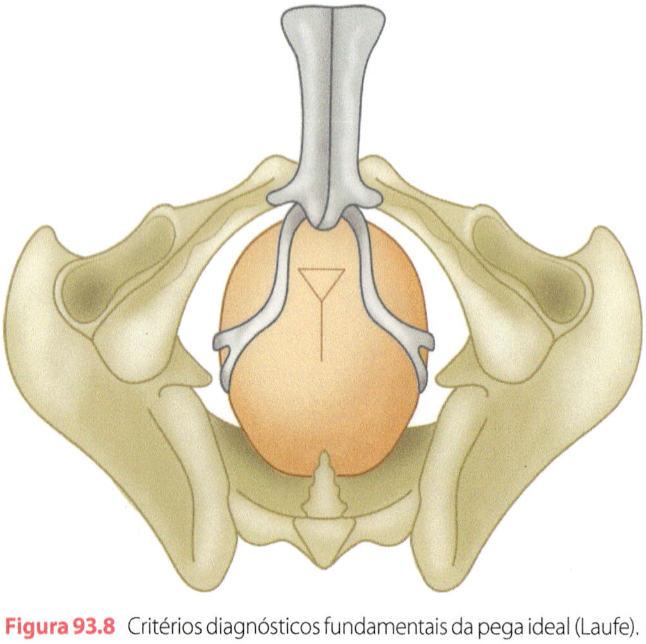

Figura 93.8 Critérios diagnósticos fundamentais da pega ideal (Laufe).

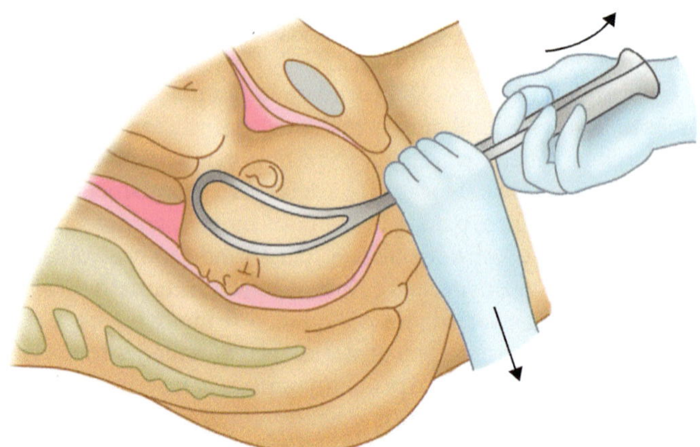

Figura 93.9 Tração axial (manobra de Saxtorph-Pajot) na variedade de posição direta occipitopúbica.

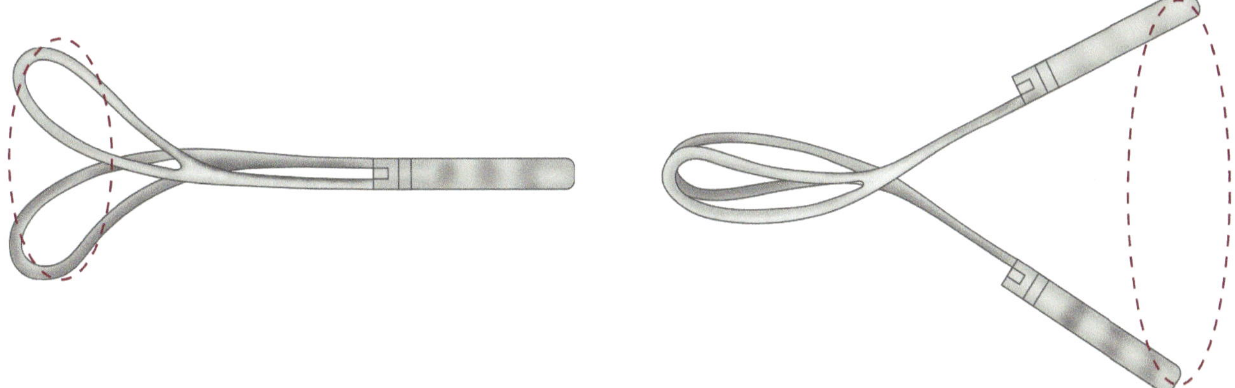

Figura 93.10 Rotação em "chave de fechadura" com o fórcipe de Kielland e em amplo movimento de circundução dos cabos com o fórcipe de Simpson.

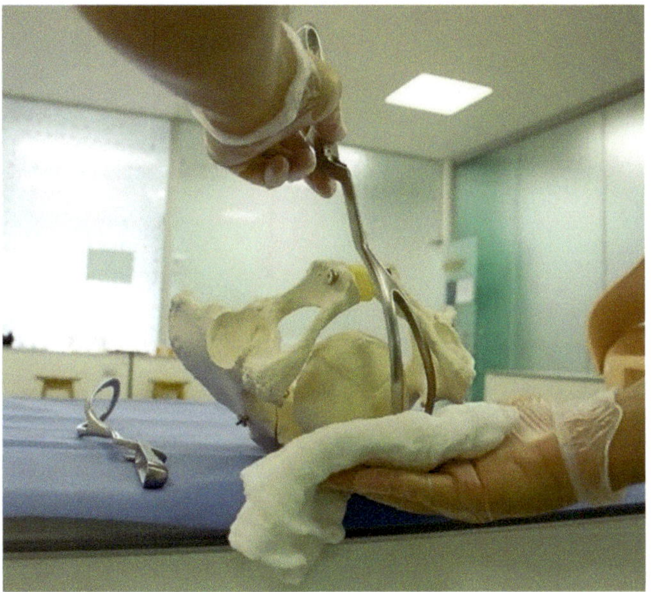

Figura 93.11 Remoção dos ramos do fórcipe de Simpson na variedade de posição direta occipitopúbica.

de a rotação não ser ampla, o desprendimento do polo cefálico ocorre em variedade posterior (OS), o que exige tração mais vigorosa e indica o fórcipe de Simpson como instrumento preferencial. A rotação deve ser efetuada em amplo movimento de circundução dos cabos. Uma segunda estratégia, que tem como vantagem evitar o desprendimento do occipital contra a musculatura perineal, é efetuar uma ampla rotação de 135° no sentido anterior para occipitopúbica (OP), seguida de extração em pega única. Essa técnica exige experiência do operador e o uso do fórcipe de Kielland. Aqui, a discreta curvatura pélvica desse fórcipe permite que as colheres sejam direcionadas para baixo no momento da aplicação. Completados os 135° de rotação (em "chave de fechadura"), a curvatura pélvica do fórcipe se posiciona no mesmo sentido da curvatura pélvica materna e o desprendimento cefálico ocorre em variedade OP, dispensando uma segunda pega. Uma terceira opção técnica, que também obtém a vantagem do desprendimento cefálico em variedade OP, é executar a rotação de 135° por meio da dupla pega de Scanzoni, utilizando um fórcipe de Simpson. A técnica é útil diante da indisponibilidade do fórcipe de Kielland e/ou pela presença de operador com destreza e apreço para o procedimento. A primeira aplicação é realizada com a curvatura pélvica do fórcipe direcionada para cima, na direção do bregma fetal. Após rotação de 135°, efetuada com amplo movimento de circundução dos cabos, a curvatura pélvica do fórcipe fica direcionada para baixo e o polo cefálico em variedade OP. Uma vez que as colheres do fórcipe de Simpson possuem ampla curvatura pélvica, o instrumento deve ser removido para uma segunda aplicação, sendo proscrita a extração do polo cefálico com a curvatura pélvica das colheres voltadas para baixo. A segunda pega segue os princípios para aplicação e desprendimento do polo cefálico completamente rodado (OP) (Benzecry, 2006).

Para aplicação em variedades transversas (ODT e OET), o fórcipe mais indicado é o de Kielland. A opção de aplicar primeiro o ramo anterior é vantajosa, uma vez que exige ampla espiral de La Chapelle, que pode ser dificultada quando se opta por aplicar o primeiro ramo posteriormente na pelve, o que desloca o polo cefálico anteriormente e dificulta a inserção do ramo anterior por meio do triplo movimento espiroidal. Assim, o primeiro ramo é aplicado anteriormente, mediante movimentos de translação, abaixamento e torção do cabo (espiral de La Chapelle – técnica itinerante) (Figura 93.12). O segundo ramo é introduzido posteriormente, de forma direta. Frequentemente, o assinclitismo está presente nessas variedades de posição, sendo necessária sua correção previamente à verificação da pega correta, rotação e tração. Para isso, um dos ramos deve penetrar mais do que o outro no canal de parto, a depender do tipo de assinclitismo (anterior ou posterior). A correção para a posição de sinclitismo é realizada deslizando os ramos do fórcipe já articulados. É recomendável puxar o ramo que penetrou mais no canal de parto, evitando empurrar o ramo que penetrou menos, na intenção de evitar trauma nas porções superiores do canal de parto. A correção do assinclitismo é confirmada por meio dos critérios de Laufe, antes de efetuar a rotação (em "chave de fechadura") e tração (Benzecry, 2006).

Por possuir ramos maiores e ampla curvatura perineal, o fórcipe mais indicado na impactação da cabeça derradeira é o de Piper. Na técnica, um auxiliar ergue o corpo do feto pelos membros inferiores ou com uma compressa posicionada sob o abdome fetal. Posicionado horizontalmente, o ramo esquerdo é introduzido primeiro, de forma direta. Subsequentemente, o ramo direito é introduzido de maneira similar, sem maior dificuldade para articulação com o ramo esquerdo. Na verificação da pega correta, a linha facial deve estar equidistante aos ramos articulados do fórcipe, o dedo não deve penetrar pelas

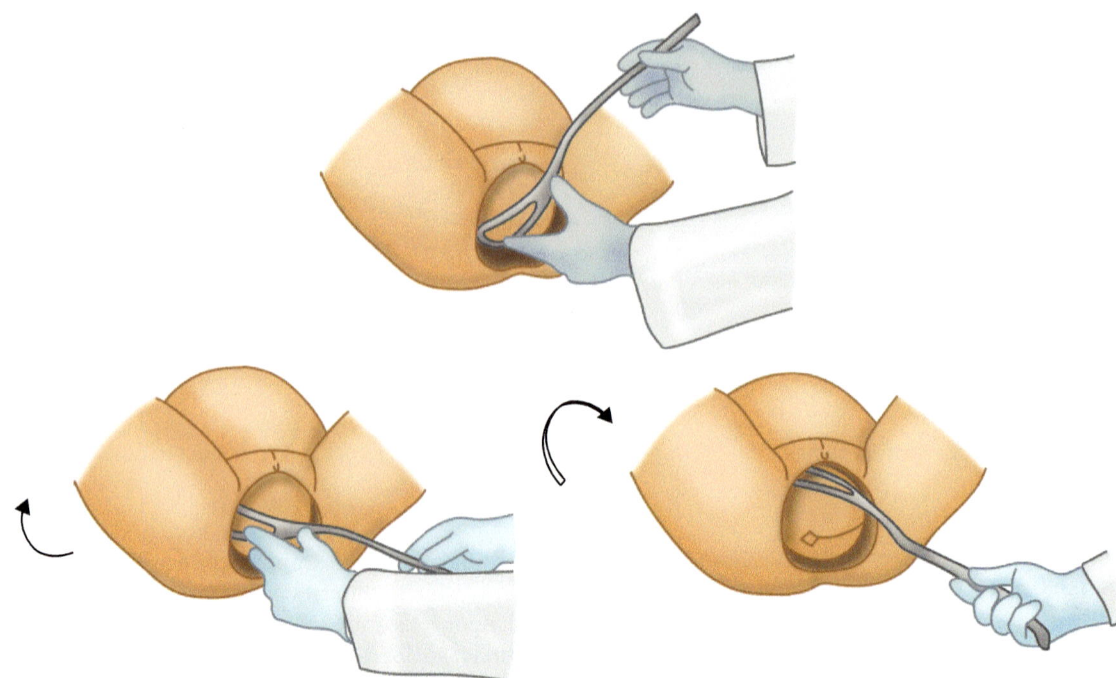

Figura 93.12 Aplicação do ramo direito do fórcipe de Kielland no parietal anterior por meio da espiral de La Chapelle (translação, abaixamento e torção do cabo) na variedade de posição occipito-esquerda transversa (OET). (Adaptada de: Benzecry, 2006.)

fenestras das colheres e o mento deve estar próximo ou no máximo a 1,5 cm do plano das hastes. Nas variedades anteriores, a aplicação é realizada em OP, com os ramos sendo introduzidos por baixo do corpo fetal. A tração deve ser axial, seguindo a curvatura da pelve materna, até posicionar a região suboccipital sob o arco púbico. A cabeça é extraída, acentuando-se a flexão, e, subsequentemente, deslocando o instrumento articulado em direção ao abdome materno. O instrumento deve ser desarticulado antes da extração completa do polo cefálico (Figura 93.13) (Benzecry, 2006).

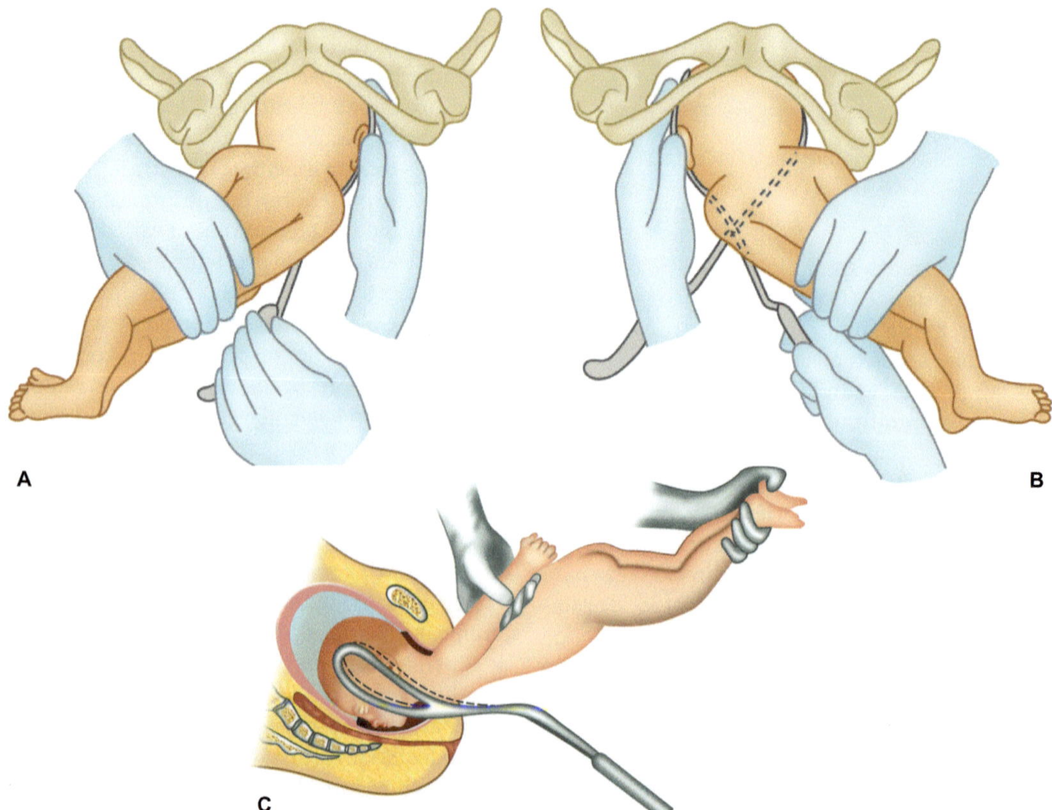

Figura 93.13 Aplicação do fórcipe de Piper em cabeça derradeira com o occipital posicionado em anterior (OP). (**C.** Utilizada, com autorização, de Rezende e Montenegro, 2022.)

Nas variedades posteriores, os ramos são introduzidos por cima do corpo fetal e a aplicação ocorre em OS. A tração é exercida para frente, com a mandíbula e o pescoço fetal se apoiando sobre a borda superior da sínfise púbica. O tronco fetal é então elevado em direção ao abdome materno (Benzecry, 2006).

VÁCUO-EXTRATOR

Os vácuo-extratores são instrumentos mais contemporâneos do arsenal tecnológico disponível para a assistência ao parto. Os mais modernos possuem campânulas de silicone ou plástico que são acopladas no polo cefálico, propiciando a tração. Apesar de serem menos resolutivos que os fórcipes, apresentam como vantagens as reduções dos erros de aplicação, da necessidade de analgesia, de episiotomia, de lacerações cervicovaginais e do emprego de força sobre a cabeça fetal. Os vácuo-extratores já se apresentam como o instrumento de escolha para o parto vaginal operatório nos países do hemisfério norte (Laufe *et al.*, 1992).

Os vácuo-extratores são instrumentos que possuem uma campânula, um tubo de conexão e uma bomba de sucção. Por meio de pressão negativa, a campânula, aplicada no couro cabeludo, exerce tração na cabeça fetal. As campânulas podem ser rígidas (de metal), semirrígidas ou flexíveis, e possuem formato de sino ou cogumelo (Figura 93.14). Os vácuo-extratores de campânulas flexíveis apresentam taxas maiores de falha, porém menores incidências de trauma no couro cabeludo do neonato (Benzecry, 2006; ACOG, 2015; Murphy *et al.*, 2020).

Indicações e contraindicações

Por causar menos danos maternos que o fórcipe, o vácuo-extrator é uma excelente alternativa para o parto vaginal operatório, principalmente para o alívio. Suas indicações são semelhantes às do fórcipe. Entretanto, como o vácuo-extrator requer maior tempo para extração fetal, não deve ser preferencial nas situações de emergência. As principais vantagens do vácuo-extrator incluem a redução nos erros de aplicação, a possibilidade de autodirecionamento e autorrotação, o menor emprego de força sobre a cabeça fetal, a menor necessidade de analgesia e de episiotomia e a redução das lacerações do trajeto (ACOG, 2015; Murphy *et al.*, 2020).

Os vácuo-extratores também podem ser utilizados em cesáreas. Nos partos vaginais, os instrumentos de campânulas rígidas são mais eficientes nas apresentações posteriores, oblíquas e transversas. As campânulas flexíveis são mais prováveis de desprender e menos eficazes para obtenção do parto vaginal.

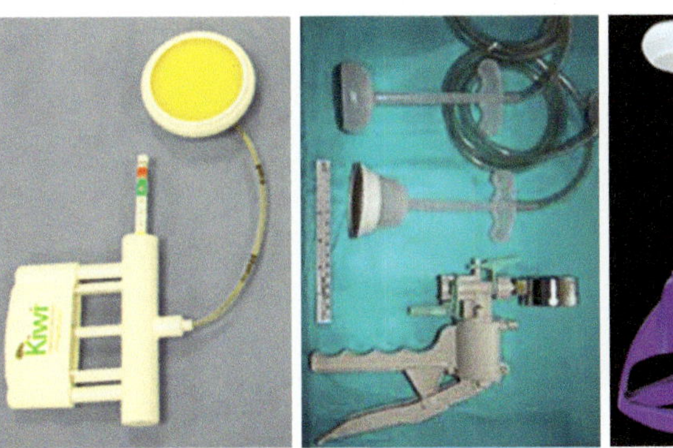

Figura 93.14 Vácuo-extratores Kiwi Omni Cup® (*esquerda*), Mityvac® (*centro*) e Mystic II (*direita*).

Entretanto, provocam menos trauma grave no couro cabeludo fetal, sendo preferenciais nos partos vaginais simples (ACOG, 2015; Murphy *et al.*, 2020).

A extração a vácuo não é isenta de riscos (hemorragia cerebral e retiniana), estando também contraindicada na prematuridade (IG < 32 semanas). Entre 32 e 36 semanas, o vácuo-extrator deve ser usado com muita cautela. Uma vez que o tempo de extração fetal com o vácuo-extrator é prolongado, o instrumento também não deve ser utilizado diante do estado fetal não tranquilizador. Os vácuo-extratores também não são úteis para o parto vaginal pélvico (cabeça derradeira) nem para apresentação de face em mento-anterior, devendo ser substituídos pelo fórcipe nessas situações. Ainda são contraindicações à vácuo-extração, porém relativas: coleta prévia de sangue ou trauma do couro cabeludo fetal, morte fetal, anomalias do polo cefálico (anencefalia, hidrocefalia), macrossomia e tração de prova negativa em tentativa anterior de fórcipe. Entretanto, os vácuo-extratores podem ser aplicados na cabeça fetal não insinuada do segundo feto gemelar que se encontra em apresentação cefálica (ACOG, 2015; Murphy *et al.*, 2020).

Técnica operatória

O bloqueio do nervo pudendo pode ser preferível à anestesia neuroaxial quando se opta pela vácuo-extração. A infiltração de anestésico local é bilateralmente realizada abaixo das espinhas ciáticas. Diferentemente das colheres dos fórcipes, as campânulas dos vácuo-extratores não entram em contato significativo com as paredes vaginais nem aumentam o diâmetro do polo cefálico (Murphy *et al.*, 2020; RANZCOG, 2020).

Imediatamente antes do uso, o vácuo-extrator deve ser testado pelo operador, imprimindo vácuo por meio de compressão da campânula na própria palma da mão. O instrumento deve ser apresentado adiante da vulva, demonstrando como será a aplicação da campânula na cabeça fetal (Vacca, 1999; Bahl *et al.*, 2009).

Antes da aplicação da campânula, o couro cabeludo fetal deve ser secado. A campânula executará a ação de preensão do polo cefálico, devendo ser introduzida no vestíbulo vulvar e aplicada sobre a sutura sagital, com equidistância nos ossos parietais e com seu centro a 3 cm adiante do *lambda* (no ponto de flexão). Com o centro da campânula posicionado no ponto de flexão, sua borda posterior vai distar 1 cm (um dedo) do *lambda* (Figura 93.15). A campânula não deve ser inadvertidamente aplicada sobre as fontanelas. O posicionamento da campânula é o mesmo para qualquer variedade de posição. Nas variedades de posição oblíquas (occipito-esquerda-anterior [OEA], occipito-esquerda-posterior [OEP], occipito-direita-anterior [ODA], occipito-direita-posterior [ODP]), a tração da campânula, efetuada durante o processo de vácuo-extração, promove a descida do polo cefálico com autorrotação (Vacca, 1999; Bahl *et al.*, 2009).

Antes da tração, a boa pega deve ser verificada, confirmando a ausência de tecido materno entre a campânula e a cabeça fetal. O manômetro deve ser calibrado no máximo até 500 mmHg (entre 350 e 500 mmHg) durante as contrações, com redução para 100 mmHg no relaxamento uterino (Vacca, 1999; Bahl *et al.*, 2009). Entretanto, a manutenção da pressão entre 350 e 500 mmHg no intervalo das contrações, intencionando evitar a descontinuidade da descida e o desprendimento da campânula, parece não aumentar as complicações neonatais e também tem sido recomendada (Yeomans, 2010).

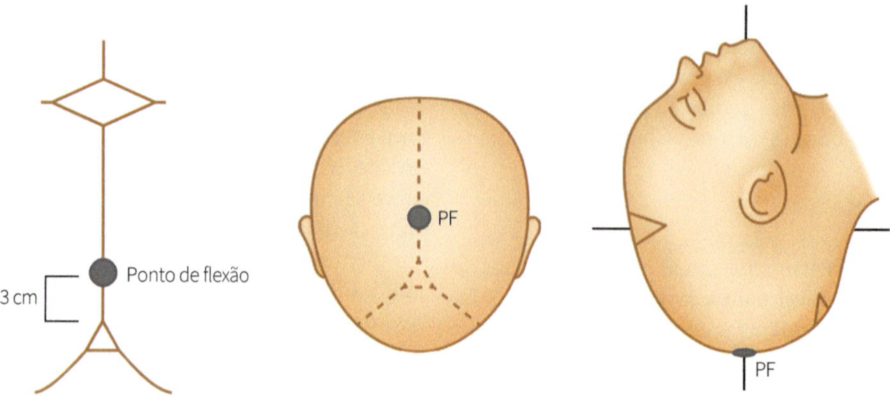

Figura 93.15 Ponto de flexão (PF) do polo cefálico fetal.

O operador, assentado adiante da mesa de parto e com o tórax na altura do canal de parto, deve tracionar perpendicularmente ao plano da campânula, até que o occipital se posicione abaixo da sínfise púbica. A tração, executada durante a contração uterina, deve seguir a curvatura pélvica (Jota de Pajot), mantendo a haste de tração sempre reta, em ângulo de 90° com a campânula. Assim, a mão que traciona exerce uma força perpendicular aos planos da campânula e do polo cefálico fetal, em direção ao tórax do operador. A tração eficiente é obtida pelo desequilíbrio entre a mão que traciona e a mão que mantém a campânula acoplada ao polo cefálico fetal, semelhante a um "cabo de guerra". Essa força é contrária e levemente superior à força exercida pela mão que mantém a campânula acoplada ao polo cefálico fetal. A campânula é mantida acoplada ao polo cefálico fetal por meio de força também perpendicular, que é exercida em direção superior, no sentido contrário à força de tração e de intensidade levemente inferior a esta, suficiente para prevenir o desprendimento da campânula durante toda a ação de tração. A força de direção superior é exercida pelo dedo polegar, posicionado no centro da campânula. Simultaneamente, os dedos indicador e médio são posicionados diretamente no polo cefálico, contribuindo para a manutenção do acoplamento da campânula no couro cabeludo fetal (Figura 93.16). O manômetro deve ser observado durante todo o processo de tração, com a finalidade de detectar a perda do vácuo, indicativa de correção da calibragem (Vacca, 1999; Bahl *et al.*, 2009).

Assim que o occipital alcança a sínfise púbica, a bomba de sucção e o tubo de conexão do vácuo-extrator são elevados e avalia-se a necessidade de episiotomia. Após exteriorização vulvar da mandíbula fetal, a campânula é removida pressionando-se a válvula de alívio da pressão (vácuo), e a extração do polo cefálico fetal é completada com a manobra de Ritgen modificada (Vacca, 1999; Bahl *et al.*, 2009).

A extração a vácuo habitualmente é alcançada com até três trações. Três trações suaves adicionais são aceitáveis para completar a deflexão do polo cefálico. A tentativa de extração a vácuo deve ser interrompida quando não houver evidência de descida progressiva da cabeça fetal, quando a campânula se desprender em três ocasiões ou quando o tempo de tração exceder 20 minutos. Durante a tração, o desprendimento brusco da campânula, por perda de vácuo e movimentos vigorosos, deve ser evitado, uma vez que propicia lacerações no couro cabeludo. O uso sequencial de vácuo-extrator e fórcipe está associado ao aumento de complicações neonatais e não deve ser rotineiramente realizado.

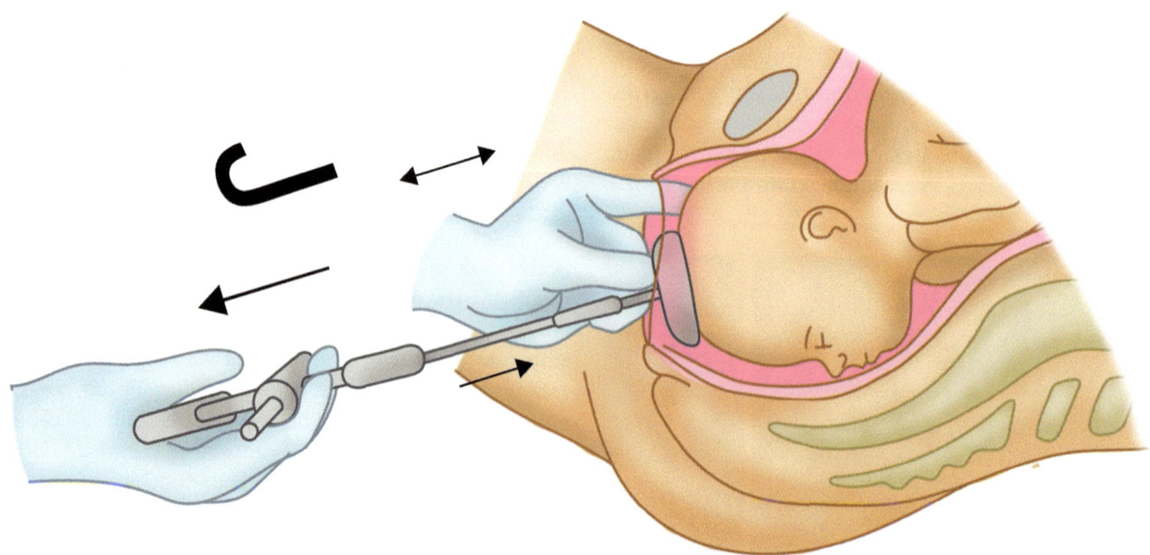

Figura 93.16 Técnica de tração na vácuo-extração. *Seta maior*: força perpendicular de tração, em direção inferior. *Seta menor*: força perpendicular de manutenção da campânula no polo cefálico fetal (dedo polegar), em direção superior. *Seta dupla*: manutenção do acoplamento da campânula no couro cabeludo (dedos indicador e médio). *Letra jota preta*: direção resultante da tração, no formato de jota ("Jota de Pajot").

Assim, após falha da tentativa de extração a vácuo, os riscos e benefícios de uma tentativa sequencial de fórcipe ou de cesárea devem ser criteriosamente avaliados (Vacca, 1999; Bahl *et al.*, 2009).

COMPLICAÇÕES MATERNAS E NEONATAIS

Quando utilizados na técnica correta, fórcipes e vácuo-extratores apresentam baixos índices de complicações maternas e neonatais (Walsh *et al.*, 2013; ACOG, 2015; Murphy *et al.*, 2020).

As complicações maternas associadas ao uso do fórcipe são as lacerações no canal de parto (uterinas, cervicais e/ou vaginais), as lacerações perineais graves (terceiro e quarto graus), o prolongamento da episiotomia, as lesões vesicais e/ou uretrais e os hematomas (Gurol-Urganci *et al.*, 2013).

As complicações neonatais associadas ao fórcipe incluem hemorragias subgaleais, escoriações, lacerações faciais, compressões oculares, abrasões da córnea, paralisia dos nervos facial e/ou hipoglosso, lesão de coluna cervical, fratura craniana e hemorragia intracraniana (Towner *et al.*, 1999; Demissie *et al.*, 2004; Spencer *et al.*, 2006; Murphy *et al.*, 2020).

As lacerações perineais de terceiro e quarto grau (graves) também são complicações maternas relacionadas à extração a vácuo, porém em proporções menores que o parto instrumentado com fórcipe. As principais complicações neonatais do vácuo-extrator ocorrem pelo fato de a tração ser aplicada no couro cabeludo. As principais são as lacerações de couro cabeludo, os céfalo-hematomas e as hemorragias intracranianas, subgaleais e retinianas. Os céfalo-hematomas se associam com maior frequência a erros de aplicação (campânulas acopladas fora do ponto de flexão) e falhas na extração fetal. São mais prováveis de ocorrer com o aumento na duração da vácuo-extração (Johanson e Menon, 2000).

Apesar da associação entre parto vaginal operatório e lacerações perineais graves, a função do assoalho pélvico e os escores de função sexual dentro de 1 ano do parto não parecem diferir em relação às cesáreas (Crane *et al.*, 2013).

Os obstetras devem estar capacitados para o reconhecimento e tratamento das complicações maternas. Os neonatologistas devem ser informados sobre a técnica utilizada no parto vaginal operatório, no intuito de avaliar e observar potenciais complicações neonatais associadas (ACOG, 2015; Murphy *et al.*, 2020).

EPISIOTOMIA, PROFILAXIA ANTIBIÓTICA E TROMBOPROFILAXIA

O parto vaginal operatório é uma das indicações da episiotomia, que deve ser seletiva. As recomendações atuais não preconizam a episiotomia de rotina no parto vaginal operatório, por conta da precária cicatrização e do desconforto associados à episiotomia mediolateral e ao risco de lesão do esfíncter anal e do reto com a episiotomia mediana (Sartore *et al.*, 2004; Fitzgerald *et al.*, 2007; ACOG, 2015). Entretanto, no contexto da instrumentação do parto, a episiotomia se apresenta como um procedimento modificador de risco, e não como tratamento das lacerações perineais graves. A busca da melhor evidência científica referente ao efeito da episiotomia no risco de lacerações perineais graves no parto vaginal operatório, a ser obtida por meio de ensaios clínicos randomizados, é dificultada pelo desafio em compor grupos dicotomizados em 0 e 100% de realização do procedimento, assim como pelos vieses introduzidos pela heterogeneidade da habilidade dos operadores e pela dificuldade em garantir que um ângulo apropriado de incisão (entre 40° e 60°) seja sempre obtido no grupo de intervenção. Assim, permanece o valor dos grandes estudos observacionais, que demonstram que a episiotomia mediolateral pode desempenhar um papel importante na prevenção das lacerações perineais graves durante o parto vaginal operatório (Sultan *et al.*, 2019). Selecionar parturientes para a realização ou não de episiotomia na vigência de parto vaginal operatório exige experiência e habilidade do operador, principalmente quando se opta pelo desprendimento cefálico posterior (OS). O momento da episiotomia não deve anteceder a prova de tração e as manobras de rotação, evitando-se a realização do procedimento diante da falha de tentativa do parto vaginal operatório. Portanto, após a descida da apresentação, estando o occipital abaixo da sínfise púbica, no desprendimento anterior (OP), inicia-se a elevação do polo cefálico por meio do deslocamento dos cabos articulados do fórcipe em direção ao abdome materno e avalia-se a necessidade da episiotomia (De Leeuw *et al.*, 2008; Lund *et al.*, 2016).

Uma dose intravenosa única de antibiótico está recomendada no parto vaginal operatório, pois reduz significativamente a probabilidade de infecção e apresenta poucos eventos adversos. São também recomendadas técnicas corretas de assepsia e uso de equipamentos de proteção individual (Knight *et al.*, 2019).

Após o parto vaginal operatório, as puérperas devem ser reavaliadas quanto ao risco de tromboembolismo venoso e necessidade de tromboprofilaxia. Fatores de risco, como prolongamento do trabalho de parto e imobilidade, são frequentemente associados à instrumentação do parto (RCOG, 2015).

ANALGESIA E CUIDADOS DO TRATO URINÁRIO

A analgesia no pós-parto com anti-inflamatórios não esteroidais e paracetamol deve ser realizada rotineiramente após instrumentação do parto com fórcipe ou vácuo-extrator (Nikpoor e Bain, 2013).

As puérperas devem ser orientadas sobre o risco de retenção urinária presente com a associação entre analgesia e parto vaginal operatório. Devem ser estimuladas a esvaziar a bexiga no período pós-parto e ter tempo e volume urinários (incluindo o volume residual) monitorados. Sondagem vesical intermitente, ou mesmo de demora, pode ser necessária por 24 a 48 horas. Nas disfunções vesicais mais duradouras, a avaliação urológica e o autocateterismo intermitente de alívio podem ser necessários. Fisioterapia pode ser oferecida como estratégia de redução do risco de retenção urinária dentro dos 3 meses do parto (Mulder *et al.*, 2012).

CONSIDERAÇÕES FINAIS

Na evolução da assistência ao parto, o fórcipe se apresentou como o recurso de maior potencial salvador de vidas. Os vácuo-extratores, apesar de mais recentes, também são dispositivos eficazes para a instrumentação do parto e ainda oferecem a vantagem de simplificar a técnica operatória (Hale, 2001; ACOG, 2015; Murphy *et al.*, 2020).

Com conhecimento e habilidade adequados, o custo-benefício e segurança da instrumentação do parto vaginal são favoráveis e endossam as recomendações atuais das *guidelines* de parto vaginal operatório para as aplicações de alívio, baixas e médias, incluindo as ações de ampla rotação (Al-Suhel *et al.*, 2009; ACOG, 2015; Murphy *et al.*, 2020).

A despeito das vantagens óbvias, o potencial do parto vaginal operatório se encontra atualmente limitado, tanto pelo não conhecimento quanto pelo mau uso. Segundo a Organização Mundial da Saúde (OMS), os partos vaginais assistidos representam menos de 1% de todos os nascimentos em países de baixa e média renda. A progressiva substituição dos fórcipes e vácuo-extratores pela cesárea, motivada pelo despreparo da nova geração de obstetras, parece introduzir uma real possibilidade de desaparecimento desses instrumentos da prática médica de assistência ao parto. O surgimento de novos instrumentos que, apesar de menos resolutivos, exigem menos habilidade técnica do operador parece ser um reflexo das atuais inabilidades dos obstetras para o parto vaginal operatório. Portanto, o treinamento em matrizes de competência para capacitação nessas importantes habilidades deve ser reconsiderado com urgência, antes que essa arte seja perdida para sempre (Hale, 2001; Al-Suhel *et al.*, 2009; Betrán *et al.*, 2023).

REFERÊNCIAS BIBLIOGRÁFICAS

AL-SUHEL, R. *et al.* Kjelland's forceps in the new millennium. Maternal and neonatal outcomes of attempted rotational forceps delivery. *Australian & New Zealand Journal of Obstetrics & Gynaecology*, v. 49, p. 510-514, 2009.

AMERICAN ACADEMY OF PEDIATRICS (AAP); AMERICAN COLLEGE OF OBSTETRICIANS AND GYNECOLOGISTS (ACOG). *Neonatal encephalopathy and neurologic outcome.* 2nd ed. Elk Grove Village (IL): Washington, DC:AAP/ACOG, 2014.

AMERICAN COLLEGE OF OBSTETRICIANS AND GYNECOLOGISTS (ACOG). Operative vaginal delivery. ACOG Practice Bulletin no. 154. *Obstetrics and Gynecology*, v. 126, n. 5, p. e56-e65, 2015.

BAHL, R.; MURPHY, D. J.; STRACHAN, B. Qualitative analysis by interviews and video recordings to establish the components of a skilled low-cavity non-rotational vacuum delivery. *British Journal of Obstetrics and Gynaecology*, v. 116, n. 2, p. 319-326, 2009.

BENZECRY, R. *Fórcipe*: passo a passo. Rio de Janeiro: Revinter, 2006.

BETRÁN, A. P. *et al.* A research agenda to improve incidence and outcomes of assisted vaginal birth. *Bulletin of the World Health Organization*, v. 101, p. 723-729, 2023.

CRANE, A. K. *et al.* Evaluation of pelvic floor symptoms and sexual function in primiparous women who underwent operative vaginal delivery *versus* cesarean delivery for second-stage arrest. *Female Pelvic Medicine & Reconstructive Surgery*, v. 19, n. 1, p. 13-16, 2013.

DE LEEUW, J. W. *et al.* Mediolateral episiotomy reduces the risk for anal sphincter injury during operative vaginal delivery. *British Journal of Obstetrics and Gynaecology*, v. 115, n. 1, p. 104-108, 2008.

DEMISSIE, K. *et al.* Operative vaginal delivery and neonatal and infant adverse outcomes: population based retrospective analysis. *British Medical Journal*, v. 329, n. 7456, p. 24-29, 2004.

FITZGERALD, M. P. *et al.* Risk factors for anal sphincter tear during vaginal delivery. *Obstetrics and Gynecology*, v. 109, n. 1, p. 29-34, 2007.

GUROL-URGANCI, I. *et al.* Third- and fourth-degree perineal tears among primiparous women in England between 2000 and 2012: time trends and risk factors. *British Journal of Obstetrics and Gynaecology*, v. 120, n. 12, p. 1516-1525, 2013.

HALE, R. W. *Dennen's forceps deliveries.* 4th ed. Washington: ACOG, 2001.

JOHANSON, R. B.; MENON, B. K. Vacuum extraction versus forceps for assisted vaginal delivery. *Cochrane Database of Systematic Review*, n. 2, CD000224, 2000.

KNIGHT, M. *et al.* on behalf of the ANODE collaborative group. Prophylactic antibiotics in the prevention of infection after operative vaginal delivery (ANODE): a multicentre randomised controlled trial. *Lancet*, v. 393, p. 2395-2403, 2019.

LATTUS, J. O. *et al.* Espátulas de Thierry versus fórceps de Kjelland. *Revista Chilena de Obstetricia y Ginecología*, v. 68, n. 6, p. 477-486, 2003.

LAUFE, L. E.; BERKUS, M. D. *Assisted vaginal delivery:* obstetric forceps and vacuum extraction techniques. New York: McGraw-Hill, 1992.

LUND, N. S. *et al.* Episiotomy in vacuum-assisted delivery affects the risk of obstetric anal sphincter injury: a systematic review and meta-analysis. *European Journal of Obstetrics, Gynecology, and Reproductive Biology*, v. 207, p. 193-199, 2016.

MULDER, F. *et al.* Risk factors for postpartum urinary retention: a systematic review and meta-analysis. *British Journal of Obstetrics and Gynaecology*, v. 119, p. 1440-1446, 2012.

MURPHY, D. J.; STRACHAN, B. K.; BAHL, R. Assisted vaginal birth. *British Journal of Obstetrics and Gynaecology*, v. 127, p. e70-112, 2020.

NIKPOOR, P.; BAIN, E. Analgesia for forceps delivery. *Cochrane Database of Systematic Reviews*, n. 9, CD008878, 2013.

PRACTICE GUIDELINES for Obstetric Anesthesia: An Updated Report by the American Society of Anesthesiologists Task Force on Obstetric Anesthesia and the Society for Obstetric Anesthesia and Perinatology. *Anesthesiology*, v. 124, n. 2, p. 270-300, 2016.

RODIS, J. F.; LOCKWOOD, C. J.; BARSS, V. A. Shoulder dystocia: risk factors and planning delivery of high-risk pregnancies. *UpToDate*, 2022.

ROYAL AUSTRALIAN AND NEW ZEALAND COLLEGE OF OBSTETRICIANS AND GYNAECOLOGISTS (RANZCOG). *Instrumental vaginal delivery*: C-Obs 16. Melbourne: RANZCOG, 2020. Disponível em: https://ranzcog.edu.au/wp-content/uploads/2022/05/Instrumental-vaginal-birth.pdf.

ROYAL COLLEGE OF OBSTETRICIANS AND GYNAECOLOGISTS (RCOG). *Reducing the risk of venous thromboembolism during pregnancy and the puerperium.* London: RCOG, 2015. (Green-top Guideline No. 37.)

SALAZAR POUSADA, D. G.; VÉLEZ SÁENZ, N. H. Espátulas de Velasco y de Thierry. *Medicina (Guayaquil)*, v. 14, n. 2, p. 179-183, 2009.

SARTORE, A. *et al.* The effects of mediolateral episiotomy on pelvic floor function after vaginal delivery. *Obstetrics and Gynecology*, v. 103, n. 4, p. 669-673, 2004.

SPENCER, C.; MURPHY, D.; BEWLEY, S. Caesarean section in the second stage of labour. *British Medical Association*, v. 333, p. 613-614, 2006.

SULTAN, A. H. *et al.* The role of mediolateral episiotomy during operative vaginal delivery. *European Journal of Obstetrics, Gynecology, and Reproductive Biology*, v. 240, p. 192-196, 2019.

TOWNER, D. *et al.* Effect of mode of delivery in nulliparous women on neonatal intracranial injury. *New England Journal of Medicine*, v. 341, n. 23, p. 1709-1714, 1999.

VACCA, A. The trouble with vacuum extraction. *Current Obstetrics & Gynaecology*, v. 9, n. 1, p. 41-45, 1999.

WALSH, C. A.; ROBSON, M.; MCAULIFFE, F. M. Mode of delivery at term and adverse neonatal outcomes. *Obstetrics and Gynecology*, v. 121, n. 1, p. 122-128, 2013.

YEOMANS, E. R. Operative vaginal delivery. *Obstetrics and Gynecology*, v. 115, n. 3, p. 645-653, 2010.

CAPÍTULO 94

Cesárea

Alberto Trapani Júnior • Karoline Bunn Borba • Leila Wessler Faust • Otto Henrique May Feuerschuette

HISTÓRIA DA CESARIANA

Chama-se "parto cesáreo" ou "operação cesariana" a extração fetal através de uma abertura na parede abdominal e uterina (Cunningham e Williams, 1997).

Na mitologia grega, o deus Apolo cortou o ventre de Corônis, que estava para morrer, e fez nascer seu filho, Esculápio, o deus da medicina. No livro mais antigo da Índia, *Rigveda*, Indra, o deus supremo, recusou-se a vir ao mundo por meios tradicionais e saiu pelo flanco de sua mãe (Rezende Filho e Montenegro, 2006).

A origem do termo cesariana é obscura; no entanto, postula-se que existam três teorias a seu respeito. A primeira é provavelmente uma lenda, porém a mais popular. Comenta que Caio Júlio César (100-44 a.C.), general e político romano, teria nascido através desse procedimento *post mortem* em sua mãe. No entanto, a teoria é improvável, visto que naquela época a cesariana era praticada somente após a morte da parturiente e a mãe de Júlio Cesar teria vivido muitos anos ainda (Cunningham e Williams, 1997; Rezende Filho e Montenegro, 2006).

A segunda teoria atribui o nome cesárea a uma lei romana, *Lex Regis de Inferendo Mortis,* supostamente criada por Numa Pompílio, segundo Rei de Roma (714-672 a.C.), que ordenava que o procedimento fosse realizado em toda mulher que estivesse morrendo ou morta em uma tentativa de salvar a criança. A *lex regia,* como foi primeiramente chamada, depois se tornou *lex caesarea* em função dos imperadores, e a cirurgia tornou-se conhecida como "operação cesárea" (Cunningham e Williams, 1997).

A terceira teoria afirma que a palavra cesárea surgiu na Idade Média, vindo do verbo em latim *caedere*, que significa cortar. Os fetos nascidos por cesárea *post mortem* ficaram conhecidos como *caesones* ou *caesares*. Essas crianças foram consideradas "não nascidas" até meados do século XVII (Cunningham e Williams, 1997; Rezende Filho e Montenegro, 2006).

A partir de relatos da mitologia greco-romana, em narrativas de assírios, persas e hindus, e em papiros egípcios, encontram-se referências compatíveis com a cesariana.

Antes de 1500, a cesariana era realizada somente em benefício da criança e com o sacrifício da mãe, já que por ocasião de hemorragia ou infecção as mulheres acabavam indo a óbito. A Igreja Católica tornou obrigatória a cesárea *post mortem* em 1280 para permitir o batismo da criança (Rezende Filho e Montenegro, 2006).

A primeira cesárea em vida que se conhece ocorreu em 1500 na Suíça, na cidade de Sigershaufen, e foi realizada por Jacob Nufer em sua própria esposa. Ele não era médico nem sequer cirurgião-barbeiro. Era um homem simples do povo, habituado a castrar porcas. Sua mulher, primípara, entrou em trabalho de parto e assim ficou muitos dias, até que ele, já em desespero, pediu autorização a autoridades locais e auxílio de parteiras para retirar o seu filho por cesariana. Sua mulher sobreviveu ao procedimento e teria tido mais quatro partos normais após o procedimento, sendo um deles gemelar (Rezende Filho e Montenegro, 2006).

Em meados do século XIV e fim do século XVI, surgem o Renascimento e um maior conhecimento da anatomia. A publicação da obra *De Corporis Humani Fabrica*, de Andreas Vesalius, em 1543, foi o que possibilitou o embasamento teórico para as cirurgias abdominais obstétricas realizadas a partir de então. Somente em 1581, com a publicação do livro *Traité Nouveau de Histerotomia ou Enfantement Césarien*, de Francis Rousset, o parto cesáreo passou a ser considerado um procedimento viável. Nesse tratado, o autor relatou 15 casos operados, estabeleceu as indicações e os riscos associados ao procedimento e foi o primeiro a indicar cesárea com o objetivo de salvar a mãe e não só o feto, colocando a cesárea de modo definitivo na prática obstétrica. Entretanto, a maioria das mulheres acabava indo a óbito em função de hemorragias e sepse pós-cirúrgica (Rezende Filho e Montenegro, 2006).

Com o surgimento de hospitais, o estudo do mecanismo de parto e da pelve feminina, a evolução das técnicas cirúrgicas e de toda a Medicina, a cesariana foi lentamente ganhando mais indicações.

A primeira cesárea realizada no Brasil foi em 1817, na cidade de Recife, pelo médico José Corrêa Picanço em uma escrava e ela teria sobrevivido. Sua amizade com o rei auxiliou a fundação das faculdades de Medicina da Bahia e do Rio de Janeiro, e ele é considerado o patrono da Obstetrícia Brasileira (Rezende Filho e Montenegro, 2006).

Em 1847, no século XIX, houve o desenvolvimento da anestesia com a descoberta, pelo escocês James Young Simpson, das propriedades anestésicas do clorofórmio, e isso abriu novas portas para a história da cesariana. A cesariana foi tendendo a uma curva crescente no mundo. O cenário da cirurgia mudou completamente quando dois obstetras alemães, independentes, Adolf Kehrer e Max Sänger, passaram a indicar a sutura do útero e a drenagem do órgão e da cavidade peritoneal. Até aquela época, a histerorrafia não era indicada (Rezende Filho e Montenegro, 2006).

Com o advento das transfusões sanguíneas, o uso dos antibióticos, a descoberta dos derivados do *ergot* e da ocitocina sintética entre 1935 e 1951 e a evolução da anestesiologia, houve uma dramática melhora na mortalidade materna (Rezende Filho e Montenegro, 2006).

INCIDÊNCIA

No decorrer do século XX, a partir da ascensão das práticas biomédicas e tecnológicas, a assistência ao nascimento também sofreu transformações. De atendimento por parteiras, a prática do nascimento foi transferida ao ambiente hospitalar e centralizado na figura médica, ficando, então, cada vez mais intervencionista (Yazlle *et al.*, 2001). Nesse contexto, a cesariana antes tão evitada por sua alarmante taxa de mortalidade um século atrás, hoje é a via de escolha em 1 a cada 3 mulheres norte-americanas. Sua longa história reflete a evolução cirúrgica, novas abordagens de sangramentos e infecções, manejo de dor, suturas melhores e, mais recentemente, menos tempo de internação e diminuição de custos hospitalares (Antonie e Young, 2020).

Em 1985, um grupo de especialistas convocado pela Organização Mundial da Saúde (OMS), com base nas evidências disponíveis na época, concluiu que "não há justificativa para qualquer região ter uma taxa de cesárea superior a 10 a 15%". No entanto, em um grande estudo transversal subsequente, que estimou as taxas anuais de cesarianas a partir de dados recolhidos entre 2005 e 2012 para todos os 194 estados-membros da OMS (22,9 milhões de nascimentos), as taxas nacionais de cesarianas ≥ 19% (19 cesarianas por 100 nascidos vivos) foram associadas a menos mortalidade materna e neonatal do que taxas mais baixas (Molina *et al.*, 2015).

A taxa ideal de cesariana, que definimos como a taxa que minimiza a morbidade e mortalidade materna e neonatal, não é conhecida e provavelmente varia de acordo com a população de pacientes (inclusive no nível institucional e de prática individual) (Antonie e Young, 2020). A taxa de cesárea nos estabelecimentos de saúde é afetada por diversos fatores, como as características físicas e socioculturais da população, a disponibilidade de recursos humanos e materiais e os protocolos de manejo clínico adotados (Betran *et al.*, 2016). A Figura 94.1 representa a evolução do percentual de cesarianas, em relação ao número total de nascidos vivos.

Em 2011, a OMS realizou uma revisão sistemática dos sistemas que permite comparar as taxas de cesariana em diferentes instalações, cidades, países ou regiões, de forma útil e orientada para a ação, e concluiu que a classificação desenvolvida por Michael Stephen Robson é o sistema mais apropriado para atender às necessidades atuais internacionais e locais. O sistema classifica todas as mulheres em uma de 10 categorias (Robson, 2001; WHO-RP, 2015) (Tabela 94.1).

INDICAÇÕES

A cesariana é realizada quando o médico assistente e/ou a paciente acreditam que a via abdominal proporcionará melhor resultado materno e/ou fetal. Portanto, suas indicações se dividem em solicitação materna ou indicação médica.

As indicações médicas são divididas em absolutas e relativas. Cada situação é discutida em capítulo específico. As indicações mais frequentes são a falha na progressão do trabalho de parto, os sinais de alteração na vitalidade fetal, com cesarianas prévias e as posições fetais anômalas.

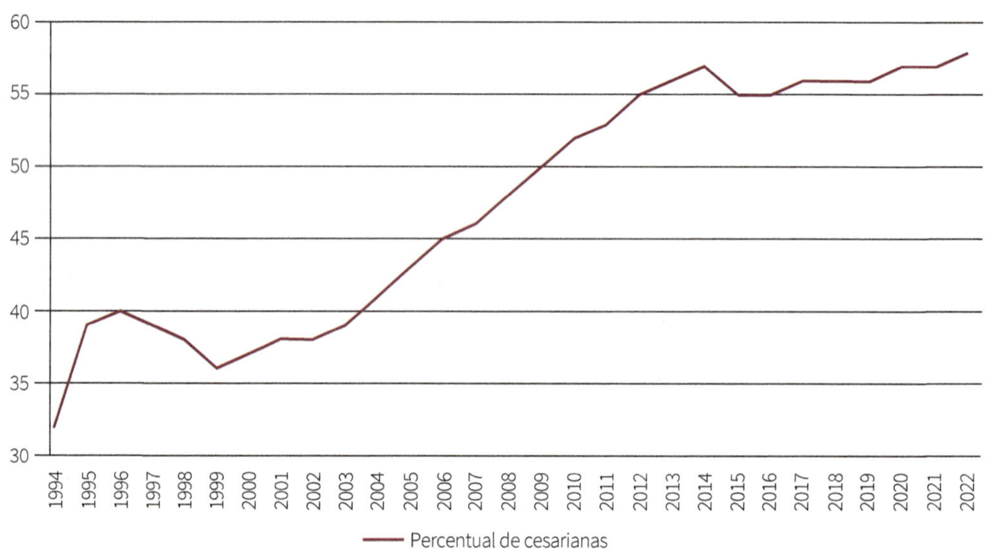

Figura 94.1 Evolução do percentual de cesariana entre os nascimentos vivos no Brasil, entre 1994 e 2022. (Fonte: Brasil, 2022a.)

Tabela 94.1 Classificação das gestantes em 10 grupos (grupos de Robson).

Grupo 1	Nulíparas, gestação única, cefálica, ≥ 37 semanas, trabalho de parto espontâneo
Grupo 2	Nulíparas, gestação única, cefálica, ≥ 37 semanas, indução ou cesárea antes do início do trabalho de parto
Grupo 3	Multíparas (sem cesárea anterior), gestação única, cefálica, ≥ 37 semanas, trabalho de parto espontâneo
Grupo 4	Multíparas (sem cesárea anterior), gestação única, cefálica, ≥ 37 semanas, indução ou cesárea antes do trabalho de parto
Grupo 5	Multíparas com cesárea anterior, gestação única, cefálica, ≥ 37 semanas
Grupo 6	Todas as apresentações pélvicas em nulíparas
Grupo 7	Todas as apresentações pélvicas em multíparas (incluindo cesárea anterior)
Grupo 8	Todas as gestações múltiplas (incluindo cesárea anterior)
Grupo 9	Todas as situações anormais (incluindo cesárea anterior)
Grupo 10	Todas as gestações únicas, cefálicas, ≤ 36 semanas (incluindo cesárea anterior)

Adaptada de: Robson, 2001.

Distocia funcional ou falha na progressão do trabalho de parto

O quadro geralmente se deve a falha das contrações uterinas, variações de posição fetal ou a uma desproporção cefalopélvica absoluta ou relativa, no entanto, a verdadeira causa nem sempre é identificada. Deve-se atuar nos fatores corrigíveis, antes de indicar a cesariana (Cunningham e Williams, 1997; Zugaib, 2023).

Má posição fetal

Fetos cefálicos na variedade de posição occipital posterior (OS), transversa ou defletida, levam a maiores taxas de complicações perinatais e cesarianas. Especialmente quando a dilatação está completa, algumas más posições da cabeça fetal podem ser corrigidas, porém, ainda assim, muitas pacientes precisam de cesariana para o nascimento de seus conceptos. A apresentação córmica é uma indicação indiscutível da cesárea.

Na apresentação pélvica, a cesariana eletiva apresenta menor risco de mortalidade perinatal e neonatal ou morbidade grave em comparação com partos vaginais (1,6% *versus* 5,0%, respectivamente). Contudo, não há evidências claras para adotar a cesariana sistemática quando a gestante chega em trabalho de parto ativo, notadamente quando ela já teve um parto vaginal anterior e a equipe obstétrica é experiente (Sharhiner e Silver, 2015).

Desproporção cefalopélvica

Uma desproporção no tamanho do feto em relação à pelve materna só pode ser diagnosticada durante a fase ativa do trabalho de parto, de preferência com 6 cm ou mais de dilatação cervical. Resulta em parada da progressão do trabalho de parto. Os sinais clínicos são: dinâmica uterina maior ou igual a 4/10 minutos, bolsa rota, presença de bossa serossanguínea, edema de colo e parada de progressão (Rezende Filho e Montenegro, 2006; Brasil, 2015; Zugaib, 2023).

Cesariana prévia e cicatriz uterina prévia

O trabalho de parto e parto vaginal não é recomendado para mulheres com cicatriz uterina fúndica ou longitudinal de cesariana anterior, bem como para aquelas submetidas previamente à miomectomia com comprometimento intramural significativo (Cunningham e Williams, 1997; Brasil, 2015; Zugaib, 2023).

A repetição do nascimento por cesariana está associada ao aumento do risco de complicações, mas o risco de ruptura uterina também aumenta na tentativa de um parto vaginal (ver mais adiante, em *Parto vaginal após cesariana*).

Sinais de alteração da vitalidade fetal

Quando existem evidências de alteração da vitalidade fetal em fetos viáveis, como cardiotocografia categoria III, Doppler obstétrico mostrando diástole zero ou reversa na artéria umbilical e/ou alteração do ducto venoso sendo diagnosticados previamente ao trabalho de parto, a cesariana eletiva pode ser protetora (Zugaib, 2023).

Quando os sinais de alteração da vitalidade fetal são diagnosticados durante o trabalho de parto, as manobras para melhor oxigenação fetal não apresentam resultado e o parto por via vaginal não for mais rápido, a cesariana deve ser indicada (Sharhiner e Silver, 2015; Zugaib, 2023).

Os diagnósticos isolados de mecônio no líquido amniótico e/ou de redução do volume de líquido amniótico não são indicações de cesariana (Brasil, 2015).

Descolamento prematuro de placenta

Recomenda-se a realização de cesariana na maioria dos casos, com exceção daqueles em que a via baixa é mais rápida. Se já existe o diagnóstico de óbito fetal e não havendo instabilidade hemodinâmica ou coagulopatia, pode-se aguardar até 4 horas pelo nascimento (Ananth e Kinzler, 2017).

Placenta prévia total e acretismo placentário

Quando a placenta prévia é diagnosticada, a possibilidade de acretismo placentário deve ser considerada e esse risco aumenta de acordo com o número de cesarianas prévias. Em ambas as situações, a cesariana eletiva está indicada.

Vasa prévia

Quando o diagnóstico acontece durante o acompanhamento pré-natal, devemos considerar uma cesariana planejada. Se acontecer a ruptura do vaso, o nascimento deve ser pela via mais rápida.

Prolapso de cordão umbilical

É uma emergência obstétrica, porque o cordão prolapsado é vulnerável a compressão, oclusão da veia umbilical e vasospasmo da artéria umbilical, o que pode comprometer a oxigenação fetal. O nascimento de emergência do concepto deve ocorrer pela via mais rápida e segura (Zugaib, 2023).

Macrossomia fetal

Considerando o risco de distocia de ombro e lesão de plexo braquial, é razoável programar cesariana eletiva se houve distocia prévia do ombro, especialmente com uma lesão neonatal grave, se o peso fetal estimado for maior que 5 kg em mulheres sem diabetes (risco estimado de distocia de ombro > 20%) ou peso fetal estimado maior que 4,5 kg em mulheres com diabetes (risco de distocia de cerca de 15%). Naturalmente, deve-se considerar o histórico obstétrico (ACOG, 2020).

Gestação gemelar

Considera-se indicação para cesariana as gestações gemelares em que o primeiro feto não esteja em apresentação cefálica, as gestações com três ou mais fetos e as monoamnióticas (Brasil, 2015; SMFM, 2016).

Distensão uterina/ruptura uterina

A distensão segmentar é o prenúncio clínico da ruptura uterina, o chamado "anel de Bandl". Quando percebido, a cesariana está indicada em função da alta morbimortalidade materna e fetal (Zugaib, 2023), exceto se o diagnóstico é feito durante o período expulsivo, com a cabeça fetal profundamente insinuada e presentes as condições de parto instrumentalizado.

Gestante soropositiva para HIV

Em mulheres com carga viral desconhecida ou maior que 1.000 cópias/mℓ após 34 semanas de gestação, a cesárea eletiva a partir da 38ª semana de gestação diminui o risco da transmissão vertical do HIV. Se apresentam trabalho de parto espontâneo ou ruptura de membranas, não há evidências suficientes para determinar se a cesariana reduz o risco de transmissão perinatal do HIV e, nesses casos, a conduta deve ser individualizada (Brasil, 2022c).

Herpes simples

A cesariana é recomendada nas mulheres com lesões genitais ativas (incluindo as que têm crosta), sintomas prodromais (p. ex., dor, queimação) ou um primeiro episódio de infecção genital durante o último trimestre (ACOG, 2020; Brasil, 2022).

Não são indicações

Algumas situações podem gerar dúvidas, mas isoladamente não são indicações de cesarianas, como as hepatites virais; a gestante soropositiva para HIV com carga viral menor de 1.000 cópias/mℓ ou bolsa rota ou trabalho de parto ativo; a infecção genital por HPV, sem obstrução do canal vaginal; a gestação gemelar com o primeiro feto em apresentação cefálica; a gestação gemelar monocoriônica sem complicações; a simples presença de mecônio no líquido amniótico; o oligoâmnio; a história de uma cesariana segmentar anterior prévia; a prematuridade; o feto pequeno para a idade gestacional; a maioria das cardiopatias maternas e fetais e a obesidade materna (Brasil, 2022b) (Tabela 94.2).

Tabela 94.2 Indicações de cesarianas.

Indicações consolidadas	Cicatriz uterina prévia corporal Situação fetal transversa Herpes genital ativo Prolapso de cordão Placenta prévia total Morte materna com feto vivo Desproporção cefalopélvica Vasa prévia Ruptura uterina
Indicações relativas	Apresentação pélvica (eletiva) Macrossomia fetal Descolamento prematuro de placenta Gemelar com o primeiro não cefálico Gemelar monoamniótico Gemelar com três ou mais fetos Cardiotocografia categoria III Diástole zero ou reversa na artéria umbilical Alteração no ducto venoso Apresentação cefálica defletida Vaginismo Duas ou mais cesarianas prévias Estado fetal não tranquilizador com falha nas medidas corretivas HIV+ com carga viral desconhecida ou acima de 1.000 cópias/mℓ História de primoinfecção herpética no terceiro trimestre Aloimunização feto-materna Psicopatias Fatores obstrutivos do canal do parto Falha imediata da reanimação na parada cardiorrespiratória materna Coarctação da aorta e síndrome de Marfan Iminência de ruptura uterina Acidentes de punção em amniocentese ou cordocentese História de distocia de ombro grave em parto anterior Ruptura perineal de quarto grau em parto anterior Acretismo placentário Falha da indução de parto bem conduzida Malformação fetal (meningomielocele, hidrocefalia com macrocrania, defeito de parede anterior com fígado extracorpóreo, teratomas sacrococcígeos, hidropisia)

PRÉ-OPERATÓRIO

Recomenda-se banho de aspersão (chuveiro) de corpo inteiro, com sabonete antimicrobiano ou não, pelo menos na noite anterior à cirurgia. Normotermia deve ser preferida na sala cirúrgica.

Não há benefício no uso de oxigênio suplementar de rotina.

Tricotomia é controversa na literatura no que se refere à taxa de infecção do sítio cirúrgico; porém, havendo necessidade de ser realizada, recomenda-se que seja no momento do procedimento, e cortar é preferido a raspar com lâmina. Realizar degermação do local próximo da incisão cirúrgica antes de aplicar solução antisséptica.

Realizar a antissepsia no campo operatório no sentido centrífugo circular (do centro para a periferia) e ampla o suficiente para abranger possíveis extensões da incisão, novas incisões ou locais de inserções de drenos. Não existem evidências de qual seria a melhor solução antisséptica.

Embrocação ginecológica com produto antisséptico aquoso (clorexidina) reduz significativamente a incidência de endometrite, notadamente nas pacientes em trabalho de parto e/ou com membranas rotas. Antissepsia cirúrgica das mãos e dos antebraços dos membros que participam da cirurgia.

Profilaxia antibiótica. A primeira escolha é a cefalosporina de primeira geração, como a cefazolina, 2 g em pacientes até 120 kg, e 3 g se acima de 120 kg. Deve ser administrada nos 60 minutos que antecedem a incisão, em dose única. Em caso de duração da cirurgia superior a 4 horas, sangramento maior que 1,5 ℓ, nova dose deve ser administrada. Em pacientes alérgicas a cefalosporinas, ou com reação anafilática grave à penicilina, tem-se como opção a clindamicina 900 mg com ou sem um aminoglicosídeo (gentamicina 5 mg/kg). Em pacientes em trabalho de parto ou com membranas rompidas, pode ser utilizada, junto à cefalosporina de primeira geração, uma dose única de azitromicina 500 mg intravenosa com objetivo de redução na infecção materna pós-parto (Tita *et al.*, 2016; Sanusi *et al.*, 2022).

Não há evidências de alta qualidade de que a colocação de rotina de uma sonda vesical seja vantajosa. Como alternativa, a paciente com baixo risco de complicações intraoperatórias pode ser convidada a esvaziar a bexiga pouco antes do procedimento. Se necessária a sondagem, ela pode ser realizada no pré-operatório ou no intraoperatório e removida o mais rápido possível (Brasil, 2015).

TÉCNICAS

Existem variações individuais e, como a maioria dos procedimentos cirúrgicos, não há uma técnica padronizada para a cesariana.

Incisão da pele

Para a maioria das pacientes, prefere-se incisão cutânea transversa por conta de melhor resultado estético, bem como menor possibilidade de dor pós-operatória e de formação de hérnias, quando comparadas à incisão mediana (Brasil, 2015; Freitas *et al.*, 2017; NICE, 2024).

As incisões transversas mais comuns para a cirurgia cesariana são a Pfannenstiel e a Joel-Cohen (como descrito na técnica de Misgav Ladach). Em metanálises de ensaios clínicos randomizados comparando incisões cirúrgicas para a cesariana, observou-se que a incisão Joel-Cohen, quando comparada à Pfannenstiel, apresenta vantagens como menores taxas de febre e dor pós-operatória, menos perda sanguínea, menor tempo cirúrgico e menor período de internação hospitalar. No entanto, muitos profissionais permanecem escolhendo a incisão Pfannenstiel em razão de melhor resultado estético (Dahlke *et al.*, 2013; Berghella, 2024).

A incisão Pfannenstiel consiste em incisão transversa, curvada, 2 a 3 cm da sínfise púbica, medindo de 8 a 12 cm. A incisão Joel-Cohen consiste em incisão transversa reta, 3 cm abaixo da linha entre as cristas ilíacas, superior à incisão Pfannenstiel. A incisão mediana é realizada infraumbilical e permite acesso mais rápido à cavidade abdominal, causa menor sangramento e lesão de nervos superficiais e pode ser ampliada cefalicamente quando se precisa de mais espaço para acesso. Esse tipo de incisão é raramente realizado e deve ser escolhido quando o tempo entre a incisão e o nascimento é crítico, a incisão transversa não fornecerá uma exposição adequada ou a paciente possui algum distúrbio de coagulação que aumenta o risco de formação de hematoma (Cargill *et al.*, 2004; Berghella, 2024).

Para pacientes com obesidade mórbida, tem-se a possibilidade da incisão ao redor e acima da cicatriz umbilical, evitando um grande panículo adiposo (Berghella, 2024). Antes da incisão, um retrator adesivo removível do panículo ou um esparadrapo pode ser colocado com o objetivo de melhorar a exposição sem se preocupar com pontos de pressão que podem ser causados pela retração manual. Esse sistema pode ser mantido no pós-operatório, auxiliando a manter a ferida operatória limpa e seca (Sheen, 2023).

Abertura do tecido subcutâneo

Não existem ensaios clínicos randomizados comparando técnicas de incisão com técnicas de dissecção do tecido subcutâneo. A dissecção com os dedos, de medial para lateral, tem sido associada com menor tempo cirúrgico, menor risco de danos em vasos e menos dor pós-operatória. Pode-se também realizar a abertura com bisturi frio ou eletrocautério nos 3 cm mais mediais e divulsionar o tecido com afastador de Farabeuf, ou com os dedos, o que faz parte da técnica Joel-Cohen/Misgav-Ladach (Dahlke *et al.*, 2013; Brasil, 2015; Berghella, 2024).

Aponeurose

Realiza-se uma pequena incisão na camada fascial com bisturi e, subsequentemente, estende-se lateralmente com tesoura, prolongando-se 1 a 2 cm por baixo da pele. Pode-se estender a incisão com as mãos, inserindo um dedo de cada mão embaixo da aponeurose e puxando na direção cefalocaudal. Essa técnica é utilizada como parte da cirurgia Joel-Cohen/Misgav-Ladach. Ensaio clínico randomizado comparando ambas as técnicas de incisão não observou diferença significativa na dor pós-operatória entre elas (Brasil, 2015; Freitas *et al.*, 2017; Berghella, 2024).

Em seguida, faz-se descolamento da aponeurose para cima, com tesoura e dissecção romba, no sentido do umbigo, em uma extensão de 8 a 10 cm. Da mesma maneira, realiza-se o descolamento para baixo, até a sínfise púbica (Brasil, 2015; Freitas *et al.*, 2017).

Músculos reto abdominal e piramidal

Na maioria dos casos, pode-se separar os músculos retos abdominais e piramidais, na linha média, apenas afastando-os com manobra digital (divulsão) e tesoura. A transecção da musculatura deve ser evitada (Brasil, 2015; Berghella, 2024; NICE, 2024).

Peritônio

A abertura do peritônio parietal deve ser realizada no sentido vertical, com os dedos, abrindo bruscamente. Essa técnica reduz o risco de lesão inadvertida dos órgãos abdominais. Em pacientes com aderências, deve-se realizar dissecção cautelosa, a partir de visão direta. Deve-se realizar a abertura do peritônio visceral, acima da reflexão vesical. A prática de afastar a bexiga no sentido caudal é controversa. Devemos reservar essa prática para as situações em que ela é necessária tecnicamente, como nas aderências e na necessidade para acessar melhor o segmento uterino (Dahlke *et al.*, 2013; Brasil, 2015; Berghella, 2024).

Histerotomia

A incisão uterina pode ser feita transversa ou vertical. Não existem ensaios clínicos randomizados comparando as técnicas. Deve-se levar em consideração, para a escolha, que a incisão deve ser grande o suficiente para uma extração fetal atraumática. Portanto, observam-se tamanho do feto, localização da placenta, presença de leiomiomas, desenvolvimento do segmento inferior do útero e planos gestacionais da paciente. A incisão vertical está relacionada a maior risco de ruptura uterina e, no caso de gestação subsequente, deve-se evitar o trabalho de parto (Cargill *et al.*, 2004; Brasil, 2015; Freitas *et al.*, 2017; Berghella, 2024).

A histerotomia transversa é a técnica mais utilizada, realizada no segmento inferior do útero. É a melhor opção para pacientes que planejam outras gestações. A maior desvantagem é o risco de lesão de vasos nobres, se houver necessidade de sua ampliação. Nesse caso, pode-se realizar a ampliação em "J" ou "T invertido". Em ambos os casos, a cicatrização fica mais frágil e aumenta-se o risco de ruptura uterina em futura gestação (Dahlke *et al.*, 2013; NICE, 2024).

Para a histerotomia vertical, existem duas técnicas: a incisão vertical baixa (também chamada "Kronig", "DeLee" ou "Cornell") e a incisão vertical clássica. A incisão vertical baixa é realizada no segmento inferior do útero. Existe a possibilidade de extensão da incisão cefalicamente, para o fundo uterino, ou caudal, podendo acometer bexiga, colo uterino e/ou vagina. A incisão clássica consiste em incisão vertical em segmento superior/fundo uterino. A técnica é pouco utilizada devido ao risco de deiscência da sutura e de ruptura uterina, e está associada à maior morbidade materna. Pode ser indicada em: prematuridade extrema com o segmento inferior não formado; patologias no segmento inferior do útero, como leiomiomas volumosos, placenta prévia ou acreta; aderência vesical densa; cesariana *post mortem*; e fetos muito grandes (Rezende Filho e Montenegro, 2006; Freitas *et al.*, 2017; Zugaib, 2023).

A histerotomia segmentar transversa inicia-se com uma pequena incisão com bisturi, arciforme, demarcada a camada superficial e aprofundando na parte central. Após, deve-se entrar na cavidade uterina com o dedo indicador, a fim de reduzir o risco de lesão fetal. Se houver dificuldade, pode-se utilizar uma pinça Kelly para atingir a camada ovular. Após a abertura da cavidade uterina, deve-se estender a incisão utilizando os dedos, com o movimento no sentido vertical (cefalocaudal), pois reduz o risco de aumento inadvertido, bem como de sangramento excessivo. A tesoura só deve ser utilizada nos casos em que é necessário direcionar a incisão. Quando rotas as membranas, deve-se realizar aspiração do líquido amniótico (Dahlke *et al.*, 2013; Brasil, 2015; Berghella, 2024; NICE, 2024).

Extração fetal

A extração fetal deve ser realizada após a retirada da válvula de Doyen. Para fetos em apresentação cefálica, utiliza-se a manobra de Geppert, orientando a cabeça do feto com a região occipital voltada para a incisão e fazendo uma leve pressão no fundo uterino. Se houver circular de cordão, deve ser desfeita. Em seguida, completa-se a extração fetal (Rezende Filho e Montenegro, 2006; Berghella, 2023).

Dificuldade na extração do feto durante a cesariana é mais comum nos casos de fetos não insinuados (cesarianas eletivas) ou muito insinuados (cesariana de urgência em trabalho de parto avançado). Pode levar a danos para o recém-nascido como lesões de plexo braquial, fraturas (especialmente de úmero e clavícula), hematoma subdural e lesão hipóxica por demora no nascimento; e complicações para a mãe como extensão da incisão uterina, hemorragia e lesão de grandes vasos, ligamento largo, cérvice, vagina e trato urinário (Berghella, 2023).

Quando a apresentação se encontra profundamente insinuada e as manobras no campo cirúrgico são ineficazes, o auxiliar pode elevar o polo cefálico impactado, realizando um toque vaginal (parto abdominovaginal). Uma alternativa seria a técnica de extração reversa, quando a mão do cirurgião é inserida no útero em direção ao fundo para pegar os pés fetais, que são então tracionados para executar uma extração podálica. A extração reversa parece apresentar menor risco de extensão lateral da incisão uterina, menor perda de sangue e menor tempo cirúrgico do que o parto abdominovaginal, mas pode exigir a ampliação em "T" ou em "J" da histerotomia. Pode-se utilizar também instrumentos específicos para a situação (alavancas), bem como o fórceps ou o vácuo-extrator. A instrumentação aumenta o risco de lesões e prolongamento lateral da histerotomia (Brasil, 2015; Freitas *et al.*, 2017; Berghella, 2023; Sheen, 2023).

Na apresentação pélvica, a extração é semelhante ao parto pélvico vaginal. Quando existem dificuldades, pode-se iniciar a extração pelas pernas e pés para, então, extrair a pelve. A retirada da cabeça pode ser efetuada com as mesmas manobras utilizadas no parto vaginal, como Lovsett e Mauriceau-Smellie-Veit, ou uso de fórceps de Piper no caso de cabeça derradeira (Rezende Filho e Montenegro, 2006; Berghella, 2023).

Nas apresentações cefálicas altas, córmicas e de prematuros extremos, podem ser necessárias a versão interna e a extração podálica.

Nos casos de nascimento de feto vigoroso, que não necessite de avaliação imediata da equipe de neonatologia, deve-se aguardar 30 a 60 segundos para clampear o cordão. Essa técnica resulta em maiores níveis de hemoglobina neonatal bem como menor predisposição à deficiência de ferro, e facilita a transição fetal para neonatal (McDonald *et al.*, 2013; Brasil, 2015; Berghella, 2024).

Extração placentária

Deve-se realizar tração leve do cordão umbilical e pode-se administrar ocitocina para facilitar a dequitação espontânea da placenta. Ensaios clínicos randomizados demonstraram que a extração manual da placenta está associada com maiores índices de endometrite pós-operatória e maior perda sanguínea. Não existem evidências consistentes de benefício da drenagem sanguínea do sangue residual do cordão e da placenta antes da dequitação (Brasil, 2015; Berghella, 2024).

Se necessário, pode-se friccionar uma compressa na face interna da cavidade uterina, a fim de retirar membranas ovulares residuais ou restos placentários. Essa manobra também estimula a contratilidade uterina (Brasil, 2015; Berghella, 2024).

Na sequência, o cirurgião pode realizar a troca das luvas, como medida profilática de infecção e de deiscência da ferida operatória. Em metanálise de ensaios clínicos randomizados, a troca de luvas após parto prematuro reduziu a infecção de feridas. No entanto, não reduziu as frequências de endometrite e febre puerperais. Ensaios randomizados com qualidade e poder adequados devem ser realizados para se chegar a uma conclusão definitiva sobre a eficácia da troca de luvas para redução de infecção puerperal após cesariana (Berghella, 2024).

A ocitocina deve ser administrada por via intravenosa para promover contração uterina e, assim, prevenir hemorragia puerperal (Berghella, 2023).

Fechamento uterino

O fechamento uterino pode ser realizado exteriorizando o útero ou mantendo-o na cavidade abdominal. A escolha depende da preferência pessoal do cirurgião, bem como de circunstâncias clínicas. A sutura, com fio absorvível, pode ser realizada em uma ou duas camadas, a depender da quantidade de sangramento, bem como da espessura do miométrio. Geralmente, quando a incisão realizada é vertical, opta-se por sutura em camada dupla. Com relação à técnica de sutura, não existem evidências que guiem a escolha entre as técnicas de sutura (contínua simples, contínua ancorada e separada) (Brasil, 2015; Zugaib, 2023; Berghella, 2024; NICE, 2024).

Uma nova técnica vem sendo descrita, denominada "técnica de Turan" ou "sutura em bolsas". Embora não se observe diferença na espessura do miométrio residual, essa técnica parece estar associada a uma menor taxa de defeitos da cicatriz cesariana, quando comparada ao fechamento contínuo em camada dupla (Halouani *et al.*, 2023).

Dilatação cervical e lavagem uterina antes do fechamento miometrial não diminuem o risco de infecção pós-operatória, portanto, não devem ser realizadas (Brasil, 2015; Berghella, 2024).

Para pacientes que desejem um dispositivo intrauterino (DIU) como método contraceptivo, este pode ser colocado antes ou durante o fechamento da histerotomia. (Berghella, 2024).

Fechamento da parede abdominal

Antes de realizar o fechamento abdominal, deve-se realizar um inventário da pelve, com o intuito de verificar a hemostasia. No entanto, não é necessário realizar lavagem abdominal, uma vez que não reduz a morbidade materna e pode aumentar as náuseas pós-operatórias.

A reaproximação do peritônio parietal e visceral aumenta em aproximadamente 6 minutos o tempo cirúrgico. Não existem evidências de benefícios com o fechamento; contudo, deve-se fazer uma revisão atenciosa da hemostasia (Berghella, 2024).

Não existem ensaios clínicos randomizados que comparem fechamento com não fechamento da musculatura da parede abdominal. Quando realizada, deve ser utilizado fio absorvível e a sutura pode ser feita contínua simples ou "em U".

O fechamento da aponeurose consiste em etapa importante. Deve ser realizada técnica de sutura contínua, com fio de absorção lenta (como o ácido poliglicólico), em massa (não em camadas) a 1 cm da borda da incisão, afastadas em 1 cm e sem tensão excessiva (Berghella, 2024).

Os benefícios do fechamento do tecido subcutâneo provêm de estudos com baixa qualidade de evidência. O fechamento do espaço morto da ferida operatória parece reduzir o risco de seroma e hematoma, e, consequentemente, a chance de deiscência da sutura. Ensaios clínicos randomizados demonstram que o fechamento deve ser realizado quando a espessura do tecido subcutâneo for superior a 2 cm. A técnica é realizada com fio de absorção lenta e pontos separados. Não existem ensaios clínicos que comprovem o benefício de lavar o tecido subcutâneo antes do fechamento, bem como a colocação rotineira de drenos (Brasil, 2015; Sheen, 2023; Berghella, 2024; NICE, 2024).

Ensaios clínicos randomizados demonstraram menor índice de complicações de ferida operatória com sutura da pele, em comparação ao uso de grampos. Não existe consenso sobre o melhor tipo de sutura. Nos casos em que o risco de infecção de parede é acentuado, devemos considerar o uso de pontos separados (Brasil, 2015; Berghella, 2024).

ASSISTÊNCIA PÓS-OPERATÓRIA

No pós-operatório imediato, devem ser monitorados rigorosamente os sinais vitais, tônus uterino, sangramento vaginal, sangramento incisional e a diurese. Deve-se estimular deambulação precoce, assim que os efeitos da anestesia tenham cessado. A dieta pode ser reintroduzida 6 a 8 horas após o procedimento. Esse retorno precoce não está relacionado com aumento da frequência de flatos, náuseas, vômito, íleo paralítico, nem dor. Estimular o uso de goma de mascar pelo menos 3 vezes/dia, até que os primeiros flatos apareçam, pode acelerar a recuperação gastrintestinal. Para manter analgesia da puérpera, devem-se administrar analgésicos simples. Na ausência de contraindicação, associam-se anti-inflamatórios não esteroidais. Em casos de dor intensa, pode-se recorrer, ainda, ao uso da morfina ou do tramadol. O curativo deve ser mantido fechado por 24 horas após a cirurgia. Após esse período, ele pode ser retirado e não há necessidade de um novo (Brasil, 2015; Berghella, 2024).

Medidas para tromboprofilaxia devem ser indicadas para todas as pacientes. Naquelas com maior risco, além das medidas mecânicas, a profilaxia farmacológica deve ser prescrita. Não existe um consenso entre as associações de especialistas ou entidades de saúde a respeito das indicações, doses e tempo de uso da profilaxia. A sugestão é a administração de heparina para as puérperas com um fator de risco maior, dois fatores de risco menores ou um fator de risco menor se a cesariana foi de emergência. Os fatores de risco maior são: imobilidade (repouso no leito por pelo menos 1 semana no período anteparto); hemorragia pós-parto (com mais de 1.000 mℓ de perda); tromboembolismo venoso prévio; pré-eclâmpsia com restrição de crescimento fetal; trombofilias (deficiência de antitrombina, fator V de Leiden, protrombina G20210A ou síndrome antifosfolipídio); condições médicas (lúpus, cardiopatias ou anemia falciforme) ou transfusão sanguínea ou infecção puerperal. Os fatores de risco menores são: índice de massa corpórea (IMC) > 30 kg/m^2; gestação gemelar; fumante (> 10 cigarros/dia); restrição de crescimento fetal, trombofilias (deficiência de proteína C ou S) ou pré-eclâmpsia (Brasil, 2015; Berghella, 2023; NICE, 2024).

As opções de medicamentos são a heparina não fracionada, na dose de 5.000 U 12/12 horas, por via subcutânea (SC), ou heparina de baixo peso molecular, como a enoxaparina, na dose de 40 mg, 1 vez/dia, SC. Na obesidade importante, a dose deve ser ajustada pelo peso. Deve ser iniciada de 6 a 12 horas após a cirurgia e mantida durante a internação hospitalar. Nos casos de maior risco, pode ser indicada por mais 1 a 6 semanas do puerpério (Berghella, 2023; NICE, 2024).

COMPLICAÇÕES

As complicações mais frequentes são citadas a seguir, sendo que o diagnóstico e as condutas são abordados em capítulos específicos (Berghella, 2017; 2023).

- Infecção: sua prevalência depende dos critérios diagnósticos utilizados e da população estudada, ocorrendo em 3 a 5% das puérperas e podendo ser superficiais ou profundas. Infecção da ferida operatória e endometrite são as mais frequentes. Situações mais graves, como fascite necrosante, tromboflebite séptica pélvica e sepse, são raras. Degermação da pele e vagina diminui sua prevalência
- Hemorragia: atonia uterina, desordem do espectro do acretismo placentário, trauma uterino extenso e lesão de vasos uterinos
- Lesões de órgãos adjacentes ao útero: hematoma do ligamento largo, lesão vesical, lesão intestinal e lesão ureteral. Ocorrem em 0,2 a 0,5% das cirurgias e o risco aumenta em pacientes com cirurgias abdominais prévias
- Lacerações fetais: causadas por bisturi, pinças ou fórceps; geralmente na cabeça ou dorso. A maioria é superficial e não requer sutura
- Eventos tromboembólicos: trombose venosa profunda e embolia pulmonar têm prevalência de 0,14 a 3,4 casos a cada mil nascimentos e podem ser prevenidas com deambulação precoce, meias elásticas, dispositivos de compressão pneumática e heparina ou enoxaparina em casos selecionados
- Pseudo-obstrução intestinal: íleo adinâmico ocorre em 10 a 20% das pacientes. Goma de mascar 3 vezes/dia, durante 30 minutos, acelera a eliminação de gases
- Inserção anômala da placenta: ocorre aumento no risco em gestações futuras, sendo proporcional ao número de cesarianas realizadas
- Ruptura uterina em gestação subsequente
- Alterações psicológicas: algumas puérperas podem expressar insatisfação com a experiência ou lamentar a perda da oportunidade de parto vaginal. Atenção especial deve ser dada a essas mulheres
- Fumo, obesidade, condições clínicas de risco e cesarianas de repetição ou de urgência aumentam a ocorrência de complicações.

PARTO VAGINAL APÓS CESARIANA

Ao longo das últimas décadas, como resultado de mudanças em práticas obstétricas, observou-se em todo o mundo importante aumento nas taxas de cesariana. Essa situação levou grande número de mulheres com cicatriz uterina prévia a serem submetidas a cesarianas de repetição. Esse paradigma foi reavaliado e o parto vaginal foi considerado uma abordagem aceitável (ACOG, 2019b).

A escolha da via de parto em mulheres com cesariana prévia deve respeitar a autonomia da gestante, após ser orientada sobre os riscos de cesariana eletiva e de prova de trabalho de parto, inclusive do risco de necessitar de cesariana de urgência, ruptura uterina, sangramento e necessidade de hemotransfusão. É importante o apoio do médico obstetra na decisão escolhida. As informações fornecidas à parturiente, assim como a escolha feita por ela, devem constar em prontuário. As evidências sobre a melhor via de parto nesses casos são de baixa qualidade pela escassez de estudos randomizados, de forma que os dados devem ser interpretados e repassados para as gestantes com cautela. Daquelas que pretendem parto vaginal após cesariana, cerca de 60 a 80% o conseguem. A decisão da via de parto deve levar em conta os riscos das duas opções, as chances de sucesso e a intenção de gestações futuras, visto que, quanto mais cesarianas, maiores serão os riscos (Berghella, 2023; NICE, 2024).

A gestante deve estar ciente de que os riscos para o feto são pequenos no parto vaginal após cesariana. Entre os riscos, metanálise recente descreve: ruptura uterina, asfixia neonatal e morte perinatal no grupo do parto vaginal (Qui *et al.*, 2023). Os fatores associados ao aumento no risco de ruptura são: intervalo interpartal menor do que 12 meses, idade gestacional superior a 40 semanas, idade materna maior de 40 anos, obesidade, índice de Bishop desfavorável, macrossomia fetal e outras incisões uterinas. Não existe consenso sobre a utilização de ultrassom para auxiliar a decisão das pacientes cogitando prova de trabalho de parto, principalmente no terceiro trimestre (Kok *et al.*, 2013; Tanos e Toney, 2019; Torri, 2024). Uma medida da espessura miometrial abaixo de 2 mm poderia conferir risco significativo de ruptura uterina, mas as evidências são insuficientes para recomendar sua utilização clínica. Parece não haver diferença entre cesariana eletiva e prova de trabalho de parto, quanto ao bem-estar emocional materno, endometrite e histerectomia puerperal (Brasil, 2015; NICE, 2024; Torri, 2024).

Riscos e benefícios da prova de trabalho de parto

Parto vaginal após cesariana evita uma nova cirurgia abdominal, diminuindo o risco de hemorragia pós-parto, tromboembolismo venoso e infecção, e leva à recuperação mais rápida se comparado a uma nova cesariana, além de diminuir a chance de complicações em uma futura gestação. Porém, tanto a repetição do parto cirúrgico quanto o parto vaginal após uma cesariana estão associados a riscos maternos e perinatais (Tabelas 94.3 e 94.4). A morbidade materna está relacionada ao sucesso do parto vaginal e se torna mais significativa frente à falha na prova de trabalho de parto e consequente necessidade de uma nova cesariana (ACOG, 2019b).

Chance de sucesso da prova de trabalho de parto

A morbimortalidade materna é menor com parto vaginal comparada à cesariana eletiva, porém, é maior em cesariana de urgência do que com parto vaginal ou cesariana programada, de modo que a segurança da prova de trabalho de parto está diretamente relacionada com sua chance de sucesso. Daí a

Tabela 94.3 Riscos maternos associados à cesariana eletiva de repetição e prova de trabalho de parto após cesariana prévia em gestações a termo.

Risco materno	Cesariana eletiva (%)	Prova de trabalho de parto (%)
Morbidade infecciosa	3,2	4,6
Lesão cirúrgica	0,30 a 0,60	0,37 a 1,3
Transfusão de hemoderivados	0,46	0,66
Histerectomia	0,16	0,14
Ruptura uterina	0,02	0,71
Óbito materno	0,0096	0,0019

Adaptada de ACOG (2019b).

Tabela 94.4 Morbidade neonatal associada à cesariana eletiva de repetição e prova de trabalho de parto após cesariana prévia em gestações a termo.

Risco neonatal	Cesariana eletiva (%)	Prova de trabalho de parto (%)
Óbito fetal anteparto	0,21	0,10
Óbito fetal intraparto	0 a 0,004	0,01 a 0,04
Encefalopatia hipóxico-isquêmica	0 a 0,32	0 a 0,89
Mortalidade perinatal	0,05	0,13
Mortalidade neonatal	0,06	0,11
Admissão na UTI	1,5 a 17,6	0,80 a 26,2
Morbidade respiratória	2,5	5,4
Taquipneia transitória	4,2	3,5

Adaptada de ACOG (2019b).

importância de mensurar a probabilidade de uma mulher conseguir um parto vaginal no momento de decidir a via que será tentada. Os principais fatores que aumentam a chance de sucesso são: parto vaginal prévio e parto vaginal prévio após uma cesariana, levando a chance de sucesso para 85 a 90%; cesariana prévia realizada por estado fetal não tranquilizador ou por apresentação pélvica e índice de Bishop favorável (Horey *et al.*, 2013; ACOG, 2019b; Torri, 2024).

Fatores que reduzem a chance de sucesso são: IMC alto, o qual também aumenta a morbidade em caso de cesariana eletiva; idade materna avançada; diabetes; hipertensão; gestação com mais de 40 semanas; cesariana prévia por parada de progressão; necessidade de indução ou condução do parto; intervalo interpartal menor do que 19 meses; feto macrossômico; e falha de indução em gestação anterior (Horey *et al.*, 2013; ACOG, 2019b; Wu *et al.*, 2019; Torri, 2024).

Apesar de não melhorar o desfecho, algumas calculadoras são fidedignas em predizer a chance de sucesso da prova de trabalho de parto quando se possui cesariana prévia. Mesmo sem consenso quanto ao ponto de corte, pacientes que possuem chance inferior a 60% de conseguir parto vaginal apresentam morbidade menor se fizerem cesariana eletiva do que se tentarem parto vaginal. Já as que possuem mais de 60% de chance de sucesso, apresentam morbidade igual ou menor quando tentam parto vaginal do que quando fazem cesariana. A morbidade neonatal é semelhante nas duas vias de parto quando a chance é maior que 70% (Horey, 2013; ACOG, 2019b; Wu *et al.*, 2019; Grobman *et al.*, 2023; Torri, 2024).

Chance calculada menor do que 60% não contraindica a prova de trabalho de parto, sendo apenas mais um fator a ser considerado na decisão conjunta com a gestante. Todas as pacientes que possuam apenas uma cesariana segmentar prévia e com feto cefálico são candidatas e devem ser estimuladas a fazer prova de trabalho de parto, na ausência de contraindicações (Horey *et al.*, 2013; ACOG, 2019b; Wu *et al.*, 2019; Torri, 2024).

Particularidades

Pacientes com duas ou mais cesarianas prévias têm risco aumentado de ruptura uterina quando comparadas às com uma cesariana prévia (de 0,9 para 1,8%). Apesar disso, pode-se tentar prova de trabalho de parto e a chance de sucesso parece ser a mesma do que nas pacientes com apenas uma cesariana prévia, além de ter o potencial de evitar os riscos relacionados a uma terceira ou quarta cesariana. A assinatura do termo de consentimento pós-informado é mais importante nessa situação (Brasil, 2015; ACOG, 2019b).

O uso de misoprostol aumentou a chance de ruptura uterina quando utilizado no terceiro trimestre e, por isso, não deve ser usado. No segundo trimestre, ele pode ser utilizado, pois o risco de ruptura uterina é menor que 1%. No processo de indução do parto, o uso da sonda de Foley é uma alternativa segura e eficaz para o preparo do colo (Torri, 2024).

A analgesia de parto não é contraindicada e não aumenta o risco de ruptura uterina ou insucesso da prova de trabalho de parto, devendo ser oferecida, pois um adequado controle da dor pode encorajar a gestante a aceitar a prova de trabalho de parto. Não se espera que a analgesia mascare os sinais de ruptura uterina, pois o principal deles é alteração do batimento cardíaco fetal. Nesse cenário, recomenda-se monitorização rigorosa do bem-estar fetal e, quando disponível, monitorização contínua (ACOG, 2019; NICE, 2024; Torri, 2024).

É controverso o papel da ocitocina no aumento do risco de ruptura uterina. Duas situações são descritas: o uso para indução do trabalho de parto ou para condução em casos de hipoatividade uterina após desencadeamento espontâneo do trabalho de parto. Na primeira, o risco de ruptura pode variar entre 0,77 e 1,1% e na segunda, entre 0,52 e 0,9%, podendo ser menor naquelas com um parto vaginal prévio. Esses valores não são muito superiores ao risco basal de 0,4% de ruptura em parturientes sem uso de ocitocina. Dados esses achados, considera-se que a medicação pode ser utilizada, nos casos em que a indicação é justificável, inclusive para a indução do parto (Lydon-Rochelle *et al.*, 2001; Landon *et al.*, 2004; ACOG, 2019b).

Pacientes que tiveram incisão uterina clássica, ressecção de mioma volumoso ou ruptura uterina prévia apresentam risco aumentado de ruptura e devem evitar o parto vaginal. A idade gestacional para a interrupção nesses casos não está bem definida e encontram-se recomendações entre 36 e 39 semanas (Horey *et al.*, 2013; ACOG, 2019b; Torri, 2024).

Mulheres com tipo de incisão uterina desconhecida podem tentar parto vaginal, a não ser que haja forte suspeita de incisão clássica. As pacientes com cesariana prévia que entram em trabalho de parto prematuramente apresentam a mesma chance de sucesso da prova de trabalho de parto do que das pacientes a termo, mas a chance de ruptura uterina é menor (Torri, 2024).

Gestação gemelar ou antecedente de incisão uterina vertical baixa não aumentam o risco de ruptura uterina ou do insucesso da prova de trabalho de parto (Torri, 2024). Para que a prova de trabalho de parto seja segura, deve ser realizada em um centro em que uma cesariana de emergência possa ser realizada rapidamente e em que esteja disponível a monitorização fetal. Está contraindicada a prova de trabalho de parto após cesariana fora de ambiente hospitalar (Horey *et al.*, 2013; ACOG, 2019; Torri, 2024).

CESARIANA A PEDIDO

É definida pela Fédération Internationale de Gynécologie Obstétrique (FIGO) como uma cesariana eletiva realizada a termo, sem quaisquer indicações médicas ou obstétricas. É geralmente realizada por solicitação da paciente, com prevalência de 0,2 a 24% dos nascimentos, sendo maior em hospitais privados. São descritos vários fatores que contribuem para essa solicitação, como medo de incontinência urinária, de trauma do assoalho pélvico e/ou vaginal; sugestão do médico; infertilidade; ansiedade pelo exame genital, pela perda de controle da situação e falta de apoio da equipe; para evitar trabalho de parto prolongado; medo de evacuar; aspectos emocionais do parto; peso corporal do recém-nascido; e exame pré-natal anormal. Também se descreve a busca por esterilização permanente, conveniência do nascimento programado, medo de dor, experiências negativas pessoais ou de conhecidos com o parto, medo de necessitar de parto instrumental ou cesariana de emergência (ACOG, 2019a; Ramasauskaite *et al.*, 2023).

Infelizmente, não se dispõe de estudos randomizados sobre o tema, de modo que a maioria das evidências é fraca e baseada em pesquisas que compararam cesariana eletiva com parto vaginal, e não cesariana a pedido. Dificuldades metodológicas como subnotificação da solicitação materna, reportando indicações médicas para proteção legal do médico assistente ou falsa indicação de "pedido materno", para justificar a realização do procedimento, são situações que dificultam a realização de estudos retrospectivos.

Os possíveis benefícios da cesariana a pedido são (ACOG, 2019a; Norwitz, 2023):

- Parto planejado possibilitando programação dos futuros pais e do profissional que atenderá a parturiente
- Redução das taxas de gestações prolongadas e suas morbidades
- Redução das indicações de cesariana de emergência/intraparto, a qual está associada a maior morbidade do que a cesariana programada
- Menor risco de morte fetal tardia: apesar de raras, mortes fetais ocorrem após as 39 semanas, muitas vezes sem causas aparentes. A interrupção eletiva das gestações tem o potencial de reduzir tais mortes. Estima-se que teriam de ser realizadas 1.200 cesarianas eletivas às 39 semanas para evitar uma morte fetal
- Redução do risco de morbidade neonatal não respiratória como asfixia intraparto, hemorragia intracraniana, encefalopatia por asfixia, infecções neonatais, lesão de plexo braquial após distocia de ombro e fraturas (clavícula, úmero, calota craniana)
- Redução de danos ao assoalho pélvico: as evidências são fracas e algo controversas sobre a real redução do risco de prolapso genital e incontinência urinária e fecal após cesariana
- Menor risco de hemorragia pós-parto com necessidade de transfusão.

Já as possíveis desvantagens e riscos incluem (ACOG, 2019a; Norwitz, 2023):

- Complicações anestésicas: são raras, porém mais comuns em anestesia para cesariana do que na analgesia de parto
- Recuperação após o parto: até 90 dias a recuperação após cesariana é mais dolorosa do que após parto vaginal e costuma acarretar internações mais longas
- Maior morbidade materna: hemorragia, histerectomia, eventos tromboembólicos, parada cardíaca e hematoma da ferida operatória. Porém, esses riscos são muito baixos tanto nas pacientes que realizam cesariana a pedido quanto nas que optam por parto vaginal
- Desordens do espectro da placenta acreta: seu risco é proporcional ao número de cesarianas, sendo mais significativo a partir da terceira. Como o tratamento pode demandar cesariana com histerectomia, pacientes que desejam mais de 3 filhos devem ser aconselhadas especificamente sobre essa patologia
- Placenta prévia e descolamento prematuro de placenta nas gestações futuras
- Ruptura uterina: é mais comum durante o trabalho de parto após cesariana, mas pode ocorrer antes da fase ativa
- Aderências e hérnias: cesariana aumenta o risco de hérnias incisionais e aderências abdominais e, consequentemente o risco de lesões de bexiga e intestino durante cirurgias abdominais futuras
- Aleitamento: parto vaginal está associado ao início mais precoce do aleitamento materno do que cesariana
- Distúrbios respiratórios no recém-nascido: síndrome do desconforto respiratório, taquipneia transitória e hipertensão pulmonar são mais frequentes em recém-natos de cesariana prévia ao trabalho de parto antes da 39ª semana porque os mecanismos de reabsorção dos fluidos pulmonares não estão completamente ativados
- Aumento na mortalidade neonatal e outros possíveis efeitos adversos: trabalhos de baixa acurácia descrevem maior mortalidade dos neonatos no grupo cesariana planejada em relação ao parto vaginal planejado. Creditam-se esses achados aos erros no preenchimento de prontuários e à ausência de informações sobre indicações da cesariana e a causa da morte dos neonatos
- Mudanças epigenéticas, falha na ativação imune e alterações na microbiota relacionadas à via de parto são preocupações teóricas de significado indeterminado. Inoculação de conteúdo vaginal materno no neonato não é recomendada.

Alguns riscos são semelhantes entre o parto vaginal e a cesariana planejada, a saber (ACOG, 2019a; Norwitz, 2023):

- Mortalidade materna: trabalhos de baixa qualidade estimaram riscos semelhantes entre os dois grupos, calculado entre 1:5 mil e 1:70 mil
- Disfunção sexual após o nascimento
- Dor perineal ou abdominal após 4 meses.

Recomendações

Cesariana é um procedimento cirúrgico realizado para prevenir mortalidade e morbidade materna e perinatal e, como tal, deve ser realizada por indicação médica ou obstétrica. Pacientes que solicitam cesariana devem ser avaliadas por equipe multiprofissional que inclua atendimento psicológico para identificar os motivos que levaram à solicitação. Deve-se orientar a paciente sobre os riscos do procedimento, principalmente estadia hospitalar mais longa, maior risco de alterações respiratórias neonatais e de complicações em gestações futuras, como distúrbios do espectro do acretismo placentário e ruptura uterina. Fatores específicos como idade materna, IMC, acurácia da estimativa da idade gestacional e futuro reprodutivo podem auxiliar a individualizar o risco (Brasil, 2015; ACOG, 2019a; Norwitz, 2023).

Deve-se aconselhar sobre métodos disponíveis de analgesia de parto, principalmente nos casos em que a paciente opta por cesariana por medo da dor.

Se a paciente optar por cesariana mesmo após os esclarecimentos, o procedimento pode ser realizado. Recomenda-se que a cirurgia não deva ser realizada antes das 39 semanas de gestação. Caso o profissional declare objeção de consciência, deve encaminhar a gestante para outro profissional que a realize (Brasil, 2015; ACOG, 2019a; Norwitz, 2023).

Pacientes que desejam várias gestações devem ser desencorajadas a realizar cesariana, pelo risco aumentado de distúrbios do espectro do acretismo placentário, placenta prévia, ruptura uterina, histerectomia puerperal e aderências (ACOG, 2019a; Norwitz, 2023). É importante registrar em prontuário o desejo da paciente e os fatores determinantes para a escolha e coletar assinatura em um termo de consentimento livre e esclarecido.

REFERÊNCIAS BIBLIOGRÁFICAS

AMERICAN COLLEGE OF OBSTETRICIANS AND GYNECOLOGISTS (ACOG). ACOG Committee Opinion No. 761: Cesarean Delivery on Maternal Request. *Obstetrics and Gynecology*, v. 133, p. e73, 2019a.

AMERICAN COLLEGE OF OBSTETRICIANS AND GYNECOLOGISTS (ACOG). ACOG Practice Bulletin No. 205: Vaginal Birth After Cesarean Delivery. *Obstetrics and Gynecology*, v. 133, n. 2, p. e110-e127, 2019b.

AMERICAN COLLEGE OF OBSTETRICIANS AND GYNECOLOGISTS (ACOG). Committee on ACOG Practice Bulletins – Obstetrics. Practice Bulletin No. 216: Fetal Macrosomia. *Obstetrics and Gynecology*, v. 135, n. 1, p. e18-e35, 2020.

ANANTH, C.; KINZLER, W. Placental abruption: clinical features and diagnosis. *UpToDate*. 2017. Disponível em: https://www.uptodate.com. Acesso em: 28 abr. 2024.

ANTOINE, C.; YOUNG, B. K. Cesarean section one hundred years 1920-2020: the Good, the Bad and the Ugly. *Journal of Perinatal Medicine*, v. 49, n. 1, p. 5-16, 2021.

BERGHELLA, V. Cesarean birth: postoperative care, complications, and long-term sequelae. *UpToDate*. 2023. Disponível em: https://www.uptodate.com. Acesso em: 28 jan. 2024.

BERGHELLA, V. Cesarean delivery: post operative issues. *UpToDate*. 2017. Disponível em: https://www.uptodate.com. Acesso em: 5 jan. 2018.

BERGHELLA, V. Cesarean delivery: Surgical technique. *UpToDate*. 2024. Disponível em: https://www.uptodate.com. Acesso em: 28 jan. 2024.

BETRAN, A. P. *et al.* WHO Statement on Caesarean Section Rates. *British Journal of Obstetrics and Gynaecology*, v. 123, n. 5, p. 667-670, 2016.

BRASIL. Ministério da Saúde. Departamento de Informática do SUS (Datasus). *Evolução do percentual de cesariana entre os nascimentos vivos no Brasil entre 1994 e 2022*. 2022a. Disponível em: http://www2.datasus.gov.br/DATASUS/index.php. Acesso em: 19 set. 2024.

BRASIL. Ministério da Saúde. *Diretrizes de Atenção à Gestante*: a operação cesariana. Brasília, DF: Comissão Nacional de Incorporação de Tecnologias no SUS (CONITEC), 2015. Disponível em: https://www.gov.br/conitec/pt-br/midias/relatorios/2016/relatorio_diretrizes-cesariana_final.pdf. Acesso em: 28 abr. 2024.

BRASIL. Ministério da Saúde. *Manual de gestação de alto risco*. Brasília, DF: MS, 2022b. Disponível em: https://portaldeboaspraticas.iff.fiocruz.br/wp-content/uploads/2022/03/manual_gestacao_alto_risco.pdf. Acesso em: 28 abr. 2024.

BRASIL. Ministério da Saúde. *Protocolo clínico e diretrizes terapêuticas para prevenção da transmissão vertical de HIV, sífilis e hepatites virais*. 2022c. Disponível em: https://bvsms.saude.gov.br/bvs/publicacoes/protocolo_clinico_hiv_sifilis_hepatites.pdf. Acesso em: 28 abr. 2024.

CARGILL, Y. M.; MACKINNON, C. J.; SOCIETY OF OBSTETRICIANS AND GYNAECOLOGISTS OF CANADA (SOGC). Guidelines for operative vaginal birth. *Journal of Obstetrics and Gynaecology Canada*, v. 26, n. 8, p. 747-753, 2004.

CUNNINGHAM, F.; WILLIAMS, J. *Williams Obstetrics*. 20th ed. Stamford: Appleton & Lange, 1997.

DAHLKE, J. D. *et al.* Evidence-based surgery for cesarean delivery: an updated systematic review. *American Journal of Obstetrics and Gynecology*, v. 209, n. 4, p. 294-306, 2013.

FREITAS, F. *et al. Rotinas em Obstetrícia*. 7. ed. Porto Alegre: Artmed, 2017.

GROBMAN, W. A. *et al.* Prediction of vaginal birth after cesarean using information at admission for delivery: a calculator without race and ethnicity. *American Journal of Obstetrics and Gynecology*, v. 220, p. 492.e1-7, 2023.

HALOUANI, A. *et al.* Impact of purse-string uterine suture on scar healing after a cesarean delivery: a randomized controlled trial. *American Journal of Obstetrics and Gynecology, Maternal-Fetal Medicine*, v. 5, n. 7, p. 100992, 2023.

HOREY, D. *et al.* Interventions for supporting pregnant women's decision-making about mode of birth after a caesarean. *Cochrane Database of Systematic Reviews*, n. 7, CD010041, 2013.

KOK, N. *et al.* Sonographic measurement of lower uterine segment thickness to predict uterine rupture during a trial of labor in women with previous Cesarean section: a meta-analysis. *Ultrasound in Obstetrics & Gynecology*, v. 42, p. 132-139, 2013.

LANDON, M. B. *et al.* Maternal and perinatal outcomes associated with a trail of labor after prior cesarean delivery. *New England Journal of Medicine*, v. 351, p. 2581-2589, 2004.

LYDON-ROCHELLE, M. *et al.* Risk of uterine rupture during labor among women with a prior cesarean delivery. *New England Journal of Medicine*, v. 345, p. 3-8, 2001.

MANAGEMENT of Genital Herpes in Pregnancy: ACOG Practice Bulletin Summary, Number 220. *Obstetrics and Gynecology*, v. 135, n. 5, p. 1236-1238, 2020.

MCDONALD, S. J. *et al.* Effect of timing of umbilical cord clamping of term infants on maternal and neonatal outcomes. *Cochrane Database of Systematic Reviews*, Issue 7, 2013.

MOLINA, G. *et al.* Relationship between cesarean delivery rate and maternal and neonatal mortality. *Journal of the American Medical Association*, p. 314-321, 2015.

NATIONAL INSTITUTE FOR HEALTH AND CARE EXCELLENCE (NICE). *Cesarean Birth*. London: NICE, 2024. Disponível em: https://www.nice.org.uk/guidance/ng192. Acesso em: 17 fev. 2024.

NORWITZ, E. R. Cesarean birth on patient request. *UpToDate*, 16 fev. 2023.

QIU, L.; ZHU, J.; LU, X. The safety of trial of labor after cesarean section (TOLAC) *versus* elective repeat cesarean section (ERCS): a systematic review and meta-analysis. *The Journal of Maternal-Fetal & Neonatal Medicine*, v. 36, n. 1, p. 2214831, 2023.

RAMASAUSKAITE, D. *et al.* FIGO good practice recommendations for cesarean delivery on maternal request: Challenges for medical staff and families. *International Journal of Gynaecology and Obstetrics*, v. 163, Suppl 2, p. 10-20, 2023.

REZENDE FILHO, J.; MONTENEGRO, C. *Obstetrícia fundamental*. 19. ed. Rio de Janeiro: Guanabara Koogan, 2006.

ROBSON, M. S. Classification of caesarean sections. *Fetal and Maternal Medicine Review*, v. 12, p. 23-39, 2001.

SANUSI, A. *et al.* Timing of adjunctive azithromycin for unscheduled cesarean delivery and postdelivery infection. *Obstetrics and Gynecology*, v. 139, n. 6, p. 1043-1049, 2022.

SHARHINER, R.; SILVER, R. Management of fetal malpresentation. *Clinical Obstetrics and Gynecology*, v. 58, n. 2, p. 246-255, 2015.

SHEEN, J. Cesarean birth: overview of issues for patients with obesity. *UpToDate*. 2023. Disponível em: https://www.uptodate.com. Acesso em: 28 jan. 2024.

SOCIETY FOR MATERNAL FETAL MEDICINE (SMFM). Committee on Practice Bulletins – Obstetrics Practice Bulletin No. 169: Multifetal Gestations: Twin, Triplet, and Higher-Order Multifetal Pregnancies. *Obstetrics and Gynecology*, v. 128, n. 4, p. e131-46, 2016.

TANOS, V.; TONEY, Z. A. Uterine scar rupture - Prediction, prevention, diagnosis, and management. *Best Practice & Research. Clinical Obstetrics & Gynaecology*, v. 59, p. 115-131, 2019.

TITA, A. T. N. *et al.* Adjunctive azithromycin prophylaxis for cesarean delivery. *New England Journal of Medicine*, v. 375, n. 13, p. 1231-1241, 2016.

TORRI, D. M. Choosing the route of delivery after cesarean. *UpToDate*, 2024. Disponível em: https://www.uptodate.com. Acesso em: 5 fev. 2024.

WORLD HEALTH ORGANIZATION HUMAN REPRODUCTION PROGRAMME (WHO-RP). WHO Statement on caesarean section rates. *Reproductive Health Matters*, v. 23, n. 45, p. 149-150, 2015.

WU, Y. *et al.* Factors associated with successful vaginal birth after a caesarean section: a systematic review with meta-analysis. *BMC Pregnancy and Childbirth*, v. 19, n. 1, p. 360, 2019.

YAZLLE, M. *et al.* Incidência de cesáreas segundo fonte de financiamento da assistência ao parto. *Revista de Saúde Pública*, v. 35, n. 2, p. 202-206, 2001.

ZUGAIB, M. *Zugaib Obstetrícia*. 5. ed. Barueri: Manole, 2023.

CAPÍTULO

95

Embolia Amniótica

Rômulo Negrini • Eduardo Cordioli

INTRODUÇÃO

A embolia de líquido amniótico (ELA) é afecção de repercussões sistêmicas desencadeadas pela passagem do conteúdo amniótico para a circulação materna.

Apesar de rara, tal condição se veste de crucial importância, pois apresenta altos níveis de mortalidade que podem ser reduzidos com seu reconhecimento precoce e rápida ação terapêutica.

EPIDEMIOLOGIA

A incidência de ELA é variável: nos EUA estima-se que ocorra em 1 a cada 15.200 nascimentos; estatística divergente da europeia, onde há incidência estimada de 0,8 a 1 caso em cada 100 mil nascimentos. Essa disparidade pode ser explicada pela falta de critérios diagnósticos bem estabelecidos (trata-se de diagnóstico de exclusão) e possíveis subnotificações de casos não fatais.

Em geral, a mortalidade materna associada a essa doença varia de 11 a 43%. Nos EUA, é uma das principais causas, com 17,3 mortes a cada 100 mil nascimentos, algo que pareceria discreto não fosse a ELA responsável por 5 a 15% das mortes maternas em países desenvolvidos, configurando entre suas principais causas.

Felizmente, graças aos avanços no conhecimento da doença e dos seus métodos diagnósticos e terapêuticos, os níveis de mortalidade associados a essa condição vêm se reduzindo. Na China, por exemplo, a mortalidade relacionada com a doença caiu de 4,4 para 1,9 por 100 mil nascidos vivos entre 1996 e 2013. Igualmente, observa-se redução da morbidade, com queda substancial de sequelas neurológicas entre sobreviventes.

FATORES DE RISCO

Sendo a ELA doença rara, descrita com base em relatos de casos ou séries de casos, há certa dificuldade em se verificarem todos os fatores de risco e a influência real de cada um deles; todavia, estudos populacionais mostram que algumas situações, descritas na Tabela 95.1, parecem ter maior influência no desencadeamento da doença. Mazza *et al.* (2022), ao analisar mais de 800 casos de ELA, concluíram que, mais do que a placenta prévia, o espectro de placenta acreta constitui importante fator de risco para a doença. Eles postularam que esse fato pode estar associado à maior exposição materna aos antígenos fetais, dado o íntimo contato da placenta sem a camada basal com os tecidos maternos.

Tabela 95.1 Fatores de risco para embolia de líquido amniótico.

Via de parto
Cesariana Parto vaginal operatório (fórcipe ou vácuo-extrator)
Condição materna
Idade materna maior ou igual a 35 anos
Alterações placentárias
Placenta prévia Descolamento prematuro de placenta Eclâmpsia
Alterações de líquido amniótico
Polidrâmnio Mecônio
Tocotraumatismo materno
Ruptura uterina Laceração cervical

FISIOPATOLOGIA

Apesar de a fisiopatologia da ELA não ser bem compreendida, o fator inicial para seu desencadeamento é a passagem de conteúdo da cavidade amniótica para a circulação materna, seja via sítio de implantação placentária, seja por veias endocervicais ou ainda por vasos sanguíneos em local de ruptura uterina. Obviamente esse processo é favorecido se acompanhado de altas pressões amnióticas, como as observadas em polidrâmnios.

Postulou-se que tal conteúdo era responsável pela obstrução de capilares pulmonares, o que geraria o colapso circulatório. Entretanto, não parece ser esse o principal mecanismo fisiopatológico, uma vez que o material da cavidade amniótica nem sempre pode ser encontrado nos pulmões de mulheres afetadas.

Acredita-se que os constituintes do líquido amniótico que entram no sangue materno, por serem material estranho a esse, gerem, nas mulheres predispostas, a ativação da cascata do complemento e de granulócitos, com consequente liberação de uma série de citocinas, entre elas histamina, endotelina, bradicinina e leucotrienos. Isso caracteriza uma resposta semelhante à síndrome da resposta inflamatória sistêmica (SIRS-*like*).

O resultado é vasoconstrição pulmonar. Com ela, ocorre redução na capacidade de captação de oxigênio pela circulação materna, acarretando hipóxia. Além disso, as altas pressões geradas nos vasos pulmonares são transmitidas ao ventrículo direito do coração, que entra em insuficiência aguda.

A alteração hemodinâmica instalada, com esforço cardíaco, perda de líquido para o terceiro espaço e menor pré-carga esquerda, acaba resultando também em insuficiência cardíaca esquerda.

Assim, podem-se resumir as alterações hemodinâmicas na ELA em três etapas conforme representados na Figura 95.1. É importante ressaltar que a evolução entre as etapas costuma ocorrer em minutos.

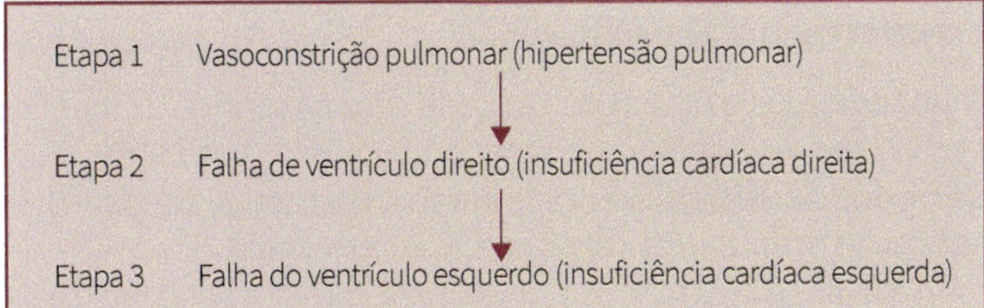

Etapa 1
Vasoconstrição pulmonar (hipertensão pulmonar)
Etapa 2
Falha de ventrículo direito (insuficiência cardíaca direita)
Etapa 3
Falha do ventrículo esquerdo (insuficiência cardíaca esquerda)

Figura 95.1 Etapas das alterações hemodinâmicas da embolia de líquido amniótico.

Paralelamente, os fatores teciduais do fluido amniótico ativam a cascata de coagulação materna, por sua via extrínseca. Estudo *in vitro* revela que o líquido amniótico é capaz de causar agregação plaquetária, bem como ativar os fatores III e X da cascata de coagulação. O resultado inicial será a formação de trombos que contribuirão ainda mais para a obstrução de microvasos, inclusive pulmonares. Posteriormente, mas de forma rápida, ocorre o consumo justamente dos fatores de coagulação, comprometendo a adequada hemostasia, o que resulta em sangramentos importantes, especialmente em mucosas. Trata-se da coagulação intravascular disseminada (CIVD), uma das complicações graves da ELA.

QUADRO CLÍNICO

A apresentação clínica da ELA é variável, mas segue os preceitos fisiopatológicos, de modo que seus sinais e sintomas decorrem do colapso cardiovascular previamente apresentado.

As principais alterações encontradas são: hipotensão sistêmica, dispneia, cianose, hemorragias, arritmias cardíacas, convulsões, alterações do estado mental, entre outras (Tabela 95.2). Ressalta-se que a hipotensão está presente em 100%, a CIVD em 50% e as convulsões em 20% dos casos. Os estudos mostram que a parada cardiorrespiratória ocorrerá em 30 a 80% dos casos.

A maioria dos casos de ELA ocorre durante o trabalho de parto, parto e puerpério imediato, embora também possa acontecer em outras condições. Aproximadamente 70% dos casos ocorrem durante o trabalho de parto, 11% após parto vaginal e 19% durante cesarianas. Assim, quase invariavelmente se acompanham de sofrimento fetal com índice de mortalidade perinatal, podendo ultrapassar 40%.

As manifestações anteriormente descritas acontecem no momento em que já se instalou o colapso cardiocirculatório. Estudo no Reino Unido revelou que a maioria das mulheres com ELA apresenta sintomas premonitórios, que podem justificar uma intervenção terapêutica mais precoce e melhorar os resultados prognósticos. São eles: falta de ar, dor torácica, aflição, formigamento nos dedos, náuseas e vômitos. Estes devem servir de alerta para uma monitorização mais estreita da oxigenação materna. Embora a manifestação clínica da doença não seja uniforme, em sua forma clássica, seguindo-se a dispneia e outros sintomas premonitórios, advém o colapso cardiovascular e, finalmente, sangramento decorrente de coagulopatia.

Tabela 95.2 Principais sinais e sintomas da embolia de líquido amniótico.

Hipotensão sistêmica
Arritmia cardíaca
Dispneia
Cianose
Hemorragias
Convulsões

DIAGNÓSTICO

O diagnóstico da ELA deve ser suspeitado sempre que houver alguns dos seguintes achados, especialmente durante o trabalho de parto ou nascimento:

- Hipotensão
- Dificuldade respiratória
- CIVD
- Convulsões ou coma.

Não se pode esquecer, ainda, que diante de hipoxemia acompanhando os sintomas premonitórios a hipótese de ELA também será fortemente aventada.

Como se trata de diagnóstico de exclusão, outras possíveis causas devem ser afastadas. A Tabela 95.3 traz os principais diagnósticos diferenciais.

Testes laboratoriais, embora sejam inespecíficos, devem ser solicitados, pois de seus resultados dependerá a ação terapêutica e por eles é possível avaliar a gravidade do quadro. Destacam-se:

- Hemograma: costuma apresentar queda do nível de hemoglobina
- Coagulograma: na presença de CIVD haverá queda dos níveis de fibrinogênio, com prolongamento de tempo de protrombina (TP) e tempo de tromboplastina parcial ativada (TTPA)
- Enzimas cardíacas: costumam se elevar pela lesão miocárdica geralmente presente
- Gasometria: demonstra hipoxemia e possível acidose
- Eletrocardiograma: revela taquicardia e possível arritmia, podendo estar presente assistolia na falha completa do ventrículo
- Radiografia de tórax: mostra aumento de opacidade, indistinguível de edema agudo de pulmão
- Ecocardiograma transesofágico: permite avaliar o grau de comprometimento cardíaco.

Vários marcadores específicos para ELA vêm sendo estudados, mas ainda estão distantes do uso rotineiro na prática clínica (Figura 95.2).

Tabela 95.3 Diagnóstico diferencial de embolia de líquido amniótico.

Tromboembolismo pulmonar
Reação anafilática por droga
Infarto agudo do miocárdio
Cardiomiopatia periparto
Arritmia cardíaca
Dissecção de aorta
Broncoaspiração
Sepse
Hemorragia pós-parto
Ruptura uterina aguda
Eclâmpsia

Adaptada de: Conde-Agudelo, 2009.

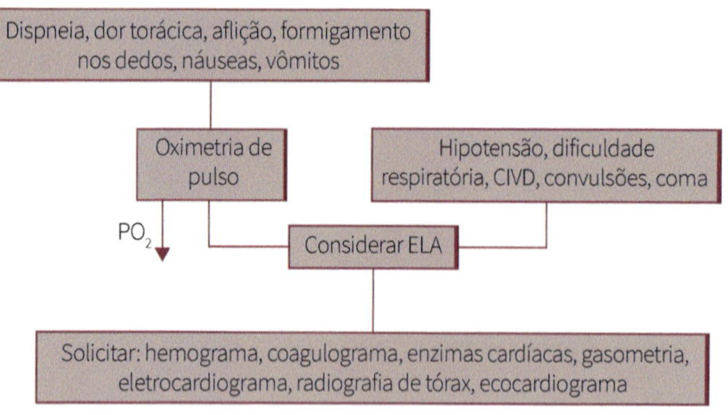

Figura 95.2 Fluxograma de diagnóstico da embolia de líquido amniótico (ELA). CIVD: coagulação intravascular disseminada; PO_2: pressão parcial de oxigênio.

TRATAMENTO

O tratamento da ELA é de suporte e baseia-se em três pilares (Figura 95.3):

- Manutenção da oxigenação
- Controle da pressão arterial
- Correção da coagulopatia.

Para tanto, é preciso que haja controle das funções cardíacas e pulmonares, o que inclui:

- Monitorização contínua de traçado cardíaco e pressão arterial
- Oximetria de pulso
- Cateterização de sistema arterial pulmonar (cateter de *Swan-Ganz*).

A cateterização pulmonar nem sempre está disponível, porém, quando possível, deve ser usada, uma vez que permite avaliar o débito cardíaco, a pressão venosa central, a pressão capilar pulmonar e a resistência vascular sistêmica, além de permitir coleta de amostras para gasometria.

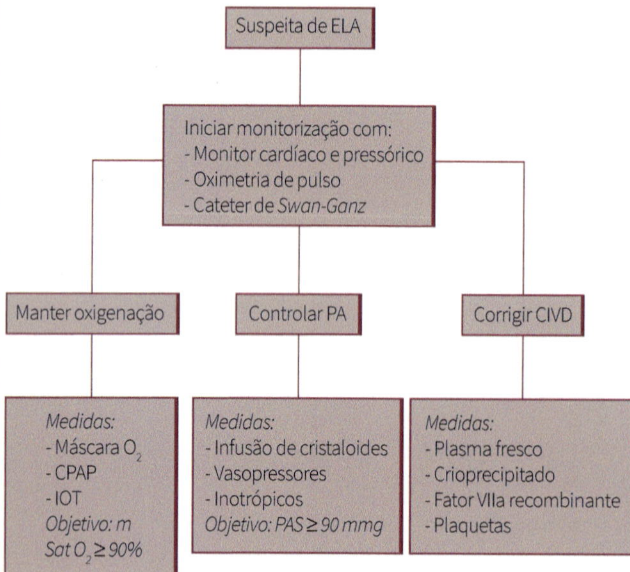

Figura 95.3 Fluxograma da terapêutica da embolia de líquido amniótico (ELA). CIVD: coagulação intravascular disseminada; CPAP: pressão positiva contínua nas vias aéreas, do inglês *continuous positive airway pressure*; IOT: intubação orotraqueal; PA: pressão arterial; PAS: pressão arterial sistólica; $SatO_2$: saturação de oxigênio.

Manutenção da oxigenação

Todos os esforços devem ser concentrados no sentido de manter a saturação de oxigênio no sangue maior ou igual a 90%. Para isso, pode ser necessário desde apenas máscara de oxigênio até intubação orotraqueal com ventilação mecânica.

O uso de oxigenação por membrana extracorporal em casos graves pode ser uma alternativa para o manejo do quadro agudo até sua estabilização.

Também é parte dessa medida a administração de concentrado de hemácias quando houver anemia grave por sangramento (hematócrito menor que 30%), uma vez que são as hemácias as responsáveis pelo transporte do oxigênio.

Controle da pressão arterial

Como explicitado anteriormente, a hipotensão é característica invariável nos casos de ELA e deve ser veementemente combatida.

O objetivo é manter a pressão arterial sistólica maior ou igual a 90 mmHg. Para tanto, inicia-se infusão de soluções cristaloides, monitorando-se sempre a pressão venosa central e a função cardíaca, a fim de se evitarem subdoses ou exageros. O uso de vasopressores (dopamina, norepinefrina) e de inotrópicos (dobutamina) será a voga em casos de hipotensão refratária. Além disso, em casos nos quais se estabelece hipertensão pulmonar, pode-se realizar o uso de óxido nítrico inalatório e dispositivos de assistência ventricular direita.

Correção da coagulopatia

A coagulopatia pode ocorrer por duas alterações: a primeira, menos comum, é a plaquetopenia (plaquetas abaixo de $20.000/mm^3$ sem sangramento ou abaixo de $50.000/mm^3$ com sangramento), que se corrige repondo-se tal componente. A segunda é a redução de fatores de coagulação, cuja reposição a princípio pode ser feita por infusão de plasma fresco congelado ou crioprecipitado, sendo o segundo mais eficaz e obrigatório quando os níveis de fibrinogênio encontram-se abaixo de 100 mg/dℓ.

As mulheres com CIVD refratária à reposição de plasma ou crioprecipitado podem se beneficiar do uso de fator VII ativado recombinante.

Caso possível, deve-se lançar mão de tromboelastografia e reposição conforme fator específico no atendimento desses casos.

A Tabela 95.4 traz os pilares terapêuticos e as medidas para alcançá-los. Sobre a conduta obstétrica, nos casos em que houver viabilidade fetal, o parto deverá ser realizado caso a ELA ocorra antes do nascimento.

Tabela 95.4 Pilares terapêuticos no suporte clínico para embolia de líquido amniótico.

Pilar terapêutico	Objetivo	Medida
Manutenção da oxigenação	Saturação de $O_2 \geq 90\%$	Máscara de O_2, CPAP, IOT
Controle da pressão arterial (PA)	PA sistólica 90 mmHg	Infusão de cristaloides, vasopressores, inotrópicos
Correção de coagulopatia	Estancar hemorragias	Plasma fresco congelado, crioprecipitado, fator VIIa recombinante, plaquetas

CPAP: pressão positiva contínua nas vias aéreas, do inglês *continuous positive airway pressure*; IOT: intubação orotraqueal; O_2: oxigênio.

REFERÊNCIAS BIBLIOGRÁFICAS

ABENHAIM, H. A. *et al.* Incidence and risk factors of amniotic fluid embolisms: a population-based study on 3 million births in the United States. *American Journal of Obstetrics and Gynecology*, v. 199, n. 49, p. e1-e8, 2008.

BENSON, M. D. A hypothesis regarding complement activation and amniotic fluid embolism. *Medical Hypotheses*, v. 68, n. 5, p. 1019-1025, 2007.

CENTERS FOR DISEASE CONTROL AND PREVENTION. *Pregnancy Mortality Surveillance System*. Disponível em: https://www.cdc.gov/reproductivehealth/maternal-mortality/pregnancy-mortality-surveillance-system.htm. Acesso em: 14 maio 2022.

CHEN, C. H.; LEE, K. C.; HSIEH, Y. J. Amniotic fluid embolism complicated with pulmonary embolism during cesarean section: Management with TEE and ROTEM®. *Asian Journal of Anesthesiology*, v. 55, n. 4, p. 93-94, 2017.

CHEUNG, A. N.; LUK, S. C. The importance of extensive sampling and examination of cervix in suspected cases of amniotic fluid embolism. *Archives of Gynecology and Obstetrics*, v. 255, p. 101-105, 1994.

CLARK, S. L. New concepts of amniotic fluid embolism: a review. *Obstetrical and Gynecological Survey*, v. 45, n. 6, p. 360-368, 1990.

CLARK, S. L. *et al.* Síndrome anafilactoide da gravidez (embolia devida ao líquido amniótico). *In*: CLARK, S. L. *et al. Tratamento Intensivo em Obstetrícia*. 3 ed. Editora Santos, 2001. p. 399-411.

CLARK, S. L.; MONTZ, F. J.; FELINE, J. P. Hemodynamic alterations associated with amniotic fluid embolism: a reappraisal. *American Journal of Obstetrics and Gynecology*, v. 151, p. 617-621, 1985.

CONDE-AGUDELO, A.; ROMERO, R. Amniotic fluid embolism: an evidence-based review. *American Journal of Obstetrics and Gynecology*, v. 201, n. 5, 445, p. e1-e13, 2009.

HAMMERSCHMIDT, D. E.; OGBURN, P. L.; WILLIAMS, J. E. Amniotic fluid activates complement. A role in amniotic fluid embolism syndrome? *The Journal of Laboratory and Clinical Medicine*, v. 104, n. 6, p. 901-907, 1984.

KNIGHT, M. Amniotic fluid embolism: active surveillance versus retrospective database review. *American Journal of Obstetrics and Gynecology*, v. 199, n. 4, 2008.

KNIGHT, M. *et al.* Amniotic fluid embolism incidence, risk factors and outcomes: a review and recommendations. *BMC Pregnancy and Childbirth*, v. 12, n. 7, p. 1-11, 2012.

KRAMER, M. S. *et al.* Maternal Health Study Group of the Canadian Perinatal Surveillance System. Amniotic-fluid embolism and medical induction of labour: a retrospective, population-based cohort study. *The Lancet*, v. 368, n. 9545, p. 1444-1448, 2006.

LOCKWOOD, C. J. *et al.* Amniotic fluid contains tissue factor, a potent initiator of coagulation. *American Journal of Obstetrics and Gynecology*, v. 165, n. 5, p. 1335-1341, 1991.

MAZZA, G. R. *et al.* Association of pregnancy characteristics and maternal mortality with amniotic fluid embolism. *The Journal of the American Medical Association Network Open*, v. 5, n. 11, 2022.

MOORE, J.; BALDISSERI, M. R. Amniotic fluid embolism. *Critical Care Medicine*, v. 33, n. 10, p. S279-S285, 2005.

MU, Y. *et al.* Amniotic fluid embolism as cause of maternal mortality in China between 1996 and 2013: a population based retrospective study. *BMC Pregnancy Childbirth*, v. 16, n. 1, p. 1-8, 2016.

NORWITZ, E. R. *et al. Acute shortness of breath in obstetric clinical algorithms*. Hoboken: Wiley-Blackwell, 2010. p. 154-155.

O'SHEA, A.; EAPPEN, S. Amniotic fluid embolism. *International Anesthesiology Clinics*, v. 45, n. 1, p. 17-28, 2007.

PIATO, S. Emergências no parto. *In*: PIATO, S. *Complicações em obstetrícia*. Barueri: Manole, 2009. p. 309-336.

PROSPER, S. C.; GOUDGE, C. S.; LUPO, V. R. Recombinant factor VIIa to successfully manage disseminated intravascular coagulation from amniotic fluid embolism. *Obstetrics and Gynecology*, v. 109, n. 2, p. 524-525, 2007.

SAMUELSSON, E.; HELLGREN, M.; HÖGBERG, U. Pregnancy-related deaths due to pulmonary embolism in Sweden. *Acta Obstetricia et Gynecologica Scandinavica*, v. 86, n. 4, p. 435-443, 2007.

SHAMSHIRSAZ, A. A.; CLARK, S. L. Amniotic fluid embolism. *Obstetrics and Gynecology Clinics of North America*, v. 43, n. 4, p. 779-790, 2016.

SKOLNIK, S. *et al.* Anesthetic management of amniotic fluid embolism – a multi-center, retrospective, cohort study. *The Journal of Maternal-Fetal Neonatal Medicine*, v. 32, n. 8, p. 1262-1266, 2017.

TEIXEIRA, E. C. Alterações da hemostasia. *In*: PIATO, S. *Complicações em obstetrícia*. Barueri: Manole, 2009. p. 513-525.

THOMSON, A. J.; GREER, I. A. Non-haemorrhagic obstetric shock. *Baillieres Best Practice & Research Clinical Obstetrics & Gynecology*, v. 14, n. 1, p. 19-41, 2000.

TUFFNELL, D. J. United Kingdom amniotic fluid embolism register. *BJOG*, v. 112, n. 12, p. 1625-1629, 2005.

USZYŃSKI, M. *et al.* Tissue factor (TF) and tissue factor pathway inhibitor (TFPI) in amniotic fluid and blood plasma: implications for the mechanism of amniotic fluid embolism. *European Journal of Obstetrics & Gynecology and Reproductive Biology*, v. 95, n. 2, p. 163-166, 2001.

WOOLARD, M. *et al. Emergencies in late pregnancy in pre-hospital obstetric emergency training*. Hoboken: Wiley-Blackwell, 2010. p. 107-109.

CAPÍTULO 96

Ruptura Uterina

Carla Betina Andreucci Polido • Roxana Knobel • Claudia Garcia Magalhães

INTRODUÇÃO

A ruptura uterina é a abrupta solução de continuidade da parede uterina, envolvendo todas as suas camadas, inclusive a serosa superficial. Tipicamente, o quadro desencadeia significativas alterações das condições maternas e/ou fetais. É uma complicação obstétrica que pode levar à morbidade materna grave e também à morbidade perinatal, além de frequentemente levar ao óbito do concepto. Outras complicações possíveis incluem choque hemorrágico materno, lacerações de bexiga, histerectomia e morbidade neonatal relacionada à hipoxia intrauterina.

A maioria dos casos de ruptura uterina em países de alta renda está associada à prova de trabalho de parto em mulheres com cesarianas prévias, ou em mulheres anteriormente submetidas a qualquer tipo de cirurgia transmiometrial. A miomectomia é importante fator de risco. Em países de baixa renda, muitas rupturas uterinas estão relacionadas ao trabalho de parto obstruído, grande multiparidade e à falta de acesso ao nascimento emergencial por via cirúrgica ou instrumental (Ahmed *et al.*, 2018; Abrar *et al.*, 2022). A ruptura do útero sem cicatriz prévia é rara, e ocorre tipicamente em países onde o acesso imediato à cesárea e ao parto vaginal instrumental não estão disponíveis e/ou associado ao uso indiscriminado de uterotônicos (Abrar *et al.*, 2022).

Diferentemente da ruptura uterina aguda, chama-se "ruptura uterina subclínica", "ruptura uterina incompleta" ou "deiscência uterina" a lesão que está clinicamente oculta. A deiscência geralmente envolve solução de continuidade de mucosa (endométrio) e de parede muscular (miométrio), mantendo a integridade da serosa uterina (peritônio visceral). Geralmente, não leva a consequências maternas ou neonatais graves, e muitas vezes é descoberta acidentalmente no momento da cesariana.

Mais raramente, encontram-se na literatura a descrição de casos de ruptura uterina durante gestação, sem que o trabalho de parto tenha iniciado, em mulheres com cicatrizes uterinas prévias.

A incidência da ruptura uterina em mulheres com cicatriz de cesariana prévia varia entre 0,15 e 2,3% (Hidalgo-Lopezosa e Hidalgo-Maestre, 2017; Arusi *et al.*, 2023). A ruptura uterina em pessoas sem cicatriz uterina prévia é rara, com incidência descrita de 0,035% (Arusi *et al.*, 2023). Um estudo brasileiro encontrou 12 casos de ruptura uterina em 10 mil cesarianas realizadas em um hospital universitário (Okido *et al.*, 2014). Embora relativamente rara, o quadro merece atenção pela associação ao antecedente materno de cesariana prévia, muito comum no Brasil, e pela potencial gravidade dos desfechos associados à ruptura aguda durante o trabalho de parto.

FATORES DE RISCO

Os principais fatores de risco para a ocorrência de uma ruptura uterina são o antecedente pessoal de uma ruptura em uma gestação anterior e a presença de uma incisão miometrial prévia. A recorrência descrita é de 8%, chegando a 37,5% em alguns estudos (Dabi *et al.*, 2023).

Sobre risco associado à incisão uterina prévia, a incidência de ruptura é maior em mulheres que foram submetidas previamente a uma histerotomia com incisão vertical, especialmente fúndica, chamada "histerotomia cesariana clássica". Nesses casos, a chance de ruptura é maior e pode chegar a 12% (Landon *et al.*, 2004; Thompson *et al.*, 2022). Incisões realizadas no segmento inferior uterino apresentam menor chance de ruptura: a taxa de ruptura uterina após uma incisão uterina vertical baixa foi de 2% *versus* 0,7% após antecedente de incisão transversal baixa (Landon *et al.*, 2004).

A indução do trabalho de parto é outro fator de risco importante na ocorrência da ruptura uterina. Mulheres com cesariana anterior submetidas à indução do trabalho de parto têm 1,5% de chance da complicação, contra 0,8% de risco durante indução de parto em mulheres sem cicatriz uterina prévia (Cunningham *et al.*, 2010). No entanto, a incidência é variável, em razão da heterogeneidade das indicações de indução do trabalho de parto, das diferenças nos protocolos de indução utilizado ou de quais sejam o agente e a dose de escolha. O risco de ruptura uterina em pessoas com cesárea anterior em trabalho de parto espontâneo varia de 0,15 a 0,98%, aumenta nos trabalhos de parto induzidos com ocitocina (de 0,3 a 1,5%), com aumento ainda maior nas induções com prostaglandinas (de 0,68 a 2,3) (Hidalgo-Lopezosa e Hidalgo-Maestre, 2017). Dados sobre associação de métodos mecânicos de amadurecimento cervical em mulheres com cicatriz uterina prévia e ruptura uterina são escassos, mas aparentemente os riscos são semelhantes aos das mulheres que não têm cirurgias anteriores (Ramyamohana e Dorairajan, 2022).

O uso de drogas uterotônicas é um fator de risco significativo para a ocorrência da ruptura do útero sem cicatriz miometrial prévia. É importante destacar que primigestas, ou seja, mulheres sem cesariana prévia, são submetidas à indução do trabalho de parto três vezes mais que mulheres com cesariana anterior, e duas vezes mais à condução do trabalho de parto comparadas às mulheres com cesariana anterior (Cunningham *et al.*, 2010). A ruptura do útero é descrita mesmo em casos de indução/condução com doses baixas de uterotônicos. Dessa forma, é imprescindível que haja um claro benefício da indicação do uso de ocitocina ou prostaglandinas durante a assistência ao trabalho de parto, sob o risco de aumentar chances de complicação em gestantes saudáveis.

Quando a indução do trabalho de parto tem indicação clínica, é prudente considerar se a parturiente apresenta outros fatores de risco para ocorrência de ruptura uterina, como fragilidade miometrial intrínseca (malformações uterinas ou doenças do colágeno) ou sobredistensão da cavidade amniótica (gestação múltipla, polidrâmnio, macrossomia fetal). O método de indução para essas mulheres deve ser individualizado, levando em consideração os fatores clínicos, a probabilidade de parto vaginal e as expectativas das pacientes. É essencial que se acompanhem atentamente o progresso do trabalho de parto e o padrão de frequência cardíaca fetal, com intervenção oportuna nos casos de prostração e distocias de progressão.

O trabalho de parto em mulheres com cicatriz uterina prévia é outro fator de risco. Destaca-se que a repetição da cesariana também se associa a riscos aumentados de complicações maternas; portanto, consensos internacionais recomendam que mulheres com cicatriz uterina prévia sejam esclarecidas de riscos e benefícios de ambas as vias de nascimento, para escolhas informadas (Practice Bulletin no. 184, 2017). Em geral, a chance de ruptura uterina após trabalho de parto é baixa, de cerca de 0,8%, o que justifica os benefícios de uma prova de trabalho de parto (Cunnignham *et al.*, 2010; Practice Bulletin no. 184, 2017). Durante o trabalho de parto, parecem associar-se a maior risco de ruptura uterina um escore de Bishop baixo à admissão hospitalar, a dilatação cervical lenta no primeiro período do trabalho de parto, distocias de progressão e rotação após 7 cm de dilatação, e segundo período prolongado (Vachon-Marceau *et al.*, 2016). Provas de trabalho de parto após duas cesarianas prévias são viáveis e a incidência de ruptura uterina descrita nesses casos é de 1,16% (Horgan *et al.*, 2022).

A incidência de ruptura uterina associada à miomectomia pode variar bastante dependendo da técnica utilizada para a cirurgia, número de miomas, entre outros, mas é estimada em cerca de 0,9%, aumentando o risco de ruptura uterina em 14 vezes em comparação com pessoas sem miomectomia (Gambacorti-Passerini *et al.*, 2016; Komatsu *et al.*, 2023). Casos de ruptura uterina em pessoas com miomectomia anterior tiveram pior prognóstico fetal em estudo retrospectivo (Wan *et al.*, 2022).

A ruptura de um útero sem cicatriz miometrial prévia pode ser causada por traumatismo ou fraqueza congênita ou adquirida da parede muscular uterina. Entre os traumas, incluem-se acidentes com veículos motorizados e manobras obstétricas, como pressão fúndica uterina (manobra de Kristeller) ou, mais raramente, versões cefálicas interna ou externa. Do ponto de vista congênito, a síndrome de Ehlers-Danlos tipo IV pode levar à fraqueza intrínseca do miométrio. O trabalho de parto prolongado ou o uso de drogas uterotônicas podem levar à exaustão muscular do miométrio, caracterizando a fraqueza muscular adquirida. A distensão exagerada da cavidade uterina associada ao polidrâmnio, à gestação múltipla ou à macrossomia fetal pode ser o principal fator físico que provoca ruptura quando o miométrio é enfraquecido por qualquer motivo, seja constitucional ou adquirido.

Outros fatores têm sido associados à ocorrência de ruptura uterina, porém não há estudos populacionais suficientes para estimar a magnitude desses riscos. Em estudos observacionais e de relato de caso, são citados como possíveis fatores para a complicação a multiparidade (> 3), idade materna avançada, distocias de progressão e descida, acretismo placentário, intervalo interpartal menor de 18 meses e mais de uma cesariana prévia.

FISIOPATOLOGIA

O útero divide-se topograficamente em porções distintas, especialmente após as modificações gravídicas, que levam a hipertrofia e hiperplasia celular. Essas modificações acentuam diferenças funcionais entre fundo, corpo e segmento inferior do útero. O miométrio compõe-se de fibras musculares lisas, que se distribuem de forma distinta nas diferentes regiões do órgão. Assim, as regiões fúndica e corporal apresentam disposição longitudinal das fibras musculares, formando uma massa espessa e forte, que auxilia a propagação da força contrátil do tríplice gradiente descendente. A região do segmento inferior uterino tem as fibras musculares em disposição oblíqua até a região cervical, formando uma porção anatomicamente mais afilada. Entre as porções superior e inferior do útero, forma-se um anel fisiológico de constrição, perfeitamente identificável durante o trabalho de parto, por meio de inspeção ou palpação (Cunningham *et al.*, 2022).

A força contrátil originada nas porções cornuais uterinas e rapidamente propagadas por meio da forte musculatura do corpo e do fundo do órgão permite que o concepto seja empurrado para baixo, em direção à pelve materna. A menor espessura do segmento inferior facilita a descida do bebê e a passagem pelos estreitos da pelve.

Em condições de fragilidade da parede muscular uterina, seja devido a cicatrizes cirúrgicas, seja, mais raramente, devido a alterações intrínsecas, como malformações uterinas ou doenças do colágeno, pode ocorrer a distensão do segmento uterino inferior, mais suscetível à pressão excessiva dentro da cavidade uterina. Geralmente, é necessário que haja outro fator estressante para o desenvolvimento da sobrecarga muscular, como fatores que levam à distensão exagerada do útero (polidramnia, gestação múltipla, macrossomia fetal, entre outras).

A sobrecarga sobre o útero causada pela fragilidade muscular e a sobredistensão fazem com que a região do segmento inferior aumente em comprimento e largura, afilando ainda mais a parede muscular, com seu possível subsequente rompimento. Entre as porções uterinas superior e inferior, forma-se então um anel de constrição patológico (anel de Bandl).

QUADRO CLÍNICO E DIAGNÓSTICO

Como dito anteriormente, a ruptura uterina subclínica ou deiscência da parede uterina não cursa com sintomatologia clínica, e é geralmente diagnosticada no intraoperatório de uma cesariana. Nesse caso, após abertura da cavidade peritoneal, observa-se descontinuidade das fibras musculares miometriais na região do segmento uterino, com manutenção da parede uterina por meio da integridade da camada serosa (peritônio visceral). Frequentemente, observa-se o bolsão de líquido amniótico por transparência e a apresentação fetal pode ser visualizada.

A apresentação clínica da ruptura uterina pode ser variável e, em muitos casos, o primeiro sinal de que uma ruptura uterina aguda está em curso é a alteração da vitalidade fetal, com observação de bradicardia (frequência cardíaca fetal abaixo de 110 bpm), precedida ou não de desacelerações tardias. Outras apresentações clínicas possíveis, mas não sempre presentes, são: dor abdominal aguda e intensa, sangramento vaginal, parada das contrações uterinas (Gebretsadik *et al.*, 2020; Rezende Filho, 2022).

Em alguns casos, sinais preditores da ruptura uterina aguda podem estar presentes, como a distensão do segmento uterino inferior (sinal de Bandl) (Figura 96.1) e a palpação do ligamento redondo retesado (sinal de Frommel), quadro descrito classicamente como síndrome de Bandl-Frommel (Rezende Filho, 2022).

A síndrome da distensão segmentar do útero (Bandl-Frommel) pode ocorrer na iminência da ruptura uterina, embora muitos casos aconteçam abruptamente e sem identificação de sintomas ou sinais precursores. Se presente, a distensão segmentar caracteriza-se por aumento da intensidade das dores relacionadas à contração uterina, especialmente no segmento inferior do útero. A parturiente pode mostrar-se ansiosa e agitada. A inspeção do abdome materno mostra uma nítida separação entre fundo

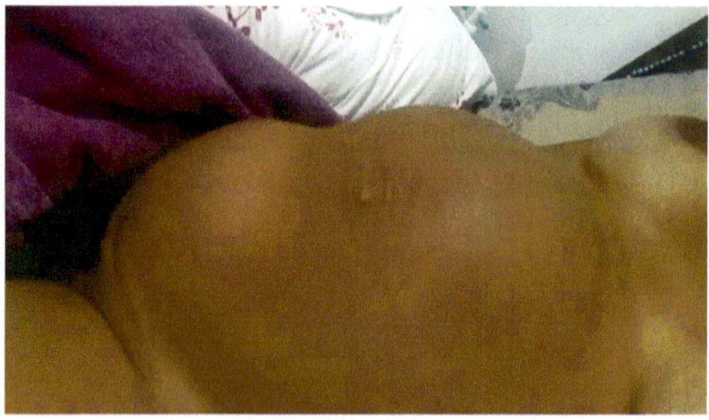

Figura 96.1 Síndrome da distensão segmentar de Bandl-Frommel. Observa-se nítida separação entre fundo uterino e segmento inferior do útero, em parturiente com cesariana anterior.

uterino e a região inferior do órgão, que ficam divididos por um anel de constrição (Figura 96.2). A alteração pode ser mais bem observada em perfil e não desaparece, mesmo durante intervalo entre as contrações, o que a difere da apresentação do anel de constrição fisiológico. Os ligamentos redondos do útero podem ser palpados e encontram-se desviados para a face ventral do órgão (Rezende Filho, 2022). Nesse momento, indica-se imediata resolução da gestação a partir da via de nascimento mais rápida.

Se o rompimento da parede uterina acontecer, ocorre tipicamente interrupção das contrações de trabalho de parto, e uma aparente melhora do sintoma de dor, até então de intensidade crescente. No caso de ruptura uterina de parede anterior, partes fetais serão facilmente palpáveis no abdome materno. Rapidamente, a parturiente apresentará sinais de choque hemorrágico, com sintomas de mal-estar súbito, aumento da frequência cardíaca e queda da pressão arterial sistólica. A ausculta fetal passará de bradicárdica a ausente. Ao toque vaginal, não será mais possível palpar a apresentação fetal no canal de parto, mesmo em casos em que a descida já se encontrava adiantada. A presença de sangue extravasado em cavidade peritoneal pode levar ao aparecimento de dor escapular (sinal de Laffont) e hematoma periumbilical (sinal de Cullen).

O choque hemorrágico pode ser de difícil diagnóstico, uma vez que a maior parte do sangramento será intra-abdominal e, portanto, não visível ao exame inicial. Podem ser auxiliares no diagnóstico a classificação de graus de choque hemorrágico proposta pelo American College of Surgeons (Galvagno *et al.*, 2019) e resumida na Tabela 96.1. Outro recurso adicional é o Índice de Choque (IC), calculado a partir da relação entre frequência de pulso e pressão arterial sistólica da paciente (IC = FP/PAS). Um IC > 0,9 sugere hemorragia grave (El Ayadi *et al.*, 2016).

A suspeita de ruptura uterina aguda pode ser levantada quando mulheres com antecedente de cesariana prévia em trabalho de parto apresentam um ou mais dos seguintes sinais e sintomas: frequência cardíaca fetal não tranquilizadora, com categoria II ou III à cardiotocografia, instabilidade hemodinâmica, dor abdominal repentina, diminuição da atividade uterina, apresentação fetal não mais detectável ao toque vaginal, hemorragia vaginal ou hematúria (quando possível de ser avaliada).

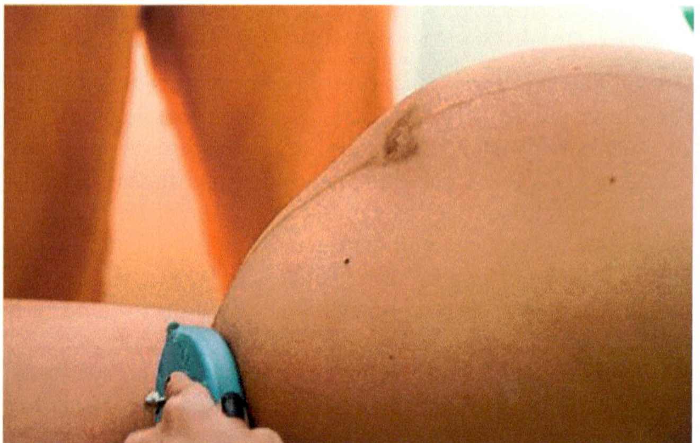

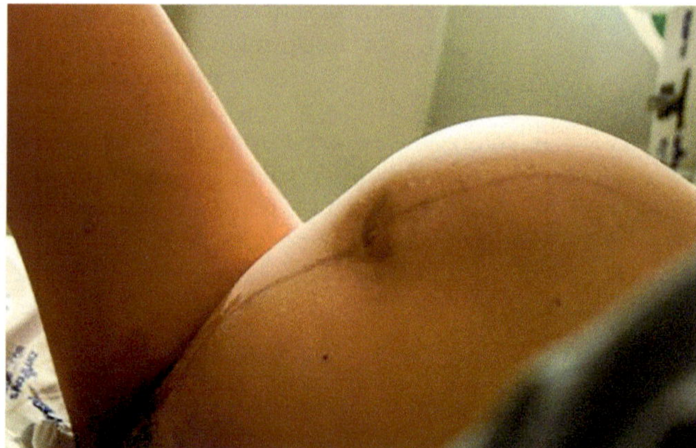

Figura 96.2 Síndrome da distensão segmentar de Bandl-Frommel. Observa-se separação entre fundo e segmento inferior do útero, com anel de constrição entre ambos.

Tabela 96.1 Classificação do choque hemorrágico.

	Classe I	Classe II	Classe III	Classe IV
Perda sanguínea aproximada	< 15%	15 a 30%	30 a 40%	> 40%
Frequência cardíaca	< 100	100 a 120	120 a 140	> 140
Pressão arterial sistólica	Normal	Normal	Diminuída	Diminuída
Frequência respiratória	14 a 20	20 a 30	30 a 40	> 35
Débito urinário (mℓ/h)	> 30	20 a 30	5 a 15	Desprezível
Estado mental	Levemente ansiosa	Moderadamente ansiosa	Ansiosa, confusa	Confusa, letárgica
Necessidade de hemocomponentes	Monitorar	Possível	Sim	Transfusão maciça
Déficit de base*	0 a –2 mEq/ℓ	–2 a –6 mEq/ℓ	–6 a –10 mEq/ℓ	–10 mEq/ℓ ou mais

Déficit de base representa a quantidade de base (HCO_3^- em mEq/ℓ) que está diferente da faixa da normalidade. Números negativos indicam acidose metabólica. (Fonte: Galvagno *et al.*, 2019.)

Muitas vezes, a condição clínica materna de instabilidade hemodinâmica e/ou a alteração da vitalidade fetal indicam o nascimento imediato por cesariana de emergência, e somente durante o intraoperatório confirma-se o diagnóstico da complicação.

Com o rompimento da parede miometrial, o concepto é projetado parcial ou completamente para fora do útero, dentro da cavidade abdominal, o que justifica o desaparecimento da apresentação fetal no canal de parto. A ruptura uterina também leva ao descolamento da placenta, inicialmente parcial, porém rapidamente tornando-se completo, culminando com o mau desfecho neonatal associado (síndrome hipóxico-isquêmica ou óbito).

Os principais diagnósticos diferenciais da ruptura uterina são o descolamento prematuro da placenta normalmente inserida e a ruptura de hematoma hepático. O descolamento da placenta tem muitos sinais e sintomas semelhantes ao quadro da ruptura uterina, e está geralmente associado a quadros de hipertensão materna, mesmo sem gravidade. Já a ruptura do fígado relaciona-se a quadros mais insidiosos e em associação com pré-eclâmpsia grave e/ou síndrome HELLP. Outros diagnósticos diferenciais incluem trauma abdominal materno, ou abdome agudo inflamatório por causas não obstétricas (obstrução intestinal, úlcera perfurada, colecistite aguda).

MANEJO CLÍNICO

A abordagem para tratamento do quadro de suspeita de ruptura uterina deve ter dois objetivos principais: o primeiro é a estabilização hemodinâmica materna, e o segundo é a correção cirúrgica da lesão que levou à instabilidade cardiocirculatória. Os rápidos reconhecimento e abordagem adequados da situação poderão levar ao melhor prognóstico materno e perinatal. As melhores chances de sobrevida para o concepto são obtidas mediante rápido reestabelecimento da circulação materna e seu imediato nascimento.

Uma mulher em trabalho de parto que apresenta padrão cardiotocográfico não tranquilizador, instabilidade hemodinâmica e dor abdominal intensa deve ser submetida à interrupção emergencial da gestação, a partir da via de nascimento mais rápida, independentemente do estabelecimento preciso da etiologia do quadro. Dos citados, a instabilidade hemodinâmica talvez seja a mais difícil de diagnosticar, especialmente porque a maior parte da perda sanguínea no caso da ruptura uterina será intra-abdominal, portanto, invisível antes da abordagem cirúrgica. Recomenda-se a utilização de critérios padronizados para o diagnóstico de choque hemorrágico, como disposto no item anterior.

Tratando-se de emergência com potencial letalidade, é essencial que a equipe de assistência esteja treinada para os procedimentos necessários para a pronta resolução do quadro. Uma equipe ampliada deve ser convocada, incluindo um segundo cirurgião obstetra, enfermeiros obstetras, técnicos de enfermagem, médicos neonatologistas e anestesiologistas. A abordagem inicial deve seguir a avaliação ABCDE para o trauma em gestantes (Galvagno *et al.*, 2019), incluindo:

- Garantir vias respiratórias: máscara facial de O_2 a 15 ℓ/minuto
- Circulação: estabelecer dois acessos venosos periféricos em membros superiores por meio de cateteres calibrosos (16 G ou 18 G) e elevação de membros inferiores para melhora do retorno venoso. Realizar sondagem vesical de demora
- Distúrbio neurológico: avaliação de nível de consciência e reflexos osteotendinosos.

Pacientes hemodinamicamente instáveis devem ser estabilizadas com fluidos e transfusão de hemoderivados, de acordo com o grau de choque hemorrágico observado (ver Tabela 96.1), e preparadas para cesariana de emergência, quando o nascimento vaginal não for iminente. A reposição volêmica deve ser agressiva, inicialmente com administração de 2 ℓ de soro fisiológico ou lactato de Ringer com pinça aberta. O débito urinário observado na sonda vesical determinará a subsequente infusão de volume. Considera-se oligúria volume urinário < 25 mℓ/hora. No caso de hematúria presente, deve-se suspeitar de lesão vesical associada à ruptura uterina.

Após todas as medidas iniciais descritas, que devem ser realizadas rapidamente, a paciente deve ser submetida à cesariana de emergência, a não ser em casos extremamente incomuns em que o nascimento vaginal esteja iminente. Nesse último caso, o parto instrumental através de fórcipe garante mais rapidez na resolução do quadro.

Exames de imagem não são úteis para diagnóstico de casos agudos de ruptura uterina. Em casos mais raros de ruptura uterina durante a gestação, fora do trabalho de parto, a lesão pode ser percebida em exames complementares. Gestantes submetidas a ecografias, ressonância nuclear magnética ou tomografia computadorizada de forma rotineira durante a gestação, ou após manifestação de sintomas leves de dor ou sangramento vaginal, podem eventualmente receber diagnóstico de suspeita de ruptura uterina. Achados sugestivos incluem evidenciação de descontinuidade do miométrio, hematomas adjacentes à cicatriz uterina prévia, membrana amniótica distendida para fora do útero (dedo de luva), presença de líquido livre em cavidade peritoneal, partes fetais fora da cavidade uterina, e até mesmo extrusão completa fetal da cavidade e morte fetal. Em casos de avaliação de trauma abdominal em gestantes, pode-se identificar pneumopertitôneo.

MANEJO CIRÚRGICO

A equipe de anestesia deve ser notificada para o manejo da paciente e suporte anestésico para o nascimento. A escolha por anestesia de bloqueio regional ou anestesia geral é baseada na estabilidade clínica da paciente e na urgência da resolução do quadro. Bloqueios regionais podem levar à necessidade de mais tempo entre início da anestesia e procedimento cirúrgico, além de não serem apropriados em caso de hemorragia com coagulação intravascular disseminada.

A escolha da incisão abdominal é baseada no principal diagnóstico e nos diagnósticos diferenciais possíveis. Uma incisão transversal (como a utilizada na técnica cirúrgica de Pfannenstiel) proporciona boa exposição do segmento inferior do útero e da pelve, porém não do abdome superior. Uma incisão mediana permite ampla exposição para exploração da cavidade abdominal, incluindo fundo uterino e regiões dos hipocôndrios. A escolha por uma ou outra incisão dependerá da gravidade do quadro clínico da paciente, da etiologia mais provável para o quadro e da experiência dos assistentes.

À abertura da cavidade abdominal, o diagnóstico de ruptura uterina é facilmente confirmado a partir de visualização de hemoperitônio, presença de líquido amniótico e frequentemente mecônio em cavidade peritoneal, além da visualização do feto completa ou parcialmente extruso do útero.

O feto deve ser retirado da cavidade peritoneal e entregue à equipe de neonatologia, que deve estar preparada para reanimação agressiva. A placenta deve ser extraída rapidamente e, na sequência, deve ser realizada uma inspeção cuidadosa da lesão uterina.

O cirurgião obstetra deve rapidamente avaliar condições possíveis para o reparo do útero. A histerectomia está indicada quando a lesão uterina é irreparável, ou na condição de hemorragia materna incontrolável. Nos casos em que a hemorragia está sob controle, a decisão de realizar histerectomia deve levar em consideração uma combinação de fatores, incluindo futuros planos reprodutivos da paciente, a extensão do dano uterino, a estabilidade hemodinâmica e anestésica intraoperatória da mulher, além da habilidade do cirurgião para corrigir o dano uterino.

Para medidas conservadoras, o fechamento uterino deve ser realizado por meio de sutura em camada dupla ou única com fios de absorção lenta. Não há embasamento teórico para descrever uma técnica de reparo ideal, uma vez que a ruptura uterina é pouco frequente e existe muita variabilidade de localização e extensão do dano. Além disso, dados sobre seguimento a longo prazo de mulheres que apresentaram o quadro são escassos. Em geral, rupturas na região corporal média da parede uterina que não envolvem a vasculatura anexial podem ser muitas vezes reparadas com sucesso a partir de simples fechamento primário, com uso de técnicas semelhantes de histerorrafia. Rupturas laterais ou muito extensas exigem a realização de ligadura do pedículo anexial e, muitas vezes, histerectomia. A rápida sutura promove imediata melhora do quadro de choque hemorrágico. Em algumas situações, serão necessárias intervenções adicionais para alcançar a hemostasia.

Os objetivos da cirurgia conservadora são reparar a lesão uterina, controlar a hemorragia, identificar danos a outros órgãos (especialmente trato urinário), minimizar a morbidade pós-cirúrgica precoce e reduzir o risco de complicações em futuras gestações. A opinião de outros especialistas pode ser necessária no campo cirúrgico, como urologistas ou cirurgiões gerais ou vasculares. Sempre que a correção da lesão e a hemostasia adequada não puderem ser obtidas, a histerectomia deve ser prontamente realizada.

DESFECHOS E PROGNÓSTICO

Resultados maternos

As complicações mais frequentemente descritas envolvendo mulheres que tiveram rupturas uterinas foram necessidade de transfusão e histerectomia. A prevalência de cada uma das complicações é muito variável em estudos. Estima-se que a histerectomia seja necessária em até 33% dos casos. Outras complicações descritas são internações prolongadas (> 5 dias), internação em Unidade de Terapia Intensiva (UTI), lesões do trato urinário (bexiga, ureteres), infecção secundária do sítio cirúrgico e óbito materno (Landon *et al.*, 2004; Berhe *et al.*, 2015; Al-Zirqi *et al.*, 2019; Gebretsadik *et al.*, 2020; Chudal *et al.*, 2021; Figueiró-Filho *et al.*, 2021; Wu *et al.*, 2021). Piores resultados maternos são observados em países pobres, com uma taxa de mortalidade materna de 3,7% encontrada na Etiópia (Gebretsadik *et al.*, 2020) e de 16,7% em uma série de casos descrita no Nepal (Chudal *et al.*, 2021).

Parece haver uma tendência a aumento de complicações maternas graves quando a ruptura ocorre em uma pessoa sem cicatriz uterina anterior, o que pode ser explicado pelas características da área rota (maior vascularização), pela ruptura em si (maior tendência de extensão até o colo uterino) ou pela maior dificuldade de suspeitar e diagnosticar o quadro nessas parturientes (Al-Zirqi *et al.*, 2019).

Resultados neonatais

A estimativa de mortalidade perinatal associada à ruptura uterina é variável, sendo que a maioria dos estudos mostra uma taxa de mortalidade de cerca de 6% (Landon *et al.*, 2004; Figueiró-Filho *et al.*, 2021), mas é muito superior em países pobres, como a taxa de mortalidade de 95% descrita na Etiópia (Berhe *et al.*, 2015) e de 66,7% no Nepal. Quando é feito o diagnóstico ou a suspeita de diagnóstico de ruptura uterina, o tempo é fator crucial para a vitalidade do concepto, sendo que um tempo entre identificação da ruptura uterina e nascimento maior de 18 minutos esteve associado com aumento da morbidade neonatal (Bujold *et al.*, 2002). No entanto, mesmo com tempos inferiores a 18 minutos, houve casos de acidose metabólica grave com sequelas no concepto; portanto, a intervenção imediata após o diagnóstico da complicação nem sempre é eficaz em prevenir a morbimortalidade neonatal (Bujold *et al.*, 2002).

A gravidade das complicações está diretamente relacionada à extensão da lesão uterina, bem como da porção placentária descolada do útero. O descolamento da placenta imediatamente após a ruptura uterina pode ser completo, ou iniciar-se insidiosamente e progredir em velocidade variável para total desprendimento da placenta da parede uterina, tornando imprevisível o desfecho até a resolução do quadro. É fundamental que o quadro seja rapidamente reconhecido, para a rápida instituição de medidas necessárias para assegurar o melhor desfecho possível.

A ressuscitação fetal intrauterina, com administração de uterolíticos e mudança de decúbito materno, não foi estudada especificamente para aplicação durante a emergência do atendimento da ruptura uterina. Uma vez que o grande benefício das manobras de reanimação seja o reestabelecimento da circulação uteroplacentária, e no caso da ruptura é justamente a interface entre útero e placenta que está acometida, não parece lógico que o procedimento seja adotado.

A recepção neonatal por equipe treinada e experimentada em reanimação bem como acesso à UTI podem melhorar o prognóstico perinatal.

RUPTURA UTERINA DIAGNOSTICADA NO PUERPÉRIO

Mais raramente, a ruptura uterina pode ser percebida apenas no período pós-parto. Nesses casos, provavelmente a lesão ocorreu com a apresentação fetal já em processo adiantado de descida na pelve, muito provavelmente já tendo ultrapassado seu estreito médio. O quadro teria manifestação tardia, provavelmente por tamponamento da hemorragia pela ocupação da pelve materna pelo concepto, com manifestação da hemorragia após o nascimento.

Suspeita-se de ruptura uterina no puerpério em mulheres com cesariana anterior que apresentam dor abdominal persistente após o nascimento da criança, além de hemorragia pós-parto sem melhora após medidas farmacológicas para atonia uterina. Seguindo o fluxograma de assistência emergencial à hemorragia pós-parto, a exploração cirúrgica abdominal deve ser realizada rapidamente, quando a hemorragia não cessar após administração do ciclo de medicamentos preconizados (Figura 96.3).

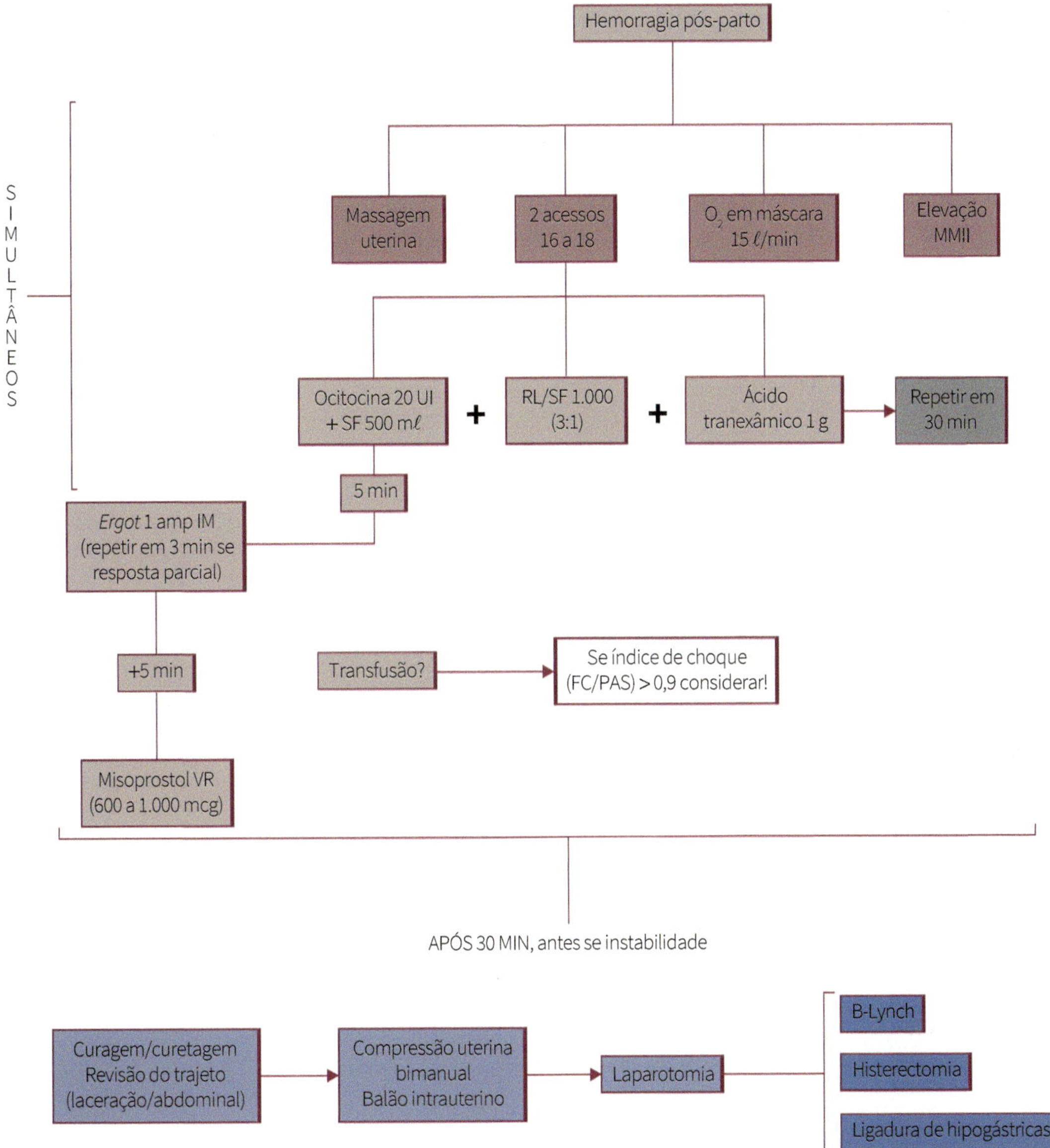

Figura 96.3 Fluxograma de manejo da hemorragia pós-parto utilizada na Maternidade da Santa Casa de São Carlos, desenvolvida pela Área de Saúde da Mulher, divisão de Obstetrícia do Departamento de Medicina da Universidade Federal de São Carlos (UFSCar). FC: frequência cardíaca; IM: intramuscular; MMII: membros inferiores; PAS: pressão arterial sistólica; RL: Ringer lactato; SF: soro fisiológico; VR: via retal.

Com identificação da ruptura uterina em laparotomia exploradora no puerpério, o manejo cirúrgico será similar ao adotado para as rupturas agudas antes do nascimento.

FUTURO REPRODUTIVO DE MULHERES COM ANTECEDENTE DE RUPTURA UTERINA

Há poucos dados populacionais sobre evolução de gestações futuras após uma ruptura uterina, com a possibilidade de aumento do risco de perdas gestacionais no primeiro trimestre da gestação (Thisted *et al.*, 2002); o risco de recorrência descrito é de 8% (chegando a 37,5%) (Dabi *et al.*, 2023). Esse risco parece ser maior quando a ruptura prévia foi fúndica uterina, ou longitudinal no corpo do útero (Usta *et al.*, 2007). Em alguns casos, pode ocorrer ruptura espontânea do útero fora do trabalho de parto, a partir do segundo trimestre da gestação, provavelmente associado à distensão da parede miometrial e às modificações do organismo gravídico. As deiscências da parede uterina, ou rupturas subclínicas, que são apenas identificadas no momento da cesariana, parecem também conferir maior risco de recorrência em gestações futuras.

Em razão da alta recorrência e da grande morbimortalidade associadas ao quadro, a maioria dos protocolos de conduta indica interrupção de gestação por cesariana eletiva em mulheres com antecedente de ruptura uterina aguda ou subclínica em uma gestação prévia (Houri *et al.*, 2024).

Não há consenso sobre a melhor idade gestacional para interrupção da gestação. Se a ruptura anterior ocorreu no termo da gestação, durante o trabalho de parto e no segmento uterino inferior, sugere-se nascimento entre 36 e 37 semanas de gestação. A essa idade gestacional, existe ainda risco de morbidade por prematuridade neonatal tardia. No entanto, os riscos associados à prematuridade são considerados aceitáveis, quando comparados às potenciais consequências associadas à ruptura uterina. A realização ou não de corticoterapia antenatal de ataque para prevenção de doença da membrana hialina é controversa, mas tem sido adotada em alguns protocolos.

Em casos em que a ruptura uterina prévia ocorreu antes de 37 semanas, antes do início do trabalho de parto, ou tenha sido originada no fundo uterino em vez do segmento inferior, recomenda-se a individualização dos casos. É razoável a programação de interrupção a partir de 34 semanas. É importante que a gestante seja informada sobre riscos associados e participe da decisão sobre o tempo para interrupção da gestação por cesariana eletiva.

REFERÊNCIAS BIBLIOGRÁFICAS

ABRAR, S. *et al.* Ruptured uterus: Frequency, risk factors and feto-maternal outcome: Current scenario in a low-resource setup. *PLoS One*, v. 17, p. e0266062, 2022.

AHMED, D. M.; MENGISTU, T. S.; ENDALAMAW, A. G. Incidence and factors associated with outcomes of uterine rupture among women delivered at Felegehiwot referral hospital, Bahir Dar, Ethiopia: cross sectional study. *BioMed Central Pregnancy Childbirth*, v. 18, p. 447, 2018.

AL-ZIRQI, I.; DALTVEIT, A. K.; VANGEN, S. Maternal outcome after complete uterine rupture. *Acta Obstetricia et Gynecologica Scandinavica*, v. 98, n. 8, p. 1024-1031, 2019.

ARUSI, T. T. *et al.* Predictors of uterine rupture after one previous Cesarean section: an unmatched case–control study. *International Journal of Women's Health*, v. 15, p. 1491-1500, 2023.

BERHE, Y.; GIDEY, H.; WALL, L. L. Uterine rupture in Mekelle, northern Ethiopia, between 2009 and 2013. *International Journal of Gynaecology and Obstetrics:* the Official Organ of the International Federation of Gynaecology and Obstetrics, v. 130, n. 2, p. 153-156, 2015.

BUJOLD, E.; GAUTHIER, R. J. Neonatal morbidity associated with uterine rupture: what are the risk factors? *American Journal of Obstetrics and Gynecology*, v. 186, n. 2, p. 311-314, 2002.

CHUDAL, D. *et al.* Rupture Uterus in a Tertiary Care Centre: A Descriptive Cross-sectional Study. *Journal of the Nepal Medical Association*, v. 59, n. 236, p. 392-395, 2021.

CUNNINGHAM, F. *et al. Williams Obstetrics*. 26th ed. McGraw-Hill Professional, 2022.

CUNNINGHAM, F. G. *et al.* National Institutes of Health Consensus Development Conference Statement: Vaginal Birth After Cesarean: New Insights March 8-10, 2010. *Seminars in Perinatology*, v. 34, n. 6, p. 293-307, 2010.

DABI, Y. *et al.* Outcome of subsequent pregnancies post uterine rupture in previous delivery: A case series, a review, and recommendations for appropriate management. *International Journal of Gynaecology and Obstetrics:* the Official Organ of the International Federation of Gynaecology and Obstetrics, v. 161, n. 1, p. 204-217, 2023.

EL AYADI, A. M. *et al.* Vital sign prediction of adverse maternal outcomes in women with hypovolemic shock: the role of shock index. *PloS One*, v. 11, n. 2, p. e0148729, 2016.

FIGUEIRÓ-FILHO, E. A.; GOMEZ, J. M.; FARINE, D. Risk factors associated with uterine rupture and dehiscence: a cross-sectional Canadian study. *Revista Brasileira de Ginecologia e Obstetrícia*, v. 43, n. 11, p. 820-825, 2021.

GALVAGNO, S. M.; NAHMIAS, J. T.; YOUNG, D. A. Advanced Trauma Life Support® Update 2019: Management and applications for adults and special populations. *Anesthesiology Clinics*, v. 37, n. 1, p. 13-32, 2019.

GAMBACORTI-PASSERINI, Z. *et al.* Trial of labor after myomectomy and uterine rupture: a systematic review. *Acta Obstetricia et Gynecologica Scandinavica*, v. 95, n. 7, p. 724-734, 2016.

GEBRETSADIK, A.; HAGOS, H.; TEFERA, K. Outcome of uterine rupture and associated factors in Yirgalem general and teaching hospital, southern Ethiopia: a cross-sectional study. *BioMed Central Pregnancy Childbirth*, v. 20, n. 1, p. 256, 2020.

HIDALGO-LOPEZOSA, P.; HIDALGO-MAESTRE, M. Risk of uterine rupture in vaginal birth after cesarean: Systematic review. *Enfermería Clínica*, v. 27, n. 1, p. 28-39, 2017.

HORGAN, R. *et al.* Trial of labor after two cesarean sections: a retrospective case–control study. *Journal of Obstetrics and Gynaecology Research*, v. 48, n. 10, p. 2528-2533, 2022.

HOURI, O. *et al.* Outcome of subsequent pregnancies in women with prior uterine rupture. *European Journal of Obstetrics, Gynecology, and Reproductive Biology*, v. 292, p. 97-101, 2024.

KOMATSU, H.; TANIGUCHI, F.; HARADA, T. Impact of myomectomy on the obstetric complications: A large cohort study in Japan. *International Journal of Gynaecology and Obstetrics:* the Official Organ of the International Federation of Gynaecology and Obstetrics, v. 162, n. 3, p. 977-982, 2023.

LANDON, M. B. *et al.* Maternal and perinatal outcomes associated with a trial of labor after prior cesarean delivery. *New England Journal of Medicine*, v. 351, n. 25, p. 2581-2589, 2004.

OKIDO, M. M. *et al.* Ruptura e deiscência de cicatriz uterina: estudo de casos em uma maternidade de baixo risco do sudeste brasileiro. *Revista Brasileira de Ginecologia e Obstetrícia*, v. 36, n. 9, p. 387-392, 2014.

PRACTICE BULLETIN No. 184: Vaginal birth after cesarean delivery. *Obstetrics and Gynecology*, v. 130, n. 5, p. e217-e233, 2017.

RAMYAMOHANA, V. A.; DORAIRAJAN, G. Outcome of induction of labor with Foley's catheter in women with previous one Cesarean section with unfavorable cervix: an experience from a tertiary care institute in South India. *Journal of Obstetrics and Gynaecology of India*, v. 72, n. 1, p. 26-31, 2022.

REZENDE FILHO, J. *Rezende Obstetrícia*. Rio de Janeiro: Guanabara Koogan, 2022.

THISTED, D. L. A.; RASMUSSEN, S. C.; KREBS, L. Outcome of subsequent pregnancies in women with complete uterine rupture: a population-based case-control study. *Acta Obstetricia et Gynecologica Scandinavica*, v. 101, n. 5, p. 506-513, 2022.

THOMPSON, B. B. *et al.* Maternal outcomes in subsequent pregnancies after classical Cesarean delivery. *Obstetrics and Gynecology*, v. 140, n. 2, p. 212-219, 2022.

USTA, I. M. *et al.* Pregnancy outcome in patients with previous uterine rupture. *Acta Obstetricia et Gynecologica Scandinavica*, v. 86, n. 2, p. 172-176, 2007.

VACHON-MARCEAU, C. *et al.* Labor dystocia and the risk of uterine rupture in women with prior Cesarean. *American Journal of Perinatology*, v. 33, n. 6, p. 577-583, 2016.

WAN, S. *et al.* Pregnancy outcomes and associated factors for uterine rupture: an 8 years population-based retrospective study. *BioMed Central Pregnancy Childbirth*, v. 22, p. 91, 2022.

WU, C.; MCGEE, T. Ten years of uterine rupture in an Australian tertiary hospital. *Australian and New Zealand Journal of Obstetrics and Gynaecology*, v. 61, n. 6, p. 862-869, 2021.

CAPÍTULO **97**

Hemorragia Pós-Parto

Gabriel Costa Osanan • Mônica Iassanã dos Reis • Daisy Martins Rodrigues • Bremen de Mucio

INTRODUÇÃO

A hemorragia pós-parto (HPP) é uma das principais causas de morbimortalidade materna no mundo. A HPP é responsável por 70 mil a 80 mil mortes por ano em todo mundo, o que corresponde a aproximadamente uma morte materna (MM) a cada 8 minutos, e representa aproximadamente 25% do total de óbitos maternos mundiais. A maioria dessas mortes ocorre em países em desenvolvimento e poderia ser evitada por medidas de complexidade variável (Escobar *et al.*, 2022; WHO, 2023a; 2023b). No Brasil, nos últimos 10 anos, mais de 2 mil mulheres perderam a vida por causa da HPP, fato que a coloca como a segunda causa de MM no país, atrás apenas das desordens hipertensivas (Brasil, 2023). No entanto, se considerarmos as fragilidades nos registros dos dados primários e as diversas situações envolvidas na determinação do diagnóstico e da codificação corretos da HPP, esse número poderia ser ainda maior.

Além do risco de morte, observam-se, dentre as mulheres que sobrevivem a um quadro grave de HPP, sequelas físicas e emocionais importantes, como esterilidade, disfunções hormonais e orgânicas, estresse pós-trauma e depressão, dentre outros (Sentilhes *et al.*, 2016a; Minas Gerais, 2017; WHO, 2023b). Calcula-se ser necessária a realização de hemotransfusão em aproximadamente 0,6% dos partos e histerectomia em 0,2% de todos os nascimentos, por motivos relacionados às complicações hemorrágicas ao nascimento (Kramer *et al.*, 2013; Allam *et al.*, 2014; Brasil, 2022).

De forma preocupante, tem se observado um aumento da HPP em várias regiões do mundo. Sua incidência varia de acordo com a região, oscilando de 1 a 25% dos partos (Calvert *et al.*, 2012; Borovac-Pinheiro *et al.*, 2018; Escobar *et al.*, 2022). Estima-se que ocorram, anualmente, mais de 14 milhões de casos de HPP no mundo (WHO, 2023a). Na América Latina, estudos sinalizam a ocorrência de um caso de HPP a cada 10 partos (Sosa *et al.*, 2009).

Atualmente, na literatura mundial, ainda se observa grande variedade de protocolos assistenciais para HPP que, apesar de se apresentarem convergentes, diferem em pontos relevantes (Dahlke *et al.*, 2015; Escobar *et al.*, 2022). Tal fato pode gerar problemas assistenciais e interferir na comparação de estudos científicos. Assim, é mister e absolutamente necessária a atualização contínua sobre o tema HPP.

CENÁRIO DA HEMORRAGIA NA AMÉRICA LATINA

Nos últimos anos, a região das Américas tem reunido esforços para acelerar a redução das mortes maternas evitáveis. Embora a quinta meta dos Objetivos de Desenvolvimento do Milênio (ODMs) pretendesse uma redução na razão de mortalidade materna (MMR) em 75% até 2015 (em relação às taxas de 1990), a América Latina obteve redução de 52%. Devido ao seu grande contingente populacional, a contribuição brasileira para essa redução foi extremamente importante (ONU, 2000). A partir do momento da aprovação do Plano Regional para acelerar a redução da mortalidade materna na Organização Pan-Americana da Saúde (OPAS), a morte materna por hemorragia foi identificada como a segunda causa de morte materna direta na região, lugar que continua ocupando até hoje. Em 2010, as mortes maternas por hemorragia constituíram 17% das mortes maternas diretas, reduzindo para 15% em 2015 (OPAS, 2018a).

No Brasil, as mortes maternas por hemorragia ocupam, desde 2010, o segundo lugar na frequência de mortes por causa direta. O problema no país ainda é mais grave, uma vez que a MMR por hemorragia passou de 109 em 2010 para 164 a cada 100 mil nascidos vivos em 2015. Em termos percentuais, a proporção de óbitos maternos passou de 6% em 2010 para 10% em 2015 (Brasil, 2023).

Conhece-se que as médias nacionais escondem desigualdades, existindo populações que vivenciam com mais intensidade as barreiras de acesso aos serviços de saúde, de qualidade do cuidado e outras condições que contribuem para a mortalidade materna. Observa-se que alguns estados e/ou municípios experimentam a hemorragia como primeira causa de morte materna (OPAS, 2018a).

ESTRATÉGIA ZERO MORTE MATERNA POR HEMORRAGIA

A iniciativa *Cero Muertes Maternas por Hemorragia* é um projeto da OPAS/Organização Mundial da Saúde (OMS) e do Centro Latino-americano para Perinatologia, Saúde das Mulheres e Reprodutiva (CLAP/SMR), dedicado à prevenção da morte materna por hemorragia obstétrica (OPAS, 2018b). A OPAS/OMS propôs ao Ministério da Saúde brasileiro o desenvolvimento desse projeto no País, como uma estratégia dedicada ao fortalecimento das ações, desempenhadas no âmbito das políticas nacionais para o desafio da redução da morbimortalidade materna grave relacionada à hemorragia obstétrica (OPAS, 2018b).

Assim, a Estratégia Zero Morte Materna por Hemorragia-Brasil (0 MMxH) objetiva o fortalecimento dos serviços de saúde, a eliminação das barreiras ao acesso aos serviços de saúde, o treinamento de pessoal para lidar com a hemorragia obstétrica e a garantia de disponibilidade de insumos necessários para abordar sua forma grave. A 0 MMxH tem mobilizado governos, sociedade civil e comunidades nos estados por onde já passou.

A expectativa dessa estratégia é expandir-se para todo o território nacional, com o apoio dos governos, das sociedades de classes e das universidades do País, contribuindo significativamente para a redução das mortes por hemorragia obstétrica no Brasil (OPAS, 2018b; Osanan *et al.*, 2018).

DEFINIÇÃO DE HEMORRAGIA PÓS-PARTO

Existem várias definições de HPP. A estratégia 0 MMxH – MS/OPAS-Brasil define a HPP como a perda sanguínea acima de 500 mℓ após parto vaginal ou acima de 1.000 mℓ após parto cesáreo em 24 horas **ou** qualquer perda de sangue pelo trato genital capaz de causar instabilidade hemodinâmica (OPAS, 2018b). Algumas sociedades, contudo, preferem o uso do ponto de corte volumétrico de 1.000 mℓ independentemente da via de parto (ACOG, 2017; Escobar *et al.*, 2022), enquanto outras utilizam o ponto de corte único de 500 mℓ (Duley *et al.*, 2015; Escobar *et al.*, 2022).

Define-se como HPP maciça aqueles sangramentos após um parto, independentemente da via de nascimento, que: são superiores a 2.000 mℓ/24 horas ou necessitem da transfusão mínima de 1.200 mℓ (quatro unidades de concentrado de hemácias [CH]) ou resultem na queda de hemoglobina ≥ 4 g/dℓ ou sejam capazes de provocar distúrbios de coagulação (Soares *et al.*, 2011; Belo Horizonte, 2016; Minas Gerais, 2017; OPAS, 2018b).

CLASSIFICAÇÃO DA HEMORRAGIA PÓS-PARTO

A HPP pode ser classificada como primária ou secundária, de acordo com o tempo decorrido entre o parto e o evento hemorrágico (Leduc *et al.*, 2009; Lalond e IFGO, 2012; Mavrides *et al.*, 2016; Committee on Practice Bulletins-Obstetrics, 2017).

Hemorragia pós-parto primária

É aquela que ocorre dentro das primeiras 24 horas pós-parto. Apresenta como principais causas: atonia uterina (a mais comum), retenção placentária (acretismo), distúrbios de coagulação, inversão e rotura uterina, e lacerações/hematomas no canal de parto. A maioria das hemorragias agudas e graves ocorre nas primeiras 24 horas do nascimento (Leduc *et al.*, 2009; Lalond IFGO, 2012; Mavrides *et al.*, 2016; Minas Gerais, 2017; OPAS, 2018b).

Hemorragia pós-parto secundária

É a hemorragia que ocorre após 24 horas até 6 a 12 semanas após o parto (Belo Horizonte, 2016; Mavrides *et al.*, 2016; Sentilhes *et al.*, 2016b; Minas Gerais, 2017; OPAS, 2018). Acomete aproximadamente 0,2 a 3% dos partos e o pico de incidência ocorre nas duas primeiras semanas do nascimento (Hoveyda e MacKenzie, 2001; Dossou *et al.*, 2015). A HPP secundária apresenta como principais causas: retenção de restos placentários, infecção puerperal (endometrite) e/ou subinvolução do leito placentário. Podem-se citar outras causas, como: distúrbios de coagulação, pseudoaneurismas de artéria uterina, malformação arteriovenosa uterina, hematomas ou mesmo a doença trofoblástica gestacional (que pode, inclusive, suceder uma gestação normal) (Hoveyda e MacKenzie, 2001; Soares *et al.*, 2011; Dossou *et al.*, 2015; Sentilhes *et al.*, 2016b; Belo Horizonte, 2016; Minas Gerais, 2017; OPAS, 2018b; Chainarong *et al.*, 2022). Cerca de 15% dos casos de HPP secundária não terão sua causa definida (Dossou *et al.*, 2015). A história de quadro semelhante em gestação anterior e a ocorrência de hemorragia e/ou extração manual de placenta nesse parto estão associadas a risco aumentado de HPP secundária (Hoveyda e MacKenzie, 2001; Dossou *et al.*, 2015; Chainarong *et al.*, 2022).

CAUSAS DE HEMORRAGIA PÓS-PARTO

A atonia uterina é a principal causa de HPP, responsável por aproximadamente 70% dos casos de HPP, mas não é a única. Podem ocorrer sangramentos por traumas do canal do parto, retenção de restos placentários e até mesmo por coagulopatias (Khan *et al.*, 2006; Soares *et al.*, 2011; Minas Gerais, 2017; OPAS, 2018b; Escobar *et al.*, 2022).

As lesões no canal do parto são outra importante causa de HPP. São representadas por lacerações, hematomas, rotura ou inversão uterina, intercorrências mais frequentes em partos distócicos, especialmente naqueles que necessitam de manobras obstétricas. Entre essas lesões, as lacerações nas partes superiores da vagina merecem atenção especial devido à sua abordagem desafiadora. Esses tipos de lesões podem levar a sangramentos difíceis de diagnosticar, pois frequentemente resultam em sangramentos ocultos que se estendem ao espaço retroperitoneal. Outra intercorrência que merece atenção especial são os quadros de rotura uterina, que, apesar de incomuns, associam-se à elevada morbimortalidade materna e perinatal (Evans *et al.*, 2012; OPAS, 2018b).

Já os casos relacionados à retenção placentária têm apresentado aumento significativo nos últimos anos, em especial dos quadros de espectro da placenta acreta (EPA) (Cameron, 2012; Franke *et al.*, 2021). Atualmente, o EPA é uma das principais causas de histerectomia pós-parto por quadros hemorrágicos puerperais (Jauniaux *et al.*, 2018).

O mnemônico "4 Ts" descreve didaticamente as principais causas da HPP (Tabela 97.1) que devem ser lembradas durante uma urgência (Lalond e IFGO, 2012; Escobar *et al.*, 2022).

Identificar e controlar precocemente o foco do sangramento são etapas fundamentais da abordagem da HPP. Dessa forma, deve-se avaliar atentamente o tônus uterino, a presença de lacerações/hematomas de canal de parto, a presença de restos placentários e a possibilidade de coagulopatias em todas as pacientes com quadro de HPP (Soares *et al.*, 2011; Minas Gerais, 2017; OPAS, 2018b). Em casos de lacerações cervicais ou vaginais altas, deve-se lembrar da possibilidade de sangramento no espaço retroperitoneal (Palacios-Jaraquemada, 2011).

Tabela 97.1 Causas específicas de hemorragia pós-parto – mnemônico "4 Ts".

"4 Ts"	Causa específica	Frequência (%)
Tônus	Atonia uterina	70
Trauma	Lacerações, hematomas, inversão, rotura uterina	19
Tecido	Retenção de tecido placentário, coágulos, acretismo placentário	10
Trombina	Coagulopatias congênitas ou adquiridas, uso de medicamentos anticoagulantes	1

Fonte: Lalond e IFGO, 2012; OPAS, 2018b.

FATORES DE RISCO DA HEMORRAGIA PÓS-PARTO

A maioria dos quadros de HPP ocorre em pacientes sem fatores de risco evidentes, motivo pelo qual todas as maternidades devem estar aptas a reconhecer e abordar precocemente um quadro de HPP (Khan *et al.*, 2006; Soares *et al.*, 2011; Belo Horizonte, 2016; Minas Gerais, 2017; OPAS, 2018b). A identificação de fatores de risco para HPP é relevante na rotina assistencial, uma vez que sangramentos nesse grupo de pacientes tendem a ser mais graves (Khan *et al.*, 2006). Os fatores de risco, assim como a relevância de cada um deles para a incidência para HPP, podem variar de acordo com a região (Sosa *et al.*, 2009). A Tabela 97.2 apresenta alguns fatores de risco encontrados no estudo de Sheiner *et al.* (2005).

BUNDLES PARA HEMORRAGIA PÓS-PARTO

Bundles consistem em um conjunto de intervenções ou recomendações baseadas em evidências científicas, que objetivam melhorar o cuidado assistencial. Esses pacotes de intervenção devem ser implementados de forma integrada, para aumentar a adesão da equipe e contemplar tanto competências técnicas (conhecimento e habilidade para a realização de procedimentos) quanto competências não técnicas (habilidades de comunicação e trabalho em equipe). O *bundle* ideal para HPP deve incluir quatro domínios básicos: prontidão e preparação; reconhecimento e prevenção; resposta; e registros e sistema de aprendizado. Dessa forma, ele aborda aspectos desde a estratificação de risco até o tratamento de condições emergenciais (Main *et al.*, 2015).

Em 2020, a OMS publicou um *bundle* voltado para o cuidado terapêutico da HPP. Esse *bundle* inclui cuidados básicos e ações específicas para tratamento de hemorragias refratárias, com ênfase especial na atonia uterina. Posteriormente, Gallos *et al.* (2023) realizaram um estudo multicêntrico *(E-MOTIVE Trial)* avaliando as ações desse *bundle*, acrescidas de estratégias de diagnóstico precoce e monitoramento pós-parto. Os resultados mostraram uma redução de aproximadamente 60% nos casos graves de hemorragia, e definitivamente destacaram a importância da adoção de *bundles* no cuidado da HPP (Gallos *et al.*, 2023).

Tabela 97.2 Lista de fatores de riscos e suas respectivas relevâncias.

Fator	*Odds ratio*
Retenção placentária	3,5
Falha progressão do 2º período do trabalho de parto	3,4
Placenta acreta	3,3
Lacerações	2,4
Parto operatório	2,3
Feto macrossômico	1,9
Distúrbio hipertensivo	1,6
Indução do parto	1,4
Indução com ocitocina	1,4

Fonte: Sheiner *et al.*, 2005.

ESTRATIFICAÇÃO DE RISCO

A estratificação de risco para gestantes em relação à HPP pode ser um procedimento útil na abordagem da HPP. Trata-se de valiosa tecnologia leve, simples e barata, que poderia ser realizada rotineiramente durante o pré-natal e assistência ao parto/puerpério (Soares *et al.*, 2011; Belo Horizonte, 2016; Mavrides *et al.*, 2016; Minas Gerais, 2017; OPAS, 2018b). Ela confere suporte organizativo para a equipe de profissionais das maternidades, na medida em que favorece o reconhecimento precoce das mulheres de maior risco admitidas na instituição e oportuniza planos de cuidado (Soares *et al.*, 2011; Belo Horizonte, 2016; Mavrides *et al.*, 2016; Minas Gerais, 2017; OPAS, 2018b).

Apesar de suas limitações, alguns estudos sinalizam o valor da estratificação de risco na HPP. Hussain *et al.* (2019) analisaram 3.232 mulheres em uma maternidade, constatando que aquelas no grupo de alto risco para HPP à admissão tinham 4,3 vezes mais chances de necessitar de hemotransfusão e 2,9 vezes mais risco de perda sanguínea superior a 1.000 mℓ, em comparação com o grupo de baixo risco (Hussain *et al.*, 2019). Em outro estudo, Colalillo *et al.* (2021) realizaram um estudo de coorte com 56.903 mulheres, observando que a incidência de HPP ≥ 1.000 mℓ foi de 2,1% no grupo de baixo risco, 7,6% no grupo de médio risco e 11,4% no grupo de alto risco. Também se observou que a necessidade de transfusão de sangue, admissão em unidade de terapia intensiva (UTI) e complicações relacionadas à hemorragia (como histerectomia e curetagem) ocorreram em 0,1% das pacientes de baixo risco, 0,4% do grupo de médio risco e 0,5% do grupo de alto risco (Colalillo *et al.*, 2021).

O Ministério da Saúde e a Federação Brasileira das Associações de Ginecologia e Obstetrícia (Febrasgo) recomendam o uso da estratificação de risco para HPP, de forma contínua durante todo o cuidado obstétrico, como estratégia para melhorar a assistência às mulheres no ciclo gravídico-puerperal (OPAS, 2018b; Brasil, 2022; Alves *et al.*, 2024). Para ser efetiva, tal estratégia deve estar vinculada a um protocolo bem estabelecido e difundido para se obterem os resultados desejáveis na HPP. A estratificação de risco para HPP não substitui os cuidados obstétricos nem é capaz de identificar todos os casos de HPP. Ela qualifica o cuidado integral de um SOAR (*bundle* para HPP) (Soares *et al.*, 2011; Belo Horizonte, 2016; Minas Gerais, 2017; OPAS, 2018b; Brasil, 2022; Alves *et al.*, 2024).

A Tabela 97.3 apresenta recomendações assistenciais de acordo com a estratificação de risco em relação à HPP.

PREVENÇÃO DA HEMORRAGIA

O investimento em medidas preventivas é a estratégia mais racional para combater a morbimortalidade relacionada à HPP. Com medidas de complexidade variável e de custo acessível, é possível reduzir em mais de 50% os casos de HPP.

A medida preventiva mais eficaz e que deve ser inserida como procedimento protocolar, de rotina, em todas as maternidades no mundo, é a realização de uterotônicos profiláticos (ocitocina) após todos os nascimentos (Armbruster *et al.*, 2012; Minas Gerais, 2017; OPAS, 2018b; WHO, 2018) para evitar a atonia uterina, dentro do contexto do manejo ativo do 3º período do trabalho de parto. A Tabela 97.4 apresenta as principais estratégias de prevenção da HPP propostas atualmente.

Tabela 97.3 Estratificação de risco para hemorragia pós-parto (HPP) e recomendações assistenciais específicas, por grupo.

Risco	Características da paciente	Recomendações assistenciais
Baixo	Ausência de cicatriz uterina Gravidez única ≤ 3 partos vaginais prévios Ausência de distúrbio de coagulação Sem história de HPP	Manejo ativo do 3º estágio Observação rigorosa por 1 a 2 h em local adequado* Estimular presença do acompanhante para ajudar a detectar sinais de alerta
Médio	Cesariana ou cirurgia uterina prévia Pré-eclâmpsia sem critério de gravidade Hipertensão gestacional leve Superdistensão uterina (gestação múltipla, polidrâmnio, macrossomia fetal) ≥ 4 partos vaginais Corioamnionite História prévia de atonia uterina ou hemorragia obstétrica Obesidade materna (índice de massa corporal [IMC] > 35 kg/m²) Indução de parto	Manejo ativo do 3º estágio Observação rigorosa por 1 a 2 h em local adequado* Estimular presença do acompanhante para ajudar a detectar sinais de alerta Hemograma Avaliar acesso venoso periférico (Jelco 16 G) Tipagem sanguínea Identificação do risco da paciente
Alto	Placenta prévia ou de inserção baixa Pré-eclâmpsia com critério de gravidade Hematócrito < 30% + fatores de risco Plaquetas < 100 mil/mm³ Sangramento ativo à admissão Coagulopatias Uso de anticoagulantes Descolamento prematuro de placenta Placentação anômala (acretismo) Presença de ≥ 2 fatores de médio risco	Manejo ativo do 3º estágio Observação rigorosa por 1 a 2 h em local adequado* Estimular presença do acompanhante para ajudar a detectar sinais de alerta Hemograma Acesso venoso periférico (Jelco 16 G) Tipagem sanguínea Identificação do risco da paciente Prova cruzada Reserva de sangue (concentrado de hemácias)**

*Evitar locais em que não há possibilidade de monitoramento adequado. Não encaminhar pacientes de médio e alto riscos para enfermarias ou quartos que oferecem apenas monitoramento habitual.
**Reservar outros hemocomponentes de acordo com a necessidade específica do caso. (Fonte: OPAS, 2018b.)

Tabela 97.4 Principais medidas propostas para a prevenção da hemorragia pós-parto (HPP).

Medidas de prevenção	Características	Observações
Uso universal de uterotônico após o parto	Injetar 10 UI, por via intramuscular, de ocitocina, logo após o nascimento, em todos os partos (vaginais e cesarianas)	Nos casos de indisponibilidade de ocitocina de qualidade, utilizar outros uterotônicos profiláticos: carbetocina, derivado de *ergot*, misoprostol
Clampeamento oportuno do cordão umbilical	Clampear o cordão umbilical após 1º minuto de vida, na ausência de contraindicações	Nenhuma outra medida preventiva substitui a ocitocina profilática Utilizá-la em associação ao ocitócito
Tração controlada do cordão umbilical	Realizar apenas se houver profissional treinado Associar a tração controlada de cordão à manobra de Brandt-Andrews (para estabilização uterina)	
Vigilância/massagem uterina após dequitação	Massagem gentil a cada 15 min nas primeiras 2 h após a retirada da placenta	Não reduz as taxas de HPP, mas importante no monitoramento de sangramento aumentado
Outras medidas de prevenção propostas	Uso racional da ocitocina no trabalho de parto Episiotomia seletiva Evitar manobra de Kristeller Contato pele a pele com a mãe na 1ª hora de vida Ácido tranexâmico (em estudos)	

Adaptada de: OPAS, 2018b.

MANEJO ATIVO DO TERCEIRO PERÍODO DO TRABALHO DE PARTO

O manejo ativo do terceiro período do trabalho de parto (MATP) constitui-se em uma estratégia de prevenção da HPP, capaz de reduzir significativamente o risco de perdas sanguíneas no pós-parto imediato e que, tradicionalmente, associa as seguintes medidas: profilaxia medicamentosa com ocitocina (principal componente do MATP), clampeamento oportuno do cordão umbilical e tração controlada do cordão umbilical (Armbruster *et al.*, 2012; Belo Horizonte, 2016; Minas Gerais, 2017; OPAS, 2018b). O MATP é capaz de reduzir em > 60% os casos de HPP. São necessários 12 procedimentos de MATP para evitar um caso de HPP e 67 MATP para evitar uma transfusão sanguínea (Armbruster *et al.*, 2012). A vigilância após dequitação, a partir de massagem uterina gentil, é recomendada para favorecer a realização de diagnóstico precoce de HPP, mas não impacta a redução das taxas de HPP (OPAS, 2018b; Escobar *et al.*, 2022; Gallos *et al.*, 2023).

Clampeamento do cordão umbilical

Clampeamento após o 1º minuto de vida, denominado "tardio" (RCOG, 2015; WHO, 2023a) ou "oportuno" (OPAS, 2018b) deve ser realizado em todos os recém-nascidos hígidos, pois, além de determinar benefícios hemodinâmicos e hematimétricos ao concepto, ele não prolonga o período de dequitação e não aumenta os riscos de HPP, extração manual de placenta, necessidade de uterotônico adicional ou transfusão sanguínea (RCOG, 2015; Fogarty *et al.*, 2018; Escobar *et al.*, 2022). Em metanálise, Fogarty *et al.* (2018) observaram que o clampeamento de cordão umbilical após o 1º minuto de vida associa-se à redução da mortalidade neonatal e da necessidade de transfusão em recém-nascidos pré-termo, incluindo aqueles abaixo de 28 semanas.

O clampeamento precoce de cordão umbilical (< 60 segundos) está reservado para situações específicas, como nascimento de recém-nascido hipóxico e gestante com doenças infectocontagiosas. O clampeamento precoce deve ser discutido nas situações de elevado risco para hiperbilirrubinemia e policitemia neonatais (especialmente em locais em que não é possível monitorar adequadamente os recém-nascidos), mas, de forma geral, seus riscos de hiperbilirrubinemia são superados pelos seus benefícios (RCOG, 2015; Minas Gerais, 2017). O clampeamento de cordão umbilical (precoce ou tardio) não tem impacto significativo na redução da incidência da HPP, se utilizado de forma isolada (Armbruster *et al.*, 2012; Committee on Practice Bulletins-Obstetrics, 2017; OPAS, 2018b).

Tração controlada de cordão umbilical associada à manobra de Brandt-Andrews

Deve ser realizada apenas por profissional treinado (Armbruster *et al.*, 2012; Minas Gerais, 2017; OPAS, 2018b; WHO, 2023a) e deve estar associada à manobra de Brandt-Andrews (para estabilização do útero), com o intuito de evitar um quadro de inversão uterina ou rotura do cordão umbilical (Belo Horizonte, 2016; Minas Gerais, 2017; OPAS, 2018b). A tração controlada de cordão umbilical não substitui o uso de uterotônico profilático (Armbruster *et al.*, 2012; Minas Gerais, 2017; OPAS, 2018b; WHO, 2023a).

Prevenção medicamentosa universal com uterotônico

Deve ser incluída de forma protocolar na rotina de todos os locais em que ocorram partos. A ocitocina é a medicação de primeira escolha na prevenção da HPP, pois é capaz de reduzir em mais de 50% os casos de HPP por atonia uterina (Armbruster *et al.*, 2012; Minas Gerais, 2017; OPAS, 2018b; Vogel *et al.*, 2018; Escobar *et al.*, 2022; WHO, 2023a).

Ocitocina

A ocitocina é um neuropolipeptídeo com meia-vida curta (3 a 12 minutos) e início de ação em 1 minuto por via intravenosa e de 2 a 5 minutos por via intramuscular. Para obter efeito clínico prolongado, por via intravenosa, essa droga demanda infusão lenta e controlada, preferencialmente em bomba de infusão. Além disso, seus receptores são altamente sensíveis e podem sofrer um processo de *down-regulation* quando expostos à própria ocitocina por períodos prolongados. Esse efeito é dose-dependente e não interfere no efeito dos outros uterotônicos. Vale destacar que a ocitocina exige refrigeração e proteção da luz para garantir a qualidade das suas propriedades farmacológicas (Soares *et al.*, 2011; Stephens e Ruessel, 2012; Balki e Tsen, 2014; OPAS, 2018b; Escobar *et al.*, 2022).

Na literatura, existem diversas propostas de esquemas profiláticos, variando em relação à dose, à via de administração e ao tipo de parto (Leduc *et al.*, 2009; Soares *et al.*, 2011; Lalonde e IFGO, 2012; Belo Horizonte, 2016; Mavrides *et al.*, 2016; Sentilhes *et al.*, 2016a; Committee on Practice Bulletins-Obstetrics, 2017; OPAS, 2018b; WHO, 2018). Contudo, o esquema de 10 UI, por via intramuscular, de ocitocina é o mais utilizado atualmente (Lalonde e IFGO, 2012). As divergências aumentam quando se discute a profilaxia com o ocitocina por via intravenosa, situação mais comum durante as cesarianas e que se associa a maiores taxas de efeitos colaterais (Soares *et al.*, 2011; Stephens e Ruessel, 2012). A Tabela 97.5 apresenta uma proposta de esquemas profiláticos de ocitocina.

Os efeitos colaterais da ocitocina não podem ser negligenciados. A droga pode determinar náuseas, vômitos, vasodilatação, hipotensão, arritmias cardíacas, isquemia miocárdica, retenção hídrica (em altas doses) e edema agudo de pulmão (Soares *et al.*, 2011; Stephens e Ruessel, 2012; Balki e Tsen, 2014). Na literatura, existem descritos óbitos maternos relacionados à infusão intravenosa rápida (< 30 segundos) de 10 UI de ocitocina realizada para a profilaxia da HPP durante a cesariana (Balki e Tsen, 2014).

Em 2014, Balki e Tsen, baseando-se nos achados farmacocinéticos da droga, testaram um protocolo de ocitocina profilática para cesarianas, denominado "Regra dos Três", conforme a Figura 97.1. Segundo esse protocolo, deve-se administrar 3 UI de ocitocina por via intravenosa lentamente (mínimo de 30 segundos) e aguardar por 3 minutos pela resposta da droga. Se após esse período o útero se mantiver hipotônico, deve-se repetir esse mesmo procedimento, por até duas vezes, caso necessário. Persistindo a hipotonia uterina após a terceira dose de ocitócito, deve-se iniciar imediatamente o uso de uterotônicos de segunda linha (Balki e Tsen, 2014). Se, contudo, após as doses profiláticas, o útero atingir o tônus adequado, inicia-se a dose de manutenção na velocidade de 3 UI por hora de ocitocina por 4 horas (Balki e Tsen, 2014). Esse esquema profilático é especialmente interessante, pois, além de estudar as doses eficazes do ocitócito, ele também orienta a equipe assistencial sobre por quanto tempo se deve aguardar a resposta do uterotônico (Soares *et al.*, 2011; Minas Gerais, 2017; OPAS, 2018b; Alves *et al.*, 2024).

Tabela 97.5 Esquemas de ocitocina propostos para profilaxia da hemorragia pós-parto.

Parto vaginal	10 UI de ocitocina, IM, logo após o nascimento
Cesariana	**10 UI de ocitocina, IM, logo após o nascimento** Obs.: em pacientes anestesiadas, administrar preferencialmente em uma área indolor, como o músculo vasto lateral da coxa *Opções de profilaxia intravenosa* Esquema intravenoso de ocitocina da "Regra dos Três" (Figura 97.1) *ou* Esquema intravenoso de 5 UI de ocitocina em infusão lenta por 3 min, seguido de dose de manutenção (20 UI de ocitocina diluídas em 500 mℓ de SF 0,9% a 125 mℓ/h) por 4 a 12 h, em bomba de infusão contínua

IM: intramuscular; SF: soro fisiológico. (Fonte: OPAS, 2018b.)

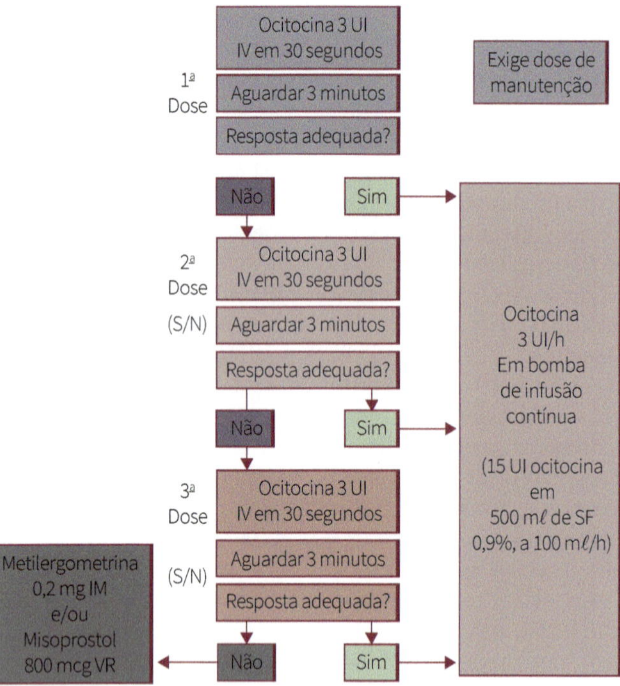

Figura 97.1 Algoritmo do esquema profilático de ocitocina Regra dos Três". IM: intramuscular; IV: intravenosa; SF: soro fisiológico; VR: via retal. (Fonte: OPAS, 2018b; adaptada de: Balki e Tsen, 2014.)

Outros uterotônicos para prevenção da hemorragia pós-parto

Existem outras medicações propostas como opções ao ocitócito para prevenir a HPP: são a carbetocina, as prostaglandinas e os derivados de *ergot* (Khan *et al.*, 2006; Soares *et al.*, 2011; Tunçalp *et al.*, 2012; Gallos *et al.*, 2018; Escobar *et al.*, 2022; Alves *et al.*, 2024). Nos últimos anos, a OMS e a Federação Internacional de Ginecologia e Obstetrícia (FIGO) atualizaram seus protocolos de prevenção e sinalizam que, em situações especiais, nas quais a ocitocina está indisponível ou não é possível garantir sua qualidade (refrigeração), outros uterotônicos devem ser utilizados para evitar a HPP. A ocitocina é mais eficiente que o misoprostol isolado na prevenção da HPP e apresenta menos efeitos colaterais do que os derivados de *ergot* (metilergometrina). Comparado à carbetocina, ambas apresentam um perfil farmacológico semelhante e são efetivas na prevenção da HPP. A carbetocina tem como vantagens ser termoestável e ter maior meia-vida; contudo, tem como principal limitador seu custo elevado (OPAS, 2018b; Vogel *et al.*, 2018; WHO, 2018; Escobar *et al.*, 2022, Alves *et al.*, 2024).

Carbetocina

É um análogo sintético de longa duração da ocitocina, que foi recentemente introduzida no mercado brasileiro, para uso exclusivo na prevenção da HPP. Esse medicamento possui propriedades farmacológicas similares à ocitocina, atuando nos receptores de ocitocina da musculatura lisa do útero para induzir contrações rítmicas, aumentando sua frequência e tônus (Khan *et al.*, 2006; Soares *et al.*, 2011; Widmer *et al.*, 2018). A carbetocina pode ser administrada tanto por via intravenosa quanto intramuscular, apresentando um início de ação rápido em ambas as vias, com contrações sustentadas iniciando em cerca de 2 minutos. Entre as principais vantagens da carbetocina em relação à ocitocina, destacam-se sua meia-vida prolongada (aproximadamente 40 minutos) e sua termoestabilidade (WHO, 2018). Esse medicamento é eficaz tanto em partos vaginais quanto nas cesarianas. Sua principal limitação refere-se ao seu custo elevado. Quando o custo-benefício do seu uso é adequado, pode ser uma boa opção profilática. Destaca-se, contudo, que tanto a ocitocina quanto a carbetocina podem ter seus efeitos atenuados em mulheres em trabalho de parto prolongado e/ou que foram expostas à ocitocina por longos períodos ou em altas doses (por conta do fenômeno de dessensibilização dos receptores de ocitocina). A posologia recomendada da carbetocina é 100 mcg (1 ampola), intravenosa ou intramuscular, dose única. Ressalta-se que a carbetocina, atualmente, não está indicada no tratamento da HPP (Stephens e Ruessel, 2012; Balki e Tsen, 2014; Widmer *et al.*, 2018; Escobar *et al.*, 2022).

Derivados alcaloides do **ergot** (metilergometrina)

São também considerados uterotônicos profiláticos efetivos. Eles atuam induzindo contrações uterinas rítmicas e rápidas, resultando em uma contração uterina sustentada e eficaz. No entanto, esse grupo de medicação associa-se com maior número de efeitos colaterais, particularmente vasospasmo e vasoconstrição. Nesse sentido, ele está contraindicado, especialmente, nas gestantes com hipertensão. A dose profilática de metilergometrina é de 0,2 mg (1 ampola), por via intramuscular. Podem ser administrados isoladamente ou em combinação com a ocitocina na prevenção da HPP (Escobar *et al.*, 2022; Gallos *et al.*, 2018; WHO, 2018).

Misoprostol

É um análogo sintético da prostaglandina E1, notável por sua estabilidade térmica e facilidade de administração. Essas características o tornam vantajoso em certos contextos de baixos recursos. No entanto, sua eficácia limitada e o início de ação relativamente lento – variando de 7 a 11 minutos por via oral e de 15 a 20 minutos por via retal – restringem seu uso profilático rotineiro. Tem-se descrito seu uso profilático isolado ou em associação com ocitocina. O misoprostol pode ser administrado por via oral ou retal. Contudo, no Brasil, a formulação oral ainda não está disponível. A dose profilática do misoprostol por via retal é de 600 a 800 mg. Não está contraindicado nas mulheres com asma (Gallos *et al.*, 2018; WHO, 2018; Escobar *et al.*, 2022).

Combinação de uterotônicos para prevenção da hemorragia pós-parto

Em 2018, Gallos *et al.* realizaram uma metanálise que comparou o uso profilático da ocitocina com a carbetocina, e as combinações de ocitocina com derivado de *ergot* ou misoprostol. Gallos *et al.* (2018) encontraram, a despeito das limitações dos estudos incluídos na análise, que o uso de carbetocina (risco relativo [RR] 0,72, intervalo de confiança de 95% [IC95%] 0,56 a 0,93, evidência de qualidade moderada), do misoprostol em combinação com ocitocina (RR 0,70, IC95% 0,58 a 0,86, evidência de baixa qualidade) ou metilergometrina em combinação com ocitocina (RR 0,70, IC95% 0,59 a 0,84, evidência de qualidade moderada) reduziu as perdas sanguíneas superiores a 500 mℓ quando comparados com o uso isolado de ocitocina. No entanto, tal benefício não se mostrou estatisticamente significativo para sangramentos superiores a 1.000 mℓ (combinação metilergometrina com ocitocina – RR 0,83, IC95% 0,66 a 1,03; misoprostol associado à ocitocina – RR 0,88, IC95% 0,70 a 1,11) (Gallos *et al.*, 2018).

Após esse estudo, a FIGO e a OMS atualizaram suas recomendações e reconhecem a possibilidade do uso combinado de uterotônicos na prevenção da HPP. Ressaltam, contudo, a necessidade de se atentar para os efeitos adversos e contraindicações relacionadas, particularmente, ao uso dos derivados de *ergot*. A ocitocina permanece como a medicação de primeira escolha para a profilaxia universal após o parto, por conta de sua eficácia, segurança e relação custo-benefício (Vogel *et al.*, 2018; WHO, 2018; Escobar *et al.*, 2022).

VIGILÂNCIA/MASSAGEM UTERINA APÓS DEQUITAÇÃO

Trata-se de uma recomendação para verificar o tônus uterino, por meio de gentil massagem no útero a cada 15 minutos, nas primeiras 2 horas após a dequitação placentária. Essa manobra não reduz as taxas de HPP; contudo, a recomendação é de realizá-la rotineiramente no puerpério, pois pode ser útil no diagnóstico precoce da HPP (Soares *et al.*, 2011; Lalonde e IFGO, 2012; Committee on Practice Bulletins-Obstetrics, 2017; OPAS, 2018b; Escobar *et al.*, 2022). Deve-se, contudo, evitar a massagem na região do fundo uterino durante a dequitação (especialmente se realizando tração controlada de cordão) pelo risco de precipitação de um quadro de inversão uterina.

OUTRAS MEDIDAS PROPOSTAS DE PREVENÇÃO DA HEMORRAGIA PÓS-PARTO

Contato pele a pele na primeira hora de vida

Não interfere na incidência de HPP, mas é uma medida de saúde pública que traz benefícios importantes para a mulher e o recém-nascido (Belo Horizonte, 2016; Minas Gerais, 2017; OPAS, 2018b). A estimulação dos mamilos e a amamentação também não contribuem para a prevenção da HPP (Committee on Practice Bulletins-Obstetrics, 2017).

Episiotomia seletiva

É aquela realizada diante de uma indicação específica. Não realizar episiotomia de rotina, pois ocorre aumento o sangramento e não melhora os resultados perinatais (Belo Horizonte, 2016; Minas Gerais, 2017; OPAS, 2018b). Em algumas ocasiões (como durante a aplicação de fórceps), a episiotomia parece ter efeito protetor no sentido de evitar lacerações mais graves (de terceiro e quarto grau) (De Leeuw *et al.*, 2008).

Manobra de Kristeller

Seu uso é contraindicado na assistência ao parto pelo risco de lesão de vísceras fetais e maternas durante sua execução (Belo Horizonte, 2016; Minas Gerais, 2017; OPAS, 2018b).

Uso racional da ocitocina durante a assistência ao parto

O uso excessivo e prolongado da ocitocina durante o trabalho de parto aumenta o risco de hemorragia por atonia devido à ocorrência de dessensibilização de seus receptores uterinos (Soares *et al.*, 2011; Balki e Tsen, 2014).

Ácido tranexâmico profilático nos partos de alto risco

Estudos iniciais e algumas metanálises sugeriram um potencial benefício do uso do ácido tranexâmico (TXA), como medida profilática, em situações de alto risco de sangramento (Alam *et al.*, 2015; Novikova *et al.*, 2015; Sentilhes *et al.*, 2015; Abu-Zaid *et al.*, 2022). No entanto, a heterogeneidade metodológica e populacional, assim como outros possíveis vieses, limita a robustez desses resultados. Com o passar do tempo, pesquisas multicêntricas, randomizadas e duplo-cegas, em populações homogêneas, foram sendo publicadas, oferecendo evidências de maior qualidade sobre o impacto do TXA profilático na HPP (Sentilhes *et al.*, 2021; Escobar *et al.*, 2022; Pacheco *et al.*, 2023). Entre eles, três estudos de alta qualidade merecem destaque. O estudo TRAPP (*Tranexamic Acid for the Prevention*) avaliou o efeito do ácido tranexâmico profilático em partos vaginais (e incluiu quase 3.900 mulheres). Ele não conseguiu demonstrar a redução estatisticamente significativa de HPP menor que 500 mℓ após parto vaginal (RR 0,83; IC95%, 0,68 a 1,01) (Sentilhes *et al.*, 2015). Outro estudo, o TRAPP 2, incluiu mais de 4 mil mulheres submetidas a cesarianas. Esse trabalho, apesar de ter encontrado uma redução nos casos de HPP com o uso profilático do TXA, não conseguiu demonstrar redução em desfechos clínicos secundários, os quais refletem sua significância clínica (Sentilhes *et al.*, 2021; Escobar *et al.*, 2022). Outro estudo de alta qualidade, publicado por Pacheco *et al.* (2023), também avaliou o efeito do TXA profilático em cesarianas (eletivas ou durante o parto), dessa vez incluindo mais de 11 mil mulheres. O estudo também não demonstrou redução de morte materna ou necessidade de hemotransfusão no grupo estudado (Pacheco *et al.*, 2023).

Dessa forma, os estudos de melhor qualidade, até o presente momento, não apresentam evidências fortes e suficientes para recomendar o uso rotineiro de TXA após o parto vaginal ou cesariana (Sentilhes *et al.*, 2015; 2021; Escobar *et al.*, 2022; Ferrari *et al.*, 2022; Pacheco *et al.*, 2023). Adicionalmente, *experts* discutem, mesmo para os grupos de maior risco, o impacto e como utilizar o TXA diante de um quadro de HPP, quando ele já tiver sido aplicado na profilaxia. Espera-se que futuros estudos de alta qualidade possam identificar os grupos de mulheres que poderiam se beneficiar de seu uso profilático. Até o momento, o uso rotineiro de TXA em partos vaginais ou cesarianas não está indicado (Sentilhes *et al.*, 2015; 2021; Escobar *et al.*, 2022; Ferrari *et al.*, 2022; Pacheco *et al.*, 2023). Estudos e discussões de recomendações para o uso do TXA profilático ainda estão em andamento (WHO, 2023a).

ESTIMATIVA DA PERDA VOLÊMICA E DIAGNÓSTICO DA HEMORRAGIA

Todos os locais que atendem gestantes e puérperas devem estar aptos a reconhecer e tratar um quadro de HPP. O diagnóstico precoce é capaz de contribuir para a redução da morbimortalidade relacionada à HPP, por isso torna-se tão importante (Soares *et al.*, 2011; Belo Horizonte, 2016; Minas Gerais, 2017; OPAS, 2018b; ACOG, 2019). É importante, também, estimar o volume e a velocidade do sangramento, assim como definir sua causa e a repercussão hemodinâmica determinada por ele (Khan *et al.*, 2006; Soares *et al.*, 2011; OPAS, 2018b).

Diagnosticar um quadro de hemorragia e estimar a perda volêmica é uma das tarefas mais desafiadoras dentro da obstetrícia. Existem várias metodologias para diagnosticar e estimar as perdas volêmicas em um quadro hemorrágico. Todas elas apresentam vantagens e desvantagens. Ressalta-se que, diante da suspeita de um quadro de HPP, independentemente da metodologia utilizada, deve-se imediatamente iniciar o tratamento da hemorragia. Essa ação pode impactar significativamente o prognóstico da mulher (Soares *et al.*, 2011; Belo Horizonte, 2016; Minas Gerais, 2017; OPAS, 2018b; ACOG, 2019; Osanan *et al.*, 2021; Escobar *et al.*, 2022).

Estimativa visual da perda volêmica

É o método mais utilizado para o diagnóstico e a estimativa da perda volêmica na HPP. Ela é simples, rápida e barata, e muito utilizada para acionar protocolos de tratamento da HPP. Contudo, constitui-se em um método subjetivo que tende a subestimar os grandes sangramentos e superestimar os de menor volume, independentemente da experiência do profissional. Além disso, esse método obviamente não se presta para os sangramentos ocultos (Belo Horizonte, 2016; Minas Gerais, 2017; OPAS, 2018b; ACOG, 2019; Osanan *et al.*, 2021). Assim, tem sido proposta a utilização associada dessa metodologia a outras formas de se estimar a gravidade do sangramento para melhorar a sua acuidade.

Pesagem de material embebido de sangue

É um método objetivo, com acurácia superior à estimativa visual. Estima, de forma indireta e quantitativa, a perda volêmica a partir da pesagem dos materiais têxteis (rouparia, compressas, gases, dentre outros) embebidos em sangue durante o procedimento. Contudo, pode sofrer interferência do líquido amniótico misturado ao sangue perdido. É utilizada especialmente nas cesarianas. Pode-se considerar que 1 grama de peso corresponde a aproximadamente 1 mℓ de sangue, pois a densidade do sangue (1,04 a 1,06 g/cm^3) se aproxima à da água (1 g/cm^3) (Soares *et al.*, 2011; Belo Horizonte, 2016; Minas Gerais, 2017; OPAS, 2018b; Osanan *et al.*, 2021).

Para estimar a perda volêmica por esse método, devem-se pesar as compressas sujas de sangue e contar o número de compressas pesadas. A seguir, subtrai-se desse valor o peso correspondente ao número de compressas secas. A diferença, em gramas, corresponde ao volume aproximado de sangue perdido (em mililitros) (Soares *et al.*, 2011; Minas Gerais, 2017; OPAS, 2018b). A esse volume encontrado, recomenda-se também somar as perdas sanguíneas presentes nos campos cirúrgicos ao final do procedimento (Soares *et al.*, 2011).

Não se devem utilizar fraldas no pós-parto imediato com a finalidade de estimar o sangramento por pesagem, exceto em ambientes como UTI. Por se tratar de dispositivo fechado e com grande capacidade de absorção, as fraldas podem atrasar a identificação oportuna do sangramento (Osanan *et al.*, 2021).

Uso de dispositivos coletores volumétricos

É outra forma de mensuração objetiva da perda volêmica, especialmente após partos vaginais. Sua acurácia é superior à estimativa visual e à pesagem de compressas sujas de sangue. Como ocorre na estimativa da perda volêmica por pesagem de compressas, o líquido amniótico pode se misturar ao sangue e interferir na acurácia do método (Soares *et al.*, 2011; Lertbunnaphong *et al.*, 2016; Minas Gerais, 2017; OPAS, 2018b). O estudo E-MOTIVE utilizou tal estratégia como forma de estimar a perda volêmica (Gallos *et al.*, 2023).

Estimativa clínica da perda volêmica

Por meio dos sinais vitais e do índice de choque (IC), é uma metodologia muito útil na prática clínica, especialmente para se iniciar uma abordagem agressiva contra a HPP, estimar sua gravidade ou mesmo avaliar a resposta ao tratamento instituído. Além disso, a estimativa clínica é essencial para a abordagem inicial das pacientes com sangramento oculto ou que toleram menos as perdas sanguíneas usuais de um parto, como as pacientes anêmicas ou com pré-eclâmpsia. Contudo, a manifestação dos sinais de instabilidade hemodinâmica nas grávidas com HPP é tardia e, em geral, surge quando as perdas sanguíneas ultrapassam 1.000 a 1.500 mℓ. Dessa forma, não se deve esperar os sinais clássicos de instabilidade hemodinâmica para se iniciar o tratamento da HPP (Soares *et al.*, 2011; Belo Horizonte, 2016; Minas Gerais, 2017; OPAS, 2018b; Osanan *et al.*, 2021).

Índice de choque

O IC é um parâmetro clínico cada vez mais utilizado em obstetrícia para estimar a gravidade da perda volêmica e o risco de hemotransfusão em puérperas com HPP. Ele reflete a adaptação hemodinâmica da paciente em relação à perda volêmica. Estudos têm demonstrado que o IC é um marcador de instabilidade hemodinâmica mais precoce do que os dados vitais utilizados isoladamente (Nathan *et al.*, 2015; El Ayadi *et al.*, 2016). O IC é calculado dividindo-se a frequência cardíaca materna pela sua pressão arterial sistólica. Valores ≥ 0,9 em puérperas com HPP sugerem perda sanguínea significativa, que possa necessitar hemotransfusão (Soares *et al.*, 2011; Nathan *et al.*, 2015; El Ayadi *et al.*, 2016; Belo Horizonte, 2016; Minas Gerais, 2017; OPAS, 2018b). Estudos apontam que o IC piora com o agravamento do quadro clínico da mulher na HPP (Tabela 97.6) (Nathan *et al.*, 2015; El Ayadi *et al.*, 2016; Borovac-Pinheiro *et al.*, 2018; ACOG, 2019; Escobar *et al.*, 2022). Atualmente, com o intuito de facilitar a sua utilização, na prática clínica, tem se proposto considerar alterados valores de IC ≥ 1 (Pacagnella *et al.*, 2019; Osanan *et al.*, 2021).

Tabela 97.6 Índice de choque na hemorragia pós-parto: interpretação e abordagem a ser considerada.

Valor	Interpretação	Considerar/aventar
≥ 0,9	Risco de transfusão	Abordagem agressiva/transferência Traje antichoque não pneumático Hemotransfusão
≥ 1,4	Provável necessidade de transfusão maciça	Abordagem agressiva e imediata ao foco sangrante Traje antichoque não pneumático Abrir protocolo de transfusão maciça
≥ 1,7	Provável necessidade de transfusão maciça Alto risco de resultado materno adverso	Abordagem agressiva e imediata ao foco sangrante Traje antichoque não pneumático Abrir protocolo de transfusão maciça

Índice de choque = frequência cardíaca/pressão arterial sistólica. (Fonte: Nathan *et al.*, 2015; El Ayadi *et al.*, 2016; adaptada de: OPAS, 2018b.)

Sinais vitais

Os sinais vitais são importantes ferramentas de estimativa da gravidade do sangramento e de monitoramento da abordagem da paciente com HPP (Soares *et al.*, 2011; OPAS, 2018b). Esses dados podem sinalizar aumento do risco de desfecho materno adverso (De Mucio *et al.*, 2016). De Mucio *et al.* (2016) encontraram um risco de 76% de desfecho materno grave em um grupo de pacientes com quadro de HPP associada a oligúria, hipotensão ou alteração do quadro de consciência.

A Tabela 97.7 apresenta a classificação do grau de choque de acordo com critérios clínicos. Nessa classificação, o parâmetro clínico que estiver mais alterado (ou seja, que indicar maior gravidade) é que definirá o grau de um choque hipovolêmico.

Nas situações em que persistem os sinais de instabilidade hemodinâmica após a resolução de um quadro de HPP, deve-se considerar: a presença de anemia grave que necessita de hemotransfusão e/ou a presença de sangramento ativo não identificado. Avalie hemotransfusão e revise novamente os possíveis sítios de sangramento (mnemônico "4 Ts") (Soares *et al.*, 2011; Belo Horizonte, 2016; Minas Gerais, 2017; OPAS, 2018b).

SISTEMAS DE ALERTA PRECOCE OBSTÉTRICOS

O Sistema de Alerta Precoce Obstétrico (SAPO) pode ser uma estratégia importante de monitoramento intraparto e pós-parto. As mulheres que apresentam deterioração clínica associada a sangramento vaginal devem ser avaliadas imediatamente quanto ao sangramento. A partir da utilização SAPO, quando ocorre alteração dos dados vitais, ativa-se um protocolo que exige uma avaliação mais cuidadosa da mulher, por profissional habilitado. Existem descritos vários SAPO e, apesar de nenhum deles ser específico para HPP, todos contemplam sinais e sintomas clínicos de instabilidade hemodinâmica secundária a um sangramento (Hirakawa *et al.*, 2018; Schuler *et al.*, 2019; Osanan *et al.*, 2021) (Tabela 97.8).

HORA DE OURO OBSTÉTRICA

Sabe-se que o tempo de sangramento, assim como seu volume, estão diretamente relacionados à morbimortalidade de um quadro hemorrágico. Dessa forma, o controle precoce do sítio de sangramento deve ser realizado o mais breve possível. Nesse sentido, introduziu-se em obstetrícia o termo "hora de ouro obstétrica em HPP" (Belo Horizonte, 2016; Minas Gerais, 2017; OPAS, 2018b).

Pode-se definir como "hora de ouro obstétrica em HPP" a recomendação do controle do sítio de sangramento, sempre que possível, dentro da primeira hora a partir do seu diagnóstico; ou pelo menos estar em fase avançada do tratamento ao final desse período. Alguns especialistas, contudo, preferem empregar tal termo para se referir à recomendação de controle do foco sangrante de forma precoce, agressiva, eficiente, sem atrasos, nas mulheres com quadro de hemorragia obstétrica (Belo Horizonte, 2016; Minas Gerais, 2017; OPAS, 2018b). O objetivo da hora de ouro é estimular a abordagem precoce da HPP, de forma sequenciada, consciente, correta e objetiva, podendo ser capaz de evitar o surgimento da tríade letal do choque hipovolêmico (hipotermia, acidose e coagulopatia) (Belo Horizonte, 2016; Minas Gerais, 2017; OPAS, 2018b).

Tabela 97.7 Correlação do grau de choque, sinais vitais, índice de choque e necessidade transfusional.

Grau de choque	Perda volêmica em (%) e mℓ	Nível de consciência	Perfusão	Pulso	PAS (mmHg)	Índice de choque	Transfusão
Compensado	10 a 15% 500 a 1.000 mℓ	Normal	Normal	60 a 90	> 90	0,7 a 1	Em geral não
Leve	16 a 25% 1.000 a 1.500 mℓ	Normal e/ou agitada	Palidez, frieza	91 a 100	80 a 90	1 a 1,3	Possível
Moderado	26 a 35% 1.500 a 2.000 mℓ	Agitada	Palidez, frieza, sudorese	101 a 120	70 a 79	1,3 a 1,7	Em geral exigida
Grave	> 35% > 2.000 mℓ	Letárgica ou inconsciente	Palidez, frieza, sudorese Perfusão capilar > 3"	> 120	< 70	≥ 1,7	Possível transfusão maciça

PAS: pressão arterial sistólica. (Fonte: Soares *et al.*, 2011; Belo Horizonte, 2016; Minas Gerais, 2017; OPAS, 2018b.)

Tabela 97.8 Sistema de alerta precoce com escala colorimétrica e atribuição de pontos proporcional à gravidade do dado clínico.

Parâmetro	3	2	1	0	1	2	3
Temperatura (° Celsius)	–	< 35	–	35 a 38	–	38 a 39	> 39
PA sistólica (mmHg)	< 70	70 a 79	80 a 89	90 a 139	140 a 149	150 a 159	≥ 160
PA diastólica (mmHg)	–	< 45	–	46 a 89	90 a 99	100 a 109	≥ 110
FC (bpm)	–	< 40	40 a 50	51 a 99	100 a 109	110 a 129	≥ 130
FR (irpm)	–	< 8	–	9 a 14	15 a 20	21 a 29	≥ 30
Nível de consciência	Inconsciente	Responsivo à dor	Responsivo à voz	Alerta	–	–	–
Saturação O_2 (%)	≤ 92	92 a 95	≥ 96	–	–	–	–
Volume urinário (mℓ/h)	≤ 10	10 a 29	≥ 30	–	–	–	–

FC: frequência cardíaca; FR: frequência respiratória; PA: pressão arterial. (Fonte: Hirakawa e Okido, 2018.)

TRATAMENTO DA HEMORRAGIA

Existem medidas que são comuns a todas as mulheres com HPP, independentemente da causa, e que devem ser realizadas de imediato. Em associação a elas (de forma concomitante), deve-se procurar o foco da hemorragia e controlá-lo o mais rápido possível (Khan *et al.*, 2006; OPAS, 2018b). Todas as medidas de abordagem da HPP visam à manutenção da perfusão e oxigenação tissular, a fim de evitar sua tríade letal (acidose, coagulopatia e hipotermia). Para facilitar o atendimento sequenciado das pacientes com HPP, são apresentadas as Tabelas 97.9, 97.11 e 97.12, mais adiante (Belo Horizonte, 2016; Minas Gerais, 2017; OPAS, 2018b).

Tratamento medicamentoso

O tratamento medicamentoso da HPP consiste no uso de uterotônicos para combater a atonia uterina e no uso do antifibrinolítico, ácido tranexâmico, como terapia adjuvante para conter a HPP de qualquer origem.

Medicação uterotônica

Os principais uterotônicos disponíveis no Brasil para o tratamento da atonia uterina são a ocitocina, os derivados de *ergot* e o misoprostol. Existem vários esquemas terapêuticos propostos pelas diferentes sociedades. O ponto de convergência entre eles é o uso da ocitocina intravenosa, como droga de primeira escolha nos casos de atonia uterina (Khan *et al.*, 2006; Leduc *et al.*, 2009; Soares *et al.*, 2011; Lalonde e IFGO, 2012; Belo Horizonte, 2016; Mavrides *et al.*, 2016; Sentilhes *et al.*, 2016b; Committee on Practice Bulletins-Obstetrics, 2017; OPAS, 2018b; Escobar *et al.*, 2022).

Ocitocina

A ocitocina intravenosa é a droga de primeira escolha no tratamento da atonia uterina. Apresenta início de ação em 1 minuto e meia-vida de 3 a 12 minutos. Existem vários esquemas posológicos propostos na literatura (Khan *et al.*, 2006; Leduc *et al.*, 2009; Soares *et al.*, 2011; Lalonde e IFGO, 2012; Belo Horizonte, 2016; Mavrides *et al.*, 2016; Sentilhes *et al.*, 2016b; Committee on Practice Bulletins-Obstetrics, 2017; OPAS, 2018). Deve-se destacar que a administração de ocitocina durante o trabalho de parto determina uma *dessensibilização* dos próprios receptores de ocitocina no útero. Assim, pacientes que utilizaram ocitocina em altas doses durante o trabalho de parto ou tiveram o processo de parturição prolongado tendem a apresentar menor resposta à ocitocina profilática e terapêutica. Esses grupos de puérperas, portanto, podem necessitar, de forma mais precoce, de derivados de *ergot* ou misoprostol para controle do sangramento puerperal (Soares *et al.*, 2011; Balki e Tsen, 2014).

Derivados de ergot

Os derivados de *ergot* são uterotônicos de segunda linha no tratamento da atonia, em função dos seus efeitos colaterais. O maleato de ergometrina é a droga mais utilizada no Brasil para o tratamento da HPP e deve ser administrada preferencialmente por via intramuscular (por apresentar menos efeitos colaterais). Os derivados de *ergot* estão, em geral, indicados quando a ocitocina falha em conter a HPP (Soares *et al.*, 2011). O início de ação, por via intramuscular, ocorre entre 2 e 3 minutos e sua meia-vida varia entre 30 e 120 minutos. A dose recomendada pode variar de acordo com a gravidade da hemorragia (variando de 1 a 5 doses), mas não deve exceder 1 mg em 24 horas. Importante conhecer que, em geral, mulheres não responsivas à primeira dose de derivados de *ergot* tendem a não responder a doses subsequentes desse medicamento (Leduc *et al.*, 2009; Soares *et al.*, 2011).

Os derivados de *ergot* são contraindicados, principalmente em pacientes com distúrbios hipertensivos, em função do risco de encefalopatia hipertensiva, infarto do miocárdio e acidente vascular cerebral. Seu uso deve ser cuidadoso em pacientes com sepse, doenças hepáticas, renais e cardíacas (Khan *et al.*, 2006; Soares *et al.*, 2011; Lalonde e IFGO, 2012; Belo Horizonte, 2016; Minas Gerais, 2017; OPAS, 2018b).

Misoprostol

O misoprostol é o uterotônico de terceira linha no tratamento da atonia. É menos eficaz que o ocitócito e os derivados de *ergot*, e apresenta tempo de latência maior. Tem sido proposto o uso de misoprostol na terapia da HPP por via retal na dose de 800 mcg ou por via oral (em pacientes com estado de vigília preservado) na dose de 400 a 800 mcg. O misoprostol por via retal tem início de ação entre 15 e 20 minutos e, por via oral, seu início de ação ocorre em torno de 7 a 11 minutos. Os efeitos colaterais mais comuns são náuseas, vômitos e febre, e são mais comuns quando a droga é administrada por via oral. Deve-se evitar em pacientes com doença vascular cerebral e doença coronariana. No Brasil, a formulação oral não está disponível (Khan *et al.*, 2006; Leduc *et al.*, 2009; Soares *et al.*, 2011; Lalonde e IFGO, 2012; Belo Horizonte, 2016; Mavrides *et al.*, 2016; Sentilhes *et al.*, 2016a; Committee on Practice Bulletins-Obstetrics, 2017; Minas Gerais, 2017; OPAS, 2018b).

Medicação antifibrinolítica

Ácido tranexâmico

O ácido tranexâmico é uma droga antifibrinolítica que reduz o sangramento ao inibir a degradação enzimática do fibrinogênio e da fibrina pela plasmina. O estudo *WOMAN Trial* (2017) demonstrou redução da mortalidade materna quando o ácido tranexâmico era utilizado dentro das primeiras 3 horas do início do sangramento. A dose recomendada é de 1 grama de ácido tranexâmico intravenoso, em infusão lenta por 10 minutos, dentro das primeiras 3 horas do quadro hemorrágico. Está recomendada uma segunda dose de 1 grama de ácido tranexâmico caso o sangramento persista após 30 minutos ou reinicie nas primeiras 24 horas (Woman Trial Collaborators, 2017).

Segundo Gayet-Ageron *et al.* (2018), o ácido tranexâmico deve ser utilizado o mais precocemente possível em um quadro hemorrágico, pois, a cada 15 minutos de atraso para se realizar a primeira dose do ácido tranexâmico, ocorre redução de 10% no seu efeito hemostático (nas primeiras 3 horas). Parece que após 3 horas do início do sangramento, o ácido tranexâmico não oferece mais a proteção desejável (Gayet-Ageron *et al.*, 2018).

Logo, o ácido tranexâmico deve ser infundido assim que se detecte um quadro de HPP de qualquer etiologia ("4 Ts"). Nos casos de atonia uterina, não é necessário aguardar o efeito dos uterotônico, devendo ser infundido em concomitância com a ocitocina, assim que diagnosticada a hemorragia (Mavrides *et al.*, 2016; Woman Trial Collaborators, 2017; Gayet-Ageron *et al.*, 2018; OPAS, 2018b).

A Tabela 97.9 apresenta o resumo de um protocolo medicamentoso para abordagem da HPP (OPAS, 2018b).

Tabela 97.9 Quadro-resumo do tratamento medicamentoso na hemorragia pós-parto.

Ocitocina (1ª escolha) (cada ampola de 1 mℓ contém 5 UI de ocitocina)	Infundir 5 UI de ocitocina intravenosa, lenta (3 min) associada a 20 UI a 40 UI em 500 mℓ de soro fisiológico 0,9% à infusão de 250 mℓ/h. Manutenção de 125 mℓ/h por 4 h Nos casos de atonia mais importante, avaliar manutenção de ocitocina até 24 h (a uma velocidade de 67,5 mℓ/h ou 3 UI/h). Nesses casos, monitore rigorosamente a paciente pelo risco de intoxicação hídrica
Maleato de metilergometrina (cada ampola de 1 mℓ contém 0,2 mg de maleato de ergometrina)	Injetar 0,2 mg, intramuscular, repetir em 20 min se necessário Sangramentos graves: realizar mais 3 doses de 0,2 mg IM, a cada 4 h (dose máxima: 1 mg/24 h) Se a primeira dose falhar, é improvável que a segunda seja eficaz Contraindicado em pacientes hipertensas
Misoprostol (disponíveis em comprimidos de 25 mcg, 100 mcg ou 200 mcg de misoprostol)	800 mcg, via retal ou oral Considerar o tempo do início de ação do misoprostol – via retal: 15 a 20 min; via oral: 7 a 11 min
Ácido tranexâmico (cada ampola de 5 mℓ contém 250 mg de ácido tranexâmico)	1 g, intravenoso lento, em 10 min. Iniciar nas primeiras 3 h Repetir se: persistência do sangramento 30 min após 1ª dose ou reinício do sangramento nas primeiras 24 h

Adaptada de: OPAS, 2018b.

Tratamento invasivo não cirúrgico

O tratamento invasivo não cirúrgico na HPP consiste especialmente na compressão uterina bimanual, no uso do balão de tamponamento intrauterino (BTI) e do traje antichoque *não pneumático*.

Compressão uterina bimanual

Deve ser a primeira manobra durante um quadro de atonia uterina, a fim de obter controle transitório do sangramento, enquanto se aguardam a realização e o início de ação das drogas uterotônicas. As manobras mais conhecidas são as manobras de Hamilton ou de Chantrapitak. Deve ser realizada após o esvaziamento da bexiga (Belo Horizonte, 2016; Minas Gerais, 2017; OPAS, 2018b; Alves *et al.*, 2024).

Balão de tamponamento intrauterino

O BTI é um método mecânico de controle do sangramento uterino, por meio do uso de um balão de tamponamento intracavitário que, ao ser posicionado dentro do útero e preenchido com líquido, realiza pressão hidrostática contra a parede interna, capaz de reduzir o sangramento capilar e venoso do endométrio e miométrio. Existem vários tipos de modelos de BTI: industrializados ou artesanais. O BTI deve ser preenchido preferencialmente com líquidos aquecidos para evitar hipotermia, e sua capacidade máxima de enchimento, em geral, é de 500 mℓ, mas pode variar de acordo com o modelo (Khan *et al.*, 2006; Lalonde e IFGO, 2012; Belo Horizonte, 2016; Minas Gerais, 2017; OPAS, 2018b).

A principal indicação do BTI é o controle temporário ou definitivo do sangramento relacionado à atonia uterina, nas situações em que as drogas uterotônicas falharam em controlar a HPP. O BTI também pode ser útil no controle do sangramento do sítio placentário nos casos de placenta prévia ou na prevenção de inversão uterina recorrente (Khan *et al.*, 2006; Leduc *et al.*, 2009; Soares *et al.*, 2011; Lalonde e IFGO, 2012; Belo Horizonte, 2016; Mavrides *et al.*, 2016; Sentilhes *et al.*, 2016a; Committee on Practice Bulletins-Obstetrics, 2017; Minas Gerais, 2017; OPAS, 2018, Alves *et al.*, 2024).

Seu uso está contraindicado nos casos de: neoplasias e infecções cervicais, vaginais ou uterinas; sangramentos uterinos arteriais que requerem abordagem cirúrgica; suspeita ou presença de lacerações ou rotura uterina; anomalias uterinas que distorçam a cavidade uterina. Não há evidências suficientes que recomendem o seu uso nos casos de coagulopatias e existe o risco potencial de o posicionamento do BTI precipitar uma perfuração nos casos de acretismo placentário, pelo adelgaçamento da parede uterina. As complicações relacionadas ao seu uso incluem, especialmente, a perfuração uterina e a infecção puerperal (Belo Horizonte, 2016; Minas Gerais, 2017; OPAS, 2018b; Alves *et al.*, 2024).

O BTI pode ser inserido por via vaginal ou por via abdominal (nos casos de cesariana) e pode ser posicionado associado a suturas compressivas (como B-Lynch e Hayman) e/ou a aplicação do traje antichoque não pneumático (TAN). Os balões podem ser inseridos durante ou após cesarianas. Nas cesarianas, a infusão deve ser reduzida (250 mℓ) para evitar deiscência na histerorrafia. O BTI pode permanecer por até 24 horas na cavidade uterina. Durante sua permanência, recomenda-se manter o uso de uterotônicos e antibioticoprofilaxia, assim como utilizar um tampão intravaginal para evitar seu deslocamento e a saída pela cavidade vaginal (Lalonde e IFGO, 2012; Belo Horizonte, 2016; Mavrides *et al.*, 2016; Committee on Practice Bulletins-Obstetrics, 2017; Minas Gerais, 2017; OPAS, 2018b; Alves *et al.*, 2024). Entretanto, diante do controle hemorrágico e da estabilidade hemodinâmica, a retirada precoce (12 horas) se encontra indicada, com o intuito de prevenir infecção (Alves *et al.*, 2024).

O BTI é capaz de reduzir a abordagem cirúrgica na HPP, em especial a histerectomia, já que tem o potencial de controlar o sangramento por atonia em mais de 80% dos casos (Khan *et al.*, 2006; Escobar *et al.*, 2022). Suarez *et al.* (2020) demonstraram, através de uma metanálise, uma taxa global de sucesso de BTI de 85,9% no controle da HPP, em especial nos casos de atonia uterina e placenta prévia. Seu uso, assim, torna-se especialmente importante nas localidades em que a assistência cirúrgica especializada é limitada. Além disso, o BTI pode permitir, nesses locais, uma transferência segura ou a oferta de tempo para chegada de equipe mais preparada para abordar o quadro hemorrágico (Lalonde e IFGO, 2012; Belo Horizonte, 2016; Minas Gerais, 2017; OPAS, 2018b; Alves *et al.*, 2024).

O BTI também consiste em um importante teste terapêutico, denominado "teste do tamponamento". Nos casos em que o BTI conseguiu conter o sangramento, o teste é considerado positivo e não é necessário tratamento adicional. Contudo, se o BTI não foi capaz de controlar a HPP, considera-se o teste negativo, e a abordagem cirúrgica está indicada e não deve ser postergada.

O esvaziamento do BTI deve ser gradual (50 a 100 mℓ a cada 20 minutos), com sala cirúrgica reservada, infusão de ocitocina de manutenção e, preferencialmente, durante o dia (Belo Horizonte, 2016; Mavrides *et al.*, 2016; Minas Gerais, 2017; OPAS, 2018b; Alves *et al.*, 2024).

Tamponamento uterino por sucção a vácuo

Os dispositivos de sucção a vácuo representam um método alternativo de controle da HPP nos casos de atonia uterina resistente a tratamentos medicamentosos. Esse método utiliza um dispositivo fenestrado para aplicar sucção negativa dentro do útero. Esse processo promove o controle do sangramento a partir do colapso das paredes uterinas e da estimulação de contrações do miométrio. Um estudo conduzido por D'Alton *et al.* (2020) destacou a eficácia de dispositivo a vácuo (Jada®) em mulheres com HPP em razão de atonia uterina. Os resultados foram promissores e demonstraram uma taxa de sucesso superior a 90% e um tempo médio de controle de sangramento de apenas 3 minutos (D'Alton *et al.*, 2020).

Existem ainda outros dispositivos de tamponamento intrauterino a vácuo que utilizam cânulas flexíveis fenestradas inseridas na cavidade uterina e conectadas a um dispositivo a vácuo para o controle da HPP (Phillips *et al.*, 2023). Hofmeyr e Singata-Madliki (2020) apresentaram uma série de 3 casos em relação ao uso de uma sonda nasogástrica fenestrada, acoplada a um sistema de pressão negativa (entre 100 e 200 mmHg), que se mostrou eficaz no controle de HPP por atonia uterina. Recentemente, uma nova técnica de tamponamento a vácuo utilizando um Sistema de Balão de Bakri® modificado foi publicada, apresentando uma taxa de sucesso de 86% em casos de atonia e 73% em casos de patologias placentárias (Haslinger *et al.*, 2021). Esses dispositivos teriam indicações e contraindicações parecidas com as do BTI.

Traje antichoque não pneumático

O TAN consiste em uma tecnologia para controle transitório da HPP, com o intuito de obter tempo extra para transferência ou abordagem segura da hemorragia. Essa ferramenta está sendo introduzida no Brasil (Belo Horizonte, 2016; Minas Gerais, 2017; OPAS, 2018b). O TAN é uma veste de neoprene com Velcro® (Figura 97.2), reutilizável, que recobre a paciente do tornozelo ao abdome, de forma segmentada (totalizando seis segmentos).

Seu mecanismo de ação consiste na realização de pressão circunferencial de 20 a 40 mmHg nas partes inferiores do corpo, reduzindo o fluxo sanguíneo no sítio da lesão pélvica e redirecionando-o para regiões superiores do organismo (órgãos nobres). Tal efeito pode permitir tempo adicional para transferências seguras ou abordagens da HPP (Miller *et al.*, 2008). Seu manuseio é fácil e o tempo necessário para capacitar os profissionais no seu uso é relativamente pequeno (Miller *et al.*, 2008). Por não utilizar manguito pneumático, o TAN não se associa aos riscos de necrose de membros associada ao garroteamento deles. Outra vantagem do TAN é não recobrir a região perineal, o que permite a realização de procedimentos na cavidade vaginal mesmo quando posicionado. Podem-se realizar procedimentos abdominais com o TAN posicionado. Nesses casos, retirar os segmentos abdominais e pélvicos, mantendo os segmentos inferiores. Após o fim da laparotomia, reposicionar os segmentos retirados para a cirurgia (Miller *et al.*, 2008; IFGO, 2015; Belo Horizonte, 2016; Minas Gerais, 2017; OPAS, 2018b).

O uso do TAN está indicado para pacientes com HPP e instabilidade hemodinâmica ou sangramento vultoso com

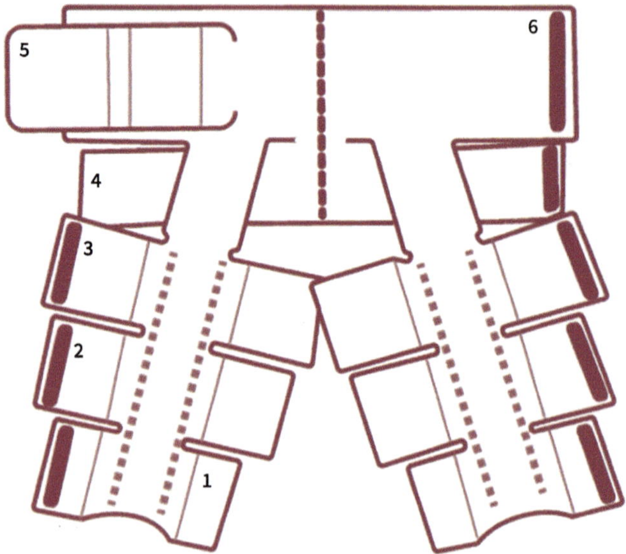

Figura 97.2 Traje antichoque não pneumático. Posicione o segmento 1 na altura dos tornozelos; o segmento 2, na altura das panturrilhas; o segmento 3, na altura das coxas; e o segmento 4, na altura da sínfise púbica. O segmento 5 apresenta uma bola de espuma, que deve ser posicionada na altura da cicatriz umbilical e, em seguida, deve ser fechado juntamente com o segmento abdominal 6. (Fonte: OPAS, 2018b.)

iminência de choque hipovolêmico (Miller *et al.*, 2008; FIGO, 2015). Está contraindicado em pacientes com lesões supradiafragmáticas, doenças cardíacas e pulmonares graves (p. ex., estenose mitral, hipertensão, edema agudo de pulmão) ou gestações com feto vivo. O TAN pode ser mantido por horas ou dias. Já existem relatos do seu uso por 72 horas, sem efeitos adversos relevantes para o paciente (Miller *et al.*, 2008; FIGO, 2015; OPAS, 2018b).

Os benefícios do uso do TAN para a abordagem da HPP relacionam-se principalmente a dois fatores: (1) redução da perda sanguínea (por compressão no local da lesão) e (2) redirecionamento do fluxo de sangue para as partes superiores do organismo. Assim, são possíveis efeitos benéficos do TAN: redução da perda volêmica, aumento do tempo para tratamento definitivo (transferência, transfusões etc.), facilidade de obtenção do acesso venoso em membros superiores, favorecimento da reversão do choque hipovolêmico, redução da necessidade de hemocomponentes e redução da necessidade de intervenção cirúrgica (Miller *et al.*, 2008; FIGO, 2015; Belo Horizonte, 2016; Minas Gerais, 2017; OPAS, 2018b).

O uso do TAN apresenta cuidados de posicionamento e de retirada que devem ser seguidos para garantir a segurança do paciente e o sucesso do procedimento. No que se refere ao posicionamento do TAN, ele deve ser posicionado de forma sequencial, por uma ou duas pessoas, no sentido do segmento #1 (tornozelo) para o segmento #6 (abdome). No que se refere à retirada do TAN, existem critérios e cuidados mínimos que devem ser obedecidos para garantir sua retirada segura (Tabela 97.10) (Miller *et al.*, 2008; Belo Horizonte, 2016; Minas Gerais, 2017; OPAS, 2018b). Deve-se ressaltar que o uso do TAN objetiva o controle transitório da HPP e não substitui as medidas de tratamento definitivo (Minas Gerais, 2017; OPAS, 2018b). Assim, o sucesso do seu uso está intimamente vinculado à presença de um protocolo assistencial para HPP (Minas Gerais, 2017; OPAS, 2018b).

Tabela 97.10 Recomendações para a remoção segura do traje antichoque não pneumático (TAN).

Características do local de remoção do TAN	Presença de estrutura que permita monitoramento contínuo da paciente e abordagem emergencial caso ocorra reativação do foco sangrante. É essencial a presença de equipe médica na retirada do TAN
Sentido de remoção dos segmentos do TAN	O TAN deve ser removido no sentido dos segmentos 1 a 6
Critérios mínimos para retirada do TAN	Sangramento inferior a 50 ml/h, nas últimas 2 h associado a: FC ≤ 100 bpm PAS > 90 a 100 mmHg Hb > 7 g/dℓ
"Regra dos 20" para retirada segura do TAN	Monitorar a paciente por 20 min após a retirada de cada segmento do TAN. Se reduzir a PAS ≥ 20 mmHg ou elevar a FC ≥ 20 bpm após retirada de qualquer segmento, deve-se reposicionar imediatamente todo o traje, iniciando-se do segmento 1

FC: frequência cardíaca; Hb: hemoglobina; PAS: pressão arterial sistólica. (Fonte: Miller *et al.*, 2008; FIGO, 2015; OPAS, 2018b.)

Tratamento cirúrgico

Existem situações em que a única opção para o controle do foco sangrante é a abordagem cirúrgica (p. ex., lacerações graves do canal do parto). Além disso, nos casos de atonia uterina, a laparotomia estará indicada quando as drogas uterotônicas e o BTI não forem suficientes para controle da HPP (OPAS, 2018b).

Anatomia vascular do útero e trato genital inferior

Todos os profissionais que assistem partos, incluindo aqueles que abordam cirurgicamente a HPP, devem reconhecer a irrigação vascular do útero, principalmente diante do acretismo placentário (Figura 97.3). Utilizando esse critério, o útero pode ser dividido em duas áreas, conhecidas como "segmentos 1 (S1) e 2 (S2)" (Palacios-Jaraquemada, 2011; OPAS, 2018b). O S1 refere-se à região do corpo e fundo uterino, e sua irrigação sanguínea ocorre principalmente pelos ramos ascendentes da artéria uterina e menos pelos ramos descendentes da artéria ovariana. Já o S2 corresponde à região uterina inferior, cérvice, parte superior da vagina e paramétrios. A irrigação do S2 origina-se, principalmente, da artéria pudenda interna e de vasos acessórios colaterais das artérias ilíacas interna, uterinas e vesicais inferiores. Todos esses vasos do S2 apresentam localização subperitoneal e, portanto, deve-se atentar para sangramentos subperitoneais quando as lesões ocorrem nessas regiões (Palacios-Jaraquemada, 2011). É ainda importante conhecer o segmento 3 (S3) do trato genital inferior, a qual se refere à região da genitália externa e vaginal média e inferior (Palacios-Jaraquemada *et al.*, 2023).

Segmentos do útero e trato genital inferior (S):

- S1: segmento uterino que corresponde à região do corpo e do fundo uterino
- S2: segmento uterino que corresponde ao setor inferior do útero, cérvice, parte superior da vagina e paramétrios
- S3: segmento do trato genital inferior que corresponde à região da genitália externa e vaginal média e inferior (Palácios-Jaraquemada *et al.*, 2023).

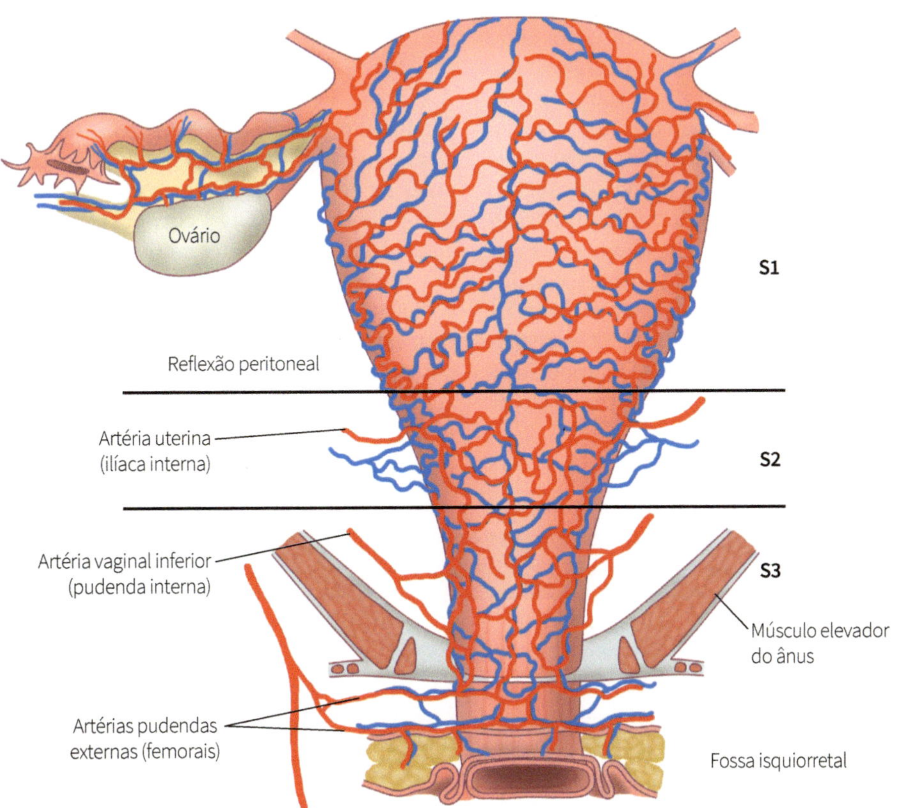

Figura 97.3 Anatomia vascular do útero e trato genital inferior.

Suturas hemostáticas

As suturas hemostáticas correspondem às suturas compressivas e ligaduras vasculares. Esses procedimentos parecem ter eficácia semelhante e são comparáveis à taxa de sucesso do BTI e embolização dos vasos pélvicos (Doumouchtsis *et al.*, 2007; Osanan *et al.*, 2021). São procedimentos cirúrgicos que tendem a preservar a fertilidade da mulher. O sucesso de qualquer um desses procedimentos está relacionado à facilidade de execução do procedimento, à familiaridade do cirurgião com a técnica e à gravidade e à localização da lesão (Palacios-Jaraquemada, 2011; Belo Horizonte, 2016; OPAS, 2018b; Osanan *et al.*, 2021). A Tabela 97.11 apresenta a eficácia das suturas hemostáticas, de acordo com a causa da HPP e área uterina (Palacios-Jaraquemada, 2011).

Suturas compressivas

São uma excelente opção cirúrgica no controle da HPP. Esses procedimentos promovem compressão mecânica sobre o útero por meio de suturas. As técnicas mais conhecidas são as suturas de B-Lynch, de Hayman e de Cho, mas várias outras técnicas estão descritas na literatura. Todas são eficientes no tratamento do sangramento por atonia uterina no S1. A técnica de Cho pode ser útil em sangramentos localizados tanto no S1 quanto no S2 (Palacios-Jaraquemada, 2011; Alves *et al.*, 2020; Osanan *et al.*, 2021). Frequentemente, são utilizadas em associação com ligaduras vasculares (ligadura bilateral de artérias uterinas), mas seu uso concomitante com o BTI tem sido descrito em casos de placenta prévia (Doumouchtsis *et al.*, 2007; Belo Horizonte, 2016; Mavrides *et al.*, 2016; OPAS, 2018b; Osanan *et al.*, 2021). As taxas de sucesso das suturas compressivas giram em torno de 90% nos casos de atonia (Doumouchtsis *et al.*, 2007).

Suturas vasculares

Envolvem a ligadura dos vasos que irrigam as diversas áreas uterinas. Sua taxa de sucesso é variável, mas se encontra entre 80 e 90% dos casos (eficácia comparável à das suturas compressivas), dependendo da causa e do local de sangramento (Doumouchtsis *et al.*, 2007; Palacios-Jaraquemada, 2011; Osanan *et al.*, 2021). Os procedimentos mais conhecidos e realizados são ligadura de artérias uterinas, ovarianas e hipogástricas (isoladas ou em sequência). A ligadura das artérias hipogástricas parece ter eficácia semelhante à das outras ligaduras e sua utilização deve envolver indicações específicas, pela sua maior complexidade técnica e riscos associados. A ligadura vascular seletiva baixa pode ser útil nos sangramentos do S2, especialmente nos quadros de acretismo placentário (Doumouchtsis *et al.*, 2007; Palacios-Jaraquemada, 2011; Belo Horizonte, 2016; OPAS, 2018b; Osanan *et al.*, 2021).

Embolização seletiv a de vasos pélvicos

A embolização seletiva de vasos pélvicos é útil em pacientes estáveis com sangramento persistente, mas não excessivo. Sua taxa de sucesso nesses casos é em torno de 90% (Doumouchtsis *et al.*, 2007). A embolização de vasos pélvicos pode ser útil na redução de sangramento nos casos de abordagem eletiva do acretismo placentário (Khan *et al.*, 2006; Belo Horizonte, 2016; OPAS, 2018b). Nos quadros de sangramentos agudos e volumosos (emergências), por necessitar estrutura e equipe especializada, seu uso é limitado, não estando geralmente indicada (Doumouchtsis *et al.*, 2007; OPAS, 2018b; Belo Horizonte, 2016). O efeito adverso mais temido da embolização de vasos pélvicos é a obstrução do fluxo sanguíneo, com subsequente necrose de áreas não desejadas. Essa situação pode ocorrer com maior frequência nos casos de espectro da placenta acreta, em função do desenvolvimento de extensa rede de vasos colaterais (Doumouchtsis *et al.*, 2007; Belo Horizonte, 2016; OPAS, 2018b).

Histerectomia

A histerectomia é a última etapa do tratamento cirúrgico da HPP. Contudo, quando indicada, é procedimento salvador e deve ser realizada sem atrasos para se evitar o estabelecimento da coagulopatia (Khan *et al.*, 2006; Belo Horizonte, 2016; Minas Gerais, 2017; OPAS, 2018b; Osanan *et al.*, 2021). Sua realização impacta na vida reprodutiva da paciente e pode se associar a perdas sanguíneas de aproximadamente 2 ℓ, motivo pelo qual não é realizada precocemente nos casos de HPP (Khan *et al.*, 2006; Belo Horizonte, 2016; Minas Gerais, 2017; OPAS, 2018b). A histerectomia subtotal é a técnica de escolha na maioria dos casos: pela facilidade, pela agilidade na realização e pela menor morbidade associada. Nos casos de lesões cervicais, pode ser necessária a realização de histerectomia total (Mavrides *et al.*, 2016).

Cirurgia de controle de danos

A cirurgia de controle de danos (CCD) é uma estratégia de tratamento para pacientes críticas, na qual se reduz o tempo cirúrgico, sacrificando o reparo definitivo e imediato das lesões, antes da depleção das reservas fisiológicas da pessoa. O objetivo principal da CCD é corrigir a coagulopatia e o distúrbio ácido-básico e combater a hipotermia. Assim, não se trata de um procedimento isolado. A CCD faz parte de uma série de ações que visam melhorar as condições gerais da mulher crítica, estratégia denominada *Damage Control Resuscitation*. A correção cirúrgica definitiva, em geral, ocorre de 2 a 3 dias após o procedimento, quando a paciente já se encontra estável. A CCD deve ser considerada nas pacientes instáveis, com

Tabela 97.11 Eficácia das suturas hemostáticas de acordo com o setor e a causa da hemorragia pós-parto.

Técnica	Setor 1 (corpo uterino por atonia uterina)	Setor 1 (corpo uterino por acretismo)	Setor 2 (no segmento inferior do útero, cérvice e parte superior da vagina)
Ligadura bilateral de artérias uterinas	Excelente	Boa	Ruim ou ineficiente
B-Lynch	Excelente	Boa	Ruim ou ineficiente
Cho	Boa	Excelente	Excelente
Hayman	Excelente	Boa	Ruim ou ineficiente
Ligadura vascular seletiva baixa	Não se aplica	Não se aplica	Excelente

Fonte: Palacios-Jaraquemada, 2011.

Tabela 97.12 Condições maternas para avaliação da necessidade de cirurgia de controle de danos.

- Sangramento volumoso > 1.500 mℓ
- Excesso de base > –8 mEq/ℓ
- Hipotermia grave < 34°C
- Duração cirurgia > 90 min
- Pressão arterial sistólica < 70 mmHg
- Gasometria com acidose grave (pH < 7,1)
- Transfusão maciça > 6 concentrados de hemácias em 4 h
- Persistência do sangramento após > 10 concentrados de hemácias
- Persistência de sangramento após histerectomia
- Instabilidade hemodinâmica que exige vasopressor ou resulta em arritmia ventricular
- Coagulopatia resultante de perda de fatores de coagulação, hipotermia (< 35°C) e acidose (pH < 7,3)

Adaptada de: Carvajal *et al.*, 2022; Escobar *et al.*, 2022.

coagulopatia, hipotermia ou com distúrbio ácido-básico, em que se estima um tempo cirúrgico prolongado. A FIGO apresenta algumas condições que podem exigir a realização de CCD (Tabela 97.12). Existem várias técnicas de curativos para laparostomia (Belo Horizonte, 2016; OPAS, 2018b; Carvajal *et al.*, 2022; Escobar *et al.*, 2022).

Outras estratégias de controle transitório do sangramento

Em algumas situações críticas e específicas, pode-se lançar mão de estratégias de controle transitório do sangramento, dentre as quais se cita a compressão da aorta abdominal infrarrenal (externa nos casos de partos vaginais ou interna durante uma cirurgia) (Escobar *et al.*, 2021; Albaro-Nieto *et al.*, 2022), o garroteamento transitório do útero (Osanan *et al.*, 2021), o enfaixamento uterino transitório com bandagem elástica de Esmarch (Palacios-Jaraquemada e Fiorillo, 2010), dentre outros. Contudo, deve-se estar treinado e conhecer as indicações e contraindicações desses procedimentos.

SEQUENCIAMENTO DO ATENDIMENTO DA HEMORRAGIA PÓS-PARTO

Diante de tantas possibilidades de tratamento da HPP, é essencial sequenciá-lo de forma objetiva e prática (Tabela 97.13 e Figura 97.4). Somente o trabalho em equipe, multiprofissional, sequenciado e organizado é capaz de reduzir a morbimortalidade diante de um quadro de HPP.

Tabela 97.13 *Checklist* de sequenciamento do atendimento da hemorragia pós-parto (HPP). (*Continuação*)

A	Ajuda/avaliação inicial
	Verbalização clara do diagnóstico para equipe/comunicar paciente Chamar obstetra/anestesista/enfermeiros imediatamente Estimar gravidade da perda inicial (por meio dos dados vitais e IC ou perda sanguínea) Avaliação rápida da causa da hemorragia (tecido, tônus, trajeto, trombina)
B	Básico/medidas gerais iniciais
	Cateterização de dois acessos calibrosos (J 16 ou 14) e iniciar infusão de SF 0,9% Exames: hemograma/coagulograma/fibrinogênio/prova cruzada. *Caso grave*: lactato e gasometria Oxigenoterapia: (8 a 10 ℓ/min) em máscara facial Elevação dos membros inferiores (*posição de Trendelenburg*) Monitoramento materno contínuo Esvaziar bexiga e posicionar sonda vesical de demora (*monitorar diurese*) Avaliar antibioticoprofilaxia (*medicamento e doses habituais*)
C	Controle da volemia/reposição volêmica
	Estimar gravidade da perda volêmica (*IC: FC/PAS ≥ 1,0: avaliar necessidade de transfusão*) Cristaloide: reavaliar a resposta da paciente a cada 500 mℓ de soro infundido Transfusão: se instabilidade hemodinâmica. Considerar após 1.500 mℓ de cristaloide e HPP grave (*coagulopatia*)
D	Determinar etiologia (4 Ts – tônus, tecido, trajeto, trombina)
	Determinar tônus uterino (*palpação uterina*) Revisão da cavidade uterina (*restos de placenta*) Revisão do canal do parto (*lesão/hematoma: vagina, colo e segmento uterino – casos de cesariana prévia*) Avaliar história de coagulopatia (*doenças prévias, CIVD, uso de medicamentos: ácido acetilsalicílico, heparina, varfarina etc.*)
E	Específico e adjuvante: tratamentos
	Tratar a causa específica da hemorragia: ver Figura 97.4 Tratamento adjuvante: ácido tranexâmico 1 g IV, lento, em 10 min, dentro das primeiras 3 h
F	Foco na atonia: se atonia confirmada, associada ou enquanto se procura outro foco
	Compressão uterina bimanual (iniciar imediatamente, enquanto se aguarda o efeito dos uterotônicos) Ocitocina (5 UI IV lenta + SF 0,9% 500 mℓ com 20 UI ocitócito (4 ampolas) a 250 mℓ/h Metilergometrina (1 ampola 0,2 mg, intramuscular) Misoprostol (800 mcg, via retal) Ácido tranexâmico 1 g IV, lento, em 10 min, logo após o início do sangramento e dentro das primeiras 3 h (concomitante aos uterotônicos) Balão de tamponamento intrauterino: se falha do tratamento medicamentoso. Avaliar associação com TAN
G	Geral: avaliação pós-abordagem inicial
	Reavaliação da hemorragia e do estado hemodinâmico da paciente (índice de choque) Traje antichoque não pneumático nas pacientes com instabilidade hemodinâmica ou iminência de choque Transfusão de hemocomponentes caso seja necessário (*basear-se na clínica da paciente*) Evitar a hipotermia. Tax: 15/15 min na primeira hora. Soro aquecido. Manta térmica e/ou cobertores Se falha no tratamento conservador: avaliar tratamento cirúrgico

(*continua*)

Tabela 97.13 *Checklist* de sequenciamento do atendimento da hemorragia pós-parto (HPP). (*Continuação*)

H	Hora de avaliar tratamento cirúrgico/laparotomia
	Sutura compressiva (B-Lynch, Hayman, Cho, outras) Ligadura de vasos (uterinos e/ou ovarianos, hipogástricos) Histerectomia "*Damage Control*" (empacotamento abdominal e outros)
I	**Intensa observação pós-hemorragia**
	Monitoramento rigoroso no pré-parto (ou sala equivalente) nas primeiras 24 h Não encaminhar a puérpera para enfermaria (ou equivalente): risco de falta de monitoramento rigoroso CTI de acordo com a gravidade

CIVD: coagulação intravascular disseminada; CTI: centro de tratamento intensivo; FC: frequência cardíaca; IC: índice de choque; IV: via intravenosa; PAS: pressão arterial sistólica; SF: soro fisiológico; TAN: traje antichoque não pneumático. (Fonte: OPAS, 2018b.)

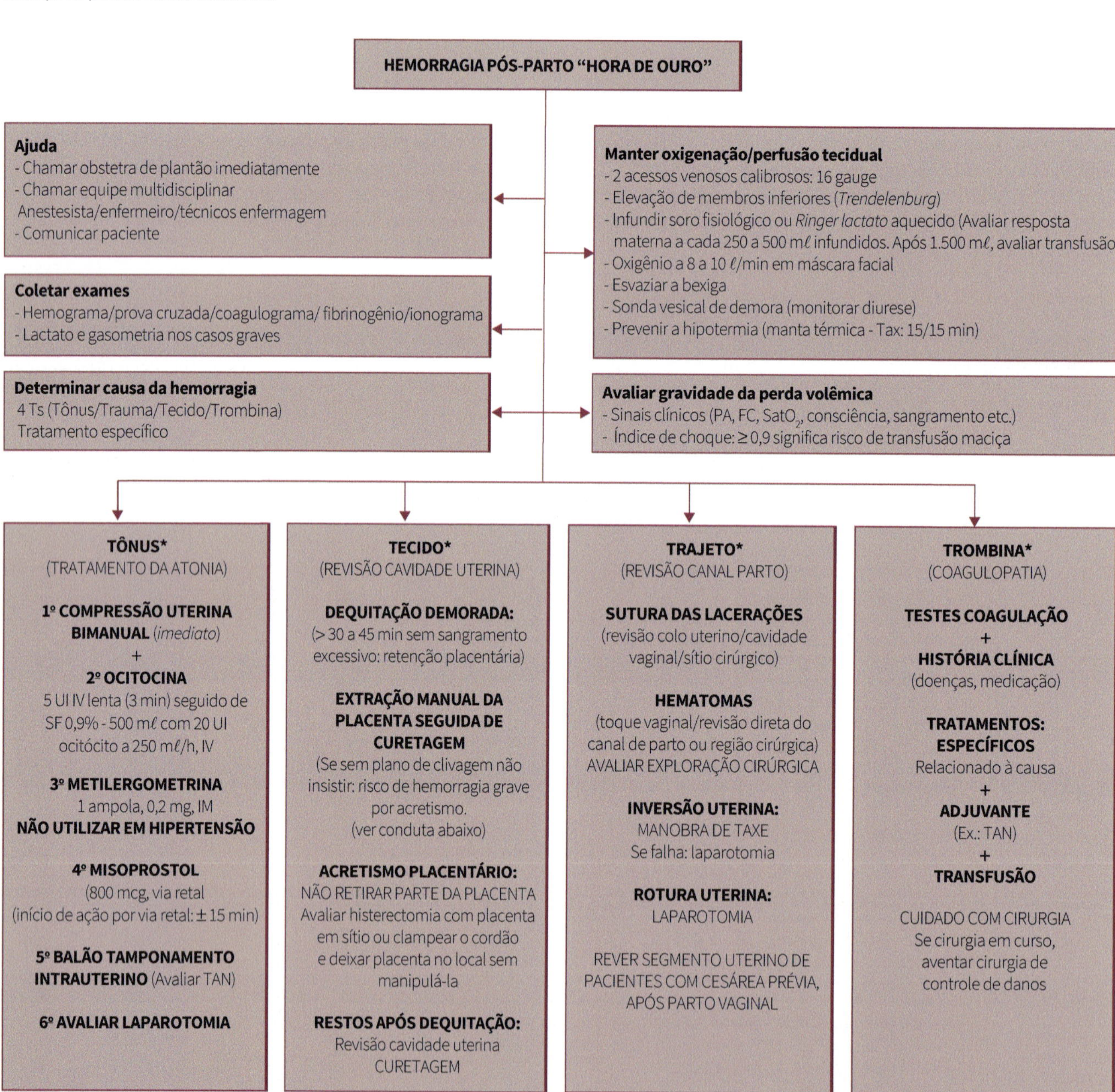

HEMORRAGIA PÓS-PARTO "HORA DE OURO"
Ajuda
- Chamar obstetra de plantão imediatamente
- Chamar equipe multidisciplinar
Anestesista/enfermeiro/técnicos enfermagem
- Comunicar paciente
Coletar exames
- Hemograma/prova cruzada/coagulograma/ fibrinogênio/ionograma
- Lactato e gasometria nos casos graves
Determinar causa da hemorragia
4 Ts (Tônus/Trauma/Tecido/Trombina)
Tratamento específico
Manter oxigenação/perfusão tecidual
- 2 acessos venosos calibrosos: 16 gauge
- Elevação de membros inferiores (Trendelenburg)
- Infundir soro fisiológico ou Ringer lactato aquecido (Avaliar resposta materna a cada 250 a 500 mℓ infundidos. Após 1.500 mℓ, avaliar transfusão
- Oxigênio a 8 a 10 ℓ/min em máscara facial
- Esvaziar a bexiga
- Sonda vesical de demora (monitorar diurese)
- Prevenir a hipotermia (manta térmica - Tax: 15/15 min)
Avaliar gravidade da perda volêmica
- Sinais clínicos (PA, FC, SatO2, consciência, sangramento etc.)
- Índice de choque: ≥ 0,9 significa risco de transfusão maciça
TÔNUS*
(TRATAMENTO DA ATONIA)
1º COMPRESSÃO UTERINA BIMANUAL (imediato)
+
2º OCITOCINA
5 UI IV lenta (3 min) seguido de SF 0,9% - 500 mℓ com 20 UI ocitócito a 250 mℓ/h, IV
3º METILERGOMETRINA
1 ampola, 0,2 mg, IM
NÃO UTILIZAR EM HIPERTENSÃO
4º MISOPROSTOL
(800 mcg, via retal
(início de ação por via retal: ± 15 min)
5º BALÃO TAMPONAMENTO INTRAUTERINO (Avaliar TAN)
6º AVALIAR LAPAROTOMIA
TECIDO*
(REVISÃO CAVIDADE UTERINA)
DEQUITAÇÃO DEMORADA:
(> 30 a 45 min sem sangramento excessivo: retenção placentária)
EXTRAÇÃO MANUAL DA PLACENTA SEGUIDA DE CURETAGEM
(Se sem plano de clivagem não insistir: risco de hemorragia grave por acretismo.
(ver conduta abaixo)
ACRETISMO PLACENTÁRIO:
NÃO RETIRAR PARTE DA PLACENTA
Avaliar histerectomia com placenta em sítio ou clampear o cordão e deixar placenta no local sem manipulá-la
RESTOS APÓS DEQUITAÇÃO:
Revisão cavidade uterina
CURETAGEM
TRAJETO*
(REVISÃO CANAL PARTO)
SUTURA DAS LACERAÇÕES
(revisão colo uterino/cavidade vaginal/sítio cirúrgico)
HEMATOMAS
(toque vaginal/revisão direta do canal de parto ou região cirúrgica)
AVALIAR EXPLORAÇÃO CIRÚRGICA
INVERSÃO UTERINA:
MANOBRA DE TAXE
Se falha: laparotomia
ROTURA UTERINA:
LAPAROTOMIA
REVER SEGMENTO UTERINO DE PACIENTES COM CESÁREA PRÉVIA, APÓS PARTO VAGINAL
TROMBINA*
(COAGULOPATIA)
TESTES COAGULAÇÃO
+
HISTÓRIA CLÍNICA
(doenças, medicação)
TRATAMENTOS:
ESPECÍFICOS
Relacionado à causa
+
ADJUVANTE
(Ex.: TAN)
+
TRANSFUSÃO
CUIDADO COM CIRURGIA
Se cirurgia em curso, aventar cirurgia de controle de danos
ÁCIDO TRANEXÂMICO: como tratamento adjuvante na HPP (1 grama, IV, lento em 10 min, dentro das primeiras 3 h)
TRAJE ANTICHOQUE NÃO PNEUMÁTICO: nas pacientes com ou em iminência de instabilidade hemodinâmcia
TRANSFUSÃO: se instabilidade hemodinâmica ou avaliar após 1.500 mℓ de cristaloides e HPP grave
AVALIAR TRATAMENTO CIRÚRGICO/LAPAROTOMIA: se falha do tratamento conservador
COMBATER A HIPOTERMIA: avaliar o uso de mantas térmicas/cobertores/soro aquecido

Figura 97.4 Fluxograma de sequenciamento do atendimento à hemorragia pós-parto (HPP). FC: frequência cardíaca; IV: intravenoso; PA: pressão arterial; $SatO_2$: saturação de oxigênio; TAN: traje antichoque não pneumático. (Fonte: OPAS, 2018b.)

REFERÊNCIAS BIBLIOGRÁFICAS

ABU-ZAID, A. *et al.* Prophylactic tranexamic acid among women undergoing vaginal delivery to reduce postpartum blood loss and related morbidities: a systematic review and meta-analysis of 17 randomized controlled trials. *Journal of Gynecology Obstetrics and Human Reproduction*, v. 51, n. 6, p. 102378, 2022.

ALAM, A.; CHOI, S. Prophylactic use of tranexamic acid for postpartum bleeding outcomes: a systematic review and meta-analysis of randomized controlled trials. *Transfusion Medicine Reviews*, v. 29, p. 231-241, 2015.

ALLAM, I. S. *et al.* Incidence of emergency peripartum hysterectomy in Ain-shams University Maternity Hospital, Egypt: a retrospective study. *Archives of Gynecology and Obstetrics*, v. 290, n. 5, p. 891-896, 2014.

ALTHABE, F. *et al.* Postpartum hemorrhage care bundles to improve adherence to guidelines: a WHO technical consultation. *International Journal of Gynaecology and Obstetrics*, v. 148, n. 3, p. 290-299, 2020.

ALVES, A. L. L. *et al. Postpartum hemorrhage: prevention, diagnosis and non-surgical management.* Febrasgo Position Statement. 2024. Disponível: https://www.febrasgo.org.br/images/pec/FPS---Edicao-Especial-2024_1_Portugues-1.pdf. Acesso em: 3 maio 2024.

ALVES, A. L. L.; NAGAHAMA, G.; NOZAKI, A. M. Surgical management of postpartum hemorrhage. *Revista Brasileira de Ginecologia e Obstetrícia*, v. 42, n. 10, p. 679-686, 2020.

AMERICAN COLLEGE OF OBSTETRICIANS AND GYNECOLOGISTS (ACOG). Committee on Practice Bulletins-Obstetrics. Practice bulletin No. 183: postpartum hemorrhage. *Obstetrics and Gynecology*, v. 130, p. e168-e186, 2017.

AMERICAN COLLEGE OF OBSTETRICIANS AND GYNECOLOGISTS (ACOG). Quantitative Blood Loss in Obstetric Hemorrhage: ACOG Committee Opinion, Number 794. *Obstetrics and Gynecology*, v. 134, n. 6, p. e150-e156, 2019.

ARMBRUSTER, D. *et al.* Active management of the third stage of labor: current evidence, instructions for use and global programmatic activities. *In*: ARULKUMARAN, S. *et al. A comprehensive textbook of postpartum hemorrhage*: an essential clinical reference for effective management. 2nd ed. London: Sapiens Publishing, 2012. Disponível em: http://www.glowm.com/pdf/PPH_2nd_edn_Chap-15.pdf. Acesso em: 3 maio 2024.

BALKI, M.; TSEN, L. Oxytocin protocols for cesarean delivery. *International Anesthesiology Clinics*, v. 52, n. 2, p. 48-66, 2014.

BELO HORIZONTE. Secretaria de Saúde (SES-PBH). *Protocolo Hemorragia Puerperal*. 2016. Disponível em: http://portalpbh.pbh.gov.br/pbh/ecp/comunidade.do?app=saude&idConteudo=225873. Acesso em: 8 jan. 2018.

BOROVAC-PINHEIRO, A. *et al.* Postpartum hemorrhage: new insights for definition and diagnosis. *American Journal of Obstetrics and Gynecology*, v. 219, p. 162-168, 2018.

BOROVAC-PINHEIRO, A.; RIBEIRO, F. M.; PACAGNELLA, R. C. Risk factors for postpartum hemorrhage and its severe forms with blood loss evaluated objectively-a prospective cohort study. *Revista Brasileira de Ginecologia e Obstetrícia*, v. 43, p. 113-118, 2021.

BRASIL. Ministério da Saúde. *Painel de monitoramento da mortalidade materna*. 2023. Disponível em: https://svs.AIDS.gov.br/daent/centrais-de-conteudos/paineis-de-monitoramento/mortalidade/materna/. Acesso em: 1º fev. 2024.

BRASIL. Ministério da Saúde. Secretaria de Atenção Primária à Saúde. Departamento de Ações Programáticas. *Manual de gestação de alto risco*. Brasília, DF: Ministério da Saúde, 2022. Disponível em: https://bvsms.saude.gov.br/bvs/publicacoes/manual_gestacao_alto_risco.pdf. Acesso em: 1º fev. 2024.

BROWN, M.; HONG JR., M.; LINDQUIST, J. Uterine artery embolization for primary postpartum hemorrhage. *Techniques in Vascular and Interventional Radiology*, v. 24, n. 1, p. 100727, 2021.

CALVERT, C. *et al.* Identifying regional variation in the prevalence of postpartum haemorrhage: a systematic review and meta-analysis. *PLoS One*, v. 7, n. 7, e41114, 2012.

CAMERON, M. J. *Definitions, vital statistics, and risk factors*: an overview. A comprehensive textbook of postpartum hemorrhage – an essential clinical reference for effective management. 2nd ed. Sapiens Publishing Ltd., 2012. p. 133-146.

CARVAJAL, J. A. *et al.* Damage-control resuscitation in obstetrics. *Journal of Maternal-Fetal & Neonatal Medicine*, v. 35, p. 785-798, 2022.

CHAINARONG, N.; DEEVONGKIJ, K.; PETPICHETCHIAN, C. Secondary postpartum hemorrhage: Incidence, etiologies, and clinical courses in the setting of a high cesarean delivery rate. *PLoS One*, v. 17, n. 3, e0264583, 2022.

COLALILLO, E. L. *et al.* Obstetric hemorrhage risk assessment tool predicts composite maternal morbidity. *Scientific Reports*, v. 11, n. 1, p. 1-7, 2021.

COMMITTEE ON PRACTICE BULLETINS-OBSTETRICS. Practice Bulletin No. 183: Postpartum Hemorrhage. *Obstetrics and Gynecology*, v. 130, n. 4, p. e168-e186, 2017.

DAHLKE, J. D. *et al.* Prevention and management of postpartum hemorrhage: a comparison of 4 national guidelines. *American Journal of Obstetrics and Gynecology*, v. 213, n. 1, p. 76.e1-e10, 2015.

D'ALTON, M. E. *et al.* Intrauterine vacuum-induced hemorrhage-control device for rapid treatment of postpartum hemorrhage. *Obstetrics and Gynecology*. v. 136, n. 5, p. 882-891, 2020.

DE LEEUW, J. W. *et al.* Mediolateral episiotomy reduces the risk for anal sphincter injury during operative vaginal delivery. *British Journal of Obstetrics and Gynaecology*, v. 115, n. 1, p. 104-108, 2008.

DE MUCIO, B. *et al.* Maternal near miss and predictive ability of potentially life-threating conditions at selected maternity in Latin America. *Reproductive Health*, v. 13, n. 1, p. 134, 2016.

DOSSOU, M. *et al.* Severe secondary postpartum hemorrhage: a historical cohort. *Birth*, v. 42, n. 2, p. 149-155, 2015.

DOUMOUCHTSIS, S. K.; PAPAGEORGHIOU, A. T.; ARULKUMARAN, S. Systematic review of conservative management of postpartum hemorrhage: what to do when medical treatment fails. *Obstetrical & Gynecological Survey*, v. 62, n. 8, p. 540-547, 2007.

DULEY, L. M. M.; DRIFE, J. O.; SOE, A. Weeks AD on behalf of the Royal College of Obstetricians and Gynaecologists (RCOG). 2015 Clamping of the Umbilical Cord and Placental Transfusion. *Scientific Impact Paper*. No. 14. Disponível em: http://www.rcog.org.uk/globalassets/documents/guidelines/scientific-impact-papers/sip-14.pdf. Acesso em: 1º fev. 2024.

EL AYADI, A. M. *et al.* Vital sign prediction of adverse maternal outcomes in women with hypovolemic shock: the role of shock index. *PLoS One*, v. 11, n. 2, e0148729, 2016.

ESCOBAR, M. F. *et al.* FIGO recommendations on the management of postpartum hemorrhage 2022. *International Journal of Gynaecology and Obstetrics*, v. 157, Suppl 1, p. 3-50, 2022.

ESCOBAR, M. F. *et al.* Non-surgical approaches to refractory PPH. *Global Library of Women's Medicine*, 2021. v. 13.

EVANS, D. G.; B-LYNCH, C. Obstetric trauma. *In*: ARULKUMARAN, S. A comprehensive textbook of postpartum hemorrhage. An essential clinical reference for effective management. 2nd ed. London: Sapiens Publishing Ltd., 2012. p. 185-192.

FERRARI, F. A. *et al.* Tranexamic acid for the prevention and the treatment of primary postpartum haemorrhage: a systematic review. *Journal of Obstetrics and Gynaecology*, v. 42, n. 5, p. 734-746, 2022.

FOGARTY, M. *et al.* Delayed vs early umbilical cord clamping for preterm infants: a systematic review and meta-analysis. *American Journal of Obstetrics and Gynecology*, v. 218, n. 1, p. 1-18, 2018.

FRANKE, D. *et al.* Retained placenta and postpartum hemorrhage: time is not everything. *Archives of Gynecology and Obstetrics*, v. 304, n. 4, p. 1-9, 2021.

GALLOS, I. *et al.* Randomized trial of early detection and treatment of postpartum hemorrhage. *New England Journal of Medicine*, v. 389, n. 1, p. 11-21, 2023.

GALLOS, I. D. *et al.* Uterotonic agents for preventing postpartum haemorrhage: a network meta-analysis. *Cochrane Database of Systematic Reviews*, v. 12, CD011689, 2018.

GAYET-AGERON, A. *et al.* Antifibrinolytic trials collaboration. Effect of treatment delay on the effectiveness and safety of antifibrinolytics in acute severe haemorrhage: a meta-analysis of individual patient-level data from 40.138 bleeding patients. *Lancet*, v. 391, p. 125-132, 2018.

HASLINGER, C.; WEBER, K.; ZIMMERMANN, R. Vacuum-Induced Tamponade for Treatment of Postpartum Hemorrhage. *Obstetrics and Gynecology*, v. 138, n. 3, p. 361-365, 2021.

HIRAKAWA, H. S.; OKIDO, M. M. *Escore de alerta precoce em obstetrícia*. São Paulo: Febrasgo/Comissão de Urgências Obstétricas, 2018.

HOFMEYR, G. J.; SINGATA-MADLIKI, M. Novel suction tube uterine tamponade for treating intractable postpartum haemorrhage: description of technique and report of three cases. *British Journal of Obstetrics and Gynaecology*, v. 127, n. 10, p. 1280-1283, 2020.

HOVEYDA, F.; MACKENZIE, I. Z. Secondary postpartum haemorrhage: incidence, morbidity, and current management. *British Journal of Obstetrics and Gynaecology*, v. 108, n. 9, p. 927-930, 2001.

INTERNATIONAL FEDERATION OF GYNECOLOGY AND OBSTETRICS (FIGO). FIGO Safe Motherhood and Newborn Health Committee. Non-pneumatic anti-shock garment to stabilize women with hypovolemic shock secondary to obstetric hemorrhage. *International Journal of Gynaecology and Obstetrics*, v. 128, n. 3, p. 194-195, 2015.

HUSSAIN, S. A. *et al.* Obstetric hemorrhage outcomes by intrapartum risk stratification at a single tertiary care center. *Cureus*, v. 11, n. 12, p. e6456, 2019.

INTERNATIONAL FEDERATION OF GYNECOLOGY AND OBSTETRICS (FIGO). FIGO Safe Motherhood and Newborn Health Committee. Nonpneumatic anti-shock garment to stabilize women with hypovolemic shock secondary to obstetric hemorrhage. *International Journal of Gynaecology and Obstetrics*, v. 128, n. 3, p. 194-195, 2015.

JAUNIAUX, E.; AYRES DE CAMPOS, D.; FIGO PLACENTA ACCRETA DIAGNOSIS AND MANAGEMENT EXPERT CONSENSUS PANEL. FIGO consensus guidelines on placenta accreta spectrum disorders: Introduction. *International Journal of Gynaecology and Obstetrics*, v. 140, p. 261-264, 2018.

KHAN, K. S. *et al.* WHO analysis of causes of maternal death: a systematic review. *Lancet*, v. 367, p. 9516, p. 1066-1074, 2006.

KRAMER, M. S. *et al.* Incidence, risk factors, and temporal trends in severe postpartum hemorrhage. *American Journal of Obstetrics and Gynecology*, v. 209, n. 5, p. 449.e1-e7, 2013.

LALONDE, A.; INTERNATIONAL FEDERATION OF GYNECOLOGY AND OBSTETRICS (IFGO). Prevention and treatment of postpartum hemorrhage in low-resource settings. *International Journal of Gynaecology and Obstetrics*, v. 117, n. 2, p. 108-118, 2012.

LEDUC, D. *et al.* Active management of the third stage of labour: prevention and treatment of postpartum hemorrhage. *Journal of Obstetrics and Gynaecology Canada*, v. 31, n. 10, p. 980-993, 2009.

LERTBUNNAPHONG, T. *et al.* Postpartum blood loss: visual estimation versus objective quantification with a novel birthing drape. *Singapore Medical Journal*, v. 57, n. 6, p. 325-328, 2016.

MAIN, E. K. *et al.* National partnership for maternal safety: consensus bundle on obstetric hemorrhage. *Anesthesia and Analgesia*, v. 121, n. 1, p. 142-148, 2015.

MAVRIDES, E. *et al.* Prevention and management of postpartum haemorrhage. *British Journal of Obstetrics and Gynaecology*, v. 124, p. e106-e149, 2016.

MILLER, S.; MARTIN, H. B.; MORRIS, J. L. Anti-shock garment in postpartum haemorrhage. *Best Practice & Research. Clinical Obstetrics & Gynaecology*, v. 22, n. 6, p. 1057-1074, 2008.

MINAS GERAIS. Secretaria de Estado de Saúde (SES-MG). *Diretrizes de hemorragias puerperais*: prevenção e tratamento. 2017. Disponível: http://www.saude.mg.gov.br/images/documentos/Diretrizes%20Zero%20Morte%20Materna%20.pdf. Acesso: 1º maio 2024.

NATHAN, H. L. *et al.* Shock index: an effective predictor of outcome in postpartum haemorrhage? *British Journal of Obstetrics and Gynaecology*, v. 122, p. 268-275, 2015.

NOVIKOVA, N.; HOFMEYR, G. J.; CLUVER, C. Tranexamic acid for preventing postpartum haemorrhage. *Cochrane Database of Systematic Reviews*, n. 6, CD007872, 2015.

ORGANIZAÇÃO DAS NAÇÕES UNIDAS (ONU). *Resolución A/RES/55/2*. Declaración del Milenio. Quincuagésimo quinto período de sesiones de la Asamblea General de las Naciones Unidas; 18 set. 2000. Nova York: ONU, 2000.

ORGANIZAÇÃO PAN-AMERICANA DA SAÚDE (OPAS). *Informe final del plan regional para acelerar la reducción de la mortalidad materna y la morbilidad materna grave*. Washington: OPAS, 2018a.

ORGANIZAÇÃO PAN-AMERICANA DA SAÚDE (OPAS). *Recomendações assistenciais para prevenção, diagnóstico e tratamento da hemorragia obstétrica*. Brasília: OPAS, 2018b. p. 72.

OSANAN, G. C. *et al.* Estimativa da perda sanguínea no parto. *In*: LUZ, S. H. F.; DI BELLA, Z. I. K. J. *Programa de Atualização em Ginecologia e Obstetrícia (PROAGO)*: Ciclo 17. Porto Alegre: Febrasgo, 2021. p. 59-86.

OSANAN, G. C. *et al.* Strategy for zero maternal deaths by hemorrhage in Brazil: a multidisciplinary initiative to combat maternal morbimortality. *Revista Brasileira de Ginecologia e Obstetrícia*, v. 40, n. 3, p. 103-105, 2018.

PACAGNELLA, R. C.; BOROVAC-PINHEIRO, A. Assessing and managing hypovolemic shock in puerperal women. *Best Practice & Research. Clinical Obstetrics & Gynaecology*, v. 61, p. 89-105, 2019.

PACHECO, L. D. *et al.* Tranexamic Acid to Prevent Obstetrical Hemorrhage after Cesarean Delivery. *New England Journal of Medicine*. v. 388, n. 15, p. 1365-1375, 2023.

PALACIOS-JARAQUEMADA, J.; FIORILLO, A. Conservative approach in heavy postpartum hemorrhage associated with coagulopathy. *Acta Obstetricia et gynecologica Scandinavica*, v. 89, n. 9, p. 1222-1225, 2010.

PALACIOS-JARAQUEMADA, J. M. Efficacy of surgical techniques to control obstetric hemorrhage: analysis of 539 cases. *Acta Obstetricia et Gynecologica Scandinavica*, v. 90, n. 9, p. 1036-1042, 2011.

PALACIOS-JARAQUEMADA, J. M.; NIETO-CALVACHE, Á.; BASANTA, N. A. Anatomical basis for the uterine vascular control: implications in training, knowledge, and outcomes. *American Journal of Obstetrics & Gynecology Maternal-Fetal Medicine*, v. 5, n. 7, p. 100953, 2023.

PHILLIPS, J. M. *et al.* Traditional uterine tamponade and vacuum-induced uterine tamponade devices in obstetrical hemorrhage management. *American Journal of Obstetrics & Gynecology Maternal-Fetal Medicine*, v. 5, n. 2S, p. 100739, 2023.

ROYAL COLLEGE OF OBSTETRICIANS AND GYNAECOLOGISTS (RCOG). Clamping of the umbilical cord and placental transfusion. *Scientific Impact Paper*. No. 14. 2015. Disponível em: http://www.rcog.org.uk/globalassets/documents/guidelines/scientific-impact-papers/sip-14.pdf. Acesso em: 8 jan. 2018.

SCHULER, L.; KATZ, L.; MELO, B. C. P.; COUTINHO, I. C. The use of the Modified Early Obstetric Warning System (MEOWS) in women after pregnancies: a descriptive study. *Revista Brasileira Saúde Materna Infantil*, v. 19, n. 3, p. 545-555, 2019.

SENTILHES, L. *et al.* Postpartum haemorrhage: prevention and treatment. *Expert Expert Review of Hematology*, v. 9, n. 11, p. 1043-1061, 2016a.

SENTILHES, L. *et al.* Postpartum hemorrhage: guidelines for clinical practice from the French College of Gynaecologists and Obstetricians (CNGOF), in collaboration with the French Society of Anesthesiology and Intensive Care (SFAR). *European Journal of Obstetrics, Gynecology, and Reproductive Biology*, v. 198, p. 12-21, 2016b.

SENTILHES, L. *et al.* Tranexamic acid for the prevention and treatment of postpartum haemorrhage. *British Journal of Anaesthesia*, v. 114, p. 576-587, 2015.

SENTILHES, L. *et al.* Tranexamic acid for the prevention of blood loss after cesarean delivery. *New England Journal of Medicine*, v. 384, p. 1623-1634, 2021.

SHEINER, E. *et al.* Obstetric risk factors and outcome of pregnancies complicated with early postpartum hemorrhage: a population-based study. *Journal of Maternal-Fetal & Neonatal Medicine*, v. 18, n. 3, p. 149-154, 2005.

SHIELDS, L. E. *et al.* Use of maternal early warning trigger tool reduces maternal morbidity. *American Journal of Obstetrics and Gynecology*, v. 2014, n. 4, p. 527.e1-527.e6, 2016.

SOARES, E. C. S.; OSANAN, G. C.; BASTOS, C. O. Anestesia nas síndromes hemorrágicas da gestação. *In*: CANGIANI, L. M. *et al. Tratado de Anestesiologia SAESP*. 8. ed. São Paulo: Atheneu, 2011. p. 2313-2332.

SOSA, C. G. *et al.* Risk factors for postpartum hemorrhage in vaginal deliveries in a Latin-American population. *Obstetrics and Gynecology*, v. 113, n. 6, p. 1313-1319, 2009.

STEPHENS, L. C.; RUESSEL, T. Systematic review of oxytocin dosing at caesarean section. *Anaesthesia and Intensive Care*, v. 40, n. 2, p. 247-252, 2012.

SUAREZ, S. *et al.* Uterine balloon tamponade for the treatment of postpartum hemorrhage: a systematic review and meta-analysis. *American Journal of Obstetrics and Gynecology*, v. 222, n. 4, p. 293.e1-293.e52, 2020.

TUNÇALP, Ö.; HOFMEYR, G. J.; GÜLMEZOGLU, A. M. Prostaglandins for preventing postpartum haemorrhage. *Cochrane Database of Systematic Reviews*, v. 2012, n. 8, CD000494, 2012.

VAN DEN AKKER, T. *et al.* Prevalence, indications, risk indicators, and outcomes of emergency peripartum hysterectomy worldwide: a systematic review and meta-analysis. *Obstetrics and Gynecology*, v. 128, p. 1281-1294, 2016.

VOGEL, J. P. *et al.* Updated WHO recommendation on intravenous tranexamic acid for the treatment of post-partum haemorrhage. *Lancet Global Health*, v. 6, p. e18-e19, 2018.

WIDMER, M. *et al.* Heat-stable carbetocin versus oxytocin to prevent hemorrhage after vaginal birth. *New England Journal of Medicine*, v. 379, n. 8, p. 743-752, 2018.

WOMAN TRIAL COLLABORATORS. Effect of early tranexamic acid administration on mortality, hysterectomy, and other morbidities in women with post-partum haemorrhage (WOMAN): an international, randomised, double-blind, placebo-controlled trial. *Lancet*, v. 389, p. 2105-2116, 2017.

WORLD HEALTH ORGANIZATION (WHO). *A roadmap to combat postpartum haemorrhage between 2023 and 2030*. 2023a. Disponível em: https://iris.who.int/bitstream/handle/10665/373221/9789240081802-eng.pdf?sequence=1. Acesso em: 1º fev. 2024.

WORLD HEALTH ORGANIZATION (WHO). *Trends in maternal mortality 2000 to 2020*: estimates by WHO, UNICEF, UNFPA, World Bank Group and UNDESA/Population Division: executive summary. 2023b. Disponível em: https://www.who.int/publications/i/item/9789240068759. Acesso em: 1º fev. 2024.

WORLD HEALTH ORGANIZATION (WHO). *WHO recommendations*: uterotonics for the prevention of postpartum haemorrhage. Geneva: WHO, 2018. Disponível em: https://apps.who.int/iris/bitstream/handle/10665/277276/9789241550420-eng.pdf. Acesso em: 1º fev. 2024.

CAPÍTULO

98

Parada Cardiorrespiratória na Gestante

Roxana Knobel • Leila Katz • Samira El M. T. Haddad

INTRODUÇÃO

A parada cardiorrespiratória (PCR) é definida como a cessação da atividade mecânica do coração e confirmada pela ausência de sinais de circulação (Botelho *et al.*, 2016). A reanimação cardiopulmonar realizada adequadamente é um fator importante para o retorno da atividade cardíaca e a sobrevida dos acometidos (Olasveengen *et al.*, 2017).

Durante a gestação, é um evento raro (aproximadamente 1:12.000 hospitalizações para parto nos EUA e Canadá) (Balki *et al.*, 2017; Mhyre *et al.*, 2014), e não existem dados brasileiros disponíveis. Seu manejo habitual é difícil e na gestação se somam as modificações fisiológicas da gestação, a presença do feto/útero gravídico e a consequente possibilidade de realizar uma cesariana *perimortem* (Jeejeebhoy e Windrim, 2014).

Todo profissional que atende emergências e/ou gestantes precisa estar preparado para atender uma PCR na gestação.

Pela raridade do evento e estresse inerente à situação, são importantes treinamentos específicos com simulações envolvendo a equipe multidisciplinar e padronização de condutas (Catling-Paull *et al.*, 2011; Pandian *et al.*, 2015).

DIAGNÓSTICO

O rápido reconhecimento da PCR é o primeiro passo para que a reanimação seja eficaz. Ao encontrar uma pessoa desacordada, em caso de ambiente extra-hospitalar, o socorrista deve assegurar que o local esteja seguro para a vítima e para si mesmo (incluindo uso de equipamento de proteção individual).

Inicialmente, deve-se verificar a capacidade de resposta do paciente. Para isso, o atendente deve falar com o paciente – "Você está bem?" – e tocá-lo ou apertar seu ombro. Se não houver resposta, a respiração e o pulso central (preferencialmente carotídeo) devem ser verificados simultaneamente (Berg *et al.*, 2010). Mesmo profissionais de saúde experientes podem ter dificuldade em avaliar pulso e respiração em pacientes críticos. Dessa forma, não se deve utilizar mais de 10 segundos nessa avaliação. Simultaneamente, verifica-se a respiração do paciente, buscando ausência de respiração ou respiração agônica. Se houver dúvida, considerar o paciente apneico ou com respiração agônica e sem pulso (Kleinman *et al.*, 2015; American Heart Association, 2020). Em pacientes sem resposta ao chamado e com respiração ausente ou agônica, deve-se iniciar imediatamente a reanimação cardiopulmonar (RCP).

CAUSAS

É importante conhecer as possíveis causas de PCR na gestante para prevenção, preparo da equipe e tratamento imediato para restabelecimento.

Dados americanos e ingleses apontam como principais causas embolia pulmonar, hemorragia, infecções, cardiomiopatia, acidente vascular cerebral, complicações hipertensivas e complicações de procedimentos anestésicos. Embolia por líquido amniótico, infarto agudo do miocárdio, complicações de cardiopatias preexistentes e trauma também aparecem como importantes causas (Zelop, 2017).

Não há dados brasileiros sobre causas de PCR em gestantes. As principais causas de morte materna no Brasil seguem sendo as complicações dos quadros hipertensivos, hemorragias e infecções (Carreno *et al.*, 2014).

A American Heart Association (AHA) propõe um mnemônico para causas possíveis de PCR em gestantes (não segue ordem de prevalência), expostas na Tabela 98.1.

Tabela 98.1 Causas mais comuns de parada cardiorrespiratória na gestante.

Letra	Causa	Etiologia
A	Anestesia (complicações anestésicas)	Bloqueio alto Hipotensão Via aérea obstruída Depressão respiratória Toxicidade de anestésicos locais
	Acidentes (traumas)	Traumas Suicídio
B	*Bleeding* (sangramento)	Coagulopatia Atonia uterina Placenta acreta Descolamento prematuro de placenta Placenta prévia Retenção placentária Rotura uterina Cirurgias Reação transfusional
C	Cardiovascular	Infarto do miocárdio Dissecção aórtica Cardiomiopatia Arritmias Doenças valvares Cardiopatias congênitas
D	Drogas	Ocitocina Sulfato de magnésio Erro de dosagem de drogas Uso de drogas ilícitas Opioides Insulina Anafilaxia
E	Embolias	Embolia por líquido amniótico Embolia pulmonar Acidente vascular cerebral

(*continua*)

Tabela 98.1 Causas mais comuns de parada cardiorrespiratória na gestante. (*Continuação*)

Letra	Causa	Etiologia
F	Febre	Infecções (*influenza* etc.) Sepse
G	Geral	H – Hipoxia, hipovolemia, íon hidrogênio (acidose), hipo ou hipercalcemia, hipotermia T – Toxinas, tamponamento cardíaco, tensão (pneumotórax hipertensivo), trombose coronariana (infarto), trombose pulmonar
H	Hipertensão	Pré-eclâmpsia Eclâmpsia Síndrome HELLP

Fonte: Jeejeebhoy e Windrim, 2014.

MANEJO

Ação imediata é fundamental, já que a condução inicial modifica o prognóstico e aumenta as chances de sobrevivência tanto para a mãe quanto para o feto. O atendimento deve sempre ser integral e padronizado (Jeejeebhoy e Windrim, 2014; AHA, 2020).

É imperativo que, ao ocorrer uma situação de emergência, a equipe de parada cardíaca materna seja acionada imediatamente (time de resposta rápida materna ou "código azul materno"). Todos os membros da equipe devem ser notificados sem demora, sendo essencial que o equipamento especializado esteja disponível e seja prontamente levado ao local da ocorrência.

A implementação e o treinamento de equipes de parada cardíaca materna devem ser considerados em todos os serviços de atendimento obstétrico. A composição dessa equipe deve ser multidisciplinar e incluir profissionais de diversas áreas, como emergência, obstetrícia, anestesiologia e neonatologia. Em centros em que os serviços obstétricos e neonatais não estiverem disponíveis, é recomendável que o comitê de parada cardíaca e os serviços de emergência hospitalar desenvolvam planos de contingência específicos para situações de parada cardíaca materna.

Durante uma parada cardíaca, é importante que um profissional capacitado e treinado para reanimação de adultos coordene o cuidado. A liderança durante uma parada cardíaca materna deve ser cuidadosamente organizada, com três líderes designados: reanimação de adultos, cuidados obstétricos e cuidados neonatais. A comunicação eficaz entre esses líderes é fundamental para tomadas de decisão rápidas e coordenadas durante o gerenciamento do código (Jeejeebhoy *et al.*, 2015).

Apesar de haver dois potenciais pacientes envolvidos, a prioridade deve ser sempre a reanimação materna e todos os protocolos de reanimação e eletrocardioversão para obstetrícia seguem as mesmas recomendações dos aplicados em pacientes não grávidas (Zelop, 2017).

REANIMAÇÃO CARDIOPULMONAR

A RCP deve ser iniciada imediatamente para indivíduos não responsivos sem respiração normal, conforme sequência a seguir (Zelop, 2017).

Atendimento inicial (preferencialmente um profissional assume o comando das manobras, sem participar delas) (Zelop, 2017; Sinz *et al.*, 2010):

Recomenda-se especial atenção para disponibilidade imediata e uso de equipamentos de proteção individual para os profissionais que atendem PCR – máscara N95, *face shield*, avental impermeável, luvas descartáveis de cano alto e óculos de proteção (Guimarães *et al.*, 2020).

As intervenções iniciais são:

- Chamar ajuda de equipe multidisciplinar
- Documentar a hora de início da parada cardíaca
- Colocar a paciente na posição supina (recomenda-se o uso de uma tábua para massagem, que deve ser colocada sob o tórax da paciente, o que tornará a massagem mais eficaz)
- Começar as compressões torácicas pelo algoritmo *Basic Life Support* (BLS) da AHA.

O atendimento subsequente é apresentado na Tabela 98.2.

Compressões torácicas

A manutenção da circulação por meio das compressões torácicas externas eficazes é um dos fatores mais importantes para o retorno à circulação espontânea e recuperação dos pacientes (Botelho *et al.*, 2016).

Em caso de confirmação ou suspeita de covid-19 ou outro patógeno similar, considerar que a compressão torácica pode desencadear eliminação de aerossóis, sendo, desse modo, fundamentais a adesão ao uso dos equipamentos de proteção individual.

Se a paciente, no momento do início das compressões, não estiver com uma via aérea invasiva ou avançada instalada, colocar uma toalha ou similar sobre o nariz e a boca, até que a via aérea seja obtida. Se a paciente já estiver com máscara de oxigênio, manter com baixo fluxo (Guimarães *et al.*, 2020).

Compressões torácicas eficazes devem:

- Ter frequência de 100 a 120 compressões por minuto
- Comprimir o tórax a uma profundidade de 5 a 6 cm
- Permitir o retorno total do tórax após cada contração (cuidado: evitar apoiar-se continuamente sobre o tórax da paciente)

Tabela 98.2 Atendimento subsequente.

Intervenções maternas	Intervenções obstétricas para paciente com útero evidentemente grávido (acima da cicatriz umbilical)
Realizar desfibrilação sem atraso Dar as drogas e doses conforme necessidade, sem postergar nenhum passo devido à gestação Ventilação com máscara Ambu com O_2 a 100% Monitorização da paciente Cuidados específicos devido às modificações gravídicas: Estabelecer acesso venoso, em veia de grosso calibre, acima do diafragma Verificar e reverter hipovolemia com fluidos em *bolus*, se necessário Antecipar vias aéreas de acesso difícil (chamar atendente com experiência)	Descomprimir a cava afastando manualmente o útero para a esquerda Retirar aparelhos de monitorização fetal* Preparar equipes obstétrica e neonatal para cesariana de emergência Se não houver retorno da circulação espontânea em 4 minutos de reanimação, realizar cesariana (tempo ideal: menos de 5 minutos após o início da reanimação)

*Durante toda a reanimação, avaliação fetal não deve ser realizada, pois a vitalidade fetal não modificará a conduta e essa avaliação pode prejudicar as manobras de reanimação. (Fonte: Zelop, 2017; Sinz *et al.*, 2010.)

- Prosseguir ininterruptamente (exceto para desfibrilação e checar os pulsos, quando indicado) (Jeejeebhoy e Windrim, 2014; American Heart Association, 2020)
- Trocar de socorrista para compressões a cada 2 minutos (Jeejeebhoy e Windrim, 2014).

Ventilação

O manejo das vias aéreas é crítico na gestante. Além das modificações fisiológicas da gestação, que tornam o acesso às vias aéreas mais difícil, na gestação a queda da saturação acontece de forma mais rápida, havendo diminuição da capacidade residual funcional e aumento da demanda de oxigênio (Sinz *et al.*, 2010).

Por isso, a ventilação com máscara Ambu com O_2 a 100% antes da intubação é especialmente importante na gestante. Manter permeabilidade das vias aéreas é fundamental enquanto se prepara o material para intubação orotraqueal. Isso é obtido com leve extensão da cabeça e auxílio de uma via aérea provisória (cânula de Guedel).

A ventilação com máscara Ambu com O_2 a 100% é a estratégia mais rápida para se iniciar a ventilação (principalmente para assistentes com pouca experiência com vias aéreas) e, se estiver sendo eficiente (elevações adequadas do tórax), pode-se aguardar para que intubação seja feita por um laringoscopista mais experiente, habitualmente o anestesista que integra a equipe. Recomenda-se não mais que duas tentativas de laringoscopia. A máscara laríngea pode ser uma alternativa nesses casos (Sinz *et al.*, 2010; AHA, 2015).

Tentativas de intubação prolongada devem ser evitadas para impedir desoxigenação, interrupção prolongada das compressões torácicas, trauma das vias aéreas e sangramento. Se as tentativas de estabelecimento de vias aéreas e ventilação com máscara não forem possíveis, as diretrizes para estabelecer via aérea invasiva de emergência devem ser seguidas. Pressão cricoide não é recomendada de rotina (AHA, 2015).

No cenário da epidemia de covid-19 ou patógeno similar, sugere-se evitar a ventilação com Ambu. Em caso de necessidade (como pode ser o caso da gestante, pela dificuldade inerente de acesso às vias aéreas), os seguintes cuidados devem ser tomados:

- Utilizar cânula de Guedel
- Utilizar técnica de selamento da máscara adequada, envolvendo dois profissionais
- Utilizar filtro de ar particulado de alta eficiência (HEPA, do inglês *high-efficiency particulate air*) entre a máscara e a bolsa.

É necessário instalar o mais rápido possível uma via aérea avançada (intubação orotraqueal ou dispositivo extraglótico). Deve ser utilizada máscara para cobrir a cavidade oral/nasal da paciente a fim de diminuir a geração de aerossóis e o risco para a equipe de assistência (Guimarães *et al.*, 2020).

Para ventilação, recomenda-se O_2 a 100%, com tempo de inspiração de cerca de 1 segundo. Antes da intubação, mantém-se ritmo de 30 compressões torácicas para duas ventilações e, após a intubação, as ventilações são ininterruptas a uma frequência de 8 a 10 respirações por minuto (rpm), evitando a hiperventilação.

Posição da paciente

Durante a reanimação, membros da equipe devem adequar a posição da paciente colocando-a em decúbito dorsal com a cabeça em ligeiro declive (Trendelenburg), com membros inferiores elevados (para facilitar o retorno venoso) e, se o útero estiver acima da cicatriz umbilical, um membro da equipe de reanimação deve iniciar o desvio manual do útero grávido para a esquerda (Zelop, 2017; Sinz *et al.*, 2010).

Desfibrilação

A desfibrilação é também prioridade e deve ser feita o mais precocemente possível, em ritmos chocáveis (taquicardia ventricular sem pulso ou fibrilação ventricular).

Iniciar imediatamente a RCP com massagem cardíaca e ventilação com máscara Ambu até que o desfibrilador esteja pronto; nesse momento, checar o ritmo e proceder à desfibrilação, se necessário.

O mesmo protocolo de desfibrilação atualmente recomendado deve ser utilizado na paciente grávida. A parada para a desfibrilação deve ser mínima (< 5 segundos). Recomenda-se choque único, com desfibrilador bifásico, com 120 a 200 joules, seguido imediatamente de novo ciclo de RCP.

O consenso de 2023 para suporte avançado de vida (Berg *et al.*, 2023) sugere que uma estratégia de desfibrilação sequencial dupla (recomendação fraca, evidência de baixa qualidade) ou uma de mudança vetorial (recomendação fraca, evidência de qualidade muito baixa) possa ser considerada para adultos com parada cardíaca que permaneçam em fibrilação ventricular ou taquicardia ventricular sem pulso após três choques ou mais.

Medicação

Para ritmos não chocáveis: administrar 1 mg de epinefrina o mais rápido possível (Link *et al.*, 2015) (intravenosa [IV] ou intraóssea).

Para ritmos chocáveis (fibrilação ventricular ou taquicardia ventricular sem pulso) que não respondem à desfibrilação: administrar 1 mg de epinefrina. Se não houver retorno do ritmo, administrar amiodarona após o segundo choque, infusão rápida de 300 mg IV, ou lidocaína IV – primeira dose 1 a 1,5 mg/kg – segunda dose 0,5 a 0,75 mg/kg. Pode ser repetida na dose de 150 mg após 3 a 5 minutos (Link *et al.*, 2015).

Todas as medicações intravenosas devem ser administradas em *bolus*, seguido imediatamente de 20 mℓ de solução salina a 0,9% e elevação do membro.

Cesárea *perimortem*

Durante a PCR, se a mulher grávida (com altura do fundo uterino acima do umbigo) não conseguiu retorno ao ritmo sinusal com medidas de reanimação habituais, é aconselhável preparar para cesárea *perimortem* (CPM) enquanto a reanimação continua.

A recomendação é baseada na possibilidade de a compressão aorto-cava causada pelo útero gravídico tornar as medidas de reanimação ineficazes (Katz *et al.*, 2005). Embora haja algumas evidências de melhoria de resultados maternos e fetais ao realizar o procedimento, elas são baseadas em relatos de casos e séries de casos (Katz *et al.*, 2005; Einav *et al.*, 2012).

Após 4 minutos sem resposta, inicia-se a CPM. Não transportar para outros locais ou esperar por equipamentos cirúrgicos para iniciar o procedimento; apenas um bisturi é necessário. Não gastar tempo em procedimentos antissépticos. Desvio manual do útero para a esquerda contínuo deve ser realizado ao longo da CPM. Não interromper a RCP em nenhum momento.

O procedimento é simplificado com incisão mediana infraumbilical, abertura da parede abdominal a bisturi e por divulsão bidigital e incisão uterina corporal 5 a 7 cm partindo do fundo. São retirados feto e placenta e, em seguida, realizada sutura contínua do útero e fechamento dos demais planos anatômicos. Administrar ocitocina IV. Concomitantemente, devem prosseguir as manobras de reanimação cardiopulmonar (Zelop, 2017).

A equipe de reanimação neonatal deve ser notificada do parto iminente e suas circunstâncias, permitindo um tempo máximo preparatório.

Deve-se ter sempre em mente que a CPM faz parte das medidas da RCP em gestantes, com o intuito de melhoria da hemodinâmica materna. A sobrevivência fetal pode ser considerada um ganho secundário de medida salvadora materna.

RETORNO DE RITMO CARDÍACO

As mulheres que reassumem ritmo cardíaco e nas quais as compressões não são mais necessárias devem ser mantidas em decúbito lateral esquerdo para minimizar a compressão aorto-cava (mesmo após cesariana).

Cuidados intensivos e especializados são necessários após a recuperação da atividade cardíaca. Eles visam determinar e tratar a causa da parada cardíaca, minimizar o dano neurológico e possibilitar o manejo das possíveis disfunções cardiovasculares e das consequências da isquemia e reperfusão (Rittenberger e Callaway, 2018). A terapia de hipotermia é proposta para alguns casos após PCR (Rittenberger e Callaway, 2018), mas seu uso na gestante/puérpera não é recomendado, pelos potenciais riscos; no entanto, há alguns relatos com resultados positivos (Oguayo *et al.*, 2015).

HORA DE PARAR

As taxas de sobrevivência após parada cardíaca na gestação são baixas, com taxas de mortalidade descritas entre 30 e 80% e taxas de mortalidade perinatal de 60% (Zelop, 2014).

A reanimação é mantida até se obter resposta ou se determinar o insucesso. Na presença de inconsciência profunda e ausência de movimentos musculares, reflexos e respiração espontânea e observando-se pupilas fixas e dilatadas, existe um prognóstico reservado, com provável morte encefálica.

REFERÊNCIAS BIBLIOGRÁFICAS

AMERICAN HEART ASSOCIATION. *Atualização das Diretrizes de RCP e ACE* [Índice, Agradecimentos]. Dallas: American Heart Association, 2015. 36p.

AMERICAN HEART ASSOCIATION. *Destaques das diretrizes de RCP e ACE de 2020*. Texas: American Heart Association, 2020. 32p.

ADULT BASIC AND ADVANCED LIFE SUPPORT WRITING GROUP. Part 3: Adult Basic and Advanced Life Support: 2020 American Heart Association Guidelines for Cardiopulmonary Resuscitation and Emergency Cardiovascular Care. *Circulation*, v. 142, n. 16, supl. 2, p. S366-S468, 2020.

BALKI, M. *et al.* Epidemiology of cardiac arrest during hospitalization for delivery in Canada. *Anesthesia & Analgesia*, v. 124, n. 3, p. 890-897, 2017.

BERG, R. A. *et al.* Part 5: adult basic life support: 2010 American Heart Association Guidelines for Cardiopulmonary Resuscitation and Emergency Cardiovascular Care. *Circulation*, v. 122, n. 18, supl. 3, p. S685-S705, 2010.

BERG, K. M. *et al.* 2023 International consensus on cardiopulmonary resuscitation and emergency cardiovascular care science with treatment recommendations: summary from the basic life support; advanced life support; pediatric life support; neonatal life support; education, implementation, and teams; and first aid task forces. *Circulation*, v. 148, n. 24, p. e187-e280, 2023.

BOTELHO, R. M. O. *et al.* The use of a metronome during cardiopulmonary resuscitation in the emergency room of a university hospital. *Revista Latino-Americana de Enfermagem*, v. 24, 2016.

CARRENO, I.; BONILHA, A. L. L.; COSTA, J. S. D. Temporal evolution and spatial distribution of maternal death. *Revista de Saúde Pública*, v. 48, n. 4, p. 662-670, 2014.

CATLING-PAULL, C. *et al.* Maternal mortality in Australia: learning from maternal cardiac arrest. *Nursing & Health Sciences*, v. 13, n. 1, p. 10-15, 2011.

EINAV, S.; KAUFMAN, N.; SELA, H. Y. Maternal cardiac arrest and perimortem caesarean delivery: evidence or expert-based? *Resuscitation*, v. 83, n. 10, p. 1191-1200, 2012.

GUIMARÃES, H. P. *et al.* Position statement: cardiopulmonary resuscitation of patients with confirmed or suspected COVID-19 – 2020. *Arquivos Brasileiros de Cardiologia*, v. 114, n. 6, p. 1078-1087. Disponível em: http://www.ncbi.nlm.nih.gov/pubmed/32638902. Acesso em: 12 jul. 2020.

JEEJEEBHOY, F.; WINDRIM, R. Management of cardiac arrest in pregnancy. *Best Practice & Research Clinical Obstetrics and Gynecology*, v. 28, n. 4, p. 607-618, 2014.

JEEJEEBHOY, F. M. *et al.* Cardiac arrest in pregnancy: a scientific statement from the American Heart Association. *Circulation*, v. 132, n. 18, p. 1747-1773, 2015.

KATZ V, BALDERSTON K, DEFREEST M. Perimortem cesarean delivery: were our assumptions correct? *American Journal of Obstetrics and Gynecology*, v. 192, n. 6, p. 1916-1920, 2005.

KLEINMAN, M. E. *et al.* Part 5: Adult Basic Life Support and Cardiopulmonary Resuscitation Quality: 2015 American Heart Association guidelines update for cardiopulmonary resuscitation and emergency cardiovascular care. *Circulation*, v. 132, n. 18, supl. 2, p. S414-S435, 2015.

LINK, M. S. *et al.* Part 7: Adult advanced cardiovascular life support: 2015 American Heart Association guidelines update for cardiopulmonary resuscitation and emergency cardiovascular care. *Circulation*, v. 132, n. 18, p. S444-464, 2015.

MHYRE, J. M. *et al.* Cardiac arrest during hospitalization for delivery in the United States, 1998-2011. *Anesthesiology*, v. 120, n. 4, p. 810-818, 2014.

OGUAYO, K. N. *et al.* Successful use of therapeutic hypothermia in a pregnant patient. *Texas Heart Institute Journal*, v. 42, n. 4, p. 367-371, 2015.

OLASVEENGEN, T. M. *et al.* 2017 International consensus on cardiopulmonary resuscitation and emergency cardiovascular care science with treatment recommendations summary. *Resuscitation*, v. 121, p. 201-214, 2017.

PANCHAL, A. R. *et al.* 2019 American Heart Association focused update on advanced cardiovascular life support: use of advanced airways, vasopressors, and extracorporeal cardiopulmonary resuscitation during cardiac arrest: an update to the American Heart Association guidelines for cardiopulmonary resuscitation and emergency cardiovascular care. *Circulation*, v. 140, n. 24, p. e881-e894, 2019. Disponível em: https://pubmed.ncbi.nlm.nih.gov/31722552/. Acesso em: 12 jul. 2020.

PANDIAN, R.; MATHUR, M.; MATHUR, D. Impact of "fire drill" training and dedicated obstetric resuscitation code in improving fetomaternal outcome following cardiac arrest in a tertiary referral hospital setting in Singapore. *Archives of Gynecology and Obstetrics*, v. 291, n. 4, p. 945-949, 2015.

RITTENBERGER, J.; CALLAWAY, C. Post-cardiac arrest management in adults. *UpToDate*, 2018.

SINZ, E. *et al.* Care guidelines for cardiopulmonary resuscitation and emergency cardiovascular Part 12: Cardiac arrest in special situations: 2010 American Heart Association guidelines for cardiopulmonary resuscitation and emergency cardiovascular care. *Circulation*, v. 12, n. 18, supl. 3, p. S829-861, 2010.

ZELOP, C. M. Cardiopulmonary arrest in pregnancy. *UpToDate*, 2017.

CAPÍTULO 99

Classificação de Risco em Obstetrícia – Escores de Alerta Precoce e Atendimento Inicial às Urgências Obstétricas

Rodrigo Dias Nunes • Humberto Sadanobu Hirakawa • Marcos Masaru Okido

CLASSIFICAÇÃO DE RISCO EM OBSTETRÍCIA

Em obstetrícia, o acolhimento na porta de entrada dos hospitais e das maternidades assume peculiaridades próprias às necessidades e demandas relacionadas ao processo gravídico. O desconhecimento e os mitos que rodeiam a gestação, o parto e o nascimento levam, muitas vezes, à insegurança e à preocupação da mulher e seus familiares. A falta de informação clara e objetiva, mesmo quando a gestante é acompanhada no pré-natal, é um dos fatores que faz com que ela procure os serviços de urgência e maternidades com frequência. O acolhimento da mulher e acompanhante tem função fundamental na construção de um vínculo de confiança com os profissionais e serviços de saúde, favorecendo seu protagonismo especialmente no momento do parto. Acolhimento é a recepção da gestante, pelo profissional do serviço de saúde, desde sua chegada, responsabilizando-se integralmente por ela, através de uma anamnese inicial, garantindo atenção resolutiva e a articulação com os outros serviços de saúde para a continuidade da assistência quando necessário. Implica prestar um atendimento, orientando, quando for o caso, a paciente e seus familiares em relação a outros serviços de saúde para continuidade da assistência, estabelecendo articulações com esses serviços para garantir a eficácia desses encaminhamentos (Brasil, 2014).

A classificação de risco deve ser realizada por profissional de saúde de nível superior, mediante treinamento específico e utilização de protocolos preestabelecidos, tendo por objetivo avaliar o grau de urgência das pacientes, colocando-as em ordem de prioridade para o atendimento.

Nesse entendimento, o acolhimento com avaliação e classificação de risco configura-se como uma das intervenções potencialmente decisivas na reorganização e realização da promoção da saúde em rede. É importante ressaltar que a classificação de risco deve ser um processo dinâmico de identificação das pacientes com necessidade de tratamento imediato, de acordo com o potencial de risco, agravos à saúde ou grau de sofrimento.

O acolhimento com classificação de risco tem se mostrado um dispositivo potente como reorganizador dos processos de trabalho, resultando em maior satisfação de pacientes e trabalhadores, aumento da eficácia clínica e como potencializador de outras mudanças, como a constituição de equipes de referência, a gestão compartilhada da clínica, a constituição de redes entre os vários serviços de saúde, a valorização do trabalho em saúde e a participação dos profissionais e pacientes na gestão.

A estratégia de implantação da sistemática da classificação de risco possibilita abrir processos de reflexão e aprendizado institucional de modo a adequar as práticas assistenciais e construir novos sentidos e valores. Possibilita a ampliação da resolutividade ao incorporar critérios de avaliação de riscos, que levam em conta toda a complexidade das condições clínicas e obstétricas, o grau de sofrimento das pacientes e seus familiares, a priorização da atenção no tempo, diminuindo o número de mortes evitáveis, sequelas e internações (Comissão Perinatal, 2010).

Recomendações gerais

- Participação ativa de todos os profissionais envolvidos com a assistência
- A paciente deve ser informada e esclarecida de todos os procedimentos
- Cartazes, *banners* ou outros recursos visuais devem conter informações sobre a classificação de risco e estar afixados em local visível, na entrada e no local de espera para atendimento
- Identificação dos profissionais pelas pacientes
- Identificação das pacientes pelo nome
- Tratamento respeitoso e ético
- Práticas baseadas no modelo humanístico
- Construção de fluxos e protocolos assistenciais de acordo com o perfil do serviço e o contexto de sua inserção na rede de saúde
- Adequação da estrutura física e logística (ambiência acolhedora, garantia de privacidade para usuária durante a classificação de risco)
- Realização de treinamentos específicos para os profissionais de todas as áreas direta ou indiretamente envolvidas.

Os dados vitais devem ser aferidos em todas as pacientes durante a classificação de risco.

Embasamento técnico

- Estrutura baseada nos critérios institucionais, Conselho Federal de Medicina, Federação Brasileira de Ginecologia e Obstetrícia, Ministério da Saúde, Vigilância Sanitária, Hospital Amigo da Criança, Maternidade Segura

- Promoção da linha de cuidado integral com vinculação da assistência à rede básica – pactuação entre maternidade e unidades básicas referenciadas
- Atuação segundo normas de referência e contrarreferência
- Avaliação constante do processo de atendimento para verificar se os objetivos estão sendo alcançados e para promover ajustes necessários.

Implementação do modelo assistencial

- Manutenção das ações preconizadas: solicitação de vaga para transferência pela Central de Internação quando necessário transporte responsável, vinculação, responsabilização
- Assistência prestada por equipe multidisciplinar (medicina e enfermagem; e quando necessário, psicologia, serviço social)
- Privacidade durante todo o atendimento
- Garantia de atendimento prioritário para os casos de urgência e para vítimas de violência.

Aplicação do modelo assistencial

É um processo dinâmico de identificação das mulheres que necessitam de intervenção médica e de cuidados de enfermagem, de acordo com o potencial de risco, agravos à saúde ou grau de sofrimento. Esse processo se dá mediante escuta qualificada e tomada de decisão baseada em protocolo, aliadas a capacidade de julgamento crítico e experiência do enfermeiro.

Ao chegar ao serviço demandando necessidade aguda ou de urgência, a paciente é acolhida pelos funcionários da portaria/recepção ou estagiários e encaminhada para confecção da ficha de atendimento. Após sua identificação, a paciente é encaminhada ao espaço destinado à classificação de risco, onde serão aferidos os dados vitais pela equipe de enfermagem e será acolhida pelo enfermeiro que irá utilizar informações da escuta qualificada e da tomada de dados vitais. Baseando-se no protocolo, a paciente será classificada (Figura 99.1).

Classificação de risco

Primeiro grupo: prioridade máxima (emergência) – Atendimento imediato

Encaminhar diretamente para o médico no Centro Obstétrico:

1. Mulheres com convulsão em atividade.
2. Mulheres com alterações dos sinais vitais (pressão arterial sistólica [PAS] ≤ 80 mmHg/frequência cardíaca [FC] ≥ 120 bpm ou ≤ 45 bpm).
3. Mulheres com pele fria, palidez acentuada, sudorese, pulso fino e síncope postural.
4. Mulheres com insuficiência respiratória (dispneia/cianose/frequência respiratória [FR] ≤ 10 irpm ou ≥ 32 irpm).
5. Gestante com alteração do estado mental (inconsciente/confusão/paralisia/agitação).
6. Gestante em período expulsivo.
7. Gestante com hemorragia genital ou dor aguda (≥ 8/10).
8. Gestante com prolapso de cordão.
9. Gestante com exteriorização de partes fetais pelos genitais.
10. Pós-parto imediato (mãe e criança) – Parto no trajeto ou domiciliar.

Segundo grupo: prioridade I (muito urgente) – Atendimento em até 10 minutos

Encaminhar para consulta médica priorizada:

1. Gravidez > 20 semanas com contrações a cada 2 minutos.
2. Gravidez > 20 semanas com ausência de movimentos fetais.
3. Gestante ou puérpera com pressão arterial [PA] ≥ 160 × 100 mmHg.
4. Gestante ou puérpera com PA ≥ 140 × 100 mmHg e com cefaleia/epigastralgia/alterações visuais.
5. Gestante ou puérpera com febre (temperatura axilar [TAX] ≥ 40 °C/toxemia/alteração mental).
6. Gestante ou puérpera com doença psiquiátrica com rigidez de membros.
7. Gestante ou puérpera com relato de convulsão em pós-comicial.

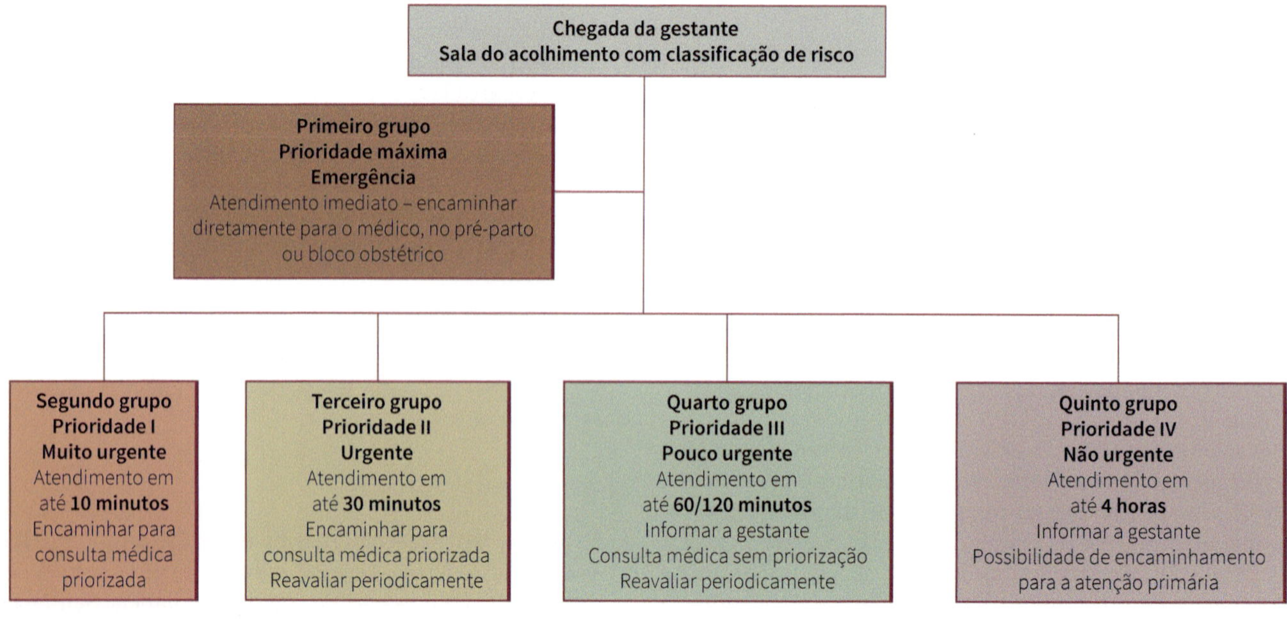

Figura 99.1 Fluxograma para classificação de risco em obstetrícia.

8. Não gestante com dor abdominal aguda, de forte intensidade (8-10/10) associada a náusea ou vômito ou sudorese ou sangramento genital com suspeita de gravidez.

Terceiro grupo: prioridade II (urgente) – Atendimento em até 30 minutos

Encaminhar para consulta médica priorizada e reavaliar periodicamente:

1. Gestante ou puérpera com PA $\geq 140 \times 90$ mmHg e $< 160 \times 100$ mmHg.
2. Gestante com sangramento genital ou dor (4-8/10) sem repercussões hemodinâmicas.
3. Gestante com queixa de perda líquida vaginal.
4. Gestante com êmese ou hiperêmese e sinais de desidratação (letargia/mucosas secas).
5. Paciente com ou sem confirmação de gravidez ou puérpera com febre (TAX $\geq$ 38,5 e $<$ 40 °C).
6. Lactante com alterações mamárias (hiperemia/dor/febre/sinais de abscesso).
7. Referenciadas de outras unidades, já avaliadas por outro médico e com diagnóstico de urgência.
8. Vítima de violência.
9. Paciente não grávida com corrimento genital associado a dor e febre.

Quarto grupo: prioridade III (pouco urgente) – Atendimento em até 120 minutos

Informar à paciente sobre consulta médica sem priorização e reavaliar periodicamente:

1. Gestantes com febre (TAX $<$ 38,5 °C).
2. Gestantes com êmese ou hiperêmese sem sinais de desidratação.
3. Pacientes com dor abdominal aguda ($<$ 4/10) e gestantes sem contrações - avaliar dinâmica uterina.
4. Pacientes com queixas urinárias (disúria).
5. Gestantes com sintomas gripais sem dispneia.
6. Pós-operatório para avaliação de ferida operatória com suspeita de infecção superficial.
7. Pacientes com sinais de bartholinite.
8. Lactantes com ingurgitamento mamário sem sinais flogísticos.
9. Gestantes com queixas não sanadas no Centro de Saúde, não enquadradas nas situações de urgência.
10. Gestantes escoltadas.

Quinto grupo: prioridade IV (não urgente) – Atendimento em até 4 horas

Informar à paciente sobre possibilidade de encaminhamento para a Atenção Básica:

1. Gestante para consulta pré-natal sem procura prévia à Unidade Básica de Saúde.
2. Gestante com questões sociais sem acometimento clínico.
3. Pacientes para curativos ou retirada de pontos.
4. Trocas ou requisição de receitas ou solicitação de atestado médico.
5. Pacientes com dor pélvica crônica ou recorrente.
6. Atraso menstrual sem dor abdominal ou sangramento genital (para diagnóstico de gravidez).
7. Irregularidades menstruais (hipermenorreia/menorragia) sem alteração de dados vitais.
8. Problemas com contracepção oral/injetável.
9. Retirada de DIU ainda que com fio não visível.
10. Avaliação cirúrgica ou avaliações de exames solicitados em caráter eletivo.
11. Exame preventivo.

Obs.: Todos os pacientes classificados como PRIORIDADES III e IV, se desejarem, serão atendidos pela equipe médica.

Emergências em obstetrícia e ginecologia

As emergências de cuidados à paciente obstétrica podem ocorrer a qualquer momento, particularmente no momento da internação. É importante que os ginecologistas e obstetras estejam preparados para avaliar emergências potenciais, estabelecendo sistemas de alerta precoce. Esse sistema visa designar os primeiros socorristas especializados, realizando exercícios de treinamento de emergência e discussões após eventos reais, para identificar pontos fortes e oportunidades de melhoria. Tais sistemas no local podem reduzir ou prevenir a gravidade das emergências médicas (American College of Obstetricians and Gynecologists, 2014).

Uma emergência, seja distocia de ombro grave, hemorragia cirúrgica ou obstétrica importante, ou uma reação anafilática a uma injeção realizada no setor de emergência, exigirá uma resposta imediata. A incidência de complicações relacionadas ao parto tem aumentado significativamente. O preparo para potenciais situações de emergência requer planejamento e colaboração interdisciplinar. As questões a considerar incluem o provisionamento antecipado de recursos, o estabelecimento de um sistema de alerta precoce, a designação dos primeiros socorristas especializados e a realização de treinamentos, para garantir que as ações sejam sincronizadas e oportunas por todos os membros da equipe (Figura 99.1). Uma excelente comunicação e trabalho em equipe aumentarão ainda mais a eficiência da resposta de emergência (Callaghan *et al.*, 2012).

Ferramentas para gerenciar emergências clínicas

São considerados importantes elementos de gestação:

- Disponibilidade de suprimentos de emergência apropriados em um carrinho de ressuscitação
- Desenvolvimento de uma equipe de resposta rápida
- Desenvolvimento de protocolos que incluem gatilhos clínicos
- Uso de ferramentas de comunicação padronizadas
- Implementação de treinamentos de emergência e simulações.

Planejamento

O planejamento de eventos de emergência é um desafio. No mínimo, deve envolver uma avaliação dos riscos potenciais ou reais relacionados ao ambiente de prática clínica ou à população de pacientes. Por exemplo, na sala de emergência ou triagem, são administrados medicamentos ou realizados procedimentos que podem resultar em anafilaxia, comprometimento das vias aéreas ou hemorragia? Na configuração de internação, dados de unidade ou dados de gerenciamento de risco podem refletir situações de emergência comuns e incomuns que ocorreram. A implementação de programas de auditoria e colaboração multidisciplinar com todos os funcionários envolvidos otimizará o sucesso. Além disso, essa mudança em intervenções coordenadas e eficientes pode exigir que enfermeiros ou outros provedores clínicos diretos afastem-se da sua zona de conforto tradicional e mudem a cultura do cuidado do paciente (Gosman *et al.*, 2008). Os membros da equipe, como o médico plantonista ou enfermeiro de cabeceira, devem ser capacitados como parte vital de uma equipe propositai (Gosman *et al.*, 2008).

Provisão antecipada de recursos no ambiente ambulatorial

Colocar todos os materiais necessários em uma localização conhecida e central garante que o tempo não seja perdido coletando suprimentos em uma emergência. Deve ser estabelecido um plano para o transporte de pacientes instáveis ou transferência de cuidados. Uma prática comum para emergências relacionadas a cuidados de saúde é a disponibilidade do carrinho de emergência (carrinho de ressuscitação). Devem ser feitas mudanças apropriadas no carrinho de segurança e todos os suprimentos perecíveis devem ser reabastecidos. A provisão avançada de recursos deve ser estendida ao gerenciamento de emergências potenciais, como hipotensão, reação vagal ou hemorragia após procedimento cirúrgico. Um líder de equipe capaz de gerir inicialmente uma emergência clínica, utilizando recursos no local e ativando uma equipe de resposta, deve estar disponível todo o tempo.

Protocolos na internação

Algumas emergências são verdadeiramente súbitas e catastróficas, como uma rotura de aneurisma, uma embolia pulmonar maciça ou mesmo um parto abrupto em um ambiente de trauma. No entanto, muitas emergências são precedidas por um período de instabilidade durante o qual a intervenção precoce pode ajudar a evitar o desastre. As equipes de emergência obstétrica são designadas respondentes qualificados que estão prontos para intervir durante tais emergências. Médicos e enfermeiros, além de outros cuidadores de cabeceira, precisam reconhecer que certas mudanças na condição de um paciente podem indicar uma emergência que requer intervenção imediata. Estas incluem alguns eventos, comumente referidos como "gatilhos", que geralmente não são considerados emergências, como agitação ou letargia. Esses gatilhos exigem novas ações da equipe de cuidados de saúde de acordo com os protocolos. Cada configuração de cuidados de saúde deve examinar seus próprios dados para determinar quais eventos exigem a ativação do sistema de alerta precoce. É imperativo que o profissional assistente possa solicitar ajuda imediata, sem recriminação, quando ocorrem tais mudanças. Por exemplo, a enfermeira que chama a equipe de resposta rápida em relação a um paciente pós-operatório ansioso, com dispneia súbita, não deve ser recriminada por não reconhecer um ataque de pânico. Muitas intervenções rápidas podem requerer descontinuação, uma vez que o curso clínico melhora. A falta de trabalho em equipe e a comunicação ineficaz são as principais causas de morte perinatal e materna. As respostas e práticas padronizadas aumentarão a eficiência dos cuidados e permitirão um processo contínuo de melhoria da qualidade para avaliar com precisão a eficácia das intervenções (Singh *et al.*, 2012).

Treinamentos e simulações de emergência

O princípio de que os protocolos padronizados podem resultar em cuidados mais seguros aplica-se a situações de emergência, bem como a cuidados de rotina. Exercícios periódicos que seguem um protocolo designado para o manejo de emergências comuns, como bradicardia fetal, hemorragia pós-parto ou distocia de ombro, podem melhorar a capacidade de uma unidade de saúde para responder e reduzir um resultado adverso. Um ambiente simulado sofisticado ou um espaço de trabalho cotidiano pode atender às necessidades, desde que reflita a configuração e os recursos clínicos existentes. Ao realizar um treinamento, as questões relacionadas ao ambiente físico podem tornar-se óbvias. O treinamento de simulação pode identificar e corrigir erros clínicos comuns feitos durante emergências (Gardner e Raemer, 2008).

Protocolos, critérios de ativação e intervenções críticas podem ser reforçados ao serem postados em paredes, impressos em cartões de bolso ou carregados como protetores de tela para promover uma cultura de segurança sustentada. Os exercícios de emergência permitem aos membros da equipe praticar uma comunicação efetiva em um momento de crise. Muitos aspectos do ambiente médico podem comprometer a comunicação efetiva, incluindo uma estrutura hospitalar hierárquica, intensidade emocional e estresse de uma situação, além da diferença quanto à compreensão clínica de vários membros da equipe. Outras barreiras à melhoria da resposta às emergências médicas incluem liderança inadequada, adesão aos modelos tradicionais, medo da crítica, hierarquia e intimidação, incapacidade de funcionar como equipe e falta de educação e orientação da equipe envolvida. O trabalho em equipe efetivo exige que um líder da equipe coordene a resposta, mas também habilita todos os membros da equipe a contribuir e a compartilhar informações. Ao praticar juntos, as barreiras que impedem a comunicação e o trabalho em equipe podem ser superadas. Treinamentos efetivos podem levar a uma melhor padronização da resposta, à satisfação do provedor de cuidados de saúde e aos resultados do paciente (Al Kadri, 2010).

As práticas de ginecologia e obstetrícia são realizadas em um ambiente onde as emergências são comuns. A preparação para essas situações requer a alocação de recursos e suprimentos, planejamento e colaboração. As emergências hospitalares podem ser atenuadas por uma equipe de resposta rápida que tem funções designadas, comunicação simplificada, acesso imediato a suprimentos de emergência e treinamento contínuos. Os critérios utilizados para ativar uma equipe de resposta rápida devem ser definidos e divulgados entre todos os profissionais. Um protocolo com intervenções padronizadas melhora o atendimento em uma emergência. A natureza exata do protocolo varia muito dependendo do ambiente de trabalho e dos recursos disponíveis, bem como o reconhecimento dos escores de alerta (American Academy of Family Physicians, 2016).

ESCORES DE ALERTA PRECOCE

O escore de alerta precoce em obstetrícia é um instrumento de rastreio da morbidade materna grave que se fundamenta em monitorar rigorosamente os parâmetros vitais. As observações são registradas em gráfico padronizado e recebem uma pontuação proporcional à sua variação em relação à normalidade e ao nível de alerta que se pretende gerar na equipe de saúde. Com isso, é possível classificar o risco em níveis de gravidade e seguir um plano de ações previamente elaborado. Essas ações incluem intensificar a frequência de observações, solicitar exames, equipamentos e leitos ou pedir auxílio a profissionais de maior competência. O objetivo geral dos escores de alerta precoce ou da sigla MEOWS (do inglês *maternal early obstetric warning system*) é reconhecer e tratar a morbidade materna de maneira oportuna e efetiva, possibilitando a interrupção da cascata de complicações que levam à morbidade grave e à mortalidade materna.

Histórico

O MEOWS tem origem no *Early Warning System* (EWS), desenvolvido no Reino Unido como ferramenta para rastreio em pacientes sob cuidados intensivos, proposto em 1997 por Morgan, Williams e Wright. Seu uso foi expandido a todos os pacientes adultos internados por Cullinane, em 2005, após reconhecimento e evidências de que anormalidades fisiológicas precedem doenças críticas. Em 2012, o Royal College of Physicians (RCP), do Reino Unido, recomendou o uso de um escore nacional padronizado de alerta precoce (NEWS em inglês). No entanto, o próprio relatório NEWS destaca que a ferramenta não foi projetada para uso na gestação. Desde então, inúmeras propostas de sistema ou escore de alerta precoce para pacientes obstétricas têm sido experimentadas. A necessidade da criação de um sistema específico para gestantes e puérperas decorre do fato de que as características fisiológicas e o padrão de resposta próprio das mulheres nesse ciclo específico da vida alteram o comportamento dos parâmetros utilizados nas ferramentas padronizadas para pacientes adultos, inviabilizando sua utilização. Não existe ainda um sistema único padronizado e validado.

Justificativas para o uso dos escores de alerta obstétrico precoce

A morbidade materna grave é o estágio final de um contínuo de múltiplos eventos que se iniciam com alterações sutis de parâmetros vitais elementares como frequência respiratória, frequência cardíaca, pressão arterial e temperatura. As alterações de alguns parâmetros vitais podem estar obscurecidas pelas adaptações fisiológicas da gravidez como o aumento das frequências cardíaca e respiratória e queda da pressão arterial dificultando ou retardando o diagnóstico de uma complicação.

Some-se a isso o fato de que as complicações graves são relativamente raras em obstetrícia e podem incidir em qualquer paciente obstétrica, não sendo exclusivas de mulheres portadoras de fatores de risco. Essa excepcionalidade pode trazer à equipe assistencial a falsa impressão de que todas as gestantes são hígidas, por isso conferem maior chance de serem negligenciadas. Nesse contexto, as gestantes consideradas de baixo risco são particularmente mais suscetíveis à desatenção das equipes de saúde.

Embora as avaliações subjetivas e não padronizadas possam, com relativa facilidade, identificar condições graves, estas podem apresentar dificuldade em identificar pacientes em estágios iniciais de condições clínicas com potencial de deterioração, retardando o início das intervenções. Tomemos como exemplo o rebaixamento no nível de consciência. Este não é um sinal precoce e deve ser tratado como um sinal de criticidade. Aguardar o aparecimento desse sintoma para que se estabeleça uma intervenção pode ser tardio e cursar com comprometimento de outros órgãos e sistemas. Existe grande preocupação em abordar as complicações obstétricas em estágio inicial, pois a deterioração progressiva pode levar a quadros irreversíveis como choque refratário e coagulação intravascular disseminada. Estudos mostram que em 70% das mortes diretas e 55% das mortes indiretas os primeiros sinais de deterioração materna não puderam ser reconhecidos pelos profissionais de saúde.

Objetivos específicos

Os objetivos específicos do uso dos escores de alerta precoce devem estar muito claros para a equipe que a utiliza. Desvios de interpretação da ferramenta levam ao mau uso ou ao abandono, inviabilizando sua implantação.

- Tornar objetiva a avaliação que essencialmente ocorre de maneira subjetiva: classicamente as equipes de assistência reconhecem condições de gravidade de maneira subjetiva, o que leva ao reconhecimento tardio e sujeito a variações acentuadas segundo a experiência e segurança da equipe assistencial
- Reconhecer condições com POTENCIAL de deterioração em vez de reconhecer condições francamente deterioradas, com pior prognóstico
- Hierarquização na assistência: profissionais com variados graus de competência e especificidades são acionados em tempos diversos, segundo critérios de gravidade, racionalizando o uso de pessoal
- Padronização da assistência: a implantação da ferramenta permite a criação de protocolos de assistência ao paciente crítico, determinando, por exemplo, a periodicidade das avaliações, o momento mais oportuno e o rol de exames complementares a ser solicitado e o momento de acionamento para cada profissional.

Evidências científicas acerca dos escores de alerta precoce

Como todo exame de rastreio, esta ferramenta deve preencher alguns critérios para ser empregada de maneira universal, como ter boa relação entre custo e efetividade, não oferecer nenhum risco e ser bem aceita pela população. Além disso, deve ser de fácil aplicação e mostrar harmonia adequada entre sensibilidade e especificidade.

Estudo mostrou que, entre 284 pacientes que desencadearam o gráfico do MEOWS, apenas 153 satisfizeram os critérios de morbidade obstétrica. Havia 24 pacientes que tiveram morbidade, mas não foram detectadas pelo método. O gráfico MEOWS mostrou-se 86,4% sensível, 85,2% específico e teve um valor preditivo positivo e negativo de 53,87% e 96,9%, respectivamente, para prever a morbidade obstétrica.

Em outro estudo com 702 pacientes admitidas em unidade de terapia intensiva, no qual 29 pacientes foram a óbito, observou-se que os valores dos escores foram significativamente maiores nas pacientes que não sobreviveram. Entre as mulheres com valores considerados normais, nenhuma evoluiu para o óbito.

Processo para uso do escore de alerta precoce

Pré-implantação

a. Deve-se inicialmente estabelecer os parâmetros clínicos a serem utilizados e os limites para um sistema de pontuação (Tabela 99.1). O escore exige a criação de um sistema de pontuação. Para cada parâmetro a ser considerado, é necessário que se estabeleçam faixas de gravidade, como sem gravidade, leve, moderada e grave, atribuindo pontos para cada faixa que serão somados ao final para se estabelecer a gravidade de cada caso.
b. Antes da implantação, deve-se também determinar o plano de ação para cada escore obtido (Tabela 99.2). Deve estar clara, para a equipe assistencial, a conduta a ser adotada para cada paciente segundo o escore apresentado. Dessa forma, é de extrema importância a criação de um protocolo assistencial que estabeleça a conduta para cada situação, de preferência com a criação de um fluxograma.
c. Recomenda-se a adoção de documento de registro padronizado (Tabela 99.3).
d. É necessária a realização de treinamento pré-implantação para que todos os profissionais envolvidos compreendam o processo a ser estabelecido e para que haja padronização de conduta.

Operacionalização

a. Cada vez que um conjunto de observações é realizado em mulheres ante ou pós-natal, o escore deve ser calculado e registrado em formulário padrão ou em tabela de observação conforme aplicável.
b. Cada escore registrado deve gerar uma conduta segundo protocolo estabelecido, que deve ser anotada em prontuário. Cada novo profissional acionado deve realizar nova avaliação completa e estabelecer novo escore e consequente nova conduta.
c. As mudanças na assistência determinadas pelo protocolo devem ser respeitadas pela equipe.
d. Todas as mulheres que se apresentem para atendimento na unidade de pronto atendimento devem ter as observações iniciais realizadas, o escore calculado e documentado no registro de atendimento.
e. As mulheres em trabalho de parto ativo não devem utilizar o escore de alerta; no entanto, uma pontuação deve ser atribuída às observações iniciais na admissão e registrada em formulário padrão, que voltará a ser utilizado após o nascimento. Durante o trabalho de parto, as observações devem ser devidamente anotadas no partograma.
f. Todas as pacientes obstétricas internadas devem ter um conjunto completo de observações e um escore calculado em cada transferência para uma nova área (p. ex., na

Tabela 99.1 Exemplo de parâmetros e faixas de gravidade de escore de alerta precoce.

Parâmetro	3	2	1	0	1	2	3
Temperatura (°C)		< 35		35-37,4	37,5-37,9	38-39	> 39
Pressão arterial sistólica (mmHg)	< 70	70-89		90-139	140-149	150-159	> 160
Pressão arterial diastólica (mmHg)		< 45		45-89	90-99	100-109	> 110
Frequência cardíaca (bpm)	< 50		50-59	60-99	100-109	110-129	> 130
Frequência respiratória (ipm)	< 12	13-15		16-20	21-24	25-30	> 30
Nível de consciência	Inconsciente	Sonolenta		Alerta			
Saturação de O_2	< 92	92-95		> 96			
Volume urinário (mℓ/h)	< 10	10-29		> 30			

Adaptada de: Nirmal e Goodsell, 2016; Cole, 2014.

Tabela 99.2 Plano de ação segundo resultado de escore de alerta (adaptado para o modelo assistencial brasileiro).

Escore	Plano de ação
0-2	Profissional de referência: Técnico de enfermagem Manter o plano de tratamento Se escore = 2 reavaliar a cada 4 horas; se repetir escore = 2 em 3 avaliações consecutivas, informar enfermeiro Se existir algum parâmetro laranja ou vermelho, informar enfermeiro Se mudança no quadro clínico, refazer o escore
3-4	Profissional de referência: Enfermeiro Avaliações a cada 1 hora Iniciar protocolo de abordagem preliminar Se escore = 4, reavaliar a cada 1 hora, se repetir escore = 4 em 3 avaliações consecutivas, informar obstetra Se existir algum parâmetro vermelho, informar médico
5-6	Profissional de referência: Médico obstetra Avaliação a cada 30 minutos Iniciar protocolo de abordagem inicial ao paciente crítico Considerar a possibilidade de sepse
> 7	Profissional de referência: Anestesista ou intensivista Monitorização contínua Considerar necessidade de transferência para Unidade de Terapia Intensiva Manter abordagem para paciente crítico e iniciar protocolos específicos

Adaptada de: Nirmal e Goodsell, 2016; Cole, 2014.

Tabela 99.3 Modelo de formulário para registro e cálculo do Escore de Alerta.

febrasgo Federação Brasileira das Associações de Ginecologia e Obstetrícia		Nome da paciente:													
		Nome da mãe:										DN:			
	Data														
	Hora														
T	> 39														
	38-39														
	37,5-37,9														
	35-37,4														
	< 35														
PAS	> 160														
	150-159														
	140-149														
	90-139														
	70-89														
	< 70														
PAD	> 110														
	100-109														
	90-99														
	45-89														
	< 45														
FC	> 130														
	110-129														
	100-109														
	60-109														
	50-59														
	< 50														
FR	> 30														
	25-30														
	21-24														
	16-20														
	13-15														
	< 12														
Nível de consciência	Inconsciente														
	Rebaixamento														
	Alerta														
SpO_2	> 95														
	92-95%														
	< 92														
Volume urinário	Não medido														
	10-30/hora														
	< 10/hora														
	Escore														

Instrução
Somar os pontos segundo tabela de valores

Valores	
Cada linha amarela	1
Cada linha laranja	2
Cada linha vermelha	3

transferência da sala de recuperação anestésica para o alojamento conjunto). Os registros utilizados em uma área devem ser transferidos com a paciente para a próxima área, a fim de ajudar a identificar mudanças nas tendências das observações.

g. Se um profissional está preocupado com a condição de uma mulher, um escore deve ser atribuído. Se ainda assim continua preocupado, independentemente do escore, deve procurar ajuda de alguém com *expertise* maior.

Pós-implantação

É necessário que se estabeleça sistema de monitoramento, com auditoria periódica do escore, de sua utilização e da *performance* da equipe assistencial.

Parâmetros

Os parâmetros fisiológicos estabelecidos como um padrão mínimo nos diferentes sistemas de alerta são as frequências respiratória e cardíaca, a saturação de oxigênio, a temperatura, a pressão arterial sistólica e o nível de consciência (Morgan *et al.*, 1997). Sugerimos que sejam acrescidos os parâmetros da pressão arterial diastólica e o débito urinário. Justifica-se a inclusão desses parâmetros, especificamente para pacientes obstétricos, uma vez que a pressão arterial diastólica pode ser relevante no rastreio e diagnóstico da pré-eclâmpsia e o débito urinário mostra-se como importante monitor do funcionamento do sistema circulatório e de alterações em órgãos-alvo.

Outros parâmetros podem ser ainda incluídos, tais como a glicemia, a gravidade da dor, as características das descargas vaginais ou loquiações, a proteinúria e o edema.

Limitações

Como citado anteriormente, não há padronização e validação quanto ao melhor sistema de escore entre os diversos existentes.

Os parâmetros avaliados são inespecíficos e ainda sujeitos a todo tipo de viés, como os de aferição, interpretação, registro, entre outros. Não há consenso de quais parâmetros utilizar, qual o melhor fluxo a ser seguido em caso de parâmetro alterado, quais os recursos mínimos (humanos, de equipamentos, leitos, exames laboratoriais) que deve se ter disponível. A tendência a capturar pacientes que aparentemente não demonstram sinais de gravidade pode levar a equipe de profissionais a desvalorizar o método, retornando ao método subjetivo de avaliação.

Alguns sistemas ainda acrescentam parâmetros subjetivos, como índice de dor e características da descarga vaginal ou loquiação, o que dificulta a padronização nas avaliações e na interpretação dos resultados obtidos. Além disso a implantação e a manutenção exigem recursos humanos treinados e constantemente disponíveis.

ATENDIMENTO INICIAL ÀS URGÊNCIAS OBSTÉTRICAS

Não pretendemos tratar neste capítulo das abordagens específicas para as condições críticas que podem estar presentes em cada patologia clínica ou obstétrica, que serão tratadas em vários capítulos específicos. A abordagem proposta é um desdobramento do plano de ação dos escores de alerta e trata-se de um plano geral a ser utilizado independente do quadro clínico apresentado e da etiologia da condição patológica. Cabe aqui destacar que ela pode ser particularizada para cada paciente.

Abordagem preliminar

Ante um quadro que se apresente como uma condição com potencial de agravamento ou então que já demonstre sinais de deterioração, a abordagem deve iniciar pela tríade clássica "ABC do atendimento ao paciente crítico", no qual se deve pensar, avaliar e garantir a perviedade das vias aéreas, a respiração e a circulação do paciente. Caso seja constatada a parada cardiorrespiratória, deve-se iniciar protocolo de ressuscitação a ser tratado no Capítulo 98, *Parada Cardiorrespiratória na Gestante*.

Uma vez assegurado que não se trata de um quadro de parada cardiorrespiratória, pode-se colocar a paciente em posição que favoreça a circulação sistêmica e diminua o esforço cardíaco. A posição de decúbito dorsal horizontal deve ser evitada. Embora esta posição torne mais fáceis os procedimentos assistenciais, ela dificulta o retorno venoso e demanda maior esforço cardíaco e ventilatório. A posição de decúbito lateral esquerdo, ao contrário, facilita o enchimento e esvaziamento ventricular e descomprime o diafragma materno, favorecendo os esforços ventilatórios e circulatórios. Reavaliar após 5 minutos.

Recomenda-se aumento da vigilância e dos parâmetros clínicos observados, como monitorização da saturação de oxigênio e da vitalidade fetal. O primeiro exame laboratorial a ser considerado é a urinálise ou exame de urina do tipo I. Esse exame pode revelar a presença de proteínas nos casos de hipertensão e de achados que sugiram infecção do trato urinário, que é a infecção mais comum causadora de sepse na gestação.

Essas medidas iniciais visam corrigir pequenas alterações fisiológicas que podem confundir a equipe assistencial e levar a uma infinidade de procedimentos desnecessários.

Abordagem inicial do paciente crítico

Se com as medidas iniciais não houver melhora dos parâmetros clínicos, deve-se instalar acesso venoso periférico, que servirá primeiramente para infusão de volume, procedendo manobra de ressuscitação volêmica. Nos casos de hemorragia, a infusão inicial deve ser na proporção de 3 litros de soro cristaloide para cada litro de perda sanguínea estimada. Nos casos de hipovolemia sem sangramento, particularmente na suspeita de sepse, a conduta inicial inclui a expansão volêmica com cristaloides a 20 mℓ/kg de peso, o que deve ser feito observando-se a ocorrência de sinais de congestão. Idealmente, na gestação a infusão deve ocorrer na velocidade de 500 mℓ a cada 1 a 2 horas, com reavaliações frequentes da necessidade de infusões subsequentes. Recomenda-se a realização de cateterismo vesical de demora para monitorar o volume de diurese, possibilitando a realização de balanço hídrico.

Paralelamente, deve-se oferecer oxigenoterapia em máscara, preferencialmente do tipo *non-rebreather*. Além de melhorar a saturação de oxigênio para a gestante, caso esta esteja abaixo do normal, o aumento da oferta para o feto diminui a incidência de hipoxemia fetal, evitando-se procedimentos desnecessários durante os períodos mais críticos do atendimento.

Caso a paciente obstétrica esteja sentindo dor, é recomendável o uso de métodos analgésicos, para que a atividade autonômica não funcione como fator de confusão dos parâmetros vitais.

Por fim, uma bateria de exames iniciais é recomendável. Além da já citada urinálise, hemograma completo, função renal e hepática, glicemia, gasometria arterial, lactato sérico, hemocultura, urinocultura, radiografia de tórax e eletrocardiografia, fazem parte da avaliação inicial aguda do paciente crítico. Para além de avaliação etiológica, objetiva-se com essa avaliação complementar avaliar o impacto sistêmico do quadro de maneira a orientar as condutas subsequentes.

Após essas medidas, é necessário que se iniciem os protocolos específicos, tais como os de sepse, hemorragia ou hipertensão, conforme o caso em tela.

REFERÊNCIAS BIBLIOGRÁFICAS

AL KADRI, H. M. Obstetric medical emergency teams are a step forward in maternal safety! *Journal of Emergencies, Trauma, and Shock*, v. 3, n. 4, p. 337-341, 2010.

AMERICAN ACADEMY OF FAMILY PHYSICIANS. *Advanced Life Support in Obstetrics*. São Paulo: Sarvier, 2016. 709p.

AMERICAN COLLEGE OF OBSTETRICIANS AND GYNECOLOGISTS. Committee on patient safety and quality improvement. Committee opinion no. 590: preparing for clinical emergencies in obstetrics and gynecology. *Obstetrics and Gynecology*, v. 123, n. 3, p. 722-725, 2014.

AMERICAN COLLEGE OF OBSTETRICIANS AND GYNECOLOGISTS. Task Force on Hypertension in Pregnancy. Hypertension in pregnancy. Report of the American College of Obstetricians and Gynecologists' Task Force on Hypertension in Pregnancy. *Obstetrics and Gynecology*, v. 122, n. 5, p. 1122-1131, 2013.

BAUER, M. E. *et al.* Maternal deaths due to sepsis in the state of Michigan, 1999-2006. *Obstetrics and Gynecology*, v. 126, n. 4, p. 747-752, 2015.

BONET, M. *et al.* Towards a consensus definition of maternal sepsis: results of a systematic review and expert consultation. *Reproductive Health*, v. 14, n. 1, p. 1-13, 2017.

BOWYER, L. The Confidential Enquiry into Maternal and Child Health (CEMACH). Saving mother's lives: reviewing maternal deaths to make motherhood safer 2003-2005. The seventh confidential enquiry into maternal deaths in the United Kingdom. *Obstetric Medicine*, v. 1, n. 1, p. 54, 2008.

BRASIL. Secretaria de Atenção à Saúde. *Manual de acolhimento e classificação de risco em obstetrícia*. Brasília: Ministério da Saúde, 2014. 41p.

CALLAGHAN, W. M.; CREANGA, A. A.; KUKLINA, E. V. Severe maternal morbidity among delivery and postpartum hospitalizations in the United States. *Obstetrics and Gynecology*, v. 120, n. 5, p. 1029-1036, 2012.

CANTWELL, R. *et al.* Saving Mothers' Lives: reviewing maternal deaths to make motherhood safer: 2006-2008. The eighth report of the confidential enquiries into maternal deaths in the United Kingdom. *BJOG*, v. 118, p. 1-203, 2011.

COLE, M. F. A modified early obstetric warning system. *British Journal of Midwifery*, v. 22, n. 12, p. 862-868, 2014.

COMISSÃO PERINATAL. Secretaria Municipal de Saúde. Associação Mineira de Ginecologia e Obstetrícia. *Protocolo de acolhimento com classificação de risco em obstetrícia e principais urgências obstétricas*. Belo Horizonte, 2010. 52p.

COMMITTEE ON PRACTICE BULLETINS-OBSTETRICS. Practice Bulletin No. 183: Postpartum Hemorrhage. *Obstetrics and Gynecology*, v. 130, 2017.

GARDNER, R.; RAEMER, D. B. Simulation in obstetrics and gynecology. *Obstetrics and Gynecology Clinics of North America*, v. 35, n. 1, p. 97-127, 2008.

GOSMAN, G. G. *et al.* Introduction of an obstetric-specific medical emergency team for obstetric crises: implementation and experience. *American Journal of Obstetrics and Gynecology*, v. 198, n. 4, 2008.

KAREN, L. *et al.* Preventing postpartum hemorrhage: managing the third stage of labor. Advanced Life Support in Obstetrics – ALSO, 2016. Disponível em: https://www.aafp.org/pubs/afp/issues/2006/0315/p1025.html.

MORGAN, R. J. M.; WILLIAMS, F.; WRIGHT, M. M. An early warning scoring system for detecting developing critical illness. *Clinical Intensive Care*, v. 8, n. 2, p. 100, 1997.

NIRMAL, D.; GOODSELL, R. Trust guideline for the use of the Modified Early Obstetric Warning Score (MEOWS) in detecting the seriously ill and deteriorating woman. *NHS Foundation Trust*, 2016. Disponível em: http://www.nnuh.nhs.uk/publication/download/modified-early-obstetric-warning-score-meows-mid33-ao13-v4-2/. Acesso em: 20 jan. 2017.

PATERNINA-CAICEDO, A. *et al.* Performance of the Obstetric Early Warning Score in critically ill patients for the prediction of maternal death. *American Journal of Obstetrics and Gynecology*, v. 216, n. 1, 2017.

ROYAL COLLEGE OF OBSTETRICIANS AND GYNECOLOGISTS. Sepsis in Pregnancy, Bacterial (*Green-top Guideline* No. 64a). RCOG, 2012.

SINGER, M. *et al.* The third international consensus definitions for sepsis and septic shock (sepsis-3). *The Journal of the American Medical Association*, v. 315, n. 8, p. 801-810, 2016.

SINGH, S. *et al.* A validation study of the CEMACH recommended modified early obstetric warning system (MEOWS). *Anaesthesia*, v. 67, n. 1, p. 12-18, 2012.

WESTHOFF, G.; COTTER, A. M.; TOLOSA, J. E. Prophylactic oxytocin for the third stage of labour to prevent postpartum haemorrhage. *Cochrane Database of Systematic Reviews*, n. 10, 2013.

CAPÍTULO 100

Morbidade Materna Grave e *Near Miss*

José Guilherme Cecatti • Rodolfo de Carvalho Pacagnella • Marcella Pase Casasola • Samira El M. T. Haddad • Francisco Edson de Lucena Feitosa

MORTALIDADE MATERNA

A morte materna é definida como a morte de uma mulher durante a gestação ou até 42 dias após o seu término, independentemente da duração ou da localização da gravidez, devida a qualquer causa relacionada ou agravada pela gravidez ou por medidas em relação a ela, exceto causas acidentais ou incidentais. Sua ocorrência é estimada por meio da razão de mortalidade materna (RMM), que representa o número de óbitos maternos para cada 100 mil nascidos vivos.

O óbito de uma mulher no ciclo gravídico-puerperal é, obviamente, o desfecho mais grave dentro da cadeia de atenção à saúde materna. Esse evento trágico é, todavia, raro em termos absolutos, principalmente quando comparado a outras causas de mortalidade, como doenças cardiovasculares e neoplásicas (Figura 100.1). Alguns fatores que podem contribuir para a relativa baixa incidência de mortes maternas são, por exemplo, a ocorrência de gestação em mulheres em idade reprodutiva, ou seja, faixa etária com bom potencial biológico e baixa prevalência de morbidades crônicas e, ainda, o caráter transitório de maior parte das complicações obstétricas diretas.

No entanto, quando analisada a distribuição das mortes maternas entre as populações mundiais, é possível identificar a incidência quase exclusiva de óbitos maternos em locais de menores desenvolvimento e renda, associados a maior vulnerabilidade, sendo em torno de 99% dos casos encontrados em países de baixa e média renda. Tal disparidade de proporções pode ser igualmente observada dentro dos países, regiões, cidades e bairros, sempre preservando o caráter de distribuição irregular e inversamente proporcional às condições gerais de vida e desenvolvimento (Tabela 100.1).

O *lifetime risk*, que é a probabilidade de uma menina de 15 anos morrer de complicações na gravidez ou no parto ao longo de sua vida, pode ser 210 vezes maior para as mulheres que vivem em locais de menor desenvolvimento ou renda.

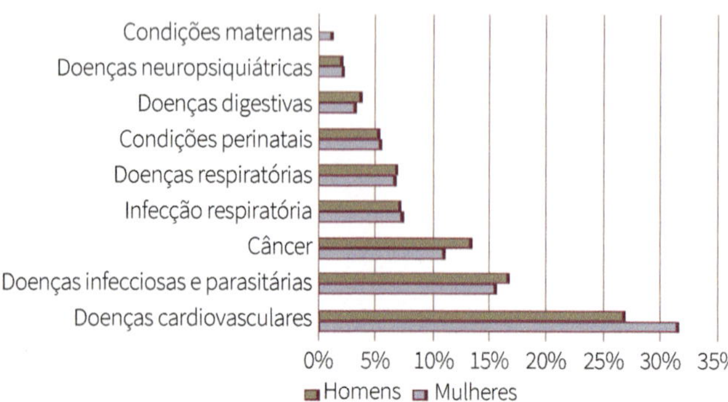

Figura 100.1 Distribuição dos óbitos por principais grupos de causa no mundo. (Adaptada de: WHO, 2008.)

Tabela 100.1 Estimativas da razão de mortalidade materna (RMM) e número de mortes maternas por região em 2017.

Região	RMM	Número absoluto de mortes de mulheres no ciclo gravídico-puerperal
Mundo	223	287.000
Europa ocidental e América do Norte	13	1.100
África Subsaariana	545	206.000

RMM: número de mortes para cada 100 mil nascidos vivos. (Adaptada de: WHO, 2019.)

Dessa forma, a morte materna é considerada um evento sentinela capaz de sinalizar a existência de problemas que permeiam diversos setores da estrutura populacional, não apenas no campo da saúde individual e coletiva, mas também relacionados à infraestrutura das cidades, condições de emprego, acesso à saúde, desigualdades sociais, questões étnicas, de gênero, econômicas, entre outras.

No Brasil, a razão de mortalidade materna apresentou queda acentuada a partir da década de 1990 (Figura 100.2). Todavia, o decréscimo foi aquém do esperado nas décadas subsequentes, apresentando, inclusive, certa estagnação na última (Figura 100.3). Acima de todo esse contexto, a eclosão da pandemia de covid-19 impactou profundamente a saúde materna brasileira. Em 2021, a RMM culminou no alarmante patamar de 107 mortes maternas por 100 mil nascidos vivos, retornando a valores de quase 30 anos atrás. Além disso, há diferenças regionais marcantes, com estados brasileiros em que a RMM é maior que 100 e outros em que os valores são tão baixos quanto os de países de alta renda.

Além do problema relacionado à morte da mulher, a mortalidade materna e suas precedentes complicações gestacionais estão intimamente relacionadas com a mortalidade infantil. A maior parcela dos óbitos de crianças abaixo de 1 ano de idade ocorre no período neonatal, consequentes, em sua maioria, de complicações advindas do período gestacional e periparto, como a prematuridade e seus desdobramentos mórbidos.

A ausência da mãe é bastante significativa em regiões onde o aleitamento materno é o principal determinante da sobrevivência infantil. A morte da mãe priva a criança da amamentação e dos cuidados maternos, aumentando a chance de desnutrição e mortalidade infantil. Um estudo feito em uma população rural de Bangladesh mostrou que a probabilidade de sobrevivência até os 10 anos das crianças cujas mães morreram foi de 24%, comparada com 89% para as crianças cujas mães estavam vivas. Os primeiros seis meses de vida foram o período com maior mortalidade dos lactentes, provavelmente porque houve suspensão do aleitamento materno.

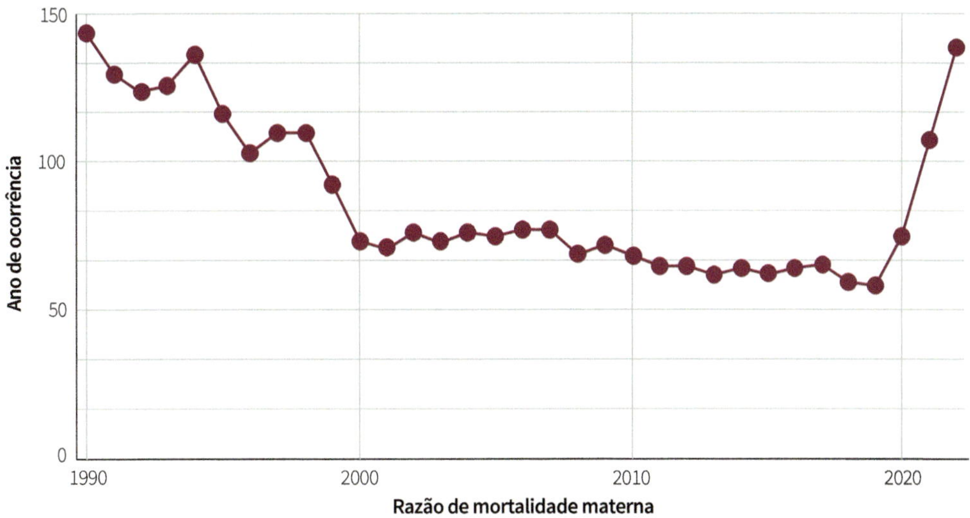

Figura 100.2 Evolução da razão de mortalidade materna (RMM) no Brasil, 1990-2022. Obs.: os dados de 2021 e 2022 ainda são preliminares. (Fonte: Brasil, 2024.)

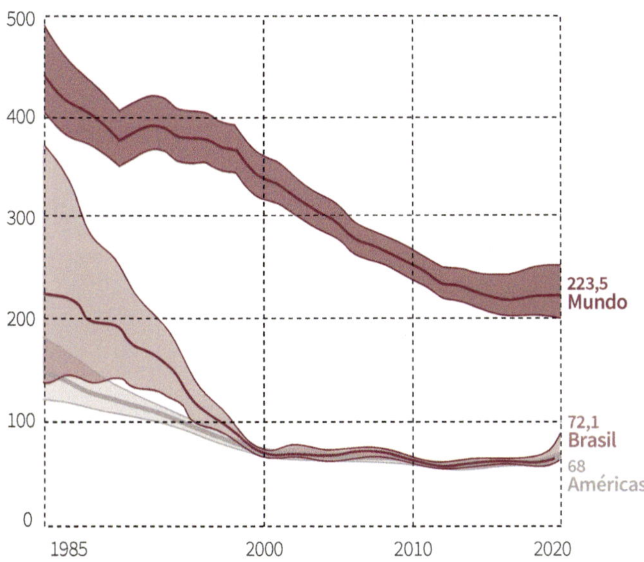

Figura 100.3 Evolução da razão de mortalidade materna (RMM) no Brasil e no mundo, 1985-2020. (Fonte: https://data.who.int/indicators/i/AC597B1.)

Tabela 100.2 Evolução da proporção de famílias com mulheres responsáveis pelo provento familiar.

Ano avaliado	Percentual de mulheres responsáveis pelo domicílio (%)
2016	40,3
2017	42,5
2018	44,1
2019	47,2
2020	46,3
2021	48,0
2022	51

O peso da morte de uma mulher em idade reprodutiva, especialmente no período da gestação, é maior do que o aumento das estatísticas de mortalidade. Em geral, a morte de uma mulher e a falta que ela faz em seu lar interfere em toda a estrutura familiar que se organiza em seu redor. Quando uma mulher morre ou fica doente durante ou logo após o parto, as consequências têm o potencial de afetar não apenas a própria mulher, mas também diretamente um número grande de membros da família e sua comunidade de várias maneiras.

Em se tratando das organizações sociais e familiares contemporâneas, pode-se analisar ainda o impacto negativo do óbito materno dentro dessa estrutura. Tendo em vista o número crescente de famílias sendo geridas exclusivamente por mulheres, aproximadamente 40% das famílias brasileiras segundo as Estatísticas de Gênero do Instituto Brasileiro de Geografia e Estatística (IBGE), a perda de uma mulher nessa fase pode representar o completo colapso do núcleo familiar, com possibilidade de comprometimento grave do desenvolvimento de seus descendentes (Tabela 100.2).

Ao longo do ciclo de vida de uma família, vários eventos são importantes. Situações que causam mudanças na organização familiar como nascimento de um novo filho, desemprego, separação conjugal, mudança de domicílio, violência e a presença de familiares com condições crônicas de saúde produzem transformações na rotina familiar e têm repercussões na organização dos indivíduos. No entanto, a morte de um membro da família é de extrema relevância para a reestruturação de um grupo familiar, sendo a morte de um dos pais um dos piores cenários. A morte materna pode ter efeitos sobre a saúde física e emocional dos sobreviventes, sejam os filhos, maridos ou outros membros da família (Tabela 100.3).

O dano individual e a carga familiar da morte materna levam a consequências sociais importantes pela perda de uma mulher econômica e socialmente ativa. Além disso, a interseção que os indicadores de mortalidade materna apresentam nos diversos setores da estrutura populacional e a correlação que possuem com inúmeras formas de desigualdades são os principais motivos para que a redução da mortalidade materna seja meta permanente entre os mais importantes objetivos nacionais e acordos internacionais para desenvolvimento global.

Os inquéritos sobre mortalidade materna foram o principal ponto de partida para o entendimento do processo de saúde, doença e morte em obstetrícia. O objetivo principal dessas pesquisas é entender os determinantes mais diretamente relacionados ao óbito para, enfim, fazer a proposição de medidas de correção por meio de ações em saúde, essencialmente.

Tabela 100.3 Potenciais efeitos da morte materna sobre filhos, família, comunidade e sociedade.

Efeitos potenciais	Nos filhos	Na família e no cuidado da casa	Na comunidade e na sociedade
Demográficos	Morte	Perda do componente familiar Dissolução ou reconstituição familiar	Perda do componente familiar Aumento do número de famílias monoparentais Aumento do número de órfãos
Econômicos	Trabalho Infantil	Redução da produtividade familiar Perda da contribuição do ente falecido Realocação de terra e trabalho Custo do tratamento médico e funeral Perda da capacidade de poupar Redução do consumo e investimentos Mudanças na gestão das finanças domésticas	Redução da produtividade Realocação de terra e trabalho Perda da capacidade de poupar Redução do consumo e investimentos Perda da contribuição do ente falecido Custo econômico de famílias monoparentais
Saúde	Doenças Falta de higiene Desnutrição Ferimentos/lesões	Redução da atividade laboral para tratamento de saúde Piora da saúde dos membros da família	Perda de produtividade laboral para tratamento de saúde
Psicológicos	Depressão Problemas de comportamento	Depressão e outros problemas psicológicos Problemas de comportamento Sofrimento dos entes queridos	Sofrimento Perda da coesão comunitária
Sociais	Isolamento social Perda da escolaridade Perda do cuidado e supervisão parental	Isolamento social Mudanças nos cuidados das crianças, idosos e deficientes	Mudança na responsabilidade pelo cuidado de crianças, idosos e deficientes Perda de lideranças comunitárias

Adaptada de: National Research Council, 2000.

AVALIAÇÃO DAS DEMORAS NA PROVISÃO DO CUIDADO

As diferenças observadas nas razões de mortalidade materna entre regiões de alta e de baixa renda são consequências das diferenças na oferta de cuidados obstétricos de urgência e emergência adequados, tanto quantitativa como qualitativamente. Ao se observarem as características das mortes maternas, percebe-se que muitas mulheres que morrem durante o período gestacional chegam às instituições de referência em condições graves de saúde que dificultam uma resposta adequada ou, mesmo quando recebem algum tipo de tratamento, esse tratamento ou não é adequado para a reverter a condição clínica ou é instituído em um momento muito tardio na evolução da doença.

Essas lacunas na assistência obstétrica foram claramente expostas durante a pandemia de covid-19. Devido à crise sanitária, as dificuldades de acesso oportuno foram ainda mais agravadas. Um estudo publicado em 2021 (Santos *et al.*, 2021) evidenciou que ao menos 23% das mortes maternas por covid-19 não foram admitidas em unidades de terapia intensiva, e que 33,6% das pacientes com insuficiência respiratória sequer foram entubadas. De fato, o tempo para a obtenção de cuidados adequados é o fator mais importante relacionado às mortes maternas. Isso foi observado já no início da década de 1990 por Thaddeus e Maine, que propuseram um modelo de entendimento desse processo: *three delays model*, ou o Modelo das Três Demoras (Figura 100.4).

A mortalidade materna, assim, é uma combinação de fatores inter-relacionados entre o início de uma complicação e seu tratamento adequado. A maioria das mortes maternas não pode ser atribuída a uma demora única, mas a uma combinação de fatores.

As demoras podem ocorrer em três fases:

- Fase I: demora na decisão de procurar cuidados pelo indivíduo e/ou família
- Fase II: demora em chegar a uma unidade de cuidados adequados de saúde

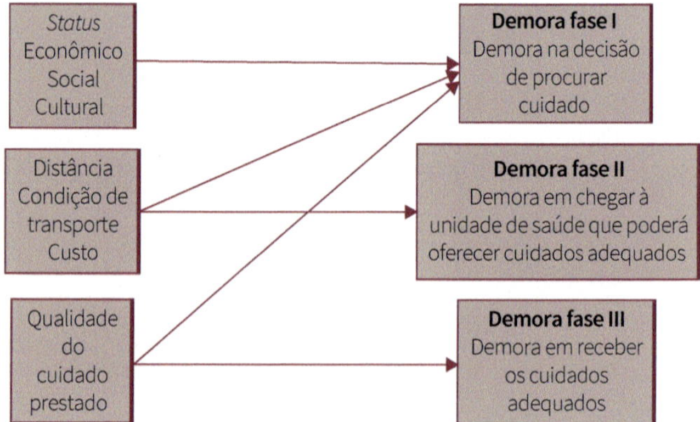

Figura 100.4 Modelo teórico das Três Demoras. (Adaptada de: Thaddeus e Maine, 1994.)

- Fase III: demora em receber os cuidados adequados na instituição de referência.

Como exemplo dessa possível interação, a distância e o custo são conhecidos obstáculos para a procura do cuidado em saúde. No entanto, a percepção individual sobre a qualidade do serviço de saúde pode ser mais relevante do que o custo pelo serviço. A decisão em procurar por serviço de saúde pode, também, ser regulada por questões de gênero e socioeconômicas. No entanto, uma decisão oportuna de procura por cuidado pode não ser suficiente para prevenir demoras, já que pode haver barreiras ao acesso aos serviços de saúde. Em regiões rurais, por exemplo, uma mulher com uma complicação aguda pode encontrar o serviço de saúde mais próximo equipado apenas para assistência básica, sem acesso oportuno aos centros regionais de referência, equipados para lidar com determinadas situações.

Finalmente, chegar ao local adequado pode, mais uma vez, não ser o suficiente para conseguir a devida assistência, já que podem existir limitações com relação ao treinamento da equipe, ausência de materiais essenciais e drogas, processos administrativos morosos e conduções clínicas equivocadas.

Estudos mostram que existe correlação positiva entre o número de demoras e a gravidade do desfecho materno, evidenciando o caráter de evitabilidade da mortalidade materna através da provisão de cuidado adequado e oportuno. Nesse sentido, a redução da mortalidade materna é extremamente sensível à instituição de cuidados obstétricos de emergência adequados (Tabela 100.4).

Apesar de todos os esforços científicos e de políticas públicas nesse sentido, iniciados desde meados da década de 1980, ao final de 2015 os países não conseguiram alcançar a quinta Meta de Desenvolvimento do Milênio das Nações Unidas, que estabelecia a necessidade de redução de 75% da RMM globalmente. Em 2016, os novos objetivos para o desenvolvimento sustentável (ODS) foram propostos, estabelecendo orientações para os próximos 15 anos com relação à redução da mortalidade materna (Tabela 100.5).

A análise de mortes maternas brasileiras até 2019 demonstrou uma redução de 55% dos óbitos entre 1990 e 2015, com decréscimo acentuado até 2001 e subsequente estabilização. Desse modo, o Brasil não alcançou o objetivo relativo à saúde materna estabelecido pelo ODS-2015. Além disso, conforme estimativas de 2018, o país tampouco alcançará a meta estabelecida para 2030, mesmo quando se considerarem as razões de mortalidade materna prévias à pandemia de covid-19 (Figura 100.5).

MORBIDADE MATERNA GRAVE E *NEAR MISS*

No entanto, mesmo nos contextos de alta mortalidade materna, em números absolutos, a morte de uma mulher é um evento relativamente raro. E isso é uma barreira ao estudo dos determinantes da morte materna e de sua reversão. Além disso, por debaixo dos números de morte materna, há um número maior de mulheres que apresentam condições clínicas de gravidade que as colocam em risco de morrer.

Tabela 100.4 Modelo das Três Demoras.

Demora Fase 1 – Demora na procura pelo atendimento pelo paciente e seus familiares Exemplos: desconhecimento de sinais de gravidade, custo do serviço ou deslocamento, longa distância para o serviço, ausência de transporte
Demora Fase 2 – Demora no acesso ao serviço de saúde Exemplos: problemas com referência e contrarreferência para nível adequado de assistência, transporte pelo serviço de emergência, central reguladora de vagas, peregrinação
Demora Fase 3 – Demora no recebimento do cuidado adequado Exemplos: diagnóstico tardio ou equivocado, tratamento tardio ou equivocado, falta de suprimentos e insumos, falta de pessoal treinado ou qualificado para a assistência

Tabela 100.5 ODS 3 – Assegurar uma vida saudável e promover bem-estar para todos e todas, em todas as idades.

Relativos à saúde reprodutiva, materna, neonatal e infantil
3.1. Redução da RMM global para menos de 70 mortes para cada 100 mil nascidos vivos (redução anual necessária de 7,5%)
3.2. Acabar com as mortes evitáveis de recém-nascidos e crianças menores de 5 anos, com todos os países objetivando reduzir a mortalidade neonatal para menos de 12 por 1.000 nascidos vivos e a mortalidade de crianças menores de 5 anos para menos de 25 por 1.000 nascidos vivos
3.7. Até 2030, assegurar o acesso universal aos serviços de saúde sexual e reprodutiva, incluindo o planejamento familiar, informação e educação, bem como a integração da saúde reprodutiva em estratégias e programas nacionais

Adaptada de: United Nations, 2015.

Paralelamente e como consequência dos estudos de mortalidade, foi despertada uma necessidade crescente de melhor definir e identificar as situações obstétricas de maior gravidade que antecedem o desfecho óbito. Para essas condições, deu-se o nome de morbidade materna grave (MMG).

Nos primórdios dos estudos sobre MMG, cada grupo de pesquisadores definia e adotava uma classificação particular das condições que eram entendidas como mais graves. Havia uma classificação que definia MMG como um conjunto de critérios diagnósticos de morbidades obstétricas (p. ex., hemorragia grave, pré-eclâmpsia grave) e outra que utilizava critérios de disfunção orgânica e manejo ao grupo de condições clínicas (como internação em unidade de terapia intensiva e histerectomia).

Essa disparidade de classificações prejudicava a comparação entre os resultados dos estudos e a definição de conclusões que permitissem clarear o entendimento sobre o processo de adoecimento e evolução para desfechos maternos graves. Diante dessa dificuldade, a Organização Mundial da Saúde (OMS) buscou solucionar a questão por meio da padronização de critérios definidores de MMG (Tabela 100.6).

Entende-se por MMG o conjunto das condições potencialmente ameaçadoras à vida (CPAV) e aquelas ameaçadoras à vida (CAV), que representam uma fase de maior disfunção orgânica em um *continuum* de morbidade (Figura 100.6).

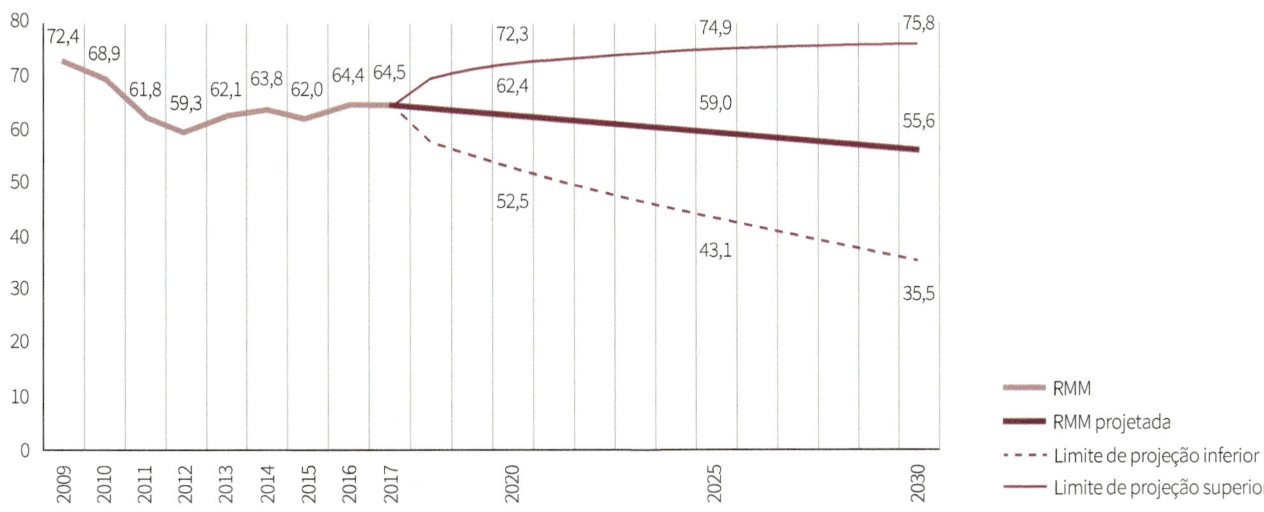

Figura 100.5 Evolução da razão de mortalidade materna (RMM) no Brasil entre 2009 e 2017, e projeção desse indicador até o ano 2030.

Tabela 100.6 Critérios de morbidade materna grave (condições potencialmente ameaçadoras à vida e *near miss*) da Organização Mundial da Saúde (OMS).

Condições potencialmente ameaçadoras à vida
Complicações maternas graves
Hemorragia pós-parto grave
Pré-eclâmpsia grave
Eclâmpsia
Sepse ou infecção sistêmica grave
Rotura uterina
Complicações graves do abortamento
Intervenções críticas ou uso da unidade de terapia intensiva
Internação em uma unidade de terapia intensiva
Radiologia intervencionista
Laparotomia (inclui histerectomia, exclui cesáreas)
Uso de hemoderivados
Near miss
Critérios clínicos
Cianose aguda
Gasping
Frequência respiratória > 40 ou < 6
Choque
Oligúria não responsiva a fluidos ou diuréticos
Distúrbio de coagulação
Perda de consciência durante 12 h ou mais
Ausência de consciência e ausência de pulso/batimento cardíaco
Acidente vascular cerebral
Convulsão não controlada/paralisia total
Icterícia na presença de pré-eclâmpsia
Critérios laboratoriais
Saturação de oxigênio < 90% por > 60 min
$PaO_2/FiO_2 < 200$
Creatinina ≥ 300 mmol/ℓ ou ≥ 3,5 mg/dℓ
Bilirrubina ≥ 100 mmol/ℓ ou ≥ 6,0 mg/dℓ
pH < 7,1
Lactato > 5
Trombocitopenia aguda (< 50.000 plaquetas)
Ausência de consciência e presença de glicose e cetoacidose na urina
Critérios de manejo
Uso de droga vasoativa contínua
Histerectomia puerperal por infecção ou hemorragia
Transfusão de ≥ 5 unidades de concentrado de hemácias
Intubação e ventilação por tempo ≥ 60 min, não relacionada com anestesia
Diálise para insuficiência renal aguda
Reanimação cardiopulmonar (RCP)

Adaptada de: Say *et al.*, 2009; WHO, 2011.

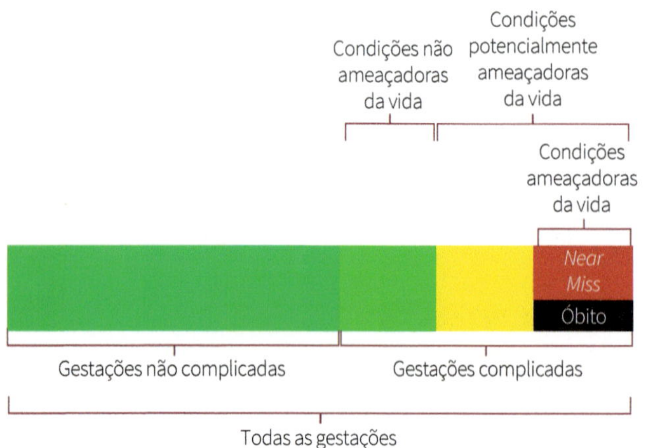

Figura 100.6 *Continuum* de morbidade. (Adaptada de Say *et al.*, 2009.)

A Figura 100.7 aponta que a maioria das gestações possui evolução favorável, sem complicações. Aproximadamente 15% das gestantes, no entanto, vivenciam alguma complicação, sendo em sua maioria uma condição não ameaçadora à vida (CNAV), por exemplo, infecção urinária baixa, hipertensão gestacional leve.

Dessas mulheres com complicações, boa parte se recupera sem sequelas e uma minoria segue no *continuum* de morbidade, apresentando uma condição mais grave que as coloca em potencial risco de morrer (CPAV), como sepse de foco urinário e pré-eclâmpsia grave. Mais uma vez, boa parte dessas mulheres termina a gestação sem desfechos negativos significativos, especialmente se prontamente diagnosticadas e tratadas.

Porém, uma pequena parcela pode ter sua situação agravada com o estabelecimento de uma condição ameaçadora à vida, em que existe algum grau de disfunção ou falência orgânica, como choque séptico (com necessidade de intubação e uso de drogas vasoativas) e síndrome HELLP (com menos de 50.000 plaquetas ou distúrbios de coagulação). As mulheres que apresentam CAV possuem dois desfechos possíveis, o óbito ou a recuperação. Aquelas que se recuperam e não morrem são denominadas "*near miss* materno (NM)". A confirmação dessa condição, portanto, só pode acontecer de forma retrospectiva.

Entende-se que as mulheres que morrem e as mulheres que quase morreram (*near miss*) são iguais com relação ao grau de disfunção orgânica, apresentando determinantes semelhantes no processo de adoecimento, sendo, contudo, o desfecho óbito sua única diferença. Denomina-se, ainda, "desfecho materno grave" a soma dos casos de óbito materno e de *near miss*.

O termo *near miss* é oriundo da aeronáutica, sendo utilizado para descrever eventos de "quase perda" ou "quase dano" na análise de possíveis acidentes aéreos. Quando uma colisão ou acidente é evitado, seja pelo acaso ou porque medidas de correção de rota ou panes são adotadas prontamente, define-se esse evento como *near miss*. Essas ocorrências são consideradas sentinelas para o estudo de falhas no processo de trabalho na área.

Considerando que uma mulher gravemente doente, com falência orgânica (com CAV) pode sobreviver pelo "acaso" ou, mais logicamente, por potencialidades biológicas e genéticas individuais que garantem sua recuperação, ou, ainda, porque medidas corretivas foram adotadas precoce e adequadamente, o termo *near miss* se mostrou conveniente para uso em obstetrícia e para denominação oficial de um conceito.

Define-se *near miss* materno, então, como uma mulher que teve falência de algum órgão ou função e quase morreu, mas sobreviveu a uma complicação ameaçadora da vida durante a gestação, parto ou nos primeiros 42 dias de puerpério. De maneira mais pragmática, em 2009, a OMS definiu critérios a partir dos quais se pode identificar mulheres que possuem diferentes graus de morbidade materna utilizando-se algumas condições clínicas, critérios de manejo clínico e critérios laboratoriais para identificação de casos de gravidade.

A presença de qualquer critério de CPAV identifica uma mulher com risco de morte por complicações na gestação. A presença de qualquer critério de *near miss* (clínico, laboratorial ou de manejo) identifica uma mulher com falência orgânica que pode evoluir para óbito, ou, se sobreviver, será considerada *near miss*.

ESTRATÉGIA DE ANÁLISE DO *NEAR MISS* MATERNO

A análise dos casos de MMG e *near miss*, principalmente quando em associação com a avaliação da mortalidade, traz uma série de grandes vantagens para o entendimento dos determinantes associados aos desfechos graves e elaboração de medidas corretivas. Entre eles estão o número expressivamente maior de MMG com relação à mortalidade, a presença da mulher que sobreviveu à doença como fonte de informação sobre o processo vivenciado e a possibilidade de análise da adequação da assistência obstétrica prestada pelos serviços de saúde.

Estudos mostram relações de prevalência de 8,3 a 12,9 casos de NM para cada 1.000 nascidos vivos e até 30 casos de NM para cada óbito. Considerando que, mesmo em locais com elevadas RMM, os números absolutos de mortes normalmente são insuficientes para a definição de padrões de demoras passíveis de correção, a avaliação de um montante de casos elevadas vezes maior pode permitir análises mais robustas.

Diversas pesquisas coletaram, sob a perspectiva da mulher com *near miss*, relatos de elementos importantes que certamente não seriam obtidos por meio da revisão de prontuários e declarações, como é realizado nas tradicionais investigações de mortalidade. Essa avaliação acrescenta aos inquéritos maior capacidade em obter conclusões válidas, dada a similaridade de características entre a mulher que sobrevive e aquela que morre.

A avaliação da qualidade da assistência obstétrica prestada não pode ser realizada apenas constatando-se o número de óbitos maternos ocorridos em determinadas instituições e serviços. Sabe-se que serviços de referência para o atendimento de alto risco possuem maior chance de apresentar mortes do que locais que lidam com mulheres com risco habitual. No entanto, a capacidade do serviço em evitar o óbito de mulheres gravemente doentes é uma forma de avaliar a qualidade.

Nesse sentido, a análise da MMG e *near miss* possibilita a estratificação do total da população obstétrica em categorias de mulheres com graus semelhantes de disfunção. A partir dessa definição, pode-se estimar o risco de óbito de cada categoria e, posteriormente, verifica-se o número de óbitos de fato ocorridos em cada uma delas. Essa comparação, entre a razão de mortalidade padronizada e o número absoluto de óbitos ocorridos, permite a estimativa de quantas mortes foram evitadas ou não em relação ao que seria esperado, pressupondo maior ou menor desempenho do serviço, respectivamente.

Por outro lado, é importante destacar que evitar a morte de uma mulher no ciclo gravídico-puerperal, em si, não pode ser compreendido como um perfeito ajuste da assistência obstétrica. Diversas repercussões negativas estão sendo identificadas como consequentes dessas experiências na vida dessas mulheres. Neste ponto, talvez, encontra-se a maior diferença entre a definição do *near miss* da aeronáutica e da obstetrícia.

Diferentemente do que ocorre ao se evitar um acidente aéreo, a mulher que vivencia uma situação de MMG pode apresentar danos secundários e a longo prazo subsequentes, como estresse pós-traumático, redução de sua capacidade reprodutiva, redução de suas funcionalidades, percepção de uma pior qualidade de vida, transtornos sexuais, psicológicos e orgânicos, perda ou redução de sua inserção social, econômica, entre outros.

Mais uma vez, a presença da mulher para auxiliar na aquisição de informações e o maior número de casos de MMG são fatores essenciais para o estudo dos determinantes de adoecimento e mortalidade materna. Tais fatores podem garantir, portanto, não somente o entendimento das demoras que levam ao óbito, como também os fatores que propiciam o avanço de complicações leves em disfunções graves (Tabela 100.7).

AÇÕES PARA A PROMOÇÃO DE SAÚDE E REDUÇÃO DE MORTALIDADE MATERNA

O aperfeiçoamento da prática durante toda a cadeia de cuidados à saúde reprodutiva, sexual e materna é essencial para melhorar a saúde das mulheres e evitar complicações, principalmente aquelas relacionadas ao ciclo gravídico-puerperal.

Essas ações devem abranger estratégias de educação e acesso ao planejamento familiar, saúde sexual, assistência pré-natal, cuidado com urgências, emergências, no momento intraparto, pós-parto e, novamente, retornando ao planejamento familiar.

Aperfeiçoar toda a cadeia de cuidados à saúde reprodutiva, sexual e materna é essencial para melhorar a saúde das mulheres, evitando complicações, principalmente as relacionadas com o ciclo gravídico-puerperal. Essas ações devem incluir a disponibilidade universal de cuidados obstétricos adequados e oportunos. Além da cobertura de intervenções para a redução de causas diretas e indiretas de mortes maternas, idealmente devem ser consideradas demandas do acesso também à saúde sexual e reprodutiva, principalmente para as populações vulneráveis.

A morte materna é um evento prevenível que se posiciona como um alerta para falhas no cuidado prestado, podendo ser considerada uma forma de negligência. Vários fatores têm sido apontados como contribuintes para a manutenção das elevadas razões de mortalidade materna brasileiras, incluindo a qualidade dos serviços de saúde, as altas taxas de cesarianas desnecessárias e a falta de integração entre cuidados de pré-natal, assistência ao parto e pós-parto.

É importante compreender que a maioria das complicações maternas graves ocorre sem fator de risco previamente identificado, manifestando-se por meio de complicações agudas e de instalação rápida, como é o caso da eclâmpsia e das hemorragias

Tabela 100.7 Indicadores de *near miss* e mortalidade.

Razão de desfecho materno grave (RDMG): número de mulheres com condições ameaçadoras à vida (CAV + MM) por 1.000 nascidos vivos (NV). Este indicador fornece uma estimativa da quantidade de cuidado e recursos que seriam necessários em uma área ou em um serviço [RDMG = (NMM + MM)/NV]
Razão de *near miss* materno (RNM): número de casos de *near miss* materno por 1.000 nascidos vivos (RNM = NMM/NV). De modo similar ao RDMG, esse indicador apresenta uma estimativa sobre o volume de cuidado e recursos que seriam necessários em uma área ou em um serviço
Razão de mortalidade do *near miss* materno (NMM: 1 MM): razão entre casos de *near miss* e óbitos maternos. Razões mais altas indicam atendimento melhor
Índice de mortalidade: número de óbitos maternos dividido pelo número de mulheres com condições ameaçadoras à vida, expresso como um percentual [IM = MM/(NMM + MM)]. Quanto mais alto for o índice, mais mulheres com condições ameaçadoras à vida morrem (baixa qualidade de atendimento), e quanto menor for o índice, menos mulheres com condições ameaçadoras à vida morrem (melhor qualidade de atendimento)
Indicadores de desfecho perinatal (p. ex., taxas de mortalidade perinatal, mortalidade neonatal ou natimortos) no contexto do *near miss* materno podem ser úteis para complementar a avaliação sobre a qualidade do atendimento

MM: mortalidade materna. (Adaptada de: WHO, 2011.)

puerperais. A peregrinação e as demoras relacionadas com a dificuldade de acesso aos serviços de emergência impactam diretamente nos desfechos graves e nas mortes maternas.

Embora a chegada tardia ao serviço de saúde impacte profundamente a oportunidade de manejo dessas pacientes, o cuidado obstétrico após a admissão também é determinante no desfecho da paciente, podendo determinar quando uma mulher morrerá ou irá tornar-se um caso de *near miss*.

Desse modo, acessar o serviço de saúde não é suficiente, sendo necessária a organização do sistema para que a paciente acesse o local mais adequado e receba a assistência necessária. Esses entraves relacionados com o acesso a serviços e, principalmente, com o cuidado adequado foram especialmente evidenciados com o agravo da pandemia de covid-19. A sobrecarga dos serviços revelou muitas das fragilidades do sistema de saúde. No decorrer da evolução da pandemia no Brasil, a saúde materna foi fortemente prejudicada, e, em junho de 2020, o Brasil sozinho já havia superado o total de mortes maternas relatadas no restante do mundo inteiro (Nakamura-Pereira, 2020).

A pandemia de covid-19 expôs e agravou sobremaneira as fragilidades já existentes no sistema de saúde, evidenciando falhas significativas na capacidade de resposta às urgências obstétricas, na equidade de utilização de serviços e na capacidade de manutenção dos serviços de saúde sexual e reprodutiva. Estima-se que, entre as mortes maternas brasileiras por covid-19, uma boa parcela das pacientes não teve acesso a serviços de terapia intensiva (44%) ou sequer recebeu suporte ventilatório (29%), refletindo importantes barreiras encontradas pelas pacientes com necessidade de acessar os serviços e a assistência adequada.

A pandemia de covid-19 não impactou a saúde materna apenas por meio do aumento de mortes maternas por causas indiretas. Entre os países de baixa renda, observou-se uma notável ruptura de acesso a serviços, como planejamento familiar, tratamento de doenças sexualmente transmissíveis, aborto seguro e continuidade de cuidados pré-natais e pós-natais. Desse modo, uma situação de crise sanitária foi capaz de desvendar dificuldades de acesso a direitos básicos, como o direito sexual e reprodutivo.

Nesse contexto, observa-se um paradoxo na oferta de saúde materna. Ao passo que melhoraram quase todos os outros indicadores da saúde materna e das mulheres, bem como o acesso aos serviços de saúde, não se nota melhora substancial nas razões de mortalidade materna no Brasil e no mundo. Mais que esperar que o desenvolvimento econômico possa trazer benefícios para a redução e mortalidade materna, o que impacta a redução da mortalidade materna são os investimentos na melhoria das condições de saúde das mulheres. Mas isso só é possível quando se reduzir o impacto das diferenças de gênero na priorização dos investimentos em saúde.

Em outras palavras, as mulheres nascem com os riscos de morte inerentes à capacidade reprodutiva, o que representa uma característica biológica decorrente da diferença sexual. No entanto, a falta de investimentos para a redução dos riscos biológicos é consequência da diferença do papel de homens e mulheres na sociedade.

Essa diferença fica clara quando se observa a falta de autonomia das mulheres, seja com relação ao acesso a métodos de planejamento familiar adequados (o que reduziria as chances de complicações na gravidez por reduzir a frequência de gestações), seja pela dependência financeira e social que influencia na decisão de buscar ajuda médica por complicações durante a gestação.

Hoje já existe tecnologia apropriada e suficiente para promover redução da mortalidade materna, o que falta é vontade política de colocar essas tecnologias existentes em prática. Falta reconhecimento de que a emancipação feminina é um pré-requisito para o desenvolvimento social; falta mudança na perspectiva de gênero presente nas decisões políticas que tratam da redução da mortalidade materna.

A discriminação de gênero ocorre em todas as etapas da vida das mulheres, seja pela prática de aborto seletivo em alguns locais (em que se busca um filho homem), pela negligência de cuidados a crianças do sexo feminino ou pelo acesso precário à saúde das mulheres. Ao se tratar das questões de saúde materna, deve-se reconhecer que a morte de mulheres no ciclo gravídico-puerperal não é decorrente apenas de sua condição biológica, mas é consequência de um sistema social baseado na diferença de gênero. Assim, tanto os estudos quanto os investimentos para a redução da mortalidade materna têm de romper a barreira do gênero e tornar visível essa diferença.

REFERÊNCIAS BIBLIOGRÁFICAS

ABOUZAHR, C. A. Safe motherhood: a brief history of the global movement 1947-2002. *British Medical Bulletin*, v. 67, n. 1, p. 13-25, 2003.

ALKEMA, L. *et al.* United Nations Maternal Mortality Estimation Inter-Agency Group collaborators and technical advisory group. Global, regional, and national levels and trends in maternal mortality between 1990 and 2015, with scenario-based projections to 2030: a systematic analysis by the UN Maternal Mortality Estimation Inter-Agency Group. *The Lancet*, v. 387, n. 10017, p. 462-474, 2016.

ARAUJO, M. J.; DINIZ, C. S. G. The campaign in Brazil: from the technical to the political. In: Maternal mortality and morbidity: a call to women for action. *Amsterdam: Women's Global Network for Reproductive Rights and the Latin American & Caribbean Women's Health Network/ISIS International*, 1990.

BRASIL. Ministério da Saúde. *DATASUS*. Disponível em: http://www2.datasus.gov.br/DATASUS/index.php?area=0205.

BRASIL. Ministério da Saúde. *DATASUS*. Tabnet. Brasília, DF: Ministério da Saúde, 2024.

CHARLES, C. M. *et al.* The SARS-CoV-2 pandemic scenario in Africa: What should be done to address the needs of pregnant women? *International Journal of Gynecology & Obstetrics*, v. 151, n. 3, p. 468-470, 2020.

CHARLES, C. M. *et al.* Comparison of contraceptive sales before and during the COVID-19 pandemic in Brazil. *The European Journal of Contraception & Reproductive Health Care*, v. 27, n. 2, p. 115-120, 2022.

COSTA, M. L.; CHARLES, C. M. COVID-19 in pregnancy: evidence from LMICs. *The Lancet Global Health*, v. 10, n. 11, p. e1545-e1546, 2022.

DE MUCIO, B. *et al.* Latin American Near Miss Group (LANe-MG). Maternal near miss and predictive ability of potentially life-threatening conditions at selected maternity hospitals in Latin America. *Reproductive Health*, v. 13, n. 1, p. 1-10, 2016.

DEMARZO, M. Dinâmica familiar, morte dos pais e saúde da criança. *Revista Brasileira do Crescimento e Desenvolvimento Humano*, v. 21, n. 3, p. 755-758, 2011.

DIAS, M. A. *et al.* Incidence of maternal near miss in hospital childbirth and postpartum: data from the Birth in Brazil study. *Cadernos de Saúde Pública*, v. 30, p. S169-S181, 2014.

DINIZ, S. G. Gender, maternal health and the perinatal paradox. *Revista Brasileira do Crescimento e Desenvolvimento Humano*, v. 19, n. 2, p. 313-326, 2009.

DOWSWELL, T. *et al.* Alternative versus standard packages of antenatal care for low-risk pregnancy. *Cochrane Database of Systematic Reviews*, n. 7, 2015.

KAUNITZ, A. M. *et al.* Perinatal and maternal mortality in a religious group avoiding obstetric care. *American Journal of Obstetrics and Gynecology*, v. 150, n. 7, p. 826-831, 1984.

MAINE, D. *Safe Motherhood Programs: Options and Issues*. New York: Center for Population and Family Health, Columbia University, 1991.

MANTEL, G. D. *et al.* Severe acute maternal morbidity: a pilot study of a definition for a near-miss. *BJOG*, v. 105, n. 9, p. 985-990, 1998.

NAKAMURA-PEREIRA, M. *et al.* COVID-19 and maternal death in brazil: an invisible tragedy. *Revista Brasileira de Ginecologia e Obstetrícia*, v. 42, n. 8, p. 445-447, 2020.

NATIONAL RESEARCH COUNCIL. *The Consequences of Maternal Morbidity and Maternal Mortality*. Washington, DC: National Academy Press, 2000. p. 44.

OKONOFUA, F. *et al.* Views of senior health personnel about quality of emergency obstetric care: a qualitative study in Nigeria. *PLoS One*, v. 12, n. 3, 2017.

PACAGNELLA, R. C. *et al.* Rationale for a long-term evaluation of the consequences of potentially life-threatening maternal conditions and maternal "near-miss" incidents using a multidimensional approach. *Journal of Obstetrics and Gynecology Canada*, v. 32, n. 8, p. 730-738, 2010.

PACAGNELLA, R. C. *et al.* Delays in receiving obstetric care and poor maternal outcomes: results from a national multicentre cross-sectional study. *BMC Pregnancy and Childbirth*, v. 14, p. 1-15, 2014.

PACAGNELLA, R. C. *et al.* Maternal mortality in Brazil: proposals and strategies for its reduction. *Revista Brasileira de Ginecologia e Obstetrícia*, v. 40, n. 9, p. 501-506, 2018.

RONSMANS, C. *et al.* Effect of parent's death on child survival in rural Bangladesh: a cohort study. *The Lancet*, v. 375, n. 9730, p. 2024-2031, 2010.

ROSENFIELD, A.; MAINE, D. Maternal mortality – a neglected tragedy. Where is the M in MCH? *The Lancet*, v. 2, n. 8446, p. 83-85, 1985.

ROSENFIELD, A.; MAINE, D.; FREEDMAN, L. Meeting MDG-5: an impossible dream? *The Lancet,* v. 368, n. 9542, p. 1133-1135, 2006.

SANTOS, D. S. *et al.* Disproportionate impact of covid-19 among pregnant and postpartum Black Women in Brazil through structural racism lens. *Clinical Infectious Diseases*, v. 72, n. 11, p. 2068-2069, 2021.

SAY, L. *et al.* Maternal near miss – towards a standard tool for monitoring quality of maternal health care. *Best Practice & Research Clinical Obstetrics & Gynecology*, v. 23, n. 3, p. 287-296, 2009.

SZWARCWALD, C. L. *et al.* Estimação da razão de mortalidade materna no Brasil, 2008-2011. *Cadernos de Saúde Pública*, v. 30, p. S71-S83, 2014.

TAKEMOTO, M. S. L. *et al.* Maternal mortality and COVID-19. *The Journal of Maternal-Fetal & Neonatal Medicine*, v. 35, n. 12, p. 2355-2361, 2020.

THADDEUS, S.; MAINE, D. Too far to walk: maternal mortality in context. *Social Science & Medicine*, v. 38, n. 8, p. 1091-1110, 1994.

UNITED NATIONS. *Global strategy for women's, children's and adolescents' health, 2016-2030*. New York: United Nations, 2015. Disponível em: https://platform.who.int/data/maternal-newborn-child-adolescent-ageing/global-strategy-data.

UNITED NATIONS. Progress towards the Sustainable Development Goals. *Report of the Secretary-General, Economic and Social Council.* New York: United Nations, 2017. Disponível em: https://digitallibrary.un.org/record/1627573?v=pdf.

UNITED NATIONS. *The Millennium Development Goals Report 2015*. New York: United Nations, 2015. Disponível em: http://www.un.org/millennium-goals/2015_MDG_Report/pdf/MDG%202015%20rev%20(July%201).pdf.

WATERSTONE, M.; BEWLEY, S.; WOLFE, C. Incidence and predictors of severe obstetric morbidity: case-control study. *British Medical Journal*, v. 322, n. 7294, p. 1089-1093, 2001.

WORLD HEALTH ORGANIZATION (WHO). *Avaliação da qualidade do cuidado nas complicações graves da gestação*. A abordagem do near miss da OMS para a saúde materna. Montevidéu: WHO, 2011. Disponível em: http://www.paho.org/clap/index.php?option=com_docman&view=download&category_slug=salud-de-mujer-reproductiva-materna-y-perinatal&alias=407-avaliacao-da-qualidade-do-cuidado-nas-complicacoes-graves-da-gestacao-a-abordagem-do-near-miss-2&Itemid=219&lang=es.

WORLD HEALTH ORGANIZATION (WHO). *The global burden of disease*: 2004 update. Geneva: WHO, 2008. Disponível em: https://www.who.int/publications/i/item/9789241563710.

WORLD HEALTH ORGANIZATION (WHO). *Trends in maternal mortality 2000 to 2017*: estimates by WHO, UNICEF, UNFPA, World Bank Group and the United Nations Population Division. Geneva: WHO, 2019. Disponível em: https://www.unfpa.org/featured-publication/trends-maternal-mortality-2000-2017#:~:text=The%20global%20estimates%20for%20the,an%20estimated%20451%2C000%20maternal%20deaths.

WORLD HEALTH ORGANIZATION (WHO). *Trends in maternal mortality 2000 to 2020*: estimates by WHO, UNICEF, UNFPA, World Bank Group and UNDESA/Population Division. Geneva: WHO, 2023. Disponível em: https://www.who.int/publications/i/item/9789240068759.

WORLD HEALTH ORGANIZATION (WHO), UNICEF, UNFPA and the World Bank. *Trends in maternal mortality*: 1990 to 2015. Geneva: WHO, 2015. Disponível em: http://apps.who.int/iris/bitstream/10665/194254/1/9789241565141_eng.pdf?ua=1.

CAPÍTULO 101

Uso de Hemoderivados em Obstetrícia

Alexandre Massao Nozaki • Lucas Barbosa da Silva • Audrey Krüse Zeinad

INTRODUÇÃO

Na gravidez, uma série de modificações fisiológicas ocorrem no sistema cardiovascular, hemodinâmico e hemostático com o objetivo de evitar a perda sanguínea excessiva durante o parto e o puerpério. O aumento do volume sanguíneo (em torno de 30 a 50%) inicia-se no primeiro trimestre, atingindo um platô de estabilidade nos últimos 3 meses de gravidez. Essa hipervolemia fisiológica ocorre à custa do aumento no volume plasmático (40 a 50%), e um aumento proporcionalmente inferior da massa eritrocitária (20 a 30%). Isso promove hemodiluição e consequente "anemia fisiológica", com a concentração de hemoglobina atingindo seus menores valores ao redor de 28 a 34 semanas. O fluxo sanguíneo nas artérias uterinas se eleva na gravidez (10 vezes), atingindo 450 a 750 mℓ/minuto no termo. Nessa adaptação protetiva, o sistema hemostático apresenta elevação de alguns fatores de coagulação (I, VII, VIII, IX, X e fator de Von Willebrand) e redução da proteína S livre, um anticoagulante natural. A hipervolemia fisiológica leva ao surgimento dos primeiros sinais de choque somente quando há perdas acima de 1,5 ℓ de sangue (equivalente a 25% do volume sanguíneo total) e promove uma coagulopatia de consumo mais precoce em relação ao adulto normal. Todas essas alterações dificultam o diagnóstico dos quadros hemorrágicos graves e discrasias sanguíneas na gestação, já que há um retardo na apresentação dos sinais e sintomas de hipovolemia e choque. A velocidade e a magnitude do sangramento equivalem à de um paciente politraumatizado (Surbek *et al.*, 2020). Este capítulo trata do uso de hemoderivados nas situações de hemorragia obstétrica.

ESTIMATIVA DA PERDA SANGUÍNEA

Os métodos de medição da perda sanguínea (coletores adaptados para cesárea e parto vaginal, pesagem de compressas e campos cirúrgicos) são pouco precisos na estimativa do volume de sangramento, e por vezes pouco utilizados, seja pelas dificuldades técnicas ou pelo custo. A estimativa visual da perda sanguínea é imprecisa e subestima o volume de sangramento (acurácia inversamente proporcional ao volume de sangue perdido), estando associada a importantes variações inter e intraobservadores. Isso acaba por levar a atrasos no reconhecimento e no tratamento da hemorragia pós-parto (HPP) (OPAS, 2018). Fatores como anemia e baixo índice de massa corporal maternos podem levar à instabilidade hemodinâmica, mesmo em casos de sangramento leve. Dessa maneira, é crucial considerar os sintomas esperados em relação à perda de sangue, levando em conta as características individuais da paciente, para orientar as estratégias de tratamento (Le Bas *et al.*, 2014; Sebghati e Chandraharan, 2017; Muñoz *et al.*, 2019). Por isso, são necessários a realização de treinamentos e o uso de parâmetros mais confiáveis para a avaliação hemodinâmica e necessidade transfusional da paciente (Prevention and Management of Postpartum Haemorrhage, 2017).

A utilização da pressão arterial como marcador único para sinais de hipovolemia não é suficiente e outras medidas, como frequência cardíaca (FC), frequência respiratória (FR), saturação periférica de oxigênio, cor da pele e temperatura, devem ser consideradas. No caso de HPP grave e contínua, o estado de perfusão pode ser avaliado com gasometria arterial ou venosa, em busca de acidose láctica. Diretrizes atuais para o manejo de sangramento perioperatório grave não recomendam o uso da pressão venosa central (PVC) e da pressão de oclusão da artéria pulmonar como as únicas variáveis para orientar a fluidoterapia e a otimização da pré-carga durante sangramento grave. Em vez disso, a avaliação dinâmica da responsividade a fluidos e a medição não invasiva do débito cardíaco devem ser consideradas. O índice de choque também é um instrumento eficaz nessa avaliação, sendo adaptado para pacientes obstétricas (Kogutt e Vaught, 2019).

O índice de choque obstétrico (OSI) é calculado dividindo-se a frequência cardíaca (batimentos por minuto) pela pressão arterial sistólica (mmHg). O valor normal durante a gravidez varia de 0,7 a 0,9. Em casos de HPP maciça, um valor acima de 1 no OSI, mesmo com parâmetros individuais normais (frequência cardíaca e pressão arterial sistólica), pode indicar um risco maior de sangramento e choque, além de auxiliar na previsão da necessidade de transfusões. Embora a decisão de transfundir hemocomponentes e hemoderivados seja baseada em aspectos clínicos, o OSI pode ser um teste à beira do leito simples e útil para identificar mulheres com risco de complicações e como parâmetro de resposta a ressuscitação volêmica. A Regra dos 30 é utilizada para a identificação das pacientes com choque moderado (estágio II, OSI = 1,4 a 1,7) e perda maior de 30% da volemia (volemia = 100 mℓ/kg na gravidez e 70 mℓ/kg em adultos). Consiste em um aumento maior que 30 bpm na FC, queda acima de 30 mmHg na pressão sistólica, queda de 30% na hemoglobina (aproximadamente 3 g/dℓ) e hematócrito, débito urinário menor que 30 mℓ/hora e FR maior que 30 respirações por minuto. O OSI > 1,7 a 1,9 representa choque grave (estágio III) e perda maior que 35% da volemia, indicando ativação dos protocolos de transfusão maciça (Le Bas *et al.*, 2014; Prevention and Management of Postpartum Haemorrhage, 2017; Sebghati e Chandraharan, 2017; Kogutt e Vaught, 2019; Nathan *et al.*, 2019; Chaudhary *et al.*, 2020).

PREVENÇÃO DA HEMORRAGIA OBSTÉTRICA E ESTRATÉGIAS DE REDUÇÃO DA PERDA SANGUÍNEA

Recentemente, tem havido tentativas de melhorar o controle de sangramento após o parto e reduzir a necessidade de transfusão de hemocomponentes. Algumas estratégias para diminuir o risco de sangramento incluem a identificação de gestantes com anemia e a devida reposição de ferro (oral ou parenteral) durante a gestação; a administração preventiva de medicamentos para contração do útero no momento do parto para todas as mulheres (10 UI de ocitocina intramuscular para parto vaginal ou cesárea e, opcionalmente, ocitocina intravenosa pela "Regra dos 3" nas cesáreas) e o uso preventivo de ácido tranexâmico em pacientes com fatores de risco e em cesarianas. É importante ressaltar que o uso preventivo do ácido tranexâmico na hemorragia obstétrica ainda carece de evidência científica mais forte (Prevention and Management of Postpartum Haemorrhage, 2017; OPAS, 2018).

Para que a ressuscitação apropriada seja estabelecida na grávida/puérpera, é importante entender os distúrbios fisiopatológicos que acometem os pacientes com grandes perdas sanguíneas, a exemplo da tríade letal caracterizada por hipotermia, acidose e coagulopatia. A hipotermia pode piorar a coagulopatia, causando impacto na ativação plaquetária e na cascata de coagulação. Por isso, antes do início de qualquer tratamento para uma eventual coagulopatia, é recomendada a manutenção da temperatura corporal adequada, assim como a concentração de cálcio e a correção de qualquer distúrbio no pH durante o período perioperatório. Essas medidas podem reduzir a perda de sangue e a necessidade transfusional (Kozek-Langenecker *et al.*, 2017).

MANEJO DO SANGUE DO PACIENTE

O *patient blood management* (PBM) foi introduzido recentemente em várias especialidades médicas, promovendo redução do sangramento perioperatório, diminuição da necessidade transfusional, da morbimortalidade perioperatória, da duração de hospitalização e custos. Consiste em uma série de medidas e métodos com o objetivo de manutenção de um nível de hemoglobina adequado, otimização da hemostasia, redução da perda sanguínea e das hemotransfusões, contribuindo para melhores desfechos para o paciente. A implementação do PBM nos hospitais é recomendada fortemente desde 2010 pela Organização Mundial da Saúde (OMS) (Mehra *et al.*, 2015).

Todas as mulheres grávidas têm risco significativo para HPP. Entretanto, 60% das mulheres que apresentam HPP não têm um fator de risco preexistente. O PBM das pacientes em obstetrícia deve, portanto, não ser focado apenas em mulheres com fator de risco identificado para HPP, mas em todas as gestantes. Devido ao risco de HPP, que é inerente a toda gravidez, o PBM é de particular importância em Obstetrícia e compreende três pilares principais: intervenções diagnósticas e/ou terapêuticas durante a gravidez, durante o nascimento e no período pós-parto.

Os três pilares de atuação da PBM são:

- Antecipação, detecção e correção da anemia pré-operatória/pré-parto
- Prevenção e redução da perda sanguínea perioperatória/periparto
- Otimização do tratamento da anemia pós-operatória/pós-parto, incluindo o uso restritivo da hemotransfusão (Mehra *et al.*, 2017; Muñoz *et al.*, 2019).

PREVENÇÃO E CORREÇÃO DA ANEMIA NO PRÉ-NATAL E PÓS-PARTO

Na Obstetrícia, o pré-natal é uma ótima oportunidade de detecção e correção em tempo hábil de uma eventual deficiência de ferro e anemia antes do parto. Outras causas de anemia devem ser descartadas, como hemoglobinopatias (talassemia, doença falciforme etc.), infecções (malária, dengue, parasitoses intestinais etc.), deficiência de vitamina B12 ou inflamação crônica. A identificação do volume corpuscular médio (VCM) das hemácias pode auxiliar na identificação da etiologia da anemia: anemia microcítica por deficiência de ferro ou talassemias, anemia macrocítica por deficiência de vitamina B12 ou folato, e anemia normocítica nos quadros infecciosos e inflamatórios.

De acordo com a OMS, durante a gravidez, considera-se anemia uma concentração de hemoglobina (Hb) inferior a 11 g/dℓ. Como prevenção da anemia por deficiência de ferro, a OMS recomenda uma suplementação de 30 a 60 mg/dia para todas as gestantes. A necessidade de ferro durante a gestação é estimada em 1 grama (450 mg para massa eritrocitária, 80 mg para placenta, 225 mg para o feto, 250 mg para o sangramento durante o parto vaginal). Se a mulher amamentar seu filho, ela necessita de 1 mg/dia de ferro adicional. Avaliações de aspirado de medula óssea demonstraram que, na ausência da reposição de ferro durante a gestação, 80% das gestantes estarão com as reservas exauridas no parto. (Mehra *et al.*, 2015; Muñoz *et al.*, 2019).

HEMOTERAPIA

A Medicina Transfusional evoluiu imensamente após a descoberta de que o sangue total poderia ser dividido em componentes individuais e ser transfundido separadamente, já que o sangue é um recurso limitado. Um único doador contribui com sangue total para um banco, no qual uma unidade desse sangue pode ser subdividida em quatro componentes distintos: concentrado de hemácias (CH), plaquetas (Plaq), plasma fresco congelado (PFC) e crioprecipitado (Crio). A Figura 101.1 e a Tabela 101.1 descrevem detalhadamente esses hemocomponentes.

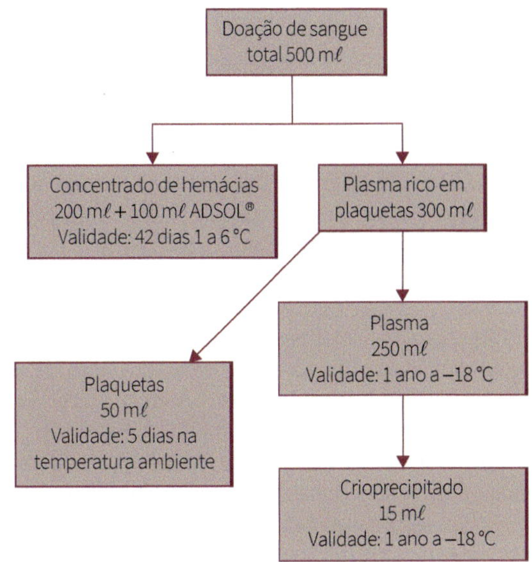

Figura 101.1 Processamento do sangue total em hemoderivados. (Adaptada de: Kogutt e Vaught, 2019.)

Tabela 101.1 Terapia com hemoderivados.

Componente	Volume de sangue necessário para a preparação	Volume do produto cedido	Validade	Condições de armazenamento	Tempo de preparação	Aumento correspondente nos parâmetros sanguíneos	Sangue correspondente
1 unidade de concentrado de hemácias	450 a 500 mℓ de sangue total	200 mℓ + 100 mℓ de solução conservante[a]	35 dias *versus* 42 dias[a]	1 a 6°C	Nenhum Sangue aquecido pode ser usado se apropriado	Hgb 1 a 1,5 g/dℓ Htc 3 a 5%	ABO e Rh
1 unidade de plaquetas	450 a 500 mℓ de sangue total	50 mℓ[b]	5 dias	Temperatura ambiente (20 a 24°C) com agitação gentil	Nenhum	20.000 a 40.000 plaquetas/μℓ	Sem correspondente[c]
1 unidade de plasma	450 a 500 mℓ de sangue total	250 mℓ	1 ano	−18°C	Tempo de descongelamento a 37°C	Diminui TP e RNI ao receber fatores II, VII, IX e X	ABO e Rh
1 unidade de crioprecipitado	450 a 500 mℓ de sangue total	15 mℓ[d]	1 ano	−18°C	Tempo de descongelamento a 37°C	5 a 10 mg/dℓ de fibrinogênio Contém fatores VIII e vWF	ABO sugerido

[a]Dependendo da solução conservante (CPDA-1 *versus* ADSOL®). [b]Tipicamente agrupado em 4 a 6 unidades adicionais antes da transfusão. [c]Plaquetas somente contêm 5% dos antígenos ABO presentes no concentrado de hemácias, o que é clinicamente insignificante. CPDA-1: citrato, fosfato, dextrose, adenina; Hgb: hemoglobina; Htc: hematócrito; RNI: razão normalizada internacional; TP: tempo de protrombina; vWF: fator von Willebrand. [d]Frequentemente agrupado em 8 a 10 unidades de crioprecipitado. (Adaptada de: Konkle e Fogerty, 2018.)

Ressuscitação hemostática

Nas últimas décadas, tem se observado um aumento das taxas de hemorragia obstétrica grave em virtude de mudanças nas práticas obstétricas. O uso excessivo de ocitócicos durante o trabalho de parto tem levado a um aumento de quadros hemorrágicos por atonia uterina (*down regulation* dos receptores de ocitocina) e a um aumento global da taxa de cesáreas (inclusive a pedido da gestante, sem indicação médica); e a diminuição do parto vaginal após cesárea tem resultado em um aumento de anomalias placentárias (placenta prévia e acretismo placentário), colocando a hemorragia periparto como uma das causas principais de morbimortalidade materna.

Modificações na coagulação sanguínea, como distúrbios de coagulação dilucionais e/ou de consumo, podem surgir da HPP e piorar o sangramento, resultando em consequências graves. A avaliação da coagulação durante a hemorragia obstétrica pode ser essencial para um tratamento eficaz e a obtenção da hemostasia, com administração de terapia orientada por objetivos e aprimoramento dos desfechos. No entanto, os protocolos devem levar em consideração as alterações fisiológicas do sistema hemostático observadas durante a gestação (Solomon *et al.*, 2012).

Algumas evidências limitadas indicam que a reposição rápida e agressiva de hemoderivados (ressuscitação hemostática) durante uma hemorragia grave pode levar a resultados melhores do que a ressuscitação tradicional, que se baseia na reposição de grandes quantidades de cristaloides e na transfusão de sangue guiada por parâmetros laboratoriais. O principal objetivo dos protocolos de transfusão maciça é fornecer hemoderivados logo no início da ressuscitação. Esses protocolos necessitam de uma abordagem multidisciplinar com obstetras, anestesistas, hematologistas e equipe do banco de sangue. A ideia é disponibilizar hemocomponentes e hemoderivados (CH, PFC, Crio, Plaq e concentrado de fibrinogênio) em uma proporção definida, sem a necessidade de aguardar os resultados de exames laboratoriais, assim que o protocolo é ativado (Pacheco *et al.*, 2016).

Classicamente, a ressuscitação em hemorragia foi centrada na administração de cristaloides (proporção 3:1 de perda volêmica) e CH. O uso de outros hemocomponentes era postergado até que houvesse evidência laboratorial de desenvolvimento de coagulopatia (plaquetas < 50 mil/mm³, fibrinogênio < 100 a 150 mg/dℓ, tempo de protrombina ou tromboplastina parcial ativada com relação maior que 1,5 o valor normal). Essas diretrizes convencionais de transfusão não conseguem prevenir a coagulopatia precoce associada à hemorragia maciça. Pelo contrário, a infusão exagerada de cristaloides antes do controle clínico ou cirúrgico da fonte de sangramento pode piorar a hemorragia ao aumentar a pressão hidrostática capilar e deslocar os coágulos que estão aderidos ao endotélio lesado, e promover uma coagulopatia dilucional (diluição de plaquetas e fatores de coagulação). Edemas intersticial, cerebral, cardíaco, renal e pulmonar também podem advir dessa situação.

O uso de soluções ricas em cloro (a exemplo do soro fisiológico a 0,9%) pode levar à piora da função renal por vasoconstrição. Portanto, soluções balanceadas (Ringer lactato e Plasma-Lyte®) são preferíveis, pois têm composição de eletrólitos, pH e osmolaridade mais próximas do plasma humano (Tabela 101.2).

Nos últimos 10 anos, em pacientes com trauma hemorrágico, o conceito de reanimação para controle de danos foi desenvolvido e melhorou a sobrevida, baseando-se na reanimação hipotensiva permissiva, limitando o uso de fluidos e preconizando o uso precoce de hemoderivados para prevenir a tríade letal de acidose, coagulopatia e hipotermia. Durante a HPP, a hipotensão permissiva, com manutenção da pressão arterial sistólica entre 80 e 100 mmHg e a pressão arterial média (PAM) entre 55 e 65 mmHg, segue o mesmo princípio e tem sido recomendada até que se obtenha o controle cirúrgico do sangramento. Essa conduta, já estabelecida em pacientes politraumatizados, deve ser adotada com cautela em pacientes obstétricas, pesando o risco e o benefício principalmente antes do nascimento do feto, levando-se em conta o seu efeito sobre a perfusão uterina (Pacheco *et al.*, 2016; Muñoz *et al.*, 2019).

Em certas circunstâncias, em que a velocidade e a magnitude do sangramento são muito grandes, como em pacientes politraumatizados e grávidas com acretismo placentário grave, a necessidade de hemoderivados/hemocomponentes é emergencial e em grande quantidade. Conceitua-se transfusão maciça, a transfusão de mais de 10 unidades de CH em um período de 24 horas. Os protocolos de transfusão maciça foram elaborados

Tabela 101.2 Soluções intravenosas e suas composições em relação ao plasma humano.

	Plasma	Plasma-Lyte®	Ringer lactato	NaCl 0,9%	SGI 5%
pH	7,4	7,4	6,5	5,0	4,0
Osmolaridade (mOsm/ℓ)	300	294	272	308	252
Sódio (mEq/ℓ)	140	140	130	154	0
Potássio (mEq/ℓ)	4	5	4	0	0
Cálcio (mEq/ℓ)	5	0	3	0	0
Cloro (mEq/ℓ)	103	98	109	154	0
Lactato (mEq/ℓ)	1	0	28	0	0
Bicarbonato (mEq/ℓ)	27	0	0	0	0
Glicose (mEq/ℓ)	100	0	0	0	5.000

SGI: soro glicosado isotônico. (Adaptada de: Corrêa *et al.*, 2016.)

em estudos realizados em vítimas de guerra (militares) e se baseiam na administração de CH, Plaq e PFC, na relação de 1:1:1 ou 1,5:1:1, respectivamente. Em um ambiente hospitalar, o uso desses produtos agrega atraso no tratamento, em virtude da necessidade de descongelamento, transporte e até realização de prova cruzada. O PFC deve ser utilizado dentro de 5 dias após ser descongelado.

A liberação da primeira unidade de CH pode ser imediata (após informação de transfusão maciça) ou levar alguns minutos para prova cruzada, enquanto demora cerca de 1 hora para obter o PFC. A administração de hemoderivados pode levar à maior incidência de complicações metabólicas (hipocalcemia, hiperpotassemia, intoxicação por citrato, sobrecarga de ferro) relacionadas à transfusão, a exemplo de lesão pulmonar aguda, sobrecarga circulatória, imunomodulação, reações alérgicas e risco de infecção/sepse. Além disso, há significativas repercussões econômicas durante a aplicação de protocolos de transfusão maciça (Mallaiah *et al.*, 2015; Pacheco *et al.*, 2016; Matsunaga *et al.*, 2017). No contexto da HPP, recomenda-se a administração de plaquetas se a sua contagem for menor que 75 mil/mm³.

Uma unidade de aférese de plaquetas aumentará a contagem sanguínea em 20 mil a 30 mil/mm³, sendo a dose recomendada de uma unidade de plaquetas randômicas a cada 10 kg de peso ou 1 aférese de plaquetas por paciente. O PFC contém todos os fatores de coagulação. Entretanto, não existe amplo consenso quanto ao seu uso. A concentração de fibrinogênio em uma unidade típica de plasma é baixa (aproximadamente 200 a 260 mg/dℓ), correspondendo a cerca da metade da concentração sérica esperada para o terceiro trimestre de gestação. Nesse contexto, a administração de PFC em uma gestante a termo pode resultar em redução dos níveis séricos de fibrinogênio (Mallaiah *et al.*, 2015; Collins *et al.*, 2016; Pacheco *et al.*, 2016).

A ativação do protocolo de transfusão maciça deve ser realizada quando se espera hemorragia maciça (necessidade de reposição de 50% ou mais do volume sanguíneo nas próximas 2 horas ou transfusão de 4 CH em menos de 4 horas), sangramento contínuo após a transfusão de 4 CH dentro de um período curto (1 a 2 horas) ou pressão arterial sistólica abaixo de 90 mmHg e frequência cardíaca acima de 120 bpm na presença de sangramento incontrolável (Pacheco *et al.*, 2016). O OSI com valor acima de 1 é uma ferramenta útil na estimativa da perda sanguínea nos casos de HPP, prevendo a necessidade de hemocomponentes e hemoderivados (Sebghati e Chandraharan, 2017; Nathan *et al.*, 2019).

A rápida normalização dos níveis de fibrinogênio é capaz de diminuir a perda de sangue de forma eficaz. Contudo, no PFC, é encontrado apenas um baixo nível de fibrinogênio. A utilização simultânea do concentrado de fibrinogênio em procedimentos de transfusão em grande escala resulta em uma suplementação de fibrinogênio cinco vezes maior, reduzindo o uso de PFC e o risco de edema pulmonar decorrente da transfusão. Por meio do uso do concentrado de fibrinogênio, os problemas de coagulação relacionados à hemorragia obstétrica grave podem ser prontamente corrigidos, o que leva à diminuição da necessidade de hemocomponentes (CH, Plaq e Crio) e dos riscos associados à transfusão (Collins *et al.*, 2016; Matsunaga *et al.*, 2017).

Os testes viscoelásticos, como a tromboelastometria (ROTEM®) e a tromboelastografia (TEG®), avaliam a velocidade de formação do coágulo, assim como sua estabilidade e força, contribuindo para a tomada de decisão e fornecendo informações importantes nas primeiras fases do desenvolvimento de uma hemorragia obstétrica grave. Na vigência de sua disponibilidade, devem ser desenvolvidos protocolos para estabelecimento de valores de referência e condutas padronizadas de acordo com a instituição local (Armstrong *et al.*, 2011; Amgalan *et al.*, 2020).

FIBRINOGÊNIO E CRIOPRECIPITADO

O fibrinogênio é uma proteína essencial na formação de coágulos e agregação plaquetária, ao servir de substrato da trombina para gerar fibrina e ao interagir com a glicoproteína IIb/IIIa na superfície das plaquetas. Nível adequado de fibrinogênio deve ser almejado durante a transfusão maciça (Pacheco *et al.*, 2016; Matsunaga *et al.*, 2017; Kogutt e Vaught, 2019). O fibrinogênio representa 85 a 90% do total de fatores de coagulação presentes no plasma e é o primeiro a cair a níveis críticos durante o sangramento e a hemodiluição. A depleção precoce do fibrinogênio durante a HPP é um marcador independente de gravidade do sangramento, tendo relação direta com as necessidades transfusionais. A rápida detecção e o tratamento agressivo dessa condição são cruciais para o adequado manejo e a interrupção do sangramento obstétrico (Mallaiah *et al.*, 2016; Matsunaga *et al.*, 2017; Kogutt e Vaught, 2019).Embora as diretrizes anteriores recomendassem a manutenção de um nível de fibrinogênio acima de 100 mg/dℓ durante um episódio hemorrágico, atualmente recomenda-se que sejam direcionados níveis acima de 150 a 200 mg/dℓ. Durante a gravidez, os níveis de fibrinogênio atingem valores de até 400 a 500 mg/dℓ, de tal modo que valores baixos representam coagulopatia ainda mais grave do que em pacientes não obstétricos. Nível de fibrinogênio abaixo de 200 mg/dℓ tem valor preditivo positivo de 100% para a progressão para hemorragia grave, sendo razoável almejar níveis de pelo menos 200 mg/dℓ no cenário de hemorragia obstétrica. Nesse contexto, a mensuração do fibrinogênio pode ajudar a antecipar o risco de sangramento obstétrico significativo (Charbit *et al.*, 2007; Mallaiah *et al.*, 2015; Collins *et al.*, 2016; Pacheco *et al.*, 2016; Matsunaga *et al.*, 2017; Kogutt e Vaught, 2019).

Nos EUA, a maior parte da reposição de fibrinogênio é feita na forma de Crio (100 mℓ de Crio contêm aproximadamente 2 g de fibrinogênio). Cada unidade de Crio aumentará o fibrinogênio sérico em 10 mg/dℓ. A dose habitual de Crio para adultos é de 10 U, o que se espera que aumente o fibrinogênio sérico em 100 mg/dℓ. As desvantagens do uso de Crio incluem a necessidade de descongelamento antes do uso e o risco de transmissão viral. Para o tratamento da hipofibrinogenemia, prefere-se o uso de concentrado de fibrinogênio ao Crio, apesar do custo mais elevado e menor disponibilidade (Pacheco *et al.*, 2016; Kogutt e Vaught, 2019).

O concentrado de fibrinogênio recebeu sua aprovação no Brasil em 1963, mostrando-se altamente eficaz em situações de trauma, cirurgias cardiovasculares e obstetrícia. Por ser pasteurizado e liofilizado, sua segurança é considerável, com a inativação de vírus e a remoção de antígenos e anticorpos durante sua produção. Além disso, pode ser armazenado à temperatura ambiente, pronto para uso imediato e possui a concentração ideal para infusionar em baixos volumes (2 g de fibrinogênio em 100 mℓ). Não necessita realizar *cross-match* ou descongelamento, como no caso do PFC. A dose inicial recomendada para um paciente de 70 kg é de 2 a 4 g por via intravenosa. Doses posteriores são ajustadas de acordo com os protocolos de cada instituição (Pacheco *et al.*, 2016; Matsunaga *et al.*, 2017; Kogutt e Vaught, 2019).

Assim, a reposição de fibrinogênio pode ser feita com o uso de crioprecipitado ou com o concentrado de fibrinogênio e a alternativa mais adequada deve ser definida localmente (disponibilidade, custo). Não há evidências suficientes para se estabelecer o melhor momento e a dose ótima para a reposição de fibrinogênio em um quadro de hemorragia grave. Na maioria dos protocolos, essa reposição é guiada pelos resultados dos exames laboratoriais de coagulação (National Blood Authority, 2023).

ÁCIDO TRANEXÂMICO

O aumento da atividade fibrinolítica foi descrito em trauma, cirurgia cardiovascular, transplante de fígado e hemorragia obstétrica. Um estudo clínico randomizado multicêntrico controlado por placebo encontrou maior sobrevida entre pacientes traumatizados com hemorragia grave que receberam ácido tranexâmico (TXA) dentro de 3 horas após a lesão, sem aumentar o risco de eventos trombóticos.

Na Obstetrícia, após a expulsão da placenta, o sistema fibrinolítico é ativado por cerca de 10 horas após o parto. A concentração do ativador do plasminogênio tecidual dobra no primeiro momento após o nascimento, provavelmente como resultado do dano tecidual. A hemorragia obstétrica causada pela atonia uterina e pelo acretismo placentário pode levar à hiperfibrinólise. O TXA é um medicamento antifibrinolítico, que diminui o sangramento ao impedir a degradação enzimática do fibrinogênio e da fibrina pela plasmina. Deve ser considerado em situações de hemorragia pós-parto, por conta de seu potencial para redução da dissolução do coágulo sanguíneo (Pacheco *et al.*, 2016; Shakur *et al.*, 2017; Sebghati e Chandraharan, 2017; Kogutt e Vaught, 2019).

Na prevenção da hemorragia obstétrica, o TXA demonstrou redução na perda sanguínea e na necessidade de transfusões. A administração de 1 g de TXA, com ou sem uma segunda dose, reduziu as taxas de morte por sangramento em mulheres com pré-eclâmpsia, especialmente quando realizada em até 3 horas após o início da intercorrência, sem causar efeitos colaterais adicionais. A dose pode ser repetida se não houver interrupção do sangramento após 30 minutos da primeira dose, ou se recorrer dentro de 24 horas. O TXA se demonstrou seguro e eficaz no tratamento da HPP associada a pré-eclâmpsia, sem evidências de aumento do risco de eventos tromboembólicos (Pacheco *et al.*, 2016; Shakur *et al.*, 2017; Kogutt e Vaught, 2019).

CONCENTRADO DE COMPLEXO PROTROMBÍNICO

O concentrado de complexo protrombínico (CPP) é composto por fatores de coagulação dependentes de vitamina K, derivados do plasma humano. É a principal opção de tratamento para a rápida reversão do efeito anticoagulante da varfarina, sendo aprovado apenas para essa finalidade nos EUA. Existem diversas formas de apresentação do CPP: com três fatores (II, IX, X) ou com quatro fatores (II, VII, IX, X). A atividade do fator VII pode variar de acordo com a formulação utilizada (Pacheco *et al.*, 2016; Kogutt e Vaught, 2019).

A posologia padrão recomendada para reversão do efeito anticoagulante da varfarina varia entre 30 e 50 U/kg. O CCP foi empregado de forma não habitual em situações de hemorragia grave secundária a traumas e cirurgias cardíacas, resultando em redução do sangramento e da necessidade transfusional. A evidência científica para sua utilização em HPP é limitada (Collins *et al.*, 2016; Pacheco *et al.*, 2016; Kogutt e Vaught, 2019).

FATOR VIIa RECOMBINANTE

O fator VIIa recombinante (rFVIIa) ativa a coagulação ao aumentar rapidamente a concentração de trombina, resultando na estabilização dos coágulos. Sua utilização é aprovada para pacientes com hemofilia e anticorpos contra os fatores VIII ou IX. No entanto, tem sido utilizado em outras situações não previstas, como em casos de trauma, cirurgia cardíaca com circulação extracorpórea, reversão de cumarínicos e hemorragia durante o parto. É fundamental estar atento ao risco de complicações tromboembólicas associadas ao uso do rFVIIa, mesmo considerando sua rápida eliminação do organismo (Lavigne-Lissalde *et al.*, 2015; Pacheco *et al.*, 2016; Kogutt e Vaught, 2019).

Não há consenso sobre a utilização do rFVIIa. Esse medicamento não deve ser considerado como primeira opção de tratamento para hemorragias obstétricas. É importante ressaltar que sua utilização não deve ser vista como substituição para procedimentos de emergência (como embolização arterial e histerectomia) e não deve atrasar a transferência da paciente para um centro de saúde especializado (Pacheco *et al.*, 2016; Prevention and Management of Postpartum Haemorrhage, 2017; Kogutt e Vaught, 2019). Em casos de embolia amniótica, o uso do rFVIIa tem sido associado a um aumento na taxa de mortalidade. Por conta dos riscos de efeitos adversos tromboembólicos graves, elevado custo e escassez de benefícios comprovados, não é possível justificar a inclusão desse medicamento nos protocolos de transfusão (Lavigne-Lissalde *et al.*, 2015; Pacheco *et al.*, 2016; Kogutt e Vaught, 2019).

CONSIDERAÇÕES FINAIS

Em virtude da alta prevalência de complicações hemorrágicas em Obstetrícia, o obstetra deve dominar os conhecimentos básicos da terapia transfusional frente a essas complicações. As alterações fisiológicas da gestação dificultam a avaliação hemodinâmica correta da gestante e retardam sua estabilização clínica, favorecendo o desenvolvimento de coagulopatia de consumo na vigência das hemorragias obstétricas. Atualmente, o OSI é um instrumento eficaz de avaliação clínica da gestante à beira do leito durante essas complicações, além de guiar a resposta à ressuscitação volêmica. O manejo de hemorragias obstétricas é um aspecto crítico dos cuidados de saúde, sendo de suma importância na diminuição da morbimortalidade materna. É imperativo enfatizar a importância da aplicação dos princípios multidisciplinares do *patient blood management* (PBM), com o objetivo de otimizar os resultados dos pacientes e minimizar os riscos associados a transfusões excessivas.

A evolução da Medicina Transfusional com os estudos realizados em pacientes politraumatizados e vítimas de guerra trouxe novos conceitos de ressuscitação hemostática e um novo enfoque para o tratamento de sangramentos graves, que puderam ser aplicados também na Obstetrícia. Protocolos de transfusão maciça podem acelerar a recuperação dos pacientes por meio da administração precoce de hemocomponentes e de uma abordagem multidisciplinar agressiva e oportuna. O nível de fibrinogênio é o parâmetro mais sensível na predição da magnitude do sangramento, orientando a quantidade de hemotransfusão necessária para tratar hemorragias obstétricas graves. Sua rápida normalização resulta na diminuição das perdas sanguíneas. Ele cai para níveis críticos mais precocemente do que os outros fatores de coagulação; portanto, é um indicador mais sensível para sangramento persistente do que o tempo de protrombina (TP), o tempo de tromboplastina parcial ativado (TTPa) ou a contagem de plaquetas.

Embora não haja evidências definitivas sobre a eficácia da ressuscitação hemostática na HPP, o uso de ácido tranexâmico e concentrado de fibrinogênio, com uma terapia transfusional equilibrada, é fundamental para a promoção de melhores resultados.

REFERÊNCIAS BIBLIOGRÁFICAS

AMGALAN, A. *et al.* Systematic review of viscoelastic testing (TEG/ROTEM) in obstetrics and recommendations from the women's SSC of the ISTH. *Journal of Thrombosis and Haemostasis*, v. 18, n. 8, p. 1813-1838, 2020.

ARMSTRONG, S. *et al.* Assessment of coagulation in the obstetric population using ROTEM® thromboelastometry. *International Journal of Obstetric Anesthesia*, v. 20, n. 4, p. 293-298, 2011.

CHARBIT, B. *et al.* The decrease of fibrinogen is an early predictor of the severity of postpartum hemorrhage. *Journal of Thrombosis and Haemostasis*, v. 5, n. 2, p. 266-273, 2007.

CHAUDHARY, M. *et al.* Shock index in the prediction of adverse maternal outcome. *Journal of Obstetrics and Gynaecology of India*, v. 70, n. 5, p. 355-359, 2020.

COLLINS, P.; ABDUL-KADIR, R.; THACHIL, J. Management of coagulopathy associated with postpartum hemorrhage: Guidance from the SSC of the ISTH. *Journal of Thrombosis and Haemostasis*, v. 14, n. 1, p. 205-210, 2016.

CORRÊA, T. D.; CAVALCANTI, A. B.; ASSUNÇÃO, M. S. Balanced crystalloids for septic shock resuscitation. *Revista Brasileira de Terapia Intensiva*, v. 28, n. 4, p. 463-471, 2016.

KOGUTT, B. K.; VAUGHT, A. J. Postpartum hemorrhage: Blood product management and massive transfusion. *Seminars in Perinatology*, v. 43, n. 1, p. 44-50, 2019.

KONKLE, B. A.; FOGERTY, A. E. Transfusion medicine in obstetrics. *Transfusion Medicine Reviews*, v. 32, n. 4, p. 203-204, 2018.

KOZEK-LANGENECKER, S. A. *et al.* Management of severe perioperative bleeding: Guidelines from the European Society of Anaesthesiology. *European Journal of Anaesthesiology*, v. 34, p. 332-395, 2017.

LAVIGNE-LISSALDE, G. *et al.* Recombinant human FVIIa for reducing the need for invasive second-line therapies in severe refractory postpartum hemorrhage: a multicenter, randomized, open controlled trial. *Journal of Thrombosis and Haemostasis*, v. 13, n. 4, p. 520-529, 2015.

LE BAS, A. *et al.* Use of the "obstetric shock index" as an adjunct in identifying significant blood loss in patients with massive postpartum hemorrhage. *International Journal of Gynaecology and Obstetrics*, v. 124, n. 3, p. 253-255, 2014.

MALLAIAH, S. *et al.* Introduction of an algorithm for ROTEM-guided fibrinogen concentrate administration in major obstetric haemorrhage. *Anaesthesia*, v. 70, n. 2, p. 166-175, 2015.

MATSUNAGA, S. *et al.* The clinical efficacy of fibrinogen concentrate in massive obstetric haemorrhage with hypofibrinogenaemia. *Scientific Reports*, v. 7, p. 46749, 2017.

MEHRA, T. *et al.* Implementation of a patient blood management monitoring and feedback program significantly reduces transfusions and costs. *Transfusion*, v. 55, n. 12, p. 2807-2815, 2015.

MUÑOZ, M. *et al.* Patient blood management in obstetrics: prevention and treatment of postpartum haemorrhage. A NATA consensus statement. *Blood Transfusion*, v. 17, n. 2, p. 112-136, 2019.

NATHAN, H. L. *et al.* Shock index thresholds to predict adverse outcomes in maternal hemorrhage and sepsis: A prospective cohort study. *Acta Obstetricia et Gynecologica Scandinavica*, v. 98, n. 9, p. 1178-1186, 2019.

NATIONAL BLOOD AUTHORITY (NBA). *Patient blood management guideline for adults with critical bleeding*. 2023. Disponível em: https://www.blood.gov.au/system/files/documents/Guideline%20Patient%20blood%20management%20guideline%20for%20adults%20with%20critical%20bleeding.pdf.

ORGANIZAÇÃO PAN-AMERICANA DA SAÚDE (OPAS). *Recomendações assistenciais para prevenção, diagnóstico e tratamento da hemorragia obstétrica*. Brasília, DF: OPAS, 2018.

PACHECO, L. D. *et al.* An update on the use of massive transfusion protocols in obstetrics. *American Journal of Obstetrics and Gynecology*, v. 214, n. 3, p. 340-344, 2016.

PREVENTION and Management of Postpartum Haemorrhage: Green-top Guideline No. 52. *British Journal of Obstetrics and Gynaecology*, v. 124, n. 5, p. e106-149, 2017.

SEBGHATI, M.; CHANDRAHARAN, E. An update on the risk factors for and management of obstetric haemorrhage. *Women's Health*, v. 13, n. 2, p. 34-40, 2017.

SHAKUR, H. *et al.* Effect of early tranexamic acid administration on mortality, hysterectomy, and other morbidities in women with post-partum haemorrhage (WOMAN): an international, randomised, double-blind, placebo-controlled trial. *Lancet*, v. 389, n. 10084, p. 2105-2116, 2017.

SOLOMON, C.; COLLIS, R. E.; COLLINS, P. W. Haemostatic monitoring during postpartum haemorrhage and implications for management. *British Journal of Anaesthesia*, v. 109, n. 6, p. 851-863, 2012.

SURBEK, D. *et al.* Patient blood management (PBM) in pregnancy and childbirth: literature review and expert opinion. *Archives of Gynecology and Obstetrics*, v. 301, n. 2, p. 627-641, 2020.

CAPÍTULO 102

Simulação no Ensino do Especialista em Ginecologia e Obstetrícia

Álvaro Luiz Lage Alves • Brena Melo • Juliana Barra • Roxana Knobel

INTRODUÇÃO

A obstetrícia é a única especialidade com potencial para 200% de mortalidade, uma vez que, em um evento adverso, tanto a pessoa gestante quanto o feto estão sob risco de morte (Daniels *et al.*, 2008). Em sua maioria, os eventos adversos são evitáveis. Diversos fatores podem contribuir para eventos adversos, como o atraso ou a dificuldade em buscar e conseguir atendimento, e o atraso em proporcionar o atendimento necessário em local com suporte adequado. No que se refere ao atendimento em si, também podem ocorrer falhas evitáveis, sendo que as mais frequentes são: comprometimento da comunicação, do trabalho em equipe, da consciência situacional (capacidade de identificar, antever e interceptar uma sucessão de erros desencadeada) e da transferência do conhecimento (aplicação na prática clínica do conteúdo aprendido) (Edozien, 2015; Melo, 2018). No ano 2000, a publicação do documento *To err is human*, pela National Academy of Medicine dos EUA, chocou a opinião pública ao apontar que, por ano, no país, 98 mil pessoas morriam por eventos adversos em saúde (Kohn *et al.*, 2000). Análises mais recentes indicam números quatro vezes maiores, com falhas na assistência em saúde representando a terceira causa de morte no país (Gardner *et al.*, 2024).

Não por acaso, treinamentos para profissionais de saúde baseados nas melhores evidências clínicas e instrucionais são estratégias recomendadas em diretrizes e manuais de acreditação para a redução das falhas evitáveis (Gardner *et al.*, 2024). A importância do treinamento eficiente para profissionais de saúde também aparece como destaque para a redução da mortalidade materna, com a inserção do tema na agenda global e a consolidação da medicina baseada em evidências (Sweller *et al.*, 2019; Solnes Miltenburg *et al.*, 2023).

O uso de simulações está presente em diversas áreas, desde seu surgimento, na área da aviação, até sua utilização atual, na Engenharia, no Direito e em diversos segmentos (Costa *et al.*, 2018). Seu uso é consagrado para diversas indústrias há mais de 40 anos, especialmente aquelas com alto risco e alta confiabilidade. Na aviação, na indústria aeroespacial e na de energia nuclear é impensável que profissionais responsáveis por processos complexos, em que erros podem ocasionar perdas de vidas humanas, não passem por esse tipo de treinamento. Na saúde, não há razão para ser diferente (Riley *et al.*, 2011).

O uso e a eficácia de simulações para o ensino e treinamento de profissionais de saúde está bem estabelecido (Ellinas *et al.*, 2015; Foppiani *et al.*, 2024; Saragih *et al.*, 2024; Shuyi *et al.*, 2024). Apesar de existirem lacunas nas evidências sobre o uso de simulações para o ensino (Shuyi *et al.*, 2024), seu uso na formação e educação continuada de profissionais de saúde é fortemente recomendado. O treinamento baseado em simulação oferece oportunidades ímpares: prática, repetição, experiência imersiva, aprendizagem reflexiva. Além disso, esse tipo de treinamento cria um ambiente seguro de aprendizagem e sem riscos para pacientes reais. Por isso, são utilizados para aprimorar a formação de profissionais competentes, ou seja, capazes de manejar toda a complexidade de um contexto clínico real (Ellinas *et al.*, 2015; Knobel e Costa, 2021; Saragih *et al.*, 2024).

Para além dos benefícios para a segurança do paciente, o treinamento com base na simulação traz outros benefícios práticos para os profissionais treinados, como o aumento da autoconfiança, a diminuição do estresse ao transferir o conhecimento para a prática (Mackinnon *et al.*, 2017; Knobel *et al.*, 2020; Knobel e Costa, 2021), e a redução da taxa de processos judiciais. Em estudo publicado em 2021, foram apresentados resultados estatisticamente significantes de redução da taxa de processos judiciais em um grupo de obstetras treinados sistematicamente em simulação (Schaffer *et al.*, 2021).

A necessidade de se atingir a transferência do conhecimento e formar profissionais competentes levou ao crescimento exponencial de centros de simulação em países de alta renda (Gardner *et al.*, 2024).

APRENDIZAGEM COMPLEXA, ZONAS DE SIMULAÇÃO E ELEMENTOS INSTRUCIONAIS

De acordo com o modelo em formato de pirâmide de Miller (Figura 102.1), a competência de um profissional de saúde pode ser avaliada em quatro níveis: saber, saber como, demonstrar e fazer. Em uma perspectiva mais recente, em formato de prisma, o profissional competente precisa integrar habilidade, atitude e conhecimento em cada um desses níveis. A simulação encontra-se no penúltimo nível do Prisma de Miller, que demonstra, se inserindo imediatamente antes do "fazer", ou seja, da prática clínica real. A simulação representa o último estágio de treinamento, que permite a observação das ações do aprendiz e intervenções para aprendizagem em ambiente seguro, sem riscos de eventos adversos para os pacientes (O'Leary *et al.*, 2015).

Para o planejamento do desenho de um treinamento baseado em simulação eficiente, dois aspectos precisam ser observados inicialmente: o grau de *expertise* do público-alvo (nível de experiência e/ou estágio da formação) e o nível de complexidade da tarefa (conteúdo a ser aprendido ou objetivo de aprendizagem). O público-alvo pode variar desde pessoas leigas e estudantes de graduação a especialistas em temas específicos, e o grau de complexidade da tarefa pode variar desde habilidades psicomotoras de procedimentos isolados a treinamentos com foco na aprendizagem complexa.

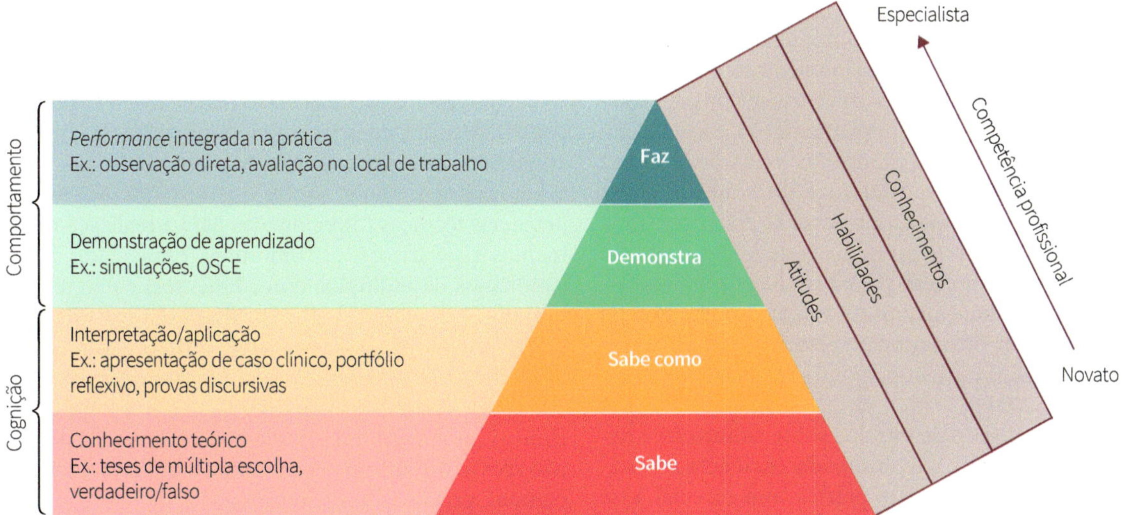

Figura 102.1 Prisma de Miller. OSCE: exame clínico objetivo estruturado. (Adaptada de: O'Leary *et al.*, 2015.)

A aprendizagem complexa é definida como a integração dos diferentes elementos constituintes de uma situação clínica real, como habilidade, atitude e conhecimento. É importante destacar a premissa de que, em uma situação clínica real, autêntica, complexa, a interação real entre esses elementos constituintes é maior do que a soma de suas partes isoladas (van Merriënboer *et al.*, 2002; Sweller *et al.*, 2019).

É possível desenhar treinamentos de habilidades psicomotoras para os diferentes graus de *expertise* do público-alvo. Um exemplo de treinamento de habilidades para iniciantes são os treinamentos de suturas em superfícies simples ou a simulação de aspiração intrauterina em um mamão papaia. Já especialistas, como cirurgiões ou especialistas em medicina fetal, podem ter necessidade de treinamentos de habilidades para, por exemplo, a inserção de um novo dispositivo específico ou a maestria de um procedimento rotineiro (McGaghie *et al.*, 2011).

Uma proposta de sistema de organização da simulação criada pelo Programa de Simulação do Boston Children's Hospital (BCH), dos EUA, classifica os tipos de treinamentos em cinco zonas de simulação (zonas 0 a 4), a depender do objetivo de aprendizagem e complexidade da tarefa (Roussin e Weinstock, 2017), como apresentado na Tabela 102.1.

Nesta classificação, percebe-se que os treinamentos com maior potencial para contribuir para a melhoria da qualidade da assistência e segurança do paciente são aqueles da zona 3, com foco na aprendizagem complexa (Roussin e Weinstock, 2017). No entanto, todo momento instrucional traz benefícios, e limitações de factibilidade para treinamentos de maior complexidade, como orçamento, disponibilidade de tempo da equipe e demais questões logísticas, não devem ser impedimento à realização dos treinamentos baseados em simulação possíveis (Cook *et al.*, 2012).

O modelo de Kirkpatrick é utilizado para avaliação da eficiência dos treinamentos, com quatro níveis (Dorri *et al.*, 2016; Bergamo *et al.*, 2022). De acordo com esse modelo, para que um treinamento seja eficiente, ele deve ter impacto positivo em:

- Nível 1 – reação: os treinandos precisam gostar/se sentirem satisfeitos com o treinamento
- Nível 2 – aprendizado: o treinamento aprimorou os conhecimentos, preferencialmente mensurados de forma objetiva
- Nível 3 – transferência do conhecimento: após o treinamento houve melhor desempenho nas situações reais
- Nível 4 – resultados: na área da saúde caracterizam-se por melhoria nos desfechos dos pacientes ou indicadores de saúde objetivos.

Tabela 102.1 Zonas de simulação propostas pelo Programa de Simulação do Boston Children's Hospital (BCH).

Zona 0	Atividades de *autofeedback*, sem facilitador, para conteúdos clínicos isolados, como procedimentos, geralmente encontrados em jogos de realidade virtual e/ou prática de habilidades como treinamento de sutura perineal em blocos de espuma
Zona 1	Atividades clínicas elementares, em grupos homogêneos em relação à formação, por exemplo, "como reconhecer sinais de sepse" ou "como calcular o índice de choque". Podem contar com facilitador, porém sem a complexidade do contexto de um cenário autêntico
Zona 2	Atividades clínicas um pouco mais complexas, com equipes clínicas homogêneas ou multiprofissionais, frequentemente ainda aprendizes, com facilitador, envolvendo "o que fazer, como fazer, quando fazer" em uma situação clínica específica. Pode estar presente uma pessoa padronizada (ator treinado ou voluntário para interpretação de personagem – paciente ou acompanhante) e, frequentemente, há uma sessão de *debriefing* (etapa de aprendizagem reflexiva conduzida após o cenário). Um exemplo seria um treinamento menos complexo do manejo da distocia de ombro
Zona 3	Treinamentos com maiores complexidade e autenticidade. Nesse tipo de treinamento, a autenticidade do cenário é detalhada, com a necessidade de o treinando integrar elementos das diversas dimensões da competência e complexidade. Por exemplo, em uma simulação de hemorragia pós-parto, em que o treinando precisa demonstrar comunicação adequada (p. ex., comunicação em alça, comunicação com a paciente), assim como trabalho em equipe colaborativo e boa consciência situacional. Essa simulação vai além da demonstração dos elementos clássicos da competência: habilidade de realizar uma punção, atitude adequada de demonstrar empatia e conhecimento das drogas e doses
Zona 4	Transição para a prática real; nela não ocorre uma simulação com cenário, mas uma discussão (*debriefing*) com a equipe responsável, após um caso real de paciente, com ênfase nas possibilidades de melhorias no manejo da situação

Fonte: Roussin e Weinstock, 2017.

Em um estudo clássico sobre o uso da simulação na tocoginecologia, Draycott *et al.* (2008) acompanharam vários hospitais no Reino Unido durante o treinamento em manobras avançadas e comunicação de equipe em torno de uma simulação de distocia de ombro. Após a implementação, constataram que a utilização de manobras avançadas pelos prestadores aumentou, ou seja, houve transferência do conhecimento, nível 3 de Kirkpatrick, e impacto no nível 4. Foi encontrada uma redução de quatro vezes no número de lesões do plexo braquial da era de pré-simulação para a era de pós-simulação, apesar de a taxa de distocia de ombro ser consistente. Isso foi significativo como um dos primeiros estudos a demonstrar melhores resultados dos pacientes após a simulação (Draycott *et al.*, 2008; Dillon, 2021).

No Brasil, em uma série de estudos sobre simulação e hemorragia pós-parto (HPP), foi observada eficiência do treinamento nos quatro níveis de Kirkpatrick. Em especial, esse treinamento teve foco na aprendizagem complexa, ou seja, no manejo simultâneo de tarefas das múltiplas dimensões da situação clínica real, e em seu desenho foram utilizados elementos de desenho instrucional derivados das diretrizes de desenho instrucional (DDI) (de Melo *et al.*, 2017; 2018).

As DDIs sumarizam os principais elementos instrucionais originados de teorias cognitivas sólidas como: autenticidade, ativação do conhecimento prévio, demonstração, prática e integração, com foco na eficiência dos treinamentos ao promover, além do aprendizado, a transferência do conhecimento (Frerejean *et al.*, 2023). Entre exemplos de DDI está o reconhecido modelo 4C/ID (quatro componentes do desenho instrucional para a aprendizagem complexa) (van Merriënboer *et al.*, 2002).

Na referida série de estudos realizados no Brasil, os treinamentos baseados em simulação para HPP para residentes de tocoginecologia foram desenhados com uso do modelo 4C/ID e foram observados resultados estatisticamente significantes com impacto positivo em todos os níveis de Kirkpatrick. Os residentes treinados apresentaram melhoras estatisticamente significantes na aprendizagem, na transferência do conhecimento e nos resultados das pacientes com HPP após os treinamentos (de Melo *et al.*, 2017; 2018; Melo, 2021).

SIMULAÇÕES EM OBSTETRÍCIA

A impossibilidade ética de treinamento em pacientes reais é amplificada em situações que impõem mais constrangimento ou pudor, como os exames e procedimentos obstétricos, ginecológicos, urológicos e proctológicos (Knobel, 2021). Também é importante o uso de simulações frente a urgências e emergências que, por serem eventos potencialmente capazes de causar dano grave ou até a morte, não devem ser atendidas por profissionais pouco capacitados (Ellinas *et al.*, 2015; Gueye *et al.*, 2017). Outro elemento que reforça a necessidade de treinamento dos aprendizes nas disciplinas de ginecologia e obstetrícia (GO) por meio da simulação é a imprevisibilidade das potenciais situações de risco, uma vez que, por exemplo, mesmo mulheres consideradas como de risco habitual poderão evoluir para HPP ou distocia de ombro. Essa imprevisibilidade pode fazer com que alguns alunos não sejam expostos a um número suficiente de casos para garantir seu aprendizado durante a sua formação. Tal fato tem levado muitos desses alunos a concluir o curso ainda não confiantes e preparados para os procedimentos necessários para o manejo ideal das diferentes situações de risco comuns na GO (Ellinas *et al.*, 2015; Gueye *et al.*, 2017; de Melo *et al.*, 2021; Malfussi *et al.*, 2021).

A equipe de assistência obstétrica é composta por indivíduos com instrução, competências e experiência diferentes, em ambiente com potencial risco de eventos adversos. A gestão de eventos críticos requer conhecimento teórico/científico e competências técnicas (direcionadas para a realização de procedimentos específicos), psicomotoras (capacidade de realização simultânea de múltiplos procedimentos) e não técnicas/comportamentais (capacidade de avaliação clínica e decisória, liderança e comunicação eficaz) (Rall e Dieckmann, 2005).

A prática clínica com simuladores vem dar solução a alguns desses problemas, ao permitir o treino de equipe em situações clínicas com baixa incidência e risco elevado, possibilitando não só a ocorrência de erros, como a avaliação dos seus precipitantes, prevenindo sua repetição.

A utilização desse conceito educacional promove melhoria na curva de aprendizagem, tanto dos estudantes como dos médicos em formação e também dos profissionais experientes, com repercussão no seu comportamento clínico e evolução clínica dos doentes em situações críticas (Magee *et al.*, 2013; de Melo *et al.*, 2021; Malfussi *et al.*, 2021). Pesquisas avaliando o uso da simulação em GO, como uma metodologia de ensino nos cursos de graduação, revelam que a aprendizagem por meio de cenários na área materno-infantil é eficaz, propiciando satisfação e autoconfiança dos graduandos (Brasil, 2017). Projetos de educação baseados em simulação interprofissional, *workshops* e treinamentos de habilidades em temas relacionados à assistência ao parto também apresentaram resultados favoráveis. Quando planejadas com foco no ensino de competências profissionais essenciais, essas atividades oferecem a oportunidade de aprendizagem e aquisição de melhorias na prática clínica, nas habilidades interpessoais e de comunicação, e na colaboração interprofissional. Adicionalmente, oferecem a possibilidade da implementação de princípios educacionais adicionais, como interação profissional, trabalho em equipe, segurança do paciente e implementação de avaliações clínicas objetivas (Ogunyemi *et al.*, 2020).

O treinamento por meio da simulação já é rotina nos centros de formação para profissionais da área da saúde, principalmente em países de alta renda. Na área de GO, ele tem sido rotineiramente recomendado por protocolos de diferentes conteúdos, das várias instituições ligadas à especialidade: American College of Obstetricians and Gynecologists (ACOG), Royal College of Obstetricians & Gynaecologists (RCOG) e Organização Mundial da Saúde (OMS). A presença massiva dos estudantes da graduação nas disciplinas de GO reforça essas recomendações (Ersdal *et al.*, 2017; Destephano *et al.*, 2020; Tizzot e Knobel, 2022).

A ampliação da oferta de educação e treinamento de habilidades por meio da simulação se associa ao aumento dos custos dos equipamentos e suprimentos necessários. Esse obstáculo pode ser contornado com o desenvolvimento de simuladores artesanais e de baixo custo, sem comprometimento da qualidade das sessões de treinamento, tampouco do aprimoramento do ensino (Figura 102.2). Destacam-se experiências positivas de aprendizado com o uso de simuladores criados, adaptados e confeccionados para o treinamento de habilidades em assistência ao parto, como bermudas simuladoras de parto, bonecos, úteros de neoprene ou outros materiais, simuladores para sutura de lacerações perineais e modelos de colo uterino usando meias

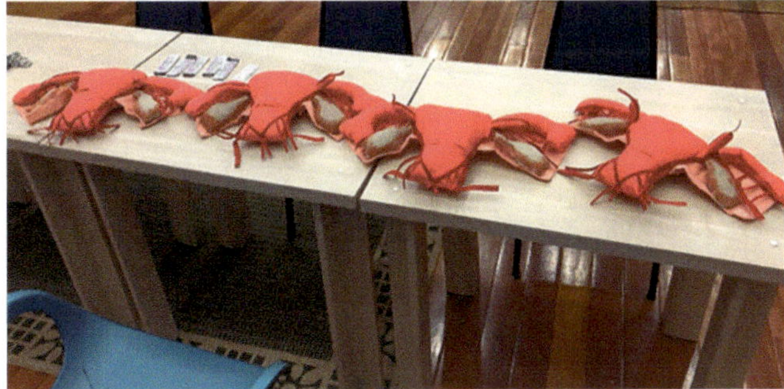

Figura 102.2 Simuladores uterinos artesanais utilizados para o treinamento de habilidades em hemorragia pós-parto.

e laranjas (Magge *et al.*, 2013; Knobel *et al.*, 2018; Knobel, 2021). Esses dispositivos artesanais também propiciam o treinamento de habilidades e atitudes relacionadas à assistência ao parto vaginal, assim como para a resolução de distocias e complicações obstétricas (como HPP). A mobilidade, o menor peso e a menor rigidez dos simuladores artesanais propiciam vantagens adicionais, facilitando o treinamento de manobras que exigem mudanças de posição da parturiente (p. ex., distocia de ombro) e oferecendo melhor interação assistente/parturiente e o treinamento de habilidades de comunicação (Knobel *et al.*, 2020). Outra vantagem que pode advir da construção de simuladores artesanais é o envolvimento do aprendiz na montagem/construção/adaptação. Esse envolvimento estimula a criatividade e aprofunda o domínio do conhecimento sobre o tema (Knobel *et al.*, 2020).

Recursos como simuladores de alta fidelidade são eficazes para o treinamento de habilidades em GO (Figura 102.3). Mas é possível planejar e realizar simulações complexas e autênticas (zona 3) sem a necessidade de adquirir simuladores caros e hiper-realistas. Pode-se fazer uso de bonecos ou simuladores de recém-natos, atores e atrizes, berços, mesas auxiliares, materiais para exame ginecológico (espéculos, pinças) e assistência ao parto (valvas, pinças, porta-agulhas, fios de sutura, fórcipes etc.), máscaras de oxigênio, fluidos para infusões venosas, jelcos, seringas, agulhas, garrotes, oxímetro, termômetros, estetoscópios, esfigmomanômetros, campos cirúrgicos estéreis, prontuários, partogramas, fichas de avaliação materna e neonatal, dentre outros (Figura 102.4) (Fonseca *et al.*, 2020).

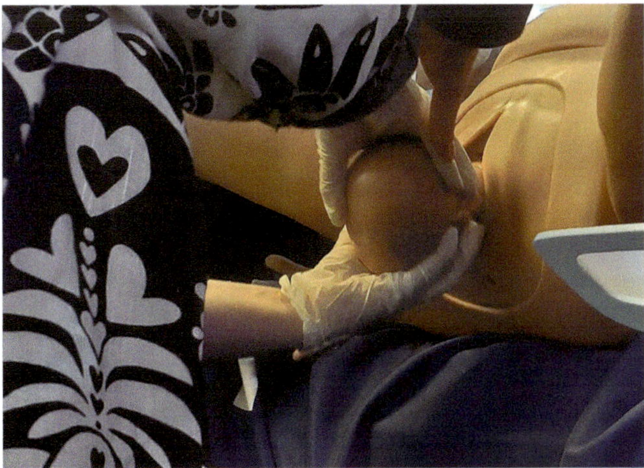

Figura 102.3 Treinamento de habilidades na assistência ao parto utilizando simulador obstétrico de alta fidelidade.

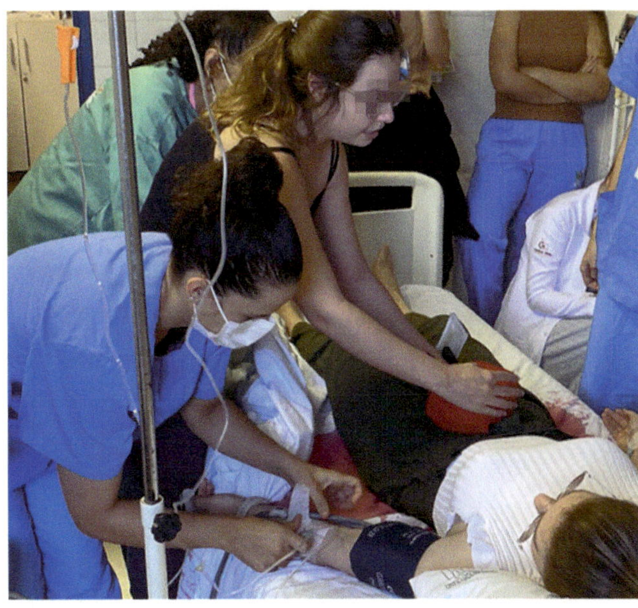

Figura 102.4 Simulação de hemorragia pós-parto em local de atendimento e com paciente simulado.

Programas de treinamento de equipe com base na simulação, como o *Practical Obstetric Team-Training* (PROBE), têm como objetivos a melhoria das habilidades em emergências obstétricas e dos resultados assistenciais, e o desenvolvimento do trabalho em equipe interprofissional. Essa estratégia tem provado contribuir para melhorias na prática clínica, na gestão do atendimento, nos resultados assistenciais, nas habilidades de liderança, de comunicação, no trabalho em equipe, na documentação dos eventos e na sensação de confiança das equipes para condução e resolução das distocias e emergências obstétricas (Dahlberg *et al.*, 2018).

DESENHOS DOS TREINAMENTOS

Como visto, o ensino e a aprendizagem baseados em simulações na área de GO são eficazes e devem ser incentivados e ampliados, seja para estudantes de qualquer nível ou para educação continuada de profissionais atuantes.

Em geral, o planejamento de um treinamento parte de uma necessidade educacional, para um público-alvo específico. Essa necessidade pode advir das diretrizes curriculares dos cursos, da matriz de competência dos programas de residência ou da percepção de dificuldades, falhas ou problemas nos serviços e equipes (Tizzot e Knobel, 2022). Esses e outros pontos essenciais para desenhar um treinamento devem ser observados e estão resumidos na Tabela 102.2.

Destaca-se que há uma ampla variedade para cada um dos itens e eles não são fixos. Por exemplo, uma atividade planejada para residentes de GO pode ser ampliada para treinamento da equipe de assistência; a mesma simulação pode usar atrizes e simuladores; uma atividade planejada para avaliação pode ser adaptada para ensino.

Ao planejar um treinamento baseado em simulação, é necessário definir se o foco será um treinamento de habilidades ou de uma situação clínica complexa. Por exemplo, para treinamentos de resolução de distocia de ombro, é possível planejar um treinamento de habilidades, com demonstração e treinamento de manobras em um manequim; e também uma situação

Tabela 102.2 Itens para definir o desenho de uma simulação.

Público-alvo	Quem participará do treinamento Exemplos: • Estudantes de graduação de medicina e/ou enfermagem • Residentes de ginecologia e obstetrícia • Equipe de assistência do centro obstétrico • Especialistas em subáreas da ginecologia e obstetrícia (p. ex., ultrassonografistas, vídeo-histeroscopistas, equipe da reprodução assistida)
Objetivos de aprendizagem	Para que objetivo didático essa simulação será realizada Exemplos: • Manobras para distocia de ombros • Sutura de lacerações perineais graves • Assistência ao parto pélvico emergencial • Assistência à hemorragia pós-parto • Punção guiada por ultrassom
Objetivo da simulação	A que o treinamento se destina Exemplos: • Ensino em curso superior • Educação continuada • Avaliação formativa • Avaliação comparativa • Certificações e/ou acreditações
Foco do treinamento	Qual é o foco do treinamento? Exemplos: • Aquisição/demonstração de conhecimento • Aquisição de habilidade técnicas/não técnicas/de comunicação • Manejo de situação clínica complexa
Local	Onde será realizado o treinamento Exemplos: • Sala de aula em grandes grupos • Sala de aula em pequenos grupos • Centro/laboratório de simulação • Locais de atendimento reais (simulação *in situ*)
Recursos físicos	Que recursos são necessários e estão disponíveis Exemplos: • Atores/atrizes/pacientes simulados • Simuladores comerciais • Simuladores artesanais • Material cirúrgico • Material hospitalar (soros, equipos, cama hospitalar, mesa cirúrgica)
Facilitadores	Quem serão os facilitadores É importante que os facilitadores tenham domínio tanto da situação a ser treinada quanto das técnicas e processos da simulação

clínica complexa, na qual, além das manobras, propõe-se o treinamento de diagnóstico situacional, trabalho em equipe, comunicação e preenchimento de prontuário.

Os recursos físicos são frequentemente um empecilho para o desenho de treinamentos, pelo alto valor para a compra e manutenção de simuladores. No entanto, como já enfatizado, é possível trabalhar com simulações utilizando técnicas de baixo custo (Knobel *et al.*, 2020).

A capacitação docente é um aspecto fundamental para a disseminação da cultura de treinamentos baseados em simulação. É necessário trabalhar para a conscientização do corpo docente e de gestores de educação em saúde quanto ao potencial de contribuição da simulação para o aprendizado, a transferência do conhecimento e consequente impacto nos resultados, segurança do paciente e melhoria da experiência do usuário (Peterson *et al.*, 2017).

Para além da conscientização, há a necessidade da capacitação específica para os facilitadores que conduzirão os treinamentos baseados em simulação. Essa capacitação deve ser baseada nas melhores evidências disponíveis e idealmente deve incluir: princípios básicos de andragogia (educação para adultos), introdução às teorias cognitivas, história da simulação, diretrizes de desenho instrucional, princípios práticos do desenho de cenários e treinamentos, tipos de simuladores e técnicas de *debriefing* (Gardner *et al.*, 2024).

Manejo de situações clínicas

É importante reconhecer a complexidade das situações clínicas diárias da GO para detalhamento dos objetivos de aprendizagem nesse tipo de treinamento. Nas diversas situações clínicas diárias, é possível identificar elementos de diferentes dimensões: comunicação, trabalho em equipe, consciência situacional, diagnóstico, manejo clínico (medicamentoso e/ou mecânico, como na massagem uterina) e manejo cirúrgico.

Ao se identificar a necessidade de treinamento para essas situações, o planejamento prévio envolve a definição do público-alvo e dos objetivos de aprendizagem, em detalhes, preferencialmente com foco na aprendizagem complexa.

Para a definição em detalhes dos objetivos de aprendizagem de um treinamento com foco na aprendizagem complexa, é importante refletir sobre as múltiplas tarefas presentes em cada uma das dimensões de uma situação clínica. Por exemplo, no manejo da HPP, há tarefas de diferentes dimensões, entre elas, comunicação e manejo medicamentoso. Um exemplo de tarefa de comunicação é a equipe fazer uma comunicação em alça (após cada comando solicitado, quem executa o comando verbaliza a ação em voz alta para ciência da equipe). Já como exemplo de tarefa do manejo medicamentoso, destaca-se a administração da ocitocina e do ácido tranexâmico nas respectivas doses e quantidades corretas.

Após a definição detalhada dos objetivos de aprendizagem (como espelhos das tarefas), planeja-se a quantidade de cada uma das etapas dos treinamentos. No desenho básico de treinamento há, no mínimo, três etapas: *briefing*, cenário e *debriefing*.

O ***briefing*** é o momento da apresentação das regras gerais da simulação. É muito importante estabelecer as "regras do jogo", criar um ambiente seguro de aprendizagem, sem julgamentos (deve-se focar nos pontos de melhorias) e/ou exposição das falhas dos colegas em ambiente para além da simulação. Também fazem parte dessa etapa o preparo e a apresentação do ambiente físico, dos equipamentos e dos simuladores. Durante o *briefing*, deve ficar claro para os treinandos quais são os objetivos e métodos da simulação e da avaliação (se for o caso) (Halamek *et al.*, 2019).

A simulação em si ocorre nos **cenários**. Pode ser, por exemplo, a reprodução de uma situação clínica ou a realização de um procedimento. Os cenários podem ser variados e contar tanto com atores treinados (pessoas padronizadas), que podem interpretar pacientes e/ou acompanhantes, quanto com simuladores parciais de baixa fidelidade (replicam partes do corpo humano) ou de alta fidelidade (robôs que replicam sinais e sintomas do corpo humano) (Riley, 2016).

O ***debriefing*** é uma sessão de aprendizagem reflexiva, com discussão orientada por facilitadores treinados nessa técnica. Esse momento da simulação busca a reflexão e o diálogo. É interessante refletir sobre pontos positivos, sensações e sentimentos, dificuldades e problemas e, a partir dessa discussão, traçar estratégias para melhorias (Riley, 2016; Halamek *et al.*, 2019). Esse momento pode ser individual com cada participante ou em grupo e pode contar com a presença de recursos audiovisuais (p. ex., gravações do cenário vivenciado) nos casos de *debriefing* videoassistido (Zhang *et al.*, 2019).

Os cenários podem ser únicos ou múltiplos e, preferencialmente, apresentados em ordem crescente de complexidade, com realização do *debriefing* após cada cenário, na sequência. Idealmente, os treinandos devem receber, com antecedência, um conteúdo para estudo e, no início de cada treinamento, uma sessão de ativação do conhecimento prévio deve ser realizada antes dos cenários. A definição quanto à quantidade de cada uma dessas etapas da simulação dependerá da motivação do treinamento, grau de *expertise* do público-alvo, conteúdo do treinamento, disponibilidade do tempo da equipe e orçamento.

Habilidades

A aquisição de habilidades clínicas é uma necessidade no processo de ensino em GO. Capacitar os especialistas, aprimorando suas habilidades clínicas e psicomotoras, contribui para a resolução de problemas, o desenvolvimento de abordagens reflexivas e de pensamento crítico e otimiza a competência e autonomia profissional (Sundler *et al.*, 2015).

As habilidades aqui citadas não se restringem a capacidades procedimentais. As habilidades cognitivas estão diretamente associadas à aquisição de habilidades psicomotoras em diferentes contextos. Ao desenvolver uma intervenção técnica, o especialista deve apresentar não somente conhecimento e competência na execução das etapas exigidas, mas uma compreensão total da teoria subjacente, adaptando a habilidade e se adequando ao contexto da assistência (Rourke, 2020). Considerando que a repetição da prática aprimora a capacidade profissional mais rapidamente, o ensino de habilidades por meio da simulação apresenta-se como um método ativo de extrema relevância na formação do ginecologista e obstetra.

A seguir, apresentamos as técnicas mais utilizadas para treinamento de habilidades técnicas:

- Simuladores para treinamento de tarefas (*task trainer*) são simuladores projetados para compreender e treinar os elementos-chave das habilidades procedimentais. Em geral, são representações de partes do corpo ou sistemas, como uma pelve feminina, o compartimento posterior do períneo ou demais partes do corpo humano. Podem ser utilizados associados a outras tecnologias de aprendizagem, por meio de interfaces mecânicas ou eletrônicas, criando situações clínicas integradas e oferecendo ensino e *feedback* sobre as habilidades manuais (p. ex., varredura de ultrassom, realização de manobras tocúrgicas) (Lioce e Lopreaito, 2020)
- Práticas deliberadas de ciclo rápido (PDCR) são organizadas para promover repetição de tarefas. São mediadas por um facilitador e podem oferecer *feedback* imediato, com base em evidências científicas. Seu objetivo é melhorar a *performance* do treinando, visando ao alcance de maestria em determinada habilidade (p. ex., aplicação de fórcipe ou resolução de distocia de ombro) (Lioce e Lopreiato, 2020)
- Pacientes simulados podem ser utilizados para práticas de habilidades clínicas. Podem atuar em conjunto com um simulador. O "paciente" também pode participar nos processos de *feedback* formativo e avaliação da aquisição das habilidades (Sundler *et al.*, 2015)
- Realidade virtual é uma ferramenta de apoio didaticamente útil ao desenvolvimento das habilidades motoras, do senso crítico, tomada de decisão e raciocínio clínico. Permite a repetição do treino, propicia julgamento crítico e fundamenta a destreza manual vigente no cenário real. Também propicia a aquisição de habilidades hápticas, correlatas táteis da óptica e da acústica, em que o treinando "toca e sente uma superfície interativa, ou seja, algo que fisicamente não está presente" (Santos *et al.*, 2017)
- Telessimulação – os modelos teóricos que servem de base para o treinamento eficaz de simulação e habilidades não exigem que o aluno e o facilitador estejam fisicamente no mesmo local. Assim, a telessimulação se apresenta como uma estratégia resolutiva às limitações de distância, tempo e disponibilidade de educadores com conhecimento de conteúdos específicos, também contribuindo para o aprendizado dos domínios psicomotor, cognitivo e afetivo (McCoy *et al.*, 2017).

A avaliação de habilidades busca medir a qualidade e a produtividade em relação a um determinado padrão de desempenho. O uso de *checklists* é bem difundido para avaliação de habilidades psicomotoras; consistem em instrumentos pré-elaborados com uma lista de procedimentos operacionais padrão (POP) que descrevem os pormenores das intervenções práticas treinadas, apresentando a sequência de passos corretos para suas execuções. As habilidades também podem ser aferidas por meio de avaliações formativas, com foco no progresso obtido em relação a metas e critérios predefinidos. O exame clínico objetivo estruturado (OSCE, do inglês *objective structured clinical examinations*) também é útil para avaliar a aquisição de habilidades, já que avalia os componentes de competência de forma planejada e estruturada, e com foco na objetividade da avaliação (Lioce e Lopreaito, 2020).

Dentre os instrumentos passíveis de serem utilizados na avaliação das habilidades, o *feedback* permite que os participantes expressem e explorem o entendimento das ações esperadas, retransmitindo as informações aos treinandos. Possui caráter construtivo, assertivo e respeitoso, abordando os aspectos específicos do desempenho. Ao compartilhar informações entre participantes, facilitador e paciente simulado, proporciona melhorias na compreensão dos conceitos e nos aspectos do desempenho (Lioce e Lopreaito, 2020). O *feedback* e as avaliações podem ser realizados por vídeos, o que propicia também que diferentes avaliadores participem do exame, potencialmente reduzindo o viés avaliativo (Atesok *et al.*, 2017).

A Avaliação Objetiva Estruturada de Habilidades Técnicas (OSATS) se apresenta como um instrumento confiável e validado para avaliar as habilidades técnicas. É estruturado em uma abordagem de classificação global, em que a avaliação é realizada com base em uma lista de competências operacionais, cada uma classificada em uma escala do tipo *Likert* de cinco pontos, composta por descritores comportamentais. Tem sido estudada e recomendada, com destaque para avaliação de habilidades relacionadas a procedimentos cirúrgicos (Atesok *et al.*, 2017).

Habilidades não técnicas

As habilidades não técnicas (HNT) são um conjunto de habilidades comportamentais que incluem comunicação interpessoal, tomada de decisão, liderança, profissionalismo, trabalho em equipe e gerenciamento de crises relacionadas aos cuidados clínicos. Também denominadas *soft skills*, as HNT são marcadores do comportamento humano que, com as habilidades técnicas, compõem a *performance* dos profissionais. Apesar da terminologia, essas habilidades são passíveis de treinamento técnico (Rey *et al.*, 2021).

A baixa *performance* em HNT correlaciona-se com elevados percentuais de eventos adversos e erros. No que diz respeito à segurança do paciente, os fatores relevantes são, em sua maioria, relacionados aos aspectos não técnicos. A comunicação entre os profissionais de saúde, pacientes, familiares e demais cuidadores são um conjunto de HNT primordiais para a garantia da segurança do paciente e da qualidade dos cuidados em saúde oferecidos (Rey *et al.*, 2021). A qualidade da comunicação também se relaciona à satisfação com a assistência, assim como com desfechos negativos, como depressão, ansiedade, luto patológico e transtorno de estresse pós-traumático. Assim, esse conjunto de aspectos justificam a necessidade de integrar o treinamento de HNT em todos os níveis do ensino médico.

Para o treinamento de HNT, é importante buscar atingir a fidelidade psicológica no treinamento. Isto é, a simulação realística que oferece aos profissionais em treinamento a oportunidade de vivenciarem as mesmas (ou quase as mesmas) emoções, percepções e elaborações que ocorrem no mundo real (Coren-SP, 2020).

Dentre os métodos de simulação realística que servem para o treinamento de HNT, destaca-se o *Crisis Resource Management* (CRM). Em uma situação crítica simulada, habilidades não técnicas vitais são treinadas em ambiente seguro. O CRM é integrado por diversos domínios: tomada de decisão e cognição, conhecimento do ambiente, antecipação e planejamento, utilização de todas as informações disponíveis, prevenção e gerenciamento dos erros de fixação, utilização de guias e protocolos de ajuda, trabalho em equipe, exercício de liderança, solicitação precoce de ajuda, eficácia de comunicação, distribuição da carga de trabalho e mobilização dos recursos disponíveis (Boet *et al.*, 2014; Lei e Palm, 2024).

Ressalta-se a importância da educação continuada e do treino de equipes interdisciplinares para a gestão de eventos críticos, já que esta requer conhecimento teórico/científico e competências técnicas (direcionadas para a realização de procedimentos específicos), psicomotoras (capacidade de realização simultânea de múltiplos procedimentos) e não técnicas/comportamentais (capacidade de avaliação clínica e decisória, liderança e comunicação eficaz). O desenvolvimento da simulação permite o treino e a avaliação dessas capacidades sem colocar em risco o paciente e/ou equipe. Simulações com equipes interdisciplinares permitem o aprendizado em um ambiente colaborativo em cenários de emergência obstétrica (Ogunyemi *et al.*, 2020).

Para avaliação das HNT, são utilizados sistemas de avaliação baseados em marcadores comportamentais de indivíduos e equipes, durante a realização de tarefas no trabalho/simulação. Com isso, é possível que observadores externos avaliem essas habilidades em tempo real ou por meio de vídeos. Por conta da diversidade e especificidade dos contextos, os sistemas de marcadores comportamentais são pouco reprodutíveis e exigem extensa validação (interna e externa).

A análise/*debriefing* da atuação durante os casos clínicos com simulação permite evidenciar (ou não) a importância das competências não técnicas no trabalho de equipe, comprovada pelo destaque, atribuído após o curso, à má comunicação entre elementos da equipe e à experiência pessoal relacionada com a vivência de situações críticas – estresse, ruído e concentração – que dificultam a percepção da gravidade da situação clínica, o estabelecimento de prioridades, a distribuição de tarefas e potenciam a ocorrência do erro.

Vários instrumentos de avaliação de HNT foram desenvolvidos por meio de sistemas de marcadores comportamentais. Por exemplo: o *Team Emergency Assessment Measure* (TEAM), já traduzido e validado para o português (Giugni *et al.*, 2022); habilidades não técnicas para cirurgiões; *Safety Attitudes Questionaire* (SAQ); e o *Team Climate Inventory* (TCI) (Franco e Franco, 2021). No entanto, esses instrumentos buscam a mensuração dos resultados da simulação ou do atendimento, mas não chegam a mensurar mudanças no comportamento/atitudes na prática e nos resultados dos atendimentos (níveis de Kirkpatrick 3 e 4), que também devem ser considerados (Boet *et al.*, 2014).

Para o treinamento de habilidades de comunicação, e principalmente para a comunicação de más notícias, existem tanto protocolos como avaliações específicas. O protocolo SPIKES, traduzido em português como *paciente*, é uma proposta de comunicação de más notícias que pode ser adaptada para treinamentos em obstetrícia (Pereira *et al.*, 2017; Camargo *et al.*, 2019; Franco e Franco, 2021). Existem outros protocolos, como o ABCDE – *Advance Preparation* (Camargo *et al.*, 2019).

O *feedback* é a principal ferramenta para avaliação e treinamento das habilidades comunicacionais, podendo ser realizado por meio de entrevistas ou por revisão de áudios e/ou vídeos de encontros reais ou simulados. Existem alguns instrumentos de avaliação da efetividade da comunicação, que são aplicáveis durante os OSCE e nos *debriefings* das simulações, como o *Conversational Skills Rating Scale* (CSRS) e o *Breaking Bad News Assessment Schedule* (BAS).

Idealmente, os treinamentos de comunicação por meio da simulação realística devem ser realizados em ambiência de alta fidelidade psicológica. Portanto, o uso de atores é recomendado, assim como o treinamento, a padronização dos cenários e a consonância dos *feedbacks*. Também é imprescindível um especial cuidado quanto a um ambiente seguro de prática.

PESQUISA EM SIMULAÇÃO

A pesquisa em simulação é uma área da ciência da educação em saúde em franca expansão. As possibilidades de propostas de pesquisas sobre o tema são inúmeras e devem incluir cada uma das características anteriormente discutidas: teorias educacionais, desenhos instrucionais, capacitação docente, tipos de simuladores, realidade virtual, tipos de técnicas para os atores, *debriefing*, recursos audiovisuais, estratégias de gestão e financiamento de centros de simulação. Há a demanda, por exemplo, de pesquisas inovadoras, para além de relatórios de impacto da simulação no aprendizado e do desempenho na simulação, buscando avaliar mudanças reais na assistência e nos resultados de atenção à saúde (Boet *et al.*, 2014; Eppich e Reedy, 2022).

Entre as possibilidades de temas a serem explorados em pesquisa, há o exemplo do uso dos elementos específicos das DDI nos desenhos instrucionais dos treinamentos. Pode-se explorar em detalhes o número ideal de cenários a serem repetidos para maior eficiência do treinamento ou melhor formato de sessões de *debriefing*. Outro exemplo pode incluir estudos quanto a vantagens e desvantagens dos diferentes ambientes (*in situ* ou em centro de simulação) para o treinamento na área da GO (de Melo *et al.*, 2022).

Também são necessárias pesquisas sobre o melhor uso dos diferentes tipos de simuladores de alta ou baixa fidelidade, parciais ou totais, reais ou virtuais, para as diversas competências da GO. Pesquisas nessa área também devem ir além da satisfação do aprendiz e buscar avaliar validade de face, constructo e conteúdo do simulador/simulação, além de resultados nos níveis 3 e 4 de Kirkpatrick (Costa *et al.*, 2018; Knobel e Costa, 2021).

Além disso, a pesquisa na área de simulação em GO deve buscar explorar as melhores estratégias de simulação para o aprendizado, a avaliação e a certificação.

PERSPECTIVAS E FRONTEIRAS DO CONHECIMENTO NA SIMULAÇÃO

A simulação oferece inúmeras possibilidades de inovação nas diversas fronteiras do conhecimento. Diante do potencial de contribuição da simulação para a melhoria de assistência à saúde, inclusive com impacto em indicadores de saúde, como redução da morte materna e perinatal, é necessário viabilizar estratégias de capilarização da oferta do treinamento com simulação.

O já citado *Practical Obstetric Team-Training* (PROBE) mostrou melhorias na prática clínica, na gestão do atendimento, nos resultados assistenciais, nas habilidades de liderança e de comunicação, no trabalho em equipe, na documentação dos eventos e na sensação de confiança das equipes para condução e resolução das distocias e emergências obstétricas (Dahlberg *et al.*, 2018). Um estudo conduzido no México demonstrou que um programa de ensino continuado que incluía simulações foi eficaz em modificar as práticas obstétricas, melhorando resultados (Fritz *et al.*, 2017). Outro programa de treinamento com simulação na Tanzânia mostrou uma redução de 47% nas taxas de transfusão sanguínea pós-parto (Egenberg *et al.*, 2017). Uma revisão sistemática recente sobre o treinamento simulado para ultrassom identificou melhora do aprendizado e da prática clínica por parte dos aprendizes, além de uma percepção de boa assistência por parte dos pacientes (Taksøe-Vester *et al.*, 2021). Para os conteúdos de assistência ao parto vaginal e de versão cefálica externa, os resultados observados após o treinamento simulado também foram positivos (Dahlberg *et al.*, 2018; Bligard *et al.*, 2019; de Melo *et al.*, 2022).

A adoção e o desenvolvimento de simuladores de baixa fidelidade são uma das frentes de disseminação e popularização da simulação. Estudos conduzidos no Brasil têm apresentado modelos de simuladores parciais para assistência ao parto normal e sutura de lacerações graves com grande potencial de reprodutibilidade (Knobel *et al.*, 2018; 2020).

Além disso, a possibilidade da telessimulação no formato de treinamentos remotos, avaliação e *feedback* remotos, e capacitação em telemedicina são aspectos promissores da simulação. A teleconsultoria também é um campo com potencial de expansão na área (McCoy *et al.*, 2017; Gross *et al.*, 2021). Há ainda a possibilidade de desenvolvimento tecnológico específico do instrumental utilizado (p. ex., manequins e equipamento audiovisual), e da capilarização da oferta do treinamento da simulação.

O uso da simulação na área da GO está em seus estágios iniciais, mas com inúmeras facetas e possibilidades. Certamente, a ampliação das diferentes estratégias de treinamento com uso da simulação nas mais diversas áreas da GO trará benefícios para a melhoria da qualidade da assistência à saúde da mulher e pessoas designadas como mulheres ao nascimento.

REFERÊNCIAS BIBLIOGRÁFICAS

ATESOK, K. *et al.* Measuring surgical skills in simulation-based training. *Journal of the American Academy of Orthopaedic Surgeons*, v. 25, n. 10, p. 665-672, 2017.

BERGAMO, P. A. de S. *et al.* Use of Kirkpatrick evaluation model in simulation-based trainings for the mining industry – A case study for froth flotation. *Minerals Engineering*, v. 188, p. 107825, 2022.

BLIGARD, K. H.; LIPSEY, K. L.; YOUNG, O. M. Simulation training for operative vaginal delivery among obstetrics and gynecology residents: a systematic review. *Obstetrics and Gynecology*, v. 134, Suppl 1, p. 16S-21S, 2019.

BOET, S. *et al.* Transfer of learning and patient outcome in simulated crisis resource management: a systematic review. *Canadian Journal of Anaesthesia*, v. 61, n. 6, p. 571-582, 2014.

BRASIL, G. da C. *Simulação realística como estratégia de ensino na enfermagem materno infantil*. Mestrado em Enfermagem. Universidade de Brasília. Brasília, DF, 2017.

CAMARGO, N. C. *et al.* Ensino de comunicação de más notícias: revisão sistemática. *Revista Bioética*, v. 27, p. 326-340, 2019.

CONSELHO REGIONAL DE ENFERMAGEM DE SÃO PAULO (COREN-SP). *Manual de simulação clínica para profissionais de enfermagem*. São Paulo: Coren-SP, 2020.

COOK, D. A. If you teach them, they will learn: why medical education needs comparative effectiveness research. *Advances in Health Sciences Education*, v. 17, n. 3, p. 305-310, 2012.

COSTA, R. R. de O. *et al.* A simulação no ensino de enfermagem: uma análise conceitual. *Revista de Enfermagem do Centro-Oeste Mineiro*, 8, 2018. Disponível em: http://www.seer.ufsj.edu.br/recom/article/view/1928.

DAHLBERG, J. *et al.* Ten years of simulation-based shoulder dystocia training- impact on obstetric outcome, clinical management, staff confidence, and the pedagogical practice – a time series study. *BioMed Central Pregnancy Childbirth*, v. 18, n. 1, p. 361, 2018.

DANIELS, K. *et al.* Use of simulation-based team training for obstetric crises in resident education. *Simulation in Healthcare*, v. 3, n. 3, p. 154-160, 2008.

DE MELO, B. C. P. *et al.* Effects of an in situ instructional design based postpartum hemorrhage simulation training on patient outcomes: an uncontrolled before-and-after study. *Journal of Maternal-Fetal & Neonatal Medicine*, v. 32, n. 2, p. 245-252, 2021.

DE MELO, B. C. P. *et al.* Self-perceived long-term transfer of learning after postpartum hemorrhage simulation training. *International Journal of Gynaecology and Obstetrics*, v. 141, n. 2, p. 261-267, 2018.

DE MELO, B. C. P. *et al.* The limited use of instructional design guidelines in healthcare simulation scenarios: an expert appraisal. *Advances in Simulation*, v. 7, n. 1, p. 30, 2022.

DE MELO, B. C. P. *et al.* The use of instructional design guidelines to increase effectiveness of postpartum hemorrhage simulation training. *International Journal of Gynaecology and Obstetrics*, v. 137, n. 1, p. 99-105, 2017.

DESTEPHANO, C. C. *et al.* ACOG Simulation Working Group: a needs assessment of simulation training in OB/GYN residencies and recommendations for future research. *Journal of Surgical Education*, v. 77, n. 3, p. 661-670, 2020.

DILLON, S. Simulation in obstetrics and gynecology: a review of the past, present, and future. *Obstetrics and Gynecology Clinics of North America*, v. 48, n. 4, p. 689-703, 2021.

DORRI, S.; AKBARI, M.; SEDEH, M. Kirkpatrick evaluation model for in-service training on cardiopulmonary resuscitation. *Iranian Journal of Nursing and Midwifery Research*, v. 21, n. 5, p. 493, 2016.

DRAYCOTT, T. J. *et al.* Improving neonatal outcome through practical shoulder dystocia training. *Obstetrics and Gynecology*, v. 112, n. 1, p. 14-20, 2008.

EDOZIEN, L. C. Situational awareness and its application in the delivery suite. *Obstetrics and Gynecology*, v. 125, n. 1, p. 65-69, 2015.

EGENBERG, S. *et al.* Impact of multiprofessional, scenario-based training on postpartum hemorrhage in Tanzania: a quasi-experimental, pre- vs. post-intervention study. *BMC Pregnancy Childbirth*, v. 17, n. 1, p. 287, 2017.

ELLINAS, H.; DENSON, K.; SIMPSON, D. Low-cost simulation: how-to guide. *Journal of Graduate Medical Education*, v. 7, n. 2, p. 257-258, 2015.

EPPICH, W.; REEDY, G. Advancing healthcare simulation research: innovations in theory, methodology, and method. *Advances in Simulation*, v. 7, n. 1, p. 23, 2022.

ERSDAL, H. L. *et al.* Successful implementation of Helping Babies Survive and Helping Mothers Survive programs – an Utstein formula for newborn and maternal survival. *PloS One*, v. 12, n. 6, p. e0178073, 2017.

FONSECA, L. M. M. *et al.* Interdisciplinary simulation scenario in nursing education: Humanized childbirth and birth. *Revista Latino-Americana de Enfermagem*, v. 28, p. e3286, 2020.

FOPPIANI, J. *et al.* Merits of simulation-based education: a systematic review and meta-analysis. *Journal of Plastic, Reconstructive & Aesthetic Surgery JPRAS*, v. 90, p. 227-239, 2024.

FRANCO, C. A. G. dos S.; FRANCO, R. S. Cenários de Avaliação de Habilidades Não Técnicas (HNT). *In*: SIMULAÇÃO EM SAÚDE para ensino e avaliação: conceitos e práticas. São Carlos, SP: Cubo, 2021.

FREREJEAN, J. *et al.* Critical design choices in healthcare simulation education: a 4C/ID perspective on design that leads to transfer. *Advances in simulation (London, England)*, v. 8, n. 1, p. 5, 2023.

FRITZ, J. *et al.* Can a simulation-based training program impact the use of evidence based routine practices at birth? Results of a hospital-based cluster randomized trial in Mexico. *PloS One*, v. 12, n. 3, p. e0172623, 2017.

GARDNER, A. K. *et al.* Mapping the terrain of faculty development for simulation. *Simulation in Healthcare*, v. 19, n. 1S, p. S75-S89, 2024.

GIUGNI, F. R. *et al.* Team emergency assessment measure (TEAM) of non-technical skills: The Brazilian Portuguese version of the TEAM tool. *Clinics*, v. 77, 2022.

GROSS, I. T. *et al.* Telementoring for remote simulation instructor training and faculty development using telesimulation. *British Medical Journal Simulation & Technology Enhanced Learning*, v. 7, n. 2, p. 61-65, 2021.

GUEYE, M. *et al.* Simulation training for emergency obstetric and neonatal care in Senegal preliminary results. *Médecine et Santé Tropicales*, v. 27, n. 2, p. 131-134, 2017.

HALAMEK, L. P.; CADY, R. A. H.; STERLING, M. R. Using briefing, simulation and debriefing to improve human and system performance. *Seminars in Perinatology*, v. 43, n. 8, p. 151178, 2019.

KNOBEL, R. Construção e uso de simuladores de baixo custo. *In*: ROMÃO, G. S. *et al.* (eds.) *Ensino e Avaliação das Competências na Residência Médica*. Barueri, SP: Manole, 2021.

KNOBEL, R. *et al.* A simple, reproducible and low-cost simulator for teaching surgical techniques to repair obstetric anal sphincter injuries. *Revista Brasileira de Ginecologia e Obstetrícia*, v. 40, n. 8, p. 465-470, 2018.

KNOBEL, R. *et al.* Planning, construction and use of handmade simulators to enhance the teaching and learning in Obstetrics. *Revista Latino-Americana de Enfermagem*, n. 28, 2020. Disponível em: http://www.scielo.br/scielo.php?script=sci_arttext&pid=S0104-11692020000100358&lang=pt.

KNOBEL, R.; COSTA, R. R. de O. Confecção e uso de simuladores de baixo custo: experiências da medicina e enfermagem. *In*: PEREIRA JUNIOR, G.; GUEDES, H. T. (eds.) *Simulação em saúde para ensino e avaliação*: conceitos e práticas. São Carlos: Cubo, 2021. p. 119-127.

KOHN, L.; CORRIGAN, J. M.; DONALDSON, M. S. (eds.) *To Err is Human*: Building a Safer Health System. Washington (DC): National Academies Press (US), 2000. Disponível em: http://www.ncbi.nlm.nih.gov/books/NBK225182/. Acesso em: 26 abr. 2024.

LEI, C.; PALM, K. Crisis resource management training in medical simulation. *In*: STATPEARLS. *Treasure Island (FL)*: StatPearls Publishing, 2024.

LIOCE, L.; LOPREIATO, J. (eds.) *Healthcare Simulation Dictionary*. 2nd ed. [*s. l.*]: Agency for Healthcare Research and Quality, 2020. Disponível em: https://www.ahrq.gov/patient-safety/resources/simulation/terms.html.

MACKINNON, K. *et al.* Student and educator experiences of maternal-child simulation-based learning: a systematic review of qualitative evidence. *Joanna Briggs Institute Database of Systematic Reviews and Implementation Reports*, v. 15, n. 11, p. 2666-2706, 2017.

MAGEE, S. R.; SHIELDS, R.; NOTHNAGLE, M. Low cost, high yield: simulation of obstetric emergencies for family medicine training. *Teaching and Learning in Medicine*, v. 25, n. 3, p. 207-210, 2013.

MALFUSSI, L. B. H. de *et al.* In situ simulation in the permanent education of the intensive care nursing team. *Texto & Contexto Enfermagem*, n. 30, 2021.

MCCOY, C. E. *et al.* Telesimulation: an innovative tool for health professions education. *Academic Emergency Medicine Education and Training*, v. 1, n. 2, p. 132-136, 2017.

MCGAGHIE, W. C. *et al.* Does simulation-based medical education with deliberate practice yield better results than traditional clinical education? A meta-analytic comparative review of the evidence. *Academic Medicine*, v. 86, n. 6, p. 706-711, 2011.

MELO, B. Princípios instrucionais na simulação: uso das diretrizes de desenho instrucional na simulação. *In*: SIMULAÇÃO EM SAÚDE para ensino e avaliação: conceitos e práticas. São Carlos, SP: Cubo Multimídia, 2021. p. 83-96.

MELO, B. C. P. de. *Simulation design matters*. Maastricht University, 2018. Disponível em: http://dx.doi.org/10.26481/dis.20181212bm. Acesso em: 26 abr. 2024.

O'LEARY, F. Simulation as a high stakes assessment tool in emergency medicine. *Emergency Medicine Australasia*, v. 27, n. 2, p. 173-175, 2015.

OGUNYEMI, D. *et al.* Evolution of an obstetrics and gynecology interprofessional simulation-based education session for medical and nursing students. *Medicine (Baltimore)*, v. 99, n. 43, p. e22562, 2020.

PEREIRA, C. R. *et al.* The P-A-C-I-E-N-T-E Protocol: An instrument for breaking bad news adapted to the Brazilian medical reality. *Revista da Associação Médica Brasileira*, v. 63, n. 1, p. 43-49, 2017.

PETERSON, D. T. *et al.* Simulation faculty development. *Simulation in Healthcare*, v. 12, n. 4, p. 254-259, 2017.

RALL, M.; DIECKMANN. P. Safety culture and crisis resource management in airway management: general principles to enhance patient safety in critical airway situations. *Best Practice & Research. Clinical Anaesthesiology*, v. 19, n. 4, p. 539-557, 2005.

REY, R. R. *et al.* Ensinar competências não técnicas para atendimentos de emergência: percepções de professores médicos. *Revista Brasileira de Educação Médica*, v. 45, p. e013, 2021.

RILEY, R. H. *Manual of Simulation in Healthcare*. 2nd ed. Oxford: Oxford University Press, 2016.

RILEY, W. *et al.* Creating high reliability teams in healthcare through in situ simulation training. *Administrative Sciences*, v. 1, n. 1, p. 14-31, 2011.

ROURKE, S. How does virtual reality simulation compare to simulated practice in the acquisition of clinical psychomotor skills for pre-registration student nurses? A systematic review. *International Journal of Nursing Studies*, v. 102, p. 103466, 2020.

ROUSSIN, C. J.; WEINSTOCK, P. S. An organizational innovation for simulation programs and centers. *Academic Medicine*, v. 92, n. 8, p. 1114, 2017.

SANTOS, C. A. *et al.* Jogos sérios em ambiente virtual para ensino-aprendizagem na saúde. *Revista Rene Online*, v. 8, n. 5, 702-709, 2017.

SARAGIH, I. D. *et al.* Outcomes of scenario-based simulation courses in nursing education: A systematic review and meta-analysis. *Nurse Education Today*, v. 136, p. 106145, 2024.

SCHAFFER, A. C. *et al.* Association of simulation training with rates of medical malpractice claims among obstetrician-gynecologists. *Obstetrics and Gynecology*, v. 138, n. 2, p. 246-252, 2021.

SHUYI, A. T. *et al.* Effectiveness of interprofessional education for medical and nursing professionals and students on interprofessional educational outcomes: a systematic review. *Nurse Education in Practice*, v. 74, p. 103864, 2024.

SOLNES MILTENBURG, A. *et al.* Towards renewed commitment to prevent maternal mortality and morbidity: learning from 30 years of maternal health priorities. *Sexual and Reproductive Health Matters*, v. 31, n. 1, p. 2174245, 2023.

SUNDLER, A. J.; PETTERSSON, A.; BERGLUND, M. Undergraduate nursing students' experiences when examining nursing skills in clinical simulation laboratories with high-fidelity patient simulators: a phenomenological research study. *Nurse Education Today*, v. 35, n. 12, p. 1257-1261, 2015.

SWELLER, J.; VAN MERRIËNBOER, J. J. G.; PAAS, F. Cognitive architecture and instructional design: 20 years later. *Education Psychology Review*, v. 31, n. 2, p. 261-292, 2019.

TAKSØE-VESTER, C. *et al.* Simulation-based ultrasound training in obstetrics and gynecology: a systematic review and meta-analysis. *Ultraschall in der Medizin*, v. 42, n. 6, p. e42-e54, 2021.

TIZZOT, E. A.; KNOBEL, R. O ensino da Ginecologia e Obstetrícia na graduação e residência médica. *In*: PEREIRA JUNIOR, G.; GUEDES, H. V. (eds.) *Simulação Clínica*: ensino e avaliação nas diferentes áreas da Medicina e Enfermagem. Brasília: Associação Brasileira de Educação Médica, 2022. p. 251-263.

VAN MERRIËNBOER, J. J. G.; CLARK, R. E.; DE CROOCK, M. B. M. Blueprints for Complex Learning: The 4C/ID-Model. *Educational Technology Research and Development*, v. 50, n. 2, p. 39-64, 2002.

ZHANG, H. *et al.* Effectiveness of video-assisted debriefing in simulation-based health professions education. *Nurse Education*, v. 44, n. 3, p. E1-E6, 2019.

CAPÍTULO

103

Contracepção após o Parto

Cristina A. F. Guazzelli • Elaine Meireles Castro Maia

INTRODUÇÃO

O período pós-parto é um momento adequado para se oferecer métodos contraceptivos, pois as mulheres se encontram motivadas e estão sob os cuidados médicos. A escolha do contraceptivo deve ser avaliada com a paciente preferencialmente antes de sua alta hospitalar, mas teria sido ainda melhor se ela tivesse sido feita na gravidez (Grandi *et al.*, 2024). Durante o pré-natal, a gestante tem um contato próximo e constante com profissionais de saúde, por conta das várias consultas em que muitos assuntos podem ser abordados e discutidos. Esse momento favorece o relacionamento médico-paciente e o questionamento das necessidades individuais de anticoncepção. Há um tempo para refletir a escolha do melhor método contraceptivo ou aquele que mais agrade a mulher. Múltiplas abordagens aumentam a chance de uso de métodos contraceptivos, reduzindo o risco de repetição de uma nova gestação com espaçamento inadequado.

No entanto, não se sabe quais estratégias (encontro presencial, ligação telefônica, uso de aplicativos ou mensagens para celulares, consulta com profissionais de saúde) seriam as mais eficazes para aumentar o uso de contraceptivos no período pós-parto por falta de evidências adequadas (Lopez *et al.*, 2015b).

Outro fator importante e que precisa ser abordado é o intervalo interpartal, que está relacionado a efeitos adversos tanto maternos quanto fetais, na dependência do período observado (WHO, 2005).

A Organização Mundial da Saúde (OMS) recomenda um intervalo de pelo menos 24 meses entre gestações subsequentes (WHO, 2005). Outras *guidelines* orientam as mulheres a evitarem a gravidez em períodos menores que 6 meses e recomendam que sejam informadas sobre os riscos de um intervalo inferior a 18 meses (McKinney *et al.*, 2018). Alguns estudos descrevem um risco aumentado de parto prematuro, neonatos pequenos para a idade gestacional e morte fetal (Ahrens *et al.*, 2019). Por essa razão, é essencial avaliar o melhor momento do início da contracepção pós-parto de acordo com as diferentes diretrizes internacionais.

A orientação interfere diretamente na decisão sobre o uso e no tipo de contracepção que será utilizada. O aconselhamento envolve compreender os desejos da paciente em relação à gravidez futura, suas preferências e as características dos próprios métodos contraceptivos. Considerações médicas adicionais incluem o momento do início do contraceptivo após o parto, identificação de comorbidades que eventualmente possam restringir a escolha do método e situação de amamentação.

Nesse período após o parto, o puerpério, ao se fazer a escolha contraceptiva além das características inerentes a qualquer método, como eficácia, segurança, eventos adversos e reversibilidade, deve-se avaliar a amamentação e o risco tromboembólico (WHO, 2015).

MOMENTO DE INÍCIO DA ANTICONCEPÇÃO

Para o início da anticoncepção, é necessário saber quando ocorrerá o retorno da ovulação. Esse dado depende basicamente de como está sendo conduzido o processo de amamentação. Em mulheres que não aleitam, a função do eixo hipófise-hipotálamo geralmente normaliza entre 4 e 6 semanas após o parto, com o início da ovulação ocorrendo em torno de 40 a 45 dias de puerpério. Mas algumas puérperas apresentam ovulação precocemente, por volta do 25º dia (Jackson e Glasier, 2011).

Para iniciar um contraceptivo após o parto, alguns fatores precisam ser considerados, como a segurança materno-infantil e a efetividade do método. Essas recomendações estão em constante evolução, a depender das evidências publicadas na literatura.

Alguns métodos podem ser iniciados imediatamente no pós-parto, como o dispositivo intrauterino ou o implante de etonogestrel (WHO, 2015). A Tabela 103.1 resume o momento de iniciar todos os contraceptivos baseados nas recomendações da OMS (WHO, 2015; 2022; 2023).

EFICÁCIA DOS MÉTODOS

Entre os métodos reversíveis, os mais eficazes são os de longa ação, representados pelo implante liberador de etonogestrel (ENG) e os dispositivos intrauterinos que podem ser de cobre (DIU de cobre) ou hormonal (DIU LNG). Esses métodos também apresentam as maiores taxas de continuidade comparadas com outros métodos reversíveis (Trussell, 2011).

A falha do método da amenorreia lactacional (LAM) em uso perfeito é inferior a 2% nos 6 primeiros meses do parto quando a mulher está em amamentação exclusiva e em amenorreia (Jackson e Glasier, 2011; Trussell, 2011).

A Tabela 103.2 apresenta a taxa de falha dos métodos contraceptivos em uso típico e perfeito, como também a taxa de continuidade em 12 meses (Trussell, 2011).

INDICAÇÃO DOS MÉTODOS CONTRACEPTIVOS

Os métodos devem ser avaliados de acordo com os critérios de elegibilidade para uso de contraceptivos estipulados pela OMS (WHO, 2015).

A OMS vem se preocupando em nortear a indicação de critérios clínicos de elegibilidade para uso de métodos contraceptivos, a partir da classificação em quatro categorias, estabelecendo a conveniência ou restrição ao uso de determinado anticoncepcional (WHO, 2015):

Tabela 103.1 Momento de início do método contraceptivo após o parto.

Métodos	Amamentação exclusiva	Amamentação mista ou não lactante
Lactação – amenorreia	Imediatamente	Não se aplica
Comportamentais	Após três ciclos menstruais regulares	
Barreira Preservativo masculino Preservativo feminino Diafragma Espermicidas	Imediatamente, com exceção do diafragma, que só pode ser inserido após a completa involução uterina (≥ 6 semanas do parto)	
Contraceptivos intrauterinos DIU de cobre DIU hormonal	Até 48 h do parto ou ≥ 4 semanas do parto	
Progestagênios isolados Oral Implante de ENG Injetável trimestral	 Imediatamente após o parto Imediatamente após o parto ≥ 6 semanas do parto	 Imediatamente após o parto Imediatamente após o parto Imediatamente após o parto
Combinados Oral/adesivo/anel Injetável mensal	 ≥ 6 meses do parto	 ≥ 3 semanas do parto se não lactante e sem fatores de risco adicionais para TEV > 6 semanas do parto se não lactante ou em lactação mista e com fatores de risco para TEV
Laqueadura tubária	Pela lei brasileira	

DIU: dispositivo intrauterino; DIU hormonal: dispositivo intrauterino liberador de levonorgestrel; ENG: etonogestrel; TEV: tromboembolismo venoso. (Adaptada de: OMS, 2022.)

Tabela 103.2 Porcentagem de mulheres que apresentam falha do método contraceptivo (uso típico ou perfeito) e taxa de continuidade do uso ao final do primeiro ano.

Taxa de falha do método (%) em 100 mulheres em 1 ano de uso			
Método	**Uso típico**	**Uso perfeito**	**Taxa de continuidade do método (%) após 1 ano**
Nenhum	85	85	n/a
Espermicida	28	18	42
Coito interrompido	22	4	46
Abstinência periódica	23	1 a 5	47
Diafragma	12	6	57
Preservativo: Feminino Masculino	 21 18	 5 2	 41 43
Pílula (combinada ou apenas de progestagênio)	9	0,3	67
Adesivo/anel	9	0,3	67
Injetável trimestral	6	0,2	56
DIU: Cobre (T380A) Hormonal – LNG 52 mg*	 0,8 0,2	 0,6 0,2	 78 80
Implante	0,05	0,05	84
Cirúrgicos Vasectomia LT	 0,15 0,5	 0,1 0,5	 100 100

*A eficácia do DIU hormonal LNG 19,5 mg é semelhante. DIU: dispositivo intrauterino; LNG: levonorgestrel; LT: laqueadura tubária. (Adaptada de: Trussell, 2011.)

- Categoria 1: o método pode ser usado sem restrição
- Categoria 2: o método pode ser usado com restrições; são situações nas quais as vantagens em usar o método superam os riscos. Nesta categoria, o método não é a primeira escolha e, quando usado, deve ser acompanhado com cautela
- Categoria 3: os riscos decorrentes do seu uso superam os benefícios, sendo necessário acompanhamento rigoroso da usuária
- Categoria 4: o método não deve ser usado, pois apresenta risco inaceitável.

MÉTODOS CONTRACEPTIVOS

Os métodos contraceptivos podem ser classificados em transitórios e definitivos. Os transitórios mais utilizados são os hormonais, o dispositivo intrauterino e os de barreira, sendo os definitivos a laqueadura e a vasectomia. Também podem ser classificados como métodos de longa ação (dispositivos intrauterinos, implante) ou de curta ação (pílulas, anel vaginal, transdérmico, injetável).

Tabela 103.3 Indicação de método contraceptivo após o parto.

Condição	AHP	AHC	Implante	Injetável trimestral
Amamentando				
< 6 semanas	2	4	2	3
≥ 6 semanas < 6 meses	1	3	1	1
> 6 meses	1	2	1	1
Não amamentando				
< 21 dias				
Com fator risco TVP	1	4	1	1
Sem fator risco TVP	1	3	1	1
> 21 dias < 42 dias	1	2	1	1
≥ 42 dias	1	1	1	1

AHC: anticoncepcional hormonal combinado; AHP: anticoncepcional hormonal com progestagênio; TVP: trombose venosa profunda. (Fonte: WHO, 2015.)

Métodos hormonais

Os anticoncepcionais hormonais são os mais utilizados e preferidos por muitas mulheres. No período logo após o parto e durante o aleitamento, alguns cuidados devem ser tomados. As vantagens desses métodos incluem a relativa facilidade de uso, amplo acesso, custo inicial relativamente baixo e benefícios não contraceptivos (WHO, 2015; 2022; 2023).

O método contraceptivo hormonal é classificado de acordo com sua composição, combinado quando contém progestagênio associado ao estrogênio ou só com progestagênio (Tabela 103.3).

Métodos apenas com progestagênio (oral, injetável trimestral, implante subdérmico)

Podem ser empregados durante o aleitamento, e muitos estudos mostram que não afetam o crescimento e o desenvolvimento do recém-nascido, não alteram o volume do leite produzido, nem a concentração de proteínas, lipídios ou lactose (Dutta e Dutta, 2013; Phillips *et al.*, 2016; Kapp *et al.*, 2010).

A orientação para início dos progestagênios pode ser logo após o parto e devem ser os preferidos quando a opção desejada pela puérpera for a contracepção hormonal (WHO, 2015). A excreção desses hormônios pelo leite é pequena, correspondendo menos de 1% da dose materna. Poucos trabalhos avaliaram a metabolização desses hormônios nos lactentes, mas há estudos que acompanharam as crianças de mães que utilizaram esses contraceptivos e não evidenciaram alteração no crescimento ou desenvolvimento (Nilsson *et al.*, 1986; WHO, 1994). Mas alguns autores referem que alterações psicológicas, neurológicas, cognitivas, comportamentais ou sexuais só podem ser estudadas ou avaliadas após o desenvolvimento neurológico e sexual completo (Kapp *et al.*, 2010).

Os métodos apenas com progestagênios são os apresentados a seguir.

Minipílula

Minipílula (0,35 mg de norestisterona ou 0,03 mg de levonorgestrel ou 0,5 mg de linestrenol) pode ser mantida até 6 meses ou até a paciente menstruar, geralmente coincidindo com o início da complementação alimentar da criança (categorias 1 e 2) (WHO, 2015). Apresenta maior taxa de falha quando comparada à utilização de outros progestagênios, como desogestrel ou drospirenona.

Anticoncepcional hormonal oral contendo desogestrel

Anticoncepcional hormonal oral contendo desogestrel (75 mg) para regime de uso contínuo. O principal mecanismo de ação é a inibição da ovulação, sendo a eficácia contraceptiva semelhante à dos anticoncepcionais combinados. O atraso na ingestão de até 12 horas não afeta sua eficácia contraceptiva (Korver *et al.*, 2005). Estudos recentes não observaram alterações na composição ou quantidade do leite materno (Kapp *et al.*, 2010; Dutta e Dutta, 2013; WHO, 2015; Phillips *et al.*, 2016). Sua utilização pode ser mantida mesmo após o término da lactação (Categoria 1).

Anticoncepcional hormonal oral apenas com drospirenona

Anticoncepcional hormonal oral apenas com drospirenona (4 mg), disponível em embalagem contendo 24 comprimidos ativos e 4 inertes. O principal mecanismo de ação é a supressão da ovulação. Apresenta como vantagem um melhor padrão de sangramento quando comparado ao uso de desogestrel isolado. A drospirenona tem atividade antimineralocorticoide comparável a uma dose de 25 mg de espironolactona. Pacientes com risco de hiperpotassemia, seja por condição de saúde ou medicação, devem usar esse método com cautela. Estudos não observaram alterações nos recém-nascidos amamentados por usuárias desse contraceptivo (Melka *et al.*, 2020) (categoria 1).

Injetável trimestral (acetato de medroxiprogesterona)

A injeção trimestral de 150 mg de acetato de medroxiprogesterona (AMPD) por via intramuscular deve ser iniciada após 6 semanas do parto (categoria 1) (WHO, 2015). Seu uso antes desse período não é recomendado pela OMS, apesar de os estudos com esse método não mostrarem efeitos negativos sobre a saúde infantil (WHO, 2015) (categoria 3). Há uma preocupação teórica sobre a exposição potencial do neonato ao AMPD durante as primeiras 6 semanas pós-parto. Contudo, em muitos locais, nos quais os riscos de morbidade e mortalidade relacionados com a gravidez são elevados e o acesso aos serviços é limitado, esse método pode ser indicado. Outras *guidelines* americanas e inglesas (Centers for Disease Control e Faculty of Sexual & Reproductive Healthcare) liberam o uso desse método nas primeiras 6 semanas do parto (Curtis *et al.*, 2016). É um método de alta eficácia, com facilidade de uso e poucos efeitos colaterais.

Implante subdérmico (etonogestrel)

O implante subdérmico (etonogestrel) apresenta alta eficácia associada a praticidade e conveniência. Estudos que avaliaram a ação hormonal no aleitamento não observaram efeitos sobre sucesso, continuidade da lactação e desenvolvimento da criança (Taneepanichskul *et al.*, 2006; Gurtcheff *et al.*, 2011). Tem como vantagem ser um método de longa duração (até 3 anos), com rápido retorno à fertilidade após sua remoção. Pode ser inserido logo após o parto (categoria 1) (WHO, 2015).

Trabalhos recentes têm mostrado que mulheres nas quais o implante foi colocado precocemente, entre 1 e 3 dias após o parto, não apresentaram diferenças no aleitamento quando comparadas às com inserção após 4 a 8 semanas (Gurtcheff *et al.*, 2011; Henkel *et al.*, 2023).

As mulheres que optam por utilizar método só com progestagênio devem ser avisadas que a incidência de amenorreia durante o aleitamento é alta, mas pode ocorrer sangramento irregular.

Método hormonal combinado (via oral, injetável mensal, transdérmico ou vaginal)

De acordo com as orientações da OMS, recomenda-se evitar a utilização de métodos hormonais combinados para mulheres que não estão amamentando nas primeiras 6 semanas após o parto (categoria 4). Durante a gravidez, ocorrem alterações hematológicas como aumento de fatores de coagulação e de fibrinogênio, com decréscimo de anticoagulantes naturais levando a maior risco de fenômenos tromboembólicos. Dessa forma, os contraceptivos hormonais combinados não devem ser utilizados nas primeiras semanas. Entre as que amamentam, esse método deve ser evitado até 6 meses após o parto (categoria 3) (WHO, 2015).

Estudos que avaliaram os contraceptivos orais combinados apresentaram resultados inconsistentes relacionados à lactação, independentemente do momento do seu início (antes ou após 6 semanas do parto). Esses estudos mostraram tanto ausência quanto presença de alterações, por exemplo, a necessidade de suplementação, redução do volume de leite produzido e aumento de descontinuação da lactação (Lopez *et al.*, 2015a).

Os métodos hormonais combinados não devem ser indicados quando ocorrer aleitamento materno exclusivo. Se forem utilizados em pacientes que já estão menstruando e com amamentação mista, a opção mais adequada será o uso de contraceptivo hormonal de baixa dose (estrógeno $\leq$ 30 mcg), ingerindo-se a pílula de preferência logo após a mamada, ou no início do intervalo mais longo entre elas. Recomenda-se também que haja aumento da duração do estímulo de sucção.

Anticoncepção de emergência

Mulheres que estão amamentando podem usar anticoncepção de emergência sem restrições (WHO, 2015). O uso desse contraceptivo é recomendado para mulheres que tiverem relação desprotegida ou falha de método. No entanto, não há indicação se ocorrer antes de 21 dias pós-parto (WHO, 2015).

Seu uso deve ser feito preferencialmente após a mamada.

Dispositivo intrauterino

É um método bastante seguro e conveniente durante o puerpério, não interfere no processo de lactação e desenvolvimento da criança. Oferece como vantagens alta eficácia e longa duração, sem apresentar maior incidência de complicações do que fora desse período (WHO, 2015).

Dispositivo intrauterino de cobre

A inserção do dispositivo intrauterino pode ser feita por via vaginal imediatamente após a dequitação placentária ou até 48 horas do parto, ou por via abdominal durante a cesárea, antecedendo a histerorrafia (categoria 1) (WHO, 2015).

O momento de inserção de um DIU é dividido em inserção imediata (ou pós-placentária), que é aquela realizada até 10 minutos da dequitação placentária; precoce quando realizada entre 10 minutos e 48 horas do parto (nos EUA, esse corte é até 4 semanas), e inserção no pós-parto tardio/convencional, que é realizada em 4 ou mais semanas do parto (Lopez *et al.*, 2015a; 2015c).

A taxa de expulsão desse método varia de acordo com o momento de sua inserção, sendo maior nos DIUs inseridos no pós-parto imediato quando comparados aos colocados no período convencional (variando de 0 a 26,7%) (Lopez *et al.*, 2015a; 2015c; Whitaker e Chen, 2018). A taxa de expulsão tende a ser menor quando a inserção do dispositivo intrauterino é feita nos primeiros 10 minutos após a dequitação, e após cesárea quando comparada à via vaginal. Essa intercorrência pode ser reduzida ou evitada com treinamento específico e colocação adequada nos primeiros minutos após a dequitação (Lopez *et al.*, 2015a; 2015c; Whitaker e Chen, 2018).

A colocação do DIU deve ser evitada após 48 horas até 4 semanas pós-parto, pois existe maior risco de perfuração uterina (categoria 3) (WHO, 2015). Na presença de infecção puerperal, o DIU não deve ser colocado (categoria 4) (WHO, 2015).

A inserção logo após o parto apresenta como vantagem a alta motivação da mulher, facilidade e conveniência, principalmente para as que têm dificuldade de acesso a serviços médicos. As taxas de continuidade de uso do método são similares às das inserções em outros momentos.

Dispositivo intrauterino hormonal

Quanto ao uso de dispositivo intrauterino hormonal com levonorgestrel, semelhante ao dispositivo que contêm cobre, pode ser inserido logo após o parto (Lopez *et al.*, 2015c; Whitaker *et al.*, 2018; Averbach *et al.*, 2020) (categorias 1 e 2).

A literatura não tem mostrado alterações no aleitamento nem no acompanhamento do desenvolvimento dessas crianças durante o período de utilização; é um método que pode ser inserido semelhante ao DIU de cobre (categoria 1) (Lopez *et al.*, 2015c; Whitaker *et al.*, 2018). O uso desse método tem apresentado alta eficácia e aceitabilidade entre as usuárias (Trussell, 2011). Estudo randomizado e controlado não observou diferença na duração do aleitamento materno e no crescimento de bebês entre usuárias de dispositivo intrauterino de cobre quando comparado ao que contém levonorgestrel (Shaamash *et al.*, 2005). Os níveis hormonais séricos obtidos foram menores que os das usuárias de contraceptivos hormonais orais ou dos implantes só com progestógenos (Shaamash *et al.*, 2005).

Métodos de barreira

São métodos que evitam a gravidez, impedindo a ascensão dos espermatozoides ao trato genital superior. Atuam por meio de obstáculos mecânicos ou físicos. São divididos em masculino, o *condom*, e feminino, que compreende o *condom* feminino, o diafragma e os espermicidas. Todas essas opções podem ser utilizadas durante a amamentação (WHO, 2015).

Algumas orientações sobre o uso desses métodos devem ser feitas de maneira específica para as mulheres no puerpério e durante o aleitamento. O epitélio vaginal da puérpera está atrófico, com lubrificação diminuída; assim, é recomendável o emprego dos métodos de barreira associados a lubrificantes. A eficácia desses métodos depende do seu uso correto, sendo importante que a mulher esteja consciente da necessidade de colocá-lo em todas as relações sexuais, respeitando as instruções sobre seu uso.

Condom masculino

Dar preferência aos lubrificados ou associar o emprego de espermicidas, contornando a falta de lubrificação vaginal e aumentando a sua eficácia. Para se obter boa eficácia, há necessidade de uso correto, de colocação antes de qualquer contato genital e em todas as relações (WHO, 2022).

Condom *feminino*

As características de uso são semelhantes às encontradas fora do puerpério. Necessita ser colocado antes de qualquer contato genital e, durante a penetração, certificar-se de que o pênis se encontra dentro do dispositivo. A opção de uso desse método oferece proteção contra doenças sexualmente transmissíveis, tendo uma vantagem em relação ao *condom* masculino, que é a cobertura dos genitais externos (WHO, 2022).

Diafragma

Iniciar o uso após 6 semanas do parto, quando já ocorreu toda involução uterina, pois sua eficácia depende da medida correta do tamanho do diafragma a ser usado, com adequada localização anatômica no canal vaginal (WHO, 2015; 2022). Em casos em que a puérpera já era usuária de diafragma, impõe-se nova medida. A associação com espermicida traz as mesmas vantagens referidas para o *condom*.

Espermicidas

Formam uma barreira química ao acesso dos espermatozoides ao trato reprodutivo feminino. Não há relatos de alterações no aleitamento ou de efeitos colaterais para o lactente (WHO, 2015; 2022).

Método da amenorreia lactacional

O método da amenorreia lactacional (LAM) é natural e baseia-se na anovulação espontânea que ocorre em mulheres que amamentam de forma exclusiva e frequente (Van Der Wijen e Manion, 2015; WHO, 2023). O intervalo entre as mamadas não deve exceder 4 horas durante o dia ou 6 horas à noite. Não há riscos para a saúde ou efeitos adversos no uso do LAM, mas só pode ser usado por 6 meses após o parto ou até que a menstruação da mulher retorne. Se usado corretamente, o seu Índice de Pearl é de aproximadamente 1 a 2 (WHO, 2022; 2023).

Deve-se frisar, no entanto, que embora seja importante e conhecido o efeito anticoncepcional da lactação do ponto de vista de Saúde Pública, ela não pode ser considerada método confiável em nível individual, principalmente após os primeiros 60 dias, em dependência do esquema de amamentação, da presença ou não de amenorreia e da suplementação alimentar do lactente.

Métodos definitivos – esterilização

Por serem definitivos, tanto a vasectomia como a ligadura tubária devem ser resultantes de decisão consciente e amadurecida do casal, tomada de preferência fora da gestação ou no início dela. As condições do recém-nascido devem ser levadas sempre em consideração.

Devem ser respeitadas as orientações da Lei nº 14.443/2022, que trata de Planejamento Familiar e refere-se à esterilização voluntária. A lei determina como idade mínima para mulheres e homens 21 anos, independentemente do número de filhos vivos. Fica definido prazo mínimo de 60 dias entre a manifestação de vontade e o ato cirúrgico. Não é mais necessário o consentimento expresso de ambos os cônjuges para a realização de laqueadura tubária ou vasectomia (Van Der Wijden e Manion, 0215).

CONSIDERAÇÕES FINAIS

O período pós-parto é, para a mulher, no que se refere à anticoncepção, muito delicado. Assim, informações e orientações sobre os métodos contraceptivos devem ser oferecidas a ela ou ao casal durante o último trimestre da gravidez ou logo após o parto. A escolha do método contraceptivo e o momento de início são de extrema importância para o bom aleitamento materno. Mulheres que estão amamentando devem ser orientadas que a suplementação alimentar do recém-nascido, o retorno da menstruação e o período após 6 meses do parto aumentam as chances da fertilidade. Todos os métodos contraceptivos devem ser oferecidos às mulheres que estejam amamentando. A escolha é sempre opção da paciente, obedecendo às indicações e características de cada método. Deve ser dada preferência a métodos não hormonais.

REFERÊNCIAS BIBLIOGRÁFICAS

AHRENS, K. A. *et al.* Short interpregnancy intervals and adverse perinatal outcomes in high resource settings: an updated systematic review. *Paediatric and Perinatal Epidemiology*, v. 33, n. 1, p. O25-O47, 2019.

AVERBACH, S. H. *et al.* Expulsion of intrauterine devices after postpartum placement by timing of placement, delivery type, and intrauterine device type: a systematic review and meta-analysis. *American Journal of Obstetrics and Gynecology*, v. 223, n. 2, p. 177-188, 2020.

BRASIL. Presidência da República. Lei no 14.443, de 2 de setembro de 2022. Altera a Lei no 9.263, de 12 de janeiro de 1996, para determinar prazo para oferecimento de métodos e técnicas contraceptivas e disciplinar condições para esterilização no âmbito do planejamento familiar. Diário Oficial da União, Brasília, DF, Seção 1, n. 169, p. 5, 2022.

CURTIS, K. M. *et al.* U.S. Medical eligibility criteria for contraceptive use, 2016. *Morbidity and Mortality Weekly Report Recommendations and Reports*, v. 65, n. 3, p. 1-103, 2016.

DUTTA, D. K.; DUTTA, I. Desogestrel mini pill: is this safe in lactating mother? *Journal of the Indian Medical Association*, v. 111, n. 8, p. 553-555, 2013.

GRANDI, G. *et al.* Postpartum contraception: a matter of guidelines. *International Journal of Gynaecology and Obstetrics*, v. 164, n. 1, p. 56-65, 2024.

GURTCHEFF, S. E. *et al.* Lactogenesis after early postpartum use of the contraceptive implant. *Obstetrics and Gynecology*, v. 117, p. 1114-1121, 2011.

HENKEL, A. *et al.* Lactogenesis and breastfeeding after immediate vs delayed birth-hospitalization insertion of etonogestrel contraceptive implant: a noninferiority trial. *American Journal of Obstetrics and Gynecology*, v. 228, n. 1, p. 55.e1-55.e9, 2023.

JACKSON, E.; GLASIER, A. Return of ovulation and menses in postpartum, non-lactating women: a systematic review. *Obstetrics and Gynecology*, v. 117, p. 657-662, 2011.

KAPP, N.; CURTIS, K.; NANDA, K. Progestogen-only contraceptive use among breastfeeding women: a systematic review. *Contraception*, v. 82, n. 1, p. 17-37, 2010.

KORVER, T. *et al.* Maintenance of ovulation inhibition with the 75-microg desogestrel-only contraceptive pill (Cerazette) after scheduled 12-h delays in tablet intake. *Contraception*, v. 71, p. 8, 2005.

LOPEZ, L. M. *et al.* Combined hormonal versus nonhormonal versus progestin-only contraception in lactation. *Cochrane Database of Systematic Reviews*, v. 2015, n. 3, CD003988, 2015a.

LOPEZ, L. M. *et al.* Education for contraceptive use by women after childbirth. *Cochrane Database of Systematic Reviews*, n. 7, CD001863, 2015b. Immediate postpartum insertion of intrauterine device for contraception *Cochrane Database of Systematic Reviews*, v. 2015, n. 6, CD003036, 2015c.

MCKINNEY, J. *et al.* ACOG committee opinion no. 736: optimizing postpartum care. *Obstetrics and Gynecology*, v. 132, n. 3, p. 784-785, 2018.

MELKA, D. *et al.* A single-arm study to evaluate the transfer of drospirenone to breast milk after reaching steady state, following oral administration of 4 mg drospirenone in healthy lactating female volunteers. *Women's Health (London)*, v. 16, 1745506520957192, 2020.

NILSSON, S. *et al.* Long-term follow-up of children breast-fed by mothers using oral contraceptives. *Contraception*, v. 34, n. 5, p. 443-457, 1986.

PHILLIPS, S. J. *et al.* Progestogen-only contraceptive use among breastfeeding women: a systematic review. *Contraception*, n. 3, p. 226-252, 2016.

SHAAMASH, A. H. *et al.* A comparative study of the levonorgestrel-releasing intrauterine system Mirena versus the Copper T380A intrauterine device during lactation: breast-feeding performance, infant growth, and infant development. *Contraception*, v. 72, n. 5, p. 346-351, 2005.

TANEEPANICHSKUL, S. *et al.* Effects of the etonogestrel-releasing implant Implanon and a non-medicated intrauterine device on the growth of breast-fed infants. *Contraception*, v. 73, p. 368-371, 2006.

TRUSSELL, J. Contraceptive failure in the United States. *Contraception*, v. 83, n. 5, p. 397-404, 2011.

VAN DER WIJDEN, C.; MANION. C. Lactational amenorrhoea method for family planning. *Cochrane Database of Systematic Review*, v. 2015, n. 10, CD001329, 2015.

WHITAKER, A. K.; CHEN, B. A. Society of Family Planning Guidelines: Postplacental insertion of intrauterine devices. *Contraception*, v. 97, n. 1, p. 2-13, 2018.

WORLD HEALTH ORGANIZATION (WHO). *Family planning/contraception methods*. 2023. Disponível em: https://www.who.int/news-room/fact-sheets/detail/family-planning-contraception.

WORLD HEALTH ORGANIZATION (WHO). *Medical Eligibility Criteria for Contraceptive Use*. 5th ed. 2015. Disponível em: https://www.who.int/publicatio ns/i/item/9789241549158.

WORLD HEALTH ORGANIZATION (WHO). *Report of a WHO technical consultation on birth spacing*. Geneva: jun. 2005. Report No.: WHO/RHR/07.1. 2007.

WORLD HEALTH ORGANIZATION (WHO). Task Force for Epidemiological Research on Reproductive Health, Special Programme of Research, Development, and Research Training in Human Reproduction, Progestogen-only contraceptives during lactation, II: Infant development. *Contraception*, v. 50, p. 55-69, 1994.

WORLD HEALTH ORGANIZATION (WHO). *WHO Family Planning*: a global handbook for providers. 2022. Disponível em: https://fphandbook.org/sites/default/files/WHO-JHU-FPHandbook-2022Ed-v221115a.pdf.

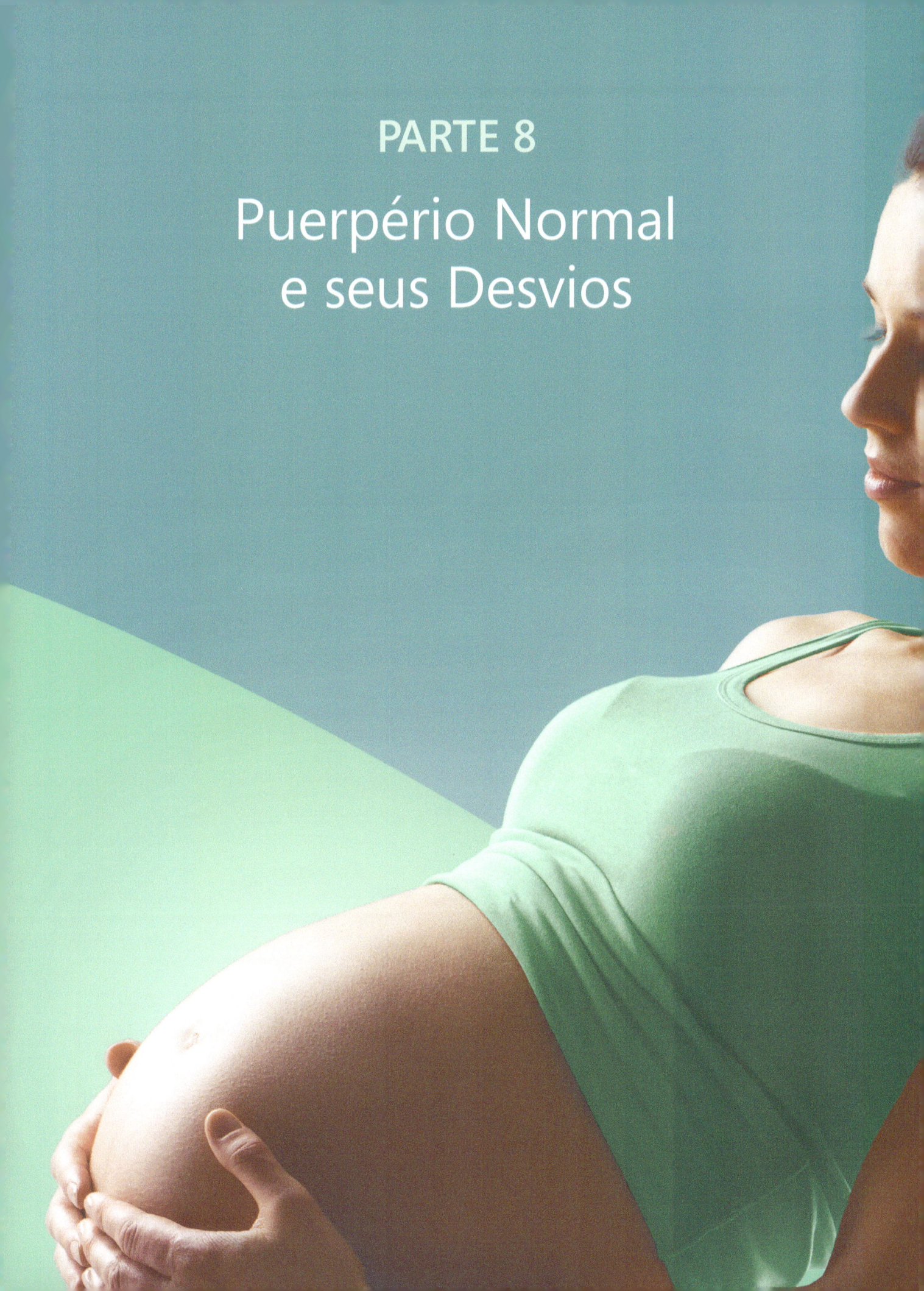

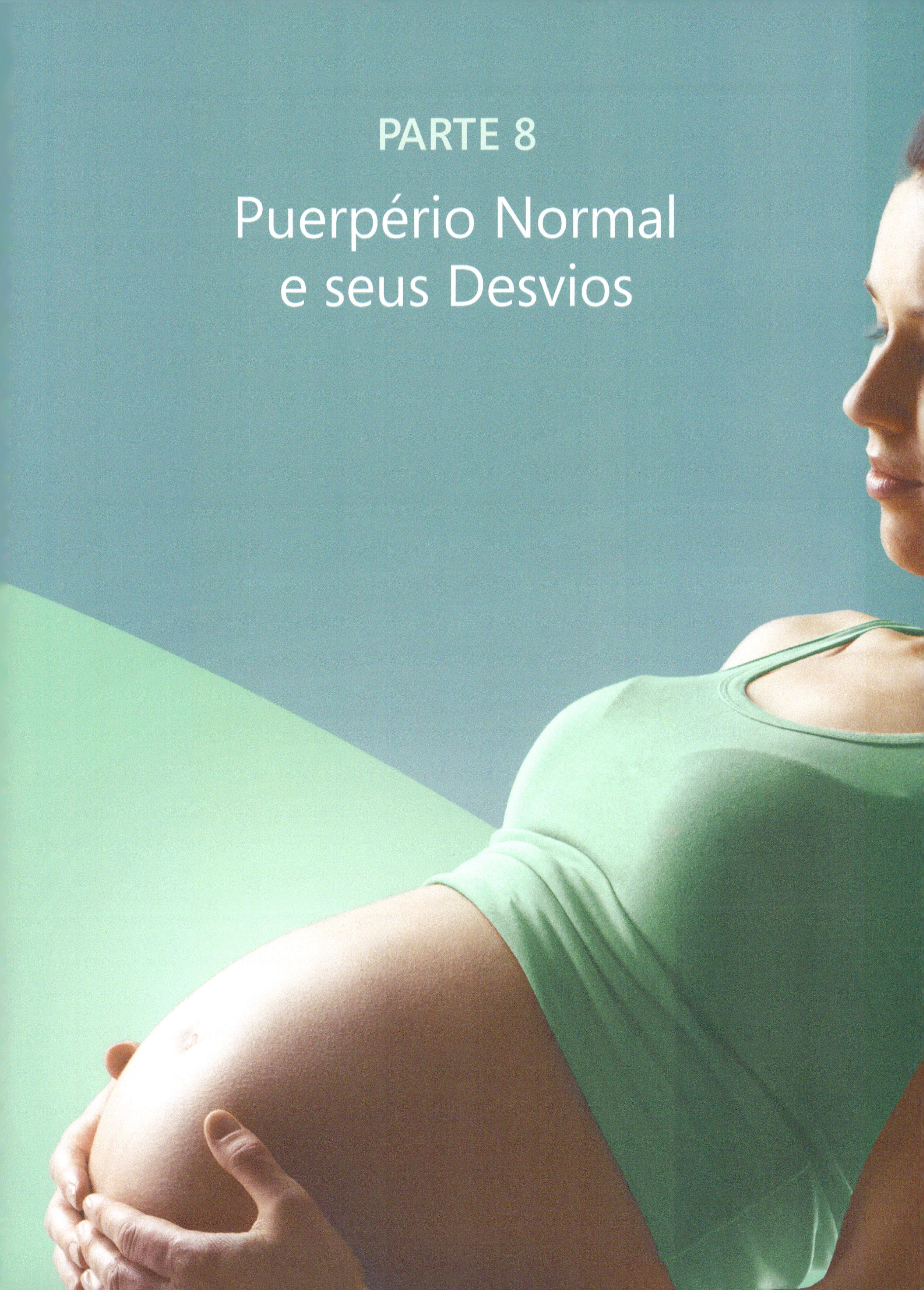

PARTE 8

Puerpério Normal e seus Desvios

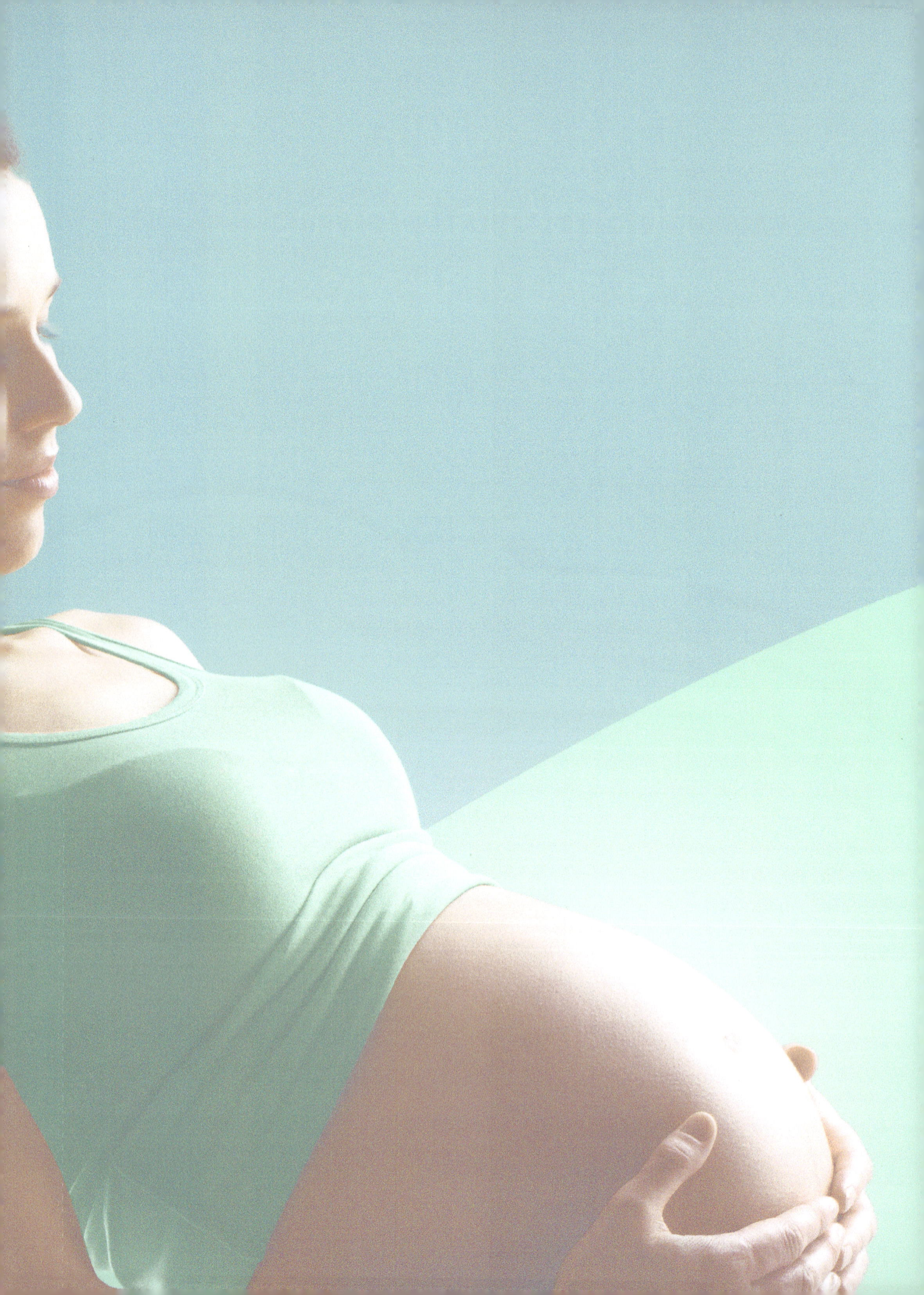

CAPÍTULO 104

Alojamento Conjunto

Maria José Guardia Mattar • Marisa M. Aprille • Silvia Regina Piza F. Jorge • Virginia Spinola Quintal

INTRODUÇÃO

No Brasil, desde 1983, a permanência do recém-nascido (RN) com a sua mãe em alojamento conjunto (AC) faz parte da política de atenção humanizada dos cuidados materno-infantis com o objetivo do aprendizado do cuidado do RN e da amamentação, da qualidade de assistência materno-infantil como medida simples de intervenção da morbimortalidade neonatal (Brasil, 2017).

No final da década de 1940, surgiram na literatura americana trabalhos com o questionamento sobre a separação da mãe e do seu RN para ser colocado em berçários tradicionais (Fulchiognoni e Nascimento, 2004; Segre, 2015).

Na mesma década, estudiosos já compreendiam que a separação da mãe e do seu filho, de acordo com as rotinas hospitalares rígidas, negligenciava as necessidades psicológicas essenciais de ambos; e que essas satisfações psicológicas básicas podiam ser restabelecidas sem que se perca a segurança relativa à saúde física durante o período de internação no conforto da presença mútua no AC, salvaguardadas as precauções relativas pertinentes em situações específicas. A proximidade entre mãe e RN aumenta o desejo e a habilidade da mãe em amamentar e cuidar do RN (Segre, 2015).

No Brasil, até a década de 1970, nem se cogitava em manter mães e RNs juntos no mesmo ambiente. O primeiro AC foi implantado em 1971 no Hospital Distrital de Brasília (Ungerer e Miranda, 1999; Fulchiognoni e Nascimento, 2004). Em 1977, o Ministério da Saúde passou a recomendar que RNs saudáveis permanecessem com as suas mães e, em 1983, o hoje extinto Instituto Nacional de Assistência Médica da Previdência Social (INAMPS), publicou uma portaria MS nº 18, tornando o AC obrigatório em todos os hospitais públicos e conveniados. Essa portaria foi revisada e atualizada em 1993 e contém as normas básicas que norteiam o funcionamento dos alojamentos conjuntos do país (Ungerer e Miranda, 1999; Fulchiognoni e Nascimento, 2004; Segre, 2015).

O Estatuto da Criança e do Adolescente (ECA), no Capítulo I, artigo 10, inciso V, estabelece que: "V – Os hospitais e demais estabelecimentos de atenção à saúde de gestantes, públicos e particulares, são obrigados a manter alojamento conjunto, possibilitando ao neonato a permanência junto à mãe, 24 horas ao dia".

A separação mãe-filho logo após o nascimento desperta inseguranças maternas, dificulta o aleitamento materno (AM) e priva o RN do carinho e cuidado de sua mãe. Já foi demonstrado que crianças separadas de suas mães logo após o nascimento são mais suscetíveis ao abandono, a sofrer abusos e a ser vítimas de violência (Ungerer e Miranda, 1999; Fulchiognoni e Nascimento, 2004; Segre, 2015).

PORTARIAS

No Brasil, desde 1990, esse sistema acha-se oficializado no ECA (Lei nº 8.069, de 13 de junho de 1990), nos Direitos Fundamentais e no Capítulo I dos Direitos à Vida e à Saúde (Brasil, 1990).

Em 1993, o Ministério da Saúde aprovou as Normas Básicas para a Implantação do AC (Portaria nº 1.016, de 26 de agosto de 1993) como forma de incentivar a lactação e o AM, bem como estimular o relacionamento mãe/filho e o desenvolvimento de programas educacionais. Aqui, mãe e filho são acompanhados por médicos pediatras e obstetras, enfermeiros, técnicos e auxiliares de enfermagem e outros profissionais da instituição, quando necessário, enfatizando que a alta do RN não deve ocorrer antes das 48 horas de vida (Brasil, 1993).

Em 7 de maio de 2014, o Ministério da Saúde publicou a Portaria nº 371, que reza em seu artigo 1º:

> Ficam instituídas diretrizes para a organização da atenção integral e humanizada ao RN no momento do nascimento em estabelecimentos de saúde que realizam partos.
>
> Parágrafo único. O atendimento ao recém-nascido consiste na assistência por profissional capacitado, médico (preferencialmente pediatra ou neonatalogista) ou profissional de enfermagem (preferencialmente enfermeiro obstetra ou neonatal), desde o período imediatamente anterior ao parto, até que o RN seja encaminhado ao Alojamento Conjunto com sua mãe, ou à Unidade Neonatal (Unidade de Terapia Intensiva Neonatal [UTIN], Unidade de Cuidado Intermediário Neonatal Convencional [UCINCo] ou da Unidade de Cuidado Intermediário Neonatal Canguru [UCINCa] ou, ainda, no caso de nascimento em quarto de pré-parto, parto e puerpério (PPP), seja mantido junto à sua mãe, sob supervisão da própria equipe profissional responsável pelo PPP (Brasil, 2014).

O primeiro contato do binômio mãe-filho, sempre que ambos estejam saudáveis, deve ser vivido no pós-parto imediato, período crítico e ideal para a estabilização dos batimentos cardiorrespiratórios, colonização com a microbiota materna, manutenção da temperatura corporal e o início da formação do vínculo precoce (Fulchiognoni e Nascimento, 2004; Brasil, 2014).

Em 21 de outubro de 2016, o Ministério da Saúde publicou a Portaria nº 2.068, que instituiu as diretrizes para a organização da atenção integral e humanizada à mulher e ao RN no AC. Todas as maternidades de serviços públicos e privados, inclusive das Forças Armadas, de hospitais universitários e de ensino, deverão seguir essas normativas (Brasil, 2016a).

> "O Alojamento Conjunto é o local em que a mulher e o recém-nascido sadio, logo após o nascimento, permanecem juntos, em tempo integral, até a alta. Este sistema possibilita a prestação de todos os cuidados assistenciais, bem como orientações à mãe sobre a saúde de seu filho" (Brasil, 2016a; 2016b).

VANTAGENS DO ALOJAMENTO CONJUNTO

O AC favorece e fortalece o estabelecimento do vínculo afetivo entre pai, mãe e filho; propicia a interação de outros membros da família com o RN; favorece o estabelecimento efetivo do AM com apoio, promoção e proteção, de acordo com as necessidades da mulher e do RN, respeitando características individuais; propicia aos pais e acompanhantes a observação e cuidados constantes ao RN, possibilitando a comunicação imediata de qualquer anormalidade; fortalece o autocuidado e os cuidados com o RN, a partir de atividades de educação em saúde desenvolvidas pela equipe multiprofissional; diminui o risco de infecção relacionada à assistência em serviços de saúde; propicia o contato dos pais e familiares com a equipe multiprofissional, por ocasião da avaliação da mulher e do RN, e durante a realização de outros cuidados (Segre, 2015; Brasil, 2016a; 2016b).

A QUEM SE DESTINA O ALOJAMENTO CONJUNTO

Mulheres clinicamente estáveis e sem contraindicações para a permanência junto ao seu bebê; RNs clinicamente estáveis, com boa vitalidade, capacidade de sucção e controle térmico; peso maior ou igual a 1.800 g e idade gestacional maior ou igual a 34 semanas; RNs com acometimentos sem gravidade, por exemplo: icterícia, necessitando de fototerapia, malformações menores, investigação de infeções congênitas sem acometimento clínico, com ou sem microcefalia; RNs em complementação de antibioticoterapia para tratamento de sífilis ou sepse neonatal após estabilização clínica na UTI ou UCI neonatais (Brasil, 2016a; 2016b).

RECURSOS HUMANOS NECESSÁRIOS NO ALOJAMENTO CONJUNTO

São necessários alguns recursos humanos específicos no AC, a saber:

- Enfermagem: 1 enfermeiro coordenador com jornada horizontal mínima de 4 horas diárias; 1 enfermeiro assistencial para cada 20 binômios mãe-bebê; 1 técnico/auxiliar de enfermagem para cada 8 binômios mãe-bebê
- Pediatria: 1 médico responsável técnico, preferencialmente pediatra ou neonatologista, com jornada horizontal mínima de 4 horas diárias; 1 médico assistencial, preferencialmente pediatra ou neonatologista, com jornada horizontal mínima de 4 horas diárias para cada 20 RNs; 1 médico plantonista para cada 20 RNs – pode ser pediatra ou neonatologista da UCINCo ou Unidade de Cuidados Intermediários Canguru UCINCa
- Obstetrícia: 1 médico obstetra responsável técnico com jornada horizontal mínima de 4 horas diárias; 1 médico obstetra responsável por 20 puérperas; um médico plantonista obstetra.

O enfermeiro e o médico poderão acumular as funções de coordenação e assistência. A equipe multiprofissional da instituição (nutricionista, fonoaudiólogo, assistente social, psicólogo e terapeuta ocupacional) poderá ser solicitada para apoio individualizado ou participar também dos grupos educativos no AC durante o período de internação (Ungerer e Miranda, 1999; Brasil, 2012; Segre, 2015).

RECURSOS FÍSICOS MÍNIMOS NO ALOJAMENTO CONJUNTO

Os quartos devem ser ambientes destinados à assistência à puérpera e ao RN, com capacidade para um ou dois leitos, com banheiro anexo; as enfermarias devem ser ambientes destinados à assistência à puérpera e ao RN, com capacidade para três a seis leitos, com banheiro anexo, conforme normativas vigentes da Agência Nacional de Vigilância Sanitária (Anvisa); para cada leito materno, deve ser disponibilizado um berço para o RN e uma poltrona para o acompanhante.

O berço do RN deve ficar ao lado do leito da mãe e deve ser respeitada a distância mínima de 1 metro entre leitos ocupados; os quartos devem ter tamanho adequado para acomodar mulher e RN, de acordo com as normas vigentes da Anvisa (Resolução nº 36, de 3 de junho de 2008, que dispõe sobre o regulamento técnico para funcionamento dos serviços de Atenção Obstétrica e Neonatal) (Brasil, 2008).

A equipe interdisciplinar que presta cuidados ao binômio mãe-bebê é responsável pela assistência e pelos cuidados de sua respectiva área de atuação, além de orientação da amamentação, mas a enfermagem é comumente conhecida como "a arte do cuidar" e, no contexto obstétrico e neonatal, esse cuidado é potencializado, pois o profissional deve lidar com uma mulher que passou por mudanças recentes, sendo agora mãe, e com alterações fisiológicas importantes, e um RN que depende exclusivamente de cuidados de outro. Nesse contexto, o enfermeiro obstetra (EO) tem papel diferenciado, pois é capaz de assistir a mulher, RN e acompanhante, pautado em conhecimentos específicos dos envolvidos (Carvalho *et al.*, 2013).

Durante o período de permanência no AC, a lactante deve receber orientações coesas da equipe de saúde em relação ao aleitamento, como: vantagens da amamentação para mãe e bebê, técnica da mamada e variações de posicionamento, sinais de fome e capacidade gástrica para que a puérpera consiga amamentar sob livre demanda, que saiba as técnicas de massagens da mama e extração do leite excedente para prevenir intercorrências mamárias (Carvalho *et al.*, 2013).

Funcionamento

É um sistema hospitalar em que o RN sadio, logo após o nascimento, permanece ao lado da mãe, 24 horas por dia, em um mesmo ambiente, até a alta.

Boas práticas

Além da rotina médica e de enfermagem na evolução diária, práticas devem fazer parte do cotidiano do profissional de saúde que atua em AC, atenção qualificada e humanizada da dupla mãe-bebê e sua família, como:

- Acolhimento: o profissional de saúde deve prover atendimento humanizado e seguro às mulheres, aos RNs, aos acompanhantes, aos familiares e aos visitantes, e ser capaz de acolhê-los, reconhecendo o usuário como sujeito e participante ativo do processo, valorizando suas experiências, seus saberes e sua visão de mundo

- Comunicação: além de conhecimentos básicos e habilidades, o profissional de saúde precisa também ter competência para se comunicar com eficiência, o que se consegue mais facilmente usando a técnica do aconselhamento (Bueno e Teruya *et al.*, 2004; Brasil, 2012).

Aconselhar não significa dizer o que o outro deve fazer; significa, por meio de diálogo, ajudá-lo, de forma empática, a tomar decisões, após ouvi-lo, entendê-lo e discutir os prós e contras das opções. O AC é um local no qual a prática do aconselhamento é fundamental. Algumas técnicas são úteis para que as mulheres sintam o interesse do profissional por elas e por seu filho, adquiram confiança no profissional e sintam-se apoiadas e acolhidas.

IMPORTÂNCIA DO ALOJAMENTO CONJUNTO NA MATERNIDADE

Esse sistema auxilia o estreitamento de vínculo entre mãe e filho, sedimentando uma relação que se inicia no útero e perdura por toda a vida. Além de facilitar o início da amamentação, o AC permite que a mãe passe mais tempo com o bebê antes da alta médica, quando está cercada por profissionais da saúde que podem orientá-la sobre os cuidados essenciais nesses primeiros meses.

Dessa forma, a mulher aprende como tomar conta do filho e se sente mais segura no momento de levá-lo para casa. Esse aconchego precoce entre mãe e filho diminui os riscos de depressão pós-parto, ajuda na recuperação da mulher e auxilia no desenvolvimento cognitivo e motor do RN (Brasil, 2012).

Os bebês dormem melhor e choram menos; o AM se estabelece bem e continua por mais tempo; a perda de peso é menor e o ganho de peso é rápido pelo bebê; as mães ficam mais confiantes em cuidar de seus bebês; promove o vínculo entre a mãe e o seu bebê (Fulchiognoni e Nascimento, 2004; Brasil, 2012; 2016a; 2016b).

Alimentação guiada pelo bebê

A amamentação sob livre demanda também é chamada "alimentação guiada pelo bebê", ou seja, a frequência e a duração das mamadas são determinadas pelas necessidades e pelos sinais do bebê (Brasil, 2012).

A livre demanda é importante, porque há mais colostro, rico em substâncias imunológicas; desenvolvimento mais rápido da produção de leite; ganho mais rápido de peso; menos icterícia neonatal; menos ingurgitamento mamário; maior duração do AM; e lactentes que podem controlar a frequência e a duração das mamadas aprendem a reconhecer seus sinais de fome e saciedade. Essa capacidade de autorregulação pode estar relacionada a menores taxas de obesidade em crianças amamentadas.

Muito importante que a mãe, pai e familiares saibam reconhecer os *sinais de fome* que indicam que o bebê já deverá receber o peito. Deve-se orientar também sobre a capacidade gástrica. A capacidade gástrica do bebê é bem limitada. Ao nascer, seu estômago tem capacidade de 5 a 7 mℓ, no terceiro dia é em torno de 22 a 27 mℓ, na primeira semana varia em média de 50 a 60 mℓ e no final do primeiro mês, é de 100 a 120 mℓ.

Monitoramento das mamadas

O monitoramento da primeira mamada por completo é essencial, tanto na prevenção das intercorrências mamárias como no estabelecimento da mamada efetiva para o sucesso do prolongamento da amamentação (Figura 104.1).

A leitura da interação mãe-filho, como aceitação, ansiedade, insegurança e vínculo é fundamental para o apoio adequado ao aleitamento.

Esclarecimentos adequados sobre colostro, apojadura, técnica de amamentação com pega adequada, posicionamento correto e esvaziamento mamário quando necessário minimizam a ansiedade materna, aumentam a compreensão do processo e a autoconfiança, especialmente após a alta hospitalar, além de prevenirem o ingurgitamento mamário e traumas mamilares; contudo, a imposição da equipe supermotivada, muitas vezes forçando uma atitude ainda não internalizada pela mãe, pode ser prejudicial (Brasil, 2012; Carvalho *et al.*, 2013).

CUIDADOS DURANTE O ALOJAMENTO CONJUNTO

Banho do recém-nascido

Idealmente, o primeiro banho do RN deve ser adiado até que a estabilidade térmica seja alcançada. A Organização Mundial da Saúde (OMS) recomenda que o primeiro banho seja realizado após 24 horas do nascimento; se isso não for possível, que seja adiado pelo menos após 6 horas de vida. O banho de imersão é o mais indicado, pois promove menor perda de calor e maior conforto ao bebê. Deve durar de 5 a 10 minutos, com a temperatura da água entre 37°C e 37,5°C. O RN deverá ser enrolado em uma fralda de pano durante a imersão na água, desenrolando-o lentamente para realizar a higiene; é uma opção agradável, que mantém a estabilidade térmica e reduz o possível estresse do momento (Brasil, 2017; SBP, 2022a).

O banho precoce deve ser desencorajado. O vérnix não deve ser removido nas primeiras horas de vida, por conta das suas propriedades de hidratação da pele e proteção contra microrganismos patogênicos, exceto quando houver risco de transmissão de doenças maternas, como no caso de mães soropositivas para o HIV (Brasil, 2017; SBP, 2022a).

Amamentação

Durante o AC, é fundamental que os pais recebam todo o suporte da equipe de profissionais de saúde do hospital e esclareçam suas dúvidas. O principal ponto diz respeito à amamentação, pois os primeiros dias são decisivos para o sucesso do AM.

Enquanto estiver na maternidade, a mãe deve ser orientada por enfermeiros e receber o apoio necessário para dar início ao aleitamento. Isso também vale para orientações sobre a posição para o bebê dormir. Ele deve dormir em seu berço, com a barriga para cima. Está bem documentada a associação entre síndrome da morte súbita do lactente e posição prona (AAP, 2005). Em diversos países, observou-se queda significativa da mortalidade por essa condição após campanhas recomendando a posição supina para dormir, que é a única recomendada pelo Ministério da Saúde do Brasil (AAP, 2005).

FORMULÁRIO DE OBSERVAÇÃO DA MAMADA

Nome da mãe ______________________ Data ____________

Nome do bebê ______________________ Idade do bebê ____________

Sinais de que a amamentação vai bem	Sinais de possível dificuldade
Seção A	
Observação geral	
Mãe	**Mãe**
☐ Mãe parece saudável	☐ Mãe parece doente ou deprimida
☐ Mãe relaxada e confortável	☐ Mãe parece tensa e desconfor tável
☐ Mamas parecem saudáveis	☐ Mamas avermelhadas, inchadas/doloridas
☐ Mama bem apoiada, com dedos fora do mamilo	☐ Mama segurada com dedos na aréola
Bebê	**Bebê**
☐ Bebê parece saudável	☐ Bebê parece sonolento ou doente
☐ Bebê calmo e relaxado	☐ Bebê inquieto ou chorando
☐ Sinais de vínculo entre a mãe e o bebê	☐ Sem contato visual mãe/bebê, apoio frágil
☐ O bebê busca/alcança a mama se está com fome	☐ O bebê não busca, nem alcança
Seção B	
Posição do bebê	
☐ A cabeça e o corpo do bebê estão alinhados	☐ Pescoço/cabeça do bebê girados ao mamar
☐ Bebê segurado próximo ao corpo da mãe	☐ Bebê não é segurado próximo
☐ Bebê de frente para a mama, nariz para o mamilo	☐ Queixo e lábio inferior opostos ao mamilo
☐ Bebê apoiado	☐ Bebê não apoiado
Seção C	
Pega	
☐ Mais aréola é vista acima do lábio superior do bebê	☐ Mais aréola é vista abaixo do lábio inferior
☐ A boca do bebê está bem aberta	☐ A boca do bebê não está bem aberta
☐ O lábio inferior está virado para fora	☐ Lábios voltados para a frente/virados para dentro
☐ O queixo do bebê toca a mama	☐ O queixo do bebê não toca a mama
Seção D	
Sucção	
☐ Sucções lentas e profundas com pausas	☐ Sucções rápidas e superficiais
☐ Bebê solta a mama quando termina	☐ Mãe tira o bebê da mama
☐ Mãe percebe sinais do reflexo da ocitocina	☐ Sinais do reflexo da ocitocina não percebidos
☐ Mamas parecem mais leves após a mamada	☐ Mamas parecem duras e brilhantes

Figura 104.1 Formulário de observação das mamadas.

Alta hospitalar

Por fim, a alta hospitalar não deve ocorrer antes que o bebê complete 48 horas de vida, segundo a Sociedade Brasileira de Pediatria (SBP). Para ir para casa, o RN não deve ter apresentado icterícia nas primeiras 24 horas e já deve ter eliminado todo o mecônio. Também deve estar urinando e mamando bem, para que os pais deem início à nova vida com mais segurança e tranquilidade (Unicef e OMS, 2008; Rego *et al.*, 2020; SBP, 2022a).

A SBP, em agosto de 2020, publicou as recomendações para alta hospitalar do RN a termo potencialmente saudável, um *checklist* com 23 itens perpassando cuidados pré-natais da mãe, cuidados do RN ao nascimento (administração de vitamina K, método de Credé, imunizações: hepatite B e BCG), monitoramento dos sinais vitais e das mamadas, higiene do coto umbilical e no banho, avaliação nutricional do RN ao nascimento e nos primeiros dias de vida, com avaliação da perda de peso utilizando os normogramas (dados disponíveis no *site* newbornweight.org [Penn State Hershey Children's Hospital, s/d]), monitoramento e controles da hiperbilirrubinemia, garantir os testes de triagem neonatal (reflexo vermelho, triagem auditiva neonatal universal, teste do coraçãozinho, avaliação do frênulo lingual e coleta de sangue capilar para o teste de triagem neonatal biológica – teste do pezinho), que, desde 2022, em alguns municípios, já é ampliado para 50 doenças. Inclui ainda orientações sobre os sinais de alerta, posicionamento para dormir de "barriga para cima", segurança infantil com assento apropriado para o carro, agendamento de consulta ambulatorial em 48 a 72 horas após alta para reavaliação clínica das condições da saúde do RN e da mãe e salientar sobre a importância da continuidade da imunização na prevenção de infeções como uma estratégia de puericultura (Unicef e OMS, 2008; Rego *et al.*, 2020; SBP, 2022a).

De acordo com a OMS, e com base nas evidências disponíveis sobre intervenções não farmacológicas para redução da dor durante o procedimento da vacinação e coleta de exames em criança que esteja em AM, o Ministério da Saúde, por meio da Nota Técnica nº 39/2021, recomenda que a amamentação deva ser incentivada durante o procedimento da vacinação e coleta de exames, pois as evidências disponíveis apontam que se trata de uma intervenção não farmacológica eficaz na redução da dor e no estresse das crianças (Brasil, 2021).

DIFICULDADES NA LACTAÇÃO

As dificuldades no período da lactação podem começar nos primeiros dias de vida e ainda enquanto mãe e bebê estão internados. Caberá à equipe que assiste no AC dar esse suporte e sinalizar para que todos os envolvidos no processo possam dar o apoio necessário, pois essas dificuldades poderão levar ao desmame precoce (Rocci e Fernandes, 2014).

Obstetra e pediatra são os profissionais que têm papel decisivo em favor do AM. É fundamental que possuam excelente embasamento teórico e prático do tema, competência clínica e habilidades de aconselhamento, para que possam estabelecer bom vínculo com a nutriz.

A prática da amamentação deixou de ser instintiva e natural. Perdeu-se a "cultura da amamentação" e o AM tornou-se bem mais complexo, pois sofre influências socioculturais, resultantes das condições concretas da vida.

As principais dificuldades no AM, em geral, ocorrem por erros de técnica de amamentação. A técnica correta compreende posicionamentos adequados tanto do corpo da mãe como do bebê, que facilitam o contato adequado da boca do bebê em relação ao mamilo e aréola, para que, ao final, ocorra boa pega e sucção eficaz, com esvaziamento e sem ferimentos da mama. A dinâmica de sucção e extração do leite materno, quando ocorre de forma correta, facilita o esvaziamento da mama e leva à produção adequada do leite materno (SBP, 2017). Por outro lado, uma técnica inadequada contribui para várias dificuldades do AM, como ferimentos do mamilo, infecções mamilares, mastite, diminuição da produção láctea e consequente ganho de peso inadequado do bebê.

No AC, é imprescindível o monitoramento da primeira mamada (do início ao final) por uma pessoa capacitada, que a observe e avalie vários itens compreendidos entre o binômio mãe-bebê, com sinais de que a amamentação vai bem e quais são as suas possíveis dificuldades (ver Figura 104.1).

Itens a serem observados:

- Bem-estar materno
- Se a lactante está confortável e relaxada no ato da amamentação e se suas mamas parecem saudáveis
- Saúde do RN e seu posicionamento em relação ao corpo da mãe
- Sinais de vínculo
- Observação da pega e sucção do RN
- Presença do reflexo da ocitocina.

A Iniciativa Hospital Amigo da Criança (IHAC) é uma estratégia mundial, idealizada pela OMS e pelo Fundo das Nações Unidas para a Infância (Unicef), para promover, proteger e apoiar a amamentação mediante o cumprimento, pelos hospitais, dos "Dez passos para o sucesso do aleitamento materno", ou seja, boas práticas que visam ao incentivo ao AM (OMS, 1989; WHO, 1998).

Dentre os passos, destacamos o número 4: "Contato pele a pele logo após o parto". Recomenda-se que os RNs sadios devam ser colocados em contato pele a pele com suas mães logo após o parto, permanecendo assim por pelo menos 1 hora (*golden hour*).

O nascimento é um ótimo momento, pois os reflexos de busca e de sucção do RN são particularmente vigorosos e a mãe geralmente está ansiosa por ver e tocar o seu filho.

Essa prática traz inúmeras vantagens: início precoce da amamentação; maiores taxas de AM exclusivo na alta hospitalar; drenagem de colostro mais precoce e maior produção de leite materno; prevenção do ingurgitamento mamário; aceleração da maturação do epitélio intestinal pelo colostro que o protege contra agentes patogênicos; prevenção das lesões no intestino imaturo pela oferta precoce dos suplementos lácteos; prevenção da hipotermia e menor ocorrência de depressão materna.

É recomendável que o bebê seja colocado o mais precocemente possível junto à sua mãe, ainda na sala de parto, mesmo que não haja a sucção nutritiva.

DESAFIOS NA AMAMENTAÇÃO

Os desafios na amamentação são comuns no AC, mas a maioria é por falta do manejo da lactação. Para isso, toda a equipe deverá estar capacitada a monitorar as mamadas e dar apoio às mães para a resolução das suas dificuldades. Muitas vezes, a dificuldade da pega decorre de mama ingurgitada e, nesse caso, a extração do leite é de grande importância para propiciar uma aréola mais flexível e favorecer a pega.

Existem situações apontadas pela OMS, desde 2009, como razões médicas aceitáveis para complementação ou para substituição do leite materno. Poucas condições de saúde da criança justificam uma recomendação de não amamentar ou introduzir complementos nos primeiros 6 meses de vida.

Sempre que estiver em jogo a decisão de interromper a amamentação temporariamente ou não amamentar, os riscos da não amamentação devem ser pesados contra os riscos impostos pela presença de algumas das situações listadas a seguir.

Uso de suplemento no alojamento conjunto

O uso do suplemento lácteo, segundo a OMS, está indicado nas seguintes situações: RN de muito baixo peso (< 1.500 g) ou nascido antes de 32 semanas de gestação; RN com fator de risco para hipoglicemia (prematuridade ou baixo estoque) que requeira terapia para hipoglicemia ou que não respondeu à administração de leite humano; RN que tenha experimentado significante estresse com hipóxia e isquemia intraparto; aqueles que estão doentes e cujas mães são diabéticas e sua glicemia não melhorou com a amamentação ou com leite materno; RN com erro inato do metabolismo (fenilcetonúria, galactosemia, doença do xarope de bordo na urina); RN com perda aguda de água (casos de fototerapia para icterícia, quando a amamentação não fornecer hidratação adequada); RN cuja mãe apresente doença grave (psicose, eclâmpsia ou choque); RN cuja mãe esteja em uso de drogas ou medicamentos contraindicados durante a amamentação (citotóxicos, íons radioativos etc.) (OMS, 1989; 2005; WHO, 1998).

Além disso, são conhecidos outros fatores associados ao uso de suplemento, como: parto cesáreo, parto gemelar, mãe adolescente, mãe primípara, mãe com intercorrência clínica, falta de preparo materno, ausência de resultado do teste rápido anti-HIV materno, perda ponderal e problemas mamários (OMS, 1989; 2005; WHO, 1998; Kellams *et al.*, 2017; SBP, 2017).

Uso de suplemento em mães HIV-positivas

A OMS respeita as diretrizes definidas por cada país, embora venha adotando uma abordagem de saúde pública, com a recomendação de AM para todas as mulheres que vivem com HIV e fazem o uso de drogas antirretrovirais, como modo de prevenção da transmissão pós-natal do HIV por meio da amamentação (WHO, 2016; SBP, 2022b).

Entretanto, para alguns países em desenvolvimento, em que não haja acesso fácil a medicamentos antirretrovirais e não haja garantia de uma alimentação segura e sustentável para os filhos de mulheres soropositivas, a interrupção do AM está associada a maior risco de mortalidade infantil por doenças infecciosas e desnutrição. Por isso, a OMS recomenda que os filhos de mulheres soropositivas sejam amamentados exclusivamente nos primeiros 6 meses de vida quando a dupla mãe-filho não tenha acesso a uma alimentação que atenda aos critérios AFASS (*acceptable, feasible, affordable, sustainable and safe* – aceitável, factível, acessível, sustentável e seguro, em tradução livre). O AM deve ser exclusivo, porque reduz o risco de transmissão do HIV da mãe para o filho em comparação com a alimentação mista, pelo maior dano à mucosa intestinal decorrente da alimentação artificial, fator que favorece a penetração do vírus.

É importante destacar que essa não é a recomendação do Ministério da Saúde do Brasil, que contraindica a amamentação em mulheres HIV-positivas.

Todo profissional que optar pela suspensão da amamentação deve ter ciência de que ela é AFASS, ou seja:

- Aceitável: a mãe não apresenta nenhuma barreira, por razões culturais ou sociais ou pelo medo do estigma e da discriminação, para escolha de outra opção de alimentação
- Factível: a mãe ou outro membro da família tem tempo, conhecimentos, habilidades e recursos adequados para preparar alimentos e para alimentar a criança
- Acessível: a mãe e a família, com o apoio da comunidade e/ou do sistema de saúde, podem pagar os custos de alimentos de substituição e têm água limpa, sem comprometer o orçamento da família
- Sustentável: a mãe tem acesso ao fornecimento contínuo e ininterrupto de todos os ingredientes e produtos necessários para implementar a opção de alimentação com segurança, enquanto a criança precisar dela
- Seguro: os alimentos de substituição são nutricionalmente adequados e preparados, armazenados e fornecidos na quantidade suficiente, de forma correta e higiênica, de preferência por copo (WHO, 2016; SBP, 2022b).

Hipoglicemia neonatal

Entre os distúrbios metabólicos, a hipoglicemia é um dos mais frequentes no período neonatal, sendo bastante importante o conhecimento dos RNs que pertencem a grupos de risco para tal alteração, visto que há preocupação de que hipoglicemias prolongadas ou recorrentes possam resultar em consequências neurológicas e de desenvolvimento a longo prazo.

A definição de hipoglicemia permanece controversa em neonatos. Algumas abordagens são definidas com base nos sintomas, outras no valor da glicose plasmática.

Em neonatos, a hipoglicemia é definida quando a glicemia plasmática é inferior a um limite que varia com diferentes diretrizes (descritas a seguir), sem haver ainda um consenso (Wight e Marinelli, 2014; SBP, 2022a):

- RN até 48 horas de vida: 47 mg/dℓ de acordo com a American Academy of Pediatrics (AAP) e 50 mg/dℓ de acordo com a Pediatric Endocrine Society (PES)
- RN com mais de 48 horas de vida: 60 mg/dℓ de acordo com AAP e PES
- Após 72 horas de vida: 70 mg/dℓ de acordo com AAP e PES.

Entre os sinais e sintomas mais frequentes estão tremores, sudorese, dificuldade de alimentação, cianose, letargia, hipotonia e convulsão.

Um rastreamento adequado deve ser realizado nos grupos de risco, por meio de determinações seriadas de glicemia. A alimentação, sempre que possível, deve ser iniciada precocemente, durante as primeiras horas de vida e, de preferência, com leite materno, para que a queda inicial dos níveis glicêmicos seja menos intensa.

Grupos de risco: RN pré-termo, RN pequeno para a idade gestacional ou baixo peso ao nascer (< 2.500 g), RN filho de mãe diabética, RN grande para a idade gestacional ou peso ao nascer ≥ 4.000 g, restrição de crescimento intrauterino, asfixia perinatal, policitemia, menor dos gêmeos, eritroblastose fetal, pré-eclâmpsia materna e RN de mãe em uso de beta-adrenérgicos e betabloqueadores.

A concentração de glicose no sangue só deve ser medida naqueles que tenham manifestações clínicas ou fazem parte de grupo de risco.

RNs de mães com diabetes, por exemplo, podem desenvolver hipoglicemia assintomática logo na primeira hora após o nascimento ou até 12 horas de vida. RNs GIG (grande para a idade gestacional) ou PIG (pequeno para a idade gestacional) podem desenvolver baixas concentrações de glicose plasmática com 3 horas de vida, além de estarem sob risco de hipoglicemia por até 10 dias após o nascimento.

Segundo a Academy of Breastfeeding Medicine (ABM) (Wight e Marinelli, 2014), podemos prevenir a hipoglicemia neonatal adotando as seguintes medidas, publicadas em 2014 e revisadas em 2016 (Wight e Marinelli, 2014; SBP, 2022b):

- Facilitar o contato pele a pele imediato após o nascimento sempre que a mãe e o RN estiverem estáveis
- Observação rigorosa nas primeiras 12 a 24 horas ou até que tenham estabilidade e, preferencialmente, juntos (mãe e RN), para possibilitar a primeira mamada precocemente
- Encorajar o AC, mesmo que o RN receba fototerapia ou antibioticoterapia intravenosa
- Início da amamentação tão logo possível, na primeira hora de vida. Se a mãe e o RN estiverem afastados, deve-se estimular a mãe a realizar a ordenha mamária o mais rápido possível. Se estiverem juntos no AC e o RN não estiver conseguindo uma sucção adequada, considerar a ordenha mamária e a oferta do colostro em copo, conta-gotas ou colher
- Estimular a amamentação sob livre demanda. Às vezes, é necessário acordar o RN se ele não demonstrar fome, para prevenir a hipoglicemia, particularmente nos prematuros
- Para melhorar a estabilidade da glicemia neonatal, recomenda-se que as mamadas sejam frequentes (a cada 1 a 2 horas).

A glicemia capilar esperada nos pacientes de risco é ≥ 45 mg/dℓ antes das mamadas. Se o RN apresentar hipoglicemia assintomática, a primeira medida é aumentar a frequência da alimentação com apoio ao AM. Se a alimentação VO ou por sonda orogástrica não melhorar a concentração de glicose, normalmente é necessária a internação na unidade de cuidado neonatal para tratamento com dextrose intravenosa, com manutenção das mamadas ao seio. Já os RNs que apresentarem sintomas ou seus níveis de glicemia forem inferiores a 40 mg/dℓ serão submetidos ao tratamento de dextrose intravenosa. A meta é obter um nível plasmático de glicose ente 40 e 50 mg/dℓ sempre associado à abordagem dietética (Wight e Marinelli, 2014; SBP, 2022b).

Perda ponderal do recém-nascido

Frequentemente é supervalorizada. Pode ser fruto de insegurança e despreparo das mães, que costumam considerar seu "leite fraco" ou estar com "pouco leite", o que leva seu filho a "passar fome".

A produção de pequenos volumes de colostro é adequada devido ao pequeno volume do estômago do RN. Entretanto, é suficiente para a prevenção da hipoglicemia em RNs saudáveis.

A perda ponderal do RN, nos primeiros dias de vida, deve-se à perda de fluido extracelular fisiológica. Porém, frequentemente há desconhecimento do profissional de saúde sobre a perda ponderal de até 10% de seu peso de nascimento e recuperação em torno de 10 a 14 dias de vida. Isso acarreta a introdução de suplementos e o desmame precoce. Essa perda poderá variar também com o tipo de parto. Sempre é aconselhável avaliar a perda ponderal por meio do nomograma criado pela Universidade da Pensilvânia (Penn State Hershey Children's Hospital, s/d), considerando a perda excessiva quando for maior do que o percentil 75 para a idade (SBP, 2017).

Segundo o *ABM Protocol* (Kellams *et al.*, 2017), a abordagem envolve:

1. Assegurar às mães conhecimento da fisiologia da lactação – apojadura, descida do leite; contato pele a pele.
2. Assegurar que a técnica foi bem assimilada e executada pela mãe (esse é um grande desafio).
3. Manter a lactação caso haja separação mãe-filho com realização de ordenha mamária iniciada na primeira hora de vida.
4. Conhecimento quanto aos riscos da suplementação desnecessária.
5. Assegurar se há mesmo perda excessiva de peso.
6. Ficar atento a sinais e sintomas de ingestão inadequada:
   - Desidratação: hipernatremia, hipertermia e/ou letargia, mesmo após o manejo do AM
   - Diminuição da diurese ou manutenção de fezes meconiais até o 5º dia de vida
   - Perda ponderal ≥ 8 a 10% no 5º dia ou perda > percentil 75 para a idade.

Se o RN com perda de 8 a 10% estiver bem, deve-se dar alta com mínimo de 48 horas de vida. Retorno precoce com pediatra para pesar e reavaliar as mamadas.

Quando for realmente necessário complemento às mamadas, deve-se indicar como primeira escolha o próprio leite materno ordenhado. Em casos excepcionais de baixa produção, utilizar leite humano pasteurizado ou a fórmula (proteína hidrolisada) pelo menor espaço de tempo possível.

Devemos evitar o uso de bicos e mamadeiras. O complemento pode ser administrado ao RN com o uso de copo ou pelo método da translactação (Figura 104.2).

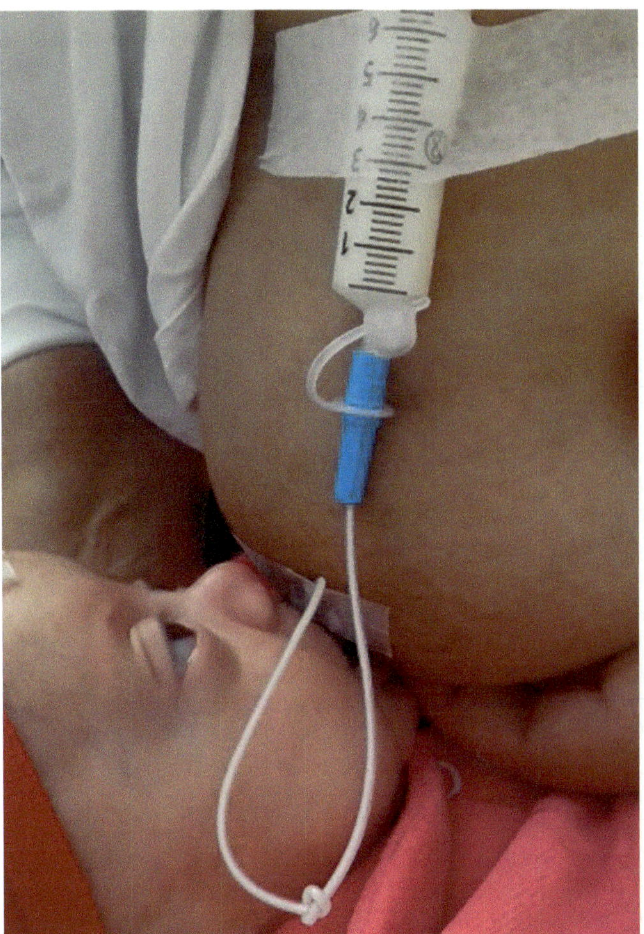

Figura 104.2 Translactação.

O uso do copo é seguro para alimentar tanto o RN de termo como o pré-termo, na ausência materna, e preserva a amamentação (Wight e Marinelli, 2014).

A translactação é o método preferível no AC devido à presença da mãe ao lado do RN. Outra vantagem é que, por meio dela, podemos suplementar e simultaneamente estimular a mama a produzir mais leite. Alguns casos apresentam disfunção oral, sendo necessária a participação de um fonoaudiólogo na abordagem terapêutica.

APOIO ÀS PUÉRPERAS E NUTRIZES

A prática do AC nas maternidades oferece às mães, entre outras coisas, oportunidade de aprendizado sobre cuidados com o bebê e fortalece o vínculo e o estabelecimento da amamentação.

Os primeiros dias, após o nascimento, podem definir o AM; assim, é necessário que a equipe seja treinada e que consiga reconhecer as dificuldades e situações que possam colocar em risco a sua manutenção (King, 1991; Bueno e Teruya, 2008).

A equipe que presta esse atendimento deve ser acolhedora, respeitar a cultura familiar e mostrar que está disponível para apoiar. Deve oferecer ajuda sempre que solicitada e quando perceber que algo não vai bem (OMS, 2005).

Além de eventuais desconfortos que a puérpera pode apresentar (dor na incisão cirúrgica, lombar, cefaleia etc.), a dor da pega na região mamilar pode ser um sinal de alerta para eventuais intercorrências das mamadas, locais, e que dificultam o AM.

TAMANHO DAS MAMAS

Mamas gigantes podem dificultar o posicionamento do bebê. Nessa situação, além de ajudar a posicionar o bebê, podemos utilizar uma tipoia para sustentar a mama. Essa tipoia pode ser montada com uma fralda de tecido ou malha ortopédica. Sua largura dependerá do tamanho da mama.

As mãos da mãe ficam livres e ela terá mais facilidade em posicionar seu filho. Com o tempo e com a prática, a tipoia é dispensada (King, 1991; Murahovischi *et al.*, 1997; OMS, 2005).

MAMILOS PLANOS E PSEUDOINVERTIDOS

Ao nos depararmos com mamilos planos ou pseudoinvertidos, devemos primeiramente fortalecer a autoestima da mãe, lembrando que o bebê não retira o leite dos mamilos e, sim, da aréola. O mamilo pode se formar com a sucção do bebê. A melhor conduta é deixar a aréola bem macia, sendo muitas vezes necessário extrair um pouco de leite. O mamilo possui reflexo de ereção, dessa forma, antes de cada mamada, podemos estimulá-lo com movimento de rotação e puxá-lo levemente. Esse procedimento simples auxiliará muito na pega. Em seguida, oferecemos o peito fazendo uma prega na aréola e, quando o bebê abrir a boca, introduzimos a aréola sobre a língua (King, 1991).

MAMILOS INVERTIDOS VERDADEIROS

Essa é uma situação muito rara. Ao nos certificarmos de que se trata realmente de mamilo invertido verdadeiro, o mais importante é lembrar que bebês sugam a aréola. A confiança da mãe geralmente está abalada e é importante recuperá-la por meio da escuta e do apoio prático. Mais uma vez, devemos deixar a aréola bem macia e, então, a colocamos o máximo possível dentro da boca da criança, sobre a língua. Deve-se evitar o uso de intermediário de silicone ou outros tipos de bico. É importante que o RN não esteja muito faminto na hora da mamada.

O início do processo nem sempre é fácil e, se o bebê entrar em choro de desespero, deve-se interromper e esperar que ele se acalme (King, 1991; Murahovischi *et al.*, 1997; Quintal e Soares, 2012).

PEGA INCORRETA

É a causa mais comum de dor e frequentemente leva ao desmame precoce.

O posicionamento do bebê ajuda a pega e algumas sugestões podem ser feitas, como as seguintes orientações:

- Abdome do RN voltado para o abdome da mãe
- Cabeça e ombros do RN alinhados (evitar o "pescoço torcido")
- Mãe relaxada em posição confortável
- Caso a mãe esteja com muita dor e opte por amamentar deitada, é aconselhável que a cabeça do RN esteja apoiada no seu braço
- Ao oferecer a mama, a mão da mãe deve ser colocada na forma da letra C abaixo da mama (Figura 104.3)
- Traz-se a criança para a mama (não é o corpo da mãe que se direciona para o RN)
- Deve-se observar se a parte inferior da aréola está mais dentro da boca que a parte superior. A boca deve permanecer bem aberta e os lábios devem ficar virados para fora ("*boca de peixinho*"). O queixo deve tocar a mama (Figura 104.4).

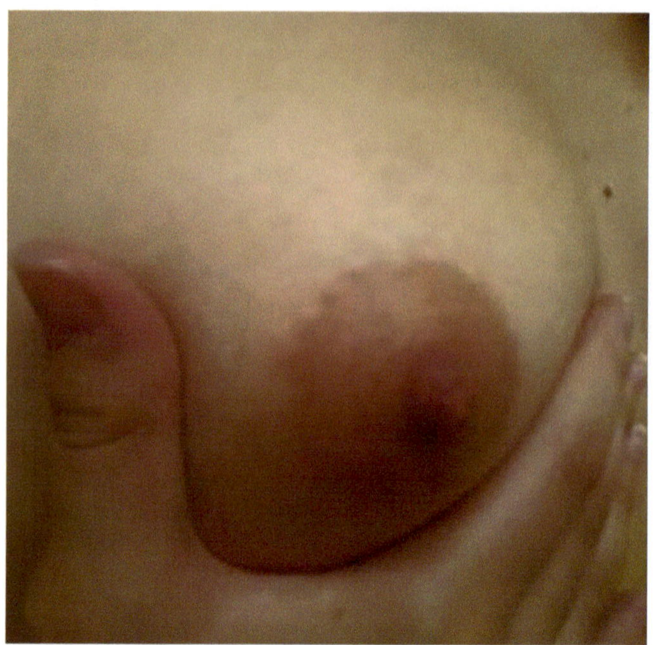

Figura 104.3 Mão em "C".

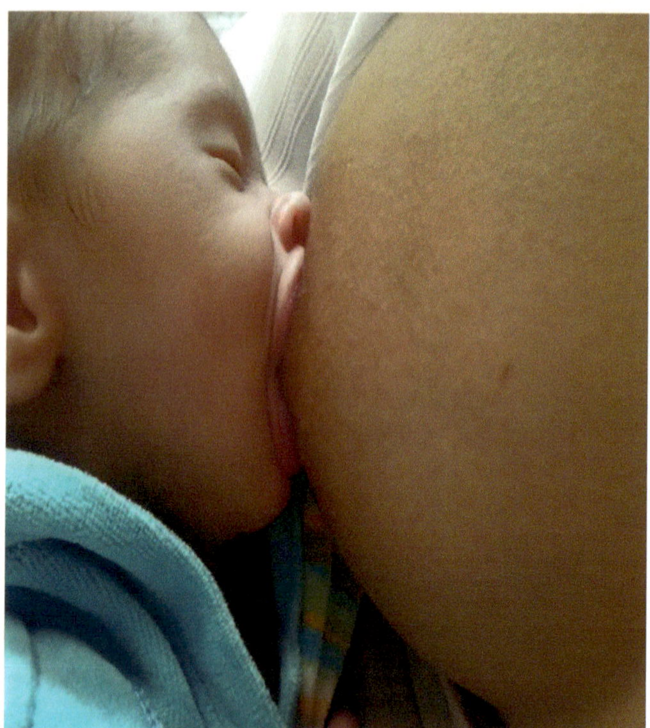

Figura 104.4 "Boa pega".

A retirada do leite da mama, pela criança, exige trabalho de todo aparelho fonoarticular. De forma simplificada, a criança leva o mamilo para o palato mole, veda a boca com o músculo orbicular do lábio e extrai o leite da mama por meio de ondulações da língua que comprimem a aréola no palato (Figura 104.5). Esse padrão de sucção explica por que o uso de mamadeiras e chupetas confunde a pega, acaba por causar fissuras nas mamas e baixa extração de leite. Com o uso de bicos artificiais, o bebê não anterioriza a língua, a sucção é feita por meio de movimentos labiais e os bicos param no palato mole (Murahovischi *et al.*, 1997; Quintal e Soares, 2012).

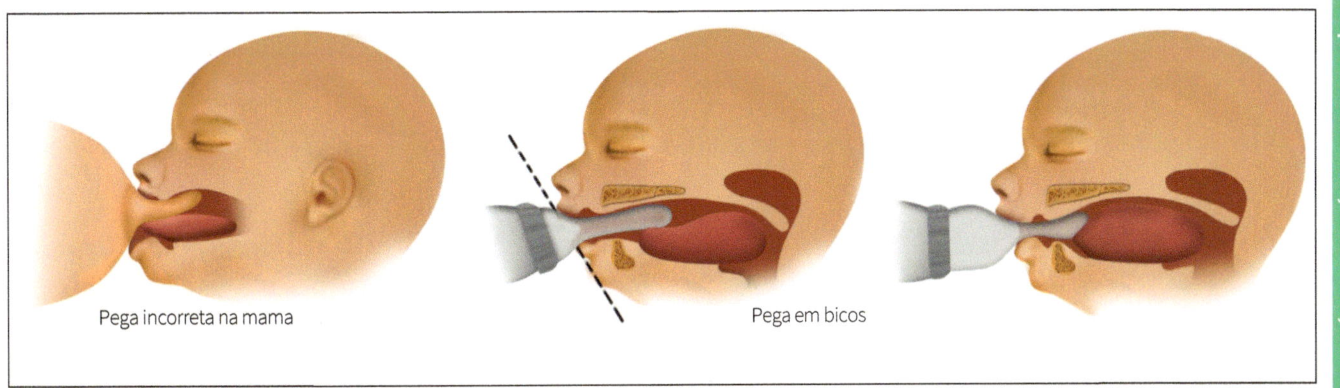

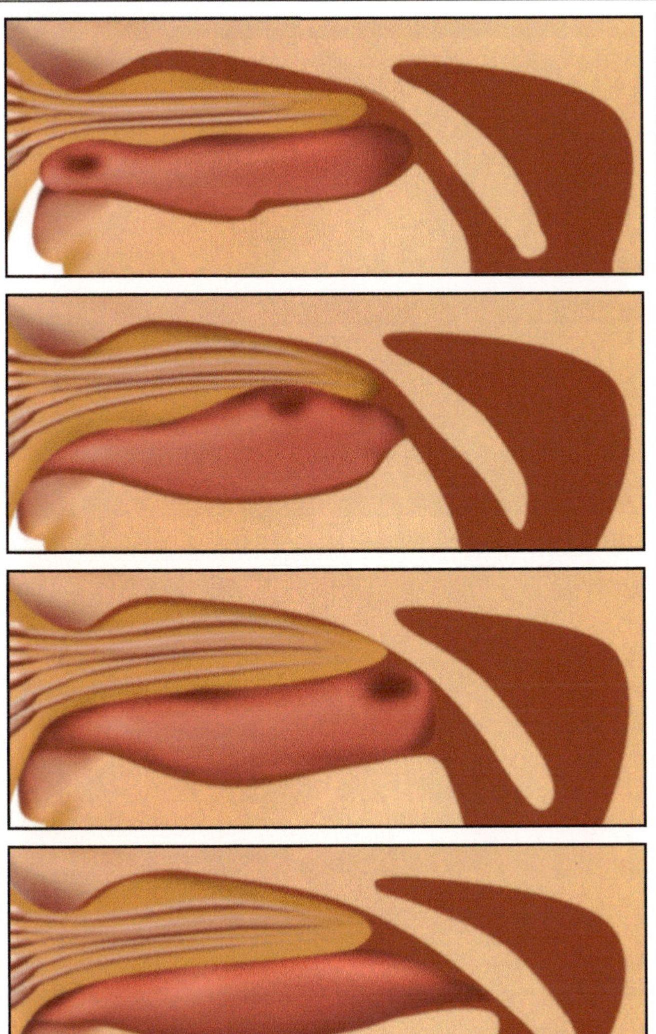

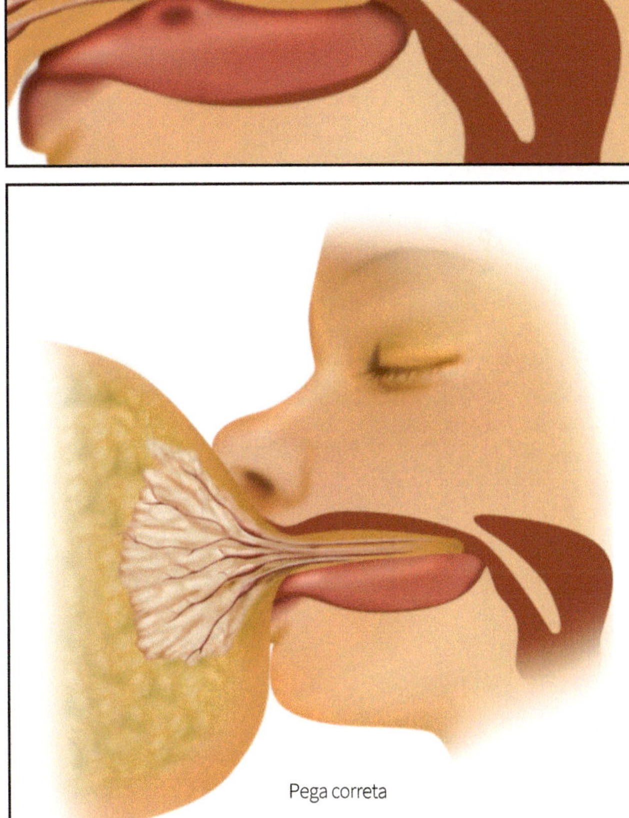

Figura 104.5 Extração do leite na "pega correta, incorreta" e com uso de bicos artificiais.

INGURGITAMENTO MAMÁRIO

Durante o período de internação, a causa mais comum de pega incorreta é o ingurgitamento mamário (Murahovischi *et al.*, 1997; Quintal e Soares, 2012). No ingurgitamento mamário, ocorre congestão vascular e/ou linfática, como exposto na Figura 104.6. Pode-se preveni-lo por meio de mamadas precoces (já na sala de parto), pela não utilização de complementos e pelas mamadas em livre demanda.

O tratamento é feito com massagens suaves (Figura 104.7) e drenagem linfática (Figura 104.8). A aréola deve também ser massageada para que fique flácida e facilite a pega. O aleitamento deve ser continuado em regime de livre demanda, sempre observando a pega correta.

As massagens devem começar pela aréola (com os dedos indicador e médio) como exposto na Figura 104.7 e, assim que a aréola estiver macia, deve ser estendida para toda a mama. Uma das mãos deve ficar espalmada para dar sustentação à massagem.

No caso de ingurgitamento, o foco principal da massagem será o edema. A massagem para drenagem linfática é o mais indicado. A mão que fará a massagem primeiramente deve fazer movimento do meio do peito para axila, logo abaixo da clavícula,

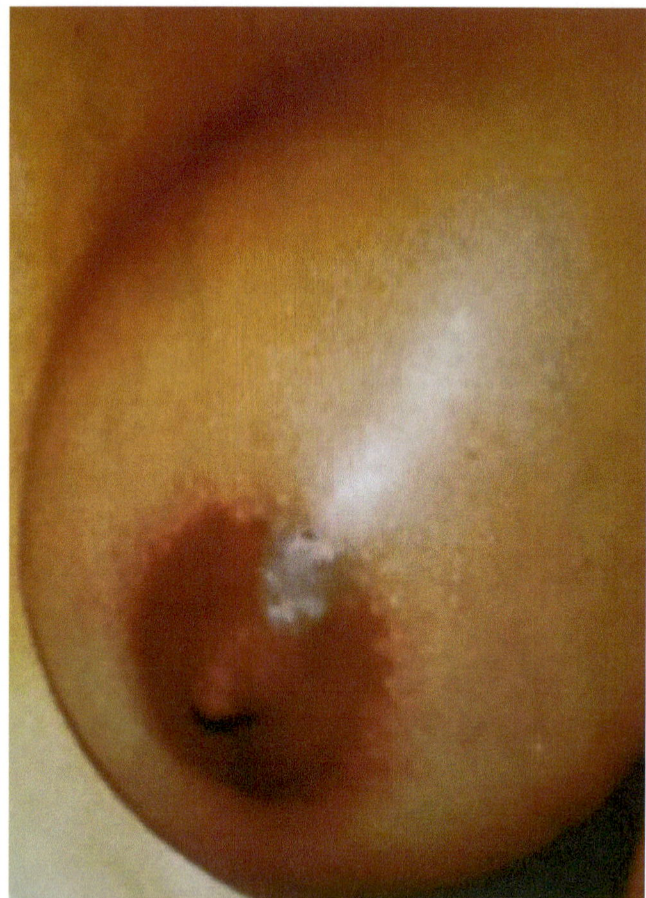

Figura 104.6 Ingurgitamento mamário.

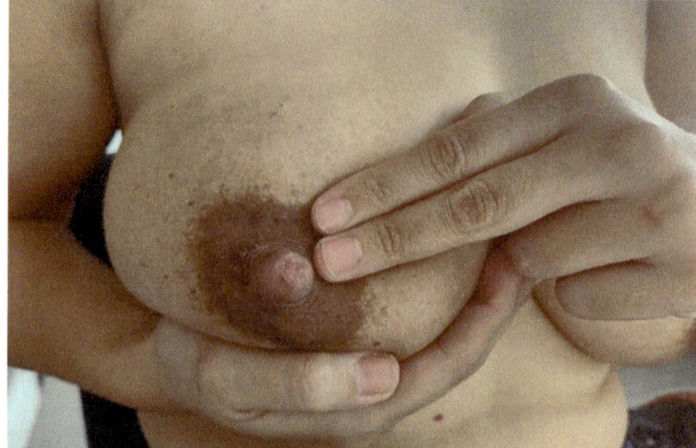

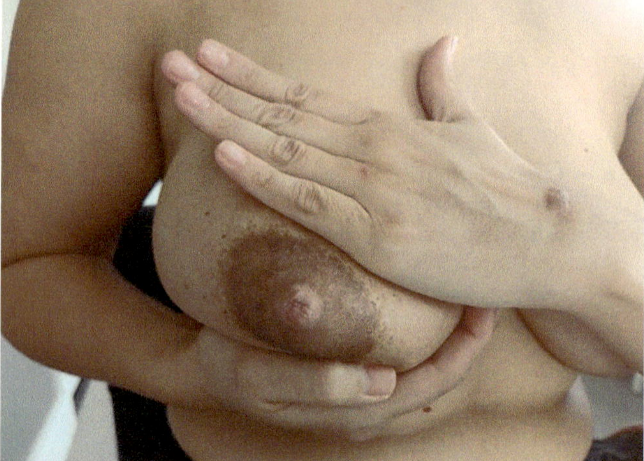

Figura 104.7 Massagem mamária.

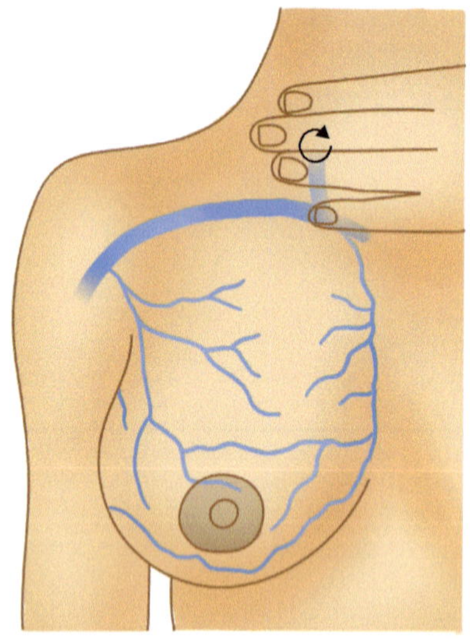

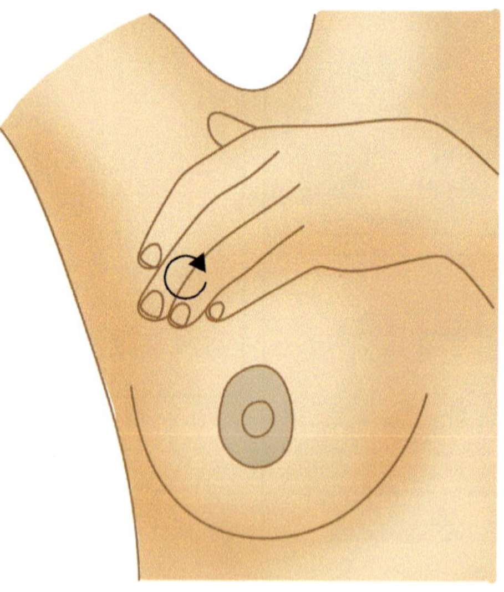

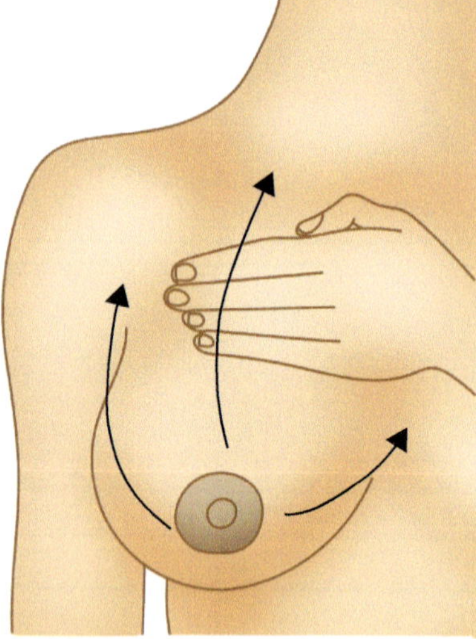

Figura 104.8 Drenagem linfática das mamas.

para liberar o local do edema; ao chegar ao início da axila, o movimento deverá continuar leve, mas em pequenos círculos. Liberado o local, a massagem se dará com a mão espalmada deslizando da aréola em direção à clavícula. Quando a massagem é feita para drenagem de leite endurecido dentro dos alvéolos, será indicado associar a massagem em movimentos circulares ao redor de toda mama, sempre de forma gentil para não causar danos aos canalículos. A ponta dos dedos é somente utilizada na massagem da aréola; no restante da mama, usamos a palma da mão.

EXTRAÇÃO LÁCTEA

Após a massagem, inicia-se a extração láctea. A mais recomendada é a extração manual, por não causar danos ao mamilo. A nutriz deve ser orientada a retirar adereços (anéis, pulseiras, relógio etc.); prender os cabelos e, se possível, usar touca; lavar as mãos e o antebraço, procedendo à limpeza das unhas com detergente neutro e água corrente; secar as mãos, de preferência com toalha descartável ou de tecido limpo.

Deve-se utilizar, para armazenar o leite, um frasco de vidro com tampa plástica rosqueável, esterilizado e rotulado. Os dados mínimos do rótulo são o nome da mãe e a data. Se esse leite for para um banco de leite humano (BLH), esses dados seguem a norma técnica da Rede Nacional de Bancos de Leite Humano (BLH-IFF-NT18.04). O dedo polegar e o indicador, em forma de C, comprimem a base da aréola onde se inicia a pele; para maior eficácia, a mama deve ser tracionada levemente para trás, para que haja sustentação para extração do leite. No momento da extração do leite, o corpo da mãe deve estar ligeiramente fletido para frente (Murahovischi *et al.*, 1997; Molina, 2004; Dias, 2008; King, 2008; Quintal e Soares, 2012).

TRAUMAS MAMILARES

Os traumas mamilares geralmente ocorrem por conta da pega, posicionamento incorreto, peito cheio, bico invertido ou pseudoinvertido, língua posteriorizada do RN, uso incorreto de bombas, colocação do dedo indicador da mãe sobre a aréola na hora da mamada, freio lingual curto e monilíase.

Os tipos mais comuns de traumas mamilares são: fissura, escoriação, erosão, dilaceração e vesícula. Em todas essas situações, deve-se investir na manutenção do AM. Se a dor for muito intensa, solicitamos a suspensão da mamada na mama mais afetada, mas, na medida do possível, mantemos a extração do leite. A pega deve ser corrigida e a extração do leite deve ser manual. As pomadas à base de lanolina, nessa fase, podem ajudar no processo de cicatrização e diminuição da dor.

DUCTO LACTÍFERO BLOQUEADO

A causa do bloqueio de ducto, chamada também "tamponamento ductal" está relacionada à distensão alveolar e à disbiose mamária (Figura 104.9).

Pode ocorrer por compressão externa em uma área da mama, mamadas pouco frequentes, produção aumentada de leite. Para o tratamento, é importante manter o AM na mama afetada, em posições variadas. Massagens vigorosas e tentativas de remoção do "tampão" são contraindicadas. Contudo, a oferta da mama afetada em maior frequência não deve ser realizada, pois essa conduta pode inibir o fator de inibição láctea, e a produção de leite aumentar, levando à piora do quadro. O uso de analgésicos e anti-inflamatórios quando necessário pode ser realizado.

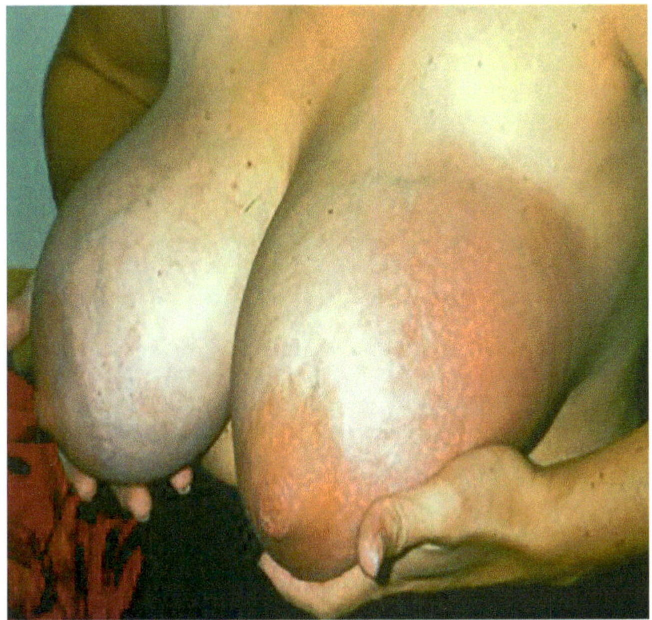

Figura 104.9 Ducto lactfífero bloqueado.

GALACTOCELE

O estreitamento ductal pode causar a galactocele à medida que impede o fluxo do leite. Isso pode se dar por sutiã apertado ou inadequado, por falta de sustentação adequada em mamas muito volumosas e, também, pela disbiose.

A galactocele, quando palpável, tem características de cistos mamários. O exame ultrassonográfico auxilia o diagnóstico, demonstrando imagem cística ou floculada.

O tratamento deve ser imediato, com massagens suaves e drenagem linfática. O uso de compressas frias, nesse caso, pode ser benéfico por reduzir o edema e aliviar a dor. Também a administração de analgésicos e anti-inflamatórios pode ser indicada. O AM deve ser mantido. A extração de leite pode ser realizada, contudo, não de modo excessivo, pois a hiperlactação tende a se perpetuar. Deve-se orientar um sutiã de suporte adequado; muitos modelos para amamentação garroteiam as mamas.

Massagens profundas e intensas são contraindicadas, assim como o uso de protetor mamário, por interferir na microbiota mamária.

Ainda em estudo, com necessidade de maior robustez de evidências científicas (nível de evidência 1 a 3), a administração de girassol ou lecitina de soja, diariamente, na posologia de 5 a 10 gramas pode favorecer a melhora do processo inflamatório e a emulsão do leite (Rodriguez e Fernandez, 2017).

Nos casos de ocorrerem lesões bolhosas, a recomendação é de que não se proceda ao esvaziamento delas, com ruptura, pois o trauma local pode agravar o estreitamento ductal. Nesses casos, o uso de esteroides tópicos, com cremes à base de triancinolona, pode ser benéfico. Ainda, a terapia com ultrassom local, na tentativa de redução do edema, também pode ser utilizada (Mitchell e Johnson, 2020).

Alguns autores têm pesquisado o uso de probióticos que, se indicado, deve conter cepas de *Limosilacto bacilus fermentum* ou *Ligilactobacillus salivarius* (Rodriguez e Fernandez, 2017; Hurtado e Fonolla, 2018). Contudo, ainda são necessários mais estudos para uma recomendação formal quanto às vantagens do uso durante a amamentação.

MASTITE

A mastite ocorre geralmente após alta da paciente, mas seu tratamento deve ser continuado no AC. Dessa forma, o bebê não é afastado da mãe e a amamentação será mantida. Não há contraindicação em amamentar mesmo que a mastite evolua para abscesso e esse seja drenado.

Há alguns anos, entendíamos a mastite apenas como consequência da entrada bacteriana a partir das lesões do mamilo. Atualmente, evidências científicas demonstram que ela pode ser resultante do edema estromal e da inflamação dos ductos por conta da disbiose mamária.

O excesso de produção de leite pode levar à mastite inflamatória, evoluir para mastite infecciosa aguda e progredir para um flegmão ou abscesso. A hiperlactação poderá formar galactoceles e o trauma mamário causado por massagens profundas, que causam lesão microvascular, agrava o quadro.

A disbiose ocorre por uma interação de fatores que incluem a genética materna, exposição a antibióticos, uso regular de bombas para extrair o excesso de leite e o parto cirúrgico (Fernandez *et al.*, 2020). O crescimento bacteriano no ducto, que irá estreitá-lo, e a estase causarão processo inflamatório na área ao redor, levando à mastite inflamatória. A região fica dolorosa, edemaciada e eritematosa. Aparecem sinais sistêmicos como febre, taquicardia e calafrios. A condução do quadro deve ser adequada para não progredir para a mastite infeciosa. Tratamento foi adequadamente discutido no Capítulo 106, *Morbidade Febril, Endometrite e Sepse Puerperal.*

APOIO À MÃE HIV-POSITIVA

A mãe soropositiva deve ser informada dos riscos do AM e deve ser medicada logo após o parto para o bloqueio da lactação (Brasil, 1993). A equipe deve acolher a mulher e ensinar o preparo e a administração da fórmula infantil mais adequada para o RN.

DIFICULDADES NO ALOJAMENTO CONJUNTO INERENTES AO RECÉM-NASCIDO

Bebês que dormem muito

Nas primeiras 2 horas após o parto, os bebês apresentam estado de alerta, que é seguido por sonolência, o qual pode durar de 24 a 36 horas (Brasil, 1990). O RN pode estar dormindo mais que o esperado por conta da analgesia e da anestesia materna, por seu temperamento, por alguma doença ou, ainda, por ter recebido complemento lácteo. A primeira questão sempre é ouvir e dar apoio à mãe, depois afastar doença, observar diurese e eliminação de mecônio, estimular o RN a acordar (tirar a roupa, trocar as fraldas, estimular a planta dos pés e atrás da orelha). Também é recomendado retirar um pouco de leite, passar no mamilo e pingar na boca do bebê (Brasil, 2014).

A posição em cavaleiro é a ideal para bebês sonolentos, neuropatas e com fissura palatina.

Bebês que choram muito

O choro é a forma de a criança se comunicar. É preciso estimular a mãe a tentar compreender e traduzir as necessidades de seu filho por meio do choro. É comum que ela interprete que o choro é fome e que seu leite é insuficiente. Normalmente, ela e a família questionam sua capacidade de nutri-lo. Alguns RNs necessitam mais de aconchego, outros têm mais necessidade de sugar. A criança só deve ser levada ao peito quando estiver mais calma, pois, durante o choro, como a língua fica posteriorizada, a pega não se efetivará ou não será correta (Brasil, 2016).

Ao atendermos uma puérpera, é bom ter em mente que ela se encontra em um momento muito especial, por uma questão hormonal a essa fase; nem sempre as informações dadas são assimiladas. Dessa forma, acolher, escutar, mostrar que entende o que ela sente e suas preocupações é a melhor maneira de estabelecer empatia e obter sucesso na amamentação.

CONSIDERAÇÕES FINAIS

As gestantes durante o pré-natal e na primeira consulta pediátrica pré-natal, caso ocorra, a partir da 32ª semana da gestação, durante visita à maternidade, e no atendimento ao parto, deverão ser informadas sobre os benefícios do AM, da importância do contato pele a pele e a primeira mamada dentro da primeira hora de vida ("hora mágica"), além das vantagens e importância do AC quando a mãe e o bebê estão estáveis, permanecendo juntos desde o nascimento até a alta hospitalar.

A equipe que presta assistência ao parto e nascimento, para gestante, puérpera e RN, deverá acolhê-la, ter uma escuta ativa qualificada para esclarecer as dúvidas, mitos e tabus sobre os cuidados do RN e sobre a amamentação.

A promoção, a proteção e o apoio ao AM fazem parte da assistência dos serviços materno-infantis, visando ao sucesso e ao prolongamento da amamentação, interferindo na morbimortalidade da mãe e do RN.

REFERÊNCIAS BIBLIOGRÁFICAS

AMERICAN ACADEMY OF PEDIATRICS (AAP). American Academy of Pediatrics task force on sudden infant death syndrome. The changing concept of sudden infant death syndrome: diagnostic coding shifts, controversies regarding the sleep environment, and new variables to consider in reducing risk. *Pediatrics*, v. 116, n. 5, p. 1245-1255, 2005.

BRASIL. *Estatuto da Criança e do Adolescente* – Lei nº 8.069, de 13 de julho de 1990. Disponível em: https://presrepublica.jusbrasil.com.br/legislacao/91764/estatuto-da-crianca-e-do-adolescente-lei-8069-90. Acesso em: 28 abr. 2024.

BRASIL. Ministério da Saúde. *Normas básicas para alojamento conjunto*. Brasília: MS, 1993. Disponível em: http://bvsms.saude.gov.br/bvs/publicacoes/cd08_20.pdf. Acesso em: 12 dez. 2017.

BRASIL. Ministério da Saúde. Nota Técnica do MS de 14/10/2021. https://sei.saude.gov.br/sei/controlador.php?acao=documento_imprimir_web&acao_origem=arvore_visua-lizar&id_documento=24555979&infra_si...

BRASIL. Ministério da Saúde. *Portaria nº 2.068, 21 de outubro de 2016*. Diretrizes da atenção integral e humanizada à mulher e ao recém-nascido no Alojamento Conjunto. 2016a. Disponível em: https://bvsms.saude.gov.br/bvs/saudelegis/gm/2016/prt2068_21_10_2016.html.

BRASIL. Ministério da Saúde. *Portaria nº 371, de 7 de maio de 2014*. Institui diretrizes para a organização da atenção integral e humanizada ao recém-nascido (RN) no Sistema Único de Saúde (SUS). Disponível em: https://bvsms.saude.gov.br/bvs/sas/Links%20finalizados%20SAS%202014/prt0371_07_05_2014.html.

BRASIL. Ministério da Saúde. *Resolução nº 36, de 3 de junho de 2008*. Disponível em: http://bvsms.saude.gov.br/bvs/saudelegis/anvisa/2008/res0036-03-06-2008 rep.html. Acesso em: 15 dez. 2017.

BRASIL. Ministério da Saúde. Secretaria de Atenção à Saúde. Departamento de Ações Programáticas Estratégicas. *Bases para a discussão da Política Nacional de Promoção, Proteção e Apoio ao Aleitamento Materno*. Brasília: MS, 2017. Disponível em: https://bvsms.saude.gov.br/bvs/publicacoes/bases_discussao_politica_aleitamento_materno.pdf.

BRASIL. Ministério da Saúde. Secretaria de Atenção à Saúde. Departamento de Ações Programáticas Estratégicas. *Atenção à saúde do recém-nascido*: guia para os profissionais de saúde. 2. ed. Brasília: MS, 2012. p. 83-95.

BRASIL. Ministério da Saúde. Secretaria de Ciência, Tecnologia e Insumos Estratégicos. Departamento de Gestão e Incorporação de Tecnologias em Saúde. *Diretrizes nacionais de assistência ao parto normal: versão resumida da Portaria nº 2.068/2016*. 2016b. Disponível em: https://bvsms.saude.gov.br/bvs/publicacoes/diretrizes_nacionais_assistencia_parto_normal.pdf.

BUENO, L. G. S.; TERUYA, K. M. Aconselhamento em amamentação e sua prática. *Jornal de Pediatria*, v. 80, 5 Supl, p. S126-S130, 2004.

BUENO, L. G. S.; TERUYA, K. M. *O aleitamento no contexto atual*. São Paulo: Sarvier, 2008. p. 319-329.

CARVALHO, A. C. O. *et al.* Aleitamento materno: promovendo o cuidar no alojamento conjunto. *Revista Rene*, v. 14, n. 2, p. 241-51, 2013.

DIAS, J. R. *Aleitamento materno*. 3. ed. São Paulo: Atheneu, 2008. p. 262-263.

FERNÁNDEZ, L. *et al.* The microbiota of the human mammary ecosystem. *Frontiers in Cellular and Infection Microbiology*, v. 10, p. 586667, 2020.

FULCHIOGNONI, S.; NASCIMENTO, M. J. P. Promovendo a saúde através da educação das mães em alojamento conjunto. *Revista da Sociedade Brasileira de Enfermagem Pediátrica*, v. 4, n. 1, p. 27-34, 2004.

FUNDO DAS NAÇÕES UNIDAS PARA A INFÂNCIA (UNICEF); ORGANIZAÇÃO MUNDIAL DA SAÚDE (OMS). *Iniciativa Hospital Amigo da Criança*: revista, atualizada e ampliada para os cuidados integrados. Módulo 1. 2008. Disponível em: https://bvsms.saude.gov.br/bvs/publicacoes/iniciativa_hospital_amigo_crianca_modulo1.pdf.

HURTADO, J. A.; FONOLLA, J. Resposta a Paricio-Talayero e Baezare: Administração oral, a mulheres que amamentam de *Lactobacillus fermentum* CECT5716 previne o desenvolvimento de mastite lactacional um estudo randomizado controlado. *Breastfeeding Medicine*, v. 13, p. 454-456, 2018.

KELLAMS, A. *et al.* ABM Clinical Protocol #3: Supplementary Feedings in the Healthy Term Breastfed Neonate, Revised 2017. *Breastfeeding Medicine*, v. 12, p. 188-198, 2017.

KING, F. S. *Como ajudar as mães amamentar*. Genebra: OMS, 1991. p. 19-23, 137-154.

MITCHELL, K. B.; JOHNSON, H. M. Breast pathology that contributes to dysfunction of human lactation: a spotlight on nipple blebs. *Journal of Mammary Gland Biology and Neoplasia*, v. 25, p. 79-83, 2020.

MOLINA, M. V. *Lactancia materna*: guía para profesionales. 2004. p. 190-191.

MURAHOVISCHI, J. *et al. Cartilha de amamentação*: doando amor. Centro de Lactação de Santos. São Paulo: Almed, 1997. p. 51-54.

ORGANIZAÇÃO MUNDIAL DA SAÚDE (OMS). *Aconselhamento Integrado em Alimentação Infantil*: curso de treinamento. Guia do Capacitador. Genebra: OMS, 2005.

ORGANIZAÇÃO MUNDIAL DA SAÚDE (OMS). *Proteção, promoção e apoio ao aleitamento materno: o papel especial dos serviços materno-infantis*. Declaração Conjunta OMS/UNICEF. Genebra: OMS, 1989.

PENN STATE HERSHEY CHILDREN'S HOSPITAL. Newborn Weight Tool (Newt®). Disponível em: https:www.newbornweight.org. Acesso em 17 out. 2024.

QUINTAL, V. S.; SOARES, A. V. N. Assistência integral ao recém-nascido de baixo risco em alojamento conjunto. *In*: LEONE, C. R.; TRONCHIN, D. M.; TOMA. E. *Assistência integrada ao recém-nascido de baixo risco*. São Paulo: Atheneu, 2012. v. 1, seção 2, p. 79.

REGO, M. A. S. *et al. Recomendações para alta hospitalar do RN termo potencialmente saudável*. Documento Científico Neonatologia nº 7, ago. 2020. Disponível em: https://portaldeboaspraticas.iff.fiocruz.br/biblioteca/recomendacoes-para-alta-hospitalar-do-recem-nascido-termo-potencialmente-saudavel/.

ROCCI, E.; FERNANDES, R. A. Q. Dificuldades no aleitamento materno e influência no desmame. *Revista Brasileira de Enfermagem*, v. 67, n. 1, p. 22-27, 2014.

RODRÍGUEZ, J. C.; FERNÁNDEZ, L. Infectious mastitis during lactation: a mammary dysbiosis model. In: MCGUIRE, M;. K.; MCGUIRE, M. A; BODE, L. Prebiotics and probiotics in human milk: origins and functions of milk-borne oligosaccharides and bacteria. London: Academic Press, 2017. p. 401-428.

SEGRE, C. A. M. Sistema de alojamento conjunto. *In*: LIPPI, U. G.; SEGRE, C. A. M.; COSTA, H. P. F. *Perinatologia*: fundamentos e prática. 3. ed. São Paulo: Sarvier, 2015. p. 662-665.

SOCIEDADE BRASILEIRA DE PEDIATRIA (SBP). Departamento Científico de Endocrinologia da Sociedade Brasileira de Pediatria. *Hipoglicemia neonatal*. 2022a. Disponível em: http:www.sbp.com.br/publicacoes/departamentocientifico/Endocrinologia/documentoscientificosno16.

SOCIEDADE BRASILEIRA DE PEDIATRIA (SBP). *Doenças maternas infeciosas e amamentação*. Atualização. Departamento Científico de Aleitamento Materno da Sociedade Brasileira de Pediatria. Rio de Janeiro: SBP, 2022b. Disponível em: http:www.sbp.com.br/publicacoes/departamentocientifico/aleitamentomaterno/documentoscientificos.

SOCIEDADE BRASILEIRA DE PEDIATRIA (SBP). *Uso e abuso de fórmula infantil nas maternidades em recém-nascidos sadios a termo*. 2017. Disponível em: http:www.sbp.com.br/publicacoes/departamentocientifico/aleitamentomaterno/documentoscientificos. Acesso em: 19 jan. 2018.

UNGERER, R. L. S.; MIRANDA, A. T. C. História do alojamento conjunto. *Jornal de Pediatria*, v. 75, n. 1, p. 5-10, 1999.

WIGHT, N.; MARINELLI, K. A. ABM Clinical Protocol #1: Guidelines for blood glucose monitoring and treatment of hypoglycemia in term and late-preterm neonates, revised 2014. *Breastfeeding Medicine*, v. 9, p. 173-179, 2014.

WORLD HEALTH ORGANIZATION (WHO). *Evidence for the Ten Steps to Successful Breastfeeding*. Division of Child Health and Development. Geneva: WHO, 1998.

WORLD HEALTH ORGANIZATION (WHO). *Guideline*: updates on HIV and infant feeding: the duration of breastfeeding, and support from health services to improve feeding practices among mothers living with HIV. Geneva: WHO, 2016. Disponível em: https://apps.who.int/iris/bitstream/handle/10665/246260/9789241549707-eng.pdf.

CAPÍTULO 105

Aleitamento Materno: Papel do Obstetra na Assistência

Silvia Regina Piza F. Jorge

INTRODUÇÃO

O aleitamento materno (AM) é um direito humano fundamental. Sua prática afeta diretamente padrões de saúde e mortalidade das populações (Rollins *et al.*, 2016; Grummer-Strawn *et al.*, 2017). A compreensão do seu benefício e o incentivo da prática do AM são fatores determinantes para o desenvolvimento saudável e sustentável da população de uma nação (Rollins *et al.*, 2016; Victora *et al.*, 2016; Grummer-Strawn *et al.*, 2017).

Estima-se que se todas as famílias adotassem a prática do aleitamento materno exclusivo (AME) até os 6 meses de vida dos seus filhos, seguido do AM complementado, seria possível salvar a vida de mais de 800 mil crianças e de 20 mil mulheres no mundo anualmente (Kac *et al.*, 2004; Victora *et al.*, 2016).

Para a criança, os efeitos benéficos são nítidos. O leite humano constitui-se na ferramenta mais acessível, eficaz e econômica como medida de prevenção da mortalidade e morbidade infantil, com grande impacto na promoção da saúde integral do bebê. Possui bactérias que favorecem a formação do microbioma intestinal adequado e fisiológico da criança, com capacidade de modificação da sua composição de acordo com as fases de vida do bebê (Giugliani, 2004; Mariani Neto, 2015). Tem ação protetora contra várias doenças, especialmente diarreia e infecções, por ser rico em imunoglobulinas, incluindo IgA, e fator de crescimento, proporcionando crescimento e desenvolvimento saudáveis para o recém-nascido (RN), prevenindo doenças crônicas não transmissíveis da vida adulta, melhorando o desenvolvimento intelectual e, assim, interferindo de modo positivo ao longo da vida (Giugliani, 2004; Mariani Neto, 2015; Victora *et al.*, 2016; MacPherson *et al.*, 2017). Contém anticorpos direcionados especificamente contra antígenos de bactérias, como *Escherichia coli*, e ainda diminui o risco de doenças respiratórias, infecções gastrintestinais, enterocolite necrosante e o risco de morte súbita do recém-nascido (Perrine *et al.*, 2015; MacPherson *et al.*, 2017). Ainda, tem importante papel imunológico no RN pré-termo. Contém linfócitos T e B que apresentam importante papel nos processos imunológicos neonatais. Especificamente, os linfócitos T do leite materno são compostos quase exclusivamente de células que exibem antígenos de membranas específicos. Essas células T de memória parecem ser o caminho para o RN se beneficiar da competência imunológica materna (Perrine *et al.*, 2015; Lewis *et al.*, 2017).

No que se refere à saúde feminina, a amamentação apresenta vários benefícios, imediatos e tardios. Por efeitos hormonais, atribuídos especialmente à ocitocina e à prolactina, ocorre redução do estresse inicial do pós-parto. Ainda, nessa fase inicial, estimula a contratilidade e a involução uterina, favorecendo, assim, menores perdas sanguíneas maternas e recuperação pós-parto mais rápida. Como benefícios mais tardios, destacam-se maior tempo de amenorreia, espaçamento entre as gestações e, ainda, redução de risco para câncer de mama, ovários e endométrio e obesidade pós-parto (Kac *et al.*, 2004; Mariani Neto, 2015; Victora *et al.*, 2016).

O ato de amamentar fortalece o vínculo afetivo entre a mãe e seu bebê, com benefícios emocionais e psicológicos para ambos, o que também reduz as taxas de negligência e abandono infantil (Giugliani *et al.*, 2004; Courbiere e Carcopino, 2014; Mariani Neto, 2015).

Diante do exposto, o AM deve ser orientado sempre, desde o planejamento de uma gravidez, durante a assistência pré-natal, parto e após o parto. Além do esclarecimento sobre as inúmeras vantagens, tanto para sua saúde quanto para a do seu bebê, a mulher também deve ser orientada em como realizá-lo em relação à técnica correta e à prevenção de eventuais complicações e dificuldades que possam ocorrer, especialmente no início do aleitamento.

A equipe que presta assistência ao nascimento (obstetra, enfermagem, agente de saúde) tem várias oportunidades e, na verdade, obrigação em atuar de forma positiva nas questões que envolvem o AM, orientando, estimulando e incentivando a amamentação.

Orientações corretas, postura e conduta adequadas, adotando medidas que favorecem o aleitamento, constituem ferramentas importantes no incentivo e estabelecimento da amamentação.

Cabe ressaltar também a importância da manutenção dessas ações no seguimento após a alta hospitalar da puérpera, referenciando contato para apoio e esclarecimento de dúvidas e complicações, como os Bancos de Leite Humano, além de orientações a respeito da legislação que norteia as relações trabalhistas, garantindo o direito de amamentar das lactantes.

De acordo com o levantamento mais recente do Estudo Nacional de Alimentação Infantil (ENANI), o padrão de AM no Brasil melhorou nas últimas décadas, considerando os dados do Programa Nacional de Saúde Materno-infantil (PNSMI) de 1986 e das Pesquisas Nacionais de Demografia e Saúde (PNDS) de 1996 e 2006: a prevalência de AME aos 6 meses aumentou de 4,7% em 1986 para 37,1% em 2006, e para 45,8% em 2019; e a de AM continuado no primeiro ano de vida aumentou de 25,5% para 45,4% nesse mesmo período (UERJ, 2021). A meta da Organização Mundial da Saúde (OMS) para 2030 é que pelo menos 70% das crianças com menos de 6 meses estejam em AME, enquanto o ENANI-2019 revelou prevalência de 45,8% (UERJ, 2021).

O Brasil precisa aumentar em cerca de 25 pontos percentuais a prevalência desses indicadores em menos de uma década (UERJ, 2021). Para que os padrões de AM melhorem no Brasil, e eventualmente alcancem as metas da OMS para 2030, é necessário ampliar os investimentos em ações de promoção, proteção e apoio ao AM (UERJ, 2021).

PRÉ-NATAL

No atendimento pré-natal, as ações de incentivo e promoção do AM envolvem desde o início do acompanhamento a abordagem do planejamento alimentar que o casal pretende em relação ao seu bebê, ressaltando as inúmeras vantagens do aleitamento materno já citadas.

Cabe o esclarecimento de dúvidas e anseios relacionados à amamentação, assim como o incentivo ao abandono de práticas que possam eventualmente comprometê-la. Ainda, detecção e correção, quando possível, de alterações nas mamas que possam comprometer a amamentação e explicações sobre eventuais dificuldades e complicações que possam ocorrer, além de orientações de como superá-las (Balogun *et al.*, 2016; Febrasgo, 2021).

Entre as ações pré-natais que envolvem o AM, o esclarecimento de dúvidas e o incentivo à prática, com fortalecimento de conceitos corretos quanto à sua importância e vantagens para a saúde do bebê e para a própria saúde, devem ser realizados para gestante a cada consulta pré-natal.

Explicações a respeito do AM e suas vantagens, orientações e treinamento a respeito da técnica correta de amamentação, com posicionamento e pega corretos, além de modos de identificação e prevenção das principais complicações que podem ocorrer, especialmente o ingurgitamento mamário e os traumas papilares, devem ser discutidos (Balogun *et al.*, 2016; Febrasgo, 2021).

O entendimento em relação ao preparo fisiológico das mamas para o AM que ocorre durante a gravidez, como a hipertrofia das glândulas sebáceas, para posterior lubrificação da papila, o incremento vascular e o aumento do volume mamário, com orientação, por exemplo, de suporte (sutiã) adequado, favorece o abandono de práticas não adequadas nessa fase e que, se adotadas, muitas vezes até prejudicam o AM, como a fricção dos mamilos, ou o uso de esfoliantes, ou outras substâncias (plantas), e hidratantes tópicos (Febrasgo, 2021).

Ainda, esclarecimentos a respeito da importância do contato pele a pele e da amamentação na sala de parto, logo após o nascimento, preferentemente 30/40 minutos após o nascimento, e sem ultrapassar a 1ª hora, devem ser dados também nessa fase.

Cada vez mais, entende-se que o contato pele a pele imediato e mantido, pelo menos 1 hora após o nascimento, está entre uma das estratégias mais eficazes no ambiente hospitalar para promoção do AME (WHO e Unicef, 2018; Febrasgo, 2021).

Essa abordagem deve ser feita por toda equipe que presta assistência ao nascimento, elencada principalmente pelo obstetra, e com participação de enfermagem, pediatra, agente de saúde, entre outros (Balogun *et al.*, 2016; Febrasgo, 2021).

Além do esclarecimento a cada consulta, cabe nessa fase estimular rodas de conversa, grupos de discussão em salas de espera de consulta, por exemplo, com inserção dos acompanhantes e familiares, inclusive, cuja participação é importante para fortalecer a rede de apoio à futura lactante, desmistificando preconceitos errôneos e fortalecendo o apoio ao aleitamento (Balogun *et al.*, 2016; Febrasgo, 2021).

Apesar de acreditarmos que todas essas ações, em grupos e individualmente, durante o acompanhamento pré-natal, sejam importantes para o incentivo e estabelecimento do AM, cabe ressaltar que existem dificuldades ainda na análise de sua efetividade e padronização e, assim, mais estudos criteriosos, com metodologia adequada, devem continuar sendo realizados a fim de demonstrá-las com maior clareza (Perry *et al.*, 2015; Wong *et al.*, 2015).

PARTO

Durante a assistência ao parto, a adoção de postura e condutas da equipe de saúde e instituições que favoreçam o AM é fundamental. Para isso, há necessidade de adequação dos serviços hospitalares, bem como das equipes de saúde envolvidas, com abandono de práticas e rotinas rígidas que muitas vezes dificultam a amamentação, em favor da adoção de medidas que favoreçam, estimulem e facilitem o AM, ou seja, a adoção das boas práticas na assistência ao parto e nascimento.

Informações constantes e coesas sobre o AM devem ser fornecidas desde a admissão da parturiente, com postura linear e receptiva de toda equipe que participa do processo. Na admissão para assistência ao parto, medidas que tornem o trabalho de parto menos desgastante devem ser adotadas.

A liberação da dieta, branda ou líquida, e hidratação deve ser realizada, a depender da fase de trabalho de parto na admissão da paciente (Perry *et al.*, 2015; WHO e Unicef, 2018; Febrasgo, 2021).

A presença do acompanhante de escolha da parturiente, prevista inclusive pela Legislação Estadual vigente, desde 1999, e redefinida em 2005 pela Lei nº 11.108, durante todo o processo da parturição, ou seja, durante o trabalho de parto, no momento do nascimento e após o parto, apoiando sempre todos os processos que envolvem o nascimento e aumentando a confiança da lactante, tem impacto extremamente positivo no AM (WHO, 2016; WHO e Unicef, 2018).

O uso consciente de sedativos, permitindo participação da parturiente de modo mais ativo no processo de nascimento, facilita também o AM, o contato pele a pele e a amamentação na sala de parto e na primeira hora de vida. Assim, a substituição de drogas analgésicas e sedativas durante o trabalho de parto, quando possível, por métodos não farmacológicos para o controle da dor, deve ser realizada, uma vez que a sedação e sonolência materna e do RN prejudicam o aleitamento precoce (WHO, 2016; WHO e Unicef, 2018). Nos casos de partos cirúrgicos, deve-se evitar o uso abusivo de sedativos com necessidade de imobilização prolongada, com restrições de mobilidade para controle de dados vitais, e especialmente na prevenção de acidentes e queda, não só na sala de parto, como na recuperação anestésica e em enfermarias. Ainda, a sedação excessiva deixa a paciente sonolenta, e as restrições no leito, em posição desconfortável, dificultam o AM. Nesse aspecto, revisões sistemáticas e estudos multicêntricos têm demonstrado que o principal fator que dificulta o contato pele a pele no pós-parto e o AM na 1ª hora de vida é a realização dos partos cesarianos (Prado *et al.*, 2018; Mallick *et al.*, 2021; Alves *et al.*, 2023).

O uso de faixas (*tops*) ou campos cirúrgicos envolvendo o corpo da mãe e do bebê reduz o risco de quedas e confere mais segurança para a equipe médica, possibilitando, inclusive, a manutenção desse contato durante o transporte e na sala de recuperação anestésica (Mariani Neto, 2015; WHO, 2016; Mallick *et al.*, 2021).

O contato visual e pele a pele logo após o nascimento, assim como o AM na 1ª hora de vida, devem ser estimulados por serem extremamente benéficos para o RN e para a puérpera, além de essas ações serem de grande importância no estabelecimento do AM (WHO, 2016). Ainda, como já demonstrado, o contato pele a pele favorece de maneira mais precoce o início da colonização bacteriana do RN pela microbiota materna, especialmente quando associado ao AM até a 1ª hora de vida, uma vez que o colostro é rico em anticorpos e fatores de proteção para o RN (WHO, 2016; Frebrasgo, 2021).

Ainda, logo após o nascimento, o RN está mais alerta e o contato pele a pele "desperta" no RN reflexos instintivos precoces, que o fazem procurar o peito materno e desenvolver sua capacidade de sucção e mamar de modo eficiente. Essa associação com as concentrações de ocitocina possivelmente podem explicar a melhora do estabelecimento e da manutenção do AM com o contato pele a pele e a amamentação precoce, antes da e na 1ª hora de vida (WHO, 2016; WHO e Unicef, 2018; Febrasgo, 2021).

Somado a isso, o início precoce da amamentação também favorece pico mais precoce de secreção de prolactina, que depois se mantém com a frequência das mamadas. Como o pico inicial de secreção de prolactina relaciona-se com o intervalo de parto e a primeira mamada, quanto maior for o intervalo entre o parto e a primeira sucção, menor será a produção de prolactina e, consequentemente, de leite. Por isso, não se recomenda que a primeira mamada ultrapasse o intervalo de 30 a 40 minutos do nascimento, a chamada "hora de ouro" (WHO e Unicef, 2018; Febrasgo, 2021; Mallick *et al.*, 2021).

Os cuidados iniciais, com RN saudáveis, em boas condições, com escores do Índice de Apgar 7 ou maior, e que impedem o contato imediato do RN com sua mãe, podem ser postergados. Assim, os procedimentos iniciais realizados habitualmente pela equipe de neonatologia, como aspiração de vias respiratórias superiores, identificação, instilação de nitrato de prata (Credé), mensuração do peso, entre outros, podem ser postergados nos casos de RN saudáveis e que não necessitam de reanimação. O aquecimento do RN, preocupação frequente, pode ser mantido com a temperatura da sala adequada para ele, além do contato do seu corpo com o da sua mãe. Ainda, cobertas ou campos aquecidos podem substituir o aquecimento do berço. Quanto à identificação, ela pode ser realizada às vistas da mãe, durante o contato pele a pele. E, por fim, os demais cuidados, como o banho e a instilação do nitrato de prata ocular, podem ser realizados após a 1ª mamada.

Baseado em todas essas evidências, o contato pele a pele imediato e mantido pelo menos 1 hora após o nascimento está entre uma das estratégias mais eficazes no ambiente hospitalar para a promoção do AME (WHO e Unicef, 2018).

No que se refere à saúde materna, na assistência ao parto, o AM imediato contribui para redução das perdas sanguíneas por favorecer a liberação de ocitocina e a contratilidade uterina (Balogun *et al.*, 2016; Febrasgo, 2021).

É imprescindível a mudança de postura das instituições que prestam assistência ao parto e nascimento, bem como de toda a equipe de saúde envolvida, com estrutura física e logística que atendam às boas práticas de assistência ao parto recomendadas.

Entendemos que o abandono de rotinas hospitalares rígidas, bem como a adoção das medidas citadas anteriormente, centraliza o atendimento ético e humanizado na mulher, que assume o protagonismo do seu parto e dos cuidados com seu bebê, fortalecendo vínculos afetivos e incentivando e apoiando o AME.

PUERPÉRIO

A prática do alojamento conjunto (AC), que é a permanência do RN junto de sua mãe 24 horas, inclusive na recuperação anestésica, quando possível, inclusive durante o transporte da puérpera, é recomendada por fortalecer o vínculo materno com o RN e o AME. Eventuais procedimentos que sejam necessários no RN devem ser realizados na presença da mãe (Brasil, 1993; 2017).

No AC, o laço afetivo entre mãe e filho se concretiza e a amamentação começa a se firmar. Em razão dos inúmeros benefícios que apresenta, o AC no Brasil é recomendado pelo Ministério da Saúde desde 1977, tornou-se obrigatório em todas as maternidades conveniadas ao Sistema Único de Saúde (SUS) em 1983 e, a partir de 1990, tornou-se obrigatório, de acordo com o Estatuto da Criança e Adolescente (ECA), em todos os hospitais e estabelecimentos de saúde que prestem atenção à saúde da gestante, sejam públicos ou privados, sendo reiterados na Portaria nº 2.068, de 21 de outubro de 2016, que institui as Novas Diretrizes para o Alojamento Conjunto (Brasil, 1993; 2017).

Nas enfermarias de AC, orientações coesas por parte de toda a equipe que presta assistência no puerpério, como assistência às mamadas, livre demanda, orientações quanto à técnica com pega e posicionamento adequados, identificação e prevenção de eventuais intercorrências e abandono de práticas desnecessárias, que muitas vezes comprometem o AM, devem ser realizadas durante a permanência da lactante.

As primeiras mamadas devem ser monitoradas e assistidas. O acompanhamento da primeira mamada é essencial para observar a interação mãe-filho, avaliando aceitação, ansiedade, insegurança e vínculo, ofertando o apoio adequado para o estabelecimento e a manutenção do aleitamento (Mariani Neto, 2015; Balogun *et al.*, 2016; WHO e Unicef, 2018; Febrasgo, 2021).

Esclarecimentos sobre colostro, apojadura, técnica de amamentação com pega e posicionamento corretos e esvaziamento mamário, quando necessário, reduzem a insegurança e a ansiedade materna, aumentam a compreensão de todo processo e a autoconfiança, inclusive após a alta hospitalar, além de prevenir as complicações mamárias mais frequentes, como ingurgitamento e traumas mamilares (Mariani Neto, 2015; Balogun *et al.*, 2016; WHO e Unicef, 2018; Febrasgo, 2021).

Contudo, a motivação da equipe não deve forçar uma situação ainda não internalizada pela mãe, o que pode ser prejudicial. A equipe deve oferecer apoio e incentivo, e a intervenção, se necessária, só deve ocorrer por solicitação e autorização da paciente de forma individualizada (Mariani Neto, 2015; Balogun *et al.*, 2016; WHO e Unicef, 2018; Febrasgo, 2021).

O AM deve ocorrer sob livre demanda, guiada pelo RN, o que já faz parte de seu comportamento normal. Além de promover a apojadura mais rápida, diminui a incidência de icterícia e hipoglicemia e favorece a manutenção ou recuperação de seu peso inicial.

Se forem necessários complementos, eles deverão ser oferecidos pela técnica de translactação ou com copinho, seguindo as recomendações da OMS (Balogun *et al.*, 2016; WHO e Unicef, 2018; Febrasgo, 2021).

Orientações quanto à pega e ao posicionamento corretos devem ser dadas e treinadas, identificando-se e corrigindo as dificuldades da lactante, prevenindo, desta forma, complicações mamárias, como ingurgitamento patológico e traumas areolomamilares, que são as principais causas de desmame precoce, além de melhorar a eficiência das mamadas. Assim, observar a pega adequada e o posicionamento do recém-nascido é considerado um ponto fundamental na técnica de amamentação (Balogun *et al.*, 2016; WHO, 2016; Brasil, 2017; WHO e Unicef, 2018; Febrasgo, 2021).

A Tabela 105.1 destaca os pontos-chave recomendados para o posicionamento e pega adequados, de acordo com orientação do Ministério da Saúde (Brasil, 2011a; Balogun *et al.*, 2016; WHO e Unicef, 2018; Febrasgo, 2021).

Muitos problemas que ocorrem durante a amamentação, como ingurgitamento patológico, traumas mamilares, bloqueio de ducto lactífero, infecções mamárias e até a baixa produção de leite, originam-se de condições decorrentes do esvaziamento mamário inadequado (Balogun *et al.*, 2016; WHO, 2016; Brasil, 2017; WHO e Unicef, 2018; Febrasgo, 2021).

Técnica incorreta de amamentação, mamadas com horários rígidos determinados e infrequentes, uso de bicos artificiais, chupetas e complementos alimentares podem predispor a complicações da amamentação (Balogun *et al.*, 2016; WHO, 2016; Brasil, 2017; WHO e Unicef, 2018; Febrasgo, 2021).

A prevenção e o manejo dessas complicações são imprescindíveis, por se tratar de causas frequentes do desmame precoce.

INGURGITAMENTO MAMÁRIO

O ingurgitamento mamário patológico excessivo, ou seja, congestão, aumento da vascularização, edema, obstrução da drenagem linfática, resultando no acúmulo de leite, com distensão tecidual excessiva e grande desconforto, às vezes acompanhado de febre, geralmente ocorre entre o terceiro e o quinto dia do parto (Brasil, 1993; 2017; Berens e Academy of Breastfeeding Medicine Protocol Committee, 2009).

Clinicamente, a mama encontra-se aumentada de tamanho, extremamente dolorosa, com áreas difusas avermelhadas, edemaciadas e brilhantes. Os mamilos ficam achatados, retesados, o que dificulta a pega e a saída do leite (Brasil, 1993; 2017; Berens e Academy of Breastfeeding Medicine Protocol Committee, 2009).

Os fatores implicados no desenvolvimento do ingurgitamento mamário patológico são: início tardio da amamentação, mamadas infrequentes, com restrição da duração, sucção ineficaz do RN e uso de complementos (Brasil, 1993; 2017; Berens e Academy of Breastfeeding Medicine Protocol Committee, 2009). Como medidas preventivas para sua ocorrência, ressaltam-se o início precoce do AM, livre demanda, pega e posicionamento corretos e evitar-se o uso de complementos (Brasil, 1993; 2017; Berens e Academy of Breastfeeding Medicine Protocol Committee, 2009). Durante o tratamento, orienta-se a manutenção do aleitamento materno, respeitando a livre demanda.

Tabela 105.1 Pontos-chave para posicionamento e pega adequados na amamentação.

Pontos-chave para o posicionamento adequado	Rosto do bebê de frente para mama com nariz na altura do mamilo
	Corpo do bebê próximo ao da mãe
	Bebê com cabeça e tronco alinhados ("pescoço não torcido")
	Bebê bem apoiado
Pontos-chave da pega adequada	Aréola visível mais acima da boca do bebê que abaixo
	Boca bem aberta
	Lábio inferior virado para fora
	Queixo tocando a mama

Fonte: Brasil, 2011a.

Com o intuito de favorecer a pega adequada e a sucção, tornando esse processo menos doloroso, orienta-se massagem prévia de aréola com extração láctea manual, especialmente nos casos em que essa se encontrar tensa, favorecendo sua elasticidade e proporcionando melhor conforto da dor no momento da sucção (Brasil, 1993; 2017; Berens e Academy of Breastfeeding Medicine Protocol Committee, 2009).

Também são indicadas massagens circulares e delicadas das mamas, favorecendo a ejeção e a fluidificação do leite, inicialmente mais viscoso, principalmente nas regiões mais entumecidas e dolorosas (Brasil, 1993; 2017; Berens e Academy of Breastfeeding Medicine Protocol Committee, 2009). As mamas devem ser sustentadas em posição mais ereta, o que favorece a drenagem, por meio de sutiãs firmes que mantenham sua sustentação.

A extração láctea (ordenha) deve ser realizada precedida de massagem, preferentemente manual, ou por meio de bombas de sucção, eventualmente, caso o RN não esvazie a mama, para alívio da dor, diminuição da pressão mecânica nos alvéolos, melhora da drenagem linfática e do edema, e diminuição do risco de comprometimento da produção de leite e, sobretudo, ocorrência de mastite.

Para a redução do processo inflamatório e edema, bem como alívio da dor, anti-inflamatórios e analgésicos sistêmicos não hormonais devem ser utilizados, sendo os mais indicados o ibuprofeno e o paracetamol (Brasil, 1993; 2017; Berens e Academy of Breastfeeding Medicine Protocol Committee, 2009).

O uso de compressas frias ou aquecidas, ultrassom e inalação de ocitocina não está indicado no tratamento do ingurgitamento mamário, por não resultar em melhora do quadro.

TRAUMAS MAMILARES – RACHADURAS E FISSURAS

Em verdade, os traumas mamilares constituem a principal causa de desmame precoce. Ocorrem geralmente nos primeiros dias do aleitamento e decorrem de técnica incorreta de aleitamento: a má pega e a apreensão incorreta do mamilo e da aréola, o que leva à erosão por fricção continuada, ocasionando feridas inicialmente superficiais (rachaduras ou ragádias) ou profundas (fissuras), quando atingem a derme, quadro extremamente doloroso, principalmente no momento da mamada.

O tratamento é baseado na correção do posicionamento do RN e na orientação da pega adequada do mamilo e da aréola. Ambos devem ser limpos e mantidos secos. O próprio leite materno, excelente cicatrizante, é indicado na limpeza suave dos mamilos e nas lesões, que devem ser mantidas sempre secas e, quando possível, expostas ao ar (Brasil, 1993; 2017; Berens e Academy of Breastfeeding Medicine Protocol Committee, 2009).

No caso das fissuras, além da correção da causa, o início da mamada deve ser realizado preferentemente pelo mamilo mais sadio, menos traumatizado e dolorido. A extração láctea prévia à pega do RN deve ser realizada por favorecer alívio da sensação dolorosa e desencadear o reflexo da ejeção, evitando que o RN sugue com muita força no início da mamada.

Cremes hidratantes, entre as mamadas, à base de lanolina ultrapurificada, em casos de lesões profundas, podem ser eventualmente utilizados na intenção de favorecer a hidratação, sensação álgica e cicatrização (Brasil, 1993; 2017; Berens e Academy of Breastfeeding Medicine Protocol Committee, 2009; Dennis *et al.*, 2014).

O uso do *laser* para tratamento da dor e cicatrização das lesões mamilares parece ser promissor, em casos selecionados e com aplicação cuidadosa; contudo, mais estudos e evidências científicas para a indicação e padronização de seu uso devem ser realizados (Brasil, 1993; 2017; Berens e Academy of Breastfeeding Medicine Protocol Committee, 2009).

Excepcionalmente, nos casos de dor intensa, situações muito específicas, em que não houve melhora com adoção de demais medidas, o uso de bicos de silicone, por período limitado, pode ser um recurso para minimizar a agressão local das fissuras e melhor reparo. Contudo, deve-se atentar que o uso frequente se relaciona com maiores taxas de infecção e dificuldades com pega, o que prejudica o AM (Brasil, 1993; 2017; Berens e Academy of Breastfeeding Medicine Protocol Committee, 2009; Dennis *et al.*, 2014; WHO e Unicef, 2018).

Outras medidas, como aplicação local de compressas aquecidas ou frias, uso de algumas plantas, complexos enzimáticos, acupuntura, entre outras, não são recomendadas até o momento, por não demonstrarem de modo consistente eficácia no tratamento dos traumas mamilares (Brasil, 1993; 2017; Berens e Academy of Breastfeeding Medicine Protocol Committee, 2009; Dennis *et al.*, 2014; WHO e Unicef, 2018).

INICIATIVA HOSPITAL AMIGO DA CRIANÇA

Muitas práticas podem influenciar, de modo positivo ou não, o AM, em especial a postura e a orientação da equipe de saúde que presta assistência ao parto e nascimento. A preocupação com a influência negativa dos serviços de saúde sobre a amamentação vem ganhando espaço nas últimas décadas. Em 1989, a OMS e o Fundo das Nações Unidas para Infância (Unicef) lançaram declaração conjunta denominada *Proteção, Promoção e Apoio ao Aleitamento Materno: O Papel Especial dos Serviços Materno-infantis* (OMS, 2001). Essa declaração estabeleceu os 10 passos para o sucesso do AM, práticas e rotinas que favorecem a amamentação no âmbito dos serviços de atenção de pré-natal, no parto, pós-parto imediato e na alta hospitalar (OMS, 2001; Jaafar *et al.*, 2016; Brasil, 2017; 2011a; 2014).

Embora os 10 passos possam passar por aprimoramentos sugeridos por revisões de literatura constantes, conta-se atualmente com sólidas bases de conhecimentos de sua importância, reunidos pela OMS na publicação *Evidências científicas dos dez passos para o sucesso do aleitamento materno*, entre outras (OMS, 2001; Jaafar *et al.*, 2016; Brasil, 2017; 2011a; 2014). Assim, a iniciativa Hospital Amigo da Criança (IHAC) é uma estratégia da OMS e do Unicef para realizar mudanças nas práticas e rotinas hospitalares nos serviços de saúde que prestam assistência ao parto e nascimento, com dois objetivos principais: implantar os 10 passos e abolir a adoção de fórmulas infantis.

O Programa Ministerial da Rede Cegonha, publicado em junho de 2011, e a Política Nacional de Atenção Integral à Saúde da Criança (PNAISC), em agosto de 2015, enfatizam as boas práticas de parto e nascimento, e trabalham eixos com estratégias de promoção, proteção e apoio à amamentação, desde o nascimento, e sua continuidade com alimentação complementar (Brasil, 2011b; 2015). Assim, a adoção das dez ações da IHAC, recomendadas pela OMS, deve ser objetivo de implementação nas maternidades e hospitais que prestam assistência ao parto e ao nascimento.

Listamos a seguir os 10 passos preconizados pela OMS para o sucesso do aleitamento, que devem ser seguidos nas instituições que prestam assistência ao nascimento e que constituem a IHAC (Brasil, 1993; 2009; Victora *et al.*, 2016; WHO, 2016; MacPherson *et al.*, 2017; Prado *et al.*, 2018; WHO e Unicef, 2018; Febrasgo, 2021):

1. Ter norma escrita sobre o aleitamento materno, que rotineiramente deverá ser transmitida para a equipe de cuidados de saúde.
2. Treinar toda a equipe de cuidados de saúde, capacitando-a para implementar a referida norma.
3. Informar todas as gestantes sobre as vantagens e o manejo do aleitamento materno.
4. Ajudar as mães a iniciarem a amamentação na primeira hora após o parto.
5. Mostrar para as mães como amamentar e manter a lactação, mesmo que venham a ser separadas de seus filhos.
6. Não dar aos recém-nascidos nenhum outro alimento ou bebida além do leite materno, a não ser que seja prescrito pelo médico.
7. Praticar o alojamento conjunto – permitir que as mães e bebês permaneçam juntos 24 horas por dia.
8. Encorajar o aleitamento materno sob livre demanda.
9. Não dar bicos artificiais ou chupetas para crianças amamentadas no peito.
10. Encorajar a formação de grupos de apoio à amamentação, para onde as mães devem ser encaminhadas logo após a alta do hospital ou ambulatório.

ALTA HOSPITALAR

No procedimento de alta hospitalar, deve-se considerar a alta hospitalar segura. Deve ser dada atenção às orientações quanto ao AM e segurança quanto à necessidade de retorno ou contato para esclarecimento de dúvidas e dificuldades que frequentemente possam surgir (disponibilidade).

A eficiência dos cuidados e das orientações com a amamentação fornecidos durante o atendimento da parturiente e lactante pela equipe pode ser avaliada na alta hospitalar por meio de constatação (*checklist*) da capacidade da paciente (Brasil, 2011a; 2014):

- Reconhecer sinais de fome do RN (a criança começa a se mexer, movimenta os olhos, procura a mama, apresenta sucção com qualquer contato)
- Extrair o leite manualmente (ordenha)
- Apresentar confiança na sua capacidade de amamentar
- Reconhecer os benefícios do aleitamento materno e os riscos da oferta de outros alimentos para o RN, como chás, leite artificial, sucos etc.
- Amamentar em regime de livre demanda
- Ter a certeza de que o RN está recebendo todo leite, alimento que necessita para se alimentar e se desenvolver
- Não apresentar traumas mamilares.

Outro cuidado importante é a orientação sobre referência de apoio nas dificuldades da lactação e como procurar um Banco de Leite Humano (BLH), o que pode ser realizado por meio do acesso ao *site www.doeleitematerno.com* ou ao portal *www.redeblh.fiocruz.br.*

No seguimento do RN, as primeiras 2 semanas em casa são fundamentais para a efetivação e a continuidade do AM iniciado na maternidade. O retorno para avaliação com pediatra deve ser em torno do 7º ao 10º dia após a alta hospitalar. Por se tratar de um período de adaptação familiar, em que aparecem dificuldades muitas vezes de fácil resolução, mas que podem se tornar obstáculos para o AM, é importante o aconselhamento pelo profissional da saúde, que deve ter habilidade para o manejo dessas situações, prevenindo complicações, reforçando e incentivando a amamentação com orientações coesas.

LEGISLAÇÃO SOBRE AMAMENTAÇÃO

Além dos cuidados descritos, cabe à equipe de saúde conhecer e prestar orientações legais básicas quanto aos direitos trabalhistas e sociais de licença durante o período de AM (Brasil, 2011a; 2017; 2014; Febrasgo, 2021):

- Mulheres trabalhadoras têm direito à licença-maternidade de 120 dias e homens, à licença-paternidade de 5 dias
- Mulheres privadas de liberdade têm o direito de permanecer com os filhos durante o período da amamentação (Constituição Federal de 1988)
- Licença-maternidade de 120 dias para segurada ou segurado em caso de adoção, independentemente da idade da criança
- Casais homoafetivos adotantes: direito à licença-maternidade de 120 dias para um deles (mulheres ou homens)
- Programa Empresa Cidadã (Lei nº 11.777/2008 e Lei nº 14.872/2008): empresa que, mediante incentivos fiscais, oferece prorrogação da licença-maternidade, licença-gestante e licença por adoção para 180 dias; possibilidade de prorrogação de mais 15 dias da licença-paternidade, se requerida (Lei nº 13.257/2016)
- Licença-maternidade para o cônjuge, em caso de morte de mãe. Nos casos de adoção, um dos cônjuges, ou seja, o pai, também poderá receber esse benefício (Lei nº 12.873/2013)
- Direito de mulheres amamentarem em locais públicos no Brasil (Lei nº 16.396/2014); direito de AM em locais públicos no município de São Paulo (Lei nº 16.161/2015)
- Direito de amamentação em áreas de livre acesso ao público ou de uso coletivo nas instituições de ensino federais (Portaria nº 604/2017 – MEC)
- Direito de dois descansos de 30 minutos para amamentar, até os 6 meses do lactente, durante a jornada de trabalho, incluindo casos de adoção (Lei nº 13.509/2017 – art. 396). Esses períodos de 30 minutos, se corridos, podem prorrogar por mais 15 dias a licença-maternidade (essa adesão não é obrigatória para as empresas).

CONSIDERAÇÕES FINAIS

Adoção de medidas que incentivem e promovam o AM deve ser realizada por equipes e instituições que prestam assistência ao nascimento, adotando as boas práticas para o parto e nascimento. No atendimento pré-natal, ações educativas, em grupo e individualizadas, devem ser realizadas pela equipe de saúde que presta o atendimento. Reforço sobre orientações corretas, técnicas de amamentação, reconhecimento e prevenção adequada de complicações mamárias que podem comprometer o aleitamento e abandono de práticas desnecessárias e mitos sobre o aleitamento deve ser oferecido.

Durante a assistência ao parto, procedimentos que tornem o trabalho de parto menos desgastante, deixando a parturiente mais participativa do processo, são benéficos. Assim, recomenda-se a presença de acompanhante durante todo o processo de parturição, hidratação e dieta líquida, quando possível, e o uso de métodos não farmacológicos para controle da dor, evitando-se a sedação excessiva da paciente.

Logo após o nascimento, o contato pele a pele e visual entre a mãe e seu bebê deve ser estimulado. Também, o aleitamento precoce, na sala de parto, preferentemente 30 a 40 minutos após o nascimento, favorece a amamentação. Cuidados com o RN saudável podem ser protelados para depois do aleitamento na sala de parto. O uso de faixas aderidas ao corpo de mãe e RN permite maior segurança, inclusive em casos de partos cirúrgicos. A prática do AC deve ser instituída durante o atendimento ao parto e nascimento em função dos nítidos benefícios que promove.

Assistência e monitoramento das primeiras mamadas devem ser oferecidos. A livre demanda do RN deve ser respeitada. Orientações em relação à pega e ao posicionamento correto do RN tornam as mamadas mais eficientes e evitam ingurgitamento e traumas mamilares, principais responsáveis pelo desmame precoce.

O abandono de rotinas hospitalares rígidas, com horários impostos para cuidados com RN e puérpera, deve ser estimulado, respeitando as individualidades, o protagonismo materno e as necessidades da criança. Instituições que prestam assistência ao nascimento devem adotar as medidas recomendadas pela OMS que favorecem o aleitamento, com implantação dos 10 passos da Iniciativa Hospital Amigo da Criança.

Para continuidade do AM, a alta hospitalar deve ser segura, com orientações de cuidados e procedimentos corretos, e ainda com indicação de uma referência para apoio nas dificuldades com a amamentação, como os Bancos de Leite Humano.

REFERÊNCIAS BIBLIOGRÁFICAS

ALVES, R. V. *et al.* Breastfeeding in the first hour of life in Brazilian private hospitals participating in a quality-of-care improvement project. *Reproductive Health*, v. 20, Suppl 2, p. 10, 2023.

BALOGUN, O. O. *et al.* Interventions for promoting the initiation of breastfeeding. *Cochrane Database of Systematic Reviews*, v. 11, n. 11, CD001688, 2016.

BERENS, P.; ACADEMY OF BREASTFEEDING MEDICINE PROTOCOL COMMITTEE. ABM clinical protocol #20: engorgement. *Breastfeeding Medicine*, v. 4, n. 2, p. 111-113, 2009.

BRASIL. Ministério da Saúde. *Portaria nº 1.130, de 5 de agosto de 2015.* Institui a Política Nacional de Atenção Integral à Saúde da Criança (PNAISC) no âmbito do Sistema Único de Saúde (SUS). Brasília, DF: MS, 2015.

BRASIL. Ministério da Saúde. *Portaria nº 1.459, de 24 de junho de 2011.* Institui, no âmbito do Sistema Único de Saúde (SUS), a Rede Cegonha. Brasília, DF: MS, 2011b.

BRASIL. Ministério da Saúde. *Portaria nº 371, de 7 de maio de 2014.* Institui diretrizes para a organização da atenção integral e humanizada ao recém-nascido (RN) no Sistema Único de Saúde (SUS). Brasília, DF: MS, 2014.

BRASIL. Ministério da Saúde. Programa Nacional de Incentivo ao Aleitamento Materno. *Normas básicas para alojamento conjunto.* Brasília, DF: MS, 1993.

BRASIL. Ministério da Saúde. Secretaria de Atenção a Saúde. Departamento de Ações Programáticas Estratégicas. *Bases para discussão da política nacional de promoção, proteção e apoio ao aleitamento materno.* Brasília, DF: MS, 2017.

BRASIL. Ministério da Saúde. Secretaria de Atenção à Saúde. Departamento de Ações Programáticas e Estratégias. Área Técnica da Saúde da Criança e Aleitamento Materno. *Dificuldades no aleitamento materno.* Brasília, DF: MS, 2011a. p. 133-136.

COURBIERE, B.; CARCOPINO, X. Complications maternelles de l'allaittement. *In*: COURBIERE, B.; CARCOPINO, X. *Gynecologie Obstetrique.* Paris: Editions Vernazobes-Grego, 2014. p. 263-274.

DENNIS, C. L.; JACKSON, K.; WATSON, J. Interventions for treating painful nipples among breastfeeding women. *Cochrane Database of Systematic Reviews*, n. 12, CD007366, 2014.

FEDERAÇÃO BRASILEIRA DAS ASSOCIAÇÕES DE GINECOLOGIA E OBSTETRÍCIA (FEBRASGO). Comissão Nacional Especializada em Aleitamento Materno. *Amamentação.* São Paulo: Febrasgo, 2021. Série Orientações e Recomendações FEBRASGO nº 3.

GIUGLIANI, E. R. J. Problemas comuns na lactação e seu manejo. *Jornal de Pediatria (Rio de Janeiro)*, v. 80, n. 5, p. S147-S154, 2004.

GRUMMER-STRAWN, L. M. *et al.* New World Health Organization guidance helps protect breastfeeding as a human right. *Maternal & Child Nutrition*, v. 13, n. 4, p. e12491, 2017.

JAAFAR, S. H.; HO, J. J.; LEE, K. S. Rooming-in for new mother and infant versus separate care for increasing the duration of breastfeeding. *Cochrane Database of Systematic Reviews*, v. 8, n. 8, CD006641, 2016. Review.

KAC, G. *et al.* Breastfeeding and postpartum weight retention in a cohort of Brazilian women. *American Journal of Clinical Nutrition*, v. 79, n. 3, p. 487-493, 2004.

LEWIS, E. D. *et al.* The importance of human milk for immunity in preterm infants. *Clinics in Perinatology*, v. 44, n. 1, p. 23-47, 2017.

MACPHERSON, A. J.; DE AGÜERO, M. G.; GANAL-VONARBURG, S. C. How nutrition and the maternal microbiota shape the neonatal immune system. *Nature Reviews. Immunology*, v. 17, n. 8, p. 508-517, 2017.

MALLICK, L. *et al.* Initiation of breastfeeding in low- and middle-income countries: a time-to-event analysis. *Global Health, Science and Practice*, v. 9, n. 2, p. 308-317, 2021.

MARIANI NETO, C. *Manual de aleitamento materno*. 3. ed. São Paulo: Febrasgo, 2015.

ORGANIZAÇÃO MUNDIAL DA SAÚDE (OMS). *Evidências científicas dos dez passos para o sucesso do aleitamento materno*. Brasília, DF: OPAS, 2001.

PERRINE, C. G. *et al.* Vital signs: improvements in maternity care policies and practices that support breastfeeding – United States, 2007–2013. *Morbidity and Mortality Weekly Report*, v. 64, n. 1112-1117, 2015.

PERRY, M. *et al.* Community-based interventions for improving maternal health and for reducing maternal health inequalities in high-income countries: a systematic map of research. *Globalization and Health*, v. 10, p. 63, 2015.

PRADO, D. S. *et al.* The influence of mode of delivery on neonatal and maternal short and long-term outcomes. *Revista de Saúde Pública*, v. 52, p. 95, 2018.

ROLLINS, N. C. *et al.* Why invest, and what it will take to improve breastfeeding practices? *Lancet*, v. 387, n. 10017, p. 491-504, 2016.

UNIVERSIDADE FEDERAL DO RIO DE JANEIRO (UFRJ). *Aleitamento materno*: prevalência e práticas de aleitamento materno em crianças brasileiras menores de 2 anos. Rio de Janeiro: UFRJ, 2021. (108 p.). Coordenador-geral, Gilberto Kac. Disponível em: https://enani.nutricao.ufrj.br/index.php/relatorios/. Acesso em 17 out. 2024.

VICTORA, C. G. *et al.* Breastfeeding in the 21st century: epidemiology, mechanisms, and lifelong effect. *Lancet*, v. 387, n. 10017, p. 475-490, 2016.

WONG, K. L.; TARRANT, M.; LOK, K. Y. Group versus individual professional antenatal breastfeeding education for extending breastfeeding duration and exclusivity: a systematic review. *Journal of Human Lactation*, v. 31, n. 3, p. 345-366, 2015.

WORLD HEALTH ORGANIZATION (WHO). *WHO recommendations on antenatal care for a positive pregnancy experience*. Geneva: WHO, 2016.

WORLD HEALTH ORGANIZATION (WHO); UNITED NATIONS CHILDREN'S FUND (UNICEF). *Implementation and guidance*: Protecting, promoting, and supporting breastfeeding in facilities providing maternity and newborn services–the revised Newborn-friendly Hospital Initiative. Geneva: WHO, 2018.

CAPÍTULO 106

Morbidade Febril, Endometrite e Sepse Puerperal

Edson Vieira da Cunha Filho • Gustavo Steibel • João Alfredo Piffero Steibel • Sérgio Hecker Luz

INTRODUÇÃO

Infecção, hipertensão e sangramento são as principais causas de mortalidade e morbidade materna no mundo e no Brasil (Castro *et al.*, 2008).

Nos EUA, a infecção puerperal representa 11% da mortalidade materna (King, 2012).

Estudos mostram que a mortalidade final representa um número muito menor do que o de pacientes que sofrem morbidade grave (Hankins *et al.*, 2012), sendo alarmantes os índices de infecção puerperal nos últimos anos em alguns países desenvolvidos (Barton e Sibai, 2012). Esse aumento é atribuído ao elevado número de cesarianas, obesidade materna, gestações em idades avançadas e com mais comorbidades associadas. Nos países em desenvolvimento outros fatores agravantes como a falta de educação, pré-natal deficiente e dificuldade de acesso ao sistema de saúde colocam as gestantes/puérperas ainda em maior risco.

As bactérias estão presentes na quase totalidade do corpo humano, e o aparelho geniturinário representa 9% desse total. Essa microbiota, na sua maioria, não é de fácil cultura (Moreno *et al.*, 2016), o que pode sempre mascarar o diagnóstico. Além disso, a microbiota diferente entre as mulheres gestantes e não gestantes na sua composição e estabilidade pode dificultar o reconhecimento das mulheres com maior risco para desenvolver infecção puerperal (Moreno *et al.*, 2016).

O sistema imunológico materno sofre alterações profundas na gestação, e isso acarreta aumento na predisposição na aquisição de infecções como morbidade febril, endometrite e sepse puerperal (Lapinsky, 2013).

A epidemiologia das infecções no puerpério não é bem compreendida. A infecção afeta 5 a 7% das mulheres pós-parto, com taxas mais elevadas para as mulheres submetidas a cesariana, mas a prevalência real continua subestimada, porque os sistemas de vigilância são frequentemente alimentados com dados de pacientes com processos agudos que procuram emergências hospitalares. Os programas de vigilância pós-alta têm documentação de endometrite, mastite, infecções do trato urinário e infecções de episiotomia em taxas mais elevadas do que as observadas pelos sistemas de vigilância hospitalar (Dalton e Castillo, 2014).

É preciso ter consciência de que medidas muito simples e disponíveis melhoram muito os números dessa patologia que pode ser letal, o que prejudica a amamentação, dificulta o apego mãe/filho e traz perdas econômicas, a saber:

- Lavar as mãos (desde o Semmelweis)
- Evitar exames vaginais desnecessários
- Assepsia da pele e da vagina (AUGS/ACOG, 2014)
- Técnica cirúrgica adequada (cesarianas desnecessárias)
- Antibióticos preventivos nas cesarianas eletivas e emergenciais (Salim *et al.*, 2011)
- Pré-natal adequado.

MORBIDADE FEBRIL PUERPERAL

A morbidade febril puerperal é definida como a presença de temperatura de, no mínimo, 38 ºC durante 2 dias consecutivos, entre os primeiros 10 dias pós-parto, em pelo menos quatro aferições (tomadas) diárias por via oral (excluídas as 24 horas iniciais) (Acosta *et al.*, 2012; Andrews *et al.*, 2003).

Existe dificuldade em determinar o local e a causa da febre, se o único sintoma e queixa for a febre. A infecção endometrial será detalhada adiante. Aqui vamos descrever os sítios possíveis de infecção pós-parto.

Mastite

A mastite pode ser categorizada como infecciosa ou não infecciosa. A não infecciosa resulta da estase do leite devido ao esvaziamento incompleto ou à má pega do recém-nascido do mamilo (Berens, 2015); já a infecciosa vai desde a inflamação focal até o acometimento total da mama e pode incluir sintomas sistêmicos como febre, mal-estar geral, astenia, calafrios e prostração, podendo chegar à formação de abscesso e provocar septicemia (Cullinane *et al.*, 2015).

Sua incidência varia muito. Uma revisão da Cochrane mostrou uma variação entre 2 e 33%. Já a progressão para o abscesso é mais rara (Cullinane *et al.*, 2015).

A mastite geralmente começa com uma lesão da pele, para baixo do mamilo e aréola, permitindo a entrada de bactérias que provêm da flora da pele. O germe mais frequente é o *Staphylococcus aureus*, seguido de *Staphylococcus* coagulase negativo e, mais raramente, *E. coli* ou estreptococos. Se houver suspeita de abscesso, o ultrassom estabelece o diagnóstico definitivo.

O tratamento é múltiplo e inclui antibiótico, esvaziamento regular da mama, orientação sobre amamentação (que não precisa ser interrompida) e drenagem de abscesso, se presente. Se a mastite for unilateral, deve-se iniciar a amamentação pela mama afetada, pois isso acarretará maior drenagem do leite e facilitará a cura. Os antibióticos mais empregados são as cefalosporinas (normalmente inciando-se pelas de primeira geração) por 7 a 14 dias, dependendo da resposta da paciente. Se bem orientada, realizando esvaziamento, o curso é de 7 dias (Berens, 2015).

Infecção urinária

A infecção urinária ou bacteriúria pós-parto varia em sua incidência no puerpério conforme a técnica de coleta da urina. Fica entre 8 e 12% pelo jato médio (técnica recomendada) e em 3,2% por punção suprapúbica (Stray-Pedersen *et al.*, 1989).

Vale salientar que somente 25% dessas pacientes terão algum sintoma urinário. São fatores de risco para infecção urinária puerperal sondagem vesical, cesariana ou parto operatório, anestesia peridural e índice de massa corporal (IMC) elevado. Existem dúvidas se a bacteriúria (infecção urinária) assintomática puerperal traz algum dano às mães (Dalton e Castillo, 2014).

Pesquisa recente sobre infecção urinária puerperal, que estudou cateterismo vesical de alívio ou contínuo em um total de 26.517 partos vaginais a termo, teve uma taxa de infecção urinária pós-parto de 0,7%. Não houve diferença entre sondagem de alívio com drenagem contínua (Singh *et al.*, 2022).

A infecção do trato genital pode ser baixa (uretrite, cistite) ou alta (pielonefrite), sendo a última uma emergência médica, pois, mais facilmente no ciclo gravídico puerperal, pode progredir para uma septicemia, com mortalidade significativa (San-Juan *et al.*, 2023).

A sintomatologia diverge quando a infecção é baixa ou alta, e os sintomas predominantes são: disúria, polaciúria e desconforto no baixo-ventre. No caso de febre, sempre devemos nos atentar para o diagnóstico de pielonefrite aguda, que pode vir acompanhada dos sintomas descritos, além de dor no ângulo costovertebral, náuseas e vômitos, bem como sinal de punho-percussão lombar positivo.

O tratamento deve ser individualizado baseado em sintomas, fatores de risco (sondagem vesical) e urocultura. São esquemas terapêuticos de primeira linha para o tratamento de infecção do trato urinário (ITU) baixa, conforme diferentes protocolos regionais:

- Primeira linha (compatível com a amamentação):
  - Nitrofurantoína 100 mg de 6 em 6 horas por 5 a 7 dias
  - Cefalexina 500 mg de 6 em 6 horas por 5 a 7 dias.
- Fosfomicina 3 g em dose única (San-Juan *et al.*, 2023).

São esquemas terapêuticos de primeira linha para o tratamento da pielonefrite aguda puerperal, conforme diferentes protocolos regionais:

- Cefuroxima 750 mg intravenosa de 8 em 8 horas por até 48 horas com paciente afebril, continuando com terapia por via oral 500 mg de 12 em 12 horas até completar 10 dias de tratamento
- Ceftriaxona intravenosa 1 a 2 g em dose única diária por 10 a 14 dias
- Ampicilina + sulbactam 3 g (2 g ampicilina + 1 g sulbactam) de 6 em 6 horas intravenoso por 48 horas afebril, seguido por amoxicilina + clavulanato (875 mg + 125 mg) 2 vezes/dia até completar 10 dias (Shields *et al.*, 2021).

Pneumonia puerperal

A pneumonia é uma causa importante de morbidade e mortalidade materna e fetal, com incidência semelhante entre as grávidas e a população em geral. Sua incidência é relatada na literatura de 1 em 367 para 1 em 2.388 partos. A etiologia é múltipla, bacteriana, viral, fúngica e química (Lapinsky, 2013).

O manejo da pneumonia durante o puerpério não apresenta peculiaridades. Sugere-se a leitura do capítulo específico sobre complicações clínicas da gestação.

Passamos por uma epidemia de covid-19, e a população obstétrica foi uma das mais afetadas. O grande temor era a lesão pulmonar, que levava à insuficiência na hematose. A pneumonia por SARS-CoV-2 tinha um risco relativo de 1,66 para complicações e mortalidade (Barton e Sibai, 2012; Berens, 2015; Burrows *et al.*, 2004).

Endometrite puerperal

A endometrite pós-parto refere-se à infecção da decídua (endométrio gestacional). A Organização Mundial da Saúde (OMS) define a sepse puerperal como infecção do trato genital ocorrendo em qualquer momento entre o início da ruptura das membranas ou o parto até o 42º dia pós-parto, em que a febre e um ou mais dos seguintes sintomas estão presentes:

- Dor pélvica
- Secreção vaginal anormal
- Odor anormal dos lóquios
- Atraso na redução do tamanho do útero (WHO, 1994).

Se não tratada adequadamente pode evoluir para o miométrio e o paramétrio, caracterizando endomiometrite e parametrite, respectivamente. Os organismos bacterianos do trato genital inferior podem ascender para dentro do útero e causar infecção. Os primeiros sinais clínicos de corioamnionite podem incluir febre, taquicardia materna, dolorimento uterino e drenagem vaginal purulenta. Se os pacientes permanecerem febris após o parto, apesar de terapia antibiótica apropriada e adequada, uma investigação está indicada para descartar abscesso pélvico, miometrite necrotizante ou presença de infecção em outros locais externos ao trato genital, presença de corpo estranho nas cavidades corporais, infecção de ferida operatória e tromboflebite pélvica séptica. As pacientes obstétricas são vulneráveis ao *Streptococcus* do grupo B; infecções adquiridas por meio da interrupção das barreiras naturais das mucosas e/ou cutâneas durante o parto podem progredir rapidamente para uma infecção multiorgânica, com alta mortalidade (Barton e Sibai, 2012).

Os calafrios que acompanham a febre sugerem bacteriemia ou endotoxemia.

As transmissões de organismos infectantes são categorizadas em nosocomiais, exógenas e endógenas. As infecções nosocomiais são adquiridas no hospital e podem vir do ambiente hospitalar ou da própria flora da paciente. As infecções exógenas provêm de contaminação externa. Os organismos endógenos são constituídos por flora mista que colonizam o próprio aparelho genital da mulher (Maharaj, 2007a).

Fatores de risco

A cesariana é a primeira e mais frequente causa, especialmente se for feita em trabalho de parto, que aumenta em 5 vezes se comparada a uma cesariana eletiva fora do trabalho de parto. A profilaxia com antibióticos é prática universal na obstetrícia moderna, mas, se não realizada, os números triplicam, passando de 11 para 28% e de 1,7 para 3,5% (Smaill e Grivell, 2014).

A frequência de endometrite pós-parto espontâneo é menor que 3% (Burrows *et al.*, 2004; Woodd *et al.*, 2019).

As cesáreas são consideradas procedimentos contaminados à medida que a ferida cirúrgica está em contato com a flora vaginal. Os fatores de risco pré-operatórios para a infecção cirúrgica incluem diabetes, obesidade, uso prolongado de esteroides sistêmicos, tabagismo e infecções preexistentes, como infecção intra-amniótica ou vaginose bacteriana. O tempo do procedimento cirúrgico e o uso de material alergênico, como suturas, aumentam ainda mais o risco de infecção (Dalton e Castillo, 2014). O parto operatório ou traumático, a retenção de fragmentos placentários no útero e a hemorragia pós-parto são outros fatores de risco.

A colonização bacteriana do trato genital inferior com certos microrganismos (p. ex., estreptococos do grupo B, *Chlamydia trachomatis*, *Mycoplasma hominis*, *Ureaplasma urealyticum* e *Gardnerella vaginalis*) tem sido associada a aumento do risco de infecção pós-parto (Dalton e Castillo, 2014; AUGS/ACOG, 2014).

Anestesia geral, parto por cesariana para gestação múltipla, idade materna jovem e nuliparidade, indução prolongada do trabalho, obesidade e líquido amniótico com mecônio são também fatores de risco (Acosta *et al.*, 2012; Tsai *et al.*, 2011). Das 428 pacientes com febre puerperal, a endometrite foi a principal causa (233 pacientes, 52,7%). Os germes mais comuns foram *E. coli* (46,9%), enquanto *S. agalactiae* e *Gardnerella vaginalis* foram identificadas em três casos (9,4%) cada uma (Woodd *et al.*, 2019). Em alguns locais da Índia, o germe mais prevalente foi *Klebsiella aerogens*, que se mostrou sensível a gentamicina e amicacina (Akusoba *et al.*, 2022).

Patogênese

A infecção puerperal após o parto vaginal se inicia e envolve o local de implantação da placenta, decídua e miométrio adjacente ou lacerações cervicovaginais. Como já citado anteriormente, pode progredir para órgãos adjacentes e ser o início do foco que determine septicemia.

Tratamento

Para tratamento da endometrite, indica-se a terapia intravenosa com regime antimicrobiano de amplo espectro; entretanto, algumas *guidelines* sugerem que a terapêutica por via oral seja empregada em casos selecionados, leves, com diagnóstico após a alta hospitalar e especialmente nas pacientes que tiveram parto vaginal (Akusoba *et al.*, 2022).

Em pacientes com função renal preservada, sugere-se como tratamento de primeira linha a combinação intravenosa de clindamicina 900 mg a cada 8 horas e gentamicina 5 mg/kg de peso corporal em dose única diária.

Em locais onde a resistência à clindamicina seja comprovada, a primeira alternativa passa a ser o uso de ampicilina + sulbactam 3 g intravenoso a cada 6 horas. Em casos de colonização conhecida da paciente por estreptococo do grupo B, sugere-se a associação de ampicilina 2 g intravenosa de 6 em 6 horas ao esquema inicial de gentamicina e clindamicina, ou o início direto de ampicilina + sulbactam 3 g intravenoso de 6 em 6 horas como esquema de primeira opção. Prefere-se clindamicina a metronidazol devido à amamentação (San-Juan *et al.*, 2023).

A resposta terapêutica costuma ser boa, e a maioria das pacientes entre 24 e 48 horas do início do tratamento já devem estar melhor dos sintomas.

Se isso não ocorrer, uma investigação clínica com recursos de imagem pede ser iniciada, pois parametrite, doença tromboembólica pélvica, abscesso e outros mencionados anteriormente podem estar presentes e necessitar de outras armas terapêuticas como heparina, drenagem etc. (Dinsmoor *et al.*, 1991; Mackeen *et al.*, 2015).

O tratamento com antibioticoterapia intravenosa deve ser mantido até melhora clínica e 48 horas afebril.

A terapêutica antibiótica por via oral complementar após o fim da terapia intravenosa e a alta hospitalar não mostrou ser útil em ensaios clínicos (Mackeen *et al.*, 2015).

Sepse puerperal

A sepse materna é uma emergência obstétrica e uma das principais causas de morbidade e mortalidade materna (Say *et al.*, 2014). A sepse puerperal é uma das cinco principais causas de morte materna em todo o mundo e é responsável por 10 a 15% das mortes no período pós-parto (Cantwell *et al.*, 2011). Dados atuais estimam que 40% das mortes maternas por sepse possam ser evitáveis (Mitchell *et al.*, 2014).

Uma revisão sistemática identificou que, apesar do declínio nas mortes maternas globais no Reino Unido, houve aumento na mortalidade materna direta relacionada à infecção (Knowles *et al.*, 2015).

De 750.000 casos de sepse ocorridos nos EUA a cada ano, aproximadamente 200.000 evoluem a óbito. Mesmo estabelecido o tratamento adequado, a mortalidade por sepse grave ou choque séptico é de aproximadamente 40%, podendo exceder 50% em pacientes mais graves (Galão, 2012).

Estudos brasileiros mostram diferenças regionais nas taxas de mortalidade, o que se justifica pela heterogeneidade populacional, bem como pelas diferenças no acesso à saúde (Castro *et al.*, 2008).

Hoje temos bem definidos os termos:

- Bacteriemia: é a presença de bactérias viáveis no sangue
- Síndrome da resposta inflamatória sistêmica (SIRS): é a resposta inflamatória do organismo a uma ampla variedade de insultos (infecção, alergias graves, hipóxia etc.), sendo a sepse e a SIRS causadas por infecção
- Sepse grave: é a sepse com critérios clínicos e laboratoriais de disfunção orgânica e hipoxemia tecidual (Péret *et al.*, 2008)
- Choque séptico: sepse grave com presença de pelo menos um dos seguintes critérios:
    - Pressão arterial sistólica < 60 mmHg (ou < 80 mmHg se o paciente estiver previamente hipertenso) apesar de ressuscitação volêmica adequada
    - Uso de vasoconstritores para manutenção de pressão-alvo (Galão, 2012).

Os quadros infecciosos mais associados à sepse podem ser subdivididos em não obstétricos e obstétricos. O primeiro grupo engloba pneumonia adquirida em comunidade, infecções do trato urinário, apendicite, colecistite, vírus da imunodeficiência humana (HIV) e malária. Já as principais causas obstétricas relacionam-se: à gestação (corioamnionite, tromboflebite pélvica séptica, aborto infectado); ao parto (endometrite pós-parto, infecção de episiotomia, infecção de parede ou uterina pós-cesárea); à realização de procedimentos invasivos (infecção pós-cerclagem ou pós-amniocentese, fascite necrotizante).

Os quadros de sepse de origem obstétrica são, em geral, de origem polimicrobiana, sendo as bactérias gram-negativas as mais frequentes (Castro *et al.*, 2008).

Entre esses, os mais isolados incluem *Escherichia coli*, *Streptococcus* do grupo B, *Staphylococcus aureus*, bactérias anaeróbicas e *Listeria monocytogenes*.

O *Streptococcus* do grupo A é o principal agente patogênico ligado à mortalidade materna por sepse, representando 50% dos casos. Em resposta a esse risco, várias diretrizes foram publicadas para alertar quanto à identificação precoce do *Streptococcus* do grupo A e à intervenção agressiva rápida (Knowles *et al.*, 2015).

Fisiopatologia

A gravidade do quadro depende de inúmeros fatores, entre os quais, a virulência do organismo agressor e fatores relacionados ao hospedeiro, tais como idade, genética, sítio da infecção e presença de comorbidades (Castro *et al.*, 2008).

Há fortes evidências para apoiar o conceito de que as endotoxinas de bactérias gram-negativas são as responsáveis pelo choque séptico.

A ativação da resposta imune ocorre a partir da liberação de endotoxinas da parede celular de gram-negativos (lipopolissacarídeos) e exotoxinas de alguns gram-positivos (peptideoglicanos, ácido lipoteicoico). A endotoxina é responsável por iniciar a ativação da coagulação, da fibrinólise, do complemento e dos sistemas de prostaglandinas e cininas. A ativação dos sistemas de coagulação e de fibrinólise pode levar à coagulopatia. A ativação do complemento leva à liberação de mediadores por leucócitos, que são responsáveis por:

- Dano ao endotélio vascular
- Agregação plaquetária
- Intensificação da cascata de coagulação
- Degranulação de mastócitos com liberação de histamina, que causará:
    - Aumento da permeabilidade capilar
    - Diminuição do volume plasmático
    - Vasodilatação
    - Hipotensão.

A fase inicial do choque séptico (choque "quente") é caracterizada por:

- Diminuição da resistência vascular periférica
- Aumento do débito cardíaco
- Aumento do consumo de O_2
- Diminuição relativa do volume intravascular
- Presença de *shunts* arteriovenosos (Galão, 2012).

Com a progressão do quadro (choque "frio"), a hipoperfusão resulta em acidose láctica, piora da perfusão tecidual (levando à cianose de extremidades) e disfunção orgânica. É acreditado que o desbalanço dos mecanismos pró e anti-inflamatórios seja responsável por dificultar o restabelecimento da paciente, tornando-a suscetível a outras infecções (Castro *et al.*, 2008).

Diagnóstico

O reconhecimento precoce em uma paciente no pós-parto pode ser um desafio, pois os sintomas podem dificultar o diagnóstico de sepse, uma vez que se confundem com as modificações fisiológicas da gravidez. Diante disso, ferramentas de avaliação podem auxiliar na detecção de sepse materna (Shields *et al.*, 2021). Vale ressaltar que não existe um protocolo específico para o diagnóstico da sepse no ciclo gravídico-puerperal e que os existentes são uma extrapolação de populações não ligadas a gestação, parto e puerpério. Portanto, o reconhecimento precoce, a avaliação expedita e o apropriado manejo da sepse materna são necessários para reduzir a morbidade e a mortalidade graves.

Existem três sistemas para reconhecimento precoce da sepse obstétrica: o *Modified EARLY Obstetric Warning System* (MEOWS), o *Sepsis in Obstetrics Score* (SOS) e o *Obstetric Modified Quick SOFA* (omqSOFA) (Galão, 2012; Hankins *et al.*, 2012; King 2012).

O MEOWS é uma ferramenta simples de beira do leito, mas só é validada para a detecção de corioamnionite e tem ampla variação em limites de alerta, formato e precisão. Já o omqSOFA usa dados clínicos (pressão arterial, frequência respiratória e estado mental), o que possibilita o diagnóstico rápido. É usado na Austrália.

O SOS modifica parâmetros do *Rapid Emergency Medicine Score*, bem como os critérios de sepse, conforme definido pela Campanha Sobrevivendo à Sepse, em acordo com alterações fisiológicas bem conhecidas na gravidez. Seu ponto fraco é que o valor preditivo positivo é de 15%, mas o valor preditivo negativo para admissão na unidade de terapia intensiva (UTI) é de 96% (Hankins *et al.*, 2014).

Uma anamnese e um exame físico detalhados são imprescindíveis para avaliar potenciais fontes de infecção. Quando houver necessidade de exames complementares para caracterizar o quadro, eles devem preferencialmente ser realizados à beira do leito, sobretudo os exames de imagem (com preferência para a radiografia e a ultrassonografia). Os fatores de risco associados à sepse materna encontram-se listados na Tabela 106.1.

Entre os sinais de sepse materna, destacam-se:

- Frequentes
    - Febre ou hipotermia
    - Taquicardia
    - Sensibilidade uterina ou no baixo-ventre
    - Alteração do estado mental
    - Disfunção de órgãos-alvo
- Possíveis
    - Letargia
    - Calafrios
    - Mal-estar generalizado
    - Erupções cutâneas
    - Lóquios fétidos
    - Ingurgitamento mamário.

Tabela 106.1 Fatores de risco associados à sepse materna.

Fatores pessoais	Obesidade
	Imunodepressão
	Anemia
	Diabetes
	Corrimento vaginal
	História de infecção pélvica
	História de infecção por *Streptococcus* grupo A
	Infecções por *Streptococcus* grupo A em contatos
	Idade ≥ 35 anos
	Classe social baixa
	Insuficiência cardíaca congestiva
	Doença renal crônica
	Doença hepática crônica
	Lúpus eritematoso sistêmico
Fatores obstétricos	Cesariana
	Retenção de restos ovulares
	Ruptura prolongada de membranas amnióticas
	Gestação múltipla
	Cerclagem cervical
	Amniocentese ou outro procedimento invasivo
	Laceração perineal complexa
	Hematoma de parede

Adaptada de: Shields *et al.*, 2021.

Muitas vezes, não há nenhuma fonte óbvia de infecção na sepse materna, o que torna o reconhecimento mais desafiador e pode resultar em atrasos no tratamento e no controle da causa.

Radiografia de tórax, tomografia computadorizada de tórax, abdome e pelve e ultrassom pélvico e urinário podem auxiliar na localização do foco infeccioso primário.

Vale reforçar que as fontes mais comuns de sepse puerperal decorrem de endomiometrite, mastite, problemas gastrintestinais e de tecidos moles (Say *et al.*, 2014). Os principais patógenos encontrados são *Escherichia coli*, *Streptococcus* do grupo B, *Staphylococcus aureus*, bactérias anaeróbicas e *Listeria monocytogenes* (Knowles *et al.*, 2015). *E. coli* é responsável por mais de 50% das sepses puerperais, mas a alta mortalidade está associada a *Streptococcus* do grupo B. Deve-se desconfiar da presença de *Streptococcus* quando houver piora clínica muito rápida e infecções como fascite necrosante, endomiometrite, pneumonia, celulite e faringite (Barton e Sibai, 2012).

A sepse fúngica é extremamente rara, tanto na gestação como no puerpério; porém, está associada a mortalidade materna muito alta (Potasman *et al.*, 1991).

Como recentemente houve a pandemia de covid-19, em que o vírus SARS-CoV-2 causou uma síndrome respiratória aguda, com alta mortalidade na população obstétrica, na suspeita de envolvimento respiratório como origem da sepse, a investigação viral torna-se mandatória (Delahoy *et al.*, 2020).

Também é recomendada a obtenção de pelo menos duas hemoculturas (uma de sangue periférico e uma proveniente de cateter central, a menos que ele tenha sido inserido há menos de 48 horas), além de culturas de prováveis sítios infecciosos (urina, liquor, secreções do trato respiratório, pontas de cateteres) antes do início da antibioticoterapia (Castro *et al.*, 2008).

Manejo

Há quase 20 anos, foi determinada a "hora de ouro da sepse", e evidências mostram que esse conceito deve ser aplicado na população obstétrica (San-Juan *et al.*, 2023). A hora de ouro refere-se à tomada de algumas atitudes principais e sem demora:

- Suspeita clínica precoce
- Instalação de acesso venoso calibroso
- Medida dos níveis de lactato
- Coleta de material para hemocultura
- Início da antibioticoterapia de amplo espectro
- Reposição volêmica suficiente.

O conceito da hora de ouro da sepse destaca a importância do início oportuno do tratamento com antibióticos para melhorar os resultados (San-Juan *et al.*, 2023).

Na população não obstétrica, cada atraso de 1 hora no tratamento com antibióticos reduz a sobrevivência à sepse em 7,6%. Em contrapartida, o início do tratamento antimicrobiano eficaz na primeira hora do diagnóstico foi associado com 79,9% de sobrevida até a alta hospitalar (Kumar *et al.*, 2006).

Estudos que validam o princípio da hora de ouro da sepse excluíram pacientes obstétricas. No entanto, a observação de resultados ruins, o aumento no risco de morte materna associado a atrasos no reconhecimento da sepse, a administração tardia de antibióticos e a demora da implementação de cuidados na população obstétrica reforçam que o conceito da hora de ouro da sepse **deve** ser aplicado na população obstétrica (Dellinger *et al.*, 2008; Knowles *et al.*, 2015).

O cuidado da puérpera com sepse deve ser multidisciplinar; já no diagnóstico deve ser acionado o time de resposta rápida do hospital, o serviço de infectologia e o serviço de imagem.

Paciente que se mostrar grave, com sinais de instabilidade hemodinâmica (pressão arterial média ≤ 65 mmHg, frequência respiratória ≥ 25 rpm, frequência cardíaca anormal, cianose, extremidades frias, manchas corporais, oligúria ou dor no peito), precisará do time de resposta rápida, com o objetivo de estabilizar o quadro.

Como são pacientes muitos graves, as pacientes com sepse puerperal devem ser, na maioria, internadas em centro de terapia intensiva, sob os cuidados da equipe multidisciplinar. O obstetra auxilia principalmente no diagnóstico do sítio da infecção e, se indicado, na realização do tratamento cirúrgico desse foco infeccioso (Dellinger *et al.*, 2008).

A Terapia Precoce Guiada por Metas para Sepse durante a Gravidez (*Early Goal-directed Therapy for Sepsis during Pregnancy* – EGDT-P) foi publicada especificando as condições da população obstétrica. A Campanha Sobrevivendo à Sepse: Diretrizes Internacionais (*Surviving Sepsis Campaign: International Guidelines*) forneceu as principais evidências, até o momento, do manejo da sepse e do choque séptico na população em geral. A implementação das estratégias precoces preconizadas pela EGDT está relacionada ao aumento de sobrevida e à diminuição da mortalidade em 28 dias (Dellinger *et al.*, 2008; Castro *et al.*, 2008; Galão, 2012).

Antibioticoterapia

A introdução de antibióticos deve ser iniciada na primeira hora após o reconhecimento da sepse grave e choque séptico; o atraso nessa medida, como já mencionado, promove aumento mensurável da mortalidade (Dellinger *et al.*, 2008).

Sendo a maioria das infecções pélvicas obstétricas causadas por polimicrobianos, opta-se pela associação de ampicilina, gentamicina e metronidazol ou clindamicina (em doses já descritas anteriormente para o tratamento da endometrite) (Maharaj, 2007b).

Depois de determinar a origem da infecção, o regime antibiótico pode ser adaptado. Vancomicina, carbapeném, imipeném, ceftriaxona, claritromicina e piperazina-tazobactam fazem parte do arsenal terapêutico nas sepses graves (San-Juan *et al.*, 2023).

Recomenda-se reanimação volêmica com cristaloides (soro fisiológico tem preferência sobre o Ringer lactato, pois este último perde seu poder osmótico com o consumo do lactato pelo organismo materno) em volume de 30 mℓ/kg de peso estimado e manutenção conforme a resposta nos sinais vitais da paciente. Além disso, pode ser necessário o uso de vasopressores e hemoderivados.

Os protocolos de transfusão maciça envolvem a utilização precoce de produtos sanguíneos e limitam a abordagem tradicional da ressuscitação maciça precoce com base em cristaloides (Pacheco *et al.*, 2016).

PROFILAXIA DE TROMBOSE VENOSA PROFUNDA

Pacientes em unidade de terapia intensiva são de risco para trombose venosa profunda (TVP). Nos casos em que houver contraindicação ao uso de heparina, é recomendada a introdução de medidas não farmacológicas, tais como compressão intermitente de panturrilhas. Todos os pacientes com sepse grave e choque séptico, por serem considerados de alto risco para TVP, devem ser tratados profilaticamente com heparina e medidas não farmacológicas (Dellinger *et al.*, 2008; Rhodes *et al.*, 2017).

Fazem parte do suporte das paciente graves: ventilação mecânica, sedação; analgesia e bloqueio neuromuscular; controle glicêmico e suporte nutricional; profilaxia de úlceras de estresse (Dellinger *et al.*, 2008; Rhodes *et al.*, 2017).

CONSIDERAÇÕES FINAIS

A infecção, a hemorragia e a hipertensão se mantêm como os fatores principais de mortalidade materna. Sua prevenção deve ser um objetivo principal quando do manejo de pacientes obstétricas com manobras simples, como:

- Lavar as mãos (desde o Semmelweis)
- Evitar exames vaginais desnecessários
- Assepsia da pele e da vagina
- Técnica cirúrgica adequada (cesarianas desnecessárias)
- Antibióticos preventivos nas cesarianas eletivas e emergenciais
- Pré-natal adequado.

REFERÊNCIAS BIBLIOGRÁFICAS

ACOSTA, C. D. *et al.* Maternal sepsis: a Scottish population-based case-control study. *BJOG*, v. 119, n. 4, p. 474-483, 2012.

AKUSOBA, C. *et al.* Risk of urinary tract infection following vaginal delivery: a comparison between intermittent and indwelling bladder catheterization. *The Journal of Maternal-Fetal & Neonatal Medicine*, v. 35, n. 11, p. 2077-2084, 2022.

ALBRIGHT, C. M. *et al.* The Sepsis in Obstetrics Score: a model to identify risk of morbidity from sepsis in pregnancy. American Journal of Obstetrics and Gynecology, v. 211, n. 1, 2014.

AMERICAN UROGYNECOLOGIC SOCIETY/AMERICAN COLLEGE OF OBSTETRICIANS AND GYNECOLOGISTS. Committee opinion: onabotulinumtoxinA and the bladder. *Female Pelvic Medicine & Reconstructive Surgery*, v. 20, n. 5, p. 245-247, 2014.

ANDREWS, W. W. *et al.* Randomized clinical trial of extended spectrum antibiotic prophylaxis with coverage for Ureaplasma urealyticum to reduce post-cesarean delivery endometritis. *Obstetrics and Gynecology*, v. 101, n. 6, p. 1183-1189, 2003.

BARTON, J. R.; SIBAI, B. M. Severe sepsis and septic shock in pregnancy. *Obstetrics and Gynecology*, v. 120, n. 3, p. 689-706, 2012.

BAUER, M. E. *et al.* Maternal deaths due to sepsis in the state of Michigan, 1999-2006. *Obstetrics and Gynecology*, v. 126, n. 4, p. 747-752, 2015.

BERENS, P. D. Breast pain: engorgement, nipple pain, and mastitis. *Clinical Obstetrics and Gynecology*, v. 58, n. 4, p. 902-914, 2015.

BOWYER, L. *et al.* SOMANZ guidelines for the investigation and management sepsis in pregnancy. *Australian and New Zealand Journal of Obstetrics and Gynecology*, v. 57, n. 5, p. 540-551, 2017.

BURROWS, L. J. Maternal morbidity associated with vaginal versus cesarean delivery. *Obstetrics and Gynecology*, v. 104, n. 3, p. 633-634, 2004.

CANTWELL, R. *et al.* Saving Mothers' Lives: Reviewing maternal deaths to make motherhood safer: 2006-2008. The Eighth Report of the Confidential Enquiries into Maternal Deaths in the United Kingdom. *BJOG*, v. 118, p. 1-203, 2011.

CASTRO, C. N.; LOPES, P. P. M.; MAYRINK, J. Dyspnea and COVID-19: a review of confounding diagnoses during the postpartum period. *Revista Brasileira de Ginecologia e Obstetrícia*, v. 43, n. 11, p. 862-869, 2021.

CASTRO, E. O. *et al.* Sepse e choque séptico na gestação: manejo clínico. *Revista Brasileira de Ginecologia e Obstetrícia*, v. 30, p. 631-638, 2008.

CULLINANE, M. *et al.* Determinants of mastitis in women in the CASTLE study: A cohort study. *BMC Family Practice*, v. 16, n. 1, p. 1-8, 2015.

DALTON, E.; CASTILLO, E. Post partum infections: a review for the non-OBGYN. *Obstetric Medicine*, v. 7, n. 3, p. 98-102, 2014.

DELAHOY, M. J. *et al.* Characteristics and maternal and birth outcomes of hospitalized pregnant women with laboratory-confirmed COVID-19 - COVID-NET, 13 States, March 1-August 22, 2020. *MMWR Morbidity and Mortality Weekly Report*, v. 69, n. 38, p. 1347-1354, 2020.

DELLINGER, R. P. *et al.* Surviving Sepsis Campaign: international guidelines for management of severe sepsis and septic shock: 2008. *Intensive Care Medicine*, v. 34, n. 1, p. 17-60, 2008.

DINSMOOR, M. J.; NEWTON, E. R.; GIBBS, R. S. A randomized, double-blind, placebo-controlled trial of oral antibiotic therapy following intravenous antibiotic therapy for postpartum endometritis. *Obstetrics and Gynecology*, v. 77, n. 1, p. 60-62, 1991.

EDWARDS, S. E. *et al.* Modified obstetric early warning scoring systems (MOEWS): validating the diagnostic performance for severe sepsis in women with chorioamnionitis. *American Journal of Obstetrics and Gynecology*, v. 212, n. 4, 2015.

GALÃO, A. L. L. F. R. Choque séptico na gestação. *PROAGO*, v. 8, n. 4, p. 87-110, 2012.

HANKINS, G. D. V. *et al.* Maternal mortality, near misses, and severe morbidity: lowering rates through designated levels of maternity care. *Obstetrics and Gynecology*, v. 120, n. 4, p. 929-934, 2012.

JACOBSSON, B. *et al.* Bacterial vaginosis in early pregnancy may predispose for preterm birth and postpartum endometritis. *Acta Obstetricia et Gynecologica Scandinavica*, v. 81, n. 11, p. 1006-1010, 2002.

KING, J. C. Maternal mortality in the United States – Why is it important and what are we doing about it? *Seminars in Perinatology*, v. 36, n. 1, p. 14-18, 2012.

KNOWLES, S. J. *et al.* Maternal sepsis incidence, aetiology and outcome for mother and fetus: a prospective study. *BJOG*, v. 122, n. 5, p. 663-671, 2015.

KUMAR, A. *et al.* Duration of hypotension before initiation of effective antimicrobial therapy is the critical determinant of survival in human septic shock. *Critical Care Medicine*, v. 34, n. 6, p. 1589-1596, 2006.

LAPINSKY, S. E. Obstetric infections. *Critical Care Medicine*, v. 29, n. 3, p. 509-520, 2013.

MACKEEN, A. D. *et al.* Antibiotic regimens for postpartum endometritis. *Cochrane Database of Systematic Reviews*, n. 2, 2015.

MAHARAJ, D. Puerperal pyrexia: a review. Part I. *Obstetrical & Gynecological Survey*, v. 62, n. 6, p. 393-399, 2007a.

MAHARAJ, D. Puerperal pyrexia: a review. Part II. *Obstetrical & Gynecological Survey*, v. 62, n. 6, p. 400-406, 2007b.

MITCHELL, C. *et al.* California Pregnancy-Associated Mortality Review: mixed methods approach for improved case identification, cause of death analyses and translation of findings. *Maternal and Child Health Journal*, v. 18, n. 3, p. 518-526, 2014.

MØLLER, B. R. *et al.* Sterility of the uterine cavity. *Acta Obstetricia et Gynecologica Scandinavica*, v. 74, p. 216-219, 1995.

MORENO, I. *et al.* Evidence that the endometrial microbiota has an effect on implantation success or failure. *American Journal of Obstetrics and Gynecology*, v. 215, n. 6, p. 684-703, 2016.

PACHECO, L. D. *et al.* An update on the use of massive transfusion protocols in obstetrics. *American Journal of Obstetrics and Gynecology*, v. 214, n. 3, p. 340-344, 2016.

PÉRET, F. *et al.* Infecções puerperais. *PROAGO*, p. 9-26, 2008.

POTASMAN, I.; LEIBOVITZ, Z.; SHARF, M. Candida sepsis in pregnancy and the postpartum period. *Reviews of Infectious Diseases*, v. 13, n. 1, p. 146-149, 1991.

RHODES, A. *et al.* Surviving Sepsis Campaign: International Guidelines for Management of Sepsis and Septic Shock: 2016. *Intensive Care Medicine*, v. 43, n. 3, p. 304-377, 2017.

SALIM, R. *et al.* Effect of interventions in reducing the rate of infection after cesarean delivery. *American Journal of Infection Control*, v. 39, n. 10, p. e73-e78, 2011.

SAN-JUAN, R. *et al.* Comprehensive analysis of current epidemiology, clinical features and prognostic factors of puerperal endometritis: A retrospective cohort analysis. *European Journal of Obstetrics & Gynecology and Reproductive Biology*, v. 18, 2023.

SAY, L. *et al.* Global causes of maternal death: a WHO systematic analysis. *The Lancet Global Health*, v. 2, n. 6, p. e323-333, 2014.

SCHEER, C. S. *et al.* Impact of antibiotic administration on blood culture positivity at the beginning of sepsis: a prospective clinical cohort study. *Clinical Microbiology and Infection*, v. 25, n. 3, p. 326-331, 2019.

SHIELDS, A.; DE ASSIS, V.; HALSCOTT, T. Top 10 Pearls for the Recognition, Evaluation, and Management of Maternal Sepsis. *Obstetrics and Gynecology*, v. 138, n. 2, p. 289-304, 2021.

SINGH, P. Study of cases of puerperal sepsis, its sociodemographic factors, bacterial isolates, and antibiotic sensitivity pattern. *Journal of Family Medicine and Primary Care*, v. 11, n. 9, p. 5155-5160, 2022.

SMAILL, F. M.; GRIVELL, R. M. Antibiotic prophylaxis versus no prophylaxis for preventing infection after cesarean section. *Cochrane Database of Systematic Reviews*, n. 10, 2014.

SMITH, E. R. *et al.* Clinical risk factors of adverse outcomes among women with COVID-19 in the pregnancy and postpartum period: a sequential, prospective meta-analysis. *American Journal of Obstetrics and Gynecology*, v. 228, n. 2, p. 161-177, 2023.

SOCOLOV, R. *et al.* The rare case of a COVID-19 pregnant patient with quadruplets and postpartum severe pneumonia. Case report and review of the literature. *Medicina*, v. 57, n. 11, 2021.

STRAY-PEDERSEN, B. *et al.* Postpartum bacteriuria A multicenter evaluation of different screening procedures and a controlled short-course treatment trial with amoxycillin. *European Journal of Obstetrics & Gynecology and Reproductive Biology*, v. 31, n. 2, p. 163-171, 1989.

TSAI, P. S. General anaesthesia is associated with increased risk of surgical site infection after Caesarean delivery compared with neuraxial anaesthesia: a population-based study. *British Journal of Anaesthesia*, v. 107, n. 5, p. 757-761, 2011.

WOODD, S. L. *et al.* Incidence of maternal peripartum infection: A systematic review and meta-analysis. *PLoS Medicine*, v. 16, n. 12, 2019.

WORLD HEALTH ORGANIZATION (WHO). Maternal Health and Safe Motherhood Programme. *Mother-baby package*: implementing safe motherhood in countries. Geneva: WHO, 1994.

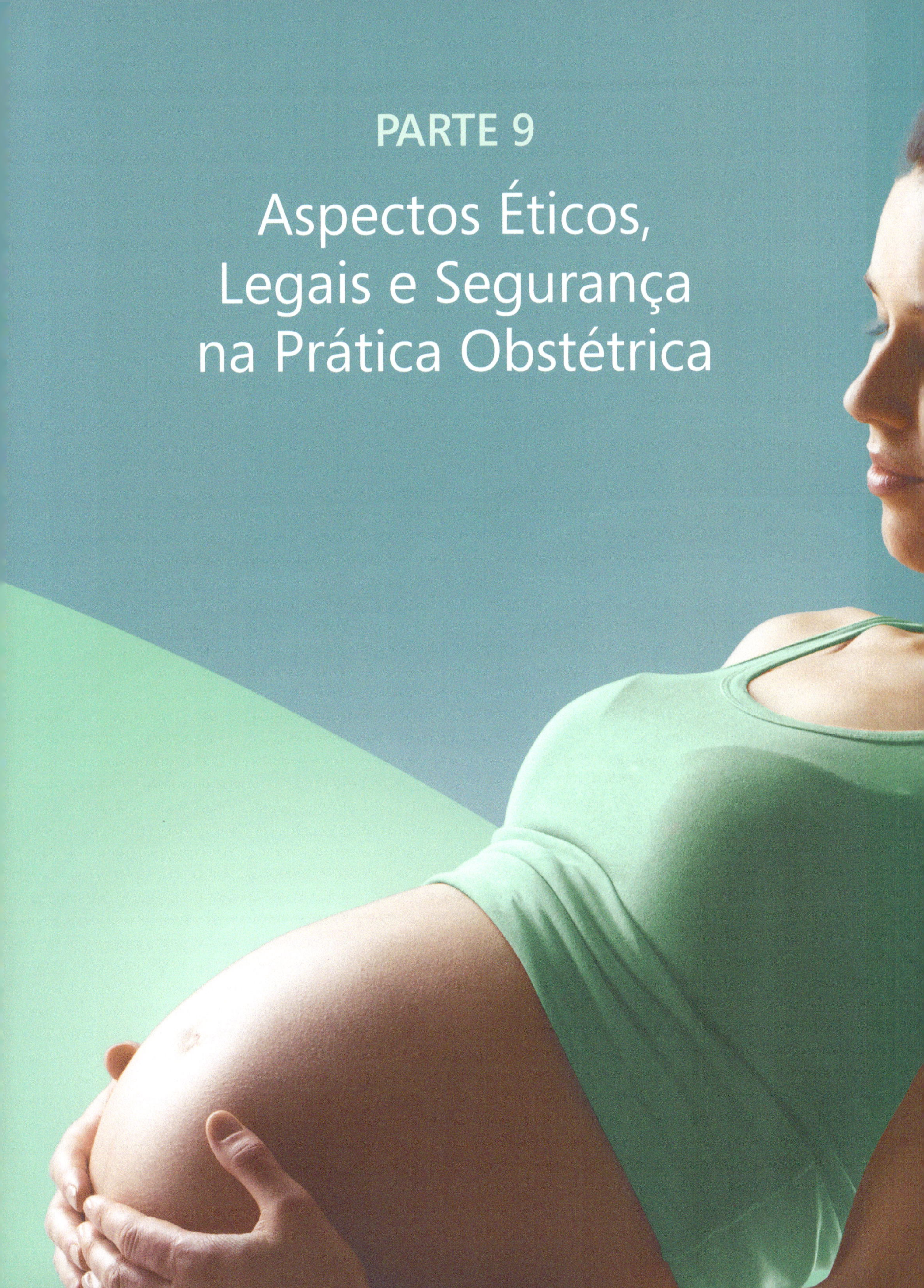

PARTE 9

Aspectos Éticos, Legais e Segurança na Prática Obstétrica

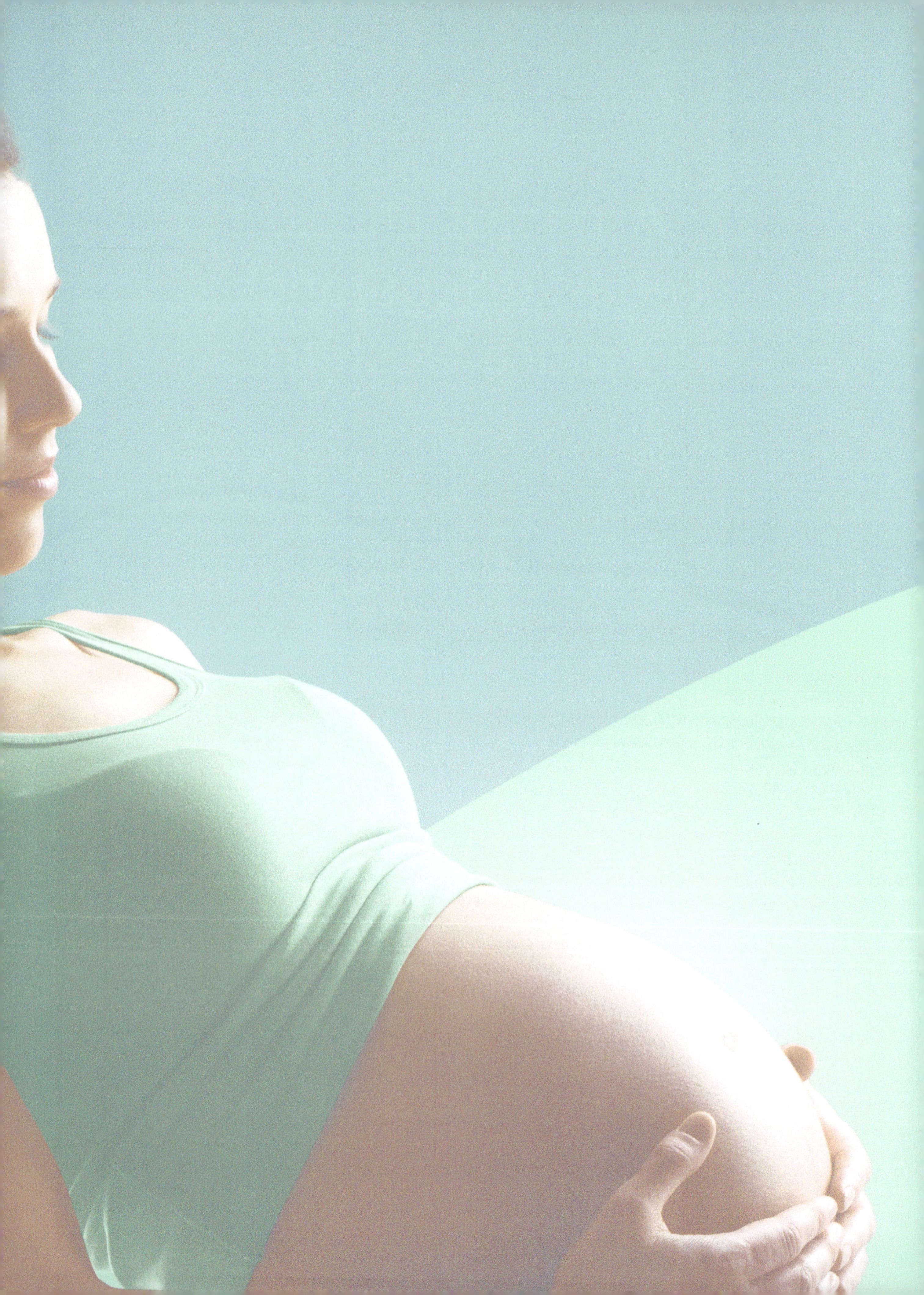

CAPÍTULO 107

Interrupções da Gravidez com Fundamento e Amparo Legal

Aníbal Faúndes • Olímpio Barbosa de Moraes Filho • José Henrique Rodrigues Torres • Helena Borges Martins da Silva Paro

INTRODUÇÃO

A interrupção da gravidez não é, em princípio, um desfecho desejável. As mulheres deveriam ter assegurado o direito de engravidar apenas quando desejassem ter um filho, fruto de uma relação sexual consentida e desejada. Na realidade atual, porém, isso não tem acontecido em quantidade significativa de gestações. E há casos em que a interrupção da gravidez se torna a solução menos danosa. É por isso que diversos países têm procurado ajustar a sua legislação a essa realidade.

Assim, de forma tímida e insuficiente para proteger plenamente a vida, a saúde e a dignidade das mulheres, tem crescido a quantidade de países, inclusive entre aqueles considerados "desenvolvidos", que aprovam alterações legislativas para permitir e garantir a interrupção da gravidez, ou seja, o aborto, em diversas situações, como um direito metido a rol entre os direitos humanos e no espectro específico dos direitos sexuais e reprodutivos, para salvar a vida da gestante ou preservar a sua saúde física ou mental, quando a gravidez resulta de estupro, violação da dignidade sexual ou incesto, em casos de anomalia fetal, por razões econômicas ou sociais e, até mesmo, por solicitação da mulher sem exigência de manifestação de qualquer motivo.

Na América Latina e no Caribe, a legislação, em geral, é muito restritiva. Embora as evidências mostrem que a incidência de aborto é mais elevada nos países com leis mais restritivas e que a legalização do aborto leva à redução dessas taxas (Faúndes e Shah, 2015; Sedgh *et al.*, 2016), as reformas legais visando à diminuição das restrições têm avançado muito lentamente, o que evidencia uma forte resistência da ideologia patriarcal, que insiste em controlar a sexualidade feminina. Todavia, há um número cada vez maior de países, como Argentina, Cuba, Uruguai, Colômbia e Bolívia, além da Cidade do México, que permitem o aborto, por solicitação da mulher, ainda que sujeito a diversas limitações, especialmente quanto ao tempo gestacional.

Na maior parte dos países de nossa região latina e caribenha, o aborto é considerado criminoso e permitido em poucas situações. No âmbito legal, geralmente, sua autorização e aceitação limitam-se aos casos de preservação da vida da mulher. Assim, em face da criminalização do aborto e das restritas hipóteses de autorização legal, a maioria dos abortos é realizada na ilegalidade, de modo clandestino e, muita vez, inseguro, com seríssimos riscos para a saúde e a vida das mulheres, o que tem contribuído para manter elevada a taxa de mortalidade materna.

HIPÓTESES DE CRIMINALIZAÇÃO E DESCRIMINALIZAÇÃO DO ABORTO NO BRASIL

A estimativa de abortos ilegais no Brasil, em 2021, era de que 1 a cada 7 mulheres teve um aborto até os 40 anos (Diniz *et al.*, 2023). Isso evidencia que a criminalização não é eficaz para evitar a prática do aborto (Monteiro e Adesse, 2006). Contudo, no Brasil, o aborto continua sendo criminalizado no Código Penal (CP): arts. 124 (aborto provocado pela gestante ou com seu consentimento), 125 (aborto provocado por terceiro sem o consentimento da gestante) e 126 (aborto provocado por terceiro com o consentimento da gestante). Entretanto, a lei penal descriminaliza o aborto, expressamente, em duas hipóteses: a) art. 128, inciso I, do CP (abortamento necessário: quando não há outra forma de salvar a vida da gestante) e b) art. 128, inciso II, do CP (aborto sentimental ou humanitário: quando a gravidez decorre de estupro). Essas são as duas hipóteses de aborto lícito ou não criminoso previstas em nossa legislação. Essas hipóteses são mais conhecidas, inclusive no ambiente jurídico, como hipóteses de "aborto legal". Nesses casos, como não há crime, a realização do aborto deve ser concebida e admitida como um ato médico e, assim, como um direito da mulher no espectro constitucional do direito à assistência plena à saúde, o que está a exigir do sistema sanitário a garantia de sua realização segura e digna. Aliás, como tem sido afirmado no sistema internacional de proteção dos direitos humanos, "às mulheres que optam pelo abortamento não criminoso devem ser garantidas todas as condições para a sua prática de forma segura e deve ser proporcionado a essas mulheres um tratamento humano e a devida orientação" (Brasil, 1940 – arts. 124, 125, 126, 128; UNFPA Brasil, 1994, § 8.25; ONU Mulheres, 1995; Programa de Ação da Conferência Internacional sobre População e desenvolvimento, § 63, do Capítulo IV.C; Assembleia Geral Extraordinária da ONU, Cairo + 5, Nova York [ONU, 1999]; Documento de Resultados de Pequim + 5, § 107i; Organização das Nações Unidas (ONU), Pequim + 5 – Mulher 2000: Igualdade de Gênero, Desenvolvimento e Paz para o século 21, Nova York [ONU, 2000]).

Não há limite para tempo gestacional para indução do aborto legal. De acordo com a Classificação Internacional de Doenças, 11ª edição (CID-11), o aborto induzido é a interrupção da gravidez causada de forma intencional e/ou com intervenção externa independentemente da idade gestacional (WHO, 2023a). O Código Penal brasileiro não estabelece limite de idade gestacional para os permissivos legais ao aborto induzido (gravidez resultante de estupro, risco de vida à gestante e anencefalia fetal), mas recomendamos que a vítima procure o hospital para a realização do procedimento o mais breve possível, preferencialmente, até 20ª ou 22ª semana de gravidez. Infelizmente, não são raros os casos que adolescentes e mulheres vulneráveis não recebem orientações sobre seus direitos e muitas outras dificuldades são impostas, o que dificulta seu acesso ao direito ao aborto legal, fazendo com que muitas delas ultrapassem o tempo gestacional de 20 ou 22 semanas.

ABORTO LEGAL E NÃO CRIMINOSO NOS CASOS DE GRAVIDEZ RESULTANTE DE ESTUPRO

É permitida a interrupção da gestação, com morte fetal, ou seja, aborto, quando a gravidez decorre de estupro, que é um crime tipificado no art. 213 do CP: "constranger alguém, mediante violência ou grave ameaça, a ter conjunção carnal ou a praticar ou permitir que com ele se pratique outro ato libidinoso". Para a aplicação repressiva desse dispositivo penal, ou seja, para que seja possível tipificar e punir a conduta do estuprador, a interpretação desse dispositivo legal criminalizador há de ser restritiva e não admite qualquer ampliação do texto legal, pois, de acordo com o princípio constitucional da reserva legal, previsto no inciso XXXIX do art. 5º da Constituição Federal de 1988 (CF/1988), a ação criminosa tem que estar especificamente prevista em lei. Contudo, segundo os princípios jurídicos de hermenêutica aplicáveis no campo do Direito Penal, de acordo com a principiologia dos Estados Democráticos de Direito, para a aplicação dos dispositivos descriminalizadores, como é o caso das hipóteses de aborto legal, a interpretação deve ter força expansiva e admite, além da ampliação do texto, a aplicação da analogia. Aliás, segundo dispõe o parágrafo único do art. 126 do CP, o consentimento da gestante para o aborto deve ser desconsiderado nos casos em que "a gestante não é maior de quatorze anos, ou é alienada ou débil mental, ou se o consentimento é obtido mediante fraude, grave ameaça ou violência". É evidente, pois, que, nessas situações, inexoravelmente, o consentimento da mulher ou menina para a prática da relação sexual, da mesma forma, também há de ser desconsiderado e, em consequência, estará autorizada a interrupção da gestação (Brasil, 1940).

Ainda ficará configurado o aborto legal, nessa hipótese descriminalizadora em comento, não apenas quando a gravidez resulta de estupro, mas, também, em todos os casos em que houver conduta violadora da dignidade sexual da mulher. Lembre-se de que, de acordo com o art. 234-A do CP, todos os crimes contra a dignidade sexual foram equiparados com relação ao resultado "gravidez". Assim, a pena aplicável a todos esses crimes será aumentada de dois terços se resultar gravidez: estupro (art. 213); violação sexual mediante fraude (art. 215); importunação sexual (art. 215-A); assédio sexual (art. 216-A); estupro de vulnerável (art. 217-A); corrupção de menores (art. 218); favorecimento da prostituição ou de outra forma de exploração sexual de criança ou adolescente ou de vulnerável (art. 218-B); mediação para servir à lascívia de outrem (art. 227); favorecimento da prostituição ou outra forma de exploração sexual (art. 228); e rufianismo (art. 230). É óbvio, pois, que, em todas essas hipóteses de crimes contra a dignidade sexual, que estão por lei equiparadas ao estupro, também é admissível, legal, lícita e não criminosa a prática do aborto, o que exige do sistema sanitário, em todas essas situações, a sua realização, repita-se, com dignidade e segurança (Brasil, 1940).

Assim, para a admissão do aborto legal e não criminoso, por exemplo, deve ser considerada a gravidez resultante da prática de *stealthing* (quando a mulher concorda com a relação sexual condicionada ao uso de preservativo, mas o seu parceiro, contrariando a sua vontade, agindo às escondidas, à socapa ou à sorrelfa, disfarçadamente, para enganar, dissimulada e sorrateiramente, retira o preservativo, levando a mulher a acreditar que está praticando um ato sexual seguro e consentido). Essa prática deve ser considerada como uma violência ou uma fraude sexual. E está metido a rol entre os crimes contra a dignidade sexual da mulher, nos termos do art. 215 do CP, que tipifica o crime de violação sexual mediante fraude (Brasil, 1940).

Por fim, é preciso destacar, como anteriormente já ficou consignado, que a interrupção da gravidez resultante do crime de estupro de vulnerável é perfeitamente lícita e não criminosa, e constitui um direito da mulher ou menina submetida a esse delito. Lembre-se de que esse crime ficará configurado, independentemente da vontade da mulher ou menina, se ela conta menos de 14 anos ou padece de enfermidade ou deficiência mental e não tem o necessário discernimento para a prática do ato sexual, ou que, por qualquer outra causa, não pode oferecer resistência. Aliás, nos expressos termos do § 5º do referido tipo penal, não exclui a configuração do estupro de vulnerável o consentimento da vítima nem o fato de ela ter mantido relações sexuais anteriormente ao crime (Brasil, 1940).

Em 2021, a Federação Brasileira das Associações de Ginecologia e Obstetrícia (Febrasgo) emitiu um *Position Statement* com diretrizes para que os cursos de Medicina e programas de Residência Médica em Ginecologia e Obstetrícia ofereçam oportunidades de aprendizagem teórica e prática aos estudantes, para que eles possam desenvolver competências profissionais relacionadas à atenção integral a pessoas em situação de violência sexual e aborto previsto em lei (Febrasgo, 2021).

No Capítulo 55, *Violência Sexual contra a Mulher e Abordagem da Gestação Proveniente de Estupro*, o tema será abordado especificamente.

ABORTO LEGAL E NÃO CRIMINOSO NOS CASOS DE RISCO PARA A VIDA DA GESTANTE

No Brasil, acredita-se que, em geral, a mulher exposta a "risco de vida" consegue com maior facilidade exercer seu direito ao aborto legal e não criminoso do que nos casos de gravidez indesejada proveniente de estupro ou de qualquer outra violência contra a sua dignidade sexual. Na realidade, entretanto, em face da ausência de normas claras a respeito do exercício do direito da mulher para a realização do aborto nos casos de "risco de vida", há grandes limitações para garantir a efetiva e segura interrupção da gravidez na hipótese legal prevista no art. 128, inciso I, do CP (Faúndes e Torres, 2002).

O principal fator limitante é uma interpretação literal e restritiva do texto legal, que dispõe não ser criminoso o aborto "se não há outra forma de salvar a vida da gestante" (Brasil, 1940). De acordo com a interpretação literal da mencionada expressão legal, entende-se, equivocadamente, ser exigível que a gestante esteja diante da iminência da morte ou "à beira da morte" para que a interrupção da gravidez seja justificada. Essa interpretação, entretanto, não é correta, já que o aborto necessário pode ser terapêutico (curativo) ou profilático (preventivo). Aliás, esse é o ensinamento proferido, desde a década de 1940, pelo ex-ministro Nelson Hungria, um dos mais celebrados penalistas de nosso país (Comentários ao Código Penal, Tomo V, p. 63). É possível, pois, a realização do aborto legal diante de risco iminente de morte, mas, também, para prevenir situação futura que exponha a perigo a vida da gestante.

Se a lei fizesse referência apenas ao "perigo atual", não teria razão de existir, pois, tal situação, de "perigo atual", já está contemplada pela descriminante genérica do "estado de necessidade", que se refere, expressamente, à situação de "perigo atual" (Faúndes e Shah, 2015). O Código Penal, no inciso I de seu art. 23, dispõe que "não há crime quando o agente pratica o fato em estado de necessidade" e, no art. 24, que se considera em estado de necessidade "quem pratica o fato para salvar de perigo atual, que não provocou por sua vontade, nem podia de outro modo evitar, direito próprio ou alheio, cujo sacrifício nas circunstâncias não era razoável exigir-se". Na prática obstétrica atual, realiza-se, rotineiramente, a interrupção da gravidez por indicação materna, quando existe uma doença que coloca em risco iminente a vida da mulher e, portanto, do feto. Em geral, procura-se atingir a maior maturidade fetal ou esperar o efeito de terapia que acelere a maturidade pulmonar do feto. Excepcionalmente, aceita-se a necessidade de interromper a gestação antes de 26 ou 28 semanas, considerando tanto o risco materno quanto a capacidade da unidade de terapia intensiva neonatal da instituição. No entanto, nesses casos, a demora na interrupção da gravidez coloca em risco a vida da mulher e, na maioria das vezes, os recém-nascidos morrem ou sobrevivem com sequelas graves devido à prematuridade extrema. É evidente, portanto, que, se a interrupção fosse realizada no início da gravidez, preventivamente, considerando-se o risco de letalidade futura, com base no conhecimento da letalidade observada em casos semelhantes da experiência mundial, seria possível proteger melhor a vida da mulher e evitar a sua morte, sempre respeitando a sua autonomia.

INTERRUPÇÃO DA GRAVIDEZ POR RISCO PARA A VIDA DA GESTANTE

Com frequência, surgem opiniões afirmando que já não existem doenças que justifiquem a interrupção precoce da gravidez por aborto profilático. Alega-se que mulheres portadoras de doenças crônicas graves sobrevivem à gravidez. Entretanto, as estatísticas da mortalidade materna, que mostram a persistência de altas taxas de mortes maternas indiretas, causadas por doenças que existiam antes da gravidez, evidenciam a incorreção dessas afirmações. Os dados de mortalidade materna no Brasil demonstram que aproximadamente 30% das mortes maternas ocorrem por causas indiretas (OOBr, 2022).

Os dados da mortalidade materna no Brasil revelam que os obstetras geralmente enfrentam dificuldades para definir qual nível de letalidade de uma doença durante a gravidez pode justificar a sua interrupção precoce, sobretudo quando a mulher apresenta-se suficientemente hígida e o próprio aborto não vai representar risco excessivo para a vida da gestante.

Para embasar a decisão de interromper uma gravidez, quando uma paciente apresenta uma doença sistêmica, o médico obstetra costuma solicitar um parecer ao especialista da doença correspondente. E esse especialista, por sua vez, costuma fazer um relatório referente ao diagnóstico e ao grau evolutivo da doença, referindo-se às consequências que a gravidez pode ter sobre a sua evolução, mas sem indicar o nível de letalidade que se pode esperar em condições semelhantes. Rara vez esse profissional chega a indicar o aborto e devolve o ônus da decisão ao obstetra. No entanto, é importante ressaltar que cabe ao obstetra ter o conhecimento dos riscos que a gravidez impõe a uma mulher portadora de doença crônica. Sempre é bom lembrar que o parecer do especialista não é essencial em sua avaliação.

Sabe-se que o risco de morrer durante a gravidez, parto e puerpério nunca será igual a zero, porque até a mulher mais sadia pode apresentar alguma intercorrência durante a gravidez, que pode levá-la a óbito. Em um país como o Brasil, o risco de morrer durante a gravidez, o parto e o puerpério é de aproximadamente 0,6 por mil (Szwarcwald *et al.*, 2014). É evidente, entretanto, que esse risco varia enormemente segundo as características de cada mulher. Mulheres jovens, sem doença prévia, de peso normal e com controle médico adequado, têm letalidade próxima a zero, seguramente inferior a uma morte por 100 mil gravidezes. No outro extremo, mulheres com hipertensão pulmonar, por exemplo, têm risco de morrer durante a gravidez de 25 a 50% (250 a 500 por mil) (Weiss *et al.*, 1998).

Assim, qual é a porcentagem de letalidade que justifica a interrupção precoce da gravidez? Quanto risco de vida a mulher deve suportar para gestar um filho? Quem deve decidir continuar a gravidez ou interrompê-la para assegurar a vida da mulher?

A decisão de interromper uma gravidez é sempre extremamente difícil e, em consequência, a maior parte dos médicos evita tomá-la. Assim, o baixo número de casos em que se pratica a interrupção por risco futuro para a vida da mulher deve-se mais à falta de decisão do que a decisões contrárias quanto à necessidade da interrupção. Em outras palavras, rara vez o médico atreve-se a afirmar que a interrupção é necessária para salvar a vida da mulher diante de determinado percentual de risco para a vida da gestante. Mas poucas são as vezes, também, em que o médico se atreve a afirmar o contrário. O que acaba prevalecendo é, simplesmente, a omissão quanto à decisão. E essa omissão implica a continuidade aleatória da gravidez, podendo ou não terminar em morte materna indireta.

Aliás, uma omissão igualmente importante é não valorizar o conceito ético de que a opinião do usuário dos serviços de saúde deve ser levada em consideração, quando existem alternativas de conduta que podem afetar a sua saúde e a sua vida. Não é raro que médicos julguem que, se a mulher tem 80 ou 90% de possibilidade de sobreviver durante a gravidez, não se justifica a interrupção precoce da gravidez. Nesses casos, não se pergunta à mulher qual nível de risco de morte durante a gravidez ela está disposta a aceitar, considerando-se todas as circunstâncias de sua vida. É perfeitamente compreensível que ela dê valor muito grande para o seu papel de mãe de filhos já nascidos, por exemplo, e que, para ela, uma letalidade de 4 a 5%, isto é, 40 a 100 vezes maior que a média, seja muito alta e, assim, inaceitável.

Pode parecer injusta, com relação ao feto, a decisão pela interrupção da gravidez em razão de um risco de "apenas" 5% (1 em 20) de morte da gestante. Pensemos, todavia, em uma analogia. Se a vítima de um roubo reage e atira com sua arma contra o ladrão, certamente será reconhecido que agiu em legítima defesa, que é uma hipótese legal de descriminalização genérica (Brasil, 1940 – arts. 23, inciso II, e 25). Entretanto, o risco de morte para as vítimas de roubo é de aproximadamente

0,16% (Faúndes e Torres, 2002). E, nesse caso, é perfeitamente aceitável e juridicamente cabível o reconhecimento da legítima defesa na reação contra o roubo, mesmo que essa reação da vítima cause a morte do roubador. Parece aceitável, pois, *mutatis mutandis,* a interrupção da gestação, ainda que ocorra a ocisão fetal, diante de um percentual muito maior de risco para a vida da mulher. Essa analogia, obviamente, refere-se, exclusivamente, ao montante do percentual de risco, mas, evidencia que não se pode analisar os fatos e suas circunstâncias reais e materiais sob a égide de preceitos morais preconceituosos e ideológicos, ignorando-se os princípios democráticos e emergentes do sistema de proteção dos direitos humanos, os quais justificam o aborto para salvar a vida da mulher no espectro dos vinculantes paradigmas normativos, legais, constitucionais e convencionais.

SITUAÇÃO LEGAL DO MÉDICO DIANTE DE GESTANTE COM RISCO DE PERDER A VIDA DURANTE A GRAVIDEZ

Para o médico obstetra, preocupado constantemente em proteger o feto, é extremamente difícil decidir pela necessidade de sua morte. Mas não se pode esquecer de que proteger a vida da mulher deve ser a sua preocupação primária e primacial. A mulher tem direito à plena assistência à sua saúde e, também, direito ao aborto quando caracterizada a situação do inciso I do art. 128 do Código Penal, seja essa situação de risco atual ou futuro (Brasil, 1940).

O médico não pode omitir-se na garantia desses direitos e o Estado, encarregado da administração dos hospitais públicos, está obrigado a garantir o acesso de todas as pessoas aos serviços de saúde, sem restrições maiores do que aquelas impostas pela lei. É isso exatamente o que tem afirmado, insistentemente, o sistema internacional de proteção dos direitos humanos, ao qual o Brasil está vinculado e com o qual está, jurídica e eticamente, comprometido: "os sistemas de saúde devem capacitar e equipar as pessoas que prestam serviços de saúde e tomar outras medidas para assegurar que o aborto se realize em condições adequadas e seja acessível. Medidas adicionais devem ser tomadas para salvaguardar a saúde da mulher" (ONU, 2000).

É verdade que, diante da criminalização do aborto, o médico teme ser acusado judicialmente por interromper uma gravidez, especialmente quando não tem ele certeza sobre as condições em que essa prática é possível. Entretanto, paradoxalmente, o médico não teme ser demandado judicialmente pela morte de uma mulher com uma doença crônica, que representa alto risco de morte materna, caso ele tenha se recusado a interromper a gravidez, preventivamente, no momento oportuno, apesar da solicitação da mulher e de sua família.

Ora, de acordo com o art. 13, § 2º, do Código Penal, a omissão é penalmente relevante quando o omitente devia e podia agir para evitar o resultado. Assim, como o médico omitente, nessa situação, podia interromper a gravidez e devia fazê-lo, pois tem por lei a obrigação de dar assistência à saúde da mulher, poderá responder pela morte da gestante. Se a omissão do médico decorre de sua negligência, imperícia ou imprudência, poderá responder por homicídio culposo. E se o médico omitente assume e aceita o risco da eventualidade da morte da gestante e não interrompe o processo gestacional, poderá até mesmo ser responsabilizado por homicídio doloso (Brasil, 1940 – art. 121).

PROCEDIMENTOS A SEGUIR DIANTE DE UMA GESTANTE PORTADORA DE DOENÇA QUE SE AGRAVA DURANTE A GRAVIDEZ E PODE CAUSAR A MORTE DA MULHER

Na primeira consulta de pré-natal, é imprescindível verificar se a gestante é portadora de doença crônica que pode piorar durante a gravidez. Eis uma lista dessas doenças e situações que podem justificar a realização do aborto legal para preservar a vida da gestante, aqui incluída como uma proposta que não pretende ser exaustiva, mas, sim, exemplificativa:

- Gravidez ectópica (tubária, ovárica, cervical)
- Mola hidatidiforme parcial
- Hiperêmese gravídica refratária a tratamento
- Neoplasia maligna que requer tratamento cirúrgico, radioterapia e/ou quimioterapia
- Insuficiência cardíaca congestiva ou outras cardiopatias graves
- Hipertensão arterial crônica com lesão de órgão-alvo
- Lúpus eritematoso sistêmico
- *Diabetes mellitus* com lesão de órgão-alvo
- Pneumopatias graves
- Doença neurológica grave que piora com a gravidez
- Malformações fetais incompatíveis com a vida com risco de complicação à gestante
- Qualquer outra patologia materna que ponha em grave risco a vida da mulher grávida ou provoque dano grave e permanente à sua saúde
- Idade da gestante menor de 15 anos, que há de ser considerada como situação relevante nesse espectro de gravidez de risco.

Nesses casos em que a gravidez acarreta risco para a vida da mulher, à gestante deve ser garantido o direito de opinar e escolher qual das opções possíveis é a melhor para ela. Aliás, como é a vida da mulher que está em risco, é indispensável que a sua própria decisão, informada e esclarecida, tenha peso maior sobre a conduta a ser adotada pelo médico.

Diante da decisão médica pela interrupção da gravidez, nos casos de perigo futuro, o aborto somente não será realizado se a gestante não quiser e puder, conscientemente, manifestar a sua vontade pelo prosseguimento da gravidez. Ou seja, diante de uma situação de risco letal futuro, seja qual for o percentual do prognóstico ominoso, cabe ao médico fornecer à gestante todas as informações, de forma imparcial e com absoluto respeito à vontade e autonomia da mulher, sobre os riscos da manutenção da gravidez, para que ela possa decidir livremente pela manutenção ou não da gravidez. Em consequência, se a gestante não quiser assumir esse risco e solicitar a interrupção, cabe ao médico realizar o aborto necessário para evitar o risco futuro, sob pena de ser responsabilizado, civil e criminalmente, se ocorrer a morte da gestante em virtude dessa omissão médica.

Portanto, não cabe ao médico decidir, isoladamente, nesses casos, pelo prosseguimento da gravidez, assumindo ele os riscos e contrariando indevidamente a vontade da gestante. A gestante tem o direito de ser plenamente informada sobre os riscos do prosseguimento da gravidez e da alternativa legal da interrupção, cabendo exclusivamente a ela, nunca ao médico, decidir pela não interrupção da gravidez.

Aliás, é importante ressaltar que, juridicamente, o aborto para salvar a vida da gestante não requer a intervenção do poder judiciário, pois se trata de uma decisão médica com a participação da gestante.

Apenas é recomendável, mas não obrigatório, que dois médicos atestem, por escrito, a condição de risco da gestante a justificar o aborto legal. Também é recomendável, quando possível, um documento assinado pela mulher (ou por seu representante legal, se incapaz) no qual ela declara estar ciente dos riscos do prosseguimento da gravidez e concorda com a decisão médica de praticar o aborto (termo de consentimento). Se ela não concordar com essa providência profilática, deverá declarar a sua vontade de prosseguir a gravidez, assumindo os riscos. Faz-se importante lembrar que nenhum procedimento médico deve ser tomado sem a prévia informação e manifestação consciente da gestante. Somente será dispensável a consulta à gestante diante do risco extremo de morte iminente.

Recomendações gerais

É preciso começar a considerar as consequências que eventualmente os médicos podem ter que suportar por não aceitar a solicitação da mulher, ou mesmo por não fornecerem informações apropriadas a ela, bem como à sua família, sobre os riscos decorrentes do prosseguimento da gravidez em mulheres que correm risco de morrer. E o principal obstáculo a ser superado, nesse particular, é a falta de informação sobre o sistema normativo e a sua interpretação para garantir os direitos das mulheres, sem preconceitos, sem discriminação, sem distorções de ordem moral e de acordo com as normas, regras e princípios, constitucionais e convencionais (previstos no âmbito do sistema vinculante de garantias dos direitos humanos). Por isso, é imprescindível estabelecer e promover mecanismos que permitam informar melhor os médicos, bem como as pessoas de um modo geral, sobre os riscos da gravidez e os direitos da mulher. E é óbvio que a informação aos médicos e ao público deve enfatizar a necessidade de prevenir a gravidez em mulheres portadoras de doenças que se agravam com a gravidez e podem levar à sua morte. Aliás, é preciso difundir muito mais o conceito de que o usuário dos serviços médicos deve ser informado, sempre, sobre as características de seu caso e sobre as alternativas de sua solução.

FÓRUM INTERPROFISSIONAL PARA ATENDIMENTO DO ABORTO PREVISTO NA LEI

Embora a lei permita o aborto quando a gravidez resulta de estupro desde 1940, era muito raro, até 1990, aproximadamente, que uma mulher que engravidasse nessa circunstância conseguisse a interrupção legal da gravidez em um hospital público no Brasil (Faúndes *et al.*, 1997b). Até muito recentemente, portanto, a garantia da prática do aborto lícito e não criminoso de forma segura e digna era algo excepcional. Durante muito tempo, apenas o aborto por risco de vida da gestante era praticado em hospitais públicos e, mesmo assim, de forma precária e limitada. As vítimas de estupro raramente eram assistidas para a interrupção da gravidez, o que as levava a recorrer ao aborto clandestino e inseguro (Faúndes *et al.*, 1997b). Assim, considerando que a violência sexual contra a mulher era, e continua sendo, uma realidade incontestável, bem como que a gravidez dela resultante constitui uma segunda violência, constrangedora e intolerável para a maioria das mulheres nessa situação, tornou-se impostergável encontrar uma forma de responder às necessidades dessas mulheres de forma que, ao mesmo tempo, fosse aceitável para profissionais e instituições de saúde.

Foi nesse contexto que o Centro de Pesquisas das Doenças Materno-infantis de Campinas (Cemicamp) e o Departamento de Tocoginecologia da Universidade Estadual de Campinas (Unicamp) organizaram o primeiro Fórum Interprofissional para Atendimento do Aborto Previsto na lei. Após 2 dias de discussões, os participantes desse fórum propuseram procedimentos a serem seguidos para garantir o atendimento necessário às mulheres grávidas após estupro que solicitassem a interrupção da gravidez de acordo com a lei.

O relatório desse fórum, com as recomendações sobre procedimentos que os hospitais deveriam seguir em caso de solicitação de interrupção da gravidez por estupro, bem como para garantir o atendimento de urgência às vítimas de estupro, e com as orientações que deveriam ser dadas às mulheres vítimas de estupro, foi publicado na revista *Femina* (Faúndes *et al.*, 1997a) e serviu de base para que o Ministério da Saúde publicasse as primeiras normas sobre "Prevenção e Tratamento dos Agravos Resultantes da Violência Sexual Contra Mulheres e Adolescentes", em 1998 (Brasil, 1999).

Atualmente, há hospitais públicos no Brasil, especialmente universitários, que mantêm o serviço específico de atendimento às mulheres em situação de violência sexual e estão preparados para realizar a interrupção terapêutica da gravidez nos casos de malformação fetal com inviabilidade de vida extrauterina e, também, para a realização do aborto não criminoso previsto nos dispositivos legais descriminalizadores referidos neste texto (casos de aborto legal).

É verdade, contudo, que, nos últimos anos, muitos desses serviços específicos foram extintos ou desestruturados em razão da adoção ideológica de políticas públicas reacionárias e descomprometidas com as conquistas das mulheres no espectro da garantia dos direitos humanos sexuais e reprodutivos. E também é verdade que poucos serviços resistem a essa reação de índole patriarcal e moralista, mantendo, com muita dificuldade, a assistência plena e imprescindível às mulheres, que, diante de uma gravidez indesejada, pretendem apenas exercer os seus direitos legais, constitucionais e convencionais.

Assim, é imprescindível que o Brasil promova a implantação e estruture adequadamente esses serviços, de acordo, inclusive, com as recomendações do sistema de proteção dos direitos humanos, para garantir pleno acolhimento às mulheres que engravidam nas circunstâncias que permitem a realização da interrupção da gravidez, de forma segura e digna, de acordo com as normas constitucionais, convencionais, legais e regulamentações editadas pelo Ministério da Saúde (Brasil, 2012).

INTERRUPÇÃO DA GESTAÇÃO NOS CASOS DE MALFORMAÇÃO FETAL COM INVIABILIDADE DE VIDA EXTRAUTERINA

Desde as últimas décadas do século passado, o avanço tecnológico foi tornando comum o diagnóstico de anomalias fetais incompatíveis com a vida extrauterina. Porém, não era possível oferecer aos pais a opção de amenizar o sofrimento decorrente desse diagnóstico (Frigério *et al.*, 2002). Essa circunstância resultou em crescente demanda ao Poder Judiciário para a obtenção de autorização para a interrupção da gravidez. Em 2012, no julgamento da Arguição de Descumprimento de Preceito Fundamental (ADPF nº 54), promovida pela Confederação Nacional dos Trabalhadores na Saúde (CNTS), com a colaboração da organização não governamental Instituto de Bioética Direitos Humanos e Gênero (ANIS), o Supremo Tribunal Federal (STF) decidiu, definitivamente, que não constitui crime de aborto a interrupção da gravidez de feto com malformação, diante da inviabilidade de vida extrauterina, analisando, especificamente, um caso de feto anencéfalo. A partir de então, a interrupção da gravidez, nesses casos, com base nessa decisão da Suprema Corte Constitucional, passou a ser garantida às mulheres, sem a necessidade de alvará judicial (Diniz, 2014). A estratégia seguida foi a de comparar a situação de um feto anencéfalo com a de um paciente terminal, que sofre morte encefálica, já que, em ambos os casos, não há atividade cerebral, sendo, pois, descabido o argumento da defesa da vida. Por isso, foi proposto à Suprema Corte que reconhecesse que, nesses casos, a interrupção da gravidez caracterizava uma "antecipação terapêutica do parto", não um aborto no sentido jurídico-penal (Diniz, 2005; 2014).

Em 2012, portanto, o STF, no julgamento da mencionada ADPF nº 54, decidiu que a interrupção da gestação nos casos de malformação fetal com inviabilidade de vida extrauterina, especificamente quando constatada a anencefalia fetal, não configura aborto no sentido jurídico-penal (Diniz, 2014). Portanto, nas hipóteses de malformação fetal com inviabilidade de vida extrauterina, sequer é possível falar em aborto, o que exclui a possibilidade de configuração do crime de aborto. Não se trata de hipótese de exclusão da ilicitude do fato, como ocorre nas hipóteses de aborto legal referidas anteriormente, mas, sim, de impossibilidade de configuração do abortamento por inexistência do bem vida a ser tutelado no âmbito penal. Segundo o STF, nos casos de malformação fetal com inviabilidade de vida extrauterina, caso a gestação seja interrompida, não ocorre o aborto, mas, sim, uma interrupção de gestação com fins terapêuticos. Trata-se, pois, de um ato médico absolutamente lícito e um direito inquestionável da gestante.

Aliás, recentemente, no julgamento do *Habeas Corpus* nº 124.306/RJ, dando interpretação conforme a CF/88 aos arts. 124 a 126 do CP, com base no voto condutor do ministro Luís Roberto Barroso, uma das Turmas do STF decidiu que também não há de se falar em aborto quando a interrupção da gravidez ocorre durante o primeiro trimestre gestacional. Todavia, essa decisão não foi adotada pelo pleno do STF, mas, sim, apenas, por uma de suas Turmas, no julgamento de um caso específico, sem a obrigatoriedade de aplicação imediata a todos os demais casos análogos, como aconteceu no julgamento da ADPF nº 54, relativa aos casos de malformação fetal com inviabilidade de vida extrauterina. A decisão do STF, afirmando a inexistência de aborto quando a gravidez é interrompida durante o primeiro trimestre da gestação, não tem efeito *erga omnes*, não tem força bastante para ser aplicada em todos os demais casos e serviu apenas para o caso específico analisado. Mas, como jurisprudência a desvelar o entendimento manifestado por uma das Turmas do STF, há de ser observada e respeitada no julgamento dos demais casos semelhantes. E não se olvide que está em trâmite, no STF, a ADPF nº 442, que tem por objeto exatamente a análise da configuração ou não do aborto nos casos de interrupção da gravidez até a 12ª semana do processo gestacional. Essa ADPF foi promovida, em 2017, pelo Partido Socialismo e Liberdade (PSOL) e ANIS. E a decisão a ser tomada nessa ADPF terá, sim, efeito *erga omnes* e será aplicada a todos os demais casos análogos. Esse julgamento está suspenso e foi prolatado, apenas, o voto da ministra Rosa Weber, relatora e presidenta do STF, que, em 22 de setembro de 2023, afirmou que a interrupção da gravidez até a 12ª semana de gestação não deve ser criminalizada e que os arts. 124 e 126 do Código Penal de 1940, que criminalizam o aborto, não foram recepcionados pela CF/1988. Consta do voto da ministra Rosa Weber, em apertada síntese, o seguinte:

> A dignidade da pessoa humana, a autodeterminação pessoal, a liberdade, a intimidade, os direitos reprodutivos e a igualdade como reconhecimento, transcorridas as sete décadas, impõem-se como parâmetros normativos de controle da validade constitucional da resposta estatal penal"; a criminalização fere direitos fundamentais das mulheres, como os direitos à autodeterminação pessoal, à liberdade e à intimidade; "A maternidade é escolha, não obrigação coercitiva. Impor a continuidade da gravidez, a despeito das particularidades que identificam a realidade experimentada pela gestante, representa forma de violência institucional contra a integridade física, psíquica e moral da mulher, colocando-a como instrumento a serviço das decisões do Estado e da sociedade, mas não suas"; a criminalização exclui a "mulher como sujeito autônomo" pela falta aceitação do aborto por questões morais; a visão sobre aborto que vigora hoje no Brasil não considera "a igual proteção dos direitos fundamentais das mulheres, dando prevalência absoluta à tutela da vida em potencial (feto)"; a "tutela da vida humana intrauterina é construída, do ponto de vista normativo, com a participação da mulher e não sem ela, tampouco contra sua autonomia no processo reprodutivo e de planejamento familiar. Se é assim, a intervenção estatal sancionatória, radicada na punição criminal da decisão da mulher, deve demonstrar compatibilidade com os postulados da proporcionalidade e da razoabilidade na proteção dos interesses constitucionais em conflito, o que não se verifica"; a realização de abortos inseguros provoca a morte de mulheres, afetando em especial mulheres pretas e pobres. "A ilegalidade desse procedimento médico provoca a insegurança à qual a mulher é exposta, mais uma vez, frente às falhas estatais. Não por outro motivo, o aborto inseguro consta como uma das principais causas de impacto no delineamento sanitário do quadro da mortalidade materna, como atestam as estatísticas apresentadas na audiência pública, em particular pelo Ministério da Saúde"; abortos inseguros e o risco aumentado da taxa de mortalidade revelam o impacto desproporcional da regra da criminalização da interrupção voluntária da gravidez: "Não apenas em razão do sexo, do gênero, mas igualmente, e com mais densidade, nas razões de raça e condições socioeconômicas"; a solução para a redução das taxas de aborto está "na observação das causas relacionadas ao problema da gravidez indesejada e na opção pela interrupção voluntária como forma de solução, que necessariamente são várias e estão interligadas, por se tratar de autêntico problema estrutural na área da saúde sexual e reprodutiva"; a dimensão prestacional da justiça social reprodutiva explica a desconstituição da validade da política punitiva de encarceramento, que não se demonstra suficiente e proporcional enquanto política pública de desestímulo à gravidez indesejada, tampouco eficaz na perseguição da sua finalidade subjacente, que é tutela da vida humana; a criminalização amplia a discriminação contra as mulheres: "A criminalização perpetua o quadro de discriminação com base no gênero, porque ninguém supõe, ainda que em última lente, que o homem de alguma forma seja reprovado pela sua conduta de liberdade sexual, afinal a questão reprodutiva não lhe

pertence de forma direta"; "Essa questão envolve uma das mais íntimas escolhas que a mulher pode fazer ao longo de sua vida, decisão fundamental para a construção da sua dignidade e autonomia pessoal. O Estado não pode julgar que uma mulher falhou no agir da sua liberdade e da construção do seu *ethos* pessoal apenas porque sua decisão não converge com a orientação presumivelmente aceita como correta pelo Estado ou pela sociedade, da perspectiva de uma moralidade.

PROCEDIMENTOS CLÍNICOS RECOMENDADOS PARA O ABORTO LEGAL

Cuidados antes do aborto legal

É importante fazer o diagnóstico do tempo gestacional, além de assegurar-se de que a gravidez é intrauterina, e não ectópica.

O tempo gestacional é determinado pela data da última menstruação em mulheres com ciclos menstruais regulares e/ou pelo exame ginecológico bimanual, que confirma o tamanho uterino correspondente ao tempo de amenorreia. Se for possível a utilização da ultrassonografia, essa serve tanto para confirmar que a gravidez é intrauterina como para estimar a idade gestacional. A ultrassonografia é imprescindível apenas quando não é possível determinar o tempo gestacional por meio da data da última menstruação (DUM; desconhecida, incerta ou ciclos menstruais irregulares), quando houver indicação clínica, ou seja, para investigar uma condição médica ou para afastar gravidez ectópica (em casos de suspeita clínica ou fatores de risco). São sinais, sintomas e fatores de risco para gravidez ectópica: sangramento vaginal ou sangramento vaginal de escape na última semana, dor pélvica unilateral ou dor pélvica bilateral importante na última semana, cirurgia tubária prévia, dispositivo intrauterino (DIU) *in situ* no momento da concepção, gravidez ectópica prévia (Raymond *et al.*, 2020).

Antes do procedimento, a mulher deve receber, de forma correta e completa, as seguintes informações: como será realizado o procedimento; o que ela deve esperar que aconteça durante e depois da evacuação uterina, principalmente cólicas e sangramento vaginal; o tempo estimado do processo; o que ela pode usar para reduzir a dor; complicações eventuais; quando poderá retornar às atividades normais, incluindo a sua vida sexual; e as possibilidade de uso de métodos anticoncepcionais para postergar uma nova gravidez logo depois do aborto, se a contracepção for do desejo da mulher.

Métodos recomendados para o aborto legal até a 14ª semana de gravidez

A interrupção da gravidez no primeiro trimestre pode ser realizada com métodos cirúrgicos ou medicamentosos. O método cirúrgico recomendado pela Organização Mundial da Saúde (OMS) e pela Federação Internacional de Ginecologia e Obstetrícia (FIGO) é a aspiração por vácuo, manual (aspiração manual intrauterina – AMIU) ou elétrica. A OMS e a FIGO recomendam abandonar a curetagem uterina, substituindo-a pela aspiração, que é igualmente eficaz, provoca menos efeitos secundários e não requer anestesia geral (WHO, 2022; FIGO, 2023).

O aborto com medicamentos é igualmente recomendado, devendo ser utilizada a combinação de mifepristona seguida de misoprostol. Se a mifepristona não estiver disponível, pode ser utilizado apenas o misoprostol, em doses repetidas, embora a sua efetividade seja um pouco menor e possam ocorrer mais efeitos secundários (WHO, 2022).

Apesar de até hoje, no Brasil, não haver registro da mifepristona na Agência Nacional de Vigilância Sanitária (Anvisa), os procedimentos para a interrupção da gravidez com medicamentos serão descritos como recomendados pela OMS, na expectativa de que o Brasil disponha desse medicamento considerado essencial pela OMS (WHO, 2019) a curto prazo.

Uma descrição detalhada da técnica de aspiração intrauterina encontra-se no Capítulo 22, *Abortamento: Classificação, Diagnóstico e Conduta*, que abordará mais especificamente o aborto legal com o uso de medicamentos.

Aborto com medicamentos em gravidezes com tempo gestacional de até 12 semanas (84 dias)

O procedimento deve ser iniciado com a administração de 200 mg de mifepristona, administrada por via oral (VO), seguida pela administração de misoprostol 1 a 2 dias (24 a 48 horas) depois de tomar mifepristona.

A dose recomendada de misoprostol, por via vaginal ou sublingual, é de 800 mcg. Até as 12 semanas, o misoprostol pode ser administrado pela própria mulher em seu lar, sem precisar retornar ao serviço de saúde para receber esse tratamento (WHO, 2022).

Quando a mifepristona não estiver disponível, como ocorre no Brasil até o momento de edição deste *Tratado*, pode ser utilizado apenas o misoprostol, em 3 doses de 800 µg, por via vaginal ou sublingual. Se não houver sangramento vaginal após as três doses, o tratamento pode ser continuado até a expulsão dos produtos da concepção (FIGO, 2023).

Não se recomenda a profilaxia de isoimunização Rh antes de 12 semanas de gravidez, tanto no aborto medicamentoso como no cirúrgico (WHO, 2022).

Métodos recomendados para o aborto legal entre 14 e 24 semanas de gravidez

Nas gravidezes após 14 semanas, o aborto legal pode ser realizado com métodos cirúrgicos (dilatação e evacuação [D&E]) ou medicamentosos. Para o tratamento medicamentoso, deve-se promover a indução farmacológica com mifepristona seguida de misoprostol ou misoprostol isoladamente. Caso a mulher tenha sinais de retenção de restos (sangramento abundante ou prolongado, persistência da dor ou febre), deve-se completar a evacuação uterina com aspiração. A espessura do endométrio na ultrassonografia não deve servir de orientação para decidir sobre a aspiração, porque só aumenta o número de intervenções desnecessárias (WHO, 2023b).

O método cirúrgico recomendado é a D&E, utilizando-se aspiração e pinças específicas (WHO, 2023b). Exige-se equipe médica preparada e com experiência na prática desse procedimento, bem como a preparação do colo, utilizando-se laminárias, dilatadores osmóticos ou a administração de 400 mcg de misoprostol vaginal, 2 a 3 horas antes, ou sublingual, 1 a 2 horas antes do procedimento (Kapp e Lohr, 2020; WHO, 2022). Se não houver pessoal treinado e experimentado em realizar D&E, deve-se utilizar o método medicamentoso, com a combinação de mifepristona e misoprostol ou apenas com misoprostol, se a mifepristona não estiver disponível.

Em gestantes Rh negativas com gravidezes a partir de 12 semanas, recomenda-se a profilaxia da isoimunização Rh com imunoglobulina anti-D.

Aborto com medicamentos em gravidezes com tempo gestacional entre 14 e 24 semanas

Em gravidezes com tempo gestacional acima de 20 a 22 semanas, a indução de assistolia fetal (IAF) é recomendada antes da indução medicamentosa do aborto legal, a fim de evitar a expulsão fetal com sinais de vida (WHO, 2023b).

Administram-se 200 mg de mifepristona VO. Em seguida, 24 a 48 horas mais tarde, devem ser administrados 400 mcg de misoprostol por via sublingual ou vaginal, a cada 3 horas, até a expulsão dos produtos da concepção, administrados com a paciente sob supervisão de profissional de saúde (WHO, 2022). No regime apenas com misoprostol, administram-se 400 mcg de misoprostol por via sublingual ou vaginal, a cada 3 horas, até a expulsão dos produtos da concepção, sob supervisão de profissional de saúde (WHO, 2022).

Aborto com medicamentos em gravidezes com tempo gestacional entre 25 e 27 semanas

Administram-se 200 mg de mifepristona VO. Em seguida, 24 a 48 horas mais tarde, deve-se administrar 200 mcg de misoprostol por via sublingual ou vaginal, a cada 4 horas, até a expulsão dos produtos da concepção, administrados com a paciente sob supervisão de profissional de saúde (FIGO, 2023). No regime apenas com misoprostol, administram-se 200 mcg de misoprostol por via sublingual, bucal ou vaginal, a cada 4 horas, até a expulsão dos produtos da concepção, sob supervisão de profissional de saúde (FIGO, 2023).

Aborto com medicamentos em gravidezes com tempo gestacional a partir de 28 semanas

Administram-se 200 mg de mifepristona VO. Em seguida, 24 a 48 horas mais tarde, deve-se administrar 50 a 100 mcg de misoprostol por via vaginal, a cada 4 horas, até a expulsão dos produtos da concepção, administrados com a paciente sob supervisão de profissional de saúde. No regime apenas com misoprostol, administram-se 25 a 50 mcg de misoprostol por via vaginal, a cada 4 horas, até a expulsão dos produtos da concepção, sob supervisão de profissional de saúde (FIGO, 2023).

CONSIDERAÇÕES FINAIS

O uso rotineiro de antibióticos é recomendado em caso de interrupção da gravidez com métodos cirúrgicos, porém não é necessário em caso de utilização de medicamentos, porque o risco de infecção é mínimo, com ou sem a administração de antibióticos (200 mg de doxiciclina; 500 mg ou 1 g de azitromicina).

Não é preciso agendar retorno de rotina depois de um aborto realizado com uso de mifepristona e misoprostol ou apenas com misoprostol, mas a paciente deve ser informada de que deve retornar ao serviço em caso de sangramento abundante ou persistente, se continuar com dor após o esvaziamento uterino ou se apresentar febre. Todos esses sintomas são sugestivos de retenção de restos que requerem evacuação com aspiração.

O método contraceptivo da preferência da gestante deve ser iniciado no mesmo dia do tratamento do aborto legal (medicamentoso ou cirúrgico), se esse for o desejo da gestante. Os critérios de elegibilidade da OMS (WHO, 2015) devem ser seguidos para a prescrição do método.

REFERÊNCIAS BIBLIOGRÁFICAS

BRASIL. Casa Civil. *Decreto-lei nº 2.848, de 7 de dezembro de 1940.* Disponível em: https://www.planalto.gov.br/ccivil_03/decreto-lei/del2848.htm. Acesso em: 27. abr. 2024. (Arts. 13, § 2º; 23; 24; 121; 124; 125; 126; 127; 128, inciso I; 234-A, inciso III; 215-A; 216-A; 217-A; 218; 218-B; 227; 228; 230).

BRASIL. Ministério da Saúde. Secretaria de Políticas de Saúde. *Norma Técnica sobre prevenção e tratamento dos agravos resultantes da violência sexual contra mulheres e adolescentes.* 3. ed. Brasília, DF: Ministério da Saúde, 2012.

BRASIL. Ministério da Saúde. Secretaria de Políticas de Saúde. *Prevenção e tratamento dos agravos resultantes da violência sexual contra mulheres e adolescentes*: norma técnica – Brasil. Brasília, DF: Ministério da Saúde, 1999.

DINIZ, D. A arquitetura de uma ação em três atos – anencefalia do STF. *Direito. UnB – Revista de Direito da Universidade de Brasília [S. l.]*, v. 1, n. 2, p. 161-183, 2014.

DINIZ, D. Abortion and fetal non-viability: the Brazilian debate. *Cadernos de Saúde Pública*, v. 21, n. 2, p. 634-639, 2005.

DINIZ, D.; MEDEIROS, M.; MADEIRO, A. National Abortion Survey-Brazil, 2021. *Ciência & Saúde Coletiva*, v. 28, p. 1601-1606, 2023.

FAÚNDES, A. *et al.* I Fórum interprofissional para implementação do atendimento ao aborto previsto na lei. *Femina*, v. 25, p. 1-8, 1997a.

FAÚNDES, A. *et al.* Normas e procedimentos jurídico-legais utilizados para obtenção do aborto legal nos serviços de saúde no Brasil. *Revista Brasileira de Ginecologia e Obstetrícia*, v. 19, n. 3, p. 171-176, 1997b.

FAÚNDES, A.; SHAH, I. H. Evidence supporting broader access to safe legal abortion. *International Journal of Gynaecology and Obstetrics*, v. 131, Suppl 1, S56-S59, 2015.

FAÚNDES, A.; TORRES, J. H. R. O abortamento por risco de vida da mãe. *In*: *Caderno Católicas pelo Direito de Decidir.* Aborto legal: implicações éticas e religiosas. São Paulo: Publicações CDD, 2002. p. 147-55.

FEDERAÇÃO BRASILEIRA DAS ASSOCIAÇÕES DE GINECOLOGIA E OBSTETRÍCIA (FEBRASGO). *Position Statement.* Diretrizes para o atendimento em violência sexual: o papel da formação médica. n. 4. abr. 2021.

FRIGÉRIO, V. *et al.* Aspectos bioéticos e jurídicos do abortamento seletivo no Brasil. *In*: *Caderno Católicas pelo Direito de Decidir.* Aborto legal: implicações éticas e religiosas. São Paulo: Publicações CDD, 2002. p. 77-98.

FUNDO DE POPULAÇÃO DAS NAÇÕES UNIDAS (UNFPA BRASIL). *Relatório da Conferência Internacional sobre População e Desenvolvimento (Plataforma de Cairo).* 1994. Parágrafo 8.25. Disponível em: https://edisciplinas.usp.br/pluginfile.php/4293171/mod_resource/content/1/plano%20de%20ac%CC%A7a%CC%83o%20do%20Cairo.pdf. Acesso em: 28 abr. 2024.

INTERNATIONAL FEDERATION OF GYNECOLOGY AND OBSTETRICS (FIGO). *FIGO Mifepristone & Misoprostol and Misoprostol Only Dosing Charts.* 2023. Disponível em: https://www.figo.org/figo-mifepristone-misoprostol-and-misoprostol-only-dosing-charts-2023.

KAPP, N.; LOHR, P. A. Modern methods to induce abortion: Safety, efficacy, and choice. *Best Practice & Research. Clinical Obstetrics & Gynaecology*, v. 63, p. 37-44, 2020.

MONTEIRO, M. F. G.; ADESSE, L. Estimativas de aborto induzido no Brasil e grandes regiões (1992-2005). *Saúde Sexual Reprodutiva*, v. 26, p. 1-10, 2006.

OBSERVATÓRIO OBSTÉTRICO BRASILEIRO (OOBr). *Óbitos de Gestantes e Puérperas.* 2022. Disponível em: https://observatorioobstetrico.shinyapps.io/obitos-grav-puerp.

ONU MULHERES. *Declaração e Plataforma de Ação da IV Conferência Mundial Sobre a Mulher.* Parágrafo 106, alínea *k*. 1995. Disponível em: https://www.onumulheres.org.br/wp-content/uploads/2013/03/declaracao_beijing.pdf. Acesso em: 28 abr. 2024.

ORGANIZAÇÃO DAS NAÇÕES UNIDAS (ONU). Documento de Resultados de Pequim + 5, parágrafo 107; Assembleia Geral Extraordinária da ONU, Pequim + 5 – Mulher 2000: Igualdade de Gênero, Desenvolvimento e Paz para o século 21, Nova York, 2000.

ORGANIZAÇÃO DAS NAÇÕES UNIDAS (ONU). Documento de Resultados de Pequim + 5, parágrafo 63, III, do Capítulo IV; Assembleia Geral Extraordinária da ONU, Pequim + 5 - Mulher 2000: Igualdade de Gênero, Desenvolvimento e Paz para o século 21, Nova York, 2000).

ORGANIZAÇÃO DAS NAÇÕES UNIDAS (ONU). Programa de Ação da Conferência Internacional sobre População e desenvolvimento, parágrafo 63, do Capítulo IV.C; Assembleia Geral Extraordinária da ONU, Cairo + 5, Nova York, 1999.

RAYMOND, E. G. *et al.* Commentary: No-test medication abortion: A sample protocol for increasing access during a pandemic and beyond. *Contraception*, v. 101, n. 6, p. 361-366, 2020.

SEDGH, G. *et al.* Abortion incidence between 1990 and 2014: global, regional, and subregional levels and trends. *Lancet*, v. 388, n. 10041, p. 258-267, 2016.

SZWARCWALD, C. L. *et al.* Estimation of maternal mortality rates in Brazil, 2008-2011. *Caderno de Saúde Pública*, v. 30, Suppl 1, S1-12, 2014.

WEISS, B. M. *et al.* Outcome of pulmonar vascular disease in pregnancy: sistematic overview from 1978 through 1996. *Journal of the American College of Cardiology*, v. 31, p. 1659-1667, 1998.

WORLD HEALTH ORGANIZATION (WHO). *Abortion care guideline.* Geneva: WHO, 2022.

WORLD HEALTH ORGANIZATION (WHO). *Clinical practice handbook for quality abortion care.* Geneva: WHO, 2023b.

WORLD HEALTH ORGANIZATION (WHO). *International Classification of Diseases 11th Revision.* The global standard for diagnostic health information. Geneva: WHO, 2023a.

WORLD HEALTH ORGANIZATION (WHO). *WHO Model List of Essential Medicines, 21st List.* Geneva: WHO, 2019.

CAPÍTULO 108

Segurança do Paciente e Métricas de Qualidade em Obstetrícia

Eduardo Cordioli • Fernanda Santos Belem • Rodrigo A. R. Souza Nogueira • Sandra Regina Baltieri

INTRODUÇÃO

Há milhares de anos, a medicina tem se desenvolvido de maneira importante. Desde Hipócrates (460-377 a.C.) até os dias atuais, o vasto conhecimento adquirido na área médica e os avanços tecnológicos incorporados têm permitido aos seres humanos o diagnóstico e o tratamento adequado para uma série de morbidades que há poucos séculos eram consideradas intratáveis e sinônimo de sentença de morte aos indivíduos.

Porém, mesmo diante do evidente avanço na área médica, o paciente ainda é exposto a diferentes riscos quando sob os cuidados de saúde. Hipócrates, mais uma vez, torna-se figura indispensável nesse cenário ao declarar no século III a.C., entre os deveres médicos, além de fazer o bem, não causar mal a seu paciente – *Primum non nocere.*

Séculos mais tarde, por volta do ano de 1859, outra figura ilustre na área da saúde, Florence Nightingale, fortaleceu o postulado hipocrático ao dizer que "pode parecer talvez um estranho princípio enunciar como primeiro dever de um hospital não causar mal ao paciente".

Séculos separam esses dois visionários, mas certamente a força de suas colocações nunca foi tão compreendida como depois do ano 2000 com a publicação do livro *To Err is Human: Building a Safer Health Care System* nos EUA (Kohn *et al.*, 2000). O relatório do Institute of Medicine (IOM) dos EUA trouxe força à discussão sobre os riscos e erros no sistema de saúde, assim como seu impacto na segurança do paciente quando apontou que cerca de 44 mil a 98 mil americanos morrem todos os anos por erros no sistema de saúde.

A publicação evidenciou que erros no processo de cuidar em saúde são frequentes, sendo considerada a 8ª causa de óbitos naquele país, acarretando número maior de mortes do que acidentes automobilísticos, câncer de mama e AIDS. Diante desse cenário, a discussão do erro humano e da segurança do paciente torna-se premente e de impacto global. Um estudo da Johns Hopkins analisou a taxa de mortalidade ao longo de 8 anos e calculou que mais de 250 mil mortes por ano nos EUA são devido a UM erro na saúde, o que faz com que seja a terceira causa de morte no país (Couto *et al.*, 2016).

No Brasil, uma pesquisa da Universidade Federal de Minas Gerais (UFMG) mostrou que falhas no sistema hospitalar causam três mortes a cada 5 minutos no Brasil e que eventos adversos em hospitais são a segunda causa de morte mais comum no Brasil, matando mais do que a soma de acidentes de trânsito, homicídios, latrocínio e câncer (Reason, 2000).

Algumas iniciativas nacionais e internacionais foram desenvolvidas com a finalidade de implementar barreiras de segurança nos processos assistenciais. No âmbito internacional, a Organização Mundial da Saúde (OMS), em resposta à resolução da Assembleia Mundial da Saúde de 2002 (World Health Assembly 2002), criou, em 2003, uma Aliança Internacional para a Segurança do Paciente (*International Alliance for Patient Safety*), para a promoção da segurança do paciente. Em 2004 foi estabelecida a Aliança Mundial para a Segurança do Paciente (*World Alliance for Patient Safety*), com o propósito de coordenar ações de abrangência internacional e concentrar esforços para o enfrentamento do problema de segurança do paciente (Gomes, 2008).

Uma iniciativa coordenada pelo Centro Colaborador (criada em 2005, parceria entre OMS, The Joint Commission e Joint Commission International – JCI), implantada em 2006, desenvolveu um projeto denominado *High 5s Project*, que envolve o desenvolvimento e a implementação de protocolos operacionais padronizados (*standardized operating protocols* – SOPs) para enfrentar os cinco principais problemas de segurança do paciente: manejo seguro dos concentrados eletrolíticos, medicação segura nos momentos de transição de cuidado, comunicação adequada na passagem de responsabilidade dos profissionais, realização do procedimento correto no local correto e higienização das mãos (Gomes, 2008).

Ademais, outras iniciativas foram adotadas. Desde 2006, foram estabelecidas as Metas Internacionais para a Segurança do Paciente (*International Patient Safety Goals*), dispostas na Figura 108.1.

Essas metas vêm sendo implementadas em todos os hospitais em processo de acreditação nacional e internacional. No Brasil, em 2013, a Fundação Oswaldo Cruz (Fiocruz), o Ministério da

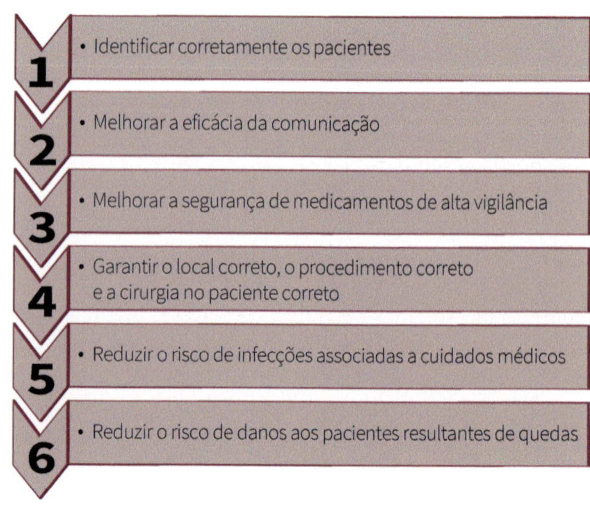

Figura 108.1 Metas internacionais de segurança do paciente. (Fonte: World Health Organization, 2007a.)

Saúde (MS) e a Agência Nacional de Vigilância Sanitária (Anvisa) publicaram os protocolos básicos de segurança do paciente (Brasil, 2013; 2014).

Os protocolos desenvolvidos visam orientar profissionais na ampliação da segurança do paciente nos serviços de saúde. Além deles, o programa criou Núcleos de Segurança do Paciente nos serviços de saúde, tanto públicos como particulares, e prevê a notificação de eventos adversos associados à assistência do paciente, bem como a chamada pública do setor produtivo da saúde para apresentação de medidas de ampliação da segurança dos pacientes em serviços de saúde (Brasil, 2014).

Diante do exposto, pode-se compreender o impacto da segurança do paciente na qualidade da assistência. Sendo assim, a redução dos riscos e dos danos, assim como a incorporação de boas práticas favorecem a efetividade dos cuidados em saúde e o seu gerenciamento de modo seguro. Essa melhoria depende da necessária mudança de cultura dos profissionais para a segurança, do uso de indicadores de qualidade, da existência de um sistema de registros, alinhados à política de segurança do paciente instituída nacional e internacionalmente.

Portanto, esforços contínuos devem ser priorizados na prática, desde a alta direção aos profissionais da assistência direta, com o intuito de promover estrutura física, humana e organizacional em qualidade e quantidade que garanta a promoção da segurança no hospital e a satisfação dos colaboradores, pacientes e familiares.

TEORIA DO ERRO

Errar é humano e o erro humano sempre existirá. Essa frase, que em algum momento já dissemos, é a demonstração de um fato importante da natureza humana – somos imperfeitos. É sabido que as pessoas não têm a intenção de errar, principalmente em se tratando do contexto da saúde.

James Reason (2000) define o erro como "o fracasso das ações planejadas para alcançar o objetivo pretendido".

Na década de 1990, Reason desenvolveu a teoria do erro. Segundo o autor, a análise pode ser efetuada sob duas abordagens: individual e sistêmica, na qual as falhas (erros) ocorrem por uma combinação entre fatores individuais (ou fatores humanos), fatores organizacionais como um ambiente dinâmico, múltiplos recursos, informações concorrentes, uso de indicadores indiretos associados a diversos momentos e fatores de estresse, longos períodos de trabalho, tecnologia com diversidade de sistemas de redundância, complexa e frequente interface confusa entre homem e máquina e múltiplos profissionais trabalhando juntos, com diferentes prioridades, barreiras frágeis ou inexistentes, fazendo com que se materializem riscos existentes em todo o sistema e têm grande potencial em causar danos (Brasil, 2014).

Na abordagem individual, os atos inseguros são considerados como erros e violações de procedimentos. Nesse aspecto, os atos inseguros surgem de processos mentais inadequados, tais como deslizes, lapsos de atenção, baixa motivação, falta de cuidado, negligência e imprudência, e dessa maneira as medidas preventivas são voltadas à redução de variabilidade indesejável do comportamento humano (Kohn *et al.*, 2000).

Por outro lado, na abordagem sistêmica, os erros humanos são esperados, mesmo nas melhores organizações, vistos como consequências, e não causas, tendo suas origens nem tanto na natureza do ser humano, mas sim em fatores sistêmicos. Diante disso, nesse eixo de abordagem, as medidas de segurança se baseiam no fato de que não podemos mudar a natureza humana, mas sim as condições sob as quais os seres humanos trabalham. A chave dessa abordagem é compreender, todas as vezes em que um evento adverso acontece, como e por que as defesas falharam, não quem cometeu o erro (Pedreira, 2006).

Anos após, o mesmo autor demonstra outro conceito importante para a estruturação dos sistemas de gestão de riscos e segurança na saúde. Segundo Reason, haveria duas maneiras de abordar os erros: centrado nas pessoas ou centrado nos processos (Pedreira, 2006).

Tendo a premissa de que as pessoas são falíveis, a abordagem adequada seria aquela centrada nos processos, em que a ocorrência de erros é esperada, mesmo em situações ideais. Os eventos e acidentes seriam, então, decorrentes de falhas existentes no sistema e nos processos, sendo as barreiras focadas em adequar o sistema.

O ponto focal deve ser em que as organizações desenvolvam processos a fim de conhecer seus riscos e estruturar seus sistemas de defesa, além de desenvolver o sistema de aprendizagem com o erro, sendo esta a estrutura central da teoria do Queijo Suíço (Figura 108.2), a qual descreve que os sistemas têm muitas camadas de defesa, cuja função é proteger potenciais vítimas e o patrimônio. A maioria dessas barreiras funciona adequadamente; no entanto, ao contrário de uma barreira ideal, na qual não há falhas, elas são parecidas com as fatias de um queijo suíço, com buracos em cada uma de suas fatias, que, combinadas, culminam no erro ou falhas. Esses buracos surgem por duas razões: falhas ativas e falhas latentes.

As falhas ativas são representadas por atos inseguros cometidos pelos indivíduos, podendo ser decorrentes de deslizes, lapsos, perdas, erros e violações de procedimentos (Reason, 2000).

As falhas latentes são representadas pelas condições intrínsecas do sistema e surgem a partir de decisões de quem as desenhou, geralmente pertencendo ao nível gerencial mais alto. Tais decisões podem se constituir de erros ou não. Elas podem permanecer dormentes no sistema por anos antes que se combinem com as falhas ativas, provocando acidentes (Reason, 2000).

A partir dessa abordagem, compreende-se que os sistemas de saúde devem render grandes esforços para, por um lado, melhorar as condições estruturais, nas quais a assistência se dá. E, por outro lado, deve-se trabalhar intensamente no estudo e na constituição de barreiras de segurança, levando-se em consideração que humanos erram e que "não se pode mudar a natureza humana, podemos mudar as condições em que os humanos trabalham" (Reason, 2000).

Frente à ocorrência de um erro em que existe um dano, a reação e a resposta humana comum são buscar por um culpado. Considerando o modelo do Queijo Suíço, compreendemos que os erros humanos repetem-se várias vezes e podem ser cometidos por diferentes pessoas durante a execução de uma mesma atividade, uma vez que as falhas estão nos processos e sistemas nos quais as pessoas atuam. A busca por culpados impede o

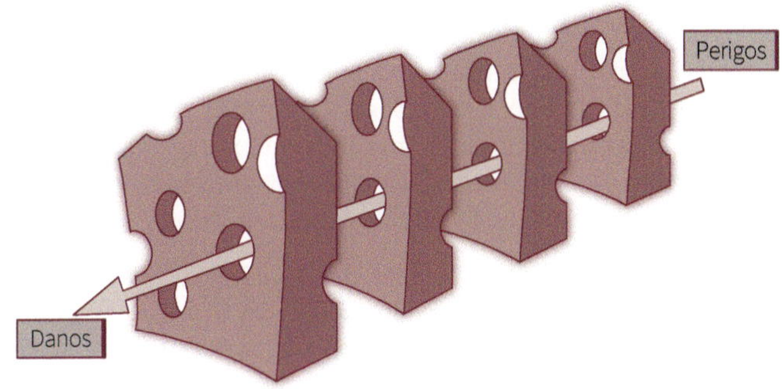

Figura 108.2 Modelo do Queijo Suíço. (Adaptada de: Reason, 2000.)

entendimento das falhas sistêmicas, a melhoria nos processos e a identificação de possíveis medidas que irão evitar a recorrência dos eventos com possibilidade de dano (Wachter, 2010).

É importante focar nos erros latentes do sistema, na tentativa de diminuir os buracos do queijo, evitando, então, a transposição do dano com o desenvolvimento de camadas adicionais de proteção (barreiras). Esse mecanismo reduz a possibilidade de alinhamento desses buracos e, dessa forma, impede que as falhas e o evento ocorram. A barreira deve ser voltada para o controle dos sistemas e erros latentes identificados nas instituições hospitalares (Wachter, 2010).

GESTÃO DE RISCOS

A segurança do paciente e a gestão de riscos na prestação da assistência são dos mais prementes desafios do sistema de saúde; na verdade, a gestão de riscos clínicos é parte importante para uma boa governança clínica. Em outras palavras, além de recursos de detecção de erro, estabelecer uma eficaz gestão de riscos clínicos depende da institucionalização de uma cultura de segurança positiva, que se apoia em pilares como: confiança, transparência, reportabilidade dos erros, responsabilização e justiça na análise de falhas, forte trabalho em equipe, constante aprendizado e melhoria dos processos. Reduzir a probabilidade de riscos em hospitais é muito importante para melhorar a qualidade dos cuidados de saúde, o efetivo relacionamento entre os profissionais de saúde e os pacientes, a satisfação do paciente e também para limitar queixas sobre os erros médicos e os cuidados de enfermagem (Asefzadeh *et al.*, 2013). Os princípios de gestão de riscos são efetivamente utilizados em muitas áreas de negócio e governo, incluindo finanças, seguros, segurança no trabalho, saúde pública, farmacovigilância e por agências que regulam as indústrias. Todas as atividades de uma organização envolvem risco. A gestão de riscos pode ser aplicada a toda organização, em suas várias áreas e níveis, a qualquer momento, bem como a funções, atividades e projetos específicos (International Conference on Harmonisation, 2005; Associação Brasileira de Normas Técnicas, 2009).

A análise de riscos consiste em processo sistemático para a avaliação, controle, comunicação e avaliação de riscos, e deve contemplar processos sistemáticos destinados a coordenar, facilitar e melhorar, com base científica, a tomada de decisão, no que diz respeito ao risco. Medidas possíveis são usadas para iniciar e planejar um processo de gestão de riscos e incluem:

- Definir o problema e/ou questão do risco, incluindo pressupostos pertinentes para identificar o potencial de risco
- Reunir informações de fundo e/ou dados sobre o risco potencial, dano ou impacto na saúde humana relevante para a avaliação do risco
- Quantificar os riscos para determinar a significância, agrupamento em componentes ou domínios, considerando as inter-relações ou interdependências
- Identificar um líder e recursos necessários
- Especificar uma linha do tempo, resultados e nível adequado de fazer o processo de gestão de riscos e decisões (American Society for Healthcare Risk Management, 2005).

É importante ressaltar que gerenciar riscos não se limita a uma questão de abordar incidentes, simplesmente. É preciso criar um sistema de gestão de riscos para fornecer a oportunidade de sanar dificuldades e prevenir as dificuldades futuras. A gestão dos incidentes deve compor o sistema de gestão, mas não constitui a completude de sua atividade. Genericamente, as atividades de gestão de riscos podem ser divididas entre: dados coletados retrospectivamente, ou seja, por informações REATIVAS, por meio do tratamento de incidentes ou na coleta PROATIVA, por meio de avaliação de riscos de áreas, processos ou tarefas. Ambas as formas legitimam o sistema de gestão de riscos de maneira que, na análise proativa de riscos, podemos estabelecer o cenário em que a organização se encontra e, por outro lado, a análise reativa dos incidentes sinaliza para aqueles riscos cujas barreiras, por alguma razão, se encontram fragilizadas (ou inexistentes) e, por isso, permitiram a materialização daquele risco.

TRANSPARÊNCIA – PROCESSO DO *DISCLOSURE*

Como visto, mesmo com a melhor assistência à saúde, alguns desfechos da assistência podem não chegar ao que originalmente fora desejado ou esperado e, em alguns casos, podem ser totalmente inesperados. O *disclosure* é o processo no qual um evento adverso é comunicado ao paciente/familiar, sendo responsabilidade ética dos profissionais de saúde a divulgação desses eventos adversos (The Canadian Medical Protective Association, 2008).

Na ocorrência de um evento, as organizações e os profissionais podem apresentar dúvidas quanto à possibilidade de informar o que aconteceu e, principalmente, quais as informações a compartilhar (Oregon Patient Safety Commission, 2012).

Existem motivos pelos quais a instituição e os profissionais de saúde optam por não revelar ao paciente e sua família o que aconteceu, levou ao evento e ao dano. Isso pode acontecer em razão das incertezas acerca do evento adverso, das preocupações sobre a compreensão do paciente e família, do receio de que a verdade faça mal para o paciente e a família, bem como do receio de prejuízo na relação paciente-médico-instituição, por vergonha em relação à ocorrência do evento, pela falta de compreensão dos possíveis benefícios desse processo, pela preocupação em afetar a imagem da instituição diante do paciente e da família, pelo receio da judicialização do ocorrido e, por fim, pelo forte consenso entre os profissionais de saúde e alta direção da instituição de que essa revelação não deve acontecer (Oregon Patient Safety Commission, 2012).

Após um evento adverso, os pacientes querem o reconhecimento da organização de que algo de errado aconteceu, além de saber dos fatos ocorridos e compreender os próximos passos no atendimento clínico, assim como a garantia de que tudo está sendo realizado na tentativa de reverter o dano causado. Os pacientes e família têm necessidades clínicas, necessidades de informação e necessidades emocionais após a ocorrência de um evento adverso. A perda da confiança, a ansiedade ou o medo podem surgir quando os pacientes e a família sentem que dados estão sendo omitidos, podendo esses sentimentos afetar negativamente a relação terapêutica, com a instituição de saúde e com os profissionais de saúde (The Canadian Medical Protective Association, 2008).

Nesse sentido, o *disclosure* se destaca como um processo importante por meio do qual um evento adverso é comunicado ao paciente/familiar, sendo ferramenta importante para manter a confiança, envolver o paciente e a família na tomada de decisão e facilitar o bom andamento da assistência prestada (Oregon Patient Safety Commission, 2012).

Nos últimos anos, o *disclosure* de eventos adversos tem se mostrado cada vez mais importante e merecedor de atenção por parte das instituições de saúde (Departament of Veterans Affairs, 2012; Health Service Executive, 2013).

Para o entendimento do dano, como discutido anteriormente, deve-se avaliar a associação de fatores como o risco dos procedimentos e tratamentos, falhas nos sistemas/processos e/ou desempenho dos prestadores de serviços em saúde (Health Service Executive, 2013).

Os objetivos do *disclosure*, portanto, devem ser claros para a instituição de saúde e seus profissionais, incluindo tratar os pacientes com empatia e respeito, aumentar a confiança entre pacientes e profissionais de saúde de forma direta (aqueles afetados pelos eventos adversos) e, indiretamente, fornecer uma oportunidade para os pacientes e seus familiares de entender o que aconteceu e começar o processo de superação/recuperação, melhorar a prestação de contas com o paciente e promover a transparência, demonstrar aos profissionais o compromisso da organização com a segurança e a qualidade e contribuir para o aprendizado após o evento (Oregon Patient Safety Commission, 2012).

A implantação do processo de *disclosure* só será possível em uma organização quando a cultura de segurança estiver difundida entre os profissionais, em que a comunicação é aberta, clara, honesta e efetiva, com o máximo de comprometimento da alta direção e liderança.

Para compreender o *disclosure*, é importante entender que se trata de um processo, um diálogo que ocorre em etapas ao longo do tempo e está contemplado em fases (Health Service Executive, 2013).

Evento adverso com dano ao paciente

Antes da realização do *disclosure*, deve-se, em primeiro lugar, atender às necessidades clínico-cirúrgicas do paciente e familiar, garantindo também a segurança dos outros pacientes, assim como dos profissionais de saúde.

O apoio emocional deve ser fornecido imediatamente à ocorrência de um evento adverso. Pacientes e familiares podem experimentar uma gama de emoções após um evento adverso, quaisquer que sejam as razões para isso. A maioria está preocupada com o que pode ser feito para minimizar a situação e com o que reserva o futuro. A surpresa na ocorrência de um evento adverso pode se transformar em frustração, desconfiança e raiva. Esses sentimentos podem ser intensificados se os pacientes se sentem abandonados ou percebem que os profissionais de saúde não têm empatia ou são evasivos durante o cuidado.

O objetivo é apoiar a recuperação e restaurar a confiança.

Outro ponto importante é o registro do evento adverso em prontuário, uma ferramenta importante para documentar o cuidado atual e para orientar a assistência ao paciente. É também um registro importante caso haja acionamento judicial, muitas vezes meses ou anos após o evento. Deve-se registrar de maneira estruturada a situação clínica, uma vez que ela já existe, as discussões e decisões tomadas sobre investigações, tratamento, consultas e motivos para essas propostas terapêuticas, assim como qualquer e todo o cuidado prestado.

Planejamento do *disclosure* inicial

Assim que garantir que a assistência adequada está sendo prestada ao paciente, devem-se identificar quais serão os profissionais que participarão do *disclosure* inicial e planejar o processo, bem como o que será dito. Esse planejamento ajuda a garantir e a entender os fatos relevantes que foram coletados no momento da ocorrência do evento adverso. Todos os envolvidos no planejamento devem concordar em como, onde e quando o *disclosure* inicial acontecerá.

O *disclosure* inicial deve ocorrer assim que possível. A espera do paciente e da família em receber explicações aumentará o estresse e a ansiedade de todos. Deve-se estar preparado para questionamentos sobre tratamentos alternativos e riscos e benefícios do novo plano terapêutico.

Um ponto importante é limitar a discussão aos fatos reais, e não às possiveis causas do evento, sendo invarialmente posto em questão o porquê de terem ocorrido pelos familiares, porém esteja preparado para questionamentos difíceis, mesmo com evidência de que não conhece as causas, mas que uma investigação ocorrerá e, assim, respostas serão possíveis. Jamais se deve especular ou culpar profissionais.

Dessa maneira, o termo **erro** não deve ser utilizado, pois em muitas situações há confusão em relação às causas do evento ocorrido. A palavra traz forte sentimento de culpa e a falsa conotação de que há um culpado pelo que ocorreu, sendo impróprio antes que todas as causas sejam esgotadas. Um resultado clínico adverso ou evento não significa que houve um erro. Além disso, o uso do termo erro pode ser mal interpretado e traduzir que um cuidado prestado foi inferior ao proposto ou associar a negligência, imperícia ou improdência dos profissionais, o que pode não ser o caso.

Disclosure inicial

O *disclosure* inicial deve se concentrar em fatos que são conhecidos no tempo: o que aconteceu, como isso afetará seu paciente e o que poderia ser feito para corrigir ou limitar os danos, imediatamente.

Deve-se iniciar a conversa com frases que direcionem para o assunto e utilizar linguagem simples, evitando termos médicos ou jargões institucionais. Descreva a situação clínica do paciente atual.

Mesmo que um evento adverso seja inicialmente reconhecido, como e por que o evento ocorreu não são completamente conhecidos nessa primeira fase.

Pode-se expressar simpatia e lamentar o ocorrido e, se possível e indicado, explicar o processo de investigação que será seguido e os prazos que ocorrerão, para diminuir a expectativa do paciente e da família.

É fundamental disponibilizar tempo para perguntas e questionamentos, profissionais para suporte emocional e espiritual, assistente social e suporte jurídico, se necessário. O paciente e a família devem entender que a instituição está trabalhando para solucionar e melhorar as necessidades clínicas do paciente.

Deve-se permitir que o paciente expresse seus sentimentos, reações emocionais, incluindo choro, raiva e silêncio, pois eles são normais e esperados. Não presuma que sabe como o paciente se sente. Nesse momento é de extrema importância que a instituição possa demonstrar preocupação e pesar. É importante que a instituição de saúde demonstre seriedade no enfrentamento da situação.

É importante comunicar o médico responsável pelo cuidado do paciente sobre os acontecimentos recentes e desfecho do *disclosure* inicial.

Análise do que aconteceu

Antes que se faça uma análise completa, é necessário ser cauteloso na conclusão de que um mau resultado clínico é resultante de um evento adverso. A análise pode identificar que o prejuízo realmente resultou da progressão de uma condição clínica. As alterações na condição de um paciente muitas vezes refletem o agravamento do processo da doença ou a condição natural.

Em geral, depois de um resultado clínico imprevisto ou quando ocorre um evento adverso, uma análise adequada e razoável deve ser realizada.

Essa etapa é fundamental no processo de *disclosure*, uma vez que o paciente e sua família querem compreender exatamente o que, como e por que o evento ocorreu.

Disclosure final

A última etapa do processo é denominada "*disclosure* final". Com a análise do evento realizada, a liderança ou os gestores devem determinar quais informações a serem divulgadas. É importante sempre solicitar um parecer do jurídico da instituição antes da realização do *disclosure* final.

Se o que ocorreu com o paciente é resultado da evolução da condição médica existente, uma expressão de preocupação e simpatia é suficiente; se o resultado é em decorrência de um risco de uma investigação ou tratamento que foi informado inicialmente, uma expressão de arrependimento deverá ser expressada. Um pedido de desculpas (com a aceitação de responsabilidade) não deve ser assumido.

Uma das premissas mais importantes, entretanto, no processo de *disclosure* é a de que a instituição de saúde deve expressar genuína preocupação e arrependimento, e segurança, quanto às medidas adequadas para evitar que uma ocorrência semelhante aconteça com outras pessoas. Quando o paciente e a família sentem que o pedido de desculpas ou pesar é sincero, eles se sentem respeitados, cuidados, valorizados, e a confiança passa a ser restaurada. A genuína preocupação de expressar pesar com o bem-estar físico e emocional do paciente/família é essencial, assim como assumir a responsabilidade pelo que aconteceu, caso esteja evidenciada a ocorrência de um evento com falhas no sistema da organização e consequente dano, durante a investigação.

O uso de palavras que expressam responsabilidade legal, como negligência ou culpa, ou referência a não cumprir o tratamento devem ser evitados e não estão incluídos no *disclosure*; os profissionais envolvidos nessa revelação não têm competência legal para responsabilização de forma justa, cabendo à legislação tal determinação.

Quando um hospital ou instituição é responsável em parte ou totalmente pelo que aconteceu, a liderança/administração deve decidir sobre a forma adequada de posicionar-se em nome da organização, de modo que o paciente/família conheça a dimensão da discussão em torno do ocorrido.

Os profissionais de saúde que realizarão o *disclosure* devem ser treinados, tendo melhor capacitação e conhecimentos dos pontos a abordar e quais os momentos em que devem ocorrer. A decisão dos profissionais que participarão do processo deve ser influenciada pelo cenário, tipo do evento adverso, dano causado e pela política institucional, assim como devem ter competências interpessoais fortes, sendo a liderança e os gestores os responsáveis pela realização do *disclosure*.

As instituições de saúde têm algumas preocupações em realizar o *disclosure*, tais como:

- Insegurança em qual a quantidade de informação fornecer, o que compartilhar com o paciente/família
- Incerteza dos fatos clínicos ou da real ocorrência de um evento adverso
- Preocupação de que o paciente ou a família não entenderão o que aconteceu
- Medo de que a verdade sobre o evento possa causar mais dano ao paciente ou família
- Insegurança em relação à continuidade do relacionamento da instituição ou profissionais com o paciente e a família
- Medo de que um pedido de desculpas leve a uma ação judicial
- Insegurança de informar o paciente, sensação de desconforto
- Vergonha e constrangimento sobre a ocorrência do evento
- Falta de compreensão da liderança sobre os benefícios do *disclosure*
- Preocupação com a reputação organizacional.

Por outro lado, a organização deve ter preocupação especial também com os profissionais envolvidos no evento adverso, considerados "*segundas vítimas*" nesse processo. Compreendendo que a falha não é intencional e que o desfecho não foi pretendido, pode-se inferir o grau de apoio e suporte emocional que esses profissionais devem ter. As consequências emocionais variam de pessoa para pessoa, como (Joint Commission Resources, 2004):

- Sentimento de incompetência e isolamento
- Negação e minimização do evento adverso
- Distanciamento emocional
- Culpa em relação ao evento e pelo dano
- Pânico resultando em briga ou reações em brigas
- Sentimento de abandono
- Desejo de contar o ocorrido, porém sem segurança de como realizar
- Sintomas de estresse pós-traumático (reviver o evento, evitar lembranças do evento adverso, ansiedade ou excitação)
- Suicídio.

Uma questão, no entanto, é decisiva: não se pode escolher entre fazer ou não um evento adverso, mas podemos escolher a forma de lidar com eles e suas consequências. Uma instituição de saúde madura, com princípios éticos e humanos claros e cultura de segurança positiva, deverá ser capaz de tomar uma posição nessa escolha.

ESTRATÉGIAS PARA MELHORAR A SEGURANÇA DO PACIENTE

Sabendo desse contexto em relação à segurança do paciente em instituições de saúde e das inúmeras experiências em tratar e mitigar riscos e danos, algumas estratégias são fundamentais para desenvolver um sistema seguro de assistência aos pacientes, sendo sabidamente conhecidas pela sua eficiência na redução de eventos adversos e identificação de barreiras de segurança, quando alinhadas à promoção de uma cultura de segurança. Destacamos aqui algumas dessas estratégias que podem ser implantadas em serviços de saúde a mulheres.

Processos de cirurgia segura

O ambiente cirúrgico é considerado cheio de riscos, e o aumento de cesarianas e cirurgias ginecológicas alerta para a necessidade de estabelecer processos de segurança às pacientes. Cerca de metade de todos os eventos adversos nos hospitais foi associada a um procedimento cirúrgico, sendo 14% deles causados por infecções de feridas e 13% por complicações cirúrgicas (Leape *et al.*, 1991).

O fato de incorporar novos padrões de práticas e tecnologias cirúrgicas pode adicionar novos riscos para os incidentes cirúrgicos nos cuidados de saúde das mulheres.

Retenção de corpo estranho – gazes, compressas, instrumentais cirúrgicos –, fogo cirúrgico, erros de lateralidade, identificação correta do paciente e falha na administração de antibioticoprofilaxia para a prevenção de infecções do sítio cirúrgico são alguns dos incidentes que podem ser evitáveis com a adoção e a execução adequada da Lista de Verificação de Cirurgia Segura da OMS – o *checklist* cirúrgico. Esse *checklist* identifica três fases de um procedimento cirúrgico, cada uma correspondente a um período específico: antes da indução de anestesia, antes da incisão da pele e antes de o paciente sair da sala de operações. Em cada fase, a execução das tarefas deve ser confirmada para que se possa continuar para a próxima. Atualmente, contamos com *checklists* específicos para a obstetrícia, com confirmações sobre idade gestacional, indicação do parto, necessidade de profilaxia com antibióticos, localização placentária normal e necessidades especiais do recém-nascido. Além disso, deve-se checar se a paciente foi inserida em algum protocolo institucional, como sepse, pré-eclâmpsia ou hemorragia. Ao seguir alguns passos críticos, os profissionais de saúde podem minimizar os riscos mais comuns e evitáveis, colocando em risco a vida e o bem-estar dos pacientes cirúrgicos (World Health Organization, 2007b; The Joint Commission, 2009).

Protocolos universais

Protocolos devem ser reconhecidos como guias para o gerenciamento de uma situação clínica ou processo de atendimento que se aplicará à maioria dos pacientes. Segundo um estudo, "a adoção de um plano de manejo específico apropriado para atendimento clínico produz resultados superiores aos alcançados por aplicação aleatória de várias abordagens individualmente equivalentes" (Clark *et al.*, 2013). A padronização diminui a variabilidade de condutas, o que pode garantir um cuidado mais seguro e baseado nas melhores práticas. Quando o cuidado padronizado é usado, a qualidade aumenta, a variação diminui e o custo diminui (Brown *et al.*, 2000; Landon *et al.*, 2003; Darmstadt *et al.*, 2005).

Diretrizes institucionais de diagnóstico, tratamento, condutas e cuidados para a classificação de risco, urgências e emergências hipertensivas, hemorragias, sepse, vigilância fetal intraparto, distocias e reanimações maternas são alguns exemplos de protocolos e *guidelines* que minimamente o serviço de saúde, seja ambulatorial ou hospitalar, precisa definir para garantir a segurança e condutas mais adequadas e assertivas. Ferramentas para identificar deterioração clínica – como o *Modified Early Obstetric Warning System* (MEOWS) – são essenciais para a continuidade do cuidado e para mitigar atrasos nas condutas diante de complicações.

O processo para desenvolver protocolos deve ser colaborativo, inclusivo e envolver, além dos médicos ginecologistas-obstetras, toda a equipe multidisciplinar que atua na assistência às pacientes (American College of Obstetricians and Gynecologists, 2017).

Times de resposta rápida

A partir da inclusão na Campanha 100.000 Vidas do Institute for Healthcare Improvement (IHI), em 2005, os times de resposta rápida (TRR) se tornaram uma alternativa de atuação quanto à segurança do paciente amplamente utilizada.

Esses times são formados por profissionais altamente treinados e são acionados quando o paciente demonstra sinais de deterioração clínica iminente, para avaliar e tratar imediatamente o paciente a fim de manejar complicações agudas e prevenir desfechos desfavoráveis por atraso nas medidas. Os acionamentos, na maioria das vezes, se dão por critérios preestabelecidos, baseados principalmente em alterações de sinais vitais, níveis de consciência e até pela preocupação da equipe em relação ao seu estado geral, e podem ser por meio da equipe assistencial à beira do leito, sistemas de monitoramento automáticos *track-and-trigger* e até mesmo por pacientes e familiares (Agency for Healthcare Research and Quality, s/d).

Publicações sobre TRRs descreveram melhorias significativas nos resultados clínicos, indicando redução de paradas cardíacas inesperadas em pacientes, por exemplo, podendo contribuir para a detecção de problemas subjacentes de segurança do paciente nas instituições (Stumpf, 2008).

Segurança na cadeia terapêutica medicamentosa

Erros de medicação estão entre as principais causas de incidentes com danos aos pacientes e, segundo estudo nos EUA, cada paciente internado em hospital está sujeito a um erro de medicação por dia, sendo registrados ao menos 400 mil eventos adversos evitáveis relacionados a medicamentos ao ano (Aspden *et al.*, 2007), sendo esses erros os responsáveis por mais de 7 mil mortes (Ferracini, 2005). Nesse sentido, devem-se incluir estratégias como a padronização de processos, a educação permanente, o acompanhamento das práticas profissionais em todas as etapas do processo que envolve o medicamento e o uso de recursos de tecnologia da informação (Flynn *et al.*, 2003).

Os sistemas eletrônicos para registros de informações importantes dos pacientes (estima-se que quase metade de todos os erros de medicação pode estar associada ao prescrito que não possui informações pertinentes sobre o paciente ou medicação no momento da prescrição) demonstraram reduzir os erros de medicamentos e facilitam prescrição, monitoramento e rastreamento (Bates *et al.*, 1998). No caso da obstetrícia, por exemplo, que envolve medicamentos de alto risco, como ocitocina, metergotamina e sulfato de magnésio, barreiras eletrônicas para a prescrição e administração específicas podem ser extremamente úteis para um processo mais seguro. Os sistemas clínicos de apoio à decisão podem dar ao prescritor acesso a informações clínicas oportunas, incluindo características do paciente (como alergias a medicamentos), dados clínicos recentes (como peso ou pressão arterial), resultados laboratoriais recentes e informações relevantes sobre as indicações da medicação, contraindicações, possíveis interações considerações de dosagem, o que pode reduzir o risco de erros nessa cadeia medicamentosa (Stumpf, 2008; The Joint Commission, 2004).

Comunicação efetiva

Segundo a análise de eventos sentinelas da *Joint Commission*, quase dois terços dos eventos envolveram a falha de comunicação como uma causa raiz (Agency for Healthcare Research and Quality, s/d). Treinamentos sobre técnicas de comunicação são cada vez mais fundamentais para fortalecer a segurança do paciente (American College of Obstetricians and Gynecologists, 2009). Uma das principais ferramentas de comunicação utilizadas é o SBAR – Situação, Antecedentes, Avaliação e

Recomendação ou Solicitação. É um sistema estruturado para comunicar informações críticas de forma clara e eficiente. Ele permite aos profissionais fornecer informações sobre o que está acontecendo com o paciente, quais são os antecedentes clínicos, o que eles acreditam ser o problema atual e as ações que eles solicitariam/recomendariam para serem executadas (Baker *et al.*, 2006).

Maior conscientização sobre a importância de uma comunicação clara entre todos os membros da equipe de cuidados de saúde e treinamentos nesse escopo são fortemente recomendados pela ACOG, que acredita que pode aumentar de forma mensurável a segurança dos cuidados prestados pelos obstetras-ginecologistas (American College of Obstetricians and Gynecologists, 2009).

Trabalho em equipe

Equipes efetivas e trabalho em equipe são elementos cruciais para o sucesso em qualquer empresa que envolva mais de um indivíduo. Organizações de alta confiabilidade (OAC) operam em ambientes complexos e perigosos, com poucos erros durante longos períodos de tempo, tendo como característica-chave o foco no trabalho em equipe, sendo, por esses motivos, exemplo seguido por diversas organizações de saúde (Baker *et al.*, 2006).

Atualmente, o modelo de trabalho individualista é predominante, necessitando de transformação em parceria colaborativa baseada no trabalho em equipe, que produzirá cuidados mais eficientes, no tempo adequado, de alta qualidade e centrados no paciente.

A definição mais aceita para equipe consiste em dois ou mais indivíduos reunidos por uma organização que estão trabalhando ou interagindo em um ou mais objetivos comuns e a eles são atribuídos diferentes papéis e responsabilidades, incorporados em um ambiente mais amplo de tarefas (Cooke e Hilton, 2015).

As equipes com uma compreensão compartilhada dos seus objetivos e definição clara dos papéis dos membros são mais efetivas e permitem o desenvolvimento das várias habilidades existentes, além de reduzir esforços redundantes. A coesão da equipe e os baixos níveis de conflito são fundamentais para o desempenho da equipe, resultando em confiança entre os membros da equipe e facilitando o engajamento nas tarefas (King *et al.*, 2008).

Crew Resource Management

O trabalho em equipe é a unidade base que melhorará os cuidados de saúde e a segurança do paciente. O exemplo mais fácil de citar e o modelo mais seguido para o treinamento de equipes é o da aviação comercial. A aviação adotou o modelo de treinamento de equipe conhecido como *Crew Resource Management* (CRM). O CRM foi definido como contramedidas de erro que são empregadas para evitar erros, erradicar erros cometidos e mitigar as consequências do erro. O CRM foi uma resposta da indústria da aviação a um número alarmante de acidentes fatais com objetivo de mudar a cultura da indústria da aviação de uma cultura individualista centrada em piloto para uma que abraçasse o conceito de segurança da equipe. Não mais toda a direção e monitoramento se concentravam em um indivíduo, mas toda a equipe era responsável pela operação segura da aeronave (Helmreich *et al.*, 1999).

A medicina pode aprender com a experiência da aviação na implementação do CRM e no desafio de mudar as atitudes e o comportamento. O treinamento em equipe como definido pelos princípios do CRM foi defendido como um possível meio de reduzir erros médicos e melhorar a segurança do paciente (Pedreira, 2009). Esses princípios foram aplicados a uma ampla gama de especialidades médicas e locais dentro dos hospitais, incluindo a unidade de terapia intensiva, a sala de operações, o departamento de emergência e o centro obstétrico (Salas *et al.*, 2006).

O CRM utilizou a simulação de equipe completa para avaliar o desempenho da equipe, em particular, a consciência situacional, a metacognição dos modelos mentais compartilhados dos membros da equipe e a eficiência do gerenciamento de recursos. Essas são todas as características das equipes funcionais. Outro aspecto do CRM é que ele progride em três fases. A primeira fase é a doutrinação e a conscientização, caracterizadas pelo desenvolvimento de uma visão compartilhada para operações seguras, vocabulário compartilhado e expectativas compartilhadas para interação pessoal e tomada de decisão. A segunda fase é caracterizada por treinamento recorrente. Não importa o quão bem executado seja o doutrinamento, o reforço contínuo e a prática são uma chave para o treinamento bem-sucedido. A terceira fase é um reforço contínuo que se caracteriza pela focagem em conceitos de CRM fora do ambiente de treinamento (Dunn *et al.*, 2007).

O sucesso do CRM na aviação viu sua adaptação aos cuidados de saúde sob a forma de treinamento de equipe médica. O método de treinamento em equipe mais comumente discutido em cuidados de saúde são estratégias e ferramentas de equipe e para melhorar o desempenho e a segurança do paciente (TeamSTEPPS™). Tem a aplicação mais ampla dos vários programas que existem, porque não se baseia em nenhuma disciplina de cuidados de saúde, mas é direcionado a conceitos de equipe em geral. As principais áreas de foco estão evidenciadas na Tabela 108.1.

Após essa discussão, é fácil entender como os profissionais médicos podem ter dificuldades para trabalhar em equipe sem o treinamento adequado. As funções geralmente não são bem definidas e, muito embora os indivíduos compartilhem metas comuns, como a melhor saúde possível de mães e bebês, o plano de cuidados nem sempre é articulado e compartilhado com todos os membros envolvidos no atendimento (Burden *et al.*, 2013; Deering e Rowland, 2013).

Mudar para uma cultura de trabalho em equipe e praticar esses novos conceitos requer liderança forte, além de meios para financiar a iniciativa e trabalho árduo para treinar e sustentar as mudanças. Também requer perseverança, pois atingir a mudança cultural pode será uma longa jornada.

Papel da simulação realística

Emergências obstétricas são um cenário ideal para o uso de simulação realística para treinamento, pois ocorrem frequentemente, são de alto risco e exigem rápidas avaliação e conduta dos profissionais. Treinamento com simulação vem sendo bem utilizado para diversas condições como: distocia do ombro, hemorragia pós-parto, parada cardíaca materna, eclâmpsia e prolapso do cordão umbilical e, mais recentemente, expandindo para as habilidades em ultrassom obstétrico, procedimentos laparoscópicos, amostragem de vilosidades coriônicas e aminiocentese, também com bom resultados (Xyrichis e Ream, 2008; Andreatta e Marzano, 2012; Wax *et al.*, 2012; Gala *et al.*, 2013).

Saindo do escopo do indivíduo, a simulação pode ainda ser utilizada como importante ferramenta no treinamento das equipes no atendimento ao paciente. Em obstetrícia, o trabalho de

Tabela 108.1 Visão geral do trabalho em equipe: qualidade e segurança do paciente.

Trabalho em equipe	Definições e exemplos de ações
Liderança	Capacidade de dirigir e coordenar as atividades de outros membros da equipe, avaliar o desempenho, atribuir tarefas, motivar os membros, planejar e organizar e estabelecer uma atmosfera positiva Exemplos: Facilitando a resolução de problemas, fornecendo expectativas de desempenho, esclarecendo as funções, participando em reuniões preparatórias e sessões de *feedback*
Monitoramento do desempenho mútuo	A capacidade de desenvolver entendimentos comuns do ambiente e aplicar estratégias para monitorar com precisão o desempenho da equipe Exemplos: Identificando erros e falhas nas ações, fornecendo comentários sobre as ações dos membros da equipe, a fim de facilitar a autocorreção
Comportamento de *backup*	Capacidade de antecipar as necessidades de outros membros da equipe por meio do conhecimento exato de suas responsabilidades. Capacidade de mudar a carga de trabalho entre os membros para alcançar o equilíbrio durante períodos de alta carga de trabalho ou pressão
Adaptabilidade	Capacidade de ajustar estratégias baseadas em informações coletadas alterando um curso de ação ou repertório da equipe em resposta a mudanças do cenário Exemplos: Identificando as pistas de uma mudança, atribuindo significado e desenvolvendo um novo plano. Identificando oportunidades de melhoria para práticas habituais
Orientação de equipe/coletiva	Propensão de ter em consideração o comportamento de outros durante a interação grupal e a crença na importância das metas da equipe em relação aos objetivos de cada membro Exemplos: Levando em consideração as soluções alternativas fornecidas pelos colegas. Aumento do envolvimento de tarefas, compartilhamento de informações, estratégias e definição de objetivos participativos
Modelos mentais compartilhados	Uma estrutura de conhecimento organizacional das relações entre a tarefa em que a equipe está envolvida e como os membros da equipe irão interagir Exemplos: Antecipando as necessidades do outro. Identificando mudanças na equipe, tarefa ou companheiros de equipe e ajustando as estratégias de forma implícita, conforme necessário
Confiança mútua	A crença compartilhada de que os membros da equipe desempenharão seus papéis e protegerão os interesses de seus companheiros de equipe Exemplos: Compartilhamento de informações. Disposição para admitir erros e aceitar comentários
Comunicação em circuito fechado	A troca de informações entre um remetente e um receptor, independentemente do meio Exemplos: Acompanhar os membros da equipe para garantir que a mensagem foi recebida. Certificando com o remetente da mensagem que a mensagem recebida é a mesma que a mensagem pretendida enviada

Traduzida de: King *et al.*, 2008.

parto e o nascimento do recém-nascido envolvem múltiplas profissões e especialidades, sendo fundamental o trabalho em equipe para oferecer cuidados seguros. O trabalho em equipe requer "colaboração interdependente, comunicação aberta e tomada de decisão compartilhada" (Guise *et al.*, 2008). Para que a comunicação seja efetiva, ela deve ser completa, clara, breve e no tempo adequado, assumindo diferentes metodologias e estratégias para a resolução de problemas de acordo com a situação clínica. Portanto, os programas de treinamento devem abordar as necessidades situacionais de cada equipe (Guise *et al.*, 2008; Guise e Mladenovic, 2013). Equipes treinadas com simulação baseadas no CRM performaram significativamente melhor, utilizando com maior frequência procedimentos predefinidos para gerenciar diferentes situações clínicas com sucesso (Preston *et al.*, 2011).

A simulação *in situ*, que é totalmente integrada a "operações clínicas, pessoas, informações, tecnologia e sistemas", é uma ferramenta pela qual os serviços de saúde podem ser testados e melhorados com menor risco, sendo capazes de identificar erros individuais, de equipe e erros sistêmicos que poderiam comprometer a sobrevivência do paciente. Assim, a simulação é valiosa para testar "sistemas e serviços existentes e novos, ao mesmo tempo que construiu equipes, reforçando as habilidades dos fatores humanos, melhorando as comunicações e produzindo atendimento ao paciente de alta qualidade" (Phipps *et al.*, 2012).

Embora os eventos sentinelas proporcionem o ímpeto para treinamento, é preferível ser mais proativo, com a estratégia de treinamento de saúde envolvendo simulação, antes que esses eventos ocorram. Proporcionar incentivos para que a equipe participe, encontrar o tempo e os fundos para pagar o treinamento de simulação são também desafios para os serviços de saúde, ressaltando que muito provavelmente essas despesas resultem em saldo positivo, à medida que a segurança do paciente aumenta e ocorre redução de eventos adversos, com consequente redução de perdas judiciais (Phipps *et al.*, 2012).

Inteligência artificial na saúde

A inteligência artificial (IA) tem desempenhado um papel significativo na transformação da área da saúde, promovendo avanços notáveis no diagnóstico e no tratamento de doenças. Esse impacto positivo se manifesta de diversas maneiras. Em primeiro lugar, a IA tem a capacidade de analisar grandes volumes de dados médicos com extremas rapidez e precisão. Isso permite aos profissionais da saúde acessarem informações detalhadas sobre históricos médicos, terapias bem-sucedidas e diretrizes clínicas, auxiliando na tomada de decisões embasadas em evidências (Oliveira, 2024). Na obstetrícia, podemos utilizar a IA de diversas maneiras, com a finalidade de auxiliar na assistência materna. Temos como exemplos: protocolos automatizados antitrombose, em que o sistema analisa informações do prontuário e fornecidas pelo médico e sugere uma prevenção antitrombótica; e o protocolo automatizado de pré-eclâmpsia, no qual o sistema avalia a última pressão arterial aferida, os resultados dos exames coletados e os sinais clínicos inseridos pelo médico, sugerindo a melhor assistência no caso e até a dose do sulfato de magnésio, caso seja indicado.

MÉTRICAS DE QUALIDADE EM OBSTETRÍCIA

Como diria William Edwards Deming, tido por muitos como o pai da "Qualidade" em engenharia de produção: "Não se gerencia o que não se mede, não se mede o que não se define, não se define o que não se entende e não há sucesso no que não se gerencia", é importante estabelecermos métricas para o acompanhamento da prática obstétrica em maternidades, não apenas para o gerenciamento interno, mas também para divulgação e comparação entre os serviços, de tal modo que haja difusão das melhores práticas entre os mais diversos serviços.

Para sistematizar, recomendamos dividir os indicadores em dois pacotes: um sobre a prática assistencial da obstetrícia como especialidade e outro sobre a segurança assistencial.

Exemplos de pacote de indicadores sobre prática assistencial obstétrica:

- Taxa de parto cesáreo global
- Taxa de parto vaginal entre Robson (Kohn *et al.*, 2000; Reason, 2000; Pedreira, 2006; 2009)
- Taxa de cesárea eletiva entre 37 e 38 semanas e 6 dias
- Taxa de episiotomia
- Taxa de aleitamento na sala de parto
- Taxa de parto vaginal com paciente verticalizada
- Taxa de parto vaginal operatório.

Exemplo de pacote de indicadores sobre segurança assistencial em obstetrícia:

- Coeficiente de morte materna
- Índice de severidade materna (Souza *et al.*, 2012)
- Taxa de retorno à sala de cirurgia após o parto
- Taxa de transfusão sanguínea materna (sem indicação prévia)
- Taxa de trauma fetal
- Taxa de Apgar < 7 no 5º minuto
- Taxa de acidemia metabólica ou mista profunda (pH < 7,0) em sangue arterial de cordão umbilical, excluindo parto < 37 semanas
- Taxa de admissão de recém-nascidos > 2,5 kg em UTI neonatal, excluindo malformados.

É fundamental usar esses indicadores para comparação com taxas padronizadas locais e até mesmo internacionais. Porém, é de grande importância também o acompanhamento interno e temporal de cada serviço de saúde. Assim, é possível identificar o resultado de melhorias implementadas, assim como identificar pontos de melhoria que exigem ação.

Escala de Robson

Um dos mais importantes indicadores em obstetrícia, além dos clássicos (coeficiente de morte materna, mortalidade neonatal precoce, taxa de prematuridade etc.) é a classificação de Robson (2001) para cesariana. Ela compreende 10 categorias de cesariana, e, a partir dessa classificação, pode-se empreender esforços para a redução desse tipo de parto (Tabela 108.2).

A partir dessa classificação, podemos ter a taxa de parto vaginal na maternidade das pacientes classificadas nas categorias Robson 1 a 4, população em que se espera maior taxa de parto vaginal e em que se pode atuar com melhores resultados de redução de cesáreas quando são feitas sem indicação adequada.

Tabela 108.2 Classificação de Robson.

Grupo	Descrição
Grupo 1	Nulíparas com feto único, cefálico, a termo, em trabalho de parto espontâneo
Grupo 2	Nulíparas com feto único, cefálico, a termo, cujo parto é induzido, ou que são submetidas à cesárea antes do trabalho de parto
Grupo 3	Pacientes que já tiveram um ou mais partos, sem cesárea anterior, com feto único, cefálico, a termo, em trabalho de parto espontâneo
Grupo 4	Pacientes que já tiveram um ou mais partos, sem cesárea anterior, feto único, cefálico, a termo, cujo parto é induzido, ou que são submetidas à cesárea antes do trabalho de parto
Grupo 5	Pacientes que já tiveram um ou mais partos, com cesárea anterior, feto único, cefálico, a termo
Grupo 6	Nulíparas com feto único, pélvico
Grupo 7	Pacientes que já tiveram um ou mais partos, com ou sem cesárea anterior, pélvico
Grupo 8	Todas as pacientes com gestação múltipla
Grupo 9	Todas as pacientes com feto em apresentação transversa
Grupo 10	Todas as pacientes com feto cefálico, único, com ou sem parto anterior (incluindo cesárea), prematuros

SEGURANÇA E PREVENÇÃO DE SUICÍDIO

A saúde mental é uma preocupação que está crescendo nos últimos anos, e a segurança em saúde e a prevenção ao suicídio têm ganhado importância crescente. Isso porque o suicídio dentro do hospital é um evento sentinela, que nunca deve ocorrer e que pode ser evitável.

A incidência de suicídios é maior em pacientes com patologias psiquiátricas, sendo estimada em 3,2 a cada 100 mil admissões hospitalares (Williams *et al.*, 2018). Sendo assim, para a prevenção, identificar pacientes de maior risco é fundamental.

Para isso, a aplicação de escalas validadas é a melhor estratégia. A escolha vai depender muito do público-alvo de cada instituição. Além disso, sensibilizar todos os colaboradores a entender a gravidade do problema, assim como a ser capazes de identificar situações de risco e agir de maneira assertiva, é fundamental. Existem estratégias eficazes e validadas para tal, como a *Ask Suicide-Screening Questions* (ASQ), disponível no *site* do National Institute for Mental Health (NIMH) (The Joint Commission, 2020).

CONSIDERAÇÕES FINAIS

As organizações de saúde têm por responsabilidade oferecer um cuidado cada vez mais seguro e confiável aos pacientes. Esse propósito se apresenta como um grande desafio, pois depende da construção de uma cultura justa que promova a cultura de segurança.

É preciso entender que os cuidados prestados devem estar centrados nas pessoas. O paciente está no centro do contexto, mas o profissional da saúde também necessita de cuidados. A visão sistêmica do atendimento dessas necessidades é a base para o crescimento do cuidado seguro.

É fundamental estabelecer a segurança psicológica para garantir que a meta de dano zero seja o propósito de todos os profissionais. Envolver o paciente e a família na gestão do cuidado também fortalece as bases para o cuidado seguro. Diante dessas premissas, as instituições necessitam desenvolver um planejamento estratégico para que a mudança aconteça em nível sistêmico. Projetos isolados de melhoria podem ajudar, mas não alcançarão o objetivo maior.

É fundamental que os esforços estejam claros e direcionados em todos os níveis de cuidado. A assistência segura à gestante traz desafios importantes. Apesar de ser considerado um processo fisiológico, identificamos vários pontos de riscos nessa trajetória. Esses riscos devem ser trabalhados com estratégias consistentes para que a mãe e o recém-nascido possam receber uma assistência segura e sem danos.

REFERÊNCIAS BIBLIOGRÁFICAS

AGENCY FOR HEALTHCARE RESEARCH AND QUALITY. TeamSTEPPS™: national implementation. Disponível em: http://teamstepps.ahrq.gov/index.htm. Acesso em: 30 jul. 2009.

AMERICAN COLLEGE OF OBSTETRICIANS AND GYNECOLOGISTS (ACOG). *Clinical Guidelines and Standardization of Practice to Improve Outcomes* (Replaces Committee Opinion 526). Washington: ACOG, 2017.

AMERICAN COLLEGE OF OBSTETRICIANS AND GYNECOLOGISTS (ACOG). *Patient safety in obstetrics and gynecology*. ACOG Committee Opinion No. 447. *Obstetrics and Gynecology*, v. 114, p. 1424-1427, 2009.

AMERICAN SOCIETY FOR HEALTHCARE RISK MANAGEMENT (ASHRM). *Enterprise Risk Management*. Chicago: ASHRM, 2005. Disponível em: http://www.ashrm.org/ashrm/education/development/monographs/ERMmonograph.pdf.

ANDREATTA, P.; MARZANO, D. Healthcare management strategies. *Current Opinion in Obstetrics and Gynecology*, v. 24, n. 6, p. 445-452, 2012.

ASEFZADEH, S.; YARMOHAMMADIAN, M. H.; NIKPEY, A. *et al.* Clinical risk assessment in intensive care unit. *International Journal of Preventive Medicine*, v. 4, n. 5, p. 592-598, 2013.

ASPDEN, P.; WOLCOTT, J.; BOOTMAN, J. L. *et al.* (eds.). *Preventing medication errors*. Washington: The National Academies Press, 2007. 544 p. (Quality Chasm Series.)

ASSOCIAÇÃO BRASILEIRA DE NORMAS TÉCNICAS (ABNT). *Gestão de riscos* – princípios e diretrizes ABNT NBR ISO 31000. Rio de Janeiro: ABNT, 2009.

BAKER, D.; DAY, R.; SALAS, E. Teamwork as an essential component of high-reliability organizations. *Health Services Research*, v. 41, n. 4, pt. 2, p. 1576-1598, 2006.

BATES, D. W.; LEAPE, L.; CULLEN, D. J. *et al.* Effect of computerized physician order entry and a team intervention on prevention of serious medication errors. *Journal of the American Medical Association*, v. 280, p. 1311-1316, 1998.

BRASIL. Ministério da Saúde do Brasil – Fiocruz. *Programa Nacional de Segurança do Paciente*. Rio de Janeiro: Ministério da Saúde, Fiocruz, 2013. Disponível em: http://portal.fiocruz.br/pt-br/content/programa-nacional-de-segurança-do-paciente-lança-normas-e-guias-para-atendimento-hospitalar. Acesso em: 2 abr. 2017.

BRASIL. Ministério da Saúde do Brasil – Fiocruz; Agência Nacional de Vigilância Sanitária. *Documento de referência para o Programa Nacional de Segurança do Paciente*. Brasília: Agência Nacional de Vigilância Sanitária, 2014.

BROWN, G. C.; BROWN, M. M.; SHARMA, S. Health care in the 21st century: evidence-based medicine, patient preference-based quality, and cost effectiveness. *Quality Management in Healthcare*, v. 9, n. 1, p. 23-31, 2000.

BURDEN, C.; PRESHAW, J.; WHITE, P. *et al.* Usability of virtual-reality simulation training in obstetric ultrasonography: a prospective cohort study. *Ultrasound in Obstetrics & Gynecology*, v. 42, n. 2, p. 213-217, 2013.

CLARK, S. L.; NAGEOTTE, M. P.; GARITE, T. J. *et al.* Intrapartum management of category II fetal heart rate tracings: towards standardization of care. *American Journal of Obstetrics & Gynecology*, v. 209, n. 2, p. 89-97, 2013.

COOKE, N. J.; HILTON M. L. *Enhancing the Effectiveness of Team Science*. Washington: National Academies Press Washington, 2015.

COUTO, R. C.; PEDROSA, T. M. G.; ROBERTO, B. A. D. R. *et al. Anuário da Segurança Assistencial Hospitalar no Brasil*. Belo Horizonte: Instituto de Estudos de Saúde Suplementar (IESS), Faculdade de Medicina da Universidade Federal de Minas Gerais (UFMG), 2016.

DADIZ, R.; WEINSCHREIDER, J.; SCHRIEFER, J. *et al.* Interdisciplinary simulation-based training to improve delivery room communication. *Simulation in Healthcare*, v. 8, n. 5, p. 279-291, 2013.

DARMSTADT, G. L.; BHUTTA, Z. A.; COUSENS, S. *et al.* Evidence-based, cost-effective interventions: how many newborn babies can we save? Lancet Neonatal Survival Steering Team. *Lancet*, v. 365, p. 977-988, 2005.

DEERING, S.; JOHNSTON, L. C.; COLACCHIO, K. Multidisciplinary teamwork and communication training. *Seminars in Perinatology*, v. 35, p. 89-96, 2011.

DEERING, S.; ROWLAND, J. Obstetric emergency simulation. *Seminars in Perinatology*, v. 37, n. 3, p. 179-188, 2013.

DEPARTAMENT OF VETERANS AFFAIRS. *Handbook*: disclosure of adverse events to patients. Washington: Department of Veterans Affairs, 2012.

DUNN, E. J.; MILLS, P. D.; NEILY, J. *et al.* Medical team training: applying crew resource management in the Veterans Health Administration. *The Joint Commission Journal on Quality and Patient Safety*, v. 33, n. 6, p. 317-325, 2007.

FERRACINI, F. T. Estrutura organizacional. *In*: FERRACINI, F. T.; FILHO, W. M. *Prática farmacêutica no ambiente hospitalar*: do planejamento à realização. São Paulo: Atheneu, 2005.

FLYNN, E. A.; BARKER, K. N.; CARNAHAN, B. J. National observational study of prescription dispensing accuracy and safety in 50 pharmacies. *Journal of the American Pharmaceutical Association*, v. 43, n. 2, p. 191-200, 2003.

GALA, R.; OREJUELA, F.; GERTEN, K. *et al.* Effect of validated skills simulation on operating room performance in obstetrics and gynecology residents. *Obstetrics & Gynecology*, v. 121, p. 578-584, 2013.

GOMES, A. Q. F. *Iniciativas para segurança do paciente difundidas pela Internet por organizações internacionais*: estudo exploratório. 2008. Dissertação (Mestrado em Ciências – Saúde Pública) – Ministério da Saúde, Fiocruz – Fundação Oswaldo Cruz Rio de Janeiro, Rio de Janeiro, 2008.

GUISE, J-M.; DEERING, S. H.; KANKI, B. G. *et al.* Validation of a tool to measure and promote clinical teamwork. *Simulation in Healthcare*, v. 3, n. 4, p. 217-223, 2008.

GUISE, J-M.; MLADENOVIC, J. In situ simulation: identification of systems issues. *Seminars in Perinatology*, v. 37, n. 3, p. 161-165, 2013.

HEALTH SERVICE EXECUTIVE. State Claims Agency. *Open disclosure*: national guideline – communicating with service users and their families following adverse events in healthcare. Donegal, Irlanda: Health Service Executive, 2013. Disponível em: http://www.hse.ie/opendisclosure/. Acesso em: 10 out. 2016.

HELMREICH, R. L.; MERRITT, A. C.; WILHELM, J. A. The evolution of crew resource management training in commercial aviation. *The International Journal of Aviation Psychology*, v. 9, p. 19-32, 1999.

INTERNATIONAL CONFERENCE ON HARMONISATION (ICH). *ICH Harmonised Tripartite Guideline*: quality risk management Q9. Genebra: ICH, 2005. Disponível em: http://www.ich.org/products/guidelines/quality/quality-single/article/quality-risk-management.html. Acesso em: 30 jan. 2016.

JOINT COMMISSION RESOURCES: Special report. 2005 Joint Commission National Patient Safety Goals: Practical strategies and helpful solutions for meeting these goals. *Joint Commission Perspectives on Patient Safety*, v. 4, n. 9, p. 1-16, 2004.

KING, H. B.; BATTLES, J.; BAKER, D. P. *et al.* TeamSTEPPS™: team strategies and tools to enhance performance and patient safety. *In*: HENRIKSEN, K.; BATTLES, J. B.; KEYES, M. A. *et al.* (eds.). *Advances in patient safety*: new directions and alternative approaches. Rockville: Agency for Healthcare Research and Quality (U.S.), 2008. (Volv. 3: Performance and tools). Disponível em: https://www.ncbi.nlm.nih.gov/books/NBK43686. Acesso em: 20 jan. 2018.

KOHN, L. T.; CORRIGAN, J. M.; DONALDSON, M. S. *To err is human*: building a safer health system. Washington: National Academy Press, 2000.

LANDON, B. E.; NORWOOD, S. L.; BLUMENTHAL, D. *et al.* Physician clinical performance assessment: prospects and barriers. *Journal of the American Medical Association*, v. 290, n. 9, p. 1183-1189, 2003.

LEAPE, L. L.; BRENNAN, T. A.; LAIRD, N. M. *et al.* The nature of adverse events in hospitalized patients: results from the Harvard Medical Practice Study II. *New England Journal of Medicine*, v. 324, p. 377-384, 1991.

LYU, H.; COOPER, M.; PATEL, K. *et al.* Prevalence and data transparency of national clinical registries in the United States. *Journal for Healthcare Quality*, v. 38, n. 4, p. 223-234, 2016.

MOREY, J. C.; SIMAON, R.; JAY, G. D. *et al.* Error reduction and performance improvement in the emergency department through formal teamwork training: evaluation results of the MedTeams project. *Health Services Research*, v. 37, p. 1553-1581, 2002.

OLIVEIRA, A. N. O impacto da inteligência artificial na melhoria do diagnóstico e tratamento de doenças na área da saúde. *Revista Tópicos*, v. 2, n. 7, 2024.

OLIVEIRA, R. M.; LEITÃO, I. M. T. A.; SILVA, L. M. S. *et al.* Estratégias para promover segurança do paciente: da identificação dos riscos às práticas baseadas em evidências. *Escola Anna Nery*, v. 18, n. 1, p. 122-129, 2014.

OREGON PATIENT SAFETY COMMISSION. *Oregon Adverse Event Disclosure Guide*: a resource for physicians and healthcare organizations. Portland: Oregon Patient Safety Commission, 2012.

PEDREIRA, M. L. G. Enfermagem para segurança do paciente. *In*: PEDREIRA, M. L. G.; HARADA, M. J. C. S. *Enfermagem dia a dia*: segurança do paciente. São Caetano do Sul: Yendis Editora, 2009. p. 23-32.

PEDREIRA, M. L. G. Errar é humano: estratégias para a busca da segurança do paciente. *In*: HARADA, M. J. C. S. *et al. O erro humano e a segurança do paciente*. São Paulo: Editora Atheneu, 2006. p. 1-18.

PEDREIRA, M. L. G. Erro humano no sistema de saúde. *In*: PEDREIRA, M. L. G.; HARADA, M. J. C. S. *Enfermagem dia a dia*: segurança do paciente. São Caetano do Sul: Yendis Editora, 2009. p. 3-20.

PHIPPS, M. G.; LINDQUIST, D. G.; MCCONAUGHEY, E. *et al.* Outcomes from a labor and delivery team training program with simulation component. *American Journal of Obstetrics and Gynecology*, v. 206, n. 1, p. 3-9, 2012.

PRESTON, P.; LOPEZ, C.; CORBETT, N. How to integrate findings from simulation exercises to improve obstetrics care in the institution. *Seminars in Perinatology*, v. 35, n. 2, p. 84-88, 2011.

REASON, J. Human error: models and management. *British Medical Journal*, v. 320, n. 7237, p. 768-770, 2000.

ROBSON, M. S. Classification of caesarean sections. *Fetal and Maternal Medicine Review*, v. 12, n. 1, p. 23-39, 2001.

SALAS, E.; WILSON, K. A.; BURKE, C. S. *et al.* Does crew resource management training work? An update, an extension, and some critical needs. *Human Factors*, v. 48, p. 392-412, 2006.

SOUZA, J. P.; CECATTI, J. G.; HADDAD, S. M. *et al.* The WHO maternal near-miss approach and the maternal severity index model (MSI): tools for assessing the management of severe maternal morbidity. *PLoS One*, v. 7, n. 8, 2012. Errata em: *PLoS One*, v. 8, n. 11, 2013.

STUMPF, P. G. Practical solutions to improve safety in the obstetrics/gynecology office setting and in the operating room. *Obstetrics and Gynecology Clinics of North America*, v. 35, n. 1, p. 19-35, 2008.

THE CANADIAN MEDICAL PROTECTIVE ASSOCIATION. *Communicating with your patient about harm*. Disclosure of adverse events. Ottawa: Canadian Patient Safety Institute, 2008. Disponível em: www.cmpa-acpm.ca. Acesso em: 30 jan. 2016.

THE JOINT COMMISSION. *Preventing infant death and injury during delivery*. Sentinel Event Alert Issue No. 30. Oakbrook Terrace: Joint Commission, 2004. Disponível em: http://www.jointcommission.org/SentinelEvents/SentinelEventAlert/sea_30.htm. Acesso em: 12 jun. 2009.

THE JOINT COMMISSION. *Suicide Prevention Resources to support Joint Commission Accredited organizations implementation of NPSG 15.01.01, revised July, 2020*. Oakbrook Terrace: The Joint Commission, 2020.

THE JOINT COMMISSION. *Universal protocol for preventing wrong site, wrong person surgery*. Oakbrook Terrace: The Joint Commission, 2009. Disponível em: http://www.jointcommission.org/PatientSafety/UniversalProtocol. Acesso em: 10 jun. 2009.

WACHTER, R. M. Why diagnostic errors don't get any respect – and what can be done about them. *Health Affairs*, v. 29, n. 9, p. 1605-1610, 2010. Disponível em: https://pubmed.ncbi.nlm.nih.gov/20820015/. Acesso em: 30 jan. 2016.

WAX, J. R.; CARTIN, A.; PINETTE, M. G. The birds and the beans a low-fidelity simulator for chorionic villus sampling skill acquisition. *Journal of Ultrasound in Medicine*, v. 31, n. 8, p. 1271-1275, 2012.

WILLIAMS, S. C.; SCHMALTZ, S. P.; CASTRO, G. M. *et al.* Incidence and method of suicide in hospitals in the United States. *The Joint Commission Journal on Quality and Patient Safety*, v. 44, n. 11, p. 643-650, 2018.

WORLD HEALTH ORGANIZATION. Patient Safety Solutions Preamble – May 2007. WHO: Geneva, 2007a. Disponível em: http://www.who.int/patientsafety/solutions/patientsafety/Preamble.pdf. Acesso em: 2 abr. 2017.

WORLD HEALTH ORGANIZATION. *WHO surgical safety checklist and implementation manual*. World Alliance for Patient Safety. Geneva: WHO, 2007b.

XYRICHIS, A.; REAM, E. Teamwork: a concept analysis. *Journal of advanced nursing*, v. 61, n. 2, p. 232-241, 2008.

CAPÍTULO **109**

Cirurgia de Esterilização Feminina: Aspectos Ético-legais

Lia Cruz Vaz da Costa Damásio • Roseli Mieko Yamamoto Nomura

INTRODUÇÃO

No Brasil, a cirurgia de esterilização feminina é normatizada, principalmente pela Lei do Planejamento Familiar, a Lei nº 9.263, de 12 de janeiro de 1996, com as recentes alterações pela Lei nº 14.443, de 2 de setembro de 2022 (Brasil, 1996a; 2022a).

A Lei nº 14.443, de 2 de setembro de 2022, altera a Lei nº 9.263, de 12 de janeiro de 1996 (que segue vigente), para determinar prazo para oferecimento de métodos e técnicas contraceptivas e disciplinar condições para esterilização no âmbito do planejamento familiar (Brasil, 2022b).

A Lei do Planejamento, com todas suas atualizações, regula o § 7º do artigo 226 da Constituição Federal, segundo o qual a família, base da sociedade, tem especial proteção do Estado e, fundado nos princípios da dignidade da pessoa humana e da paternidade responsável, o planejamento familiar é livre decisão do casal, competindo ao Estado propiciar recursos educacionais e científicos para o exercício desse direito, vedada qualquer forma coercitiva por parte das instituições oficiais ou privadas (Brasil, 1996b; 2022b).

De acordo com a legislação, entende-se planejamento familiar como o conjunto de ações de regulação da fecundidade que garanta direitos iguais de constituição, limitação ou aumento da prole pela mulher, pelo homem ou pelo casal (Brasil, 1996a). Na mulher, a cirurgia para esterilização feminina limita-se à laqueadura tubária por variadas técnicas ou de outro método cientificamente aceito, sendo vedado que seja realizada por meio de histerectomia ou ooforectomia, além de não ser permitido realizar cesárea exclusivamente para esse fim (Brasil, 1996a; 1996b). A laqueadura tubária consiste na utilização de técnicas cirúrgicas com a finalidade de obstruir ou seccionar as tubas uterinas das mulheres para impedir a fecundação (Brasil, 2022a).

Para o exercício do direito ao planejamento familiar, devem ser oferecidos todos os métodos e as técnicas de concepção e contracepção cientificamente aceitos e que não coloquem em risco a vida e a saúde da mulher, garantida a liberdade de opção (Brasil, 1996a). Cada indicação de esterilização cirúrgica só pode ocorrer mediante avaliação e acompanhamento clínico e com informação sobre seus riscos, vantagens, desvantagens e eficácia (Brasil, 2022a). No âmbito do Sistema Único de Saúde (SUS), a lei prevê que a disponibilização de qualquer método e técnica de contracepção deve ocorrer no prazo máximo de 30 dias (Brasil, 2022b).

CONDIÇÕES PARA CIRURGIA DE ESTERILIZAÇÃO FEMININA

A esterilização voluntária em mulheres (e em homens) é permitida somente nas seguintes situações (Brasil, 2022a; 2022b):

- Capacidade civil plena e maiores de 21 anos de idade ou, pelo menos, com dois filhos vivos, desde que observado o prazo mínimo de 60 dias entre a manifestação da vontade e o ato cirúrgico, período no qual será propiciado à pessoa interessada acesso a serviço de regulação da fecundidade, inclusive aconselhamento por equipe multidisciplinar, com vistas a desencorajar a esterilização precoce
- Risco à vida ou à saúde da mulher ou do futuro concepto, testemunhado em relatório escrito e assinado por dois médicos.

O prazo de 60 dias exigido pela Lei, entre a manifestação da vontade e o procedimento de esterilização, possibilita que a mulher receba todas as informações necessárias para a tomada de decisão autônoma, após reflexão sobre a disponibilidade de outros métodos contraceptivos e a difícil reversibilidade da cirurgia de esterilização. Os métodos de esterilização cirúrgica anulam a capacidade reprodutiva da mulher, e a decisão deve ser tomada após profunda reflexão dos efeitos a longo prazo dessa cirurgia. Além disso, pode haver riscos inerentes à própria cirurgia, em virtude das condições clínicas e de saúde da mulher. A existência de doenças ou processos patológicos que aumentem o risco cirúrgico, além dos riscos oriundos dos procedimentos anestésicos e do pós-operatório, pode trazer impedimentos para o procedimento cirúrgico. Portanto, o prazo estabelecido por Lei possibilita que a equipe de saúde verifique as condições clínicas para permitir a realização do procedimento cirúrgico sem colocar em risco a saúde e a vida da mulher.

Para que se faça a laqueadura obedecendo aos critérios legais, é necessário que se realize o registro de expressa manifestação da vontade em documento escrito e firmado (assinado), após a informação a respeito dos riscos da cirurgia, possíveis efeitos colaterais, dificuldades de sua reversão e opções de contracepção reversíveis existentes (Brasil, 1996b). Outro aspecto importante é que a manifestação da vontade não será considerada se for expressa durante ocorrência de alterações na capacidade de discernimento por influência de álcool, drogas, estados emocionais alterados ou incapacidade mental temporária ou permanente (Brasil, 1996b). No caso de pessoas absolutamente incapazes, há necessidade de autorização judicial (Brasil, 1996a).

Entende-se que a manifestação da vontade anunciada no inciso I e no § 2º do artigo 10 da lei modificada (Lei Federal nº 9.263/1996) não exige forma especial, podendo ser registrada em prontuário, pois apenas estabelece o início do prazo de 60 dias para que a mulher seja devidamente esclarecida para a tomada de decisão. No entanto, de acordo com o § 1º, após receber a informação a respeito dos riscos da cirurgia, possíveis efeitos colaterais, dificuldades de sua reversão e opções de contracepção reversíveis, deve ser elaborado um documento escrito, o Termo de Consentimento para Esterilização Cirúrgica, assinado ao final pela mulher e pelos profissionais que realizaram o aconselhamento, o que materializa o registro da expressa manifestação da vontade.

Em relação à laqueadura no período do parto, a antiga proibição foi revogada, e é permitida desde que observados o prazo mínimo de 60 dias entre a manifestação da vontade e o parto e as devidas condições médicas (Brasil, 2022b).

A inconstitucional e duramente combatida exigência anterior de consentimento de cônjuge foi finalmente retirada na atualização da Lei em 2022, o que merece menção por ser um marco histórico no respeito à autonomia, à liberdade e à dignidade de homens e mulheres (Brasil, 2022b).

PROCEDIMENTOS ADMINISTRATIVOS

Toda esterilização cirúrgica deve ser objeto de notificação compulsória (Brasil, 1996a). Além disso, são proibidas a indução ou o instigamento individual ou coletivo à prática da esterilização cirúrgica e também a exigência de atestado de esterilização ou de teste de gravidez para quaisquer fins (Brasil, 1996b).

CONSIDERAÇÕES FINAIS

O conhecimento da legislação sobre a laqueadura é fundamental na prática de qualquer ginecologista e obstetra, para poder agir eticamente e com proteção legal, além de honrar a assistência às mulheres.

Os avanços na lei, como a diminuição da idade mínima para 21 anos e a revogação da proibição de realizar no período do parto e da antiga necessidade de autorização do cônjuge permitem não uma banalização da laqueadura, posto que as demais recomendações legais permanecem vigentes, como a necessidade de manifestação da vontade no prazo mínimo de 60 dias de antecedência e obrigatoriedade de esclarecer sobre todos os métodos contraceptivos. Todos os métodos, inclusive os cirúrgicos, devem ser eticamente e com bastante profissionalismo oferecidos a cada mulher, como todos os riscos, benefícios, explicações sobre eficácia e observações específicas, para que, de fato, a escolha seja livre, consentida, autônoma e bem-informada.

Assim, o pleno conhecimento e a defesa das normas podem permitir aos médicos, agindo como instrumentos do Estado, a prestação positiva do exercício dos direitos reprodutivos e sexuais, não apenas no âmbito da dignidade da pessoa humana na escolha responsável das consequências da sua plena vida sexual, mas também na dimensão social intrínseca ao reflexo do planejamento familiar nas políticas públicas (Damásio e Wender, 2022).

REFERÊNCIAS BIBLIOGRÁFICAS

BRASIL. Casa Civil. *Lei nº 9.263, de 12 de janeiro de 1996*. Regula o § 7º do art. 226 da Constituição Federal, que trata do planejamento familiar, estabelece penalidades e dá outras providências. 1996b. Disponível em: https://www.planalto.gov.br/ccivil_03/leis/l9263.htm. Acesso em: 15 abr. 2024.

BRASIL. Casa Civil. *Lei nº 9.263, de janeiro de 1996*. Regula o § 7º do art. 226 da Constituição Federal, que trata do planejamento familiar, estabelece penalidades e dá outras providências. 1996a. Disponível em: http://www.planalto.gov.br/ccivil_03/leis/l9263.htm. Acesso em: 15 jan. 2024.

BRASIL. Imprensa Nacional. *Lei nº 14.443, de 2 de setembro de 2022*. Altera a Lei nº 9.263, de 12 de janeiro de 1996, para determinar prazo para oferecimento de métodos e técnicas contraceptivas e disciplinar condições para esterilização no âmbito do planejamento familiar. 2022b. Disponível em: https://www.in.gov.br/en/web/dou/-/lei-n-14.443-de-2-de-setembro-de-2022-426936016. Acesso em: 20 jan. 2024.

BRASIL. Ministério da Saúde . *Protocolos da Atenção Básica*: Saúde das Mulheres. 2016. Disponível em: http://bvsms.saude.gov.br/bvs/publicacoes/protocolos_atencao_basica_saude_mulheres.pdf. Acesso em: 15 abr. 2024.

BRASIL. Rádio Senado. *Fique por dentro da lei*: sancionada a lei que facilita acesso a laqueadura e vasectomia. 6 set. 2022a. Disponível em: https://www12.senado.leg.br/radio/1/conexao-senado/2022/09/06/fique-por-dentro-da-lei-sancionada-a-lei-que-facilita-acesso-a-laqueadura-e-vasectomia. Acesso em: 15 jan. 2024.

DAMÁSIO, L. C. V. da C.; WENDER, M. C. O. Nova lei facilita o acesso a laqueadura e vasectomia. *Femina*, v. 60, n. 9, p. 541-542, 2022.

CAPÍTULO 110

Aspectos Éticos na Assistência Obstétrica

Lia Cruz Vaz da Costa Damásio • Roseli Mieko Yamamoto Nomura

INTRODUÇÃO

Na prática profissional do obstetra, a ética refere-se ao comportamento individual do médico nas suas ações (CFM, 2010; Herring, 2012).

ATO MÉDICO

O exercício da Medicina está regulamentado, normativamente, na Lei Federal nº 12.842/2013 (Brasil, 2013) (Lei do Ato Médico), na qual se estabelece que as ações profissionais, no campo da atenção à saúde, visam à promoção, à proteção e à recuperação da saúde; à prevenção, ao diagnóstico e ao tratamento de doenças; e à reabilitação de enfermos e de portadores de deficiências. Esse dispositivo legal também rege as atividades privativas do médico (art. 4º).

RESPONSABILIDADE PROFISSIONAL

Responsabilidade civil

A responsabilidade civil instala-se sempre que há dano, por ação ou omissão, com relação causal entre esse dano e o ato profissional caracterizado pelo erro, isto é, conduta reprovável, mas sem que o agente desejasse causar prejuízo a outrem (Sebastião, 2003). No caso da responsabilidade civil do médico obstetra, ela é subjetiva, o que significa que somente é caracterizada se houver negligência, imperícia ou imprudência. A saber:

- Negligência: é a inação, indolência, inércia, passividade (França, 2007). É caracterizada como ato omissivo e consiste no fato de o médico deixar de fazer o que deveria ser feito
- Imperícia: é a falta de observação das normas, deficiência de conhecimentos técnicos da profissão, o despreparo prático
- Imprudência: agir com atitudes não justificadas, açodadas, precipitadas, sem usar de cautela.

Responsabilidade penal

Alguns crimes são próprios do médico, pois somente podem ser cometidos por esse profissional, como a omissão de notificação (art. 269 do Código Penal) e o fornecimento de falso atestado (art. 302 do Código Penal). A omissão de socorro (art. 135 do Código Penal) é crime comum a todos, e não exclusivo do médico, e repousa no dever de solidariedade humana. Isso também ocorre com o crime de violação de segredo profissional (art. 154 do Código Penal), que não é exclusivo do médico. A existência de uma justa causa para revelar o segredo deixa de configurar crime, como é o caso da notificação de doença infectocontagiosa à saúde pública ou da comunicação de crime de ação pública à autoridade policial competente, nos casos em que tal comunicação não expuser o paciente a um procedimento criminal (Prates e Marquardt, 2003).

Responsabilidade ética

A responsabilidade ética caracteriza-se quando o profissional incorre em infração de um ou mais dispositivos do Código de Ética Médica (CEM) (CFM, 2018). Nessas situações, caso sejam denunciados ao Conselho Regional de Medicina (CRM) de seu estado, os fatos serão apurados mediante sindicância e, quando indicado, processo ético-disciplinar.

O CEM normatiza a responsabilidade ético-disciplinar, zelando pelo cumprimento da boa prática médica, e a Lei Federal nº 3.268/1957 dispõe sobre os conselhos de medicina e sobre as sanções disciplinares para infrações. O CRM tem a prerrogativa legal de receber as denúncias, promover a apuração dos fatos, julgar os profissionais e deliberar no tocante à sanção a ser aplicada.

RESPONSABILIDADE DO MÉDICO EM CARGOS DE DIREÇÃO

O diretor clínico representa o elo entre o corpo clínico e a administração da instituição, e é escolhido pelos médicos do corpo clínico por meio de eleição direta. A Resolução do Conselho Federal de Medicina (CFM) nº 2.147/2016 (CFM, 2016) estabelece as normas sobre a responsabilidade, as atribuições e os direitos de diretores técnicos, diretores clínicos e chefias de serviço em ambientes médicos. O diretor técnico é o responsável perante os CRMs, autoridades sanitárias, Ministério Público, Judiciário e demais autoridades pelos aspectos formais do funcionamento da instituição que presta a assistência. Vários são os seus deveres, estabelecidos na Resolução CFM nº 2.147/2016, principalmente o de zelar pelo cumprimento das disposições legais e regulamentares em vigor (CFM, 2013). Do ponto de vista exclusivamente ético, não há impedimento para o diretor técnico assumir a responsabilidade, seja como diretor técnico, seja como diretor clínico, em duas instituições públicas ou privadas.

Prontuário médico

O prontuário é instrumento fundamental não só para contribuir com a qualidade de atendimento ao paciente, como, também, quando necessário, para a defesa do médico em eventuais demandas judiciais e nos Conselhos de Medicina (Oselka, 2002). É definido como documento único, constituído pelo conjunto de informações, de sinais e de imagens registradas, geradas a partir de fatos, acontecimentos e situações sobre a saúde do paciente e a assistência a este prestada, de caráter legal, sigiloso e científico, que possibilita a comunicação entre membros da equipe multidisciplinar e a continuidade da assistência prestada ao indivíduo (art. 1º da Resolução CFM nº 1.638/2002) (CFM, 2002). O art. 87 do CEM preceitua que é vedado ao médico deixar de elaborar prontuário médico para cada paciente. O prazo mínimo estabelecido para preservação do prontuário em papel é de 20 anos, a partir do último registro, caso não seja arquivado eletronicamente em meio óptico, microfilmado ou digitalizado (Resolução CFM nº 1.821/2007) (CFM, 2007).

Acesso ao prontuário

O prontuário pertence ao paciente e, apenas por sua delegação, o médico pode ter acesso a ele. O art. 88 do CEM veda ao médico negar ao paciente acesso ao seu prontuário médico, à sua ficha clínica ou similar. O art. 86 do CEM veda ao médico deixar de fornecer laudo médico ao paciente quando do encaminhamento ou da transferência para fins de continuidade do tratamento ou na alta, se solicitado. O sigilo médico está estabelecido no CEM, pelos arts. 73 a 79, que vedam ao médico a revelação de fato de que venha a ter conhecimento em virtude da profissão, salvo justa causa, dever legal ou consentimento por escrito do paciente (CFM, 2000).

Pesquisa em seres humanos

No Brasil, a resolução que regula as pesquisas envolvendo seres humanos no país é a Resolução do Conselho Nacional de Saúde nº 466/2012. A orientação para a realização das pesquisas envolvendo seres humanos baseia-se nos princípios bioéticos de beneficência, não maleficência, autonomia e justiça (Diniz, 2001; Department of Health, Education, and Welfare e National Commission for the Protection of Human Subjects of Biomedical and Behavioral Research, 2014). Esses princípios devem ser seguidos, e a normatização estabeleceu a Comissão Nacional de Ética em Pesquisa (CONEP) e os Comitês de Ética em Pesquisa (CEP) como órgãos responsáveis pela avaliação, pela aprovação e pelo acompanhamento dos protocolos e dos aspectos éticos dessas pesquisas.

Termo de Consentimento Livre e Esclarecido

O Termo de Consentimento Livre e Esclarecido (TCLE) é um dos documentos mais importantes para a realização de pesquisas com seres humanos, pois é o instrumento que tem a função de proporcionar o entendimento completo da pesquisa e das suas implicações para aqueles que decidam participar como sujeitos da pesquisa.

O CEM também prevê a obrigatoriedade do TCLE em pesquisas envolvendo seres humanos, no art. 101. Em pesquisas realizadas com crianças e adolescentes, é importante que seja ouvida a opinião do menor e que este também opine sobre a sua inclusão em qualquer pesquisa científica. Os pais ou o responsável legal devem dar a autorização para a inclusão do menor na pesquisa por meio de TCLE específico. No entanto, recomenda-se que seja elaborado um termo de assentimento para a criança ou adolescente, com linguagem própria para a idade do sujeito, assim, respeitando-se sua autonomia.

Publicidade médica

A Resolução CFM nº 2.336, de 13 de setembro de 2023 e em vigor desde março de 2024, dispõe sobre publicidade e propaganda médicas (CFM, 2023).

As peças de publicidade/propaganda médica deverão conter, obrigatoriamente:

- Nome, número(s) de registro(s) no(s) CRM(s) onde esteja exercendo a Medicina, acompanhados da palavra "médico"
- Especialidade e/ou área de atuação, quando registrada no CRM, seguida pelo número de Registro de Qualificação de Especialista (RQE), quando o for.

Importante destacar que em redes sociais, *blogs*, *sites*, Instagram e outros semelhantes, se nele ocorrer publicidade ou propaganda médica, mesmo que também divulgue além de assuntos profissionais passagens da sua vida privada, essas informações devem estar na página principal do perfil.

De acordo com a nova resolução, é permitido ao médico o uso de imagem de paciente, inclusive com o antes e o depois, mas exclusivamente em caráter educativo, situação em que o médico expõe quando uma pessoa deve procurar ajuda médica, as intervenções possíveis, a intervenção em si, a resultante e resultados insatisfatórios (CFM, 2011).

Para uma prática profissional ética, o anúncio de especialidade deve ser devidamente registrado no Conselho de Medicina. As mídias sociais dos médicos e dos estabelecimentos assistenciais em Medicina deverão obedecer à lei, às resoluções normativas e ao Manual da Comissão de Divulgação de Assuntos Médicos (Codame), disponíveis nos CRMs para orientações.

Assédio sexual

O Código Penal brasileiro, no art. 216-A (Brasil, 1940), e o Código de Ética Médica, nos arts. 38 e 40, norteiam a identificação, a vedação e as penas do assédio sexual, definido como constranger alguém com o intuito de obter vantagem ou favorecimento sexual, prevalecendo-se o agente da sua condição de superior hierárquico ou ascendência inerente ao exercício de emprego, cargo ou função. Na prática do ginecologista e obstetra, devem ser particularmente evitados comportamentos inadequados, palavras e ações que possam ser interpretados como sexuais e manipulações genitais demoradas e/ou atípicas, além de alguns tipos de abordagens inapropriados.

DENÚNCIAS ÉTICAS EM OBSTETRÍCIA

Com base em levantamento de cerca de 12 mil denúncias registradas entre janeiro de 1996 e janeiro de 2002 pelo Conselho Regional de Medicina de São Paulo (Cremesp), a especialidade Ginecologia e Obstetrícia responde com cerca de 12,16%. Das denúncias, 86% são referentes à Obstetrícia e 14%, à Ginecologia. Dentre as denúncias que se transformaram em processos ético-profissionais (PEP), 30% são referentes à especialidade, proporção que se mantém em levantamentos mais atuais (Cremesp, 2011).

Em relação à Obstetrícia, as principais queixas feitas, em ordem decrescente, são: assistência ao parto com óbito do recém-nascido (RN); assistência ao parto com complicações maternas; parto com sequelas no recém-nascido; assistência ao parto com óbito materno; assistência ao parto com óbito materno e do RN; pré-natal (acompanhamento inadequado, medicação errada, falta de exames, má indicação para o tipo de parto, eclâmpsia e não observância de sintomas abortivos); prática ilegal de aborto e suas complicações, ligadura tubária sem consentimento; complicações anestésicas; infecção puerperal e corpo estranho.

Plantões

De acordo com os arts. 7, 9, 33, 55 e 83 do CEM (CFM, 2018), é permitido aos profissionais médicos que cumprem escala de plantão realizar alterações nas escalas previamente fixadas, devendo o fato ser comunicado oficialmente ao diretor clínico do hospital, preferencialmente por documento escrito e assinado. Constitui infração ética não comparecer a um plantão, de cuja escala ele tinha ciência e havia concordado, salvo por motivo de força maior, como catástrofes naturais que o impeçam de chegar ao local de trabalho. Com o intuito de evitar os problemas decorrentes de falta de plantonista, todo obstetra que antecipadamente descobrir ser impossível comparecer a um determinado plantão para o qual foi designado deve comunicar o fato ao diretor clínico, em um prazo razoável para que este possa escalar outro médico para a data em questão (Cremesp, 2011).

Interrupção da gravidez

No entendimento médico, aborto ou abortamento é a interrupção, voluntária ou não, da gestação antes de completar 22 semanas. Quando a idade gestacional não é conhecida, utilizam-se como parâmetros o peso fetal menor do que 500 gramas, ou ainda, estatura que não ultrapasse 16,5 cm. Sob o ponto de vista clínico, o aborto pode ser precoce (até 12 semanas) ou tardio (13 a 22 semanas). Sob o ponto de vista jurídico, o aborto é simplesmente a interrupção da gestação, com o intuito da morte fetal, independentemente da idade gestacional (Cremesp, 2011).

O aborto é crime previsto no Código Penal brasileiro, seja o provocado em si mesma, consentir que outro lhe provoque ou provocá-lo, com ou sem consentimento da gestante (arts. 124 a 126 do Código Penal) (Brasil, 1940). Entretanto, de acordo com o art. 128 do Código Penal, não se pune o aborto praticado por médico se não há outro meio de salvar a vida da gestante (aborto necessário) e no caso de gravidez resultante de estupro quando houver consentimento da gestante ou, quando incapaz, de seu representante legal. Por meio da Ação de Descumprimento de Preceito Fundamental (ADPF) 54, o Supremo Tribunal Federal (STF) retirou a ilicitude da interrupção da gravidez de feto anencéfalo.

A definição legal não faz alusão, no conceito de aborto, à necessidade de quaisquer documentos ou limitações da idade gestacional para sua realização. Entretanto, na prática médica, todos esses conceitos e lacunas podem levar a dificuldades éticas na condução dos casos e a jurisprudência diversa colabora com esse cenário.

Os princípios da autonomia da paciente, os debates sobre o direito à vida e quando ela começa, os argumentos muitas vezes passionais de grupos contra e a favor do abortamento, as condições de atendimento e de formação de equipe multidisciplinar, a ausência de redes bem estabelecidas na maioria das cidades brasileiras para a assistência integral ao abortamento legal e os conflitos de objeção de consciência individuais e obrigação institucional do Sistema Único de Saúde (SUS) em resolver esses casos colocam o médico sob pressões nos mais variados cenários e cada caso deve ser avaliado com gentileza, conhecimento das normas e, preferencialmente, com o devido amparo institucional (CFM, 2022).

O documento prioritário é o TCLE por parte da gestante.

Direito a acompanhante

A Lei Federal nº 11.108, de 7 de abril de 2005, conhecida como "Lei do Acompanhante", incluiu na Lei nº 8.080/1990 a garantia às parturientes do direito à presença de um acompanhante durante o trabalho de parto, parto e pós-parto imediato, no âmbito do SUS (Brasil, 2008). Ademais, a Lei nº 8.080/1990 determina que os serviços de saúde são obrigados a permitir a presença, junto à mulher, de um acompanhante de sua escolha durante todo o período do trabalho de parto, durante o nascimento e no pós-parto imediato, em todos os serviços de saúde públicos e particulares, sendo que as unidades de saúde precisam ter um aviso, em local visível, informando sobre esse direito, e são obrigadas a cumprir a lei em todas as circunstâncias (TJPR, 2021). O acompanhante é de livre escolha pela parturiente.

REFERÊNCIAS BIBLIOGRÁFICAS

BRASIL. Casa Civil. *Decreto-lei nº 2.848, de 7 de dezembro de 1940*. Código Penal. Disponível em: https://www.planalto.gov.br/ccivil_03/decreto-lei/del2848compilado.htm. Acesso em: 9 abr. 2024.

BRASIL. Casa Civil. *Lei nº 11.108, de 7 de abril de 2005*. Disponível em: https://www.planalto.gov.br/ccivil_03/_ato2004-2006/2005/lei/l11108.htm. Acesso em: 9 abr. 2024.

BRASIL. Casa Civil. *Lei nº 12.842, de 10 de julho de 2013*. Dispõe sobre o exercício da Medicina. Disponível em: http://www.planalto.gov.br/ccivil_03/_ato2011-2014/2013/lei/l12842.html. Acesso em: 9 abr. 2024.

CONSELHO FEDERAL DE MEDICINA (CFM). *A medicina para além das normas*: reflexões sobre o novo Código de Ética Médica. Brasília, DF: CFM, 2010. Disponível em: https://portal.cfm.org.br/images/stories/biblioteca/a%20medicina%20para%20alm%20das%20normas.pdf. Acesso em: 9 abr. 2024.

CONSELHO FEDERAL DE MEDICINA (CFM). CFM esclarece critérios legais para a interrupção da gestação. 1º jul. 2022. Disponível em: https://portal.cfm.org.br/noticias/cfm-esclarece-criterios-legais-para-a-interrupcao-da-gestacao/. Acesso em: 9 abr. 2024.

CONSELHO FEDERAL DE MEDICINA (CFM). Resolução CFM nº 1.605/2000. O médico não pode, sem o consentimento do paciente, revelar o conteúdo do prontuário ou ficha médica. Diário Oficial da União. 29 set. 2000. Seção I, p. 30. Retificação em: *Diário Oficial da União*, 31 jan. 2002. Seção I, p. 103.

CONSELHO FEDERAL DE MEDICINA (CFM). Resolução CFM nº 1.638/2002. Define prontuário médico e torna obrigatória a criação da Comissão de Prontuário nas instituições de saúde. *Diário Oficial da União*, 9 ago. 2002. Seção I, p. 184-185.

CONSELHO FEDERAL DE MEDICINA (CFM). Resolução CFM nº 1.821, de 11 de julho de 2007. Aprova as normas técnicas concernentes à digitalização e uso dos sistemas informatizados para a guarda e manuseio dos documentos dos prontuários dos pacientes, autorizando a eliminação do papel e a troca de informação identificada em saúde. *Diário Oficial da União*, 2007; Jul 11; Seção I, p. 252.

CONSELHO FEDERAL DE MEDICINA (CFM). *Resolução CFM nº 2.236/2023*. Dispõe sobre publicidade propagandas médicas. Disponível em: https://sistemas.cfm.org.br/normas/visualizar/resolucoes/BR/2023/2336. Acesso em: 9 abr. 2024.

CONSELHO FEDERAL DE MEDICINA (CFM). Resolução nº 2.056/2013. Disciplina os departamentos de Fiscalização nos Conselhos Regionais de Medicina. *Diário Oficial da União*, 12 nov. 2013. Seção I, p. 162-163.

CONSELHO FEDERAL DE MEDICINA (CFM). Resolução nº 2.147/2016. Estabelece normas sobre a responsabilidade, atribuições e direitos de diretores técnicos, diretores clínicos e chefias de serviço em ambientes médicos. *Diário Oficial da União*, 27 out. 2016. Seção I, p. 332-334.

CONSELHO FEDERAL DE MEDICINA (CFM). Resolução nº 2.217, de 27 de setembro de 2018. Aprova o Código de Ética Médica. *Diário Oficial da União*, 1º nov. 2018. Seção I, p. 179.

CONSELHO REGIONAL DE MEDICINA DO ESTADO DE SÃO PAULO (CREMESP). *Ética em Ginecologia e Obstetrícia*. 4. ed. São Paulo: Cremesp, 2011. Disponível em: https://sogirgs.org.br/area-do-associado/etica-em-ginecologia-e-obstetricia.pdf. Acesso em: 9 abr. 2024.

DEPARTMENT OF HEALTH, EDUCATION, AND WELFARE; NATIONAL COMMISSION FOR THE PROTECTION OF HUMAN SUBJECTS OF BIOMEDICAL AND BEHAVIORAL RESEARCH. The Belmont Report. Ethical principles and guidelines for the protection of human subjects of research. *Journal of the American College of Dentists*, v. 81, n. 3, p. 4-13, 2014.

DINIZ, M. H. *O estado atual do biodireito*. São Paulo: Saraiva, 2001.

FRANÇA, G. V. *Direito médico*. 9. ed. Rio de Janeiro: Forense, 2007.

HERRING, J. *Medical law and ethics*. 4th ed. United Kingdom: Oxford University Press, 2012.

OSELKA, G. Prontuário médico. *Revista da Associação Médica Brasileira*, v. 48, n. 4, p. 286, 2002.

PRATES, N. D.; MARQUARDT, M. A responsabilidade penal do médico e o processo penal. *Jornal Vascular Brasileiro*, v. 2, n. 3, p. 241-247, 2003.

SEBASTIÃO, J. *Responsabilidade médica*: civil, criminal e ética. 3. ed. Belo Horizonte: Del Rey, 2003.

TRIBUNAL DE JUSTIÇA DO PARANÁ (TJPR). *Lei da Parturiente*. 4 ago. 2021. Disponível em: https://www.tjpr.jus.br/web/cevid/noticias/-/asset_publisher/b0bN0gNEc6Uo/content/lei-da-parturiente. Acesso em: 9 abr. 2024.

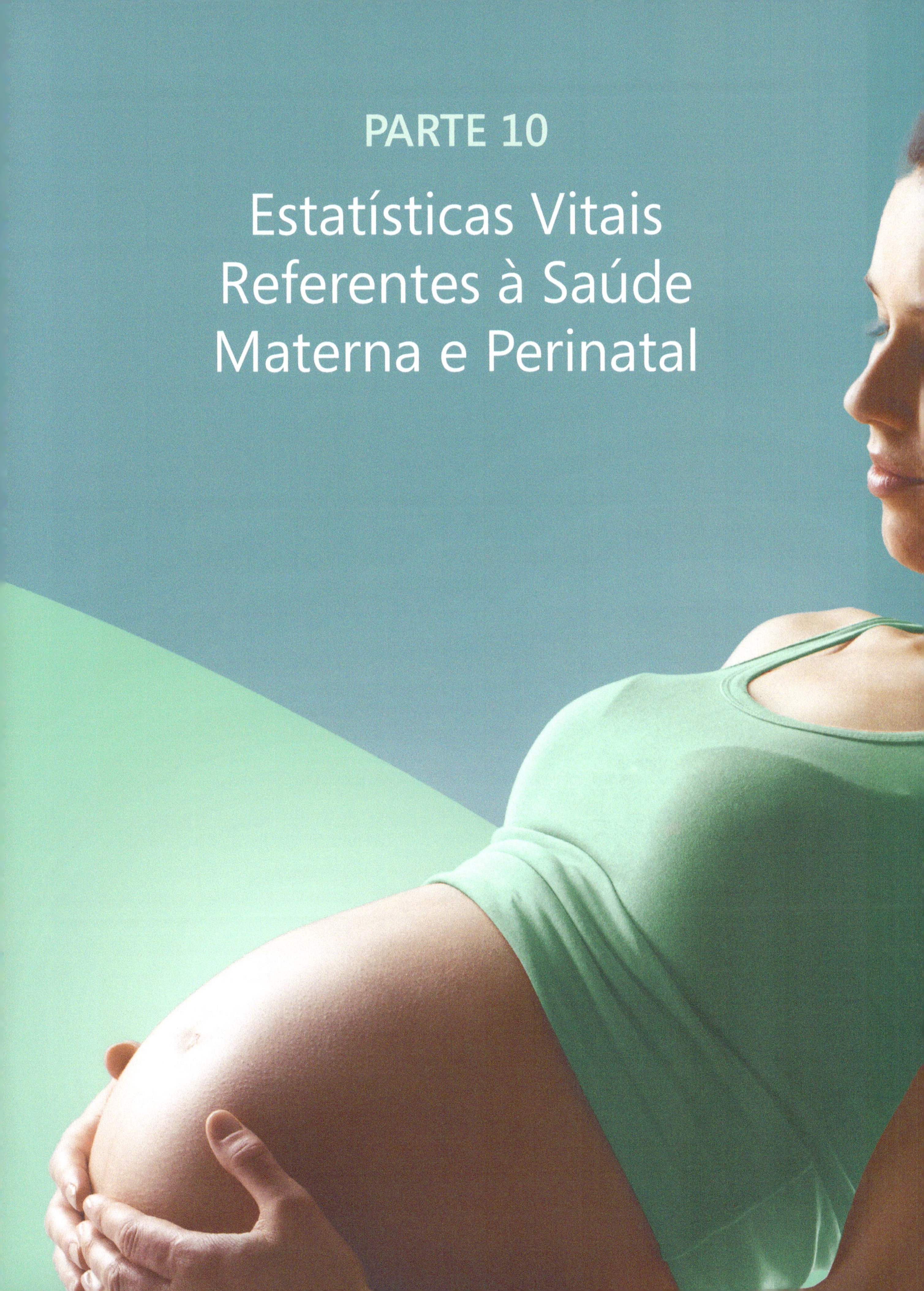

PARTE 10

Estatísticas Vitais Referentes à Saúde Materna e Perinatal

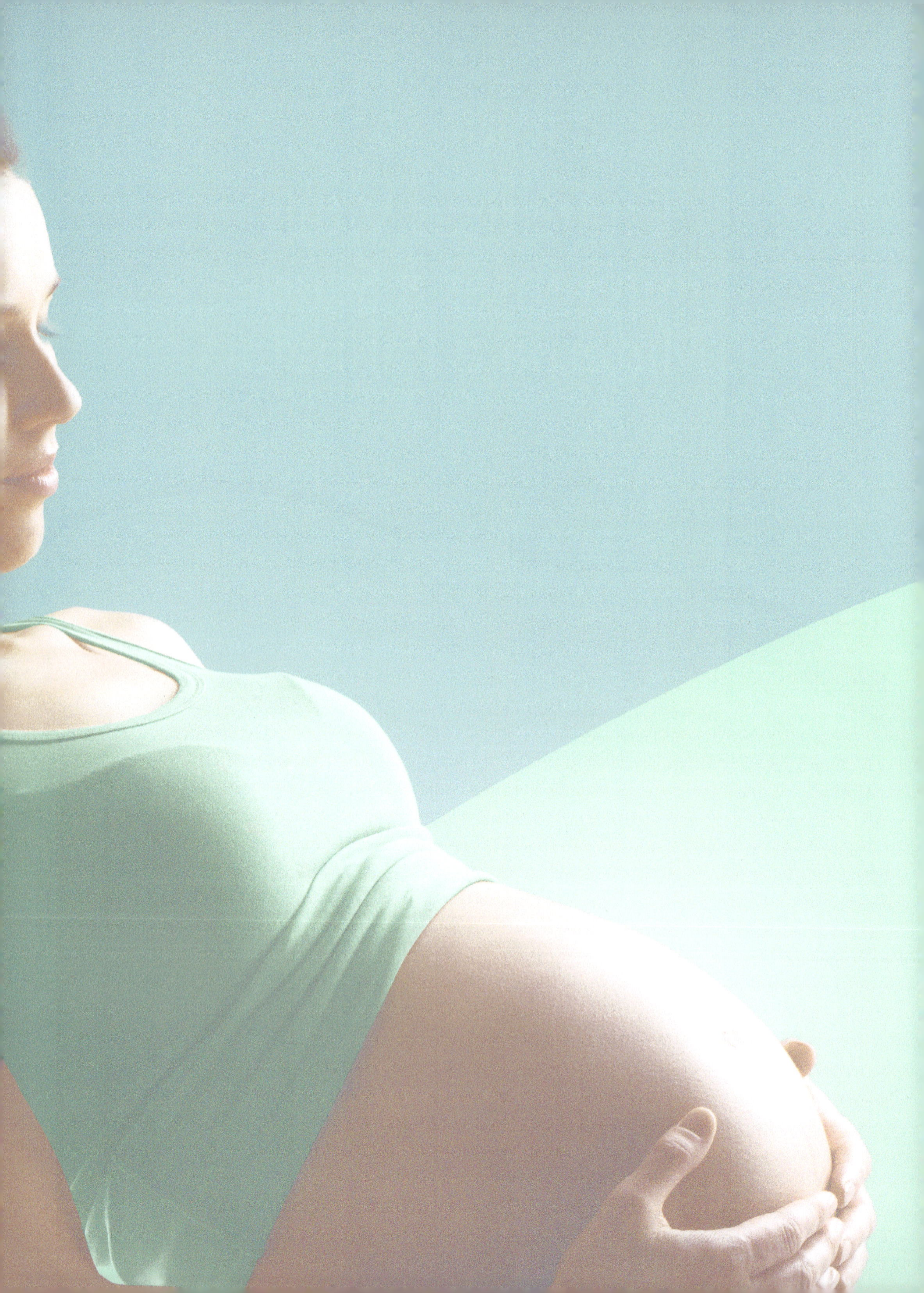

CAPÍTULO **111**

Mortalidade Fetal e Perinatal: do Conceito às Estratégias para Sua Redução

Iracema M. P. Calderon • Marilza Vieira Cunha Rudge • Leandro Gustavo de Oliveira

INTRODUÇÃO

A mortalidade perinatal (MPN) é um evento adverso devastador para a família envolvida, com implicações psicológicas que levam a quadros de ansiedade, depressão e desordem estrutural pós-traumática (O'Connel *et al.*, 2016). Em muitos casos, esses efeitos também se estendem aos profissionais envolvidos na assistência dessas pacientes (Brierley-Jones *et al.*, 2018). A Organização Mundial da Saúde (OMS) estima que 2,6 milhões de óbitos fetais e 2,7 milhões de óbitos neonatais ocorrem todos os anos no mundo, sendo que 98% desses óbitos ocorrem em países de baixa e média renda (Lawn *et al.*, 2016). A redução da mortalidade infantil (crianças até 5 anos) encontra-se entre as metas de desenvolvimento do milênio (*Millenium Development Goals 4*) envolvendo, portanto, a atenção quanto à mortalidade neonatal. Entretanto, essa ação mundial não incluiu iniciativas de redução de óbito fetal, o que pode ser uma estratégia fundamental para a redução da mortalidade infantil, pois se sabe que os locais com elevadas taxas de óbito fetal também apresentam altas taxas de morbidade e, consequentemente, morte neonatal.

CONCEITOS

Mortalidade perinatal (MPN) refere-se às mortes fetais ou natimortos (óbito ocorrido durante a gestação ou intraparto) e às mortes neonatais, sendo estas divididas em *precoces* (até 7 dias de vida) e *tardias* (de 8 a 28 dias de vida). A taxa de MPN é calculada pelo número de natimortos e óbitos neonatais sobre o total de nascimentos totais (natimortos e nascidos vivos) multiplicado por 1.000. O resultado é expresso em MPN por 1.000 nascimentos (Cunningham *et al.*, 2010).

$$\text{Taxa de MPN} = \frac{\text{Número de natimortos} + \text{Número de mortes neonatais}}{\text{Total de nascimentos (vivos e mortos)}} \times 1.000$$

Ainda que esses desfechos sejam de extrema importância para a avaliação da assistência à saúde prestada, diferenças em definições e conceitos dificultam as avaliações e as comparações entre diferentes locais. De acordo com a Classificação Internacional de Doenças (CID-10), os óbitos fetais são definidos da seguinte maneira, observando-se uma prioridade para o peso fetal em vez da idade gestacional:

- Óbito fetal tardio: feto apresentando 1.000 g ou mais ou 28 semanas ou mais ou 35 cm ou mais
- Óbito fetal precoce: feto entre 500 g e 1.000 g ou entre 22 e 28 semanas ou entre 25 e 35 cm
- Aborto espontâneo: perda gestacional antes de 22 semanas completas de idade gestacional.

A OMS considera como óbitos fetais aqueles ocorridos a partir 28 semanas ou de fetos com 1.000 g ou mais nos casos em que a idade gestacional não estiver adequadamente definida (Figura 111.1) (Goldenberg *et al.*, 2011; Lawn *et al.*, 2011). Essa definição dá importância aos desfechos clínicos relacionados à viabilidade dos recém-nascidos, principalmente em países de baixa renda, nos quais a mortalidade neonatal continua alta para os recém-nascidos com menos de 28 semanas. Essa definição tem como crítica justamente o fato de não considerar os natimortos com idade gestacional entre 22 e 27 semanas e 6 dias ou fetos com peso abaixo de 1.000 g, subestimando os números e dificultando as comparações entre os locais que assumem definições diferentes.

A American Academy of Pediatrics (AAP) e o American College of Obstetricians and Gynecologists (ACOG) (AAP e ACOG, 2007; Barfield, 2011) adotam a definição do Centro Nacional de Estatísticas de Saúde dos EUA (NCHS, s/d), considerando como óbito fetal aquele que ocorre a partir de 20 semanas de idade gestacional ou de fetos com peso a partir de 350 g nos casos em que a idade gestacional não estiver adequadamente estabelecida. Ressalta-se aqui que 350 g correspondem ao percentil 50 para 20 semanas. De acordo com essa recomendação, a taxa de MPN é subdividida em MPN I (óbitos fetais com idade gestacional ≥ 20 semanas e óbitos neonatais até 7 dias de vida) e MPN II (óbitos fetais com idade gestacional ≥ 20 semanas e óbitos neonatais de 8 até 28 dias de vida) (Barfield, 2011). Diante das divergências nas definições, a comparação das taxas de natimortos entre os diferentes países deve ser feita com cautela.

Além das diferentes definições, outras dificuldades afetam a obtenção de estimativas confiáveis quanto à mortalidade fetal e neonatal. Em países de baixa e média renda, muitos partos ocorrem em domicílios e em áreas distantes e com pouco acesso aos centros de saúde. Nessas situações, as informações são incompletas ou até mesmo não reportadas, comprometendo os bancos de dados a esse respeito (Setel *et al.*, 2005). Em países desenvolvidos, a abordagem das gestações com indicação de interrupção precoce também afeta a obtenção de informações confiáveis. Considerável número de casos termina em interrupções prematuras da gestação, determinadas pelo diagnóstico de anomalias fetais ou rotura prematura de membranas com feto inviável. Todos esses casos são considerados como óbitos fetais, mas deveriam receber uma classificação separada, pois

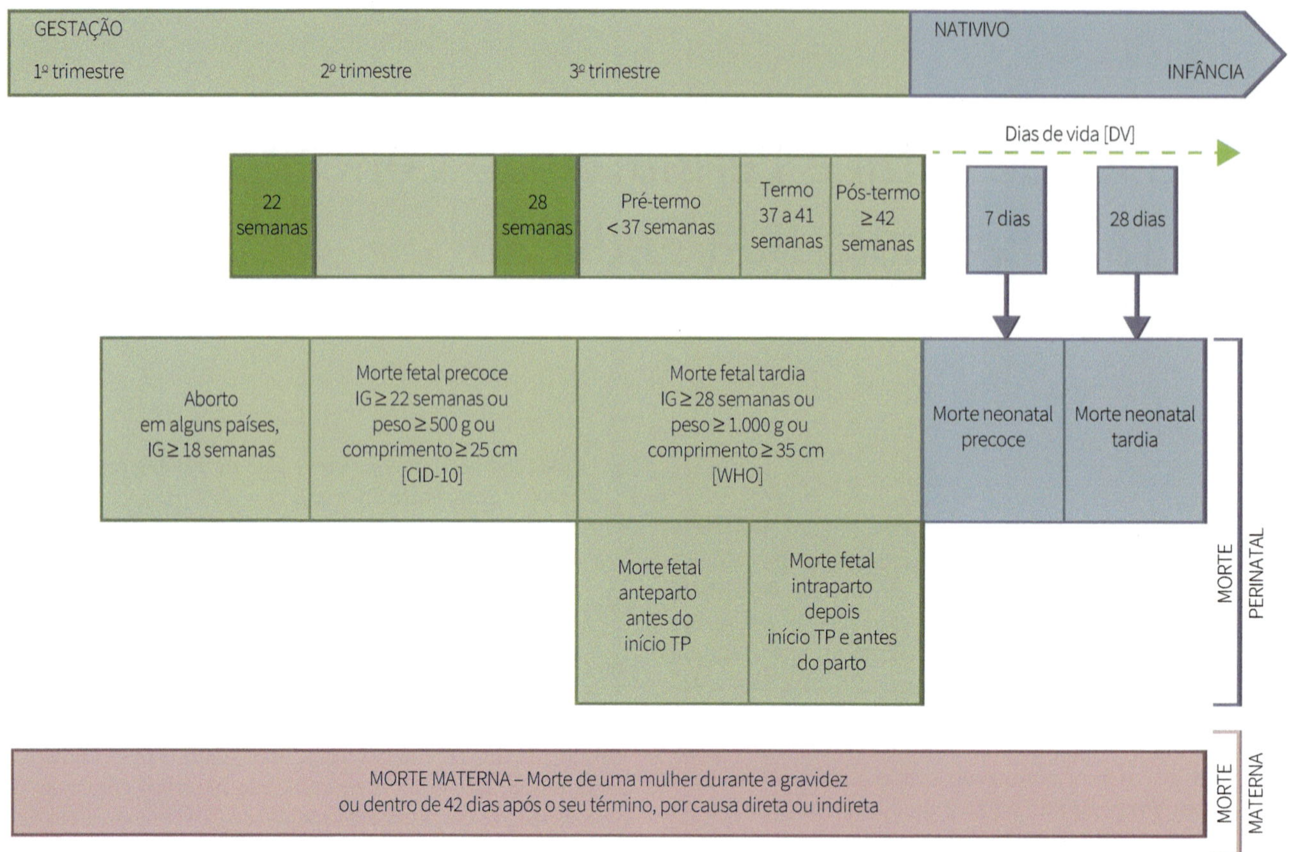

Figura 111.1 Definições e componentes da mortalidade perinatal. CID-10, Classificação Internacional de Doenças, 10ª edição; IG: idade gestacional; TP: trabalho de parto; WHO: World Health Organization. (Adaptada de: Lawn *et al.*, 2011.)

geram estatísticas superestimadas, uma vez que a indicação da interrupção é pontual. Além disso, casos de natimortos no limite inferior da viabilidade são, em alguns casos, considerados como aborto, com o intuito de facilitar o "enfrentamento" e tentar promover menor "sentimento de dor" por parte dos pais diante das perdas (Fretts *et al.*, 2012).

EPIDEMIOLOGIA

A mortalidade perinatal é um indicador sensível da qualidade da assistência obstétrica e neonatal. Considerando que a MPN possui dois componentes, óbito fetal e óbito neonatal, as avaliações e as estratégias a serem desenvolvidas para se chegar a melhores resultados podem ser interligadas, mas não serão sempre as mesmas. Em relação aos casos de óbito fetal, os investimentos necessários devem focar em adequada assistência pré-natal e capacitação de profissionais para a assistência ao parto, com infraestrutura e equipamentos que permitam o adequado monitoramento da vitalidade fetal ante e intraparto. Evidentemente, essas intervenções levarão também a melhores desfechos neonatais, mas é fundamental o investimento em infraestrutura e em profissionais para as unidades de assistência neonatal, sendo fundamental a criação de unidades de terapia intensiva neonatal que possam funcionar como referências terciárias para um número de população cuidadosamente avaliado.

Quanto ao cenário mundial, em 2000, a estimativa de óbitos fetais foi de 24,7 por 1.000 nascimentos (Lawn *et al.*, 2016). Em 2015, cerca de 2,6 milhões de óbitos fetais foram registrados, levando a uma taxa mundial de 18,4 óbitos por 1.000 nascimentos. Portanto, houve uma redução anual de 2% entre 2000 e 2015.

Em relação aos óbitos neonatais, uma redução global expressiva tem sido vista ao longo dos últimos 30 anos. A taxa de óbito neonatal reduziu de 36,6 em 1990 para 17,5 por 1.000 nascimentos em 2019, uma redução de 52,2% (Parmigiani e Bevilacqua, 2022). Essa melhora representa o equilíbrio entre os resultados reportados por países de baixa e alta renda. Porém, mesmo em locais de extrema dificuldade socioeconômica, foi possível identificar melhorias, ainda que os números absolutos permaneçam altos. A África Subsaariana, por exemplo, reduziu os óbitos neonatais de 42,3 por 1.000 nascimentos em 1990 para 27,5 em 2019, uma redução de 35%. América Latina e Caribe apresentavam taxa de 22,5 por 1.000 nascimentos em 1990 e passaram para 9,1 em 2019 – redução de 59,6%. Países de alta renda, como Reino Unido e EUA, apresentam taxas de mortalidade neonatal de 3 e 4 por 1.000 nascimentos, respectivamente – números que chegam a ser 25 a 75% menores do que em alguns países também de alta renda.

Atualmente, todos os países se comprometeram em participar de uma iniciativa estabelecida em 2014 na Assembleia Mundial da Saúde, *The Every Newborn Action Plan* (ENAP). Essa iniciativa tem como objetivo reduzir as taxas de óbito fetal e neonatal para 12 óbitos ou menos por 1.000 nascimentos até 2030 (WHO, 2013).

De maneira geral, o Brasil também vem apresentando melhora nos seus indicadores. Um estudo retrospectivo avaliou a evolução dos resultados de 2000 a 2019, a partir de bancos de dados nacionais (Rent *et al.*, 2023). Os autores demonstraram que a taxa de óbitos fetais diminuiu de 12 para 10,2 durante esse período. A taxa de óbitos neonatais a partir de 22 semanas de idade gestacional diminuiu de 21,2 em 2000 para 12,4 em 2019.

Considerando recém-nascidos com mais de 28 semanas, o Brasil se encontra na meta de menos de 12 por 1.000 nascimentos desde o ano 2000, com a taxa melhorando de 10,4 em 2000 para 7,3 em 2019.

Entretanto, algumas preocupações ainda persistem em relação aos dados nacionais. A Tabela 111.1 apresenta a distribuição dos óbitos fetais e neonatais de acordo com a idade gestacional, notando-se alta taxa de óbitos em gestações de termo. Esses dados denotam falhas na assistência pré-natal e, principalmente, na capacidade de manter adequado monitoramento de vitalidade fetal em fases finais da gestação, momento em que o diagnóstico oportuno de problemas como pré-eclâmpsia e insuficiência placentária poderiam determinar a antecipação do parto, com benefícios tanto maternos como perinatais. Além disso, ainda que o Brasil apresente melhora geral nos seus indicadores, há grande necessidade de concentrar esforços em municípios de baixa e média renda, pois nesses locais os resultados não apresentaram melhora. Tanto a taxa de mortalidade fetal quanto a neonatal foram 4 vezes maiores nos municípios de baixa e média renda, em comparação com os municípios de alta renda ($P < 0{,}01$). Assim, a melhora nos dados nacionais é fundamentalmente decorrente de investimentos aplicados em grandes cidades, com deficiências não corrigidas nos locais com populações mais vulneráveis.

Tabela 111.1 Porcentagem de óbitos fetais e neonatais de acordo com a faixa de idade gestacional.

Idade gestacional	Óbitos fetais (%)	Óbitos neonatais (%)
22 a 27	24,6	22,3
28 a 31	18,5	17,2
32 a 36	28,3	22,3
37 a 41	27,1	36,2
≥ 42	1,4	1,9

Adaptada de: Rent *et al.*, 2023.

A Figura 111.2 apresenta as taxas de óbitos fetais e neonatais de acordo as classificações de renda nos diferentes estados brasileiros. Essa análise permite traçar o panorama de cada estado ao longo dos anos.

Causas de morte fetal

Mais de 1 milhão de fetos morrem durante o trabalho de parto ou parto; os prematuros tardios (34 a 36 semanas e 6 dias) e os fetos de termo constituem a maioria dos casos (Goldenberg *et al.*, 2011).

Lawn *et al.* (2016) reavaliaram as taxas mundiais de óbitos fetais até 2015 e demonstraram que, no geral, 50% dos óbitos ocorrerão anteparto e 50%, intraparto. Entretanto, ao separarem as regiões, naquelas consideradas como mais desenvolvidas, 90% dos óbitos fetais ocorreram anteparto. É possível apontar que há grande investimento na assistência ao parto nesses locais e que provavelmente esses óbitos seriam, em grande parte, inevitáveis, compreendendo, por exemplo, os casos de malformações letais e disfunções placentárias extremamente precoces. A Figura 111.3 e a Tabela 111.2 apresentam os dados desses autores.

Nos países de baixa renda, as principais causas de óbito fetal são representadas por asfixia no trabalho de parto obstruído, descolamento prematuro da placenta, pré-eclâmpsia ou eclâmpsia, infecções como sífilis e malária, corioamnionite e complicações relacionadas ao cordão umbilical (Lawn *et al.*, 2011; McClure *et al.*, 2009).

Conforme sugerido anteriormente, em países desenvolvidos, as anomalias congênitas, as infecções associadas à prematuridade, o diabetes materno e a gravidez prolongada são importantes causas adicionais para esses desfechos adversos. Tabagismo, obesidade e idade materna avançada têm sido apontados como fatores facilitadores para os desfechos adversos. Desigualdades sociais e preconceitos raciais também ocorrem em países desenvolvidos. De acordo com Goldenberg *et al.* (2011), as causas, os fatores de risco e as condições das mortes fetais devem ser individualizados, para que estratégias adequadas e específicas de prevenção possam ser implementadas.

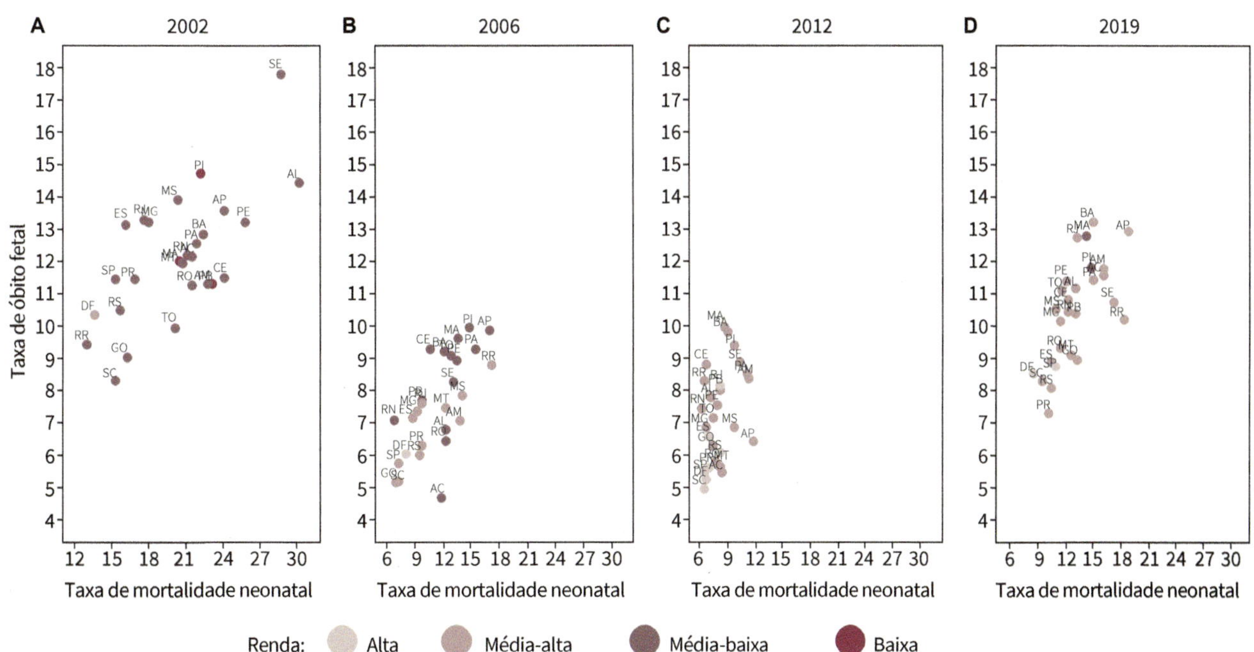

Figura 111.2 Taxas de óbitos fetais e neonatais de acordo com as classificações de renda nos diferentes estados brasileiros em 4 diferentes anos. (Adaptada de: Rent *et al.*, 2023.)

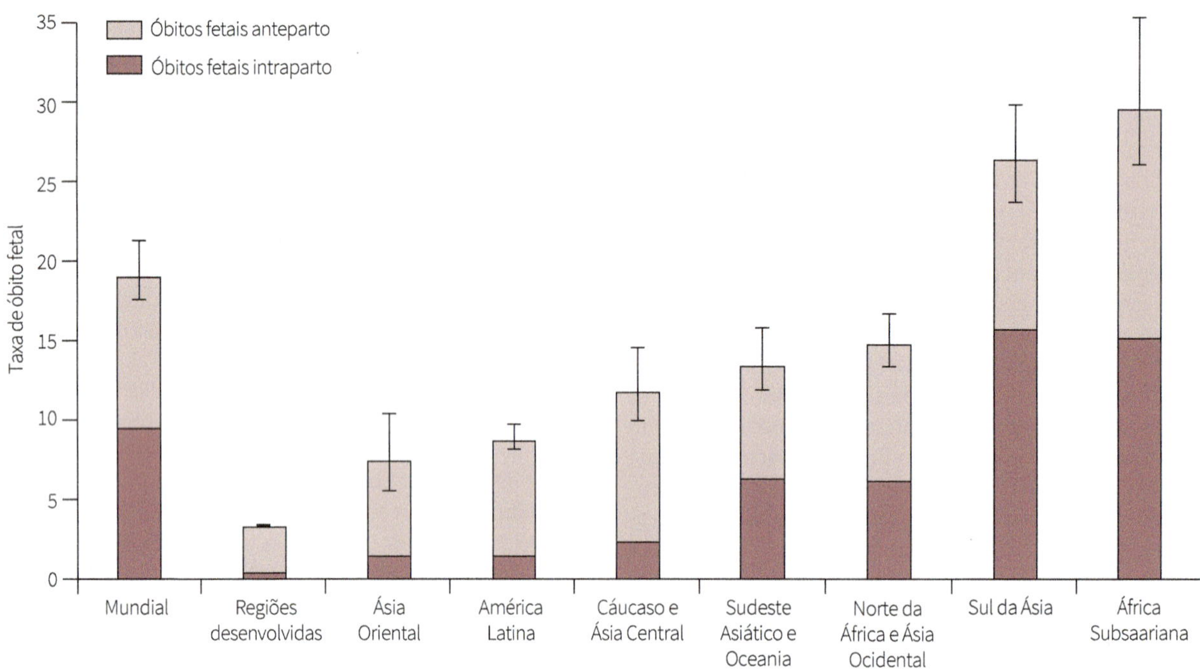

Figura 111.3 Proporção de óbitos anteparto e intraparto em 2015. (Adaptada de: Lawn *et al.*, 2016.)

Tabela 111.2 Proporção de óbitos intraparto em 2015.

Parâmetros	Taxa mundial	Regiões desenvolvidas	Ásia Oriental	América Latina	Cáucaso e Ásia Central	Sudeste Asiático e Oceania	Norte da África e Ásia Ocidental	Sul da Ásia	Sul da Ásia
Taxas de óbitos fetais	18,4 (16,6 a 21)	3,4 (3,4 a 3,5)	7,2 (5,6 a 9,7)	8,2 (7,5 a 9,2)	11,9 (9,8 a 15,6)	12,2 (10,7 a 14,6)	14,5 (12,9 a 17,6)	25,5 (22,5 a 29,1)	28,7 (25,1 a 34,2)
Nº de óbitos fetais	2.620.000	46.700	129.000	91.000	23.400	154.900	148.300	966.600	1.059.700
Óbitos fetais intraparto	49,6%	10%	19,9%	16,8%	19,9%	45,7%	42%	59,3%	51,1%
Óbitos fetais – áreas rurais	58,9%	23%	43,8%	24,9%	58,9%	54,5%	41,8%	65,5%	61,8%
Óbitos fetais – hospitais ou unidades de saúde	61,2%	99,4%	99,5%	89,3%	97,1%	79,6%	81,5%	58,8%	49%

Adaptada de: Lawn *et al.*, 2016.

Ainda hoje, as informações sobre as causas de morte fetal são incompletas, principalmente em países de baixa renda. Um sistema de classificação universal possibilitaria registrar e classificar os natimortos em relação às causas de morte e permitiria comparações mundiais ao longo do tempo. Enquanto isso não acontece, informações básicas como peso, idade gestacional e momento do óbito (ante ou intraparto) devem ser descritas. Também é importante relacionar as doenças maternas associadas, como pré-eclâmpsia, infecções e doenças metabólicas. Complicações obstétricas, como síndromes hemorrágicas da gestação e trabalho de parto obstruído ou prolongado, também podem se apresentar como causas e devem ser sempre relacionados. Informações como essas são fundamentais para o desenvolvimento de intervenções e diretrizes políticas específicas para reduzir os números da natimortalidade (Goldenberg *et al.*, 2011). Além disso, diante de algumas causas, é possível identificar outros problemas, como morbimortalidade materna e neonatal, podendo-se atuar também sobre esses desfechos (McClure *et al.*, 2007; Tebeu *et al.*, 2009; Pattinson *et al.*, 2011) (Tabela 111.3).

No Brasil, a revisão dos artigos publicados entre 1996 e 2003 identificou fatores de risco para os óbitos fetal, neonatal e perinatal. Especificamente para os óbitos fetais, a idade materna avançada, a associação de comorbidades e o antecedente de óbito fetal

Tabela 111.3 Causas de morte fetal, nas quais as estratégias de prevenção refletem-se, de modo favorável, nas mortes neonatais e maternas.

	Morte fetal	Morte neonatal	Morte materna
Complicações na gestação			
Pré-eclâmpsia ou eclâmpsia	X	X	X
Diabetes melito	X	–	X
Restrição de crescimento fetal	X	X	–
Anomalias congênitas	X	X	X

(*continua*)

Tabela 111.3 Causas de morte fetal, nas quais as estratégias de prevenção refletem-se, de modo favorável, nas mortes neonatais e maternas. (*Continuação*)

	Morte fetal	Morte neonatal	Morte materna
Complicações no parto			
Hemorragias	X	X	X
Obstrução do trabalho de parto	X	X	X
Trabalho de parto ou parto prematuro	X	X	X
Infecções maternas			
Intrauterina	X	X	X
Sífilis	X	X	–
Malária	X	–	X

Fonte: Goldenberg *et al.*, 2011.

foram destacados como condições maternas de risco para esse desfecho. Outros indicadores socioeconômicos, como pré-natal inadequado, baixa renda e baixa escolaridade, também favoreceram a morte fetal e neonatal. Nessa revisão, os autores destacaram a progressiva utilização de bancos de dados informatizados, principalmente o Sistema de Informação de Nascimentos (Sinasc) e o Sistema de Informação de Mortes (SIM), o pequeno número de estudos sobre natimortalidade, a incorporação ainda incipiente das classificações de causas e a discordância em relação alguns fatores de risco (Fonseca e Coutinho, 2004).

Dois estudos casos-controle foram publicados e relacionaram o risco de óbito fetal em duas regiões geográficas e economicamente diferentes do Brasil. Na região Nordeste, o óbito fetal foi associado a malformação (*odds ratio* [OR] 7,5; intervalo de confiança [IC] 95% 3,2 a 17,4), número de consultas de pré-natal inferior a seis (OR 4,4; IC 95% 2,5 a 7,5), síndromes hemorrágicas (OR 2,9; IC 95% 1,4 a 5,7), atendimento anterior em outra unidade (OR 2,9; IC 95% 1,8 a 4,6), idade materna ≥ 35 anos (OR 2,2; IC 95% 1,0 a 4,9) e escolaridade materna inferior a 8 anos (OR 1,6; IC 95% 1,02 a 2,6) (Andrade *et al.*, 2009). Na região Sul, as causas identificadas foram presença de malformações (OR 9,7; IC 95% 4,7 a 20,2), número de consultas de pré-natal inferior a seis (OR 5,1; IC 95% 3,3 a 7,8), síndromes hipertensivas (OR 2,7; IC 95% 1,5 a 4,7), escolaridade inferior a 8 anos (OR 1,6; IC 95% 1,0 a 2,6) e natimortalidade prévia (OR 11,5; IC 95% 3,2 a 41,7) (Klein *et al.*, 2012) (Figura 111.4). Independentemente da região, a natimortalidade brasileira ainda é fortemente associada a fatores médicos, socioeconômicos e culturais, confirmando os problemas de saúde dos países em desenvolvimento.

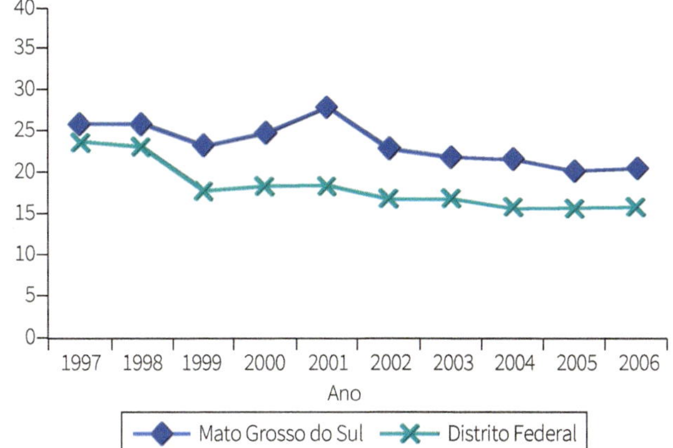

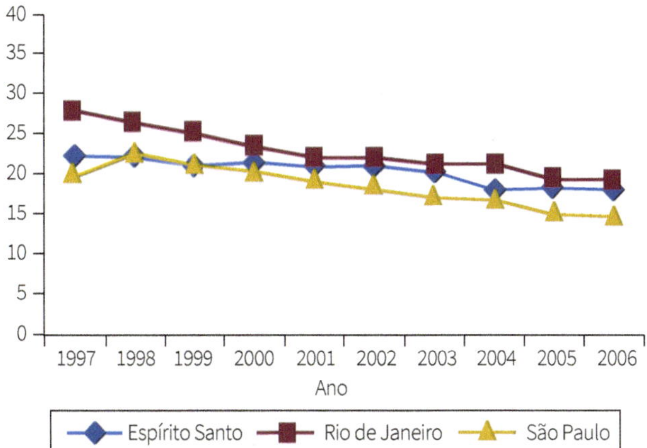

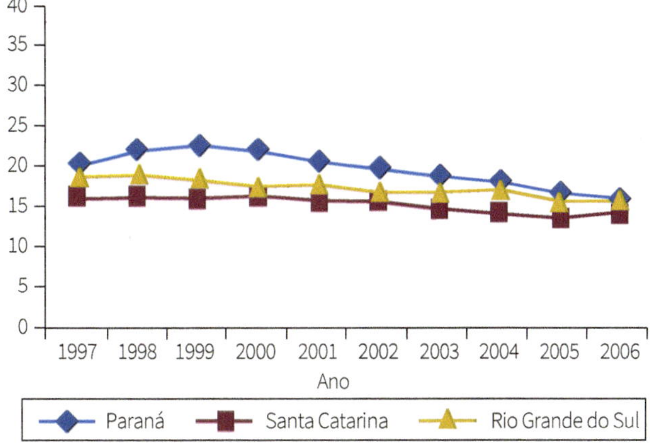

Figura 111.4 Mortalidade perinatal no Brasil no período de 1997 a 2006: regiões Centro-Oeste, Sudeste e Sul. (Fonte: Brasil, 2006.)

Causas de morte neonatal

A principal causa de morte neonatal (MNN) é a prematuridade, com todas as suas comorbidades associadas. Efeitos mais rápidos foram observados na redução do tétano neonatal, refletindo na redução da MNN por causas infecciosas. Progressos limitados aconteceram em relação às mortes por parto prematuro e no período intraparto (Black *et al.*, 2010; Lawn *et al.*, 2006; Countdown Coverage Writing Group *et al.*, 2008).

No mundo todo, três principais causas – infecções, prematuridade e asfixia intraparto – são responsáveis por mais de 80% das MNN (Figura 111.5). Os números indicam 963 mil (680 mil a 1,5 milhão) MNN por ano por infecção neonatal, excluindo tétano; 814 mil (560 mil a 1 milhão) MNN por ano no intraparto e 1.033.000 (720 mil a 1.222.000) MNN por ano por prematuridade (Lawn *et al.*, 2010).

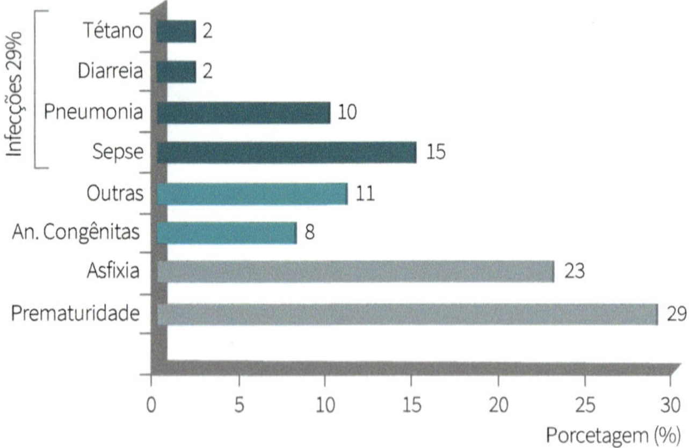

Figura 111.5 Causas identificadas em 3,6 milhões de mortes neonatais, em 192 países. (Reproduzida de: Lawn *et al.*, 2010.)

No Brasil, a revisão de Fonseca e Coutinho (2004) destacou o atendimento em hospital público do Sistema Único de Saúde (SUS), a gravidez na adolescência, o peso do RN (baixo peso, muito baixo peso e pequeno para a idade gestacional), a prematuridade e os índices de Apgar < 7 entre as causas de maior risco para a MNN.

Estima-se que, no mundo todo, 42% das mortes maternas estejam associadas ao óbito no primeiro dia de vida. Além de ações específicas, uma ação especial da Organização das Nações Unidas (ONU), em 2009, recomendando as visitas pós-natais e o alerta para os cuidados nos primeiros dias de vida, pois esse seria o período crítico para essas mortes, foram estratégias definidas para a redução desses desfechos fatais (Baqui *et al.*, 2009; WHO e Unicef, 2009).

Assim como as mortes fetais, as neonatais também estão intimamente relacionadas à falta de assistência adequada à mãe e ao recém-nascido, e esses indicadores influenciam a MPN. No Brasil, o peso do recém-nascido inferior a 2.500 g, a idade gestacional < 37 semanas, a idade materna > 35 anos, o atendimento na rede pública/SUS e a baixa escolaridade materna foram identificados como os fatores de risco mais prevalentes para a MPN em regiões menos desenvolvidas (Aquino *et al.*, 2003). Mais uma vez, os resultados de estudos brasileiros, específicos para identificar risco de MPN e seus componentes, confirmam o panorama da maioria dos países em desenvolvimento (Tabela 111.4).

ESTRATÉGIAS DE PREVENÇÃO

Oferecer assistência pré-natal de qualidade, com disponibilidade de exames complementares e capacidade de oferecer monitoramento da vitalidade fetal, é estratégia fundamental para a redução da mortalidade materna e perinatal. Entretanto, essa estratégia precisa começar com um plano de redução de desigualdades sociais e raciais (Rocha *et al.*, 2017). Como parte da assistência pré-natal, recomenda-se identificar as gestações de maior risco para desfechos adversos. Teoricamente, reconhecer fatores de risco maternos e fetais para as complicações da

Tabela 111.4 Resultados de estudos brasileiros, específicos para identificar risco para a mortalidade perinatal (MPN) e seus componentes.

Autores	Fonseca e Coutinho, 2004				Aquino *et al.*, 2003	Andrade *et al.*, 2009	Klein *et al.*, 2012
Séries/períodos	1996-2003				2003	2004-2005	1998-2004
Tipo de estudo	Revisão				Caso-controle	Caso-controle	Caso-controle
Tamanho amostral	24 artigos				283/1.182	116/472	183/342
	MF	MNN	MNN ≤ 7 d	MPN	MPN	MF	MF
Maternos							
Hospital público/SUS	–	2,3	–	–	1,93	–	–
	–	1,5	–	–	–	–	–
Assistência inadequada	–	Risco	Risco	–	–	–	–
Idade < 20 anos	0,36	1,5	4,1 (*ns*)	*ns*	–	–	*ns*
	2,0 (*ns*)	–	Risco	–	–	–	–
Idade ≥ 35 anos	2,1 (*ns*)	*ns*	2,75	2,4	1,97	2,2	*ns*
	2,5	–	4,52	–	–	–	–
	2,9	–	–	–	–	–	–
Peso < 50 kg	1,1 (*ns*)	–	1,3 (*ns*)	1,4 (*ns*)	–	–	–
	–	–	1,6 (*ns*)	–	–	–	–
Baixa renda	1,3 (*ns*)	–	Risco	1,3 (*ns*)	–	–	–
	2,1	–	2,4 (*ns*)	4,3	–	–	–
Maternos							
Residência precária		*ns*	Risco	–	1,45	–	–
Analfabetismo	3,3	–	4,6	–	–	–	*ns*
Baixa escolaridade	3,0	*ns*	2,3 (*ns*)	2,9	2,09	1,6	–
Tabagismo	1,4 (*ns*)	–	0,6 (*ns*)	0,8 (*ns*)	–	–	–
Consumo de álcool	1,3 (*ns*)	–	0,9 (*ns*)	0,9 (*ns*)	–	0,8	–

(continua)

Tabela 111.4 Resultados de estudos brasileiros, específicos para identificar risco para a mortalidade perinatal (MPN) e seus componentes. (*Continuação*)

Autores	Fonseca e Coutinho, 2004				Aquino *et al.*, 2003	Andrade *et al.*, 2009	Klein *et al.*, 2012
Maternos (*Continuação*)							
Morbidade maternal	–	–	–	1,75	–	–	–
	–	–	–	2,9	–	–	–
Pré-natal inadequado	3,3	*ns*	3,1	*ns*	–	–	–
	7,4	–	1,8 (*ns*)	–	–	–	–
Paridade ≥ 4	0,9 (*ns*)	–	2,3 (*ns*)	0,9 (*ns*)	–	–	*ns*
	–	–	1,35 (*ns*)	–	–	–	–
Natimorto prévio	4	–	18,2	2,5 (*ns*)	–	–	17,1
	5,2	–	2,6 (*ns*)	–	–	–	–
Baixo peso prévio	2,9	–	1,6 (*ns*)	1,98	–	–	–
Cesárea	–	–	–	–	0,43	–	*ns*
Síndromes hemorrágicas	–	–	–	–	–	2,9	–
Atendimento outro serviço	–	–	–	–	–	2,9	–
Fetais							
Sexo masculino	1,2 (*ns*)	*ns*	1,85	1,54	*ns*	–	–
	1,03 (*ns*)	–	–	–	–	–	–
Baixo peso	–	8,92	5,6	–	–	–	–
Muito baixo peso	–	125,4	58,8	–	–	52,2	–
Idade gestacional < 37 sem	–	8,94	5,6	–	18,23	–	–
	–	3,75	–	–	–	–	–
RN-PIG	–	8,3	15 (*ns*)	–	–	–	–
Apgar < 7	–	–	10,1	–	–	–	–
Malformações	–	–	–	–	–	7,5	11,9
Apresentação pélvica	–	–	–	–	–	–	6,7

MNN ≤ 7 d: morte neonatal precoce (até 7 dias de vida). MF: morte fetal; MNN: morte neonatal (0 a 28 dias de vida); ns: não significativo; SUS: Sistema Único de Saúde; RN-PIG: recém-nascido pequeno para a idade gestacional.

gravidez e do parto deveria evitar grande parte da morbimortalidade perinatal. Mas a escassez de recursos, principalmente em países de baixa e média renda, torna essa estratégia muitas vezes impraticável (Haws *et al.*, 2009). Além disso, as formas de classificação de risco ainda precisam ser mais bem definidas. Em relação aos métodos de monitoramento de vitalidade fetal, ainda há dúvidas sobre o benefício de cada técnica recomendada, dificultando o direcionamento otimizado para cada caso.

Intervenções para redução de desfechos adversos relacionados ao parto envolvem capacitação de equipes. Programas de educação continuada devem ser realizados com esse objetivo e intervenções devem ser desenvolvidas para reduzir as fragilidades específicas de cada local. Uma forma de intervenção que permite focar a distribuição de recursos e vem apresentando bons resultados é a hierarquização da assistência à saúde. Nesse modelo, o Programa de Assistência ao Parto e Recém-Nascido do município de Botucatu (SP) foi criado, em agosto de 1995, para melhorar os indicadores maternos e perinatais locais e regionais. A principal meta desse programa foi criar um sistema de referência e contrarreferência, hierarquizado de acordo com a gravidade das complicações obstétricas. Para isso, foram realizados treinamentos específicos para coleta e processamento de dados, atendimento especializado para o risco obstétrico e perinatal, e padronização de protocolos diagnósticos e de condutas, envolvendo médicos e enfermeiros da área da saúde materna, fetal e neonatal. Nesse programa, o atendimento do alto risco obstétrico e perinatal ficou restrito ao Hospital de Clínicas da Faculdade de Medicina de Botucatu/Unesp (HC-FMB/Unesp) (nível III); e o pré-natal de baixo risco obstétrico foi realizado nas Unidades Básicas de Saúde (UBS) do município (nível I), com assistência ao parto e ao recém-nascido no Hospital Regional da Associação Beneficente dos Hospitais Sorocabana (HR-ABHS) (nível II). Na avaliação dos 10 primeiros anos (1995 a 2006) desse programa, foram incluídos 27.387 partos, 27.827 recém-nascidos (418 gestações duplas e 11 triplas), 30 mortes maternas e 660 óbitos perinatais. Os resultados desse programa evidenciaram queda nos principais indicadores de saúde materna e perinatal e valorizaram o atendimento hierarquizado. Houve redução nos índices de cesárea, de 46,5% para 23,4% no nível II, permanecendo inalterada no nível III; na taxa de MPN (9,71 para 1,66/1.000 nascimentos e 60,8 para 39,6/1.000 nascimentos, respectivamente, nos níveis II e III) e na razão morte materna (RMM) (16,3/100 mil nascidos vivos [NV] e 185,1/100 mil NV, respectivamente, nos níveis II e III). Além desses, as causas de morte materna (MM) sofreram inversão, com predomínio das causas indiretas sobre as diretas, característica de países desenvolvidos.

De acordo com os autores, a assistência hierarquizada e o sistema de referência e contrarreferência no atendimento obstétrico e neonatal mostrou-se eficaz para a redução da MPN, das mortes maternas de causa direta e das elevadas taxas de cesárea (Rudge *et al.*, 2011). A reprodução desse modelo de assistência deverá melhorar o panorama da saúde materna e perinatal nos países em desenvolvimento.

Barros *et al.* (2010) avaliaram sistematicamente cerca de 2 mil estudos de intervenções específicas para parto prematuro ou baixo peso, natimorto ou morte perinatal e assistência aos recém-nascidos pré-termo, publicados até dezembro de 2008. Entre 82 intervenções identificadas, 49 mostraram-se relevantes para os países em desenvolvimento e foram selecionadas para análise. Cada uma delas foi avaliada quanto à qualidade da evidência e ao grau de recomendação para a prevenção desses desfechos. O nível das evidências foi classificado em alto (ensaios clínicos randomizados [ECR]/outros estudos não deverão mudar a efetividade desses resultados), moderado (ECR de baixa qualidade ou estudos observacionais de alta qualidade/outros estudos de maior impacto poderão mudar essas evidências), baixo (estudos observacionais/muito provável que outros resultados alterem essas estimativas) e muito baixo (outros tipos de estudos, em que as estimativas de efeito são pouco confiáveis). Associado ao nível de evidência, o grau de recomendação foi classificado em forte (a favor ou contra) e fraco (a favor ou contra). A Tabela 111.5 apresenta essas estratégias especialmente recomendadas para os países em desenvolvimento (Barros *et al.*, 2010).

Outras intervenções foram revisadas, mas não incluídas pelas seguintes razões: (a) a evidência disponível era muito limitada; (b) não houve evidência de impacto; (c) a intervenção requer alta tecnologia; (d) a intervenção é raramente usada; (e) a intervenção foi aplicável a um pequeno grupo de mulheres grávidas.

Um exemplo de intervenção focando decisões para o parto foi recentemente apresentado por Chaillet *et al.* (2024). Os autores realizaram ensaio clínico randomizado por *cluster* para mulheres com antecedente de parto cesáreo e gestação única no Canadá. A intervenção proposta consistiu em três ações programadas:

- Fornecer treinamento profissional em melhores práticas para a assistência ao parto
- Fornecer suporte e ferramentas para orientar as mulheres quanto às decisões sobre a escolha da via de parto
- Avaliar os riscos de ruptura uterina a partir de avaliação ultrassonográfica do segmento inferior do útero no terceiro trimestre.

O estudo foi realizado em 40 hospitais públicos (cada um com mais de 300 nascimentos por ano) na província de Quebec entre 2016 e 2019. Um total de 21.281 mulheres elegíveis para o estudo tiveram parto nos centros participantes durante o período do estudo (10.514 no grupo de intervenção e 10.767

Tabela 111.5 Intervenções e respectivos níveis de recomendações considerando a qualidade das evidências.

	OF/MPN	RN – Prematuro	RN – Baixo peso	Outros desfechos (mãe e RN)
Grupo 1 – Intervenções prévias à gestação				
Intervalo interpartal	Fraco	Fraco	Fraco	Forte (morte materna e infantil)
Suplementação de ácido fólico na periconcepção	Fraco contra	Fraco	Fraco	Forte (defeitos do tubo neural)
Controle de poluentes do ar ambiente	Fraco	Fraco contra	Fraco	Forte (infecções respiratórias)
Grupo 2 – Intervenções na gestação				
Programas para deixar o hábito de fumar	Fraco	Forte	Forte	Forte (doenças relacionadas)
Suplementação energética de proteína balanceada	Forte	Forte contra	Forte	Forte (mortalidade infantil)
Suplementação múltipla de micronutrientes	Fraco contra	Forte contra	Fraco	Fraco contra (morte neonatal)
Suplementação de ferro e ácido fólico	Fraco contra	Fraco contra	Fraco contra	Forte (anemia materna)
Suplementação de zinco	Forte contra	Fraco	Forte contra	Fraco
Suplementação de cálcio	Forte contra	Fraco	Fraco	Forte (pré-eclâmpsia)
Suplementação de ácidos graxos	–	Forte contra	Forte contra	–
Monitoramento fetal com cardiotocografia	Fraco	–	–	–
Doppler e ultrassonografia no final da gestação	Forte contra	–	–	–
Grupo 3 – Intervenções para infecções na gestação				
Diagnóstico e tratamento da sífilis	Forte	Fraco	Fraco	Forte (sífilis congênita)
Tratamento preventivo intermitente para malária	Forte	Fraco contra	Forte	Forte (malária materna)
Uso de mosquiteiros tratados com inseticida	–	Fraco	Forte	Forte (malária materna)
Diagnóstico e tratamento da bacteriúria assintomática	–	Fraco	Forte	Forte (pielonefrite aguda)
Diagnóstico e tratamento da vaginose bacteriana	–	Forte contra	Forte contra	–
Prevenção da transmissão vertical do HIV	**	**	**	Forte (PMTCT)
Tratamento anti-helmíntico	Fraco contra	Fraco contra	Fraco contra	Forte (anemia materna)
Diagnóstico e tratamento da doença periodontal		Fraco contra	Fraco contra	Fraco (saúde bucal materna)
Grupo 4 – Intervenções para prematuridade ou óbito fetal nas gestações de risco				
Uso de progesterona	Fraco contra	Forte	Forte	–
Realizar cerclagem cervical	Fraco contra	Forte contra	–	–
Complexo vitamínico para mulheres HIV+	Fraco contra	Fraco contra	Fraco contra	–

(*continua*)

Tabela 111.5 Intervenções e respectivos níveis de recomendações considerando a qualidade das evidências. (*Continuação*)

	OF/MPN	RN – Prematuro	RN – Baixo peso	Outros desfechos (mãe e RN)
Grupo 5 – Intervenções intraparto				
Preparo para o parto	Forte	–	–	
Uso do partograma	Fraco	–	–	
Monitoramento do movimento fetal	Forte contra	–	–	
Atendimento obstétrico de emergência	Forte	–	–	Forte (morte materna)
Cesárea na apresentação pélvica	Forte	–	–	
Indução eletiva do trabalho de parto no pós-termo	Forte	–	–	
Indução eletiva no termo nos casos de ROPREMA	Fraco			Forte (desfechos maternos e infantis)
Parto domiciliar *versus* parto hospitalar	Fraco contra			
Grupo 6 – Intervenções pré e pós-parto				
Corticoterapia antenatal	–	Forte	–	Forte (morbidade neonatal)
Antibióticos para ROPREMA		Forte		Forte (morbidade neonatal)
Antibióticos para TPP com membranas íntegras		Forte contra		
Clampeamento tardio do cordão umbilical		Forte		
Grupo 7 – Intervenções pós-natais para sobrevida do prematuro				
Ar ambiente (*vs.* O_2 100%) na reanimação neonatal	–	Forte		–
Suplementação de vitamina A		Fraco contra		–
Suplementação de vitamina K		Forte		Fraco (antenatal)
Suplementação de zinco		Fraco contra		–
Suplementação de selênio		Fraco		–
Tratamento de clorexidina no cordão		–	–	–
Gerenciamento de casos de sepse e pneumonia		Forte	–	–
Programa mãe-canguru				
Amamentação precoce		Forte		
Cuidados "térmicos" (pele a pele, mantas de plástico)		Forte		
Pressão contínua ou CPAP para SDR		Forte		Forte (displasia broncopulmonar)
Imunoglobulina intravenosa		Fraco		
Terapia com surfactante para SDR		Forte		Forte

**Evidências limitadas ou resultados não relatados. (–) Não aplicável ou sem evidência. HIV: vírus da imunodeficiência humana; OF: óbito fetal; MPN: mortalidade perinatal; RN: recém-nascido; ROPREMA: rotura prematura de membranas; SDR: síndrome do desconforto respiratório. (Adaptada de: Barros *et al.*, 2010.)

no grupo de controle). Os autores relatam uma redução significativa nas taxas de morbidade perinatal grave (morte excluindo anomalias congênitas letais, índice de Apgar aos 5 minutos menor do que 4, acidose metabólica, trauma grave, hemorragia intraventricular graus 3 e 4, leucomalácia periventricular, encefalopatia hipóxico-isquêmica, convulsão, necessidade de ventilação mecânica invasiva, morbidade respiratória grave, enterocolite necrosante, sepse ou infecção neonatal comprovada e hipotensão necessitando droga vasoativa) no grupo intervenção (*adjusted odds ratio*: 0,72 [IC 95% 0,52 a 0,99]; p = 0,042; (*adjusted risk difference*: –1,2% [IC 95% –2 a 0,1]).

Evidentemente, diferentes locais se beneficiam de diferentes modelos de intervenções, sendo importante a identificação das fragilidades para traçar as melhores estratégias de atuação.

Poucas estratégias ou intervenções mostraram-se efetivas na prevenção da MPN. Problemas éticos e falta de estudos controlados e com tamanho amostral adequado são os principais fatores complicadores. O resultado é que algumas estratégias, como *parar de fumar*, screening *e tratamento da vaginose bacteriana*, *uso de progesterona*, *corticoterapia antenatal* e *antibioticoprofilaxia na RPM*, apesar de fortemente recomendadas na prevenção do recém-nascido pré-termo e/ou de baixo peso, ainda não foram capazes de reduzir as taxas de MPN. Até o momento, garantir alimentação materna adequada (suplementação balanceada de proteínas/energia), atuar em infecções maternas específicas (rastreamento e tratamento da sífilis, tratamento intermitente e preventivo e uso de inseticida para mosquito da malária em regiões endêmicas), realizar o adequado preparo materno para o parto, instituir os cuidados nas urgências/emergências obstétricas, indicar cesárea na apresentação pélvica e realizar a indução eletiva nas gestações pós-termo são estratégias de melhores evidências científicas, fortemente recomendadas para a prevenção da morte fetal e/ou perinatal (Barros *et al.*, 2010).

A literatura atual recomenda o "cuidado contínuo" durante a gestação, o parto e no período pós-parto, como a melhor estratégia para a prevenção da morbimortalidade materna e perinatal. A Figura 111.6 sumariza as estratégias e intervenções prioritárias na prevenção da MPN em países em desenvolvimento, que caracterizam "cuidado contínuo" para a saúde materna e perinatal (Bhutta *et al.*, 2005; Barros *et al.*, 2010).

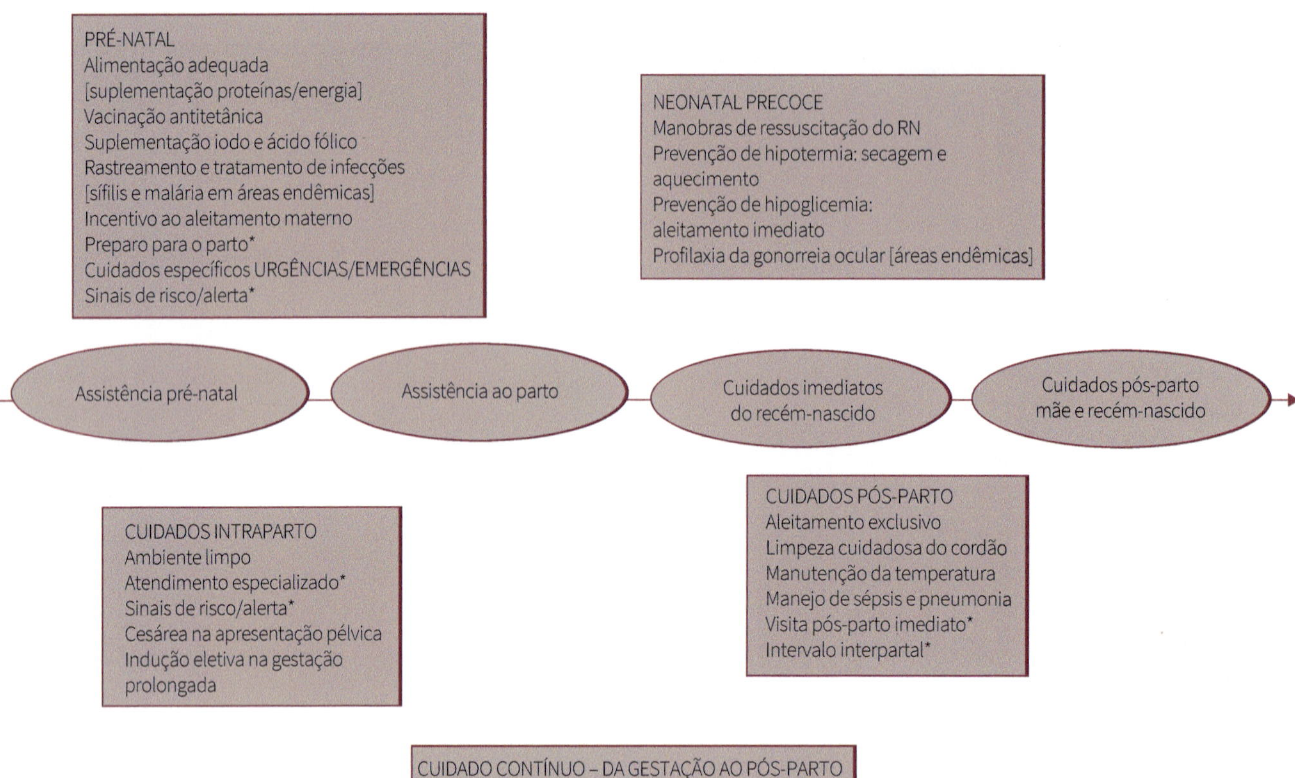

Figura 111.6 Estratégias e intervenções na prevenção da mortalidade perinatal em países em desenvolvimento no "cuidado contínuo" da saúde materna e perinatal. (Adaptada de: Bhutta *et al.*, 2005 e Barros *et al.*, 2010.)

Apesar de uma série de intervenções terem sido apontadas para reduzir a MPN, existem lacunas fundamentais sobre o conhecimento da forma mais eficaz para melhorar esses resultados, especialmente nos países em desenvolvimento. Entre essas lacunas, o conhecimento sobre determinantes da família e práticas da comunidade, e sua influência na MPN, é questão crítica. Nesse contexto, a desigualdade de gênero e, em alguns países, o feticídio feminino são pontos fundamentais para a implementação de mudanças de comportamento e de abordagens eficazes na garantia da saúde do feto e do recém-nascido. A mensagem que fica é que há necessidade urgente de adaptar e avaliar, cultural e regionalmente, as intervenções mais adequadas (Bhutta *et al.*, 2005).

CONSIDERAÇÕES FINAIS

Todos os países precisam se adequar às metas de redução de mortalidade fetal e infantil determinadas por *The Every Newborn Action Plan* (ENAP) e *Millenium Development Goals 4*. Os resultados concretos a respeito dessas ações precisarão ser concluídos até 2030. É importante que os países de alta renda também realizem esforços para que os países de baixa renda avancem com seus resultados.

De acordo com o que discutimos neste capítulo, duas ações cruciais precisam fazer parte das intervenções iniciais para que as ações sejam mais eficazes e para que os recursos financeiros aplicados sejam mais bem aproveitados na prevenção da MPN: (1) considerar as especificidades dos países de alta e baixa renda e (2) realizar a normatização e adequação dos sistemas de processamento e acompanhamento dos dados de interesse.

Assim, enquanto os países em desenvolvimento ainda precisam definir quais e como implementar estratégias assistenciais no pré-natal, parto e pós-parto, os países desenvolvidos deverão responder como reduzir as disparidades nas estatísticas dos óbitos fetais e neonatais entre grupos de diferentes etnias e condições socioeconômicas.

Em relação à obtenção dos dados, os grandes desafios são a eleição de melhores métodos para coleta e processamento dos dados; identificação e normatização de indicadores simples e adequados na definição do feto morto; métodos de detecção de infecções em locais com limitadas condições laboratoriais e utilização, de maneira simples e efetiva, dos recursos de auditoria (Lawn *et al.*, 2011).

Apesar dessas lacunas, a divulgação do conhecimento existente sobre a MPN e seus componentes é estratégia válida, devendo ser mantida, e sempre atualizada, na busca de melhores resultados.

Nesse contexto, alguns pontos merecem destaque:

- Taxa de MPN = (número de natimortos + neomortos/total de nascidos vivos e mortos) × 1.000 nascimentos
- A MPN mundial atinge cerca de 2,6 milhões por ano; a maioria acontece em países de baixa e média renda e mais da metade desses casos, durante o trabalho de parto ou parto
- A divergência entre as definições do óbito fetal, a não diferenciação entre morte neonatal precoce e tardia, e, especialmente, a falta de registros adequados são fatores complicadores dos índices reais de MPN e dificultam a comparação entre os estudos da literatura. Nos últimos anos, o principal componente da MPN são os óbitos intrauterinos; a MNN está em queda

- Nos países de baixa renda, tanto os óbitos fetais anteparto quanto intraparto constituem pontos de atenção primordial; nas regiões mais desenvolvidas, 90% dos casos ocorrem no período anteparto
- Nos países em desenvolvimento, as principais causas da morte fetal são asfixia no trabalho de parto obstruído, descolamento prematuro da placenta, pré-eclâmpsia ou eclâmpsia, infecções, especialmente corioamnionite, sífilis e malária, e complicações do cordão umbilical
- Nos países desenvolvidos, as anomalias congênitas, as infecções associadas à prematuridade, o diabetes materno e a gravidez prolongada são importantes causas de óbitos fetais, associando-se níveis crescentes de tabagismo, obesidade e idade materna avançada; nesses países, a minoria étnica e as populações das zonas rurais, social e economicamente desfavorecidas sustentam essas estatísticas
- No Brasil, o peso do recém-nascido inferior a 2.500 gramas, a idade gestacional < 37 semanas, a idade materna > 35 anos, o atendimento na rede pública/SUS e a baixa escolaridade foram identificados como os fatores de risco mais prevalentes para a morte fetal em regiões menos desenvolvidas
- Garantir alimentação materna adequada (suplementação balanceada de proteínas/energia), atuar em infecções maternas específicas (rastreamento e tratamento da sífilis, tratamento intermitente e preventivo e uso de inseticida para mosquito da malária em regiões endêmicas), o preparo materno para o parto, instituir cuidados nas urgências/emergências obstétricas, indicar cesárea na apresentação pélvica e a indução eletiva nas gestações pós-termo são estratégias de melhores evidências científicas para a prevenção da morte fetal e/ou perinatal
- Programas de assistência hierarquizada, com sistema de referência e contrarreferência, no atendimento obstétrico e neonatal, são eficazes para a redução da MPN e devem ser reproduzidos em outros locais e regiões para melhorar o panorama da saúde materna e perinatal de nosso país
- A melhor estratégia de prevenção é assegurar assistência qualificada no pré-natal, no trabalho de parto e parto e no puerpério (cuidado contínuo) a todas as mulheres. Oferecer métodos contraceptivos
- Todas as intervenções precisam considerar disparidades sociais e econômicas e preconceitos raciais.

REFERÊNCIAS BIBLIOGRÁFICAS

AMERICAN ACADEMY OF PEDIATRICS (AAP); AMERICAN COLLEGE OF OBSTETRICIANS AND GYNECOLOGISTS (ACOG) Standard Terminology for reporting of reproductive health statistics in the United States. *In*: LOCKWOOD, C. J.; LEMONS, J. A. (eds.). *Guidelines for perinatal care*. 6th ed. Elk Grove Village: AAP and ACOG, 2007. p. 389.

ANDRADE, L. G. *et al.* Fatores associados à natimortalidade em uma maternidade escola em Pernambuco: estudo caso-controle. *Revista Brasileira de Ginecologia e Obstetrícia*, v. 31, n. 6, p. 285-292, 2009.

AQUINO, T. A. *et al.* Fatores de risco para a mortalidade perinatal no Recife, Pernambuco, Brasil, 2003. *Cadernos de Saúde Pública*, v. 23, n. 12, p. 2853-2861, 2003.

BAQUI, A. H. *et al.* Effect of timing of first postnatal care home visit on neonatal mortality in Bangladesh: an observational cohort study. *British Medical Journal*, v. 339, b2826, 2009.

BARFIELD, W. D.; COMMITTEE ON FETUS AND NEWBORN. Standard terminology for fetal, infant, and perinatal deaths. *Pediatrics*, v. 128, n. 1, p. 177, 2011.

BARROS, F. C. *et al.* Global report on preterm birth and stillbirth (3 of 7): evidence for effectiveness of interventions. *BioMed Central Pregnancy Childbirth*, v. 10, Suppl. 1, p. S3-S9, 2010.

BHUTTA, Z. A. *et al.* Community-based interventions for improving perinatal and neonatal health outcomes in developing countries: a review of the evidence. *Pediatrics*, v. 115, n. 2, p. 519-617, 2005.

BLACK, R. E. *et al.* Global, regional, and national causes of child mortality in 2008: a systematic analysis. *Lancet*, v. 375, n. 9730, p. 1969-1987, 2010.

BRASIL. DataSUS. Rede Intergerencial de Informações para Saúde (RIPSA). *C.2 – Taxa de mortalidade perinatal*. [s. d.]. Brasília, DF, 2006. Disponível em: http://tabnet.datasus.gov.br/tabdata/livroidb/Com2007/Com_C02.pdf. Acesso em: 3 maio 2024.

BRIERLEY-JONES, L. *et al.* Supporting parents through stillbirth: A qualitative study exploring the views of health professionals and health care staff in three hospitals in England. *European Journal of Obstetrics, Gynecology, and Reproductive Biology*, v. 222, p. 45-51, 2018.

CHAILLET, N. *et al.* Perinatal morbidity among women with a previous caesarean delivery (PRISMA trial): a cluster-randomised trial. *Lancet*, v. 403, n. 10421, p. 44-54, 2024.

COUNTDOWN COVERAGE WRITING GROUP *et al.* Countdown to 2015 for maternal, newborn, and child survival: the 2008 report on tracking coverage of interventions. *Lancet*, v. 371, n. 9620, p. 1247-1258, 2008.

CUNNINGHAM, F. G. *et al. Williams Obstetrics*. 23th ed. New York: McGraw-Hill, 2010.

FONSECA, S. C.; COUTINHO, E. S. F. Pesquisa sobre mortalidade perinatal no Brasil. *Cadernos de Saúde Pública*, v. 20, Supl 1, p. S7-S19, 2004.

FRETTS, R. C.; LOCKWOOD, C. J.; BARSS, V. A. Incidence, etiology, and prevention of stillbirth. *UpToDate*. 2012. Disponível em: http://www.uptodate.com/contents/incidence-etiology-and-prevention-of-tillbirth?source=search_result&search=stillbirth&selectedTitle=1~150. Published 2012. Acesso em: 2 set. 2012.

GOLDENBERG, R. L. *et al.* Stillbirths: the vision for 2020. *Lancet*, v. 377, n. 9779, p. 1798-1805, 2011.

HAWS, R. A. *et al.* Reducing stillbirths: screening and monitoring during pregnancy and labour. *BioMed Central Pregnancy Childbirth*, v. 9, Suppl 1, p. S5, 2009.

HEIN, H. A.; LOFGREN, M. A. The changing pattern of neonatal mortality in a regionalized system of perinatal care: a current update. *Pediatrics*, v. 104, n. 5, Pt. 1, p. 1064-1069, 1999.

JEHAN, I. *et al.* Stillbirths in an urban community in Pakistan. *American Journal of Obstetrics and Gynecology*, v. 197, n. 3, p. 257.e1-e8, 2007.

JOSEPH, K. S. *et al.* Gestational age and birth weight specific declines in infant mortality in Canada, 1985-1994. Fetal and Infant Health Study Group of the Canadian Perinatal Surveillance System. *Paediatric and Perinatal Epidemiology*, v. 14, n. 4, p. 332-339, 2000.

KLEIN, C. J. *et al.* Fatores de risco relacionados à mortalidade fetal. *Revista da Associação Médica do Rio Grande Sul*, v. 56, n. 1, p. 11-16, 2012.

LANSKY, S. *et al.* Mortes perinatais e avaliação da assistência ao parto em maternidades do Sistema Único de Saúde em Belo Horizonte, Minas Gerais, Brasil, 1999. *Cadernos de Saúde Pública*, v. 22, n. 1, p. 117-130, 2006.

LANSKY, S. *et al.* Birth in Brazil survey: neonatal mortality, pregnancy and childbirth quality of care. *Cadernos de Saúde Pública*, v. 30, Supl 1, p. S1-15, 2014.

LANSKY, S.; FRANÇA, E.; LEAL, M. C. Mortes perinatais evitáveis em Belo Horizonte, Minas Gerais, 1999. *Cadernos de Saúde Pública*, v. 18, n. 5, p. 1389-1400, 2002.

LAWN, J. E. *et al.* 3.6 million neonatal deaths – what is progressing and what is not? *Seminars in Perinatology*, v. 34, p. 371-386, 2010.

LAWN, J. E. *et al.* Estimating the causes of 4 million neonatal deaths in the year 2000. *International Journal of Epidemiology*, v. 35, p. 706-718, 2006.

LAWN, J. E. *et al.* Stillbirths: rates, risk factors, and acceleration towards 2030. *Lancet*, v. 387, n. 10018, p. 587-603, 2016.

LAWN, J. E. *et al.* Stillbirths: Where? When? Why? How to make the data count? *Lancet*, v. 377, n. 9775, p. 1448-1463, 2011.

LEAL, M. C.; SZWARCWALD, C. L. Evolução da mortalidade neonatal no Estado do Rio de Janeiro, Brasil, de 1979 a 1993. 1 – Análise por grupo etário segundo região de residência. *Revista de Saúde Pública*, v. 30, p. 403-412, 1996.

MCCLURE, E. M. *et al.* Stillbirth in developing countries: a review of causes, risk factors, and prevention strategies. *Journal of Maternal-Fetal & Neonatal Medicine*, v. 22, p. 183-190, 2009.

MCCLURE, E. M.; GOLDENBERG, R. L.; BANN, C. M. Maternal mortality, stillbirth, and measures of obstetric care in developing and developed countries. *International Journal of Gynaecology and Obstetrics*, v. 96, p. 139-146, 2007.

NATIONAL CENTER FOR HEALTH STATISTICS (NCHS). s/d. Disponível em: http://www.cdc.gov/nchs. Acesso em: 2 maio 2024.

O'CONNELL, O.; MEANEY, S.; O'DONOGHUE, K. Caring for parents at the time of stillbirth: How can we do better? *Women and Birth*, v. 29, n. 4, p. 345-349, 2016.

PARMIGIANI, S.; BEVILACQUA, G. Can we reduce worldwide neonatal mortality? *Acta Bio-medica*, v. 93, n. 5, e2022294, 2022.

PATTINSON, R. S *et al.* Stillbirths: how can health systems deliver for mothers and babies? *Lancet*, v. 377, n. 9777, p. 1610-1623, 2011.

RENT, S. *et al.* The impact of time, region, and income level on stillbirth and neonatal mortality in Brazil, 2000-2019. *Journal of Pediatrics*, v. 262, p. 113613, 2023.

ROCHA, T. A. H. *et al.* Access to emergency care services: a transversal ecological study about Brazilian emergency health care network. *Public Health*, v. 153, p. 9-15, 2017.

RUDGE, M. V. *et al.* The safe motherhood referral system to reduce cesarean sections and perinatal mortality – a cross-sectional study [1995-2006]. *Reproductive Health*, v. 8, p. 34, 2011.

SETEL, P. W. *et al.* Sample registration of vital events with verbal autopsy: a renewed commitment to measuring and monitoring vital statistics. *Bulletin of World Health Organization*, v. 83, n. 8, p. 611-617, 2005.

TEBEU, P. M. *et al.* Risk factors for obstetric fistula in the Far North Province of Cameroon. *International Journal of Gynaecology and Obstetrics*, v. 107, p. 12-15, 2009.

VAIS, A.; KEAN, L. Stillbirth: is it a preventable public health problem in the 21st century? *Obstetrics, Gynaecology and Reproductive Medicine*, v. 22, n. 5, p. 129-134, 2012.

VICTORA, C. G.; BARROS, F. C. Infant mortality due to perinatal causes in Brazil: trends, regional patterns, and possible interventions. *São Paulo Medical Journal*, v. 119, p. 33-42, 2001.

WORLD HEALTH ORGANIZATION (WHO). *Every newborn*: an action plan to end preventable newborn deaths. Geneva: WHO/UNICEF, 2013. Disponível em: http://www.everynewborn.org/Documents/Every_Newborn_Action_Plan-ENGLISH_updated_July2014.pdf.

WORLD HEALTH ORGANIZATION (WHO). *Perinatal mortality*. A listing of available information. Geneva: WHO, 1996.

WORLD HEALTH ORGANIZATION (WHO); THE UNITED NATIONS CHILDREN'S FUND (UNICEF). *Home Visits for the Newborn Child*: a Strategy to Improve Survival. Geneva: WHO, 2009. Disponível em: https://iris.who.int/bitstream/handle/10665/70002/WHO_FCH_CAH_09.02_eng.pdf?sequence=1. Acesso em: 3 maio 2024.

CAPÍTULO

112

Estratégias de Redução de Cesariana

Romulo Negrini • Rita de Cássia Sanchez

INTRODUÇÃO

As taxas globais de cesariana apresentaram aumento substancial ao longo das últimas 3 décadas. Nos EUA, por exemplo, houve elevação de pouco mais de 20% em 1996 para quase 33% em 2022 (Centers for Disease Control and Prevention [CDC], 2023). Na América Latina, a situação é ainda mais crítica, e no Brasil houve ascensão de 40% para quase 57% no mesmo período, colocando o Brasil entre as maiores taxas de cesariana do mundo, configurando, com o Chipre e República Dominicana, os poucos países com taxas acima de 50% (Sinasc, s/d).

Evidências mostram que não se pode comprovar benefícios clínicos dessa prática, uma vez que o aumento das cesarianas não foi acompanhado de redução de mortalidade e morbidade materna e neonatal (Gregory *et al.*, 2012). A sobreutilização do procedimento tem mostrado que cesarianas desnecessárias aumentam em 3,7 vezes o risco de morte materna e em quase cinco vezes o risco de embolia amniótica, além de favorecer problemas respiratórios do recém-nascido, traumas fetais e inserções anômalas de placenta em gestações posteriores (Brasil, 2015). Não obstante, as cesarianas apresentam custos mais elevados que os do parto vaginal (Negrini *et al.*, 2021).

CONTEXTO NO BRASIL

Na assistência ao parto e nascimento, o Brasil apresenta atualmente problemas sistêmicos e crônicos, com alta porcentagem de cesarianas sem indicação clínica. Fatores culturais e socioeconômicos atingem as mais variadas regiões, levando a uma média nacional de 57% de partos cesáreas, ante a recomendação da Organização Mundial da Saúde (OMS) de 15%. Tal condição se torna ainda mais alarmante quando se observa a proporção de partos cesáreos no setor suplementar de saúde brasileiro (83,2% de cesarianas no ano de 2019, segundo dados da Agência Nacional de Saúde Suplementar [ANS] – Ministério da Saúde).

É difícil estabelecer o que levou ao atual cenário de uso indiscriminado das cesarianas, mas alguns fatores têm sido elencados, como: baixa remuneração, judicialização da saúde, receio sobre o processo doloroso e redução dos treinamentos em parto vaginal. Independentemente de tais fatores, há um desafio para a redução desses índices, não se desprezando o uso necessário do procedimento, que deve ocorrer em aproximadamente 18% dos casos, incluindo indicações maternas e fetais baseadas em evidências científicas (Molina *et al.*, 2015).

Considerando que, nos EUA, 57% das justificativas de cesarianas concentram-se em dois fatores – distocias de primeiro e segundo períodos do parto (34%) e sofrimento fetal (23%) –, as principais ações de redução do procedimento devem visar ao correto diagnóstico desses casos e à atuação mais assertiva sobre eles, sem, entretanto, elevar o risco materno-fetal (Barber *et al.*, 2011). Outras situações mais raras, como gestações múltiplas (7%) e apresentações anômalas (17%), também devem ser consideradas e ações sobre elas podem ter impacto na população geral (Molina *et al.*, 2015). Diante desses dados, torna-se imperativo o entendimento de onde se encontram as cesáreas desnecessárias e sem indicação médica de realização. Não se conhece ainda um sistema de classificação universal para estudo do perfil dos hospitais e maternidades, possibilitando ações de melhoria. Entre os diversos sistemas existentes, a classificação das gestantes nos 10 grupos de Robson tem sido amplamente utilizada e recomendada pela OMS desde 2014, propondo que a classificação de Robson seja utilizada como instrumento-padrão em todo o mundo para avaliar, monitorar e comparar as taxas de cesáreas ao longo do tempo em um mesmo hospital e entre diferentes hospitais (World Health Organization, 2015).

CLASSIFICAÇÃO DE ROBSON

Proposta originalmente pelo médico Michael Robson em 2001, essa classificação agrupa as gestantes conforme suas características obstétricas, permitindo, assim, a comparação entre taxas de cesáreas do mesmo grupo, ou entre eles (Robson, 2001). Esse sistema classifica todas gestantes em 1 entre 10 grupos que são mutuamente exclusivos e totalmente inclusivos (Tabela 112.1).

Tabela 112.1 Classificação de Robson.

Grupo 1	Nulíparas com feto único, cefálico, ≥ 37 semanas, em trabalho de parto espontâneo
Grupo 2	Nulíparas com feto único, cefálico, ≥ 37 semanas, cujo parto é induzido ou que são submetidas à cesárea antes do início do trabalho de parto
Grupo 3	Multíparas sem cesárea anterior, com feto único, cefálico, ≥ 37 semanas, em trabalho de parto espontâneo
Grupo 4	Multíparas sem cesárea anterior, com feto único, cefálico, ≥ 37 semanas, cujo parto é induzido ou que são submetidas à cesárea antes do início do trabalho de parto
Grupo 5	Todas multíparas com pelo menos uma cesárea anterior, com feto único, cefálico, ≥ 37 semanas
Grupo 6	Todas nulíparas com feto único em apresentação pélvica
Grupo 7	Todas multíparas com feto único em apresentação pélvica, incluindo aquelas com cesárea(s) anterior(es)
Grupo 8	Todas mulheres com gestação múltipla, incluindo aquelas com cesárea(s) anterior(es)
Grupo 9	Todas gestantes com feto em situação transversa ou oblíqua, incluindo aquelas com cesárea(s) anterior(es)
Grupo 10	Todas gestantes com feto único e cefálico, < 37 semanas, incluindo aquelas com cesárea(s) anterior(es)

Os grupos são criados a partir de cinco características obstétricas que são colhidas de rotina, ou pelo menos deveriam ser, no ato da internação, pois fazem parte da anamnese e do exame físico iniciais:

1. Paridade (nulípara ou multípara com e sem cesárea anterior).
2. Início do parto (espontâneo, induzido ou cesáreo antes do início do trabalho de parto).
3. Idade gestacional (pré-termo ou termo).
4. Apresentação/situação fetal (cefálica, pélvica ou transversa).
5. Número de fetos (único ou múltiplo).

A classificação é simples, reprodutível e clinicamente sensata, possibilitando a comparação e a análise das taxas de cesáreas em um mesmo grupo e entre eles. A OMS realizou revisões sistemáticas para avaliar o valor, os benefícios e os possíveis problemas decorrentes da adoção dessa classificação para analisar as taxas de cesárea e suas modificações ao longo do tempo, em todo o mundo. Entre 8 e 9 de outubro de 2014, reuniu um painel de especialistas em Genebra para estabelecer um ponto de partida para a comparação de dados maternos e perinatais em um mesmo hospital ao longo do tempo e entre diferentes hospitais, sugerindo algumas recomendações (Betrán *et al.*, 2009):

- Os hospitais devem adotar a Classificação de Robson para todas as gestantes internadas para dar à luz
- Para que possam ser feitas comparações padronizadas, a estrutura original da classificação deve ser mantida. Porém, caso os usuários tenham interesses ou necessidades específicas locais e queiram analisar variáveis adicionais (p. ex., características epidemiológicas, custos, desfechos ou indicações), eles poderão criar mais subdivisões dentro dos 10 grupos
- Sempre que possível, os relatórios com os resultados da classificação devem ser divulgados publicamente.

Espera-se que essa classificação auxilie os hospitais a otimizar o uso das cesáreas ao identificar, analisar e focalizar intervenções em grupos específicos que sejam particularmente relevantes em cada local, avaliem a qualidade da assistência, das práticas de cuidados clínicos e os desfechos por grupo. Por exemplo, segundo Robson, espera-se nos grupos 1 e 2 em torno de 35 a 40% da população de gestantes, nos grupos 3 e 4 em torno de 30% das gestantes e no grupo 5 em torno de 15%, com taxa de cesárea nesses grupos em torno de 15% (recomendada pela OMS). Tanto no setor privado no Brasil como nos países onde a proporção de cesarianas é maior, o perfil dos grupos de Robson mostra aumento do grupo 2, ou seja, pacientes que chegam fora de trabalho de parto, em especial do subgrupo 2b, em que a indicação da cesárea foi realizada sem indução, com o consequente redução do grupo 1 (internação em trabalho de parto) (Vogel *et al.*, 2015).

ESTRATÉGIAS PARA REDUÇÃO DE CESÁREAS DESNECESSÁRIAS

Torna-se necessário que cada profissional esteja preparado e conheça as evidências científicas do acompanhamento do trabalho de parto e tenha *expertise* para corrigir os desvios e evitar a indicação de via alta. Porém, também é importante que cada serviço analise seus partos cesarianos e identifique as principais causas. Observa-se que, na maioria das vezes, há uma questão sistêmica levando ao aumento da proporção de cesarianas, ou seja, fatores que advêm não apenas dos profissionais, mas também das pacientes, do hospital, das operadoras de saúde ou dos suportes ao sistema público, que, em conjunto, levam a indicações de via alta sem evidências científicas, principalmente as cesarianas antes do trabalho de parto. Analisaremos em seguida primeiramente os fatores clínicos em que a atuação prática profissional pode ter efeito.

Fatores clínicos

Distocias do primeiro período do parto

Tradicionalmente, o trabalho de parto é dividido em fases latente e ativa, sendo a primeira iniciada com percepção materna de contrações regulares e com duração de até 20 horas em nulíparas e até 14 horas em multíparas, após o que se deve iniciar a fase ativa, quando há contrações regulares e substancial aumento da dilatação (Friedman, 1972). A partir desse ponto, segundo os preceitos tradicionais, as anormalidades funcionais, quando presentes, serão classificadas em fase ativa prolongada, quando a velocidade da dilatação é menor que 1,2 cm/hora em nulíparas ou menor que 1,5 cm/hora em multíparas, ou parada da dilatação, quando há suspensão da progressão da dilatação cervical por 2 ou mais horas (Friedman, 1963).

Todavia, estudo de Zhang *et al.* (2010), com mais de 600 mil parturientes, mostrou progressão muito mais morosa do trabalho de parto, variando de 0,5 a 0,7 cm/hora em nulíparas e de 0,5 a 1,3 cm/hora em multíparas, com aceleração na velocidade da dilatação (fase ativa) apenas após 6 cm, antes do que não se deve diagnosticar fase ativa prolongada.

Assim sendo, o diagnóstico de distocias funcionais deve ser reservado para os casos em que a dilatação ultrapassou 6 cm e que evolui em velocidade menor que 0,5 cm/hora. A conduta nesses casos deve ser o uso de ocitocina, que, corriqueiramente, é realizado durante 4 horas; entretanto, a manutenção dela por 6 ou mais horas mostrou redução das taxas de cesariana sem aumento de Apgar menor que 7 no quinto minuto (Henry *et al.*, 2008; Rouse *et al.*, 1999).

Distocias do segundo período do parto

O segundo período do parto, ou expulsão, inicia-se com a dilatação total do colo do útero. Determinar o tempo ideal de duração dessa fase nunca foi tarefa fácil, mesmo porque diversos fatores podem influenciar nesse sentido, como forma de apresentação, uso de analgesia de parto ou peso fetal.

Alguns estudos revelaram que o prolongamento do expulsivo, eventualmente para além de 5 horas, não se associava à elevação de morbidade neonatal, desde que monitorados frequentemente os batimentos cardíacos fetais (Rouse *et al.*, 2009). Por outro lado, análises retrospectivas mostraram que, ao ultrapassar 3 horas em nulíparas e 2 horas em multíparas, a expulsão se acompanhava de maiores chances de infecção, hemorragia pós-parto, lacerações de terceiro e quarto graus e morbidade neonatal, porém grande parte disso pode estar associada a intervenções (Friedman, 1972; Cheng *et al.*, 2007; Allen *et al.*, 2009). De qualquer forma, e com base nessa literatura, consideram-se prolongados os expulsivos que ultrapassam 3 horas em nulíparas e 2 horas em multíparas sem analgesia de parto, podendo-se acrescentar 1 hora em ambos os casos quando é realizada analgesia, levando-se em consideração características individuais e bem-estar fetal (Spong *et al.*, 2012).

Além da permissividade em relação ao tempo de expulsivo, a utilização de técnicas de parto vaginal assistido, ou seja, fórcipe e vácuo-extração, pode ter impacto na redução das cesarianas. Os dados americanos revelaram que em 1992 em torno de 12% dos partos vaginais eram assistidos, o que se reduziu para 7,5% em 2006, período em que, como explicitado anteriormente, houve aumento de cesarianas (Srinivas *et al.*, 2010). Mais que isso, o uso de fórcipe e vácuo-extrator não se associa a maiores riscos de mortalidade neonatal ou hemorragia intracraniana em relação à cesariana (Werner *et al.*, 2011). Com isso, tem-se nesses procedimentos práticas seguras, porém cada vez menos aplicadas em treinamento nas residências médicas, o que precisa ser retomado, especialmente com avanços da simulação realística (Powell *et al.*, 2007).

A rotação manual do occipício fetal, nos casos de variedades de posição transversa ou posterior persistentes, é também ótima alternativa para reduzir o tempo do período expulsivo e, consequentemente, das taxas de cesariana (Shaffer *et al.*, 2011). Ressalta-se que o ultrassom na sala de parto é importante auxiliar diagnóstico dessas condições. Mais uma vez, treinamentos específicos se fazem necessários na formação dos especialistas.

Por fim, as posições verticais durante o trabalho de parto e período expulsivo sabidamente mudam o desfecho, devendo os profissionais buscar aprendizado de técnicas de verticalização.

Sofrimento fetal

As indicações de cesariana por sofrimento fetal podem se relacionar ao diagnóstico dessa condição. Isso porque não se utiliza uma uniformização de análise de cardiotocografia, principal método de avaliação de vitalidade fetal intraparto.

Assim sendo, classificar os traçados cardiotocográficos em categorias parece ser uma estratégia importante na redução das cesarianas, não bastando apenas essa atitude, mas também treinamento de equipe para corretas interpretação e ação.

Traçados classificados como categoria III associam-se mais frequentemente a acidemia fetal e encefalopatia neonatal, de modo que rápida ressuscitação fetal deve ser tentada e, em seu malogro, resolve-se a gestação pela via de parto mais rápida. Todavia, esses casos não parecem ser os responsáveis pelas cesarianas desnecessárias (American College of Obstetricians and Gynecologists, 2010).

As cardiotocografias categoria II são aquelas em que há dúvidas sobre o estado fetal, que, em sua maioria, será satisfatório, porém levam à atuação desnecessária mais frequentemente (Molina *et al.*, 2015). Nesses casos, igualmente, manobras de ressuscitação devem ser realizadas, o que inclui interrupção de ocitocina, hidratação e mudança de decúbito. Casos específicos merecem atuações particularizadas, como amnioinfusão de solução fisiológica nas desacelerações variáveis recorrentes e uso de uterolíticos em casos de taquissistolia (McGregor *et al.*, 1991; Stewart *et al.*, 2012). Essas atitudes parecem, sim, impactar no aumento dos partos vaginais.

A análise cardiotocográfica também deve ser crítica e levar em consideração questões clínicas que podem alterar o traçado e que, se corrigidas, levam à melhora da condição fetal. São exemplos: hipotensão, hipoglicemia, infecções, bloqueio atrioventricular fetal, entre outros.

Outras indicações de cesariana

Apesar de apenas 4% dos partos serem de fetos em apresentação pélvica, 85% desses ocorrem por cesariana (Lee *et al.*, 2008). Entretanto, revisão sistemática envolvendo mais de 46 mil casos mostrou que a taxa de cesariana é de apenas 21% após versão cefálica externa bem-sucedida, de modo que esse deve ser um expediente a ser considerado em fetos pélvicos após 36 semanas, pois é estratégia claramente eficiente no aumento de partos vaginais (de Hundt *et al.*, 2014).

A cesariana indicada por macrossomia fetal com base no peso estimado de ultrassonografia é um erro comum e injustificável na maioria dos casos, ainda que a estimativa fosse inequívoca. Isso porque essa prática é adequada apenas para fetos com mais de 4.800 g em mães sem diabetes e mais de 4.500 g naquelas com essa doença, pois apenas nesses casos a morbidade e a mortalidade fetais, especialmente relacionadas a distocias de ombros, são significativamente maiores (Boulet *et al.*, 2003; Zhang *et al.*, 2008). Não obstante, há muito erro de estimativa de peso fetal e a ultrassonografia realizada com o intuito de estimar essa característica ao final da gravidez apenas eleva as chances de cesariana sem ganhos para o feto (Litte *et al.*, 2012).

Não há benefícios fetais em se realizar cesariana nas gestações gemelares com primeiro feto cefálico; entretanto, houve aumento da taxa de cesariana nesses casos de 45%, em 1995, para 68%, em 2008 (Lee *et al.*, 2011; Barrett *et al.*, 2013). Assim, estratégias de treinamento e disseminação desses dados podem ser usadas com o intuito de reverter essa tendência.

Indução de parto

Em muito se considerou a indução de parto como fator de aumento do risco de cesariana; entretanto, não se trata de uma constatação científica, isso porque a indução de parto até a 41ª semana de gravidez relaciona-se com menor risco de parto operatório, seja por sofrimento fetal, macrossomia ou outras causas (Caughey *et al.*, 2009). Além disso, em deteriorações clínicas, como pré-eclâmpsia, havendo risco materno ou fetal na continuidade da gravidez, a indução de parto é expediente importante na redução de cesarianas (Carbone *et al.*, 2013). Casos de indução de parto apresentam latências maiores, de modo que isso deve ser considerado.

Além das estratégias expostas, questões de humanização, como acompanhante no trabalho de parto e parto, métodos de alívio da dor, alimentação adequada e possibilidade de movimentação são quesitos que devem ser levados em consideração para a redução das taxas de cesariana.

Fatores sistêmicos

Apesar da necessidade da vigilância das condições intraparto que podem levar a indicações desnecessárias de cesariana, a literatura aponta que os fatores clínicos não são os principais determinantes das elevadas taxas de cesarianas. Revisões sistemáticas sugerem que a utilização de diretrizes clínicas com suporte contínuo de lideranças locais para a tomada de decisão; o uso de segunda opinião mandatória e de revisão por pares antes da indicação de cesarianas intraparto; a vigilância da prevalência de cesarianas; a adoção de estratégias multifacetadas que envolvam a análise e a modificação das práticas de profissionais de saúde e sejam baseadas em auditoria e *feedback* às equipes; bem como a oferta às gestantes de grupos de relaxamento e preparação para o parto conduzidos por enfermeiras podem reduzir com segurança a prevalência de cesarianas. Contudo, as reduções observadas nos estudos incluídos nas revisões foram discretas (Khunpradit *et al.*, 2011; Chaillet e Dumont, 2007).

A proporção das cesarianas registradas no Brasil também deve resultar de um cenário complexo, com um conjunto de causas que englobam a organização e o financiamento dos sistemas de saúde, a organização da assistência médica e as características psicológicas e culturais das pacientes (Sakae *et al.*, 2009).

Diante dessa situação, o MS iniciou a elaboração de novas diretrizes para realização do parto vaginal e da cesariana, no intuito de melhorar os indicadores de saúde materna e infantil. Foi criada a Rede Cegonha, que colocou em contato todos os pontos de cuidado à gestante. Por sua vez, a Agência Nacional de Saúde Suplementar (ANS), reguladora do segmento da saúde privada, criou programas incentivando a realização do parto vaginal. Entretanto, tais medidas não impactaram na diminuição dos altos percentuais de cesárea no subsistema de saúde suplementar (Brasil, 2008; 2015).

Iniciativas isoladas surgiram, como demonstrou Torres, em 2014, analisando a relação causal entre um programa perinatal multifacetado (PPM) e a redução na prevalência de cesarianas sem indicação clínica em um hospital privado localizado na região Sudeste do Brasil. A teoria do PPM tinha como principais características componentes da atenção ao parto como equipe de atenção pré-natal diferente da equipe de atenção ao parto; trabalho colaborativo entre enfermeiras obstétricas e médicos na atenção ao parto; e profissionais pagos por salário mensal independentemente do número de procedimentos realizados. Havia um modelo de gestão integrado entre atenção ambulatorial e hospitalar, com envolvimento da alta direção do hospital no acompanhamento dos processos e resultados do cuidado. As lições provenientes da avaliação do PPM sugeriram que políticas públicas que visem à redução de cesarianas sem indicação clínica, no setor suplementar, deveriam: (1) eliminar incentivos para a indicação de cesarianas por conveniência; (2) definir que as equipes de assistência ao parto fossem compostas por médicos e enfermeiras obstétricas/obstetrizes; (3) incentivar e monitorar os hospitais privados quanto à adoção de estrutura e processo de trabalho relativos à excelência clínica (Torres, 2014).

Em 2015, Borem *et al.* descreveram a implantação de um projeto de melhoria em hospital do interior do estado de São Paulo no ano de 2012, hospital com características mistas, tendo partos realizados pelo Sistema Único de Saúde (SUS) e por operadora, onde a média de partos vaginais se situava em 26%, sendo composto por 43% de partos vaginais nas pacientes do SUS e 100% nas pacientes do setor privado, dentro da mesma instituição. Utilizando os preceitos da Ciência da Melhoria Contínua, ou Conhecimento Profundo de Deming, adaptada pelo Institute of Healthcare Improvement (IHI) para a área da saúde, conseguiram elevar para 51% a proporção de partos vaginais do hospital, sendo 42% nas pacientes da operadora de saúde e 81% nas pacientes do SUS, no período do projeto de 2012 até agosto de 2014 (Borem *et al.*, 2015).

Negrini *et al.* publicaram, em 2020, estratégias para redução de cesarianas em um hospital público com atuação em três frentes: profissionais, pacientes e infraestrutura. Isso levou a uma queda de quase 15% nas taxas de cesáreas daquele hospital. Em 2021, o grupo publicou resultados semelhantes com a utilização das mesmas estratégias em um hospital privado.

PROJETO PARTO ADEQUADO

No contexto da década de 2010, durante o movimento denominado "violência obstétrica", a ANS sofreu ação civil pública ajuizada pelo Ministério Público Federal (Brasil, 2015), impelindo-a a agir de forma mais efetiva para a redução do elevado percentual de cesarianas desnecessárias no Brasil, tendo em vista que as medidas anteriormente adotadas não surtiram o efeito esperado. Assim, com base nas recomendações de pesquisas sobre redução de cesarianas no setor suplementar e em algumas experiências bem-sucedidas de hospitais privados nessa área, criou-se a colaborativa denominada "Projeto Parto Adequado", que contou com os parceiros IHI, ANS e Hospital Israelita Albert Einstein. Esse compromisso envolveu a elaboração de um programa de mudança do modelo de atenção ao parto, com estratégias baseadas nas melhores evidências científicas disponíveis, a ser desenvolvido em diversas fases, inicialmente com estudo piloto, com duração de 18 meses, iniciado em fevereiro de 2015 (Brasil, 2016).

Seguindo a metodologia da Ciência da Melhoria Contínua, orientados pelo IHI, o Hospital Israelita Albert Einstein e mais 30 hospitais privados e quatro hospitais públicos iniciaram o projeto contando com a ferramenta denominada "Diagrama Direcionador (DD)", que explicita os objetivos do projeto e os conceitos de mudanças necessários para atingir a melhoria. Esses conceitos atingiram quatro perspectivas: as lideranças dos hospitais, os profissionais e o sistema de atendimento hospitalar, as gestantes e famílias e o sistema de coleta de indicadores e informação dos dados. As equipes de projeto foram reunidas em Sessões de Aprendizado Presenciais (SAP) a cada 3 meses com os três parceiros, nas quais o problema era analisado, ensinavam-se conceitos de melhoria, as ações de mudanças do DD e o método de testes de mudanças por meio de ciclos de PDSA (*Plan-Do-Study-Act*), que permite testar as mudanças em pequena escala, para depois serem implantadas em todo o processo de assistência ao parto. Durante os 18 meses de projeto piloto, os hospitais mostraram aumento nos partos vaginais de média de 21 para 38,5%, e alguns chegaram a apresentar 60% de partos vaginais. Por meio de formulário específico, a coleta de dados sobre as mudanças no cuidado obstétrico mostrou redução na proporção de episiotomias realizadas, diminuição de uso de Kristeller, aumento de uso de métodos não farmacológicos para alívio da dor, aumento de partos realizados por enfermeiros obstetras e maior participação do enfermeiro obstetra e obstetrizes no acompanhamento do trabalho de parto. Durante todo o projeto foi realizada a vigilância da taxa de eventos adversos, tais como admissão materna em UTI, admissão de RN em UTI neonatal, hemorragia pós-parto, retorno à sala cirúrgica, Apgar menor que 7 no quinto minuto e trauma fetal, mostrando que não houve aumento dos eventos adversos em partos vaginais e cesáreos, com diminuição de internações em UTI neonatal em 23%. Uma ação importante foi a realização de treinamentos clínicos em Centro de Simulação Realística, para que médicos e enfermeiros pudessem readquirir a confiança e prontidão no acompanhamento do trabalho de parto e resolução das intercorrências no parto e pós-parto. Com os aprendizados do projeto piloto, a colaborativa decidiu iniciar a fase 2, em fevereiro de 2017, para disseminar os conhecimentos adquiridos e ampliar para 136 hospitais, transformando o projeto em Programa Parto Adequado. Foram replicados os conhecimentos e ações de mudança que deram certo na fase piloto. Os hospitais que mostraram os melhores resultados na fase piloto foram destacados para especializarem-se na Ciência da Melhoria e cuidar de 10 hospitais iniciantes. O programa avançou para a terceira fase, com foco na segurança do parto e em métodos de alívio da dor, bem como na criação de um manual de boas práticas tanto para operadoras quanto para profissionais e pacientes.

APICE ON

O projeto Apice On – Aprimoramento e Inovação no Cuidado e Ensino em Obstetrícia e Neonatologia é uma iniciativa do Ministério da Saúde, em parceria com a Empresa Brasileira de Serviços Hospitalares (Ebserh), Associação Brasileira de Hospitais Universitários e de Ensino (Abrahue), Ministério da Educação (MEC) e Instituto Fernandes Figueira/Fundação Oswaldo Cruz (IFF/Fiocruz), tendo a Universidade Federal de Minas Gerais (UFMG) como instituição executora (Apice On, 2017). É constituído por uma rede de hospitais com atividades de ensino de todos os estados brasileiros. O objetivo é disparar movimentos para mudanças nos modelos tradicionais de formação, atenção e gestão nessas instituições.

CONSIDERAÇÕES FINAIS

O sucesso na manutenção da taxa de cesarianas no nível esperado para as evidências científicas se dará com a vigilância constante da prática obstétrica, a conscientização de cada profissional, estudante ou líder, e o entendimento dos fatores preponderantes em cada região ou instituição. O trabalho conjunto entre profissionais, líderes, sociedades e pacientes é determinante nesse processo.

REFERÊNCIAS BIBLIOGRÁFICAS

ALLEN, V. M. *et al.* Maternal and perinatal outcomes with increasing duration of the second stage of labor. *Obstetrics & Gynecology*, v. 113, n. 6, p. 1248-1258, 2009.

AMERICAN COLLEGE OF OBSTETRICIANS AND GYNECOLOGISTS. Practice bulletin no. 116: Management of intrapartum fetal heart rate tracings. *Obstetrics & Gynecology*, v. 116, n. 5, p. 1232-1240, 2010.

APICEON – Aprimoramento e Inovação no Cuidado e Ensino em Obstetrícia e Neonatologia. 2017. Disponível em: http://portalarquivos.saude.gov.br/images/pdf/2017/agosto/18/Apice-On-2017-08-11.pdf. Acesso em: 18 mar. 2018.

BARBER, E. L. *et al.* Indications contributing to the increasing cesarean delivery rate. *Obstetrics & Gynecology*, v. 118, n. 1, p. 29-38, 2011.

BARRETT, J. F. *et al.* Twin Birth Study Collaborative Group. A randomized trial of planned cesarean or vaginal delivery for twin pregnancy. *New England Journal of Medicine*, v. 369, n. 14, p. 1295-1305, 2013.

BETRÁN, A. P. *et al.* WHO global survey on maternal and perinatal health in Latin America: classifying caesarean sections. *Reproductive Health*, v. 6, n. 18, 2009.

BOREM, P. *et al.* Aumento do percentual de partos vaginais no sistema privado de saúde por meio do redesenho do modelo de cuidado. *Revista Brasileira Ginecologia e Obstetrícia*, v. 37, n. 10, p. 446-454, 2015.

BOULET, S. L. *et al.* Macrosomic births in the United States: determinants, outcomes, and proposed grades of risk. *American Journal of Obstetrics and Gynecology*, v. 188, n. 5, p. 1372-1378, 2003.

BRASIL. Ministério da Saúde. Agência Nacional de Saúde Suplementar. *Cartilha nova organização do cuidado ao parto e nascimento para melhores resultados de saúde*: Projeto Parto Adequado – fase 1/Agência Nacional de Saúde Suplementar, Sociedade Beneficente Israelita Brasileira Hospital Albert Einstein, Institute for Healthcare Improvement. Rio de Janeiro: ANS, 2016.

BRASIL. Ministério da Saúde. Agência Nacional de Saúde Suplementar. *Parto normal está no meu plano*. Brasília: Ministério da Saúde, 2008. Disponível em: http://www.ans.gov.br/aans/noticias-ans/sobre-a-ans/779-parto-normal-esta-no-meu-plano. Acesso em: 14 fev. 2018.

BRASIL. Ministério da Saúde. Agência Nacional de Saúde Suplementar. Taxas de partos cesáreos por operadora de plano de saúde. 2015. Disponível em: http://www.ans.gov.br/planos-de-saude-e-operadoras/informacoes-e-avaliacoes-de-operadoras/taxas-de-partos-cesareos-por-operadora-de-plano-de-saude.

BRASIL. Ministério da Saúde. Secretaria de Ciência, Tecnologia e Insumos Estratégicos. *Diretrizes de atenção à gestante*: a operação cesariana: relatório de recomendação. Brasília: Ministério da Saúde, 2015. Disponível em: http://conitec.gov.br/images/Consultas/Relatorios/2015/Relatorio_PCDTCesariana_CP.pdf. Acesso em: 14 fev. 2018.

CARBONE, J. F. *et al.* Combination of Foley bulb and vaginal misoprostol compared with vaginal misoprostol alone for cervical ripening and labor induction: a randomized controlled trial. *Obstetrics & Gynecology*, v. 121, n. 2, p. 247-252, 2013.

CAUGHEY, A. B. *et al.* Safe prevention of the primary cesarean delivery. *American Journal of Obstetrics and Gynecology*, v. 210, n. 3, p. 179-193, 2014.

CAUGHEY, A. B. *et al.* Systematic review: elective induction of labor versus expectant management of pregnancy. *Annals of Internal Medicine*, v. 151, n. 4, p. 252-263, 2009.

CHAILLET, N.; DUMONT, A. Evidence-based strategies for reducing cesarean section rates: a meta-analysis. *Birth*, v. 34, n. 1, p. 53-64, 2007.

CHENG, Y. W. *et al.* Duration of second stage labor in multiparous women: maternal and neonatal outcomes. *American Journal of Obstetrics and Gynecology*, v. 196, n. 6, p. 585.e1-585.e6, 2007.

DE HUNDT, M. *et al.* Mode of delivery after successful external cephalic version: a systematic review and meta-analysis. *Obstetrics & Gynecology*, v. 123, n. 6, p. 1327-1334, 2014.

FRIEDMAN, E. A. An objective approach to the diagnosis and management of abnormal labor. *Bulletin of the New York Academy of Medicine*, v. 48, n. 6, p. 842-858, 1972.

FRIEDMAN, E. A. The graphic analysis of labor. *American Journal of Obstetrics and Gynecology*, v. 22, p. 755-770, 1963.

GREGORY, K. D. *et al.* Cesarean versus vaginal delivery: whose risks? Whose benefits? *American Journal of Perinatology*, v. 29, n. 1, p. 7-18, 2012.

HENRY, D. E. *et al.* Perinatal outcomes in the setting of active phase arrest of labor. *Obstetrics & Gynecology*, v. 112, n. 5, p. 1109-1115, 2008.

KHUNPRADIT, S. *et al.* Non-clinical interventions for reducing unnecessary caesarean section. *Cochrane Database of Systematic Reviews*, n. 6, 2011.

LEE, H. C. *et al.* Trends in cesarean delivery for twin births in the United States: 1995-2008. *Obstetrics and Gynecology*, v. 118, n. 5, p. 1095-1101, 2011.

LEE, H. C.; EL-SAYED, Y. Y.; GOULD, J. B. Population trends in cesarean delivery for breech presentation in the United States, 1997-2003. *American Journal of Obstetrics and Gynecology*, v. 199, n. 1, p. 59.e1-59.e8, 2008.

LITTE, S. E. *et al.* Estimated fetal weight by ultrasound: a modifiable risk factor for cesarean delivery? *American Journal of Obstetrics and Gynecology*, v. 207, n. 4, p. 309.e1-309.e6, 2012.

MCGREGOR, S. N. *et al.* A prospective, randomized evaluation of intrapartum amnioinfusion: fetal acid-base status and cesarean delivery. *The Journal of Reproductive Medicine*, v. 36, n. 1, p. 69-73, 1991.

MOLINA, G. *et al.* Relationship between cesarean delivery rate and maternal and neonatal mortality. *JAMA*, v. 314, n. 21, p. 2263-2270, 2015.

NEGRINI, R. *et al.* Reducing caesarean rates in a public maternity hospital by implementing a plan of action: a quality improvement report. *BMJ Open Quality*, v. 9, n. 2, 2020.

NEGRINI, R. *et al.* Strategies to reduce the caesarean section rate in a private hospital and their impact. *BMJ Open Quality*, v. 10, n. 3, 2021.

NEGRINI, R.; FERREIRA, R. D. S.; GUIMARÃES, D. Z. Value-based care in obstetrics: comparison between vaginal birth and caesarean section. *BMC Pregnancy and Childbirth*, v. 21, n. 1, p. 333, 2021.

POWELL, J.; GILO, N.; FOOTE, N. Vacuum and forceps training in residency: experience and self-reported competency. *Journal of Perinatology*, v. 27, n. 6, p. 343-346, 2007.

ROBSON, M. S. Classification of caesarean sections. *Fetal Maternal Medicine Review*, v. 12, n. 1, p. 23-39, 2001.

ROUSE, D. J. *et al.* Second-stage labor duration in nulliparous women: relationship to maternal and perinatal outcomes. *American Journal of Obstetrics and Gynecology*, v. 201, n. 4, p. 357.e1-357.e7, 2009.

ROUSE, D. J.; OWEN, J.; HAUTH, J. C. Active-phase labor arrest: oxytocin augmentation for at least 4 hours. *Obstetrics & Gynecology*, v. 93, n. 3, p. 323-328, 1999.

SAKAE, T. M.; FREITAS, P. F.; D'ORSI, E. Factors associated with cesarean section rates in a university hospital. *Revista de Saúde Pública*, v. 43, n. 3, p. 472-480, 2009.

SHAFFER, B. L. *et al.* Manual rotation to reduce cesarean delivery in persistent occiput posterior or transverse position. *The Journal of Maternal-Fetal & Neonatal Medicine*, v. 24, n. 1, p. 65-72, 2011.

SINASC – Sistema de Informações sobre Nascidos Vivos. s/d. Disponível em: http://tabnet.datasus.gov.br/cgi/deftohtm.exe?sinasc/cnv/nvuf.def.

SPONG, C. Y. *et al.* Preventing the first cesarean delivery: summary of a joint Eunice Kennedy Shriver National Institute of Child Health and Human Development, Society for Maternal-Fetal Medicine, and American College of Obstetricians and Gynecologists Workshop. *Obstetrics & Gynecology*, v. 120, n. 5, p. 1181-1193, 2012.

SRINIVAS, S. K. *et al.* Improvements in US maternal obstetrical outcomes from 1992 to 2006. *Medical Care*, v. 48, n. 5, p. 487-493, 2010.

STEWART, R. D. *et al.* Defining uterine tachysystole: how much is too much? *American Journal of Obstetrics and Gynecology*, v. 207, n. 4, p. 290.e1-290. e6, 2012.

TORRES, J. A. Análise da contribuição de um programa perinatal multifacetado para a redução da prevalência de cesarianas em um hospital privado: um subprojeto da pesquisa "Nascer no Brasil", 2014. 262p. Tese (Doutorado em Ciências). Escola Nacional de Saúde Pública Sérgio Arouca; Fundação Oswaldo Cruz, Rio de Janeiro, 2014.

VOGEL, J. P. *et al.* Use of the Robson classification to assess caesarean section trends in 21 countries: a secondary analysis of two WHO multicountry surveys. *The Lancet Global Health*, v. 3, n. 5, p. e260-e270, 2015.

WERNER, E. F. *et al.* Mode of delivery in nulliparous women and neonatal intracranial injury. *Obstetrics & Gynecology*, v. 118, n. 6, p. 1239-1246, 2011.

WORLD HEALTH ORGANIZATION. WHO *statement on caesarean section rates. 2015.* Disponível em: http://www.who.int/reproductivehealth/publications/maternal_perinatal_health/cs-statement/en/. Acesso em: 20 out. 2017.

ZHANG, J. *et al.* Consortium on Safe Labor. Contemporary patterns of spontaneous labor with normal neonatal outcomes. *Obstetrics & Gynecology*, v. 116, n. 6, p. 1281-1287, 2010.

ZHANG, X. *et al.* How big is too big? The perinatal consequences of fetal macrosomia. *American Journal of Obstetrics and Gynecology*, v. 198, n. 5, p. 517. e1-517.e6, 2008.

CAPÍTULO

113

Tabelas de Medidas Ultrassonográficas

Marianna F. Brock • Jorge Roberto Di Tommaso Leão

INTRODUÇÃO

Tabelas são estruturas utilizadas para organizar e padronizar dados. No período pré-natal, são de suma importância para datar a gestação, avaliar biometria, peso e crescimento fetal, além de auxiliar na mensuração de diversos órgãos fetais no estudo morfológico. A avaliação correta depende da exatidão da idade gestacional, da precisão das medidas ultrassonográficas e da utilização de uma curva de peso que represente a população a ser estudada. A escolha de uma tabela padrão que possa servir a todas as populações não é uma tarefa fácil, pois existem como desafios as diferenças étnicas e raciais e, dentro desses mesmos grupos, as diferenças sociais e ambientais, interferindo diretamente na curva de crescimento e no possível potencial de desenvolvimento e crescimento entre essas populações.

As tabelas aqui descritas, denominadas "tabelas de valores de referência", são as mais consagradas e utilizadas na prática diária. No entanto, valores acima ou abaixo dos limites esperados não significam anormalidade e devem ser interpretados pelo médico assistente, levando em consideração a clínica e as características do meio e dos genitores.

TABELAS DE USO NO 1º E NO 2º TRIMESTRE

No primeiro trimestre, as medidas utilizadas rotineiramente são: comprimento cabeça-nádegas (CCN), batimento cardíaco embrionário (BCE), diâmetro médio do saco gestacional (DMSG) e tamanho da vesícula vitelínica (VV). Na avaliação morfológica do primeiro trimestre, a translucência nucal (TN), o ducto venoso (DV) e o osso nasal (ON) devem ser mensurados.

O cálculo do CCN deve ser usado para estimar a idade gestacional em todos os casos, exceto em gestações concebidas por fertilização *in vitro*. Vários gráficos diferentes foram publicados, mas a Sociedade Internacional de Obstetrícia e Ginecologia (ISUOG) recomenda utilizar as tabelas recentes, porque estas levam em consideração melhorias na imagem e na qualidade da máquina e visam evitar possíveis vieses estatísticos.

Tabela 113.1 Fase embrionária – comprimento cabeça-nádegas (CCN), batimento cardíaco embrionário (BCE), diâmetro médio do saco gestacional (DSG) e tamanho da vesícula vitelínica (VV).

IG dias	IG sem	CCN (mm)			BCE (bpm)			DSG (mm)			VV (mm)		
		p50	p5	p95	p50	p5	p95	p50	p5	p95	p50	p5	p95
40	5 s 5 d	2,4	1,1	4,1	105	90	121	12,9	8	18,9	3,2	2,4	4,1
41	5 s 6 d	2,9	1,4	4,8	108	92	124	13,8	8,7	19,9	3,3	2,5	4,2
42	6 s 0 d	3,4	1,9	5,5	111	95	127	14,7	9,4	21	3,4	2,6	4,3
43	6 s 1 d	4,1	2,3	6,3	114	98	131	15,6	10,2	22,1	3,4	2,6	4,4
44	6 s 2 d	4,7	2,8	7,1	117	101	134	16,5	10,9	23,2	3,5	2,7	4,4
45	6 s 3 d	5,4	3,4	7,9	120	104	138	13,4	11,7	24,3	3,6	2,7	4,5
46	6 s 4 d	6,1	3,9	8,8	124	107	141	18,4	12,5	25,4	3,6	2,8	4,6
47	6 s 5 d	6,9	4,5	9,7	127	111	145	19,3	13,3	26,6	3,7	2,9	4,7
48	6 s 6 d	7,7	5,2	10,6	131	114	149	20,3	14,1	27,7	3,8	2,9	4,7
49	7 s 0 d	8,5	5,9	11,6	135	117	153	21,3	14,9	28,8	3,8	3	4,8
50	7 s 1 d	9,4	6,6	12,6	138	121	157	22,3	15,7	30	3,9	3	4,9
51	7 s 2 d	10,2	7,3	13,6	142	124	161	23,3	16,6	31,1	4	3,1	5
52	7 s 3 d	11,2	8,1	14,7	146	128	165	24,3	17,4	32,3	4	3,1	5
53	7 s 4 d	12,1	8,9	15,7	149	131	168	25,3	18,3	33,4	4,1	3,2	5,1
54	7 s 5 d	13	9,7	16,8	153	134	172	26,3	19,1	34,6	4,2	3,3	5,2
55	7 s 6 d	14	10,6	17,9	156	137	176	27,3	20	35,8	4,2	3,3	5,2
56	8 s 0 d	15	11,4	19,1	159	140	179	28,3	20,8	36,9	4,3	3,4	5,3
57	8 s 1 d	16	12,3	20,2	162	143	182	29,3	21,7	38,1	4,3	3,4	5,4
58	8 s 2 d	17,1	13,2	21,4	165	146	185	30,3	22,6	39,2	4,4	3,5	5,4
59	8 s 3 d	18,1	14,2	22,5	167	148	188	31,3	23,4	40,4	4,5	3,5	5,5

(continua)

Tabela 113.1 Fase embrionária – comprimento cabeça-nádegas (CCN), batimento cardíaco embrionário (BCE), diâmetro médio do saco gestacional (DSG) e tamanho da vesícula vitelínica (VV). *(Continuação)*

IG dias	IG sem	CCN (mm)			BCE (bpm)			DSG (mm)			VV (mm)		
		p50	p5	p95	p50	p5	p95	p50	p5	p95	p50	p5	p95
60	8 s 4 d	19,1	15,1	23,7	169	150	190	32,3	24,3	41,5	4,5	3,6	5,6
61	8 s 5 d	20,2	16	24,9	171	152	192	33,3	25,2	42,6	4,6	3,6	5,6
62	8 s 6 d	21,3	17	26,1	173	153	193	34,3	26	43,7	4,6	3,7	5,7
63	7 s 0 d	22,4	18	27,3	174	154	194	35,3	26,9	44,9	4,7	3,7	5,8
64	7 s 1 d	23,5	18,9	28,5	174	154	195	36,3	27,8	46	4,7	3,8	5,8
65	7 s 2 d	24,6	19,9	29,7	174	154	196	37,3	28,6	47,1	4,8	3,8	5,9
66	7 s 3 d	25,7	20,9	30,9	174	154	195	38,2	29,5	48,2	4,8	3,9	5,9
67	7 s 4 d	26,8	21,9	32,1	173	153	194	39,2	30,3	49,2	4,9	3,9	6
68	7 s 5 d	27,9	22,9	33,3	171	152	192	40,2	31,2	50,03	4,9	4	6
69	7 s 6 d	29	23,9	34,5	169	150	190	41,1	32	51,4	5	4	6,1
70	8 s 0 d	30,1	24,9	35,7	167	147	187	42	32,8	52,4	5	4	6,2
71	8 s 1 d	31,2	25,9	36,9	163	144	183	43	33,6	53,4	5,1	4,1	6,2
72	8 s 2 d	32,3	26,9	38,1	159	141	179	43,9	34,4	54,4	5,1	4,1	6,3
73	8 s 3 d	33,3	27,9	39,3	155	136	174	44,8	35,2	55,4	5,2	4,2	6,3
74	8 s 4 d	34,4	28,9	40,4	150	131	169	45,6	36	56,4	5,2	4,2	6,4
75	8 s 5 d	35,5	29,9	41,6	144	126	163	46,5	36,8	57,4	5,3	4,2	6,4

IG: idade gestacional; sem: semanas; p: percentil. (Adaptada de: Papaioannou *et al.*, 2010.)

Tabela 113.2 Idade gestacional pelo comprimento cabeça-nádegas (CCN) em gestações de 8 a 15 semanas.

	Idade gestacional (semanas)						Idade gestacional (semanas)				
CCN (mm)	p3	p10	p50	p90	p97	CCN (mm)	p3	p10	p50	p90	p97
15	7+5	7+6	8+3	8+6	9+1	35	9+3	9+5	10+2	10+6	11+1
16	7+5	8+0	8+3	9+0	9+1	36	9+4	9+6	10+3	11+0	11+2
17	7+6	8+1	8+4	9+1	9+2	37	9+5	9+6	10+3	11+0	11+2
18	8+0	8+1	8+5	9+1	9+3	38	9+5	10+0	10+4	11+1	11+3
19	8+0	8+2	8+6	9+2	9+4	39	9+6	10+1	10+5	11+2	11+4
20	8+1	8+3	8+6	9+3	9+4	40	9+6	10+1	10+5	11+2	11+4
21	8+2	8+3	9+0	9+4	9+5	41	10+0	10+2	10+6	11+3	11+5
22	8+2	8+4	9+1	9+4	9+6	42	10+0	10+2	10+6	11+4	11+5
23	8+3	8+5	9+1	9+5	10+0	43	10+1	10+3	11+0	11+4	11+6
24	8+4	8+5	9+2	9+6	10+0	44	10+1	10+3	11+1	11+5	12+0
25	8+4	8+6	9+3	9+6	10+1	45	10+2	10+4	11+1	11+5	12+0
26	8+5	9+0	9+3	10+0	10+2	46	10+3	10+5	11+2	11+6	12+1
27	8+6	9+1	9+4	10+1	10+3	47	10+3	10+5	11+2	12+0	12+2
28	8+6	9+1	9+5	10+1	10+3	48	10+4	10+6	11+3	12+0	12+2
29	9+0	9+2	9+5	10+2	10+4	49	10+4	10+6	11+4	12+1	12+3
30	9+0	9+2	9+6	10+3	10+5	50	10+5	11+0	11+4	12+1	12+3
31	9+1	9+3	10+0	10+3	10+5	51	10+5	11+0	11+5	12+2	12+4
32	9+2	9+3	10+0	10+4	10+6	52	10+6	11+1	11+5	12+3	12+5
33	9+2	9+4	10+1	10+5	11+0	53	10+6	11+1	11+6	12+3	12+5
34	9+3	9+5	10+2	10+5	11+0	54	11+0	11+2	11+6	12+4	12+6

(continua)

Tabela 113.2 Idade gestacional pelo comprimento cabeça-nádegas (CCN) em gestações de 8 a 15 semanas. (*Continuação*)

	Idade gestacional (semanas)						Idade gestacional (semanas)				
CCN (mm)	p3	p10	p50	p90	p97	CCN (mm)	p3	p10	p50	p90	p97
55	11+0	11+3	12+0	12+4	12+6	76	12+4	13+0	13+4	14+2	14+5
56	11+1	11+3	12+1	12+5	13+0	77	12+5	13+0	13+5	14+3	14+5
57	12+2	11+4	12+1	12+6	13+1	78	12+5	13+1	13+6	14+4	14+6
58	11+2	11+4	12+2	12+6	13+1	79	12+6	13+1	13+6	14+4	14+6
59	11+3	11+5	12+2	13+0	13+2	80	12+6	13+2	14+0	14+5	15+0
60	11+3	11+5	12+3	13+0	13+2	81	13+0	13+2	14+0	14+5	15+1
61	11+4	11+6	12+3	13+1	13+3	82	13+0	13+3	14+1	14+6	15+1
62	11+4	11+6	12+4	13+1	13+4	83	13+1	13+3	14+1	14+6	15+2
63	11+5	12+0	12+4	13+2	13+4	84	13+1	13+4	14+2	15+0	15+2
64	11+5	12+0	12+5	13+3	13+5	85	13+2	13+4	14+2	15+0	15+3
65	11+6	12+1	12+6	13+3	13+5	86	13+2	13+5	14+3	15+1	15+3
66	11+6	12+1	12+6	13+4	13+6	87	13+3	13+5	14+3	15+1	15+4
67	12+0	12+2	13+0	13+4	14+0	88	13+3	13+6	14+4	15+2	15+4
68	12+0	12+2	13+0	13+5	14+0	89	13+4	13+6	14+4	15+3	15+5
69	12+1	12+3	13+1	13+5	14+1	90	13+4	14+0	14+5	15+3	15+6
70	12+1	12+3	13+1	13+6	14+1	91	13+5	14+0	14+5	15+4	15+6
71	12+2	12+4	13+2	14+0	14+2	92	13+5	14+1	14+6	15+4	16+0
72	12+2	12+4	13+2	14+0	14+2	93	13+5	14+1	14+6	15+5	16+0
73	12+3	12+5	13+3	14+1	14+3	94	13+6	14+1	15+0	15+5	16+1
74	12+3	12+5	13+3	14+1	14+4	95	13+6	14+2	15+0	15+6	16+1
75	12+4	12+6	13+4	14+2	14+4						

p: percentil. (Fonte: Papageorghiou *et al.*, 2014a.)

Tabela 113.3 Translucência nucal.

CCN (mm)	Translucência nucal		
	p5	p50	p95
45	0,40	1,32	2,24
50	0,50	1,42	2,34
55	0,60	1,52	2,44
60	0,70	1,62	2,54
65	0,80	1,72	2,64
70	0,90	1,82	2,73
75	0,99	1,91	2,83
80	1,09	2,01	2,93
85	1,19	2,11	3,03

CCN: comprimento cabeça-nádegas. p: percentil. Observação: para o cálculo de risco para trissomias, recomenda-se utilizar o *software* de cálculo de risco da Fetal Medicine Foundation, disponível em: https://fetalmedicine.org/research/assess/trisomies. No entanto, para uma breve consulta de valores de normalidade, pode-se utilizar esta tabela. (Fonte: Chung *et al.*, 2004.)

Tabela 113.4 Índice de pulsatilidade (IP) do ducto venoso – 11 a 14 semanas.

CCN (mm)	IP ducto venoso – 1º trimestre		
	p5	p50	p95
45	0,9	1,1	1,4
46	0,9	1,1	1,4
47	0,9	1,1	1,4
48	0,9	1,1	1,4
49	0,9	1,1	1,4
50	0,9	1,1	1,4
51	0,8	1,1	1,4
52	0,8	1,1	1,4
53	0,8	1,1	1,4
54	0,8	1,1	1,4
55	0,8	1,1	1,4
56	0,8	1,1	1,4
57	0,8	1,1	1,4
58	0,8	1,1	1,4
59	0,8	1,1	1,4
60	0,8	1,1	1,4
61	0,8	1,1	1,4
62	0,8	1,1	1,3
63	0,8	1,1	1,3
64	0,8	1,1	1,3
65	0,8	1,1	1,3
66	0,8	1,1	1,3
67	0,8	1,1	1,3
68	0,8	1,1	1,3
69	0,8	1,1	1,3
70	0,8	1,1	1,3
71	0,8	1	1,3
72	0,8	1	1,3
73	0,8	1	1,3
74	0,8	1	1,3
75	0,8	1	1,3
76	0,7	1	1,3
77	0,7	1	1,3
78	0,7	1	1,3
79	0,7	1	1,3
80	0,7	1	1,3
81	0,7	1	1,3
82	0,7	1	1,3
83	0,7	1	1,3
84	0,7	1	1,3

CCN: comprimento cabeça-nádegas. (Fonte: Peixoto *et al.*, 2016.)

TABELAS DE USO NO 2º E NO 3º TRIMESTRE

O diâmetro biparietal (DBP) e o perímetro cefálico são medidos no maior eixo axial simétrico da cabeça fetal, perpendicular à foice da linha média. Duas técnicas para medição de DBP podem ser utilizadas: colocando o *caliper* anterior fora e o *caliper* posterior dentro da tábua óssea (forma usada por Hadlock); ou colocando tanto os *calipers* anterior quanto o posterior fora da tábua óssea (fórmula usada no estudo Intergrowth). Essas medidas influenciam no cálculo do peso fetal. Como estão consagradas na literatura, e as tabelas devem ser utilizadas de acordo com a técnica empregada, colocaremos ambas para que se utilize a tabela correta, de acordo com a técnica empregada.

Biometria fetal conforme estudo Intergrowth

Tabela 113.5 Diâmetro biparietal (Estudo Intergrowth).

IG (semanas)	Diâmetro biparietal (mm)						
	p3	p5	p10	p50	p90	p95	p97
14	26,3	26,7	27,4	29,6	31,8	32,5	32,9
15	29,1	29,6	30,2	32,6	34,9	35,6	36
16	32	32,5	33,2	35,7	38,1	38,8	39,3
17	35	35,5	36,2	38,8	41,4	42,1	42,6
18	38	38,5	39,3	42	44,7	45,4	45,9
19	41,1	41,6	42,4	45,2	48	48,8	49,3
20	44,1	44,7	45,5	48,4	51,4	52,2	52,8
21	47,2	47,8	48,6	51,7	54,8	55,6	56,2
22	50,3	50,9	51,8	55	58,1	59	59,6
23	53,4	54	54,9	58,2	61,5	62,4	63
24	56,4	57	58	61,4	64,8	65,7	66,4
25	59,4	60	61	64,5	68	69	69,7
26	62,3	63	64	67,6	71,2	72,2	72,9
27	65,2	65,9	66,9	70,6	74,3	75,3	76
28	67,9	68,6	69,7	73,5	77,3	78,3	79
29	70,6	71,3	72,4	76,3	80,1	81,2	81,9
30	73,1	73,9	75	78,9	82,8	84	84,7
31	75,5	76,3	77,4	81,4	85,4	86,6	87,3
32	77,8	78,5	79,7	83,8	87,8	89	89,8
33	79,8	80,6	81,8	85,9	90,1	91,3	92
34	81,7	82,4	83,7	87,9	92,2	93,4	94,1
35	83,3	84,1	85,3	89,7	94	95,2	96
36	84,7	85,5	86,8	91,2	95,7	96,9	97,7
37	85,9	86,7	88	92,5	97,1	98,4	99,2
38	86,7	87,6	88,9	93,6	98,3	99,6	100,5
39	87,3	88,2	89,6	94,4	99,2	100,6	101,5
40	87,5	88,4	89,9	94,9	99,9	101,3	102,3

IG: idade gestacional. p: percentil. (Fonte: Papageorghiou *et al.*, 2014b.)

Tabela 113.6 Diâmetro occipitofrontal (Estudo Intergrowth).

IG (semanas)	Diâmetro occipitofrontal (mm)						
	p3	p5	p10	p50	p90	p95	p97
14	30,1	30,6	31,3	33,8	36,2	36,9	37,4
15	34,4	34,9	35,6	38,3	41	41,7	42,2
16	38,6	39,2	40	42,8	45,7	46,5	47
17	42,9	43,5	44,3	47,4	50,4	51,3	51,8
18	47,1	47,7	48,6	51,9	55,1	56	56,6

(*continua*)

Tabela 113.6 Diâmetro occipitofrontal (Estudo Intergrowth). *(Continuação)*

IG (semanas)	Diâmetro occipitofrontal (mm)						
	p3	p5	p10	p50	p90	p95	p97
19	51,3	51,9	52,9	56,3	59,7	60,7	61,3
20	55,5	56,1	57,1	60,7	64,2	65,3	65,9
21	59,6	60,2	61,3	65	68,7	691	70,5
22	63,5	64,2	65,4	69,2	73,1	74,2	74,9
23	67,4	68,2	69,3	73,3	77,3	78,5	79,2
24	71,2	72	73,2	77,3	81,5	82,6	83,4
25	74,9	75,7	76,9	81,2	85,4	86,7	87,4
26	78,4	79,2	80,5	84,9	89,3	90,5	91,4
27	81,7	82,6	83,9	88,4	93	94,3	95,1
28	84,9	85,8	87,1	91 a 8	96,5	97,8	98,7
29	87,9	88,8	90,2	95	99,8	101,2	102,1
30	90,7	91,6	93,1	98	103	104,4	105,3
31	93,3	94,3	95,7	100,9	106	107,4	108,4
32	95,7	96,6	98,2	103,5	108,8	110,3	111,3
33	97,8	98,8	100,4	105,9	111,4	112,9	113,9
34	99,6	100,7	102,3	108	113,7	115,4	116,4
35	101,2	102,3	104	110	115,9	117,6	118,7
36	102,5	103,6	105,4	111,6	117,9	119,7	120,8
37	103,4	104,6	106,5	113,1	119,7	121,5	122,7
38	104	105,3	107,3	114,2	121,2	123,2	124,5
39	104,3	105,6	107,7	115,1	122,6	124,7	126
40	104,1	105,6	107,8	115,8	123,7	126	127,4

IG: idade gestacional. p: percentil. (Fonte: Papageorghiou *et al.*, 2014b.)

Tabela 113.7 Circunferência cefálica (Estudo Intergrowth).

IG (semanas)	Circunferência cefálica (mm)						
	p3	p5	p10	p50	p90	p95	p97
14	87,4	88,7	90,7	97,9	105	107,1	108,4
15	99,2	100,6	102,8	110,4	118	120,1	121,5
16	111,1	112,6	114,9	122,9	130,9	133,2	134,7
17	123	124,6	127	135,4	143,9	146,3	147,8
18	134,9	136,6	139,1	147,9	156,7	159,2	160,9
19	146,8	148,5	151,1	160,3	169,5	172,1	173,8
20	158,5	160,2	163	172,5	182	184,7	186,5
21	170,1	171,9	174,7	184,5	194,3	197,1	199
22	181,4	183,3	186,2	196,3	206,4	209,3	211,2
23	192,6	194,5	197,5	207,8	218,2	221,2	223,1
24	203,5	205,4	208,5	219,1	229,7	232,7	234,7
25	214,1	216	219,1	230	240,8	243,9	245,9
26	224,3	226,3	229,5	240,5	251,6	254,7	256,7
27	234,1	236,2	239,4	250,7	261,9	265,1	267,2
28	243,6	245,7	248,9	260,4	271,8	275,1	277,2
29	252,5	254,7	258	269,6	281,3	284,6	286,7
30	261	263,2	2WS	278,4	290,2	293,6	295,8

(continua)

Tabela 113.7 Circunferência cefálica (Estudo Intergrowth). (*Continuação*)

IG (semanas)	Circunferência cefálica (mm)						
	p3	p5	p10	p50	p90	p95	p97
31	268,9	271,1	274,6	286,6	298,7	302,1	304,4
32	276,3	278,5	282,1	294,4	306,7	310,2	312,5
33	283	285,3	288,9	301,5	314,1	317,7	320
34	289,1	291,5	295,2	308,1	321	324,7	327,1
35	294,5	296,9	300,8	314,1	327,4	331,2	333,6
36	299,2	301,7	305,6	319,4	333,2	337,1	339,6
37	303,1	305,7	309,8	324,1	338,4	342,5	345,1
38	306,1	308,9	313,1	328,1	343	347,3	350
39	308,3	311,2	315,7	331,4	347,1	351,5	354,4
40	309,6	312,7	317,4	333,9	350,5	355,2	358,3

IG: idade gestacional; p: percentil. (Fonte: Papageorghiou *et al.*, 2014b.)

Tabela 113.8 Comprimento do fêmur (Estudo Intergrowth).

IG (semanas)	Comprimento do fêmur (mm)						
	p3	p5	p10	p50	p90	p95	p97
14	10,3	10,6	11,2	13,1	15,1	15,6	16
15	13,4	13,7	14,3	16,3	18,3	18,9	19,3
16	16,4	16,8	17,4	19,5	21,5	22,1	22,5
17	19,4	19,8	20,4	22,5	24,7	25,3	25,7
18	22,3	22,7	23,4	25,5	27,7	28,3	28,7
19	25,2	25,6	26,2	28,5	30,7	31,3	31,7
20	28	28,4	29	31,3	33,6	34,2	34,6
21	30,6	31,1	31,7	34,1	36,4	37	37,5
22	33,3	33,7	34,4	36,7	39,1	39,8	40,2
23	35,8	36,2	36,9	39,4	41,8	42,5	42,9
24	38,3	38,7	39,4	41,9	44,4	45,1	45,5
25	40,6	41,1	41,8	44,4	46,9	47,6	48,1
26	42,9	43,4	44,1	46,7	49,3	50,1	50,5
27	45,1	45,6	46,4	49	51,7	52,5	52,9
28	47,3	47,5	48,6	51,3	54	54,8	55,3
29	49,3	49,8	50,6	53,4	56,2	57	57,5
30	51,3	51,8	52,6	55,5	58,4	59,2	59,7
31	53,2	53,7	54,6	57,5	60,5	61,3	61,9
32	55	55,5	56,4	59,4	62,5	63,4	63,9
33	56,7	57,3	58,2	61,3	64,4	65,3	65,9
34	58,3	58,9	59,8	63,1	66,3	67,2	67,8
35	59,8	60,5	61,4	64,8	68,1	69,1	69,7
36	61,3	61,9	62,9	66,4	69,9	70,9	71,5
37	62,6	63,3	64,3	67,9	71,6	72,6	73,3
38	63,9	64,6	65,6	69,4	73,2	74,3	75
39	65	65,8	66,9	70,8	74,7	75,9	76,6
40	66,1	66,8	68	72,1	76,2	77,4	78,2

IG: idade gestacional; p: percentil. (Fonte: Papageorghiou *et al.*, 2014b.)

Tabela 113.9 Circunferência abdominal (Estudo Intergrowth).

IG (semanas)	Circunferência abdominal (mm)						
	p3	p5	p10	p50	p90	p95	p97
14	72,85	73,82	75,33	80,61	85,90	87,41	88,38
15	82,94	84,06	85,81	91,94	98,07	99,81	100,94
16	93,03	94,30	96,28	103,21	110,14	112,12	113,39
17	103,12	104,54	106,73	114,43	122,12	124,32	125,73
18	113,22	114,76	117,17	125,59	134,01	136,41	137,96
19	123,31	124,98	127,58	136,69	145,80	148,40	150,07
20	133,38	135,18	137,96	147,72	157,49	160,27	162,07
21	143,44	145,34	148,31	158,69	169,08	172,04	173,95
22	153,46	155,47	158,61	169,59	180,58	183,71	185,73
23	163,43	165,55	168,85	180,42	191,98	195,28	197,40
24	173,34	175,57	179,03	191,16	203,29	206,75	208,98
25	183,18	185,51	189,13	201,83	214,52	218,14	220,47
26	192,92	195,36	199,14	212,41	225,67	229,46	231,89
27	202,56	205,10	209,05	222,90	236,75	240,70	243,24
28	212,07	214,72	218,84	233,30	247,76	251,88	254,54
29	221,42	224,20	228,51	243,61	258,72	263,02	265,80
30	230,61	233,51	238,02	253,82	269,62	274,13	277,03
31	239,61	242,65	247,37	263,93	280,49	285,21	288,25
32	248,38	251,58	256,54	273,93	291,33	296,29	299,48
33	256,92	260,28	265,51	283,83	302,15	307,38	310,74
34	265,19	268,74	274,26	293,62	312,97	318,49	322,04
35	273,17	276,93	282,78	303,29	323,79	329,64	333,41
36	280,82	284,82	291,04	312,84	334,64	340,85	344,86
37	288,13	292,40	299,03	322,27	345,52	352,14	356,41
38	295,06	299,62	306,71	331,58	356,44	363,53	368,10
39	301,58	306,47	314,08	340,76	367,43	375,04	379,93
40	307,66	312,93	321,11	349,80	378,50	386,68	391,95

IG: idade gestacional; p: percentil. (Fonte: Papageorghiou *et al.*, 2014b.)

Tabela 113.10 Peso fetal estimado (Estudo Intergrowth).

IG (semanas)	Peso fetal estimado (g)				
	p3	p10	p50	p90	p97
22	463	481	525	578	607
23	516	538	592	658	695
24	575	602	669	751	796
25	641	674	756	858	913
26	716	757	856	980	1.048
27	800	849	969	1.119	1.202
28	892	951	1.097	1.276	1.375
29	994	1.065	1.239	1.452	1.569
30	1.106	1.190	1.396	1.647	1.783
31	1.227	1.326	1.568	1.860	2.016
32	1.357	1.473	1.755	2.089	2.266
33	1.495	1.630	1.954	2.332	2.529
34	1.641	1.795	2.162	2.583	2.800
35	1.792	1.967	2.378	2.838	3.071
36	1.948	2.144	2.594	3.089	3.335
37	2.106	2.321	2.806	3.326	3.582
38	2.265	2.495	3.006	3.541	3.799
39	2.422	2.663	3.186	3.722	3.976
40	2.574	2.818	3.338	3.858	4.101

IG: idade gestacional; p: percentil. (Fonte: Stirnemann *et al.*, 2017.)

Tabelas de biometria fetal descritas por Hadlock

Tabela 113.11 Circunferência cefálica (Hadlock).

IG (semanas)	Circunferência cefálica		
	−2 DP	p50	+2 DP
12	5,1	7	8,9
13	6,5	8,9	10,3
14	7,9	9,8	11,7
15	9,2	11,1	13
16	10,5	12,4	14,3
17	11,8	13,7	15,6
18	13,1	15	16,9
19	14,4	16,3	18,2
20	15,6	17,5	19,4
21	16,8	18,7	20,6
22	18	19,9	21,8
23	19,1	21	22,9
24	20,2	22,1	24
25	21,3	23,2	25,1
26	22,3	24,2	26,1
27	23,3	25,2	27,1
28	24,3	26,2	28,1
29	25,2	27,1	29
30	26,1	28	29,9
31	27	28,9	30,8
32	27,8	29,7	31,6
33	28,5	30,4	32,3
34	29,3	31,2	33,1
35	29,9	31,8	33,7
36	30,6	32,5	34,4
37	31,1	33	34,9
38	31,9	33,6	35,5
39	32,2	34,1	36
40	32,6	34,5	36,4

DP: desvio padrão; IG: idade gestacional; p: percentil. (Fonte: Hadlock *et al.*, 1984a.)

Tabela 113.12 Circunferência abdominal (Hadlock).

IG (semanas)	Circunferência abdominal		
	−2 DP	p50	+2 DP
12	3,1	5,6	8,1
13	4,4	6,9	9,4
14	5,6	8,1	10,6
15	6,8	9,3	11,8
16	8	10,5	13
17	9,2	11,7	14,2
18	10,4	12,9	15,4
19	11,6	14,1	16,6
20	12,7	15,2	17,7
21	13,9	16,4	18,9
22	15	17,5	20
23	16,1	18,6	21,1
24	17,2	19,7	22
25	18,3	20,8	23,3
26	19,4	21,9	24,4
27	20,4	22,9	25,4
28	21,5	24	26,5
29	22,5	25	27,5
30	23,5	26	28,5
31	24,5	27	29,5
32	25,5	28	30,5
33	26,5	29	31,5
34	27,5	30	32,5
35	28,4	30,9	33,4
36	29,3	31,8	34,3
37	30,2	32,7	35,2
38	31,1	33,6	36,1
39	32	34,5	37
40	32,9	35,4	37,9

DP: desvio padrão; IG: idade gestacional; p: percentil. (Fonte: Hadlock *et al.*, 1984a.)

Tabela 113.13 Comprimento do fêmur (Hadlock).

IG (semanas)	Comprimento do fêmur			IG (semanas)	Comprimento do fêmur		
	−2 DP	p50	+2 DP		−2 DP	p50	+2 DP
12	0,2	0,8	1,4	27	4,6	5,2	5,8
13	0,5	1,1	1,7	28	4,8	5,4	6
14	0,9	1,5	2,1	29	5	5,6	6,2
15	1,2	1,8	2,4	30	5,2	5,8	6,4
16	1,5	2,1	2,7	31	5,5	6,1	6,7
17	1,8	2,4	3	32	5,7	6,3	6,9
18	2,1	2,7	3,3	33	5,9	6,5	7,1
19	2,3	3	3,6	34	6	6,6	7,2
20	2,7	3,3	3,9	35	6,2	6,8	7,4
21	3	3,6	4,2	36	6,4	7	7,6
22	3,3	3,9	4,5	37	6,6	7,2	7,8
23	3,6	4,2	4,8	38	6,7	7,3	7,9
24	3,8	4,4	5	39	6,9	7,5	8,1
25	4,1	4,7	5,3	40	7	7,6	8,2
26	4,3	4,9	5,5				

DP: desvio padrão; IG: idade gestacional; p: percentil. (Fonte: Hadlock *et al.*, 1984a.)

Tabela 113.14 Parâmetros biométricos percentil 50 (Hadlock).

IG (sem)	DBP	CC	CA	CF
12	17	68	46	7
13	21	82	60	11
14	25	97	73	14
15	29	110	86	17
16	32	124	99	20
17	36	138	112	24
18	39	151	125	27
19	43	164	137	30
20	46	177	150	33
21	50	189	162	35
22	53	201	174	38
23	56	213	185	41
24	59	224	197	44
25	62	235	208	46
26	65	246	219	49
27	68	256	230	51
28	71	266	240	54
29	73	275	251	56
30	76	284	261	58
31	78	293	271	60
32	81	301	281	62
33	83	308	291	64
34	85	315	300	66
35	87	322	309	68
36	89	328	318	70
37	90	333	327	72
38	92	338	336	74
39	93	342	344	75
40	94	346	353	77

CA: circunferência abdominal; CC: circunferência cefálica; CF: comprimento do fêmur; DBP: diâmetro biparietal; IG: idade gestacional. (Fonte: Hadlock *et al.*, 1984b.)

Tabela 113.15 Peso fetal (Hadlock).

IG (semanas)	Peso fetal (g)				
	p3	p10	p50	p90	p97
10	26	29	35	41	44
11	34	37	45	53	56
12	43	48	58	68	73
13	55	61	73	85	91
14	70	77	93	109	116
15	88	97	117	137	146
16	110	121	146	171	183
17	136	150	181	212	226
18	167	185	223	261	279
19	205	227	273	319	341
20	248	275	331	387	414
21	299	331	399	467	499
22	359	398	478	559	598
23	426	471	568	665	710
24	503	556	670	784	838
25	589	652	785	918	981
26	685	758	913	1.068	1.141
27	791	876	1.055	1.234	1.319
28	908	1.004	1.210	1.416	1.513
29	1.034	1.145	1.379	1.613	1.724
30	1.169	1.294	1.559	1.824	1.649
31	1.313	1.453	1.751	2.049	2.189
32	1.465	1.621	1.953	2.285	2.441
33	1.622	1.794	2.162	2.530	2.703
34	1.783	1.973	2.377	2.781	2.971
35	1.946	2.154	2.595	3.036	3.244
36	2.110	2.335	2.813	3.291	3.516
37	2.271	2.513	3.028	3.543	3.785
38	2.427	2.686	3.236	3.786	4.045
39	2.576	2.851	3.435	4.019	4.294
40	2.714	3.004	3.619	4.234	4.524

IG: idade gestacional; p: percentil. (Fonte: Hadlock *et al.*, 1991.)

Tabela 113.16 Ossos longos fetais.

IG Semanas	Tamanho dos ossos longos (mm)														
	Úmero			Ulna			Rádio			Tíbia			Fíbula		
	p5	p50	p95	p5	p50	p95	p5	p50	p95	p5	p50	p95	p5	p50	p95
11	-	6	-	-	5	-	-	5	-	-	4	-	-	2	-
12	3	9	10	-	8	-	-	7	-	-	7	-	-	5	-
13	5	13	20	3	11	18	-	10	-	4	10	17	-	8	-
14	5	16	20	4	13	17	8	13	12	2	13	19	6	11	10
15	11	18	26	10	16	22	12	15	19	5	16	27	10	14	18
16	12	21	25	8	19	24	9	18	21	7	19	25	6	17	22
17	19	24	29	11	21	32	11	20	29	15	22	29	7	19	31
18	18	27	30	13	24	30	14	22	26	14	24	29	10	22	28
19	22	29	36	20	26	32	20	24	29	19	27	35	18	24	30
20	23	32	36	21	29	32	21	27	28	19	29	35	18	27	30

(*continua*)

Tabela 113.16 Ossos longos fetais. (*Continuação*)

IG Semanas	Tamanho dos ossos longos (mm) Úmero			Ulna			Rádio			Tíbia			Fíbula		
	p5	p50	p95	p5	p50	p95	p5	p50	p95	p5	p50	p95	p5	p50	p95
21	28	34	40	25	31	36	25	29	32	24	32	39	24	29	34
22	28	36	40	24	33	37	24	31	34	25	34	39	21	31	37
23	32	38	45	27	35	43	26	32	39	30	36	43	23	33	44
24	31	41	46	29	37	41	27	34	38	28	39	45	26	35	41
25	35	43	51	34	39	44	31	36	40	31	41	50	33	37	42
26	36	45	49	34	41	44	30	37	41	33	43	49	32	39	43
27	42	46	51	37	43	48	33	39	45	39	45	51	35	41	47
28	41	48	52	37	44	48	33	40	45	38	47	52	36	43	47
29	44	50	56	40	46	51	36	42	47	40	49	57	40	45	50
30	44	52	56	38	47	54	34	43	49	41	51	56	38	47	52
31	47	53	59	39	49	59	34	44	53	46	52	58	40	48	57
32	47	55	59	40	50	58	37	45	51	46	54	59	40	50	56
33	50	56	62	43	52	60	41	46	51	49	56	62	43	51	59
34	50	57	62	44	53	59	39	47	53	47	57	64	46	52	56
35	52	58	65	47	54	61	38	48	57	48	59	69	51	54	57
36	53	60	63	47	55	61	41	48	54	49	60	68	51	55	56
37	57	61	64	49	56	62	45	49	53	52	61	71	55	56	58
38	55	61	66	48	57	63	45	49	53	54	62	69	54	57	59
39	56	62	69	49	57	66	46	50	54	58	64	69	55	58	62
40	56	63	69	50	58	65	46	50	54	58	65	69	54	59	62

IG: idade gestacional; p: percentil. (Fonte: Jeanty, 1983.)

Tabela 113.17 Valores de normalidade para medida da espessura placentária.

IG (semanas)	Espessura média – p50 (cm)	Variação (cm)	IG (semanas)	Espessura média – p50 (cm)	Variação (cm)
16	1,4	1 a 1,8	30	3,4	2,8 a 3,6
17	1,6	1,2 a 2	31	3,3	2,9 a 3,7
18	1,8	1,4 a 2,2	32	3,4	3 a 3,8
19	2	1,6 a 2,4	33	3,5	3,1 a 3,9
20	2,1	1,7 a 2,5	34	3,6	3,2 a 4
21	2,3	1,9 a 2,7	35	3,6	3,2 a 4
22	2,4	2 a 2,8	36	3,6	3,2 a 4
23	2,5	2,1 a 2,9	37	3,7	3,3 a 4,1
24	2,7	2,3 a 3,1	38	3,7	3,3 a 4,1
25	2,8	2,4 a 3,2	39	3,7	3,3 a 4,1
26	2,9	2,5 a 3,3	40	3,8	3,4 a 4,2
27	3	2,6 a 3,4	41	3,8	3,4 a 4,2
28	3,1	2,7 a 3,5	42	3,8	3,4 a 4,2
29	3,1	2,7 a 3,5	43	3,8	3,4 a 4,2

IG: idade gestacional; p: percentil. (Fonte: Bonilla-Musoles, 1972.)

Tabela 113.18 Valores de normalidade em milímetros para a medida do osso nasal.

IG (semanas)	Medida do osso nasal (em mm)				
	p2,5	p5	p50	p95	p97,5
11	1,3	1,4	2,3	3,3	3,4
12	1,7	1,8	2,8	4,2	4,3
13	2,2	2,3	3,1	4,6	4,8
14	2,2	2,5	3,8	5,3	5,7
15	2,8	3	4,3	5,7	6
16	3,2	3,4	4,7	6,2	6,2
17	3,7	4	5,3	6,6	6,9
18	4	4,3	5,7	7	7,3
19	4,6	5	6,3	7,9	8,2
20	5	5,2	6,7	8,3	8,6
21	5,1	5,6	7,1	9	9,3
22	5,6	5,8	7,5	9,3	10,2
23	6	6,4	7,9	9,6	9,9
24	6,6	6,8	8,3	10	10,3
25	6,3	6,5	8,5	10,7	10,8
26	6,8	7,4	8,9	10,9	11,3
27	7	7,5	9,2	11,3	11,6
28	7,2	7,6	9,8	12,1	13,4
29	7,2	7,7	9,8	11,8	12,3
30	7,3	7,9	10	12,6	13,2
31	7,9	8,2	10,4	12,6	13,2
32	8,1	8,6	10,5	13,6	13,7
33	8,6	8,7	10,8	12,8	13
34	9	9,1	10,9	12,8	13,5
35	7,5	8,5	11	14,1	15
36	7,3	7,8	10,8	12,8	13,6
37	8,4	8,7	11,4	14,5	15
38	9,2	9,3	11,7	15,7	16,6
39	9,1	9,2	10,9	14	14,8
40	10,3	10,4	12,1	**14,5**	**14,7**

IG: idade gestacional; p: percentil. (Fonte: Sonek *et al.*, 2003.)

Tabela 113.19 Diâmetro transverso do cerebelo.

Intervalo IG (semanas + dias)	Diâmetro transverso do cerebelo (mm)			Intervalo IG (semanas + dias)	Diâmetro transverso do cerebelo (mm)		
	p5	p50	p95		p5	p50	p95
14 + 0 a 14 + 6	12	14	15	27 + 0 a 27 + 6	27	31	34
15 + 0 a 15 + 6	13	15	17	28 + 0 a 28 + 6	29	32	36
16 + 0 a 16 + 6	14	16	18	29 + 0 a 29 + 6	30	33	37
17 + 0 a 17 + 6	15	17	19	30 + 0 a 30 + 6	31	35	39
18 + 0 a 18 + 6	16	18	21	31 + 0 a 31 + 6	32	36	40
19 + 0 a 19 + 6	17	20	22	32 + 0 a 32 + 6	34	37	42
20 + 0 a 20 + 6	19	21	24	33 + 0 a 33 + 6	35	39	43
21 + 0 a 21 + 6	20	22	25	34 + 0 a 34 + 6	36	40	44
22 + 0 a 22 + 6	21	24	27	35 + 0 a 35 + 6	37	41	46
23 + 0 a 23 + 6	22	25	28	36 + 0 a 36 + 6	38	42	47
24 + 0 a 24 + 6	24	26	30	37 + 0 a 37 + 6	39	43	48
25 + 0 a 25 + 6	25	28	31	38 + 0 a 38 + 6	40	44	49
26 + 0 a 26 + 6	26	29	33	39 + 0 a 39 + 6	41	45	51

IG: idade gestacional; p: percentil. (Fonte: Snijders e Nicolaides, 1994.)

Tabela 113.20 Diâmetro da cisterna magna.

Intervalo IG (semanas + dias)	Diâmetro da cisterna magna (mm)		
	p5	p50	p95
14+0 a 14+6	1,9	3,5	5,3
15+0 a 15+6	2,1	3,8	5,7
16+0 a 16+6	2,4	4,1	6
17+0 a 17+6	2,6	4,3	6,3
18+0 a 18+6	2,8	4,6	6,6
19+0 a 19+6	3,1	4,9	6,9
20+0 a 20+6	3,3	5,1	7,2
21+0 a 21+6	3,5	5,4	7,5
22+0 a 22+6	3,7	5,6	7,7
23+0 a 23+6	3,9	5,8	8
24+0 a 24+6	4,1	6	8,2
25+0 a 25+6	4,3	6,2	8,5
26+0 a 26+6	4,4	6,4	8,7
27+0 a 27+6	4,6	6,6	8,9
28+0 a 28+6	4,7	6,8	9,1
29+0 a 29+6	4,9	6,9	9,3
30+0 a 30+6	5	7	9,4
31+0 a 31+6	5,1	7,2	9,6
32+0 a 32+6	5,2	7,3	9,7
33+0 a 33+6	5,3	7,4	9,8
34+0 a 34+6	5,3	7,5	9,9
35+0 a 35+6	5,4	7,5	10
36+0 a 36+6	5,4	7,6	10
37+0 a 37+6	5,4	7,6	10,1
38+0 a 38+6	5,5	7,6	10,1
39+0 a 39+6	5,5	7,6	10,1

IG: idade gestacional; p: percentil. (Fonte: Snijders e Nicolaides, 1994.)

Tabela 113.21 Ventrículo lateral posterior.

Intervalo IG (semanas + dias)	Ventrículo lateral posterior (mm)		
	p5	p50	p95
14+0 a 14+6	5,1	6,7	8,4
15+0 a 15+6	5,1	6,8	8,5
16+0 a 16+6	5,2	6,9	8,6
17+0 a 17+6	5,3	7	8,7
18+0 a 18+6	5,4	7,1	8,8
19+0 a 19+6	5,5	7,2	8,8
20+0 a 20+6	5,6	7,2	8,9
21+0 a 21+6	5,6	7,3	9
22+0 a 22+6	5,7	7,4	9,1
23+0 a 23+6	5,8	7,5	9,2
24+0 a 24+6	5,9	7,6	9,3
25+0 a 25+6	6	7,7	9,3
26+0 a 26+6	6,1	7,7	9,4
27+0 a 27+6	6,1	7,8	9,5
28+0 a 28+6	6,2	7,9	9,6
29+0 a 29+6	6,3	8	9,7
30+0 a 30+6	6,4	8,1	9,8
31+0 a 31+6	6,5	8,2	9,9
32+0 a 32+6	6,6	8,3	9,9
33+0 a 33+6	6,7	8,3	10
34+0 a 34+6	6,7	8,4	10,1
35+0 a 35+6	6,8	8,5	10,2
36+0 a 36+6	6,9	8,6	10,3
37+0 a 37+6	7	8,7	10,4
38+0 a 38+6	7,1	8,8	10,4
39+0 a 39+6	7,2	8,8	10,5

IG: idade gestacional; p: percentil. (Fonte: Snijders e Nicolaides, 1994.)

Tabela 113.22 Diâmetro binocular.

IG (semanas)	Diâmetro orbitário interno (mm)			Diâmetro orbitário externo (mm)			Diâmetro da órbita (mm)		
	p5	p50	p95	p5	p50	p95	p5	p50	p95
13	4	7	10	12	16	20	2	4	7
14	5	8	11	14	18	22	3	5	8
15	5	8	11	17	21	25	4	6	9
16	6	9	12	19	23	27	5	7	9
17	7	10	13	21	25	29	6	8	10
18	8	11	14	24	27	31	7	9	11
19	8	11	14	26	30	34	8	9	12
20	9	12	15	28	32	36	9	10	13
21	10	13	16	30	34	38	10	11	13
22	10	13	16	32	36	40	10	12	14
23	11	14	17	33	37	41	11	12	15
24	12	14	17	35	39	43	12	13	15
25	12	15	18	37	41	45	12	13	16

(continua)

Tabela 113.22 Diâmetro binocular. (*Continuação*)

IG (semanas)	Diâmetro orbitário interno (mm)			Diâmetro orbitário externo (mm)			Diâmetro da órbita (mm)		
	p5	p50	p95	p5	p50	p95	p5	p50	p95
26	13	16	19	39	43	47	13	14	16
27	13	16	19	40	44	48	13	14	17
28	14	17	20	42	46	50	14	15	17
29	14	17	20	43	47	51	14	15	18
30	15	18	21	45	49	52	14	16	18
31	15	18	21	46	50	54	15	16	19
32	16	19	22	47	51	55	15	17	19
33	17	20	23	48	52	56	15	17	19
34	17	20	23	49	53	57	16	17	20
35	18	21	24	50	54	58	16	18	20

IG: idade gestacional; p: percentil. (Adaptada de: Trout *et al.*, 1994.)

Tabela 113.23 Circunferência torácica.

IG (semanas)	Circunferência torácica								
	p2,5	p5	p10	p25	p50	p75	p90	p95	p97,5
16	5,9	6,4	7	8	9,1	10,3	11,3	11,9	12,4
17	6,8	7,3	7,9	8,9	10,1	11,2	12,2	12,8	13,3
18	7,7	8,2	8,8	9,8	11	12,1	13,1	13,7	14,2
19	8,6	9,1	9,7	10,7	11,9	13	14	14,6	15,1
20	9,5	10	10,6	11,7	12,9	13,9	15	15,5	16
21	10,4	11	11,6	12,6	13,7	14,8	15,8	16,4	16,9
22	11,3	11,9	12,5	13,5	14,6	15,7	16,7	17,3	17,8
23	12,2	12,8	13,4	14,4	15,5	16,6	17,6	18,2	18,8
24	13,2	13,7	14,3	15,3	16,4	17,5	18,5	19,1	19,7
25	14,1	14,6	15,2	16,2	17,3	18,4	19,4	20	20,6
26	15	15,5	16,1	17,1	18,2	19,3	20,3	21	21,5
27	15,9	16,4	17	18	19,1	20,2	21,3	21,9	22,4
28	16,8	17,3	17,9	18,9	20	21,2	22,2	22,8	23,3
29	17,7	18,2	18,8	19,8	21	22,1	23,1	23,7	24,2
30	18,6	19,1	19,7	20,7	21,9	23	24	24,6	25,1
31	19,5	20	20,6	21,6	22,8	23,9	24,9	25,5	26
32	20,4	20,9	21,5	22,6	23,7	24,8	25,8	26,4	26,9
33	21,3	21,8	22,5	23,5	24,6	25,7	26,7	27,3	27,8
34	22,2	22,8	23,4	24,4	25,5	26,6	27,6	28,2	28,7
35	23,1	23,7	24,3	25,3	26,4	27,5	28,5	29,1	29,6
36	24	24,6	25,2	26,2	27,3	28,4	29,4	30	30,6
37	24,9	25,5	26,1	27,1	28,2	29,3	30,3	30,9	31,5
38	25,9	26,4	27	28	29,1	30,2	31,2	31,9	32,4
39	26,8	27,3	27,9	28,9	30	31,1	32,2	32,8	33,3
40	27,7	28,2	28,8	29,8	30,9	32,1	33,1	33,7	34,2

IG: idade gestacional; p: percentil. (Fonte: Chitkara *et al.*, 1987.)

Tabela 113.24 Comprimento torácico.

IG (semanas)	Comprimento torácico								
	p2,5	p5	p10	p25	p50	p75	p90	p95	p97,5
16	0,9	1,1	1,3	1,6	2	2,4	2,8	3	3,2
17	1,1	1,3	1,5	1,8	2,2	2,6	3	3,2	3,4
18	1,3	1,4	1,7	2	2,4	2,8	3,2	3,4	3,6
19	1,4	1,6	1,8	2,2	2,7	3	3,4	3,6	3,8
20	1,6	1,8	2,3	2,4	2,8	3,2	3,6	3,8	4
21	1,8	2	2,2	2,6	3	3,4	3,7	4	4,1
22	2	2,2	2,4	2,8	3,2	3,6	3,9	4,1	4,3
23	2,2	2,4	2,6	3	3,4	3,8	4,1	4,3	4,5
24	2,4	2,6	2,8	3,1	3,5	3,9	4,3	4,5	4,7
25	2,6	2,8	3	3,3	3,7	4,1	4,5	4,7	4,9
26	2,8	2,9	3,2	3,5	3,9	4,3	4,7	4,9	5,1
27	2,9	3,1	3,3	3,7	4,1	4,5	4,9	5,1	5,3
28	3,1	3,3	3,5	3,9	4,3	4,7	5	5,4	5,4
29	3,3	3,5	3,7	4,1	4,5	4,9	5,2	5,5	5,6
30	3,5	3,7	3,9	4,3	4,7	5,1	5,4	5,6	5,8
31	3,7	3,9	4,1	4,5	4,9	5,3	5,6	5,8	6
32	3,9	4,1	4,3	4,6	5	5,4	5,8	6	6,2
33	4,1	4,3	4,5	4,8	5,2	5,6	6	6,2	6,4
34	4,2	4,4	4,7	5	5,4	5,8	6,2	6,4	6,6
35	4,4	4,6	4,8	5,2	5,6	6	6,4	6,6	6,8
36	4,6	4,8	5	5,4	5,8	6,2	6,5	6,8	7
37	4,8	5	5,2	5,6	6	6,4	6,7	7	7,1
38	5	5,2	5,4	5,8	6,2	6,6	6,9	7,1	7,3
39	5,2	5,4	5,6	6	6,4	6,8	7,1	7,3	7,5
40	5,4	5,6	5,8	6,1	6,5	6,9	7,3	7,5	7,7

IG: idade gestacional; p: percentil. (Fonte: Chitkara *et al.*, 1987.)

Tabela 113.25 Rins fetais.

IG (semanas)	Medidas renais (mm)														
	Diâmetro longitudinal					Diâmetro anteroposterior					Diâmetro transversal				
	p3	p10	p50	p90	p97	p3	p10	p50	p90	p97	p3	p10	p50	p90	p97
14	7,5	8	9,3	10,8	11,6	4,6	5,2	6,5	8,3	9,2	4,4	5	6,3	8	8,9
15	8,8	9,5	11	12,8	13,7	5,4	6	7,6	9,6	10,7	5,1	5,7	7,3	9,2	10,2
16	10,2	11	12,7	14,8	15,8	6,2	6,9	8,6	10,9	12,1	5,9	6,5	8,3	10,4	11,6
17	11,6	12,5	14,5	16,8	18,1	7	7,8	9,7	12,2	13,6	6,6	7,4	9,3	11,7	13
18	13,1	14,1	16,3	18,9	20,3	7,8	8,7	10,8	13,6	15,1	7,4	8,2	10,3	12,9	14,4
19	14,6	15,6	18,2	21,1	22,6	8,6	9,5	11,9	14,9	16,6	8,1	9	11,3	14,2	15,7
20	16,1	17,2	20	23,2	24,9	9,4	10,4	13	16,3	18	8,9	9,9	12,3	15,4	17,1
21	17,5	18,8	21,8	25,4	27,2	10,2	11,3	14,1	17,5	19,4	9,7	10,7	13,3	16,6	18,4
22	19	20,4	23,6	27,4	29,4	11	12,2	15,1	18,8	20,8	10,4	11,5	14,3	17,8	19,7
23	7,5	8	9,3	10,8	11,6	11,8	13	16,1	20	22,1	11,2	12,3	15,3	18,9	20,9
24	8,8	9,5	11	12,8	13,7	12,5	13,8	17,1	21,1	23,3	11,9	13,1	16,2	20,1	22,1
25	10,2	11	12,7	14,8	15,8	13,2	14,6	18	22,2	24,5	12,6	13,9	17,1	21,1	23,3
26	11,6	12,5	14,5	16,8	18,1	13,9	15,4	18,9	23,2	25,6	13,3	14,7	18	22,1	24,4
27	13,1	14,1	16,3	18,9	20,3	14,6	16,1	19,7	24,2	26,6	14	15,4	18,9	23,1	25,4

(*continua*)

Tabela 113.25 Rins fetais. (*Continuação*)

IG (semanas)	Medidas renais (mm)														
	Diâmetro longitudinal					Diâmetro anteroposterior					Diâmetro transversal				
	p3	p10	p50	p90	p97	p3	p10	p50	p90	p97	p3	p10	p50	p90	p97
28	14,6	15,6	18,2	21,1	22,6	15,2	16,7	20,5	25,1	27,6	14,6	16,1	19,7	24	26,4
29	16,1	17,2	20	23,2	24,9	15,8	17,4	21,2	25,9	28,4	15,2	16,7	20,4	24,9	27,3
30	17,5	18,8	21,8	25,4	27,2	16,4	18	21,9	26,7	29,2	15,8	17,4	21,1	25,7	28,2
31	19	20,4	23,6	27,4	29,4	16,9	18,5	22,5	27,3	29,9	16,4	18	21,8	26,5	29
32	7,5	8	9,3	10,8	11,6	17,4	19	23,1	27,9	30,6	17	18,5	22,4	27,2	29,7
33	8,8	9,5	11	12,8	13,7	17,8	19,5	23,6	28,5	31,2	4,4	5	6,3	8	8,9
34	10,2	11	12,7	14,8	15,8	18,2	19,9	24	29	31,6	5,1	5,7	7,3	9,2	10,2
35	11,6	12,5	14,5	16,8	18,1	18,6	20,3	24,4	29,4	32,1	5,9	6,5	8,3	10,4	11,6
36	13,1	14,1	16,3	18,9	20,3	18,9	20,6	24,8	29,7	32,4	6,6	7,4	9,3	11,7	13
37	14,6	15,6	18,2	21,1	22,6	19,2	20,9	25,1	30	32,7	7,4	8,2	10,3	12,9	14,4
38	16,1	17,2	20	23,2	24,9	19,5	21,2	25,3	30,3	32,9	8,1	9	11,3	14,2	15,7
39	17,5	18,8	21,8	25,4	27,2	19,7	21,4	25,5	30,5	33,1	8,9	9,9	12,3	15,4	17,1
40	19	20,4	23,6	27,4	29,4	19,9	21,6	25,7	30,6	33,2	9,7	10,7	13,3	16,6	18,4
41	35,7	38,3	44,5	51,6	35,7	20,1	21,8	25,8	30,7	33,2	10,4	11,5	14,3	17,8	19,7
42	36	38,6	44,8	52	36	20,2	21,9	25,9	30,7	33,2	11,2	12,3	15,3	18,9	20,9

IG: idade gestacional; p: percentil. (Fonte: Chitty e Douglas, 2003.)

Tabela 113.26 Comprimento do colo uterino.

IG (semanas)	Colo uterino (mm)							
	p1	p3	p5	p10	p25	p50	p75	p95
16	27	30,5	32,2	34,9	39	43,3	47,4	53
17	26,1	29,7	31,5	34,2	38,5	43	47,2	53
18	25,2	28,9	30,8	33,6	38	42,6	47	53
19	24,2	28,1	30,1	33	37,6	42,3	46,8	52,9
20	23,2	27,3	29,3	32,3	37	41,9	46,5	52,9
21	22,2	26,4	28,5	31,6	36,5	41,5	46,2	52,7
22	21,1	25,5	27,7	30,9	35,9	41	45,9	52,6
23	19,9	24,5	26,8	30,1	35,3	40,6	45,6	52,4
24	18,6	23,4	25,8	29,2	34,6	40	45,1	52,1
25	17,1	22,2	24,7	28,3	33,8	39,4	44,6	51,7
26	15,6	21	23,5	27,2	32,9	38,6	43,9	51,1
27	14,2	19,8	22,4	26,2	32	37,8	43,2	50,6
28	13	18,7	21,4	25,2	31,2	37,1	42,6	50
29	11,9	17,7	20,4	24,3	30,3	36,3	41,9	49,5
30	10,9	16,8	19,5	23,5	29,5	35,6	41,3	49,1
31	10,1	15,9	18,6	22,6	28,7	34,9	40,7	48,7
32	9,4	15,1	17,8	21,8	27,9	34,2	40,1	48,2
33	8,8	14,3	17	20,9	27	33,3	39,3	47,6
34	8,2	13,5	16,1	19,9	26	32,3	38,4	46,8
35	7,7	12,7	15,2	19	25	31,3	37,4	46
36	7,2	12	14,4	18,1	24	30,3	36,4	45,1

IG: idade gestacional; p: percentil. (Fonte: Salomon *et al.*, 2009.)

Doppler

Tabela 113.27 Índice de pulsatilidade (IP) da artéria umbilical.

IG (semanas)	IP artéria umbilical						
	p5	p10	p25	p50	p75	p90	p95
20	0,955	1,007	1,102	1,218	1,346	1,472	1,553
21	0,939	0,990	1,083	1,197	1,322	1,446	1,526
22	0,922	0,973	1,064	1,176	1,299	1,420	1,499
23	0,906	0,956	1,045	1,155	1,276	1,395	1,472
24	0,889	0,938	1,026	1,134	1,253	1,370	1,446
25	0,871	0,920	1,006	1,113	1,230	1,346	1,420
26	0,854	0,901	0,987	1,092	1,207	1,322	1,395
27	0,836	0,883	0,967	1,070	1,185	1,298	1,371
28	0,818	0,864	0,948	1,049	1,162	1,274	1,346
29	0,800	0,846	0,928	1,028	1,140	1,251	1,322
30	0,782	0,827	0,908	1,007	1,118	1,228	1,299
31	0,763	0,807	0,888	0,986	1,096	1,205	1,275
32	0,744	0,788	0,868	0,965	1,074	1,182	1,252
33	0,725	0,769	0,847	0,944	1,052	1,160	1,229
34	0,706	0,749	0,827	0,923	1,030	1,137	1,207
35	0,687	0,730	0,807	0,902	1,009	1,115	1,184
36	0,668	0,710	0,787	0,881	0,987	1,093	1,162
37	0,649	0,691	0,766	0,860	0,966	1,071	1,140
38	0,630	0,671	0,746	0,839	0,944	1,050	1,118
39	0,610	0,651	0,725	0,818	0,923	1,028	1,097
40	0,591	0,631	0,705	0,797	0,901	1,006	1,075
41	0,572	0,612	0,685	0,776	0,880	0,985	1,053

IG: idade gestacional; p: percentil. (Fonte: Ciobanu *et al.*, 2019.)

Tabela 113.28 Índice de pulsatilidade (IP) da artéria cerebral média.

IG (semanas)	IP artéria cerebral média						
	p5	p10	p25	p50	p75	p90	p95
20	1,162	1,227	1,344	1,486	1,644	1,800	1,901
21	1,213	1,278	1,396	1,540	1,699	1,855	1,956
22	1,263	1,330	1,450	1,595	1,755	1,913	2,015
23	1,313	1,381	1,503	1,651	1,813	1,973	2,075
24	1,360	1,430	1,554	1,705	1,870	2,033	2,137
25	1,405	1,476	1,603	1,757	1,926	2,091	2,197
26	1,445	1,517	1,648	1,805	1,978	2,147	2,255
27	1,478	1,553	1,686	1,848	2,024	2,198	2,309
28	1,504	1,580	1,717	1,883	2,064	2,243	2,357
29	1,521	1,599	1,739	1,909	2,095	2,278	2,395
30	1,527	1,607	1,750	1,924	2,115	2,303	2,424
31	1,521	1,603	1,749	1,926	2,122	2,316	2,440
32	1,503	1,586	1,734	1,915	2,115	2,314	2,441
33	1,472	1,555	1,705	1,889	2,093	2,296	2,426
34	1,427	1,511	1,662	1,848	2,055	2,260	2,393
35	1,369	1,453	1,604	1,791	1,999	2,207	2,342
36	1,300	1,382	1,532	1,718	1,927	2,136	2,272
37	1,219	1,300	1 a 448	1,632	1,839	2,048	2,184
38	1,129	1,208	1,352	1,532	1,736	1,943	2,078
39	1,032	1,108	1,246	1,421	1,620	1,823	1,956
40	0,931	1,002	1,134	1,302	1,494	1,691	1,821
41	0,827	0,894	1,018	1,177	1,360	1,548	1,674

IG: idade gestacional; p: percentil. (Fonte: Ciobanu *et al.*, 2019.)

Tabela 113.29 Relação cérebro-placentária (índice de pulsatilidade [IP]).

IG (semanas)	Relação cérebro-placentária (IP)						
	p5	p10	p25	p50	p75	p90	p95
20	0,872	0,938	1,059	1,212	1,388	1,567	1,567
21	0,934	1,002	1,129	1,289	1,471	1,657	1,657
22	0,996	1,068	1,201	1,367	1,557	1,750	1,750
23	1,059	1,134	1,273	1,447	1,645	1,845	1,845
24	1,121	1,200	1,345	1,526	1,732	1,942	1,942
25	1,181	1,263	1,415	1,605	1,820	2,038	2,038
26	1,237	1,324	1,482	1,680	1,904	2,132	2,132
27	1,290	1,380	1,545	1,751	1,985	2,223	2,223
28	1,336	1,430	1,602	1,817	2,061	2,309	2,309
29	1,375	1,473	1,651	1,875	2,129	2,388	2,388
30	1,406	1,507	1,692	1,924	2,189	2,457	2,457
31	1,426	1,530	1,722	1,962	2,237	2,516	2,516
32	1,436	1,543	1,740	1,988	2,272	2,562	2,562
33	1,434	1,543	1,745	2,000	2,293	2,593	2,593
34	1,419	1,531	1,736	1 997	2,298	2,607	2,607
35	1,392	1,505	1,713	1,979	2,286	2,603	2,603
36	1,353	1,466	1,676	1,944	2,256	2,579	2,579
37	1,301	1,414	1,624	1,894	2,209	2,537	2,537
38	1,239	1,350	1,558	1,827	2,143	2,474	2,474
39	1,167	1,275	1,480	1,747	2,061	2,392	2,392
40	1,086	1,192	1,391	1,653	1,963	2,291	2,291
41	1,000	1,101	1,294	1,547	1,851	2,174	2,174

IG: idade gestacional; p: percentil. (Fonte: Ciobanu *et al.*, 2019.)

Tabela 113.30 Índice de pulsatilidade (IP) do ducto venoso – 2º trimestre.

IG (semanas)	IP ducto venoso			IG (semanas)	IP ducto venoso		
	p5	p50	p95		p5	p50	p95
14	0,819	1,119	1,419	28	0,351	0,621	0,891
15	0,705	1,005	1,305	29	0,347	0,617	0,887
16	0,616	0,916	1,216	30	0,343	0,613	0,885
17	0,547	0,847	1,147	31	0,342	0,612	0,882
18	0,493	0,793	1,093	32	0,341	0,611	0,881
19	0,462	0,752	1,042	33	0,340	0,610	0,880
20	0,435	0,719	1,003	34	0,339	0,609	0,879
21	0,414	0,694	0,974	35	0,338	0,608	0,878
22	0,398	0,674	0,950	36	0,337	0,607	0,877
23	0,387	0,659	0,931	37	0,337	0,607	0,877
24	0,377	0,647	0,917	38	0,337	0,607	0,877
25	0,368	0,638	0,908	39	0,336	0,606	0,876
26	0,361	0,631	0,901	40	0,336	0,606	0,876
27	0,355	0,625	0,895				

IG: idade gestacional; p: percentil. (Fonte: Tongprasert *et al.*, 2012.)

Tabela 113.31 Índice de pulsatilidade (IP) médio da artéria uterina.

IG (semanas)	IP médio das artérias uterinas			IG (semanas)	IP médio das artérias uterinas		
	p5	p50	p95		p5	p50	p95
11	1,18	1,79	2,70	27	0,58	0,84	1,21
12	1,11	1,68	2,53	28	0,56	0,81	1,17
13	1,05	1,58	2,38	29	0,55	0,79	1,13
14	0,99	1,49	2,24	30	0,54	0,77	1,10
15	0,94	1,41	2,11	31	0,52	0,75	1,06
16	0,89	1,33	1,99	32	0,51	0,73	1,04
17	0,85	1,27	1,88	33	0,50	0,71	1,01
18	0,81	1,20	1,79	34	0,50	0,70	0,99
19	0,78	1,15	1,70	35	0,49	0,69	0,97
20	0,74	1,10	1,61	36	0,48	0,68	0,95
21	0,71	1,05	1,54	37	0,48	0,67	0,94
22	0,69	1	1,47	38	0,47	0,66	0,92
23	0,66	0,96	1,41	39	0,47	0,65	0,91
24	0,64	0,93	1,35	40	0,47	0,65	0,90
25	0,62	0,89	1,30	41	0,47	0,65	0,89
26	0,60	0,86	1,25				

IG: idade gestacional; p: percentil. (Fonte: Gómez *et al.*, 2008.)

Tabela 113.32 Pico de velocidade sistólica da artéria cerebral média (ACM).

IG (semanas)	Pico de velocidade sistólica da ACM (cm/s) Múltiplo da mediana			
	1,0 (mediana)	1,29	1,50	1,55
18	23,2	29,9	34,8	36
20	25,5	32,8	38,2	39,5
22	27,9	36	41,9	43,3
24	30,7	39,5	46	47,5
26	33,6	43,3	50,4	52,1
28	36,9	47,6	55,4	57,2
30	40,5	52,2	60,7	62,8
32	44,4	57,3	66,6	68,9
34	48,7	62,9	73,1	75,6
36	53,5	69	80,2	82,9
38	58,7	75,7	88	91
40	64,4	83	96,6	99,8

IG: idade gestacional. (Fonte: Mari *et al.*, 2000.)

REFERÊNCIAS BIBLIOGRÁFICAS

BHIDE, A. *et al.* ISUOG practice guidelines: use of Doppler ultrasonography in obstetrics. *Ultrasound in Obstetrics & Gynecology*, v. 41, n. 2, p. 233-239, 2013.

BILARDO, C. M. *et al.* ISUOG Practice Guidelines (updated): performance of 11-14-week ultrasound scan. *Ultrasound in Obstetrics and Gynecology*, v. 61, n. 1, 2023.

BONILLA-MUSOLES, F. *Diagnostico com ultrasonidos en obstetrícia y ginecologia*. Valência: Ed. Lopes Mesquida, 1972.

CHITKARA, U. *et al.* Prenatal sonographic assessment of the fetal thorax: normal values. *American Journal of Obstetrics & Gynecology*, v. 156, n. 5, p. 1069-1074, 1987.

CHITTY, L. S.; ALTMAN, D. G. Charts of fetal size: kidney and renal pelvis measurements. *Prenatal Diagnosis*, v. 23, n. 11, p. 891-897, 2003.

CHUNG, J-H. *et al.* The distribution of fetal nuchal translucency thickness in normal Korean fetuses. *Journal of Korean Medical Science*, v. 19, n. 1, p. 32-36, 2004.

CIOBANU, A. *et al.* Fetal Medicine Foundation reference ranges for umbilical artery and middle cerebral artery pulsatility index and cerebroplacental ratio. *Ultrasound Ultrasound in Obstetrics & Gynecology*, v. 53, p. 465-472, 2019.

FEDERAÇÃO BRASILEIRA DAS ASSOCIAÇÕES DE GINECOLOGIA E OBSTETRÍCIA (FEBRASGO). Ultrassonografia morfológica do segundo trimestre. *Protocolo FEBRASGO Obstetrícia*, n. 62/Comissão Nacional Especializada em Ultrassonografia em Ginecologia e Obstetrícia. São Paulo: FEBRASGO, 2021a.

FEDERAÇÃO BRASILEIRA DAS ASSOCIAÇÕES DE GINECOLOGIA E OBSTETRÍCIA (FEBRASGO). Ultrassonografia no primeiro trimestre de gestação. *Protocolo FEBRASGO Obstetrícia*, n. 63/Comissão Nacional Especializada em Ultrassonografia em Ginecologia e Obstetrícia. São Paulo: FEBRASGO, 2021b.

FEDERAÇÃO BRASILEIRA DAS ASSOCIAÇÕES DE GINECOLOGIA E OBSTETRÍCIA (FEBRASGO). Ultrassonografia obstétrica do terceiro trimestre de gestação. *Protocolo FEBRASGO Ginecologia*, n. 100/Comissão Nacional Especializada em Ultrassonografia em Ginecologia e Obstetrícia. São Paulo: FEBRASGO, 2021c.

GÓMEZ, O. *et al.* Reference ranges for uterine artery mean pulsatility index at 11-41 weeks of gestation. *Ultrasound in Obstetrics & Gynecology*, v. 32, p. 128-132, 2008.

HADLOCK, F. P.; DETER, R. L.; HARRIST, R. B. Sonographic detection of abnormal fetal growth patterns. *Clinical Obstetrics and Gynecology*, v. 27, n. 2, p. 342-351, 1984a.

HADLOCK, F. P. *et al.* Estimating fetal age: computer-assisted analysis of multiple fetal growth parameters. *Radiology*, v. 152, n. 2, p. 497-501, 1984b.

HADLOCK, F. P.; HARRIST, R. B.; MARTINEZ-POYER, J. In utero analysis of fetal growth: a sonographic weight standard. *Radiology*, v. 181, n. 1, p. 129-133, 1991.

HADLOCK, F. P.; RONALD, B. H.; MARTINEZ-POYER, J. Fetal body ratios in second trimester: a useful tool for identifying chromosomal abnormalities? *Journal of Ultrasound in Medicine*, v. 11, n. 2, p. 81-85, 1992.

JEANTY, P. Fetal limb biometry. *Radiology*, v. 147, n. 2, p. 601-602, 1983.

JEANTY, P. *et al.* The binocular distance: a new way to estimate fetal age. *Journal of Ultrasound in Medicine*, v. 3, n. 6, p. 241-243, 1984.

KHALIL, A. *et al.* ISUOG Practice Guidelines: performance of third-trimester obstetric ultrasound scan. *Ultrasound in Obstetrics & Gynecology*, v. 63, n. 1, p. 131-147, 2024.

LEES, C. C. *et al.* ISUOG Practice Guidelines: diagnosis and management of small-for-gestational-age fetus and fetal growth restriction. *Ultrasound in Obstetrics & Gynecology*, v. 56, n. 2, p. 298-312, 2020.

LIAUW, J. *et al.* Which chart and which cut-point: deciding on the Intergrowth, World Health Organization, or Hadlock fetal growth chart. *BioMed Central Pregnancy Childbirth*, v. 22, n. 25, 2022.

MARI, G. *et al.* Noninvasive diagnosis by Doppler ultrasonography of fetal anemia due to maternal red-cell alloimmunization. *New England Journal of Medicine*, v. 342, n. 1, p. 9-14, 2000.

PAPAGEORGHIOU, A. T. *et al.* International standards for early fetal size and pregnancy dating based on ultrasound measurement of crown-rump length in the first trimester of pregnancy. *Ultrasound in Obstetrics & Gynecology*, v. 44, n. 6, p. 641-648, 2014a.

PAPAGEORGHIOU, A. T. *et al.* International standards for fetal growth based on serial ultrasound measurements: the Fetal Growth Longitudinal Study of the Intergrowth-21st Project. *The Lancet*, v. 384, n. 9946, p. 869-879, 2014b.

PAPAIOANNOU, G. I. *et al.* Normal ranges of embryonic length, embryonic heart rate, gestational sac diameter and yolk sac diameter at 6-10 weeks. *Fetal Diagnosis and Therapy*, v. 28, n. 4, p. 207-219, 2010.

PEIXOTO, A. B. *et al.* Reference range for the pulsatility index ductus venosus Doppler measurement between 11 and 13+ 6 weeks of gestation in a Brazilian population. *The Journal of Maternal-Fetal & Neonatal Medicine*, v. 29, n. 17, p. 2738-2741, 2016.

ROSSAVIK, I. K. *et al.* Mathematical modeling of fetal growth. IV. Evaluation of trunk growth using the abdominal profile area. *Journal of Clinical Ultrasound*, v. 15, n. 1, p. 31-35, 1987.

SALOMON, L. J. *et al.* ISUOG Practice Guidelines: ultrasound assessment of fetal biometry and growth. *Ultrasound in Obstetrics & Gynecology*, v. 53, n. 6, p. 715-723, 2019.

SALOMON, L. J. *et al.* Reference range for cervical length throughout pregnancy: non-parametric LMS-based model applied to a large sample. *Ultrasound in Obstetrics and Gynecology*, v. 33, n. 4, p. 459-464, 2009.

SNIJDERS, R. J. M.; Nicolaides, K. H. Fetal biometry at 14-40 weeks' gestation. *Ultrasound in Obstetrics and Gynecology*, v. 4, n. 1, p. 34-48, 1994.

SONEK, J. D. *et al.* Nasal bone length throughout gestation: normal ranges based on 3537 fetal ultrasound measurements. *Ultrasound in Obstetrics and Gynecology*, v. 21, n. 2, p. 152-155, 2003.

STIRNEMANN, J. *et al.* International estimated fetal weight standards of the INTERGROWTH-21st Project. *Ultrasound in Obstetrics & Gynecology*, v. 49, n. 4, p. 478-486, 2017.

TONGPRASERT, F. *et al.* Normal reference ranges of ductus venosus Doppler indices in the period from 14 to 40 weeks' gestation. *Gynecologic and Obstetric Investigation*, v. 73, n. 1, p. 32-37, 2012.

TROUT, T. *et al.* Significance of orbital measurements in the fetus. *Journal of Ultrasound in Medicine*, v. 13, n. 12, p. 937-943, 1994.

WRIGHT, D. *et al.* A mixture model of nuchal translucency thickness in screening for chromosomal defects. *Ultrasound in Obstetrics & Gynecology*, v. 31, p. 376-383, 2008.

Índice Alfabético

B

C

D

E

F

G

H

N

O

P

Q

R

S

T

U

V

Z